Springer Lexikon Pflege

Springer
*Berlin
Heidelberg
New York
Hongkong
London
Mailand
Paris
Tokio*

A. Dröber · U. Villwock
K. A. Anderson · L. E. Anderson (Hrsg.)

# Springer Lexikon Pflege

3. überarbeitete und aktualisierte Auflage
unter besonderer Mitarbeit von Carsten Drude, Elke Rohs,
Birgitt Schlottbohm (Pflegebeirat) und Matthias Drissner

Mit 199 Abbildungen und 10 Tabellen

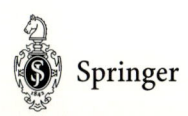

Springer

Zuschriften und Anregungen an:

Angie Dröber            oder            Springer Verlag
Langer Weg 45                           Lexika
73732 Esslingen                         z.Hd. Dr. Thomas Mager
                                        Tiergartenstraße 17
Ute Villwock                            69121 Heidelberg
Bahnhofstraße 3
69115 Heidelberg

---

Authorized translation of the original
English language edition

MOSBY'S POCKET DICTIONARY OF MEDICINE; NURSING AND ALLIED HEALTH 3e
By:
K. Anderson & L. Anderson

Copyright © 1998 by Mosby-Year Book, Inc. St. Louis, Missouri.

---

Die Deutsche Bibliothek – CIP-Einheitsaufnahme
Springer-Lexikon Pflege / Hrsg.: Kenneth A. Anderson ... 1. Auflage aus dem Amerikan.
übersetzt und überarbeitet von A. Dröber ; U. Villwock. – 3., überarb. und aktual. Aufl. –
Berlin ; Heidelberg ; New York ; Hongkong ; London ; Mailand ; Paris ; Tokio :
Springer, 2003
    Früher u.d.T.: Anderson, Kenneth A.: Springer-Lexikon Pflege
    ISBN 3-540-00984-1

ISBN 3-540-00984-1   3. Auflage Springer-Verlag Berlin Heidelberg New York
ISBN 3-540-41893-8   2. Auflage Springer-Verlag Berlin Heidelberg New York

Dieses Werk ist urheberrechtlich geschützt. Die dadurch begründeten Rechte, insbesondere die der Übersetzung, des Nachdrucks, des Vortrags, der Entnahme von Abbildungen und Tabellen, der Funksendung, der Mikroverfilmung oder der Vervielfältigung auf anderen Wegen und der Speicherung in Datenverarbeitungsanlagen, bleiben, auch bei nur auszugsweiser Verwertung, vorbehalten. Eine Vervielfältigung dieses Werkes oder von Teilen dieses Werkes ist auch im Einzelfall nur in den Grenzen der gesetzlichen Bestimmungen des Urheberrechtsgesetzes der Bundesrepublik Deutschland vom 9. September 1965 in der jeweils geltenden Fassung zulässig. Sie ist grundsätzlich vergütungspflichtig. Zuwiderhandlungen unterliegen den Strafbestimmungen des Urheberrechtsgesetzes.

Springer-Verlag Berlin Heidelberg 2004
ein Unternehmen der BertelsmannSpringer Science+Media GmbH

http://www.springer.de/medizin

© Springer-Verlag Berlin Heidelberg 2004
Printed in Germany

Die Wiedergabe von Gebrauchsnamen, Handelsnamen, Warenbezeichnungen usw. in diesem Werk berechtigt auch ohne besondere Kennzeichnung nicht zu der Annahme, dass solche Namen im Sinne der Warenzeichen- und Markenschutz-Gesetzgebung als frei zu betrachten wären und daher von jedermann benutzt werden dürften.

Herstellung: Frank Krabbes, Heidelberg
Satz: medio Technologies AG, Berlin
Einbandgestaltung: deblik Berlin
Gedruckt auf säurefreiem Papier  –  SPIN: 10869294        14/3134/AG - 5 4 3 2 1 0

## Vorwort zur dritten Auflage

Verlag und Herausgeberinnen hatten es sich zur Aufgabe gemacht, ein speziell auf den Bereich der Pflege ausgerichtetes Lexikon zu erstellen. Die breite Akzeptanz sowie die große Nachfrage nach unserem Werk zeigen, dass uns dies gelungen ist. Dieser Erfolg spornt uns an, unsere Arbeit fortzusetzen und das Lexikon ständig zu verbessern und auf den neuesten Stand zu bringen.

Die 3. Auflage des **Springer Lexikon Pflege** wurde hauptsächlich um neue Begriffe aus der Altenpflege erweitert, ein immer umfangreicher werdender Bereich, der bisher in der Literatur, insbesondere in Form eines Lexikons, nur wenig berücksichtigt wurde. Für die Aufgabe der Selektion und Definition relevanter Begriffe konnten wir Fr. Schlottbohm, eine Expertin auf diesem Gebiet, gewinnen, die uns mit überaus großem Engagement zur Seite stand. Ihr gilt unser ganz besonderer Dank.

Eine wesentliche Neuerung der 2. Auflage, nämlich die Aufnahme von Abbildungen, traf bei unseren Lesern auf so positive Resonanz, dass wir uns entschlossen, die vorhandene Anzahl nahezu zu verdoppeln. Dabei werden hauptsächlich pflegerelevante Begriffe visuell verdeutlicht.

Wir möchten an dieser Stelle Ihnen, unseren Leserinnen und Lesern, für die zahlreichen konstruktiven Hinweise danken, und bitten Sie gleichzeitig, weiterhin Ihre Anregungen einzubringen. Nur so können wir das Lexikon immer besser auf Ihre konkreten Bedürfnisse abstimmen.

Auch bei dieser Auflage verdienen das Beirats-Team, der Zeichner sowie alle beteiligten Mitarbeiter des Springer-Verlags unseren ausdrücklichen Dank für ihr enormes Engagement, ohne das die 3. Auflage des **Springer Lexikon Pflege** in so kurzer Zeit nie hätte realisiert werden können.

Angie Dröber
und
Ute Villwock

## Vorwort zur zweiten Auflage

Nach der positiven Resonanz auf die erste Auflage des **Springer Lexikon Pflege**, sahen wir uns darin bestärkt, baldmöglichst eine zweite Auflage herauszugeben. Die Besonderheit dieser zweiten Auflage liegt darin, dass wir einen Beirat von Pflegeexperten gewinnen konnten, die uns mit ihrer Erfahrung und ihrem Wissen zur Seite standen und uns kompetent berieten, welche Begriffe in Ausbildung, Praxis und Wissenschaft der Pflege besondere Relevanz haben. Sie haben unter großem Zeitaufwand mit uns zusammen über 500 neue Definitionen erstellt, die dem aktuellen Wissensstand in der Pflege entsprechen. Wir möchten an dieser Stelle allen Beiratsmitgliedern ganz besonders für die hervorragende Zusammenarbeit danken!

Abgesehen von der Aufnahme der neuen Begriffe, worunter die medizinischen Definitionen von einem Neurologen und einer Ärztin kritisch geprüft wurden – auch ihnen herzlichen Dank –, haben wir zahlreiche bereits vorhandene Definitionen überarbeitet und aktualisiert. Eine weitere augenfällige Neuerung sind die Abbildungen und Tabellen, die auf Wunsch vieler Leser aufgenommen wurden. Wir haben uns dabei bemüht, ausschließlich pflegerische Zeichnungen zu berücksichtigen, und auf die Darstellung von Krankheitsbildern bewusst verzichtet.

Unseren Lesern danken wir für ihre Resonanz und die vielen Anregungen im Zusammenhang mit der ersten Auflage des **Springer Lexikon Pflege**, die außerordentlich hilfreich und sehr ermutigend für uns waren. Wir freuen uns auch weiterhin auf konstruktive Beiträge und Hinweise.

Dem Team vom Springer Verlag möchten wir ausdrücklich für die tatkräftige Unterstützung bei der Realisierung der zweiten Auflage danken. Dabei sind insbesondere Frau Friedrichsen, Herr Gösling, Frau Hartmann, Herr Dr. Mager und Herr Dr. Reuß zu nennen.

Angie Dröber
und
Ute Villwock

## Vorwort zur ersten Auflage

Ein weiteres Lexikon für die Berufsgruppe der Pflegenden in den Bereichen Krankenpflege, Kinderkrankenpflege, Altenpflege und Entbindungspflege, ist das wirklich erforderlich? Wir meinen ja, da ein kompaktes Nachschlagewerk, das pflegerische und die wichtigsten medizinischen Begriffe knapp, präzise und verständlich definiert, fehlt.

Das handliche **Springer Lexikon Pflege** soll einer schnellen Orientierung und zum raschen Nachschlagen fachlicher Begriffe dienen, z.B. im Stationszimmer oder zu Hause am Schreibtisch. Auf eine ausführliche Darstellung komplizierter Zusammenhänge sowie auf die Erklärung seltener Krankheitsbilder wurde weitestgehend verzichtet. Damit ist das Werk weder eine Kurzform eines medizinischen Lexikons – noch ersetzt es ein Lehrbuch.

Ausgangspunkt und Basis unserer Arbeit war der amerikanische Bestseller *Mosby's Pocket Dictionary of Medicine, Nursing & Allied Health* – ein umfassendes Werk, das Begriffe aus dem medizinischen Bereich großflächig abdeckt. Aus diesem Datenschatz wurden sämtliche Begriffe hinsichtlich ihrer Pflegerelevanz sorgfältig geprüft, übersetzt und ggf. inhaltlich bearbeitet, d.h. die Definitionen je nach Bedarf erweitert, verkürzt oder anderweitig verändert. Gleichzeitig haben wir fehlende, für den deutschsprachigen Raum bedeutende Begriffe mit ihren Definitionen, wie z.B. Prophylaxen, neu aufgenommen.

Zu jedem Eintrag ist die englische Übersetzung angegeben, und im Anhang zusätzlich ein Glossar der englischen Wörter mit der jeweiligen deutschen Übersetzung aufgeführt. Dadurch eignet sich das Buch über den eigentlichen Zweck hinaus optimal als Grundlage für die Verständigung mit englischsprechenden Patienten, als Verständnishilfe für englische Fachliteratur und nicht zuletzt für die Vorbereitung eines Arbeitsaufenthalts im englischsprachigen bzw. amerikanischen Ausland.

Die Schwierigkeit bei unserer Arbeit lag in dem Anspruch, ein Werk zu erstellen, das sowohl für Pflegeschüler als auch für Pflegexperten geeignet ist. Dabei durften die Erklärungen den Pflegeschüler nicht überfordern und dem Experten nicht zu banal erscheinen. Diesem Anspruch gerecht zu werden war nicht immer einfach. Wir entschieden uns dafür, nach Möglichkeit zuerst den deutschen Begriff zu nennen und den Fachausdruck in Klammern anzufügen. Bei anatomischen Ausdrücken, wie z.B. Arterien, Venen, Muskeln etc. haben wir aus pädagogischen Erwägungen die deutschen Begriffe als gesonderten Eintrag mit Verweis auf den Fachbegriff aufgenommen, die Erklärung jedoch unter dem Fachausdruck angeführt. Der Pflegexperte findet im **Springer Lexikon Pflege** alle aktuellen Pflegediagnosen und -interventionen.

Für die Bearbeitung dieses Projekts konnten wir aus einem großen Erfahrungsschatz in der medizinischen Praxis schöpfen: Frau Dröber ist Hebamme mit Berufserfahrung auf der Entbindungs- und Wochenstation sowie in der Vor- und Nachsorge für Schwangere und Wöchnerinnen. Frau Villwock arbeitete mehrere Jahre als Krankenschwester vorwiegend in der Intensivpflege und der Gemeindekrankenpflege. Unsere sprachliche Kompetenz erwarben wir beide im Rahmen eines Übersetzerstudiums und durch die Tätigkeit als Übersetzer pflegerischer Fachliteratur für diverse Verlage.

Das vorliegende Werk kann natürlich nur eine Momentaufnahme des heutigen Wissenstandes sein. Der ständige Wissenszuwachs, insbesondere in der noch jungen Pflegewissenschaft und Pflegeforschung, bringt immer neue Termini hervor, die nur schrittweise in überarbeitete Neuauflagen eingebunden werden können. Dieser zukünftigen Aufgabe wollen wir uns gerne stellen. Mit diesem Grundwerk haben wir jedoch unseres Erachtens eine solide Basis für diese Arbeit geschaffen. Wir würden uns freuen, wenn uns Ihre Anregungen, Verbesserungs- und Ergänzungsvorschläge dabei begleiten, und wünschen dem Werk eine breite Akzeptanz und Verbreitung unter den Pflegenden.

Wir danken dem Springer Verlag und seinen an dem Werk beteiligten Mitarbeitern aus den Bereichen Planung, Herstellung und Marketing herzlich, die die Realisierung dieses Projektes ermöglicht und uns dabei unterstützt haben.

Angie Dröber
und
Ute Villwock

## Die Herausgeberinnen

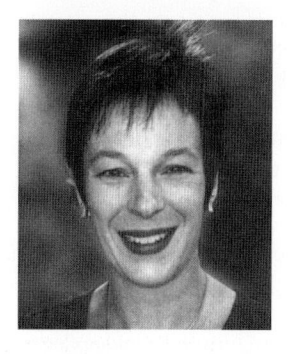

**Angie Dröber**
Geb. 1964 in Hof/Saale. 1986–89 Ausbildung zur Hebamme in Berlin-Neukölln, 1989–98 angestellt als Kreißsaal-Hebamme in verschiedenen Kliniken, zusätzliche freiberufliche Tätigkeit in der Wochenbettpflege und Nachsorge. 1991–97 Studium am Institut für Dolmetschen und Übersetzen der Universität Heidelberg, Abschluss: Diplom-Übersetzerin für die Sprachen Englisch und Spanisch. Im Rahmen des Studiums 10-monatiger Aufenthalt in England mit Lehrtätigkeit und 3-monatiges Arbeitspraktikum in Spanien. Seit 1998 freiberufliche Übersetzerin mit den Fachgebieten Medizin, Pflege, Technik und Software-Lokalisierung.

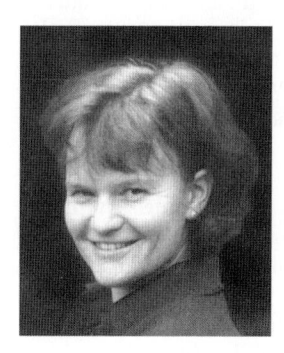

**Ute Villwock**
Geb. 1964 in Hanau/Main. 1983–86 Ausbildung zur Krankenschwester im Stadtkrankenhaus Hanau, 1986–89 Internistische Intensivstation Stadtkrankenhaus Hanau, 1989 Anästhesiologische Intensivstation Thoraxklinik Heidelberg. 1989–94 Studium am Institut für Dolmetschen und Übersetzen der Universität Heidelberg, Abschluss: Akademisch Geprüfte Übersetzerin für die Sprachen Französisch und Englisch. Während des Studiums Auslandsaufenthalt in Frankreich 1992, 1994–95 ambulante Pflege in Heidelberg, 1998/99 Auslandsaufenthalt in England (ambulante Pflege in Bournemouth). Seit 1994 freiberufliche Arbeit als Übersetzerin für Pflegeliteratur in verschiedenen Fachverlagen.

## Der Pflegebeirat

**Claudia Doyen**
Geb. 1967 in Papenburg, Emsland. Berufsausbildung zur Artzhelferin. Berufsausbildung zur Krankenschwester. Tätigkeit als Krankenschwester: Intensivstation, Innere Abteilung, HNO-OP, Augen-OP, Chirurgische Abteilung, Gynäkologische Abteilung. 1994/96 Weiterbildung für Aufgaben der Pflegedienstleitung und der Unterrichtstätigkeit an Schulen für Pflegeberufe an der Werner-Schule in Göttingen. Seit 1996 Lehrerin für Pflegeberufe am Niedersächsischen Landeskrankenhaus Wehnen im Fachbereich Pflege.

**Carsten Drude**
Geb. 1968 in Menden, Sauerland. Berufsausbildung zum Krankenpfleger, Examen 1990. Praktische Pflegetätigkeit in verschiedenen Fachabteilungen, schwerpunktmäßig im intensivpflegerischen Bereich. Einjähriger Auslandsaufenthalt in der Schweiz, dabei Tätigkeit als Krankenpfleger in der Akutpsychiatrie. Seit 1995 als Lehrer und Praxisanleiter an verschiedenen Krankenpflegeschulen tätig, zuletzt an der Kranken- und Kinderkrankenpflegeschule des Universitätsklinikums Münster. 1997–2001 Studium der Pflegepädagogik, Abschluss: Dipl. Pflegewissenschaftler (FH). 1999–2001 Stipendiat der Studienstiftung des deutschen Volkes. Veröffentlichungen: Autor des „Arbeitsbuches zu Pflege heute", München, Jena, 2000 und 2002.

**Hans Günther**
Geb. 1960 in Koblenz. Berufsausbildung zum Einzelhandelskaufmann. 1982 Examen als Krankenpfleger, Weiterbildung zur Stationsleitung und zum Lehrer für Krankenpflege. Seit 1992 als Lehrer für Krankenpflege an der Hunsrück-Klinik *kreuznacher diakonie* in Simmern/Hunsrück, seit 1994 stellvertretender Schulleiter. Ehrenamtliche Tätigkeit als Ausbilder und Rettungsassistent bei der Johanniter Unfall-Hilfe. Mitarbeit an einem Lehrbuch für den Rettungsdienst.

**Hartwig Humbert**
Geb. 1955 in Speyer. Krankenpflegeausbildung, 1978–82 Pflegetätigkeit in der Inneren Medizin, Psychiatrie, Intensivmedizin und Anästhesie, 1982–84 Weiterbildung zum Lehrer für Pflegeberufe, diverse Lehrtätigkeiten in Aus-, Fort- und Weiterbildung. Seit 1986 Leiter der Krankenpflegeschule der ASKLEPIOS-Südpfalzkliniken in Kandel/Pfalz. 1995–96 Kontaktstudium „Psychologische Gesundheitsförderung", 1997–99 Lehrtätigkeit an der Fachhochschule Ludwigshafen, seit 1995 Ausbildung in psychotherapeutischer Beratung.

## Simon Jörg
Geb. 1972 in Mönchengladbach, Nordrhein-Westfalen. Ausbildung zum Altenhelfer, Berufsausbildung zum Krankenpfleger. Seit 1999 Studium der Pflegewissenschaften an der Katholischen Fachhochschule (KFH) Nordrheinwestfalen in Köln, seit 2000 als Schulassistent tätig. Arbeits- und Interessenschwerpunkte: Intensivpflege, Pflegewissenschaft, Kinästhetik und Basale Stimulation.

## German Quernheim
Geb. 1964 in Limburg an der Lahn. Berufsausbildung zum Krankenpfleger, Fachweiterbildung zum Praxisanleiter, Studium an der Katholischen Fachhochschule Norddeutschland in Osnabrück zum Diplom Pflegepädagogen (FH). Seit 1995 Lehrer an der Krankenpflegeschule der Barmherzigen Brüder in Montabaur. Dozententätigkeit für Verbände und Kliniken, Lehrauftrag an der Fachhochschule Frankfurt am Main. Arbeitsschwerpunkte: Praktische Ausbildung in Pflegeberufen. Veröffentlichungen: „Spielend anleiten: Praktische Hilfen für die Pflegeausbildung", München/Jena, sowie Artikel in der Fachpresse.

## Elke Rohs
Geb. 1964 in Dorsten, Nordrhein-Westfalen. Berufsausbildung zur Krankenschwester. Weiterbildung zur Lehrerin für Pflegeberufe. 1995–97 Tätigkeit im Pflegemanagement mit dem Arbeitsschwerpunkt Qualitätsentwicklung und Qualitätssicherung. Seit 1998 Leitung der Krankenpflegeschule Gemeinschaftskrankenhaus St. Elisabeth/St. Petrus gGmbH in Bonn, Mitarbeit an Projekten im Rahmen des European Foundation of Quality Management mit anschließender Assessorenausbildung.

## Birgitt Schlottbohm
Geb. 1966 in Südlohn, Nordrhein-Westfalen. Berufsausbildung zur Altenpflegerin, Examen 1989. Praktische Tätigkeit in der ambulanten Alten- und Krankenpflege. 1992/93 berufsbegleitende Weiterbildung zur gerontopsychiatrischen Fachpflegerin. 1997/01 Studium der Pflegepädagogik an der Fachhochschule in Münster. Diverse Lehrtätigkeiten in Aus-, Fort- und Weiterbildung. Arbeitsschwerpunkt: Hospizarbeit. Veröffentlichungen: „Den letzten Weg gemeinsam gehen": Sterben, Tod und Trauer in Wohneinrichtungen für Menschen mit geistigen Behinderungenì, (ALPHA-Westfalen Hrsg.), mit Unterstützung des MfGSFF/NRW, 2002

**Claudia Schwartz**
Geb. 1959 in Waltrop, Nordrhein-Westfalen. Berufsausbildung zur Krankenschwester, 1983–1990 Tätigkeit auf verschiedenen Intensivstationen, 1988-1990 Weiterbildung zur Fachkrankenschwester für Intensivpflege in Basel (Schweiz), 1990–92 Weiterbildung zur Lehrerin für Pflegeberufe in Bad Kreuznach. Seit 1993 Lehrtätigkeit in der Weiterbildungsstätte der Dr.-Horst-Schmidt-Kliniken GmbH, Wiesbaden. Arbeitsschwerpunkte: Neurochirurgische und Internistische Intensivpflege. Ehrenamtliche Tätigkeit: seit 1994 Landesbeauftragte für Hessen der Deutschen Gesellschaft für Fachkrankenpflege e.V. (DGF). 1997–99 stellvertretende Geschäftsführerin und seit 1999 2. Vorsitzende des DGF. Seit 1996 Mitglied im Fachbeirat Pflege des Hessischen Sozialministeriums.

# Hinweise zum Gebrauch des Lexikons und des Wörterbuches Springer Lexikon Pflege

## Schriftarten und Symbole

Zur schnellen Orientierung wurden folgende Schriftarten und Symbole verwendet:

| | |
|---|---|
| **Halbfett blau** | sind jeweils alle deutschen Stichworte ausgezeichnet. |
| (in Klammer nach dem Stichwort) | stehen das Synonym bzw. die Synonyme zum Stichwort. |
| Grundschrift | Die Definition des Begriffes erscheint in der sog. Grundschrift. |
| → im laufenden Text | Verweis auf Fachbegriffe, innerhalb einer Definition zur vertiefenden Information. Hierbei ist zu beachten, dass dabei der gesamte Begriff gekennzeichnet ist, die Einordnung sich aber meist nach dem Substantiv richtet (siehe Zusammengesetzte Stichworte). |
| (s.a.) | siehe auch weist auf Informationen zu einem verwandten übergeordneten Thema am Ende der Definition hin. |
| [Die *Herkunft* des Begriffes erscheint in eckigen Klammern nach der Definition] | hierbei werden folgende Abkürzungen verwendet: <br> *arab.*: arabisch <br> *engl.*: englisch <br> *frz.*: französisch <br> *griech.*: griechisch <br> *lat.*: lateinisch |
| *-adj.* | Gibt bei Bedarf das entsprechende Adjektiv (Eigenschaftswort) zum Stichwort an. |
| 🇬🇧 | nach der Flagge folgt die amerikanische Übersetzung des Stichwortes. |

| **blau hinterlegte Begriffe bzw. Abschnitte** | heben besonders pflegerelevante Begriffe und pflegerische Tätigkeiten hervor. |

◪           Zu Stichworten mit diesem Symbol gibt es eine Abbildung

### Anordnung der Stichwörter

Die Stichworte des lexikalischen Teiles als auch diejenigen des Wörterbuches sind alphabetisch sortiert. Die Umlaute (ä, ö, ü) werden dabei wie ae, oe, ue behandelt.

Zahlen oder Bindestriche vor Stichworten (24-Stunden-Urin; -itis) bzw. in Stichworten (A-Lagerung) werden nicht berücksichtigt, d.h. die Stichworte sind streng alphabetisch eingeordnet; so finden Sie z.B. 24-Stunden-Urin unter <st>, -itis unter <it> und A-Lagerung unter <al>.

### Zusammengesetzte Stichworte

Stichworte bestehend aus Adjektiv und Substantiv finden Sie unter dem Buchstaben des Substantivs, z.B. insulinpflichtiger Diabetes unter Diabetes, insulinpflichtiger

Ausnahme: feststehende Begriffe, z.B. Akutes Abdomen. Bei Abweichungen von der Regel wird auf die entsprechende Einordnung verwiesen.

### Fachbegriffe und deutsche Begriffe

Nach Möglichkeit wird der deutsche Begriff bevorzugt als Stichwort aufgeführt; der Fachausdruck ist meist in Klammern ergänzt.

### Schreibweise

Das Werk erscheint in neuer deutscher Rechtschreibung.

Medizinische Fachtermini sowie Begriffe aus der Chemie erscheinen in der eingedeutschten Schreibweise, d.h. k statt c; z statt c; z.B. Azeton; Kalzium; Zerumen, wenn sie dem allgemeinem Sprachgebrauch angehören.

Reine Fachtermini erscheinen in der lateinischen Schreibweise, z.B. Caput humeri.

### Schreibweise der englischen Begriffe

Die englischen Begriffe stammen aus dem amerikanischen Sprachgebrauch und richten sich demnach nach den amerikanischen Regeln.

# A

**A.** 1. Abkürzung für Ampere (Einheit für Stromstärke). 2. Abkürzung für → Arterie. 3. Abkürzung für → axial.
🇬🇧 A

**A68.** Protein im Hirngewebe, welches bei Patienten mit → Alzheimer-Krankheit nachweisbar ist; ist auch im normal entwickelten Gehirn von Föten und Kleinkindern vorhanden und wird dort bis zum 3. Lebensjahr abgebaut.
🇬🇧 A68

**a-, an-.** Vorsilbe mit der Bedeutung »gegen-, un-, ohne, nicht«.
🇬🇧 a-, an-

**Aa.** Abkürzung für (lat.) *Arteriae*, Arterien. (→ Arterie)
🇬🇧 Aa

**A.A.** Abkürzung für → Anonyme Alkoholiker, eine Selbsthilfevereinigung alkoholkranker Menschen. (→ Alkoholabusus; Alkoholabhängigkeit)
🇬🇧 A.A.

**abakteriell.** = nicht durch Bakterien hervorgerufen.
🇬🇧 abacterial

**ABCD-Regel.** Begriff aus der Notfallmedizin; wird im Zusammenhang mit → kardiopulmonaler Reanimation verwandt: A = Atemwege freimachen, B = Beatmung sichern, C = circulation (engl. für Kreislauf) wiederherstellen oder sichern, D = drugs (engl. für medikamentöse Therapie). Die ABCD-Regel wird in der angegebenen Reihenfolge durchgeführt und weitere diagnostische Maßnahmen erst nach dieser Elementartherapie angeschlossen.

**ABC-Klassifikation.** Einteilung der Ursachen einer chronischen Magenschleimhautentzündung (→ Gastritis). Typ A: Autoimmungastritis. Autoantikörperbildung gegen säurebildende Zellen und → Intrinsic Factor. Folge: Magensäuremangel und perniziöse → Anämie, erhöhtes Magenkrebsrisiko. Typ B: Bakterielle Gastritis (häufigste Ursache). Besiedlung mit → Helicobacter pylori. Erkrankungshäufigkeit steigt mit zunehmendem Alter an. Typ C: Chemisch-toxische Gastritis durch aufsteigende Gallenflüssigkeit oder entzündungshemmende Medikamente.
🇬🇧 ABC classification

**Abdomen.** (Bauch). Der Teil des Körpers, der zwischen Thorax und Becken liegt. Das A. enthält den unteren Abschnitt der Speiseröhre (Ösophagus) sowie Magen, Darm, Leber, Milz, Pankreas.
[*lat.*: Bauch]
◢ Verdauungsapparat
🇬🇧 abdomen

**Abdominalgravidität.** → Bauchhöhlenschwangerschaft

**Abdominalquadrant.** Die vier topographischen Bauchregionen, in die der Bauch durch eine vertikale und eine horizontale Linie mit Schnittpunkt am Nabel unterteilt wird. Dabei werden folgende Unterteilungen gemacht: Quadrant links oben, Quadrant links unten, Quadrant rechts oben und Quadrant rechts unten.
🇬🇧 abdominal quadrant

**Abdruck.** Abguss bestimmter bzw. aller Zähne und des gesamten inneren Kiefer-

bereichs eines Patienten zur Anpassung von Prothesen oder künstlichen Gebissen.
🇬🇧 cast

**abducens.** = von der Mittellinie des Körpers wegführend, wegziehend. (→ nervus abducens)
[*lat.*: abducere, wegziehen]
🇬🇧 abducens

**Abduktion.** Bewegung einer Extremität von der Körperachse weg. (s.a. Adduktion)
[*lat.*: abducere; wegführen]
🇬🇧 abduction

**Aberration.** 1. Jede Art von Abweichung. 2. Abnormer Wuchs oder Entwicklung. 3. Änderung der Chromosomenzahl bzw. -struktur, → Chromosomen-Aberration. 4. Jede fehlerhafte Bildformation, die durch eine ungleichmäßige Brechung bzw. Scharfstellung von Lichtstrahlen durch eine Linse verursacht wird. 5. Unlogische und unvernünftige Überlegungen oder Überzeugungen, Symptom von psychischen Erkrankungen führen. – *adj.* aberrant.
[*lat.*: aberrare, umherwandern]
🇬🇧 aberration

**Abführmittel.** → Laxanzien.
🇬🇧 purgative

**Abhängigkeit.** Bezeichnung für den psychisch und physischen Gesamtzustand einer Person, die von Drogen oder Alkohol abhängig ist und immer größere Mengen des Suchtmittels zu sich nehmen muss, um das Auftreten von Entzugssymptomen zu verhindern.
🇬🇧 dependence

**Abhusthilfe.** Eine Form der Hustenunterstützung für Patienten, die aufgrund einer Störung des zentralen Nervensystems allein nicht genügend Kraft entwickeln können, um Sekrete aus den Atemwegen zu entfernen. Nach größtmöglicher Einatmung hustet der Patient, während die Pflegeperson mit beiden Händen kopfwärts und bauchwärts sanften Druck auf den Unterbauch (Abdomen) ausübt. So kann der Patient durch den erhöhten intraabdominalen Druck einen kräftigeren Husteneffekt erzeugen. (s.a. Kontaktatmung)
🇬🇧 quad coughing

**abklatschen.** Zur Pneumonieprophylaxe eingesetzte Pflegetechnik, bei der die Pflegeperson mit der hohlen Hand den kompletten Rücken des Patienten in Richtung Lungenhilus bearbeitet. Diese Maßnahme muss mehrere Minuten andauern, um effektiv zu sein. Kontraindiziert ist das A. bei bestimmten Patientengruppen (z.B. bei Pat. mit Herzinfarkt, Lungenembolie, Kopf- und Wirbelsäulenerkrankungen). Auf das Zusetzen von ätherischen Substanzen (Franzbranntwein etc.) sollte bei dieser Pflegemaßnahme verzichtet werden. (s.a. abklopfen; atemstimulierende Einreibung)
🇬🇧 to give a backrub

**Abklatschprobe.** Mit Hilfe einer A. werden Keime an unterschiedlichen Oberflächen bzw. Materialien (z.B. Hände, Fußböden) nachgewiesen. Bei der Auswertung der Tests werden die Kontakterreger nachgewiesen. Die A. dient der Vorbeugung von → Nosokomialinfektionen.
🇬🇧 impression method

**abklopfen.** Zur Pneumonieprophylaxe eingesetzte Pflegetechnik, bei der die Pflegeperson mit der Faust oder mit der Kleinfingerkante den kompletten Rücken des Patienten vibrierend stimuliert. Das A. dient der Sekretmobilisation. Wirksam ist diese Maßnahme erst, wenn sie mehrere Minuten andauert. Kontraindiziert ist das A. bei bestimmten Patien-

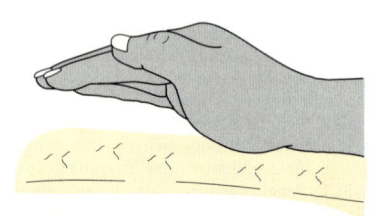

**abklatschen.** Abklatschen mit der hohlen Hand.

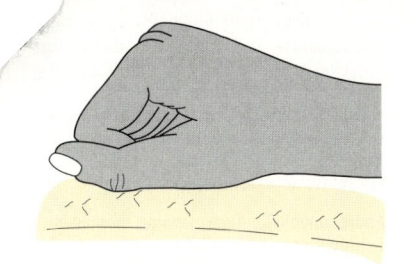

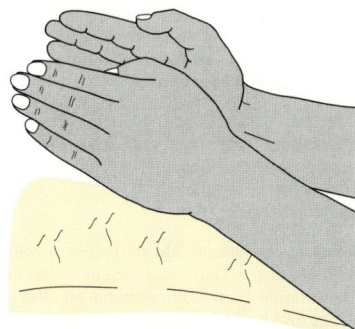

**abklopfen.** 1. Abklopfen mit der Faust 2. Abklopfen mit der Kleinfingerkante.

tengruppen (z.B. bei Pat. mit Herzinfarkt, Lungenembolie, Kopf- und Wirbelsäulenerkrankungen). Heute sind häufig elektrische Geräte im Einsatz, welche die Vibration weitaus effektiver durchführen können. (s.a. abklatschen; atemstimulierende Einreibung)
🇬🇧 to tap

**Ablatio.** (Loslösung; Abtragung). Amputation, Entfernung eines Körperteils bzw. Ausschneiden oder Abtragen einer pathologischen Veränderung oder gesundheitsschädigenden Substanz. Z.B. **A. placentae**: vorzeitige Ablösung der Plazenta; A. mammae: Brustamputation. (→ Plazentaablösung)
[*lat.:* ablatus, fortgetragen]
🇬🇧 ablation

**Ablatio retinae.** (Netzhautablösung). Ablösung der Netzhaut vom Augenhintergrund, meist als Folge eines Loches in der Netzhaut, durch das der Glaskörper zwischen Aderhaut (Choroidea) und Netzhaut (Retina) austreten kann. Dies kann durch eine traumatische Verletzung geschehen, in den meisten Fällen tritt die Netzhautablösung jedoch bei älteren Menschen infolge innerer Veränderungen des Glaskörperraums oder gelegentlich auch infolge einer Entzündung des Augeninneren auf. Erste Anzeichen sind häufig zahlreiche kleine Punkte, die sich plötzlich vor dem betroffenen Auge hin und her bewegen sowie Lichtblitze bei Bewegungen des Auges. Häufig sucht der Patient nicht sofort einen Arzt auf, da sich die Punkte im Laufe der Zeit zu verringern scheinen. Da die Retina keine Nervenfasern enthält, verläuft der Prozess schmerzfrei. Erfolgt keine rechtzeitige Behandlung, erblindet der Patient schließlich.
[*lat.:* ablatus, fortgetragen, fortgetan]
🇬🇧 retinal detachment

**Ablenkung.** → Pflegeintervention der → NIC, die definiert wird als die zielgerichtete Ablenkung der Aufmerksamkeit von unerwünschten Empfindungen.
🇬🇧 Distraction

**abnabeln.** Das Abklemmen und Durchschneiden der Nabelschnur nach der Geburt des Kindes. Damit wird die körperliche Einheit von Mutter und Kind getrennt. Die Nabelschnur kann zu verschiedenen Zeitpunkten durchtrennt werden: sofort, d.h. sobald diese greifbar ist, früh, also nach Abtrocknen und evtl. Absaugen des Kindes, oder spät. Beim späten A. lässt man die Nabelschnur etwa 3–5 Minuten auspulsieren. (s.a. Nabelschnur)
🇬🇧 cutting the cord

**ABNull-Blutgruppen.** (AB0-Blutgruppe; AB0-System). Ein System zur Klassifizierung von → Blutgruppen, basierend auf den → antigenen Komponenten der roten Blutzellen und den dazugehörigen Antikörpern (Anti-A, Anti-B) im Serum. Es werden die Blutgruppen A, B, AB und Null unterschieden. Bei AB sind beide Antigene vor-

handen, bei Null keine. Vor jeder Bluttransfusion muss die ABNull-Blutgruppe des Patienten mit Hilfe eines → Bedside-Tests geprüft werden. (→ Rh-Faktor; Transfusion)
🔤 AB0 blood groups

**Abnutzungs-und-Verschleiß-Theorie.** Eine Theorie des biologischen Alterungsprozesses, die besagt, dass während des Alterns strukturelle und funktionale Veränderungen auftreten, wie z.B. Osteoarthritis.
🔤 wear-and-tear theory

**Abort.** (Abtreibung; Abortus). Spontane bzw. eingeleitete Schwangerschaftsbeendigung, bei der der Fötus noch nicht ausreichend entwickelt ist und ein Überleben bei der Geburt ausgeschlossen werden kann. Die verschiedenen Arten der A.s sind → habitueller Abort, → septischer Abort, drohender Abort od. Abortus imminens. (→ Missed Abortion)
[*lat.:* aboriri, abgehen]
🔤 abortion

**Abort, drohender.** Störung in der Frühschwangerschaft (vor der 20. Schwangerschaftswoche), gekennzeichnet durch Blutungen aus der Gebärmutter und Kontraktionen (Wehen), die ausreichend stark sind, um eine Fehlgeburt auszulösen.
🔤 threatened abortion

**Abort, habitueller.** Spontaner Abgang von mindestens drei aufeinanderfolgenden Schwangerschaften vor der 20. Gestationswoche. (→ Abort)
🔤 habitual abortion

**Abort, indizierter.** Aus medizinischer Ursache angezeigte Beendigung einer Schwangerschaft vor Ende der 28. Schwangerschaftswoche.
🔤 therapeutic abortion

**Abort, septischer.** Spontane oder künstliche Beendigung einer Schwangerschaft, bei der das Leben der Mutter durch Eindringen von Keimen in die Gebärmutterschleimhaut (Endometrium), die Gebärmutterwand (Myometrium) oder darüber hinaus gefährdet ist. Die Frau muss sofort intensiv überwacht werden und benötigt hochdosierte Antibiotika. Die Gebärmutter (Uterus) muss ausgeräumt oder häufig sogar entfernt werden, um einen septischen Schock durch die massive Überschwemmung mit Keimen und einen daraus folgenden Tod zu verhindern.
🔤 septic abortion

**Abort, unvollständiger.** (abortus incompletus). Fehlgeburt, bei der die Teile der Frucht oder der Plazenta nicht vollständig ausgestoßen oder entfernt werden. Dies führt häufig zu Blutungen und kann einen chirurgischen Eingriff, wie eine → Kürettage, oder die Verabreichung von wehenanregenden Mitteln (→ Oxytozin) nach sich ziehen.
🔤 incomplete abortion

**Abortiva.** (Abortivmittel; Abtreibungsmittel). Substanzen, die eine vorzeitige Geburt bzw. eine Abtreibung auslösen. (→ Abort)
[*lat.:* aboriri, abgehen]
🔤 abortifacient

**Abortus.** (Fehlgeburt; Abort). Jeder unvollständig entwickelte, aus einem → Abort stammende Fötus, der weniger als 500 g wiegt und keine Lebenszeichen zeigt.
[*lat.:* abortus: Fehlgeburt, Frühgeburt]
🔤 abortus

**abpumpen von Muttermilch.** Kann ein Neugeborenes oder ein Säugling nicht direkt an die Brust der Mutter gelegt werden (z.B. wegen räumlicher Trennung, Krankheit, Missbildungen etc.), hat die Mutter die Möglichkeit, die Muttermilch abzupumpen und das Baby mit der Flasche zu füttern. Zum Abpumpen gibt es mechanische Handpumpen oder elektrische Milchpumpen in verschiedenen Ausführungen.

Beim A. ist auf sorgfältige Hygiene zu achten: gründliches Händewaschen, sterile Flaschen benutzen, frische Milch nicht mit älterer Milch zusammenschütten, Milch entweder sofort verfüttern oder im Kühlschrank kühlen. Bei 4 °C ist die Milch etwa 48 h haltbar. Tiefgefrorene Muttermilch hält sich etwa 2–3 Monate.

🔤 expressing breast milk

**Abrasio.** (Ausschabung). Gynäkologie: Ausschabung der Gebärmutter (Uterus) (→ Kürettage); Augenheilkunde: Abschabung der Bindehaut oder der Hornhaut des Auges; Zahnmedizin: Abnutzung eines Zahnes durch Kauen; allgemein: Abschaben oder Abreiben einer Oberfläche durch Reibung. (→ Kürettage) – *adj.* abrasiv.
[*lat.:* abradere, abkratzen]
🇬🇧 abrasion

**Abruptio graviditatis.** (Abortus artificialis; Abtreibung; Interruptio graviditatis; Schwangerschaftsabbruch). Die künstliche vorzeitige Beendigung einer Schwangerschaft. Die A. g. ist bei bestimmten medizinischen oder psychischen Gründen legal, z.B. bei bekannter schwerer Behinderung des Kindes oder bei Vergewaltigung. (s.a. Interruptio graviditatis)
[*lat.:* abrumpere, abreißen]
🇬🇧 artificial abortion, induced abortion

**Absaugen, der Atemwege.** → Pflegeintervention der → NIC, die definiert wird als die Entfernung von Sekreten aus den Atemwegen durch Einführung eines Absaugkatheters in Mund, Nase und/oder Trachea eines Patienten.
🇬🇧 Airway Suctioning

**Absauggerät.** Vorrichtung, mit der Substanzen aus einer Körperhöhle abgesaugt werden können, z.B. Kolbenspritze, Elektropumpe oder Druck-Sogwandler.
🇬🇧 aspirator

**Absaugkatheter.** Einlumiger Katheter, der an ein Sogsystem angeschlossen wird und mit dessen Hilfe Sekret, Blut oder andere Flüssigkeiten aus Mund (oral), Nase (nasal) oder Luftröhre (endotracheal) abgesaugt werden können. Der A. sollte weich beschaffen sein, um Verletzungen zu vermeiden. Beim oralen Absaugen entspricht die zu benutzende Katheterlänge dem Abstand zwischen Nasenspitze und Ohrläppchen des Patienten.
Das endotracheale Absaugen muss unter aseptischen Bedingungen erfolgen. Die Größe des Katheters wird in → Charrière angegeben.
🇬🇧 suction tube

**Absaugsystem, geschlossenes.** Absaugkatheter zur Mehrfachbenutzung, der zwischen Beatmungsgerät und Tubus/Tracheostoma eingesetzt wird und dort verbleibt. Durch die sterile Ummantelung muss dieser Katheter erst nach 24 Stunden gewechselt werden. Vornehmlich bei Patienten im Intensivpflegebereich eingesetzt, bei denen eine Diskonnektion des Systems eine Gefährdung des Patienten bedeuten würde, oder wenn vom Patientensekret eine hohe Infektionsgefahr ausgeht.
🇬🇧 closed suction system

**Absaugsystem, offenes.** Absaugen im oralen/nasalen Bereich oder bei Patienten mit Tracheostoma, die nicht am Beatmungsgerät angeschlossen sind. Bei dieser Methode muss auf Sterilität während des Absaugvorgangs geachtet werden, da die Kontaminationsgefahr erhöht ist. (→ Tracheostomie)
🇬🇧 open suction system

**Abscherfraktur.** → Fraktur, bei der Knorpelgewebe zusammen mit einem kleinen Knochenstück durch Scherkräfte vom → distalen Teil der seitlichen Humeruskondyle abgerissen wird, z.B. Schenkelhalsbruch.
🇬🇧 cleavage fracture

**Abschnürbinde.** Hilfsmittel, mit dem schwere Blutungen unter Kontrolle gebracht werden können. Es besteht aus einem breiten Abschnürband, das → proximal zur Verletzung um die blutende Gliedmaße gebunden und fest zusammengezogen wird. Die Verwendung einer A. ist ein drastisches Mittel und darf nur bei lebensbedrohlichen Blutungen eingesetzt werden, die anders nicht gestoppt werden können.
🇬🇧 tourniquet

**Absence.** Form eine epileptischen Anfalls, der durch eine plötzlich auftretende Bewusstseinsminderung von wenigen Sekunden gekennzeichnet ist. Gelegentlich

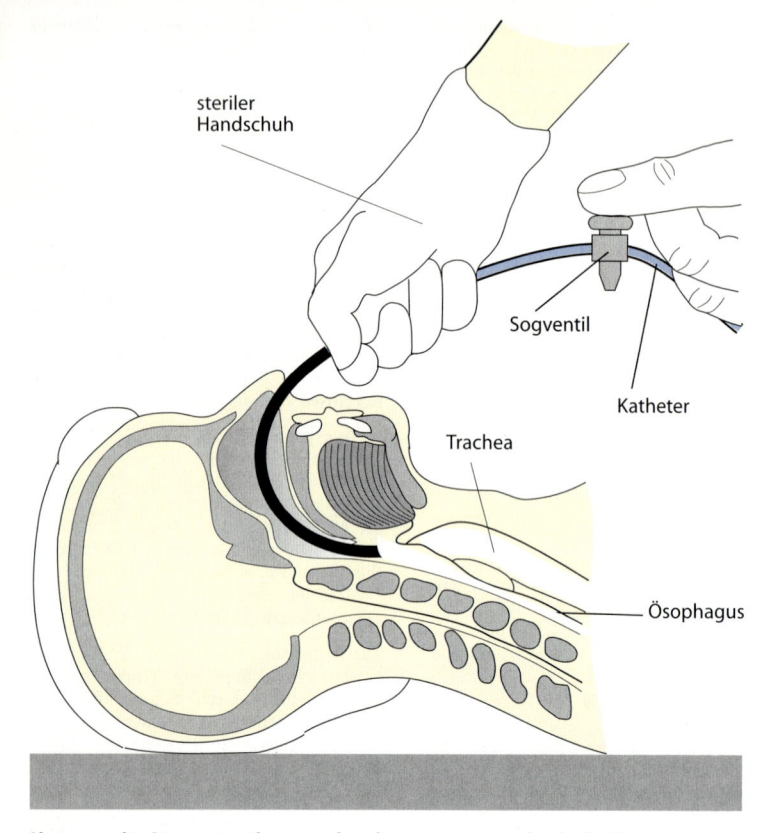

Labels in figure: steriler Handschuh, Sogventil, Katheter, Trachea, Ösophagus

**Absaugen, der Atemwege.** Absaugen der oberen Atemwege durch die Nase.

geht eine A. mit einem leichten Muskelkrampf des Nackens oder der oberen Extremitäten, symmetrischem Gesichtszukken oder dem Verlust des Muskeltonus einher. Die Anfälle können sich mehrmals täglich ereignen, sie zeigen keine Vorankündigungen in Form einer → Aura. A. werden hauptsächlich im Kindes- und Jugendalter beobachtet, insbesondere in der Pubertät. Während einer A. hat der Patient typischerweise einen leeren Gesichtsausdruck und hört auf sich zu bewegen. Aufgrund der schnellen Rückkehr des Bewusstseins kann der Patient eine unterbrochene Konversation weiterführen, ohne dass er oder jemand anders die A. bemerkt. Während und zwischen den Anfällen weist das → Elektroenzephalogramm (EEG) des Patienten Besonderheiten auf. (→ Epilepsie)
[*franz.:* Abwesenheit]
🇬🇧 absence seizure

**Absolut- oder Wahrnehmungsschwelle.** Die Stärke eines Reizes, die erforderlich ist, um einen äußeren oder inneren Reiz mit

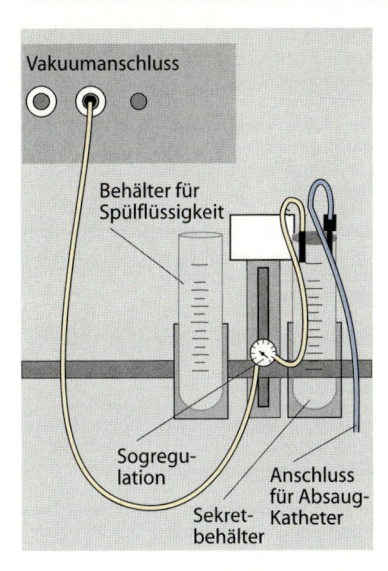

**Absauggerät.** Absauggerät mit zentralem Vakuumanschluss (Druck-Sogwandler) zum Absaugen der Atemwege.

unseren Sinnesorganen aufzunehmen und zu verarbeiten. So genügen beispielsweise bereits kleinste Mengen von Methylmerkaptan, einer Substanz in Knoblauch, um eine Geruchsempfindung auszulösen.
※ threshold of perception

**Absonderung.** 1. → Pflegeintervention der → NIC, die definiert ist als die Verwahrung einer einzelnen Person in einer vollständig geschützten Umgebung mit enger Überwachung durch ein Pflegeteam zum Zweck der Sicherheit oder zum Umgang mit bestimmten Verhaltensweisen. 2. In der Psychiatrie, die Isolierung eines Patienten in einem speziellen Raum, um den Einfluss äußerer Reize zu vermindern, die den emotionalen Stress des Patienten auslösen oder verstärken könnten.
※ Seclusion

**absorbieren.** 1. Der Vorgang des Aufnehmens verschiedener Substanzen, z.B. absorbieren die Gewebe des Darms Flüssigkeiten. 2. Durch Bestrahlung auf Gewebe übertragene Energie, wie z.B. eine absorbierte Dosis Radioaktivität. (→ resorbieren)
[*lat.*: absorbere, aufsaugen]
※ absorb

**Absorption.** 1. Die Aufnahme von Substanzen durch eine andere Materie aufgrund chemischer, molekularer oder physikalischer Vorgänge, wie z.B. das Auflösen von Gas in Flüssigkeit oder die Aufnahme von Flüssigkeit in einem porösen Feststoff. 2. Passage von Substanzen durch und in Gewebe, wie z.B. Moleküle von verdauten Nahrungsmitteln in die Darmzellen oder der Durchfluss von Flüssigkeiten in die Nierentubuli. 3. Der Prozess der Aufnahme von radioaktiver Energie durch lebende bzw. tote Materie, mit der die Strahlung interagiert.
[*lat.*: absorbere, aufsaugen]
※ absorption

**Absorptionsmittel.** (Absorbens). Ein Produkt oder eine Substanz, die Flüssigkeiten oder Gase → absorbieren kann.
[*lat.*: absorbere, aufsaugen]
※ absorbent

**Absorptionsverband.** Aus bestimmten Materialien hergestellter Verband, der zum → Absorbieren von Sekreten auf eine Wunde oder eine Inzisionsstelle angelegt wird.
※ absorbent dressing

**Abstillen.** → Pflegeintervention der → NIC, die definiert wird als die Unterstützung bei der Beendigung der Milchproduktion und der Begrenzung einer Brustschwellung nach der Entbindung.
※ Lactation Suppression

**abstillen.** Einen Säugling daran gewöhnen, andere Nahrung als Muttermilch aufzunehmen. Das A. erfolgt im Idealfall allmählich und zieht sich über mehrere Wochen hin. Dabei wird etwa einmal pro Woche eine Brustmahlzeit durch eine Brei-

**Abstinenz**

mahlzeit ersetzt. Durch den selteneren Saugreiz an der Brust produziert die Mutter automatisch weniger Milch, bis die Milchproduktion schließlich ganz eingestellt wird.
🇬🇧 wean

**Abstinenz.** (Enthaltsamkeit). Verzicht auf eine Substanz bzw. auf die Durchführung einer Handlung, auf die man Lust oder Appetit hat; sexuelle A. kann eine Methode der Geburtenkontrolle sein.
[*lat.*: abstinere, zurückhalten]
🇬🇧 abstinence

**Abstinenzerscheinungen.** (Entzugssyndrom). Entzugssymptome, die eine von Alkohol oder Drogen abhängige Person bei einem plötzlichen Wegfall des Suchtmittelkonsums erlebt.
[*lat.*: abstinere, zurückhalten]
🇬🇧 abstinence syndrome

**Abstoßung, akute.** Reaktion auf ein Allotransplantat (von derselben → Spezies) oder Xenotransplantat (von einer anderen Spezies), das innerhalb einer Woche nach der Transplantation abgestoßen wird, wobei die starke Reaktion des → Immunsystems auftritt.
[*lat.*: rejicere, zurückwerfen]
🇬🇧 acute rejection

**Abstoßungsreaktion.** (Transplantatabstoßung). Die immunologische Antwort auf Organismen oder Substanzen, die der Körper als fremd erkennt, inklusive → Transplantate.
🇬🇧 rejection

**Abstoßungsreaktion, chronische.** Durch Antikörperaktivität (möglicherweise über mehrere Monate) bedingte Abstoßung von Transplantaten.
🇬🇧 chronic rejection

**Abstrich.** Gewebematerial, das zu diagnostischen Zwecken entnommen wird und als dünner Film auf einen Glasträger aufgebracht und im Labor mikroskopisch untersucht wird. Der Probe kann Farbstoff, ein Reagens oder Verdünnungsmittel beigemischt werden.
🇬🇧 smear

**Abszess.** Eine abgekapselte Ansammlung von → Eiter in einer nach Gewebseinschmelzung entstandenen Höhle, bedingt meist durch eine bakterielle Entzündung. Die Behandlung erfolgt durch Eröffnung des Abzesses.
[*lat.*: abscedere, weggehen]
🇬🇧 abscess

**Abszess, kalter.** Infektionsherd, der nicht die üblichen Anzeichen von Hitze, Rötung und Schwellung aufweist.
🇬🇧 cold abscess

**Abszess, rektaler.** → Abszess im Afterbereich.
🇬🇧 rectal abscess

**Abszess, retroperitonealer.** Eiteransammlung hinter dem Bauchfell (Peritoneum).
🇬🇧 retroperitoneal abscess

**Abszess, umschriebener.** Einer durch Fibroblasten vom umliegenden Gewebe abgetrennter Abszess.
🇬🇧 circumscribed abscess

**Abszess, verkäsender.** Aus gelblichem, viskösem, käseartigem Material bestehender Abszess, z.B. tuberkulöse Abszesse.
[*lat.*: abscedere, weggehen.]
🇬🇧 cheesy abscess

**Abtreibung.** → Abruptio graviditatis (s.a. Interruptio graviditatis)
🇬🇧 artificial abortion; induced abortion

**Abulie.** (Willenlosigkeit). Verlust oder Einschränkung der freiwilligen Entscheidungsfähigkeit bzw. der Fähigkeit, eine Initiative zu ergreifen.
[*griech.*: a, kein; boule, Wille]
🇬🇧 abulia

**Abusus.** (Missbrauch). 1. Falsche Anwendung von Geräten, einer Substanz oder einer Dienstleistung, wie z.B. einer Droge; dies kann absichtlich oder unbeabsichtigt erfolgen. 2. Körperlicher oder verbaler Angriff oder Verletzung. Eine Form des Abusus ist die → Kindesmisshandlung. (→ Arzneimittel- und Drogenmissbrauch)
[*lat.*: abuti, verschwenden]
🇬🇧 abuse

**Abusus, körperlicher.** Eine oder mehrere Episoden aggressiven Verhaltens, die zu körperlichen Verletzungen bei einer anderen Person führen, möglicherweise einhergehend mit Verletzungen der inneren Organe, der Sinnesorgane, des Zentralnervensystem oder der Muskulatur.
🌐 physical abuse

**Abusus, Schutz gegen.** → Pflegeintervention der → NIC, die definiert wird als die Einschätzung von riskoreichen Abhängigkeitsbeziehungen und geeigneten Maßnahmen zur Verhinderung zukünftiger körperlicher und emotionaler Schäden.
🌐 Abuse Protection

**Abusus, Schutz gegen: ältere Menschen.** → Pflegeintervention der → NIC, die definiert wird als die Einschätzung von riskoreichen Abhängigkeitsbeziehungen älterer Menschen und von geeigneten Maßnahmen zur Verhinderung möglicher oder zukünftiger körperlicher, sexueller oder emotionaler Schäden, der Vernachlässigung von Grundbedürfnissen des Lebens oder der Ausbeutung älterer Menschen.
🌐 Abuse Protection: Elder

**Abusus, Schutz gegen: Kinder.** → Pflegeintervention der → NIC, die definiert wird als die Einschätzung von riskoreichen Abhängigkeitsbeziehungen bei Kindern sowie von geeigneten Maßnahmen zur Verhinderung möglicher und zukünftiger körperlicher, sexueller und emotionaler Schäden oder der Vernachlässigung von Grundbedürfnissen des Lebens.
🌐 Abuse Protection: Child

**Abwehrmechanismus.** Unbewusste intrapsychische Reaktion zum Schutz gegen Stress bzw. gegen die Bedrohung der eigenen Person. Man unterscheidet dabei zwei Formen: Abwehrmechanismen, die Angst abschwächen und zur weiteren gesellschaftlichen Eingliederung des Individuums dienen, und Abwehrmechanismen, die Angstzustände nicht abbauen, sondern lediglich die empfundenen Auswirkungen verdrängen.
🌐 defense mechanism

**Abwehrspannung.** Reflektorischer Spasmus der Bauchdeckenmuskulatur (»brettharter Bauch«), Hinweis auf einen entzündlichen Prozess wie z. B. → Appendizitis, → Peritonitis.
🌐 muscular defense

**Acceptable daily intake (ADI).** (Dt. Akzeptable tägliche Aufnahmemenge) Die Maximalmenge einer Substanz, die vom Menschen unbedenklich lebenslang jeden Tag aufgenommen werden kann. Eine Zufuhr, die über diese Menge hinausgeht, kann → toxisch wirken.
🌐 acceptable daily intake (ADI)

**ACENDIO.** European Conference of the Association for Common European Nursing Diagnosis = Gemeinschaft für Pflegeklassifikation.

**Acetabulum.** (Hüftgelenkpfanne). Aushöhlung im Becken an der Verbindung von Darmbein, Sitzbein und Schambein, in der runde Kopf des Oberschenkelknochens (→ Femur) liegt.
[*lat.:* Essignäpfchen]
🌐 acetabulum

**Acetaldehyd.** (Ethanal). ($CH_3CHO$) Farblose, flüchtige Flüssigkeit mit stechendem Geruch, die während der Oxidation von Äthylalkohol produziert wird. Im menschlichen Körper wird A. in der Leber durch die Aktivität von Alkoholdehydrogenase und anderen Enzymen gebildet.
🌐 acetaldehyde

**Acetat.** (essigsaures Salz). Ein Salz der Essigsäure.
🌐 acetate

**Aceton.** ($H_3C-CO-CH_3$) Farbloser, riechender, flüchtiger, flüssiger → Ketonkörper, der in kleinen Mengen in normalem Urin und in der Atemluft und in größeren Mengen im Urin von Diabetikern vorkommt, die längere Zeit unter einer Ketoazidose oder einem Nahrungsmangel leiden.
🌐 acetone

**Acetontest.** Test zur Untersuchung von → Aceton (Dimethylketon) im Urin von Patienten; wird als analytische Indikation für → Ketose sowie den Schweregrad der Diabetes-Erkrankung verwendet. Bei dem Test werden Teststreifen in Urin getaucht. Ist infolge eines unvollständigen Abbaus von Fett- und Aminosäuren im Körper Aceton im Urin vorhanden, verfärben sich die Teststreifen.
🌐 acetone in urine test

**Acetonurie.** Ausscheidung von → Aceton und Diacetat im Urin; kommt bei bestimmten Stoffwechselerkrankungen vor.
🌐 acetonuria

**Acetylcholin.** (ACh) In Körpergewebe weitverbreiteter → Neurotransmitter, der primär als Schaltstation der synaptischen Aktivität des Nervensystems und der Skelettmuskulatur fungiert. A. besitzt nur eine kurze Aktivphase, da es rasch von der → Acetylcholinesterase zerstört wird. Die Aktivität des A. kann durch → Atropin an den Verbindungen zwischen Nervenfasern und Drüsen sowie glattem Muskelgewebe gehemmt werden. A. bewirkt eine Blutdrucksenkung durch Vasodilatation, Bronchokonstriktion und Steigerung der Darmaktivität. (→ Cholin)
🌐 acetylcholine (ACh)

**Acetylcholinesterase (AChe).** Enzym, inaktiviert den Neurotransmitter → Acetylcholin, indem es die Substanz in die Bestandteile → Cholin und → Acetat hydrolysiert; auf diese Weise wird eine übermäßige Aktivierung der Neuronen an den neuromuskulären Verbindungen reduziert bzw. unterbunden.
🌐 acetylcholinesterase (AChe)

**Acetylcystein.** Wirkstoff, der als → Mukolytikum und → Paracetamol-Antidot eingesetzt wird. Als Mukolytikum dient A. der Schleimlösung bei chronischen pulmonalen, akuten bronchopulmonalen Erkrankungen oder bei Atelektasen aufgrund einer Obstruktion durch Schleim. Als Gegengift wird A. bei einer Paracetamol-Vergiftung eingesetzt.
🌐 acetylcysteine

**Acetylsalicylsäure (ASS).** Analgetikum, Antipyretikum und Antirheumatikum, welches gegen Fieber, Schmerzen und Entzündungen eingesetzt wird. Nebenwirkungen der Einnahme von ASS können Magen-Darm-Beschwerden, Magenbluten sowie verstärkte Blutungsneigung sein. ASS sollte nach den Mahlzeiten eingenommen werden; bei gleichzeitiger Einnahme von Antikoagulanzien muss auf Blutungen, Teerstühle (Meläna) und Oberbauchbeschwerden geachtet werden. ASS kann zu schweren allergischen Reaktionen führen insbesondere bei Asthmatikern. Kindern darf ASS nicht verabreicht werden, da die Gefahr eines tödlichen akuten Leberversagens besteht.
🌐 acetylsalicylic acid

**Acetylsalicylsäure-Vergiftung.** Toxische Wirkung aufgrund einer Überdosis des häufig verwendeten Antipyretikums und Analgetikums → Acetylsalicylsäure. Zu den frühen Symptomen einer Überdosis gehören Schwindel, Ohrensausen, Schwankungen der Körpertemperatur, gastrointestinale Beschwerden sowie Hyperventilation. Schwere Vergiftungserscheinungen sind durch eine respiratorische Alkalose gekennzeichnet, welche zu einer metabolischen Azidose führen kann. Kinder sind besonders anfällig für das toxische Potenzial der Salicylate.
🌐 acetylsalicylic acid poisoning

**Achalasie.** Die A. ist eine neuromuskuläre Störung von Hohlorganen. Die Entspannungsfähigkeit der Muskulatur ist gestört; auftretend z.B. am Ösophagus oder am Mageneingang.
[*griech.*: a, keine; chalasis, Entspannung]
🌐 achalasia

**AChe.** Abkürzung für → Acetylcholinesterase.
🌐 AChe

**Achillessehne.** Sehne des M. triceps surae, welcher sich zusammensetzt aus dem → M. soleus und dem → M. gastrocnemius; die A. verläuft von der Wade zum Fersen-

bein; sie ist die dickste und stärkste Sehne des Körpers.
[Achilles, Held der griechischen Mythologie, der angeblich nur an der Ferse verwundbar war und durch einen Pfeilschuss in die Ferse getötet wurde]
🇬🇧 Achilles tendon

**Achillessehnenreflex.** (ASR). Muskeleigenreflex der (→ Achillessehne), der eine Beugung des Fußes zur Fußsohle auslöst; der A. wird durch einen kurzen Schlag auf die Sehne des → M. gastrocnemius an der Knöchelrückseite ausgelöst; bei Diabetikern und Personen mit periphären Neuropathien fehlt dieser Reflex häufig.
🇬🇧 Achilles tendon reflex

**Achillobursitis.** Schmerzhafte Erkrankung der Ferse, die durch eine Entzündung des Schleimbeutels (Bursa) zwischen → Achillessehne und Fersenbein (Calcaneus) verursacht wird. Dies steht im Allgemeinen in Verbindung mit einer Haglund-Deformität. (→ Bursitis)
🇬🇧 posterior Achilles bursitis

**Acholie.** 1. Fehlen bzw. Verminderung der Gallensekretion. 2. Jeder Zustand, der die Abgabe von → Galle in den Dünndarm vermindert, z.B. bei → Cholestase-Syndromen.
[griech.: a, keine; chole, Galle]
🇬🇧 acholia

**Achselnerv.** → Nervus axillaris.
🇬🇧 axillary nerve

**Achselvene.** → Vena axillaris.
🇬🇧 axillary vein

**Acquired Immunedeficiency Syndrome.** (AIDS). Syndrom mit Defekt der körpereigenen Immunität. AIDS hat eine lange Inkubationszeit, gefolgt von einem lange andauernden, kräftezehrenden weiteren Verlauf mit Auftreten verschiedener opportunistischer Infektionen; die Krankheit hat eine schlechte Prognose. AIDS trat ursprünglich hauptsächlich bei homosexuellen Männern und Drogenabhängigen auf. Heute sind zunehmend auch heterosexuelle Männer und Frauen sowie Kinder betroffen. Verursacht wird AIDS durch das HIV-Virus. → HIV (Human Immunodeficiency Virus) ist ein Retrovirus, es befällt Lymphozyten und Nervenzellen. Die befallenen $CD4^+$-Lymphozyten (die T-Helferzellen) werden vernichtet, das Immunsystem wird geschwächt, es kommt zu Infektionen. Das Virus kann auch in die Makrophagen eindringen, in denen er sich ungehemmt vermehrt und vom Immunsystem nicht erkannt wird. Eine HIV-Infektion kann nicht durch zufällige Berührung übertragen werden, sondern nur durch sexuellen Kontakt, durch Kontakt mit kontaminiertem Blut, Sperma, Muttermilch oder anderen Körperflüssigkeiten infizierter Personen. Bei einem Patienten wird die Diagnose AIDS gestellt, wenn er mit dem HIV-Virus infiziert ist, die Zählung der $CD4^+$-Zellen einen Wert von unter 200 in 500 ml ergibt und er ein oder mehrere folgender Anzeichen und Symptome aufweist: extreme Müdigkeit, intermittierendes Fieber, nächtliche Schweißausbrüche, Frösteln, Lymphadenopathie, Milzvergrößerung, Anorexie mit nachfolgendem Gewichtsverlust, schwere Diarrhö, Apathie und Depression. Im weiteren Krankheitsverlauf kommt es zu allgemeiner Abzehrung, Anergie sowie verschiedenen rezidivierenden Infektionen, wie z.B. *Pneumocystis carinii*-Pneumonie, Tuberkulose, Meningitis und Enzephalitis, die durch Aspergillose, Candidiasis, Kryptokokkose, Zytomegalie-Virus, Toxoplasmose oder Herpes simplex verursacht werden. Die meisten AIDS-Patienten sind anfällig für Tumoren, insbesondere für Kaposi-Sarkome, Burkitt-Tumoren sowie für Non-Hodgkin-Lymphome, die sowohl eine Immunschwäche verursachen als auch daraus hervorgehen. Die Behandlung besteht primär in einer Kombinations-Chemotherapie, um möglichen Infektionen entgegenzuwirken. Obwohl es bis heute noch keine Heilung für AIDS gibt, hat sich gezeigt, dass das antiretrovirale Medikamente wie z.B. Zidovudin, Didanosin (ddI), Stavudin (D4T) oder Zalcitabin (ddC) den Krankheitsverlauf verlangsamen und die Lebenserwartung der Patienten erhöhen.

Besondere Hygienemaßnahmen zum Eigenschutz beachten, aber keine hysteri-

sche Übervorsicht; psychische Betreuung der Patienten.
🌐 Acquired Immune Deficiency Syndrome (AIDS)

**ACTH.** Abkürzung für → adrenokortikotropes Hormon.
🌐 ACTH

**ad-.** Vorsilbe mit der Bedeutung »an, zu, hinzu, bei« (kann je nach den Folgekonsonanten mit gleichbleibender Bedeutung zu ac, af, ag, ak, al, an, ap, ar, as, at angeglichen werden).
🌐 ad-

**ad lib.** Abkürzung des lateinischen Ausdrucks *ad libitum*: nach Wunsch, nach Belieben einzunehmen.
🌐 ad lib

**Adaktylie.** Geburtsdefekt, bei dem ein oder mehrere Finger bzw. Zehen fehlen.
[*griech.*: a, kein; daktylos, Finger oder Zeh]
🌐 adactyly

**Adamsapfel.** (Umgangssprachlich) Wölbung an der Halsvorderseite beim Mann, die durch den Schildknorpel des Kehlkopfs verursacht wird.
🌐 Adam's apple

**Adam-Stokes-Syndrom.** Plötzlich auftretende Anfälle von Bewusstlosigkeit, die durch eine unvollständige Herzblockade hervorgerufen werden. Die Episoden können von Krämpfen begleitet werden.
[R. Adams, irischer Chirurg, 1791–1875; W. Stokes, irischer Arzt, 1804–1878.]
🌐 Adam-Stokes syndrome

**Adaptation.** (Anpassung). Veränderung bzw. Reaktion auf eine bestimmte Art von Stress, wie z.B. Entzündung der Nasenschleimhäute bei einer infektiösen Rhinitis oder verstärktes Weinen bei einem Kind, das sich fürchtet. Die A. kann normaler Selbstschutz oder entwicklungsbedingt sein, wie z.B. bei einem Kind, das Sprechen lernt. – *adj.* adaptiv.
[*lat.*: adaptatio, Anpassung]
🌐 adaptation

**Adaptationsmodell.** Konzeptuelles Rahmenwerk, bei dem der Patient als anpassungsfähiges System angesehen wird. Eine Pflegeintervention wird notwendig, wenn der Patient ein Defizit in seiner Fähigkeit aufweist, mit inneren und äußeren, von seiner Umgebung gestellten Anforderungen zurecht zu kommen. Die Anforderungen werden in vier Gruppen eingeteilt: physiologische Bedürfnisse, das Bedürfnis eines positiven Selbstkonzepts, das Bedürfnis, soziale Rollen zu erfüllen, und das Bedürfnis, Abhängigkeiten und Freiheiten in Gleichklang zu bringen. Die professionelle Pflege ist darauf ausgerichtet, adaptive Reaktionen zu fördern, um den gegenwärtigen, das Wohlbefinden des Patienten beeinflussenden Stress zu bewältigen.
🌐 adaptation model

**Adaptationssyndrom.** → Anpassungssyndrom.
🌐 adaptation syndrome

**Adaptionsschiene.** An ein gebrochenes Glied angepasste, kurze Schiene, die verhindert, dass sich die Knochenfragmente übereinander schieben.
🌐 coaptation splint

**ADC.** Abkürzung für **AIDS-Dementia-Complex**.
🌐 ADC

**Addisonismus.** Zustand mit typischen körperlichen Anzeichen der → Addison-Krankheit, wobei jedoch kein Verlust der adrenokortikalen Funktion vorliegt. Als Symptome treten auf: verstärkte Pigmentierung von Haut und Schleimhäuten und allgemeine Debilität.
[T. Addison, englischer Arzt, 1793–1860]
🌐 addisonism

**Addison-Krankheit.** Lebensbedrohliche Erkrankung, die durch teilweises oder totales Versagen der adrenokortikalen Funktion hervorgerufen wird. Häufig wird die Krankheit durch Autoimmunvorgänge, Infektionen (insbesondere tuberkuläre oder von Pilzen ausgelöste), Neoplasma oder Drüsenhämorrhagie verursacht. Sämtliche Allgemeinfunktionen der Ne-

bennierenrinde (NNR) versagen: die glukokortikoide, die mineralokortikoide sowie die androgene Funktion. (→ Kortison)
[T. Addison, englischer Arzt, 1793–1860]
🌐 Addison's disease

**Addis-Zählung.** (Addis-Test). Methode zur Auszählung von roten und weißen Blutzellen (Erythrozyten und Leukozyten), Epithelzellen, Zylindern und Proteinen in einer sedimentierten, nachts über zwölf Stunden gesammelten Urinprobe. Die Zählung ist für die Diagnose und die Behandlung von Nierenkrankheit von Bedeutung.
[T. Addis, amerikanischer Arzt, 1881–1949]
🌐 Addis count

**Addition.** Chemische Reaktion, bei der sich zwei komplette Moleküle vereinigen und eine neue Substanz bilden. Die A. erfolgt zumeist durch die Anbindung eines Moleküls an die Kohlenstoffatome eines anderen Moleküls unter Bildung von Doppelt- bzw. Dreifachbindungen.
[*lat.:* additio, etwas hinzuzählen]
🌐 addition

**Additive.** (Zusatzstoffe). Substanzen, die bei der Herstellung von Nahrungsmitteln und Arzneimitteln hinzugefügt werden, um den Geschmack, Farbe, Beschaffenheit oder Konsistenz zu verbessern oder zu erhalten oder um den Nährwert zu ergänzen oder zu konservieren.
🌐 additives

**Adduktion.** Bewegung einer Extremität in Richtung der Körperachse. (→ Abduktion)
[*lat.:* adducere; herbeibringen]
🌐 adduction

**Adduktor.** Muskel, der einen Körperteil zur mittleren Körperachse hin bewegt.
🌐 adductor

**Adduktorenkanal.** Dreieckiger Schaft zwischen M. sartorius, M. adductor longus und M. vastus medialis; durch den A. verlaufen die Blutgefäße des Oberschenkels sowie der → N. saphenus.
🌐 adductor canal

**adduzieren.** Zur Mittellinie oder zur Körperachse hin bewegen.
[*lat.:* adducere, herbeibringen]
🌐 adduct

**Adenektomie.** Operatives Entfernen einer Drüse.
[*griech.:* aden, Drüse; ektome, ausschneiden]
🌐 adenectomy

**Adenin.** → Purinbase der Nucleinsäuren DNS und RNS; Komponente der zyklischen Adenosinmonophosphatase (Zyklo-AMP) und der Adenosinkomponente des AMP, Adenosindiphosphat (ADP) und Adenosintriphosphat (ATP).
🌐 adenine

**Adenitis.** Entzündung eines Lymphknotens oder einer Drüse. Eine akute A. der zervikalen Lymphknoten macht sich in Halsschmerzen und Nackensteifigkeit bemerkbar. Eine Schwellung der Lymphknoten im Nacken ist häufig die Folge einer Hirnhautentzündung, eines Insektenstichs oder eines Befalls mit Kopfläusen. Die Entzündung der Lymphknoten des mesenterialen Teils des Peritoneums erzeugt oft Schmerzen und Symptome, die denen einer Appendizitis gleichen. Die A. kann ein sekundäres Symptom der Syphilis sein. Behandlung der Primärinfektion mit Antibiotika, warmen Kompressen sowie, in seltenen Fällen, Inzision und Drainage.
🌐 adenitis

**adeno-.** Vorsilbe mit der Bedeutung »Drüse«.
🌐 adeno-

**Adenoakanthom.** Gut- oder bösartiger Tumor aus Drüsengewebe, wobei einige Zellen schuppig verändert sind.
[*griech.:* aden, Drüse; akantha, Dorn; oma, Tumor]
🌐 adenoacanthoma

**Adenochondrom.** Neoplasma, das aus Drüsen- und Knorpelgewebe besteht; tritt als Speicheldrüsen-Mischtumor auf.
[*griech.:* aden, Drüse; chondros, Knorpel; oma, Tumor]
🌐 adenochondroma

**Adenoepitheliom.** Neoplasma, bestehend aus Drüsen- und Epithelgewebe.
[*griech.*: aden, Drüse; epi, auf; thele, Brustwarze; oma, Tumor]
🇬🇧 adenoepithelioma

**Adenofibrom.** Tumor des Bindegewebes, bestehend aus glandulären Elementen (Drüsengewebe).
[*griech.*: aden, Drüse; *lat.*: fibra, Faser; *griech.*: oma, Tumor]
🇬🇧 adenofibroma

**Adenofibrom, ödematöses.** Neoplasma, bestehend aus Drüsen- und Bindegewebe, einhergehend mit einer ausgeprägten Schwellung.
🇬🇧 adenofibroma edematodes

**Adenohypophyse.** Hypophysenvorderlappen; scheidet Wachstumshormone, schilddrüsenstimulierende, adrenokortikotrope und melanozytenstimulierende Hormone sowie Follikelreifungshormone, Luteinisierungshormone, Prolaktin, betalipotropine Moleküle sowie Endorphine aus. Die vom Hypothalamus freigesetzten Hormone steuern die Sekretion des Hypophysenvorderlappens.
[*griech.*: aden, Drüse; hypo, darunter; phyein, wachsen]
🇬🇧 adenohypophysis

**adenoid.** Glanduläres (drüsiges), insbesondere lymphoides Aussehen besitzend.
[*griech.*: aden, Drüse; eidos, Form]
🇬🇧 adenoid

**Adenoide.** Kleine Masse lymphoiden Gewebes, das die Rachenmandeln an der Rachenhinterwand bildet.
🇬🇧 adenoids

**Adenoidektomie.** Entfernung von Lymphgewebe aus dem Nasenrachenraum. Eine Operation kann erforderlich sein, weil die → Adenoide entweder vergrößert sind, eine Blockade bilden oder chronisch infiziert sind.
[*griech.*: aden, Drüse; eidos, Form; ektome, herausschneiden]
🇬🇧 adenoidectomy

**Adenokarzinom.** Zu der Gruppe bösartiger Epithelzelltumore gehöriger Drüsentumor. Die Tumoren werden anhand der zytologischen Identifizierung des betroffenen Gewebes eingeteilt, z.B. hat ein A. des Gebärmutterhalses (Zervix) charakteristische Tumorzellen, die dem glandulären Epithelium der Zervix gleichen. Bei einem A. in situ tritt ein abnormes Wachstum des Drüsengewebes auf, welches maligne entarten kann; A.e werden am häufigsten im → Endometrium und im Dickdarm beobachtet. – *adj.* adenokarzinomatös.
[*griech.*: aden, Drüse; karkinos, Krebs; oma, Tumor]
🇬🇧 adenocarcinoma

**Adenokarzinom, alveolares.** Neoplasma mit alveolenförmigen Tumorzellen.
[*lat.*: alveolus, kleine Vertiefung]
🇬🇧 alveolar adenocarcinoma

**Adenokarzinom, follikuläres.** Tumor mit follikulär angeordneten Zellen, der häufig die Schilddrüse befällt und sich bis in Knochen und Lunge ausbreiten kann.
(→ Follikel)
🇬🇧 follicular adenocarcinoma

**Adenolipom.** Tumor, der aus Drüsen- und Fettgewebe besteht.
[*griech.*: aden, Drüse; lipos, Fett; oma, Tumor]
🇬🇧 adenolipoma

**Adenolipomatose.** Störung, bei der zahlreiche → Adenolipome in der Leistengegend, den Achseln sowie am Hals auftreten.
🇬🇧 adenolipomatosis

**Adenom.** Tumor des Drüsengewebes, bei dem die Tumorzellen in einer erkennbaren glandulären Struktur angeordnet sind. Ein A. kann eine excessive Sekretion der betroffenen Drüse auslösen, z.B. die übermäßige Ausschüttung von Wachstumshormonen. – *adj.* adenomatös.
[*griech.*: aden, Drüse; oma, Tumor]
🇬🇧 adenoma

**adenomatoid.** Einem glandulären Tumor (Drüsentumor) ähnelnd.
[*griech.*: aden, Drüse; oma, Tumor; eidos, Form]
🇬🇧 adenomatoid

**Adenomatose.** Krankheitsbild, bei dem eine Hyperplasie bzw. die Entwicklung eines Tumors zwei oder mehrere Drüsen, normalerweise Schilddrüse, Nebenniere oder Hypophyse, beeinträchtigen.
adenomatosis

**Adenomatose, multiple endokrine.** Zustand, der durch Tumore in mehr als einer → endokrinen Drüse gekennzeichnet ist. Diese Störung steht häufig in Verbindung mit einem Zollinger-Ellison-Syndrom und kann Hypophyse, Bauchspeicheldrüse (Pankreas) und Nebenschilddrüsen befallen oder bei einer multiplen Neoplasie auftreten.
multiple endocrine adenomatosis

**Adenopathie.** Vergrößerung einer Drüse oder eines Lymphknotens – adj. adenopathisch.
[griech.: aden, Drüse; pathos, leiden]
adenopathy

**Adenosarkom.** Bösartiger, aus Drüsengewebe hervorgegangener Tumor.
[griech.: aden, Drüse; sarx, Fleisch; oma, Tumor]
adenosarcoma

**Adenose.** (Adenopathie). 1. Erkrankung einer Drüse, insbesondere der Lymphdrüse. 2. Unphysiologische Entwicklung bzw. Vergrößerung von Drüsengewebe.
adenosis

**Adenosin.** Eine von einer Nukleinsäure abgeleitete Verbindung, die aus → Adenin und dem Zucker D-Ribose besteht. A. ist der molekulare Hauptbestandteil von Nukleotiden (Adenosinmono-, Adenosindi- und Adenosintriphosphat) sowie der Nukleinsäuren Desoxyribonukleinsäure (DNS) und Ribonukleinsäure (RNS).
adenosine

**Adenosindiphosphat (ADP).** Produkt aus der Hydrolyse von → Adenosintriphosphat.
adenosine diphosphate (ADP)

**Adenosinmonophosphat (AMP).** Eine Esterverbindung, die aus Adenin-D-Ribose und Phosphorsäure besteht und zur Freisetzung von Energie für die Muskelarbeit führt.
adenosine monophosphate (AMP)

**Adenosinmonophosphat (cAMP), zyklisches.** (Zyklo-AMP). Zyklisches → Nukleotid, das durch die enzymatische Wirkung von Adenylzyklase aus Adenosintriphosphat entsteht. cAMP, das auch die Bezeichnung »second messenger« hat, ist auch an der Mittlertätigkeit von Katecholaminen, Vasopressinen, Nebennierenrindenhormon und anderen Hormonen beteiligt.
cyclic adenosine monophosphate (cAMP)

**Adenosinphosphat.** Eine Verbindung, die aus dem Nukleotid Adenosin besteht, das durch seine Ribosegruppe mit einem, zwei oder drei Phosphorsäure-Molekülen verbunden ist. Formen des A.s sind **Adenosinmonophosphorsäure**, **Adenosindiphosphat** (ADP) und → Adenosintriphosphat (ATP).
adenosine phosphate

**Adenosintriphosphat (ATP).** Verbindung, die aus dem Nukleotid → Adenosin besteht, das über seine Ribosegruppe mit drei Phosphorsäuremolekülen gebunden ist. ATP speichert Energie im Muskel. Diese Energie wird freigesetzt, wenn ATP zu Adenosindiphosphat abgebaut wird.
adenosine triphosphate (ATP)

**Adenosintriphosphatase (ATPase).** Enzym in der Skelettmuskulatur, das die Hydrolyse von → Adenosintriphosphat zu Adenosindiphosphorsäure und anorganischem Phosphat katalysiert. Die mitochondriale ATPase ist an der Bereitstellung von Energie für den zellulären Stoffwechsel beteiligt. Die Myosin-ATPase ist bei der Muskelkontraktion beteiligt.
adenosine triphosphatase (ATPase)

**Adenoviren.** Gruppe von 33 mittelgroßen Viren der Familie Adenoviridae. Sie sind für den Menschen pathogen und verursachen z.B. Konjunktivitis, Infektionen der oberen Atemwege oder Magen-Darm-Infektionen. – adj. adenoviral.
[griech.: aden, Drüse; lat.: virus, Gift]
adenovirus

**Adenozyste.** Konusförmige Struktur im Zwischenhirn, die sich am Dach des 3. Ventrikels befindet und Produktionsort von → Melatonin ist, das eine Rolle bei der Regulierung des Zirkadianrhythmus spielt.
[*griech.:* aden, Drüse; kytis, Tasche]
🇬🇧 adenocyst

**Aderlass, blutiger.** Ein in der Antike und im Mittelalter bis in die Neuzeit übliches Verfahren der Entnahme von 500 bis 800 ml Blut aus der Vene. Durch den A. wird die Fließeigenschaft aufgrund der Verdünnung des Blutes (→ Hämodilution) verbessert. Heute verwendet man die Methode nur noch vereinzelt, z. B. bei einem beginnenden → Lungenödem oder bei einer krankhaften Erhöhung der roten Blutkörperchen (→ Polyzythämie).
In der pflegerischen Betreuung sollte wie nach einer Blutspende auf eine etwa halbstündige Bettruhe sowie eine entsprechende Kreislaufüberwachung geachtet werden.
🇬🇧 phlebotomy

**Aderlass, unblutiger.** Effektive Methode zur kurzfristigen Zurückhaltung von Blutvolumen aus dem Blutkreislauf bei einer akuten Linksherzinsuffizienz mit beginnendem Lungenödem. Im Abstand von 10 bis 15 Min. werden drei Extremitäten mittels Blutdruckmanschetten gestaut. Dazwischen wird die Stauung jeweils vollständig gelöst. Immer eine Extremität bleibt in rotierender Reihenfolge ungestaut.
🇬🇧 rotating tourniquets

**ADH.** Abkürzung für **antidiuretisches Hormon.** (→ Adiuretin)
🇬🇧 ADH

**adhärent.** Eigenschaft einer Substanz, an der Oberfläche einer anderen Substanz anzuhaften.
[*lat.:* adhaerens, an etwas kleben]
🇬🇧 adherent

**Adhäsion.** Verwachsungen oder Verklebungen; Streifen von Narbengewebe, der zwei anatomische Flächen, die normalerweise voneinander getrennt sind, zusammenfügt. A.en treten am häufigsten im Abdomen, nach einer Bauchoperation, Entzündung oder Verletzung auf.
[*lat.:* adhesio, festklammern]
🇬🇧 adhesion

**Adhäsion, abdominale.** Zusammenkleben von Bauchorganen; nach Entzündung, Operation oder Verletzung; meist ist der Darm betroffen und es kommt zum → Ileus mit den Symptomen: geblähter Bauch (Meteorismus) Schmerzen, Übelkeit, Erbrechen und Herzrasen; Behandlung durch operative Lösung der a.n A.
🇬🇧 abdominal adhesion

**Adhäsiotomie.** Operatives Teilen oder Trennen von → Adhäsionen; wird z.B. bei einem Darmverschluss (Ileus) durchgeführt.
[*lat.:* adhesio, festklammern; *griech.:* temnein, schneiden]
🇬🇧 adhesiotomy

**adhäsiv.** Eigenschaft einer Substanz, durch die eine Haftung an einer anderen Substanz ermöglicht wird.
[*lat.:* adhesio, festklammern]
🇬🇧 adhesive

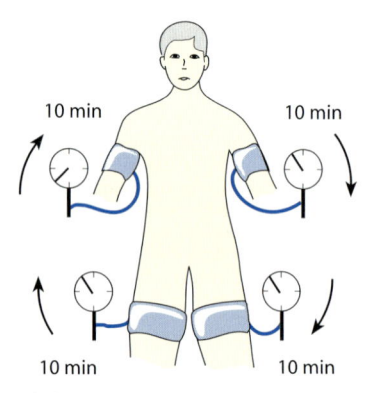

**Aderlass, unblutiger.** Venöse Stauung dreier Extremitäten im Wechsel, Öffnung je einer Staubinde (hier rechter Arm) nach 10 Minuten und Verschieben um eine Extremität.

**Adiadochokinese.** Die Unfähigkeit, Bewegungen der → Diadochokinese auszuführen, z.B. → Pronation und → Supination oder Ellbogenflexion und -extension.
🇬🇧 adiadochokinesia

**Adiastolie.** Fehlende bzw. nicht wahrnehmbare diastolische Phase des Herzzyklus.
[*griech.*: a, kein; dia, über; stellein, einstellen]
🇬🇧 adiastole

**Adie-Pupille.** Augenleiden, bei dem eine Pupille viel langsamer auf Lichtwechsel, Akkomodation oder Konvergenz reagiert als die Pupille des anderen Auges.
[W. J. Adie, englischer Arzt, geb. 1886–1935]
🇬🇧 Adie's pupil

**Adie-Syndrom.** Symptome der → Adie-Pupille, die von abgeschwächten bzw. fehlenden Sehnenreflexen, insbesondere Knöchel- und Kniereflexe begleitet sind.
🇬🇧 Adie's syndrome

**Adipheninhydrochlorid.** → Anticholinergikum mit entspannender Wirkung auf die glatte Muskulatur; findet bei spastischen Störungen im Magen-Darm- und urogenitalen Trakt Anwendung.
🇬🇧 adiphenine hydrochloride

**Adipofibrom.** Tumor des Bindegewebes mit Fettgewebsanteilen.
[*lat.*: adeps, Fett; fibra, Faser; *griech.*: oma, Tumor]
🇬🇧 adipofibroma

**Adipokinese.** Mobilisierung von Fett bzw. von Fettsäuren innerhalb des Fettstoffwechsels.
🇬🇧 adipokinesis

**Adiponecrosis subcutanea neonatorum.** Hautkrankheit bei Neugeborenen. Typische Merkmale sind fleckige Haut mit verhärtetem, subkutanem Fettgewebe und einer bläulich roten Verfärbung der darüberliegenden Haut.
🇬🇧 adiponecrosis subcutanea neonatorum

**Adiponekrose.** → Nekrose des Fettgewebes.
[*lat.*: adeps, Fett; *griech.*: nekros, tot; osis, Zustand]
🇬🇧 adiponecrosis

**adipös.** (fettsüchtig; fettreich). 1. Bezeichnung für Fettgewebe, das aus in Läppchen angeordneten Fettzellen besteht. 2. fettreich, dick.
🇬🇧 adipose

**Adipositas.** (Fettsucht). Übermäßige Bildung von Fettgewebe, Fettleibigkeit.
🇬🇧 adoposis

**Adipozyt.** Fettzelle.
🇬🇧 adipocyte

**Adipsie.** Krankhaftes Fehlen von Durst.
[*griech.*: a, kein; dipsa, Durst]
🇬🇧 adipsia

**Adiuretin (ADH).** (antidiuretisches Hormon). Hormon, das die Urinproduktion verringert, indem es die Rückresorption von Wasser durch die Nierentubuli steigert. A. wird von den Zellen des Hypothalamus ausgeschüttet und im Hypophysenhinterlappen gespeichert. Die Freisetzung von A. erfolgt als Reaktion auf ein vermindertes Blutvolumen bzw. auf erhöhte Plasmakonzentrationen von Natrium oder anderen Substanzen. Eine Freisetzung kann auch in Verbindung mit Schmerzen, Stress oder der Wirkung bestimmter Mittel erfolgen.
🇬🇧 antidiuretic hormone (ADH)

**Adjuvans.** 1. Substanz, insbesondere ein Arzneimittel (meist alleine unwirksam), welches einer ärztlichen Verordnung beigefügt wird, um die Wirkung des Hauptmittels zu unterstützen. 2. Substanz, die Antigenen beigefügt wird, um die Antikörperreaktion auf das → Antigen zu erhöhen bzw. zu modifizieren.
[*lat.*: ad, hin; juvare, helfen]
🇬🇧 adjuvant

**Adjuvans, anästhetisches.** Ein Arzneimittel, das zu einer großen Gruppe von Medikamenten gehört, die keine Anästhetika sind. Jedes Medikament besitzt eine feste Verwendung bei der Anästhesie und hat bestimmte therapeutische Indikationen

in anderen Pflegegebieten. Adjuvanzien zur Anästhesie werden als Prämedikation, als intravenöse Zusätze für hypnotische bzw. analgetische Medikationen sowie als neuromuskuläre Hemmer, Analeptika und therapeutische Gase verwendet.
🇬🇧 adjunct to anesthesia

**ADL.** Activities of daily living (→ s.a. ATL)

**Adnexe.** Gewebe bzw. Körperstrukturen, die sich angrenzend an oder in der Nähe von anderen, verwandten Strukturen befinden. Eierstöcke und Eileiter sind A.n der Gebärmutter.
[*lat.:* adnectere, zusammenbinden]
🇬🇧 adnexa

**Adnexitis.** Entzündung der adnexen Organe der Gebärmutter, z.B. der Eierstöcke (Ovarien) oder der Eileiter. (→ Adnexe)
🇬🇧 adnexitis

**Adoleszenz.** Entwicklungsphase zwischen Beginn der Pubertät und Erwachsenenalter; beginnt normalerweise zwischen dem 11. und 13. Lebensjahr mit dem Erscheinen sekundärer Geschlechtsmerkmale, erstreckt sich über das Teenageralter und endet mit dem 18. oder 20. Lebensjahr mit Erreichen des vollständig entwickelten äußeren Aussehens des Erwachsenen. In dieser Phase erlebt der Mensch erhebliche körperliche, psychologische, emotionale sowie persönlichkeitsbezogene Veränderungen. – *adj.* jugendlich, pubertär.
[*lat.:* adolescere, heranwachsen]
🇬🇧 adolescence

**ADP.** Abkürzung für → Adenosindiphosphat.
🇬🇧 ADP

**adrenal.** Die auf der Niere befindlichen renalen oder suprarenalen Drüsen betreffend.
[*lat.:* ad, bei; ren, Niere]
🇬🇧 adrenal

**Adrenalektomie.** (Nebennierenentfernung). Operative Entfernung einer oder beider Nebennieren bzw. Resektion eines Teils einer oder beider Drüsen; wird durchgeführt, wenn ein adrenaler Tumor bzw. ein maligner Brust- oder Prostatatumor festgestellt wurde und die übermäßige Ausschüttung adrenaler Hormone reduziert werden soll. Im Falle der Entfernung beider Nebennieren muss der Patient für den Rest seines Lebens Steroide einnehmen.
[*lat.:* ad, bei; ren, Niere; *griech.:* ektome, ausschneiden]
🇬🇧 adrenalectomy

**Adrenalin.** (früher: Epinephrin). In der Nebenniere hergestelltes, endogenes Hormon und synthetisch produzierte → adrenerge Substanz zur Gefäßerweiterung. Erregungssubstanz für das sympathische System (Sympathikuswirkstoff), die u.a. bei Anaphylaxie und akuten Bronchialspasmen sowie zur Wirkungsverstärkung örtlicher Anästhetika, sowie zur Erhöhung der Pulsfrequenz, des Minutenvolumens oder des Blutdrucks eingesetzt wird. (→ Katecholamin)
[*griech.:* epi, oberhalb; nephros, Niere.]
🇬🇧 epinephrine

**Adrenarche.** Verstärkte, physiologische Aktivität der Nebennierenrinde, die etwa im achten Lebensjahr eintritt; führt zu verstärkter Ausschüttung verschiedener Hormone, insbesondere von → Androgenen, was das Wachstum der Achsel- und Schambehaarung auslöst.
[*lat.:* ad, bei; ren, Niere; *griech.:* arche; Beginn]
🇬🇧 adrenarche

**adrenerg.** (adrenergisch). Die sympathischen Nervenfasern des autonomen Nervensystems betreffend, die → Noradrenalin an einer Synapse freisetzen, an der ein Nervenimpuls weitergeleitet wird. (s.a. Neurotransmitter)
[*lat.:* ad, bei; ren, Niere; *griech.:* ergon, Arbeit]
🇬🇧 adrenergic

**adrenokortikal.** Das Äußere bzw. die Oberfläche der → Nebenniere betreffend.
[*lat.:* ad, bei; ren, Niere; cortex, Rinde]
🇬🇧 adrenocortical

**adrenokortikotrop.** (kortikotrop). Die Stimulation der → Nebennierenrinde betreffend.
[*lat.*: ad, bei; ren, Niere; cortex, Rinde; *griech.*: trope, Drehung]
🌐 adrenocorticotropic

**Adrenomegalie.** Abnorme Vergrößerung einer bzw. beider Nebennieren.
[*lat.*: ad, bei; ren, Niere; *griech.*: megalie, groß]
🌐 adrenomegaly

**Adrenomimetika.** (Sympathomimetikum). Substanzen, die die Funktionen der Nebennierenhormone simulieren. (→ keine)
🌐 adrenomimetics

**adrenotrop.** Eine stimulierende Wirkung auf die → Nebennieren aufweisend.
🌐 adrenotropic

**ADS.** → Arbeitsgemeinschaft deutscher Schwesternverbände.

**Adsorbenzien.** Substanzen, die andere Substanzen durch → Adsorption aufnehmen, z.B. durch Bindung einer Substanz an der Oberfläche einer anderen; z.B. Aktivkohle.
🌐 adsorbents

**adsorbieren.** Die Eigenschaft, andere Materialien anzuziehen und an der Oberfläche zu halten. (s.a. absorbieren)
🌐 adsorb

**Adsorption.** Natürlicher Vorgang, bei dem Gas- oder Flüssigkeitsmoleküle an der Oberfläche eines Feststoffs festgehalten werden. Das Phänomen ist von verschiedenen Faktoren abhängig, wie z.B. Oberflächenspannung und elektrischen Ladungen. Viele biologische Reaktionen sind Adsorptionsreaktionen. Das Adsorptionsprinzip ist die Grundlage der Chromatographie, bei der eine Mischung von Komponenten zur qualitativen Analyse in ihre Einzelfraktionen aufgetrennt wird. (s.a. Absorption)
[*lat.*: ad, bei; sorbere, ansaugen]
🌐 adsorption

**Adstringenzien.** Substanzen, die das Zusammenziehen von Geweben verursachen und meist lokal aufgetragen werden A. wirken blutstillend und entzündungshemmend.
🌐 adstringents

**Adynamie.** (Kraftlosigkeit; Muskelschwäche). Schwäche, Kraftlosigkeit, das Fehlen von körperlicher Stärke infolge eines Krankheitszustands. (s.a. Addison-Krankheit) – *adj.* adynamisch.
[*griech.*: a, kein; dynamis, Stärke]
🌐 adynamia

**AEDL-Modell.** Modell der Aktivitäten und existenziellen Erfahrungen des Lebens, bestehend aus 13 Bereichen die miteinander in Beziehung stehen. Grundlage ist eine ganzheitlich fördernde Prozesspflege. Die Bereiche lauten: 1. Kommunizieren 2. Sich bewegen 3. Vitale Funktion des Lebens aufrecht erhalten 4. Sich pflegen 5. Essen und Trinken 6. Ausscheiden 7. Sich kleiden 8. Ruhen und Schlafen 9. Sich beschäftigen 10. Sich als Mann oder Frau fühlen und verhalten 11. Für eine sichere Umgebung sorgen 12. Soziale Bereiche des Lebens sichern 13. Mit existentiellen Erfahrungen des Lebens umgehen. (s.a. Krohwinkel M.)
🌐 AEDL

**aerob.** 1. Die Präsenz von Luft bzw. Sauerstoff betreffend. 2. Die Fähigkeit, in Gegenwart freier Sauerstoffmoleküle zu leben und funktionsfähig zu sein. 3. Das Bedürfnis nach Sauerstoff betreffend, der für den Erhalt des Lebens benötigt wird.
[*griech.*: aer, Luft; bios, Leben]
🌐 aerobic

**Aerobic-Training.** Körperübungen, die darauf ausgelegt sind, Sauerstoffaufnahme und -verteilung im Körper zu verbessern. Dabei werden die normalen Sauerstoffvorräte des Körpergewebes durch relativ lange Anstrengung erschöpft und mit dem durch verstärkte Atmung aufgenommenen Sauerstoff ersetzt. A.-T. kann durch Fahrradfahren, Walking, Laufen oder ähnliche Aktivitäten, die mindestens 20 Minuten, dreimal pro Woche durchgeführt werden sollten, erfolgen.
🌐 aerobic training

**Aerobier.** Mikroorganismus/Bakterium, welcher nur in Gegenwart von freiem Sauerstoff leben und wachsen kann. Ein A. kann **fakultativ** oder **obligatorisch** → aerob sein.
[*griech.:* aer, Luft; bios, Leben]
🇬🇧 aerobe

**Aerootitis.** (Barotrauma). Eine durch einen veränderten Luftdruck hervorgerufene Ohrenentzündung (z.B. bei Fliegern und Tauchern).
[*griech.:* aer, Luft; oitkos, Ohr; itis, Entzündung]
🇬🇧 aerotitis

**Aerootitis media.** Entzündung oder Blutung des Mittelohrs, verursacht durch einen Druckunterschied zwischen Mittelohr und Luftdruck; kann bei plötzlichen Höhenveränderungen, beim Tauchen oder in hyperbaren Kammern auftreten. Symptome sind Schmerzen, Tinnitus, verminderte Hörfähigkeit und Schwindelgefühl.
🇬🇧 aerotitis media

**Aerophagie.** Verschlucken von Luft; führt normalerweise zu Rülpsen, Magenbeschwerden und Blähungen (Flatulenz).
(→ Luftschlucken)
[*griech.:* aer, Luft; phagein, essen]
🇬🇧 aerophagy

**Aerosol.** 1. Vernebelte, in Luft oder Gas suspendierte Teilchen. 2. Bei der Inhalationstherapie verwendetes, unter Druck stehendes Gas, welches eine vernebelte Medikation enthält. 3. Ein unter Druck stehendes Gas, welches ein vernebeltes chemisches Mittel zur Sterilisation der Raumluft enthält.
[*griech.:* aer, Luft; hydro, Wasser; *lat.:* solutus, aufgelöst]
🇬🇧 aerosol

**Aerosoltherapie, bronchodilatorische.** Behandlung mit Arzneimitteln, die entspannend auf das glatte Muskelgewebe des Respirationstrakts wirken. Die Arzneimittel werden als winzige Tröpfchen oder als Inhalationsnebel verabreicht.
🇬🇧 aerosol bronchodilator therapy

**Aerotherapie.** Der Einsatz von Luft bei der Behandlung von Krankheiten, wie z.B. hyperbare Oxigenation.
🇬🇧 aerotherapy

**afebril.** Ohne Fieber, fieberfrei.
[*griech.:* a, kein; febris, Fieber]
🇬🇧 afebrile; apyretic

**Affekt.** Nach außen gerichtete Bekundung von Gefühlen oder Emotionen einer Person. – *adj.* affektiv, affektbetont.
[*lat.:* affectus, Einfluss]
🇬🇧 affect

**Affekt, inadäquater.** Störung im emotionalen Bereich. Paradoxe Gefühlsregungen stehen sich beziehungslos gegenüber, z. B. werden grauenvolle Erlebnisse lächelnd erzählt.
🇬🇧 inadequate affect

**Affektinkontinenz.** Das Unvermögen, zeitlich kurze und intensive Gefühlsregungen (Affekte) zu kontrollieren bzw. Gefühls-

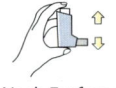

1 Nach Entfernen der Schutzkappe des A.s kräftig schütteln.

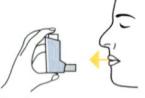

2 Ausatmen.

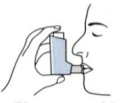

3 Einatmen. Mundstück mit den Lippen fest umschließen, auf den Behälter drücken und tief und langsam einatmen.

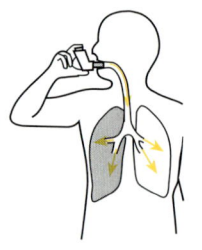

4 Den Atem einige Sekunden anhalten, damit der Wirkstoff in die Atemwege eindringen kann. Mundstück aus dem Mund entfernen, ausatmen.

**Aerosol.** Richtige Benutzung eines Aerosols.

ausbrüche zu hemmen. Die A. tritt bei organischen Hirnkrankungen auf.
[*lat.*: affectus, Gemütsverfassung; in, nicht; continencia, das Unterdrücken]
🇬🇧 affective incontinence

**Affektion.** (Befall). 1. Emotionaler Zustand, der sich als warmes bzw. mitfühlendes Gefühl einer anderen Person gegenüber ausdrückt. 2. Pathologischer Prozess, der den ganzen Körper bzw. einen Körperteil betrifft.
[*lat.*: affectus, Einfluss]
🇬🇧 affection

**Affektlernen.** Erwerb von Verhaltensmustern, die Gefühle, Neigungen, Wertschätzung und Wertvorstellungen zum Ausdruck bringen.
🇬🇧 affective learning

**Affektpsychose.** (Emotionspsychose). Psychologische Reaktion, bei der die Ich-Funktion blockiert ist. Das primäre klinische Merkmal ist eine Gefühls- oder Gemütsstörung.
🇬🇧 affective psychosis

**Affektverlagerung.** (Verschiebung). Unbewusster Abwehrmechanismus zur Vermeidung emotionaler Konflikte und Angstgefühle. Emotionen, Ideen oder Wünsche werden von einem Objekt auf ein anderes, mit weniger Angst assoziiertes Objekt verlagert.
🇬🇧 displacement

**afferent.** (hinführend; aufsteigend). Sich auf das Zentrum zubewegend (bezogen auf Arterien, Venen, Lymphgefäße und Nerven). (s.a. efferent)
[*lat.*: ad, hin; ferre, tragen]
🇬🇧 afferent

**Affinität.** Maß für die Bindungsstärke der → Antigen-Antikörper-Reaktion.
[*lat.*: affinis, verwandt]
🇬🇧 affinity

**Affinität, chemische.** 1. Anziehungskraft, die den Zusammenschluss von Atomen zu Molekülen bewirkt. 2. Durch verschiedene Polaritäten erzeugte Anziehung zwischen verschiedenen chemischen Verbindungen, z.B. in der Chromatographie.
[*griech.*: chemeia, Alchemie; *lat.*: affinis, verwandt.]
🇬🇧 chemical affinity

**Affirmation.** → Autosuggestion; der Punkt, an dem der Therapeut eine Tendenz für eine positive Reaktion erkennt.
[*lat.*: affirmare, stark machen]
🇬🇧 affirmation

**Aflatoxine.** Von der Pilzgattung *Aspergillus flavus* produzierte Gruppe von → karzinogenen Giftstoffen, die Nahrungsmittel verderben können.
[*griech.*: a, kein; *lat.*: flavus, gelb; *griech.*: toxikon, Gift]
🇬🇧 aflatoxins

**After.** → Anus
🇬🇧 anus

**Afterloading-Verfahren.** Radiologische Untersuchung (so genannte Nachladetechnik) zur Bestrahlung von Tumoren, deren umliegendes Gewebe nur wenig belastet werden soll (z.B. bei Kollum-, Korpus-, Oberflächen-, Weichteiltumoren) bei der zunächst der leere Applikator in das Zielorgan eingebracht wird und erst nach Lagekontrolle ein Radionuklid eingebracht wird. Beim A.V. besteht ein verbesserter Strahlenschutz für das beteiligte Personal. (s.a. Strahlentherapie)
[*engl.*: afterload, nachladen]

**Ag.** Chemisches Symbol für das Element → Silber.
🇬🇧 Ag

**Agalaktie.** Unfähigkeit einer Mutter, die zum Stillen eines Neugeborenen benötigte Milch zu produzieren.
[*griech.*: a, kein; gala, Milch]
🇬🇧 agalactia

**Agammaglobulinämie.** Fehlen des → Immunglobulins → Gammaglobulin im Serum in Verbindung mit einer erhöhten Infekti-

onsanfälligkeit; die A. kann vorübergehend, kongenital bzw. erworben sein.
[*griech.*: a, kein; gamma, dritter Buchstabe des griech. Alphabets; *lat.*: globulus, kleine Kugel; *griech.*: haima, Blut]
🇬🇧 agammaglobulinemia

**Aganglionose.** Fehlen von parasympathischen Ganglienzellen im Nervengeflecht des Darms (Plexus myentericus). Diagnostischer Befund bei Morbus Hirschsprung.
[*griech.*: a, kein; gaglion, Knoten; osis, Krankheit]
🇬🇧 aganglionosis

**Agar.** (Agar-Agar). Agar ist ein gelartiges → Polysaccharid aus Rotalgen, das als Geliermittel für Nährböden bei bakteriologischen Untersuchungen Verwendung findet.
🇬🇧 Agar

**Agar-Agar.** → Agar
🇬🇧 agar-agar

**Agastrie.** Das Fehlen des Magens.
[*griech.*: a, kein; gaster, Magen]
🇬🇧 agastria

**Ageism.** Diskriminierung ausschließlich aufgrund eines fortgeschrittenen Lebensalters.
🇬🇧 ageism

**Agenesia corticalis.** Fehlende Entwicklung der kortikalen Zellen, insbesondere der Pyramidenzellen, im Gehirn des Embryos; führt zu einer infantilen Hirnlähmung und schwerer geistiger Behinderung.
[*griech.*: a, nicht; genein, produzieren; *lat.*: cortex, Rinde]
🇬🇧 agenesia corticalis

**Agenesie.** Kongenitales Fehlen eines Organs bzw. eines Organteils; wird normalerweise durch mangelndes primordiales Gewebe oder eine Fehlentwicklung des Embryos verursacht.
[*griech.*: a, nicht; genein, produzieren]
🇬🇧 agenesis

**Agenitalismus.** Krankheitsbild, das durch das Fehlen der Geschlechtshormone oder das Fehlen oder Funktionsstörungen der Eierstöcke (Ovarien) bzw. Hoden (Testes) gekennzeichnet ist.
🇬🇧 agenitalism

**Ageusie.** (Geschmacksverlust). Verlust oder Beeinträchtigung des Geschmackssinns; Grad und Ursache der A. können variieren.
[*griech.*: a, kein; geusis, Geschmack]
🇬🇧 ageusia

**Agglomeration.** Eine Verklumpung oder Zusammenballung einzelner, unspezifischer Elemente, z.B. Erythrozyten.
[*lat.*: agglomerare, zusammenballen]
🇬🇧 agglomeration

**Agglutination.** Die aus der Interaktion spezifischer Antikörper, den → Agglutininen, resultierende Zellverklumpung (Koagulation). Agglutinine werden bei der Blutgruppenbestimmung sowie zur Bestimmung bzw. zur Beurteilung der Konzentration von Immunglobulinen oder Immunseren verwendet.
[*lat.*: agglutinare, kleben]
🇬🇧 agglutination

**Agglutinations-Hemmtest.** (Hämagglutinations-Hemmungstest). Serologische Technik, die bei der Überprüfung bestimmter, unbekannter, löslicher Antigene eingesetzt wird.
🇬🇧 agglutination-inhibition test

**Agglutinationstiter.** Stärkste Verdünnung eines Immunserums, mit der noch eine Zellverklumpung oder Antigene erzeugt werden können; Maß für die Konzentration spezifischer Antikörper im Serum.
🇬🇧 agglutination titer

**agglutinierend.** Zusammenklumpend, z.B. ein vom Blut produzierter Antikörper, der durch die Präsenz eines Antigens stimuliert wird, sich an ein Antigen zu binden. (→ Adhäsion)
[*lat.*: agglutinare, kleben]
🇬🇧 agglutinant

**Agglutinin.** Antikörper, der mit → Antigenen interagiert und eine → Agglutination herbeiführt.
🇬🇧 agglutinin

**Agglutinogen.** Jede antigene Substanz, die durch die Produktion von → Agglutinin zu einer Zellverklumpung (→ Agglutination) führt.
[*lat.*: agglutinare, kleben; *griech.*: genein, produzieren]
🇬🇧 agglutinogen

**Aggregation.** (Agglomeration). Ansammlung von Substanzen oder Elementen, z.B. bei der Verklumpung (Koagulation) von Blutzellen.
[*lat.*: ad, zu; gregare, sammeln]
🇬🇧 aggregation

**Aggression.** Gewaltsame Verhaltensweisen, Handlungen bzw. Haltungen, die körperlich, verbal oder symbolisch ausgedrückt werden; können aus einem angeborenen Trieb bzw. als Verteidigungsmechanismus entstehen, um eine Bedrohung der eigenen Person abzuwenden.
[*lat.*: aggressio, angreifen]
🇬🇧 aggression

**Aggression, konstruktive.** Durchsetzung eigener Interessen als Reaktion auf eine Gefahr, zum Selbstschutz und zur Selbsterhaltung.
🇬🇧 constructive aggression

**Aggressionsberatung.** Neues Beratungskonzept in der Pflege, bei dem Pflegemitarbeiter im konstruktiven Umgang mit Aggressionen in Konfliktsituationen (personalintern sowie zwischen Personal und Patienten) geschult werden. Im Vordergrund steht die Wahrnehmung der eigenen, oft versteckten Aggressionen, die Überprüfung der eigenen Grenzen und die Erarbeitung von Reaktionsmustern bei Konflikten.
🇬🇧 aggression consulting

**agitiert.** Bezeichnung für einen Zustand der psychomotorischen Erregung, der von Ziellosigkeit und Unruhe charakterisiert wird; Unruhe, auf- und abgehen, Wein- und Lachanfälle können teilweise beobachtet werden. Diese Ersatzhandlungen können eine nervöse Anspannung freisetzen, die mit Angstzuständen, Furcht oder ähnlichem mentalem Stress verbunden ist. (→ Agitiertheit)
[*lat.*: agitare, schütteln]
🇬🇧 agitated

**Agitiertheit.** Zustand chronischer Unruhe und verstärkter psychomotorischer Aktivität als Ausdruck emotionaler Anspannung. – *adj.* agitiert.
🇬🇧 agitation

**Agitophasie.** Abnorm schnelles Sprechen, bei dem Wörter, Sprachlaute oder Silben unbewusst ausgelassen, undeutlich ausgesprochen oder verzehrt werden.
[*lat.*: agitare, schütteln; *griech.*: phasis, Sprache]
🇬🇧 agitophasia

**Aglossie.** Kongenitales Fehlen der Zunge (Glossa).
[*griech.*: a, keine; glossa, Zunge]
🇬🇧 aglossia

**Aglykämie.** (Blutzuckermangel). Fehlen von Zucker im Blut.
[*griech.*: a, nicht; glykis, süß]
🇬🇧 aglycemia

**Agnathie.** Entwicklungsdefekt, der durch das vollständige bzw. teilweise Fehlen des Ober-/Unterkiefers gekennzeichnet ist.
[*griech.*: a, kein; gnathos, Kiefer]
🇬🇧 agnathia

**Agnosie.** Vollständiger oder teilweiser Verlust der Fähigkeit, vertraute Gegenstände oder Personen durch sensorische Reize wiederzuerkennen; Folge einer organischen Hirnschädigung. Man unterscheidet zwischen verschiedenen Formen, z.B. akustische, optische, taktile Agnosie.
[*griech.*: a, kein; gnosis, Wissen]
🇬🇧 agnosia

**Agnosie, visuelle.** Das Unvermögen, gesehene Gegenstände zu erkennen, obwohl die Sehkraft nicht beeinträchtigt ist.
🇬🇧 visual agnosia

**agonal.** Tod und Sterben betreffend.
[*griech.*: agon, Kampf]
🇬🇧 agonal

**Agonie.** (Todeskampf). Phase direkt vor dem Eintritt des Todes.
[*griech.:* agon, Kampf]
🇬🇧 agony

**Agonist.** 1. Ein kontrahierender Muskel, dessen Kontraktion einem anderen Muskel (→ Antagonist) entgegenwirkt. 2. Arzneimittel oder eine andere Substanz mit einer spezifischen zellulären Affinität, die eine vorhersehbare Reaktion auslöst, indem sie Effekte eines körpereigenen Wirkstoffs nachahmen und meist eine stärkere und längere Wirkung erzielen.
[*griech.:* agon, Kampf]
🇬🇧 agonist

**Agoraphobie.** (Platzangst). Angstneurose, die sich auf offene, belebte oder öffentliche Orte und Plätze bezieht, wie z.B. ein Feld, eine Brücke, eine verkehrsreiche Straße, ein belebtes Geschäft. Ein Entfliehen von solchen Orten wird als schwierig empfunden.
[*griech.:* agora, Marktplatz; phobos, Angst]
🇬🇧 agoraphobia

**Agranulozyt.** Ein → Leukozyt ohne deutlich sichtbare Protoplasmakörnchen, wie z.B. Monozyten oder Lymphozyten.
[*griech.:* a, kein; *lat.:* granulum, kleines Korn; *griech.:* kytos, Zelle]
🇬🇧 agranulocyte

**Agranulozytose.** (Neutropenie). Verminderung der → Granulozyten, einer Art Leukozyten; die A. ist Zeichen für eine Knochenmarksdepression. Infektionen, Fieber, Erschöpfungszustände, blutende Ulzera der Schleimhäute können die Folge sein; u. U. lebensbedrohlich.
🇬🇧 agranulocytosis

**Agraphie.** Verlust der Schreibfähigkeit infolge einer Verletzung des Sprachzentrums in der Hirnrinde. (s.a. Aphasie; Apraxie) – *adj.* agraphisch.
[*griech.:* a, nicht; graphein, schreiben]
🇬🇧 agraphia

**Agraphie, absolute.** Völlige Unfähigkeit zu schreiben, aufgrund einer Läsion des → Zentralnervensystems.
[*lat.:* absolutus, abgeschlossen; *griech.:* a, nicht; graphein, schreiben]
🇬🇧 absolute agraphia

**AHA.** American Heart Association

**AHF.** Abkürzung für **Antihämophiliefaktor.**
🇬🇧 AHF

**Ahornsirupkrankheit.** (Leucinose). Erbliche Stoffwechselstörung, bei der ein Enzym, das für den Abbau der Aminosäuren Valin, Leucin und Isoleucin benötigt wird, fehlt. Die Krankheit wird meist bei Säuglingen diagnostiziert und zeigt sich durch den charakteristischen Ahornsirupgeruch des Urins sowie durch eine Hyperreflexie.
🇬🇧 maple syrup urine disease

**AIDS.** Abkürzung für (engl.) → Acquired Immunodeficiency Syndrome.
🇬🇧 AIDS

**AIDS-Demenz-Komplex.** Neurologische Auswirkungen einer Enzephalitis oder Gehirnentzündung, die bei fast einem Drittel aller AIDS-Patienten auftritt. Zu den Symptomen gehören Gedächtnisschwund und verschiedene Ebenen und Formen der → Demenz. Man vermutet, dass das AIDS-Virus Neuronen zerstört, ohne tatsächlich in die Gehirnzellen einzudringen. Autopsien haben ergeben, dass die Neuronendichte bei AIDS-Patienten u.U. 40% geringer ist als bei Personen, die nicht mit AIDS infiziert sind.
🇬🇧 AIDS-dementia complex (ADC)

**AIDS-Wasting-Syndrom.** (slim disease; HIV-Kachexiesyndrom). Ein Krankheitsbild von → AIDS bei fortgeschrittenem Immundefekt. Zu den Krankheitsmerkmalen und Symptomen gehören Gewichtsabnahme, Diarrhö, Fieber, Unwohlsein, Lethargie, Mundsoor sowie andere, für AIDS typische immunologische Störungen.
🇬🇧 AIDS-wasting syndrome

**Air-Fluidised-Bett.** (Clinitron*-Bett). Spezialbett mit minimalem Auflagedruck für Patienten mit großflächigen Druckge-

schwüren oder Verbrennungen. Der Patient liegt dabei auf feinsten Mikroglaskugeln, die durch ein Gebläse aufgewirbelt werden. Durch ein wasserabweisendes, aber luftdurchlässiges Laken können Sekrete abfließen, wodurch die Bildung feuchter Kammern vermieden wird. (s.a. Low-Flow-Bett)
🇬🇧 air-fluidised bed

**AK.** (Ak). Abkürzung für → Antikörper.
🇬🇧 Ab

**Akarinose.** (Milbenbefall). Von Milben (Acarina) verursachte Krankheiten, wie z.B. Krätze, Räude.
[*griech.:* akari, Milbe; osis, Zustand]
🇬🇧 acariasis

**Akaryozyt.** Eine Zelle ohne Zellkern, z.B. Erythrozyten.
[*griech.:* a, kein; karyon, Kern]
🇬🇧 akaryocyte

**Akathisie.** Pathologischer Zustand, der von Ruhelosigkeit und Erregung, z.B. der Unfähigkeit, still zu sitzen, gekennzeichnet ist.
[*griech.:* a, nicht; kathizein, sitzen]
🇬🇧 akathisia

**Akeratose.** Hautleiden, bei dem Hornhautgewebe in der Epidermis fehlt.
🇬🇧 akeratosis

**Akinesie.** (Bewegungslosigkeit). Unphysiologischer Zustand der motorischen und psychischen Hypoaktivität oder Muskellähmung. – *adj.* akinetisch.
[*griech.:* a, nicht; kinesein, bewegen]
🇬🇧 akinesia

**akklimatisieren.** Sich physiologisch an ein anderes Klima oder eine neue Umgebung anpassen, insbesondere an Unterschiede in Höhe und Temperatur.
[*lat.:* ad, hin; *griech.:* klima, Klima]
🇬🇧 acclimate

**Akkomodation.** 1. Zustand bzw. Vorgang, bei dem ein bzw. mehrere Gegenstände an andere angepasst oder darauf eingestellt werden. 2. Kontinuierlicher Vorgang bzw. Bemühung des einzelnen, sich an seine Umgebung anzupassen, um den Zustand der → Homöostase sowohl physiologisch als auch psychologisch zu erhalten. 3. Fähigkeit des Auges, die Brechkraft der Linse der Entfernung eines betrachteten Gegenstandes anzupassen 4. (Soziologie) Gegenseitige Beilegung von Konflikten zwischen Einzelpersonen bzw. Gruppen im Zusammenhang mit Gewohnheiten und Gebräuchen; dies geschieht normalerweise durch einen Prozess bestehend aus Kompromissen, Schlichtung oder Verhandlung.
[*lat.:* accomodatio, Einstellung]
🇬🇧 accommodation

**Akkomodation, visuelle.** Vorgang, bei dem sich das Auge auf ein Objekt einstellt, dieses fokussiert und bei unterschiedlichen Entfernungen ein scharfes Bild davon produziert. Dabei verändert sich durch das Zusammenziehen oder Erschlaffen des Ziliarmuskels die Krümmung (Konvexität) und damit die Brechkraft der äußeren Linsenschicht des Auges.
🇬🇧 visual accommodation

**Akkomodationsbreite.** (Akkomodationsvermögen). Der Bereich, der sich aus dem entferntesten und dem nächsten Punkt ergibt, an dem ein Objekt bei vollständiger → Akkomodation klar gesehen werden kann. Die A. wird in → Dioptrien gemessen.
[*lat.:* accommodare, anpassen]
🇬🇧 range of accommodation

**Akkomodationsreflex.** Anpassung des Auges für das Erkennen von nahegelegenen Gegenständen durch das Zusammenziehen der Pupillen, Augenkonvergenz und eine gesteigerte Linsenkonvexität.
🇬🇧 accommodation reflex

**Akme.** (Gipfel). Höhepunkt im Verlauf eines Geschehens, z.B. A. der uterinen Kontraktionen während der Wehen oder die Phase des höchsten Fiebers.
[*griech.:* akme, Spitze, höchster Punkt]
🇬🇧 acme

**Akne.** Entzündlicher, papulo-pustulöser Hautausschlag, der normalerweise in bzw. nahe der Talgdrüsen im Gesicht, an Nacken, Schultern und dem oberen Teil

des Rückens meist in der Pubertät auftritt. Die Ursachen der A. sind weitgehend unbekannt, man nimmt jedoch an, dass eine Verdickung der Follikelöffnung sowie eine verstärkte Talgproduktion vorliegt und der bakterielle Abbau des Talgs zu Fettsäure das umliegende subkutane Gewebe reizt. Charakteristische Läsionen sind offene (schwarze) und geschlossene (weiße) → Komedonen, → Papeln, Pusteln und Knötchen. Zur Behandlung gehören Antibiotika zur äußerlichen Anwendung oder oral, Vitamin-A-Derivate, Benzylbenzoat etc. Es werden u.a. folgende Akneformen unterschieden: Akne conglobata, Akne vulgaris, Chlorakne, Akne neonatorum sowie Akne rosacea.
[*griech.*: akme, Spitze, höchster Punkt]
🇬🇧 acne

**Akne neonatorum.** Akneerkrankung bei Säuglingen, die durch eine kindliche Überempfindlichkeit gegenüber Androgenen der Mutter verursacht wird; typisch ist eine Ansammlung von → Komedonen auf Nase, Wangen und Stirn. (→ Akne)
🇬🇧 acne neonatorum

**Akne vulgaris.** Häufigste Form der → Akne, hauptsächlich bei Erwachsenen und Jugendlichen; äußert sich durch → Komedonen, → Papeln, → Pusteln, Talgzysten oder weiße Punkten an talgdrüsenreichen Hautstellen (Gesicht, Nacken, Rücken, Schulter) und wird wahrscheinlich durch Androgene und *Propionibacterium acnes* im Haarfollikel ausgelöst. (→ Akne)
🇬🇧 acne vulgaris

**Aknekeloid.** (Keloidakne). Keloidartige Narbe einer Akneläsion. (→ Akne; Keloid)
[*griech.*: akme, Punkt; kelis, Fleck; eidos, Form]
🇬🇧 acne keloid

**Akoasma.** (Gehörhalluzination). → Halluzination, bei der seltsame Laute vernommen werden, tritt häufig bei → Schizophrenie auf.
[*griech.*: akouasma, das Gehörte]
🇬🇧 acousma

**AKOD.** Arbeitsgemeinschaft krankenpflegender Ordensleute Deutschlands.

**Akren.** Die vorstehenden, äußersten Körperteile (Finger, Hände, Zehen, Füße, Nase, Ohren, Kinn, Augenbrauen und Jochbögen).
[*griech.*: akron, äußerst]
🇬🇧 acra

**akro-.** Vorsilbe mit der Bedeutung »End-, hoch, spitz«.
🇬🇧 acro-

**Akrodermatitis.** Hautausschlag an den → Akren, vor allem an Händen und Füßen, der durch parasitäre Milben verursacht wird, die der Ordnung der Acarina angehören.
[*griech.*: akron, äußerst; derma, Haut; itis, Entzündung]
🇬🇧 acrodermatitis

**Akrodynie.** (Feer-Selter-Swift-Krankheit). Erkrankung, die bei Säuglingen und kleinen Kindern infolge von chronischer Quecksilbervergiftung auftritt. Symptome sind Schwellung, Juckreiz und rosa Verfärbung der → Akren, generalisierter Hautausschlag, hochrote Nase und Wangen, starke Schweißausbrüche, Verdauungsstörungen, Lichtempfindlichkeit, Polyneuritis, sich abwechselnde Phasen äußerster Gereiztheit, Lustlosigkeit und Apathie sowie Gedeihstörungen.
[*griech.*: akron, äußerst; odyne, Schmerz]
🇬🇧 acrodynia

**Akrokinese.** Abnorm großer Bewegungsradius der Extremitäten.
[*griech.*: akron, äußerst; kinesis, Bewegung]
🇬🇧 acrokinesis

**Akromegalie.** Chronische Stoffwechselstörung, die durch eine zunehmende, teilweise erhebliche Vergrößerung und Verlängerung der → Akren gekennzeichnet ist; die A. wird verursacht durch die Überproduktion von Wachstumshormonen meist durch ein Hypophysenadenom.
[*griech.*: akron, äußerst; megas, groß]
🇬🇧 acromegaly

**Akromikrie.** Kleinheit von →Akren und Skelett als Symptom eines Wachstumshormonmangels. (→ Wachstumshormon)
[*griech.:* akron, äußerst; mikros, klein]
🌐 acromicria

**Akromion.** Seitliche Verlängerung des Schulterblattes; bildet den höchsten Punkt der Schulter und ist durch eine kleine, ovale Oberfläche in der Knochenmitte mit dem Schlüsselbein verbunden und dient als Befestigung für den Delta- (M. deltoideus) und Trapezmuskel (M. trapezius).
[*griech.:* akron, äußerst; omos, Schulter]
🌐 acromion

**Akroosteolyse.** Berufskrankheit, auftretend bei Personen, die mit PVC arbeiten. Symptome sind →Raynaudsche Gangrän, Verlust von Knochengewebe in den Händen sowie Kälteempfindlichkeit.
[*griech.:* akron, äußerst; osteon, Knochen; lysis, Auflösung]
🌐 acroosteolysis

**Akroparästhesie.** 1. Extreme Empfindlichkeit der Extremitätenenden, die durch eine Nervenkompression in den jeweiligen Bereichen bzw. durch Polyneuritis verursacht wird. 2. Erkrankung mit Symptomen wie Kribbeln, Taubheit sowie Steifheit der Extremitäten, insbesondere in Fingern, Händen und Unterarmen.
[*griech.:* akron, äußerst; para, nahe; aisthesis, Gefühl]
🌐 acroparesthesia

**Akrophobie.** (Höhenangst). Krankhafte Furcht vor Höhen, verbunden mit erheblichen Angstzuständen.
[*griech.:* akron, äußerst; phobia, Angst]
🌐 acrophobia

**Akrozyanose.** Bläuliche (zyanotische) Entfärbung, Kälte und Schwitzen der →Akren und Extremitäten, insbesondere der Hände; kann durch arterielle Spasmen verursacht und bei Kälte bzw. bei emotionalem Stress ausgelöst werden.
[*griech.:* akron, äußerst; kyanos, blau; osis, Zustand]
🌐 acrocyanosis

**Aktin.** In den Muskelfibrillen der Muskelfasern auftretendes Protein, das in Verbindung mit →Myosin für die Kontraktion und Entspannung der Muskeln zuständig ist.
🌐 actin

**aktinisch.** Durch Einwirkung von Strahlung bedingt oder entstanden.
[*griech.:* aktis, Strahl]
🌐 actinic

**Aktinium (Ac).** Seltenes radioaktives metallisches Element, das in Uranerzen vorkommt. Ordnungszahl: 89, Atommasse: 227.
🌐 actinium (Ac)

**Aktionspotenzial.** (AP). Begriff aus der Neurophysiologie; ein A ist ein elektrischer Impuls, der aus einer sich selbst weiterentwickelnden Serie von Polarisationen und Depolarisationen besteht; wird über die Plasmamembran einer Nervenfaser während der Übertragung eines Nervenimpulses sowie über die Plasmamembran einer Muskelzelle während einer Kontraktion oder einer anderen Zellaktivität weitergeleitet.
🌐 action potential

**Aktivator.** 1. Substanz, Kraft, oder Gerät, welche die Aktivität einer anderen Substanz bzw. Struktur stimulieren; insbesondere Substanzen, die Enzyme aktivieren. 2. Gerät, das im Rahmen einer kieferorthopädischen Behandlung zur Regulierung der Beweglichkeit der Kiefer verwendet wird. (→ Katalysator)
🌐 activator

**Aktives Zuhören.** → Pflegeintervention der → NIC, die definiert wird als die Aktivität, verbalen und nonverbalen Mitteilungen von Patienten konzentrierte Aufmerksamkeit zu schenken und sie ernst zu nehmen.
🌐 Active Listening

**aktivieren.** Eine Aktivität einleiten oder verlängern bzw. eine Leistung optimieren.
[*lat.:* activus, aktiv]
🌐 activate

## Aktivierungsenergie

**Aktivierungsenergie.** Die Energie, die benötigt wird, um ein Ausgangsprodukt in eine Übergangsform zu verwandeln, welche spontan bestimmte Substanzen bildet. [*lat.:* activus, aktiv]
🇬🇧 activation energy

**Aktivitäten, Förderung der: Dehnübungen.** → Pflegeintervention der → NIC, die definiert wird als die Unterstützung von systematischen langsamen Übungen für die Dehn- und Haltemuskeln zur Entspannung, zur Vorbereitung der Muskeln/Gelenke auf anstrengendere Übungen und/oder zur Steigerung oder Erhaltung der Körperflexibilität.
🇬🇧 Exercise Promotion: Stretching

**Aktivitäten, Förderung von.** → Pflegeintervention der → NIC, die definiert wird als die Unterstützung regelmäßiger körperlicher Übungen zur Erhaltung oder Förderung der Fitness oder eines besseren Gesundheitszustandes.
🇬🇧 Exercise Promotion

**Aktivitäten des täglichen Lebens (ATL).** Aktivitäten, die eine Person üblicherweise während eines normalen Tagesablaufs

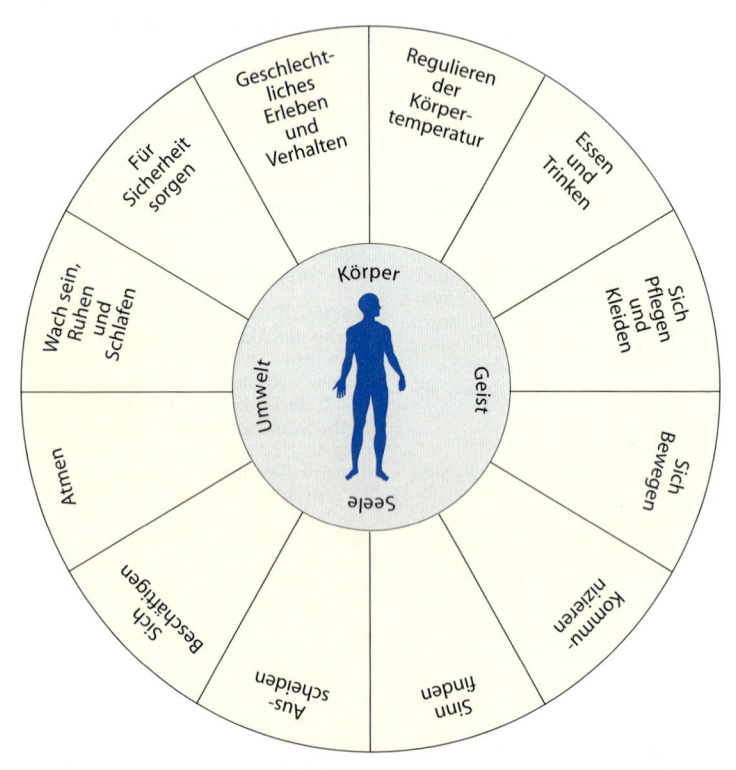

**Aktivitäten des täglichen Lebens (ATL).**

durchführt; man unterscheidet folgende 12 ATL: Wach sein und Schlafen; sich bewegen; sich waschen und kleiden; Körpertemperatur regulieren; Atmen; Ausscheiden; Sinn finden im Werden-Sein-Vergehen; sich sicher fühlen und verhalten; Raum und Zeit gestalten, arbeiten und spielen; Kind, Frau, Mann sein; Kommunizieren; Essen und Trinken (nach L. Juchli). Die ATL bieten eine Grundlage, Pflegemaßnahmen patientenorientiert zu erstellen und sollten im Sinne der Ganzheitlichkeit immer miteinander betrachtet werden, nie isoliert. Die Fähigkeit, diese Aktivitäten auszuüben, kann durch verschiedene Ursachen beeinflusst werden, z.B. durch chronische Erkrankungen und Unfälle. Eine ATL-Checkliste wird oftmals vor der Entlassung aus dem Krankenhaus ausgefüllt; falls bestimmte Aktivitäten nicht angemessen ausgeführt werden können, werden mit entsprechenden Pflegeeinrichtungen Absprachen getroffen, um die nötige Hilfestellung sicherzustellen. Das ATL-Konzept lehnt sich stark an das Pflegemodell von Nancy Roper an. Sie spricht in ihrem Modell von Lebensaktivitäten (LA = living activities).
✄ activities of daily living (ADL)

**Aktivitätsintoleranz.** Anerkannte → NANDA-→ Pflegediagnose; unzureichende körperliche oder psychische Energie, um die erforderlichen oder erwünschten täglichen Aktivitäten auszuführen. Zu den kennzeichnenden Merkmalen zählen der Bericht über Müdigkeit oder Schwäche, abnorme Herzfrequenz oder Blutreaktion auf Aktivitäten, Beschwerden oder Dyspnoe bei Aktivitäten und EKG-Veränderungen wie Arrhythmien oder Ischämie.
✄ activity intolerance

**Aktivitätsintoleranz, Risiko für.** Anerkannte → NANDA-→ Pflegediagnose; Risiko für eine unzureichende körperliche oder psychische Energie, um die erforderlichen oder erwünschten täglichen Aktivitäten auszuführen. Risikofaktoren sind die Vorgeschichte einer früheren Aktivitätsintoleranz, schlechter Allgemeinzustand, bestehende Kreislauf- oder Atemprobleme und mangelnde Erfahrung mit bestimmten Aktivitäten.
✄ activity intolerance, risk of

**Aktivitätstheorie.** Konzept (von Robert J. Havighurst, amerikanischer Gerontologe), nach dem eine fortlaufende Aktivität Wohlbefinden und Zufriedenheit im Alterungsprozess fördert.
✄ activity theory

**Aktivitätstherapie.** → Pflegeintervention der → NIC, die definiert wird als die Verordnung und Unterstützung von spezifischen körperlichen, kognitiven, sozialen und spirituellen Aktivitäten zur Verbesserung der Bandbreite, Häufigkeit und Dauer der Aktivitäten einer Einzelperson (oder Gruppe).
✄ Activity Therapy

**Aktivitätstherapie: Gelenkmobilität.** → Pflegeintervention der → NIC, die definiert wird als der Einsatz von aktiven oder passiven Bewegungen zur Erhaltung oder Wiederherstellung der Gelenkflexibilität.
✄ Exercise Therapy: Joint Mobility

**Aktivitätstherapie: Gleichgewicht.** → Pflegeintervention der → NIC, die definiert wird als der Einsatz spezifischer Aktivitäten, Körperhaltungen und Bewegungen zur Erhaltung, Verbesserung oder Wiederherstellung des Gleichgewichtssinns.
✄ Exercise Therapy: Balance

**Aktivitätstherapie: Mobilisation.** → Pflegeintervention der → NIC, die definiert wird als die Förderung und Unterstützung beim Gehen zur Erhaltung oder Wiederherstellung autonomer und bewusster Körperfunktionen während einer Behandlung oder bei der Genesung von Krankheiten oder Verletzungen.
✄ Exercise Therapy: Ambulation

**Aktivitätstherapie: Muskelkontrolle.** → Pflegeintervention der → NIC, die definiert wird als der Einsatz von spezifi-

schen Aktivitäts- oder Übungsprogrammen zur Verbesserung oder Wiederherstellung kontrollierter Körperbewegungen.
🇬🇧 Exercise Therapy: Muscle Control

**Aktivitätstoleranz.** Art und Umfang von Körperübungen und -aktivitäten, die ein Patient ohne übermäßige Anstrengung und potenzielle Verletzungen durchführen kann.
🇬🇧 activity tolerance

**Aktivkohle.** Vielfach verwendbares → Antidot und wirkungsvolles chemisches Adsorbens, das bei akuten Vergiftungen und zur Behandlung von Flatulenz verabreicht wird.
🇬🇧 activated charcoal

**Akupressur.** 🔲 → Pflegeintervention der → NIC, die definiert wird als die Anwendung von festem anhaltendem Druck auf spezielle Punkte des Körpers zur Schmerzbehandlung, Entspannung sowie zur Verhütung und Linderung von Übelkeit.
🇬🇧 Acupressure

**Akupunktur.** 🔲 Eine traditionelle chinesische Behandlungsmethode zur Gewährleistung einer analgetischen Wirkung oder zur Veränderung der Körpersystemfunktionen, indem dünne, sehr feine Nadeln an speziellen Körperstellen entlang be-

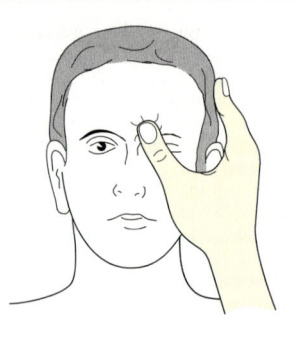

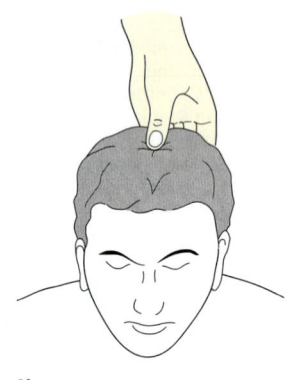

**Akupressur.**

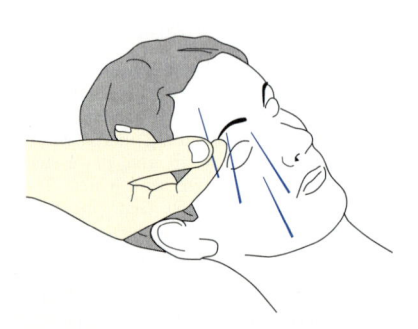

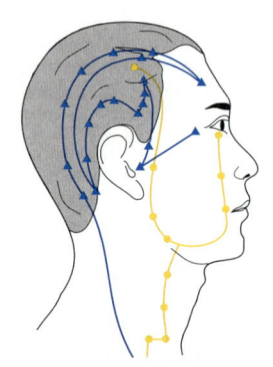

**Akupunktur.** Akupunkturpunkt.

stimmter Linien oder Kanäle (sogenannte Meridiane) in die Haut eingestochen werden. Die Nadeln werden gedreht, unter Strom gesetzt oder gewärmt. Die A. hat ihren Ursprung im Fernen Osten und wird seit Anfang der 70er Jahre in der westlichen Welt verstärkt eingesetzt, z.B. zur Geburtsvorbereitung.
[*lat.:* acus, Nadel; punctura, Einstich]
🇬🇧 acupuncture

**Akupunkturpunkt.** Einer von vielen einzelnen Punkten auf der Haut, die sich auf mehreren Körpermeridianen befinden. Die Stimulation eines dieser verschiedenen Punkte kann eine Steigerung bzw. Verminderung der Funktion bzw. der Empfindung in einem Bereich bzw. einem Körpersystem auslösen. (→ Akupunktur)
🇬🇧 acupuncture point

**Akustik.** Lehre von den Tönen, vom Schall.
[*griech.:* akoustikos, das Hören]
🇬🇧 acoustics

**Akustikusneurinom.** Gutartiger, ein- oder beidseitiger Tumor, der am VIII. Hirnnerv (→ Nervus acusticus) entsteht und in den Gehörgang hinein wächst; kann zu einem → Tinnitus, zunehmender Schwerhörigkeit, Kopfschmerzen, Taubheitsgefühl im Gesicht, Papillenödem, Schwindelgefühl sowie einem unsicheren Gang führen.
🇬🇧 acoustic neuroma

**akustisch.** Geräusche bzw. das Gehör betreffend.
[*griech.:* akouein, hören]
🇬🇧 acoustic; acoustical

**akut.** 1. (Erkrankung bzw. Krankheitssymptome betreffend) Abrupter Beginn mit hoher Intensität bzw. Heftigkeit und nach relativ kurzer Zeit wieder abklingend. 2. Heftig bzw. ernsthaft.
[*lat.:* acutus, scharf]
🇬🇧 acute

**akutes Abdomen.** Zustand mit akutem Beginn heftiger Schmerzen im Bauchraum; weitere Symptome sind Übelkeit, Erbrechen, veränderte Darmgeräusche, angespannte Bauchdecke; ggf. Fieber, Kreislaufinstabilität und Schock. Ein a. A. erfordert eine sofortige Diagnose, da es sich um ein lebenbedrohliches Ereignis handelt und meistens eine Operation indiziert sein kann. Für eine genaue Diagnose

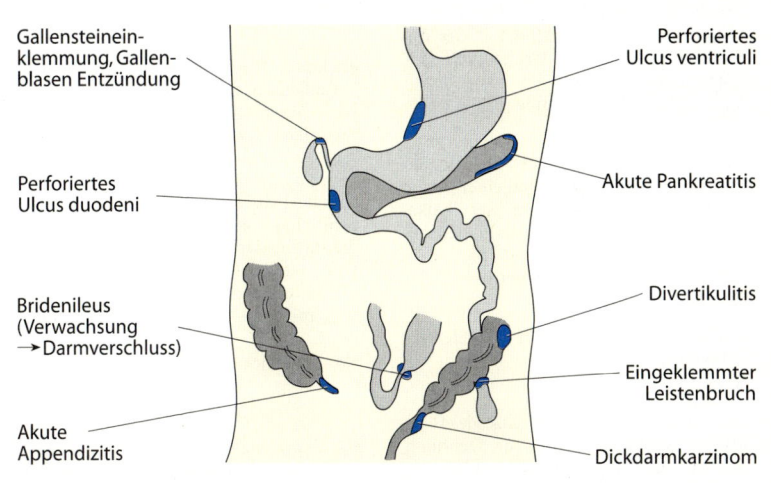

**akutes Abdomen.** Häufigste Ursachen.

- Gallensteineinklemmung, Gallenblasen Entzündung
- Perforiertes Ulcus duodeni
- Bridenileus (Verwachsung →Darmverschluss)
- Akute Appendizitis
- Perforiertes Ulcus ventriculi
- Akute Pankreatitis
- Divertikulitis
- Eingeklemmter Leistenbruch
- Dickdarmkarzinom

sind Informationen über Beginn, Dauer, Beschaffenheit, Lokalisation sowie die mit den Schmerzen auftretenden Symptome erforderlich. Ursache können akute Blutungen (z.B. nach Traumen), Entzündungen (z.B. Appendizitis, Adnexitis), Perforation von Bauchorganen (z.B. Gallenblase) sein; aber auch ein Herzinfarkt kann Symptome von einem a. A. herbeiführen. Die Patienten sollten in eine bauchdeckenentlastende Lagerung gebracht werden (Knierolle) und müssen auf alle Fälle nüchtern bleiben.
acute abdomen

**Akutpflege.** Form der Pflege, bei der Patienten wegen akut auftretenden Episoden einer Krankheit, wegen der Folgeerscheinungen eines Unfalls bzw. anderer Traumen oder zur Genesung von einer Operation behandelt werden. Die A. erfolgt normalerweise in einem Krankenhaus durch speziell geschultes Personal unter Einsatz komplizierter hochentwickelter technischer Geräte und Materialien; kann eine Intensivpflege oder Notfallversorgung mit einschließen.
acute care

**Akzeleration.** (Beschleunigung). Zunahme der Schnelligkeit oder Geschwindigkeit eines Objekts oder einer Reaktion; z.B. der Wehentätigkeit oder des Wachstums. (s.a. Dezeleration)
[*lat.*: accelerare, beschleunigen]
acceleration

**Akzelerationsphase.** Die erste Phase des aktiven Geburtsvorgangs; ist von einer gesteigerten Erweiterungsrate des Zervikalkanals (Gebärmutterhalskanals) gekennzeichnet.
[*lat.*: accelerare, beschleunigen]
acceleration phase

**Al.** Chemisches Symbol für das Element → Aluminium.
Al

**A-Lagerung.** (Atemunterstützende Lagerung). Lagerungsart, die zur Dehnung der oberen Lungenanteile und Steigerung der Lungenbelüftung führt und zur

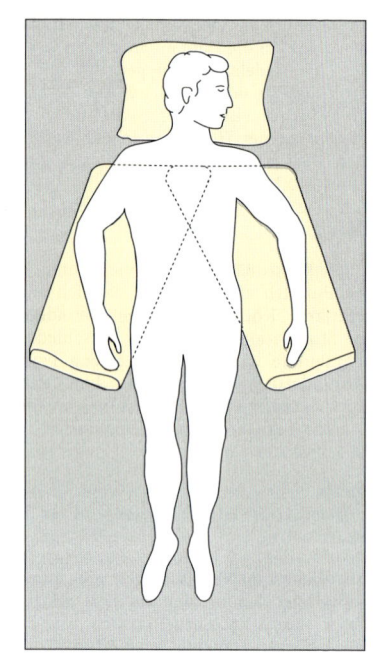

**A-Lagerung.**

effektiven Dekubitusprophylaxe im Wirbelsäulen- und Sakralbereich eingesetzt wird. Zwei schmale rechteckige Kissen (Schiffchen) werden nebeneinander gelegt, wobei sich beide Spitzen überlappen. Die Spitze des »A« liegt unter den Schulterblättern des Patienten. Die Schiffchen ragen seitlich heraus, so dass die Arme darauf abgelegt werden können. Der Kopf wird mit separatem Kissen unterstützt. Patienten tolerieren die A.-L. meist nur kurz. (→ Pflege bei Dekubitus)
A-positioning

**Alanin.** Eine nicht-essenzielle → Aminosäure, die in vielen Eiweißquellen von Nahrungsmitteln sowie im Körper zu finden

ist; wird in der Leber zu Pyruvat und → Glutamat abgebaut.
🇬🇧 alanine (Ala)

**Alarmreaktion.** (Notfallreaktion). Erste Phase des → Adaptationssyndroms. In dieser Phase werden die verschiedenen körperlichen und geistigen Abwehrmechanismen mobilisiert (z.B. Blutdrucksteigerung, Pulsbeschleunigung), um eine angespannte Situation körperlicher oder emotionaler Natur zu bewältigen.
🇬🇧 alarm reaction

**Alastrim.** Abgeschwächte Form von Pocken, begleitet von geringem Hautausschlag. Vermutlich wird das A. von einem abgeschwächten Stamm des *Poxvirus variolae* verursacht.
[*port.:* alastrar, ausbreiten]
🇬🇧 alastrim

**Alaun.** Adstringens zur äußerlichen Anwendung; wird hauptsächlich in Lotionen und Duschbädern verwendet.
🇬🇧 alum

**Albdruck.** Form der Schlafstörung, die normalerweise nur bei Kindern auftritt, die immer wieder mit Anzeichen von Panik und Angst aus dem Schlaf erwachen. Der Betroffene hat häufig nur bruchstückhafte Traumbilder bedrohlicher Art in Erinnerung. (→ Albtraum)
🇬🇧 night terror

**Albinismus.** (Achromasie; Achromie). Angeborenes, vererbtes Leiden, bei dem das Körperpigment → Melanin teilweise oder vollständig fehlt. Albinos (Menschen mit fehlender Farbstoffbildung) haben blasse, nichtbräunende Haut, weißes Haar, eine rosafarbene Iris und leiden unter Augenzittern (Nystagmus), Stabsichtigkeit (Astigmatismus) und Lichtempfindlichkeit. Das fehlende Hautpigment prädisponiert Personen mit A. besonders für Hautkrebs.
[*lat.:* albus, weiß]
🇬🇧 albinism

**Albright-Syndrom.** Erkrankung mit fibröser Knochendysplasie, isoliert auftretenden, braunen Hautflecken sowie endokrinen Dysfunktionen. Löst bei Mädchen, nicht bei Jungen, eine vorzeitige Pubertät aus.
[F. Albright, amerikanischer Arzt, 1900–1969]
🇬🇧 Albright's syndrome

**Albtraum.** Traum, der in einer REM-Phase (rapid eye movement) auftritt und das Gefühl auslöst, vor furchterregenden Ereignissen, Terror, Leiden oder extremer Bedrohung nicht entkommen zu können. I.d.R. wacht der Träumende kurz danach auf. (→ Albdruck)
🇬🇧 nightmare

**Albumin.** Wasserlösliches, hitzeunbeständiges → Protein; verschiedene Formen von A.en kommen in fast allen tierischen Geweben sowie in vielen pflanzlichen Geweben vor. Beim Menschen macht es als Serumalbumin über 50% des Gesamteiweißes im Blutplasma aus. (s.a. Globulin)
[*lat.:* albus, weiß]
🇬🇧 albumin

**Albumin A.** Bestandteil des Blutserums, das sich in Tumorzellen ansammelt und im Blutkreislauf von Krebspatienten fehlt. (→ Albumin)
🇬🇧 albumin A

**Albumintest.** Test zur Überprüfung des Albuminspiegels: wird → Albumin im Urin ausgeschieden, gilt dies als Anzeichen für ein Nierenleiden oder eine funktionelle Störung.
[*lat.:* albus, weiß]
🇬🇧 albumin test

**Albuminurie.** Übermäßige Ausscheidung von salzähnlichen Albuminderivaten im Urin, der eine geringe spezifische Dichte aufweist. (→ Proteinurie)
🇬🇧 albuminaturia

**Aldehyd.** Eine zu einer großen Kategorie von organischen Verbindungen gehörende Substanz, die aus der Oxidation eines primären Alkohols entsteht, z.B. bei der Umwandlung von Äthylalkohol zu Azetaldehyd.
[*arab.:* al-kuhl, feine Essenz; *lat.:* dehydrogenatum, entwässert]
🇬🇧 aldehyde

**Aldose.** Chemische Form der → Monosaccharide, bei denen sich am C-Atom ein → Aldehyd befindet.
🌐 aldose

**Aldosteron.** Ein mineralokortikoides Steroidhormon, das in der Nebennierenrinde produziert wird und auf die Nierentubuli wirkt, indem Natrium zurückgehalten, Wasser durch Resorption konserviert und Kalium verstärkt ins Blut abgegeben wird. A. kann als Diuretikum und als Antihypertonikum eingesetzt werden.
🌐 aldosterone

**Aldosteronismus.** (Hyperaldosteronismus). Übermäßige Produktion von → Aldosteron; kann als primäre Nebennierenerkrankung oder, wie in den meisten Fällen, als sekundäre Störung verschiedener extraadrenaler Krankheitsprozesse auftreten. Der primäre A. wird durch eine adrenale Hyperplasie oder einen aldosteronproduzierenden Tumor bedingt; der sekundäre A. steht in Verbindung mit einer erhöhten Plasma-Renin-Aktivität und wird durch ein nephrotisches Syndrom, Leberzirrhose, idiopathische Ödeme, Stauungsinsuffizienz, Trauma, Verbrennungen oder andere Formen von Stress ausgelöst.
🌐 aldosteronism

**Aldosteronom.** Ein aldosteronproduzierendes Nebennierenadenom, das normalerweise klein ist und öfters in der linken als in der rechten Nebenniere vorkommt. Mögliche Folgeerscheinungen sind Hyperaldosteronismus mit Salzretention, Erhöhung des extrazellulären Flüssigkeitsvolumens sowie Hypertonie. (→ Aldosteron)
🌐 aldosteronoma

**Aleukämie.** (lymphatische Leukämie). Akute Leukämieform, die durch eine verminderte Leukozytenzahl in der peripheren Blutversorgung gekennzeichnet ist; geht mit einem Verlust der normalen Knochenmarksfunktion einher.
🌐 aleukemia

**Aleukie.** (Leukozytenmangel). Erhebliche Reduzierung bzw. vollständiges Fehlen weißer Blutzellen (Leukozyten) oder Blutplättchen (Thrombozyten).
[*griech.*: a, nicht; leukos, weiß]
🌐 aleukia

**Alexander-Technik.** Eine alternative, körperbezogene Therapieform, die von Frederick Alexander eingeführt wurde. Die Methode konzentriert sich auf individuelle Variationen in Körpermuskulatur, Körperhaltung und Atemprozess sowie die Korrektur von Defekten, sie versucht darüber hinaus, Körper und Geist miteinander in Einklang zu bringen.
🌐 Alexander technique

**Alexie.** → Leseunfähigkeit. (s.a. Aphasie) – *adj.* alexisch.
[*griech.*: a, kein; lexis, Sprache]
🌐 alexia

**-algie.** Nachsilbe mit der Bedeutung »Schmerz«.
🌐 -algy

**Alginate.** Bestehen hauptsächlich aus Bestandteilen der Braunalge. Der trockene Alginat-Verband wandelt sich durch das vorhandene Wundsekret in der Wunde in ein Gel um.
🌐 alginate

**Alginat-Verband.** (Calciumalginat-Kompresse; Alginate). Verband, der bei akuten und chronischen Wunden angelegt wird. In Verbindung mit Wundsekret wandelt sich die → Alginat-Kompresse in ein Gel um. Ein A.V. hat hohe Saug- und Reinigungsfunktion und gewährleistet sicheren Keimeinschluss. A.V.e werden bei tief zerklüfteten, infizierten und nicht infizierten Wunden eingesetzt.
🌐 alginate dressing

**Algodystrophie.** Schmerzhafter Rückgang der Armmuskulatur; geht oft mit Empfindlichkeit und einem Verlust von Knochenkalzium einher.
🌐 algodystrophy

**Algolagnie.** Sexuelle Perversion mit sadistischen oder masochistischen Verhaltensmustern, bei der das Lustempfinden mit

dem Erleiden oder Zufügen von Schmerzen einhergeht.
[*griech.*: algos, Schmerz; lagneia, Lust]
🌐 algolagnia

**Algologie.** 1. Medizinzweig, der sich mit der Erforschung von → Schmerz befasst. 2. Wissenschaftszweig, der sich mit der Erforschung von Algen befasst.
🌐 algology

**Algophobie.** Angstneurose mit abnormer, übermäßiger Angst vor Schmerzen, sowohl die eigene Schmerzerfahrung als auch Schmerzerfahrung anderer Personen betreffend.
[*griech.*: algos, Schmerz; phobos, Angst]
🌐 algophobia

**Algor mortis.** (Leichenkälte). Reduzierung der Körpertemperatur und gleichzeitiger Verlust der Hautelastizität nach dem Tod (kein sicheres Todeszeichen).
🌐 algor mortis

**Alice-im-Wunderland-Syndrom.** Verzerrte Wahrnehmung von Raum und Größe, wie sie die Hauptfigur Alice im Wunderland in der Geschichte von Lewis Carroll erfährt. Personen, die unter Drogeneinfluss stehen, und Patienten mit bestimmten neurologischen Leiden berichten über ähnliche → Halluzinationen.
🌐 Alice in Wonderland syndrome

**alimentär.** Essen bzw. Ernährung, sowie die Verdauungsorgane betreffend.
[*lat.*: alimentum, Nahrung]
🌐 alimentary

**aliphatisch.** Die Eigenschaften von Fett oder Öl betreffend, insbesondere solcher Kohlenwasserstoffverbindungen, die offene Ketten von Kohlenstoffatomen und keine Ringstrukturen bilden, wie z.B. die Fettsäuren.
[*griech.*: aleiphar, Öl]
🌐 aliphatic

**ALK.** Arbeitsgemeinschaft leitender Krankenpflegepersonen auf Landesebene.

**Alkalämie.** Ein erhöhter pH-Blutspiegel.
[*arab.*: al galiy, Holzasche; *griech.*: haima, Blut]
🌐 alkalemia

**Alkalase.** Ein Enzym, das in bestimmten Waschpulvern enthalten ist und Allergien sowie Asthma auslösen kann.
🌐 alcalase

**Alkali.** Verbindungen mit den chemischen Eigenschaften von Basen. Alkalische Substanzen und Fettsäuren verbinden sich zu Seife, färben rotes Lackmuspapier blau und nehmen an Reaktionen teil, bei denen wasserlösliche Karbonate entstehen.
[*arab.*: al galiy, Holzasche]
🌐 alkali

**Alkalinität.** (Alkaligehalt). Die Eigenschaften des Säure-Base-Verhältnisses einer Lösung, die weniger Wasserstoffionen bzw. mehr Hydroxidionen aufweist als reines Wasser. Reines Wasser hat einen willkürlich festgesetzten, neutralen Standard → pH-Wert von 7,0.
🌐 alkalinity

**Alkalireserven.** (Kohlendioxid-Bindungsvermögen). Kohlendioxid- bzw. Karbonatvolumen in 100 ml Blutplasma, das mit Milchsäure oder anderen Säuren neutralisiert wird. A. werden bei Standardtemperatur und -druck gemessen. Die wichtigste Puffersubstanz im Blut ist → Bikarbonat, welches im wesentlichen mit den A. gleichgesetzt werden kann. Hämoglobinphosphate und andere Basen agieren ebenfalls als → Puffer. Bei niedrigen A. tritt eine → Azidose auf; wenn die A. hoch sind, kommt es zur → Alkalose. (→ pH-Wert)
[*arab.*: al galiy, Holzasche; *lat.*: reservare, absichern]
🌐 alkali reserves

**Alkaloide.** Eine Gruppe stickstoffhaltiger, von Pflanzen hergestellter, organischer Verbindungen. Zu diesen Verbindungen zählen viele pharmakologisch wirksame Substanzen, wie z.B. Atropin, Koffein, Kokain, Morphin, Nikotin sowie Chinin.
[*arab.*: al galiy, Holzasche; *griech.*: eidos, Form]
🌐 alkaloid

**Alkalose.** Unphysiologischer Zustand, bei dem die Körperflüssigkeiten einen höheren → pH-Wert als 7,45 aufweisen; kann beispielsweise durch einen Überschuss

von alkalischen → Bikarbonaten oder durch einen Säuremangel ausgelöst werden. Eine **respiratorische A.** entsteht durch Hyperventilation, wodurch es zu einem zu starken Kohlendioxidverlust und einem Kohlensäuredefizit kommt. Eine **metabolische A.** kann durch eine übermäßige Einnahme oder Retention von Bikarbonat, einen Verlust von Magensaft durch Erbrechen, einen übermäßigen Kaliummangel oder durch einen anderen Stimulus verursacht werden, der den Natrium-Wasserstoff-Austausch erhöht. (s.a. Azidose)
[*arab.*: al galiy; *griech.*: osis, Zustand]
🇬🇧 alkalosis

**Alkalose, kompensierte.** Zustand, bei dem die Bikarbonatkonzentration im Blut erhöht ist bzw. der $PCO_2$ gesenkt ist und der pH-Wert des Blutes dank der Pufferkapazität des Blutes im Normbereich bleibt.
🇬🇧 compensated alkalosis

**Alkalose, metabolische.** Unphysiologischer Zustand, der durch einen beträchtlichen Verlust an Säuren im Körper oder durch einen steigenden Spiegel an → Bikarbonat gekennzeichnet ist. Die Reduktion von Säuren kann durch starkes Erbrechen, einen unzureichenden Ersatz der Elektrolyte und Morbus Cushing verursacht werden. Der Anstieg der Bikarbonate kann verschiedene Ursachen haben, z.B. die Einnahme einer zu großen Menge Natriumbikarbonat oder anderer Antazida bei der Behandlung von Magengeschwüren und die Verabreichung großer Mengen intravenöser Flüssigkeiten, die eine hohe Konzentration an Bikarbonat enthalten. Anzeichen und Symptome einer m. A. sind Apnoe, Kopfschmerzen, Lethargie, Muskelkrämpfe, hyperaktive Reflexe, Tetanie, flache und langsame Atmung, Reizbarkeit, Übelkeit, Erbrechen und Kammertachykardie. (→ Alkalose, respiratorische) (s.a. Azidose, metabolische)
🇬🇧 metabolic alkalosis

**Alkalose, respiratorische.** (Alkaliämie). → Alkalose infolge → Hyperventilation und verstärkter $CO_2$-Ausscheidung, gekennzeichnet durch verminderten $pCO_2$, erniedrigte H-Ionen-Konzentration und erhöhten pH-Wert des Blutes. Ursachen können akutes Asthma, Erkrankung der Lungengefäße, Pneumonie, Angstzustände, Fieber, metabolische Azidose, Entzündung des Zentralnervensystems und Niereninsuffizienz sein. Typische Anzeichen für eine r. A. ist tiefes und schnelles Atmen mit ca. 40 Atemzügen pro Minute. Weitere Symptome sind leichte Benommenheit, Schwindelgefühl, periphere Fehlempfindungen, Zittern der Hände und Füße, Muskelschwäche, Tetanie und Herzarrhythmien. (s.a. Azidose, respiratorische; Alkalose, metabolische) – *adj.* alkalisch.
[*arab.*: al-kalij, kalzinierte Asche]
🇬🇧 respiratory alkalosis

**Alkohol.** 1. Eine Substanz, die mindestens 92,3% und höchstens 93,8% (nach Gewicht) Äthylalkohol enthält; wird als äußerliches Desinfektionsmittel und Lösemittel verwendet. A. wird in niedrigerer Konzentration in alkoholischen Getränken verwendet: Bier 2–6%, Wein und Sekt 7–17%, Liköre 30–40%, Schnaps 45%, Rum 80%. 2. Klare, farblose, flüchtige Flüssigkeit, die mit Wasser, Chloroform oder Äther mischbar ist; Gärungsprodukt von mit Hefe versetzten Kohlenhydraten. 3. Eine Kohlenwasserstoffverbindung, die entsteht, wenn ein oder mehrere Wasserstoffatome mit einer gleichen Anzahl von Hydroxylgruppen (OH) ersetzt werden. Je nach Anzahl der OH-Gruppen werden Alkohole als monohydrisch, dihydrisch oder trihydrisch bezeichnet. – *adj.* alkoholisch.
[*arab.*: al-kuhl, feine Essenz]
🇬🇧 alcohol

**Alkohol, aliphatischer.** Ein Alkohol mit einer offenen Kette aus Kohlenwasserstoffen; Beispiele sind Äthylalkohol und Isopropylalkohol.
🇬🇧 aliphatic alcohol

**Alkohol, dehydrierter.** Klare, farblose, extrem hygroskopische Flüssigkeit mit brennendem Geschmack; hat einen volumenmäßigen Mindestanteil von 99,5% Äthanol.
🇬🇧 dehydrated alcohol

**Alkohol, vergällter.** Äthanol, dem Aceton oder Methanol zugegeben werden; wird als Lösungsmittel und chemisches Reagens verwendet.
🇬🇧 denatured alcohol

**Alkoholabhängigkeit.** (Alkoholismus). Suchtform, bei der keine Kontrolle mehr über den Alkoholkonsum vorhanden ist. Bei chronischer Alkoholeinnahme kommt es zur schweren psychischen und physischen Abhängigkeit; das letzte Stadium der A. zeichnet sich durch einen starken psychischen, körperlichen und intellektuellen Abbau aus. Folgen der A. sind u.a. ZNS-Störungen (Delirium tremens), Psychosen, Leberschäden, Magenulzera. Beim Absetzen von Alkohol kommt es zu Entzugserscheinungen (→ Alkoholentzugssyndrom), deshalb ist ein Entzug sehr schwierig.
🇬🇧 alcohol dependence

**Alkoholdemenz.** Abbau normaler kognitiver und intellektueller Funktionen aufgrund von langfristigem → Alkoholmissbrauch. (→ Demenz)
[*arab.:* al-kuhl; feine Essenz; *lat.:* de, weg; mens, Geist]
🇬🇧 alcoholic dementia

**Alkoholdyspepsie.** Verdauungsstörung mit typischem abdominalem Unwohlsein, die durch einen Alkoholkonsum ausgelöst wird.
🇬🇧 alcoholic dyspepsia

**Alkoholembryopathie.** Sammelbegriff für verschiedene kongenitale, psychologische und körperliche Verhaltensstörungen und Missbildungen bei Kindern, deren Mutter während der Schwangerschaft Alkohol konsumiert hat. Typische Merkmale sind kraniofaziale Missbildungen, fehlgebildete Gliedmaßen, Herz-Kreislauf-Störungen, Wachstumsstörungen während der Schwangerschaft und geistige Behinderung. Die Symptome sind besonders deutlich bei Kindern chronisch alkoholkranker Mütter, die während der Schwangerschaft große Mengen Alkohol zu sich genommen haben. Es ist nicht bekannt, welche Alkoholmindestmengen Missbildungen verursachen, oder ob ein Embryo in bestimmten Entwicklungsphasen weniger anfällig für die Auswirkungen von Alkohol ist.
🇬🇧 fetal alcohol syndrome (FAS)

**Alkoholentzug, Behandlung eines Substanzabusus.** → Pflegeintervention der → NIC, die definiert ist als die Pflege eines Patienten während eines totalen Alkoholentzugs.
🇬🇧 Substance Use Treatment: Alcohol Withdrawal

**Alkoholentzugssyndrom.** (Entzugserscheinungen). Die mit der Reduzierung oder dem Absetzen des Alkoholkonsums verbundenen klinischen Symptome; dazu gehören Tremor, Halluzinationen, Dysfunktionen des autonomen Nervensystems und Krampfanfälle.
🇬🇧 alcohol withdrawal syndrome

**Alkoholhalluzinose.** Form einer Alkoholpsychose, bei der in erster Linie akustische → Halluzinationen, starke Angstzustände und Verfolgungswahn auftreten. Die Beschwerden entwickeln sich als Entzugssymptome bei akutem → Alkoholismus, kurz nachdem der Alkoholkonsum eingestellt oder reduziert wurde.
🇬🇧 alcoholic hallucinosis

**Alkoholhepatitis.** Akute toxische Schädigung der Leber, die in Verbindung mit übermäßigem Alkoholkonsum auftritt; typische Erscheinungsformen sind Nekrosen, polymorphkernige Entzündungen und oftmals Mallory-Körperchen. (→ Hepatitis)
🇬🇧 alcoholic hepatitis

**Alkoholiker.** Person, die durch Alkoholmissbrauch eine → Alkoholabhängigkeit entwickelt hat.
🇬🇧 alcoholic

**Alkoholintoxikation.** (Alkoholvergiftung). Durch die Einnahme größerer Mengen alkoholhaltiger Getränke hervorgerufene Vergiftung. Am häufigsten treten A.en in Verbindung mit Äthyl-, Isopropyl- und Methylkohol auf. Äthylkohol (Äthanol) kommt in Whisky, Brandy, Gin sowie in anderen alkoholischen Getränken vor.

Im Normalfall ist Äthanol nur dann tödlich, wenn große Mengen in einer kurzen Zeit eingenommen werden. Isopropylalkohol (zur äußerlichen Anwendung) ist giftiger: die Einnahme von 225 g kann Atem- und Kreislaufversagen zur Folge haben. Methylalkohol (Methanol) ist äußerst toxisch: neben Übelkeit und Bauchschmerzen kann Methanol Blindheit verursachen. Das Konsumieren von nur 50 g kann tödliche Folgen haben.
🇬🇧 alcohol poisoning

**Alkoholismus.** Extreme Abhängigkeit vom Konsum übermäßiger Alkoholmengen, diemit zahlreichen von der Norm abweichenden Verhaltensmustern verbunden ist. A. ist eine chronische Krankheit, deren häufigste medizinische Folgen Depressionen des Zentralnervensystems sowie Leberzirrhose sind. Bei geringer Nahrungsaufnahme können diese Folgesymptome noch schwerwiegender sein. Man unterscheidet fünf Stufen des A.: Alphatrinker, die weiterhin die Bewältigung psychischer oder physischer Probleme unter Kontrolle haben; Betatrinker, die alkoholabhängig sind und eventuell bereits körperliche Schäden aufweisen; Gammatrinker, die unter Kontrollverlust, körperlicher Abhängigkeit, körperlichen und sozialen Problemen leiden; Deltatrinker, die eine Alkoholabhängigkeit aufweisen und nicht mehr ohne Alkohol leben können; und die Epsilontrinker, bei denen ein exzessiver Alkoholkonsum mit Kontrollverlust, zwanghaftem Trinken, schweren körperlichen Schäden und sozialen Problemen einhergeht. (→ Alkoholabhängigkeit)
🇬🇧 alcoholism

**Alkoholismus, chronischer.** Erkrankung infolge übermäßigen Alkoholkonsums. Zu den Krankheitssymptomen gehören Anorexie, Diarrhö, Gewichtsabnahme, neurologische und psychische Störungen (insbesondere Depressionen) sowie Leberverfettung, die zu Leberzirrhose führen kann.
🇬🇧 chronic alcoholism

**Alkoholkoma.** Zustand der Bewusstlosigkeit, der einer schweren → Alkoholintoxikation folgt.
[*arab.:* al-kuhl, feine Essenz; *griech.:* koma, tiefer Schlaf]
🇬🇧 alcoholic coma

**Alkoholmissbrauch.** (Alkoholabusus). Beim A. liegt bei einer bestehenden → Alkoholabhängigkeit eine Uneinsichtigkeit im Zusammenhang mit der Alkoholkrankheit vor; der Alkoholiker behält seine Trinkgewohnheiten bei, kann u.U. dadurch sogar in Konflikte geraten (sozialer Art oder mit dem Gesetz).
🇬🇧 alcohol abuse

**Alkoholparalyse.** Eine durch Alkoholkonsum ausgelöste Lähmung, die die peripheren Nerven befällt.
[*arab.:* al-kuhl, feine Essenz; *griech.:* paralyein, gelähmt sein]
🇬🇧 alcoholic paralysis

**Alkoholpsychose.** Verschiedene schwere Geistesstörungen, wie z.B. krankhafte Intoxikation, → Delirium tremens, Korsakow-Psychose und akute Halluzinose. Begleitsymptome sind Hirnschäden oder Hirndysfunktionen, die durch einen übermäßigen Alkoholkonsum verursacht werden.
🇬🇧 alcoholic psychosis

**Alkoholtrance.** Bei Alkoholvergiftungen auftretender Zustand des → Automatismus.
🇬🇧 alcoholic trance

**ALL.** Abkürzung für **akute lymphatische Leukämie.**
🇬🇧 ALL

**Allachästhesie.** Defekt der Berührungsempfindung, bei dem ein Reiz an einem weiter entfernten Punkt wahrgenommen wird als an dem Punkt, an dem er tatsächlich ausgeübt wurde.
[*griech.:* allache, anderswo]
🇬🇧 allachesthesia

**Allantoin.** Chemische Verbindung, die als weiße kristalline Substanz in vielen Pflanzen, im Fruchtwasser (Amnionflüssigkeit) sowie im Fötalurin von Primaten vor-

kommt. Als Arzneimittel wird A. als Wundheilungsmittel verwendet.
🌐 allantoin

**Allantois.** Schlauchförmiger Fortsatz des Dottersack-Endoderms, der sich zusammen mit den Allantoisgefäßen bis zum Haftstiel des Embryos erstreckt. Bei menschlichen Embryos entwickeln sich die Allantoisgefäße später zu Nabelgefäßen und Chorionzotte.
[*griech.:* allas, Wurst; eidos, Form]
🌐 allantois

**Allel.** Eine von zwei oder mehreren Alternativformen eines Gens, die homologe Genorte (Genloci) auf homologen Chromosomen besetzen und einander entsprechende Erbanlagen aufweisen.
🌐 allele

**Allen-Test.** Funktionsprüfung der Durchlässigkeit der → Arteria radialis. Beim A.-T. muss der Patient die Hand zur Faust ballen; dann werden die Arteriae radialis und ulnaris solange abgedrückt, bis die Hand blass wird. Anschließend wird die Arteria ulnaris wieder freigegeben und die Hautfarbe der geöffneten Hand beobachtet: ist der Kollateralkreislauf normal, wird die Hand innerhalb von 5 sec wieder rosig, die Hand kann kanüliert werden. Dauert es jedoch 10 sec, bis die normale Hautfarbe wieder hergestellt ist, darf keine Kanüle in die Arteria radialis gelegt werden.
[D.P. Allen, amerikanischer Chirurg, 1852–1915]
🌐 Allen test

**Allergen.** Substanz, die eine allergische Überempfindlichkeitsreaktion im Körper auslösen kann, aber nicht in sich gesundheitsgefährdend ist. Im Normalfall schützt sich der Körper gegen A. oder → Antigene durch komplexe chemische Reaktionen, die vom humoralen sowie vom zellvermittelten Immunsystem ausgehen. Angewandte Methoden zur Identifizierung spezifischer A.e umfassen einen »Fleck«-Test, einen Kratztest, einen Radio-Allergen-Sorbent-Test (RAST) sowie den Prausnitz-Küstner-Test (PK). – *adj.* allergen.
[*griech.:* allos, anderer; ergein, arbeiten; genein, herstellen]
🌐 allergen

**Allergenextrakt.** Auszug eines Proteins aus einer Substanz, auf die eine Person empfindlich reagiert. Der Auszug, der aus vielen verschiedenen Substanzen, von Nahrungsmitteln bis zu Pilzen, hergestellt werden kann, wird zur Diagnose und zur Desensibilisierung verwendet.
🌐 allergenic extract

**Allergie.** Überempfindlichkeitsreaktion auf häufig vorkommende, harmlose → Antigene, die meist überall in der Umgebung anzutreffen sind.
[*griech.:* allos, anderer; ergein, arbeiten]
🌐 allergy

**Allergien, Umgang mit.** → Pflegeintervention der → NIC, die definiert wird als die Einschätzung, Behandlung und Vermeidung von allergischen Reaktionen auf Nahrungsmittel, Arzneimittel, Insektenstiche, Kontrastmittel, Blut oder andere Substanzen.
🌐 Allergy Management

**Allergie-Syndrom.** Überempfindlichkeit (Hypersensibilität) gegenüber zahlreichen natürlichen und synthetischen Stoffen inklusive Pestiziden, Insektiziden, Medikamenten, bestimmten Metallen und chemischen Zusätzen, die in der Produktion von Kunststoffen und Harzen verwendet werden.
🌐 total allergy syndrome

**Allergietests.** Verschiedene Untersuchungen, die zur Identifikation spezifischer → Allergene angewendet werden. Mit Hilfe dieser Tests ist es möglich, eine Behandlung zur Vermeidung allergischer Reaktionen bzw. zur Abschwächung ihrer Heftigkeit festzulegen. Der am häufigsten verwendete Test ist der Hauttest, bei dem der Patient mit kleinen Mengen des vermuteten Allergens in Berührung gebracht wird.
🌐 allergy testing

**allergisch.** 1. Eine → Allergie betreffend. 2. Durch eine Allergie reagierend.
🇬🇧 allergic

**Alles-oder-Nichts-Gesetz.** 1. Neurophysiologisches Wirkprinzip, welches besagt, dass der gesamte Impuls entladen wird, wenn ein ausreichender Reiz zur Innervierung eines Nervs vorhanden ist. Ein schwacher Reiz hat keine, auch keine schwache Reaktion zur Folge. 2. Wirkprinzip, nach dem der Herzmuskel bei einem Stimulus oberhalb des Schwellenreizes entweder eine Maximalkontraktion ausführt oder überhaupt nicht kontrahiert.
🇬🇧 all-or-none law

**Allgemeine Hygienevorschriften.** Von der Kommission Krankenhaushygiene und Infektionsschutz des Robert Koch-Instituts erarbeitete und regelmäßig veröffentlichte Hygienerichtlinien für Krankenhäuser und Gesundheitseinrichtungen, deren Einhaltung das Risiko einer Infektion mit Krankheiten, insbesondere solcher, die durch Blut und Körperflüssigkeiten übertragen werden, wie z.B. AIDS und Hepatitis B, minimieren sollen. Die Hygienefachkräfte in den Krankenhäusern sind für die Einhaltung und Kontrolle der H. verantwortlich. Die wichtigsten Faktoren sind die Kenntnis der Infektionsquellen und der Übertragungswege sowie die Vermeidung der Übertragung durch entsprechende Maßnahmen (Schutzkleidung, Desinfektion, Sterilisation etc.).
🇬🇧 universal precautions; standard precautions

**Alloantigen.** (Isoantigen). Substanz, die nur bei einigen Individuen einer Spezies vorhanden ist und die die Antikörperproduktion anderer Individuen dieser Spezies stimuliert, z.B. Blutgruppenantigene.
[*griech.:* allos, anderer]
🇬🇧 alloantigen

**allogen.** (alloplastisch). 1. Bezeichnung für ein genetisch anderes (differentes) Individuum bzw. Zelltyp derselben Spezies. 2. Bezeichnung für Gewebearten, insbesondere Stammzellen aus dem Knochenmark oder dem peripheren Blut, die zur selben Spezies gehören, aber verschiedene Antigene besitzen; homologe Gewebe.
[*griech.:* allos, anderer; genein, herstellen]
🇬🇧 allogenic

**Allopathie.** (Schulmedizin). System der medizinischen Therapie, bei dem eine Erkrankung bzw. ein unphysiologischer Zustand behandelt wird, indem eine Umgebung geschaffen wird, welche antagonistisch auf die Erkrankung bzw. Störung wirkt, z.B. bei einer Infektion die Verschreibung eines Antibiotikums, das für den Erreger toxisch ist. Bei einer Eisenmangelanämie erhält der Patient ein eisenhaltiges Zusatzmittel, um die Hämoglobinsynthese zu erhöhen. Gegensatz der → Homöopathie.
[*griech.:* allos, andere; pathos, Leiden]
🇬🇧 allopathy

**Alloplast.** Transplantat aus Plastik, Metall oder einem anderen, körperfremden Material.
[*griech.:* allos, anderer; plassein, formen]
🇬🇧 alloplast

**Alloplastik.** Plastische Chirurgie, bei der körperfremde Materialien implantiert werden.
[*griech.:* allos, anderer; plassein, formen]
🇬🇧 alloplasty

**Allopurinol.** Urikostatikum, das zur Behandlung von Gicht und anderen hyperurikämischen Beschwerden eingesetzt wird. A. hemmt das Enzym, das Harnsäure bildet.
🇬🇧 allopurinol

**Allorhythmie.** Wiederkehrender, unregelmäßiger Herzrhythmus.
🇬🇧 allorhythmia

**Allotransplantat.** Nicht dauerhaftes Gewebetransplantat zwischen zwei genetisch differenten Individuen derselben Spezies, z.B. eine Gewebetransplantat zwischen zwei Personen, die keine eineiigen Zwillinge sind.
🇬🇧 allograft

**Allotransplantation.** → Transplantation eines → Allotransplantats.
🇬🇧 allotransplantation

**Alloxan.** Oxidationsprodukt der → Harnsäure, die bei Diarrhö im Darm zu finden ist. A. kann → Diabetes mellitus verursachen, indem es die insulinproduzierenden Inselzellen (Langerhans-Zellen) zerstört.
🇬🇧 alloxan

**Alltalk.** Hilfsmittel für Patienten mit Sprechstörungen. Das Gerät kann mit verschiedenen Programmen geladen werden und spricht mit einer künstlichen Stimme. Es kommt z.B. nach einer operativen Kehlkopfentfernung zum Einsatz. (s.a. Dysarthrie)

**Aloe.** Eingedickter Saft verschiedener Arten von *Aloe*-Pflanzen (Liliengewächse), die traditionell als Abführmittel verwendet wurden; heute ist man davon jedoch abgekommen, da oftmals Darmkrämpfe auftreten. A. ist Bestandteil vieler Zubereitungen zur äußerlichen Anwendung.
🇬🇧 aloe

**Aloe vera.** Seit dem Altertum bekannte Heilpflanze aus der Gattung der Liliengewächse. Wild wachsend in Afrika, Süd- und Mittelamerika sowie in Mittelmeergebieten mit heißen, trockenen Sommern und milden Wintern. Die heilende Wirkung wird dem bitter schmeckenden Gel mit mehr als 300 bioaktiven Stoffen im Innern der Blätter zugeschrieben. A. v. ist in vielen Kosmetika enthalten sowie als Saft und als dickdarmwirksames Abführmittel erhältlich.
[*lat.:* die wahre Aloe]
🇬🇧 aloe vera

**Alopecia areata.** Erkrankung unbekannter Ursache, bei der Haarbüschel an bestimmten Stellen ausfallen. Die kahlen Bereiche sind normalerweise rund oder oval und befinden sich am Kopf und anderen behaarten Körperstellen. Die Erkrankung kann ohne Behandlung innerhalb von sechs bis zwölf Monaten völlig zurückgehen.
🇬🇧 alopecia areata

**Alopecia congenitalis.** Kongenitale Kahlheit; von Geburt an fehlen die Haare teilweise oder völlig.
🇬🇧 alopecia congenitalis

**Alopecia prematura.** Vorzeitige, manchmal bereits zum Ende der Adoleszenz einsetzende Kahlheit.
🇬🇧 Alopecia prematura

**Alopecia senilis.** Form des natürlichen Haarverlusts, der ältere Menschen befällt.
🇬🇧 alopecia senilis

**Alopecia universalis.** Völliger Haarverlust am ganzen Körper; kann bisweilen als erweiterte Form von Alopecia areata auftreten.
🇬🇧 alopecia universalis

**Alopezie.** (Haarausfall). Teilweiser oder vollständiger Haarverlust aufgrund normaler Alterungsvorgänge, endokriner Störungen, Arzneimittelnebenwirkungen, Chemotherapeutika oder Hautkrankheit. [*griech.:* alopex, Fuchskrätze]
🇬🇧 alopecia

**Alopezie, narbige.** Kahlheit, die durch die Narbenbildung in Verbindung mit Dermatosen verursacht wird, z.B. Lupus erythematodes. Hat normalerweise bleibende Folgen.
🇬🇧 cicatricial alopecia

**alpha.** Erster Buchstabe des griechischen Alphabets (A, $\alpha$). Wird häufig in wissenschaftlicher Schreibweise verwendet, z.B. für die Bezeichnung eines bestimmten physiologischen Rhythmus. In der chemischen Namensgebung bezeichnet A. bestimmte Varianten einer chemischen Verbindung.
🇬🇧 alpha

**Alphafetoprotein (AFP).** Ein Protein, das normalerweise in der Leber, im Dottersack und im gastrointestinalen Trakt des menschlichen Fötus synthetisiert wird; findet sich auch im Serum von Erwachsenen, die unter bestimmten malignen Erkrankungen leiden.
🇬🇧 alpha fetoprotein (AFP)

**Alphaglobuline.** Eine Gruppe von Serumproteinen, die auf der Grundlage ihrer elektophoretischen Mobilität den Zusatz Alpha-, Beta- oder Gamma- erhalten. A. haben die stärkste negative Ladung, ob-

wohl ihre anodische Mobilität geringer ist als die von Albumin.
🌐 alpha-globulins

**Alphahämolyse.** Entwicklung einer grünlichen Zone um eine auf Blutagar wachsende Bakterienkolonie; ist für Pneumokokken und bestimmte Streptokokken typisch und wird durch den teilweisen Abbau von → Hämoglobin verursacht.
🌐 alpha hemolysis

**Alpharezeptor.** Alle adrenergen Komponenten von Rezeptorgeweben, die auf Noradrenalin und verschiedene Inhibitoren reagieren. Die Aktivierung der A.en ruft physiologische Reaktionen, wie erhöhten Widerstand peripherer Gefäße, Pupillenerweiterung sowie Kontraktion der Haaraufrichtemuskeln hervor.
🌐 alpha receptor

**Alphateilchen.** Ein Teilchen, das von einem Atom während seines radioaktiven Zerfalls abgegeben wird; besteht aus zwei Protonen und zwei Neutronen, dem Äquivalent eines Heliumkerns.
🌐 alpha particle

**Alphawelle.** Eine von vier Arten von Hirnwellen. Die A. wird durch ihre relativ hohe Spannung bzw. Amplitude und einer Frequenz von 8 bis 13 Hz charakterisiert. A.n treten auf, wenn das Gehirn entspannt ist.
🌐 alpha wave

**Alphazellen.** Zellen im Hypophysenvorderlappen bzw. in den Pankreasinseln. Die A. des Pankreas produzieren → Glukagon.
[*griech.:* alpha, erster Buchstabe des griechischen Alphabets; *lat.:* cella, Lagerraum]
🌐 alpha cells

**Alport-Syndrom.** Form der vererbten → Nephritis; die von Symptomen der Glomerulonephritis, Hämaturie, progressivem, sensorisch-neuralem Gehörverlust sowie Augenerkrankungen begleitet wird.
[A. C. Alport, südafrikanischer Arzt, 1880–1959]
🌐 Alport's syndrome

**Altenhilfe.** Gesamtheit der Hilfeleistungen, Angebote, Aktivitäten, die altersbedingte Einschränkungen/Schwierigkeiten mindern, vermeiden oder überwinden sollen.
🌐 auxiliary services for the elderly

**Altenhilfe, Träger der.** Anbieter von Leistungen im Bereich der Altenhilfe, z.B. **Wohlfahrtsorganisationen**, die die Gesamtheit aller sozialen Hilfen vertreten, welche in organisierter Form frei gemeinnützig geleistet werden. Ein durch Religion oder politische Ideologie geprägtes Menschenbild ist die Grundlage. **Öffentliche Träger**, Anbieter von Pflege und sozialen Leistungen, die der Gemeinde, der Stadt, dem Land oder dem Bund zugeordnet sind. Trägerschaft dieser Einrichtung ist eine Behörde. Jede Institution hat ihr eigenes Leitbild. **Private Träger**, Einzelpersonen oder Gruppen, die Pflege und soziale Leistungen nicht auf gemeinnütziger Grundlage und in Trägerschaft einer Kommune erbringen. Das Leitbild wird durch die Geschäftsführung geprägt und bewegt sich zwischen humanem Menschenbild, Gewinnerzielung und Wirtschaftlichkeit.
🌐 health care provider for the aged

**Altenpflege.** Teilbereich der Altenhilfe, Profession im Gesundheitswesen mit sozialpflegerischen und pflegerischen Aufgaben, Begleitung, Betreuung, Beratung und Versorgung von gesunden und kranken alten Menschen unter Berücksichtigung und Einbeziehung der körperlichen, seelischen, sozialen und spirituellen Bedürfnisse des Einzelnen.
🌐 nursing of the elderly

**Altenpflege, Handlungsfelder.** 1. **Stationäre Pflege:** Altenheim, Institution für nicht pflegebedürftige alte Menschen. Geriatrisches Krankenhaus, Einrichtung für akute Alterserkrankungen. Kurzzeitpflege, Einrichtung, in der pflegebedürftige Menschen für einen bestimmten Zeitraum betreut, gepflegt und untergebracht werden können. Pflegeheim, Institution zur Betreuung und Versorgung

alter, pflegebedürftiger Menschen. Sanatorium, Einrichtung zur Erholung und Regeneration. 2. **Teilstationäre Pflege:** Altentagesstätte, Einrichtung, in der alte Menschen tagsüber betreut und versorgt werden, die aufgrund einer Erkrankung oder ihres sozialen Umfeldes nicht allein bleiben können. Psychiatrische Tagesstätte, Altentagesstätte für alte Menschen mit psychiatrischen Erkrankungen. Tagespflegeheim, Institution, in der pflegebedürftige Menschen tagsüber versorgt werden. 3. **Ambulante Pflege:** Betreutes Wohnen, Wohnanlage für alte Menschen, in der bei einem Notfall o.ä. sofortige Hilfe gegeben ist. Seniorenwohngemeinschaft, Wohngemeinschaft alter Menschen. Sozialstationen, Versorgung alter Menschen im häuslichen Bereich. 4. **Offene Altenhilfe:** Altenclub, Sozialamt, Sozialdienst der Gemeinden, Anlaufstellen zur Freizeitgestaltung, Beratung und zur finanziellen Unterstützung für alte Menschen.
nursing of the elderly, areas of care

**Alter, anatomisches.** Das anhand der Entwicklungsphase des Körpers bzw. anhand des Körperverfalls geschätzte Alter einer Person im Vergleich zu anderen Personen desselben chronologischen Alters (Lebensalters).
anatomic age

**Alter, chronologisches.** Alter eines Menschen, das als die Zeit ausgedrückt wird, die seit der Geburt abgelaufen ist. Das Alter eines Neugeborenen wird in Stunden, Tagen bzw. Monaten, das Lebensalter von Kindern und Erwachsenen wird in Jahren ausgedrückt.
chronologic age

**Alternans.** Normaler Herzrhythmus, bei dem der Pulsschlag zwischen starken und schwachen Schlägen wechselt (Pulsus alternans).
[*lat.:* alternare, verändern]
alternans

**Alternation.** Wiederkehrendes, aufeinanderfolgendes Auftreten zweier Funktionen oder Phasen, z.B. wenn eine Nervenfaser auf jeden zweiten Reiz reagiert oder wenn das Herz bei jedem zweiten Herzzyklus einen unregelmäßigen Schlag produziert (Bigeminus).
alternation

**Alternativmedizin.** Verschiedene Systeme der medizinischen Diagnose und Behandlung, deren Techniken sich von den allopathischen Methoden der Arzneimittelanwendung und operativen Bekämpfung von Krankheiten und Verletzungen (d.h. von der sogenannten Schulmedizin) unterscheiden. Beispiele sind Akupunktur, Aromatherapie, Glaubensheilung, Homöopathie, Therapeutische Berührung und die Traditionelle Chinesische Medizin.
alternative medicine

**Altersatrophie.** Schrumpfung von Organen und Gewebe durch Abnahme der Zellzahl und Zellverkleinerung.
senile atrophy

**Altersdepression.** Im Alter auftretende → Depression, die durch einen langwierigen Verlauf, Schuldgefühle und → Agitiertheit gekennzeichnet ist.
senile depression

**Altersdiabetes.** (Diabetes mellitus Typ 2). → nicht-insulinpflichtiger Diabetes mellitus.
adult-onset diabetes

**Altersdisposition.** Veranlagung zu bestimmten Erkrankungen aufgrund des Alters.
senile disposition

**Altersherz.** → Presbykardie.
senile heart; presbycardia

**Altersjuckreiz.** Juckreiz, der durch eine stark trockene Oberhaut ausgelöst wird und keine organischen Ursachen hat. Behandlung durch Juckreiz stillende Waschungen, Einreibungen.
senile pruritus

**Alterskrankheiten.** Typischerweise im Alter auftretende Krankheiten, wie z. B. Erkrankungen der Atemwege, des Herz- und Kreislaufsystems, der Vitalfunktionen.
senile diseases

**Alterskurzsichtigkeit.** Verbesserung der Sehkraft auf kurze Distanzen, die sich im Alter ausprägt infolge einer verstärkten Brechungskraft der Augenlinse.
🇬🇧 second sight

**Altersschwerhörigkeit.** → Presbyakusis.
🇬🇧 presbyacusis

**Alterssichtigkeit.** → Presbyopie.
🇬🇧 presbyopia

**altersspezifisch.** Epidemiologische oder statistische Daten, für die das Alter eines Menschen ausschlaggebend sind.
🇬🇧 age-specific

**Altersverachtung.** Benachteiligung alter Menschen durch z. B. gesellschaftliche Vorurteile, abwertende Klischees und Sprachgebrauch. (s. a. Ageism)
🇬🇧 contempt for the elderly

**Alterungsprozess.** Prozess des Älterwerdens, ergibt sich z.T. aufgrund nicht mehr normal funktionierender Körperzellen oder aufgrund einer langsameren Produktion neuer Körperzellen, die die toten bzw. falsch funktionierenden Zellen ersetzen.
[*lat.*: aetas, Lebensdauer]
🇬🇧 aging

**Altinsulin.** Schnell wirkendes Insulin, das Patienten mit Diabetes-mellitus benötigen, wenn die Reaktion sofort einsetzen, intensiv und von kurzer Dauer sein soll. (s.a. Depotinsulin)
🇬🇧 regular insulin

**Altruismus.** Bedingungslose Fürsorge für das Wohlbefinden anderer; kann sich auf eine einzelne Person oder auf ein größeres soziales Gefüge beziehen (Gegensatz von → Egoismus).
🇬🇧 altruism

**Aluminium (Al).** Metallisches Element mit vielen Anwendungsmöglichkeiten; das Leichtmetall ist das dritthäufigste Element mit der Ordnungszahl 13 und der Atommasse 26,97. A.-Verbindungen sind in vielen Antazida, Antiseptika und Adstringenzien enthalten.
[*lat.*: alumen, Alaun]
🇬🇧 aluminum (Al)

**Aluminiumhydroxid.** → Antazidum, dessen Wirkungsweise auf der chemischen Neutralisation und Resorption von Salzsäure beruht.
[*lat.*: alumen, Alaun; *griech.*:, hydor, Wasser, oxys, scharf]
🇬🇧 aluminum hydroxide gel

**Alveobronchitis.** Entzündung der → Alveolen und → Bronchiolen.
[*lat.*: alveolus, kleine Vertiefung; *griech.*: bronchos, Luftröhre; itis, Entzündung]
🇬🇧 alveobronchitis

**alveolar.** Eine → Lungenalveole (Lungenbläschen) betreffend.
[*lat.*: alveolus, kleine Vertiefung]
🇬🇧 alveolar

**Alveolardruck (PA).** Der Druck in den Lungenalveolen. (→ Alveolen)
🇬🇧 alveolar pressure (PA)

**Alveolarfaser.** Struktur des Zahnes; weiße Kollagenfasern des Periodontalbandes, das sich vom Alveolarknochen bis zum Zwischenplexus erstreckt, wo sich die Enden der Alveolarfasern mit den Zementfasern vermischen.
🇬🇧 alveolar fiber

**Alveolarfortsatz.** Teil des Ober- bzw. Unterkiefers, der den Zahnbogen bildet und den Zähnen als knöchige Verankerung dient.
🇬🇧 alveolar process

**Alveolargang.** Luftkanäle in der Lunge, deren Verzweigungen in den Atembronchiolen beginnen. Aus den Alveolargängen entstehen die Alveolarsäckchen.
🇬🇧 alveolar duct

**Alveolargas.** Gasgemisch, das sich in den Gas-Austausch-Regionen der Lungen befindet; es weist die gemeinsamen Merkmale der Alveolaratmung und des Atemgasaustausches bzw. des ausgeatmeten Gases auf, das aus den Alveolen und den Gas-Austausch-Regionen stammt.
🇬🇧 alveolar gas

**Alveolarluft.** Atemgase in den Lungenalveolen oder Lungensäckchen.
🇬🇧 alveolar air

**Alveolarluft-Gleichung.** Methode zur Berechnung der ungefähren alveolären Sauerstoffspannung auf der Basis des arteriellen Partialdrucks von Kohlendioxid, der eingeatmeten Sauerstoffreaktion und dem Verhältnis von Kohlendioxidproduktion zu Sauerstoffverbrauch.
🇬🇧 alveolar air equation

**Alveolarödem.** Ansammlung von Flüssigkeit in den → Alveolen.
🇬🇧 alveolar edema

**Alveolarsäckchen.** Luftsäckchen in den Höhlen des Lungengewebes.
[*lat.*: aveolus, kleine Vertiefung; *griech.*: sakkos, Tasche]
🇬🇧 alveolar sac

**Alveolarzellkarzinom.** Bösartiger Lungentumor, der in einer Bronchiole entsteht und sich entlang der Oberfläche der → Alveolen ausbreitet. Diese Form von Lungenkrebs wird oft von starkem Husten und erheblichem Sputumauswurf begleitet.
🇬🇧 alveolar cell carcinoma

**Alveolarzyste.** Ein mit Luft gefüllter, durch einen Alveolarriss verursachter Hohlraum (Kavität) in der Lunge oder im viszeralen Gewebe.
🇬🇧 alveolar cyst

**Alveolektomie.** Entfernung eines Teils des Alveolarfortsatzes, um das Ziehen eines Zahns bzw. mehrerer Zähne zu erleichtern, damit nach einer Zahnextraktion die Kontur des Alveolarforsatzes modifiziert oder der Mundraum für einen Zahnersatz vorbereitet werden kann.
[*lat.*: alveolus, kleine Vertiefung; *griech.*: ektome, ausschneiden]
🇬🇧 alveolectomy

**Alveolen.** (Lungenbläschen). Wandausstülpungen an den kleinsten Verzweigungen des → Bronchialbaumes; durch ihre Membran erfolgt der Austausch von Sauerstoff und Kohlendioxid zwischen Atemluft und Blut.
🇬🇧 alveoli

**Alveolitis.** 1. Allergische Reaktion der Lunge auf die Einatmung von Allergieauslösenden Substanzen; geht mit akuten Anfällen von Atemnot, Husten, Schweißausbrüchen, Fieber, Schwäche sowie Muskel- und Gelenkschmerzen einher. 2. Entzündung der knöchernen Zahnfaches nach dem Ziehen eines Zahnes.
🇬🇧 alveolitis

**Alymphozytose.** Starke Abnahme der Gesamtzahl der im Blut zirkulierenden → Lymphozyten.
[*griech.*: a, kein; *lat.*: lympha, Wasser; *griech.*: kytos, Zelle; osis, Zustand]
🇬🇧 alymphocytosis

**Alzheimer-Krankheit.** (Morbus Alzheimer). Eine Form der → Demenz; Fortschreitender geistiger Verfall durch eine Degeneration und Atrophie der Großhirnrinde; die A.-K. ist von Verwirrtheit, Gedächtnislücken, Orientierungsstörungen, Ruhelosigkeit, Sprachstörungen, und Halluzinationen gekennzeichnet. Die Krankheit beginnt manchmal im mittleren Lebensalter und ist mit leichten Gedächtnis- und Verhaltensstörungen verbunden. Obwohl Alzheimer gleich häufig bei Männern und Frauen auftritt, liegt das Risiko in Familien mit A.-K.en viermal über dem der allgemeinen Bevölkerung. Stadien der Alzheimer Erkrankung nach Reisberg: 1. Kein Verfall 2. Zweifelhafter Verfall (Namen werden vergessen, Sachen verlegt und schwer wieder gefunden) 3. Milder Zerfall (zeitliche Desorientierung, keine Orientierung in der Fremde, Leistungsreduzierung, sofortiges Vergessen, Sachen werden verlegt und nicht wieder gefunden) 4. Mäßiger Verfall (kein Bezug zu aktuellem Geschehen, schwerer Umgang mit Geld und komplexen Aufgaben, wenig Beziehung zur eigenen Biographie) 5. Mittelschwerer Verfall (Hilfe bei den täglichen Verrichtungen, zeitliche und örtliche Desorientierung) 6. Schwerer Verfall (völlige Hilflosigkeit/Abhängigkeit, Tag-Nacht-Umkehr, Langzeitgedächtnis wird lückenhaft, Bestehlungsideen, Unruhe, Aggression oder Antriebsarmut) 7. Sehr schwerer Verfall (Sprachverlust, Automatismen, Haltungsverlust evtl. Koma).

Pflegerische Ansätze: → Biographiearbeit, → Orientierungshilfen, → Validation, → Demenz.
[A. Alzheimer, deutscher Neurologe, 1864–1915]
🌐 Alzheimer's disease (AD)

**Amalgam.** Legierung aus Silber, Zinn und Quecksilber sowie kleinen Mengen von Zink oder Kupfer, die als Füllung für Zähne verwendet wird, die durch Karies oder einen Unfall beschädigt wurden.
[*griech.*: malagma, weiche Masse]
🌐 dental amalgam

**Amastie.** (Mammaaplasie). Das Fehlen der Brüste bei einer Frau aufgrund eines angeborenen Defekts, einer Hormon-Störung, die zu einer mangelhaften oder fehlenden Entwicklung der sekundären Geschlechtsmerkmale führt, oder aufgrund einer beidseitigen Brustamputation.
[*griech.*: a, keine; mastos, Brust]
🌐 amastia

**Amaurose.** (Amaurosis). Blindheit, bei der keine Augenverletzung oder Veränderung vorliegt, z.B. durch die Erkrankung des Sehnervs oder des Gehirns, Diabetes mellitus, Nierenkrankheit, die Folgen einer akuten Gastritis oder systemischen, durch übermäßigen Alkohol- oder Nikotinkonsum hervorgerufene Vergiftung. – *adj.* amaurotisch.
[*griech.*: amauroein, verdunkeln]
🌐 amaurosis

**Amaurose, diabetische.** (diabetogene Blindheit). Durch einen Diabetes mellitus verursachte Blindheit, die durch proliferative, hämorrhagische Netzhauterkrankungen und kapilläre Mikroaneurysmen und harte bzw. wächserne Exsudate begleitet ist. Der Katarakt ist ebenfalls eine häufige Begleiterscheinung von Zuckerkrankheit.
[*griech.*: diabainein, hindurchgehen, amauroein, verdunkeln.]
🌐 diabetic amaurosis

**Amaurosis fugax.** Vorübergehende Blindheit.
🌐 Amaurosis fugax

**Amaurosis partialis fugax.** Kurze, teilweise Blindheit, die durch eine Gefäßinsuffizienz der Netzhaut (Retina) oder des Sehnervs infolge einer Erkrankung der Halsschlagader verursacht wird.
🌐 amaurosis partialis fugax

**Ambivalenz.** 1. Zustand, bei dem eine Person widersprüchliche Gefühle, Einstellungen, Ambitionen, Wünsche oder Emotionen durchlebt, z.B. Zärtlichkeit und Grausamkeit, Zuneigung und Abneigung gegenüber einer Person, einem Ort, Gegenstand bzw. einer Situation. 2. Ungewissheit und Zwiespältigkeit, ausgelöst durch die Unfähigkeit, eine Wahl zwischen zwei Gegensätzen zu treffen. 3. Ständige Schwingung oder Schwankung. – *adj.* ambivalent.
[*lat.*: ambo, beide; valentia, Kraft]
🌐 ambivalence

**Amblyopie.** Schwachsichtigkeit auf einem oder auf beiden Augen, die nicht durch lichtbrechende Linsen korrigiert werden kann.
[*griech.*: amblys, stumpf; ops, Auge]
🌐 amblyopia

**Amblyopie, gekreuzte.** Sehstörung, bei der der Patient nichts auf einer Seite des Blickfeldes sehen kann. Gleichzeitig ist die gegenüberliegende Körperseite von einer Hemianästhesie betroffen.
[*lat.*: crux, Kreuz; *griech.*: amblys, stumpf, ops, Augen.]
🌐 crossed amblyopia

**Amblyopie, toxische.** Teilweiser Sehverlust infolge einer Nervenentzündung des Augapfels durch Vergiftung mit Chinin, Methylakohol, Blei, Nikotin, Arsen oder bestimmte andere Gifte.
🌐 toxic amblyopia

**Amboss.** → Incus.
🌐 incus

**Ambu-Beutel.** Geschützter Handelsname für einen → Beatmungsbeutel.

**ambulant.** Bezeichnung für einen Patienten, der nicht stationär ins Krankenhaus aufgenommen wird, sondern in einer Praxis, einer Klinik oder einer anderen Ge-

sundheitseinrichtung behandelt und danach wieder nach Hause entlassen wird.
🌐 outpatient

**Ambulante Pflege.** (Sozialstation; Spitex (CH)). Dienstleistungsunternehmen in unterschiedlicher Trägerschaft, das hilfs- und pflegebedürftigen Menschen in ihrer häuslichen und/oder familiären Umgebung Unterstützung anbietet. Diese kann im medizinischen, pflegerischen, hauswirtschaftlichen und auch psychologischen Bereich angesiedelt sein. Durch die Gesundheitsreform und kürzere Verweildauer der Patienten in stationären Einrichtungen nimmt dieser Bereich der Pflege einen immer größeren Raum ein. (s.a. Sozialstation)
🌐 community health care

**Ameisenlaufen.** Spontane Missempfindungen, die nicht als Schmerzen, sondern vielmehr als »Kribbeln«, »pelziges Gefühl« oder »Brennen« beschrieben werden. (s.a. Parästhesie; Dysästhesie)
🌐 formication

**amelanotisch.** Zu einem Gewebe ohne Pigmentierung gehörend, das kein → Melanin aufweist.
[*griech.:* a, nicht; melas, schwarz]
🌐 amelanotic

**Amelie.** 1. Fehlen eines oder mehrerer Extremitäten bei Geburt. Der Ausdruck kann modifiziert werden, um die Zahl der bei Geburt fehlenden Beine oder Arme anzugeben, z.B. **Tetramelie**, das Fehlen aller vier Gliedmaßen. 2. Psychologischer Wesenszug der Apathie bzw. Gleichgültigkeit in Verbindung mit bestimmten Formen der Psychose.
[*griech.:* a, kein; melos, Gliedmaße]
🌐 amelia

**Ameloblast.** Epithelzelle, aus der Zahnschmelz gebildet wird. – *adj.* ameloblastisch.
[*franz.:* amel, Emaille; *lat.:* facere, machen]
🌐 ameloblast

**Ameloblastom.** (Adamantinom). Äußerst destruktiver, bösartiger, schnell wachsender Kiefertumor.
[*franz.:* amel, Emaille; *griech.:* blastos, Keim; oma, Tumor]
🌐 ameloblastoma

**Amenorrhö.** Fehlen der → Menstruation. Eine A. ist physiologisch vor Erreichen der Geschlechtsreife, während der Schwangerschaft, nach der Menopause und während der intermenstruellen Phase des monatlichen Hormonzyklus. Ansonsten kann die A. durch eine Dysfunktion des Hypothalamus, der Hypophyse, der Eierstöcke oder Gebärmutter, durch kongenitales Fehlen bzw. operatives Entfernen beider Eierstöcke und der Gebärmutter oder durch Medikation ausgelöst werden. Als primäre A. bezeichnet man das fehlende Einsetzen des menstruellen Zyklus. Bei einer sekundären A. kommt es zur Einstellung eines bereits vorhandenen Menstruationszyklus. – *adj.* amenorrhoisch.
[*griech.:* a, kein; men, Monat; rhoia, fließen]
🌐 amenorrhea

**Amenorrhö, emotionale.** Durch psychologische Faktoren ausgelöste Unterdrückung des normalen Menstruationszyklus.
🌐 emotional amenorrhea

**Ames-Test.** Testmethode zur Überprüfung einer möglichen Karzinogenität bestimmter Substanzen. Bei dem Test wird ein Bakterienstamm der *Salmonella* Gattung mit einer Probe der jeweiligen Substanz in Kontakt gebracht. (→ karzinogen)
🌐 Ames test

**Ametropie.** Durch Brechungsfehler des Auges bedingte Fehlsichtigkeit, z.B. Astigmatismus, Weitsichtigkeit oder Myopie. – *adj.* ametropisch.
[*griech.:* ametros, unregelmäßig; opsis, Sicht]
🌐 ametropia

**Amid.** 1. Chemische Verbindung. Substitutionsprodukt einer organischen Säure, bei der eine Aminogruppe ($NR_2$) eine Hydroxylgruppe (OH) ersetzt. 2. Chemische

Verbindung, die aus einem deprotonierten Amin, HNR$_2$, gebildet wird.
🌐 amide

**Amin.** Stickstoffhaltige, organische Verbindung.
🌐 amine

**Aminoazidurie.** Abnorm hohe Aminosäureausscheidungen im Urin; kann auf einen familiären metabolischen Defekt hindeuten, z.B. Zystinurie. (→ Aminosäure)
🌐 aminoaciduria

**Aminobenzoesäure.** Stoffwechselprodukt aus dem Abbau (Katabolismus) der Aminosäure Tryptophan; Wachstumsstoff für Organismen, die → Folsäure synthetisieren können.
🌐 aminobenzoic acid

**Aminophyllinvergiftung.** Unerwünschte Reaktion auf eine übermäßige Einnahme eines methylxanthinhaltigen Mittels, z.B. Koffein oder Theophyllin. Typische Symptome sind Übelkeit, Diarrhö, Erbrechen, Bauchschmerzen und gastrointestinale Blutungen, Kopfschmerzen, Tinnitus, Durst, Delirium, Krampfanfälle, Tachykardie und Blutdruckschwankungen.
🌐 aminophylline poisoning

**Aminosäure.** Einfachster Baustein von Eiweißkörpern; organische Verbindung, die aus einer oder mehreren Aminogruppen sowie einer oder mehreren sauren Karboxylgruppen (COOH-Gruppen) besteht. Von den mehr als 100 natürlich vorkommenden Aminosäuren werden 20 als Bausteine für Peptidbrücken in der Polypeptid- oder Proteinbildung verwendet. Die acht wichtigsten Aminosäuren sind: Isoleucin (Ile), Leucin (Leu), Lysin (Lys), Methionin (Met), Phenylalanin (Phe), Threonin (Thr), Tryptophan (Trp) und Valin (Val). Arginin (Arg) und Histidin (His) sind essenzielle Aminosäuren bei Säuglingen. Cystein (Cys) und Tyrosin (Tyr) sind quasi-essenziell, weil sie jeweils aus Methionin (Met) und Phenylalanin (Phe) synthetisiert werden können. Die wichtigsten nicht-essenziellen Aminosäuren sind Alanin (Ala), Asparagin (Asn), Asparaginsäure (Asp), Glutamin (Glm), Glutaminsäure (Glu), Glycin (Gly), Prolin (Pro) und Serin (Ser).
🌐 amino acid

**Aminosäuren, essenzielle.** Organische Verbindungen, die nicht vom Körper hergestellt werden, aber lebensnotwendig sind, um den Aufbau von körpereigenen Proteinen zu gewährleisten, beim Erwachsenen das Stickstoffgleichgewicht aufrecht zu erhalten und optimales Wachstum bei Kindern zu ermöglichen. Erwachsene benötigen folgende → Aminosäuren: Isoleuzin, Leuzin, Lysin, Methionin, Phenylalanin, Threonin, Tryptophan und Valin. Kleinkinder benötigen zusätzlich die Aminosäuren Arginin und Histidin. Zystein und Tyrosin sind quasi-essenzielle Aminosäuren.
🌐 essential amino acid

**Aminosäurengruppe.** Kategorie organischer Verbindungsreste, die eine primäre Aminogruppe NH$_2$, eine Säure- bzw. COOH-Gruppe sowie eine idiosynkratische Gruppe der jeweiligen A. enthalten. (→ Aminosäure)
🌐 amino acid group

**Aminotransferase.** (Transaminase). Enzym, das den Transfer einer Aminogruppe von einer alpha-Aminsäure zu einer Alphaketosäure katalysiert. Aspartat-A. (AST), die in normalem Serum und verschiedenen Geweben vorkommt, wird von den beschädigten Zellen freigesetzt. Ein hoher AST-Serumspiegel kann auf einen Herzinfarkt oder eine Leberkrankheit hindeuten. Alanin-A. (ALT) ist normaler Bestandteil des Serums und verschiedener Gewebe und wird von verletztem Gewebe freigesetzt. Hohe ALT-Serumkonzentrationen deuten auf eine akute Lebererkrankung hin.
🌐 aminotransferase

**Amitose.** Direkte Zellteilung mit einfacher Spaltung des Zellkerns und des Zytoplasmas (z.B. bakterielle Spaltung). Bei A. finden die bei der → Mitose auftretenden komplexen Phasen der Chromatintren-

nung der Chromosomen nicht statt. – *adj.* amototisch.
[*griech.*: a, kein; mitos, Gewinde]
amitosis

**AML.** Abkürzung für **akute myeloische Leukämie.**
AML

**Amme.** Frau, die ein fremdes Baby pflegt und stillt.
wet nurse

**Ammoniak.** NH₃; farbloses, stechend riechendes Gas, das aus Stickstoff und Wasserstoff besteht und bei der Zersetzung von stickstoffhaltigem organischem Material produziert wird; kann vielfältig verwendet werden, u.a. als aromatisches Stimulans, als Detergens sowie als Emulgator.
[*griech.:* ammoniakos, Salz des Ammon, ägyptische Gottheit]
ammonia

**Ammoniakvergiftung.** Unerwünschte Reaktion auf → Ammoniak, das aus dem Katabolismus von Aminosäuren und Nukleinsäuren entsteht. Ammoniak wird in der Leber zu Harnstoff umgewandelt und von den Nieren ausgeschieden. Bei Leberkrankheiten, wie z.B. bei Leberzirrhose, kann sich Ammoniak im Blut ansammeln und zu neurologischen Schäden führen.
ammonia intoxication

**Amnesie.** Gedächtnisstörung oder Erinnerungslücke aufgrund eines Hirnschadens oder eines schweren emotionalen Traumas. Verschiedene Formen von Amnesie sind → anterograde Amnesie, posttraumatische Amnesie und → retrograde Amnesie. – *adj.* amnestisch.
[*griech.:* amnasthai, vergessen]
amnesia

**Amnesie, anterograde.** Erinnerungslücke für eine bestimmte Zeit direkt nach einem schädigenden Ereignis (z.B. Schädelhirntrauma), z.B. nach Erwachen aus der Bewusstlosigkeit.
[*lat.:* ante, vor; prior, ganz vorne; gredi, gehen]
anterograde amnesia

**Amnesie, retrograde.** Die Unfähigkeit, sich für einen bestimmten Zeitraum nach einem schädigenden Ereignis (z.B. Schädelhirntrauma) an davorliegende Ereignisse zu erinnern.
retrograde amnesic

**Amnesie, visuelle.** Das Unvermögen, bereits gesehene Gegenstände und Objekte (auch Geschriebenes) wiederzuerkennen.
visual amnesia

**Amnion.** (Eihaut; Schafhaut). Durchgängige, die Fetalseite der Plazenta bedeckende Membran (innere Eihaut), die die äußere Oberfläche der Nabelschnur bildet. (s.a. Chorion) – *adj.* amniotisch.
[*griech.:* amnos, Schafshaut]
amnion

**Amnionfalte.** Ein bei vielen Wirbeltieren, insbesondere bei Vögeln und Reptilien vorhandenes embryonales Wachstumsmerkmal; besteht aus Lappen aus → Ektoderm und → Mesoderm, die über den Embryorücken wachsen und das Amnion bilden.
amniotic fold

**Amnionhöhle.** Die mit → Fruchtwasser gefüllte Höhle der den Fötus umgebenden Fruchtblase.
[*griech.:* amnion, Eihaut; *lat.:* cavum, Höhle]
amniotic cavity

**Amnioninfektionssyndrom.** (Amnionitis). Unspezifische Infektion der Fruchthöhle, die Eihäute, Plazenta, Fruchtwasser und das Kind betreffen kann. Eine Amnioninfektion entsteht meist nach einem vorzeitigen Blasensprung durch aufsteigende Keime aus der Scheide (z.B. Streptokokken, Staphylokokken oder Escherichia coli). Bei Anzeichen eines A.s muss die Geburt zügig beendet werden. Die Infektion kann auch nach der Geburt fortbestehen und äußert sich beim Kind durch erhöhte Herzfrequenz (Tachykardie), Atemdepression und Schlaffheit. Es muss daher in den ersten Lebenstagen intensiv überwacht werden. Die Mutter hat weiterhin Fieber, ihre Blutwerte verschlechtern sich und schlimmstenfalls kann sich eine allge-

meine → Sepsis entwickeln. Eine Antibiotika-Therapie ist unerlässlich.
amnionitis

**Amnioninfusion.** → Pflegeintervention der → NIC, die definiert wird als die Einleitung von Flüssigkeit in den Uterus während der Wehen zur Linderung einer Kompression der Nabelschnur und zur Verdünnung mekoniumhaltiger Flüssigkeiten.
Amnioinfusion

**Amnionitis.** Entzündung des → Amnions; kann durch einen vorzeitigen Riss der Fetalmembranen entstehen.
amnionnitis

**Amnioskopie.** (Fruchtwasserspiegelung). Betrachtung des → Fruchtwassers durch die intakte Fruchtblase mit einem durch den Gebärmutterhalskanal eingeführten Amnioskop. Hierbei kann z.B. ein Sauerstoffmangel (Hypoxie) des Feten anhand der Grünfärbung des Fruchtwassers erkannt werden.
amnioscopy

**Amniotomie.** Künstlich herbeigeführte, schmerzlose Ruptur der Eihäute; wird durchgeführt, um den Beginn der Wehen zu stimulieren bzw. zu beschleunigen.
amniotomy

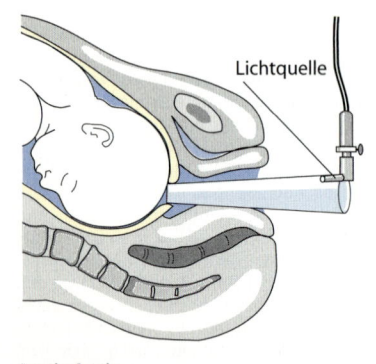

**Amnioskopie.**

**Amniozentese.** (Amnionpunktion). Maßnahme in der Geburtshilfe, bei der eine kleine Menge Fruchtwasser (Amnionflüssigkeit) zur Analyse entnommen wird. Eine A. wird normalerweise zur Diagnose fetaler Abnormitäten zwischen der 16. und 20. Schwangerschaftswoche durchgeführt.
[*griech.:* amnos, Eihaut; kentesis, stechen]
amniocentesis

**Amöbe.** Mikroskopisch kleiner, einzelliger, parasitärer Organismus. Verschiedene Species können als menschliche Parasiten auftreten, z.B. *Entamoeba coli* und *E. histolytica*.
[*griech.:* amoibe, Veränderung]
ameba

**Amöbenhepatitis.** Eine durch eine Amöbeninfektion hervorgerufene Leberentzündung; tritt normalerweise als Folge einer Amöbenruhr auf.
amebic hepatitis

**Amöbenruhr.** (Amöbendysenterie). Darmentzündung verursacht durch *Entamoeba histolytica*; es kommt zur Ausscheidung von typischerweise häufig auftretendem und mit Blut und Schleim durchsetztem, dünnem Stuhlgang. (s.a. Amöbiasis)
amebic dysentery

**Amöbiasis.** Darm- oder Leberinfektion, die durch pathogene Amöbenarten hervorgerufen wird; insbesondere *Entamoeba histolytica*, die zusammen mit infizierten Nahrungsmitteln oder Wasser aufgenommen werden. Eine schwache A. kann asymptomatisch verlaufen, eine schwere Infektion verursacht eine starke Diarrhö, akute Bauchschmerzen, Ikterus, Anorexie und Gewichtsverlust.
amebiasis

**Amöbizid.** Eine Substanz, die → Amöben zerstört.
amebicide

**Amok.** Psychotische Raserei, die von dem Verlangen begleitet ist, alle angetroffenen Personen zu töten. Ein Amoklauf kann Phasen schwerer Depression folgen. (Ver-

wendung meist in der Verbindung »Amok laufen«.)
[*malay.*: amoq, wütend]
🇬🇧 amok

**amorph.** (formlos). 1. Inaktives Gen; ein mutantes Allel, das geringe bzw. gar keine Auswirkung auf den Ausdruck einer Eigenschaft hat. 2. Bezeichnung für einen Gegenstand, dem eine definierte, sichtbare Form oder Gestalt fehlt. 3. Chemische, nicht-kristalline Substanz.
[*griech.*: a, kein; morphe, Form]
🇬🇧 amorph

**Amoxiycillin.** Ein semisynthetisches, oral einzunehmendes → Penicillin-→ Antibiotikum; wird zur Behandlung von Infektionen, die durch verschiedene gramnegative oder grampositive Mikroorganismen verursacht werden, eingesetzt.
🇬🇧 amoxicillin

**AMP.** Abkürzung für **Adenosinmonophosphat.**
🇬🇧 AMP

**Ampere (A).** Maßeinheit der elektrischen Stromstärke. Die Stromstärke ergibt sich aus der Division von Spannung und Widerstand.
[A. M. Ampere, französischer Physiker, 1775–1836]
🇬🇧 ampere (A)

**Amphetamine.** Gruppe von Stimulanzien des Nervensystems (Sympatikomimetika), einschließlich Amphetamin, Dextroamphetamin und Methamphetamin, die oft missbraucht werden, um Zustände der Wachsamkeit und Euphorie zu erzeugen. Der Abusus kann zu zwanghaftem Verhalten, Paranoia, Halluzinationen und suizidalem Verhalten führen. Die A. fallen unter das Betäubungsmittelgesetz. (→ Amphetaminsulfat).
🇬🇧 amphetamines

**Amphetaminsulfat.** Farbloses, wasserlösliches Amphetaminsalz mit stimulierender Wirkung auf das Zentralnervensystem; wurde in der Vergangenheit zur Behandlung bestimmter Atembeschwerden eingesetzt, zur Reduzierung von Ermüdungserscheinungen, zur Behandlung von Narkolepsie sowie als Appetitzügler zur Behandlung von Fettleibigkeit. (→ Amphetamine)
🇬🇧 amphetamine sulfate

**Amphetaminvergiftung.** Toxische Effekte einer Amphetaminüberdosis. Symptome sind Erregung, Tremor, Tachykardie, Halluzinationen, Delirium, Krämpfe und Kreislaufkollaps. Zu den Erste-Hilfe-Maßnahmen gehören Magenspülung mit Leitungswasser oder das Auslösen von Erbrechen. (→ Amphetamin)
🇬🇧 amphetamine poisoning

**amphoter.** Bezeichnung für eine Substanz, die je nach den bestehenden Bedingungen entweder eine positive, eine negative oder keine Ladung hat.
[*griech.*: amphoteros, sich auf beide beziehend]
🇬🇧 amphoteric

**Amplitude.** Schwingungsbreite bzw. -weite von Wellen oder Schwingungen, z.B. → Akkomodationsbreite oder → Konvergenzbreite.
[*lat.*: amplus, breit]
🇬🇧 amplitude

**Ampulla.** Abgerundete, sackförmige Erweiterung eines Gangs, Kanals oder einer röhrenförmigen Körperstruktur, z.B. Tränengang (A. canaliculi lacrima), Eileiter (A. tubae uterinae) oder Samenleiter (A. ductus deferentis).
[*lat.*: kolbenförmige Flasche.]
🇬🇧 ampulla

**Ampulla recti.** Kolbenförmige Erweiterung am Ende des Rektums.
🇬🇧 ampulla of rectum

**Ampulle.** Kleiner, steriler Glas- oder Plastikbehälter mit einer Einzeldosis einer Lösung.
[*franz.*: ampoule, Fläschchen]
🇬🇧 ampule

**Amputation.** Operative Entfernung eines Körperteils, einer Extremität bzw. eines Teils einer Extremität; wird zur Behandlung rezidivierender Infektionen oder bei einer Gangrän bei peripheren Gefäßerkrankungen, zur Entfernung maligner Tu-

more sowie bei schweren Verletzungen durchgeführt. In Narkose wird das betroffene Körperteil entfernt und das Ende des Knochens mit einem Lappen aus Muskel- und Hautgewebe abgedeckt. Bei einer bestehenden Infektion wird zu Drainagezwecken ein kleiner Schnitt offen gelassen.
[*lat.:* amputare, abschneiden]
amputation

**Amputation, kongenitale.** Fehlen einer fötalen Extremität bzw. Teils einer Extremität bei der Geburt.
congenital amputation

**Amputation, Pflege bei.** → Pflegeintervention der → NIC, die definiert wird als die Unterstützung der körperlichen und psychischen Heilung nach der Amputation eines Körperteils. Pflegerische Ver-

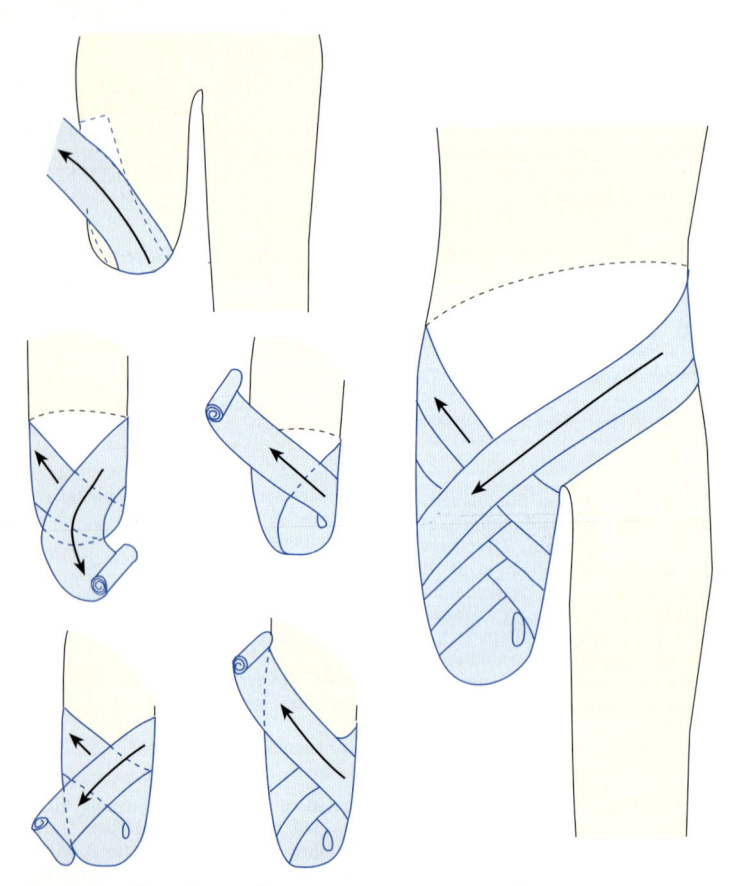

**Amputation, Pflege bei.** Wickeln eines Amputationsstumpfes in konischer Form an den ersten Tagen nach der OP.

sorgung eines Patienten nach einer → Amputation. Wichtigstes Pflegeziel ist eine optimale Unabhängigkeit des Patienten sowie bestmögliche Gehfähigkeit mit der Prothese. Die Amputationswunde muss aseptisch versorgt werden. Die Bandagierung des Stumpfes dient der Verhütung eines Wundödems. Der Patient muss so schnell wie möglich mobilisiert werden. Abgesehen von der körperlichen Versorgung ist die psychische Betreuung von besonderer Bedeutung. Die Bewusstmachung der verbleibenden positiven Ressourcen des Patienten kann eine große Hilfe sein.
🇬🇧 amputation care

**Amputationsneurom.** Form eines traumatischen Neuroms, das sich am Amputationsstumpf einer amputierten Extremität bilden kann.
🇬🇧 amputation neuroma

**Amyelie.** Fehlen des Rückenmarks.
[*griech.:* myelos, Mark]
🇬🇧 amyelia

**Amylase.** Enzym, das Stärke in kleinere Kohlenhydrate katalysiert. Alphaamylase, die in Speichel, Pankreassaft, Malz sowie in bestimmten Bakterien und Schimmelpilzen zu finden ist, katalysiert die Hydrolyse von Stärke zu Dextrinen, Maltose und Maltotriose. Betaamylase, die in Getreide, Gemüse und Malz vorkommt, ist an der Hydrolyse von Stärke zu Malz beteiligt.
[*griech.:* amylon, Stärke]
🇬🇧 amylase

**Amyloid.** Stärkeähnlicher Protein-Kohlenwasserstoff-Komplex, der während bestimmter chronischer Erkrankungen, z.B. bei Amyloidose, rheumatischer Arthritis, Tuberkulose sowie bei Alzheimer-Krankheit in manchen Gewebeschichten abgelagert wird.
[*griech.:* amylon, Stärke; eidos, Form]
🇬🇧 amyloid

**An- und Auskleiden.** → Pflegeintervention der → NIC, die definiert wird als die Auswahl sowie das An- und Ausziehen der Kleidung von Personen, die dazu selbst nicht fähig sind.
🇬🇧 Dressing

**An- und Auskleiden/Sich pflegen, Unterstützung der Selbstpflege.** → Pflegeintervention der → NIC, die definiert ist als die Unterstützung von Patienten beim An- und Auskleiden und beim Schminken.
🇬🇧 Self-Care Assistance: Dressing/Grooming

**ana-.** Vorsilbe mit der Bedeutung »hinauf, auseinander, wieder, gegen, entsprechend«.
🇬🇧 ana-

**Anabolismus.** (Aufbaustoffwechsel). Konstruktiver Stoffwechselkreislauf, bei dem einfache Substanzen zu komplexeren Verbindungen lebender Materie umgewandelt werden. (→ Metabolismus; Katabolismus (Abbaustoffwechsel)) – *adj.* anabolisch.
[*griech.:* anaballein, aufbauen]
🇬🇧 anabolism

**anaerob.** 1. Zustand ohne Luft bzw. Sauerstoff. 2. Die Fähigkeit bezeichnend, ohne Luft bzw. Sauerstoff leben und funktionieren zu können. (s.a. aerob)
🇬🇧 anaerobic

**Anaerobier.** Mikroorganismen, die ohne bzw. fast ohne Sauerstoff leben können, z.B. *Clostridium botulinum*. A. findet sich weitverbreitet in der Natur und im menschlichen Körper. (s.a. Aerobier)
[*griech.:* a. keine; aer, Luft; bios, Leben]
🇬🇧 anaerobe

**Anaklise.** 1. Bezeichnung für den Zustand einer Person, die zu anderen Personen in emotionaler Abhängigkeit steht; ist bei Kindern normal, wird jedoch bei Erwachsenen als pathologisch eingestuft. 2. Bewusste oder unbewusste Wahl eines geliebten Gegenstandes aufgrund einer Ähnlichkeit mit der Mutter, dem Vater oder einer anderen Person, die während der frühen Kindheit die Rolle des Trostge-

bers und Beschützers innehatte. – *adj.* anaklitisch.
[*griech.:* anaklisein, anlehnen]
anaclisis

**Anakrotie.** Herzschlag mit einer Einkerbung im ansteigenden Ast der Pulskurve. – *adj.* anakrot.
[*griech.:* ana, hin; krotos, Schlag]
anacrotism

**Anakusie.** Totaler Gehörverlust.
[*griech.:* a, nicht; akouein, hören]
anacusis

**anal.** Den After (Anus) betreffend.
[*lat.:* After]
anal

**Analeptika.** Substanzen (z. B. Coffein), die eine Leistungssteigerung bewirken. Bestimmte Zentren im Gehirn, wie z.B. das Atem- oder Vasomotorenzentrum werden direkt erregt. Zu hoch dosiert sind A. Krampfgifte. – *adj.* analeptisch.
[*griech.:* analeptikos, erfrischend]
analeptics

**Analerotik.** Libidinöse Fixierung auf bzw. Regression in die Analphase der psychosexuellen Entwicklung; spiegelt sich oft in Eigenschaften wie Geiz, Sturheit und übertriebener Gewissenhaftigkeit wider.
anal eroticism

**Analfissur.** Schmerzhafter, linearer Einriss (Ulzeration bzw. Lazeration) der Haut am Afterrand.
anal fissure

**Analfistel.** Unphysiologische Öffnung in der kutanen Oberfläche nahe dem After; wird häufig durch einen lokalisierten Kryptenabszess oder Morbus-Crohn verursacht. Eine perianale Fistel kann, muss aber nicht mit dem Rektum verbunden sein.
anal fistula

**Analgesie.** (Analgie). Vermindertes bzw. fehlendes Schmerzgefühl.
[*griech.:* a, kein; algos, Schmerz]
analgesia

**Analgetika.** (Schmerzmittel). Schmerzlindernde Mittel; narkotische, zentral wirksame Schmerzmittel (Opioidanalgetika) wirken auf das Zentralnervensystem und beeinflussen die Wahrnehmung des Patienten; diese Mittel werden bei schweren Schmerzen angewendet. Nicht-narkotische Schmerzmittel (Nichtopioidanalgetika) beeinflussen hauptsächlich die Peripherie, verursachen keine Abhängigkeit und haben keine Auswirkungen auf die Wahrnehmungsfähigkeit des Patienten; sie werden zur Bekämpfung von leichten bis mäßigen Schmerzen, zur Hemmung von Entzündungen und zur Senkung von Fieber eingesetzt.
[*griech.:* a, kein; algos, Schmerz]
analgesics

**Analgetikaverabreichung.** → Pflegeintervention der → NIC, die definiert wird als der Einsatz pharmakologischer Agenzien zur Linderung oder Beseitigung von Schmerzen.
Analgesic Administration

**Analgetikaverabreichung, intraspinal.** → Pflegeintervention der → NIC, die definiert wird als die Verabreichung von pharmakologischen Agenzien in den epiduralen oder intrathekalen Bereich zur Linderung oder Beseitigung von Schmerzen.
Analgetic Administration: Intraspinal

**Analgie.** Fehlen von Schmerzen. (→ Analgesie)
[*griech.:* a, kein; algos, Schmerz]
analgia

**Analkanal.** Ungefähr 4 cm langes Endstück des Verdauungskanals, das sich zwischen Mastdarm (Rektum) und After (Anus) befindet.
anal canal

**Analphabet.** Eine Person, die nicht lesen und schreiben kann.
illiterate

**Analphase.** (anale Phase). (Psychoanalyse) Psychosexuelle Entwicklungsphase nach der oralen und vor der genitalen Phase, die sich zwischen dem 1. und 3. Lebensjahr abspielt; die Stuhlausscheidung und

das Erspüren der Afterregion werden dabei als wichtige angenehme Reize empfunden.
🇬🇧 anal stage

**Analprolaps, Pflege bei.** → Pflegeintervention der → NIC, die definiert wird als die Verhinderung und/oder die manuelle Verminderung eines Analprolapses.
🇬🇧 Rectal Prolapse Management

**Analreflex.** Oberflächlicher neurologischer Reflex, der durch Streichen über die Haut bzw. Schleimhaut in der Afterregion ausgelöst wird; führt normalerweise zu einer Kontraktion des äußeren Schließmuskels.
🇬🇧 anal reflex

**Analyse.** 1. Trennung von Substanzen in ihre Bestandteile und Bestimmung der Beschaffenheit, Eigenschaften und Zusammensetzung von Verbindungen. In der Chemie werden bei der **qualitativen Analyse** die Elemente einer Substanz bestimmt; bei der **quantitativen Analyse** dagegen die Elementmengen in einer Substanz. 2. Informeller Begriff für die analytische, tiefenpsychologisch orientierte **Psychotherapie**. – *adj.* analytisch.
[*griech.:* ana, hinein; lyein, lockern]
🇬🇧 analysis

**Analyse, klinische.** Auswertung von Labordaten, z.B. Ergebnisse von Blutuntersuchungen, Urinanalysen und mikroskopische Gewebeuntersuchungen zur Bestimmung einer Diagnose und eines Behandlungsplans.
🇬🇧 clinical analysis

**Anämie.** (Blutarmut). Verringerung des Hämoglobinspiegels im Blut auf Werte unterhalb des normalen Bereichs von 4,2 Mill./mm$^3$ bis 6,1 Mill./mm$^3$. Verursacht wird eine A. entweder durch eine Abnahme der Erythrozytenproduktion, eine gesteigerte Vernichtung von Erythrozyten oder durch Blutverlust. Je nach ihrer Ausprägung kann die A. von klinischen Symptomen begleitet werden, die auf einer verminderten Sauerstoffkapazität des Blutes beruhen. Anzeichen und Symptome einer A. sind Müdigkeit, Kurzatmigkeit bei Anstrengung, Schwindel, Kopfschmerzen, Schlaflosigkeit und Blässe. – *adj.* anämisch.
[*griech.:* a, ohne; haima, Blut]
🇬🇧 anemia

**Anämie, aplastische.** Defizit der blutbildenden Elemente, das durch eine Insuffizienz des Knochenmarks entsteht, neue Zellen zu bilden. Neoplastische Knochenmarkkrankheiten und die Zerstörung von Knochenmark durch toxische Chemikalien, radioaktive Strahlung oder bestimmte Antibiotika bzw. andere Medikamente sind häufig auftretende Ätiologien.
🇬🇧 aplastic anemia

**Anämie, chronische.** Abnahme der im Blutkreislauf befindlichen Erythrozyten als Folge einer chronischen entzündlichen Krankheit.
🇬🇧 anemia of chronic disease

**Anämie, hämolytische.** Bluterkrankung, die durch eine chronisch verfrühte Zerstörung der → Erythrozyten gekennzeichnet ist. Dabei kann die → Anämie nur minimal ausgeprägt sein oder sogar ganz fehlen, was für die Fähigkeit des Rückenmarks spricht, die Produktion der Erythrozyten bei Bedarf zu erhöhen.
🇬🇧 hemolytic anemia

**Anämie, hypochrome.** 1. Gruppe von → Anämien, die durch eine verminderte Hämoglobinkonzentration in den Erythrozyten gekennzeichnet sind. 2. Eine Form der Anämie, bei der das Hämoglobin nicht der Größe der Erythrozyten entspricht oder bei der einzelne Erythrozyten eine übermäßige Kapazität aufweisen, Hämoglobin zu binden. (→ hypochrom)
🇬🇧 hypochromic anemia

**Anämie, leukoerythroblastische.** Bluterkrankung mit einer großen Anzahl unreifer weißer und roter Blutzellen (→ Leukozyten und → Erythrozyten); charakteristische Form einiger Anämien, die infolge der Schädigung des Knochenmarks durch maligne Tumore auftritt.
🇬🇧 leukoerythroblastic anemia

**Anämie, megaloblastäre.** Bluterkrankung, die durch die Produktion und periphere

Vermehrung unreifer großer dysfunktionaler Erythrozyten (→ Megalozyten) gekennzeichnet ist. Die Megaloblasten stehen meist in Verbindung mit einer schweren perniziösen Anämie oder einer Folsäuremangelanämie.
▨ megaloblastic anemia

**Anämie, perniziöse.** Progressive megaloblastische und makrozytäre → Anämie, die durch den Mangel von → Intrinsic factor verursacht wird, der für die Absorption von Vitamin $B_{12}$ wichtig ist. Die Reifung der Erythrozyten im Knochenmark wird dadurch verhindert, die hinteren und seitlichen Säulen des Rückenmarks verschlechtern sich, die Leukozyten sind im Differenzialblutbild vermindert und die polymorphkernigen Leukozyten erhalten viele Auswüchse. Es kann zu extremer Schwäche, Taubheit oder Kribbeln in den Extremitäten, Fieber, Blässe, Appetitlosigkeit (Anorexie) und Gewichtsverlust kommen. Unbehandelt führt die p.A. zum Tod.
[*lat.:* perniciosus, destruktiv; *griech.:* a, kein; haima, Blut]
▨ pernicious anemia

**Anamnese.** Datensammlung über einen Patienten und seinen Hintergrund, einschließlich Familie, frühere Lebensumgebung, Erfahrungen und insbesondere Erinnerungen, die bei der Analyse des Gesundheitszustandes des Patienten verwendet werden können. (s.a. Pflegeanamnese)
[*griech.:* anamimneskein, sich erinnern]
▨ anamnesis; medical history

**Anamnese, klinische.** Bewertung der körperlichen Verfassung eines Patienten und Erstellung einer Prognose, basierend auf Informationen und Daten aus Untersuchungen und Laboranalysen.
▨ clinical assessment

**anamnestisch.** 1. Die → Anamnese betreffend. 2. (»A.e Reaktion«) Das Immungedächtnis und die Immunreaktion eines Antigens betreffend, das immunkompetenten Zellen exponiert war.
▨ anamnestic

**Anaphase.** Dritte der vier Phasen der Kernteilung bei der → Mitose und bei den zwei Teilungen der Meiose. Bei der Mitose und der zweiten meiotischen Teilung teilen sich die Zentromeren sowie die zwei Chromatiden, die sich auf der Äquatorialebene der Spindel befinden; sie wandern zu den entgegengesetzten Zellpolen und bilden die ersten Tochterchromosomen. Bei der ersten meiotischen Teilung trennen sich die Paare der homologen Chromosomen voneinander und wandern als Einheit zu den entgegengesetzten Zellpolen der Spindel.
[*griech.:* ana, ohne; phainein, erscheinen]
▨ anaphase

**Anaphorese.** Prinzip der → Elektrophorese; Wanderung von Anionen in einer Lösung bzw. Suspension zur Anode.
▨ anaphoresis

**anaphylaktisch.** Die → Anaphylaxie betreffend.
[*griech.:* ana, ohne; phylaxis, Schutz]
▨ anaphylactic

**Anaphylatoxin.** Ein von einem Komplement abgeleitetes Polypeptid; vermittelt Veränderungen in den Mastzellen und führt zur Freisetzung von Histamin bzw. anderen immunreaktiven oder entzündlich reaktiven Substanzen.
▨ anaphylatoxin

**Anaphylaxie.** Übermäßige, lebensbedrohliche → Überempfindlichkeitsreaktion auf ein bereits vorhandenes Antigen. Die von Antikörpern der Immunglobulinklasse (Ig)E oder IgG vermittelte Reaktion veranlasst die Freisetzung chemischer Mediatorsubstanzen von den Mastzellen. Die Reaktion kann sich in lokal auftretenden Quaddeln oder einem generalisierten Juckreiz, Hyperämie, angioneurotischem Ödem sowie in schweren Fällen in Kreislaufkollaps, Bronchospasmen und Schockzuständen äußern. Die Ausprägung der Symptome hängt von der ursprünglichen sensibilisierenden Antigendosis, der Menge und Verteilung der Antikörper sowie dem Eintrittspfad und der Menge der Antigendosis ab, die den A. auslöst. (→ Schock, anaphylaktischer)
[*griech.:* ana, ohne; phylaxis, Schutz]
▨ anaphylaxis

**Anaphylaxie, aktive.** Überempfindlichkeitsreaktion, die durch die Aktivierung des körpereigenen → Immunsystems nach Injektion eines Fremdproteins ausgelöst wird. (→ Anaphylaxie; Allergie)
[*griech.*: ana, hinauf; phylaxis, Schutz]
🇬🇧 active anaphylaxis

**Anaphylaxie, kutane.** Lokalisierte Überempfindlichkeitsreaktion, die durch ein in die Haut einer sensibilisierten Person injiziertes Antigen verursacht wird. Diese Methode wird eingesetzt, um die Empfindlichkeit (Sensibilität) für verschiedene Allergene zu testen.
🇬🇧 cutaneous anaphylaxis

**Anaplasie.** Änderung in Struktur und Orientierung der Zellen, die von einem Differenzierungsverlust und Rückfall in einen primitiveren Zustand gekennzeichnet ist. Die A. ist ein Kennzeichen einer malignen Erkrankung. – *adj.* anaplastisch.
[*griech.*: ana, ohne; plassein, formen]
🇬🇧 anaplasia

**Anarthrie.** Verlust der Kontrolle über die Sprechmuskeln; führt zur Unfähigkeit, Worte zu artikulieren. Die A. wird normalerweise durch die Beschädigung eines zentralen oder peripheren motorischen Nervs verursacht. (s.a. Aphasie)
[*griech.*: a, hinein; arthron, Gelenk]
🇬🇧 anarthria

**Anasarka.** Ausgeprägtes, generalisiertes Ödem im Unterhautbindegewebe. A. kann oft bei Zusammenhang mit Nierenkrankheiten beobachtet werden, wenn über einen längeren Zeitraum eine Wasserretention besteht.
[*griech.*: ana, hinein; sarx, Fleisch]
🇬🇧 anasarca

**Anästhesie.** Fehlen der normalen Empfindungsfähigkeit, insbesondere der Schmerzempfindlichkeit; kann durch ein Betäubungsmittel, durch Hypnose oder durch eine traumatisch bedingte bzw. pathophysiologische Beschädigung von Nervengewebe induziert werden. Für medizinische oder chirurgische Zwecke kann eine Narkose oberflächlich, lokal oder als Regional- oder Vollnarkose eingeleitet werden. Die Bezeichnung der Narkoseart richtet sich nach dem verwendeten Betäubungsmittel, der jeweiligen Methode oder Prozedur oder dem narkotisierten Bereich bzw. Organ.
[*griech.*: a, kein; esthesia, Gefühl]
🇬🇧 anesthesia

**Anästhesie, dissoziative.** Narkosemethode mit Analgesie und Amnesie, jedoch ohne Unterbrechung der Atemfunktion. Der anästhesierte Patient scheint unter Narkose zu stehen, ohne jedoch von seiner Umgebung »dissoziiert« (abgekoppelt) zu sein. Diese Form der Anästhesie kann für kurze, oberflächliche operative Eingriffe bzw. diagnostische Maßnahmen eingesetzt werden.
🇬🇧 dissociated anesthesia

**Anästhesie, traumatische.** Vollständiger Ausfall der Sinneswahrnehmung in einem Körperbereich infolge von Verletzung, Zerstörung der Nerven oder Unterbrechung der Nervenbahnen.
🇬🇧 traumatic anesthesia

**Anästhesie, zentrale.** (allgemeine Empfindungslosigkeit). Verlust von Gefühlen bzw. Empfindungen aufgrund einer Läsion im zentralen Nervensystem.
🇬🇧 central anesthesia

**anästhesieren.** (narkotisieren). Einen Zustand der → Anästhesie einleiten.
[*griech.*: a, kein, esthesia, Gefühl]
🇬🇧 anesthetize

**Anästhesiologie.** Wissenschaftliches Fachgebiet der → Anästhesie, das sich mit den Grundlagen der → Anästhesie, Schmerztherapie, Intensiv- und Notfallmedizin beschäftigt.
🇬🇧 anesthesiology

**Anästhesist.** Facharzt der → Anästhesiologie. Aufgaben des A.s sind die präoperative Untersuchung des Patienten, Auswahl, Durchführung und Überwachung des Narkoseverfahrens, Überwachung des frischoperierten Patienten (auch auf der Intensivstation); Durchführung von Notfallmaßnahmen vital bedrohter Patienten.

A.en leiten häufig auch Anästhesieabteilungen oder Intensivpflegestationen.
🌐 anesthesiologist

**Anästhetika.** Medikament oder Substanz, die einen vollständigen bzw. teilweisen Verlust der Schmerzleitung und -empfindung (Anästhesie) verursachen und zur → Narkose eingesetzt werden; man unterscheidet allgemeine A. (Hypnotika, Narkotika) und lokale A. zur oberflächlichen Anwendung.
🌐 anesthetics

**Anästhetikaverabreichung.** → Pflegeintervention der → NIC, die definiert wird als die Vorbereitung und Verabreichung von anästhetischen Agenzien und Überwachung der Reaktionsfähigkeit der Patienten während der Verabreichung.
🌐 Anesthesia Administration

**Anastomose.** 1. Verbindung zwischen zwei Gefäßen. 2. Chirurgische Verbindung zweier Blutgefäße oder Darmsegmente, wodurch ein Durchgang von einem zum anderen Teil ermöglicht wird. Eine vaskuläre A. kann beispielsweise durchgeführt werden, um einen Aneurysma-Bypass zu legen oder einen arteriellen bzw. vaskulären Verschluss zu umgehen.
[*griech.:* anastomoein, eine Mündung bereitstellen; osis, Zustand]
🌐 anastomosis

**Anastomose, arteriovenöse.** Verbindung zwischen einer → Arterie und einer → Vene, entweder durch eine angeborene (kongenitale) Anomalie oder als chirurgische Verbindung zwischen zwei Gefäßen.
🌐 arteriovenous anastomosis

**Anastomosenstenose.** Einengung einer natürlichen oder chirurgisch hergestellten → Anastomose, z.B. durch Narbenbildung oder andere Prozesse.
[*griech.:* anastomoein, Einmündung, Öffnung; *griech.:* sténosis, Verengung]
🌐 anastomotic stenosis

**anastomosieren.** Einen Durchgang zwischen zwei normalerweise voneinander getrennten Gefäßen oder Höhlen öffnen.
[*griech.:* anastomoein, eine Einmündung bereitstellen]
🌐 anastomose

**Anastomosis, cruralis.** → Anastomose des Oberschenkels, die zwischen dem ersten perforierenden Ast der tiefen Oberschenkelarterie, der unteren Gesäßarterie sowie den seitlichen und mittleren Kranzarterien gebildet wird.
[*griech.:* anastomoein, einen Mund herstellen.]
🌐 crucial anastomosis

**Anatomie.** 1. Erforschung, Klassifizierung und Beschreibung von Körperstrukturen und Körperorganen. 2. Die Struktur eines Organismus.
[*griech.:* ana, hinein; temnein, schneiden]
🌐 anatomy

**Anatomie, angewandte.** Wissenschaft von Körperstrukturen und Körperorganen und deren Bedeutung für die Diagnose und Behandlung einer Krankheit.
🌐 applied anatomy

**Anatomie, funktionelle.** 1. Lehre vom Bau des menschlichen Körpers hinsichtlich der Aufgaben, Funktionen und Wechselwirkungen im Zusammenspiel mit anderen Organen, Organsystemen oder der Umwelt. 2. Eines der sechs Grundkonzepte der "Kinästhetik in der Pflege®", dort als funktionale Anatomie bezeichnet. Sie beschreibt die Aufteilung des menschlichen Körpers in Massen und Zwischenräume, sowie die Orientierung am Körper. (s.a. Kinästhetik)
🌐 functional anatomy

**Anatomie, topographische.** (Topographie). Anatomische Darstellung der einzelnen Körperbereiche sowie die Lagebeziehungen der einzelnen Organe untereinander und zwischen einem einzelnen Organ und dem gesamten Organismus.
🌐 topographic anatomy

**anatomisch.** Die → Anatomie oder den Bau des Körpers betreffend.
[*griech.:* ana, hinein; temnein, schneiden]
🔲 anatomic

**Anazidität.** Fehlen von → Salzsäure im → Magensaft.
[*griech.:* an, un-; lat., acidus sauer]
🔲 anacidity; inacidity

**Androgene.** Sammelbegriff für männliche Sexualhormone; alle Steroidhormone, die männliche Merkmale verstärken. Natürlich vorkommende Hormone, z.B. → Testosteron, verwandte Ester und Analogstoffe werden hauptsächlich in der Substitutionstherapie während des Klimakteriums des Mannes verwendet.
[*griech.:* andros, Mann; genein, produzieren]
🔲 androgens

**androgyn.** Sowohl Männer oder Frauen betreffend; die Merkmale beider Geschlechter aufweisend; z.B. bei → Hermaphroditismus.
🔲 androgynous

**android.** Etwas typisch Maskulines oder Männliches betreffend, z.B. ein androides Becken.
[*griech.:* andros, Mann; eidos, Form]
🔲 android

**Andrologie.** Männerheilkunde; bezieht sich insbesondere auf die männlichen Geschlechtsorgane und ihre Funktionen bzw. Störungen.
[*griech.:* andros, Mann; logos, Wissenschaft]
🔲 andrology

**Andropause.** Tiefgreifende Veränderung im Leben von Männern, die sich durch einen Berufswechsel, Scheidung, oder durch Umstrukturierung des eigenen Lebens ausdrücken kann; steht in Verbindung mit einer Abnahme des Androgenspiegels, die bei Männern im 4. oder 5. Lebensjahrzehnt beobachtet wird.
🔲 andropause

**Androsteron.** Männliches Sexualhormon, das ursprünglich als wichtigstes Geschlechtshormon eingestuft wurde. Die größere Potenz anderer männlicher Geschlechtshormone führte dazu, dass Androsteron heute weitgehend nur noch von historischem biochemischem Interesse ist.
[*griech.:* andros, Mann; stereos, fest]
🔲 androsterone

**Anenzephalie.** (Froschkopf; Krötenkopf). Kongenitales Fehlen wichtiger Teile des Gehirns und Fehlfunktion des Hirnstammes. Der Schädel ist nicht zugewachsen und der Wirbelkanal gleicht einer Rinne. Die A. beruht auf einem genetischen Defekt und stellt einen nicht-lebensfähigen Zustand dar.
[*griech.:* a, ohne; enkephalos, Gehirn]
🔲 anencephaly

**Anergie.** 1. Zustand der Lethargie bzw. des Fehlens körperlicher Aktivität. 2. Immunmangel, bei dem eine Reaktion auf ein Antigen bzw. eine Gruppe von Antigenen völlig fehlt oder nur vermindert auftritt; kann bei fortgeschrittener Tuberkulose und anderen schweren Infektionskrankheiten, bei AIDS sowie bei Malignität beobachtet werden. – *adj.* anergisch.
🔲 anergia

**aneuploid.** 1. Individuum, Organismus, Stamm oder Zelle mit einer Chromosomenzahl, die nicht dem genauen Vielfachen der normalen → haploiden, für die jeweilige Art typischen Chromosomenzahl entspricht. 2. Bezeichnung für ein solches Individuum, einen solchen Organismus, Stamm oder eine solche Zelle.
[*griech.:* a, nicht; eu, gut; ploos, Falte; eidos, Form]
🔲 aneuploid

**Aneuploidie.** Variationen des Chromosomensatzes, die einzelne Chromosomen und nicht ganze Chromosomensätze betreffen. Entweder können weniger Chromosomen, z.B. bei Turner-Syndrom (bei dem nur ein Chromosom betroffen ist) oder zuviele Chromosomen auftreten, z.B. bei Down-Syndrom (Trisomie 21).
🔲 aneuploidy

**Aneurysma.** Lokale Erweiterung einer Blutgefäßwand; wird normalerweise von

**Aneurysma, arteriovenöses.** Erweiterung (Dilatation) von Gefäßen, die sowohl eine Arterie als auch eine Vene betrifft, häufig eine unphysiologische Verbindung zwischen Vene und Arterie.
⚕ areteriovenous aneurysm

**Aneurysma, intrakranielles.** Krankhafte Erweiterung (→ Aneurysma) einer Hirnarterie. Charakteristische Symptome sind starke Kopfschmerzen, Nackensteifigkeit, Übelkeit, Erbrechen und manchmal Bewusstlosigkeit.
⚕ intracranial aneurysm

**Aneurysma, ventrikuläres.** Erweiterung bzw. sackartige Ausbuchtung in der Herzkammerwand, die sehr häufig nach einem Herzinfarkt auftritt. Infolge der entzündungsbedingten Veränderungen durch den Infarkt bildet sich Narbengewebe, das die Herzmuskulatur schwächt und eine Ausbuchtung bei Kontraktion der Herzkammer begünstigt.
⚕ ventricular aneurysm

**Aneurysma, dissecans.** Lokalisierte Erweiterung einer Arterie, insbesondere der Aorta, mit typischer Längszergliederung zwischen den äußeren und mittleren Gefäßwandschichten. Blut, das in einen Riss der Gefäßintimaschicht eindringt, führt zu einer Trennung geschwächter elastischer und fibromuskulärer Elemente in der Mittelschicht und verursacht die Bildung zystischer, mit Grundsubstanz gefüllter Räume. Ein aufbrechendes dissezierendes Aneurysma kann innerhalb von einer Stunde zum Tod führen.
[*lat.:* dissecare, auseinanderschneiden; *griech.:* aneurysma, Öffnung.]
▸ Aneurysma
⚕ dissecting aneurysm

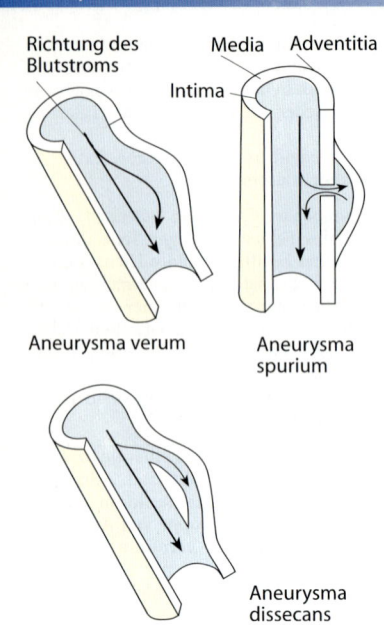

**Aneurysma.** Die drei häufigsten Aneurysmaformen.

Atherosklerose und Hypertonie, in selteneren Fällen auch durch Trauma, Infektionen oder eine kongenitale Schwäche der Gefäßwände verursacht. Ein A. betrifft häufig die Aorta, aber auch die peripheren Gefäße. Bei älteren Leuten treten sie oft in den unteren Extremitäten auf, insbesondere in den Kniekehlen (popliteal). Anzeichen eines arteriellen A.s ist eine pulsierende Schwellung, die bei Auskultation ein blasendes Geräusch hervorruft. Ein A. kann aufbrechen und eine starke Blutung (Hämorrhagie) verursachen. Es können sich Thromben in den erweiterten, sackförmigen Ausweitung bilden, die möglicherweise eine Embolie kleinerer Gefäße nach sich ziehen.
[*griech.:* aneurysma, Ausweitung]
⚕ aneurysm

**Aneurysmenschwirren.** (Aneurysmenton). Schwingung, die bei der Untersuchung eines → Aneurysmas gefühlt werden kann. Bei barteriellen Aneurysmen wird die Vibration nur in der Systole empfunden, bei arteriovenösen Aneurysmen ist die Schwingung sowohl in der Systole als auch der Diastole präsent.
⚕ aneurysmal thrill

**Anfall.** Eine plötzliche, unvermittelte Episode im Verlauf einer Erkrankung, die meist durch akute und unangenehme Symptome charakterisiert ist.
Gezielte Beobachtung des Anfallhergangs (Beginn, Dauer etc.); Vitalzeichenkontrolle; Sturz- und Verletzungsprophylaxe
🇬🇧 attack

**Anfall, akinetischer.** Krampfartige, bei Kindern auftretende Störung; kurzer Krampfanfall, bei dem das Kind plötzlich zu Boden fällt.
🇬🇧 akinetic seizure

**Anfall, tonisch-klonischer.** Epileptischer Anfall, gekennzeichnet durch generalisierte unwillkürliche Muskelkontraktionen und eine Unterbrechung der Atmung, gefolgt von tonisch-klonischen Muskelspasmen. Die Atmung ist erschwert und geräuschvoll und die Zähne sind meist verkrampft zusammengebissen. Der betroffene Patient kann sich auf die Zunge beißen und die Kontrolle über Harnblase und Darm verlieren. Nach Ablauf dieser Krampfphase schläft der Patient oft ein oder ist verwirrt. Beim Aufwachen kann er sich nicht mehr an den Vorfall erinnern. Einem t.-k. A. kann ein Warnsignal oder eine sogenannte »epileptische Aura« vorangehen. (→ tonisch; klonisch) (s.a. Aura)
🇬🇧 tonic-clonic seizures

**Anfallsleiden.** → Epilepsie.

**Angiitis.** Entzündung eines Gefäßes, hauptsächlich eines Blut- oder Lymphgefäßes.
[*griech.*: angeion, Gefäß; itis, Entzündung.]
🇬🇧 angiitis

**Angina.** 1. Beschreibung von Erkrankungen in Verbindung mit einer Einengung; z.B. Angina tonsillaris. 2. Ausdruck, der zumeist zur Beschreibung von Herzschmerzen verwendet wird, die durch einen Sauerstoffmangel im Herzmuskel (Anoxie) verursacht werden; → Angina pectoris. 3. Beschreibung für Symptome, die bei verschiedenen Krankheiten auftreten, die mit Würge- und Erstickungsgefühlen oder erheblichen Druck- und Schmerzgefühlen assoziiert sind. – *adj.* anginös.
[*lat.*: angor, strangulieren]
🇬🇧 angina

**Angina, intestinale.** (Angina abdominalis). Chronische Gefäßinsuffizienz der Mesenterialarterie, die durch Atherosklerose verursacht wird und zur Ischämie der glatten Muskeln des Dünndarms führt.
🇬🇧 intestinal angina

**Angina, pectoris.** Paroxysmale (anfallsweise), thorakale, zumeist durch einen Sauerstoffmangel im Herzmuskel verursachte Schmerzen, die durch eine Atherosklerose bzw. einen Krampf der Koronararterien bedingt sind. Der Schmerz strahlt normalerweise an der Innenseite des linken Arms aus und wird häufig von einem Erstickungsgefühl und Todesangst begleitet. A. p.-Anfälle sind oft mit Überanstrengung, emotionalem Stress sowie der Exposition gegenüber Kälte verbunden. (s.a. Herzinfarkt)
🇬🇧 angina pectoris

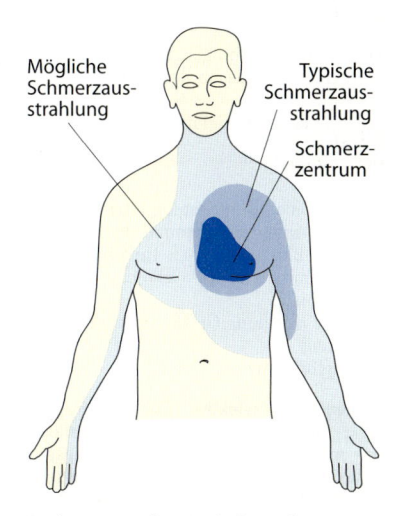

**Angina, pectoris.** Typische Schmerzausbreitung bei Angina pectoris.

**Angioblastom.** Tumor der Blutgefäße, der häufig das Gehirn befällt; Formen von A.en sind **angioblastöses Meningiom** und **zerebellares A.**
[*griech.*: angeion, Gefäß; blastos, Samen, oma, Tumor]
🇬🇧 angioblastoma

**Angiochondrom.** Knorpelartige Geschwulst mit übermäßiger Blutgefäßbildung.
[*griech.*: angeion, Gefäß; chondros, Knorpel; oma, Tumor]
🇬🇧 angiochondroma

**Angiofibrom.** → Angiom mit fibrösem Gewebe.
[*griech.*: angeion, Gefäß; *lat.*: fibra, Faser; *griech.*: oma, Tumor]
🇬🇧 angiofibroma

**Angiogenese.** Die Fähigkeit, die Blutgefäßbildung anzuregen; häufige Eigenschaft von bösartigem Gewebe. Das Auftreten einer A. im Brustgewebe gilt als Vorstufe eines histologischen Beweises für Brustkrebs.
[*griech.*: angeion, Gefäß; genesis, Ursprung]
🇬🇧 angiogenesis

**Angiogramm.** Röntgenaufnahme eines Blutgefäßes, in das ein Kontrastmittel injiziert wurde.
[*griech.*: angeion, Gefäß; gramma, schreibend]
🇬🇧 angiogram

**Angiographie.** Röntgenologische Darstellung der inneren Anatomie des Herzens und der Blutgefäße nach Injektion eines Kontrastmittels in die Gefäße. – *adj.* angiographisch.
[*griech.*: angeion, Gefäß; graphein, aufzeichnen]
🇬🇧 angiography

**Angiographie, selektive.** Röntgenographische Darstellung ausgewählter Gefäße, wie z.B. der Aorta oder der wichtigsten Arterien, mit Hilfe eines Kontrastmittels, das durch einen Katheter in das Gefäß injiziert wurde.
🇬🇧 selective angiography

**Angiographie, zerebrale.** Radiographische Methode, bei der das Hirngefäßsystem mit Hilfe eines Kontrastmittels sichtbar gemacht wird.
[*griech.*: angeion, Gefäß, graphein, berichten]
🇬🇧 cerebral angiography

**Angiokardiogramm.** Reihe von Röntgenbildern des Herzens, die in schneller Folge während und unmittelbar nach Injektion eines Kontrastmittels in die Koronargefäße aufgenommen werden.
🇬🇧 angiocardiogram

**Angiokardiographie.** Untersuchung, bei der eine Röntgendarstellung des Herzens und der großen Herzgefäße vorgenommen wird; dabei wird ein Kontrastmittel durch einen Katheter direkt in das Herz injiziert.
[*griech.*: angeion, Gefäß; kardia, Herz; graphein, aufschreiben]
🇬🇧 angiocardiography

**Angiokardiopathie.** Erkrankung der Blutgefäße des Herz- und Kreislaufsystems.
[*griech.*: angeion, Gefäß; kardia, Herz; pathos, Krankheit]
🇬🇧 angiocardiopathy

**Angiokarditis.** Entzündung des Herzens und der großen Blutgefäße.
🇬🇧 angiocarditis

**Angiokatheter.** Hohler, biegsamer Schlauch, der in ein Blutgefäß eingeführt wird, um Flüssigkeiten zu entnehmen oder zu injizieren.
🇬🇧 angiocatheter

**Angiokeratom.** Vaskuläres, horniges Neoplasma der Haut, das aus erweiterten Blutgefäßen und Blutwarzen besteht. Gleichzeitig tritt eine Verdickung der Epidermis auf, insbesondere an den Hoden und den dorsalen Seiten von Fingern und Zehen.
[*griech.*: angeion, Gefäß; keras, Horn; oma, Tumor]
🇬🇧 angiokeratoma

**Angiolipom.** Gutartiger Tumor, der aus Blutgefäßen und Fettgewebe besteht.
[*griech.*: angeion, Gefäß; lipos, Fett; oma, Tumor]
🇬🇧 angiolipoma

**Angiom.** Gutartiger Tumor mit Gefäßsprossung (→ Hämangiom) oder Lymphsprossung (→ Lymphangiom). Die meisten A.e sind kongenital; manche, z.b. die kavernösen Hämangiome, können sich spontan zurückbilden.
[*griech.:* angeion, Gefäß; oma, Tumor]
🌐 angioma

**Angioma cutis.** → Nävus, der aus einem Netzwerk erweiterter Blutgefäße besteht.
🌐 angioma cutis

**Angiomatose.** Erkrankung mit zahlreichen vaskulären Tumoren.
🌐 angiomatosis

**Angiomatose, bazilläre.** Erkrankung mit zahlreichen Angiomen, die durch *Bartonella*-Infektionen verursacht werden. Die b. A. manifestiert sich z.B. bei HIV-Patienten in Form von kleinen hämangiomähnlichen Läsionen der Haut, kann aber auch die Lymphknoten und die Eingeweide (Viszera) befallen. Die Hautläsionen werden häufig fälschlicherweise als → Kaposi-Sarkom diagnostiziert.
🌐 bacillary angiomatosis

**Angiomyom.** Geschwulst, das aus vaskulärem und muskulärem Gewebe besteht.
[*griech.:* angeion, Gefäß; mys, Muskel; oma, Tumor]
🌐 angiomyoma

**Angiomyosarkom.** Aus vaskulärem und muskulärem Gewebe sowie aus Bindegewebe bestehende maligne Geschwulst.
[*griech.:* angeion, Gefäß; mys, Muskel; sarx, Fleisch; oma, Tumor]
🌐 angiomyosarcoma

**Angioödem.** (Quincke-Ödem). Akute, schmerzhafte, dermale, subkutane bzw. submuköse kurzzeitige Schwellung v.a. im Gesichtsbereich. Betroffen sind das subkutane Gewebe sowie ggf. Schleimhäute in Mund, Rachen, Kehlkopf und Gastrointestinaltrakt, wodurch lebensbedrohliche Situationen entstehen können. Weitere Symptome sind Unterbauchschmerzen und Urtikaria (Nesselsucht). Ursache kann eine Nahrungsmittel- oder Arzneimittelallergie, eine Infektion, emotionaler Stress oder erbliche Faktoren sein.
🌐 angioedema

**Angiopathie.** Bezeichnung für Gefäßkrankheiten.
[*griech.:* angeion, Gefäß; pathos, Krankheit]
🌐 angiopathy

**Angioplastie.** Rekonstruktion von Blutgefäßen, die durch Krankheit oder Verletzung beschädigt worden sind.
[*griech.:* angeion, Gefäß; plassein, formen]
🌐 angioplasty

**Angioplastie, perkutane transluminale (PTA).** Maßnahme zur Dilatation von Blutgefäßen bei einer Behandlung von peripheren Arterienerkrankungen. Ein Ballonkatheter wird unter Röntgenkontrolle in die stenosierte Arterie eingeführt und der Ballon aufgeblasen. Dadurch soll die Arterie erweitert und gedehnt oder eine Ansammlung von → Plaque flacher werden.
🌐 percutaneous transluminal angioplasty (PTA)

**Angiosarkom.** Seltene, bösartige Geschwulst, die aus Endothel- und Fibroblastengewebe besteht, die sich ausbreitet und nach und nach die Gefäße umschließt.
🌐 angiosarcoma

**Angiosklerose.** Verdickung und Verhärtung der Gefäßwände.
[*griech.:* angeion, Gefäß; skleros, hart; osis, Zustand]
🌐 angiosclerosis

**Angioskop.** Spezialmikroskop zur visuellen Beurteilung der Kapillargefäße.
🌐 angioscope

**Angiospasmus.** Plötzliche, vorübergehende Verengung (Konstriktion) eines Blutgefäßes.
🌐 angiospasm

**Angiotensin.** Polypeptid im Blut, das eine Gefäßverengung, Hypertonie und eine Aldosteronfreisetzung durch die Nebennierenrinde (NNR) verursacht. A. entsteht aus der Reaktion zwischen Renin und Angiotensinogen, einem alpha-2-Globulin,

das in der Leber produziert wird und ständig im Blut zirkuliert.
[*griech.:* angeion, Gefäß; *lat.:* tendere, dehnen]
🌐 angiotensin

**Angiotensinkonversionsenzym (ACE).** Ein Protein (Dipeptidyl-Carboxypeptidase), das die Umwandlung von Angiotensin I zu Angiotensin II katalysiert, indem es zwei terminale Aminosäuren aufbricht.
🌐 angiotensin-converting enzyme (ACE)

**Angiotensinogen.** In der Leber gebildetes Serumglobulin, Vorläufer von → Angiotensin; tritt erhöht bei Schwangerschaft, Hypertonie und Einnahme von Kontrazeptiva und erniedrigt bei Lebererkrankungen auf.
🌐 angiotensinogen

**Angst.** 1. Anerkannte → NANDA-→ Pflegediagnose; vages, unsicheres Gefühl, dessen Ursache häufig unspezifisch und/oder unbekannt ist. Die kennzeichnenden Merkmale können subjektiv oder objektiv sein. Zu den subjektiven Kennzeichen zählen Spannung, Besorgnis, zunehmende Hilflosigkeit und Gefühle der Unsicherheit, Furcht, Stress und eines bevorstehenden Schicksals. Objektive Charakteristika sind erhöhte Herzfrequenz, erweiterte Pupillen, Unruhe, mangelnder Augenkontakt, Zittern, beschleunigte Atmung und der Ausdruck von Sorgen bezüglich der Lebensereignisse. 2. Vorahnung von aufkommender Gefahr und Furcht begleitet von Symptomen der Unruhe, Anspannung, Tachykardie und Atemschwierigkeiten, die nicht mit einem offensichtlichen Stimulus verbunden sind.
🌐 anxiety

**Angst, Linderung von.** → Pflegeintervention der → NIC, die definiert wird als Minimierung von Befürchtungen, Ängsten, Vorahnungen und Unbehagen aufgrund von nicht definierbaren Ursachen für eine als Bedrohung empfundene Gefahr.
🌐 Anxiety Reduction

**Angstattacke.** Akute, psychobiologische Reaktion, die sich in intensiven Angstzuständen und Panik äußert. Die Symptome unterscheiden sich von Person zu Person und je nach Intensität des Anfalls; dazu gehören zumeist Herzklopfen, Atemnot, Schwindel, Ohnmacht, Schweißausbrüche, Gesichtsblässe, Magenbeschwerden sowie das vage Gefühl eines bevorstehenden Unheils oder des Todes.
🌐 anxiety attack

**Angsthysterie.** Ein von Angst- und Hysteriesymptomen begleiteter Zustand. (→ Hysterie; Angst)
[*lat.:* anxietas, Angst; *griech.:* hysteria, Gebärmutter]
🌐 anxiety hysteria

**Angstneurose.** Zur Gruppe der neurotischen Veränderungen gehörende Krankheit, bei der das Leitsymptom »Angst« in unterschiedlichen Ausprägungsgraden auftritt (teilweise als Dauerzustand, aber auch anfallsartige Attacken sind möglich). Häufig sind psycho-vegetative Störungen begleitend vorhanden (Herzrasen, Zittern, Schweißausbruch). Die Behandlung erfolgt neben der medikamentösen Einstellung (→ Anxiolytika, → Benzodiazepinderivate) durch eine → Psychotherapie. (s.a. Phobie)
🌐 anxiety neurosis

**Angstreaktion.** Klinisches Merkmal, bei dem → Angst das vorrangige Merkmal ist oder eine Person, die mit einer gefürchteten Situation konfrontiert wird, eine solche Angst empfindet, dass sie reaktionsunfähig wird. Die Reaktion kann sich in Panik, Phobie oder Zwangsneurosen äußern.
[*lat.:* anxietas, Angst; re, wieder; agere, handeln]
🌐 anxiety reaction

**Angström (A).** Frühere Maßeinheit von 0,1 Millimikrometer (1/10.000.000.000 Meter) bzw. $10^{-10}$ Meter.
[A. J. Ångström, schwedischer Physiker, 1814–1870]
🌐 angstrom

**Angststörung.** (Angstneurose). Beschwerde, bei der die Angst als Symptom im Vordergrund steht. Die Begleitsymptome reichen von milder bis chronischer Verspannung mit Schüchternheit, Ermüdung, Furcht und Unentschlossenheit bis zu intensiveren Zuständen der Unruhe und Reizbarkeit, die zu aggressiven Handlungen, andauernder Hilflosigkeit oder Rückzugsverhalten führen können.
🇬🇧 anxiety disorder

**Angsttraum.** Ein von Unruhe und sich nach und nach beschleunigendem Pulsschlag begleiteter Traum. (→ Alptraum)
🇬🇧 anxiety dream

**Angstzustand.** Mentale oder emotionale Reaktion, die von Furcht, Unsicherheit sowie irrationaler → Angst begleitet wird. Ein A. kann physiologische Veränderungen hervorrufen, z.B. Tachykardie, erweiterte Pupillen und einen trockenen Mund.
🇬🇧 anxiety state

**Anhidrose.** Fehlende bzw. ungenügende Schweißsekretion.
[*griech.:* a, kein; hidros, Schweiß]
🇬🇧 anhidrosis

**Anhydrase.** Enzym, das bei bestimmten Verbindungen die Abspaltung von Wassermolekülen katalysiert; z.B. dehydriert die kohlensaure A. Kohlensäure und steuert somit die Kohlendioxidmenge in Blut und Lungen.
[*griech.:* a, kein; hydor, Wasser]
🇬🇧 anhydrase

**Anhydrid.** Chemische Verbindungen, die durch Wasserentzug aus einer Substanz, zumeist aus Säuren, entstehen. – *adj.* anhydrisch.
[*griech.:* a, kein; hydor, Wasser]
🇬🇧 anhydride

**Anilin.** Ölige, giftige, stark riechende, brennend schmeckende Flüssigkeit; wurde früher aus der Indigopflanze extrahiert; wird heute synthetisch aus Nitrobenzol hergestellt und zur Produktion von Anilinfarbstoffen verwendet.
[*arab.:* alnil, indigoblau]
🇬🇧 aniline

**Anilinvergiftung.** (Anilismus). Vergiftung durch Anilinverbindungen. Zu den Symptomen gehören im Allgemeinen Zyanose, Schwäche, kalter Schweiß, unregelmäßiger Puls, Atembeschwerden, Koma, Krämpfe und plötzliches Herzversagen. Die Behandlung besteht aus Magenspülung und dem Auslösen von Erbrechen. (→ Anilin)
[*arab.:* alnil, indigoblau]
🇬🇧 anilism

**Anima.** 1. (Analytische Psychologie nach C.G. Jung) Das wahre, innere, unbewusste Wesen oder die Persönlichkeit, Triebe sowie die irrationalen Komponenten eines Menschen, die sich von der nach außen gezeigten Persönlichkeit, oder → Persona, unterschiedet. 2. Weibliche Komponente der männlichen Persönlichkeit.
[*lat.:* Seele]
🇬🇧 anima

**Anion.** 1. Negativ geladenes Ion, das bei der Elektrolyse zur positiven Elektrode (Anode) wandert. 2. Negativ geladenes Atom, Molekül oder Radikal. – *adj.* anionisch.
[*griech.:* ana, nach; ion, rückwärts gehen]
🇬🇧 anion

**Anionenaustauschharz.** Einfache organische Polymere mit hohem Molekulargewicht, die Ionen mit anderen gelösten Anionen austauschen. A.e werden als Antazide bei der Behandlung von Magenulzera verwendet.
🇬🇧 anion exchange resin

**Anis.** Frucht der *Pimpinella-anisum*-Pflanze. Anisextrakte werden bei der Zubereitung von → Karminativa und → Expektoranzien verwendet.
🇬🇧 anise

**Aniseikonie.** Augenerkrankung, bei der jedes Auge das gleiche Bild in verschiedener Form und Größe wahrnimmt.
[*griech.:* anisos, ungleich; eikon, Bild]
🇬🇧 aniseikonia

**Anisogamet.** → Gamet, dessen Morphologie sich erheblich von Größe und Struktur eines anderen Gameten unterscheidet, mit dem er sich vereint, z.B. die Makrogame-

ten und Mikrogameten bestimmter Sporozoen.
[griech.: anisos, ungleich; gamos, Hochzeit]
🌐 anisogamete

**Anisokaryose.** Deutliche Unterschiede in der Zellkerngröße von Zellen derselben Art. – adj. anisokaryotisch.
🌐 anisokaryosis

**Anisokorie.** Seitendifferente Größe der Pupillen (Pupillendifferenz größer 1 mm). Kann angeboren vorkommen (ca. 4% aller Menschen) oder durch parasympatische Störungen bei einer Okkulomotoriuslähmung; sympatische Störung bei Horner-Syndrom oder bei ophthalmologischen oder neurologischen Erkrankungen (z.B. Raumforderung im Gehirn).
[griech.: anisos, ungleich; kore, Pupille]
🌐 anisocoria

**Anisozytose.** Bluterkrankung mit übermäßig hoher Zahl von Erythrozyten in verschiedenen abnormen Größen.
[griech.: anisos, ungleich; kytos, Zelle]
🌐 anisocytosis

**Ankyloglossie.** Orale Missbildung mit einem abnorm kurzen Zungenbändchen, das Zungenbewegung und Sprechen behindert; kann operativ (durch Frenulotomie bzw. → Frenektomie) korrigiert werden.
[griech.: agkylos, schief; glossa, Zunge]
🌐 ankyloglossia

**Ankylose.** 1. Gelenkversteifung, häufig in einer abnormen Haltung; tritt infolge der Zerstörung der Gelenkknorpel und der subchondralen Knochen auf, z.B. bei rheumatischer Arthritis. 2. **Arthrodese**: chirurgisch bedingte Versteifung eines Gelenks, um Schmerzen zu lindern oder Halt zu bieten. (s.a. Kontraktur)
[griech.: ankylosis, Verkrümmung]
🌐 ankylosis

**Ankylose, echte.** Bindegewebige oder knöcherne Versteifung zweier Gelenkknochen.
[griech.: ánkylos, gekrümmt]
🌐 true ankylosis

**ankylosiert.** (versteift). Bezeichnung für die durch pathologische Veränderung verursachte Versteifung eines Gelenks.
🌐 ankylosed

**Ankylostomiasis.** → Hakenwurmkrankheit, die von *Ancylostoma duodenale, A. braziliense*, oder *A. caninum* verursacht wird und besonders bei Bergleuten und in den Tropen und Suptropen vorkommt. Es kommt zu Juckreiz, Bronchitis und Anämien.
🌐 ancylostomiasis

**Anlage.** Begriff aus der Embryologie; undifferenzierte Zellschicht, aus der sich ein bestimmtes Organ, Gewebe oder eine Körperstruktur entwickelt; primordiales Rudiment.
🌐 anlage

**Anleitung.** Das Vertrautmachen eines Schülers / einer Schülerin mit einer zu erlernenden Tätigkeit, z.B. Richten eines Patientenbettes, Transfer eines Patienten aus dem Bett in den Rollstuhl, Katheterisieren, Dokumentieren etc. Die A. erfolgt nach verschiedenen pädagogischen Prinzipien, wobei die häufigste Form die so genannte Stufenmethode bildet. 1. Vorbereitung; Hemmungen nehmen, Interesse wecken, Anknüpfen an Vorkenntnisse und Erfahrung. 2. Vormachen und Erklären der Tätigkeit durch den Anleitenden, u.U. in Teilschritten. 3. Nachmachen durch den Schüler und Korrektur durch den Anleitenden. Anerkennen von richtigen Handlungen, hinweisen auf grobe Fehler; evtl. nochmaliges Vormachen von Teilschritten. 4. Übung; Vervollkommnung, Festigung und Sicherung des Gelernten, wobei ausreichend Gelegenheit zum Üben gegeben werden sollte. 5. Überprüfung anhand von Lernzielen. Die A. von Schülern sollte durch examiniertes Pflegepersonal erfolgen und durch geschulte Mentoren, Praxisanleiter und Unterrichtskräfte ergänzt werden.
🌐 instruction

**Anleitung, vorausschauende.** → Pflegeintervention der → NIC, die definiert wird als die Vorbereitung von Patienten auf

eine vorhersehbare Entwicklung und/oder situative Krise.
🌐 Anticipatory Guidance

**Anleitung: Angestellte.** → Pflegeintervention der → NIC, die definiert wird als die Hilfe und Unterstützung eines neuen oder versetzten Angestellten durch strukturierte Einarbeitung in einen spezifischen klinischen Bereich.
🌐 Preceptor: Employee

**Anleitung: Schüler/Student.** → Pflegeintervention der → NIC, die definiert wird als die Hilfe und Unterstützung der Lernerfahrungen von Schülern/Studenten.
🌐 Preceptor: Student

**ANLL.** Abkürzung für **akute nicht-lymphatische Leukämie.**
🌐 ANLL

**annulär.** Bezeichnung für eine ringförmige Läsion, die eine normale, nicht beschädigte Hautzone umgibt.
[*lat.:* annulus, Ring]
🌐 annular

**Anode.** Positive Elektrode, die → Anionen (neg. geladene Teilchen) anzieht.
🌐 anode

**Anodontie.** Kongenitaler Defekt mit teilweiser oder völliger Zahnlosigkeit.
[*griech.:* a, kein; odous, Zahn]
🌐 anodontia

**Anomalie.** (Abnormität). 1. Abweichung von der Norm. 2. Kongenitale Missbildung, z.B. das Fehlen einer Extremität oder das Vorhandensein eines zusätzlichen Fingers. – *adj.* anomal.
[*griech.:* anomalos, unregelmäßig]
🌐 anomaly

**Anomalie, kongenitale.** Strukturelle → Anomalie bei Geburt, die entweder vererbt, während der Schwangerschaft erworben oder während der Geburt zugefügt wird.
🌐 congenital anomaly

**Anonyme Alkoholiker (A.A.).** Internationale, gemeinnützige Selbsthilfeorganisation, die 1935 gegründet wurde. Gruppenmitglieder sind abstinente → Alkoholiker, die dauerhaft das Trinken eingestellt haben und andere Alkoholiker bei der Genesung von einer Alkoholkrankheit mit einem Zwölf-Punkte-Programm unterstützen. Das Therapiekonzept beinhaltet Gruppenhilfe, das gemeinsame Teilen von Erlebnissen sowie den Glauben an eine höhere Macht.
🌐 Alcoholics Anonymous (AA)

**Anopsie.** (Anopie). Ausfall der Sehfähigkeit aufgrund eines Defekts bzw. durch das Fehlen eines oder beider Augen.
[*griech.:* a, kein; ops, Auge]
🌐 anopia

**Anorchie.** Kongenitales Fehlen eines oder beider Hoden.
[*griech.:* a, kein; orchis, Hoden]
🌐 anorchia

**Anordnungen, Transkription von.** → Pflegeintervention der → NIC, die definiert wird als die Informationsübertragung von Verordnungsbögen auf Pflegepläne und Dokumentationssysteme.
🌐 Order Transcription

**anorektal.** Den analen und rektalen Bereich des Dickdarms betreffend.
[*lat.:* anus, After; rectus, gerade]
🌐 anorectal

**Anorektikum (pl. Anorektika).** (Appetitzügler). Appetithemmende synthetische Substanzen, die zur Gewichtsreduzierung angewandt werden. Es handelt sich meistens um indirekte Sympathomimetika, deren chemische Struktur von → Amphetaminen ableitbar ist. Wirksam durch eine zentrale Anregung des Stoffwechsels und Energieverbrauchs, zum Teil auch durch Hemmung des Hungerzentrums. Dadurch kann Abhängigkeit und Arzneimittelmissbrauch entstehen. Der Effekt hinsichtlich einer Gewichtsabnahme ist durch Gewöhnung (Tachyphylaxie) nur vorübergehend. A.a werden auch zum Doping verwendet. Die Anwendung ist generell wegen der ausgeprägten Nebenwirkungen wie Schlaflosigkeit, Angst, motorische Unruhe, Reizbarkeit und Entwicklung einer psychischen Abhängigkeit umstritten.
🌐 anorexiant

**anorektisch.** (appetitzügelnd). 1. Magersucht (Anorexia nervosa) betreffend. 2. Fehlenden Appetit verursachend oder Appetitlosigkeit verursachend, wie z.B. ein Appetitzügler.
🇬🇧 anorectic

**Anorexia.** (Appetitlosigkeit). Fehlen oder Verlust des Appetits, was zur Unfähigkeit der Nahrungsaufnahme führt.
[*griech.*: a, kein; orexis, Appetit]
🇬🇧 anorexia

**Anorexia nervosa.** (Magersucht). Essstörung mit lang anhaltender Verweigerung der Nahrungsaufnahme (vor allem bei Mädchen und jungen Frauen), die zu Auszehrung, Amenorrhö, zu einer emotional verzerrten Körperwahrnehmung sowie zur Angst führt, zu dick zu sein.
🇬🇧 anorexia nervosa

**anorganisch.** Chemische Verbindung, die keine Kohlenstoffatome oder entsprechende Derivate enthält.
🇬🇧 inorganic

**Anorgasmie.** Ausbleiben des → Orgasmus beim Geschlechtsverkehr.
🇬🇧 anorgasmy

**Anoskopie.** (Rektoskopie). Methode, bei der ein → Endoskop zur direkten Untersuchung von Anus, Rektum und Sigmoiddarm verwendet wird. (→ Endoskopie)
🇬🇧 anosigmoidoscopy

**Anosmia gustatoria.** Die Unfähigkeit, Essensgerüche zu riechen.
🇬🇧 anosmia gustatoria

**Anosmie.** Verlust bzw. Beeinträchtigung des Geruchsvermögens; normalerweise in Verbindung mit einer vorübergehenden Erkältung bzw. einer Infektion der Atemwege, oder wenn Gerüche aufgrund intranasaler Schwellungen bzw. sonstiger Behinderungen nicht bis zum Riechzentrum dringen können. Die A. kann zu einem dauerhaften Zustand werden, wenn Riechepithel oder ein anderer Teil des Riechnervs zerstört sind. – *adj.* anosmisch.
[*griech.*: a, kein; osme, Geruch]
🇬🇧 anosmia

**Anosognosie.** Ableugnen, Nichtwahrnehmen-wollen oder Unfähigkeit zur Wahrnehmung eigener neurologischer Defekte, insbesondere bei halbseitigen Körperlähmungen.
[*griech.*: a, kein; nosos, Krankheit; gnosis, Wissen]
🇬🇧 anosognosia

**Anotie.** Angeborenes Fehlen eines oder beider Ohren.
[*griech.*: a, kein: ous, Ohr]
🇬🇧 anotia

**anovaginal.** Den perinealen Bereich von Anus und Vagina betreffend.
[*lat.*: anus, After; vagina, Scheide]
🇬🇧 anovaginal

**anovesikal.** Anus und Blase betreffend.
[*lat.*: anus, After; vesicula, kleine Blase]
🇬🇧 anovesical

**Anovulation.** Insuffizienz der Eierstöcke (Ovarien), Eier zu produzieren, reifen zu lassen und auszustoßen; kann bei unreifen bzw. überreifen Eierstöcken, bei funktionellen Veränderungen der Eierstöcke, z.B. bei Schwangerschaft und während der Stillzeit, bei einer primären Fehlfunktion der Eierstöcke, z.B. bei Eierstockdysgenesie, oder bei einem stress- oder krankheitsbedingt gestörten Zusammenwirken zwischen Hypothalamus, Hypophyse und Eierstöcken auftreten. – *adj.* anovulatorisch.
🇬🇧 anovulation

**anovulatorisch.** Eine Menstruationsblutung betreffend, bei der kein Ei produziert oder ausgestoßen wird.
[*griech.*: a, kein; ovulum, Ei]
🇬🇧 anovular

**Anoxämie.** Sauerstoffmangel im Blut.
[*griech.*: a, kein; oxys, sauer; haima, Blut]
🇬🇧 anoxemia

**Anoxie.** Fehlen von Sauerstoff. Eine A. kann lokal auftreten oder den gesamten Organismus betreffen. Ursachen sind eine unzureichende Sauerstoffversorgung des Respirationssystems, die Unfähigkeit, Sauerstoff durch das Blut zu den Geweben zu transportieren (z.B. bei der anämi-

schen A.), oder die Unfähigkeit des Gewebes, den mit dem Blut transportierten Sauerstoff aufzunehmen. – *adj.* anoxisch. [*griech.:* a, kein; oxys, sauer]
🌐 anoxia

**Anoxie, anämische.** Erkrankung, die durch einen Sauerstoffmangel im Körpergewebe gekennzeichnet ist und zu einer Abnahme der Erythrozytenzahl im Blut bzw. einer Reduzierung der Hämoglobinmenge führt.
🌐 anemic anoxia

**Anoxie, zerebrale.** Sauerstoffmangel im Hirngewebe. Falls der Sauerstoffmangel länger als vier bis sechs Minuten andauert, kommt es zu irreversiblen Hirnschäden.
🌐 cerebral anoxia

**Anpassung, beeinträchtigte.** Anerkannte → NANDA-→ Pflegediagnose; Zustand, bei dem eine Person unfähig ist, ihr Verhalten oder ihre Lebensweise so zu verändern, dass sie mit dem veränderten Gesundheitszustand übereinstimmen. Kennzeichnenden Merkmale sind eine verbalisierte Ablehnung der Gesundheitsveränderungen, fehlende oder eingeschränkte Fähigkeit zur Problemlösung oder für Zielsetzungen, fehlende Bewegung zur Selbstständigkeit, fehlendes zukunftsgerichtetes Denken und ausgedehnte Phasen von Schock, Ungläubigkeit oder Wut in Verbindung mit dem Gesundheitszustand.
🌐 adjustment, impaired

**Anpassungsfähigkeit, beeinträchtigte: intrakraniell.** Anerkannte → NANDA-→ Pflegediagnose; klinischer Zustand, bei dem die intrakraniellen Mechanismen der Flüssigkeitsdynamik, die normalerweise einen Anstieg des Hirndrucks kompensieren, beeinträchtigt sind, was zu einer wiederholten disproportionalen Erhöhung des Hirndrucks infolge von verschiedenen schädigenden oder nicht schädigenden Stimuli führt. Definierende Merkmale sind ein wiederholter Hirndruck-Anstieg um mehr als 10 mm Hg länger als 5 Minuten lang nach einem beliebigen externen Reiz.
🌐 adaptive capacity, decreased: intracranial

**Anpassungsstörung.** Vorübergehende, unterschiedlich ausgeprägte Beschwerden einer Person, die als akute Reaktion auf übermäßigen Stress in allen Altersstufen bei Personen auftreten, die keine offensichtlichen mentalen Störungen aufweisen. Zu den Symptomen gehören Angstzustände, Rückzugsverhalten, Depressionen, Nachdenklichkeit, impulsive Ausbrüche, Weinkrämpfe, Verhaltensweisen, die die Aufmerksamkeit anderer auf sich zu ziehen versuchen, Enuresis, Appetitverlust, Schmerzen und Muskelkrämpfe.
🌐 adjustment disorder

**Anpassungssyndrom, allgemeines.** (Adaptationssyndrom). Verteidigungsmechanismus des Körpers oder der Psyche bei Verletzungen oder längerfristigem Stress (beschrieben von H. Selye, 1907–1982). Das A. beginnt mit einer anfänglichen Phase des Schocks oder einer Alarmreaktion und wird von einer Phase zunehmenden Widerstandes oder einer Anpassung gefolgt. Danach kommt es entweder mit Hilfe verschiedener körperlicher oder psychischer Mechanismen zur Heilung oder zu einem Erschöpfungsstadium.
🌐 general adaptation syndrome (GAS)

**Ansatz, deduktiver.** Denksystem, das von einem bekannten Prinzip auf ein unbekanntes und vom Allgemeinen auf das Spezielle schließt. Mithilfe von abstrakten theoretischen Beziehungen werden spezifische Fragen oder Hypothesen abgeleitet. (→ induktiver Ansatz)
🌐 deductive approach

**Ansatz, induktiver.** Vorgehensweise in der Datenanalyse und bei der Untersuchung von Praxisproblemen, bei der innerhalb eines bestimmten Kontextes eine Reihe von Angaben miteinander verknüpft werden. Beobachtung und Analyse der einzelnen Ereignisse bilden die Basis all-

gemeiner theoretischer Aussagen. (→ deduktiver Ansatz)
🇬🇧 inductive approach

**Anspannung.** Psychologische und physiologische Reaktion auf Stresssituationen. Körperlich drückt sich dies aus durch einen generellen Anstieg des Muskeltonus, Zunahme der Herz- und Atemfrequenz und der Wachsamkeit, psychisch durch das Gefühl der Überanstrengung, Unwohlsein, Reizbarkeit und Furcht.
🇬🇧 tension

**ant.** Abkürzung für → anterior.
🇬🇧 a

**Antagonismus.** 1. Hemmende Wirkung bei zwei physiologischen Vorgängen, wie z.B. bei der Betätigung von Muskeln. 2. Gegensätzliche Wirkungen von Arzneimitteln.
[*griech.*: antagonisma, Streit]
🇬🇧 antagonism

**Antagonist.** 1. Konkurrent oder Gegenspieler. 2. Vorgang bei dem zwei Substanzen, Muskeln o.ä. gegensätzliche Wirkungen aufeinander ausüben bzw. um dieselben Rezeptoren konkurrieren. 3. Pharmakologischer Hemmstoff (→ Inhibitor); hemmt die Wirkung eines → Agonisten, hat jedoch selbst keine Wirkung. – *adj.* antagonistisch.
[*griech.*: antagonisma, Streit]
🇬🇧 antagonist

**Antazida.** 1. Säureneutralisierende Substanz. 2. Arzneimittel bzw. Nahrungsmittel, das die Magensäure puffert, neutralisiert oder absorbiert. Die A. sind meist in Aluminium- und Magnesiumverbindungen enthalten, können jedoch mit anderen Arzneimitteln interagieren. A. werden 1 bis 2 Stunden nach dem Essen und nicht mit anderen Medikamenten zusammen verabreicht.
[*griech.*: anti, gegen; acidus, sauer]
🇬🇧 antacids

**ante-.** Vorsilbe mit der Bedeutung »vor, nach vorn«.
🇬🇧 ante-

**ante mortem.** (ante finem). Zeitpunkt direkt vor dem Tod.
[*lat.*: ante, vor; mors, Tod]
🇬🇧 ante mortem

**Anteflexio uteri.** Nach vorne gerichtete, natürliche Haltung der Gebärmutter, wobei die Abknickung im unteren Uterinsegment zwischen Gebärmutterkörper und Gebärmutterhals liegt. (s.a. Retroflexio uteri)
🇬🇧 uterine anteflexion

**Anteflexion.** Unphysiologische Position eines Organs, das scharf nach vorne gebeugt und abgeknickt oder in sich selbst gefaltet ist.
[*lat.*: ante, vor; flectare, biegen]
🇬🇧 anteflexion

**antegrad.** Sich vorwärts bewegend oder nach vorne gehend. (s.a. retrograd)
[*lat.*: ante, vor; gredi, gehen]
🇬🇧 antegrade

**Antekurvation.** Leichte Beugung bzw. Verbiegung nach vorne.
🇬🇧 antecurvature

**antepartal.** Die Phase zwischen Empfängnis und Geburtswehen.
[*lat.*: ante, vor; parturire, Geburtswehen haben]
🇬🇧 antepartal

**antepyretisch.** Vor Fieberbeginn.
[*lat.*: ante, vor; *griech.*: pyretos, Fieber]
🇬🇧 antepyretic

**anterior.** (vordere; vorderer). 1. Vorderseite einer Körperstruktur. 2. Die Oberfläche oder den Teil betreffend, der zur Vorderseite hin gelegen ist bzw. nach vorne zeigt. (s.a. posterior)
[*lat.*: ante, vor; prior, erster]
🇬🇧 anterior

**anteroinferior.** Auf der Vorderseite, aber auf einem niedrigeren Level befindlich, z.B. der a.e Dorn des Darmbeins (Spina iliaca anterior inferior). (s.a. anterosuperior)
🇬🇧 anteroinferior

**anterolateral.** Auf der Vorderseite und an beiden Seiten eines Körperteils oder einer Struktur liegend.
🇬🇧 anterolateral

**anteroposterior.** Von der Körpervorderseite zur Körperrückseite verlaufend. Dieser Begriff wird zumeist im Zusammenhang mit der Richtung eines Röntgenstrahls verwendet.
[*lat.:* ante, vor; prior, erster; posterus, nachkommend]
🇬🇧 anteroposterior (AP)

**anterosuperior.** Auf der Vorderseite, aber auf einer höheren Ebene befindlich, z.B. der a.e Darmbeinwirbel. (s.a. anteroinferior)
🇬🇧 anterosuperior

**Anteversion.** 1. Unphysiologische Organlage, bei der das Organ auf seiner eigenen Achse nach vorne, von der Mittellinie weg geneigt ist. 2. Begriff aus der Zahnheilkunde; abnorm nach vorne geneigte Zähne bzw. andere mandibuläre Komponenten. – *adj.* antevertiert.
🇬🇧 anteversion

**Anthrakose.** (Staublungenerkrankung). Chronische Lungenkrankheit, die durch die Ablagerung von Kohlenstaub in den Lungen und die Bildung schwarzer Kohlenstaubknoten verursacht wird und zu herdförmigen Emphysemen führen.
[*griech.:* anthrax, Kohle; osis, Zustand]
🇬🇧 anthracosis

**Anthrax.** (Milzbrand). Durch den *Bacillus anthracis* ausgelöste (meldepflichtige) Erkrankung bei Nutztieren (Kühe, Ziegen, Schweine, Schafe und Pferde). Für Tiere hat A. normalerweise tödliche Folgen. Die Krankheit kann auf den Menschen durch direkten Kontakt mit infizierten Tieren und deren Häuten übertragen werden. Durch Einatmen der Bakteriensporen kann beim Menschen auch ein Lungenmilzbrand ausgelöst werden.
[*griech.:* anthrax, Kohle]
🇬🇧 anthrax

**anthropoid.** Bezeichnung für menschenähnliche Affen oder Primaten; auch Bezeichnung für eine bestimmte Beckenform (anthropoides Becken).
[*griech.:* anthropos, menschlich; eidos, Form]
🇬🇧 anthropoid

**Anthropologie.** Wissenschaft vom Menschen, welche die Erforschung menschlicher Erfahrungen, Praktiken und Traditionen umfasst. Soziale Beziehungen sowie die Einflüsse der Umwelt auf verschiedene Kulturen werden vergleichend untersucht.
🇬🇧 anthropolgy

**Anthropometrie.** Wissenschaft der Vermessung des menschlichen Körpers hinsichtlich seiner Höhe, seines Gewichts und der Größe verschiedener Körperteile, einschließlich Hautfalten. Die A. erforscht und vergleicht die relativen Körperproportionen unter normalen und unphysiologischen Verhältnissen.
[*griech.:* anthropos, menschlich; metron, Maß]
🇬🇧 anthropometry

**Anthroposophie.** Von Rudolf Steiner (1861–1925) begründete Weltanschauungslehre, nach der die Entwicklung der menschlichen Erkenntnisfähigkeit zu einer fortschreitenden Wesensschau des Geistigen in der Welt und im Menschen führt. Die anthroposophische Medizin sieht Krankheit als einen Entwicklungsprozess des Menschen. Neben anthroposophischen Medikamenten (z.B. Mistelpräparate), Kunsttherapie und Heileurhythmie, Orientierung an Mondphasen und Sternbildern werden auch Medikamente aus der → Homöopathie angewendet.
🇬🇧 anthroposophy

**anti-.** Vorsilbe mit der Bedeutung »gegen, entgegen, gegenüber«.
🇬🇧 anti-

**Antiadrenergika.** (Sympatholytikum). 1. Die Hemmung von Impulsen betreffend, die von den adrenergischen, postganglionären Fasern des Sympathikus übertragen werden. 2. Antiadrenergische Substanz, die die Reaktion mit Noradrenalin, das

mit Alpharezeptoren verbunden ist, blokkiert und den Tonus der glatten Muskeln peripherer Blutgefäße reduziert, was zu einer Erhöhung des peripheren Blutkreislaufes und zu einer Senkung des Blutdrucks führt.
[*griech.*: anti, gegen; *lat.*: ad, zu; ren, Niere]
🇬🇧 antiadrenergics

**Antiagglutinin.** Spezifischer → Antikörper, der der Wirkung des Agglutins entgegenwirkt.
[*griech.*: anti, gegen; *lat.*: agglutinare, kleben]
🇬🇧 antiagglutinin

**Antiallergika.** Arzneimittel zur Vorbeugung, Abschwächung oder Unterdrückung der Symptome bei → Allergien. Arzneimittelgruppen: → Antihistaminika, → Kortikosteroide.
🇬🇧 antiallergics

**antianabolisch.** Die Wirkung von Medikamenten oder anderen Substanzen betreffend, die anabolische Vorgänge blockieren oder verlangsamen, z.B. Zellteilung und die Bildung neuen Gewebes durch Proteinsynthese. (→ Steroidanabolika)
🇬🇧 antianabolic

**antianämisch.** Eine Substanz oder einen Vorgang betreffend, der einem Mangel an Erythrozyten entgegenwirkt bzw. diesen vermeidet.
🇬🇧 antianemic

**Antianaphylaxie.** Maßnahme zur Verhinderung anaphylaktischer Reaktionen. Der Patient erhält dabei Injektionen kleiner Antigen-Desensibilisierungsdosen. (s.a. Anaphylaxie)
[*griech.*: anti, gegen; a, ohne; haima, Blut]
🇬🇧 antianaphylaxis

**Anti-Antikörper.** → Immunoglobulin, das sich als Reaktion auf einen → Antikörper bildet, der immunogen wirkt. Der A.-A. reagiert anschließend mit dem Antikörper.
🇬🇧 antiantibody

**Anti-Antitoxin.** Ein → Anti-Antikörper, der sich während einer Impfung im Körper bildet und die Wirkung des zugeführten → Antitoxins blockiert bzw. eine Gegenwirkung entwickelt.
[*griech.*: anti, gegen; toxikon, Gift]
🇬🇧 antiantitoxin

**Antiarrhythmika.** 1. Einen Vorgang oder eine Substanz betreffend, die einen abnormen Herzrhythmus vermeidet, lindert oder korrigiert. 2. Mittel zur Behandlung einer → Herzarrhythmie. Ein Defibrillator, der einen präkordialen Elektroschock abgibt, wird oft verwendet, um schnelle, unregelmäßige Vorhof- oder Ventrikelkontraktionen in einen normalen Rhythmus umzuwandeln. Zur Behandlung eines extrem niedrigen Herzschlags oder einer anderen Form der Arrhythmie dient die Implantation eines Schrittmachers. Die zwei wichtigsten A. sind Lidocain, zur Erhöhung des elektrischen Schwellenreizes in den Ventrikeln während der Diastole, sowie eine Kombination von Disopyrimid, Procainamid und Chinidin zur Verminderung der Erregbarkeit des Myokards und zur Verlängerung der Refraktärphase. Der betaadrenergische Blocker Propranolol kann ebenfalls zur Behandlung von Arrhythmien eingesetzt werden. Verapamil und andere Kalziumblocker kontrollieren Arrhythmien, indem sie den Einstrom von Kalziumionen durch die Zellmembran des Herzmuskels hemmen. A. können ZNS-Störungen bewirken; bei ihrer Einnahme muss regelmäßig Puls, Blutdruck, Atmung, allgemeine Leistungsfähigkeit kontrolliert werden.
[*griech.*: anti, gegen; rhythmos, Rhythmus]
🇬🇧 antiarrhythmics

**Antiasthmatika.** Arzneimittel zur Behandlung des → Asthma bronchiale. Darunter fallen z. B. → Sympathomimetika und → Glukokortikoide. Zur → Prophylaxe eines Asthmaanfalls werden Medikamente eingesetzt, die u.a. die Freisetzung von → Histamin hemmen. (s.a. Asthma)
🇬🇧 antiasthmatics

**antibakteriell.** (bakterizid). 1. Eigenschaft einer Substanz, die Bakterien tötet bzw. de-

ren Wachstum oder Vermehrung hemmt.
2. Eigenschaft und Wirkung von bakteriziden bzw. bakteriostatischen, chemisch synthetisierten oder von verschiedenen Mikroorganismen abgeleiteten → Antibiotika, die die Produktion der bakteriellen Zellwand, die Synthese von Proteinen und Nukleinsäuren oder die Integrität der Zellmembran beeinträchtigen oder die wesentlichen Phasen der bakteriellen Biosynthese hemmen. (→ Bakteriostatikum)
[*griech.*: anti, gegen; bakterion, kleiner Stab]
antibacterial

**Antibiotika.** Ein aus mikrobiellen Kulturen bestehendes oder halbsynthetisch hergestelltes antimikrobielles Mittel zur Behandlung von Infektionen. Die Gruppe der Penizilline, die von einer Pilzart, *Penicillium*, abgeleitet bzw. halbsynthetisch hergestellt werden, bestehen aus einem zu einem Betalactam-Ring verschmolzenen Thiazolidinring mit Seitenketten. Diese Mittel hemmen die Mukopeptidsynthese in den bakteriellen Zellwänden während der bakteriellen Vermehrung. Penicillin G und V werden oft zur Behandlung von grampositiven Kokkeninfektionen eingesetzt, aber durch das von den Staphylokokkenstämmen produzierte Enzym Penicillinase inaktiviert. Cloxacillin, Dicloxacillin, Methicillin, Nafcillin sowie Oxacillin gehören zu den penicillinaseresistenten Penizillinen. Zu den Breitbandpenizillinen mit Wirkung auf gramnegative Bakterien gehören Ampicillin, Carbenicillin und Hetacillin. Aminoglykosid-A., die aus durch Glykosidbindungen verbundenen Aminzuckern bestehen, beeinträchtigen die bakterielle Proteinsynthese und werden hauptsächlich zur Behandlung von Infektionen eingesetzt, die durch gramnegative Mikroorganismen ausgelöst werden. Zu den Aminoglykosiden gehören Gentamicin, ein Derivat von *Micromonospora*, sowie die semisynthetisch hergestellten Amikacin, Kanamycin, Neomycin, Streptomycin und Thrombamycin. Makrolidantibiotika, die einen großen Laktonring und einen Desoxyaminzucker besitzen, hemmen die Proteinsynthese anfälliger Bakterien während der Vermehrung, ohne die Nukleinsäuresynthese zu beeinträchtigen. Polypeptidantibiotika, die Derivate von verschiedenen *Streptomyces*-Arten bzw. von bestimmten Bodenbakterien sind, haben verschiedene Wirkungsspektren. Die Polypeptide Bacitracin und Vanomycin werden zur Behandlung schwerer Staphylokokkeninfektionen verwendet. Capreomycin und Vancomycin sind Antituberkulostatika, Gramicidin ist in Salben für topische Infektionen enthalten. Von den Polypeptidantibiotika, die gegen gramnegative Bakterien wirken, werden Colistin und Neomycin bei durch *Escherichia coli* verursachter Diarrhö eingesetzt. Die Tetrazykline Chlortetrazyklin, Demeclozyklin, Doxyzyklin, Minozyklin, Oxytetrazyklin, einschließlich einem von *Streptomyces* abgeleiteten Prototypen, wirken auf viele grampositive und gramnegative Mikroben sowie verschiedene Rickettsien. Die A. dieser Gruppe haben hauptsächlich bakteriostatische Wirkung, die wahrscheinlich durch eine Hemmung der Proteinsynthese hervorgerufen wird. Die Cepahlosporine, die entweder aus dem Bodenpilz *Cephalosporium* gewonnen oder halbsynthetisch hergestellt werden, hemmen die bakterielle Zellwandsynthese und sind penicillinaseresistent. Sie werden zur Behandlung von Atemwegs- und Harnwegsinfekten, bei Mittelohr- und Knochenentzündungen sowie bei einer von verschiedenen grampositiven und gramnegativen Bakterien verursachten Blutvergiftung eingesetzt. Zu dieser Gruppe gehören Cefadroxil, Cefamandol, Cefazolin, Cephalexin, Cephaloglycin, Cephaloridin, Cephalothin, Cephapirin und Cephradin. Chloramphenicol, ein Breitbandantibiotikum, das ursprünglich aus *Streptomyces venezuelae* gewonnen wurde, hemmt die bakterielle Proteinsynthese.

Bei der Verabreichung von A. muss die Dosierung und das Intervall zwischen den Gaben genau eingehalten werden. Auf Allergien, Entzündungen, Diarrhö oder Ausfluss aus dem Genitalbereich ist zu achten. Eine zu häufige A.-Therapie kann zur Resistenz bestimmter Erreger

führen, jedoch darf eine Therapie nicht zu früh beendet werden.
[*griech.*: anti , gegen; bios, Leben]
🇬🇧 antibiotics

**Antibiotika, penicillinaseresistente (pl.).** (penicillinasefeste Antibiotika). Antimikrobielle Substanz (→ Antibiotikum), die nicht durch → Penicillinase inaktiviert wird, einem Enzym, das von bestimmten Bakterien, insbesondere Staphylokokken, produziert wird. Die halbsynthetischen Penicilline widersetzen sich der Wirkung der Penicillinase und werden deshalb zur Behandlung jener Infektionen verwendet, die durch Staphylokokken verursacht werden.
🇬🇧 penicillinase-resistant antibiotic

**antibiotikaresistent.** Bezeichnung für Mikroorganismen, die entweder eine Resistenz gegenüber → Antibiotika entwickeln haben oder niemals für ein Medikament sensibilisiert wurden.
🇬🇧 antibiotic resistant

**Antibiotika-Sensibilitätstest.** (Antibiogramm). Labormethode zur Bestimmung der → Antibiotika-Empfindlichkeit bestimmter Bakterien bei einer Therapie.
🇬🇧 antibiotic sensitivity test

**Antibiotikum, zytostatisch wirksames.** Arzneimittel mit antibiotischer und zytostatischer Wirkung, z.B. Bleomycin, Dactinomycin, Daunorubicin sowie Mitomycin.
🇬🇧 antibiotic anticancer agents

**Anticholinergika.** (Parasympatholytika). Anticholinergisches Mittel, dessen Wirkung darauf beruht, dass es mit dem Neurotransmitter → Acetylcholin um die zur Verfügung stehenden Rezeptorstellen an den Synapsen konkurriert. A. werden zur Behandlung spastischer Störungen des Magen-Darm-Traktes, zur Verminderung der Speichel- und Bronchialsekretionen vor Operationen oder zur Pupillenerweiterung eingesetzt. Viele anticholinergische Mittel lindern die Symptome der Parkinson-Krankheit. – *adj.* anticholinergisch.
[*griech.*: anti, gegen; chole, Galle; ergein, arbeiten]
🇬🇧 anticholinergics

**Antidepressiva.** (Thympoleptika). Arzneimittel gegen Depressionen; trizyklische A. blockieren die Wiederaufnahme von Aminneurotransmittern. Der genaue antidepressive Wirkmechanismus dieser Mittel ist nicht bekannt, sie können jedoch stimmungsaufhellend, antriebssteigernd, dämpfend und angstlösend wirken. Monoaminoxidase-Hemmer erhöhen die Konzentration von Adrenalin, Noradrenalin und Serotonin in den Nervensystemspeichern. Als Nebenwirkungen kann es zu Obstipation oder Diarrhö, Sehstörungen, Müdigkeit oder Schlaflosigkeit, Mundtrockenheit und Elektrolytstörungen kommen; die Serumelektrolyte, Kreatininwerte und Nierenfunktion müssen regelmäßig überwacht werden. (s.a. Psychopharmaka) – *adj.* antidepressiv.
🇬🇧 antidepressants

**Antidiabetika.** Arzneimittel, die die Symptome des → Diabetes mellitus verhindern bzw. lindern. Es gibt zwei Arten von Antidiabetika: → Insulin zur Injektion bei Diabetes mellitus Typ I sowie orale A. bei Diabetes Typ II. – *adj.* antidiabetisch.
🇬🇧 antidiabetics

**Antidiarrhoika.** Arzneimittel oder andere Mittel zur Linderung der mit einer → Diarrhö verbundenen Symptome. A. absorbieren Wasser aus dem Verdauungstrakt (Adsorbenzien), hemmen die Darmmotilität und den Elektrolyttransport und adsorbieren Toxine oder Mikroorganismen. – *adj.* antidiarrhoisch.
🇬🇧 antidiarrheals

**Anti-D-Immunglobulin.** Gegen den Faktor D des Rhesussystems gerichtete Antikörper als Mittel zur Prophylaxe der Rhesus-Sensibilisierung bei rh-negativen Müttern. Gegeben wird A. nach der Geburt eines Rh-positiven Kindes, nach einer Fehlgeburt (Abort), wenn der → Rhesusfaktor positiv oder nicht bekannt ist, und nach speziellen Eingriffen während der Schwan-

gerschaft (z.B. Amniozentese). Dabei können fetale Rh-positive Erythrozyten in den Kreislauf einer rh-negativen Mutter eindringen und dort eine Antikörperbildung auslösen (→ Sensibilisierung). Werden der Mutter jedoch Anti-D-Immunglobuline gleich nach der Geburt injiziert, lässt sich eine Sensibilisierung verhindern. Wenn die Mutter hingegen Antikörper gegen das Rhesusantigen entwickelt, kann es beim nächsten Rh-positiven Fetus zur Zerstörung dessen Erythrozyten (Hämolyse) kommen mit der Folge von Anämie und Hypoxie und schlimmstenfalls eines intrauterinen Fruchttodes. Dies ist ein Grund für die heute routinemäßige Blutgruppenbestimmung aller Schwangeren. (→ Immunglobulin) (s.a. Rh-Inkompatibilität)
🇬🇧 anti-D imuoglobuline; Rho (D) immune globuline

**Antidiurese.** Hemmung der Wasserausscheidung durch die Niere im Sinne einer Harnkonzentration. Zu therapeutischen Zwecken werden Medikamente verabreicht, die in ihrer Wirkung dem antidiuretischen Hormon (ADH, → Adiuretin) entsprechen und eine Rückresorption des freien Wassers in den Nierentubuli und in den Sammelrohren bewirken. (s.a. Diabetes insipidus)
🇬🇧 Antidiuresis

**Antidiuretika.** Die Urinausscheidung hemmende Wirkstoffe. Das im Hypothalamus produzierte und im Hypophysenhinterlappen gespeicherte → Adiuretin (Vasopressin) unterdrückt die Urinbildung, indem es die Resorption von Wasser in den distalen Tubuli und den Sammelkanälen der Nieren stimuliert. Bei der Einnahme von A. muss der Blutdruck regelmäßig kontrolliert und die Ein- und Ausfuhr von Flüssigkeiten genau bilanziert werden. (s.a. Diuretikum) – *adj.* antidiuretisch.
[*griech.:* anti, gegen; dia, durch; ourein, urinieren]
🇬🇧 antidiuretics

**Antidot.** Mittel oder Substanz zur Aufhebung der Wirkung eines Giftes.
[*griech.:* anti, gegen; dotos, das gegeben wird]
🇬🇧 antidote

**Antidot, chemisches.** Substanz, die mit einem Giftstoff chemisch reagiert und eine unschädliche Verbindung bildet.
[*griech.:* chemeia + anti, gegen; dotos, was gegeben wird.]
🇬🇧 chemical antidote

**Antiemetika.** Arzneimittel gegen Erbrechen (Vomitus) oder Übelkeit (Nausea); Belladonnaderivate, Bromide, → Barbiturate und andere → Sedativa sowie Substanzen, die die Magenschleimhaut schützen, z.B. Zitronenwasser oder milde Magenadstringenzen, besitzen schwache antiemetische Eigenschaften. Chlorpromazin und andere Phenothiazine können als wirksame A. eingesetzt werden. Zur Linderung von Reisekrankheit werden Scopolamine und Antihistamine verwendet. – *adj.* antiemetisch.
[*griech.:* anti, gegen; emesis, Erbrechen]
🇬🇧 antiemetics

**Antiepileptika-Embryofetopathie.** Geburtsfehler infolge pränataler Einnahme von Antiepileptika durch die Mutter (z.B. Hydantoin). Als Symptome treten u.a. Mikrozephalie, Hypoplasie, fehlende Finger- oder Zehennägel, fehlgebildete Gesichtsform, mentale und körperliche Behinderung und Herzfehler auf.
🇬🇧 fetal hydantoin syndrome (FHS)

**Antifibrillanzien.** Arzneimittel oder andere Mittel, die die Erregbarkeit des Herzen herabsetzen. (→ Antiarrhythmika)
🇬🇧 antifibrillants

**antigalaktisch.** Die Milchsekretion bei Müttern von Neugeborenen verhindernd oder reduzierend.
🇬🇧 antigalactic

**Antigen.** Eine Substanz, normalerweise ein Protein, die die Bildung eines spezifischen → Antikörpers bedingt, der mit diesem A.

reagiert. (→ Immunantwort) – *adj.* antigenisch.
[*griech.*: anti, gegen; genein, produzieren]
🇬🇧 antigen

**Antigen, carzino-embryonales.** (CEA). Bei Erwachsenen in sehr geringen Mengen vorkommendes Antigen. Eine übermäßig hohe Konzentration kann ein Anzeichen für eine Krebserkrankung sein. (→ Tumormarker)
[*griech.*: karkinos, Krebs, en, hinein, bryein, wachsen, anti, gegen, genein, erzeugen.]
🇬🇧 carcinoembrryonic antigen (CEA)

**Antigen, tumor-spezifisches.** Ein von einem bestimmten Tumortyp produziertes Antigen, das auf gesunden Zellen des Gewebes, in dem sich der Tumor gebildet hat, nicht vorhanden ist.
🇬🇧 tumor-specific antigen

**Antigen-Antikörper-Reaktion (AAR).** Antwort des Immunsystems, bei der die mit Immunglobulin umhüllten B-Zellen einen Fremdkörper bzw. ein → Antigen erkennen und die Produktion von → Antikörpern stimulieren. Die T-Zellen unterstützen die AAR, wobei die B-Zellen die Schlüsselrolle spielen. Die AARen aktivieren das körpereigene Komplementsystem, indem sie die humorale → Immunantwort der B-Zellen verstärken und die Lyse der Antigenzellen verursachen. AARen beinhalten das Binden von Antigenen an Antikörpern sowie die Bildung von Antigen-Antikörper-Komplexen, die toxische Antigene inaktivieren, Antigene auf den Oberflächen von Mikroorganismen agglutinieren oder das Komplementsystem aktivieren, indem sie die Komplementbindungsstellen den Antikörpermolekülen exponieren. Im Normalfall lösen AARen eine → Immunität aus, sie können jedoch auch zu Allergien, Autoimmunität sowie einer Blutunverträglichkeit von Mutter und Fötus führen.
🇬🇧 antigen-antibody reaction

**Antigendeterminante.** Kleiner Bereich auf der Oberfläche eines Antigenmoleküls, der sich mit einem Antikörpermolekül verbinden kann und das → Antigen bei der Bildung eines Antigen-Antikörper-Komplexes bindet. A.n bestehen normalerweise aus einer Aminosäuresequenz, die die Form dieser Reaktionsbereiche bestimmt.
🇬🇧 antigen determinant

**Antigendrift.** Allmähliche Veränderung der genetischen Informationen von Viren oder anderen Mikroorganismen und die daraus resultierende Entstehung eines mutierten → Antigens. Ein A. macht neue → Antikörper und Impfstoffe nötig, um die mutierten Antigene bekämpfen zu können.
[*griech.*: anti, gegen; genein, produzieren]
🇬🇧 antigenic drift

**Antigenität.** Fähigkeit der Antikörperproduktion. Das Maß der A. hängt vom Typ und der Menge der jeweiligen Substanz ab, sowie vom Sensibilisierungsgrad des Wirtes hinsichtlich des → Antigens und seiner Fähigkeit, → Antikörper zu erzeugen.
🇬🇧 antigenicity

**Antiglobulin.** Natürlich vorkommender oder künstlich hergestellter → Antikörper, der gegen fremdes Serumglobulin wirksam ist. Spezifische A.e werden zur Bestimmung von spezifischen Antikörpern verwendet, z.B. bei der Blutgruppenbestimmung.
[*griech.*: anti, gegen; *lat.*: globulus, kleiner Ball]
🇬🇧 antiglobulin

**Antihämophiliefaktor (AHF).** (antihämophiles Globulin). Faktor VIII der → Blutgerinnung; systemisches Hämostatikum zur Behandlung von Hämophilie A, einer Faktor VIII-Mangelerscheinung.
[*griech.*: anti, gegen; haima, Blut; philein, lieben; *lat.*: facere, machen]
🇬🇧 antihemophilic factor (AHF)

**Antihämorrhagika.** Arzneimittel zur Verhinderung bzw. Kontrolle von Blutungen, z.B. → Thromboplastin oder → Thrombin, die die → Blutgerinnung vermitteln. – *adj.* antihämorrhagisch.
🇬🇧 antihemorrhagics

**Antihelminthika (pl.).** (Wurmmittel). Arzneimittel gegen Wurmbefall, z.B. gegen Band- oder Saugwürmer. Als Nebenwirkungen kann es zu Bauch- und Kopfschmerzen, Übelkeit, Diarrhö und Hautausschlägen kommen.
[*griech.:* anti, gegen; helmins, Wurm]
🇬🇧 antihelminthics

**Antihidrotika.** Mittel gegen übermäßige Schweißproduktion. – *adj.* antihidrotisch.
[*griech.:* anti, gegen; hidros, Schweiß]
🇬🇧 antihidrotics

**Antihistaminika.** Arzneimittel, die die physiologischen und pharmakologischen Wirkungen von → Histamin reduzieren. Zu dieser Gruppe gehören viele verschiedene Substanzen, die die Histaminrezeptoren blockieren. Viele dieser nicht-rezeptpflichtigen Medikamente werden gegen Allergien eingesetzt. Sie hemmen nicht die Freisetzung von Histaminen, die Wirkungsweisen der Antihistamine auf das Zentralnervensystem sind jedoch noch nicht völlig aufgeklärt. A. werden gemäß den von ihnen verhinderten Histaminreaktionen in Histamin $H_1$ (gegen Allergien) und $H_2$-Rezeptorenblocker (gegen Magen-Darm-Geschwüre) unterteilt. – *adj.* antihistamisch.
[*griech.:* anti, gegen; histos, Gewebe; amine, Salmiakverbindung]
🇬🇧 antihistamines

**Antihistaminvergiftung.** Unerwünschte Reaktion auf eine übermäßige Histamineinnahme. Zu den Symptomen gehören Müdigkeit, Lethargie, Delirium, Halluzinationen, Verlust der willkürlichen Muskelkontrolle, Hyperreflexie, Tachykardie, erweiterte Pupillen sowie in schwerwiegenden Fällen Koma. Die Sofortmaßnahmen können die Einnahme von Aktivkohle, Magenspülung bzw. Erbrechen, Sauerstoffzufuhr sowie künstliche Beatmung umfassen. (→ Histamin)
🇬🇧 antihistamine poisoning

**Antihypertonika.** (Antihypertensiva). Arzneimittel zur Senkung des Bluthochdrucks. Die antihypertonische Wirkung verschiedener Mittel beruht auf der Entleerung peripherer Katecholamin-Gewebespeicher, der Stimulation der Pressorezeptoren von Karotissinus und Herz, der Hemmung autonomer, gefäßverengender Nervenimpulse, der Stimulation zentraler, inhibitorischer alphaadrenergischer Rezeptoren oder auf der direkten Gefäßerweiterung. Thiazide und Diuretika verringern den Blutdruck, indem sie das Blutvolumen vermindern. Weitere A. sind z.B. Sympatholytika, Kalziumantagonisten und ACE-Hemmer. Patienten, die A. einnehmen, müssen langsam mobilisiert und ihre Vitalzeichen regelmäßig kontrolliert werden. – *adj.* antihypertonisch.
🇬🇧 antihypertensives

**Antihypotonika.** (Sympathomimetika). Arzneimittel bzw. andere Mittel zur Blutdruckerhöhung.
🇬🇧 antihypotensives

**Antiinfektiva.** Mittel zur Vermeidung bzw. Behandlung von Infektionen, z.B. Antibiotika, Antimykotika, Chemotherapeutika.
[*griech.:* anti, gegen; *lat.:* inficere, färben]
🇬🇧 antiinfectious

**antikarzinogen.** Bezeichnung für eine Substanz, die die Auswirkungen einer krebserzeugenden Substanz neutralisiert.
[*griech.:* anti, gegen; karkinos, Krebs; oma, Tumor; genein, produzieren]
🇬🇧 anticarcinogenic

**Antikoagulanzien.** Blutgerinnungshemmende Substanzen und Vitamin-K-Antagonisten; Heparin, das aus der Leber und den Lungen von Tieren gewonnen wird, ist ein starkes Antikoagulans, das die Thromboplastinbildung, die Umwandlung von Prothrombin zu Thrombin sowie die Bildung von Fibrin aus Fibrinogen beeinträchtigt. Bei der Einnahme von A. besteht die Gefahr für verstärkte Blutungen und die Blutgerinnung muss regelmäßig kontrolliert werden. (→ Blutgerinnung) – *adj.* koagulationshemmend.
[*griech.:* anti, gegen; *lat.:* coagulare, gerinnen]
🇬🇧 anticoagulants

**Antikoagulanzientherapie.** Anwendung von Arzneimitteln zur Reduzierung der

→ Blutgerinnung und zur gleichzeitigen Verringerung eines Thromboserisikos. (→ Antikoagulanzien)
[*griech.*: anti, gegen; *lat.*: coagulare, gerinnen; *griech.*: therapeia, Behandlung]
🇬🇧 anticoagulant therapy

**Antikonvulsiva.** (Krampfmittel). Krampflösende bzw. -verhindernde Arzneimittel. Die antikonvulsive Wirkung von Hydantoinderivaten, insbesondere von Phenytoin, liegt offenbar darin begründet, dass die Zellmembran stabilisiert und die intrazellulären Natriumkonzentrationen verringert werden. Dies führt dazu, dass die Erregbarkeit des Krampfherdes reduziert wird. Phenacemid und Primidon werden auch zur Behandlung von epileptischen Grand-mal-Anfällen eingesetzt. Succinsäurederivate, Valpronsäure, Paramethadion und verschiedene Barbiturate gehören zu den Mitteln, die zur Einschränkung bzw. Vermeidung von Petit-mal-Anfällen verschrieben werden. – *adj.* antikonvulsiv.
[*griech.*: anti, gegen; *lat.*: convellere, schütteln]
🇬🇧 anticonvulsants

**Antikonzeption.** → Empfängnisverhütung. (→ Kontrazeptiva)
[*griech.*: anti, gegen; *lat.*: concipere, in sich aufnehmen]
🇬🇧 anticonception

**Antikörper, antimitochondrialer.** → Antikörper mit spezifischer Wirkung gegen Mitochondrien. Im Blut gesunder Menschen sind diese A. normalerweise nicht zu finden. Eine Laboranalyse zur Untersuchung auf A. im Blut ist ein wertvolles diagnostisches Hilfsmittel zur Erkennung von Lebererkrankungen.
🇬🇧 antimitochondrial antibody

**Antikörper, antinukleärer (ANA).** Gegen verschiedene Bestandteile des Zellkerns wirksamer Auto-Antikörper; findet sich im Blutserum von Patienten mit rheumatischer Arthritis, systemischem Lupus erythematodes, Sjörgen-Syndrom, Polymyositis und verschiedenen nicht-rheumatischen Störungen.
🇬🇧 antinuclear antibody (ANA)

**Antikörper, bivalenter.** Ein → Antikörper, der zwei oder mehr Bindungsstellen besitzt, mit deren Hilfe durch Überkreuzung Bindungen mit Antigenen hergestellt werden können.
🇬🇧 bivalent antibody

**Antikörper, blockierende.** (inkomplette Antikörper). Antikörper, die bewirken, dass es zu keiner Bindung an ein Antigen kommt, was in der Folge zur → Agglutination führt.
🇬🇧 blocking antibody

**Antikörper, heterozytotroper.** Ein → Antikörper der Immunglobulin-E-Klasse, der eine größere Affinität für → Antigene besitzt, wenn er an Mastzellen einer anderen Species gebunden ist, statt an jene, in denen er produziert worden ist.
🇬🇧 heterocytotropic antibody

**Antikörper, kreuzreagierender.** Antikörper, der mit Antigenen reagiert, die ähnlich aber verschieden von den spezifischen Antigenen sind, auf die der Antikörper ursprünglich reagiert hat.
🇬🇧 cross-reacting antibody

**Antikörper, monoklonale.** → Immunglobulin, das künstlich hergestellt wird, um einzelne B-Lymphozyten zu isolieren und zu klonen, was zur Produktion eines reinen (d.h. → monoklonalen) → Antikörpers führt.
🇬🇧 monoclonal antibody

**Antikörper, natürliche.** (reguläre Antikörper). → Antikörper, die ohne erkennbaren Kontakt mit spezifischen Antigenen im Serum zu finden sind.
🇬🇧 natural antibody

**Antikörper (Ak).** Ein von den Lymphozyten produziertes → Immunglobulin, das infolge des Kontaktes mit Bakterien, Viren oder anderen antigenen Substanzen hergestellt wird. Jeder A. ist antigenspezifisch. Jede Antikörperklasse wird nach ihrer Wirkungsweise benannt. Zu den A.n gehören Agglutinine, Bakteriolysine, Opsonine sowie die Präzipitine. (→ Antigen) (s.a. Immunantwort)
🇬🇧 antibody (Ab)

**Antikörperabsorption.** Vorgang, bei dem unerwünschte Antikörper von einem Antiserumreagens entfernt bzw. inaktiviert werden, indem eine Reaktion mit unerwünschten Antigenen provoziert wird.
🌐 antibody absorption

**Antikörpertheorie.** Theorie, die besagt, dass jeder Kontakt mit einem → Antigen zur Produktion eines neuen → Antikörpers führt, z.B. wenn Zelle B Kontakt mit einem Antigen hat, werden in der Folge Plasmazellen und Gedächtniszellen hergestellt.
🌐 antibody instructive theory

**Antikörpertherapie.** Parenterale Gabe von → Immunglobulinen zur Behandlung von Patienten mit Immundefekten.
🌐 antibody therapy

**Antikörpertiter.** Die Menge der im Blutstrom zirkulierenden → Antikörper. Ein erhöhter Titer deutet im Normalfall auf eine Antigenreaktion und eine beginnende oder überstandene Infektion hin.
🌐 antibody titer

**Antilipidämika.** Arzneimittel zur Senkung des Lipidspiegels im Serum. – *adj.* antilipidämisch.
[*griech.*: anti, gegen; lipos, Fett; haima, Blut]
🌐 antilipidemics

**Antilymphozytenserum (ALS).** Ein als Immunsuppressivum verschriebenes Serum, das zur Reduzierung einer Transplantabstoßungsreaktion und als Adjuvans in der Chemotherapie zur Bekämpfung maligner Neoplasmen eingesetzt wird.
🌐 antilymphocyte serum (ALS)

**Antimetabolit.** Arzneimittel oder andere Substanz mit antagonistischer Wirkung bzw. mit Ähnlichkeit zu einem normalen menschlichen Metaboliten, die dessen Funktion beeinträchtigt, indem sie mit dem Metaboliten um Rezeptoren bzw. Enzyme konkurriert und so Stoffwechselprozesse blockiert oder verändert.
[*griech.*: anti, gegen; metabole, Wechsel]
🌐 antimetabolite

**Antimitotika.** Mittel zur Hemmung der Zellteilung.
🌐 antimitotics

**Antimutagen.** Substanzen, die die Rate spontaner → Mutationen verringern bzw. unterdrücken oder die Wirkung eines Mutagens umkehren können.
[*griech.*: anti, gegen; *lat.*: mutare, wechseln, ändern; *griech.*: genein, produzieren]
🌐 antimutagen

**Antimykotika.** Arzneimittel gegen Pilzerkrankungen (Mykosen) mit pilzabtötender (fungizider) bzw. wachstums- oder vermehrungshemmender (fungiostatischer) Wirkung; antimykotische, antibiotische Mittel. Amphotericin B und Ketoconazol, die zur Bekämpfung verschiedener Pilzinfektionen angewendet werden, verbinden sich anscheinend mit Sterolen in der Pilzzellmembran und bedingen dadurch eine Veränderung der Membrandurchlässigkeit. Griseofulvin, ein weiteres Breitbandantimykotikum, verbindet sich mit dem neu gebildeten Keratin des Wirtes und macht es gegen weitere Pilzinfektionen resistent. Miconazol hemmt das Wachstum der Dermatophyten, einschließlich *Candida albicans*. Nystatin ist ein wirksames Mittel gegen Hefen und hefeähnliche Pilze. – *adj.* antimykotisch.
🌐 antifungal

**Antiodontalgika.** Zahnschmerzmittel.
🌐 antiodontalgics

**Antiöstrogen.** Produkte auf Hormonbasis, die hauptsächlich in der Krebsbehandlung in Verbindung mit einer Chemotherapie verwendet werden.
🌐 antiestrogen drug

**Antioxidanzien.** Chemische Verbindung oder anderes Mittel, das die → Oxidation einer Substanz hemmt oder verlangsamt, z.B. Bromhydroxyanisol und Bromhydroxytoluen. Diese Substanzen werden fett- oder ölhaltigen Nahrungsmitteln zugesetzt, um die Verbindung zwischen Sauerstoff und Fetten zu verhindern und somit die Nährstoffe zu konservieren und vor dem Ranzigwerden zu schützen.
🌐 antioxidants

**Antioxidation.** Verhinderung der Oxidation.
🌐 antioxidation

**Antiparasitenmittel.** Arzneimittel, das Parasiten abtötet bzw. deren Wachstum hemmt, z.B. Amöbizid, Wurmmittel, Schistosomizid, Trichomonazid, Trypanosomizid oder Malariamittel. – *adj.* antiparasitär.
[*griech.:* anti, gegen; parasitos, Gast]
🌐 antiparasitics

**Antipathie.** Ein starkes Gefühl der Abneigung oder Antagonismus gegenüber bestimmten Gegenständen, Situationen oder Personen. – *adj.* antipathisch.
[*griech.:* anti, gegen; pathos, Leiden]
🌐 antipathy

**Antiperistaltik.** Eine Kontraktionsbewegung entgegen der physiologischen Richtung; z.B. in Richtung des oralen Endes des Verdauungstraktes; führt im Duodenum, Magen oder Ösophagus zum Rückfluss des Magen-Darm-Inhaltes (Regurgitation).
[*griech.:* anti, gegen; peristellin, um etwas herumwickeln]
🌐 antiperistalsis

**Antiphlogistika.** Arzneimittel zur Bekämpfung einer Entzündung. Die Ursache der entzündungshemmenden Wirkungsweisen der Salicylate und nicht-steroidaler Entzündungshemmer, z.B. Ibuprofen, Phenylbutazon sowie Indomethacin, beruht wahrscheinlich auf der Hemmung der Prostaglandin-Biosynthese. Bei der Einnahme von A. muss auf Magen-Darm-Beschwerden und Anzeichen für Ulzera geachtet werden. – *adj.* antiphlogistisch, entzündungshemmend.
🌐 antiinflammatory

**Antiprothrombin.** Eine Substanz, die die Umwandlung von → Prothrombin zu → Thrombin hemmt.
🌐 antiprothrombin

**Antipruriginosa.** Arzneimittel, das Juckreiz (→ Pruritus) lindert oder verhindert. Topische Anästhetika, Kortikosteroide und Antihistamine werden als antipruritische Mittel eingesetzt. – *adj.* antipruriginös.
[*griech.:* anti, gegen; *lat.:* prurire, jucken]
🌐 antipruritics

**Antipsychotika.** (Neuroleptika). Arzneimittel, das die Symptome einer → Psychose lindert. Phenothiazinderivate sind die am häufigsten verschriebenen antipsychotischen Mittel zur Behandlung von Schizophrenie oder anderen Psychosen. (s.a. Psychopharmaka) – *adj.* antipsychotisch.
[*griech.:* anti, gegen; psyche, Geist; osis, Zustand]
🌐 antipsychotics

**Antipyrese.** Behandlung zur Reduzierung und Linderung von Fieber.
[*griech.:* anti, gegen; pyretos, Fieber]
🌐 antipyresis

**Antipyretika.** Arzneimittel mit fiebersenkender Wirkung (z.B. → Acetylsalicylsäure und → Paracetamol). Solche Arzneimittel senken normalerweise den thermalen Einstellwert des Steuerungszentrums im Hypothalamus, was zu Gefäßerweiterung (Vasodilatation) und Schwitzen führt. Abreiben mit lauwarmen Alkohol bzw. ein Bad mit lauwarmem Wasser kann eine gesteigerte Körpertemperatur senken. Patienten mit längerfristig erhöhtem Fieber werden manchmal mit Kühldecken bedeckt, um eine → Hypothermie herbeizuführen. – *adj.* antipyretisch.
[*griech.:* anti, gegen; pyretos, Fieber]
🌐 antipyretics

**Anti-Rabies-Gammaglobulin.** → Tollwut-Immunglobulin.
🌐 rabies immune globulin (RIG)

**Antirachitika.** Arzneimittel zur Behandlung von → Rachitis.
🌐 antirachitics

**Anti-Rh-Agglutinin.** → Antikörper des Rh-Antigens der Rh+ Erythrozyten, der die Verklumpung (Gerinnung) dieser Zellen verursacht. Dieser Antikörper wird von Rh-negativen Personen produziert, die Kontakt mit Rh-positiven Erythrozyten hatten, z.B. wenn eine Rh-negative Mutter

mit einem Rh-positiven Fötus schwanger ist.
🌐 anti-Rh agglutinin

**Antirheumatika.** Bezeichnung für Arzneimittel gegen rheumatische Erkrankungen und zur Linderung von Symptomen bzw. schmerzhaften oder immobilisierenden Erkrankungen des Bewegungsapparates. (→ Rheuma) – *adj.* antirheumatisch.
[*griech.:* anti, gegen; rheumatismos, etwas, das fließt]
🌐 antirheumatics

**Antirheumatika, nichtsteroidale (NSAR) (pl.).** (nichtsteroidale Antiphlogistika). Sammelbezeichnung für Arzneimittel, die fiebersenkende (antipyretische), schmerzstillende (analgetische) und entzündungshemmende (antiphlogistische) Wirkung haben. Sie wirken gegen Entzündungen oder lindern sie, indem die Prostaglandinsynthese gehemmt (inhibiert) wird. NSAR können zur Behandlung von leichten bis mäßigen Schmerzen, rheumatischer Arthritis, Gicht, Osteoarthritis, Fieber, nichtrheumatischen Entzündungen und Dysmenorrhö eingesetzt werden. Beispiele für n. A. sind Acetylsalicylsäure, Ibuprofen, Ketoprofen und Indometacin. Als Nebenwirkungen kommt es zu Magen-Darm-Störungen und Hautausschlägen mit Juckreiz. N.A. sollten zusammen mit den Mahlzeiten eingenommen werden; bei längerer Verwendung muss der Stuhl auf okkultes Blut überprüft werden.
(→ Antiphlogistika)
🌐 nonsteroidal antiinflammatory (NSAID)

**Antiseborrhoika.** Arzneimittel oder ein anderes Mittel, welches auf die Haut aufgetragen wird, um eine → Seborrea oder seborrhoische Dermatitis unter Kontrolle zu halten. – *adj.* antiseborrhoisch.
🌐 antiseborrheics

**Antisepsis.** Hemmung bzw. Vernichtung von pathogenen Mikroorganismen. (s.a. Asepsis)
[*griech.:* anti, gegen; sepein, Vereiterung]
🌐 antisepsis

**Antiseptika.** Mittel, die das Wachstum und die Vermehrung von Mikroorganismen hemmen und auf Haut und Schleimhäute aufgetragen werden können. Bei der Verwendung von A. muss auf die Einwirkzeit, Anwendungsart, Konzentration und Wirkungsspektrum geachtet werden. Alkoholhaltige A. trocknen die Haut aus. (s.a. Desinfektionsmittel) – *adj.* antiseptisch.
🌐 antiseptics

**Antiserum.** Tierisches oder menschliches Serum, das → Antikörper gegen eine spezifische Krankheit enthält, die eine passive Immunität übertragen kann. Ein A. produziert keine Antikörper. Es gibt zwei Arten von Antiseren: → Antitoxine neutralisieren die von spezifischen Bakterien hergestellten Toxine, ohne jedoch die Bakterien zu töten; antimikrobielle Seren vernichten Bakterien, indem diese für den Angriff von Leukozyten sensibilisiert werden.
🌐 antiserum

**Antiserum-Anaphylaxie.** Übermäßige Reaktion bei einer Person nach Injektion von Serum von einer anderen, sensibilisierten Person.
🌐 antiserum anaphylaxis

**Antistreptolysin-O-Test.** Streptokokken-Antikörpertest zur Feststellung von Serum-Antikörpern gegen Streptolysin-O, einem Exotoxin, das von den meisten Streptokokken der Gruppe A- und manchen Gruppe C- und G- Streptokokken erzeugt wird. Der Test wird oft als diagnostische Maßnahme zur Erkennung von rheumatischem Fieber eingesetzt.
🌐 antistreptolysin-O test (ASOT, ASO, ASLT)

**Antithrombin.** Physiologischer Bestandteil des Serums, der → Thrombin inaktiviert und gerinnungshemmend wirkt.
🌐 antithrombin

**Antithrombosestrümpfe (ATS).** Elastische Kompressionsstrümpfe, die zur Thromboseprophylaxe getragen werden (z.B. postoperativ). Diese sind von verschiedenen Anbietern in diversen Größen erhältlich. Wichtig ist das exakte Ab-

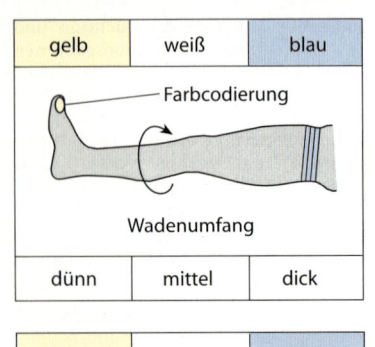

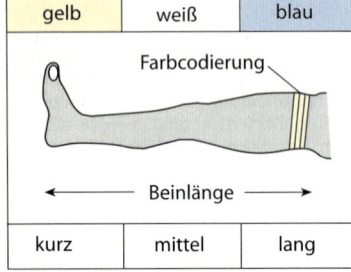

| gelb | weiß | blau |
|---|---|---|
| | Farbcodierung | |
| | Wadenumfang | |
| dünn | mittel | dick |

| gelb | weiß | blau |
|---|---|---|
| | Farbcodierung | |
| | Beinlänge | |
| kurz | mittel | lang |

**Antithrombosestrümpfe (ATS).** Größenbestimmung.

messen und korrektes Anziehen der Strümpfe, dabei ist besonders auf Faltenfreiheit zu achten. Zur genauen Abmessung müssen Oberschenkel- und Wadenumfang, sowie die Beinlänge ermittelt werden. I.d.R. reicht ein Wechsel der ATS alle 24–48 Stunden aus. Die ATS müssen vor dem Aufstehen angezogen werden (Stauungen vermeiden). Auf die Hautpflege muss besonders geachtet werden, da die Haut unter den ATS zur Austrocknung neigt.
🇬🇧 compression stockings; medical stockings

**Antithrombotika.** Arzneimittel, die die Bildung von Thromben bzw. die Blutgerinnung verhindern bzw. stören, z.B. → Antikoagulanzien oder Thrombozytenaggregations-Hemmer. – *adj.* antitrombotisch.
🇬🇧 antithrombotics

**Antitoxin.** Eine Untergruppe von Antiseren, die normalerweise aus dem Serum von Pferden gewonnen werden, das gegen bestimmte toxinproduzierende Organismen immunisiert wurde, wie z.B. das Botulismus-A., das zur Bekämpfung von Botulismus und Tetanus verwendet wird, oder das Diphtherie-A., das prophylaktisch zur Verhinderung entsprechender Infektionen gegeben wird.
[*griech.:* anti, gegen; toxikon, Gift]
🇬🇧 antitoxin

**Anti-Trendelenburg-Lagerung.** Lagerung des Körpers in einer schiefen Ebene, wobei der Kopf erhöht und die Beine tief gelagert werden. Diese Lagerungsart wird zur Erleichterung der Atmung und bei arteriellen Durchblutungsstörungen eingesetzt. Bei Operationen wird sie zur Narkoseeinleitung, insbesondere bei Aspirationsgefahr (z.B. bei Schwangeren und nicht nüchternen Patienten) verwendet. Dadurch wird das Aufsteigen von Magensäure in den Rachenraum verhindert. Beim Neigen des Bettes bzw. OP-Tisches in die schiefe Ebene muss unbedingt auf einen festen Halt und die Sicherheit des Patienten geachtet werden, damit beim Lösen der Arretierung ein ruckartiges Kippen vermieden wird. (s.a. Trendelenburg-Lagerung)
[Friedrich Trendelenburg, deutscher Chirurg und Phlebologe, 1844–1924]
🇬🇧 anti-trendelenburg position; reverse Trendelenburg

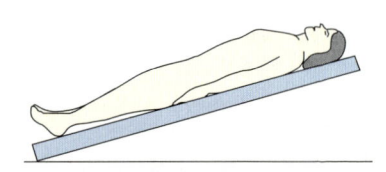

**Anti-Trendelenburg-Lagerung.**

**Antitrypsin.** (Trypsininhibitor). Ein in der Leber hergestelltes Protein, das die Wirkung von → Trypsin und anderen proteolytischen Enzymen hemmt.
🇬🇧 antitrypsin

**Antitumor-Antikörper.** Natürlich vorhandene Substanzen, die die weitere Replikation der Desoxyribonukleinsäure (DNS) sowie die Transkription der Ribonukleinsäure (RNS) verhindern.
🇬🇧 antitumor antibodies

**Antitussivum.** Arzneimittel gegen Husten; Gruppe von teils narkotisch (Opioide, die auch als Ersatzdroge verwendet werden können), teils nicht-narkotisch wirkenden Medikamenten, die auf das zentrale und periphere Nervensystem wirken und den Hustenreflex unterdrücken. Hustenhemmende Medikamente sollten nicht bei einem Husten mit Auswurf gegeben werden, da der Hustenreflex benötigt wird, um Verschleimungen der oberen Atemwege zu lösen. Nebenwirkungen können Konzentrationsschwäche, Atemdepression und Verstopfung sein; Patienten sind nur beschränkt fahrtüchtig. – *adj.* antitussiv.
[*griech.:* anti, gegen; *lat.:* tussire, husten]
🇬🇧 antitussive

**Antivenenum.** (Schlangenserum). Eine aus dem Serum von immunisierten Pferden hergestellte Suspension mit → Antikörpern, die Gifte neutralisieren. Das A. verleiht eine passive Immunität und wird bei verschiedenen Schlangen- und Insektenbissen als Erste-Hilfe-Maßnahme gegeben.
🇬🇧 antivenin

**antiviral.** Bezeichnung für eine virenvernichtende Wirkung. (→ Viren)
🇬🇧 antiviral

**Antivitamin.** (Vitamin-Antagonist). Substanz, die ein → Vitamin inaktiviert.
[*griech.:* anti, gegen; *lat.:* vita, Leben; amine, Ammoniak]
🇬🇧 antivitamin

**Antrektomie.** Operatives Herausschneiden des pylorischen Teils des Magens (→ Antrum). (s.a. Gastrektomie)
🇬🇧 antrectomy

**Antriebsarmut.** Mangel an Initiative, Aktivität und seelischer Energie.
🇬🇧 lack of motivation

**Antrum.** Ein normalerweise von Knochen umgebener Hohlraum. Das A. des Mageneingangs (Kardia) ist eine Erweiterung der Speiseröhre (Ösophagus); die mit Flüssigkeit gefüllte Höhle eines reifen Graaf-Follikels wird ebenfalls als A. bezeichnet.
[*griech.:* antron, Höhle]
🇬🇧 antrum

**Antrum cardiacum.** Verengte Passage von der Speiseröhre (Ösophagus) zum Magen, unmittelbar im Inneren der vom Kardiaschließmuskel gebildeten Öffnung.
🇬🇧 antrum cardiacum

**Anulus.** (Ring). Ringförmige Körperstruktur, z.B. der Außenrand einer Bandscheibe oder der weiße Tympanusring um das Perimeter des Trommelfells.
[*lat.:* Ring]
🇬🇧 annulus

**Anulus, conjunctivae.** Schmaler Ring an der Kreuzung zwischen Bindehaut (Konjunktiva) und der Hornhautperipherie.
🇬🇧 conjunctival ring

**Anurie.** Rückgang der Harnausscheidung unter 100 ml pro Tag. Die A. kann Folge einer Niereninsuffizienz bzw. einer Nierendysfunktion sein oder durch einen Blutdruckabfall unterhalb des Wertes, der für den Erhalt des Filterdrucks der Niere benötigt wird, oder durch eine Obstruktion der Harnwege ausgelöst werden. Eine schnelle Verminderung der Harnausscheidung, die schließlich zu A. und → Urämie führt, kann bei akutem Nierenversagen beobachtet werden. – *adj.* anurisch.
[*griech.:* a, kein; ouron, Urin]
🇬🇧 anuria

**Anus.** (After). Öffnung am Ende des Analkanals, durch die Stuhl ausgeschieden wird.
🇬🇧 anus

**Anus praeternaturalis.** (künstlicher Darmausgang; Anus präter). Chirurgisch angelegte Öffnung des Darms, etwa in Form einer → Kolostomie, zur Stuhlentleerung in eine

**Auffangvorrichtung** (z.B. bei Ileus, Darmresektion). (→ Darmfistel)
🌐 artificial anus

**Anwendungseffizienz.** Die tatsächliche Wirksamkeit eines Medikaments, eines mechanischen Mittels oder einer Methode zur Verhütung einer Schwangerschaft.
🌐 use effectiveness

**Anxietas.** Zustand der Angst, der nervösen Unruhe oder Besorgnis, der häufig von einem Gefühl der Enge im Oberbauch (Epigastrium) begleitet wird; Formen der A. sind **A. presenilis** und **Restless-legs-Syndrom**.
🌐 anxietas

**Anxiolytika.** (angstlösend/angstlösendes Mittel). Beruhigungsmittel (→ Sedativa) oder schwache → Tranquilizer, hauptsächlich zur Behandlung von → Angstzuständen. Zu den Anxiolytika gehören Barbiturate, Benzodiazepine, Chlormezanon, Hydroxyzin, Meprobamat sowie Tybamat. Bei der Einnahme von A. kann es zur Entwicklung einer Abhängigkeit kommen. – *adj.* anxiolytisch.
🌐 anxiolytics

**Anzeichen, objektives.** Klinische Beobachtung, die gesehen, gehört, gemessen oder anderweitig durch einen untersuchenden Arzt, einen Pflegenden oder andere Personen nachgewiesen werden kann.
🌐 objective sign

**Aorta.** Der wichtigste Stamm des systemischen arteriellen Blutkreislaufs. Die A. besteht aus vier Abschnitten: die aufsteigende A., der Aortenbogen, der thorakale Teil der absteigenden A. sowie der abdominale Teil der absteigenden A. Die A. hat ihren Ursprung in der linken Herzkammer, steigt kurz an, führt um die linke Lungenwurzel, fällt in den Brustkorb links der Wirbelsäule ab und verläuft durch den Aortenhiatus des Zwerchfells in die Bauchhöhle. – *adj.* aortisch.
[*griech.*: aerein, sich erheben]
🌐 aorta

**Aorta abdominalis.** (Bauchaorta). Teil der absteigenden → Aorta; reicht vom Zwerchfell bis ins → Abdomen; die A.a. versorgt mit ihren Ästen die Bauchorgane (Hoden, bzw. Eierstöcke, Nieren und Magen), Truncus coeliacus, obere und untere Mesenterialarterien (A. mesenterica superior und inferior), mittlere suprarenale Arterie (A. suprarenalis), Nierenarterie (A. renalis), Testikular- und Ovarialarterien (A. testicularis und ovarica), untere Zwerchfellarterie (A. phrenica), Lumbalarterien (Ae. lumbales), mittlere Sakralarterie (A. sacralis), Darmbeinarterien (Ae. illiacae). (→ Aorta)
🌐 abdominal aorta

**Aorta ascendens.** Aufsteigende → Aorta; einer der vier Hauptabschnitte der Aorta, der sich in die rechten und linken → Koronarterien verzweigt.
[*lat.*: ascendere, aufsteigen]
🌐 ascending aorta

**Aorta descendens.** Hauptstrang der → Aorta, bestehend aus Brustaorta und Bauchaorta, die vom Aortenbogen bis in den Rumpf reicht. Die absteigende Aorta versorgt viele Körperstrukturen, einschließlich Ösophagus, Lymphknoten, Thorax, Magen, Leber, Darm, Nieren, Milz sowie die Fortpflanzungsorgane.
[*lat.*: descendere, herabsteigen; *griech.*: aerein, aufsteigen.]
🌐 descending aorta

**Aorta thoracica.** (Brustschlagader). Brustschlagader; oberer Abschnitt der absteigenden Aorta, beginnend an der unteren Grenze der vier Brustwirbel. Die A. t. teilt sich in sieben Zweige auf und versorgt zahlreiche Körperorgane, wie z.B. Herz, Rippen, Brustmuskeln und Magen.
🌐 thoracic aorta

**Aortenaneurysma.** Lokal auftretende Ausweitung der Aortenwand, die durch Arteriosklerose, Hypertonie oder, in seltenen Fällen, durch Syphilis verursacht wird. Die Läsion kann als sackartige Ausdehnung, als spindelförmige bzw. zylindrische Schwellung entlang eines Blutgefäßes oder als längliche Austrennung zwischen äußerer und mittlerer Gefäßwandschicht auftreten. (→ Aorta; Aneurysma)
🌐 aortic aneurysm

**Aortenbogen.** Einer der vier Teile der → Aorta, aus dem die drei arteriellen Äste, der Truncus brachiocephalicus, die linke Arteria carotis communis und die rechte Arteria subclavia abgehen.
🇬🇧 arch of the aorta

**Aortenbogensyndrom.** Verschlusskrankheiten des Aortenbogens, die verschiedene, mit Obstruktionen der großen Arterienzweige einhergehende Symptome hervorrufen. Bestimmte Erkrankungen, wie z.B. Arteriosklerose, Takayasu-Krankheit und Syphilis können ein A. verursachen. Krankheitsmerkmale sind Synkopen, zeitweilige Erblindung, Hemiplegie, Aphasie sowie Gedächtnisverlust.
🇬🇧 aortic arch syndrome

**Aortengeflecht.** Netzwerk autonomer Nervenfasern, das sich nahe am Herz befindet.
🇬🇧 coronary plexus

**Aorteninsuffizienz-Geräusch.** Hochfrequentes, frühdiastolisches → Herzgeräusch, das eine Aorteninsuffizienz anzeigt. Eine → Aortenklappeninsuffizienz, die sich darin manifestiert, dass die Aortenklappe sich während der ventrikulären Diastole nur unvollständig schließt, führt zum Blutrückfluss in die linke Herzkammer.
🇬🇧 aortic regurgitant murmur

**Aortenisthmusstenose.** (Coarctation aortae). Angeborene, lokale Verengung der → Aorta. Folge ist ein Druckanstieg proximal der Verengung und ein Druckabfall an der distalen Seite der Verengung. Die Begleitsymptome stehen direkt in Verbindung mit den von der Stenose erzeugten Druckveränderungen. Klinische Zeichen sind Schwindel, Kopfschmerzen, Ohnmacht, Nasenbluten, schwacher bzw. fehlender Femoralispuls und Beinkrämpfe bei körperlicher Anstrengung aufgrund der Gewebeanoxie.
🇬🇧 coarctation of the aorta

**Aortenklappe.** (Valva aortae). Herzklappe zwischen der linken Herzkammer und der Aorta; besteht aus drei halbmondförmigen Segeln, die sich während der Diastole schließen und den Blutrückfluss von der Aorta in die linke Herzkammer verhindern.
🇬🇧 aortic valve

**Aortenklappeninsuffizienz.** Mangelhaftes Schließen der → Aortenklappe, das dazu führt, dass während der Systole Blut aus der Aorta zurück in die linke Herzkammer fließt und damit zu einer Volumenbelastung, Dilatation und Hypertrophie führt.
🇬🇧 aortic regurgitation

**Aortenruptur.** Zerreißen der → Aorta mit lebensbedrohlicher innerer Blutung. Tritt spontan bei vorgeschädigter Aorta (→ Arteriosklerose, → Aneurysma) oder unfallbedingt auf.
[*griech.:* aeirein, sich erheben; *lat.:* rumpere, zerbrechen]
🇬🇧 aortic rupture

**Aortenschlitz.** → Hiatus aorticus.
🇬🇧 hiatus aorticus

**Aortenschwirren.** Fühlbare Brustvibration, die durch eine → Aortenstenose oder ein → Aortenaneurysma verursacht wird; kann normalerweise während der Systole im zweiten Zwischenrippenraum rechts des Sternums mit der flachen Hand oder den Fingerspitzen gefühlt werden.
🇬🇧 aortic thrill

**Aortenstenose.** Mit einer Verengung oder Striktur an der Aortenklappe oder Aortenabganges von der linken Herzkammer einhergehende Herzanomalie; ist durch kongentiale Fehlbildung oder Verwachsungen der Klappentaschen verursacht, z.B. infolge von rheumatischem Fieber. Eine A. behindert den Blutfluss von der linken Herzkammer in die Aorta und führt zu einem verminderten Herzminutenvolumen sowie einer pulmonal-vaskulären Stauung.
[*griech.:* aeirein, sich erheben; stenos, eng, osis, Zustand]
🇬🇧 aortic stenose (AS)

**Aortenverkalkung.** Ablagerung kleiner Kalkmengen in der Aorta.
🇬🇧 calcific aortic disease

**Aortenverschluss.** Blockade oder Hindernis, die den Blutfluss in der → Aorta unterbrechen, z.B. nach einer Thrombose.
🌐 aortic obstruction

**Aortitis.** Entzündung der → Aorta. Kommt am häufigsten bei tertiärer Syphilis und bisweilen in Verbindung mit rheumatischem Fieber vor.
🌐 aortitis

**Aortogramm.** Röntgenaufnahme der → Aorta nach Injektion eines Kontrastmittels.
[*griech.*: aeirein, sich erheben; gramma, aufzeichnen]
🌐 aortogram

**Aortographie.** Röntgenmethode, bei der die → Aorta und ihre Äste mit Hilfe eines Kontrastmittels sichtbar dargestellt werden.
[*griech.*: aeirein, sich erheben; graphein, aufzeichnen]
🌐 aortography

**Aortographie, abdominale.** Darstellung der → Aorta abdominalis durch eine Röntgenuntersuchung mit Kontrastmittel. (→ Angiographie)
🌐 abdominal aortography

**aortokoronar.** → Aorta und → Koronararterie betreffend.
[*griech.*: aeirein, sich erheben; *lat.*: corona, Krone]
🌐 aortocoronary

**a.-p.** Abkürzung für **anterior-posterior**.
🌐 AP

**Apallisches Syndrom.** (Wachkoma; Apallisches Durchgangssyndrom). Beim A.-S. ist durch eine Schädigung im Mittelhirn die Verbindung vom Hirnstamm zum Großhirn unterbrochen. Ursachen: Sauerstoffminderversorgung nach Schädel-Hirn-Trauma (SHT), Hirntumor, Hirnblutung, Enzephalitis, Meningitis, Durchblutungsstörungen des Gehirns. Lebenswichtige Grundfunktionen wie Atmung, Kreislauf, Schlucken werden nach wie vor reguliert, da diese vom Stammhirn gesteuert werden. Für alle übrigen Funktionen wie Hören, Tasten, Lesen, Gefühle etc. ist das Großhirn zuständig, welches aber durch die Schädigung im Mittelhirn keine Verbindung mehr zu den übrigen Strukturen des Gehirns hat. Der Patient im apallischen Syndrom (Apalliker) kann also durchaus Schlaf- und Wach-Phasen haben und primitive Reflexe zeigen, aber er kann keine Sinneswahrnehmungen verarbeiten. Bei etwa einem Drittel der Patienten nimmt die Krankheit einen sehr guten Verlauf, d.h. diese Patienten können mittels intensiver Rehabilitationsmaßnahmen wieder in die Gesellschaft eingegliedert werden. Diese Wiedereingliederung kann aber Wochen, Monate oder auch Jahre dauern. – *adj.* apallisch.
[*griech.*: a, ohne; pallium, Großhirn]
🌐 apallic syndrome; persistent vegetative state

**Apathie.** Fehlen bzw. Unterdrückung von Emotionen, Gefühlen oder Leidenschaft; Gleichgültigkeit und Teilnahmslosigkeit gegenüber normalerweise erregenden oder aufwühlenden Reizen. – *adj.* apathisch.
[*griech.*: a, kein; pathos, Leiden]
🌐 apathy

**Apepsie.** Versagen der Verdauungsfunktionen.
[*griech.*: a, ohne; pepsis, Verdauung]
🌐 apepsia

**Aperistaltik.** Versagen der normalen muskulären Kontraktions- und Entspannungswellen, mit denen der Mageninhalt durch das Verdauungssystem befördert wird.
[*griech.*: a, ohne; peristellein, umklammern]
🌐 aperistalsis

**Apertur.** Öffnung oder Loch in einem Gegenstand oder einer anatomischen Körperstruktur.
[*lat.*: apertura, Öffnung]
🌐 aperture

**Apex.** (Spitze). Gipfel, Ende oder Spitze einer Körperstruktur, wie z.B. die Herzspitze oder die Wurzelspitzen der Zähne.
🌐 apex

**Apex cordis.** (Herzspitze). Die spitz zulaufende, nach unten, vorne und links zeigende untere Herzabgrenzung, die sich auf Höhe des fünften Zwischenrippenraumes befindet.
[*lat.*: apex, Gipfel; cordis, vom Herzen]
🇬🇧 apex cordis

**Apex pulmonis.** (Lungenspitze). Höchste, während der Lungenausdehnung bis zur ersten Rippe am Nackenansatz und der Schlüsselbeingrube reichende Lungenabgrenzung.
🇬🇧 apex of the lung

**Apexkardiogramm.** Graphische Darstellung der auf die Brustwand übertragenen Schwingungen des Herzens an der Stelle des maximalen Herzspitzenstoßes.
🇬🇧 apexcardiogram (ACG)

**Apexkardiographie.** Aufzeichnung von Herzschwingungen des Herzspitzenstoßes.
🇬🇧 apexcardiography (ACG)

**APGAR-Schema.** Bewertungsschema für die Diagnostik des Zustandes eines Neugeborenen, das eine, fünf und zehn Minuten nach der Geburt durchgeführt wird. Fünf Faktoren, die die Anpassungsfähigkeit des Neugeborenen an ein Leben außerhalb der Gebärmutter beschreiben, werden dabei bewertet: Puls, Atmung, Muskeltonus, Reflexe und Hautfarbe er-

**APGAR-Schema.**

| Kriterien | 0 Punkte | 1 Punkt | 2 Punkte | 1 Min. | 5 Min. | 10 Min. |
|---|---|---|---|---|---|---|
| Herzfrequenz | nicht hörbar | < 100 spm | > 100 spm | | | |
| Atmung | keine | unregelmäßig, flach, langsam | regelmäßig, schreiend | | | |
| Muskeltonus | schlaff | träge, wenig Bewegungen | aktiv, voller Beugetonus | | | |
| Reflexerregung | keine Reaktion | vermind. Reaktion, Grimasse | Schrei, Abwehr | | | |
| Hautfarbe | zyanotisch oder blass | Körper rosig, Extremitäten blau | rosig | | | |
| Gesamtpunkte | | | | | | |

Bewertung: APGAR Bezeichnung des klinischen Zustandes

9–10  optimal lebensfrisch
7–8   noch lebensfrisch
5–6   leichter Depressionszustand
3–4   mittelgradiger Depressionszustand
0–2   schwerer Depressionszustand

halten Werte von 0 (Minimalwert) bis 2 (Normalwert). Die fünf Werte werden addiert und die Gesamtpunktzahl für Minute eins, fünf und zehn werden notiert. Apgarwert 9/10/10 bedeutet z.B. 9 Punkte für Minute eins und 10 Punkte für Minuten fünf und zehn. (s.a. Asphyxie)
[V. Apgar, amerikanische Anästhesistin, 1909–1974]
🇬🇧 Apgar score

**Aphagie.** Unvermögen, infolge organischer oder psychologischer Ursachen zu schlucken.
[*griech.:* a, nicht; phagein, essen]
🇬🇧 aphagia

**Aphagie, schmerzhafte.** Weigerung, Nahrung zu sich zu nehmen oder zu schlucken, da diese Vorgänge mit Schmerzen verbunden sind.
🇬🇧 aphagia algera

**Aphakie.** Teilweises oder völliges Fehlen der Linse des Auges nach Verletzungen oder Operationen, z.B. bei Katarakt. – *adj.* aphakisch.
[*griech.:* a, kein; phakos, Linse]
🇬🇧 aphakia

**Aphasie.** (Aphemie). Neurologisch bedingte Sprachstörung bzw. Sprachunfähigkeit aufgrund einer Verletzung bestimmter Bereiche der Hirnrinde. Die Störung kann sensorisch oder r eptiv sein, mit der Folge, dass die Sprache nicht verstanden wird, oder sie ist expressiv bzw. motorisch, d.h. Wörter können nicht gebildet bzw. nicht richtig ausgedrückt werden.
In Zusammenarbeit mit Sprachtherapeuten gezielte Sprach- und Sprechübungen mit dem Patienten durchführen; gemeinsames konzeptionelles Arbeiten (Bobath-Konzept). (s.a. Agnosie; Agraphie; Alexie; Apraxie; Wernicke Aphasie) – *adj.* aphasisch.
[*griech.:* a, keine; phasis, Sprache]
🇬🇧 aphasia

**Aphasie, amnestische.** Unfähigkeit, sich an zuvor Gesprochenes oder an die Bezeichnungen von Gegenständen, Umständen oder charakteristischen Merkmalen zu erinnern. (→ Aphasie)
[*griech.:* amnasthai, vergessen; a, ohne; phasis, Sprache]
🇬🇧 amnesic aphasia

**Aphasie, motorische.** Unfähigkeit, konkrete Worte auszusprechen, was durch Hirnläsionen im vorderen Stirngyrus (Broca-Zentrum der motorischen Sprache) oder in der linken Hirnhälfte (Hemisphäre) verursacht wird. Die m. A. tritt am häufigsten nach einem → Schlaganfall auf. Der Patient weiß, was er sagen möchte, kann die Worte aber nicht artikulieren. (→ Aphasie)
🇬🇧 motor aphasia

**Aphasie, rezeptive.** Eine Form der sensorischen → Aphasie, die durch Beeinträchtigung des Sprachverständnisses gekennzeichnet ist.
[*griech.:* aphasía, Sprachlosigkeit]
🇬🇧 receptive aphasia

**Aphasie, sensorische.** → Wernicke-Aphasie
🇬🇧 sensory aphasia

**Aphasie, syntaktische.** Unfähigkeit, Wörter in ihrer logischen Reihenfolge aneinander zu reihen, mit der Folge, dass der Sprecher nicht verstanden wird.
🇬🇧 syntactic aphasia

**Aphasie, visuelle.** Das Unvermögen, geschriebene Information zu verstehen, aufgrund einer Verletzung in der linken Sehrinde und der Verbindung zwischen der rechten Sehrinde und der linken Hemisphäre.
🇬🇧 visual aphasia

**Aphonia, paralytische.** Stimmlosigkeit aufgrund einer Lähmung oder einer Erkrankung der Kehlkopfnerven.
🇬🇧 aphonia paralytica

**Aphonia paranoica.** Nicht organisch bedingte, für manche Formen der Geisteskrankheit typische Sprechunfähigkeit.
🇬🇧 aphonia paranoica

**Aphonie.** Verlust der Fähigkeit, normale Sprachlaute zu erzeugen, aufgrund einer Überbeanspruchung der Stimmbänder, einer Organkrankheit oder psychologi-

scher Ursachen, z.B. bei Angstzuständen. – *adj.* aphonisch.
[*griech.:* a, ohne; phone, Stimme]
🇬🇧 aphonia

**Aphrasie.** Form der → Aphasie, bei der die betroffene Person einzelne Wörter sprechen oder verstehen, sich aber nicht in sinnvollen Sätzen ausdrücken kann.
🇬🇧 aphrasia

**Aphronie.** Unfähigkeit, vernünftige Entscheidungen zu treffen.
[*griech.:* a, nicht: phronein, verstehen]
🇬🇧 aphronia

**Aphthen.** Häufig anzutreffende oberflächliche, schmerzhafte Erosionen der Mundschleimhaut. A. können bisweilen auch andere Körpergewebe, z.B. den Magen-Darm-Trakt sowie die externen Genitalien befallen.
[*griech.:* aphtha, Ausbruch]
🇬🇧 aphthae

**apikal.** Den Gipfel oder die Spitze betreffend, zur Spitze gerichtet.
[*lat.:* apex, Spitze]
🇬🇧 apical

**Aplasie.** 1. Ausbleibende Entwicklung von Organen oder Geweben. 2. Begriff aus der Hämatologie; das Ausbleiben einer normalen Zellgeneration und -entwicklung.
Erhöhte Infektionsgefährdung der Patienten (z.B. nach Knochenmarkstransplantation), daher besondere Hygienemaßnahmen beachten.
[*griech.:* a, nicht; plassein, bilden]
🇬🇧 aplasia

**aplastisch.** 1. Die fehlende bzw. defekte Entwicklung eines Gewebes oder Organs betreffend. 2. Fehlende mitotische Bildung von Tochterzellen betreffend.
[*griech.:* a, nicht; plassein, bilden]
🇬🇧 aplastic

**Apnoe.** Atemstillstand, z.B. infolge toxischer, traumatischer oder entzündlicher Schädigung des Atemzentrums oder durch Lähmung der Atemmuskulatur nach der Gabe von Muskelrelaxanzien. Folgen der A. sind Sauerstoffmangel (Hypoxie) und die Blaufärbung der Haut (Zyanose). – *adj.* apnoisch.
[*griech.:* apnoia, Windstille, Atemlosigkeit]
🇬🇧 respiratory arrest; apnea

**Apnoe, reflektorische.** Unwillkürlicher Atemstillstand infolge Reizung, schädlicher Dämpfe oder Gase.
🇬🇧 reflex apnea

**Apnoe-Monitoring.** Enge Überwachung der Atemtätigkeit von Personen, insbesondere von Neugeborenen. Verschiedene elektronische Geräte überwachen Veränderungen in thorakalen oder abdominalen Bewegungen sowie Veränderungen der Herzfrequenz. Falls es zu einem Atemstillstand kommt, ertönt ein Alarmsignal.
🇬🇧 apnea monitoring

**Apnoezentrum.** Nervengewebe im unteren Teil der Brücke (Pons), das die Phase des Einatmens steuert.
🇬🇧 apneustic center

**apo-.** Vorsilbe mit der Bedeutung »von, weg, ausgehend von, entfernt von«.
🇬🇧 apo-

**apokrin.** Drüsen betreffend, die einen Teil ihrer Sekrete durch Ausscheidung absondern; z.B. die Schweißdrüsen, die in großer Zahl in der Achsel und Leiste vorkommen.
[*griech.:* apo, von; krinein, trennen]
🇬🇧 apocrine

**Apolipoprotein.** Proteinkomponente der → Lipoproteine.
[*griech.:* apo, von; lipos, Fett; protos, zuerst]
🇬🇧 apolipoprotein

**Aponeurose.** Flächenhaftes, straffes, faseriges Bindegewebe, das Sehnen zur Befestigung von Muskeln und Knochen oder Faszien zur Verbindung von Muskeln enthält.
[*griech.:* apo, von; neuron, Nerv]
🇬🇧 aponeurosis

**Apophyse.** Kleiner Vorsprung oder Auswuchs an einem Knochen, der Ansatz-

punkt für Muskeln und Bänder ist, z.B. der Dornfortsatz.
[*griech.*: weg wachsen]
apophysis

**Apophysenlösung.** (Apophyseolyse). Trennung eines Knochenvorsprungs (→ Apophyse) vom Hauptknochenkern an der Stelle einer starken, sehnigen Verbindung.
apophyseal fracture

**Apophysitis.** Entzündung oder Schwellung eines knöchigen, nicht von einem Knochen getrennten Vorsprungs oder Auswuchses.
apophysitis

**Apoplex.** (Schlaganfall; Gehirnschlag; intrakranielle Blutung). Durch intrazerebrale Blutung oder thrombotischen Verschluss verursachte akute Durchblutungsstörung des Gehirns. Leitsymptome, die je nach Lokalisation und Ausprägung des unterversorgten Hirnareals unterschiedlich stark ausgeprägt sein können, sind: Schwindel, Erbrechen, Gesichtslähmung (Fazialisparese), Sehstörungen/Gesichtsfeldausfälle, Sprachstörungen und Lähmungen der kontralateralen Körperhälfte. Risikofaktoren sind v.a. arterielle Hypertonie, koronare Herzkrankheit (KHK) und Diabetes mellitus. Die Therapie besteht in der Stabilisierung des Kreislaufes und der Atmung, ggf. die Behandlung bzw. Prophylaxe eines Hirnödems und frühzeitiger Beginn rehabilitativer Maßnahmen. (→ intrazerebrale Blutung)
(apoplectic) stroke

**Apoplex, Lagerungen bei.** Lagerungen unter spezieller Berücksichtigung der Anforderungen eines → Apoplex-Patienten. Sie sollten dem jeweiligen Gesundheitszustand des Patienten entsprechen und die Fähigkeit, eine Lagerung zu tolerieren, berücksichtigen. Ziele sind: Wahrnehmung der betroffenen Körperseite, Regulation des Muskeltonus, Vermeidung von Schmerzen und Komplikationen, Erreichen von Wohlbefinden und Bequemlichkeit, Vermittlung von Sicherheit. Der Patient wird alle 2 Stunden umgelagert. Das Lagerungsintervall kann in der Nacht verlängert werden. (s.a. Bobath-Konzept)
positioning the stroke patient

**Apoplex, Pflege bei.** Rehabilitative Maßnahmen zum Wiedererlernen verloren gegangener Bewegungsabläufe wie z. B. dem Gehen oder der Nahrungsaufnahme. Pflegerische Maßnahmen hierzu sind u.a.: Unterstützung beim Gehen oder Unterstützung der Armführung.
**1. Unterstützendes Gehen.** Gehversuche können durchgeführt werden, wenn der Patient das betroffene Bein wieder belasten kann. Dabei stützt die Pflegeperson das Becken des Patienten mit beiden Händen, um es bei der Bewegung mitzu-

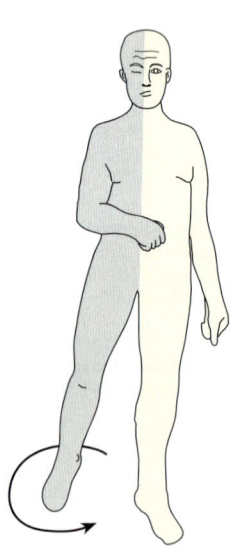

Grau = gelähmte Seite

**Apoplex.** Körperliches Erscheinungsbild bei rechtsseitiger Lähmung (Hemiparese) nach Apoplex: Fazialislähmung, Schulter nach hinten gezogen, Arm innenrotiert, Ellenbogen gebeugt, Finger gebeugt, Daumen adduziert, Fuß "hängt", wird im Halbkreis nach vorne geführt.

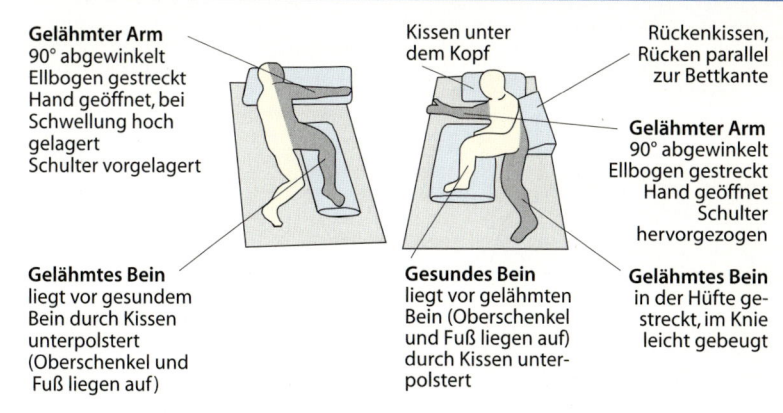

**Gelähmter Arm**
90° abgewinkelt
Ellbogen gestreckt
Hand geöffnet, bei
Schwellung hoch
gelagert
Schulter vorgelagert

**Kissen unter dem Kopf**

**Rückenkissen, Rücken parallel zur Bettkante**

**Gelähmter Arm**
90° abgewinkelt
Ellbogen gestreckt
Hand geöffnet
Schulter hervorgezogen

**Gelähmtes Bein**
liegt vor gesundem
Bein durch Kissen
unterpolstert
(Oberschenkel und
Fuß liegen auf)

**Gesundes Bein**
liegt vor gelähmten
Bein (Oberschenkel
und Fuß liegen auf)
durch Kissen unterpolstert

**Gelähmtes Bein**
in der Hüfte gestreckt, im Knie
leicht gebeugt

**Apoplex, Lagerungen bei.**

führen. Kann der Patient das betroffene Bein nur schwer nach vorn setzen, hilft die Pflegeperson, indem sie mit ihrem Fuß den Fuß des Patienten vorsichtig vorwärts schiebt. Der Patient sollte sich dabei nicht eingeschränkt fühlen und gleichzeitig ein Gefühl größtmöglicher Sicherheit haben. Die Hilfestellung erfolgt immer von der betroffenen Seite aus. Auf Gehhilfen sollte bei dieser Übung weitestgehend verzichtet werden. Sinnvoll ist zudem die enge Zusammenarbeit mit einem Physiotherapeuten.
2. **Unterstützende Armführung.** Voraussetzung für die u. A. ist zunächst eine gute Sitzposition des Patienten. Die Pflegeperson führt die betroffene Hand des Patienten beim Trink- und Esstraining. Um Bewegungsabläufe zu trainieren, könnte z. B. das Schmieren und Schneiden des Brotes mit der rechten Hand und das Trinken mit der linken Hand durchgeführt werden. (s.a. Bobath-Konzept)
🇬🇧 stroke care

**Apoplex, Zimmergestaltung bei.** 📖 Wichtige Gegenstände, wie z.B. Nachtschrank, Telefon, Bilder, Tisch, Stühle, Fernsehgerät, Tür usw. werden dort platziert, wo eine Stimulation der betroffenen Seite stattfinden kann. Jeder Reiz erfolgt über die betroffene Seite, damit der Patient seinen gesamten Körper wahrnehmen kann. Wenn das Bett aus Sicherheits- oder Platzgründen an der Wand steht, sollte nicht die betroffene Seite an der Wand liegen. (s.a. Bobath-Konzept)
🇬🇧 room arrangement for the stroke patient

**Apparat, juxtaglomerulärer.** Ansammlung von Zellen, die neben jedem Nierenglomerulus zu finden sind. Der j. A. ist bei der Sekretion von Renin infolge von Blutdruckschwankungen beteiligt und für die selbstständige Regulation bestimmter Nierenfunktionen von Bedeutung.
🇬🇧 juxtaglomerular apparatus

**Appendektomie.** Operative Entfernung des Wurmfortsatzes (→ Appendix) durch einen Einschnitt in den rechten unteren Abdomenquadranten; wird bei akuter → Appendizitis durchgeführt, um einen entzündeten Wurmfortsatz zu entfernen, bevor es zu einer Ruptur kommen kann. Die A. wird unkorrekt als Blinddarmoperation bezeichnet.
[*lat.:* appendere, an etwas hängen; *griech.:* ektome, ausschneiden]
🇬🇧 appendectomy

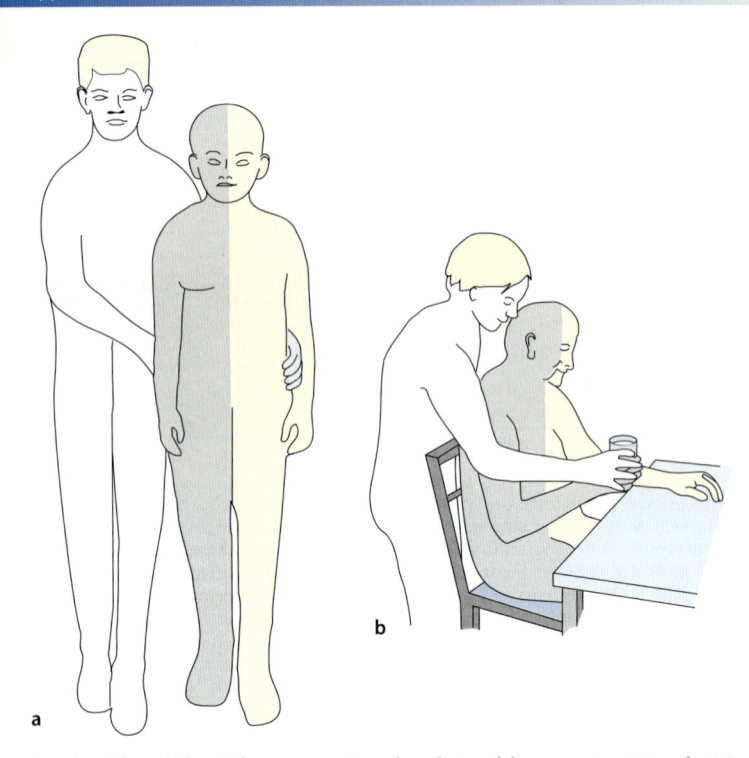

**Apoplex, Pflege bei. a** Gehen, unterstützendes · **b** Armführung, unterstützende. Die gelähmte Hand wird geführt, um dem Gehirn die "richtigen Signale" zu vermitteln.

**Appendix.** (Anhang). Zu einer Hauptkomponente dazugehöriges Teil, Anhängsel.
[*lat.:* Anhang]
▓ appendix

**Appendix vermiformis.** Wurmfortsatz des Blinddarms, der zwischen 7 und 15 cm lang und ca. 1 cm dick ist.
▓ vermiform appendix

**Appendixdyspepsie.** Mit einer chronischen → Appendizitis in Verbindung stehende Verdauungsstörung.
[*lat.:* appendere, an etwas hängen; *griech.:* dys, schwer; peptein, verdauen]
▓ appendix dyspepsia

**Appendixreflex.** Extreme Empfindlichkeit am abdominalen → McBurney-Punkt; diagnostisches Zeichen für eine → Appendizitis (Entzündung des Wurmfortsatzes).
▓ appendical reflex

**Appendizitis.** Eine in den meisten Fällen akute Entzündung des Wurmfortsatzes (Appendix vermiformis), die bei Nichtbeachtung schnell zu einer Perforation und einer Bauchfellentzündung (Peritonitis) führen kann. Das häufigste Anzeichen sind andauernde, im mittleren Bauch beginnende Schmerzen im rechten Unterbauch um den → McBurney-Punkt. Zur Schmerzlinderung werden die Knie häufig

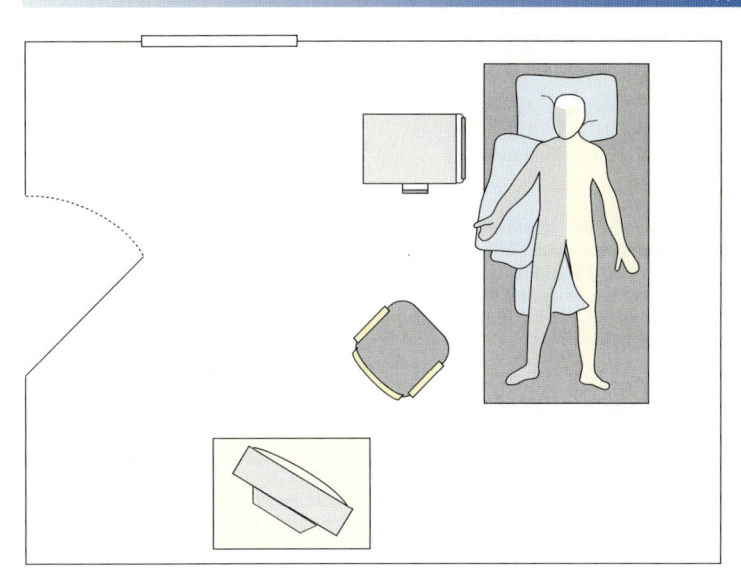

**Apoplex, Zimmergestaltung bei.** Möbel o.ä. sollten auf der Seite der gelähmten Körperhälfte (= grau) stehen.

angewinkelt, um die Spannung der abdominalen Muskeln zu vermindern. Weitere Begleitsymptome sind Erbrechen, leichtes Fieber, erhöhte Leukozytenzahl, Loslassschmerz, ein bretthartes Bauch sowie abgeschwächte oder fehlende Darmgeräusche. Die A. tritt am häufigsten bei Jugendlichen und jungen Erwachsenen auf, wobei Männer öfters betroffen sind als Frauen.
🇬🇧 appendicitis

**Appendizitis, chronische.** Form der Appendizitis (Wurmfortsatzentzündung), bei der sich der wurmförmige Blinddarmfortsatz verdickt und vernarbt. Ursache ist eine vorhergehende Blinddarmentzündung.
🇬🇧 chronic appendicitis

**Appendizitisschmerz.** Starke, sich rasch entwickelnde Bauchschmerzen, die im rechten Unterbauch auftreten; sie werden von einer extremen Empfindlichkeit oberhalb des rechten Rektusmuskels und von Loslassschmerz am → McBurney-Punkt begleitet. In seltenen Fällen kann der Schmerz auch auf der linken Bauchseite auftreten.
[*lat.:* appendere, an etwas hängen]
🇬🇧 appendicitis pain

**Apperzeption.** (Wahrnehmung). 1. Mentale Wahrnehmung oder Erkennung. 2. Bewusstes Verstehen oder Wahrnehmen vor dem Hintergrund von zuvor erworbenem Wissen, Erfahrungen, Emotionen und Erinnerungen. – *adj.* apperzeptiv.
[*lat.:* ad, zu; percipere, wahrnehmen]
🇬🇧 apperception

**Appetit.** Natürliches, instinktives Bedürfnis nach Nahrung (meist in Verbindung mit konkreten Nahrungsmitteln).
[*lat.:* appetere, sich nach etwas sehnen]
🇬🇧 appetite

**Appetitzügler.** → Anorektikum
🇬🇧 anorexiant

**Applikation.** (Anwendung). Verabreichung eines Arzneimittels oder Durchführung von therapeutischen Maßnahmen.
🇬🇧 application

**Applikator.** Längliches, stabförmiges Instrument, häufig mit einem Stück Watte an einem Ende; wird zum lokalen Auftragen oder Einführen von Medikamenten o.ä. in bestimmte Bereiche (z.B. Darm, Vagina) eingesetzt.
🇬🇧 applicator

**Apposition.** Anlagerung von Objekten, z.B. Schichtung von Gewebezellen oder das Nebeneinanderstellen von sich gegenüberliegenden Flächen.
[*lat.*: apponere, hinzufügen]
🇬🇧 apposition

**Appositionswachstum.** Vergrößerung durch Anlagerung von neuem Gewebe oder ähnlichem Material an der Peripherie eines bestimmten Teils oder einer bestimmten Struktur, z.B. das Hinzufügen neuer Schichten bei der Bildung von Knochen und Zähnen.
🇬🇧 appositional growth

**Apraxie.** Unfähigkeit, gezielte Handlungen durchzuführen oder aufgrund einer fehlenden bzw. verlorenen motorischen Empfindung bzw. Koordination sinnvoll zu handeln. Die **ideatorische A.** beruht auf einem Wahrnehmungsverlust der sinnvollen Verwendung eines Gegenstandes. Ein Patient mit **motorischer A.** ist unfähig, einen Gegenstand anzuwenden oder eine Aufgabe auszuführen, obwohl die Aufgabe verstanden wird. Die **amnestische A.** ist die Unfähigkeit, eine Handlung auszuführen, weil der ursprüngliche Beweggrund für die Handlung vergessen werden. Eine **Sprechapraxie** ist eine durch Schädigungen des Gehirns verursachte Ausdrucksstörung, die dazu führt, dass der Patient die Lage der Sprechmuskeln und die Abfolge der für ein verständliches Sprechen erforderlichen Muskelbewegungen nicht programmieren kann.
[*griech.*: a, nicht; prassein, handeln]
🇬🇧 apraxia

**Apraxie, akinetische.** Die Unfähigkeit, eine spontane Bewegung auszuführen. (→ Apraxie)
🇬🇧 akinetic apraxia

**Apraxie, amnestische.** Unfähigkeit, eine bestimmte Bewegung als Reaktion auf eine Forderung auszuführen, da man sich nicht mehr an die Aufforderung erinnern kann. (→ Apraxie)
🇬🇧 amnesic apraxia

**Apraxie, ideatorische.** Erkrankung, bei der konzeptuelle Prozesse gestört sind; Ursache ist häufig eine Läsion im → Gyrus des parietalen Hirnlappens. Der Betreffende kann kein Vorhaben konkretisieren und Gegenstände nicht richtig benutzen, da er den Zweck der Anwendung nicht versteht. Es besteht keine Beeinträchtigung der motorischen Bewegung. (→ Apraxie)
[*griech.*: idea, Form; a, nicht; prassein, tun]
🇬🇧 ideational apraxia

**Apraxie, ideomotorische.** Die Unfähigkeit, Vorstellungen in Bewegungen umzusetzen, was durch eine Störung der Weiterleitung angemessener Impulse vom Gehirn zu den motorischen Zentren verursacht wird. Dabei besteht keine Unfähigkeit, eine automatisierte Handlung durchzuführen, z.B. die Schnürsenkel zu binden, sondern die Handlung kann lediglich nicht auf eine Aufforderung hin durchgeführt werden. (→ Apraxie)
[*griech.*: idea, Form; *lat.*: motare, bewegen; *griech.*: a, nicht; prassein, tun]
🇬🇧 ideomotor apraxia

**Apraxie, konstruktive.** Form der → Apraxie, die von der Unfähigkeit gekennzeichnet ist, Bilder nachzuzeichnen oder Gegenstände so zu manipulieren, dass bestimmte Muster entstehen. Ursache ist eine Läsion der rechten Hirnhälfte.
[*lat.*: construere, erbauen.]
🇬🇧 constructional apraxia

**Apraxie, motorische.** Unfähigkeit, geplante Bewegungen auszuführen oder mit kleinen Gegenständen umzugehen, obwohl die richtige Benutzung des Objektes bekannt ist. Die m. A. entsteht durch eine Läsion der prämotorischen vorderen Hirnrinde (Kortex) auf der der betroffenen Extremität gegenüberliegenden Seite. (→ Apraxie)
🇬🇧 motor apraxia

**Apyrexie.** Zustand ohne Fieber bzw. Nachlassen des Fiebers.
[*griech.:* a, ohne; pyrexis, Fieber]
🇬🇧 apyrexia

**Aqua.** Lateinisches Wort für Wasser.
🇬🇧 aqua

**Aquädukt.** Kanäle oder Passagen, die durch oder zwischen Körperteilen verlaufen und Flüssigkeit enthalten, wie z.B. der zerebrale Aquädukt im Gehirn (Aquaeductus cerebri).
[*lat.:* aqua, Wasser; ductus, Leitung]
🇬🇧 aqueduct

**Aquafitness.** (Wassergymnastik). Jede Form der körperlichen Bewegung im Wasser, die zur Erhaltung bzw. Stärkung spezieller Muskeln praktiziert wird. Der Auftrieb des Wassers erleichtert die Bewegung schwacher oder geschädigter Muskelpartien und vermindert gleichzeitig die Beanspruchung der Gelenke.
🇬🇧 underwater exercise

**Aquaphobie.** Angst vor Wasser.
[*lat.:* aqua, Wasser; *griech.:* phobos, Angst]
🇬🇧 aquaphobia

**Äquilibrieren.** Angleichen und Integration neuer Erfahrungen mit alten Erfahrungen in der psychologischen Entwicklung einer Persönlichkeit.
[*lat.:* aequus, gleich, libra, Waage.]
🇬🇧 equilibration

**Äquilibrium.** 1. Zustand der Ruhe bzw. des Gleichgewichts infolge identischer Aktivität verschiedener Substanzen, z.B. Kalzium und Posphat. 2. Zustand emotionaler bzw. mentaler Ausgeglichenheit. 3. Bezeichnung für den Punkt, an dem die Produktionsrate eines Tochterelements der Zerfallsrate des Elternelements gleicht und die Aktivitäten der Elemente im Gleichgewicht stehen.
🇬🇧 equilibrium

**Äquivalenz.** Gleichwertiger Zustand.
🇬🇧 equivalence

**Äquivalenzgewicht.** 1. Masse eines Elements, das einer Wasserstoffeinheit gleicht bzw. eine Wasserstoffeinheit ersetzt. 2. Masse einer Säure oder Base, aus der 1,008 Gramm eines Wasserstoffions entsteht. 3. Masse eines Oxidations- bzw. Reduktionsmittels, die bei einer chemischen Reaktion ein Elektron abgibt oder annimmt.
🇬🇧 equivalent weight

**Ar.** Chemisches Symbol für das Element Argon.
🇬🇧 Ar

**Arachnitis.** Entzündung der Spinngewebshaut (→ Arachnoidea), einer Bindegewebsmembran, die die Windungen und Furchen des Gehirns und des Rückenmarks bedeckt.
🇬🇧 arachnitis

**arachnoid.** Spinnen oder einem Spinnennetz gleichend, z.B. die → Arachnoidea.
[*griech.:* arachne, Spinne; eidos, Form]
🇬🇧 arachnoid

**Arachnoidea.** (Spinngewebshaut). Bindegewebige dünne, empfindliche Membran, die sich über Gehirn und Rückenmark, zwischen weicher und harter Hirnhaut (Pia mater und Dura mater) hinwegzieht.
🇬🇧 arachnoid membran

**Arachnoidealzotte.** (Spinngewebszotte). Fibröse Gewebeverlängerungen der → Arachnoidea.
🇬🇧 arachnoidal villi

**Arachnoidismus.** Durch den Biss einer giftigen Spinne erzeugter Zustand.
[*griech.:* arachne, Spinne; eidos, Form]
🇬🇧 arachnoidism

**Arachnophobie.** Krankhafte Angst vor Spinnen.
🇬🇧 arachnophobia

**Aran-Duchenne-Muskelatrophie.** Form der amyotrophischen Lateralsklerose, die zuerst Hände, Arme, Schultern und Beine befällt und sich danach über den gesamten Körper ausbreitet.
[A. Aran, französischer Arzt, 1817–1861; G. B. A. Duchenne, französischer Neurologe, 1806–1875]
🌐 Aran-Duchenne muscular atrophy

**Arbeitsgemeinschaft Deutscher Schwesternverbände e.V.** (ADS). Gemeinsamer Dachverband von Mutterhausverbänden, Schwesternschaften und Pflegeorganisationen der → Caritas, der → Diakonie und des → DRK, wobei die Selbstständigkeit der einzelnen Mitgliedsorganisationen gewahrt bleibt.
🌐 Working Party of German Nursing Associations

**Arbeitshygiene.** Gesundheitsrelevante Fragen im Zusammenhang mit dem Arbeitsplatz, z.B. Exposition gegenüber Asbest oder Strahlen, sowie Stäube im Bergbau und in Mühlen, Metall- oder Säuredämpfe und ergonomische Faktoren.
🌐 industrial health

**Arbeitspsychologie.** Anwendung von psychologischen Prinzipien und Techniken im Umgang mit Geschäfts- und Arbeitsproblemen; dazu gehören Auswahl des Personals, Motivation der Mitarbeiter und Entwicklung von Ausbildungsprogrammen.
🌐 industrial psychology

**Arbeitstherapie.** Therapie bei der sich der Patient mit sinnvollen Tätigkeiten beschäftigt bzw. einen Beruf oder eine Tätigkeit erlernt. (s.a. Beschäftigungstherapie)
🌐 work therapy

**Arboviren.** Viren, die sich in blutsaugenden Arthropoden (Gliederfüßer, z.B. Zecken) vermehren; es sind mehr als 300 Arten bekannt. Beim Menschen verursachen diese Viren folgende Symptome: Fieber, Hautausschlag, Enzephalitis, Hämorrhagien im Magen-Darm-Trakt oder in der Haut. Denguefieber, Gelbfieber und Pferdeenzephalitis gehören zu den am häufigsten auftretenden arboviralen Infektionskrankheiten.
🌐 arbovirus

**ARC.** Abkürzung für AIDS-related complex, AIDS-bezogene Krankheitszustände. Man spricht von ARC, wenn mindestens 2 Symptome und 2 Laborveränderungen vorliegen, ohne dass eine AIDS-definierte Erkrankung vorliegt. (s.a. AIDS-Wasting-Syndrom)
🌐 ARC

**Archetyp.** 1. Urbild; ursprüngliches Modell oder Muster, von dem ausgehend ein Gegenstand bzw. eine Gruppe von Dingen gestaltet wird bzw. sich entwickelt. 2. (Psychoanalyse nach C.G.Jung) Vererbte, primordiale Idee oder Denkhaltung, die aus den Erfahrungen der menschlichen Rasse stammt und in jeder Person unbewusst in Form von Trieben, Stimmungen und Vorstellungen verinnerlicht ist. – *adj.* archetypisch.
[*griech.*: arche, Anfang; typos, Typ]
🌐 archetype

**ARDS.** Abkürzung für (engl.) **A**dult **R**espiratory **D**istress **S**yndrome, → Atemnotsyndrom.
🌐 ARDS

**Areflexie.** Anerkannte → NANDA- → Pflegediagnose; Rückenmarkverletzung in der Höhe der Brustwirbelsäule (Th7) oder darüber oder Risiko für eine lebensbedrohliche ungehemmte Sympatikusreaktion des Nervensystems auf schädliche Stimuli. Zu den kennzeichnenden Merkmalen gehören paroxysmale Hypertonie, Bradykardie oder Tachykardie, Diaphorese oberhalb der Läsion, rote Hautflecken oberhalb der Läsion, Blässe unterhalb der Läsion, diffuse Kopfschmerzen, Frösteln, Anschwellung der Augenbindehaut, verschwommenes Sehvermögen, Thoraxschmerzen, Metallgeschmack im Mund, Verstopfung der Nase und pilomotorische Reflexe.
🌐 dysreflexia

**Areflexie.** Fehlen von Reflexen.
🌐 areflexia

**Areflexie, Pflege bei.** → Pflegeintervention der → NIC, die definiert wird als die Vorbeugung und Beseitigung der ursächlichen Reize für hyperaktive Reflexe und unangemessene autonome Reaktionen bei Patienten mit Rückenmarkläsionen im Hals- oder Thoraxbereich.
🇬🇧 Dysreflexia Management

**Arenaviren.** Familie von Viren, die auf den Menschen durch die Exkrete wild lebender Nagetiere übertragen wird. Die einzelnen A. werden nach den geographischen Gebieten benannt, in denen sie auftreten, z.B. **Bolivianisches-Blutfieber, Lassa-Fieber** sowie **Argentinisches-Blutfieber**. Von A. verursachte Infektionen haben einen langsamen Beginn und werden von Fieber, Muskelschmerzen, Petechien, Hämorrhagie, Delirium, Hypotonie und Mundulzera begleitet.
[*lat.:* arena, Sand]
🇬🇧 Arenavirus

**Areola.** 1. Kleiner Raum oder Kavität in einem Gewebe. 2. Runder Bereich mit einer anderen Färbung, der eine zentrale Struktur umgibt, z.B. die Verfärbung um eine Pustel oder ein Bläschen. 3. Der Teil der Iris, der die Pupille umgibt.
🇬🇧 areola

**Areola mammae.** (Warzenhof). Gerunzelte, pigmentierte Umgebung der Brustwarze.
🇬🇧 areola mammae

**Areolitis.** Entzündung des Brustwarzenvorhofs.
🇬🇧 areolitis

**Arg.** Abkürzung für die Aminosäure → Arginin.
🇬🇧 Arg

**Argentaffinzelle.** Zellen mit Körnchen, die gut mit Silber und Chrom angefärbt werden können. Solche Zellen sind in den meisten Bereichen des Verdauungstrakts zu finden.
[*lat.:* argentum, Silber; affinitas, Affinität]
🇬🇧 argentaffin cell

**Argentum.** → Silber.
🇬🇧 silver (Ag)

**Arginase.** Enzym des Harnstoffzyklus, das die Hydrolyse von → Arginin zu Harnstoff und Ornithin katalysiert.
🇬🇧 arginase

**Arginin (Arg).** Aminosäure, die bei der Verdauung bzw. Hydrolyse von Proteinen entsteht, welche bei Harnstoffzyklus durch den Transfer eines Stickstoffatoms von → Asparagin zu Citrullin gebildet werden.
🇬🇧 arginine (Arg)

**Argyll-Robertson-Zeichen.** Verengung der Pupille bei einer → Akkomodation, die jedoch nicht als Reaktion auf Licht erfolgt; tritt oft mit Miosis und bei fortgeschrittener Neurosyphilis auf.
[D. Argyll Robertson, schottischer Augenarzt, 1837–1909]
🇬🇧 Argyll Robertson pupil

**Argyrie.** Blaue oder graue Verfärbung der Haut, der Bindehaut und der inneren Organe infolge eines längeren Kontakts mit Silbersalzen.
[*griech.:* argyros, Silber]
🇬🇧 argyria

**argyrophil.** Bezeichnung für eine Zelle oder eine andere Substanz, die leicht mit Silber gefärbt werden kann.
[*griech.:* argyros, Silber; philein, lieben]
🇬🇧 argyrophil

**Ariboflavinose.** Durch Mangel an → Riboflavin (Vitamin $B_2$) ausgelöste Stoffwechselkrankheit. Symptome sind Läsionen an den Mundwinkeln, den Lippen sowie um Nase und Augen, seborrhoische Dermatitis sowie verschiedene Sehstörungen.
[*griech.:* a, kein; *lat.:* flavus, gelb; *griech.:* osis, Zustand]
🇬🇧 ariboflavinosis

**Aricatherapie.** Von Oscar Ichazo eingeführte alternative mentale Therapieform, bei der geistige Kräfte durch Bewusstseinsveränderungen verstärkt werden sollen.
🇬🇧 Arica therapy

**Armbeuger.** → Musculus brachialis.
🇬🇧 brachialis

**Armführung, bilaterale.** Umgangstechnik aus dem → Bobath-Konzept, das dem (Schlaganfall-) Patienten seine beiden Körperhälften wieder bewusst machen soll. Bei der b. A. ist darauf zu achten, dass der Patient seinen gelähmten Arm bei jeder Tätigkeit selbstständig mitführt. Die nicht gelähmte Hand umfasst dabei die Außenseite der gelähmten Hand und führt diese. Auch das Falten der Hände ist eine Variante der b. A. Dabei muss darauf geachtet werden, dass der gelähmte Daumen immer oben liegt. Die b. A. ist nur ein Teilaspekt des Bobath-Konzeptes. Um den ganzheitlichfördernden Umgang mit Hemiplegiepatienten zu kennen, muss das gesamte Konzept im kompletten Team erlernt und umgesetzt werden. (s.a. Hemiplegie) [*lat.*: bilateral, zweiseitig, von zwei Seiten ausgehend]
bilateral arm guidance

**Armplexus.** → Plexus brachialis.
brachial plexus

**Armplexusanästhesie.** Anästhetische Blockade der oberen Extremitäten, die durch Injektion eines Lokalanästhetikums in der Nähe des → Plexus brachialis erreicht wird, der aus den letzten vier zervikalen und den ersten beiden thorakalen Nerven besteht.
brachial plexus anesthesia

**Armplexuslähmung.** → Brachialislähmung.
brachial paralysis

**Armprothese.** Künstlicher Ersatz des Armes, wobei die Greif- und Haltefunktion im Vordergrund steht. Es stehen kosmetische A.n, passive und aktive Greifarme sowie myoelektrische A.n zur Verfügung.
brachium prosthesis

**Armschlinge, einfache.** Die A. wird angebracht, während der Patient auf dem Rücken liegt oder sitzt und den betroffenen Arm angewinkelt vor der Brust hält. Die offene Schlinge sollte unter dem Arm hindurch und über die Brust zur Schulter des unverletzten Arms reichen. Die Bandage wird nun über das Schulterblatt und über Brust und Arm heruntergeführt und in Form einer 8 überlappend mehrmals gewickelt. (s.a. Dreiecktuch)
simple figure-of-eight roller arm sling

**Arnold-Chiari-Syndrom.** Vererbte Hernienbildung des Hirnstammes und Kleinhirns (Cerebellum), bei dem die Hernie durch das Foramen magnum in den Spinalkanal reicht.
[J. Arnold, deutscher Pathologe, 1835–1915; H. Chiari, französischer Pathologe, 1851–1916]
Arnold-Chiari malformation

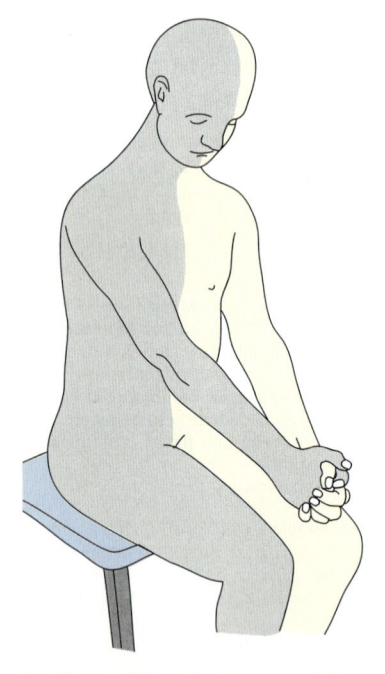

**Armführung, bilaterale.** Grau = gelähmte Seite.

**Aromabad.** Medizinisches Bad mit aromatischen Substanzen oder ätherischen Ölen, das anregende oder beruhigende Wirkung haben kann.
🇬🇧 aromatic bath

**Aromastoffe.** Wohlriechende, angenehme Düfte, insbesondere in Verbindung mit Essen, Getränken, Gewürzen oder Medikamenten.
[*griech.:* aroma, Gewürz]
🇬🇧 aroma

**Aromat.** Organische Verbindungen, die Phenylreste, Naphthylreste oder analoge Ringe enthalten. Viele dieser Verbindungen haben angenehme Gerüche.
🇬🇧 aromatic compounds

**Aromatherapie.** Therapeutischer Einsatz von → ätherischen Ölen durch Inhalation. Duftreize gelangen über die Nase ins → limbische System und beeinflussen das vegetative Nervensystem. Bei der Aufnahme durch die Haut (transdermale Resorption) gelangen Moleküle über den Blutkreislauf zu den Organen. Aromatherapeuten verwenden nur natürliche Essenzen. Diese naturheilkundlichen Maßnahmen werden häufig in Verbindung mit Wickeln, Auflagen und Wärme sowie als Badezusatz angewendet. Zur gezielten Behandlung von Krankheiten kann die A. laut Stiftung Warentest nicht empfohlen werden, wohl aber zur Therapieunterstützung oder zur Schaffung einer »Wohlfühlatmosphäre«. (→ Rosmarinöl; Lavendelöl; Teebaumöl; Zitronenöl)
🇬🇧 aromatherapy

**arrhenogen.** Nur männliche Nachkommen erzeugend.
🇬🇧 arrhenogenic

**Arrhythmie.** Unregelmäßiger Herzschlag. (s.a. Herzrhythmusstörungen) – *adj.* arrhythmisch.
[*griech.:* a, ohne; rhythmos, Rhythmus]
🇬🇧 arrhythmia

**Arrhythmien, Pflege bei.** → Pflegeintervention der → NIC, die definiert wird als die Vorbeugung, Erkennung und Unterstützung der Behandlung von Herzarrhythmien.
🇬🇧 Dysrhythmia Managemenet

**Arsen (As).** Element, das in der Erdkruste als Metallarsenid, Arsenidsulfid und Arsenidoxid vorhanden ist. Ordnungszahl: 33 und Atommasse: 74,92. Dieses Element wird schon seit Jahrzehnten als Therapeutikum und als Gift verwendet und findet immer noch in einigen Medikamenten gegen die Schlafkrankheit Anwendung. (s.a. Karzinogene)
🇬🇧 arsenic (As)

**Arsenvergiftung.** Toxische Wirkung infolge der Einnahme oder der Inhalation von → Arsen oder arsenhaltiger Substanzen, die Bestandteile einiger Pestizide, Herbizide, Farbstoffe und medizinischer Lösungen sind. Werden geringe Mengen über längere Zeit aufgenommen, kommt es zu einer chronischen Vergiftung, die mit Symptomen wie Übelkeit, Kopfschmerzen, Verfärbung und Abschuppung der Haut, Hyperkeratose, Anorexie sowie weißen Linien in den Fingernägeln einhergeht. Die Aufnahme großer Mengen Arsen

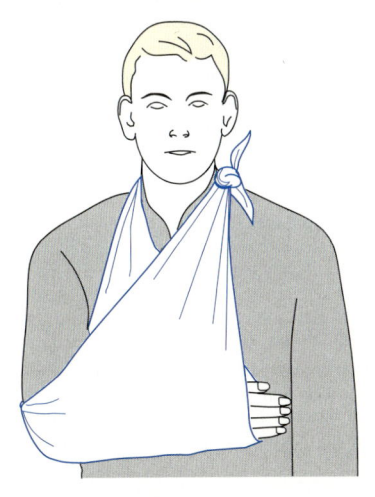

**Armschlinge, einfache.**

führt zu starken gastrointestinalen Schmerzen, Diarrhö, Erbrechen und Schwellung der Extremitäten.
🇬🇧 arsenic poisoning

**Artefakt.** Eine externe, irrelevante oder unerwünschte Komponente, etwa einer Substanz, einer Struktur oder einer Information.
[*lat.*: ars, Kunst; facere, machen]
🇬🇧 artifact

**Arterenol.** → Noradrenalin.
🇬🇧 norepinephrine

**Arteria axillaris.** (Achselschlagader). Eine der beiden Fortführungen der A. subclavia, die am äußeren Rand der ersten Rippe beginnen und sich distal in die → A. brachialis fortsetzen.
[*lat.*: axilla, Flügel]
🇬🇧 axillary artery

**Arteria brachialis.** (Oberarmschlagader). Wichtigste Arterie des Oberarms in der Verlängerung der Achselarterie (A. axialis). Die A.b. besteht aus drei Ästen und endet an der Verzweigung des Hauptastes in die Radialarterie (A. radialis) und in die Ulnararterie (A. ulnaris).
🇬🇧 brachial artery

**Arteria carotis interna.** (Innere Kopfschlagader). Die innere der beiden Kopfarterien, die aus der gemeinsamen Kopfschlagader (A. carotis communis) entsteht und Gehirn und Augen versorgt.
🇬🇧 internal carotoid artery

**Arteria facialis.** (Gesichtsschlagader). Verästelte Arterie, die von der äußeren Karotisarterie abzweigt und sich in vier Hals- und fünf Gesichtszweige unterteilt und verschiedene Kopforgane und -gewebe mit Blut versorgt.
🇬🇧 facial artery

**Arteria femoralis.** (Oberschenkelschlagader). Verlängerung der äußeren Beckenarterie (A. iliaca externa), die den Oberschenkel versorgt. Sie beginnt etwa am Leistenband und endet kurz über dem Knie.
🇬🇧 femoral artery

**Arteria iliaca interna.** (Innere Hüftschlagader). Ast der Hüftschlagader (A. iliaca communis), der das Becken, die Eingeweide (Viszera), die Genitalien und Teile des Oberschenkels mit Blut versorgt.
🇬🇧 internal iliac artery

**Arteria maxillaris.** (Oberkieferschlagader). Eine von zwei großen Endästen der äußeren Kopfschlagader (Arteria carotis externa), die am Unterkiefer in der Nähe der Ohrspeicheldrüse entspringen und sich in drei Äste teilen; sie versorgen die tiefen Strukturen des Gesichts, z.B. Ohrgang, Paukenhöhle, Kinn, Kaumuskeln, Oberlippe, Oberkiefer, Gaumen, Tonsillen und Nasenhöhle.
🇬🇧 maxillary artery

**Arteria mesenterica inferior.** (Untere Gekröseschlagader). Viszeraler Abschnitt der abdominalen Aorta, der die linke Hälfte des querverlaufenden Kolons (Colon transversum), des absteigenden Kolons, des Sigmoid und den Großteil des Rektums mit arteriellem Blut versorgt.
🇬🇧 inferior mesenteric artery

**Arteria occipitalis.** (Hinterhauptschlagader). Zwei Äste der Arteria carotis externa, die sich weiter in sechs Zweige aufteilen und Kopf, Hinterhaupt, Hirnhäute und Schläfenbein sowie die Kopfhaut mit sauerstoffhaltigem Blut versorgen.
🇬🇧 occipital artery

**Arteria ovarica.** (Eierstockschlagader). Ast der abdominalen Aorta, der kaudal der Nierenarterien entspringt und die Eierstöcke (Ovarien) mit sauerstoffhaltigem Blut versorgt.
🇬🇧 ovarian artery

**Arteria poplitea.** Fortsetzung der → Arteria femoralis, die durch die Kniekehle verläuft, sich in acht Äste teilt und zahlreiche Muskeln des Ober- und Unterschenkels, der Kniekehle und des Fußes versorgt.
🇬🇧 popliteal artery

**Arteria pulmonalis.** (Lungenschlagader). Eine von zwei Schlagadern (rechts oder links), die venöses Blut zur rechten bzw. linken Lunge führen. Die Verzweigungen der Äste zu den einzelnen Lungenlappen werden nach dem jeweiligen Lappen benannt.
🇬🇧 pulmonary artery

**Arteria radialis.** Speichen-Arterie, die am Gabelungsast der → Arteria brachialis beginnt und sich in 12 Ästen vom Unterarm bis zur Handwurzel erstreckt.
🌐 radial artery

**Arteria renalis.** Einer der großen, paarweise angelegten Äste der Bauchschlagader (Arteria abdominalis). Die A.e r. versorgen die Nieren, die suprarenalen Drüsen und die Ureteren (Harnleiter). (→ Niere)
🌐 renal artery

**Arteria temporalis.** Schläfenschlagader, von der auf jeder Kopfseite drei verlaufen.
🌐 temporal artery

**Arteria thoracica interna.** (Innere Brustkorbschlagader). Schlagader, die vom ersten Ast der Schlüsselbeinarterie (A. subclavia) abgeht und an den Rand des Brustbeins (Sternum) führt. Die A. t. i. versorgt die Brustkorbmuskeln, die weiblichen Brüste, Herzbeutel (Perikard) und Bauchmuskeln.
🌐 internal thoracic artery

**Arteria ulnaris.** Große Arterie, die von der Armschlagader (A. brachialis) abzweigt und Muskeln in Unterarm, Handgelenk und Hand versorgt. Sie entspringt nahe dem Ellbogen und führt schräg distal in die Handfläche.
🌐 ulnar artery

**Arteria vertebralis.** (Wirbelschlagader). Paarweise vorliegender Ast der Schlüsselbeinarterie (A. subclavia), der tief im Hals von dieser abzweigt. Jede A. v. teilt sich in zwei Hals- und fünf Kopfäste auf und versorgt so die tiefliegenden Halsmuskeln, das Rückenmark mit den Rückenmarkshäuten und das Kleinhirn.
🌐 vertebral artery

**Arterie.** (Schlagader). In fachsprachlichen Fügungen »Arteria«. Großes Blutgefäß, das Blut vom Herzen weg in andere Körperregionen transportiert. (s.a. Vene) – *adj.* arteriell.
[*griech.:* arteria, Schlagader]
🌐 artery

**Arteriektomie.** Chirurgische Entfernung eines Arteriensegmentes. (→ Arterie)
🌐 arterectomy

**arteriell.** Zu einer Schlagader (→ Arterie) gehörend. (s.a. venös)
[*griech.:* arteria, Schlagader]
🌐 arterial

**Arterienwand.** Die fibröse und muskuläre Wand der Gefäße, die sauerstoffreiches Blut vom Herzen in andere Körperbereiche transportieren, sowie der Pulmonalarterien, die sauerstoffarmes Blut vom Herzen in die Lunge befördern. Die Wände einer → Arterie bestehen aus drei Schichten: der Tunica intima (inneren Schicht), Tunica media (mittleren Schicht) sowie der Tunica adventitia (äußeren Schicht).
🌐 arterial wall

**Arteriitis.** Entzündung der inneren (Tunica intima) oder äußeren Schicht (Tunica adventitia) einer oder mehrerer Arterien; kann als klinische Erkrankung oder in Verbindung mit anderen Störungen auftreten, z.B. rheumatische Arthritis, rheumatisches Fieber, Polymyositis oder systemischer Lupus erythematodes.
🌐 arteritis

**Arteriofibrose.** Entzündliche, fibröse Verdickung der Wände von → Arterien und → Arteriolen, die zu einer Verengung des Gefäßlumens führt.
🌐 arteriofibrose

**Arteriogramm.** Röntgenaufnahme einer → Arterie, in die zuvor ein Kontrastmittel injiziert wurde. (→ Arteriographie)
🌐 arteriogram

**Arteriographie.** Methode der radiologischen Visualisierung der → Arterien mit Hilfe eines Kontrastmittels, das durch eine Injektion oder einen Katheter in den Blutstrom oder in ein spezielles Blutgefäß eingebracht wird.
🌐 arteriography

**Arteriole.** Die kleinste Form der → Arterien. Das Blut wird vom Herzen durch die Arterien zu den A.n, dann durch die Kapillaren in die Venen und zurück zum Herzen gepumpt. Die muskuläre Wand der A.n kann sich sowohl infolge von örtlichen Faktoren wie auch durch neurochemische Stimuli zusammenziehen oder er-

weitern; somit spielen die A.n eine wichtige Rolle bei der Regulierung des peripheren Gefäßwiderstandes und des Blutdrucks.
[*lat.*: artiola, kleine Arterie]
🇬🇧 arteriole

**Arteriolosklerose.** Pathologische Verdickkung, Verhärtung und Elastizitätsverlust der Wände der → Arteriolen. (→ Arteriosklerose)
🇬🇧 arteriolosclerosis

**Arteriopathie.** Erkrankung einer → Arterie.
[*griech.*: arteria, Schlagader; pathos, Krankheit]
🇬🇧 arteriopathy

**Arterioplastik.** Eingriff der plastischen Chirurgie an einer → Arterie; wird häufig zur Korrektur eines Aneurysmas durchgeführt.
[*griech.*: arteria, Schlagader; plassein, formen]
🇬🇧 arterioplasty

**Arteriosklerose.** (Arterienverkalkung). Weitverbreitete arterielle Erkrankung, die durch Verdickung, Elastizitätsverlust und Verkalkung der → Arterienwände gekennzeichnet ist; führt zur verminderten Blutversorgung, insbesondere des Gehirns und der unteren Extremitäten. Die Erkrankung entwickelt sich häufig mit zunehmendem Alter und bei bestehender Hypertonie, Nephrosklerose, Sklerodermie, Diabetes mellitus und Hyperlipidämie. Typische Anzeichen und Symptome sind intermittierendes Hinken, Veränderungen der Hauttemperatur und -farbe, veränderte periphere Pulse, Geräusche über der betroffenen Arterie, Kopfschmerzen, Schwindelgefühl und Gedächtnisschwäche. – *adj.* arteriosklerotisch.
[*griech.*: arteria, Schlagader; sklerosis, Verhärtung]
🇬🇧 arteriosclerosis

**Arteriosklerose obliterans.** Allmähliche Verengung der → Arterien mit Degeneration der inneren Wandschicht (Intima) und Thrombosierung; kann zum vollständigen Verschluss einer Arterie und anschließender Gangrän führen. (→ Arteriosklerose)
[*griech.*: arteria, Schlagader; sklerosis, Verhärtung; *lat.*: oblinere, verstopfen]
🇬🇧 arteriosclerosis obliterans

**Arteriospasmus.** Krampf (→ Spasmus) der Schlagadern (→ Arterien).
[*griech.*: arteria, Schlagader; spasmos, Krampf]
🇬🇧 arteriospasm

**Arteriostenose.** Verengung einer Schlagader (→ Arterie).
[*griech.*: arteria, Schlagader; stenos, eng; osis, Zustand]
🇬🇧 arteriostenosis

**Arteriotomie.** Chirurgische Eröffnung einer Schlagader (→ Arterie).
🇬🇧 arteriotomy

**arteriovenös.** Zu den → Arterien und den → Venen gehörend.
🇬🇧 arteriovenous

**Arthralgie.** Gelenkschmerzen. – *adj.* athralgisch.
[*griech.*: arthron, Gelenk; algos, Schmerz]
🇬🇧 arthralgia

**Arthritis.** Entzündlicher Zustand der Gelenke, der durch Schmerzen, Schwellung, starke Wärme, Rötung und Bewegungseinschränkung gekennzeichnet ist.
[*griech.*: arthron, Gelenk; itis, Entzündung]
🇬🇧 arthritis

**Arthritis, akute pyogene.** Akute bakterielle Infektion eines bzw. mehrerer Gelenke, die durch Trauma oder eine perforierte Wunde verursacht wird; tritt meist bei Kindern auf. Typische Merkmale sind Schmerzen, Rötung und Schwellung der betroffenen Gelenke, Muskelkrämpfe, Frösteln, Fieber, Diaphorese sowie Leukozytose.
🇬🇧 acute pyogenic arthritis

**Arthritis, akute rheumatoide.** → Arthritis, die in der akuten Phase von → rheumatischem Fieber auftritt.
🇬🇧 acute rheumatic arthritis

**Arthritis, tuberkulöse.** Gelenkentzündung infolge einer Anlagerung von Tuberkelbakterien, die von einem Primärherd, meist in der Brust, in das Gelenk gewandert sind.
🇬🇧 tuberculous arthritis

**Arthritis allergica.** Auftreten von Arthritissymptomen, z.B. geschwollene Gelenke, nach Einnahme bestimmter Nahrungsmittel oder Arzneimittel mit allergener Wirkung. (→ Arthritis)
🇬🇧 allergic arthritis

**arthro-.** Vorsilbe mit der Bedeutung »Gelenk«.
🇬🇧 arthro-

**Arthrodese.** Operative Gelenkversteifung; sie wird in Betracht gezogen, wenn ein Gelenk nicht mehr rekonstruiert werden kann ( z. B. bei schweren Gelenkinfektionen) oder starke Schmerzen verursacht (z. B. bei starker → Arthrose) bzw. sehr instabil ist (Schlottergelenk), um eine schmerzfreie Belastung zu ermöglichen. (s.a. Ankylose)
[*griech.:* arthron, Gelenk; désic, das Binden]
🇬🇧 arthrodesis

**Arthrogramm.** Röntgenaufnahme eines Gelenks nach der Injektion eines Kontrastmittels.
🇬🇧 arthrogram

**Arthrographie.** Methode der röntgenologischen Visualisierung des Innenraums eines Gelenks.
🇬🇧 arthrography

**Arthrolyse.** Operative Wiederherstellung der Gelenkbeweglichkeit, bei der Verwachsungen entfernt oder eine geschrumpfte Gelenkkapsel durchtrennt werden.
[*griech.:* arthron, Gelenk; lysein, auflösen]
🇬🇧 arthrolysis

**Arthropathie.** Krankheit oder unphysiologischer Zustand eines Gelenks.
[*griech.:* arthron, Gelenk; pathos, Krankheit]
🇬🇧 arthropathy

**Arthroplastik.** (Gelenkersatz). Chirurgische Rekonstruktion oder Ersatz eines schmerzhaften, degenerierten Gelenks zur Wiederherstellung der Mobilität bei Osteoarthritis oder rheumatischer Arthritis oder zur Korrektur eines angeborenen (kongenitalen) Defekts. Dabei werden entweder die Knochen der Gelenke neu geformt und das weiche Gewebe oder eine Metallplatte mit diesen Gelenkenden verbunden oder aber alle Teile des Gelenks durch eine Metall- oder Plastikprothese ersetzt.
[*griech.:* arthron, Gelenk; plassein, formen]
🇬🇧 arthroplasty

**Arthroplastik, des Hüftgelenks.** Operativer Einsatz einer Metall- oder Plastikmulde auf den Oberschenkelknochenkopf zur Linderung von Schmerzen und zur Verbesserung des Bewegungsradius bei Arthritis oder Hüftgelenkfehlbildungen. Der beschädigte bzw. kranke Knochen wird entfernt und Hüftgelenkspfanne und Oberschenkelknochenkopf werden neu geformt. Zwischen den beiden Knochenflächen wird eine Mulde geschaffen, die die Gelenkfläche des Oberschenkels bildet. Nach der Operation wird das operierte Bein auf ein Abduktionskissen gelegt, um es in abduzierter und gestreckter Lage sowie in innerer Rotation zu halten, damit die in der Hüftgelenkspfanne eingebaute Scheibe in der richtigen Position verbleibt.
Luxationsprophylaxe: je nach Operationsart muss durch eine spezielle Lagerung das Ausrenken der operierten Hüfte verhindert werden.
[*griech.:* arthron, Gelenk, plassein, formen.]
🇬🇧 cup arthroplasty of the hip joint

**Arthrose.** (Arthrosis deformans; Osteoarthrose). Chronisch degenerative Gelenkveränderung unterschiedlicher Entstehung; häufig bei einem Missverhältnis zwischen Leistungsfähigkeit und Beanspruchung des betroffenen Gelenkes. (s.a. Osteoarthritis)
[*griech.:* osis, Krankheit]
🇬🇧 arthrosis

**Arthroskop.** Ein → Endoskop zur Untersuchung der Gelenke. (→ Arthroskopie)
[*griech.*: arthron, Gelenk; skopein, beobachten]
🇬🇧 arthroscope

**Arthroskopie.** Die Untersuchung des Innenraums eines Gelenks nach Einführung eines speziellen → Endoskops (Arthroskop) durch eine kleine Inzisionsstelle. Dieses Verfahren wird bei Kniebeschwerden eingesetzt und ermöglicht eine Biopsie des Knorpelgewebes oder die Entnahme von Gelenkflüssigkeit und bei Bedarf die Entfernung von frei im Gelenkraum befindlichen Substanzen.
[*griech.*: arthron, Gelenk; skopein, beobachten]
🇬🇧 arthroskopy

**Articulatio humeri.** → Schultergelenk.
🇬🇧 shoulder-joint

**Articulatio temporomandibularis.** Gelenk, das den Unterkiefer mit dem Schläfenbein des Schädels verbindet. Es ist ein kombiniertes Gelenk, mit dem Hebung und Senkung, Vor- und Rückbewegungen sowie seitliche Verschiebungen möglich sind.
🇬🇧 temporomandibular joint (TMJ)

**artifiziell.** Künstlich geschaffen.
[*lat.*: artificium, nicht natürlich]
🇬🇧 artificial

**artikulär.** Zu einem → Gelenk gehörend, Gelenke betreffend.
[*lat.*: articulare, in einzelne Teile unterteilen]
🇬🇧 articular

**artikulieren.** 1. Ein Gelenk bilden. 2. Anwenden einer deutlichen, gegliederten Sprache.
[*lat.*: articulare, in einzelne Teile unterteilen]
🇬🇧 articulate

**Arzneimittel.** Bezeichnung für oral einzunehmende, in Muskelgewebe, Hautgewebe, Blutgefäße oder Körperhohlräume injizierte bzw. oberflächlich anwendbare Substanzen, die zur Behandlung bzw. Vermeidung von Krankheiten verabreicht werden.
🇬🇧 drug

**Arzneimittel, adrenerge.** → Sympathikomimetikum.
🇬🇧 adrenergic drug

**Arzneimittel- und Drogenmissbrauch.** Überdosierung von Arzneimitteln bzw. Drogen für nicht-therapeutische Zwecke. Zu den am häufigsten missbräuchlich verwendeten Drogen zählen Alkohol, Amphetamine, Barbiturate, Kokain, Methaqualon, Narkotika, Opiumalkaloide und Tranquilizer. Ein Drogen- und Arzneimittelmissbrauch kann zu Organschäden, Abhängigkeit und Verhaltensstörungen führen.
🇬🇧 drug abuse

**Arzneimittel- und Drogensucht.** Krankhafter Suchtzustand, der von dem überwältigenden Verlangen nach Einnahme einer Droge bzw. eines Arzneimittels geprägt ist, an das man sich durch wiederholte Einnahme gewöhnt hat und welches eine bestimmte Wirkung, häufig einen veränderten Geisteszustand, hervorruft. Suchtverhalten wird von Symptomen wie starkem Verlangen nach der Droge, immer höheren Dosierungen, psychologischer bzw. physischer Abhängigkeit sowie von gesundheitlichen Schäden begleitet.
🇬🇧 drug addiction

**Arzneimittelallergie.** Überempfindlichkeitsreaktion, die durch die Einnahme eines pharmakologischen Mittels ausgelöst wird. Je nach individueller Empfindlichkeit, dem jeweiligen Allergen und der Arzneimitteldosis reichen die Symptome einer Arzneimittelallergie von einem schwachen Hautausschlag bis zum → anaphylaktischen Schock.
🇬🇧 drug allergy

**Arzneimittelexanthem.** Allergischer Hautausschlag, der durch ein bestimmtes Arzneimittel verursacht wird. Ein A., das auf einer Überempfindlichkeitsreaktion beruht, tritt erst bei wiederholter Einnahme des Arzneimittels auf.
🇬🇧 drug rash

**Arzneimittelpsychose.** Durch übermäßigen Konsum bestimmter therapeutisch angewendeter Arzneimittel bzw. durch Drogenmissbrauch induzierter psychotischer Zustand. Zu den Arzneimitteln, die psychotische Auswirkungen haben können, zählen Belladonna, Chloralhydrat, Paraldehyd, Steroide sowie Isoniazid.
🌐 drug psychosis

**Arzneimittelreaktion.** Sammelbegriff für unerwünschte Nebenwirkungen von Arzneimitteln, Drogen oder die Wechselwirkung zweier oder mehrerer pharmakologisch aktiver Mittel innerhalb einer kurzen Zeitspanne. Zu den Arzneimitteln und Drogen, die unerwünschte Nebenwirkungen hervorrufen, zählen Hypnotika, Stimulanzien des Zentralnervensystems, Antidepressiva, Tranquilizer und Muskelrelaxanzien.
🌐 drug reaction

**Arzneimittelresistenz.** Bezeichnung für die Fähigkeit von Krankheitserregern, bestimmte Arzneimittelwirkungen zu neutralisieren, die vormals toxisch auf die Erreger wirkten. Die bakterielle Resistenz auf ein bestimmtes Antibiotikum kann durch Mutation eines Bakterienstammes verursacht werden, der mit dem Antibiotikum oder einem ähnlichen Mittel in Berührung gekommen ist. Eine solche erworbene Resistenz kann auf eine chromosomale Störung bzw. auf die Einbeziehung eines DNS-Fragments in ein resistentes Plasmid zurückzuführen sein. Veränderungen und die Deaktivierung eines Antibiotikums sind die häufigsten Mechanismen, die eine Arzneimittelresistenz verursachen. Eine erworbene Resistenz für beta-Lactam-Antibiotika kann festgestellt werden, indem man Enzyme erfasst, die das Antibiotikum deaktivieren. Eine weitere Ursache für die Resistenz ist eine Änderung in der Zielstruktur, auf die das Antibiotikum wirkt.
🌐 drug resistance

**Arzneimitteltoleranz.** Zelluläre Anpassung an pharmakologisch aktive Substanzen, die dazu führt, dass zunehmend größere Dosierungen benötigt werden, um denselben physiologischen oder psychologischen Effekt zu erzielen, der zuvor mit einer kleineren Dosis erreicht wurde.
🌐 drug tolerance

**Arzneimittelüberdosis.** Unbeabsichtigt bzw. beabsichtigt eingenommene Dosis eines Arzneimittels, die groß genug ist, um schwere Nebenwirkungen zu verursachen.
🌐 drug overdose (O.D.)

---

**Arzt, Unterstützung des.** → Pflegeintervention der → NIC, die definiert wird als die Zusammenarbeit mit Ärzten zur Gewährleistung einer qualitativ hochwertigen Patientenpflege.
🌐 Physician Support

---

**As.** Chemisches Symbol für Arsen.
🌐 As

**ASB.** Abkürzung für *assisted spontaneous breathing*, → assistierte Spontanatmung.
🌐 ASB

**Asbest.** Sammelbezeichnung für faserige, unreine Magnesiumsilikatmineralien. Das Inhalieren dieser Fasern kann zur Lungenfibrose führen, wenn sie sich in den Bronchiolenenden ansammeln. Eine dauerhafte Exposition kann Lungenkrebs verursachen.
[*griech.:* asbestos, unauslöschlich]
🌐 asbestos

**Asbestose.** (Asbeststaublunge). Chronische Lungenerkrankung, die durch die Inhalation von Asbestfasern verursacht wird und zur Entwicklung einer alveolaren, interstitiellen und pleuralen Fibrose führt. Die A. tritt bei Personen auf, die dauerhaft → Asbest exponiert sind.
🌐 asbestosis

**Ascorbinsäure.** (Vitamin C). Wasserlösliches, weißes kristallines → Vitamin, das besonders in Zitrusfrüchten, Tomaten, Beeren, Kartoffeln und frischem Blattgemüse vorhanden ist. A. ist für die Bildung von Kollagen und fibrösem Gewebe normaler interzellulärer Strukturen in Zähnen, Knochen, Knorpel, Bindegewebe und in der Haut sowie für die strukturelle Integrität

der Kapillarwände verantwortlich. Ein Ascorbinmangel führt zu → Skorbut.
[*griech.*: a, kein; germ, Keim; scurf, Skorbut]
🇬🇧 ascorbic acid

**ASE.** Atemstimulierende Einreibung

**Asepsis.** Keimfreiheit zur Verhinderung einer Infektion oder Kontamination durch Verminderung der Anzahl von Mikroorganismen, indem ihre Vermehrung verhindert wird. (s.a. Antisepsis) – *adj.* aseptisch.
[*griech.*: a, kein; sepsis, Fäule]
🇬🇧 asepsis

**asexuell.** Ungeschlechtlich; zu einem Organismus gehörend, der keine Geschlechtsorgane aufweist.
[*griech.*: a, kein; *lat.*: sexus, männlich oder weiblich]
🇬🇧 asexual

**Askariasis.** Infektion durch den Parasiten *Ascaris lumbricoides*, einen Spulwurm, der im Larvenstadium in die Lungen wandert. Dessen Eier werden durch die Fäzes ausgeschieden und können durch Kontamination über Gegenstände, Hände, Wasser, Nahrungsmittel oder den Boden über den oralen Weg übertragen werden. Nachdem die Larven die Darmwände durchbohrt haben, gelangen sie über die Lymph- oder Blutbahnen in die Lunge.
🇬🇧 ascariasis

**Askaris.** Gattung großer, parasitärer Spulwürmer, z.B. *A. lumbricoides*, die → Askariasis auslösen und in warmen und tropischen Gegenden vorkommen.
🇬🇧 Ascaris

**Asklepios.** (Äskulap). Griechischer Gott der Heilkunde. Asklepios sah Schlangen als heilige Tiere an. Die moderne Medizin wird mit einem Stab, um den eine Schlange gewunden ist, symbolisch dargestellt.
🇬🇧 Aesculapius

**asozial.** Übertrieben zurückgezogenes oder teilnahmsloses Verhalten beim Kontakt mit anderen Menschen; abwertende Verwendung bei der Beschreibung von Personen, die sich nicht in das Gemeinwesen einfügen.
[*griech.*: a, kein; *lat.*: socius, Kamerad]
🇬🇧 asocial

**Asparagin (Asn).** Nicht-essenzielle → Aminosäure, die in zahlreichen Proteinen des Körpers vorhanden ist; kommt darüber hinaus besonders im Spargel vor.
[*griech.*: asparagos, Spargel]
🇬🇧 asparagine

**Asparaginase.** Enzym, das die Hydrolyse (d.h. die Spaltung durch Wasser) von → Asparagin zu → Asparaginsäure und → Ammoniak katalysiert; wird als → Zytostatikum eingesetzt.
[*griech.*: asparagos, Spargel]
🇬🇧 asparaginase

**Asparaginsäure (Asp).** Nicht-essentielle → Aminosäure in Zuckerrohr, Mais- und Milchprodukten; Abbauprodukt zahlreicher Proteine.
🇬🇧 asparatic acid

**Asparatamino-Transferase (AST).** (Glutamat-Oxalacetat-Transaminase (GOT)). → Enzym, das im Blutserum und bestimmten Körpergeweben physiologisch vorliegt, insbesondere im Herz und in der Leber. Die A. bewirkt den Transfer der Aminogruppen von Asparat auf Ketosäuren und löst die Bildung von L-Glutamat und Oxalacetat aus.
🇬🇧 asparate aminotransferase

**Aspartam.** Weißes, fast geruchloses kristallines Pulver, das als synthetischer Süßstoff dient (A. ist 200mal süßer als Glukose).
🇬🇧 aspartame

**Aspergillose.** Infektion, die durch einen Pilz der Gattung *Aspergillus* verursacht wird und zu entzündlichen granulösen Läsionen auf oder in einem Organ, z.B. Lunge, ZNS oder Magen-Darm-Trakt, führen kann.
[*lat.*: aspergere, streuen; *griech.*: osis, Zustand]
🇬🇧 aspergillosis

**Aspergillose, allergische bronchopulmonale.** Form der → Aspergillose, die bei Asthma-

tikern zu beobachten ist. Eine Überempfindlichkeitsreaktion wird dabei durch den im Bronchiallumen wachsenden Pilz *Aspergillus fumigatus* ausgelöst. Die Merkmale gleichen Asthmasymptomen, einschließlich Dyspnoe und pfeifender Atmung. (→ Asthma)
🇬🇧 allergic bronchopulmonary aspergillosis

**Aspergillus.** Gattung von Pilzen, die im Krankenhaus häufig auftreten und für Nosokomialinfektionen (Krankenhausinfektionen) verantwortlich sind. (→ Aspergillose)
🇬🇧 Aspergillus

**Aspermie.** Das Fehlen von Samenzellen oder Ausbleiben der Ejakulation trotz Orgasmus.
[*griech.*: a, kein; sperma, Samen]
🇬🇧 aspermia

**Asphyxia neonatorum.** (Neugeborenenasphyxie). Zustand, bei dem ein Neugeborenes nicht spontan atmet. Die A.n. kann sich vor oder während der Wehen oder unmittelbar nach der Entbindung entwickeln. (→ Asphyxie)
🇬🇧 asphyxia neonatorum

**Asphyxie.** Schwerer Sauerstoffmangel (Hypoxie) und Kohlensäureüberschuss (Hyperkapnie); Verlust des Bewusstseins mit Todesfolge, falls keine Behandlung erfolgt. Zu den häufigsten Ursachen einer A. gehören Ertrinken, Elektroschock, Aspiration von Erbrochenem, Fremdkörper in der Lunge, Inhalation von toxischen Gasen oder Rauch und Vergiftung.
[*griech.*: a, kein; sphyxis, Puls]
🇬🇧 asphyxia

**Asphyxie, fetale.** Im Uterus auftretende arterielle Hypoxie, Hyperkapnie und respiratorische bzw. metabolische Azidose. (→ Asphyxie)
🇬🇧 fetal asphyxia

**Asphyxie, sexuelle.** Ungewollt starke Strangulation während des Geschlechtsaktes, bei dem Versuch durch eine leichte zerebrale Hypoxie die Empfindungen beim Orgasmus zu verstärken.
🇬🇧 sexual asphyxia

**Aspiration.** 1. Absaugen von Flüssigkeiten, z.B. Schleim oder Blut, aus dem Körper mit Hilfe einer Absaugvorrichtung. 2. Eindringen von Fremdkörpern in die Atemwege während der Einatmung bei fehlendem Hustenreflex.
🇬🇧 aspiration

**Aspiration, Risiko der.** Anerkannte → NANDA-→ Pflegediagnose; Zustand, bei dem ein Patient dafür gefährdet ist, dass gastrische oder oropharyngeale Sekretionen oder Nahrung und Flüssigkeiten in die Trachea und Bronchien gelangen, weil eine Dysfunktion besteht oder normale Schutzmechanismen fehlen. Zu den Risikofaktoren zählen ein reduzierter Bewusstseinszustand, verminderter Husten- und Schluckreflex, vorhandener, zu stark aufgeblasener oder falsch aufgeblasener Tracheotomie- oder Endotrachealtubus-Cuff, Magensonde, Bolus von Sondenkost oder die Verabreichung von Arzneimitteln.
🇬🇧 aspiration, risk of

**Aspiration, Vorsichtsmaßnahmen gegen.** → Pflegeintervention der → NIC, die definiert wird als die Vorbeugung oder Minimierung der Risikofaktoren bei aspirationsgefährdeten Patienten.
🇬🇧 Aspiration Precautions

**Aspirationsbiopsie.** Entnahme von lebendem Gewebe zur mikroskopischen Untersuchung mit Hilfe einer feinen Nadel, die an einer Spritze befestigt ist. Dieses Verfahren wird vorwiegend genutzt, um Zellen aus einer flüssigkeitshaltigen Läsion oder einer serösen Körperhöhle zu erhalten, z.B. Feinnadelbiopsie, Knochenmarkbiopsie. (→ Aspiration; Biopsie)
🇬🇧 aspiration biopsy

**Aspirationspneumonie.** Entzündung der Lunge (→ Pneumonie) und der Bronchien durch die Inhalation fremden Materials, z.B. erbrochener Mageninhalt. (→ Aspiration)
🇬🇧 aspiration pneumonia

**Aspirationspneumonie, kongenitale.** Durch während der Geburt aspirierte Flüssigkeit

oder Kindspech (Mekonium) verursachte neonatale Lungenentzündung.
[*lat.:* congenitus, geboren mit, aspirare, einhauchen; *griech.:* pneumon, Lunge.]
🌐 congenital aspiration pneumonia

**Aspirationsprophylaxe.** Vorbeugende Maßnahmen, die das Eindringen von festen oder flüssigen Fremdkörpern in das Bronchial-/Lungensystem eines Patienten verhindern sollen. Dazu gehören beispielsweise die Oberkörperhochlagerung bei der Nahrungsaufnahme, aber auch das orale/nasale Absaugen von Sekreten. Die schwerwiegendste Komplikation einer Aspiration ist die Verlegung der Atemwege mit anschließender → Asphyxie.
🌐 aspiration prophylaxis

**aspirieren.** 1. Entnahme von Flüssigkeit oder Luft aus einer Körperhöhle; dies erfolgt meist mit Hilfe einer Spritze oder Absaugvorrichtung. 2. Eindringen von Fremdkörpern in die Atemwege.
[*lat.:* aspirare, einatmen]
🌐 aspirate

**Asplenie.** Zustand, der durch das Fehlen der Milz gekennzeichnet ist; dieser Zustand kann angeboren (kongenital) sein oder nach einer chirurgischen Entfernung der Milz vorliegen.
[*griech.:* a, ohne; splen, Milz]
🌐 asplenia

**Assessment.** (Einschätzung). Einer der fünf Schritte des → Pflegeprozesses, der das Kommunizieren, Sammeln und Prüfen von Informationen über einen Patienten/Klienten umfasst. Der/die Pflegende sammelt die Daten durch die verbale Interaktion mit dem Patienten, seiner Familie oder wichtigen Bezugspersonen, überprüft die Standardquellen für Informationen, überwacht systematisch die Anzeichen und Symptome einer Erkrankung, bestimmt die Fähigkeiten des Patienten zur Durchführung seiner Selbstpflege, schätzt die Umgebung des Patienten ein und beurteilt die Reaktionen des multidisziplinären Teams gegenüber dem Patienten, seinen Angehörigen und wichtigen Bezugspersonen.
🌐 assessment

**Assimilation.** 1. Prozess der Aufnahme von Nährstoffen in den Organismus; Endstadium des Ernährungsprozesses, entweder nach der Verdauung und → Absorption oder gleichzeitig mit der Absorption. 2. Eingliederung neuer Erfahrungen in die Bewusstseinsebene eines Menschen. 3. Prozess, bei dem eine Person oder Gruppe einer fremden ethnischen Herkunft in eine neue Kultur eingegliedert wird.
[*lat.:* assimilare, gleich machen]
🌐 assimilation

**Assistierte Beatmung.** → Beatmung, assistierte.

**Assoziation.** 1. Die Verbindung, Vereinheitlichung, Zusammenfügung einer bestimmten Anzahl von Dingen. 2. Die Verknüpfung gefühlsbezogener Erinnerungen, Emotionen, Empfindungen, Gedanken oder Wahrnehmungen mit bestimmten Personen, Dingen oder Ideen.
[*lat.:* associare, verbinden]
🌐 association

**Assoziation, kontrollierte.** 1. Die direkte, durch einen bestimmten Stimulus hervorgerufene Verknüpfung relevanter Ideen. 2. Bewusstmachen unterdrückter Gedanken als Reaktion auf die Ausführungen eines Psychoanalytikers.
🌐 controlled association

**Assoziationsfelder.** Die Bereiche der Hirnrinde (Cortex), die an der Integration von sensorischen Informationen beteiligt sind.
🌐 association areas

**Assoziationsversuch.** Eine Technik in der psychiatrischen Diagnostik und der erzieherischen sowie psychologischen → Evaluation, bei der eine Person gebeten wird, auf ein Reizwort mit dem ersten Wort, das ihr dazu einfällt (freie → Assoziation), oder aber mit einem gegensätzlichen Be-

griff (kontrollierte Assoziation) zu antworten.
🇬🇧 association test

**AST.** 1. Abkürzung für → Asparataminotransferase. 2. Abkürzung für → Antistreptolysin-O-Test.
🇬🇧 AST

**Astasie.** Mangelhafte motorische Koordination, die durch die Unfähigkeit, zu stehen oder ohne Hilfe zu sitzen, gekennzeichnet ist.
🇬🇧 astasia

**Asteatose.** Trockene Haut aufgrund mangelnder oder fehlender Talgabsonderung aus den Drüsen; kann zu Schuppenbildung und Fissuren führen.
[*griech.:* a, ohne; stear, Talg; osis, Zustand]
🇬🇧 asteatosis

**Asthenie.** Mangel oder Fehlen von Kraft oder Energie (auch psychisch).
[*griech.:* a, ohne; sthenos, Kraft]
🇬🇧 asthenia

**Astheniker.** Person mit einer Körperkonstitution, die durch einen schlanken, hohen Körperbau mit langen Extremitäten und knochigem Aussehen gekennzeichnet ist.
🇬🇧 asthenic habitus

**Asthenopie.** Sehstörung durch eine Schwächung der Augen- oder Ziliarmuskeln, die mit Schmerzen im Augenbereich, Kopfschmerzen, verschwommenem Sehvermögen, Schwindel und leichter Übelkeit einhergeht.
[*griech.:* a, kein; sthenos, Kraft; ops, Auge]
🇬🇧 asthenopia

**Asthma.** Allergisch-entzündliche obstruktive Atemwegserkrankung, die anfallsweise auftritt und mit typischen Rasselgeräuschen, insbesondere bei der Ausatmung, einhergeht. Die Verlegung (Obstruktion) der Atemwege ist grundsätzlich reversibel. Weitere Symptome: Atemnot, Sekretauswurf, Giemen oder Pfeifen, Tachykardie, Erstickungsangst, Zyanose. Formen: allergisches (exogenes) A.; nicht-allergisches (entzündliches) A.

Der Asthmaanfall wird als lebensbedrohlich empfunden. Ruhiges, besonnenes Vorgehen, beim Patienten bleiben und intensive psychische Betreuung sind neben Notfallmaßnahmen wichtige pflegerische Handlungen.
[*griech.:* Atemnot]
🇬🇧 asthma

**Asthma, allergisches.** Form von → Asthma, die durch den Kontakt von eingeatmeten, aus der Luft stammenden → Antigenen mit den Bronchialschleimhäuten entsteht. Das → Allergen führt zur Produktion von Antikörpern, die sich mit den Mastzellen im Bronchialbaum verbinden. Die Mastzellen setzen Histamine frei, wodurch eine Kontraktion des glatten Muskelgewebes der Bronchien ausgelöst wird und ein Schleimhautödem entsteht. Psychologische Faktoren können bei Personen mit bereits sensibilisierten Bronchien Asthmaanfälle auslösen.
🇬🇧 allergic asthma

**Asthma, bei Kindern.** Chronische Entzündung der Atemwege, die Symptome einer Verengung des Luftstroms (Obstruktion) auslöst und durch rezidivierende Anfälle einer paroxysmalen Dyspnoe, Atemgeräusche, verlängerte Ausatmungszeit sowie Reizhusten gekennzeichnet ist. Diese Erkrankung tritt häufig auf, meist im Alter zwischen 3 und 8 Jahren. Asthmaanfälle werden durch Verengung der kleinen und großen Atemwege aufgrund von Spasmen der Bronchialmuskulatur, Ödemen, Entzündungen der Bronchialwände oder übermäßiger Schleimproduktion ausgelöst. A. ist eine komplexe Störung, die biochemische, immunologische, infektiöse, endokrinologische und psychologische Faktoren beinhaltet. Früher wurden Asthmaanfälle als extrinsisch und intrinsisch bedingt klassifiziert. Die meisten Anfälle stehen bei Kindern in Verbindung mit einer allergischen Hypersensibilität gegenüber bestimmten Substanzen wie Pollen, Hausstaub, bestimmten Nahrungsmitteln, Rauch, verschiedenen Chemikalien und Arzneimitteln.
🇬🇧 asthma in children

...nchiale. → Asthma.

...iale. Akute, besonders nachts auftretende Atembeschwerden aufgrund einer Lungenstauung (→ Lungenödem) mit spastischer Verengung der Bronchien als Folge einer Linksherzinsuffizienz. (s.a. Orthopnoe)
🇬🇧 cardiac asthma

**Astigmatismus.** (Stabsichtigkeit). Sehstörung, bei der die Lichtstrahlen nicht exakt auf einen Brennpunkt der Netzhaut (Retina) fokussiert werden können, da die Hornhaut (Cornea) nicht überall gleichmäßig gewölbt ist. Die Sicht ist typischerweise verschwommen, was im Allgemeinen mit Kontaktlinsen oder einer Brille ausgeglichen werden kann.
[*griech.:* a, ohne; stigma, Punkt]
🇬🇧 astigmatism

**A-Streifen.** Myofibrillenabschnitt, der zusammen mit den → I-Streifen die optische Streifung der quergestreiften Muskulatur verursacht. (→ Myofibrillen)
🇬🇧 A band

**Astroblastom.** Malignes Neoplasma des Gehirns oder des Rückenmarks. Die Zellen des A.s sind um Blutgefäße oder um Bindegewebewände angeordnet.
[*griech.:* aster, Stern; blastos, Keim; oma, Tumor]
🇬🇧 astroblastoma

**Astrozyt.** Große, sternförmige Zellen, die sich in bestimmten Geweben des Nervensystems finden. (→ Neuroglia)
[*griech.:* aster, Stern; kytos, Zelle]
🇬🇧 astrocyte

**Astrozytom.** Primärtumor des Gehirns, der aus → Astrozyten besteht und durch langsames Wachstum, Zystenbildung, Invasion der umgebenden Strukturen und oft durch die Entwicklung höchst maligner → Glioblastome innerhalb der Tumormasse gekennzeichnet ist.
[*griech.:* aster, Stern; kytos, Zelle; oma, Tumor]
🇬🇧 astrocytoma

**asymptomatisch.** Ohne Symptome, symptomfrei.
[*griech.:* a, ohne; symptoma, Ereignis]
🇬🇧 asymptomatic

**Asynergie.** Zustand, der durch eine fehlerhafte Koordination von Organ- oder Muskelgruppen gekennzeichnet ist, die normalerweise harmonisch funktionieren.
[*griech.:* a, nicht; syn, zusammen; ergein, funktionieren]
🇬🇧 asynergy

**Asynklitismus.** Haltung des kindlichen Kopfes beim Eintritt in den Beckeneingang, wobei die Sagittalnaht quer zum mütterlichen Becken verläuft, jedoch nicht in der Führungslinie liegt. Man unterscheidet die physiologische Naegele-Obliquität (Vorderscheitelbeineinstellung) und die pathologische Litzmann-Obliquität (Hinterscheitelbeineinstellung).
[*griech.:* a, nicht; syn, zusammen; kleisis, liegen]
🇬🇧 asynclitism

**Asystolie.** Lebensbedrohlicher Herz-Kreislauf-Stillstand, der durch das Fehlen einer elektrischen und mechanischen Aktivität im Herzen gekennzeichnet ist. Klinische Zeichen sind fehlende Pulse und Stillstand der Atmung.
Bei einer A. erfolgt i.d.R. die direkte Einleitung der kardio-pulmonalen → Reanimation. – *adj.* asystolisch.
[*griech.:* a, keine; systole, Kontraktion]
🇬🇧 asystole

**Aszites.** (Bauchwassersucht). Unphysiologische Flüssigkeitsansammlung (→ Aszitesflüssigkeit) in der freien Bauchhöhle (Peritoneum), die große Mengen an Proteinen und Elektrolyten enthält. A. kann mit einer allgemeinen abdominalen Schwellung, Hämodilution, Ödemen oder einer verminderten Urinausscheidung einhergehen und Komplikation einer Zirrhose, kongestiver Herzinsuffizienz, Nephrose, malignem Neoplasma, Peritonitis oder verschiedener Pilz- und Parasitenerkrankungen sein.
[*griech.:* askos, Tasche]
🇬🇧 ascites

**Aszites, transsudative.** Abnorme Ansammlung einer Flüssigkeit in der Bauchhöhle, die typischerweise geringe Mengen an Proteinen und Zellen enthält.
🌐 transudative ascites

**Aszitesflüssigkeit.** Wässrige Flüssigkeit, die Eiweiß (Albumin), Glukose und Elektrolyte enthält und sich in der freien Bauchhöhle (Peritoneum) ansammelt; steht in Verbindung mit bestimmten Erkrankungen wie Leber- oder Herzinsuffizienz. Die Flüssigkeit tritt aus den Venen und Lymphgefäßen als Extravasat in den Bauchraum aus.
Nach dem Abpunktieren von größeren Mengen A. ist die Kreislaufüberwachung des Patienten aufgrund der höchst belastenden Situation besonders wichtig. (→ Aszites)
🌐 ascitic fluid

**AT III.** (Antithrombin III). Sog. Heparincofaktor; im Plasma vorhandene Bestandteile, die Thrombin inaktivieren und dadurch gerinnungshemmend wirken. Normalwert: 72-128 %.
[*griech.:* anta, gegen, thrombos, Klumpen, geronnene Masse]
🌐 antithrombin III

**Ataraktika.** (Tranquilizer). Arzneimittel oder andere Substanzen, die die Wirkung eines → Tranquilizers oder → Sedativums aufweisen.
[*griech.:* ataraktos, ruhig]
🌐 ataractics

**Ataraxie.** Zustand der mentalen Ruhe, Gemütsruhe.
[*griech.:* a, kein; atarakos, Störung]
🌐 ataraxia

**Atavismus.** Aussehen, Eigenschaften oder Charakteristika von Personen, die den Großeltern oder früheren Vorfahren mehr ähneln als den Eltern. Atavistische Daten können Hinweise auf erbliche Faktoren geben. – *adj.* atavistisch.
[*lat.:* atavus, Ahne]
🌐 atavism

**Ataxie.** Beeinträchtigte Fähigkeit, Bewegungen zu koordinieren. Ein schwankender Gang und Haltungsstörungen werden durch Läsionen im Rückenmark oder Kleinhirn (Cerebellum) verursacht. – *adj.* ataktisch.
🌐 ataxia

**Ataxie, alkoholische.** Koordinationsverlust bei willkürlichen Bewegungen verbunden mit einer peripheren Nervenentzündung; Folge eines bestehenden → Alkoholismus. Eine ähnliche Form der → Ataxie kann durch eine von anderen Substanzen ausgelösten Neuritis entstehen.
[*arab.:* al-kuhl, feine Essenz; *griech.:* ataxia, Störung]
🌐 alcoholic ataxia

**Ataxie, choreatische.** Form der → Ataxie; dabei ist die Muskelkoordination des Patienten gestört und die Bewegungen werden von unwillkürlichen, abrupten Zuckungen unterbrochen.
[*griech.:* choreia, Tanz, ataxia, Störung.]
🌐 choreic ataxia

**Ataxie, motorische.** Unfähigkeit, koordinierte Bewegungen durchzuführen. (→ Ataxie)
🌐 motor ataxia

**Atelektase.** Atemstörung mit Kollaps der → Alveolen, durch die der respiratorische Austausch von Sauerstoff und Kohlendioxid verhindert wird; Symptome sind verminderte Atemgeräusche, Verschiebung des Mittelfells (Mediastinum) zur Seite des Kollapses, Fieber und zunehmende Atemnot (Dyspnoe).
[*griech.:* ateles, unvollständig; ektasis, Ausdehnung]
🌐 atelektasis

**Atemarbeit.** Die für Atembewegungen erforderliche Energie; kumulatives Ergebnis des momentanen Drucks, der durch die Atemmuskeln und das bewegte Luftvolumen entsteht.
🌐 breathing work

**Atemdepression.** Langsame oder schwache Atmung mit weniger als 12 Atemzügen pro Minute, wobei die Lunge nicht ausreichend belüftet wird.
🌐 respiratory depression

**Atemdepressivum.** Ein Medikament oder eine Substanz, das die normale Atemfunktion beeinträchtigt. Die meisten Aa., wie z.B. Alkohol oder Opiate, verursachen eine Dämpfung des Zentralnervensystems.
🌐 respiratory depressant

**Atemfrequenz.** Die Anzahl der Einatmungen bzw. Atemzüge pro Minute. Beim Säugling beträgt die A. ca. 40–50, bei Kindern ca. 20–25 und bei Jugendlichen und Erwachsenen ca. 12–20. 25 Atemzüge/min. werden beim Erwachsenen als beschleunigte A. (Tachypnoe), weniger als 12 Atemzüge/min hingegen als verlangsamte A. (Bradypnoe) bezeichnet. Die A. wird durch die Wasserstoff-Ionen-Konzentration im Liquor (Gehirn- und Rückenmarksflüssigkeit) gesteuert. Die A. ist u. a. erhöht bei Fieber, akuter Lungenentzündung, Gasbrand, Linksherzinsuffizienz, Schilddrüsenüberfunktion oder Spannungszuständen und erniedrigt bei Kopfverletzungen, Koma oder einer Überdosis an Narkotika.
🌐 respiratory rate

**Atemfunktion, Überwachung der.** → Pflegeintervention der → NIC, die definiert wird als das Erfassen und Analysieren von Patientendaten, um die Durchgängigkeit der Luftwege und einen einwandfreien Gasaustausch zu gewährleisten.
🌐 Respiratory Monitoring

**Atemgeräusch.** Durch die ein- und ausströmende Luft verursachtes Geräusch im → Respirationstrakt. Zu den pathologischen Atemgeräuschen gehören neben Schnarchen und Schluckauf der → Stridor und die → Rasselgeräusche. Gleichzeitiges Auftreten von Atemgeräuschen und Atemnot sind Notfallzeichen.
🌐 breath sound

**Atemgeruch.** Geruch der ausgeatmeten Luft, der durch bestimmte Substanzen oder Erkrankungen in der Lunge oder im Mund verursacht wird. Einige Gerüche stehen in Verbindung mit speziellen Krankheiten, z.B. mit Diabetes mellitus, Leberinsuffizienz, Urämie oder Lungenabszess.
🌐 breathing odor

**Atemgymnastik.** → Atemtherapie.
🌐 respiratory therapy (RT)

**Atemhilfsmuskulatur.** ⬚ Muskeln, die bei forcierter Atmung zur Steigerung der Ein- und Ausatmung willkürlich aktiviert werden können. Die A. wird vor allem bei Atemnot (Dyspnoe), aber auch bei teilweisen Lähmungen der Atemmuskeln eingesetzt. Zur A. gehören z.B. Teile der Brust-, Bauch- und Halsmuskulatur. (s.a. Auxiliaratmung)
⬚ Brustatmung
🌐 auxiliary respiratory muscles

**Ateminsuffizienz.** Unfähigkeit des Atemsystems, eine angemessene Belüftung (Ventilation) und Perfusion (Durchströmung) der Lunge aufrecht zu erhalten.
🌐 respiratory insufficiency

**Ateminsuffizienz, akute.** Plötzliche Unfähigkeit der Lungen, die normalen Atemfunktionen aufrecht zu erhalten; kann durch eine Atemwegsobstruktion oder durch eine Lungeninsuffizienz verursacht werden.
[*lat.*: acutus, scharf; respirare, atmen; fallere, enttäuschen]
🌐 acute respiratory failure (ARF)

**Atemminutenvolumen (AMV).** Die Menge an Luft, die in einer Minute ein- und ausgeatmet wird. Errechnet sich aus dem → Atemzugvolumen (ca. 500 ml) multipliziert mit der → Atemfrequenz pro Minute.
🌐 minute volume

**Atemmuskulatur.** Muskeln, die zum Vorgang der Ein- und Ausatmung benötigt werden, z.B. um das Volumen im Brustkorb zu erhöhen, wodurch Luft in die Lungen gezogen wird; hierbei sind Diaphragma und externe interkostale Muskeln beteiligt. Die Atmung wird außerdem durch die M. levatores costarum, M. sternocleidomastoideus, M. pectoralis major und M. serratus superior und posterior unterstützt. Zur Ausatmung gehören M. obliquus externus und internus, M. rectus abdominis und M. transversus abdominis.

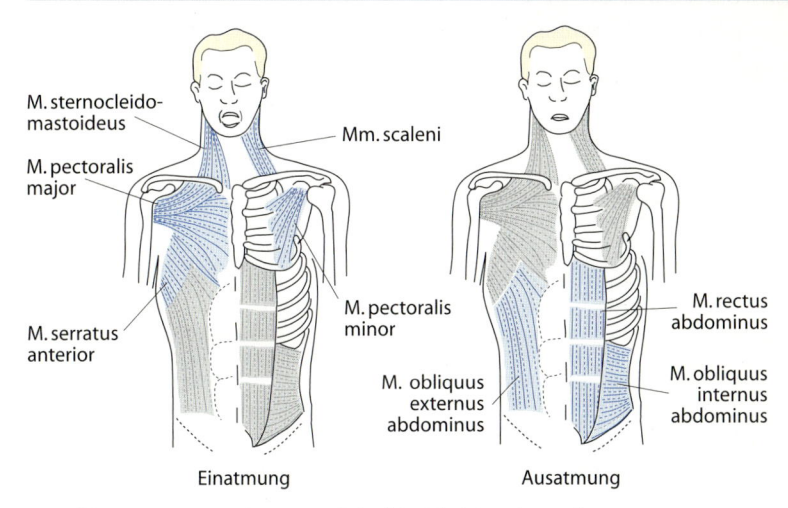

**Atemhilfsmuskulatur.** Die aktiven Muskeln (blau) bei der Ein- und Ausatmung.

Bei verstärkter Atmung sind die Atemhilfsmuskel M. scaleni, Mm. sternocleidomastoideus, Mm. pectorales (Einatmung) sowie die äußeren Bauchmuskeln (Ausatmung) beteiligt.
🇬🇧 respiratory muscles

**Atemnotsyndrom des Erwachsenen.** Respiratorische Erkrankung, die durch eine respiratorische Insuffizienz und Hypoxämie gekennzeichnet ist; kann durch Aspiration eines Fremdkörpers, eine kardiopulmonale Bypass-Operation, gramnegative Sepsis, multiple Bluttransfusionen, Sauerstofftoxizität, Trauma, Pneumonie oder durch andere Atemwegsinfekte verursacht werden. Zu den Anzeichen und Symptomen eines Atemnotsyndroms gehören Kurzatmigkeit, Tachypnoe, Hypoxämie und eine verminderte → Lungencompliance.
🇬🇧 adult respiratory distress syndrome

**Atemnotsyndrom des Neugeborenen (RDS).** Abk. für respiratory distress sysdrome. Akute Lungenfunktionsstörung des Neugeborenen, gekennzeichnet durch luftleere Lungenalveolen, unelastische Lungen, Nasenflügel, interkostale und subkostale Einziehungen, Stöhnen beim Ausatmen und periphere Ödeme. Ursache für das RDS ist ein → Surfactant-Mangel, der zum Kollaps der Lungenalveolen und nachfolgend bei mechanischer Beatmung zur Überdehnung der Alveolen und ggf. zur Bildung von → hyalinen Membranen, alveolären Blutungen, schwerem → Rechts-Links-Shunt, erhöhtem Lungenwiderstand, verminderter Herzleistung und schließlich zu schwerer Hypoxie führt.
🇬🇧 respiratory distress syndrome of the newborn (RDS)

**Atemskala.** Hilfsinstrument zur Einschätzung der Pneumoniegefährdung eines Patienten, bei dem verschiedene Risikofaktoren in einer Punktetabelle festgehalten werden, z.B. die Atemskala zur Erfassung der Atemsituation nach Bienstein. Je mehr Risikofaktoren mit Punkten versehen werden (z.B. Schluckstörungen, Alter des Patienten, Bewusstseinslage), desto größer ist die Pneumoniegefährdung. Die A. sollte bei der Neuaufnahme eines Patienten ausgefüllt werden. Bei Veränderungen im Krankheitsverlauf muss die Skala er-

neut herangezogen werden. (s.a. Pneumonieprophylaxe)
🌐 respiratory scale

**Atemstillstand.** → Apnoe.
🌐 respiratory standstill

**Atemstörungen.** Unzureichender Gasaustausch in den Lungen. Die A. können sich als Störung der Sauerstoffzufuhr (Oxygenierung) oder als Erhöhung des arteriellen Kohlenstoffdioxid-Partialdrucks (Hyperkapnie) darstellen. Eine Störung der Oxygenierung ist bei Hyperventilation gegeben und tritt bei Krankheiten auf, die die Lungenalveolen oder den Zwischenraum (Interstitium) der Lungenflügel betreffen, wie z.B. alveoläre Ödeme, Emphysem, Pilzinfektionen, Leukämie, Lappenpneumonie oder Tuberkulose. Eine Störung der Lungenbelüftung, gekennzeichnet durch erhöhten arteriellen Blutdruck, tritt bei akuten Zuständen auf, wobei zurückgehaltene Lungensekrete den Widerstand in den Luftwegen erhöhen und die Dehnbarkeit der Lunge verringern, wie z.B. bei Bronchitis oder Emphysem. Die gängigen Einteilungen der verschiedenen A. beziehen sich i.d.R. auf Normabweichungen der folgenden Situationen bzw. Bedingungen: Atemrhythmus, Atemfrequenz und Atemtiefe sowie auftretende Atemgeräusche oder Atemgeruch (Foetor ex ore). Zur pflegerischen Einschätzung der Atemsituation sollte die → Atemskala verwendet werden.
🌐 respiratory failures

**Atemtherapie.** (Atemgymnastik). Jede Behandlung, welche die Belüftungsfunktion des → Respirationstraktes aufrecht erhält bzw. verbessert.
🌐 respiratory therapy (RT)

**Atemunterstützung.** ▨ → Pflegeintervention der → NIC, die definiert ist als die Unterstützung optimaler spontaner Atemmuster zur Maximierung des Sauerstoff- und Kohlendioxidaustauschs in den Lungen. Pflegerische Maßnahme zur Erleichterung der Atmung bei Patienten mit Atemproblemen. Man unterscheidet atemunterstützende Lagerungen → A-, I-,

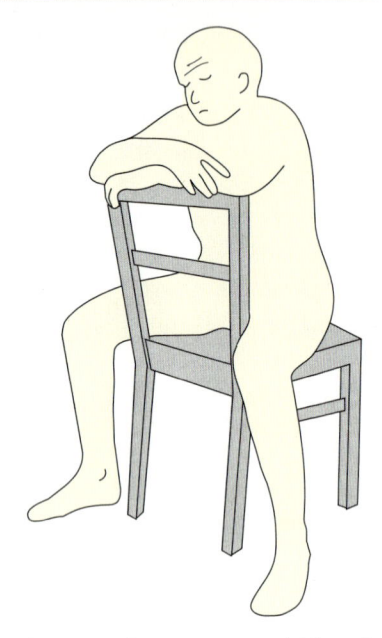

**Atemunterstützung.** Atemerleichternde Sitzposition bei akuter Atemnot (Reitersitz); durch Abstützen der Arme kann die Atemhilfsmuskulatur eingesetzt werden.

T-, V- Lagerung, → Dehnlagerung, atemstimulierende Einreibungen, (→ Einreibungen, atemstimulierende), Sitzpositionen → Kutschersitz, → abklatschen, → abklopfen, → Wickel und Inhalation.
▨ Atemhilfsmuskulatur
🌐 ventilation assistance

**Atemvolumina.** ▨ Luftmenge beim Ein- und Ausatmen. Bei der Einatmung werden ca. 500 ml Luft eingeatmet (Atemzugvolumen, AZV); durch verstärkte Einatmung können 2–3 l Luft eingeatmet werden (inspiratorisches Reservevolumen). Durch verstärkte Ausatmung können mit der normalen Ausatemluft noch 1 l Luft zusätzlich ausgeatmet werden (expiratori-

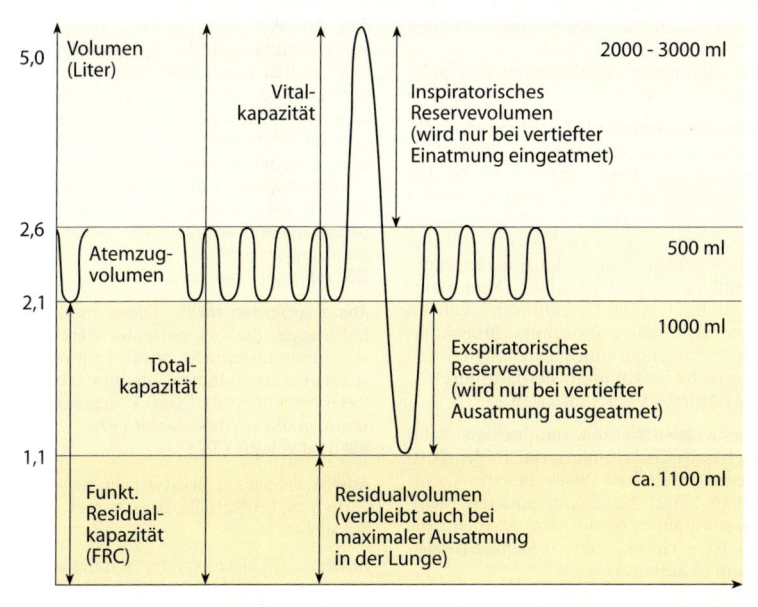

**Atemvolumina.** Atemvolumina bei Ruheatmung und bei vertiefter Ein- und Ausatmung.

sches Reservevolumen). Mit Vitalkapazität werden alle Reserven bezeichnet, die über das normale Atemzugvolumen hinaus ausgeschöpft werden können, also die Menge an Luft, die ein Mensch maximal ein- und ausatmen kann.
🔲 tidal volume

**Atemwege, Erhaltung der.** → Pflegeintervention der → NIC, die definiert wird als die Verbesserung der Durchgängigkeit der Atemwege.
🔲 Airway Management

**Atemwege, obere.** Der obere Teil des Respirationstrakts; dazu gehören Nase, Nasenhöhlen, Siebbeinzellen, Stirnhöhlen, Keilbeinhöhlen, Kiefernhöhle, Kehlkopf und Luftröhre. Die o.n A. leiten die Luft bei der Einatmung zur Lunge und bei der Ausatmung aus der Lunge nach außen. Bei der Einatmung wird die Luft gefiltert, befeuchtet und angewärmt.
🔲 upper respiratory tract (URT)

**Atemwege, ungenügende Selbstreinigungsfunktion.** Anerkannte → NANDA- → Pflegediagnose; Unfähigkeit, Sekretionen oder Obstruktionen aus den Atemwegen zu entfernen; dazu gehören als kennzeichnende Merkmale abnorme Atemgeräusche (Rasseln, Glucksen, Giemen), ineffektives oder fehlendes Husten, Bericht über Schwierigkeiten beim Abhusten von Sputum oder über eine Anschoppung in der Lunge.
🔲 airway clearance, ineffective

**Atemwegsdruck, kontinuierlich negativer.** Negativer Druck, der während des gesamten Atemvorgangs auf die Brustwand aus-

geübt wird und den transpulmonalen Druck erhöht.
🌐 continuous negative chest wall pressure

**Atemwegsinfektion.** Jede Erkrankung der oberen bzw. unteren Atemwege durch Eindringen von Mikroorganismen. Zu den Infektionen der oberen Atemwege zählen Erkältung, Laryngitis (Rachenentzündung), Pharyngitis (Kehlkopf-), Rhinitis (Nasenschleimhaut-), Sinusitis (Nasennebenhöhlen-), und Tonsillitis (Mandelentzündung). Zu den Infektion der unteren Atemwege zählen Bronchitis, Bronchiolitis, Pneumonie (Lungenentzündung) und Tracheitis (Entzündung der Luftröhre).
🌐 respiratory tract infection

**Atemwegsleitfähigkeit.** Unmittelbare, volumetrische Gasströmungsrate in den Luftwegen pro Einheit Druckunterschied zwischen Mund, Nase oder anderen Atemwegsöffnungen sowie den Alveolen; die A. ist reziprok zum → Atemwegswiderstand (Resistance).
🌐 airway conductance

**Atemwegsobstruktion.** Unphysiologscher Zustand des Atemsystems, der durch eine mechanische Behinderung (Einengung oder Verschluss) der Sauerstoffversorgung bzw. ungenügende Sauerstoffabsorption in den Lungen gekennzeichnet ist.
🌐 airway obstruction

**Atemwegsobstruktion, chronische.** Erkrankung der Atemwege, bei der der Patient in Ruhe eine normale Atemfrequenz, jedoch eine verlängerte Ausatmungsphase mit eingezogenen Lippen aufweist.
🌐 chronic airway obstruction

**Atemwegswiderstand.** (Resistance). Das Verhältnis des Druckunterschieds zwischen Mund, Nase oder anderen Öffnungen der Atemwege sowie den Alveolen und der gleichzeitig gemessenen volumetrischen Gasströmungsrate; der A ist reziprok zur → Atemwegsleitfähigkeit.
🌐 airway resistance

**Atemzentrum.** Eine Gruppe von Nervenzellen im Pons und der Medulla cerebri, die den Atemrhythmus steuern, indem sie auf Veränderungen des $O_2$- und $CO_2$-Gehalts in Blut und Liquor reagieren. Eine Veränderung der Sauerstoff-, Kohlendioxid- oder Wasserstoff-Ionen-Konzentration im arteriellen Blutkreislauf bzw. im Liquor aktiviert zentrale und periphere Chemorezeptoren, die daraufhin Impulse an das Atemzentrum senden und die Atemfrequenz entsprechend erhöhen oder reduzieren.
🌐 respiratory center

**Atemzugvolumen (AZV).** (Tidalvolumen). Die Luftmenge, die bei normaler Belüftung ein- und ausgeatmet wird. Inspiratorisches Reservevolumen, exspiratorisches Reservevolumen und das A. ergeben zusammen die → Vitalkapazität (VK).
🌐 tidal volume (TV)

**Athelie.** Fehlen der Brustwarzen.
[*griech.:* a, keine; thele, Brustwarze]
🌐 athelia

**Atherom.** Epidermiszyste; unphysiologische Fett- oder Lipidmasse in einer Talgzyste oder -ablagerung an einer Arterienwand. – *adj.* atheromatös.
[*griech.:* athere, essen; oma, Tumor]
🌐 atheroma

**Atherom, embolisiertes.** Bezeichnung für einen Fettpartikel, der sich in einem Blutgefäß festgesetzt hat.
🌐 embolized atheroma

**Atherosklerose.** (Sonderform der → Arteriosklerose, die sich durch eine Kombination von degenerativen und produktiven Vorgängen äußert; wird jedoch meist gleichbedeutend verwendet.) Erkrankung der Arterien, die durch gelbliche Ablagerungen aus Cholesterin, Lipiden und Zellabfällen an der inneren Gefäßwandschicht der großen und mittleren Arterien gekennzeichnet ist; beginnt mit fetthaltigen Streifen und bildet sich in fibröse Ablagerungen oder atheromatöse Läsionen um. Die Gefäßwände werden dick, fibrosieren und verkalken; das Lumen verengt sich, wodurch die Blutversorgung der Organe über die Arterien reduziert ist. Atheromatöse Läsionen sind die wichtigste Ur-

sache für koronare Herzkrankheiten, Angina pectoris, Myokardinfarkt und andere Herzerkrankungen. Die A. schreitet mit zunehmendem Alter fort und steht häufig in Verbindung mit Nikotinkonsum, Fettleibigkeit, Hypertonie, erhöhtem Cholesterinspiegel im Blut und Diabetes mellitus.
[*griech.*: athere, essen; sklerosis, Verhärtung]
🇬🇧 atherosclerosis

**Athlet.** Person mit einer Körperkonstitution, die von einem wohlproportionierten muskulösen Körper mit breiten Schultern, starkem Nacken, breitem Brustkorb und flachem Abdomen gekennzeichnet ist.
🇬🇧 athletic habitus

**Äthylen.** Farbloses, brennbares Gas, das leichter als Luft ist und einen süßlichen Geschmack hat; wird als Narkotikum eingesetzt.
[*griech.*: aither, Luft, hyle, Stoff.]
🇬🇧 ethylene

**Äthylenoxid.** Leicht brennbares Gas, das bei der Sterilisation von chirurgischen Instrumenten eingesetzt wird.
🇬🇧 ethylene oxide

**Ätiologie.** 1. Erforschung aller Faktoren, die zur Entwicklung einer Krankheit beitragen, einschließlich der Empfindsamkeit des Patienten, der Beschaffenheit des Krankheitserregers und der Art und Weise, wie der Patient den Krankheitserreger aufnimmt. 2. Krankheitsursache – *adj.* ätiologisch.
[*griech.*: aitia, Ursache, logos, Wissenschaft.]
🇬🇧 etiology

**Atlas.** Erster und oberster Halswirbel, der mit dem Schädelknochen verbunden ist.
[*griech.*: Atlas, mythischer Riese, der auf seinen Schultern die Erde getragen haben soll]
🇬🇧 atlas

**Atmen, bronchiales.** (Röhrenatmen). Physiologisches Atmungsgeräusch, das mit dem Stethoskop über den großen Luftwegen, d.h. Luftröhre (Trachea) und Brustbein (Sternum), zu hören ist. Die Ausatmung und die Einatmung produzieren Geräusche gleicher Länge, die wie der Durchtritt von Luft durch eine hohle Röhre klingen.
🇬🇧 bronchial breath sound

**Atmung, äußere.** (Lungenatmung). Der Teil des Atmungsprozesses, bei dem ein Austausch der Gase in den Lungenalveolen stattfindet.
🇬🇧 external respiration

**Atmung, flache.** Atemmuster, gekennzeichnet durch langsames, flaches und meist ineffektives Ein- und Ausatmen. Eine f. A. wird häufig durch Medikamente verursacht und ist ein Hinweis auf eine Dämpfung des Atemzentrums in der Medulla oblongata (verlängertes Mark).
🇬🇧 shallow breathing

**Atmung, paradoxe.** Zustand, bei dem ein Teil der Lunge während der Einatmung (Inspiration) Luft abgibt (Einwärtsbewegung) und sich bei der Ausatmung (Exspiration) aufbläht (Auswärtsbewegung). Dieser Zustand steht häufig in Verbindung mit einer Thoraxverletzung, z.B. bei offenen Brustwunden oder Rippenbrüchen. Solche Fällen der p.n A., die spontan auftreten, werden als interne p. A. bezeichnet. Eine externe p. A kann während einer tiefen allgemeinen Anästhesie beobachtet werden.
🇬🇧 paradoxic breathing

**Atmungsapparat.** → Respirationstrakt.
🇬🇧 respiratory tract

**Atmungsbeurteilung.** Die Beurteilung von Zustand und Funktion des Respirationstrakts eines Patienten. Dabei achtet der Untersuchende auf Anzeichen von Verwirrung, Angst, Unruhe, Nasenflügeln, zyanotische Lippen, Gaumen, Ohrläppchen oder Nägel, Fieber, Anorexie sowie auf die Tendenz, aufrecht zu sitzen. Der Arzt bzw. das Pflegepersonal beobachtet die Atmung des Patienten aufmerksam und klopft den Thorax ab, um Resonanz, Hyperresonanz, Tympanie sowie dumpfe oder flache Geräusche zu identifizieren. Rasselgeräusche, pfeifendes Atmen, Reibegeräusche, das Übertragen der Stimme

durch die Brustwand und verminderte oder fehlende Atemgeräusche ermittelt er/sie durch Abhören (Auskultation). Notwendige Hintergrundinformationen zur A. beinhalten Allergien, kurz zurückliegende Infektionen, Immunisierung, Belastung mit Reizstoffen aus der Umwelt, frühere Atemstörungen oder Operationen, chronische Leiden, aktuelle Medikation, Rauchgewohnheiten sowie die Familienanamnese. Die genaue und gründliche A. ist ein wichtiger Bestandteil der körperlichen Untersuchung und trägt entscheidend zur Diagnose oder Therapie einer Erkrankung der Atemwege bei.
🇬🇧 respiratory assessment

**Atmungsgeräusch.** Das Geräusch der Luft, die in und aus den Lungen strömt und mit einem Stethoskop abgehört werden kann, z.B. Rasselgeräusche bei Sekretanschoppung.
🇬🇧 breathing sound

**Atom.** Kleinster Baustein eines Elementes, der alle Eigenschaften und Charakteristika des Elementes enthält; besteht aus Neutronen, Elektronen und Protonen. Die Anzahl der Protonen im Atomkern jedes Elementes entspricht seiner Ordnungszahl.
[*griech.:* atomos, unteilbar]
🇬🇧 atom

**Atommasse.** Die relative Masse des spezifischen Isotops eines Elementes im Vergleich zu einem Kohlenstoff-Atomisotop mit der standardisierten Atommasse 12. (→ Massenzahl)
🇬🇧 atomic weight

**Atonie.** Schwäche, Schlaffheit, fehlender Muskeltonus. – *adj.* atonisch.
[*griech.:* a, kein; tonos, Spannung]
🇬🇧 atonia

**Atopie.** Angeborene Neigung zu allergischen Reaktionen, wie z.B. Asthma, atopische Dermatitis oder vasomotorische Rhinitis aufgrund der Präsenz eines Antikörpers (atopisches Reagin) in der Haut und manchmal auch im Blut. (→ Idiosynkrasie) – *adj.* atopisch.
[*griech.:* atopos, Ungewöhnlichkeit]
🇬🇧 atopia

**ATP.** Abkürzung für → Adenosintriphosphat.
🇬🇧 ATP

**ATPase.** Abkürzung für → Adenosintriphosphatase.
🇬🇧 ATPase

**Atresie.** Fehlen einer physiologischen Körperöffnung, eines Ganges oder Kanals, z.B. Anus, Vagina oder der externe Ohrengang.
[*griech.:* a, keine; tresis, Öffnung]
🇬🇧 atresia

**Atrichie.** Fehlen der Körperhaare.
[*griech.:* a, keine; thrix, Haare]
🇬🇧 atrichia

**atrioventrikulär (= AV).** Zu einer verbindenden Leitungsaktivität oder anatomischen Struktur zwischen Vorhof (Atrium) und Kammer (Ventrikel) im Herzen gehörend.
🇬🇧 atrioventricular

**Atrioventrikularbündel.** (AV-Bündel; His-Bündel). Band aus atypischen Muskelfasern mit einigen kontraktionsfähigen Elementen; geht vom distalen Teil des → AV-Knotens ab und erstreckt sich über die Kreuzfurche (Sulcus coronarius) bis zum oberen Teil des Kammerseptums, wo es sich in die einzelnen Äste aufteilt. (→ Erregungsleitungssystem)
🇬🇧 atrioventricular bundle

**Atrioventrikularklappe.** Herzklappe, durch die das Blut von den Vorhöfen zu den Kammern fließt. Die zweizipflige Klappe zwischen linkem Vorhof und linker Kammer heißt → Mitralklappe, die dreizipflige rechte A. wird als → Trikuspidalklappe bezeichnet.
🇬🇧 atrioventricular valve

**Atrioventrikularknoten.** (AV-Knoten). Bereich eines spezialisierten Herzmuskels, der Impulse vom → Sinusknoten erhält und diese über → AV-Bündel und zu den → Purkinje-Fasern sowie zu den Kammerwänden weiterleitet. Der AV-K. befindet sich in der Septumwand zwischen rechtem und linkem Vorhof. (→ Erregungsleitungssystem)
🇬🇧 atrioventricular node

**Atrium.** Eine Kammer oder Körperhöhle, wie z.B. der linke und rechte Herzvorhof (Atrium cordis sinistrum und dextrum) oder die Nasenhöhle (Atrium meatus medii).
[*lat.:* Halle]
🇬🇧 atrium

**Atrophie.** Rückbildung oder Verminderung der Größe oder der physiologischen Aktivität eines Körperteils aufgrund einer allgemeinen Mangelernährung oder spezieller Krankheitszustände. Die Skelettmuskulatur kann durch fehlende körperliche Aktivität oder durch neurologische bzw. skelettmuskuläre Erkrankungen atrophieren. Im Alter atrophieren teilweise die Zellen des Gehirns und des Zentralnervensystems wegen einer reduzierten Blutversorgung dieser Bereiche. – *adj.* athrophisch/atrophiert.
[*griech.:* a, ohne; trophe, Ernährung]
🇬🇧 atrophia

**Atrophie, vaginale.** Gewebeschwund in der Scheide infolge allmählich abnehmender Gewebeaktivität der weiblichen Fortpflanzungsorgane nach den Wechseljahren (die Inhibin- und Östrogenausschüttung wird eingestellt). Weitere Folgen des Östrogenmangels sind Juckreiz am Scheideneingang, Schmerzen beim Geschlechtsverkehr, Harnblasen- und Harnröhrenentzündung und Gebärmuttervorfall.
🇬🇧 vaginal atrophy

**Atrophodermie.** Schwinden oder Dünnerwerden der Haut, entweder den gesamten Körper oder nur einen begrenzten Bereich betreffend. (→ Atrophie)
[*griech.:* a, ohne; trophe, Ernährung; derma, Haut]
🇬🇧 atrophodermia

**Atropin.** In der Tollkirsche (Atropa belladonna), im Stechapfel und im Bilsenkraut vorkommende Substanz, die als Gegenspieler von → Acetylcholin als → Prämedikation vor Operationen und anderen Eingriffen am Magen-Darm-Trakt eingesetzt wird. Hemmt die Speichelsekretion sowie die Darmperistaltik, steigert die Herzfrequenz und erweitert Pupillen und Bronchien.
[Atropa, die Parze (Schicksalsgöttin), die den Lebensfaden abschneidet]
🇬🇧 atropine

**Atropinsulfat.** Antispasmolytikum und → Anticholinergikum, das zur Behandlung von gastrointestinaler Hypermotilität, Entzündungen der Augen, Herzarrhythmien und bestimmter Vergiftungen sowie als Adjuvans zur Narkose verabreicht wird.
🇬🇧 atropine sulfate

**Atropinvergiftung.** Toxische Wirkung einer Überdosis → Atropinsulfat, das manchmal in der Anästhesie als Adjuvans verabreicht wird. Symptome sind Tachykardie, heiße und trockene Haut, trockener Mund, Durst, Unruhe, Erregungszustände, Urinretention, Obstipation und brennende Schmerzen in der Kehle. Zur Behandlung gehören Magenspülung, die Verabreichung von → Barbituraten sowie Physostigmin, wenn die Augen betroffen sind.
🇬🇧 atropine sulfate poisoning

**ATS.** Anti-Thrombose-Strümpfe

**Atypie.** Von der Norm abweichender, nicht regelkonformer oder nicht dem Standard entsprechender Zustand. – *adj.* atypisch.
🇬🇧 atypia

**ätzend.** Scharf bzw. stechend, bitter und unangenehm riechend bzw. schmeckend.
🇬🇧 acrid

**Ätzgastritis.** Akute Magenentzündung, verursacht durch Einnahme von Säuren, Laugen oder anderen Ätzmitteln, die zu einer Beschädigung der Magenschleimhaut führen.
🇬🇧 corrosive gastritis

**Ätzvergiftung.** Versehentliche Einnahme einer starken Säure oder Base, die Verbrennungen und Gewebeschäden in Mund, Speiseröhre und Magen nach sich zieht. Es treten sofortige Schmerzen, Schwellungen und Ödeme, die u.U. die Luftwege versperren, auf, der Puls wird schwach und beschleunigt und die Atmung flach. Komplikationen, wie Schock,

Perforation der Speiseröhre und Rachenödem mit → Asphyxie können tödliche Folgen haben. Das Vergiftungsopfer sollte sich sofort in ärztliche Behandlung begeben. Substanzen mit »neutralisierender« Wirkung sollten nicht zugeführt werden, um das Risiko einer mit einer chemischen Reaktion verbundenen Wärmeentstehung zu vermeiden.
🇬🇧 caustic poisoning

**Au.** Chemisches Symbol für → Gold (Aurum).
🇬🇧 Au

**audi-.** Vorsilbe mit der Bedeutung »hören«.
🇬🇧 audi-

**Audiogramm.** Graphische Darstellung des Hörvermögens bei Geräuschen unterschiedlicher Frequenzen von 125 bis 8000 → Hz.
[*lat.:* audire, hören; *griech.:* gramma, berichten]
🇬🇧 audiogram

**Audiologie.** Bereich der Forschung und klinischen Praxis, der sich mit der Untersuchung von Hörstörungen, der Einschätzung und Erhaltung des Hörvermögens sowie mit der Rehabilitation in diesem Zusammenhang befasst.
[*lat.:* audire, hören; *griech.:* logos, Wissenschaft]
🇬🇧 audiology

**Audiometrie.** Überprüfung der Leistungsfähigkeit und Empfindlichkeit des Hörvermögens; dabei wird die unterste Schwelle bestimmt, bei der jemand noch Reize wahrnehmen (→ Hörschwelle) und verschiedene Sprechgeräusche unterscheiden kann.
🇬🇧 audiometry

**audiovisuell.** Eine Kommunikation betreffend, die sowohl sichtbare als auch hörbare Mitteilungen verwendet.
🇬🇧 audiovisual

**auditiv.** Zum Gehör und den Hörorganen gehörend.
[*lat.:* audire, hören]
🇬🇧 auditory

**Auerbach-Plexus.** (Plexus myenterius). Gruppe von autonomen Nervenfasern und -ganglien im Muskelgewebe des Magen-Darm-Traktes.
[L. Auerbach, deutscher Anatom und Physiologe, 1828–1897]
🇬🇧 Auerbach's plexus

**Aufklärung.** Kommunikative Intervention, die den Patienten oder seine Bezugsperson/Bevollmächtigten über Veränderungen oder Prognosen im Krankheitsverlauf oder auch im pflegerischen Verlauf informiert. Die pflegerische A. kann z.B. die Einbeziehung des Patienten in die Pflegeplanung bedeuten, aber auch die gezielte Information über durchzuführende Pflegemaßnahmen. Die ärztliche A. ist vielfach eine juristische Pflichtaufklärung des Arztes gegenüber seinem Patienten (z.B. die A. über Verlauf, Risiken und Komplikationen einer Operation). Der Patient soll nach einer A. in der Lage sein, die Entscheidung für oder gegen eine bestimmte Maßnahme selbstständig zu treffen.
🇬🇧 information

**Auflage.** Im Gegensatz zum Wickel wird bei der Auflage nur ein Tuch auf die entsprechende Körperstelle gelegt. Zusätze sind wie beim → Wickel möglich.
🇬🇧 pad

**Aufmerksamkeit.** Ein Element der kognitiven Funktionen, bei dem sich der mentale Fokus längerfristig auf ein spezielles Thema, ein Objekt oder eine Aktivität richtet.
🇬🇧 attention

**Aufmerksamkeitsdefizitsyndrom.** Syndrom bei Kindern, Jugendlichen und Erwachsenen, das durch eine sehr kurze Aufmerksamkeitsfähigkeit, Hyperaktivität und Konzentrationsschwäche gekennzeichnet ist. Die Symptome können unterschiedlich stark ausgeprägt sein und stehen in Verbindung mit funktionalen Abweichungen des Zentralnervensystems, ohne Anzeichen von größeren neurologischen oder psychiatrischen Störungen aufzuzeigen.
🇬🇧 attention deficit disorder

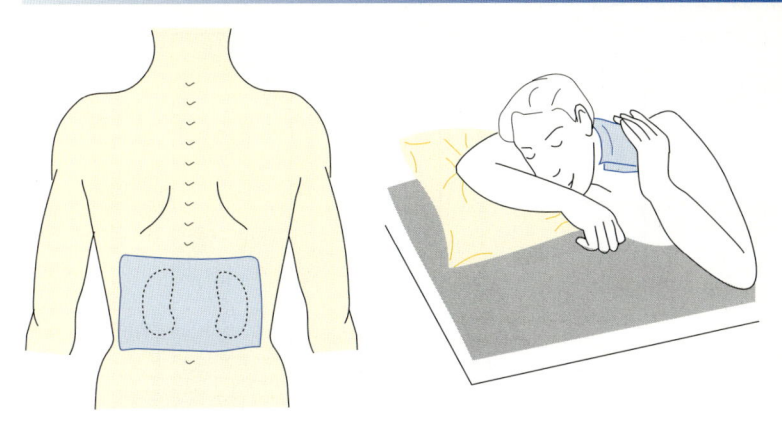

**Auflage.** Auflage in der Nierengegend und am Nacken.

**Aufnahme, Versorgung bei der.** → Pflegeintervention der → NIC, die definiert wird die Erleichterung der Aufnahme eines Patienten in eine Gesundheitspflegeeinrichtung.
Admission Care

**Aufwachraum.** An den OP-Bereich angrenzender Raum, in dem frisch operierte Patienten während der Aufwachphase aus der Narkose intensiv überwacht werden. Bevor sie auf die Station zurückgebracht werden, müssen die Patienten erst wieder das volle Bewusstsein erreicht haben, sämtliche Schutzreflexe müssen vorhanden und die vitalen Funktionen stabil sein.
recovery room (RR, R.R.)

**Auge.** Sehorgan, das sich an der Schädelvorderseite in einer knochigen Augenhöhle befindet und von vier Schädelnerven, dem Sehnerv, dem Okulomotorius, dem Trochlearis und dem Abduzens innerviert wird. Das A. hat verschiedene Zusatzstrukturen, wie die Augenmuskeln, die Faszien, Augenbrauen, Augenlider, Bindehaut und die Tränendrüse. Der Augapfel besteht aus zwei sphärischen Segmenten mit nahezu parallelen Achsen, die eine äußere Hüllschicht und eine von drei fibrösen Schichten bilden, welche zwei, durch Kristalllinsen getrennte innere Hohlräume umgeben. Der kleinere Hohlraum, der sich vor der Linse befindet, wird durch die Regenbogenhaut in zwei Kammern unterteilt. Beide dieser Kammern enthalten Kammerwasser. Der Hohlraum hinter der Linse ist größer als der vordere und enthält den gallertartigen Glaskörper, der durch den Cloquet-Kanal unterteilt wird. Die Vorderseite der äußeren Augapfelschicht wird von der transparenten Hornhaut (Kornea) gebildet; die rückwärtige Seite des Augapfels ist von der lichtundurchlässigen Lederhaut (Sklera) bedeckt. Die mittlere, pigmentierte Augenhaut besteht aus Aderhaut (Choroid), Ziliarkörper und Regenbogenhaut (Iris). Die innere Augenhaut setzt sich aus dem Pigmentepithel und der Netzhaut (Retina) zusammen. Lichtwellen, die durch die Linse passieren, treffen auf lichtempfindliche Schichten, die Stäbchen und Zapfen der Retina, in denen Impulse erzeugt werden, die via Sehnerv an das Gehirn weitergeleitet werden. Die Augenbewegungen werden von sechs Muskelgruppen kontrolliert: den M. obliquus superior und inferior sowie den M. rectus superior, inferior, medialis und lateralis.
eye

122  Auge

**A**

| Pflegestammblatt | Name: | Vorname: | Station: |
|---|---|---|---|
| | Geb. Datum: | Aufn.-Datum: | |

**Aufnahme:** Gehfähig ☐ ja ☐ nein   ☐ Erstaufnahme ☐ Wiederaufnahme ☐ Notfalleinweisung

Vermerk über Wertsachen: ..................

Ist die Station/Einrichtung erklärt worden? ..................

Verlegung von: ..................
letzter KH-Aufenthalt: ..................
Aufnahmediagnose: ..................

Der/die Patientin ist über das folgende Aufnahmegespräch informiert worden: ..................

Wünsche zum Wohlbefinden? ..................

**Besonders zu beachten/Gefährdungen/Sonstiges**
(z.B. Allergien, Schrittmacher, Medikamente)

Berührungspunkt zur Ansprache: ..................

Sozialkontakte/häusliche Versorgung
(Wer kommt zu Besuch, ist die Person erreichbar?)
.................. Tel.: ..................

**Norton-Skala**
Punkte: ..........  ☐ Kontraktur  ☐ Sonstiges: ..................

**Dekubitus**
☐ 1°
☐ 2°
☐ 3°
☐ 4°

Pflegeentlassungsbericht:
Datum: ..................
☐ Sozialstation  ☐ Seniorenheim
☐ sonstige Einrichtung: ..................

Datum/Unterschrift der Pflegekraft: ..................

**Aufnahme, Versorgung bei der.** Bei der Aufnahme wird als erster Schritt ein Pflegestammblatt mit den wichtigsten Patientendaten erstellt.

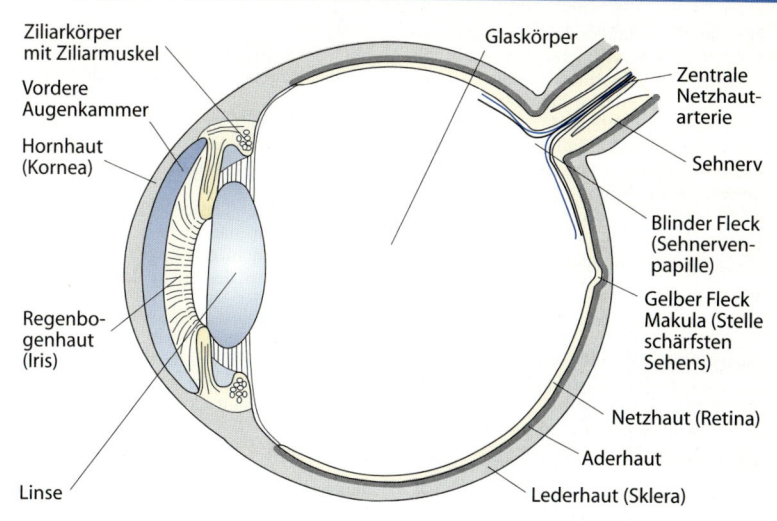

**Auge.** Anatomie des Auges.

Labels (im Uhrzeigersinn):
- Ziliarkörper mit Ziliarmuskel
- Vordere Augenkammer
- Hornhaut (Kornea)
- Regenbogenhaut (Iris)
- Linse
- Glaskörper
- Zentrale Netzhautarterie
- Sehnerv
- Blinder Fleck (Sehnervenpapille)
- Gelber Fleck Makula (Stelle schärfsten Sehens)
- Netzhaut (Retina)
- Aderhaut
- Lederhaut (Sklera)

**Augenabweichung, konjugierte.** (assoziierte Blicklähmung). Bezeichnung für Augenbewegungen, bei denen die Augenachse der beiden Augen parallel gestellt sind. Ursache sind defekte Augenmuskeln, die es den Augen bei Ruhestellung nur ermöglichen, nach derselben Seite abzuweichen.
🔤 conjugate deviation

**Augenbraue.** 1. Supraorbitaler Bogen des Stirnbeins, der Augenhöhle und Stirn voneinander trennt. 2. Bezeichnung für die Härchen, die entlang des Knochenrükkens wachsen, an dem der supraorbitale Bogen und das Stirnbein aufeinander treffen.
🔤 eyebrow

**Augenhintergrund.** (Augenfundus). Bezeichnung für die innere Oberfläche des Augapfels.
🔤 eye ground

**Augenhöhle.** → Orbita.
🔤 orbit

**Augeninnendruck.** (intraokularer Druck). Druck, der im Augeninneren vorhanden ist und durch den Widerstand des Kammerwassers durch ein feines Netzwerk (Trabekelsystem) reguliert wird. Die Kontraktion oder Entspannung der länglichen Muskeln des Ziliarkörpers wirkt auf die Größe der Öffnung im Netzwerk. Der A. hält die Form des Auges aufrecht und reguliert metabolische Vorgänge im Auge; er ist bei Patienten mit einem → Glaukom erhöht.
🔤 intraocular pressure

**Augenkammer, vordere.** Teil der vorderen Augenhöhle an der Irisvorderseite, der das → Kammerwasser enthält.
🔤 anterior chamber

**Augenlid.** Bewegliche, dünne Hautfalte, die das Auge schützt und an der sich Augenwimpern sowie Moll-Drüsen und Meibom-Drüsen befinden. Der Musculus orbikularis und der Okulomotorius-Nerv steuern das Öffnen und Schließen der Augenlider.
🔤 eyelid

**Augenmuskellähmung.** → Ophthalmoplegie.
🔤 ophthalmoplegia

**Augenmuskeln, äußere.** Sechs Muskelgruppen, die die Bewegungen des Augapfels steuern. Der Musculus rectus superior und M. rectus inferior bewegen das Auge nach oben und unten; M. rectus medialis und Rectus lateralis sind für die seitlichen Augenbewegungen zuständig; M. obliquus superior obliquus und obliquus inferior kontrollieren die Auswärtsbewegungen des Auges.
🌐 extraocular muscles (EOM)

**Augennerv.** → Nervus ophthalmicus.
🌐 ophthalmic nerve

**Augenpflege.** ◩ → Pflegeintervention der → NIC, die definiert wird als die Vorbeugung oder Minimierung von Gefahren für die Augen oder die visuelle Integrität.
🌐 Eye Care

**Augenpflege.** Teil der Körperpflege eines Patienten, wenn dieser krankheitsbedingt selbst nicht dazu in der Lage ist (z.B. fehlender Lidschlag bei bewusstlosen Patienten, Patienten mit Augenerkrankungen oder Augenprothesen, bei Verklebungen/Verkrustungen an den Augen eines Patienten). Die A. wird mit sterilen Tupfern und einer Reinigungslösung (z.B. NaCl 0,9 %) durchgeführt, wobei die Wischrichtung immer von außen nach innen erfolgt (natürlicher Weg der Tränenflüssigkeit). Dabei ist besonders auf das aseptische Vorgehen zu achten, da das Auge sehr infektionsanfällig ist. Augentropfen und -salben dürfen nur auf Arztanordnung verabreicht werden (Medikamentengabe).
🌐 ophthalmic care; eye care

**Augenprothese.** (Glasauge). Gläserne Prothese, die dem natürlichen Auge nachgebildet ist und in die Augenhöhle eingesetzt wird, aus der zuvor das Auge entfernt worden ist.
🌐 artificial eye

**Augentropfen.** Flüssiges steriles Arzneimittel, das mit einer Dosiervorrichtung auf die Bindehaut (Konjunktiva) geträufelt wird.
🌐 eyedrops

**Augenwimper.** Haare, die in Zweier- oder Dreierreihen entlang der Augenlider vor den Moll-Drüsen wachsen, welche sich vor den Meibom-Drüsen befinden.
🌐 eyelash

**Aura.** 1. Empfindung, z.B. von Helligkeit oder Wärme, die einem Migräne- oder Epilepsieanfall vorausgeht. 2. Abstrahlung (Emanation) von Licht oder Farbe, die eine Person umgibt und auf einer Kirlian-Photographie sichtbar wird.
🌐 aura

**aural.** Zum Ohr oder Hörvermögen gehörend.
🌐 aural

**Auricula.** Äußeres Ohr, Ohrmuschel. (→ Ohr) – *adj.* aurikular.
🌐 auricle

**aurikulokranial.** Zum äußeren Ohr (Auricula) und zum Schädel (Cranium) gehörend.
🌐 auriculocranial

**aurikulotemporal.** Das äußere Ohr (Auricula) und die Schläfe (Tempora) betreffend.
🌐 auriculotemporal

**Auris dextra.** Lat. für rechtes Ohr.
🌐 auris dextra (a.d.)

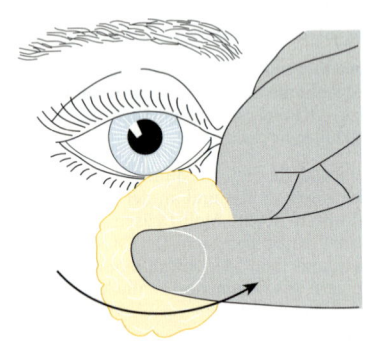

**Augenpflege.** Wischrichtung bei der Augenpflege von außen nach innen.

**Auris externa.** Äußeres Ohr, bestehend aus Ohrmuschel und äußerem Gehörgang.
🇬🇧 external ear

**Auris sinistra.** Lat. für linkes Ohr.
🇬🇧 auris sinistra (a.s.)

**ausfällen.** (präzipitieren). Isolieren einer Substanz aus einer Lösung mit anderen Substanzen; die isolierte Substanz setzt sich auf dem Boden ab.
🇬🇧 precipitate

**Ausfluss.** Eine vom Körper freigesetzte Substanz, z.B. aus der Harnröhre oder der Vagina.
🇬🇧 discharge

**Ausfluss, blutiger.** Dünner, blutig-eitriger Ausfluss aus einer Wunde oder einem Geschwür.
🇬🇧 sanies

**Ausfluss, vaginaler.** Absonderung von Sekret aus der Scheide, wobei klare oder helle weißliche Flüssigkeit normal ist. Der A. setzt sich aus Sekreten der Drüsen im Gebärmutterhals zusammen. Bei Entzündungen der Scheide oder des Gebärmutterhalses (Zervix) vermehrt sich der A. meist, nimmt einen üblen Geruch an und erzeugt Juckreiz in der Scheide oder am äußeren Genital.
🇬🇧 vaginal discharge

**Ausführungsgang.** Der Gang, durch den eine Drüse Sekretionen absondert.
🇬🇧 efferent duct

**Auskultation.** Abhören von Geräuschen im Körper, um den Zustand von Herz, Blutgefäßen, Lunge, Pleura, Magen-Darm-Trakt oder anderen Organen zu untersuchen oder fötale Herzgeräusche festzustellen. Die A. kann direkt ohne Hörhilfe erfolgen, üblicherweise wird jedoch ein → Stethoskop verwendet, um Häufigkeit, Intensität, Dauer und Qualität der Geräusche zu bestimmen.
[*lat.:* auscultare, abhören]
🇬🇧 auscultation

**ausräuchern.** Desinfektion durch Exposition eines Gegenstandes oder Objektes mit Pestizidrauch.
🇬🇧 fumigate

**Ausreißen, Vorsichtsmaßnahmen gegen.** → Pflegeintervention der → NIC, die definiert wird als die Minimierung des Risikos, dass ein Patient eine Behandlungseinrichtung ohne Erlaubnis verlässt, wenn dies eine Bedrohung für die Sicherheit des Patienten oder anderer Personen darstellt.
🇬🇧 Elopement Precautions

**Ausrichtung.** Platzierung bzw. Erhaltung von Körperstrukturen in ihren normalen anatomischen Positionen, wie z.B. Ausrichtung eines Knochenbruchs.
🇬🇧 alignment

**Ausschabung.** → Kürettage

**Ausscheiden, Selbstpflegedefizit.** Anerkannte NANDA-Pflegediagnose, die den Zustand eines Patienten beschreibt, der nicht in der Lage ist, alleine auf die Toilette zu gehen. Ausschlaggebende Merkmale für dieses S. sind die Unfähigkeit des Patienten, die Toilette oder den Nachtstuhl zu erreichen, die Unfähigkeit, sich zu setzen bzw. aufzustehen, die Unfähigkeit, die notwendigen Kleidungsstücke aus- und anzuziehen sowie die Unfähigkeit, sich nach der Toilette angemessen zu reinigen. Darüber hinaus ist der Patient möglicherweise nicht in der Lage, die Toilettenspülung zu betätigen bzw. den Nachtstuhl zu leeren.
🇬🇧 self-care deficit, toileting

**Ausscheider.** Person, die keine Anzeichen bzw. Symptome einer ansteckenden Krankheit hat, aber Viren bzw. Bakterien ausscheidet. (→ Dauerausscheider)
🇬🇧 active carrier

**Ausscheidung, Unterstützung der Selbstpflege.** → Pflegeintervention der → NIC, die definiert ist als die Unterstützung einer Person bei der Ausscheidung.
🇬🇧 Self-Care Assistance: Toileting

**Ausscheidungsstoffe.** Verbleibende Stoffwechselprodukte, nachdem Sauerstoff und Nährstoffe an die Zellen im Körper abgegeben wurden. Zu den A.n zählen hauptsächlich Kohlendioxid ($CO_2$) und Wasser ($H_2O$) sowie Natriumchlorid ($NaCl$) und lösliche, stickstoffhaltige Salze, die mit Stuhl, Urin und ausgeatmeter Luft abgegeben werden.
🌐 waste products

**Außenrotation.** Auswärtsdrehung, von der Körpermittellinie weg, z.B. wenn ein Fuß nach außen gedreht wird.
🌐 external rotation

**Ausspülung.** Verdrängung bzw. Ausstoßung eines Gases oder flüchtigen Anästhetikums durch die Einleitung eines anderen.
🌐 washout

**Austauschtransfusion, des Neugeborenen.** Austauschen von 75 bis 85% des zirkulierenden Blutes eines Neugeborenen mit gleichen Mengen von Blutkonserven zur Unterstützung der Sauerstoffkapazität des Blutes bei Eryhtroblastose neonatorum. Durch die Transfusion werden Rh- und AB Null-Antikörper, sensibilisierte, hämolysierende Erythrozyten sowie angesammeltes Bilirubin entfernt.
🌐 exchange transfusion in the newborn

**Australia-Antigen.** Frühere Bezeichnung für das Hepatitis-B-Oberflächen-(surface)-Antigen HBsAg. Pflegende müssen besondere Vorsichtsmaßnahmen ergreifen, um eine → Autoinokulation in Dialyseabteilungen, Blutbanken und Labors zu verhindern.
🌐 Australia antigen

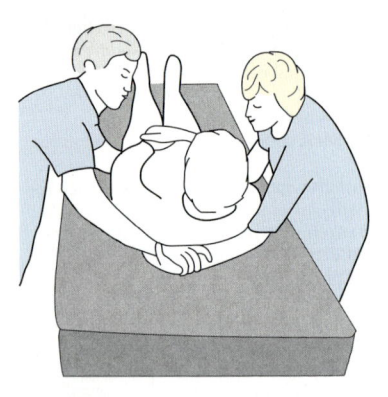

**Australian Lift.** 🖼 (Australia-Griff). Mobilisationstechnik, die es zwei Pflegepersonen ermöglicht, einen immobilen Patienten zum Kopfende eines Bettes zu bewegen. Der Patient muss bei dieser Technik seinen Kopf selbst halten können. Die Pflegekräfte stehen an beiden Seiten des Bettes in Höhe des Patienten und schauen zum Kopfteil des Bettes. Die Hände der Pflegepersonen sind unter den leicht angewinkelten Oberschenkeln des Patienten verschränkt, die beiden anderen Hände fassen am Gestänge des Kopfteiles an (= Australian Lift), wobei die Schultern der Pflegepersonen zueinander zeigen und so den Patienten fixieren. Eine weitere Variante ist das Verschränken der anderen beiden Hände hinter dem Rücken des Patienten (Australia-Griff). Anschließend wird dieser auf ein gleichzeitiges Kommando zum Kopfende des Bettes bewegt. Bei dieser Mobilisationstechnik hat der Patient nur geringe Möglichkeiten, aktiv an der Mobilisation teilzunehmen. Daher sollten aktivierendere Techniken immer vorgezogen werden, falls die → Ressourcen des Patienten dies zulassen.
🌐 australian lift

**Australian Lift.** Australia-Griff.

**Austreibungsperiode.** (Austreibungsphase). Die zweite wichtige Phase unter der Geburt. Sie beginnt mit der vollständigen Eröffnung des Muttermundes (etwa 10 cm) und endet mit der Geburt des Kindes. Das Kind wird nun mit jeder Wehe tiefer in den Geburtskanal geschoben, bis es schließlich am Beckenboden ankommt und am Scheidenausgang sichtbar wird. Sobald die Frau aktiv mitpresst, spricht man von der **aktiven A.** bzw. **Pressperiode.** Die gesamte A. sollte nicht länger als 2 h dauern.

Während der A. braucht die Frau besonders viel Zuwendung und Unterstützung durch die Hebamme und den Partner. (s.a. Eröffnungsphase)
🇬🇧 expulsive stage; stage of expulsion; second stage of labor

**Auswurf.** → Sputum.
🇬🇧 sputum

**Auszehrung.** (Kräftezerfall). Zustand, gekennzeichnet durch starken Gewichtsverlust, chronisches Fieber und Durchfall (Diarrhö). Dabei kann der Patient innerhalb eines Monats bis zu 10% seines normalen Gewichts verlieren. Bei einer Aids-Erkrankung verschlimmert der schlechte Ernährungszustand die Situation zusätzlich.
🇬🇧 wasting syndrome

**aut(o)-.** Vorsilbe mit der Bedeutung »selbst, unmittelbar«.
[*griech.:* autos, selbst]
🇬🇧 aut(o)-

**Autismus.** Mentale Störung, die durch ein extremes Rückzugsverhalten und abnorme Versunkenheit in Fantasien in Verbindung mit Wahnvorstellungen, Halluzinationen und die Unfähigkeit charakterisiert ist, mit andern zu kommunizieren oder zu interagieren. – *adj.* autistisch.
[*griech.:* autos, selbst]
🇬🇧 autism

**Autismus, infantiler.** Umfassende Entwicklungsstörung, die durch die unphysiologische emotionale, soziale und sprachliche Entwicklung des Kleinkindes gekennzeichnet ist. Die Symptome äußern sich in einem gestörten Bezugsverhalten gegenüber Personen, Gegenständen und Situationen. Der i. A. kann als Folge einer organischen Hirndysfunktion auftreten, die vor dem dritten Lebensjahr ausbricht.
🇬🇧 infantile autism

**Autoagglutination.** Die Verklumpung (Agglutination) von roten Blutzellen (Erythrozyten) durch das körpereigene Serum einer Person oder durch bestimmte Antigene, wie etwa Bakterien.
[*griech.:* autos, selbst; *lat.:* agglutinare, verkleben]
🇬🇧 autoagglutination

**Autoaggression.** Angriffsverhalten, das durch Gewalt gegen den eigenen Körper gekennzeichnet ist. Tritt häufig als Symptom bei bestimmten psychiatrischen Erkrankungen auf (z.B. frühkindlicher Autismus; bei bestimmten Psychosen des schizophrenen Formenkreises). Auch das Entfernen von Zugängen (Katheter, Drainagen etc.) oder die Verweigerung von Speisen und Getränken ist eine Form des autoaggressiven Verhaltens. Die erste Pflegemaßnahme bei einem autoaggressiven Patienten ist der Schutz: der Patient selbst, Mitpatienten, Personal und Besucher müssen vor Schäden bewahrt werden. Der gesamte Verlauf muss anschließend dokumentiert werden. In jedem Fall ist der Arzt zu informieren. Ggf. kann eine psychiatrische Begutachtung mit anschließender Einweisung erforderlich sein. Bei leichteren Formen kann das Signalisieren von Gesprächsbereitschaft, sowie beruhigendes Vorgehen schon eine echte Hilfe sein.
🇬🇧 autoaggression

**Autoantigen.** Endogener Körperbaustein, der die Produktion von → Autoantikörpern stimuliert und dadurch eine Autoimmunreaktion bewirkt.
[*griech.:* autos, selbst; anti, gegen; genein, produzieren]
🇬🇧 autoantigen

**Autoantikörper.** Ein → Immunglobulin, das aufgrund einer fehlerhaften Erkennung gegen körpereigenes Gewebe reagiert. Normale Körperproteine können durch Chemikalien, infektiöse Organismen oder therapeutische Medikamente zu → Autoantigenen umgebildet werden. A. werden z.B. gegen gastrische Zellen bei perniziöser Anämie, gegen Blutplättchen (Thrombozyten) bei einer Autoimmunthrombozytopenie und gegen Antigene auf der Oberfläche von Erythrozyten bei einer hämolytischen Autoimmunanämie gebildet.
[*griech.:* autos, selbst; anti, gegen]
🇬🇧 autoantibody

**autochthon.** 1. Zu einer Krankheit (oder einem Zustand) gehörend, die offensichtlich auf den Körperteil beschränkt bleibt,

wo sie zuerst aufgetreten sind. 2. Beschreibung für ein plötzliches Auftreten von Wahnvorstellungen.
[*griech.*: autos, selbst; chthon, Erde]
🇬🇧 autochthonous

**Autodigestion.** Zustand, bei dem der Magensaft die Bauchspeicheldrüse (Pankreas) oder das körpereigene Gewebe des Magens auflöst und verdaut.
🇬🇧 autodigestion

**Autoerotismus.** 1. Sinnliche sexuelle Selbstbefriedigung, die gewöhnlich durch Stimulation des eigenen Körpers ohne die Teilnahme eines Partners erfolgt. 2. Sexuelle Gefühle oder Wünsche, die ohne einen externen Reiz auftreten. 3. (In der Freudschen Psychoanalyse) Frühe Phase der psychosexuellen Entwicklung, die in der oralen und analen Phase auftritt. (s.a. Narzissmus) – *adj.* autoerotisch.
[*griech.*: autos, selbst; eros, Liebe]
🇬🇧 autoeroticism

**autogen.** 1. Selbsttätig. 2. Aus dem eigenen Organismus (Individuum) stammend, z.B. ein Toxin, Impfstoff oder autogenes Transplantat.
[*griech.*: autos, selbst; genein, produzieren]
🇬🇧 autogenous

**Autogenes Training.** → Pflegeintervention der → NIC, die definiert wird als die Unterstützung bei der Selbstsuggestion von Gefühlen der Schwere und Wärme zum Zweck der Entspannung.
🇬🇧 Autogenic Training

**Autogenes Training.** Mentale, schrittweise Entspannung des gesamten Körpers durch Selbstsuggestionen. Auf einen Körperteil bezogene Konzentrationsübungen (Schwere, Wärme, Ruhe) führen zur Senkung des Muskeltonus inkl. Blutdruck, Puls und Atmung, zur Steigerung der Durchblutung und zur psychischen Entspannung. Kann autodidaktisch, besser aber durch Anleitung erlernt werden.
🇬🇧 autogenic Training

**Autohämolyse.** Zerstörung der Erythrozyten durch hämolytische Agenzien, die im körpereigenen Blut vorhanden sind.
[*griech.*: autos, selbst; haima, Blut; lysein, auflösen]
🇬🇧 autohemolysis

**Autohypnose.** Selbsteinleitung einer → Hypnose durch eine Person, die dadurch eine Veränderung ihres Bewusstseinszustandes erzielt; kann auch bei Personen auftreten, die schon mehrmals hypnotisiert wurden und für diesen Prozess sensibilisiert sind.
[*griech.*: autos, selbst; hypnos, Schlaf]
🇬🇧 autohypnosis

**Autoimmunisierung.** (Autosensibilisierung). Ein Prozess, bei dem das → Immunsystem einer Person → Antikörper gegen ein oder mehrere körpereigene Gewebe entwickelt.
🇬🇧 autoimmunization

**Autoimmunität.** Unphysiologisches Merkmal oder Zustand, bei dem der Körper Reaktionen gegen Bestandteile des eigenes Gewebes entwickelt; die A. kann zu → Hypersensibilität und → Autoimmunkrankheiten führen.
🇬🇧 autoimmunity

**Autoimmunkrankheit.** Gruppe von Erkrankungen, die durch die Beeinträchtigung oder Veränderung der Funktionen des → Immunsystems gekennzeichnet sind, was zur Produktion von → Antikörpern gegen körpereigene Zellen führt. Die normalerweise in den Zellen vorhandenen → Autoantigene stimulieren die Entwicklung von Autoantikörpern, welche wiederum die Antigene der körpereigenen Zellen nicht von denen externer Antigene unterscheiden können und in der Folge gegen die Körperzellen agieren und dadurch lokalisierte sowie systemische Reaktionen verursachen. Diese Reaktionen betreffen das Epithel- und Bindegewebe des Körpers und lösen verschiedene Krankheiten aus. Man unterscheidet bekannte oder vermutete hämatologische, rheumatische, neurologische und endokrine Störungen im Zusammenhang mit der → Autoimmunität.
🇬🇧 autoimmune disease

**Autoimmunreaktion.** Immunreaktion gegen körpereigene Substanzen. Eine A. bildet die Grundlage für → Autoimmunkrankheiten. Die Ursache ist meist ungeklärt.
🌐 autoimmune reaction

**Autoimmuntoleranz.** Das Fehlen einer Immunreaktion gegen körpereigene Antigene. (s.a. Autoimmunreaktion)
🌐 self-tolerance

**Autoinfektion.** Infektion durch einen Krankheitserreger, der bereits in einem anderen Körperteil im Körper vorhanden war und dann zur Infektionsstelle gelangt ist.
🌐 autoinfection

**Autoinfusion.** Technik, bei der das Blut durch Einschnüren der Extremitäten mit Hilfe von Bandagen den zentralen Organen zugeführt wird; kann zur Kontrolle einer Blutung in der Chirurgie eingesetzt werden oder dazu dienen, einen relativ blutarmen chirurgischen Bereich zu schaffen.
🌐 autoinfusion

**Autoinokulation.** Die unbeabsichtigte Übertragung eines krankheitserregenden Mikroorganismus (→ Inokulation), der durch den Kontakt mit einer Läsion des eigenen Körpers entstanden ist und eine Sekundärinfektion bewirkt.
🌐 autoinoculation

**Autointoxikation.** Vergiftung, die durch körpereigene Substanzen verursacht wird, z.B. durch → Toxine einer Stoffwechselstörung.
[*griech.:* autos, selbst; *lat.:* in, hinein; *griech.:* toxikon, Gift]
🌐 autointoxication

**Autointoxikation, intestinale.** Selbstvergiftung infolge einer Absorption von giftigen oder schädlichen Substanzen aus dem Darm (Intestinum).
🌐 scatemia

**Autoklav.** Gerät zur Hochdrucksterilisation von medizinischen Instrumenten oder anderen Gegenständen.
🌐 autoclave

**Autolyse.** Spontane Zerstörung von Gewebe durch intrazelluläre Enzyme; tritt im Allgemeinen nach dem Tod auf.
🌐 autolysis

**Automatie.** Eigenschaft eines spezialisierten Gewebes, die eine Selbstaktivierung durch spontane Entwicklung eines Aktionspotentials ermöglicht, z.B. bei den Schrittmacherzellen im Herzen.
🌐 automaticity

**Automatismus.** 1. Unwillkürliche Funktion eines Organsystems, das von einem sichtbaren externen Stimulus unabhängig ist, z.B. der Herzschlag, oder das zwar von einem externen Reiz abhängig ist, aber nicht bewusst kontrolliert werden kann, z.B. die Dilatation der Pupillen. 2. Theorie, nach der der Körper als Maschine agiert, und der Geist, dessen Aktivitäten ausschließlich aus Hirntätigkeiten bestehen, ein nicht kontrollierbarer Anhang des Körpers ist. 3. Mechanisches, wiederholtes und zielloses Verhalten, das nicht bewusst kontrolliert wird, z.B. bei einer psychomotorischen Epilepsie, Hysterie oder beim Schlafwandeln.
[*griech.:* automatismos, Eigenwirkung]
🌐 automatism

**autonom.** (selbstständig/unabhängig). 1. Über die Eigenschaft verfügend, unabhängig, ohne äußere Einwirkungen funktionieren zu können. 2. Zum autonomen Nervensystem gehörend.
[*griech.:* nach eigenen Gesetzen]
🌐 autonomic

**Autonomie.** Die Fähigkeit oder Neigung, selbstständig zu funktionieren. – *adj.* autonom.
[*griech.:* autos, selbst; nomos, Gesetz]
🌐 autonomy

**Autoplastik.** Verfahren in der plastischen Chirurgie, bei dem körpereigene Gewebe übertragen (transplantiert) werden, um durch Krankheiten oder Verletzungen geschädigte Körperstellen zu ersetzen.
🌐 autoplasty

**Autopolyploidie.** Zustand mit mehr als zwei identischen oder fast identischen

Chromosomensätzen pro Zellkern. – *adj.* autopolyploid.
🌐 autopolyploidy

**Autopsie.** Ärztliche Untersuchung nach dem Tod eines Menschen, um seine Todesursache zu bestätigen oder zu bestimmen. (s.a. Sektion) – *adj.* autoptisch.
[*griech.*: autos, selbst; opsis, Sicht]
🌐 autopsy

**Autoregulation.** Fähigkeit von Körpergeweben, den eigenen Blutfluss oder metabolische Aktivitäten zu regulieren. Die A. des Blutflusses wird durch die selbst-erregbaren kontraktionsfähigen Fortsätze der glatten Muskulatur ermöglicht, wodurch Gefäße verengt und erweitert werden können. Dies erlaubt dem organischen System, trotz Variationen des systemischen arteriellen Drucks einen konstanten Blutfluss zu gewährleisten; dies ist ein wichtiger Mechanismus, um die metabolischen Bedürfnissen eines Organs zu erfüllen.
[*griech.*: autos, selbst; *lat.*: regula, Regel]
🌐 autoregulation

**Autoregulierung.** Ein Plan für Patienten, der ihnen hilft, gesundheitsgefährdende Verhaltensweisen abzubauen. Dazu gehören Selbstüberwachung, Selbstbeurteilung und Selbstbestätigung.
🌐 self-regulation

**Autorität.** Beziehung zwischen zwei oder mehreren Personen oder Gruppen, die durch einen erkennbaren Einfluss charakterisiert wird, den eine Person mittels Ideen, Befehlen, Vorschlägen oder Anleitungen auf die anderen ausübt.
🌐 authority

**Autosensibilisierung.** → Autoimmunisierung.
🌐 autoimmunization

**Autosom.** Jedes Chromosom, das kein Geschlechtschromosom (Heterosom) ist; die A.en treten als homologe Paare in somatischen Zellen auf. Der Mensch hat 22 Paare von A.en, die bei der Übermittlung aller genetischen Merkmale und Faktoren beteiligt sind, welche nicht geschlechtsbezogen sind.
🌐 autosom

**Autosplenektomie.** Progressives Schrumpfen der Milz, das bei einer Sichelzellenanämie auftritt. Die Milz wird durch fibröses Gewebe ersetzt und damit funktionsuntüchtig.
[*griech.*: autos, selbst; splen, Milz; ektome, herausschneiden]
🌐 autosplenectomy

**Autostimulation.** Bezeichnung für selbsterfolgende Stimulationen durch mentale oder körperliche Verhaltensweisen. Eine physiologische körperliche A. erfolgt häufig unbemerkt durch Streichungen über Gesicht, Hände u.ä. Monotone A. macht sich durch Klopfen, Schaukeln, Rufen und Singen bemerkbar, pathologische A. durch wiederholte, teilw. autoagressive Maßnahmen (Kratzen, Schlagen, Reiben) bis zu Verletzungen durch Klingen, Nägel u.ä. (→ Visualisierung)
🌐 autostimulation

**Autosuggestion.** Vorstellung, Gedanke, Einstellung oder Überzeugung einer Person in der Art einer Formel oder Beschwörung, um damit das eigenen Verhalten zu beeinflussen und zu kontrollieren.
[*griech.*: autos, selbst; *lat.*: suggere, vorschlagen]
🌐 autosuggestion

**Autotransfusion.** → Pflegeintervention der → NIC, die definiert wird als das Auffangen und Reinfundieren von während einer Operation oder postoperativ aus einer sauberen Wunde verlorenem Blut. (s.a. Cellsaver)
🌐 Autotransfusion

**Autotransfusion.** (Eigenblutübertragung). Die Sammlung, Behandlung mit Gerinnungsstoffen (Antikoagulation), Filtration und Wiederzuführung (Reinfusion) von Blut, das zuvor von derselben Person gewonnen wurde (z.B. präoperativ oder intraoperativ aus dem Wundgebiet). Die A. kann bei größeren Verletzungen, während ausgedehnten Operationen angewandt

werden, wenn das Blut aus einer sterilen Blutungsstelle oder präoperativ aus einer Vene aufgefangen wurde.
🌐 autotransfusion

**Auxiliaratmung.** Einsetzen der → Atemhilfsmuskulatur zur Unterstützung einer forcierten Atmung. Vornehmlich bei Patienten mit schwerer Atemnot. Diese stützen sich typischerweise seitlich mit den Armen ab, der Kopf ist durch Anspannen der Schulter- und Halsmuskulatur gerade oder leicht nach hinten geneigt; Körperhaltung und Gesichtsausdruck zeigen deutlich Anspannung und Angst. (s.a. Dyspnoe; Orthopnoe)
🌐 auxiliary breathing

**AV.** 1. Abkürzung für atrioventrikulär. 2. Abkürzung für arteriovenös.
🌐 AV

**AV-Block.** Abkürzung für → atrioventrikulärer Block.
🌐 atrioventricular block; AVB

**Aversion, sexuelle.** Anhaltende und sehr starke Abneigung gegen bzw. Vermeidung jeglichen sexuellen Kontakts mit einem Partner.
🌐 sexual aversion disorder

**Aversionstherapie.** Form der Verhaltenstherapie, bei der Bestrafungen oder unerfreuliche bzw. schmerzhafte Reize, etwa ein Elektroschock oder Übelkeit auslösende Medikamente, genutzt werden, um unerwünschte Verhaltensweisen zu unterdrücken.
[*lat.:* aversus, abgewandt]
🌐 aversion therapy

**AV-Fistel.** Kurzbezeichnung für → arteriovenöse Fistel.
🌐 arteriovenous fistula

**AV-Intervall.** (AV-Überleitungszeit; atrioventrikuläre Überleitungszeit). Zeit zwischen Erregungsanfang von Vorhof und Kammern; entspricht der PQ-Zeit im → EKG.
🌐 A-V intervall

**avirulent.** Nicht aktiv, nicht ansteckend, nicht pathogen.
[*griech.:* a, nicht; *lat.:* virus, Gift]
🌐 avirulent

**Avitaminose.** (Vitaminmangelkrankheit). Schwerer Vitaminmangel; Erkrankung, die durch ein Defizit in der Ernährung oder einen Absorptionsmangel eines oder mehrerer Vitamine verursacht wird. Beispiele sind → Skorbut (Vitamin-C-Mangel) oder → Beriberi (Vitamin $B_1$-Mangel).
🌐 avitaminosis

**AV-Knoten.** → Atrioventrikuarknoten.
🌐 atrioventricular node

**axial.** Auf der Achse einer Körperstruktur oder eines Körperteils oder in Richtung der Achse liegend bzw. dazu gehörend.
🌐 axial

**Axilla.** (Achsel/Schultergewölbe). Pyramidenförmig gebildete Höhle unterhalb der Schulter zwischen Oberarm und Thoraxseite.
[*lat.:* Flügel]
🌐 axilla

**Axilladissektion.** Die operative Entfernung von Lymphknoten aus der Achselhöhle (Axilla) zu diagnostischen Zwecken, z.B. zur Einstufung (→ Staging) von bösartigen Geschwülsten in pathologische Stadien.
🌐 axillary (lymph) node dissection

**Axillarknoten.** Eine der Lymphdrüsen der Achselhöhle, die vor Infektionen im Thoraxraum, in den Armen und im Nacken schützen und Lymphflüssigkeit aus diesen Bereichen ableiten. Die 20 bis 30 Axillarknoten werden in eine laterale, eine anteriore, eine posteriore, eine zentrale und eine mediale Gruppe unterteilt.
🌐 axillary node

**Axillarlinie.** Vertikale Orientierungslinie auf der Brustwand, die zwischen der anterioren und der posterioren Falte der Achsel verläuft.
🌐 axillary line

**Axillarlinie, vordere.** (Linea axillaris anterior). Imaginäre, senkrechte Linie entlang der Körperwand, die die Fortsetzung der Li-

nie zwischen der vorderen Axillarfalte und dem Oberarm bildet.
🌐 anterior axillary line (AAL)

**Axillartemperatur.** Die Körpertemperatur, die mit Hilfe eines Thermometers in der Achselhöhle gemessen wird. Die Ergebnisse liegen im Allgemeinen um 0,5 bis 1°C unter der oralen Temperatur (d.h. im Mund gemessen).
🌐 axillary temperature

**Axis.** (Achse). 1. Eine Linie, die durch das Körperzentrum oder durch einen bestimmten Körperbereich verläuft, z.B. A. frontalis, A. binauricularis, A. basifacial. 2. Der zweite Halswirbel, auf dem der → Atlas sitzt und der die Drehung, Streckung und Beugung des Kopfes ermöglicht.
[*griech.:* axon, Achse]
🌐 axis

**Axon.** (Achsenzylinder/Neuroaxon). Im Allgemeinen ein langer, schmaler Fortsatz einer Nervenzelle (→ Neuron), der Aktionspotentiale oder sich selbst fortpflanzende Nervenimpulse weiterleitet. (→ Nerv; Nervenfaser)
🌐 axon

**Axonotmesis.** Unterbrechung der Kontinuität eines → Axons durch Nervenverletzung mit nachfolgender Degeneration des distalen Nervenwandsegments.
[*griech.:* axon, Achse; temnein, schneiden]
🌐 axonotmesis

**Axonreflex.** Ein neuronaler Reflex, bei dem sich ein afferenter Impuls entlang einer → Nervenfaser von einem Zellkörper entfernt, bis er eine Verzweigung erreicht, an der er zu einem Endorgan gelenkt wird, ohne in den Zellkörper einzudringen. Ein A. ist kein komplexer Reflexbogen, deshalb kein richtiger Reflex.
🌐 axon reflex

**Axoplasma.** Zellplasma (Zytoplasma) eines → Axons.
🌐 axoplasm

**Azetabulum.** → Acetabulum
🌐 acetabulum

**Azidität.** (Säuregehalt). »Stärke« einer → Säure; Schärfe eines Geschmacks; Fähigkeit einer chemischen Substanz, Wasserstoffionen in einer wässrigen Lösung abzugeben; angegeben in → pH.
[*lat.:* acidus, sauer]
🌐 acidity

**azidophil.** → oxyphil.
🌐 acidophil

**Azidose.** Abnorme Steigerung der Wasserstoffionen-Konzentration im Körper aufgrund der Akkumulation einer → Säure bzw. des Verlustes einer → Base. Die verschiedenen Formen der A. werden nach ihren Ursachen benannt, also entweder → respiratorische Azidose oder → metabolische Azidose. Die Behandlung zielt auf eine Wiederherstellung des Gleichgewichts ab. (s.a. Alkalose) – *adj.* azidotisch.
[*lat.:* acidus, sauer; *griech.:* osis, Zustand]
🌐 acidosis

**Azidose, diabetische.** Azidose, die zusammen mit einem Diabetes mellitus infolge einer übermäßigen Ketonkörperproduktion bei der Oxidation von Fettsäuren auftritt.
[*griech.:* diabainein, hindurchgehen; *lat.:* acidus, Säure; *griech.:* osis, Zustand.]
🌐 diabetic acidosis

**Azidose, hyperkapnische.** Exzessive Übersäuerung der Körperflüssigkeiten, die durch eine Erhöhung von Kohlendioxid im Blut verursacht wird. Eine h. A. kann sekundär nach einer Lungeninsuffizienz auftreten. Wenn Kohlendioxid im Blut akkumuliert, nimmt die → Azidose zu.
[*griech.:* hyper, darüber; kapnos, Dampf; *lat.:* acidus, sauer; *griech.:* osis, Erkrankung]
🌐 hypercapnic acidosis

**Azidose, kompensierte.** Aufrechterhaltung des normalen Blut pH-Werts (Erwachsener/Kind: 7,35–7,45) trotz verringerter Bikarbonatkonzentrationen im Blut bzw. eines erhöhten $PCO_2$.
[*lat.:* compensare, ausgleichen, acidus, sauer; *griech.:* osis, Zustand.]
🌐 compensated acidosis

**Azidose, metabolische.** → Azidose, bei der überschüssige Säuren den Körperflüssig-

keiten zugeführt werden und → Bikarbonat verloren geht. Bei Mangelernährung und einem unkontrollierten Diabetes mellitus ist keine Glukose für die Oxidation zur Ernährung der Zellen vorhanden. Die Plasmabikarbonatreserven des Körpers werden verwendet, um die entstehenden Ketonkörper zu neutralisieren, was zu einem Abbau der Körperfette zur Aufrechterhaltung der Energieversorgung führt; dadurch kann ein Mangel an Glukose kompensiert werden. Die m. A. tritt auch auf, wenn eine Oxidation ohne ausreichende Sauerstoffmenge stattfindet, z.B. bei Herzinsuffizienz oder Schock. In der Folge kommt es zu starken Durchfällen, Nierenversagen und Laktatazidose. (→ Azidose, respiratorische) (s.a. Alkalose, metabolische)
▨ metabolic acidosis

**Azidose, renale tubuläre.** Nierenstörung, einhergehend mit andauernder Dehydratation (Wasserentzug), metabolischer → Azidose, Hypokaliämie, Hyperchlorämie und → Nephrokalzinose, infolge einer Unfähigkeit der Niere, Bikarbonat im Körper zurückzuhalten und den Urin angemessen zu versäuern. Typische Anzeichen und Symptome einer r.t.A. sind, vor allem bei Kindern, Appetitlosigkeit (Anorexie), Erbrechen, Obstipation, vermindertes Wachstum, übermäßige Harnproduktion, Nephrokalzinose und Rachitis. Darüber hinaus können bei Erwachsenen und Kindern Infektionen des Harntrakts sowie Pyelonephritis auftreten.
[*lat.:* acidus, sauer]
▨ renal tubular acidosis (RTA)

**Azidose, renal-tubuläre, distale.** Nierenerkrankung, die von einer übermäßigen Säureakkumulation und Bikarbonatausscheidung geprägt ist. Krankheitsursache ist ein Versagen der distalen Nierentubuli in Bezug auf die Sekretion von Wasserstoffionen, was zu einer verringerten Ausscheidung von titrierbaren Säuren und Ammonium sowie zu einer Erhöhung der mit dem Harn ausgeschiedenen Kalium- und Bikarbonatmengen führt. Diese Form der Azidose findet sich hauptsächlich bei Frauen, Heranwachsenden sowie bei Kindern. Eine sekundäre renal-tubuläre Azidose tritt im Zusammenhang mit zahlreichen anderen Störungen auf, wie z.B. bei Leberzirrhose, Unterernährung, Auszehrung und verschiedenen genetischen Störungen.
▨ distal renal tubular acidosis (distal RTA)

**Azidose, respiratorische.** → Azidose infolge unzureichender $CO_2$-Abatmung, gekennzeichnet durch erhöhten $pCO_2$, Kohlensäureüberschuss und erhöhter H-Ionen-Konzentration im Plasma. Ursachen können eine verminderte Lungenbelüftung durch Obstruktion oder eine Unterdrückung der Atemreflexe durch Narkotika, Sedativa, Hypnotika oder Anästhetika sein. Die verminderte Belüftung der Lunge (Hypoventilation) verhindert die Ausscheidung von Kohlendioxid, welches sich als Folge im Körper mit Wasser zu Kohlensäure verbindet und den pH-Wert des Blutes herabsetzt. Typische Symptome einer r. A. sind Kopfschmerzen, Dyspnoe, Zittern der Hände und Füße, Tachykardie, Hypertonie und Gefäßerweiterung (Vasodilatation). Die falsche Therapie einer akuten r. A. kann zu Koma und zum Tod führen. (s.a. Azidose, metabolische; Alkalose, respiratorische)
[*lat.:* acidus, sauer]
▨ respiratory acidosis

**Azidurie.** Übermäßige Ausscheidung von → Säure im Urin; kann durch eine Ernährung mit viel tierischem Eiweiß bzw. bestimmten Früchten ausgelöst werden; ferner kann die A. verursacht werden durch die Einnahme bestimmter Arzneimittel zur Behandlung von Harnwegserkrankungen, durch eine angeborene Stoffwechselstörung oder durch eine → Ketoazidose.
[*lat.:* acidus, sauer; *griech.:* ouron, Urin]
▨ aciduria

**Azofarbstoffe.** Stickstoffhaltige Substanzen, die zum Färben z.B. von Geweben verwendet werden; einige Formen der A. sind potentiell karzinogen. (→ Karzinogen)
▨ azo dye

**Azoospermie.** Völliges Fehlen von Spermatozoen im Sperma; Ursachen können

Fehlfunktionen der Hoden (Testikel), Kombinations-Chemotherapien oder eine Blockade der Nebenhoden (Epididymis) sein.
[*griech.*: a, kein; zoon, Tier; sperma, Samen]
🇬🇧 azoospermia

**Azotämie.** Auftreten von exzessiven Mengen an Stickstoffverbindungen im Blut. Dieser toxische Zustand wird dadurch verursacht, dass die Nieren keinen Harnstoff aus dem Blut entfernen können; Charakteristikum einer → Urämie.
[*franz.*: azote, Stickstoff; *griech.*: haima, Blut]
🇬🇧 azotemia

**Azoturie.** Übermäßige Ausscheidung von Stickstoff in Verbindung mit Harnstoff im Urin.
[*franz.*: azote, Stickstoff; *griech.*: ouron, Urin]
🇬🇧 azoturia

**Azur.** Gruppe von Methylthionin- oder Phenothiazin-Farbstoffen, die zur Anfärbung von Blutzellen und Zellkernen verwendet werden.
🇬🇧 azure

**azyanotisch.** Das Fehlen eines bläulichen Aussehens von Haut und Schleimhäuten betreffend.
[*griech.*: a, nicht; kyanos, blau]
🇬🇧 acyanotic

# B

**B.** Chemisches Symbol für Bor.
🌐 B

**BA.** Bundesausschuss der Arbeitsgemeinschaften für Lehrerinnen und Lehrer für Pflegeberufe.

**Ba.** Chemisches Symbol für → Barium.
🌐 Ba

**Babesiose.** Infektion, verursacht durch Protozoen der Gattung *Babesia*. Der Parasit gelangt durch einen Biss der Zeckenart *Oxodes dammini* in den Wirt und infiziert die roten Blutzellen.
[V. Babes, rumänischer Bakteriologe, 1854–1932]
🌐 babesiosis

**Babinski-Reflex.** Beugung des großen Fußzehs zum Fußrücken (Dorsalflexion) mit fächerförmiger Spreizung der anderen Zehen, die durch festes Streichen über den seitlichen (lateralen) Rand der Fußsohle ausgelöst wird. Dieser Reflex ist bei Neugeborenen normal, bei Kindern und Erwachsenen jedoch unphysiologisch.
[J. Babinski, französischer Neurologe, 1857–1932]
🌐 Babinski's reflex

**Babinski-Zeichen.** (Pyramidenbahnzeichen). Eine Reihe von Einzelreaktionen (→ Pyramidenbahnzeichen), die Anzeichen für verschiedene Ausprägungen motorisch-neurologischer Krankheiten sind; dazu gehören 1. fehlender Achillessehnenreflex im Ischias, 2. Fußsohlenreaktion mit Streckung des großen Fußzehs und Abspreizung der anderen Zehen, 3. verstärkte Kontraktion des flachen Halsmuskels (Platysma) beim Blasen und Pfeifen, 4. Einwärtsdrehung (Pronation), die bei einer Armlähmung auftritt, wenn der Arm auswärtsgedreht wird (Supination), und 5. der Bewegungsablauf, wenn ein Patient in Rückenlage mit über der Brust verschränkten Armen versucht, zum Sitzen zu kommen; dabei wird der Oberschenkel der betroffenen Seite gebeugt und die Ferse angehoben, während das Bein der nicht betroffenen Seite flach liegen bleibt.
[J. Babinski]
🌐 Babinski's sign

**Baby-Blues.** Starke Stimmungsschwankungen und emotionale Labilität während der ersten Tage nach der Geburt. Besonders am dritten Wochenbetttag werden viele Frauen durch die körperliche und seelische Anstrengung von Schwangerschaft und Geburt und die Angst vor der neuen Herausforderung von ihren Gefühlen überwältigt, sind gereizt, brechen häufig in Tränen aus und fühlen sich ihren neuen Aufgaben oft nicht gewachsen. Durch Müdigkeit, Stress, Spannungen innerhalb der Familie oder unsensible Äußerungen von Freunden, Familienangehörigen oder Pflegepersonal kann der B. verstärkt werden. (s.a. Wochenbettdepression)
🌐 baby blues; 3rd day blues

**Bacille-Calmette-Guérin (BCG).** Abgeschwächter Stamm von Tuberkelbakterien, die häufig als Lebendimpfstoff gegen → Tuberkulose in die Haut (intradermal) injiziert werden. BCG scheint schwere Tuberkuloseinfektionen zu verhindern und Schutz in solchen Regionen zu bieten, in

denen die Tuberkulose weitverbreitet ist. (→ Tuberkel)
[L.C.A. Calmette, französischer Bakteriologe, 1863–1933; C. Guérin, französischer Bakteriologe, 1872–1961]
🇬🇧 bacille Calmette-Guérin (BCG)

**Bacillus.** Gattung aerober grampositiver sporenbildender Bakterien der Familie Bacillaceae oder Eubacteriae; dazu gehören 48 Species, von denen drei pathogen sind; der Rest wird von saprophytären Formen gebildet, die im Boden zu finden sind.
🇬🇧 Bacillus

**Bacillus anthracis.** Species eines grampositiven, fakultativ anaeroben → Bazillus, der → Anthrax (Milzbrand) verursacht.
🇬🇧 Bacillus anthracis

**Bacillus cereus.** Species eines → Bazillus, der im Erdboden zu finden ist; führt durch die Bildung eines Enterotoxins in Nahrungsmitteln zu Lebensmittelvergiftungen (mit Erbrechen und Diarrhö). Der B.c. kann verschiedene Formen von Infektionen auslösen.
🇬🇧 Bacillus cereus

**Bacteroides.** Gattung anaerober → Bazillen, die normalerweise im Darm, Mund sowie im Genitalbereich und oberen Atemtrakt zu finden sind. Schwere Infektionen können durch das Eindringen des Bazillus durch eine Läsion der Schleimhaut erfolgen.
🇬🇧 Bacteroides

**Bad.** Maßnahme zur Körperreinigung, die außerdem zur Vorbeugung gegen Infektionen, Erhaltung einer intakten Haut, Stimulierung der Durchblutung, Unterstützung der Sauerstoffaufnahme, Erhaltung des Muskeltonus und der Gelenkmobilität sowie zur Gewährleistung von Wohlbehagen durchgeführt wird.
🇬🇧 bath

**Bahn, afferente.** Verlauf bzw. Pfad einer Neuronenverbindung von der Körperperipherie in Richtung Körpermitte.
[*lat.*: ad, hin; ferre, tragen]
🇬🇧 afferent pathway

**Bahn, efferente.** 1. Bezeichnung für den Pfad, auf dem Nervenfasern Impulse von einem Nervenzentrum wegleiten. 2. Blutgefäße, die Blut von einem Körperteil wegleiten.
🇬🇧 efferent path

**Bahn, motorische.** Weg eines motorischen Nervenimpulses vom → Zentralnervensystem zu einem Muskel oder einer Drüse.
🇬🇧 motor pathway

**Bahn, sensorische.** Der Weg, den der Reiz eines Sinnesnervs vom Sinnesorgan zum Reflexzentrum im Gehirn oder im Rückenmark verfolgt.
🇬🇧 sensory pathway

**Baker-Zyste.** (Poplitealzyste). → Zyste, die sich im Kniegelenk bildet und meist nur erkennbar wird, wenn das Bein gestreckt ist. Die B.-Z. tritt häufig in Verbindung mit rheumatischer Arthritis auf.
[W.M. Baker, britischer Chirurg, 1839–1896]
🇬🇧 Baker's cyst

**Bakteriämie.** Auftreten von → Bakterien im Blut in großer Anzahl, meist nach therapeutischen oder diagnostischen Eingriffen. (→ Sepsis)
[*griech.*: bakterion, kleiner Stab; haima, Blut]
🇬🇧 bacteriemia

**Bakterien (pl.).** Kleine, einzellige Mikroorganismen der Klasse Schizomyzeten. Die einzelnen Gattungen unterscheiden sich morphologisch und werden folgendermaßen klassifiziert: runde B. (Kokken), stäbchenförmige B. (Bazillen), spiralige B. (Spirochäten) und längliche, schraubenförmige B. (Vibrionen).
[*griech.*: bakterion, kleiner Stab]
🇬🇧 bacteria

**Bakterientoxine.** Biologische Giftstoffe von Bakterien mit krankheitsverursachender Wirkung. Chemisch betrachtet handelt es sich in den meisten Fällen um Proteine. Werden diese nach außen abgegeben, handelt es sich um → Exotoxine (oder Ektotoxine). Hierzu gehören z.B. das Diphtherietoxin und das Tetanustoxin. Ebenfalls in diese Gruppe gehört das Botulinumto-

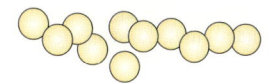

Kokken (Kugelbakterien)

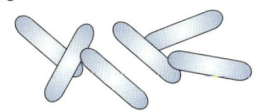

Stäbchenbakterien

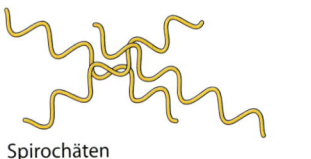

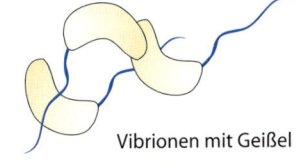

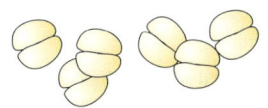

Spirochäten

Vibrionen mit Geißel

Paarige Kugelbakterien (Diplokokken)

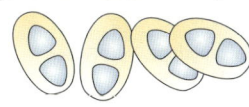

Gekapselte Diplokokken

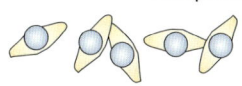

Bakterien mit Spore

**Bakterien (pl.).** Verschiedene Formen von Bakterien.

xin, ein Neurotoxin des Clostridium botulinum. Dieses Toxin zählt zu den stärksten bakteriellen Giften. Nach einer Berechnung könnte man mit 100 gr. dieses Toxins die gesamte Weltbevölkerung töten. Wird das Toxin beim Zerfall des Bakteriums freigesetzt, spricht man von → Endotoxinen. Diese haben eine geringere Antigenwirkung als Exotoxine. Endotoxine wirken besonders auf die Nierentubuli, das Gerinnungssystem und das Kreislaufsystem.
⚑ bacteriotoxines

**Bakterienvakzine.** Salinische Suspension aus abgeschwächten oder getöteten Bakterien, die als Injektionslösung zur Stimulierung einer aktiven → Immunität gegen den jeweiligen Bakterienstamm verabreicht wird. (→ Impfstoffe)
⚑ bacterial vaccine

**Bakteriologie.** Lehre von den → Bakterien.
– *adj.* bakteriologisch.
[*griech.:* bakterion; kleiner Stab; logos, Wissenschaft]
⚑ bacteriology

**Bakteriolyse.** Die intrazelluläre oder extrazelluläre Auflösung (→ Lyse) von → Bakterien. – *adj.* bakteriolytisch.
⚑ bacteriolysis

**Bakteriolysin.** → Antikörper, der die Auflösung (Lyse) einer bestimmten Species bakterieller Zellen bewirkt.
[*griech.:* bakterion, kleiner Stab; lysein, auflösen]
⚑ bacteriolysin

**Bakteriophagen.** (Bakterienviren). Viren, die die Auflösung (Lyse) von Wirtsbakterien verursachen. B. ähneln anderen Viren, da sie gleichermaßen entweder eine Ribonukleinsäure (RNS) oder eine Desoxyribonukleinsäure (DNS) enthalten.
[*griech.:* bakterion, kleiner Stab; phagein, essen]
⚑ bacteriophage

**Bakteriostatika.** Bezeichnung für Substanzen, die das Wachstum oder die Vermehrung von Mikroorganismen hemmen. (s.a. Bakterizid) – *adj.* bakteriostatisch.
[*griech.:* anti, gegen; mikros, klein; bios, Leben]
⚑ antimicrobials

**bakteriostatisch.** Das Wachstum und/oder die Vermehrung von → Bakterien verhindernd oder hemmend (Bakteriostase). (s.a. bakterizid)
[*griech.:* bakterion, kleiner Stab; stasis, Stillstand]
🇬🇧 bacteriostasis

**Bakterium, residentes.** → Bakterium, das sich in einem bestimmten Körperbereich angesiedelt hat.
🇬🇧 resident bacteria

**Bakteriurie.** Ausscheidung von → Bakterien im Urin.
🇬🇧 bacteriuria

**bakterizid.** Bakterien zerstörend, keimtötend. (→ Bakterizide) (s.a. bakteriostatisch)
🇬🇧 bactericidal

**Bakterizide (pl.).** (Antiseptikum). Arzneimittel oder andere Substanzen, die → Bakterien abtöten. (→ Desinfektionsmittel)
[*griech.:* bakterion, kleiner Stab; *lat.:* caedere, töten]
🇬🇧 bactericides

**BAL.** Abkürzung für bronchoalveolare Lavage → Bronchiallavage.
🇬🇧 BAL

**Balanitis.** Entzündung der Eichel (Glans penis).
[*griech.:* balanos, Eichel; itis, Entzündung]
🇬🇧 balanitis

**Balantidiose.** (Balantidiasis). Infektion durch das Protozoon *Balantidium coli*. In vielen Fällen ist dieser Mikroorganismus im Dickdarm unschädlich; eine Infektion mit *B. coli* führt jedoch häufig zu starker Diarrhö.
🇬🇧 balantidiasis

**Balantidium coli.** Die größte und einzige Protozoenspecies mit Zilien, die für den Menschen pathogen sind und → Balantidiose verursachen.
[*griech.:* balantidion, Täschchen; kolon, Darm]
🇬🇧 Balantidium coli

**Baldrian.** Pflanzlicher Extrakt; wird bei Unruhezuständen und Einschlafstörungen angewendet.
🇬🇧 valerian

**Balint-Gruppe.** Form der psychotherapeutischen → Supervision, bei der sich Angehörige verschiedener Berufsgruppen (Pflegepersonen, Ärzte etc.) über konkrete Patienten der eigenen Berufspraxis austauschen. Besonders wichtig ist dabei die Aufarbeitung des Beziehungsaspektes (z.B. Arzt-Patienten-Beziehung) hinsichtlich störender und förderlicher Aspekte. Ursprüngliches Ziel der B.-G. war es, Ärzte bezüglich ihrer Interaktion mit den Patienten zu sensibilisieren. (s.a. Psychotherapie)
[Michael Balint, Londoner Arzt und Psychoanalytiker, 1896–1970]
🇬🇧 Balint group

**Balint-Syndrom.** Sehstörungen mit Aufmerksamkeits- und Wahrnehmungsstörungen (Agnosie) und optischer Ataxie (Danebengreifen).
[R. Balint, ungarischer Neurologe, 1874–1929]
🇬🇧 Balint's syndrome

**BALK.** Bundesarbeitsgemeinschaft für leitende Krankenschwestern und -pfleger.

**Balkanfieber.** → Q-Fieber.
🇬🇧 Q fever

**Balkangrippe.** → Q-Fieber.
🇬🇧 Q fever

**Balkan-Nephropathie.** Chronische Nierenerkrankung mit Niereninsuffizienz, Proteinurie, tubulointestinale Nephritis und Anämie. Diese Krankheit tritt auf dem Balkan → endemisch auf, ist jedoch nicht erblich.
🇬🇧 Balkan tubointerstitial nephritis

**Ballaststoffe.** Allgemeine Bezeichnung für unverdauliche Kohlenhydrate, die in den Pflanzenzellwänden und umliegendem Zellmaterial vorhanden sind und unterschiedliche Auswirkungen auf die verschiedenen Magen-Darm-Funktionen, wie z.B. Kolon-Transportzeit, Wasserabsorption und Fettstoffwechsel, haben. Die

wichtigsten Ballaststoffe sind Zellulose, Lignin, Hemizellulose, Pektin und Gummi.
🇬🇧 dietary fiber

**Ballismus.** Neuromuskuläre Erkrankung, bei der es zu unkoordinierten Schleuderbewegungen und Zuckungen der Extremitäten kommt.
[*griech.:* ballismo, tanzen]
🇬🇧 ballism

**Ballonkatheter.** 1. Ein Katheter mit einem nicht-porösen, aufblasbaren Ballon an der Spitze. Nach Einführung und Positionierung des Katheters wird der Ballon mit Luft oder sterilem Wasser durch einen am anderen Ende des B.s befindlichen Port befüllt; z.B. Pulmonaliskatheter oder Blasenkatheter. 2. Form eines Blasenkatheters mit doppeltem Lumen. Durch den einen Kanal fließt der Urin aus der Harnblase in einen Sammelbeutel ab; der andere Kanal ist am Blasenende mit einem aufblasbaren Ballon und am anderen Ende mit einem Anschluss zum Blocken des Katheters ausgestattet. Zur Arretierung des Katheters in der Harnblase werden durch den Anschluss ca. 8–10 ml Aqua destillata injiziert, wodurch sich der Ballon aufweitet.
🇬🇧 balloon-tip catheter; self-retaining catheter

**Ballontamponade.** Einführung eines flexiblen, aufblasbaren → Ballonkatheters in einen Körpergang, mit dem eine Blockade des Blutflusses oder eine Stenose gelöst werden kann.
🇬🇧 balloon tamponade

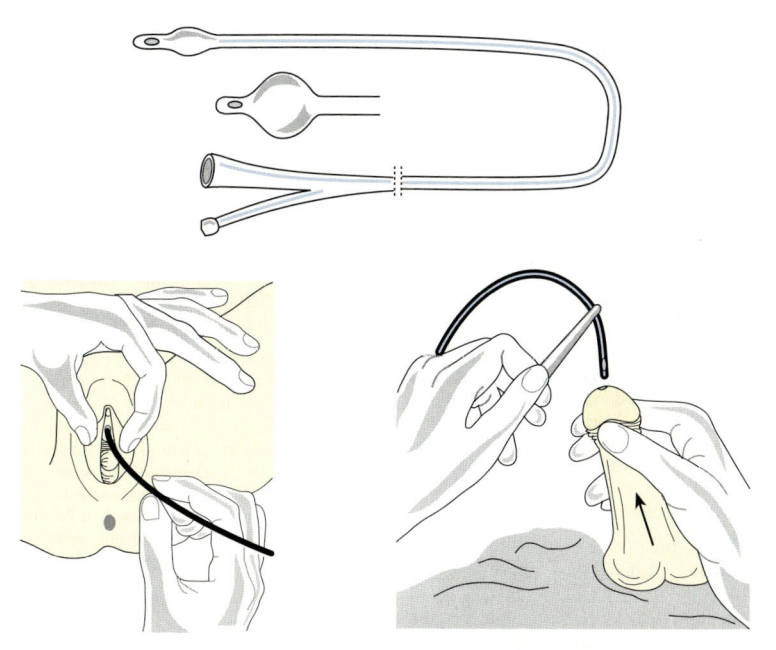

**Ballonkatheter. 1.** Ballonkatheter · **2.** Einführung eines Blasenkatheters bei der Frau · **3.** Einführung eines Blasenkatheters beim Mann.

**Ballottement.** (Ballottieren). Technik des Befühlens (Palpation) eines Organs oder einer flüssigen Struktur, indem mit der Haut eine flottierende Bewegung verursacht wird; z.B. des kindlichen Kopfes in der Gebärmutter, der Kniescheibe bei einem Kniegelenkerguss (»tanzende Patella«) oder der Niere bei vorliegendem Nierentumor.
[fr.: ballotter, schaukeln]
🌐 ballottement

**Balneologie.** (Bäderkunde). Bereich der Medizin, der sich mit der chemischen Zusammensetzung der verschiedenen Quellwässer und ihren heilenden Charakteristika insbesondere bei der Anwendung als Heilbäder beschäftigt. – *adj.* balneologisch.
[*lat.*: balneum, Bad; *griech.*: logos, Wissenschaft]
🌐 balneology

**Balneotherapie.** Einsatz von Bädern zur Behandlung zahlreicher Erkrankungen und Störungen.
🌐 balneotherapy

**Balsam.** Verschiedene harzige Pflanzensäfte, die häufig aus immergrünen Pflanzen gewonnen werden und Benzoe- oder Zimtsäure enthalten. B. kann mit unterschiedlichen Inhaltsstoffen als äußerliches Arzneimittel aufgetragen werden.
🌐 balsam

**Band.** → Ligament.
🌐 band

**Bandage.** Streifen oder Rolle aus Stoff oder einem anderen Material, das auf verschiedene Weise um ein Körperteil gewickelt werden kann, um einen Verband zu fixieren, Druck auszuüben oder eine Extremität bzw. ein anderes Körperteil zu immobilisieren.
🌐 bandage

**Bänderriss.** Vollständiger oder teilweiser Riss einer Bänderstruktur, die die Knochen eines Gelenks verbindet und umgibt. Ursache ist meist eine Gelenksverletzung durch eine plötzliche Drehbewegung oder einen starken Schlag. B.e können an jedem Gelenk auftreten, meist ist jedoch das Kniegelenk betroffen.
🌐 ligemental tear

**Bandscheibe.** (Discus intervertebralis). Knorpelverbindung zwischen zwei Wirbelkörpern, außer zwischen dem ersten und zweiten Halswirbel (Atlas und Axis). Die B.n variieren in Größe, Form, Dicke und Anzahl in Abhängigkeit von ihrer Lage in der Wirbelsäule und von den Wirbeln, die sie trennen.
🌐 intervertebral disk

**Bandscheibensyndrom, zervikales.** Quetschung bzw. Reizung der zervikalen Nervenwurzeln in oder nahe den Zwischenwirbellöchern, vor der Verzweigung der Nervenwurzeln in vordere und hintere Nervenäste. Bei gebrochenen Bandscheiben, degenerativen Bandscheibenerkrankungen oder Nackenverletzungen kann es zu unterschiedlich schwerwiegenden Fehlstellungen und einer Quetschung der Nervenwurzeln kommen. Meist wird ein z. B. durch Überdehnungen verursacht. Stechender Schmerz strahlt von der Nackengegend bis in Arme und Finger aus und wird durch Halsbewegungen zusätzlich verstärkt. Weitere Symptome sind Parästhesien, Kopfschmerz, Sehstörungen, eingeschränkte Beweglichkeit und abgeschwächte Greiffähigkeit der Hand. Als Begleitsymptome können Muskelatrophie, sensorische Störungen und Reflexschwächen beobachtet werden.
🌐 cervical disk syndrome

**Bandscheibenvorfall.** Schädigung des Knorpelgewebes, das die → Bandscheiben umschließt, wodurch es den Gallertkern freigibt, der die Wirbel nach oben und unten abfedert. Der dadurch entstehende Druck auf die Rückenmarksnervenwurzeln kann erhebliche Schmerzen und Nervenschädigungen verursachen. Ein B. tritt häufig in der Lendengegend auf; er kann durch Bettruhe, Physiotherapie, Schmerztherapie oder Operation behandelt werden.
🌐 herniated disk

**Bandwurm.** Parasit, der im menschlichen Darm lebt. Er besteht aus Kopf und einem

bandförmigen Körper aus mehreren Segmenten, die kettenförmig aneinander gereiht sind. Der Mensch steckt sich meist durch rohes oder unzureichend gekochtes Fleisch an, das von infizierten Tieren stammt, die als Zwischenwirt dienen.
🌐 tapeworm

**Bandwurminfektion.** Befall des menschlichen Darmes mit Parasiten, die über rohes oder unzureichend gekochtes Fleisch von infizierten Tieren dorthin gelangen. Bandwürmer leben als Larven in verschiedenen Zwischenwirten und wachsen im Darm des Menschen heran. Symptome einer B. wie Durchfall, Magenschmerzen und Gewichtsverlust treten meist nur in leichter Form auf.
🌐 tapeworm infection

**Bang-Krankheit.** (Abortus brucellae). Form der → Brucellose, die endemisch in Nordamerika auftritt und durch *Brucella abortus* verursacht wird; Infektionen beim Menschen resultieren aus dem Kontakt mit der Milch von Kühen, die mit *Brucella abortus* infiziert sind. Es kommt zu Fieber und einem spontanen (oder induzierten) Schwangerschaftsabbruch, wenn der Fötus infiziert ist. Die Behandlung umfasst eine Antibiotikatherapie und möglicherweise eine Entfernung des Uterus.
[B. Bang, dänischer Arzt und Tierarzt, 1848–1932]
🌐 abortus fever; infected abortion

**Banti-Syndrom.** Progressiv fortschreitende Erkrankung mehrerer Organe, die mit Hypertonie der Pfortader, Splenomegalie, Anämie, Leukopenie, Magen-Darm-Blutungen und Leberzirrhose einhergeht.
[G. Banti, italienischer Pathologe, 1852–1925]
🌐 banti's syndrome

**Bar.** Einheit des Luftdrucks; 1 bar = $10^5$ → Pascal.
🌐 bar

**Barbiturate (pl.).** Barbitursäurederivate, die sedierend wirken. Diese Derivate reduzieren die Atemfrequenz, den Blutdruck, die Körpertemperatur und die Aktivität des Zentralnervensystems. Wegen der Gefahr der Abhängigkeit werden B. meist nur zur Narkose und bei epileptischen Anfällen verabreicht; sie sollten nicht als → Sedativa oder Schlafmittel eingesetzt werden. Zu den Nebenwirkungen gehören Sedierung, Amnesie, Übelkeit, Erbrechen, Übererregbarkeit, Angstzustände sowie Atem- und Herzstillstand.
🌐 barbiturate

**Bärentraubenblätter.** Pflanzlicher Extrakt mit antibakterieller Wirkung; wird bei Harnwegsinfekten eingesetzt.
🌐 Uva Ursi leaf

**Barium (Ba).** Silberweißes metallisches Element, das zu den Erdalkalimetallen gehört. Ordnungszahl: 56, Atommasse: 137,36. B. wird in Form von rektalen Einläufen oder einem Brei zum Schlucken als Röntgenkontrastmittel eingesetzt, um den Magen-Darm-Trakt auf Ulzera, Fisteln, Tumore o.ä. zu untersuchen.
[griech.: barys, schwer]
🌐 barium

**Bariumvergiftung.** Starke, sehr schnelle Abnahme des Kaliumspiegels im Blut und in den Zellen infolge der Einnahme von löslichen Bariumsalzen; es kommt zu Übelkeit, Erbrechen, Magenkrämpfen, blutiger Diarrhö, Schwindel, Ohrensausen sowie in schweren Fällen zu Ateminsuffizienz und Herzstillstand.
🌐 barium poisoning

**Barlow-Syndrom.** Herzerkrankung mit einem apikalen systolischen Geräusch; im → EKG sind Anzeichen einer → Ischämie zu erkennen. (→ Herzgeräusche)
[J.B. Barlow, südafrikanischer Kardiologe]
🌐 Barlow's syndrome

**Barorezeptor.** Druckempfindliche Nervenenden in der Kammerwand des Herzens, im Aortenbogen und im Karotissinus. Die B.en stimulieren den zentralen Reflexmechanismus, der die physiologische Anpassung und Adaptation an Veränderungen des Blutdrucks über Veränderungen der

Herzfrequenz, sowie durch Vasodilatation oder Vasokonstriktion ermöglicht.
[*griech.*: baros, Gewicht; *lat.*: recipere, empfangen]
🇬🇧 baroreceptor

**Barotrauma.** (Druckkrankheit/Taucherkrankheit). Körperliche Verletzung infolge einer Exposition gegenüber stark erhöhtem oder erniedrigtem Luftdruck, z.B. Trommelfellruptur oder Lungenschädigung (Aerosinusitis); kann bei Tauchern oder Bergarbeitern auftreten.
🇬🇧 barotrauma

**Barthel-Index (BI).** Skala zur Einschätzung der Selbstpflegefähigkeiten eines Patienten, die sich speziell auf die → Aktivitäten des täglichen Lebens (ATL) beziehen. Der Patient wird je nach seiner Hilfsbedürftigkeit mit Werten von 0 bis 15 Punkten in verschiedene Kategorien eingestuft.
[D.W. Barthel, amerikanischer Psychiater des 20. Jahrhunderts]
🇬🇧 Barthel Index (BI)

**Bartholin-Drüse.** Zwei schleimproduzierende (muköse) Drüsen, die sich im hinteren inneren Bereich der kleinen Schamlippen (Labien) befinden.
[C.T. Bartholin, dänischer Anatom, 1655–1738]
🇬🇧 Bartholin's gland

**Bartholinitis.** Entzündung einer oder beider → Bartholin-Drüsen durch eine bakterielle Infektion, die sich durch die Schwellung einer oder beider Drüsen, Schmerzen

| | Barthel-Index | Punkte | |
|---|---|---|---|
| Originalbegriff | | Unter Hilfe | Selbständig |
| 1. Feeding | Essen (Schneiden = Hilfe) | 5 | 10 |
| 2. Moving from wheelchair to bed and return | Transfer Bett/Rollstuhl (incl. Hinsetzen im Bett) | 5 - 10 | 15 |
| 3. Personal toilet | Gesichts- Mundpflege, Haare kämmen | 0 | 5 |
| 4. Getting on and off toilet | Toilette (Handling Kleidung, säubern, spülen) | 5 | 10 |
| 5. Bathing self | Körperpflege (baden, duschen, Waschbecken) | 0 | 5 |
| 6. Walking on level surface (or if unable to walk, propel wheelchair) | Gehen auf ebenem Gelände (oder Rollstuhl fahren) | 10 (0 | 15 5) |
| 7. Ascend and descend stairs | Treppen steigen | 5 | 10 |
| 8. Dressing | Anziehen (incl. Schuhe) | 5 | 10 |
| 9. Controlling bowels | Darmkontrolle | 5 | 10 |
| 10. Controlling bladder | Blasenkontrolle | 5 | 10 |

"Ein Patient mit einem Barthel-Index von 100 ist kontinent, isst selbständig, kleidet sich selbständig an und aus, geht alleine aus dem Bett, steht selbständig vom Stuhl auf, badet selbständig, geht mindestens alleine um den Häuserblock und kann Treppen steigen. Das heißt noch lange nicht, dass er alleine leben kann: Vielleicht kann er nicht kochen, die Wohnung sauberhalten, den öffentlichen Verkehr benutzen. Aber er kommt ohne begleitende Pflege zurecht". Mahoney, F., & Barthel, D. (1965). Functional evaluation: the Barthel index. Md Med J, 14, 61 - 65.

**Barthel-Index (BI).** Original Barthel-Index von 1965; übersetzt von W. Hasemann (2002).

und die Entwicklung von Abszessen in den infizierten Drüsen manifestiert.
[C.T. Bartholin, dänischer Anatom, 1655–1738; *griech.*: itis, Entzündung]
🇬🇧 bartholinitis

**Bartholin-Zyste.** → Zyste, die sich in den Scheidenvorhofdrüsen (Glandulae vestibulares) oder ihren Ausführungsgängen bildet und mit einer klaren Flüssigkeit gefüllt ist, welche aber bei einer chronischen Entzündung durch ein eitriges Exsudat ersetzt wird.
[C.T. Bartholin]
🇬🇧 Bartholin's cyst

**Bartholomeyczik, Sabine.** 1964–1967 Krankenpflegeausbildung in Heidelberg; 1968–1973 Studium der Soziologie und Psychologie in Mannheim; 1981 Promotion; seit 1993 Professorin für Pflegewissenschaft an der Fachhochschule Frankfurt; seit 1996 Lehrauftrag an der freien Universität Witten/Herdecke, 1998 dort Habilitation für Pflegewissenschaft; der Forschungsschwerpunkt liegt auf den Begleitumständen der Pflege (Krankenhausstruktur, Arbeitsbedingungen).

**Bartonella.** Gattung kleiner gramnegativer Kokken-Bazillen, die als interzelluläre Parasiten die roten Blut- sowie die Epithelzellen der Lymphknoten, Leber und Milz infizieren; die Infektion erfolgt durch den Stich einer Fliege der Gattung *Phlebotomus*.
[A. Barton, peruanischer Bakteriologe, 1871–1950]
🇬🇧 Bartonella

**Bartonellose.** Akute Infektion durch *Bartonella bacilliformis*, die durch Insektenstiche übertragen wird. Symptome sind Fieber, schwere Anämie und Knochenschmerzen; mehrere Wochen nach der Erstinfektion treten zahlreiche Knoten oder warzenartige Hautläsionen auf.
🇬🇧 bartonellosis

**basal.** Zum Fundament oder zur Basis gehörend, grundlegend.
[*griech.*: basis, Grundlage]
🇬🇧 basal

**Basale Stimulation.** Ursprünglich vom Sonder- und Heilpädagogen Prof. Andreas Fröhlich entwickelt, wurde das Therapiekonzept gemeinsam mit Krankenschwester und Diplompädagogin Christel Bienstein in die deutschsprachige Pflege übertragen. Patienten (insbesondere Hirnverletzte) werden durch Stimulation der basalen (grundlegenden) Wahrnehmungen (→ Stimulation, auditive, → Stimulation, olfaktorische, → Stimulation, orale, → Stimulation, sorratische, → Stimulation, taktil-haptische, → Stimulation, vestibuläre, → Stimulation, vibratorische, → Stimulation, visuelle) in ihrem Bewusstseinszustand gezielt gefördert. Angehörige lassen sich dabei optimal einbeziehen. In der Literatur erfolgreich beschriebene Anwendungen bei: Patienten mit Wahrnehmungsstörungen, Schlaganfall, Koma, Schmerzen, schweren Schädel-Hirnverletzungen, Schlafstörungen.
🇬🇧 basal stimulation

**Basalfrequenz.** (Baseline). Der über einen längeren Zeitraum beobachtete konstante Mittelwert der kindlichen Herzfrequenz (mittels → CTG ermittelt), angegeben in Schlägen pro Minute (spm). Die B. ist ein wichtiger Indikator für das Wohlbefinden des Feten und sollte zwischen 110 und 150 spm liegen.
🇬🇧 base frequency; base line

**Basalganglien (pl.).** Die Inseln der → grauen Substanz des Gehirns, die weitgehend aus Zellkörpern bestehen und in jeder Hirnhälfte (Hemisphäre) zu finden sind. Die wichtigsten B. sind der Nucleus caudatus, das Putamen und das Pallidum cerebri.
[*griech.*: basis, Grundlage; ganglion, Knoten]
🇬🇧 basal ganglia

**Basaliom.** (Basalzellkarzinom). Häufig auftretender, semimaligner Hauttumor. Er wächst langsam und infiltrierend, aber ohne Metastasierung und ist überwiegend

an lichtexponierten Stellen (Gesicht) lokalisiert. (→ Basalzellkarzinom)
[griech.: basis, Grundlage; oma, Tumor]
🇬🇧 basal cell epithelioma, basalioma

**Basalmembran.** Dünne, nicht aus Zellen bestehende Schicht, die das darüberliegende Epithel vom darunterliegenden Bindegewebe trennt.
🇬🇧 basement membrane

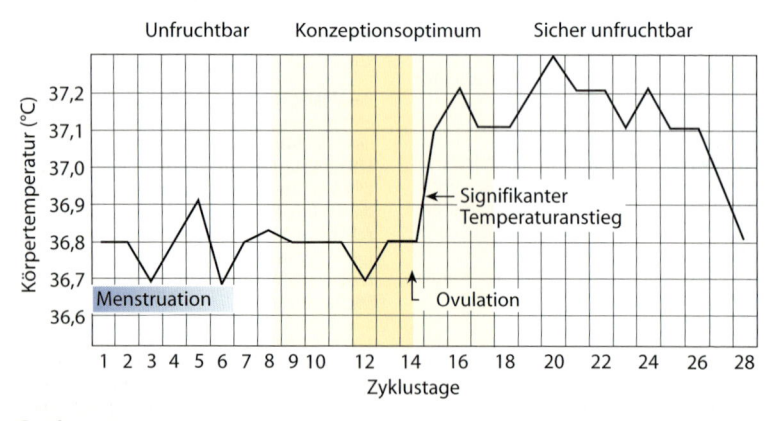

**Basaltemperatur.** Orale oder rektale Messung der Körpertemperatur bei Frauen, und zwar am Morgen nach mindestens 8 Stunden Schlaf, bevor die Patientin irgendeine Tätigkeit ausführt, einschließlich aufstehen, rauchen, umhergehen, sprechen, essen oder trinken. Die Messung der B. wird als natürliche Methode der Familienplanung genutzt, die sich auf die Bestimmung der fruchtbaren Phase im Menstruationszyklus verlässt, indem der Temperatursprung bestimmt wird, der mit dem Eisprung (Ovulation) auftritt. Der durch das Progesteron ausgelöste Temperaturanstieg beträgt 0,3 bis 0,5°C. Die Temperaturkurve unterscheidet sich von Frau zu Frau und kann selbst von Zyklus zu Zyklus variieren. Man geht davon aus, dass die fruchtbare Phase vorliegt, wenn die Temperatur fünf Tage lang über dem vorherigen Wert liegt; der Anstieg kann langsam oder sprunghaft erfolgen und dauert 3 bis 4 Tage an. Die Tage nach dieser Phase werden als die »sicheren«, unfruchtbaren Tage bezeichnet.
🇬🇧 basal body temperature

**Basalzelle.** Zelle in der tiefsten Schicht des Plattenepithels.
🇬🇧 basal cell

**Basalzellkarzinom.** Maligner Epithelzelltumor, der als Papel beginnt, sich peripher vergrößert und einen zentralen Krater entwickelt, der erodiert, verkrustet und blutet. Eine der bekannten Ursachen für diese Krebsform ist eine exzessive Exposition gegenüber Sonne oder anderen Strahlungen.
[*griech.:* basis, Grundlage; *lat.:* cella, Lager; *griech.:* karkinos, Krebs; oma, Tumor]
🇬🇧 basal cell carcinoma

**Base.** (Lauge). Chemische Verbindung, die die Konzentration von Wasserstoffionen in einer wässrigen Lösung erniedrigt. B.n bilden mit → Säuren basische, neutrale oder saure Salze; dabei entsteht Wasser. Rotes Lackmuspapier färbt sich durch eine B. blau.
[*griech.:* basis, Grundlage]
🇬🇧 base

**Basaltemperatur.**

**Base excess.** → Basenabweichung (s.a. Basenabweichung)

**Basedow-Krankheit.** (Grave's disease). Erkrankung, die durch eine beträchtliche → Hyperthyreose mit vergrößerter Schilddrüse (→ Struma) und → Exophthalmus (abnormes Hervorstehen der Augen) gekennzeichnet ist. Die Ursache ist weitgehend unbekannt, die Krankheit tritt jedoch familiär gehäuft auf und ist möglicherweise eine Autoimmunreaktion. Bei mehr als 60% der Patienten finden sich Antikörper auf Thyreoglobulin. Typische Anzeichen sind Nervosität, leichter Tremor der Hände, Gewichtsverlust, Kurzatmigkeit, Herzrasen (Palpitationen) und verstärkte Hitzeintoleranz sowie Erhöhung des Metabolismus und der gastrointestinalen Motilität. Ein vergrößerter Thymus, generalisierte Hyperplasie der Lymphknoten, verschwommenes Sehen oder Doppeltsehen, Vorhofarrhythmien und Osteoporose sind weitere mögliche Symptome. Bei Patienten mit unzureichend behandelten Krankheiten, Infektionen oder Stress kann es zu einer lebensbedrohlichen Thyreoidstörung kommen.
🌐 Grave's disease

**Basedow-Krise.** Plötzliche Verschlechterung der Symptome einer Schilddrüsenüberfunktion, gekennzeichnet durch Fieber, Schwitzen, Tachykardie, übermäßige nervöse Reizbarkeit und Lungenödem. Kommt meist bei Patienten vor, deren Schilddrüsen-Funktionsstörung unzureichend behandelt wird. Der plötzliche Anfall kann durch eine belastende Infektion oder Verletzung hervorgerufen werden; bei Nichtbehandlung der Symptome kann die Krise tödlich enden.
🌐 thyroid crisis

**Basedow-Struma.** Vergrößerung der Schilddrüse, die durch eine Hypersekretion von Schilddrüsenhormonen nach einer Iodtherapie gekennzeichnet ist. Es kann zu einer → Struma und einer Ophthalmopathie kommen. (→ Basedow-Krankheit; Hyperthyreose)
[K.A. von Basedow, deutscher Arzt, 1799–1854]
🌐 Basedow's goiter

**Basenabweichung.** Basenkonzentration in der extrazellulären Flüssigkeit; Maß für eine → metabolische Alkalose oder → metabolische Azidose (negativer Wert). (→ Säure-Basen-Haushalt)
🌐 base excess

**Basenüberschuss.** → Basenabweichung.
🌐 base excess

**Basilarmembran.** (Lamina basilaris). Zellstruktur, die die Basis der Innenohrschnecke bildet, von knochigen bzw. fibrösen Vorsprüngen der Wand unterstützt wird und das → Corti-Organ trägt.
🌐 basilar membrane

**Basis.** Der untere Bereich eines Organs oder einer anderen Struktur, der eine Grundfläche bildet, z.B. die Schädelbasis.
🌐 basis

**Basistherapeutika.** Gruppe unterschiedlicher Arzneimittel in der Behandlung der → Rheumatoidarthritis. Die B. bilden die Grundlage der Therapie, indem sie grundlegend in die entzündlichen und immunologischen Prozesse eingreifen und damit prinzipiell ein Nachlassen der klinischen Symptome ermöglichen (sie stellen keine kausale Therapie dar); sie entfalten ihre Wirksamkeit erst nach mehreren Wochen.
🌐 disease modifying antirheumatic drugs

**basophil.** Die Fähigkeit der weißen Blutkörperchen (Leukozyten), ihre Protoplasmakörnchen in Verbindung mit basischen Farbstoffen blau anzufärben; die b.en Zellen entsprechen 1% oder weniger der gesamten Menge an weißen Blutkörperchen. [*griech.:* basis, Grundlage; philein, lieben]
🌐 basophil

**Basophilenleukämie.** Akutes oder chronisches Neoplasma des blutbildenden Gewebes, das durch eine große Anzahl unreifer → basophiler Granulozyten im peri-

pheren Blutkreislauf und im Gewebe gekennzeichnet ist.
[*griech.:* basis, Grundlage; philein, lieben; leukos, weiß; haima, Blut]
🔀 basophilic leukemia

**Bauchatmung.** (Zwerchfellatmung; Abdominalatmung). Form der Ein- und Ausatmung, bei der die meiste Atemarbeit über das Zwerchfell und die Bauchmuskeln erfolgt, wodurch sich der Bauch sichtbar wölbt. Säuglinge und Männer zeigen physiologisch häufiger eine B. als Frauen. Bei Brustkorbverletzungen oder Operationen hingegen gilt die B. als Schonatmung und ist pathologisch.
◪ Brustatmung
🔀 abdominal breathing

**Bauchbinde.** Verband oder elastischer Umschlag, der zur Stützung des Bauchgewebes um den unteren Teil des → Abdomens angelegt wird. Anwendung nach Bauchoperationen, zur Schmerzlinderung, zur Erleichterung der Mobilisation und zur Förderung der Wundheilung; wichtig vor allem bei adipösen Patienten.
🔀 abdominal binder

**Bauchchirurgie.** Bauchchirurgische Eingriffe sind Operationen, die die Bauchregion betreffen; erfolgt normalerweise unter Vollnarkose. Zu den Bauchoperationen gehören u.a. → Appendektomie, → Cholezystektomie, → Kolostomie, → Gastrektomie, → Herniotomie und → Laparotomie.
(→ Laparoskopie)
🔀 abdominal surgery

**Bauchdeckenfistel.** Unphysiologische Verbindung eines Bauchorganes zur Körperoberfläche. Ursachen können Entzündungen, Tumore, Anlage eines Stoma o.ä. sein.
(→ Fistel; Stoma)
🔀 abdominal fistula

**Bauchfell.** → Peritoneum.

**Bauchfellentzündung.** → Peritonitis

**Bauchganglion.** Gruppen von Nervenzellen, die sich beiderseits des Zwerchfellschenkels befinden und mit dem Plexus coeliacus verbunden sind.
🔀 celiac ganglion

**Bauchhautreflex.** (kutaner Bauchdeckenreflex; BHR). Physiologischer Fremdreflex, der durch Streichen über die Bauchhaut ausgelöst wird. Führt zu einer raschen Kontraktion der Bauchmuskeln, wobei sich der Bauchnabel in die Richtung der Stimulation bewegt. Der B. geht bei Erkrankungen der → Pyramidenbahn verloren.
(→ Fremdreflex; Eigenreflex)
🔀 abdominal reflex

**Bauchhöhle.** (Cavitas abdominalis). Raum zwischen Zwerchfell und Beckenbereich sowie Bauchwand und Retroperitonealraum; beinhaltet Leber, Magen, Darm, Milz, Gallenblase, Nieren sowie entsprechende Gewebe und Gefäße und ist vom → Peritoneum ausgekleidet.
🔀 abdominal cavity

**Bauchhöhlenschwangerschaft.** (Abdominalgravidität). Das befruchtete Ei entwickelt sich in der Bauchhöhle außerhalb der Gebärmutter, nachdem es aus dem Eileiter ausgestoßen wurde, z.B. aufgrund eines Eileiter- oder Gebärmutterdefekts. Die Plazenta kann mit dem abdominalen oder viszeralen Peritoneum verbunden sein. Der Verdacht auf eine A. kann bestehen, wenn der Bauchumfang vergrößert und die Gebärmutter für die Schwangerschaftsdauer jedoch vergleichsweise klein geblieben ist. A.en machen etwa 2% aller Extrauteringraviditäten und ungefähr 0,01% der Gesamtzahl aller Schwangerschaften aus. Meistens tritt frühzeitig der Tod des Fötus ein, die Anzahl der Todesfälle bei den Müttern beträgt ca. 6%. Da A.en selten auftreten, werden sie häufig nicht vermutet und nur verspätet diagnostiziert. Ein operatives Entfernen von Plazenta, Fruchtblase sowie Embryo bzw. Fötus ist erforderlich, wenn eine Verbindung zum posterioren Teil von Tuben, Ovarien, Mutterbändern und Uterus besteht.
(→ Schwangerschaft, ektopische; Extrauteringravidität)
◪ EU
🔀 abdominal pregnancy

**Bauchlagerung.** ◪ Lagerungsart, bei der der Patient auf dem Bauch liegt; bewirkt eine effektive Lagerungsdrainage vor al-

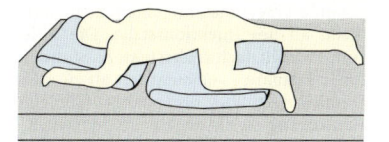

**Bauchlagerung.**

lem bei Erkrankungen der rückseitigen Lungensegmente, bei akutem Lungenversagen und zur Dekubitusprophylaxe. Brustkorb, Becken, Unterschenkel und Zehen werden mit Kissen gepolstert, dabei darf das Brustkorbkissen das Sternum nicht überragen. Die Beckenbeweglichkeit bleibt erhalten. Mindestens zwei Pflegepersonen sollten den Lagerungswechsel vornehmen. Mögliche Nachteile: Blickfeld, Atmung und Bewegungsfreiheit können eingeschränkt sein. (→ Pflege bei Druckulzera)
prone position; abdominal positioning

**Bauchpunktion.** (Abdominozentese). Punktion der Bauchhöhle zur Entnahme von Flüssigkeit als diagnostische oder therapeutische Maßnahme, z.B. bei Aszites. Die Punktionsstelle liegt meistens im linken Mittel- oder Unterbauch, wird vorher desinfiziert und ggf. eine Lokalanästhesie gesetzt.
[*lat.*: abdominis, Bauch; *griech.*: para, nahe; kentesis, Punktion]
abdominal paracentesis

**Bauchregionen.** (anatomische Bauchregionen). Die neun Unterteilungen des Abdomens, die von vier Linien gebildet werden, welche kreuzweise über die vordere Bauchfläche gezogen werden. Die obere horizontale Linie wird entlang der Ebene der neun Rippenknorpel angelegt, die untere horizontale Linie am Beckenkamm. Die beiden vertikalen Linien erstrecken sich auf jeder Körperseite vom achten Rippenknorpel bis zur Mitte des Leistenbands. Die Linien unterteilen das Abdomen in drei obere, drei mittlere und drei untere Zonen; obere Zonen: rechtes Hypochondrium, Epigastrium und linkes Hypochondrium; mittlere Zonen: rechte laterale Region, Umbilikalregion und linke laterale Region; untere Zonen: rechte Leistenregion, Hypogastrium und linke Leistenregion.
abdominal regions

**Bauchschmerzen.** (Abdominalschmerz). Akuter oder chronischer, lokaler bzw. diffuser Schmerz in Bereich des Bauches. B. sind ein ernstzunehmendes Symptom, da die Ursachen einen sofortigen operativen Eingriff erfordern können. Die häufigsten Ursachen von B. sind Entzündungen, Perforation einer starken intraabdominalen Struktur, Durchblutungsstörungen, Darm- oder Harnleiterverschluss oder Ruptur eines Bauchorgans. Krankheitsbilder mit dem Symptom Bauchschmerzen sind z.B. Appendizitis, perforiertes Magenulkus, Brucheinklemmung, Thrombose der oberen Mesenterialarterie sowie Dünn- und Dickdarmileus oder Karzinome, akute und chronische Cholezystitis, Cholelithiasis, akute Pankreatitis, Perforation eines Magenulkus, abdominale Aortenaneurysmen sowie Traumata abdominaler Organe, Ruptur einer Ovarialzyste sowie Extrauteringravidität. B. während einer Schwangerschaft können durch folgende Ursachen hervorgerufen werden: Gewicht der vergrößerten Gebärmutter, eine Rotation, Dehnung oder Kompression des runden Mutterbandes oder durch eine Quetschung bzw. Verlagerung des Darms. Chronische B. können funktionell bedingt oder die Folge von Verdauungsstörungen, übermäßiger Nahrungsaufnahme oder Aerophagie (Schlucken von Luft) sein. Indizierte pflegerische Maßnahmen können je nach Ursache eine medikamentöse Therapie, die Lagerung des Patienten in einer Schonhaltung oder leichter Druck auf den Bauch sein, sowie die Anwendung von Wärme oder Kälte.
abdominal pain

**Bauchspeicheldrüse.** → Pankreas

**Bauchtyphus.** → Typhus abdominalis.
typhoid fever

**Bauchumfang.** Umfang des Bauches, der normalerweise in Höhe des Nabels gemessen wird. Die Messung muss stets in der gleichen Position erfolgen und der Messpunkt mit wasserabweisender Farbe gekennzeichnet sein. Indikation: → Aszites, Herzinsuffizienz, Bauchtumore, ggf. postoperativ nach Baucheingriffen.
▪ abdominal girth

**Bauchwandhernie.** (Hernia abdominalis; Bauchhernie). → Hernie, bei der die Eingeweide sich durch eine Schwachstelle in der weichen Bauchdecke wölben; oftmals an der Stelle einer alten Operationsnarbe.
▪ abdominal hernia

**Bauchwassersucht.** → Aszites.
▪ ascites

**Bazillämie.** (Bakteriämie). Auftreten von Bakterien im zirkulierenden Blut.
▪ bacillemia

**Bazillen.** Umgangsprachlich für Bakterien. (→ Bazillus)

**Bazillurie.** Ausscheidung von → Bazillen im Urin.
▪ bacilluria

**Bazillus (pl. Bazillen).** Bezeichnung für stäbchenförmige → Bakterien; grampositive aerobe oder fakultativ anaerobe, sporenbildende Mikroorganismen der Familie → Bacillaceae.
[*lat.*: Stäbchen]
▪ bacilli

**BCG.** Abkürzung für → Bacille-Calmette-Guérin.
▪ BCG

**BCG-Impfstoff.** Aktiver Impfstoff zur Schutzimpfung gegen → Tuberkulose. (→ Bacille-Calmette-Guérin)
▪ BCG vaccine

**BCG-Test.** Nachweis eines noch bestehenden bzw. durchgemachten tuberkulösen Prozesses anhand einer typischen örtlichen Tuberkulin-Reaktion (meist als Hauttest, Testen der Tuberkuloseallergie). Auf die intrakutane Injektion von lebenden oder abgetöteten → BCG reagiert der Organismus, der sich schon mit BCG auseinandergesetzt hat, mit einem kleinen Infiltrat an der Injektionsstelle. Die Ablesung erfolgt nach frühestens 72 Stunden. Eine tastbare → Induration ab 6 mm Durchmesser gilt als positiv (alleinige Hautrötung ist als negativ zu beurteilen). Ein positiver Test beweist die durchgemachte Erstinfektion oder Tbc-Impfung für eine Dauer von 5-10 Jahren, ein negativer Test macht das Vorliegen einer Infektion unwahrscheinlich. (s.a. Tuberkulose; Tine-Test)
▪ BCG-test

**Be.** Chemisches Symbol für → Beryllium.
▪ Be

**BE.** Broteinheit

**Beatmung, assistierte.** Anwendung von mechanischen oder anderen unterstützenden Beatmungsvorrichtungen, um die Atemtätigkeit eines Patienten aufrechtzuerhalten, z.B. die Verabreichung von Sauerstoff mit positivem Druck. Wird häufig in der Entwöhnungsphase von der kontrollierten Beatmung eingesetzt. Zur a. B. zählen → IMV, → SIMV, → CPAP und → ASB.
▪ assisted ventilation

**Beatmung, Entwöhnung von der mechanischen.** → Pflegeintervention der → NIC, die definiert wird als die Unterstützung von Patienten beim Atmen ohne Hilfe eines mechanischen Beatmungsgerätes.
▪ Mechanical Ventilatory Weaning

**Beatmung, intermittierend assistierte.** Beatmungsverfahren, bei dem obligatorische unterstützende Atemstöße eines Beatmungsgerätes mit der Spontanatmung des Patienten kombiniert werden.
▪ intermittend assisted ventilation (IAV)

**Beatmung, intermittierend mandatorische.** Beatmungsverfahren, bei dem ein Patient unabhängig atmen kann, aber in bestimmten vorgeschriebenen Intervallen vom Beatmungsgerät entweder einen Atemstoß unter positivem Druck oder ein konkretes Sauerstoffvolumen erhält.
▪ intermittend mandatory ventilation (IMV)

**Beatmung, kontrollierte.** (kontrollierte maschinelle Beatmung, CMV). Vollständige Übernahme der Atmung durch ein Beatmungsgerät. Weder die Einatmung noch die Ausatmung wird durch den Patienten übernommen (auch nicht teilweise), der Patient muss daher den Beatmungsrhythmus des Gerätes uneingeschränkt übernehmen. Es gibt zwei Formen der k. B.: die → intermittierende Überdruckbeatmung (IPPV) und die → kontinuierliche Überdruckbeatmung (CPPV).
▓ controlled mechanical/mandatory ventilation

**Beatmung, künstliche.** Unterstützung der Atmung durch manuelle oder mechanische Mittel (assistiert oder kontrolliert) bei unzureichender oder gar nicht vorhandener selbstständiger Atmung (Ateminsuffizienz). Eine effektive Sauerstoffversorgung des Patienten kann durch Obstruktion der Bronchien, durch Schwellungen, Fremdkörper, verstärkte Sekretion, neuromuskuläre Schwäche, Status asthmaticus, Atemdepressionen infolge bestimmter Arzneimittel oder ein Trauma im Thoraxbereich behindert werden. Vor der k.n B. müssen die Atemwege überprüft und vorhandene Fremdkörper entfernt werden. (s.a. CPAP)
▓ artificial ventilation

**Beatmung, maschinelle.** Dient zur Behandlung der unzureichenden oder nicht vorhandenen selbstständigen Atmung. Die hierfür eingesetzten Geräte werden als Respiratoren oder Beatmungsgeräte bezeichnet und übernehmen die Belüftung der Lungen, nicht hingegen den pulmonalen Gasaustausch. Ziel der m. B.: Beseitigung von Sauerstoffmangel (Hypoxie) und/oder Kohlendioxidüberschuss (Hyperkapnie). Die m. B. ist eine vorübergehende Maßnahme bis der Patient wieder eigenständig atmen kann.
▓ mechanical ventilation

**Beatmung, mechanische.** → Pflegeintervention der → NIC, die definiert wird als der Einsatz eines mechanischen Gerätes zur Unterstützung der Atemtätigkeit eines Patienten.
▓ Mechanical Ventilation

**Beatmung, synchronisierte intermittierende mandatorische.** (SIMV). Mechanisch unterstützte, periodische Atemzüge in festgelegten Abständen. Das Beatmungsgerät registriert einen Einatmungsversuch des Patienten und reagiert mit dem Belüftungsvorgang. Zwischen den mechanisch unterstützten Atemzügen kann der Patient spontan atmen. Die SIMV ist die häufigste assistierte Beatmungsform und kann mit → PEEP und mit → CPAP kombiniert werden.
▓ synchronized intermittent mandatory ventilation (SIMV)

**Beatmungsbeutel.** (Ambu®-Beutel). Flexibler, mit einer Maske verbundener Beutel, der zur vorübergehenden Beatmung bei Notfällen oder während der Narkoseein- oder -ausleitung des Patienten verwendet wird. Zur Beatmung wird je nach Größe und Alter des Patienten der Beutel vorsichtig zusammengedrückt.
▓ rebreathing bag; reservoir bag

**Beatmungsfilter.** Filter, der in ein Beatmungsgerät oder Narkosesystem eingesetzt wird, in dem keine aktive Atemgasanfeuchtung bzw.- erwärmung stattfindet. Der B. dient der Atemgasklimatisierung (Anwärmung und Befeuchtung) und Bakterien- und Virenfiltration und ersetzt somit die natürliche Befeuchtung und Erwärmung der Atemgase bei der Einatmung (Inspirationsphase). Der Filter nimmt die Feuchtigkeit und Wärme bei der Ausatmung (Exspirationsphase) auf, verhindert dadurch die Austrocknung und Auskühlung der Lungenwege und gibt sie während der Inspirationsphase wieder an die kalten und trockenen Atemgase ab.
▓ respirator filter

**Beatmungsgerät.** ▰ (Respirator). Gerät, das entweder vollständig oder teilweise die ausgefallene Spontanatmung eines Patienten ersetzt, die Klimatisierung der Atem-

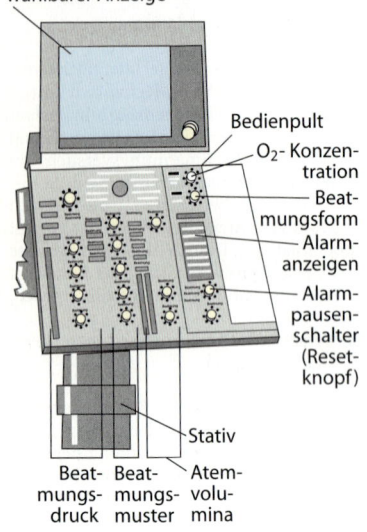

**Beatmungsgerät.**

Labels: Flacher Bildschirm mit wählbarer Anzeige; Bedienpult; O₂-Konzentration; Beatmungsform; Alarmanzeigen; Alarmpausenschalter (Resetknopf); Stativ; Beatmungsdruck; Beatmungsmuster; Atemvolumina

luft übernimmt und die Beatmung überwacht. (s.a. Respirator)
🔤 ventilator

**Beau-Reil-Querfurchen.** Furchen, die als weiße Linien auf den Fingernägeln zu sehen sind; bei Säuglingen physiologisch, ansonsten Anzeichen einer akuten schweren Krankheit wie Mangelernährung, systemische Krankheiten, Trauma oder Verschluss der Herzkranzgefäße.
[J.H.S. Beau, französischer Arzt, 1806–1865; J.Ch. Reil, deutscher Anatom, 1759–1813]
🔤 Beau's lines

**Becherzelle.** Spezialisierte Epithelzelle, die Schleim absondert und die Drüsen des Magen- und Darm- sowie Teile des Lungenepithels bildet.
🔤 goblet cell

**Becken.** → Pelvis.
🔤 pelvis

**Becken, androides.** Becken mit typisch männlichem Bau; kann auch bei Frauen auftreten. Die Knochen sind dick und schwer, die Beckenöffnung ist herzförmig.
🔤 android pelvis

**Becken, anthropoides.** Beckenform mit ovalem Beckeneingang. Der Durchmesser von vorn nach hinten ist viele größer als der Querdurchmesser. Bei einem normalen Becken ist der hintere Beckenraum viel größer als der vordere Teil.
[griech.: anthropos, menschlich; eidos, Form]
🔤 anthropoid pelvis

**Becken, großes.** (Pelvis major). Beckenbereich oberhalb einer Ebene durch die Linea terminalis.
🔤 false pelvis

**Beckenausgang.** Längsovaler Raum, der vom unteren Teil des knöchernen kleinen Beckens umgeben ist. Größe und Form des Beckens (Pelvis) sind sehr unterschiedlich und bei Frauen für die Geburt relevant. Deren B. kann sich bei der Geburt durch den Druck des Kindes um ca. 2 cm vergrößern.
🔤 pelvic outlet

**Beckenboden.** Weiches muskulöses Gewebe, das den Beckenausgang umgibt.
🔤 pelvic floor

**Beckenbodengymnastik.** Gymnastische Übungen zur Wahrnehmung und Kräftigung des Beckenbodens, insbesondere in der Schwangerschaft, nach der Geburt oder nach vaginalen Operationen. Die Gymnastik dient zur Vorbeugung und zur Linderung von bestimmten Beschwerden, wie z.B. Haltungsschäden oder Inkontinenz (unfreiwilliger Harn- oder Stuhlabgang) und sollte nach Anleitung von geschulten Personen (Physiotherapeuten, Hebammen) durchgeführt werden.
🔤 pelvic floor exercise

**Beckenbodengymnastik.** → Pflegeintervention der → NIC, die definiert wird als die Stärkung der Muskulatur im Scham- und Steißbeinbereich durch bewusste wiederholte Kontraktionen als Vorbeu-

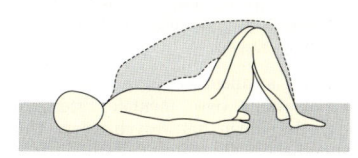

1. Während der Ausatmung Becken anheben, während der Einatmung Becken ablegen.

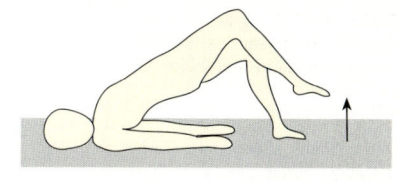

2. Füße im Wechsel einige Zentimeter vom Boden abheben und wieder abstellen.

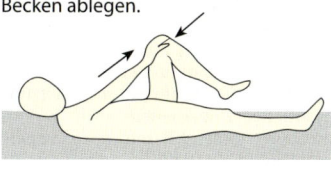

3. Rechte Hand zum Knie führen. Während der Ausatmung Knie fest gegen die Hand pressen. Während der Einatmung Spannung lösen. Anschließend Übung mit Hand und Knie der anderen Seite wiederholen.

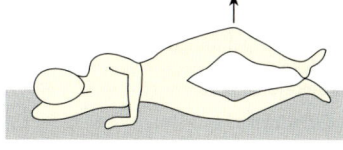

4. Während der Ausatmung Fersen zusammendrücken und oberes Knie abspreizen.

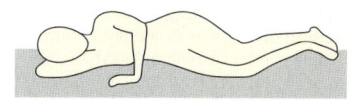

Während der Einatmung Knie schließen. Übung in Linksseitenlage wiederholen.

**Beckenbodengymnastik.** Übungen für das Training der Bauchmuskulatur.

gung gegen eine Stress- oder Dranginkontinenz.
🔣 Pelvic Floor Exercise

**Beckendurchmesser.** 1. Entfernung vom Lumbosakralwinkel bis zur Schamfuge am Rand des Beckens. 2. Entfernung von der Spitze des Steißbeins bis zum unteren Rand der Schamfuge am Beckenausgang.
🔣 pelvic diameter

**Beckeneingang.** Eingang in das kleine Becken, das vom Vorgebirge (Promotorium) des Kreuzbeins (Os sacrum), dem horizontalen Ramus des Schambeins (Os pubis) und dem oberen Teil der Schamfuge begrenzt wird. Weil ein Kind bei einer vaginalen Entbindung durch das Becken gelangen muss, sind anterior-posteriore (von vorn nach hinten), querverlaufende und schräge Durchmesser des B.s wichtige Maße, die im Rahmen einer Einschätzung des Beckens (Pelvis) während der Schwangerschaft bestimmt werden.
🔣 pelvic inlet

**Beckeneintritt.** Eintreten des vorangehenden Teils eines Kindes (meist der Kopf) in das mütterliche kleine Becken. Der Kopf ist nicht mehr oder nur schwer beweglich.
🔣 engagement

**Beckenendlage.** (Steißlage). Lage eines Fötus in der Gebärmutter (Uterus), bei der das Gesäß oder die Füße nach unten weisen; tritt bei ca. 3% der Entbindungen auf.
🔣 breech presentation; pelvic presentation

**Beckengürtel.** Ring aus Knochen, der von den Hüftknochen, dem Kreuzbein (Os sacrum) und dem Steißbein (Os coccygis) gebildet wird.
🇬🇧 pelvic girdle

**Beckenhöhle, abdominale.** (Cavitas pelvis abdominalis). Raum zwischen Zwerchfell und Leistengegend. Eine strukturell eindeutige Abgrenzung zwischen Bauch- und Beckenregion fehlt.
🇬🇧 abdominopelvic cavity

**Beckenknochen.** Knochenstruktur aus Darmbein (Os ilium), Sitzbein (Os ischium) und Schambein (Os pubis).
🇬🇧 pelvic bones

**Beckenringfraktur.** Beckenbruch nach starker Gewalteinwirkung mit Unterbrechung der Kontinuität des Beckenringes. Man unterscheidet die häufiger auftretende vordere und die hintere B.. Leitsymptome sind Ruhe- oder bewegungsabhängige Schmerzen im Frakturbereich, Bewegungseinschränkung des Hüftgelenkes, → Hämatome und Prellmarken. Die B. geht häufig mit Verletzungen der unteren Harnwege und einem erheblichen Blutverlust einher.
🇬🇧 fracture of the pelvic ring; pelvic fracture

**Beck-Trias.** Kombination von drei Symptomen, die für eine → Herztamponade charakteristisch sind: hoher zentraler Venendruck (ZVD), niedriger arterieller Druck und ein kleines Herz mit leisen Herztönen.
[C.S. Beck, amerikanischer Chirurg, 1894–1971]
🇬🇧 Beck's triad

**Becquerel (Bq).** SI-Einheit der Radioaktivität, die einem Zerfall pro Sekunde entspricht. Die frühere Bezeichnung lautete Curie.
[H. A. Becquerel, französischer Physiker, 1852–1908]
🇬🇧 Becquerel (Bq)

**Bedside-Test.** → Blutgruppen-Untersuchung von Spender- und Empfängerblut unmittelbar vor der → Transfusion zur Verträglichkeitsprobe und zur Vermeidung von Verwechslungen. (s. a. Rhesusfaktor)
🇬🇧 bedside-test

**Bedürfnis, emotionales.** Bezeichnung für psychologische bzw. mentale Erfordernisse, die einen intrapsychischen Ursprung haben. Ein emotionales Bedürfnis konzentriert sich auf fundamentale Gefühlsregungen wie Liebe, Angst, Wut, Trauer, Frustration sowie Depression und stützt sich auf gegenseitiges Verstehen und Mitgefühl. Jeder Mensch hat emotionale Bedürfnisse, die zu Zeiten des übermäßigen Stresses, während mentaler und körperlicher Krankheiten sowie in verschiedenen Lebensphasen noch zunehmen. Wenn diese Bedürfnisse nicht durch entsprechende, von der Gesellschaft akzeptierte Mittel erfüllt werden, können sich psychopathologische Erkrankungen entwickeln.
🇬🇧 emotional need

**Bedürfnispyramide.** → Maslows Bedürfnispyramide.
🇬🇧 Maslow's hierarchy of needs

**Befehlsautomatie.** Bezeichnung für unphysiologische mechanische Reaktionen auf bestimmte Befehle ohne Durchführung einer vorhergehenden kritischen Bewertung der gestellten Befehle. Kann bei der Hypnose sowie bei bestimmten Psychosen beobachtet werden.
🇬🇧 command automatism

**Befehlshalluzination.** Wahrnehmung von Stimmen, die psychisch Kranke zur Durchführung bestimmter Tätigkeiten veranlassen.
🇬🇧 command hallucination

**Befruchtung.** → Fertilisation; → Insemination.
[*lat.*: fecundare, befruchten.]
🇬🇧 fecundation; semination

**Befruchtung, künstliche.** Die Einbringung von Samen (Spermatozoen) in die Vagina oder den Uterus mit mechanischen oder instrumentellen Hilfsmitteln statt durch Geschlechtsverkehr. Diese Maßnahme wird zum erwarteten Zeitpunkt des Eisprungs (Ovulation) durchgeführt, damit

es zur Befruchtung (Fertilisation) des Eies (Ovum) kommen kann. Die k. B. kann mit dem Samen des Partners einer Frau durchgeführt werden, wenn eine Impotenz des Mannes, eine zu niedrige Spermienzahl oder vaginale Störungen bei der Frau vorliegen, oder aber, wenn der Mann aufgrund bestimmter körperlicher Ursachen nicht zum Geschlechtsverkehr fähig ist. Eine Befruchtung mit Fremdsamen wird durchgeführt, wenn der Partner unfruchtbar ist.
artificial insemination (AI)

**Befund.** Aufgrund von Untersuchung und Laborergebnissen gemachte Beobachtungen über eine bestimmte Krankheit.
finding

**Begabung.** (Lernfähigkeit). Natürliche Aufnahmefähigkeit, Talent oder Fähigkeit, etwas zu lernen, zu verstehen oder eine Fertigkeit zu erwerben; geistige Aufmerksamkeit.
aptitude

**Begleitschielen.** (Strabismus concomitans). Schielen, bei dem der Schielwinkel in alle Blickrichtungen gleich bleibt. (→ Strabismus)
concomitant strabismus

**Begleitsymptom.** Symptom, das zusätzlich zu einem primären Krankheitssymptom auftritt.
concomitant symptom

**Begriffszerfall.** Formale Denkstörung, keine Abgrenzung der Bedeutung von verschiedenen Wörtern.
conceptual confusion

**Behandlung.** Pflege und Unterstützung eines Patienten bei der Bekämpfung, Linderung oder Verhütung einer Krankheit, Störung oder Verletzung. Dabei gibt es heilende, lindernde und vorbeugende Maßnahmen. Eine kausale B. zielt auf die Ursache, eine symptomatische auf die Krankheitszeichen ab. Die B. kann mit Hilfe von Medikamenten, Kuren, Krankengymnastik oder operativen Eingriffen erfolgen.
treatment

**Behandlungsempfehlung: individuell, erfolgreiche Handhabung.** Anerkannte → NANDA-→ Pflegediagnose; Strukturen der Regulierung und Integration eines Behandlungsprogramms sowie seiner Auswirkungen in das tägliche Leben, die zur Erfüllung spezifischer Gesundheitsziele zufriedenstellend sind.
management of therapeutic regimen, individual: effective

**Behandlungsempfehlung: individuell, unwirksame Handhabung.** Anerkannte → NANDA-→ Pflegediagnose; Strukturen der Regulierung und Integration eines Behandlungsprogramms sowie seiner Auswirkungen in das tägliche Leben, die zur Erfüllung spezifischer Gesundheitsziele unzureichend sind.
management of therapeutic regimen, individual: ineffective

**Behandlungsempfehlungen: Familie, unwirksame Handhabung.** Anerkannte → NANDA-→ Pflegediagnose; Strukturen der Regulierung und Integration eines Behandlungsprogramms sowie seiner Auswirkungen in die Familienprozesse, die zur Erfüllung spezifischer Gesundheitsziele unzureichend sind.
management of therapeutic regimen, families: ineffective

**Behandlungsempfehlungen: Gemeinde, unwirksame Handhabung.** Anerkannte → NANDA-→ Pflegediagnose; Strukturen der Regulierung und Integration eines Behandlungsprogramms sowie seiner Auswirkungen in die Gemeindeprozesse, die zur Erfüllung spezifischer Gesundheitsziele unzureichend sind.
management of therapeutic regimen, community: ineffective

**Behandlungsplan.** Zeitplan, in dem die Termine und die verschiedenen Maßnahmen zur Behandlung eines Patienten festgehalten werden. Der B. enthält Vor- und Nachteile, Kosten, Alternativen und notwendige Nachbehandlungen und muss sowohl dem Patienten als auch seiner Kranken-

kasse vor Beginn der Behandlung zur Zustimmung vorgelegt werden.
🌐 treatment plan

**Behandlungsraum.** Raum in einer medizinischen Einrichtung (Arztpraxis, Krankenhaus etc.), in dem verschiedene Behandlungen und Maßnahmen, die spezielle Instrumente oder Geräte erfordern, vorgenommen werden.
🌐 treatment room

**Behandlungsverweigerung.** Das Recht eines Patienten, eine Behandlung abzulehnen, nachdem ihn der Arzt über Diagnose, Prognose, verfügbare Alternativen, Risiken und Vorteile dieser Alternativen sowie Risiken und eventuelle Folgen bei der Unterlassung jeglicher Intervention aufgeklärt hat.
🌐 refusal of treatment

**Behaviorismus.** Richtung in der → Psychologie, die von John B. Watson begründet wurde und Verhaltensweisen durch objektive Beobachtung der messbaren Reaktionen auf Reize untersucht und interpretiert, die keinen Bezug zum Bewusstsein, zum mentalen Zustand oder den subjektiven Phänomenen, wie etwa Ideen und Emotionen, haben.
🌐 behaviorism

**Behinderte (pl.).** Bezeichnung für Personen, die unter einem angeborenen (kongenitalen) oder erworbenen mentalen oder körperlichen Defekt leiden, der die normalen Funktionen des Körpersystems oder die Fähigkeit zur Selbstständigkeit in der modernen Gesellschaft in unterschiedlichem Maße beeinträchtigt.
🌐 handicapped

**Behinderung, geistige.** Geistiger Defekt, der aus einer angeborenen Störung, traumatischen Verletzung oder Erkrankung resultiert, welche die normalen intellektuellen Funktionen beeinträchtigen und dazu führen, dass der Betroffene nicht an Aktivitäten teilnehmen kann, die für seine jeweilige Altersgruppe angemessen sind.
🌐 mental handicap

**Beikost.** Die frühestens ab dem vollendeten 4., besser ab dem 5. bis 6. Lebensmonat gefütterte Breimahlzeit eines Säuglings, die langsam eine Brust- bzw. Flaschenmahlzeit ersetzen soll. Dabei wird die B. in folgender Reihenfolge aufgebaut: 1. Gemüsebrei, 2. Obstzwiebackbrei, 3. Getreidemilchbrei, 4. püriertes Fleisch, das ab dem 6. bis 8. Lebensmonat gegeben werden kann. (s.a. abstillen)
🌐 supplementary food

**Beinbeutel.** Urinauffangbeutel für Patienten mit künstlicher Harnableitung, z.B. über einen transurethralen oder auch einen → Kondomkatheter, der am Oberschenkel getragen und mit Hilfe eines Taillengurtes gesichert wird. Der B., der i.d.R. mit einer Rücklaufsperre versehen ist, ermöglicht es dem Träger, sein Urinableitungssystem diskret zu tragen und so ohne Schamgefühl am Großteil des gesellschaftlichen Lebens teilzunehmen.
🌐 leg bag; urine-collecting bag

**Beißreflex.** Schnelles unwillkürliches Zubeißen durch eine Stimulation der Mundhöhle.
🌐 bite reflex

**Beißring.** Ring aus Kunststoff oder Gummi, auf den ein Kleinkind beim Zahnen beißen kann.
🌐 teether

**Belastungselektrokardiogramm.** → Elektrokardiogramm, das aufgezeichnet wird, während der Patient unter körperlicher Belastung steht.
🌐 exercise electrocardiogram (exercise ECG)

**Belastungskopfschmerz.** Akuter Kopfschmerz, der bei körperlicher Anstrengung auftritt und nachlässt, wenn die Anstrengung beendet ist oder ein Schmerzmittel eingenommen wird.
🌐 exertional headache

**Belegzellen.** (Parietalzellen). Zellen in der Peripherie der Magendrüsen, die auf der Basismembran neben den Hauptzellen liegen und Salzsäure ausscheiden.
🌐 parietal cells

**Belladonna.** Kurzbezeichnung für *Atropa belladonna*. Die getrockneten Blätter,

Wurzeln, und Früchte der B., eines weitverbreiteten Nachtschattengewächses, enthalten u.a. die Alkaloide → Atropin und Scopolamin. Atropin blockiert die Wirkung von Acetylcholin in Nervenendorganen, die von den postganglionären, cholinergen Nerven versorgt werden, und wirkt in zu hohen Konzentrationen giftig; A. wird als Arzneimittel in der Ophthalmologie (zur Weitstellung der Pupillen) und als → Spasmolytikum verwendet.
[*ital.*: bella donna, schöne Frau]
🇬🇧 belladonna

**Bellocq-Tamponade.** (Choanaltamponade). Nach Jean-Jaques Bellocq, Pariser Chirurg (1730–1807), benannte Tamponade zur Behandlung von Blutungen im hinteren Nasenhöhlenbereich, die üblicherweise unter Narkose eingebracht wird.
🇬🇧 Bellocq's technique

**Bell-Phänomen.** Anzeichen einer peripheren Gesichtslähmung, die sich durch eine nach außen gerichtete Aufwärtsbewegung des Augapfels manifestiert, wenn der Patient versucht, die Augen zu schließen.
(→ Fazialislähmung)
[C. Bell, schottischer Chirurg, 1774–1842]
🇬🇧 Bell's phenomenon

**Bell-Regel.** Axiom, das besagt, dass die hinteren Wurzeln der Spinalnerven motorisch und die vorderen Wurzeln sensorisch sind.
[C. Bell, schottischer Chirurg, 1774–1842]
🇬🇧 Bell's law

**Benachteiligung.** Im Vergleich zu gesunden Menschen durch eine Behinderung oder Schädigung hervorgerufene Beeinträchtigung im sozialen Bereich, z. B. Unmöglichkeit der Benutzung öffentlicher Verkehrsmittel. Durch die WHO festgelegte dritte Komponente von Behinderung. (s.a. Behinderung; Funktionsstörung (Disability); Schädigung (Impairment))
🇬🇧 handicap

**benigne.** (benignus). Gutartiger Zustand, der nicht krebsartig (kanzerös) ist und deshalb keine direkte Gefahr darstellt; kann jedoch aus gesundheitlichen oder kosmetischen Gründen trotzdem eine Behandlung erfordern. (s.a. maligne)
[*lat.*: benignus, lieb]
🇬🇧 benign

**Benner, Patricia.** Pflegetheoretikerin, die sich mit den Stufen des Kompetenzerwerbs in ihrem Werk »From novice to expert: excellence and power in clinical nursing practice« (1984) (dt. Stufen zur Pflegekompetenz, 1994) beschäftigt hat. Sie führt eine systematische Beschreibung in fünf Stadien auf: der Neuling, der fortgeschrittene Anfänger, der kompetente Pflegende, der erfahrene Pflegende und der Pflegexperte. B.s Arbeit beschreibt die professionelle Pflegepraxis in dem Kontext, was professionelle Pflege tatsächlich konkret ist und aus welchen Handlungen sie besteht, und geht damit von den kontextfreien Theoriebeschreibungen ab.

**Bennett-Luxationsfraktur.** Knochenbruch, der schräg durch die Basis des ersten Mittelhandknochens bis ins Gelenk verläuft und bei dem ein großer Teil des Knochens abgetrennt wird.
[E.H. Bennett, irischer Chirurg, 1837–1907]
🇬🇧 Bennett's fracture

**Benzodiazepinderivate (pl.).** Gruppe von psychotropen Substanzen, zu der die → Tranquilizer Chlordiazepoxid, Diazepam, Oxazepam, Lorazepam und Chlorazepat gehören. B. werden zur Behandlung von Angstzuständen eingesetzt, die Hypnotika Flurazepam und Nitrazepam gegen Schlaflosigkeit verabreicht. B. können auch als → Muskelrelaxanzien und → Antikonvulsiva verwendet werden. Bei längerer Einnahme besteht Suchtgefahr. Patienten müssen darüber aufgeklärt werden, dass ihre Fahrtüchtigkeit schon bei relativ geringen Dosen, insbesondere in Verbindung mit Alkohol, eingeschränkt sein kann. Die B. sollten möglichst nur abends verabreicht werden.
🇬🇧 benzodiazepine derivate

**Benzoesäure.** Substanz, die als Konservierungsmittel (bei Lebensmitteln) und in

Verbindung mit Salizylsäure als → Antiseptikum gegen Hautinfektionen eingesetzt wird.
🌐 benzoic acid

**Benzol.** Farblose, leicht entflammbare Flüssigkeit ($C_6H_6$), die bei der Destillation von Steinkohlenteer entsteht. Die archetypische aromatische Substanz wird bei der Herstellung vieler organischer Verbindungen sowie von Arzneimitteln eingesetzt.
🌐 benzene

**Benzolvergiftung.** Toxischer Zustand nach der Einnahme von → Benzol, dem Einatmen von Benzoldämpfen oder der Exposition gegenüber benzolähnlichen Produkten, wie z.B. Xylen. Die B. zeigt sich durch Übelkeit, Kopfschmerzen, Schwindel und Koordinationsstörungen. In akuten Fällen kommt es zu Ateminsuffizienz oder Kammerflattern mit Herzstillstand.
🌐 benzene poisoning

**Benzylalkohol.** Klare, farblose, ölige Flüssigkeit, die aus Balsam hergestellt und als äußerliches Anästhetikum und in Lösung als bakteriostatisches Agens (→ Antiseptikum) zur Injektion verwendet wird.
🌐 benzyl alcohol

**Beratung.** → Pflegeintervention der → NIC, die definiert wird als der Einsatz eines interaktiven Hilfsprozesses mit Konzentration auf die Bedürfnisse, Probleme und Gefühle von Patienten und wichtigen Bezugspersonen, um ihr Coping-Verhalten sowie ihre Fähigkeiten zur Problemlösung und zu zwischenmenschlichen Beziehungen zu verbessern und zu unterstützen.
🌐 Counseling

**Beratung, genetische.** Prozess, bei dem das Auftreten oder das Risiko genetischer Krankheiten innerhalb einer Familie bestimmt wird und angemessene Informationen sowie Ratschläge für konkrete Vorgehensweisen, über die Versorgung eines betroffenen Kindes, pränatale Diagnostik, Schwangerschaftsabbruch, Sterilisation oder künstliche Befruchtung gegeben werden.
🌐 genetic counseling

**Beratung, genetische.** → Pflegeintervention der → NIC, die definiert wird als der Einsatz eines interaktiven Hilfsprozesses, der sich auf die Vorbeugung genetischer Störungen oder auf die Fähigkeit richtet, mit genetischen Erkrankung bei einem Familienangehörigen umzugehen.
🌐 Genetic Counseling

**Bereichspflege.** Übernahme der kompletten Pflege der zugeteilten Patienten für einen bestimmten Bereich der Pflegestation. Die Aufteilung der Patienten einer Station in die entsprechenden Bereiche wird im Idealfall durch das gesamte anwesende Team vorgenommen. Die zuständigen Pflegepersonen übernehmen für die Dauer ihrer Schicht alle anfallenden Tätigkeiten in ihrem Pflegebereich oder delegieren diese. Sinn dieser Organisationsform ist es, den Patienten ganzheitlich zu betreuen und ständig wechselnde Bezugspersonen zu vermeiden. (s.a. Funktionspflege; Gruppenpflege; Primary nursing)
🌐 area nursing

**Bergkrankheit.** (Höhenkrankheit). Syndrom, das im Zusammenhang mit dem relativ geringen Partialdruck (reduzierter barometrischer Druck) von Sauerstoff (Hypoxie) in großen Höhen, beim Bergsteigen oder in einem Flugzeug ohne Druckausgleich, auftritt. Akute Symptome sind Schwindelanfälle, Kopfschmerzen, Reizbarkeit, Atemnot sowie Euphorie.
🌐 altitude sickness

**Bergkrankheit, chronische.** (Höhenkrankheit). Form der Höhenkrankheit, bei der die gesteigerte Produktion roter Blutzellen zu Polyzythämie führt. Bestimmte Krankheitssymptome, wie Kopfschmerzen, Schwäche und Gliederschmerzen, können sowohl bei einheimischen Bergbewohnern als auch bei akklimatisierten Personen beobachtet werden.
🌐 chronic mountain sickness

**Beriberi.** Erkrankung der peripheren Nerven, die durch einen Mangel (oder Absorptionsstörung) an → Thiamin (Vitamin $B_1$) verursacht wird; tritt häufig bei über-

wiegender Ernährung mit geschältem, poliertem Reis auf. Symptome sind Müdigkeit, Diarrhö, Appetit- und Gewichtsverlust, Nervenfunktionsstörungen, die zu einer Lähmung und Schwächung der Extremitäten führen können; es kann auch zu Ödemen und Herzinsuffizienz kommen.
[singhal.: beri, Schwäche]
🌐 beriberi

**Berloque-Dermatitis.** Kurzzeitige Hautverfärbung, die sich in → Hyperpigmentierung und Hautläsionen manifestiert; entsteht durch Sonneneinwirkung auf der Haut, die zuvor mit Parfümen, Kölnischwasser, Pomaden, z.B. Bergamottöl, eingerieben wurde. (→ Lichtdermatosen)
[*franz.:* berloque, Uhrgehänge]
🌐 berlock dermatitis

**Berner Box.** Kastenartige Vorrichtung mit Arbeitsfläche und Absaugung zur Vorbereitung von → Zytostatika-Lösungen unter Vermeidung des Hautkontaktes und der Einatmung von zellschädigenden Substanzen durch den Pflegenden.

**Berrehailweste.** Orthopädische Weste (benannt nach ihrem Entwickler Dr. Berrehail) zur Ruhigstellung von Schulter und Oberarm bei Humerusfraktur, Schlüsselbeinfraktur, Schultergelenkluxation, Ruptur der Rotorenmanschette. Die B. kann postoperativ oder im Rahmen ei-

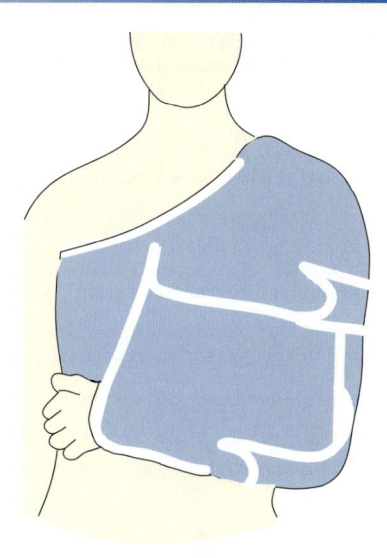

**Berrehailweste.** Die Verschlüsse der Weste lassen sich beim Anlegen durch Klettbänder individuell auf die Körpermaße einstellen.

ner konservativen Behandlung eingesetzt werden. (s.a. Desault-Verband; Gilchrist-Verband)
🌐 orthopedic vest

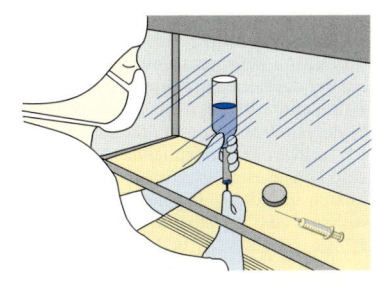

**Berufsdermatosen.** Hauterkrankungen in Verbindung mit der Exposition gegenüber Chemikalien oder anderen Substanzen am Arbeitsplatz. In etwa 80% der Fälle einer Kontaktdermatose ist die Ursache ein chemischer Reizstoff. Häufige ursächliche Agenzien der B. am Arbeitsplatz sind Glasfasern, chemische Farbstoffe und Polyhalogen-Aromaverbindungen wie Phenol, Naphtalin und Anilinherbizide. Zu den Faktoren, die die Entwicklung der Dermatosen beeinflussen, zählen Hautverdickung, Hautpermeabilität, betroffene Körperstelle, Konzentration der Chemikalie, Stelle und Umfang der Exposition und Art der Substanz, in der die toxische Chemikalie gelöst oder gemischt sein kann.
🌐 occupational dermatoses

**Berner Box.** Vorbereiten von Zytostatika-Lösungen hinter einer Glasscheibe.

**Berufsgenossenschaft.** (BG). Pflichtvereinigung von Unternehmen gleicher gewerblicher Orientierung als Träger der gesetzlichen Unfallversicherung mit der Aufgabe, Arbeitsunfälle zu verhüten bzw. nach einem solchen den Verletzten und deren Angehörige oder Hinterbliebene zu unterstützen. Für den Bereich des Gesundheitsdienstes ist dies z.B. die BG für Gesundheitsdienst und Wohlfahrtspflege.
professional association; social insurance against occupational accidents

**Berufskrankheit.** Erkrankung, die infolge eines bestimmten Arbeits- oder Angestelltenverhältnisses entstanden ist, meist aufgrund einer Langzeitexposition gegenüber speziellen Substanzen oder durch kontinuierliche oder sich wiederholende körperliche Anstrengungen.
occupational disease

**Berufsunfähigkeit.** Eine B. (BU) besteht nach dem Rentenversicherungsgesetz, wenn die Erwerbsfähigkeit einer Person durch eine Erkrankung, → Berufskrankheit, → Berufsunfall oder Behinderung auf weniger als die Hälfte der Erwerbsfähigkeit einer vergleichbaren gesunden Person reduziert ist. Bei vorliegender BU besteht ein Anspruch auf eine Berufsunfähigkeitsrente.
occupational disability

**Berufsunfall.** Verletzung eines Arbeiters oder Angestellten, die am Arbeitsplatz erfolgt. Berufsunfälle sind Ursache für über 95% der Fälle von → Berufsunfähigkeit.
occupational accident

**Berufsverbände.** Solidar- und Interessengemeinschaften für bestimmte Berufsgruppen, die gemeinsame Ziele verfolgen. Sie bieten ihren Mitgliedern Beratung und Rechtsschutz in beruflichen Fragen und üben Einfluss auf staatliche Entscheidungsprozesse aus, ohne jedoch eine echte politische Mitbestimmung erlangen zu können.
professional organizations

**Beruhigungstechniken.** → Pflegeintervention der → NIC, die definiert wird als die Linderung der Beschwerden bei Patienten mit akuten Angstzuständen.
Calming Techniques

**Berührung.** → Pflegeintervention der → NIC, die definiert ist als die Gewährleistung von Wohlbefinden und Kommunikation durch zweckdienliche taktile Kontakte.
Touch

**Berührung, therapeutische.** → Pflegeintervention der → NIC, die definiert ist als das Leiten der eigenen inneren Energie durch die Hände, um anderen Personen zu helfen oder sie zu heilen.
Therapeutic Touch

**Berührungsrezeptoren.** Spezialisierte Nervenendigungen, die sensibel auf Berührungsreize reagieren.
touch receptors

**Berylliose.** Vergiftung durch das Einatmen von Dämpfen oder Stäuben, die → Beryllium oder Berylliumverbindungen enthalten. Es kommt zu Granulomen im ganzen Körper und einer diffusen Lungenfibrose, die sich in trockenem Husten, Kurzatmigkeit und Thoraxschmerzen äußert.
berylliosis

**Beryllium (Be).** Stahlgraues, leichtes Metall mit der Ordnungszahl 4 und Atommasse 9,012. B. wird in metallischen Legierungen und in der Keramikindustrie eingesetzt.
beryllium (Be)

**Beschäftigungsdefizit.** Anerkannte → NANDA- → Pflegediagnose; Zustand, bei der der Betreffende eine verminderte Stimulation, Interesse oder Engagement bezüglich Erholung und Freizeitaktivitäten erlebt. Kennzeichnende Merkmale sind Langeweile, der Wunsch nach Aktivitäten und die Unfähigkeit, an den gewohnten Hobbys teilzunehmen.
diversional acitivity deficit

**Beschäftigungstherapeut/in.** (Arbeitstherapeut/in). Mitarbeiter einer ergänzenden Gesundheitsprofession, der → Beschäftigungstherapie praktiziert und lizenziert

oder registriert sein muss. Der B. befasst sich mit der Evaluation, Diagnose und/oder Behandlung von Menschen aller Altersstufen, deren Fähigkeit, mit den Aktivitäten des täglichen Lebens fertig zu werden, durch körperliche Verletzungen, Erkrankungen, emotionale Störungen, angeborene oder entwicklungsbedingte Behinderungen oder den Alterungsprozess gestört ist. Zu den Dienstleistungen gehören Entwurf, Herstellung und Anwendung von → Orthesen, Anleitung in der Auswahl und Anwendung angepasster Hilfsmittel, therapeutische Aktivitäten zur Verbesserung funktionaler Leistungen, berufsvorbereitende Evaluation und Training sowie Beratung bezüglich einer Anpassung der äußeren Umgebung für behinderte Menschen. (s.a. Ergotherapie)
occupational therapist (OT)

**Beschäftigungstherapie.** Profession der Gesundheitsrehabilitation, die Personen aller Altersstufen mit körperlichen, entwicklungsbedingten, sozialen oder emotionalen Defiziten helfen soll, Fähigkeiten wiederzuerlangen oder aufzubauen, die für die Gesundheit und das Wohlbefinden wichtig sind. (s.a. Ergotherapie)
occupational therapy

**Beschneidung.** (Zirkumzision). 1. Chirurgische, ringförmige Beschneidung (Zirkumzision) der zu engen oder zu langen Vorhaut des männlichen Gliedes aus therapeutischen und hygienischen Gründen. 2. Rituelle Resektion der Vorhaut des männlichen Gliedes oder der weiblichen Klitoris und/oder der kleinen Schamlippen in jüdischen, muslimischen oder afrikanischen Gemeinden. Verbreitung in Afrika, Vorderasien, Indonesien, Australien, Ozeanien und auch in Amerika. Im Judentum gilt die B. der Jungen als Zeichen des Bundes mit Gott.
[*lat.:* circumcidere, ringsum abschneiden]
(ritual) circumcision

**Besenreiservarizen.** Im Stadium 1 der chronisch venösen Insuffizienz auftretende, dicht unter der Haut bes. am Oberschenkel und im Knöchelbereich liegende, verästelte kleinste Venen (wie der Reisig für »Hexenbesen«).
spider veins

**Bestehlungswahn.** Durch nicht gefundene, verlegte Dinge entstehende Überzeugung, bestohlen worden zu sein.
irrational fear/delusion of being robbed

**Bestrahlung.** Exposition gegenüber einer strahlenden Energiequelle, z.B. Wärme, Licht oder Röntgenstrahlen. Radioaktive Quellen der Strahlungsenergie, z.B. Röntgenstrahlen, Iodisotope oder Kobald, werden zu diagnostischen Zwecken verwendet, um innere Körperstrukturen zu untersuchen. Ähnliche Quellen der Radioaktivität werden in größeren Dosierungen genutzt, um Mikroorganismen oder Gewebezellen zu zerstören, die zu Krebsgeschwüren entartet sind. Ultraviolettstrahlen werden eingesetzt, um bestimmte Bakterien und toxische Schimmelpilze zu identifizieren.
irradiation

**Bestrahlungstherapie.** Eine → Pflegeintervention der → NIC, die definiert wird als Unterstützung der Patienten, Stahlenbehandlungen zu verstehen und ihre Nebenwirkungen zu reduzieren.
Radiation Therapy Management

**Besuchen, Unterstützung von.** → Pflegeintervention der → NIC, die definiert ist als die Unterstützung gesundheitsförderlicher Besuche durch Familienangehörige und Freunde.
Visitation Facilitation

**beta.** Zweiter Buchstabe des griechischen Alphabets (B, $\beta$), der in der wissenschaftlichen Schreibweise verwendet wird, um die Position eines Kohlenstoffatoms, die Art einer Proteinkonfiguration oder die Identifikation einer Aktivitätsform zu bezeichnen, z.B. → Betablocker, → Betastrahlen, Betateilchen oder Betarhythmus. In Statistiken wird hiermit ein Fehler in der Interpretation der Studienergebnisse ausgedrückt.
beta

**Betablocker.** (Betarezeptorenblocker). Bezeichnung für betaadrenerge Substanzen, mit denen die Wirkung der Transmitter des Sympathikus (Adrenalin und Noradrenalin) auf die → Betarezeptoren blockiert werden kann. Die B. führen zur Verminderung der Herzaktivität und werden bei Hypertonie, koronarer Herzkrankheit (KHK) und Herzrhythmusstörungen eingesetzt. Zu Beginn einer Therapie mit B.n muss aufgrund der Gefahr einer abfallenden Herzfrequenz häufig der Puls kontrolliert werden. (→ Antiadrenergikum)
🇬🇧 beta-blocker

**Betacaroten.** Vorform des → Vitamin A, das zur Verbesserung der Photosensibilität bei Patienten mit einer erythropoetischen Protoporphyrie (Störung der Biosynthese von Häm) eingesetzt wird.
🇬🇧 beta-caroten

**Betamethason.** → Glukokortikoid und → Antiphlogistikum, das als entzündungshemmendes Mittel zur äußerlichen Anwendung eingesetzt wird.
🇬🇧 betamethasone

**Betaoxidation.** Katabolischer Prozess, bei dem → Fettsäuren des Körpers als Energiequelle verwendet werden.
🇬🇧 beta-oxidation

**Betarezeptor.** Adrenerge Komponenten eines Rezeptorgewebes, die auf Epinephrin und Substanzen mit hemmender Wirkung, etwa Propranolol, reagieren. Die Aktivierung der B.en führt zu verschiedenen physiologischen Reaktionen, z.B. Entspannung der Bronchialmuskulatur und Steigerung von Frequenz und Stärke der Herzkontraktionen.
🇬🇧 beta receptor

**Betastrahlen.** Strom von Betateilchen (positiv oder negativ geladene Teilchen, die beim radioaktiven Zerfall eines Atoms freigesetzt werden); wenn das Element mehr Neutronen als Protonen besitzt, ist das Betateilchen ein Elektron, besitzt es mehr Protonen als Neutronen, ist das Betateilchen ein Positron.
🇬🇧 beta rays

**Betäubung, örtliche.** Oberflächliche Aufhebung der Schmerzempfindung (Analgesie) durch Auftragen eines lokalen Schmerzmittels auf die Haut oder Schleimhaut, in Form einer Lösung, Salbe oder eines Gels oder Sprays.
🇬🇧 topical anesthesia

**Betäubungsmittel, Kontrolle von.** → Pflegeintervention der → NIC die definiert wird als die Verbesserung einer angemessenen Anwendung und sicheren Aufbewahrung von Betäubungsmitteln.
🇬🇧 Controlled Substance Checking

**Betäubungsmittel (BTM).** Sammelbezeichnung für Arzneimittel, die eine bewusstseins- bzw. stimmungsverändernde Wirkung haben und z.B. Euphorie oder Halluzinationen auslösen können. BTM können zur → Sucht und zur Arzneimittelmissbrauch führen. Unter BTM fallen sowohl illegale Drogen (Heroin, LSD, Cannabis) als auch therapeutisch verwendete Substanzen (Opioide, Morphin, Kokain). Diese werden als → Analgetika und teilweise als → Anästhetika eingesetzt. BTM müssen von anderen Arzneimitteln getrennt aufbewahrt und sicher verschlossen werden. Jede Entnahme eines BTM aus dem BTM-Schrank muss von einer verantwortlichen Person sorgfältig dokumentiert werden. Die Verabreichung von BTM ist durch das Betäubungsmittelgesetz geregelt. (→ Narkotika)
🇬🇧 narcotics; anaesthetics

**Betäubungsmittelbuch.** Schriftliche Dokumentation der verbrauchten → Betäubungsmittel einer Abteilung bzw. Klinik. Die → Betäubungsmittel-Verschreibungsverordnung und das → Betäubungsmittelgesetz fordern im § 17 die lückenlose Aufzeichnung des Verbleibs von Betäubungsmitteln. Im B. wird fortlaufend detailliert das Datum des Zu- oder Abgangs von Betäubungsmitteln, Name und Anschrift des Empfängers (Patient) oder Name und Anschrift der Firma, die den Bestand geliefert hat, festgehalten. Diese Aufzeichnungen müssen drei Jahre aufbewahrt werden.
🇬🇧 narcotics record

**Betäubungsmittelgesetz.** (BtMG). Gesetz über den Umgang mit → Betäubungsmitteln, das zusammen mit der → Betäubungsmittel-Verschreibungsverordnung die vom Arzt angeordnete Verwendung von Betäubungsmitteln regelt und den ungesetzlichen Gebrauch unter Strafe stellt.

**Betäubungsmittel-Verschreibungsverordnung.** (BtMVV). Verordnung mit genauen Vorgaben für das Verschreiben, die Abgabe und den Nachweis des Verbleibs von verschreibungspflichtigen → Betäubungsmitteln durch den Arzt, Zahnarzt und Tierarzt.

**Betawelle.** Eine von vier Arten von Hirnwellen, die durch eine relativ niedrige Voltmenge und mehr als 13 Hz gekennzeichnet ist. B.n sind die »aktiven Wellen« des Hirns und werden mit Hilfe einer → Elektroenzephalographie der vorderen und zentralen Bereiche des Kleinhirns aufgezeichnet, während der Patient wach ist und die Augen geöffnet hat.
🇬🇧 beta wave

**Betazellen.** 1. Insulinproduzierende Zellen in den → Langerhans-Inseln; ihre Funktion ist es, Glukose, Aminosäuren und Fettsäuren schneller aus dem Blut in das zelluläre Zytoplasma zu befördern. 2. Die basophilen Zellen des Hypophysenvorderlappens.
🇬🇧 beta cells

**Betreuungsperson, Unterstützung der.** → Pflegeintervention der → NIC, die definiert wird als die Gewährleistung der zur Verbesserung der primären Pflege von Patienten erforderlichen Informationen, Fürsprache und Unterstützung für Personen, die nicht in der professionellen Pflege tätig sind.
🇬🇧 Caregiver Support

**Betreuungsrecht.** Gesetzliche Grundlage (BtG vom 12.09.1990), welche die Aufgabenkreise von Betreuern für die ihnen vom Vormundschaftsgericht zugeteilten Personen regelt. Die Betreuung wird auf Antrag oder von Amts wegen dann verfügt, wenn ein Volljähriger persönliche Angelegenheiten ganz oder teilweise infolge einer psychischen Krankheit oder einer körperlichen, geistigen oder seelischen Behinderung nicht erledigen kann (§ 1896 Abs. 1 BGB). Das Betreuungsgesetz hat mit seiner Einführung die früheren Entmündigungsvorschriften und die Gesetze zur Gebrechlichkeitspflegschaft aufgehoben. Zuvor müssen jedoch alle anderen Möglichkeiten, etwa die Hilfe durch Familienangehörige, ausgeschöpft worden sein.
🇬🇧 guardian rule

**Betreuungsverfügung.** Schriftlich niedergelegte Willensäußerung, in der eine Person die Vertretung in Gesundheitsangelegenheiten festlegt, für den Fall, dass es dieser Person z.B. aus krankheitsbedingten Gründen nicht mehr möglich ist, eigenständig Entscheidungen zu treffen. Die in der B. benannte Person muss dann auch bei Entscheidungen, z.B. bzgl. anstehender Operationen, um ihr Einverständnis gebeten werden. (→ Betreuungsrecht)
🇬🇧 disposition of care

**Bett.** → Pflegebett
🇬🇧 hospital bed

**Bettenbelegung.** Verhältnis der durchschnittlichen Zahl an Krankenhauspatienten zu der Anzahl der verfügbaren Betten während eines festgelegten Zeitabschnitts.
🇬🇧 occupancy

**Bettgalgen.** → Patientenaufrichter.
🇬🇧 trapeze bar

**Bettgitter.** (Bettschere). Seitlich am Patientenbett angebrachter Zusatzrahmen, der das Herausfallen eines Patienten verhindern soll. Das Anbringen von B.n ist eine Maßnahme des Freiheitsentzugs, die auf Arztanordnung erfolgt und der Rechtfertigung bedarf (Einwilligung des Patienten, Zustimmung des Betreuers oder richterlicher Beschluss durch das Amtsgericht) oder durch Notstand (Schutz des Patienten) geboten sein muss. Für pflegerische Verrichtungen lässt sich das Bettgitter herunter schieben und arretieren. Nach dem Anbringen eines Bettgitters ist unbedingt dafür zu sorgen, dass sich der Patient mit Hilfe einer Klingel melden kann und dass regelmäßige Kon-

trollen durch das Pflegepersonal erfolgen. Das Anbringen von B.n kann bei verwirrten Patienten eine große Gefahr darstellen, da diese oft darüber steigen und dann aus größerer Höhe stürzen. Grund und Dauer des Anbringens von B.n, auch wenn es auf Patientenwunsch geschieht, sind unbedingt zu dokumentieren. (s.a. Fixierung)
▆ bed rails

**Bettnässen.** → Einnässen.
▆ enuresis

**Bettpfanne.** ▨ (Steckbecken/Bettschüssel/Schieber/»Topf«). Flaches Gefäß aus Metall oder Plastik, das zum Auffangen von Stuhl und Urin bei bettlägerigen Patienten verwendet wird.
▆ bed pan

**Bettruhe.** Vorschrift für einen Patienten, aufgrund einer Erkrankung oder Verletzung im Bett zu bleiben und nicht aufzustehen.
▆ bed rest

**Bettruhe, Pflege bei.** → Pflegeintervention der → NIC, die definiert wird als die Förderung von Wohlbefinden und Sicherheit sowie Vorbeugung gegen Komplikationen bei bettlägerigen Patienten.
▆ Bed Rest Care

**Beulenpest.** (Bubonenpest). Die häufigste Form der Pest, bei der schmerzhafte Bubonen (Sgl. → Bubo) in der Achsel, Leiste oder am Hals auftreten; es kommt zu hohem Fieber (41°C), Tachykardie, Hypotonie, Delirium und Hautblutungen aus den oberflächlichen Gefäßen. Die Symptome werden durch ein Endotoxin verursacht, das von einem Bazillus, dem *Yersinia pestis*, stammt, der durch den Biss von infizierten Flöhen oder bestimmten Nagern (z.B. Ratten) übertragen wird.
▆ bubonic plague

**Beurlaubung, Erleichterung der.** → Pflegeintervention der → NIC, die definiert wird als die Planung einer zeitweiligen Beurlaubung von Patienten aus einer Gesundheitspflegeeinrichtung.
▆ Pass Facilitation

**Bevölkerungsstatistik.** Informationen über Geburten, Geburtenzahlen, Todesfälle, Sterberate, Heiratszahlen, Gesundheit und Krankheiten sowie die Erkrankungsrate.
▆ vital statistics

**Bewegungsapparat.** Der B. ermöglicht dem Menschen eine Ortsveränderung sowie eine mechanische Einwirkung auf die Umwelt. Der **passive** B. setzt sich aus Knochen und Knorpeln (das sog. Skelett) zusammen, die durch die Gelenke miteinander verbunden sind. Der **aktive** B. besteht aus Skelettmuskulatur, die durch → Kontraktion den passiven B. bewegen kann, sowie Nerven und Gefäßen, welche die Skelettmuskulatur versorgen.
▆ movement apparatus

**Bewegungsapparat im Alter.** Rückbildungen des Knochengewebes = Risiko für Knochenbrüche, Abnahme der Muskelmasse = Verringerung der Muskelkraft und der Ausdauer, degenerative Gelenkveränderungen = Verringerung der Elastizität und der Belastbarkeit.
▆ movement apparatus in old age

**Bewegungsspielraumübung.** Jede Körperbewegung, die Muskeln, Gelenke und natürliche Bewegungsabläufe wie Beugen, Strecken und Drehen beinhaltet. Solche Übungen werden entweder aktiv oder passiv zur Prophylaxe und Therapie von Knochenverformungen, zur Beurteilung

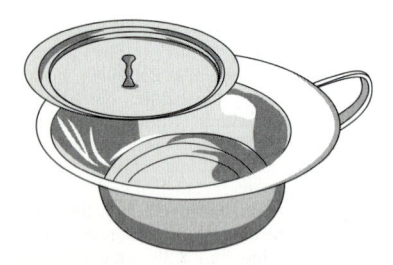

**Bettpfanne.**

von Verletzungen und Fehlstellungen und von Profisportlern eingesetzt.
🇬🇧 range-of-motion exercise

**Bewegungsstörung.** Gestörte Muskelfunktion, die auf eine Infektion, Verletzung oder kongenitale Fehlbildung zurückzuführen ist, wie z.B. Ataxie, unwillkürliche Muskelzuckungen oder Chorea.
🇬🇧 disorder of movement

**Bewegungsübung, aktive.** Wiederholtes Bewegen eines Körperteils durch bewusste selbständige Muskelkontraktion und -entspannung.
🇬🇧 active exercise

**Bewegungsübung, passive.** Bewegungsform ohne Auslösung einer eigenen Muskelaktivität, die ohne aktive Mithilfe des Patienten ausgeführt wird. P. B.en finden z. B. bei bewusstlosen oder gelähmten Patienten Anwendung und dienen der Erhaltung eines funktions- und bewegungsfähigen Bewegungsapparates, der → Kontrakturenprophylaxe, sowie der Anregung und Stabilisierung von Kreislauf, Atem- und Gehirnfunktionen. Bei den p. B.en sollte immer das nächstliegende Gelenk fixiert werden.
Nach Anleitung durch einen Physiotherapeuten und Absprache mit dem behandelnden Arzt können Pflegende diese Übungen selbständig mit dem Patienten durchführen.
🇬🇧 passive exercise

**Bewegungsübungen, isometrische.** Statische Übungen zur Aufrechterhaltung der Muskelspannung und Verhinderung des Muskelabbaus (Atrophie). Die Muskelgruppen werden dabei gezielt angespannt und die Spannung gehalten. Durch das Prinzip Druck und Gegendruck ist dabei keine sichtbare Bewegung feststellbar. Nach maximaler Anspannung erfolgt die Entspannung. I. Ü. regen den Muskelstoffwechsel stark an; sie werden eingesetzt, wenn eine Mobilisierung der Muskeln ohne Belastung von Herz und Lungen notwendig ist (z. B. bei Myokardinfarkt).
🇬🇧 isometrical exercise

**bewusstlos.** Zustand, in dem ein Mensch seine Umgebung nicht wahrnimmt, nichts fühlt und auf Reize nicht reagiert.
🇬🇧 unconscious

**Bewusstlosigkeit.** Zustand, in dem bei erhaltenen somatischen Funktionen jedes bewusste psychische Geschehen fehlt und die Reaktionsfähigkeit eingeschränkt ist. Die B. kann u.a. durch Sauerstoffmangel, Schock, Medikamente, Gifte, Störungen im Elektrolythaushalt, Stoffwechselentgleisungen, schwere Traumata, Krämpfe, Kopfverletzungen, Hirntumoren oder Infektionen ausgelöst werden. Die Tiefe der B. und das Ausmaß der Funktionsstörungen lassen sich mittels der → Glasgow-Koma-Skala erfassen. Bei einer länger andauernden tiefen B. spricht man von → Koma. (s.a. Bewusstseinsstörung)
🇬🇧 unconsciousness

**Bewusstsein.** Zustand, in dessen Mittelpunkt das Selbst und die Umgebung steht und bei dem sich die Aufmerksamkeit auf unmittelbare Angelegenheiten konzentriert.
🇬🇧 consciousness

**Bewusstseinsstörung.** In verschiedenen Schweregraden auftretende Störung des Bewusstseins mit anschließender Erinnerungslücke (→ Amnesie). Hierzu zählen

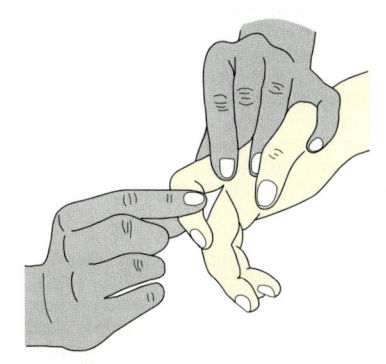

**Bewegungsübung, passive.** Passives Bewegen am Fingergelenk.

der Dämmerzustand, die Verwirrtheit (qualitative B.), die Störung der Aufmerksamkeit (Vigilanz) (quantitative B.), die → intrakraniell bedingten B. (z.B. Schädel-Hirn-Trauma) und die stoffwechsel- und vergiftungsbedingten B.en (s.a. Glasgow Koma Skala)
🌐 disorder of consciousness; mental blackout

**Bewusstseinstrübung.** Mentaler Zustand, bei dem der Patient verwirrt bzw. sich seiner unmittelbaren Umgebung nicht völlig bewusst ist.
🌐 clouding of consciousness

**Bewusstseinszustand, veränderter.** Jeder B., der von dem normalen Zustand einer Person, die bei vollem Bewusstsein ist, abweicht. Häufig liegen einem v. B. akute oder chronische Hirnschädigungen zugrunde. Die Formen der Bewusstseinseintrübungen werden nach ihrem Schweregrad vorgenommen: 1. Benommenheit, 2. Somnolenz (Schläfrigkeit), 3. Sopor (tiefschlafähnlicher Zustand), 4. Koma (schwerste Form der Bewusstseineintrübung). Auch eine → Amnesie, eine akute → Verwirrtheit, ein → Dämmerzustand oder ein → Delirium sind Veränderungen des B.es Einige Menschen, insbesondere aus den östlichen Kulturkreisen, erreichen v. B.e unter Zuhilfenahme verschiedener Techniken, z.B. langes Fasten, tiefes Atmen, ekstatische Tänze sowie Gesang.
🌐 altered state of consciousness (ASC)

**Beziehungen, Aufbau komplexer.** → Pflegeintervention der → NIC, die definiert wird als die Entwicklung einer therapeutischen Beziehung zu Patienten, die Interaktionsschwierigkeiten mit anderen Personen haben.
🌐 Complex Relationship Building

**Bezugsgruppe.** Eine Gruppe, mit der sich der Patient identifiziert oder zu der er gerne gehören würde.
🌐 reference group

**Bezugspflege.** Eine Pflegekraft ist für die gesamte Pflege eines Patienten von der Aufnahme bis zur Entlassung verantwortlich. Außerhalb ihrer Arbeitszeiten pflegen andere Stationsmitarbeiter nach dem von der Bezugspflegekraft erstellten und aktualisierten Pflegeplan. In den USA seit 1930 bekannt. (→ Zimmerpflege)
🌐 Primary nursing

**BGA.** Blutgasanalyse

**Bi.** Chemisches Symbol für Bismut bzw. → Wismut.
🌐 Bi

**bi-.** Vorsilbe mit der Bedeutung »zwei, doppel«.
[*lat.:* bis, zwei]
🌐 bi-

**Bias.** (Statistik) Verfälschung von statistischen Ergebnissen, indem bei Forschungsstudien eine Stichprobe durchgeführt wird, bei der die Faktoren oder Teilnehmer nicht ausgewogen oder objektiv ausgewählt worden sind.
[*engl.:* schräg]
🌐 bias

**Bibliotherapie.** 1. → Pflegeintervention der → NIC, die definiert wird als der Einsatz von Literatur zur Verbesserung des Ausdrucks von Gefühlen und zum Erwerb bestimmter Kenntnisse. 2. Form der Gruppentherapie, bei der gemeinsam Bücher, Gedichte und Zeitungsartikel gelesen werden, um Überlegungen über Ereignisse in der realen Welt anzuregen und die Beziehungen zwischen den Gruppenmitgliedern zu fördern.
🌐 bibliotherapy

**bicornis.** Zwei Hörner oder Fortsätze aufweisend; z.B. Uterus bicornis.
[*lat.:* bis, zwei; cornu, Horn]
🌐 bicornate

**Bidet.** Vorrichtung, die einer Toilettenschüssel ähnelt; der Rand ist als Sitzfläche konzipiert, ein Wasseranschluss dient der Reinigung des Genital- und Analbereichs.
[*franz.*]
🌐 bidet

**Biegungsfraktur.** Vollständige Fraktur eines Knochens, bei der ein Biegungskeil durch den Biegemoments aufgrund indirekter und direkter Gewalteinwirkung auf einen langen Röhrenknochen entsteht.
⚕ bending fracture

**Bienstein, Christel.** * 1951 in Bottrop; Krankenpflegeausbildung 1972; Diplom-Pädagogin 1981; Leitung des Bildungszentrums für Pflegeberufe des DBfK in Essen 1990-93, dort konzipierte C.B. die zweijährige Weiterbildung, das Pflegefachseminar; sie entwickelte das Konzept der → Kinästhetik für die Pflege mit und übertrug das Konzept der → Basalen Stimulation in die Pflege; seit 1994 Leiterin des Instituts für Pflegewissenschaft an der Privatuniversität Witten/Herdecke.

**bifokal.** 1. Zwei Fokusse aufweisend. 2. (Linse) Zwei Bereiche verschiedener Fokuslängen aufweisend, z.B. eine Kontaktlinse oder Brille, die sowohl die Nah- als auch die Fernsicht korrigiert.
[*lat.:* bis, zwei; focus, Kern]
⚕ bifocal

**Bifurkation.** (Gabelung). In zwei Äste unterteilt, z.B. die Luftröhre (Trachea), deren beide Äste in die rechten und linken Bronchien führen.
[*lat.:* bis, zwei; furca, Gabel]
⚕ bifurcation

**Bigeminie.** Herzarrhythmie, die durch paarweise auftretende Herzschläge gekennzeichnet ist, wobei jedem normalen Herzschlag eine → Extrasystole folgt.
⚕ bigeminy

**bigeminus.** Zwei Dinge oder Ereignisse bezeichnend, zweimal oder doppelt, z.B. → Bigeminus-Rhythmus.
⚕ bigeminal

**Bigeminus-Rhythmus.** Doppelter Herzschlag mit ektopischen Schlägen des Vorhofs und der Kammer, die sich mit einem Sinusschlag abwechseln und präzise paarweise oder bei einer ventrikulären Tachykardie mit einem 3:2-Block auftreten.
⚕ bigeminal rhythm

**Bikarbonat.** (Hydrogenkarbonat/doppelkohlensaures Salz). Ion der Kohlensäure, bei dem ein Wasserstoffatom durch ein Metall oder Radikal ersetzt worden ist, z.B. Natriumbikarbonat ($NaHCO_3$); dadurch entstehen saure, wasserlösliche Salze der Kohlensäure.
[*lat.:* bi, zwei; carbo, Kohle]
⚕ bicarbonate

**Bikarbonat-Puffer.** Wichtigstes alkalisches Puffersystem im Stoffwechsel zur Steuerung des Säure-Basen-Haushalts.
[*lat.:*bi, zwei; carbo, Kohle]
⚕ bicarbonate buffer system

**bikuspidal.** Zwei Zipfel, Spitzen oder Höcker aufweisend; z.B. Bikuspidalklappe (Valva bicuspidalis).
⚕ bicuspid

**bilateral.** 1. Zwei Seiten betreffend. 2. Auf zwei Seiten auftretend; bei einer bilateralen Hörstörung kann ein teilweiser oder vollständiger Hörverlust in beiden Ohren auftreten. 3. Zwei Schichten aufweisend.
[*lat.:* bis, zwei; lateralis, Seite]
⚕ bilateral

**Bilharziose.** → Schistosomiase.
⚕ schistosomiasis

**biliär.** Galle, Gallenblase oder Gallengang betreffend.
⚕ biliary

**biliös.** 1. Zur Galle(nflüssigkeit) gehörend. 2. Durch eine exzessive Sekretion von Galle charakterisiert. 3. Eine Störung der Galle betreffend.
⚕ bilous

**Bilirubin.** Braun-gelbliches Gallenpigment, das durch den Abbau von → Hämoglobin entsteht, wenn dieses nicht mehr funktionsfähig ist. Ein gesunder Mensch produziert 250 mg B. täglich. Das meiste B. wird im Stuhl ausgeschieden. Ein → Ikterus (Gelbverfärbung der Haut) entsteht durch die Akkumulation von B. im Blut und im Gewebe der Haut.
[*lat.:* bilis, Galle; ruber, rot]
⚕ bilirubin

**Bilirubin, direktes.** (sekundäres, konjugiertes, gepaartes Bilirubin). In der Leberzelle mit

Hilfe des Enzyms Glucuronyltransferase gebundenes → indirektes Bilirubin. Das d. B. ist wasserlöslich und nierengängig und kann somit über den Darm und die Harnblase ausgeschieden werden.
🔤 direct bilirubin; conjugated bilirubin

**Bilirubin, indirektes.** (primäres, unkonjugiertes, freies Bilirubin). Fettlösliches, proteingebundenes Abbauprodukt des → Hämoglobins, das in der Leber weiter zu → direktem Bilirubin verstoffwechselt wird. Fällt mehr B. an, als die Leber verstoffwechseln kann, erhöht sich die Konzentration des i. B. und es lagert sich im Unterhautfettgewebe ab. Dadurch kommt es zur Gelbfärbung der Haut (Ikterus). (s.a. Ikterus; Hyperbilirubinämie).
🔤 indirect bilirubin; unconjugated bilirubin

**Bilirubinämie.** Präsenz von → Bilirubin im Blut.
[*lat.*: bilis, Galle; ruber, rot; *griech.*: haima, Blut]
🔤 bilirubinemia

**Bilirubinurie.** Ausscheidung von → Bilirubin im Urin, z.B. bei Verschlussikterus oder Hepatitis.
🔤 bilirubinuria

**Biliverdin.** Grünlicher Gallenfarbstoff, der durch den Abbau von → Hämoglobin bei der Umformung in → Bilirubin entsteht.
🔤 biliverdin

**Billings-Ovulationsmethode.** Natürliche Methode der Empfängnisverhütung, bei der die fruchtbare Zeit des Eisprungs (Ovulation) durch die Beobachtung von Veränderungen des Zervixschleims bestimmt wird, die im Verlauf des Menstruationszyklus üblicherweise auftreten.
🔤 Billings method

**Billroth-II-Operation.** Chirurgische Entfernung von Magenausgang (Pylorus) und Zwölffingerdarm (Duodenum). Das Magenende wird durch eine → Anastomose mit dem Darm verbunden. (→ Billroth-I-Operation)
🔤 Billroth's operation II

**Billroth-I-Operation.** (Magenresektion/Gastrektomie). Chirurgische Entfernung des Magenausgangs (Pylorus) zur Behandlung eines Magenulkus oder Magenkarzinoms. Das proximale Ende des Zwölffingerdarms (Duodenum) wird durch eine → Anastomose mit dem Magen verbunden.
[Ch.T. Billroth, österr. Chirurg, 1829–1894]
🔤 Billroth's operation I

**bilokulär.** Zwei Zellen oder Kammern enthaltend, bzw. in zwei Fächer geteilt.
🔤 bilocular

**bimanuell.** Zur Funktion beider Hände gehörend; mit zwei Händen ausgeführt.
🔤 bimanual

**Binde, elastische.** Aus dehnbarem Material hergestellte Binde, die einen Körperteil stützt und bessere Bewegungsmöglichkeiten bietet.
🔤 elastic bandage

**Bindegewebe.** Gewebe, das andere Körpergewebe und Körperteile stützt und verbindet. Das dichte, vielzellige, aus interzellulärem Material bestehende Bindegewebe entwickelt sich aus dem embryonalen Mesoderm. Das interzelluläre Material enthält eine Fasermatrix, die flüssig, gallertartig oder fest sein kann. Die verschiedenen Bindegewebsarten sind Knochen, Knorpel, Fasern und loses Bindegewebe.
🔤 connective tissue

**Bindegewebe, elastisches.** Bindegewebe mit elastischen Fasern. Elastisches Bindegewebe befindet sich in den Bändern der Wirbelsäule, der Knorpelmasse des Außenohrs sowie in den Wänden einiger großer Blutgefäße.
🔤 elastic tissue

**Bindegewebsknorpel.** Zwischen vielen Gelenken, insbesondere zwischen den beschränkt bewegungsfähigen Rückenmarkswirbels vorhandene Faserknorpelscheiben. Eine Scheibe besteht aus konzentrischen Ringen fibrösen Gewebes, das durch Knorpelschichten getrennt ist.
🔤 connecting fibrocartilage

**Bindehautkatarrh.** Einfache Bindehautentzündung, normalerweise in Verbindung mit einer Infektion, Allergie, Kontakt mit Luftverschmutzung oder physischer Reizung, z.B. durch eine im Auge schwimmende Augenwimper. Wird von Ausfluss begleitet.
🔲 catarrhal conjunctivitis

**Bindehautverätzung.** Durch Chemikalien verursachte Verätzungen der Bindehaut. Bei einer Bindehautverätzung sollte das betroffene Auge mindestens 30 Minuten lang gründlich mit viel Wasser ausgespült werden und ärztliche Hilfe in Anspruch genommen werden.
🔲 conjunctival burns

**Bindung.** Verhaltensweisen, die sich in den Beziehungen zwischen zwei Personen (insbesondere zwischen Mutter und Kind) ausdrücken. Dabei kann es sich um Gefühle der Zuneigung oder Loyalität, aber auch um Abhängigkeitsbeziehungen handeln.
🔲 attachment

**Bindung, chemische.** Starke, verbindende Kraft zwischen den Atomen einer Substanz.
🔲 bond

**Bindung, kovalente.** Chemische Bindung, die sich zwischen zwei Atomen bildet und die zwei, vier oder sechs Elektronen teilen.
🔲 covalent bond

**Bindung, persönliche.** Prozess, der zwischen einem Säugling und seinen Eltern, insbesondere seiner Mutter, stattfindet und der für die Bildung affektiver Bindungen wichtig sind, die später sowohl die körperliche als auch die psychische Entwicklung des Kindes beeinflussen. Die wahrscheinlich nachhaltigste Maßnahme zum Aufbau einer positiven Eltern-Kind-Bindung ist der direkte Augenkontakt und enger Körperkontakt mit dem Säugling.
🔲 bonding

**Bindungsstellen.** 1. Konkave Ausbuchtungen in Antikörpermolekülen zur Anlagerung von Antigenen. Aufgrund möglicher Variationen in Aminosäuresequenzen und Molekülkonfigurationen der Antikörper hat jeder Antikörper Bindungsstellen für ein bestimmtes Antigen. 2. Bindungsstellen auf Proteinmolekülen, an die Arzneimittel oder andere Stoffe durch elektrochemische Anziehungskräfte angelagert werden.
🔲 combining sites

**Bingen, Hildegard von.** Deutsche christliche Mystikerin und Äbtissin eines Benediktinerordens in Bingen (1098–1179). Sie kombinierte die ärztlichen Lehren der Antike (Diätetik) mit den Erfahrungen der Volksmedizin, der Kräutermedizin, ihrem starken christlichen Glauben und dem Einfluss der Psyche und veröffentlichte zahlreiche visionäre Bücher zur naturkundlichen Klostermedizin und -pflege. Ihr Ruf als Wunderheilerin zog Pilger und Kranke zu ihrem Kloster. Sie gilt als Volksheilige, obwohl sie aufgrund ihrer kritischen Haltung zur Amtskirche bis heute niemals heilig gesprochen worden ist.

**binokular.** Zu beiden Augen gehörend, insbesondere auf das Sehvermögen bezogen.
🔲 binocular

**bio-.** Vorsilbe mit der Bedeutung »Leben«.
🔲 bio-

**Bioäquivalent.** Bezeichnung für ein Arzneimittel, das die gleiche therapeutische Wirkung und die gleiche Bioverfügbarkeit (→ Bioavailability) hat wie ein anderes, das in seiner chemischen Zusammensetzung fast identisch ist.
🔲 bioequivalent

**Bioavailability.** (Bioverfügbarkeit). Biologische Wirksamkeit; das Ausmaß einer Aktivität oder die Menge eines verordneten Medikaments oder eines anderen Wirkstoffs, die in Abhängigkeit von der Darreichungsform (z.B. Tablette, Injektion) und von der speziellen Dauer bis zur Wirkung im Zielgewebe für eine Aktivität zur Verfügung gestellt wird.
🔲 bioavailability

**Biochemie.** Wissenschaft der chemischen Faktoren in lebenden Organismen und Lebensprozessen.
🇬🇧 biochemistry

**Bioenergetik.** System von Bewegungen und Übungen, das auf dem Konzept beruht, dass eine natürliche Heilung unterstützt wird, wenn der Körperrhythmus des Patienten mit seiner natürlichen Umgebung harmonisch verbunden wird.
🇬🇧 bioenergetics

**Biofeedback.** 1. → Pflegeintervention der → NIC, die definiert wird als die Unterstützung von Patienten bei der Veränderung von Körperfunktionen unter Anwendung eines Instrumentations-Feedbacks. 2. Prozess (meist im Rahmen einer Psychotherapie), bei dem eine Person eine visuelle oder auditive Information über die autonomen physiologischen Funktionen ihres Körpers erhält, z.B. Blutdruck, Muskelspannung und Hirnwellenaktivität; meist erfolgt das B. mit Hilfe verschiedener Instrumente, z.B. EKG, EEG. Ziel ist die Förderung des Körperbewusstseins und die Fähigkeit, Einfluss auf die Körperfunktionen zu nehmen. Indikation z.B. bei Migräne, Verspannungszuständen, Hypertonie.
🇬🇧 Biofeedback

**Bioflavonoid.** (Vitamin P). Sammelbezeichnung für eine Gruppe farbiger Flavone, die in vielen Früchten vorhanden sind. B.e werden heute als nicht-essentielle Nährstoffe betrachtet.
[*griech.*: bios, Leben; *lat.*: flavus, gelb; *griech.*: eidos, Form]
🇬🇧 bioflavonoid

**Biogenese.** 1. Lehrmeinung, nach der Leben nur von zuvor vorhandenem Leben abstammen kann, also nicht von einer leblosen Substanz. 2. Ursprung des Lebens und lebender Organismen; → Ontogenese und → Phylogenese. – *adj.* biogenetisch.
[*griech.*: bios, Leben; genein, produzieren]
🇬🇧 biogenesis

**Biographiearbeit.** Kenntnisse über die Lebensgeschichte, Interessen, Neigungen usw. zur Förderung des Verständnisses für den Erkrankten. Hilfsmittel sind z. B. Fotos, Lieder, Erinnerungen, Filme, Gerüche, Tätigkeiten, Gerichte usw.
🇬🇧 collection of biographical data

**Bioklimatologie.** Studium der Beziehungen zwischen dem Klima und lebenden Organismen sowie ihren Interaktionen.
🇬🇧 bioclimatology

**Biologie.** Wissenschaftliches Studium von Pflanzen, Tieren und anderen Lebensformen. Beispiele für einige Bereiche der B. sind Biometrie, Ökologie, Evolution, Genetik, Molekular- und Zellbiologie, Physiologie und Paläontologie. – *adj.* biologisch.
🇬🇧 biology

**Biometrie.** Anwendung statistischer Methoden bei der Analyse von Daten, die aus der biologischen oder anthropologischen Forschung stammen.
🇬🇧 biometry

**Biomonitoring.** 1. Prozess der Überwachung des Wirkstoffspiegels verschiedener physiologischer Substanzen, Arzneimittel oder Metaboliten bei einem Patienten während der Diagnostik oder Therapie. 2. Messung toxischer Substanzen in der Umgebung und Bestimmung der Gesundheitsrisiken für die allgemeine Bevölkerung.
🇬🇧 biologic monitoring

**Bionik.** Wissenschaft der Anwendung elektronischer Prinzipien und Vorrichtungen, z.B. von Computern oder kleinen Apparaturen zur Behandlung medizinischer Probleme, etwa einem Herzschrittmacher, der zur Korrektur eines unphysiologischen Herzrhythmus eingesetzt wird.
[Kurzwort aus Biologie und Technik]
🇬🇧 bionics

**Biopharmazie.** Studium der chemischen und physikalischen Eigenschaften von Arzneimitteln sowie ihren Komponenten und Aktivitäten im lebenden Organismus.
🇬🇧 biopharmaceutics

**Biopsie.** Entnahme eines kleinen Gewebestücks aus einem Organ oder einem anderen Körpergewebe zur mikroskopischen

Untersuchung, um eine Diagnose zu bestätigen oder festzulegen, eine Prognose aufzustellen oder einen Krankheitsverlauf zu verfolgen. Methoden der B. sind z.B. Aspirations-, Nadel-, Saug- oder Stanzbiopsie.
[*griech.:* bios, Leben; opsis, sehen]
🇬🇧 biopsy

**biopsychisch.** Die Verbindung mentaler Faktoren mit dem lebenden Organismus betreffend.
🇬🇧 biopsychic

**biopsychosozial.** Zum Komplex der biologischen, psychologischen und sozialen Aspekte des Lebens gehörend.
🇬🇧 biopsychosocial

**Biorhythmus.** Periodisches Auftreten bestimmter zyklischer biologischer Phänomene, wie z.B. der → zirkadiane, der Tag-Nacht-Rhythmus oder der Menstruationszyklus.
[*griech.:* bios, Leben; rhythmos, Rhythmus]
🇬🇧 biorhythm

**Biostatistik.** Numerische Datensammlung über Geburten, Todesfälle, Erkrankungen, Verletzungen und andere Faktoren, die die allgemeine Gesundheit und andere Kriterien menschlicher Populationen betreffen.
🇬🇧 biostatistics

**Biosynthese.** Vielzahl von chemischen Reaktionen, die kontinuierlich im Körper stattfinden, wobei jeweils bestimmte komplexere Biomoleküle gebildet werden.
– *adj.* biosynthetisch.
[*griech.:* bios, Leben; synthesis, zusammensetzen]
🇬🇧 biosynthese

**Biot-Atmung.** 📷 Unphysiologischer Atemtyp, der durch eine unregelmäßige periodische Atmung mit Atempausen (→ Apnoe) charakterisiert ist; tritt z.B. bei Meningitis auf.
[C. Biot, französischer Arzt, 1774–1862]
🇬🇧 Biot's respiration

**Biotechnologie.** 1. Studium der Beziehungen zwischen Menschen oder anderen lebenden Organismen und Maschinen, wie etwa die gesundheitlichen Auswirkungen einer Computerausstattung auf Büroangestellte. 2. Industrielle Anwendung von Ergebnissen aus der biologischen Forschung, insbesondere in Bereichen der Genetik.
🇬🇧 biotechnology

**Biotelemetrie.** Übertragung von physiologischen Daten, z.B. EKG- oder EEG-Ergebnisse, Herzfrequenz und Körpertemperatur auf entfernte Apparaturen über Radio- oder Telephonsysteme.
🇬🇧 biotelemetry

**Biotherapie.** System der biologischen Krebsbehandlung, das die Wirkung der Alpha- und Beta-Interferone und körpereigene statt chemische Substanzen verwendet.
🇬🇧 biotherapy

**Biotin.** Farbloses, kristallines, wasserlösliches Vitamin des H-Komplexes, das bei der Fettsäureproduktion und bei der Oxidation von Fettsäuren und Kohlenhydraten als Koenzym fungiert.
[*griech.:* bios, Leben]
🇬🇧 biotin

**Biotinmangelsyndrom.** Erkrankung, die durch einen Mangel an → Biotin verursacht wird. Das B. äußert sich durch Dermatitis, Hyperästhesien, Muskelschmerzen, Anorexie, leichte Anämie und EKG-Veränderungen.
🇬🇧 biotin deficiency syndrome

**Biotop.** Spezifischer biologischer Lebensraum.
[*griech.:* bios, Leben; topos, Platz]
🇬🇧 biotope

normale Atmung

Biot-Atmung

**Biot-Atmung.**

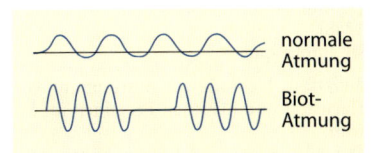

**Biotransformation.** Chemische Veränderungen, denen sich eine Substanz im Körper unterziehen muss, z.B. durch die Wirkung der Enzyme.
[*griech.*: bios, Leben; *lat.*: trans, über; formare, bilden]
🇬🇧 biotransformation

**Bioverfügbarkeit.** → Bioavailability.
🇬🇧 bioavailability

**biparietal.** Zu den beiden Scheitelbeinen gehörend, z.B. biparietaler Durchmesser (der Kopfdurchmesser, der zwischen beiden Scheitelbeinen gemessen wird).
[*lat.*: bis, zwei; paries, Wand]
🇬🇧 biparietal

**bipartit.** Zwei Teile aufweisend.
🇬🇧 bipartite

**biphasisch.** Zwei Phasen, Teile, Aspekte oder Stadien aufweisend.
🇬🇧 biphasic

**bipolar.** 1. Zwei Pole aufweisend, z.B. bei bestimmten elektrotherapeutischen Behandlungen, in denen zwei Pole verwendet werden, oder bei bestimmten Arten von bakteriellen Färbungen, die nur die zwei Pole der jeweiligen Mikroorganismen betreffen. 2. (Bei einem Nerv) Einen zuführenden (afferenten) und einen wegführenden (efferenten) Fortsatz aufweisend.
🇬🇧 bipolar

**Bisexualität.** Gleichzeitiges Vorhandensein von heterosexuellen und homosexuellen Neigungen bei einem Menschen. – *adj.* bisexuell.
🇬🇧 bisexuality

**Bitot-Flecke.** Weiße oder graue Ablagerungen auf der Bindehaut (Conjunctiva) am seitlichen Rand der Hornhaut (Cornea); Anzeichen eines Vitamin-A-Mangels.
[P. Bitot, französischer Chirurg, 1822–1888]
🇬🇧 Bitot's spots

**Biurettest.** Methode zur Bestimmung von Harnstoff und löslichen Proteinen im Serum.
[*lat.*: bis, zwei; *griech.*: ouron, Urin]
🇬🇧 biuret test

**bivalent.** 1. Zwei Bindungen besitzend. 2. In der Genetik Bezeichnung für zwei Synapsen homologer Chromosomen, die jeweils in der ersten meiotischen Prophase der → Gametogenese durch Überkreuzungen (Chiasmen) aneinander gebunden werden.
[*lat.*: bis, zwei; valere, stark sein]
🇬🇧 bivalent

**Bizeps.** → Musculus biceps brachii.
🇬🇧 biceps brachii

**Bizepssehnenreflex.** Kontraktion des Bizepsmuskels (→ Musculus biceps brachii), der ausgelöst wird, wenn man auf die tiefe Bizepssehne schlägt.
🇬🇧 biceps reflex

**B-Komplex-Vitamine.** Große Gruppe wasserlöslicher → Vitamine, zu der Thiamin (Vitamin $B_1$), Cobalamin (Vitamin $B_{12}$), Niacin (Vitamin $B_3$), Pyridoxin (Vitamin $B_6$), Riboflavin (Vitamin $B_2$), Biotin, Folsäure und Pantothensäure gehören. Die Vitamine des B-Komplexes sind für die Umwandlung von Kohlenhydraten, z.B. Glukose, in Energie sowie für den Stoffwechsel von Fetten und Eiweißen, die normalen Funktionen des Nervensystems, die Erhaltung des Muskeltonus im Gastrointestinaltrakt und die Integrität von Haut, Haaren, Augen, Mund und Leber wichtig.
🇬🇧 B complex vitamins

**Blackout.** Kurzzeitiger Verlust des Sehvermögens oder des Bewusstseins. (→ Amnesie)
🇬🇧 black out

**Blackout, alkoholbedingter.** Form von → Amnesie, bei der die betroffene Person kein Erinnerungsvermögen an Geschehnisse hat, die sich während einer Periode des Alkoholmissbrauchs abgespielt haben.
🇬🇧 alcoholic blackout

**bland.** Mild verlaufend, nicht infektiös, eine lindernde Wirkung aufweisend; z.B. b.e Diät (= leichtverdaulich) oder b.e Entzündung (= mild verlaufend).
[*lat.*: blandus, freundlich, schmeichelnd]
🇬🇧 blande

**Blase.** 1. Aus einer Membran bestehender Beutel, der Sekretionen enthält, z.B. Gallenblase, Blase am Fuß. 2. Kurzbezeichnung für Harnblase.
[germ.: blaedre]
🇬🇧 bladder; blister

**Blasenekstrophie.** → Schistocystis.
🇬🇧 schistocystis

**Blasenfistel.** Abnorme Verbindung zwischen der Harnblase und einem Nachbarorgan bzw. der Körperoberfläche.
🇬🇧 vesical fistula

**Blasenhernie.** Ausstülpung der Harnblase durch eine Öffnung in der Abdominalwand.
🇬🇧 bladder hernia

**Blasenkarzinom.** Häufigste maligne Erkrankung des Harntrakts, die durch multiple Wucherungen gekennzeichnet ist, welche dazu neigen, in aggressiverer Form zu rezidivieren. B.e treten bei Männern 2,3 mal häufiger als bei Frauen auf und sind in städtischen Gebieten weiter verbreitet als auf dem Land. Das Risiko für die Entwicklung eines B.s ist bei Personen erhöht, die rauchen oder Anilinfarbstoffen, Betanaphthylamin, Mischungen aromatischer Kohlenwasserstoffe oder Benzidin und seinen Salzen ausgesetzt sind. Zu den Symptomen gehören Hämaturie, häufiges Urinlassen, Dysurie und Zystitis. Zur Diagnostik werden Urinanalyse, Urographie, Zystoskopie oder transurethrale Biopsie durchgeführt. Die meisten B.e sind papilläre Karzinome; Plattenepithel- oder Adenokarzinome sind seltener.
🇬🇧 bladder cancer

**Blasenkatheter.** → Ballonkatheter, → Spülkatheter. (s.a. Blasenspülung)
🇬🇧 urinary catheter

**Blasenkatheter, suprapubischer.** Künstliche Form der Harnableitung, bei der die gefüllte Harnblase oberhalb des Schambeins (= suprapubisch) punktiert, und ein Katheter eingeführt wird. Der Katheter wird anschließend in der Blase geblockt oder durch Fixierungssysteme auf der Haut gesichert. Diese Methode ist bei einer dauerhaften Harnableitung infolge von Inkontinenz der transurethralen Methode vorzuziehen, da sie

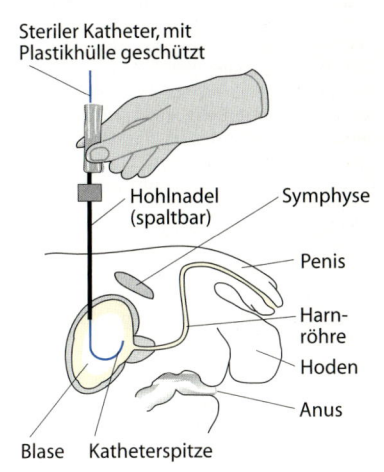

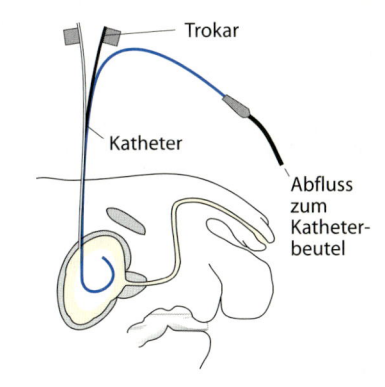

**Blasenkatheter, suprapubischer.** Legen eines s. B.s. Nach Punktion der gefüllten Harnblase mit dem Trokar wird der Katheter vorgeschoben, dann der Trokar gespalten und entfernt. Der Katheter sollte in der Blase geblockt oder auf der Haut fixiert werden.

mit deutlich weniger Komplikationen behaftet ist. Bei der frischen Anlage eines s. B.s müssen die üblichen Parameter einer Wunde beachtet werden (Blutung, Infektion, Schmerz u.a.). Der Verband ist nach Stationsstandards durchzuführen. Bei Kooperation des Patienten kann der Katheter auch zeitweise abgestöpselt werden, um dem Träger mehr Bewegungsfreiheit zu bieten. Ansonsten wird er an einen Auffangbeutel angeschlossen. Der Zustand der Harnblase sollte regelmäßig überprüft werden. Ein regelmäßiger Wechsel des Katheters ist notwendig.
▓ suprapubic vesical catheter

**Blasenreflex.** Durch Hirnzentren regulierter Reflex, der zur Entleerung der Harnblase führt, wenn diese mäßig gefüllt ist.
▓ vesical reflex

**Blasen-Scheidenfistel.** → Fistula vesicovaginalis.
▓ vesicovaginal fistula

**Blasensphinkter.** Zirkulärer Muskel, der den Ausgang der Harnblase in den Harnleiter (Urethra) umschließt.
▓ bladder sphincter

**Blasensprung.** Das spontane Zerreißen der Eihäute mit anschließendem Fruchtwasserabgang. Meist kommt es im Verlauf der Geburt bei einer Muttermundweite von 5–9 cm zu einem spontanen bzw. physiologischen B. Die Fruchtblase kann aber auch zu anderen Zeitpunkten zerreißen, z.B. vor Beginn zervixwirksamer Wehen. Dann spricht man von einem **vorzeitigen** B. Ein **verspäteter** B. liegt vor, wenn die Eihäute erst nach der vollständigen Eröffnung des Muttermundes zerreißen. In ganz seltenen Fällen zerreißen die Eihäute überhaupt nicht und vor den Kopf schiebt sich die Fruchtblase aus der Vulva, das so genannte Caput galeatum (Glückshaube). In diesem Fall eröffnet die Hebamme die Blase entweder mit einer Kocherklemme oder einer Kanüle, damit die Atemwege des Kindes nach der Geburt sofort frei sind. Bei einem **hohen** B. zerreißen die Eihäute oberhalb des Muttermundes, d.h. eine Vorblase bleibt meist erhalten. Häufig geht dabei nur spärlich Fruchtwasser ab, dennoch besteht aber die Gefahr einer aufsteigenden Infektion, da nun von außen Keime in die Fruchthöhle eindringen können. Schließlich kennt man noch den **falschen** B., wobei höchstens 1–3 Esslöffel Flüssigkeit, die sich zwischen den Eihäuten angesammelt hat, abgeht.
▓ rupture of membranes

**Blasenspülung.** → Pflegeintervention der 1. → NIC, die definiert wird als die Instillation einer Lösung in die Blase zum Zweck der Reinigung oder zum Verabreichen von Arzneimitteln. 2. Reinigung der Harnblase durch eine kontinuierliche oder intermittierende Spülung mit Kochsalz- oder Speziallösungen, z.B. nach Operationen, um Blutkoagel zu vermeiden. Die Blase kann auch durch die verstärkte orale Zufuhr von Flüssigkeiten gespült werden.
▓ Bladder Irrigation

**Blasentraining.** → Pflegeintervention der → NIC, die definiert ist als die Verbesserung der Blasenfunktion bei Patienten mit einer Dranginkontinenz durch Verbesserung der Fähigkeit des Urinhaltens und der Unterdrückung der Urinausscheidung.
▓ Urinary Bladder Training

**Blasentraining.** Systematische Therapie einer Urininkontinenz, bei der ein Patient in bestimmten Intervallen den Urin einhalten muss, z.B. beginnend mit einer Stunde mit darauffolgendem kontinuierlichem Aufbau über mindestens 10 Tage, wobei eine normale Flüssigkeitszufuhr erhalten bleibt. Der Patient lernt dabei, das Bedürfnis der Urinausscheidung zu erkennen und bewusst darauf zu reagieren.
▓ bladder retraining

**Blastem.** 1. Lebendes Protoplasma, das zum Wachstum und zur Differenzierung fähig ist, insbesondere das ursprünglich undifferenzierte Zellmaterial, aus dem sich ein bestimmtes Organ oder Gewebe

entwickelt. 2. Bei bestimmten Tieren eine Gruppe von Zellen, die eine verlorene oder verletzte Komponente regenerieren oder durch asexuelle Reproduktion einen vollständigen Organismus bilden können.
[*griech.:* blastos, Keim]
🇬🇧 blastema

**Blastoderm.** Die Zellschicht, die in der frühe Phase der embryonalen Entwicklung bei Säugetieren die Wand einer → Blastozyste bildet. Das B. entsteht durch eine Furchung des befruchteten Eies und bildet die primären Keimschichten, nämlich das → Ektoderm, → Mesoderm und → Entoderm, aus denen der Embryo mit all seinen Strukturen entsteht.
[*griech.:* blastos, Keim; derma, Haut]
🇬🇧 blastoderm

**Blastogenese.** (Keimentwicklung). 1. Asexuelle Vermehrung durch Knospung und Sprossung. 2. Die Theorie der Weitergabe von Erbmerkmalen durch das Keimplasma, im Gegensatz zur Pangenese. 3. Die frühe Entwicklung eines Embryos während der Zellteilung und der Bildung der Keimschichten. 4. Prozess der Umformung kleiner Lymphozyten in den Gewebekulturen in größere keimförmige Zellen; führt zur → Mitose. – *adj.* blastogen.
[*griech.:* blastos, Keim; genein, produzieren]
🇬🇧 blastogenesis

**Blastom.** Neoplasma (echte Geschwulst) von embryonalem Gewebe, das sich aus dem → Blastem eines Organs oder Gewebes entwickelt.
[*griech.:* blastos, Keim; oma, Tumor]
🇬🇧 blastoma

**Blastomatose.** Entwicklung zahlreicher Tumore aus embryonalemGewebe. (→ Blastom)
[*griech.:* blastos, Keim; oma, Tumor; osis, Erkrankung]
🇬🇧 blastomatosis

**Blastomere (pl.).** Alle Zellen, die sich bei der ersten mitotischen Teilung (Furchung) eines befruchteten Eies (Zygote) bilden. Die B. teilen sich weiter und bilden während der ersten Tage einer Schwangerschaft die multizelluläre → Morula.
[*griech.:* blastos, Keim; meros, Teil]
🇬🇧 blastomere

**Blastomyces.** Gattung hefeartiger Pilze, einschließlich *B. dermatitidis*, der die Nordamerikanische → Blastomykose verursacht, und *Paracoccidioides brasiliensis*, der die Südamerikanische Blastomykose auslöst.
🇬🇧 Blastomyces

**Blastomykose.** Infektiöse Erkrankung, die durch den hefeähnlichen Pilz *Blastomyces dermatitidis* verursacht wird; betrifft meist nur die Haut, kann aber auch die Lungen, die Nieren, das Zentralnervensystem und die Knochen befallen. Die Hautinfektionen beginnen häufig als kleine Papeln an den Händen, am Hals oder an anderen exponierten Stellen, wo zuvor ein Schnitt, eine Quetschung oder andere Verletzung vorlag. Die Infektion kann sich allmählich und unregelmäßig auf die umliegenden Bereiche ausbreiten. Sind die Lungen befallen, ähnelt der Röntgenbefund häufig einer Lungenkrebserkrankung.
[*griech.:* blastos, Keim; mykes, Pilz; osis, Zustand]
🇬🇧 blastomycosis

**Blastozyste.** Keimhülle, die sich aus der → Morula bei der Entwicklung eines Menschen bildet. Die Einnistung in der Uteruswand erfolgt im allgemeinen in diesem Stadium, etwa am 8. Tag nach der Befruchtung (Fertilisation).
[*griech.:* blastos, Keim; kystis, Tasche]
🇬🇧 blastocyst

**Blastzelle.** Unreife Zelle, wie etwa Erythroblast, Lymphoblast oder Neuroblast.
[*griech.:* blastos, Keim]
🇬🇧 blast cell

**Blausucht.** → Blue baby.
🇬🇧 blue baby

**Blei (Pb).** Weiches graublaues Schwermetall mit der Ordnungszahl 82 und der Atommasse 207,19. In seiner metallischen Form dient B. als Schutz gegen Röntgenstrahlen. B. ist giftig und wird deshalb im-

mer seltener in Farbstoffen oder Tinte verwendet. (→ Bleivergiftung)
🇬🇧 lead (Pb)

**Bleivergiftung.** Toxischer Zustand, der durch die Einnahme oder das Einatmen von → Blei oder Bleiverbindungen verursacht wird. Bei Kindern kann es durch den Verzehr von bleihaltiger Farbe zur B. kommen; Ursachen können aber auch bleihaltige Wasserleitungen, Bleisalze in bestimmten Nahrungsmitteln oder in Wein, Töpfe mit Bleibeschichtung o.ä. sein. Die akute Vergiftung zeigt sich durch ein brennendes Gefühl im Mund und in der Speiseröhre, Dunkelfärbung des Zahnfleisches (Bleisaum), Koliken, Verstopfung oder Diarrhö, Verwirrtheit und Lähmungserscheinungen in den Extremitäten; in schweren Fällen können auch Krämpfe oder ein muskulärer Kollaps eintreten. Bei einer chronischen B. treten Appetitlosigkeit (Anorexie), Anämie und schnelle Gereiztheit auf; dies kann sich zu einer akuten B. fortentwickeln.
🇬🇧 lead poisoning

**Blennorrhö.** Übermäßige Schleimabsonderung, z.B. B. neonatorum, eine eitrig-schleimige Sekretion aus den Augen von Neugeborenen.
[*griech.*: blennos, Schleim; rhoia, Fluß]
🇬🇧 blennorrhea

**Bleomycin.** Antineoplastisches → Antibiotikum zur Behandlung verschiedener Neoplasmen. Bei der Anwendung dieses → Zytostatikums kann es zur Umbildung von Lungengewebe kommen, deshalb sollte die Lungenfunktion kontrolliert und eine Röntgen-Thorax-Untersuchung durchgeführt werden.
🇬🇧 bleomycon sulfate

**blephar-.** Vorsilbe mit der Bedeutung »Augenlid«.
[*griech.*: blepharon, Augenlid]
🇬🇧 blepharal

**Blepharitis.** Entzündung der Lidränder und der Meibom-Drüsen des Augenlids, die durch Schwellung, Rötung und Krusten aus trockenem Schleim auf den Lidern gekennzeichnet ist.
[*griech.*: blepharon, Augenlid; itis, Entzündung]
🇬🇧 blepharitis

**Blepharoplastik.** Wiederherstellung oder Korrektur einer gestörten Funktion von Augenlidern und Augenbrauen mit Hilfe der plastischen Chirurgie.
[*griech.*: blepharon, Augenlid; plassein, formen]
🇬🇧 blepharoplasty

**Blepharoplegie.** Lähmung (Paralyse) der Muskeln des Augenlids.
[*griech.*: blepharon, Augenlid; plege, Schlag]
🇬🇧 blepharoplegia

**Blepharospasmus.** (Blepharoklonus). Unwillkürliche Kontraktion der Muskeln des Augenlids.
[*griech.*: blepharon, Augenlid; spasmos, Krampf]
🇬🇧 blepharospasm

**Blickfeld.** Bereich, in dem Gegenstände sichtbar sind, wenn ein Auge fixiert und das Gesicht gedreht wird, um die Begrenzungen von Augenhöhlen und Nase auszublenden.
🇬🇧 field of vision

**Blickkrampf.** → okulogyre Krise.
🇬🇧 oculogyric crisis

**Blicklähmung.** Lähmung der konjugierten seitlichen und vertikalen Augenbewegungen; kein Zusammenhang zum Doppelsehen. Ursache ist eine Läsion eines Hirnnervs.
🇬🇧 conjugate paralysis

**Blinddarm.** → Zäkum.
🇬🇧 cecum

**Blindenschrift.** 📖 Internationale Brailleschrift, das "Lesen" erfolgt durch Abtasten erhabener Punkte, Unterscheidung von Buchstaben und Zahlen erfolgt durch Zahlenvorzeichen.
🇬🇧 braille

**Blindheit.** Fehlendes Sehvermögen; dies kann sich auf einen vollständigen Verlust

des Sehvermögens beziehen, oder in einer modifizierten Form bestimmte Seheinschränkungen beschreiben, z.B. Farbenblindheit (Tritanopie) oder Wortblindheit (Dyslexie).
⚡ blindness

**Blinzelreflex.** Automatisches Schließen der Augenlider als Reaktion auf einen entsprechenden Reiz.
⚡ wink reflex; blink reflex

**Blitz(-Nick-Salaam)-Krämpfe.** (BNS-Krämpfe). Anfallsartige Muskelkrämpfe bei Säuglingen und Kleinkindern, wobei Arme und Beine plötzlich nach vorne geschleudert werden (Blitz), der Kopf nickende Bewegungen ausführt (Nick) und Rumpf und Extremitäten langsam gebeugt werden (Salaam). Geht oft einher mit zunehmendem geistigem Verfall.
⚡ salaam convulsions

**Block.** 1. Unterbrechung oder Obstruktion, z.B. bei der Weiterleitung eines Nervenimpulses, wie etwa der Alpha-B. eines Impulses gegenüber einem alphaadrenergen Rezeptor, oder der Beta-B. eines Impulses gegenüber einem betaadrenergen Rezeptor. 2. Unterbrechung der Nervenleitung in der Anästhesie in einem lokalen Bereich, z.B. Spinalblock oder Mandibularblock.
⚡ block

**Block, atrioventrikulärer.** (AV-Block). Störung der Weiterleitung von Herzimpulsen aufgrund einer verlängerten, intermittierenden oder fehlenden Erregungsleitung zwischen Vorhof (Atrium) und Kammer (Ventrikel); tritt normalerweise am → AV-Knoten oder am → His-Bündel auf.
⚡ atrioventricular block

**Block, intraventrikulärer.** Erregungsleitungsstörung, bei der es zu einer eingeschränkten Weiterleitung der Herzimpulse in den Kammern (Ventrikeln) kommt. Der i. B. kann als rechter oder linker Schenkelblock oder als anteriorer oder posteriorer → AV-Block auftreten; er kann im EKG bestimmt werden, wenn der QRS-Komplex breiter als üblich ist.
⚡ intraventricular block

**Block, sinuatrialer.** → Sinusblock.
⚡ sinoatrial Block

**Blockade.** Störung oder Behinderung spezifischer Aktionen in einem Organ oder Gewebe durch bestimmte Substanzen, z.B. eine cholinerge B., die die Weiterleitung von azetylcholinstimulierten Ner-

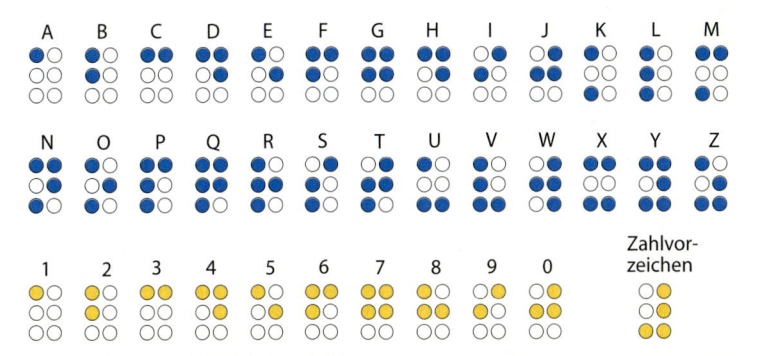

**Blindenschrift.** Die internationale Blindenschrift kann durch Abtasten der erhabenen Punkte (blau) gelesen werden. Vor eine Zahl wird ein Zahlvorzeichen gesetzt, um Ziffern von Buchstaben zu unterscheiden.

venimpulsen entlang den Fasern des autonomen Nervensystems blockiert.
🌐 blockade

**Blockierung.** 1. Unterbrechung des spontanen Sprech- oder Gedankenflusses. 2. Hemmung, Sperre oder Unterdrückung von Ideen oder Emotionen, um zu verhindern, dass sie ins Bewusstsein gelangen.
🌐 blocking

**Blue baby.** (Blausucht). Säugling, der mit einer → Zyanose geboren wird, die durch eine angeborene (kongenitale) Herzläsion verursacht ist, z.B. Fallot-Tetralogie; Ursache kann auch eine unvollständige Ausdehnung der Lunge sein (kongenitale Atelektasen).
🌐 blue baby

**Blumberg-Zeichen.** → Loslassschmerz.
🌐 rebound tenderness

**Blut.** Körperflüssigkeit, die das Herz durch alle Arterien, Kapillaren und Venen pumpt. Das B. besteht aus einer klaren gelblichen Flüssigkeit, dem Plasma (das Proteine enthält, und zwar Albumine, Globuline und Fibrinoge), festen Elementen (Erythrozyten, Leukozyten und Thrombozyten) und einer Reihe von anderen Zellarten mit verschiedenen Funktionen. Die wesentliche Funktion des B.es ist es, Sauerstoff und Nährstoffe zu den Zellen zu transportieren und Kohlendioxid sowie andere Abfallprodukte von den Zellen zur Entgiftung und Ausscheidung abzutransportieren. Das B. wird durch → Hämoglobin rot gefärbt.
🌐 blood

**Blut, lackfarbenes.** Blut, das infolge einer Hämolyse der Erythrozyten klar, leuchtend rot und homogen ist; kann bei Vergiftungen und schweren, ausgedehnten Verbrennungen auftreten.
🌐 laked blood

**Blut, okkultes.** Blut, das nicht offensichtlich zu erkennen ist und im Allgemeinen aus einer unbestimmten Quelle mit unklaren Anzeichen und Symptomen stammt; es kann durch chemische Tests oder mit Hilfe einer mikroskopischen oder spektroskopischen Untersuchung entdeckt werden.
🌐 occult blood

**Blut, venöses.** Dunkelrotes sauerstoffarmes Blut, das in den Venen zurück zum rechten Vorhof des Herzens fließt, nachdem es vorher auf seinem Weg von der linken Herzkammer in den Körperkreislauf als arterielles Blut an die verschiedenen Organe und Gewebe Sauerstoff transportiert hat.
🌐 venous blood

**Blutagar.** Nährboden aus Blut und → Agar-Agar zur Züchtung bestimmter Mikroorganismen, z.B. *Staphylococcus epidermis*, *Diplococcus pneumoniae* und *Clostridium perfringens*.
🌐 blood agar

**Blutausstrich.** Kleine Blutprobe, die für eine mikroskopische Untersuchung auf einem Glasträger ausgestrichen wird.
🌐 blood smear

**Blutbank.** (Blutzentrale). Organisierte Stelle zur Sammlung, Verarbeitung und Lagerung von Blut und Blutprodukten zur Transfusion und für andere Zwecke.
🌐 blood bank

**Blutbild, großes.** Bestimmung der Anzahl der roten und weißen Blutkörperchen in einem $cmm^3$ Blut. Die meisten Labors benützen für diesen Zweck elektronische Zählvorrichtungen. Blutplättchen sind schwierig automatisch zu zählen, und sie werden daher oft noch manuell gezählt. Viele elektronische Blutzählapparaturen bestimmen auch Hämoglobin oder Hämatokritkonzentrationen.
🌐 complete blood count (CBC)

**Blutdruck.** Der Druck, der vom zirkulierenden Blut auf die Wände von Arterien und Venen sowie auf die Herzkammern ausgeübt wird. Der B. wird durch komplexe Interaktionen homöostatischer Körpermechanismen aufrechterhalten und durch das Blutvolumen, das Lumen von Arterien und Arteriolen sowie der Kraft der Herzkontraktion beeinflusst. Der Druck in der Aorta und in den großen Arterien beträgt während der → Systole bei

einem gesunden jungen Erwachsenen 120 mmHg und 70 mmHg in der → Diastole.
▪ blood pressure

**Blutdruck, arterieller.** Der Druck des Blutes im arteriellen System, der vom Herzminutenvolumen, von der Herzauswurfleistung, vom Widerstand der arteriellen Wände, von der Blutmenge sowie der Blutviskosität abhängig ist. Der a. B. ist Indikator für die Durchblutung der inneren Organe. (→ Blutdruck)
▪ arterial blood pressure (ABP)

**Blutdruck, arterieller mittlerer.** Arithmetischer Mittelwert des Blutdrucks im arteriellen Teil des Kreislaufsystems.
▪ mean arterial pressure (MAP)

**Blutdruck, diastolischer.** Der zwischen den Kontraktionen des Herzmuskels gemessene niedrigste Blutdruck. Der diastolische Druck ist individuell verschieden und kann durch Lebensalter, Geschlecht, Körpergewicht, Gefühlszustand und andere Faktoren beeinflusst werden.
▪ diastolic blodd pressure

**Blutdruck, enddiastolischer.** Der in den Herzkammern am Ende der → Diastole und unmittelbar vor Beginn der nächsten ventrikulären Systole gemessene Blutdruck.
[*griech.:* dia, durch; stellein, festlegen.]
▪ end-diastolic pressure

**Blutdruck, systolischer.** Blutdruck, der während der Herzkammerkontraktion (Systole) gemessen wird. Der s. B. ist immer der höhere Wert bei der Blutdruckmessung. Er ist individuell verschieden und kann durch Lebensalter, Geschlecht, Körpergewicht, Gefühlszustand und andere Faktoren beeinflusst werden.
▪ systolic pressure

**Blutdruckamplitude.** Differenz zwischen dem systolischen und diastolischen → Blutdruck, die normalerweise 30 bis 40 mm Hg beträgt.
▪ blood pressure amplitude

**Blutdruckmessung, direkte.** Messung des → Blutdrucks über einen direkten Zugang innerhalb einer peripheren Arterie (häufig: A. radialis). Wird oft bei großen Operationen und in der Intensivmedizin angewendet, um eine kontinuierliche und sichere Messung des Blutdruckes zu gewährleisten. Die in der Arterie liegende Kanüle wird dazu über ein spezielles Messsystem mittels eines Druckaufnehmers an einen Monitor angeschlossen, der die exakten Blutdruckwerte in Zahlenform oder auch graphisch darstellen kann.
Neben der Krankenbeobachtung gehört auch die Überwachung des Messsystems zu den pflegerischen Aufgaben. Ein Systemwechsel sollte von den in der Intensivpflege tätigen Pflegekräften sicher beherrscht werden. (s.a. Riva-Rocci-Methode)
▪ direct blood pressure taking

**Blutdruckmessung, indirekte.** → Riva-Rocci-Methode.
▪ blood pressure taking, indirect

**Blutdruckmonitor.** Gerät zur automatischen Messung des Blutdrucks und zur Aufzeichnung kontinuierlicher Informationen. Das automatische Monitoring des Blutdrucks wird bei Operationen und in der Intensivpflege häufig eingesetzt.
▪ blood pressure monitor

**Blutegeln, Therapie mit.** → Pflegeintervention der → NIC, die definiert wird als das Ansetzen von Blutegeln zur medizinischen Unterstützung der Ableitung von Blut aus verpflanztem oder transplantiertem, mit venösem Blut gefülltem Gewebe.
▪ leech therapy

**Bluter.** Umgangssprachliche Bezeichnung für eine Person, die unter einer → Hämophilie oder anderen hämatologischen Erkrankungen leidet, die zu Blutungen (Hämorrhagien) neigen.
▪ bleeder

**Blutersatz.** Substanz, die als Ersatz oder Volumenexpander für das zirkulierende Blut verwendet wird. Plasma, Humanserum, Albumin, Konzentrate aus Erythro-

zyten, Leukozyten oder Thrombozyten bzw. aus Gerinnungsfaktoren werden oft bei der Behandlung verschiedener Erkrankungen anstelle von Vollbluttransfusionen verabreicht. Zu den Substituten, die manchmal verwendet werden, gehören Dextran oder Albuminlösungen.
▒ blood substitute

**Blutfluss, renaler gesamter.** Gesamtes Blutvolumen, das durch die Nierenarterien fließt. Der durchschnittliche r. B. beim Erwachsenen beträgt 1200 ml in der Minute.
▒ total renal blood flow

**Blutgasanalyse, arterielle (BGA).** Messung des →Partialdrucks sowie des Sauerstoff- und Kohlendioxidspiegels im arteriellen Blut mit Hilfe verschiedener Methoden, um die Angemessenheit der Belüftung (Ventilation) und der Sauerstoffaufnahme (Oxygenierung) sowie des Säure-Basen-Haushalts zu überprüfen.
▒ arterial blood gas (ABG)

**Blutgasanalyse (BGA).** Bestimmung des →pH-Wertes im Blut und der Konzentration sowie des →Partialdrucks der Sauerstoff-, Kohlendioxid- und Wasserstoffionen im Blut. Eine BGA wird im Notfall durchgeführt, um den Säure-Basen-Haushalt und den respiratorischen Status zu bestimmen.
▒ blood gas analysis

**Blutgase.** Im flüssigen Teil des Blutes gelöste Gase, z.B. Sauerstoff, Kohlendioxid und Stickstoff.
▒ blood gas

**Blutgase, venöse.** Sauerstoff- und Kohlendioxidgehalt ($O_2$ und $CO_2$) des venösen Blutes, die mit verschiedenen Methoden gemessen werden, um die Sättigung des Gewebes mit Sauerstoff (Oxygenation) und die Belüftung (Ventilation) zu beurteilen sowie den Säure-Basen-Status zu bestimmen. Die Sauerstoffspannung des venösen Bluts ($PO_2$) beträgt normalerweise ca. 40 mmHg, der gelöste Sauerstoff ca. 0,1 Vol.%, der Gesamtsauerstoffgehalt 15,2% und die Sauerstoffsättigung des venösen Hämoglobins 75%. Die Normalwerte für Kohlendioxid sind: $PCO_2$ = 46 mmHg, gelöstes $CO_2$ = 2,9 Vol.%, Gesamt-$CO_2$-Gehalt = 50%. Der durchschnittliche pH des venösen Blutes beträgt 7,37.
▒ venous blood gas

**Blutgefäße (pl.).** Netzwerk aus muskulären Kanälen, die Blut transportieren; dazu gehören Arterien, Arteriolen, Kapillaren, Venula und Venen.
▒ blood vessels

**Blutgerinnsel.** (Blutkoagel/Koagulum). Halbfeste, gelatinöse Masse, die das Endprodukt des Gerinnungsprozesses im Blut darstellt. Erythrozyten, Leukozyten und Thrombozyten werden zu einem stabilen Fibrinnetzwerk verwoben. (→ Blutgerinnung)
▒ blood clot

**Blutgerinnselretraktion.** Zusammenschrumpfen einer halbfesten Masse von geronnenem Blut, Lymphe oder einer anderen Körperflüssigkeit. Die Retraktionsrate eines normalen, immobilen Blutgerinnsels beträgt ungefähr 24 Stunden und hängt unter anderem von der Anzahl der Thrombozyten im Gerinnsel ab.
▒ clot retraction

**Blutgerinnung.** Umbildung des Blutes aus seinem flüssigen Zustand in ein halbfesten gelartigen Zustand. Der komplexe in mehreren Phasen ablaufende Vorgang verläuft entweder über das endogene oder exogene System. Das endogene System wird aufgrund eines Endotheldefektes, der wiederum den Plättchenfaktor 3 freisetzt, aktiviert; das exogene System wird durch Freisetzung von Gewebethromboplastin aufgrund einer Gewebeverletzung aktiviert. Innerhalb weniger Sekunden nach der Verletzung der Gefäßwand verklumpen die Blutplättchen an der Verletzungsstelle. Bei Vorhandensein normaler Mengen an Kalzium, Thrombozyten und Gewebefaktoren wird Prothrombin in → Thrombin umgeformt. Thrombin fungiert als Katalysator für die Umbildung von Fibrinogen zu stabilem, unlöslichem → Fibrin, in dem alle Bestandteile immobilisiert werden. (→ Blutgerinnungsfaktoren)
▒ blood coagulation, blood clotting

**Blutgerinnungsfaktoren.** Faktoren, deren Wechselwirkungen die Gerinnung von Blut bewirken. Die verschiedenen Faktoren entsprechen folgenden Substanzen: Faktor I = Fibrinogen; Faktor II = Prothrombin; Faktor III = Gewebs-Thromboplastin; Faktor IV = Kalziumionen; Faktoren V und VI = Proakzelerin bzw. labiler Faktor; Faktor VII = Prokonvertin bzw. stabiler Faktor; Faktor VIII = antihämophiles Globulin; Faktor IX = Christmas-Faktor; Faktor X = Stuart-Power-Faktor; Faktor XI = Plasma Thromboplastin Antecedent; Faktor XII = Hageman-Faktor und Faktor XIII = fibrinstabilisierender Faktor bzw. Laki-Lorand-Faktor. (→ Blutgerinnung)
coagulation factor

**Blutgerinnungszeit.** Zeit, die Blut benötigt, um ein Gerinnsel zu bilden (→ Fibrin-Bildung). Die Gerinnungszeit wird festgestellt, indem 4 ml Blut in einem Reagenzglas aufgenommen werden und die Gerinnungsbildung beobachtet wird (Normalbereich: bis zu 10 Minuten).
clotting time

**Blutgruppe.** Klassifikation des Blutes, basierend auf der Präsenz oder dem Fehlen von genetisch bestimmten → Antigenen auf der Oberfläche der Erythrozyten. Man unterscheidet verschiedene Klassifikationssysteme der B.n, z.B. → ABNull, Duffy, Kell, Kidd, Lewis, Lutheran, MNS, Rhesus und Xg.
blood group

**Blutharnstoff.** Nicht-proteinische Stickstoffverbindung, die im Blut in den höchsten Konzentrationen vorhanden ist. Der Harnstoff, der in der Leber als Endprodukt aus dem Proteinstoffwechsel gebildet wird, zirkuliert im Blut und wird über die Niere mit dem Urin ausgeschieden. Der B. steht in direktem Zusammenhang mit der metabolischen Funktion der Leber und der exkretorischen Funktion der Niere.
blood urea nitrogen

**Blut-Hirn-Schranke.** Anatomisch-physiologische Struktur des Gehirns, die aus den Kapillarwänden im Zentralnervensystem und den Gliastrukturen besteht. Die B.-H.-S. verhindert oder verlangsamt die Passage bestimmter Arzneimittel oder anderer chemischer Verbindungen, radioaktiver Ionen und krankheitserregender Organismen, wie Viren, die aus dem Blut in das Zentralnervensystem gelangen.
blood-brain barrier (BBB)

**Blutkapillaren (pl.).** Dünne Gefäße, die das Blut zwischen den → Arteriolen und Venula transportieren und so die innere Atmung und Ernährung des Gewebes sicherstellen.
blood capillaries

**Blutkoagel.** → Blutgerinnsel.
blood clot

**Blutkonservenpumpe, aufschiebbare.** Gitterhülle aus Kunststoff mit Druckkolben, Gummischläuchen und Manometer, die zur schnelleren Transfusion großer Blutmengen angewandt wird. Das Kunststoffgitter wird über die Blutkonserve geschoben und durch Zusammendrücken des Kolbens wird Druck auf die Konserve ausgeübt.
slip-on blood pump

**Blutkörperchensenkungsgeschwindigkeit (BSG).** (Blutsenkungsreaktion (BSR); Senkung). Gibt an, wie schnell sich rote Blutkörperchen in einer mit zitrathaltigem Blut gefüllten, senkrecht aufgestellten Glassäule absetzen. Die BSG wird zur Diagnose und Überwachung von Infektionen oder bösartigen Erkrankungen herangezogen und hilft bei der Diagnose von okkulten Krankheiten, wie z.B. Tuberkulose.
sedimentation rate (SR); erythrocyte sedimentation rate (ESR)

**Blutkreislauf.** System von Gefäßen zur Versorgung des Organismus, durch das das Blut vom Herzen über die Arterien, Arteriolen und Kapillaren und zurück über die Venula und Venen zum Herzen strömt.
blood circulation; circulatory system

**Blutosmolarität.** Der → osmotische Druck des Blutes; die Normalwerte im Serum betragen 280 bis 295 mOsm/L. (→ Osmolarität)
blood osmolarity

**Blutpigment.** Roter Farbstoff eines → Erythrozyten, der durch die Präsenz von → Hämoglobin gebildet wird.
🌐 hematogenous pigment

**Blutplasma.** Der flüssige Anteil des Blutes ohne feste Elemente und Partikel. Das Plasma stellt etwa 50% des gesamten Blutvolumens dar und enthält Glukose, Proteine, Aminosäuren und andere Nährstoffe, Harnstoff und weitere Abfallprodukte sowie Hormone, Enzyme, Vitamine und Mineralien.
🌐 blood plasma

**Blutpräparate.** Präparate aus einzelnen Bestandteilen menschlichen Spenderblutes. Dazu gehören Erythrozyten-, Thrombozyten- und Granulozytenkonzentrate sowie Plasmabestandteile. Bei der Verabreichung von B. besteht die Gefahr von Unverträglichkeitsreaktionen, Stoffwechselentgleisungen sowie Infektionen, wobei Hepatitiserreger und das HI-Virus am gefürchtetsten sind. B. dürfen daher nur nach strenger Indikationsstellung eingesetzt werden. Bei geplanten Operationen spenden Patienten heute im Vorfeld oft eigenes Blut, das ihnen dann intra- oder postoperativ gegebenenfalls infundiert werden kann. Gesetzlich geregelt wird der Umgang mit B. durch das Transfusionsgesetz vom 7.7.1998.

Zu den Aufgaben der Pflege gehört demnach u.a. die Bereitstellung des Materials, die Vorbereitung, Versorgung und Überwachung des Patienten während der Verabreichung sowie die Einleitung von Sofortmaßnahmen bei Notfallsituationen.
🌐 blood products

**Blutpräparate, Verabreichung von.** → Pflegeintervention der → NIC, die definiert wird als die Verabreichung von Blut oder Blutpräparaten sowie die Überwachung der Reaktionen des Patienten.
🌐 Blood Products Administration

**Blutpuffer.** Puffersystem, das primär aus gelöstem Kohlendioxid und Bikarbonationen besteht und im Wesentlichen dazu dient, den pH-Wert des Blutes zu erhalten.
🌐 blood buffers

**Blutpumpe.** 1. Gerät zur Regulierung des Blutflusses in ein Blutgefäß während einer Transfusion. 2. Teil einer Herz-Lungen-Maschine oder eines Dialysegeräts, welches das Blut zur Oxygenierung in die Maschine pumpt, um es anschließend in das periphere Kreislaufsystem des Körpers zurückzubefördern.
🌐 blood pump

**Blutschatten.** Rote Blutzelle (→ Erythrozyt), die kein Hämoglobin mehr besitzt, so dass unter dem Mikroskop nur ihre Plasmamembran zu sehen ist.
🌐 ghost cells

**Blutsenkung.** → Blutkörperchen-Senkungsgeschwindigkeit.
🌐 sedimentation rate (SR)

**Blutsenkungsreaktion.** → Blutkörperchen-Senkungsgeschwindigkeit.
🌐 sedimentation rate (SR)

**Blutspiegel.** Konzentration eines Arzneimittels oder einer anderen Substanz in einer bestimmten Menge Plasma, Serum oder Vollblut.
🌐 blood level

**Blutstammzelle.** → Stammzelle.
🌐 stem cell

**Blutsverwandtschaft.** Personen, die aufgrund gleicher Vorfahren das gleiche genetische Material besitzen. Jeder Mann und jede Frau sind in bezug auf sechs bis acht → Allele → heterozygot, was dazu führen kann, dass ein gemeinsames Kind unter einer genetisch vorbestimmten Krankheit erkranken wird. In einer Partnerschaft von Verwandten ersten Grades werden 1:8 Gene geteilt und das Risiko einer Erbkrankheit beim Kind liegt zwischen 3 und 5%, im Vergleich zu 2% bei Partnern, die nicht blutsverwandt sind.
🌐 blood relative

**Bluttransfusion.** Verabreichung von Vollblut oder einer bestimmten Blutkomponente, z.B. Erythrozytenkonzentrat, um einen Blutverlust auszugleichen, der

durch Verletzung, Operation oder Erkrankung entstanden ist. Blut für Transfusionen erhält man von gesunden Spendern, deren ABNull-Blutgruppe und Antigenuntergruppen denen des Empfängers entsprechen; Spender müssen einen normalen Hämoglobinwert haben (über 13,5 g/100 ml bei Männern und über 12,5 g/100 ml bei Frauen). Eine Blutkonserve zur Transfusion wird in Beuteln zu 500 ml aufbewahrt und mit Zitratdextrose oder Zitratphosphat versetzt. Eine Konserve kann im Kühlschrank nur 3 Wochen aufbewahrt werden; dann sind jedoch die Leukozyten, die Thrombozyten und 20 bis 30% der Erythrozyten nicht mehr lebensfähig und die Gerinnungsfaktoren V und VIII nur noch in geringer Menge vorhanden. (s.a. Bedside-Test)
blood transfusion

**Blutung, arterielle.** Blutverlust aus einer → Arterie, der normalerweise dadurch gekennzeichnet ist, dass das Blut hellrot ist und aus dem verletzten Gefäß pulssynchron herausspritzt.
arterial bleeding

**Blutung, gastrointestinale.** Blutung im Magen-Darm-Trakt, deren häufigste Ursachen Magenulkus, Mallory-Weiss-Syndrom, Ösophagusvarizen, Divertikulose, Colitis ulcerosa oder Karzinome im Magen oder Darm sind. Das Erbrechen von hellrotem Blut oder kaffeesatzartiges Erbrechen spricht für eine Blutung im oberen Gastrointestinaltrakt, meist in der Speiseröhre (Ösophagus), im Magen (Gaster) oder im oberen Zwölffingerdarm (Duodenum). Teerstuhl spricht für eine Blutung im unteren Gastrointestinaltrakt.
gastrointestinal bleeding

**Blutung, intrazerebrale.** (Apoplex/Apoplexie). → Schlaganfall, bei dem es zu einer direkten Blutung ins Gehirn kommt. Die häufigste Ursache ist Bluthochdruck (Hypertonie), der zu einem erhöhten Hirndruck führt. Die i. B. tritt meist in den Basalganglien, Thalamus, Brücke (Pons) und in der weißen Substanz von Kleinhirn (Cerebellum) und Großhirn (Cerebrum) auf.
intracerebral hemorrhage (ICH)

**Blutung, okkulte.** Austritt von Blut aus einem verletzten Gefäß in innere Organe oder Hohlräume.
concealed hemorrhage

**Blutung, uterine.** Blutung aus der Gebärmutter mit verschiedenen Ursachen. Die B. kann außerhalb der Menstruationsblutung, nach der Menopause, in einer Schwangerschaft oder nach der Geburt auftreten. Bei einer u. B. während einer Schwangerschaft kann es sich um mütterliches Blut (Kapillaren der Zervix bei Wehen, Polypen) oder um kindliches und mütterliches (fetomaternales) aus der Plazenta handeln.
uterine hemorrhage

**Blutung, vaginale.** Blutung aus der Scheide außerhalb der Menstruation oder in der Schwangerschaft, die durch Fehlbildung bzw. Störungen in der Gebärmutter oder im Gebärmutterhals hervorgerufen wird. Zur Beschreibung der Menge werden die Adjektive »stark, mäßig und leicht« verwendet, sowie »Schmierblutung« bei sehr leichter B.
vaginal bleeding

**Blutungsprophylaxe.** → Pflegeintervention der → NIC, die definiert wird als die Reduzierung von Reizen, die bei gefährdeten Patienten Blutungen oder Hämorrhagien auslösen.
Bleeding Precautions

**Blutungsstillung.** Begrenzung des Blutstromes aus einem Riss in der Wand eines Blutgefäßes. Es gibt unterschiedliche Methoden, um eine Blutung zu kontrollieren: direkter Druck, Anwendung einer Staubinde oder Ausüben von Druck auf Druckpunkte nahe der Wunde. Ein direkter Druck wird mit einer dicken Kompresse so ausgeübt, dass die Wundränder zusammengezogen werden. Eine Staubinde wird nur im äußersten Notfall eingesetzt, da die Abschnürung zu Gewebeanoxie führen und eine Amputation des betroffenen Gliedes erforderlich machen kann. In den meisten Fällen genügt es, mit der Hand auf einen Druckpunkt oberhalb der betroffenen Hauptarterie

zu drücken. Stellen, an denen der Puls gefühlt werden kann, können dabei als Druckpunkte verwendet werden.
🌐 control of hemorrhage

**Blutungsverminderung.** → Pflegeintervention der → NIC, die definiert wird als die Begrenzung des Blutverlustes während akuter Blutungen.
🌐 Bleeding Reduction

**Blutungsverminderung, gastrointestinale.** → Pflegeintervention der → NIC, die definiert wird als die Begrenzung des Blutverlustes aus dem unteren und oberen Magen-Darmtrakt sowie der damit einhergehenden Komplikationen.
🌐 Bleeding Reduction: Gastrointestinal

**Blutungsverminderung, nasale.** → Pflegeintervention der → NIC, die definiert wird als die Begrenzung des Blutverlustes aus der Nasenhöhle.
🌐 Bleeding Reduction: Nasal

**Blutungsverminderung, Uterus nach der Entbindung.** → Pflegeintervention der → NIC, die definiert wird als die Begrenzung des Blutverlustes aufgrund einer Blutung aus der Gebärmutter nach der Entbindung.
🌐 Bleeding Reduction: Postpartum Uterus

**Blutungsverminderung, Uterus vor der Entbindung.** → Pflegeintervention der → NIC, die definiert wird als die Begrenzung des Blutverlustes bei einer Blutung aus der Gebärmutter im dritten Trimester einer Schwangerschaft.
🌐 Bleeding Reduction: Antepartum Uterus

**Blutungsverminderung bei einer Wunde.** → Pflegeintervention der → NIC, die definiert wird als die Begrenzung des Blutverlustes infolge von Verletzungen, Inzisionen oder der Einführung eines Tubus oder Katheters.
🌐 Bleeding Reduction: Wound

**Blutungszeit (BZ).** Die Zeit, die erforderlich ist, um eine Blutung aus einer kleinen Stichwunde zu stoppen. (→ Blutgerinnung)
🌐 bleeding time

**Blutvergiftung.** → Sepsis; → Septikämie.
🌐 blood poisoning

**Blutzellen (pl.).** Feste Bestandteile des → Blutes, bestehend aus roten Zellen (→ Erythrozyten), weißen Zellen (→ Leukozyten) und Blutplättchen (→ Thrombozyten). Die B. machen etwa 50% des gesamten Blutvolumens aus.
🌐 blood cell

**Blutzirkulation, systemische.** Hauptblutkreislauf des Körpers ohne den Lungenkreislauf.
🌐 systemic circulation

**Blutzirkulation, venöse.** Transport des sauerstoffarmen Blutes von den Venolen über die beiden Hohlvenen (Venae cavae inferior und superior) in den rechten Vorhof und die rechte Herzkammer und von dort in den Lungenkreislauf, wo das Blut wieder mit Sauerstoff angereichert wird.
🌐 venous circulation

**Blutzucker.** Gruppe von chemisch ähnlichen Substanzen, wie → Glukose, Fruktose und Galaktose, die normale Bestandteile des Blutes und für den Stoffwechsel essentiell sind. Die B.-Konzentration wird in Milligramm pro Deziliter gemessen.
🌐 blood sugar

**Blutzuckerspiegel.** 📷 Die Menge → Glukose, die sich im Blut befindet; normal liegen die Nüchternwerte bei 70 bis 120 mg/dl. Erhöhte Werte können ein Anzeichen für verschiedene Erkrankungen sein, z.B. → Diabetes mellitus oder Pankreaskarzinom. (s.a. Hypoglykämie; Hyperglykämie)
🌐 blood level of glucose

**Blutzucker-Tagesprofil.** → BZ-Tagesprofil.

**Blutzucker-Test, selbst durchgeführter.** Mit Hilfe eines Blutzucker-Messgerätes können Diabetes-mellitus-Patienten Blutzuckerschwankungen in ihrem Blut feststellen und mit entsprechender Insulingabe oder Nahrungsaufnahme darauf reagieren. Die meisten Überwachungssysteme

orientieren sich bei der Messung an der chemischen Reaktion zwischen Glukoseoxidase und Glukose. Einige Geräte messen auch anhand von Wasserstoffperoxid, das aus derselben Reaktion hervorgeht.
🇬🇧 self-monitoring of blood glucose (SMBG)

**B-Lymphozyten.** → B-Zelle.
🇬🇧 B lymphocyte

**BMR.** Abkürzung für (engl.) Basal Metabolic Rate (→ Grundumsatz).
🇬🇧 BMR

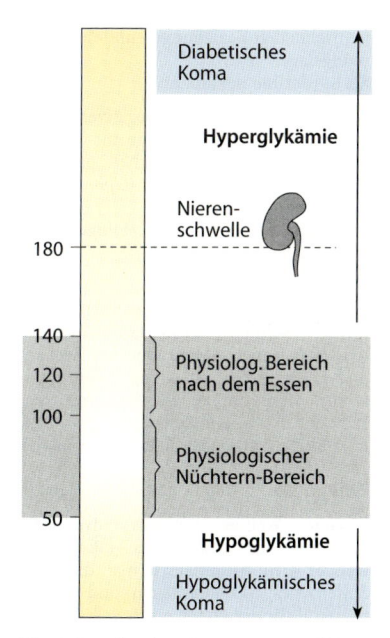

| | |
|---|---|
| | Diabetisches Koma |
| | Hyperglykämie |
| | Nierenschwelle |
| 180 | |
| 140 | |
| 120 | Physiolog. Bereich nach dem Essen |
| 100 | |
| | Physiologischer Nüchtern-Bereich |
| 50 | |
| | Hypoglykämie |
| | Hypoglykämisches Koma |

**Blutzuckerspiegel.** Bei unter 50 mg/dl liegt eine Unterzuckerung (Hypoglykämie) vor, über 120-140 mg/dl eine Überzuckerung (Hyperglykämie). Ab einer Blutzuckerkonzentration von 180 mg/dl wird die Nierenschwelle überschritten: die Niere kann die filtrierte Glukose nicht mehr resorbieren und ins Blut zurückführen; folglich wird Glukose im Urin ausgeschieden (Glukosurie).

**BNS-Krämpfe.** → Blitz-Nick-Salaam-Krämpfe.
🇬🇧 salaam convulsions

**Bobath.** Berta (1907–1991), Physiotherapeutin, und Dr. Karl (1905–1991), Arzt, Großbritannien, entwickelten in den 40er Jahren das nach ihnen benannte, neurophysiologisch begründete Konzept. (→ Bobath-Konzept)

**Bobath-Konzept.** Benannt nach seinen Begründern, dem Ehepaar Bobath. Anwendung vor allem bei Patienten mit Hemiplegie, multipler Sklerose und Schädel-Hirn-Trauma, vielfach auch bei Kindern. Wirkprinzipien: Durch Regulation des Muskeltonus und physiologische Haltung wird die betroffene Seite stimuliert, durch frühestmögliche permanente Reizsetzung soll eine bestmögliche nervale Reorganisation erreicht werden. Für jeden Patienten wird ein individuelles Konzept entworfen und vom gesamten therapeutischen Team umgesetzt; dabei erfolgt die Kontaktaufnahme immer von der betroffenen Seite des Patienten. Die Lagerung und Bewegung erfolgt in physiologischen Positionen. Dazu wird schließlich die Fähigkeit aktiviert, den notwendigen Muskeltonus aufrechtzuerhalten, um den Körper im Raum im Gleichgewicht und gegen die Schwerkraft zu halten. (s.a. Fazio-Oral-Therapie, FOT)
◪ Apoplex, Pflege bei
🇬🇧 Bobath's concept

**Body-Mass-Index (BMI).** (Körpermassenzahl). Formel zur Beurteilung des Körpergewichts und zur Bestimmung von Fettleibigkeit; wird berechnet, indem das Gewicht einer Person in Kilogramm durch das Quadrat der Körpergröße in m geteilt wird.
🇬🇧 body mass index

**Boerhaave-Syndrom.** Erkrankung mit spontaner Ruptur der Speiseröhre (Ösophagus), die zu einer Mediastinitis und Pleuraerguss führt. Klinisches Symptom ist ein plötzliches explosionsartiges Er-

brechen; der Patient muss sofort operiert werden.
[H. Boerhaave, dänischer Arzt, 1668–1738]
🔄 Boerhaave's syndrom

**Bogengang, häutiger.** (Ductus semicircularis). Bezeichnung für eine der drei häutigen Schleifen im Labyrinth des Innenohres. Der h.B. ist ein Teil des Gleichgewichtsorgans.
🔄 semicircular duct

**Bogengang, knöcherner.** (Canalis semicircularis ossei). Bezeichnung für eine der drei knöchernen, flüssigkeitsgefüllten Schleifen im Labyrinth des Innenohres. Der k. B. ist ein Teil des Gleichgewichtsorgans.
🔄 semicircular canal

**Bohr-Effekt.** Die Auswirkung von $CO_2$ und $H^+$ auf die Affinität von Hämoglobin für molekulares $O_2$. Ein fallender $PCO_2$- und $H^+$-Spiegel führt zur Steigerung der Oxihämoglobinsättigung, während steigende Werte den gegenteiligen Effekt erzielen.
[Ch. Bohr, dänischer Physiologe, 1855–1911]
🔄 Bohr's effect

**Bolus.** 1. Runde Masse, z.B. ein Bissen zerkautes Essen, der zum Schlucken vorbereitet ist. 2. Große Tablette eines Arzneimittels zur oralen Einnahme, die meist weich und nicht einzeln verpackt ist. 3. Dosis einer Medikation oder einer anderen pharmazeutischen Präparation, die auf einmal intravenös verabreicht wird.
[*griech.*: bolos, Klumpen]
🔄 bolus

**Booster-Impfung.** (Auffrischungsimpfung). Verabreichung eines → Antigens, z.B. eines Impfstoffs oder Toxoids, in geringerer Menge als bei der ersten → Immunisierung. Die B.-I. wird eingesetzt, um die → Immunantwort auf einem angemessenen Level zu erhalten.
🔄 booster immunization

**Borborygmus.** Deutlich hörbares Geräusch im Bauchraum, das durch eine Hyperaktivität der Darmperistaltik verursacht wird. Zu den Geräuschen gehören Kullern, Gurren und Plätschern, die bei einer → Auskultation zu hören sind.
[*griech.*: Bauchkullern]
🔄 borborygmos

**Borderline.** Bezeichnung für einen Gesundheitszustand, bei dem ein Patient zwar gewisse Anzeichen und Symptome einer Krankheit aufweist, die allerdings noch nicht stark genug ausgeprägt sind, um eine definitive Diagnose zu rechtfertigen.
🔄 borderline

**Borderline-Persönlichkeit.** Persönlichkeitsstörung mit ausgeprägten Mustern einer Instabilität des Selbstbildes, der zwischenmenschlichen Beziehungen und der Stimmungslage.
🔄 borderline personality

**Bordetella.** Gattung gramnegativer Kugelbakterien, von denen einige für den Respirationstrakt des Menschen pathogen sind, z.B. *B. bronchiseptica, B. parapertussis* und *B. pertussis*.
[J. Bordet, belgischer Bakteriologe, 1870–1961]
🔄 Bordetella

**Borrelia.** Gattung großer, uneinheitlich geformter schraubenförmiger → Spirochäten, von denen einige Species Zecken- und Läuseborreliosen verursachen. Zahlreiche Tiere dienen als Reservoir und Wirt der B. (→ Lyme-Borreliose)
[A. Borrel, französischer Bakteriologe, 1867–1936]
🔄 Borrelia

**Borsäure.** Weißes, farbloses Pulver oder kristalline Substanz, die als → Puffer verwendet wird; früher setzte man die B. als äußerliches → Antiseptikum und Pflegepräparat für die Augen ein.
🔄 boric acid

**Borsäurevergiftung.** Vergiftungsreaktion auf die Einnahme oder die Absorption von → Borsäure durch die Haut. Borsäure ist ein schwaches, doch potentiell toxisches und letales → Antiseptikum. Zu den Symptomen gehören Übelkeit, Erbrechen, Diarrhö, Krämpfe und Schock. Bei den Erste-Hilfe-Maßnahmen versucht man, den Patienten mit Ipekak zum Erbrechen zu bringen,

und verabreicht ihm große Mengen Flüssigkeit. In schweren Fällen kann auch eine Dialyse erforderlich werden. Die Absorption von Borsäure aus Windeln stellt für Säuglinge eine Gefahr dar.
❊ boric acid poisoning

**Botulinus-Toxin.** Gruppe potenter Bakteriengifte (→ Toxine), die durch verschiedene Stämme von *Clostridium botulinum* gebildet werden. Die Stämme werden auch mit den Buchstaben A, B oder C klassifiziert. (→ Botulismus)
❊ botulinus toxin

**Botulismus.** Häufig tödlich verlaufende Form der Lebensmittelvergiftung, die durch ein Endotoxin verursacht wird, das vom Bazillus *Clostridium botulinum* produziert wird. Das Toxin wird mit Nahrungsmitteln aufgenommen, die mit C. botulinum verseucht sind, wobei der lebende Bazillus nicht mehr erforderlich ist, wenn das Toxin gebildet ist. In seltenen Fällen kann das Toxin auch durch kontaminierte Wunden in den Körper gelangen. B. unterscheidet sich von den meisten anderen Formen einer Lebensmittelvergiftung, weil er sich ohne Magen-Darm-Störungen entwickelt und noch 18 Stunden bis zu einer Woche nach der Aufnahme der Toxine entstehen kann. B. äußert sich in Schwäche, Müdigkeit und Sehstörungen, z.B. Doppelsehen, Problemen bei der Fokussierung der Augen und der Unfähigkeit der Pupillen, sich an Licht anzupassen. Es kommt zu Muskelschwäche und häufig entwickeln sich Schluckbeschwerden (Dysphagie).
[*lat.:* botulus, Wurst]
❊ botulism

**Bougie.** (Dehnsonde). Dünnes zylindrisches Instrument aus Gummi, gewachster Seide oder anderem flexiblem Material, das in Körperkanäle oder Hohlorgane eingeführt wird, um sie zu weiten, zu untersuchen oder auszumessen.
[*franz.:* Kerze]
❊ bougie

**Bovine Spongiforme Enzephalopathie (BSE).** (»Rinderwahnsinn«). Tödliche Infektionskrankheit beim Rind, die seit 1986 vor allem in Großbritannien und Irland endemisch vorkommt, seit 1999/2000 aber auch in anderen europäischen Ländern auftritt. Ausgang der Epidemie war höchstwahrscheinlich das Verfüttern von Tiermehl mit Erregern der Schafseuche *Scrapie* und später mit BSE. BSE zählt zu den Transmissiblen Spongiformen Enzephalopathien (TSE), den übertragbaren schwammartigen Gehirnerkrankungen. Allen gemeinsam sind folgende Faktoren: Sie sind grundsätzlich übertragbar (auch auf den Menschen); sie enden tödlich; Zielorgan ist das Gehirn; die Inkubationszeiten sind sehr lang (mehrere Jahre bis Jahrzehnte), die Krankheitsphasen dagegen vergleichsweise kurz. Das Immunsystem reagiert kaum auf diese Krankheiten. Als Infektionsrisiko für den Menschen gelten bestimmte Schlachtprodukte vom Rind, insbesondere Hirn, Rückenmark und Innereien (Separatorenfleisch), Muskelfleisch gilt nach dem derzeitigen wissenschaftlichen Kenntnisstand als weitgehend unbedenklich. Seit dem 1. April 1990 gilt EU-weit eine Meldepflicht für BSE. (s.a. Creutzfeld-Jakob-Krankheit, neue Variante)
❊ bovine spongiform encephalopathy

**Bowman-Drüsen.** (Glandulae olfactoriae). Drüsen in der Nasenschleimhaut.
[W. Bowman, englischer Anatom, 1816–1892]
❊ Bowman's glands

**Bowman-Kapsel.** Becherförmiges Ende eines Nierenkanälchens (Tubulus renalis), das einen Glomerulus enthält. Zusammen mit dem Glomerulus bildet sie die Infiltrationsstelle in die Niere. (→ Malpighi-Körperchen)
[W. Bowman, englischer Anatom, 1816–1892]
❊ Bowman's capsule

**Bowman-Membran.** Harte Membran hinter dem Hornhautepithel des Auges.
❊ Bowman's lamina

**BPH.** Abkürzung für → benigne Prostatahyperplasie.
❊ BPH

**Bq.** Abkürzung für → Becquerel.
🌐 Bq

**Br.** Chemisches Symbol für → Brom.
🌐 Br

**Brace.** Orthopädisches Stützkorsett, das dafür sorgt, dass bestimmte Körperteile in ihrer richtigen Position unterstützt und gehalten werden, um eine Funktion zu ermöglichen; z.B. am Bein, um stehen und gehen zu können. (→ Orthese)
🌐 brace

**brachi-.** Vorsilbe mit der Bedeutung »Arm«.
🌐 brachy-

**brachial.** Zum Arm gehörend.
[*lat.:* bracchium, Arm]
🌐 brachial

**Brachialgie.** Starke Schmerzen im Arm, die häufig durch Erkrankungen des → Plexus brachialis ausgelöst werden.
[*lat.:* bracchium, Arm; *griech.:* algos, Schmerz]
🌐 brachialgia

**Brachialislähmung.** (Armplexuslähmung). Lähmung (Paralyse) eines Arms oder einer Hand.
[*lat.:* bracchium, Arm; *griech.:* paralyein, gelähmt sein]
🌐 brachial paralysis

**brachiozephal.** (brachiocephalicus). Den Oberarm und den Kopf betreffend.
🌐 brachiocephalic

**brachy-.** Vorsilbe mit der Bedeutung »kurz, klein«.
🌐 brachy-

**Brachybasie.** (Trippelgang). Abnormal langsamer Gang mit kurzen, trippelnden Schritten; steht häufig in Verbindung mit einer zerebralen Hämorrhagie oder einer Erkrankung der → Pyramidenbahn, z.B. Parkinson-Krankheit.
🌐 brachybasia

**Brachydaktylie.** Angeborene (kongenitale) Missbildung mit abnorm kurzen Fingern oder Fußzehen. – *adj.* brachydaktil.
🌐 brachydactyly

**Brachyzephalie.** (Kurzköpfigkeit/Rundköpfigkeit). Angeborene (kongenitale) Missbildung des Schädels, bei der ein verfrühter Verschluss der Kranznaht zu einem übermäßigen seitlichen Wachstum des Kopfes führt, was ihm ein kurzes, breites Aussehen verleiht. – *adj.* brachyzephal.
[*griech.:* brachys, kurz; kephale, Kopf]
🌐 brachycephaly

**Braden-Skala.** Hilfsinstrument zur Einschätzung der Dekubitusgefährdung eines Patienten, bei dem verschiedene Einflussfaktoren (z.B. Mobilität, sensorisches Empfinden, Ernährungszustand etc.), die eine Dekubitusentstehung begünstigen, in einer Punktetabelle festgehalten werden. Je geringer die Punktzahl, desto größer ist die Dekubitusgefahr. Die Braden-Skala sollte bei der Neuaufnahme eines Patienten ausgefüllt werden. Bei Veränderungen im Krankheitsverlauf muss die Skala erneut herangezogen werden. (s.a. Pflege bei Dekubitus; Norton-Skala)
[Barbara Braden, amerikanische Krankenschwester]
🌐 Braden scale

**brady-.** Vorsilbe mit der Bedeutung »langsam, verzögert«.
🌐 brady-

**Bradyarrhythmie.** (arrhythmische Bradykardie). Abnormal langsamer Herzrhythmus (weniger als 60 Schläge pro Minute) bei → Vorhofflimmern oder → Vorhofflattern mit → AV-Block. (→ Bradykardie; Arrhythmie)
[*griech.:* bradys, langsam; a + rhythmos, ohne Rhythmus]
🌐 bradyarrhythmia

**Bradykardie.** (Brachykardie). Herzrhythmusstörung, bei der die Herzfrequenz weniger als 60 Schläge/min beträgt. Die B. tritt in Form von Sinusbradykardie, Sinusarrhythmie und AV-Block II. oder III. Grades auf. Eine Sinusbradykardie ist relativ harmlos; eine pathologische B. kann Symptom eines Hirntumors, Herzblocks oder einer Vagotonie sowie einer Digitalisintoxikation sein.
[*griech.:* bradys, langsam; kardia, Herz]
🌐 bradycardia

**Braden-Skala.**

| Kategorie | Sensorische Fähigkeiten | Feuchtigkeit | Aktivität | Mobilität | Ernährung | Reibung und Scherkräfte |
|---|---|---|---|---|---|---|
| | = Fähigkeit, adäquat auf druckbedingte Beschwerden zu reagieren | = Beeinträchtigung der Haut durch Feuchtigkeit | = Ausmaß der physischen Aktivität | = Fähigkeit, eingenommene Position zu halten bzw. Position zu wechseln | Ernährungsgewohnheiten | |
| 1 Punkt | fehlt:<br><br>keine Reaktion auf schmerzhafte Stimuli, bedingt z.B. durch Bewusstlosigkeit, Sedierung oder Verringerung der Schmerzempfindlichkeit am ganzen Körper (z.B. Tetraplegie, hoher Querschnitt) | ständig feucht:<br><br>Die Haut ist ständig feucht durch Schweiß oder Urin usw. Immer wenn der Patient gedreht werden muss, liegt er im Feuchten. | Bettlägerigkeit<br><br>kann das Bett nicht verlassen | komplett immobil<br><br>kann selbst geringfügige Positionswechsel nicht selbstständig durchführen | sehr schlecht<br><br>isst kleine Portionen nie auf, sondern höchstens zu 2/3. Isst nur 2 oder weniger Eiweißportionen (Milchprodukte, Fleisch oder Fisch). Trinkt zu wenig. Nimmt auch keine Ergänzungskost zu sich<br>oder<br>darf nicht oral ernährt werden, darf nur klare Flüssigkeiten zu sich nehmen<br>oder<br>erhält länger als 5 Tage Infusionen | Problem:<br><br>Braucht viel bis maximale Unterstützung bei Lagewechsel. Das Anheben ist ohne Schleifen über die Laken nicht möglich. Rutscht ständig im Bett oder im Rollstuhl herunter, muss immer wieder hochgezogen werden. Hat spastische Kontrakturen oder ist sehr unruhig, wobei sich über das Laken gescheuert wird. |

**Braden-Skala.** (Fortsetzung)

| Kategorie | Sensorische Fähigkeiten | Feuchtigkeit | Aktivität | Mobilität | Ernährung | Reibung und Scherkräfte |
|---|---|---|---|---|---|---|
| 2 Punkte | stark eingeschränkt: Schmerzreaktion erfolgt nur auf starke Schmerzreize und kann nur ungezielt geäußert werden (z.B. durch Stöhnen oder Unruhe) oder Verringerung der Schmerzempfindlichkeit, wobei nur die Hälfte des Körpers betroffen ist | häufig feucht: Die Haut ist nicht immer, aber häufig feucht. Die Wäsche u./o. Bettzeug muss mindestens einmal pro Schicht gewechselt werden. | aufsitzen: Kann mit Hilfe etwas laufen, kann das eigene Gewicht aber nicht allein tragen; braucht Hilfe, um sich hinzusetzen (Stuhl, Rollstuhl) | stark eingeschränkt: Bewegt sich seltenerweise geringfügig (Körper oder Extremitäten), kann sich aber nicht ausreichend selbst umlagern | mäßige Ernährung: Isst selten die normale Essensportion, in der Regel aber mindestens die Hälte auf. Isst etwa 3 Eiweißportionen. Nimmt unregelmäßig Ergänzungskost zu sich. oder erhält zu wenige Nährstoffe durch Sondenkost oder Infusionen | Potentielles Problem: Bewegt sich etwas allein oder mit nur wenig Hilfe. Beim Hochziehen schleift die Haut nur wenig über das Laken. Kann sich über längere Zeit in einer Position (Rollstuhl, Stuhl) halten und rutscht nur selten herunter. |

**Braden-Skala.** (Fortsetzung)

| Kategorie | Sensorische Fähigkeiten | Feuchtigkeit | Aktivität | Mobilität | Ernährung | Reibung und Scherkräfte |
|---|---|---|---|---|---|---|
| 3 Punkte | leicht eingeschränkt:<br><br>Reaktion auf Ansprache oder Kommandos werden erfasst, können nicht immer umgesetzt werden (z.B. kann der Patient nicht immer der Aufforderung folgen, seine Position im Bett zu verändern)<br>oder<br>Verringerung der Schmerzempfindlichkeit auf ein oder zwei Extremitäten beschränkt | manchmal feucht:<br><br>Die Haut ist manchmal feucht; einmal täglich wird neue Wäsche benötigt | läuft wenig:<br><br>Läuft seltenerweise am Tag allein, legt nur kurze Strecken zurück; benötigt für längere Strecken Hilfe; verbringt die meiste Zeit im Bett oder auf dem Stuhl | geringfügig eingeschränkt:<br><br>Macht regelmäßige Positionswechsel von Körper und Extremitäten | adäquate Ernährung:<br><br>Isst mehr als die Hälfte der normalen Essensportion auf. Nimmt 4 Eiweißportionen zu sich, verweigert gelegentlich eine Mahlzeit, nimmt aber Ergänzungskost zu sich.<br>oder<br>Kann über Sonde/Infusionen die meisten Nährstoffe aufnehmen | z. Zt. kein Problem:<br><br>Bewegt sich in Stuhl und Bett allein, hat genügend Muskelkraft, sich anzuheben und kann eine Position über längere Zeit halten, ohne herunterzurutschen. |

**Braden-Skala.** (Fortsetzung)

| Kategorie | Sensorische Fähigkeiten | Feuchtigkeit | Aktivität | Mobilität | Ernährung | Reibung und Scherkräfte |
|---|---|---|---|---|---|---|
| 4 Punkte | vorhanden:<br><br>Reaktion auf Ansprache vorhanden, Beschwerden können geäußert werden<br>oder<br>Keine Störung<br>oder<br>Schmerzempfindung | selten feucht:<br><br>Die Haut ist selten feucht; neue Wäsche wird selten benötigt. | läuft gut:<br><br>läuft regelmäßig 2–3mal pro Schicht; bewegt sich regelmäßig | mobil:<br><br>kann seine Position selbständig komplett verändern | gute Ernährung:<br><br>Isst die angebotenen Mahlzeiten auf. Nimmt 4 oder mehr Eiweißportionen zu sich und isst auch manchmal zwischendurch. Benötigt keine Ergänzungskost. | |

Auswertung: < 16 Punkte = Dikubitusrisiko    > 9 Punkte = hohes Risiko

**Bradykardie, fetale.** Ungewöhnlich langsame Herzfrequenz eines Fötus (weniger als 100 Schläge/Minute).
🔤 fetal bradycardia

**Bradykardie-Tachykardie-Syndrom.** (Bradytachykardie). Herzrhythmusstörung, die durch eine Herzfrequenz charakterisiert ist, die zwischen einem abnormal langsamen und abnormal schnellen Rhythmus abwechselt; tritt bei → Sick-Sinus-Syndrom auf.
[*griech.*: bradys, langsam; kardia, Herz; tachys, schnell; syn, zusammen; dromos, Verlauf]
🔤 bradykardia-tachykardia syndrome

**Bradykinesie.** Verlangsamung aller willkürlichen Bewegungen und der Sprache, die z.B. durch Parkinson-Krankheit, andere extrapyramidale Störungen und bestimmte Tranquilizer verursacht wird.
[*griech.*: bradys, langsam; kinesis, Bewegung]
🔤 bradykinesia

**Bradykinin.** Peptidhormon nicht-proteinischer Herkunft, das aus neun Aminosäuren besteht; es wird durch Kallikrein aus Alpha-2-Globulin hergestellt und ist ein wirksamer → Vasodilatator. B. bewirkt eine verlangsamte Kontraktion der glatten Muskulatur, Senkung des Blutdrucks und Steigerung der Kapillardurchlässigkeit.
[*griech.*: bradys, langsam; kinesis, Bewegung]
🔤 bradykinin

**Bradypnoe.** Unphysiologisch langsame Atemfrequenz.
[*griech.*: bradys, langsam; pnein, atmen]
🔤 bradypnoea

**Bradyurie.** Stark verzögerte Urinausscheidung.
🔤 bradyuria

**Braunüle.** → Venenverweilkanüle.

**Braxton-Hicks-Kontraktionen.** Physiologische Wehen während der Schwangerschaft in unregelmäßigen Intervallen, die gegen Ende der Schwangerschaft häufiger werden und die Gebärmutter trainieren.
[J. Braxton Hicks, englischer Arzt, 1823–1897]
🔤 Braxton Hicks contractions

**Brechampulle.** Ampulle, deren Bruchstelle am Ampullenhals durch einen weißen Ring oder durch einen Punkt am Ampullenkopf gekennzeichnet ist; dadurch entfällt das Absägen des Ampullenkopfes. Vorsicht Verletzungsgefahr, Tupfer zum Schutz der Finger benutzen!
🔤 ampule

**Brechungsfehler.** → Refraktionsfehler.
🔤 refractive error

**Brechungswinkel.** (Refraktionswinkel). Der Winkel, der von einem gebrochenen Lichtstrahl und einer zur Brechungsoberfläche senkrechten, durch den Brechungspunkt führenden Linie gebildet wird.
🔤 angle of refraction

**Brechwurzsirup.** Brechreiz auslösender Saft aus Brechwurzextrakt, Glyzerin und Zuckerlösung, der bei bestimmten Vergiftungen und Drogenüberdosis gegeben wird.
🔤 syrup of ipecac

**Brechzentrum.** Das im verlängerten Mark (Medulla oblongata) nahe dem Atemzentrum gelegene Zentrum, welches das Erbrechen koordiniert.
🔤 vomiting center

**Breitbandantibiotikum.** → Antibiotikum, das gegen eine Vielzahl von infektiösen Mikroorganismen wirksam ist, z.B. → Chloramphenicol und → Tetrazyklin.
🔤 broad-spectrum antibiotic

**Brennnesselkraut.** Pflanzlicher Extrakt mit harntreibender Wirkung.
🔤 stinging nettle

**Broca-Aphasie.** (motorische Aphasie). Eine Form der → Aphasie, die durch eine verlangsamte, zögernde Sprechweise gekennzeichnet ist; verursacht wird die B.-A. durch eine Läsion, die sich vom Vorderhaupt bis zur Rolando-Furche erstreckt. Die grammatikalisch falsche Sprache weist viele Substantive und Verben auf, jedoch wenige Artikel und Präpositionen.

Die betroffenen Patienten haben ein nur leicht eingeschränktes Sprachverständnis.
(→ motorische Aphasie)
[P.P. Broca, französischer Anthropologe und Chirurg, 1824–1880]
🇬🇧 Broca's aphasia

**Broca-Zentrum.** Bereich, der an der Sprachproduktion beteiligt ist und im vorderen (frontalen) unteren (inferioren) → Gyrus in der dominierenden Gehirnhälfte liegt.
[P.P. Broca]
🇬🇧 Broca's area

**Brom (Br).** Toxisches rötlich-braunes flüssiges Element der Halogengruppe. Ordnungszahl: 35, Atommasse: 79,904. B. gibt rötliche Dämpfe ab, die an den Augen und in den Atemwegen extreme Reizungen verursachen. Bromsalze (Bromide) wurden früher als Sedativa verwendet, werden heute jedoch von Benzodiazepinen abgelöst. Zu den Nebenwirkungen der Aufnahme von B. gehören Übelkeit, Erbrechen, akneähnliche Hautausschläge, undeutliche Sprache, Koordinationsstörung der Muskelbewegungen (Ataxie), psychotisches Verhalten und Koma.
[*griech.:* bromos, Gestank]
🇬🇧 bromine

**Bromhidrose.** Unphysiologischer Zustand, bei dem der Schweiß der apokrinen Drüsen einen unangenehmen Geruch aufweist.
[*griech.:* bromos, Gestank; hidros, Schweiß]
🇬🇧 bromhidrosis

**Bromoderma tuberosum.** Akneähnlicher blasen- oder knotenförmiger Hautausschlag, der als Hypersensitivitätsreaktion nach der Aufnahme von Bromsalzen auftritt.
🇬🇧 bromoderma

**bronchi-.** Vorsilbe mit der Bedeutung »Luftröhre«.
🇬🇧 bronchi-

**bronchial.** Zu den → Bronchien oder → Bronchiolen gehörend.
[*griech.:* bronchos, Luftröhre]
🇬🇧 bronchial

**Bronchialasthma.** → Asthma bronchiale.

**Bronchialbaum.** Anatomischer Komplex, der aus Verästelungen von der Luftröhre (Trachea) bis zu den → Bronchien besteht.
🇬🇧 bronchial tree

**Bronchialfremitus.** Vibration, die auf der Brustwand über einem Bronchus getastet (palpiert) oder gehört (auskultiert) werden kann. Ursache sind Ansammlungen von Sekretionen, die ein rasselndes Geräusch verursachen, wenn Luft während der Atmung ein- und ausströmt.
🇬🇧 bronchial fremitus

**Bronchialkarzinom.** → Lungenkarzinom.
🇬🇧 lung cancer

**Bronchiallavage.** Spülung der Bronchien und Bronchiolen mit physiologischer Kochsalzlösung zur Reinigung und zur Entnahme von Sekretproben für Laboranalysen.
🇬🇧 bronchial washing

**Bronchialsekret.** Substanz, die in den Bronchialästen gebildet wird und aus dem Schleim der Bronchialdrüsen, Proteinsalzen, Plasmaflüssigkeit und Proteinen, z.B. Fibrinogen, besteht. Durch das B. wird das Bronchialsystem gereinigt und die Bronchialschleimhaut vor dem Austrocknen geschützt.
🇬🇧 bronchial secretion

**Bronchialtoilette.** Spezielle Pflege, die Patienten mit einem → Tracheostoma und Atemproblemen erhalten und die eine Stimulation des Hustens, tiefes Ein- und Ausatmen sowie Absaugen des Respirationstraktes umfasst.
🇬🇧 bronchial toilet

**Bronchiektase.** Unphysiologischer Zustand des Bronchialbaums mit irreversibler Ausweitung (Dilatation) und Zerstörung der Bronchialwände. B.n können angeboren (kongenital bedingt) sein, oder als Folge von Bronchialinfektionen, Obstruktionen durch Tumore oder durch Aspiration eines Fremdkörpers verursacht werden. Zu den Symptomen gehören häufiger Husten mit starker Sekretproduktion, Hä-

moptysen, chronische Sinusitis, Trommelschlegelfinger und feuchtes Rasseln.
[*griech.:* bronchos, Luftröhre; ektasis, Ausdehnung]
🌐 bronchiektasis

**Bronchien.** → Bronchus.
🌐 bronchi (sing. Bronchus)

**Bronchiole.** Kleine Verzweigung des respiratorischen Systems, die sich von den → Bronchien bis in die Lungenlappen erstreckt. Man unterteilt die B.n in terminale und respiratorische B.n. – *adj.* bronchiolar.
[*lat.:* bronchiolus, kleine Luftröhre]
🌐 bronchioles

**Bronchiolenkollaps.** Zustand, bei dem die → Bronchiolen durch den Druck der umgebenden Strukturen und einen Mangel an einströmender Luft zusammengedrückt werden. Diese Luft wird dazu benötigt, die Bronchiolen in einem aufgeblasenen Zustand zu erhalten; tritt bei Erkrankungen wie Emphysem und Bronchiektasen auf.
[*lat.:* bronchiolus, kleine Luftröhre; collabi, fallen]
🌐 bronchiolar collapse

**Bronchiolitis.** Akute virale Entzündung des unteren respiratorischen Traktes, die vor allem bei Kindern unter 18 Monaten auftritt. Die B. äußert sich durch ein exspiratorisches Giemen, Ateminsuffizienz, Entzündung und Obstruktion auf dem Niveau der → Bronchiolen. Die häufigsten ursächlichen Agenzien sind Parainfluenza-Viren. *Mycoplasma pneumoniae,* Rhinoviren, Enteroviren und Masernviren treten weniger häufig auf. Die Erkrankung wird durch die Übertragung von aerogenen Partikeln oder durch Kontakt mit infizierten Sekretionen verursacht. Die Diagnose kann bei Anzeichen einer übermäßigen Lungenaufblähung durch Abklopfen (Perkussion) oder Röntgenuntersuchungen gestellt werden. Bei der B. obliterans wird kein Exsudat abgehustet, was die Bronchialgänge verstopfen und zu einem Kollaps des betroffenen Lungenabschnitts führen kann (→ Bronchiolenkollaps).
[*lat.:* bronchiolus, kleine Luftröhre; *griech.:* itis, Entzündung]
🌐 bronchiolitis

**Bronchitis.** Akute oder chronische Entzündung der Schleimhaut der Luftröhre (→ Trachea) und des → Bronchialbaums. Die **akute B.** ist durch Husten mit Auswurf, Fieber, Hypertrophie der schleimproduzierenden Strukturen und Rückenschmerzen gekennzeichnet. Sie wird durch virale Infektionen des oberen Respirationstraktes in den → Bronchien ausgelöst und kann häufig bei Kinderkrankheiten wie Masern, Keuchhusten, Diphterie und Typhus beobachtet werden. Davon unterscheidet sich die **chronische B.** durch eine exzessive Schleimabsonderung in den Bronchien mit Auswurf; sie tritt jeweils für eine Dauer von mindestens 3 aufeinanderfolgenden Monaten mehrmals innerhalb von zwei Jahren auf. Zusätzliche Symptome sind häufige Infektionen im Thoraxraum, Zyanose, Hypoxämie, Hyperkapnie und eine deutliche Neigung zur Entwicklung eines Cor pulmonale und Ateminsuffizienz.
[*griech.:* bronchos, Luftröhre; itis, Entzündung]
🌐 bronchitis

**Bronchitis, asthmatische.** Entzündung und Schwellung der Schleimhäute der → Bronchien von Asthmapatienten. (→ Asthma; Bronchitis)
🌐 asthmatic bronchitis

**Bronchitis, chronische.** Häufig auftretende Atemwegserkrankung mit deutlich gesteigerter Schleimproduktion der Tracheal- und Bronchialdrüsen sowie Husten mit Auswurf; die chronische Bronchitits zieht sich über mindestens 3 Monate pro Jahr in mehr als 2 aufeinanderfolgenden Jahren.
🌐 chronic bronchitis

**bronchoalveolär.** Zu den terminalen → Alveolarsäckchen und den Enden der → Bronchiolen gehörend.
[*griech.*: bronchos, Luftröhre; *lat.*: alveolus, kleine Vertiefung]
🇬🇧 bronchoalveolar

**Bronchodilatation.** Vergrößerung des Durchmessers der → Bronchien, wodurch ein verstärkter Luftstrom in und aus den Lungen möglich wird.
[*griech.*: bronchos, Luftröhre; *lat.*: dilatare, erweitern]
🇬🇧 bronchodilation

**Bronchodilatatoren (pl.).** Substanzen, insbesondere Arzneimittel, die zur Entspannung von Kontraktionen der glatten Bronchialmuskeln (Bronchospasmolytika) und so zur Verbesserung der Atmung führen. Pharmakologische B. werden eingesetzt, um bei Asthma, Bronchiektasen, Bronchitis und Emphysemen die Belüftung zu verbessern.
🇬🇧 bronchodilators

**Bronchographie.** Röntgenuntersuchung der → Bronchien, nachdem zuvor ein Kontrastmittel in den Bronchialbaum eingebracht wurde.
🇬🇧 bronchography

**Broncholytika (pl.).** Arzneimittel, die den Bronchialschleim lösen und dadurch ein besseres Abhusten (→ Expektoration) ermöglichen.
[*griech.*: bronchos, Luftröhre; lysein, auflösen]
🇬🇧 broncholytics

**Bronchophonie.** Gesteigerte Intensität und Klarheit der Stimmresonanz, die dadurch entstehen kann, dass die Dichte des Lungengewebes zunimmmt, z.B. bei einer Pneumonie.
[*griech.*: bronchos, Luftröhre; phone, Stimme]
🇬🇧 bronchophony

**Bronchopneumonie.** Akute Entzündung der → Lungen und → Bronchiolen, die sich in Schüttelfrost, Fieber, Tachykardie, hoher Atemfrequenz, Husten mit blutigem Auswurf, starken Thoraxschmerzen und Aufblähung des Magens äußert. Diese Erkrankung folgt häufig der Ausweitung einer bakteriellen Infektion vom oberen in den unteren Respirationstrakt; kann nach Pleuraerguss, Empyem, Lungenabszess, peripherer Thrombophlebitis, Ateminsuffizienz, kongestiver Herzinsuffizienz und Ikterus auftreten. (→ Pneumonie)
[*griech.*: bronchos, Luftröhre; pneumon, Lunge]
🇬🇧 bronchopneumonia

**bronchopulmonal.** Zu den → Bronchien und → Lungen gehörend.
🇬🇧 bronchopulmonary

**Bronchoskop.** Gebogenes, flexibles Rohr zur visuellen Untersuchung der → Bronchien, das ein optisches System enthält, mit dessen Hilfe die Bronchien vergrößert dargestellt werden können. (→ Bronchoskopie)
🇬🇧 bronchoscope

**Bronchoskopie.** Visuelle Untersuchung der Trachea und des Bronchialsystems mit Hilfe eines → Bronchoskops. Diese Maßnahme kann auch zum Absaugen, zur Durchführung einer Biopsie und zur Entfernung von Flüssigkeit oder Fremdkörpern eingesetzt werden. (→ Endoskopie)
🇬🇧 bronchoscopy

**Bronchospasmolytika.** Medikamente mit entspannender Wirkung auf die glatten Muskelzellen der Bronchien.
🇬🇧 adrenergic bronchodilator

**Bronchospasmus.** Unphysiologische Kontraktion der glatten Muskulatur der → Bronchien nach einer akuten Verengung und Obstruktion der Luftwege. Husten mit einer ziehenden Einatmung sind Indikatoren eines B.
🇬🇧 bronchospasm

**Bronchospirometrie.** Untersuchung der Ventilation und des Gasaustauschs jeder einzelnen Lunge, bei der ein Katheter entweder in den linken oder rechten Hauptbronchus eingeführt wird.
🇬🇧 bronchospirometry

**Bronchus (pl. Bronchien).** Hauptast der Luftröhre (Trachea) in der Lunge, durch den ein- und ausgeatmete Luft strömt. Je-

der B. besteht aus einer Wand mit drei Schichten. Die äußerste Schicht setzt sich aus dichtem fibrösem Gewebe zusammen und ist mit Knorpelmasse verstärkt. Die mittlere Schicht ist ein Netzwerk aus glatter Muskulatur; die innere Schicht besteht aus einer Schleimhaut mit Flimmerepithel. – *adj.* bronchial.
[*griech.*: bronchos, Luftröhre]
🇬🇧 bronchus

**Broteinheit (BE).** Veraltete Bezeichnung für die Berechnungseinheit in einer Diabetes-Diät.1 BE entspricht 12 g Kohlehydraten mit blutzuckersteigernder Wirkung. (s.a. Diabetes mellitus)
🇬🇧 bread exchange unit

**Brown-Molekularbewegung.** Zufällige Bewegung mikroskopischer Partikel, die in einer Flüssigkeit oder einem Gas fein verteilt (suspendiert) sind. Diese Bewegung entsteht durch eine natürliche kinetische (→ Kinetik) Aktivität der Flüssigkeitsmoleküle, die mit anderen Partikeln zusammenstoßen.
[R. Brown, schottischer Botaniker, 1773–1858]
🇬🇧 brownian movement

**Brown-Séquard-Syndrom.** Traumatische neurologische Störung infolge der Kompression einer Seite des Rückenmarks oberhalb des 10. Thorakalwirbels, die sich in einer spastischen Lähmung (Paralyse) auf der verletzten Körperseite sowie in dem Verlust der Haltefähigkeit und der Schmerz- und Wärmeempfindung auf der anderen Körperseite äußert.
[C. Brown-Séquard, französischer Physiologe, 1817–1894]
🇬🇧 Brown-Séquard's syndrome

**Brucellose.** Erkrankung (meldepflichtig), die durch verschiedene Species gramnegativer *Brucella* verursacht wird. Die B. ist vorwiegend eine Krankheit bei Tieren (Katzen, Schweine oder Ziegen); beim Menschen wird sie durch die Aufnahme von kontaminierter Milch oder Milchprodukten oder über Hautläsionen ausgelöst. Zu den Symptomen gehören Fieber, Schüttelfrost, Schwitzen, Unwohlsein und Schwäche. Obwohl die B. selten tödlich endet, ist eine Behandlung wegen der schweren Komplikationen wichtig, die sich entwickeln können, z.B. Pneumonie, Meningitis und Enzephalitis.
[D. Bruce, englischer Pathologe, 1855–1931]
🇬🇧 brucellosis

**Bruch, einfacher.** → Fraktur.
🇬🇧 simple fracture

**Bruchband.** Angelegtes Hilfsmittel, das davor schützt, dass der Darm oder andere Eingeweide durch eine Hernie aus dem Körper heraustreten.
🇬🇧 truss

**Brudzinski-Nackenzeichen.** Unwillkürliche Beugung von Armen, Hüfte und Knien, wenn der Hals passiv nach vorn gebeugt wird; tritt bei → Meningitis auf.
[J. Brudzinski, polnischer Arzt, 1874–1917]
🇬🇧 Brudzinski's sign

**Brushfield-Flecken.** Winzige weiße oder hellgelbe Flecken auf der Regenbogenhaut (Iris) bei Kindern mit einem → Down-Syndrom.
[T. Brushfield, englischer Arzt, 1858–1937]
🇬🇧 Brushfield's spots

**Brust, Selbstuntersuchung der.** Vorgang, bei dem die Frau selbst ihre Brüste und angrenzende Bereiche (Achselhöhlen) auf Veränderungen untersucht, die auf bösartige Geschwülste hinweisen können. Die S. sollte 1 Woche bis 10 Tage nach dem ersten Tag des Zyklus durchgeführt werden, wenn die Brüste am kleinsten und hormonbedingte Vergrößerungen der Brustdrüsen am wenigsten tastbar sind. Die Untersuchungstechnik ist dieselbe, die auch der Gynäkologe anwendet: Den Arm auf der Seite der zu untersuchenden Brust nach oben strecken und mit der anderen Hand die Brust ringsherum abtasten. Dabei die Achselhöhlen nicht vergessen.
🇬🇧 self-breast examination (SBE)

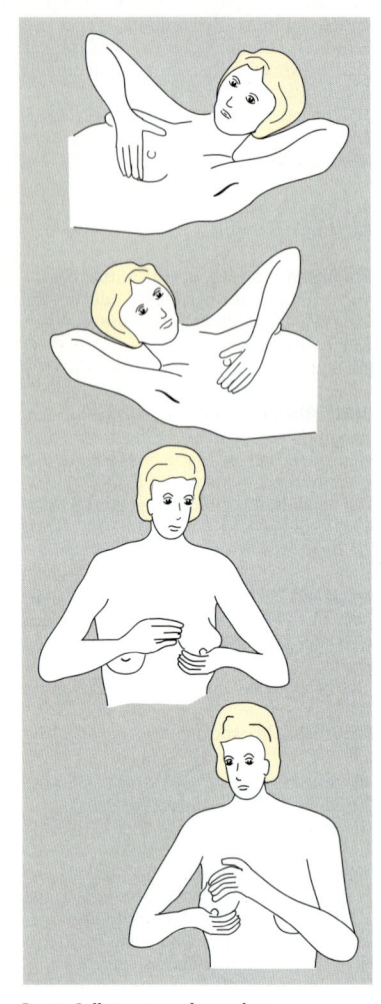

**Brust, Selbstuntersuchung der.**

**Brustatmung.** (Kostalatmung; Thorakalatmung). Eine mit dem Brustkorb erfolgende Atmung, wobei die Einatmung (Inspiration) überwiegend von der Zwischenrippenmuskulatur ausgeht und der Brust-

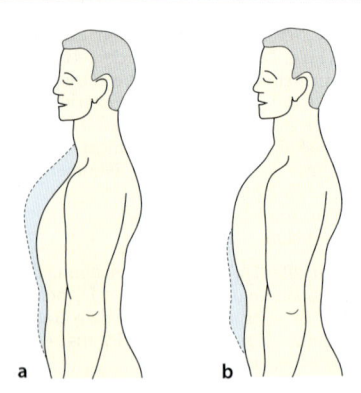

**Brustatmung. a** Brustatmung im Vergleich zur **b** Bauchatmung; blau ist die Körperbewegung bei der Einatmung dargestellt.

korb sich sichtbar hebt. Sie tritt physiologisch bei der Mehrzahl von Frauen auf. Bei Bauchverletzungen oder Operationen gilt die B. als Schonatmung und ist pathologisch. (s.a. Bauchatmung)
🇬🇧 costal breathing

**Brustbein.** → Sternum.
🇬🇧 sternum

**Brustentzündung.** → Mastitis

**Brustfell.** → Pleura.
🇬🇧 pleura

**Brusthöhle.** Umfasst den Raum, der von den Rippen eingeschlossen ist, den Brustabschnitt der Wirbelsäule, das Brustbein (Sternum), das Zwerchfell und die dazugehörige Muskulatur.
🇬🇧 thoracic cavity

**Brustimplantat.** Chirurgisches Einpflanzen eines prothetischen Materials in die Brust, um entweder das Volumen der Brust zu vergrößern oder nach einer Brustentfernung (→ Mastektomie) eine Rekonstruktion durchzuführen.
🇬🇧 breast implant

**Brustkorb.** Knochensystem, das die Organe und Gewebe des Brustraums umschließt.

Er besteht aus 12 Brustwirbeln, 12 Rippenpaaren und dem Brustbein (Sternum).
🇬🇧 thoracic cage

**Brustkorbschlagader, innere.** → Arteria thoracica interna.
🇬🇧 internal thoracic artery

**Brustkorbvene, innere.** → Vena thoracica interna.
🇬🇧 internal thoracic vein

**Brustkrebs.** → Mammakarzinom.
🇬🇧 breast cancer

**Brustlymphknoten.** Regionaler Lymphknoten, der mit dem Brustabschnitt des lymphatischen Systems verbunden ist. Dieser Abschnitt ist für Thymusdrüse, Herzbeutel (Perikard), Speiseröhre (Ösophagus), Luftröhre (Trachea), Lunge und Bronchien zuständig.
🇬🇧 thoracic visceral node

**Brustmuskel, großer.** → Musculus pectoralis major.
🇬🇧 pectoralis major

**Brustnerven.** → Thorakalnerven.
🇬🇧 thoracic nerves

**Brustregionen.** Topographische Bereiche bzw. Unterteilungen des Brustraums: Brustbeingegend, Brustwarzengegend, unterer Bereich und Achselbereich.
🇬🇧 chest regions

**Brustschlagader.** → Aorta thoracica.
🇬🇧 thoracic aorta

**Brustsuchen, reflektorisches.** Normale Reaktion eines Neugeborenen, wenn es seitlich des Mundes an der Wange berührt oder gestreichelt wird, den Kopf in die entsprechende Richtung zu drehen und zu saugen.
🇬🇧 rooting reflex; breast seeking reflex

**Brustwandableitung.** Elektrokardiographische Ableitung, deren positive Elektrode an Brust oder Praecordium angelegt wird. Für eine Brust-Rücken-Ableitung wird die passive Elektrode am Rücken des Patienten angelegt, für eine Brustwandableitung auf die Brustvorderseite, für eine linke Brustableitung an den linken Arm und für eine rechte Brustableitung an den rechten Arm.
🇬🇧 chest lead

**Brustwandflattern.** Thoraxinstabilität und Ateminsuffizienz infolge mehrerer Rippenfrakturen. (→ paradoxe Atmung)
🇬🇧 flail chest

**Brustwarze.** → Mamilla
🇬🇧 nipple

**Brustwarzen, überzählige.** Mehr als zwei B., wobei die zusätzlichen meist kein Drüsengewebe aufweisen. Diese funktionslosen B. können nur als kleine rosafarbene Punkte oder aber als normal große B. ausgebildet sein.
🇬🇧 supernumerary nipples

**Brustwickel.** Alternative Pflegemethode, bei der im Brustbereich (Vorder- und/oder Rückseite) Wickel angelegt werden, die schleimlösende Wirkung haben. (→ Quarkwickel; Zitronenwickel; Zwiebelwickel)
🇬🇧 chest compress

**Brustwirbel.** Eines der insgesamt 12 Knochensegmente des oberen Wirbelsäulenabschnitts. Sie werden der Reihe nach T1 bis T12 benannt. T1 folgt auf den letzten → Halswirbel (C7) und T12 liegt über dem ersten → Lendenwirbel (L1). Der Brustabschnitt der Wirbelsäule ist sehr biegsam und hat nach ventral eine konkave Krümmung.
🇬🇧 thoracic vertebra

**Brutkasten.** → Inkubator.

**Bruxismus.** (Zähneknirschen). Zwanghaftes, unbewusstes Knirschen und/oder Zusammenbeißen der Zähne, insbesondere beim Schlafen oder während der Wachphasen als Mechanismus zum Abbau von Spannungen in extremen Stresssituationen. In der Folge kann es zu Schädigungen der Zähne und des Kiefers kommen.
[*griech.:* brychein, mit den Zähnen knirschen]
🇬🇧 bruxism

**BSE.** Abkürzung für → Bovine Spongiforme Enzephalopathie.
🇬🇧 BSE

**BSG.** Abkürzung für → Blutkörperchensenkungsgeschwindigkeit.
🇬🇧 BSG

**BSN.** Abkürzung für »Bachelor of Science in Nursing«.
🇬🇧 BSN

**BT.** Abkürzung für → Basaltemperatur.
🇬🇧 BT

**BTM.** Abkürzung für → Betäubungsmittel.
🇬🇧 BTM

**BU.** Abkürzung für → Berufsunfähigkeit.
🇬🇧 BU

**Bubo (pl. Bubonen).** Vergrößerter, weicher, entzündeter Lymphknoten in der Leiste, der in Verbindung mit Erkrankungen wie Lymphogranuloma venerum und Syphilis steht.
[*griech.:* boubon, Leiste]
🇬🇧 bubo

**Bubonenpest.** → Beulenpest.
🇬🇧 bubonic plague

**Bucca.** Wange, Backe.
🇬🇧 bucca

**bukkal.** (buccal). Zur Innenseite der Wange oder dem Zahnfleisch gehörend.
🇬🇧 buccal

**Bülau-Drainage.** (Pleuradrainage). → Thorax-Drainage.
🇬🇧 siphon drainage

**bulbär.** Zum verlängerten Mark (Medulla oblongata) des Gehirns und der kranialen Nerven gehörend, z.B. → Bulbärparalyse.
🇬🇧 bulbar

**Bulbärparalyse.** Degenerative neurologische Erkrankungen, die durch eine Schädigung der motorischen Hirnnervenkerne gekennzeichnet ist und die sich durch Muskelschwund und Muskelschwäche der Kehlkopf- und Rachenmuskulatur sowie der Zungen- und Gesichtsmuskulatur äußert. Folgen des Muskelschwunds sind Sprachstörungen (Dysarthrie) und Schluckstörungen (Dysphagie), es kann auch zu einer Schädigung des Pyramidentrakts kommen.
🇬🇧 bulbarparalysis

**Bulbus (pl. Bulben, Bulbi).** Runde, zwiebelförmige Körperstruktur, z.B. bestimmte sensorische Nervenenden, B. aortae (Erweiterung der Aorta an ihrem Ursprung), B. oculi (Augapfel), B. pili (Haarwurzel) und B. duodeni (verdickter Ansatz des Zwölffingerdarms).
[*lat.:* Zwiebel]
🇬🇧 bulb

**Bulbus duodeni.** Zwiebelförmiger Teil des oberen Zwölffingerdarms.
🇬🇧 duodenal bulb

**Bulimia nervosa.** (Ess-Brechsucht). Psychogene Essstörung, die sich in einem unstillbaren Verlangen nach Essen äußert, was häufige Phasen ständigen Essens mit anschließendem Erbrechen, Depressionen und Fasten beinhaltet. (s.a. Anorexia nervosa) – *adj.* bulimisch.
[*griech.:* Heißhunger]
🇬🇧 bulimia

**Bulla.** Dünnwandige, erhabene Blase auf der Haut oder Schleimhaut, die mehr als 1 cm Durchmesser hat und eine klare, seröse Flüssigkeit enthält. – *adj.* bullös.
[*lat.:* Blase]
🇬🇧 bulla

**Buprenorphin.** Parenterale
🇬🇧 buprenorphine hydrochloride

**Burkitt-Lymphom.** Malignes Neoplasma, das aus undifferenzierten Zellen besteht und große knochenauflösende (osteolytische) Läsionen im Kinn oder bei Kindern im Abdomen verursacht. Der Tumor, der in Zentralafrika → endemisch auftritt, ist durch eine grauweiße Masse gekennzeichnet, die häufig Blut oder Nekrosen enthält. [D. Burkitt, englischer Chirurg in Afrika, geb. 1911]
🇬🇧 Burkitt's lymphoma

**Burning-feet-Syndrom.** Neurologische Erkrankung, zu deren Symptomen die Empfindung einer Verbrennung an der Fußsohle gehört; dieses Gefühl scheint nachts

stärker zu werden und kann auch die Hände befallen. (→ Parästhesie)
🇬🇧 burning-feet-syndrome

**Burn-out-Syndrom.** Allgemeine Bezeichnung für eine mentale oder physische Energieauszehrung nach einer Phase von chronischem berufsbedingtem Stress, was in manchen Fällen sogar körperliche Krankheiten zur Folge haben kann.
[*engl.*: ausbrennen]
🇬🇧 burnout

**Bursa.** Tasche, Beutel; z.B. die B. synovialis, eine fibröse Tasche zwischen manchen Sehnen und Knochen. Die B. ist mit einer Knorpelmembran überzogen, die Gelenkflüssigkeit absondert; dadurch fungiert die B. als eine Art »Kissen«, das der Sehne erlaubt, sich bei Spannung und Entspannung problemlos über einem Knochen zu bewegen.
🇬🇧 bursa

**Bursitis.** Entzündung der → Bursa, der Bindegewebestruktur um ein Gelenk. Die B. kann durch Arthritis, Infektionen, Verletzungen oder exzessive traumatische Körperaktivitäten oder -anstrengungen verursacht werden. Das Hauptsymptom sind starke Schmerzen des betroffenen Gelenks, insbesondere bei Bewegungen.
🇬🇧 bursitis

**Butterfly.** ◪ (Flügelkanüle). Kanüle zur Blutabnahme oder zur Verabreichung von kurzzeitigen Infusionen. Der B. besteht aus einer Hohlnadel mit einem angeschlossenen Kunststoffschlauch. Die Kunststoffflügel dienen zum Anfassen und werden nach der Punktion mit Pflaster auf der Haut fixiert. (s.a. Venenpunktion)
[*engl.*: butterfly, Schmetterling]
🇬🇧 butterfly cannula

**Buttersäure.** Fettsäure, die in ranziger Butter, Fäzes, Urin, Schweiß und geringfügig in der Milz und im Blut vorhanden ist. B. wird zur Herstellung von Geschmacksstoffen, Emulgatoren und Pharmazeutika verwendet.
🇬🇧 butyric acid

**Butylalkohol.** (Butanol). Klare, toxische Flüssigkeit, die als organisches Lösungsmittel verwendet wird.
🇬🇧 butyl alcohol

**Butyrophenone (pl.).** Gruppe von → Neuroleptika und → Tranquilizern, die zur Behandlung von Psychosen eingesetzt werden, oder um die Symptome einer Chorea-Huntington, Gesichtszucken u.a. zu lindern. (→ Psychopharmaka)
🇬🇧 butyrophenone

**BWS. B**rust**w**irbel**s**äule

**Bypass.** Chirurgischer Eingriff, bei dem der Blutstrom oder der Fluss anderer natürlicher Flüssigkeiten um den normalen anatomischen Verlauf herumgeleitet wird; dies kann vorübergehend oder permanent sein. Eine B.-Operation wird häufig zur Behandlung von Herz- oder Magen-Darm-Erkrankungen durchgeführt.
[*engl.*: Umgehung]
🇬🇧 bypass

**Bypass, aortokoronarer.** Operative Methode zur Behandlung von → Angina pectoris oder koronaren Herzkrankheiten. Bei diesem Eingriff wird zur Umgehung einer

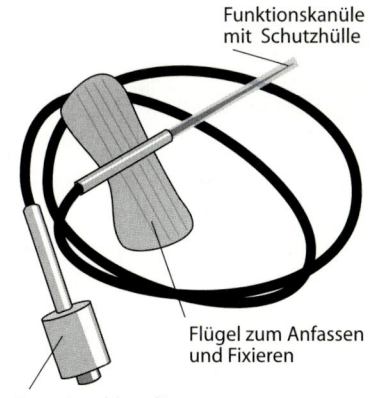

Funktionskanüle mit Schutzhülle

Flügel zum Anfassen und Fixieren

Luer-Anschluss für Adapter oder Infusionsschlauch

**Butterfly.** Butterfly.

Durchblutungsbehinderung (Obstruktion) mit einer Wadenvene, einer Brustarterie oder einem anderen Blutgefäß bzw. aus einem synthetischen Transplantat ein → Shunt von der Aorta zu einer der Koronararterien gelegt.
🇬🇧 aortocoronary bypass

**Bypass, kardiopulmonaler.** Maßnahme in der Herzchirurgie, bei der das Blut mit Hilfe einer Herz-Lungenmaschine oberhalb von Herz und Lunge abgeleitet und direkt wieder der Aorta zugeführt wird. (→ Herz-Lungenmaschine)
🇬🇧 cardiopulmonary bypass

**Bypass, koronarer.** Chirurgischer Eingriff am offenen Herzen, bei dem eine Prothese bzw. ein Abschnitt eines Blutgefäßes auf eine Koronararterie verpflanzt wird, um eine verengte bzw. verschlossene Koronararterie zu umgehen. Die Operation wird bei → koronarer Herzkrankheit zur Verbesserung der Durchblutung des Herzmuskels und zur Linderung von Angina pectoris-Schmerzen durchgeführt.
🇬🇧 coronary bypass

**Byssinosis.** Berufserkrankung, die sich in Kurzatmigkeit, Husten und Giemen äußert. Die B. ist eine allergische Reaktion auf das Einatmen von Stäuben oder Pilzen in Baumwolle, Flachs oder Hanffasern.
🇬🇧 byssinosis

**B-Zelle.** → Lymphozyt, der im Knochenmark gebildet wird. Als Vorläufer der Plasmazellen spielen die B-Z.n (B-Lymphozyten) eine wichtige Rolle bei den Immunreaktionen des Körpers.
🇬🇧 B cell

**BZ-Tagesprofil.** (Blutzucker-Tagesprofil). Bestimmung des Blutzuckerspiegels mehrmals täglich, um Schwankungen des → Blutzuckers im Tagesverlauf bei einem Diabetiker beurteilen zu können. Dabei wird der Blutzucker u. a. nüchtern sowie vor und eine Stunde nach den Mahlzeiten kontrolliert. (s.a. Diabetes mellitus, Glukosetoleranztest)
🇬🇧 blood sugar diurnal profile

# C

**C.** 1. Chemisches Symbol für → Kohlenstoff. 2. Abkürzung für Grad → Celsius.
🇬🇧 C

**Ca.** Chemisches Symbol für Kalzium.
🇬🇧 Ca

**Ca(OH)$_2$.** Chemische Formel für Kalziumhydroxid.
🇬🇧 Ca(OH)$_2$

**CaCl$_2$.** Chemische Formel für Kalziumchlorid.
🇬🇧 CaCl$_2$

**CaC$_2$O$_4$.** Chemische Formel für Kalziumoxalat.
🇬🇧 CaC$_2$O$_4$

**CaCO$_3$.** Chemische Formel für Kalziumkarbonat.
🇬🇧 CaCO$_3$

**Caesium (Cs).** Alkalimetall; Ordnungszahl 55, Atomgewicht 132,9.
[*lat.*: caesius, blauer Himmel.]
🇬🇧 cesium (Cs)

**Caesium-137.** Radioaktives Isotop des Cäsiums mit einer Halbwertszeit von 30,2 Jahren; wird in Kurztherapien bei Bestrahlungen zur Bekämpfung bösartiger Tumore eingesetzt.
🇬🇧 cesium 137

**Cafe-au-lait-Fleck.** Blasser, milchkaffeebrauner Hautfleck. Das simultane Entstehen mehrerer Cafe-au-lait-Flecken ist ein Zeichen von Neurofibromatose; vereinzelt auftretende Flecken sind jedoch harmlos.
[*franz.*: Milchkaffee.]
🇬🇧 cafe-au-lait spot

**Caffey-Syndrom.** Kindesmisshandlungssyndrom; zuerst beschrieben von John Caffey im Jahre 1946.
[John Caffey, amerikanischer Kinderarzt, 1895–1978.]
🇬🇧 Caffey's syndrome

**CAH.** 1. Abkürzung für chronisch aktive Hepatitis. 2. Abkürzung für kongenitale adrenale Hyperplasie.
🇬🇧 CAH

**Calcifediol.** Physiologische Form des Vitamin D; wird zur Behandlung von metabolischen Knochenerkrankungen verschrieben, die mit chronischen Nierenversagen in Verbindung stehen.
🇬🇧 calcifediol

**Calciferol.** (Vitamin D2). Fettlöslicher, kristalliner, ungesättigter Alkohol, der bei UV-Bestrahlung von Ergosterol entsteht. Verwendet als Ernährungszusatzstoff zur Prophylaxe und Behandlung von Rachitis, Osteomalazie und anderen hypokalzämischen Störungen. Natürliche Quellen von Calciferol sind Milch und Lebertran.
[*lat.*: calx, Kalk, ferre, tragen.]
🇬🇧 calciferol

**Calcitonin.** In den Schilddrüsenzellen produziertes Hormon, das den Kalziumblutspiegel steuert und die Knochenmineralisation stimuliert. Als synthetisch hergestelltes Hormon wird es bei der Behandlung bestimmter Knochenkrankheiten eingesetzt.
[*lat.*: calx + *griech.*: tonos, Tonus.]
🇬🇧 calcitonin

**Calcitriol.** Aktive Form des Vitamin D, regulierendes Hormon des Kalziumstoffwechsels. Wird Patienten mit einer Hypo-

kalzämie verabreicht, die sich einer chronischen Nierendialyse unterziehen müssen.
🔤 calcitriol

**Calendula officinalis.** → Ringelblume.
🔤 calendula officinalis

**Caliper.** (Tasterzirkel). Gerät mit zwei an Scharnieren hängenden, verstellbaren, gebogenen Tastern; verwendet zur Messung der Dicke bzw. des Durchmessers eines konvexen bzw. festen Körpers.
[*franz.*: calibre, Gewehrlauf.]
🔤 caliper

**Calix renalis.** → Nierenkelch.
🔤 renal calyx

**Calor.** Überwärmung der Haut, insbesondere infolge einer → Entzündung.
[*lat.*: calor, Hitze]
🔤 calor; heat

**Calvaria.** (Schädeldecke). Oberer Teil des Schädels; die Form der Schädeldecke ist individuell erheblich verschieden. Die Fontanellen im Schädel eines Neugeborenen befinden sich auf der Oberfläche der Schädeldecke.
🔤 calvaria

**cAMP.** (Cyclo-AMP). Abkürzung für zyklisches Adenosinmonophosphat. (→ zyklisches Adenosinmonophosphat)
🔤 cAMP

**Canalis semicircularis ossei.** → Knöcherner Bogengang.
🔤 semicircular canal

**Canalis vertebralis.** → Wirbelkanal.
🔤 spinal canal

**Candida albicans.** Sprosspilz (od. Hefepilz), der primär eine Infektion der Haut und Schleimhäute verursacht. Bei abwehrgeschwächten Patienten kann C. a. die inneren Organe befallen und eine Pilzsepsis auslösen. (s. a. Candidiasis; Pilzinfektion; Mykose)
[lat. albicare, weiß sein]

**Candidiasis.** (Candidose). Von *Candida*, insbesondere *Candida albicans* verursachte Pilzinfektionen. Symptome sind Juckreiz, Bildung eines weißen Exsudats, Hautschuppung und schnelles Bluten. Windelausschlag, Intertrigo, Vaginitis und Soor sind typische Erscheinungsformen der Candidiasis.
[*lat.*: candidus, weiß, *griech.*: osis, Beschwerde.]
🔤 candidiasis

**Cannabis.** (Haschisch; Marihuana). Kraut mit psychoaktiver Wirkung, gewonnen aus den Blütenspitzen von Hanfpflanzen. Hat z. Zt. keine anerkannte klinische Verwendung, ist aber schon erfolgreich bei der Behandlung von Glaukomen, als Antiemetikum bei Krebspatienten und zur Unterbindung der bei Chemotherapien auftretenden Übelkeit und Erbrechen eingesetzt worden. Alle Pflanzenteile enthalten psychoaktive Substanzen.
[*griech.*: kannabis, Hanf.]
🔤 cannabis

**Cannabismus.** (Haschischvergiftung; Hanfvergiftung). Folge von übermäßigem bzw. lange anhaltendem Konsum von Cannabis (Marihuana). Suchtsymptome sind Angstzustände, Desorientierung, Halluzinationen, Gedächtnisstörungen und Paranoia.
🔤 cannabism

**Canthus.** Der von den medialen und seitlichen Rändern der Augenlider gebildete Winkel.
[*griech.*: kanthus, Augenwinkel.]
🔤 canthus

**Cantor-Sonde.** Einlumige Dünndarmsonde aus Gummi mit einer Länge von 310 cm (12-18 Ch) zum Absaugen von Darmsekret. Der endständige Ballon wird vor dem Einführen mit Quecksilber gefüllt.
(s. a. Eudelsonde; Charriére)
[Meyer O. Cantor, amerik. Arzt, *1907]
🔤 Cantor tube

**CaO.** Chemische Formel für Kalziumoxid.
🔤 CaO

**CAPD.** Kontinuierliche ambulante Peritonealdialyse; → Peritonealdialyse.

**Capillus.** Körperhaar; insbesondere ein Haar der Kopfhaut.
[*lat.*: capillus, Faden.]
🔤 capillus

**Capsula adiposa.** Fettkapsel um die Niere, die deren Schutz dient.
🇬🇧 renal capsule

**Caput.** (Kopf). 1. Der Kopf. 2. Vergrößerte bzw. hervorstehende Extremität eines Organs oder eines Körperteils.
[*lat.*: caput, Kopf.]
🇬🇧 caput

**Caput femoris.** Kopf des Oberschenkelknochens (Femur), ist mit der Hüftgelenkspfanne verbunden.
🇬🇧 caput femoris

**Caput fibulae.** Kopf des Wadenbeins (Fibula); stellt eine Verbindung mit dem seitlichen Gelenkkopf des Schienbeins (Tibia) her.
🇬🇧 caput fibulae

**Caput humeri.** Kopf des Oberarmknochens (Humerus); stellt eine Verbindung mit der Schultergelenkspfanne des Schulterblattes her.
🇬🇧 caput humeri

**Caput medusae.** (Medusenhaupt). Erweiterte, strahlenförmig angeordnete Bauchdeckenvenen in der Nabelregion eines Neugeborenen; kann auch bei Leberzirrhose auftreten.
[*lat.*: Haupt der Medusa (eine der Gorgonen, Fabelwesen mit Schlangenhaaren).]
🇬🇧 caput medusae

**Carbamat.** Gruppe von Anticholinesterase-Enzymen, die eine reversible Hemmung der Cholinesterase verursachen. C.e werden in bestimmten Medikationen und Insektiziden eingesetzt. Manche C.e sind giftig und können bei Einnahme oder bei Aufnahme durch die Haut zu schweren Krämpfen und sogar zum Tod führen. Als Antidot wird Atropin empfohlen.
🇬🇧 carbamate

**Carboxyhämoglobin (CO-Hb).** Verbindung, die durch Reaktion von Hämoglobin und Kohlenmonoxid entsteht.
[*lat.*: carbo + *griech.*: oxys, scharf, haima, Blut; *lat.*: globus, Ball.]
🇬🇧 carboxyhemoglobin

**Carboxyl.** Monovalente COOH-Gruppe, die für organische Säuren charakteristisch ist. Das Wasserstoffatom kann durch Metalle ersetzt werden und Salze bilden.
🇬🇧 carboxyl

**Carcinoma in situ.** (Oberflächenkarzinom; präinvasives Karzinom). Krebsgeschwulst (Karzinom), die die Oberflächenstruktur eines Organs noch nicht durchbrochen hat. Wann das C.i.s. in ein invasives Karzinom übergeht, ist schwer vorherzusagen.
🇬🇧 carcinoma in situ

**Cardia.** (Kardia). 1. Öffnung zwischen Speiseröhre und Magenfundus. 2. Teil des Magens, der die ösophagogastrische Übergangszone umgibt.
[*griech.*: kardia, Herz.]
🇬🇧 cardia

**Caritas.** Bezeichnung für christliche Nächstenliebe, Wertschätzung und Wohltätigkeit. Wird häufig als Sammelbegriff für karitative Tätigkeiten katholischer Organisationen und Einrichtungen, wie z.B. Caritas-Sozialstationen verwendet. (s.a. Diakonie)
[ lat. carus: begehrt, lieb, wert]
🇬🇧 charity

**Carnitin.** Substanz, die in Skelett- und Herzmuskeln sowie in anderen Geweben vorhanden ist und als Träger von Fettsäuren durch die Membranen der Mitochondrien fungiert; wird zur Behandlung von Angina und bestimmten Mangelkrankheiten eingesetzt und hat Eigenschaften, die denen der Aminosäuren und der B-Vitaminen gleichen.
🇬🇧 carnitine

**Cartilago thyroidea.** (Schildknorpel). Größter Knorpel des Kehlkopfes, der aus zwei in spitzem Winkel zusammengefügten Platten besteht. Er liegt mittig auf der Vorderseite des Halses und bildet den so genannten Adamsapfel.
🇬🇧 thyroid cartilage

**Case-Manager.** Ermittelt im persönlichen Gespräch mit Patienten bereits in der Klinik im Auftrag der Krankenkassen den individuellen Behandlungs- und Pflegebedarf des Versicherten. Er berät Erkrankte und deren Angehörige und unterbreitet den Krankenkassen Vorschläge zur weite-

ren Versorgung des Patienten. Dabei übernimmt er eine Mittlerfunktion zwischen Patient, → Gesundheitswesen und Behörden.
🌐 case manager

**CaSO₄.** Chemische Formel für Kalziumsulfat.
🌐 CaSO₄

**Catgut.** Chirurgisches Nahtmaterial aus Darmsaiten von Säugetieren, das während der Wundheilung resorbiert wird.
🌐 catgut

**Cauda equina.** (Pferdeschweif). Unteres Ende der Wirbelsäule; Region des ersten Lendenwirbels und dem Bündel der lumbalen, sakralen und kokzygealen Nervenwurzeln, die aus der Wirbelsäule austreten und durch den Wirbelkanal von Kreuzbein und Steißbein abwärts führen.
[*lat.*: cauda, Schwanz, equus, Pferd.]
🌐 cauda equina

**Cava-Katheter.** → zentraler Venenkatheter, ZVK
[Kurzform von Vena cava = Hohlvene]

**cc.** Abkürzung für (engl.) cubic centimeter (Kubikzentimeter).
🌐 cc

**CCK.** Abkürzung für Cholezystokinin.
🌐 CCK

**Cd.** Chemisches Symbol für Kadmium.
🌐 Cd

**CD4.** Symbol für ein auf der Oberfläche der meisten Thymozyten und mancher Lymphozyten, einschließlich der T-Zellen, vorkommendes Glykoprotein. Das menschliche CD4 ist der Rezeptor, der als Ankoppelungsstelle für den Immundefektvirus an bestimmte Lymphozytenzellen dient.
🌐 CD4

**CD8.** Bezeichnung für periphere, lymphozytische T-Zellen, die große Mengen von Gammainterferon absondern, einem Lymphokin, das die körpereigene Abwehr gegen Viren unterstützt. CD8-Zellen verhindern eine überflüssige Bildung von Antikörpern.
🌐 CD8

**CDC.** Abkürzung für (amerik.) Centers for Disease Control and Prevention (Zentrum für die Kontrolle und Vorbeugung von Krankheiten).
🌐 CDC

**CDE.** Symbole im Nomenklatursystem der Rhesus-Blutgruppen; D ist gleichbedeutend mit RhNull, dem Bestimmungsfaktor einer Rh-positiven Blutgruppe.
🌐 CDE

**CEA.** Abkürzung für carcino-embryonales Antigen. (→ Tumormarker)
🌐 CEA

**Cellsaver.** Maschinelle Autotransfusion. Form der Eigenbluttransfusion, bei der während der Operation Blut aus größeren Wunden abgesaugt, aufbereitet und dem Patienten wieder zugeführt (retransfundiert) wird.
[*lat.*: cella, Speicher, Lagerraum]
🌐 cell saver

**Celsius (C).** Temperaturskala; der Gefrierpunkt von Wasser liegt bei 0 °C und der Siedepunkt bei 100 °C.
[Anders Celsius, schwedischer Wissenschaftler, 1701–1744.]
🌐 Celsius (C)

**Cephalosporin.** (Breitband-Antibiotikum). Ursprünglich aus *Cephalosporium falciforme (Acremonium kiliense)* gewonnenes, halbsynthetisches Antibiotikumderivat. C.e (z.B. Cephaclor, Cefalexin, Cefadroxil, Cefixim, Cephoxitin, Cephapirin) haben eine ähnliche Struktur wie Penizilline.
[*griech.*: kephale + sporos, Samen.]
🌐 cephalosporin

**Cer (Ce).** Chemisches Element. Ordnungszahl 58, Atommasse 140,13. (s.a. Periodensystem)
[*lat.*: Ceres, römische Göttin des Ackerbaus.]
🌐 cerium (Ce)

**Cerclage.** 1. Orthopädische Maßnahme, bei der die Enden von schräg gebrochenen Knochen bzw. die Splitter einer gebroche-

nen Kniescheibe mit Hilfe eines Metalldrahtes oder eines Metallbandes zusammengefügt und fixiert werden. 2. Anbringen eines Siliziumbandes um die Sklera zur Wiederherstellung des Kontaktes zwischen einer losgelösten Netzhaut und der Aderhaut. 3. Verschluss des Zervikalkanals während der Schwangerschaft bei Zervixinsuffizienz zur Verhinderung eines spontanen Aborts.
[*franz.*: Umreifung.]
🇬🇧 cerclage

**Cerebellum.** (Kleinhirn). Der in der hinteren Schädelgrube, hinter dem Hirnstamm befindliche Teil des Gehirns. Es besteht aus zwei seitlichen Kleinhirnhemisphären oder -lappen und einem mittleren Teil, der als Kleinhirnwurm (Vermis) bezeichnet wird. Über drei Paare von Kleinhirnstielen steht das C. in Verbindung mit dem Hirnstamm. Die wichtigste Funktion des C.s ist die Koordination bewusster Muskeltätigkeiten.
📷 Gehirn
🇬🇧 cerebellum

**Cerebri-media-Infarkt.** → Apoplex.
🇬🇧 cerebri media infarct

**Cerumen.** Ohrenschmalz.
[lat.: cera, Wachs]
🇬🇧 earwax

**Cervix.** → Zervix

**Cetylalkohol.** Fetthaltiger, aus Walrat gewonnener Alkohol, der in Cremes und Salben als Emulgator und Härtungsmittel verwendet wird.
[*lat.*: cetus, Wal; arab, alkohl, Essenz.]
🇬🇧 cetyl alcohol

**Cf.** Chemisches Symbol für Californium.
🇬🇧 Cf

**$C_2H_2$.** Chemische Formel von Azetylen.
🇬🇧 $C_2H_2$

**$C_2H_4$.** Chemische Formel für Äthylen.
🇬🇧 $C_2H_4$

**$C_6H_6$.** Chemische Formel für Benzol.
🇬🇧 $C_6H_6$

**Chaddock-Reflex.** Reflexstörung; ausgelöst durch festes Streichen über die ellenseitige Fläche des Unterarms. Der Reflex besteht aus einer Beugung des Handgelenks und Streckung der Finger in fächerartiger Weise.
[Charles G. Chaddock, amerikanischer Neurologe, 1861–1936.]
🇬🇧 Chaddock reflex

**Chaddock-Zeichen.** Variation des Babinski-Reflexes; ausgelöst durch festes Streichen der Fußseite, die sich distal zum seitlichen Fußknöchel befindet. Der große Zeh streckt sich und die anderen Zehen strecken sich fächerartig.
[Charles G. Chaddock, amerikanischer Neurologe, 1861–1936.]
🇬🇧 Chaddock's sign

**Chagas-Krankheit.** Durch *Trypanosoma cruzi* hervorgerufene parasitäre Infektionskrankheit, die durch den Biss blutsaugender Insekten auf den Menschen übertragen wird. Bei der akuten Form entwickelt sich eine Läsion an der Bisswunde, begleitet von Fieber, Schwäche, vergrößerter Milz und Lymphknoten, Ödemen in Gesicht und an Beinen sowie Tachykardie. Bei der chronischen Form kann sich eine Herzmuskelerkrankung (Kardiomyopathie) oder eine Erweiterung von Speiseröhre oder Darm entwickeln.
[Carlos Chagas, brasilianischer Arzt, 1879–1934.]
🇬🇧 Chagas' disease

**Chalasie.** Schwäche oder Entspannung eines Schließmuskels (Sphinkter), z.B. des Harnleiters oder des Mageneingangs (Kardia). Eine Insuffizienz des Kardiasphinkters führt zu einem Rückfluss (Reflux) des Mageninhalts in die Speiseröhre, häufig mit nachfolgendem Erbrechen.
[*griech.*: chalasis, Nachlassen.]
🇬🇧 chalasia

**Chalazion.** (Hagelkorn). Kleine, lokalisierte Schwellung des Augenlids aufgrund eines Verschlusses und einer Sekretstauung der Talgdrüsen an den freien Lidrändern (Meibom-Drüsen).
[*griech.*: Hagelkorn.]
🇬🇧 chalazion

**Chalon.** (Mitosehemmstoffe). Einer der zahlreichen Polypeptidhemmer, die in körpereigenen Geweben hergestellt werden und wie Hormone auf spezifische Zielorgane wirken.
[*griech.*: chalan, entspannen.]
🌐 chalone

**Charakter.** Die Gesamtheit der ererbten und erworbenen Persönlichkeitseigenschaften. Nach → Jaspers »das individuelle Ganze der verständlichen Zusammenhänge des Seelenlebens«.
[*griech.*: charaktér, das Eingeprägte]
🌐 character

**Charakter, analer.** Bezeichnung für eine Persönlichkeit, die Verhaltensmuster aus der kindlichen Analphase zeigt; Kennzeichen eines analen Charakters sind übermäßige Ordnungsliebe, Starrsinn, Perfektionismus, Reinlichkeit, Pünktlichkeit und Geiz oder ihre jeweils extrem gegensätzlichen Eigenschaften.
🌐 anal character

**Charakterneurose.** Persönlichkeitsstörung; Leitsymptome sind z. B. gesteigertes Geltungsbedürfnis, Erlebnissucht, Beziehungslosigkeit, Kommunikationsstörungen. (s.a. Neurose)
🌐 character neurosis

**Charcot-Fuß.** Knöcherne Fußdeformation bei diabetischer Polyneuropathie mit Auflösung der Knochensubstanz und Pseudogelenkbildung und häufigen, teilweise schmerzfreien Spontanfrakturen. Durch das abgeflachte Fußgewölbe entsteht eine zusätzliche Schwielenbildung und Drucknekrose.
[Jean-Martin Charcot, franz. Neurologe, 1825–93]
🌐 Charcot's foot

**Charge.** Serie, die während eines Produktionsprozesses mit den gleichen Rohstoffen gefertigt und verpackt wird, z. B. Tabletten aus einer Herstellungsreihe.
[*franz.*: charge, Dienstgrad, militärische Rangstufe]
🌐 batch

**Charrière (Charr).** Maßeinheit für die Größe bzw. die Dicke von Kathetern, Tuben, Kanülen und Führungsdrähten. 1 Charr = 1/3 mm Außendurchmesser.
[Joseph F. Ch., Instrumentenmacher, Paris,1805–1876]
🌐 Charrière

**Charta des Krankenhauspatienten.** Vom Ausschuss der Krankenhäuser der EWG 1979 formulierte individuelle Grundrechte speziell für Krankenhauspatienten, z.B. Informationsrecht, Beschwerderecht, Recht auf Privatsphäre u.ä.
🌐 inpatients' charter

**Check-up.** Gründliche systematische Untersuchung des Gesundheitszustandes einer Person.
🌐 checkup

**Cheilitis.** (Lippenentzündung). Entzündete und rissige Lippen.
[*griech.*: cheilos, Lippe, itis, Entzündung.]
🌐 cheilitis

**Cheilosis.** Schuppenbildung und Fissuren an Lippen und Mund als Folge eines → Riboflavinmangels.
🌐 cheilosis

**Cheiromegalie.** (Tatzenhand). Ungewöhnlich große Hände.
[*griech.*: cheir, Hand, megas, groß.]
🌐 cheiromegaly

**Chelat.** Stabile Komplexe von Metallen mit ringförmigen Bindungen, die hauptsächlich als Chemotherapeutika und bei Metallvergiftungen eingesetzt werden.
[*griech.*: chele, Klaue.]
🌐 chelate

**Chelatbildner.** Substanz, die eine Chelatbildung fördert. Chelatbildner werden bei der Behandlung von Metallvergiftungen eingesetzt.
🌐 chelating agent

**Chelatbildung.** Chemische Reaktion, bei der ein Metallion mit anderen Molekülen einen ringförmigen Komplex bildet, in den das Metallion fest eingebunden wird.
🌐 chelation

**Chemie.** Wissenschaft von den chemischen Elementen und Verbindungen sowie den

molekularen Strukturen und Interaktionen von Materie.
[*griech.:* chemeia, Alchemie.]
🔤 chemistry

**Chemie, organische.** Bereich der Chemie, der sich mit der Zusammensetzung, den Eigenschaften und den Reaktionen chemischer Kohlenstoffverbindungen beschäftigt.
🔤 organic chemistry

**Chemodifferenzierung.** Embryonale Entwicklungsphase, in der die Spezialisierung und Differenzierung von Zellen in rudimentäre Organe gesteuert wird.
🔤 chemodifferentiation

**Chemonukleolyse.** Bei Bandscheibenvorfall angewendetes Verfahren zur chemisch-enzymatischen Auflösung von Bandscheibengewebe.
[*griech.:* chemeia, Chemie; lysein, auflösen, *lat.:* nucleus, Kern]
🔤 chemonucleolysis

**Chemoprophylaxe.** Anwendung antimikrobieller Mittel zur Vermeidung einer Ansteckung in einem örtlich begrenzten Bereich bzw. zur Vermeidung einer Ansteckung zwischen mehreren Personen. Eine unkritische Prophylaxe mit Antibiotika ist meist sinnlos.
[*griech.:* chemeia + prophylax, Schutz.]
🔤 chemoprophylaxis

**Chemoreflex.** Durch stimulierte Chemorezeptoren ausgelöste Reflexe, z.B. die Karotis- und Aortendrüsen, die auf veränderte Kohlendioxid-, Wasserstoffionen- und Sauerstoffkonzentrationen im Blut reagieren.
🔤 chemoreflex

**Chemoresistenz.** 1. Spezifische Resistenz von Zellbestandteilen auf chemische Substanzen. 2. Widerstandskraft von Bakterien oder Krebszellen gegen eine chemische Substanz, mit der eine Erkrankung behandelt wird.
🔤 chemoresistance

**Chemorezeptor.** Sensorische Nervenzelle, die chemische Reize in elektrische Impulse umwandelt. Der C. an der Teilungsstelle der Halsschlagader ist z.B. für den Kohlenstoffdioxid-Gehalt des Blutes sensitiviert und signalisiert dem Atemzentrum im Gehirn gegebenenfalls, die Atmung entweder zu verstärken oder zu vermindern.
[*griech.:* chemeia + *lat.:* recipere, erhalten.]
🔤 chemoreceptor

**Chemotherapeutikum (pl. Chemotherapeutika).** Der Begriff bezieht sich im Allgemeinen auf Medikamente zur Behandlung von malignen Tumor- bzw. Infektionskrankheiten, um das Wachstum entarteter Zellen zu hemmen oder sie abzutöten. Man zählt dazu Antibiotika, Antimykotika, Antituberkulotika, Mittel gegen Parasiten und Zytostatika. C. wirken besonders auf Zellen, die sich im Teilungsprozess befinden. Zyklusspezifische, antineoplastische Mittel können wuchernde Zellen wirksamer abtöten als normale Zellen. Phasenspezifische Mittel haben ihre größte Wirkung in bestimmten Phasen des Zellzyklus. Die meisten C. verhindern die Vermehrung von Zellen, indem sie die Synthese der → Desoxyribonukleinsäure (DNS) hemmen.
🔤 chemotherapeutic agent

**Chemotherapie.** Behandlung von Tumor- und Infektionskrankheiten sowie anderen Erkrankungen mit chemischen Substanzen. In der langen Geschichte der Medizin wurde der Begriff für verschiedene Therapien verwendet, einschließlich für Kräuterbehandlungen gegen Malaria und Quecksilbertherapie bei Syphilis. Heute ist der Begriff gleichbedeutend mit der Anwendung chemischer Mittel zur selektiven Bekämpfung von Krebszellen. Die bei Krebstherapien eingesetzten zytotoxischen Substanzen haben dieselbe Wirkung wie Bestrahlungen: Krebszellen werden nicht direkt abgetötet, sondern ihre Vermehrung wird unterdrückt. Um verstärkende Effekte zu erzielen, wird die C. häufig zusammen mit der Strahlentherapie angewendet.
🔤 chemotherapy

**Chemotherapie, adjuvante.** Anwendung von Medikamenten nach oder während einer anderen Form der Krebsbehandlung, z.B. nach der operativen Entfernung eines Krebsgeschwürs. Die Methode wird in solchen Fällen angewendet, bei denen weiterhin ein hohes Risiko von nicht erkannten Tumorzellen besteht.
🇬🇧 adjuvant chemotherapy

**Chemotherapie, kombinierte.** Gleichzeitige Anwendung zweier bzw. mehrerer antineoplastischer Mittel.
🇬🇧 combination chemotherapy

**Chemotherapie, Pflege bei.** → Pflegeintervention der → NIC, die definiert wird als die Unterstützung von Patienten mit C. und deren Familienangehörigen, insbesondere im Verständnis für die Wirkung der C. und in der Minimierung der Nebenwirkungen.
🇬🇧 Chemotherapy Management

**Cherubismus.** Erblich bedingte, fortschreitende Schwellung der beiden Unterkieferwinkel. Beginn im 1.–3. Lebensjahr, Höhepunkt in der Pubertät.
[*hebr.:* kerubh, Engel.]
🇬🇧 cherubism

**Cheyne-Stokes-Atmung.** Unphysiologische Atemform, die durch periodische Atempausen im Wechsel mit einer vertieften, schnellen Atmung gekennzeichnet ist. Der Atmungszyklus beginnt mit langsamem, flachem Atmen, das sich allmählich zu einer abnormen Tiefe und Schnelligkeit steigert. Danach nimmt die Atemfrequenz langsam wieder ab und wird flacher, bis die Atmung für 10 bis 20 Sekunden völlig aussetzt. Anschließend wiederholt sich der beschriebene Atemzyklus.
[John Cheyne, schottischer Arzt, 1777–1836.; William Stokes, irischer Arzt, 1804–1878.]
🇬🇧 Cheyne-Stokes respiration

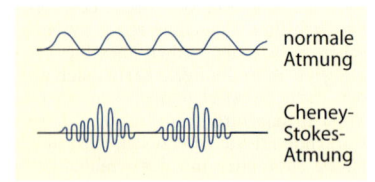

**chi.** 22. Buchstabe des griechischen Alphabets (Chi;, chi;); wissenschaftliche Schreibweise für den 22. Platz einer Reihe.
🇬🇧 chi

**Chiasma.** 1. Kreuzung zweier Leitungen oder Kanäle, z.B. das Kreuzen von Sehnerven (C. opticum) oder von Sehnen (C. tendinum). 2. (Genetik) Kreuzung zweier Chromatiden in der Prophase der Meiose.
[*griech.:* chiasma, sich kreuzende Linien.]
🇬🇧 chiasm

**China-Restaurant-Syndrom.** Mit dem Verzehr von chinesischen, mit Mononatriumglutamat zubereiteten Speisen verbundene, vorübergehend auftretende Symptome, wie Hautbrennen, Schädeldruck, Kopf- und Brustschmerzen.
🇬🇧 Chinese restaurant syndrome

**Chinin.** Weißes, bitteres Alkaloid aus der Chinarinde. Wird bei Malaria, fiebrigen Infektionskrankheiten und in Form von *Chinidin* bei Herzrhythmusstörungen angewandt.
[*peruan.:* quina, Chinarindenbaum]
🇬🇧 quinine

**Chiralgie.** Handschmerz, der nicht die Folge einer Nervenkrankheit oder einer anderen Erkrankung ist.
🇬🇧 chiralgia

**Chiropraktik.** Therapieform, die auf der Theorie basiert, dass das Nervensystem das Wohlbefinden einer Person beeinflusst. Eine chiropraktische Behandlung (durch einen Chiropraktiker) konzentriert sich zumeist auf die mechanische, manuelle Manipulation der Wirbelsäule; manche chiropraktische Therapien werden durch diagnostische Radiologie, Physiotherapie und gezielte Ernährung abgerundet. Arzneimittel und operative Eingriffe – die primären Methoden der allgemeinen Medizin – finden jedoch keine Anwendung. Die auf Handgrifftechniken

**Cheyne-Stokes-Atmung.**

beruhende C. zum Einrichten von Einklemmungen (Subluxationen) ist inzwischen schulmedizinisch weitgehend anerkannt, jedoch nicht ungefährlich, da es teilweise zu Lähmungserscheinungen kommen kann.
[*griech.:* cheir, Hand, praktikos, wirksam.]
⋙ chiropractic

**Chirurg.** Arzt, der sich auf die Heilung von Krankheiten und Verletzungen durch operative Eingriffe spezialisiert hat; Facharzt für → Chirurgie.
[*griech.:* cheirourgós, (der mit der Hand arbeitende) Wundarzt]
⋙ surgeon

**Chirurgie.** Fachbereich der Medizin, der sich mit der operativen Behandlung krankhafter Störungen, Veränderungen und Verletzungen des Organismus beschäftigt. Früher wurden sämtliche Operationen von einem Chirurgen vorgenommen, heute haben sich innerhalb der C. viele verschiedene Fachbereiche herausgebildet, z.B. Abdominal-, Gefäß-, Herz-, Kopf-, Neuro-, Unfallchirurgie etc. – *adj.* chirurgisch.
[*griech.:* cheirourgía]
⋙ surgery

**Chirurgie, plastische.** (Wiederherstellungschirurgie; kosmetische Chirurgie). Veränderung, Ersatz oder Wiederherstellung von (meist) sichtbaren Körperteilen, die durchgeführt wird, um einen strukturellen oder kosmetischen Defekt zu korrigieren. Bei der korrektiven p.n Ch. kann der Chirurg Gewebe vom Patienten oder von anderen Personen oder auch lebloses Material verwenden, das jedoch der jeweiligen Konsistenz entsprechen und in Größe und Form stabil sein muss.
⋙ plastic surgery

**Chirurgie, minimal-invasive (MIC).** Schonende Operationstechnik mittels endoskopischer Instrumente, die durch kleine Schnittstellen in den Körper eingeführt werden, z.B. zur → Appendektomie, → Cholezystektomie, → Tubenligatur oder zur arthroskopischen Gelenkoperation.
⋙ minimal invasive surgery

**Chirurgische Assistenz.** → Pflegeintervention der → NIC, die definiert ist als die Unterstützung eines Chirurgen/Zahnarztes bei operativen Eingriffen und Versorgung von chirurgischen Patienten.
⋙ Surgical Assistance

**Chlamydia, -iae.** (Chlamydien). Eng mit Bakterien verwandte Mikroorganismen, die als intrazelluläre Parasiten leben und Erreger zahlreicher Infektionen sind. *Chlamydia trachomatis* sind z.B. verantwortlich für Entzündungen des Gebärmutterhalses (Zervizitis) und der Harnröhre (Urethritis), wodurch bei Schwangeren vorzeitige Wehen und in der Folge eine drohende Frühgeburt ausgelöst werden können. Werden die Erreger bei der Geburt auf das Kind übertragen, kann dieses an einer schweren Bindehautentzündung (Konjunktivitis) oder einer Lungenentzündung (Pneumonitis) erkranken.
[gr.: chlamys, Oberkleid der Männer]
⋙ chlamydia

**Chloasma.** (Melasma). Scharf begrenzte, gelblich-braune Pigmentflecken insbesondere an Stirn, Wangen, Nase und Kinn, deren Färbung sich bei Sonnenlicht verstärkt und die besonders in der Schwangerschaft (Ch. gravidarum) oder bei Östrogen- und Gestagentherapie (z.B. orale Verhütungsmittel) auftreten.
[*griech.:* chloazein, grün bzw. gelblich aussehen.]
⋙ chloasma

**Chlor (Cl).** Gelblich grünes, gasförmiges Element der Halogengruppe. Ordnungszahl 17, Atommasse 35,453. Chlor hat einen starken, typischen Geruch, reizt die Atemwege und ist bei Einnahme oder Einatmung giftig. Natürlicherweise kommt Chlor hauptsächlich als Bestandteil von Natriumchlorid in Meerwasser und Salzablagerungen vor; es wird als Bleichmittel und Desinfektionsmittel zur Reinigung von Trinkwasser oder Badewasser verwendet.
⋙ chlorine (Cl)

**Chlorakne.** Hautkrankheit mit kleinen, schwarzen follikulären Knoten und Blä-

schen auf exponierten Hautstellen, insbesondere an Armen, Gesicht und Nacken. Besonders betroffen sind Personen, die häufigen Kontakt mit chlorhaltigen Verbindungen haben.
[*griech.:* chloros, grün, akme, Punkt.]
chloracne

**Chloralhydratvergiftung.** Toxische Reaktion auf die Einnahme von Chloralhydrat, einer Substanz mit dämpfender Wirkung auf das Zentralnervensystem. Vergiftungssymptome sind Magen-Darm-Reizungen, Erbrechen, Atemdepression, Schock, Verwirrtheit sowie Leber- und Nierenschäden.
chloral hydrate poisoning

**Chloramphenicol.** Antibiotikum und Mittel gegen → Rickettsiosen; wird zur Behandlung verschiedener schwerer Infektionskrankheiten eingesetzt.
chloramphenicol

**Chlorid.** (Chloranion; Cl⁻). Negativ geladenes Chloratom. Metallchloride sind Salze der Salzsäure (HCl); Natriumchlorid (Speisesalz) ist das am häufigsten vorkommende Chloridsalz.
[*griech.:* chloros, grün.]
chloride

**Chloridverschiebung.** (Hamburger-Phänomen). Austausch von Chloridionen in den Erythrozyten als Reaktion auf Veränderungen des Kohlendioxid-Partialdrucks ($pCO_2$) im Blut. In der Lunge wird die Verschiebung umgekehrt.
chloride shift

**Chlorochin.** (Chlorichin). Mittel zur Behandlung von → Malaria, extraintestinaler → Amöbiasis, Gelenkrheuma, verschiedenen Formen von → Lupus erythematodes und allergischen Reaktionen auf Licht.
chloroquine

**Chloroform.** Nicht-entzündliche, schnell verdunstende Flüssigkeit, die früher als Inhalationsnarkotikum gebraucht wurde. Heute ist der Gebrauch von C. aufgrund seiner gesundheitsschädigenden und giftigen Nebenwirkungen untersagt.
[*griech.:* chloros, grün; *lat.:* formica, Ameise.]
chloroform

**Chloroleukämie.** (Chlorom). Form der myeloischen bzw. granulozytären Leukämie, bei der spezifische Tumore bei einer Autopsie nicht erkennbar sind, Körperflüssigkeit und Organe jedoch grün gefärbt sind.
[*griech.:* chloros, grün, leukos, weiß, haima, Blut.]
chloroleukemia

**Chlorolymphosarkom.** Aus myeloidem Gewebe bestehendes, grünliches Neoplasma bei Patienten mit myeloischer Leukämie. Es wird angenommen, dass die im peripheren Blut vorkommenden mononukleären Zellen Lymphozyten und keine Myeloblasten sind, wie sie z.B. bei Chloroleukämie gefunden werden.
[*griech.:* chloros, grün, *lat.:* lympha, Wasser; *griech.:* sarx, Fleisch, oma, Tumor.]
chlorolymphosarcoma

**Chlorophyll.** Pflanzlicher Farbstoff, der Licht absorbiert und in Energie umwandelt. Dabei wird Kohlendioxid aus der Luft zusammen mit Wasser aus dem Boden umgewandelt in Kohlenhydrate und Sauerstoff, der anschließend wieder in die Umgebung abgegeben wird.
[*griech.:* chloros, grün, phyllos, Blatt.]
chlorophyll

**Chlorung.** Desinfektion oder Behandlung von Wasser oder anderen Substanzen mit freiem Chlor.
[*griech.:* chloros, grün.]
chlorination

**Choana.** Hintere Nasenöffnung. (s.a. Belloq-Tamponade)
[*lat.:* Trichter]
choana

**Choanalatresie.** Angeborener knöcherner oder membranöser Verschluss der Nasen-

öffnung zwischen Nase und Rachen, der zu starker Atemnot führen kann.
[*griech.*: choane, Trichter, a + tresis, ohne Loch.]
🌐 choanal atresia

**Chokes.** In Verbindung mit der → Dekompressionskrankheit z.B. beim Tauchen vorkommende Atemstörung mit Atemnot, Schmerzen unter dem Brustbein und unproduktivem, anfallartigem Husten, der durch Gasblasen in den Lungenblutgefäßen verursacht wird.
🌐 chokes

**Cholagogum.** Arzneimittel, das den Gallenfluss simuliert.
[*griech.*: chole, Galle, agogein, hervorziehen.]
🌐 cholagogue

**Cholangioektasie.** Erweiterung des Gallengangs.
🌐 cholangiectasis

**Cholangiogramm.** Mit Hilfe eines röntgenpositiven Kontrastmittels erzeugte Röntgenaufnahme der Gallenwege.
🌐 cholangiogram

**Cholangiographie.** Radiologische Untersuchung der Gallenwege mit Hilfe eines intravenös bzw. direkt injizierten, röntgenpositiven Kontrastmittels.
🌐 cholangiography

**Cholangiographie, endoskopische retrograde (ERC).** Diagnostische Methode zur Untersuchung des Gallengangs, bei der ein biegsames, fiberoptisches → Duodenoskop in den Gallengang eingeführt wird.
🌐 endoscopic retrograde cholangiography

**Cholangiographie, perkutane transhepatische (PTC).** Röntgenologische Untersuchung der Struktur des Gallengangs (Ductus hepaticus); hierzu wird eine Nadel von außen durch die Haut direkt in den Gallengang eingeführt und ein Kontrastmittel injiziert.
🌐 percutaneous transhepatic cholangiography (PTC)

**Cholangiohepatom.** Primäres Leberkarzinom, das sich im Gallengang entwickelt.
🌐 cholangiohepatoma

**Cholangiolitis.** Entzündung der Gallenwegstubuli; kann zu cholangiolitischen Zirrhose führen.
🌐 cholangiolitis

**Cholangiom.** (Gallengangstumor). Neoplasma der Gallenwege.
🌐 cholangioma

**Cholangioskopie.** Direkte Untersuchung der Gallenwege mit Hilfe eines Endoskops.
🌐 cholangioscopy

**Cholangiostomie.** Operativer Eingriff zur Öffnung eines Gallengangs.
[*griech.*: chole, Galle, angeion, kleines Gefäß, stoma, Mund.]
🌐 cholangiostomy

**Cholangitis.** Entzündung der Gallengänge, die durch Bakterien oder einen Verschluss (Obstruktion) durch Steine bzw. Tumore verursacht wird. Begleitsymptome sind heftige Oberbauchschmerzen, Gelbfärbung der Haut (Ikterus; im Falle einer Obstruktion) und phasenhafte Fieberanfälle.
🌐 cholangitis

**Cholat.** Salz oder Ester der Gallensäure.
🌐 cholate

**choledochal.** Den Choledochus (Gallengang) betreffend.
[*griech.*: chole, Galle, dochus, enthalten sein.]
🌐 choledochal

**Choledochojejunostomie.** Chirurgischer Eingriff zur Verbindung von Gallengang und Leerdarm.
[chole, Galle, dochus, etwas enthalten; *lat.*: jejunus, leer; *griech.*: stoma, Mund, Öffnung.]
🌐 choledochojejunostomy

**Choledocholith.** Gallenstein im Choledochus (Gallengang).
🌐 choledocholith

**Choledocholithotomie.** Chirurgische Inzission in den Choledochus (Gallengang) zur Entfernung eines Gallensteins.
[*griech.*: chole, Galle, dochus, etwas enthalten, lithos, Stein, temnein, schneiden.]
🇬🇧 choledocholithotomy

**Choledocholithotripsie.** Zertrümmerung von Gallensteinen im Choledochus (Gallengang).
🇬🇧 choledocholithotripsy

**Choledocholitis.** Entzündung des Choledochus (Gallengang).
🇬🇧 choledocholitis

**Cholelithiasis.** (Gallensteinleiden). Gallensteine in der Gallenblase; etwa 20% der Bevölkerung über 40 Jahren leidet unter einer C., wobei Frauen und Patienten mit Leberzirrhose besonders betroffen sind. Begleitsymptome sind Bauchschmerzen, Aufstoßen und Unverträglichkeit bestimmter Speisen.
[*griech.*: chole + lithos, Stein, osis, Zustand.]
🇬🇧 cholelithiasis

**Cholelithotomie.** (Gallensteinentfernung). Operatives Entfernen von Gallensteinen durch eine Inzision in die Gallenblase.
🇬🇧 cholelithotomy

**Cholera.** Akute, bakterielle Infektionskrankheit des Dünndarms (meldepflichtig), begleitet von heftigem Durchfall, Erbrechen, Muskelkrämpfen, Austrocknung und Elektrolytmangel. Die Symptome werden durch toxische Substanzen des Infektionserregers *Vibrio cholerae* verursacht. Der heftige, wässrige Durchfall kann eine Menge von bis zu einem Liter pro Stunde erreichen. Die Ch. erschöpft körpereigene Flüssigkeiten und Mineralien.
[*griech.*: chole, Galle, rhein, fließen.]
🇬🇧 cholera

**Cholera sicca.** Form der → Cholera, bei der der Patient an einer Toxämie stirbt, bevor sich die typischen Cholerasymptome (Erbrechen und Diarrhö) entwickeln.
🇬🇧 cholera sicca

**Cholerese.** (Gallensekretion). Absonderung von Gallenflüssigkeit durch die Leber.
🇬🇧 choleresis

**Choleretikum.** Arzneimittel, das die Produktion von Gallensäure anregt.
🇬🇧 choleretic

**cholerisch.** Aufbrausend und leicht reizbar sein.
🇬🇧 choleric

**Cholestase.** Unterbrechung des Gallenflusses durch das Gallensystem, das sich von der Leber bis zum Zwölffingerdarm (Duodenum) erstreckt. Wichtig bei der Diagnostik zur Unterscheidung, ob die Ursache einer Erkrankung innerhalb oder außerhalb der Leber zu suchen ist. – *adj.* cholostatisch.
[*griech.*: chole, Galle, stasis, Stillstand.]
🇬🇧 cholestasis

**Cholesteatom.** Aus Epithelzellen und Cholesterin bestehende zystische Masse im Mittelohr; entweder angeboren oder als Folge einer schweren chronischen Mittelohrentzündung. Die Masse kann das Mittelohr verschließen bzw. von dem Cholesteatom hergestellte Enzyme können die benachbarten Knochen, einschließlich der Gehörknöchelchen, zerstören. Ein Cholesteatom muss operativ entfernt werden.
[*griech.*: chole, Galle, stear, Fett, oma, Tumor.]
🇬🇧 cholesteatoma

**Cholesterase.** (Cholinesterase). Im Blut und Gewebe vorhandenes Enzym, das aus der Hydrolyse von Cholesterinestern Cholesterin und Fettsäuren herstellt.
[*griech.*: chole, Galle, aither, Luft.]
🇬🇧 cholesterase

**Cholesterin.** Ausschließlich in tierischen Geweben vorkommende, wachsartige Fettsubstanz. C. gehört zu einer Gruppe von Fetten, den Sterolen, und ist im gesamten Körper zu finden. Es ermöglicht den Transport und die Absorption von Fettsäuren und ist Vorläufer für die Synthese von Vitamin D auf der Hautoberfläche, von verschiedenen Steroidhormonen und Sexualhormonen. In der Gallenblase

kann C. zu Gallensteinen kristallisieren. Vermutlich steht eine erhöhte Konzentrationen von Lipoproteincholesterin mit geringer Dichte mit einer Arteriosklerose in Verbindung.
[*griech.*: chole, Galle, steros, fest.]
🇬🇧 cholesterol

**Cholesterinmetabolismus.** Summe aller Aufbau- und Abbauprozesse im Cholesterinstoffwechsel. Aufgenommenes → Cholesterin führt zu einer raschen Erhöhung der Cholesterinkonzentrationen und wird schnell absorbiert. Cholesterin wird auch in der Leber und vielen anderen Körpergeweben synthetisiert.
🇬🇧 cholesterol metabolism

**Cholesterose.** Unphysiologische Cholesterinablagerungen in großen Makrophagen in den Gallenblasenzotten.
🇬🇧 cholesterolosis

**Cholestyramin.** Substanz, die auf die Gallensäuren der Leber wirkt. C. unterbricht den Gallensäurenkreislauf und steigert die Aufnahmefähigkeit von Rezeptoren für Lipoproteine mit geringer Dichte, wodurch die Zellaufnahme von → Cholesterin gesteigert und die Blutcholesterinkonzentration gesenkt werden.
🇬🇧 cholestyramine

**Cholestyraminharz.** Ionenaustauscherharz zur Behandlung erhöhter Blutfette und Juckreiz durch Verstopfung der Gallengänge.
🇬🇧 cholestyramine resin

**Choleszintigraphie.** (Gallenwegsszintigraphie). Untersuchung von Gallenblase und Gallengang mit Hilfe eines Radionuklid-Scanners.
🇬🇧 cholescintigraphy

**Cholezystagogum.** Arzneimittel, das die Entleerung der Gallenblase stimuliert.
🇬🇧 cholecystagogue

**Cholezystektomie (CHE).** (Gallenblasenentfernung). Operatives Entfernen der Gallenblase zur Behandlung von Gallensteinleiden und Gallenblasenentzündungen. Die Gallenblase wird ausgeschnitten und der Gallenblasengang abgebunden. Der Choledochus wird nach Gallensteinen untersucht und alle vorhandenen Gallensteine werden entfernt. Die C. kann auch per Bauchspiegelung (Laparoskopie) durchgeführt werden.
[*griech.*: chole, Galle, kystis, Tasche, ektome, ausschneiden.]
🇬🇧 cholecystectomy

**cholezystisch.** Die Gallenblase betreffend.
🇬🇧 cholecystic

**Cholezystitis.** (Gallenblasenentzündung). Akute oder chronisch verlaufende Entzündung der Gallenblase. Eine akute Cholezystitis wird normalerweise durch einen Gallenstein verursacht, der den Gallengang blockiert. Begleitsymptome sind Schmerzen im rechten Oberbauch, Übelkeit, Erbrechen, Aufstoßen und Blähungen. Eine chronische Cholezystitis beginnt dagegen schleichend. Nach fettem Essen treten häufig nachts Schmerzen auf. Komplikationen einer chronischen Cholezystitis sind Gallensteine, Pankreatitis und Gallenblasenkarzinom.
[*griech.*: chole, Galle, kystis, Tasche, itis, Entzündung.]
🇬🇧 cholecystitis

**Cholezystogramm.** Nach Einnahme bzw. Injektion eines röntgenpositiven, jodhaltigen Kontrastmittels durchgeführte Röntgenaufnahme der Gallenblase.
🇬🇧 cholecystogram

**Cholezystographie.** Röntgenologische Untersuchung der Gallenblase. Mindestens 12 Stunden vor der Untersuchung nimmt der Patient eine fettfreie Mahlzeit sowie ein jodhaltiges Kontrastmittel ein. Das röntgenpositive Jod wird von der Leber in die Galle der Gallenblase ausgeschüttet. Nach der Untersuchung nimmt der Patient fetthaltiges Essen oder Cholezystokinin zu sich, was die Gallenblasenkontraktion anregt, wodurch zusammen mit dem Kontrastmedium Galle in den Gallengang ausgeschieden wird.
🇬🇧 cholecystography

**Cholezystoileostomie.** (Gallenblase-Ileum-Fistel). Operativ hergestellte → Anastomose zwischen Gallenblase und Ileum.
[*griech.:* chole, Galle, kystis, Tasche, ileum, Dünndarm, stoma, Mund.]
🇬🇧 cholecystoileostomy

**Cholezystokinin.** In der Schleimhaut des oberen Darms gebildetes Hormon, das die Kontraktion der Gallenblase und die Ausscheidung von Enzymen der Bauchspeicheldrüse stimuliert.
[*griech.:* chole, Galle, kystis, Tasche, kinein, bewegen.]
🇬🇧 cholecystokinin

**Cholezystolithiasis.** Gallensteine in der Gallenblase.
🇬🇧 cholecystolithiasis

**Cholezystolithotripsie.** Zertrümmerung von Gallensteinen in Gallenblase oder Choledochus (Gallengang).
🇬🇧 cholecystolithotripsy

**Cholezystosonographie.** Untersuchung der Gallenblase unter Verwendung von Ultraschall.
🇬🇧 cholecystosonography

**Cholin.** Lipotrope Substanz; für den Fettstoffwechsel unbedingt erforderlicher Bestandteil des Vitamin B-Komplexes. C. ist der Hauptbestandteil der nervösen Überträgersubstanz Acetylcholin und bildet zusammen mit Inosit einen Grundbaustein von Lezithin. C. verhindert Fettablagerungen in der Leber und ermöglicht den Transport von Fetten in die Zellen.
– *adj.* cholinerg.
[*griech.:* chole, Galle.]
🇬🇧 choline

**cholinerg.** 1. Zu den Nervenfasern gehörend, die an den Verbindungen zwischen Nerven und Muskeln → Acetylcholin freisetzen. 2. Stimulierende Wirkung auf die Freisetzung von Acetylcholin habend.
[*griech.:* chole, Galle, ergon, arbeiten.]
🇬🇧 cholinergic

**Cholinester.** Gruppe von Cholinergika, die in Körperregionen wirken, in denen der Neurotransmitter → Acetylcholin vorkommt. Zu den C.n gehören Bethanechol, Carbachol und Methacholin.
🇬🇧 choline esters

**Cholinesterase.** Im Blut und im Gewebe vorhandenes Enzym, das durch die Hydrolyse von Cholinestern diese zu Cholesterin und Fettsäuren (z.B. Acetylcholin zu Cholin und Acetat [Essigsäure]) katalysiert.
🇬🇧 cholinesterase

**Cholinesterase-Hemmer.** Mittel zur Hemmung bzw. Inaktivierung der → Acetylcholinesterase. Arzneimittel dieser Klasse führen zu einer Anhäufung von → Acetylcholin an den Verbindungen verschiedener cholinergischer Nervenfasern und deren Effektorstellen bzw. in bestimmten Organen und bewirken eine potenziell dauerhafte Stimulation cholinergischer Fasern im gesamten zentralen und peripheren Nervensystem.
🇬🇧 anticholinesterase

**Cholinrezeptoren.** Spezialisierte sensorische Nervenenden, die auf Stimulation durch Acetylcholin reagieren.
[*griech.:* chole, Galle, ergein, arbeiten; *lat.:* recipere, empfangen.]
🇬🇧 cholinergic receptor

**Cholinrezeptorenblocker.** Arzneimittel, das die Tätigkeit von → Acetylcholin und ähnlichen Substanzen hemmt. Die Wirkung dieser Mittel besteht in der Hemmung cholinerger Nervenfasersynapsen, die durch die Freisetzung von Acetylcholin Impulse übertragen.
🇬🇧 cholinergic blocking agent

**Cholsäure.** In der Leber aus → Cholesterin synthetisierte Gallensäure.
🇬🇧 cholic acid

**chondral.** Knorpel betreffend.
🇬🇧 chondral

**Chondralgie.** (Knorpelschmerz). Schmerzen, die vom Knorpelgewebe auszugehen scheinen.
🇬🇧 chondralgia

**Chondrektomie.** Operatives Entfernen von Knorpelgewebe.
🇬🇧 chondrectomy

**Chondritis.** (Knorpelentzündung). Entzündung des Knorpelgewebes.
🔤 chondritis

**Chondroangiom.** (Angiochondrom). Gutartiger Mesenchymtumor mit übermäßiger Bildung von Blutgefäßen und Knorpelgewebe.
[*griech.:* chondros, Knorpel, angeion, Gefäß, oma, Tumor.]
🔤 chondroangioma

**Chondroblast.** Knorpelbildende → Mesenchymzelle.
[*griech.:* chondros, Knorpel, blastos, Keim.]
🔤 chondroblast

**Chondroblastom.** Gutartiger Tumor aus den Vorformen von Knorpelzellen; entsteht häufig in den Epiphysen von Oberschenkel- (Femur) und Oberarmknochen (Humerus).
🔤 chondroblastoma

**Chondrodysplasie.** (Chondrodystrophie). Erbkrankheit, bei der die Knochenenden, insbesondere die der langen Arm- und Beinknochen, eine ungewöhnliche Größe aufweisen (Minderwuchs).
[*griech.:* chondros, Knorpel, dys, schlecht, plassein, bilden.]
🔤 chondrodysplasia

**Chondroendotheliom.** Gutartiger Mesenchymtumor mit Knorpel- und Deckzellengewebe (Endothel).
[*griech.:* chondros, Knorpel, endon, innerhalb, thele, Brustwarze, oma, Tumor.]
🔤 chondroendothelioma

**Chondrofibrom.** Aus Knorpelgewebe bestehende, fibröse Geschwulst.
🔤 chondrofibroma

**Chondrogenese.** (Knorpelbildung). Entwicklung von Knorpelgewebe. – *adj.* chondrogen.
🔤 chondrogenesis

**chondroid.** Ähnlichkeit mit Knorpel aufweisend.
🔤 chondroid

**Chondrokalzinose.** Arthritiserkrankung mit Kalziumablagerungen in den peripheren Gelenken. Die Symptome gleichen der Gicht und treten hauptsächlich bei Patienten auf, die das 50. Lebensjahr überschritten haben und an Osteoarthritis oder Diabetes mellitus leiden.
[*griech.:* chondros, Knorpel, *lat.:* calyx, Kalk; *griech.:* osis, Zustand.]
🔤 chondrocalcinosis

**Chondrokarzinom.** Bösartiger (maligner) Epitheltumor mit knorpeliger Gewebsumbildung.
[*griech.:* chondros, Knorpel, karkinos, Krebs, oma, Tumor.]
🔤 chondrocarcinoma

**Chondroklast.** Knorpelfressende, multinukleäre Riesenzelle.
[*griech.:* chondros, Knorpel, klasis, zerbrechen.]
🔤 chondroclast

**Chondrolipom.** Gutartiger Mesenchymtumor mit fetthaltigen und knorpeligen Komponenten.
🔤 chondrolipoma

**Chondrom.** (Knorpelgeschwulst). Gutartiger, häufig auftretender, gutartiger Knorpelzellentumor, der entweder langsam im Knorpelgewebe (Enchondrom) oder an der Oberfläche entsteht (Ekchondrom).
🔤 chondroma

**Chondromalazie.** (Knorpelerweichung). Knorpelerweichung. Als Chondromalacia fetalis wird die tödliche, kongenitale Form bezeichnet, bei der die Gliedmaßen des totgeborenen Babys weich und biegsam sind. Chondromalacia patella betrifft Jugendliche bzw. junge Erwachsene; Krankheitssymptome sind Schwellungen, Schmerzen und degenerative Veränderungen an den Knorpeln, die im Röntgenbild sichtbar sind.
[*griech.:* chondros, Knorpel, malakia, Weichheit.]
🔤 chondromalacia

**Chondromatose.** Multiple Knorpeltumorbildung. Eine Sonderform ist die synoviale (die Gelenkschmiere betreffende) Ch.
🔤 chondromatosis

**Chondromyom.** Gutartiger Mesenchymtumor der aus myomatösem und knorpeligem Gewebe besteht.
[*griech.*: chondros, Knorpel, mys, Muskel, oma, Tumor.]
🇬🇧 chondromyoma

**Chondromyxofibrom.** Gutartiger Tumor, der aus knorpelbildendem Bindegewebe entsteht. Die typischen, aus einer festen, grau-weißlichen Masse bestehenden Läsionen treten im Kniegelenk und den Fußknochen auf.
[*griech.*: chondros, Knorpel, myxa, Mukus; *lat.*: fibra, Faser, oma, Tumor.]
🇬🇧 chondromyxofibroma

**Chondrophyt.** Krankhafte Knorpelmasse.
[*griech.*: chondros, Knorpel, phyton, Wachstum.]
🇬🇧 chondrophyte

**Chondroplasie.** Knorpelbildung.
[*griech.*: chondros, Knorpel, plassein, bilden.]
🇬🇧 chondroplasia

**Chondroplastik.** Operativer Eingriff zur Korrektur von Knorpelgewebe. (→ Knorpelplastik)
[*griech.*: chondros, Knorpel, plassein, bilden.]
🇬🇧 chondroplasty

**Chondrosarkom.** (Knorpelsarkom). Bösartiges, aus Knorpelzellen bzw. aus knorpelbildendem Material bestehendes Neoplasma, das häufig in den langen Knochen, am Beckengürtel und Schulterblatt entsteht.
[*griech.*: chondros, Knorpel, sarx, Fleisch, oma, Tumor.]
🇬🇧 chondrosarcoma

**Chondrosarkomatose.** Entstehung multipler, bösartiger, knorpeliger Tumore.
🇬🇧 chondrosarcomatosis

**Chondrotomie.** (Knorpeldurchtrennung). Chirurgischer Eingriff zur Durchtrennung von Knorpelgewebe.
🇬🇧 chondrotomy

**Chondrozyt.** (Knorpelzelle). Die verschiedenen polymorphen Zellen, die das Knorpelgewebe des Körpers bilden.
[*griech.*: chondros, Knorpel, kytos, Zelle.]
🇬🇧 chondrocyte

**Chorda.** (Strang; Band). Bandförmiges Faserelement, wie z.B. ein Nerv oder eine Sehne.
🇬🇧 chorda

**Chorditis.** 1. Entzündung des Samenstrangs. 2. Entzündung der Stimmbänder.
🇬🇧 chorditis

**Chordotomie.** Chirurgischer Eingriff, bei dem die anterolateralen Rückenmarksbahnen zur Schmerzlinderung getrennt werden.
[*griech.*: chorde + temnein, schneiden.]
🇬🇧 chordotomy

**Chorea.** (Veitstanz). Unwillkürliche, ziellose, schnelle Bewegungen; z.B. Beugen und Strecken der Finger, Anheben und Absenken von Schultern bzw. Schneiden von Grimassen.
[*griech.*: choreia, Tanz.]
🇬🇧 chorea

**Chorea gravidarum.** Während der frühen Schwangerschaftsmonaten einsetzende Chorea minor; steht möglicherweise im Zusammenhang mit früheren rheumatischen Erkrankungen.
🇬🇧 chorea gravidarum

**Chorea minor.** Form der → Chorea infolge eines rheumatischen Fiebers, das meist in der Kindheit auftritt. Ursache ist eine Streptokokkeninfektion bestimmter Gehirnbereiche, die mit schnellen, blitzartigen Bewegungen, ausgeprägter Muskelhypertonie und psychischen Veränderungen einhergeht. Die Symptome verstärken sich während der ersten 2 Wochen, erreichen ihren Höhepunkt und lassen dann innerhalb weniger Wochen wieder nach.
[T. Sydenham, engl. Arzt, 1624–1689]
🇬🇧 Sydenham's chorea

**Chorea-Huntington.** Seltene Erbkrankheit, die sich in einer chronisch fortschreitenden → Chorea (Veitstanz) mit Muskelzuckungen (Hyperkinesen), extrapyramida-

len Bewegungsstörungen, verminderter Muskelspannung und einer Verschlechterung des geistigen Zustands äußert, was zur → Demenz führen kann. Erste Krankheitszeichen treten meist in den ersten 4 Jahrzehnten des Lebens auf; erkrankte Patienten sterben häufig innerhalb von 15 Jahren.
[G.S. Huntington, amerikanischer Arzt, 1851–1916; *griech.*: choreia, Tanz]
🌐 Huntington's chorea

**Chorioadenom.** Epithelzellentumor an der äußersten Eihaut als Zwischenstufe einer malignen Entwicklung eines Chorionkarzinoms.
[*griech.*: chorion, Haut, aden, Drüse, oma, Tumor.]
🌐 chorioadenoma

**Chorioamnionitis.** Durch im Fruchtwasser lebende Bakterien bzw. Viren verursachte Fruchtblasenentzündung.
[*griech.*: chorion, Haut, amnion, Eihaut, itis, Entzündung.]
🌐 chorioamnionitis

**chorioamniotisch.** Zottenhaut und Amnion betreffend.
🌐 chorioamnionic

**Choriogenese.** Entwicklung der Zottenhaut (Chorion) während des ersten Schwangerschaftsmonats.
🌐 choriogenesis

**Choriomeningitis, lymphozytäre.** (Armstrong-Krankheit). Infektion der Hirnhäute (→ Meningen) und der → Zerebrospinalflüssigkeit (Liquor) mit einem Arenavirus. Zu den Symptomen zählen Fieber, Kopfschmerzen und Nackensteifigkeit.
[*lat.*: lympha, Wasser; *griech.*: kytos, Zelle; chorion, Haut; meninx, Membran; itis, Entzündung]
🌐 lymphocytic choriomeningitis

**Chorion.** (Zottenhaut). Bezeichnung für die äußere, aus Trophoblast und Mesoderm bestehende Eihaut. Die Zotten bilden sich etwa 2 Wochen nach der Befruchtung; eine Woche später wird das C. von Gefäßen durchblutet. Aus dem C. entwickelt sich die Plazenta; die Zottenhaut bleibt bis zur Geburt bestehen und bildet während der Schwangerschaft die äußere der beiden Eihäute, die das Fruchtwasser und den Fötus enthält.
[*griech.*: chorion, Haut.]
🌐 chorion

**Chorionbiopsie.** (Chorionzottenbiopsie). Entnahme von → Chorionzellen in der Frühschwangerschaft (8.–13. SSW) entweder durch den Gebärmutterhals (transzervikal) oder durch die Bauchdecke (transabdominal) zur Diagnose von → Chromosomenaberrationen. Spezielle Diagnostik bei älteren schwangeren Frauen (> 35 J.), die ein statistisch höheres Risiko für Kinder mit → Down-Syndrom oder andere Chromosomenstörungen haben. Die C. wird aufgrund der höheren Fehlgeburtsrate seltener angewandt als die → Amniozentese.
🌐 chorionic villus biopsy; chorionic villi sampling

**Choriongonadotropin (HCG).** Chemische Substanz im Urin schwangerer Frauen. Dieses Glykoproteinhormon wird von den Trophoblastenzellen der Plazenta ausgeschüttet und besteht aus zwei Untereinheiten, den humanen alpha- und beta-Choriongonadotropinen. Die alpha-Untereinheit ist nahezu identisch mit Substrukturen der follikelstimulierenden, luteinisierenden, schilddrüsenstimulierenden Hormone. Die hormonellen Wirkungen von C. werden durch dem beta-Teil aktiviert. C. hat stimulierende Wirkung auf den Gelbkörper (Corpus luteum); es regt die Sekretion von Östrogen und Progesteron an und senkt die Lymphozytentätigkeit.
[*griech.*: chorion, Haut, gone, Samen, trophe, Ernährung.]
🌐 chorionic gonadotropin (CG)

**Chorionkarzinom.** (malignes Chorionepitheliom). Aus fötalen Zellen entstehende, bösartige Epithelgeschwulst, die sich aus chorionalen Bestandteilen entwickelt. Der Primärtumor erscheint in der Gebärmutter als eine weiche, dunkle, rote, krümelige Masse, die in die Gebärmutterwand eindringen und diese zerstören und über

das Lymphgewebe bzw. die Blutgefäße metastasieren kann.
🌐 choriocarcinoma

**Chorionsack.** Aus der Keimhüllenwand (Blastozyst) entstehende, sackartige Membran, die den Embryo umgibt.
[*griech.*: chorion, Haut, sakkos, Sack.]
🌐 chorionic sac

**Chorionzotten.** Winzige, gefäßartige Fasern auf der Chorionoberfläche, die in die Gebärmutterschleimhaut (Endometrium) wachsen und die Bildung des Mutterkuchens (Plazenta) unterstützen.
[*griech.*: chorion, Haut.]
🌐 chorionic villi

**Chorionzottenbiopsie.** → Chorionbiopsie.
🌐 chorionic villus biopsy

**Chorioretinitis.** Durch bakterielle bzw. parasitäre Infektion hervorgerufene Entzündung von Aderhaut (Choroidea) und Netzhaut (Retina). Begleitsymptome sind Sehstörungen, Photophobie und verzerrte Wahrnehmung.
🌐 chorioretinitis

**Chorioretinopathie.** Ein die Ader- und Netzhaut (Choroidea und Retina) des Auges betreffender, nicht entzündlicher Prozess.
[*griech.*: chorion, Haut, *lat.*: rete, Netz; *griech.*: pathos, Krankheit.]
🌐 chorioretinopathy

**Choroidea.** (Aderhaut). Dünne, stark durchblutete Schicht zwischen Netzhaut (Retina) und Sklera.
[*griech.*: chorion, Haut, eidos, Form.]
🌐 choroid

**Choroideamelanom, malignes.** Aderhauttumor, der in den Glaskörper des Auges wächst und die darüberliegende Netzhaut ablöst und zerstört.
[*griech.*: chorion, Haut, eidos, Form, melas, schwarz, oma, Tumor.]
🌐 choroidal malignant melanoma

**Choroiditis.** Entzündung der Aderhaut.
🌐 choroiditis

**Choroidopathie.** Nicht entzündliche Aderhautdegeneration.
🌐 choroidopathy

**Choroidozyklitis.** Entzündung der Aderhaut und Ziliarfortsätze.
[*griech.*: chorion, Haut, eidos, Form, kyklos, Kreis, itis, Entzündung.]
🌐 choroidocyclitis

**Chrom (Cr).** Hartes, sprödes, metallisches Element mit Ordnungszahl 24 und Atommasse 51,99. Kommt nicht in reiner Form, sondern in Verbindung mit Eisen und Sauerstoff als Chromit vor. Spuren von C. finden sich in Pflanzen und bei Tieren. Vermutlich ist C. ein wichtiger Faktor der menschlichen Ernährung, insbesondere in Bezug auf den Kohlehydratmetabolismus. Das Chrom-51-Isotop wird für Blutuntersuchungen verwendet.
[*griech.*: chroma, Farbe.]
🌐 chromium (Cr)

**Chromalaun.** Chemische Verbindung, die zur Fixierung bzw. Härtung einer Röntgenemulsion verwendet wird.
🌐 chromium alum

**Chromatid.** Eine der beiden identischen, fadenartigen Haltefasern (Filamente) eines Chromosoms.
[*griech.*: chroma, Farbe.]
🌐 chromatid

**Chromatin.** Zellkernmaterial, aus dem die → Chromosomen gebildet werden. Besteht aus feinen DNS-Fäden, die an ein Protein, meist Histon, gebunden sind. Während der Zellteilung verdichtet sich das C. und wickelt sich spiralenförmig auf, um die Chromosomen zu bilden.
[*griech.*: chroma, Farbe.]
🌐 chromatin

**Chromatin-negativ.** Bezeichnung für Zellen, denen Geschlechtschromatin fehlt; alle gesunden Männer sind Chromatin-negativ. Kann auch bei manchen chromosomalen Krankheiten beobachtet werden.
🌐 chromatin-negative

**Chromatin-positiv.** Bezeichnung für Zellen, die Geschlechtschromatin enthalten; alle gesunden Frauen sind Chromatin-positiv.

Kann auch bei manchen chromosomalen Krankheiten beobachtet werden.
🔤 chromatin-positive

**chromatisch.** 1. Eine bestimmte Farbe betreffend. 2. Die Farbe eines Farbstoffs annehmen. 3. Die Eigenschaft von → Chromatin betreffend.
[*griech.:* chroma, Farbe.]
🔤 chromatic

**Chromatogramm.** 1. → Chromatische Dokumentation, die durch die Trennung von Gasen bzw. gelösten chemischen Substanzen, die durch eine mit einem absorbierenden Medium ausgestattete Säule fließen, erzeugt wird. Bei dem Trennungsprozess werden die verschiedene Stoffschichten herausgefiltert. 2. Mit Hilfe einer chromatischen Methode erzeugte graphische Aufzeichnung.
🔤 chromatogram

**Chromatographie.** Bezeichnung für Methoden und Techniken zur Trennung und Analyse gasförmiger bzw. gelöster chemischer Substanzen je nach ihrer Aufnahmefähigkeit (Absorbanz) und Färbung (Pigmentierung).
🔤 chromatography

**Chromatopsie.** 1. Sehstörung, bei der farblose Gegenstände in einer bestimmten Farbe erscheinen. 2. Form der Farbenblindheit, bei der verschiedene Farben nur unzureichend wahrgenommen werden. Ursachen können entweder defekte Netzhautzapfen oder defekte Nervenbahnen sein, die die Farbimpulse an die Hirnrinde weitergeben. Die häufigste Sehstörung ist die Rot-Grün-Blindheit.
[*griech.:* chroma, Farbe, opsis, Sehvermögen.]
🔤 chromatopsia

**Chromatose.** Abnorme Pigmentierung der Haut.
🔤 chromatosis

**Chromaturie.** Abnorme Urinfärbung.
[*griech.:* chroma, Farbe, ouron, Urin.]
🔤 chromaturia

**Chromhidrose.** Seltene funktionelle Störung, bei der die apokrinen Schweißdrüsen farbigen Schweiß absondern.
[*griech.:* chroma, Farbe, hidros, Schweiß.]
🔤 chromhidrosis

**chromogen.** Bezeichnung für eine Substanz, die Licht absorbiert und Farbe produziert.
🔤 chromogen

**chromophil.** Bezeichnung für eine Zelle, Gewebe bzw. für Mikroorganismen, die leicht gefärbt werden können, insbesondere bestimmte Leukozyten.
[*griech.:* chroma, Farbe, philein, lieben.]
🔤 chromophilic

**chromophob.** Bezeichnung für Zellen, Gewebe bzw. Mikroorganismen, die nicht gefärbt werden können.
🔤 chromophobic

**Chromosom.** Fadenartige Nukleoproteine im Zellkern, die die genetische Informationen tragen. Jedes Chromosom besteht aus einer DNS-Doppelhelix, die mit einer Proteinbase, normalerweise einem Histon, verbunden ist. Die Gene, die die genetische Information enthalten, welche die Vererbung von Eigenschaften steuert, sind linear, entlang jedes einzelnen DNS-Strangs angeordnet. Die Körperzellen verschiedener Spezies weisen eine charakteristische Anzahl von Chromosomen auf; der Mensch hat 46 Chromosome; darin enthalten sind 22 homologe Autosomenpaare und 1 Paar Geschlechtschromosome, von denen je ein Chromosom von einem Elternteil erworben wird.
[*griech.:* chroma, Farbe, soma, Körper.]
🔤 chromosome

**Chromosomen, homologe.** Jedes Chromosomenpaar in einem diploiden Satz einer somatischen Zelle, das in Größe, Form und Genlokus mit den anderen Chromosomen identisch ist. Menschen besitzen 22 Paare h. C. und ein Paar Geschlechtschromosomen.
[*griech.:* homoios, ähnlich; chroma, Farbe; soma, Körper]
🔤 homologous chromosomes

**Chromosomen-Aberration.** Veränderungen in der chromosomalen Struktur bzw. der Anzahl der Chromosomen. Die Folge sind verschieden stark ausgeprägte Anomalien. Zahlreiche körperliche Behinderungen und Erkrankungen stehen in Verbindung mit autosomalen Chromosomenstörungen sowie defekten Geschlechtschromosomen, z.B. Down-, Turner- und Klinefelter-Syndrom.
[*griech.:* chroma, Farbe, soma, Körper; *lat.:* aberrare, irren.]
🇬🇧 chromosomal aberration

**Chromosomenkarte.** Die graphische Darstellung der linearen Anordnung der → Gene eines Chromosoms und der linearen Distanz zwischen den Genen.
🇬🇧 genetic map

**Chromosomenkarte, zytologische.** Graphische Darstellung der Gene auf einem Chromosom, basierend auf der Auswertung von genetischen Rekombinationsergebnissen und der strukturellen Chromosomenanalyse.
[*griech.:* kytos, Zelle, logos, Wissenschaft.]
🇬🇧 cytologic map

**Chromosomenkonjugation.** (Synapsis). Die Paarung homologer → Chromosomen in der frühen meiotischen Prophase (→ Meiose) der → Gametogenese zur Bildung eines doppelten oder zweiwertigen Chromosomensatzes.
🇬🇧 synapsis (pl. synapses)

**Chromosomenmarker.** Ein spezifisches → Gen, das ein leicht erkennbares genetisches Merkmal produziert, auf welches in Studien über Familien oder Populationen oder bei speziellen Analysen zurückgegriffen werden kann.
🇬🇧 genetic marker

**Chromosomen-Nomenklatur.** Standardisierte Nomenklatur zur Identifizierung von Chromosomensätzen anhand der Chromosomenzahl, des Geschlechts, der Deletion bzw. der Duplikation eines spezifischen Chromosoms bzw. Teil eines Chromosoms. Der Chromosomensatz einer normalen weiblichen Person wird mit 46 XX-Chromosomenpaaren bezeichnet; der einer normalen männlichen Person mit 46 XY-Chromosomenpaaren. Chromosomen-Aberrationen werden unter Angabe der Chromosomenzahl, des chromosomalen Geschlechts und der Gruppe des spezifischen Chromosoms, in dem die Duplikation bzw. die Chromosomendeletion vorkommt, klassifiziert. Der kurze Chromosomenarm wird als $p$, der lange Chromosomenarm als $q$ und eine Translokation als $t$ bezeichnet.
🇬🇧 chromosomal nomenclature

**Chromosomensatz.** Normale Anzahl von Chromosomen in den Körperzellen einer bestimmten Spezies. Der Mensch hat einen Chromosomensatz von 46, mit 22 Paaren homologer Autosome und einem Paar Geschlechtschromosomen.
🇬🇧 chromosome complement

**Chromotherapie.** Form der Krankheitsbehandlung, bei der farbiges Licht aus spezifischen Bereichen des Lichtspektrums eingesetzt wird.
🇬🇧 chromotherapy

**Chromozystoskopie.** Blasenuntersuchung, bei der ein Farbstoff in die Blase injiziert wird, um die Nierenfunktion und den Zustand des Harnsystems zu untersuchen.
🇬🇧 cystochromoscopy

**Chronaxie.** (Kennzeit). (Elektroneuromyographie) Kürzeste Dauer eines elektrischen Reizes, mit dem Nerven bzw. Muskelgewebe innerviert werden können.
[*griech.:* chronos, Zeit, axia, Wert.]
🇬🇧 chronaxy

**chronisch.** Bezeichnung für eine sich langsam entwickelnde und über eine lange Zeit andauernde Krankheit.
[*griech.:* chronos, Zeit.]
🇬🇧 chronic

**Chronotropismus.** Vorgang bzw. Prozess, der die Regelmäßigkeit einer periodisch wiederkehrenden Funktion beeinflusst, z.B. die Herzfrequenz.
[*griech.:* chronos, Zeit, trepein, drehen.]
🇬🇧 chronotropism

**Chrysiasis.** Durch eine Goldtherapie verursachte Erkrankung, bei der sich Goldablagerungen im Körpergewebe bilden.
[*griech.:* chrysos, Gold, osis, Zustand.]
🇬🇧 chrysiasis

**Chrysotherapie.** Behandlung einer Krankheit mit goldhaltigen Salzen.
[*griech.:* chrysos, Gold, therapeia, Behandlung.]
🇬🇧 chrysotherapy

**Chvostek-Zeichen.** Unphysiologische Verkrampfung der Gesichtsmuskulatur bei Patienten mit einer Hypokalzämie, die durch leichtes Schlagen auf die Wange ausgelöst wird. Anzeichen für eine → Tetanie.
[Franz Chvostek, österr. Chirurg, 1835–1884.]
🇬🇧 Chvostek's sign

**Chyloaszites.** Abnorme Ansammlung von → Chylus in der Bauchfellhöhle (Peritonealhöhle).
🇬🇧 chylous ascites

**chyloid.** Ähnlichkeit mit → Chylus besitzend, mit dem die Lymphkapillare des Dünndarms während der Verdauung fetthaltiger Speisen gefüllt werden.
🇬🇧 chyloid

**Chylomediastinum.** Eindringen von → Chylus in das Mittelfeld (Mediastinum).
[*griech.:* chylos, Saft; *lat.:* mediastinus, halbwegs.]
🇬🇧 chylomediastinum

**Chylomikron.** Winzige Lipoproteintröpfchen mit Durchmessern von weniger als 0,5 μm. C.e bestehen zu etwa 90% aus Triglyzeriden sowie kleinen Mengen Cholesterin, Phospholipiden und Proteinen. C.e werden im Verdauungssystem synthetisiert und transportieren Glyzeride von der Darmschleimhaut über den thorakalen Lymphkanal in das Blutplasma.
[*griech.:* chylos, Saft, mikron, klein.]
🇬🇧 chylomicron

**chylös.** Zum → Chylus gehörend bzw. wie Chylus aussehend, d.h. milchig getrübt.
🇬🇧 chylous

**Chylothorax.** Chylusausfluss vom Brustmilchausgang in die Pleurahöhle.
[*griech.:* chylos, Saft, thorax, Brust.]
🇬🇧 chylothorax

**Chylurie.** Durch → Chylus verursachter milchiger Urin.
[*griech.:* chylos, Saft, ouron, Urin.]
🇬🇧 chyluria

**Chylus.** (Milchsaft). Trübe, aus dem Verdauungsvorgang stammende, fetthaltige Flüssigkeitsprodukte, die vom Dünndarm aufgenommen werden. Der hauptsächlich aus emulgierten Fetten bestehende C. wird in die venöse Blutbahn geleitet.
[*griech.:* chylos, Saft.]
🇬🇧 chyle

**Chymotrypsin.** 1. Im Pankreas produziertes, proteolytisches Verdauungsenzym, das Proteine abbaut und die Hydrolyse von Casein und Gelatine katalysiert. 2. Aus Ochsenpankreas gewonnenes gelbes, kristallines Pulver, das zur Behandlung von Verdauungsstörungen eingesetzt wird.
[*griech.:* chymos, Saft, tryein, reiben, pepsin, Verdauung.]
🇬🇧 chymotrypsin

**Chymotrypsinogen.** Im Pankreas hergestellte Substanz, die eine Vorform des Enzyms → Chymotrypsin ist. Wird von Trypsin in Chymotrypsin umgewandelt.
🇬🇧 chymotrypsinogen

**Chymus.** (Speisebrei). Visköser, zähflüssiger Mageninhalt, der sich während des Verdauungsvorgangs bildet. Der Speisebrei gelangt durch den Magenausgang (Pylorus) in den Zwölffingerdarm (Duodenum); dort findet die weitere Verdauung statt.
[*griech.:* chymos, Saft.]
🇬🇧 chyme

**Ci.** Abkürzung für → Curie.
🇬🇧 Ci

**Ciliata.** (Wimperntierchen). Mit Zilien ausgestattete, zum Stamm der Ciliphora gehörende Protozoen.
🇬🇧 Ciliata

**Cimetidin.** Histamin $H_2$-Rezeptorantagonist, der zur Hemmung der Säureproduktion und Säuresekretion im Magen bei Zwölffingerdarmgeschwür, Pankreatitis sowie hypersekretorischen Erkrankungen eingesetzt wird. (→ Antihistaminikum; Histamin)
cimetidine

**Cimino-Brescia-Fistel.** (Cimino-Fistel). Operativ angelegter Shunt zur → Hämodialyse durch End-zu-Seit-Verbindung der Speichenarterie (→ Arteria radialis) mit einer größeren benachbarten Vene (z. B. → Vena cephalica); der Shunt wird nach Möglichkeit an dem Arm angelegt, den der Patient am wenigsten benutzt, z. B. beim Rechtshänder am linken Arm.
Cimino-Brescia shunt

**Cistron.** DNS-Fragment, das den Code für ein bestimmtes Polypeptid trägt. Ein C. ist die kleinste funktionelle Einheit zur Übertragung genetischer Information. In der modernen Molekulargenetik wird das C. weitgehend als Synonym für ein → Gen benutzt.
[*lat.*: cis, diesseitig, trans, gegenüber.]
cistron

**Cl.** Chemisches Symbol für Chlor.
Cl

**C-Lagerung.** → Halbmondlagerung.
c-position

**Claudikation.** (intermittierendes Hinken; «Schaufensterkrankheit»). Krampfartige Wadenschmerzen, verursacht durch unzureichende Blutversorgung der Beinmuskeln bei Anstrengung; häufig assoziiert mit Arteriosklerose. Die Betroffenen bleiben nach einer kurzen Wegstrecke stehen und warten (häufig vor Schaufenstern), bis die Schmerzen nach wenigen Minuten nachlassen. Bei weiterer Belastung durch Gehen treten die Schmerzen erneut auf (intermittierend).
[*lat.*: claudicatio, Hinken.]
claudication

**Clavicula.** (Schlüsselbein). Langer, geschwungener Horizontalknochen direkt oberhalb der ersten Rippe, der den ventralen Teil des Schultergürtels bildet. Verbindet sich in der Mitte mit dem Brustbein und seitlich mit dem Akromion des Schulterblatts und dient der Befestigung zahlreicher Muskeln.
[*lat.*: clavicula, kleiner Schlüssel.]
clavicle

**Clearance.** Ausscheidung einer Substanz aus dem Blut mit Hilfe der Nieren. Die Nierenfunktion wird untersucht, indem die Menge einer bestimmten Substanz gemessen wird, die mit dem Urin über eine bestimmte Zeitperiode ausgeschieden wird.
[*lat.*: clarus, klar.]
clearance

**Clinitron-Bett.** → Air-Fluidised-Bett.
Clinitron bed

**CLL.** Abkürzung für chronisch-lymphatische Leukämie.
CLL

**Clomiphen.** Nicht-steroidales Antiöstrogen zur Eisprungstimulation. Dient hauptsächlich der Behandlung einer Anovulation und Oligoovulation.
clomiphene citrate

**Clomiphen-Stimulationstest.** Test zur Bewertung der Gonadenfunktion bei Männern, die unphysiologische pubertäre Entwicklungssymptome aufweisen. Clomiphen, ein nicht-steroidales Analog zu Östrogen, regt die Funktion von Hypothalamus und Hypophyse an und steigert die Blutkonzentrationen des Follikelreifungshormons sowie des Luteinisierungshormons.
clomiphene stimulation test

**Clonorchiasis.** Leberegelbefall.
clonorchiasis

**Clostridium (pl. Clostridien).** Clostridien sind anaerobe, grampositive, sporenbildende Stäbchenbakterien. Sie gehören zu den normalen Darmbewohnern, sind jedoch als Fäulnis- und Gärungsbakterien auch im Freiland weit verbreitet. Einige Arten der C. können beim Menschen schwere Infektionen oder Vergiftungen hervorrufen. Zu diesen Arten zählen C. perfingens als Erreger des Gasbrandes, C.

tetani als Erreger des Wundstarrkrampfes und C. botulinum als Botulismuserreger (bei Lebensmittelvergiftung).
🌐 clostridium

**Cluster-Analyse.** Statistische Methode zur Datenanalyse, bei der numerische Werte benützt werden, um Cluster (Gruppen) von Variablen zu erzeugen, die miteinander in Beziehung stehen.
🌐 cluster analysis

**Cluster-Kopfschmerz.** (Histaminkopfschmerz; Horton-Syndrom). Migräneähnliche Beschwerden mit starken, einseitigen Schmerzanfällen (teilweise in Verbindung mit der Freisetzung von Histamin). Der Schmerz tritt zumeist über Auge und Stirn auf und wird von Hitzewallungen und wässrigem Augen- und Nasenausfluss begleitet. Die Anfälle erstrecken sich über mehrere Stunden.
🌐 cluster headache

**CML.** Abkürzung für → chronisch-myeloische Leukämie.
🌐 CML

**CMV.** Abkürzung für → Zytomegalie-Virus.
🌐 CMV

**CO₂.** Chemische Formel für → Kohlendioxid.
🌐 $CO_2$

**Co-Abhängigkeit.** Beteiligung und Einbeziehung einer Bezugsperson oder eines Familienangehörigen in die Suchtproblematik eines Abhängigen (z.B. bei Alkohol- oder Drogensucht). Bestärken die Bezugspersonen den Abhängigen in seiner Realitätsflucht, können sie zum Drogenersatz werden, helfen ihm jedoch nicht aus der Abhängigkeit. Beim Alkoholsüchtigen kann die C.-A. auch in Form von Entschuldigungen (z.B. am Arbeitsplatz etc.) und Unterstützungen (Einkaufen von Alkohol) praktiziert werden. (s.a. Sucht; Süchtiger)
🌐 co-dependency

**Coca.** Südamerikanische Strauchart. Natürliche Herkunftsquelle von Kokain.
🌐 coca

**Coccyx.** (Steißbein). Mit dem Kreuzbein am Ende der Wirbelsäule durch eine Faserknorpelscheibe verbundener, schnabelförmiger Knochen. Entsteht aus der Verbindung von drei bis fünf rudimentären Wirbeln.
[*griech.*: kokkyx, Schnabel eines Kuckucks.]
🌐 coccyx

**Cochlea.** (Innenohrschnecke). Konisch geformter Innenohrknochen mit zahlreichen Öffnungen, durch die der Akustikusnerv verläuft. Die C. ist Teil des knöchernen Labyrinths und hat die Form eines gewundenen, etwa 30 mm langen Tunnels, der dem Gehäuse einer kleinen Schnecke gleicht.
🌐 cochlea

**Code, genetischer.** Die Information, die die → DNS (Desoxyribonukleinsäure) trägt und die eine spezifische Aminosäure sowie ihre Zusammensetzung in einer Polypeptidkette eines von der Zelle produzierten Proteins festlegt. Jede Veränderung des g. C.s führt zu einer falschen Zusammensetzung der Aminosäuren in dem Protein und löst eine → Mutation aus.
🌐 genetic code

**Codein.** Narkotisches Schmerz- und Hustenmittel zur Behandlung leichter bis moderater Schmerzen, Diarrhö und Husten.
[*griech.*: kodeia, Blüte der Mohnblume.]
🌐 codeine

**Coecum.** → Zäkum

**COLD.** Abkürzung für → chronisch-obstruktive Lungenkrankheit.
🌐 COLD

**Colitis ulcerosa.** Chronische, episodenhaft auftretende Entzündungskrankheit des gesamten Dickdarms mit Geschwürbildung, gekennzeichnet durch ausgiebige wässrige Durchfälle, die teilweise mit Blut, Schleim und Eiter durchsetzt sind. Zu den zahlreichen systemischen Komplikationen, die sich bei C. u. entwickeln können, zählen Arthritis, Nieren- und Lebererkrankungen sowie Entzündungen der Haut, der Augen und des Mundes. Bei sehr

schwerer Erkrankung kann sich ein toxisches Megakolon entwickeln, eine gefährliche Komplikation, die zu Darmdurchbruch, Sepsis und schließlich zum Tod führen kann. Die Durchfallattacken werden von schmerzhaftem Stuhldrang, starken Bauchschmerzen, Fieber, Schüttelfrost, Anämie und Gewichtsverlust begleitet. Menschen, die unter C. u. leiden, können häufig aufgrund der Schwächung des Körpers Aktivitäten des alltäglichen Lebens nicht mehr ausführen.
🌐 ulcerative collitis

**Colles-Fraktur.** (distale Radiusfraktur). Fraktur an der Epiphyse der Speiche (Radius) nahe dem Handgelenk; führt zu einer dorsalen oder lateralen Fehlstellung der Hand.
[Abraham Colles, irischer Chirurg, 1773–1843.]
🌐 Colles' fracture

**Collum.** (Hals). Anatomische Bezeichnung für den Körperteil zwischen Kopf und Schultern.
🌐 collum

**Colon ascendens.** Der Teil des Dickdarms (Colon), der vom Blinddarm (Zäkum) im rechten unteren Bereich des Abdomens bis zum querverlaufenden Darm (Colon transversus) aufsteigt.
[*lat.:* ascendere, aufsteigen]
◢ Kolon
🌐 ascending colon

**Colon descendens.** Absteigender Teil des Dickdarmes, der in den Colon sigmoideum mündet.
◢ Kolon
🌐 descending colon

**Colon sigmoideum.** S-förmiger Teil des Grimmdarms, der sich vom Ende des → Colon descendens bis zum Rektum erstreckt.
[*griech.:* kolon, Darm]
◢ Kolon
🌐 sigmoid colon

**Colon transversum.** Quer verlaufender Teil des Grimmdarms, der sich auf der rechten Seite an den aufsteigenden Darm (C. ascendens) anschließt und auf der linken Seite in den absteigenen Teil mündet (C. descendens).
◢ Kolon
🌐 transverse colon

**Colonconduit.** → Stoma zur Ableitung des Urins nach Entfernung der Harnblase. Die Harnableitung erfolgt durch die Bauchdecke über ein zwischengeschaltetes Dickdarmsegment.
[*franz.:* conduit, Röhre, Kanal, Leitung]
🌐 colon conduit

**Columna vertebralis.** → Wirbelsäule.
🌐 vertebral column

**Commotio, cerebri.** → Gehirnerschütterung.
🌐 brain concussion

**Compliance.** 1. Bereitschaft des Patienten, die vorgeschriebene Behandlung einzuhalten. 2. Maß für die volumenabhängige Dehnbarkeit, z.B. der Lunge oder Blase.
🌐 compliance

**Computer-Tomographie (CT).** Radiographische Methode zur Erfassung detaillierter Querschnitte von Gewebestrukturen. Ein CTG ist schmerzlos, nicht-invasiv und bedarf keiner speziellen Vorbereitung des Patienten. Aufgrund der feststehenden Röntgenröhren bildet sich kein Hitzestau, und vielschichtige Bilder können in sehr kurzer Zeit erzeugt werden.
🌐 computed tomography (CT)

**Concanavalin A.** Aus der Jack-Bohne gewonnenes Hämaglutinin, das mit Polymeren im Blut von Säugetieren reagiert und Blutgerinnung verursacht. (→ Globulin)
🌐 concanavalin A

**Concha.** (Muschel). Muschelförmiger Körperteil, z.B. die Außenohrmuschel, die den äußeren Gehörgang umgibt.
🌐 concha

**Conchitis.** Entzündung der Ohr- oder Nasenmuschel.
🌐 conchitis

**Conjugata externa.** (äußerer Beckendurchmesser). Distanz zwischen der Vertiefung unterhalb des untersten Beckenwirbels bis zur oberen Grenze der vorderen Knorpel-

fuge (normale Distanz beträgt etwa 21 cm).
🇬🇧 external conjugate

**Conn-Syndrom.** Primärer Hyperaldosteronismus mit vermehrter Produktion von → Aldosteron, begleitet von Kopfschmerz, Müdigkeit, Nykturie und gesteigertem Harndrang. Weitere Krankheitssymptome sind Hypertonie, hypokalzämische Alkalose, Hypokaliämie und Hypervolämie.
[Jerome W. Conn, amerikanischer Arzt, geb. 1907.]
🇬🇧 Conn's syndrome

**Continuous positive airway pressure (CPAP).** (Kontinuierlich positiver Atemwegsdruck) Nicht-invasive Methode der Beatmung, bei der ein Luftstrom mit gleichbleibendem Druck während des Atmungsvorgangs unterstützt wird; wird bei Patienten eingesetzt, die selber spontan atmen können, aber nur mit Hilfe einer künstlichen Beatmung ausreichende arterielle Sauerstoffkonzentrationen aufrechterhalten können. Der CPAP kann mit Hilfe eines Beatmungsgerätes und eines endotrachealen Tubus, durch eine nasale Kanüle oder über eine Gesichtsmaske verabreicht werden.
🇬🇧 continuous positive airway pressure (CPAP)

**Coombs-Test.** Antihumanglobulin(AHG)-Suchtest zum Nachweis von Antikörpern gegen rote Blutkörperchen (→ Erythrozyt). (s.a. Antiglobulin)
[nach Robin R. Coombs, engl. Pathologe]
🇬🇧 Coombs test

**Coping.** (Bewältigung). Bezeichnung für Methoden zur Behebung von Stresssituationen, zur Lösung von Problemen und zur Entscheidungsfindung. Der Bewältigungsprozess hat eine kognitive und eine nicht-kognitive Komponente. Die kognitive Komponente beinhaltet den gedanklichen Prozess und den Lernprozess, die zur Identifikation der Stressursache benötigt werden.
🇬🇧 coping

**Coping, defensives.** Anerkannte → NANDA-→ Pflegediagnose; positive Fehleinschätzung auf der Grundlage von Selbstschutzmechanismen, die gegen wahrgenommene Bedrohungen eingesetzt werden. Zu den kennzeichnenden Merkmalen gehören das Leugnen offensichtlicher Probleme, Projektion von Schuldgefühlen, Rationalisierung von Fehlern, Überempfindlichkeit für Beleidigungen oder Kritik, überhebliche Haltung anderen gegenüber, Schwierigkeiten bei der Herstellung oder Erhaltung von Beziehungen, Auslachen oder Lächerlichmachen anderer Personen, Probleme bei realitätsbezogenen Wahrnehmungen und mangelhafte Fähigkeit, eine Behandlung oder Therapie zu verfolgen oder daran teilzunehmen.
🇬🇧 coping, defensive

**Coping, der Familie, Entwicklungspotential.** Anerkannte → NANDA-→ Pflegediagnose; effektiver Umgang mit adaptiven Aufgaben von Familienangehörigen, die bei der Versorgung eines Klienten beteiligt sind und die den Wunsch und die Bereitschaft bezüglich einer verbesserten Gesundheit und Wachstum der eigenen Person und des Patienten zeigen.
🇬🇧 coping, family: potential for growth

**Coping, der Familie: behinderndes.** Anerkannte → NANDA-→ Pflegediagnose; nachteilige Einstellungen und Verhaltensweisen einer Familie, eines Familienangehörigen oder einer anderen wichtigen Bezugsperson des Patienten. Die Ursache des Problems liegt häufig in einer Behinderung der Bezugsperson(en) durch Trauer, Angst, Schuldgefühle, Feindseligkeit oder Verzweiflung. Zu den kennzeichnenden Merkmalen zählen Vernachlässigung der Versorgung des Klienten, Intoleranz, Ablehnung oder Verlassen des Klienten, Annahme der Symptome des Klienten, Missachtung der Bedürfnisse des Klienten und beträchtliche Realitätsverschiebung bezüglich des Gesundheitsproblems des Klienten.
🇬🇧 coping, ineffective family: disabling

**Coping, der Familie: eingeschränktes.** Anerkannte → NANDA-→ Pflegediagnose; mangelhafte oder fehlende emotionale und psychologische Unterstützung eines Klienten, die normalerweise von einem Familienangehörigen oder einer anderen Unterstützungsperson verfügbar wäre; Defizit, das beim Klienten zu weiteren Schwierigkeiten in der Bewältigung des aktuellen Gesundheitsproblems führt. Zu den kennzeichnenden Merkmalen zählen Äußerungen des Klienten bezüglich einer fehlenden Unterstützung oder der Unterstützungsperson, dass Angst, vorweggenommene Trauer oder andere Reaktionen ihre Fähigkeiten behindern, eine Unterstützung zu gewährleisten.
coping, ineffective family: compromised

**Coping, des Einzelnen, unwirksames.** Anerkannte → NANDA-→ Pflegediagnose; Störung der adaptiven Verhaltensweisen und Problemlösungsfähigkeiten des Einzelnen bezüglich der Erfüllung der Anforderungen und Rollen des Lebens. Das Problem kann aus einer situativen, reife- oder entwicklungsbezogenen Krise oder infolge einer persönlichen Verletzlichkeit entstehen. Zu den kennzeichnenden Merkmalen gehören die Unfähigkeit zur Erfüllung der Rollenerwartungen oder der eigenen Grundbedürfnisse oder eine Veränderung der Fähigkeit zur Teilnahme an gesellschaftlichen Aktivitäten. Die wesentlichen kennzeichnenden Merkmale, die für die Diagnose vorhanden sein müssen, sind eine Unfähigkeit, um Hilfe zu bitten oder Probleme zu lösen und eine Verbalisation der Unfähigkeit, Probleme zu bewältigen.
coping, ineffective individual

**Coping, von Gemeinschaften, Entwicklungspotential des.** Anerkannte → NANDA-→ Pflegediagnose; Strukturen von gemeinschaftlichen Aktivitäten zur Anpassung und Problemlösung, die zur Erfüllung der Anforderungen und Bedürfnisse einer Gemeinschaft ausreichend sind, aber bezüglich des Umgangs mit aktuellen und zukünftigen Problemen/Stressoren noch verbessert werden können. Zu den wichtigsten kennzeichnenden Merkmalen gehören Defizite bezüglich eines oder mehrerer Merkmale, die für ein effektives Coping-Verhalten sprechen.
community coping, potential for enhanced

**Coping, von Gemeinschaften, unwirksames.** Anerkannte → NANDA-→ Pflegediagnose; Strukturen von gemeinschaftlichen Aktivitäten zur Anpassung und Problemlösung, die zur Erfüllung der Anforderungen und Bedürfnisse einer Gemeinschaft nicht ausreichend sind. Kennzeichnende Merkmale sind die Unfähigkeit der Gemeinschaft, die eigenen Erwartungen zu erfüllen, Defizite bei der Beteiligung, Mängel der Kommunikationsmethoden, exzessive gemeinschaftsbezogene Konflikte sowie Stressoren, die als exzessiv wahrgenommen werden.
community coping, ineffective

**Coping-Verhalten, Verbesserung des.** → Pflegeintervention der → NIC, die definiert wird als die Unterstützung von Patienten bei der Anpassung an bekannte Stressoren, Veränderungen oder Bedrohungen, die die Erfüllung der Lebensanforderungen und -rollen behindern.
Coping Enhancement

**Cor.** Anatomische Bezeichnung für Herz.
cor

**Cor pulmonale.** Durch eine primäre Lungenkrankheit verursachte Vergrößerung der rechten Herzkammer. Die Folge kann eine Verdickung der Kammerwand (Kammerhypertrophie) und schließlich eine Rechtsherzschwäche sein. Die mit der Erkrankung einhergehende Hypertonie im Lungenkreislauf wird durch Erkrankungen des Lungenparenchyms bzw. der Lungengefäße zwischen der linken Lungenschlagader und dem Eintritt der Lungenvenen in die rechte Herzkammer verursacht. Ein chronisches C. p. führt zu einer Vergrößerung der rechten Herzkammer, die eine Drucksteigerung weniger gut kompensieren kann als die linke Herz-

kammer. Manchmal kann jedoch auch eine Vergrößerung der linken Herzkammer beobachtet werden.
[*lat.*: cor, Herz, pulmoneus, Lunge.]
🇬🇧 cor pulmonale

**Cori-Zyklus.** Physiologischer Mechanismus, in dessen Verlauf Laktat, das in kontraktierenden Muskeln während der Glykolyse von Glukose gebildet wird, in der Leber zu Glukose zurückgebildet und durch den Blutkreislauf zu den Muskeln zurücktransportiert wird.
[Carl F. Cori, amerikanischer Arzt, 1896–1984; Gerty T. Cori, amerikanische Biochemikerin, 1896–1957, Nobelpreisträgerin von 1947.]
🇬🇧 Cori cycle

**Cornu.** Hornförmige anatomische Struktur. (→ Horn)
🇬🇧 cornua

**Corona.** (Krone). 1. Höchster Punkt eines Organs oder eines Körperteils, z.B. der Scheitel des Kopfs. 2. Mit Zahnschmelz bedeckter Teil des menschlichen Zahns.
[*lat.*: corona, Krone]
🇬🇧 crown; corona

**Coronaviren.** Familie einsträngiger RNS-Viren mit verschiedenen tier- bzw. menschenpathogener Viren. Beim Menschen verursachen Coronaviren Erkrankungen der oberen Atemwege.
🇬🇧 Coronaviridae

**Corpus albicans.** Blasser weißer Fleck auf einem Eierstock, der sich bei Nicht-Befruchtung aus dem → Corpus luteum entwickelt.
🇬🇧 corpus albicans

**Corpus callosum.** (Balken). Schräger Nervenfaserstrang, der die zwei Hirnhälften (Hemisphären) miteinander verbindet. Befindet sich unterhalb der Fissura longitudinalis cerebralis zwischen den beiden Hirnhälften und wird vom Gyrus cinguli bedeckt.
🇬🇧 corpus callosum

**Corpus cavernosum.** (Schwellkörper). Schwammiges, schwellfähiges Gewebe in Penis bzw. Klitoris. Bei sexueller Erregung füllen sich die Schwellkörper mit Blut.
🇬🇧 corpus cavernosum

**Corpus luteum.** (Gelbkörper). Anatomische Struktur auf der Oberfläche eines Eierstocks; besteht aus kugelförmigem, gelblichem Gewebe, hat einen Durchmesser von 1 bis 2 cm und wächst nach dem Eisprung im Inneren des aufgebrochenen Ovarialfollikels. In der fortpflanzungsfähigen Phase einer Frau bildet sich nach jedem Eisprung ein C. l. Die Gelbkörper fungieren als kurzlebiges endokrines Organ, das Progesteron ausschüttet. Progesteron dient dem Erhalt des stark durchbluteten Uterusendometriums und ermöglicht so die Einnistung des befruchteten Eis und eine Schwangerschaft. Im Falle einer Befruchtung wächst das C. l. und sondert hohe Progesteronmengen ab.
[*lat.*: corpus, Körper, luteus, gelb.]
🇬🇧 corpus luteum

**Corpus pineale.** (Zirbeldrüse, Epiphyse). Konusförmige Struktur im Zwischenhirn, die sich am Dach des 3. Ventrikels befindet und Produktionsort von → Melatonin ist, das eine Rolle bei der Regulierung der Zirkadianrhythmen spielt. (→ Rhythmus, zirkadianer)
[*lat.*: pinea, Fichtenzapfen]
📷 Gehirn
🇬🇧 pineal body

**Corpus spongiosum.** Zylinderförmiges, schwammiges Gewebe, welches zusammen mit den Schwellkörpern den Penis bildet.
🇬🇧 corpus spongiosum

**Corrigan-Puls.** (Pulsus celer et altus). Heftiger Pulsschlag, gefolgt von einem plötzlichen und vollständigen Fehlen des Pulsschlags; kann bei Erregungszuständen sowie in Verbindung mit verschiedenen Herzkrankheiten und als Folge einer systemischen Arteriosklerose oder Aortenklappeninsuffizienz auftreten.
🇬🇧 Corrigan's pulse

**Cortex renis.** → Nierenrinde.
🇬🇧 renal cortex

**Corticotropin-releasing Factor (CRF).** Vom Hypothalamus in den Blutkreislauf ausgeschüttetes Polypeptid, das die Freisetzung von Adrenokortikotropin (→ ACTH) aus der Hirnanhangsdrüse steuert.
🇬🇧 corticotropin-releasing factor (CRF)

**Corti-Organ.** Das eigentliche Hörorgan, eine spiralige Struktur innerhalb der Schnecke (Cochlea) des Innenohrs, die Hörzellen (Haarzellen) enthält, welche durch Geräuschvibrationen stimuliert werden. Die Haarzellen bilden die Vibrationen in Nervenimpulse um, die über den Vestibulocochlearnerv zum Gehirn übermittelt werden.
🇬🇧 organ of Corti

**Costa.** Lat. Bezeichnung für Rippe.
🇬🇧 costa, Rippe

**Cotton-Wool-Herde.** Netzhautexsudat, das bei Patienten mit bestimmten systemischen Erkrankungen auftritt, wie z.B. AIDS, Hypertonie und Lupus; auch Begleitsymptom von Netzhautinfektionen.
🇬🇧 cotton-wool exudate

**Couvelaire-Syndrom.** Hämorrhagischer Vorgang in der Gebärmuttermuskulatur, der bei dem es zu einer Plazentaablösung kommen kann. Extravasalblut tritt zwischen den Muskelfibrillen und unter dem Uterusperitoneum aus. Der Uterus verfärbt sich violett und kontrahiert sich nur unzureichend.
[Alexandre Couvelaire, französischer Geburtshelfer, 1873–1948.]
🇬🇧 Couvelaire uterus

**Cowden-Syndrom.** Autosomal-dominante Erbkrankheit, begleitet von Hypertrichose, Fibromatose des Zahnfleischs, Papula im Gesicht, Hämangiomen und postpubertärer, fibroadenomatöser Brustzunahme.
🇬🇧 Cowden's disease

**Cowper-Drüse.** In den Harnröhrensphinkter des Mannes eingebettete, runde, erbsengroße, paarige Drüsen.
[William Cowper, englischer Chirurg, 1666–1709.]
🇬🇧 Cowper's gland

**Coxa.** (Hüfte). Hüftgelenk; Kopf des Oberschenkelknochens (Femur) und der Hüftgelenkspfanne des Hüftbeins.
🇬🇧 coxa

**Coxa magna.** Abnorme Erweiterung von Oberschenkelkopf und -hals.
🇬🇧 coxa magna

**Coxa valga.** Hüftfehlbildung, bei der der Winkel zwischen der Achse von Oberschenkelkopf und -hals und der Achse des Oberschenkelschafts deutlich vergrößert ist.
🇬🇧 coxa valga

**Coxa vara.** Hüftfehlbildung, bei der der Winkel zwischen der Achse von Oberschenkelkopf und -hals und der Achse des Oberschenkelschafts verkleinert ist.
🇬🇧 coxa vara

**Coxsackie-Viren.** Gruppe von 30 serologisch verschiedenen Enteroviren, die hauptsächlich bei Kindern verschiedene Infektionskrankheiten verursachen, u.a. Herpangina, Hand-Fuß-Syndrom, epidemische Pleurodynie, Herzmuskelentzündung (Myokarditis), Herzbeutelentzündung (Perikaditis), aseptische Gehirnhautentzündung (Meningitis) sowie Exantheme.
[Coxsackie, Stadt im amerikanischen Bundesstaat New York; lat.: virus, Gift.]
🇬🇧 coxsackievirus

**CPAP.** Abkürzung für → Continuous positive airway pressure, kontinuierlich positiver Atemwegdruck.
🇬🇧 CPAP

**C-Peptid.** (Proinsulin). Biologisch inaktiver Rückstand, der bei der Insulinbildung in den Betazellen der Bauchspeicheldrüse entsteht.
🇬🇧 C peptide

**CPK.** Abkürzung für Kreatin-Phosphokinase, häufig auch als CK abgekürzt.
🇬🇧 CPK

**CPK-Isoenzym-Fraktion.** Ein bei Herzmuskelnekrosen ins Blut freigesetztes Enzym. Das Isoenzym von Kreatin-Phosphokinase (CPK od. CK) wird als MB-Isomer

bezeichnet und ist ein diagnostisches Zeichen für eine Herzkrankheit.
🇬🇧 CPK isoenzyme fraction

**CPPV.** Abkürzung für *continuous positive pressure ventilation*, → kontinuierliche Überdruckbeatmung.
🇬🇧 CPPV

**Cr.** Chemisches Symbol für Chrom.
🇬🇧 Cr

**Crack.** Rauschmittel, das aus der chemischen Umwandlung von Kokainhydrochlorid gewonnen wird. C. wird geraucht und weist ein sehr hohes Suchtpotenzial auf.
🇬🇧 crack

**Crack-Baby.** Baby, das in utero durch den mütterlichen Konsum von → Crack den Auswirkungen dieser Droge ausgeliefert war.
🇬🇧 crack baby

**C-reaktives Protein (CRP).** Protein, das unter normalen Umständen nicht im Serum vorhanden ist, aber bei vielen akuten Entzündungen und bei Nekrose auftritt. CRP liegt im Serum vor, bevor die Sedimentierungsrate der roten Blutkörperchen zunimmt, oft innerhalb von 24 bis 48 Stunden nach Entzündungsbeginn. Nach einem Myokardinfarkt tritt das CRP innerhalb von 24 Stunden auf. Bei Abklingen des Entzündungsprozesses mit Hilfe einer Medikation aus Salizylaten oder Steroiden oder beiden verschwindet das CRP rasch.
🇬🇧 C-reactive protein (CRP)

**Credé-Handgriff.** Technik zur Plazentalösung. Nach Entleeren der Blase und Anregen einer Wehe durch Massage der Gebärmutter bringt man diese in die Körpermitte, umfasst sie mit einer Hand und schiebt sie in Führungslinie beckenwärts. Dadurch kann die Plazenta herausgedrückt werden.
[Karl S. Crede, deutscher Arzt, 1819–1892.]
🇬🇧 Crede's maneuver

**Credé-Methode.** Handgriff zur Unterstützung der Urinausscheidung. Durch manuellen Druck auf die untere Bauchwand wird die Blase komprimiert.
[Karl S. Crede, deutscher Arzt, 1819–1892.]
🇬🇧 Crede's method

**Credé-Prophylaxe.** Eintropfen einer 1%igen Silbernitratlösung in den Bindehautsack von Neugeborenen zur vorbeugenden Behandlung von → Gonoblenorrhö.
[Karl S. Crede, deutscher Arzt, 1819–1892.]
🇬🇧 Crede's prophylaxis

**Creme.** Flüssigkeitshaltige Mischung von dicker Konsistenz, die auf die Haut aufgetragen wird; oft als Träger für Arzneimittel verwendet.
🇬🇧 cream

**Crescendo-Angina.** → Angina pectoris-Beschwerden, die sich in ischämischen elektrokardiographischen Veränderungen und einer erhöhten Herzfrequenz manifestieren und in verkürzten Abständen auftreten.
[*lat.*: crescere, wachsen.]
🇬🇧 crescendo angina

**Credé-Handgriff.**

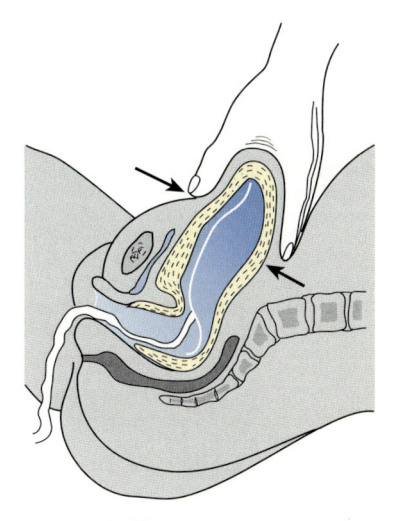

**Crescendogeräusch.** Ständig anschwellendes Geräusch, das zu einem abrupten Ende kommt.
🇬🇧 crescendo murmur

**Creutzfeld-Jakob-Krankheit (CJK).** Selten auftretende Form der Schädigung bzw. Erkrankung des Gehirns (Enzephalopathie) beim Menschen, die in 5–15 % der Fälle vererbt, selten auch durch → Prionen übertragen wird und tödlich endet. Sie befällt hauptsächlich ältere Menschen über 65 Jahre und tritt in Deutschland und weltweit etwa einmal pro 1 Million Einwohner und Jahr auf. Im Anfangsstadium der Krankheit werden fortschreitende Demenzsymptome, Sprechstörungen (Dysarthrie), Muskelschwund und verschiedene Muskelspasmen, wie Myoklonus und Athetose beobachtet. (s.a. neue Variante der CJK)
[Hans G. Creutzfeldt, deutscher Neurologe, 1885–1964; Alfons M. Jakob, deutscher Neurologe, 1884–1931.]
🇬🇧 Creutzfeldt-Jakob disease (CJD)

**Creutzfeld-Jakob-Krankheit, neue Variante (nvCJK).** Meldepflichtige Enzephalopathie beim Menschen, die durch die Ähnlichkeiten zu den Hirnläsionen bei → BSE und durch ein gehäuftes Auftreten kurz nach dem Höhepunkt einer BSE-Epidemie in derselben Region vermutlich auf den Verzehr von BSE-infizierten tierischen Produkten zurückzuführen ist. Im Unterschied zur klassischen CJK tritt die nvCJK vorwiegend bei jüngeren Menschen auf (Durchschnittsalter: 29 Jahre), es fehlen die sonst typischen EEG-Veränderungen und im Frühstadium treten mehr psychiatrische Auffälligkeiten auf. Die Inkubationszeit ist unbekannt, wird jedoch auf einige Jahre bis Jahrzehnte geschätzt. Als Erreger wird der BSE-Erreger, ein krankhaft verändertes Eiweiß (Prion-Protein), angenommen. Der Übertragungsweg über die Nahrung gilt als der wahrscheinlichste, unklar ist weiterhin die notwendige Infektionsdosis. (s.a. Creutzfeld-Jakob-Krankheit)
🇬🇧 new form of Creutzfeld-Jakob disease

**CRF.** Abkürzung für → Corticotropin-releasing Factor.
🇬🇧 CRF

**Crigler-Najjar-Syndrom.** Autosomal vererbter Mangel bzw. völliges Fehlen von Glukuronyltransferase. Typische Begleitsymptome sind nichthämolytische Gelbsucht, Ansammlung von Bilirubin im Blut und schwere Störungen des Zentralnervensystems.
[John F. Crigler, Jr., amerikanischer Kinderarzt, geb. 1919; Victor A. Najjar, amerikanischer Mikrobiologe, geb. 1914.]
🇬🇧 Crigler-Najjar syndrome

**Crista.** Kamm, Leiste; schmale, langgestreckte Erhöhung, z.B. Darmbeinkamm.
🇬🇧 crest

**Crista-Methode.** → Injektion, intramuskuläre (i.m.) Methode nach Sachtleben.
🇬🇧 Crista method

**Crossing-over.** (Faktoraustausch; Chiasmabildung). Austauschen von Chromatidsektionen homologer Chromosomenpaare während der Prophase der ersten meiotischen Teilung.
🇬🇧 crossing over

**CRP.** Abkürzung für C-reaktives Protein.
🇬🇧 CRP

**CRST-Syndrom.** Abkürzung für Calcinosis cutis, Raynaud-Phänomen, ösophageale Dysfunktion, Sklerodaktylie und Telenangiektasien; Form der progressiven systemischen Sklerodermie.
🇬🇧 CREST syndrome

**Crus cerebri.** (Hirnschenkel). Vorderteil des Großhirnstiels, bestehend aus absteigenden Faserkanälen der Großhirnrinde (Pyramidenbahn), die die Längsstränge der Brücke (Pons cerebri) bilden.
🇬🇧 Crus cerebri

**Crush-Intubation.** Form der endotrachealen Intubation, bei der ein Patient nicht nüchtern bzw. als nicht nüchtern anzusehen ist. Bei der C.-I. verzichtet man auf die zwischenzeitliche Maskenbeatmung und drückt mit zwei Fingern auf den Ringknorpel des Kehlkopfes (»Krikoiddruck«, Sellick-Handgriff), damit kein

Mageninhalt in die oberen Luftwege gelangen und aspiriert werden kann. (s.a. Intubation)
🔠 crush intubation

**Crush-Syndrom.** Schweres, lebensbedrohliches Quetschtrauma mit Zerstörung von Knochen- und Muskelgewebe, Blutungen und Flüssigkeitsverlust, der zu hypovolämischem Schock, Hämaturie, Niereninsuffizienz und Koma führen kann.
🔠 crush syndrome

**Crutchfield-Zange.** Chirurgisches Instrument zur Überstreckung der Kopf- und Nackenpartie von Patienten mit gebrochenen Halswirbeln. Die Zange wird in kleinen Löcher in der Scheitelregion befestigt, die umliegende Haut wird vernäht und mit einem Verband bedeckt. Ein mit der Zange über einen Seilzug verbundener Draht wird mit einem Gewicht beschwert, um den Zug aufrecht zu erhalten.
[William G. Crutchfield, amerikanischer Neurochirug, geb. 1900.]
🔠 Crutchfield tongs

**Cruveilhier-Baumgarten-Sydrom.** Offene Nabelvene, die direkt in die Pfortader mündet. Krankheitssymptome sind Leberzirrhose, portale Hypertonie und Milzschwellung.
[Jean Cruveilhier, französischer Pathologe, 1791–1874; Paul Baumgarten, deutscher Pathologe, 1848–1928.]
🔠 Cruveilhier-Baumgarten syndrome

**Cs.** Chemisches Symbol für das Element → Caesium.
🔠 Cs

**CSF.** 1. Abkürzung für (engl.) cerebrospinal fluid, Rückenmarksflüssigkeit. 2. Abkürzung für (engl.) colony stimulating factor, koloniestimulierender Faktor.
🔠 CSF

**CT.** Abkürzung für → Computer-Tomographie.
🔠 CT

**CTG.** Cardiotokographie

**Cu.** Chemisches Symbol für → Kupfer.
🔠 Cu

**Cuff.** Ballon zum Blocken eines endotrachealen Tubus, damit dieser fixiert wird und keine flüssigen oder festen Bestandteile in die → Trachea gelangen können. Der C. befindet sich unterhalb der Stimmlippen und wird nach der Intubation mit Hilfe einer Spritze oder eines Cuffmanometers mit Luft gefüllt. Der Cuffdruck sollte i.d.R. dem Beatmungsdruck angepasst sein und muss regelmäßig überprüft werden. Der normale Cuffdruck beträgt etwa 20 mmHg.
🔠 cuff

**Cuffdruckmesser.** → Manometer zur Messung des Druckes in der Blockermanschette (Cuff) eines Tubus. Der Cuffdruck wird in cm $H_2O$ angegeben.

**Cullen-Phänomen.** Schwach ausgeprägte, unregelmäßige hämorrhagische Hautflecken in der Nabelgegend, die 1 bis 2 Tage nach Beginn einer Anorexie, zusammen mit heftigen, diffusen Bauchschmerzen auftreten.
[Thomas S. Cullen, amerikanischer Gynäkologe, 1868–1953.]
🔠 Cullen's sign

**Cumarin.** Anit-Gerinnungsmittel (Antikoagulans) zur Prophylaxe und Behandlung von Thrombose und Embolie.
🔠 coumarin

**Cuneus.** Keilförmige Region der Großhirnrinde zwischen Sulcus parieto-occipitalis und Sulcus postcalcaris.
🔠 cuneus

**Cunnilingus.** Orale Stimulation der weiblichen Genitalien.
🔠 cunnilingus

**Cupula.** Kuppelförmige Struktur, z.B. das obere Teil des Lymphknotens im Dünndarm.
🔠 cupula

**Curare.** Ein aus tropischen Pflanzen der Gattung *Strychnos* gewonnene Substanz. C. ist ein wirksamer neuromuskulärer Hemmer, der die Übertragung von Nervenimpulsen über die myoneurale Kreuzungen unterbindet. Eine starke Dosis kann eine völlige Lähmung hervorrufen.

Die Wirkung kann jedoch durch Anticholinergika wieder rückgängig gemacht werden.
🇬🇧 curare

**Curie (Ci).** Radioaktive Maßeinheit, die vor Einführung des → Becquerel (Bq) verwendet wurde. 1 Ci gleicht 3,70 x $10^{10}$ Bq.
[Marie S. Curie, in Polen geborene Chemikerin und Physikerin, 1867–1934; Pierre Curie, französicher Chemiker und Physiker, 1859–1906; beide Forscher waren Nobelpreisträger.]
🇬🇧 curie (c, Ci)

**Curium (Cm).** Radioaktives metallisches Element; Ordnungszahl: 96 und Massenzahl: 247.
[Marie S. Curie; Pierre Curie.]
🇬🇧 curium (Cm)

**Curschmann-Spiralen.** Schleimige Faserspulen, die gelegentlich im Sputum von Personen mit Bronchialasthma zu finden sind.
[Heinrich Curschmann, deutscher Arzt, 1846–1910; griech speira, Spule.]
🇬🇧 Curschmann' spiral

**Cushing-Krankheit.** Stoffwechselkrankheit, die durch eine krankhaft erhöhte Ausscheidung von Adrenokortikosteroiden gekennzeichnet ist. Ursache ist eine gesteigerte Konzentration von Nebennierenrindenhormon (→ ACTH), was sich wiederum auf eine Hypophysenfehlfunktion, z.B. auf ein Hypophysenadenom, zurückführen lässt. Die überschüssigen Nebennierenrindenhormone führen zu Fettablagerungen im Brustbereich, Nacken und Gesicht, Ödemen, Hyperglykämie, gesteigerter Glukoneogenesis, Muskelschwäche, blaurote Striae, Immunschwäche, Osteoporose mit Hang zu Frakturen, Akne sowie Gesichtshaarwuchs bei Frauen.
[Harvey W. Cushing, amerikanischer Chirurg, 1869–1939.]
🇬🇧 Cushing's disease

**Cushing-Syndrom.** Stoffwechselkrankheit, die durch eine chronische und übermäßige Kortisolproduktion der Nebennierenrinde bzw. durch die Verabreichung hoher Dosen von Glukokortikoiden über einen längeren Zeitraum verursacht wird. Ein spontanes Auftreten der Krankheit lässt auf ein Versagen der Regulierung der Sekretion von → Kortisol bzw. Nebennierenrindenhormon (→ ACTH) schließen. Normalerweise wird Kortisol nur als Reaktion auf ACTH produziert, ACTH wird bei erhöhten Kortisolkonzentrationen nicht ausgeschüttet. Häufig lässt sich das C-S. auf einen Hypophysentumor zurückführen, der zu einer gesteigerten ACTH-Sekretion führt. Klinische Symptome sind verringerte Glukosetoleranz, Stammfettsucht, Vollmondgesicht, supraklavikuläre Fettpolster, hängende, von Striae gezeichnete Fettpolster auf Brust und Bauch, Büffelhöcker, stark verkürzte Monatszyklen bzw. gesenkte Testosteronkonzentrationen, Muskelatrophie, Ödem und Hypokaliämie.
[Harvey W. Cushing, amerikanischer Chirurg, 1869–1939.]
🇬🇧 Cushing's syndrome

**Cuspis.** 1. Markanter Vorsprung bzw. abgerundeter Höcker auf der Kaufläche eines Zahns, wie z.B. die zwei Pyramidenhöcker der vorderen Backenzähne. 2. Kleine Zipfel an den Herzklappen, wie z.B. die mit der rechten Atrioventrikularklappe verbundenen ventralen, dorsalen und medialen Klappensegel.
[*lat.*: cuspis, Punkt.]
🇬🇧 cusp

**Cutis.** → Haut.
🇬🇧 skin

**Cutis laxa-Syndrom.** Abnorm schlaffe Haut aufgrund fehlender elastischer Hautfasern.
[*lat.*: cutis, Haut, laxus, schlaff.]
🇬🇧 cutis laxa

**Cystein (Cys).** Nicht essenzielle → Aminosäure, die Bestandteil vieler körpereigener Proteine, einschließlich Keratin, ist. C. ist ein metabolischer Vorläufer von → Cystin sowie eine wichtige, für verschiedene Körperfunktionen benötigte Schwefelquelle.
🇬🇧 cysteine (Cys)

**Cystin.** Nicht-essenzielle Aminosäure, die in vielen körpereigenen Proteinen, einschließlich Keratin und Insulin, zu finden ist. C. ist das Produkt der Oxidation zweier Cysteinmoleküle.
🇬🇧 cystine

**Cytochrom.** 1. Klasse von Hämoproteinen, die Elektronen durch die Zellmembran transportieren und die Wertigkeit von Eisenverbindungen ändern können. 2. Proteine, die am mitochondrialen Elektronentransportsystem beteiligt sind, das mit der ATP-Erzeugung assoziiert ist.
[*griech.*: kytos, Zelle, chroma, Farbe.]
🇬🇧 cytochrome

**Cytosin.** Pyrimidinbase von Nukleotiden und Grundbestandteil von Desoxyribonukleinsäure (DNS) und Ribonukleinsäure (RNS). Die meisten Zellen enthalten Spuren von freiem und ungebundenem C.
🇬🇧 cytosine

# D

**Dakryoadenitis.** (Tränendrüsenentzündung). Entzündung der Tränendrüsen.
🇬🇧 dacryoadenitis

**Dakryostenose.** Abnorme Verengung des Tränengangs; entweder kongenital bedingt oder aufgrund einer Infektion bzw. eines Traumas.
[*griech.*: dakryon, Träne + stenos, eng, osis, Zustand.]
🇬🇧 dacryostenosis

**Dakryozystitis.** (Tränensackentzündung). Durch eine Obstruktion des Tränengangs verursachte Tränensackentzündung; Begleitsymptome sind tränende Augen und Augenausfluss.
🇬🇧 dacryocystitis

**Daktyl-.** Finger oder Zehen betreffend.
[*griech.*: daktylos, Finger.]
🇬🇧 dactyl

**Daktylitis.** Schmerzhafte Finger- bzw. Zehenentzündung; tritt in Verbindung mit bestimmten Krankheiten, wie z.B. Sichelzellenanämie oder bei Infektionskrankheiten, insbesondere bei Syphilis oder Tuberkulose auf.
🇬🇧 dactylitis

**Daltonismus.** Form der Rot-Grün-Blindheit; wird als geschlechtsspezifische, autosomal rezessive Eigenschaft vererbt.
[John Dalton, britischer Chemiker und Mathematiker, 1766–1844.]
🇬🇧 daltonism

**Damm.** → Perineum.
🇬🇧 perineum

**Dämmerungssehen.** (Nachtsehen). Die Fähigkeit des Auges, sich auf Dunkelheit oder Dämmerlicht einzustellen.
🇬🇧 scotopic vision

**Dämmerzustand.** Bewusstseinsstörung, bei der der Patient visuelle oder auditive Halluzinationen hat und auf diese mit irrationalem Verhalten reagiert. Der Patient nimmt seine Umgebung in diesem Zustand nicht wahr und erinnert sich später meist nicht mehr an seine Halluzinationen, höchstens an einen Traum in diesem Zusammenhang.
🇬🇧 twilight state

**Dammriss.** Zerreißen des Gewebes zwischen Vulva und Anus infolge einer Überdehnung der Vagina bei der Geburt eines Kindes.
🇬🇧 tears of the perineum

**Dammschnitt.** → Episiotomie
🇬🇧 episiotomy

**Dammschutz.** Manuelle Technik zur Entwicklung des Kindes, die dazu dient, den Kopf- und Körperaustritt aus der Scheide (Vagina) zu steuern und den Damm (Perineum) vor Verletzungen zu schützen. Diese Technik kann sich von einem Land zum anderen erheblich unterscheiden. In Deutschland beginnt der D. mit dem Austreten des Köpfchens aus der Scheide und endet mit der Geburt des Kindes. Wichtig ist vor allem, dass der Kopf langsam und mit dem kleinsten Umfang austritt. Dadurch hat das Dammgewebe Zeit sich zu dehnen. Darüber hinaus wird eine zu schnelle Dekompression des kindlichen Köpfchens

und damit die Gefahr intrakranialer Blutungen vermieden.
🌐 delivery of the child; »safeguarding the perineum«

**Dampfinhalation.** Befeuchtung der Atemluft bei Atemwegserkrankungen durch Einatmen von erhitztem Wasser mit Zusätzen. Der Wirkungsort umfasst den Mund-Nasen-Rachenraum bis hin zum Kehlkopf.
🌐 steam inhalation

**Dampfkompresse.** Feucht-heiße Bauch- oder Brustauflage mit umgebender trockener Tuchschicht. Intensive und anhaltende Wärmeübertragung mit ausgeprägter Wirkung bei Bauchschmerzen, Leber- und Gallenstörungen, Verstopfung, Schlafstörungen, bei Bronchitis und trockenem Husten. (s.a. Auflage; Wickel)
🌐 steam compress

**Dampfsterilisation.** Das Zerstören von Bakterien auf einem Objekt, wobei das Objekt bei 49,5°C für 15 Minuten feuchter Wärme ausgesetzt wird.
🌐 steam sterilization

**Danazol.** Synthetisch hergestelltes → Androgen, das die Sekretion von Gonadotropinen aus der Hypophyse unterdrückt; wird zur Behandlung von Endometriose eingesetzt.
🌐 danazol

**Dandy-Walker-Syndrom.** Zystische Fehlbildung am vierten Hirnventrikel infolge eines Wasserkopfs (Hydrozephalus).
[Walter E. Dandy, amerikanischer Neurochirurg, 1886–1946; Arthur E. Walker, amerikanischer Chirurg, geb. 1907.]
🌐 Dandy-Walker cyst

**Darier-Zeichen.** Brennen und Juckreiz, das durch leichtes Berühren von Hautläsionen bei Nesselsucht auftritt.
[Jean F. Darier, französischer Dermatologe, 1856–1938.]
🌐 Darier's sign

**Darmatresie.** Pathologischer Verschluss (Obstruktion) des Lumens eines Darmabschnitts, der durch einen Entwicklungsdefekt im Embryonalstadium verursacht wird.
🌐 intestinal atresia

**Darmausgang, künstlicher.** → Anus praeter naturalis.
🌐 artificial anus

**Darmbeinfaszie.** (Fascia iliaca). Der Abschnitt der abdominalen Faszie, die am Darmbeinkamm befestigt ist und unter dem Leistenband bis zum Oberschenkel verläuft.
🌐 iliac fascia

**Darmbeinmuskel.** → Musculus iliacus.
🌐 iliacus

**Darmeinlauf.** 📖 (Einlauf). Das Einbringen von Flüssigkeit in das Rektum zur Reinigung des Darms bei Obstipation, bei kleineren Eingriffen und Untersuchungen in diesem Bereich. Bei geringen Flüssigkeitsmengen spricht man von einem → Klistier. Die Wirkungsweise eines D.s basiert auf mechanischen, thermischen und chemischen Reizen (Druck des Darmrohres, Reiz der Temperatur der Spülflüssigkeit und Reiz von medikamentösen Zusätzen). Kontraindikationen: Ileus, akute Entzündungen im Magen-Darm-Trakt, Blutungen. (s.a. Darmspülung; Hebe-Senk-Einlauf)
🌐 enema

**Darmfistel.** Unphysiologische Passage vom Darm zu einer Öffnung in der Abdominalwand oder zu einem Stoma, die meist chirurgisch hergestellt wird, um den Stuhl abzuleiten, nachdem ein malignes oder stark ulzeriertes Darmsegment entfernt worden ist.
🌐 intestinal fistula

**Darmflora.** Natürliche Bakterienbesiedlung der Darmwände im gesamten Verdauungstrakt.
🌐 intestinal flora

**Darmgas.** Gas im Verdauungstrakt, das aus drei Quellen stammt: geschluckte Luft, vom Verdauungstrakt selbst produziertes Gas und Blutgase, die in das Darmlumen gelangen. Die wesentlichen vom Darm produzierten und aus dem Blut diffun-

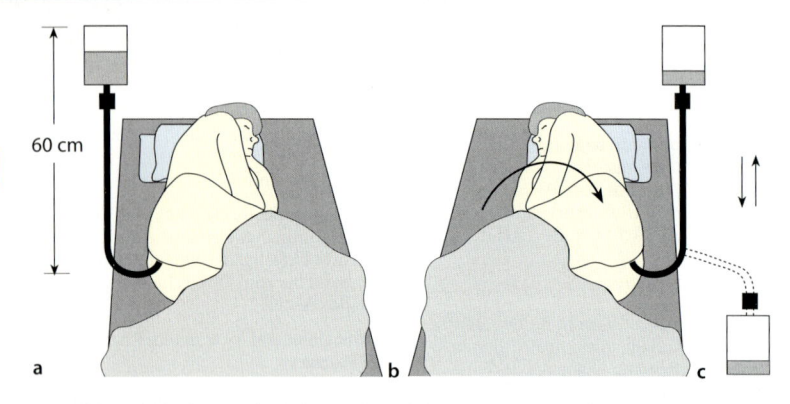

**Darmeinlauf. a** Linksseitenlage: bei angewinkelten Knien bleibt das Darmrohr leichter am Ort. **b** nach der Hälfte des Einlaufs langsam auf die andere Seite drehen und restliche Spülflüssigkeit einlaufen lassen. **c** beim Hebe-Senk-Einlauf wird der Auffangbeutel abwechselnd nach oben bzw. unten gehalten.

dierten Gase sind Wasserstoff ($H_2$), der zum Großteil ein bakterielles Gärungsprodukt von verdauten Kohlenhydraten ist, Kohlendioxid ($CO_2$) und Methan ($CH_4$).
🇬🇧 intestinal gas

**Darmgrippe.** Virale → Gastroenteritis, die meist durch Infektionen mit einem → Enterovirus verursacht wird; es kommt typischerweise zu Magen-Darm-Krämpfen, Diarrhö, Übelkeit und Erbrechen.
🇬🇧 intestinal flu

**Darmkolik.** Krampfartige Schmerzen bei Darmerkrankungen.
🇬🇧 intestinal colic

**Darmobstruktion.** Jeder Verschluss, der dazu führt, dass Darminhalt das Darmlumen nicht mehr passieren kann. Die häufigste Ursache ist eine mechanische Blockierung, infolge von Adhäsionen, Stuhlverstopfung, Darmtumor, Hernien oder Strikturen bei einer entzündlichen Darmerkrankung. Die Obstruktion des Dünndarms kann starke Schmerzen, das Erbrechen von Stuhl, Dehydratation und möglicherweise einen Blutdruckabfall verursachen. Die Obstruktion des Dickdarms führt zu weniger starken Schmerzen, aber zu beträchtlicher Spannung des Abdomens und zu Verstopfung.
🇬🇧 intestinal obstruction

**Darmperforation.** Entweichen von Darminhalt in die freie Bauchhöhle (Peritonealhöhle), das durch ein Trauma oder eine Entzündung verursacht wird, z.B. durch einen perforierten Appendix oder ein perforiertes Ulkus. Die D. führt zu einer → Peritonitis.
[*lat.:* intestinum, Darm; perforare, durchbohren]
🇬🇧 intestinal perforation

**Darmrohr.** Dicklumiger Schlauch aus Gummi oder Kunststoff zur Einführung in den Mastdarm, mit dem Einläufe und Darmspülungen vorgenommen werden. Durch das D. können auch Darmgase abgeleitet werden. Sollte zur Vermeidung von → Perforationen nicht tiefer als ca. 10 cm eingeführt werden.
🇬🇧 intestinal tube

**Darmsaft.** Sekretionen der Drüsen, die sich in der Darmschleimhaut, vor allem im Dünndarm, befinden. (s.a. Magensaft)
🇬🇧 intestinal juice

**Darmspülung.** Ausgiebige Reinigung des Dickdarmes mit bis zu 5 Liter Spülflüssigkeit. Das System hat dabei einen Zuflussschlauch und einen Abflussschlauch. Die eingefüllte Menge wird wieder abgelassen bis das zurückfließende Wasser annähernd klar ist. Eine Darmspülung ist kein Einlauf, sondern eher eine Methode zur Entfernung von Stuhlresten, die sich in den oberen Dickdarmabschnitten befinden.
🇬🇧 colonic irrigation

**Darmspülung.** → Pflegeintervention der → NIC, die definiert wird als die Instillation von Flüssigkeiten in den unteren Gastrointestinaltrakt.
🇬🇧 Bowel Irrigation

**Darmtraining.** 1. → Pflegeintervention der → NIC, die definiert wird als die Unterstützung von Patienten beim Training einer Stuhlausscheidung in bestimmten Abständen. 2. Methode zum Erreichen einer regelmäßigen Ausscheidung durch Reflexkonditionierung, die bei der Behandlung von Stuhlinkontinenz, Obstipation, chronischer Diarrhö und autonomer Hyperreflexie eingesetzt wird. Bei Patienten mit einer autonomen Hyperreflexie führt die Überdehnung von Rektum und Blase zu paroxysmaler Hypertonie, Ruhelosigkeit, Schüttelfrost, Diaphorese, Kopfschmerzen, erhöhter Körpertemperatur und Bradykardie.
🇬🇧 Bowel Training

**Darmtrakt.** Die Abschnitte des Dünn- und Dickdarms, die zwischen Magenausgang (Pylorus) und Mastdarm (Rektum) liegen; der D. ist ein Teil des Verdauungstraktes.
🇬🇧 intestinal tract

**Darwin-Höckerchen.** Ohrmuschel, deren oberer Rand flach nach oben gebogen ist.
[Charles R. Darwin, englischer Naturforscher, 1809–1882.]
🇬🇧 darwinian ear

**Darwinismus.** Die von Charles Darwin formulierte Hypothese, welche besagt, dass die Evolution organischer Lebensformen auf natürlicher Selektion beruht, wobei die am besten an ihre natürliche Umgebung angepassten Pflanzen und Tiere überleben. (→ Selektion)
[Charles R. Darwin, englischer Naturforscher, 1809–1882.]
🇬🇧 darwinian theory

**Daten, weiche.** Vorwiegend subjektive Informationen über den Gesundheitszustand eines Patienten durch den Patienten selbst oder durch Familienangehörige. Zu den w.D. zählen die Angabe von Schmerzen oder anderen Empfindungen, Lebensgewohnheiten und die Familienanamnese.
🇬🇧 soft data

**Datenanalyse.** Die Phase einer Studie, in der Informationen geordnet, verschlüsselt und tabellarisch dargestellt werden, um die Durchführung quantitativer und qualitativer Analysen zu ermöglichen.
🇬🇧 data analysis

**Datenvalidierung.** Prüfvorgang, in dessen Verlauf bestimmt wird, ob gesammelte Daten vollständig und akkurat sind.
🇬🇧 data validation

**Daueranästhesie.** Aufrechterhaltung einer begrenzten Nervenblockade bei Operationen oder bei einer Geburt, wobei das Betäubungsmittel (Anästhetikum) entweder in Intervallen oder als Dauerinfusion mit einer niedrigen Fließgeschwindigkeit zugeführt wird. Die Bezeichnung des jeweiligen Vorgangs leitet sich von der betroffenen Körperstelle ab: Dauerepiduralanästhesie, Dauerkaudalanästhesie, Dauerspinalanästhesie oder Plexus brachialis Blockade.
🇬🇧 continuous anesthesia

**Dauerausscheider.** Person, die längere Zeit pathogene Keime ausscheidet, ohne selbst Krankheitssymptome aufzuweisen.
🇬🇧 chronic carrier

**Dauerkatheter.** → Ballonkatheter.
🇬🇧 self-retaining catheter

**Dauernachtwache.** Pflegekraft, die ausschließlich im Nachtdienst tätig ist. Dabei besteht die Gefahr psychosozialer

Probleme am Arbeitsplatz und in der Familie sowie körperlicher Langzeitfolgen.
🌐 nurse working permanent night shifts

**Dauertropfinfusion.** Langsame, kontinuierliche Infusion von Flüssigkeit in den Körper, wie z.B. in Magen oder eine Vene.
🌐 drip

**Daumen.** Erster und kürzester Finger der Hand, der von manchen Anatomen als Finger bezeichnet wird, da seine Mittelhandknochen auf dieselbe Weise wie die der Fingerglieder verknöchern. Andere Anatomen ordnen den D. gesondert ein, da die Gelenkverbindung (Sattelgelenk) zu den Mittelhandknochen anders gestaltet ist und er nur aus zwei Gliedern besteht.
🌐 thumb

**Daumenlutschen.** Gewohnheitsmäßiges Saugen am Daumen zur oralen Befriedigung. Bei Säuglingen und Kleinkindern ist D. zur Beruhigung normal, insbesondere wenn das Kind hungrig oder müde ist. Die Gewohnheit erreicht nach ca. 18 bis 20 Lebensmonaten ihren Höhepunkt und lässt dann mit der weiteren Entwicklung langsam nach.
🌐 thumbsucking

**Daumenzeichen.** Beugung des Daumenendgliedes in Richtung des gebeugten Zeigefingers; wird beobachtet bei Patienten, die den Daumen infolge einer Verletzung der Elle nicht anwinkeln können.
🌐 thumb sign

**dB.** Abkürzung für Dezibel.
🌐 dB

**DBVA.** Deutscher Berufsverband für Altenpflege

**DBfK.** → Deutscher Berufsverband für Pflegeberufe ursp. Deutscher Berufsverband für Krankenpflege

**DCM.** Demencia Care Mapping. Beobachtungsverfahren, um das Wohlbefinden von Menschen mit dementiellen Erkrankungen zu erheben. Grundlage ist ein personenzentrierter Ansatz.
🌐 DCM

**DD.** → Differentialdiagnose

**ddC.** Abkürzung für → Dideoxycytidin, ein Arzneimittel zur Behandlung von → AIDS. Chemisch verwandt mit DDI (Dideoxyinosin).
🌐 ddC

**ddI.** Abkürzung für → Dideoxyinosin.
🌐 DDI

**DDT.** Abkürzung für Dichlor-diphenyl-trichloräthan; nicht-abbaubarer, wasserunlöslicher Chlorkohlenwasserstoff, der weltweit als Insektizid eingesetzt wurde. Neuere Erkenntnisse über die umweltschädlichen Auswirkungen von DDT haben dazu geführt, dass die Verwendung eingeschränkt wurde.
🌐 DDT (dichlorodiphenyltrichlorethane)

**Deafferenzierung.** Eliminierung bzw. Unterbrechung afferenter Nervenimpulse (z.B. durch Operation oder Medikamente).
[*lat.:* de, von, ad + ferre, tragen.]
🌐 deafferentation

**Debilität.** Veraltete, aber noch gebräuchliche Bezeichnung für eine Form der Intelligenzminderung aufgrund einer geistigen Behinderung. Der → Intelligenzquotient (IQ) bei dieser leichten Form beträgt ca. 50–70. – *adj.* debil.
🌐 moderate mental retardation; debility

**Débridement, autolytisches.** (Selbstverdauung). Abbau von Organeinweiß durch freigewordene Zellenzyme. Ein solcher Prozess findet beispielsweise bei der → Gangrän, der Selbstzerstörung von körpereigenem Gewebe statt.
🌐 autolytic debridement

**Débridement, chirurgisches.** (Wundreinigung; Wundtoilette). Sparsame aber sorgfältige keilförmige Entfernung von ischämischem und nekrotischem Gewebe an Wundrändern mittels eines Skalpells. Das D. soll eine Wundinfektion verhindern, darf jedoch nur innerhalb von 6–8 Stun-

den nach der Verletzung durchgeführt werden.
[*fr.*: débridement, Einschnitt]
🇬🇧 surgical debridement

**Débridement, enzymatisches.** Entfernung abgestorbener Gewebeteile einer Wunde mit Hilfe von nicht reizenden, ungiftigen Enzymen.
🇬🇧 enzymatic debridement

**Débridement, physikalisches.** (Wundreinigung; Wundtoilette). Wundrevision mittels physikalischer Maßnahmen, z.B. Spülung einer Wunde mit Wasserstoffsuperoxid ($H_2O_2$). Hierdurch werden Verschmutzungen entfernt, welche die Wundheilung und damit das kosmetische Ergebnis negativ beeinflussen können.
🇬🇧 physical debridement

**Decussatio.** (Kreuzung). Von Nervenfasern gebildete Kreuzung im Gehirn, wobei Nervenfasern von einer Hirnhälfte in die andere Hirnhälfte überkreuzen.
[*lat.*: decussare, kreuzigen.]
🇬🇧 decussation

**Deduktion.** Ableitung des Besonderen aus dem Allgemeinen; logische Folgerung. (s.a. Induktion)
[*lat.*: deducere, wegführen]

**Defäkation.** (Stuhlentleerung). Eliminierung von Stuhl (Fäces) aus dem Verdauungstrakt durch das Rektum.
[*lat.*: defaecere, reinigen.]
🇬🇧 defecation

**deferens.** Ableitend, hinabführend.
🇬🇧 deferens

**Deferveszenz.** Entfieberung, Fiebersenkung.
[*lat.*: defervescere, abkühlen.]
🇬🇧 defervescence

**Defibrillation.** Methode zur Beendigung von Kammerflimmern (unwillkürliche, wiederholte Kontraktionen des Herzen) durch Gabe eines Elektroschocks in der Präkordialregion.
🇬🇧 defibrillation

**Defibrillator.** Gerät, mit dessen Hilfe dem Herzmuskel durch die Brustwand ein Elektroschock von bestimmter Stärke versetzt wird. Defibrillatoren werden eingesetzt, um den normalen Herzrhythmus wiederherzustellen, wenn der Herzschlag aussetzt oder Kammerflimmern beobachtet wird.
🇬🇧 defibrillator

**Defibrillator, externer, halbautomatischer.** Tragbarer Apparat, mit dem ein Herz durch Stromstöße wieder zum Schlagen angeregt werden kann. Er analysiert den Herzrhythmus automatisch und zeigt dem Arzt an, wann eine → Defibrillation erfolgen muss.
🇬🇧 semiautomatic external defibrillator

**Defibrinierung.** Entfernen von Fibrin aus einer Körperflüssigkeit, z.B. D. des Blutes, um die Blutgerinnung zu verhindern.
🇬🇧 defibrination

**Defizienz.** (Mangel). Fehlen bzw. Defizit einer Substanz bzw. eines Stoffs.
🇬🇧 deficiency

**Defizit.** Mangel bzw. Abweichung vom normalen Zustand, wie z.B. Sauerstoffmangel aufgrund einer Hypoxie.
🇬🇧 deficit

**Defizitmotivation.** Bestreben, Mangelzustände wie Hunger, Unsicherheit, sexuelle Bedürfnisse etc. auszugleichen und zu vermeiden. Anspannung wird als unangenehm empfunden. Der Denkansatz stammt von Abraham A. Maslow, der den Menschen in einem ständigen existenziellen Konflikt zwischen der D. und entgegengesetzten → Wachstumsmotivation sieht. (s.a Maslows Bedürfnispyramide)
[*lat.*: deficit, Fehlbetrag, Verlust; motio, Bewegung]
🇬🇧 deficit motivation

**Defloration.** (»Entjungferung«). Zerreißen des Jungfernhäutchens (Hymens). Eine Entjungferung kann beim Geschlechtsverkehr, einer gynäkologischen Untersuchung, durch die Verwendung von Tampons, durch sportliche Aktivitäten oder bei einer Operation stattfinden, mit der

eine Obstruktion der Menstruationsblutung behoben wird.
🇬🇧 defloration

**Deformität.** Missbildung, Verformung, Verunstaltung oder Entstellung eines Körperteils bzw. des gesamten Körpers infolge einer Krankheit, Verletzung oder eines Geburtdefekts.
[*lat.*: deformis, missgestaltet.]
🇬🇧 deformity

**Degeneration.** (Entartung). Allmählicher Verfall normaler Zell- und Körperfunktionen.
[*lat.*: degenerare, sich verändern.]
🇬🇧 degeneration

**Degeneration, fettige.** (Verfettung). Abnorme Fettablagerungen in Zellen und das Eindringen von Fettgeweben in Organe.
🇬🇧 fatty degeneration

**Degradierung.** Reduktion einer chemischen Verbindung zu einem einfacheren Komplex; normalerweise durch Abtrennung einer bzw. mehrerer atomarer Gruppen bzw. Untergruppen, wie z.B. bei der → Desaminierung.
[*lat.*: de, von, ab + gradu, Schritt.]
🇬🇧 degradation

**Degranulierung.** Freisetzung von Tröpfchen bzw. Körnchen aus Mastzellen oder basophilen Zellen.
🇬🇧 degranulation

**Dehiszenz.** (Klaffen). Auseinanderweichen einer operativen Inzision bzw. das Platzen einer Wunde.
[*lat.*: dehiscere, auseinander klaffen.]
🇬🇧 dehiscence

**Dehnlagerung.** → Halbmondlagerung

**Dehnung.** Traumatische Verletzung der Bänder und Sehnen eines Gelenks, gekennzeichnet durch Schmerzen, Schwellung und Hautverfärbung im Gelenksbereich. Dauer und Stärke der Symptome hängen vom Verletzungsausmaß ab.
🇬🇧 sprain

**Dehydratation.** (Dehydration). 1. Übermäßiger Wasserverlust aus Körpergeweben mit gleichzeitiger Störung des Elektrolytgleichgewichts, insbesondere von Natrium, Kalium und Chlorid. Anzeichen einer Dehydration sind schlechter Hautturgor (kein verlässliches Zeichen bei älteren Menschen), gerötete, trockene Haut, belegte Zunge, trockene Schleimhäute, Oligurie, Reizbarkeit und Verwirrtheit. 2. Methode, mit der einer Substanz Wasser entzogen wird. (→ Exsikkose)
🇬🇧 dehydration

**Dehydrationsfieber.** Bei Neugeborenen häufig beobachtetes Fieber, das wahrscheinlich im Zusammenhang mit einer Dehydration steht.
🇬🇧 dehydration fever

**dehydrieren.** 1. Einer Substanz Wasser entziehen. 2. Übermäßiges Wasserverlieren des Körpers.
[*lat.*: de, von, ab + *griech.*: hydor, Wasser.]
🇬🇧 dehydrate

**dehydrogenieren.** Wasserstoffatome entziehen, wie z.B. bei Oxidationsprozessen.
🇬🇧 dehydrogenate

**Déjà-vu-Erlebnis.** Erinnerungsverfälschung, bei der jemand glaubt, etwas gerade Erlebtes schon zuvor in gleicher Weise gesehen oder erlebt zu haben. Das Phänomen kann auf unbewusste emotionale Verknüpfungen mit dem gerade Erlebten zurückgeführt werden; häufig bei → Psychosen.
[*franz.*: déjà vu, zuvor gesehen.]
🇬🇧 deja vu

**dekantieren.** Die Trennung flüssiger und fester Sedimente durch Abgießen der oberen Flüssigkeitsschicht.
🇬🇧 decant

**Dekapitation.** Abtrennung eines Knochenkopfes oder des Kopfes eines Fötus, um eine Entbindung zu ermöglichen.
🇬🇧 decapitation

**dekodieren.** (entschlüsseln). Kodierte Daten in lesbare Form umwandeln.
🇬🇧 decode

**Dekokt.** (Absud). Aus einem wasserlöslichen Extrakt hergestellte flüssige Medizin.

Pflanzliche Arzneimittel werden häufig als Dekokte hergestellt.
[*lat.*: de, von + coquere, kochen.]
🌐 decoction

**Dekompensation.** Systemversagen, wie z.B. kardiale Dekompensation bei Herzversagen.
[*lat.*: de, von + compensare, balancieren.]
🌐 decompensation

**Dekompression.** (Druckabfall). 1. Methode, die eingesetzt wird, um eine Person, die höheren Drücken, wie z.B. beim Tauchen, ausgesetzt war, wieder an den atmosphärischen Druck anzupassen. 2. Durch Gas oder eine Flüssigkeit verursachte Druckentlastung in einem Körperhohlraum, wie z.B. dem Magen oder dem Verdauungstrakt.
[*lat.*: de, von + comprimere, zusammendrücken.]
🌐 decompression

**Dekompressionskrankheit.** (Druckfallkrankheit; Taucherkrankheit). Schmerzhaftes, zuweilen tödliches Syndrom, hervorgerufen durch die Ansammlung von Stickstoffbläschen im Körpergewebe von Tauchern bzw. von Personen, die sich zu schnell aus einer Umgebung mit hohem Druck in eine Umgebung mit niedrigerem atmosphärischen Druck begeben. Gasförmiger Stickstoff sammelt sich in den Gelenkräumen und im peripheren Blutkreislauf an und behindert die Sauerstoffzufuhr zu den verschiedenen Körpergeweben. Desorientiertheit, heftiger Schmerz und Synkopen können folgen. Die Behandlung sieht eine rasche Verlagerung des Patienten in eine Hochdruckumgebung vor (Überdrucktherapie) sowie eine schrittweise Dekompression.
🌐 decompression sickness

**Dekongestionsmittel.** 1. Bezeichnung für einen Stoff bzw. einen Prozess, der Stauungen bzw. Schwellungen reduziert bzw. eliminiert. 2. Abschwellendes Mittel. Sympathomimetika, wie z.B. Ephedrine, Pseudoephedrine und Phenylpropanolamin, die vasokonstriktiv auf die Nasenschleimhaut wirken, werden als D. eingesetzt.
[*lat.*: de, von, ab + congerere, anhäufen.]
🌐 decongestant

**Dekontamination.** (Entgiftung). Beseitigung von Fremdstoffen, wie z.B. Blut, Körperflüssigkeiten oder Radioaktivität. Mikroorganismen werden dabei nicht beseitigt; die Dekontamation ist ein notwendiger Schritt, der vor einer Desinfektion und Sterilisation ausgeführt werden sollte. (s.a. Kontamination)
🌐 decontamination

**Dekortikation.** (Rindenentfernung). Entfernung des Rindengewebes eines Organs, wie z.B. der Niere, des Gehirns oder der Lunge.
[*lat.*: de, von, ab + cortex, Rinde.]
🌐 decortication

**Dekrement.** (Intensitätsabnahme). Abnahme oder Senkung, z.B. Abnahme der Heftigkeit von Wehen, Abklingen von Symptomen.
[*lat.*: de, von, ab + crescere, wachsen.]
🌐 decrement

**Dekrementleitung.** Übertragung, die zusammen mit der Wirksamkeit des weitergeleiteten Muskelimpulses kontinuierlich nachlässt.
🌐 decremental conduction

**Dekubitalgeschwür.** → Dekubitus.

**Dekubitus.** 🖼 (Druckulkus). Entzündung oder Geschwür auf der Haut, meist über einem vorstehenden Knochen. Ursache ist eine ischämische Hypoxie des Gewebes, die durch längere Zeit auf diesen Punkt wirkenden Druck entstanden ist. Ein D. tritt häufig bei älteren, behinderten, immobilen oder sehr dünnen (kachektischen) Patienten auf. Die Geschwüre werden in Schweregrade unterteilt (→ Dekubitusstadien). Die Vorbeugung gegen D. ist ein wesentlicher Aspekt der Pflege; die spezielle Behandlung erfolgt je nach Lokalisation und Ausdehnung. (→ Dekubitusprophylaxe; Braden-Skala; Norton-Skala; Waterlow-Skala)
🖼 Dekubitus, Pflege bei
🌐 pressure ulcer

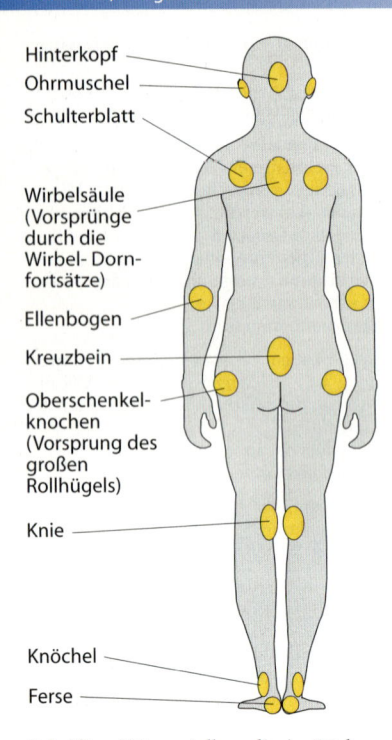

Hinterkopf
Ohrmuschel
Schulterblatt
Wirbelsäule (Vorsprünge durch die Wirbel-Dornfortsätze)
Ellenbogen
Kreuzbein
Oberschenkelknochen (Vorsprung des großen Rollhügels)
Knie
Knöchel
Ferse

**Dekubitus.** Körperstellen, die in Rücken- und Seitenlage dekubitusgefährdet sind.

**Dekubitus, Pflege bei.** Vorbeugung und Behandlung eines Druckgeschwürs, das meist am Steißbein, Ellbogen, Fersen, äußeren Knöcheln, Knieinnenseite, Hüfte, Schulterblatt und Ohren von immobilen Patienten auftritt, insbesondere wenn diese dick oder alt sind oder unter Infektionen, Verletzungen oder einem schlechten Ernährungszustand leiden. Ein D. kann weitgehend verhindert werden, wenn immobile Patienten mindestens 2-stündlich gelagert werden, die Haut trocken gehalten wird und die potenziellen Druckbereiche alle 4 bis 6 Stunden auf Anzeichen einer Rötung untersucht werden. Betttücher müssen trocken und faltenfrei sein. Mit Hilfe eines Tragetuchs oder einer mechanischen Vorrichtung kann der Patient gehoben werden, wenn er z.B. nicht mehr als 30 Minuten auf einer Stelle liegen oder sitzen soll. Eine prophylaktische Maßnahme ist die tägliche Hautpflege, bei der alle Bereiche gewaschen, abgespült und sorgfältig getrocknet und die Knochenvorsprünge vorsichtig eingecremt werden. Wichtig ist bei der P. b. D. ein häufiger Lagewechsel, Trockenheit und Sauberkeit der Haut und ein guter Ernährungszustand. Die P.b.D. zählt zu den → Pflegeinterventionen der → NIC. (s.a. Dekubitusprophylaxe)
pressure ulcer care

**Dekubitusprophylaxe.** (Vorbeugung gegen Druckulzera). → Pflegeintervention der → NIC, die definiert wird als die Vorbeugung gegen Druckgeschwüre bei diesbezüglich gefährdeten Patienten. Allgemein umfasst die D. das Erkennen von Gefährdungen, das Ergreifen von geeigneten Maßnahmen und das Überprüfen deren Wirksamkeit zur Vermeidung von Druckgeschwüren. Dies beinhaltet hauptsächlich die Entlastung gefährdeter Körperstellen, da Druck die Hauptursache für die Entstehung eines Dekubitus ist. Zu den geeigneten Maßnahmen zählen Mobilisation, Lagerung, Lagewechsel, Hautpflege und Durchblutungsförderung. (→ Norton-Skala; Braden-Skala; Waterlow-Skala; Dekubitusstadien)
Pressure Ulcer Prevention; pressure ulcer prophylaxis

**Dekubitusstadien.** Je nach Ausprägungsgrad wird ein → Dekubitus in verschiedene Stadien unterteilt. Diese Einteilung dient zur Objektivierung, Dokumentation und zur Beobachtung der Entwicklung eines Dekubitus. Dadurch können auch Aussagen über den Pflege- und Therapieerfolg getroffen werden. Zur Dokumentation eines Dekubitus ist neben der Stadienangabe auch noch die Größe und Lokalisation anzugeben. Auch eine fotografische Dokumentation eines Dekubitus und dessen Entwicklung

**Dekubitus, Pflege bei.** Lagerung nach Lokalisation des Dekubitus.

| Lokalisation | Richtige Lagerung | Verbotene Lagerung |
|---|---|---|
| Rechter Trochanter | Rückenlage<br>30°-Schräglage links | 90°-Seitenlage rechts |
| Linker Trochanter | Rückenlage<br>30°-Schräglage rechts | 90°-Schräglage links |
| Kreuzbein | 30°-Schräglage rechts<br>30°-Schräglage links | Rückenlage |
| Ferse | 30°-Schräglage rechts<br>30°-Schräglage links<br>Freilagern<br>Fersenschoner | Rückenlage |
| Sitzbein | Rückenlage<br>30°-Schräglage rechts<br>30°-Schräglage links | Sitzen |

### Dekubitusstadien

1 umschriebene **Rötung** ohne Hautdefekt

2 **Hautdefekt** oberflächlich evtl. **Blasenbildung**

3 **Hautschädigung** mit Tiefenwirkung - Muskeln
 - Sehnen
 - Bänder

4 **Nekrosen**
 - blauschwarz, trocken
 - sezernierend
 **Gewebsuntergang** (Geschwüre) bis in tiefste Schichten evtl. Knochenbeteiligung

**Dekubitusstadien.**

ist in vielen Kliniken üblich. (→ Seiler-Konzept)
🌐 staging of pressure ulcera

**Delegieren.** → Pflegeintervention der → NIC, die definiert wird als die Übertragung von Verantwortung für die Durchführung der Patientenpflege unter Beibehaltung der Verantwortlichkeit für das Ergebnis.
🌐 Delegation

**deletär.** Gesundheitsschädigend, zerstörend.
[*griech.:* deleterios, Zerstörer.]
🌐 deleterious

**Deletion.** Verlust eines Chromosomenstücks, das sich von dem übrigen genetischen Material getrennt hat. (→ Mutation)
[*lat.:* delere, auslöschen, vernichten.]
🌐 deletion (del)

**Deletion-Syndrom.** Verschiedene kongenitale, autosomale Anomalien, die auf den Verlust von genetischer Information bei der Zellteilung zurückgeführt werden können; z.B. das Katzenschreisyndrom, das durch das Fehlen eines Stückes von Chromosom 5 verursacht wird.
🌐 deletion syndrome

**Delirium.** (Delir). 1. Zustand der Unruhe bzw. des übermäßigen Enthusiasmus. 2. Akute, organische Psychose mit Bewusstseins- und Orientierungsstörungen, Unruhe, Angst- und Erregungszuständen, → Halluzinationen und Wahnvorstellungen; dies ist auf Störungen der Hirnfunktionen infolge verschiedener Stoffwechselkrankheiten zurückzuführen, einschließlich Ernährungsmangel und endokriner Störungen durch postpartalen bzw. postoperativen Stress, die Einnahme toxischer Substanzen, wie z.B. verschiedene Gase, Metalle oder Drogen, einschließlich Alkohol sowie infolge körperlicher oder mentaler Schockzustände bzw. Überanstrengung. (s.a. Delirium tremens)
[*lat.:* delirare, verrückt sein.]
🇬🇧 delirium

**Delirium, chronisches.** Form des Deliriums, bei der der Patient Anzeichen einer Psychose vorweist, jedoch afebril ist. Tritt manchmal zusammen mit Erschöpfung, Unterernährung und Kräfteschwund auf.
[*griech.:* chronos, Zeit; *lat.:* delirare, phantasieren.]
🇬🇧 chronic delirium

**Delirium, Pflege bei.** → Pflegeintervention der → NIC, die definiert wird als die Gewährleistung einer sicheren und therapeutischen Umgebung für Patienten mit akuten Verwirrtheitszuständen.
🇬🇧 Delirium Management

**Delirium tremens.** Akute, bisweilen tödliche Psychose, die bei chronischen Alkoholikern beim Alkoholentzug eintritt. Anfängliche Symptome sind Appetitlosigkeit, Schlaflosigkeit und allgemeine Unruhe. Im fortgeschrittenen Stadium treten Erregung, Desorientiertheit, Verwirrtheit, lebhafte und oft beängstigende Halluzinationen, akute Angstzustände, Illusionen und Wahnvorstellungen, heftiger Tremor an Füßen, Händen und Zunge, Fieber, Tachykardie, Schwitzen, gastrointestinale Beschwerden und Thoraxschmerzen auf.
🇬🇧 delirium tremens (DTs)

**Delta.** Vierter Buchstabe des griechischen Alphabets ($\Delta, \delta$).
🇬🇧 delta

**deltaförmig.** Dreieckig.
🇬🇧 deltoid

**Delta-Rad.** Gehwagen mit drei oder vier Rädern zur Unterstützung von Patienten mit leichten Gangstörungen.
[griech.: delta, Buchstabe d]

**Delta-Welle.** 1. Auch als Deltarhythmus bezeichnet. Die langsamste der vier Formen von Hirnwellen, mit einer Frequenz von 4 Hz und einer relativ hohen Spannung. Delta-Wellen sind »Tiefschlafwellen«, die mit dem traumlosen Tiefschlaf assoziiert sind. 2. Verzerrung des QRS-Komplexes eines Elektrokardiogramms (EKGs), verursacht durch eine Präexzitation. (s.a. Elektroenzephalogramm)
🇬🇧 delta wave

**Demand-Herzschrittmacher.** (Abrufschrittmacher). Herzschrittmacher, mit dem das Herz elektrisch stimuliert wird, wenn die herzeigenen Impulse unzureichend sind. Der Schrittmacher erfasst die Intervalle zwischen den herzeigenen Schlägen und gibt in vorprogrammierten Zeitabständen elektrische Impulse ab.
[*lat.:* demandare, beauftragen.]
🇬🇧 demand pacemaker

**Demarkation.** (Abgrenzung). Prozess zur Festlegung von Grenzen und Begrenzungen, z.B. zwischen krankem und gesundem Gewebe.
[*lat.:* de, von, ab, marcare, markieren.]
🇬🇧 demarcation

**dement.** Eine mentale Störung betreffend, bei der kognitive Funktionen beeinträchtigt sind.
[*lat.:* de, von, ab, mens, Verstand.]
🇬🇧 demented

**Demenz.** (Dementia). Fortschreitende organische, mentale Störung mit chronischen Veränderungen der Persönlichkeitsstruktur, Verwirrtheit, Desorientiertheit, Stupor, Verlust früher kognitiv erworbener und intellektueller Fähigkeiten und Funktionen sowie Gedächtnisverlust, Beeinträchtigung der Urteilsfähigkeit und Impulskontrolle. Der Prozess kann über Monate oder auch über Jahre andauern. Beispiele: → Alzheimer-Krankheit, → Creutzfeld-Jakob-Krankheit, → Parkinson-Syndrom, aber auch bei → Gefäßsklerosen, → Traumen, → Psychosen, → Intoxikationen und → Schizophrenie.

Geduldigen und liebevollen Umgang pflegen, Verständnis für die "Welt" der Menschen mit dementiellen Erkrankungen entwickeln, Ressourcen und Bedürfnisse des Einzelnen berücksichtigen, keine Überforderung ausüben, deutliche Sprache, kurze Sätze sprechen, einfache Regeln aufstellen, feste Gewohnheiten anbieten, keine Reizüberflutung, routinierter/strukturierter Tagesablauf vorgeben, konkrete Angaben zur Zeit, Datum, Ort und Namen als Erinnerungshilfen einsetzen, selbständige und sinnvolle Tätigkeiten fördern, für regelmäßige/ausgewogene Ernährung sorgen, auf Körperhygiene achten.
[*lat.*: de, von, ab, mens, Verstand.]
🌐 dementia

**Demenz, epileptische.** Verlust kognitiver und intellektueller Funktionen bei unkontrollierter Epilepsie. Symptome sind verlangsamtes Sprechen und verringerte Aufmerksamkeitsspanne.
[*griech.*: epilepsia, Anfall; *lat.*: de, von + mens, Sinn, Geist.]
🌐 epileptic dementia

**Demenz, Pflege bei.** → Pflegeintervention der → NIC, die definiert wird als die Gewährleistung einer für Patienten mit chronischen Verwirrtheitszuständen angepassten Umgebung.
🌐 Dementia Management

**Demenz, vaskuläre.** Auf Gefäßerkrankungen zurückzuführende → Demenz, die durch mehrere, kleine Schlaganfälle bedingt ist oder als Spätfolge einer ausgeprägten Arteriosklerose der Hirngefäße auftritt.
🌐 dementia caused by circulatory impairment

**Demineralisation.** Verringerung der Konzentration von Mineralien und anorganischen Salzen im Gewebe, z.B. infolge von Krankheiten.
[*lat.*: de, von, ab + minera, Mine.]
🌐 demineralization

**Demographie.** Studium menschlicher Bevölkerungen, insbesondere in Bezug auf die Größe, Verteilung und Eigenschaften der Mitglieder verschiedener Populationsgruppen.
[*griech.*: demos, Leute, graphein, aufzeichnen.]
🌐 demography

**Demulcens.** Ölige Substanz zur Linderung gereizter Hautoberflächen.
[*lat.*: demulcere, abschlagen.]
🌐 demulcent

**Demyelinisation.** (Entmarkung). Zerstörung bzw. Entfernen der Myelinscheide eines Nervs bzw. einer Nervenfaser, z.B. bei multipler Sklerose.
[*lat.*: de, von, ab + *griech.*: myelos, Mark.]
🌐 demyelination

**Denaturierung.** 1. Veränderung oder Zerstörung der grundlegenden Natur bzw. Struktur einer Substanz. 2. Methode, mit der Nahrungsmittel verändert und für den menschlichen Verzehr ungenießbar gemacht werden, jedoch noch für andere Zwecke, z.B. als Lösungsmittel, verwendet werden können.
[*lat.*: de, von, ab; natura, Natur]
🌐 denaturation

**Dendrit.** Verzweigter Fortsatz, der die Verlängerung des Zellkörpers einer Nervenzelle (Neurons) bildet und von Neurotransmittern stimuliert werden kann.
[*griech.*: dendron, Baum.]
🌐 dendrite

**dendritisch.** 1. Baumförmig, mit Verästelungen, die sich in benachbarte Gewebe verzweigen 2. Einen Dendriten betreffend.
🌐 dendritic

**Denervierung.** (Enervierung). Unterbrechung einer Nervenimpulsbahn, z.B. durch einen chirurgischen Eingriff oder die Verabrei-

chung eines Medikamentes, das die Nervenbahn blockiert. Das Ergebnis ist eine Impulsabnahme bzw. vollständige Unterbrechung der Impulsübertragung über die betreffende Bahn.
[*lat.*: de, von, ab + nervus, Nerv.]
🇬🇧 denervation

**Dengue-Fieber.** Akute arbovirale Infektionskrankheit, die in tropischen und subtropischen Regionen vorkommt und von *Aedes*-Stechmücken auf den Menschen übertragen wird. Infektionssymptome sind Fieber, Hautausschlag und heftige Kopf-, Rücken- und Muskelschmerzen. Das Dengue-Fieber hat eine gute Prognose, obwohl die Genesung mehrere Wochen dauern kann.
🇬🇧 dengue fever

**Dengue-Hämorrhagisches Fieber.** Komplikation des → Dengue-Fiebers. Der Patient leidet unter einem Schock, der zu einem Kreislaufkollaps führen kann. Neben den normalen Symptomen werden kalte Extremitäten, ein schwacher Puls sowie Atembeschwerden beobachtet. Zusätzlich können Blutungen, blaue Flecken, kleine rote Punkte, die auf Blutungen in den Hautkapillaren weisen, blutiges Erbrechen sowie Blut im Urin und Stuhl auftreten.
🇬🇧 dengue hemorrhagic fever shock syndrome (DHFS)

**Denitrogenation.** Ausscheidung von Stickstoff aus der Lunge und Körpergeweben durch längeres Einatmen von reinem Sauerstoff.
🇬🇧 denitrogenation

**Denken, abstraktes.** Letzte, komplexe Phase in der Entwicklung des kognitiven Denkens. Das abstrakte Denken ist durch Anpassungsfähigkeit, Flexibilität sowie dem Gebrauch von Konzepten und Verallgemeinerungen gekennzeichnet. Die Fähigkeit zur Problemlösung wird durch logische Schlussfolgerungen aus einer Reihe von Beobachtungen begleitet, z.B. durch Formulieren von Hypothesen und ihre Überprüfung.
[*lat.*: abstrahere, zurückhalten]
🇬🇧 abstract thinking

**Denken, dereistisches.** (autistisches Denken). Phantasiegelenktes Denken, das weder von Logik, dem persönlichen Erfahrungsschatz oder der Realität modifiziert wird; schizophrene Denkform.
[*lat.*: de, von, ab + res, Ding.]
🇬🇧 dereistic thought

**Denken, kombiniertes.** Phase in der Entwicklung des kognitiven Denkprozesses eines Kindes. Während dieser Phase basiert das Denken nur auf Wahrgenommenem und Erlebtem. Das Kind kann noch nicht über das Beobachtete hinaus verallgemeinern oder ableiten.
🇬🇧 syncretic thinking

**Denken, konkretes.** Phase der kognitiven Entwicklung eines Kindes. Während dieser Phase wird das kindliche Denken zunehmend logisch und zusammenhängend; das Kind kann Klassifizierungen vornehmen, Gedanken und Fakten sortieren und ordnen, ist aber noch unfähig, Verallgemeinerungen oder Abstraktionen vorzunehmen.
🇬🇧 concrete thinking

**Denkprozess, veränderter.** Anerkannte → NANDA-Pflegediagnose, die den Zustand eines Patienten beschreibt, bei dem kognitive Abläufe und Wahrnehmungen gestört sind. Kennzeichnende Merkmale sind eine ungenaue Interpretation der Umwelt, kognitive Störungen (beeinträchtigte Fähigkeit, Gedanken nachzuvollziehen, Probleme zu lösen, rational zu denken, abstrakt oder begrifflich zu denken), Ablenkbarkeit, Gedächtnisprobleme, Ich-Bezogenheit und erhöhte oder verminderte Wachsamkeit.
🇬🇧 thought processes, altered

**Denkstörung.** Klassisches Symptom bei → Verwirrtheit, das sich auf die fehlende oder eingeschränkte Fähigkeit, Gedankengänge zu Ende zu führen oder Gedankeninhalte zu beurteilen, bezieht.
🇬🇧 thought disorder

**Dennis-Sonde.** Dreilumige, 250 cm lange Dünndarmsonde (Duodenalsonde), die zur Entlastung und zur inneren Schie-

nung des Darms unter operativen Bedingungen vom Arzt eingeführt wird. Die drei Lumina werden zur Blockage des Ballons, zur Aspiration von Mageninhalt und zur Spülung benötigt. Die korrekte Lage der Sonde sollte einmal pro Schicht mittels Spülung und gleichzeitiger Auskultation mit dem Stethoskop überprüft werden. Menge, Farbe und Beschaffenheit des aufgefangenen Sekretes müssen bilanziert und dokumentiert werden.
🇬🇧 dennis probe

**Dens.** 1. Zahn bzw. zahnförmige Struktur oder Fortsatz. 2. Konusförmiger, zahnähnlicher (odontoider) Achsenfortsatz bzw. Bezeichnung für den zweiten Halswirbel.
[*lat.:* dens, Zahn]
🇬🇧 dens

**dental.** Die Zähne betreffend.
[*lat.:* dens, Zahn.]
🇬🇧 dental

**Dentalgie.** Zahnschmerzen.
[*lat.:* dens, Zahn, *griech.:* algos, Schmerz.]
🇬🇧 dentalgia

**Dentikel.** Kalzifizierter Körper in der Pulpakammer eines Zahnes.
🇬🇧 denticle

**Dentin.** (Zahnbein). Wichtigstes Zahnmaterial, das die Zahnpulpa umgibt und von Schmelz und Zahnzement umgeben ist. Dentin ist härter und dichter als Knochen und besteht aus einem festen organischen, mit Kalksalzen infiltrierten Substrat.
[*lat.:* dens, Zahn.]
🇬🇧 dentin

**Dentition.** (Dentifikation; Zahnung). 1. Entwicklung und Erscheinen von Zähnen. 2. Anordnung, Zahl und Art der Zähne in einer Zahnreihe. 3. Besonders geformte und angeordnete Zähne eines Individuums oder einer Spezies.
[*lat.:* dentire, zahnen.]
🇬🇧 dentition

**Dentitionszyste.** Eine von drei Arten von Follikelzysten, die aus einem mit Epithelgewebe ausgekleideten Sack besteht, der mit Flüssigkeit oder viskösem Material gefüllt ist und die Krone eines noch nicht zum Vorschein gekommenen Zahnes umgibt.
🇬🇧 dentigerous cyst

**dentofazial.** Bezeichnung für die Mund- oder Kieferstruktur.
🇬🇧 dentofacial

**Denudation.** (Freimachen). 1. Der Vorgang des Entkleidens. 2. Verlust einer Außenschicht, z.B. des Epithelialgewebes.
[*lat.:* denudare, entblößen.]
🇬🇧 denudation

**Denver-Klassifikation.** System der Kennzeichnung und Klassifikation menschlicher Chromosomen, beruhend auf den Kriterien, die auf Konferenzen der Zytogenetik in Denver (1960), London (1963) und Chicago (1966) festgelegt wurden. Das System basiert auf der Chromosomengröße und der Position des Zentromers während der mitotischen Metaphase. Die Chromosomen werden in sieben, mit den Buchstaben A bis G bezeichnete Hauptgruppen unterteilt, die absteigende Chromosomenlängen reflektieren.
🇬🇧 Denver classification

**Deodorant.** (Deo; Desodorant). Substanz, die bestimmte Gerüche verhindert bzw. überdeckt. Ein Deodorant für die Achseln enthält ein Antiperspirant, wie z.B. Aluminiumchlorid, das die Schweißkanäle mit Hydroxidgel blockiert. Intimsprays (vaginale Deosprays) enthalten emolliente Fettester, Duftstoffe sowie antimikrobielle Bestandteile. Die Verwendung dieser Sprays kann allergische Reaktionen auslösen. Raum- und Atemdeoranzien enthalten verschiedene Duftstoffe, wie z.B. Minze und Thymian. D.s sind als Rollstifte, Sprays, Puder oder Seifen erhältlich.
[*lat.:* de, von, ab + odor, Geruch.]
🇬🇧 deodorant

**Depersonalisation.** Entfremdung von der eigenen Person (vom Ich-Erlebnis); häufig infolge von Angstzuständen oder Überanstrengung.
[*lat.:* de, von, ab + persona, Maske.]
🇬🇧 depersonalization

**Depigmentierung.** Fehlen bzw. Verlust der normalen Hautpigmentierung; kann kongenital bedingt sein, wie z.B. bei → Albinismus, oder infolge einer Krankheit, wie z.B. → Psoriasis, auftreten.
[*griech.*: a, keine; chroma, Farbe]
🇬🇧 achromia

**Depilation.** (Enthaarung). Entfernung oder Ausreißen von Körperhaaren. Eine vorübergehende Enthaarung wird mechanisch oder chemisch, dauerhafte Enthaarung wird mit Hilfe einer Elektrolyse durchgeführt. Bei der Elektrolyse werden die Haarfollikel zerstört.
[*lat.*: de, von, ab + pilum, Haar.]
🇬🇧 depilation

**Depilationsmethoden.** Methoden zur Entfernung unerwünschter Körperhaare, z.B. durch Ausreißen, durch Anwendung von chemischen Mitteln, Elektrolyse oder Auftragen von geschmolzenem Wachs.
🇬🇧 depilatory techniques

**Depilatorium.** Enthaarungsmittel.
🇬🇧 depilatory

**Depolarisation.** Reduktion eines Membranpotenzials zu einem weniger negativen Wert.
🇬🇧 depolarization

**Depot.** (Ablagerung). 1. Körperbereich, in dem Arzneimittel oder andere Substanzen, wie z.B. Fette, gelagert werden und von dort verteilt werden. 2. Injiziertes oder implantiertes Arzneimittel, das langsam im Blutkreislauf aufgenommen wird, z.B. Insulin.
[*franz.*: depot, Speicher.]
🇬🇧 depot

**Depot-Insulin.** Form des Insulines, welches sich durch eine Verzögerung der Wirkungsdauer von 10 bis 24 Stunden auszeichnet.

**Depression.** 1. Vertiefung, Mulde oder Graben; Verschiebung nach unten bzw. nach innen. 2. Herabsetzung lebenswichtiger Funktionen. 3. Stimmungsschwankungen mit Gefühlen der Traurigkeit, Verzweiflung und Mutlosigkeit, die im direkten Verhältnis zu einem persönlichen Verlust oder einer Tragödie stehen. 4. Abnormer emotionaler Zustand mit unangemessenen und realitätsfernen Gefühlen der Traurigkeit, Melancholie, Antriebslosigkeit, Leere, geringem Selbstwertgefühl und Hoffnungslosigkeit.
[*lat.*: deprimere, herunterdrücken.]
🇬🇧 depression

**Depression, agitierte.** Form der endogenen Depression mit schweren Angstzuständen, die von steter körperlicher Unruhe und häufig auch von körperlichen Beschwerden begleitet wird.
🇬🇧 agitated depression

**Depression, anaklitische.** Syndrom bei Kleinkindern, das normalerweise in Verbindung mit einer plötzlichen Trennung von der Mutter steht. Zu den Symptomen gehören Ängstlichkeit, Zurückgezogenheit, ständiges Weinen, Nahrungsverweigerung, Schlafstörungen und möglicherweise eine Regungslosigkeit (Stupor), die die körperliche, soziale und intellektuelle Entwicklung des Kindes ernsthaft beeinträchtigen kann.
🇬🇧 anaclitic depression

**Depression, reaktive.** → Reaktion, depressive.
🇬🇧 reactive Depression

**Depressivum.** Arzneimittel, das die Funktion oder Aktivität eines Körpersystems herabsetzt, z.B. Depressiva für die Herzmuskeln, das Zentralnervensystem oder das Atemsystem.
[*lat.*: deprimere, herabdrücken]
🇬🇧 depressant

**Depressivum, des Zentralnervensystems.** Substanzen, die die Funktion des ZNS vermindern bzw. herabsetzen, wie z.B. Alkohol, Tranquilizer, Barbiturate und Hypnotika. Diese Substanzen dämpfen erregbares Gewebe des ZNS, indem die Neuronmembranen stabilisiert, die von Nervenimpulsen freigesetzten Transmittersubstanzen verringert und postsynaptische Reaktionen sowie Ionenbewegungen unterdrückt werden. Die Depressiva erhöhen die Anfallschwelle und können nach einer relativ kurzen Zeit zu körperlicher Ab-

hängigkeit führen. Ein plötzlicher Entzug länger eingenommener, hochdosierter ZNS-Depressiva kann tödliche Folgen haben.
🌐 central nervous system depressant

**Depressivum, zerebrales.** Arzneimittel bzw. Substanz mit sedierender Wirkung auf das Gehirn; reduziert die zerebrale Aktivität und Wachsamkeit und kann sogar in manchen Fällen zur Bewusstlosigkeit führen.
[*lat.*: cerebrum, deprimere, niederdrükken]
🌐 cerebral depressant

**Depressor.** Substanz, die die Aktivität von Nerven und Muskeln herabsetzt.
[*lat.*: deprimere, herunterdrücken.]
🌐 depressor

**Depressorreflex.** Reflexartige Gefäßerweiterung (Vasodilatation) bzw. Abfall des arteriellen Blutdrucks (Hypotonie) die durch eine Stimulation des Karotissinus ausgelöst werden.
[*lat.*: deprimere, herunterdrücken, reflectere, zurückbeugen.]
🌐 depressor reflex

**deprimiert.** (depressiv). 1. Einen Körperteil betreffend, der unter die Oberfläche umliegender Teile gedrückt wurde, z.B. bei einem Knochenbruch. 2. Die Hemmung einer Körperfunktion betreffend, z.B. verringerte Urinabgabe bei Dehydration. 3. Einen emotionalen Zustand betreffend, der mit Niedergeschlagenheit, Antriebslosigkeit, Teilnahmslosigkeit, Appetitlosigkeit und Konzentrationsschwäche einhergeht.
[*lat.*: deprimere, herabdrücken]
🌐 depressed

**Deprivation.** Entbehrung oder Mangel.
[*lat.*: deprivare, berauben.]
🌐 deprivation

**Deprivationssyndrom.** (Psychischer → Hospitalismus). Symptome, die durch die mangelnde psychische Betreuung von Heimkindern oder den Entzug der Selbstständigkeit von Altenheimbewohnern bedingt sind, z.B. Passivität, Apathie, Depression, Regression.
🌐 deprivation syndrome

**Derivat.** (Abkömmling). Aus einer anderen Substanz oder einem anderen Objekt erzeugte Strukturen, wie z.B. Organe und Gewebe, die Derivate primordialer Keimzellen sind.
[*lat.*: derivare, abwenden.]
🌐 derivative

**Dermabrasion.** (Hautabschürfung). Entfernung oberflächlicher Hautvernarbungen mit Hilfe von Drahtbürsten oder Sandpapier, z.B. bei Akne vulgaris, Windpocken. Zur Kühlung der Haut wird ein Kühlspray verwendet.
[*lat.*: abrado, abkratzen]
🌐 dermabrasion

**dermal.** Die Haut betreffend.
[*griech.*: derma, Haut.]
🌐 dermal

**Dermatitis.** (Hautentzündung). Entzündlicher Zustand der Haut, der von verschiedenen Hautausschlägen begleitet ist, die im Zusammenhang mit bestimmten Allergen, bestimmten Krankheiten oder Infektionen stehen.
[*griech.*: derma, Haut + itis, Entzündung.]
🌐 dermatitis

**Dermatitis, allergische.** Zellvermittelte Entzündungsreaktion der Haut, nachdem ein Körperbereich Kontakt mit einem → Allergen hatte, auf das der Patient überempfindlich reagiert.
[*griech.*: derma, Haut; itis, Entzündung]
🌐 allergic dermatitis

**Dermatitis exfoliativa neonatorum.** → Ritter-Krankheit.
🌐 staphylococcal scalded skin syndrome (SSSS)

**Dermatitis herpetiformis.** (Duhring-Krankheit). Von starkem Juckreiz begleitete chronische Hautkrankheit mit symmetrisch angeordneten Gruppen roter papulovesikulärer, vesikulärer, bullöser oder urtikarieller Läsionen.
🌐 dermatitis herpetiformis

**Dermatitis seborrhoides.** Weit verbreitete, chronisch entzündliche Hautkrankheit, gekennzeichnet durch trockene oder feucht-fettige Hautschuppen mit gelber

Kruste. Kommt vor allem vor an Kopf, Augenlidern, Gesicht, äußerem Ohr, Achseln, Brust, Lende und in den Glutealfalten. Im akuten Stadium kann die Haut an diesen Stellen nässen, es kommt zu Infektionen mit anschließender Furunkelbildung. Bei manchen Menschen tritt die D. s. im Zusammenhang mit Diabetes mellitus, Störungen der Nährstoffaufnahme, Epilepsie oder bei allergischen Reaktionen auf Gold oder Arsen auf.
🌐 seborrheic dermatitis

**Dermatofibrom.** Schmerzloser, runder, fester, hautfarbener bis tiefbrauner Hauttumor, der häufig an den Extremitäten auftritt.
[*griech.:* derma, Haut + *lat.:* fibra, Faser, oma, Tumor.]
🌐 dermatofibroma

**Dermatofibrosarkom.** Spezielle Form eines fibrösen Hauttumors.
[*griech.:* derma, Haut; *lat.:* fibra, Faser; *griech.:* sarx, Fleisch, oma, Tumor.]
🌐 dermatofibrosarcoma

**Dermatoglyphen.** (Hautleisten). Hautleisten auf Fingern, Zehen, den Handinnenflächen sowie den Fußsohlen. Die Muster werden zur Identifizierung eingesetzt und haben aufgrund der Verknüpfungen bestimmter Muster mit verschiedenen Chromosomenanomalien auch einen gewissen diagnostischen Wert.
[*griech.:* derma, Haut + glyphe, Einkerbung.]
🌐 dermatoglyphics

**Dermatologe.** (Hautarzt). Ein auf die Behandlung von Hautkrankheiten spezialisierter Arzt.
🌐 dermatologist

**Dermatologie.** Wissenschaftliche Erforschung der Haut, einschließlich ihrer anatomischen, physiologischen und pathologischen Eigenschaften, und Lehre von der Diagnose und Behandlung von Hautkrankheiten.
[*griech.:* derma, Haut + logos, Wissenschaft.]
🌐 dermatology

**Dermatom.** 1. Hauttumor. 2. Bereich mit abnorm verdickter Haut. 3. Mesodermale Schicht in der frühen Entwicklung des Embryos, aus der die dermalen Hautschichten entstehen. 4. Zum Schneiden dünner Hautlappen vewendetes chirurgisches Instrument. 5. Bereich auf der Körperoberfläche, der von afferenten Fasern der Rückenmarkswurzeln innerviert wird.
🌐 dermatoma

**Dermatomykose.** Oberflächliche Pilzinfektion der Haut, die insbesondere auf feuchten und geschützten Hautpartien zu finden ist, wie z.B. der Leistengegend oder den Füßen; wird durch Dermatophyten verursacht.
[*griech.:* derma, Haut + mykes, Pilz, osis, Beschwerde.]
🌐 dermatomycosis

**Dermatomyositis.** Bindegewebekrankheit mit juckender oder ekzematöser Entzündung der Haut, Schmerzhaftigkeit der Haut sowie Muskelschwäche. Das Muskelgewebe wird zerstört und der Muskelschwund kann so dramatisch sein, dass der Patient nicht mehr laufen bzw. einfachste Aufgaben ausführen kann.
[*griech.:* derma, Haut + mys, Muskel, itis, Entzündung.]
🌐 dermatomyositis

**Dermatopathie.** Hautleiden, Hauterkrankung.
🌐 dermatopathy

**Dermatophyt.** (Hautpilz). Pilzart, die parasitäre Pilzkrankheiten beim Menschen verursacht.
🌐 dermatophyte

**Dermatophytie.** Sammelbezeichnung für oberflächliche Pilzinfektionen der Haut, die durch *Microsporum, Epidermophyton* oder *Trichophyton*-Dermatophytenarten verursacht werden. Am Rumpf und an den oberen Extremitäten bilden sich runde bzw. ovale, schuppige Flecken mit leicht erhöhten Begrenzungen und klaren Zentren (umgangssprachlich auch als »Flechte« bezeichnet). An den Füßen treten kleine Bläschen auf, die aufplatzen, jucken und Schuppen bilden und häufig

sekundäre bakterielle Infektionen nach sich ziehen. Diese Fußinfektionen werden auch als »Fußpilz« bezeichnet.
[*griech.*: derma, Haut + phyton, Pflanze, osis, Beschwerde.]
🇬🇧 dermatophytosis

**Dermatose.** (Hauterkrankung). Sammelbezeichnung für Hautkrankheiten, insbesondere für entzündliche Hautkrankheiten.
[*griech.*: derma, Haut + osis, Beschwerde.]
🇬🇧 dermatosis

**Dermatosklerose.** Hautkrankheit mit fibröser Hautverdickung. (→ Varizen)
[*griech.*: derma, Haut + sklerosis, Verhärtung.]
🇬🇧 dermatosclerosis

**Dermis.** (Lederhaut; Korium). Hautschicht direkt unterhalb der Oberhaut (Epidermis). Besteht aus Papillar- und Geflechtschichten und enthält Blut- und Lymphgefäße, Nerven und Nervenenden, Drüsen und Haarfollikel.
🇬🇧 dermis

**Dermographismus.** (Hautschrift). Hautkrankheit, verursacht durch Nachzeichnen der Hautlinien mit einem Fingernagel bzw. einem stumpfen Gegenstand.
[*griech.*: derma, Haut + graphein, aufzeichnen.]
🇬🇧 dermatographia

**Dermoid.** Hautzyste oder → Dermoidzyste.
[*griech.*: derma, Haut + eidos, Form.]
🇬🇧 dermoid

**dermoid, dermatoid.** Die Haut betreffend.
🇬🇧 dermoid

**Dermoidzyste.** Tumor aus embryonalem Gewebe mit fibröser Wand, der mit Epithelgewebe ausgekleidet ist. Dermoidzysten enthalten Hohlräume, in denen sich Fett, Haare, Zähne, Knochenteile und Knorpelmaterial befinden können.
🇬🇧 dermoid cyst

**Derotationsschiene.** Individuell angepasste Orthese zur Stabilisierung des Kniegelenks. Besteht aus einer Schiene mit einem einfachen Scharnier auf der einen Seite und einer rotierenden Wählscheibe auf der entgegengesetzten Seite.
🇬🇧 derotation brace

**Desaminase.** Unterklasse von Enzymen, die die Hydrolyse von $NH_2$-Bindungen in Aminoverbindungen katalysieren. Die Enzyme werden nach ihren jeweiligen Substraten benannt, z.B. Adenosindeaminase, Guanindeaminase oder Guanosindeaminase.
[*lat.*: de, weg, amine, Ammoniak; *franz.*: diastase, Enzym.]
🇬🇧 deaminase

**Desaminierung.** Abspaltung des $NH_2$-Radikals von einer Aminoverbindung.
🇬🇧 deamination

**Desault-Verband.** Verband zur Ruhigstellung des Schultergelenks und Oberarms mit einem Schlauchverband oder – seltener – mit elastischen Binden. Der Oberarm wird dabei rechtwinklig abgewinkelt vor dem Körper anliegend fixiert. Der D. findet heute kaum noch klinische Anwendung, da die sehr (zeit-)aufwändig ist. Mittlerweile haben sich von den Herstellern angebotene Fertigsysteme in unterschiedlichen Standardgrößen etabliert (→ Berrehailweste).
🇬🇧 Desault's bandage

**descendens.** Absteigend.
🇬🇧 descendens

**Desault-Verband.**

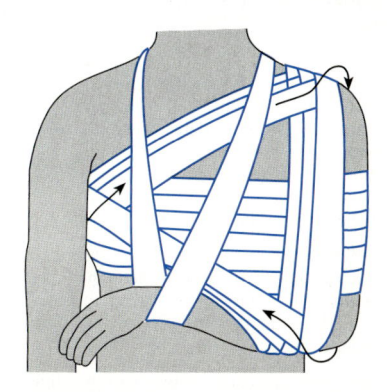

**desensibilisieren.** 1. Für verschiedene Antigene unempfindlich machen. 2. Eine emotional gestörte Person mit Hilfe von Gesprächstherapie von Phobien und Neurosen befreien. 3. Die Schmerzempfindlichkeit von Dentin auf reizende Substanzen und Temperaturwechsel reduzieren.
[*lat.:* de, von, ab + sentire, fühlen.]
desensitize

**Desensibilisierung, systemische.** Bestimmte Technik in der Verhaltenstherapie, mit der die mit Phobien verbundene Ängste behandelt werden. Dabei bildet der Patient eine Hierarchie der Angst auslösenden Faktoren, die ihm dann solange präsentiert werden, bis sie keine Angst mehr auslösen.
systemic desensitization

**Designerdrogen.** Synthetisch hergestellte organische Verbindungen mit berauschender bzw. betäubender Wirkung.
[*lat.:* de, von, ab + signare, markieren.]
designer drugs

**Desinfektion.** (Entseuchung/Entkeimung). Bezeichnung für den Vorgang, bei dem pathogene Organismen abgetötet bzw. in einen statischen Zustand gebracht werden.
disinfection

**Desinfektionsmittel.** Flüssiges chemisches Mittel, das zur Abtötung vieler bzw. aller pathogenen Mikroorganismen auf Gegenstände aufgetragen wird. (s.a. Bakteriostatika)
disinfectant

**Desinfestation.** (Entwesung). Beseitigung eines Seuchenrisikos, das durch Würmer, Parasiten, Nager, Läuse oder andere Schädlinge übertragen werden kann.
[*lat.:* dis, auseinander, infestare, verseuchen.]
disinfestation

**desinfizieren.** (keimfrei machen). Viele bzw. alle pathogenen Mikroorganismen mit Ausnahme von Bakteriensporen abtöten.
[*lat.:* dis, auseinander, inficere, infizieren.]
disinfect

**Desmoid.** Fibröser, fester, gummiartiger Tumor, der Kopf, Nacken, Oberarm, Abdomen oder die unteren Extremitäten befallen kann.
[*griech.:* desmos, Band, eidos, Form.]
desmoid tumor

**Desmosom.** (Haftplatte). Kleiner Rundkörper in der interzellulären Brücke, an der bestimmte Epithelzellen, insbesondere das Schichtepithel der Epidermis befestigt sind.
[*griech.:* desmos, Band, soma, Körper.]
desmosome

**Desorientiertheit.** Zustand der geistigen Verwirrung mit typischen Wahrnehmungsstörungen in Bezug auf Raum, Zeit oder Identität. Zu den Ursachen zählen Exsikkose, Demenz, Hirnerkrankungen u.a.
[*lat.:* dis, auseinander + orienter, herrühren von.]
disorientation

**Desoxydation.** (Sauerstoffentzug). Entnahme von Sauerstoff aus einer chemischen Verbindung.
deoxygenation

**Desoxykortikosteron (DOC).** Mineralokortikoidhormon (Vorstufe des → Aldosteron), das bei der Substitutionstherapie, bei kongenitaler Nebennierenhyperplasie sowie bei chronischer Nebennierenrindeninsuffizienz zur Verhinderung eines übermäßigen Salzverlusts (z.B. Natrium, Chlor) angewendet wird.
desoxicorticosterone acetate

**Desoxyribonukleinsäure (DNS/DNA).** Großes, doppelsträngiges, als Helix angeordnetes Nukleinsäuremolekül, das sich in den Chromosomen von Zellkernen befindet und die genetischen Informationen enthält. Die Kodierung der genetischen Information richtet sich nach der Reihenfolge der Nukleotiden im DNA-Molekül.
deoxyribonucleic acid (DNA)

**Desozialisation.** Prozess des Verlernens sozialer Fähigkeiten durch gesellschaftliche Isolation, z. B. bei älteren Menschen.
desocialization

**Desquamation.** Normale Abschuppung der obersten Hornhautschicht.
[*lat.*: desquamare, abschuppen.]
🇬🇧 desquamation

**Destillation.** Verdampfen einer Flüssigkeit und nachfolgende Kondensierung durch Abkühlen.
[*lat.*: distillare, heruntertropfen.]
🇬🇧 distillation

**Deszensus.** (Prolaps). Vorfall bzw. Senkung. (→ Prolaps)
🇬🇧 descensus

**Detergens.** 1. Reinigungsmittel, z.B Seifen, 2. Befeuchtungsmittel zur Entfernung von Atemwegssekretionen von den Lungenwänden.
[*lat.*: detergere, reinigen.]
🇬🇧 detergent

**Detoxikation.** (Entgiftung). Eine giftige Substanz ungiftig machen oder die Wirkung von Gift neutralisieren. (s.a. Toxizität; Antidot)
[*lat.*: de, von, ab; *griech.*: toxicon, Gift.]
🇬🇧 detoxification

**Deuterium ($^2$H).** Stabiles Isotop des Wasserstoffatoms.
🇬🇧 deuterium ($^2$H)

**Deutsche Gesellschaft für Hygiene und Mikrobiologie e.V.** (DGHM). Gemeinnützige Fachgesellschaft von Wissenschaftlern aus den Bereichen Hygiene und Mikrobiologie. Aufgaben: Austausch von wissenschaftlichen Erfahrungen durch bundesweiten Zusammenschluss der Wissenschaftler, Durchführung von Fachtagungen und Herausgabe von Empfehlungen. Die DGHM teilt sich in verschiedene Kommissionen auf, u.a. in die Desinfektionsmittel-Kommission, deren Aufgabe es ist, die auf dem Markt befindlichen Desinfektionsmittel auf ihre Wirksamkeit hin zu testen und in die offizielle Desinfektionsmittelliste aufzunehmen.
🇬🇧 German Association for Hygiene and Microbiology

**Deutscher Berufsverband für Pflegeberufe e.V.** (DBfK). Interessenvertretung für professionell Pflegende. Bis 1993 lautete die ursprüngliche Bezeichnung »Deutscher Berufsverband für Krankenpflege e.V.«. Der Verein entstand aus der 1903 von → Agnes Karll gegründeten »Berufsorganisation für Krankenpflegerinnen Deutschlands«. (s.a. Berufsverbände)
🇬🇧 German Association for Nursing Professionals

**Deutscher Bildungsrat für Pflegeberufe.** (DBR). 1993 gegründet als gemeinsames Forum für Bildungsfragen aus den Bereichen Kranken-, Kinderkranken- und Altenpflege. Das Gremium besteht aus jeweils 8 Vertretern der → ADS und des DBfK sowie 1 Vertreter des Bundesausschusses für Lehrerinnen und Lehrer für Pflegeberufe.
🇬🇧 German Educational Council for Nursing Professionals

**Deutsches Institut für medizinische Dokumentation und Information.** (DIMDI (deutsche Medline)). 1969 unter der Regie des Bundesministeriums für Gesundheit gegründetes Informationszentrum. Heute stellt das DIMDI unter der Internetadresse www.dimdi.de über 50 Datenbanken zur Online-Recherche zur Verfügung.
🇬🇧 German Institute for Medical Documentation and Information

**Deutsches Rotes Kreuz.** (DRK). 1921 mit Sitz in Bonn gegründete Gesellschaft mit verschiedenen Landesverbänden, die Mitglied des Internationalen Roten Kreuzes (IRK) ist. Ursprünglich wurde sie als Hilfsgesellschaft für Kriegsopfer gegründet, heute erfüllt sie vielfältige Aufgaben im Bereich des Gesundheitswesens, wie z.B. Rettungsdienst und Krankentransport, Suchdienst nach verschollenen Personen, Krankenpflege, Schulung der Bevölkerung in erster Hilfe und Organisation des Blutspendewesens. Darüber hinaus wirkt das DRK bei internationalen Hilfseinsätzen (z.B. Katastrophenschutz) mit. (s.a. Internationales Komitee vom Roten Kreuz)
🇬🇧 German Red Cross

**Devaskularisation.** (Gefäßausschluss). Blutentzug aus einem Körperteil bzw. Unterbrechung des Blutflusses zu dem Körperteil.
[*lat.*: de, von, ab, vasculum, kleines Gefäß.]
🌐 devascularization

**Devianz.** (Abweichung). Verhaltensweisen, die von den allgemein anerkannten Normen einer Gemeinschaft oder Kultur abweichen. – *adj.* deviant.
[*lat.*: deviare, abwenden.]
🌐 deviance

**devitalisieren.** Gewebe mit verringerter Sauerstoff- und Blutmenge versorgen, abtöten, z.B. der Nerv eines Zahns.
🌐 devitalize

**dexter.** Rechts, rechte Seite.
[*lat.*: dexter, rechts.]
🌐 dexter

**Dextranlösung.** Lösungen, die Polysaccharide, Wasser und Elektrolyte enthalten. Dextranlösungen werden bei Hypovolämie infolge von Blutungen, Dehydration und anderen Ursachen als Plasmaexpander eingesetzt.
🌐 dextran preparation

**Dextrin.** Glukosepolymer, der bei der Hydrolyse von Stärke gebildet wird; farb- und geschmacklose, gummiartige Substanz, die wasserlöslich ist. Dextrin entsteht als Zwischenprodukt bei der Umwandlung von Stärke in Monosaccharide, wie z.B. Glukose.
🌐 dextrin

**Dextrokardie.** Fehlstellung des Herzen in der rechten Thoraxhälfte, entweder als Folge einer krankhaften Verlagerung oder aufgrund eines Geburtsfehlers.
🌐 dextrocardia

**Dextromethorphan.** Hustenstillendes Mittel (Antitussivum) auf der Grundlage von Morphium, jedoch ohne narkotische Wirkungen; wird zur Unterdrückung unproduktiver Hustenanfälle verschrieben.
🌐 dextromethorphan hydrobromide

**Dextrose.** (Traubenzucker; Glukose). → Glukose, die in Form verschiedener, intravenös anwendbarer Lösungen erhältlich ist; wird zum Ausgleich eines kalorischen Defizits, bei Hypoglykämie sowie bei Flüssigkeitsmangel verabreicht.
[*lat.*: dexter, rechts.]
🌐 dextrose

**Dezeleration.** (Verlangsamung). Verringerung der Geschwindigkeit eines Gegenstands oder einer Reaktion (z.B. Abnahme der Pulsfrequenz nach Belastung bis zur Ruhefrequenz). (s.a. Akzeleration)
[*lat.*: de, weg + accelerare, beschleunigen.]
🌐 deceleration

**Dezerebration.** (Dezerebrierung). Entfernen des Gehirns bzw. Abtrennung des Hirnstammes; führt zur Eliminierung der Gehirnfunktionen. (→ apallisches Syndrom)
[*lat.*: de, von, cerebrum, Gehirn.]
🌐 decerebration

**Dezerebrationsstarre.** (Enthirnungsstarre). Körperhaltung eines komatösen Patienten, dessen Arme überstreckt und nach innen gedreht und dessen Füße nach vorn gestreckt sind; ist häufig bei Patienten mit traumatischer Einklemmung des Hirnstammes zu finden.
[*lat.*: de, weg + cerebrum, Gehirn, ponere, platzieren.]
🌐 decerebrate posture

**Dezibel.** Maßeinheit für den Schalldruck. Ein Dezibel ist ein Zehntel von 1 bel (B). Basierend auf einem Schall-Druck-Referenzniveau von 20 Mikropascal wird eine Schallsteigerung von 1 B als 10-fache Steigerung der Lautstärke empfunden.
[*lat.*: decimus, ein Zehntel, bel, Alexander G. Bell, kanadischer Erfinder, 1847–1922.]
🌐 decibel (dB)

**Dezidua.** (Schwangerschaftendometrium). Epithelgewebe des Gebärmutterendometriums. Die Dezidua umhüllt das befruchtete Ei während der Befruchtungsperiode und wird entweder im Wochenbett bzw. während der Monatsblutung ausgeschieden.
[*lat.*: decidere, abfallen.]
🌐 decidua

**Deziduom.** Gutartiger oder bösartiger Tumor des Endometriumgewebes. Ein D. kann sich nach einer Schwangerschaft

entwickeln und mit Hilfe eines → Papanicolaou-Abstrichs erkannt werden.
🌐 deciduoma

**Dezigramm.** Metrisches Gewichtsmaß, das 100 Milligramm bzw. 1/10 Gramm entspricht.
🌐 decigram

**Deziliter.** Metrisches Hohlmaß, das 100 Millilitern bzw. 1/10 Liter entspricht.
🌐 deciliter

**DGE.** Deutsche Gesellschaft für Ernährung.

**Diabetes.** Störung der Diurese mit übermäßiger Urinausscheidung, die durch einen Mangel des antidiuretischen Hormons (ADH) verursacht wird, z.B. bei → Diabetes insipidus, oder durch Polyurie infolge einer Hyperglykämie, wie bei → Diabetes mellitus. – *adj.* diabetisch. [*griech.:* diabainein, hindurchgehen.]
🌐 diabetes

**Diabetes insipidus.** (Wasserharnruhr). Durch Verletzung des Neurohypophysensystems verursachte Stoffwechselkrankheit. Typische Symptome sind übermäßige Urinausscheidung mit niedrigem spezifischen Gewicht und starker Durst aufgrund der mangelnden Produktion bzw. Sekretion des → Adiuretins (ADH) oder der Unfähigkeit der Nierentubuli, auf ADH zu reagieren. In seltenen Fällen werden die Symptome durch übermäßige Wasseraufnahme verursacht. Die Störung kann erworben, familiär bedingt, idiopathisch, neurogen bzw. nephrogen sein.
🌐 diabetes insipidus

**Diabetes mellitus.** (Zuckerkrankheit). Störung des Kohlenhydrat-, Fett- und Proteinstoffwechsels, die in den meisten Fällen durch mangelnde bzw. fehlende Insulinsekretion durch die Beta-Zellen der Bauchspeicheldrüse (Pankreas) oder durch defekte Insulinrezeptoren hervorgerufen wird. Dadurch treten Blutzuckerwerte über dem Normalwert von 120 mg/dl (nüchtern) und über 200 mg/dl bei einer Glukosebelastung auf. Die Krankheit ist vererbbar, kann aber auch als Folge der übermäßigen Einnahme von Glukokortikoiden erworben werden, wie z.B. beim Cushing-Syndrom. Die verschiedenen Diabetesformen werden in verschiedene Kategorien eingeteilt. Typ I betrifft Patienten, die → Insulin benötigen, um eine Ketoazidose zu verhindern. Diese Kategorie wird auch als insulinpflichtiger Diabetes mellitus (IDDM = insulin-dependent diabetes mellitus) bezeichnet. Bei Patienten mit Typ II bzw. nicht insulinpflichtigem Diabetes mellitus (NIDDM = noninsulin-dependent diabetes mellitus) tritt die Krankheit im Erwachsenenalter bzw. erst im höheren Lebensalter auf. Diese Form des D. m. ist Ketoazidose-resistent und stabil. Frauen mit einem Schwangerschaftsdiabetes entwickeln während der Schwangerschaft eine Glukosetoleranz. Der sekundäre Diabetes tritt in Verbindung mit Erkrankungen der Bauchspeicheldrüse sowie mit hormonellen Veränderungen, mit unerwünschten Arzneimittelreaktionen bzw. bei genetischen oder anderen Anomalien auf. Eine weitere Untergruppe, die Gruppe mit verminderter Glukosetoleranz, betrifft Personen mit abnormen Blutglukosekonzentrationen, die jedoch noch im Normalbereich liegen und nicht als diabetisch relevant eingestuft werden. Bei allen Formen des Diabetes mellitus muss eine → Diabeteskost eingehalten werden, Insulin wird in Abhängigkeit vom Diabetestyp oral oder subkutan zugeführt. Faktoren, die zum Entstehen einer Zuckerkrankheit beitragen sind genetische Anlagen, Übergewicht, ein inaktiver Lebensstil, fetthaltige, ballaststoffarme Ernährung, Bluthochdruck sowie der Alterungsprozess. (→ Hyperglykämie; Hypoglykämie)
🌐 diabetes mellitus (DM)

**Diabetes mellitus, insulinpflichtiger.** → Diabetes mellitus Typ I; aufgrund eines absoluten Insulinmangels können keine Kohlenhydrate abgebaut werden. Diese Form der Krankheit tritt vor allem bei Kindern und jungen Erwachsenen auf (juveniler Diabetes). Symptome sind übermäßiger Durst, Gewichtsverlust, Schwäche und ausgeprägte Gereiztheit. Diese Patienten reagieren sehr empfindlich auf zugeführ-

tes → Insulin, körperliche Aktivität und sie sind für eine → Ketoazidose anfällig.
🌐 insulin-dependent diabetes mellitus (IDDM)

**Diabetes mellitus, nicht-insulinpflichtiger.** (Altersdiabetes). Typ des → Diabetes mellitus, bei dem die Patienten kein → Insulin spritzen müssen und nicht für eine → Ketose anfällig sind, wobei sie jedoch zur Korrektur einer symptomatischen oder dauerhaften → Hyperglykämie Insulin zuführen können. Dies erfolgt meist in Form von Tabletten, die die Insulinproduktion der Langerhans-Inseln anregen. Unter bestimmten Umständen, wie Stress oder Infektionen, kann es trotzdem zu einer Ketose kommen. Diese Erkrankung beginnt meist nach dem 40. Lebensjahr, kann aber auch in jedem anderen Alter auftreten. Etwa 60 bis 90% dieser Patienten leiden unter einer Fettleibigkeit (Adipositas) und häufig kann schon eine Gewichtsreduzierung die Glukosetoleranz solcher Patienten verbessern. Einige Patienten leiden unter Hyperinsulinämie und Insulinresistenz. (→ insulinpflichtiger Diabetes mellitus)
🌐 noninsulin-dependent diabetes mellitus

**Diabeteskost.** Diät, die zur Behandlung eines → Diabetes mellitus verschrieben wird. Die D. enthält begrenzte Mengen einfacher Zucker bzw. leichtverdaulicher Kohlenhydrate sowie größere Mengen an Proteinen, komplexen Kohlenhydraten und ungesättigten Fetten. Die Steuerung der Nahrungsaufnahme hängt von der Stärke der Erkrankung sowie der Häufigkeit der Insulingaben ab.
🌐 diabetic diet

**Diabetestherapie.** Behandlung eines → Diabetes mellitus mit Hilfe einer kontrollierten Kohlenhydratkost, Insulininjektionen (Typ I oder IDDM), Überwachung von Blutzuckerkonzentrationen oder Anwendung oraler hypoglykämischer Mittel (Typ II oder NIDDM), wie z.B. Chlorpropamid, Azetohexamid, Tolbutamid und Tolazamid. Zur Diabetestherapie gehört ebenfalls eine ausreichende Körperaktivität.
🌐 diabetic treatment

**Diabetiker.** Eine an Diabetes mellitus erkrankte Person.
🌐 diabetic

**Diadochokinese.** Fähigkeit, antagonistische (gegenläufige) Bewegungen auszuführen, z.B. ein Bein wird gebeugt, das andere gestreckt.
[*griech.:* diadochos, Nachfolger, kinesis, Bewegung.]
🌐 diadochokinesia

**Diagnose.** 1. Identifizierung einer Krankheit auf Grundlage der wissenschaftlichen Auswertung physischer Krankheitssymptome und -anzeichen, der Krankheitsgeschichte (Anamnese), Laborergebnisse und Untersuchungen. Es gibt verschiedene Arten der Diagnose: die klinische Diagnose, die Differenzialdiagnose, die Labordiagnose, die Pflegediagnose sowie die physikalische Diagnose. 2. Wissenschaft der Bezeichnung einer Krankheit oder einer genreren gesundheitlichen Störung. – *adj.* diagnostisch.
[*griech.:* dia, durch + gnosis, Kenntnis.]
🌐 diagnosis

**Diagnose, klinische.** Diagnose, die ausschließlich auf der Kenntnis der Krankenanamnese und körperlichen Untersuchungen beruht und nicht auf Auswertung von Laborergebnissen oder Röntgenaufnahmen.
🌐 clinical diagnosis

**Diagnose, medizinische.** Bestimmung der Ursache einer Krankkeit oder des Leidens eines Patienten, indem die ärztliche Untersuchung, Befragung des Patienten, Laboranalysen, Durchsicht der Anamnese des Patienten, Wissen über die beobachteten Anzeichen und Symptome und die differenzierte Ausschaltung von ähnlich gelagerten Ursachen kombiniert werden.
🌐 medical diagnosis

**Diagnosis related groups (DRGs).** (Diagnostic related groups). Diagnose bezogenes Fallgruppensystem zur Finanzierung von

Krankenhausleistungen. Dabei werden medizinische, pflegerische und ökonomische Behandlungsleistungen einer Fallgruppe zugeordnet und vergütet. Pflegerelevante Nebendiagnosen (z. B. Harninkontinenz, Altersdemenz) mit Einfluss auf den aktuellen Behandlungsverlauf werden ebenfalls berücksichtigt. Wichtige Rechengrößen sind die Basisrate (BR) - bundesweit oder regional festgelegter Wert für die Behandlung des Falles, das Relativgewicht (CW) - relatives Kostengewicht für die Behandlung des Falles und der Case-Mix-Index (CMI) - gewichteter Mittelwert aller Kosten für eine Abteilung, jährlich ermittelt aufgrund des Leistungsspektrums im Vorjahr. CMI x Basisrate x Fallzahl plus Auf- oder Abschläge aufgrund von Strukturkomponenten (Notfallversorgung, Ausbildung, Nachweis QM, regionale Besonderheiten Ost/West) ergeben das Budget zur Deckung der Betriebskosten. Die DRGs ersetzen ab 2004 das bisherige Kostenerstattungsverfahren über Fallpauschalen. (s.a. Fallpauschalen)
🇬🇧 diagnosis related groups

**Diakonie.** Bezeichnung für christliche Sozialtätigkeit. Wird in der evangelischen Kirche als Bezeichnung sozialkaritativer Tätigkeiten und Einrichtungen (z.B. Diakonie-Krankenhaus) verwendet. (s.a. Caritas, Diakonisches Werk)
[gr. diakonía: der Dienst]
🇬🇧 social welfare work

**Diakonisches Werk.** 1957 durch Zusammenschluss der Inneren Mission und des Hilfswerkes der Evangelischen Kirche in Deutschland entstanden, mit der Aufgabe die diakonisch-missionarische Arbeit zu fördern. Das D. W. ist in mehrere Fachgruppen unterteilt, z.B. Frauenarbeit, Jugendarbeit und Gesundheitsfürsorge. (s.a. Diakonie)
🇬🇧 Organization for Social Welfare Work

**Dialysat.** Eine Lösung, die einer → Dialyse unterzogen wird.
🇬🇧 dialysate

**Dialysator.** 1. Gerät für die → Dialyse. 2. Halbdurchlässige Membran bzw. poröses Diaphragma in einem Dialysegerät.
🇬🇧 dialyzer

**Dialyse.** (künstliche Niere). 1. Trennung gelöster Kolloide und kristalliner Substanzen durch eine semipermeable Membran, unter Zuhilfenahme unterschiedlicher Diffusionsraten. 2. Medizinische Maßnahme, bei der bestimmte Stoffwechselprodukte aus dem Blut bzw. der Lymphflüssigkeit unter Ausnützung der unterschiedlichen Diffusionsraten bestimmter Substanzen über eine externe semipermeable Membran entfernt werden. Bei der → Peritonealdialyse, erfolgt die Entfernung unerwünschter Substanzen über das Peritoneum. (→ Hämodialyse)
[griech.: dia, durch + lysis, Auflösung, Lockerung.]
🇬🇧 dialysis

**Dialyseshunt.** Äußerliche, künstliche Verbindung zwischen einer peripheren Arterie und einer Vene. Ein D. wird an Arm oder Bein operativ angelegt und bei der Hämodialyse verwendet.
🇬🇧 dialysis shunt

**Dialyse-Verfahren.** (Nierendialyse). Blutreinigungsverfahren, bei dem das Blut durch eine → semipermeable Membran fließt, wodurch harnpflichtige Stoffwechselprodukte entsorgt werden, die eine funktionsfähige Niere normalerweise elliminieren würde. Dazu gehören Medikamente, Harnstoff, Harnsäure und Kreatinin. Durch das D. kann der → Elektrolythaushalt und der → Säure-Basen-Haushalt wieder hergestellt werden.
[griech.: diálysis, Auflösung, Trennung]
🇬🇧 renal dialysis

**Diapedese.** (Wanderung/Emigration). Wanderung roter oder weißer Blutkörperchen durch die Wände der Gefäße, in denen sich die Blutkörperchen befinden, ohne Beschädigung der Gefäße.
[griech.: dia, durch + pedesis, wandern.]
🇬🇧 diapedesis

**Diaphanoskopie.** Untersuchung einer inneren Struktur mit Hilfe eines Diaphano-

skops, ein Instrument zur Durchleuchtung von Körpergewebe; wird manchmal bei der Diagnose von Brustkrebs eingesetzt.
▶ diaphanoscopy

**Diaphorese.** (Schweißsekretion). Starkes Schwitzen bei erhöhter Körpertemperatur, körperlicher Anstrengung, äußerer Hitzeeinwirkung und mentalem bzw. emotionalem Stress.
[*griech.*: dia, durch + pherein, tragen.]
▶ diaphoresis

**Diaphragma.** 1. Zwerchfell; kuppelförmige, aus Muskeln und Fasergewebe bestehende Trennwand zwischen Brustkorb und Bauchhöhle. Die konvexe Oberfläche des Zwerchfells bildet den Brustkorbboden. Die konkav geformte Fläche bildet das Dach des Bauchraums. Das Zwerchfell hat mehrere Öffnungen für Aorta, Speiseröhre und Vena cava. 2. → Scheidendiaphragma zur Verhütung. 3. Öffnung zur Steuerung der Lichtmenge, die in ein optisches Netzwerk fällt. 4. Dünne, membranartige Blende, die z.B. bei der Dialyse verwendet wird. 5. Mit einer kleinen Öffnung versehene Metallscheibe zur Begrenzung eines Röntgenstrahls.
[*griech.*: diaphragma, Trennwand.]
▶ diaphragm

**Diaphragma pelvis.** Ansicht der Körperwand von unten, die sich wie eine Hängematte über der Beckenhöhle erstreckt und den Beckenbodenhebemuskel (Musculus levator ani) und den Steißbeinmuskel (Musculus coccygeus) enthält, die die Beckeneingeweide stützen; durchbrochen wird das D.p. von dem Analkanal, der Harnröhre und der Vagina.
▶ pelvic diaphragm

**Diaphyse.** (Knochenschaft). Schaft eines langen Knochens, bestehend aus einer kompakten, den Markraum umgebenden Knochenröhre.
[*griech.*: dia, durch + phyein, wachsen.]
▶ diaphysis

**Diarrhö.** 1. Anerkannte → NANDA-→ Pflegediagnose; Zustand, zu dessen Ursachen Stress und Angst, Nahrungsaufnahme, Nebenwirkungen von Arzneimitteln, Entzündung, Reizbarkeit oder Absorptionsstörungen des Darms sowie die Wirkung von Toxinen oder Strahlungen gehören. Zu den typischen Symptomen zählen abdominelle Schmerzen, Krämpfe, häufigere Darmentleerungen, verstärkte Darmgeräusche, lockerer und flüssiger Stuhl, Defäkationsdrang und Farbveränderungen der Fäzes. 2. Häufige Ausscheidung von lockerem, wässrigem Stuhl, der Schleim, Eiter, Blut oder übermäßige Mengen an Fett enthalten kann. Die Diarrhö ist häufig eine Begleiterscheinung einer anderen Erkrankung. Zu den Krankheiten, bei denen D. als markantes Symptom auftritt, gehören bakterielle Krankheiten, Malabsorptionssyndrom, Laktoseintoleranz, Darmreizung, Magen-Darm-Tumore sowie entzündliche Darmerkrankungen. Neben der häufigen Stuhlausscheidung können die Patienten auch unter Bauchkrämpfen und allgemeiner Schwäche leiden. Bei Nichtbehandlung kann die D. schnell zur Dehydration und Elektrolytstörungen führen.
[*griech.*: dia, durch + rhein, fließen.]
▶ diarrhea

**Diarrhö, forcierte.** Bewusst medikamentös eingeleitete Darmentleerung, die dem raschen Ausscheiden von bestimmten Substanzen dient. Häufig eingesetzt nach einer intoxikationsbedingten Magenspülung, um die eingeführte Kohle wieder aus dem Darm zu entfernen (Medikament der Wahl: Glaubersalz). (s.a. Diarrhö)
▶ forced diarrhea

**Diarrhö, Pflege bei.** → Pflegeintervention der → NIC, die definiert wird als die Vorbeugung und Linderung einer → Diarrhö.
▶ Diarrhea Management

**Diastase.** Gewaltsame Trennung zweier normalerweise miteinander verbundener Teile, wie z.B. die Trennung eines Knochens an einer Epiphyse oder die Tren-

nung zweier Knochen, die kein echtes Gelenk haben.
[*griech.*: Auseinanderstehen.]
🇬🇧 diastasis

**Diastema.** (Zahnlücke). Abnorm große, angeborene Spalte zwischen zwei Zähnen. In den meisten Fällen sind die zentralen Schneidezähne des Oberkiefers betroffen.
[*griech.*: Zwischenraum.]
🇬🇧 diastema

**Diastole.** Phase zwischen den Kontraktionen der Herzkammern, während der Blut aus dem systemischen Kreislauf und den Lungen in die erschlafften Herzkammern eintritt. Die Herzkammerdiastole beginnt mit dem zweiten Herzton und endet mit dem ersten Herzton. – *adj.* diastolisch.
[*griech.*: dia + stellein, setzen.]
🇬🇧 diastole

**Diät.** Kost, deren Art und Menge für therapeutische und andere Zwecke verschrieben bzw. kontrolliert wird, z.B. → Diabeteskost. – *adj.* diätetisch.
[*griech.*: diaita, Lebensart.]
🇬🇧 diet

**Diät, blande.** Ernährungsform, die den Magen-Darm-Trakt mechanisch, chemisch, physiologisch und von der Temperatur her nicht reizt; wird oft bei der Behandlung von Magenulzera, Colitis ulcerosa, Gallenblasenerkrankungen, Divertikulitis, Gastritis, idiopathisch spastischer Obstipation sowie nach Bauchoperationen verordnet. Früher wurde diese Kost »weiße« Diät genannt; heute wird sie jedoch als »liberale b. D.« bezeichnet, in der alle Nahrungsmittel erlaubt sind, außer Koffein, Alkohol, schwarzer Pfeffer, Gewürze und andere als Reizstoffe zu bezeichnende Speisen. (→ bland)
[*lat.*: blandus, freundlich, schmeichelnd]
🇬🇧 blande diet

**Diät, kalorienreduzierte.** Diät, bei der die Kalorienmenge der Nahrung eingeschränkt ist, meist um das Körpergewicht zu reduzieren. Eine k. D. enthält normalerweise etwa 800 bis 1000 Kalorien.
🇬🇧 low-caloric diet

**Diät, salzarme.** Diät, bei der die NaCl-Zufuhr unter dem normalen Kochsalzbedarf des Menschen von 2–3 g pro Tag liegt bzw. diesen nicht überschreitet. Hierzu muss der Kochsalzgehalt sämtlicher Nahrungsmittel eines Patienten, inklusive der angeordneten Medikamente, dokumentiert werden. Eine s. D. wird z.B. bei Hypertonie, Ödemen, einigen Nieren- und Lebererkrankungen sowie bei rheumatischen und degenerativen Erkrankungen angeordnet.
🇬🇧 salt-poor diet

**Diathermie.** (Hochfrequenz-Wärmetherapie). Therapeutische Wärmeerzeugung im Körpergewebe durch einen Hochfrequenzstrom, der zu schwach ist, um Gewebe zu zerstören bzw. die Funktionsfähigkeit von Körpergewebe zu beeinträchtigen. Die Diathermie wird zur Behandlung von chronischer Arthritis, bei Schleimbeutelentzündung (Bursitis), zur Heilung von Knochenbrüchen, bei gynäkologischen Krankheiten, bei Sinusitis und anderen Krankheiten eingesetzt.
[*griech.*: dia + therme, Wärme.]
🇬🇧 diathermy

**Diathese.** Vererbte körperliche Konstitution, die eine Disposition für bestimmte Krankheiten oder Störungen bildet. Viele dieser Störungen sind wahrscheinlich mit dem Y-Chromosom assoziiert, da Männer empfindlicher für diese Erkrankungen sind als Frauen.
[*griech.*: Neigung]
🇬🇧 diathesis

**Diathese, hämorrhagische.** (Blutungsneigung). Neigung (Disposition) für zahlreiche Störungen, die durch eine übermäßige Blutungsneigung gekennzeichnet sind. Ursachen können entweder angeboren (primär) oder erworben (sekundär) sein; folgende Formen werden unterschieden. 1. Plasmatisch bedingt, z.B. bei Koagulopathien, sowie Gabe von Antikoagulanzien 2. Thrombozytär bedingt 3. Vaskulär bedingt, z.B. Vasopathie. (→ Diathese)
🇬🇧 hemorrhagic diathesis

**DIC.** Abkürzung für (engl.) disseminated intravascular coagulation; → Verbrauchskoagulopathie.
🌐 DIC

**Dichotomie.** Teilung bzw. Trennung in zwei gleiche Teile.
[*griech.:* dicha, zweigeteilt, temnein, schneiden.]
🌐 dichotomy

**Dichromasie.** Form der Farbblindheit, bei der lediglich zwei der drei Primärfarben wahrgenommen werden.
[*griech.:* di, zweifach, chroma, Farbe.]
🌐 dichromatic vision

**Dickdarm.** Der Abschnitt des Grimmdarms, der aus Blinddarm (Zäkum), Wurmfortsatz (Appendix), Dickdarm (Colon ascendens, transversum und descendens), Sigmaschleife und Mastdarm (Rektum) besteht.
🌐 large intestine

**Dick-Read-Methode.** (Read-Methode). Besondere Art der Geburtsvorbereitung durch den englischen Geburtshelfer Dick-Read. Read ging davon aus, dass Wehen- und Geburtsschmerzen psychologischen Ursprung haben (Angst-Verspannungs-Schmerz-Syndrom). Er klärte daher die Frauen über die physiologischen Vorgänge bei der Geburt auf und vermittelte ihnen eine positive Einstellung zur Geburt. Aufgrund der Information versprach er ihnen eine schmerzärmere Entbindung. Zu seiner Geburtsvorbereitung gehörten darüber hinaus Schwangerengymnastik, Entspannungsübungen und verschiedene Atemtechniken.
[G. Dick-Read, englischer Geburtshelfer, 1890–1959]
🌐 Read method

**didaktisch.** Lehren bzw. Anweisungen betreffend.
[*griech.:* didaskein, lehren.]
🌐 didactic

**Dideoxycytidin (DDC).** Mittel zur Eindämmung des HIV-Virus. Chemisch verwandt mit Didesoxyinosin (DDI).
🌐 dideoxycytidine (ddC)

**Dideoxyinosin (DDI).** Mittel zur Behandlung von HIV-Infektionen. DDI hemmt die reverse Transkriptase und schränkt die Virusvermehrung ein. Im Körper wird DDI zuerst in Dideoxyadenosin umgewandelt. Dideoxyadenosin wird in die DNA-Säurekette eingebettet, unterbricht die normale DNA-Sequenz und macht die Vermehrung des Virus unmöglich.
🌐 dideoxyinosine (DDI)

**Didymitis.** (Orchitis). Hodenentzündung.
🌐 didymitis

**Didymus.** 1. Hoden, Testis. 2. Zwilling.
🌐 didymus

**Dienstübergabe.** In der Pflege, die Weitergabe sämtlicher dienstlicher Informationen durch das Pflegepersonal von der einen auf die nächste Schicht. Die D. erfolgt beim Schichtwechsel.
🌐 report

**Dienzephalon.** (Zwischenhirn). Teil des Gehirns, das sich zwischen Großhirn und Mittelhirn befindet. Das Zwischenhirn besteht aus Hypothalamus, Thalamus, Metathalamus und Epithalamus und umfasst den Großteil des dritten Hirnventrikels.
[*griech.:* die + enkephalon, Gehirn.]
🌐 diencephalon

**Differenz, arteriovenöse.** Arterieller Sauerstoffgehalt abzüglich des Wertes des zentralvenösen Sauerstoffgehalts.
🌐 arteriovenous oxygen difference

**Differenzialblutbild.** Untersuchung und Zählung der Leukozyten in einem gefärbten Blutabstrich. Die verschiedenen Arten weißer Blutkörperchen werden gezählt und als Prozentanteil der Gesamtzahl ausgedrückt. (→ Hämogram)
🌐 differential white blood cell count

**Differenzialdiagnose.** Unterscheidung zwischen zwei oder mehreren Krankheiten mit ähnlichen Symptomen durch systematisches Vergleichen von Krankheitszeichen und -symptomen.
🌐 differential diagnosis

**Differenzierung.** 1. Embryologischer Entwicklungsprozess, in dessen Verlauf unspezifische Zellen systematisch modifi-

ziert und geändert werden und spezifische und charakteristische Körperteile bilden sowie physiologische Funktionen und chemische Eigenschaften erhalten.
2. Fortlaufende Unterscheidung, die zu einer immer größeren Komplexität führt.
3. Erwerb von neuen Funktionen und Formen, die sich von den ursprünglichen unterscheiden. 4. Differenzieren verschiedener Krankheiten, wie z.B. bei der Differenzialdiagnose. 5. (Psychologie) Trennung von Verstand und Gefühl, damit man sich von Ängsten oder dem emotionalen System einer Familie oder Gruppe abgrenzen kann.
[*lat.*: differentia, Unterschied.]
🇬🇧 differentiation

**Diffraktion.** Beugung und Streuung von Licht- oder anderen Strahlungswellen, wie z.B. eine Strahlung, die Hindernisse im Strahlungsweg umgeht. Die D. von Röntgenstrahlen wird zur Erforschung interner Zellstrukturen eingesetzt. Röntgenstrahlen werden durch Zellelemente in bestimmter Weise gestreut, so dass die chemischen und physikalischen Strukturen dieser Elemente abgeleitet werden können.
[*lat.*: dis, gegenüberliegend, frangere, brechen.]
🇬🇧 diffraction

**diffus.** Zerstreut werden, z.B. durch eine Membran oder eine Flüssigkeit; unscharf sein.
[*lat.*: diffunder, ausbreiten.]
🇬🇧 diffuse

**Diffusion.** Bezeichnung für den Vorgang, bei dem Flüssigkeitspartikel aus einem Bereich mit einer höheren Konzentration in eine Region mit geringerer Konzentration fließen und damit zu einer gleichmäßigen Partikelverteilung in der Flüssigkeit führen.
[*lat.*: diffundere, sich ausbreiten.]
🇬🇧 diffusion

**Diffusionskapazität.** Geschwindigkeit, mit der Gas durch eine Einheit einer durchlässigen Membran bei einer festgelegten Gasdruckdifferenz auf die andere Seite der Membran diffundiert. Die Diffusionskapazität wird von spezifischen chemischen Reaktionen beeinflusst, die im Blut stattfinden.
🇬🇧 diffusing capacity

**Diffusionskapazität, pulmonale.** Gasmenge in Milliliter, die pro Minute aus den Lungen durch die alveokapillare Membran in den Blutstrom diffundiert.
🇬🇧 diffusing capacity of lungs ($D_L$)

**Diffusionskonstante.** Mathematische Konstante zur Beschreibung der Ausbreitungsfähigkeit einer Substanz.
🇬🇧 diffusion constant

**Diffusionsstörung.** Behinderung der alveokapillaren Diffusion durch krankhafte Veränderung der Strukturen der alveokapillaren Membran, die bewirken, dass weniger Sauerstoffmoleküle die Membran durchqueren.
🇬🇧 diffusion defect

**Digestion.** (Verdauung). Umwandlung von Nährstoffen in absorbierbare Substanzen im Magen-Darm-Trakt. Bei der Verdauung werden Nährstoffe mechanisch sowie chemisch von Drüsen, die sich sowohl innerhalb und außerhalb des Darms befinden, in kleinere, verdaubare Moleküle zerlegt. – *adj.* digestiv.
[*lat.*: digerere, trennen.]
🇬🇧 digestion

**Digestivum.** Verdauungsfördernde Substanz, wie z.B. Pepsin, die der Nahrung hinzugefügt wird.
🇬🇧 digestant

**digital.** 1. Einen Digitus, d.h. einen Finger oder einen Zeh, betreffend. 2. Ähnlichkeit mit einem Finger oder einem Zeh haben. 3. Darstellung eines gemessenen Signals als eine Reihe von Ziffern anstelle eines ständig veränderbaren Wertes.
[*lat.*: digitus, Finger.]
🇬🇧 digital

**Digitalis.** Sammelbezeichnung für → Herzglykoside, die zur Behandlung einer dekompensierten Herzinsuffizienz und bei bestimmten Herzrhythmusstörungen eingesetzt werden, da sie die Kontraktionskraft der Herzmuskulatur verstärken. Die

Herzglykoside haben eine geringe therapeutische Breite, weshalb deren Spiegel regelmäßig kontrolliert werden muss. Typische Symptome ein Überdosierung sind Farbensehen und eine Bradykardie.
🇬🇧 digitalis

**Digitalisierung.** Verabreichung von → Digitalis in ausreichend großen Dosierungen, die einen pharmakologischen Effekt haben, jedoch keine toxischen Symptome auslösen. – adj. digitalisiert.
🇬🇧 digitalization

**Digitalistherapie.** Behandlung von Herzpatienten mit Digitalispräparaten. → Digitalis verstärkt die Herzmuskelkontraktionskraft, erzeugt eine verlangsamte, regelmäßigere Herzfrequenz und verlangsamt die Weiterleitung von Impulsen über das Erregungsleitungssystem. Digitalis wird zur Behandlung zahlreicher Herzerkrankungen eingesetzt, wie z.B. Vorhofflimmern, Atriumseptumdefekt, Aortenisthmusstenose, kongenitalem Herzblock, dekompensierter Herzinsuffizienz, Endokard-Fibroelastose, Trikuspidalklappenfehlbildung, Myocarditis, paroxysmaler Vorhoftachykardie und persistierendem Ductus-Botalli.
🇬🇧 digitalis therapy

**Digitalis-Vergiftung.** Toxische Wirkungen einer → Digitalistherapie, die bei Herzerkrankungen, wie z.B. Herzinsuffizienz und Vorhofflimmern, eingesetzt werden. Die Giftigkeit ergibt sich entweder aus einem kumulativen Arzneimitteleffekt oder aus einer Hypokalämie. Vergiftungssymptome sind Erbrechen, Kopfschmerz, Bradyarrhythmien und Sehstörungen (typisches Farbensehen).
🇬🇧 digitalis poisoning

**Digitoxin.** → Herzglykosid, das aus den Blättern von *Digitalis purpurea* gewonnen und zur Behandlung einer dekompensierten Herzinsuffizienz sowie bei bestimmten Herzrhythmusstörungen eingesetzt wird.
🇬🇧 digitoxin

**Diglyzerid.** Chemische Verbindung bestehend aus einem Glyzerolester, bei dem die Wasserstoffatome in zwei Hydroxylgruppen durch Acyl-Reste ersetzt sind.
🇬🇧 diglyceride

**Digoxin.** → Herzglykosid, das aus den Blättern von *Digitalis lanata* gewonnen und zur Behandlung einer dekompensierten Herzinsuffizienz sowie bei bestimmten Herzrhythmusstörungen eingesetzt wird.
🇬🇧 digoxin

**Dihydro-Tachysterin.** Rasch wirkende Form des Vitamin D, die zur Behandlung von Hypokalzämie aufgrund einer Nebenschilddrüseninsuffizienz und Pseudohypoparathyreoidismus eingesetzt wird.
🇬🇧 dihydrotachysterol

**Dilatation.** (Erweiterung). 1. Dilatiert bzw. ausgedehnt sein. 2. Vorgang, bei dem eine physiologische Vergrößerung des Umfangs einer Körperöffnung, eines Blutgefäßes oder eines Körpergangs verursacht wird.
[*lat.*: dilatare, ausweiten.]
🇬🇧 dilation

**Dilatator.** 1. Instrument zur Ausdehnung einer Körperöffnung bzw. einer Kavität. 2. Erweiterter Muskel.
[*lat.*: dilatare, ausdehnen.]
🇬🇧 dilator

**dilatieren.** Eine physiologische Vergrößerung des Umfangs einer Körperöffnung, eines Blutgefäßes oder eines Gangs verursachen.
🇬🇧 dilate

**Diluens.** (Verdünnungsmittel). Substanz, die die Konzentration oder die Viskosität einer Lösung bzw. einer Mischung verschiedener Substanzen verringert bzw. die Lösung verflüssigt.
[*lat.*: diluere, waschen.]
🇬🇧 diluent

**dilutiert.** Bezeichnung für eine Lösung, die im Verhältnis zum Lösungsmittel eine relativ kleine Menge gelöster Substanzen enthält.
🇬🇧 dilute

**Dimer.** Eine aus der Vereinigung zweier Radikale bzw. zweier Moleküle einer ein-

facheren Verbindung gebildete chemische Verbindung.
[*griech.*: di, zweifach, meros, Teile.]
🇬🇧 dimer

**dimorph.** Bezeichnung für einen Organismus bzw. eine Substanz, die zwei unterschiedliche Formen vorweist.
[*griech.*: die, zweifach, morphe, Form.]
🇬🇧 dimorphous

**Dinitrochlorbenzol (DNCB).** Substanz zur äußeren Anwendung, mit der verzögerte Überempfindlichkeitsreaktionen getestet werden. DNCB wird auch zur Immuntherapie bei Hauttumoren eingesetzt.
🇬🇧 dinitrochlorobenzene (DNCB)

**Dioptrie.** Maß der Brechungskraft einer Linse. Eine D. gleicht dem Umkehrwert der Brennweite der Linse, ausgedrückt in Metern. Eine Linse mit Brennweite 0,5 m hat z.B. einen Dioptriewert von 2,0 (1/0,5). Mit einer Brille, die eine Dioptriestärke von 0,5 hat, sollte man einen Gegenstand am deutlichsten sehen können, wenn dieser sich in einem Abstand von 0,5 m vom Auge befindet.
[*griech.*: dioptra, optisches Messgerät.]
🇬🇧 diopter

**Dioxid.** Eine Oxidverbindung mit zwei Sauerstoffatomen.
[*griech.*: die, zweifach, oxys, scharf, genein, erzeugen.]
🇬🇧 dioxide

**Dioxin.** Substanz, die bei der industriellen Herstellung des Herbizids 2,4,5-Trichlorphenoxyäthansäure (2,4,5-T) entstehen kann. D. verursacht schwere Hautschäden (Chlorakne) und hat leberschädigende sowie vermutlich auch krebserregende Wirkungen. D.e befanden sich im während des Vietnamkrieges eingesetzten Entlaubungsmittel »Agent Orange« sowie im »Seveso-Gift«.
🇬🇧 dioxin

**Dipeptid.** Organische Verbindung, die durch die Vereinigung zweier Aminosäuren gebildet wird. Die Verbindung entsteht, indem sich die Carboxylgruppe eines Moleküls mit der Aminogruppe des anderen Moleküls verbindet. (→ Aminosäuren; Eiweißkörper)
🇬🇧 dipeptide

**Dipeptidasen.** Die bei der Verdauung wirksamen Enzyme am Ende der Proteinenzymkette. Dipeptidasen zerlegen Dipeptide mit zwei Aminosäuren in einzelne Aminosäuren.
🇬🇧 dipeptidases

**Diphtherie.** Durch das Bakterium *Corynebacterium diphtheriae* verursachte akute, ansteckende Infektionskrankheit (meldepflichtig). Dabei kommt es zur Bildung eines systemischen Toxins und einer Pseudomembran im Rachenbereich. Das Diphtherietoxin hat besonders schädigende Auswirkungen auf das Herzgewebe sowie das Zentralnervensystem. Die Pseudomembran im Hals kann zu Schluck- und Atembeschwerden führen. Wenn die Krankheit unbehandelt bleibt, kann es häufig zu Herz- und Nierenversagen kommen.
[*griech.*: diphthera, Ledermembran.]
🇬🇧 diphtheria

**Diplegia.** Beidseitige Lähmung gleicher Körperteile bzw. gegenüberliegender Körperteile. Eine Form der Diplegie ist z.B. Diplegia facialis, die Lähmung beider Gesichtshälften.
[*griech.*: di, zweifach, plege, Schlag.]
🇬🇧 diplegia

**Diplococcus.** (Diplokokkus). Paarweise auftretende Kugelbakterien aus der Familie der Coccaceae. Viele Parasiten oder Saprophyten gehören zu den Diplokokken.
[*griech.*: diploos, doppelt, kokkos, Beere.]
🇬🇧 diplococcus

**Diploe.** Mit rotem Knochenmark gefülltes poröses Gewebe, das sich zwischen den Knochenplatten der Schädelknochen befindet.
🇬🇧 diploë

**diploid.** Bezeichnung für ein Individuum, einen Organismus, einen Stamm oder eine Zelle mit zwei vollständigen homologen → Chromosomensätzen. (s.a. haploid)
[*griech.*: diploos, doppelt + eidos, Form.]
🇬🇧 diploid

**Diplopie.** (Doppeltsehen). Doppeltes Sehen, verursacht durch defekte äußere Augenmuskeln bzw. durch eine Störung der Nerven, die diese Muskeln innervieren.
[*griech.:* diploos, doppelt + opsis, Sehen.]
🇬🇧 diplopia

**Dipol.** 1. Molekül mit gegensätzlichen partiellen Ladungen an den Molekülenden. 2. Ein Molekül, das Bereiche unterschiedlicher elektrischer Ladungen aufweist. Beispielsweise Chlorwasserstoff, bei dem die Elektronen mit dem Chloratom assoziiert sind und die positive elektrische Ladung sich auf der Seite des Wasserstoffs befindet.
🇬🇧 dipole

**Dipsomanie.** Unkontrollierbare, periodisch auftretende Trunksucht mit zwischenzeitlichen Phasen der vollständigen Abstinenz (→ Alkoholismus).
[*griech.:* dipsa, Durst, mania, Wahnsinn.]
🇬🇧 dipsomania

**Disability.** → Funktionsstörung.
🇬🇧 disability

**Disaccharid.** Allgemeinbezeichnung für einfache Kohlenhydrate, die aus der Verbindung zweier Monosaccharid-Moleküle entstehen.
[*griech.:* di, zweifach, sakcharon, Zucker.]
🇬🇧 disaccharide

**Disengagement-Theorie.** Theorie, die davon ausgeht, dass der alte Mensch sich vordergründig zurück zieht, sein Leben besinnlich ausklingen lässt und untätig sein möchte.
🇬🇧 disengagement theory

**Disgerminom.** Selten vorkommender, bei jungen Frauen auftretender, maligner Eierstocktumor, der wahrscheinlich aus undifferenzierten Keimzellen der embryonalen Keimdrüse entsteht.
[*griech.:* dys, Fehl- + *lat.:* germen, Samen; *griech.:* oma, Tumor.]
🇬🇧 dysgerminoma

**Disinhibition.** Enthemmung.
[*lat.:* dis, auseinander, inhibere, zurückhalten.]
🇬🇧 disinhibition

**Disjunktion.** Bezeichnung für die Trennung gepaarter, homologer Chromosomen während der Anaphase der ersten meiotischen Teilung bzw. für die Trennung der Chromatiden eines Chromosoms während der mitotischen Anaphase und der zweiten meiotischen Teilung.
[*lat.:* disjungere, zergliedern.]
🇬🇧 disjunction

**Diskographie.** Radiologische Untersuchung einzelner Bandscheiben. Bei einer Diskographie wird eine geringe Menge wasserlöslichen, jodhaltigen Mediums in das Bandscheibenzentrum injiziert.
🇬🇧 diskography

**diskoidal.** Scheibenförmig.
[*griech.:* diskos, flache Platte, eidos, Form.]
🇬🇧 discoid

**Diskordanz.** Ausdruck einer oder mehrerer spezifischer genetischer Eigenschaften bei nur einer Person eines Zwillingspaars.
[*lat.:* discordare, anderer Meinung sein.]
🇬🇧 discordance

**Diskrimination.** Unterscheidung bzw. Differenzierung. Die Fähigkeit, Berührungen an zwei nahe beieinander gelegenen Punkten auf der Körperoberfläche zu unterscheiden, wird als Reizdiskrimination bezeichnet.
[*lat.:* discriminare, trennen.]
🇬🇧 discrimination

**Diskus.** (Discus). 1. Flache, runde, tellerförmige Struktur, z.B. eine Gelenkzwischenscheibe oder eine Sehnervenpapille. 2. Bezeichnung für die Bandscheibe.
[*griech.:* diskos, Scheibe.]
🇬🇧 disk

**Dislokation.** Verlagerung eines Körperteils aus der normalen Position, insbesondere die Verlagerung eines Knochens aus der normalen Gelenkposition.
[*lat.:* dis, auseinander + locare, platzieren.]
🇬🇧 dislocation

**dispensieren.** Arzneimittel zubereiten und ausgeben.
[*lat.:* dis, auseinander, pensare, wiegen.]
🇬🇧 dispense

**Dispersion.** Verteilung bzw. Auflösung von Substanzen in einem Medium, z.B. die Verteilung von Teilchen in einem bestimmten Flüssigkeitsvolumen.
🇬🇧 dispersion

**Dispersion, chromatische.** Die Brechung von Licht in seine verschiedenen Wellenlängen und Frequenzen, z.B. mit einem Prisma.
[*griech.:* chroma + *lat.:* dis, auseinander, spargere, verteilen.]
🇬🇧 chromatic dispersion

**Dispersionsmittel.** Chemischer Zusatzstoff für Pharmazeutika, mit dessen Hilfe die Aktivstoffe im Produkt verteilt werden, wie z.B. dermatologische Emulsionen, die sowohl Öl und Wasser enthalten.
[*lat.:* dis, auseinander + spargere, verstreuen, agere, machen.]
🇬🇧 dispersing agent

**disseminiert.** In einem Organ bzw. dem ganzen Körper verbreitet bzw. verstreut.
🇬🇧 disseminated

**Dissolution.** (Auflösung). 1. Auftrennung von komplexen chemischen Verbindungen in einfachere Moleküle. 2. Bezeichnung für das Auflösen chemischer Substanzen in einer homologen Lösung. 3. Verlust geistiger Kräfte.
🇬🇧 dissolution

**Dissoziation.** 1. Etwas in Teile oder Unterteilungen trennen. 2. Unbewusst ablaufender Abwehrmechanismus, bei dem Ideen, Gedanken, Emotionen oder andere mentale Vorgänge aus dem Bewusstsein gelöst werden und somit an emotionaler Bedeutung verlieren.
[*lat.:* dis, auseinander + sociare, vereinigen.]
🇬🇧 dissociation

**distal.** 1. Von einem Ausgangspunkt bzw. einem Befestigungspunkt (am weitesten) entfernt sein. 2. Von der Mittellinie oder einem zentralen Punkt (am weitesten) entfernt sein. (s.a. proximal)
[*lat.:* distare, entfernt sein.]
🇬🇧 distal

**Distorsion.** 1. → Zerrung oder Verstauchung von Bändern oder Kapseln infolge einer Überdehnung. 2. Bezeichnung für das psychologische Verschieben von Erfahrungen innerhalb des Wahrnehmungsvermögens. Distorsionen betreffen Vorstellungen von Wahrheit, Wertigkeit sowie von Recht und Unrecht. 3. Artefakte in Röntgenbildern, die durch Schwankungen in Größe, Form oder Lage der untersuchten Struktur verursacht werden.
[*lat.:* dis, auseinander + torquere, drehen.]
🇬🇧 distorsion; strain

**Distraktion.** 1. → Ablenkung; Methode zur Schmerzlinderung bzw. Schmerzprävention durch fokussieren der Aufmerksamkeit auf schmerzfreie Empfindungen. 2. Methode zur Ausrichtung der Wirbelsäule durch Ausüben axialer Zugkräfte an den Gelenkflächen.
[*lat.:* dis, auseinander + trahere, auseinanderziehen.]
🇬🇧 distraction

**Distress.** Krank machender, negativer Stress.
🇬🇧 distress

**Diurese.** Gesteigerte Harnausscheidung. Eine D. tritt im Zusammenhang mit Krankheiten wie Diabetes mellitus, Diabetes insipidus sowie bei akutem Nierenversagen auf.
[*griech.:* dia, durch, ouron, Urin.]
🇬🇧 diuresis

**Diurese, forcierte.** Medikamentös bewusst eingeleitete, stark gesteigerte Harnausscheidung zur raschen Ausscheidung von unerwünschten nierengängigen Substanzen, z.B. nach Barbituratintoxikation oder bei → Hyperkalzämie. I.d.R. werden hierbei Diuretika und große Infusionsmengen in Kombination eingesetzt.

Die Kreislaufsituation dieser Patienten muss engmaschig überwacht werden, da es sich um eine sehr belastende Therapie

handelt. Zur exakten Bilanzierung ist immer ein Blasenkatheter erforderlich. (s.a. Diurese)
🌐 forced diuresis

**Diurese, osmotische.** Harnausscheidung (→ Diurese), die durch die Präsenz bestimmter, nicht absorbierbarer Substanzen in den Nierentubuli verursacht wird, z.B. Mannitol, Harnstoff oder Glukose.
🌐 osmotic diurese

**Diuretikum.** Arzneimittel oder andere Substanzen, die Harnbildung und Harnausscheidung stimulieren. Die verschiedenen harntreibenden (diuretischen) Arzneimittel werden nach ihren chemischen Strukturen und pharmakologischen Wirksamkeiten in verschiedene Gruppen eingeteilt: Aldosteron-Antagonisten, Carboanhydrasehemmer, Schleifendiuretika, Quecksilberpräparate, osmotische Diuretika, kaliumsparende Diuretika und Thiazide. Ein einzelnes Diuretikum kann Wirkstoffe aus ein bzw. mehreren der oben aufgeführten Gruppen beinhalten.
🌐 diuretic

**diurnal.** Während des Tages ablaufende Vorgänge, wie z.B. Essen.
[*lat.:* diurnalis, täglich.]
🌐 diurnal

**Divergenz.** Trennen bzw. Auseinanderbewegen von Dingen, wie z.B. das simultane Bewegen von Augen nach außen aufgrund defekter Augenmuskel. (s.a. Konvergenz)
[*lat.:* di, auseinander + vergere, lehnen.]
🌐 divergence

**Divergenzluxation.** Temporäre Verschiebung zweier Knochen, wie z.B. von Speiche (Radius) und Elle (Ulna).
🌐 divergent dislocation

**Divertikel.** 🔲 Sackartige Ausstülpung (Herniation) der muskulären Wand eines röhrenförmigen Organs. Divertikel können im Ösophagus, Magen, Dünn- und Dickdarm auftreten.
[*lat.:* diverticulare, abwenden.]
🌐 diverticulum

**Divertikel, falsches.** (Pseudodivertikel). Schleimhautvorwölbung infolge eines Muskeldefekts in einem Organ, z.B. Ösophagus oder Magen.
[*lat.:* diverticulare, abwenden.]
🌐 false diverticulum

**Divertikelhernie.** Hervortreten (Protrusion) einer kongenitalen Darmausstülpung (Darmdivertikels) durch eine Öffnung in der Bauchhöhle.
🌐 diverticular hernia

**Divertikelresektion.** Operatives Entfernen eines Divertikels.
🌐 diverticulectomy

**Divertikulitis.** Entzündung eines bzw. mehrerer Divertikel. Fäces, die die dünnwan-

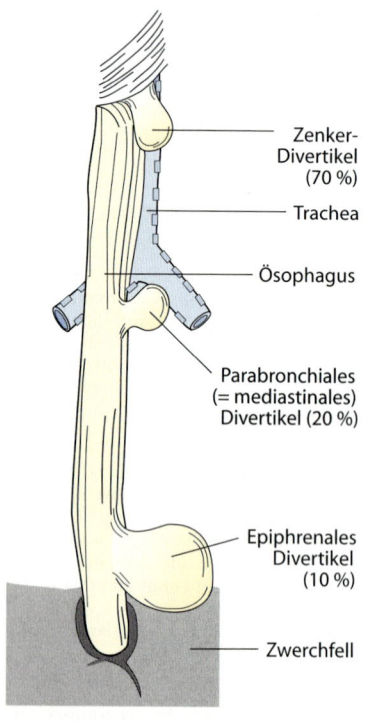

**Divertikel.** Lokalisierung von Ösophagusdivertikeln.

digen Divertikel penetrieren, führen zu Entzündungen und Abszessbildung im Darmgewebe. Bei rezidivierenden Entzündungen kann es zur Verengung und Verstopfung des Darmlumens kommen. Während der Entzündungsphasen leidet der Patient an krampfartigen Schmerzen, insbesondere oberhalb des Sigmoids sowie an Fieber und Leukozytose.
[*lat.:* diverticulare, abwenden; *griech.:* itis, Entzündung.]
🌐 diverticulitis

**Divertikulose.** Bezeichnung für die Bildung sackartiger Ausstülpungen (Herniationen) im Darmmuskelgewebe, insbesondere in der Sigmaschleife (Colon sigmoideum). In den meisten Fällen leiden Patienten unter gelegentlichen rektalen Blutungen.
[*lat.:* diverticulare, abwenden, *griech.:* osis, Zustand.]
🌐 diverticulosis

**dizygot.** Zweieiig.
[*griech.:* di, zweifach, zygotos, Joch.]
🌐 dizygotic

**DNA.** Abkürzung für deoxyribonucleic acid, → Desoxyribonukleinsäure (DNS).
🌐 DNA

**DNA-Fingerabdruck.** Molekularbiologische Technik zur Bestimmung von Nukleotidmustern aus DNA-Fragmenten. DNA von verschiedenen Genomen wird dabei mit Restriktionsenzymen gespalten. Die Schwankungen zwischen den Wiederholungssequenzen menschlicher Chromosome sind enorm; statistisch gesehen gibt es nur eine Möglichkeit in 30 Milliarden, dass zwei Personen identische DNA-Fingerprintabdrücke vorweisen. Aufgrund dieser hohen Spezifizität wird die Methode auch in der Rechtsmedizin und der Kriminalistik eingesetzt.
🌐 DNA fingerprinting

**DNA-Polymerase.** Enzym, das die Synthese von Desoxyribonukleinsäure katalysiert. Eine einzelsträngige DNA dient dabei als Matrize.
🌐 DNA polymerase

**Döderlein-Bakterien.** Grampositive Stäbchenbakterien, die in gesundem Vaginalsekret vorkommen.
[Albert S. Döderlein, deutscher Arzt, 1860–1941.]
🌐 Döderlein's bacillus

**Döhle-Körperchen.** Blaue Einschlüsse im Zytoplasma mancher Leukozyten bei May-Hegglin-Anomalie sowie in Blutabstrichen von Patienten mit akuten Virusinfektionen.
[Karl G.P. Döhle, deutscher Pathologe, 1855–1928.]
🌐 Döhle's inclusion bodies

**Dokumentation.** → Pflegeintervention der → NIC, die definiert wird als die Aufzeichnung relevanter Patientendaten in einem klinischen Bericht.
🌐 Documentation

**Dolor.** Schmerzen im Bereich einer Verletzung oder einer → Entzündung.
[lat.: dolor, Schmerz]
🌐 dolor

**Dominanz.** Genetisches Grundprinzip, nach dem nicht alle Gene, die eine bestimmte Eigenschaft bestimmen, gleich stark ausgedrückt werden. Zwei Gene, die sich am selben Genlokus befinden, konkurrieren miteinander. Das Gen, das letztendlich manifestiert wird, ist dominant.
[*lat.:* dominari, herrschen.]
🌐 dominance

**Dopa.** Durch Oxidation von Tyrosin erzeugte Aminosäure. D. ist eine Vorläufersubstanz von Dopaminen, Adrenalin und Noradrenalin.
🌐 dopa

**Dopamin.** Biogener Neurotransmitter des sympathischen Nervensystems. Vorstufe des Noradrenalin, die in der Substantia nigra produziert und zu Putamen und Schweifkern weitergeleitet wird. D. hemmt die Bewegungsfähigkeit. Ein Dopaminmangel erzeugt typische Parkinson-Krankheitssymptome wie Rigidität, unkontrolliertes Zittern und Bewegungsver-

langsamung. (s.a. Katecholamin) – *adj.* dopaminerg.
🇬🇧 dopamine

**Dopaminrezeptor.** Auf der Zelloberfläche bestimmter Zellen befindliches Protein, das eine spezifische Verbindung mit dem Neurotransmitter → Dopamin bildet. Mit Dopamin stimulierte Dopaminrezeptoren auf Gefäßepithelzellen verursachen eine Dilatation der Nieren-, Herzkranz- und Zerebralgefäße, wodurch der Blutfluss erhöht wird.
🇬🇧 dopaminergic receptor

**Doppelballonsonde, dreilumige.** → Sengstaken-Blakemore-Sonde.

**Doppelblindversuch.** Untersuchung zur Überprüfung der Wirksamkeit einer Behandlungsmethode bzw. eines bestimmten Arzneimittels. Bei einem D. gibt es Versuchsgruppen und Kontrollgruppen und weder Probanden noch Ärzte wissen, welche Behandlung bzw. welches Arzneimittel welcher Gruppe verabreicht wird.
[*lat.:* duplus]
🇬🇧 double-blind study

**Doppelkontrastarthrographie.** Radiographische Darstellung eines Gelenks, bei der zwei Kontrastmittel in die Gelenkkapsel injiziert werden; wird häufig zur radiographischen Darstellung von Kniegelenken eingesetzt.
🇬🇧 double-contrast arthrography

**Doppelmissbildung.** (Siamesische Zwillinge). Zwei Föten, die sich aus demselben Ei entwickelt haben und die bei Geburt körperlich miteinander verbunden sind. Eine Doppelmissbildung ist das Ergebnis einer verspäteten, unvollkommenen Blastomertrennung im frühen embryonalen Entwicklungsstadium.
🇬🇧 conjoined twins

**Doppler-Effekt.** Bezeichnung für die Änderung der Frequenz einer Schall- oder Lichtwelle durch die relative Bewegung von Schallwelle und Empfänger. Die Frequenz erhöht sich, wenn sich die Schallwelle zum Empfänger hin bewegt und verringert sich, wenn sich die Schallwelle vom Empfänger weg bewegt.
[Christian J. Doppler, österr. Arzt und Mathematiker, 1803–1853.]
🇬🇧 Doppler effect

**Doppler-Ultraschall.** Diagnostiktechnik zur Untersuchung der Blutfließbewegung. Mit Hilfe der Doppler-Sonographie lassen sich charakteristische Veränderungen im Blutfluss erfassen, die von Gefäßverengungen hervorgerufen werden. Die Doppler-Verschiebung, also die Differenz zwischen Sende- und Empfangsfrequenz, kann akustisch dargestellt werden. Verschiedene

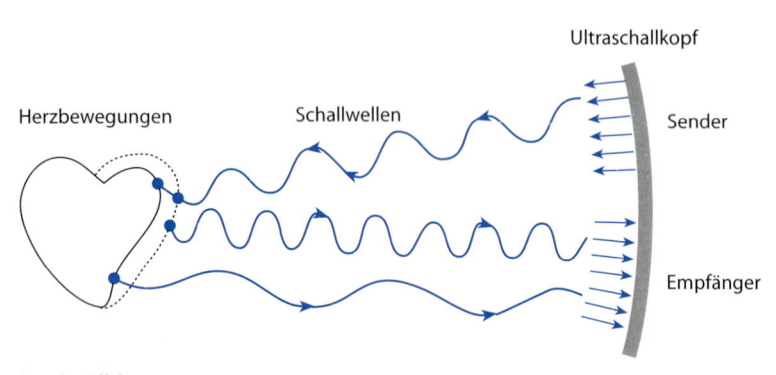

**Doppler-Effekt.**

Bewegungsgeschwindigkeiten im Körperinneren werden in Schallwellen umgewandelt und ermöglichen Rückschlüsse auf bestimmte Körperstrukturen. Mit der Doppler-Sonographie können auch fötale Herztöne überwacht, die Plazenta lokalisiert und Herzfunktionen dargestellt werden.
[Christian J. Doppler, österr. Arzt und Mathematiker, 1803–1853.]
🌐 Doppler ultrasonography

**dorsal.** Zum Rücken gehörig, rückseitig. (→ Dorsum)
[*lat.*: dorsum, Rücken.]
🌐 dorsal

**dorsalflektieren.** Nach hinten beugen oder biegen, z.B. beim Aufwärtsbeugen der Finger, des Handgelenks, der Füße oder Zehen.
[*lat.*: dorsum, Rücken + flectere, beugen.]
🌐 dorsiflect

**Dorsalflexion.** Von den Muskeln unterstützte, nach hinten gerichtete Beugung.
🌐 dorsiflexion

**Dorsalgie.** Rückenschmerz, insbesondere in den Muskeln der oberen Rückenregion.
🌐 dorsodynia

**dorsolateral.** Rücken und beide Körperseiten betreffend.
🌐 dorsolateral

**dorsolumbar.** Rücken und Lendenbereich betreffend.
🌐 dorsolumbar

**dorsosakral.** Rücken und Kreuzbein (Sacrum) betreffend.
🌐 dorsosacral

**dorsoventral.** Bezeichnung für die Körperachse, die sich durch Rücken und Bauch zieht.
🌐 dorsoventral

**Dorsum.** Rücken des Körpers; Rückseite bzw. Oberseite eines Körperteils.
[*lat.*: dorsum, Rücken.]
🌐 dorsum

**Dosieraerosol.** Sprühbehälter zur Inhalation einer genau bemessenen Dosis eines vernebelten Medikamentes, z. B. Bronchospasmolytika. Das Medikament entfaltet rasch seine Wirkung im Bronchialsystem. Pflegerische Aufgabe ist es, dem Patienten Anleitung und Beratung zur Benutzung eines D. zu geben.
◪ Aerosol
[*lat.*: dos, Gabe; aer, Luft, Nebel]
🌐 controlled-dosage aerosol

**Dosierung.** Menge, Häufigkeit und Anzahl eines verabreichten Arzneimittels.
[*griech.*: didonai, Gabe.]
🌐 dosage

**Dosimeter.** Instrument zur Erfassung und Messung der Strahlungsbelastung.
[*griech.*: dosis, Gabe, metron, Maß.]
🌐 dosimeter

**Dosimetrie.** 1. Erfassung der von einer radioaktiven Quelle ausgehenden Strahlungsmenge, -leistung und -verbreitung. 2. Genaue Festsetzung einer medizinischen Dosis auf der Basis von Körpergröße, Geschlecht, Lebensalter sowie anderen Faktoren.
[*griech.*: dosis, Gabe, metron, Maß.]
🌐 dosimetry

**Dosis.** Die zu einer gegebenen Zeit verabreichte Menge eines Arzneimittels.
[*griech.*: didonai, Gabe.]
🌐 dose

**Dosis, absorbierte.** (Energiedosis). Energie, die auf eine ausgewählte Stelle durch ionisierende Strahlung pro Masseneinheit ionisiertes Material übertragen wird. Die SI-Einheit einer Energiedosis ist Gray; 1Gy = 1Joule/kg = 100 rad.
🌐 absorbed dose

**Dosis, höchstzulässige.** Die höchste Dosis einer ionisierenden Strahlung, der eine Person, die mit radioaktiven Materialien oder Röntgenstrahlen arbeitet, nach den radiologischen Schutzvorschriften ausgesetzt sein darf; sie beträgt 5 rem pro Jahr oder eine lebenslange Akkumulation von 1 rem pro Lebensjahr.
🌐 maximum permissible dose (MPD)

**Dosis, kumulative.** Strahlendosis, die sich aus häufiger Bestrahlung bzw. als Folge

der Exposition radiopharmazeutischer Produkte ergibt.
🔤 cumulative dose

**Dosis, minimale infektiöse.** Geringste Menge einer infektiösen Substanz, die zu einer → Infektion führt.
🔤 minimal infecting dose

**Dosis, therapeutische.** Minimale Dosis, die für die Erzeugung einer erwünschten Wirkung notwendig ist.
🔤 therapeutic dose

**Dosis, toxische.** Die Menge einer Substanz, die ggf. eine giftige Wirkung hervorruft.
🔤 toxic dose (TD)

**Dosisleistung.** Abgegebene Strahlungsmenge, die in einer bestimmten Zeiteinheit absorbiert werden kann.
🔤 dose rate

**Dosis-Wirkung.** Bezeichnung für den Bereich einer Arzneimittelwirkung zwischen der Minimaldosis, die benötigt wird, um eine Schwellenkonzentration zu überschreiten, die eine Wirkung auslöst, und einer toxischen Überdosis, die zu negativen Nebenwirkungen führt.
🔤 dose response

**Dosis-Wirkungs-Beziehung (DWB).** Mathematische Beziehung zwischen Strahlungsdosis und der hervorgerufenen körperlichen Reaktion. Bei einer linear verlaufenden Kurve steht die Wirkung in einem proportionalen Verhältnis zur Dosis.
🔤 dose-response relationship

**Dottersack.** Nabelbläschen im Inneren der Zellmasse eines menschlichen Embryos, das bis zum 2. Embryonalmonat als Nahrungsvorrat dient. Es ist durch den Dottergang mit dem Mitteldarm verbunden. Nach der 7./8. Woche verschwindet der D. wieder.
🔤 yolk sac

**Douglaspunktion.** (Kuldozentese). Entfernen von intraperitonealer Flüssigkeit, z.B. Eiter, mit Hilfe einer Nadel durch eine Punktion durch die Vagina.
🔤 culdocentesis

**Douglas-Raum.** Aus einer Falte des Bauchfells gebildeter rektouteriner Beutel zwischen Rektum und Uterus.
[James Douglas, schottischer Anatom, 1675–1742.]
🔤 Douglas' cul-de-sac

**Douglasskop.** Endoskop mit Lichtquelle, das zur Untersuchung der Bauchhöhle durch die hintere Vaginalwand eingeführt wird.
🔤 culdoscope

**Downey-Zellen.** Bezeichnung für Lymphozyten in den Blutzellen von Patienten mit infektiöser Mononukleose und Hepatitis. Die Zellen werden als Downey I, II oder III Lymphozyten eingestuft.
[Hal Downey, amerikanischer Hämatologe, 1877–1959.]
🔤 Downey cells

**Down-Syndrom.** (Trisomie 21; Mongolismus). Kongenitale Krankheit (→ Chromosomen-Aberration) mit unterschiedlichem Ausmaß geistiger Behinderungen (Retardation) und multipler Defekte. Das D.-S. wird meist entweder durch ein zusätzliches Chromosom in der G-Gruppe oder, in seltenen Fällen, durch eine Translokation der Chromosomen 14 oder 15 in der D-Gruppe bzw. der Chromosomen 21 oder 22 verursacht. Typische Merkmale sind Kleinwüchsigkeit und Muskelhypotonie, Fehlbildung innerer Organe, Mikrozephalie, Brachyzephalie, flaches Hinterhaupt sowie typische Gesichtszüge: mongoloid geformte Augen, breite Nasenwurzel, tiefsitzende Ohren und eine große, hervorstehende Zunge ohne Zentralfurche. Die Hände sind kurz und breit und weisen querlaufende Handfurchen bzw. Vierfingerfurchen auf. Die Finger sind kurz und einwärtsgekrümmt (Klinodaktylie). Die Füße sind breit und keilförmig und haben einen deutlichen Zwischenraum zwischen erstem und zweitem Zeh sowie eine klar ausgebildete Furche. Die mit D.-S. einhergehende geistige Behinderung variiert von Fall zu Fall. Der durchschnittliche IQ liegt im Bereich von 50 bis 60. Im frühen Kindesalter ist die Sterblichkeitsrate hoch,

insbesondere bei Kindern mit Herzfehlern.
[John L. Down, englischer Arzt, 1828–1896.]
🇬🇧 Down's syndrome

**DPT-Impfstoff.** Kombinationsimpfstoff gegen Diphtherie, Keuchhusten (Pertussis) und Tetanus.
🇬🇧 DPT vaccine

**DPV.** Deutscher Pflegeverband

**Dragee.** Mit mehreren Schichten aus Puderzucker, Stärke oder Zellulose ummantelter Wirkstoffkern, auch zur Verzögerung der Medikamentenaufnahme im Darm.
🇬🇧 coated tablet

**Drain.** Tubus oder anderer Schlauch, mit dem Luft oder Flüssigkeit aus einer Körperkavität bzw. einer Wunde abgeleitet wird. Der Drain kann in ein geschlossenes System mit vollständigem Schutz gegen Kontamination integriert sein oder Teil eines offenen Systems sein, dessen Substanzen fortlaufend ausgetauscht werden.
🇬🇧 drain

**Drainage.** Methode zur Entfernung von Körperflüssigkeiten aus Hohlräumen, Wunden oder anderen Sekretquellen. Eine geschlossene Drainage ist ein System, das aus Schläuchen und anderen Apparaten besteht, die mit dem Körper verbunden werden, um Flüssigkeit in einem luftdichten Kreislauf zu entfernen und gleichzeitig eine weitere Kontamination der Wunde bzw. des Hohlraums zu vermeiden. Bei einer offenen Drainage wird Sekret durch einen nach außen offenen Schlauch abgeleitet. Bei der Saugdrainage wird eine Flüssigkeit mit Hilfe einer Pumpe o.ä. entfernt. Die Spüldrainage ist eine Methode zur Reinigung eines Körperbereichs durch abwechselndes Spülen und Entleeren; wird beispielsweise bei der Behandlung von Harnwegserkrankungen eingesetzt. (s.a. Redon-Drainage)
↗ Lagerungsdrainage; Thoraxdrainage; Saug-Spül-Drainage
🇬🇧 drainage

**Drainage, doppellumige.** Instrument zur Drainage, das aus zwei Schläuchen besteht. Durch den einen Schlauch kann Flüssigkeit aus der Körperhöhle abfließen, durch den anderen gelangt Luft in die Körperhöhle und ersetzt die Flüssigkeit. Die D. kann an ein Absauggerät angeschlossen werden.
🇬🇧 sump drain

**Drakunkulose.** (Medinawurminfektion; Guineawurminfektion). Durch den Nematoden *Dracunculus medinensis* verursachte Parasiteninfektion mit eitrigen Läsionen an Beinen und Händen, die entlang der Wanderroute des weiblichen Wurms entstehen. Ansteckung durch kontaminiertes Trinkwasser.
[*griech.*: drakontion, kleiner Drachen, osis, Beschwerde.]
🇬🇧 dracunculiasis

**Dranginkontinenz.** Anerkannte → NANDA-→ Pflegediagnose; Zustand, bei dem ein Patient unter einem unwillkürlichen Urinabgang unmittelbar nach einem starken Harndrang leidet. Zu den kennzeichnenden Merkmalen zählen Harndrang, häufiges Harnlassen (häufiger als zweistündlich), Blasenkontraktionen/-krämpfe, Nykturie (häufiger als zweimal pro Nacht), Ausscheidung von kleinen (weniger als 100 ml) oder von großen Urinmengen (500 ml) und die Unfähigkeit, die Toilette rechtzeitig zu erreichen.
🇬🇧 incontinence, urge

**Drehbett.** → Rotorest-Bett.

**Drehschwindel.** Systematischer Schwindel, der durch Störungen des vestibulären Systems, vor allem aber peripher ausgelöst werden kann, aber auch durch eine Durchblutungsstörung im Bereich des Hirnstamms und Kleinhirns ausgelöst sein kann. Es besteht ein Gefühl, die Umgebung drehe sich um einen oder man

selbst drehe sich bei stillstehender Umgebung. Meist begleitet von →Nystagmus, oft auch von →vegetativen Symptomen (Blässe, Übelkeit, Erbrechen).
🇬🇧 rotary vertigo; systematic vertigo

**Drehungsbruch.** →Torsionsfraktur.
🇬🇧 torsion fracture

**Dreiecktuch.** 🔖 Dreieckiges Tuch, das als Armschlinge, Abdeckung oder dick zusammengefaltet als Hilfsmittel zur Blutstillung verwendet werden kann. Ein D. muss in jedem Verbandskasten vorhanden sein. (s.a. Armschlinge, einfache)
🇬🇧 triangular bandage

**Dreifachreaktion.** Drei Phänomene, die nach der subkutanen Injektion von Histaminen nacheinander auftreten. Zunächst entwickelt sich ein kleiner roter Fleck, der sich innerhalb einer Minute zu seiner maximalen Größe von einigen Millimetern ausbreitet und dann bläulich verfärbt. Anschließend bildet sich um den ursprünglichen roten Fleck langsam ein unregelmäßiger hellroter Bezirk und schließlich entsteht eine mit Flüssigkeit gefüllte Hautblase über dem ursprünglichen roten Fleck.
🇬🇧 triple response

**Dreifarbentheorie.** Annahme, dass alle Farbwahrnehmungen mit Hilfe von drei verschiedenen Zapfentypen in der Netzhaut des Auges weitergeleitet werden, die empfindlich auf die drei Grundfarben rot, grün und blau reagieren. Durch die individuelle und die Zusammenarbeit der Zapfen ist es möglich, alle Farbschattierungen wahrzunehmen.
[T. Young, engl. Physiker, 1773–1829 u. L. von Helmholtz, dt. Physiker u. Physiologe, 1821–1894]
🇬🇧 Young-Helmholtz theory of color vision

**Dreiwegehahn.** 🔖 (Konnektor). Verbindungsstück zu einem Verweilkatheter, über den mehrere Infusionen parallel laufen oder Medikamente injiziert werden sollen. Der D. wird mittels einer Schraubverbindung (Luer-Lock) an den Verweilkatheter angeschlossen. Je nach Stellung des Dreiwegehahns können zwei oder eine Infusion laufen. Die nicht benutzte Anschlussverbindung muss stets mit einem Verschlussstopfen versehen sein. In Verbindung mit einer arteriellen Kanüle wird ein roter D. (z. B. zur arteriellen Blutdruckmessung), in Verbindung mit einer venösen Kanüle ein blauer D. verwendet. (s.a. Verweilkatheter)
🇬🇧 three-way adapter, three-way stopcock

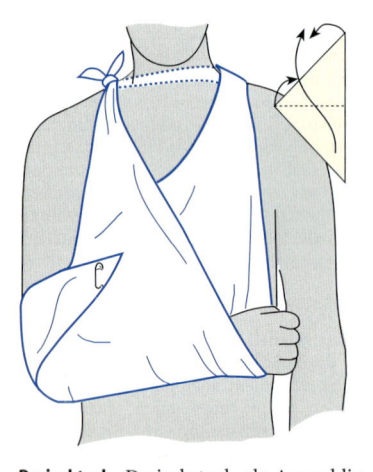

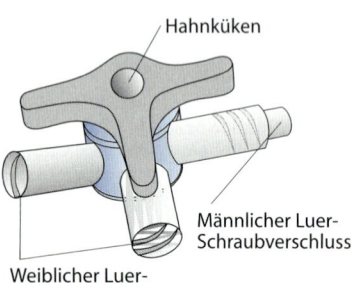

**Dreiecktuch.** Dreieckstuch als Armschlinge.

**Dreiwegehahn.**

**Drepanozytenanämie.** → Sichelzellanämie.
[*griech.:* drepane, Sichel, kytos, Zelle.]
🇬🇧 drepanocytic anemia

**Dressler-Syndrom.** Autoimmunerkrankung, die im Zusammenhang mit einem akuten Koronarinfarkt auftreten kann. Krankheitssymptome sind Fieber, Herzbeutelentzündung (Perikarditis), Brustfellentzündung (Pleuritis), Pleuraerguss und Gelenkschmerzen. Verursacht wird eine Dressler-Myokarditis durch körpereigene Immunreaktionen auf Beschädigungen des Herzmuskels (Myokards) und des Herzbeutels (Perikards).
[William Dressler, amerikanischer Arzt, 1890–1969.]
🇬🇧 Dressler's syndrome

**DRGs.** Abkürzung für → Diagnosis related groups. (s.a. Fallpauschalen)
🇬🇧 diagnosis related groups

**Drift.** Allmähliche Fortbewegung aus der ursprünglichen Lage.
🇬🇧 drift

**Drift, genetische.** Zufällige Fluktuation der Genhäufigkeit innerhalb einer Population. Je kleiner eine Population, desto größer die Tendenz für Variationen innerhalb jeder Generation, wodurch sich die Nachkommen genetisch beträchtlich von ihren Vorfahren unterscheiden können.
🇬🇧 genetic drift

**DRK.** → Deutsches Rotes Kreuz

**Droge.** 1. Bezeichnung für Wirksubstanzen mit suchterzeugenden Eigenschaften (sog. Rauschmittel oder weitergefasst Bezeichnung für Wirksubstanzen mit therapiewidrigen Eigenschaften). 2. Durch Trocknung relativ haltbar gemachtes Material pflanzlicher oder tierischer Herkunft (z. B. getrocknete Kräuter), das als Arzneimittel (oder auch als Gewürz, Riechstoff) eingesetzt wird. 3. Chemisch ungemischte Arzneimittel.
🇬🇧 drug

**Drogen- bzw. Arzneimittelabhängigkeit.** Verlangen, Gewöhnung, Missbrauch bzw. physiologisches Vertrauen in Bezug auf eine chemische Substanz.
🇬🇧 drug dependence

**Drogenentzug, Behandlung eines Substanzabusus.** → Pflegeintervention der → NIC, die definiert ist als die Pflege eines Patienten während einer Drogenentgiftung.
🇬🇧 Substance Use Treatment: Drug Withdrawal

**Dromedarfieber.** Biphasisches Fieber mit zweigipfligem Temperaturverlauf, z.B. bei Kinderlähmung (Poliomyelitis), Viruserkrankungen. Die Fieberkurve bildet den Umriss eines Dromedars ab.
[*lat.:* dromas, zweihöckriges Kamel]
🇬🇧 double-peaked fever curve

**dromotrop.** Bezeichnung für eine Substanz, die die Weiterleitung elektrischer Impulse beeinflusst. Ein positiv dromotropes Mittel fördert die Leitung elektrischer Impulse zum Herz.
🇬🇧 dromotropic

**Drop-Anfall.** Form einer transitorischen ischämischen Attacke (TIA), bei der eine kurze Unterbrechung des zerebralen Blutflusses den Gleichgewichtssinn oder den Tonus der Beinmuskulatur beeinträchtigt. Die betroffene Person kann stürzen, wird jedoch nicht ohnmächtig.
🇬🇧 drop attack

**Druck.** Kraft oder Belastung, die durch eine Flüssigkeit oder ein Objekt auf eine Fläche ausgeübt wird; dies wird normalerweise in Einheiten pro Masse pro Bereich gemessen.
🇬🇧 pressure

**Druck, arterieller.** Die Belastung, die durch das zirkulierende Blut auf die Arterienwände ausgeübt wird; der a.D. wird durch das Herzminutenvolumen und den systemischen Gefäßwiderstand beeinflusst.
🇬🇧 arterial pressure

**Druck, atmosphärischer.** Druck in einer bestimmten Umgebung, der in Bezug auf einen Referenzwert von Null (0) cm $H_2O$ ausgedrückt wird.
🇬🇧 ambient pressure

**Druck, kritischer.** Der von Dampf in einem geschlossenem System ausgeübte Druck beim Erreichen der kritischen Temperatur.
🌐 critical pressure

**Druck, onkotischer.** → Osmotischer Druck, der durch in Körperflüssigkeiten (Blut, interstitielle Flüssigkeit) gelöste Kolloide (Proteine) hervorgerufen wird, z.B. wenn im Plasma auf einer Seite einer Zellmembran eine höhere Konzentration eines Proteins als in der benachbarten interstitiellen Flüssigkeit vorliegt.
[*griech.*: onkos, Geschwulst]
🌐 oncotic pressure

**Druck, osmotischer.** Druck, der auf eine halbdurchlässige (semipermeable) Membran ausgeübt wird, die zwei Lösungen mit unterschiedlich hoher Konzentration an gelösten Substanzen voneinander trennt. Die Membran ist nur für das Lösungsmittel in der Lösung durchlässig, nicht aber für die gelösten Stoffe.
🌐 osmotic pressure

**Druckentlastung.** → Pflegeintervention der → NIC, die definiert wird als die Minimierung der Druckausübung auf Körperteile.
🌐 Pressure Management

**Druckinfusion.** In eine Druckmanschette eingespannte Infusionsflasche (Plastik!), deren Inhalt durch den von der Manschette erzeugten Druck (bis zu 300 mmHg) mit hoher Geschwindigkeit über einen zentralvenösen Venenkatheter zum Patienten läuft. Genauere und dennoch hohe Infusionsraten lassen sich mit einer elektronischen → Infusionspumpe (Infusomat) erzielen. Hierzu ist jedoch ein spezielles Infusionsbesteck erforderlich, das in die Infusionspumpe eingespannt werden muss. (→ Infusion)
🌐 pressure infusion

**Druckpuls.** Verlangsamter, voller, gespannter Puls bei Reizung des Nervus vagus durch erhöhten Hirndruck und andere Ursachen.
🌐 pressure pulse

**Druckpunkt.** 1. Punktueller Bereich über einer Arterie, an der der Puls gefühlt werden kann. Ein Druck auf diesen Punkt kann helfen, den Blutfluss distal einer Wunde zu stoppen. 2. Stelle, die auf Druck extrem empfindlich reagiert, z.B. der McBurney-Punkt bei Appendizitis.
🌐 pressure point

**Druckrezeptor.** → Mechanorezeptor.
🌐 mechanoreceptor

**Druckulkus (pl. Druckulzera).** → Dekubitus
🌐 pressure ulcer

**Druckverband.** Bandage oder Material aus Stoff, das so fest um einen Körperteil angelegt wird, dass Druck ausgeübt und damit Blutungen gestoppt, Ödemen vorgebeugt und variköses Venen eine Stabilisierung gewährleistet wird.
🌐 pressure dressing

**Drüse.** (Glandula). Organe, die aus spezialisierten Epithelzellen bestehen und Substanzen ausscheiden, die nicht im Zusammenhang mit ihrem ursprünglichen Metabolismus stehen. Einige D.n scheiden ein schleimiges, muköses Sekret aus, andere, wie etwa die Hypophysendrüsen, produzieren Hormone; die blutbildenden (hämatopoetischen) D.n, z.B. die Milz und einige Lymphknoten, sind bei der Produktion von Blutkomponenten betei-

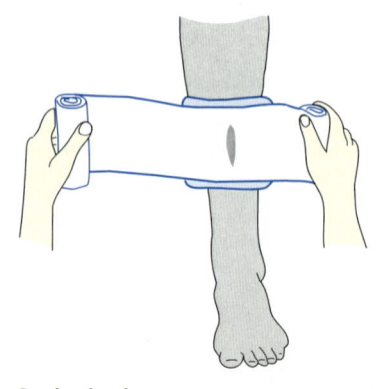

**Druckverband.**

ligt. → Exokrine D.n geben ihre Sekretionen in Drüsengänge ab, die → endokrinen D.n dagegen besitzen keine Ausführungsgänge und scheiden ihre Sekretionsprodukte direkt ins Blut oder in die interstitielle Flüssigkeit aus.
🌐 gland

**Drüse, ekkrine.** Eine von zwei Arten von Schweißdrüsen, die im Hautgewebe liegen. Ekkrine Drüsen sind unverzweigt, gewunden und röhrenförmig und sind über die gesamte Hautfläche des Körpers verteilt. Die Absonderung von Schweiß führt über die Verdunstungskälte zur Kühlung der Hautoberfläche.
🌐 eccrine gland

**Drüse, endokrine.** Eine ganglose Drüse, die Hormone ins Blut bzw. in die Lymphknoten abgibt. Diese Hormone haben entscheidende Auswirkungen auf bestimmte Zielgewebe im gesamten Körper. Zu den endokrinen Drüsen gehören die Hirnanhangsdrüse (Hypophyse), die Zirbeldrüse, der Hypothalamus, der Thymus, die Schilddrüse, die Nebenschilddrüse, die Nebennierenrinde, die Langerhans-Inseln sowie die Keimdrüsen. Bestimmte Zellen anderer Körpergewebe, wie z.B. die gastrointestinale Schleimhaut und die Plazenta, haben ebenfalls endokrine Funktionen.
🌐 endocrine gland

**Drüsen, exokrine.** Drüsen, die Sekretionen auf die Hautoberfläche absondern, wie z.B. die Schweißdrüsen und die Talgdrüsen. (s.a. Drüsen, endokrine)
🌐 exocrine gland

**Drüsen, sublinguale.** Kleine Speicheldrüsen, die in der Mundschleimhaut unter der Zunge sitzen. Die D. sind mandelförmig und sezernieren von den Drüsenalveolen gebildeten Schleim in den Mund.
🌐 sublingual gland

**Drüsen, submandibuläre.** Walnussgroße, paarig angelegte Speicheldrüsen (Unterkieferdrüse), die unter dem Unterkiefer liegen. Die D. sezernieren Schleim und seröse Flüssigkeit, die zum Verdauungsprozess beiträgt.
[*lat.:* sub + madibula, unter + Kinnbacke]
🌐 submandibular glands

**DSA, tomographische.** Abkürzung für Digitale Subtraktionsangiographie. Dreidimensionale Darstellung der Blutgefäße im Körper.
🌐 tomographic DSA

**DSM.** Abkürzung für »Diagnostic and Statistic Manual« der American Psychiatric Association (Diagnostisches und statistisches Manual psychischer Störungen).
🌐 DSM

**DTP-Impfstoff.** Intramuskulär gespritzter Kombinationsimpfstoff bestehend aus Diphtherie- und Tetanus-Anatoxinen sowie abgeschwächtem Pertussis-Impfstoff.
🌐 DTP vaccine

**Dubin-Johnson-Syndrom.** Erbliche, chronische Hyperbilirubinämie. Begleitsymptome sind nicht-hämolytischer Ikterus, krankhafte Leberpigmentation und Störung der Gallenblasenfunktion.
[Isidore N. Dubin, amerikanischer Pathologe, 1913–1980; Frank B. Johnson, amerikanischer Pathologe, geb. 1919.]
🌐 Dubin-Johnson syndrome

**Dubois-Formel.** Logarithmische Rechenmethode zur Bestimmung der Körperoberfläche. Die Berechnung basiert auf der Körpergröße in cm, dem Körpergewicht in kg sowie einer Konstanten, die einen Wert von 0,007184 hat.
🌐 DuBois formula

**Dubowitz-Schema.** Erfassungssystem zur Bestimmung der Schwangerschaftsreife eines Neugeborenen unter Berücksichtigung von Faktoren wie Körperhaltung, Dorsalflexion der Knöchel sowie Arm- und Beinwiderstand.
[Victor Dubowitz, südafrikanischer Kinderarzt, geb. 1931.]
🌐 Dubowitz assessment

**Duchenne-Aran-Syndrom.** (spinale progressive Muskelatrophie). Durch die Degeneration der vorderen Hornzellen des Rückenmarks hervorgerufener Muskelschwund

(Atrophie), der hauptsächlich die oberen Gliedmaßen betrifft. Der chronische Muskelschwund und die Muskelschwäche befallen zuerst die Hände und breiten sich über Arme und Schultern bis in die Beine sowie andere Körperregionen aus.
[Guillaume B.A. Duchenne, französischer Neurologe, 1806–1875; Francois A. Aran, französische Arzt, 1817–1861.]
🌐 Duchenne-Aran disease

**Duchenne-Krankheit.** → Bulbärparalyse.
🌐 Duchenne's paralysis

**Duchenne-Muskeldystrophie.** Rezessive, mit dem Geschlechtschromosom verbundene Erbkrankheit mit progressivem, symmetrisch verlaufendem Muskelschwund an Beinen und Beckenregion. In den meisten Fällen tritt die Krankheit zwischen dem 3. und 5. Lebensjahr auf; über Bein- und Beckenmuskulatur geht der Muskelschwund auf die unwillkürliche Muskulatur über. Charakteristische Merkmale sind ein schleppender Gang und eine deutlich ausgeprägte konvexe Verbiegung der Wirbelsäule (Lordose). Muskeln werden schnell abgebaut, die Wadenmuskulatur wird fest und vergrößert sich infolge fetthaltiger Ablagerungen. Erkrankte Kinder leiden unter Kontrakturen, haben Probleme beim Treppensteigen, stolpern und fallen oft hin und haben flügelartig abstehende Schulterblätter (Scapula alata).
[Guillaume B.A. Duchenne, französischer Neurologe, 1806–1875.]
🌐 Duchenne's muscular dystrophy

**Duchenne-Syndrom.** In drei Stufen verlaufende neurologische Erkrankung: Rückenmarksmuskelschwund (Atrophie), Bulbärparalyse und Rückenmarksschwindsucht (Tabes dorsalis).
[Guillaume B.A. Duchenne, französischer Neurologe, 1806–1875.]
🌐 Duchenne's disease

**Ductus.** Enge, schlauchartige Struktur, die zur Sekretion bzw. Ausscheidung (Exkretion) von Materialien und Substanzen dient.
[*lat.*: ducere, führen.]
🌐 duct

**Ductus arteriosus.** Fötaler Gefäßkanal, der die Pulmonalarterie direkt mit der absteigenden Aorta verbindet.
🌐 ductus arteriosus

**Ductus arteriosus apertus.** Unphysiologische Öffnung zwischen der Pulmonalarterie und der → Aorta, die dadurch entsteht, dass sich der Ductus arteriosus beim Fötus nach der Geburt nicht schließt; dies tritt häufig bei zu früh geborenen Kindern auf. Durch diesen Defekt kann Blut aus der Aorta in die Pulmonalarterie und wieder in die Lungen fließen, wo es erneut mit Sauerstoff gesättigt wird und erneut in den linken Vorhof und in die linke Kammer gelangt. Dadurch entsteht eine erhöhte Arbeitslast des linken Herzens, eine Stauung und ein erhöhter Widerstand der Lungengefäße.
🌐 patent ductus arteriosus (PDA)

**Ductus Botalli.** (Ducuts arteriosus). Physiologischer Kurzschluss zwischen Aortenbogen und Truncus pulmonalis zur Umgehung der noch funktionsunfähigen Lunge beim Embryo und Fetus. Verschluss erfolgt nach der Geburt mit Einsetzen der Atmung (innerhalb 10–15 Std.).
🌐 patent ductus arteriosus

**Ductus choledochus.** (Gallengang). Kanal, der aus der Kreuzung zwischen Gallenblasengang und Leberausführungsgang gebildet wird.
🌐 common bile duct

**Ductus cochlearis.** (Schneckengang). Knochiger, spiralförmiger Tunnel in der Innenohrschnecke. Eine Öffnung steht in Verbindung mit der Paukenhöhle, eine zweite Öffnung ist mit dem Vorhof verbunden und eine dritte Öffnung kommuniziert mit einer schmalen Passage, die zur Unterfläche des Schläfenbeins führt.
[*lat.*: cochlea, Schneckengehäuse + canalis, Kanal.]
🌐 cochlear canal

**Ductus cysticus.** Gallenblasengang, durch den die Galle aus der Gallenblase in den Ducutus choledochus fließt.
🌐 cystic duct

**Ductus epididymidis.** Nebenhodengang, in den die efferenten Hodengänge münden.
🌐 ductus epididymidis

**Ductus lymphaticus dexter.** → rechter Hauptlymphgang.
🌐 right lymphatic duct

**Ductus semicircularis.** → Häutiger Bogengang.
🌐 semicircular duct

**Ductus venosus.** (Arantius-Kanal). Vaskuläre Verbindung des Fötus zwischen Leber und Nabelvene sowie unterer Hohlvene (Vena cava inferior).
🌐 ductus venosus

**Dukes-Klassifikation.** System zur Einstufung kolorektaler Karzinome unter Berücksichtigung des Ausmaßes des Gewebebefalls und der Metastasen. Dukes-A-Tumore betreffen lediglich Schleimhaut und Submukosa. Typ-B-Tumore sind Muskeltumore ohne Beeinträchtigung des Lymphsystems. C-Tumore bilden Metastasen in den Lymphknoten. Typ-D-Tumore sind Karzinome, die bereits in weiter entfernte Organe vorgedrungen sind.
🌐 Duke's classification

**Dumping-Syndrom.** Bezeichnung für Symptome wie Schwitzen, Übelkeit, Schwindel und Schwäche, unter denen Patienten nach Durchführung einer Magenresektion leiden. Die Symptome treten bald nach Essenseinnahme auf, wenn der Mageninhalt zu schnell in den Zwölffingerdarm entleert wird.
🌐 dumping syndrome

**Dunant, Henri.** (* Genf 1828–1910 Heiden), Initiator der ersten Genfer Konvention von 1864 und Gründer des »Roten Kreuzes«, erster Friedensnobelpreisträger 1901.

**Duncan-Mechanismus.** Plazentalösung, wobei sich die unteren Teile der Plazenta zuerst lösen.
[James M. Duncan, britischer Geburtshelfer, 1826–1890.]
🌐 Duncan's mechanism

**Dunkeladaptation.** Physiologische Erhöhung der Empfindlichkeit der Stäbchenzellen in den Augen, um vorhandenes Licht in einer schlecht beleuchteten Umgebung zu erkennen; gleichzeitig erweitern sich die Pupillen, damit mehr Licht in die Augen eindringen kann.
🌐 dark adaptation

**Dunkelfelduntersuchung.** Untersuchung eines Untersuchungsmaterials mit Hilfe eines Dunkelfeldmikroskops. Das Material wird dabei von einer peripheren Lichtquelle beleuchtet. Das untersuchte Material scheint gegen den dunklen Hintergrund zu leuchten.
🌐 darkfield microscopy

**Dünndarmsonde.** (Duodenalsonde). Ca. 120–300 cm lange Kunststoff oder Gummisonden, die unter operativen Bedingungen oder unter endoskopischer Sicht durch die Nase bis in den Zwölffingerdarm (Duodenum) vorgeschoben werden. Nach dem ersten Legen sollte eine röntgenologische Lagekontrolle erfolgen. Indikationen für das Legen einer D. können sein: Ernährung, innere Schienung und/oder Entlastung des Darms (z.B. nach operativen Eingriffen).

Die korrekte Lage von D.n sollte regelmäßig mittels Spülung und gleichzeitiger Auskultation mit dem Stethoskop überprüft werden. Menge, Farbe und Beschaffenheit von aufgefangenem Sekret müssen bilanziert und dokumentiert werden.

📎 Gastroduodenalsonde
🌐 duodenal tube

**Dünndarmtumore, maligne.** Neoplasmabildung in Duodenum, Jejunum und Ileum. Die Krankheitssymptome unterscheiden sich je nach Art des Geschwürs und betroffener Stelle. Es können Bauchschmerzen, Erbrechen, Gewichtsverlust, Diarrhö, intermittierende Obstipation, Magen-Darm-Blutungen oder die Bildung einer Gewebemasse im rechten Abdomen beobachtet werden. Adenokarzinome, die am häufigsten auftretenden Tumore, entstehen entweder im Duodenum oder im oberen Jejunum und bilden polypoide oder ringförmige Geschwüre. Die hauptsächlich im unteren Dünndarm auftretenden

Lymphome können die Darmmotilität beeinträchtigen, indem sie die Nerven befallen und sind bisweilen mit dem Malabsorptionssyndrom assoziiert. Adenokarzinome werden meist operativ entfernt, wobei oftmals eine umfassende Resektion der Mesenteriallymphknoten durchgeführt wird.
🇬🇧 cancer of the small intestine

**duodenal.** Den Zwölffingerdarm (Duodenum) betreffend.
[*lat.*: duodeni, 12 Finger.]
🇬🇧 duodenal

**Duodenalulkus.** Zwölffingerdarmgeschwür; häufigste Form gastrointestinaler Ulzera.
🇬🇧 duodenal ulcer

**Duodenalverdauung.** Verdauungsvorgang, der im ersten Darmsegment nach dem Magenausgang (Pylorus) stattfindet. Leber- und Bauchspeicheldrüsensekrete sammeln sich hier und werden mit dem teilweise verdauten Speisebrei aus dem Magen vermischt. Es bilden sich Darmlymphe (Chylus), Fette werden emulgiert, Stärke wird hydrolisiert und proteolytische Enzyme beginnen mit dem Proteinabbau.
🇬🇧 duodenal digestion

**Duodenektomie.** (Zwölffingerdarmresektion). Chirurgische Entfernung des gesamten bzw. eines Teils des Zwölffingerdarms.
[*lat.*: duodeni, 12 Finger; *griech.*: ektome, Exzision.]
🇬🇧 duodenectomy

**Duodenitis.** Entzündung des Zwölffingerdarms (Duodenum).
[*lat.*: duodeni, 12 Finger; *griech.*: itis, Entzündung.]
🇬🇧 duodenitis

**Duodenographie.** Röntgenologische Darstellung des Zwölffingerdarms (Duodenum) und der Bauchspeicheldrüse (Pankreas).
[*lat.*: duodeni, 12 Finger; *griech.*: graphein, aufzeichnen.]
🇬🇧 duodenography

**Duodenoskop.** → Endoskop, das zur Untersuchung des Zwölffingerdarms (Duodenum) durch den Mund eingeführt wird.
🇬🇧 duodenoscope

**Duodenoskopie.** Visuelle Untersuchung des Zwölffingerdarms (Duodenum) mit Hilfe eines Endoskops.
🇬🇧 duodenoscopy

**Duodenostomie.** Chirurgische Eröffnung des Zwölffingerdarms (Duodenum) durch die Bauchwand, so dass eine Fistel entsteht.
[*lat.*: duodeni, 12 Finger; *griech.*: stoma, Mund.]
🇬🇧 duodenostomy

**Duodenum.** (Zwölffingerdarm). Kürzester und breitester Teil des Dünndarms, der ausgehend vom Magenausgang (Pylorus) eine fast kreisförmige Bahn beschreibt, so dass Anfang und Ende des Duodenums nahe beieinander liegen. Der Zwölffingerdarm hat eine Länge von ca. 25 cm und unterteilt sich in einen oberen, einen absteigenden, einen horizontalen und einen aufsteigenden Teil.
[*lat.*: duodeni, 12 Finger.]
🇬🇧 duodenum

**Dupuytren-Kontraktur.** Progressive, schmerzfreie Verdickung und Verspannung des subkutanen Handgewebes, das zu einer Einwärtskrümmung des vierten und fünften Fingers führt. Sehnen und Nerven werden jedoch nicht beeinträchtigt. Die Störung geht von einer Hand auf die andere über.
[Guillaume Dupuytren, französischer Chirurg, 1777–1835.; *lat.*: contractura, zusammenziehen.]
🇬🇧 Dupuytren's contracture

**Dura mater.** Äußerste der drei das Gehirn und das Rückenmark umgebenden Membrane. Die Dura mater encephali bedeckt das Hirn, die Dura mater spinalis bedeckt das Rückenmark.
[*lat.*: durus, hart, mater, Mutter,.]
🇬🇧 dura mater

**Duralsack.** Blind endender Sack am unteren Ende der Dura mater, auf gleicher Höhe mit dem zweiten Sakralsegment.
🌐 dural sac

**Durascheide.** Den Sehnerv und die Rückenmarksnervenwurzeln bedeckende Erweiterung der Dura mater.
🌐 dural sheath

**Durchblutungsstörung, Risiko einer peripheren.** Anerkannte → NANDA- → Pflegediagnose; Vorliegen von Risikofaktoren für eine Durchblutungs-, Empfindungs- oder Bewegungsstörung einer Extremität. Zu den Risikofaktoren zählen Frakturen, mechanische Kompression (z.B. Staumanschette, Gips, Verband oder Fixierungen), orthopädische Operationen, Verletzungen, Immobilität, Verbrennungen und Gefäßverschlüsse.
🌐 peripheral neurovascular dysfunction

**Durchbruchblutung.** Abgang von uterinem Blut zwischen den Menstruationsblutungen. D.en sind eine mögliche Nebenwirkung bei der Einnahme von oralen Empfängnisverhütungsmitteln (→ Kontrazeptiva). (→ Schmierblutung)
🌐 breakthrough bleeding

**Durchgangsarzt.** (D-Arzt). Von den gesetzlichen Unfallversicherungsträgern (→ Berufsgenossenschaften) beauftragter Arzt, der bei einem Arbeitsunfall oder nach Eintritt einer Berufskrankheit zu entscheiden hat, ob eine allgemeine hausärztliche Betreuung ausreicht oder eine spezielle berufsgenossenschaftliche Heilbehandlung einzuleiten ist. Name und Anschrift des zuständigen D-Arztes sind dem Arbeitgeber bekannt. Es besteht im Allgemeinen keine freie Arztwahl.

**Durchgangssyndrom.** Zur Gruppe der exogenen (= organisch bedingten) → Psychosen gehörende Bewusstseinsstörung, die mit Halluzinationen, Wahnerleben, akuter Verwirrtheit und Angstzuständen einhergehen kann. Ursachen: O$_2$-Mangel im Gehirn bedingt durch weitere Grunderkrankungen (z.B. kardiogene Ursachen), Wasser- und Elektrolytmangel, akut-traumatische Ereignisse (z.B. Operationen), Stoffwechselstörungen (z.B. Diabetes mellitus). Die Therapie richtet sich in erster Linie nach der zu Grunde liegenden Erkrankung.
Die Patienten müssen überwacht werden, Weglaufen sollte verhindert werden. Art und Ausprägung der Symptomatik sind genau zu dokumentieren.
🌐 symptomatic transitory psychotic syndrome; transitory mania

**Durchlaufdrainage.** Methode zur Spülung eines Körperorgans. Dabei werden zwei Katheter eingeführt; durch den einen fließt die Spülflüssigkeit hinein, durch den anderen wird sie wieder abgesaugt.
🌐 through-and-through drainage

**Durchschlafstörung.** Von einer D. spricht man, wenn bei einer Schlafzeit von weniger als 6 Std. die nächtliche Wachzeit mehr als 30 Minuten beträgt. Von einer chronischen Schlafstörung wird erst dann gesprochen, wenn sie mindestens dreimal pro Woche über mindestens 4 Wochen hinweg besteht. (s.a. Einschlafstörung)
🌐 dysphylaxia

**Durchsetzungskraft, Training der.** → Pflegeintervention der → NIC, die definiert wird als die Unterstützung beim effektiven Ausdruck von Gefühlen, Bedürfnissen und Vorstellungen unter Berücksichtigung der Rechte anderer Personen.
🌐 Assertiveness Training

**Duroziez-Doppelgeräusch.** Systolisches Geräusch, das bei Arterienkompression über die Oberschenkelarterie vernommen werden kann. Das Phänomen steht im Zusammenhang mit hohem arteriellen Pulsdruck bzw. Aortenklappeninsuffizienz. Ein diastolisches Geräusch kann zusätzlich gehört werden, wenn der Druck auf die Arterie distal vom Stethoskop erhöht wird.
[Paul L. Duroziez, französischer Arzt, 1826–1897.]
🌐 Duroziez' murmur

**Durstfieber.** Vor allem bei Säuglingen auftretende erhöhte Körpertemperatur infolge mangelnder Flüssigkeitszufuhr.
🇬🇧 salt fever

**dynamisch.** 1. Etwas verändern bzw. Veränderungen begünstigen. 2. Begriff aus der Atemtherapie zur Beschreibung eines veränderten Atemvolumens.
🇬🇧 dynamic

**Dynamometer.** Messinstrument zur Messung des für die Kontraktion bestimmter Muskelgruppen benötigten Kraftaufwands. Mit einem Handdynamometer kann man beispielsweise die Griffstärke der Handmuskeln messen.
[*griech.:* dynamis, Kraft, metron, Maß.]
🇬🇧 dynamometer

**-dynie.** Nachsilbe mit der Bedeutung »Schmerz«.
🇬🇧 -(o)dynia

**Dysakusis.** Bezeichnung für die Erzeugung von Schmerzen oder körperlichen Beschwerden durch laute Geräusche. Eine Hörempfindlichkeit wird oft durch eine Beschädigung der Innenohrschnecke verursacht.
[*griech.:* dys, schwierig, akouein, hören.]
🇬🇧 dysacusis

**Dysarthrie.** (Artikulationsstörung). Sprechstörung infolge einer Störung der an der Sprechmotorik beteiligten muskulären Strukturen, insbesondere eines zentralen oder peripheren motorischen Nervs.
[*griech.:* dys, Fehl- + arthroun, artikulieren.]
🇬🇧 dysarthria

**Dysarthrose.** Gelenkfehlbildung infolge einer Krankheit, Dislokation oder Missbildung, die zu einer Bewegungshinderung führt.
[*griech.:* dys, Fehl-, athron, Gelenk.]
🇬🇧 dysarthrosis

**Dysästhesie.** Sensibilitätsstörung mit schmerzhafter Empfindung von Berührungsreizen; bei Rückenmarksverletzungen treten häufig Gefühle der Taubheit, des Kribbelns oder brennender Schmerzen unterhalb der Läsion auf.
🇬🇧 dysesthesia

**Dysautonomie.** (Riley-Day-Syndrom). Störung des vegetativen Nervensystems, die oftmals ein klinisches Merkmal von Diabetes, Parkinson-Krankheit, Adie-Syndrom, Shy-Drager-Syndrom oder Riley-Day-Syndrom sein kann. Ein typisches Symptom ist orthostatische Hypotonie begleitet von Synkopen und Drop-Anfällen.
[*griech.:* dys, Fehl- + autonomia, selbständig.]
🇬🇧 dysautonomia

**Dysbasie.** Gehschwierigkeiten infolge von neurologischen Störungen und Lähmungen bei Atherosklerose.
🇬🇧 dysbasia

**Dyscholie.** Gallenerkrankung, bei der entweder zu wenig Galle abgesondert wird, oder eine Störung in Bezug auf die Galleninhaltsstoffe vorliegt.
[*griech.:* dys, Fehl- + chole, Galle.]
🇬🇧 dyscholia

**Dysdiadochokinesie.** Bezeichnung für die Unfähigkeit schnell wechselnde Bewegungen, wie z.B. rhythmisches Fingerklopfen, auszuführen. Ursachen sind Kleinhirnläsionen und → Dysmetrie.
[*griech.:* dys, Fehl- + diadochos, abwechselnd funktionierend, kinesis, Bewegung.]
🇬🇧 dysdiadochokinesia

**Dysenterie.** (Ruhr). Darmentzündung (meldepflichtig), die insbesondere den Kolon betrifft und durch chemische Reizstoffe, Bakterien, Protozoen oder Parasiten verursacht werden kann. Begleitsymptome sind häufiger, blutiger Stuhl, Bauchschmerzen und schmerzhafter Stuhl- und Harndrang (Tenesmus).
[*griech.:* dys, Fehl- + enteron, Darm.]
🇬🇧 dysentery

**Dysfunktion.** Gestörte, unphysiologische Funktionsfähigkeit eines Organs o.ä.
🇬🇧 malfunction

**Dysgenese.** 1. Bezeichnung für die Fehl- bzw. Missbildung eines Organs, insbesondere während der embryonalen Entwick-

lungsphase. 2. Verlust der Fortpflanzungsfähigkeit. Eine Form von Dysgenesie ist die Gonadendysgenesie. – *adj.* dysgenetisch.
[*griech.:* dys, Fehl- + genein, erzeugen.]
🇬🇧 dysgenesis

**Dysgenik.** Erforschung von Faktoren bzw. Situationen, die genetische Negativauswirkungen auf eine Rasse oder Spezies haben.
🇬🇧 dysgenics

**Dysgenitalismus.** Bezeichnung für fehl- bzw. missgebildete Geschlechtsorgane.
[*griech.:* dys, Fehl- + *lat.:* genitalis, angeboren.]
🇬🇧 dysgenitalism

**Dysgnathie.** Fehlstellung von Oberkiefer oder Unterkiefer bzw. beider Kiefer.
[*griech.:* dys, Fehl + gnathos, Kiefer.]
🇬🇧 dysgnathic anomaly

**Dysgraphie.** (Legasthenie). Schreibstörung mit pathologischer Ursache. (s.a. Agraphie)
[*griech.:* dys, Fehl + graphein, schreiben.]
🇬🇧 dysgraphia

**Dyskeratose.** Krankhafte oder vorzeitige Verhornung von Epithelzellen.
[*griech.:* dys, Fehl + keras, Horn, osis, Beschwerde.]
🇬🇧 dyskeratosis

**Dyskinesie.** Motorische Fehlfunktion.
[*griech.:* dys, Fehl- + kinesis, Bewegung.]
🇬🇧 dyskinesia

**Dyskrasie.** 1. Blut- und Rückenmarkserkrankungen, wie z.B. Leukämie, aplastische Anämie oder pränatale Rh-Unverträglichkeit. 2. Fehlerhafte Zusammensetzung des Blutes und anderer Körpersäfte nach der aus der Antike stammenden Säftelehre.
[*griech.:* dys, Fehl- + krasis, Vermischung.]
🇬🇧 dyscrasia

**Dyslalie.** → Stammeln.
🇬🇧 stammering

**Dyslexie.** Durch Störungen des Zentralnervensystems ausgelöste Leseschwäche (Legasthenie). Legastheniker vertauschen Buchstaben und Wörter, können Buchstabenfolgen nicht erkennen und nur mit Mühe rechts und links unterscheiden.
[*griech.:* dys, Fehl- + lexis, Wort.]
🇬🇧 dyslexia

**Dysmaturität.** 1. Mangelentwicklung; der Organismus zeigt nur mangelnde Entwicklung und reift nicht zu voller Struktur oder Funktion. 2. Bezeichnung für einen Fötus bzw. ein Neugeborenes mit abnormer Körpergröße für die jeweilige Schwangerschaftsphase.
[*griech.:* dys, Fehl- + *lat.:* maturare, reifen.]
🇬🇧 dysmaturity

**Dysmegalopsie.** Die Unfähigkeit, die Größe oder das Maß eines Gegenstandes richtig abzuschätzen.
[*griech.:* dys, Fehl- + megas, groß, opsis, Erscheinen.]
🇬🇧 dysmegalopsia

**Dysmelie.** Kongenitales, mit einer Rückenmarksstörung assoziiertes Fehlen bzw. Verkürzungen der Extremitäten. Die D. lässt sich auf Stoffwechselstörungen während der embryonalen Entwicklungsphase zurückführen.
[*griech.:* dys, Fehl- + melos, Gliedmaß.]
🇬🇧 dysmelia

**Dysmenorrhö.** Schmerzhafte Menstruationsbeschwerden. Eine primäre D. wird durch bestimmte Faktoren des Uterus und den Menstruationsprozess bedingt. Fast jede Frau leidet von Zeit zu Zeit unter D. Wenn die Menstruationsschmerzen leicht und von kurzer Dauer sind, handelt es sich um eine normale funktionelle Störung, die keiner Behandlung bedarf. Ungefähr 10% aller Frauen leiden unter einer schweren D. Schubweise, krampfartige Schmerzen treten typischerweise im Unterleib und Rücken auf, offenbar im Zusammenhang mit Uteruskontraktionen und Zervixdilatation. Der Schmerz beginnt unmittelbar vor oder zu Beginn der Regelblutung und kann ein paar Stunden bis zu einem Tag und länger dauern. Weitere Symptome sind Übelkeit, Erbrechen, häufiger Stuhlgang mit Darmkrämpfen,

Schwindel, Ohnmachtsanfälle und Blässe. Bei der sekundären D. werden Menstruationsschmerzen infolge spezifischer Beckenfehlbildungen, wie z.B. Endometriose, Adenomyose, chronischer Beckeninfektion oder degenerativer fibroider Tumore beobachtet.
[*griech.:* dys, Fehl- + men, Monat, rhein, fließen.]
🇬🇧 dysmenorrhea

**Dysmetrie.** Fehlerhaftes Einschätzen von Entfernungen und Abständen beim Ausführen von willkürlichen Bewegungen; durch Läsionen im Gehirn verursacht.
[*griech.:* dys, Fehl- + metron, Maß.]
🇬🇧 dysmetria

**Dysorexie.** Mit emotionalen oder psychologischen Störungen einhergehende Essstörung, Verlust des Appetits.
🇬🇧 dysorexia

**Dysostose.** Mangelnde, fehlerhafte Knochenbildung, insbesondere hinsichtlich der Verknöcherung der fötalen Knorpelstrukturen. Verschiedene Formen der Dysostose sind Dysostosis cleidocranialis, Dysostosis craniofacialis, Dysostosis mandibulofacialis sowie Dysostosis acrofacialis.
[*griech.:* dys, Fehl- + osteon, Knochen, osis, Beschwerde.]
🇬🇧 dysostosis

**Dysostosis , cranio-facialis.** Erbkrankheit mit typischen Symptomen wie Turmschädel, Exophthalmos, Hypertelorismus, Strabismus, Papageiennase und hypoplastischem Oberkiefer.
[*griech.:* kranion, Schädel + *lat.:* facies, Gesicht; *griech.:* dys, schlecht, osteon, Knochen.]
🇬🇧 craniofacial dysostosis

**Dyspareunie.** Sammelbezeichnung für Schmerzen während des Geschlechtsverkehrs. Ursachen können fehlgebildete Geschlechtsteile, eine mit dem Koitus verbundene psychophysiologische gestörte Reaktion, gezwungener Koitus oder fehlende sexuelle Erregung sein.
[*griech.:* dys, Fehl- + pareunos, Lagergenosse.]
🇬🇧 dyspareunia

**Dyspepsie.** Nach dem Essen auftretende Verdauungsbeschwerden, begleitet von Völlegefühl, Sodbrennen, Blähungen und Übelkeit.
[*griech.:* dys, Fehl- + peptein, verdauen.]
🇬🇧 dyspepsia

**Dyspepsie, cholelithische.** Plötzlich auftretende Verdauungsstörungen, die von Gallenblasenbeschwerden begleitet werden.
[*griech.:* chole + lithos, Stein, dys, schlecht, peptein, verdauen.]
🇬🇧 cholelithic dyspepsia

**Dyspepsie, funktionelle.** Verdauungsschwierigkeiten infolge von atonischen bzw. neurologischen Störungen. (→ Dyspepsie)
🇬🇧 functional dyspepsia

**Dysphagie.** Schluckstörung infolge einer Speiseröhrenobstruktion bzw. infolge motorischer Schluckstörungen. Patienten mit obstruktiven Störungen, wie z.B. Speiseröhrentumor, können keine fest Nahrung sondern nur Flüssigkeiten schlucken. Patienten, die unter motorischen Störungen, wie z.B. → Achalasia, leiden, können weder feste noch flüssige Nahrung schlucken.
[*griech.:* dys, Fehl- + phagein, schlucken.]
🇬🇧 dysphagia

**Dysphasie.** Sprachstörung infolge einer Verletzung des Sprechzentrums der Hirnrinde. (s.a. Aphasie)
[*griech.:* dys, Fehl- + phasis, Sprechen.]
🇬🇧 dysphasia

**Dysphonie.** Stimmstörung, wie z.B. Heiserkeit. (s.a. Aphonie)
[*griech.:* dys, Fehl- + phone, Stimme.]
🇬🇧 dysphonia

**Dysphorie.** Verstimmungszustand, wie z.B. Depression und Angst.
🇬🇧 dysphoria

**Dysplasie.** Sammelbegriff für fehl- bzw. missgebildete Organe oder Gewebe.
[*griech.:* dys, Fehl- + plassein, bilden.]
🇬🇧 dysplasia

**Dysplasie, bronchopulmonale.** Chronische Lungenerkrankung mit Vernarbung des Lungengewebes, Verdickung der Wände der Pulmonalarterien und einem Missverhältnis zwischen Lungenventilation und -perfusion.
🇬🇧 bronchopulmonary dysplasia (BPD)

**Dysplasie, fibromuskuläre.** Arterielle Erkrankung, die bei Hypertonie in Verbindung mit Schlaganfall oder transitorischen ischämischen Attacken auftritt. Es bilden sich intraluminale Falten aus fibrösem Endothelgewebe; betroffen sind vor allem die Nierenarterien.
🇬🇧 fibromuscular dysplasia (FMD)

**Dysplasie, kraniometaphysäre.** Vererbte Knochenkrankheit. Typische Krankheitssymptome sind paranasale Wucherungen, Schädel- und Kieferverdickungen und Einschluss von Hirnnerven. Patienten leiden unter Atemwegsinfekten, die durch die Verknöcherung der Nasenhöhlen verursacht werden, sowie unter Kieferfehlstellungen.
🇬🇧 craniometaphyseal dysplasia

**Dysplasie, zervikale.** Krankhafte Gewebebildung am Gebärmutterhals, die aus atypischem Deckgewebe besteht, das sich mit der Zeit zu einem Karzinom entwickeln kann.
🇬🇧 cervical dysplasia

**Dyspnoe.** Durch Herzkrankheiten, anstrengende körperliche Betätigung oder durch Angstneurosen verursachte Atemnot.
[*griech.:* dys, Fehl- + pnoia, Atmen.]
🇬🇧 dyspnea

**Dyspnoe, inspiratorische.** Atemstörung, die durch eine Obstruktion im Kehlkopf (Larynx), in der Luftröhre (Trachea) oder in den Bronchien verursacht wird. Der Patient versucht, das dadurch eingetretene Defizit an Luft durch lange tiefe Atemzüge zu kompensieren.
[*lat.:* inspirare, einatmen; *griech.:* dys, ohne; pnoia, Atem]
🇬🇧 inspiratory dyspnea

**Dyspnoe, kardiale.** Bei Herzerkrankung auftretende Atemschwierigkeiten; häufig die Folge einer Lungenstauung.
[*griech.:* dys, schwierig, pnoia, Atem.]
🇬🇧 cardiac dyspnea

**Dyspraxie.** Teilweiser Verlust der Fähigkeit, gezielte, koordinierte Bewegungen auszuführen, ohne Vorliegen motorischer bzw. sensorischer Funktionsstörungen. (s.a. Apraxie)
[*griech.:* dys, Fehl- + prassein, tun, machen.]
🇬🇧 dyspraxia

**Dysproteinämie.** Abnormer Proteingehalt im Blut, meist im Zusammenhang mit den Immunglobulinen.
[*griech.:* dys, Fehl- + protos, erst, haima, Blut.]
🇬🇧 dysproteinemia

**Dysraphie.** Unvollständig verwachsene Naht, wie z.B. beim unvollständigen Verwachsen eines Neuralrohrs.
[*griech.:* dys, Fehl- + raphe, Naht.]
🇬🇧 dysraphia

**Dysraphiesyndrom.** Das Rückenmark betreffende Entwicklungsstörungen, wie z.B. Enzephalozele oder Myelomeningozele.
🇬🇧 dysrhaphic syndrome

**Dyssynergie.** (Dyskinese). Sammelbegriff für muskuläre Koordinationsstörungen, wie z.B. Ataxie.
[*griech.:* dys, Fehl- + syn, zusammen, ergein, arbeiten.]
🇬🇧 dyssynergia

**Dystaxia.** Partielle → Ataxie, wie z.B. Dystaxia agitans, bei der eine Rückenmarksreizung Zittern, jedoch keine Lähmung verursacht.
[*griech.:* dys, Fehl- + taxis, Ordnung]
🇬🇧 dystaxia

**Dysthymie.** Form einer chronischen, monopolaren Depression, von der vor allem

ältere Menschen betroffen sind, die unter schweren körperlichen Gebrechen, chronischen Eheproblemen oder persönlichen Schicksalsschlägen leiden. Mehrere, aufeinanderfolgende depressive Episoden können zu unterschwelligen, chronischen Depressionen führen.
[*griech.*: dys, Fehl- + thymos, Seele.]
🇬🇧 dysthymia

**Dystokie.** Gestörter oder erschwerter Geburtsverlauf, dessen Ursachen eine Obstruktion bzw. Konstriktion des Geburtkanals oder die ungewöhnliche Größe, Form, Lage oder ein schlechter Gesundheitszustand des Fötus sind.
[*griech.*: dys, Fehl- + tokos, Geburt.]
🇬🇧 dystocia

**Dystonie.** (Tonusstörung). Störungen des Muskeltonus. Am häufigsten sind von einer Dystonie Kopf, Nacken und Zunge betroffen. Ursache ist oftmals eine unerwünschte Arzneimittelreaktion.
[*griech.*: dys, Fehl- + tonos, Tonus.]
🇬🇧 dystonia

**dystonisch.** Muskuläre Tonusstörungen betreffend. Wenn die Muskeln aktiviert werden, tritt eine Tonuserhöhung ein; wenn sich die Muskel in Ruhestellung befinden, tritt eine Tonusverminderung ein. Die Folge dystonischer Störungen sind Haltungsschäden.
🇬🇧 dystonic

**Dystrophia, adiposogenitalis.** Eine bei pubertierenden Jungen auftretende Fettsucht (Adipositas), bei der eine angeborene Hypoplasie und weibliche Sekundärgeschlechtsmerkmale auftreten; es kommt zur weiblichen Verteilung von Körperfett. Die a. D. wird durch eine Fehlfunktion des Hypothalamus oder durch einen Tumor im Hypophysenvorderlappen verursacht.
[*lat.*: adeps, Fett; genitalis, Geschlechtorgan]
🇬🇧 adiposogenital dystrophy

**Dystrophie.** Durch Fehlernährung verursachte Störungen bzw. Krankheiten. Dystrophien werden oft von muskulären Veränderungen begleitet, die ohne Beteiligung des Nervensystems stattfinden, wie z.B. Muskeldegeneration durch Überfettung. (s.a. Atrophie)
[*griech.*: dys, Fehl- + trophe, Ernährung.]
🇬🇧 dystrophy

**Dystrophin.** Protein der Muskelfasermembran. Fehlendes Dystrophin führt zu abnormer Zellpermeabilität und letztendlich Zellzerstörung. Die Folge ist Muskeldystrophie, Typ Duchenne.
🇬🇧 dystrophin

**Dysurie.** Schmerzhaftes Harnlassen (Miktion) infolge einer bakteriellen Infektion oder einer Blasenobstruktion. Das Harnlassen wird von einem brennenden Schmerz begleitet. Bei einer Laboranalyse können Blut, Bakterien oder weiße Blutkörperchen im Urin nachgewiesen werden.
[*griech.*: dys, Fehl- + ouron, Urin.]
🇬🇧 dysuria

**DZA.** Deutsches Zentrum für Altersfragen.

# E

**Eaton agent.** Alternative Bezeichnung für *Mycoplasma pneumoniae*, einem häufig vorkommenden Erreger atypischer Pneumonie.
🇬🇧 Eaton agent

**Ebner-Drüsen.** Seröse Drüsen, die sich in die Gräben der Papillae vallatae der Zunge öffnen.
[Victor von Ebner, österr. Histologe, 1842–1925.]
🇬🇧 Ebner's glands

**Ebola-Virus.** Durch ein RNA-Virus, das zu der Gattung *Filovirus* gehört, verursachte Infektionskrankheit. Die Krankheit nimmt normalerweise einen tödlichen Verlauf und geht mit Blutungen und schwerem Fieber einher. Zur Zeit gibt es keine wirksame Behandlung. In fast 90% der Fälle tritt der Tod innerhalb einer Woche ein. Das Ebola-Virus ist mit dem Marburg-Virus verwandt.
[Ebola, Flusslandschaft in Zaire.]
🇬🇧 Ebola virus

**Ebstein-Anomalie.** (Ebstein-Syndrom). Kongenitaler Herzfehler, bei dem sich die Trikuspidalklappe in der rechten Herzkammer befindet. Die Ebstein-Anomalie ist häufig mit einem von rechts nach links verlaufenden Vorhofshunt sowie dem Wolff-Parkinson-White-Syndrom assoziiert.
[Wilhelm Ebstein, deutscher Arzt, 1836–1912; *griech.:* anomalia, Unregelmäßigkeit.]
🇬🇧 Ebstein's anomaly

**EBV.** Abkürzung für Ebstein-Barr-Virus. (→ Herpesviren)
🇬🇧 EBV

**Echinokokkose.** Infektion der Leber durch die Larven eines Bandwurms der Gattung *Echinococcus*. Die Larveneier befinden sich häufig im Kot infizierter Hunde. Klinische Symptome und Prognose variieren, je nachdem, welches Gewebe betroffen ist und wie weit die Infektion fortgeschritten ist.
[*griech.:* echinos, stachelige Hülle, kokkos, Beere, osis, Erkrankung.]
🇬🇧 echinococcosis

**Echo.** Umgangssprachlich für → Echokardiographie.
🇬🇧 echo

**Echoenzephalogramm.** Mit einem Echoenzephalographen dargestellte Untersuchung der Hirnstrukturen.
[*griech.:* echo + enkephalos, Gehirn, gramma, Aufzeichnung.]
🇬🇧 echoencephalogram

**Echoenzephalographie.** Untersuchung der intrakraniellen Hirnstrukturen mit Hilfe von Ultraschall.
🇬🇧 echoencephalography

**Echogramm.** Aufzeichnung von Ultraschall-Echomuster einer Körperstruktur, wie z.B. einem schwangeren Uterus.
[*griech.:* echo, Schall, gramma, Aufzeichnung.]
🇬🇧 echogram

**Echokardiogramm.** Graphische Aufzeichnung von Herzmuskelschwingungen mit Hilfe von Ultraschallwellen, die diese Strukturen aufzeichnen.
[*griech.:* echo, Geräusch, kardia, Herz, gramma, Aufzeichnung.]
🇬🇧 echocardiogram

**Echokardiographie.** Diagnostische Methode zur Erforschung der Herzstruktur und Herzbewegung. Auf das Herz gerichtete Ultraschallwellen werden absorbiert und reflektiert, wenn sie durch verschiedene Gewebearten passieren.
[*griech.:* echo + kardia, herz, graphein, aufzeichnen.]
echocardiography

**Echolalie.** 1. Automatisches und sinnloses Wiederholen von Wörtern und Sätzen, die eine andere Person von sich gibt. Wird häufig bei Schizophrenie beobachtet. 2. Normales Nachahmen und Nachsprechen von Tönen oder Wörtern bei Kleinkindern.
[*griech.:* echo + lalein, plappern.]
echolalia

**Echopraxie.** Nachahmung der Körperbewegungen anderer Personen. Kann häufig bei schizophrenen Patienten beobachtet werden.
[*griech.:* echo + prassein, praktizieren.]
echopraxia

**ECHO-Virus.** Abkürzung für (engl.) »enteric cytopathogenic human orphan«-Viren, aus der Familie der Picornaviridae stammende Viren, die mit vielen verschiedenen klinischen Syndromen, aber keiner spezifischen Krankheit assoziiert sind. Bakterielle und virale Erkrankungen können durch Infektion mit ECHO-Viren zusätzlich kompliziert werden, wie z.B. aseptische Meningitis, die mit schweren bakteriellen und viralen Infektionen einhergeht.
ECHO virus

**Eck-Fistel.** Künstliche Passage zwischen dem Ende der hepatischen Pfortader und der Seite der unteren Vena cava. Wird zur Behandlung von Ösophagusvarizen bei einer portalen Hypertonie angelegt.
[Nikoli V. Eck, russischer Physiologe, 1849–1917.]
Eck's fistula

**Eckzahn.** Vier Zähne, je zwei pro Kiefer, die unmittelbar seitlich neben den vorderen Schneidezähnen situiert sind. Eckzähne sind größer und kräftiger als Schneidezähne und haben Merkmale sowohl von vorderen als auch von hinteren Zähnen. Die Wurzeln der Eckzähne sind tief in den Knochen verankert und bilden deutliche Vorsprünge in den Alveolarbögen. Etwa 16 bis 20 Monate nach Geburt brechen die Eckzähne als Milchzähne hervor. Bleibende Eckzähne bilden sich während dem elften oder zwölften Lebensjahr.
canine tooth

**ECMO.** Abkürzung für engl. *extracorporal membrane oxygenation*, maschinelle extrakorporale Sauerstoffbeladung des Bluts im Membranoxygenator.
ECMO

**Ecstasy.** Oberbegriff für verschiedene halluzinogene Amphetaminderivate (sog. Designerdrogen). Sie erzielen ihre Wirkung durch ihre Strukturähnlichkeit mit den körpereigenen Neurohormonen aus der Gruppe der → Katecholamine und dem → Serotonin. Psychogene Wirkung: klarer Kopf, Gefühl des »Entrücktseins«, des »innerlichen Friedens«, allgemeine »Enthemmung«, tranceähnliche Zustände, erhöhte körperliche Leistungsfähigkeit, Intensivierung akustischer und optischer Wahrnehmung. Häufige Nachwirkungen können Nervosität, → Agitiertheit, emotionale Instabilität, → Albträume, Angstgefühle und → Panikattacken sein oder psychiatrische Krankheitsbilder wie chronisch → paranoide Psychosen, generalisierte Angststörungen und Depersonalisationsphänomene. Somatische Wirkung: → Tachykardie, → Hypertonie, → Mydriasis, Schwitzen, → Tachypnoe. Unter ungünstigen Umständen (z.B. Wasser- und Elektrolytverlust durch »Tanzexzesse«) manifeste Entgleisung des Wasser und Elektrolythaushaltes. Komplikationen: Multiorganversagen, akutes Nieren- und Leberversagen, → maligne Hyperthermie, Hirnblutungen. (s.a. Halluzinogene)
ecstasy

**Eczema herpeticatum.** Generalisierter, vesikulopustulärer Hautausschlag, der durch das Herpes-simplex-Virus oder eine Vaccinia-Virusinfektion eines bereits

bestehenden Ausschlags, wie z.B. einer atopischen Dermatitis, verursacht wird.
🇬🇧 eczema herpeticum

**ED.** 1. Abkürzung für Erhaltungsdosis. 2. Abkürzung für Einzeldosis. 3. Abkürzung für Effektivdosis. 4. Abkürzung für Einfalldosis.
🇬🇧 ED

**$ED_{50}$.** Bezeichnung für Dosis effectiva 50; die pharmakologische Dosis, bei der 50% der maximalen Wirkung auftritt oder 50% der Probanden oder Versuchstiere eine bestimmte Wirkung zeigen.
🇬🇧 $ED_{50}$

**Edelgas.** Gruppe von chemisch inaktiven gasförmigen Elementen, zu denen Helium, Neon, Argon, Krypton, Xenon und Radon gehören. E.e sind träge, weil ihre äußerste Elektronenschale voll mit Elektronen besetzt ist.
🇬🇧 inert gas; rare gas

**Edetate (EDTA).** Äthylendiamintetraessigsäure (Ethylen diamine tetraacetate); Bezeichnung für eine Gruppe von Salzen, die von Edetinsäure abgeleitet werden und als Chelatbildner bei der Behandlung von Schwermetallvergiftungen eingesetzt werden; führt zur Hemmung der Blutgerinnung.
🇬🇧 edetate (EDTA)

**Edetinsäure (EDTA).** Chelatbildner.
🇬🇧 edetic acid (EDTA)

**Edwards-Syndrom.** → Trisomie 18.
🇬🇧 trisomy 18

**EEG.** Abkürzung für → Elektroenzephalogramm bzw. → Elektroenzephalographie.
🇬🇧 EEG

**Efeublätter.** Pflanzlicher Extrakt, der das Abhusten von Sekreten und Schleim fördert und krampflösend wirkt; wird bei Infektionen der oberen Atemwege eingesetzt.
🇬🇧 ivy leaves

**Effekt.** Die Auswirkung einer Ursache oder eines Mittels.
🇬🇧 effect

**Effekt, zytopathogener.** Morphologische Veränderungen in einer Zellkultur aufgrund eines → zytopathischen Schadens.
🇬🇧 cytopathogenic effect

**Effektivdosis (ED).** Therapeutisch wirksame Dosis; Dosierung eines eingenommenen Arzneimittels, die eine bestimmte erwünschte Wirkung hervorruft.
🇬🇧 effective dose (ED)

**Effektivität.** (Wirksamkeit). Maximale Wirkung eines Arzneimittels bzw. einer Behandlung bei jeder Dosierung ein bestimmtes Resultat hervorzurufen.
🇬🇧 efficacy

**Effektivität, kontrazeptive.** Wirksamkeit einer empfängnisverhütenden Methode; wird oft als Prozentzahl ausgedrückt. Eine genauere Darstellung der Wirksamkeit ist die Anzahl von Schwangerschaftsfällen pro 100 Frauenjahre. Ein Verhütungsmittel mit einer Schwangerschaftsrate von weniger als 10 Schwangerschaftsfällen pro 100 Frauenjahre wird als sehr wirksam eingestuft.
🇬🇧 contraceptive effectiveness

**Effektor.** 1. Bezeichnung für ein Organ, das einen bestimmten Effekt verursacht, wie z.B. durch Stimulierung bestimmter Nerven ausgelöste Drüsensekretionen. 2. Bezeichnung für ein Molekül, wie z.B. ein → Enzym, das eine chemische Reaktion auslösen bzw. zum Stillstand bringen kann.
[*lat.*: efficere, erreichen.]
🇬🇧 effector

**Effektorzelle.** 1. Bezeichnung für Leukozyten, die mehrere spezifische Funktionen besitzen. 2. Bezeichnung für Muskel- oder Drüsenzelle.
🇬🇧 effector cell

**effeminiert.** Weibliche körperliche bzw. mentale Eigenschaften vorweisend, ungeachtet des biologischen Geschlechts.
🇬🇧 effeminate

**efferent.** Von einem Zentrum wegführend, wie z.B. bestimmte Arterien, Venen, Nerven und Lymphgefäße. (s.a. afferent) [*lat.*: effere, hinaustragen.]
🇬🇧 efferent

**Effizienz.** (Leistungsfähigkeit). 1. Das Erreichen bestimmter Ergebnisse mit einem Minimalaufwand an Zeit und Kraft. 2. Die Menge des Erreichten im Vergleich mit der aufgebrachten Mühe.
🇬🇧 efficiency

**Effleurage.** (Streichmassage). Massagetechnik, bei der Wirbelsäule und Rücken mit sanftem oder kräftigem, lang anhaltendem Streicheln bearbeitet wird.
🇬🇧 effleurage

**Effloreszenzen (pl.).** (»Hautblüten«). Pathologische Hautveränderungen, die in primäre und sekundäre E. unterteilt werden. Die primären E. werden durch eine Erkrankung verursacht, z.B. Flecken (Macula), Knötchen (Papula), Knoten (Nodus), Quaddeln (Urtica), Bläschen (Vesicula), Blasen (Bulla), Geschwulst (Tumor) oder Zysten (Cystis). Sekundäre E. entstehen aus einer primären Hautveränderung, z.B. Abschürfung (Erosion), Schuppe (Squama), Geschwür (Ulcus), Kruste (Crusta), Narben oder Hautatrophie. [*lat.*: efflorescere, erblühen]
🇬🇧 skin lesions

**Effluvium.** Ausfluss, z.B. von übelriechenden, toxischen Gasen bzw. Dämpfen, oder aber das Ausfallen der Haare. [*lat.*: effluvium, Erguss.]
🇬🇧 effluvium

**Effort-Syndrom.** (Soldatenherz; neurozirkulatorische Asthenie; Da-Costa-Syndrom). Bezeichnung für eine krankhafte Störung, bei der Thoraxschmerz, Schwindel, Müdigkeit und Herzklopfen auftreten. Kann oft bei Soldaten beobachtet werden, die sich im Gefecht befinden. Die Symptome des Effort-Syndroms gleichen denen von Angina pectoris, sind jedoch mehr mit Angstzuständen assoziiert.
🇬🇧 effort syndrome

**Egel.** Parasitärer Plattwurm aus der Gattung der *Trematoden*.
🇬🇧 fluke

**Egoismus.** 1. Selbstsucht; Überbewertung des eigenen Ich, ausgedrückt als das Verlangen, einen Vorteil auf Kosten anderer zu erreichen. 2. Geisteshaltung, die das individuelle Selbstinteresse das Grundmotiv für alle bewussten Verhaltensmuster darstellt. – *adj.* egoistisch.
🇬🇧 egoism

**Egoist.** 1. Selbstsüchtige Person, die ihre Interessen auf Kosten anderer durchsetzt. 2. Bezeichnung für eine Person, deren Handlungen sich nach dem Konzept richten, dass alle bewusst ausgeführten Handlungen durch Selbstinteresse ausreichend begründet werden können.
🇬🇧 egoist

**Egotismus.** Philosophisch begründete Form der Eitelkeit und Selbstüberhebung der eigenen Wichtigkeit und Unterbewertung und Verachtung der Bedeutung anderer Personen.
🇬🇧 egotism

**egozentrisch.** Das eigene Ich als Mittelpunkt und Norm für alle Erfahrungen erleben und wenig Rücksicht auf die Bedürfnisse, Interessen, Ideen und Einstellungen anderer nehmen. [*griech.*: ego, Ich + kentron, Zentrum.]
🇬🇧 egocentric

**Ehlers-Danlos-Syndrom.** Erbliche Bindegewebserkrankung, die von Hyperelastizität der Haut, Gewebebrüchigkeit und übermäßiger Gelenkbeweglichkeit charakterisiert ist.
[Edward Ehlers, dänischer Arzt, 1863–1937; Henri A. Danlos, französischer Arzt, 1844–1912.]
🇬🇧 Ehlers-Danlos syndrome

**Ehrlichiose.** Bezeichnung für eine bisweilen tödlich verlaufende Infektionskrankheit, die durch Zecken auf den Menschen übertragen wird und ähnliche, aber heftigere Symptome als die → Lyme-Borreliose aufweist. Die Krankheit beginnt etwa 10 Tage nach einem Zeckenbiss; es sind jedoch auch Fälle bekannt, bei denen die Krank-

heit innerhalb weniger Stunden ausbricht und von Grippe-ähnlichen Symptomen, wie schmerzhafte Muskelkrämpfe, Kopfschmerzen, Fieber und Schüttelfrost, Appetitlosigkeit und verringerten Werten der Blutauszählung, begleitet wird. Die Diagnose wird oftmals aufgrund der Ähnlichkeit mit Lyme-Krankheit und der Möglichkeit, dass beide Bakterienarten gleichzeitig auftreten können, erschwert. Außerdem hat einer der Mikroorganismen, die mit Ehrlichiosis assoziiert sind, *Ehrlichia equi*, große Ähnlichkeit mit dem bakteriellen Erreger von Pferdefieber.
🇬🇧 ehrlichiosis

**Eid des Hippokrates.** Eid, der → Hippokrates gewidmet ist, und als ethische Richtlinie für die medizinische Profession dient; er wird traditionellerweise bei den Zeremonien nach Abschluss des Medizinstudiums abgelegt.
🇬🇧 Hippocratic oath

**eidetisch.** Bezeichnung für die Fähigkeit, zuvor gesehene bzw. bereits geschehene Gegenstände oder Ereignisse zu visualisieren und zu reproduzieren.
[*griech.:* eidos, Form.]
🇬🇧 eidetic

**Eierstock.** → Ovarium.
🇬🇧 ovary

**Eierstockarterie.** → Arteria ovarica.
🇬🇧 ovarian artery

**Eierstockschwangerschaft.** (Ovarialgravidität). Seltene Form einer Extrauteringravidität, bei der sich das befruchtete Ei in den Eierstöcken (Ovarien) einnistet. (→ ektopische Schwangerschaft)
⚡ EU
🇬🇧 ovarian pregnancy

**Eierstockvene.** → Vena ovarica.
🇬🇧 ovarian vein

**Eigenblutbehandlung.** Behandlung einer infektiösen Krankheit, bei der eine → Inokulation mit dem eigenen Blut des Patienten erfolgt.
🇬🇧 autoserous treatment

**Eigenblutübertragung.** → Autotransfusion.
🇬🇧 autotransfusion

**Eihäute.** (Fruchtblase). Sammelbezeichnung für die Körperstrukturen, die Embryo und Fötus schützen und ernähren, wie z.B. der Eisack, embryonaler Harnsack (Allantois), innere Eihülle (→ Amnion), Zottenhaut (→ Chorion), → Plazenta und Nabelschnur.
🇬🇧 fetal membranes

**Eileiter.** Einer von zwei Gängen, dessen eines Ende in den Uterus und dessen anderes Ende in die Bauchhöhle, oberhalb eines Eierstocks mündet. Die Eier wandern durch den Fazialiskanal in die Gebärmutter; außerdem dient der Kanal der Passage der Spermien in Richtung Eierstöcke.
🇬🇧 fallopian tube

**Eileiterschwangerschaft.** (Tubargravidität). Ektopische Schwangerschaft, bei der sich die befruchtete Eizelle im Eileiter ansiedelt. Begünstigende Faktoren für eine E. sind Verletzungen des Eileiters, Beckenentzündungen, Vernarbungen in der Gebärmutter oder Komplikationen mit einer Spirale (Intrauterinpessar), wodurch die Beweglichkeit der Eileiter eingeschränkt wird. Der Transport der befruchteten Eizelle im Eileiter verlangsamt sich und das Ei nistet sich ein, bevor es die Gebärmutterhöhle erreicht hat.
⚡ EU
🇬🇧 tubal pregnancy

**Eileiterschwangerschaft, ampulläre.** Form einer Extrauterinschwangerschaft, bei der sich das Ei in der Ampulle eines Eileiters implantiert. (→ ektopische Schwangerschaft)
🇬🇧 ampullary tubal pregnancy

**Einballonsonde, dreilumige.** → Linton-Nachlas-Sonde.

**Einbalsamierung.** Auftragen von antiseptischen Mitteln und Konservierungsstoffen auf eine Leiche, um die natürlichen Zersetzungsvorgänge zu verlangsamen.
🇬🇧 embalming

**Einfallswinkel.** Der Winkel, in dem ein Ultraschallstrahl auf die Grenzschicht zwi-

schen zwei verschiedenen Gewebearten auftrifft, z.B. auf die aneinanderliegenden Oberflächen von Knochen und Muskeln.
🔷 angle of incidence

**Eingeweidelymphknoten.** Kleines ovales Organ, das die → Lymphe filtert, die in den Lymphgefäßen der Brust-, Bauch- und Beckenorgane fließt.
🔷 visceral lymph node

**Eingeweideschmerzen.** Bauchschmerzen infolge einer Störung der Eingeweideorgane. E. sind oft sehr stark, ohne feste Begrenzung und schwer zu lokalisieren.
🔷 visceral pain

**Einheit.** Quantitativ festgelegte und standardisierte Messgröße zur Angabe einer Menge. Seit 1978 gelten in der Medizin die gesetzlich vorgeschriebenen → SI-Einheiten.
🔷 unit (U)

**Einheit, motorische.** Funktionale Struktur, die aus einem motorischen → Neuron und der Muskelfaser besteht, die von ihm innerviert wird.
🔷 motor unit

**Einlauf.** → Darmeinlauf.

**Einnässen, sekundäres.** (Bettnässen; Enuresis). Das unbeabsichtige Wasserlassen eines mindestens 3-jährigen Kindes, das vorher bereits über ein Jahr die Blasenentleerung (Miktion) unter Kontrolle hatte. Dies ist häufig ein Anzeichen für psychologischen Stress (Gefühl der Benachteiligung oder Eifersucht auf ein jüngeres Geschwister), kann aber auch ein frühes Symptom für eine organische Störung, z.B. Diabetes mellitus sein.
[griech.: enourein, hineinpissen]
🔷 secondary enuresis

**Einnistung.** → Nidation.
🔷 nidation

**Einreibung, atemstimulierende.** (ASE). Rhythmische Einreibung am Rücken oder im Brustbereich, um die Atmung des Patienten zu beruhigen und zu vertiefen. Dabei werden am Rücken beide Hände in Schulterblatthöhe neben die

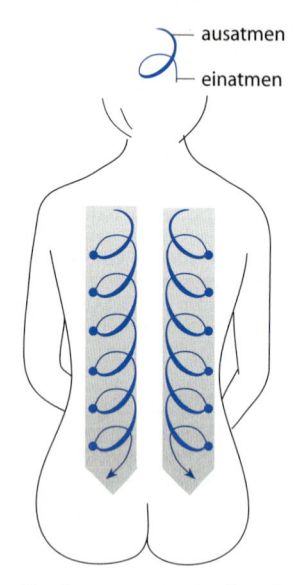

**Einreibung, atemstimulierende.** Bewegungsrichtung der Hände bei der atemstimulierenden Einreibung.

Wirbelsäule gelegt und kreisförmig nach unten und wieder nach oben bewegt. Die Abwärtsbewegung erfolgt während der Ausatmung, die Aufwärtsbewegung während der Einatmung. Der Atemrhythmus soll während der E. verlangsamt werden. Zielsetzung: Atemunterstützung, Beruhigung, Zuwendung, Druckpunktmassage, → Pneumonieprophylaxe, präoperative Vorbereitung, Entwöhnen vom Beatmungsgerät, zur Orientierung des Patienten. Durch Untersuchungen belegt sind u.a. die Förderung des Ein- und Durchschlafverhaltens.

🔷 chest rub; breathing stimulating embrocation

**Einreibung, rhythmische.** Einreibung in rhythmischen kreisenden Bewegungen. Die Hand liegt leicht auf dem einzureibenden Gebiet und darf in der Bewegung das darunterliegende Gewebe nicht ver-

schieben. Grundprinzipien: warme Hände, Anwendung ohne Handschuhe und Schmuck, kurz geschnittene Fingernägel, regelmäßiger Rhythmus zwischen leichter und stärkerer Berührung, bequeme Lagerung des Patienten.
🇬🇧 rhythmic therapeutic rub

**Einsamkeit, Risiko für.** Anerkannte → NANDA-→ Pflegediagnose; subjektiver Zustand, bei dem ein Patient für das Empfinden eines vagen Unbehagens gefährdet ist. Zu den Risikofaktoren zählen emotionale Störungen, äußerliche Isolation, psychiatrische Erkrankungen und soziale Isolation.
🇬🇧 loneliness, risk of

**Einschätzung.** → Assessment.
🇬🇧 assessment

**Einschlafstörung.** Von einer E. spricht man, wenn die Einschlafzeit mehr als 30 Minuten beträgt und es dadurch zu einer Verkürzung der Gesamtschlafzeit durch langes Wachliegen vor dem Einschlafen kommt. Von einer chronischen Schlafstörung wird erst dann gesprochen, wenn sie mindestens dreimal pro Woche über mindestens 4 Wochen hinweg besteht. (s.a. Durchschlafstörung)
🇬🇧 dyskoimesis

**Einschneiden.** Phase am Ende der Geburtswehen, in der der fötale Kopf im Eingang der Vagina sichtbar wird. Unmittelbar vor der Geburt sind die Schamlippen kronenförmig um den fötalen Kopf gespannt.
🇬🇧 crowning

**Einschwemmkatheter.** (Pulmonaliskatheter; Pulmonalarterienkatheter). → Swan-Ganz-Katheter.

**Einsicht.** 1. Die Fähigkeit, die wahre Natur einer Situation zu verstehen oder eine verborgene Wahrheit zu ergründen. 2. Eine Art von Selbstverständnis, das sowohl ein intellektuelles wie auch ein emotionales Bewusstsein der Natur, den Ursprüngen und den Mechanismen der eigenen Einstellungen, Gefühle und Verhaltensweisen beinhaltet.
🇬🇧 insight

**Einsteinium (Es).** Synthetisches chemisches Metallelement mit der Atomzahl 99 und der Massenzahl 254.
[Albert Einstein, Physiker und Nobelpreisträger, 1879–1955.]
🇬🇧 einsteinium (Es)

**Einstellung.** Eine der wesentlichen integrativen Komponenten in der Entwicklung der Persönlichkeit, die dem Verhalten des Einzelnen Konsistenz verleiht.
🇬🇧 attitude

**Einthoven-Dreieck.** Gleichschenkliges Dreieck, das von den Achsen der drei EKG-Ableitungen I, II und III gebildet wird. Die Summe der Spannungen ergibt Null. Das Null-Potenzial befindet sich im Zentrum des Dreiecks und wird als Referenzpunkt für die einpoligen EKG-Ableitungen eingesetzt.
[Willem Einthoven, niederländischer Physiologe, Wissenschaftler und Nobelpreisträger, 1860–1927.]
🇬🇧 Einthoven's triangle

**Einthoven-Formel.** Summe der Spannungen der Ableitungen I und III in einem EKG minus der Ableitung II. Diese Formel wird aus der mathematischen Eigenschaft abgeleitet, die besagt, dass die Summe der Spannungen eines geschlossenen Stromkreises, wie z.B. dem Einthoven-Dreieck, gleich Null ist.
[Willem Einthoven, niederländischer Physiologe, Wissenschaftler und Nobelpreisträger, 1860–1927.]
🇬🇧 Einthoven's formula

**Einwilligung.** Zustimmung, Einverständnis oder Erlaubnis geben, z.B. zur Durchführung bestimmter Maßnahmen. Vor der E. des Patienten zu bestimmten Tests, invasiven Eingriffen oder der Teilnahme an Forschungsstudien muss er hinreichend informiert und aufgeklärt werden.
🇬🇧 consent, informed consent

**Eisen (Fe).** (Ferrum). Häufig vorkommendes metallisches Element, das ein essenzielles Spurenelement und für die Synthese von → Hämoglobin wichtig ist. Ordnungszahl: 26, Atommasse 55,85. E. wird in Form seiner Salze und Komplexe als Mittel zur Er-

höhung des Hämoglobingehalts verwendet. Zu den Funktionen des E.s gehören die Unterstützung des Sauerstofftransports in den Erythrozyten, sowie Energiemetabolismus und Zellwachstum. Ein E.-Mangel führt zur → Eisenmangelanämie.
🌐 iron (Fe)

**Eisenmangelanämie.** Mikrozytäre hypochrome → Anämie, die durch eine unzureichende Menge → Eisen verursacht wird, das zur Synthese von → Hämoglobin benötigt wird. Zu den Symptomen gehören Blässe, Müdigkeit, Schwäche und Mundwinkelrhagaden. Der Eisenmangel kann die Folge einer unzureichenden Aufnahme von Eisen durch die Nahrung, einer mangelhaften Eisenabsorption im Magen-Darm-Trakt oder einer chronischen Blutung sein.
🌐 iron deficiency anemia

**Eisenmenger-Komplex.** Angeborene Herzkrankheit mit einem defekten Kammerseptum, einer fehlgestellten Aortenwurzel, die über das Interventrikularseptum führt, und einer krankhaft erweiterten Pulmonalarterie.
[Victor eisenmenger, deutscher Arzt, 1864–1932.]
🌐 Eisenmenger's complex

**Eisenstoffwechsel.** Eine Reihe von Prozessen, die beim Eintritt von → Eisen in den Körper und bei Absorption, Transport, Lagerung und Bildung sowie Ausscheidung von Hämoglobin ablaufen. Eisen wird normalerweise durch das Epithel der Dünndarmschleimhaut aufgenommen und von zwei- zu dreiwertigem Eisen (d.h. aus der Ferroform in Ferritin) oxidiert. Wenn das Eisen in den Blutkreislauf gelangt, bewegt es sich zwischen dem Plasma und dem retikuloendothelialen oder erythropoetischen System. Für die Hämoglobinsynthese wird Plasmaeisen zu den Normoblasten befördert, wo es bis zu 4 Monate verbleibt, d.h. im Hämoglobinmolekül eines reifen → Erythrozyten. Die alten Erythrozyten werden mit der Zeit abgebaut und das Eisen aus dem retikuloendothelialen System freigesetzt, um wieder in den Eisenpool des Blutes aufgenommen zu werden.
🌐 iron metabolism

**Eisessig.** Klare, farblose, flüssige oder kristalline Substanz mit durchdringendem Geruch, die als Lösungs- und Färbemittel verwendet wird.
🌐 glacial acetic acid

**Eisprung.** → Ovulation.
🌐 ovulation

**Eiter.** (Pus). Visköses dickflüssiges Exsudat, das aus der Flüssigkeit von einschmelzenden Gewebenekrosen entsteht. E. kann hellgelb bis hellgrün sein und besteht im wesentlichen aus unzähligen polymorphonuklearen Leukozyten. Die häufigsten Ursachen für eine Eiterbildung sind bakterielle Infektionen.
🌐 pus

**Eiterflechte.** → Impetigo.
🌐 impetigo

**eitern.** Sich entzünden und → Eiter bilden.
🌐 fester

**Eiweiß.** → Protein.
🌐 protein

**Eiweiß im Urin.** Pathologisches Vorkommen von Eiweißmolekülen im Urin. Normalerweise enthält der Urin kaum Eiweiß, da die Moleküle aufgrund ihrer Größe die Niere nicht passieren können. Bei Schädigung der Niere kann sich die Glomerulummembran jedoch aufweiten und Eiweiße durchlassen, die dann im Urin auftreten. Der normale Eiweißgehalt des Urins liegt bei 0 - 8 mg/dl in einer Urinprobe; 50 - 80 mg im 24-Stunden-Urin bei Ruhe oder normaler Tätigkeit; unter 250 mg im 24-Stunden-Urin nach anstrengender körperlicher Tätigkeit.
🌐 urinary albumin

**Ejaculatio praecox.** Vorzeitiger Samenerguss beim Geschlechtsverkehr. Tritt häufig bei jüngeren Männern auf.
🌐 premature ejaculation

**Ejaculatio retarda.** Die ungewollte, übermäßige Verzögerung des Samenergusses

beim Geschlechtsverkehr. Tritt vor allem im Alter auf. (s. a. Ejaculatio praecox)
[*lat.*: eiaculare, hinauswerfen]
🌐 retarded ejaculation

**Ejakulat.** (Sperma). Die bei einem Samenerguss ausgeworfene Samenflüssigkeit.
[*lat.*: eiaculare, hinausschleudern]
🌐 ejaculate

**Ejakulation.** Der plötzliche Austritt von Samenflüssigkeit aus der Harnröhre des Mannes während des Geschlechtsverkehrs, Masturbation oder nächtlicher, unwillkürlicher Ejakulation; Reflexhandlung, die auch als → Orgasmus bezeichnet wird.
🌐 ejaculation

**Ejakulation, retrograde.** Rückwärts gerichteter Samenerguss, meist in die Harnblase, gelegentlich als Folge einer Prostataoperation oder auch als angeborene Anomalie. Bewirkt Impotenz.
🌐 retrograde ejaculation

**Ejektion.** Kraftvolles Ausstoßen, wie z.B. das Austreten von Blut aus einer Herzkammer.
[*lat.*: eiicere, auswerfen]
🌐 ejection

**Ejektionsfraktion.** (Auswurffraktion). Herzauswurfleistung: das Verhältnis zwischen dem Blutvolumen, das bei jeder Kontraktion der Herzkammer ausgestoßen wird, und dem gesamten Kammervolumen.
🌐 ejection fraction (EF)

**Ejektions-Klick.** (Austreibungston). Unphysiologisches, deutlich hörbares, klickendes Herzgeräusch der Herzmuskulatur in der Austreibungsphase; kann durch plötzliches Anschwellen einer Pulmonalarterie, abrupte Dilatation der Aorta oder durch plötzliches Öffnen der Herzklappenzipfel verursacht werden.
🌐 ejection click

**Ejektionsphase.** Zweite Phase einer Kammersystole. Während dieser Phase sind die halbmondförmigen Klappen geöffnet und das Blut wird in die Aorta und die Pulmonalarterien gepumpt.
🌐 ejection period

**Ekchondrom.** Benigner Tumor, der sich auf der Knorpeloberfläche bzw. unter der äußeren Knochenhaut bildet.
[*griech.*: ek, außerhalb + chondros, Knorpel, oma, Tumor.]
🌐 ecchondroma

**Ekchymose.** Bläuliche Verfärbung der Haut bzw. der Schleimhaut, verursacht durch den Austritt von Blut in subkutanes Gewebe infolge eines Traumas der Blutgefäße bzw. aufgrund einer Brüchigkeit der Gefäßwände.
[*griech.*: ek, außerhalb + chymos, Saft.]
🌐 ecchymosis

**EKG.** Abkürzung für → Elektrokardiogramm.
🌐 ECG (electrocardiogramm, electrocardiograph)

**ekkrin.** Bezeichnung für eine Schweißdrüse, die Körpersekrete durch einen Gang auf die Hautoberfläche absondert.
(→ ekkrine Drüse)
[*griech.*: ekkrinein, absondern.]
🌐 eccrine

**Eklampsie.** Schwerste Form einer schwangerschaftsinduzierten Hypertonie. Begleiterscheinungen sind Grand-mal-Anfälle, Koma, Hypertonie, Proteinurie sowie Ödeme. Ein bevorstehender Anfall wird oft von Fieber, Angstzuständen, epigastrischen Schmerzen, heftigen Kopfschmerzen und Sehstörungen begleitet. Solche Anfälle können vermieden werden, indem die Patientin in einen ruhigen, schwach beleuchteten Raum gelegt wird und parenterale Gaben von Magnesiumsulfat und blutdrucksenkende Mitteln erhält.
(→ Spätgestosen) (s.a. Präeklampsie)
[*griech.*: ek, außerhalb, lampein, hervorleuchten.]
🌐 eclampsia

**Ekstase.** Emotionaler Zustand, begleitet von übergroßer Freude und Aufregung. – *adj.* ekstatisch.
[*griech.*: ekstasis, Verzückung.]
🌐 ecstasy; raptus

**Ekstrophie.** Kongenitale Fehlbildung eines Organs, dessen Wand nach außen gestülpt ist.
[*griech.:* ekstrephein, nach außen kehren.]
exstrophy

**Ekthyma.** Eiterausschlag mit großflächigen Pusteln, Verkrustungen und Ulzerationen, die von Erythemen umgeben sind. Ursache ist eine Streptokokken-Infektion.
[*griech.:* ek, außerhalb, thyein, rasen.]
ecthyma

**Ektoderm.** (äußeres Keimblatt; Eltoblast). Äußerste der primären embryonalen Zellschichten. Aus dem Ektoderm entsteht das Nervensystem, die spezialisierten Sinnesorgane, wie Augen und Ohren, die Epidermis und das Epidermisgewebe, wie z.B. Fingernägel, Haare und Hautdrüsen sowie die Schleimhäute von Mund und Anus.
[*griech.:* ektos, außerhalb, derma, Haut.]
ectoderm

**Ektoparasit.** Parasit, der auf der äußeren Körperoberfläche des Wirts lebt, z.B. eine Laus.
[*griech.:* ektos, außen + parasitos, Gast.]
ectoparasite

**Ektopie.** Ein Zustand, bei dem sich ein Körperteil oder ein Organ nicht an der normalen Stelle befindet, wie z.B. eine ektopische Schwangerschaft außerhalb der Gebärmutter oder ein ektoper Herzschlag.
[*griech.:* ek, außerhalb, topos, Ort, Platz.]
ectopy

**ektopisch.** (ektop). 1. Bezeichnung für ein Körperorgan, das sich an einem ursprungsfernen, ungewöhnlichen Ort befindet, z.B. eine ektopische Schwangerschaft, die außerhalb der Gebärmutter stattfindet. 2. Zu falscher Zeit stattfindend, z.B. ein verfrühter Herzschlag oder eine verfrühte Kontraktion der Herzkammer.
[*griech.:* ektos, außen + topos, Platz, Ort.]
ectopic

**Ektoplasma.** Kompakter, peripherer Teil des Zellzytoplasmas.
ectoplasm

**Ektrodaktylie.** Kongenitale Missbildung, bei der Teile eines bzw. mehrerer Finger oder Zehen fehlen.
[*griech.:* ektrosis, Fehlgeburt, daktylos, Finger.]
ectrodactyly

**Ektromelie.** Angeborene Fehlbildung bzw. unvollständige Entwicklung der langen Knochen bzw. einer oder mehrerer Extremitäten.
[*griech.:* ektrosis, Fehlgeburt + melos, Gliedmaß.]
ectromelia

**Ektropium, seniles.** Auswärtskehren des Unterlids durch Lidknorpelschwund, Erschlaffung der Haut und der Lidmuskulatur im Alter mit Störung des Tränenabflusses. Durch häufiges Abwischen der Tränen verstärkt sich die Fehlstellung (Wischektropium).
[*griech.:* ektrepein, nach außen wenden, lat.: senilis, gealtert, greisenhaft]
senile ectropion

**Ekzem.** An der Hautoberfläche auftretende Dermatitis, teilweise unbekannter Ursache. Im Anfangsstadium können Ekzeme eitrig, erythematös, papulovesikulär, ödematös und nässend sein. In der späteren Phase verkrusten sie, die Oberfläche verschuppt und verdickt sich und wird flechtenartig.
[*griech.:* ekzein, überkochen.]
eczema

**Elastance.** Reziprokwert der → Compliance.
elastance

**Elastase.** (Pankreatopeptidase). Enzym der Bauchspeicheldrüse (Pankreas), das Verbindungen neutraler Aminosäuren in Elastin umwandelt.
elastase

**Elastin.** Protein, das die Hauptsubstanz gelber, elastischer Gewebefasern bildet.
[*griech.:* elaunein, antreiben.]
elastin

**Elastizität.** 1. Bezeichnung für die Fähigkeit eines Gegenstandes, seine ursprüngliche Form wieder anzunehmen, nachdem der auf den Gegenstand angewendete

Druck entfernt wird. 2. Der Grad, zu dem ein mit Luft oder Flüssigkeit gefülltes Organ, wie z.B. die Lunge, Blase oder ein Blutgefäß, seine ursprüngliche Dimension wieder annimmt, nachdem eine dehnende bzw. komprimierende Kraft entfernt wird. 3. Maß für die zur Dehnung eines Stoffes oder Gewebes benötigte Kraft.
[*griech.:* elaunein, antreiben.]
🌐 elastance

**Eleidin.** (Keratohyalin). Transparente Proteinsubstanz, die dem Keratin gleicht und in der äußeren Epidermisschicht zu finden ist.
[*griech.:* elaia, Olivenbaum.]
🌐 eleidin

**Elektrakomplex.** Triebhaftes Verlangen einer Tochter nach ihrem Vater. (s.a. Ödipuskomplex)
[Elektra, Tochter des Agamemnon]
🌐 electra complex

**Elektrizität.** Form der Energie, die durch die Aktivität von Elektronen und anderen, beweglichen, subatomaren Partikeln zustande kommt. Formen der Elektrizität sind die dynamische Elektrizität (bewegliche Partikel) und die statische Elektrizität (bewegliche Partikel). Elektrizität kann durch Hitze erzeugt werden, in einer galvanischen Zelle, durch Induktion, durch Aneinanderreiben von Nicht-Leitern und trockenen Materialien sowie durch chemische Aktivität. Bei Elektronenüberschuss ist die elektrische Ladung negativ, wenn zuviele Protonen bzw. zu wenige Elektronen vorhanden sind, ist sie positiv.
[*griech.:* elektron, Glut.]
🌐 electricity

**Elektroanalgesie.** Verwendung von elektrischem Strom zur Schmerzbehandlung.
🌐 electroanalgesia

**Elektroanästhesie.** Einsatz von elektrischem Strom zur Erzeugung einer örtlichen Narkose bzw. einer Vollnarkose.
🌐 electroanesthesia

**Elektrochirurgie.** Operationsmethode, bei der verschiedene elektrische Instrumente verwendet werden, die mit Hochfrequenzstrom betrieben werden, z.B. → Elektrokoagulation.
[*griech.:* elektron, Glut + cheiourgos, Chirurg.]
🌐 electrosurgery

**Elektrode.** 1. Kontaktfläche für die Induktion bzw. Erfassung elektrischer Aktivität. 2. Medium, über das elektrischer Strom vom Körper zu verschiedenen physiologischen Überwachungsgeräten geleitet wird.
[*griech.:* elektron, Glut + hodos, Weg.]
🌐 electrode

**Elektrodiagnostik.** Diagnostizieren einer Krankheit oder Verletzung durch elektrisches Stimulieren bestimmter Nerven und Muskeln.
[*griech.:* elektron, Glut + dia, zweimal, gnosis, Kenntnis.]
🌐 electrodiagnosis

**Elektroenzephalogramm (EEG).** Graphische Aufzeichnung des elektrischen Potenzials der Gehirnzellen durch das Anlegen von Elektroden an den Kopf. Die resultierenden Hirnwellen werden je nach Frequenz als Alpha-, Beta-, Delta- oder Theta-Rhythmen bezeichnet.
[*griech.:* elektron, Glut + enkephalos, Gehirn, gramma, Aufzeichnung.]
🌐 electroencephalogram (EEG)

**Elektroenzephalographie (EEG).** Aufzeichnung der Gehirnwellen unter Zuhilfenahme von Elektroden, die am Kopf des Patienten angebracht werden. Während eines neurochirurgischen Eingriffs können die Elektroden direkt an die Gehirnoberfläche (interkranielle Elektroenzephalographie) oder im Gehirngewebe angelegt werden (Tiefen-Elektroenzephalographie), um Läsionen oder Tumore zu erkennen.
🌐 electroencephalography (EEG)

**Elektrogramm.** Ein- bzw. zweipolige Aufzeichnung der elektrischen Herzaktivität, die von Elektroden aufgezeichnet wird,

die sich im Inneren der Herzkammern befinden.
[*griech.*: elektron, Glut + gramma, Aufzeichnung.]
🇬🇧 electrogram

**Elektrokardiogramm.** ⏍ Darstellung der elektrischen Vorgänge (Aktionsströme und Spannungen) während der Herzaktivität und Erfassung der Impulse bei der Übertragung. Ein EKG besteht aus P-Zakke (Phase vor der elektrischen Erregung der Vorhöfe), PQ-Intervall (atrioventrikuläre Überleitungszeit), QRS-Komplex (elektrische Erregung der Ventrikel, Phase vor der Kammerkontraktion), ST-Strecke (Depolarisation beider Kammern), T-Zacke (Erregungsrückbildung der Kammern), QT-Dauer (gesamte elektrische Kammersystole) und U-Welle.
[*griech.*: elekton, Glut + kardia, Herz, gramma, Aufzeichnung.]
🇬🇧 electrocardiogram

**Elektrokardiographie (EKG).** ⏍ Aufzeichnungen der elektrischen Herzmuskelaktivität.
[*griech.*: elektron, Glut + kardia, herz, graphein, aufzeichnen.]
🇬🇧 electrocardiography

**Elektrokatalyse.** Chemische Zersetzung von Gewebe durch Anwendung von elektrischem Strom.
🇬🇧 electrocatalysis

**Elektrokauterisation.** Zerstörung von Gewebebezirken durch Nadeln, die mit Hilfe von elektrischem Strom erhitzt werden. Die Elektrokauterisation wird z.B. zur Entfernung von Warzen und Polypen eingesetzt, sowie zur Blutstillung bei Operationen.
[*griech.*: elektron, Glut + kauterion, Brandeisen.]
🇬🇧 electrocautery

**Elektrokoagulation.** (Kaltkaustik). Therapeutische Elektrochirurgie, bei der Gewebe durch Anwendung eines Hochfrequenzstroms gehärtet wird.
[*griech.*: elektron, Glut + *lat.*: coagulare, gerinnen.]
🇬🇧 electrocoagulation

**Elektrolyse.** Bezeichnung eines Vorgangs, bei dem es durch die Übertragung elektrischer Energie zur chemischen Umwandlung in einem leitfähigen Medium kommt.

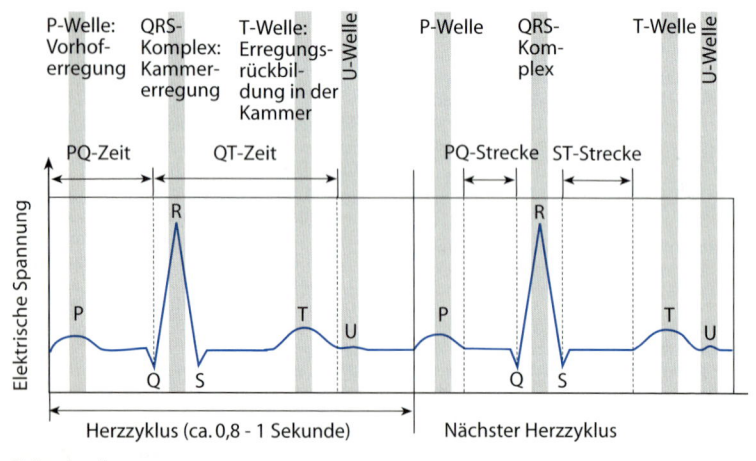

**Elektrokardiogramm.**

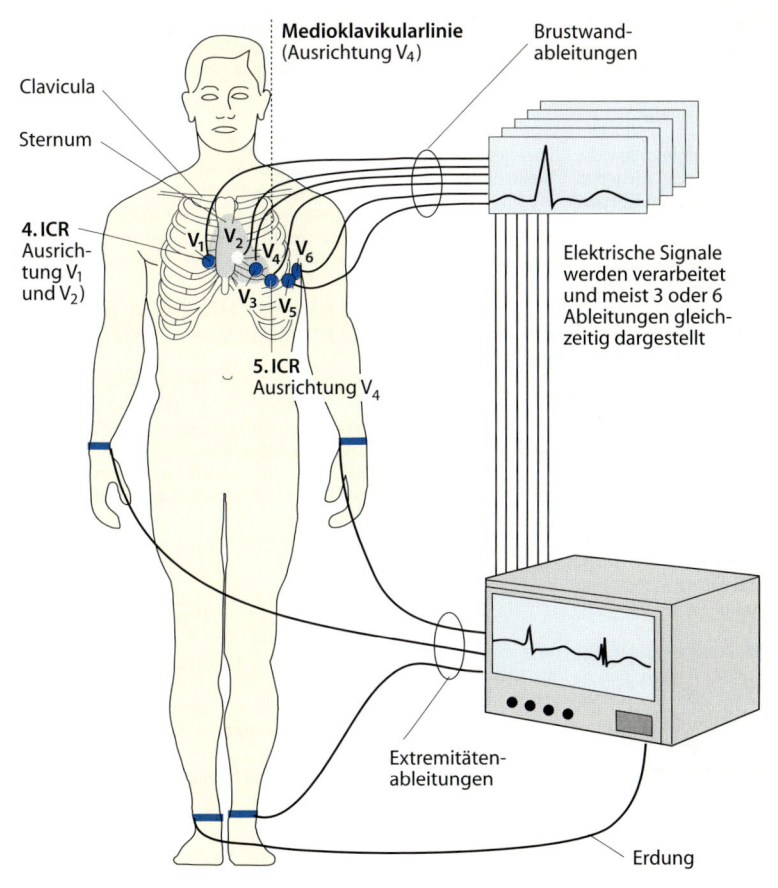

**Elektrokardiographie (EKG).** Anlegen eines EKGs. Man unterscheidet 6 Brustwandableitungen (V1 bis V6) und 4 Extremitätenableitungen. (ICR = Interkostalraum).

Bei dem Medium handelt es sich häufig um eine Lösung oder eine Schmelze.
[*griech.:* elektron, Glut + lysis, Lockerung.]
🌐 electrolysis

**Elektrolyt.** Element oder Verbindung (Säuren, Basen, Salze), die im gelösten Zustand in Ionen dissoziiert und die Fähigkeit besitzt, elektrischen Strom zu leiten. Elektrolyte kommen in verschiedenen Konzentrationen im Blutplasma, der interstitiellen Flüssigkeit sowie der Zellflüssigkeit vor und beeinflussen den Austausch von Substanzen dieser Komponenten. Genau abgestimmte Elektrolytmen-

gen und ein Elektrolytgleichgewicht sind wesentliche Voraussetzungen für einen normalen Stoffwechsel (Metabolismus). [*griech.*: elektron, Glut + lytos, löslich.]
🏴󠁧󠁢󠁥󠁮󠁧󠁿 electrolyte

**Elektrolytgleichgewicht.** Gleichgewicht zwischen verschiedenen Elektrolyten im menschlichen Körper.
🏴󠁧󠁢󠁥󠁮󠁧󠁿 electrolyte balance

**Elektrolythaushalt.** → Pflegeintervention der → NIC, die definiert wird als die Förderung des Elektrolytgleichgewichts und Vorbeugung gegen Komplikationen aufgrund eines abnormalen oder unerwünschten Serumelektrolytspiegels.
🏴󠁧󠁢󠁥󠁮󠁧󠁿 Electrolyte Management

**Elektrolythaushalt: Hyperkaliämie.** → Pflegeintervention der → NIC, die definiert wird als die Förderung des Kaliumgleichgewichts und Vorbeugung gegen Komplikationen aufgrund eines höher als erwünschten Serumkaliumspiegels.
🏴󠁧󠁢󠁥󠁮󠁧󠁿 Electrolyte Management: Hyperkalemia

**Elektrolythaushalt: Hyperkalzämie.** → Pflegeintervention der → NIC, die definiert wird als die Förderung des Kalziumgleichgewichts und Vorbeugung gegen Komplikationen aufgrund eines höher als erwünschten Serumkalziumspiegels.
🏴󠁧󠁢󠁥󠁮󠁧󠁿 Electrolyte Management: Hypercalcemia

**Elektrolythaushalt: Hypermagnesiämie.** → Pflegeintervention der → NIC, die definiert wird als die Förderung des Magnesiumgleichgewichts und Vorbeugung gegen Komplikationen aufgrund eines höher als erwünschten Serummagnesiumspiegels.
🏴󠁧󠁢󠁥󠁮󠁧󠁿 Electrolyte Management: Hypermagnesemia

**Elektrolythaushalt: Hypernatriämie.** → Pflegeintervention der → NIC, die definiert wird als die Förderung des Natriumgleichgewichts und Vorbeugung gegen Komplikationen aufgrund eines höher als erwünschten Serumnatriumspiegels.
🏴󠁧󠁢󠁥󠁮󠁧󠁿 Electrolyte Management: Hypernatremia

**Elektrolythaushalt: Hyperphosphatämie.** → Pflegeintervention der → NIC, die definiert wird als die Förderung eines Phosphatgleichgewichts und Vorbeugung gegen Komplikationen aufgrund eines höher als erwünschten Serumphosphatspiegels.
🏴󠁧󠁢󠁥󠁮󠁧󠁿 Electrolyte Management: Hyperphosphatemia

**Elektrolythaushalt: Hypokaliämie.** → Pflegeintervention der → NIC, die definiert wird als die Förderung des Kaliumgleichgewichts und Vorbeugung gegen Komplikationen aufgrund eines niedriger als erwünschten Serumkaliumspiegels.
🏴󠁧󠁢󠁥󠁮󠁧󠁿 Electrolyte Management: Hypokalemia

**Elektrolythaushalt: Hypokalzämie.** → Pflegeintervention der → NIC, die definiert wird als die Förderung des Kalziumgleichgewichts und Vorbeugung gegen Komplikationen aufgrund eines niedriger als erwünschten Serumkalziumspiegels.
🏴󠁧󠁢󠁥󠁮󠁧󠁿 Electrolyte Management: Hypocalcemia

**Elektrolythaushalt: Hypomagnesiämie.** → Pflegeintervention der → NIC, die definiert wird als die Förderung des Magnesiumgleichgewichts und Vorbeugung gegen Komplikationen aufgrund eines niedriger als erwünschten Serummagnesiumspiegels.
🏴󠁧󠁢󠁥󠁮󠁧󠁿 Electrolyte Management: Hypomagnesemia

**Elektrolythaushalt: Hyponatriämie.** → Pflegeintervention der → NIC, die definiert wird als die Förderung des Natriumgleichgewichts und Vorbeugung gegen Komplikationen aufgrund eines niedri-

ger als erwünschten Serumnatriumspiegels.
🌐 Electrolyte Management: Hyponatremia

**Elektrolythaushalt: Hypophosphatämie.** → Pflegeintervention der → NIC, die definiert wird als die Förderung des Phosphatgleichgewichts und Vorbeugung gegen Komplikationen aufgrund eines niedriger als erwünschten Serumphosphatspiegels.
🌐 Electrolyte Management: Hypophosphatemia

**Elektrolytlösung.** Lösung zur oralen, parenteralen oder rektalen Verabreichung, die Elektrolyte enthält, um die für die Homöostase benötigten Ionen zu ersetzen bzw. zu ergänzen. Elektrolytlösungen mit Kalzium-, Natrium-, Phosphat-, Chlorid- oder Magnesiumionen können zur Behandlung eines gestörten Säure-Basen-Gleichgewichts zugeführt werden.
🌐 electrolyte solution

**Elektrolyt-Monitoring.** → Pflegeintervention der → NIC, die definiert wird als die Erfassung und Analyse von Patientendaten zur Regulierung des Elektrolytgleichgewichts.
🌐 Electrolyte Monitoring

**elektromagnetisch.** Bezeichnung für die durch elektrische Energie induzierte Form des Magnetismus.
[*griech.*: elektron, Glut, Magnesia, Magnetithaltiges Gestein.]
🌐 electromagnetic

**Elektromyogramm (EMG).** Aufzeichnung der intrinsischen elektrischen Aktivität eines Skelettmuskels. Solche Daten werden bei der Diagnose neuromuskulärer Probleme eingesetzt und werden mit Hilfe von Oberflächenelektroden bzw. durch Einführen von Nadelelektroden in bestimmte Muskelgruppen erzeugt.
🌐 electromyogram (EMG)

**Elektromyographie (EMG).** Technik, bei der das Aktionspotenzial eines Muskels elektrisch aufgezeichnet wird.
🌐 electromyography (EMG)

**Elektron.** 1. Negativ geladenes Teilchen mit einer bestimmten Ladung, Masse und Spin. Die Zahl der Elektronen, die mit einem Atomkern assoziiert sind, gleicht der Ordnungszahl des Elements. 2. Negativ geladenes Beta-Teilchen, das von einer radioaktiven Substanz abgegeben wird.
[*griech.*: elektron, Glut.]
🌐 electron

**Elektronenmikroskop.** Elektronisches Gerät, das Zell- und Gewebesektionen mit Hilfe eines Elektronenstrahls abtastet.
🌐 electron microscope

**Elektronenmikroskopie.** Fokussierung eines Elektronenstrahls mit Hilfe einer elektromagnetischen Linse auf einer äußerst dünnschichtigen Probe.
🌐 electron microscopy

**Elektroneuromyographie.** Methode zum Testen und Aufzeichnen der neuromuskulären Aktivität elektrisch stimulierter Muskeln. Die Methode wird eingesetzt, um die neuromuskuläre Leitfähigkeit, das Ausmaß einer Nervenläsion sowie Reflexreaktionen zu messen.
[*griech.*: elektron, Glut + neuron, Nerv, mys, Muskel, graphein, aufzeichnen.]
🌐 electroneuromyography

**Elektronystagmographie (ENG).** Methode zur Erfassung und Aufzeichnung der Augenbewegungen durch Messen der elektrischen Aktivität der extraokulären Muskeln.
[*griech.*: elektron, Glut + nystagmos, Nikken, graphein, aufzeichnen.]
🌐 electronystagmography

**Elektrophorese.** Bewegung geladener, suspendierter Teilchen durch ein flüssiges Medium als Reaktion auf Veränderungen im elektrischen Feld. Ein Migrationsmuster kann auf einem Elektropherogramm aufgezeichnet werden. Die Technik wird oft eingesetzt, um Serumproteine und andere Substanzen zu isolieren und zu identifizieren.
[*griech.*: elektron, Glut + pherein, ertragen.]
🌐 electrophoresis

**Elektroresektion.** Operationstechnik zur Exzision, insbesondere von Blasentumoren mit Hilfe eines elektrischen Drahts, der durch die Harnröhre eingeführt wird.
[*griech.*: elektron, Glut + *lat.*: re, wieder, secare, schneiden.]
🔤 electroresection

**Elektroschlaftherapie.** (Elektroheilschlaf). Technik, die verwendet wird, um Patienten, insbesondere psychiatrische Patienten, in einen Schlafzustand zu versetzen, indem schwacher Strom an das Gehirn angelegt wird. Die Kathode wird supraorbital und die Anode oberhalb des Warzenfortsatzes angelegt. Der elektrische Strom, der für eine Dauer von 15 bis 20 Minuten angelegt wird, verursacht ein Prickeln und ruft nicht immer den gewünschten Schlafzustand hervor.
🔤 electrosleep therapy

**Elektroschock.** Traumatischer Zustand, der durch die Passage elektrischen Stroms durch den Körper verursacht wird. Der durch den Elektroschock verursachte Schaden hängt von der Intensität des elektrischen Stroms, der Stromart sowie der Dauer und Häufigkeit des Schocks ab. Ein schwerer Elektroschock verursacht Verbrennungen, Bewusstlosigkeit, Atemlähmung, Muskelkontraktionen, Knochenbrüche und Herzstörungen.
🔤 electric shock

**Elektroschocktherapie.** (Elektrokrampftherapie; EKT). Anwendung eines elektrischen Stromstoßes am Gehirn zur Behandlung affektiver Störungen, insbesondere bei solchen Patienten, die resistent gegen psychotrope Substanzen sind. Eine E. wird eingesetzt, wenn eine schnelle Reaktion entweder aus medizinischen oder psychiatrischen Gründen erwünscht ist; z.B. bei einem Patienten, der extrem selbstmordgefährdet ist, oder wenn die Risiken anderer Behandlungsformen, das Risiko eines Elektroschocks übertreffen.
🔤 electroconvulsive therapy (ECT)

**Elektrostimulation.** Anwendung von elektrischem Strom, um Knochen- oder Muskelgewebe für therapeutische Zwecke, wie z.B. Muskelaktivierung und Muskelstärkung, zu stimulieren.
🔤 electrostimulation

**Element.** Bezeichnung für eine von über 100 Substanzen, die mit chemischen Mitteln in keine andere Substanzen zerlegt werden können. Die Atome eines bestimmten Elements enthalten eine bestimmte Anzahl von Protonen im Atomkern und eine gleiche Zahl von Elektronen außerhalb des Atomkerns. Der Atomkern enthält daneben noch Neutronen.
[*lat.*: elementum, erstes Prinzip.]
🔤 element

**Elementarteilchen.** Subatomare Teilchen, wie z.B. Elektronen, Neutronen oder Protonen.
🔤 elementary particle

**Elephantiasis.** Endstadium der Filariose, mit Symptomen wie übermäßiges Anschwellen der Genitalien und Beine. Die Haut der betroffenen Körperpartien verfärbt sich dunkel, verdickt und verhärtet sich.
[*griech.*: elephas, Elefant, osis, Erkrankung.]
🔤 elephantiasis

**ELISA.** Abkürzung für (engl.) enzyme-linked immunosorbent assay, heterogener Enzym-Immunoassay. Labortechnik zur Isolierung spezifischer Antigene und Antikörper unter Zuhilfenahme von Anlagerungsreaktionen von enzymmarkierten Immunreagenzien an feste Trägersubstanzen. ELISA hat eine ähnlich hohe Sensitivität wie ein Radioimmunoassay und wird häufig zur Diagnose von AIDS-Infektionen eingesetzt.
🔤 ELISA

**Elixier.** Klare Flüssigkeit, die Wasser, Alkohol, Süßstoffe bzw. Geschmacksstoffe enthält und als Träger für orale Arzneistoffe verwendet wird.
🔤 elixir

**Ellbogen.** Bezeichnung für das Gelenk, das Oberarm und Unterarm verbindet.
🔤 elbow

**Elle.** → Ulna.
ulna

**Ellenbogengelenk.** Scharniergelenk, das Oberarm (Humerus), Elle (Ulna) und Speiche (Radius) miteinander verbindet. Das Ellenbogengelenk ermöglicht die Beugung und Streckung des Unterarms sowie des Radio-Ulnar-Gelenks.
elbow joint

**Elliot-Lagerung.** Rückenlage eines Patienten auf dem Operationstisch. Unter den unteren Rippenbereich wird ein Stützpolster gelegt, sodass die Brust des Patienten erhöht wird. Die E.-L. wird insbesondere bei Gallenblasenoperationen eingesetzt.
[John W. Elliot, amerikanischer Chirurg, 1852–1925.]
Elliot's position

**Ellipse.** Vernachlässigen wichtiger Gedanken und Ideen durch den Patienten während der Therapie.
ellipsis

**ellipsoid.** Bezeichnung eines Gegenstandes mit einer spindel- bzw. ellipsenförmigen Form.
ellipsoidal

**Ellipsoidgelenk.** Gelenk, bei dem sich der Gelenkkopf in einer elliptisch geformten Pfanne befindet, z.B. das Handgelenk. Ein Ellipsoidgelenk ermöglicht Beugung, Streckung, Adduktion, Abduktion und Kreisbewegungen, aber keine Achsenrotation.
condyloid joint

**Elliptozyt.** (Ovalozyt). Ovales rotes Blutkörperchen.
[*griech.:* elleipsis, Ellipse, kytos, Zelle.]
elliptocyte

**Elliptozytose.** (Ovalozytose). Bluterkrankung, bei der erhöhte Elliptozyten-Konzentrationen auftreten. (s.a. Sichelzellenanämie)
elliptocytosis

**Elongation.** Zustand der Verlängerung bzw. Erweiterung oder Ausdehnung.
elongation

**Elterliche Fürsoge, veränderte.** Anerkannte → NANDA-→ Pflegediagnose; Veränderung der Fähigkeit von Erziehungsberechtigten, eine für die optimale Entwicklung und das Wachstum eines Kindes förderliche Umgebung zu schaffen. Kennzeichnende Merkmale sind Unzufriedenheit mit dem Geschlecht oder Aussehen des Kindes, verbalisierte Selbsteinschätzung als schlechte Eltern, Abneigung gegen die Körperfunktionen des Kindes, Nichteinhalten von Terminen zur Gesundheitsfürsorge für das Kind, verlangsamtes Wachstum und Entwicklung des Kindes, erkennbares Bedürfnis der Eltern, von anderen Bestätigung zu erhalten. Mindestens eines der folgenden Merkmale muss vorliegen: fehlende Zuneigungsbezeugung gegenüber dem Kind, Unaufmerksamkeit für die Bedürfnisse des Kindes, unangemessenes pflegerisches Verhalten (insbesondere in Bezug auf Ausscheidung, Schlaf und Ernährung), Vorgeschichte einer Abhängigkeit oder Verlassen von Kindern.
parenting, altered

**Elterliche Fürsorge, Risiko einer veränderten.** Anerkannte → NANDA- → Pflegediagnose; bestehende Möglichkeit einer Unfähigkeit von Erziehungsberechtigten, eine für die optimale Entwicklung und ein angemessenes Wachstum des Kindes förderliche Umgebung zu schaffen. Zu den Risikofaktoren zählen fehlendes Zuneigungsverhalten der Eltern, unzureichende visuelle, taktile oder auditive Stimulation, negative Identifikation oder Verständnis für die Merkmale des Kindes, Ausdruck der Enttäuschung oder Abneigung gegenüber dem Kind, Nichteinhalten von Terminen der Gesundheitsfürsorge, unangemessene fürsorgliche Verhaltensweisen, Vorgeschichte eines Kindesmissbrauchs oder Verlassen von Kindern, zahlreiche Betreuungspersonen ohne Berücksichtigung der Bedürfnisse des Kindes.
parenting, altered, risk of

**Eltern, Ausbildung der: Familien mit Nachwuchs.** → Pflegeintervention der → NIC, die definiert wird als die Vorbereitung

von Personen, ihre neue Rolle als Eltern zu übernehmen.
🇬🇧 Parent Education: Childbearing Family

**Eltern, Ausbildung der: Jugendliche.** → Pflegeintervention der → NIC, die definiert wird als die Unterstützung von Eltern, ihre jugendlichen Kinder zu verstehen und ihnen zu helfen.
🇬🇧 Parent Education: Adolescent

**Eltern, Ausbildung der: Kindererziehung.** → Pflegeintervention der → NIC, die definiert wird als die Unterstützung von Eltern beim besseren Verständnis und bei der Förderung der physischen, psychischen und sozialen Entwicklung ihrer Klein-, Vorschul- oder Schulkinder.
🇬🇧 Parent Education: Childrearing Family

**Elterngeneration.** → Parentalgeneration.
🇬🇧 parental generation

**Eltern-Kind-Bindung, Gefahr der veränderten.** Anerkannte → NANDA-→ Pflegediagnose; Unterbrechung der Interaktionsprozesse zwischen Eltern/wichtigen Bezugspersonen und einem Kind, welche die Entwicklung von beschützenden und fürsorglichen wechselseitigen Beziehungen fördern. Risikofaktoren sind die Unfähigkeit der Eltern, ihre eigenen Bedürfnisse zu befriedigen, Angst in Verbindung mit der Elternrolle, Drogenabhängigkeit, Frühgeburt des Kindes, Unfähigkeit eines kranken Kindes, aufgrund von Verhaltensstörungen Kontakt zu den Eltern herzustellen, Trennung von den Eltern, äußerliche Barrieren und fehlende Privatsphäre.
🇬🇧 parent/infant/child attachment, altered: risk of

**Elternrollenkonflikt.** Anerkannte → NANDA-→ Pflegediagnose; Zustand, bei dem Eltern eine Rollenkonfusion und Rollenkonflikte infolge einer Krise erleben. Kennzeichnende Merkmale sind ein Ausdruck von Sorge oder Gefühle der unangemessenen Versorgung der körperlichen und emotionalen Bedürfnisse der Kinder während eines Krankenhausaufenthaltes oder zu Hause, Sorge über einen empfundenen Kontrollverlust bei Entscheidungen bezüglich des Kindes oder Abneigung bei der Teilnahme an pflegerischen Aktivitäten trotz Ermutigung und Unterstützung. Die Eltern äußern darüber hinaus Schuldgefühle, Wut, Angst, Furcht und Frustration über die Auswirkungen der Krankheit des Kindes auf die innerfamiliären Prozesse.
🇬🇧 parental role conflict

**Eluat.** Bezeichnung für eine Lösung oder einen Stoff, die aus einer → Elution resultieren.
[*lat.:* eluere, auswaschen.]
🇬🇧 eluate

**Elution.** Ausspülen eines Stoffes, der sich an poröses Material angelagert hat, mit Hilfe eines Flüssigkeits- oder Gasstromes bzw. durch Wärmeanwendung. Der Ausdruck wird ebenfalls gebraucht, um das Entfernen von Antikörpern oder radioaktiven Tracersubstanzen von Erythrozyten zu beschreiben.
🇬🇧 elution

**Emaskulation.** (Entmannung). Verlust von Hoden oder Penis.
🇬🇧 emasculation

**Embolektomie.** Operative Inzision in eine Arterie mit dem Ziel, einen Embolus oder Blutkoagel zu entfernen. Die Operation wird als Notfallbehandlung bei arterieller Embolie durchgeführt.
[*griech.:* embolos, Propfen, ektome, ausschneiden.]
🇬🇧 embolectomy

**Embolie.** Kreislaufstörung, bei der ein Fremdkörper durch den Blutstrom migriert und meist in einem arteriellen Blutgefäß steckenbleibt. Die Krankheitssymptome variieren je nach dem Schweregrad des Verschlusses, den Eigenschaften des Embolus sowie der Größe und Stelle des verstopften Blutgefäßes.
🇬🇧 embolism

**Embolien, Pflege bei peripheren.** → Pflegeintervention der → NIC, die definiert wird als die Begrenzung von Komplikationen bei Patienten mit einem Verschluss der peripheren Zirkulation oder bei diesbezüglich gefährdeten Patienten.
Embolus Care: Peripheral

**Embolien, Pflege bei pulmonalen.** → Pflegeintervention der → NIC, die definiert wird als die Begrenzung von Komplikationen bei Patienten mit einem Verschluss der Lungenzirkulation oder bei diesbezüglich gefährdeten Patienten.
Embolus Care: Pulmonary

**Embolien, Vorsichtsmaßnahmen gegen.** → Pflegeintervention der → NIC, die definiert wird als die Reduzierung eines Embolierisikos bei Patienten mit vorhandenen Thromben oder bei Patienten, die für eine Thrombusbildung gefährdet sind.
Embolus Precautions

**Embolus.** Sammelbezeichnung für Fremdkörper, Luft- oder Gasansammlungen, Gewebe- oder Tumorfragmente oder Teile eines Thrombus, die im Blutkreislauf zirkulieren und sich schließlich in einem Gefäß festsetzen und dieses ggf. verschließen.
[*griech.:* embolos, Propfen.]
embolus

**Embryektomie.** Operatives Entfernen eines Embryos, z.B. bei einer ektopischen Schwangerschaft.
[*griech.:* bryein, wachsen, ektome, ausschneiden.]
embryectomy

**Embryo.** 1. Bezeichnung für einen Organismus im frühen Entwicklungsstadium. 2. Beim Menschen verwendet man den Begriff Embryo für die Entwicklungsphase beginnend mit dem Zeitpunkt der Implantation des befruchteten Eis etwa 2 Wochen nach Empfängnis bis zum Ende der siebten oder achten Schwangerschaftswoche. – *adj.* embryonal.
[*griech.:* en, innen, bryein, wachsen.]
embryo

**Embryogenese.** Prozess der sexuellen Fortpflanzung, bei dem sich ein Embryo aus einem befruchteten Ei bildet.
[*griech.:* ein, innen + bryein, wachsen + genein, erzeugen.]
embryogenesis

**Embryologie.** Wissenschaft vom Ursprung, Wachstum, Entwicklung und Funktion eines Organismus von der Befruchtung bis zur Geburt.
[*griech.:* en, innen, bryein, wachsen + logos, Wissenschaft.]
embryology

**Embryom.** Ein sich in Furchungszellen bildender Tumor.
[*griech.:* en, innen, bryein, wachsen + oma, Tumor.]
embryoma

**Embryonalperiode.** Zeitinterval vom Ende der Keimphase vom 10. Tag der Schwangerschaft bis zur achten Schwangerschaftswoche.
embryonic stage

**Embryonentransfer.** Implantation eines befruchteten Ovums in eine Gebärmutter.
(→ In-vitro-Fertilisation)
embryo transfer

**Embryopathie.** Missbildung eines Embryos bzw. Fötus infolge einer Störung der normalen intrauterinen Entwicklung.
[*griech.:* en, innen + bryein, wachsen + pathos, Krankheit.]
embryopathy

**Embryotomie.** 1. Entgliederung bzw. Verstümmelung eines Fötus zum Zwecke der Entfernung aus der Gebärmutter, wenn eine normale Entbindung unmöglich ist. 2. Sezierung eines Embryos für analytische Zwecke.
[*griech.:* en, innen + bryein, wachsen + temnein, schneiden.]
embryotomy

**Embryotrophe.** Bezeichnung für die flüssigen Nährstoffe, die sich in der Gebärmutter befinden. Embryotrophe bestehen aus Drüsensekretionen und degenerierten Gewebeteilen und dienen der Ernährung des

Embryos, bis der Nährstoffkreislauf über die Plazenta etabliert ist.
[*griech.:* en, innen + bryein, wachsen + trophe, Ernährung.]
🇬🇧 embryotroph

**Emergence.** Der Punkt im Erholungsprozess aus einer Vollnarkose, an dem die Spontanatmung, die Atemwegsreflexe und das Bewusstsein wieder eintreten.
[*lat.:* emergere, entstehen.]
🇬🇧 emergence

**Emesis.** (Erbrechen/Vomitus). Erbrechen in Verbindung mit Magenerkrankungen, z.B. Magenkarzinom, Magenulkus oder schwere Gastritis.
🇬🇧 gastric emesis

**Emesis gravidarum.** (Schwangerschafterbrechen; Vomitus gravidarum). Leichtes Erbrechen, das meist morgens und nur in den ersten drei bis vier Monaten einer Schwangerschaft auftritt und dann von selbst aufhört. Bei normaler Ausprägung (keine Gewichtsabnahme) ist das S. physiologisch. Die Ursache des S. ist nicht vollständig geklärt; sicher spielen jedoch hormonelle Faktoren (stärkere Ausprägung bei Mehrlingsschwangerschaften und Blasenmole) sowie psychische Belastungen (ungewolltes Kind, ungeeigneter Partner, erwartete Probleme im Beruf, finanzielle Sorgen etc.) eine Rolle.
Vor dem Aufstehen Fenchel- oder Kamillentee trinken und Zwieback essen; Sonnenblumenkerne kauen; Sanddornmuttersaft in kleinen Schlucken trinken; abends noch eine Kleinigkeit essen, damit über Nacht der Blutzuckerspiegel nicht zu stark absinkt.
🇬🇧 emesis gravidarum

**Emetikum.** 1. Bezeichnung für eine Substanz, die Erbrechen verursacht. 2. Ein Brechmittel, wie z.B. Ipecacsirup.
🇬🇧 emetic

**EMG.** 1. Abkürzung für Elektromyogramm. 2. Abkürzung für Elektromyographie.
🇬🇧 EMG

**EMG-Syndrom.** Exomphalo-Makroglossie-Gigantismus; Erbkrankheit, die als autosomal rezessive Eigenschaft vererbt wird. Zu den klinischen Symptomen gehören Exophtalmus, Makroglossie und Gigantismus mit zusätzlichen Begleiterscheinungen wie Viszeromegalie, Dysplasie des Nierenmarks und Vergrößerung der Nierenrindenzellen.
🇬🇧 EMG syndrome

**Emission.** Absonderung bzw. Ausscheidung, z.B. einer körpereigenen Flüssigkeit oder Strahlen beim radioaktiven Zerfall.
[*lat.:* emittere, wegschicken.]
🇬🇧 emission

**Emmet-Operation.** Chirurgischer Eingriff zur Wiederherstellung eines lazerierten Damms (Perineum) oder eines eingerissenen Gebärmutterhalses (Zervix).
🇬🇧 Emmet's operation

**Emmetropie.** Normalsichtigkeit, bei der die Lichtbrechung des Augapfels und die axiale Länge des Augapfels in einem korrekten Verhältnis zueinander stehen. Diese Korrelation ermöglicht, dass Lichtstrahlen, die parallel zur optischen Achse in das Auge einfallen, genau auf der Netzhaut fokussiert werden.
[*griech.:* emmetros, proportional, opsis, Sehstärke.]
🇬🇧 emmetropia

**Emolliens.** Substanz, die zur Gewebeerweichung eingesetzt wird, insbesondere für Haut- und Schleimhautgewebe, z.B. Öle, Fette, Seifen.
[*lat.:* emolliere, erweichen.]
🇬🇧 emollient

**Emotion.** Nach außen gerichteter Gefühlsausdruck oder Bezeichnung des affektiven Aspekts des Bewusstseins.
[*lat.:* emovere, erschüttern.]
🇬🇧 emotion

**Emotionale Unterstützung.** → Pflegeintervention der → NIC, die definiert wird als die Gewährleistung von Beruhigung, Akzeptanz und Ermutigung in Stresssituationen.
🇬🇧 Emotional Support

**Empathie.** (Einfühlungsvermögen). Die Fähigkeit, sich unter Wahrung einer objektiven

Haltung in die Erlebniswelt anderer Personen einzufühlen und die Bedeutung und Signifikanz der Verhaltensmuster anderer Personen zu verstehen. Empathie ist eine Grundvoraussetzung für eine wirksame Psychotherapie. – *adj.* empathisch.
[*griech.:* en, innen, pathos, Gefühl.]
🌐 empathy

**Empfängnisverhütung.** (Kontrazeption; Antikonzeption). Maßnahme zur Verhinderung einer Schwangerschaft durch pharmakologische oder mechanische Mittel bzw. durch Methoden, die einen Fortpflanzungsakt so blockieren oder verändern, dass der Geschlechtsverkehr durchgeführt werden kann, ohne zu einer Schwangerschaft zu führen. Zu den verschiedenen Mitteln und Methoden der Empfängnisverhütung gehören Zervixkappen, Kondome, Diaphragmen, Spiralen, natürliche Familienplanung, Antibaby-Pillen, Spermizide und Sterilisation.
🌐 contraception

**Empfindungsschwelle.** Die geringste Stärke eines Sinnesreizes, die gerade ausreicht, um eine bewusste Empfindung auszulösen.
🌐 threshold of consciousness

**Empfindungsstörungen.** → Sensibilitätsstörungen
🌐 sensory disturbances

**Emphysem.** Aufblähung und Zerstörung der Alveolarwände des Pulmonalsystems, wodurch die Lungenelastizität und die Gasaufnahme verringert wird. Man unterscheidet zwischen einem angeborenen Emphysem, das sich auf einen Mangel an Alpha-1-Antitrypsin zurückführen lässt, wodurch die Leukozytenenzyme Kollagenase und Elastase deaktiviert werden, und dem akuten Emphysem, das beim Zerreißen der Alveolen entsteht, wie z.B. bei akuter Bronchopneumonie, bei Erstickung und Keuchhusten sowie in manchen Fällen während der Geburtswehen. Patienten mit einem chronischen Emphysem können auch unter chronischer Bronchitis leiden. Emphyseme treten auch im Zusammenhang mit Asthma oder Tuberkulose auf. Bei diesen Erkrankungen werden die Lungen so stark überdehnt, dass die elastischen Fasern der Alveolarwände zerstört werden. Bei älteren Menschen können die Alveolarmembranen atrophieren und kollabieren, wodurch große, mit Luft gefüllte Räume entstehen und die Gesamtoberfläche der Pulmonalmembranen abnimmt. – *adj.* emphysematös.
[*griech.:* en, innen + physema, blasen.]
🌐 emphysema

**Emphysem, subkutanes.** Luftansammlung im Unterhautgewebe. Die Luft stammt aus einem rupturierten Lungenbläschen und wandert unter dem Brustfell (Pleura) in den Mittelraum des Brustkorbs (Mediastinum) und weiter in den Hals. Gesicht, Hals und Brustkorb erscheinen geschwollen, die Haut schmerzt und kann durch die wandernden Luftblasen knackende oder blubbernde Geräusche erzeugen. Der Patient leidet ggf. an Atemnot und sieht bei einer größeren Ruptur zyanotisch aus.
🌐 subcutaneous emphysema

**Emphysemthorax.** → Fassthorax.
🌐 barrel chest

**Empirie.** Bezeichnung für eine Behandlungsmethode, die auf Beobachtungen und Erfahrungen beruht, ohne dass die Krankheitsursache oder der Krankheitsmechanismus bzw. die Art und Weise, wie therapeutische Mittel die Heilung beeinflussen, vollständig verstanden werden. Die empirische Behandlung einer neuen Krankheit kann auf Beobachtungen und Erfahrungen beruhen, die bei der Behandlung ähnlicher Erkrankungen gemacht wurden. – *adj.* empirisch.
[*griech.:* empeirikos, experimental.]
🌐 empiricism

**Empowerment.** Bevollmächtigung eines Mitarbeiters durch die Zuschreibung von mehr Kompetenzen. Im Rahmen der Organisation von Arbeitsgruppen geht man davon aus, dass eine Führungskraft die Teamentwicklung günstig beeinflussen kann, indem sie den Mitgliedern nicht nur ermöglicht, ihren Aufgaben nachzukommen, sondern ihnen

auch erweiterte Entscheidungsspielräume im Sinne von Befugnissen und Verantwortung, Rechten und Pflichten zugesteht. (s.a. Enablement)
empowerment

**Empyem.** Durch eine bakterielle Infektion, wie z.B. Pleuritis oder Tuberkulose, verursachte Ansammlung von Eiter in einem Körperhohlraum, insbesondere im Pleuralraum.
[*griech.:* en, innen + ipyon, Eiter.]
empyema

**Emulgator.** Eine Substanz, wie z.B. Eigelb oder Gummi arabicum, die ölhaltige Stoffe in Wasser suspendieren kann und dadurch die Bildung einer → Emulsion fördert und ihre Stabilität verbessert.
[*lat.:* emulgere, ausschöpfen.]
emulsifier

**emulgieren.** Eine Flüssigkeit in einer anderen Flüssigkeit dispergieren, um eine kolloidale Lösung herzustellen. Seife und Waschmittel (Detergenzien) emulgieren, indem sie sich an kleine Fetttröpfchen anlagern und diese so am Absetzen hindern. Die Gallenflüssigkeit fungiert im Verdauungstrakt als → Emulgator, indem verdaute Fettstoffe in kleine Tröpfchen gelöst werden.
[*lat.:* emulgere, ausschöpfen.]
emulsify

**Emulsion.** Eine aus zwei oder mehr miteinander nicht mischbaren Flüssigkeiten bestehende Substanz, wobei eine der Flüssigkeiten in den anderen in Form kleiner Tröpfchen gelöst wird.
[*lat.:* emulgere, melken.]
emulsion

**Enablement.** Förderung der Fähigkeiten eines Mitarbeiters, z. B. durch Fortbildungen, damit er seinen Aufgaben kompetent nachkommen kann. Das E. bezieht sich lediglich auf die Durchführung von Aufgaben und beinhaltet keine Entscheidungsspielräume im Sinne von Befugnissen und Verantwortung, Rechten und Pflichten. (s.a. Empowerment)
enablement

**Enanthem.** Ausschlag an der Schleimhautoberfläche.
[*griech.:* en, innen + anthema, blühen.]
enanthema

**Enchondrom.** Gutartiger, langsam wachsender, aus Knorpelzellen bestehender Tumor, der am Ende der Röhrenknochen in Händen oder Füßen auftreten kann.
[*griech.:* en, innen + chondros, Knorpel, oma, Tumor.]
enchondroma

**Encounter-Gruppe.** Interaktion zwischen Patient und Psychotherapeut bzw. zwischen mehreren Mitgliedern einer kleinen Gruppe, wie z.B. einer Selbsterfahrungsgruppe. Bei dieser Form der Selbsterfahrung werden Veränderungen der Gefühlswelt und der Persönlichkeit durch den Ausdruck starker Gefühle beeinflusst.
encounter

**Endarterie.** Bezeichnung für eine Arterie, die mit keinem anderen Gefäß verbunden ist.
end artery

**Endarteriektomie.** Operatives Entfernen der Intimaschicht einer Arterie. Durch den Eingriff soll eine Hauptarterie, in der sich Ablagerungen angesammelt haben, wieder durchgängig gemacht werden. Bei der desobliterativen Endarteriektomie wird ein ganzes Arteriensegment ausgeschabt und nur die Arterienwände bleiben erhalten. Bei der Gas-Endarteriektomie wird Kohlendioxid zwischen die Intima- und Mittelschicht der Arterienwand eingespritzt, wodurch es zu einer Trennung der Schichten kommt und die innere Schicht abgelöst werden kann.
[*griech.:* endon, innerhalb, arteria, Luftröhre, ektome, ausschneiden.]
endarterectomy

**Endarteriitis.** Entzündung der inneren Schicht einer oder mehrerer Arterien, die zu einem partiellen oder vollständigen Verschluss führt.
[*griech.:* endon, innerhalb, arteria, Luftröhre + itis, Entzündung.]
endarteritis

**Endarteriitis obliterans.** Entzündung der Schichten der Arterienwände, in denen es zu Wucherungen der Intimaschicht kommt, das Gefäßlumen verengt und kleinere Gefäße verschlossen werden.
🇬🇧 endarteritis obliterans

**endemisch.** Örtlich begrenzt auftretend, in einem bestimmten Bereich verbreitet.
[*griech.*: endemos, ursprünglich.]
🇬🇧 endemic

**Endknötchen.** (Nervenendknospe). Aus undifferenzierten Zellen bestehende Zellmasse, die aus den Überresten des Urknotens und des Urstreifens am kaudalen Ende des sich entwickelnden Embryos entsteht, nachdem die Bildung der Somiten abgeschlossen ist.
🇬🇧 end bud

**Endoarteritis, chronische.** Entzündung der Tunica intima einer Arterienwand. Wird von degenerativer Verfettung des Arteriengewebes und der Ablagerung von Kalzium begleitet.
[*griech.*: chronos, Zeit, endon, innerhalb, arteria, Luftröhre, itis, Entzündung.]
🇬🇧 chronic endoarteritis

**Endobronchitis.** Entzündung der kleinen Bronchien, die häufig durch eine Infektion der Bronchialschleimhaut verursacht wird.
🇬🇧 endobronchitis

**endochondral.** Das Knorpelinnere betreffend.
[griechm endon, innerhalb, chondros, Knorpel.]
🇬🇧 endochondral

**endogen.** 1. Im Körper entstanden, nicht von außen zugeführt. 2. Durch innere Ursachen erzeugt, wie z.B. eine Krankheit, die durch strukturelles bzw. funktionelles Versagen eines Organs oder Systems entsteht. (s.a. exogen)
[*griech.*: endon, innerhalb + genein, erzeugen.]
🇬🇧 endogenous

**Endointoxikation.** Durch ein im Körper produziertes → Toxin hervorgerufene Vergiftung, z.B. bei einer Gangrän.
🇬🇧 endointoxication

**Endokard.** Die Schicht, die die Herzkammern innen auskleidet. Das Endokard enthält kleine Blutgefäße und wenige Bündel glatter Muskeln; es geht in die Endothelschicht der großen Blutgefäße über.
🇬🇧 endocardium

**Endokardfibroelastose.** Herzerkrankung, bei der es zu einer fibroelastischen Verdickung des Endokards kommt, die zum Versagen der Herzpumpfunktion führen kann.
[*griech.*: endon + kardia, Herz; *lat.*: fibra, Faser; *griech.*: elaunein, anteiben, osis, Störung.]
🇬🇧 endocardial fibroelastosis

**endokardial.** Die Herzinnenwand (das Endokard) betreffend.
🇬🇧 endocardial

**Endokarditis.** Die Herzinnenwand (das Endokard) und die Herzklappen betreffende entzündliche Herzerkrankung, bei der das Herz verschiedene Läsionen aufweist. Es gibt mehrere Formen der Endokarditis, wie z.B. bakterielle Endokarditis, nichtbakterielle thrombotische Endokarditis und die Libman-Sacks-Endokarditis. Im unbehandelten Zustand führen alle Endokarditisformen schnell zum Tod.
[*griech.*: endon, innerhalb, kardia, Herz, itis, Entzündung.]
🇬🇧 endocarditis

**Endokarditis, bakterielle.** Akute oder subakute bakterielle Infektion der Herzinnenhaut (Endokard), der Herzklappen oder beider Bereiche, die durch Herzgeräusche, hartnäckiges Fieber, Bakteriämie, Splenomegalie und embolische Phänomene gekennzeichnet ist.
🇬🇧 bacterial endocarditis

**Endokarditis, chronische.** Entzündung des Endokards des Herzen, nach einem akuten Endokarditisanfall, Syphilis bzw. ei-

nem Atherom. In vielen Fällen kommt es zu einer Herzklappeninsuffizienz.
[*griech.*: chronos, Zeit, endon, innerhalb, kardia, Herz, itis, Entzündung.]
🇬🇧 chronic endocarditis

**Endokarditis, subakute bakterielle.** Chronische bakterielle Infektion der Herzklappen, gekennzeichnet durch langsames Einsetzen mit Fieber, Herzgeräuschen, Milzvergrößerung und Wucherungen rund um eine künstliche Prothese im Herzen bzw. an den Klappensegeln. Meist entsteht die Krankheit infolge einer Infektion mit Streptokokken.
🇬🇧 subacute bacterial endocarditis (SBE)

**Endokardkissen.** Bezeichnung für ein Paar verdickter Gewebebereiche im embryonalen Vorhofkanal.
🇬🇧 endocardial cushions

**endokrin.** Bezeichnung für die Vorgänge, bei denen Zellen bestimmte Substanzen (z.B. Blut) in das Blut bzw. in die Lymphflüssigkeit abgeben, was bestimmte Auswirkungen auf Gewebe in anderen Körperteilen hat.
[*griech.*: endon, innerhalb + krinein, absondern.]
🇬🇧 endocrine

**Endokrinologie.** Wissenschaft von den anatomischen, physiologischen und pathologischen Eigenschaften des endokrinen Systems und der Hormone sowie der Behandlung endokriner Krankheiten.
[*griech.*: endon, innerhalb + krinein, absondern, logos, Wissenschaft,]
🇬🇧 endocrinology

**Endokrinopathie.** Sammelbegriff für Störungen und Erkrankungen der endokrinen Drüsen, die zur Minderung der Qualität bzw. Quantität der endokrinen Ausscheidungen führen.
[*griech.*: endon, innerhalb, krinein, absondern, pathos, Krankheit.]
🇬🇧 endocrinopathy

**Endolymphe.** Flüssigkeit im häutigen Labyrinth des Innenohrs.
[*griech.*: endon, innerhalb + lympha, Wasser.]
🇬🇧 endolymph

**endometrial.** 1. Die Schleimhaut der Gebärmutter (das Endometrium) betreffend. 2. Die Gebärmutter betreffend.
[*griech.*: endon, innerhalb + metra, Gebärmutter.]
🇬🇧 endometrial

**Endometriom.** Bezeichnung für einen Tumor bzw. für ektopisches Endometriumgewebe, das keine Funktion in Uterus vorweist.
[*griech.*: endon, innerhalb, metra, Gebärmutter, oma, Tumor.]
🇬🇧 endometrioma

**Endometriose.** Gynäkologische Erkrankung mit ektopischem Wuchs und unphysiologischer Funktion des Endometriumgewebes. Die genaue Krankheitsursache ist unbekannt, aber viele Frauen, die sich einer Beckenlaparotomie unterziehen, können auch eine Endometriose entwickeln. Man nimmt an, dass eine Schwangerschaft die Krankheit verhindert bzw. abmildert.
[*griech.*: endon, innerhalb + metra, Gebärmutter, osis, Erkrankung.]
🇬🇧 endometriosis

**Endometritis.** Entzündung der Gebärmutterschleimhaut (Endometrium), die häufig durch eine bakterielle Infektion, wie z.B. durch Gonokokken oder hämolytische Streptokokken, verursacht wird. Begleitsymptome sind Fieber, Bauchschmerzen, übelriechender Ausfluss und Uterusvergrößerung. Eine Endometritis tritt oft nach einer Entbindung oder einem Abort auf und steht im Zusammenhang mit der Anwendung intrauteriner Kontrazeptiva.
[*griech.*: endon, innerhalb + metra, Gebärmutter, itis, Entzündung.]
🇬🇧 endometritis

**Endometrium.** Gebärmutterschleimhaut, bestehend aus Stratum compactum, Stratum spongiosum und Stratum basalis. Die Dicke und Struktur des E.s verändert sich während des Menstruationszykluses.
[*griech.*: endon, innerhalb + metra, Gebärmutter.]
🇬🇧 endometrium

**Endometriumhyperplasie.** Krankhafte Endometriumwucherung infolge dauerhafter Östrogenstimulierung (entweder endogenen oder exogenen Ursprungs), ohne gleichzeitige Progesteronstimulierung. Östrogen agiert als Wachstumshormon für das → Endometrium. Die E. führt oft zu krankhaften Blutungen, insbesondere bei älteren Frauen. Zur histopathologischen Diagnose wird eine → Biopsie oder eine → Kürettage durchgeführt.
🇬🇧 endometrial hyperplasy

**Endometriumkrebs.** → Korpuskarzinom

**Endometriumzyste.** 1. Endometriumtumor. 2. Ovarialzyste, die sich aus einer erweiterten Endometrialdrüse bildet.
[*griech.:* endon, innerhalb, metra, Gebärmutter, kystis, Hohlraum.]
🇬🇧 endometrial cyst

**Endomyokarditis.** Kombinierte Entzündung der Herzinnenwand (Endokard) und der muskulären Wand des Herzen (Mykard).
[*griech.:* endon, innerhalb, mys, Muskel, kardia, Herz, itis, Entzündung.]
🇬🇧 endomyocarditis

**Endoparasit.** Bezeichnung für einen Organismus, der im Körper eines Wirts lebt, wie z.B. ein Bandwurm.
[*griech.:* endon, innerhalb + parasitos, Gast.]
🇬🇧 endoparasite

**endophytisch.** Bezeichnung für ein nach innen gerichtetes Wachstum, wie z.B. ein Tumor, der in die Wand eines hohlen Organs hineinwächst.
[*griech.:* endon, innerhalb + phyton, Pflanze.]
🇬🇧 endophytic

**Endoplasma.** Bezeichnung für das innere Zytoplasma.
[*griech.:* endon, innerhalb, plasma, Plasma.]
🇬🇧 endoplasm

**Endoprothese.** Prothese im Körperinneren, wie z.B. Hüftgelenk, Zahnersatz oder Herzschrittmacher.
[*griech.:* endon, innerhalb + protsthesis, Addition.]
🇬🇧 endoprosthesis

**Endorgan.** Nervenende, in dem die Nervenendfasern eingekapselt sind.
🇬🇧 end-organ

**Endorphin.** Sammelbezeichnung für körpereigene Neuropeptide, die verschiedene Aminosäuren enthalten, in der Hypophyse hergestellt werden und Schmerzen des Zentralnervensystems und des peripheren Nervensystems bekämpfen. Zu den Endorphinen zählen die chemisch hergestellten Alpha-, Beta- und Gamma-Endorphine, die ähnliche pharmakologische Wirkungen haben wie Opioide.
[*griech.:* endon, innerhalb + morphe, Form.]
🇬🇧 endorphin

**Endoskop.** Optisches Gerät mit Lichtquelle, mit dem das Innere eines Körperhohlraumes oder eines Organs (z.B. Speiseröhre, Magen, Darm oder Harnblase) betrachtet werden kann. Ein Endoskop wird entweder durch eine natürliche Körperöffnung oder durch eine Inzision eingeführt.
[*griech.:* endon, innerhalb, skopein, betrachten.]
🇬🇧 endoscope

**Endoskopie.** Spiegelung von Organen und Körperhohlräumen mit Hilfe eines → Endoskops.
🇬🇧 endoscopy

**Endothel.** Die Schicht der → Epithelzellen, die das Herz, die Blut- und Lymphgefäße sowie die serösen Körperhohlräume auskleiden.
[*griech.:* endon, innerhalb + thele, Brustwarze.]
🇬🇧 endothelium

**Endothelzelle.** Auskleidende Deckzellen eines Körperhohlraumes bzw. des kardiovaskulären Systems. (s.a. Epithelzellen) [*griech.*: endon, innerhalb, thele, Brustwarze; *lat.*: cella, Lagerraum.]
endothelial cell

**Endotoxin.** Gift in den Zellwänden bestimmter Mikroorganismen, insbesondere gramnegativer Bakterien, das frei wird, wenn das Bakterium abstirbt und im Körperinneren zersetzt wird.
[*griech.*: endon, innerhalb + toxikon, Gift.]
endotoxin

**Endotoxinschock.** → Septischer Schock als Reaktion auf die Abgabe von → Endotoxinen, die von gramnegativen Bakterien erzeugt werden. Die Toxine werden beim Absterben der bakteriellen Zellen freigesetzt.
[*griech.*: endon, innerhalb + toxikon, Gift.]
endotoxin shock

**endotracheal.** Innerhalb der Luftröhre (Trachea).
endotracheal

**Endotracheale Extubation.** → Pflegeintervention der → NIC, die definiert wird als die geplante Entfernung eines Endotrachealtubus aus den naso- oder oropharyngealen Atemwegen.
Endotracheal Extubation

**Endotrachealtubus.** Beatmungsschlauch, der durch Mund oder Nase in die Luftröhre (Trachea) bis oberhalb der Luftröhrengabelung eingeführt wird und durch den z.B. bei einer kontrollierten Beatmung Sauerstoff unter Druck zugeführt wird. Die Größenangaben werden entweder anhand des Innendurchmesser in mm oder anhand des Außendurchmessers in Ch (→ Charrière) angegeben.
endotracheal tube

**endozervikal.** Die Innenseiten von Zervix und Gebärmutter betreffend.
[*griech.*: endon, innerhalb + *lat.*: cervix, Hals.]
endocervical

**Endozervix.** 1. Bezeichnung für die Membran, die den Gebärmutterhals auskleidet. 2. Öffnung des Zervix in die Gebärmutterhöhle.
endocervix

**Endphalanx.** (Endglied). Bezeichnung für die kurzen, distalen Knochenglieder der dritten Phalanxreihe in Händen oder Füßen (bzw. die zweite Phalanx des Daumens und des großen Zehs). Die Endglieder der Zehen sind kleiner und abgeflachter als die Fingerendglieder.
distal phalanx

**Endplatte.** Die in der Endmembran eines Nervenaxons und der Membran des angrenzenden Muskelgewebes befindliche → motorische Endplatte.
endplate

**Endplatte, motorische.** Große spezialisierte synaptische Kontaktstelle zwischen den motorischen → Axonen und den Fasern der Skelettmuskulatur. Jede Nervenfaser bildet eine m. E., die Reize an die quer gestreiften Muskeln überträgt. (→ Synapse)
motor end plate

**Endstellungs-Nystagmus.** Horizontal rhythmisches Augenflackern bei extremer Augenseitstellung. Kann beim gesunden Auge beobachtet werden, wenn sich die Fixierung außerhalb des beidäugigen Blickfeldes befindet. (→ Nystagmus)
end-positional nystagmus

**Endurance.** (Ausdauer). Die Fähigkeit, eine Anstrengung trotz zunehmendem physischem und psychischem Stress durchzuhalten. Untrainierte Muskeln haben eine geringere Ausdauerkraft als trainierte, kräftige Muskeln.
endurance

**Endwirt.** Lebewesen, in denen sich fortpflanzungsfähige Parasiten entwickeln. Die weibliche *Anopheles*-Mücke ist der Endwirt für Malariaerreger. Menschen sind Endwirte für Madenwürmer, Schistisome und Bandwürmer.
definitive host

**Energie.** Bezeichnung für die Fähigkeit eines Systems, Arbeit zu verrichten oder

eine Aktivität auszuüben. Energie kann in Form von Wärme, Licht, Bewegung, Schall oder Strahlung auftreten. Menschliche Energie wird normalerweise in Muskelkontraktion und Wärmeerzeugung umgesetzt. Bei einer chemischen Reaktion, wie z.B. beim Verdauen von Nahrung, wird chemische Energie freigesetzt.
– adj. energetisch.
[griech.: energia, Tätigkeit, Wirksamkeit.]
🏴 energy

**Energiedosis, integrale.** Gesamtmenge der Energie, die von einem Patienten oder einem Gegenstand während einer Strahlenbehandlung absorbiert wird.
🏴 integral dose

**Energiefeldstörung.** Anerkannte → NANDA-→ Pflegediagnose; Unterbrechung des Energieflusses, der eine Person umgibt; dies führt zu einer Disharmonie des Körpers, des Geistes oder der Seele. Zu den kennzeichnenden Merkmalen zählen Veränderungen der Temperatur (Wärme oder Kälte) visuelle Veränderungen (Bilder oder Farben), sowie Störungen des Feldes (freie oder besetzte Stellen/Spitzen/Wölbungen), der Bewegungen (Wellen/Spitzen/Dichte/Fluss) und der Geräusche (Töne oder Wörter).
🏴 energy field disturbance

**Energien, Umgang mit.** → Pflegeintervention der → NIC, die definiert wird als die Regulierung des Energieeinsatzes zur Behandlung von Verhinderung von Müdigkeit und zur Optimierung der Funktionsfähigkeit.
🏴 Energy Management

**Enervierung.** (Denervierung). 1. Reduktion bzw. Mangel an nervöser Energie durch Überbelastung; Schwäche, Entkräftung. 2. Chirurgisches Entfernen eines ganzen Nervs bzw. eines Teil eines Nervs.
[lat.: enervare, schwächen.]
🏴 enervation

**Enfluran.** (Ethrane). Nicht entflammbares Inhalationsnarkotikum (Narkosegas) aus der Ätherfamilie. Wird bei der Vollnarkose eingesetzt.
🏴 enflurane

**Engramm.** (Gedächnisspur). 1. Hypothetische, neurophysiologische Speichereinheit im Gehirn (Zerebrum), in der eine bestimmte Erinnerung gespeichert wird. 2. Interneuronaler Schaltkreis, der verschiedene Neuronen und Muskelfasern enthält, die bei richtiger Koordination bestimmte motorische Aktivitäten ausführen können. 3. Bezeichnung für die dauerhafte Spur, die ein Stimulus im Nervengewebe hinterlässt. (s.a. Gedächtnis)
🏴 engram

**Enkephalin.** Zu den → Endorphinen gehörende, im Körper produzierte Pentapeptide, die der Schmerzlinderung dienen. Enkephaline befinden sich in der Hypophyse, im Gehirn sowie im Verdauungstrakt. (s.a. Neurotransmitter)
[griech.: enkepalos, Gehirn, in, innerhalb.]
🏴 enkephalin

**Enkopresis.** Einkoten, Stuhlinkontinenz.
🏴 encopresis

**Enophthalmus.** Zurücksinken des Auges in die Augenhöhle (Orbita) infolge eines Traumas bzw. einer Fehlbildung.
[griech.: en, in, ophthalmos, Auge.]
🏴 enophthalmos

**Entbindung.** Die Leitung einer Geburt (Partus); i.w.S. die Geburt eines Kindes.
🏴 delivery

**Entbindung, Elektronisches Monitoring des Kindes.** → Pflegeintervention der → NIC, die definiert wird als die elektronische Überwachung und Beurteilung der kindlichen Herzfrequenzen bei Wehen während der Geburt.
🏴 Electronic Fetal Monitoring: Intrapartum

**Entbindung, Pflege bei.** → Pflegeintervention der → NIC, die definiert wird als die Überwachung und die Versorgung einer Frau unter der Geburt.
🏴 Intrapartal Care

**Entbindung, Vorbereitung zur.** → Pflegeintervention der → NIC, die definiert wird als die Gewährleistung von Information und Unterstützung, um Entbindungen zu erleichtern und die Fähigkeit zur Entwicklung und Ausübung der Elternrolle zu verbessern.
🇬🇧 Childbirth Preparation

**enteral.** Den Darm betreffend.
[*griech.*: enteron, Darm.]
🇬🇧 enteral

**Enterektomie.** (Darmresektion). Chirurgischer Eingriff zum Entfernen eines Teils des Darms.
[*griech.*: enteron, Darm, ektome, ausschneiden.]
🇬🇧 enterectomy

**Enteritis.** Entzündung der Dünndarmschleimhaut infolge bakterieller, viraler und funktioneller Störungen. Zu den Symptomen gehören Diarrhö, Übelkeit, Erbrechen und Fieber.
🇬🇧 enteritis

**Enteritis, nekrotisierende.** Akute Entzündung des Dünn- und Dickdarms durch das Bakterium *Clostridium perfringens*, die durch starke Bauchschmerzen, blutige Durchfälle und Erbrechen gekennzeichnet ist. (→ Enteritis)
[*griech.*: nekros, tot; izein, verursachen; enteron, Darm; itis, Entzündung.]
🇬🇧 necrotizing enteritis

**Enteritis regionalis Crohn.** (Morbus Crohn; Crohn-Krankheit). Chronische Darmentzündung mit unbekannter Ursache, die Ileum, Kolon oder andere Teile des gastrointestinalen Trakts befällt; dabei treten krankhafte und gesunde Darmsegmente gleichzeitig auf. Symptome des Morbus-Crohn sind häufige Diarrhö-Anfälle, heftige Bauchschmerzen, Übelkeit, Fieber, Frösteln, Schwäche, Gewichtsverlust und Anorexie.
[Burrill B. Crohn, amerikanischer Arzt, 1884–1983.]
🇬🇧 Crohn's disease

**Enteroanastomose.** Chirurgischer Eingriff, bei dem eine künstliche Verbindung zwischen zwei Darmsegmenten hergestellt wird.
🇬🇧 enteroenterostomy

**Enterobacteriaceae.** Sammelbezeichnung für die Familien aerober und anaerober Bakterien, zu denen sowohl pathogene als auch nicht-pathogene Mikroorganismen gehören. Die wichtigsten Gattungen sind *Escherichia*, *Klebsiella*, *Proteus* und *Salmonella*.
[*griech.*: enteron, Darm + bakterion, kleiner Gegenstand.]
🇬🇧 Enterobacteriaceae

**Enterobiasis.** Durch Parasitenbefall mit *Enterobius vermicularis*, einer Madenwurmart, verursachte Dickdarminfektion. Die weiblichen Madenwürmer legen ihre Eier in der Perianalgegend ab, wodurch Juckreiz entstehen kann.
[*griech.*: enteron, Darm + bios, Leben, osis, Erkrankung.]
🇬🇧 enterobiasis

**Enteroglukagon.** Gruppe von glukagonähnlichen, hyperglykämischen Peptiden, die von den Schleimhautzellen der oberen Darmabschnitte bei der Verdauung abgegeben werden und die Produktion und Erneuerung von Darmepithelzellen stimulieren.
🇬🇧 enteroglucagon

**Enterohepatischer Kreislauf.** Pfad, über den die in der Leber produzierte Gallenflüssigkeit in den Darm eintritt, von der Leber wieder absorbiert wird und anschließend in den Darm zurückgeführt wird. Der Rest der Gallenflüssigkeit wird im Kot ausgeschieden.
🇬🇧 enterohepatic circulation

**Enterokinase.** Enzym in der Darmflüssigkeit, das das proteolytische Enzym des Bauchspeichelsekretes beim Eintritt in den Zwölffingerdarm (Duodenum) aktiviert.
[*griech.*: enteron, Darm + kinesis, Bewegung, ase, Enzym.]
🇬🇧 enterokinase

**Enterokokken.** *Streptococcus*-Arten im Verdauungstrakt.
[*griech.:* enteron, Darm + kokkos, Beere.]
🇬🇧 enterococcus

**Enterokolitis.** Entzündung von Dick- und Dünndarm, meist durch Staphylokokken verursacht; Symptome sind Diarrhö, Erbrechen, Exsikkose und Schock.
[*griech.:* enteron, Darm + kolon, Darm, itis, Entzündung.]
🇬🇧 enterocolitis

**Enterolith.** (Kotstein). Ein aus verdautem Material bestehender Stein, der sich im Darm bildet.
[*griech.:* enteron, Darm + lithos, Stein.]
🇬🇧 enterolith

**Enterolithiasis.** Vorkommen von Kotsteinen in den Eingeweiden.
🇬🇧 enterolithiasis

**Enteropathie.** Sammelbegriff für Erkrankungen des Dünn- oder Dickdarms.
🇬🇧 enteropathy

**Enteropathie, exsudative.** (Eiweißverlustsyndrom). Durchfallerkrankungen mit gleichzeitiger Entzündung bzw. Zerstörung der Magenschleimhäute, die mit starker Exsudation von Albumin und Globulin einhergehen.
🇬🇧 exudative enteropathy

**Enterostomie.** (Anus praeter). Chirurgischer Eingriff, bei dem ein künstlicher Anus bzw. eine künstliche Darmfistel durch einen Einschnitt in die Bauchwand hergestellt wird.
[*griech.:* enteron, Darm + stoma, Mund.]
🇬🇧 enterostomy

**enterotoxigen.** Bezeichnung für einen Organismus oder eine Substanz, die ein bestimmtes Toxin erzeugen, welches nachteilig auf die Zellen der Darmschleimhaut wirkt. Es gibt beispielsweise bestimmte Bakterien, die → Enterotoxine erzeugen und Darmreaktionen wie Erbrechen, Diarrhö und Symptome einer Lebensmittelvergiftung hervorrufen.
🇬🇧 enterotoxigenic

**Enterotoxin.** Substanz, die toxisch auf die Zellen der Darmschleimhäute wirkt und von bestimmten Bakterienarten, wie z.B. *Staphylococcus* produziert wird.
🇬🇧 enterotoxin

**Enterovirus.** Virus, das sich hauptsächlich im Verdauungstrakt vermehrt. Zu den Enteroviren gehörten die Coxsackieviren, die ECHO-Viren sowie das Poliomyelitisvirus.
[*griech.:* enteron, Darm + *lat.:* virus, Gift.]
🇬🇧 enterovirus

**Enterozele.** 1. → Hernie mit Darm als Bruchinhalt. 2. Hintere Vaginalhernie.
🇬🇧 enterocele

**entfremden.** Einen Rückzug, eine Affektionsübertragung oder eine Loslösung verursachen.
🇬🇧 alienate

**Entfremdung.** 1. Psychologischer Trennungseffekt, der eintritt, wenn eine Mutter sich von ihrem neugeborenen Kind aufgrund einer Erkrankung trennen muss und die normale Mutter-Kind-Bindung gestört wird. 2. Empfindung, dass Gegenstände in der Umgebung fremd und unwirklich sind aufgrund einer mangelnden Besetzung der Ich-Abgrenzung. (→ Depersonalisation)
🇬🇧 estrangement; alienation

**Entkalkung.** Verlust von Kalziumsalzen in Zähnen und Knochen infolge von Unterernährung, Malabsorption oder anderen Faktoren. Eine Malabsorption wird durch zu niedrige Konzentrationen von Vitamin D, durch überschüssiges Fett oder durch Oxalsäure, die sich mit Kalzium verbindet, oder durch einen relativen Säuremangel im Verdauungstrakt verursacht. Eine Entkalkung kann auch auf eine Insuffizienz der Nebenschilddrüsen zurückzuführen sein, die die Steuerung der Kalziumkonzentration im Blut, das Verhältnis von Kalzium und Phosphor im Blut sowie die relative Aktivität der Osteoblasten, die Kalzium in den Knochen und Zähnen ablagern und absorbieren, beeinträchtigt.
🇬🇧 decalcification

**Entladung.** 1. Eine elektrische Ladung freisetzen, z.B. in Form eines Funken oder eines Stromstoßes von einer Batterie, einem

Kondensator oder einer anderen elektrischen Quelle. 2. Einen Stromstoß aus oder durch ein Neuron freisetzen. 3. Freisetzung von Emotionen, häufig begleitet von willkürlichen bzw. unwillkürlichen Reflexen, Weinen, Wut oder anderen emotionalen Ausbrüchen.
🌐 discharge

**Entlastungsregion.** Das Gewebe unter einer Prothese, von dem Druck entlastet oder vollständig aufgehoben wird.
🌐 relief area

**Entlastungsschnitt.** Operative Durchtrennung von Gewebe im Rahmen der Erstversorgung bei tiefen zirkulären Verbrennungen z. B. an Rumpf und Extremitäten. Bei diesen Verbrennungen entstehen häufig → Ödeme, welche die Blutgefäße abdrücken und somit die Durchblutung behindern. Durch den E. wird die Durchblutung wieder hergestellt.
🌐 relieving incision; relief incision

**Entlausung.** Eine Person bzw. einen Gegenstand von Läusen befreien.
🌐 delousing

**entmyelinisieren.** (entmarken). Zerstörung der Markscheide, die die Axone der Nervenzellen umgibt.
🌐 demyelinate

**Entoderm.** (inneres Keimblatt). Innere Zellschicht, die sich aus der embryonalen Keimscheibe der inneren Zellmasse einer → Blastozyste entwickelt. Aus dem E. entstehen später die Membranen der Körperhöhlen und die Därme sowie das äußerste Epithel fast aller innerer Organe, z.B. des Respirationstraktes, sowie das Parenchym von Schilddrüsen, Leber, Bauchspeicheldrüse u.a. (s.a. Blastoderm; Ektoderm; Mesoderm)
[*griech.:* endon, innen; derma, Haut]
🌐 endoderm

**Entropium.** Einwärtskehren der Augenlider, meist der Unterlider. Entropion cicatriceum kann aus einem Narbenzug nach einer Verletzung resultieren. Entropion spasticum entsteht durch eine Entzündung, die den Tonus des Augengewebes beeinträchtigt. Eine Entzündung des Augenlids kann sich auf eine Infektionserkrankung bzw. auf eine Reizung durch Augenwimpern zurückführen lassen.
[*griech.:* en, innerhalb + tropos, wenden.]
🌐 entropion

**Entscheidungen, Unterstützung bei.** → Pflegeintervention der → NIC, die definiert wird als die Gewährleistung von Informationen und Unterstützung bei Entscheidungen, von Patienten bezüglich ihrer Gesundheitspflege.
🌐 Decision-Making Support

**Entscheidungskonflikt.** Anerkannte → NANDA-→ Pflegediagnose; Zustand der Unsicherheit über den Verlauf eines Ereignisses, wenn die Wahl zwischen konkurrierenden Handlungen zu Risiken, Verlusten oder einer Herausforderung an die Lebenswerte des Betreffenden führt. Die Diagnose sollte auf den Fokus des Konfliktes spezifiziert werden, z.B. Gesundheit, familiäre Beziehungen, Beruf oder Finanzen. Zu den kennzeichnenden Merkmalen gehören ein verbalisiertes Gefühl eines Problems mit der Unsicherheit bezüglich der Auswahl, Spezifikation unerwünschter Folgen alternativer Handlungen, verzögerte Entscheidung und körperliche Anzeichen von Beschwerden oder Anspannung, z.B. erhöhte Herzfrequenz, verstärkte Muskelspannung und Unruhe.
🌐 decisional conflict

**Entspannung, progressive.** Technik zum bewussten Abbau von Spannungs- und Angstzuständen, indem verschiedene Muskelgruppen systematisch angespannt und wieder entspannt werden.
🌐 progressive relaxation

**Entspannungstherapie.** Therapieform, bei der die Patienten bestimmte Atem- und Entspannungsübungen sowie das Konzentrieren auf angenehme Situationen erlernen. Manche Patienten lernen durch die E. bei Bedarf angespannte Muskeln zu entspannen, Migräneattacken abzuwenden oder ihren Blutdruck zu reduzieren. (s.a. Autogenes Training)
🌐 relaxation therapy

**Entspannungstherapie, einfache.** → Pflegeintervention der → NIC, die definiert ist als der Einsatz geeigneter Techniken zur Förderung oder Gewährleistung von Entspannung mit dem Ziel, unerwünschte Anzeichen und Symptome wie Schmerzen, Muskelverspannung oder Angst zu vermindern.
Simple Relaxation Therapy

**Entwicklung.** 1. Allmählicher Wechsel und Differenzierung von einem einfachen zu einem komplexeren Niveau. 2. Vorgänge und Ereignisse, die sich in einem Organismus in der Zeit zwischen Befruchtung eines Eis und dem Erreichen des Erwachsenenalters abspielen.
development

**Entwicklung, kindliche.** Die verschiedenen Phasen der körperlichen, sozialen und psychologischen Entwicklung, die sich zwischen Geburt und frühem Erwachsenenalter abspielen.
child development

**Entwicklung, kognitive.** Entwicklungsprozess, in dem sich ein Kleinkind zu einer intelligenten Person entwickelt, Wissen ansammelt und die Fähigkeit des eigenständigen Denkens, Lernens, logischen Denkens und der Abstraktion erlangt.
cognitive development

**Entwicklung, pränatale.** Gesamter Prozess des Wachstums, der Reifung, Differenzierung und Entwicklung, der zwischen Empfängnis und Geburt stattfindet. Etwa am 14. Tag vor der nächsten erwarteten Menstruationsperiode kommt es normalerweise zum Eisprung (Ovulation). Wenn das Ei (Ovum) befruchtet wird, beginnt sofort der Prozess der fötalen Reifung bis zur Geburt. Während der ersten 14 Tage unterzieht sich das befruchtete Ei mehrerer Zellteilungen, bevor es zur Morula und zur Blastozyste wird, die sich in der Uteruswand einnisten kann. Vom Beginn der 3. bis zum Ende der 7. Woche der embryonalen Entwicklung vertieft und vervollständigt sich die Einnistung (Implantation). Bis zum Ende der 7. Woche sind alle wichtigen Systeme vorhanden. Die Phase ab der 8. Woche bis zur Geburt wird als fötale Phase bezeichnet. Von der 14. bis zur 17. Woche wachsen Arme, Beine und Rumpf sehr schnell und der Fötus ist bereits aktiv. Das Knochenskelett verkalkt und kann durch Röntgenstrahlen dargestellt werden. Zwischen der 17. und 20. Schwangerschaftswoche fühlt die Mutter normalerweise die ersten Bewegungen des Babys. Der Fötus sieht zu dieser Zeit bereits wie ein kleines Baby aus. Zur 28. Woche bilden sich das subkutane Fettgewebe, Finger- und Fußnägel aus, die Augenlider werden getrennt und die Augen können sich öffnen. Das Kopfhaar wird entwickelt und bei Jungen entwickeln sich im Leistenring die Hoden. Ab der 32. Woche sind die Haare fein und wollig, die Nägel sind über die Finger- und Zehenkuppen gewachsen und es gibt zwei Falten auf den Fußsohlen. Ab der 36. Woche werden Körper und Extremitäten voller und runder und die Haut dicker und weniger durchscheinend. Wenn der Fötus voll ausgereift ist, zwischen der 38. und 42. Woche, nimmt die Käseschmiere ab und die Ohrknorpel sind voll entwickelt. Bei Jungen liegen die Hoden im Hodensack, bei Mädchen weisen die großen Schamlippen auf die Mittellinie des Körpers und bedecken die kleinen Schamlippen und die Klitoris. In der 40. Woche wiegt ein Fötus durchschnittlich 3,5 bis 4 kg und ist etwa 50 cm lang. Die p.E. kann durch verschiedene Faktoren negativ beeinflusst werden: zwischen der 2. und 14. Woche sind es ionisierende Strahlen und bestimmte Medikamente, die starke Wirkung auf die funktionale Entwicklung haben. Ab der 14. Woche, wenn alle Organsysteme entwickelt sind und sich die Körperteile gebildet haben, sind die negativen Effekte eher funktionaler Art; es kommt nicht mehr zu wesentlichen morphologischen Schädigungen.
prenatal development

**Entwicklung, psychomotorische.** Fähigkeiten eines Kindes, zu denen sowohl mentale als auch muskuläre Aktivitäten gehören, z.B. sich drehen, sitzen oder krabbeln zu können, oder beim Kleinkind gehen,

sprechen, die Blasen- und Darmfunktion kontrollieren zu lernen und anzufangen, kognitive Probleme zu lösen. Die folgenden psychomotorischen Funktionen und Fähigkeiten sollten zu dem jeweils genannten Lebensalter durchgeführt werden können: 12. Wo. – auf die eigenen Hände schauen; 20. Wo. – nach Gegenständen greifen; 24. Wo. – sich gezielt drehen; 11. Mo. – auf dem Bauch krabbeln und Sprechgeräusche imitieren; 15. Mo. – ohne Hilfe gehen; 24. Mo. – Vokabular von 300 Worten und Benutzung von Pronomen; 30. Mo. – Dreirad fahren und selbstständig essen; 4. Ja. – hüpfen und auf einem Fuß stehen, Ball spielen, selbstständig sein, schwatzen und angeben; 5 Ja. – Schnürsenkel binden, mit der Schere umgehen, Freude machen wollen, Interesse für die Umwelt, zu den Eltern ein bewusstes Verhältnis entwickeln. (→ Psychomotorik)
⚕ psychomotor development

**Entwicklung, psychosoziale.** Beschreibung, die Erik Erikson als normalen Ablauf kindlicher Entwicklung mit folgenden Begriffen bezeichnet hat: Vertrauen, Autonomie, Initiative, Fleiß, Vertrautheit, Großzügigkeit und Integrität. Die Entwicklung beginnt im Säuglingsalter und schreitet fort, indem das kindliche Ego mit seiner Umgebung interagiert. Damit ein Kind eine neue Phase erfolgreich erreichen kann, müssen die Aufgaben der vorherigen Phase bewältigt sein.
⚕ psychosocial development

**Entwicklung, Unterstützung der.** → Pflegeintervention der → NIC, die definiert wird als die Unterstützung oder Unterrichtung von Eltern/Betreuungspersonen mit dem Ziel, das grob- und feinmotorische, sprachliche, kognitive, soziale und emotionale Wachstum von Vorschul- und Schulkindern zu optimieren.
⚕ Developmental Enhancement

**Entwicklungsalter.** Bezeichnung für den kindlichen Reifungsprozess, der anhand standardisierter Messungen, z.B. Körpergröße und -ausmaße, sozialer und psychologischer Funktionen, motorischer und geistiger Fähigkeiten bestimmt wird.
⚕ developmental age (DA)

**Entwicklungsanomalie.** Kongenitaler Defekt infolge einer Störung des normalen Wachstums und der normalen Differenzierung eines Fötus. Solche Störungen können in allen fötalen Entwicklungsphasen auftreten und variieren in Form und Heftigkeit. Die verschiedenen Ursachen sind genetische Mutationen, chromosomale Aberrationen, teratogene Substanzen und Umweltfaktoren.
⚕ developmental anomaly

**Entwicklungsstillstand.** Vorzeitiger, zu kongenitalen Anomalien führender Abbruch einer oder mehrerer Phasen des Entwicklungsprozesses im uterinen Stadium.
⚕ arrested development

**Entwicklungsstörungen, kindliche.** Störungen der Denkfähigkeit und des Gefühlslebens sowie im zwischenmenschlichen und eigenen Verhalten, die in der Zeit zwischen 30 Monaten und dem 12. Lebensjahr auftreten, z.B. Autismus.
⚕ childhood-onset pervasive developmental disorders

**Entwöhnung vom Respirator, gestörte Reaktion.** Anerkannte → NANDA-Pflegediagnose, die definiert ist als ein Zustand, bei dem sich der Patient nicht an das erniedrigte Leistungsniveau der künstlichen Beatmung anpassen kann, was den Entwöhnungsprozess stört und hinauszögert. Die verschiedenen Stufen werden als geringfügig, mäßig oder ausgeprägt klassifiziert. Bei einer geringfügigen Störung reagiert der Patient bei Entwöhnung vom Respirator hauptsächlich mit Unruhe und einer leicht erhöhten Atemfrequenz im Vergleich zur Ausgangsfrequenz. Bei einer mäßigen Störung ist das Hauptmerkmal eine leichte Blutdrucksteigerung (< 20 mmHg), eine leicht erhöhte Pulsfrequenz (< 20/min) und eine leicht erhöhte Atemfrequenz (< 5/min) im Vergleich zu den Ausgangswerten. Bei einer ausgeprägten Störung bei der Entwöhnung vom Respi-

rator sind die Hauptsymptome Erregung, Verschlechterung der arteriellen Blutgase im Vergleich zu den Ausgangswerten, Blutdruckerhöhung > 20 mmHg, Pulsfrequenzerhöhung > 20/min und eine deutliche Erhöhung der Atemfrequenz.
🌐 ventilatory weaning process, dysfunctional (DVWR)

**Entwöhnungsphase.** Das Abtrainieren (Entwöhnen) von einem Beatmungsgerät. Der Patient benötigt eine bestimmte Zeit (Stunden bis wenige Tage), um die eigene spontane Atmung wieder zu erlernen.
🌐 weaning

**Entzugsblutung.** Blutung aus der Gebärmutterschleimhaut aufgrund der Beendigung einer Hormontherapie. Das durch die Hormone aufgebaute Endometrium schrumpft und wird ausgestoßen.
🌐 withdrawal bleeding

**Entzugs-Symptome.** Unangenehme, manchmal sogar lebensbedrohliche physiologische Veränderungen, die nach Absetzen von bestimmten Medikamenten oder Drogen nach langer regelmäßiger Einnahme hervorgerufen werden.
🌐 withdrawal symptoms

**Entzugs-Syndrom.** Körperliche und geistige Reaktion nach Absetzen bzw. starker Einschränkung der Einnahme bestimmter Substanzen, wie z.B. Alkohol oder Opiate, nachdem diese regelmäßig über einen längeren Zeitraum zur Schmerzlinderung und rauschartigen Stimmungssteigerung eingenommen wurden. Der Körper ist abhängig von der regelmäßigen Wirkung der Substanzen und reagiert auf eine Unterbrechung mit organischen Veränderungen, die sich in Angst, Unruhe, Schlaflosigkeit, Reizbarkeit, verminderter Aufmerksamkeit und häufig sogar körperlichen Krankheitssymptomen äußern können.
🌐 withdrawal syndrome

**Entzündung.** (Inflammatio). Schutzreaktion des Körpergewebes auf Reizungen oder Verletzungen. Eine E. kann akut oder chronisch sein; Kardinalsymptome sind Rötung (Rubor), Überwärmung (Calor), Schwellung (Tumor) und Schmerz (Dolor), häufig einhergehend mit einer Funktionsstörung. Histamine, Kinine und verschiedene andere Substanzen sind am Entzündungsprozess beteiligt. – *adj.* entzündlich.
🌐 inflammation

**Entzündung, exsudative.** Entzündung eines serösen Hohlraums mit flüssigen Absonderungen.
🌐 exudative inflammation

**Entzündung, purulente.** Entzündung, die von der Bildung von → Eiter begleitet ist. [*lat.:* purulentus, eitrig]
🌐 purulent inflammation

**Entzündung, reaktive.** Entzündung, die sich als Reaktion auf ein → Antigen entwickelt.
🌐 reactive inflammation

**Enukleation.** 1. Entfernung eines Organs oder eines Tumors in einem Stück. 2. Entfernen eines Augapfels aufgrund eines bösartigen Geschwürs, einer schweren Infektion, eines Traumas oder zur Schmerzkontrolle bei Glaukom.
[*lat.:* e, ohne, nucleus, Kern.]
🌐 enucleation

**Enuresis.** → Einnässen.
🌐 enuresis

**Enuresis, Pflege bei der Urininkontinenz.** → Pflegeintervention der → NIC, die definiert ist als die Förderung der Harnzurückhaltung bei Kindern.
🌐 Urinary Incontinence Care: Enuresis

**Enuresis nocturna.** Unwillkürlicher Abgang von Urin (Bettnässen) während des Schlafens in der Nacht.
🌐 nocturnal enuresis

**Enzephalitis.** Gehirnentzündung, die durch eine arbovirale Infektion, aber auch durch Bleivergiftung bzw. durch Hirnblutungen verursacht wird. Die postinfektöse Enzephalitis tritt als Komplikation von Infektionskrankheiten wie z.B. bei Windpocken,

Masern oder Grippe auf. Begleitsymptome sind Kopfschmerzen, Nackenschmerzen, Fieber, Übelkeit und Erbrechen. Eine schwere Entzündung mit Zerstörung von Nervengeweben kann zu epileptischen Anfällen, dem Verlust eines Sinnes oder anderen dauerhaften, neurologischen Problemen oder auch zum Tod führen. Von der Entzündung sind in den meisten Fällen das Rückenmark und das Gehirn betroffen. (→ Enzephalomyelitis)
[*griech.*: enkephalos, Gehirn, itis, Entzündung.]
encephalitis

**Enzephalitis, equine.** Arbovirale Infektionskrankheit, bei der das Nervengewebe des Gehirns und Rückenmarks entzündet ist. Folgende Krankheitssymptome treten auf: hohes Fieber, Kopfschmerzen, Übelkeit, Erbrechen, Muskelschmerzen und neurologische Symptome, wie Sehstörungen, Zittern, Lethargie und Verwirrtheit. Das Virus wird durch den Biss infizierter Mücken übertragen.
equine encephalitis

**Enzephalographie.** Radiographische Darstellung der Hirnstrukturen. Bei dieser Methode wird die Rückenmarksflüssigkeit entfernt und durch verschiedene Gase, wie etwa Helium oder Sauerstoff, ersetzt.
encephalography

**Enzephalomeningitis.** Entzündung des Gehirns und der Hirnhaut.
[*griech.*: enkephalos, Gehirn, meninx, Membran, itis, Entzündung.]
encephalomeningitis

**Enzephalomyelitis.** Entzündung von Gehirn und Rückenmark mit Begleitsymptomen wie Fieber, Kopfschmerzen, Nackensteifigkeit, Rückenschmerzen und Erbrechen.
Je nach Krankheitsursache, Alter und Gesundheitszustand sowie dem Ausmaß der Entzündung und der Reizung des Zentralnervensystems kann es zu Krampfanfällen, Lähmungen, Persönlichkeitsveränderungen, Bewusstseinsstörungen, Koma oder sogar zum Tod kommen.
[*griech.*: enkephalos, Gehirn + myelos, Knochenmark, itis, Entzündung.]
encephalomyelitis

**Enzephalomyokarditis.** Entzündung des Zentralnervensystems sowie des Herzgewebes, die durch bestimmte RNA- Picornaviren hervorgerufen wird. Die Symptome gleichen denen einer → Poliomyelitis.
[*griech.*: enkephalos, Gehirn + mys, Muskel, kardia, herz, itis, Entzündung.]
encephalomyocarditis

**Enzephalon.** Das Gehirn (Zerebrum) einschließlich Kleinhirn (Zerebellum), Pons (Brücke) und verlängertes Mark (Medulla oblangata).
[*griech.*: enkephalos, Gehirn.]
Gehirn
encephalon

**Enzephalopathie.** Sammelbegriff für krankhafte Störungen der Hirnstruktur bzw. Hirnfunktion, insbesondere für chronische, destruktive oder degenerative Erkrankungen, wie z.B. Wernicke-Enzephalopathie oder Schilder-Krankheit.
[*griech.*: enkephalos, Gehirn + pathos, Krankheit.]
encephalopathy

**Enzephalozele.** Hervortreten (Protusion) des Gehirns durch den Schädel infolge einer angeborenen Missbildung; Hirnherie.
[*griech.*: enkephalos, Gehirn + koilia, Hohlraum.]
encephalocele

**Enzym.** (Ferment). Komplexe Proteinverbindung, die von lebenden Zellen produziert wird und chemische Reaktionen katalysiert. Die meisten Enzyme werden in sehr geringen Mengen hergestellt und katalysieren Reaktionen, die im Zellinneren stattfinden.
[*griech.*: en, in, zyme, Vergärung.]
enzyme

**Enzyminduktion.** Steigerung der Syntheserate eines spezifischen Enzyms vom Basislinienniveau bis zur maximalen Synthese. Die Steigerung wird durch die Präsenz ei-

nes Substrats bzw. eines Substratanalogs ausgelöst. Bei dem Induktor kann es sich um einen Stoff handeln, der einen Repressor in der Zelle deaktiviert.
[*griech.:* en, in + zyme, Vergärung; *lat.* inducere, hineinführen.]
🌐 enzyme induction

**Enzymolyse.** Zerstörung bzw. Änderung einer Substanz infolge von enzymatischer Wirkung.
[*griech.:* en, in, zyme, Sauerteig, lysis, Lockerung.]
🌐 enzymolysis

**Enzymopenie.** Enzymmangel.
🌐 enzymopenia

**enzystieren.** Eine Zyste oder Kapsel bilden.
🌐 encyst

**Eosin.** Gruppe roter, saurer Xanthinfarbstoffe, die in Kombination mit basischen, blau-lila Farbstoffen zur Färbung von Gewebeproben eingesetzt werden.
🌐 eosin

**Eosinopenie.** Abnorm geringe Anzahl von eosinophilen Leukozyten im Blut.
🌐 eosinopenia

**eosinophil.** 1. Affinität von Geweben zu sauren Eosinfarbstoffen. 2. Einen → eosinophilen Leukozyten betreffend.
🌐 eosinophilic

**Eosinophilen-Leukämie.** Bösartiges Neoplasma der blutbildenden Gewebe, das vor allem aus eosinophilen Zellen besteht.
🌐 eosinophilic leukemia

**Eosinophilie.** Vermehrung der → eosinophilen Leukozyten im Blut bei Entzündungskrankheiten. Ein außergewöhnlich hoher Anstieg lässt auf allergische Reaktionen schließen.
🌐 eosinophilia

**Eosinophilie, asthmatische.** Form der → eosinophilen Pneumonie, die durch allergische Bronchospasmen, Auswurf von Bronchialsekret, das Eosinophile und Pilzgeflechte enthält, Husten und Fieber gekennzeichnet ist; tritt meist im vierten und fünften Lebensjahrzehnt auf, doppelt so häufig bei Frauen wie bei Männern.

Die a.E. wird durch eine Hypersensibilität auf *Aspergillus fumigatus* oder *Candida albicans* verursacht.
🌐 asthmatic eosinophilia

**Ependym.** Aus Flimmerepithelzellen bestehende Schicht, die den Zentralkanal des Rückenmarks und der Hirnventrikel auskleidet.
🌐 ependyma

**Ependymom.** Aus differenzierten Ependymzellen bestehender Hirntumor.
[*griech.:* ependyma, Bekleidung, oma, Tumor.]
🌐 ependymoma

**Ephedrin.** Adrenergischer Bronchodilatator, der bei Asthma und Bronchitis eingesetzt und äußerlich zum Abschellen der Nasenschleimhaut (Dekongestionsmittel) angewendet wird. (s.a. Sympathomimetikum)
🌐 ephedrine

**ephemer.** Bezeichnung für eine Erkrankung mit kurzer Dauer, wie z.B. Fieber.
[*griech.:* epi, über, hemera, Tag.]
🌐 ephemeral

**Epidemie.** Bezeichnung für eine Krankheit, die sich in einer zeitlich und räumlich definierten Begrenzung rasch in einem demographischen Segment der Bevölkerung verbreitet.
🌐 epidemic

**Epidemiologie.** Erforschung der Ursachen, Verbreitung und Bekämpfung von Krankheiten in bestimmten Bevölkerungsgruppen.
[*griech.:* epi, oberhalb + demos, Leute, logos, Wissenschaft.]
🌐 epidemiology

**epidemisch.** Eine große Anzahl von Menschen zugleich betreffend.
🌐 epidemic

**Epidermis.** Bezeichnung für die oberflächliche, gefäßlose Hautschicht, die aus einer äußeren, abgestorbenen und verhornten sowie aus einer tiefer gelegenen, lebenden Zellschicht besteht.
[*griech.:* epi, oberhalb + derma, Haut.]
🌐 epidermis

**Epidermoid.** Häufig auftretende gutartige Zyste in der Epidermis, die mit Hornhaut ausgekleidet und mit käseartigem Material gefüllt ist, das aus Talg und Epitheldebris besteht.
🇬🇧 epidermoid cyst

**Epidermolysis bullosa.** Selten auftretende, erbliche Hautkrankheit, in deren Verlauf sich Bläschen und Blasen bilden, vor allem an verletzten Hautpartien.
[*griech.*: epi, oberhalb + derma, Haut + lysis, Lockerung.]
🇬🇧 epidermolysis bullosa

**Epidermophytie.** Oberflächliche Pilzinfektion der Haut.
🇬🇧 epidermophytosis

**Epididymis.** (Nebenhoden). Einer von zwei langen, engspiraligen Gängen, die das Sperma von den Hodenkanälchen zu den Samenleitern befördern.
[*griech.*: epi, oberhalb + didymos, Paar.]
🇬🇧 epididymus

**Epididymitis.** Akute oder chronische Nebenhodenentzündung infolge von Geschlechtserkrankung, Blaseninfektion, Prostataentzündung, Prostatektomie oder eines liegenden Dauerkatheters. Krankheitssymptome sind Fieber und Schüttelfrost, Leistenschmerzen und empfindliche, geschwollene Nebenhoden (Epididymis).
[*griech.*: epi, oberhalb + didymos, Paar, itis, Entzündung.]
🇬🇧 epididymitis

**Epididymoorchitis.** Entzündung von Hoden und Nebenhoden.
[*griech.*: epi, oberhalb + didymos, Paar + orchis, Hoden, Entzündung.]
🇬🇧 epididymoorchitis

**epidural.** Außerhalb bzw. oberhalb der harten Hirnhaut (Dura mater).
[*griech.*: epi, oberhalb + dura, Hart.]
🇬🇧 epidural

**Epiduralabszess.** (Rückenmarkabszess). Eiterbildung zwischen der harten Hirnhaut (Dura mater) des Gehirns und des Schädels bzw. zwischen der Dura mater des Rückenmarks und des Wirbelkanals.
🇬🇧 epidural abscess

**Epiduralanästhesie.** → Periduralanästhesie.
🇬🇧 epidural anesthesia

**Epiduralblutung.** Blutung, die zu einer Blutansammlung außerhalb der harten Hirnhaut (Dura mater) bzw. Rückenmarks führt.
🇬🇧 epidural hemorrhage

**Epiduralraum.** → Periduralraum.
🇬🇧 epidural space

**epigastrisch.** Das Epigastrium, den Bereich oberhalb des Magens, betreffend.
[*griech.*: epi, oberhalb, gaster, Magen.]
🇬🇧 epigastric

**Epiglottis.** (Kehldeckel). Knorpeliger Lappen, der den Kehlkopfeingang verschließt und beim Schlucken das Eindringen von Essen in Kehlkopf (Larynx) und Luftröhre (Trachea) verhindert.
[*griech.*: epi, oberhalb + glossa, Zunge.]
🇬🇧 epiglottis

**Epiglottitis.** Kehlkopfdeckelentzündung. Die akute Epiglottitis tritt vor allem bei Kindern auf und weist Symptome wie Fieber, Halsschmerzen, Stridor, Krupphusten und eine erythematöse, geschwollene Epiglottis auf. Es kann zur Zyanose kommen und ein Luftröhrenschnitt (Tracheotomie) erforderlich werden, um die Atmung aufrecht zu erhalten.
[*griech.*: epi, oberhalb + glossa, Zunge, itis, Entzündung.]
🇬🇧 epiglottitis

**Epikanthus.** (Mongolenfalte). Sichelförmige Hautfalte am inneren Rand des oberen Augenlids. Ist eine erbliche Eigenschaft bei Menschen asiatischer Herkunft und ohne klinische Bedeutung; kann jedoch auch bei Kleinkindern mit Down-Syndrom beobachtet werden.
[*griech.*: epi, oberhalb, kanthos, Gefäßrand.]
🇬🇧 epicanthus

**Epikard.** Eine der drei Schichten, die die Herzwand bilden. Das Epikard ist der vis-

zerale Teil des serösen inneren Perikards. (s.a. Myokard; Perikard)
[*griech.*: oberhalb, kardia, Herz.]
🇬🇧 epicardium

**Epikardia.** Teil der Speiseröhre, der sich oberhalb der Ösophaguseinmündung von Magen und Zwerchfell befindet.
[*griech.*: oberhalb, kardia, Herz.]
🇬🇧 epicardia

**Epikondylitis.** Schmerzhafte Entzündung der Ellenbogenmuskulatur und des umliegenden Ellenbogengewebes infolge einer Überbeanspruchung des Unterarms im Bereich der Oberarmknochenepikondyle.
🇬🇧 epicondylitis

**Epikondylus.** Gelenkhöcker, Knochenfortsatz.
[*griech.*: epi, oberhalb + kondylos, Knöchel.]
🇬🇧 epicondyle

**Epikranium.** (Kopfschwarte). Bezeichnung für die gesamte Kopfhaut, einschließlich Muskelschichten und Kopfhautaponeurosen.
[*griech.*: epi, oberhalb + kranion, Schädel.]
🇬🇧 epicranium

**Epikrise.** Abschlussbericht eines Arztes mit zusammenfassender Beurteilung des Krankheitsverlaufs mit differenzialdiagnostischen Überlegungen, einer abschließenden Diagnose sowie Empfehlungen zur weiteren Therapie.
[gr.: epíkrisis, Beurteilung, Nachprüfung]
🇬🇧 epicrisis

**Epilepsie.** (»Fallsucht«). Neurologische Erkrankung mit rezidivierenden Episoden krampfartiger Anfälle, sensorischer Störungen, Verhaltensstörungen und Bewusstseinsveränderungen. Bei allen epileptischen Erkrankungen werden unkontrollierte Impulse beobachtet, die von den Nervenzellen der Hirnrinde ausgehen. Die meisten epileptischen Erkrankungen weisen keine bekannte Ursache auf, treten jedoch manchmal im Zusammenhang mit Hirntrauma, intrakraniellen Infektionen, Hirntumor, Kreislaufstörungen, Vergiftungen oder Störungen des chemischen Gleichgewichts auf. – *adj.* epileptisch.
[*griech.*: epilepsia, Anfall]
🇬🇧 epilepsy

**epileptogen.** Epileptische Anfälle verursachend.
🇬🇧 epiletogenic

**Epimysium.** Fibröse Scheide, die einen Muskel umgibt und sich zwischen den Muskelfaserbündeln erstreckt.
[*griech.*: epi, oberhalb + mys, Muskel.]
🇬🇧 epimysium

**epiphysär.** Einer → Epiphyse gleichen bzw. eine Epiphyse betreffend.
[*griech.*: epi, oberhalb, phyein, wachsen.]
🇬🇧 epiphyseal

**Epiphyse.** Bezeichnung für die proximal und distal gelegenen Endstücke der langen Röhrenknochen.
[*griech.*: epi, oberhalb, phyein, wachsen.]
🇬🇧 epiphysis

**Epiphysenfuge.** Dünne Knorpelschicht zwischen der → Epiphyse, einem sekundären, knochenbildenden Zentrum und dem Knochenschaft. Neues Knochengewebe bildet sich entlang der Wachstumszone.
🇬🇧 epiphyseal plate

**Epiploon.** → Omentum.
🇬🇧 omentum

**Episiotomie.** ((Scheiden-)Dammschnitt). Chirurgischer Einschnitt in den Damm (Perineum) zur Erweiterung der Scheidenöffnung bei einer Geburt. Eine E. wird durchgeführt, um ein Reißen des Perineums zu verhindern, den Geburtsvorgang zu erleichtern oder um ein Überdehnen der Dammmuskulatur und des Bindegewebes zu verhindern.
[*griech.*: episeion, Schamgegend, temnein, schneiden.]
🇬🇧 episiotomy

**Episkleritis.** Entzündung der äußersten Sklerasichten und der Gewebe, die den hinteren Teil der Sklera bedecken.
🇬🇧 episcleritis

**Episode.** Bezeichnung für einen ungewöhnlichen Vorfall oder ein außerge-

Lateral
Mediolateral
Median
Anus

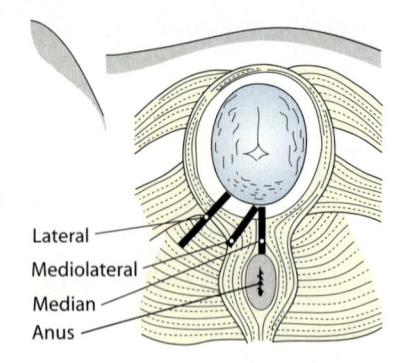

**Episiotomie.**

wöhnliches Ereignis, wie z.B. eine Krankheitsepisode oder ein traumatischer Vorfall während der kindlichen Entwicklung.
– *adj.* episodisch.
[*griech.:* Dazwischenkommen.]
episode

**Epispadie.** Kongenitale Fehlbildung der Harnröhre an der Oberseite des dorsal gekrümmten Penis nahe der Eichel (Glans).
[*griech.:* epi, oberhalb + spadon, Riss, Spalte.]
epispadias

**Epistase.** Interaktion zwischen Genen, die sich an verschiedenen Chromosomenorten befinden und sich gegenseitig unterdrücken, bzw. überdecken können.
epistasis

**Epistaxis.** (Nasenbluten). Durch eine lokale Reizung der Nasenschleimhäute, einen Niesanfall, Brüchigkeit der Nasenschleimhäute bzw. der arteriellen Wände, chronische Infektion, Trauma, Hypertonie, Leukämie, Vitamin-K-Mangel oder Nasenbohren verursachtes Nasenbluten.
[*griech.:* Tropfen.]
epistaxis

**Epithalamus.** Region im Zwischenhirn; besteht aus Epiphyse, Habenula und Trigonum habenulae.
[*griech.:* epi, oberhalb + thalamos, Kammer.]
epithalamus

**Epithel.** Bezeichnung für die Deckschicht der inneren und äußeren Körperorgane und der Blutgefäße, Körperhohlräume, Drüsen und Organe. Das Epithel besteht aus verschiedenen Zellen, die miteinander verbunden sind. Das mehrschichtige Plattenepithel der Hornhaut umfasst fünf verschiedene Zellschichten.
[*griech.:* oberhalb, thele, Brustwarze.]
epithelium

**Epithel, mehrschichtiges.** Dicht aneinander liegende, in Schichten angeordnete Hautzellen, welche die äußere Schicht der Haut bilden und auch zahlreiche Hohlorgane des Körpers auskleiden. Die Schichten können verschiedene andere Zelltypen und -schichten beinhalten, z.B. Plattenepithel-, Zylinderepithel- oder Flimmerepithelzellen.
stratified epithelium

**Epithelgewebe.** Dichte, ein- bzw. mehrschichtige Deckzellschicht, die mit Ausnahme der Blut- und Lymphgefäße den gesamten Körper und seine Hohlräume umkleidet.
epithelial tissue

**epithelial.** Zur äußersten Hautschicht gehörend.
[*griech.:* epi, oberhalb, thele, Brustwarze.]
epithelial

**Epithelialisierung.** Überwachsen einer Wunde mit Epithelzellen.
epithelialization

**Epitheliom.** Ein aus Epithelzellen bestehendes Neoplasma.
[*griech.:* epi, oberhalb + thele, Brustwarze + oma, Tumor.]
epithelioma

**Epitheliom, selbstheilendes, squamöses.** Vererbte Hautgeschwulst am Kopf, die sich nach wenigen Monaten meist spontan zurückbildet und dabei tiefe, pockenähn-

liche Narben hinterlässt. Die Geschwulst ähnelt einem → squamösen Karzinom oder einem selbstheilenden Stachelzellkarzinom.
🇬🇧 self-healing squamous epithelioma

**Epithelzellen.** In einer oder mehreren Schichten angeordneter Zellverband, der die Deckschicht einer Körperoberfläche bildet. Die Zellen sind an ihren Rändern und Oberflächen miteinander verbunden.
🇬🇧 epithelial cells

**Epitympanum.** Teil des Mittelohrs, das die Gehörknöchelchen, Hammer, Amboss und Steigbügel enthält.
🇬🇧 epitympanic recess

**Epstein-Barr-Virus (EBV).** Herpesvirus, das als Erreger der Mononukleose gilt und in Burkitt-Tumor sowie anderen Lympherkrankungen nachgewiesen werden kann.
[Michael A. Epstein, geb. 1921, britischer Pathologe; Yvonne M. Barr, geb. 1908, kanadische Virologin; *lat.:* virus, Gift.]
🇬🇧 Epstein-Barr virus (EBV)

**Epulis.** Tumor oder Geschwür am Zahnfleisch.
[*griech.:* epi, oberhalb, oulon, Zahnfleisch.]
🇬🇧 epulis

**Erbe.** (Vererbung). 1. Erwerb oder Ausdruck von Eigenschaften oder Bedingungen durch die Übertragung von genetischem Material von Eltern auf ihre Nachkommen. 2. Die Summe der genetischen Qualitäten oder Eigenschaften, die Eltern auf ihre Nachkommen übertragen.
🇬🇧 inheritance

**Erb-Lähmung.** Lähmung infolge einer traumatischen Verletzung des oberen Brachialplexus, die sich in den meisten Fällen auf einen Zug bei der Geburt und eine daraus entstandene Verletzung mehrerer zervikaler Nervenwurzeln zurückführen lässt.
[Wilhelm H. Erb, deutscher Neurologe, 1840–1921.]
🇬🇧 Erb palsy

**Erb-Punkt.** Bestimmter Punkt im Brachialplexus des oberen Rumpfes, der sich etwa 2,5 cm oberhalb des Schlüsselbeins (Clavicula) auf gleicher Höhe mit dem sechsten Halswirbel befindet.
[Wilhelm H. Erb, deutscher Neurologe, 1840–1921.]
🇬🇧 Erb's point

**Erbrecht.** Gesetzliche Vorgaben zur Nachlassregelung. Die Bestimmungen des E.s befinden sich in den §§ 1922 bis 2385 des BGB. Die Erbschaft umfasst alle vermögensrechtlichen Positionen, d. h. sämtliche Vermögenswerte, wie auch die Schulden des Verstorbenen. Nach dem deutschen E. erben nach der gesetzlichen Erbfolge grundsätzlich nur Verwandte, also Personen, die gemeinsame Eltern, Großeltern, Urgroßeltern oder noch entferntere gemeinsame Vorfahren haben. Verschwägerte Personen, wie z. B. Schwiegermutter, Schwiegersohn etc. sind von der gesetzlichen Erbfolge ausgeschlossen. Erben 1. Ordnung: Abkömmlinge des Erblassers, d. h. seine Kinder, Enkel, Urenkel. Erben 2. Ordnung: Eltern des Erblassers und deren Kinder und Kindeskinder, sowie Nichten und Neffen des Verstorbenen. Erben 3. Ordnung: Großeltern und deren Kinder und Kindeskinder. Erben 4. Ordnung: Urgroßeltern und deren Kinder und Kindeskinder. Immer gilt: Ist nur ein näher mit dem Verstorbenen Verwandter am Leben, schließt er alle möglichen Erben fernerer Ordnung aus. Das E. des Ehegatten steht außerhalb dieser Ordnungen. Bei einem → Testament sichert das Gesetz dem nächsten Personenkreis (Ehegatten, Eltern, Kindern, Kindeskindern) einen Pflichtteil zu.
🇬🇧 inheritance laws

**ERC.** → endoskopische retrograde Cholangiographie
🇬🇧 ERC

**ERCP.** endoskopisch-retrograde Cholangio-Pankreatikographie

**Erdbeerzunge.** → Himbeerzunge.
🇬🇧 rasperry tongue

**erektil.** (erektionsfähig). Bezeichnung für die Fähigkeit, in eine aufrechte Position eregiert werden zu können, wie z.B. die

Schwellkörper von Penis oder Klitoris, die fest und erigiert werden, wenn sie mit Blut gefüllt werden.
[*lat.:* erigere, aufrichten.]
🌐 erectile

**Erektion.** Schwellung und Aufrichtung von Organen durch Kontraktion und Durchblutungssteigerung von Muskeln, insbesondere Versteifung des Penis und in geringerem Maße auch der Klitoris infolge sexueller Erregung, körperlicher Stimulierung oder während der Tiefschlafphase. Der Penis muss erigiert sein, um in die Scheide eindringen und Samen ergießen zu können.
[*lat.:* erigere, aufrichten.]
🌐 erection

**Erfrierung.** (Frostgangrän). Kältetrauma, das Haut und subkutanes Gewebe betrifft. Betroffen sind vor allem exponierte Körperpartien, wie z.B. Nase, Ohren, Finger und Zehen. Bei einer Erfrierung tritt eine Verengung der Blutgefäße auf, die die örtliche Blutversorgung stört und zu einem Sauerstoffmangel führt. Es bilden sich Ödeme, Bläschen und Nekrosen. Die Erste Hilfe Maßnahme besteht im vorsichtigen Wärmen der betroffenen Körperpartien.
🌐 frostbite

**Ergastoplasma.** Netzwerk zytoplasmatischer Strukturen mit Affinität für basophile Farbstoffe; wird auch als rauhes → endoplasmatisches Retikulum bezeichnet.
[*griech.:* ergaster, Arbeiter, plassein, formen.]
🌐 ergastoplasm

**Ergebnisqualität.** Die → Pflegequalität einschätzende, rückblickende Aussage über das Erreichen bestimmter Ziele wie z. B. pflegerischer Zustand oder Patientenzufriedenheit. (→ Qualitätsdimensionen) (s.a. Prozessqualität; Strukturqualität)
🌐 outcome quality

**Ergometrie.** Studium und Analyse körperlicher Aktivitäten, einschließlich der durch spezifische Muskeln oder Muskelgruppen ausgeführten Arbeit und erbrachten Leistungen. Ergometrische Untersuchungen werden mit Hilfe von bestimmten Testgeräten, wie Standfahrräder oder Rudermaschinen, durchgeführt und dienen der Prüfung von Herz-Kreislauf-Funktionen unter Belastung.
🌐 ergometry

**Ergonomie.** Wissenschaft von der Erforschung und Analyse der menschlichen Arbeit und der individuellen anatomischen, psychologischen und anderen menschlichen Eigenschaften, die die Ausführung von Arbeit beeinflussen.
[*griech.:* ergon, Arbeit, nomos, Gesetz.]
🌐 ergonomics

**Ergosterin.** Ungesättigter Kohlenwasserstoff aus der Vitamin-D-Gruppe, der in Hefe, Pilzen, Mutterkorn und anderen Pilzen zu finden ist. Mit Hilfe ultravioletter Strahlung wird Ergosterol in Vitamin $D_2$ umgewandelt.
🌐 ergosterol

**Ergotamin.** Gefäßverengendes Mittel (Vasokonstriktor) und Wehenmittel zur Behandlung von Migräne und postpartaler Gebärmutteratonie.
🌐 ergotamine tartrate

**Ergotherapie.** (Beschäftigungstherapie). Die E. (früher Beschäftigungs- und Arbeitstherapie) bedient sich komplexer aktivierender und handlungsorientierter Methoden unter Einsatz von adaptierten Übungsmaterialien, funktionellen, spielerischen, handwerklichen und gestalterischen sowie lebenspraktischen Übungen. Sie umfasst auch die Beratung zur Schul-, Arbeitsplatz-, Wohnraum- und Umfeldanpassung und dient der Entwicklung, Wiederherstellung, Verbesserung, Erhaltung und Kompensation der krankheitsbedingt gestörten motorischen, sensorischen, psychischen und kognitiven Funktionen und Fähigkeiten.
[*griech.:* ergon, Arbeit, therapeia, Behandlung. Ton ergo: Heilung durch Handlung.]
🌐 ergotherapy

**Ergotismus.** 1. Akute oder chronische Erkrankung, die durch überhöhte Einnahmen von → Mutterkornalkaloiden verursacht wird. Dabei können verschiedene

zerebrospinale Symptome, wie z.B. Krämpfe, Muskelspasmen oder trockene Gangrän, auftreten. 2. Chronische Erkrankung, die durch die Einnahme von Getreideprodukten verursacht wird, die von Mutterkornpilz befallen sind. [*lat.*: argota, Getreidepilz.]
🇬🇧 ergotism

**ergotrop.** 1. Eine Aktivität bzw. Arbeit betreffend, die somatische Muskeln, das sympathische Nervensystem und die kortikale Alpha-Rhythmus-Aktivität umfasst. 2. Bezeichnung für Medikamente zur Steigerung der Blutversorgung und der körpereigenen Abwehrkräfte.
🇬🇧 ergotropic

**Ergrauen.** Nachlassende Pigmentbildung in den Haarwurzeln.
🇬🇧 to turn grey

**Erguss.** 1. Austritt von Körperflüssigkeiten aus Blutgefäßen in eine Kavität infolge eines Gefäßrisses. Ergüsse treten häufig bei Kreislauf- oder Nierenstörungen auf und können ein frühes Warnzeichen einer Stauungsinsuffizienz sein. 2. Verbreitung bakteriellen Wachstums nach außen.
🇬🇧 effusion

**Erhaltung der Energie.** Physikalisches Gesetz, welches besagt, dass die Gesamtmenge der Energie in einem geschlossenen System konstant bleibt.
🇬🇧 conservation of energy

**Erhaltung der Materie.** Physikalisches Gesetz, welches besagt, dass Materie weder erschaffen noch zerstört werden kann und dass die Menge der Materie im Universum begrenzt ist.
🇬🇧 conservation of matter

**Erhaltungsdosis.** Die Menge eines Arzneimittels, die erforderlich ist, um in einem Körpergewebe eine vorhandene Konzentration aufrechtzuerhalten.
🇬🇧 maintenance dose

**Erholungstherapie.** → Pflegeintervention der → NIC, die definiert wird als die zweckmäßige Nutzung der Freizeit zur Förderung von Entspannung und zur Verbesserung sozialer Fähigkeiten.
🇬🇧 Recreation Therapy

**Erinnerungstherapie.** → Pflegeintervention der → NIC, bei der Erinnerungen an vergangene Ereignisse, Gefühle und Gedanken zur Unterstützung für die Anpassung an aktuelle Gegebenheiten eingesetzt werden.
🇬🇧 Reminiscence Therapy

**Erkältung.** Ansteckende Virusinfektion der oberen Atemwege; verursacht durch einen Rhinovirenstamm. Begleitsymptome sind Nasenschleimhautentzündung, tränende Augen, niedriges Fieber und Unwohlsein. Die Behandlung ist symptomatisch und besteht aus Ruhe, schwachen Analgetika und abschwellenden Mitteln sowie Erhöhung der Flüssigkeitsaufnahme.
🇬🇧 cold

**Erkrankung.** 1. Abnormer Zustand einer Körperstruktur, eines Körperteils oder des gesamten Organismus. 2. Spezifische Krankheit oder Störung, die von erkennbaren Symptomen und Krankheitsanzeichen begleitet wird und auf Vererbung, Ansteckung, Ernährung oder Umwelteinflüsse zurückgeführt werden kann.
🇬🇧 disease

**Erkrankung, chronische.** Langanhaltende Krankheit mit Symptomen, die im Vergleich zu der akuten Form derselben Krankheit meist abgeschwächt auftreten.
🇬🇧 chronic disease

**Erkrankung, funktionelle.** 1. Eine die körperliche Funktion oder Leistungskraft betreffende Erkrankung. 2. Ein von Anzeichen organischer Störungen begleitetes Leiden ohne Hinweise auf physiologische oder strukturelle Erkrankungen. Als Symptome einer funktionellen Erkrankung können Kopfschmerzen, Impotenz, Herzgeräusche oder Obstipation auftreten.
🇬🇧 functional disease

**Erkrankung, katabolische.** Krankheiten, die von Gewichtsverlust und Verringerung der Muskelmasse und des Körperfettes gekennzeichnet ist. Ursachen sind Infektio-

nen, Verletzung, Organsysteminsuffizienz, Chemotherapie, nicht eingestellter Diabetes mellitus, insbesondere vom Typ I.
🇬🇧 catabolic illness

**Ermüdung.** 1. Erschöpfungszustand bzw. Abschwächung der Körperkräfte oder Verlust des Ausdauervermögens als Folge anstrengender körperlicher Aktivität. 2. Verlust der Fähigkeit bestimmter Gewebe, auf Reize zu reagieren, die normalerweise Muskelkontraktionen oder andere motorische Aktivitäten auslösen. 3. Bei extremem und langanhaltendem psychischem Druck auftretender Gemütszustand.
🇬🇧 fatigue

**Ermüdungsfraktur.** Knochenbruch infolge übermäßiger körperlicher Anstrengung; kann oft in den Mittelfußknochen von Läufern beobachtet werden.
🇬🇧 fatigue fracture

**Ernährung.** → Pflegeintervention der → NIC, die definiert wird als die Unterstützung oder Gewährleistung einer ausgewogenen Nahrungs- und Flüssigkeitszufuhr.
🇬🇧 Nutrition Management

**Ernährung.** Die Summe der Prozesse, die an der Aufnahme von → Nährstoffen, ihrem Abbau (Assimilation) und ihrer Verwertung für körperrelevante Funktionen und dadurch an der Erhaltung von Gesundheit beteiligt sind.
🇬🇧 nutrition; alimentation

**Ernährung, enterale.** Direkte Nahrungszufuhr in den gastroenteralen Trakt über eine Magensonde; wird eingesetzt, wenn der Patient Nahrung nicht kauen oder schlucken kann.
🇬🇧 enteral feeding

**Ernährung, parenterale.** Verabreichung von Nährstoffen unter Umgehung des Verdauungstraktes, z.B. subkutan, intravenös, intramuskulär oder intrakutan. Parenterale Infusionen bestehen im Allgemeinen aus physiologischer Kochsalzlösung mit Glukose, Aminosäuren, Elektrolyten, Vitaminen und Arzneimitteln. Sie sind ernährungsbezogen nicht vollständig, ergänzen jedoch das Flüssigkeits- und Elektrolytgleichgewicht während der unmittelbaren postoperativen Phase und bei anderen Bedingungen, z.B. Schock, Koma, Unterernährung und chronischer Nieren- bzw. Leberinsuffizienz.
🇬🇧 parenteral nutrition

**Ernährungsberatung.** → Pflegeintervention der → NIC, die definiert wird als der Einsatz eines interaktiven Hilfsprozesses durch Konzentration auf die Notwendigkeit einer Ernährungsumstellung.
🇬🇧 Nutritional Counseling

**Ernährungsempfehlungen.** Die für eine gesunde Lebensweise täglich aufzunehmende Menge an Nährstoffen; wird von der Gesellschaft für Ernährung ermittelt und veröffentlicht.
🇬🇧 recommended dietary allowances (RDAs)

**Ernährungsstatus.** Ernährungssituation eines Menschen, einer Bevölkerungsgruppe, einer Nation, die Auskunft über mögliche Ernährungsdefizite gibt. Ergebnis der Gegenüberstellung von Bedarf und Zufuhr an Nahrungsenergie.
🇬🇧 nutritional state

**Ernährungstherapie.** → Pflegeintervention der → NIC, die definiert wird als die Verabreichung von Nahrung und Flüssigkeit zur Unterstützung der metabolischen Prozesse bei Patienten mit einer Mangelernährung oder bei diesbezüglich gefährdeten Patienten.
🇬🇧 Nutrition Therapy

**Ernährungsüberwachung.** → Pflegeintervention der → NIC, die definiert wird als die Sammlung und Analyse von Patientendaten zur Verhinderung oder Einschränkung einer Mangelernährung.
🇬🇧 Nutritional Monitoring

**Ernährungswissenschaft.** Wissenschaftlicher Bereich, der sich mit den Prozessen der → Ernährung beschäftigt.
🇬🇧 nutritional science

**Erntekrätze.** Befall mit Milben der Gattung → Trombicula, wovon einige Überträger des Tsutsugamushi-Fiebers sind. Die E. ist ein stark juckender Hautausschlag, der in den Erntemonaten teilweise endemisch auftritt.
🌐 trombiculosis

**Eröffnungsphase.** Acht- bis zwölfstündige Anfangsphase einer Geburt mit dem Beginn gleichmäßiger Wehen (Gebärmutterkontraktionen), vollständiger Eröffnung des Gebärmutterhalses (Zervixdilatation) und dem Ausfluss einer kleinen Menge blutigen Schleims. Komplikationen, die während der E. auftreten können, sind übermäßige Blutungen, abnormaler fetaler Herzschlag sowie abnorme Fötuslage.
🌐 first stage of labor

**erogen.** Erotische Empfindungen und sexuelle Erregung auslösend.
[*griech.:* eros, Liebe, genein, erzeugen.]
🌐 erogenous

**Erosion.** Allmähliches Abtragen bzw. Zerstörung einer Oberfläche. Schleimhäute oder Epidermis können infolge von Entzündungen, Verletzungen oder anderer Ursachen erodieren.
[*lat.:* erodere, verbrauchen.]
🌐 erosion

**Erotik.** (Erotismus). 1. Sexueller Impuls oder sexuelles Verlangen. 2. Erregung des Sexualinstinkts durch verschiedene Mittel (z.B. Phantasien, Symbolik).
[*griech.:* erotikos, geschlechtliche Liebe.]
🌐 eroticism

**erratisch.** Von der Norm abweichend, ohne ein offensichtliches Ziel zu haben.
[*lat.:* arratcus, umherwandernd.]
🌐 erratic

**Erregung.** Pathologischer Zustand, begleitet von emotionaler Erregbarkeit, impulsiven Verhaltensweisen, hoher Erwartungshaltung und Reizbarkeit. Bei einem schizophrenen Patienten lassen sich Erregungszustände oftmals auf Kommunikationsschwierigkeiten und feindselige Gefühle gegenüber der Umwelt zurückführen.
🌐 excitement

**Erregungsbildung, ektope.** Gestörter Herzrhythmus, der durch einen Impuls verursacht wird, der sich außerhalb des Reizbildungszentrums befindet. Eine ektope Erregungsbildung kann Schutzfunktion haben, z.B. wenn der Sinusknoten aussetzt oder geschwächt ist, oder kann auf eine Störung hinweisen.
[*griech.:* ektos, außerhalb + topos, Ort, Platz.]
🌐 ectopic rhythm

**Erregungsfortleitung, synaptische.** Übertragung eines Nervenimpulses von einer Nervenfaser auf die andere über eine → Synapse mit Hilfe von chemischen Substanzen (Neurotransmittern).
🌐 synaptic transmission

**Erregungsleitung, saltatorische.** Die Fortleitung der Erregung einer Nervenzelle, die springend von einem → Ranvier-Schnürring zum anderen erfolgt.
🌐 saltatory conduction

**Erregungsleitungsstörung, kardiale.** (Rhythmusstörungen). Störung der elektrischen Reizleitung und der speziellen Muskelfasern, die Impulse weiterleiten und Vorhof- und Herzkammerkontraktionen auslösen.
🌐 cardiac conduction defect

**Erregungsleitungssystem.** Aus hochspezialisierten Muskelfasern bestehendes Netzwerk, das die für den Herzschlag benötigten elektrischen Impulse überträgt. Das Erregungsleitungssystem besteht aus dem Sinusknoten, dem Atrioventrikular- (AV-) Knoten, dem His-Bündel, den linken und rechten Tawara-Schenkeln sowie den Purkinje-Fasern.
🌐 conduction system of the heart

**Erregungszustand.** Energieniveau eines Systems, welches höher als der Grundzustand ist. Beim Zurückfallen auf den Grundzustand gibt das System die Energiedifferenz in Form von Photonen an die Umgebung ab.
🌐 excited state

**Erregungszustand, katatoner.** Zustand übermäßiger Erregung, der eine katatone Immobilität ablöst. (s.a. Katatonie)
🌐 catatonic exitement

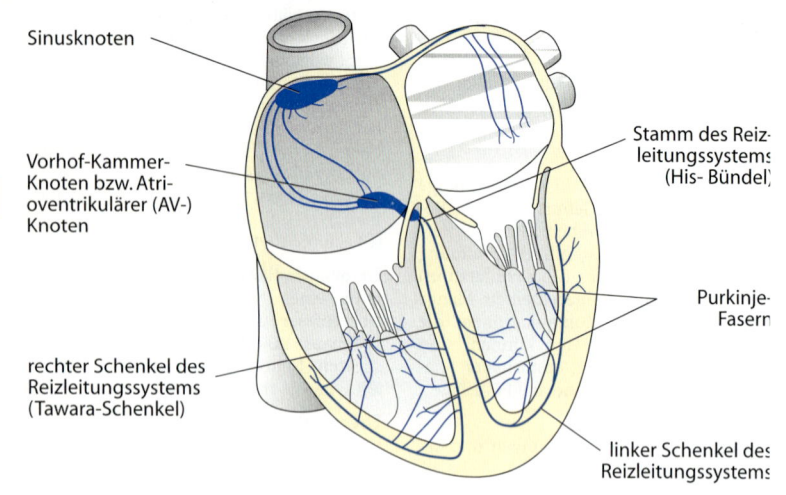

**Erregungsleitungssystem.** Erregungsleitungssystem des Herzens.

Labels in figure:
- Sinusknoten
- Vorhof-Kammer-Knoten bzw. Atrioventrikulärer (AV-) Knoten
- rechter Schenkel des Reizleitungssystems (Tawara-Schenkel)
- Stamm des Reizleitungssystems (His-Bündel)
- Purkinje-Fasern
- linker Schenkel des Reizleitungssystems

---

**Erröten.** Kurzfristiges diffuses → Erythem von Gesicht und Hals, im allgemeinen infolge der Erweiterung der oberflächlichen Blutgefäße durch Hitze oder plötzliche Emotionen.
🌐 blushing

**Ersatzrhythmus.** Langanhaltender Herzschlag, der dann stattfindet, wenn der AV-Knoten oder das His-Bündel die Kontrolle über den Herzschlag übernehmen und die Schlagfrequenz des Sinus- bzw. des AV-Knotens verringert oder blockiert sind.
🌐 escape rhythm

**Ersatzstimme.** → Ösophagussprache
🌐 artificial voice

**Erschöpfung.** (Exhaustion). Zustand extremer Ermüdung und Entkräftung infolge körperlicher bzw. seelischer Anstrengung oder Krankheit.
🌐 exhaustion

**Erschöpfung.** Anerkannte → NANDA- → Pflegediagnose; übermächtiges Gefühl der Ermattung und verminderten Leistungsfähigkeit für körperliche oder geistige Arbeit, unabhängig von einem angemessenen Schlaf. Kennzeichnende Merkmale sind der verbalisierte Ausdruck von Müdigkeit oder fehlender Energie, Unfähigkeit zur Weiterführung der normalen Routinen, wahrgenommenes Bedürfnis nach zusätzlicher Energie zur Bewältigung von Routineaufgaben, zunehmende körperliche Beschwerden, Konzentrationsschwäche, verminderte Leistungsfähigkeit und reduzierte Libido.
🌐 fatigue

**Erschöpfungspsychose.** Unphysiologischer seelischer Zustand aufgrund körperlicher Überanstrengung. Hauptsymptom ist ein deliröser Zustand; findet sich z.B. bei Bergsteigern oder → terminal kranken Patienten.
🌐 exhaustion psychosis

**Erste Hilfe.** 1. → Pflegeintervention der → NIC, die definiert wird als die Gewährleistung einer Erstversorgung bei Verletzungen. 2. Medizinische Hilfe, die einem Unfallopfer sofort am Unfallort bzw. ei-

ner kranken Person vor Eintreffen des medizinischen Hilfsdienstes gegeben wird. Zu den Erstmaßnahmen zählen Freihalten der Luftwege, Stillung von Blutungen und Überprüfung der Herzfunktion.
🇬🇧 First Aid

**Erstickung.** Durch Halseinschnürung, Obstruktion der Luftröhre oder Kehlkopfschwellung hervorgerufene Atemblockade; bei der E. können nur noch geringe Luftmengen durch die Luftwege strömen, plötzlicher Husten setzt ein und das Gesicht wird rot und zyanotisch. Die betreffende Person ringt um Luft und umklammert ihren Hals.
🇬🇧 choking

**Erstickung, hohes Risiko.** Anerkannte →NANDA-Pflegediagnose, die ein erhöhtes Risiko einer Erstickung durch unzureichende Luftzufuhr beschreibt. Die Risikofaktoren können sowohl innerlich (individuell) als auch äußerlich (umweltbedingt) bedingt sein. Die inneren Risikofaktoren beinhalten ein vermindertes Riechvermögen, verminderte motorische Fähigkeiten, mangelhafte Erziehung zum eigenen Schutz und mangelhafte Vorsichtsmaßnahmen, kognitive und emotionale Schwierigkeiten (z.B. veränderter Bewusstseinszustand) sowie Krankheit oder Verletzung. Zu den äußeren Faktoren zählen Kissen oder Fläschchen im Bett eines Säuglings, Schnuller, die Säuglingen um den Hals gehängt werden, Kinder, die mit Plastiktüten spielen oder kleine Gegenstände in Mund oder Nase stecken, ausrangierte oder unbenutzte Kühlschränke/Tiefkühltruhen mit Türen, unbeaufsichtigte Kinder in Badewannen oder Schwimmbecken, laufender Fahrzeugmotor in einer geschlossenen Garage, Gaslecks in Wohnungen, Rauchen im Bett, Schlucken von übergroßen Bissen, Verwendung von Ölheizungen ohne Abzugseinrichtung und niedrig gespannte Wäscheleinen.
🇬🇧 suffocation, risk of

**Erstickungsanfall.** Atemunterbrechung aufgrund der Kompression bzw. des Verschlusses von Kehlkopf oder Luftröhre.
🇬🇧 choke

**Eruktation.** Ruktation, Aufstoßen, Rülpsen. Plötzlicher geräuschvoller Austritt von Luft aus dem Magen.
[*lat.:* eructare, aufstoßen, rülpsen.]
🇬🇧 eructation

**Eruption.** Bildung sich rasch ausbreitender Hautläsionen, insbesondere viraler Exantheme oder eines Hautausschlags infolge einer Arzneimittelreaktion.
[*lat.:* eruptio, Ausbruch.]
🇬🇧 eruption

**Erwartungsadaption.** Vorweggenommene Anpassung an eine mit Schmerzen assoziierte Situation, z.B. der Versuch sich zu entspannen, bevor man die Ergebnisse einer medizinischen Untersuchung erfährt.
🇬🇧 anticipatory adaptation

**erworben.** Nach der Geburt entstandene und weder durch erbliche noch entwicklungsbedingte Faktoren verursachte Merkmale, Beschwerden oder Erkrankungen, die durch eine Reaktion auf äußere Umwelteinflüsse ausgelöst werden.
🇬🇧 acquired

**Erysipel.** (Wundrose). Hautinfektion mit Rötung, Schwellung, Bläschenbildung, Fieber, Schmerzen und Lymphknotenerkrankung. Krankheitserreger sind Beta-hämolytische Streptokokken.
[*griech.:* erythros, rot, pella, Haut.]
🇬🇧 erysipelas

**Erysipeloid.** (Rotlauf; Schweinerotlauf). Infektion der Hände mit Bildung blau-roter Flecken und Erythemen. Krankheitserreger ist *Erysipelothrix insidiosa*.
[*griech.:* ertthros, rod, pella, Haut, eidos, Form.]
🇬🇧 erysipeloid

**Erythem.** (Hautrötung). Rötung und Entzündung von Haut und Schleimhäuten infolge dilatierender oder minderdurchbluteter oberflächlicher Kapillargefäße. Beispiele für Erytheme sind die nervös bedingte

Gesichtsrötung und Sonnenbrand. – *adj.* erythematös.
[*griech.:* erythros, rot.]
🇬🇧 erythema

**Erythema exsudativum multiforme.** Akutes Exanthem mit typischen polymorphen Hautausschlägen und Schleimhautveränderungen; Flecken, Bläschen, Knoten und Läsionen können dabei auftreten.
🇬🇧 erythema multiforme (EM)

**Erythema infectiosum.** (Morbus quintus; Ringelröteln). Akute Infektionskrankheit, die vor allem Kinder betrifft. Begleitsymptome sind Fieber und ein erythematöser Hautausschlag, der sich vom Gesicht auf Arme, Oberschenkel, Gesäß und Rumpf ausbreitet.
🇬🇧 erythema infectiosum

**Erythema migrans.** Hautläsion, die als kleine Pustel beginnt und sich peripher verbreitet. Die Läsion hat erhöhte Ränder und einen klaren Mittelpunkt. (s.a. Lyme-Borreliose)
🇬🇧 erythema migrans (EM)

**Erythema nodosum.** (Knotenrose). Allergische Überempfindlichkeitsreaktion, bei der gerötete, empfindliche subkutane Knötchen an beiden Schienbeinen sowie auch manchmal an anderen Körperteilen entstehen. Die Knötchen bleiben mehrere Tage lang sichtbar und werden von schwachem Fieber, Unwohlsein sowie Muskel- und Gelenkschmerzen begleitet.
🇬🇧 erythema nodosum

**Erythralgie.** Hautkrankheit mit schmerzhaftem Hautbrennen, erhöhter Hauttemperatur und Rötung der unteren Extremitäten.
[*griech.:* erythros, rot, algos, Schmerz.]
🇬🇧 erythralgia

**Erythrämie.** Starke Erhöhung der Anzahl der im Blut zirkulierenden Erythrozyten aufgrund einer gestörten Erythropoese.
[*griech.:* erythros, rot + kytos, Zelle + haima, Blut.]
🇬🇧 erythrocythemia; Erythremia

**Erythrasma.** Bakterielle Hautinfektion der Achsel- und Leistengegend mit rötlichbraunen Flecken.
[*griech.:* erythros, rot.]
🇬🇧 erythrasma

**Erythroblast.** Vorläufer einer roten Blutzelle; ist normalerweise im Knochenmark vorhanden und enthält Hämoglobin.
🇬🇧 erythroblast

**Erythroblastose, fetale.** Hämolytische Anämie bei Neugeborenen infolge einer Inkompatibilität der mütterlichen und fötalen Blutgruppen. Die Erkrankung wird durch eine → Antigen-Antikörper-Reaktion im fötalen Blutkreislauf verursacht, wobei die Mutter Antikörper gegen die inkompatiblen fötalen Antigene bildet und diese durch die Plazenta übertragen werden. Bei einer Rhesusfaktor-Inkompatibilität findet eine hämolytische Reaktion statt, wenn die Mutter Rh-negativ und das Kind Rh-positiv ist. Mit jeder neuen Schwangerschaft erhöht sich das Risiko dieses Autoimmunisierungsprozesses.
[*griech.:* erythros, red + blastos, Samen, osis, Erkrankung; *lat.:* fetus, hervorbringen.]
🇬🇧 erythroblastosis fetalis

**Erythrochromie.** 1. Rotfärbung. 2. Rote Pigmentierung der Rückenmarksflüssigkeit durch die Präsenz von Blut.
🇬🇧 erythrochromia

**Erythrodermie.** (Eryhtrodermatitis). Abnorme Hautrötung.
[*griech.:* erythros, rot + derma, Haut.]
🇬🇧 erythroderma

**Erythrogenese.** Bildung roter Blutkörperchen.
🇬🇧 erythrogenesis

**Erythroleukämie.** Maligne Blutkrankheit mit einer Proliferation der im Knochenmark enthaltenen erythropoetischen Elemente, mit einer Anhäufung von Erythroblasten mit bizarr gelappten Zellkernen sowie abnormen Myeloblasten im peripheren Blut. Die Erythroleukämie kann

einen akuten oder chronischen Krankheitsverlauf haben.
[*griech.:* erythros, rot + leukos, weiß, haima, Blut.]
🇬🇧 erythroleukemia

**Erythroleukose.** Krankhafte Steigerung der Granulozyten und roten Blutkörperchen.
🇬🇧 erythroleukosis

**Erythron.** Gesamtmasse der zirkulierenden roten Blutkörperchen (Erythrozyten) und der Gewebe, die Erythrozyten bilden.
🇬🇧 erythron

**Erythropathie.** Sammelbezeichnung für Krankheiten, die die roten Blutkörperchen (Erythrozyten) betreffen.
🇬🇧 erythropathy

**Erythropenie.** (Erythrozytenmangel). Mangel bzw. Senkung der Anzahl der Erythrozyten im Blut.
[*griech.:* erythros, rot + kytos, Zelle + penes, arm.]
🇬🇧 erythrocytopenia

**Erythrophage.** → Makrophagen, die rote Blutkörperchen (Erythrozyten) oder Blutpigmente aufnimmt und abbauen.
🇬🇧 erythrophage

**Erythropoese.** (Erythrozytenbildung). Bezeichnung für die verschiedenen Phasen der Erythrozytenbildung von der Reifung einer mit einem Nukleus ausgestatteten Vorläuferzelle bis zu einem mit Hämoglobin gefüllten → Erythrozyten ohne Zellkern, dessen Steuerung über das in der Niere produzierte Hormon → Erythropoetin erfolgt.
[*griech.:* erythros, rot + poiein, erschaffen.]
🇬🇧 erythropoiesis

**Erythropoetin.** Ein aus Glykoproteinen bestehendes Hormon, das in der Niere hergestellt wird und bei Anorexie in den Blutkreislauf ausgeschüttet wird.
[*griech.:* erythros, rot + poiein, herstellen.]
🇬🇧 erythropoietin (EPO)

**Erythrozyt.** (rotes Blutkörperchen). Bezeichnung für eine voll ausgereifte rote Blutzelle. Ein Erythrozyt hat die Form einer bikonkaven Scheibe mit einem Durchmesser von etwa 7 μm und enthält im Zellinneren Hämoglobin, das von einer lipoiden Membran umgeben ist. Erythrozyten sind die Hauptbestandteile des zirkulierenden Blutes. Ihre primäre Funktion besteht im Transport von Sauerstoff. Sie stammen aus dem Knochenmark der langen Röhrenknochen; dort entwickeln sich aus einer Stammzelle in einen Pronormoblasten zum Normoblasten und schließlich zu einem ausgereiften Erythrozyten.
[*griech.:* erythros, rot + kytos, Zelle.]
🇬🇧 erythrocyte

**Erythrozytenzählung.** Zählung der Erythrozyten pro Volumeneinheit einer Vollblutprobe mit Hilfe eines elektronischen Zählgerätes. Wird angegeben in Tera/Liter bzw. in $10^6/mm^3$. Die normale Erythrozyten-Konzentration im Vollblut beträgt bei Männern 4,6 - 6,2 T/l , bei Frauen 4,2 - 5,4 T/l.
🇬🇧 red blood cell count

**Erythrozytose.** (Polyglobulie; Erythrämie). Unphysiologische Erhöhung der Anzahl der im Blut zirkulierenden Erythrozyten.
[*griech.:* erythros, rot + kytos, Zelle + osis, Erkrankung.]
🇬🇧 erythrocytosis

**Es.** (Psychoanalyse nach Freud) Jener Teil der Psyche, der im Unterbewusstsein funktioniert und Quelle für instinktive Energien, Impulse und Triebe ist.
🇬🇧 id

**Escherichia coli, enterohämorrhagische.** Stamm von *E. coli* Bakterien, die Darmblutungen verursachen. Die Bakterien produzieren Toxine, die Darmgewebe beschädigen und zu einer Darmischämie und Kolonnekrose führen. Die Infektion wird über kontaminiertes Rindfleisch auf den Menschen übertragen. Die Behandlung besteht in der Gabe von Antibiotika sowie des Ausgleiches des Elektrolythaushaltes und ausreichender Flüssigkeitszufuhr vor.
🇬🇧 enterohemorrhagic *Escherichia coli*

**Esmarch-Heiberg-Handgriff.**

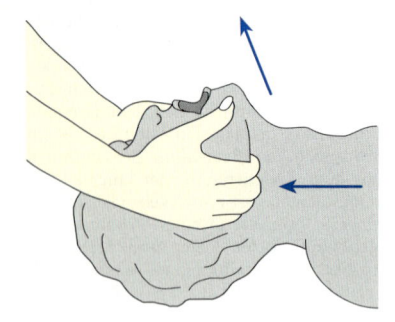

**Escherichia coli, enterotoxigene.** Stamm von E. coli-Bakterien, die Durchfall verursachen.
🇬🇧 enterotoxigenic E. coli

**Esmarch-Blutleere.** Breiter, elastischer Verband, der um eine Körperextremität angelegt wird, um die Blutzufuhr zu dem betroffenen Körperglied zu unterbinden. Die Esmarch-Binde wird vor Operationen angewendet, um eine blutleere Region zu schaffen.
[Johann F. A. von Esmarch, deutscher Chirurg, 1823–1908.]
🇬🇧 Esmarch's bandage

**Esmarch-Heiberg-Handgriff.** Methode zur Gewährleistung einer maximalen Öffnung der Luftwege bei bewusstlosen Patienten. Der Patient muss auf dem Rücken liegen, die Stirn wird dabei mit einer Hand nach unten gedrückt, wodurch der Kopf nach hinten bewegt wird; mit der anderen Hand wird der Unterkiefer in Richtung Brust gedrückt. Durch diese Technik öffnen sich die Atemwege, indem die Zunge vom Hintergrund des Rachens wegbewegt wird und die Epiglottis die Öffnung der Luftröhre (Trachea) freigibt. Der E.-H.-H. sollte nicht angewandt werden, wenn eine Rückenmarksverletzung zu vermuten ist.
🇬🇧 head-tilt, chin-lift airway technique, Heiberg-Esmarch-maneuver

**Esophorie.** (Schielauge). Latente Abweichung der Blickachse eines Auges nach innen und in Richtung des anderen Auges bei fehlendem Sehstimulus.
[griech.: eso, einwärts, pherein, tragen.]
🇬🇧 esophoria

**Esotropie.** (trabismus convergens). Einwärtsschielen eines Auges im Verhältnis zum anderen, feststehenden Auge.
[griech.: eso, einwärts + tropos, drehen.]
🇬🇧 esotropia

**Ess-Brechsucht.** → Bulimia nervosa.
🇬🇧 bulimia

**Essen, Hilfe beim.** → Pflegeintervention der → NIC, die definiert wird als die Verabreichung von Nahrung an Patienten, die zum selbstständigen Essen nicht fähig sind.
🇬🇧 Feeding

**Essen, Selbstfürsorgedefizit.** Anerkannte NANDA-Pflegediagnose, die den Zustand eines Patienten beschreibt, der nicht alleine essen kann. Das Hauptmerkmal dieses S. ist die Unfähigkeit des Patienten, Nahrungsmittel aus einem Gefäß in den Mund zu führen.
🇬🇧 self-care deficit, feeding

**Essen, Unterstützung der Selbstpflege.** → Pflegeintervention der → NIC, die definiert ist als die Unterstützung einer Person beim Essen.
🇬🇧 Self-Care Assistance: Feeding

**Essen auf Rädern.** Organisiertes Programm, das die Aufgabe hat, älteren oder körperlich behinderten Menschen, aber auch Personen, denen es an Ressourcen fehlt, sich täglich selbst eine ausgewogene warme Mahlzeit zuzubereiten, ein vollwertiges Essen zu liefern.
🇬🇧 Meals on Wheels

**essenziell.** Lebensnotwendig, wesentlich, unentbehrlich.
🇬🇧 essential

**Esshilfen.** Hilfsmittel, die eine selbstständige Nahrungsaufnahme ermöglichen. (s.a. Trinkhilfen)
🇬🇧 aids for eating

**essigsauer.** Zu den Substanzen, die die sauren Eigenschaften von Essig bzw. → Essigsäure aufweisen, gehörend; chemische Verbindungen mit dem Rest $CH_3CO$-.
🇬🇧 acetic

**Essigsäure.** ($CH_3COOH$) Klare, farblose, stechend riechende Flüssigkeit, die mit Wasser, Alkohol, Glyzerin sowie mit Äther vermischbar ist; enthält 3% bis 5% Essig. E. ist ein Zwischenprodukt des Stoffwechsels.
🇬🇧 acetic acid

**Essstörung.** Durch emotionale Konflikte hervorgerufenes Fehlverhalten mit gestörter Nahrungsaufnahme. Zu den Erkrankungen gehören z.B. Anorexia nervosa und Bulimie.
🇬🇧 eating disorders

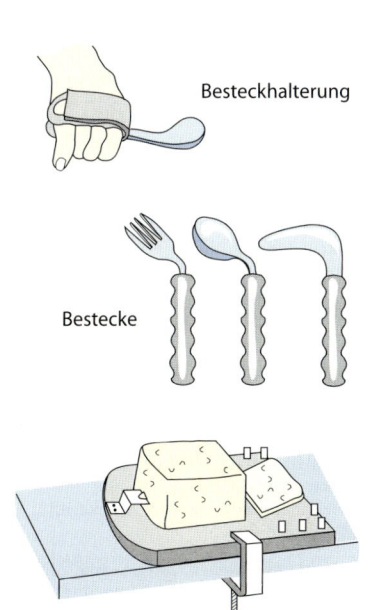

Besteckhalterung

Bestecke

Schneidbrett, bei dem nichts verrutscht

**Esshilfen.**

**Essstörungen, Umgang mit.** → Pflegeintervention der → NIC, die definiert wird als die Vorbeugung und Behandlung von starken Ernährungseinschränkungen, übermäßiger körperlicher Aktivität oder Aufnahme von extremen Nahrungsmittel- oder Flüssigkeitsmengen mit anschließendem Erbrechen.
🇬🇧 Eating Disorders Management

**Esstraining.** Unterstützende Methode, um die Nahrungsaufnahme wieder zu erlernen, z. B. nach einer Fazialislähmung.
🇬🇧 training the patient to eat on his own

**Ester.** Klasse chemischer Verbindungen, die aus Reaktion eines Alkohols mit einer oder mehrerer organischer oder anorganischer Säuren hervorgehen.
🇬🇧 ester

**Esterase.** Enzyme, die Esterbindungen in Alkohol und Säuren spalten.
🇬🇧 esterase

**Ethanol.** (Äthanol). Äthylalkohol.
🇬🇧 ethanol

**Ether.** (Äther). 1. Klasse organischer Verbindungen mit zwei Kohlenwasserstoffgruppen und einem verbindenden Sauerstoffatom. 2. Nichthalogenisierte, leicht flüchtige Flüssigkeit, die früher als Betäubungsmittel eingesetzt wurde.
[*griech.:* aither, Luft.]
🇬🇧 ether

**Ethik.** Wissenschaft und Studium moralischer Werte und Prinzipien, einschließlich der Ideale von Autonomie, Wohltätigkeit und Gerechtigkeit.
[*griech.:* ethikos, moralische Verpflichtung.]
🇬🇧 ethics

**Ethik-Kommission.** Zusammenschluss von Vertretern verschiedener Fachbereiche wie beispielsweise Medizin, Jura, Theologie, Philosophie, Biologie etc. und auch von Laienvertretern. E.-K.n müssen in Deutschland aufgrund gesetzlicher Vorgaben bei Forschungsvorhaben im medizinischen Bereich (insbesondere in der Gentechnologie, der Transplantations-

technologie, der Sterbehilfe und beim Schwangerschaftsabbruch) angehört werden. Sie sind meist an Universitätskliniken oder Landesärztekammern angeschlossen; es gibt aber auch private oder freie E.-K.n.
🇬🇧 ethics boards

**Ethologie.** (Verhaltensforschung). 1. Wissenschaftliche Erforschung tierischer Verhaltensmuster in natürlichen Lebensräumen. 2. Empirisches Studium menschlicher Verhaltensweisen im sozialen Zusammenhang.
[*griech.*: ethos, Charakter, logos, Wissenschaft.]
🇬🇧 ethology

**EU.** (EUG; Ektopische Schwangerschaft). Abkürzung für Extrauteringravidität. Schwangerschaft, bei der sich das befruchtete Ei außerhalb der Gebärmutter einnistet, z.B. → Bauchhöhlenschwangerschaft, → Eileiterschwangerschaft, → Eierstockschwangerschaft.
🇬🇧 ectopic pregnancy

**Eubiotik.** Wissenschaft des gesunden Lebens.
[*griech.*: eu, wahr, bios, Leben.]
🇬🇧 eubiotics

**Euchromatin.** Teil eines Chromosoms, das während der Zellteilung aktiv ist. Euchromatin lässt sich am besten während der Mitose färben.
[*griech.*: eu, wahr, chroma, Farbe.]
🇬🇧 euchromatin

**Eudel-Sonde.** Dünndarmsonde aus Gummi mit distaler Metallolive, die das Einführen der Sonde erleichtert; die Sonde ist ca. 250 cm lang (12–18 Ch). (s.a. Cantorsonde; Charrière)
🇬🇧 Eudel's tube

**Eugenik.** Erforschung von Methoden zur Steuerung der Fortpflanzung in der Bevölkerung, um Erbschäden und die Verbreitung von Erbkrankheiten zu vermeiden.
[*griech.*: eu, wahr + genein, erzeugen.]
🇬🇧 eugenics

**Euglobulin.** Die Fraktion des Serumglobulins, die in destilliertem Wasser unlöslich und in Salzlösung löslich ist. Die Löslichkeit ist eine mehrerer Eigenschaften, die zur Klassifizierung von → Proteinen eingesetzt werden.
[*griech.*: eu, wahr + *lat.*: globulus, Kügelchen.]
🇬🇧 euglobulin

**Eukalyptusblätter.** Pflanzlicher Extrakt, der den Sekrettransport fördert und das Abhusten von Schleim erleichtert; wirkt schwach krampflösend und wird bei Bronchitis eingesetzt.
🇬🇧 eucalyptus leaves

**Eukaryont.** 1. Komplexer Zellkern, der von einer Kernmembran vom Zytoplasma abgetrennt ist und genetisches Material (Chromosomen) enthält; Merkmal höher entwickelter Organismen. 2. Bezeichnung für einen Organismus, der einen solchen Zellkern enthält.
[*griech.*: eu, wahr, karyon, Nusskern.]
🇬🇧 eukaryon

**Eulenburg-Gehwagen.** Geh- und Mobilisationshilfe mit vier Rädern und zwei Achselstützen. Zum Einsatz kommt dieser Gehwagen bei gangunsicheren Patienten und auch bei Einschränkungen im Bereich der Beine. Die Höhe der Achselstützen muss dem Patienten individu-

Bauchhöhlenschwangerschaft (Abdominalgravidität)
Eileiterschwangerschaft (Tubargravidität)
Eierstockschwangerschaft (Ovarialgravidität)

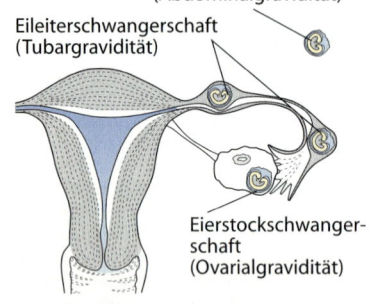

**EU.** Extrauteringraviditäten.

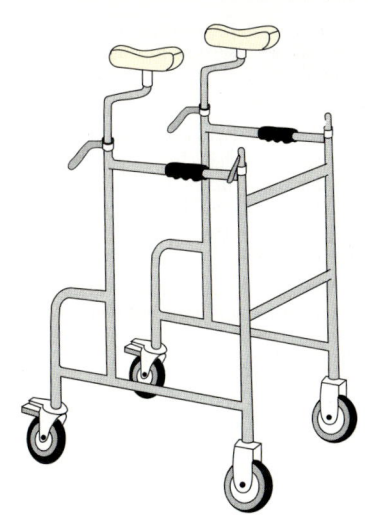

**Eulenburg-Gehwagen.**

ell angepasst werden (zwei fingerbreit unter der Achselhöhle beim stehenden Patienten). Der E.-G. wird mit jedem Schritt des Patienten weiter in Gangrichtung vorgeschoben. Heutzutage sind diese Gehwagen auch mit Handbremssystemen ausgestattet.
[Albert Eulenburg, deutscher Neurologe, 1840–1917]
🇬🇧 Eulenburg walker

**Eumenorrhoe.** Normale Menstruationsblutung von drei bis sechs Tagen ohne wesentliche Beschwerden, bei einem Zyklus von 25 bis 31 Tagen. (→ Menstruation) (s.a. Dysmenorrhoe)
[griech. eu, normal; men, Monat; rhein, fließen]
🇬🇧 eumenorrhoea

**Eunuchismus.** Auswirkungen eines Fehlens von testikulärem → Androgen infolge von Agonadismus oder → Kastration.
🇬🇧 eunuchism

**Eunuchoidismus.** Mangelnde Bildung von männlichen Hormonen oder testikuläre Fehlbildung; führt zur Sterilität und Hochwuchs, kleinen Hoden und unterentwickelten sekundären Geschlechtsmerkmalen.
🇬🇧 eunuchoidism

**Eunuchoidismus, fertiler.** Hypogonadotrope Hormonstörung bei Männern, die Konzentrationen von Testosteron und follikelstimulierendem Hormon vorweisen, die für die Samenzellbildung (Spermatogenese) und die Entwicklung sekundärer Geschlechtsmerkmale unzureichend sind.
🇬🇧 fertile eunuch syndrome

**Euphorie.** 1. Zustand des Glücksgefühls und der Hochstimmung. 2. Übertriebenes emotionales Glücksgefühl, das vorgetäuscht, motivationslos und unangemessen ist.
[griech.: eu, wahr, pherein, tragen.]
🇬🇧 euphoria

**Euphorikum.** Rauschmittel oder Wirkstoff, der Glücksgefühle und Hochstimmung verursacht. Zu den euphorieauslösenden Substanzen gehören Marihuana und andere Halluzinogene.
[griech.: eu, wahr + pherein, tragen.]
🇬🇧 euphoretic

**Euploidie.** Eine Chromosomenzahl vorweisen, die ein genaues Vielfaches des normalen, → haploiden Chromosomensatzes ist. – *adj.* euploid.
🇬🇧 euploidy

**Eupnoe.** Normale, freie Atmung.
[griech.: eu, wahr, pnein, atmen.]
🇬🇧 eupnea

**Eurhythmie.** Bewegungs- und Tanztherapie-Technik aus der → Anthroposophie.
[griech.: eu, gut, schön; rhythmos, Rhythmus]
🇬🇧 eurhythmia

**Eustachi-Röhre.** Eine mit Schleimhaut ausgekleidete Röhre, die den Nasenrachenraum mit dem Mittelohr verbindet. Die Eustachi-Röhre ist normalerweise geschlossen, sie öffnet sich jedoch beim Gähnen, Kauen und Schlucken, um den

Mittelohrdruck und den atmosphärischen Druck auszugleichen.
[Bartolomeo Eustachio, italienischer Anatom, 1524–1574.]
🇬🇧 eustachian tube

**Eustress.** Positiver Stress als Folge von sinnvollen, befriedigenden Tätigkeiten, Aufgaben und Beschäftigungen.
🇬🇧 eustress

**Euthanasie.** (Sterbehilfe). Bewusstes Herbeiführen des Todes für eine unheilbare kranke Person. Euthanasie kann aktiv ausgeübt werden, indem z.B. eine tödliche Injektion verabreicht wird, oder sie kann auf passive Art und Weise erfolgen, indem die benötigte Behandlung nicht erbracht wird.
[griech.: eu, wahr + thanatos, Tod.]
🇬🇧 euthanasia

**Euthymie.** Zustand entspannter Gelassenheit.
🇬🇧 euthymia

**euthyreot.** Die gesunde Schilddrüse betreffend.
[griech.: eu, wahr, thyreos, Schild.]
🇬🇧 euthyroid

**evakuieren.** Eine Substanz aus einem Hohlraum, Organ oder Körpergang absaugen.
[lat.: evacuare, entleeren.]
🇬🇧 evacuate

**Evaluation.** Schritt aus dem → Pflegeprozess; Bewertung, inwieweit die zuvor festgelegten Pflegeziele umgesetzt und dokumentiert worden sind. Dazu beurteilt der Pflegende das Ausmaß des Erfolges bei der Erfüllung der Pflegeziele, bewertet die Durchführung (→ Implementation) der Pflegemaßnahmen, untersucht die Teilnahme und Übereinstimmung des Klienten mit der Therapie und dokumentiert die Reaktionen auf die Therapie. Der Pflegende evaluiert die Auswirkungen der eingesetzten Maßnahmen, die Notwendigkeit für Veränderungen in der Zielsetzung, Genauigkeit der Durchführung der pflegerischen Maßnahmen und das Bedürfnis für Veränderungen des Umfeldes des Patienten oder der eingesetzten Ausrüstung oder Maßnahmen.
🇬🇧 evaluating

**Evaporation.** (Verdampfung). Umwandlung einer flüssigen Substanz in ein Gas. Die Verdampfung wird herbeigeführt, indem die Temperatur erhöht und der atmosphärische Druck verringert werden.
🇬🇧 evaporation

**Eventration.** (Eingeweidevorfall). Vorfall (Protrusion) der Eingeweide aus dem Bauchraum.
🇬🇧 eventration

**Eversion.** Ein- oder Auswärtsdrehung, z.B. Verdrehung des Fußes am Knöchelgelenk.
🇬🇧 eversion

**Evidence-based-nursing.** (forschungsgestützte Pflege). Neuere Denkrichtung im Bereich der Pflegewissenschaft, bei der eine praxisorientierte und gleichzeitig wissenschaftlich fundierte Pflege zu Grunde gelegt wird. Die Pflege wird dabei als eigenständige Wissenschaft betrachtet, die mit empirischen Daten und Fakten arbeitet. Der internationale Austausch von Erkenntnissen spielt hier ebenfalls eine große Rolle. Im Gegensatz dazu sind tradierte Pflegepraktiken anzusehen, die ohne jegliche Begründung Verhaltensmuster in der Praxis vorgeben.
🇬🇧 evidence-based nursing

**Eviszeration.** 1. Chirurgischer Eingriff zur Entfernung der Eingeweide (Viszera) aus dem Bauchraum. 2. Entfernen des Inhalts eines Organs bzw. des gesamten Organs aus einem Körperhohlraum. 3. Vorfall (Protrusion) eines inneren Organs durch eine Wunde oder einen chirurgischen Einschnitt.
[lat.: ex, aus + viscera, Eingeweide.]
🇬🇧 evisceration

**Evolution.** 1. Allmählicher, geordneter und fortlaufender Entwicklungsprozess. 2. Theorie (nach Darwin und Wallace) vom Ursprung und der Verbreitung aller Pflanzen- und Tierarten (einschließlich des Menschen) und deren Entwicklung

von einfacheren zu komplexeren Formen infolge der natürlichen Selektion von Varianten, die durch genetische Mutationen, Hybridisierung und Inzucht erzeugt wurden.
[*lat.*: evolvere, entwickeln.]
🇬🇧 evolution

**Ewing-Sarkom.** Maligner Tumor, der im Knochenmark der langen Röhrenknochen oder den Beckenknochen entsteht. Krankheitssymptome sind Schmerzen, Schwellungen, Fieber und Leukozytose.
[James Ewing, amerikanischer Pathologe, 1866–1943.]
🇬🇧 Ewing's sarcoma

**Exanthem.** Multipler Hautausschlag aus → Effloreszenzen mit spezifischen Anzeichen einer Infektionserkrankung, z.B. bei Windpocken, Masern und Röteln. – *adj.* exanthematös.
[*griech.*: exanthem, Aufblühen.]
🇬🇧 exanthem; rash

**Exartikulation.** Absetzen eines Gelenks ohne Brechen eines Knochens.
[*lat.*: articulare, in Gelenke unterteilen.]
🇬🇧 disarticulation

**Exazerbation.** Verschlimmerung einer Erkrankung, gekennzeichnet von einer Zunahme der Symptomintensität.
[*lat.*: exacerbare, provozieren.]
🇬🇧 exacerbation

**Exfoliation.** Abblättern und Abstoßung von Gewebezellen; ein natürlicher Prozess, der durch Hautkrankheiten oder Sonnenbrand verstärkt werden kann.
[*lat.*: ex, aus + folium, Blatt.]
🇬🇧 exfoliation

**Exfoliativzytologie.** Mikroskopische Untersuchung desquamativer Zellen für diagnostische Zwecke (Krebsdiagnostik). Die untersuchten Zellen werden aus Läsionen, Sputum, Sekretionen, Urin oder von anderen Materialien isoliert.
🇬🇧 exfoliative cytology

**Exhärese.** (Exzision; Resektion). Chirurgisches Entfernen eines Körperteils oder Organs.
[*griech.*: ex + eresis, entfernen.]
🇬🇧 exeresis

**Exhibitionismus.** 1. Übertriebenes Zurschaustellen der eigenen Fähigkeiten mit dem Ziel, die Aufmerksamkeit anderer auf sich zu lenken. 2. Zwanghaftes Zurschaustellen der Geschlechtsorgane vor fremden Personen ohne deren Einverständnis mit dem Ziel sexueller Befriedigung.
[*lat.*: exhibere, ausstellen.]
🇬🇧 exhibitionism

**Existenzangst.** Allgegenwärtiges Gefühl der Bedrohung, das nicht an bestimmte Situationen gebunden ist.
🇬🇧 existential fear

**Exitus.** → Tod.
[ *lat.*: exitus, Tod]

**Exkoriation.** (Hautabschürfung). Oberflächliche Hautverletzung infolge von Kratz- oder Schürfverletzungen, Verbrennungen oder chemischen Verätzungen.
[*lat.*: excoriare, häuten.]
🇬🇧 excoriation

**Exkrement.** Ausscheidungsprodukt des Körpers.
🇬🇧 excrement

**Exkretion.** (Ausscheidung). Bezeichnung für einen Vorgang, der Bestandteil der natürlichen Stoffwechseltätigkeit des Körpers ist und in dessen Verlauf Stoffe von Körperorganen bzw. Körpergeweben ausgeschieden werden. Die Exkretion beginnt auf Zellniveau.
🇬🇧 excretion

**Exkretionsorgan.** Organ, dessen primäre Funktion die Herstellung und Ausscheidung von körpereigenen Abfallprodukten ist.
🇬🇧 excretory organ

**exkretorisch.** Den Vorgang der → Exkretion betreffend.
[*lat.*: excernere, trennen.]
🇬🇧 excretory

**exogen.** 1. Außerhalb des Körpers. 2. Außerhalb des Körpers oder eines Körperorgans entstehend, wie z.B. eine Krankheit, die durch körperfremde bakterielle oder

virale Erreger verursacht wird. (s.a. endogen)
[*griech.:* exo, außerhalb + genein, erzeugen.]
🌐 exogenous

**exokrin.** Bezeichnung für einen Prozess, bei dem Sekretionen durch einen Gang an die Oberfläche eines Organs oder Gewebes oder in ein Blutgefäß abgegeben werden. (s.a. endokrin)
[*griech.:* exo, außerhalb, krinein, absondern.]
🌐 exocrine

**Exophorie.** Latentes Auswärtsschielen eines Auges, das bei fehlendem Fusionsstimulus beobachtet werden kann.
[*griech.:* exo, außerhalb + pherein, ertragen.]
🌐 exophoria

**Exophthalmometer.** Instrument zur Bestimmung des Grades eines → Exophthalmus.
[*griech.:* exo, außerhalb + ophthalmos, Auge, metron, Maß.]
🌐 exophthalmometer

**Exophthalmus.** Hervortreten des Augapfels aus der Augenhöhle (Orbita) mit Bewegungseinschränkung; kann durch einen Orbitaltumor, Schwellungen infolge zerebraler, intraokulärer bzw. intraorbitaler Ödeme oder Blutung, Lähmung oder Verletzung der äußeren Augenmuskeln oder durch eine Sinusthrombose verursacht werden. Auch endokrine Störungen, wie z.B. Schilddrüsenüberfunktion oder Basedow-Krankheit, können zum Exophthalmus führen.
[*griech.:* exo, außerhalb + ophthalmos, Auge.]
🌐 exophthalmia

**exophytisch.** Bezeichnung für ein nach außen wachsendes Geschwür, wie z.B. ein Tumor, der nicht in die Wand eines Organs, sondern in das Organlumen hineinwächst.
[*griech.:* exo, außerhalb + phyton, Pflanze.]
🌐 exophytic

**Exostose.** Gutartiges Geschwür an der Knochenoberfläche.
[*griech.:* exo, außerhalb + osteon, Knochen.]
🌐 exostosis

**exotherm.** Bezeichnung für eine chemische Reaktion, bei der Energie in Form von Wärme freigesetzt wird.
🌐 exothermic

**Exotoxin.** Von Mikroorganismen ausgeschiedene toxische Substanz.
[*griech.:* exo, außerhalb + toxikon, Gift.]
🌐 exotoxin

**Expektorans.** Schleimlösendes, auswurfförderndes Mittel.
[*lat.:* ex, aus, heraus, pectus, Brust.]
🌐 expectorant

**Expektoration.** (Auswurf). Auswurf von Schleim, Sputum oder Flüssigkeiten aus der Luftröhre und Lunge mittels Husten oder Spucken.
🌐 expectoration

**Experiment.** Wissenschaftlicher Versuch unter kontrollierten Bedingungen, bei dem die Effekte verschiedener Faktoren studiert werden.
🌐 experiment

**Expertise.** Spezialkenntnisse, die eine Person durch spezielles Lernen, Ausbildung oder Erfahrung erwirbt.
[*lat.:* experiri, versuchen.]
🌐 expertise

**Explantation.** Die Entnahme von Körpergeweben oder Organen, um eine Gewebekultur anzulegen, ein Organ einem Empfänger zu übertragen (Transplantation) oder ein nicht funktionsfähiges → Transplantat wieder zu entfernen.
[*lat.:* ex, hinaus, plantare, pflanzen.]
🌐 explantation

**explorativ.** Eine Untersuchung oder Erforschung betreffend.
[*lat.:* explorare, aussuchen.]
🌐 exploratory

**Explosion.** 1. Plötzliche, heftige Aufspaltung einer chemischen Verbindung. 2. Plötzlicher, unerwarteter Ausbruch.
🇬🇧 explosion

**Exponent.** Potenz einer Zahl, die angibt, wie oft eine Zahl mit sich selbst multipliziert werden soll. In der medizinischen bzw. wissenschaftlichen Schreibweise werden häufig Zehnerpotenzen eingesetzt, um sehr große bzw. sehr kleine Zahlen auszudrücken.
🇬🇧 exponent

**Exposition.** Maß der durch Röntgenstrahlung erzeugten Strahlenbelastung, ausgedrückt als Coulomb pro Kilogramm Luft.
[*lat.*: exponere, auslegen.]
🇬🇧 exposure

**Expression.** (Ausdruck). Untermalung von physischen oder emotionalen Zuständen durch Veränderung der Mimik bzw. durch verschiedene stimmliche Betonungen.
🇬🇧 expression

**Expressivität.** Ausdrucksschwankungen, denen die erblichen Grundlagen in Bezug auf die Auswirkungen eines bestimmten Gens bei Individuen mit demselben Genotyp unterliegen.
🇬🇧 expressivity

**Exsanguination.** Blutverlust, Ausbluten.
[*lat.*: ex, heraus, sanguis, Blut.]
🇬🇧 exsanguination

**Exsikkose.** Pathologische Austrocknung des Körpers durch Reduzierung des Gesamtkörperwassers. Die E. tritt häufig bei alten Menschen infolge des verminderten Durstgefühls oder nach schweren Flüssigkeitsverlusten durch Erbrechen und Durchfall, Schwitzen, Fieber oder bei Nierenerkrankungen und Verbrennungen auf. Symptome sind konzentrierter Urin in geringen Mengen, herabgesetzter Hautturgor, trockene Schleimhäute und Bewusstseinsstörungen. (→ Dehydratation)
[*lat.*: exsiccare, austrocknen]
🇬🇧 exsiccosis

**Exspiration, aktive.** Forciertes Ausatmen mit Hilfe der Muskeln von Bauchwand, Interkostalraum und Zwerchfell.
[*lat.*: expirare, ausatmen]
🇬🇧 active expiration

**Exspirationszentrum.** Der Bereich der Medulla, der die Atmung steuert.
[*lat.*: expirare, ausatmen; *griech.*: kentron, Zentrum.]
🇬🇧 expiratory center

**exspiratorisch.** Das Ausatmen von Luft aus der Lunge betreffend.
[*lat.*: expirare, ausatmen.]
🇬🇧 expiratory

**Exstirpation.** Vollständige Entfernung eines erkrankten Organs oder Körperteils.
[*lat.*: extirpare, entwurzeln.]
🇬🇧 extirpation

**Exsudat.** Körperflüssigkeit, Zellen oder andere körpereigene Substanzen, die von den Zellen bzw. Blutgefäßen langsam durch kleine Poren oder Risse in den Zellmembranen abgesondert werden.
[*lat.*: exudare, herausschwitzen.]
🇬🇧 exudate

**Exsudation.** Austreten bzw. Ausschwitzen eines → Exsudats, wie z.B. Eiter oder Blutserum. Exsudate können auch fibröse oder geronnene Materialien enthalten.
[*lat.*: exudare, herausschwitzen.]
🇬🇧 exudation

**Extension.** (Ausdehnung). Dehnbewegung bestimmter Gelenke zur Erweiterung des Winkels zwischen zwei angrenzenden Knochen, wie z.B. das Strecken des Beines, wodurch der hintere Winkel zwischen Oberschenkelknochen (Femur) und Schienbein (Tibia) erweitert wird.
[*lat.*: extendere, ausdehnen.]
🇬🇧 extension

**Extension.** Behandlungsmethode in der Orthopädie, bei der mit Hilfe von Gewichten und Rollen Zug auf Gliedmaßen, Knochen oder Muskeln ausgeübt wird, um Druck von diesen zu nehmen, sie auszurichten oder ruhigzustellen.
🇬🇧 traction

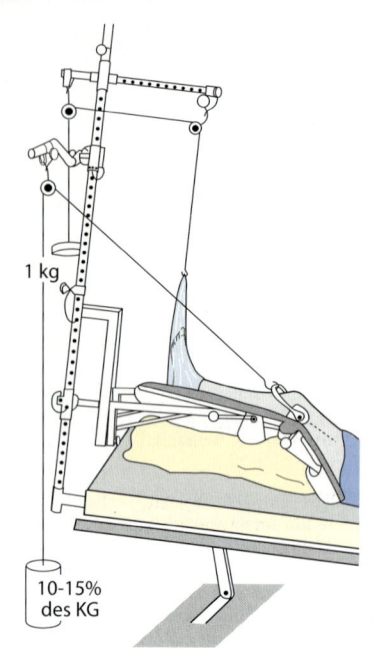

**Extension.** Extension bei einem Bruch des Oberschenkelknochens (Femur).

**Extensionen, Pflege bei.** → Pflegeintervention der → NIC, die definiert ist als die Pflege von Patienten mit einer Extension und/oder einer Stabilisierungsvorrichtung zur Immobilisierung bzw. Stabilisierung eines Körperteils.
🇬🇧 Traction/Immobilisation Care

**Extensor.** (Streckmuskel). Bezeichnung für einen Muskel, der die Dehnung und Streckung eines Körperteils bewirkt, wie z.B. der Extensor indicis, der den Zeigefinger streckt.
[*lat.:* extendere, ausstrecken.]
🇬🇧 extensor

**Extensor carpi radialis brevis.** Kurzer Unterarmmuskel, der der Handstreckung dient.
[*lat.:* extendere, ausstrecken + *griech.:* karpos, Handgelenk; *lat.:* radius, Strahl, brevis, kurz.]
🇬🇧 extensor carpi radialis brevis

**Extensor carpi radialis longus.** Einer von sieben Oberflächenmuskeln des Unterarms, der zur Streckung und zur radialen Dehnung der Hand dient.
🇬🇧 extensor carpi radialis longus

**Extensor carpi ulnaris.** Unterarmmuskel, der zur Dehnung und Adduktion der Hand dient.
🇬🇧 extensor carpi ulnaris

**Extensor digiti minimi.** (Kleinfingerstrecker). Streckmuskel im Unterarm, der der Streckung der kleinen Finger dient.
🇬🇧 extensor digiti minimi

**Extensor digitorum longus.** Muskel an der Seite des Unterschenkels; dient zur Streckung der vier kleinen Zehen sowie der dorsalen Fußdehnung.
🇬🇧 extensor digitorum longus

**Extensor digitorum manus.** Wichtigster Muskel für die Streckung der Fingerglieder und des Handgelenks.
🇬🇧 extensor digitorum

**extern.** 1. Sich an der Außenseite des Körpers oder eines Organs befindend. 2. Von außen wirkend, wie z.B. ein exogener Faktor. 3. Das äußere Erscheinungsbild betreffend. (s.a. intern)
[*lat.:* externus, äußerlich.]
🇬🇧 external

**exterozeptiv.** Bezeichnung für einen Stimulus, der außerhalb des Körpers entsteht und die Sinnesrezeptoren aktiviert.
[*lat.:* externus, außen, recipere, empfangen.]
🇬🇧 exteroceptive

**Exterozeptor.** Sensorische Nervenenden, die sich in der Haut bzw. den Schleimhäuten befinden und auf äußere Reize, wie z.B. Berührung oder Geräusche, reagieren.
[*lat.:* externus, außen, recipere, erhalten.]
🇬🇧 exteroceptor

**Extinktion.** Erlöschen, Löschung.
🇬🇧 extinction

**extrakorporal.** Bezeichnung für Vorgänge, die außerhalb des Körpers stattfinden, wie z.B. der extrakorporale Kreislauf, bei dem venöses Blut in eine Herz-Lungen-Maschine geleitet und in den Körper durch die Oberschenkelarterie bzw. eine andere Arterie zurückgeführt wird.
[*lat.*: extra, außerhalb + corpus, Körper.]
🇬🇧 extracorporeal

**extrakraniell.** Außerhalb des Schädels.
[*lat.*: extra, außerhalb; *griech.*: kranion, Schädel.]
🇬🇧 extracranial

**Extrakt.** Biologisch aktive Substanz einer Pflanze oder eines tierischen Körpers, die unter Verwendung von Lösungsmitteln und verschiedenen Evaporationstechniken von dem Muttersubstrat getrennt (extrahiert) wird.
[*lat.*: ex, aus, heraus, trahere, ziehen.]
🇬🇧 extract

**extramedullär.** Außerhalb des Knochenmarks.
[*lat.*: extra, außerhalb + medulla, Knochenmark.]
🇬🇧 extramedullary

**extraokulär.** Außerhalb des Auges.
[*lat.*: extra, außerhalb + oculus, Auge.]
🇬🇧 extraocular

**extraperitoneal.** Außerhalb des Bauchfells im Bauchraum gelegen (Peritoneums).
[*lat.*: extra, außerhalb + *griech.*: peri, nahe, tenein, dehnen.]
🇬🇧 extraperitoneal

**extrapleural.** Außerhalb der Pleurahöhle.
🇬🇧 extrapleural

**extrapulmonal.** Außerhalb der Lungen.
🇬🇧 extrapulmonary

**extrapyramidal.** 1. Bezeichnung für Gewebe und Körperstrukturen, die sich außerhalb der zerebrospinalen Pyramidenbahn des Gehirns befinden und mit verschiedenen Körperbewegungen assoziiert sind. Motoneurone, Motokortex sowie kortikobulbäre Bahn zählen nicht zu den extrapyramidalen Geweben. 2. Die Funktion dieser Gewebe und Strukturen betreffend.
[*lat.*: extra, außerhalb + griech. pyramis, Pyramide.]
🇬🇧 extrapyramidal

**Extrasystole (ES).** Zusätzliche unphysiologische Herzmuskelkontraktion, die außerhalb des regulären Grundrhythmus vorzeitig oder verspätet, einzeln oder gehäuft auftritt. Man unterscheidet supraventrikuläre E. (Erregungszentrum oberhalb des His-Bündels; meist ohne Beschwerden oder mit Herzklopfen oder "Aussetzern" einhergehend) und ventrikuläre E. (können von allen Teilen des Kammermyokards oder His-Bündels ausgehen; ohne Krankheitswert).
🇬🇧 extrasystole, escape beat

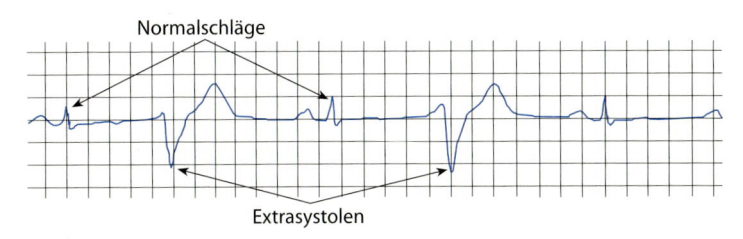

Normalschläge

Extrasystolen

**Extrasystole (ES).**

**extrauterin.** Außerhalb der Gebärmutter stattfindend, z.B. eine extrauterine Schwangerschaft.
[*lat.*: extra, außerhalb + uterus, Gebärmutter.]
🇬🇧 extrauterine

**Extravasation.** 1. Austritt von Körperflüssigkeiten (Blut, Serum oder Lymphflüssigkeit) in das Gewebe. 2. Austritt antineoplastischer Mittel in das Gewebe, verbunden mit plötzlich auftretenden lokalen Schmerzen, plötzlicher Hautrötung bzw. extremer Blässe am Injektionsort.
[*lat.*: extra, außerhalb + vas, Gefäß.]
🇬🇧 extravasation

**extrazellulär.** Bezeichnung für Vorgänge, die außerhalb der Zellen bzw. der Zellgewebe oder in Hohlräumen zwischen Zellschichten bzw. Zellgruppen stattfinden. (s.a. intrazellulär)
[*lat.*: extra, außerhalb + cella, Lagerraum.]
🇬🇧 extracellular

**Extrazellularflüssigkeit (EZF).** Bezeichnung der Körperflüssigkeit, die sich im → interstitiellen Raum und im → Blutplasma befindet. Ein Erwachsener hat ungefähr 11,2 l interstitieller Flüssigkeiten, die etwa 16% des Körpergewichts ausmachen, sowie 2,8 l Blutplasma, was etwa 4% des Körpergewichts entspricht.
🇬🇧 extracellular fluid (ECF)

**Extremität.** Gliedmaßen, Arme oder Beine. Arme werden auch als obere Extremitäten, Beine als untere Extremitäten bezeichnet.
🇬🇧 extremity

**Extremitätenableitung.** → Elektrokardiographie, bei der Ableitungen u. a. an den Extremitäten angebracht werden; dadurch ist die räumliche Darstellung des Erregungsablaufes des Herzens möglich. (s.a. Elektrokardiogramm)
🇬🇧 limb leads

**extrinsisch.** Außerhalb eines Organs, Körperteils oder des Organismus gelegen.
[*lat.*: extrinsecus, außen.]
🇬🇧 extrinsic

**Extroversion.** 1. Seine Interessen und Energie auf Dinge lenken, die sich außerhalb des eigenen Ich befinden. 2. Sich ausschließlich mit Dingen befassen, die sich außerhalb des eigenen Ich befinden. (s.a. Introversion)
[*lat.*: extra, außerhalb + vertere, drehen.]
🇬🇧 extroversion

**extrovertiert.** Bezeichnung für eine Person, deren Interessen sich von dem eigenen Ich abwenden und die sich hauptsächlich mit der äußeren Umgebung und nicht mit inneren Gefühlen und Gedanken befasst. (→ Extroversion) (s.a. Introversion)
🇬🇧 extrovert

**Extubation.** Bezeichnet im Allgemeinen das Entfernen eines Tubus aus einer Köperöffnung, im Speziellen das Entfernen eines Endotrachealtubus aus der Luftröhre bei Vorliegen einer ausreichenden Spontanatmung (Blutgasanalyse beachten) und bei intaktem Schluckreflex. Die E. wird gemeinsam vom Arzt und einer Pflegeperson durchgeführt, wobei folgende Maßnahmen Hand in Hand gehen müssen: orales/nasales Absaugen, Lösen der Fixierung des Tubus, endotracheales Absaugen, Entblocken des Cuffs und Zurückziehen des Tubus. Anschließend erhält der Patient i.d.R. direkt Sauerstoff per Sonde/Maske und wird engmaschig überwacht. (s.a. Blutgasanalyse; Intubation)
[*lat.*: ex, aus, heraus; tubus, Röhre]
🇬🇧 extubation

**Extubation.** Einen Tubus aus dem Mundraum oder einem Körperhohlraum entfernen.
[*lat.*: ex, heraus, tuba, Schlauch.]
🇬🇧 extubation

**exzidieren.** Etwas vollständig herausschneiden, z.B. die chirurgische Exzision der Rachenmandeln (Tonsillen).
[*lat.*: ex, heraus + caedere, schneiden.]
🇬🇧 excise

**Exzision.** 1. Chirurgisches exzidieren und amputieren von Körperteilen. 2. Bezeichnung für den Vorgang, bei dem eine gene-

tische Komponente eines DNA-Stranges entfernt wird.
🇬🇧 excision

**Exzitabilität.** (Reizbarkeit). Zelleigenschaft, die eine Reaktion auf einen Reiz oder Stimulus herbeiführt, wie z.B. die Reaktion eines Nervs oder einer Herzmuskelzelle auf einen spezifischen Reiz.
[*lat.*: excitare, erregen.]
🇬🇧 excitability

**Exzitans.** (Reizmittel). Mittel oder Wirkstoff, der das Zentralnervensystem bzw. ein anderes körpereigenes System auf bestimmte Weise stimuliert, z.B. Koffein oder visuelle bzw. auditive Reize.
🇬🇧 excitant

**Exzitation.** (Reizung/Erregung). Zustand der mentalen oder körperlichen Erregung; die Auslösung einer Nerven- oder Muskelaktivität durch einen Impuls.
[*lat.*: excitare, erregen.]
🇬🇧 excitation

**EZR.** Abkürzung für Extrazellulärraum.
🇬🇧 EC space

# F

**F.** 1. Kurzzeichen für → Farad (physik.). 2. Chemisches Symbol für Fluor.
🌐 F

**Face-Lifting.** (Gesichtsstraffung). Methode der kosmetischen Chirurgie zur Entfernung von Falten und gealterter Gesichtshaut.
🌐 face lift

**Facies.** 1. Gesicht. 2. Vorderseite eines Körperteils oder Organs. 3. Gesichtsausdruck, Miene.
[*lat.:* facies, Gesicht.]
🌐 facies

**Fähigkeitstraining.** Das Lehren bestimmter verbaler und nonverbaler Verhaltensformen sowie das praktische Ausführen und Üben dieser Verhaltensformen durch den Patienten.
🌐 skills training

**Fahrenheit (F).** Vor allem in den USA angewandte Temperaturskala, bei der der Siedepunkt von Wasser 212 Grad und der Gefrierpunkt von Wasser 32 Grad beträgt.
[Daniel G. Fahrenheit, deutscher Physiker, 1686–1736.]
🌐 Fahrenheit (F)

**Fäkalkollektor.** Hilfsmittel zur Versorgung stuhlinkontinenter Patienten. Der Beutel wird mit seiner Haftfläche direkt um den Anus geklebt und kann dort für ca. 1 Tag verbleiben. Anwendung vorzugsweise bei immobilen Patienten.
[*lat.:* collectio, sammeln]
🌐 fecal collector

**Faktor I.** → Fibrinogen. (→ Blutgerinnung)
🌐 factor I

**Faktor II.** → Prothrombin. (→ Blutgerinnung)
🌐 factor II

**Faktor III.** → Thromboplastin. (→ Blutgerinnung)
🌐 factor III

**Faktor IV.** Bezeichnung für → Kalzium, das zur → Blutgerinnung beiträgt.
🌐 factor IV

**Faktor IX.** Christmas-Faktor; antihämophiler Faktor B; Blutkoagulans, das im normalen Blutplasma gefunden werden kann und bei Personen mit Hämophilie B fehlt. (→ Blutgerinnung)
🌐 factor IX

**Faktor IX-Komplex.** Blutstillendes Mittel, das die Faktoren II, VII, IX und X enthält; wird zur Behandlung von Hämophilie B eingesetzt. (→ Blutgerinnung)
🌐 factor IX complex

**Faktor V.** Proakzelerin; instabile Gerinnungssubstanz, die zur raschen Umwandlung von Prothrombin in Thrombin benötigt wird. (→ Blutgerinnung)
🌐 factor V

**Faktor VI.** Akzelerin; hypothetisches chemisches Zwischenprodukt, das bei der → Blutgerinnung aus Proakzelerin gebildet wird.
🌐 factor VI

**Faktor VII.** Prokonvertin; Blutkoagulans, das in der Leber hergestellt wird und zu dessen Herstellung Vitamin K benötigt wird. (→ Blutgerinnung)
🌐 factor VII

**Faktor VIII.** Antihämophiler Faktor A; Koagulationssubstanz, die normalerweise

vorhanden ist, aber im Blutplasma von Personen fehlt, die an Hämophilie A leiden. (→ Blutgerinnung)
🇬🇧 factor VIII

**Faktor X.** Stuart-Faktor; Koagulans, das im normalen Blutplasma vorkommt, aber bei verschiedenen vererbten Blutkrankheiten fehlt. (→ Blutgerinnung)
🇬🇧 factor X

**Faktor XI.** Rosenthal-Faktor; Koagulans, dessen Fehlen Hämophilie C verursacht. (→ Blutgerinnung)
🇬🇧 factor XI

**Faktor XII.** Hagemann-Faktor; Koagulationsfaktor im normalen Blutplasma, der die Bildung von Bradykinin und assoziierten Enzymreaktionen verursacht. (→ Blutgerinnung)
🇬🇧 factor XII

**Faktor XIII.** Fibrinstabilisierender Faktor; Koagulationsfaktor, der zusammen mit Kalzium unlösliche Fibringerinnsel bildet. (→ Blutgerinnung)
🇬🇧 factor XIII

**fakultativ.** (freiwillig; gelegentlich). Nicht-obligatorisch; die Fähigkeit haben, sich an verschiedene Lebensbedingungen anpassen zu können, wie z.B. fakultativ anaerobe Bakterien.
[*lat.*: facultus, Fähigkeit.]
🇬🇧 facultative

**Fallhand.** (Kusshand). Abnormer Zustand der durch Lähmung der Finger- und Handstreckmuskeln oder durch Verletzung des Speichennervs (Nervus radialis) hervorgerufen wird. Die Hand fällt dadurch im Handgelenk nach unten.
🇬🇧 wrist drop

**Fallot-Trilogie.** Angeborene Herzmissbildung mit Verengung der Lungenarterie, Defekt in der Vorhofscheidewand und extremer Vergrößerung der rechten Herzkammer.
[E. Fallot, fr. Arzt, 1850–1911]
🇬🇧 trilogy of Fallot

**Fallpauschalen.** Kostenerstattungsverfahren der Krankenhäuser zur Finanzierung der Leistungen, die für Patienten mit gleichartigem oder ähnlichem Behandlungsbedarf benötigt werden. Bei der Kalkulation der F. wird auch eine für die einzelnen Fälle festgelegte Krankenhausverweildauer berücksichtigt. In der Bundespflegesatzverordnung werden die F. mit Punkten gewertet, die dann auf Landesebene für alle Krankenhäuser in Geldbeträge umgewandelt werden.
🇬🇧 standard case allowances

**Fallstudie, kontrollierte.** Wissenschaftliche Untersuchungsform. Eine Patientengruppe mit einer bestimmten Krankheit oder Störung, z.B. mit Myokardinfarkt, wird mit einer Kontrollgruppe gesunder Testpersonen verglichen.
🇬🇧 case-control study

**falschnegativ.** Beschreibung von Untersuchungsergebnissen, bei denen trotz Vorhandensein einer grundlegenden pathologischen Änderung der Befund negativ ist.
🇬🇧 false negative

**falschpositiv.** Beschreibung von Testergebnissen, bei denen der Befund positiv ist, obwohl keine pathologischen Veränderungen aufgetreten sind.
🇬🇧 false positive

**Faltenbildung.** Alterserscheinungen durch Abnahme des Wassergehaltes und durch Elastizitätsverlust der Haut.
🇬🇧 formation of wrinkles

**Falx.** Sichelförmige Struktur.
[*lat.*: falx, Sichel.]
🇬🇧 falx

**Falx, cerebelli.** (Kleinhirnsichel). Kleiner, sichelförmiger Fortsatz der harten Hirnhaut (Dura mater), der mit dem Hinterhauptsbein verbunden ist und bis in die hintere Incisura des Kleinhirns zwischen den beiden Hirnhemisphären reicht.
🇬🇧 falx cerebelli

**Falx, cerebri.** (Großhirnsichel). Sichelförmiger Fortsatz der harten Hirnhaut (Dura mater), der entlang der Längsspalte der beiden Hirnhemisphären verläuft.
🇬🇧 falx cerebri

**Familie.** 1. Personengruppe, die genetisch miteinander verwandt ist, wie z.B. Eltern,

Kinder und Geschwister. Der Ausdruck schließt oft auch Personen mit ein, die durch Heirat verbunden sind bzw. die im selben Haushalt wohnen und emotional miteinander verbunden sind, regelmäßigen Kontakt haben und sich um die Entwicklung und das Wohlergehen der gesamten Gruppe sowie einzelner Gruppenmitglieder sorgen. 2. Personengruppe, die einen gemeinsamen Nachnamen haben. 3. Tier- oder Pflanzenarten, die in der taxonomischen Einstufung zwischen Ordnung und Gattung eingestuft werden. Menschen gehören zur Gattung *Homo sapiens*; diese Gattung gehört zur Familie der Hominiden, die wiederum eine Untergruppe der Ordnung der Primaten und Säugetiere ist. – *adj.* familiär.
[*lat.:* familia, Haushalt.]
🔳 family

**Familie, Engagement der.** → Pflegeintervention der → NIC, die definiert wird als die Unterstützung der Beteiligung von Familienangehörigen an der emotionalen und körperlichen Versorgung eines Patienten.
🔳 Family Involvement

**Familie, Mobilisierung der.** → Pflegeintervention der → NIC, die definiert wird als der Einsatz der Stärken einer Familie zum Zweck einer positiven Einflussnahme auf die Gesundheit des Patienten.
🔳 Family Mobilization

**Familie, Unterstützung der.** → Pflegeintervention der → NIC, die definiert wird als die Unterstützung der Wertvorstellungen, Interessen und Ziele einer Familie.
🔳 Family Support

**Familien mit Nachwuchs, Risikobestimmung.** → Pflegeintervention der → NIC, definiert als das Einschätzen von Personen oder Familien auf mögliche Schwierigkeiten bezüglich ihrer Elternschaft und Ordnen der Strategien nach Prioritäten, um diese Probleme zu vermeiden.
🔳 Risk Identification: Childbearing Family

**Familienberatung.** Professionell geleitetes Beratungsprogramm, das Familienmitglieder bei der Bewältigung bestimmter Gesundheitsprobleme informiert und Hilfestellung leistet.
🔳 family counseling

**Familiendynamik.** Kräfteverhältnisse und Situationen innerhalb einer Familie, die zu bestimmten Verhaltensmustern oder Symptomen führen.
🔳 family dynamcis

**Familiengesundheitspflege.** Im Rahmen der primären Gesundheitsversorgung greifendes Konzept mit dem Ziel, die WHO-Ziele "Gesundheit 21" zu erreichen. Zentraler Aspekt ist die Familien-Gesundheitsschwester, welche als erfahrene, qualifizierte Pflegende ein Reihe von Instanzen und Aufgaben in sich vereinigt, wie z. B. Gesundheitsförderung, Krankheitsprävention, Rehabilitation und Terminalpflege. Dabei sollen die Förderung und der Schutz der Gesundheit der gesamten Bevölkerung im Vordergrund stehen, Ziele, die weit über den Begriff der reinen Familienpflege hinausgehen. In einigen Ländern ist die "family health nurse" bereits etabliert, in der BRD werden derzeit erste curriculare Ansätze getestet.
🔳 family health care

**Familienintegrität, Förderung der.** → Pflegeintervention der → NIC, die definiert wird als die Unterstützung des Zusammenhalts und der Einheit einer Familie.
🔳 Family Integrity Promotion

**Familienintegrität, Förderung der: Familien mit Nachwuchs.** → Pflegeintervention der → NIC, die definiert wird als die Unterstützung von Einzelpersonen oder Familien, deren Familieneinheit durch die Geburt eines Säuglings vergrößert wird.
🔳 Family Integrity Promotion: Childbearing Family

**Familienplanung, natürliche.** Verschiedene Methoden der Empfängnisverhütung, die nicht im Zusammenhang mit einem entsprechenden Arzneimittel oder einer phy-

sikalischen Vorrichtung stehen. Manchmal werden die Methoden der n.n F. auch angewandt, um den Zeitpunkt des Eisprungs (Ovulation) zu bestimmen und damit die Chancen der Befruchtung, z.B. bei einer In-vitro-Fertilisation, zu erhöhen. Zu den Formen der n.n F. gehören die Messung der basalen Körpertemperatur, die Kalendermethode oder die → Ovulationsmethode.
🇬🇧 natural family plannung method

**Familienplanung: Empfängnisverhütung.** → Pflegeintervention der → NIC, die definiert wird als die Verbesserung der Empfängnisverhütung durch Gewährleistung von Informationen über die Physiologie der Fortpflanzung und die Methoden der Empfängniskontrolle.
🇬🇧 Family Planning: Contraception

**Familienplanung: Unfruchtbarkeit.** → Pflegeintervention der → NIC, die definiert wird als Umgang, Ausbildung und Unterstützung eines Patienten und einer wichtigen Bezugsperson während der Evaluation und Behandlung einer Unfruchtbarkeit (Infertilität).
🇬🇧 Family Planning: Infertility

**Familienplanung: Ungeplante Schwangerschaft.** → Pflegeintervention der → NIC, die definiert wird als die Unterstützung einer Entscheidung bezüglich des Ergebnisses einer Schwangerschaft.
🇬🇧 Family Planning: Unplanned Pregnancy

**Familienprozesse, alkoholbedingt veränderte.** Anerkannte → NANDA-→ Pflegediagnose; Zustand, bei dem die psychosozialen, spirituellen und physiologischen Funktionen einer Familieneinheit chronisch desorganisiert sind, was zu Konflikten, Leugnen von Problemen, Widerstand gegen Veränderungen, ineffektive Problemlösungen und einer Reihe von immer wiederkehrenden Krisen führt. Zu den kennzeichnenden Merkmalen gehört ein breites Spektrum von Gefühlen, Rollen, Beziehungen und Verhaltensweisen. Zu den Gefühlen zählen vermindertes Selbstwertgefühl, Wut, Frustration, Ohnmacht, Angst, Stress, Unsicherheit, Verantwortung für die alkoholbedingten Verhaltensweisen, Schmerz, Scham oder Verlegenheit. Zu den Rollen und Beziehungen gehören gestörte Familiendynamik, ineffektive Kommunikation zwischen Ehepartnern, veränderte Rollenfunktionen, nicht angemessene Ausübung der Elternrolle, Leugnen der Familie, Dysfunktionen in intimen Bereichen und chronische Familienprobleme. Verhaltensweisen sind unangemessener Ausdruck von Wut, Schwierigkeiten in intimen Beziehungen, Kontrollverlust beim Trinken, ineffektive Problemlösungsfähigkeiten, Unterstützung des Trinkverhaltens, Manipulation, Abhängigkeit, Kritik sowie unangemessenes Verständnis oder Wissen bezüglich des Alkoholismus.
🇬🇧 family processes, altered: alcoholism

**Familienprozesse, veränderte.** Anerkannte → NANDA-→ Pflegediagnose; Dysfunktion einer normalerweise effektiv funktionierenden Familie. Zu den kennzeichnenden Merkmalen gehören eine Unfähigkeit des Familiensystems, die körperlichen, emotionalen, spirituellen oder sicherheitsrelevanten Bedürfnisse der Familienangehörigen zu erfüllen, unzureichende Kommunikationsfähigkeit der Familienmitglieder, unzureichender Ausdruck oder Akzeptanz eines größeren Gefühlsspektrums, Unfähigkeit, sich zwecks gegenseitigem Wachstum und Reife aufeinander zu beziehen, ineffektive Entscheidungsprozesse, unangemessene oder schlecht kommunizierte Familienrituale, -regeln oder -symbole und nicht hinterfragte Familienmythen.
🇬🇧 family processes, altered

**Familientherapie.** 1. → Pflegeintervention der → NIC, die definiert wird als die Unterstützung von Familienangehörigen bei der Entwicklung konstruktiver Lebensformen in der Familie. 2. Psychotherapieform, bei der die Mitglieder einer Familie mit in die Behandlung des psychisch Erkrankten einbezogen wer-

den und damit die Analyse der Beziehungsprobleme untereinander möglich ist. Dabei werden emotionale Probleme in dem Kontext behandelt, in dem sie auftreten.
🌐 Family Therapy

**Familientherapie, erweiterte.** Das Zusammenführen von Patient, Familie und anderen Kontaktpersonen zum Zweck der Problemlösung.
🌐 social network therapy

**Fanconi-Syndrom.** Sammelbezeichnung für Krankheitsbilder, die von gestörter Nierenkanalfunktion, Glykosurie, Phosphaturie und Bikarbonatschwund gekennzeichnet sind. Häufige Begleitsymptome sind Osteomalazie, Azidose, Rachitis und Hypokalämie. Das idiopathische Fanconi-Syndrom wird zusammen mit anderen genetischen Störungen, wie z.B. Wilson-Syndrom, vererbt. Ein erworbenes Fanconi-Syndrom ist Folge verschiedener Vergiftungen, einschließlich der Einnahme verfallener Tetracyclin-Produkte.
[Guido Fanconi, Schweizer Kinderarzt, 1892–1979.]
🌐 Fanconi's syndrome

**Fango.** Mineralschlamm aus Thermalquellen, der als Packung oder in Bädern zur Behandlung von Gicht und rheumatischen Krankheiten eingesetzt wird.
[*ital.:* fango, Schlamm.]
🌐 fango

**Farad (F).** Einheit der elektrischen Kapazität; die Kapazität, die benötigt wird, um das elektrische Potenzial zwischen den Platten eines Kondensators mit einer Ladung von 1 Coulomb um 1 Volt zu erhöhen.
[Michael Faraday, englischer Wissenschaftler, 1791–1871.]
🌐 farad (F)

**Färbeindex.** Standardisierung aller industriell hergestellten Pigmente und Farbstoffe gemäß einer fünfstelligen Zahl, die die jeweiligen chemischen Materialien beschreibt.
🌐 color index

**Farbenblindheit.** Unfähigkeit, die Spektralfarben richtig zu unterscheiden. In den meisten Fällen handelt es sich nicht um eine Blindheit des Farbensehens, sondern um eine Form der abgeschwächten Wahrnehmungsfähigkeit. Man unterscheidet zwei Arten von Farbenblindheit: → Daltonismus ist die Unfähigkeit, zwischen rot und grün zu unterscheiden. Bei dieser häufiger anzutreffenden Form der Farbenblindheit handelt es sich um eine geschlechtsgebundene Vererbung. Bei der Totalen Farbenblindheit oder Achromatopsie können überhaupt keine Farben wahrgenommen werden, sondern nur weiß, grau und schwarz gesehen werden. Eine Achromatopsie ist auf beschädigte bzw. fehlende Zapfenschicht der Netzhaut (Retina) zurückzuführen.
🌐 color blindness

**Farbensehen.** Erkennung von Farben durch Veränderung der Pigmente in der Zapfenschicht der Netzhaut (Retina), die auf verschiedene Stärken von rotem, grünem und blauem Licht reagieren.
🌐 color vision

**Farbstoff.** Chemische Verbindung, mit der eine andere Substanz eingefärbt werden kann. In der Medizin werden verschiedene Farbstoffe zum Anfärben von Geweben, in Testreagenzien, in therapeutisch verwendeten Mitteln sowie zum Färben pharmazeutischer Mittel verwendet.
🌐 dye

**Farmerlunge.** (Drescherkrankheit). Atemwegserkrankung infolge von Inhalation von Actinomyces bzw. anderen organischen Staubpartikeln aus verfaultem Heu; dabei handelt es sich um eine Form der hypersensitiven Lungenentzündung.
🌐 farmer's lung

**Farnkrauttest.** Methode zur Bestimmung der Östrogenkonzentrationen im Zervixschleim der Gebärmutter. Der Farnkrauttest wird häufig eingesetzt, um eine erfolgte Ovulation festzustellen. Hohe Östrogenkonzentrationen führen dazu, dass der Zervixschleim auf einer Glasplatte in einem Farnkrautmuster trocknet.
🌐 ferning test

**Fascia.** → Faszie.
🌐 fascia

**Faser.** 1. Lange, fadenförmige, azelluläre Struktur in pflanzlichen und tierischen Geweben. Pflanzenfasern bestehen vor allem aus strukturellen Kohlenhydraten, wie z.B. Zellulose. Tierische Fasern enthalten das Protein Kollagen, das elastische Bindegewebsfäden in Haut und Organen bildet. 2. Bezeichnung für eine Skelettmuskelzelle. 3. Axon einer Nervenzelle.
🌐 fiber

**Fasergewebe, dichtes.** Aus kompakten, starken, unelastischen Bündeln parallel verlaufender, weißer Kollagenfasern bestehendes fibröses Bindegewebe.
🌐 dense fibrous tissue

**Faserknorpel.** Aus dichten, weißen Kollagenfasern bestehendes Knorpelgewebe.
🌐 fibrocartilage

**Fasern, adrenerge.** Nervenfasern des autonomen Nervensystems, die die Neurotransmitter Noradrenalin und, in verschiedenen Bereichen, auch → Dopamin freisetzen. Die meisten postganglionären sympathischen Nervenfasern gehören zu diesem Typ.
🌐 adrenergic fibers

**Fasern, cholinerge.** Nervenfasern des autonomen Nervensystems, die den Neurotransmitter Acetylcholin freisetzen. Zu den cholinergen Fasern zählen alle präganglionären und postganglionären sympathischen, zu den Schweißdrüsen führenden Fasern sowie efferente Fasern, die die Skelettmuskeln innervieren.
[*griech.:* chole, Galle, ergon, Arbeit; *lat.:* fibra, Faser.]
🌐 cholinergic fibers

**Fassthorax.** (Emphysemthorax). Großer, runder Brustkorb (Thorax), der bei stämmigen Menschen oder bei Personen, die in großer Höhe leben und eine entsprechend erhöhte Vitalkapazität aufweisen, als normal zu betrachten ist; kann aber auch Anzeichen für ein Pulmonalemphysem sein.
🌐 barrel chest

**fasten.** Abstinenzhaltung gegenüber bestimmten bzw. allen Nahrungsmitteln; Ziel ist eine Gewichtsabnahme oder beim Heilfasten bzw. religiösem Fasten auch die körperliche und seelische Reinigung des Körpers.
🌐 fast

**Fastigium.** 1. Höhepunkt eines Fiebers bzw. einer Krankheit. 2. Winkel auf dem Dach des vierten Hirnventrikels.
🌐 fastigium

**Faszie.** Hülle einzelner Organe oder Muskeln; fibröses Bindegewebe, das im Körper zusammen mit Sehnen, Aponeurosen und Bändern vorkommt. Faszien variieren in ihrer Dicke und Dichte und weisen ein verschiedenes Maß an Fetten, Kollagenfasern, elastischen Fasern und Gewebeflüssigkeiten auf.
[*lat.:* fascia, Band.]
🌐 fascia

**Faszie, endothorakale.** Bindegewebeschicht im Brustkorb, die die Parietalpleura von der Brustwand und dem Zwerchfell (Diaphragma) trennt.
🌐 endothoracic fascia

**Faszie, subkutane.** Fortlaufende Bindegewebsschicht, die sich zwischen der Haut und den häutigen Umhüllungen der einzelnen Körperstrukturen (z.B. der Muskeln) über den ganzen Körper erstreckt. Sie besteht aus zwei Schichten, wobei die äußere eine Fettschicht, die innere sehr dünn und elastisch ist.
🌐 subcutaneous fascia

**Fasziitis.** (Faszienentzündung). 1. Entzündung des Bindegewebes, verursacht durch eine Streptokokkeninfektion, eine Verletzung oder eine Autoimmunreaktion. 2. Tumorartiges, gutartiges Geschwür (*Pseudosarcomatous fasciitis*), das sich im subkutanen Gewebe des Mundes, vor allem an der Wange, bildet.
🌐 fasciitis

**Faszikel.** (Fasciculus). Kleines, aus Muskeln, Sehnen oder Nervenfasern bestehendes Bündel.
[*lat.:* kleines Bündel.]
🌐 fasciculus

**faszikulär.** Bezeichnung für Strukturen, die als Bündel angeordnet sind, z.B. Gruppen von Nerven- oder Muskelfasern.
[*lat.:* fasciculus, kleines Bündel.]
🇬🇧 fascicular

**Faszikulation.** Lokal auftretendes, unkontrollierbares Zucken einer einzelnen Muskelgruppe, die von einer einzelnen motorischen Nervenfaser innerviert wird. Diese Kontraktion kann abgetastet und unter der Haut gesehen werden. Faszikulation des Herzmuskels wird auch als → Fibrillation bezeichnet.
[*lat.:* fasciculus, kleines Bündel.]
🇬🇧 fasciculation

**Faszioliasis.** (Leberegelkrankheit). Infektion mit dem Leberegel *Fasciola hepatica*. Infektionssymptome sind epigastrische Schmerzen, Fieber, Ikterus, Eosinophilie, Urtikaria und Diarrhö. Eine längere Infektion kann zu Leberfibrose führen.
[*lat.:* fasciola, kleines Band; *griech.:* osis, Erkrankung.]
🇬🇧 fascioliasis

**Fasziolopsiasis.** (Darmegelkrankheit). In Asien weitverbreitete Darmerkrankung, die durch den Leberegel *Fasciolopsis buski* verursacht wird. Typische Krankheitssymptome sind Bauchschmerzen, Diarrhö, Obstipation, Eosinophilie, Aszites und Ödembildung.
[*lat.:* fasciola, kleines Band; *griech.:* opsis, Erscheinungsbild, osis, Erkrankung.]
🇬🇧 fasciolopsiasis

**Fatigue.** Zusammenfassender Begriff für Abgeschlagenheit, Ermüdungserscheinungen und eingeschränkte Leistungsfähigkeit bei Krebspatienten. Die F. kann durch die Erkrankung selbst bedingt sein, z. B. bei Erkrankungen des leukopoetischen Systems oder infolge der Chemo- und Strahlentherapie auftreten. (s. a. Krebs; Leukämie)
🇬🇧 fatigue

**Fauces.** (Schlund). Übergang der Mundöffnung in den Rachen. Die vorderen Pfeilerzellen der Fauces bilden den vorderen Gaumenbogen, die hinteren Säulen bilden den hinteren Gaumenbogen.
[*lat.:* faux, Rachen.]
🇬🇧 fauces

**Fäulnis.** → Putrefaktion.
🇬🇧 putrefaction

**Fäulnisdyspepsie.** Krankhafte Spaltungs- und Resorptionsprozesse von Eiweißen mit faulig-jauchig riechender, tiefbrauner Stuhlausscheidung. (s.a. Gärungsdyspepsie)
🇬🇧 dyspepsia secondary to non digested proteins

**Favismus.** (Bohnenkrankheit). Akute hämolytische Anämie infolge des Verzehrs von Bohnen bzw. durch Inhalation des *Vicia faba*-Pollens. Krankheitssymptome sind Schwindel, Kopfschmerzen, Erbrechen, Fieber, Ikterus, Eosinophilie und häufig auch Diarrhö.
[*ital.:* fava, Bohne.]
🇬🇧 favism

**Favus.** (Erbgrind; Kopfgrind). Pilzinfektion der Kopfhaut, Haut oder Finger- bzw. Zehennägel, mit dicken, eitrigen Verkrustungen, die später vernarben und zu Haarausfall führen können; tritt vor allem bei Kindern auf. Auslöser ist der *Trichophyton*-Pilz.
[*lat.:* favus, Honigwabe.]
🇬🇧 favus

**Fäzes.** (Kot). Ausscheidungsprodukte aus dem Verdauungstrakt, die durch das Rektum abgesondert werden. Fäzes oder Stuhl besteht aus Wasser, Speiseresten, Bakterien und Sekretionen aus den Därmen und der Leber. – *adj.* fäkal.
[*lat.:* faex, Abfall.]
🇬🇧 feces

**fazial.** (facialis). Zum Gesicht gehörend; Gesichts- (→ Facies)
🇬🇧 facial

**Fazialiskanal.** Bezeichnung für den Gang im Felsenbein, durch den die Gesichtsnerven passieren.
🇬🇧 fallopian canal

**Fazialiskrampf.** (Gesichtszucken; Gesichtstic). Rezidivierende krampfartige, unwillkürli-

che Kontraktion verschiedener Gruppen von Gesichtsmuskeln.
[*lat.:* facies, Gesicht.]
🌐 facial tic

**Fazialislähmung.** (Gesichtslähmung; Fazialisparese). Verlust der willkürlichen Kontrolle über die Gesichtsmuskeln, die vom VII. Hirnnerv (N. facialis) innerviert werden. F.en treten vor allem einseitig auf.
🌐 facial nerve paralysis

**faziolingual.** Gesicht und Zunge betreffend.
🌐 faciolingual

**Fazio-Oral-Therapie (FOT).** (Facio-orale Therapie). Auf der Basis des Bobath-Konzeptes entwickeltes schrittweises Vorgehen zur Behandlung von Kau-, Schluck- und Sprachstörungen, die durch Lähmung von Hals, Gesicht und Zunge verursacht wurden. Die FOT beinhaltet nacheinander das Training der Mund- und Gesichtsmuskulatur unter Einbringen positiver Geschmacksrichtungen, das Schlucktraining und das Ess- und Trinktraining. Diese Maßnahmen können mit Hilfsmitteln (Spatel, spezielle ergonomische Hilfsmittel) oder auch mit Anleitungen zum Nachahmen und Nachsprechen durchgeführt werden. Häufiges Krankheitsbild, bei dem die FOT eingesetzt wird, ist die Halbseitenlähmung nach einem Schlaganfall. Wichtig ist die kontinuierliche und einheitliche Vorgehensweise in einem multiprofessionellen Team. Die Pflegenden sollten sich dabei von den Logopäden bei den Übungen anleiten lassen. Dem Patienten muss viel Zeit gegeben werden und Therapieerfolge sollten positiv kommentiert werden. Auch das Schaffen einer ruhigen Umgebung ist für die Übungen von zentraler Bedeutung. (s.a. Bobath-Konzept)
[*lat.:* facies, Gesicht; oralis, mit dem Mund; *griech.:* therapeia, Pflege, Heilung]
🌐 face-oral-tract therapy

**Fe.** Chemisches Symbol für → Eisen, von Ferrum (lat.).
🌐 Fe

**febril.** (fieberhaft). Bezeichnung für eine erhöhte Körpertemperatur.
[*lat.:* febris, Fieber.]
🌐 febrile

**Feedback.** Rückkopplung; Information, die ein Empfänger produziert und ein Sender wahrnimmt, welche den Sender über die Reaktion des Empfängers auf eine zuvorige Nachricht informiert.
🌐 feedback

**Feedback, negatives.** 1. Funktionsminderung infolge eines Stimulus; z.B. die Sekretion des follikelstimulierenden Hormons, die sich gleichmäßig vermindert, wenn die Menge des zirkulierenden Östrogens ansteigt. 2. Kritische und abfällige oder in anderer Form negative Reaktion einer Person darauf, was eine andere durch ihre Kommunikation vermitteln möchte.
🌐 negative feedback

**Feedback, positives.** 1. Funktionssteigerung als Reaktion auf einen Reiz; z.B. nimmt der Harnfluss zu, wenn der Vorgang des Urinlassens erst einmal begonnen hat. 2. Unterstützende, günstige oder anderweitig positive Reaktion einer Person auf die Mitteilungen einer anderen Person während einer Kommunikation.
🌐 positive feedback

**Fehlwirt.** Ein Wirt, in dem ein Parasit seinen Lebenszyklus nicht fortsetzen kann. Menschen sind Fehlendwirte für Trichonosis. Die parasitären Larven bilden Zysten in Muskel- und Fleischgewebe und können nicht auf andere, für diese Parasiten anfällige Tiere übertragen werden.
🌐 dead-end host

**Feigwarze.** → Kondylom.
🌐 condyloma

**Feil, Naomi.** Geboren in München, mit 4 Jahren in die USA emigriert, studierte an der University of Michigan Sozialarbeit und Psychologie, arbeitete beruflich mit alten Menschen, entwickelte Ende der 60er/Anfang der 70er Jahre das Konzept der Validation (zunächst »Fantasy Therapy« genannt). Heute ist sie geschäftsführende Direktorin des Validation Training Institute, Inc., in Cleveland, USA. (→ Validation)

**Feinnadelaspiration.** (Feinnadelbiopsie). Diagnosetechnik, bei der unter Zuhilfenahme einer sehr dünnen Nadel und leichtem Saugdruck Gewebeproben entnommen werden.
fine-needle aspiration

**Feldenkrais-Therapie.** Alternative Körpertherapie zur Verbesserung der Körperwahrnehmung und -koordination. Durch die praktische Lernmethode sollen unökonomische Bewegungsgewohnheiten abgelegt, Fehlhaltungen korrigiert, die Beweglichkeit der Gelenke und des Skeletts verbessert, Muskelverspannungen und damit verbundene Schmerzen abgebaut und die allgemeine Sensorik erhöht werden. Indirekt bewirkt das langsame, bewusste Ausführen von Körperbewegungen eine Verbesserung der gesamten Selbstwahrnehmung. Die F.-T. kann in der Gruppe oder einzeln durchgeführt werden. In der Gruppe werden Wahrnehmungsübungen und Bewegungsabfolgen nach Anleitung ausgeführt (»Bewusstsein durch Bewegung«), die Einzelarbeit – auch funktionale Integration genannt – richtet sich ganz nach den Bedürfnissen des Patienten. Die F.-T. wird bei orthopädischen und neurologischen Krankheiten sowie bei stressbedingten Störungen und diffusen Schmerzen eingesetzt.
[Moshe Feldenkrais, Physiker u. Physiologe, 1904–1984]
Feldenkrais therapy

**Feldfieber.** (Erntefieber). Form der Leptospirose, die durch *Leptospira grippotyphosa* verursacht wird. Betroffen sind vor allem Feldarbeiter. Zu den Krankheitssymptomen gehören Fieber, Bauchschmerzen, Diarrhö, Erbrechen, Stupor und Bindehautentzündung (Konjunktivitis).
field fever

**Fellatio.** Orale Stimulierung der männlichen Genitalien.
fellatio

**Felty-Syndrom.** Milzvergrößerung (Hypersplenie) bei rheumatoider Arthritis. Krankheitssymptome sind Splenomegalie, Leukopenie und häufige Infektionen.
[Augustus R. Felty, amerikanischer Arzt, 1895–1963.]
Felty's syndrome

**Feminisierung.** 1. Physiologische Entwicklung weiblicher sekundärer Geschlechtsmerkmale. 2. Induktion weiblicher Geschlechtsmerkmale in einem genotypisch männlichen Organismus. Die testikuläre Feminisierung kann durch fehlendes Ansprechen bestimmter Zielgewebe auf endogenes Androgen verursacht werden.
[*lat.*: femina, Frau.]
feminization

**femoral.** Den Oberschenkel (Femur) betreffend.
[*lat.*: femur, Oberschenkel.]
femoral

**Femoralispuls.** Puls der Oberschenkelschlagader; kann in der Leiste getastet werden.
femoral pulse

**Femoralisreflex.** Streckreflex des Knies und plantare Flexion der Zehen bei Stimulierung der Haut des oberen Drittels des Oberschenkels.
[*lat.*: femur, Oberschenkel, reflectere, beugen.]
femoral reflex

**Femur.** (Oberschenkelknochen). Oberschenkelknochen, der vom Becken bis zum Knie reicht. Der Femur hat eine zylindrische Form und ist der längste und dickste Knochen des menschlichen Körpers. Bei aufrechter Körperhaltung neigt er sich nach innen, wodurch das Kniegelenk in die Körperschwerpunktebene gebracht wird.
[*lat.*: femur, Oberschenkel.]
femur

**Femurepiphyse.** (Oberschenkelkopfepiphyse). Sekundäres, knochenbildendes Zentrum des Femurs, das während der Knochenreifung durch Knorpelgewebe vom Femurknochen getrennt ist.
femoral epiphysis

**Fenchel.** Pflanzlicher Extrakt, der den Sekrettransport fördert; wirkt entblähend und antiseptisch. Einsatz bei Blähungen, krampfartigen Magen-Darm-Beschwerden und verschleimten Atemwegen.
🇬🇧 fennel

**Fenestration.** 1. Operative Fensterung, um Zugang in ein Organ bzw. zu einem Knochen zu erlangen. 2. Chirurgische Öffnung in einen Knochen oder ein Organ. 3. Zahnärztliche Methode zur Freilegung einer Zahnwurzel, um Exsudate abzuleiten.
[*lat.:* fenestra, Fenster.]
🇬🇧 fenestration

**Fenster.** 1. Künstlich erzeugte Öffnung in der Oberfläche einer Struktur bzw. eine natürliche Öffnung oder Verbindung zwischen zwei Kammern einer Struktur (z.B. in der Herzscheidewand). 2. Öffnung in einem Verband bzw. Gipsverband zur Linderung von Druckschmerzen oder zur Durchführung von Hautpflege. 3. Mikroskopische Öffnung in bestimmten Filterkapillaren, wie z.B. den glomulären Nierenkapillaren. 4. Begrenzter Zeitraum, in dem ein Phänomen beobachtet, eine Reaktion aufgezeichnet oder ein Vorgang eingeleitet werden kann.
[*lat.:* fenestra, Fenster.]
🇬🇧 fenestra; window

**Fermentierung.** (Gärung). Durch Enzyme und Mikroorganismen verursachte chemische Veränderungen einer Substanz, die ohne Sauerstoff bzw. in einer sauerstoffarmen Umgebung ablaufen.
🇬🇧 fermentation

**Fernpunkt.** 1. Größte Entfernung, auf die ein Gegenstand von einem Auge in Ruhestellung klar gesehen werden kann. 2. Kreuzungspunkt, an dem sich die Sehachsen beider Augen treffen, wenn die Augen in Ruhestellung sind.
🇬🇧 far point

**Fernsehlesegerät.** Sehhilfe für sehbehinderte Menschen mit einer 25- bis 40-fachen Vergrößerung von Vorlagen auf einen Bildschirm.
🇬🇧 closed-circuit television

**Fernsicht.** Bezeichnung für die Fähigkeit, Gegenstände aus einer Entfernung von über 6 m klar und deutlich sehen zu können.
🇬🇧 distance vision

**Ferse.** Hinterer Teil des Fußes, der aus dem größten Fußwurzelknochen (Tarsus) und dem Fersenbein (Kalkaneus) besteht.
🇬🇧 heel

**Fersenpunktion.** Methode der Blutentnahme bei Neu- oder Frühgeborenen, bei der der seitliche oder mittlere Bereich der Fußsohle punktiert wird.
🇬🇧 heel puncture

**fertil.** (fortpflanzungsfähig; fruchtbar). 1. Sich fortpflanzen können und Nachkommen erzeugen können. 2. Keimzelle, die befruchtet werden kann.
[*lat.:* fertilis, fruchtbar.]
🇬🇧 fertile

**Fertilisation.** (Befruchtung). Vereinigung männlicher und weiblicher Gameten und Bildung einer Zygote, aus der sich ein Embryo entwickelt. Der Befruchtungsvorgang findet normalerweise im Eileiter der Frau statt, wenn eine männliche Samenzelle, die beim Geschlechtsverkehr im Sperma ausgestoßen wird, sich dem Ei (Ovum) nähert und es penetriert.
[*lat.:* fertilis, fruchtbar.]
🇬🇧 fertilization

**Fertilität.** Fruchtbarkeit.
🇬🇧 fertility

**Fetal distress.** (fetale Notsituation). Fetale Herzrhythmusstörungen bzw. abnorme Herzmuskelkontraktionen während des Geburtsvorgangs.
🇬🇧 fetal distress

**Fetalblutanalyse (FBA).** → Mikroblutuntersuchung (MBU).
🇬🇧 fetal blood sampling

**Fetometrie.** (Ultraschallbiometrie). Die Vermessung des Feten in der Gebärmutter (in utero) mittels Ultraschall. Dabei interessieren in der Frühschwangerschaft hauptsächlich die Scheitel-Steiß-Länge (SSL) und bei fortgeschrittener Schwangerschaft Kopfumfang (KU) und Kopf-

durchmesser (biparietaler Durchmesser = BPD u. fronto-okzipitaler Durchmesser = FOD), Brust- bzw. Bauchumfang (AU) und Durchmesser des Brustkorbes bzw. Bauches (abdominaler Transversaldurchmesser = ATD u. anterior-posteriorer Durchmesser = APD) sowie die Länge des Oberschenkels (Femurlänge = FL) und des Oberarmes (Humeruslänge = HL). Anhand dieser Größen wird eine zeitgerechte Entwicklung des Kindes beurteilt und auf das Gewicht des Kindes geschlossen.
🇬🇧 fetometry

**fetoplazentar.** Fötus und Plazenta betreffend.
[*lat.*: fetus, fruchtbar + placenta, Fladenkuchen.]
🇬🇧 fetoplacental

**Fetoskop.** Endoskop zur Untersuchung des Fötus mittels Stich durch die Bauchdecke.
[*lat.*: fetus, fruchtbar + *griech.*: skopein, betrachten.]
🇬🇧 fetoscope

**Fetoskopie.** Methode zur direkten Untersuchung eines Fötus in utero. Dabei wird ein Fetoskop unter örtlicher Betäubung durch eine kleine Bauchinzision eingeführt.
🇬🇧 fetoscopy

**fetotoxisch.** Bezeichnung für Substanzen und Stoffe, die giftige Auswirkungen auf einen Fötus haben.
[*lat.*: fetus, fruchtbar + *griech.*: toxikon, Gift.]
🇬🇧 fetotoxic

**Fett.** 1. Aus Lipiden oder Fettsäuren bestehende Substanz, die in verschiedenen Konsistenzen, z.B. als Öl oder in der Form von Talg, vorkommt. 2. Aus Speicherzellen bestehendes Körpergewebe. Speicherfett; wird entweder als weißes Fett bezeichnet, das in großzelligen Vesikeln eingelagert wird, oder als braunes Fett, welches aus lipidhaltigen Tröpfchen besteht. Speicherfett enthält mehr als doppelt so viele Kalorien pro Gramm als Zucker; im Körper kann es als mobilisierbare Energiequelle schnell abgebaut werden.
🇬🇧 fat

**Fettdiarrhö.** Exkretion fetthaltigen, übelriechenden Kots, der auf der Wasseroberfläche schwimmt; Begleiterscheinung der chronischen Bauchspeicheldrüsenentzündung (Pankreatitis) und anderer Malabsorptionserkrankungen.
🇬🇧 fatty diarrhea

**Fettdurchfall.** (Stearrhö; Fettstuhl). Reichlich Fettstoffe enthaltender dünnflüssiger, übel riechender und schaumiger Stuhl infolge einer schlechten Fettabsorption im Dünndarm. Kommt bei den Erkrankungen der Bauchspeicheldrüse und anderen Absorptionsstörungen vor.
🇬🇧 steatorrhea

**Fettembolie.** Kreislauferkrankung, bei der eine Arterie durch eine Fettablagerung blockiert wird. Der Embolus tritt in den Blutkreislauf entweder im Zusammenhang mit einer Knochenfraktur, einer traumatischen Verletzung des Fettgewebes oder bei Fettleber ein. Die Embolie tritt innerhalb von 12 bis 36 Stunden nach der Verletzung auf; je nach der vom Embolus betroffenen Körperstelle kommt es zu heftigen Thoraxschmerzen, Atemnot (Dyspnoe), Tachykardie, Delirium, Erschöpfung und sogar Koma.
🇬🇧 fat embolism

**Fettgewebe.** Ansammlung von Fettzellen (Adipozyten).
[*lat.*: adeps, Fett; *franz.*: tissu, Gewebe]
🇬🇧 adipose tissue; fatty tissue

**Fettgewebsnekrose.** Verletzungs- oder infektionsbedingte Erkrankung, bei der neutrale Gewebefette zu Fettsäuren und Glyzerol abgebaut werden; diese Nekrosen finden vor allem im Brustgewebe und in den subkutanen Gewebeschichten statt, können aber auch in der Bauchhöhle, als Folge einer Bauchspeicheldrüsenentzündung (Pankreatitis), auftreten.
[*griech.*: nekros, tot, osis, Erkrankung.]
🇬🇧 fat necrosis

**Fettkörper.** Dichte Masse von Fettzellen, die von fibrösen Gewebewänden umhüllt sind. Fettkörper finden sich vor allem bei Kapillaren und an Nervenenden.
🇬🇧 fat pad

**Fettleber.** Triglyzeridansammlungen in der Leber infolge von Fettleibigkeit, Diabetes, übermäßigem Alkoholkonsum, langfristiger Einnahme von Triglyzeriden und Kortikosteroiden sowie Vergiftungen.
🇬🇧 fatty liver

**Fettleibigkeit.** → Obesität.
🇬🇧 obesity

**Fettmetabolismus.** Biochemischer Prozess, in dessen Verlauf Fette abgebaut und in die Körperzellen eingelagert werden. Fette haben einen höheren Brennwert als Kohlenhydrate: der Metabolismus von 1 g Fett erzeugt 9 kcal Wärmeenergie; der Abbau von 1 g Kohlenhydraten erbringt lediglich 4,1 kcal. Bevor die Prozesskette des Fettmetabolismus ablaufen kann, müssen Fette erst zu Fettsäuren und Glyzerol hydrolysiert werden. Der Körper kann nur gesättigte Fettsäuren herstellen; essenzielle ungesättigte Fettsäuren müssen daher mit der Nahrung zugeführt werden. Der Fettstoffwechsel wird durch bestimmte Hormone, z.B. Insulin, Wachstumshormone, Adrenokortikotropine sowie Glukokortikoide gesteuert.
🇬🇧 fat metabolism

**Fettsäure.** Durch die Hydrolyse neutraler Fette erzeugte organische Säuren. Essenzielle Fettsäuren sind ungesättigte Moleküle, die nicht vom Körper hergestellt werden können und daher mit der Nahrung zugeführt werden müssen.
🇬🇧 fatty acid

**Fettsäuren, essenzielle.** Mehrfach ungesättigte Säuren, wie z.B. Linolensäure und Alpha-Linolensäure (Arachidonsäure), die lebensnotwendiger Bestandteil der Ernährung sind und Körperwachstum und Körperfunktionen aufrecht erhalten. Der Mangel an essenziellen Fettsäuren führt zu Veränderungen von Zellstrukturen und Enzymfunktionen, wodurch es zu Mangelwachstum und anderen Erkrankungen kommt. Krankheitssymptome sind brüchiges Haar und brüchige Fingernägel, Schuppenbildung, Allergien und Dermatosen.
🇬🇧 essential fatty acid

**Fettsäuren, gesättigte.** Sammelbezeichnung für bestimmte, einbasische organische Säuren meist tierischer Herkunft. Dazu gehören z.B. Essig-, Butter-, Palmitin- und Stearinsäure. G.F. kommen in tierischen Produkten, wie beispielsweise Rind-, Schweine-, Lamm- und Kalbfleisch, Milchprodukten und einigen wenigen Pflanzenfetten wie Kakaobutter, Kokosöl und Palmöl vor. (s.a. Fettsäuren, ungesättigte; Fettsäuren, essenzielle)
🇬🇧 saturated fatty acids

**Fettsäuren, ungesättigte.** Glyceride bestimmter organischer Säuren, die Doppel- und Dreifachbindungen zwischen Kohlenstoffatomen enthalten. Einfach u. F. haben pro Molekül nur eine Doppel- oder Dreifachbindung und kommen in Nahrungsmitteln wie Geflügel, Mandeln, Cashew-Kernen, Erdnüssen und Olivenöl vor. Mehrfach u. F. haben pro Molekül mehrere Doppel- oder Dreifachbindungen.
🇬🇧 unsaturated fatty acid

**Fettstuhl.** → Fettdurchfall.
🇬🇧 steatorrhea

**Fettzirrhose.** Leberzirrhose, die sich als Folge einer langfristig mangelhaften Ernährung entwickelt und zu Fettinfiltrationen der Leber führen.
[*griech.*: kirrhos, gelb, osis, Erkrankung.]
🇬🇧 fatty cirrhosis

**Feuchthaltemittel.** Substanz, die in vielen Kosmetika enthalten ist und dafür sorgt, dass die Feuchtigkeit (z.B. in der Haut) erhalten bleibt.
🇬🇧 humectant

**Feuermal.** → Naevus flammeus.
🇬🇧 nevus flammeus

**FFA.** Abkürzung für (engl.) free fatty acid; freie Fettsäure.
🇬🇧 FFA

**F-Faktor.** (Fertilitätsfaktor). Fertilitätsfaktor bestimmter Bakterien.
🇬🇧 F factor

**FFP.** Fresh Frozen Plasma

**Fibrillation.** Unwillkürliche, sich schnell wiederholende Kontraktion einer einzel-

nen Muskelfaser bzw. eines isolierten Nervenfaserbündels.
[*lat.*: fibrilla, kleine Faser, atio, Vorgang.]
🌐 fibrillation

**Fibrille.** Kleine, filamentförmige Strukturen, die Bestandteile vieler Zellen, z.B. mitotischer Spindeln, sind. Man kann zwischen Myofibrillen (im Muskelgewebe), Neurofibrillen (im Nervengewebe), Tonofibrillen (im Epithelgewebe) und kollagenen Fibrillen (im Knochengewebe) unterscheiden.
[*lat.*: fibrilla, kleine Faser.]
🌐 fibril

**Fibrin.** Faseriges, unlösliches Protein, das bei der → Blutgerinnung aus Thrombin und Fibrinogen gebildet wird.
[*lat.*: fibra, Faser.]
🌐 fibrin

**Fibrinogen.** Faktor I der → Blutgerinnung; Plasmaprotein, das mit Hilfe von Kalziumionen durch Thrombin in Fibrin umgewandelt wird.
[*lat.*: fibra, Faser; *griech.*: genein, erzeugen.]
🌐 fibrinogen

**Fibrinogenopenie.** (Hypofibrinogenämie). Fibrinogenmangel im Blut.
[*lat.*: fibra, Faser + *griech.*: genein, erzeugen, penia, Armut.]
🌐 fibrinogenopenia

**Fibrinolyse.** Der fortdauernde Prozess der Spaltung von Fibrin durch Plasmin (Fibrinolysin). Das Ergebnis ist der Abbau kleiner Fibringerinnsel im Blut.
🌐 fibrinolysis

**Fibrinolytika.** (Thrombolytika) Substanzen (z.B. Streptokinase, Urokinase), die therapeutisch eingesetzt, intravasale Thromben auflösen durch Aktivierung der körpereigenen Fibrinolyse.
🌐 fibrinolytics

**Fibroadenom.** Gutartiger, aus Epithelzellen und fibroblastischem Gewebe bestehender Tumor.
[*lat.*: fibra, Faser + *griech.*: aden, Drüse, oma, Tumor.]
🌐 fibroadenoma

**Fibroblast.** Flache, längliche undifferenzierte Bindegewebszelle, aus der verschiedene Vorläuferzellen, wie z.B. Chondroblasten, kollagenproduzierende Fibroblasten und Osteoblasten entstehen, die das fibröse Binde- und Stützgewebe des Körpers bilden.
[*lat.*: fibra, Faser + *griech.*: blastos, Keim.]
🌐 fibroblast

**Fibrochondrom.** Aus fibrösem Gewebe und Knorpelgewebe bestehender gutartiger Tumor.
🌐 fibrochondroma

**Fibrodysplasie.** Fibröse Überwucherung von Knochengewebe. Anfängliche Krankheitssymptome sind Hinken, Schmerzen oder eine Fraktur der betroffenen Stelle. Fibrodysplasien treten häufig bei pathologischen Frakturen auf.
🌐 fibrous dysplasia

**fibroid.** Fasern besitzend.
[*lat.*: fibra, Faser + *griech.*: eidos, Form.]
🌐 fibroid

**Fibroidektomie.** Operatives Entfernen eines fibrösen Tumors.
[*lat.*: fibra, Faseer; *griech.*: eidos, Form, ektome, Ausschneiden.]
🌐 fibroidectomy

**Fibrolipom.** Fibröser Tumor, der auch Fettablagerungen enthält.
🌐 fibrolipoma

**Fibrom.** (Fibroma). Gutartiges, aus fibrösem Gewebe und Bindegewebezellen bestehendes Neoplasma.
[*lat.*: fibra, Faser + *griech.*: oma, Tumor.]
🌐 fibroma

**Fibrom, ameloblastisches.** Gutartige Wucherung im Zahnbereich, in dem eine gleichzeitige Vermehrung von Mesenchym- und Epithelgeweben, ohne Bildung von Zahnbein oder Zahnschmelz, stattfindet.
🌐 ameloblastic fibroma

**Fibrom, zystisches.** Fibröser Tumor mit zystischer Degeneration.
🌐 cystic fibroma

**Fibromyositis.** Sammelbezeichnung für Erkrankungen, bei denen Muskelsteifheit, Gelenk- oder Muskelschmerzen, lokale Entzündungen des Muskelgewebes und des fibrösen Bindegewebes auftreten, wie z.B. Hexenschuss (Lumbago), Pleurodynie und Schiefhals (Torticollis).
[*lat.*: fibra, Faser + *griech.*: mys, Muskel, itis, Entzündung.]
🇬🇧 fibromyositis

**Fibroplasie.** Narbenbildung im Verlauf der fibroplastischen Heilungsphase.
🇬🇧 fibroplasia

**Fibroplasie, retrolentale.** Bildung fibrösen Gewebes hinter der Augenlinse infolge eines Über- oder Unterangebots an Sauerstoff bei Frühgeborenen. Kann zu Erblindung führen.
[*lat.*: fibra, Faser; *griech.*: plássein, bilden, formen]
🇬🇧 retrolental fibroplasia

**fibrös.** Hauptsächlich aus Fasern bzw. faserigem Material bestehend, wie z.B. fibröses Bindegewebe.
[*lat.*: fibra, Faser.]
🇬🇧 fibrous

**Fibrosarkom.** Ein aus fibrösem Bindegewebe bestehendes → Sarkom.
[*lat.*: fibra, Faser + *griech.*: sarx, Fleisch, oma, Tumor.]
🇬🇧 fibrosarcoma

**Fibrose.** 1. Bezeichnung für wucherndes fibröses Bindegewebe. 2. Krankhafte Invasion der glatten Muskulatur bzw. gesunden Organgewebes durch fibröses Bindegewebe. Fibrosen entwickeln sich vor allem im Herz, der Lunge, dem Bauchraum und der Niere.
[*lat.*: fibra, Faser + *griech.*: osis, Erkrankung.]
🇬🇧 fibrosis

**Fibrose, zystische.** (Mukoviszidose). Vererbte, autosomal rezessive Störung der exokrinen Drüsen. Die Drüsen sondern abnorm viskösen Schleim aus, es kommt zur erhöhten Ausscheidung von Elektrolyten durch Schweiß sowie organischer und enzymatischer Bestandteile durch Speichel sowie zur Hyperaktivität des autonomen Nervensystems. Am häufigsten betroffen sind die Drüsen von Pankreas, der Atemwege und Schweißdrüsen. Fibrose tritt schon im Kleinkindalter bzw. im Kindesalter auf. Erste Krankheitssymptome sind → Mekoniumileus und Dünndarmobstruktion verursacht durch viskösen Stuhl. Weitere Anzeichen sind chronischer Husten, häufiger, übelriechender Stuhl und persistierende Infektionen der oberen Atemwege. Der zuverlässigste diagnostische Test ist jedoch die Schweißuntersuchung, bei der erhöhte Konzentrationen von Natrium und Chlorid nachgewiesen werden.
🇬🇧 cystic fibrosis

**Fibrothorax.** Fibrosierung der Pleuramembran.
🇬🇧 fibrothorax

**Fibrozyste.** 1. Zystische Läsion in fibrösem Bindegewebe. 2. Zystisches Fibrom.
🇬🇧 fibrocyst

**Fibula.** (Wadenbein). Einer von zwei Unterschenkelknochen, der einen geringeren Durchmesser als das Schienbein (Tibia) hat. Im Verhältnis zur Knochenlänge ist die Fibula der schlankeste der langen Knochen und besitzt drei Abgrenzungen sowie drei Oberflächen für die Befestigung verschiedener Muskelgruppen.
🇬🇧 fibula

**Fick-Formel.** Formel zur Berechnung des Herzminutenvolumens.
[Adolf E. Fick, deutscher Physiologe, 1829–1901.]
🇬🇧 Fick's principle

**Fick-Gesetz.** 1. Chemisches und physikalisches Gesetz, welches besagt, dass die Diffusionsrate eines Stoffes im direkten Verhältnis zur Konzentration des Stoffes steht. 2. Gesetzmäßigkeit in der Medizin, nach der die Diffusionsgeschwindigkeit durch eine Membran im direkten Verhältnis zur Konzentration des Stoffes zu beiden Seiten der Membran und die Diffusi-

onsgeschwindigkeit im umgekehrten Verhältnis zur Membrandicke steht.
[Adolf E. Fick, deutscher Physiologe, 1829–1901.]
🌐 Fick's law

**Fieber.** ⬛ Krankheitsbedingte Erhöhung der Körpertemperatur über 38 °C. Fieber ist das Resultat einer unausgewogenen Wärmeabgabe der im Körper erzeugten Wärme. Bei gesunden Personen kann die Körpertemperatur durch körperliche Anstrengung, in Verbindung mit Angst (oder Stress), bei Dehydration (Wassermangel) oder bei starker Wärmeexposition (Sauna) ansteigen. Infektionskrankheiten, neurologische Erkrankungen, perniziöse Anämie, thromboembolische Störungen, paroxysmale Tachykardie, Stauungsinsuffizienz, Quetschungen, traumatische Verletzungen oder die Einnahme bestimmter Arzneimittel können ebenfalls Fieber auslösen. Bei Infektionskrankheiten hat das Fieber eine physiologische Funktion; es erhöht die Stoffwechseltätigkeit um 7% pro Grad Celsius, um immunkompetente Zellen zu aktivieren und Krankheitserreger gezielt zu bekämpfen. Folge ist ein er-

**Fieber.** Beurteilung der Fieberhöhe

| Je nach Temperatur werden veschiedene Fieberhöhen unterschieden: |
|---|
| • 36,3 °C–37,4 °C: Normaltemperatur |
| • 37,5 °C–38,0 °C: Subfebrile Temperatur |
| • 38,1 °C–38,5 °C: Leichtes Fieber |
| • 38,6 °C–39,0 °C: Mäßiges Fieber |
| • 39,1 °C–39,9 °C: Hohes Fieber |
| • 40,0 °C–42,0 °C: sehr hohes Fieber |

höhter Kalorienbedarf. Der Fieberverlauf hängt von der jeweiligen Ursache sowie vom Allgemeinzustand des Patienten und der Behandlung ab. (s. a. Pflege bei Fieber) [*lat.*: febris, Fieber.]
🌐 fever

**Fieber, aseptisches.** (Resorptionsfieber). → Fieber, das nicht in Verbindung mit einer Infektion steht. Ein mechanisches Trauma, z.B. bei einer Quetschung, kann Fieber auslösen, selbst wenn keine pathogenen Mikroorganismen vorhanden sind.
🌐 aseptic fever

**Kontinuierliches Fieber:**
z.B. bei Typhus abdominalis, Viruspneumonien, Scharlach, Erysipel

**Remittierendes Fieber:**
z.B. bei Pyelonephritis, Tbc, akutes rheumatisches Fieber, Sepsis

**Intermittierendes Fieber:**
z.B. bei Malaria, Pleuritis, Sepsis

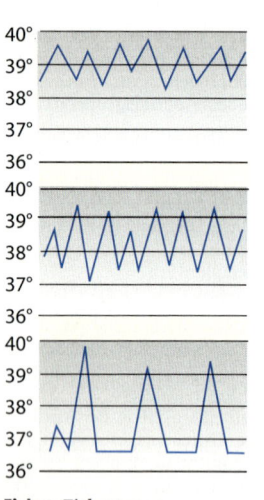

**Fieber.** Fiebertypen.

**Fieber, biphasisches.** → Dromedarfieber.
🇬🇧 double-peaked fever

**Fieber, hämorrhagisches.** Fieber in Verbindung mit verschiedenen Virusinfektionen der Lunge. Das h. F. ist durch Temperaturanstieg, Schüttelfrost, Kopfschmerzen, Unwohlsein, respiratorische und gastrointestinale Symptome sowie kapilläre → Hämorrhagien gekennzeichnet; bei schweren Infektionen kann es zu Oligurie, Niereninsuffizienz, Hypotonie und möglicherweise zum Tod kommen. Viele Formen des h. F.s treten in speziellen geographischen Regionen auf.
🇬🇧 hemorrhagic fever

**Fieber, idiopathisches.** Fieber, dessen Ursache nicht bekannt ist.
🇬🇧 essential fever

**Fieber, intermittierendes.** Fieber, das in Zyklen mit akuten Anfällen und Phasen eines deutlichen Temperaturabfalls (Remission) auftritt, z.B. bei Malaria.
🇬🇧 intermittend fever

**Fieber, kontinuierliches.** (Febris continua). Ein über lange Zeit anhaltendes Fieber, dessen Tagesdifferenz nur 1°C aufweist.
🇬🇧 continuous fever

**Fieber, Pflege bei.** Aufgrund des gesteigerten Stoffwechsels muss bei der Pflege des Fiebernden auf eine ausreichende, leicht verdauliche und eiweißreiche Ernährung sowie auf ausreichende Flüssigkeitszufuhr in Form von Tee oder elektrolythaltigen Getränken geachtet werden, um den Wasser- und Elektrolytverlust als Folge von starkem Schwitzen auszugleichen. Darüber hinaus sollte gerade bei Bettlägerigen die Pneumonie-, Dekubitus- und Obstipationsprophylaxe durchgeführt werden. Stark schwitzenden Patienten regelmäßig Teilwäsche und Wäschewechsel anbieten. Zur pflegerischen Fiebersenkung eignen sich Waschungen mit Pfefferminzzusätzen.
🇬🇧 fever care

**Fieber, rekurrierendes.** (Rückfallfieber; Periodisches Fieber). Fieberschübe über mehrere Tage mit fieberfreien Intervallen von 2 bis 15 Tagen, z. B. bei Borreliosen, Malaria. [*lat.*: recurrere, zurückeilen, wiederkehren]
🇬🇧 periodic fever

**Fieber, remittierendes.** Täglich wechselnde, erhöhte Temperaturen mit Temperaturanstieg und -abfall, jedoch ohne Rückkehr zur Normaltemperatur. (s.a. Fieber)
🇬🇧 remittent fever

**Fieber, septisches.** Erhöhung der Körpertemperatur über den Normalwert (37° bis 38°C rektal) infolge einer Infektion mit pathogenen Keimen oder als Reaktion auf ein durch Mikroorganismen ausgeschiedenes Toxin.
🇬🇧 septic fever

**Fieber, traumatisches.** Erhöhung der Körpertemperatur nach einem mechanischen Trauma, insbesondere einer Quetschverletzung. Das Fieber unterstützt die Widerstandsfähigkeit gegenüber Infektionen und eine erhöhte Temperatur der Wunde beschleunigt die lokale Heilung.
🇬🇧 traumatic fever

**Fieber, undulierendes.** Wellenförmiger Temperaturverlauf mit langsamem Anstieg, anschließend hohem Fieber über mehrere Tage, Fieberabfall und mehrtägigem fieberfreien Intervall, z. B. bei Tumoren, Morbus Hodgkin, Brucellose.
🇬🇧 undulant fever

**Fieber, zentrales.** Hohes Fieber verursacht durch Schädigung des Temperaturregulationszentrums im zentralen Nervensystem, z.B. nach Hirntraumen.
🇬🇧 central fever

**Fieberbehandlung.** → Pflegeintervention der → NIC, die definiert wird als die Pflege von Patienten mit einer nicht durch Umgebungsfaktoren verursachten Hyperpyrexie bzw. Hyperthermie.
🇬🇧 Fever Treatment

**Fieberbläschen.** Durch Herpes-Virus I oder II verursachte Bläschen, die sich im Anschluss an eine fiebrige Erkrankung oder eine Erkältung auf der Mund- und Nasen-

schleimhaut bilden können. (→ Herpes simplex)
🇬🇧 fever blister; cold sore

**Fieberdelirium.** Störung der Funktionen des Zentralnervensystems bei akuten Fieberzuständen. Begleitsymptome sind Erregbarkeit, Unruhe und Desorientierung.
[*lat.*: febris, Fieber, delirare, phantasieren.]
🇬🇧 febrile delirium

**Fieberkrämpfe.** Tonisch-klonische, generalisierte → Krampfanfälle bei Säuglingen und Kleinkindern, deren Ursache ungeklärt ist und die nur bei Fieber auftreten. Etwa 5 % aller Kinder im Alter zwischen 1 und 4 Jahren sind betroffen. Etwa ein Drittel der Kinder bekommt nach einem ersten Fieberkrampf bei späterem Fieber einen erneuten Anfall (weshalb auch mäßiges Fieber unbedingt gesenkt werden muss) und ungefähr 2 % leiden später an einer → Epilepsie. Jedes Kind muss nach einem solchen Anfall einem Neurologen vorgestellt werden, der anhand der Anamnese, des Untersuchungsbefundes und eines → EEGs entscheidet, ob weitergehende Diagnostik erforderlich ist.
🇬🇧 febrile convulsion

**FIGO.** Abkürzung für (franz.) Fédération Internationale de Gynécologie et d'Obstétrique; gynäkologische Tumore werden mit Hilfe der sogenannten FIGO-Stadien beschrieben.
🇬🇧 FIGO

**Filament.** Feine, fadenförmige Faser. Filamente kommen in fast allen Körpergeweben und Körperzellen vor und besitzen verschiedene morphologische und physiologische Funktionen.
[*lat.*: filare, weben.]
🇬🇧 filament

**Filariasis.** Durch Filaria bzw. Microfilaria hervorgerufene Erkrankung. Filariawürmer sind rund, länglich und fadenförmig und werden in den meisten tropischen und subtropischen Regionen angetroffen. Die Würmer dringen in den menschlichen Körper als mikroskopisch kleine Larven ein und setzen sich im Lymphsystem fest. Krankheitssymptome sind Verschluss der Lymphgefäße sowie Schwellungen und Schmerzen in den Extremitäten.
[*lat.*: filum, Faden; *griech.*: osis, Beschwerde.]
🇬🇧 filariasis

**Filialgeneration.** $F_1$-Generation; Bezeichnung für Nachkommen aus einer sexuellen Verbindung bzw. aus einer genetischen Kreuzung.
[*lat.*: filius, Sohn, generare, bekommen.]
🇬🇧 filial generation

**Filmdosimeter.** (Strahlenschutzplakette). Messgerät zur Aufzeichnung radioaktiver Strahlung. Personen, die mit Röntgenstrahlung und anderen radioaktiven Strahlungsquellen oft in Berührung kommen, tragen die Plakette am Körper, um sicherzustellen, dass eine bestimmte Strahlenhöchstdosis nicht überschritten wird.
🇬🇧 film badge

**Filter.** 1. Gerät bzw. Material, durch das Gase oder Flüssigkeiten gesiebt werden, um unerwünschte Stoffe zurückzuhalten. 2. Vorrichtung, die an Röntgengeräte angebracht wird, damit niedrig-energetische Röntgenstrahlen nicht den Röntgenfilm erreichen.
[*franz.*: filtrer, sieben.]
🇬🇧 filter

**Filtrationsrate, glomeruläre.** Nierenfunktionstest, bei dem die Menge des Ultrafiltrats, das aus Plasma besteht und durch die Nierenkörperchen fließt, bestimmt werden kann. Die Ergebnisse setzen sich aus Kreatinin-Clearance, Serumkreatinin und Blutharnstoff zusammen (→ Glomeruli).
🇬🇧 glomerular filtration rate (GFR)

**Filum.** Bezeichnung für eine fadenförmige Struktur.
🇬🇧 filum

**Filzlaus.** (Schamlaus). Lausart, *Pthirus pubis*, die sich in menschlichen Schamhaaren festsetzt. Übertragung durch Geschlechtsverkehr mit einer infizierten Person.
🇬🇧 crab louse

**Fimbrie.** Struktur, die eine Abgrenzung oder einen fransenähnlichen Rand bildet. [*lat.*: fimbria, Franse.]
🇬🇧 fimbria

**Fingeragnosie.** Neurologische Störung; Unfähigkeit, ohne visuelle Hilfe die verschiedenen Finger der Hand zu unterscheiden.
🇬🇧 finger agnosia

**Fingerbeugereflex.** Fingerreflex, der ausgelöst wird, wenn man bei leicht gebeugten Fingern sanft auf die inneren Fingerendglieder schlägt.
🇬🇧 digital reflex

**Fingerhut.** (Digitalis). Deutsche Bezeichnung für die Pflanze *Digitalis purpurea*, aus der → Digitalis gewonnen wird.
🇬🇧 foxglove

**Fingerluxation.** Traumatische Gelenksverrenkung eines Fingers. Wenn keine gleichzeitige Fraktur vorliegt, kann der Finger vorsichtig wieder eingerenkt werden.
🇬🇧 dislocation of finger

**Finger-Nase-Versuch.** Koordinationstest, bei dem der Patient mit der Spitze des Zeigefingers zuerst mit geöffneten und dann mit geschlossenen Augen auf die Nase zeigen muss.
🇬🇧 finger-nose test

**Fischbandwurminfektion.** Durch den Bandwurm *Diphyllobothrium latum* verursachte Infektion, die durch den Verzehr von infiziertem, rohem bzw. zu wenig gekochtem Fisch auf den Menschen übertragen wird.
🇬🇧 fish tapeworm infection

**Fissur.** 1. Spalte oder Furche auf einer Organoberfläche. Eine Fissur markiert die Teilung eines Organs, wie z.B. bei den Lungenflügeln. 2. Rissähnliche Hautspalte, wie z.B. eine Analfissur. 3. Lineare Furche in einer knochigen Oberfläche, die während der Entwicklung eines Körperteils entsteht.
[*lat.*: fissura, Spalte.]
🇬🇧 fissure

**Fissur(fraktur).** Unvollständige Fraktur in Form eines Haarrisses.
🇬🇧 fissure fracture

**Fistel.** (Fistula). Abnorme Passage von einem inneren Organ zur Körperoberfläche bzw. zwischen zwei Organen.
[*lat.*: fistula, Rohr.]
🇬🇧 fistula

**Fistel, arteriovenöse.** Unphysiologische Verbindung zwischen → Arterie und → Vene; kann angeboren (kongenital) sein oder infolge eines Traumas, einer Infektion, eines arteriellen Aneurysmas oder einer malignen Erkrankung entstehen.
🇬🇧 arteriovenous fistula

**Fistula vesicovaginalis.** (Blasen-Scheidenfistel). Innere Passage (Fistel) zwischen Harnblase und Scheide, die zu Harninkontinenz führt. Eine solche Fistel kann infolge von Strahlenschäden, Verletzungen (OP), Abszessen oder Drucknekrosen durch → Pessare entstehen.
🇬🇧 vesicovaginal fistula; vagino-vesical fistula

**Fixateur.** Eine aus Stangen und Bolzen bestehende Vorrichtung, die zur Stabilisierung eines Körperteils eingesetzt wird. In vielen Fällen wird ein F. direkt an einem Knochen befestigt. Man kann zwischen einem externen, von außen zugänglichen und einem internen, implantierten F. unterscheiden.
🇬🇧 fixator

**Fixierung.** 1. (*Pflege*) Jede Maßnahme, welche die körperliche Bewegungsfreiheit eines Patienten einschränkt bzw. unterbindet. Die F. ist nur zulässig, wenn der Patient dies erlaubt, eine richterliche Verfügung vorliegt oder bei akuter Eigen- oder Fremdgefährdung durch den Patienten.

Bei der Fixierung handelt es sich in der Regel um eine Maßnahme der Freiheitsberaubung durch Einsperrung im Sinne des § 239 StGB, daher sind alle Maßnahmen exakt zu dokumentieren. Es muss eine richterliche Verfügung vorliegen, Ausnahme: Einwilligung des Patienten oder erforderliches Handeln in akuter Gefahr, z.B. einer Lebensbedrohung.

2. (*Psychoanalyse*) Festlegung auf bestimmte Personen oder Triebobjekte.
3. (*Psychiatrie*) Innehalten in einer bestimmten Phase der psychosexuellen Entwicklung, z.B. anale Fixierung.
[*lat.:* figere, befestigen]
🌐 fixation

**Flagellat.** (Geißeltierchen). Mikroorganismus, der sich durch peitschenartige Bewegungen seiner am Körper befestigten Zilien oder Fasern fortbewegt.
[*lat.:* flagellum, Peitsche.]
🌐 flagellate

**Flagellation.** Durch Peitschen oder Geißeln des eigenen Körpers erlangte abartige, sexuelle Erregung (Form des Sadomasochismus).
🌐 flagellation

**Flammenemissionsphotometrie.** Messung der Wellenlänge von Lichtstrahlen, die von energiereichen, metallischen Elektronen, die durch eine Flamme erwärmt werden, ausgehen. Flammenphotometrie wird verwendet, um klinische Proben von Körperflüssigkeit zu identifizieren.
[*lat.:* flagrare, brennen; *griech.:* phos, Licht, metron, Maß.]
🌐 flame photometry

**Flashbacks.** Kennzeichnung einer posttraumatischen Belastungsstörung, Katastrophen o.ä., die von Betroffenen in den Erinnerungen immer wieder erlebt werden.
🌐 flashbacks

**Flattern.** Rasches Vibrieren bzw. Pulsieren, das die normale Funktion beeinträchtigen kann.
🌐 flutter

**Flatulenz.** (Blähungen). Dehnung der Verdauungsorgane infolge einer exzessiven Luft- bzw. Gasansammlung im Darm, die manchmal sehr schmerzhaft sein kann; die Gase entweichen durch das Rektum.
[*lat.:* flatus, blasen.]
🌐 flatulence

**Flatulenz, Linderung einer.** → Pflegeintervention der → NIC, die definiert wird als die Vorbeugung gegen die Bildung von Flatulenz und Erleichterung der Passage einer übermäßigen Gasmenge.
🌐 flatulence reduction

**Flatus.** Luft- bzw. Gasmenge, die aus den Verdauungsorganen durch das Rektum ausgestoßen wird.
[*lat.:* flatus, blasen.]
🌐 flatus

**Fleck, blinder.** 1. Physiologische Lücke im Gesichtsfeld, die auftritt, wenn ein Bild auf der Stelle der Netzhaut (Retina) fokussiert wird, auf der sich der Sehnerveintritt (Discus nervi optici) befindet. 2. Unphysiologische Lücke im Gesichtsfeld, die durch eine Läsion der Netzhaut (Retina) oder deren optische Bahnen, durch eine Hämorrhagie oder Chorioiditis verursacht werden kann und häufig als Lichtfleck oder Flackern wahrgenommen wird.
🌐 blind spot

**Fleck, gelber.** → Macula lutea.
🌐 yellow spot; macula lutea

**Fleckfieber.** Sammelbezeichnung für akute Infektionskrankheiten, die durch verschiedene → Rickettsien hervorgerufen und über infizierte Nagetiere auf Läuse, Milben, Fliegen oder Zecken und durch diese auf den Menschen übertragen werden. Die Erkrankungen zeichnen sich alle durch Kopfschmerzen, Schüttelfrost, Fieber, allgemeines Unwohlsein und großfleckigen Hautausschlag aus.
🌐 typhus

**Fleckfieber, afrikanisches.** Von Zecken hervorgerufene Rickettsieninfektion, die von Fieber, fleckigem und knötchenförmigem Ausschlag und geschwollenen Lymphknoten begleitet wird.
🌐 African tick typhus

**Fleckfieber, epidemisches.** (Typhus exanthematicus). Akute Rickettsien-Infektion mit langanhaltendem, hohem Fieber, Kopfschmerzen und einem dunklen, makulopapulösem Ganzkörperausschlag. Der Krankheitserreger, *Rickettsia prowazekii*, der sich im Kot von Körperläusen befindet, wird durch das Aufkratzen von Läuse-

bissen indirekt auf den Menschen übertragen.
🌐 epidemic typhus

**Fleisch, wildes.** Umgangssprachliche Bezeichnung für exzessiv wachsendes Granulationsgewebe.
🌐 proud flesh

**Fletcher-Faktor.** Blutgerinnungssubstanz, die sowohl mit Faktor XII als auch dem Fitzgerald-Faktor reagiert und die Thrombinbildung aktiviert und beschleunigt.
[Sir William Fletcher, Arzt, London, 1872–1938]
🌐 Fletcher factor

**Flexion.** (Beugung). Bewegung bestimmter Skelettgelenke, die die Verkleinerung des Winkels zwischen zwei benachbarten Knochen bewirkt, wie z.B. beim Beugen des Ellenbogens.
🌐 flexion

**Flexionslage.** Fötale Geburtslage, bei der der Kopf des Kindes zur Brust hin gebeugt ist.
🌐 flexion

**Flexor.** (Beugemuskel). Bezeichnung für einen Muskel, der die Beugung eines Gelenks bewirkt.
🌐 flexor

**Flexur.** Normale Biegung bzw. Krümmung eines Körperteils, wie z.B. die Flexur des Kolons oder die dorsale Flexur der Wirbelsäule.
🌐 flexure

**Fliedner, Theodor.** (*Eppstein 1800–1864 Kaiserswerth), ev. Pfarrer, gründete nach einem Kindergarten 1935 in Düsseldorf mit seiner Frau Friederike am 30.5.1836 den »Verein zur Heranbildung ev. Krankenpflegerinnen«. Erstmals gab es ein Ausbildungsprogramm, das neben dem Lernen am Krankenbett auch theoretische Ausbildungsinhalte vorsah. Das Mutterhaus wurde am 13.10.1836 in Kaiserswerth eröffnet und war Vorbild für viele weitere.

**Flimmerepithel.** Mit Zilien besetztes Epithelgewebe, z.B. Teile des Epithels im Respirationstrakt.
[*griech.:* epi, auf, thele, Brustwarze.]
🌐 ciliated epithelium

**Flockungsreaktion.** Serologischer Test, bei dem der Ausflockungsgrad einer Probe untersucht wird.
🌐 flocculation test

**Floh.** Flügelloses, blutsaugendes Insekt der Gattung Siphonaptera. Manche Floharten übertragen arbovirale Infektionen auf den Menschen.
🌐 flea

**Floppy-infant-Syndrom.** Samelbegriff für juvenile Muskelatrophien; die Neugeborenen oder Kleinkinder leiden unter einer Verminderung des kontraktilen und reflektorischen Muskeltonus.
🌐 floppy infant syndrome

**Flora.** Bezeichnung für Mikroorganismen, die auf der Körperoberfläche oder im Körper leben, mit Krankheitserregern konkurrieren und ein natürliches Schutzschild gegen bestimmte Krankheiten bilden.
🌐 flora

**florid.** Stark entwickelt, blühend.
[*lat.:* floridus, Blume.]
🌐 florid

**Flowmeter.** (Durchflussströmungsmesser). Nadelventil in einem Narkosegerät, welches die Fließgeschwindigkeit von Gasen gemäß ihrer Viskosität und Dichte misst.
🌐 flowmeter

**Fluchtreflex, konditionierter.** Angelernte Reaktion, die bewusst oder unbewusst ausgeführt wird, um einem unangenehmen Stimulus zu entgehen.
🌐 conditioned escape response

**Fluidum.** (Flüssigkeit). 1. Eine Substanz, die fließfähig ist und aus Molekülen besteht, die ihre Positionen untereinander ändern können, ohne sich von der gesamten Masse abzutrennen. 2. Intrazelluläre bzw. extrazelluläre Körperflüssigkeit, die Elektrolyte und andere, lebenswichtige chemi-

sche Stoffe von und ins Zellgewebe transportiert.
🇬🇧 fluid

**Fluktuation.** 1. Durch Schütteln ausgelöste wellenförmige Bewegungen einer Flüssigkeit in einem Körperhohlraum. 2. Abweichung eines festen Wertes oder einer festgelegten Menge.
[*lat.:* fluctuare, schwanken.]
🇬🇧 fluctuation

**fluktuierend.** Wellenförmige Bewegungen, die beim Abtasten einer mit Flüssigkeit gefüllten Struktur gefühlt werden kann.
🇬🇧 fluctuant

**Fluor (F).** Element aus der Familie der Halogene. Fluor ist das reaktivste Nichtmetall. Ordnungszahl 9, Atommasse 19. Kleine Mengen von Fluor werden dem Trinkwasser vieler Gemeinden zugesetzt, um den Zahnschmelz der Bevölkerung zu härten und Zahnkrankheiten vorzubeugen. Zu hohe Konzentrationen von Fluor können jedoch den Zahnschmelz schädigen und Osteosklerose verursachen. Die versehentliche Einnahme von fluorhaltigen Insektiziden und Schädlingsbekämpfungsmitteln kann zu akuter Fluorvergiftung und sogar zum Tod führen.
[*lat.:* fluere, fließen.]
🇬🇧 fluorine (F)

**Fluor albus.** → Leukorrhö.
🇬🇧 leukorrhea

**Fluoreszenz.** Emission von Lichtenergie einer bestimmten Wellenlänge bei Kontakt mit anderen, kürzeren Wellenlängen.
[*lat.:* flux, Ausfluss.]
🇬🇧 fluorescence

**Fluorid.** Fluoranion; Fluoridverbindungen werden ins Trinkwasser gegeben oder direkt auf die Zähne aufgetragen, um Zahnerkrankungen, z.B. Karies, vorzubeugen.
🇬🇧 fluoride

**Fluorose.** Chronische Fluorvergiftung infolge langfristiger, exzessiver Fluoreinnahme. Folgeerscheinungen sind Osteosklerose und andere Knochen- und Gelenkerkrankungen.
[*lat.:* fluere, fließen + *griech.:* osis, Erkrankung.]
🇬🇧 fluorosis

**Fluorouracil.** Antineoplastikum zur Behandlung maligner Krebserkrankungen der Haut und innerer Organe.
🇬🇧 fluorouracil

**Fluphenazin.** Beruhigungsmittel (Tranquilizer), eingesetzt bei der Behandlung von Psychosen.
🇬🇧 fluphenazine hydrochloride

**Flüssigkeit, extravasale.** Körperflüssigkeiten, die sich außerhalb der Blutgefäße befinden, z.B. Lymphflüssigkeit und Hirnflüssigkeit.
[*lat.:* extra, außerhalb, vasculum, kleines Gefäß, fluere, fließen.]
🇬🇧 extravascular fluid

**Flüssigkeit, interstitielle.** Extrazelluläre Flüssigkeit, die den Raum zwischen den meisten Körperzellen ausfüllt und einen wesentlichen Teil der Körperflüssigkeit ausmacht. Sie entsteht durch Filtration aus den Blutkapillaren und wird von den Lymphen abtransportiert.
🇬🇧 interstitial fluid

**Flüssigkeit, Notfallverabreichung von.** → Pflegeintervention der → NIC, die definiert wird als die schnelle Verabreichung einer verordneten intravenösen Flüssigkeit.
🇬🇧 Fluid Resuscitation

**Flüssigkeits-/Elektrolythaushalt.** → Pflegeintervention der → NIC, die definiert wird als die Vermeidung und/oder Regulierung von Komplikationen eines unphysiologischen Flüssigkeits- und/oder Elektrolytstatus.
🇬🇧 Fluid/Electrolyte Management

**Flüssigkeitsbedarf im Alter.** Der Bedarf der Flüssigkeitszufuhr ist im Alter geringfügig erhöht; erhöhtes Risiko eines Flüssigkeitsdefizits durch nachlassendes Durstgefühl.
🇬🇧 requirement of fluids in old age

**Flüssigkeitsbilanzierung.** (Bilanzierung). Das Ermitteln aller Flüssigkeiten, die dem Körper innerhalb von 24 Stunden zugeführt und die von ihm ausgeschieden werden. Einteilung: positive Bilanz (Einfuhr > Ausfuhr), negative Bilanz (Einfuhr < Ausfuhr) und ausgeglichene Bilanz (Einfuhr = Ausfuhr). Die F. kann zum Beispiel bei schweren Herz- und Nierenerkrankungen, in der postoperativen Phase oder auch bei künstlicher Ernährung eines Patienten erforderlich sein. Patient und Angehörige müssen über die Notwendigkeit und die Art und Weise der Bilanzierung informiert werden.
🇬🇧 balancing

**Flüssigkeitsdefizit.** Anerkannte → NANDA-→ Pflegediagnose; Zustand einer intravasalen, interstitiellen und/oder intrazellulären Dehydratation, die sich auf einen Wasserverlust ohne Serumnatriumausgleich bezieht. Zu den kennzeichnenden Merkmalen zählen verminderte Urinausscheidung, erhöhte Urinkonzentration, plötzlicher Gewichtsverlust, reduzierte Venenfüllung, erhöhter Hämatokrit, verminderter Haut-/Zungenturgor, verminderter Blutdruck und trockene Haut/Schleimhäute.
🇬🇧 fluid volume deficit

**Flüssigkeitsdefizit, Risiko eines.** Anerkannte → NANDA-→ Pflegediagnose; Risiko für das Entstehen einer vaskulären, zellulären oder intrazellulären Dehydratation. Risikofaktoren sind hohes Alter, Übergewicht, extremer Flüssigkeitsverlust auf natürlichem Weg, z.B. Diarrhö, oder über künstliche Wege, z.B. Verweilkatheter, mangelhafte Flüssigkeitszufuhr, z.B. bei körperlicher Immobilität, verstärkter Flüssigkeitsbedarf bei hypermetabolischen Zuständen, und Einnahme von Diuretika oder anderen Medikationen, welche die Retention oder Ausscheidung von Körperflüssigkeiten beeinflussen.
🇬🇧 fluid volume deficit, risk of

**Flüssigkeitsgleichgewicht.** Zustand, bei dem die vom Körper aufgenommenen Flüssigkeiten sowie die im Urin, Kot, Schweiß und bei der Atmung ausgeschiedenen Flüssigkeiten ausgewogen sind.
🇬🇧 fluid balance

**Flüssigkeitshaushalt.** → Pflegeintervention der → NIC, die definiert wird als die Unterstützung des Flüssigkeitsgleichgewichts und Vorbeugung gegen Komplikationen aufgrund eines abnormalen oder unerwünschten Flüssigkeitsstatus.
🇬🇧 Fluid Management

**Flüssigkeitshaushalt, Monitoring des.** → Pflegeintervention der → NIC, die definiert wird als die Erfassung und Analyse von Patientendaten zur Regulierung des Flüssigkeitsgleichgewichts.
🇬🇧 Fluid Monitoring

**Flüssigkeitsretention.** Zurückhalten überschüssiger Körperflüssigkeiten aufgrund einer Nieren-, Herz-Kreislauf- oder Stoffwechselstörung.
🇬🇧 fluid retention

**Flüssigkeitsüberschuss.** Anerkannte → NANDA-→ Pflegediagnose; Zustand mit verstärkter isotonischer Flüssigkeitsretention. Kennzeichnende Merkmale sind Ödeme, Ergüsse, Anasarka, Gewichtszunahme, Kurzatmigkeit, Flüssigkeitsaufnahme höher als Flüssigkeitsabgabe, unphysiologische Atemgeräusche (Rasseln), reduzierte Hämoglobin- und Hämatokritwerte, erhöhter ZVD, Jugularisvenenstauung und positiver hepatojugularer Reflex.
🇬🇧 fluid volumen excess

**Flutamid.** Antineoplastisches Hormon zur Behandlung rezidivierender Krebserkrankungen, wie z.B. Brust-, Prostata- oder Nierenkrebs. Flutamid verhindert, dass Geschlechtshormone, die den Krebswuchs steigern könnten, mit dem Krebsgewebe in Kontakt kommt; kann auch in Kombination mit anderen Krebsmitteln eingesetzt werden.
🇬🇧 flutamide

**Flutter.** Pfeifenähnliches Gerät zur Lokkerung von Bronchialsekret. Durch den Ausatmungsdruck wird die im Inneren der F. befindliche Kugel in Bewegung und damit die Ausatemluft in Schwingungen versetzt. Die Bronchialwände beginnen zu vibrieren, wodurch sich das Bronchialsekret lockert und abgehustet werden kann.
🇬🇧 flutter

**Fm.** Chemisches Symbol für Fermium.
🇬🇧 Fm

**Foetor.** Übler Geruch. Bei bestimmten Erkrankungen tritt ein typischer F. auf, so kennt man z.B. den F. hepaticus bei Leberkrankungen und den nach Urin riechenden F. uraemicus bei schweren Nierenerkrankungen. Schlechter Mundgeruch wird im Allgemeinen als F. ex ore bezeichnet.
[*lat.*: foetor, Gestank]
🇬🇧 fetor

**Fogarty-Ballonkatheter.** → Ballonkatheter (nach Thomas J. Fogarty, USA) zur Entfernung eines Gefäßthrombus oder -embolus.
🇬🇧 Fogarty's catheter

**fokal.** Einen Fokus betreffend.
[*lat.*: focus, Herd.]
🇬🇧 focal

**Fokus.** Bezeichnung für einen bestimmten Bereich einer Infektion bzw. der Punkt, von dem ein elektrochemischer Impuls ausgeht.
[*lat.*: focus, Herd.]
🇬🇧 focus

**Foley-Katheter.** 🔍 (Ballonkatheter). Gummikatheter mit einer ballonartigen Spitze, in die sterile Flüssigkeit eingefüllt werden kann. Foley-Katheter werden beispielsweise bei Operationen als Dauerkatheter eingesetzt, bei denen ein kontinuierlicher Urinabfluss erwünscht ist.
[Frederick E.B. Foley, amerikanischer Arzt, 1891 - 1966.]
🇬🇧 Foley catheter

**Folgekrankheit.** Jede Störung bzw. Erkrankung infolge einer vorangegangenen Krankheit, Therapie oder Verletzung, z.B. eine Paralyse (Lähmung) nach einer Erkrankung an Poliomyelitis.
🇬🇧 sequela

**Follikel.** (Bläschen). 1. Bezeichnung für taschenförmige Ausformung, z.B. Haarfollikel in der Epidermis. 2. Mit Flüssigkeit bzw. Kolloiden gefüllte Zellen in bestimmten Drüsen, wie z.B. der Schilddrüse. 3. Zellhülle des gereiften Eis des Eierstocks.
[*lat.*: folliculus, kleine Tasche.]
🇬🇧 follicle

**Follikelreifung.** Erster Teilabschnitt des Menstruationszykluses, in dem die Ovarfollikel heranreifen und sich auf den Eisprung vorbereiten.
🇬🇧 follicular phase

**Follikelstimulierendes Hormon.** Hormon des Hypophysenvorderlappens, das bei der Frau das Wachstum des Tertiärfollikels und damit die Eireifung fördert. Regelt ebenso den Menstruationszyklus. Die Steuerung der Freisetzung wird auch über das FSH-RH geregelt.
🇬🇧 follicle-stimulating hormone

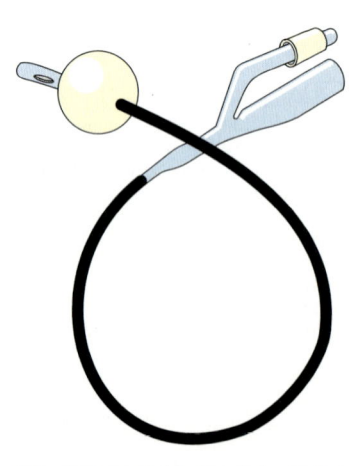

**Foley-Katheter.** Geblockter Foley-Katheter.

**Follikelstimulierendes-Hormon-Releasing-Hormon (FSHRH).** Hormon zur Freisetzung von Gonadotropin.
🔤 follicle stimulating hormone releasing factor (FSH-RF)

**Follikulitis.** Entzündung der Haarfollikel, z.B. bei der Bartflechte.
🔤 folliculitis

**Folsäure.** Gelbliches, kristallines, wasserlösliches Vitamin aus dem Vitamin-B-Komplex. F. ist ein für das Zellwachstum und die Zellbildung lebensnotwendiges Vitamin. Zusammen mit den Vitaminen $B_{12}$ und C fungiert F. als Coenzym beim Abbau von Proteinen und bei der Bildung von Nukleinsäuren und Hämoglobin. Schwangere und stillende Frauen haben einen erhöhten Folsäurebedarf. F. ist appetitanregend und stimuliert die Produktion von Salzsäure bei der Verdauung. Es findet sich z.B. in Blattgemüse, Getreide und Leber.
🔤 folic acid

**Folsäuremangelanämie.** Form von megaloblastischer (makrozytischer) Anämie infolge eines Folsäuremangels in der Nahrung. (→ Folsäure)
🔤 folic acid deficiency anemia

**Fontanelle.** Mit straffen Membranen bedeckte Zwischenräume in der Schädeldecke von Neugeborenen.
[*franz.:* fontaine, Brunnen.]
🔤 fontanel

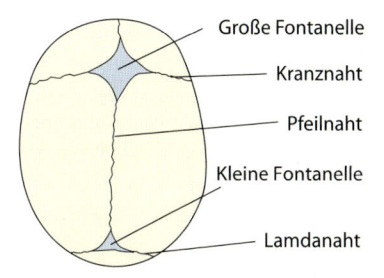

- Große Fontanelle
- Kranznaht
- Pfeilnaht
- Kleine Fontanelle
- Lamdanaht

**Fontanelle.**

**Fontanelle, große.** Viereckiger Bereich zwischen Stirn- und Scheitelbein oberhalb der Stirn eines Kleinkinds, an der Stelle, wo Kranz- und Pfeilnaht zusammentreffen.
🔤 anterior fontanel

**Foramen.** Bezeichnung für eine anatomische Öffnung in einer Membran oder einem Knochen.
[*lat.:* foramen, Loch.]
🔤 foramen

**Foramen magnum.** (großes Hinterhauptloch). Öffnung im Okzipitalknochen, durch die das Rückenmark in die Wirbelsäule eintritt.
🔤 foramen magnum

**Foramen ovale.** 1. Physiologische Öffnung in einem Septum zwischen der linken und rechten Kammer in einem Fötusherz. Durch die Öffnung kann Blut fließen, welches sonst in die Lungen des Fötus fließen würde. 2. Ovale Öffnung an der Seite des Keilbeinforamens.
🔤 foramen ovale

**Forbes-Albright-Syndrom.** Stoffwechselerkrankung infolge eines Adenoms der vorderen Hypophyse. Krankheitssymptome sind Amenorrhö, Prolaktinämie sowie Galaktorrhö.
[Anne P. Forbes, amerikanische Ärztin, 1911–1992; Fuller Albright, amerikanischer Arzt, 1900–1969.]
🔤 Forbes-Albright syndrome

**forciert.** Verstärkt, z.B. forcierte → Diurese durch hohe Zufuhrmengen an Infusionslösungen zur Giftausscheidung.
[franz.: force]

**forensisch.** Ein öffentliches Gericht betreffend, gerichtlich.
[*lat.:* forum, Marktplatz.]
🔤 forensic

**Formaldehyd.** Toxisches, übelriechendes, wasserlösliches Gas, das heute als Desinfektionsmittel, Fixiermittel oder Konservierungsmittel nur noch selten verwendet wird.
🔤 formaldehyde

**Formalin.** Wässrige Formaldehydlösung; wird zur Fixierung und Konservierung biologischer Proben für pathologische und histologische Untersuchungen als 37%ige Formalinlösung eingesetzt. (→ Formaldehyd)
🇬🇧 formalin

**Fornix.** Bogenförmige Struktur oder Gewölbe.
[*lat.*: fornix, Bogen.]
🇬🇧 fornix

**Fornix, cerebri.** (Hirngewölbe). Gewölbeartiges Gebilde aus Nervenfasern unterhalb des Corpus callosum des Schädels, das als efferenter Pfad vom Hippocampus dient.
🇬🇧 fornix cerebri

**Forschung, qualitative.** Untersuchung von (pflegerelevanten) Phänomenen und Ableitung einer Theorie/Konzept.
🇬🇧 qualitative research

**Forschung, quantitative.** Untersuchung mit statistischen Methoden, um eine große Anzahl von Probanden auf bestimmte Merkmale zu prüfen.
🇬🇧 quantitative research

**Forschungsdaten, Erfassung von.** → Pflegeintervention der → NIC, die definiert wird als die Unterstützung eines Forschers bei der Sammlung von Patientendaten.
🇬🇧 Research Data Collection

**Fortpflanzung, zytogenetische.** Bildung eines neuen Organismus aus einer einzelligen Samenzelle, entweder durch die Vereinigung von Gameten zu einer Zygote oder asexuell, durch Sporen.
🇬🇧 cytogenic reproduction

**Fortpflanzungssystem.** → Reproduktionssystem.
🇬🇧 reproductive system

**Forzeps.** ((Geburts-)Zange). Speziell in der Geburtshilfe verwendetes Instrument mit zwei Griffen und gebogenen, stumpfen Greifarmen, die mittels eines Schlosses miteinander verbunden sind; wird zum Festhalten und Herausziehen des kindlichen Kopfes bzw. Steißes aus dem Mutterleib verwendet.
[*lat.*: forceps, Zange.]
🇬🇧 forceps

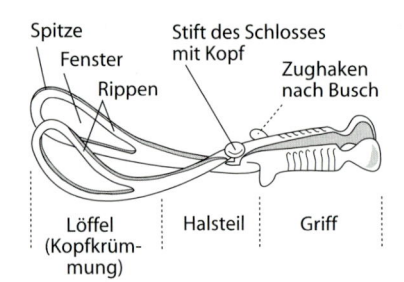

**Forzeps.** Naegele-Zange.

**Fossa.** Grube oder Mulde, insbesondere an einem Knochenende, wie z.B. der Fossa olecrani.
[*lat.*: fossa, Graben.]
🇬🇧 fossa

**Fossa coronoidea.** Flache Vertiefung in der distalen Dorsalfläche des Oberarmknochens (Humerus), in die sich der Kronenfortsatz des Ellbogens (Processus coronoideus ulnae) bei der Beugung des Unterarms fügt.
[*lat.*: corona + *griech.*: eidos, Form; *lat.*: fossa, Graben.]
🇬🇧 coronoid fossa

**Fossa cubitalis.** (Ellbogenbeuge). Vertiefung im vorderen Ellenbogenknochen, unmittelbar seitlich der Sehne des Bizepsmuskels.
🇬🇧 cubital fossa

**fötal.** Zur letzten Entwicklungsphase eines Säugetierembryos gehörend. Beim Menschen dauert die fötale Phase vom Ende der achten Schwangerschaftswoche bis zur Geburt.
[*lat.*: fetus, fruchtbar.]
🇬🇧 fetal

**fötid.** Übelriechend, stinkend.
[*lat.*: fetere, stinken.]
🇬🇧 fetid

**Fötus.** (Fetus). Bezeichnung für einen ungeborenen Nachkommen eines Säugetieres, der die embryonale Entwicklung (Organogenese) abgeschlossen hat und bei dem bereits die wichtigsten strukturellen Merkmale der jeweiligen Spezies entwickelt sind. Beim Menschen dauert die fetale Phase von der achten Schwangerschaftswoche bis zur Entbindung. (s.a. Embryo)
– *adj.* fötal; fetal.
[*lat.:* fetus, fruchtbar.]
🇬🇧 fetus

**Fournier-Gangrän.** Durch anaerobe, hämolytische Streptokokken verursachte, infektiöse Gangrän an Hodensack oder Vulva.
[Jean A. Fournier, französischer Dermatologe, 1832–1914.]
🇬🇧 Fournier's gangrene

**Fowler-Lagerung.** Halbsitzende Lage eines Patienten, wenn das Kopfteil des Bettes um 45 bis 60 Grad angehoben und die Knie leicht erhöht werden.
[George R. Fowler, amerikanischer Chirurg, 1848–1906.]
🇬🇧 Fowler's position

**Fr.** Chemisches Symbol für Francium.
🇬🇧 Fr

**Fragiles-X-Syndrom.** Genetische Erbkrankheit infolge eines fehlerhaften, brüchigen X-Chromosoms. Das fragile X-Syndrom ist die häufigste Ursache genetisch bedingter geistiger Behinderungen.
🇬🇧 fragile X syndrome

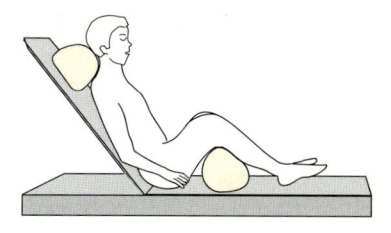

**Fowler-Lagerung.**

**Fraktionierung.** 1. Im Wirbelbogen stattfindender Mechanismus, bei dem nur bestimmte efferente Muskelnerven auf einen Reiz reagieren, wodurch andere Neuronen auf zusätzliche Reize ansprechen können. 2. Chemische Auftrennung eines Stoffes in seine Grundkomponenten unter Zuhilfenahme von Destillation und Kristallisation. 3. Technik zur Isolierung einer bakteriellen Reinkultur. 4. Trennung verschiedener Komponenten lebender Zellen durch Zentrifugation. 5. Gabe kleinerer Strahlungsdosen über einen längeren Zeitraum zur Minimierung von Gewebeschäden.
[*lat.:* frangere, zerbrechen.]
🇬🇧 fractionation

**Fraktur.** Traumatische Knochenverletzung mit Unterbrechung der Integrität des Knochengewebes. Eine Fraktur wird nach dem jeweiligen Knochen, dem jewei-

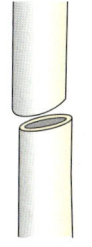

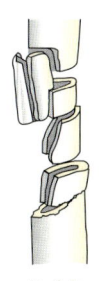

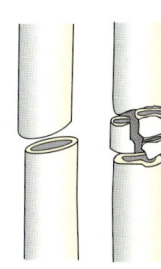

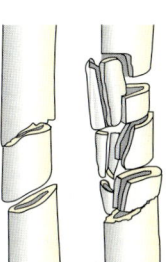

| Quer-fraktur | Schräg-fraktur | Defekt-bruch | Einfacher Bruch | Mehrfrag-mentbruch | Stück-bruch | Trümmer-bruch |

**Fraktur.** Frakturformen.

ligen Knochenteil sowie der Art der Fraktur klassifiziert.
[*lat.:* frangere, zerbrechen.]
🌐 fracture

**Fraktur, direkte.** Eine an einem spezifischen Verletzungspunkt auftretende Fraktur, die das direkte Resultat der Verletzung ist und z.B. durch Schlag, Stoß o.ä. verursacht wird.
🌐 direct fracture

**Fraktur, dislozierte.** Traumatischer Knochenbruch, bei dem die beiden Enden des gebrochenen Knochens voneinander getrennt werden. Bei dislozierten Frakturen treten die gebrochenen Knochenenden häufig aus dem umgebenden Hautgewebe aus, wie bei einem offenen Bruch, oder befinden sich noch unter der Haut, wie bei einer geschlossenen Fraktur.
🌐 displaced fracture

**Fraktur, geschlossene.** (einfache Fraktur). Unkomplizierter geschlossener Bruch, bei dem die Knochen nicht durch die Haut stoßen.
🌐 closed fracture; simple fracture

**Fraktur, komplizierte.** (offener Bruch). Fraktur mit Verletzung der umliegenden Weichteile, wie z.B. der Nerven und Blutgefäße, oder bei der die Knochenenden aus der Haut heraustreten.
🌐 complicated fracture

**Fraktur, nicht-dislozierte.** Knochenbruch, bei dem die Verletzungen des Knochengewebes in verschiedene Richtungen ausstrahlen können, ohne dass die Bruchstücke ganz getrennt oder verschoben sind.
🌐 undisplaced fracture

**Fraktur, unvollständige.** Knochenbruch, bei dem die Unterbrechung des Knochengewebes nicht vollständig durch den betroffenen Knochen verläuft, der möglicherweise in einem oder mehreren Winkeln abstehen kann. Zu den u. F.en zählt man Fissuren, Infraktionen und Grünholzfrakturen.
🌐 incomplete fracture

**Fraktur, vollständige.** Knochenbruch, bei dem das Knochengewebe entlang der gesamten Breite des gebrochenen Knochens durchtrennt wurde.
🌐 complete fracture

**Frakturreposition, geschlossene.** Manuelles Einrichten einer Fraktur ohne chirurgischen Eingriff.
🌐 closed reduction of fractures

**Francium (Fr).** Metallisches Element aus der Alkaligruppe mit der Ordnungszahl 87 und der Atommasse 223.
🌐 francium (Fr)

**Frank-Starling-Gesetz.** Abhängigkeit der Auswurfleistung des Herzens (Herzminutenvolumen) vom Ventrikelvolumen zu Beginn der Herzmuskelkontraktion. Die Auswurfleistung des Herzens steht im direkten Zusammenhang mit der Länge bzw. Dehnfähigkeit der Herzmuskelfasern.
[Otto Frank, deutscher Physiologe, 1865–1944; Ernest H. Starling, englischer Physiologe, 1866–1927.]
🌐 Frank-Starling relationship

**Freiberg-Köhler-Syndrom.** Osteochondritis, die in aseptische Knochennekrose übergehen kann und vor allem den zweiten Mittelfußknochen befällt.
[Albert H. Freiberg, amerikanischer Chirurg, 1868–1940.]
🌐 Freiberg's infraction

**Freie Wohlfahrtspflege.** Gesamtheit aller sozialen Hilfen, die auf freigemeinnütziger Grundlage und in organisierter Form in der BR Deutschland geleistet werden. Die f. W. trägt mit ihren Einrichtungen maßgeblich zur Gestaltung einer sozialen Gesellschaft und zur Erfüllung des sozialen Auftrages des Staates bei. Zu den Aufgaben zählen Hilfe bei sozialen und gesundheitlichen Nöten, vorbeugende und nachsorgende Hilfe sowie Aus- und Fortbildung . Träger der f. W. sind: Arbeiterwohlfahrt, Diakonisches Werk der EKD, Deutscher Caritasverband, Deutscher Paritätischer Wohlfahrtsverband, → DRK

und die Zentralwohlfahrtsstelle der Juden in Deutschland.
🇬🇧 voluntary welfare work

**Frei-Hauttest.** Diagnostischer Hauttest zur Erkennung von Lymphogranuloma venereum.
[Wilhelm S. Frei, deutscher Dermatologe, 1885–1943.]
🇬🇧 Frei's test

**Freizeitdroge.** Jede Substanz mit pharmakologischer Wirkung, die freiwillig zum persönlichen Vergnügen oder zur Befriedigung und nicht aus medizinischen Gründen eingenommen wird. Der Begriff bezieht sich meist auf Alkohol, → Barbiturate, → Amphetamine, Cannabis, Kokain, und Heroin; es gehören jedoch auch Koffein in Kaffee und Coca Cola dazu.
🇬🇧 recreational drug

**Freizeittherapie.** Neue Form der Zusatztherapie, in der Spiele und andere Gruppenaktivitäten herangezogen werden, um gruppenfeindliche Verhaltensweisen zu verändern, soziale Interessen zu wecken oder allgemeine soziale Fähigkeiten zu fördern.
🇬🇧 recreational therapy

**Fremdaggression.** Vorsätzliche Bedrohung oder Verletzung anderer Personen.
🇬🇧 aggression towards others

**Fremdkörper.** Stoff oder Gegenstand, der unter normalen Umständen nicht in einem bestimmten Organ oder Gewebe vorkommt, wie z.B. ein Staubkorn im Auge.
🇬🇧 foreign body

**Fremdkörpergranulom.** Chronisch entzündliche Gewebemasse, die sich um einen Fremdkörper, z.B. einen Splitter, bildet.
🇬🇧 foreign body granuloma

**Fremdreflex.** (polysynaptischer Reflex). Reflex, bei dem das Erfolgsorgan nicht identisch ist mit dem Reizort und der Reiz über einen polysynaptischen Reflexbogen vermittelt wird. Physiologisch ist z. B. der Pupillenreflex, wogegen der Saugreflex

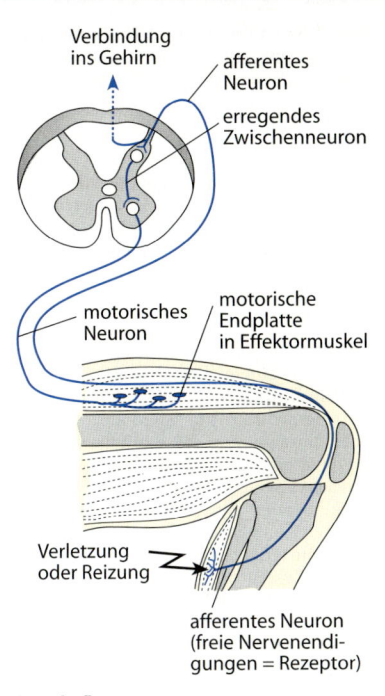

**Fremdreflex.**

Anzeichen für eine diffuse Hirnschädigung ist.
🇬🇧 extrinsic reflex

**Fremitus.** Tastbares Vibrieren der Brustwand.
[*lat.:* fremitus, Schwirren.]
🇬🇧 fremitus

**Frenektomie.** Chirurgische Entfernung eines Bändchens, z.B. des Zungen-, Wangen- oder Lippenbändchens von seiner Befestigung, z.B. zur Korrektur einer → Ankyloglossie.
[*lat.:* fraenum, Bändchen; *griech.:* ektome, herausschneiden]
🇬🇧 frenectomy

**Frenotomie.** Chirurgischer Eingriff zur Wiederherstellung eines beschädigten

(Bändchens) Frenulums, z.B. die Kürzung bzw. Verlängerung des Zungenbändchens bei Zungenverwachsung.
[*lat.*: fraenum, Zaum + *griech.*: temnein, schneiden.]
frenotomy

**Frenulum.** Bändchen. Bekannt sind v.a. das Unterlippenbändchen (F. labii inferioris), das Oberlippenbändchen (F. labii superioris) und das Zungenbändchen (F. linguae).
[*lat.*: frenulum, Bändchen]
frenulum

**Frequenz.** 1. Anzahl der Wiederholungen eines in einem bestimmten Zeitraum stattfindenden Phänomens; z.B. die Zahl der Herzschläge pro Minute. 2. Statistische Bezeichnung für Individuen einer Bevölkerung, die bestimmte Eigenschaften aufweisen. 3. Zahl der periodisch wiederkehrenden Zyklen einer elektrischen Richtgröße, wie z.B. bei Wechselstrom. Elektromagnetische Zyklen wurden früher in Zyklen pro Sekunde und werden heute in Hertz (Hz) ausgedrückt.
[*lat.*: frequens, häufig.]
frequency

**Fresh frozen Plasma (FFP).** Gefrorenes Frischplasma; gering konzentriertes Blutplasma, das bis auf Thrombozyten alle Gerinnungsfaktoren enthält. Wird bei Transfusionen bzw. bei Blutungsproblemen mit unbekannter Ursache eingesetzt, wenn Vollblut nicht erhältlich ist.
fresh frozen plasma

**Freud, Sigmund.** Österreichischer Neurologe (1856–1939), Begründer der → Psychoanalyse und einer komplexen, integrativen Theorie der psychologischen Ursachen von Geisteskrankheiten und körperlichen Symptomen. Zu den Grundpfeilern der freudschen Theorie gehören die Theorien, dass Menschen durch das Lustprinzip motiviert werden, dass sich innere Reize auf Geschlechts- und den Todesinstinkt zurückführen lassen, dass die menschliche Persönlichkeit in ein Ich, Über-Ich und Es unterteilt werden kann und dass alle geistige Aktivität eine unbewusste, eine vorgefasste und eine bewusste Ebene hat. Als Zentraltrieb nahm F. den Geschlechtstrieb an. Da gerade die Entfaltung der geschlechtlichen Triebhaftigkeit des Menschen durch gesellschaftliche Regeln und Tabus unterdrückt wird, ergeben sich nach F. hieraus die Fehlentwicklungen, die zu Neurosen führen, denen man nur durch Sublimierung (Umsetzung eines Triebes in andere Leistungen) entweichen kann. F. weitete dementsprechend seine psychologische Theorie auf alle geistig-kulturellen, sozialen, mythologischen und religiösen Bereiche aus.
[(1856–1939), österr. Arzt und Psychologe]

**Freudsche Fixierung.** Unterentwickeltes psychosexuelles Bewusstsein, charakterisiert durch eine starke emotionale Bindung zu einer Person oder einem Gegenstand.
freudian fixation

**Freudscher Versprecher.** Ein in Sprache oder Handeln ausgedrückter Verhaltensfehler, der sich auf ein verborgenes Motiv im Unterbewusstsein zurückführen lässt.
freudian slip

**Fricke-Dosimeter.** Chemisches Strahlungsdosismessgerät, das die Veränderung der optischen Dichte bestrahlter $Fe^{2}$-Ionen photometrisch erfasst.
Fricke dosimeter

**Friedländer-Bacillus.** Bakterien der Spezies *Klebsiella pneumoniae*, die als Erreger von Atemwegsinfektionen, insbesondere einer Lobärpneumonie, auftreten.
[Carl Friedländer, deutscher Pathologe, 1847–1887.]
Friedländer's bacillus

**Friedländer-Pneumonie.** Form der Bronchialpneumonie mit hoher Sterblichkeitsrate, insbesondere bei älteren Patienten. Die pneumonischen Flecken gehen ineinander über und können Lungenabszesse und Nekrose hervorrufen.
[Carl Friedländer, deutscher Pathologe, 1847–1887.]
Friedländer's pneumonia

**Friedreich-Ataxie.** Krankheitsbild, das von pathologischer Muskelschwäche, Verlust

der motorischen Kontrolle, Schwächung der unteren Gliedmaßen und schleppendem Gang gekennzeichnet ist. Primäre Ursache ist eine fortgeschrittene Sklerose der hinteren Wirbel der Wirbelsäule mit möglicher Beeinträchtigung des Tractus spinocerebellaris anterior und der Pyramidenbahn.
[Nikolaus Friedreich, deutscher Arzt, 1825–1882.]
🇬🇧 Friedreich's ataxia

**Friedreich-Zeichen.** Diastolischer Kollaps der Jugularisvenen mit Pulsabfall.
[Nikolaus Friedreich, deutscher Arzt, 1825–1882.]
🇬🇧 Friedreich's sign

**frigid.** Veraltete Bezeichnung für eine Frau, die nicht auf sexuelle Reize reagiert, dem Geschlechtsverkehr gleichgültig gegenüber steht und keinen Orgasmus erfährt.
[*lat.:* frigidus, kalt.]
🇬🇧 frigid

**Friktion.** 1. Aneinanderreiben zweier Objekte. 2. Form der Massage, bei der tiefer gelegene Körpergewebe durch kräftige, kreisförmige Handbewegungen massiert werden.
[*lat.:* fricare, reiben.]
🇬🇧 friction

**Fritsch-Lagerung.** Spezielle Lagerung nach der Geburt zur Erkennung einer verstärkten Blutung. Dabei sind die Beine der Frau gestreckt und die Unterschenkel übereinander geschlagen. Vor der Scheide (Vulva) liegt eine saugstarke Vorlage, deren hinterer Teil unter das Gesäß geschoben wird. So kann sich auslaufendes Blut zwischen Vulva und Oberschenkel sammeln und eine übermäßige Blutmenge sofort erkannt werden.
🇬🇧 Fritsch's position

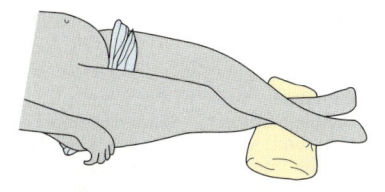

**Fronatlebene.** Vom Kopf bis zu den Füßen verlaufende, imaginäre vertikale Ebene, die den Körper in eine Vorder- und Rückseite unterteilt.
🇬🇧 frontal plane

**Frontallappen.** Größter der fünf Hirnlappen. Der Frontallappen befindet sich direkt hinter dem Stirnbein und erstreckt sich über Teile der seitlichen, mittleren und unteren Hirnhälften. Rückwärtig reicht er bis zur Zentralfurche, nach unten bis zur Seitenspalte. Der Frontallappen steuert den Großteil der Skelettmuskulatur und wird mit komplexen geistigen Aktivitäten, wie z.B. Vorausplanen, Beurteilen und abstraktem Denken in Verbindung gebracht.
🇬🇧 frontal lobe

**Frontzahn.** Alle Schneide- und Eckzähne mit Zentral- und Seitenhöckern.
🇬🇧 anterior tooth

**Frostbeule.** (Perniones). Durch Kälte verursachte Hautrötung und Hautschwellung. Ähnlich wie bei einer Verbrennung können Brennen, Juckreiz, Blasen- und Ulkusbildung auftreten.
🇬🇧 chilblain

**Frösteln.** Ungewollte Muskelkontraktion vorwiegend der Hautmuskeln, als Reaktion auf Kälte bei niedrigen Temperaturen. F. kann auch bei beginnendem Fieber auftreten, als Ausdruck für einen gestörten Wärmehaushalt des Körpers.
🇬🇧 shivering

**Fruchtbarkeit.** Die Fähigkeit, Nachkommen zu zeugen.
🇬🇧 fecundity

**Fruchtbarkeit (Fertilität), Erhaltung der.** → Pflegeintervention der → NIC, die definiert wird als die Gewährleistung von Informationen, Beratungen und Behandlungen zur Unterstützung einer gesunden Fortpflanzungs- und Empfängnisfähigkeit.
🇬🇧 Fertility Preservation

**Fritsch-Lagerung.**

**Fruchtblase.** Dünnwandige Tasche, die sich während der Schwangerschaft bildet und Fötus und → Fruchtwasser enthält. Bei Schwangerschaftsende hat die Fruchtblase ein Fassungsvermögen von vier bis fünf Litern. Die Wände der Blase bilden sich aus dem Rand der Plazenta. Amnion, Chorion und Dezidua, aus denen die Wand besteht, sind jeweils mehrere Zellschichten dick. Die intakte Fruchtblase und ihre Flüssigkeit sorgen für einen ausgeglichenen hydrostatischen Druck in der Gebärmutter. Während der Wehen werden die uterinen Kontraktionen gleichmäßig über die Fruchtblase an die sich dehnende Zervix weitergegeben.
🇬🇧 amniotic sac

**Fruchttod, intrauteriner.** Tod eines Fötus, der mindestens 200 g wiegt bzw. mindestens bis in die 20. Schwangerschaftswoche gelebt hat, im Mutterleib.
🇬🇧 fetal death

**Fruchtwasser.** Flüssigkeit, die von den Eihäuten und dem Fötus produziert wird. Das F. umgibt den Fötus während der gesamten Schwangerschaft, schützt ihn vor Verletzungen und Temperaturschwankungen, ermöglicht ihm Bewegungsfreiheit und hält den fetalen Sauerstoffvorrat aufrecht. Bei Schwangerschaftsende beträgt das Volumen etwa 1.000 ml. Das F. dient nicht nur dem Schutz des Fötus, sondern ist auch ein Medium, in dem ein aktiver chemischer Austausch stattfindet. Das F. ist klar und durchsichtig; abgeschuppte Fetalzellen und Fette verleihen ihm mit der Zeit ein trübes Aussehen.
🇬🇧 amniotic fluid

**Fruchtwasserembolie.** (Amnioninfusionssyndrom). Geringe Menge von → Fruchtwasser, das während der Wehen bzw. der Entbindung in das mütterliche Blutsystem eindringt und sich in einem Gefäß festsetzt. Falls eine Lungenembolie entsteht, sind die Folgen für die Mutter in den meisten Fällen tödlich.
[*griech.*: amnion, Eihaut; *lat.*: fluere, fließen; *griech.*: embolos, Propfen]
🇬🇧 amniotic fluid embolism

**Fruchtwasserpunktion.** → Amniozentese

**Fruchtwasserspiegelung.** → Amnioskopie

**Frühchen.** Begriff, der für Säuglinge benutzt wird, deren Gewicht bei der Geburt unter 1500g liegt und die noch deutlich unreif und unterentwickelt sind.
🇬🇧 immature baby

**Frühgeborenes.** Neugeborener Säugling, der unabhängig von seinem Geburtsgewicht vor der 37. Schwangerschaftswoche geboren wird. Zu den prädisponierenden Faktoren für eine Frühgeburt gehören Mehrlingsschwangerschaften, Toxämie, chronische oder akute Infektionen, Sensibilisierung gegen Blutinkompatibilitäten, schwere Verletzungen, die die normale Entwicklung des Fötus behindern, Substanzabusus und Schwangerschaft im Jugendlichenalter. Ein F. ist normalerweise klein und dünn und hat einen im Vergleich zum Körper sehr großen Kopf; es wiegt weniger als 2500 kg. Die Haut ist dünn und durchscheinend, wobei die darunterliegenden Gefäße gut sichtbar sind. Die Arme und Beine sind gestreckt und nicht wie bei termingerecht geborenen Säuglingen gebeugt. Ein F. hat wenig subkutanes Fett, wenig Haare, wenige Falten auf den Fußsohlen und in den Handinnenflächen und schlecht entwickelte Ohrknorpel. Zu den häufigsten Problemen bei F. zählen Thermoregulation, Schüttelfrost, Atemstillstand (Apnoe), Atembeschwerden, Sepsis, schlechte Saug- und Schluckreflexe, kleine Magenkapazität, erniedrigte Toleranz des Magen-Darm-Traktes, die zu einer nekrotisierenden Enterokolitis führen kann, unausgereifte Nierenfunktionen, Leberinsuffizienz in Verbindung mit Hyperbilirubinämie, unvollständiges Enzymsystem und Empfindlichkeit für verschiedene Stoffwechselstörungen, wie Hypo- oder Hyperglykämie und Hypokalzämie.
🇬🇧 premature infant

**Frühgestose.** Frühere Bezeichnung für → Emesis gravidarum, → Hyperemesis gravidarum und → Ptyalismus, Krankheitsbilder, die meist im ersten Schwangerschaftsdrittel auftreten. (s.a. Spätgestose)
🇬🇧 early gestational disorder

**Frühjahrskonjunktivitis.** Beidseitige chronische, wahrscheinlich allergische Bindehautentzündung, die vorwiegend bei jungen Männern unter 20 Jahren in den Frühjahrs- und Sommermonaten auftritt. Hauptsymptome sind starker Juckreiz und verkrustendes Sekret.
🇬🇧 vernal conjunctivitis

**Frühmobilisation.** Frühzeitige postoperative → Mobilisation zur Thromboseprophylaxe oder Atemunterstützung.
🇬🇧 early mobilization

**Fruktokinase.** Enzym, das den Transfer einer hochenergetischen Phosphatgruppe von Adenosintriphosphat zu D-Fruktose katalysiert.
🇬🇧 fructokinase

**Fruktosämie.** Vorkommen hoher Fruktosekonzentrationen im Blut.
[*lat.:* fructus, Frucht; *griech.:* haima, Blut.]
🇬🇧 fructosemia

**Fruktose.** (Fruchtzucker). Monosaccharid; gelblich weißer, kristalliner, wasserlöslicher Ketozucker, der in Honig und verschiedenen Früchten vorkommt und mit Glukose den Zweifachzucker Saccharose bildet.
🇬🇧 fructose

**Fruktoseintoleranz.** Erblich bedingter Mangel an Enzymen, die zum Abbau von Fruktose benötigt werden. Krankheitssymptome sind Schweißausbrüche, geistige Verwirrung, Verdauungsprobleme, Erbrechen und Minderwachstum.
[*lat.:* fructus, Frucht, in + tolerare, ertragen.]
🇬🇧 fructose intolerance

**Fruktosurie.** Stoffwechselanomalie mit hohem Fruktosegehalt im Urin.
🇬🇧 fructosuria

**Frustration.** Erlebnis einer enttäuschten Erwartung infolge von Nichterfüllung eines Wunsches bzw. Nichterreichen eines gesteckten Zieles. (s.a. Frustrationstoleranz)
🇬🇧 frustration

**Frustrationstoleranz.** 1. Individuelle Fähigkeit des Menschen, mit enttäuschten Erwartungen umzugehen. 2. Anforderung an die Pflegeperson, mit der Diskrepanz zwischen ihren eigenen Bedürfnissen und Erwartungen und jenen, die an ihre Rolle gestellt werden, umzugehen. (s.a. Frustration)
[*lat.:* frustra, vergeblich, erfolglos, zwecklos; tolerantia, Ausharren, Geduld]
🇬🇧 frustration tolerance

**FSH.** Abkürzung für → follikelstimulierendes Hormon.
🇬🇧 FSH

**FSH-RH.** Abkürzung für → follikelstimulierendes-Hormon-Releasing-Hormon.
🇬🇧 FSH-RF

**Fugue.** Dissoziative Störung begleitet von Gedächtnisverlust (→ Amnesie) und körperlicher Flucht aus einer bestimmten, unerträglichen Situation. Der Patient erscheint während einer Fugue normal und voll orientiert, kann sich aber nachher nicht mehr an das Geschehene erinnern.
[*lat.:* fuga, Flucht.]
🇬🇧 fugue

**Führungsmandrin.** Dünne flexible Sonde aus Metall oder Kunststoff, die in eine Nadel, einen Katheter oder einen Tubus (hier dann sog. Führungsdraht) zu dessen Verstärkung bzw. als Einführhilfe eingeführt werden kann.
🇬🇧 stylet, mandrel

**Fukosidose.** Erbliche Stoffwechselstörung infolge von Mangel an Enzymen (Fukosidase), die zum Abbau von Fukosiden benötigt werden. Die Fukosidose ist von geistigen Behinderungen, neurologischen Defekten und Hepatosplenomegalie gekennzeichnet.
🇬🇧 fucosidosis

**Fülldruck, diastolischer.** Blutdruck in der Herzkammer während der Diastole.
🇬🇧 diastolic filling pressure

**Fundoplikation.** Chirurgischer Eingriff, wobei eine Faltung (Plikation) im Magen-

fundus am unteren Ende des Ösophagus vorgenommen wird.
[*lat.*: fundus, Grund, plicare, falten.]
🇬🇧 fundoplication

**Fundus.** 1. Boden bzw. tiefste Stelle eines Hohlorgans. 2. Der Teil eines Hohlorgans, der am weitesten von der Öffnung entfernt ist, z.B. F. uteri.
[*lat.*: fundus, Boden.]
🇬🇧 fundus

**Fundusstand des Uterus.** Der höchste Punkt der Gebärmutter in Bezug auf den Körper der Frau. Mit dem F. wird z.B. die Größenzunahme des Uterus im Verlauf der Schwangerschaft kontrolliert. Der Fundus uteri steht am Ende der verschiedenen Schwangerschaftswochen (SSW) etwa wie folgt: 16. SSW = 2–3 QF über der Schamfuge (Symphyse), 20. SSW = 3 QF unterhalb des Nabels, 24. SSW = in Nabelhöhe, 28. SSW = 2–3 QF über dem Nabel, 32. SSW = 2–3 QF unter dem Rippenbogen, 36. SSW = am Rippenbogen, 40. SSW = 1–2 QF unter dem Rippenbogen. Nach der Geburt wird die Rückbildung des Uterus ebenfalls anhand des F. kontrolliert. Unmittelbar nach der Geburt steht der Fundus uteri etwa in der Mitte zwischen Nabel und Symphyse; nach 24 h etwa in Nabelhöhe. In den nächsten Tagen sollte die Gebärmutter täglich einen QF tiefer liegen, also am 5. Tag wieder zwischen Nabel und Symphyse und am 10. Tag knapp über der Symphyse.
🇬🇧 fundus height of the uterus

**Fungämie.** Einschwemmen von Pilzen in die Blutbahn.
[*lat.*: fungus, Pilz + *griech.*: haima, Blut.]
🇬🇧 fungemia

**Fungi.** (Myzeten; Pilze). Sammelbezeichnung für eukaryotische, myzelbildende, kohlenstoffheterotrophe Organismen (echte Pilze), die weder Chlorophyll besitzen noch chemolithotrophe Eigenschaften aufweisen. Pilze können sich entweder saprophytisch oder parasitär ernähren. Parasitäre Pilzarten können unter anderem auch Menschen befallen. Niedrige Pilzarten pflanzen sich durch Knospenbildung fort, vielzellige Pilze bilden Sporen.
🇬🇧 fungi

**Fungistatikum.** Bezeichnung für eine Substanz mit hemmender Wirkung auf das Pilzwachstum. (→ Antimykotikum)
🇬🇧 fungistatic

**Fungizide.** Mittel, die Pilze abtöten. (→ Antimykotikum)
🇬🇧 fungicide

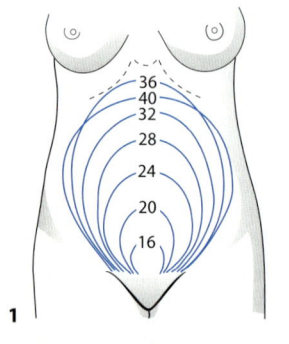

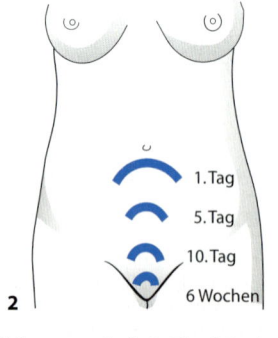

**Fundusstand des Uterus. 1.** Typische Fundusstände in der Schwangerschaft · **2.** Physiologische Uterusrückbildung nach Geburt.

**Funiculus.** (kleiner Gewebestrang). Unterteilung der weißen Rückenmarkssubstanz in Faszikel und Faserbündel.
[*lat.:* funiculus, kleiner Strang.]
🌐 funiculus

**Funiculus spermaticus.** → Samenstrang.
🌐 spermatic cord

**Funikulitis.** Entzündung eines Körperstrangs, wie z.B. des Samenstrangs.
🌐 funiculitis

**Funktion, kognitive.** Intellektueller Vorgang, in dessen Verlauf man bestimmte Ideen wahrnimmt oder versteht.
🌐 cognitive function

**funktionell.** 1. Eine Funktion betreffend. 2. Die Funktion, aber nicht die Struktur des Organismus bzw. eines Organs beeinflussend.
🌐 functional

**Funktionspflege.** (Funktionelle Pflege). → Pflegesystem, das durch einen hohen Grad der Arbeitsteilung gekennzeichnet ist. Die Aufteilung der Einzelarbeiten obliegt alleine der Stations- bzw. Schichtleitung. So misst z.B. eine Pflegeperson bei allen Patienten den Blutdruck, eine weitere Pflegeperson bezieht alle Betten usw. Der Patient ist dadurch mit sehr vielen Bezugspersonen konfrontiert; die Pflegenden selbst erhalten stets nur einen Teileinblick in den pflegerischen Verlauf eines Patienten. Daher sollte heutzutage die F. durch ganzheitlichere Pflegesysteme ersetzt werden (z.B. → Bereichspflege oder Bezugspflege) (s.a. Gruppenpflege; Primary Nursing)
🌐 functional nursing

**Funktionsstörung.** Im Vergleich zu gesunden Menschen durch eine Organschädigung verursachte Störung von Organfunktionen und/oder Beeinträchtigung von Aktivitäten, z. B. Sprachstörungen nach Schlaganfall. Durch die WHO festgelegte zweite Komponente von Behinderung. (s.a. Benachteiligung (Handicap); Schädigung (Impairment))
🌐 disability

**Furche.** Bezeichnung für eine Organfurche bzw. -rinne, wie z.B. die Herzkranzfurche, die Herzvorhof und Herzkammern voneinander trennt.
🌐 furrow

**Furcht.** Anerkannte → NANDA-→ Pflegediagnose; Gefühl der Bedrohung in Verbindung mit einer identifizierbaren Quelle, die der Klient bewerten kann. Kennzeichnendes Merkmal ist die Fähigkeit, die Quelle der Furcht zu benennen.
🌐 fear

**Furchung.** Während der Mitose auftretende, wiederholte Zellteilungen, die im befruchteten Ei stattfinden und eine Zellmasse bilden, durch die die einzellige Zygote in einen vielzelligen Embryo umgewandelt wird, der wachsen und sich differenzieren kann. In der anfänglichen Phase, während der die Größe der Zygote gleich bleibt, werden die Furchungszellen, auch Blastomere genannt, mit jeder Teilung kleiner.
🌐 cleavage

**Fürsorgepflicht.** Verantwortung von Personen oder Institutionen zur Abwendung von Nachteilen oder Gefahren für andere Menschen.
🌐 personal or institutional duty to ensure welfare

**Furunkel.** (Eiterbeule). In einer Hautdrüse oder einem Haarfollikel auftretende, eitrige Staphylokokken-Infektion, die mit

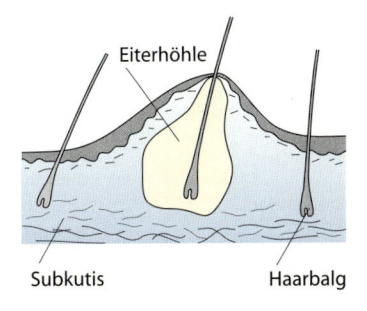

Eiterhöhle

Subkutis — Haarbalg

**Furunkel.**

Schmerzen, Schwellung und Rötung einhergeht. Im Mittelpunkt der Entzündung bildet sich ein Kern aus totem Gewebe, der entweder ausgestoßen bzw. resorbiert wird oder chirurgisch entfernt werden muss.
[*lat.:* furunculus, gemeiner Dieb.]
🇬🇧 furuncle

**Furunkulose.** Akute Hautkrankheit mit kontinuierlichem Auftreten einzelner oder mehrerer Furunkel, die durch Staphylokokken oder Streptokokken ausgelöst werden.
🇬🇧 furunculosis

**Fusion.** 1. Verschmelzung in eine Einheit, wie z.B. bei der optischen Fusion. 2. Einen bzw. zwei Knochen eines Gelenks miteinander verbinden. 3. Operative Verbindung zweier oder mehrerer Wirbel, die durchgeführt wird, um ein verletztes Wirbelsäulensegment zu stabilisieren.
[*lat.:* fusio, ausgießen]
🇬🇧 fusion

**Fuß.** Aus Fußwurzel (Tarsus), Mittelfuß (Metatarsus) und Zehen (Phalanx) bestehende distale Extremität des Beines.
🇬🇧 foot

**Fußballen.** Der Teil des Fußes, der aus den Köpfen der Mittelfußknochen (Metatarsus) und dem sie umgebenden Fettgewebe besteht.
🇬🇧 ball of the foot

**Fußgewölbe.** Knochenbögen des Fußrükkens, einschließlich Längs- (anteroposterior) und Quergewölbe.
🇬🇧 arches of the foot

**Fußklonus.** Unkontrollierbarer Sehnenreflex, der zum wiederholten Beugen und Strecken des Fußes führt.
🇬🇧 ankle clonus

**Fußlage.** Intrauterine Lage des Kindes, bei der ein bzw. beide Beine unter dem Gesäß am Eingang zum bzw. im mütterlichen Becken liegen. (s.a. Beckenendlage)
🇬🇧 footling breech

**Fußpflege.** → Pflegeintervention der → NIC, die definiert wird als die Reinigung und Beobachtung der Füße zum Zweck der Entspannung, Sauberkeit und Gesundheit der Haut.
🇬🇧 Foot Care

**Fußreflexzonenmassage.** Altes chinesisches und indisches Heilverfahren, das von W. Fitzgerald (USA) weiterentwickelt wurde. Demnach wird der gesamte Körper in bestimmten Reflexzonen auf dem Fuß repräsentiert. Durch Stimulationsmassage bestimmter Zonen an Fuß-

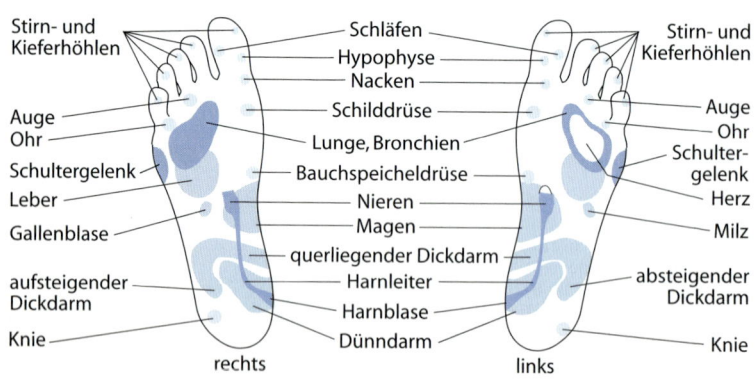

Stirn- und Kieferhöhlen — Schläfen — Hypophyse — Nacken — Schilddrüse — Lunge, Bronchien — Bauchspeicheldrüse — Nieren — Magen — querliegender Dickdarm — Harnleiter — Harnblase — Dünndarm

Auge — Ohr — Schultergelenk — Leber — Gallenblase — aufsteigender Dickdarm — Knie

rechts

Stirn- und Kieferhöhlen — Auge — Ohr — Schultergelenk — Herz — Milz — absteigender Dickdarm — Knie

links

**Fußreflexzonenmassage.** Fußreflexzonen.

sohlen und Knöchel kommt es zur Einflussnahme auf die korrespondierenden (in Verbindung stehenden) Körperorgane. Die Wirkung auf Urogenitalorgane, Wirbelsäulenabschnitte u.a. sind belegt - andere wissenschaftliche Beweise stehen noch aus. Die F. kann Wohlbefinden und Entspannung auslösen. Exakte Diagnosen lassen sich über diese Methode nicht stellen.
🇬🇧 foot reflexology

**Fußsohlendruck.** Physiologischer Vorgang beim Gehen, wobei durch die Anspannung der Beinmuskulatur die Venen komprimiert und der Rückfluss des Blutes zum Herzen gefördert wird. Bewusstes Drücken der Fußsohlen gegen Widerstand dient der physikalischen → Thromboseprophylaxe.
🇬🇧 plantar pressure

**Fußwarze.** Schmerzhafte Läsion an der Fußsohle, meist an Druckpunkten, z.B. über dem Mittelfußköpfchen oder der Ferse. Verantwortlich sind normale Warzenviren, die einen zentralen Kern haben und von einem festen Ring umgeben sind, der wie Hornhaut aussieht.
🇬🇧 plantar wart

**Fußwurzelknochen.** Sammelbezeichnung für 7 Knochen, die die Fußwurzel bilden. Dazu gehören Sprungbein, Fersenbein, Würfelbein, Kahnbein und drei Keilbeine.
🇬🇧 tarsal bone

**Füttern.** Das Zuführen von Nährstoffen bei Kindern; z.B. durch Stillen oder das Füttern mit Fläschchen.
🇬🇧 feeding

**Füttern, mit der Flasche.** → Pflegeintervention der → NIC, die definiert wird als die Zubereitung und Verabreichung von Flüssigkeiten für einen Säugling mit Hilfe eines Fläschchens.
🇬🇧 bottle feeding

# G

**Ga.** Chemisches Symbol für → Gallium.
🇬🇧 Ga

**GABA.** Abkürzung für (engl.) Gammaaminobutric acid (dt. Gammaaminobuttersäure).
🇬🇧 GABA

**galakt(o)-.** Wortteil mit der Bedeutung »Milch«.
🇬🇧 galact-

**Galaktokinase.** → Enzym, das beim Metabolismus des → Glykogens wirksam wird. Durch einen angeborenen (kongenitalen) Galaktokinasemangel kann es zu einem Katarakt kommen.
[*griech.:* gala, Milch; kinesis, Bewegung; *franz.:* diastase, Enzym]
🇬🇧 galactokinase

**Galaktorrhö.** Milchfluss aus der Brustdrüse, der nicht in Verbindung mit einer Entbindung oder mit dem Stillen steht; kann Symptom eines Hypophysentumors sein.
[*griech.:* gala, Milch; rhoia, Fluß]
🇬🇧 galactorrhea

**Galaktosämie.** Erbliche autosomal-rezidive Störung des → Galaktose-Metabolismus. Die G. äußert sich in einem Mangel von Galaktosetransferase. Kurz nach der Geburt kommt es zu einer Milchunverträglichkeit, die sich durch Appetitmangel (Anorexie), Übelkeit, Erbrechen und Diarrhö zeigt und Gedeihstörungen auslöst.
[*griech.:* gala, Milch; haima, Blut]
🇬🇧 galactosemia

**Galaktose.** Einfacher Zucker, der sich u.a. in Milchzucker (→ Laktose), Nervenzellmembranen oder Zuckerrüben findet.
[*griech.:* gala, Milch; glykys, süß]
🇬🇧 galactose

**Galaktosetoleranztest.** Untersuchung der Leberfunktion, → Galaktose im Blut abzubauen und in → Glykogen umzubilden. Beim G., mit dem auch eine Leberinsuffizienz festgestellt werden kann, wird der Umfang der Galaktoseausscheidung nach einer zuvor injizierten oder eingenommenen bestimmten Galaktosemenge gemessen.
🇬🇧 galactose tolerance test

**Galaktosurie.** Verstärkte Ausscheidung von → Galaktose im Urin.
🇬🇧 galactosuia

**Galaktozele.** → Zyste oder → Hydrozele, die durch Blockierung eines Milchdrüsengangs in der weiblichen Brust entsteht.
🇬🇧 galactocele

**Galakturie.** Unphysiologischer Zustand, bei dem der Urin eine milchige Farbe aufweist, die durch die Präsenz des Monosaccharids → Galaktose im Urin verursacht wird.
[*griech.:* gala, Milch; ouron, Urin]
🇬🇧 galacturia

**Galanin.** Neuropeptid im Dünndarm und im zentralen sowie peripheren Nervensystem, das bei der Darmmotilität, der Pankreasaktivität sowie bei der Freisetzung von Prolaktin und Wachstumshormonen eine wichtige Rolle spielt.
🇬🇧 galanin

**Galant-Reflex.** Normaler Reflex von Neugeborenen, die Hüfte zur stimulierten Seite zu bewegen, wenn man auf dem Rücken seitlich entlang der Wirbelsäule streicht.
🇬🇧 Galant reflex

**Galeazzi-Fraktur.** Fraktur des Speichenschafts (distaler Radius) in Verbindung mit einer Verrenkung (Luxation) des radioulnaren Gelenks.
[R. Galeazzi, italienischer Chirurg, 1866–1952]
🇬🇧 Galeazzi-Fraktur

**Galenik.** Pharmazeutische Technologie; Lehre der Zubereitung, Herstellung und Prüfung von Arzneimitteln. – *adj.* galenisch.
[nach Galenos, altgriech. Arzt, 129-199 n. Chr.]
🇬🇧 galenics

**Galenika.** (galenische Mittel). Nach dem altgriech. Arzt Galenos benannte Arzneimittel, die - im Gegensatz zu Rohdrogen und chemischen Stoffen - Zubereitungen wie Salben, Pflaster, Tinkturen, Extrakte, Mazerationen etc. aus natürlichen Wirk-, Grund- und Hilfsmitteln sind. – *adj.* galenisch.
🇬🇧 galenicals

**Galle.** Bittere, gelblichgrüne Sekretion aus der Leber, die sich in der → Gallenblase befindet. Die G. erhält ihre Farbe durch das Gallenpigment → Bilirubin. G. fließt aus der Gallenblase durch den Gallengang, wenn der Zwölffingerdarm (Duodenum) bei der Aufnahme von fetten Speisen → Cholezystokinin produziert. Die G. teilt diese Fette in kleinere Partikel und verringert ihre Oberflächenspannung, wodurch sie für die weitere Verdauung und Absorption im Dünndarm vorbereitet werden.
🇬🇧 bile; cystic bile

**Gallen(gangs)atresie.** Angeborenes (kongenitales) Fehlen oder Unterentwicklung einer oder mehrerer Strukturen des Gallentraktes, was zu einem → Ikterus und frühen Leberschädigungen führt.
🇬🇧 biliary atresia

**Gallenblase.** (Vesica fellea). Birnenförmiges Sekretionsorgan in einer Grube der viszeralen Oberfläche des rechten Leberlappens; speichert und konzentriert die → Galle, die über den Lebergang transportiert und in der Leber produziert wird. Bei einem Erwachsenen kann die G. 50 ml Galle enthalten. Während der Verdauung von Fetten kontrahiert sich die G. und scheidet Galle über den Gallengang in den Zwölffingerdarm (Duodenum) aus.
🇬🇧 gallbladder

**Gallenblasenkarzinom.** Malignes Neoplasma der → Gallenblase, das sich in Appetitlosigkeit (Anorexie), Übelkeit, Erbrechen, Gewichtsverlust, progressiv zunehmenden Schmerzen im rechten oberen Quadranten und in vielen Fällen in einem → Ikterus äußert. Tumore der Gallenblase sind vorwiegend → Adenokarzinome und stehen häufig in Verbindung mit Gallensteinen.
🇬🇧 gallbladder carcinoma

**Gallenfarbstoffe.** (Gallenpigmente). Gruppe von Substanzen, die die Farbe der Galle bestimmen (gelblichgrün bis braun). Häufige G. sind das → Bilirubin und → Biliverdin.
🇬🇧 bile pigments

**Gallengänge.** Einer von mehreren muskulären Gängen, durch die Galle von der Leber und Gallenblase in den Zwölffingerdarm (Duodenum) geleitet wird.
🇬🇧 biliary ducts

**Gallengangkarzinom.** Seltenes vom Gallengangepithel ausgehendes Adenokarzinom, das häufig zum → Ikterus führt und mit den Symptomen Juckreiz und Gewichtsabnahme einhergeht. Die Läsion kann papillär oder flach sein oder ulzerieren.
🇬🇧 biliary tract cancer; cholangiocarcinoma

**Gallenkolik.** Plötzliche krampfartige Muskelschmerzen, die entstehen, wenn sich ein Gallenstein durch die Gallengänge bewegt. (→ Cholelithiasis; Cholezystitis)
🇬🇧 biliary colic

**Gallensäure.** Bestandteil der → Galle, die während des → Cholesterin-Metabolismus

von den Leberzellen produziert wird. Bei der Hydrolyse wird die Steroidsäure der Gallenblase in Glycin und Choleinsäure aufgespalten.
🇬🇧 bile acid

**Gallenstein.** Stein, der im Gallentrakt gebildet wird und aus → Cholesterin oder Gallenfarbstoffen sowie Kalziumsalzen besteht. G.e können zur Gelbfärbung der Haut (→ Ikterus), Schmerzen im rechten oberen Abdominalquadranten, Obstruktion und Entzündung der Gallenblase führen. Kleine G.e werden als Gallengrieß bezeichnet.
🇬🇧 biliary calculus

**Gallenwegdyskinesie.** Erkrankung, die durch eine Dysfunktion des Oddi-Sphinkters verursacht wird und den Gallenfluss aus der Gallenblase behindert.
🇬🇧 biliary dyskinesia

**Gallium (Ga).** Metallisches Element mit der Ordnungszahl 31 und Atommasse 69,72. Der Schmelzpunkt von G. beträgt 29,8°C, der Siedepunkt 1983°C; deshalb wird es in Thermometern für hohe Temperaturen verwendet. Radioisotope des G.s werden bei der Szintigraphie eingesetzt.
🇬🇧 gallium (Ga)

**Galopprhythmus.** Herzrhythmus mit unphysiologischen drei statt zwei Schlägen pro Herzzyklus; erinnert an den Galopprhythmus eines Pferdes.
[*griech.*: rhythmos, Schlag.]
🇬🇧 cantering rhythm; gallop rhythm

**Galopprhythmus, präsystolischer.** Unphysiologischer Herzrhythmus mit einem zusätzlichen hohen Herzgeräusch am Ende jeder Diastole. (→ Galopprhythmus)
🇬🇧 atrial gallop

**Galvanisation.** Anwendung eines starken elektrischen Gleichstroms als Stimulation zur Behandlung von Muskelspasmen, Ödemen bei akuten Verletzungen, Schmerzen der Gesichtsmuskulatur und anderen Störungen.
[L. Galvani, italienischer Physiker, 1737–1798]
🇬🇧 galvanic electric stimulation

**Gameten (pl.).** Reife weibliche oder männliche → Keimzellen, die zur Befruchtung (Fertilisation) und Vereinigung fähig sind und einen → haploiden Chromosomensatz einer somatischen Zelle enthalten. Bei der Befruchtung entsteht eine → Zygote.
[*griech.*: Gatte]
🇬🇧 gamete

**Gametentransfer.** Künstliche Fortpflanzungstechnik, bei der männliche und weibliche → Gameten mit einem Laparoskop in den Eileiter der Frau eingebracht werden.
🇬🇧 gamete intrafallopian transfer

**Gametogenese.** Entstehung und Reifung von → Gameten, Prozesse, die während der → Meiose ablaufen.
[*griech.*: gamete, Gatte; genein, produzieren]
🇬🇧 gametogenesis

**Gametozid.** Substanz, die auf → Gameten oder → Gametozyten destruktiv wirkt, insbesondere auf die Gameten von Parasiten bei Malaria.
[*griech.*: gamete, Gatte; *lat.*: caedere, töten]
🇬🇧 gametocide

**Gametozyt.** Jede Zelle, die sich in einen → Gameten teilen kann oder im Prozess der Entwicklung von Gameten entsteht, entweder als Eizelle (Oozyt) oder als Samenzelle (Spermatozyt).
[*griech.*: gamete, Gatte; kytos, Zelle]
🇬🇧 gametozyt

**gamma.** Dritter Buchstabe des griechischen Alphabets (Γ, γ); Symbol für die dritte Komponente in einer Reihe, z.B. bestimmter chemischer Gruppen.
🇬🇧 gamma

**Gammaglobuline.** Eiweißbestandteile des → Blutplasmas, die in einigen strukturell verschiedenen, doch nahe verwandten molekularen Formen vorkommen. Diese Eiweißkörper sind bei der → humoralen immunbiologischen Abwehr beteiligt. G. können therapeutisch für Impfungen verwendet werden. (s.a. Immunglobulin; Antikörper)
🇬🇧 gamma globulins

**Gammaglutamyltranspeptidase (GGT).** (Gamma-GT/Gammaglutamyltransferase). → Enzym, das im Serum von Patienten mit bestimmten Leber- oder Gallenblasenerkrankungen vorhanden ist; hierzu gehören Leberschädigung durch Arzneimittel (Medikamentenhepatotoxizität), Gallengangsobstruktion und durch Alkohol bedingte Lebererkrankungen.
🇬🇧 gamma-glutamyl transpeptidase (GGT)

**Gamma-GT.** → Gammaglutamyltranspeptidase.
🇬🇧 gamma-glutamyl transpeptidase

**Gammastrahlen.** Elektromagnetische Strahlen von kurzer Wellenlänge, die bei einer Zellreaktion vom Kern eines Atoms abgegeben werden. Die G. bestehen aus energiereichen Photonen, besitzen keine Masse oder elektrische Ladung und bewegen sich mit Lichtgeschwindigkeit.
🇬🇧 gamma ray

**Gammastrahlung.** Hochfrequente elektromagnetische Emission von Photonen bestimmter radioaktiver Elemente, die im Verlauf von nuklearen Umwandlungen oder Reaktionen entstehen. Die G. kann tiefer eindringen als die Alpha- und Betastrahlung, besitzt jedoch weniger ionisierende Kraft und wird in elektrischen oder magnetischen Feldern nicht abgelenkt. Die Wellenlänge der durch radioaktive Substanzen abgegebenen → Gammastrahlen ist charakteristisch für die beteiligten Radioisotope: Die Tiefe, wie weit die G. eindringen kann, hängt von ihrer Wellenlänge und Energie ab. G. sowie andere Formen von Strahlungen können Körperzellen und -gewebe verletzen, beeinträchtigen oder zerstören, besonders Zellkerne; eine kontrollierte G. kann jedoch bei der Diagnose und Behandlung verschiedener Krankheiten eingesetzt werden. Die G. durchdringt mehrere tausend Meter Luft und einige Zentimeter weichen Gewebes sowie Knochen.
🇬🇧 gamma radiation

**Gammopathie.** Erkrankung, die durch einen stark erhöhten Gammaglobulin-Spiegel im Blut charakterisiert ist. Die monoklonale G. steht in Verbindung mit einer elektrophoretischen Struktur, die im Bereich der Gammaglobuline ein scharfes homogenes elektrophoretisches Band aufweist. Dies spricht für die Präsenz von exzessiven Mengen einer Art von → Immunglobulinen, die durch einen → Klon einer B-Zelle ausgeschieden werden. Bei der polyklonalen G. tritt eine diffuse Gammaglobulinämie auf, bei der alle Immunglobulinarten proportional erhöht sind.
🇬🇧 gammopathy

**Gangbild.** Individuelle Art und Weise des gesamten Bewegungsablaufes beim Gehen.
🇬🇧 way of walking, gait

**Ganglienblockade.** Blockierung eines Nervenimpulses an den Synapsen der autonomen → Ganglien, meist durch die Verabreichung eines Arzneimittels. In der Folge kommt es zur Hypotonie, die bei chirurgischen Eingriffen oder in der Notfallbehandlung einer Hypertonie erforderlich ist.
🇬🇧 ganglionic blockade

**Ganglion, zerebrospinales.** Mit einem bestimmten kraniellen bzw. spinalen Nerv verbundene Neuronengruppe. Diesen Neuronen fehlen Dendriten, und sie haben keine Synapsen an ihren Zellkörpern.
🇬🇧 cerebrospinal ganglion

**Ganglion (pl. Ganglien).** 1. Knoten oder knotenähnliche Gewebemasse (Überbein). 2. Nervenzellkörper, die in Gruppen vorwiegend außerhalb des Zentralnervensystems auftreten. Die zwei Arten von Ganglien im Körper sind die **sensorischen Ganglien** auf den dorsalen Wurzeln der Spinalnerven und auf den sensorischen Wurzeln der Trigeminus-, Gesichts-, Glossopharyngeal- und Vagusnerven sowie die **autonomen Ganglien** des sympathischen und parasympathischen Systems.
[*griech.:* Knoten]
🇬🇧 ganglion

**Ganglioneurom.** Tumor aus einer festen Masse aus → Ganglien und Nervenfasern;

tritt im Allgemeinen im Abdominalgewebe, meist bei Kindern auf.
[griech.: ganglion, Knoten; neuron, Nerv; oma, Tumor]
🇬🇧 ganglioneuroma

**Ganglionitis.** Entzündung eines Nervs oder Lymphganglions. (→ Ganglion)
🇬🇧 ganglionitis

**Gangliosid.** → Glykolipid, das in den Ganglien von Gehirn und anderen Geweben des Nervensystems zu finden ist; eine Akkumulation von G.en durch erbliche Stoffwechselstörungen führt zu Gangliosidose und Tay-Sachs-Syndrom.
🇬🇧 gangliosid

**Gangliozytom.** Tumor der → Ganglien-Zellen, der meist in der Hypophysendrüse entsteht. (→ Hirntumor)
🇬🇧 gangliocytoma

**Gangrän.** Nekrose oder Gewebetod, meist infolge einer mangelnde Blutversorgung (→ Ischämie) oder eines bakteriellen Befalls mit nachfolgender Vereiterung. Häufig sind die Extremitäten betroffen. Eine **trockene G.** ist Spätfolge eines Diabetes mellitus, der bereits durch eine Arteriosklerose verkompliziert worden sein kann; in der Folge wird die Haut der betroffenen Extremitäten kalt, trocken, runzlig und möglicherweise schwarz. Die meisten G.en entstehen durch eine Verletzung oder Obstruktion der Blutversorgung durch einen Embolus, zu enge Verbände oder Staumanschetten. Bei der **feuchten G.** verflüssigt sich das Gewebe durch Fäulnisbakterien und beginnt übel zu riechen. – *adj.* gangränös.
[griech.: gangraina, fressendes Geschwür]
🇬🇧 gangrene

**Gangrän, angioneurotische.** Gewebetod und Verwesung durch eine Unterbrechung der Durchblutung aufgrund thrombotischer Arterien oder Venen.
[griech.: angeion, Gefäß; neuron, Nerv; gangraina, fressendes Geschwür]
🇬🇧 angioneurotic gangrene

**Gangrän, diabetische.** Gangrän der unteren Extremitäten; sekundäres Krankheitssymptom bei peripherer Gefäßkrankheit, die zusammen mit einer Zuckerkrankheit (→ Diabetes mellitus) auftreten kann.
[griech.: diabainein, hindurchgehen, gangraina, fressendes Geschwür.]
🇬🇧 diabetic gangrene

**Gangrän, embolische.** Absterben und Vereiterung von Körpergewebe aufgrund eines Embolus, der die Blutversorgung zu dem betroffenen Körperteil blockiert.
[griech.: embolus, Propfen, gangraina, fressendes Geschwür.]
🇬🇧 embolic gangrene

**Gangstörung.** Unphysiologische Art zu Gehen, die meist durch neuromuskuläre, arthritische oder andere Körperschädigungen ausgelöst wird.
🇬🇧 gait disorder

**Ganzheitlichkeit.** Betrachtung des Menschen als eine Einheit von Körper, Seele und Geist. Die G. kann als Summe aller Persönlichkeits- und Entwicklungsbereiche, wie z.B. Kommunikation, Bewegung, Sozialerfahrung und Wahrnehmung verstanden werden. (s.a. Ganzheitspflege)
🇬🇧 holism

**Ganzheitspflege.** → Pflegesystem, das den Menschen in seiner Ganzheit, d.h. unter Einbeziehung psychosozialer Aspekte betrachtet. Der Patient wird als individueller Mensch wahrgenommen, mit eigenen Bedürfnissen und eigenem Befinden. Die G. orientiert sich am → Pflegeprozess und benötigt deshalb eine gründliche → Pflegeplanung. Dabei werden sämtliche pflegerischen Aufgaben bei einem Patienten oder einer kleinen Patientengruppe durch eine oder zwei Pflegepersonen übernommen. Der Patient hat damit eine feste Bezugsperson, die besser auf individuelle und ganzheitliche Aspekte eingehen kann. Die Pflegenden tragen die Verantwortung für die umfassende pflegerische Betreuung des einzelnen Patienten, die Pflegetätigkeit wird dadurch abwechslungsreicher, es entsteht eine größere Berufszufriedenheit. Nachteil: hoher Personalbedarf.
🇬🇧 holistic health care; holistic nursing

**Ganzkörper-Plethysmographie.** (Body-Plethysmographie). Verfahren zur Bestimmung des Alveolardrucks, des Lungenvolumens und des Atemwegswiderstands. Dabei sitzt oder liegt der Patient in einer luftdichten Kammer und atmet normal. Die Druckveränderungen in den Alveolen beeinflussen sich in der Druckkammer gegenseitig und werden automatisch aufgezeichnet. [*griech.:* plethysein, vergrößern; graphein, aufschreiben]
🇬🇧 body plethysmography

**Ganzkörperwaschung, basalstimulierende.** Im Unterschied zur klassischen reinigenden Ganzkörperwaschung (GKW) werden durch gezielte Streichbewegungen mit definierten Medien (Waschlappen, Schwämme, Bürsten, Handtücher, Wassertemperatur, Zusätze) therapeutische Wirkungen erzielt. (→ Belebende, beruhigende Ganzkörperwaschung)
🇬🇧 basal stimulating bed bath

**Ganzkörperwaschung, belebende.** Pflegetherapeutische Waschung. Mit rauhen und harten Waschmedien wird kräftig und fließend gegen die Haarwuchsrichtung gewaschen, um Aktivität und Wachheit zu fördern. Der systolische Blutdruck wird dadurch erhöht. Die Wassertemperatur liegt 10 Grad unter Körpertemperatur. Waschzusätze werden erst bei wiederholten Waschungen zugegeben. → Rosmarinöl - oder Pfefferminzemulsionen bewirken eine → olfaktorische Stimulation und Anregung. Kontraindikation: Patienten mit gesteigertem Hirndruck, hypertonische Krisen.
🇬🇧 invigorating sponge bath

**Ganzkörperwaschung, beruhigende.** Pflegetherapeutische Waschung. Mit weichen Waschlappen oder Schwämmen wird mit der Haarwuchsrichtung gewaschen, um die Wiederherstellung des Körperbewusstseins systematisch zu fördern und Unruhezustände zu mindern. Geeignet ist die b.G. auch bei Schmerzen oder Schlafstörungen. Die Wassertemperatur liegt über der Körpertemperatur und soll vom Patienten noch als angenehm empfunden werden. Zusätze werden erst bei wiederholten Waschungen zugegeben. Melisse- oder → Lavendelöl können eine → olfaktorische Stimulation und Anregung bewirken.
🇬🇧 relaxing sponge bath

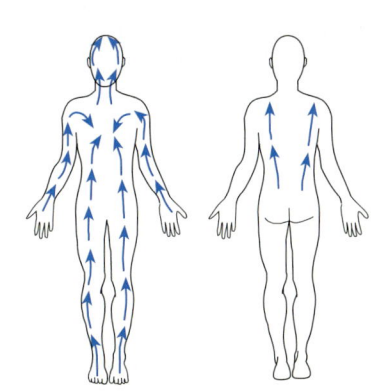

**Ganzkörperwaschung, belebende.** Bewegungsrichtung bei der belebenden Ganzkörperwaschung.

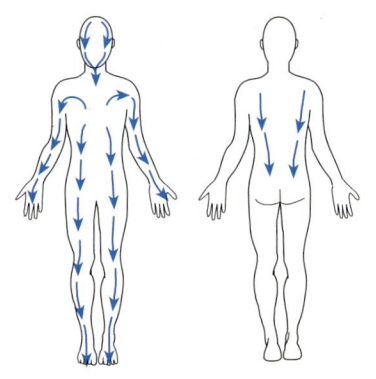

**Ganzkörperwaschung, beruhigende.** Bewegungsrichtung bei der beruhigenden Ganzkörperwaschung.

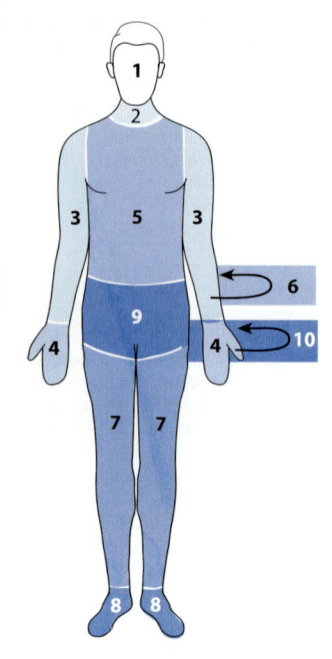

**Ganzkörperwaschung, klassische.** Mögliche Reihenfolge bei der Ganzkörperwaschung.

**Ganzkörperwaschung, klassische.** Übernahme der Körperpflege durch eine Pflegekraft bei Patienten, die das Bett nicht verlassen können oder dürfen, und/oder weitgehend unselbstständig sind.
🇬🇧 sponge bath; complete bed bath

**Gardner-Syndrom.** Erbliche Polypenbildung (→ Polypose) im Dickdarm mit fibröser Fehlentwicklung (Dysplasie) des Schädels und des Unterkiefers, mit Osteomen, Fibromen und epidermalen Zysten. [E.J. Gardner, amerikanischer Genetiker, geb. 1909]
🇬🇧 Gardner's syndrome

**Gärung, alkoholische.** Umwandlung von Kohlenhydraten zu Äthylalkohol.
🇬🇧 alcoholic fermentation

**Gärungsdyspepsie.** Störung der Kohlehydratverdauung mit stechend sauer riechender, hellfarbiger, teilweise schaumiger Stuhlausscheidung. (s.a. Fäulnisdyspepsie)
🇬🇧 fermentative dyspepsy

**Gasaustausch.** Natürlicher Prozess, insbesondere bei der Atmung, bei dem Gasmoleküle aus einem Bereich hoher Gaskonzentration in einen Bereich geringerer Konzentration diffundieren.
🇬🇧 diffusion of gases

**Gasaustausch, gestörter.** Anerkannte → NANDA-→ Pflegediagnose; Zustand, in dem ein Patient unter einem verminderten Sauerstoff- und/oder Kohlendioxidaustausch zwischen den Lungenalveolen und dem Gefäßsystem leidet. Die Ursache besteht in einer Störung der ventilatorischen Perfusion. Zu den kennzeichnenden Merkmalen gehören Verwirrtheit, Unruhe, Reizbarkeit, die Unfähigkeit, Sekrete abzuhusten, Hyperkapnie und Hypoxie.
🇬🇧 gas exchange, impaired

**Gasbrand.** (Gasödemerkrankung). Nekrose in Verbindung mit Gasblasen im weichen Gewebe nach einer Operation oder Verletzung. G. (meldepflichtig!) wird durch anaerobe Organismen verursacht, etwa verschiedene Species des *Clostridium*. Zu den Symptomen gehören Schmerzen, Schwellung, Empfindlichkeit eines Wundbereichs (mit knisterndem Geräusch bei Berührung), leichtes Fieber, Tachykardie und Hypotonie. Es kann auch zum toxischen Delirium kommen. Wenn G. nicht behandelt wird, kann er schnell zum Tod führen.
🇬🇧 gas gangrene

**Gasbrandbazillus.** Species von → Bazillen, die als Nebenprodukt ihres Stoffwechsels Gas bilden; z.B. Escherichia coli, das Laktose und Glukose fermentiert, oder die Clostridien-Species, die → Gasbrand auslösen.
🇬🇧 gas bacillus

**Gasembolie.** Verschluss eines oder mehrerer kleiner Gefäße, insbesondere in den

Muskeln, Sehnen und Gelenken, der durch die Ausbreitung von Gasblasen entsteht. Eine G. kann Gewebe und Blutgefäße zerreißen, zur Dekompressionskrankheit und zum Tod führen. Dieses Phänomen trifft häufig Tiefseetaucher, die ohne angemessene Dekompression zu schnell wieder an die Wasseroberfläche zurückkehren. (→ Embolie; Luftembolie)
🇬🇧 gas embolism

**Gassterilisation.** Anwendung von Gas, z.B. Äthylenoxid, zum Sterilisieren medizinischer Ausrüstungsgegenstände.
🇬🇧 gas sterilization

**Gaster.** → Magen. – *adj.* gastral; gastrisch.
[*griech.:* gaster, Magen]
🇬🇧 stomach

**Gastrektasie.** (Magenerweiterung). Unphysiologische Erweiterung des Magens; kann von Schmerzen, Erbrechen, Tachykardie und niedriger Körpertemperatur begleitet sein. Zu den Ursachen gehören übermäßige Nahrungsaufnahme, Obstruktion des Pylorus oder Hernien.
[*griech.:* gaster, Magen; ektasis, dehnen]
🇬🇧 gastrectasia

**Gastrektomie.** (Magenresektion). Chirurgische Entfernung des ganzen oder häufiger nur eines Teils des Magens; wird zur Entfernung eines chronischen Magenulkus, zur Beseitigung einer Hämorrhagie bei perforierendem Ulkus oder zur Entfernung von malignen Tumoren durchgeführt. Vor der Operation wird eine Magensonde gelegt.
🇬🇧 gastrectomy

**Gastric inhibitory polypeptide (GIP).** Gastrointestinales Hormon, das in der Schleimhaut des Dünndarms vorhanden ist. Die Freisetzung dieses Hormons, die durch die Präsenz von Glukose oder Fettsäuren im Zwölffingerdarm (Duodenum) ausgelöst wird, löst eine Ausschüttung von → Insulin aus der Bauchspeicheldrüse (Pankreas) und eine Hemmung (Inhibition) der Sekretion von Magensäure aus.
🇬🇧 gastric inhibitory polypeptide

**Gastrin.** Polypeptidhormon, das vom Pylorus ausgeschieden wird, die Bildung von Magensaft stimuliert und dadurch als Stimulus für die Sekretion von Gallen- und Pankreasenzymen fungiert.
🇬🇧 gastrin

**Gastrinom.** Tumor in der Bauchspeicheldrüse (Pankreas) oder im Zwölffingerdarm (Duodenum).
🇬🇧 gastrinoma

**gastrisch.** (gastral). Zum Magen gehörend.
[*griech.:* gaster, Magen]
🇬🇧 gastric

**Gastritis.** Entzündung der Magenschleimhaut, die in akuter oder chronischer Form auftreten kann. Eine **akute G.** kann durch schwere Verätzungen, große Operationen, Aspirin und/oder andere entzündungshemmende Substanzen (NSAR), Kortikosteroide, Drogen, Nahrungsmittelallergene oder virale, bakterielle oder chemische Toxine ausgelöst werden. Die Symptome (Anorexie, Übelkeit, Erbrechen und Unwohlsein nach dem Essen) verschwinden meist, wenn das ursächliche Agens beseitigt worden ist. Die **chronische G.** ist meist Anzeichen für eine andere Erkrankung, z.B. Magenulkus, Magenkarzinom, Zollinger-Ellison-Syndrom oder perniziöse Anämie. (→ ABC-Klassifikation)
🇬🇧 gastritis

**Gastritis, atrophische.** Chronische Entzündung des Magens mit Degeneration der Magenschleimhaut; tritt häufig bei älteren Menschen und bei perniziöser Anämie auf. Die a.G. verursacht nicht selten epigastrische Schmerzen. (→ Gastritis; Atrophie)
🇬🇧 atrophic gastritis

**Gastritis, erosive.** Entzündliche → Erosion der Magenschleimhaut begleitet von Übelkeit, Erbrechen, Schmerzen und Magenblutungen.
🇬🇧 erosive gastritis

**gastroduodenal.** Zum Magen und Zwölffingerdarm (Duodenum) gehörend.
[*griech.:* gaster, Magen; *lat.:* duodeni, 12 Finger]
🇬🇧 gastroduodenal

**Gastroduodenalsonde.** → Dünndarmsonde. (s.a. Magensonde)

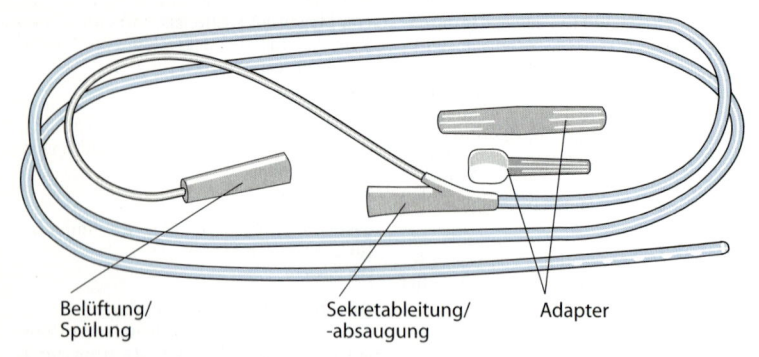

**Gastroduodenalsonde.** Doppellumige Gastroduodenalsonde.

Labels: Belüftung/Spülung — Sekretableitung/-absaugung — Adapter

**Gastroduodenoskopie.** Untersuchung des Magens und des Zwölffingerdarms (Duodenum) mit Hilfe eines → Gastroskops, das durch den Mund und den Ösophagus oder aber durch eine Inzision in die Bauchwand eingeführt wird. (→ Endoskopie)
🇬🇧 gastroduodenoscopy

**Gastroduodenostomie.** Chirurgische Herstellung einer Verbindung (→ Anastomose) zwischen Magen und Zwölffingerdarm (Duodenum).
🇬🇧 gastroduodenostomy

**Gastroenteritis.** Entzündung des Magens und Darms, die mit zahlreichen gastrointestinalen Beschwerden einhergeht. Zu den Symptomen gehören Anorexie, Übelkeit, Erbrechen, Fieber (je nach Ursache), Unwohlsein und Diarrhö. Ursache können bakterielle Enterotoxine sein, ein bakterieller oder viraler Befall, chemische Toxine oder Laktoseintoleranz.
[*griech.:* gaster, Magen; enteron, Darm; itis, Entzündung]
🇬🇧 gastroenteritis

**Gastroenterostomie.** Chirurgische Verbindung einer künstlichen Öffnung zwischen Magen und Dünndarm, meist mit dem Leerdarm (Jejunum). Dabei wird auch eine → Gastrektomie vorgenommen, um Nahrung in den verbleibenden Magenteil und in den Dünndarm verabreichen zu können, oder aber um ein perforiertes Ulkus des Zwölffingerdarms (Duodenum) zu behandeln.
🇬🇧 gastroenterostomy

**gastrointestinal.** Zu den Organen des Magen-Darm-Trakts gehörend, d.h. vom Mund bis zum Anus.
[*griech.:* gaster, Magen; intestinum, Darm]
🇬🇧 gastrointestinal

**Gastrointestinalsonde, Pflege von.** → Pflegeintervention der → NIC, die definiert ist als die Pflege von Patienten mit einer Magen-Darm-Sonde.
🇬🇧 Tube Care: Gastrointestinal

**Gastrokinetikum.** Arzneimittel, das die Speichelsekretion stimuliert, einen zu niedrigen Druck des Schließmuskels der Speiseröhre (Ösophagus) erhöht und so die Ösophaguspassage nach unten verbessert.
🇬🇧 gastrokinetic drugs

**Gastromalazie.** Unphysiologische Erweichung der Magenwände.
[*griech.:* gaster, Magen; malakia, Weichheit]
🇬🇧 gastromalacia

**Gastromegalie.** Unphysiologische Vergrößerung des Magens oder des Bauchs (Abdomen).
[*griech.:* gaster, Magen; megas, groß]
🇬🇧 gastromegaly

**Gastroparese.** (Magenatonie). Mangelhafte Fähigkeit des Magens, sich aufgrund einer verringerten gastrischen Motilität zu entleeren.
🇬🇧 gastroparesis

**Gastroplastik.** Chirurgische Maßnahme zur Wiederherstellung oder Verbesserung eines Magendefekts oder einer Deformität.
[*griech.*: gaster, Magen; plassein, formen]
🇬🇧 gastroplasty

**Gastroskop.** Glasfaserendoskop zur Untersuchung des Mageninneren. (→ Endoskopie)
[*griech.*: gaster, Magen; skopein, beobachten]
🇬🇧 gastroscope

**Gastroskopie.** Visuelle Untersuchung des Mageninneren mit Hilfe eines → Gastroskops, das durch die Speiseröhre (Ösophagus) eingeführt wird.
🇬🇧 gastroscopy

**Gastrostomie.** Chirurgische Maßnahme zur Herstellung einer künstlichen Öffnung des Magens durch die abdominale Wand. Eine G. wird durchgeführt, um Patienten mit Speiseröhrenkarzinom (Ösophaguskarzinom) oder Fisteln im Ösophagus oder in der Luftröhre (Trachea) zu ernähren, wenn sie längere Zeit bewusstlos sind oder infolge eines Schlaganfalls, Alzheimer-Krankheit oder anderer Störungen nicht mehr schlucken können.
[*griech.*: gaster, Magen; stoma, Mund]
🇬🇧 gastrostomy

**Gastrostomie, perkutane endoskopische.** (PEG). Einführung einer Sonde (PEG-Sonde) mit Hilfe eines Endoskops durch die Haut in den Magen. Die PEG kann für eine längerfristige künstliche → enterale Ernährung eingesetzt werden, wenn keine erhöhte Aspirationsgefahr besteht; z. B. bei Patienten mit Schluckstörungen, Ösophagustumoren.
🇬🇧 percutaneous endoscope gastrostomy

**Gattung.** Untergruppe einer Familie von Tieren oder Menschen. Eine G. besteht häufig aus mehreren eng verwandten Spezies; die Gattung *Homo* besitzt nur eine Species, den *Homo sapiens* (Mensch).
🇬🇧 genus

**Gaumen, harter.** (Palatum durum). Der knochige Teil des Gaumens, der in den → weichen G. übergeht und vorn sowie seitlich mit den Alveolarbögen und dem Zahnfleisch verbunden ist.
🇬🇧 hard palate

**Gaumen, weicher.** → Gaumensegel.
🇬🇧 soft palate

**Gaumensegel.** (Velum palatinum). → Palatum molle
🇬🇧 soft palate

**Gaumenspalte.** → Palatoschisis
🇬🇧 cleft palate

**Gaumentonsille.** (Gaumenmandel). Eine von zwei mandelförmigen Strukturen aus lymphähnlichem Gewebe zwischen dem Gaumen-Zungen- und dem Gaumen-Rachen-Bogen auf jeder Seite des Rachens. Sie sind mit einer Schleimhaut überzogen und enthalten zahlreiche Lymphfollikel und verschiedene Einbuchtungen.
🇬🇧 palatine tonsil

**Gaumenzäpfchen.** (Uvula). Kleine, zapfenförmige Gebilde, die in der Mitte des hinteren weichen Gaumens von oben frei herabhängen. Sie bilden die Abgrenzung vom Gaumen zum Rachen.
🇬🇧 uvula

**Gaze.** Transparentes Gewebe unterschiedlicher Stärke, meist aus Baumwolle, das in der Chirurgie für Bandagen und Verbände benutzt wird. Die G. kann sterilisiert und mit einem → Antiseptikum oder einer Lotion getränkt werden.
🇬🇧 gauze

**Gaze, resorbierbare.** Aus oxidierter Zellulose hergestelltes Verbandsmaterial, das vom Gewebe absorbiert werden kann; wird zur Blutstillung direkt auf blutendes Gewebe aufgelegt.
🇬🇧 absorbable gauze

**Gebärdensprache.** Mittel der nonverbalen Kommunikation zur Verständigung durch Handzeichen.
🇬🇧 sign language

**Gebären.** → Pflegeintervention der → NIC, die definiert wird als die Geburt eines Babys.
🇬🇧 Birthing

**Gebärmutter.** → Uterus.
🇬🇧 uterus

**Gebärmuttervorfall.** (Uterusprolaps). Absinken, Vorfallen oder Vorrutschen der Gebärmutter aus der Schamspalte aufgrund einer Schwächung oder Verletzung des Beckenbodens oder der Gebärmutterbänder.
🇬🇧 uterine prolapse

**Geburt.** Ausstoßen einer Frucht aus dem Mutterleib. Eine G. verläuft in drei Phasen: die Eröffnungsphase mit Öffnung des Muttermundes, die Austreibungsphase mit der Geburt des Kindes und die Nachgeburtsphase mit dem Ausstoßen des Mutterkuchens (Plazenta).
🇬🇧 birth

**Geburtenkontrolle.** → Kontrazeption.
🇬🇧 birth control

**Geburtenrate, bereinigte.** Der Anteil der Geburten bezogen auf die gesamte weibliche Bevölkerung während eines bestimmten Zeitraums, z.B. eines Jahres.
🇬🇧 refined birth rate

**Geburtenziffer.** Das Verhältnis der Lebendgeburten in einem speziellen Bereich während eines bestimmten Zeitabschnitts im Vergleich zur Gesamtbevölkerung; wird üblicherweise als die Anzahl der Geburten pro 1000 Einwohner ausgedrückt.
🇬🇧 birth rate

**Geburtseinleitung.** Verfahren in der Geburtshilfe, bei dem die Wehen künstlich mit Hilfe einer Fruchtblasensprengung (→ Amniotomie) oder durch die Verabreichung von → Oxytozin ausgelöst werden. Eine G. wird gezielt durchgeführt, wenn von Seiten des Kindes oder der Mutter ausreichende Indikationen vorliegen.
🇬🇧 induction of labour

**Geburtsgewicht.** Das Körpergewicht eines Babys bei der Entbindung, das bei einer termingerechten Geburt im Durchschnitt etwa 3300g beträgt. Babys mit einem Gewicht unter 2500g werden als untergewichtig, diejenigen über 4500g als übergewichtig bezeichnet (häufig bei Müttern mit Diabetes mellitus).
🇬🇧 birth weight

**Geburtshilfe.** Bereich der Medizin, der sich mit Schwangerschaften und Entbindungen befasst; dazu gehören auch das Studium der physiologischen und pathologischen Funktionen des weiblichen Geschlechtstraktes, die Versorgung von Mutter und Fötus während der Schwangerschaft sowie Entbindung und die Phase unmittelbar nach der Geburt. (s.a. Hebammenwesen)
🇬🇧 obstetrics

**Geburtskanal.** Passage, die sich vom kleinen Becken bis in die Scheidenöffnung erstreckt und durch die das Kind während einer vaginalen Geburt durchtreten muss.
🇬🇧 birth canal

**Geburtslähmung.** Verlust motorischer oder sensorischer Nervenfunktionen in bestimmten Körperteilen infolge einer Nervenverletzung während des Geburtsprozesses; z.B. Fazialislähmung.
🇬🇧 birth palsy

**Geburtsschäden.** Verletzungen, die ein Baby während der Geburt erleidet; dazu gehören körperliche Schäden, wie Bell-Lähmung, Zerebralparese und Erb-Lähmung, oder ein möglicher psychischer Schock, den ein Säugling entsprechend einiger psychiatrischer Theorien während der Entbindung erleidet (Geburtstrauma).
🇬🇧 birth injury

**Geburtstermin, errechneter (ET).** Anhand der letzen Menstruation errechneter Zeitpunkt, an dem das Kind voraussichtlich geboren wird. Eine möglichst genaue Bestimmung des G.s ist für die richtige Zuordnung der Untersuchungsbefunde in

der Schwangerschaft, die Vermeidung irrtümlicher Diagnosen (z.B. Frühgeburt oder Übertragung) und die Anwendung der Bestimmungen des Mutterschutzgesetzes von Bedeutung. Der ET wird mit Hilfe der → Nägele-Regel, einem → Gravidarium, der Anamnese der Frau und der → Sonographie festgelegt.
🇬🇧 expected date of delivery (EDD)

**Geburtsvorbereitung.** Ziel der G. ist es, Schwangere durch die Schwangerschaft zu begleiten, zu informieren und auf die Geburt und das Leben mit dem Neugeborenen vorzubereiten. Dazu haben Gynäkologen, Physiotherapeutinnen, Geburtsvorbereiterinnen und Hebammen verschiedene Methoden entwickelt, die häufig unterschiedliche Schwerpunkte haben (z.B. die psychologische G. nach Dr. Dick-Read, die psychoprophylaktische Methode nach Lamaze, die natürliche Einstellung zur Geburt nach Leboyer, die psychosexuelle G. nach Sheila Kitzinger etc.). In den Kursen werden Atem- und Entspannungsübungen sowie ein besseres Körperbewusstsein vermittelt. Darüber hinaus werden anhand von Modellen und Bildern Schwangerschaftsveränderungen, die Geburtsmechanik, die einzelnen Stadien der Geburt und Möglichkeiten der Schmerzerleichterung erläutert. Es gibt reine Frauenkurse und Paarkurse. Jede Frau hat Anspruch auf 14 Stunden G., die von der Krankenkasse gezahlt werden; die Partner müssen die Kursstunden selbst bezahlen.
🇬🇧 antenatal classes

**Gedächtnis.** 1. Geistige Fähigkeit oder Kompetenz, die es ermöglicht, Informationen durch unbewusste assoziative Prozesse zu behalten und sich an sie zu erinnern; dabei kann es sich um in der Vergangenheit erlebte Empfindungen, Eindrücke, Ideen, Konzepte sowie alle Informationen handeln, die bewusst gelernt wurden. 2. Das Reservoir aller früherer Erfahrungen und Wissen, das bewusst wieder aufgerufen werden kann. 3. Erinnerung an zurückliegende Ereignisse, Vorstellungen, Empfindungen oder an früher erlerntes Wissen.
🇬🇧 memory

**Gedächtnis, affektives.** Ein besonderes emotionales Gefühl, das immer dann auftritt, wenn ein bedeutendes Erlebnis ins Gedächtnis gerufen wird.
🇬🇧 affective memory

**Gedächtnis, anterogrades.** Die Fähigkeit, sich an vor langer Zeit Geschehenes, aber nicht an kurz zurückliegende Ereignisse zu erinnern.
🇬🇧 anterograde memory

**Gedächtnis, beeinträchtigtes.** Anerkannte NANDA-Pflegediagnose; Unfähigkeit eines Patienten, sich an bestimmte Informationen oder Verhaltensweisen zu erinnern. Das b.e G. kann pathophysiologischen oder situativen Ursachen zugeschrieben werden und vorübergehend oder dauerhaft sein.
🇬🇧 memory, impaired

**Gedächtnistraining.** → Pflegeintervention der → NIC, die definiert werden kann als die Schulung des Gedächtnisses. Methode, um kognitive Fähigkeiten auf spielerische Weise zu erhalten oder zu fördern. Möglichkeit zur Vorbeugung dementieller Erkrankungen.
🇬🇧 training of the memory

**Gedeihstörung.** (Ernährungsstörung). Mangelhafte körperliche Entwicklung (meist erkennbar durch ungenügende Gewichtszunahme) eines Kindes. Sie kann durch ungenügendes Nahrungsangebot (Ernährungsfehler), ungenügende Nahrungsaufnahme (Nahrungsverweigerung oder Passagehindernisse, z.B. bei → Pylorusstenose), ungenügende Nahrungsverwertung (z.B. durch Veränderungen der Dünndarmschleimhaut oder durch einen Mangel an Verdauungsenzymen), chronische Erkrankungen (z.B. Rheuma, Herzfehler oder Niereninsuffizienz) oder Stoffwechselstörungen (z.B. Diabetes mellitus) verursacht werden. Symptome sind Untergewicht, trockene, faltige Haut, mangelhaft entwickelte Muskulatur, Wachstumsverzö-

gerung, eventuell Ödeme durch Proteinmangel und Blässe durch Eisenmangel.
🌐 failure to thrive

**Gefäß.** Sammelbezeichnung für die im ganzen Körper vorhandenen rohrförmigen Strukturen, die Flüssigkeit - meist Blut oder Lymphe - transportieren. Die wichtigsten G.e sind → Arterien, → Venen und Lymphgefäße.
🌐 vessel

**Gefäßerkrankung, periphere.** Unphysiologischer Zustand der Blutgefäße außerhalb des Herzens und der Lymphgefäße. Die verschiedenen Formen und Ausprägungen einer p.n G. sind durch eine Vielzahl von Anzeichen und Symptomen gekennzeichnet, z.B. Taubheit, Schmerzen, Blässe, erhöhter Blutdruck und verlangsamter arterieller Puls. Zu den Ursachen zählen u.a. Fettleibigkeit (Obesität), Zigarettenrauch, sitzende Beschäftigung und anderweitige Gefäßerkrankungen. Bei einer p.n G. in Verbindung mit bakterieller Endokarditis kann es zu einer Embolie in den terminalen Arteriolen kommen, was an verschiedenen distalen Körperteilen zu einer Gangrän führen kann, z.B. an Nasenspitze, Ohrläppchen, Fingern und Zehen. Größere Embolien können periphere Gefäße verstopfen und eine atherosklerotische Verschlusskrankheit verursachen.
🌐 peripheral vascular disease (PVD)

**Gefäßerkrankung, periphere arterielle.** Systemische Form der → Atherosklerose, die Symptome im kardialen, zerebralen und renalen Gefäßsystem verursacht. Dies betrifft etwa 2% aller Personen zwischen 37 und 69 Jahren, und mehr als 10% der über 70jährigen, am häufigsten Männer mit Diabetes mellitus. Andere Risikofaktoren sind Fettleibigkeit (Obesität) und Stress. Der Blutfluss wird durch eine intraarterielle Ansammlung von weichen Ablagerungen aus Fetten und Fibrin beeinträchtigt, welche mit der Zeit verhärten, insbesondere in Kurven oder Abzweigungen der Arterienwände. Die Patienten werden sich im Allgemeinen der Veränderungen erst bewusst, wenn das Lumen etwa auf die Hälfte reduziert ist. Frühe Symptome sind rezidivierende Schmerzen, intermittierendes Hinken (Claudicatio intermittens) und ischämische Ruheschmerzen.
🌐 peripheral arterial disease (PAD)

**Gefäßinsuffizienz.** Verminderter peripherer Blutfluss infolge einer Gefäßverstopfung durch arteriosklerotische Ablagerungen (Plaque), festsitzende oder wandernde Blutpfropfen (Thromben bzw. Emboli), durch Krankheit geschädigte Gefäßwände, arteriovenöse Fisteln, verstärkte Blutgerinnung oder starkes Rauchen. Anzeichen einer G. sind blasse, zyanotische oder gefleckte Hautbezirke über dem betroffenen Bereich, Schwellung der Extremitäten, verminderter Tast- und Temperatursinn, Prickeln und Muskelschmerzen. Im fortgeschrittenen Stadium kommt es zu Muskelschwund (Atrophie) in den betroffenen Extremitäten.
🌐 vascular insufficiency

**Gefäßtraining.** Übungen, die bei Kreislauf- und Gefäßerkrankungen durchgeführt werden sollten. Positiv wirken Ausdauersportarten wie Wandern, Schwimmen, Radfahren, Joggen, Tanzen und Gymnastik, weil dadurch der zugeführte Sauerstoff besser ausgenutzt, die Flusseigenschaft des Blutes positiv beeinflusst, der Blutfettspiegel gesenkt und das Körpergewicht reduziert werden.
🌐 training of the blood vessels

**Gefäßwiderstand, systemischer.** Widerstand, gegen den die ausgeworfene Blutmenge bei jeder Kontraktion der linken Herzkammer anströmen muss. Bei Verengung der peripheren Gefäße erhöht sich der s. G.
🌐 systemic vascular resistance (SVR)

**gefenstert.** Gipsverband mit einer Öffnung, insbesondere zur Druckverminderung und dadurch Vermeidung von Hautreizungen und -entzündungen.
🌐 windowed

**Gefrierpunkt.** Temperatur, bei der ein Stoff von einem flüssigen Zustand in einen Festzustand übergeht. Der Gefrierpunkt von Wasser ist 0° Celcius.
🌐 freezing point

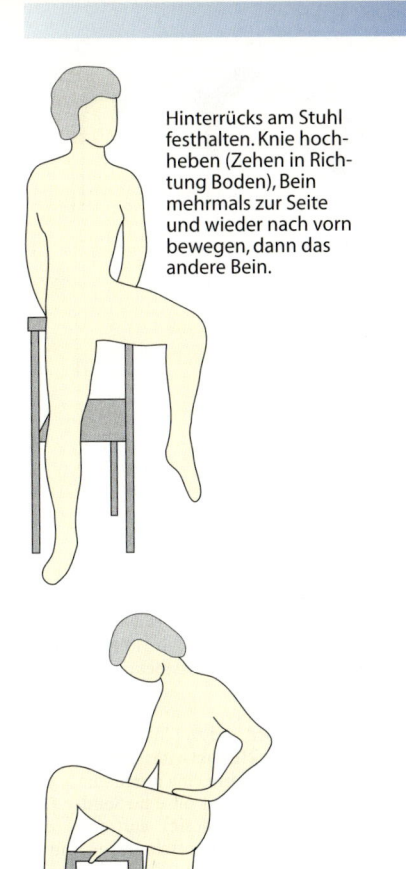

Hinterrücks am Stuhl festhalten. Knie hochheben (Zehen in Richtung Boden), Bein mehrmals zur Seite und wieder nach vorn bewegen, dann das andere Bein.

Mit durchgestreckten Knien auf die Zehenspitzen gehen, auf die Fersen zurückkommen.

Tuch mit den Zehen vom Boden auf den Stuhl heben.

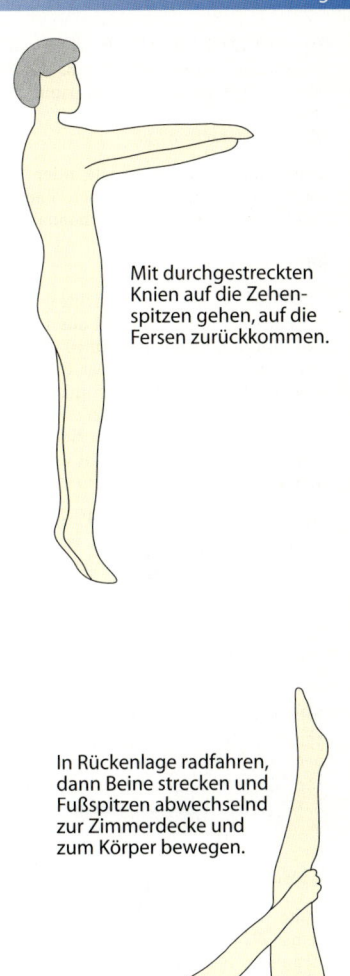

In Rückenlage radfahren, dann Beine strecken und Fußspitzen abwechselnd zur Zimmerdecke und zum Körper bewegen.

**Gefäßtraining.** Übungen zum Gefäßtraining.

**Gegenextension.** Eine Kraft, die mechanischem Zug entgegenwirkt; z.B. die Kraft des Körpergewichts aufgrund von Schwerkraft.
🇬🇧 countertraction

**Gegenübertragung.** Bewusste oder unbewusste emotionale Reaktionen eines Psychotherapeuten bzw. Psychoanalytikers auf einen Patienten.
🇬🇧 countertransference

**Gehgestell, starres.** Sehr leichtes, höhenverstellbares Rahmengestell aus vier Aluminiumrohrstützen, das einen Patienten beim Laufen unterstützt. Der Patient hält sich am Gestell fest und macht einen Schritt nach vorne, dann setzt er das Gestell nach vorne. Während er sich fest hält, macht er den nächsten Schritt usw.
🇬🇧 walker

**Gehgips.** Gips, mit dem der Patient laufen kann. An dem Gipsverband ist ein Belastungsbügel aus Gummi angebracht, auf dem der Patient beim Laufen abrollen kann. Der G. ermöglicht eine frühere Belastung bei Unterschenkel, Fuß- und Gelenkstrakturen.
🇬🇧 walking cast

**Gehhilfen.** Hilfsmittel zur Unterstützung des Patienten beim Gehen. Sie dienen der Entlastung bei Frakturen oder zur Unterstützung nach Lähmungen; z. B. Gehstock, Unterarmgehstütze → Gehgestell, → Eulenburg-Gehwagen, → Rollator.
🇬🇧 walking aids

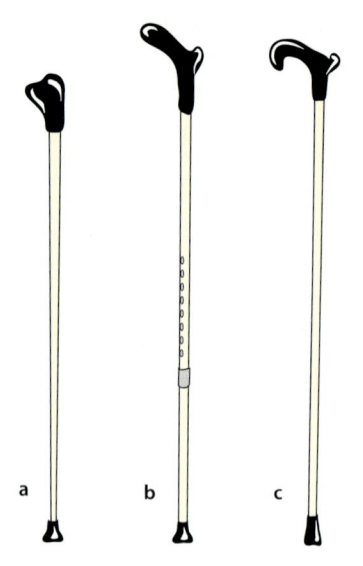

**Gehhilfen.** Gehstöcke: **a** Fischer-Gehstock mit breitem Handgriff · **b** Höhenverstellbarer Gehstock · **c** Holzstock.

**Gehirn.** Der Teil des Zentralnervensystems (ZNS), der sich in der Schädeldecke (Cranium) befindet; er besteht aus Großhirn (Cerebrum), Kleinhirn (Cerebellum), Brücke (Pons), verlängertem Mark (Medulla oblongata) und Mittelhirn (Mesenzephalon).
🇬🇧 brain

**Gehirnerschütterung.** (Commotio cerebri; Commotio). Quetschung des Hirngewebes, die durch eine heftige Erschütterung oder Schütteln, oder durch eine andere stumpfe, geschlossene Verletzung des Gehirns verursacht wird und zu plötzlichen Veränderungen der Hirnaktivität führt. Bei einer leichten G. kann eine kurze Phase der Bewusstlosigkeit mit anschließender Gedächtnislücke (Amnesie) auftreten, danach folgen häufig Kopfschmerzen und es kommt zum Erbrechen. Eine schwere G. kann zu einer längeren Bewusstlosigkeit sowie zur Unterbrechung der vitalen Funktionen des Hirnstamms führen, z.B. Atmung oder vasomotorische Stabilität. Die Patienten müssen Bettruhe einhalten, Puls, Blutdruck sowie Lichtreizreaktion der Pupillen regelmäßig überwacht werden, um rechtzeitig eine Gehirnschwellung zu erkennen.
🇬🇧 brain concussion

**Gehirnszintigraphie.** (Gammaenzephalographie). Diagnostische Maßnahme, bei der mit Hilfe einer Kontrastmitteldarstellung die Hirnmasse sowie Gehirnläsionen, -tumore oder -infarkte lokalisiert und festge-

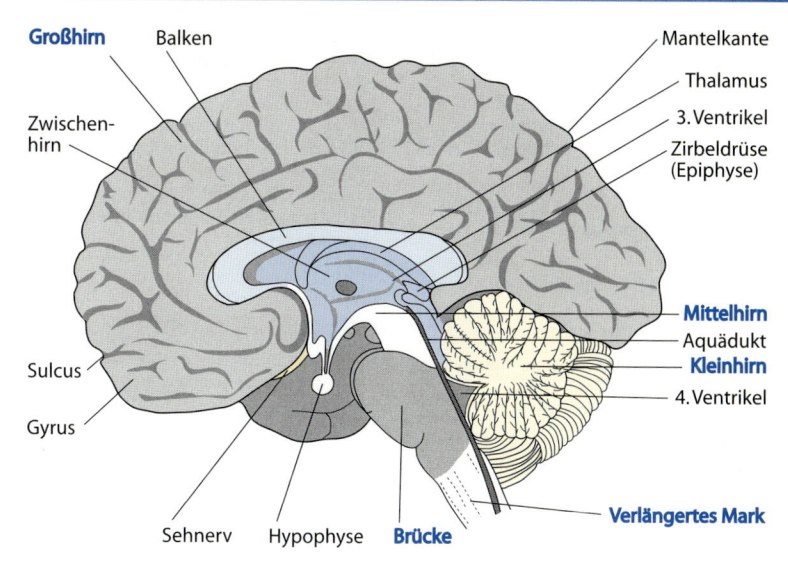

**Gehirn.** Anatomie des Gehirns.

Beschriftungen: Großhirn, Balken, Mantelkante, Thalamus, 3. Ventrikel, Zirbeldrüse (Epiphyse), Zwischenhirn, Mittelhirn, Aquädukt, Kleinhirn, 4. Ventrikel, Sulcus, Gyrus, Verlängertes Mark, Sehnerv, Hypophyse, Brücke

stellt werden können. Das Kontrastmittel wird intravenös injiziert und gelangt in das Hirngewebe, wo es in unphysiologischem Gewebe akkumuliert. Dies wird mit einem Szintigraphen oder Scanner aufgenommen, wodurch Größe und Lage der Störung bestimmt werden können.
🇬🇧 brain scan

**Gehörgang.** 1. Röhrenförmiger Kanal des äußeren Ohrs vom Vorhof bis zur Paukenhöhle (Tympanum) des Mittelohrs. 2. Der kurze innere G. erstreckt sich vom Felsenbein des Schläfenknochens bis zum Boden des G.s (Fundus) in der Nähe des Labyrinthvorhofs (Vestibulum) und enthält den XIII. Hirnnerv.
🇬🇧 auditory meatus

**Gehörgang, innerer.** Öffnung im Felsenbein des Tympanumkanals von der Spitze der Schläfenbeinpyramide zum Innenohr, durch die die Hör-, Fazial- und Vestibulocochlearnerven und die Labyrintharterie verlaufen.
🇬🇧 internal acoustic meatus

**Gehörknöchelchen.** Drei kleine Knochen im Mittelohr, nämlich Hammer (Malleus), Amboss (Incus) und Steigbügel (Stapes), die miteinander verbunden sind. Wenn die Trommelfellmembran (Tympanum) vibriert, werden Schallwellen über die G. zur Ohrschnecke (Cochlea) übertragen.
🇬🇧 auditory ossicles

**Gehwagen.** → Eulenburg-Gehwagen.

**Geist.** 1. Der Teil des Gehirns, der Sitz der mentalen Aktivität ist und dafür sorgt, dass eine Person verstehen, wissen, sich erinnern, denken, fühlen, reagieren und sich an alle externen und internen Stimuli anpassen kann. 2. Die Gesamtheit aller bewussten und unbewussten Prozesse einer Person, die das psychische und physische Verhalten beeinflussen und lenken. 3. Fähigkeit des Intellekts oder Verstehens, im Gegensatz zu Gefühlen und Willen.
🇬🇧 mind

**Geisteszustand.** Ausmaß der Kompetenz, die eine Person in bezug auf intellektuelle, emotionale, psychologische und persönliche Funktionen zeigt und die durch entsprechende Tests in Verbindung mit statistischen Normen eingeschätzt werden kann.
🇬🇧 mental status

**Gekröse.** → Mesenterium.
🇬🇧 mesentery

**Gekröseschlagader, untere.** → Arteria mesenterica inferior.
🇬🇧 inferior mesenteric artery

**Gekrösevene, untere.** → Vena mesenterica inferior.
🇬🇧 inferior mesenteric vein

**Gel.** → Kolloid, das trotz großer Mengen Flüssigkeit halbfest ist; es wird in vielen Arzneimitteln als Weichmacher (Emolliens) oder Trägersubstanz für andere Substanzen, sowie als → Antazidum oder → Adstringens verwendet.
🇬🇧 gel

**Gelantine.** Gallertähnliche Substanz, die durch Abbau von tierischem Kollagen (Bindegewebe wie Häute, Knochen, Sehnen) entsteht. G. quillt beim Aufkochen in Wasser und erstarrt beim Abkühlen zu einem Gel; Verflüssigung bei über 35°C oder durch eiweißspaltende Enzyme. Indikationen: Volumenersatz, Herstellung von Bakteriennährböden, Blutstillung; als Nebenwirkung können → anaphylaktische Reaktionen v.a. durch Histaminfreisetzung auftreten.
[lat. gelare, verdichten]
🇬🇧 gelatin

**Gelbfieber.** Akute tropische, durch Stechmücken übertragene Virusinfektionskrankheit, gekennzeichnet durch Kopfschmerzen, hohes Fieber, Schüttelfrost, Gelbsucht und Bluterbrechen. Die Krankheit endet häufig tödlich. Erholt sich der Patient jedoch, erlangt er eine lebenslange Immunität. Bei einer Reise in gefährdete Regionen wird eine Impfung angeraten.
🇬🇧 yellow fever

**Gelbsucht.** → Ikterus.
🇬🇧 jaundice; icterus

**Geldleistung.** (Pflegegeld). Finanzielle Leistung im Rahmen der → Pflegeversicherung. Die Höhe richtet sich nach der → Pflegestufe, in die der → Pflegebedürftige eingestuft wird.
🇬🇧 nursing allowance

**Gelenk.** Verbindung zwischen Knochen. Die G.e werden in fibröse G.e (Syndesmosen), Knorpelgelenke (Synchondrosen) und Synovialgelenke (Diarthrosen) unterteilt. Die fibrösen G.e sind unbeweglich, Knorpelgelenke sind leicht beweglich und Synovialgelenke sind frei beweglich. Zu den typischen unbeweglichen G.en gehören die, die die meisten Knochen des Schädels verbinden, leicht beweglich sind die G.e der Wirbelsäule und der Beckenknochen.
🇬🇧 joint

**Gelenkkapsel.** Gewebehülle, die ein frei bewegliches Gelenk umgibt und aus einer externen Schicht weißen Bindegewebes sowie einer inneren Gelenkauskleidung (Synovialmembran) besteht.
🇬🇧 articular capsule; joint capsule

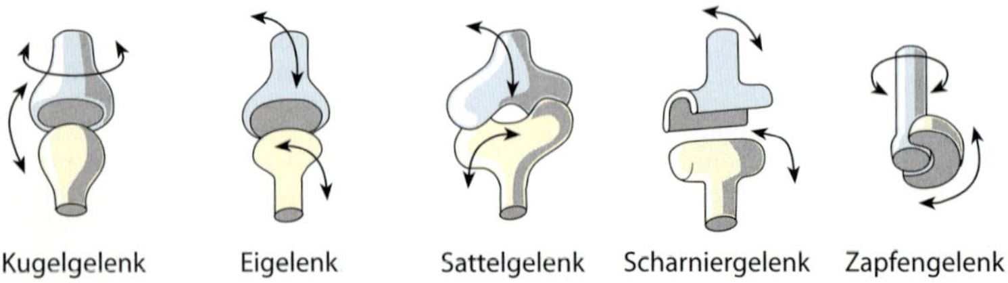

| Kugelgelenk | Eigelenk | Sattelgelenk | Scharniergelenk | Zapfengelenk |

**Gelenk.** Gelenkarten.

**Gelenkknorpel.** Eine Art durchsichtiges (hyalines) Bindegewebe, das die Knochenoberfläche innerhalb der Gelenke überzieht.
🇬🇧 articular cartilage

**Gelenkkopf.** Vorsprung eines Knochens, der in die Vertiefung eines anderen Knochens passt und mit diesem zusammen ein Gelenk bildet.
🇬🇧 articular head

**Gelenkpfanne, künstliche, vierseitige.** Prothesenfassung für Patienten, deren Bein oberhalb des Knies amputiert wurde. Der hintere Rand ist so geformt, dass er direkt neben dem Sitzbeinhöcker liegt, so dass die Patienten praktisch darauf sitzen.
🇬🇧 quadrilateral socket

**Gelenkpunktion.** Methode zur Entnahme von Gelenkflüssigkeit zu diagnostischen Zwecken mit Hilfe einer Hohlnadel (streng aseptisches Vorgehen erforderlich). (→ Arthroskopie)
🇬🇧 arthrocentesis

**Gelenkrheumathismus, akuter.** Häufig auftretende Form von → Rheumatismus bei Erwachsenen, möglicherweise in Verbindung mit einer eitrigen Gelenkinfektion. Symptome sind Fieber und Arthritis. (→ Polyarthritis)
[*griech.:* rheumatismos, fließend]
🇬🇧 acute articular rheumatism

**Gelenkscheibe.** (Diskus). Scheibenförmiges, knorpeliges Ende bestimmter Knochen in beweglichen Gelenken, welche oft eng mit dem umgebenden Muskel- oder Knorpelgewebe verbunden sind.
🇬🇧 articular disk

**Gelenkschmiere.** → Synovia.
🇬🇧 synovia

**Gelkissen.** (Gelunterlage). Lagerungshilfsmittel in Form einer Matte, das zur → Dekubitusprophylaxe eingesetzt werden kann. Der Inhalt eines G. besteht aus einer gallertartigen Silikonsubstanz, die eine kurzfristige Druckentlastung bewirken kann. G. werden i.d.R. vom Patienten als angenehm empfunden, ihr Einsatz sollte allerdings abgewogen werden, da sie nur bei den Patienten wirksam sind, die noch über ein gewisses Maß an Eigenmobilität verfügen.
🇬🇧 gel pad; gel cushion

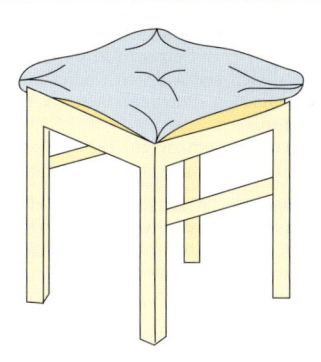

**Gelkissen.** Gelkissen als Auflage auf einem Stuhl.

**Gemeindekrankenschwester/-pfleger.** Ausgebildete Krankenschwester/-pfleger, die Patienten in einem festgelegten Bezirk z.T. täglich zuhause versorgt; dabei geht es vorwiegend um eine Versorgung in der Grundpflege, Anleitung und Betreuung der Angehörigen und ggf. Gabe von verordneten Medikamenten.
🇬🇧 visiting nurse; home health nurse

**Gemeindepflege.** (Ambulante Krankenpflege). Gesundheitsdienstleistung, die am Wohnort eines Patienten zum Zweck der Förderung, Erhaltung oder Wiederherstellung seiner Gesundheit oder zur Minimierung der Auswirkungen von Krankheiten und Behinderung ausgeführt wird; dazu gehören ärztliche, zahnärztliche und pflegerische Versorgung, Sprach- und Physiotherapie, Haushaltshilfe und Gewährleistung von Krankentransporten.
🇬🇧 home care

**Gen.** Die biologische Einheit, die das genetische Material und Erbgut trägt. Das G. entspricht einer bestimmten Nukleotidsequenz mit einem → DNS-Molekül (Deso-

xyribonukleinsäure-Molekül), das einen bestimmten Platz auf einem Chromosom besetzt und sich selbst durch Codierung einer spezifischen Polypeptidkette vermehren kann.
[*griech.:* genein, produzieren]
🇬🇧 gen

**Gen, dominantes.** Bezeichnung für ein → Gen, das einen phänotypischen Effekt hervorruft, ungeachtet, ob sein → Allel identisch ist oder sich unterscheidet.
[*lat.:* dominari, herrschen; *griech.:* genein, herstellen.]
🇬🇧 dominant gene

**Gen, rezessives.** Teil eines Genpaares, dessen Merkmal sich bei gleichzeitig vorhandenem dominantem → Allel nicht ausprägen kann. Das Merkmal kann sich nur bei → homozygoter Konstellation ausprägen (z.B. negativer Rhesusfaktor, Hämophilie).
🇬🇧 recessive gene

**-gen.** Nachsilbe mit der Bedeutung »hervorbringend, verursachend, verursacht«; z.B. pathogen, Kollagen.
🇬🇧 -gen

**Generationswechsel.** Eine Form der Fortpflanzung, bei der eine geschlechtlich erzeugte Generation abwechselnd mit einer oder mehreren, asexuell erzeugten Generationen auftritt; kann bei vielen Pflanzen und niederen Tierarten beobachtet werden.
🇬🇧 alternate generation

**generativ.** Zu einer Aktivität gehörend, mit der neues körperliches oder mentales Wachstum entsteht, z.B. in Form von kreativen Problemlösungen.
[*lat.:* generare, zeugen]
🇬🇧 generative

**Generic name.** Der offizielle, nicht geschützte Name eines Arzneimittels (Freiname); internationaler wissenschaftlicher Kurzname.
🇬🇧 generic name

**Generikum.** Substanz, Produkt oder Arzneimittel, welches nicht durch ein Warenzeichen geschützt ist und unter seinem Freinamen in den Handel gelangt. (→ Generic name)
🇬🇧 generic

**Genese.** (Genesis). Ursprung, Entstehung und entwicklungsbezogene Evolution.
🇬🇧 genesis

**Genetik.** Wissenschaft, die sich mit den Prinzipien und Mechanismen der Vererbung beschäftigt, besonders unter Beachtung jener Eigenschaften, die Eltern an ihre Kinder weitergeben. Die G. befasst sich außerdem mit den Ursachen von Ähnlichkeiten und Unterschieden zwischen verwandten Organismen. – *adj.* genetisch.
🇬🇧 genetics

**Genetik, klinische.** Genetikzweig, der sich mit Erbkrankheiten beschäftigt und die möglichen genetischen Faktoren untersucht, die den Ausbruch einer Krankheit beeinflussen.
🇬🇧 clinical genetics

**Genitalien (pl.).** (Genitale). Die Geschlechts- oder Fortpflanzungsorgane. Bei der Frau gehören zu den äußeren G. die Vulva, der Schamhügel, die großen und kleinen Schamlippen, die Klitoris und der Scheidenvorhof; zu den inneren G. zählt man Eierstock, Eileiter, Gebärmutter und Scheide. Beim Mann gehören Penis und Hodensack zu den äußeren und Hoden, Nebenhoden, Samenleiter, Samenbläschen und Vorsteherdrüse zu den inneren G. – *adj.* genital.
🇬🇧 genitals

**Genmanipulation.** → Gentechnik.
🇬🇧 genetic engineering

**Genogramm.** Übersichtliche, symbolische Darstellung zur Informationserfassung (Ereignisse, Beziehungen, Umstände) in der → Biographiearbeit.
🇬🇧 genogram

**Genom.** Kompletter (→ haploider) Satz an → Genen in den Chromosomen jeder Zelle eines spezifischen Organismus.
🇬🇧 genome

**genotoxisch.** Bezeichnung für die Fähigkeit, die DNS (Desoxyribonukleinsäure)

zu verändern und dadurch Krebs oder Mutationen auszulösen.
🌐 genotoxic

**Genotyp.** 1. Die vollständige genetische Konstitution eines Organismus oder einer Gruppe, die durch bestimmte Kombinationen und Lokalisationen der Gene (Genlokus) auf den Chromosomen bestimmt wird. 2. Die → Allele, die auf einem oder mehreren homologen Chromosomen angeordnet sind. Die genetische Information, die jedes Allelepaar trägt, bestimmt ein spezifisches Charakteristikum oder Merkmal. 3. Gruppe oder Klasse von Organismen, die die gleiche genetische Darstellung aufweisen. (s.a. Phänotyp)
🌐 genotype

**Genpool.** Gesamte Anzahl der genetischen Merkmale einer Person oder auch einer ganzen Population.
🌐 gene pool

**Gentechnik.** (Genmanipulation). Prozess der Produktion einer rekombinierten → DNS (Desoxyribonukleinsäure), wobei der → Genotyp und der → Phänotyp eines Organismus kontrolliert und verändert werden können. Mit Hilfe von Enzymen werden die DNS-Moleküle in Fragmente zerlegt, so dass Gene von anderen Organismen eingefügt und die Nukleotide in einer gewünschten neuen Reihenfolge arrangiert werden können.
🌐 genetic engineering

**Gentherapie.** (Genchirurgie). Maßnahme, bei der »gesunde Gene« in das Blut eines Patienten injiziert werden, um eine Erbkrankheit oder vergleichbare Erkrankung zu behandeln. Zuvor wird dem Patienten Blut entnommen; die weißen Blutkörperchen (Leukozyten) werden getrennt und im Labor als Kultur gezüchtet. Danach werden sie in modifizierte Viren (die als Vektoren dienen) eingeführt. Normale Gene eines Spenders werden ebenfalls in die Viren eingebracht, die dann das normale Gen in die Chromosomen der weißen Zellen des Patienten transferieren. Die Leukozyten enthalten nun normale Gene und werden dem Patienten wieder injiziert.
🌐 gene therapy

**Gentianaviolett.** Bakterizides, antiinfektiöses, fungizides und wurmabtreibendes Mittel, das zur Behandlung von Madenwürmern, Haut- und Vaginalinfektionen eingesetzt wird.
🌐 gentian violet

**Genu.** Knie oder gebeugte Struktur, die einem Knie ähnelt; z.B. G. recurvatum (überstrecktes Knie), G.valgum (X-Bein) oder G. varum (O-Bein).
🌐 genu

**Geotrichose.** Erkrankung, die durch den Pilz *Geotrichum candidum* verursacht wird und orale, bronchiale, pharyngeale und intestinale Beschwerden auslösen kann; tritt meist bei immungeschwächten Personen auf und steht in Verbindung mit allergischen asthmatischen Reaktionen und intestinalen Erkrankungen, die sich in abdominalen Schmerzen, Diarrhö und rektalen Blutungen äußern.
[*griech.:* geo, Erde; thrix, Haar; osis, Erkrankung]
🌐 geotrichosis

**Geräusch.** (Bruit). Unphysiologischer pfeifender oder zischender Ton, der beim Abhören (Auskultation) der Karotisarterie, eines Organs oder einer Drüse zu hören ist, z.B. Leber oder Schilddrüse. Der spezifische Charakter, die Lokalisation und die Länge eines G.es sind von diagnostischer Bedeutung.
🌐 bruit

**Geräusch, arterielles.** Geräusch, das entsteht, wenn Blut durch eine → Arterie fließt.
🌐 arterial murmur

**Geräusch, diastolisches.** → Herzgeräusch, das durch den Blutfluss während der Entspannungsphase (→ Diastole) der Herzkammer verursacht wird. In den meisten Fällen ist ein d. G. die Folge einer organischen Herzkrankheit.
🌐 diastolic murmur

**Geräusch, präsystolisches.** → Herzgeräusch, das bei einer → Mitralklappenstenose direkt vor der → Systole auftritt.
🌐 presystolic murmur

**Geriatrie.** Teil der Medizin, der sich mit den physiologischen Erscheinungen des Alterungsprozesses sowie der Diagnose und Behandlung von Krankheiten befasst, unter denen ältere Menschen leiden.
geriatrics

**Geriatrikum.** Arzneimittel gegen Altersbeschwerden mit den Therapiezielen: 1. Verhinderung von Altersvorgängen, 2. Regeneration und »Revitalisierung«, 3. Ausgleich altersbedingter Mangelzustände, 4. Linderung altersbedingter Beschwerden. Eine Wirksamkeit im Sinne einer Lebensverlängerung oder eines Aufhaltens des Alterungsprozesses ist nicht gegeben.
[griech. geron, alter Mann, iatreia, ärztliche Behandlung]
geriatric agent

**Gerinnung, disseminierte intravasale.** → Verbrauchskoagulopathie.

**Gerinnungskaskade.** Mehrstufiger Ablauf der → Blutgerinnung.
[frz.: cascade, Wasserfall über mehrere Stufen]
coagulation cascade

**Geroderma.** (Greisenhaut). 1. Die atrophierte Haut des alternden Menschen. 2. Dünne, faltige Haut bei einem Ernährungsdefizit. 3. Jeder Zustand, der sich in einer dünnen, schlaffen, welken Haut äußert und wie die Haut von älteren Menschen aussieht.
[griech.: geron, alter Mann; derma, Haut]
geroderma

**Gerontologie.** Studium aller Aspekte des Alterungsprozesses, einschließlich der klinischen, psychologischen, ökonomischen und soziologischen Fragen, die im Zusammenhang mit älteren Menschen stehen, sowie ihre Konsequenzen sowohl für den Einzelnen als auch für die Gesellschaft.
[griech.: geras, hohes Alter; logos, Wissenschaft]
gerontology

**Gerontopsychiatrie.** Untersuchung und Behandlung der psychiatrischen Erkrankungen in Verbindung mit dem Alterungsprozess und den mentalen Störungen älterer Menschen.
[griech.: geras, hohes Alter; psyche, Geist]
geropsychiatry

**Gerstenkorn.** → Hordeolum
sty

**Geruchsrezeptoren.** Bipolare Nervenzellen, die im Nasenepithel lokalisiert sind. Die Axone dieser Zellen werden zu Rezeptoren des Riechnervs (→ Nervus olfactorius).
olfactory receptors

**Gesamteisen.** Die Konzentration des gesamten → Eisens im Blutserum; der Normwert liegt zwischen 50 und 150 µg/dl.
total iron

**Gesamtkörperwasser (GKW).** Die Summe des gesamten Wassers im Körper, zusammengesetzt aus Intra- und Extrazellulärwasser, dem Wasser im Magen-Darm-Trakt und im Harntrakt.
total body water

**Gesamtnitrogen.** Nitrogengehalt des Stuhls, der zur Diagnose verschiedener Stoffwechselkrankheiten gemessen wird, z.B. einer Unterfunktion der Bauchspeicheldrüse oder einer gestörten Eiweißverdauung. Die normale Menge in einer 24-Stunden-Stuhlprobe beträgt 10% der Nitrogenaufnahme bzw. 1–2 g.
total nitrogen

**Gesäßmuskel.** → Musculus glutaeus.
gluteus

**Geschlecht.** Zuordnung von Lebewesen in das weibliche oder männliche G. Die Bestimmung des G.s erfolgt beim Menschen bei der Befruchtung eines Eies (Oozyt), das ein X-Chromosom enthält, mit einer Samenzelle (Spermatozyt), die entweder ein X- oder ein Y-Chromosom enthält. Durch die Vereinigung entsteht entweder ein Mädchen mit zwei X-Chromosomen oder ein Junge, wenn es zur Verbindung eines X- mit einem Y-Chromosom kommt.
gender

**Geschlecht, chromosomales.** Das durch das Vorhandensein bzw. Fehlen eines Y-Chro-

mosoms bestimmte Geschlecht eines Säugetiers.
🔤 chromosomal sex

**Geschlechterrolle.** 1. Die Erwartungen der Gesellschaft an das geschlechtsspezifische Verhalten von Männern und Frauen. 2. Ausdruck der Geschlechtsidentität einer Person, die sie sowohl sich selbst als auch anderen gegenüber auslebt und die zeigt, dass die Person entweder weiblich oder männlich ist.
🔤 sex role; gender role

**Geschlechterverhältnis.** (Sexualproportion). Das Zahlenverhältnis zwischen weiblichen und männlichen Individuen in einer Bevölkerungsgruppe; verändert sich in den verschiedenen Lebensabschnitten. Bei der Geburt fallen i. d. R. etwa 106 Jungen auf 100 Mädchen; im Alter überwiegen jedoch oft die Frauen, da sie gegenüber Männern eine höhere Lebenserwartung haben.
🔤 sex ratio

**Geschlechtsbestimmung.** (Geschlechtsdetermination). Die Untersuchung der zellulären Unterschiede zwischen dem männlichen und dem weiblichen Organismus, wobei sich beim Mann die Chromosomenkombination XY und bei der Frau die Kombination XX findet. Unterschiede in der gesamten Körperstruktur werden durch sekundäre geschlechtsspezifische Merkmale und durch das knöcherne Skelett dargelegt.
🔤 sex determination

**Geschlechtschromosom.** → Gonosom.
🔤 sex chromosome

**Geschlechtsdetermination.** → Geschlechtsbestimmung.
🔤 sex determination

**Geschlechtsdrüsen.** → Keimdrüsen
🔤 genital glands

**Geschlechtshormone.** (Sexualhormone). Sammelbezeichnung für Hormone, die von den weiblichen und männlichen Geschlechtsorganen bzw. der Nebennierenrinde produziert werden, zur Ausprägung der Geschlechtsmerkmale dienen und an der Fortpflanzung beteiligt sind. Zu den weiblichen G.n gehören Östrogene und Gestagene (v. a. Progesteron), zu den männlichen die Androgene (v. a. Testosteron).
🔤 sex hormones

**Geschlechtskrankheiten.** → Sexually transmitted Diseases STD.
🔤 sexually transmitted diseases (STD)

**Geschlechtsorgane.** → Reproduktionssystem.
🔤 reproductive organs

**Geschlechtsumwandlung.** Operative Veränderung der äußeren Geschlechtsmerkmale in diejenigen des anderen Geschlechts.
🔤 transsexual surgery

**Geschmacksknospe.** Sammelbezeichnung für die zahlreichen kleinen Geschmacksorgane, die über die Zunge und den Gaumen verteilt sind. Jede G. liegt in einer kugelförmigen Tasche (Papille), die sich im Epithelium ausweitet. Eine G. besteht aus fadenförmigen Geschmackszellen (= Sinneszellen) und aus spiralförmigen Stützzellen, die jeweils eine Öffnung nach außen und eine in die darunter liegende Zellschicht haben. (s.a. Geschmackspapillen)
🔤 taste bud; gustatory papilla

**Geschmackspapillen.** Schmale, warzenähnliche Erhebungen auf der Zunge, die kleine Sinnesorgane, die so genannten → Geschmacksknospen, enthalten. Diese Geschmacksknospen nehmen je nach Lage auf der Zunge verschiedene Geschmäcker wahr.
🔤 taste papilla

**Geschmackssinn.** Sinnessystem, mit dem verschiedene Geschmäcker auf der Zunge wahrgenommen werden und das Nervenimpulse an die jeweiligen Geschmackszentren in der Hirnrinde und im Thalamus aussendet. Es gibt vier grundlegende Geschmacksrichtungen: süß, sauer, salzig und bitter. An der Zungenspitze schmeckt man salzig und süß, an der Seite sauer und im hinteren Bereich bitter. In der Mitte wird kein Geschmack wahrgenom-

men. Der G. ist eng mit dem Geruchssinn verbunden. (→ Geschmacksknospe)
🇬🇧 taste; gustation

**Geschmackssinn im Alter.** Reduzierte Sensibilität für die vier Geschmacksrichtungen durch eine verringerte Anzahl der → Geschmacksknospen.
🇬🇧 sense of tast in old age

**Geschwister, Unterstützung der.** → Pflegeintervention der → NIC, die definiert ist als die Unterstützung von Geschwistern beim Umgang mit der Krankheit eines Bruders oder einer Schwester.
🇬🇧 Sibling Support

**Geschwür.** (Ulkus). Defekt der Haut oder Schleimhaut bei einer lokalen allgemeinen Erkrankung (z. B. Magenschleimhautentzündung), der nach Abgrenzung (Demarkation) und Abstoßung des abgestorbenen (nekrotischen) Gewebes narbig abheilt. Häufigstes G. ist das Magenschwür (→ Ulcus ventriculi).
🇬🇧 ulcer

**Gesichtsfeld.** (Sehfeld). Der Bereich, der für das Auge in einer festen Position sichtbar ist. Das durchschnittliche G. des Menschen beträgt 65° nach oben, 75° nach unten, 60° nach innen und 90° nach außen.
🇬🇧 visual field (VF)

**Gesichtsfeldausfall.** (Skotom). Sehstörung (Abdunkelung bzw. Ausfall) in einem bestimmten Bereich auf einem oder beiden Augen. Charakteristisches Anzeichen für einen beginnenden G. ist ein schimmernder Film, der als Fleck vor dem Auge auftaucht.
🇬🇧 scotoma

**Gesichtshaltung.** Maximale Kopfstreckhaltung eines Kindes unter der Geburt, bei der das Gesicht der vorangehende Körperteil ist. Die Geburt ist erschwert, da der Kopf nicht mit dem kleinsten Durchmesser austritt. Nach der Geburt ist das Gesicht häufig bläulich verfärbt und angeschwollen. Diese Symptome bilden sich jedoch nach wenigen Tagen spontan zurück.
🇬🇧 face presentation

**Gesichtsknochen.** Bezeichnung für 14 verschiedene Knochen, die den Gesichtsschädel (cranium viszerale) bilden. (→ Schädel)
🇬🇧 facial bones

**Gesichtslähmung.** → Fazialislähmung
🇬🇧 facial nerve paralysis

**Gesichtsmuskulatur.** Eine von fünf Gesichtsmuskelgruppen; dazu gehören die Kopfhautmuskeln, die extrinsischen Ohrmuskeln, die Nasenmuskeln, die Muskeln der Augenlider sowie die Mundmuskulatur.
🇬🇧 facial muscle

**Gesichtsneuralgie.** → Trigeminusneuralgie
🇬🇧 facial neuralgia

**Gesichtstic.** (Fazialiskrampf). Zuckungen des Gesichtsnervs; verursacht unwillkürliche, krampfartige Kontraktionen der Gesichtsmuskeln, die von dem betroffenen Nerv innerviert werden, z.B. bei Tetanus.
🇬🇧 convulsive tic

**Gesprächsführung, klientenzentrierte nach Carl Rogers.** (Klientenzentrierte Psychotherapie; Gesprächspsychotherapie nach Rogers). Spezielle Form der → Psychotherapie, bei der die Selbstentfaltung des Patienten die Therapie maßgeblich bestimmt. Grundannahme dieses Konzeptes ist es, dass jeder Mensch grundsätzlich in der Lage ist, seine Probleme selbstständig zu lösen. Hauptverfahren ist das Reflektieren der Verhaltensweisen des Patienten im therapeutischen Gespräch. Die Voraussetzungen beim Therapeuten sind Akzeptanz, Empathie und Kongruenz gegenüber seinem Patienten.
[Carl Ransom Rogers, amerik. Psychologe und Psychotherapeut, 1902–1987]
🇬🇧 nondirective psychotherapy

**Gestagen.** Gruppe von synthetischen oder natürlichen Steroidhormonen, die vom Gelbkörper (Corpus luteum), von der Plazenta und der Nebennierenrinde ausgeschüttet werden und ähnliche Wirkung wie → Progesteron haben, wozu die Vorbereitung des Endometriums auf die Einni-

stung (Implantation) der Blastozyste gehört.
▨ progestin, gestagen

**Gestalt.** Eine einzelne körperliche, psychologische oder symbolische Konfiguration, Struktur oder Erfahrung, die aus mehreren Elementen besteht und deren Wirkung als Ganzes sich von jenem Effekt unterscheidet, der sich auf die Summe der einzelnen Komponenten bezieht.
▨ Gestalt

**Gestaltpsychologie.** Schule der Psychologie (Ursprung in Deutschland), die davon ausgeht, dass ein psychologisches Phänomen als gesamte Konfiguration oder Struktur wahrgenommen wird und aus den wechselseitigen Beziehungen zwischen den einzelnen Elementen entsteht, anstatt aus verschiedenen Elementen, die jeweils eigene Eigenschaften aufweisen. (→ Gestalt; Gestalttherapie)
▨ Gestalt psychology

**Gestalttherapie.** Form der → Psychotherapie (nach F. Perls), die die Einheit des Selbstbewusstseins, des Verhaltens und der Erfahrungen betont. (→ Gestalt; Gestaltpsychologie)
▨ Gestalt therapy

**Gestation.** (Gravidität). Die Phase von der Befruchtung (Fertilisation) eines Eies (Ovum) bis zur Geburt. Die G. dauert bei jeder Species unterschiedlich lange; beim Menschen beträgt die mittlere Dauer 266 Tage (38 Wochen) oder etwa 280 Tage (40 Wochen) vom Beginn der letzten Menstruationsphase an gerechnet.
[*lat.:* gestare, gebären]
▨ gestation

**Gestationsalter.** Das Alter eines Fötus oder Neugeborenen, das meist in Wochen vom ersten Tag der letzten Menstruationszyklus der Mutter an berechnet wird.
▨ gestational age

**Gestationspsychose.** Jede mentale Erkrankung, die im Zusammenhang mit einer Schwangerschaft steht.
▨ gestational psychosis

**Gestellungsvertrag.** → Mutterhaus-Prinzip.

**Gestose.** Kurzwort aus Gestationstoxikose; frühere Bezeichnung für alle durch die Schwangerschaft ausgelösten bzw. begünstigten Erkrankungen bei schwangeren Frauen, wie Frühgestosen (z.B. → Hyperemesis) und Spätgestosen (z.B. EPH-Gestose; E = Edema, P = Proteinurie, H = Hypertonie). G. wird heute als Synonym für hypertensive Schwangerschaftserkrankungen (HSE) bzw. → Schwangerschaftshypertonie, → Präeklampsie und → Eklampsie verwendet. (→ Schwangerschaftshypertonie) (s.a. Präeklampsie; Eklampsie)
[lat.: gestare, tragen; gr.: toxikós, Pfeilgift]
▨ gestational toxicosis

**Gesundheit.** Zustand des körperlichen, geistigen und sozialen Wohlbefindens (WHO-Definition) und Fehlen von Krankheiten sowie anderen abnormen Bedingungen. Die G. ist kein statischer Zustand; konstante Veränderungen und Anpassungen an Stress beeinflussen die → Homöostase. (→ Krankheit)
▨ health

**Gesundheit, Erhaltung der oralen.** → Pflegeintervention der → NIC, die definiert wird als die Erhaltung und Unterstützung der Mundhygiene und Gesundheit der Zähne bei Patienten, die zur Entwicklung von oralen und dentalen Läsionen neigen.
▨ Oral Health Maintenance

**Gesundheit, Förderung der oralen.** → Pflegeintervention der → NIC, die definiert wird als die Unterstützung der Mundhygiene und Zahnpflege bei Patienten mit einem normalen Gesundheitszustand von Mund und Zähnen.
▨ Oral Health Promotion

**Gesundheit, ganzheitliche.** Konzept der Gesundheitspflege, in dem man davon ausgeht, dass bei der Gesundheitserhaltung der Mensch als ein einheitliches, ganzes System betrachtet werden muss, nicht als die Zusammensetzung einzelner Teile eines Systems.
▨ wholistic health

**Gesundheit, psychische.** Relativer Geisteszustand, bei dem eine gesunde Person mit dem immer wieder auftretenden Stress des Alltagslebens auf eine akzeptable Weise zurechtkommt und sich daran anpassen kann. (→ Psychohygiene)
🌐 mental health

**Gesundheit, sexuelle.** Der durch die WHO (Weltgesundheitsorganisation) definierte Gesundheitszustand ohne Geschlechtskrankheiten und -störungen mit der Fähigkeit, Sex ohne Furcht, Scham oder Schuldgefühle zu genießen und sein sexuelles Verhalten zu kontrollieren.
🌐 sexual health

**Gesundheit, Wiederherstellung der oralen.** → Pflegeintervention der → NIC, die definiert wird als die Unterstützung der Heilung von Mundschleimhaut- oder Zahnläsionen.
🌐 Oral Health Restoration

**Gesundheitsanamnese.** (In der Pflege und in der Medizin) Sammlung von Informationen direkt vom Patienten oder aus anderen Quellen, die sich auf den körperlichen Zustand des Patienten und seine psychischen, sozialen und sexuellen Funktionen beziehen. Die → Anamnese bietet eine wichtige Basis, auf der Diagnose, Behandlung, Pflege und Nachsorge aufgebaut werden können.
🌐 health history

**Gesundheits-Assessment.** Evaluation des Gesundheitszustandes einer Person mit Hilfe von körperlichen Untersuchungen, nachdem eine Anamnese erstellt worden ist. Verschiedene Labortests können darüber hinaus durchgeführt werden, um einen klinischen Eindruck zu bestätigen oder Dysfunktionen zu untersuchen.
🌐 health assessment

**Gesundheitserhaltung, veränderte.** Anerkannte → NANDA-→ Pflegediagnose; Unfähigkeit, gesundheitsfördernde Maßnahmen zu erkennen, sie durchzuführen oder zur Erhaltung der Gesundheit Hilfe in Anspruch zu nehmen. Kennzeichnende Merkmale sind mangelhaftes Wissen in Verbindung mit grundlegenden Gesundheitspraktiken oder die Unfähigkeit, die Verantwortung für die Erfüllung bestehender Bedürfnisse zu tragen, Anpassungsunfähigkeit an innere oder äußere Umgebungsveränderungen, Mangel an finanziellen oder anderen Ressourcen oder Unterstützungssystemen, früher bereits bestehende Unfähigkeit, gesunderhaltende Maßnahmen zu ergreifen, oder ein vermindertes Interesse an der Verbesserung der eigenen Gesundheit.
🌐 health maintenance, altered

**Gesundheitserziehung.** 1. → Pflegeintervention der → NIC, die definiert wird als die Entwicklung und Gewährleistung von Anleitungen und Lernerfahrungen, um eine bewusste Anpassung des Verhaltens zu erleichtern und damit die Gesundheit von Einzelpersonen, Familien, Gruppen oder Gemeinschaften zu unterstützen. 2. Ausbildungsprogramm, das sich an die allgemeine Öffentlichkeit wendet und darauf ausgerichtet ist, die Gesundheit des Einzelnen zu verbessern, zu erhalten und zu schützen.
🌐 Health Education

**Gesundheitsförderung, Verhaltensweisen zur.** Anerkannte → NANDA-→ Pflegediagnose; Zustand, bei dem ein gesunder Mensch aktiv versucht, seine persönlichen Gesundheitsgewohnheiten und die Umgebung zu verändern, um einen optimalen Gesundheitszustand zu erreichen. Zu den kennzeichnenden Merkmalen zählen der ausgedrückte oder erkennbare Wunsch, einen besseren Gesundheitszustand zu erreichen, fehlende Vertrautheit mit Wellness-Ressourcen in der Gemeinde, mangelhaftes Wissen bezüglich gesundheitsförderlicher Maßnahmen, der Wunsch nach einer verstärkten Kontrolle der Gesundheitspraktiken und Sorge über die Umgebungsbedingungen oder den Gesundheitszustand.
🌐 health-seeking behaviors

**Gesundheitsfürsorge, tertiäre.** Spezialisierte und hoch technisierte medizinische Versorgung, die Diagnose und Behandlung

von Krankheiten und Störungen in großen, fortschrittlichen Forschungs- und Lehrkrankenhäusern beinhaltet. Die medizinische Versorgung ist stark zentralisiert und steht für die Bevölkerung großer Gebiete, in Einzelfällen sogar der ganzen Welt zur Verfügung.
🏴 tertiary health care

**Gesundheitsinformationen, Austausch von.** → Pflegeintervention der → NIC, die definiert wird als die Übermittlung von Informationen über die Pflege von Patienten an Gesundheitsfachleute anderer Einrichtungen.
🏴 Health Care Information Exchange

**Gesundheitsökonomie.** Sozialsystem, das das Angebot und die Nachfrage nach Gesundheitspflegeressourcen sowie die Auswirkungen der Dienstleistungen auf die Bevölkerung untersucht.
🏴 health economics

**Gesundheitspflege, holistische.** System der umfassenden oder vollständigen Patientenpflege, das sowohl die körperlichen, emotionalen, sozialen und ökonomischen als auch die spirituellen Bedürfnisse einer Person, ihre Reaktionen auf die Krankheit und die Auswirkungen der Krankheit auf die Fähigkeit zur Erfüllung von Selbstpflegeerfordernissen berücksichtigt. Die h. G. ist ein Konzept der modernen professionellen Pflege, das diese Philosophie in der Pflege bewusst umsetzt.
🏴 holistic health care

**Gesundheitspflegesystem.** Umfassendes Netzwerk von Agenturen, Einrichtungen und Anbietern von Gesundheitspflege in einem bestimmten geographischen Bereich.
🏴 health care system

**Gesundheitspolitik, Kontrolle der.** → Pflegeintervention der → NIC, die definiert wird als die Überwachung und Einflussnahme auf Regierungs- und Organisationsbeschlüsse, auf Bestimmungen und Standardrichtlinien für Pflegesysteme und -praktiken zur Qualitätssicherung der professionellen Pflege.
🏴 Health Policy Monitoring

**Gesundheitsrisiken.** Gefahren für die → Gesundheit infolge der Exposition gegenüber Umweltgiften, wie etwa Asbest oder radioaktiver Strahlung, oder negativen Einflüssen des Lebensstils, z.B. Rauchen oder Substanzabusus.
🏴 health hazards

**Gesundheits-Screening.** 1. → Pflegeintervention der → NIC, die definiert wird als die Erkennung von Gesundheitsrisiken oder -problemen anhand einer Anamnese, Untersuchung oder anderer Maßnahmen. 2. Programm zur → Evaluation des Gesundheitszustandes und der Funktionen von Patienten. Das G.-S. kann eine persönliche oder familiäre → Anamnese beinhalten und die Durchführung einer körperlichen Untersuchung, Labortests oder Röntgenuntersuchungen einschließen.
🏴 Health Screening

**Gesundheitsstrukturgesetz.** 1993 in Kraft getretenes Gesetz mit dem Ziel der Entlastung der Krankenkassen. Es sieht vor, dass sich die Ausgaben der Krankenkassen an der Entwicklung der Lohngrundsummen orientieren. Zu den Grundsätzen gehört die Forderung: »Ambulant vor stationär«. Dies hat eine frühzeitige Entlassung der Patienten aus dem Krankenhaus und die Erweiterung ambulanter Leistungen zur Folge.
🏴 Health Reform Act

**Gesundheitssystem, Beratung des.** → Pflegeintervention der → NIC, die definiert wird als die Verbesserung der Gesundheitssituation von Patienten und der Einsatz geeigneter Gesundheitsdienstleistungen.
🏴 Health System Guidance

**Gesundheitsverhalten.** Alle Handlungen, die zur Erhaltung, Herstellung oder Wiedererlangung einer guten → Gesundheit oder zur Vorbeugung gegen → Krankheiten ergriffen werden. Das G. spiegelt die ge-

sundheitsrelevanten Überzeugungen jedes Menschen wider; dazu gehört, regelmäßig körperliche Aktivitäten durchzuführen, sich ausgewogen zu ernähren und die erforderlichen Impfungen durchzuführen.
🌐 health behavior

**Gesundheitswesen.** Komplex der präventiven, heilenden und therapeutischen Dienstleistungen, die in Krankenhäusern oder anderen Einrichtungen von Pflegenden, Ärzten, Zahnärzten, verschiedenen Therapeuten, staatlichen oder privaten Betreuungseinrichtungen, ehrenamtlichen Stellen, pharmazeutischen und medizinischen Ausrüstungsherstellern und Gesundheitsversicherungen gewährleistet werden.
🌐 health care industry

**Gesundheitszeugnis.** Dokument, das ein Gesundheitspflegeanbieter ausstellt und das den Gesundheitszustand einer Person attestiert.
🌐 health certificate

**Gewalttätigkeit gegen andere, hohes Risiko.** Anerkannte → NANDA-Pflegediagnose, die definiert ist als der Zustand, bei dem ein Patient Verhaltensweisen zeigt, durch die er andere körperlich, seelisch und/oder sexuell verletzen kann. Die Risikofaktoren beinhalten vorangegangene Gewalt in Form von 1) Gewalt gegen andere, 2) gegen sich selbst, 3) Gewaltandrohungen, 4) soziale, 5) indirekte Gewaltanwendung. Darüber hinaus können noch viele andere Risikofaktoren vorhanden sein, darunter neurologische und Wahrnehmungsstörungen, Opfer von Kindesmissbrauch, Zeuge von Gewalt in der Familie, Grausamkeit gegenüber Tieren, Feuerlegen, prenatale Komplikationen und Komplikationen unter der Geburt, Drogen- und Alkoholmissbrauch sowie Vergiftungen.
🌐 violence, risk of: directed at others,

**Gewalttätigkeit gegen sich selbst, hohes Risiko.** Anerkannte → NANDA-Pflegediagnose, die definiert ist als der Zustand, bei dem ein Patient Verhaltensweisen zeigt, durch die er selbst körperlich, seelisch und/oder sexuell verletzt werden kann. Risikofaktoren sind u. a. das Alter, Familienstand, Arbeitsverhältnis bzw. Arbeitslosigkeit, zwischenmenschliche Beziehungen, familiärer Hintergrund, sexuelle Orientierung, körperlicher und geistiger Gesundheitszustand, Gemütszustand, Selbstmordphantasien und -absichten, Lethargie, persönliche und soziale Ressourcen, verbale Hinweise sowie Personen, die sich übermäßig häufig selbst befriedigen.
🌐 violence, risk of:self-directed

**Gewebe.** Verband ähnlicher Zellen mit gleicher Aufgabe, die gemeinsam eine bestimmte Funktion ausüben, z.B. Epithel-, Binde-, Muskel- und Nervengewebe.
🌐 tissue

**Gewebe, adenoides.** Lymphoides, die Rachenmandeln bildendes Gewebe.
🌐 adenoid tissue

**Gewebe, interstitielles.** Zwischengewebe; Binde- und Stützgewebe innerhalb und um die wesentlichen funktionalen Elemente eines Organs herum.
🌐 interstitial tissue

**Gewebebank.** Einrichtung zur Lagerung und Konservierung von menschlichen Gewebeproben, die für Transplantationen zu einem späteren Zeitpunkt bereit gehalten werden.
🌐 tissue bank

**Gewebedurchblutung, veränderte (renale, zerebrale, kardiopulmonare, gastrointestinale, periphere).** Anerkannte → NANDA-Pflegediagnose, die definiert ist als der Zustand, bei dem ein Patient eine Abnahme der Nährstoff- und Sauerstoffversorgung auf zellulärer Ebene erlebt, bedingt durch ein Defizit der kapillären Blutversorgung. Kennzeichnende Merkmale sind z.B. kalte Extremitäten, blasse Extremitäten bei Hochlagerung, verminderter bzw. nicht tastbarer Puls, Veränderungen des Blutdrucks in den betroffenen Extremitäten; Hinken, Gangräne (Gewebszerstörung), brüchige Nägel,

verzögerte Wundheilung, wächserne Haut und Haarausfall.
🇬🇧 tissue perfusion, altered (renal, cerebral, cardiopulmonary, gastrointestinal, peripheral)

**Gewebekultur.** Gewebe- und Organproben, die im Labor in Reagenzgläsern unter künstlichen Bedingungen zum weiteren Wachstum aufbewahrt werden.
🇬🇧 tissue culture

**Gewebereaktion.** Jede Reaktion bzw. Veränderung des lebenden Zellgewebes infolge von Krankheiten, Toxinen oder anderen äußeren Reizen, z.B. → Entzündung, → Nekrose oder Immunreaktion.
🇬🇧 tissue response

**Gewebeschädigung.** Anerkannte → NANDA-Pflegediagnose, bei der ein Patient unter einer Schädigung der äußeren Haut, einer Schleimhaut, der Hornhaut des Auges oder des subkutanen Gewebes leidet. Hauptmerkmal ist das verletzte oder zerstörte Gewebe. Mögliche Ursachen sind eine veränderte Durchblutung, ein Ernährungs- bzw. Flüssigkeitsdefizit oder -überschuss, eingeschränkte körperliche Mobilität, Reizstoffe, Strahlung, Infektion und chemische, thermische oder mechanische Faktoren.
🇬🇧 tissue integrity, impaired

**Gewebsplasminogenaktivator.** Substanz, die im menschlichen Körper Plasminogen zur Auflösung von Blutgerinnseln aktiviert. G. wird bei Verschluss der Herzkranzgefäße durch einen Thrombus therapeutisch eingesetzt. (→ Plasmin)
🇬🇧 tissue plasminogen activator (TPA)

**Gewichtsabnahme, Unterstützung bei der.** → Pflegeintervention der → NIC, die definiert ist als die Unterstützung bei der Gewichts- und/oder Körperfettabnahme.
🇬🇧 Weight Reduction Assistance

**Gewichtszunahme, Unterstützung bei der.** → Pflegeintervention der → NIC, die definiert ist als die Unterstützung bei der Zunahme von Körpergewicht.
🇬🇧 Weight Gain Assistance

**Gewissen.** 1. Moralischer, selbstkritischer Sinn für das, was richtig und falsch ist. 2. Teil des → Über-Ichs, das Gedanken, Gefühle und Handlungen überwacht und mit verinnerlichten Werten und Normen vergleicht.
🇬🇧 conscience

**Gewohnheit.** Alltägliche oder spezifische, sich wiederholende Praktiken, Vorgehens- oder Verhaltensweisen, z.B. die gewohnheitsmäßige Einnahme von Medikamenten.
🇬🇧 habitus

**Gewöhnung.** → Habituation.

**GFR.** Abkürzung für → glomeruläre Filtrationsrate.
🇬🇧 GFR

**Giardiasis.** Entzündung des Dünndarms, die durch die übermäßige Vermehrung der Darmparasiten *Giardia lamblia* verursacht wird. Die Infektionsquelle ist häufig Wasser, das nicht gereinigt wurde und mit *G. lamblia*-Zysten kontaminiert ist.
[A. Giard, französischer Biologe, 1846–1908; *griech.:* osis, Erkrankung]
🇬🇧 giardiasis

**Gibbus.** Buckel oder Verkrümmung der Wirbelsäule. (→ Kyphose)
🇬🇧 gibbus

**Gicht.** (Urikopathie). Erkrankung in Verbindung mit einer angeborenen Störung des Harnsäurestoffwechsels, bei der die Produktion von Harnsäure erhöht oder die Ausscheidung verhindert wird. Überschüssige Harnsäure wird in Natriumkristalle umgewandelt, die im Blut ausfällen und sich in den Gelenken und anderen Geweben ablagern. Die Erkrankung kann schmerzhafte Schwellungen in Verbindung mit Schüttelfrost und Fieber auslösen. G. kann die Beweglichkeit stark einschränken und unbehandelt zu destruktiven Gelenksveränderungen führen, z.B. Gichtknoten. – *adj.* gichtisch.
🇬🇧 gout

**Gicht, chronische.** Persistierende Störung des Purinmetabolismus, die durch erhöhte Konzentrationen von Serumharn-

säure und Arthritisanfälle sowie Ablagerungen von Harnsäuresalzen in den Gelenken gekennzeichnet ist. Die Beschwerden können vererbt sein und bei Nichtbehandlung zu Nierenversagen führen.
[*griech.:* chronos, Zeit]
🇬🇧 chronic gout

**Gicht mit Knotenbildung.** (Harnsäuregicht). Gelenkerkrankung infolge von Störungen des Purinstoffwechsels, auf Grund dessen sich büschelartige Harnsäurekristalle (→ Gichtknoten) unter der Haut und nahe der Gelenke ablagern. Erfolgt keine Behandlung, können die Knoten die betreffenden Gelenke zerstören.
🇬🇧 tophaceous gout

**Gichtknoten.** (Tophus). Bei bestehender → Gicht auftretender Knoten, der aus Harnsäurekristallen besteht, die sich in fibrösem Gewebe in gelenknahen Bezirken bilden.
🇬🇧 tophus

**Giebelrohr.** Hilfsmittel zur Atemunterstützung. Das Rohr ist in Segmente aufgeteilt und kann individuell für den Patienten zusammengesteckt werden (Größe für Erwachsene 300–500 ml, Kinder 200–300 ml). Die Ein- und Ausatmung erfolgt durch das G. ausschließlich über den Mund; die Nase wird durch eine Klemme verschlossen. Dadurch kommt es zur Totraumvergrößerung (→ Totraum). Das abgeatmete $CO_2$ wird erneut eingeatmet. Das Atemzentrum registriert die Blutgasveränderung ($pCO_2$ Erhöhung) und reagiert in Folge mit einer vertieften Atmung. Kontraindiziert bei → Tachypnoe, chronisch obstruktiven Lungenerkrankungen u.a.

**Giemen.** → Rasseln, trockenes.
🇬🇧 sibilant rhonchi

**Gierke-Krankheit.** Stoffwechselkrankheit, bei der es durch vermehrte Speicherung von Glykogen in Leber und Nieren zu Zuckermangel im Blut (Hypoglykämie), Ketoazidose, vermehrtem Fettgehalt im Blut (Hyperlipämie) und schließlich zu Leber- und Nierenvergrößerung kommt.
[Edgar von Gierke, dt. Pathologe 1877–1945]
🇬🇧 von Gierke's disease

**Gift.** Substanz, die gesundheitsschädlich ist oder bei (selbst geringer) Einnahme, Einatmung oder Absorption durch den Körper u.U. zum Tode führen kann.
🇬🇧 poison

**GIFT.** Abkürzung für (engl.) »Gamete Intrafallopian Transfer« (dt. Embryonentransfer in den Eileiter).
🇬🇧 GIFT

**Gigantismus.** (Riesenwuchs; Makrosomie). Unphysiologischer Zustand, der von übermäßiger Größe und Statur gekennzeichnet ist. Ursache ist meist eine Hypersekretion an Wachstumshormonen. G. kann auch in Verbindung mit Hypogonadismus und bei bestimmten Erbkrankheiten auftreten.
[*lat.:* gigas, Riese]
🇬🇧 gigantism; somatomegaly

**Gilchrist-Verband.** Schulter-Arm-Verband zur Ruhigstellung im Bereich des Schultergürtels z.B. nach Oberarmfraktur. (s.a. Desault-Verband; Berrehailweste)
🇬🇧 Gilchrist's bandage

**Gilles-de-la-Tourette-Syndrom.** Erkrankung, die sich durch Gesichtsgrimassen, → Tics

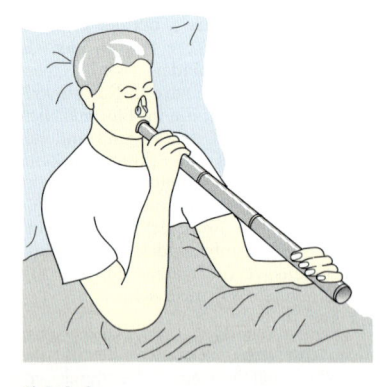

**Giebelrohr.**

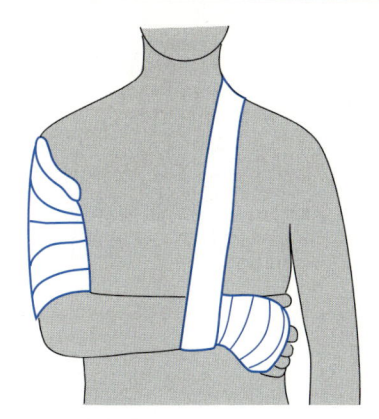

**Gilchrist-Verband.**

und unwillkürliche Arm- und Schulterbewegungen äußert. In der Pubertät kann sich die Krankheit verschlimmern; der Patient kann ungewollt grunzen, schnauben und Schreie ausstoßen.
[G. Gilles de la Tourette, französischer Neurologe, 1857–1917]
🇬🇧 Gilles de la Tourette's syndrome

**Gingiva.** Zahnfleisch des Mundes; eine Schleimhaut mit unterstützendem fibrösem Gewebe, das über den Kronen der Zähne liegt, die das Zahnfleisch noch nicht durchbrochen haben, oder aber die Hälse vorhandener Zähne umschließt.
[*lat.:* Zahnfleisch]
🇬🇧 gingiva

**Gingivahyperplasie.** Wucherung des Zahnfleischgewebes (→ Gingiva), die häufig bei Patienten auftritt, die gegen epileptische Anfälle mit Phenytoin behandelt werden.
🇬🇧 gingival hyperplasia

**Gingivektomie.** Chirurgische Entfernung von infiziertem und erkranktem Zahnfleischgewebe (→ Gingiva), um das Fortschreiten von Krankheiten in der Mundhöhle zu unterbinden.
[*lat.:* gingiva, Zahnfleisch; *griech.:* ektome, herausschneiden]
🇬🇧 gingivectomy

**Gingivitis.** Erkrankung, bei der die freien Zahnfleischränder (→ Gingiva) um die Zähne herum rot und geschwollen sind und leicht bluten. Die G. kann Folge einer schlechten Mundhygiene, aber auch ein Anzeichen für eine andere Erkrankung sein, z.B. Diabetes mellitus.
[*lat.:* gingiva, Zahnfleisch; *griech.:* itis, Entzündung]
🇬🇧 gingivitis

**Gingivostomatitis.** Multiple schmerzhafte Ulzera im Zahnfleisch und in der Mundschleimhaut (→ Gingiva), die durch Herpesviren ausgelöst werden können oder toxisch bedingt sind (z.B. durch Arsen oder Quecksilber).
[*lat.:* gingiva, Zahnfleisch; *griech.:* stoma, Mund; itis, Entzündung]
🇬🇧 gingivostomatitis

**Ginseng.** Volkstümliches Heilmittel aus der Wurzel einer Species der Gattung *Panax*; wird in einigen asiatischen Regionen als Herztonikum, Aphrodisiakum und Stimulans verwendet; gilt als lebensverlängernd.
🇬🇧 ginseng

**Gips.** Mineralische Verbindung aus Kalziumsulfatdohydrat; wird bei → Gipsverbänden und Zahnabdrücken verwendet. Gipsstaub reizt die Schleimhäute des Atemtraktes und die Bindehaut des Auges.
🇬🇧 gypsum; plaster

**Gipsverband.** Steifer, fester aus → Gips oder einem anderen Material hergestellter Verband zur Ruhigstellung einer Extremität oder eines anderen Körperteils während des Heilungsprozesses. Dazu werden Gazerollen, die mit trockenem Gips imprägniert sind, in warmes Wasser getaucht und um das Körperteil gewickelt. Der Gips trocknet schnell und stellt einen stabilen Verband dar. Nach dem Anlegen müssen Durchblutung, Puls und Sensibilität der Extremität überprüft werden. Schmerzen, die der Patient äußert, müssen ernst genommen werden, da sie auf eine beginnenden Durchblutungsstörung aufgrund einer Schwel-

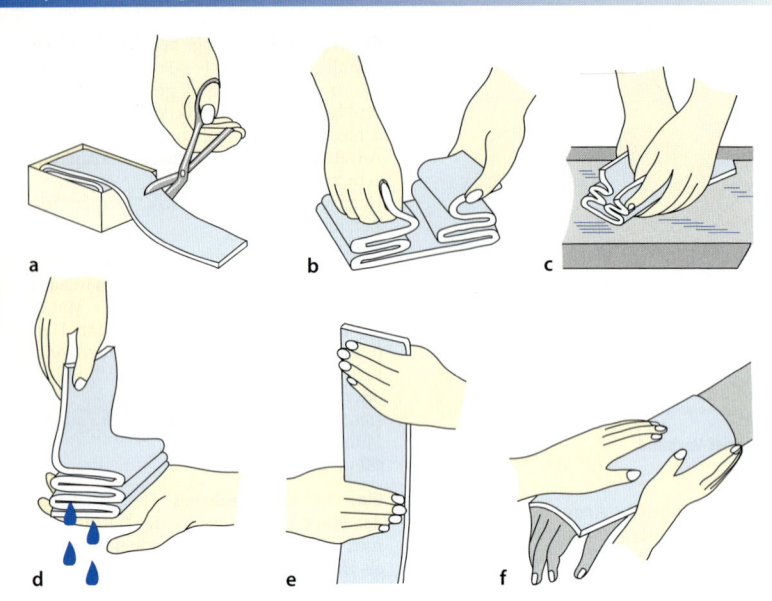

**Gipsverband.** Anlegen eines Gipsverbandes. **a** Verband abmessen und abschneiden · **b** zusammenfalten · **c** eintauchen · **d** abtropfen · **e** glattstreichen · **f** auflegen.

lung der Extremität beruhen können. Prophylaktisch sollte die Extremität hoch gelagert werden. Ist der Gipsverband zu eng wird er ggf. gespalten oder gefenstert.
🇬🇧 cast; plaster cast

**Gipsverband, Pflege bei.** → Pflegeintervention der → NIC, die definiert wird als der Umgang mit einem Gipsverband nach der Trockenphase.
🇬🇧 Cast Care: Maintenance

**Gipsverband, Pflege eines noch feuchten.** → Pflegeintervention der → NIC, die definiert wird als der Umgang mit einem neuen Gipsverband während der Trockenphase.
🇬🇧 Cast Care: Wet

**Glabella.** Unbehaarte Stelle zwischen den Augenbrauen.
[*lat.:* glabrum, kahl]
🇬🇧 glabella

**Glandula.** → Drüse.
🇬🇧 gland

**Glandula thyroidea.** → Schilddrüse.
🇬🇧 thyroid gland

**Glandulae , areolares (Mammae).** (Montgomery-Drüsen). Talgdrüsen im Brustwarzenhof der weiblichen Brüste. Diese Drüsen sondern lipoide Flüssigkeiten zur Befeuchtung und zum Schutz der Brustwarzen ab.
🇬🇧 areolar gland

**Glandulae salivariae.** → Speicheldrüsen.
🇬🇧 salivary glands

**Glans.** → Erektiles Gewebe, das sich am Ende der Klitoris oder des Penis (Eichel) befindet.
[*lat.*: Eichel]
🇬🇧 glans

**Glasauge.** → Augenprothese.
🇬🇧 artificial eye

**Glasfaseroptik.** Technische Methode, die bei der Untersuchung eines inneren Organs oder eines Körperhohlraums angewendet wird. Dabei wird eine lichtdurchlässige Glas- oder Plastikfaser in den Körper eingeführt und das erzeugte Bild auf einem Bildschirm vergrößert.
🇬🇧 fiberoptics

**Glasgow-Koma-Skala.** Bewertungssystem zur schnellen und für die Praxis standardisierten Einschätzung des Ausmaßes einer Bewusstseinsstörung bei schwerkranken Patienten, sowie zur Prognose der Dauer und Folgen eines Komas, besonders bei Patienten mit Kopfverletzungen. Das System umfasst drei Komponenten, nämlich Augenöffnen, sowie die verbale und motorische Reaktion, die unabhängig voneinander in einer Messskala bewertet werden, woraus sich die Tiefe der Bewusstlosigkeit und das Ausmaß der Funktionsstörung ergibt.
🇬🇧 Glasgow Coma Scale

**Glaskörper.** Durchsichtige, gallertartige, von einer dünnen Glaskörpermembran umhüllte Substanz, die den Hohlraum hinter der Augenlinse ausfüllt.
🇬🇧 vitreous humor

**Glaskörperraum.** Hohlraum hinter der Augenlinse, der den → Glaskörper und die Glaskörpermembran enthält und durch den die rudimentären Überreste der Glaskörperarterie verlaufen.
🇬🇧 vitreous cavity; vitreous chamber

**Glaubersalz.** → Natriumsulfat.
🇬🇧 sodium sulfate

**Glaukom.** (grüner Star). Häufig auftretende Augenerkrankung mit erhöhtem Augeninnendruck, der durch eine Obstruktion des Ausflussgangs für das Kammerwasser

**Glasgow-Koma-Skala.**

| Neurologische Funktion | (Beste) Reaktion des Patienten | Bewertung [Punkte] |
|---|---|---|
| Augen öffnen | Spontan | 4 |
| | Auf Ansprechen | 3 |
| | Auf Schmerzreiz | 2 |
| | Kein Öffnen | 1 |
| Verbale Reaktion | Orientiert | 5 |
| | Verwirrt, desorientiert | 4 |
| | Unzusammenhängende Worte | 3 |
| | Unverständliche Laute | 2 |
| | keine verbale Reaktion | 1 |
| Motorische Reaktion Motorische Reaktion auf Schmerzreize | Befolgen von Aufforderungen | 6 |
| | Gezielte Schmerzabwehr | 5 |
| | Ungezielte Schmerzabwehr (sog. Massenbewegungen) | 4 |
| | Beugesynergien (Beugehaltung) | 3 |
| | Strecksynergien (Streckhaltung) | 2 |
| | Keine motorische Reaktion | 1 |

verursacht wird. G.e sind die häufigste Erblindungsursache bei Erwachsenen. Ein akutes G. (**Winkelblockglaukom**) tritt auf, wenn die Pupille eines Auges in einem engen Winkel zwischen Regenbogenhaut (Iris) und Hornhaut (Kornea) beträchtlich geweitet wird, was dazu führt, dass die Iris den Abfluss des Kammerwassers blockiert. Ein chronisches G. (Glaucoma simplex) tritt wesentlich häufiger auf, meist auf beiden Seiten; es entwickelt sich langsam und ist genetisch vorbestimmt, z.B. das **Weitwinkelglaukom**.
🇬🇧 glaucoma

**Gleichgewicht.** Normaler Zustand einer physiologischen Ausgewogenheit; auch ausgeglichener mentaler oder emotionaler Zustand.
🇬🇧 balance

**Gleichgewicht, metabolisches.** Ausgewogenes Verhältnis zwischen der Aufnahme von Nährstoffen und ihrem Verbrauch durch Absorption oder Ausscheidung. Bei einem positiven Gleichgewicht übersteigt die Aufnahme eines Nährstoffes seine Verwertung; beim negativen Gleichgewicht wird ein Nährstoff schneller abgebaut oder ausgeschieden als er mit der Nahrung wieder aufgenommen wird.
🇬🇧 metabolic balance

**Gleichgewichtsnerv.** → Nervus vestibulocochlearis.
🇬🇧 auditory nerve

**Gleichgewichtsorgan.** Strukturen im Innenohr, die für das Gleichgewicht und die Orientierung verantwortlich sind. Dazu zählen der Vorhof des knöchernen Labyrinths (Vestibulum auris) und die knöchernen Bogengänge (Canales semicirculares) im Innenohr.
🇬🇧 vestibular apparatus

**Gleichgewichtssinn.** Vermögen zur Wahrnehmung und Beurteilung der Körperstellung bzw. -lage in Bezug auf die Schwerkraftrichtung. Verantwortlich für den G. sind Sinneszellen im Innenohrlabyrinth, die so genannten »Gleichgewichtszellen«.
🇬🇧 static sense

**Gleitmittel.** → Lubrikanzien
🇬🇧 fecal softener

**Gliazelle.** (Neuroglia). Nervenzellen, die ein Bindegewebe bilden, das das Zentralnervensystem stützt. Beispiele sind Astrozyten, Mikroglia und Oligodendroglia.
[*griech.*: glia, Leim]
🇬🇧 glia cell

**Glioblastom, multiformes.** Maligner, schnellwachsender, weicher oder zystischer Tumor des Kleinhirns (Cerebrum) oder der Wirbelsäule.
🇬🇧 glioblastoma multiforme

**Gliom.** Sammelbezeichnung für alle primären Hirntumoren, die aus malignen → Gliazellen bestehen.
[*griech.*: glia; Leim; oma, Tumor]
🇬🇧 glioma

**Gliose.** Vermehrung der → Astrozyten, die als Zeichen der Heilung nach einer Verletzung des Zentralnervensystems auftreten kann.
🇬🇧 gliosis

**Glisson-Kapsel.** Bindegewebekapsel um die Leberläppchen.
[F. Glisson, englischer Arzt, 1597–1677]
🇬🇧 Glisson's capsule

**Globin.** Eine Gruppe von vier Globulinproteinmolekülen, die vom Eisen im Hämoglobin gebunden werden und als farblose Proteinkomponente fungieren.
[*lat.*: globus, Ball]
🇬🇧 globin

**Globulin.** Große Kategorie einfacher Proteine, die entsprechend ihrer Löslichkeit, elektrophoretischen Mobilität und Größe klassifiziert werden (Alpha-, Beta- und Gammaglobuline). G.e transportieren wasserunlösliche Stoffe, Hormone und Enzyme und sind für Immunität, Gerinnung und pH-Regulierung zuständig. Sie dienen als Energielieferant und sorgen für den onkotischen Druck und die Hämostase.
🇬🇧 globulin

**Globulinurie.** Ausscheidung von → Globulinen im Urin.
[*lat.*: globulus, kleiner Ball; *griech.*: ouron, Urin]
🇬🇧 globulinuria

**Globus.** (Globussymptom). Auch Globus hystericus; vorübergehendes Gefühl eines Kloßes im Hals, der nicht geschluckt und nicht ausgehustet werden kann und häufig durch emotionale Konflikte oder akute Angst hervorgerufen wird.
🇬🇧 globus hystericus

**Glomangiom.** Gutartiger Tumor, der sich aus einer Ansammlung von Blutzellen in der Haut entwickelt.
🇬🇧 glomangioma

**glomerulär.** Zu einem Gefäßknäuel (→ Glomerulus) gehörend, insbesondere zu einem Nierenknäuelchen.
🇬🇧 glomerular

**Glomerulonephritis.** Entzündung der Nierenkörperchen, die sich in Proteinurie, Hämaturie, verminderter Urinausscheidung und Ödemen äußert.
🇬🇧 glomerulonephritis

**Glomerulonephritis, chronische.** Nicht-infektiöse Erkrankung der Nierenglomeruli mit Proteinurie, Hämaturie, Ödem und verminderter Urinproduktion.
🇬🇧 chronic glomerulonephritis

**Glomerulopathie.** Sammelbezeichnung für Erkrankungen, bei denen die Nierenkörperchen (Glomeruli) betroffen sind. Je nach Krankheit kann es zu Hyperplasie, Atrophie, Nekrose oder Ablagerungen in den Glomeruli kommen.
🇬🇧 glomerular disease

**Glomerulosklerose.** Schwere Nierenerkrankung, bei der die glomeruläre Funktion der Blutfiltration gestört ist, da die Glomeruli durch Narbengewebe ersetzt werden. Die Krankheit kann nach einer Infektion, bei Diabetes mellitus oder Arteriosklerose auftreten.
🇬🇧 glomerulosclerosis

**Glomerulus (pl. Glomeruli).** (Knäuelchen). Anatomische Struktur, die sich aus Blutgefäßen oder Nervenfasern zusammensetzt, z.B. G. renis (Nierenknäuelchen od. Nierenkörperchen).
[*lat.*: kleiner Ball]
🇬🇧 glomerulus

**Glomerulusfiltration.** Prozess in der Niere, bei dem die Flüssigkeit aus dem Blut über die Kapillaren der → Glomeruli in die Bowman-Kapsel und in den Urin filtriert wird.
🇬🇧 glomerular filtration

**Glomus (pl. Glomera).** (Knäuel). Gruppe von → Arteriolen, die direkt mit den Venen verbunden sind und eine reiche Nervenversorgung aufweisen.
🇬🇧 glomus

**Glomustumor.** Häufig auftretendes, schmerzhaftes, doch gutartiges Neoplasma, das arteriosklerotischen → Anastomosen der Haut ähnelt. (→ Glomus)
🇬🇧 glomus tumor

**Glossa.** (Lingua). → Zunge.
[*griech.*: Zunge]
🇬🇧 glossa

**Glossektomie.** Chirurgische Entfernung eines Teils oder der ganzen Zunge (Glossa).
🇬🇧 glossectomy

**Glossitis.** Entzündung der Zunge (Glossa). Eine akute G. äußert sich in einer Schwellung und durch starke Schmerzen, die ins Ohr ausstrahlen können; es kommt zu starkem Speichelfluss, Fieber und Lymphknotenschwellung. Die G. kann sich während einer infektiösen Erkrankung oder nach einer Verbrennung, einer Stich- oder anderen Verletzung entwickeln.
[*griech.*: glossa , Zunge; itis, Entzündung]
🇬🇧 glossitis

**Glossodynie.** (Glossalgie). Schmerz in der Zunge (Glossa) durch eine akute oder chronische Entzündung, durch Abszess, Ulkus oder Verletzung.
[*griech.*: glossa, Zunge ; odyne, Schmerz]
🇬🇧 glossodynia

**glossoepiglotisch.** Zur Zunge (Glossa) und dem Kehldeckel (Epiglottis) gehörend.
🇬🇧 glossoepiglotic

**glossopharyngal.** Zur Zunge (Glossa) und zum Rachen (Pharynx) gehörend.
🔤 glossopharyngeal

**Glossoptose.** Zurückziehen oder Zurückfallen der Zunge (Glossa), z.B. bei Bewusstlosigkeit oder in Narkose. Dabei kann es zur Verlegung der Luftwege und zur Erstickung kommen.
🔤 glossoptosis

**Glottis.** Stimmapparat im Rachen (Larynx), der aus den Stimmbändern und der Stimmritze besteht.
🔤 glottis

**Glukagon.** (Glucagon). Polypeptidhormon, das in den Alphazellen der Langerhans-Inseln in der Bauchspeicheldrüse (Pankreas) gebildet wird und die Umbildung von → Glykogen in → Glukose in der Leber stimuliert. Die Ausscheidung von G. wird durch eine Hypoglykämie und durch Wachstumshormone aus dem Hypophysenvorderlappen stimuliert.
[*griech.:* glykys, süß; agaein, leiten]
🔤 glucagon

**Glukokortikoide (pl.).** Adrenokortikale → Steroidhormone, die in der Nebennierenrinde (NNR) gebildet werden. Die G. verstärken die → Glukoneogenese und beeinflussen viele Körperfunktionen. Das wichtigste der drei G. ist das **Cortisol** (Hydrokortison); **Corticosteron** ist weniger aktiv; **Cortison** ist solange inaktiv, bis es in Cortisol umgebildet wird. G. fördern die Freisetzung von Aminosäuren aus den Muskeln, mobilisieren Fettsäuren aus den Fettpolstern und verstärken die Fähigkeit der Skelettmuskulatur, kontraktionsfähig zu bleiben und Müdigkeit zu verhindern. G. können als Antiallergika, Antirheumatika, Immunsuppressiva und Antiphlogistika eingesetzt werden. Bei lang anhaltender pharmakologischer Einnahme von G.n kann es zum → Cushing-Syndrom, zu Magen-Darm-Ulzera, erhöhter Infektanfälligkeit und psychischen Veränderungen kommen; deshalb muss auf Teerstühle geachtet, regelmäßig die Temperatur gemessen und das Auftreten von Entzündungssymptomen beobachtet werden. Der Patient sollte stets einen Notfallausweis bei sich tragen, in dem Dosis und Dauer sowie Indikation der G.-Einnahme vermerkt ist. (s.a. Mineralokortikoide)
🔤 glukokortikoids

**Glukoneogenese.** Bildung von → Glykogen aus Fettsäuren und Proteinen anstatt aus Kohlenhydraten.
🔤 gluconeogenesis

**Glukose.** (Traubenzucker). Einfacher Zucker (→ Monosaccharid), der in vielen Nahrungsmitteln vorhanden ist (z.B. in Früchten) und der eine wesentliche Energiequelle für den Menschen darstellt; insbesondere das Gehirn bezieht fast seine ganze Energie aus G. Nach der Aufnahme von G. kommt es im Körper zur Ausschüttung von → Insulin, das G. spaltet bzw. in → Glykogen umbildet.
[*griech.:* glykys, süß]
🔤 glucose

**Glukose-Toleranztest (GTT).** Untersuchung der Fähigkeit des Körpers, Kohlenhydrate zu verstoffwechseln (metabolisie-

**Glukose-Toleranztest (GTT).**

| Bewertung* | Normal | Pathol. Glukosetoleranz | Diabetes mellitus |
|---|---|---|---|
| Nüchtern | < 100 mg/dl | 100–120 mg/dl | > 120 mg/dl |
| 2 Std.-Wert | < 140 mg/dl | 140–200 mg/dl | > 200 mg/dl |
| *Kapiläre Werte | | | |

ren), bei der zuerst ein Nüchternblutzucker gemessen wird; anschließend wird eine Standarddosis → Glukose verabreicht und in regelmäßigen Abständen danach der Blut- und Urinzuckerspiegel gemessen.
🇬🇧 glucose tolerance test

**Glukosurie.** Unphysiologische Ausscheidung von → Glukose im Urin, entweder infolge der Aufnahme übermäßiger Mengen Kohlenhydrate, oder aufgrund von Nierenerkrankungen wie Nephrose oder Stoffwechselkrankheiten wie → Diabetes mellitus.
[*griech.*: glykys, süß; ouron, Urin]
🇬🇧 glucosuria

**glutäal(is).** Zum Gesäß oder den Gesäßmuskeln gehörend.
[*griech.*: gloutos, Hinterbacke]
🇬🇧 gluteal

**Glutäalreflex.** Kontraktion des Gesäßmuskels (Glutäusmuskels) beim Bestreichen der Gesäßhaut.
🇬🇧 gluteal reflex

**Glutamat.** Salz der → Glutaminsäure, einer wichtigen exzitativen Aminosäure des Zentralnervensystems, die als → Neurotransmitter fungiert, aber auch als Geschmacksverstärker eingesetzt werden kann.
🇬🇧 glutamate

**Glutamat-Oxalacetat-Transaminase (GOT).** → Asparataminotransferase.
🇬🇧 asparate aminotransferase

**Glutamin (Gln).** Nicht-essenzielle → Aminosäure, die im Saft zahlreicher Pflanzen und in vielen Proteinen des Körpers vorhanden ist. G. fungiert als Aminosäurenspender bei vielen Reaktionen, als Speichersubstanz im Stickstoffmetabolismus und als nicht-toxische Transportsubstanz für Ammoniak; kann also bei der Ammoniakentgiftung verwendet werden.
🇬🇧 glutamine (Gln)

**Glutaminsäure (Glu).** Nicht-essenzielle → Aminosäure, die in vielen Proteinen vorhanden ist und als Transportsubstanz im Stickstoffmetabolismus sowie als Transmitter im ZNS dient. G. kann in pharmakologischer Form als Injektionsnarkotikum eingesetzt werden.
🇬🇧 glutamic acid (Glu)

**Glutaraldehyd.** Histologisches Fixierungs- und Desinfektionsmittel.
🇬🇧 glutaraldehyde

**Glutathion.** Tripeptid aus Glutaminsäure, Cystein und Glycin, dessen Mangel häufig in Verbindung mit einer hämolytischen Anämie steht. G. kann als Antioxidationsmittel des Organismus und bei der Behandlung einer → Paracetamol-Vergiftung eingesetzt werden.
🇬🇧 gluthatione

**Gluten.** (Klebereiweiß). Unlöslicher Proteinbestandteil von Weizen und anderen Getreidesorten. (→ Zöliakie)
🇬🇧 gluten

**Gly.** Abkürzung für → Glycin.
🇬🇧 Gly

**Glycerol.** → Glyzerin.
🇬🇧 glycerin

**Glycin (Gly).** (Glycocoll). Nicht-essenzielle → Aminosäure, die eine häufige Komponente von menschlichen, tierischen und pflanzlichen Eiweißen (Proteinen) ist. Wird als Neurotransmitter im Rückenmark und Hirnstamm aktiv und kontrolliert die Motorik.
🇬🇧 glycine

**Glykocholsäure.** Substanz in der Gallenblase, die aus → Glycin und Cholinsäure besteht und für die Verdauung und Absorption von Fetten von Bedeutung ist. (→ Gallensäure; Galle)
🇬🇧 glycocholic acid

**Glykogen.** (tierische Stärke). → Polysaccharid, das als wichtiges Kohlenhydratreservoir in den Zellen gespeichert wird. G. besteht aus mehreren Glukose-Bestandteilen und wird vorwiegend in der Leber, weniger häufig in den Muskelzellen gespeichert.
🇬🇧 glycogen

**Glykogenese.** (Glykogensynthese). Die Synthese von → Glykogen aus → Glukose.
🇬🇧 glycogenesis

**Glykogenose Typ VII.** (Tarui-Krankheit). Angeborene Stoffwechselkrankheit, bei der sich große Mengen → Glykogen in der Skelettmuskulatur anreichern. Typische Symptome sind Muskelkrämpfe bei körperlicher Betätigung (ohne erhöhte Laktatwerte im Blut) und Hämolyse.
🌐 Tarui's disease

**Glykogenspeicherkrankheit.** (Glykogenose). Gruppe von Erbkrankheiten, bei denen eine Störung des Glykogenstoffwechsels vorliegt. Ein Enzymmangel führt dazu, dass sich → Glykogen in unphysiologisch hohen Konzentrationen in verschiedenen Körperteilen, in den Muskeln oder in der Leber ansammelt. Man unterscheidet mehrere Formen der G.: G. Typ I (Gierke-Krankheit), Typ Ib (Ansammlung von Glykogen in der Leber und den Leukozyten), Typ II (Pompe-Krankheit), Typ III (Cori-Krankheit), Typ IV (Andersen-Krankheit), Typ V (McArdle-Krankheit), Typ VI (Hers-Krankheit) und Typ VII (Tarui-Krankheit).
🌐 glycogen storage disease

**Glykolipid.** Eine Substanz, die aus einem Lipid und einem Kohlenhydrat (meist → Galaktose) besteht und vorwiegend im Gewebe des Nervensystems zu finden ist. G.e sind Bestandteile aller Zellmembranen.
[*griech.:* glykys, süß; lipos, Fett]
🌐 glycolipid

**Glykolyse.** Eine Reihe von enzymatisch katalysierten Reaktionen, bei denen → Glukose und andere Zucker in → Milchsäure (anaerobe G.) oder Brenztraubensäure (aerobe G.) abgebaut werden; dadurch wird Energie in Form von → Adenosintriphosphat (ATP) frei.
[*griech.:* glykys, süß; lysis, auflösen]
🌐 glycolysis

**Glykoprotein.** Verbindung aus Eiweißen (Proteinen) und einem Kohlenhydratanteil.
🌐 glycoprotein

**Glykosid.** Kohlenhydrat, das mit Hilfe von Wasser (Hydrolyse) in einen Zucker (Monosaccharid) und einen Nicht-Kohlenhydratanteil (meist Alkohol) gespalten wird. G.e können in vielfacher Weise pharmakologisch eingesetzt werden, z.B. als Herzglykoside (Digoxin, Digitoxin), Flavonoide oder Antibiotika.
🌐 glycoside

**Glykosurie.** Unphysiologische Ausscheidung von Zucker, insbesondere → Glukose, im Urin; eine G. steht häufig in Verbindung mit → Diabetes mellitus.
🌐 glycosuria

**Glyzerin.** (Glycerol). Süße, farblose, ölige Flüssigkeit, die als Nebenprodukt der alkoholischen Gärung entsteht; wird als Gleitmittel, als Zusatz in Suppositorien gegen Obstipation, als Süßstoff und als Träger für Arzneimittel verwendet.
[*griech.:* glykys, süß]
🌐 glycerin

**Glyzeroltrinitrat.** → Nitroglyzerin.
🌐 nitroglycerin

**GMP.** Abkürzung für → Guanosinmonophosphat.
🌐 GMP

**GN.** Abkürzung für (engl.) »Graduated Nurse«.
🌐 GN

**Gnathion.** Unterster Punkt des Unterkiefers; Referenzpunkt in der Diagnostik und Behandlung verschiedener Erkrankungen des Kauapparates.
[*lat.:* gnathos, Kinn]
🌐 gnathion

**GnRH.** Abkürzung für (engl.) Gonadotropin Releasing Hormone (dt. → follikelstimulierendes Hormon-Releasing-Hormon).
🌐 GnRH

**Gold (Au).** (Aurum). Gelbliches weiches Edelmetall, Ordnungszahl 79, Atommasse 196,97. Es wird als Füllmaterial für Zähne verwendet. Goldsalze werden in der Behandlung von Patienten mit rheumatischer Arthritis eingesetzt, verursachen jedoch bei etwa 10% der Patienten eine schwere Toxizität. Als Nebenwirkungen treten Haut- und Schleimhautveränderungen, Juckreiz, Metallgeschmack im Mund, Photosensibilität, Blutbildveränderungen,

Nierenfunktionsstörungen und Diarrhö auf. Orale G.-Präparate sollten mit viel Wasser eingenommen werden; die Patienten müssen eine sorgfältige Zahnpflege durchführen und die Sonne meiden. Blutbild, Leberenzyme, Kreatinin und Urinstatus müssen regelmäßig kontrolliert werden.
🇬🇧 gold (Au)

**Gold 198.** Radioaktives Goldisotop, das als → Zytostatikum zur Behandlung von Prostata-, Zervix- und Blasenkrebs sowie zur Reduzierung von Ödemen als Sekundärerscheinung einer Krebserkrankung eingesetzt wird.
🇬🇧 gold 198

**Golgi-Apparat.** Kleine Membranstruktur, die in den meisten Zellen vorhanden ist und aus verschiedenen Elementen besteht. Der G.-A. ist eine Zellorganelle, die der Bildung von Kohlenhydratketten aus Glykoproteinen, Mukopolysacchariden und anderen Substanzen dient, für den Proteintransport verantwortlich ist sowie Sekrete kondensiert und umhüllt.
[C. Golgi, italienischer Histologe und Nobelpreisträger, 1844–1926]
🇬🇧 Golgi's apparatus

**Golgi-Mazzoni-Körperchen.** Druck-→ Rezeptoren; dünne Körperchen, die die Enden der Nervenfibrillen im subkutanen Gewebe der Finger und im Genitaltrakt umhüllen.
[C. Golgi, italienischer Histologe, 1844–1926; V. Mazzoni, italienischer Physiologe, 1880–1940.]
🇬🇧 Golgi-Mazzoni corpuscles

**Golgi-Zellen.** Große Körnerzellen in der Kleinhirnrinde (zerebellarer Kortex).
🇬🇧 Golgi's cells

**gonadal.** Zu den → Gonaden gehörend, sie beeinflussend.
🇬🇧 gonadotrophic

**Gonaden (pl.).** Geschlechtsdrüsen; → Gameten-produzierende Drüsen; dazu gehören die Eierstöcke (Ovarien) und die Hoden (Testis).
[*griech.*: gone, Samen]
🇬🇧 gonad

**Gonadenaplasie.** Angeborener (kongenitaler) Zustand, bei dem eine mangelhafte oder fehlende Entwicklung des Keimgewebes der → Gonaden vorliegt.
🇬🇧 gonadal aplasia

**Gonadendosis.** Die gemessene Dosis einer Strahlung, die die → Gonaden bei einer Röntgenuntersuchung absorbieren. Eine erhöhte G. kann Fertilitätsstörungen oder Schädigungen des Erbgutes auslösen.
🇬🇧 gonadal dose

**Gonadendysgenesie.** Allgemeine Bezeichnung für eine Vielzahl von Fehlfunktionen der → Gonaden, einschließlich Entwicklungsanomalien, z.B. Turner-Syndrom, Hermaphroditismus und Gonadenaplasie.
🇬🇧 gonadal dysgenesis

**Gonadenschutz.** Spezielle Schutzkleidung aus Bleigummi, die verwendet wird, um den Gonadenbereich eines Patienten bei Röntgenbehandlungen abzudecken. Ein G. muß bei allen Personen im fortpflanzungsfähigen Alter verwendet werden. (→ Gonaden)
🇬🇧 gonadal shield

**Gonadotropin.** Hormonelle Substanz, die die Funktion der → Gonaden (Eierstöcke und Hoden) stimuliert. Dazu gehören das FSH (→ follikelstimulierendes Hormon) und das LH (→ luteinisierendes Hormon), die vom Hypophysenvorderlappen gebildet und ausgeschüttet werden. Die G.e regulieren die Reifung und Hormonausschüttung der Geschlechtsorgane.
🇬🇧 gonadotropin

**Gonadotropin-releasing-Hormon (GnRH).** Hormon der Hypophyse, das im Hypothalamus gebildet wird; es stimuliert die Freisetzung von → Gonadotropin im Hypophysenvorderlappen sowie von LH (luteinisierendes Hormon) und FSH (follikelstimulierendes Hormon).
🇬🇧 gonadotropin-releasing hormone (GnRH)

**Gonioskopie.** Untersuchung der vorderen Augenkammer und des Filtrationswinkels mit Hilfe eines Gonioskops (Kontaktglas

mit Spiegel), u.a. zur Diagnostik von Glaukomformen. (→ Glaukom)
🌐 gonioscopy

**Goniotomie.** Operation zur Entfernung einer Obstruktion im Kammerwasserabfluss in der vorderen Augenkammer; eine G. wird häufig bei Patienten mit → Glaukom durchgeführt.
🌐 goniotomy

**Gonoblennorrhö.** Eitrige, durch → Gonokokken hervorgerufene Bindehautentzündung. (s.a. Credé-Prophylaxe)
🌐 gonoblennorrhea; gonococcal conjunctivitis

**Gonoblennorrhö-Prophylaxe nach Credé.** → Credé-Prophylaxe.
🌐 prophylaxis against gonococcal infection

**Gonokokkus.** Gramnegativer intrazellulärer Diplokokkus der Species *Neisseria gonorrhoeae*, der eine → Gonorrhö auslöst.
[*griech.:* gone, Samen; kokkos, Beere]
🌐 gonococcus

**Gonorrhö.** (Tripper). Häufige Geschlechtskrankheit, die meist den Urogenitaltrakt befällt, gelegentlich auch den Rachen (Pharynx), die Augenbindehaut (Konjunktiva) oder den Anus. Die Infektion wird durch Kontakt (Geschlechtsverkehr) mit infizierten Personen oder Sekretionen verursacht (Kontakt- oder Schmierinfektion), die den ursächlichen Organismus, *Neisseria gonorrhoeae*, enthalten. Die G. ist meldepflichtig! Zu den Symptomen gehören Probleme beim Harnlassen (Dysurie), eitrig grün-gelblicher urethraler oder vaginaler Ausfluss, geröteter oder ödematöser Harnröhrenausgang, Brennen, Schmerzen und Jucken um die Vaginal- oder Harnröhrenöffnung. Die Vagina ist stark geschwollen und gerötet, das Abdomen kann fest und gespannt sein. Die Behandlung der G. erfolgt durch Antibiotika. – *adj.* gonorrhoisch.
[*griech.:* gone, Samen; rhoia, Fluß]
🌐 gonorrhea

**Gonosom.** (Geschlechtschromosom). Chromosom, das für die Geschlechtsbestimmung verantwortlich ist, da es Gene mit geschlechtsbestimmenden Merkmalen trägt. Menschen und Säugetiere besitzen zwei verschiedene G.e – das X- und das Y-Chromosom –, die jeweils paarweise auftreten, bei Frauen als XX-Kombination und bei Männern als XY-Kombination. (→ Heterochromosom)
🌐 sex chromosome; gonosome

**Gordon-Reflex.** 1. (Gordon-Zehenzeichen) Unphysiologische Variante des → Babinski-Reflexes, bei dem durch ein Kneifen der Wadenmuskulatur der große Zeh nach oben bewegt wird (bei Pyramidenbahnläsionen). 2. (Gordon-Fingerzeichen) Unphysiologischer Reflex, bei dem durch Druck auf den Unterarm die Finger, der Daumen oder der Zeigefinger zum Handrücken hin abgespreizt werden (Zeichen von Erkrankungen des Pyramidentraktes). (→ Pyramidenbahn)
[A. Gordon, amerikanischer Neurologe, 1874–1953]
🌐 Gordon's reflex

**GOT.** Abkürzung für → Glutamat-Oxalacetat-Transaminase.
🌐 GOT

**GPT.** Abkürzung für Glutamat-Pyruvat-Transaminase.
🌐 GPT

**Graaf-Follikel.** Ein sprungreifer Follikel von etwa 10 bis 12 mm Durchmesser, der während des Eisprungs (Ovulation) platzt und das Ei (Ovum) freigibt. Viele Primärfollikel, von denen jedes ein unreifes Ei enthält, sind an der Oberfläche eines Eierstocks (Ovarium) eingenistet. Unter Einwirkung des FSH (follikelstimulierendes Hormon) aus der Adenohypophyse gelangt in jedem Menstruationszyklus ein Eifollikel in den G.-F. Die Hülle des Follikels fällt zusammen, wenn das Ei freigesetzt worden ist; die darin verbleibenden Follikelzellen vergrößern sich und bilden den Gelbkörper (Corpus luteum).
[R. d. Graaf, niederländischer Anatom, 1641–1673; *lat.:* folliculus, kleine Tasche]
🌐 graafian follicle

**Grad.** Einteilung bzw. Intervall einer Messskala.
🌐 degree (deg)

**Gradient.** Visuelle Darstellung einer Veränderungsrate von messbaren Phänomenen in einer Kurve; das Ausmaß der Zu- oder Abnahme von messbaren Phänomenen, wie etwa Temperatur oder Druck.
🌐 gradient

**Graft.** → Transplantat.
🌐 graft

**Graft-versus-Host-Reaktion.** Abstoßungsreaktion eines bestimmten Transplantats, insbesondere von Knochenmark. Dies impliziert infolge einer Störung in der Immunreaktion des Empfängers eine Inkompatibilität und steht häufig in Verbindung mit einer unzureichenden Gabe von → Immunsuppressiva. Zu den charakteristischen Anzeichen gehören Ödeme, Erytheme, Ulzerationen, Hautabschuppung und Haarausfall.
🌐 graft-versus-host disease

**Gram-Färbung.** Methode der Anfärbung von Mikroorganismen unter Anwendung einer Karbolgentianaviolett-Lösung (Anilinfarbstoff) mit einer Iodlösung, einer anschließenden Entfärbung mit Alkohol und eine erneute Anfärbung mit einer Safraninlösung (Karbolfuchsin). Die Bildung einer roten oder blauen Farbe derart behandelter Mikroorganismen dient als primäres Mittel zur Identifizierung und Klassifizierung von Bakterien. (→ grampositiv; gramnegativ)
[H. Gram, dänischer Bakteriologe, 1853–1938]
🌐 Gram's stain

**Gramm (g).** Maßeinheit der Masse in einem metrischen System, die einem Tausendstel ($10^{-3}$) Kilogramm entspricht.
🌐 gram (g, gr)

**gramnegativ.** Eine rote Färbung bei der → Gram-Färbung annehmend. Diese Eigenschaft dient dazu, mikrobiologische Organismen kenntlich zu machen. (s.a. grampositiv)
🌐 gram-negative

**grampositiv.** Eine blaue Färbung bei der → Gram-Färbung annehmend. (s.a. gramnegativ)
🌐 gram-positive

**Grand Mal.** → Anfall, tonisch-klonischer; → Epilepsie.
🌐 grand mal seizure

**granulär.** 1. Makroskopisch wie Sand aussehend oder sich so anfühlend. 2. Mikroskopisch einige oder viele Partikel innerhalb oder auf einer Struktur aufweisend.
[*lat.:* granulum, kleines Korn]
🌐 granular

**Granulat.** Arzneikörner. Medikamente in Körnchenform.
[*lat.:* granum, Korn, Kern]
🌐 granules

**Granulationsgewebe.** Weiche, rosafarbene, fleischige Wucherung, die sich während des Heilungsprozesses in einer Wunde entwickelt. Das G. besteht aus vielen Kapillaren, die von fibrösem Kollagen umgeben sind. Aus dem G. entsteht später Narbengewebe.
🌐 granulation tissue

**Granulom.** Chronisch entzündliche Läsion, die durch eine Akkumulation von Makrophagen, epitheloiden Makrophagen mit oder ohne Lymphozyten und Riesenzellen gekennzeichnet ist. G.e können spontan heilen, statisch bleiben, gangränös werden, sich ausbreiten oder einen Infektionsherd bilden.
[*lat.:* granulum, kleines Korn; *griech.:* oma, Tumor]
🌐 granuloma

**Granuloma anulare.** Chronische, gutartige Hauterkrankung unbekannter Herkunft, die sich in rötlichen Papeln und Knoten äußert, welche ringförmig angeordnet sind; tritt am häufigsten an den von der Körpermitte entfernten (distalen) Extremitäten von Kindern auf; es ist keine Behandlung erforderlich.
🌐 granuloma annulare

**Granuloma glutaeale infantum.** Hauterkrankung bei Neugeborenen, die sich durch erhabene, bläuliche oder rotbräun-

liche Knoten am Gesäß äußert; tritt häufig als Sekundärreaktion bei der längerfristigen Anwendung von starken Steroiddosierungen auf.
🇬🇧 granuloma gluteale infantum

**Granuloma inguinale.** Geschlechtskrankheit, die durch Ulzera auf der Haut und im subkutanen Gewebe der Leiste und an den Genitalien gekennzeichnet ist. Ursache ist eine Infektion mit *Calymmatobacterium granulomatis*, einem kleinen gramnegativen runden Bazillus.
🇬🇧 granuloma inguinale

**Granulomatose.** Zustand oder Krankheit, die durch die Entwicklung von → Granulomen gekennzeichnet ist, z.B. → Berylliose oder Wegener-Granulomatose. – *adj.* granulomatös.
[*lat.*: granulum, kleines Korn; *griech.*: oma, Tumor; osis, Zustand]
🇬🇧 granulomatosis

**Granulosazelltumor.** Fleischiger Ovarialtumor (selten maligne) mit gelblichen Streifen, die aus Zellen des Stratum granulosum im Follikelepithel des Graaf-Follikels stammen; diese Tumorart kann sehr groß werden.
🇬🇧 granulosa cell tumor

**Granulozyt.** Eine Art von → Leukozyten, die durch zytoplasmatische Körnchen (→ Granulum) gekennzeichnet sind; man unterscheidet basophile, eosinophile und neutrophile G.en.
[*lat.*: granulum, kleines Korn; *griech.*: kytos, Zelle]
🇬🇧 granulocyte

**Granulozytopenie.** Unphysiologische Verminderung der gesamten → Granulozyten-Anzahl; tritt meist bei → Leukopenie auf. (→ Agranulozytose)
[*lat.*: granulum, kleines Korn; *griech.*: kytos, Zelle; penia, Armut]
🇬🇧 granulocytopenia

**Granulozytose.** Unphysiologische Vermehrung der gesamten → Granulozyten-Anzahl.
[*lat.*: granulum, kleines Korn, *griech.*: kytos, Zelle; osis, Zustand]
🇬🇧 granulocytosis

**Granulum (pl. Granula).** 1. Körniger Partikel oder kleine trockene Masse, die frei beweglich ist. 2. Arzneikügelchen in Körnerform. 3. Mikroskopisch sichtbare körnige Strukturen einer Zelle. – *adj.* granulär.
[*lat.*: granulum, kleines Korn]
🇬🇧 granule

**Gravida.** Schwangere Frau.
🇬🇧 gravida

**Gravidarium.** (Schwangerschaftsscheibe). Bewegliche Doppelscheibe, die gegeneinander verschiebbar ist. Auf der unteren Scheibe ist ein durchgängiger Kalender, auf der oberen Scheibe sind sämtliche Schwangerschaftsdaten (z.B. 1. Tag der letzten Menstruation, biparietaler Kopfdurchmesser des Kindes, erste Kindsbewegungen, Länge der Frucht in cm, Gewicht in g etc.) abgedruckt. Durch Einstellen des ersten Tages der letzten Periodenblutung kann der voraussichtliche Geburtstermin auf dem Kalender abgelesen werden. Das G. basiert mit seiner Berechnung auf der → Nägele-Regel.
🇬🇧 double disc with pregnancy data

**gravide.** Schwanger, ein befruchtetes Ei oder einen Fötus tragend.
[*lat.*: gravidus, schwanger]
🇬🇧 gravid

**Gravidität.** Schwangerschaft. (→ Gestation)
🇬🇧 gravidity

**Gray (Gy).** Einheit der Energiedosis. Ein G. entspricht der Energie von 1 Joule/kg Masse oder 100 Rad.
🇬🇧 gray (Gy)

**Greifreflex.** (Grasping). Pathologischer Reflex (physiologisch nur bei Neugeborenen), der durch Bestreichen der Handinnenfläche oder Fußsohle ausgelöst wird, mit dem Ergebnis, dass sich die Finger oder Fußzehen in einer greifenden Bewegung abspreizen. Dieser Reflex tritt bei Erkrankungen des Stirnhirns auf.
🇬🇧 grasp reflex

**Grenzensetzen.** → Pflegeintervention der → NIC, die definiert wird als die Festlegung der Parameter eines erwünschten

und akzeptablen Verhaltens von Patienten.
🌐 Limit Setting

**Grippe.** (Influenza). Akute endemisch, epidemisch oder pandemisch auftretende Infektionskrankheit der Atemwege. (→ Influenza)
🌐 flu

**Griseofulvin.** → Antimykotikum zur Behandlung bestimmter Haut-, Haar- und Nagelinfektionen.
🌐 griseofulvin

**Grobmotorik.** Anwendung großer Muskelgruppen zur Koordination aller Körperbewegungen, die im Alltagsleben benötigt werden, z.B. beim Gehen, Laufen, Hüpfen, Werfen und bei der Erhaltung des Gleichgewichtes.
🌐 gross motor skills

**Größenwahn.** (Megalomanie). Gestörter mentaler Zustand, der durch die Wahnvorstellung einer Person gekennzeichnet ist, ein wichtiger, mächtiger, berühmter oder reicher Mensch zu sein. Die G. kann bei Schizophrenie, Manie oder Psychosen auftreten.
🌐 delusion of grandeur

**Großhirn.** Größter und oberster Teil des Gehirns, der durch eine Längsspalte in die rechten und linken Hirnhemisphären unterteilt wird. Am Grund der Spalte sind die Hirnhemisphären durch den Balken (Corpus callosum) miteinander verbunden. Die inneren Strukturen der Hemisphären gehen in das Zwischenhirn über und stehen durch die Hirnstiele mit dem Hirnstamm in Verbindung. Das Großhirn hat sensorische und motorische Funktionen sowie schwer definierbare integrative Funktionen, die im Zusammenhang mit verschiedenen geistigen Aktivitäten stehen.
📄 Gehirn
🌐 cerebrum

**Großhirnhemisphäre.** Eine der beiden Gehirnhälften, die durch tiefe Längsspalten voneinander getrennt und medial am Grund der Spalte durch den Balken (Corpus callosum) miteinander verbunden sind. Hervortretende Furchen unterteilen jede Hirnhälfte in vier Lappen. Die G.n bestehen außen aus grauer Substanz und innen aus weißer Substanz, die Inseln von grauer Substanz (Kerne) umgeben.
[*griech.:* hemi, halb, sphaira, Ball.]
🌐 cerebral hemisphere

**Großhirnrinde.** (Hirnmantel; Cortex cerebralis). Aus Neuronen und Synapsen (graue Substanz) bestehende Schicht auf den Hirnhemisphären. Durch die Windungen (Gyri) werden ungefähr zwei Drittel der Hirnfläche in Furchen gefaltet. Die Großhirnrinde ist für die Integration der höheren geistigen Funktionen, für allgemeine Bewegungen, viszerale Funktionen, Wahrnehmung und Verhaltensreaktionen zuständig. Weit über 200 Bereiche unterschiedlich myelinierter Fasern und 47 separate, funktionelle Regionen mit unterschiedlichem Zellaufbau sind in der Forschung beschrieben worden.
🌐 cerebral cortex

**Grundbedürfnisse.** Alle Elemente, die für das Überleben und die normale geistige und körperliche Gesundheit und Entwicklung erforderlich sind, z.B. Nahrung, Wasser, Wohnung, Schutz vor Umweltgefahren und Liebe. (→ Maslows Bedürfnispyramide)
🌐 basic human needs

**Grundgesetz, biogenetisches.** → Rekapitulationstheorie.
🌐 recapitulation theory

**Grundschlagader.** → Arteria basilaris.
🌐 basilar artery

**Grundumsatz (= GU).** Die Menge an Energie, die in absolutem Ruhezustand zur Erhaltung der Vital- und Körperfunktionen (wie Atmung, Blutkreislauf, Temperatur, Peristaltik und Muskeltonus) in einem bestimmten Zeitraum benötigt wird. Der durch die Menge des verbrauchten Sauerstoffs bestimmte Wert wird in Kalorien ausgedrückt, die in einer Stunde pro m$^2$ Körperoberfläche oder pro kg Körpergewicht verbraucht werden. Der G. wird in einer warmen Umgebung 12–14 Stunden

nach der letzten Mahlzeit gemessen und ist z.B. bei Schwangerschaft, Fieber oder Tumorerkrankungen erhöht.
▶ basal metabolic rate (BMR)

**Grünes Fruchtwasser.** Entleert das Kind vor der Geburt den Darm, löst sich das grünschwarze Mekonium (Kindspech) im Fruchtwasser auf und verfärbt dieses grün. Zu einer Darmentleerung kommt es beim Feten durch Sauerstoffmangel (z.B. infolge einer Kompression der Nabelschnur oder einer Plazentainsuffizienz). In einer solchen Situation werden nur die lebenswichtigen Organe wie Herz und Gehirn ausreichend versorgt. Der Sauerstoffmangel im Darm führt zu einer erhöhten Darmperistaltik und damit zum Abgang von Mekonium. G. F. ist ein Warnsignal und bedeutet, dass das Kind innerhalb der letzten 24 Stunden unter Sauerstoffmangel litt. Daher sollten die Herztöne des Kindes engmaschig überwacht und eine baldige Geburt angestrebt werden.
▶ meconium staining

**Grünholzfraktur.** Unvollständiger Knickbruch, bei dem ein Knochen gebogen, doch nur an der äußeren Hülle gebrochen ist. Kinder sind besonders anfällig für G.en.
▶ greenstick fracture; bent fracture

**Gruppe.** (Forschung) Jede Themen- oder Probandengruppe, die untersucht wird. Eine **Versuchsgruppe** wird untersucht, um die Auswirkungen eines Ereignisses, einer Substanz oder einer Technik zu studieren. Die **Kontrollgruppe** dient als Standard oder Referenzpunkt zum Vergleich mit der Versuchsgruppe. Die Versuchs- und die Kontrollgruppe müssen sich in Bezug auf Anzahl und Übereinstimmung bestimmter Faktoren entsprechen, z.B. Geschlecht, Alter, Einkommen u.a.
▶ group

**Gruppendynamik.** (Bereich der Sozialpsychologie nach K.Lewin) Interaktionen und Beziehungen, die zwischen einzelnen Gruppenmitgliedern sowie zwischen der Gruppe und der restlichen Gesellschaft vorhanden sind. Dazu gehören die gegenseitige Abhängigkeit der Gruppenmitglieder, kollektive Problemlösungsstrategien sowie gemeinsame Entscheidungen und Konformität der Gruppe.
▶ group dynamics

**Gruppenpflege.** Dezentralisiertes System, in dem sich mehrere Mitglieder eines Teams die Pflege eines Patienten teilen, wobei alle koordiniert zusammenarbeiten. Die Stationsschwester überträgt einem als Krankenschwester und -pfleger ausgebildeten Teamleiter sämtliche Autorität; dieser weist den Teammitgliedern deren Aufgaben zu, unterweist das Personal in allen Einzelheiten der Pflege und erstellt den Pflegeplan.
▶ team nursing

**Gruppentherapie.** Anwendung von psychotherapeutischen Techniken innerhalb einer Gruppe von Menschen (bis zu 10 Personen), die ähnliche Schwierigkeiten erleben. Im Allgemeinen lenkt ein Gruppenleiter die Diskussion über bestimmte Probleme und versucht dabei, individuelle psychologische Entwicklungen und positive Persönlichkeitsveränderungen zu unterstützen. Die G. gilt als besonders effektiv bei der Behandlung verschiedener Suchterkrankungen.
▶ group therapy

**Gtt.** Abkürzung für (lat.) *guttae*, Tropfen (Sgl. gt.-gutta).
▶ gtt

**Guajakharz.** Holzharz, das häufig als Reagens in Labortests zur Untersuchung von okkultem Blut in den Fäzes und im Urin verwendet wird (Guajakprobe).
▶ guaiac

**Guanin (Gua).** Wichtigste → Purinbase, die in Nukleotiden zu finden und wesentlicher Baustein der DNS (Desoxyribonukleinsäure) und RNS (Ribonukleinsäure) ist. In freier oder ungebundener Form tritt es in Spuren in den meisten Zellen auf und stammt häufig aus der enzymatischen Hydrolyse von Nukleinsäuren und Nukleotiden.
▶ guanine

**Guanosin (Guo).** Verbindung aus einer Nukleinsäure, die aus → Guanin und einem

Zucker, der D-Ribose, besteht. G. ist wesentlicher molekularer Bestandteil des Guanosinmonophosphats (GMP) und -triphosphats (GTP) sowie der DNS und der RNS. GTP ist an der → Glukoneogenese und an der Proteinbiosynthese beteiligt.
🇬🇧 guanosine

**Guanosinmonophosphat (cGMP), zyklisches.** Mittlersubstanz für bestimmte Hormone, die dem zyklischen Adenosintriphophat gleicht.
🇬🇧 cyclic guanosine monophosphate (cGMP)

**Guedel-Schema.** System zur Beschreibung der Phasen und Tiefen einer Anästhesie während eines operativen Eingriffs. Dieses System kann nur bei einer Ätheranästhesie angewendet werden und ist wenig aussagefähig, wenn die Narkose mit Kombinationsanästhetika durchgeführt wird.
[A. Guedel, amerikanischer Anästesiologe, 1883–1956]
🇬🇧 Guedel's signs

**Guedel-Tubus.** (Rachentubus; Pharyngealtubus). Anatomisch gekrümmter Tubus, der durch den Mund eingeführt wird und oberhalb des Kehldeckels (Epiglottis) zu liegen kommt; verhindert das Zurückfallen des Zungengrundes und ermöglicht so beim Bewusstlosen und während der Maskenbeatmung ein Offenhalten der oberen Atemwege, jedoch keinen Aspirationsschutz. (s.a. Wendl-Tubus)
[Arthur E. Guedel, amer. Anästhesist; lat.: tubus, Röhre]
🇬🇧 pharyngeal tube

**Guillain-Barré-Syndrom.** Idiopathische periphere → Polyneuritis, die 1 bis 3 Wochen nach einer leichten Fieberepisode auftritt und in Verbindung mit einer Virusinfektion oder einer Impfung steht. Es kann zu symmetrischen Schmerzen und Schwäche der Extremitäten sowie zu einer Paralyse kommen. Die Neuritis kann sich ausdehnen, am Rumpf aufsteigen und Gesicht, Arme und Thoraxmuskel befallen.
[G. Guillain, französischer Neurologe, 1876–1951; J.Barré, französischer Neurologe, 1880–1967]
🇬🇧 Guillain-Barré's syndrome

**Gummi arabicum.** Getrocknete, gummiartige Absonderung des Akazienbaums (*Acacia senegal*), das in Arzneimitteln als Suspensionsmittel bzw. → Emulgator verwendet wird.
🇬🇧 acacia gum

**Gummiligatur.** Therapieform bei Hämorrhoiden, wobei ein Gummiband fest um die Aussackung des Blutgefäßes gelegt wird. Der abgeschnürte Teil nekrotisiert nach ca. einer Woche und fällt ab.
🇬🇧 rubber-band ligation

**Gürtelgefühl.** (Zonästhesie). Schmerzhaftes Umschnürungsgefühl meist um Taille oder Bauch, wie bei einem zu eng angelegten Gürtel; tritt z.B. bei Rückenmarksentzündung (Myelitis) auf.
🇬🇧 zonesthesia

**Gürtelrose.** (Herpes zoster). → Zoster.
🇬🇧 herpes zoster

**Gussbehandlung.** Therapieform, bei der der Körper bzw. ein bestimmter Körperteil mit kaltem Wasser bespritzt oder begossen wird; findet bei Fieber, zum Training der peripheren Durchblutung und bei anderen Erkrankungen Anwendung.
(→ Hydrotherapie)
🇬🇧 affusion

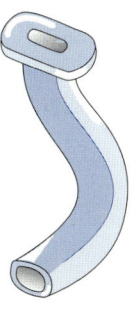

**Guedel-Tubus.**

**gustatorisch.** Zum Geschmack, zum Schmecken oder zu den Geschmacksorganen gehörend.
🇬🇧 gustatory

**Guthrie-Test.** Früherkennung von Phenylalanin-Stoffwechselstörungen. Die Untersuchung wird bei jedem Neugeborenen am 5. Lebenstag durchgeführt. Ein blutgetränktes Filterpapierblättchen wird auf einen bakteriologischen Nährboden aufgebracht, dessen Keime sich nur in Anwesenheit von Phenylalanin vermehren.
[Robert Guthrie, Kinderarzt, Buffalo / N.Y.]
🇬🇧 Guthrie-test

**guttural.** Zum Rachen (Pharynx) oder Kehlkopf (Larynx) und zur Stimme gehörend.
🇬🇧 guttural

**Gymnastik, therapeutische.** Jede Übung, die darauf ausgerichtet ist, eine Verbesserung oder Beibehaltung bestimmter Körperfunktionen zu erreichen, z.B. die Erhaltung der Beweglichkeit, die Stärkung geschwächter Muskeln, die Erweiterung der Gelenkbeweglichkeit oder die Verbesserung der Atmungs- und Herzfunktionen.
🇬🇧 therapeutic exercise

**Gynäkographie.** Röntgenuntersuchung der weiblichen Geschlechtsorgane mit Hilfe von eingeblasener Luft als Kontrastmittel.
🇬🇧 gynecography

**Gynäkologie.** (Frauenheilkunde). Untersuchung und Studium der weiblichen Fortpflanzungsorgane, einschließlich der Brüste. Die G. umfasst im Gegensatz zu anderen medizinischen Fachbereichen sowohl chirurgische als auch nicht-chirurgische Behandlungsmethoden. Sie wird meist in Verbindung mit der Geburtshilfe betrachtet. – *adj.* gynäkologisch.
[*griech.:* gyne, Frau; logos, Wissenschaft]
🇬🇧 gynecology

**Gynäkomastie.** Unphysiologische ein- oder beidseitige Vergrößerung der männlichen Brust; meist vorübergehend und gutartig. Gründe können hormonelle Schwankungen, Tumore der Hoden oder Hypophyse oder die Einnahme von Medikamenten sein, die Östrogene oder Steroide enthalten. Eine Leberinsuffizienz kann eine weitere Ursache für die G. sein, wenn zirkulierendes Östrogen nicht mehr inaktiviert wird, z.B. bei alkoholbedinger Zirrhose.
[*griech.:* gyne, Frau; mastos, Brust]
🇬🇧 gynecomastia

**Gynandrie.** Männer oder Frauen, die körperliche Merkmale des jeweils anderen Geschlechts aufweisen, z.B. weibliche Formen beim → Pseudohermaphroditismus.
[*griech.:* gyne, Frau; aner, Mann]
🇬🇧 gynandry

**Gyrase.** → Enzym, das das Aufbrechen der geschlossenen zirkulären DNS-Helix von Bakterien unterstützt. G.-Hemmer sind Arzneimittel, die aufgrund ihrer Fähigkeit, die DNS (Desoxyribonukleinsäure) bestimmter Erreger zu zerstören, als → Antibiotika eingesetzt werden.
🇬🇧 gyrase

**Gyrus (pl. Gyri).** Windungen auf der Oberfläche des Gehirns, die durch die Furchen (Sulci) voneinander getrennt sind. Die Gyri entstehen durch die Fältelung der Hirnrinde (Kortex).
[*griech.:* gyro, Kreis]
🇬🇧 gyrus

**Gyrus angularis.** Gefaltete Windung des unteren Scheitelhirnlappens an der Stelle, an der der Scheitelhirnlappen mit dem Schläfenhirnlappen der Großhirnrinde verschmilzt.
[*lat.:* angulus, Winkel; *griech.:* Zirkel]
🇬🇧 angular gyrus

# H

**H.** Abkürzung für Stunde (lat. hora).
🌐 h

**H.** Chemisches Symbol für Wasserstoff (Hydrogenium).
🌐 H

**Haar.** Keratinfilament, das aus einer Wurzel und einem Schaft besteht, der in einem speziellen Follikel in der Epidermis gebildet wird. Man unterscheidet drei Phasen der Haarentwicklung: die anagene (aktive Wachstumsphase), die katagene (kurze Zwischenphase zwischen Wachstums- und Ruhephase) und die telogene Phase (Ruhephase vor dem Ausfall eines Haares). Kopfhaar wächst im Durchschnitt 1mm pro Tag, Körperhaare und Augenbrauen wachsen sehr viel langsamer.
🌐 hair

**Haarfollikel.** (Haarwurzelscheide). Schmaler Schlauch von Epidermiszellen, der in der Körnerschicht der Haut liegt und die Wurzel des Haarschaftes enthält.
🌐 hair follicle

**Haarleukoplakie.** Form der → Leukoplakie, bei der sich eine weiße Plaque auf der Mundschleimhaut befindet, die weich und nicht abstreifbar ist und an den Seitenrändern der Zunge auftritt; steht in Verbindung mit einer schweren Immunschwäche und kommt häufig bei HIV-infizierten Patienten vor (möglicherweise durch den Epstein-Barr-Virus verursacht).
🌐 hairy leukoplakia

**Haarpflege.** → Pflegeintervention der → NIC, die definiert wird als die Erhaltung und Pflege sauberer, gesunder und attraktiver Haare.
🌐 Hair Care

**Haarzellen.** → Zilien; Zellen mit haarähnlichen Fortsätzen im → Corti-Organ, die als sensorische Rezeptoren fungieren.
🌐 auditory hair

**Haarzell-Leukämie.** Seltenes Neoplasma des blutbildenden Gewebes, das durch einen Blutzellenschwund (Panzytopenie), Milzvergrößerung und viele kleine Fortsätze auf der Oberfläche der Retikulozyten im Blut und Knochenmark gekennzeichnet ist. Die H.-L. tritt bei Männern sechsmal häufiger als bei Frauen, meist im fünften Lebensjahrzehnt auf; die Krankheit bricht plötzlich aus und wird von einer Anämie, Thrombozytopenie und spontanen Blutungen begleitet.
🌐 hairy-cell leukemia

**Haarzunge, schwarze.** (Melanoglossie). Schwarz pigmentierte Wucherung der Zungenpapillen, die gutartig und häufig eine Nebenwirkung bestimmter Antibiotika ist.
🌐 hairy tongue

**Habitat.** Die natürliche Umgebung, in der die Species einer Pflanzen- oder Tierart, sowie auch Menschen bestehen, leben und normal wachsen können.
[*lat.:* habitare, wohnen]
🌐 habitat

**Habituation.** 1. Eine erworbene Toleranz, die durch wiederholte Konfrontation mit einem bestimmten Reiz entsteht. 2. Reduzierung und gegebenenfalls Ausschaltung einer konditionierten Reaktion durch häufige Wiederholung des konditionier-

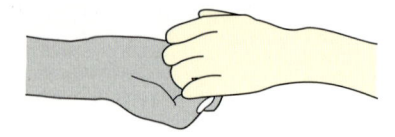

**Hakengriff.**

ten Reizes. 3. Psychologische und emotionale Abhängigkeit von Drogen, Medikamenten, Nikotin oder Alkohol, die zum wiederholten Konsum der Substanz führt, wobei jedoch ein suchtähnliches physiologisches Bedürfnis besteht, die Dosis immer weiter zu erhöhen. (→ Konditionierung; Alkoholabhängigkeit)
[*lat.:* habituare, sich gewöhnen]
habituation

**habituell.** Gewohnheitsmäßig; häufig wiederkehrend.
[lat.: habitus, äußere Erscheinung]

**Habitus.** Äußere körperliche Erscheinung einer Person.
habitus

**Haemophilus.** Gattung gramnegativer pathogener Bakterien, die häufig im Atemtrakt von Menschen und Tieren auftreten, z.B. H. influenzae.
Haemophilus

**Haemophilus influenzae.** Kleines gramnegatives unbewegliches Bakterium, das als Parasit in verkapselter oder in nicht-verkapselter Form vorkommen kann und in sechs Typen unterteilt wird (a - f). Die meisten Infektionen (z.B. Atemwegsinfektionen oder Meningitis) werden von Organismen des Typ b verursacht.
Haemophilus influenzae

**Hahnenbank.** (Konnektor). Eine Aneinanderreihung von → Dreiwegehähnen (i.d.R. 5), damit viele Infusionen parallel infundiert werden können. Die H. wird über eine Zuleitung mit dem Verweilkatheter verbunden und patientenfern am Infusionsständer befestigt. (s.a. Verweilkatheter)
multiple three-way stopcock

**Haken.** Instrument mit langem Griffstück zum Auseinanderhalten von Wundrändern oder Halten von Organen oder Gewebe.
tenaculum (pl. tenacula)

**Hakengriff.** Methode zum Transport von Patienten. Dabei haken zwei Pflegende die Finger jeweils einer Hand ineinander. (s.a. Australian Lift)

**Hakenwurmkrankheit.** Befall durch Rundwürmer, deren wichtigste intestinale Parasiten beim Menschen *Ancylostoma duodenale* und *Necator americanus* sind. Beide Krankheitserreger verursachen Bauchschmerzen und Eisenmangelanämie. Die Würmer gelangen im Larvenstadium in den menschlichen Körper, indem sie durch die Haut eindringen und über den Blutweg in die Lunge transportiert werden. Im Magen-Darm-Trakt beißt sich der Wurm in der Schleimhaut fest und lebt als Parasit vom Blut seines Wirtes.
hookworm disease

**Halbmondkörper.** 1. Große, blasse, halbmondförmige Zellen, die aus roten Blutkörperchen (Erythrozyten) bei der Herstellung von Blutausstrichen entstehen. 2. Große, runde Körper mit rosaroten, halbmondförmigen Rändern, die im Blut von Anämiepatienten gefunden werden können.
crescent bodies

**Halbmondlagerung.** (Dehnlagerung). Lagerung zur Dehnung und damit zur besseren Belüftung bestimmter Lungenbezirke. Die H. unterstützt gleichzeitig die Beweglichkeit des Thorax und wird vor allem bei chronischen Lungenerkrankungen angewendet. (s.a. A-, I-, T-, V-Lagerung)
c-position

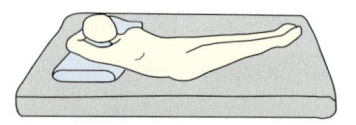

**Halbmondlagerung.**

**Halbseitenblindheit.** → Hemianopsie.
🇬🇧 hemiopia

**Halbseitenlähmung.** → Hemiplegie; → Hemiparese

**Halbwertszeit (HWZ).** 1. Die Zeit, in der eine radioaktive Substanz 50% ihrer Aktivität durch Zerfall verliert. Jedes Radionuklid besitzt eine eigene H. 2. Die Zeit, in der ein Arzneimittelspiegel auf die Hälfte seines anfänglichen Wertes absinkt.
🇬🇧 half-life

**Halbwertzeit, effektive.** Zeitdauer, die vergeht, bis ein radioaktives Element um 50 % abgebaut wird. Der Abbauprozess ist das Resultat von radioaktivem Verfall und biologischer Ausscheidung aus dem Organismus.
🇬🇧 effective half-life (ehl)

**Halisterese.** Durch bestimmte Mechanismen ausgelöste Entkalkung der Knochen, z.B. bei → Osteomalazie.
[*griech.:* hals, Salz; steresis, Fehlen]
🇬🇧 halisteresis

**Halitose.** Unangenehmer Atemgeruch, der durch schlechte Mundhygiene, Zahn- oder Mundinfektionen, Konsum bestimmter Nahrungsmittel wie Knoblauch, Alkohol oder Nikotin oder bestimmte systemische Erkrankungen bedingt sein kann, z.B. der Geruch von Azeton bei Diabetes mellitus oder Ammoniak bei Lebererkrankungen.
[*lat.:* halitus, Atem; *griech.:* osis, Zustand]
🇬🇧 halitosis

**Hallervorden-Spatz-Krankheit.** Progressive neurologische Erkrankung bei Kindern mit Symptomen, die der → Parkinson-Krankheit ähneln; es kann zu Versteifung (Rigor), Spasmen, Bewegungsstörungen (Athetose) und Demenz kommen.
[J. Hallervorden, deutscher Neurologe, 1882–1965; H. Spatz, deutscher Neurologe, 1888–1969]
🇬🇧 Hallervorden-Spatz's syndrome

**Hallux.** Großer Fußzeh.
[*lat.:* hallex, großer Fußzeh]
🇬🇧 hallux

**Hallux rigidus.** Schmerzhafte Deformität des großen Fußzehs, bei der das Grundgelenk eine eingeschränkte Bewegungsfähigkeit aufweist.
🇬🇧 hallux rigidus

**Hallux valgus.** Deformität, bei der der große Fußzeh von der Mittellinie des Körpers aus in Richtung der anderen Zehen abgewinkelt ist; manchmal kann der große Zeh sogar über oder unter den anderen Zehen liegen.
🇬🇧 hallux valgus

**Hallux-valgus-Nachtschiene.** Hebelschiene zur Stellungskorrektur der Großzehe, die nachts getragen wird.
🇬🇧 hallux valgus night splint

**Hallux varus.** Abknickung des großen Fußzehs von den anderen Zehen weg, d.h. nach innen.
🇬🇧 hallux varus

**Halluzination.** Sensorische Wahrnehmung, die nicht durch einen externen Stimulus verursacht wird und im Wachzustand auftritt. H.en können jeden der Körpersinne betreffen und werden dementsprechend als auditive, geschmacksbezogene, olfaktorische, taktile und visuelle H.en klassifiziert.
[*lat.:* alucinari, gedankenlos sein]
🇬🇧 hallucination

**Halluzination, akustische.** Subjektives Erlebnis, Stimmen oder andere Geräusche zu hören, obwohl in der Realität kein externer Reiz zur Bestätigung dieses Phänomens feststellbar ist. (→ Halluzination)
🇬🇧 auditory hallucination

**Halluzination, motorische.** Subjektive Empfindung einer nicht vorhandenen Bewegung.
🇬🇧 motor hallucination

**Halluzination, olfaktorische.** Zustand, bei dem eine Person eine nicht der Realität entsprechende Wahrnehmung von Gerüchen hat, die im Allgemeinen abstoßend oder negativ sind. Diese Art von → Halluzi-

nationen steht manchmal in Verbindung mit unterschwelligen Schuldgefühlen.
[*lat.:* olfactus, Geruchssinn; alucinare, gedankenlos sein]
olfactory hallucination

**Halluzinationen, Umgang mit.** → Pflegeintervention der → NIC, die definiert wird als die Förderung der Gefühle von Sicherheit, Wohlbefinden und Realitätsorientierung bei Patienten mit Halluzinationen.
Hallucination Management

**Halluzinationen, visuelle.** Sinnestäuschung; subjektives Sehen von Gegenständen bzw. Objekten, die in der Realität nicht vorhanden sind. Solche H. treten meist im Zusammenhang mit akuten organischen Störungen, wie z.B. toxischen Psychosen, Delirium oder Schizophrenie auf. – *adj.* halluzinatorisch.
visual hallucinations

**Halluzinogene (pl.).** (Psychedelika). Substanzen, die eine Erregung des Zentralnervensystems verursachen, welche durch → Halluzinationen, Stimmungsschwankungen, Angst, sensorische Verzerrungen, Wahnvorstellungen und Depersonalisierung sowie Tachykardie, Erhöhung von Temperatur und Blutdruck sowie Erweiterung der Pupillen gekennzeichnet ist; z.B. LSD, Meskalin und Ecstasy. H. unterliegen dem Betäubungsmittelgesetz, sie verursachen meist jedoch keine Abhängigkeit.
[*lat.:* alucinari, gedankenlos sein; *griech.:* genein, produzieren]
hallucinogens

**Halluzinogenese.** Ursache oder Quelle von → Halluzinationen.
hallucinogenesis

**Halluzinose.** Pathogener mentaler Zustand, bei dem sich die Aufmerksamkeit vorwiegend oder ausschließlich auf → Halluzinationen richtet, z.B. bei Durchgangssyndrom, Alkoholabhängigkeit oder Psychosen.
hallocinosis

**Halogene (pl.).** Substanzen, die ohne Sauerstoff mit Metallen Salze bilden (sog. Salzbildner); die H. bilden eine eigene Gruppe im Periodensystem: dazu gehören Fluor, Chlor, Brom, Iod und Astat.
halogens

**Halogenkohlenwasserstoff.** Flüchtige Flüssigkeit, die als → Anästhetikum eingesetzt und in Kombination mit Sauerstoff oder Sauerstoff-Stickoxiden verabreicht wird. H. kann auch in Lösungs- und Reinigungsmitteln, Herbiziden und Pestiziden Anwendung finden.
halogenated hydrocarbon

**Halonävus.** Gutartige Melanozytenansammlung, die als ein zentrales braunes Muttermal, umgeben von einem Kreis depigmentierter Haut, erscheint. (→ Melanozyt)
halo nevus

**Haloperidol.** Butyrophenon-→ Tranquilizer, der zur Behandlung psychotischer Störungen und des Gilles-de-la-Tourette-Syndroms eingesetzt wird. H. wirkt angstlösend und erregungsdämpfend (→ Neuroleptikum); es kann jedoch zu einer späteren, stark ausgeprägten antipsychotischen Wirkung kommen. Weitere Nebenwirkungen sind extrapyramidal-motorische Störungen. (→ Neuroleptika)
haloperidol

**Halothan.** Inhalationsnarkotikum zur Einleitung und Erhaltung einer Vollnarkose. Es kann bei wiederholter Anwendung zu Leberschädigungen und Herz-Kreislaufstörungen bis zum Herzstillstand kommen (deshalb wird es immer seltener verwendet). (→ Inhalationsnarkose)
halothane

**Halo-Verband.** Orthopädischer Streckverband (Extension) mit Immobilisierung von Hals und Kopf; wird z.B. bei Skoliose und Wirbelfrakturen angelegt. Dabei wird häufig auch der Rumpf integriert, indem ein Schultergurt angelegt wird. Der H.-V. wird mit einem Zugsystem mit Hilfe von Nägeln an einen Ring um den Schädel herum befestigt.
halo cast

**Hals.** Eingeschnittener Körperteil, wie z.B. der Teil des Körpers, der den Kopf mit

dem Rumpf verbindet, oder der Schenkelhals des Oberschenkelknochens (Femur) oder der Gebärmutterhals (Zervix).
※ neck

**Halsentzündung, eitrige.** Infektion des Rachens und der Mandeln, ausgelöst durch hämolytische Streptokokken der Gruppe A. Typische Symptome sind Halsschmerzen, Fieber, Schüttelfrost, geschwollene Lymphknoten im Nacken sowie gelegentlich Übelkeit und Erbrechen. Die Krankheitssymptome treten meist einige Tage nach der Ansteckung über Tröpfcheninfektion oder nach direktem Kontakt mit erkrankten Personen plötzlich auf. Der Rachenraum ist gerötet und die Mandeln sind häufig mit einem gelblichen oder weißen Belag überzogen.
※ strep throat

**Halsted-Zange.** Kleine, an den Spitzen abgerundete Zange zum Abklemmen von Gefäßen.
[W. Halsted, amerikanischer Chirurg, 1852-1922]
※ Halsted's forceps

**Halsvene.** → Vena jugularis.
※ jugular vein

**Halsvene, innere.** (innere Drosselvene). → Vena jugularis interna.
※ internal jugular vein

**Halswirbel.** Eines der oberen sieben Segmente der Wirbelsäule. Die H. unterscheiden sich von Thorakal- und Lendenwirbeln durch eine vertikale Öffnung in jedem Querfortsatz. Der erste H. (Atlas) hat keinen Wirbelkörper; er unterstützt den Kopf und hat eine weiche, ovale Facette, die ein Gelenk mit dem Zahn des zweiten H.s bildet. Der siebte H. hat einen sehr langen, ausgeprägten Wirbelfortsatz, der nahezu horizontal verläuft und oftmals als tastbarer Referenzpunkt für die Lokalisation der anderen H. herangezogen wird.
※ cervical vertebra

**Halswirbelsäule (HWS).** Aus 7 Halswirbeln bestehender Abschnitt der Wirbelsäule. Die beiden obersten Halswirbel (Atlas und Axis) sind Bestandteil des oberen Kopfgelenkes (Articulatio atlanto-occipitalis). Die übrigen Halswirbel haben seitlich hochgezogene Seitenwände, einen dreieckigen Wirbelkanal sowie ein seitliches Loch im Querfortsatz. (s.a. Wirbelsäule)
※ cervical spine

**Haltung, innere.** Einstellungen, Empfindungen, Prinzipien eines Menschen.
※ attitude

**Haltung, körperliche.** Statisches Erscheinungsbild des Körpers.
※ posture

**häm- (hämo-, hämato-).** Vorsilbe mit der Bedeutung »Blut«.
[*griech.*: haima, Blut]
※ hem-

**Hämagglutination.** Verklumpung (Koagulation) von roten Blutzellen (Erythrozyten). (→ Agglutination)
[*griech.*: haima, Blut; *lat.*: agglutinare, kleben]
※ hemagglutination

**Hämagglutinin.** Form von → Antikörpern, die Erythrozyten verkleben (agglutinieren). Sie werden je nach der Herkunft der agglutinierten Zellen als autologe H.e (vom gleichen Organismus), als homologe H.e (von einem Organismus der gleichen Species) oder als heterologe H.e (von einem Organismus einer anderen Species) bezeichnet.
※ hemagglutinin

**Hämangioendotheliom.** Tumor, der aus → Endothelzellen besteht und um eine Arterie oder Vene herumwächst. Diese Tumore werden selten bösartig.
※ hemangioendothelioma

**Hämangiom.** Gutartiger Tumor, der aus einer Masse von Blutgefäßen besteht.
※ hemangioma

**Hämangiom, ameloblastisches.** Gefäßtumor auf der Zahnpapille.
※ ameloblastic hemangioma

**Hämangiom, kavernöses.** Gutartiger, angeborener Tumor mit großen, blutgefüllten Zystenräumen; tritt meistens an Kopf-

haut, Gesicht und Nacken auf und kann spontan heilen.
[*lat.:* caverna, Hohlraum; *griech.:* haima, Blut, oma, Tumor.]
🇬🇧 cavernous hemangioma

**Hämarthros.** Ansammlung von Blut in einem Gelenk; Gelenkerguss.
🇬🇧 hemarthros

**Hämatemesis.** Erbrechen von hellrotem Blut, was auf eine starke Blutung im oberen Gastrointestinaltrakt schließen lässt und häufig in Verbindung mit Ösophagusvarizen oder Magenulzera steht.
🇬🇧 hematemesis

**Hämatochezie.** Ausscheidung von hellrotem Blut durch das Rektum. Ursache dafür ist meist eine Blutung im Darm oder Rektum, es kann sich jedoch auch um einen Blutverlust aus einem höheren Darmabschnitt handeln. Die Blutungen können durch Krebsgeschwüre, Colitis ulcerosa oder Ulzera ausgelöst werden.
🇬🇧 hematochezia

**Hämatogenese.** Bildung von Blutzellen oder Steigerung der Produktion von Blutbestandteilen.
🇬🇧 hematogenesis

**Hämatokrit.** Messung des konzentrierten Zellvolumens der Erythrozyten, die als prozentualer Anteil des gesamten Blutvolumens ausgedrückt wird. Der Normalwert liegt zwischen 43 und 49% bei Männern und zwischen 37 und 43% bei Frauen.
🇬🇧 hematocrit

**Hämatologie.** Wissenschaftliche Untersuchung des Blutes und des blutbildenden Gewebes.
[*griech.:* haima, Blut; logos, Wissenschaft]
🇬🇧 hematology

**Hämatom.** Ansammlung von Blut im Gewebe der Haut eines Organs, die durch eine Verletzung oder gestörte Hämostase nach einer Operation verursacht wird. Anfangs kommt es zu einer freien Blutansammlung im Gewebe; ist der Raum begrenzt, lässt der Druck nach; möglicherweise stellt sich auch die Blutung ein. Die Blutkoagel und Serumverklumpungen sind tastbar und für den Patienten meist schmerzhaft.
🇬🇧 hematoma

**Hämatom, intrazerebrales.** Lokalisierte Ansammlung von Blut innerhalb des Großhirns (Cerebrum) in Verbindung mit Hirnlazerationen infolge einer Quetschung (Kontusion).
🇬🇧 intracerebral hematoma

**Hämatometra.** Ansammlung von Menstruationsblut in der Uterushöhle.
🇬🇧 hematometra

**Hämatomyelie.** Präsenz von freiem Blut in der Rückenmarksflüssigkeit (Liquor).
[*griech.:* haima, Blut; myelos, Mark]
🇬🇧 hematomyelia

**Hämatopoese.** (Hämopoese/Hämatozytopoese). Bildung der Blutzellen.
🇬🇧 hemapoiesis

**Hämatospermie.** Präsenz von Blut im Sperma. Zu den Ursachen gehören Gefäßverschlüsse, Infektionen der Samenstränge, Koitus interruptus, sexuelle Abstinenz oder sehr häufiger Koitus.
🇬🇧 hematospermia

**Hämatothorax.** (Hämothorax). Blutansammlung in der → Pleurahöhle durch Verletzung der Arterien des Zwischenrippenraumes (Interkostalarterien), z. B. nach einem stumpfen Thoraxtrauma.
🇬🇧 haemothorax

**Hämatozyt.** Bezeichnung für Blutzellen, meist → Erythrozyten.
🇬🇧 hematocyte

**Hämaturie.** Unphysiologische Ausscheidung von Blut im Urin, die für viele Nierenerkrankungen und Störungen des Genital- oder Harntraktes charakteristisch ist. Bei einer H. muss eine mikroskopische Untersuchung des Urins sowie eine allgemeine Untersuchung des Patienten durchgeführt werden; meist werden darüber hinaus Urinkulturen angelegt.
🇬🇧 hematuria

**Hämaturie, renale.** Das Vorkommen von Blut im Urin infolge einer Nierenkrankheit.
[*griech.:* háima, Blut; *lat.:* urina, Wasser]
renal hematuria

**Hamburg-Wechsler-Intelligenztest, HAWI.** Deutsche Bearbeitung des →Wechsler-Tests durch C. Bondy zur Intelligenzprüfung von Kindern (HAWIK) und Erwachsenen (HAWIE). Der Test wurde durch das Psychologische Institut der Universität Hamburg standardisiert und enthält Sprach- und Handlungsteile.
Hamburg-Wechsler Intelligence Scale

**Hammer.** → Malleus.
malleus

**Hammerzeh.** Fußzeh, der dauerhaft im Mittelgelenk gebeugt ist und wie eine Klaue aussieht. Diese Anomalie kann bei mehreren Zehen vorhanden sein, tritt jedoch meist am zweiten Fußzeh auf.
hammer toe

**Hämoccult.** (Hemofec). Untersuchung des Stuhls auf verstecktes (okkultes) Blut.
[*griech.:* heima, Blut; *lat.:* occultus, verborgen]
hematest

**Hämochromatose.** Erkrankung des Eisenmetabolismus, bei der sich übermäßig viel →Eisen im gesamten Körper, insbesondere in der Haut, ablagert. Dies äußert sich u.a. in einer braun-grauen Hautpigmentierung (→Melanin).
[*griech.:* haima, Blut; chroma, Farbe; osis, Zustand]
hemochromatosis

**Hämodialyse.** Therapeutische Maßnahme, bei der Stoffwechselprodukte oder Metaboliten aus dem Blut entfernt werden. Die H. wird zur Behandlung von Nierenversagen und verschiedenen Vergiftungszuständen eingesetzt. Das Blut des Patienten wird zur →Diffusion und →Ultrafiltration durch ein Dialysegerät geleitet und dann wieder in den normalen Blutkreislauf zurückgeführt. Bei einer H. wird ein Zugang zum Blutstrom des Patienten, ein Transportmechanismus für das Blut zum und vom Dialysegerät und das Gerät selbst benötigt. Der Zugang kann durch einen externen →Shunt oder eine arteriovenöse Fistel geschaffen werden. Die H. dauert etwa 3 bis 8 Stunden und kann bei akuten Zuständen täglich erforderlich werden, oder bei chronischer Niereninsuffizienz zwei- bis dreimal in der Woche notwendig sein.
[*griech.:* haima, Blut; dia, weg; lysis, auflösen]
hemodialysis

**Hämodialyse.** →Pflegeintervention der →NIC, die definiert wird als der Umgang

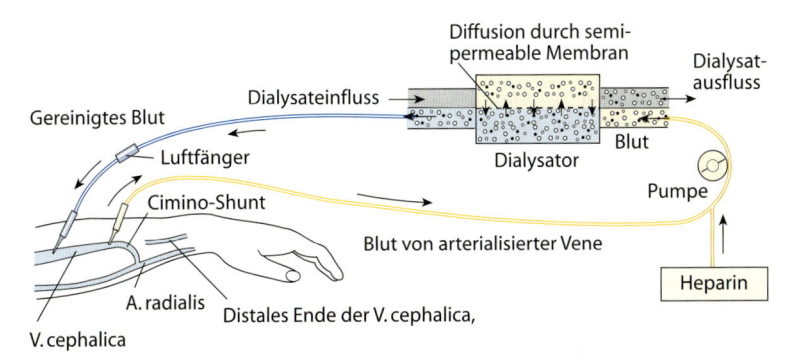

**Hämodialyse.** Prinzip der Hämodialyse.

mit der extrakorporalen Passage von Blut durch ein Dialysegerät.
🇬🇧 Hemodialysis Therapy

**Hämodilution.** (Blutverdünnung). Vorgang, bei dem die Konzentration der Erythrozyten oder anderer Blutbestandteile erniedrigt wird. Durch eine H. wird die Durchblutung verbessert (z.B. bei Hörsturz oder peripheren Durchblutungsstörungen), sie wird auch als Thromboseprophylaxe verwendet. Darüber hinaus dient sie als Plasmaersatz, so dass die Verabreichung von Fremdblut eingeschränkt werden kann.
🇬🇧 hemodilution

**Hämodynamik.** Lehre von den physikalischen Aspekten der Blutzirkulation, einschließlich Herzfunktion und peripheren gefäßphysiologischen Charakteristika.
🇬🇧 hemodynamics

**Hämodynamische Regulation.** → Pflegeintervention der → NIC, die definiert wird als die Optimierung von Herzfrequenz, Vorlast, Nachlast und Kontraktionskraft.
🇬🇧 Hemodynamic Regulation

**Hämofiltration.** Form der → Hämodialyse, bei der Stoffwechselendprodukte mit Hilfe eines Lösungsmittels durch → Ultrafiltration über eine Membran abgeleitet werden.
🇬🇧 hemofiltration

**Hämoglobin, fetales.** Hämoglobin F, das wichtigste Hämoglobin im Blut eines Fötus und Neugeborenen.
🇬🇧 fetal hemoglobin

**Hämoglobin (Hb).** Komplexe Protein-Eisen-Verbindung im Blut, die Sauerstoff von der Lunge zu den Zellen transportiert und Kohlendioxid von den Zellen zur Lunge befördert. Jeder → Erythrozyt enthält 200 bis 300 H.-Moleküle, von denen jedes über mehrere → Häm-Moleküle verfügt, die jeweils ein Sauerstoffmolekül transportieren können. Ein H.-Molekül besitzt vier Peptidketten, die bei Erwachsenen als Alpha-, Beta-, Gamma- und Deltaketten bezeichnet werden. H. setzt zur Ausscheidung in der Lunge kohlenmonoxidhaltiges H. und weitere Sauerstoffmoleküle zum Transport zu den Zellen frei. [*griech.*: haima, Blut; *lat.*: globus, Ball]
🇬🇧 hemoglobin (Hb)

**Hämoglobin-A (Hb-A).** Physiologisches → Hämoglobin.
🇬🇧 hemoglobin A (HbA)

**Hämoglobinämie.** Präsenz von freiem → Hämoglobin im Blutplasma.
🇬🇧 hemoglobinemia

**Hämoglobin-C (Hb-C).** Unphysiologische Hämoglobinart, die durch den Austausch von Lysin durch Glutaminsäure gekennzeichnet ist. (→ Hämoglobin)
🇬🇧 hemoglobin C (HbC)

**Hämoglobin-F (Hb-F).** Das normale → Hämoglobin des Fötus. Der Großteil des Hb-F wird in den ersten Tagen nach der Geburt durch Hämoglobin A ersetzt. Hb F besitzt eine gesteigerte Fähigkeit, Sauerstoff zu transportieren, und findet sich verstärkt bei einigen Erkrankungen.
🇬🇧 hemoglobin F (HbF)

**Hämoglobingehalt, mittlerer (MCH).** (Färbekoeffizient). Geschätzter Wert der Menge an → Hämoglobin in einem normalen → Erythrozyten, die sich aus dem Verhältnis zwischen der Menge an Hämoglobin und der Anzahl der vorhandenen Erythrozyten berechnet.
🇬🇧 mean corpuscular hemoglobin (MCH)

**Hämoglobinkonzentration, mittlere korpuskuläre (MCHC).** Geschätzte Konzentration an → Hämoglobin (in Gramm) aller zellulären Bestandteile pro 100ml Blut, die sich aus dem Verhältnis von → Hämoglobin und Hämatokrit herleitet.
🇬🇧 mean corpuscular hemoglobin concentration (MCHC)

**Hämoglobin-M-Krankheit.** → Methämoglobinämie (s.a. Anämie)
🇬🇧 hemoglobin M disease

**Hämoglobinopathie.** Gruppe von Erbkrankheiten, die durch strukturelle Veränderungen des Hämoglobinmoleküls gekennzeichnet sind. Die Störung tritt in

→ heterozygoter oder in → homozygoter Form auf. (→ Hämoglobin)
🌐 hemoglobinopathy

**Hämoglobin-S (Hb-S).** Unphysiologische Form des → Hämoglobins, die durch einen Austausch der Amniosäure Valin durch Glutaminsäure gekennzeichnet ist. Das Hb-S bewegt sich nur langsam und ist viel weniger löslich als Hb-A.
🌐 hemoglobin-S (Hb S)

**Hämoglobinsättigung.** Die Menge an Sauerstoff, die an → Hämoglobin gebunden ist, im Verhältnis zu der Sauerstoffmenge, die das Hämoglobin insgesamt binden kann.
🌐 hemoglobin saturation

**Hämoglobinurie.** Unphysiologische Ausscheidung von → Hämoglobin, das nicht an Erythrozyten gebunden ist, mit dem Urin.
[*griech.:* haima, Blut; *lat.:* globus, Ball; *griech.:* ouron, Urin]
🌐 hemoglobinuria

**Hämogramm.** (Differenzialblutbild). Schriftliche oder graphische Darstellung einer differenzierten Blutauszählung, welche Größe, Aussehen, besondere Merkmale und Anzahl der festen Bestandteile im Blut beschreibt.
🌐 hemogram

**Hämolyse.** Auflösung der → Erythrozyten und Freisetzung von → Hämoglobin, was am Lebensende einer roten Blutzelle ein physiologischer Vorgang ist. Die H. tritt aber auch bei Antigen-Antikörper-Reaktionen, bei metabolischen Schädigungen der roten Blutzellen, die für eine kurze Lebensdauer der Zellen sprechen, und bei mechanischen Verletzungen, z.B. bei Kardioprothesen, auf.
🌐 hemolysis

**Hämolysin.** Substanz, die Erythrozyten lysiert oder auflöst (eine → Hämolyse verursacht). H. wird von Bakterienstämmen, einschließlich Staphylokokken und Streptokokken, produziert und scheint die invasive Kraft der Bakterien zu verstärken.
🌐 hemolysin

**Hämoperfusion.** Extrakorporale Blutreinigung durch ein Adsorptionsmedium, z.B. Aktivkohle oder Harze, statt durch ein Dialysegerät. Die H. kann zur Behandlung einer Urämie oder Leberinsuffizienz sowie bei bestimmten Formen von Medikamentenvergiftungen eingesetzt werden.
🌐 hemoperfusion

**Hämoperikard.** (Herzbeuteltamponade). Ansammlung von Blut im Herzbeutel (Perikard), der das Herz umgibt.
🌐 hemopericardium

**Hämophilie.** Gruppe von Erbkrankheiten, die durch den Mangel eines Faktors gekennzeichnet sind, der zur Blutkoagulation erforderlich ist. Die beiden häufigsten Formen dieser Störung sind die → Hämophilie A und die → Hämophilie B. Größere Blutverluste, z.B. bei zahnmedizinischen Eingriffen, Nasenbluten (Epistaxis), Hämatomen oder Hämarthrose stellen häufig Probleme bei Patienten mit einer H. dar. Schwere nicht-chirurgische innere Blutungen und eine Hämaturie sind dagegen selten. (→ Blutgerinnung) – *adj.* hämophil.
🌐 hemophilia

**Hämophilie A.** Erbliche Blutgerinnungskrankheit, die X-chromosomal-rezessiv erblich ist und durch einen Mangel des Gerinnungs-→ Faktors VIII verursacht wird. Die H. A ist die klassische Form der → Hämophilie. (s.a. Blutgerinnung)
🌐 hemophilia A

**Hämophilie B.** (Christmas-Krankheit). Erbliche Blutgerinnungskrankheit, die X-chromosomal-rezessiv erblich ist und durch einen Mangel des Gerinnungs-→ Faktors IX verursacht wird. (→ Hämophilie) (s.a. Blutgerinnung)
🌐 hemophilia B

**Hämophilie C.** Erbliche Blutgerinnungskrankheit, die X-chromosomal-rezessiv erblich ist und durch einen Mangel des Gerinnungs-→ Faktors XI verursacht wird. (→ Hämophilie) (s.a. Blutgerinnung)
🌐 hemophilia C

**Hämoptoe.** → Hömoptyse.
🌐 hemoptysis

**Hämoptyse.** (Hämoptoe). Abhusten von Blut aus dem Respirationstrakt. Blutiges Sputum steht häufig in Verbindung mit einer Infektion des oberen Respirationstraktes oder einer Bronchitis. Eine größere Blutung kann auf eine Infektion mit *Aspergillus*, Lungenabszess, Tuberkulose oder Bronchialkarzinom hinweisen.
[*griech.:* haima, Blut; ptyein, spucken]
hemoptysis

**Hämorheologie.** Studium der Auswirkungen des Fließverhaltens von Blut auf die zellulären Blutkomponenten und die Blutgefäßwände.
hemorheology

**Hämorrhagie.** (Blutung). Innerlicher oder äußerlicher Verlust größerer Mengen Blut in einer kurzen Zeitspanne. Eine H. kann arteriell, kapillär oder venös sein; zu den Symptomen gehören ein hypovolämischer Schock, schneller, schwacher Puls, Durst, kalte, feuchte Haut, seufzende Atmung, Schwindel, Synkopen, Blässe, Angstzustände, Unruhe und Hypotonie. Wenn die Blutung in eine Körperhöhle oder ein Gelenk erfolgt, kann es schnell zu Schmerzen kommen, da diese Strukturen durch das schnell zunehmende Blutvolumen stark gedehnt werden. – *adj.* hämorrhagisch.
hemorrhage

**Hämorrhagie, arterielle.** Der Blutverlust aus einer → Arterie; steht häufig in Verbindung mit einem Gefäßtrauma oder mit der Entfernung eines großlumigen → arteriellen Katheters.
arterial hemorrhage

**Hämorrhagie, Kontrolle einer.** → Pflegeintervention der → NIC, die definiert wird als die Reduzierung oder Behebung eines schnellen und exzessiven Blutverlustes.
Hemorrhage Control

**Hämorrhagie, verzögerte postpartale.** Blutung nach der Entbindung, die später als 24 Stunden nach Geburt auftritt. Ursache sind zurückgehaltene Plazentareste, ein Riss am Gebärmutterhals (Zervix) bzw. der Scheide (Vagina), der nicht erkannt oder nur unzureichend genäht wurde, oder eine mangelhafte Kontraktion, insbesondere der Plazentahaftstelle.
delayed postpartem hemorrhage

**Hämorrhoidektomie.** Chirurgischer Eingriff zur Entfernung von → Hämorrhoiden.
hemorrhoidectomy

**Hämorrhoiden (pl.).** (Hämorriden). Krampfader- (Varizen-) Erkrankung im unteren Rektum oder Anus durch eine Stauung des Venengeflechtes. Innere H. bilden sich oberhalb des internen Anussphinkters. Wenn die H. groß genug werden, um Vorsprünge zu bilden, sorgen sie für Verengungen und werden schmerzhaft. Kleine innere H. können bei der Darmentleerung bluten. Sie sind normalerweise nicht schmerzhaft, und es kommt erst zu einer Blutung, wenn die Venen der H. platzen oder eine Thrombose entsteht – *adj.* hämorrhoidal.
[*griech.:* haima, Blut; rhoia, Fluß]
hemorrhoid

**Hämosiderin.** Eisenhaltiges Pigment, das durch die → Hämolyse von Erythrozyten entsteht. → Eisen wird häufig in dieser Form gespeichert. (→ Hämosiderose)
hemosiderin

**Hämosiderose.** Verstärkte Ablagerung von → Eisen in verschiedenen Geweben, häufig in Form von → Hämosiderin, meist ohne Gewebeverletzung.
hemosiderosis

**Hämostase.** Stillung einer Blutung durch mechanische oder chemische Mittel oder durch den komplexen Gerinnungsprozess (Koagulation) des Körpers, der aus Vasokonstriktion, Thrombozytenaggregation sowie Thrombin- und Fibrinsynthese besteht.
[*griech.:* haima, Blut; stasis, Stillstand]
hemostasis

**hämostatisch.** Einen Vorgang, eine Vorrichtung oder eine Substanz betreffend, die eine Blutstillung (→ Hämostase) bewirkt. Direkter Druck, eine Staumanschette und chirurgische Klemmen sind mechanische h.e Mittel. Die Anwendung von Kälte, z.B. durch Eisbeutel auf den Bauch zur Stillung einer Uterusblutung

oder eine Eisspülung des Magens zur Überprüfung einer Magenblutung, hat ebenfalls eine h.e Wirkung. Gelatinschwämme, Thrombinlösungen und mikrofibrilläres Kollagen, welche die Verklumpung der Thrombozyten und Bildung von Koageln auslösen, werden bei chirurgischen Eingriffen verwendet, um eine Blutung zum Stillstand zu bringen.
🇬🇧 hemostatic

**Hämothorax.** Ansammlung von Blut und Flüssigkeit in der → Pleurahöhle zwischen parietalem und viszeralem Brustfell (Pleura), meist infolge einer Verletzung. Ein H. kann auch durch die Ruptur kleiner Blutgefäße infolge einer Entzündung entstehen.
🇬🇧 hemothorax

**Hand.** Der am weitesten von der Körpermitte entfernte (d.h. distale) Teil des Unterarms; flexibelster Teil des Knochenskeletts mit Greif- und Haltefunktionen, der aus 27 Knochen besteht, von denen 8 die Handwurzel, 5 die Mittelhand und 14 die Finger bilden.
🇬🇧 hand

**Händedesinfektion, chirurgische.** Das gründliche Waschen der Fingernägel, Hände und Unterarme vor einer Operation mit chirurgischer Seife. Waschen müssen sich alle Personen, die direkt an

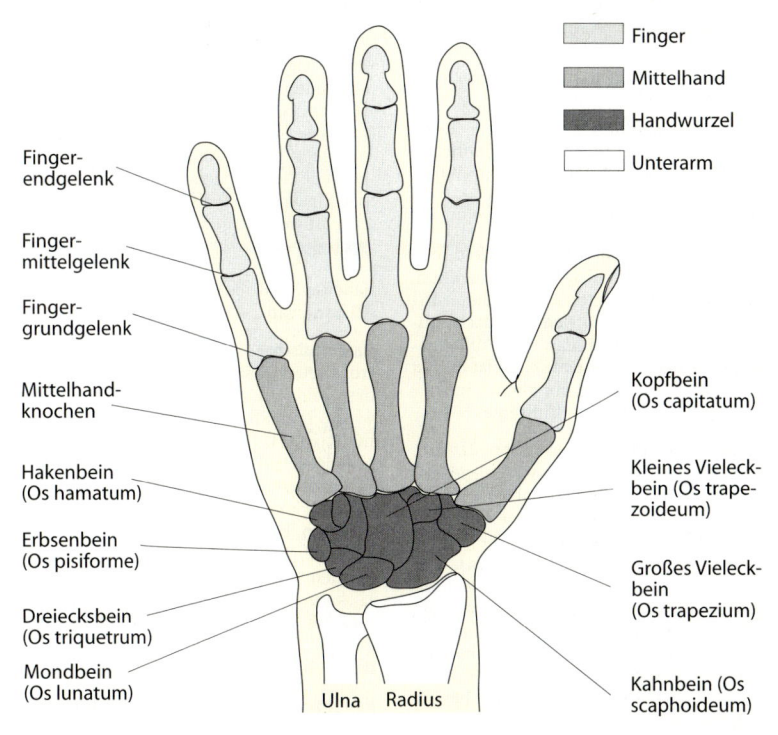

Finger
Mittelhand
Handwurzel
Unterarm

Fingerendgelenk
Fingermittelgelenk
Fingergrundgelenk
Mittelhandknochen
Hakenbein (Os hamatum)
Erbsenbein (Os pisiforme)
Dreiecksbein (Os triquetrum)
Mondbein (Os lunatum)
Ulna  Radius

Kopfbein (Os capitatum)
Kleines Vieleckbein (Os trapezoideum)
Großes Vieleckbein (Os trapezium)
Kahnbein (Os scaphoideum)

**Hand.** Handknochen.

der Operation beteiligt und steril gekleidet sind. Die c. H. erfolgt in 2 Schritten: 1) Hände und Unterarme ca. 2 Minuten mit einer Seifenlösung waschen; Fingernägel und Handinnenflächen ggf. mit einer sterilen Bürste reinigen. 2) Abtrocknen der Hände und Unterarme mit sterilen Stoff-Handtüchern, danach 5-minütiges Einreiben mit einer Hautdesinfektionslösung. Es sollten mindestens 2 Einreibevorgänge mit ca. 5 ml Desinfektionslösung stattfinden. Während der gesamten Prozedur muss darauf geachtet werden, dass sich Hände und Unterarme immer über dem Ellenbogengelenk befinden, damit Seifen- oder Desinfektionslösung nicht aus dem ungewaschenen Bereich über die gewaschenen Bezirke laufen kann. Nach der c. H. darf nichts mehr mit den Händen berührt werden.
🇬🇧 surgical scrub

**Händedesinfektion, hygienische.** Einreiben der Hände mit 3–5 ml eines alkoholischen Desinfektionsmittels (Einwirkzeit 30–60 Sek.), um die auf der Haut befindlichen Keime abzutöten. Sie erfolgt vor und nach pflegerischen Verrichtungen.
🇬🇧 hand disinfection

**Hand-Fuß-Mund-Krankheit.** (Hand-Foot-Mouth-Disease). → Coxsackie-Virusinfektion, die durch das Auftreten schmerzhafter Ulzera und Vesikel auf den Mundschleimhäuten sowie auf Händen und Füßen gekennzeichnet ist. Die Krankheit ist höchst ansteckend und befällt vor allem Kinder.
🇬🇧 hand-foot-and-mouth-disease

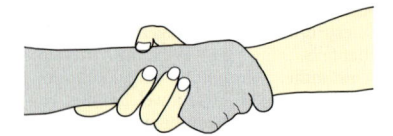

**Handgelenkgriff.** (Haken-Stütz-Griff). Mobilisationstechnik, die es zwei Pflegepersonen ermöglicht, einen nahezu immobilen Patienten im Bett höher oder zur Seite zu bewegen (auch wenn dieser seinen Kopf nicht aktiv halten kann). Die beiden Pflegepersonen stehen versetzt an beiden Seiten des Patientenbettes. Eine Person greift unter die Oberschenkel und die Gesäßmitte, die andere unter die Gesäßmitte und den Kopf/Halsbereich des Patienten. Die Hände beider Pflegepersonen verschränken sich an den Handgelenken unter der Gesäßmitte

**Handgelenkgriff.**

des Patienten (wahlweise können auch die gekrümmten Finger ineinander greifen oder eine Stoffunterlage als Hilfsmittel benutzt werden). Auf ein gleichzeitiges Kommando hin kann der Patient dann in die gewünschte Position gebracht werden. Um den Patienten nicht zu verletzen sollten Uhren und Schmuck zuvor abgelegt werden. Bei dieser Mobilisationstechnik hat der Patient nur sehr wenig Möglichkeiten, aktiv an der Mobilisation teilzunehmen, daher sollten aktivierendere Techniken immer vorgezogen werden, falls die Ressourcen des Patienten dieses zulassen. Für das Pflegepersonal stellt diese Methode eine große körperliche Belastung dar, daher sollte auch der Einsatz von Hilfsmitteln (Lifter o.ä.) geprüft werden.
🇬🇧 wrist grip

**Handicap.** → Benachteiligung.
🇬🇧 handicap

**Hanf, indischer.** → Halluzinogen, das aus getrockneten Blättern und jungen Stielen des wilden *Cannabis sativa* hergestellt wird, einer Pflanze, die in Indien beheimatet ist. H. fällt unter das Betäubungsmittelgesetz. Das Rauschmittel wird meist in Form von Haschisch oder Marihuana, als so genannte »weiche« Droge durch Rauchen konsumiert. Es führt zu einer leichten Euphorie, hohe Dosierungen können auch Halluzinationen auslösen. H. kann auch als Mittel gegen Glaukom und bei der Schmerztherapie verabreicht werden.
🇬🇧 bhang

**Hangover.** (Kater). Bezeichnung für eine Reihe von Symptomen, z.B. Übelkeit, Durst, Müdigkeit, Kopfschmerzen und

Reizbarkeit, die als Nachwirkung des Konsums von Alkohol, Arzneimitteln oder bestimmten Drogen ausgelöst werden.
🌐 hangover

**Hantavirus.** Virengattung der Familie *Bunyaviridae*. Hantaviren sind Ursache verschiedener Formen von hämorrhagischem Fieber, Nierenversagen und Schock.
🌐 Hantavirus

**haploid.** Nur einen kompletten, nicht-homologen → Chromosomensatz aufweisend. (s.a. diploid).
🌐 haploid

**Hapten.** Substanz, die als unvollständiges → Antigen fungiert, indem sie sich an bestimmten Stellen an → Antikörper bindet, dabei allerdings nicht deren Bildung auslösen kann. Werden H.e an Eiweiße gekoppelt, werden sie zu Vollantigenen.
🌐 hapten

**Haptik.** Wissenschaft, die sich mit der Erforschung des Berührungs- und Tastsinns beschäftigt. – *adj.* haptisch.
🌐 haptics

**Haptoglobin.** Plasmaprotein, dessen einzige bekannte Funktion darin besteht, freies → Hämoglobin zu binden. Die Menge des H.s ist bei bestimmten chronischen Erkrankungen und Entzündungen erhöht, bei einer hämolytischen Anämie ist der Spiegel verringert oder es ist gar kein H. vorhanden.
🌐 haptoglobin

**Häring-Tubus.** (Häring Prothese). Latexgummitubus von unterschiedlicher Länge, der durch eine Drahtspirale verstärkt ist. Er wird bei inoperablem stenosierendem Ösophaguskarzinom endoskopisch oder durch → Gastrostomie eingesetzt, um die Speisepassage wieder herzustellen.
[Rudolf Häring, Chirurg, Berlin, geb. 1928]
🌐 Häring's tube

**Harlekin-Fötus.** (Ichtyosis congenita). Säugling, dessen Haut bei der Geburt vollständig mit dicken, hornigen Schuppen bedeckt ist, die wie ein Panzer aussehen und durch tiefe rote Fissuren unterteilt sind; schwerste Form einer Abschilferung (Exfoliation) der Haut bei Neugeborenen.
🌐 harlequin fetus

**Harnblase.** (Vesica urinaria). Muskulöses Hohlorgan im Becken, in dem der Urin zur Ausscheidung aufbewahrt wird. In die H. münden von vorn oben die beiden Harnleiter (Ureteren), die den Urin aus der Niere in die H. leiten, und von hinten unten die Harnröhre (Urethra), die den Urin nach außen ableitet.
🌐 urinary bladder

**Harndrainage, transurethral.** Entleeren der Harnblase mittels eines durch die Harnröhre (Urethra) in die Blase eingelegten → Katheters; z. B. bei akutem Harnverhalten oder zur genauen Flüssigkeitsbilanzierung.
🌐 transurethral drainage of the bladder

**Harninkontinenz.** Unwillkürlicher Harnabgang infolge fehlender Kontrolle über die Schließmuskel der Harnblase oder Harnröhre.
🌐 urinary incontinence

**Harninkontinenz, Pflege bei.** → Pflegeintervention der → NIC, die definiert ist als die Unterstützung der Entwicklung einer Kontinenz und Erhaltung der perinealen Hautintegrität.
🌐 Urinary Incontinence Care

**Harnleiter.** → Ureter.
🌐 ureter

**Harnorgane.** Sämtliche Organe, die an der Produktion und Ausscheidung von Urin beteiligt sind. Dazu gehören Nieren, Harnleiter (Ureteren), Harnblase (Vesica urinaria) und Harnröhre (Urethra).
🌐 urinary system

**Harnröhre.** → Urethra.
🌐 urethra

**Harnröhrenmündung.** 1. Beim Mann die schlitzförmige Öffnung der Harnröhre in der Eichel. 2. Bei der Frau die Öffnung der Harnröhre in den Scheidenvorhof

(Vestibulum vaginae). 3. Innere Öffnung der Harnröhre am unteren Blasendreieck.
🌐 urethral orifice

**Harnsäure.** Im Blut vorhandenes Endprodukt des Eiweißstoffwechsels, das in den Harn ausgeschieden wird.
🌐 uric acid

**Harnstein.** Stein, der sich in einem beliebigen Abschnitt des Harnsystems bildet. H.e können so groß sein, dass sie den Harnfluss behindern, oder so klein, dass sie mit dem Urin ausgeschieden werden.
🌐 urinary calculus

**Harnstoff.** (Urea). Wichtigste Stickstoffverbindung im Harn und Endprodukt des Eiweißstoffwechsels. Die Ausscheidung von H. erfolgt durch die Niere.
🌐 urea

**Harnstoffzyklus.** Eine durch Enzyme in Gang gesetzte Reaktionskette, durch die Ammoniak in der Leber entgiftet wird. Bei der Entgiftung der Ammoniakmoleküle, einem Abfallprodukt des Eiweißstoffwechsels, finden fünf enzymatische Reaktionen statt, wobei Ammoniakradikale mit Kohlenstoff- und Sauerstoffatomen gebunden werden und somit → Harnstoff bilden, der über die Niere ausgeschieden werden kann.
🌐 urea cycle

**Harntrakt.** Sämtliche Organe und Ausführungsgänge, die an der Produktion und Ausscheidung von Urin beteiligt sind.
🌐 urinary tract

**Harnverhalten.** (Urinretention). Anerkannte → NANDA-Pflegediagnose, die definiert ist als die unvollständige Blasenentleerung eines Patienten. Kennzeichen sind eine Überdehnung der Blase, häufiges Wasserlassen in kleinen Mengen oder fehlende Ausscheidung, Gefühl einer vollen Blase, Tröpfeln, Restharn über 150 ml, Schmerzen beim Wasserlassen und Inkontinenz durch eine sogenannte Überlaufblase. Ursachen können sein, eine Verringerung des Muskeltonus, eine neurologische Störung oder Schädigung bzw. Verletzung der Harnblase, Blockierung der Harnröhre (Urethra) oder Verabreichung von Analgetika.
🌐 urinary retention

**Harnverhalten, Pflege bei.** → Pflegeintervention der → NIC, die definiert ist als die Unterstützung bei der Behandlung einer Blasenausdehnung.
🌐 Urinary Retention Care

**Harnverhaltung.** Die abnorme, ungewollte Ansammlung von Urin in der Harnblase infolge Verringerung des Muskeltonus der Harnblase, neurologischer Störung oder Schädigung der Harnblase, Blockierung der Harnröhre (Urethra) oder Verabreichung von Analgetika.
🌐 retention of urine

**Harnvolumen.** Die Gesamtmenge an Urin, die pro Tag ausgeschieden wird; liegt normalerweise zwischen 700 und 2000 ml. Verschiedene Stoffwechsel- und Nierenerkrankungen können die Harnproduktion und -ausscheidung beeinflussen.
🌐 urinary output

**Harnwegsinfektion.** Infektion einer oder mehrerer Strukturen des Harntrakts, die meistens durch gram-negative Bakterien hervorgerufen wird. Am häufigsten finden sich die Bakterienarten *Escherichia coli, Klebsiella, Proteus, Pseudomonas* oder *Enterobakter*. Gekennzeichnet ist eine H. meist durch häufiges Wasserlassen, Brennen und Schmerzen beim Wasserlassen und, bei starker Ausprägung, Beimengung von Blut und Eiter im Urin. Formen einer H. sind z.B. Blasenentzündung, Nierenbeckenentzündung und Harnröhrenentzündung.
🌐 urinary tract infection (UTI)

**Harnzylinder.** Im Harnsediment vorkommende Zellen bzw. Partikel, die wie Ausgüsse aus den Nierenkanälchen aussehen.
🌐 urinary casts

**Harrison-Furche.** Deformität des Brustkorbs (Thorax), die infolge eines Zugs des Zwerchfells (Diaphragma) auf die Rippen entsteht, welche durch Rachitis oder

andere Kalziummangelerkrankungen geschwächt sind.
[E. Harrison, englischer Arzt, 1766–1838]
🇬🇧 Harrison's groove

**Hasenauge.** → Lagophtalmus.
🇬🇧 lagophtalmos

**Haupthistokompatibilitätskomplex (MHC).** (Major Histocompatibility Complex). Gruppe von Proteinen auf der äußeren Membran einer Zelle, die dafür zuständig sind, eigene und fremde Zellen zu identifizieren. MHC-Klasse-I-Proteine unterstützen den Körper, zwischen gesunden Körperzellen und anderen Zellen zu unterscheiden, die präkanzerös oder durch ein Virus infiziert sind. MHC-Klasse-II-Moleküle erkennen normalerweise fremde Proteine und ähneln einem Protein auf der äußeren Membran des HIV-Virus; dadurch attackieren verwirrte T-Helferzellen die körpereigenen Zellen. Patienten mit einem Diabetes mellitus Typ I weisen einen niedrigen Spiegel von MHC-Klasse-I-Proteinen auf; ihr Immunsystem erkennt die eigenen Betazellen nicht.
🇬🇧 major histocompatibility complex (MHC)

**Hauptlymphgang, rechter.** (Ductus lymphaticus dexter). Gefäß, das die Lymphe vom rechten oberen Körperquadranten in die Blutbahn am Hals ableitet, an der Verbindungsstelle der Vena jugularis interna dextra und der Vena subclavia dextra.
🇬🇧 right lymphatic duct

**Hauptzelle.** 1. Eine zylindrische oder würfelförmige Epithelzellen, mit denen die Magendrüse beschichtet ist und die → Pepsinogen und → Intrinsic-Faktor ausscheiden, die zur Aufnahme von Vitamin $B_{12}$ und für die Entwicklung der Erythrozyten benötigt werden. Ein Mangel des Intrinsic Faktors kann eine Anämie verursachen. 2. Eine Epitheloidzelle mit schwach gefärbtem Zytoplasma und großem Zellkern mit deutlich sichtbarem Nukleolus. Die Stränge solcher Zellen sind die wichtigsten Substanzen der Pinealdrüsen. 3. Epithelzelle der Nebenschilddrüse mit blassem, klarem Zytoplasma und Vesikulärnukleus.
🇬🇧 chief cell

**Hausmädchenknie.** (Bursitis praepatellaris). Chronische Entzündung des Schleimbeutels im Knie (Bursa), die sich in einer Rötung und Schwellung zeigt; wird durch langanhaltenden und wiederholten Druck des Knies auf eine harte Unterlage verursacht.
🇬🇧 housemaid's knee

**Haus-Notrufsystem.** System bestehend aus einem Basisgerät am Telefon und einem Funkgerät, welches durch Betätigung des Funkgerätes dazu dient, nach einem Sturz o. ä. Hilfe zu holen. Das Funkgerät wird meistens am Körper des Betroffenen getragen.
🇬🇧 personal emergency response system

**Haut.** (Cutis). Die feste, elastische Membran, die den gesamten Körper umgibt. Die H. ist mit einer Fläche von 1,5 - 2 m$^2$ und einem Gewicht von 3,5 - 10 kg das größte Organ des Menschen. Sie besteht aus drei Schichten: Oberhaut, Lederhaut und Unterhaut. Die äußerste Schicht, die Oberhaut bzw. Epidermis, besteht aus fünf Zellschichten, deren unterste Schicht, das so genannte Stratum basale, die oberen Schichten zusammenhält und neue Zellen zum Ersatz der durch Abschilferung auf der obersten Schicht verlorengegangenen Zellen produziert. Unter der Oberhaut liegt die bindegewebige Lederhaut (Korium oder Dermis), die Berührungsrezeptoren, Blutgefäße, Fettgewebe, Haarfollikel, Nerven, Talg- und Schweißdrüsen enthält. Daran schließt sich die Unterhaut (Subcutis) an. Sie besteht aus lo- ckerem Bindegewebe, das die Verschieb-lichkeit der H. auf dem darunterliegenden Gewebe gewährleistet. Das subkutane Fettgewebe dient als Stoßpuffer, Kälteschutz und Energiespeicher. Die Hautfarbe hängt von der vorhandenen Melaninmenge in der Epidermis ab, die genetisch bestimmt ist.
– *adj.* kutan.
🇬🇧 skin

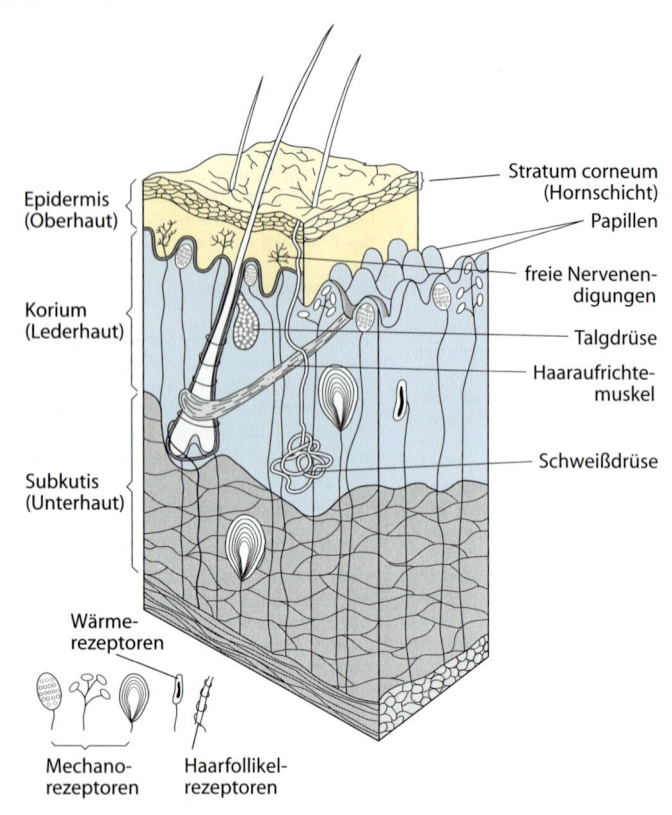

## Haut, Anatomie der Haut.

**Labels:**
- Epidermis (Oberhaut)
  - Stratum corneum (Hornschicht)
  - Papillen
  - freie Nervenendigungen
- Korium (Lederhaut)
  - Talgdrüse
  - Haaraufrichtemuskel
  - Schweißdrüse
- Subkutis (Unterhaut)
- Wärmerezeptoren
- Mechanorezeptoren
- Haarfollikelrezeptoren

**Haut, Selbstuntersuchung der.** Die Begutachtung und Beurteilung der eigenen H. hinsichtlich erster Anzeichen von malignen oder prämalignen Tumoren. Eine amerikanische Studie belegt, dass Personen, die sich selbst untersuchen und Farb-, Form- oder Größenveränderungen von Leberflecken frühzeitig erkennen, einem weitaus geringeren Risiko ausgesetzt sind, an bösartigen Melanomen zu sterben als solche, die dies nicht tun.
🇬🇧 skin self-examination

**Haut, trockene.** Bezeichnung für eine Epidermis, der Feuchtigkeit oder Talg fehlt. Merkmale der t.n H. sind Falten, Schuppen und Juckreiz. Zu den Ursachen zählen häufiges Baden, geringe Luftfeuchtigkeit, zu geringe Flüssigkeitsaufnahme und verringerte Talgproduktion bei alternder Haut.
🇬🇧 dry skin

**Haut, Überwachung der.** → Pflegeintervention der → NIC, die definiert ist als die Erfassung und Analyse von Patientendaten zur Erhaltung der Unversehrtheit von Haut und Schleimhäuten.
🇬🇧 Skin Surveillance

**Haut, Zipfelbildung der.** Langsame Rückkehr einer Hautfalte in ihre ursprüngliche Lage, nachdem ein Stück Haut angehoben und gedrückt wurde; ein Zeichen von Dehydratation und/oder Alter.
🇬🇧 tenting of skin

**Hautabsorption.** Aufnahme von Substanzen durch die Haut.
🇬🇧 cutaneous absorption

**Hautdefekt, bestehender.** Anerkannte NANDA-Pflegediagnose, die den Zustand eines Patienten beschreibt, bei dem die Haut beschädigt ist. Charakteristische Merkmale sind Verletzungen der Hautoberfläche, Schädigungen der verschiedenen Hautschichten und Schädigungen von Körperstrukturen in Form von Ulzerationen.
🇬🇧 skin integrity, impaired

**Hautdefekt, hohes Risiko.** Anerkannte NANDA-Pflegediagnose, die den Zustand beschreibt, bei dem die Haut eines Patienten dem Risiko ausgesetzt ist, beschädigt zu werden. Risikofaktoren sind sowohl äußere (umweltbedingte) als auch innere (somatische) Faktoren. Äußere Faktoren sind z.B. Hypothermie bzw. Hyperthermie, chemische Substanzen, mechanische Faktoren (Scherkräfte, Druck, Zwangsruhigstellung), Bestrahlung, körperliche Immobilität, Ausscheidungen oder Sekrete auf der Haut und ungewöhnlich hohe Feuchtigkeit. Innere Faktoren beinhalten Reaktionen auf Medikamente, Adipositas oder extreme Abmagerung, Veränderungen des Stoffwechsels, der Durchblutung, der Sensibilität und der Pigmentierung, Knochenvorsprünge, entwicklungsbedingte Faktoren, Verminderung des Hautturgors, psychogene und immunologische Faktoren.
🇬🇧 skin integrity, impaired, risk of

**Hautdesinfektion.** Die lokale antiseptische Reinigung der Haut vor operativen Eingriffen oder Injektionen zur Vermeidung von Infektionen. Dazu stehen verschiedene, meist alkoholhaltige Desinfektionsmittel zur Verfügung. Das Desinfektionsmittel wird mit einem Tupfer mit kreisenden Bewegungen auf die Haut aufgebracht.
🇬🇧 skin prep

**Hautfaltendickenmessung.** Messung des subkutanen Fettgewebes durch Fassen einer Hautfalte mittels eines Kalipers zur indirekten Bestimmung des Körperfettanteils. Die Messung wird gewöhnlich an Oberarm, Oberschenkel und Oberbauch durchgeführt; die Messwerte werden anschließend mit Standardwerten verglichen.
🇬🇧 skinfold thickness

**Hautflechte.** → Tinea.
🇬🇧 tinea

**Hauthorn.** (Cornu cutanum). Harter, hautfarbener Epidermishöcker, der häufig auf dem Kopf oder im Gesicht auftritt.
🇬🇧 cutaneous horn

**Hautkarzinom.** → Hautkrebs.
🇬🇧 skin cancer

**Hautkrebs.** (Hautkarzinom). Bösartige Hautgeschwulst infolge ionisierender Strahlung, bestimmter genetischer Störungen, chemischer kanzerogener Stoffe oder einer übermäßigen Sonnenexposition bzw. anderer ultravioletter Strahlung. H. hat eine gute Heilungschance, tritt jedoch häufig als sekundäre Krankheit bei Patienten mit anderen Krebsleiden auf. Risikofaktoren sind helle Hautfarbe, trockene, pigmentierte Haut, Vitiligo, altersbedingte Hornhautentzündung, Strahlendermatitis und erblich bedingtes Basalzellnävus-Syndrom. Die häufigsten Hautkrebsformen sind Basalzellkarzinome und Plattenepithelkarzinome.
🇬🇧 skin cancer

**Hautlappen.** Gewebelappen, der für eine Transplantation, zur Abdeckung einer verletzten Stelle bzw. zur Untersuchung tiefer gelegener Gewebe chirurgisch abgetrennt wird.
🇬🇧 flap

**Hautnerv.** Peripherer Nerv, der eine bestimmte Hautregion versorgt.
🇬🇧 cutaneous nerve

**Hautpapille.** Winzige Erhebungen in der Lederhaut, wie z.B. die verlängerten Papillen, die bei Psoriasis auftreten.
🇬🇧 dermal papilla

> **Hautpflege: äußerliche Behandlungen.**
> → Pflegeintervention der → NIC, die definiert ist als die Anwendung von äußerlichen Substanzen oder die Manipulation von Vorrichtungen zur Förderung der Unversehrtheit der Haut und zur Verminderung von Hautschäden.
> 🇬🇧 Skin Care: Topical Treatments

**Hautpigmentierung.** Die durch Melaninablagerungen in Haut und Haaren bedingte, bei verschiedenen Rassen unterschiedliche natürliche Hautfarbe. Die H. kann sich durch bestimmte Substanzen im Blut, wie z.B. Blutpigmente, Gallenflüssigkeit oder Malariaerreger verändern.
🇬🇧 skin pigmentation

**Hautplastik.** (Dermatoplastik). Transplantation von lebendem Hautgewebe, das Lederhaut enthält und somit in der Lage ist, sich zu regenerieren, Schweiß und Talg abzusondern sowie neuen Haarwuchs zu erzeugen.
🇬🇧 dermal graft

**Hauttest.** Test, der die Reaktion des Körpers auf eine bestimmte Substanz ermittelt. Die Testsubstanz wird entweder unter die Haut injiziert oder auf die Haut aufgebracht. Hs. werden zur Ermittlung von Allergien, Immunität und zur Diagnose von Krankheiten eingesetzt.
🇬🇧 skin test

**Hauttransplantat.** Hautstück, das an einer Stelle eingesetzt wird, die durch Verbrennungen oder Verletzungen stark geschädigt ist oder an der kranke Hautpartien operativ entfernt wurden. Um Abstoßungsreaktionen zu verhindern, wird das Transplantat entweder vom Patienten selbst an anderer Stelle entnommen, oder, wenn möglich, von einem eineiigen Zwilling zur Verfügung gestellt. Hautstücke von anderen Personen oder Tieren können nur vorübergehend zur Abdeckung großer verbrannter Bezirke verwendet werden, um den Flüssigkeitsverlust des Patienten zu reduzieren.
🇬🇧 skin graft

**Hautturgor.** Die Elastizität bzw. der Tonus der Haut; wird durch Kneifen oder Zusammendrücken kontrolliert. Die Geschwindigkeit, mit der die Haut nach Dehnen oder Zusammendrücken wieder ihr normales Aussehen annimmt, gibt Auskunft über die Flüssigkeitsversorgung der Haut. Bei älteren Menschen ist der Turgor herabgesetzt.
[*lat.:* turgere, strotzen, aufgeschwollen sein]
🇬🇧 skin turgor

> **Hautzug, adhäsiver.** (Pflasterzug). Verbandsmethode, bei der ein therapeutischer Druck und Zug auf die Haut durch selbstklebende Bänder ausgeübt wird, die auf die Haut des betroffenen Körperteils geklebt werden; wird insbesondere bei → Frakturen angewendet. Ein adhäsiver Pflasterzug wird nur angewendet, wenn ein andauernder Zug erforderlich ist, und eine Hautpflege für die betroffene Stelle möglich ist.
> 🇬🇧 adhesive skin traction

**HAV.** Abkürzung für Hepatitis-A-Virus.
🇬🇧 HAV

**Haverhill-Fieber.** → Rattenbisskrankheit.
🇬🇧 rat-bite fever

**HB.** Abkürzung für → Hepatitis B.
🇬🇧 HB

**Hb.** Abkürzung für → Hämoglobin.
🇬🇧 Hb

**Hb-A.** Abkürzung für → Hämoglobin-A.
🇬🇧 Hb A

**HB-Ag.** Abkürzung für Hepatitis-B-Antigen.
🇬🇧 HBAg

**Hb-C.** Abkürzung für → Hämoglobin-C.
🇬🇧 Hb C

**Hb-F.** Abkürzung für → Hämoglobin-F.
🇬🇧 Hb F

**Hb-S.** Abkürzung für → Hämoglobin-S.
🇬🇧 Hb S

**HBsAG.** Abkürzung für Hepatitis-B-surface-Antigen.
🇬🇧 HBsAG

**HBV.** Abkürzung für Hepatitis-B-Virus.
🇬🇧 HBV

**HCG.** Abkürzung für (engl.) Human Chorionic Gonadotropine (dt. menschliches → Choriongonadotropin).
🇬🇧 HCG

**HCl.** Chemisches Symbol für → Salzsäure.
🇬🇧 HCl

**HCV.** Abkürzung für Hepatitis-C-Virus.
🇬🇧 HCV

**HDL.** Abkürzung für (engl.) high density lipoproteins (dt. Lipoproteine hoher Dichte). (s.a. High-Density-Lipoproteine)
🇬🇧 HDL

**HDV.** Abkürzung für Hepatitis-D-Virus.
🇬🇧 HDV

**He.** Chemisches Symbol für → Helium.
🇬🇧 He

**Hebamme/Entbindungspfleger.** Qualifizierte Person, die bei Geburten hilft. Nach den professionellen Richtlinien der WHO »eine Person, die eine reguläre Ausbildung zur H./E. absolviert hat, welche in dem jeweiligen Land offiziell anerkannt ist, und die erfolgreich die vorgeschriebenen Kurse belegt und die erforderlichen Qualifikationen erworben hat, um registriert oder legal lizenziert zu werden«. Zu den Aufgaben der H./E. gehören Beratung von Schwangeren, Überwachung des Geburtsvorganges vom Beginn der Wehen an, Hilfe während der Geburt, Dokumentation des Geburtsverlaufs, Versorgung des Neugeborenen und die Überwachung des Wochenbettverlaufs bei Mutter und Kind. Nach der Ausbildungs- und Prüfungsordnung für H.n/E. besteht die Ausbildung in einer 3-jährigen theoretischen und praktischen Unterweisung, wobei im 3. Ausbildungsjahr bei mindestens 50 Geburten assistiert und bei 30 Geburten der Dammschutz selbstständig ausgeführt werden muss.
🇬🇧 midwife

**Hebammenwesen.** Oberbegriff für sämtliche Aufgaben, Tätigkeiten, Pflichten, Verordnungen und Gesetze von und für → Hebammen/Entbindungspfleger. (s.a. Geburtshilfe)
🇬🇧 midwifery

**Hebe-Senk-Einlauf.** (Schwenkeinlauf; Schaukeleinlauf). Besondere Technik im Rahmen eines → Darmeinlaufes, bei dem die über das Darmrohr in den Auffangbeutel oder Irrigatortopf gelaufene Flüssigkeit durch Anheben wieder in den Darm eingeführt wird. Hierdurch kann eine gesteigerte Darmperistaltik hervorgerufen werden.
📄 Darmeinlauf
🇬🇧 bowel irrigation; intestinal lavage

**Hefepilz.** Einzellige, meist ovale Pilze mit Kern, die sich durch Sprossung fortpflanzen. Einer der pathogenen Hefepilze ist z.B. *Candida albicans*.
🇬🇧 yeast

**Heftpflasterverband.** 📄 Das Anbringen von überlappenden Heftpflasterstreifen an Gliedmaßen oder einer Körperregion. Mit Hilfe des H.s wird Druck auf den entsprechenden Bereich ausgeübt und

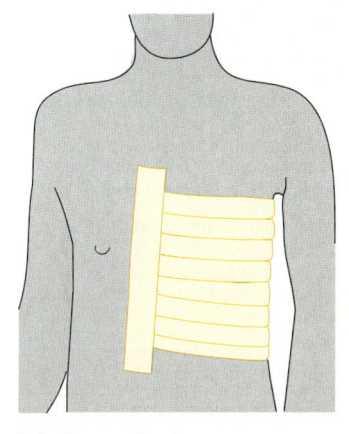

**Heftpflasterverband.**

eine bestimmte Struktur in ihrer normalen Stellung gehalten. Der H. wird zur Behandlung von Zerrungen, Verstauchungen, Verrenkungen und auch bei bestimmten Knochenbrüchen angewandt.
🇬🇧 strapping

**Hegar-Schwangerschaftszeichen.** Erweichung der verengten Übergangsstelle (Isthmus) im Gebärmutterhals (Zervix), die in der frühen Schwangerschaft auftritt.
[A. Hegar, deutscher Gynäkologe, 1830–1914]
🇬🇧 Hegar's sign

**Hegar-Stift.** Leicht gekrümmter Stift aus Metall, zur Spitze konisch zulaufend und mit eingestanzter Kaliberstärke. H.-Stifte gibt es im Set mit einem Durchmesser von 1–26 mm und jeweils ansteigender Stärke von 0,5 oder 1 mm. Sie dienen zur Aufdehnung des Gebärmutterhalses (Zervix), z.B. vor einer Ausschabung (Kürettage).
[Alfred Hegar, 1830-1914, dt. Frauenarzt]
🇬🇧 Hegar's dilator

**Heilfieber.** Erhöhte Körpertemperatur, die künstlich ausgelöst wird, z.B. durch die Injektion von Malariaparasiten oder eines Impfstoffs, der bekanntermaßen Fiebersymptome verursacht, oder aber durch die Anwendung von Wärme. H. kann bei Patienten in Fällen indiziert sein, wenn eine Krankheit zum Stillstand gebracht werden soll, die auf erhöhte Körpertemperaturen sensibel reagiert, oder um hitzeempfindliche pathogene Keime abzutöten.
🇬🇧 artificial fever, induced fever

**Heilpädagogik.** Ein im 19. Jahrhundert entstandener Begriff für eine Theorie der Sondererziehung behinderter Menschen.
🇬🇧 special education for handicapped persons

**Heilung.** Vorgang oder Prozess, bei dem die normalen Strukturen und funktionalen Charakteristika der → Gesundheit in Verbindung mit erkrankten, dysfunktionalen oder verletzten Geweben, Organen oder Körpersystemen wiederhergestellt werden.
🇬🇧 healing

**Heimlich-Handgriff.** Notfallmaßnahme zur Entfernung eines Fremdkörpers aus der Luftröhre (Trachea), z.B. eines Nahrungsbolus oder anderer Obstruktionen, um eine Atemstörung (→ Asphyxie) zu verhindern. Dabei greift man beim stehenden Patienten von hinten um ihn herum und legt die Hände übereinander direkt unter das Sternum. Dann wird ein plötzlicher starker Druck nach oben hin ausgeübt, damit die Obstruktion in der Trachea gelöst wird. Beim liegenden Patienten erfolgt dieser Druck in Rückenlage.
[H.J. Heimlich, amerikanischer Arzt, geb. 1920]
🇬🇧 Heimlich maneuver

**Heine-Medin-Erkrankung.** → Poliomyelitis.
🇬🇧 acute anterior poliomyelitis

**Heißluftsterilisation.** Sterilisationsmethode, bei der Heißluft mit Temperaturen zwischen 160°C und 180°C für eine Dauer von 90 Minuten bis zu 3 Stunden verwendet wird.
🇬🇧 dry heat sterilization

**Helfersyndrom.** Psychische Störung, gekennzeichnet durch übertriebenes Engagement bei Menschen, die in helfenden Berufen tätig sind. Folgeerkrankungen können Depressionen, Alkohol- und Medikamentenabhängigkeit, Essstörungen oder psychosomatischen Erkrankungen sein.
[Nach Wolfgang Schmidbauer, Psychoanalytiker]
🇬🇧 helpers syndrome

**Helicobacter pylori.** Erreger, der chronische Magenschleimhautentzündungen (→ Gastritis) und Zwölffingerdarmgeschwüre (Ulcus duodeni) verursacht. (s.a. ABC-Klassifikation)
[lat.: helica, Schneckengewinde; pylae, Engpass]

**Helium (He).** Farb- und geruchloses gasförmiges Element. Ordnungszahl 2 und Atomgewicht 4,00. H. ist ein seltenes

Edelgas, das sich nicht mit anderen Elementen mischt. In der Medizin wird es vorwiegend in der Atemtherapie, zur Verhinderung einer Nitrogennarkose und zur Behandlung einer Taucherkrankheit in einer hyperbaren Umgebung verwendet.
🔀 helium (he)

**Heliumtherapie.** Anwendung eines → Helium-Sauerstoff-Gemischs zur Behandlung von Patienten mit einer Atemwegsverlegung (Obstruktion). Wegen seiner niedrigen Dichte kann durch das Helium eine Obstruktion leichter gelöst werden.
🔀 helium therapy

**Helix.** Gewundene, spiralförmige Struktur, die für viele organische Moleküle charakteristisch ist, z.B. für die Desoxyribonukleinsäure (DNS).
🔀 helix

**Hellin-Regel.** Allgemeine Formel zur Berechnung der Häufigkeit von Mehrlingsgeburten in der Bevölkerung.
🔀 Hellin's law

**HELLP-Syndrom.** Gefährliche Erkrankung in der Spätschwangerschaft, gekennzeichnet durch die Symptomtrias *H*ämolyse, *e*rhöhte mütterliche *L*eberenzyme (elevated liver enzymes) und erniedrigte Thrombozytenzahl (engl. *l*ow *p*latelet level). Das H.-S. kann entweder isoliert oder in Verbindung mit den bekannten Gestosezeichen Ödeme, Proteinurie und Hypertonie auftreten. Erste Anzeichen sind häufig Schmerzen im rechten Oberbauch, begleitet von Übelkeit und Erbrechen. Stationäre Aufnahme und Intensivüberwachung von Mutter und Kind. Meist muss durch das rasche Sinken der Thrombozytenzahl eine baldige Entbindung angestrebt werden.
🔀 HELLP syndrome

**Helminthes (pl.).** Sammelbezeichnung für Wurmarten, insbesondere pathogene Parasiten der Untergruppe Metazoa, zu der Plattwürmer, Saugwürmer, Bandwürmer und Fadenwürmer gehören.
[*griech.:* helmins, Wurm]
🔀 helminth

**Helminthiasis.** Parasitärer Befall des Körpers durch → Helminthes, der die Haut, die Viszera oder den Darm betreffen kann. Zu den häufigen Formen der H. gehören → Askariasis, Bilharziose, Filariose und Trichinose.
🔀 helminthiasis

**Hemeralopie.** (Tagblindheit). Unphysiologische Sehstörung, bei der helles Licht zu Einschränkungen des Sehvermögens führt.
🔀 hemeralopia

**hemi-.** Vorsilbe mit der Bedeutung »halb«.
🔀 hemi-

**Hemianästhesie.** Verlust der Berührungsempfindung auf einer Körperseite, meist durch Schädigung der entgegengesetzten Hirnhälfte. (→ Sensibilitätsstörung)
🔀 hemianesthesia

**Hemianopsie.** (Halbseitenblindheit). Sehstörung, bei der eine Hälfte des Gesichtsfeldes ausfällt.
[*griech.:* hemi, halb; opsis, sehen]
🔀 hemiopia

**Hemianopsie, bitemporale.** Verlust einer Hälfte des Gesichtsfeldes auf beiden Seiten (Scheuklappensyndrom), meist infolge einer Läsion in der Sehnervenkreuzung (Chiasma opticum), etwa einem Hypophysentumor.
🔀 bitemporal hemianopsia

**Hemiataxie.** Verlust der Muskelkontrolle auf einer Körperseite, meist infolge eines → Schlaganfalls (Apoplexie) oder einer Verletzung des Kleinhirns (Cerebellum). (→ Ataxie)
🔀 hemiataxia

**Hemiblock.** Störung der Weiterleitung von Impulsen am linken Schenkel des → His-Bündels. (→ Schenkelblock; Erregungsleitungsstörung)
🔀 hemiblock

**Hemigastrektomie.** Chirurgische Entfernung der Hälfte des Magens.
🔀 hemigastrectomy

**hemilateral.** Zu einer Körperseite gehörend.
🌐 hemilateral

**Hemiparese.** Muskelschwäche oder Lähmung einer Körperhälfte; leichte Form einer → Hemiplegie.
🌐 hemiparesis

**Hemiplegie.** Lähmung einer Körperhälfte durch einen Defekt der Pyramidenbahn. Bei der H. kann es zu Sensibilitätsstörungen, → Aphasie, → Apraxie, Harn- und Stuhlinkontinenz und Verwirrtheit kommen. Ein Defekt der linken Hirnhälfte führt zur Lähmung der rechten Körperseite und umgekehrt. (s.a. Apoplex)
🌐 hemiplegia

**Hemiplegie, faziale.** Einseitige Lähmung der Gesichtsmuskeln.
🌐 facial hemiplegia

**Hemiplegie, zerebrale.** Durch Hirnläsion verursachte vollständige halbseitige Körperlähmung.
[*lat.:* cerebrum, Hirn, *griech.:* hemi, halb, plege, Schlag.]
🌐 cerebral hemiplegia

**Hemisphäre.** Bezeichnung für eine Hälfte des Kleinhirns (Cerebellum) oder des Großhirns (Cerebrum). – *adj.* hemisphärisch.
[*griech.:* hemi, halb; sphaira, Kugel]
🌐 hemisphere

**hemizygot.** Bezeichnung für Individuen, Organismen oder Zellen, die nur ein Allelenpaar für ein spezielles Merkmal aufweisen. (→ Allele) (s.a. homozygot)
🌐 hemizygote

**Hemmkonzentration, minimale (MIC).** Geringste Konzentration eines → Antibiotikums in Blut, die gegen eine Infektion noch wirksam ist. Die MIC wird gemittelt, indem infiziertes venöses Blut in ein Kulturmedium injiziert wird, das verschiedene Konzentrationen des jeweiligen Antibiotikums enthält.
🌐 minimal inhibitory concentration (MIC)

**Hemmung.** (Inhibition). 1. Unbewusste Einschränkung von Verhaltensprozessen, die meist durch das bestehende soziale oder kulturelle Umfeld bedingt wird. 2. Prozess, bei dem das → Über-Ich den bewussten Ausdruck eines unbewussten instinktiven Triebs, Gedankens oder Verlangens verhindert. 3. Zurückhaltung, Überprüfung oder Einstellung einer Organ- oder Zellaktivität oder die Reduzierung einer physiologischen Aktivität durch Stimulation eines → Antagonisten. 4. Die Einstellung oder Verlangsamung einer chemischen Reaktion.
🌐 inhibition

**Henderson, Virginia.** Pflegetheoretikerin, die 1966 einen holistischen Ansatz in die Profession der professionellen Pflege eingeführt hat. Die Methode basiert auf dem Konzept, dass Körper und Geist untrennbar miteinander verbunden und alle Menschen verschieden sind und die Rolle der Pflegenden unabhängig von der des Arztes ist. Wichtige Werke von H. sind »Textbook of the Principles and Practice of Nursing Care« (1939) und »Basic Principles of Nursing Care« (1960).
[1897–1996]

**Henle-Schleife.** U-förmiger Abschnitt eines Nierentubulus, der aus einem absteigenden und einem aufsteigenden Schenkel besteht.
[F.G.H. Henle, deutscher Anatom, 1809–1885]
📄 Nephron
🌐 Henle's loop

**Hepar.** Leber.
[*griech.:* Leber]
🌐 hepar

**Heparin.** Natürlich vorhandenes → Polysaccharid, das im Körper als → Antithrombin fungiert und eine Verklumpung in den Gefäßen (Koagulation) verhindert. H. wird von den basophilen Zellen und von den Mastzellen produziert; es wirkt als Antikoagulans und hemmt die → Blutgerinnung. Deshalb muss bei Patienten, die H. erhalten, auf Blutungen, auch okkultes Blut im Stuhl, geachtet werden; bei längerer Anwendung müssen die Blutgerin-

nungswerte regelmäßig kontrolliert werden.
🔲 heparin

**Hepatektomie.** Chirurgischer Eingriff, bei dem ein Teil der → Leber (Hepar) entfernt wird.
🔲 hepatectomy

**Hepatikoduodenostomie.** Chirurgische Verbindung zwischen dem Lebergang (Ductus hepaticus) und dem Zwölffingerdarm (Duodenum).
🔲 hepaticoduodenostomy

**Hepatikoenterostomie.** Chirurgische Verbindung zwischen dem Lebergang (Ductus hepaticus) und dem Dünndarm (Enteron).
🔲 hepaticoenterostomy

**Hepatikolithotomie.** Inzision in den Gallengang (Ductus hepaticus) zur Entfernung von Gallensteinen.
🔲 hepaticolithitomy

**Hepatikolithotripsie.** Chirurgischer Eingriff zur Zertrümmerung von Gallensteinen mit einem Spezialinstrument.
🔲 hepaticolithotripsy

**Hepatisation.** Umformung des Lungengewebes in eine feste Masse, die der Leber ähnelt; kann bei einer → Pneumonie auftreten.
🔲 hepatization

**hepatisch.** Zur Leber gehörend.
🔲 hepatic

**Hepatitis.** Entzündung der Leber, die durch → Ikterus, → Hepatomegalie, Appetitlosigkeit (Anorexie), Magen-Darm-Beschwerden, Leberinsuffizienz, Stuhlentfärbung und Dunkelfärbung des Urins gekennzeichnet ist. Die H. kann durch bakterielle oder virale Infektion, Parasitenbefall, Alkohol, Medikamente, Toxine oder Transfusion von inkompatiblem Blut bedingt sein. Eine schwere H. führt zur Leberzirrhose und zur chronischen Leberdysfunktion. Man unterscheidet zwischen akuter und chronischer H., sowie verschiedenen Formen: H. A bis E.
🔲 hepatitis

**Hepatitis, anikterische.** Abgeschwächte Form der → Hepatitis, bei der keine Gelbsucht (→ Ikterus) auftritt. Symptome sind Anorexia, gastrointestinale Beschwerden sowie leichtes Fieber. Die Werte der Aspartataminotransferase und Alaninaminotransferase sind erhöht. Die Infektion kann für eine Grippe gehalten werden bzw. unbemerkt verlaufen.
🔲 anicteric hepatitis

**Hepatitis, cholestatische.** Variante der viralen → Hepatitis. Symptome sind anhaltender Ikterus, Juckreiz sowie erhöhte alkaline Phosphatasekonzentrationen. Diese Symptome lassen mit Heilung der Hepatitis nach.
🔲 cholestatic hepatitis

**Hepatitis, chronisch-aktive.** Potenziell tödliche Form der → Hepatitis mit Entzündung der Pfortader und Beteiligung des Parenchyms. Die progressive Zerstörung des Leberlappens, begleitet von Nekrose und Fibrose, führt zu Narbenbildungen und Zirrhose. Mögliche Ursachen sind Virusinfektionen, Drogenmissbrauch sowie Autoimmunreaktionen.
🔲 chronic active hepatitis (CAH)

**Hepatitis, chronische.** Hepatitissymptome, die über mehrere Monate anhalten und deren Heftigkeit zunehmen kann. In manchen Fällen von Hepatitis B kann der Patient sein ganzes Leben lang Antigenträger sein und Anzeichen einer langanhaltenden Infektion zeigen.
[*griech.:*chronos, Zeit, hepar, Leber, itis, Entzündung.]
🔲 chronic hepatitis

**Hepatitis, fulminante.** Seltene Form einer akuten → Hepatitis B, die in den meisten Fällen tödlich endet. Der Gesundheitszustand des Patienten verschlechtert sich rasch; es kommt zu einer hepatischen Enzephalopathie, Nekrose des hepatischen Parenchyms, Störung der Blutgerinnung oder Nierenversagen und möglicherweise auch zum Koma.
🔲 fulminant hepatitis

**Hepatitis A.** Form einer infektiösen viralen → Hepatitis, die durch das Hepatitis A-Vi-

rus (HAV) verursacht wird und durch eine langsame Entwicklung der Symptome gekennzeichnet ist. Das Virus kann durch direkten Kontakt mit durch Fäzes kontaminiertem Wasser oder Nahrungsmitteln verbreitet werden.
🇬🇧 hepatitis A

**Hepatitis B.** Form einer viralen → Hepatitis, die durch das Hepatitis B-Virus (HBV) verursacht wird. Das Virus wird in kontaminiertem Serum durch Bluttransfusionen, durch Geschlechtsverkehr mit einer infizierten Person oder durch kontaminierte Nadeln und Instrumente übertragen.
🇬🇧 hepatitis B

**Hepatitis-B-Immunglobulin.** Passivimpfstoff, der zur Prophylaxe gegen Infektionen mit dem Hepatitis-B-Virus verabreicht wird.
🇬🇧 hepatitis B immune globuline (HBIG)

**Hepatitis-B-Impfung.** Impfstoff, der aus Blutplasma von asymptomatischen Trägern des Hepatitis-B-Virus oder in Hefezellen durch eine technologische Behandlung der DNS hergestellt wird. Für eine vollständige Immunität sind drei Impfungen erforderlich.
🇬🇧 hepatitis B vaccine

**Hepatitis C.** Form der → Hepatitis, die meistens durch Bluttransfusionen oder Ansteckung über die Haut (perkutan) übertragen wird, z.B. wenn Drogenabhängige gemeinsam dieselben Nadeln verwenden. Die Krankheit entwickelt sich bei bis zu 50% der akut infizierten Patienten zu einer chronischen Hepatitis.
🇬🇧 hepatitis C

**Hepatitis D.** (Delta-Hepatitis). Form der → Hepatitis, die nur bei Patienten auftritt, die bereits mit Hepatitis B infiziert sind. Das Hepatitis-D-Virus ist von der Präsenz des Hepatitis-B-Virus abhängig und kann sich nicht selbstständig vermehren. Die Krankheit verläuft meist chronisch und wird durch Geschlechtsverkehr oder gemeinsam von Drogenabhängigen verwendete Nadeln übertragen.
🇬🇧 hepatitis D

**Hepatitis E.** Besondere Form der → Hepatitis, die → endemisch nach Naturkatastrophen durch mit Fäkalien kontaminiertes Wasser oder Nahrungsmittel auftritt.
🇬🇧 hepatitis E

**Hepatoblastom.** Krebsart der Leber, die häufig bei Kindern auftritt; kann in Verbindung mit einer vorzeitigen Pubertät (Pubertas praecox) stehen.
🇬🇧 hepatoblastoma

**Hepatogramm.** Röntgenaufnahme der Leber.
🇬🇧 hepatogram

**Hepatographie.** Darstellung der Leber mit Hilfe eines Röntgenbildes nach Kontrastmittelinjektion oder eines Isotopenszintigramms.
🇬🇧 hepatography

**Hepatolithiasis.** Präsenz von Steinen in der → Leber.
🇬🇧 hepatolithiasis

**Hepatologie.** Fachbereich der Inneren Medizin, der sich vorwiegend mit Lebererkrankungen befasst.
🇬🇧 hepatology

**Hepatom.** Primär maligner Tumor der → Leber (Hepar), der durch Vergrößerung der Leber (Hepatomegalie), Schmerzen, Hypoglykämie, Gewichtsverlust, Appetitlosigkeit (Anorexie), Aszites sowie durch einen erhöhten Serumspiegel von Alphafetoprotein, Hypertonie der Pfortader und Bilirubinämie gekennzeichnet ist.
[*griech.:* hepar, Leber; oma, Tumor]
🇬🇧 hepatoma

**Hepatomegalie.** Unphysiologische Vergrößerung der Leber, die normalerweise als Symptom einer Krankheit auftritt. Die H. kann durch eine Hepatitis oder andere Infektionen, Fettinfiltrationen bei Alkoholismus, Gallenobstruktion oder maligne Erkrankungen auftreten.
[*griech.:* hepar, Leber; megas, groß]
🇬🇧 hepatomegaly

**hepatorenal.** Zur Leber (Hepar) und zu den Nieren (Ren) gehörend.
🇬🇧 hepatorenal

**Hepatosplenomegalie.** Vergrößerung von Leber (Hepar) und Milz (Splen).
[*griech.:* hepar, Leber; splen, Milz; megas, groß]
🇬🇧 hepatosplenomegaly

**hepatotoxisch.** Potenziell schädlich (destruktiv) für Leberzellen.
🇬🇧 hepatotoxic

**Hepatotoxizität.** Tendenz einer Substanz, z.B. eines Arzneimittels oder von Alkohol, einen schädlichen Effekt auf die Leber auszuüben.
🇬🇧 hepatotoxicity

**Herdsymptom.** Störung einer Körperfunktion, die ein bestimmtes Körperteil betrifft.
🇬🇧 focal symptom

**Heredität.** (Erblichkeit). 1. Prozess, durch den ein bestimmtes Merkmal genetisch von Eltern auf ihre Kinder vererbt wird und für die Ähnlichkeit verwandter Personen sorgt. 2. Gesamte genetische Konstitution einer Person; die Summe von Eigenschaften, die man von den Eltern erbt, und das Potential, diese weiterzuvererben. (→ genetische Beratung) – *adj.* hereditär.
🇬🇧 heredity

**Hermaphroditismus.** (Zwitterbildung). Seltene Krankheit, bei der eine Person über Hoden- (testikuläres) und Eierstock- (ovariales) Gewebe gleichzeitig verfügt. Das Testikulargewebe enthält Samengänge oder Spermatozoen und das Ovarialgewebe Follikel.
[*griech.:* Hermaphroditas, Sohn des Hermes und der Aphrodite]
🇬🇧 hermaphroditism

**Hermeneutik.** Wissenschaftliches Verfahren der Erklärung (antiker) Schriften; einfühlendes Verstehen. In der Psychoanalyse: »Sinn-Rekonstruktion« strukturaler und deutender Momente der Individualgeschichte.
🇬🇧 hermeneutics

**Hernia femoralis.** (Schenkelhernie). Hernie, bei der eine Darmschleife durch den Canalis femoralis in die Leistengegend sinkt.
🇬🇧 femoral hernia

**Herniation.** (Hernienbildung). Vorwölbung oder Durchbruch eines Körperorgans oder eines Teils des Organs durch eine unphysiologische Öffnung einer Membran, eines Muskels oder eines anderen Gewebes. (→ Hernie)
🇬🇧 herniation

**Hernie.** Vorfall eines Gewebes durch eine unphysiologische Öffnung in der Muskelwand der Höhle, die es umgibt. Eine H. kann angeboren (kongenital) sein oder durch eine Insuffizienz einer bestimmten Struktur direkt nach der Geburt oder später infolge von Fettleibigkeit, Muskelschwäche, Operationen oder bestimmten Erkrankungen entstehen.
[*lat.:* hernia, Bruch]
🇬🇧 hernia

**Hernie, reponierbare.** Eingeweidebruch, bei der das vorgefallene Gewebe in die normale Position zurückgebracht werden kann.
[lat. hernia, Bruch]
🇬🇧 reducible hernia

**Hernie, strangulierte.** → Hernie, in der die Blutgefäße am Hals des Herniensacks eingeschnürt werden; kann zu Ischämie und ggf. zu Gangränen führen, wenn die Blutzirkulation nicht schnellstmöglich wiederhergestellt wird.
[*lat.:* hernia, Bruch; strangulare, erwürgen, erdrosseln]
🇬🇧 strangulated hernia

**Herniotomie.** Chirurgischer Eingriff zur Behandlung einer → Hernie.
🇬🇧 herniotomy

**Heroin.** Morphinähnliche Substanz, die in vielen Ländern (z.B. Deutschland) zur therapeutischen Anwendung verboten ist. H. fällt unter das Betäubungsmittelgesetz. Wie andere Opioide kann es zu Analgesie, Atemdepression, gastrointestinalen Spasmen und körperlicher Abhängigkeit führen. H. ist eines der stärksten bekannten Suchtmittel (→ Sucht), denn es kann bereits nach einmaliger Injektion zur → Abhängigkeit kommen. H. wird im Körper überwiegend zu → Morphin umgewandelt und führt bei Injektion zu einer stark eu-

phorischen Wirkung; weitere Effekte beziehen sich auf das Zentralnervensystem und den Darm. Es kann zu Veränderungen des endokrinen und autonomen Nervensystems kommen. Nach längerem Missbrauch können körperliche und psychische Verfallserscheinungen auftreten. Zu den Nebenwirkungen gehören vor allem die Entzugserscheinungen, die zum Lebensinhalt werden können (Ersatzdrogen sind → Methadon und Dihydrocodein).
🌐 heroin

**Herpangina.** Virusinfektion, vor allem bei Kleinkindern, die sich durch Halsschmerzen, Kopfschmerzen, Anorexie und Schmerzen im Bauchraum, sowie im Hals und in den Extremitäten äußert. Es kann zu Fieberkrämpfen und Erbrechen kommen; im Hals, auf der Zunge, im Rachen oder auf den Mandeln können kleine Bläschen auftreten. Ursache ist häufig eine Infektion mit einem → Coxsackie-Virus.
🌐 herpangina

**Herpes, traumatischer.** → Herpes, der sich an einer Wunde ausbildet.
🌐 traumatic herpes

**Herpes simplex.** Rezidivierende Infektion, die durch das Herpes-simplex-Virus (HSV) verursacht wird, der eine Affinität für die Haut und das Nervensystem hat und meist zu kleinen, durchsichtigen, entzündlichen und manchmal schmerzhaften, mit Flüssigkeit gefüllten Blasen auf der Haut und Schleimhaut führt. Man unterscheidet die HSV-1-Infektionen (oraler Typ), die besonders im Mund und an den Lippen auftreten, und die HSV-2-Infektionen (genitaler Typ), die den Genitaltrakt befallen. Zu den anfänglichen Zeichen eines H. s. gehören Brennen, Jucken und Schmerzen im betroffenen Bereich, und zwar etwa 2 Wochen nach Kontakt mit einer infizierten Person. Kleine, mit Flüssigkeit gefüllte Fieberbläschen brechen anschließend aus; sie sorgen meist für Juckreiz, Schmerzen oder ähnliche Beschwerden. H.s. heilt in der Regel ohne Folgen ab.
🌐 herpes simplex

**Herpes zoster.** → Zoster.
🌐 herpes zoster

**Herpesviren.** Gruppe von sieben verwandten Viren: Herpes-simplex-Virus 1 und 2, Varizellen-zoster-Virus, Epstein-Barr-Virus, Zytomegalovirus, HHV6 und HHV7.
🌐 herpesvirus

**Hertz (Hz).** Maßeinheit für die Schwingungsfrequenz elektromagnetischer Wellen pro Sekunde.
[H. Hertz, deutscher Physiker, 1857–1894]
🌐 hertz (Hz)

**Herz.** ◪ (Cor/(selten Kardia)). Muskuläres, konusförmiges Hohlorgan in der Größe einer geballten Faust, das Blut durch den Körper pumpt und normalerweise infolge von koordinierten Nervenimpulsen und Muskelkontraktionen ca. 70 mal pro Minute schlägt. Es ist vom Herzbeutel (Perikard) umschlossen, liegt auf dem Zwerchfell (Diaphragma) zwischen den unteren Rändern der Lunge in der Mitte des Mittelfells (Mediastinum). Es wird vom Bauch hin (ventral) vom Brustbein (Sternum) bedeckt und ist mit dem dritten der sechs Rippenknorpel verbunden. Die Schichten der Herzwand sind von außen nach innen das dem Perikard aufliegende Blatt (Epikard), der Herzmuskel (Myokard) und die Herzinnenhaut (Endokard). Zum Herzen gehören zwei Kammern (Ventrikel) mit dicken Muskelwänden, die den unteren Teil des Organs ausmachen, sowie zwei Vorhöfe (Atrium) mit dünneren Muskelwänden. Eine Wand (Septum) trennt die Kammern und erstreckt sich bis in die Vorhöfe und trennt somit die linke von der rechten Herzseite. Das H. ist für die → Zirkulation des Blutes verantwortlich.
🌐 heart

**Herz- und Kreislauferkrankung.** Jede Erkrankung, bei der eine Dysfunktion des Herzens und der Blutgefäße besteht. Häufig auftretende H. K.en sind Arteriosklerose, Kardiomyopathie, Herzklappenerkrankungen nach rheumatischem Fieber und systemische Hypertonie.
🌐 cardiovascular disease

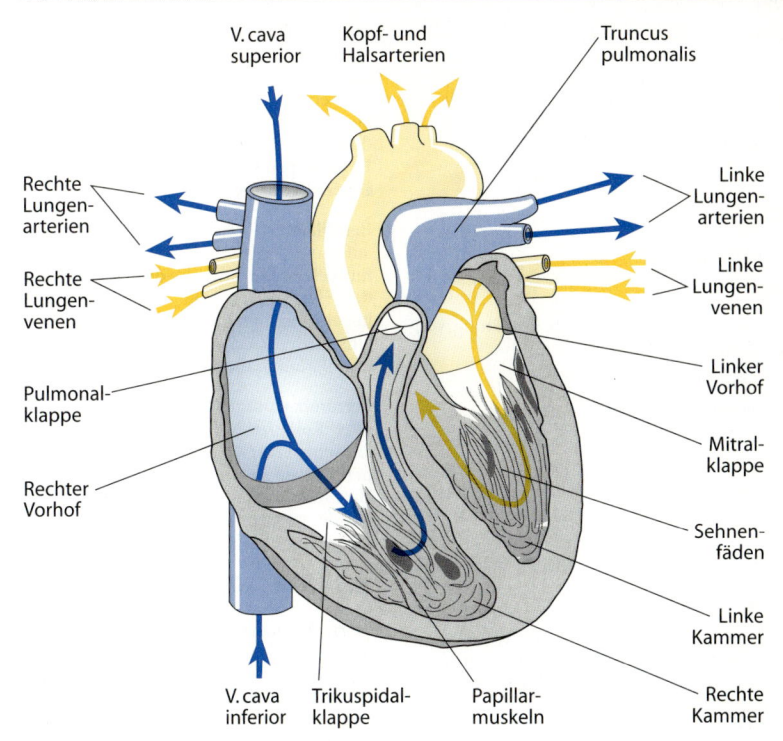

**Herz.** Längsschnitt durch das Herz.

Labels (Abbildung): V. cava superior; Kopf- und Halsarterien; Truncus pulmonalis; Rechte Lungenarterien; Linke Lungenarterien; Rechte Lungenvenen; Linke Lungenvenen; Pulmonalklappe; Linker Vorhof; Mitralklappe; Rechter Vorhof; Sehnenfäden; Linke Kammer; V. cava inferior; Trikuspidalklappe; Papillarmuskeln; Rechte Kammer

**Herzapnoe.** Abnormes, vorübergehendes Aussetzen der Atmung, wie z.B. bei der → Cheyne-Stokes-Atmung
[*griech.:* kardia, Herz, a, nicht, pnein, atmen.]
🇬🇧 cardiac apnea

**Herzasthma.** (Asthma cardiale). Asthmaanfall, der zusammen mit einer Herzerkrankung, z.B. Linksherzinsuffizienz, auftritt und mit Lungenstauung und Verengung der Bronchien einhergeht.
🇬🇧 cardiac asthma

**Herz(muskel)atrophie.** Herzmuskelschwund, steht in Verbindung mit Kachexie, hohem Alter oder einem Mediastinaltumor.
🇬🇧 cardiac atrophy

**Herzbett.** Spezielles Krankenhausbett, das für den Oberkörper und die Beine getrennte Positionsveränderungen zulässt, sodass gleichzeitig Oberkörperhoch-, Beckentief- und Beintieflage (= Herzbettlagerung) eingestellt werden kann. Diese Lagerung dient dazu, den Herz-Lungen-Kreislauf des Patienten zu entlasten (z.B. bei ausgeprägter → Herzinsuffizienz). Bevor eine Pflegeperson Änderungen an der Bettposition vornimmt, muss sie sich genau mit den technischen Gegebenheiten vertraut machen (das be-

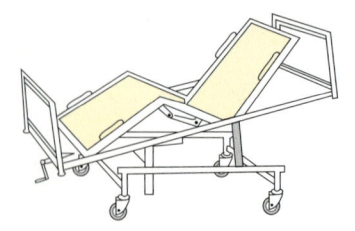

**Herzbett.**

deutet auch eine gezielte Anleitung von Auszubildenden).
🌐 cardiac bed

**Herzbeuteltamponade.** → Hämoperikard.
🌐 hemopericardium

**Herzblock.** Störung des Erregungsleitungssystems für elektrische Impulse, welche die Aktivität des Herzmuskels kontrollieren. Ein H. wird nach Lokalisation und nach Typ der Blockierung definiert. (→ Erregungsleitungsstörung)
🌐 heart block

**Herzblock (AV-Block), totaler.** Vollständige Unterbrechung aller Impulsüberleitungen von den Herzvorhöfen zu den Herzkammern.
🌐 complete heart block (CBH)

**Herzchirurgie.** Chirurgische Maßnahmen, die das Herz betreffen und zur Korrektur erworbener oder angeborener Defekte, zum Ersatz erkrankter Herzklappen, zur Eröffnung oder für einen Bypass blockierter Gefäße oder zur Transplantation einer Prothese oder eines Spenderorgans vorgenommen werden. Man unterscheidet offene und geschlossene Herzoperationen. Bei einer geschlossenen Herzoperation erfolgt eine kleine Inzision ohne Verwendung einer → Herz-Lungen-Maschine, bei offenen Herzoperationen sind die Herzkammern offen und vollständig sichtbar; das Blut wird um das chirurgische Feld über eine Herz-Lungen-Maschine umgeleitet.
🌐 heart surgery

**Herzdekompensation.** Stauungsinsuffizienz, bei der das Herz seine normale Funktion nicht mehr erfüllt und nur mit zusätzlicher Unterstützung eine ausreichende zelluläre Durchblutung aller Körperteile erreicht werden kann. Eine Herzdekompensation kann durch einen Myokardinfarkt, Infektionen, Toxine oder defekte Herzklappen verursacht werden.
🌐 cardiac decompensation

**Herzdilatation.** Vergrößerung des Herzens aufgrund einer Ausdehnung des Herzmuskelgewebes durch die Schwächung des Herzmuskels. Die Erkrankung tritt bei einer akuten Lungenembolie und Herzinsuffizienz auf.
🌐 dilation of the heart

**Herzdruckmassage.** Wiederholte, rhythmische Kompression des Herzens. Die H. kann bei einer Operation direkt am offenen Herzen durchgeführt oder bei einem Herzstillstand als Notfallmaßnahme angewendet werden, um den Kreislauf aufrecht zu erhalten. (→ Reanimation, kardiopulmonale)
🌐 cardiac massage

**Herzerkrankungen, Pflege bei.** → Pflegeintervention der → NIC, die definiert wird als die Einschränkung der Komplikationen infolge eines Ungleichgewichts zwischen Sauerstoffversorgung und Sauerstoffbedarf des Myokards bei Patienten mit Symptomen einer Herzinsuffizienz.
🌐 Cardiac Care

**Herzerkrankungen, Pflege bei akuten.** → Pflegeintervention der → NIC, die definiert wird als die Einschränkung der Komplikationen infolge eines akut auftretenden Ungleichgewichts zwischen Sauerstoffversorgung und Sauerstoffbedarf des Myokards bei Patienten mit einer Herzinsuffizienz.
🌐 Cardiac Care: Acute

**Herzerkrankungen, Pflege bei: Rehabilitation.** → Pflegeintervention der → NIC, die definiert wird als die Förderung eines maximal funktionalen Aktivitätslevels bei Patienten mit einer Herzinsuffizienz, die durch das Ungleichgewicht von Sau-

erstoffversorgung und Sauerstoffbedarf des Myokards verursacht wird.
🌐 Cardiac Care: Rehabilitative

**Herzerkrankungen, Vorsichtsmaßnahmen bei.** → Pflegeintervention der → NIC, die definiert wird als die Vorbeugung gegen akute Anfälle einer Herzinsuffizienz durch Minimierung des Sauerstoffverbrauchs oder durch Verbesserung der Sauerstoffversorgung des Myokards.
🌐 Cardiac Precautions

**Herzfehlbildung, kongenitale.** Angeborene strukturelle oder funktionelle Anomalie bzw. Defekt des Herzens oder der großen Gefäße. Neben Problemen, die mit Frühgeburten assoziiert sind, ist die k. H. einer der Hauptgründe für neonatale Komplikationen sowie die häufigste Todesursache bei Neugeborenen. Eine k. H. kann genetische oder umweltbedingte Ursachen haben, z.B. mütterliche Infektionskrankheiten oder Einwirkung von radioaktiver Strahlung oder Konsum toxischer Stoffe während der Schwangerschaft. In den meisten Fällen lässt sich die Herzfehlbildung wahrscheinlich auf das Zusammenwirken von genetischen Faktoren und schädlichen Umwelteinflüssen zurückführen. Die Einteilung k. H.en geschieht in relativ breiten Kategorien: die Folgen einer azyanotischen Blutzirkulation, bei der kein sauerstoffarmes Blut im Kreislauf gemischt wird, sowie die Folgen eines zyanotischen Kreislaufs, bei dem sauerstoffarmes Blut in das System gelangt. Allgemeine Auswirkungen von Herzfehlbildungen sind erhöhte Herzbelastung, erhöhter Lungengefäßwiderstand, unzureichendes Herzminutenvolumen sowie eine verringerte Sauerstoffsättigung als Folge des direkt in das Kreislaufsystem eintretenden, sauerstoffarmen Blutes. Körperliche Begleitsymptome sind Wachstumsverzögerungen, geringe Toleranz für körperliche Anstrengung, rezidivierende Atemwegsinfektionen, Dyspnoe, Tachypnoe, Tachykardie, Zyanose, Gewebehypoxie und Herzgeräusche.
🌐 congenital cardiac anomaly

**Herzfrequenz.** Der → Puls, der durch Zählen der → QRS-Komplexe oder Kammerschläge während einer Minute errechnet wird. Bei Erwachsenen in Ruhe 60–80 Schläge pro Minute; bei Kindern 70–100 Schläge pro Minute; Kleinkinder im 1. Lebensjahr 100–140 Schläge pro Minute; Neugeborene 110–180 Schläge pro Minute.
🌐 heart rate

**Herzgeflecht, vegetatives.** Einer von mehreren Nervenkomplexen, die sich in der Nähe des Aortenbogen befinden. Das v. H. besteht aus sympathischen und parasympathischen Nervenfasern, die aus dem Herzgeflecht austreten und an der rechten und linken Koronararterie entlang bis in das Herz führen.
🌐 cardiac plexus

**Herzgeräusch.** Beim Abhören des Herzens auftretender abnormer Ton, der durch einen veränderten Blutstrom in eine Herzkammer bzw. durch eine Herzklappe verursacht wird. Je nach Zeitpunkt des Auftretens während des Herzzyklus, Dauer und Lautstärke werden H.e auf einer Skala von 1 bis 4 eingeteilt. → Herztöne halten im Gegensatz dazu zwischen den Herzschlägen länger an.
🌐 cardiac murmur

**Herzgeräusch, funktionelles.** → Herzgeräusch, das in Verbindung mit einer Funktionstörung ohne Zugrundeliegen einer strukturellen Herzstörung auftritt, wie z.B. ein Herzgeräusch infolge einer Anämie. (s.a. Herzton)
🌐 functional murmur

**Herzgeräusch, kontinuierliches.** Ununterbrochenes Herzgeräusch bzw. Halsvenengeräusch, das in der Systole beginnt und bis zum Ende der Diastole anhält.
🌐 continuous murmur

**Herzglykosid.** In bestimmten Pflanzen vorkommende Stoffe, die Wirkung auf die Herzmuskeltätigkeit haben, z.B. Steigerung der Kontraktionskraft, Erhöhung des Schlagvolumens, Senkung der Herz-

frequenz. Folge ist eine Verbesserung der Herzleistung. (s.a. Digitalis)
🌐 cardiac glycosid

**Herzhypertrophie.** Krankhafte Vergrößerung des Herzmuskels; häufig eine Begleiterscheinung von über Jahre bestehender Hypertonie.
🌐 cardiac hypertrophy

**Herzindex.** Das pro Quadratmeter Körperoberfläche gemessene → Herzminutenvolumen. Für die Berechnung wird das Minutenvolumen (in Liter pro Minute) durch die Körperoberfläche dividiert (physiologisch sind Werte von 4,2 bis 3,3 l/m$^2$).
🌐 cardiac index

**Herzinfarkt.** → Myokardinfarkt (MI).
🌐 myocardial infarction

**Herzinsuffizienz.** Nicht ausreichende Pumpleistung des Herzens mit Verringerung des → Herzminutenvolumens. Die Herzinsuffizienz kann die rechte (→ Rechtsherzinsuffizienz) oder die linke (→ Linksherzinsuffizienz) oder beide Herzkammern betreffen (Globalinsuffizienz). Bei schweren Formen der Herzinsuffizienz treten bereits in Ruhe Symptome auf, leichtere Formen weisen erst bei körperlicher Belastung Beschwerden auf (Belastungsinsuffizienz). Zu den möglichen Ursachen gehören Herzklappenfehler, Myokardinfarkt, Rhythmusstörungen, Hypertonie, Myokarditis, Perikarderguss u.a. Die Rechtsherzinsuffizienz ist durch Zyanose, Halsvenenstauung, Stauungsleber, Aszites, Beinödeme und Anasarka gekennzeichnet, Symptome der Linksherzinsuffizienz sind Orthopnoe, Lungenstauung, Pleuraerguss und Lungenödem.
🌐 cardiac insufficiency; heart failure

**Herzinsuffizienz, dekompensierte.** (Stauungsherzinsuffizienz). Herzerkrankung mit einer reduzierten Herzleistung. Ursachen sind Myokardinfarkt, ischämische Herzkrankheit oder Kardiomyopathien. Die unzureichende Auswurfleistung der Herzkammer führt zu Volumenüberlastung, Kammererweiterung und erhöhtem intrakardialem Druck. Die retrograde Übertragung des erhöhten hydrostatischen Drucks von der linken Herzseite führt zum → Lungenödem. Ein erhöhter Druck der rechten Herzseite führt zur systemischen Venenstauung und peripheren Ödemen.
🌐 congestive heart failure (CHF)

**Herzkammer, linke.** (linker Ventrikel). Dickwandige Herzkammer (Ventrikel), die über die Aortenklappe das Blut in die Aorta und die Körperarterien in den Kreislauf pumpt. Die Wände sind dreimal dicker als die des rechten Ventrikels; die Mitralklappe mit zwei Segeln kontrolliert den Blutfluss aus dem linken Vorhof (Atrium).
🌐 left ventricle (LV)

**Herzkammer, rechte.** (rechter Ventrikel). Die relativ dünnwandige Herzkammer (Ventrikel), die aus dem rechten Vorhof (Atrium) kommendes Blut über die Pulmonalklappe in die Lungenarterien pumpt, wo es im Lungenkreislauf mit Sauerstoff angereichert (oxygeniert) wird. Der r. V. ist kürzer und runder als der lange, konische linke Ventrikel. Zwischen dem rechten Vorhof und der rechten Kammer liegt die Trikuspiudalklappe. (s.a. Herzkammer, linke)
[*lat.*: ventriculus, kleiner Bauch, Magen; Herzkammer]
🌐 right ventricle

**Herzkatheter.** (Einschwemmkatheter). Katheter mit Röntgenkonstraststreifen, der zur Diagnostik und/oder Therapie durch ein venöses oder arterielles Blutgefäß in das Herz geschoben wird. Man unterscheidet je nach Lokalisation den Rechtsherzkatheter vom Linksherzkatheter. Beim Rechtsherzkatheter wird die Vena jugularis, subclavia oder femoralis punktiert und der H. bis in den rechten Vorhof vorgeschoben; danach wird der Ballon am Katheterende mit Luft gefüllt, so dass er in die Lungenarterie eingeschwemmt werden kann. Beim Linksherzkatheter wird die Arteria femoralis punktiert und der Katheter entsprechend in die linke Herzkammer geschoben. Mit Hilfe eines H.s werden Herzhöhlen und herznahe Gefäßabschnitte untersucht, sowie Herzdrücke, das Herzminutenvolumen, Shuntvolumi-

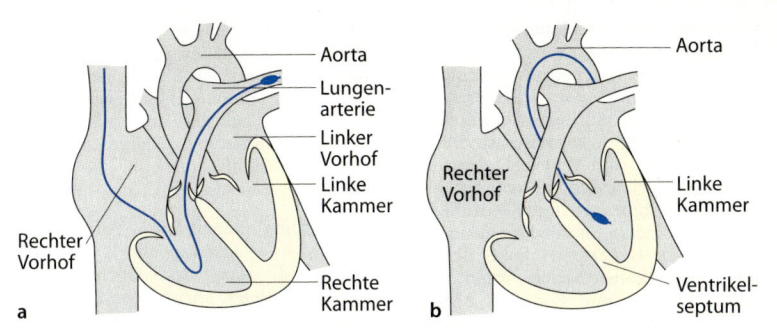

**Herzkatheter.** a Katheterverlauf eines Rechtherzkatheters · b Verlauf eines Linksherzkatheters.

na sowie andere hämodynamische Parameter gemessen.
🇬🇧 cardiac catheter

**Herzklappe.** Eine von vier Strukturen innerhalb des Herzens, die den Rückfluss des Blutes verhindern, indem sie sich bei jedem Herzschlag öffnen und wieder schließen. Zu den H.n gehören zwei halbmondförmige Klappen, sog. Taschenklappen, die Aorten- (zwischen linker Kammer und Aorta) und die Pulmonalklappe (zwischen rechter Kammer und Pulmonalarterie), sowie die sog. Segelklappen, Mitral- (zwischen linkem Vorhof und linker Kammer) und die Trikuspidalklappe (zwischen rechtem Vorhof und rechter Kammer). Durch die Klappen ist der Blutfluss nur in einer Richtung möglich.
🇬🇧 heart valve

**Herzklappenerkrankung.** Erworbene oder angeborene Fehlbildung von Herz- oder Gefäßklappen, gekennzeichnet durch Stenose und behinderten Blutfluss bzw. durch eine Rückbildung der Klappe und dadurch bedingten Rückfluss des Blutes. Am häufigsten sind Aortaklappen und Mitralklappen betroffen, deren Erkrankung entweder angeboren, oder durch bakterielle Entzündung der Herzinnenhaut (Endokarditis), Syphilis oder rheumatisches Fieber ausgelöst wird. Die Fehlfunktion der Klappen führt zu Veränderungen des Herzinnendrucks sowie des Lungen- und Körperkreislaufs und schließlich können Arrhythmien, Herzinsuffizienz und Kreislaufschock entstehen.
🇬🇧 valvular heart disease

**Herzklappenstenose.** Angeborene oder durch Krankheit erworbene Verengung einer Herzklappe, z.B. → Mitralklappenstenose, → Aortenstenose. Dies führt zum einen zu einer erhöhten Herzbelastung aufgrund des Widerstandes, gegen das das Herz pumpen muss, und zum anderen zum Blutstau mit Ödemen. (s.a. Herzklappeninsuffizienz)
🇬🇧 valvular stenosis

**Herzkrankheit, arteriosklerotische.** Verdickung und Verhärtung der Wände der → Koronararterien.
🇬🇧 arteriosclerotic heart disease (ASHD)

**Herzkrankheit, ischämische.** Erkrankung des Herzmuskels (Myokard), die durch eine Minderversorgung der Gewebezellen mit Sauerstoff verursacht wird.
🇬🇧 ischemic heart disease

**Herzkrankheit, koronare (KHK).** Eine die Herzarterien betreffende Erkrankung mit verschiedenen pathologischen Folgen, insbesondere einer Verringerung der Sauerstoff- und Nährstoffzufuhr zum Herzmuskel. Jede KHK, z.B. Koronarsklerose, Koronararterienentzündung oder fibro-

muskuläre Hyperplasie der Herzkranzgefäße, kann die allgemein typischen Symptome von → Angina pectoris verursachen. Die häufigste, in der westlichen Welt vorkommende KHK mit tödlichem Ausgang ist die koronare Arteriosklerose. Besonders betroffen sind Personen, deren Ernährung kalorienreich und sehr fetthaltig ist und viel Cholesterin und Kohlenhydrate enthält. Andere Risikofaktoren sind Tabakkonsum, Hypertonie, hohe Blutfettwerte, übermäßiger Kaffeekonsum, Alkoholkonsum, Vitamin E und C Mangel, hartes Wasser, Sauerstoffmangel, Kohlenmonoxidvergiftung, Überbevölkerung, erbliche Prädisposition, bestimmte klimatische Bedingungen sowie Viruserkrankungen. Im Anfangsstadium der Koronarsklerose bilden sich fetthaltige fibröse Beläge, die das Lumen der Koronararterien allmählich verengen und schließlich zu einer Thrombose und einem → Myokardinfarkt führen können. Obwohl der ursächliche Krankheitsmechanismus der Koronarsklerose noch unbekannt ist, weiß man, dass die Entwicklung der Krankheit mit Plasmalipiden und den Lipoproteinen assoziiert ist, die die Plasmalipide zu den verschiedenen Geweben transportieren.
▒ coronary artery disease

**Herzkranzfistel.** Kongenitale Krankheit, bei der eine abnorme Verbindung zwischen der Koronararterie und der rechten Herzseite bzw. der Lungenschlagader besteht.
▒ coronary artery fistula

**Herz-Kreislauf-Stillstand.** Plötzliches Aussetzen des effektiven Herzminutenvolumens und der Blutzirkulation. Ursachen können Kammerflimmern oder ventrikuläre Asystolie sein. Bei einem Herzstillstand werden Sauerstoffzufuhr und Kohlendioxidabtransport gestoppt, der Stoffwechsel der Gewebezellen wird anaerob, es kommt zu einer metabolischen und respiratorischen Azidose. Eine sofortige → kardiopulmonale Reanimation ist erforderlich, um Herz-, Lungen-, Nieren- und Hirnschäden zu verhindern.
▒ cardiac arrest

**Herz-Kreislaufsystem.** ▨ (Kreislauf). Das aus Herz und Blutgefäßen bestehende anatomische Netzwerk, das Blut durch den Körper pumpt. Die Blutgefäße versorgen die Zellen mit Sauerstoff und Nährstoffen und transportieren Abfallprodukte zu den Ausscheidungsorganen.
▒ cardiovascular system

**Herzleistung, verminderte.** Anerkannte → NANDA-→ Pflegediagnose; Zustand, bei dem die Menge des vom Herzen gepumpten Blutes unzureichend ist, um die metabolischen Bedürfnisse der Körpergewebe zu decken. Zu den kennzeichnenden Merkmalen gehören schwankende Blutdruckwerte, Arrhythmien, Müdigkeit, Stauung der Jugularisvene, Veränderung der Hautfarbe, Rasselgeräusche, Oligurie, verminderte periphere Pulse, Atemnot (Dyspnoe), Unruhe und Thoraxschmerzen.
▒ cardiac output, decreased

**Herz-Lungengeräusch.** Ein Geräusch, welches beim Atmen und während eines Herzschlages über dem Herzen liegt; wird durch die Schwingungen verursacht, die beim Schlagen des Herzens gegen das Lungengewebe entstehen.
[*griech.:* kardia, Herz; *lat.:* pulmo, Lunge.]
▒ cardiopulmonary murmur

**Herz-Lungen-Maschine.** Gerät, das aus einer Pumpe und einem Oxygenator besteht und vorübergehend die Funktionen von Herz und Lunge übernehmen kann, insbesondere während Operationen am offenen Herzen. Das Blut wird aus dem venösen System in den Oxygenator geleitet, dort mit Sauerstoff angereichert und zurück in der arteriellen Blutkreislauf gelenkt.
▒ heart-lung machine

**Herzminutenvolumen (HMV).** (Herzzeitvolumen (HZV); Minutenvolumen). Das von den Herzkammern ausgestoßene Blutvolumen pro Minute. Das Minutenvolumen entspricht der mit jedem Herzschlag ausgestoßenen Blutmenge (Schlagvolumen), multipliziert mit der Herzfrequenz pro Minute (HMV=Schlagvolumen x Herz-

obere Körperhälfte

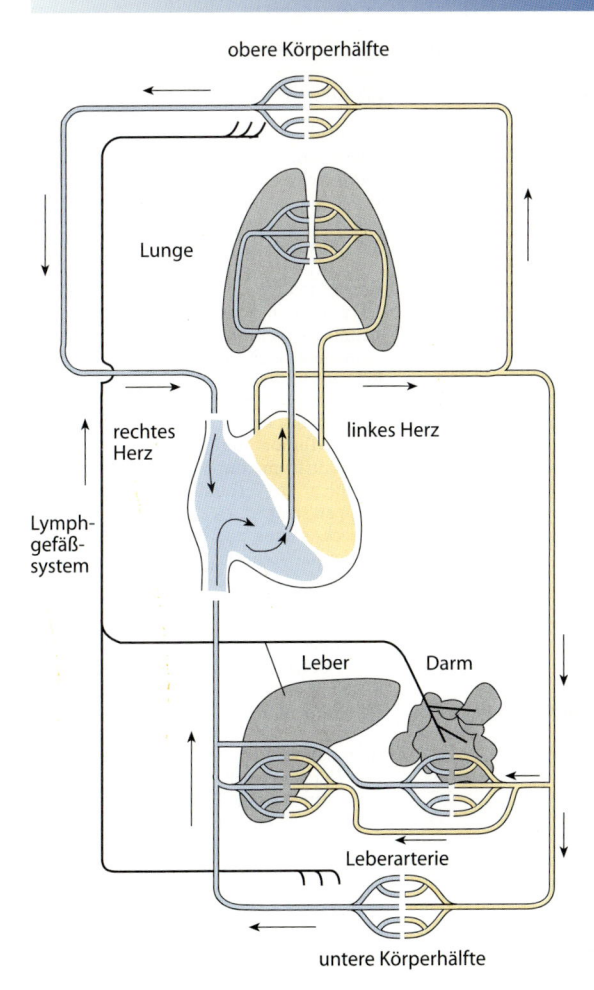

Lunge

rechtes Herz

linkes Herz

Lymphgefäßsystem

Leber   Darm

Leberarterie

untere Körperhälfte

**Herz-Kreislaufsystem.**

schläge pro Minute). Das Herz eines gesunden Erwachsenen stößt in Ruhestellung zwischen 4 und 8 Litern Blut aus. Das HMV kann mit Hilfe eine Pulmonaliskatheters gemessen werden.
🇬🇧 cardiac output

**Herzmuskel.** Gestreifter Myokardmuskel mit dunklen Glanzstreifen an den Faserübergängen. Bei der unwillkürlichen Muskulatur nimmt der Herzmuskel eine Sonderstellung ein. Seine kontraktilen Fasern haben Ähnlichkeit mit der Skelettmusku-

latur, haben aber nur ein Drittel ihres Durchmessers, weisen mehr Myoplasma und zentrale statt periphere Zellkerne auf.
🇬🇧 cardiac muscle

**Herzrhythmus.** Der regelmäßige Schlag des Herzens. (s. a. Herzfrequenz; Arrhythmie) [*griech.*: rhythmos, Rhythmus.]
🇬🇧 cardiac rhythm

**Herzrhythmusstörung.** (Rhythmusstörung). Unphysiologische Herzfrequenz bzw. Herzrhythmus. H.en sind entweder Folge eines defekten Sinusknotens (Erregungsbildungsstörung), der seine Schrittmacherfunktion nicht mehr ausführen kann, oder einer Störung im Erregungsleitungssystem. Formen der Arrhythmie sind → Bradykardie, → Tachykardie, → Extrasystole, → Vorhofflimmern, → Vorhofflattern, → Kammerflimmern, → Kammerflattern und → Herzblock.
[*griech.*: a, kein, rhythmos, Rhythmus]
🇬🇧 cardiac arrhythmia

**Herzschlag.** Kompletter Zyklus von Kontraktions- und Entspannungsphase des Herzmuskels. (→ Puls)
🇬🇧 heart beat

**Herzschrittmacher, bedarfsgesteuerter.** Künstlicher Herzschrittmacher, dessen Rhythmus je nach physischer Belastung angepasst werden kann. (s. a. Schrittmacher)
🇬🇧 rate-responsive pacer

**Herzschrittmacher, externer.** Apparat zur elektrischen Stimulierung des Herzmuskels durch die Abgabe von Impulsen durch die Brustwand. Ein e. H., dessen Impulsgenerator sich außerhalb des Körpers befindet, wird im Notfall bei Bradyarrhythmien eingesetzt. (s. a. Schrittmacher)
🇬🇧 external pacemaker

**Herzschrittmacher, temporärer.** Batteriebetriebenes elektronisches Gerät außerhalb des Körpers des Patienten, das mit einer transvenösen Elektrode, die in der rechten Herzkammer sitzt, verbunden ist. Der H. wird nur bei extrem niedriger Herzfrequenz zeitweilig eingesetzt. (s. a. Schrittmacher)
🇬🇧 temporary pacemaker

**Herzschrittmacher, transthorakaler.** Permanenter H., bei dem der Impulsgeber in der Bauchwand platziert ist und die Drähte zur Impulsübermittlung direkt am Herzen befestigt sind. (s. a. Schrittmacher)
🇬🇧 transthoracic pacemaker

**Herzspitzenstoß.** Pulsieren der linken Herzkammer, die im fünften Zwischenrippenraum gefühlt werden kann und manchmal auch sichtbar ist.
🇬🇧 apex beat

**Herzstenose.** Durch eine Thrombose oder einen Tumor verursachte Obstruktion des Blutstroms durch die Herzkammern, die nicht in Verbindung mit den Herzklappen steht.
[*griech.*: stenos, eng, osis, Beschwerden.]
🇬🇧 cardiac stenosis

**Herzstillstand.** Vollständiges Einstellen der Herzkammerkontraktionen und des Blutausstoßes durch das Herz. Beim H. ist eine sofortige kardiopulmonale Wiederbelebung (→ Reanimation) erforderlich.
🇬🇧 cardiac standstill

**Herzszintigraphie.** Röntgenuntersuchung des Herzens nach Injektion eines Kontrastmittels (z.B. Thallium-201) in eine Vene. Durch eine H. können Größe, Form und Lage des Herzens bestimmt, eine Herzbeutelentzündung (Perikarditis) diagnostiziert und die Herzkammern sichtbar gemacht werden.
🇬🇧 heart scan; cardiac radionuclide imaging

**Herztamponade.** (Herzbeuteltamponade). Durch Ansammlung von Blut im Herzbeutel (Perikard) verursachte Herzkompression. Begleitsymptome sind gestaute Halsvenen, Hypotonie, schwache Herztöne und Tachypnoe.
🇬🇧 cardiac tamponade

**Herzthrombose.** An einer Herzklappe bzw. in einer Herzkammer befindliche Blut-

koagel. Eine linksventrikuläre Thrombose folgt oft auf einen massiven Herzinfarkt. [*griech.:* thrombos, Klumpen, osis, Beschwerden.]
cardiac thrombosis

**Herzton.** Physiologischer Ton, der innerhalb des Herzens während eines Herzzyklus entsteht und über der Herzgegend gehört werden kann. Dadurch können auch Abnormitäten der Herzstruktur oder -funktion entdeckt werden (→ Herzgeräusche). Die kardiale → Auskultation wird systematisch von unten nach oben im Allgemeinen mit einem → Stethoskop durchgeführt. Der erste H. ($S_1$) ist dumpf und lang und tritt beim Schließen der Mitral- und Trikuspidalklappe auf; dadurch wird der Beginn der ventrikulären → Systole angezeigt. Der zweite H. ($S_2$) ist kurz und scharf und tritt beim Schließen der Aorten- und Pulmonalklappe zu Beginn der ventrikulären → Diastole auf. Der dritte H. ($S_3$) bezeichnet einen Kammerfüllungston, dieser ist bei Kindern physiologisch, zeigt beim Erwachsenen jedoch eine Herz- oder Mitralinsuffizienz an. Der vierte H. ($S_4$), ein Vorhofton, ist ebenso bei Kindern physiologisch, weist bei Erwachsenen jedoch auf eine Vorhofinsuffizienz hin.
heart sound

**Herztransplantation.** Chirurgische Entfernung eines Spenderherzens und Transfer des Organs in einen Empfänger. Normalerweise wird das Spenderorgan von einem gesunden Menschen entnommen, der kurz zuvor infolge eines Unfalls oder anderer, nicht mit Herzkrankheiten in Verbindung stehender Ursachen verstorben ist. Durch die H. kann ein schwer erkranktes Herz vollständig ersetzt werden. Die meisten Empfänger leben mit einem transplantierten Herzen länger als ein Jahr und drei Viertel von ihnen sind fähig, wieder arbeiten zu gehen. Die Zeitdauer zwischen der Organentnahme beim Spender und der Einpflanzung beim Empfänger darf nicht länger als 6 Stunden betragen.
heart transplantation

**Herzvene, vordere.** Eines der vielen kleinen Blutgefäße, die sauerstoffarmes Blut aus dem ventralen Teil des Herzmuskels (Myokards) von der rechten Kammer (Ventrikel) in den rechten Herzvorhof (Atrium) zurückführt.
anterior cardiac vein

**Herzvenen, kleine.** (Venae cardiacae parvae). Die fünf Venen des Herzens, welche die Koronararterien begleiten und das Blut aus dem Myokard abtransportieren. Sie leiten das Blut von der Hinterseite des rechten Vorhofs und der rechten Herzkammer ab.
small cardiac veins

**Herzversagen, kompensiertes.** Kompensation einer Herzinsuffizienz durch erhöhte adrenerge Herzstimulation, Flüssigkeitsretention mit erhöhtem venösem Blutrückfluss, gesteigertem, enddiastolischem Kammerfüllungsvolumen sowie Hypertrophie.
compensated heart failure

**Herzvorhof, linker.** Die obere Abteilung (Atrium) der linken Herzseite, die Blut aus der Pulmonalvene aufnimmt und durch die Mitralklappe in die linke Herzkammer (Ventrikel) weiterleitet.
left atrium (LA)

**Herzzyklus.** (Herzperiode). Vorgang, bei dem ein elektrischer Impuls durch spezielle Fasern vom Sinusknoten über den Atrioventrikularknoten zum His-Bündel und dessen Verzweigungen sowie den Purkinje-Fasern geleitet wird und Vorhofkontraktionen sowie nachfolgende Herzkammerkontraktionen auslöst; der H. ist eine vollständige Herzaktion aus einer Systole und Diastole. Sauerstoffarmes Blut tritt in den rechten Herzvorhof durch die untere und obere Vena cava ein und wird durch die Trikuspidalklappe in die rechte Herzkammer gepumpt. Von der rechten Herzkammer gelangt das Blut zur Sauerstoffaufnahme durch die Pulmonalklappe in die Pulmonalarterien und die Lungen. Die Kontraktionen des linken und rechten Vorhofs sind fast zeitgleich. Strukturelle, chemische oder elektrische Störungen können Anomalien in der elektrischen

Reizleitung, der Muskelkontraktion und des zum Herzen gerichteten Blutstroms verursacht.
[*griech.*: kardia, Herz, kyklos, Kreislauf.]
cardiac cycle

**hetero-.** Vorsilbe mit der Bedeutung »anders, verschieden, ungleich, fremd«.
hetero-

**Heteroantigen.** → Antigen, das von einer anderen Species stammt und für den Organismus körperfremd ist.
heteroantigen

**Heteroantikörper.** (heterologer Antikörper). Ein → Antikörper, der speziell gegen ein körperfremdes → Antigen reagiert.
heteroantibody

**Heterochromatin.** Teil eines Chromosoms, der bei der Genexpression inaktiv ist, doch bei der Kontrolle von metabolischen Aktivitäten, bei der Transkription und Zellteilung in Erscheinung treten kann.
heterochromatin

**Heterochromosom.** (Gonosom). Geschlechtschromosom.
heterochromosom

**Heterogamie.** 1. Sexuelle Reproduktion, bei der es zur Verschmelzung (Fusion) gleicher Keimzellen (→ Gameten) kommt, die sich in Größe und Struktur unterscheiden. 2. Reproduktion durch Wechsel von sexuellen und asexuellen Generationen. – *adj.* heterogam.
heterogamy

**heterogen.** 1. Aus ungleichen Elementen oder Teilen bestehend; inkongruent. 2. Ungleiche Qualitäten aufweisend.
heterogeneous

**Heterogenese.** 1. Reproduktion bestimmter Species, die sich in aufeinanderfolgenden Generationen unterscheidet, z.B. durch Wechsel einer sexuellen und asexuellen Reproduktion, so dass die Nachkommen andere Merkmale als ihre Eltern aufweisen können. 2. Gestörte Gewebeentwicklung, die vom Normalfall abweicht.
heterogenesis

**Heteroimpfstoff.** Impfstoff (Vakzine), der nicht aus dem körpereigenen Gewebe des Patienten gebildet wird, z.B. Tetanusimpfstoff vom Pferd.
heterogenous vaccine

**heteroploid.** Zu einem Individuum, Organismus, Stamm oder Zelle gehörend, die eine andere Anzahl von Chromosomen aufweist, als es für diese Species typisch ist. (s.a. diploider Chromosomensatz)
heteroploid

**heterosexuell.** Bezeichnung für Personen, deren sexuelle Wünsche und Vorlieben sich auf Personen des anderen Geschlechts richten. (s.a. homosexuell)
heterosexuell

**Heterotransplantation.** Verpflanzung von Gewebe eines Spenders, der einer anderen Species als der Empfänger angehört. (→ Xenotransplantation) (s.a. Transplantation)
heterotopic transplantation

**heterozygot.** Mischerbig; durch Artenkreuzung zwei verschiedene Gene aufweisend, die eine Stelle auf einem homologen Chromosom besetzen; z.B. Bildung einer rosa Blüte aus einer roten und einer weißen. (s.a. homozygot)
heterozygous

**Heuristik.** Lehrmethode, die dazu anregt, durch selbstständiges Forschen und Untersuchen zu lernen.
[*griech.*: heuriskein, entdecken]
heuristic

**Heuschnupfen.** (Heufieber). Akuter Schnupfen (Rhinitis), der durch Kontakt mit Allergenen (z.B. Pollen) ausgelöst wird, auf die eine Person überempfindlich reagiert. (s.a. Allergie)
allergic coryza

**Hexachlorophen.** → Antiseptikum zur äußerlichen Anwendung.
hexachlorophene

**Hexamethonium.** → Ganglienblocker, der zur Kontrolle von Blutungen und zur Behandlung von Magenulzera und Hypotonie eingesetzt wird.
hexamethonium

**Hexenmilch.** Milchartige Substanz, die aus der Brust von Neugeborenen ausgeschieden wird. Die H. wird durch ein mütterliches Hormon produziert, das im kindlichen Blutkreislauf zirkuliert.
🌐 witch's milk

**Hexenschuss.** → Lumbago.
🌐 lumbago

**Hexokinase.** Enzym, das im Muskelgewebe vorhanden ist und den Transfer einer Phosphatgruppe von → Adenosintriphosphat (ATP) zu Glukose katalysiert.
[*griech.:* hex, sechs; glykys, süß; kinein, bewegen; ase, Enzym]
🌐 hexokinase

**Hexose.** → Monosaccharid, das sechs Kohlenstoffatome pro Molekül enthält. → Glukose, Maltose und → Fruktose sind die wichtigsten H.n, die in der Natur vorkommen.
[*griech.:* hex, sechs; glykys, süß]
🌐 hexose

**Hg.** Chemische Formel für → Quecksilber.
🌐 Hg

**Hiatus.** Meist physiologische Öffnung oder Spalt in einer Membran oder anderen Körperstruktur.
[*lat.:* hiare, offenstehen]
🌐 hiatus

**Hiatus aorticus.** (Aortenschlitz). Öffnung im Zwerchfell (Diaphragma), durch die die Aorta und der Milchbrustgang (Ductus thoracicus) treten.
[*lat.:* hiare, offenstehen; *griech.:* aerein, heben]
🌐 hiatus aorticus

**Hiatus oesophageus.** Spalt im Zwerchfell (Diaphragma), durch den die Speiseröhre (Ösophagus) und die Vagusnerven treten.
[*lat.:* hiare, offenstehen; *griech.:* oisophagos, Kehle]
🌐 hiatus esophagus

**Hiatushernie.** Ausstülpung eines Teils des Magens durch das Zwerchfell (Diaphragma). Zu den wesentlichen Symptomen gehört der gastroösophagealer → Reflux, also der Rückfluss von Mageninhalt in die Speiseröhre (Ösophagus).
🌐 hiatal hernia

**Hibernation.** (Überwintern). Natürlicher, physiologischer Zustand oder Prozess, bei dem es zur allmählichen Verlangsamung des Stoffwechsels und anderer Körperfunktionen kommt, wodurch ein schläfriger (somnolenter) Zustand ausgelöst wird.
[*lat.:* hibernare, überwintern]
🌐 hibernation

**Hib-Krankheit.** Infektion, die durch *Haemophilus influenzae* Typ B (Hib) verursacht wird; betrifft vorwiegend Kinder in den ersten fünf Lebensjahren. Die H.-K. gehört zu den wichtigsten Ursachen für eine bakterielle Meningitis sowie für Pneumonie, Gelenk- und Knocheninfektionen und Halsentzündungen.
🌐 Hib disease

**Hidrose.** Schweißproduktion und -sekretion (auch verstärkte Sekretion). – *adj.* hidrotisch.
[*griech.:* hidros, Schweiß]
🌐 hidrosis

**High-density-Lipoproteine (HDL).** → Plasmaproteine hoher Dichte, die in der Leber produziert werden und 50% Proteine (Apolipoproteine), → Cholesterin und Triglyzeride (Phospholipide) enthalten. Sie dienen dazu, → Low-density-Lipoproteine zu stabilisieren und sind beim Transport von Cholesterin und anderen Fetten zur Ablagerung in der Leber beteiligt.
[*engl.:* high, hoch; *lat.:* densus, dicht; *griech.:* lipos, Fett; proteios, Eiweiß]
🌐 high-density lipoproteins

**Hilum.** Physiologische Vertiefung oder Einbuchtung an der Oberfläche eines Organs, wo die Gefäße und Nerven aus- und eintreten.
[*lat.:* kleines Ding]
🌐 hilum

**Himbeerzunge.** (Erdbeerzunge). Dunkelrote Zunge mit weicher Oberfläche und hervorstehenden (prominenten) Ge-

schmacksknospen (Papillen). Charakteristisches Zeichen bei Scharlach.
🌐 raspberry tongue

**Hinterhauptbein.** → Os occipitalis.
🌐 occipital bone

**Hinterhauptschlagader.** → Arteria occipitalis.
🌐 occipital artery

**Hinterhorn.** Bezeichnung für ein Paar schmaler, halbmondförmiger, aus grauer Substanz bestehender Projektionen im Rückenmark.
🌐 dorsal horn

**Hinterkopf.** → Okziput.
🌐 occiput

**Hippocampus.** Kurvenartige, gewölbte Erhebung am Unterhorn des Seitenventrikels im Gehirn.
[*griech.:* hippokampos, Seepferd]
🌐 hippocampus

**Hippokrates.** Griechischer Arzt, der etwa 460 v.Chr. auf der Insel Kos geboren wurde, wo der Gott Äskulap verehrt wurde. Als »Vater der Medizin« führte H. einen ersten wissenschaftlichen Ansatz des Heilens ein. (→ Eid des Hippokrates)
🌐 Hippocrates

**Hirnabszess.** Infektion in einem Teil des → Gehirns; entwickelt sich normalerweise durch eine Infektion, die von anderer Stelle weitergeleitet wird, z.B. den Nasennebenhöhlen oder anderen Strukturen des Kopfes. Die Infektion kann sich auch sekundär nach einer Krankheit des Knochen oder des Nervensystems außerhalb des Gehirns oder des Herzens entwickeln. (→ Abszess)
🌐 brain abscess

**Hirnaneurysma.** (intrakranielles Aneurysma). Krankhafte lokalisierte Erweiterung einer Hirnarterie; häufig die Folge einer angeborenen Schwäche der Media oder der Muskelschicht der Gefäßwand. Hirnaneurysmen können auch durch Infektionen, z.B. subakute bakterielle Endokarditis bzw. Syphilis, durch die Bildung von Neoplasmen, Arteriosklerose sowie Trauma verursacht werden. Hirnaneurysmen können entweder als eine gesamte Arterie beeinträchtigende Erweiterungen oder als sackförmige Ausbuchtungen an der Seite eines Gefäßes auftreten. Diese Aneurysmen können klein wie ein Stecknadelkopf sein oder die Größe einer Orange erreichen. (→ Aneurysma)
[*griech.:* aneurysma, Erweiterung.]
🌐 cerebral aneurysm

**Hirnanhangsdrüse.** → Hypophyse.
🌐 pituitary gland

**Hirnatrophie.** Reduktion des Hirnvolumens unterschiedlicher → Ätiologie. Die H. alleine muss noch kein pathologischer Befund sein. Wenn aber psych. Auffälligkeiten hinzukommen, stehen meist folgende Symptome im Vordergrund: abnorme Ermüdung, Antriebsarmut, Schwinden der Interessen, zunehmende Affektlabilität, Verstimmungszustände, Ängstlichkeit, hypochondrisch-depressive (→ Hypochondrie) oder → paranoide Züge. Dazu kommen meist erst später zunehmende Störungen der Merkfähigkeit, Desorientiertheit, Verwirrungszustände, psychiatrisch-delirante Bilder und → Demenz. Je nach Ätiologie kommen neurologische Symptome hinzu: Zeichen von durchgemachten kleinen → Insulten, z.B. Hemiparesen, seniler Tremor, epileptische Anfälle etc. (s.a. Atrophie)
🌐 cerebral atrophy

**Hirnblutung.** (zerebrale Hämorrhagie). Blutung der Gehirngefäße. Hirnblutungen werden nach drei Kriterien klassifiziert: Lokalisation (subarachnoidal, extradural, subdural), beteiligte Blutgefäße (arteriell, venös, kapillär) sowie Ursache (traumatisch, degenerativ). Jede Form der H. hat charakteristische klinische Merkmale. Die meisten H.en treten in der Region der Basalganglien auf und werden durch eine Ruptur einer sklerotischen Arterie bei Hypertonie verursacht. Andere Ursachen sind angeborenes Aneurysma, zerebrovaskuläre Thrombose und Kopfverletzungen. (→ Apoplexie)
🌐 cerebral hemorrhage

**Hirndruck.** (intrakranieller Druck). Druck, der innerhalb des Schädels (Cranium) vorhanden ist.
🌐 intracranial pressure

**Hirndruck-Monitoring.** → Pflegeintervention der → NIC, die definiert wird als die Messung und Interpretation von Patientendaten zur Regulierung des Hirndrucks.
🌐 Intracranial Pressure (ICP) Monitoring

**Hirndurchblutungsstörung.** Durch Verschluss durch einen Embolus oder Thrombus bzw. durch zerebrovaskuläre Blutung verursachte Hirnstörung. Die Folge ist eine Ischämie des Hirngewebes.
🌐 cerebrovascular accident (CVA)

**Hirnembolie.** → Embolus, der die Durchblutung der Hirngefäße blockiert. Die Folge ist eine Gewebeischämie distal des Verschlusses.
[*lat.:* embolos, Propfen.]
🌐 cerebral embolism

**Hirngrube.** Stamm der seitlichen Hirnfurche, der die orbitale Hirnfläche von Stirnlappen und Schläfenlappen trennt.
🌐 cerebral fossa

**Hirninfarkt.** Nekrotisierender Hirnbereich infolge der Unterbrechung der Blutversorgung, in Verbindung mit bzw. ohne Hirnblutung. Kann die Folge einer Thrombose, einer Embolie oder eines Gefäßspasmus sein.
[*lat.:* infarcire, vollstopfen.]
🌐 cerebral infarction

**Hirnnerven.** 12 Nervenpaare, die aus der Schädelhöhle durch verschiedene Schädelöffnungen austreten. Die verschiedenen Nerven sind mit römischen Ziffern durchnummeriert und haben die folgenden Bezeichnungen: (I) N. olfactorius (Riechnerv), (II) N. opticus (Sehnerv), (III) N. oculomotorius (Augenmuskelnerv), (IV) N. trochlearis (Augenmuskelnerv), (V) N. trigeminus (Drillingsnerv), (VI) N. abducens (Augenmuskelnerv), (VII) N.f acialis (Gesichtsnerv), (VIII) N. vestibuolocholearis (Hör- und Gleichgewichtsnerv), (IX) N. glossopharyngeus (Zungen- und Rachennerv), (X) N. vagus (Eingeweidenerv), (XI) N. accessorius (Halsnerv), (XII) N. hypoglossus (Zungennerv). Die H. haben ihren Ursprung im Gehirn und steuern folgende Funktionen: Geruchssinn, Sehvermögen, Augenbewegungen, Pupillenkontraktion, Muskelsensibilität, allgemeine Sensibilität, Kauen, Gesichtsausdruck, Drüsenfunktion, Geschmackssinn, Hautempfindungen, Hörsinn, Gleichgewichtssinn, Schlucken, Sprechen, Zungen-, Kopf- und Schulterbewegungen.
🌐 cranial nerves

**Hirnödem.** Ansammlung von Flüssigkeit im Hirngewebe. Ursachen sind Infektionen, Tumore, Traumata oder Kontakt mit bestimmtenToxinen. Anfängliche Symptome sind Bewusstseinsveränderungen und Trägheit, dann Pupillenerweiterung und ein allmählicher Verlust des Bewusstseins. Ein Hirnödem kann tödliche Folgen haben, da es zur Einklemmung eines Teils des Gehirns kommen kann.
[*griech.:* oidema, Schwellung]
🌐 cerebral edema

**Hirnödem, Pflege bei.** → Pflegeintervention der → NIC, die definiert wird als die Einschränkung von sekundären Hirnschäden infolge einer Schwellung des Hirngewebes.
🌐 Cerebral Edema Management

**Hirnschlag.** Bezeichnung für einen Schlaganfall (→ Apoplex).
🌐 brain attack

**Hirnstamm.** Der Teil des Gehirns, der aus dem verlängerten Mark (Medulla oblongata), Brücke (Pons) und Mittelhirn (Mesenzephalon) besteht. Der H. führt motorische, sensorische und reflektorische Funktionen aus und enthält den kortikospinalen sowie den retikulospinalen Trakt. Die 12 Hirnnervenpaare entspringen zum großen Teil aus dem H.
🌐 brainstem

**Hirnstiel.** Ein Paar zylindrisch geformter Ansammlungen von Nervenfasern am oberen Rand der Brücke, die in die linke

und rechte Gehirnhemisphäre ragen. Besteht aus kortikopontinen und Pyramidenbahnfasern.
🔄 cerebral peduncle

**Hirnströme.** Strukturen rhythmischer elektrischer Impulse, die von verschiedenen Teilen des Gehirns produziert werden; sie werden meist mit griechischen Buchstaben bezeichnet: Alpha-, Beta-, Delta-, Gamma-, Kappa- und Thetawellen. Sie sind bei gesunden Menschen sehr ähnlich und relativ stabil. Alphawellen werden produziert, wenn sich eine Person in einem wachen Ruhezustand befindet, Betawellen signalisieren eine aktive Phase der Hirnfunktionen und Deltawellen entstehen während einer Phase des Tiefschlafs. Die Kontrolle der H. sind bei der Diagnostik bestimmter neurologischer Störungen hilfreich, z.B. bei Epilepsie oder Hirntumoren.
🔄 brain wave

**Hirntod.** Irreversible Form der Bewusstlosigkeit, die sich in einem vollständigen Verlust der Hirnfunktionen äußert, während das Herz weiter schlägt. Die juristische Definition dieses Zustandes kann von Land zu Land variieren. Zu den üblichen klinischen Kriterien eines H.es gehören das Fehlen einer Reflexaktivität, von Bewegungen und der spontanen Atmung. Die Pupillen sind erweitert und fixiert. Die Diagnose H. kann eine Evaluation und Bestätigung der fehlenden Hirnfunktionen erfordern; dazu muss 12 und 24 Stunden später jeweils ein Elektroenzephalogramm (EEG) durchgeführt werden.
🔄 brain death

**Hirntumor.** Invasives Neoplasma des intrakraniellen Teils des Zentralnervensystems (ZNS). H.e weisen eine beträchtliche Morbiditäts- bzw. Mortalitätsrate auf, können jedoch teilweise auch erfolgreich behandelt werden. Bei Erwachsenen sind 20 bis 40% der malignen Hirnerkrankungen metastatische Läsionen von Krebstumoren der Brust, der Lunge, des Magen-Darm-Trakts, der Niere oder maligner Melanome. Der Ursprung eines primären H.s ist nicht bekannt. Zu den Symptomen gehören häufig erhöhter intrakranieller Druck mit Kopfschmerzen, Übelkeit, Erbrechen, Lethargie und Verwirrtheit. Es kann zu Anzeichen kommen, die eine Lokalisation erleichtern, z.B. der Verlust des Sehvermögens auf der Seite eines Okzipitalneoplasmas. → Gliome, insbesondere Astrozytome, sind die häufigsten malignen H.e.
🔄 brain tumor

**Hirsutismus.** Exzessive Körperbehaarung des männlichen Behaarungstyps bei Frauen, die infolge von erblichen Dispositionen, hormonellen Dysfunktionen, Stoffwechselanomalien (→ Porphyrie) oder bestimmten Medikamenten auftritt. Die Behandlung der jeweiligen Ursache führt im Allgemeinen zur Heilung des H. (→ Virilismus)
[*lat.:* hirsutus, haarig]
🔄 hirsutism

**His-Bündel.** → Atrioventrikulärbündel.
🔄 bundle of His

**His-Bündel-Elektrokardiogramm (HBE).** Direkte Aufzeichnung der elektrischen Aktivität des → His-Bündels.
[W. His, deutscher Arzt, 1863–1934]
🔄 His bundle electrogram

**His-Purkinje-System.** Reizleitungssystem im Herzgewebe vom → His-Bündel zu den distalen → Purkinje-Fasern.
[W. His, deutscher Arzt, 1863–1934; J. Purkinje, tschechoslovakischer Physiologe, 1787–1869]
🔄 His-Purkinje system

**Histamin.** Verbindung, die in allen Zellen als Abbauprodukt der Aminosäure → Histidin zu finden ist. H. wird bei entzündlichen Reaktionen freigesetzt und führt zur Erweiterung (Dilatation) der Kapillaren, Verminderung des Blutdrucks, Steigerung der Magensaftsekretion und Verengung der glatten Muskel von Bronchien und Uterus.
[*griech.:* histos, Gewebe; *lat.:* amine, Ammoniak]
🔄 histamine

**Histaminantagonist.** (Histaminblocker). Substanz, die die Stimulation der Zellen

durch → Histamin blockiert. (→ Antihistaminika)
🌐 histamine blocking agent

**Histaminase.** Enzym im Weichteilgewebe, das die Abspaltung von → Histamin aus einer organischen Verbindung katalysiert (Desaminierung) und in inaktive Imidazolylessigsäure umwandelt.
🌐 histaminase

**Histidin (His).** → Aminosäure, die in vielen Proteinen zu finden und eine Vorform von → Histamin ist.
[*griech.*: histos, Gewebe]
🌐 histidine (His)

**Histioblast.** Gewebebildende Zelle.
🌐 histioblast

**Histiozyt.** → Makrophage des Bindegewebes, der im Immunsystem des Körpers eine wichtige Rolle spielt.
[*griech.*: histos, Gewebe; kytos, Zelle]
🌐 histocyte

**Histiozytose, maligne.** Autosomal rezessive Erbkrankheit, die mit einer Anämie, Granulozytopenie und Thrombozytopenie einhergeht. Die Phagozytose von Blutzellen und der Histozytenbefall von Knochenmark führen oftmals früh zum Tod.
[*griech.*: histion, Gewebe, kytos, Zelle.]
🌐 familial histiocytic reticulosis

**histo-.** Vorsilbe mit der Bedeutung »Gewebe«.
🌐 histo-

**Histogramm.** Graphische Darstellung der Häufigkeitswerte einer oder mehrerer Variablen in Abhängigkeit von der Zeit und Häufigkeit ihres Auftretens.
🌐 histogram

**Histographie.** Prozess der Beschreibung und Visualisierung von Geweben und Zellen.
🌐 histography

**Histokompatibilität.** Maß der Übereinstimmung der Antigene eines Spenders und eines Empfängers von Transplantationsgewebe. – *adj.* histokompatibel.
[*griech.*: histos, Gewebe; *lat.*: compatibilis, übereinstimmen]
🌐 histocompatibility

**Histokompatibilitätsantigen.** Gruppe genetisch festgelegter → Antigene, die sich auf der Oberfläche zahlreicher Zellen befinden. Sie sind die häufigste Ursache für Transplantatabstoßungen.
🌐 histocompatibility antigen

**Histokompatibilitätsgen.** Gen, das die → Histokompatibilität des Transplantationsgewebes eines Spenders mit dem vorgesehenen Empfänger bestimmt.
🌐 histocompatibility gen

**Histologie.** 1. Wissenschaftszweig, der sich mit der mikroskopischen Identifizierung von Zellen und Geweben beschäftigt. 2. Struktur eines Organgewebes, einschließlich der Zusammensetzung von Zellen und ihrer Organisation in verschiedenen Körpergeweben. – *adj.* histologisch.
🌐 histology

**Histolyse.** Zerstörung oder Auflösung von lebendem organischem Gewebe. – *adj.* histolytisch.
[*griech.*: histos, Gewebe; lysis, Lösung]
🌐 histolysis

**Histopathologie.** Studium aller Erkrankungen, die Gewebezellen betreffen.
🌐 histopathology

**Histoplasma capsulatum.** Dimorpher Pilzorganismus, der bei Körpertemperatur hefeähnlich und bei Raumtemperatur schimmelähnlich ist; ursächlicher Organismus der → Histoplasmose.
🌐 Histoplasma capslulatum

**Histoplasmose.** Infektion, die durch Inhalation von Sporen des Pilzes → Histoplasma capsulatum verursacht wird. Eine primäre H. ist durch Fieber, Unwohlsein, Husten und Lymphadenopathie gekennzeichnet. Die progressive H., die manchmal tödlich enden kann, zeigt sich in ulzerierenden Geschwüren in Mund und Nase, Vergrößerung von Milz, Leber und

Lymphknoten sowie stark ausgedehnte Infiltrationen in der Lunge.
🌐 histoplasmosis

**Hitzeexposition, Behandlung nach einer.** → Pflegeintervention der → NIC, die definiert wird als die Behandlung von Patienten zur Überwindung einer Überhitzung infolge einer exzessiven Hitzeexposition.
🌐 Heat Exposure Treatment

**Hitzehyperpyrexie.** Schwere, manchmal sogar tödlich verlaufende Störung aufgrund der Unfähigkeit des Körpers, die Temperatur zu regulieren; Ursache ist ein längerer Aufenthalt in der Sonne oder in heißen Temperaturen. Das Nachlassen oder Einstellen des Schwitzens ist manchmal ein frühes Symptom. Bei Körpertemperaturen über 40°C kann es zu Tachykardie, heißer, trockener Haut, Kopfschmerzen, veränderten Bewusstseinszuständen und Krämpfen kommen.
🌐 heat hyperpyrexia

**Hitzekrampf.** Krampf oder schmerzhafter Spasmus der motorischen Muskeln in Armen, Beinen oder Abdomen durch Wasser- und Salzentzug des Körpers. Ein H. tritt meist nach großen körperlichen Anstrengungen in extrem heißer Umgebung oder unter Bedingungen auf, die durch starkes Schwitzen einen erheblichen Flüssigkeits- und Elektrolytverlust verursachen.
🌐 heat cramp

**Hitzschlag.** Unphysiologischer Zustand, der durch Schwäche, Schwindel (Vertigo), Übelkeit, Muskelkrämpfe und eventuell sogar Bewusstlosigkeit gekennzeichnet ist und durch einen übermäßigen Flüssigkeits- und Elektrolytverlust des Körpers verursacht wird; Ursache ist ein Aufenthalt in intensiver Hitze oder die Unfähigkeit, sich an die Umgebungswärme anzupassen. Die Körpertemperatur ist bei einem H. fast normal, der Blutdruck sinkt ab, normalisiert sich jedoch schnell, wenn die betroffene Person sich hinlegt. Die Haut ist kühl, feucht und blass.
🌐 heat exhaustion

**HIV.** Abkürzung für (engl.) → Human Immunodeficiency Virus.
🌐 HIV

**H-Kette.** Kurzbezeichnung für schwere Ketten von → Polypeptiden mit hohem Molekulargewicht, die Teil eines Immunglobulinmoleküls sind. Die verschiedenen Arten von H-K.n charakterisieren die unterschiedlichen Kategorien von Immunglobulinen (Ig), z.B. IgG oder IgA.
🌐 heavy chain

**Hkt.** Hämatokrit

**HLA.** Abkürzung für (engl.) → Human Leucocyte Antigen.
🌐 HLA

**HLA-System.** Human Leucocyte Antigen-Gruppe A, der wichtigste menschliche Histokompatibilitätskomplex, der Gewebe oder Proteine in »eigene« und »nicht eigene« unterscheidet. Dieser befindet sich an verschiedenen Stellen auf den kurzen Armen des Chromosoms 6 und wird durch Zahlen und Buchstaben bezeichnet, z.B HLA-B27, HLA-A-, -B- und -C-Zellensurface-Antigene, die auf der Oberfläche aller Zellen mit Zellkern und Thrombozyten auftreten und bei Gewebetransplantationen wichtig sind. Wenn Spender- und Empfängerantigene nicht zusammenpassen, werden die »nicht-eigenen« Antigene erkannt und von den T-Killerzellen zerstört. (→ Histokompatibilität)
🌐 HLA-Komplex

**HLA-Typing.** Systematisierte Testreihe, in der die Gewebe von Spendern und Empfängern vor einer Transplantation auf deren Verträglichkeit untersucht werden.
🌐 tissue typing

**HMV.** Abkürzung für → Herzminutenvolumen.
🌐 HMV

**HNO.** Abkürzung für Hals, Nase, Ohren.
🌐 ENT

**H$_2$O.** Chemische Formel für Wasser.
🌐 H$_2$O

**Hochfrequenzbeatmung.** Technik zur ventilatorischen Unterstützung von Patienten,

beider eine Atemfrequenz von mindestens 60 Atemzügen pro Minute verabreicht wird. Man unterscheidet bei der H. die Hochfrequenz-Jet-Beatmung (HFJV) und die Hochfrequenz-Oszillationsbeatmung (HFO). Bei der HFJV wird eine Hochdruck-Gasquelle eingesetzt, die reguliert werden kann, um in kurzen Stößen Luft durch eine kleinlumige Kanüle in die Luftwege oberhalb der Carina zu pumpen (die Atemfrequenz beträgt 100 bis 400 Zyklen pro Minute). Bei der HFO werden kleine Gasmengen mit einer Frequenz von 400 bis 4000 pro Minute in die Lunge befördert und die Luft bei jeder Ausatmung wieder abgesaugt.
▒ high frequency ventilation (HFV)

**Hochfrequenzwärmetherapie.** Methode, mit der dem Körper in tiefe Regionen mit Hilfe von kurzwelligem elektrischem Strom Wärme zugeführt wird. Die H. wird zur Behandlung von chronischen Arthritis, Schleimbeutelentzündung (Bursitis), Nebenhöhlenentzündung (Sinusitis) und anderen Krankheiten angewandt.
▒ short-wave diathermy

**Hochstetter-Methode.** → Injektion, intramuskuläre (i.m.) Methode nach von Hochstetter.
▒ Hochstetter method

**Hoden.** → Testis
▒ testicle; male gonad

**Hoden, Selbstuntersuchung der.** Von den Gesundheitsbehörden empfohlene Handlung zur Aufdeckung von Tumoren und anderen Veränderungen der männlichen Hoden. Dabei wird in vier Schritten vorgegangen: Zunächst stellt sich der Mann vor einen Spiegel und sucht nach Schwellungen des Hodensacks. Danach betastet er die Hoden mit den Händen, indem er jeden Hoden zwischen Finger und Daumen nimmt und vorsichtig hin und her rollt. Im dritten Schritt sucht er nach den Nebenhoden, einer schnurähnlichen Struktur auf der Ober- und Rückseite jedes Hodens, und im letzten Schritt nach einem erbsengroßen Klümpchen auf der Vorderseite oder seitlich an jedem Hoden.

Die S. sollte einmal im Monat durchgeführt werden.
▒ testicular self-examination (TSE)

**Hodenbruch.** → Skrotalhernie.
▒ scrotal hernia

**Hodendystopie.** Hoden, der sich in die Beckenregion, den Leistenkanal oder in eine andere Körperregion verschoben hat und nicht, wie im Normalfall, in den Hodensack deszendiert ist.
▒ displaced testis

**Hodenkanälchen.** (Tubuli seminiferi). Lange schnurartige, in netzförmiges Gewebe gebettete Kanäle in den Hodenläppchen.
▒ seminiferous tubules

**Hodenkrebs.** Bösartige Geschwulstbildung in den Hoden, oft mit Beteiligung eines nicht deszendierten Hodens. Häufig wird der Tumor nach einer Verletzung entdeckt, die allerdings nicht als Ursache für den Krebs angesehen wird. Patienten im Frühstadium zeigen oft keine Symptome, wobei sich jedoch bereits → Metastasen in Lymphknoten, Lunge und Leber gebildet haben können, bevor der erste Knoten getastet wird. In späteren Stadien kommt es zu Symptomen der Lunge, Blockierung der Harnleiter, Vergrößerung der Brustdrüse und Substanzanhäufungen im Unterbauch.
▒ testicular cancer

**Hodentorsion.** Drehung des Samenleiters um die eigene Längsachse, wodurch die Blutzufuhr zu den Hoden und Nebenhoden unterbrochen wird. Eine sechs Stunden dauernde, totale Unterbrechung des Blutstroms kann zur Gewebszerstörung der Hoden führen, eine beeinträchtigte Zirkulation zur Atrophie (Organschwund).
▒ torsion of the testis

**Hodgkin-Krankheit.** (Lymphogranulomatose). Maligne Erkrankung, die durch eine schmerzlose, progressive Vergrößerung des Lymphgewebes gekennzeichnet ist; erste Symptome sind im Allgemeinen die Vergrößerung der Milz (Splenomegalie) und die Präsenz von Sternberg-Reed-Riesenzellen, große atypische Makrophagen

mit multiplen oder hyperlobulären Kernen und hervorstehenden Zellkernen. Weitere Symptome sind Anorexie, Gewichtsverlust, generalisierter Juckreiz, leichtes Fieber, nächtliches Schwitzen, Anämie und Leukozytose. Es besteht ein dreifach erhöhtes Risiko, an der H.-K. zu erkranken, wenn Verwandte ersten Grades daran leiden, was für einen bisher noch unbekannten genetischen Mechanismus spricht.
[T. Hodgkin, englischer Arzt, 1798–1866]
🇬🇧 Hodgkin's disease

**Hoffnung, Vermitteln von.** → Pflegeintervention der → NIC, die definiert wird als Unterstützung der Entwicklung einer positiven Einstellung in bestimmten Situationen.
🇬🇧 Hope Instillation

**Hoffnungslosigkeit.** Anerkannte → NANDA-→ Pflegediagnose; Zustand, bei dem eine Person nur wenig oder keine Alternativen oder persönliche Wahlmöglichkeiten erkennt und unfähig ist, Energien zu ihren Gunsten zu mobilisieren. Kennzeichnende Merkmale sind: Passivität, verminderte verbale Äußerungen, fehlende Initiativen, verminderte Reaktion auf Reize, Abwenden oder Schulterzukken bei Ansprache, Schließen der Augen, verringerter Appetit, Schlafstörungen und mangelhafte Beteiligung bei der Selbstpflege.
🇬🇧 hopelessness

**Hohlfuß.** → Pes cavus.
🇬🇧 pes cavus

**Hohlhandbogen.** Die Stelle, an der die Arteria radialis endet und auf die Arteria ulnaris im Handteller trifft.
🇬🇧 deep palmar arch

**Hohlvene, untere.** → Vena cava inferior.
🇬🇧 inferior vena cava

**Holismus.** Philosophisches Konzept, nach dem eine Gesamtheit mehr als die Summe ihrer Einzelteile darstellt. In der Medizin wird mit einer holistischen Betrachtungsweise jener Ansatz bezeichnet, der sich bemüht, alle Faktoren einer Krankheit zu berücksichtigen.
[*griech.:* holos, ganz]
🇬🇧 holismus

**hologyn.** 1. Bezeichnung für Gene, die ausschließlich auf dem X-Chromosom liegen. 2. Zu Merkmalen oder Bedingungen gehörend, die nur über die mütterliche Linie vererbt werden können.
[*griech.:* holos, ganz; gyne, Frau]
🇬🇧 hologynic

**holokrin.** Zu einer Drüse gehörend, deren einzige Funktion darin besteht, Sekrete auszuscheiden, oder deren Sekretion aus aufgelösten Zellen der Drüse selbst bestehen.
[*griech.:* holos, ganz; krinein, ausscheiden]
🇬🇧 holocrine

**Holunderblüten.** Pflanzlicher Extrakt, der schweißtreibend wirkt und die Bronchialsekretion steigert; wird bei fieberhaften Erkältungskrankheiten eingesetzt.
🇬🇧 elderberry blossom

**Homan-Zeichen.** Schmerz in der Wade bei Streckung des Fußes nach oben (Dorsalflexion), was für eine Thrombophlebitis oder eine Thrombose spricht.
[J. Homan. amerikanischer Chirurg, 1877–1954]
🇬🇧 Homan's sign

**homo-.** Vorsilbe mit der Bedeutung »Mensch«.
🇬🇧 homo-

**hom(ö)o-.** Vorsilbe mit der Bedeutung »ähnlich, gleich«.
[*griech.:* homoios, ähnlich]
🇬🇧 homeo-

**Homo sapiens.** Wissenschaftliche Bezeichnung für die Gattung und Species Mensch.
[*lat.:* homo, Mensch; sapere, wissen]
🇬🇧 Homo sapiens

**homogen.** 1. Aus ähnlichen Elementen oder Teilen bestehend. 2. Vollständig gleiche Qualitäten aufweisend. (s.a. heterogen)
[*griech.:* homos, Mensch; genos, Art]
🇬🇧 homogenous

**Homogenese.** Reproduktion bei aufeinanderfolgenden Generationen durch den jeweils gleichen Prozess, so dass die Nachkommen ihren Eltern ähnlich sind.
[*griech.:* homos, Mensch; genesis, Ursprung]
🌐 homogenesis

**homogenisiert.** 1. Substanz, die einer Homogenisierung (Vermischung unterschiedlicher Flüssigkeiten oder Substanzen bis zur vollständigen Gleichartigkeit) unterzogen worden ist. 2. Eine vollständig einheitliche Struktur oder Konsistenz aufweisend.
🌐 homogenized

**homolateral.** Zur gleichen Körperseite gehörend.
🌐 homolateral

**homolog.** 1. Bezeichnung für Organe, die in Funktion, Ursprung und Struktur einem anderen Organ entsprechen, z.B. die Flosse eines Seehundes, die der menschlichen Hand ähnelt. 2. Eine von mehreren chemischen Komponenten, die durch den Zusatz eines gleichen Elementes gebildet werden; z.B. $CO_2$, das durch ein zusätzliches Sauerstoffatom aus Kohlenmonoxid entsteht.
[*griech.:* homoios, ähnlich]
🌐 homolog

**Homöopathie.** Therapeutische Richtung, die auf der Theorie beruht, »Gleiches mit Gleichem zu heilen«. Diese Theorie wurde im späten 18. Jhrd. von Dr. Samuel Hahnemann eingeführt, der überzeugt war, dass große Mengen eines bestimmten Medikaments Symptome einer Krankheit verursachen und geringe Mengen die gleichen Symptome lindern können; somit könnten einige Krankheitssymptome durch sehr geringe Mengen an Arzneimitteln geheilt werden. (s.a. Allopathie) – *adj.* homöopathisch.
[*griech.:* homoios, ähnlich; pathos, Krankheit]
🌐 homeopathy

**Homöostase.** Relative Konstanz im Inneren des Körpers, die normalerweise durch adaptive Reaktionen erzielt wird, welche ein gesundes Überleben sicherstellen. Verschiedene sensorische, Feedback- und Kontroll-Systeme dienen dazu, diesen ausgewogenen Zustand zu erhalten. Zu den Funktionen, die durch homöostatische Mechanismen kontrolliert werden, gehören Herzschlag, → Hämatopoese, Blutdruck, Körpertemperatur, Elektrolytgleichgewicht, Atmung und Drüsensekretion. – *adj.* homöostatisch.
[*griech.:* homoios, ähnlich; stasis, Stillstand]
🌐 homeostasis

**homöotherm.** Die Fähigkeit von Warmblütern bezeichnend, unabhängig von der Außentemperatur eine relativ stabile innere Temperatur zu erhalten. Diese Fähigkeit ist bei neugeborenen Säuglingen noch nicht vollständig entwickelt.
[*griech.:* homoios, ähnlich; therme, Wärme]
🌐 homioithermic

**homosexuell.** 1. Zum gleichen Geschlecht gehörend oder das gleiche Geschlecht bezeichnend. 2. Eine Person bezeichnend, deren sexuelle Wünsche und Begierden auf das gleiche Geschlecht gerichtet sind. (s.a. heterosexuell)
[*griech.:* homoios, ähnlich; *lat.:* sexus, Sex, Geschlecht]
🌐 homosexual

**Homovanillinsäure.** Säure, die beim normalen Dopaminmetabolismus produziert wird und bei Tumoren der Nebennierendrüse verstärkt im Urin ausgeschieden wird.
🌐 homovanillic acid

**homozygot.** Zu einem Organismus gehörend, dessen somatische Zellen identische Gene auf dem gleichen Genlokus jedes Chromosomenpaares aufweisen. (s.a. heterozygot)
🌐 homozygous

**Homozystein.** Intrazellulär vorkommende schwefelhaltige Aminosäure.
🌐 homocysteine

**Hopfen.** Pflanzlicher Extrakt mit beruhigender und schlaffördernder Wirkung;

wird bei Schlafstörungen, Unruhe und Angstzuständen eingesetzt.
🇬🇧 hop

**Hörbrille.** Eingebautes → Hörgerät im Brillenbügel.
🇬🇧 glasses/spectacles that feature a built-in hearing aid

**Hordeolum.** (Gerstenkorn). Abszess am Auge, der an den Talgdrüsen (Meibom-Drüsen) oder an den Schweißdrüsen (Moll-Drüsen) der Augenlider entsteht und häufig durch Streptokokken ausgelöst wird.
[*lat.*: hordeum, Gerste]
🇬🇧 hordeolum; sty

> **Hörgerät.** 📷 (Hörhilfe). Elektrisches bzw. elektronisches Gerät, das Töne verstärkt und von Menschen mit einem beeinträchtigten Hörvermögen (→ Schwerhörigkeit) benutzt wird. Das H. besteht aus einem Mikrophon, einer Batterie, einem Verstärker und einem Empfänger.
> 🇬🇧 hearing aid

**Hormon.** Komplexe chemische Substanz, die in einem Teil oder Organ des Körpers gebildet wird und eine Aktivität in einem anderen Organ oder in einer anderen Zellgruppe anregt bzw. reguliert. H.e, die von den → endokrinen Drüsen ausgeschieden werden, werden mit dem Blutstrom zum Zielorgan befördert. – *adj.* hormonell.
[*griech.*: hormaein, in Gang setzen]
🇬🇧 hormone

**Hormon, adrenokortikales.** Die von der → Nebennierenrinde ausgeschiedenen Hormone, einschließlich Glukokortikoide, Mineralokortikoide sowie Sexualhormone.
[*lat.*: ad, bei; ren, Niere; cortex, Rinde; *griech.*: hormaein, in Gang setzen]
🇬🇧 adrenocortical hormone (ACH)

**Hormon, adrenokortikotropes (ACTH).** Hormon des Hypophysenvorderlappens, das das Wachstum der Nebennierenrinde und die Ausschüttung von Glokokortikoiden und Kortikosteroiden stimuliert. Die von dem Kortikotropin-Releasing-Faktor des Hypothalamus gesteuerte ACTH-Ausschüttung erhöht sich infolge eines niedrigen Cortisol-Spiegels im Blut, sowie bei Stress, Fieber, akuter Hypoglykämie und größeren Operationen.
🇬🇧 adrenocorticotropic hormone (ACTH)

**Hormon, antidiuretisches.** Abk.: ADH. (→ Adiuretin)
🇬🇧 antidiuretic hormone

**Hormon, antineoplastisches.** Eine von einer endokrinen Drüse erzeugte bzw. von ei-

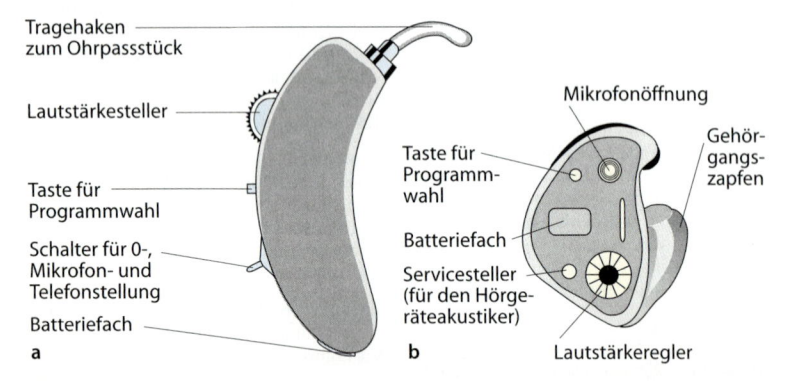

**Hörgerät.** **a** Bedienungselemente eines Hinter-dem-Ohr-Gerätes (ohne Ohrpassstück); **b** Individuell angefertigtes Im-Ohr-Gerät.

nem synthetischen Analogon der natürlich vorkommenden Verbindung abgeleitete chemische Substanz, die zur Kontrolle bestimmter Krebsarten eingesetzt wird. Die Hormontherapie soll der Wirkung der endogenen, für das Tumorwachstum benötigten Hormone entgegenwirken.
🇬🇧 antineoplastic hormone

**Hormon, follikelstimulierendes (FSH).** Gonadotropin, das vom Körper ausgeschüttet wird, um Wachstum und Reifung der Graaf-Follikel bei der Frau zu stimulieren und die Spermatogenese beim Mann zu fördern.
🇬🇧 follicle-stimulating hormone (FSH)

**Hormon, somatotropes.** → Wachstumshormon.
🇬🇧 somatotropic hormone

**Hormone, trophische.** Vom Hypophysenvorderlappen produzierte Hormone, die bestimmte Organe stimulieren.
🇬🇧 trophic hormones

**Hormontherapie.** Die Behandlung von Krankheiten mit → Hormonen aus den → endokrinen Drüsen oder mit Substanzen, die eine hormonelle Wirkung simulieren.
🇬🇧 hormone therapy

**Horn.** Vorsprung oder Höcker (Protuberanz) auf einer Körperstruktur; z.B. das H. des Zungenbeins oder des Darmbeins.
🇬🇧 horn

**Horner-Syndrom.** Neurologische Erkrankung, die sich in verengten (miotischen) Pupillen, Oberlidlähmung (Ptosis) und fehlender Schweißsekretion im Gesicht (faziale Anhidrose) äußert und durch Läsionen im Rückenmark infolge von Verletzungen des Zervikalnervs verursacht wird.
[J.F. Horner, schweizer Ophthalmologe, 1831–1886]
🇬🇧 Horner's syndrome

**Hörnerv.** Einer der Hauptzweige (Pars cochlearis) des VIII. Hirnnervs (N. vestibulocochlearis, Gleichgewichtsnerv), dessen Fasern in den spiralförmigen Ganglionzellen des Corti-Organs beginnen und in den ventralen und dorsalen Cochleariskernen des Hirnstamms enden.
🇬🇧 cochlear nerve

**Hornhautkörperchen.** Befestigte, abgeflachte Bindegewebezellen zwischen den Korneaschichten.
🇬🇧 corneal corpuscule

**Hornhautläsion.** (Hornhautabschabung). Abrieb der äußeren Korneaschichten.
🇬🇧 corneal abrasion

**Hornhauttransplantation.** Transplantation von Hornhautgewebe im menschlichen Auge. H.en werden durchgeführt, um ein vermindertes Sehvermögen aufgrund von Hornhautvernarbung oder -distortion zu verbessern oder um ein perforiertes Ulkus zu entfernen. Der betroffene Bereich wird mit Hilfe eines Mikroskops operativ ausgeschnitten, eine identische Sektion klarer Hornhaut (Kornea) aus dem Spenderauge entfernt und an der entsprechenden Stelle im Empfängerauge eingesetzt. Nach der Operation wird das Auge mit einem Metallschutz bedeckt. Der Patient sollte plötzliche Druckveränderungen, z.B. durch Husten, Niesen, Erbrechen, abrupte Bewegungen und das Heben von Gegenständen, vermeiden.
🇬🇧 corneal grafting

**Hörschwelle.** Leiseste Lautstärke, die gerade noch wahrnehmbar ist.
🇬🇧 auditory threshold

**Hörsturz.** Plötzlich auftretende Schallempfindungsschwerhörigkeit oder Taubheit, die meist einseitig auftritt und mit einem Ohrgeräusch (→ Tinnitus) verbunden ist. Bei schnellem Therapiebeginn besteht eine gute Heilungschance.
🇬🇧 sudden deafness

**Hörvermögen.** Der Körpersinn, der die Wahrnehmung von Geräuschen ermöglicht; wesentliche Funktion des → Ohres. Der Hörsinn ist der Sinn, der den Körper des Menschen zuletzt verlässt.
🇬🇧 hearing

**Hörzentrum.** Bereich im Schläfenlappen (Temporallappen) des Großhirns, in dem

die Wahrnehmung von Geräuschen stattfindet.
auditory area; acoustic center

**Hospitalismus.** 1. Körperliche oder mentale Auswirkungen eines Krankenhausaufenthaltes bei einen stationären Patienten, insbesondere Säuglinge und Kinder, bei denen sich sozialer Rückschritt, Persönlichkeitsstörungen und vermindertes Wachstum einstellen können. 2. Im Krankenhaus erworbene Schädigungen (→ Nosokomialinfektion).
hospitalism

**Hospiz.** System der familienzentrierten Pflege, das Familien terminal kranker Menschen helfen soll, sich mit dem Tod auseinanderzusetzen, und das dem Patienten ein zufriedenstellendes Leben während des Sterbeprozesses gewährleisten soll. Er erfährt in der Endphase seines Lebens in einer speziell dafür konzipierten Umgebung eine umfassende und ganzheitliche (holistische) Begleitung. Die Ziele der H.-Bewegung bestehen in der bestmöglichen Behandlung körperlicher Symptome, vor allem in der Schmerzlinderung, in der Betreuung des Sterbenden und seiner Angehörigen, wobei der Mensch und seine Lebensqualität im Vordergrund stehen, während die interdisziplinäre Zusammenarbeit aller beteiligten Berufsgruppen ohne Konkurrenzkampf und ohne Fragen um die Kostenregelung gewährleistet werden soll. [lat.: hospitum, Gastfreundschaft]
hospice

**Hospizarbeit.** 1. Bei der ambulanten H. wird sterbenden Menschen ermöglicht, die letzte Phase ihres Lebens zu Hause verbringen zu können. 2. Tageshospize: Erweiterung der Begleitung zu Hause. Kranke, die dazu noch in der Lage sind, suchen das Tageshospiz für mehrere Stunden am Tag auf, leben sonst aber zu Hause. 3. Stationäre Hospize: Einrichtungen, die schwerkranken und sterbenden Menschen ein Zuhause bieten, die in ihrer häuslichen Umgebung nicht mehr leben und begleitet werden können. Angehörige und Freunde haben die Möglichkeit, Tag und Nacht beim Sterbenden zu sein. 4. Palliativeinrichtungen: Stationen in Krankenhäusern, die unheilbare Menschen (stationär und teilstationär) betreuen und pflegen, die unter starken Schmerzen und Krankheitssymptomen leiden. Grundsätze der H.: Würdevoll bis zum Tode leben, größtmögliche Beschwerde- und Schmerzfreiheit, Ablehnung der Tötung auf Verlangen in jeder Art und Weise.
hospice care

**HPL.** Abkürzung für (engl.) Human Placental Lactogen (dt. → Plazentalaktogen).
HPL

**HPV.** Abkürzung für → Humanpapillomavirus.
HPV

**H1-Rezeptoren-Blocker.** (H1-Rezeptorantagonist). Pharmakologische Substanzen, die die Histaminwirkung abschwächen bzw. aufheben. H. wirken bronchodilatatorisch, antiallergisch, juckreizmildernd, anticholinerg und z. T. auch sedierend und antiemetisch. (→ Histamin) (s.a. Antihistaminika)
antihistamines

**HSV.** Abkürzung für Herpes-simplex-Virus. (→ Herpes simplex)
HSV

**HTLV.** Abkürzung für (engl.) Human T-Cell Lymphotropic Virus (dt. → humane lymphotrope Retroviren).
HTLV

**Hufeisenniere.** Relativ häufige angeborene (kongenitale) Anomalie, die sich in einem Zusammenschluss (Isthmus) des Parenchymgewebes zeigt, das die beiden Nieren an den unteren Polen verbindet.
horseshoe kidney

**Hüfte, schnappende.** Vorgang, bei dem bei der Bewegung der Hüfte eine Sehne über den großen → Trochanter rutscht. Dies kann ein lautes schnappendes Geräusch verursachen.
snapping hip

**Hüftendoprothese.** Ersatz eines Hüftgelenks durch ein künstliches Kugelgelenk. Die H. erfolgt bei einer chronisch schmerzhaften oder versteiften Hüfte, bei fortgeschrittener Osteoarthritis, schlecht verheilten Frakturen oder Gelenksdegenerationen. Vor der Operation ist eine Antibiotikatherapie notwendig, und der Patient muss lernen, mit Unterarmgehstützen zu gehen. Bei der Operation werden Femoraliskopf sowie das komplette Hüftgelenk entfernt und die Konturen abgerundet. Eine Prothese aus hartem Metall oder rostfreiem Stahl wird so angepasst, dass sie dem Kopf des Oberschenkelknochens (Femur) entspricht, und anschließend eingesetzt.
⚡ hip replacement

**Hüftgelenksluxation.** Ausrenken des Hüftkopfes aus dem Hüftgelenk. Eine Hüftgelenksluxation geht einher mit heftigen Schmerzen, Hüftversteifung, Beinverkürzung und funktionellem Verlust. Die Luxation kann kongenital oder erworben sein und entweder als Obturatorluxation mit Verlagerung des Hüftkopfes in das Obturatorenloch (Foramen obturatorium), als Perinealluxation mit Verlagerung des Hüftkopfes in das Perineum, als Ischiasluxation mit Verlagerung des Hüftkopfes in den Ischiaseinschnitt (Incisura ischiadica) oder als subpubische Luxation vorliegen, bei der sich der Hüftkopf nach vorne verschiebt.
⚡ dislocation of hip

**Hüftlochmuskel.** → Musculus obturatorius.
⚡ obturator muscle

**Hüftnerv.** → Nervus ischiadicus.
⚡ sciatic nerve

**Hüftschlagader, innere.** → Arteria iliaca interna.
⚡ internal iliac artery

**Hüftvene, innere.** → Vena iliaca interna.
⚡ internal iliac vein

**Hühnerauge.** (Clavus). Hornige Masse zusammengepresster Epithelzellen über einem vorstehenden Knochen. H.n werden durch chronische Reibung und steten Druck verursacht.
⚡ corn

**Human Immunodeficiency Virus (HIV).** → Retrovirus, das AIDS (→ Acquired Immunodeficiency Syndrome) verursacht. Retroviren produzieren das Enzym reverse Transkriptase, das RNS in DNS umschreiben kann und damit für die Virusvermehrung wichtig ist. HIV wird durch Kontakt mit Blut, Samen, Muttermilch, Vaginalsekretionen, Liquor oder Gelenksflüssigkeit infizierter Personen übertragen. HIV befällt die T-Helferzellen des Immunsystems und löst Infektionen aus, die eine durchschnittliche Inkubationszeit von 10 Jahren haben. Wenn das Immunsystem zerstört ist, entwickelt sich AIDS eventuell in Verbindung mit Karposi-Sarkom, *Pneumocystis carinii*-Pneumonie, Kandidiasis und Tuberkulose, welche Organsysteme im gesamten Körper befallen können. Neben einem ersten Antikörpertest, mit dem die Diagnose HIV gestellt werden kann, ist der wichtigste Labortest zur Überprüfung des Ausmaßes der Infektion der CD4-Lymphozytentest, mit dem die Prozentzahl der T-Lymphozyten bestimmt wird, die CD4-positiv sind.
⚡ Human Immunodeficiency Virus (HIV)

**Humanalbumin.** Plasmavolumenexpander aus menschlichem Eiweiß, der zur Behandlung von Hypoproteinämie, Hyperbilirubinämie sowie hypovolämischem Schock und Verbrennungen intravenös verabreicht wird. Das H. bewirkt einen Flüssigkeitseinstrom aus den Zellzwischenräumen in die Gefäße, wodurch sich das Kreislaufvolumen erhöht.
⚡ albumin (human)

**Humane lymphotrope Retroviren (pl.).** Mehrere Onko-Viren vom Typ C mit einer Affinität für T-Zellen oder T-Helferzellen; Ursache für T-Zellenleukämie oder Lymphome, die chronische Infektionen auslösen und in Verbindung mit spastischen beidseitigen Lähmungen (Paraparesen) stehen.
⚡ human T-cell lymphotropic virus

**Humaninsulin.** Biosynthetisches oder semisynthetisch hergestelltes → Insulin. Vorteil des H.s ist, dass es weniger allergische Reaktionen als das tierische Insulin auslöst.
🇬🇧 human insulin

**Humanismus.** Gedankensystem, das sich mit den Interessen und Bedürfnissen sowie dem Wohlergehen der Menschen und der Verwirklichung einer echten Menschlichkeit beschäftigt.
🇬🇧 humanism

**Human-Leucocyte-Antigen (HLA).** Eines von vier wesentlichen genetischen Markern (→ Antigene), die als spezielle Genloki auf dem Chromosom 6 bestimmt werden können: HLA-A, HLA-B, HLA-C und HLA-D. Jeder Lokus besitzt mehrere genetisch bestimmte Allele; davon steht jede in Verbindung mit bestimmten Erkrankungen. Die in die Membran jeder Körperzelle integrierten HLA sind für die Gewebeverträglichkeit bei Transplantationen entscheidend.
🇬🇧 Human leucocyte antigen (HLA)

**Humanpapillomavirus (HPV).** → Virus, das Warzen auf Händen und Füßen sowie Läsionen der Schleimhaut auslöst. Das Virus kann durch Geschlechtsverkehr übertragen werden und ist eine Vorform von Karzinomen des Gebärmutterhalses (Zervixkarzinom).
🇬🇧 human papilloma virus (HMV)

**Humerus.** Oberarmknochen, der aus Körper, Kopf (Caput humeri) und Gelenkfortsatz (Condylus) besteht. Der fast runde Kopf ist mit der Gelenkhöhle des Schulterblattes (Scapula) verbunden; an dieser Stelle treten häufig Knochenbrüche auf. Die Kondyle am distalen Ende weist mehrere Einbuchtungen auf, an denen Elle (Ulna) und Speiche (Radius) befestigt sind. – *adj.* humeral.
🇬🇧 humerus

**Humor.** 1. → Pflegeintervention der → NIC, die definiert wird als die Unterstützung der Wahrnehmung, der Wertschätzung und des Ausdrucks von lustigen, amüsanten oder grotesken Situationen durch die Patienten mit dem Ziel, Beziehungen herzustellen, Spannungen zu lösen, Ärger abzubauen, Lernvorgänge zu erleichtern oder mit schmerzhaften Gefühlen umzugehen. 2. Jede Körperflüssigkeit, wie z.B. Blut oder Lymphe. Meistens wird mit H. das Kammerwasser des Auges (H. aquaeus) bezeichnet. 3. Die Fähigkeit, über bestimmte Dinge zu lachen.
[*lat.*: humidus, feucht]
🇬🇧 humor

**humoral.** Zu den Körperflüssigkeiten und dem Transport von bestimmten Substanzen (z.B. Hormone) durch das Blut oder die Lymphe gehörend.
🇬🇧 humoral

**Hunger.** Körperliche Empfindung, die im Allgemeinen mit einem starken Verlangen nach Nahrung einhergeht. Möglicher Auslösemechanismus ist ein abgesunkener Glukosespiegel im Blut.
🇬🇧 hunger

**Hungerschmerz.** Krämpfe im Oberbauch (Epigastrium), die häufig in Verbindung mit einem starken Verlangen nach Nahrung stehen.
🇬🇧 hunger pain

**Hürthle-Zelltumor.** Neoplasma der Schilddrüse (Thyreoiddrüse), das aus großen Zellen mit granulärem, eosinophilem Zytoplasma (Hürthle-Zellen) besteht. Ein H.-Z. kann gutartig (Hürthle-Zelladenom) oder bösartig (Hürthle-Zellkarzinom) sein.
[K.W. Hürthle, deutscher Histologe, 1860–1945]
🇬🇧 Hürthle cell tumor

**Husten.** Plötzlicher, hörbarer Luftaustritt aus den Lungen. Der Hustenvorgang läuft folgendermaßen ab: zuerst wird Luft eingesogen, die Glottis wird halb geschlossen und die zum Ausatmen benötigten Hilfsmuskeln ziehen sich zusammen, um die Luft ruckartig aus den Atemwegen auszustoßen. Husten ist ein essenzieller Schutzmechanismus, der Lungen, Bronchien und Luftröhre von Reizstoffen und Sekreten befreit bzw. die Aspiration von kör-

perfremden Materialien in die Lungen verhindert; häufiges Begleitsymptom von Brust- und Kehlkopferkrankungen.
🇬🇧 cough

**Husten, Hilfe beim.** → Pflegeintervention der → NIC, die definiert wird als die Unterstützung der tiefen Einatmung eines Patienten mit der Folge eines verstärkten intrathorakalen Drucks und einer Kompression des Parenchyms mit kraftvollem Ausstoßen der Atemluft.
🇬🇧 Cough Enhancement

**Husten, mit Auswurf.** Plötzliches geräuschvolles Ausstoßen von Luft aus den Lungen, wodurch aus dem Respirationstrakt Sputum entfernt wird, die Luftwege gereinigt werden und Sauerstoff wieder leichter die Alveolen erreichen kann. Der H. wird durch Reizungen oder Entzündungen des Respirationstraktes stimuliert, was meist durch Infektionen verursacht wird. Tiefes Atmen in Verbindung mit den Kontraktionen des Diaphragmas und der interkostalen Muskeln und kräftiges Ausatmen fördern den H. m. A. bei Patienten mit Atemwegsinfektionen.
🇬🇧 productive cough

**Hustenfraktur.** Durch heftigen Husten verursachte Rippenfraktur, z.B. bei Osteoporose. Meistens sind die zwischen der vierten und achten Rippe gelegenen Rippen betroffen.
🇬🇧 cough fracture

**Hustensynkope.** Zeitweise Bewusstlosigkeit, die durch eine von Husten hervorgerufene Unterbrechung der Hirndurchblutung verursacht wird.
🇬🇧 cough syncope

**Hutchinson-Trias.** Entzündung der Augenhornhaut (interstitielle Keratitis), Hutchinson-Zähne (fassförmige Schneidezähne mit Einkerbungen) und Taubheit als Charakteristika einer angeborenen (kongenitalen) → Syphilis.
[J. Hutchinson, englischer Chirurg, 1828–1913]
🇬🇧 Hutchinson's triad

**HWS.** Halswirbelsäule

**Hyalin.** Kolloidaler Eiweißkörper, der in bestimmten Bindegeweben vorkommt und ein glasiges Aussehen aufweist.
[*griech.:* hyalos, Glas]
🇬🇧 hyaline

**hyalin.** Zu Substanzen gehörend, die klar oder glasähnlich sind.
[*griech.:* hyalos, Glas]
🇬🇧 hyaline

**hyaloid.** Zu → Hyalin gehörend oder wie Hyalin aussehend.
[*griech.:* hyalos, Glas; eidos, Form]
🇬🇧 hyaloid

**Hyaloplasma.** Grundsubstanz des → Zytoplasmas, die klarer und flüssiger als der granuläre oder retikuläre Anteil ist. (→ Protoplasma)
[*griech.:* hyalos, Glas; plasma, Bildung]
🇬🇧 hyaloplasm

**Hyaluronidase.** Enzym, das → Hyaluronsäure hydrolysiert; wird zur Verbesserung der Absorption und Dispersion von parenteralen Arzneimitteln sowie zur Unterstützung der Resorption von Kontrastmitteln eingesetzt.
🇬🇧 hyaluronidase

**Hyaluronsäure.** → Polysaccharid, das aus der Verbindung (Polymerisation) von Azetylglukosamin und Glukuronsäure entsteht. H. dient als Kittsubstanz des Gewebes, da es in den Interzellulärräumen ein Gel bildet; kommt in der Gelenksflüssigkeit, sowie in Knorpel, Haut, Knochen und im Glaskörper des Auges vor.
🇬🇧 hyaluronic acid

**Hybride.** (Bastard). Nachkomme, der durch Kreuzung zwischen verwandten Pflanzen oder Tieren verschiedener Spezies, Varietäten oder Genotypen entsteht. – *adj.* hybrid.
🇬🇧 hybrid

**Hybridisierung.** 1. Prozess der Züchtung von → Hybriden durch Kreuzung (Bastardisierung). 2. (Molekulargenetik) Kombination einsträngiger Nukleinsäuren, deren Basenzusammensetzung identisch ist, deren Basensequenzen sich jedoch unter-

scheidet, sodass stabile doppelsträngige Moleküle entstehen (Klonierung).
🌐 hybridization

**Hybridom.** Hybridzelle, die durch die Verschmelzung einer Myelomzelle und einer antikörperproduzierenden Zelle entsteht. H.e werden zur Produktion von → monoklonalen Antikörpern eingesetzt.
🌐 hybridoma

**Hydantoine (pl.).** Gruppe von → Antikonvulsiva; chemisch und pharmakologisch den Barbituraten ähnliche Substanzen, die die Krampfaktivität (Antiepileptika) und die Weiterleitung abnormer elektrischer Reize vom Krampffokus einschränken.
🌐 hydantoin

**Hydatide.** → Zyste oder zystenähnliche Substanz, die meist mit Flüssigkeit gefüllt ist, insbesondere die H., die sich um den Hundebandwurm *Echinococcus granulosus* bildet.
[*griech.*: hydatis, Wassertropfen]
🌐 hydatid

**Hydralazin.** → Vasodilatator, der zur Behandlung von Hypertonie eingesetzt wird.
🌐 hydralazine

**Hydramnion.** Unphysiologische Vermehrung der Fruchtwassermenge während der Schwangerschaft, wenn bei der Geburt mehr als 2 l Fruchtwasser vorhanden sind. Es steht in Verbindung mit Erkrankungen der Mutter, z.B. Toxikämie und Diabetes mellitus.
[*griech.*: hydros, Wasser; amnos, Schafshaut]
🌐 hydramnion

**Hydranenzephalie.** Neurologische Erkrankung, bei der die beiden Großhirnhälften fehlen, obwohl Kleinhirn (Cerebellum), Hirnstamm oder andere Gewebe des Zentralnervensystems intakt sein können. Ein Säugling mit H. weist normale neurologische Funktionen auf, entwickelt sich jedoch nicht.
🌐 hydranencephaly

**Hydratation.** (Hydration). Chemischer Prozess, bei dem Wasser an Moleküle, z.B. Albumine, gebunden wird, ohne dass diese aufgebrochen werden. Dadurch wird der kolloidosmotische Druck beeinflusst.
[*griech.*: hydros, Wasser]
🌐 hydration

**Hydroaktivverband.** 🔲 Sammelbegriff für unterschiedliche Produkte zur → feuchten Wundbehandlung. Der H. bewirkt vor allem die Aufnahme von Wundsekret.
🌐 hydroactive dressing/bandage

**Hydrocephalus communicans.** Form von → Hydrozephalus mit einem Anstieg von Rückenmarksflüssigkeit im gesamten Ventrikelsystem und Subarachnoidalraum. Wird durch eine gestörte Flüssigkeitabsorption im Subarachnoidalraum verursacht.
[*lat.*: communicare, sich verständigen, *griech.*: hydor, Wasser, kephale, Kopf.]
🌐 communicating hydrocephalus

**Hydrochinon.** Dermatologisches Bleichmittel, das zur Reduzierung der Hautpigmentierung bei bestimmten Erkrankungen eingesetzt wird, bei denen überschüssiges → Melanin zu einer Hyperpigmentation führt.
🌐 hydroquinone

**Hydrogele.** Wasser anziehende (hydrophile) Gele, deren Flüssigkeitsbestandteile durch ein Gelgerüst aus Gelatine, Zelluloseether und ähnliche Verbindungen verfestigt sind. H. werden gerne zur feuchten Wundbehandlung von Geschwüren in Form von Hydrokolloid-Verbänden angewandt. Solche Verbände absorbieren überschüssiges Wundsekret, lösen Nekrosen auf, aktivieren den Selbstreinigungsprozess der Wunde und beschleunigen die Regeneration des Gewebes.
🌐 hydrogels

**Hydrogelverband.** Maßnahme zur → feuchten Wundbehandlung. Hydrogele und H. haben eine Gelstruktur. Sie sind durch den hohen Wasseranteil besonders geeignet zum Lösen von trockenen Wundbelägen und Nekrosen. (s.a. Hydropolymerverband; Hydroaktivverband)
🌐 hydrogel bandage

**vor Sekretaufnahme**

- nicht-klebende Seite
- semiokklusive Folie
- hydrophobe Matrix
- hydrophile Partikel
- Wunde
- Sekret

a

**nach Sekretaufnahme**

- hydrophobe Matrix
- klebt auf der Haut
- Wunde
- Gelkissen: hydrophile Partikel und Sekret, schützt die Wunde, nicht klebend.

b

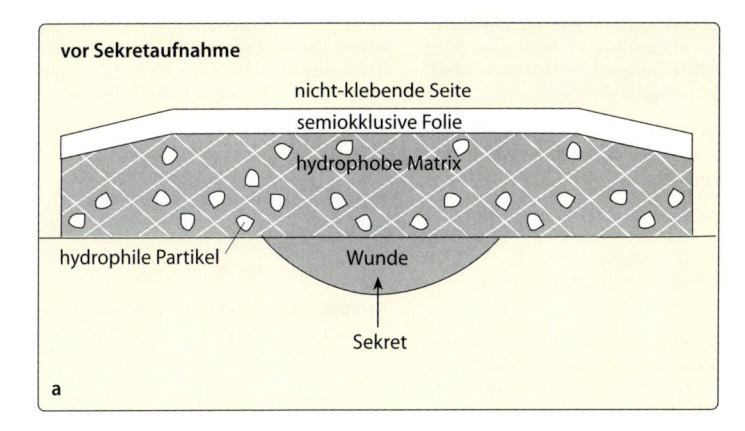

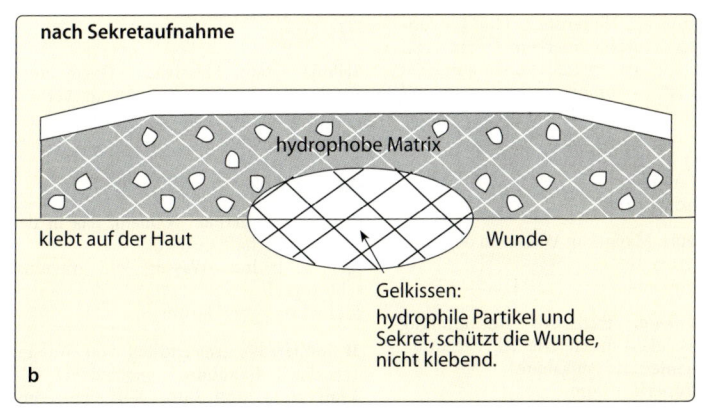

**Hydroaktivverband.** Durch Absoption von überschüssigem Wundsekret quillt der Verband auf, es bildet sich ein Gelkissen, welches das neu gebildete Granulationsgewebe schützt.

**Hydrogenase.** → Enzym, das die Reduktion von Molekülen durch Verbindung mit molekularem Wasserstoff katalysiert.
[*griech.:* hydros, Wasser; genein, produzieren; ase, Suffix für Enzyme]
🇬🇧 hydrogenase

**Hydrokolloidverband.** Verband zur → feuchten Wundbehandlung. Der H. ist halbdurchlässig und selbsthaftend, absorbiert überschüssiges Wundsekret, löst → Nekrosen auf, aktiviert den Selbstreinigungsprozess der Wunde und beschleunigt die Regeneration des Gewebes. Der H. schmiegt sich den Körperformen gut an, hat eine keim- und wasserdichte Deckschicht und wird bei chronischen, nicht infizierten Wunden

**hydrocolloid dressing/bandage** mit schlechter Heilungschance angewendet; z.B. → Dekubitus, → Ulcus cruris. (s.a. Hydropolymerverband; Hydroaktivverband)
🇬🇧 hydrocolloid dressing/bandage

**Hydrolase.** → Enzym, das Esterbindungen durch den Zusatz von Wasser hydrolisiert.
🇬🇧 hydrolase

**Hydrolyse.** Chemische Veränderung oder Auflösung einer Verbindung mit Hilfe von Wasser. – *adj.* hydrolytisch.
[*griech.:* hydros, Wasser; lysis, lösen]
🇬🇧 hydrolysis

**Hydronephrose.** Erweiterung des Nierenbeckens und der Nierenkelche durch eine übermäßige Menge Urin, der aufgrund einer Verengung (Obstruktion) der Harnleiter nicht abfließen kann. Ursache kann ein Tumor, ein Nierenstein, eine Entzündung der Prostata oder ein Ödem sein, das durch Harnwegsinfektionen ausgelöst worden ist. Es kommt zu Schmerzen und manchmal zu Hämaturie, Pyurie und Hyperpyrexie.
[*griech.:* hydros, Wasser; nephros, Niere; osis, Krankheit]
🇬🇧 hydronephrosis

**Hydropenie.** Mangel an Wasser in den Körpergeweben.
🇬🇧 hydropenia

**Hydroperikard.** Exzessive Ansammlung von Flüssigkeit im Herzbeutel (Perikard). (→ Perikarderguss; Perikarditis)
🇬🇧 hydropericardium

**Hydroperitoneum.** (Aszites). Ansammlung von Flüssigkeit in der Bauchhöhle (Peritoneum).
🇬🇧 hydroperitoneum

**hydrophil.** 1. Bezeichnung für die Eigenschaft, Wassermoleküle anzuziehen, die bestimmte chemische Verbindungen oder Ionen besitzen. 2. Vorliebe bestimmter Pflanzen und Tiere für Wasser. (s.a. hydrophob)
[*griech.:* hydros, Wasser; philein, lieben]
🇬🇧 hydrophilic

**hydrophob.** 1. Bezeichnung für die Eigenschaft, Wassermoleküle abzustoßen, die nicht-polare → Radikale oder Moleküle besitzen, die in organischen Lösungsmitteln besser löslich sind als in Wasser. 2. Angst vor Wasser, Wasser meidend (Symptom der Tollwut). (s.a. hydrophil)
[*griech.:* hydros, Wasser; phobos, Angst]
🇬🇧 hydrophobic

**Hydropolymerverband.** Weiterentwicklung des → Hydrokolloidverbands. Das erzeugte Gel verbleibt im Verband.
🇬🇧 hydropolymer bandage

**Hydrops.** (Wassersucht). Unphysiologische Ansammlung von klarem Wasser oder seröser Flüssigkeit in einem Körpergewebe oder einer Körperhöhle, z.B. Gelenk, Graaf-Follikel, Eileiter, Abdomen, Mittelohr oder Gallenblase. (s.a. Aszites)
[*griech.:* Wassersucht]
🇬🇧 hydrops

**Hydrops fetalis.** Massives → Ödem eines Fötus oder Säuglings, meist in Verbindung mit einer schweren → Erythroblastose. Es kommt zur Anämie, Pleuraerguss und Aszites.
🇬🇧 hydrops fetalis

**Hydrops gravidarum.** → Ödem, das in der Schwangerschaft auftritt.
[*griech.:* hydros, Wasser; *lat.:* gravidus, schwanger]
🇬🇧 hydrops gravidarum

**Hydrotherapie.** Anwendung von Wasser bei der Behandlung verschiedener Erkrankungen und Störungen; dazu können Wannenbäder, Güsse, Dampfbäder, feuchte Packungen, Abreibungen, Duschen uvm. gehören.
[*griech.:* hydros, Wasser; therapeia, Behandlung]
🇬🇧 hydrotherapy

**Hydrothorax.** Nicht-entzündliche Ansammlung von seröser Flüssigkeit in einer oder beiden → Pleurahöhlen.
[*griech.:* hydros, Wasser; thorax, Brustkorb]
🇬🇧 hydrothorax

**Hydrotropie.** Eigenschaft wasserunlöslicher Stoffe, die durch die chemische Bin-

dung mit anderen Stoffen wasserlöslich werden.
[*griech.*: hydros, Wasser; trope, drehen]
hydrotropism

**Hydroxid.** Anorganisches Salz aus Metallionen und Hydroxidionen.
hydroxide

**Hydroxylgruppe (OH-Gruppe).** Einwertiger organischer Rest, der aus einem Sauerstoff- (O) und einem Wasserstoffatom (H) besteht.
hdroxyl group

**Hydrozele.** (Wasserbruch). Ansammlung von Flüssigkeit in einer sackähnlichen Höhle oder in einem Gang, besonders in der serösen Haut, die Hoden und Nebenhoden unvollständig bedeckt (Tunica vaginalis testis) oder entlang des Samenstrangs. Eine H. entsteht durch Entzündung der Nebenhoden (Epididymis) oder des Hodens (Testis) oder durch eine venöse Verstopfung (Obstruktion).
[*griech.*: hydros, Wasser; kele, Bruch]
hydrocele

**Hydrozephalus.** (Wasserkopf). Pathologischer Zustand, der sich in einer unphysiologischen Ansammlung von → Liquor in Verbindung mit einem erhöhten Hirndruck innerhalb des Schädeldachs mit nachfolgender Erweiterung der Hirnventrikel darstellt. Die Störungen des normalen Liquorflusses können infolge von Entwicklungsanomalien, Infektionen, Traumen oder Hirntumoren entstehen, die mit einer gesteigerten Liquorsekretion, einer Obstruktion des Ventrikelsystems oder einer gestörten Resorption aus dem zerebralen Subarachnoidalraum einhergehen.
[*griech.*: hydros, Wasser; kephale, Kopf]
hydrocephalus

**Hygiene.** 1. Prinzipien und Wissenschaft der Gesundheitserhaltung und Krankheitsprävention. 2. Maßnahmen zur Sauberhaltung; Reinlichkeit.
[*griech.*: Hygiena, gr. Göttin der Gesundheit]
hygiene

**Hygienefachkraft.** Examinierter Pflegender, der die Verantwortung für Überwachung, Anleitung und Kontrollaktivitäten im Zusammenhang mit dem → Infektionsschutz trägt.
infection control nurse

**Hygienekommission.** Gruppe von spezialisierten Mitarbeitern (→ Hygienefachkräften), die Maßnahmen zur Gewährleistung eines → Infektionsschutzes planen und überwachen. Zu den Teilnehmern einer H. können Vertreter der Ärzte, Pflegende, Verwaltungsangehörige, Ernährungsberater und Reinigungskräfte gehören. Die verpflichtende Einrichtung einer H. ergibt sich aus der Krankenhaushygieneverordnung der einzelnen Bundesländer, den Richtlinien des Robert-Bosch-Institutes, der Versicherungspflicht des Trägers der Einrichtung und dem SGB X (Maßnahmen zur Qualitätssicherung in der stationären Versorgung).
infection control committee

**Hymen.** (Jungfernhäutchen). Falte aus Schleimhaut, Haut und Bindegewebe am Eingang der Vagina, die auch fehlen, klein oder dünn sein kann. Das H. ist selten starr und fest, kann in Ausnahmefällen jedoch auch den Vaginaeingang verschließen; Zeichen der Virginität (Jungfräulichkeit).
[*griech.*: Membran]
hymen

**Hymenolepis.** Gattung von Dünndarmbandwürmern, die den Menschen befallen, z.B. *H. nana*, der sogenannte Zwergbandwurm, oder *H. diminuta*. Schwere Infektionen mit *H. nana* verursachen Bauchschmerzen, blutigen Stuhl und Störungen des Nervensystems, insbesondere bei Kindern. Die Erkrankung wird in kontaminierten Nahrungsmitteln verbreitet.
Hymenolepis

**hyoglossus.** Zur Zunge (Glossa) und dem hufeisenförmigen Zungenbein (Os hyoideum) gehörend.
hyoglossus

**hyoid.** Zum Zungenbein (Os hyoideum) gehörend.
🇬🇧 hyoid

**Hypalgesie.** Reduzierte Wahrnehmung eines schmerzhaften Reizes in einem Ausmaß, das beträchtlich vom normalen Empfinden des gleichen Reizes abweicht.
[*griech.*: hypo, darunter; algia, Schmerz]
🇬🇧 hypalgesia

**hyper-.** Vorsilbe mit der Bedeutung »über, darüber«.
🇬🇧 hyper-

**Hyperaktivität.** Unphysiologisch erhöhte motorische Aktivität oder Funktion, die entweder den gesamten Organismus oder nur ein bestimmtes Organ betrifft, z.B. Herz oder Schilddrüse.
[*griech.*: hyper, darüber; *lat.*: activus, aktiv]
🇬🇧 hyperactivity

**Hyperalbuminämie.** Exzessive Menge an → Albumin im Blut.
🇬🇧 hyperalbuminemia

**Hyperalgesie.** Extreme Schmerzempfindlichkeit.
🇬🇧 hyperalgia

**Hyperalimentation.** (Überernährung). Zufuhr, Konsum oder Verabreichung einer Nährstoffmenge, die die Anforderungen des Appetits und des Bedarfs übersteigt.
[*griech.*: hyper, darüber; *lat.*: alimentum, Nahrung]
🇬🇧 hyperalimentation

**Hyperämie.** Präsenz einer unphysiologisch hohen Menge Blut in einem Körperteil oder Organ, die durch einen verstärkten Blutstrom, z.B. bei Entzündungen, entsteht oder durch die Entspannung der Arteriolen oder einen Verschluss des Blutausflusses aus dem betroffenen Bereich verursacht wird. Die Haut über einem hyperämischen Bereich ist meist gerötet und warm.
[*griech.*: hyper, darüber; haima, Blut]
🇬🇧 hyperemia

**Hyperammonämie.** Unphysiologisch hoher Ammoniakspiegel im Blut. Unbehandelt führt dieser Zustand zur hepatischen Enzephalopathie, die sich durch Erbrechen, Lethargie und Koma äußert und möglicherweise zum Tod führt.
[*griech.*: hyper, darüber; ammonia, Ammoniak; haima, Blut]
🇬🇧 hyperammonemia

**Hyperästhesie.** Extreme Sensibilität eines Sinnesorgans, z.B. der Schmerz- oder Tastrezeptoren der Haut.
🇬🇧 hyperesthesia

**Hyperästhesie, taktile.** Gesteigerte Empfindlichkeit für Berührungsreize.
🇬🇧 tactile hyperesthesia

**Hyperazidität.** Exzessive Menge einer Säure, die z.B. physiologisch im Magen vorhanden ist.
[*griech.*: hyper, darüber; *lat.*: acidus, sauer]
🇬🇧 hyperacidity

**Hyperazidität, reaktive.** Hypersekretion von Magensäure, die nach einem anfänglichen Puffereffekt eines → Antazidums auftreten kann.
🇬🇧 acid rebound

**Hyperbilirubinämie.** Unphysiologisch hoher Spiegel des Pigments → Bilirubin im Blut, der oft in Verbindung mit → Ikterus, Anorexie und Unwohlsein steht. Meist geht die H. mit einer Lebererkrankung oder Gallengangsobstruktion einher, tritt aber auch auf, wenn übermäßig viele Erythrozyten zerstört werden. Bei Neugeborenen kommt es häufig zur H. infolge einer physiologischen Unreife oder einer verstärkten Hämolyse, die durch eine Blutgruppen-Inkompatibilität verursacht sein kann.
[*griech.*: hyper, darüber; *lat.*: bilis, Galle; ruber, rot; *griech.*: haima, Blut]
🇬🇧 hyperbilirubinemia

**Hyperchlorämie.** Unphysiologisch hoher Chloridspiegel im Blut, der eine → Azidose auslöst. (→ Chlorid)
[*griech.*: hyper, darüber; chloros, grün; haima, Blut]
🇬🇧 hyperchloremia

**Hyperchlorhydrie.** Unphysiologisch starke Salzsäureproduktion der Magenschleimhaut.
[*griech.:* hyper, darüber; chloros, grün; hydro, Wasser]
🇬🇧 hyperchlorhydria

**Hypercholesterinämie.** Unphysiologisch hoher Cholesterinspiegel im Blut. Eine längerfristig erhöhte Konzentration an → Cholesterin oder anderen Fetten kann zur Entwicklung einer → Arteriosklerose führen.
[*griech.:* hyper, darüber; chole, Galle; stereos, fest; haima, Blut]
🇬🇧 hypercholesterolemia

**Hypercholesterinämie, familiäre.** Erbkrankheit mit hohen Cholesterinkonzentrationen im Serum, Sehnenxanthom und verfrühter Arteriosklerose der Herzkranzarterien. Betroffene Patienten haben ein um 3 bis 10 mal höheres Risiko, an ischämischen Herzleiden zu erkranken als die allgemeine Bevölkerung.
🇬🇧 familial hypercholesterolemia

**Hyperchromie.** Erhöhter Hämoglobingehalt in den Erythrozyten. (→ Hämoglobin) – *adj.* hyperchrom.
[*griech.:* hyper, darüber; chroma, Farbe]
🇬🇧 hyperchromia

**Hyperemesis gravidarum.** Unphysiologischer Zustand in der Schwangerschaft, bei dem es zu unstillbarem Erbrechen, Gewichtsverlust sowie Flüssigkeits- und Elektrolytstörungen kommt. In schweren Fällen treten starke, kaum zu behandelnde Hirnschäden, Leber- und Niereninsuffizienz mit möglicher Todesfolge auf. Trockene Schleimhäute sind Anzeichen für eine Dehydratation; andere Symptome sind verminderte Hautelastizität, Tachykardie und Hypotonie. Die Urinausscheidung lässt nach, der Hämatokritwert ist aufgrund der Hämokonzentration erhöht. Der Elektrolytverlust führt zu metabolischer Azidose mit Hypokaliämie, Hypochlorämie und Hyponatriämie. Sehr starkes Erbrechen kann zu Blutungen der Netzhaut und zu Sehstörungen sowie Einrissen in der Speiseröhre und im Magen mit anschließendem Bluterbrechen (Hämatemesis) und Teerstuhl führen.
Stationäre Aufnahme; Infusionstherapie mit Glukose, Elektrolyten und Vitaminen.
[*griech.:* hyper, darüber; emesis, erbrechen; *lat.:* gravida, schwanger]
🇬🇧 hyperemesis gravidarum

**Hyperextension.** Übermäßige Dehnbarkeit oder Überstreckung, z.B. eines Gelenks.
[*griech.:* hyper, darüber; *lat.:* extendere, ausdehnen]
🇬🇧 hyperextension

**Hypergenitalismus.** Auftreten von unphysiologisch vergrößerten äußeren Geschlechtsorganen, etwa bei einer verfrühten Pubertät (Pubertas praecox).
🇬🇧 hypergenitalism

**Hyperglobulinämie.** Unphysiologisch hoher Globulinspiegel im Blut, z.B. bei Entzündungen oder Infektionskrankheiten. (→ Globulin)
[*griech.:* hyper, darüber; *lat.:* globulus, kleiner Ball; *griech.:* haima, Blut]
🇬🇧 hyperglobulinemia

**Hyperglykämie.** Unphysiologisch hoher Glukosespiegel im Blut. Die H. tritt meist in Verbindung mit → Diabetes mellitus auf, kann aber auch bei Neugeborenen nach Verabreichung von Glukokortikoidhormonen und bei übermäßiger intravenöser Gabe von Glukoselösungen vorkommen. (→ Glukose)
[*griech.:* hyper, darüber; glykys, süß; haima, Blut]
🇬🇧 hyperglycemia

**Hyperglykämie, Behandlung einer.** → Pflegeintervention der → NIC, die definiert wird als die Vorbeugung oder Behandlung eines Blutzuckerspiegels über dem Normalwert.
🇬🇧 Hyperglycemia Management

**Hyperhidrose.** Übermäßige Schweißproduktion, die durch extreme Hitze, Schilddrüsenüberfunktion, starke Emotionen,

Menopause oder Infektionen verursacht werden kann. (→ Hidrose)
[*griech.:* hyper, darüber; hidros, Schweiß]
🇬🇧 hyperhidroses

**Hyperhydratation.** Überwässerung, bei der ein Überschuss an Gesamtkörperwasser besteht. Je nach der Natriumkonzentration im Serum handelt es sich um eine hypotone H., isotone H. oder hypertone H. Die H. wird hervorgerufen durch Herzinsuffizienz, Nierenversagen, Leberzirrhose sowie durch ein Überangebot an Infusionsflüssigkeit. Die Patienten fühlen sich geschwächt, klagen über Luftnot und Herzklopfen. Leitsymptome sind prall gefüllte Halsvenen, glänzende Haut, Gewichtszunahme und Ödeme. (s. a. Hydratation)
[*griech.:* hyper, über; hydros, Wasser]
🇬🇧 hyperhydration

**Hyperinsulinismus.** Unphysiologisch hoher Insulinspiegel im Körper; eventuell Folge der Verabreichung von zu hohen Insulindosen. (→ Insulin)
[*griech.:* hyper, darüber; *lat.:* insula, Insel]
🇬🇧 hyperinsulinismus

**Hyperkaliämie.** Unphysiologisch hoher Kaliumspiegel im Blut; tritt häufig bei akutem Nierenversagen, massiven Verletzungen, großflächigen Verbrennungen und Addison-Krankheit auf. Zu den frühen Symptomen gehören Übelkeit, Diarrhö und Muskelschwäche. (→ Kalium)
[*griech.:* hyper, darüber; *lat.:* kalium, Kalium; *griech.:* haima, Blut]
🇬🇧 hyperkalemia; potassemia

**Hyperkalzämie.** Unphysiologisch hoher Kalziumspiegel im Blut, der häufig in Verbindung mit einer übermäßigen Knochenresorption und Freisetzung von → Kalzium steht, was bei Hyperparathyreoidismus, metastasierenden Knochentumoren, Paget-Krankheit und Osteoporose auftritt. Patienten mit einer H. weisen als klinische Symptome Verwirrtheit und Anorexie, Bauchschmerzen, Muskel-schmerzen und Schwäche auf. – *adj.* hyperkalzämisch.
[*griech.:* hyper, darüber; *lat.:* calx, Kalk; *griech.:* haima, Blut]
🇬🇧 hypercalcemia

**Hyperkalzurie.** Ausscheidung von unphysiologisch hohen Mengen → Kalzium im Urin; Ursache sind Erkrankungen wie Sarkome, Hyperparathyreoidismus oder bestimmte Formen der Arthritis, die durch eine verstärkte Knochenresorption gekennzeichnet sind. Hohe Kalziumkonzentrationen im Harntrakt können zur Bildung von Nierensteinen führen. – *adj.* hyperkalzurisch.
[*griech.:* hyper, darüber; *lat.:* calx, Kalk; *griech.:* ouron, Urin]
🇬🇧 hypercalciuria

**Hyperkapnie.** Unphysiologisch hoher Kohlendioxidspiegel im Blut. (→ Kohlendioxid; hyperkapnische Azidose)
[*griech.:* hyper, darüber; kapnos, Dampf]
🇬🇧 hypercapnia

**Hyperkeratose.** Unphysiologische Verdikkung der Hornhautschicht von Handinnenflächen und Fußsohlen, durch die es zu Schwielen- und Warzenbildung kommen kann.
[*griech.:* hyper, darüber; keras, Horn; osis, Zustand]
🇬🇧 hyperkeratinization

**Hyperkoagulabilität.** Tendenz des Blutes, schneller als normalerweise zu verklumpen (koagulieren); kann zur Thrombose oder Embolie führen.
[*griech.:* hyper, darüber; *lat.:* coagulare, gerinnen; habilis, fähig sein]
🇬🇧 hypercoagulability

**Hyperlipidämie.** Unphysiologisch hoher Lipidspiegel im Blutplasma; dazu gehören Glykolipide, Lipoproteine und Phospholipide. (→ Lipide; Hyperlipoproteinämie)
[*griech.:* hyper, darüber; lipos, Fett; haima, Blut]
🇬🇧 hyperlipidemia

**Hyperlipoproteinämie.** Große Gruppe angeborener oder erworbener Störungen im Fettstoffwechsel; dabei sind im Blut unphysiologisch hohe Mengen bestimmter

proteingebundener Lipide und anderer Fettsubstanzen vorhanden; z.B. bei Diabetes mellitus, Adipositas, Pankreatitis oder durch hormonelle Empfängnisverhütungsmittel (Kontrazeptiva).
[*griech.:* hyper, darüber; lipos, Fett; proteios, erste Stelle; haima, Blut]
hyperlipoproteinemia

**Hypermagnesiämie.** Unphysiologisch hoher Magnesiumspiegel im Blut, der bei Niereninsuffizienz sowie bei der Einnahme von hohen Dosen kaliumhaltiger Medikamente auftritt, z.B. Antazida. Toxische Magnesiumkonzentrationen führen zu Herzarrhythmien und zur Unterdrückung des tiefen Sehnenreflexes sowie der Atmung. (→ Magnesium)
[*griech.:* hyper, darüber; magnesia, Magnesium; haima, Blut]
hypermagnesemia

**Hypermetabolismus.** Erhöhter Stoffwechsel (→ Metabolismus), der meist in Verbindung mit übermäßiger Körperwärme steht.
hypermetabolism

**Hypermetrie.** Unphysiologischer Zustand in Form einer → Dysmetrie, bei der die Fähigkeit beeinträchtigt ist, die Reichweite einer Muskelaktivität zu kontrollieren, was zu Bewegungen führt, die das gewollte Maß überschreiten. (→ Ataxie)
[*griech.:* hyper, darüber; metron, Maß]
hypermetria

**Hypermnesie.** Exzellent gutes Gedächtnis für bestimmte, manchmal völlig unwichtige Dinge. Es kommt zu lebhaften Träumen, in denen vergessen geglaubte Erinnerungen wieder wachgerufen werden. Die H. tritt bei Psychosen, unter Hypnose und bei Hirnerkrankungen auf.
hypermnesia

**Hypermotilität.** Unphysiologisch gesteigerte Beweglichkeit der unwillkürlichen Muskulatur, insbesondere im Magen-Darm-Trakt.
hypermotiliy

**Hypernatriämie.** Unphysiologisch erhöhter Natriumspiegel im Blut durch erhöhten Wasser- oder Elektrolytverlust infolge von Polyurie, Diarrhö, exzessivem Schwitzen oder unzureichender Wasseraufnahme. Symptome der H. sind Verwirrtheit, Krämpfe, Kollaps und Koma. Der Flüssigkeitsausgleich muss langsam erfolgen, damit keine weiteren Elektrolytstörungen eintreten. (→ Natrium)
[*griech.:* hyper, darüber; *lat.:* natrium, Natrium]
hypernatremia

**Hyperopie.** (Hypermetropie/Weitsichtigkeit). Weitsichtigkeit oder Unfähigkeit des Auges, nahe Gegenstände scharf zu sehen. Die H. wird durch einen Brechungsfehler verursacht, bei dem das Licht, das ins Auge eindringt, erst hinter der Netzhaut (Retina) fokussiert wird.
[*griech.:* hyper, darüber; ops, Auge]
Myopie
hyperopia

**Hyperorchismus.** Unphysiologisch erhöhte endokrine Aktivität der Hoden, bzw. Präsenz von mehr als zwei Hoden (Testes).
[*griech.:* hyper, darüber; orchis, Hoden]
hyperorchidism

**Hyperosmie.** Unphysiologisch gesteigerte Sensibilität des Geruchssinns, z.B. bei Epilepsie.
hyperosmia

**Hyperosmolarität.** Zustand oder Bedingung in Verbindung mit einer unphysiologisch gesteigerten → Osmolarität im Serum, z.B. bei Hyperglykämie.
[*griech.:* hyper, darüber; osmos, Impuls]
hyperosmolarity

**Hyperostose.** Übermäßiges Wachstum des Knochengewebes; kann in Form einer Knorpelwucherung, Knochenschwellung oder Knochengeschwulst (Osteom) auftreten.
[*griech.:* hyper, darüber; osteon, Knochen; osis, Erkrankung]
hyperostosis

**Hyperoxämie.** Erhöhter Sauerstoffgehalt im Blut.
[*griech.:* hyper, darüber; oxys, scharf; haima, Blut]
hyperoxemia

**Hyperoxide.** → Peroxide.
superoxides

**Hyperoxie.** Unphysiologisch erhöhter Sauerstoffpartialdruck im Blut; tritt durch das Einatmen erhöhter Sauerstoffkonzentrationen bei einer Überdrucktherapie (hyperbare Oxigenation) auf.
hyperoxia

**Hyperparathyreoidismus.** Endokrine Erkrankung, die sich in einer Überfunktion der vier Nebenschilddrüsen äußert, die große Mengen an → Parathormon produzieren. Es kommt zur verstärkten Resorption von Kalzium aus dem Knochensystem und zu einer erhöhten Aufnahme von Kalzium durch die Nieren und den Magen-Darm-Trakt. Der H. kann primär durch eine Erkrankung einer oder mehrerer Nebenschilddrüsen bedingt sein (z.B. Adenom oder Hyperplasie der Nebenschilddrüsenzellen), oder sekundär infolge von Krankheiten in anderen Körperteilen verursacht werden, die eine kompensatorische Hyperaktivität der Nebenschilddrüsen auslösen.
[*griech.*: hyper, darüber; para, daneben; thyreos, Schutzschild; eidos, Form]
hyperparathyroidism

**Hyperphosphorämie.** Unphysiologisch hoher Phosphorspiegel im Blut. (→ Phosphor)
hyperphosphoremia

**Hyperpigmentierung.** Dunkle Verfärbung der Haut infolge von erblichen Faktoren, bestimmten Arzneimitteln (z.B. Zytostatika), Sonnenexposition oder Nebenniereninsuffizienz. (→ Pigment)
[*griech.*: hyper, darüber; *lat.*: pigmentum, Farbe]
hyperpigmentation

**Hyperpituitarismus.** Überaktivität des Hypophysenvorderlappens, die zu → Akromegalie oder → Cushing-Syndrom führen kann.
hyperpituitarism

**Hyperplasie.** Unphysiologische Vermehrung der Körperzellen und Vergrößerung von Organen, was durch eine abnorm gesteigerte Zellteilungsrate verursacht wird. (s. a. Hypertrophie) – *adj.* hyperplastisch.
[*griech.*: hyper, darüber; plassein, formen]
hyperplasia

**Hyperplasie, adenoide.** Durch geschwollene Drüsen verursachte Behinderung der Nasenatmung, die insbesondere bei Kindern im Vorschulalter auftritt. Vergrößerte → Adenoiden, oft in Verbindung mit vergrößerten Mandeln, sind eine häufige Ursache für rezidivierende Mittelohrentzündungen, Sinusitis sowie Schallleitungsschwerhörigkeit. Die a.H. kann operativ behandelt werden.
adenoid hyperplasia

**Hyperpnoe.** Übermäßig tiefe, schnelle oder angestrengte Atmung. Eine H. tritt normalerweise bei körperlicher Anstrengung auf, ist jedoch unphysiologisch im Zusammenhang mit Aspirinüberdosierung, Schmerzen, Fieber, Hysterie oder anderen Zuständen mit einer unzureichenden Sauerstoffzufuhr, z.B. Herz- oder Lungenerkrankungen. (s. a. Hyperventilation)
[*griech.*: hyper, darüber; pnoe, Atmung]
hyperpnea

**Hyperprolaktinämie.** Unphysiologisch hoher Prolaktinspiegel im Blut. Ursache kann eine Hypothalamus- oder Hypophysendysfunktion sein. Bei Frauen steht die H. im allgemeinen in Verbindung mit einer Galaktorrhö oder sekundären Amenorrhö; bei Männern kann sie im Zusammenhang mit einer verminderten Libido oder Impotenz auftreten. (→ Prolaktin)
[*griech.*: hyper, darüber; *lat.*: pro, davor; lac, Milch; *griech.*: haima, Blut]
hyperprolactinemia

**Hyperproteinämie.** Unphysiologisch hoher Proteinspiegel im Blut. (→ Proteine)
hyperproteinemia

**Hyperpyrexie.** Stark erhöhte Körpertemperatur, die manchmal bei akuten Infektionskrankheiten, insbesondere bei kleinen Kindern, auftritt. Die maligne H. äußert sich in einem sehr schnellen Temperaturanstieg, Tachykardie, Tachypnoe, Schwitzen, Versteifung (Rigidität) und Zyanose

und tritt gelegentlich bei einer Vollnarkose auf. (→ Hyperthermie)
[*griech.*: hyper, darüber; pyretos, Fieber]
🇬🇧 hyperpyrexia

**Hyperreflexie.** Übersteigerte Reflexreaktionen infolge des Ausfalls von physiologischen Hemmungsmechanismen.
[*griech.*: hyper, darüber; *lat.*: reflectere, zurückbiegen]
🇬🇧 hyperreflexia

**Hypersensibilität.** Gesteigerte Empfindlichkeit, z.B. gegenüber Schmerzen, Gerüchen, Geräuschen o.ä. Die H. kann auch in Form einer Allergie als Überempfindlichkeitsreaktion auftreten.
🇬🇧 hypersensibility

**Hypersensibilität, anaphylaktische.** Eine von einem Immunglobulin abhängige Überempfindlichkeitsreaktion (Hypersensibilitätsreaktion) auf ein exogenes Antigen; bei einer empfindlichen Person kann eine → Anaphylaxie durch viele Substanzen ausgelöst werden.
🇬🇧 anaphylactic hypersensitivity

**Hypersensibilitätsreaktion.** → Überempfindlichkeitsreaktion.
🇬🇧 hypersensitivity reaction

**Hypersomnie.** 1. Extrem tiefer oder langer Schlaf, der eher in Verbindung mit psychologischen statt mit körperlichen Faktoren steht und beim Aufwachen durch einen Verwirrtheitszustand gekennzeichnet ist. 2. Extreme Schläfrigkeit, die häufig von Lethargie begleitet ist. 3. Zustand, der sich in tiefen, langen Schlafphasen äußert.
[*griech.*: hyper, darüber; *lat.*: somnus, Schlaf]
🇬🇧 hypersomnia

**Hypersplenismus.** Syndrom, bei dem es zur → Splenomegalie und dem Mangel an einer oder mehreren Blutzellarten kommt. Zu den zahlreichen Ursachen dieser Erkrankung gehören Hypertonie der Pfortader, Lymphome, hämolytische Anämien, Malaria, Tuberkulose, verschiedene Bindegewebserkrankungen und Entzündungen. Meist treten abdominale Schmerzen auf der linken Seite und das Gefühl auf, bereits nach kleinen Mahlzeiten sehr satt zu sein, weil die stark vergrößerte Milz gegen den Magen drückt.
[*griech.*: hyper, darüber; splen, Milz]
🇬🇧 hypersplenism

**Hypertelorismus.** Entwicklungsdefekt, der durch extrem weit voneinander entfernte Organe oder Körperteile gekennzeichnet ist, z.B. weit auseinanderstehende Augen.
[*griech.*: hyper, darüber; tele, weit; horizo, trennen]
🇬🇧 hypertelorism

**Hypertension, pulmonale.** Unphysiologisch hoher Druck in der → Arteria pulmonalis.
🇬🇧 pulmonary hypertension

**Hyperthermie.** 1. Anerkannte → NANDA- → Pflegediagnose; Erhöhung der Körpertemperatur über die normalen Werte. Kennzeichnende Merkmale sind erhöhte Körpertemperatur, feuchte und warme Haut, erhöhte Atemfrequenz, Tachykardie, Krämpfe oder Anfälle. 2. Eine therapeutisch induzierte oder durch den Arzt ausgelöste starke Erhöhung der Körpertemperatur (lokal oder systemisch), wird z.B. in der Onkologie angewandt, um temperaturempfindliche Tumorzellen in ihrem Wachstum zu stoppen; meist in Verbindung mit Chemo- oder Strahlentherapie. 3. → Maligne Hyperthermie. (→ Hyperpyrexie)
[*griech.*: hyper, darüber; therma, Wärme]
🇬🇧 hyperthermia

**Hyperthermie, intraoperative.** Besondere Wärmebehandlung, die als therapeutische Maßnahme zur Unterstützung der Heilung an Stellen eingesetzt wird, die zuvor operiert worden sind. (→ Hyperthermie)
🇬🇧 intraoperative hyperthermia

**Hyperthermie, maligne.** Stoffwechselerkrankung, bei der es zu einer fulminant erhöhten Körpertemperatur und Steifigkeit der Skelettmuskulatur kommt. Die m. H. tritt nach Gabe von bestimmten Anästhetika und Succinylcholin (Muskelrelaxans), insbesondere → Inhalationsanästhetika (Halothan, Enfluran, Isofluran, Desfluran, Sevofluran) auf. Aber auch Stress

gehört zu den »Triggersubstanzen«. Der genaue Mechanismus ist unbekannt.
▨ malignant hyperthermia (MH)

**Hyperthermie, Vorsichtsmaßnahmen gegen eine maligne.** → Pflegeintervention der → NIC, die definiert wird als Verhinderung oder Reduzierung einer hypermetabolischen Reaktion auf während einer Operation verwendete pharmakologische Agenzien.
▨ Malignant Hyperthermia Precautions

**Hyperthyreose.** (Schilddrüsenüberfunktion). Erkrankung, die durch eine Überaktivität der Schilddrüse gekennzeichnet ist; dabei ist die Schilddrüse meist vergrößert und scheidet unphysiologisch große Mengen an Schilddrüsenhormonen (→ Thyroxin) aus; alle Stoffwechselprozesse des Körpers sind beschleunigt (Hypermetabolismus). Symptome sind Nervosität, → Exophthalmus, Zittern (Tremor), andauernder Hunger, Gewichtsverlust, Müdigkeit, Hitzeunverträglichkeit, Herzklopfen (Palpitationen) und Diarrhö. (→ Basedow-Krankheit)
[*griech.:* hyper, darüber; thyreos, Schutzschild; eidos, Form]
▨ hyperthyroidism

**Hypertonie.** Sehr häufige, oft asymptomatische Störung, die durch einen dauerhaft erhöhten Blutdruck gekennzeichnet ist (über 140/90 mm Hg). Die H. hat meist keine einzelne identifizierbare Ursache; das Risiko dafür steigt jedoch durch Fettleibigkeit, erhöhten Serumnatriumspiegel, Hypercholesterinämie und familiäre Prädisposition. Zu den bekannten Ursachen gehören außerdem Nebennierenerkrankungen wie Aldosteronismus, Cushing-Syndrom, Thyreotoxikose, Präeklampsie und chronische Glomerulonephritis. Patienten mit einer leichten oder mäßigen H. sind asymptomatisch oder sie leiden unter leichten Kopfschmerzen, besonders beim Aufstehen, sowie unter Tinnitus, Schwindelgefühl, leichter Ermüdbarkeit und Herzklopfen (Palpitationen). Bei der malignen H. liegt der diastolische Blutdruck ständig höher als 120 mm Hg; es kommt zu starken Kopfschmerzen, Sehstörungen und Verwirrtheitszuständen; weitere schwere Komplikationen sind Urämie (mit möglicher Todesfolge), Herzinfarkt, Herzinsuffizienz oder Schlaganfall.
– *adj.* hypertonisch.
[*griech.:* hyper, darüber; *lat.:* tonus, Spannung]
▨ hypertension

**Hypertonie, maligne.** Form der → Hypertonie, die in sehr vielen Fällen tödlich endet; es kommt zu einem konstant stark erhöhten Blutdruck (Diastole über 120 mmHg), der die innere Schicht (Intima) kleiner Gefäße, des Gehirns, der Netzhaut des Auges (Retina) sowie des Herzens und der Nieren schädigt.
▨ malignant hypertension

**Hypertonie, portale.** (Pfortaderhochdruck). Erhöhter venöser Blutdruck im Kreislauf der Pfortader, der durch Druck (Kompression) oder Verschluss (Okklusion) im portalen oder hepatischen Gefäßsystem verursacht wird. Dies führt zur Milzvergrößerung (Splenomegalie), großen Kollateralvenen, Aszites und in schweren Fällen zur systemischen Hypertonie und zu → Ösophagusvarizen.
▨ portal hypertension

**Hypertonie, renale.** Bluthochdruck infolge einer Nierenkrankheit, inklusive chronischer Glomerulonephritis, chronischer Pyelonephritis, Nierenkarzinom und Nierensteinen. Weiterhin kann der Missbrauch von Schmerzmitteln und anderen Medikamenten zu einer r.n H. führen.
▨ renal hypertension

**Hypertonus.** Erhöhte Muskelspannung bzw. erhöhter Druck. (Der Begriff H. wird im Allgemeinen gleichbedeutend mit → Hypertonie verwendet.)
▨ hypertonus

**Hypertrophie.** Vergrößerung eines Organs, die sich aus einer Zunahme der Größe der Zellen statt ihrer Anzahl ergibt. (s.a. Hyperplasie) – *adj.* hypertroph.
[*griech.:* hyper, darüber; trophe, Ernährung]
▨ hypertrophy

**Hypertrophie, adenoide.** Vergrößerung der Rachenmandeln.
[*griech.*: aden, Drüse; eidos, Form; hyper, darüber; trophe, Ernährung]
🇬🇧 adenoid hypertrophy

**Hypertrophie, ventrikuläre.** Abnorme Vergrößerung der Herzkammern, meist infolge von Bluthochdruck oder Herzklappenerkrankungen.
🇬🇧 ventricular hypertrophy

**Hypertyrosinämie.** (Tyrosinämie). 1. Vorübergehend vermehrtes Auftreten der Aminosäure → Tyrosin im Blut und Urin von Neugeborenen, insbesondere Frühgeborenen. Die Störung wird durch eine Fehlfunktion des Aminosäurestoffwechsels hervorgerufen infolge der verzögerten Bildung von Enzymen, die zum Abbau von Tyrosin notwendig sind. 2. Erbliche Stoffwechselstörung, bei der Tyrosin infolge eines Enzymmangels unzureichend abgebaut wird und dadurch vermehrt im Blut auftritt. Dies kann zu Leberzirrhose, Nierenstörungen und geistiger Behinderung führen.
🇬🇧 tyrosinemia

**Hyperurikurie.** Übermäßiges Auftreten von Harnsäure im Urin, meist im Zusammenhang mit Harnsteinen oder Gicht.
🇬🇧 uricaciduria

**Hyperventilation.** Eine Atemfrequenz, die höher ist, als es für den metabolisch erforderlichen pulmonalen Gasaustausch nötig ist. Die H. entsteht durch eine erhöhte Atemhäufigkeit, ein erhöhtes Atemvolumen oder eine Kombination davon und führt zu einer übermäßigen Aufnahme von Sauerstoff und einer entsprechenden Abgabe von Kohlendioxid. In der Folge kommt es zu einem verminderten Kohlensäuregehalt des Blutes (Hypokapnie) und zur respiratorischen Alkalose, was Schwindel, Ohnmachtsanfälle, Taubheit in den Fingern und Fußzehen mit Streckkrämpfen (→ Hyperventilationstetanie), Synkopen und psychomotorische Störungen auslöst. Patienten mit H. beruhigen und zum ruhigen Atmen anhalten; ggf. in eine Plastiktüte atmen lassen, damit Kohlendioxid zurück geatmet wird und der Kohlendioxidgehalt im Blut wieder steigt. (s.a. Hypoventilation)
[*griech.*: hyper, darüber; *lat.*: ventilare, belüften]
🇬🇧 hyperventilation

**Hyperventilation, zentral neurogene.** Rasche, regelmäßige Atmung mit einer Frequenz von ungefähr 25 Atemzügen pro Minute. Eine Zunahme der Regelmäßigkeit und nicht der Atemfequenz ist ein wichtiges diagnostisches Zeichen, das auf ein zunehmende Komatiefe hindeutet.
[*griech.*: kentron, zentral, neuron, Nerv, genein, erzeugen.]
🇬🇧 central neurogenic hyperventilation (CNHV)

**Hyperventilationstetanie.** Nervöse Erkrankung, die sich in Muskelzuckungen (Hypokinese), Krämpfen oder Spasmen äußert und durch einen unphysiologisch niedrigen $CO_2$-Spiegel infolge einer → Hyperventilation verursacht ist.
🇬🇧 hyperventilation tetany

**Hypervitaminose.** Erkrankung, die durch Überdosierung eines oder mehrerer, meist der fettlöslichen Vitamine verursacht wird. Krankheitssymptome können durch Überdosis der fettlöslichen Vitamine A, D, E oder K entstehen, da diese gespeichert werden; nachteilige Reaktionen infolge der Aufnahme der wasserlöslichen Vitamine B und C sind weniger wahrscheinlich, da sie über die Niere ausgeschieden werden.
🇬🇧 hypervitaminosis; supervitaminosis

**Hypervolämie.** Übermäßige Zunahme der intravaskulären Flüssigkeit, insbesondere des Volumens des zirkulierenden Blutes oder seiner Bestandteile. – *adj.* hypervolämisch.
[*griech.*: hyper, darüber; *lat.*: volumen, Papierrolle, *griech.*: haima, Blut]
🇬🇧 hypervolemia

**Hypervolämie, Behandlung einer.** → Pflegeintervention der → NIC, die definiert wird als die Reduzierung des extrazellulären und/oder intrazellulären Flüssigkeitsvolumens und Vorbeugung gegen

Komplikationen bei Patienten mit einer Flüssigkeitsüberbelastung.
🌐 Hypervolemia Management

**Hyphäma.** Bluterguss (Hämatom) in der vorderen Augenkammer, meist in Verbindung mit einem stumpfen Trauma oder anderen Verletzungen. Infolge von rezidivierenden Blutungen kann ein → Glaukom entstehen.
[*griech.:* hypo, darunter; haima, Blut]
🌐 hyphema

**Hyphen.** Fadenähnliche Strukturen in Pilzzellen.
[*griech.:* hyphe, Netz]
🌐 hypha

**Hypnagogum.** Substanz oder Arzneimittel, das den Schlaf induziert oder ein Gefühl der traumartigen Schläfrigkeit auslöst, bevor man einschläft.
[*griech.:* hypnos, Schlaf; agogein, verursachen]
🌐 hypnagogue

**hypno-.** Vorsilbe mit der Bedeutung »Schlaf«.
🌐 hypno-

**Hypnose.** → Pflegeintervention der → NIC, die definiert wird als die Unterstützung von Patienten bei der Induktion eines veränderten Bewusstseinszustandes, um akute Bewusstseinserfahrungen sowie die gelenkte Fokussierung dieser Erfahrung zu ermöglichen.
🌐 Hypnosis

**Hypnose.** Passiver, tranceähnlicher Zustand, der dem normalen Schlaf ähnelt, wobei die Wahrnehmung und das Gedächtnis verändert sind und es zu einer verstärkten Empfänglichkeit für Suggestionen kommt. Dieser Zustand wird meist durch monotones Wiederholen von Worten oder Gesten ausgelöst; die betreffende Person ist unter H. vollkommen entspannt.
[*griech.:* hypnos, Schlaf]
🌐 hypnose

**Hypnotherapie.** Anwendung von → Hypnose als Zusatzbehandlung zu anderen Techniken der Psychotherapie.
[*griech.:* hypnos, Schlaf; therapeia, Behandlung]
🌐 hypnotherapy

**Hypnotika (pl.).** Gruppe von Arzneimitteln, die häufig als → Sedativa und Schlafmittel eingesetzt werden. Bei längerer Anwendung kann es zur → Abhängigkeit kommen. Zu den H. gehören Benzodiazepine, Barbiturate, Bromverbindungen und Antihistaminika. Aufgrund des Risikos des Arzneimittelmissbrauchs unterliegen die H. dem Betäubungsmittelgesetz.
🌐 hypnotics

**hypnotisieren.** Eine Person in einen Zustand der → Hypnose versetzen.
🌐 hypnotize

**hypo-.** Vorsilbe mit der Bedeutung »unter, darunter«.
🌐 hypo-

**Hypoalbuminämie.** Zustand eines unphysiologisch niedrigen Albuminspiegels im Blut. (→ Albumin)
🌐 hypoalbuminemia

**hypoallergen.** Zu einem verminderten Potenzial gehörend, allergische Reaktionen auszulösen; verminderter Gehalt an → Allergenen.
[*griech.:* hypo, darunter; allos, andere; ergein, arbeiten]
🌐 hypoallergenic

**Hypoazidität.** Bestehendes Defizit an Säure.
🌐 hypoacitity

**Hypochlorämie.** Unphysiologisch niedriger Chlorspiegel im Blutserum, z.B. infolge von längerfristigem Absaugen des Magens. (→ Chlorid)
[*griech.:* hypo, darunter; chloros, grün; haima, Blut]
🌐 hypochloremia

**Hypochlorhydrie.** Mangel an → Salzsäure im → Magensaft.
[*griech.:* hypo, darunter; chloros, grün; hydro, Wasser]
🌐 hypochlorhydria

**Hypochondrie.** Chronisch abnorme Besorgnis um die eigene Gesundheit. Die H. ist durch extreme Angstzustände, Depressionen und unrealistische Interpretationen realer oder eingebildeter körperlicher Symptome gekennzeichnet, die von einem Hypochonder als Anzeichen einer ernsten Erkrankung oder Krankheit verstanden werden, trotz medizinischer Beweise, dass keine Störung vorliegt.
🇬🇧 hypochondriasis

**Hypochondrium.** Der Bereich des oberen Abdomens seitlich unter den Rippen.
[*griech.*: hypo, darunter; chondros, Knorpel]
🇬🇧 hypochondriac

**hypochrom.** Beschreibung einer Farbe, die weniger intensiv als eine Vergleichsfarbe ist. Als h. werden z.B. jene Blutzellen bezeichnet, die bei Anämien in Verbindung mit einer verminderten Hämoglobinsynthese charakteristischerweise vorhanden sind (hypochrome Anämie).
[*griech.*: hypo, darunter; chroma, Farbe]
🇬🇧 hypochromic

**Hypofibrinogenämie.** Ein Defizit an → Fibrinogen, einem Blutgerinnungsfaktor, im Blut; kann z.B. als Komplikation einer Plazentaablösung auftreten.
[*griech.*: hypo, darunter; *lat.*: fibra, Faser; *griech.*: genein, produzieren; haima, Blut]
🇬🇧 hypofibrinogenemia

**Hypofunktion.** Vermindertes oder unzureichendes Ausmaß der Aktivität eines Organsystems oder seiner Teile.
[*griech.*: hypo, darunter; *lat.*: functio, Leistung]
🇬🇧 hypofunction

**Hypogammaglobulinämie.** Unphysiologisch niedriger Gammaglobulinspiegel im Blut, der meist infolge eines verstärkten Proteinkatabolismus oder einer Proteinausscheidung im Urin auftritt; dadurch kommt es zu einer verminderten Widerstandsfähigkeit gegen Infektionen. (→ Gammaglobulin)
[*griech.*: hypo, darunter; gamma, dritter Buchstabe des gr. Alphabets; *lat.*: globus, Kugel; *griech.*: haima, Blut]
🇬🇧 hypogammaglobulinemia

**hypogastrisch.** Zum Unterleib (Hypogastrium) gehörend, d.h. zu dem Bereich unterhalb des Bauchnabels zwischen dem rechten und linken Darmbein (Iliakum); z.B. h.e Schmerzen.
[*griech.*: hypo, darunter; gaster, Magen]
🇬🇧 hypogastric

**Hypogenitalismus.** Zustand der verzögerten sexuellen Entwicklung, der durch eine mangelhafte Produktion der männlichen oder weiblichen Hormone in den Hoden (Testes) oder Eierstöcken (Ovarien) verursacht wird.
[*griech.*: hypo, darunter; *lat.*: genitalis, fruchtbar]
🇬🇧 hypogenitalism

**hypoglossal.** Zu den Nerven und den anderen Strukturen unter der Zunge (Glossa) gehörend.
[*griech.*: hypo, darunter; glossa, Zunge]
🇬🇧 hypoglossal

**Hypoglykämie.** Unphysiologisch niedriger Blutzuckerspiegel, der meist durch die Verabreichung von zu viel → Insulin, exzessive Insulinausschüttung aus den Inselzellen des Pankreas oder eine mangelhafte Ernährung verursacht wird. Die H. kann Schwäche, Kopfschmerzen, Hunger, Sehstörungen, Ataxie, Angstzustände und Persönlichkeitsveränderungen auslösen und, wenn sie unbehandelt bleibt, zum Delirium, Koma und zum Tod führen. (→ Glukose) – *adj.* hypoglykämisch.
[*griech.*: hypo, darunter; glykys, süß; haima, Blut]
🇬🇧 hypoglycemia

**Hypoglykämie, Behandlung einer.** → Pflegeintervention der → NIC, die definiert wird als Vorbeugung oder Behandlung eines Blutzuckerspiegels unter dem Normalwert.
🇬🇧 Hypoglycemia Management

**Hypoglykämie, reaktive.** Stark herabgesetzte Glukosekonzentration (Zuckergehalt) im Blut (< 45 - 50 mg/dl) durch Aufnahme von Kohlehydraten. Kann mit erhöhter → Insulinsensitivität oder übermäßiger gegenregulatorischer → Hormonausschüttung zusammenhängen. Als Gegenmaßnahme sollte sofort Glukose oral oder intravenös zugeführt werden. (s.a. Hyperglykämie)
▩ reactive hypoglycemia

**Hypogonadismus.** Defizit der sekretorischen Aktivität der Eierstöcke (Ovarien) bzw. Hoden (Testes). Der H. kann primär vorliegen oder auch beim Mann durch eine Gonadendysfunktion unter Beteiligung der Leydig-Zellen verursacht werden, oder sekundär infolge einer Hypothalamus- oder Hypophysenstörung entstehen.
▩ hypogonadism

**Hypoinsulinismus.** Defizit der Insulinsekretion aus den → Langerhans-Inseln der Bauchspeicheldrüse (Pankreas), die in Verbindung mit den Anzeichen und Symptomen des → Diabetes mellitus steht. (→ Insulin)
[*griech.*: hypo, darunter; *lat.*: insula, Insel (Langerhans-Insel)]
▩ hypoinsulinism

**Hypokaliämie.** Unphysiologisch niedriger Kaliumspiegel im Blut. → Kalium ist das wichtigste intrazelluläre Kation; eine H. ist durch ein abnormes EKG, Schwäche, Verwirrtheit, Depression und leichte Lähmungserscheinungen gekennzeichnet. Als Ursachen können Mangelernährung, Behandlung einer diabetischen Azidose, Nebennierentumor oder eine Diuretikatherapie verantwortlich sein. Ursache einer H. kann starkes Erbrechen oder eine Diarrhö sein.
[*griech.*: hypo, darunter; *lat.*: kalium, Kalium, *griech.*: haima, Blut]
▩ hypokalemia; hypopotassemia

**Hypokalzämie.** Kalziummangel im Blut, der durch Hypoparathyreoidismus, Vitamin-D-Mangel, Niereninsuffizienz, akute Pankreatitis oder unzureichende Mengen von Magnesium und Proteinen im Blutplasma verursacht sein kann. Eine leichte H. verläuft asymptomatisch, bei schweren Formen kommt es zu Herzrhythmusstörungen, Tetanie mit Hyperparästhesien an Händen, Füßen, Lippe und Zunge. (→ Kalzium) – *adj.* hypokalzämisch.
[*griech.*: hypo, darunter; *lat.*: calx, Kalk; *griech.*: haima, Blut]
▩ hypocalcemia

**Hypokalzurie.** Verminderte Kalziumausscheidung im Urin. (→ Kalzium)
[*griech.*: hypo, darunter; *lat.*: calx, Kalk; *griech.*: ouron, Urin]
▩ hypocalcuria

**Hypokapnie.** (Hypokapnie). Verminderter Kohlendioxidgehalt im Blut, meist infolge einer → Hyperventilation.
[*griech.*: hyp, unter, unterhalb; kapnos, Gas]
▩ acapnia; hypocapnia

**Hypokinesie.** Zustand einer unphysiologisch verminderten motorischen Aktivität, die von leichten Lähmungserscheinungen begleitet sein kann, z.B. bei → Parkinsonismus. – *adj.* hypokinetisch.
▩ hypokinesia

**Hypomagnesiämie.** Unphysiologisch niedrige Magnesiumkonzentration im Blutplasma, die zu Übelkeit, Erbrechen, Muskelschwäche, Tremor, Tetanie und Lethargie führen kann. Eine leichte H. entsteht häufig durch eine unzureichende Magnesiumabsorption in den Nieren oder im Dünndarm. Schwere Fälle stehen in Verbindung mit einem Malabsorptions-Syndrom, Eiweißmangelernährung oder Erkrankungen der Nebenschilddrüse. (→ Magnesium)
▩ hypomagnesemia

**Hypomanie.** Leichte Form einer → Manie, die durch beharrlichen Optimismus, Erregbarkeit, energisches, produktives Verhalten, beträchtliche Überaktivität und Gesprächigkeit, erhöhtes sexuelles Interesse, schnelle Wutausbrüche und Reizbar-

keit sowie ein vermindertes Schlafbedürfnis gekennzeichnet ist.
[*griech.:* hypo, darunter; mania, Verrücktheit]
🇬🇧 hypomania

**Hypomotilität.** Zustand einer verminderten → Motilität oder Verlust der Fähigkeit, sich zu bewegen.
[*griech.:* hypo, darunter; *lat.:* motare, sich häufig bewegen]
🇬🇧 hypomotility

**Hyponatriämie.** Unphysiologisch niedriger Natriumspiegel im Blut, der durch eine unzureichende Wasserausscheidung oder durch eine exzessive Menge an zirkulierender Flüssigkeit im Blut gekennzeichnet ist. In schweren Fällen kommt es zur Flüssigkeitsintoxikation mit Symptomen der Verwirrtheit und Lethargie und in der Folge zu leichter Erregbarkeit der Muskeln, zu Krämpfen und zum Koma. (→ Natrium)
[*griech.:* hypo, darunter; *lat.:* natrium, Natrium; *griech.:* haima, Blut]
🇬🇧 hyponatremia

**Hypoparathyreoidismus.** Unzureichende Sekretion von → Parathormon aus den Nebenschilddrüsen; kann durch eine primäre Dysfunktion der Nebenschilddrüsen oder durch einen erhöhten Kalziumserumspiegel bedingt sein.
[*griech.:* hypo, darunter; para, daneben; thyreos, Schutzschild; eidos, Form]
🇬🇧 hypoparathyroidism

**Hypopharynx.** Unterer Bereich des Rachens (Pharynx) zwischen Kehldeckel (Epiglottis) und Kehlkopf (Larynx). Die Lage des H. ist von der Höhe der Epiglottis abhängig; er ist der Punkt, an dem Nahrung und Flüssigkeiten von der Luft getrennt weitergeleitet werden.
🇬🇧 hypopharynx

**Hypophonie.** Schwache oder flüsternde Stimme.
[*griech.:* hypo, darunter; phone, Stimme]
🇬🇧 hypophonia

**Hypophorie.** Form des Schielens (→ Strabismus), bei dem keine Anzeichen einer Störung der Augenmuskeln zu erkennen sind, bis das betroffene Auge abgedeckt wird und es zu einer Abweichung nach unten kommt.
🇬🇧 hypophoria

**Hypophyse.** Hirnanhangsdrüse, die auf der Hirnbasis aufliegt; die H. ist ein innersekretorisches Organ und reguliert die Funktion der übrigen Hormondrüsen. Der vordere Lappen (Hypophysenvorderlappen) der H. wird als → Adenohypophyse bezeichnet, der hintere (Hypophysenhinterlappen) als → Neurohypophyse.
🇬🇧 hypophysis; pituitary gland

**Hypophysektomie.** Chirurgische Entfernung der Hirnanhangsdrüse (Hypophyse). Diese Operation kann notwendig werden, um das Wachstum zu verlangsamen oder maligne Tumore, z.B. einen Hypophysentumor, chirurgisch zu entfernen.
[*griech.:* hypo, darunter; phyein, wachsen; ektome, ausschneiden]
🇬🇧 hypophysectomy

**Hypophysenhormone.** Hormone der Hirnanhangdrüse (→ Hypophyse), die in Verbindung mit dem Körperwachstum und körperlicher Aktivität stehen, z.B. das luteinisierende Hormon, das die Testosteronproduktion stimuliert und eine Muskelhypertrophie bewirkt. Die H. sind im wesentlichen Wachstumshormone und antidiuretische Hormone.
🇬🇧 hypophyseal hormones

**Hypophysenunterfunktion.** → Panhypopituitarismus.
🇬🇧 panhypopituitarism

**Hypopituitarismus.** Verminderte Aktivität der Hirnanhangsdrüse (Hypophyse) in Verbindung mit ausgeprägten Fettablagerungen; führt zu einer Verzögerung der Entwicklung des Aussehens eines Erwachsenen.
[*griech.:* hypo, darunter; *lat.:* pituita, Trägheit]
🇬🇧 hypopituitarism

**Hypoplasie.** Unvollständige oder unterentwickelte Körperorgane oder -gewebe, die meist das Ergebnis einer verminderten

Anzahl von Zellen sind. – *adj.* hypoplastisch.
[*griech.:* hypo, darunter; plassein, formen]
🇬🇧 hypoplasia

**Hypopnoe.** Unphysiologisch flache und langsame Atmung. Bei durchtrainierten Sportlern ist diese Atmung normal und steht häufig in Kombination mit einer langsamen Pulsfrequenz. Ansonsten ist die H. Merkmal einer möglichen Hirnstammverletzung; zusammen mit einem schnellen schwachen Puls ist dies ein ernstzunehmendes Anzeichen.
[*griech.:* hypo, darunter; pnoe, atmen]
🇬🇧 hypopnea

**Hypoproteinämie.** Erkrankung, die durch einen verminderten Proteinspiegel im Blut gekennzeichnet ist; begleitende Symptome sind Ödeme, Übelkeit, Erbrechen, Diarrhö und Bauchschmerzen. (→ Proteine)
[*griech.:* hypo, darunter; proteios, erste Stelle; haima, Blut]
🇬🇧 hypoproteinemia

**Hypoprothrombinämie.** Unphysiologische Abnahme von → Prothrombin (Faktor II der → Blutgerinnung) im zirkulierenden Blut, was sich durch eine schlechte Gerinnungsfunktion, längere Blutungsdauer und mögliche Hämorrhagien äußert.
[*griech.:* hypo, darunter; *lat.:* pro, davor; *griech.:* thrombos, Klumpen; haima, Blut]
🇬🇧 hypoprothrombinemia

**Hypopyon.** Ansammlung von Eiter in der vorderen Augenkammer, die als grauer Fleck zwischen der Hornhaut (Kornea) und der Regenbogenhaut (Iris) erscheint. Das H. kann als Komplikation einer Bindehautentzündung (Konjunktivitis), einer herpetischen Keratitis oder von Hornhautulzerationen auftreten.
[*griech.:* hypo, darunter; pyon, Eiter]
🇬🇧 hypopyon

**hypostatisch.** Bezeichnung für eine Ansammlung von Ablagerungen bestimmter Substanzen oder Stauungen in tieferliegenden Körperbereichen, die infolge einer mangelhaften Aktivität (z.B. bei Bettlägerigen) auftritt.
🇬🇧 hypostatic

**Hypothalamus.** Teil des Zwischenhirns, der den Boden und seitlichen Teil der lateralen Wand des dritten Ventrikels bildet. Der H. aktiviert, kontrolliert und integriert das periphere autonome Nervensystem, endokrine Prozesse und viele somatische Funktionen, wie Körpertemperatur, Schlaf und Appetit.
[*griech.:* hypo, darunter; thalamos, Kammer]
🇬🇧 hypothalamus

**Hypothalamushormone.** Gruppe von Hormonen, die vom → Hypothalamus (Teil des Zwischenhirns) gebildet werden; dazu gehören Vasopressin, Oxytozin sowie die Thyreotropin- und Gonadotropin-Releasing-Hormone.
🇬🇧 hypothalamic hormones

**Hypothermie.** 1. Anerkannte → NANDA- → Pflegediagnose; Abfall der Körpertemperatur unter die normalen Werte. Typische Symptome sind leichtes Zittern, kühle Haut, leichte Blässe, langsame kapilläre Auffüllung, Tachykardie, zyanotische Nägel, Hypertonie und Aufrichtung der Körperhaare. 2. Unphysiologischer und lebensbedrohlicher Zustand, bei dem die Körpertemperatur längere Zeit unter 35 °C liegt; meist ist die Ursache eine längerfristige Exposition gegenüber Kälte oder Feuchtigkeit. Die Atmung wird flach und verlangsamt und das Herz schlägt leise und langsam. Der Betreffende kann aussehen, als wäre er tot; das Aufwärmen muss unbedingt langsam erfolgen. 3. Die H. kann auch therapeutisch eingesetzt werden, indem die Körpertemperatur eines Patienten reduziert wird, um ein langanhaltendes Fieber bei Infektionen oder neurologischen Erkrankungen zu senken. Auch wird die H. als Zusatzmethode bei Herz- oder Hirnoperationen zur Senkung des Sauerstoffbedarfes und Schutz des Organismus eingesetzt. Bei der therapeutischen H. wird entweder Kälte in Form von Eis oder kaltem Wasser auf bzw. in den Kör-

per gebracht oder extern gekühltes Eigenblut reinfundiert.
[*griech.:* hypo, darunter; therma, Wärme]
🌐 hypothermia

**Hypothermie, Behandlung einer.** → Pflegeintervention der → NIC, die definiert wird als Aufwärmung und Überwachung von Patienten mit einer Körperkerntemperatur unter 35°C.
🌐 Hypothermia Treatment

**Hypothese.** Aussage, die von einer Theorie abgeleitet ist und eine Beziehung zwischen verschiedenen Variablen entwikkelt, zu denen Konzepte, Konstrukte oder Ereignisse gehören können.
🌐 hypothesis

**Hypothyreose.** (Schilddrüsenunterfunktion). Verminderte Aktivität der Schilddrüse; Ursache einer H. kann die Entfernung der gesamten oder von Teilen der Schilddrüse, eine Überdosierung von antithyreoidalen Arzneimitteln, die verminderte Wirkung von Thyreoid-Releasing-Hormonen aus dem Hypothalamus, die verminderte Sekretion des thyreoidstimulierenden Hormons durch die Hypophysen oder eine Atrophie der Schilddrüse selbst sein. Es kann zu Gewichtszunahme, mentaler und körperlicher Lethargie, Hauttrockenheit, Obstipation, Arthritis und Verlangsamung der Stoffwechselfunktionen kommen. Unbehandelt führt die H. zu Myxödem, Koma und zum Tod. (s.a. Hyperthyreose)
[*griech.:* hypo, darunter; thyreos, Schutzschild; eidos, Form]
🌐 hypothyroidism

**Hypotonie.** Unphysiologisch niedriger Blutdruck, der für eine normale Perfusion und Oxygenation der Gewebe nicht ausreichend ist (systolischer Wert unter 100 mmHg). Die Ursache kann ein erweitertes intravaskuläres Volumen oder ein vermindertes Herzminutenvolumen sein. Es kann dabei zu Kopfschmerzen oder Schwindel, besonders beim schnellen Aufrichten, bis hin zu Ohnmachtsanfällen kommen.
– *adj.* hypotonisch.
[*griech.:* hypo, darunter; *lat.:* tension, Spannung]
🌐 hypotension

**Hypotonie, kontrollierte.** Anästhesiemethode, bei der ein schnellwirkendes, blutdrucksenkendes Mittel verabreicht wird, um den Blutdruck und somit Blutungen während einer Operation zu reduzieren.
🌐 deliberate hypotension

**Hypotonie, orthostatische.** Unphysiologisch niedriger Blutdruck, der auftritt, wenn eine Person einen Positionswechsel vom Liegen zum Stehen vornimmt.
🌐 orthostatic hypotension

**Hypotonus.** Zustand des reduzierten Tonus oder verminderte Spannung in einer Körperstruktur, z.B. bei einer Lähmung. (s.a. Hypertonus)
[*griech.:* hypo, darunter; *lat.:* tonus, Spannung]
🌐 hypotonia

**Hypoventilation.** Unphysiologischer Zustand des Respirationssystems, der durch Zyanose, Polyzythämie, erhöhte arterielle Kohlendioxidspannung und eine allgemein verminderte respiratorische Funktion gekennzeichnet ist. Eine H. kann durch ungleichmäßige Verteilung der eingeatmeten Luft (z.B. bei Bronchitis), Fettleibigkeit, neuromuskuläre Erkrankungen oder Knochenkrankheiten, die den Thoraxraum betreffen, eine verringerte Reaktion des Respirationszentrums auf Kohlendioxid, Verminderung des funktionalen Lungengewebes (z.B. bei Atelektasen), Emphysem oder Pleuraerguss verursacht werden. Als Folge kommt es zu Hypoxie, Hyperkapnie, pulmonaler Hypertonie mit Cor pulmonale und respiratorischer Azidose. (→ Hyperventilation)
[*griech.:* hypo, darunter; *lat.:* ventilare, belüften]
🌐 hypoventilation

**Hypovolämie.** Unphysiologisch niedriges Blutvolumen.
[*griech.:* hypo, darunter; *lat.:* volumen, Volumen; *griech.:* haima, Blut]
🌐 hypovolemia

**Hypovolämie, Behandlung einer.** → Pflegeintervention der → NIC, die definiert wird als die Erweiterung des intravaskulären Flüssigkeitsvolumens bei Patienten mit einem unphysiologisch niedrigen Volumen.
🌐 Hypovolemia Management

**Hypoxämie.** Unphysiologischer Sauerstoffmangel im arteriellen Blut. Zu den Symptomen gehören Zyanose, Unruhe, Stupor, Koma, Cheyne-Stokes-Atmung, Apnoe, Hypertonie, Tachykardie, anfänglich erhöhtes und später erniedrigtes Herzminutenvolumen, was Hypotonie, Kammerflimmern oder Asystolie auslösen kann. Die chronische H. stimuliert die Erythrozytenproduktion im Rückenmark und führt zu einer sekundären Polyzythämie.
[*griech.:* hypo, darunter; oxys, scharf; genein, produzieren; haima, Blut]
🌐 hypoxemia

**Hypoxie.** Unzureichende Sauerstoffversorgung der Zellen, die mit Tachykardie, Hypertonie, peripheren Vasokonstriktion, Schwindel und mentaler Verwirrtheit einhergeht. Die Gewebe, die am empfindlichsten auf eine H. reagieren, sind Gehirn, Herz, Lungengefäße und Leber.
[*griech.:* hypo, darunter; oxys, scharf]
🌐 hypoxia

**Hypoxie, akute.** Plötzlicher bzw. rascher Verlust von verfügbarem Sauerstoff im Gewebe, z.B. aufgrund von → Asphyxie, Luftwegsobstruktion, akuter → Hämorrhagie, Verschluss der Alveolen durch Ödem oder infektiöses Exsudat oder bei plötzlichem Herzkreislaufversagen. Zu den klinischen Symptomen gehören Hypo- bzw. Hyperventilation bis zum Lufthunger sowie neurologische Störungen, die von Kopfschmerzen bis zur Ohnmacht reichen. (→ Hypoxie)
🌐 acute hypoxia

**Hypoxie, chronische.** Schleichende Reduzierung der Sauerstoffversorgung des Körpergewebes aufgrund destruktiver bzw. fibrotischer Lungenkrankheiten, kongenitalen oder erworbenen Herzerkrankungen oder chronischem Blutverlust. Der Patient leidet unter andauernder mentaler bzw. körperlicher Ermüdung, verlangsamten geistigen Reaktionen und kann bestimmte körperliche Aufgaben nicht ausführen.
🌐 chronic hypoxia

**Hysterektomie.** Chirurgische Entfernung der Gebärmutter (Uterus). Diese Operation wird durchgeführt, um bindegewebige oder andere Tumore des Uterus zu entfernen oder eine chronische Beckenentzündung, schwere rezidivierende Endometriumhyperplasie, Uterusblutungen und präkanzeröse sowie kanzeröse Gewebe des Uterus zu behandeln. Bei der H. können Uterus und Gebärmutterhals (Zervix) oder Eierstöcke, Eileiter, Lymphknoten, Lymphgänge mit Uterus und Zervix entfernt werden. In beiden Fällen setzt anschließend die Menstruationsblutung aus.
[*griech.:* hystera, Gebärmutter; ektome, ausschneiden]
🌐 hysterectomy

**Hysterektomie, abdominale.** Operative Entfernung der Gebärmutter (Uterus) durch einen Bauchschnitt.
Postoperative Kontrolle der Vitalfunktionen, Flüssigkeitsbilanzierung, Beobachten von Wunden, Drainagen u. vaginalen Blutungen, Mobilisation, Beckenbodengymnastik; Katheter i.d.R. am 1. postoperativen Tag entfernen, Stimulation der Darmtätigkeit. (→ Hysterektomie)
🌐 abdominal hysterectomy

**Hysterektomie, suprazervikale.** Teilweise Entfernung der Gebärmutter, wobei der Gebärmutterhals (Zervix) erhalten bleibt.
[*lat.:* supra, oberhalb; cervix, Hals]
🌐 supracervical hysterectomy

**Hysterektomie, vaginale.** Operative Entfernung der Gebärmutter durch die Scheide (Vagina).
[*griech.:* hystéra, Gebärmutter; ektomé, herausschneiden]
vaginal hysterectomy

**Hysterie.** Allgemeiner Spannungszustand oder Erregung bei einer Person oder in einer Gruppe, die durch eine panische Angst und zeitweiligen Verlust der Kontrolle über die Gefühle gekennzeichnet ist. – *adj.* hysterisch.
hysteria

**Hysterographie.** Röntgenuntersuchung der Gebärmutter (Uterus) nach Injektion eines Kontrastmittels in die Uterushöhle.
[*griech.:* hystera, Gebärmutter; graphein, schreiben]
hysterography

**Hysterolaparotomie.** → Hysterektomie oder → Hysterotomie durch eine Inzision der Bauchwand.
[*griech.:* hystera, Gebärmutter; lapara, lang; temnein, schneiden]
hysterolaparotomy

**Hysterosalpingographie.** Röntgenologische Darstellung von Gebärmutter und Eileitern mit Hilfe eines Kontrastmittels, das über den Gebärmutterhals (Zervix) eingeführt wird, um die Uterushöhle und die Passage der Eileiter sichtbar zu machen.
[*griech.:* hystera, Gebärmutter; salpinx, Röhre; graphein, schreiben]
hysterosalpingography

**Hysteroskopie.** Direkte visuelle Untersuchung des Gebärmutterhalses (Zervix) und der Gebärmutterhöhle (Uterus) mit Hilfe eines speziellen → Endoskops (Hysteroskop). Eine H. wird durchgeführt, um das Endometrium zu untersuchen, Proben für Biopsien zu entnehmen, intrauterine Vorrichtungen oder Zervixpolypen zu entfernen.
[*griech.:* hystera, Gebärmutter; skopein, anschauen]
hysteroscopy

**Hysterotomie.** Chirurgische Inzision der Gebärmutter (Uterus) z.B. als Methode der Beendigung einer Schwangerschaft, die länger als drei Monate besteht.
[*griech.:* hystera, Gebärmutter; temnein, schneiden]
hysterotomy

**Hysterotomie, abdominale.** (Uterotomie). Chirurgische Eröffnung der Gebärmutter (Uterus) durch einen Bauchschnitt. (→ Kaiserschnitt; Sectio ceasarea)
abdominohysterotomy

**Hz.** Abkürzung für → Hertz.
Hz

**I.** Chemisches Symbol für → Iod.
🇬🇧 I

**i.a.** intraarteriell

**IADL.** Abkürzung für (engl.) Instrumental Activities of Daily Living, Skala zur Einschätzung der instrumentellen Selbstpflegefähigkeiten. (→ Barthel-Index; Aktivitäten des täglichen Lebens)
🇬🇧 IADL

**-iasis.** Nachsilbe mit der Bedeutung »Krankheit«.
🇬🇧 -iasis

**-iater.** (-iatr; -iatrie). Nachsilbe mit der Bedeutung »Arzt«, z.B. Psychiater.
🇬🇧 -iater

**iatrogen.** Durch Behandlungen oder diagnostische Maßnahmen, d.h. durch ärztliche Mitwirkung verursacht.
[*griech.:* iatros, Arzt; genein, produzieren]
🇬🇧 iatrogenic

**i.c.** intracutan

**ICD.** Abkürzung für (engl.) International Classification of Diseases (dt. → Internationale Klassifikation der Krankheiten).
🇬🇧 ICD

**Ich.** (Ego). 1. Bezeichnung für das Bewusstsein der eigenen Person; die Elemente einer Person, wie z.B. Denken, Fühlen und Wollen, die die individuellen persönlichen Eigenschaften bilden. 2. Der Teil der Psyche, der den bewussten Kontakt zur Wirklichkeit aufrecht erhält und primitive Triebe des → Es sowie die Ansprüche des → Über-Ich unterdrückt und in Einklang mit den sozialen und körperlichen Anforderungen der Gesellschaft bringt.
[*griech.:* das Ich, das Selbst.]
🇬🇧 ego

**Ich-Erleben.** Erleben der eigenen Persönlichkeit mit klarer Abgrenzung zur Umwelt und zu anderen Personen. Häufige Störung des I.-E.s bei psychischen Erkrankungen, wie z. B. Schizophrenie.
🇬🇧 perception of the self

**Ich-Ideal.** Selbstbildnis, das eine Person bewusst und unbewusst zu erreichen versucht und in dessen Rahmen man seine persönliche Leistungsfähigkeit misst.
🇬🇧 ego ideal

**Ich-Stärke.** Die Fähigkeit, das »Ich« mit Hilfe mehrerer Eigenschaften zu erhalten und die geistige Gesundheit zu bewahren.
🇬🇧 ego strength

**Ichthyose.** Schwere angeborene Hautkrankheit, bei der eine starke Hauttrockenheit und Hyperkeratose besteht, wodurch die Haut fischschuppenartig aussieht. Die I. tritt kurz nach der Geburt auf und kann Teil eines Syndroms sein.
[*griech.:* ichthys, Fisch; osis, Zustand]
🇬🇧 ichthyosis

**Ichthyosis vulgaris.** Erbliche Hautkrankheit, die in Form von großen, trockenen, dunklen Schuppen auftritt und sich über Gesicht, Hals, Kopfhaut, Ohren, Rücken und die Streckseiten der Extremitäten ausbreitet.
[*griech.:* ichthys, Fisch; osis, Zustand; *lat.:* vulgaris, normal]
🇬🇧 ichthyosis vulgaris

**ICN.** Abkürzung für (engl.) International Council of Nurses, Weltverband der professionell Pflegenden, der als Interessenvertretung für diese Berufsgruppe fungiert.
🌐 ICN

**ICP-Messung.** (Hirndruckmessung). Ziel der Hirndruckmessung ist die Sicherung des → Zerebralen Perfusionsdruckes (CPP). Mittels eines Druckaufnehmers kann der vorherrschende Druck entweder im → Seitenventrikel, im Hirngewebe, → epidural oder → subdural gemessen werden. Der Normwert liegt bei 5-15 mmHg. Indikationen zur ICP-Messung sind Schädelhirn-Verletzungen mit Hirnödem, postoperative Überwachung nach intrakraniellen Eingriffen oder Hydrozephalus.
🌐 intracranial pressure measuring

**Icterus gravis neonatorum.** Hämolytische Gelbverfärbung der Haut (→ Ikterus) beim Neugeborenen, die durch eine Inkompatibilität des Serums der Mutter und der Erythrozyten des Säuglings verursacht wird.
[*griech.*: ikteros, Gelbsucht; *lat.*: gravis, schwer; neonatus, neugeboren]
🌐 icterus gravis neonatorum

**Idee.** Alle Gedanken, Konzepte, Absichten oder Eindrücke, die im Geist als Ergebnis des Bewusstseins, des Verstehens oder anderer mentaler Aktivitäten entwickelt werden.
[*griech.*: Form]
🌐 idea

**Ideenflucht.** Denkstörung mit anhaltendem Gesprächsfluss, der von schnellen, übergangslosen und zusammenhanglosen Themenwechseln gekennzeichnet ist. Anhäufung und Vermehrung von Einfällen, ohne diese zu Ende zu denken.
🌐 flight of ideas

**Identifikation.** Unbewusster Mechanismus, bei dem eine Person ihre eigene Persönlichkeit an der einer anderen Person orientiert und dabei deren Qualitäten, Charakteristika und Handlungen übernimmt. Dieser Prozess ist eine normale Funktion der Persönlichkeitsentwicklung und des Lernprozesses.
[*lat.*: idem, das gleiche; facere, machen]
🌐 identification

**Identität.** Komponente des Selbstkonzepts, die durch das Bewusstsein charakterisiert wird, ein eigenständiger Mensch zu sein, unabhängig von anderen zu existieren und sich von ihnen zu unterscheiden. Bei einer Identitätsstörung liegt eine mangelhafte Klarheit und Konsistenz im Selbstverständnis vor, was zu Angstzuständen führen kann.
[*lat.*: idem, das gleiche]
🌐 identity

**Identität, Störung der persönlichen.** Anerkannte → NANDA-→ Pflegediagnose; Unfähigkeit einer Person, zwischen sich selbst und anderen Personen oder Gegenständen zu unterscheiden.
🌐 personal identity disturbance

**Identitätskrise.** Phase der Verwirrtheit und Unklarheit bezüglich des Selbstverständnisses einer Person und ihrer Rolle in der Gesellschaft, die häufig beim Übergang von einem Entwicklungsstadium in das nächste auftritt. Die I. ist besonders durch Isolierung und Rückzug, negative Einstellungen, extreme Meinungen und rebellisches Verhalten gekennzeichnet.
[*lat.*: idem, das gleiche; *griech.*: krisis, Wendepunkt]
🌐 identity crisis

**idio-.** Vorsilbe mit der Bedeutung »eigen, eigentümlich, selbst, besonders«.
🌐 idio-

**Idiopathie.** Jede primäre Erkrankung, die ohne offensichtliche Ursache auftritt.
🌐 idiopathy

**idiopathisch.** Primär und selbstständig entstanden, z.B. eine i.e Krankheit im Gegensatz zu einer sekundären Krankheit.
[*griech.*: idios, eigen; pathos, Krankheit]
🌐 idiopathic

**Idiosynkrasie.** Überempfindlichkeit einer Person gegenüber bestimmten Arzneimitteln, Speisen oder anderen Substanzen,

die erblich bedingt oder durch Faktoren der Körperkonstitution verursacht wird. [*griech.:* idios, eigen; synkrasis, vermischen]
🌐 idiosyncrasy

**Idiotypie.** (Genotyp). Genetische Variantenbildung bestimmter Teile eines Immunglobulinmoleküls, die einzelne Merkmale bestimmen. (→ Immunglobulin; Genotyp)
🌐 idiotype

**IDL.** Abkürzung für (engl.) Intermediatedensity-Lipoprotein.
🌐 IDL

**Idoxuridin.** Ophthalmologisches Virustatikum, das bei Herpes-simplex-Keratitis eingesetzt wird.
🌐 idoxuridine

**IE.** Abkürzung für → Internationale Einheit.
🌐 IU

**Ig.** Abkürzung für → Immunglobulin.
🌐 Ig

**IgA-Mangel.** Selektiver Mangel an → Immunglobulin A; häufigster Immunglobulinmangel. IgA ist der wichtigste Protein-Antikörper im Speichel und in den Schleimhäuten des Magen-Darm-Trakts sowie in den Bronchien, die gegen bakterielle und virale Infektionen schützen. Ein Mangel an IgA steht in Verbindung mit einer autosomal-dominanten oder autosomal-rezessiven Erbkrankheit oder mit Autoimmunerkrankungen. Der IgA-M. tritt häufig bei rheumatischer Arthritis und systemischem Lupus erythematodes auf. Meist kommt es zu respiratorischen Allergien und chronischen Infektionen des Respirationstrakts.
🌐 IgA deficiency

**IgE.** Abkürzung für → Immunglobulin E.
🌐 IgE

**IgG.** Abkürzung für → Immunglobulin G.
🌐 IgG

**IKRK.** Internationales Komitee vom Roten Kreuz

**Ikterus.** (Gelbsucht). Gelbliche Verfärbung der Haut, der Schleimhäute und der Lederhaut des Auges (Sklera), die durch einen unphysiologisch hohen Bilirubinspiegel im Blut verursacht wird. Begleitsymptome eines I. sind Übelkeit, Erbrechen, Schmerzen im Magen-Darm-Trakt und die Ausscheidung von dunklem Urin sowie hellem Stuhl. Die Patienten leiden auch häufig unter Juckreiz, der z.B. mit Waschungen gemildert werden kann. Ein I. ist Symptom zahlreicher Erkrankungen, z.B. Leberkrankheiten, Gallengangsobstruktion und hämolytische Anämie. Ein physiologischer I. entsteht häufig bei Neugeborenen (→ Neugeborenenikterus) in den ersten Tagen nach der Geburt aufgrund der unreifen Leber. (→ Bilirubin) [*griech.:* Gelbsucht]
🌐 jaundice

**Ikterus, cholestatischer.** Gelbfärbung der Haut durch Verdickung der Gallenflüssigkeit, Verstopfung des Gallengangs oder Störungen in der Funktion der Leberzellen.
🌐 cholestatic jaundice

**Ikterus, hämolytischer.** Gelbliche Färbung (→ Ikterus) der Haut, die durch eine Auflösung der → Erythrozyten verursacht wird, wodurch exzessive Mengen an → Bilirubin freigesetzt werden.
🌐 hemolytic jaundice

**I-Lagerung.** Lagerungsart, die eine Dehnung und Belüftung der seitlichen Lungensegmente bewirkt. Der Patient liegt mit der Wirbelsäule auf einem Längskissen. Je nach Wunsch kann der Kopf des Patienten zusätzlich unterstützt werden. Besonders geeignet für kleinere und schmalere Patienten. Mögliche Dekubitusgefährdung im Kreuzbeinbereich.
🌐 I-positioning

**Ileitis.** Entzündung des Krummdarms (Ileum).
🌐 ileitis

**Ileokolitis.** Entzündung des Krummdarms (Ileum) und des Dickdarms (Kolon).
🌐 ileocolitis

**Ileostomie.** Chirurgische Eröffnung des Krummdarms (Ileum) von der Oberfläche der Bauchwand aus, indiziert bei fortge-

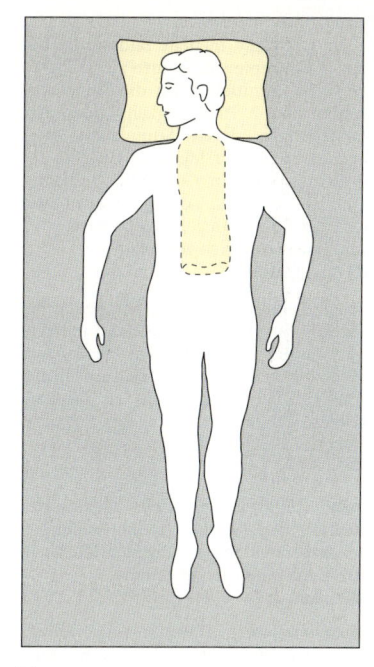

**I-Lagerung.**

schrittener oder rezidivierender Colitis ulcerosa, Morbus-Crohn oder Dickdarmkrebs. Der erkrankte Darmabschnitt wird entfernt und eine Verbindung zwischen der Bauchhaut und dem Darm in Form eines Stomas (Öffnung nach außen) gelegt. Der Stuhl (Fäzes) wird in speziellen Stoma-Beuteln aufgefangen, die individuell angepasst werden müssen. Der Patient muss im Umgang damit gezielt angeleitet werden (→ Stoma). Postoperativ erhält der Patient eine Magensonde, die bei Einsetzen der Darmperistaltik wieder gezogen werden kann.
[*lat.:* ileum, Dünndarm; *griech.:* stoma, Mund; temnein, schneiden]
🇬🇧 ileostomy

**ileozäkal.** Zum Krummdarms (Ileum) und zum Blinddarm (Zäkum) gehörend.
🇬🇧 ileocecal

**Ileozäkalklappe.** Die Klappe zwischen dem Krummdarm (Ileum) und dem Blinddarm (Zäkum) vor dem Dickdarm (Kolon); sie besteht aus zwei Segeln, die in das Lumen des Dickdarms hineinreichen und direkt über dem Wurmfortsatz liegen.
🇬🇧 ileocecal valve

**Ileozäkalsyndrom.** → Appendizitis.
🇬🇧 ileocecal syndrome

**Ileum.** (Krummdarm). Unterer (distaler) Abschnitt des Dünndarms, der sich vom Leerdarm (Jejunum) bis zum Blinddarm (Zäkum) erstreckt.
[*lat.:* Darm]
◪ Verdauungstrakt
🇬🇧 ileum

**Ileum-Conduit.** Methode der Umleitung des Harntrakts durch das Darmgewebe. Die Harnleiter werden in einen Teil des eröffneten unteren Dünndarmabschnitts, d.h. in den Krummdarm (Ileum) implantiert. Dieser Bereich wird an einem Ende eng vernäht, das andere Ende wird durch die Bauchwand gezogen (rechter oberer Quadrant), um ein Stoma zu bilden. Der Patient muss den Urin in einem Auffangbeutel sammeln und von Zeit zu Zeit ablassen.
[*franz.:* conduire, leiten]
🇬🇧 ileal conduit

**Ileus.** (Darmverschluss). Verschluss (Obstruktion) eines Darmabschnitts; man unterscheidet einen paralytischen I., der durch eine Immobilität des Darms verursacht wird (meist entzündlich oder metabolisch bedingt), und einen mechanischen I., der infolge der Blockierung des Darmpassage durch mechanische Ursachen (z.B. Tumor, Kotsteine) entsteht. Meist muss der I. operativ entfernt werden. Frühe Symptome eines I. sind Übelkeit und Erbrechen, Stuhl- und Windverhalten, starke kolikartige Bauchschmerzen, später kann es zum Koterbrechen (Miserere) kommen.
🇬🇧 ileus

**Ileus, paralytischer.** Reduzierte oder fehlende Darmperistaltik; ein p. I. kann nach einer Bauchoperation oder Verletzung des Bauchfells (Peritoneum) entstehen oder in Verbindung mit einer schweren Pyelo-

nephritis, Harnwegsteinen, Rippenbrüchen, Myokardinfarkt, ausgedehnten Darmulzerationen, schwere Metallvergiftung, → Porphyrie, retroperitonealen Hämatomen, insbesondere, wenn sie bei Brüchen der Wirbelsäule auftreten, oder mit jeder schweren Stoffwechselerkrankung entstehen. Letzteres ist der häufigste Grund für eine intestinale → Obstruktion. Der p. I. ist durch Bauchdeckenspannung, Aufblähung, fehlende Darmgeräusche, fehlenden Abgang von Gasen, Übelkeit und Erbrechen gekennzeichnet.
🔠 paralytic ileus

**Ileus, postoperativer.** Verschluss (Obstruktion) des Darms mit Unterbrechung der normalen Darmfunktionen, der durch die Einstellung der peristaltischen Muskelaktionen des Darms nach einer Operation verursacht wird.
🔠 postoperative ileus

**Ileus, spastischer.** Stillstand der Darmperistaltik mit gleichzeitigen rezidivierenden, anhaltenden Muskelkrämpfen.
🔠 dynamic ileus

**iliacus.** Zum Darmbein (Iliakum) gehörend.
🔠 iliacus

**iliosakral.** (sakroiliakal). Betrifft oder gehört zu Kreuzbein (Os sacrum) und Darmbein (Os ilium).
🔠 sacroiliac

**Iliosakralgelenk.** Relativ unbewegliches Gelenk zwischen Kreuzbein und Hüftbein, das durch kräftige Bänder gehalten und am Ende einer Schwangerschaft durch Hormone aufgelockert wird.
🔠 sacroiliac articulation

**Illusion.** Falsche Interpretation eines externen sensorischen Stimulus, meist in Verbindung mit visuellen (optische I.) oder auditiven Reizen, z.B. eine Fata Morgana in der Wüste oder Stimmen im Wind.
[*lat.:* illudere, jemanden täuschen]
🔠 illusion

**i.m.** Abkürzung für → intramuskulär.
🔠 IM

**Imagination.** (Vorstellung/Einbildungskraft). 1. Die Fähigkeit, mentale Bilder oder bewusste Konzepte von Dingen zu erzeugen, die nicht unmittelbar für die Sinne vorhanden sind. 2. Die Fähigkeit, Bilder oder Vorstellungen durch Stimulation oder Suggestion solcher Ideen im Geist zu reproduzieren und im Gedächtnis zu behalten, z.B. die gelenkte I., die in der Schmerzbehandlung eingesetzt wird.
[*lat.:* imaginare, sich vorstellen]
🔠 imagination

**Imagination, gelenkte.** Therapeutische Technik zur Linderung von Schmerzen oder anderen Beschwerden, bei der ein Patient aufgefordert wird, sich auf ein erfreuliches imaginäres Bild zu konzentrieren, das die Linderung der Schmerzen oder Beschwerden unterstützt.
🔠 guided imagery

**Imago.** Unbewusstes, meist idealisiertes mentales Bild (»Urbild«) einer wichtigen Bezugsperson, z.B. der eigenen Mutter in ihrem Aussehen als junge Frau.
🔠 imago

**Immobilisation.** 1. Fixierung und Ruhigstellung eines Körperteils, das während einer Operation oder nach einer Knochenreposition nicht bewegt werden darf. 2. Längerfristige Inaktivität einer Person.
🔠 immobilization

**immun.** Bezeichnung für den Zustand, bei dem der Körper durch ein System von Antikörpermolekülen und damit zusammenhängenden Widerstandsfaktoren gegen infektiöse und allergische Krankheiten geschützt ist. (→ Immunität)
[*lat.:* immunis, frei von]
🔠 immune

**Immunantwort.** Verteidigungsfunktion des Körpers, bei der → Antikörper produziert werden, um eindringende → Antigene und Schadstoffe zu zerstören. Die wesentlichen Komponenten des → Immunsystems und der I. sind → Immunglobuline, Lymphozyten, Phagozyten, Komplemente, Properdin und Interferon. Man unterscheidet die *humorale I.* , bei der die B-Lymphozyten und B-Zellen beteiligt sind,

und die **zellvermittelte I.**, zu der T-Lymphozyten und T-Zellen gehören. Die B- und T-Zellen stammen aus den hämopoetischen Stammzellen. Die Rezeptorstellen auf den Oberflächenmembranen der B-Zellen dienen als Bindungsstellen für Immunglobulinmoleküle. Die Klassen der Immunglobuline werden mit Buchstaben bezeichnet: M, G, A, E und D. Das → Immunglobulin M (IgM), der Antikörper, der unreife B-Zellen synthetisiert und in eine Zytoplasmamembran einschließt, ist der wichtigste produzierte Antikörper. Die T-Zellen entwickeln sich in den Thymusdrüsen und vermehren sich mit den Antigenrezeptoren auf der Oberflächenmembran. Sie helfen bei der → Antigen-Antikörper-Reaktion der B-Zellen und kontrollieren die zellvermittelte Reaktion.
⚕ immune response

**Immunantwort, zellvermittelte.** Verspätet stattfindende, intravenöse Überempfindlichkeitsreaktion, die durch sensibilisierte T-Lymphozyten und nicht durch Antikörper hervorgerufen wird. Zellvermittelte Immunreaktionen wehren bestimmte bakterielle, virale und mykotische Krankheitserreger ab und vernichten bösartige Geschwüre, fremde Proteine und Gewebe.
⚕ cell-mediated immune response

**Immunassay.** Prüfung der → Immunität, bei der untersucht wird, welche Antigene nach einer Antigen-Antikörper-Reaktion vorhanden sind.
[*lat.:* immunis, frei von; *franz.:* essayer ausprobieren]
⚕ immunoassay

**Immundefekte.** (Immunopathien). Gruppe von Erkrankungen, die durch einen Defekt des → Immunsystems verursacht werden und allgemein im Zusammenhang mit Infektionen und chronischen Krankheiten stehen. Die I. werden allgemein als B-Zellen (Antikörper)-Defekte, T-Zellen (Zell)-Defekte, kombinierte B- und T-Zelldefekte, Defekte der Zellbewegung und Defekte der mikrobiellen Aktivität klassifiziert; z.B. Hypogammaglobulinämie oder AIDS.
⚕ immunodeficiency diseases

**Immundiffusion.** Technik der Identifizierung und Quantifizierung von → Immunglobulinen. Dabei wird auf eine Ausfällreaktion geachtet, die unter bestimmten Umständen von einer Antigen-Antikörper-Verbindung ausgelöst wird. Die Geldiffusion bewirkt eine Ausfällreaktion in einem klaren Gel. Die Elektro-I. ist eine Geldiffusion, die in einem elektrischen Feld angewendet wird, wodurch die Reaktion beschleunigt wird. Bei der Doppelgeldiffusion werden die Antikörper in gemischten Proben bestimmt.
[*lat.:* immunis, frei von; diffundere, sich verteilen]
⚕ immunodiffusion

**Immunfluoreszenztest.** Test, bei dem Antikörper mit einem fluoreszierenden Farbstoff gefärbt werden, um klinische Proben unter einem Fluoreszenzmikroskop identifizieren zu können.
⚕ fluorescent antibody test (FA test)

**Immunglobulin.** → Humorale → Antikörper (d.h. in den Körperflüssigkeiten vorhanden), die in fünf verschiedene strukturell und antigenspezifisch unterschiedliche Klassen unterteilt werden; sie sind im Serum und in den externen Sekretionen des Körpers vorhanden.
[*lat.:* immunis, frei von; globus, kleine Kugel]
⚕ immunoglobulin

**Immunglobulin, spezifisches.** Ein Spezialpräparat aus menschlichem Blut mit hohem Antikörperanteil gegen bestimmte Krankheiten, wie z.B. Varizellen-Zoster-Immunglobulin.
⚕ specific immune globulin

**Immunglobulin A (IgA).** Eine der fünf Klassen von humoralen Antikörpern, die vom Körper produziert werden und am häufigsten vorhanden ist. IgA findet sich in allen Sekretionen des Körpers und ist der wichtigste Antikörper in den Schleimhäuten des Magen-Darm-Trakts, in den Bronchien, im Speichel und in den Tränen. IgA wird an ein Protein in der Schleimhaut gebunden und verteidigt die Körper-

oberfläche gegen eindringende Mikroorganismen. (→ Immunglobulin)
🇬🇧 immunoglobulin A (IgA)

**Immunglobulin D (IgD).** Eine der fünf Klassen von humoralen Antikörpern, die im Körper produziert werden. Es ist ein spezialisiertes Protein, das sich in geringen Mengen im Serum findet. Die genaue Funktion des IgD ist nicht bekannt, es ist jedoch bei allergischen Reaktionen auf Milch, Insulin, Penizillin und verschiedene Toxine in größerer Menge vorhanden. (→ Immunglobulin)
🇬🇧 immunoglobulin D (IgD)

**Immunglobulin E (IgE).** Eine der fünf Klassen von humoralen Antikörpern, die vom Körper produziert werden. IgE tritt in konzentrierter Form in der Lunge, in der Haut und in den Zellen der Schleimhäute auf und dient als primäre Verteidigungslinie gegen Antigene aus der Umgebung; es reagiert mit bestimmten Antigenen und setzt chemische Vermittler frei, die Überempfindlichkeitsreaktionen verursachen. (→ Immunglobulin)
🇬🇧 immunoglobulin E (IgE)

**Immunglobulin G (IgG).** Eine der fünf Klassen von humoralen Antikörpern, die vom Körper produziert werden. Es ist ein spezialisiertes Protein, das vom Körper als Reaktion auf das Eindringen von Bakterien, Pilzen und Viren synthetisiert wird. (→ Immunglobulin)
🇬🇧 immunoglobulin G (IgG)

**Immunglobulin M (IgM).** Eine der fünf Klassen von humoralen Antikörpern, die vom Körper produziert werden; das größte in seiner molekularen Struktur. Es ist das → Immunglobulin, das als Reaktion auf erstmals in den Körper eindringende Antigene produziert wird und findet sich in den zirkulierenden Flüssigkeiten. IgM ist der wichtigste Antikörper bei ABNull-Unverträglichkeiten.
🇬🇧 immunoglobulin M (IgM)

**Immunisierung.** Der Vorgang, durch den eine Resistenz oder → Immunität gegenüber infektiösen Krankheiten induziert oder verbessert wird. (→ Schutzimpfung)
[*lat.:* immunis, frei von]
🇬🇧 immunization

**Immunität.** Die Eigenschaft, gegen bestimmte pathogene Keime und Krankheiten oder Bedingungen unempfänglich zu sein oder davon nicht betroffen zu werden. Man unterscheidet die unspezifische I., die physikalisch durch Haut und Schleimhäute und biologisch durch bestimmte Schutzmechanismen (Phagozytose, Komplemente u.ä.) gewährleistet wird und die Resistenz einer Species darstellt; und die spezifische oder erworbene I., die durch spezielle Antikörper entsteht, die zu einer Immunreaktion fähig sind (durch eine Impfung oder passiv erworben). (→ Immunantwort) – *adj.* immun.
[*lat.:* immunis, frei von]
🇬🇧 immunity

**Immunität, aktive.** (adaptive Immunität). Dauerhafte, erworbene Immunität, durch die der Körper aufgrund der → Antikörper, die natürlicherweise nach einer Infektion bzw. auf künstliche Weise nach einer Impfung gebildet werden, vor neuen Infektionen geschützt wird. (→ Immunität)
🇬🇧 active immunity

**Immunität, angeborene.** Die durch die Antikörper der Mutter bei der Geburt vorhandene Immunität.
🇬🇧 congenital immunity

**Immunität, erworbene.** Jede Form der → Immunität, die nicht angeboren, sondern im Verlauf des Lebens entstanden ist; kann auf natürlichem oder künstlichem Wege aktiv bzw. passiv induziert werden. Die natürlich e. I. entwickelt sich durch → Antikörper infolge einer Infektionskrankheit bzw. aus der Übertragung von Antikörpern durch die mütterliche Plazenta auf den Fötus bzw. auf das Kleinkind durch Vormilch (Kolostrum). Die künstlich e. I. entsteht durch Impfungen oder durch Antiserumgaben. (→ Impfung)
🇬🇧 acquired immunity

**Immunität, natürliche.** Eine im Allgemeinen angeborene unspezifische Form der

→ Immunität gegenüber bestimmten Krankheiten.
🇬🇧 natural immunity

**Immunität, passive.** Form der erworbenen → Immunität, die von → Antikörpern stammt, die einem Fötus natürlicherweise über die Plazenta, einem Säugling über das Kolostrum oder künstlich durch Injektion eines Antiserums im Rahmen einer Behandlung oder als Prophylaxe übertragen werden.
🇬🇧 passive immunity

**Immunität, rassenabhängige.** Eine Art natürliche → Immunität, welche die meisten Mitglieder einer genetisch miteinander verbundenen Population besitzen.
[*lat.*: immunis, frei, unberührt, rein]
🇬🇧 racial immunity

**Immunkomplex.** Multimolekularer Komplex, der gebildet wird, wenn sich ein → Antikörper an ein spezifisches → Antigen bindet. Der I. kann ein → Komplement aktivieren.
🇬🇧 immune complex

**Immunologie.** Wissenschaft von den Reaktionen des → Immunsystems des Körpers auf eine Stimulation durch Antigene mit Hilfe von Antikörpern.
[*lat.*: immunis, frei von; *griech.*: logos, Wissenschaft]
🇬🇧 Immunology

**Immunstimulanzien.** Substanzen, wie etwa der → Bacille-Calmette-Guérin-Impfstoff, die eine → Immunantwort auslösen und dadurch die körpereigene Abwehr stärken sollen. I. werden bei erhöhter Infektionsanfälligkeit und bei abwehrgeschwächten Personen eingesetzt. Beispiele für I. sind Interleukin und Interferon.
🇬🇧 immunostimulants

**Immunsuppression.** Verabreichung von Substanzen (→ Immunsuppressiva), die die Fähigkeit des → Immunsystems, auf eine Antigen-Stimulation zu reagieren, beträchtlich beeinflusst, indem die zelluläre und humorale → Immunantwort gehemmt oder abgeschwächt wird. Die I. kann gezielt erfolgen, z.B. vor einer Knochenmarktransplantation, oder um zu verhindern, dass Spendergewebe vom Empfänger abgestoßen wird, oder sie tritt ungewollt auf, etwa infolge einer Chemotherapie zur Krebsbehandlung. – *adj.* immunsuppressiv.
[*lat.*: immunis, frei von; supprimere, unterdrücken]
🇬🇧 immunosuppression

**Immunsuppressiva.** Substanzen, die eine → Immunantwort abschwächen oder verhindern. I., zu denen Glukokortikoide, Zytostatika u.a. gehören, werden eingesetzt, um z.B. einer Abstoßungsreaktion nach einer Transplantation vorzubeugen. Bei der Therapie mit I. muss man darauf achten, Patienten vor Infektionen zu schützen. Sorgfältige Prophylaxen, z.B. Pneumonie- oder Infektionsprophylaxe, müssen durchgeführt und auf Infektionsanzeichen geachtet werden.
🇬🇧 immunosuppressives

**Immunsystem.** Ein biochemischer Komplex, der den Körper gegen pathogene Organismen oder andere Fremdkörper schützt. Zu dem System gehören die humorale → Immunantwort, bei der Antikörper produziert werden, die auf bestimmte Antigene reagieren sollen, und die zellvermittelte Immunantwort, bei der mit Hilfe der T-Zellen Gewebemakrophagen mobilisiert werden, wenn ein Fremdkörper eindringt.
🇬🇧 immune system

**Immunsystem, sekretorisches.** Der Teil des → Immunsystems, der → Immunglobuline, vorwiegend Immunglobulin A, auf Schleimhautoberflächen absondert (sezerniert).
🇬🇧 secretory immune system

**Immuntherapie.** Anwendung von immunologischem Wissen und entsprechenden Techniken, um Krankheiten vorzubeugen und sie zu verhindern; z.B. durch → Immunstimulanzien oder → Immunsuppressiva sowie den Transfer von immunkompetenten Zellen und Geweben von einer Person auf eine andere. Eine zunehmend bedeutende Rolle in der I. spielen die → Zytokine, z.B. Interferon, die wegen ihrer Eigenschaft, gegen Viren und Tumore wirk-

sam zu sein, weitverbreitet Anwendung finden.
[*lat.*: immunis, frei von; *griech.*: therapeia, Behandlung]
🌐 immunotherapy

**Immuntherapie, aktive, spezifische.** Therapie bei Tumorerkrankungen, bei der bestrahlte Tumorzellen injiziert werden. Die injizierten Zellen stimulieren die Produktion von → Antikörpern, die die Tumorzellen bekämpfen.
🌐 active specific immunotherapy

**Immuntoleranz.** Das Ausbleiben einer → Immunantwort des Körpers auf die Gabe eines bestimmten → Antigens. Gegenüber anderen Antigenen zeigt der Körper jedoch weiterhin Reaktionen.
[*lat.*: tolerare, ertragen]
🌐 tolerance

**Impairment.** Krankheitsbedingte Organschädigung. → Schädigung.
🌐 impairment

**impermeabel.** (undurchlässig). Eigenschaft eines Gewebes, einer Membran oder eines Films, den Durchtritt einer Substanz zu verhindern.
[*lat.*: im, nicht; permeare, durchdringen]
🌐 impermeable

**Impetigo.** (Eiterflechte/Eitergrind). Eine Streptokokken-, Staphylokokken- oder kombinierte Hautinfektion, die als konzentriertes Erythem beginnt und sich als eitrige Bläschen, Erosionen und honigfarbene Krusten weiterentwickelt. Die Läsionen bilden sich meist zuerst im Gesicht und breiten sich von hier weiter aus. I. ist durch Kontakt mit dem Ausfluss der Läsionen höchst ansteckend.
[*lat.*: impetus, Attacke]
🌐 impetigo

**Impfstoff.** (Vakzin). Lösung abgeschwächter bzw. abgetöteter Mikroorganismen, die in die Haut (intrakutan), in den Muskel (intramuskulär), in den Mund (oral) oder unter die Haut (subkutan) appliziert wird, um eine aktive Immunität gegenüber Infektionskrankheiten zu erlangen.
🌐 vaccine

**Impfstoff, autogener.** Ein Impfstoff (→ Vakzine), der aus Kulturen von Mikroorganismen hergestellt wird, die aus der Wunde eines zu behandelnden Patienten entnommen wurden.
[*griech.*: autos, selbst; genein, produzieren]
🌐 autogenous vaccine

**Impfung.** (Vakzination). Das Einbringen von abgeschwächten oder abgetöteten Mikroorganismen (Viren, Bakterien, Rickettsien) in den Körper eines Patienten zu dessen → Immunisierung gegenüber einer bestimmten Erkrankung bzw. zur Abschwächung der Symptome von Infektionskrankheiten.
🌐 vaccination

**Impfung, Verabreichung einer.** → Pflegeintervention der → NIC, die definiert wird als die Durchführung von Impfungen zur Vorbeugung gegen ansteckende Krankheiten.
🌐 Immunization/Vaccination Administration

**Implantat.** Material, das in ein Organ oder in eine Körperstruktur operativ eingepflanzt wird. Das I. kann aus verschiedenen natürlichen Gewebearten bestehen, etwa ein Blutgefäßimplantat, oder sich aus künstlichem Material zusammensetzen, z.B. Hüftprothese, Herzschrittmacher oder Herzklappen.
[*lat.*: implantare, einpflanzen]
🌐 implant

**Implantation.** 1. → Nidation; der Prozess des Verschmelzens und Eindringens mit Einnistung der Keimblase (Blastozyste) in der Uteruswand während der frühen Phase der pränatalen Entwicklung. 2. Einpflanzung von körperfremdem Gewebe oder Organteilen (→ Implantat) in einen Organismus. (→ Transplantation)
🌐 implantation

**Implementation.** Schritt aus dem → Pflegeprozess; eine Kategorie pflegerischer Verhaltensweisen, in der Handlungen und Maßnahmen ergriffen und durchgeführt werden, die zur Umsetzung eines

Pflegeplans erforderlich sind. Zur I. gehören die Ausführung der → Aktivitäten des täglichen Lebens oder die Unterstützung des Patienten bei den Selbstpflegeaktivitäten, die Beratung und Unterrichtung des Patienten und/oder seiner Angehörigen, zielgerichtetes Handeln bei der Umsetzung der therapeutischen Ziele und die Optimierung der Zielumsetzung, die Supervision und die Evaluation der Arbeit von Teammitarbeitern sowie Berichterstattung und Austausch von Informationen, die für eine kontinuierliche Patientenpflege relevant sind.
[*lat.:* implere, erfüllen]
🇬🇧 implementation

**Impotenz.** Die Unfähigkeit des Mannes zur Peniserektion oder, weniger häufig, zur Ejakulation während einer Erektion. Eine funktionelle I. hat psychologische Ursachen. Die anatomische I. wird durch körperliche funktionsuntüchtige Genitalien verursacht; die atonische I. ist durch eine gestörte neuromuskuläre Funktion bedingt. – *adj.* impotent.
🇬🇧 impotence

**Impotenz, symptomatische.** → Impotenz infolge von Medikamenteneinnahme oder eines schlechten Gesundheitszustands.
🇬🇧 symptomatic impotence

**Imprägnation.** 1. Das Eindringen einer Samenzelle (Spermatozyt) in eine Eizelle (Oozyt) und die anschließende Befruchtung. 2. Vermischung von chemischen Substanzen zur Darstellung bestimmter histologischer Strukturen.
[*lat.:* impregnare, schwängern]
🇬🇧 impregnation

**Impression.** 1. Eindruck; starke Empfindung oder Wirkung auf Geist, Intellekt oder Gefühle. 2. Im Zusammenhang mit Zahnprothesen der Abdruck eines Körperteils, von dem ein Ersatz oder eine Prothese hergestellt werden soll.
[*lat.:* imprimere, eindrücken]
🇬🇧 impression

**Impressionsfraktur.** Schädelfraktur, bei der Schädelfragmente unter die normale Schädeloberfläche gedrückt werden.
🇬🇧 depressed fracture

**Impuls.** 1. Plötzliche, unwiderstehliche, oft irrationale Neigung, Drang, Wunsch oder Aktion, die durch ein bestimmtes Gefühl oder einen mentalen Zustand ausgelöst werden. 2. Elektrochemischer Prozess, der bei der Übermittlung von Nervenreizen beteiligt ist.
[*lat.:* impellere, antreiben]
🇬🇧 impulse

**Impulskontrolle, Training der.** → Pflegeintervention der → NIC, die definiert wird als die Unterstützung von Patienten im Umgang mit impulsiven Verhaltensweisen, indem Problemlösungsstrategien für soziale und zwischenmenschliche Situationen eingesetzt werden.
🇬🇧 Impulse Control Training

**IMV.** Abkürzung für *intermittent mandatory ventilation*, → intermittierend mandatorische Beatmung).
🇬🇧 IMV

**in-.** 1. Vorsilbe mit der Bedeutung »in, hinein«. 2. Vorsilbe mit der Bedeutung »nicht, ohne«.
🇬🇧 in-

**in situ.** 1. Am natürlichen oder üblichen Ort. 2. Bezeichnung für einen Tumor, der nicht metastasiert und nicht in das umgebende Gewebe eingewachsen ist (Carcinoma in situ).
[*lat.:* in, innerhalb; situs, Position]
🇬🇧 in situ

**in utero.** Innerhalb der Gebärmutter (Uterus).
🇬🇧 in utero

**in vitro.** Bezeichnung für eine biologische Reaktion, die in einem Reagenzglas im Labor stattfindet, d.h. außerhalb des Körpers. (s.a. in vivo)
🇬🇧 in vitro

**in vivo.** Bezeichnung für eine biologische Reaktion, die in einem lebenden Organismus stattfindet. (s.a. in vitro)
🇬🇧 in vivo

**Inaktivierung.** Reversible → Denaturierung eines Proteins.
[*lat.:* in, nicht; activus, aktiv]
🇬🇧 inactivation

**Inaktivitätsatrophie.** Degenerative physische und physiologische Veränderungen, die aus einem Nichtgebrauch von Teilen bzw. des gesamten Körpersystems resultieren. Inaktivitätsphänomene treten in Verbindung mit Bettlägrigkeit und Immobilität auf. Körperliche Veränderungen aufgrund von Bettlägrigkeit betreffen häufig Schlüsselbereiche des Körpers, wie z.B. die Haut, das Muskel-Knochengerüst, den Verdauungstrakt, das Herz-Kreislauf-System sowie das Atmungssystem. Die inaktiven Muskeln verlieren an Größe und Kraft; bei extremer Auszehrung können Muskeln ihre Stütz- und Kontraktionsfunktionen verlieren. → Kontrakturen werden durch Beugung verursacht, da bettlägerige Patienten oft Knie und Hüften beugen, um die Muskeln zu entspannen. Außerdem kann restriktive Kost und eingeschränkte Bewegungsfähigkeit zu Knochendemineralisation führen.
🇬🇧 disuse phenomena

**Inaktivitätssyndrom, Gefahr eines.** Anerkannte → NANDA-→ Pflegediagnose; Zustand, der durch ein Potential zur Verschlechterung der Körpersysteme infolge einer verordneten oder unvermeidbaren Inaktivität charakterisiert ist. Zu den Risikofaktoren zählen Paralyse, mechanische oder verordnete Immobilität, starke Schmerzen und veränderter Bewusstseinszustand.
🇬🇧 disuse syndrome, risk of

**Inanition.** 1. Erschöpfungszustand, der durch Nahrungs- und Wassermangel oder einen Defekt der Nahrungsaufnahme bedingt ist; Hungerzustand. 2. Zustand der Lethargie, der durch einen Verlust der Vitalität oder Körperkraft in allen Aspekten des sozialen, moralischen und intellektuellen Lebens gekennzeichnet ist.
[*lat.:* inanis, leer]
🇬🇧 inanition

**Incus.** (Amboss). Einer der drei Gehörknöchelchen im Mittelohr, der die Vibration des Schalls über den Hammer (Malleus) zum Steigbügel (Stapes) überträgt.
🇬🇧 incus

**Index, chemotherapeutischer.** System zur Beurteilung der Sicherheit und Wirksamkeit eines Arzneimittels, ausgedrückt als Verhältnis zwischen der Maximaldosis ($LD_{50}$) pro Kilogramm Körpergewicht und der mittleren heilsamen Dosis ($CD_{50}$).
🇬🇧 chemotherapeutic index

**Index, therapeutischer.** Differenz zwischen der minimalen therapeutischen und der minimalen toxischen Konzentration eines Medikaments.
🇬🇧 therapeutic index

**Index Medicus.** Index und Literaturverzeichnis, das monatlich von der National Library of Medicine veröffentlicht wird und in dem Artikel aus medizinischer, pflegerischer und anderer gesundheitsrelevanter Literatur aufgelistet werden. Der Index führt Artikel aus der ganzen Welt nach Autoren und Themen geordnet auf.
🇬🇧 Index Medicus

**Indigestion.** Verdauungsstörung infolge fehlender oder mangelhafter Verdauungsaktivität.
🇬🇧 indigestion

**Indikan.** Kaliumsalz der Indoxylschwefelsäure, das vom Dünndarm beim Abbau von → Tryptophan produziert, von der Darmwand absorbiert und im Urin ausgeschieden wird.
[Kurzform aus Indigo und Kalium]
🇬🇧 indican

**Indikation.** Der Grund, warum ein Arzneimittel verordnet oder eine Behandlung durchgeführt wird. Eine bakterielle Infektion kann eine I. zur Verschreibung eines

speziellen Antibiotikums sein; eine Appendizitis ist I. für eine Appendektomie.
[*lat.*: indicare, anzeigen]
🌐 indication

**Indikator.** Substanz (Papierstreifen, Tablette o. a.), die verwendet wird, um eine bestimmte Reaktion zu überprüfen. Die Reaktion findet statt, wenn sich der I. in vorhersehbarer, sichtbarer Weise verändert, z.B. Lackmuspapier zur Messung des pH-Wertes.
🌐 indicator

**Indikator, chemischer.** Substanz, die einer chemischen Reaktion beigefügt wird und anhand eines Farbwechsels anzeigt, wenn der jeweilige Vorgang vollständig abgelaufen ist, z.B. ein Indikator für eine Säure-Basen-Titration.
🌐 chemical indicator

**Individualpsychologie.** Modifiziertes System der Psychoanalyse (von Alfred Adler entwickelt), das schlecht angepasstes Verhalten und Persönlichkeitsstörungen als das Ergebnis eines Konfliktes zwischen dem Wunsch, zu dominieren, und dem Gefühl, minderwertig zu sein, betrachtet.
🌐 individual psychology

**indolent.** (schmerzunempfindlich). Zu einer organischen Störung gehörend, die durch wenig oder keine Schmerzempfindung oder eine gleichgültige Reaktion auf Schmerzen gekennzeichnet ist.
[*lat.*: in, nicht; dolere, unter Schmerzen leiden]
🌐 indolent

**Induktion.** 1. Prozess der Stimulierung und Bestimmung der morphologischen Differenzierung bei einem sich entwickelnden Embryo mit Hilfe von chemischen Substanzen, die von einem Teil des Embryos auf einen anderen weitergeleitet werden. 2. Auslösung einer neuralen Hemmung durch die Erregung eines bestimmten Nervs. 3. Vom Einzelfall auf das Allgemeine oder Gesetzmäßige schließende wissenschaftliche Methode (→ Ansatz, induktiver). 4. Einleitung, z.B. einer Narkose oder der Wehen. (s.a. Deduktion)
[*lat.*: inducere, hineinführen]
🌐 induction

**Induktor.** Gewebe oder Zellen, die eine chemische Substanz abgeben, welche in der Entwicklung eines Embryos eine morphogenetische Wirkung hat. (→ Morphogenese)
[*lat.*: inducere, hineinführen]
🌐 inductor

**Induration.** Verhärtung eines Gewebes, insbesondere der Haut, die durch Ödeme, Entzündungen oder Infiltrationen durch ein Neoplasma verursacht wird. – *adj.* induriert.
[*lat.*: indurare, verhärten]
🌐 induration

**induzieren.** Den Beginn einer Aktivität auslösen oder stimulieren, z.B. durch ein Enzym, das eine metabolische Aktivität in Gang setzt.
[*lat.*: inducere, hineinführen]
🌐 induce

**inert.** 1. Sich nicht bewegend oder nicht agierend. 2. Bezeichnung für chemische Substanzen, die nicht an chemischen Reaktionen teilnehmen. 3. Inaktive pharmakologische Substanz, die nur als Bindungs- oder Verdickungsmittel oder als Süssstoff dient.
[*lat.*: untätig]
🌐 inert

**Inertie.** (Reaktionsträgheit). 1. Die Tendenz eines ruhenden Körpers, unbeweglich zu bleiben, es sei denn, er wird von äußeren Kräften zur Bewegung gezwungen; oder die Neigung eines sich bewegenden Körpers, so lange die gleiche Richtung einzuhalten, bis er von äußeren Kräften zum Stillstand oder zum Richtungswechsel gezwungen wird. 2. Unphysiologischer Zustand der Trägheit, z.B. Inertia uteri, primäre Wehenschwäche.
[*lat.*: untätig]
🌐 inertia

**Infant-handling.** (Kinästhetik-infant-handling). Begriff aus dem Gesamtkonzept der → Kinästhetik. Im Rahmen von speziellen Kur-

sen können Pflegende u.a. erlernen, wie sie Kinder in ihrer Bewegung unterstützen und fördern können.
🌐 kinesthetic infant handling

**infantil.** 1. Zu einem Säugling gehörend oder entsprechende Merkmale aufweisend. 2. Bezeichnung für das Fehlen von Reife, Differenziertheit und Vernunft. 3. Zum → Infantilismus gehörend. 4. In einer frühen Entwicklungsphase befindlich.
[*lat.:* infans, nicht sprechen können]
🌐 infantile

**Infantilismus.** 1. Zustand, bei dem verschiedene anatomische, physiologische und psychologische Merkmale der Kindheit im Erwachsenenalter weiter fortbestehen. 2. Zustand bei einem älteren Kind, der meist psychologische statt organische Ursachen hat und mit Sprach- und Sprechmustern einhergeht, die eher für kleine Kinder typisch sind.
🌐 infantilism

**Infarkt.** Lokalisierte → Nekrose in einem Gewebe, Gefäß, Organ oder Teil eines Organ, die durch eine Minderdurchblutung (Anoxie) des Gewebes verursacht wird, z.B. → Myokardinfarkt. Ursache ist eine Unterbrechung der Blutversorgung vor dem betroffenen Bereich oder in seltenen Fällen ein zirkulatorischer Stillstand durch den Verschluss einer Vene, die normalerweise das Blut abtransportiert. Ein I. ähnelt einer roten, geschwollenen Quetschung aufgrund der Blutung (Hämorrhagie) und der Ansammlung von Blut im betroffenen Bereich. Einige I.-Gewebe sind auch blass und weiß, was durch eine Minderdurchblutung bedingt ist.
[*lat.:* infarcire, hineinstopfen]
🌐 infarct

**Infarzierung.** Die Entwicklung und Bildung eines → Infarkts.
[*lat.:* infarcire, hineinstopfen]
🌐 infarction

**infaust.** Ungünstig, aussichtslos, ohne Aussicht auf Heilung, z.B. infauste Diagnose.
[*lat.:* infaustus, unheilvoll, unglücklich]
🌐 infaust

**Infektasthma.** Nicht allergisches → Asthma, das durch Infekte, seelische und körperliche Faktoren oder durch Inhalation atemwegsreizender Substanzen ausgelöst werden kann.
🌐 infect asthma

**Infektion.** (Infekt). 1. Befall des Körpers durch pathogene Keime und Mikroorganismen (z.B. Bakterien, Viren, Pilze, Protozoen), die sich dort vermehren und infolge von lokalisierten Zellverletzungen, der Sekretion von Toxinen oder einer Antikörperreaktion beim Wirt Krankheiten auslösen. 2. Erkrankung durch den Befall des Körpers mit pathogenen Mikroorganismen. – *adj.* infektiös.
[*lat.:* inficere, beflecken]
🌐 infection

**Infektion, abortive.** Infektion, bei der einige bzw. alle Bestandteile eines Virus im Körper gebildet werden, ohne dass ein infektiöses Virus entsteht; es kommt nur zu leichten Krankheitssymptomen. (→ Infektion)
🌐 abortive infection

**Infektion, anaerobe.** Eine von → anaeroben Mikroorganismen verursachte Infektion; kommt zumeist in tiefen Stichwunden vor, die ohne Sauerstoffversorgung sind, oder in Gewebe mit vermindertem Sauerstoff-Reduktionspotenzial infolge von Verletzungen, Nekrosen oder übermäßiger bakterieller Vermehrung. Formen von a.n I.en sind z.B. **Gangrän** und **Tetanus**.
🌐 anaerobic infection

**Infektion, endogene.** Eine durch Reaktivierung bereits abgeschwächter Organismen ausgelöste Infektionserkrankung, wie z.B. Tuberkulose.
🌐 endogenous infection

**Infektion, exogene.** Infektion, deren bakterielle Erreger sich normalerweise außerhalb des Körpers befinden.
[*griech.:* exo, außerhalb, genein, erzeugen; *lat.:* inficere, infizieren.]
🌐 exogenous infection

**Infektion, kryptogenetische.** Infektionskrankheit, die von pathogenen Mikroor-

ganismen unbekannten Ursprungs verursacht wird.
🔤 cryptogenic infection

**Infektion, pyogene.** Jede Infektion, die zur Eiterbildung führt. Zu den Mikroorganismen, die p. I.en verursachen, gehören Bazillen, Clostridien, Gonokokken, Meningokokken, Pseudomonas, Staphylokokken und Streptokokken.
🔤 pyogenic infection

**Infektion, retrograde.** Infektion, die sich in Gefäßen oder Leitern entgegen der normalen Fließrichtung von Körpersekreten ausbreitet, z.B. Harnleiterinfektion, Nierenbeckeninfektion.
🔤 retrograde infection

**Infektion, subakute.** Nicht chronischer Krankheitsverlauf mit schwächer ausgeprägten Symptomen als bei einer akuten Infektion.
🔤 subacute infection

**Infektion, systemische.** Infektion, bei der die krankmachenden (pathogenen) Keime nicht nur auf einen Körperbereich beschränkt, sondern über den ganzen Körper verteilt sind.
🔤 systemic infection

**Infektionskontrolle.** → Pflegeintervention der → NIC, die definiert wird als die Minimierung der Aufnahme und Übertragung von infektiösen Substanzen.
🔤 Infection Control

**Infektionskontrolle, intraoperative.** → Pflegeintervention der → NIC, die definiert wird als die Vorbeugung gegen Nosokomialinfektionen (Krankenhausinfektionen) im Operationssaal.
🔤 Infection Control: Intraoperative

**Infektionskrankheit.** Ansteckende Krankheit oder Erkrankung, die durch direkten oder indirekten Kontakt von einem Menschen auf einen anderen oder von einem Tier auf einen Menschen übertragen werden kann.
🔤 infectious disease

**Infektionsrisiko.** Anerkannte → NANDA- → Pflegediagnose; Zustand, bei dem ein Patient verstärkt gefährdet ist, von pathogenen Organismen infiziert zu werden. Zu den Risikofaktoren zählen ungenügende primäre Abwehrmechanismen (z.B. Hautverletzungen), verminderte Bewegung von Flimmerhärchen, Veränderung des pH-Wertes, veränderte Peristaltik, unzureichende sekundäre Abwehrmechanismen (z.B. erniedrigtes Hämoglobin, unterdrückte Entzündungsreaktion oder Immunsuppression), ungenügende erworbene Immunität, Gewebezerstörung, umweltbedingte Gefährdung, chronische Krankheiten, invasive Eingriffe, Mangelernährung, pharmazeutische Wirkstoffe, Verletzungen und Ruptur der Fruchtblase.
🔤 infection, risk of

**Infektionsschutz.** Richtlinien und Maßnahmen eines Krankenhauses oder einer anderen Gesundheitseinrichtung, mit denen das Risiko der Verbreitung von → Nosokomialinfektionen oder anderen Infektionen für Patienten und Mitarbeiter minimiert werden soll.
🔤 infection control

**Infektionsschutz.** → Pflegeintervention der → NIC, die definiert wird als die Verhinderung und rechtzeitige Erkennung von Infektionen bei Risikopatienten.
🔤 Infection Protection

**Infektionsschutzgesetz (IFSG).** Gesetz zum Schutz des Menschen, das der Vorbeugung von übertragbaren Krankheiten auf den Menschen, der Früherkennung von Infektionen und der Verhinderung ihrer Ausbreitung dient. Das IFSG ersetzt seit dem 1.1.2001 das bisherige Bundesseuchengesetz, das Geschlechtskrankheitengesetz sowie einige Verordnungen.

**Infektionsträger.** Totes Material, wie z.B. Bettlaken, über das Krankheitserreger übertragen werden können.
🔤 fomite

**inferior.** 1. Unter einem Referenzpunkt liegend; z.B. befinden sich die Füße i. zu den

Beinen. 2. Eine schlechtere Qualität aufweisend. (s.a. superior)
[*lat.*: inferus, unterer]
🌐 inferior

**Infertilität.** (Unfruchtbarkeit). Unfähigkeit, eine Schwangerschaft auszutragen, obwohl eine Konzeption möglich ist. Die I. kann bei einem oder beiden Partnern bestehen, vorübergehend oder dauerhaft sein. Zu den Ursachen gehören körperliche, psychische und emotionale Probleme. Man unterscheidet zwischen der primären I., bei der überhaupt keine Schwangerschaft möglich ist, und der sekundären I., die nach einer oder mehreren Schwangerschaften auftritt. (s.a. Sterilität) – *adj.* infertil.
[*lat.*: in, nicht; fertilis, fruchtbar]
🌐 infertility

**Infiltration.** Prozess, bei dem sich eine Flüssigkeit oder Zellen in einem Gewebe verteilen, z.B. bei der Verabreichung eines Lokalanästhetikums (Infiltrationsanästhesie).
[*lat.*: in, hinein; filtrare, durchdringen]
🌐 infiltration

**infizieren.** Einen pathogenen Keim übertragen, der bei einer anderen Person zur Entwicklung einer → Infektionskrankheit führen kann.
[*lat.*: inficere, beflecken]
🌐 infect

**Influenza.** (Grippe). Höchst ansteckende Infektion des Respirationstraktes, die durch einen Myxovirus verursacht und durch Tröpfcheninfektion übertragen wird. Zu den Symptomen gehören Halsentzündung, Husten, Fieber, Muskelschmerzen und Schwäche. Die Inkubationszeit ist sehr kurz (1 bis 3 Tage); der Beginn der I. setzt rasch mit Schüttelfrost, Fieber und allgemeinem Unwohlsein ein. Fieber und konstitutionelle Symptome unterscheiden die I. von einer gewöhnlichen Erkältung. Man unterscheidet drei Hauptstämme von Grippeviren: Typ A, Typ B und Typ C. Neue Stämme von Viren entstehen in regelmäßigen Abständen und werden nach ihrer geografischen Herkunft benannt. Die asiatische I. ist eine Typ A-Grippe. Älteren Menschen, chronisch Kranken und Mitarbeitern in den Gesundheitsberufen wird eine jährliche Schutzimpfung (Influenza-Impfung) empfohlen.
🌐 influenza

**Informationsvorbereitung, sensorische.** → Pflegeintervention der → NIC, die definiert wird als die Beschreibung der subjektiven und objektiven körperlichen Empfindungen vor einer belastenden Maßnahme oder Behandlung.
🌐 Preparatory Sensory Information

**inframaxillär.** 1. Zum Unterkiefer gehörend. 2. Unter dem Kiefer liegend.
🌐 inframaxillary

**infraorbital.** Zu dem Bereich gehörend, der unterhalb der Augenhöhle liegt.
🌐 infraorbital

**Infrarotstrahlung.** Elektromagnetische Strahlung, bei der die Wellenlänge zwischen $10^{-5}$ m und $10^{-4}$ m liegt. Die Infrarotstrahlen sind länger als das sichtbare Licht und kürzer als Radiowellen. Auf der Haut wird die I. als Wärme wahrgenommen.
🌐 infrared radiation

**Infrarottherapie.** Behandlung, bei der der Patient verschiedenen Wellenlängen einer → Infrarotstrahlung ausgesetzt wird. Diese Behandlung wird zur Linderung von Schmerzen und zur Stimulierung des Blutkreislaufs durchgeführt.
🌐 infrared therapy

**Infrarotthermographie.** Schnelle und sehr genaue Messung der Körpertemperatur (mit Hilfe eines Infrarotthermometers), indem die Infrarotstrahlung bestimmt wird, die von einem erwärmten Gewebe abgestrahlt wird.
🌐 infrared thermography

**Infundibulum.** 1. Trichterförmige Struktur oder Passage, z.B. die Höhle, die im abdominalen Ende des Eileiters gebildet wird (I. tubae uterinae) oder der trichterförmige Stiel der Hypophyse (I. hypophysis).

2. Gemeinsamer Haar-Talgdrüsen-Ausführungsgang.
[*lat.:* Trichter]
🇬🇧 infundibulum

**Infusat.** Flüssigkeit, die über einen bestimmten Zeitraum einem Patienten → parenteral verabreicht wird.
[*lat.:* in, hinein; fundere, gießen]
🇬🇧 infusate

**Infusion.** 1. Einleitung einer Substanz, z.B. Flüssigkeit, Elektrolyte, Nährstoffe oder Medikamente direkt in eine Vene oder interstitiell mit Hilfe der Schwerkraft in den Körper. 2. Substanz, die in den Körper eingeleitet (infundiert) wird.
🇬🇧 infusion

**Infusion, intravenöse.** Eine Lösung, die direkt in die Vene eingeleitet wird; dazu benötigt man ein Infusionssystem, eine Glas- oder Plastikflasche oder einen Beutel mit dem entsprechenden Infusat und eine Kanüle, die mit dem Infusionsbesteck verbunden ist und in der Vene des Patienten liegt.
🇬🇧 intravenous infusion

**Infusionsberechnung.** Berechnung der Infusionsgeschwindigkeit; bei der manuellen Einstellung wird das Infusionssystem über die Rollenklemme eingestellt oder aber eine → Infusionspumpe entsprechend programmiert. Grundsätzlich entspricht 1 ml = 20 Tropfen, 1 Tropfen/Minute entspricht 3 ml / Stunde. (→ Infusion)
🇬🇧 infusion calculation

**Infusionsbesteck.** ◪ (Infusionssystem). Plastikschlauchsystem, das die Verbindung zwischen Infusionsflasche und Venenkatheter des Patienten darstellt. Grundausstattung eines I. sind: Einstichdorn, Luftfilter, Tropfkammer, Rollenklemme und Luer-Lock-Anschluss für den Venenkatheter. Zur Vorbereitung einer Infusionstherapie muss das komplette System auf Funktionsfähigkeit überprüft und mittels der Infusionslösung luftleer gespült werden. Für elektrische → Infusionspumpen sowie für arterielle Zugänge stehen spezielle I.e zur Verfügung. (s.a. Infusion)
🇬🇧 infusion system

**Infusionspumpe.** ◪ (Infusomat). Eigentlich Infusionsapparat; energetisch betriebenes Gerät, das bestimmte Mengen eines Arzneimittels in flüssiger Form oder einer Flüssigkeit in einem konkreten Zeitraum intravenös verabreicht. I.n werden hauptsächlich für Infusionslösungen verwendet und können tropfengeregelt, volumengesteuert oder volumenberechnend arbeiten. Manche I.n können auch chirurgisch implantiert werden. Für die gezielte Verabreichung von Medikamenten oder Lösungen sollten nur Infusions**spritzen**pumpen (→ Perfusor) verwendet werden, da sie wesentlich präziser sind.
🇬🇧 infusion pump

**Infusomat.** → Infusionspumpe. (s.a. Infusion)
🇬🇧 infuser

**Ingestion.** Die orale Aufnahme von Substanzen; der Begriff bezieht sich auf Nahrungsmittel sowie auf Arzneimittel.
[*lat.:* ingerere, hineinbringen]
🇬🇧 ingestion

**inguinal.** Zur Leiste oder Leistengegend gehörend.
[*lat.:* inguen, Leiste]
🇬🇧 inguinal

**Inhalat.** (Inhalationsmittel). Substanz, die dem Körper durch Einatmen (Inhalation) zugeführt wird. Es kann sich dabei um ein Arzneimittel oder eine flüchtige chemische Substanz handeln. Viele Medikamente gegen Asthma oder Atemnot werden als I. per Aerosol-Therapie verabreicht.
🇬🇧 inhalant

**Inhalationsanästhetika.** Gase bzw. Flüssigkeiten, die aufgrund ihres niedrigen Siedepunktes leicht flüchtig sind und mit Hilfe eines Narkosegerätes und einer Beatmungsmaske oder Endotrachealtubus zur Anästhesie eingeatmet werden. Über die Lunge werden diese in die Blutbahn aufgenommen und gelangen ins Gehirn. Sie dienen der Narkoseeinleitung und der

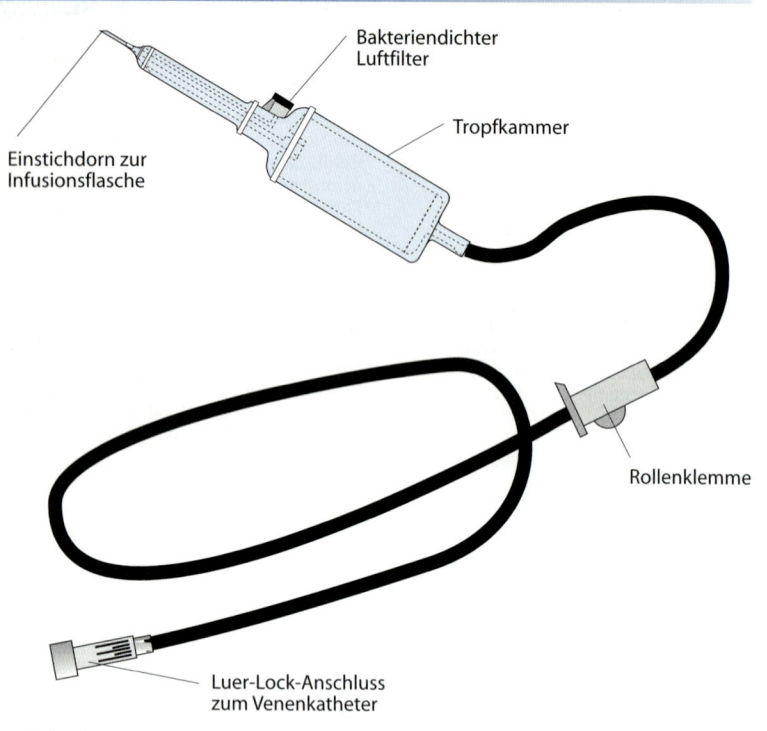

Labels on figure:
- Einstichdorn zur Infusionsflasche
- Bakteriendichter Luftfilter
- Tropfkammer
- Rollenklemme
- Luer-Lock-Anschluss zum Venenkatheter

**Infusionsbesteck.**

Narkoseerhaltung. Zu den gängigen I. zählen Halothan, Isofluran, Enfluran, Desfluran, Sevofluran. Die meisten I. haben kreislaufdepressive Nebenwirkungen.
⌘ inhalation anaesthetics

**Inhalationsgerät.** Gerät zur Verabreichung von Arzneimitteln, die inhaliert werden, z.B. Dämpfe, feine Stäube oder flüchtige Substanzen. Ein I. kann auch dazu dienen, anästhetische Gase zu verabreichen.
⌘ inhaler

**Inhalationsnarkose.** Zuführen von Narkosegas bzw. eines Gasgemisches durch einen Beatmungsschlauch (Endotrachealtubus) in die Lungen, wo das Gas in den Blutkreislauf absorbiert wird.
⌘ endotracheal anesthesia

**Inhalationstherapie.** Behandlung mit einer Substanz, die mit der eingeatmeten Luft in den Respirationstrakt gelangt. Mit Hilfe der I. können Sauerstoff, Wasser (→ Aerosole) oder verschiedene Arzneimittel (z.B. Broncholytika) verabreicht werden.
⌘ inhalation therapy

**Inhibin.** 1. Hormone der Hoden (Testes), die die Aktivität des follikelstimulierenden Hormons hemmen, das vom Hypophysenvorderlappen ausgeschieden wird.

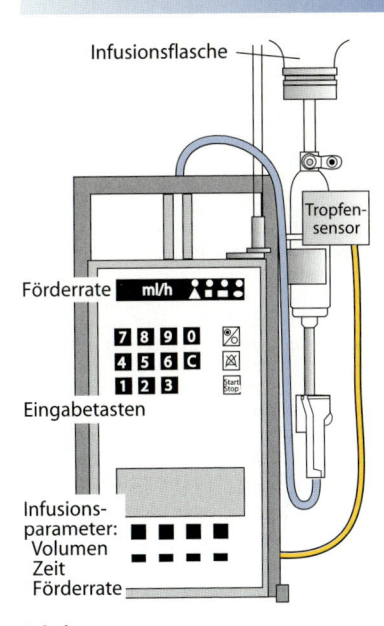

**Infusionsflasche**

**Förderrate**

**Eingabetasten**

**Infusionsparameter:**
Volumen
Zeit
Förderrate

Tropfensensor

**Infusionspumpe.**

2. Substanz, die im Speichel zu finden ist und bestimmte Bakterien hemmt.
❋ inhibin

**Inhibitor.** (Hemmer). Arzneimittel oder andere Substanz, die eine bestimmte Wirkung verhindert oder einschränkt.
❋ inhibitor

**Initialberührung.** Bei der I. wird dem Patienten vor und nach jeder pflegerischen Maßnahme mit einer ritualisierten Geste eine Information vermittelt. Dies ist bei Patienten mit Bewusstseinsstörungen sinnvoll. Die I. kann bei körperorientierten Patienten durch Händeschütteln oder als zentrale Berührung durch Handdruck auf Schulter, Thorax oder Kopf erfolgen. Dadurch bekommt der Patient ein Sicherheitsgefühl und erfährt Respekt und Vertrauen.
❋ initial touch

**Initiator.** Co-karzinogener Faktor, der irreversible genetische Mutationen bei normalen Zellen verursacht und für ein unkontrolliertes Wachstum prädisponiert; z.B. Strahlung, Aflatoxine, Urethan und Nitrosamine. (→ karzinogen)
❋ initiator

**Injektion.** Relativ schnelle Verabreichung einer Flüssigkeit in den Körper mit Hilfe einer Kanüle und Spritze. I.en werden nach den jeweiligen anatomischen Einstichstellen benannt, z.B. intraarterielle (in die Arterie), intrakutane (in die Haut), intramuskuläre (in den Muskel), intravenöse (in die Vene) und subkutane (unter die Haut) I.en.
[*lat.:* inicere, hineinwerfen]
❋ injection

**Injektion, intrakutane (i.c.).** ◪ Einführung einer sehr feinen Nadel in die obere Hautschicht (Cutis), um eine Substanz, z.B. Serum oder Impfstoff, zu injizieren.
❋ intracutaneous injection

**Injektion, intramuskuläre (i.m.).** ◪ Einführung einer feinen, langen Nadel in einen Muskel, um ein Arzneimittel zu verabreichen. Die i.m.-Injektion kann in den Gesäßmuskel (M. glutaeus medius oder minimus), in den Oberschenkelmuskel (M. vastus lateralis) oder (meist zu Impfzwecken) in den Oberarmmuskel (M. deltoideus) erfolgen. Die Länge der Kanüle richtet sich nach dem Körpergewicht des Patienten; bei untergewichti-

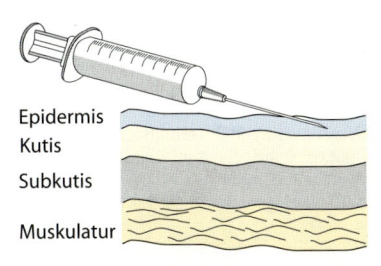

Epidermis
Kutis
Subkutis
Muskulatur

**Injektion, intrakutane (i.c.).**

Epidermis
Kutis
Subkutis
Muskulatur

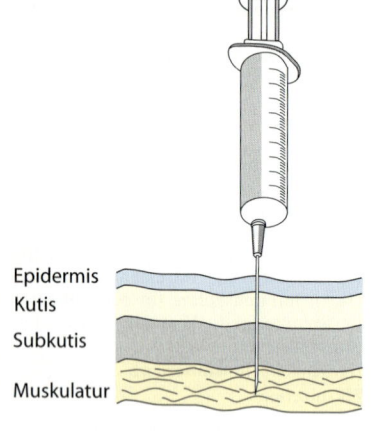

**Injektion, intramuskuläre (i.m.).**

gen Pat. 48 mm, bei normalgewichtigen Pat. 51 mm, bei übergewichtigen Pat. 60 mm und bei einem Übergewicht von mehr als 20% 70 mm. Die Aufnahme von Arzneimitteln erfolgt bei der i.m.-Injektion langsamer als bei der intravenösen und schneller als bei der subkutanen Injektion.
intramuscular injection

**Injektion, intramuskuläre (i.m.). Methode nach Sachtleben.** (Crista-Methode). Methode zum Ermitteln der Einstichstelle bei der ventroglutealen Injektion in den M. gluteus medius, wobei der Darmbeinkamm (Crista iliaca) als Orientierungspunkt dient. Der Patient liegt in flacher Seitenlage, das oben liegende Bein leicht angewinkelt. Das Injektionsfeld befindet sich drei Querfinger unterhalb des Darmbeinkamms auf der Linie senkrecht zum Trochanter major. (s.a. Injektion, intramuskuläre (i.m.). Methode nach von Hochstetter)
intramuscular injection according to Sachtleben

**Injektion, intramuskuläre (i.m.). Methode nach von Hochstetter.** Methode zum Ermitteln der Einstichstelle bei der ventroglutealen Injektion in den M. gluteus medius. Der Patient liegt in flacher Seitenlage, das oben liegende Bein leicht angewinkelt. Das dreieckige Injektionsfeld befindet sich zwischen der Eminentia cristae iliacae, der Spina iliaca anterior superior und dem Trochanter major. Injektion linke Seite: Die nicht injizierende Hand auf die linke Hüfte legen, mit dem Mittelfinger die Spina iliaca anterior superior und mit dem Zeigefinger die Eminentia cristae iliacae tasten. Den Handteller ca. 2 cm bauchwärts verschieben, sodass er auf dem Trochanter major liegt. Hierbei verschiebt sich der Zeigefinger um ca. 2 Querfinger. Injektion rechte Seite: Die nicht injizierende Hand auf die rechte Hüfte legen, mit dem Zeigefinger die Spina iliaca anterior superior und mit dem Mittelfinger die Eminentia cristae iliacae tasten. Den Handteller ca. 2 cm bauchwärts verschieben, sodass er auf dem Trochanter major liegt. Hierbei verschiebt sich der Mittelfinger um ca. 2 Querfinger. Die Einstichstelle befindet sich jeweils an der Spitze des Dreiecks zwischen Zeige- und Mittelfinger. Achtung! Bei Kindern findet diese Methode keine Anwendung. (s.a. Injektion, intramuskuläre (i.m.). Methode nach Sachtleben (Cristamethode))
intramuscular injection according to von Hochstetter

**Injektion, intrathekale.** Einführung einer feinen Kanüle in den → Subarachnoidalraum, um eine Substanz zu injizieren, die sich im Liquorraum verteilen soll, z.B. zur Anästhesie.
intrathecal injection

**Injektion, intravenöse (i.v.).** Punktion einer Vene, um eine einzelne Dosis eines Medikaments oder ein Kontrastmittel zu verabreichen oder um eine Bluttransfusion oder Infusionslösung (mit Kochsalz,

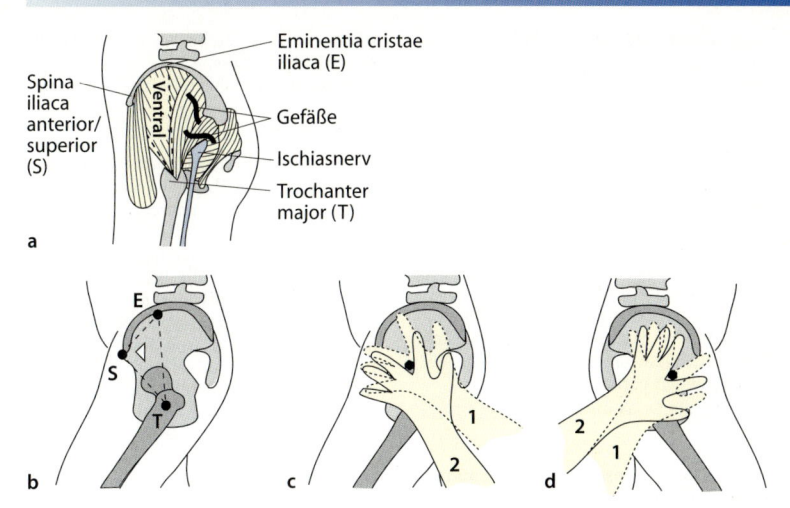

**Injektion, intramuskuläre (i.m.). Methode nach von Hochstetter. a** Anatomie zur ventroglutealen Injektion · **b** Dreieck der Tastpunkte · **c** Injektion linke Seite · **d** Injektion rechte Seite.

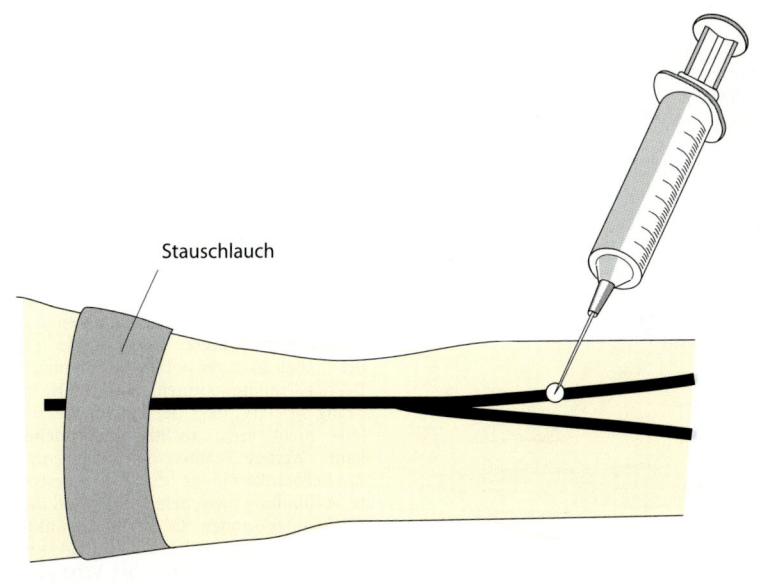

**Injektion, intravenöse (i.v.).**

Nährlösung oder Medikamenten) anzuschließen.
🇬🇧 intravenous injection

**Injektion, subkutane.** Das Einbringen eines Medikaments in das Unterhautfettgewebe mittels einer Spritze, deren Nadel durch die Haut in die Unterhaut eingeführt wird. Wird meist in den Oberarm, den Oberschenkel oder den Bauch verabreicht. Die s.I. erfolgt mit kurzer Nadel (1,3 cm) im Winkel von 90° zur Haut ohne vorherige Aspiration, mit langer Nadel (2,6 cm) im Winkel von 45° zur Haut mit vorheriger Aspiration.
🇬🇧 subcutaneous injection

**Inkarzeration.** Einschluss, Einklemmung oder Abschnürung z.B. einer Darmschleife bei einer → Hernie oder einem → Ileus.
[*lat.:* in, innen; carcerare, einsperren]
🇬🇧 incarceration

**Inkohärenz.** 1. Ungeordnete, unlogische Verbindung, Zusammenhanglosigkeit, Fehlen einer geordneten Kontinuität oder Relevanz. 2. Unfähigkeit, Gedanken oder Ideen geordnet auszudrücken; unverständliche Aussprache, meist infolge von emotionalem Stress.
[*lat.:* in, nicht; cohaerere, zusammenhalten]
🇬🇧 incoherence

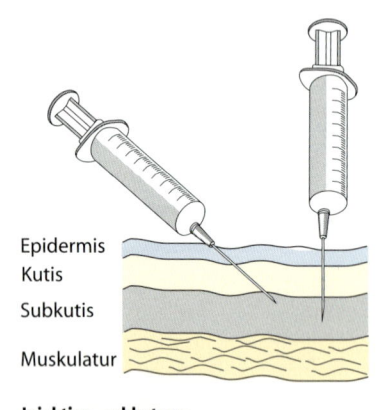

**Inkompatibilität.** (Unverträglichkeit). Zustand, der durch die Unfähigkeit gekennzeichnet ist, harmonisch mit anderen Faktoren zusammen zu existieren; z.B. wenn Bluttransfusionen zu Unverträglichkeitsreaktionen führen, weil die Blutgruppen von Spender und Empfänger nicht übereinstimmen; wenn ein transplantiertes Gewebe abgestoßen wird, weil die Antikörperfaktoren von Spender und Empfänger nicht übereinstimmen; oder wenn mehrere verabreichte Arzneimittel miteinander in unbeabsichtigter Weise reagieren. – *adj.* inkompatibel.
[*lat.:* in, nicht; compatibulus, übereinstimmend]
🇬🇧 incompatibility

**Inkontinenz.** Unfähigkeit, die Urin- oder Stuhlausscheidung zu kontrollieren. Die Einteilung der verschiedenen I.-Formen wird meist nach deren Ursachen und Symptomen vorgenommen. Dabei sind die wichtigsten Formen: Stress-, Reflex-, Überlauf-, Drang- und extraurethrale I. Diese Einteilung wird auch von der *International Continence Society ICS* vorgeschlagen. Die Urin-I. kann durch Bewusstseinstrübung, Infektionen, Hirn- oder Rückenmarksläsionen, Verletzungen an den peripheren Nerven der Blase, des Sphinkters oder perinealer Strukturen, die manchmal während der Entbindung auftreten, verursacht werden. Eine Stressinkontinenz bei Husten, Anstrengung oder Heben schwerer Gegenstände tritt bei Frauen häufiger auf als bei Männern. Bei der Dranginkontinenz wird der Harndrang so stark, dass der Patient die Toilette nicht mehr rechtzeitig erreichen kann. Weitere Formen der Urin-I. sind die Reflexinkontinenz (durch eine gestörte Verbindung zwischen Gehirn und den Rückenmarkszonen für die Blasenfunktion, z.B. bei Querschnittslähmung) und die Überlaufinkontinenz (bei Verengung des Blasenausgangs, z.B. bei Prostataver-

Epidermis
Kutis
Subkutis
Muskulatur

**Injektion, subkutane.**

größerung). Eine Stuhl-I. kann durch Erschlaffung des Analsphinkters, Störungen des Zentralnervensystems oder des Rückenmarks bedingt sein und ist durch → Darmtraining zu behandeln.
[*lat.:* in, nicht; continentia, Unterdrücken]
🇬🇧 incontinence

**Inkontinenz, funktionelle.** Anerkannte → NANDA-→ Pflegediagnose; Zustand, bei dem ein Patient unter einem unwillkürlichen, unvorhersehbaren Urinabgang leidet. Zu den kennzeichnenden Merkmalen gehören Harndrang und Blasenkontraktionen, die so stark sind, dass es vor dem Erreichen eines geeigneten Auffangbehältnisses zu einem Urinabgang kommt.
🇬🇧 incontinence, functional

**Inkontinenz, vollständige.** Anerkannte → NANDA-→ Pflegediagnose; Zustand, bei dem ein Patient unter einem ständigen und nicht vorhersehbaren Urinabgang leidet. Kennzeichnende Merkmale sind konstanter Urinfluss, der unvorsehbar ohne Blasenfüllung oder ungehemmte Blasenkontraktionen/-krämpfe auftritt, erfolglose Inkontinenzbehandlung, häufiges nächtliches Urinlassen (Nykturie), fehlendes Bewusstsein für die Blase, die Blasenfüllung oder die Inkontinenz.
🇬🇧 incontinence, total

**Inkrustation.** Verhärtetes Exsudat, Schuppe oder Kruste oder Mineralsalzablagerung im Gewebe.
🇬🇧 incrustation

**Inkubationszeit.** 1. Die Zeit zwischen einer Exposition gegenüber pathogenen Organismen und dem Auftreten von Krankheitssymptomen. 2. Die Zeit, die erforderlich ist, um die Entwicklung eines Embryos in einem Ei auszulösen oder die Entwicklung und Vermehrung von Gewebezellen oder Mikroorganismen in einem Kulturmedium anzuregen. 3. Die Zeit, die erforderlich ist, damit chemische Reaktionen oder Prozesse ablaufen.
[*lat.:* incubare, brüten]
🇬🇧 incubation period

**Inkubator.** Eine Apparatur, die dazu dient, eine kontrollierte Umgebung, insbesondere auf die Temperatur bezogen, zu schaffen. I.en werden als Wärmebetten und Brutkästen für Frühgeborene eingesetzt; dabei handelt es sich um abgeschlossene Kleinkammern, in denen die Wärme- und Sauerstoffzufuhr den individuellen Bedürfnissen angepasst werden kann. An der Seite des I.s befinden sich Durchgriffsöffnungen, damit der Säugling zur Durchführung von Pflegemaßnahmen nicht herausgenommen werden muss.
[*lat.:* incubare, brüten]
🇬🇧 incubator

**inkurabel.** (unheilbar/incurabilis). Nicht auf medizinische oder chirurgische Behandlungen reagierend.
🇬🇧 incurable

**Innenohr.** (Labyrinth). Komplexe innere Struktur des Ohrs, die die Rezeptoren für das Hörvermögen und das Gleichgewicht beinhaltet. Die Zellen des Corti-Organs wandeln Geräuschvibrationen in Impulse des Hörsinns um. Die Hörrezeptoren werden durch den Cochlearnerv innerviert.
📘 Ohr
🇬🇧 internal ear

**Innenohr-Implantat.** Elektronisches Instrument, das operativ in die Innenohrschnecke eines tauben Patienten eingefügt wird. Entweder wird es in das Mittelohr, das Fenestra cochleae oder das Innenohr eingepflanzt. Obwohl Sprechgeräusche nicht klar übertragen werden, ermöglicht es dem Patienten Geräusche wahrzunehmen, die er sonst nicht hören könnte.
🇬🇧 cochlear implant

**Innenohrschwerhörigkeit.** Form der Gehörschädigung, bei der der Schall normal durch das äußere Ohr und das Mittelohr geleitet wird, durch eine Störung des Innenohrs oder des Hörnerven jedoch das Hören sämtlicher Frequenzen erschwert wird.
🇬🇧 sensorineural hearing loss

**Innenrotation.** Einwärtsdrehung, zur Körpermittellinie hin, z. B. wenn ein Fuß nach innen gedreht wird. (s.a. Außenrotation)
[*lat.*: rotare, drehen]
🌐 internal rotation

**Innere Medizin.** Zweig der Medizin, der sich mit dem Studium der physiologischen und pathologischen Merkmale der inneren Organe sowie mit der Diagnostik und Behandlung von Erkrankungen dieser Organe beschäftigt.
🌐 internal medicine

**Innerfamiliäre Prozesse, Erhaltung von.** → Pflegeintervention der → NIC, die definiert wird als die Minimierung störender Auswirkungen bestimmter Familienprozesse.
🌐 Family Process Maintenance

**Innervation.** Die Verteilung von Nervenfasern oder Nervenimpulsen in einem Körperteil oder die Versorgung mit Nerven.
[*lat.*: in, darin; nervus, Nerv]
🌐 innervation

**Inokulation.** 1. Einbringen einer pathogenen Substanz (→ Inokulum) in den Körper in Form einer Impfung, um eine verstärkte → Immunität gegen bestimmte Erreger und die von ihnen ausgelösten Krankheiten zu erreichen (vorbeugende therapeutische Maßnahme). 2. Unbeabsichtigte Übertragung von pathogenen Keimen bei Infektionen oder Impfungen.
[*lat.*: inoculare, einpflanzen]
🌐 inoculation

**Inokulum.** Pathogene Substanz, die in den Körper injiziert wird, um die körpereigene → Immunität gegen bestimmte Krankheiten oder Zustände zu stärken. Das I. kann ein Toxin, ein lebender, abgeschwächter oder abgetöteter Virus, ein Immunserum sowie bestimmte Bakterien sein. (→ Inokulation)
🌐 inoculum

**inoperabel.** Bezeichnung für einen Zustand, der von einem chirurgischen Eingriff nicht profitiert oder bei dem die Risiken einer Operation den Nutzen übersteigen. (s.a. operabel)
[*lat.*: in, nicht; operari, funktionieren]
🌐 inoperable

**inotrop.** Zur Kraft oder Energie von Muskelkontraktionen gehörend, insbesondere des Herzmuskels. Positiv i.e Arzneimittel steigern diese Wirkung (z.B. Katecholamine, Herzglykoside), negativ i.e Arzneimittel setzen diese Wirkung herab (z.B. Betarezeptorenblocker).
[*griech.*: inos, Faser; trope, drehen]
🌐 inotropic

**Input.** Information oder Material, die in ein System eingebracht werden.
🌐 Input

**Insektenstich.** Stich oder Biss durch einen Parasiten oder giftige Gliederfüßer (Arthropoden), z.B. Wespen, Läuse, Flöhe, Milben, Zecken oder Spinnen. Viele Arthropoden injizieren Gifte, die zu toxischen Erscheinungen oder schweren lokalen Entzündungsreaktionen führen, denn ihr Speichel kann Viren oder Reizstoffe enthalten.
🌐 insect bite

**Insektizid.** Chemische Substanz, die Insekten abtötet.
🌐 insecticide

**Insemination.** Das natürliche oder künstliche Einbringen von Samenflüssigkeit in den weiblichen Genitaltrakt.
[*lat.*: inseminare, einsäen, befruchten]
🌐 insemination; semination

**Insertion.** Bindungs- oder Ansatzstelle, z.B. eines Muskels an einem Knochen, um diesen zu bewegen.
[*lat.*: inserere, einführen]
🌐 insertion

**insipidus.** Glanzlos, geschmack- oder leblos; z.B. → Diabetes insipidus (weil der Urin nicht den süßen Geschmack des bei Diabetes mellitus ausgeschiedenen Urins hat).
[*lat.*: in, nicht; sipidus, wohlschmeckend]
🌐 insipid

**Insolation.** → Sonnenstich.
🌐 sunstroke

**Insomnia.** (Schlaflosigkeit). Chronische Schlafstörung, die durch die Unfähigkeit, nachts zu schlafen, gekennzeichnet ist. Es kann sich um Einschlafstörungen, Durchschlafstörungen oder ein zu frühes Erwachen am Morgen handeln.
[*lat.:* in, nicht; somnium, Schlaf]
🌐 insomnia

**Inspiration.** (Einatmung). Physiologischer Vorgang, durch den Luft in die Lunge gelangt, um Sauerstoff gegen Kohlendioxid, das Endprodukt des Gewebestoffwechsels, auszutauschen. Der für die Einatmung wichtigste Muskel ist das → Diaphragma, dessen Kontraktion einen negativen Druck im Brustraum (Thorax) bewirkt und so für eine Ausdehnung der Lunge sorgt, wodurch Luft aus der Umgebung nach innen gesogen wird. Das Volumen der Lungen beträgt beim Einatmen durchschnittlich 5500 bis 6000 ml Luft. – *adj.* inspiratorisch.
[*lat.:* inspirare, einatmen]
🌐 inspiration

**Instillation.** Vorgang, bei dem eine Flüssigkeit langsam und tropfenweise in eine Körperhöhle (Kavität) oder Körperpassage eingebracht wird und eine längere Zeit dort verbleibt, bis sie wieder abgeleitet oder abgezogen wird.
[*lat.:* instillare, einträufeln]
🌐 instillation

**Instinkt.** Angeborene psychologische Darstellung eine Bedürfnisses, z.B. der lebensnotwendigen I.e Hunger, Durst und Geschlechstrieb, aber auch destruktive und aggressive I. des Tötens.
[*lat.:* instinctus, Impuls]
🌐 instinct

**Institution.** Einrichtung, die dem Wohl des einzelnen oder der Gesellschaft dient.
[*lat.:* Einrichtung]
🌐 institution

**Instrument.** Chirurgisches Gerät oder Hilfsmittel, das dazu dient, spezielle Funktionen auszuführen, z.B. Schneiden, Trennen, Halten, Nähen. Zu den I.en gehören Klemmen, Nadelhalter, Skalpell, Spekulum u.v.m.
[*lat.:* instrumentum, Werkzeug]
🌐 instrument

**Instrumentierschwester, Instrumentierpfleger.** (OP-Schwester; OP-Pfleger). Ausgebildete Krankenschwester bzw. -pfleger (2jährige Weiterbildung), die dem Operateur während einer Operation die Instrumente anreicht (instrumentiert).
🌐 scrub nurse

**Insuffizienz.** (Funktionsschwäche). Mangelhafte Leistungsfähigkeit, z.B. von Körperorganen, die nicht angemessen oder ausreichend funktionieren. – *adj.* insuffizient.
🌐 incompetence; insufficiency

**Insuffizienz, arterielle.** Unphysiologischer Blutfluss in den → Arterien; kann durch eine Embolie (oder okklusive arteriosklerotische Plaque), verletzte, erkrankte oder schwache Gefäße, arteriovenöse Fisteln, Aneurysmen, hyperkoagulative Erkrankungen oder hohen Nikotinkonsum verursacht werden. Zu den Anzeichen einer a.I. gehören blasse, zyanotische oder gefleckte Haut über dem betroffenen Bereich, fehlende oder verringerte Empfindungen, brennendes oder stechendes Gefühl, reduzierte Empfindungsfähigkeit für Temperatur, Muskelschmerzen, verminderte oder fehlende periphere Pulse und im fortgeschrittenen Stadium Muskelatrophie der betroffenen Extremitäten. Eine a.I. der unteren Extremitäten ist durch Verhärtung, Verdickung und Elastizitätsverlust der peripheren Arterienwände gekennzeichnet. Es kommt zu verminderter Durchblutung, Empfindungs- und Funktionsstörungen. Zu den Symptomen gehören stechende, krampfartige Schmerzen, Taubheit, Hautveränderungen, die von Blässe bis zu Ulzerationen reichen können. Die Fußpulse sind geschwächt oder fehlen ganz.
🌐 arterial insufficiency

**Insufflation.** Einblasen eines Gases oder Pulvers in eine Röhre, Körperhöhle oder ein Organ, um eine visuelle Darstellung

zu ermöglichen, eine Obstruktion zu entfernen oder eine Medikation zu verabreichen.
[*lat.:* insufflare, einblasen]
🇬🇧 insufflation

**Insulin.** 🔲 1. Natürlich vorhandenes Hormon, das von den Betazellen der → Langerhans-Inseln in der Bauchspeicheldrüse (Pankreas) als Reaktion auf einen Anstieg des Blutzuckerspiegels ausgeschieden wird. Das Hormon reguliert den Glukosestoffwechsel sowie die Prozesse, die für Zwischenstufen im Fett-, Kohlenhydrat- und Eiweißstoffwechsel erforderlich sind. I. senkt den Blutzuckerspiegel und fördert den Transport sowie das Eindringen von → Glukose in Muskelzellen und andere Gewebe. 2. Pharmakologische Form des Hormons, das zur Behandlung des → Diabetes mellitus verabreicht wird. Die verschiedenen Präparationen unterscheiden sich in Wirkungsbeginn, -dauer und -intensität. Es gibt langwirkendes → Depotinsulin, kurzwirkendes → Altinsulin und Zwischenformen.
[*lat.:* insula, Insel]
🇬🇧 insulin

**Insulin, kurzwirkendes.** Ein reines Altinsulinpräparat mit sofortigem Wirkungseintritt (15 bis 30 Minuten), das seinen Wirkungshöhepunkt nach 2 bis 4 Stunden erreicht und etwa 6 bis 8 Stunden wirkt. Semilent-Insulin ist ein weiteres schnell-wirkendes Insulinpräparat; es enthält Zink-Mikrokristalle in einem Säurepuffer. Die Wirkung tritt nach etwa 1 Stunde ein, erreicht ihren Höhepunkt nach 4 bis 6 Stunden und hält 12 bis 16 Stunden an.
🇬🇧 short-acting insulin

**Insulin, synthetisches.** Insulinsorte, die in einem Stamm nicht pathogener *Escherichia-coli*-Bakterien synthetisiert wird, bzw. in Hefezellen, die durch Zufügen von menschlichen, insulinproduzierenden Genen genetisch verändert wurden.
🇬🇧 synthetic insulin

**Insulinämie.** Unphysiologisch hoher Insulinspiegel im Blut.
[*lat.:* insula, Insel; *griech.:* haima, Blut]
🇬🇧 insulinemia

**Insulinanaloga.** Chemisch hergestellte Substanzen, die eine insulinartige Wirkung haben und dem natürlichen → Insulin verwandt sind. Durch Veränderung der Reihenfolge zweier Aminosäuren wurde so ein schneller wirksames Insulin hergestellt (Lispro), das den so genannten Spritz-Ess-Abstand überflüssig macht.
🇬🇧 insulin substitutes; insulin preparations

**Insulinase.** Enzym, das → Insulin inaktiviert und dadurch den Insulinabbau fördert.
🇬🇧 insulinase

**Insulinom.** Adenom der insulinproduzierenden → Langerhans-Zellen, das in den meisten Fällen gutartig ist. Ein I. führt zu Hypoglykämien und Hyperinsulinismus. Eine chirurgische Entfernung des I.s ist möglich, um die Entwicklung einer Hypoglykämie einzuschränken.
[*lat.:* insula, Insel; *griech.:* oma, Tumor]
🇬🇧 insulinoma

**Insulinpumpe.** (Insulininfusionssystem). Tragbares, batteriebetriebenes Instrument, das in der Bauchwand eingepflanzt ist, den jeweiligen Insulinbedarf misst und eine entsprechende Menge → Insulin ab-

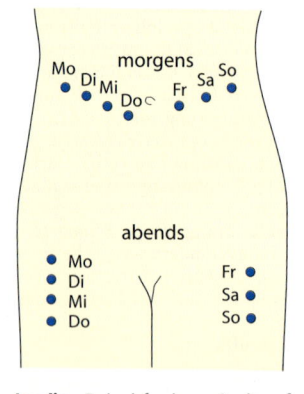

**Insulin.** Beispiel eines Spritzenkalenders für die Insulininjektion.

gibt. Es kann auch programmiert werden, verschiedene Dosierungen zu festgelegten Zeiten abzugeben.
🇬🇧 insulin pump

**Insulinresistenz.** Komplikation eines → Diabetes mellitus, bei der ein Patient mehr als 200 IE → Insulin pro Tag benötigt, um eine Hyperglykämie und Ketose zu kontrollieren.
🇬🇧 insulin resistance

**Insulinschock.** Zustand der → Hypoglykämie, die meist durch eine Überdosis → Insulin verursacht wird. Der I. zeigt sich durch extremes Schwitzen, Zittern, Schüttelfrost, Nervosität, Reizbarkeit, Hunger, Halluzinationen, Taubheit in den Fingern und Blässe; unbehandelt führt der I. zu Krämpfen, Koma und zum Tod. Als Behandlung ist eine sofortige Verabreichung von Glukose erforderlich.
🇬🇧 insulin shock

**Insulinspritze.** ◢ Spritze mit einem Volumen von 1 ml oder 2 ml und einer Insulinskala. Die Skala ist in Internationale Einheiten (IE) eingeteilt, 40 IE entsprechen 1 ml, 80 IE 2 ml. I.n sind mit oder ohne Kurzkanüle erhältlich.
🇬🇧 insulin syringe

**Insulintoleranztest.** Test zur Überprüfung der Körperfunktion, → Insulin zu verwerten. Dabei wird Insulin verabreicht und der Blutzuckerspiegel anschließend in regelmäßigen Abständen gemessen.
🇬🇧 insulin tolerance test

**Insulitis.** Lymphozytäre Infiltration der Betazellen in den → Langerhans-Inseln.
🇬🇧 insulitis

**Insult.** Plötzlich einsetzendes Ereignis bzw. Krankheitszustand; Anfall. Im eigentlichen Sinne der apoplektische Insult (Apoplexia cerebri; → Schlaganfall).
[lat: insultare, taumeln]
🇬🇧 insultus; stroke syndrom

**Integration.** 1. Prozess des Zusammenfügens, Vereinigens und Eingliederns. 2. Organisation aller Elemente der Persönlichkeit in ein koordiniertes funktionierendes Ganzes, das im Einklang mit seiner Umgebung steht.
🇬🇧 integration

**Intellekt.** (Verstand). Die Kompetenz und das Vermögen des Geistes, etwas zu wissen und zu verstehen und Erkenntnisse zu erlangen; der I. steht im Gegensatz

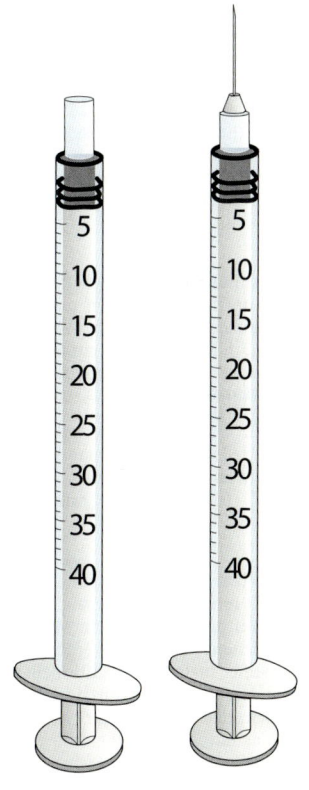

**Insulinspritze.** Insulinspritze ohne und mit Kanüle. Die Insulinspritze hat ein Volumen von 1 ml; die Skala ist in Internationale Einheiten (IE) eingeteilt, wobei 1 ml 40 IE entspricht.

zum Gefühl und zum Willen. – *adj.* intellektuell.
[*lat.*: intellectus, Wahrnehmung, Erkenntnis]
🌐 intellect

**Intellektualisierung.** 1. Verteidigungsmechanismus, bei dem der Verstand als Mittel verwendet wird, die Konfrontation mit einem unbewussten Konflikt und dem damit verbundenen emotionalen Stress abzublocken. 2. Übermäßiger Einsatz von abstraktem Denken oder von Verallgemeinerungen, um schmerzhafte Gefühle zu kontrollieren oder zu minimieren.
🌐 intellectualization

**Intelligenz.** Die potenzielle Fähigkeit und das Vermögen, Erfahrungen, Wissen, Vernunft, Verständnis und Urteilskraft zu erwerben, zu erhalten und im Umgang mit neuen Erfahrungen sowie beim Lösen von Problemen einzusetzen.
🌐 intelligence

**Intelligenz, emotionale.** Die Fähigkeit, persönlich oder im Zusammenleben mit anderen Gefühle zu erkennen, zu benennen, auszudrücken, einzuschätzen, einzuordnen und angemessen damit umzugehen.
🌐 emotional intelligence

**Intelligenzalter.** Die Altersstufe, auf der eine Person intellektuell einem standardisierten Mittelwert entspricht, der durch Psycho- und Intelligenztests ermittelt wird.
🌐 mental age (MA)

**Intelligenzquotient (IQ).** Numerischer Ausdruck für das intellektuelle Niveau einer Person, der mit dem statistischen Mittelwert der gleichen Altersstufe verglichen wird. Mit Hilfe mehrerer traditioneller Skalen kann die Berechnung durchgeführt werden, indem das geistige Alter (Intelligenzalter), das durch psychologische Untersuchungen (Intelligenztests) festgestellt wird, durch das chronologische Alter (Lebensalter) dividiert und anschließend mit 100 multipliziert wird. Der durchschnittliche IQ liegt bei 100. Der IQ kann zur Einschätzung von geistigen Behinderungen verwendet werden, ist jedoch umstritten, weil er zu einer zweifelhaften Einstufung von Menschen führen kann.
🌐 intelligence quotient (IQ)

**Intelligenztest.** Verschiedene standardisierte Tests, mit denen das geistige Alter (Intelligenzalter) einer Person durch Bewertung der relativen Fähigkeit bestimmt wird, Informationen zu verarbeiten und Probleme zu lösen.
🌐 intelligence test

**Intensivpflege.** Komplexe Gesundheitspflege und Versorgung, die bei verschiedenen akuten und lebensbedrohlichen Erkrankungen konstant gewährleistet werden muss, z.B. bei multiplen Traumata, schweren Verbrennungen, Herzinfarkt oder nach verschiedenen Operationen. Die I. setzt technisches Wissen, Urteilsvermögen und spezielle Kenntnisse voraus sowie die Fähigkeit, Patienten und deren Familien während der akuten Phase einer Erkrankung emotional zu unterstützen. Zur Ausübung der I. ist eine Fachweiterbildung I. / Intensivmedizin notwendig. Die Weiterbildung findet berufsbegleitend statt, umfasst theoretischen und praktischen Unterricht und dauert 2 Jahre.
🌐 intensive care

**Intensivstation.** Krankenhausstation, in der lebensbedrohlich erkrankte Patienten eine enge Überwachung, Monitoring und eine intensivpflegerische Versorgung erhalten, die über das normale Maß einer medizinischen und pflegerischen Betreuung weit hinausgehen. Zu einer I. gehören hochtechnisierte Geräte und Ausrüstungen; das Personal hat meist eine zusätzliche Qualifikation zur adäquaten Ausübung der Intensivpflege absolviert (2-jährige Fachweiterbildung).
🌐 intensive care unit (ICU); critical care unit (CCU)

**Intention.** 1. Absicht, zielgerichtete Bewegung. 2. Abheilen einer Wunde, die in verschiedene Phasen unterteilt werden kann: primäre Wundheilung, die allmähliche vollständige Abheilung ohne Granula-

tionsgewebe. Bei der sekundären Wundheilung verschließt sich die Wunde, wobei die Wundränder jedoch getrennt bleiben und die Lücke mit Granulationsgewebe gefüllt wird; es kommt zur Narbenbildung. Die tertiäre Wundheilung verläuft als ein Wundverschluss, bei dem Granulationsgewebe die Lücke zwischen den Wundrändern füllt und Epithel über die Granulation wächst. Die Heilung erfolgt viel langsamer und führt zu einer größeren Narbe als bei der sekundären Wundheilung.
[*lat.*: intendere, beabsichtigen]
🔁 intention

**Intentionstremor.** Leichte, rhythmische, nicht zielgerichtete zitternde Bewegungen, die sich meist bei willkürlichen Bewegungen noch verstärken.
🔁 intention tremor

**inter-.** Vorsilbe mit der Bedeutung »zwischen«.
🔁 inter-

**Interaktionsmodell.** Therapiemodell, das die Familie als ein Kommunikationssystem versteht, das sich aus den miteinander in Verbindung stehenden Untersystemen der Familienangehörigen zusammensetzt. Eine familiäre Dysfunktion tritt auf, wenn die Regeln, die innerhalb der Familie bestehen, vage und zweideutig werden. Das therapeutische Ziel besteht darin, der Familie zu helfen, die Regeln zu klären, die ihre Beziehungen bestimmen.
[*lat.*: inter, zwischen; agere, tun]
🔁 interactional model

**Interaktionsprozesse.** Komponente der Theorie einer effektiven Pflegepraxis. Die Prozesse bestehen aus einer Reihe von Interaktionen zwischen einem Pflegenden und einem Patienten. Die Reihe läuft in einer Aufeinanderfolge von Handlungen und Reaktionen ab, bis der Patient und der Pflegende gemeinsam verstanden haben, welche Verhaltensweisen oder Maßnahmen gewollt und erwünscht sind und ob so das Ziel erreicht werden kann.
🔁 interaction processes

**interdisziplinär.** fach- oder abteilungsübergreifend.
[*lat.*: inter, zwischen; disciplina, Lehrmethode]
🔁 interdisciplinary

**interferent.** Bezeichnung für jedes chemische oder physikalische Phänomen, das eine Reaktion oder einen Prozess stören oder unterbrechen kann.
🔁 interferent

**Interferenz.** 1. Überschneidung, Übertragung, Überlagerung. 2. Die Auswirkung einer Komponente auf die Genauigkeit einer Messung. 3. Hemmung der Virusreplikation. 4. Einschränkung bei der Verarbeitung und Wiedergabe von Lerninhalten.
[*lat.*: inter, zwischen; ferre, tragen]
🔁 interference

**Interferon (IFN).** Natürliche Zellkomponente, die gebildet wird, wenn Zellen einem Virus oder einem anderen Fremdkörper für den Zellkern ausgesetzt sind. Dies führt zur Produktion eines Translation-Inhibition-Proteins (TIP) in einer nicht-infizierten Zelle (→ Immunantwort). Das TIP blockiert die Translation der viralen RNS und gewährleistet dadurch anderen Zellen Schutz gegen die bereits vorhandenen wie auch gegen weiter eindringende Viren. I. ist für jede Species spezifisch; es wirkt antiviral, schränkt die Virenvermehrung ein und kann die Immunität verändern. Als Arzneimittel werden I.e bei Virusinfektionen, z.B. Herpes, Hepatitis B, aber auch in der Krebstherapie eingesetzt. Sie haben jedoch zahlreiche Nebenwirkungen, z.B. Haarausfall, Magen-Darm-Störungen, Fieber, Muskelschmerzen und ZNS-Störungen.
🔁 interferon

**interkostal.** Zu dem Bereich zwischen den Rippen gehörend.
[*lat.*: inter, zwischen; costa, Rippe]
🔁 intercostal

**Interkostalneuralgie.** Schmerzen in den Zwischenrippenräumen des Brustkorbs

(Thorax), bei denen die Interkostalnerven beteiligt sind.
🌐 intercostal neuralgia

**Interkostalraum (ICR).** Die Bereiche zwischen den Rippen.
🌐 intercostal space

**interkurrent.** Bezeichnung für eine Krankheit, die sich erst im Verlauf einer anderen entwickelt und deren Entwicklung verändern kann.
[*lat.:* intercurrere, dazwischentreten]
🌐 intercurrent

**Interleukine (pl.).** Signalstoffe des Abwehrsystems; große Gruppe von → Zytokinen, die hauptsächlich von den T-Zellen oder in manchen Fällen von mononukleären Phagozyten oder anderen Zellen produziert werden. Die meisten I. lösen bei anderen Zellen eine Teilung oder Differenzierung aus; sie können auch Fieber, Entzündungsprozesse, Abgeschlagenheit und die Aktivierung verschiedener Immunzellen bewirken.
🌐 interleukins

**intermediär.** Dazwischenliegend.
[*lat.:* inter, zwischen; medius, Mitte]
🌐 intermediate

**Intermediate-Care.** Pflegeeinheit zur Überwachung und Betreuung von Patienten mit bestimmten Krankheitsbildern, z. B. Apoplex oder Myokardinfarkt. Das pflegerische und medizinische Personal ist im Umgang mit diesen Patienten besonders versiert. Die Patienten können an einen Monitor zur Herz-Kreislauf-Überwachung angeschlossen und je nach Größe und Ausstattung der Einheit sogar gegebenenfalls beatmet werden. Darüber hinaus werden in der I.C. Patienten betreut, die noch nicht bzw. nicht mehr intensivpflichtig sind, aber noch einer intensiveren Überwachung bedürfen als die Patienten einer Normalstation.
🌐 intermediate care

**intermenstruell.** Zu der Zeit zwischen zwei Menstruationsperioden gehörend.
[*lat.:* inter, zwischen; menstruum, Monatsfluss]
🌐 intermenstrual

**intermittierend.** In bestimmten Abständen auftretend, zwischen Phasen der Aktivität und der Inaktivität wechselnd; z.B. bei rheumatischer Arthritis, die durch Phasen mit Anzeichen und Symptomen und anschließende Phasen der Erholung gekennzeichnet ist.
[*lat.:* inter, zwischen; mittere, senden]
🌐 intermittend

**intern.** Innen oder innerhalb. (s.a. extern)
🌐 internal

**International Council of Nurses (ICN).** Weltbund der professionell Pflegenden; die älteste internationale Gesundheitsorganisation. Das ICN ist ein Zusammenschluss von Verbänden von Pflegenden aus 112 Ländern und war eine der ersten Organisationen, die strenge Richtlinien zur Vermeidung einer Diskriminierung wegen Nationalität, Rasse, Glaube, Hautfarbe, politischer Einstellung, Geschlecht oder sozialem Status festgelegt hat. Zu den Zielen des ICN gehören die Unterstützung nationaler Verbände von Pflegenden, die Verbesserung von Pflegestandards und Pflegekompetenz, die Verbesserung des Status der Pflegenden in ihren Ländern und die Gewährleistung einer maßgeblichen internationalen Interessenvertretung für Pflegende.
🌐 International Council of Nurses (ICN)

**Internationale Einheit (IE).** Ein Maßeinheit des Internationalen Einheitensystems, die keine absolute Mengenangabe ist (wie etwa 1 Gramm), sondern sich auf ein Standard- oder Referenzpräparat bezieht. IE werden bei Vitaminpräparaten, Antibiotika und Insulin verwendet.
🌐 International Unit (IU)

**Internationale Klassifikation der Krankheiten (ICD).** Offizielle Liste aller Kategorien körperlicher und geistiger Krankheiten, Verletzungen und Todesursachen (mit

fünfstelligem Schlüssel), die von der Weltgesundheitsorganisation (WHO) herausgegeben wird. Sie wird vorwiegend für statistische Zwecke zur Klassifikation der Morbidität und Mortalität verwendet.
🌐 International Classification of Diseases (ICD)

**Internationales Einheitensystem (SI).** International akzeptiertes wissenschaftliches System zum Ausdruck vom Längen-, Massen- und Zeiteinheiten (IE= → Internationale Einheit) in Meter, Kilogramm und Sekunden, die das alte Zentimeter-Gramm-Sekunden-System ersetzt hat. Das SI-System enthält u.a. auch die Standardmaßeinheiten Ampere und Kelvin.
🌐 International System of Units (SI)

**Internationales Komitee vom Roten Kreuz.** Internationale humanitäre Organisation mit Sitz in Genf (Schweiz), die sich vor allem mit der menschlichen Behandlung und dem Wohlergehen von Kriegsopfern sowie mit der Neutralität von Krankenhäusern und dem medizinischen Personal in Kriegszeiten befasst.
🌐 International Red Cross Society

**Interneuron.** Nervenzelle, deren Axone und Dendriten sich vollständig innerhalb des Zentralnervensystems (ZNS) befinden und deren Funktion darin besteht, Impulse innerhalb des ZNS weiterzuleiten.
🌐 interneuron

**Internist.** Facharzt im Bereich der → Inneren Medizin.
🌐 internist

**interossär.** Zu einem Bereich zwischen Knochen oder einer entsprechenden Struktur gehörend; z.B. ein Band (Ligament), das zwei Knochen verbindet.
🌐 interosseous

**Interphase.** Stoffwechselstadium im Zellzyklus, während dem sich die Zellen nicht teilen, die Chromosomen nicht voneinander unterscheidbar sind und solche biochemischen und physiologischen Aktivitäten ablaufen wie etwa die DNS-Synthese.
[*lat.:* inter, zwischen; *griech.:* phasis, Phase]
🌐 interphase

**Interpleuralraum.** Der Raum des mittleren Brustkorbs (Mediastinum) zwischen den beiden Pleurablättern.
🌐 interpleural space

**Interruptio graviditatis.** (Interruption; Schwangerschaftsabbruch). Die künstliche Unterbrechung bzw. Beendigung einer existierenden Schwangerschaft durch einen ärztlichen Eingriff bzw. mit Hilfe von Medikamenten. Die I. g. ist aus folgenden Gründen mit Einwilligung der Schwangeren in Deutschland rechtmäßig: Bei kriminologischer Indikation (z.B. nach Vergewaltigung) bis zur 14. SSW nach der letzten Periodenblutung (post menstruationem). Bei medizinischer Indikation (z.B. Lebensgefahr bzw. schwerwiegender Gefahr für die körperliche oder seelische Gesundheit der Frau) ohne Frist. Aufgrund der so genannten Beratungsregelung ist ein Schwangerschaftsabbruch bis zur 14. SSW zwar rechtswidrig, bleibt jedoch bei bestimmten Voraussetzungen straffrei (die Schwangere muss sich mindestens 3 Tage vor dem Abbruch der Beratung einer anerkannten Schwangerschaftskonfliktberatung unterzogen haben und dem behandelnden Arzt eine Bescheinigung darüber vorlegen).
[*lat.:* interrumpere, unterbrechen]
🌐 artificial abortion

**Intersexualität.** (Zwitter). Zustand, bei dem eine Person in unterschiedlichem Ausmaß sowohl männliche als auch weibliche anatomische Merkmale aufweist oder bei dem das Aussehen der äußeren Genitalien zweideutig ist oder sich von den Merkmalen des gonadalen oder genetischen Geschlechts unterscheiden.
[*lat.:* inter, zwischen; sexus, Mann oder Frau]
🌐 intersexuality

**interspinal.** Zu dem Raum zwischen den Dornfortsätzen gehörend.
🌐 interspinous

**interstitiell.** Zu dem Raum zwischen den Zellen oder zu einem Zwischenraum gehörend; z.B. i.e Flüssigkeit.
[*lat.:* inter, zwischen; sistere, stehen]
🌐 interstitial

**Intertrigo.** (Wolf). Wundsein; erythematöse Reizung von aneinanderliegenden Hautbereichen, die durch Reibung, Feuchtigkeit und Wärme entsteht; z.B. in den Achselhöhlen, unter den Brüsten und zwischen den Oberschenkeln. I. tritt vor allem bei Säuglingen, adipösen Menschen und Diabetikern auf.
🔠 intertrigo

**Intervall.** Raum zwischen bestimmten Punkten oder Ereignissen; Pause oder Unterbrechung in einem kontinuierlichen Fluss, z.B. symptomfreies I. bei einer Krankheit wie Malaria. (s.a. Latenzzeit)
[*lat.*: intervallum, Zwischenraum]
🔠 intervall

**Intervention.** Jede Maßnahme, die durchgeführt wird, um die Schädigung eines Patienten zu verhindern oder seine mentalen, emotionalen oder körperlichen Funktionen zu verbessern. Auf diese Weise kann ein körperlicher Prozess überwacht und gefördert, ein patholgischer Prozess kontrolliert oder zum Stillstand gebracht werden.
[*lat.*: inter, zwischen; venire, kommen]
🔠 intervention

**interventrikulär.** Zu dem Bereich zwischen den Herzkammern (Ventrikel) gehörend, z.B. die Herzscheidewand (Septum).
🔠 interventricular

**intervertebral.** Zu dem Raum zwischen den Wirbeln gehörend.
🔠 intervertebral

**interzellulär.** Zu dem Bereich zwischen den Zellen gehörend, zwischen den Zellen liegend.
[*lat.*: inter, zwischen; cella, Lagerraum]
🔠 intercellular

**intestinal.** Zum Darm (Intestinum) gehörend.
🔠 intestinal

**Intestinum.** (Darm). Der Teil des Verdauungskanals, der sich vom Magenausgang (Pylorusöffnung) bis zum Anus erstreckt; dazu gehören Dünn- und Dickdarm. – *adj.* intestinal.
[*lat.*: Darm]
🔠 intestine

**Intima.** Die innerste Schicht einer Struktur, z.B. die innere Membran von Arterien, Venen, Lymphgefäßen und Organen.
🔠 intima

**Intimpflege.** → Pflegeintervention der → NIC, die definiert wird als die Erhaltung der perinealen Hautintegrität und die Linderung perinealer Beschwerden.
🔠 Perineal Care

**Intoleranz.** Zustand, der durch die Unfähigkeit gekennzeichnet ist, einen Nährstoff oder ein Arzneimittel zu absorbieren oder zu metabolisieren. Die Konfrontation mit einer solchen Substanz kann zu negativen Folgen führen, z.B. zu einer Laktoseintoleranz. – *adj.* intolerant.
[*lat.*: in, nicht; tolerare, ertragen]
🔠 intolerance

**Intoxikation.** (Vergiftung). 1. Vergiftung durch ein Arzneimittel oder eine andere toxische Substanz. 2. Der Zustand, durch einen übermäßigen Alkoholkonsum berauscht zu sein.
[*lat.*: in, innerhalb; *griech.*: toxikon, Gift]
🔠 intoxication

**intra-.** Vorsilbe mit der Bedeutung »hinein, innerhalb«, z.B. intravenös.
🔠 intra-

**intra partum.** »Unter der Geburt«; Bezeichnung für die Zeit zwischen dem Wehenbeginn und der Beendigung der Geburt mit Ausstoßung der Plazenta.
[*lat.*: intra, innerhalb; partum, Geburt]
🔠 intra partum

**intraabdominal.** (intraabdominell). Zu dem Bereich innerhalb des Bauchraums gehörend.
🔠 intraabdominal

**intraarteriell.** Zu einer Struktur oder Wirkung innerhalb einer → Arterie gehörend.
🔠 intraarterial

**intraartikulär.** Innerhalb eines Gelenks gelegen.
[*lat.*: intra, hinein; articulus, Gelenk]
🇬🇧 intraarticular

**intradermal.** (intrakutan). Innerhalb der Lederhaut (Derma) gelegen; in die Haut hinein.
🇬🇧 intradermal

**intraduktal.** Innerhalb eines Ganges (Ductus) gelegen.
🇬🇧 intraductal

**intrakanalikulär.** Im Inneren eines Körperkanälchens (Canaliculus) liegend.
🇬🇧 intracanalicular

**intrakardial.** Zum Inneren des Herzens gehörend.
🇬🇧 intracardiac

**intrakraniell.** Zu dem Bereich innerhalb des Schädels (Cranium) gehörend.
🇬🇧 intracranial

**intrakutan.** (intradermal). Innerhalb der Haut (Cutis) befindlich; in die Haut hinein erfolgend, z.B. eine i.c. Injektion.
[*lat.*: intra, innerhalb; cutis, Haut]
🇬🇧 intracutaneous

**Intrakutantest.** Testverfahren, durch das vermutete → Allergene bestimmt werden sollen; beim I. werden den Patienten subkutan kleine Mengen von Extrakten mit den vermuteten Allergenen injiziert.
🇬🇧 intradermal test

**intramural.** Zu den Vorgängen oder Strukturen innerhalb der Wände von Organen, Körperteilen oder -höhlen (Kavitäten) gehörend.
[*lat.*: intra, innerhalb; murus, Wand]
🇬🇧 intramural

**intramuskulär.** Zum Inneren des Muskelgewebes gehörend.
[*lat.*: intra, innerhalb; musculus, Muskel]
🇬🇧 intramuscular

**intraokular.** Zu den Strukturen oder Substanzen innerhalb des Auges gehörend (z.B. Tumore, Fremdkörper).
[*lat.*: intra, innerhalb; oculus, Auge]
🇬🇧 intraocular

**intraoperativ.** Zur Phase während eines chirurgischen Eingriffs gehörend.
🇬🇧 intraoperative

**intraossär.** Zum Inneren eines Knochens (Os) gehörend.
🇬🇧 intraosseous

**intrapleural.** Zu dem Raum innerhalb des Brustfells (Pleurahöhle) gehörend.
[*lat.*: intra, innerhalb; *griech.*: pleura, Rippe]
🇬🇧 intrapleural

**intrapulmonal.** Zum Inneren der → Lunge (Pulmo) gehörend.
[*lat.*: intra, innerhalb; pulmo, Lunge]
🇬🇧 intrapulmonary

**intrathekal.** Zu den Strukturen, Prozessen oder Substanzen innerhalb des Liquorraums gehörend; z.B. i.e Injektion.
[*lat.*: intra, innerhalb; *griech.*: theca, Hülle]
🇬🇧 intrathecal

**intrauterin.** Zum Inneren der Gebärmutter (Uterus) gehörend.
[*lat.*: intra, innerhalb; uterus, Gebärmutter]
🇬🇧 intrauterine

**Intrauteriner Fruchttod.** (Dead-fetus-Syndrom). Bezeichnung für einen abgestorbenen Fötus, der über längere Zeit in der Gebärmutter bleibt. Bei Entbindung des toten Fötus können Gerinnungsstörungen und heftige Blutungen auftreten.
🇬🇧 dead fetus syndrome

**Intrauterinpessar (IUP).** (Spirale). Vorrichtung zur Empfängnisverhütung, die direkt in die Gebärmutter (Uterus) eingeführt wird und aus einer Kunststoffspirale besteht, die mit einem Kupferdraht umwickelt ist. Die Verhütungszuverlässigkeit ist relativ hoch.
🇬🇧 intrauterine device (IUD)

**intravaskulär.** Zum Inneren eines Blutgefäßes (Vasculum) gehörend, sich darin befindend.
[*lat.*: intra, innerhalb; vasculum, kleines Gefäß]
🇬🇧 intravascular

**intravenös (i.v.).** Zum Inneren einer Vene gehörend, z.B. Thrombus, Injektion, Infusion oder Katheter.
[*lat.:* intra, innerhalb; vena, Vene]
🇬🇧 intravenous (IV)

**Intravenöse Therapie.** → Pflegeintervention der → NIC, die definiert wird als die intravenöse Verabreichung und Überwachung von Flüssigkeiten und Arzneimitteln.
🇬🇧 Intravenous (IV) Therapy

**intraventrikulär.** Zum Inneren der Herzkammer (Ventrikel) gehörend.
🇬🇧 intraventricular

**intrazellulär.** (intrazellular). Zum Inneren einer Zelle gehörend.
[*lat.:* intra, innerhalb; cella, Lagerraum]
🇬🇧 intracellular

**Intrazellulärflüssigkeit (IZF).** Flüssigkeit innerhalb der Zellmembranen (ca. 30% des Körpergewichts), die gelöste Substanzen enthält, welche für das Elektrolytgleichgewicht und für einen funktionierenden Stoffwechsel (Metabolismus) wichtig sind.
🇬🇧 intracellular fluid (ICF)

**intrazerebral.** Zum Bereich oder zur Substanz innerhalb des Großhirns (Cerebrum) gehörend.
🇬🇧 intracerebral

**Intrinsic Factor.** Substanz, die von der Magenschleimhaut ausgeschieden wird und für die Absorption von Vitamin $B_{12}$ im Darm verantwortlich ist. Ein Mangel an I. F. führt zu einer → perniziösen Anämie.
🇬🇧 intrinsic factor

**intrinsisch.** 1. Bezeichnung für eine natürliche oder eigene Komponente oder Substanz oder eine entsprechende Qualität. 2. Aus einem Organ oder Gewebe stammend, bzw. darin befindlich.
🇬🇧 intrinsic

**Introjektion.** Selbstverteidigungsmechanismus, bei dem eine Person die Qualität der Verhaltens- und Denkstrukturen einer anderen Person unbewußt in die eigenen Verhaltensweisen übernimmt.
[*lat.:* intro, innen; iacere, werfen]
🇬🇧 introjection

**Introversion.** 1. (Nach C. G. Jung) Die Tendenz, die eigenen Interessen, Gedanken und Energien nach innen zu richten oder auf Vorgänge, die sich mit der eigenen Person befassen. 2. Der Zustand, vollkommen auf die eigenen psychischen Erlebnisse konzentriert zu sein. – *adj.* introvertiert.
[*lat.:* intro, innen; vertere, hindrehen]
🇬🇧 introversion

**introvertiert.** Bezeichnung für Personen, die sich vorwiegend mit nach innen gerichteten Gedanken und Phantasien statt mit der äußeren Umwelt, ihren Personen und Ereignissen beschäftigen; solche Personen sind häufig schüchtern, scheu, zurückgezogen, emotional reserviert und selbstvergessen. (s.a. extrovertiert)
🇬🇧 introvert

**Intubation.** → Pflegeintervention der → NIC, die definiert wird als das Einführen oder Assistieren bei der Einführung und Stabilisation künstlicher Atemwege.
🇬🇧 Airway Insertion and Stabilization

**Intubation, blinde.** Das Einführen eines → Endotrachealtubus über den Mund oder die Nase in die Luftröhre (Trachea), um die Atmung sicherzustellen und den Patienten mit Sauerstoff oder Narkosegasen (oder beidem) zu versorgen. Bei der blinden I. wird der Tubus ohne → Laryngoskop eingeführt.
[*lat.:* in, innerhalb; tubus, Rohr; atio, Prozeß]
🇬🇧 intubation

**Intubation, endotracheale.** Einführen eines Beatmungstubus durch den Mund oder die Nase in die Luftröhre (Trachea), mit dem Ziel, die Atemwege zu sichern und den Patienten zu beatmen, eine Aspiration von Mageninhalt zu verhindern oder tracheobronchiale Sekretionen abzusaugen.
🇬🇧 endotreacheal intubation

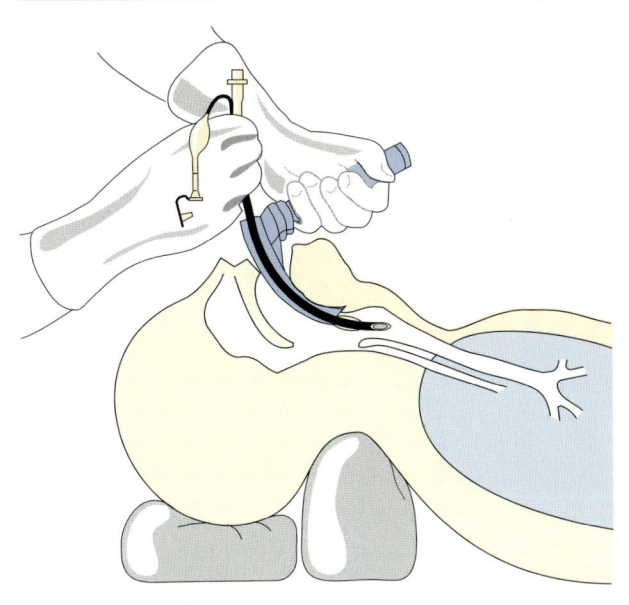

**Intubation, endotracheale.**

**Intubation, gastrointestinale.** → Pflegeintervention der → NIC, die definiert wird als die Einführung eines Tubus in den gastrointestinalen Trakt.
🇬🇧 Gastrointestinal Intubation

**Intubationsbesteck.** Notwendiges Material für eine → Intubation: Laryngoskop, Spatel, Endotrachealtubus, Blockerspritze (10ml), ggf. Cuffdruckgerät, Klemme, ggf. Führungsdraht (zur Stabilisierung des Tubus), → Guedeltubus oder Beißschutz, Magill-Zange. Vor der Anreichung muss das Zubehör sorgfältig auf Funktionstüchtigkeit überprüft werden.
🇬🇧 material for intubation

**Invagination.** Zustand, bei dem sich ein Teil einer Struktur in eine andere schiebt, z.B. ein Teil des Darms bei der Peristaltik in einen anderen Darmabschnitt. Wenn die I. sehr ausgeprägt ist oder einen Tumor oder Polypen enthält, kann es zur Darmobstruktion kommen.
[*lat.:* in, innerhalb; vagina, Scheide]
🇬🇧 invagination

**Invasion.** 1. Befall; Eindringen von pathologischen Mikroorganismen. 2. Prozess, bei dem maligne Zellen durch eine Membran hindurchwachsen und Zugang zu Blutgefäßen und Lymphkanälen erhalten. Ein invasives Karzinom, das aus Epithelzellen besteht, zerstört das umliegende Gewebe. 3. Die überlagerte Aktivität von Aufnahme (Resorption) und Verteilung (Distribution) eines Arzneimittels. – *adj.* invasiv.
[*lat.:* in, hinein; vadere, gehen]
🇬🇧 invasion

**invasiv.** Eindringend, z. B. invasives Wachstum eines Tumors in gesundes Ge-

**Intubationsbesteck. a** Endotrachealtubus · **b** Führungsdraht · **c** Beißschutz, der neben dem Tubus zwischen den Zähnen im Mund liegt, um das Zusammenbeißen des Tubus zu verhindern · **d** Blockerspritze · **e** Magill-Zange · **f** Laryngoskop mit Griff (gerader und gebogener Leuchtspatel).

webe; invasiver Eingriff, d. h. in ein Organ eingreifend.
[*lat.:* invasio, Angriff]
🇬🇧 invasive

**Inversion.** 1. Unphysiologischer Vorgang, bei dem sich ein Organ von innen nach außen umstülpt, z.B. eine Uterus-I. (Inversio uteri). 2. Chromosomendefekt, bei dem zwei oder mehrere Segmente eines Chromosoms wegbrechen, isoliert werden und in einer falschen Reihenfolge wieder an das Chromosom gebunden werden.
[*lat.:* invertere, umdrehen]
🇬🇧 inversion

**Invertzucker.** Mischung von → Glukose und → Fruktose, die durch die Hydrolyse von Rohrzucker (→ Saccharose) entsteht.
🇬🇧 invert sugar

**In-vitro-Fertilisation (IVF).** Methode der Befruchtung eines menschlichen Eies (Ovum) außerhalb des Körpers (extrakorporal), bei der ein reifes Ei entnommen und mit Sperma zusammengebracht wird. Nach der Inkubationszeit von 48 bis 72 Stunden wird das befruchtete Ei durch die Zervix in den Uterus eingebracht (Embryonentransfer). Die IVF dauert etwa 2 bis 3 Tage.
🇬🇧 in vitro fertilization (IVF)

**In-vivo-Fertilisation.** Methode der Befruchtung eines Eies (Ovum) im Eileiter einer fruchtbaren Frau zur anschließenden Transplantation in eine unfruchtbare Empfängerin.
🇬🇧 in vivo fertilization

**Involution.** Physiologischer Prozess, der durch eine Verringerung der Größe eines Organs gekennzeichet ist und dadurch entsteht, dass die Größe der Zellen verringert wird, z.B. die Rückbildung des Uterus nach einer Entbindung. Eine I. kann auch als normaler Alterungsprozess entstehen,

z.B. als Involutionsosteoporose. (s.a. Atrophie)
🌐 involution

**Involutionsdepression.** Endogene → Depression, die durch eine im Alter auftretende depressive Grundstimmung gekennzeichnet ist; Manifestation nach dem 50. Lebensjahr; Frauen sind häufiger betroffen.
🌐 involutional depression

**Inzest.** (Blutschande). Geschlechtsverkehr zwischen Mitgliedern derselben Familie, die eng miteinander verwandt sind. Wegen der Blutsverwandtschaft ist der I. (→ Inzucht) verboten, die betreffenden Personen dürfen nicht heiraten.
[*lat.*: incestum, verunreinigt]
🌐 incest

**Inzidenz.** Die Anzahl der neuen Krankheitsfälle in einer bestimmten Zeit. Die Inzidenzrate bezeichnet die Anzahl der neu aufgetretenen Fälle einer Erkrankung in einer bestimmten Population innerhalb eines definierten Zeitraums. (s.a. Prävalenz)
[*lat.*: incidere, geschehen]
🌐 incidence

**Inzision.** Chirurgischer Schnitt in ein Körpergewebe mit einem scharfen Instrument, durch den eine Öffnung in einem Organ oder Körperbereich geschaffen wird, z.B. bei einem Abszess.
[*lat.*: incidere, einschneiden]
🌐 incision

**Inzisionsstelle, Pflege einer.** → Pflegeintervention der → NIC, die definiert wird als die Säuberung, Beobachtung und Unterstützung der Heilung von Wunden, die mit Nähten, Klammern oder chirurgischen Heftern verschlossen worden sind.
🌐 Incision Site Care

**Inzisur.** Kerbe oder Einschnitt auf einem Organ oder Körperteil.
🌐 incisura

**Inzucht.** Produktion von Nachkommen durch die Verbindung eng verwandter Menschen, Tiere oder Pflanzen. Bei den Pflanzen und einigen niederen Tieren ist die extremste Form der I. die Selbstbefruchtung. Diese Praktik gewährt eine größere Chance dafür, dass rezessive Gene für erwünschte oder unerwünschte Merkmale homozygot werden und sich phänotypisch zeigen. (→ Inzest)
🌐 inbreeding

**Iod (I).** Nicht-metallisches Element der Halogengruppe mit der Ordnungszahl 53 und der Atommasse 126,90. Es ist ein lebenswichtiges Spurenelement, das dem Körper zugeführt werden muss; fast 80% des im Körper vorhandenen I.s finden sich in der Schilddrüse, meist in Form des Hormons Thyreoglobulin. Ein I.-Mangel kann zur Kropfbildung oder zu Kretinismus führen. I. ist in Fisch und Meeresfrüchten, Iodsalz und einigen Milchprodukten enthalten. In iodarmen Gegenden empfiehlt sich die Verwendung von iodiertem Speisesalz. I. wird auch als Kontrastmittel bei der Computerszintigraphie der Blutgefäße verwendet. Radioisotope des I.s werden bei Röntgenuntersuchungen und als palliative Behandlungsmaßnahme bei Schilddrüsenkarzinom eingesetzt.
[*griech.*: ioeides, violett]
🌐 iodine (I)

**Iodid.** Anion des → Iods. Natrium- und Kaliumiodid sind die in der Medizin am häufigsten verwendeten Salze (z.B. als Thyreostatika).
🌐 iodid

**iodieren.** Mit → Iod oder → Iodid behandeln oder imprägnieren.
🌐 iodize

**Iodismus.** Vergiftungserscheinung durch eine übermäßige Aufnahme von → Iod im Körper, die sich in verstärkter Tränen- und Speichelproduktion, Nasenschleimhautentzündung, Schwäche und typischen Hautausschlägen zeigt.
🌐 iodism

**Iododerma.** Hautausschlag, der durch eine Überempfindlichkeit (Hypersensibilität) gegenüber → Iod und → Iodid ausgelöst wird. Die Läsionen können in Form von

Akne, Blasen oder als pilzförmige Wucherungen auftreten.
[*griech.:* ioeides, violett; derma, Haut]
🌐 iododerma

**Iodvergiftung.** Toxische Wirkung infolge der übermäßigen Einnahme von → Iod. Zu den Symptomen gehören Brennen und Schmerzen im Mund und in der Speiseröhre (Ösophagus), abdominale Schmerzen, Erbrechen, Diarrhö, Schock, Nephritis, Larynxödem und Kreislaufkollaps.
🌐 iodine poisoning

**Ion.** Atom oder Molekül, das durch Abgabe oder Aufnahme eines oder mehrerer Elektronen eine elektrische Ladung erhalten hat. Positive I.en heißen Kationen, negative Anionen.
[*griech.:* ienai, gehen]
🌐 ion

**Ionenbindung.** Elektrostatische Kraft, die zwischen zwei → Ionen besteht.
🌐 isonic bonding

**Ionisierung.** Prozess, bei dem ein neutrales Atom oder Molekül Elektronen verliert oder dazu gewinnt und so eine positive oder negative elektrische Ladung erhält. Die I. kann zum Zelltod oder zur Mutation führen. (→ Ion; ionisierende Strahlung)
🌐 ionization

**Ionophorese.** (Iontophorese). Einführung der → Ionen von löslichen Salzen in ein Gewebe; dies geschieht mit Hilfe eines galvanischen Stroms.
🌐 ionophoresis

**Ipekak.** (Ipececuanha/Brechwurz). → Emetikum, das bei bestimmten Vergiftungsarten und bei Drogenüberdosierung verabreicht wird, um den Patienten zum Erbrechen zu bringen.
🌐 ipecac

**IPPV.** Abkürzung für *intermittend positive pressure ventilation,* → intermittierende Überdruckbeatmung.
🌐 IPPV

**IQ.** Abkürzung für → Intelligenzquotient.

**Ir.** Chemisches Symbol für → Iridium.
🌐 Ir

**Iridektomie.** Chirurgische Entfernung eines Teils der Regenbogenhaut (→ Iris) des Auges. Dies erfolgt meist, um bei einem Glaukom den Abfluss von Kammerwasser wiederherzustellen oder um einen Fremdkörper oder malignen Tumor zu entfernen.
[*griech.:* iris, Regenbogen; ektome, herausschneiden]
🌐 iridectomy

**Iridium (Ir).** Silberblaues metallisches Element mit der Ordnungszahl 77 und der Atommasse 192,22.
🌐 iridium (Ir)

**Iris.** (Regenbogenhaut). Kreisförmige, kontraktionsfähige Scheibe im Kammerwasser zwischen Hornhaut (Cornea) und der kristallinen Linse des Auges, die die runde Pupille einschließt. Die Peripherie der I. ist eine Verlängerung des Ziliarkörpers und mit der Cornea und dem Balkenwerk des Kammerwinkels verbunden. Die I. teilt den Raum zwischen der Linse und der Cornea in eine vordere und eine hintere Kammer. Die dunklen Pigmentzellen unter dem durchsichtigen Gewebe der I. sind bei den einzelnen Menschen unterschiedlich angeordnet, so dass es zu verschiedenen »Augenfarben« kommt.
[*griech.:* Regenbogen]
📘 Auge
🌐 iris

**Irisdiagnose.** Wissenschaftlicher Bereich, der sich mit der Beziehung zwischen konkreten Erkrankungen und der Größe, der Farbe und anderer individueller Merkmale der Regenbogenhaut (Iris) beschäftigt. Die I. ist umstritten, weil nicht unbedingt ein direkter Zusammenhang zwischen der Iris und einzelnen Organen nachgewiesen werden kann.
[*griech.:* iris, Regenbogen; logos, Wissenschaft]
🌐 iridology

**irrational.** Zu Ereignissen, Bedingungen oder Verhaltensweisen gehörend, die als unvernünftig bewertet werden können.
🌐 irrational

**irreparabel.** Nicht heilbar; Bezeichnung für Funktionen, die nicht wieder herstellbar sind.
🇬🇧 irreparable

**irreponibel.** Bezeichnung für die Unmöglichkeit, etwas in seine normale Position zurückzuführen; z.B. eine irreponible Hernie mit eingeklemmten Bruchinhalten.
🇬🇧 irreductible

**irreversibel.** Zu einer Situation oder einer Bedingung gehörend, die nicht rückgängig gemacht werden kann.
🇬🇧 irreversible

**Irrigation.** Prozess des Auswaschens oder Ausspülens einer Körperhöhle oder eines Wundbereichs mit einer bestimmten Menge Wasser oder anderen Flüssigkeiten. Eine I. wird auch durchgeführt, um Tuben, Katheter oder Drainagen zu reinigen, z.B. Verweilkatheter.
🇬🇧 irrigation

**Irritanzien.** Substanzen, die zu Entzündungen oder Reizungen der Haut führen. I. werden in niedriger Dosierung therapeutisch eingesetzt (als Rubefazienzien), indem sie auf die Haut aufgetragen werden und dort eine verstärkte Durchblutung bewirken (z.B. vor der Abnahme einer Blutgasanalyse aus dem Ohrläppchen). Eine Reihe von toxischen Substanzen in der Umgebung kann zu Schmerzen im Verdauungstrakt, Diarrhö, Erbrechen, Magen-Darm-Krämpfen und Harnwegsstörungen führen. Zu den I. gehören Ammoniak, Chlor, Phosgen, Schwefeldioxid, Schwefelwasserstoff und Stickstoffdioxid.
🇬🇧 irritants

**IRV.** Abkürzung für → Inspiratorisches Reservevolumen.
🇬🇧 IRV

**Ischämie.** Mangelhafte Versorgung eines Körperorgans oder Körperteils mit sauerstoffreichem Blut. Bei einer I. kommt es häufig zu Schmerzen und Organdysfunktionen, z.B. bei einer → ischämischen Herzkrankheit. – *adj.* ischämisch.
[*griech.:* ischein, zurückhalten; haima, Blut]
🇬🇧 ischemia

**ischiadicus.** (ischiatisch). Den → Ischiasnerv betreffend oder in der Nähe lokalisiert, wie z.B. Nervus ischiadicus oder Vena ischiadica.
🇬🇧 sciatic

**Ischialgie.** (Ischiasbeschwerden; Ischiassyndrom). Entzündung oder Überdehnung des Nervus ischiadicus (Ischiasnerv), die mit ausstrahlenden Schmerzen von der Kreuzbeingegend über die Rückseite des Oberschenkels oft bis zur Wade einhergeht. Durch Schonhaltung des betreffenden Beines kann es zur Schwächung bzw.

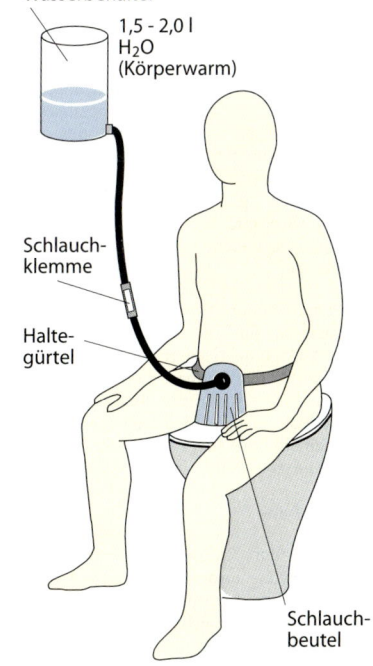

**Irrigation.** Irrigation bei Sigmakolostomie.

zum Schwund der Unterschenkelmuskulatur kommen.
[*griech.*: ischiás, Hüftschmerz]
🇬🇧 sciatica

**Ischiasbeschwerden.** → Ischialgie.
🇬🇧 sciatica

**Ischiasnerv.** → Nervus ischiadicus.
🇬🇧 sciatic nerve

**Ischiassyndrom.** → Ischialgie.
🇬🇧 sciatica

**ischiatisch.** → ischiadicus.
🇬🇧 sciatic

**Ischium.** (Sitzbein). Einer der drei Teile des Hüftknochens, der mit dem Darmbein (Ilium) und dem Schambein (Pubis) die Hüftpfanne (Acetabulum) bildet.
[*lat.*: Hüftknochen]
🇬🇧 ischium

**Ishiahara-Farbtest.** Test zur Untersuchung der Farbsichtigkeit, bei dem mehrere Farbtafeln verwendet werden, auf denen Punkte in verschiedenen Farben und Mustern aufgebracht sind. Personen mit einer normalen Farbsichtigkeit können auf den Tafeln bestimmte Zahlen oder Muster erkennen; die Unfähigkeit, die Zahlen und Muster wahrzunehmen, spricht für ein spezielles Defizit der Farbwahrnehmung.
[S. Ishiahara, japanischer Ophtalmologe, 1879–1963]
🇬🇧 Ishiahara color test

**iso-.** Vorsilbe mit der Bedeutung »gleich«.
[*griech.*: isos, gleich]
🇬🇧 iso-

**Isoagglutination.** Verklumpung von Erythrozyten durch → Agglutinine aus dem Blut eines anderen Individuums der gleichen Species.
[*griech.*: isos, gleich; *lat.*: agglutinare, kleben]
🇬🇧 isoagglutination

**Isoagglutinin.** → Antikörper, der eine Verklumpung (→ Agglutination) von Erythrozyten in den Membranstrukturen eines anderen Individuums der gleichen Species verursacht, wenn diese ein → Isoagglutinogen auf ihren Erythrozyten tragen.
[*griech.*: isos, gleich; *lat.*: agglutinare, kleben]
🇬🇧 isoagglutinin

**Isoagglutinogen.** → Antigen, das eine Verklumpung (→ Agglutination) der Erythrozyten anderer Individuen der gleichen Species bewirkt, die ein entsprechendes → Isoagglutinin in ihrem Serum haben.
[*griech.*: isos, gleich; *lat.*: agglutinare, kleben; *griech.*: genein, produzieren]
🇬🇧 isoagglutinogen

**Isoantigen.** Substanz, die mit den → Isoantikörpern anderer Individuen der gleichen Species interagiert. (→ Antigen)
🇬🇧 isoantigen

**Isoantikörper.** → Antikörper eines → Isoantigens, der sich bei einem Individuum der gleichen Species findet.
🇬🇧 isoantibody

**isobar.** 1. Zu zwei Substanzen oder Lösungen gehörend, die das gleiche spezifische Gewicht besitzen. 2. Zu zwei Isotopen gehörend, die die gleiche Massenzahl, doch eine unterschiedliche Kernladung aufweisen. 3. Den gleichen barometrischen Druck aufweisend.
[*griech.*: isos, gleich; barrios, Gewicht]
🇬🇧 isobaric

**Isoenzym.** Chemisch unterschiedliche Enzymformen, die in einer Blutuntersuchung zu diagnostischen Zwecken unterschieden werden können. I.e katalysieren die gleiche physiologische Reaktion, können jedoch in verschiedenen Species in unterschiedlicher Form auftreten.
[*griech.*: isos, gleich; en, in; syme, Ferment]
🇬🇧 isoenzyme

**Isogenese.** Entwicklung aus einem gleichen Ursprung und nach ähnlichen Prozessen; z.B. Bezeichnung für Individuen mit identischen Erbanlagen (eineiige Zwillinge). – *adj.* isogen.
[*griech.*: isos, gleich; genein, produzieren]
🇬🇧 isogenesis

**Isoleucin (Ile).** Aminosäure, die für das Wachstum von Säuglingen und den Stickstoffhaushalt von Erwachsenen lebensnotwendig ist.
[*griech.*: isos, gleich; leukos, weiß]
🇬🇧 isoleucine (Ile)

**Isolierstation.** Krankenhausabteilung oder Raum (Isolierzimmer), in denen bestimmte Kategorien von Patienten untergebracht werden, insbesondere Patienten mit infektiösen Erkrankungen, die nur minimalen Kontakt mit anderen Patienten und dem Personal haben dürfen. (s.a. Isolierung; Schutzisolierung)
🇬🇧 isolation ward

**Isolierung.** (Isolation). 1. Infektionsverhütende Maßnahme durch Unterbrechung der Infektionskette möglichst an der Infektionsquelle. Bei einer **Standardisolierung** werden Patienten mit infizierten Wunden von anderen Patienten getrennt untergebracht, stets **nach** allen anderen Patienten, und mit besonderen Hygienevorkehrungen versorgt. Sie dürfen ihr Zimmer nur mit ärztlicher Genehmigung verlassen und kein anderes Patientenzimmer betreten. Die **strikte I.** betrifft Patienten mit ansteckenden Krankheiten, wie z.B. Tollwut, Cholera, offene Tbc oder Diphtherie. Diese Patienten müssen in einem Einzelzimmer untergebracht werden, dürfen dieses nicht verlassen, und alle Personen, die das Zimmer betreten, müssen Schutzkleidung und i.d.R. einen Mundschutz tragen. Nach Verlassen des Zimmers muss unbedingt eine Händedesinfektion durchgeführt werden. 2. Therapeutische oder präventive (Zwangs-)Maßnahme in der Psychiatrie, wobei der Patient in einen eigens dafür vorgesehenen Schutzraum geführt wird um sich dort für eine bestimmte Zeit allein aufzuhalten. Ziel: Beruhigung oder auch Schutz vor Eigen- und / oder Fremdgefährdung. Der Patient kann den Isolationsraum für die vereinbarte Zeit nicht verlassen.

Der Patient muss während der gesamten Isolierungsdauer engmaschig beobachtet werden. Er muss zudem die Möglichkeit haben, sich zu melden und Wünsche zu äußern. Häufig geht die Isolierung mit weiteren Zwangsmaßnahmen, wie z. B. einer Zwangsmedikation einher. Bei der I. handelt es sich in der Regel um eine Maßnahme der Freiheitsberaubung durch Einsperrung im Sinne des § 239 StGB, daher sind alle Maßnahmen exakt zu dokumentieren. Es muss eine richterliche Verfügung vorliegen, Ausnahme: Einwilligung des Patienten oder erforderliches Handeln in akuter Gefahr, z. B. einer Lebensbedrohung. (s.a. Schutzisolierung; soziale Isolierung)
[*lat.*: insula, Insel]
🇬🇧 isolation

**Isolierung.** → Quarantäne.
🇬🇧 quarantine

**Isolierung, soziale.** (soziale Isolation). Distanzierung von anderen Personen durch Reduzierung der sozialen Kontakte auf ein Minimum, ausgelöst durch sozial unakzeptable Verhaltensweisen. Dadurch kann es in der Folge zu Vereinsamung, Persönlichkeitsstörungen, Hospitalismus, Aggressionen und Depressionen kommen.
🇬🇧 behavioral isolation

**Isomere.** Moleküle, die die gleiche Massenzahl (Atomgewicht), doch unterschiedliche Strukturen aufweisen, was zu unterschiedlichen Eigenschaften führt.
🇬🇧 isomers

**isometrisch.** Die gleiche Länge oder Dimension aufrechterhaltend; z.B. Muskelkontraktion, bei der im Muskel angespannt wird, jedoch seine Länge beibehält. (→ isometrische Übungen)
[*griech.*: isos, gleich; metron, Maß]
🇬🇧 isometric

**Isopropylalkohol.** Klare, farblose, bitter-aromatische Flüssigkeit, die mit Wasser, Äther, Chloroform und Äthylalkohol mischbar ist. I. wird als Desinfektions- und Lösungsmittel verwendet, ist jedoch stark toxisch.
🇬🇧 isopropyl alcohol

**Isosorbiddinitrat.** Arzneimittel, das als Vasodilatator zur Behandlung der Koronaren Herzkrankheit, Angina pectoris sowie Herzinsuffizienz verwendet wird.
🇬🇧 isosorbide dinitrate

**isoton.** Die gleiche Konzentration gelöster Partikel und somit den gleichen osmotischen Druck wie eine andere Lösung aufweisend.
[*griech.:* isos, gleich; tonikos, strecken]
🇬🇧 isotonic

**Isotone.** Atome mit der gleichen Neutronenanzahl, aber unterschiedlich vielen Protonen.
🇬🇧 isotones

**Isotop.** Eine von zwei oder mehreren Formen eines chemischen Elements, die fast gleiche Eigenschaften haben; sie besitzen die gleiche Anzahl von Protonen in ihrem Atomkern und die gleiche Ordnungszahl, die Anzahl der Neutronen und ihre Atommasse sind jedoch unterschiedlich. Viele Formen von radioaktiven I.en werden zu diagnostischen und therapeutischen Zwecken verwendet.
[*griech.:* isos, gleich; topos, Platz]
🇬🇧 isotop

**Isotransplantation.** (isologe/isogene/synerge/synergetische Transplantation). Chirurgische Transplantation eines histokompatiblen Gewebes, das von genetisch identischen Individuen stammt, z.B. von eineiigen Zwillingen. (→ Histokompatibilität)
🇬🇧 isograft

**Isovaleriansäure.** Fettsäure mit unangenehmem Geruch und Geschmack, die in Baldrian und anderen pflanzlichen Produkten sowie in Käse zu finden ist. I. ist auch ein Metabolit der Aminosäure → Leucin und tritt im Schweiß und Urin von Patienten mit Pocken, Hepatitis und Typhus auf.
🇬🇧 isovaleric acid

**Isthmus.** Verengte Verbindung zwischen zwei größeren Teilen, Organen oder Hohlräumen, z.B. I. glandulae thyreoideae, die enge Verbindung zwischen den beiden Schilddrüsenlappen.
[*griech.:* isthmos, Verengung, Verbindung, Passage oder Abschnürung]
🇬🇧 isthmus

**I-Streifen.** Struktur der Muskelfasern bzw. des Sarkomers, an der nur Aktinfilamente vorkommen. Bei Dehnung sind die I-Streifen breit, bei Kontraktion schmal.
🇬🇧 I Band

**-itis.** Nachsilbe mit der Bedeutung »Entzündung«.
🇬🇧 -itis

**IUP.** Abkürzung für → Intrauterinpessar.
🇬🇧 IUD

**i.v.** Abkürzung für → intravenös.
🇬🇧 IV

**IVF.** Abkürzung für → In-vitro-Fertilisation.
🇬🇧 IVF

**Ixodes.** (Holzbock/Zecke). Gattung einer parasitären Schildzecke, die in Verbindung mit verschiedenen arboviralen Infektionen steht, z.B. Enzephalitis, Rocky-Mountain-Fleckfieber. (→ Arboviren)
[*griech.:* feucht]
🇬🇧 Ixodes

**I-Zell-Krankheit.** Form der lysosomalen Erkrankung, die in den ersten 10 Lebensjahren eine progressive mentale Verschlechterung, Herzkrankheit und Lungeninsuffizienz bewirkt. Bei dieser Krankheit fehlen mehrere lysosomale Enzyme und in den Fibroblasten bilden sich Einschlüsse. (→ Lysosom)
🇬🇧 I cell disease

# J

**J.** Abkürzung für → Joule.
🇬🇧 J

**Jackson-Krämpfe.** → Tonisch-klonische Muskelkrämpfe, deren Ursachen in einer lokalisierten, morphologischen Veränderung des Hirns zu suchen ist und auf einer örtlich begrenzten Steigerung der bioelektrischen Aktivität an der Hirnrinde (Kortex) beruhen. Bei den J.-K. geht die primäre Erregung vom motorischen Rindenareal (motorische Jackson-Anfälle) oder von der sensiblen Zentralregion (sensible Jackson-Anfälle) aus. Die sensiblen Anfälle erscheinen in Form von Kribbeln, Taubheitsempfindungen, Schmerzen oder abnormen Temperaturempfindungen, ebenfalls in umschriebenen Körperabschnitten der Gegenseite. Das Bewusstsein bleibt erhalten. J. K. haben die Tendenz sich sukzessiv auszubreiten (sog. Jackson-Marsch) und nach und nach das Vollbild eines generalisierten Grand mal- → Anfalls anzunehmen. (s.a. Epilepsie)
[John H. Jackson 1835–1911, Neurologe, London]
🇬🇧 jacksonian epilepsy

**Jaktation.** Zucken oder Verkrampfungen von Muskeln oder Muskelgruppen, wie die unruhigen Bewegungen von Patienten mit starkem Fieber.
[*lat.:* iactare, schütteln]
🇬🇧 jactation

**Jamais-vu.** Das Gefühl, gegenüber bekannten Personen oder an einem vertrauten Ort ein Fremder zu sein; tritt als → Aura vor epileptischen Anfällen auf. (→ Epilepsie) (s.a. Déja-vu)
[*franz.:* nie gesehen]
🇬🇧 jamais vu

**Jarisch-Herxheimer-Reaktion.** Akute → febrile Reaktion, die der Syphilistherapie folgen kann; steht häufig in Verbindung mit Kopf- und Muskelschmerzen und tritt oft in der frühen Phase einer Syphilis auf.
[A. Jarisch, österr. Dermatologe, 1850–1902; K. Herxheimer, deutscher Dermatologe, 1861–1944]
🇬🇧 Jarisch-Herxheimer reaction

**Jaspers, Karl.** Professor der Philosophie und Psychologie. Vertritt eine von der Psychopathologie ausgehende Form der Existenzphilosophie.
[(1883-1969)]
🇬🇧 Karl Jaspers

**Jejunostomie.** Chirurgischer Eingriff, bei dem eine künstliche Öffnung vom Leerdarm (→ Jejunum) zur Bauchwand geschaffen wird; kann vorübergehend oder dauerhaft angelegt werden.
🇬🇧 jejunostomy

**Jejunotomie.** Chirurgische Inzision in den Leerdarm (→ Jejunum).
🇬🇧 jejunotomy

**Jejunum.** (Leerdarm). Mittlerer Bereich des Dünndarms, der proximal mit dem Zwölffingerdarm (Duodenum) und distal mit dem Krummdarm (Ileum) verbunden ist.
[*lat.:* ieiunus, leer]
🇬🇧 jejunum

**Jendrassik-Handgriff.** Diagnostische Maßnahme, bei der der Patient die Arme bei ineinandergehakten Fingern kräftig auseinanderzuziehen versucht. Während diese Spannung aufrechterhalten wird, werden die Reflexe der unteren Extremitä-

ten getestet, insbesondere der Patellarreflex.
[E. Jendrassik, ungarischer Arzt, 1858–1921]
🇬🇧 Jendrassik's maneuver

**Jet lag.** Zustand, der durch Müdigkeit, Schlaflosigkeit und schwerfällige Muskelbewegungen gekennzeichnet ist; er entsteht durch die Unterbrechung des zirkadianen Rhythmus infolge der schnellen Überbrückung mehrerer Zeitzonen bei Flugreisen.
[*engl.*: jet, Flugzeug; lag, Verzögerung]
🇬🇧 jet lag

**Jochbein.** (Os zygomaticum). Paariger Bakkenknochen des Gesichts, der zwischen Schläfen-, Stirnbein und Oberkiefer liegt.
🇬🇧 zygomatic bone

**Jochbogen.** (Arcus zygomaticus). Knochenbogen, der durch die Knochenfortsätze des Schläfenbeins und des Jochbeins gebildet wird. Neben dem J. verläuft die Sehne des Schläfenmuskels.
🇬🇧 zygomatic arch

**Jodmangelstruma, endemische.** (endemischer Kropf). Vergrößerung der Schilddrüse infolge einer nicht ausreichenden Jodaufnahme. Jodmangel führt zu verminderter Hormonproduktion und -sekretion durch die Schilddrüse. Anfänglich ist die Struma diffus, später wird sie multinodulär. Jodmangelstruma betrifft manchmal Jugendliche, vor allem aber Bevölkerungsgruppen, die nur begrenzte Jodmengen aufnehmen. Eine große Struma kann Schluckstörungen (Dysphagie), Atemnot (Dyspnoe), Luftröhrenfehlstellungen sowie kosmetische Probleme verursachen.
🇬🇧 endemic goiter

**Johanniskraut.** Pflanzlicher Extrakt mit leicht antidepressiver Wirkung; wird bei Nervosität, Unruhe, depressiven Verstimmungen und psychovegetativen Störungen eingesetzt. Johanniskrautöl wird bei Hautreizungen zur Unterstützung der Heilung eingesetzt, z. B. bei wunden Brustwarzen nach dem Stillen.
🇬🇧 St John's wort

**Johnson, Dorothy.** J. begründete das Verhaltenssystemmodell (Der Behaviorismus als Modell für die Pflege, 1980), das sich mit der verhaltensbezogenen Funktion des Menschen beschäftigt. Grundlage für diese Theorie ist der Behaviorismus und die Systemtheorie. J. stellt das beobachtbare Verhalten des Menschen als ein offenes System in den Mittelpunkt pflegerischer Interventionen. Pflege hat nicht nur kompensierende Funktion, sonder greift aktiv, z.B. durch Anleitung und Beratung, in das Verhalten des Patienten ein.
[geb. 1919]

**Joule.** SI-Einheit der Energie, Wärme oder Arbeit im Meter-Kilogramm-Sekunden-System. Die Einheit J. löst die alte thermochemische Einheit → Kalorie ab.
[J. Joule, englischer Physiker, 1818–1889]
🇬🇧 joule

**Juchli, Liliane (Schwester).** *1933 in Nussbaumen bei Baden im Aargau; Krankenpflegeausbildung 1956; Diplom nach Weiterbildung zur Lehrerin für Krankenpflege an der Kaderschule des Schweizer Roten Kreuzes, Zürich 1964; 1978 Diplom der Erwachsenenbildung an der Akademie für Erwachsenenbildung, Luzern; 1994 Logotherapeutische Ausbildung; da ihr in ihrer Krankenpflegelehrtätigkeit ein Curriculum fehlte, schrieb sie 1969 das Manuskript für das zukünftige Lehrbuch »Krankenpflege«.

**Juckreiz.** → Pruritus.
🇬🇧 pruritus

**jugular(is).** Zur Drosselvene (→ Vena jugularis) oder der Drosselgrube an der Vorderseite des Halses gehörend.
🇬🇧 jugular

**Jugularispuls.** Puls, der über der Drosselvene (Vena jugularis) getastet werden kann und durch Erkrankungen verursacht wird, die die diastolische Füllung der rechten Herzseite einschränken.
🇬🇧 jugular pulse

**Jugum.** Eine Erhöhung, Joch oder Leiste.
[*lat.:* Joch]
🇬🇧 jugum

**Jungfernhäutchen.** → Hymen.
🇬🇧 hymen

**Junktionsnävus.** Haarloses flaches oder leicht erhobenes braunes Muttermal (→ Nävus), das aus Pigmentzellen an der epidermisch-dermischen Verbindung entsteht. Maligne Veränderungen zeigen sich durch Vergrößerung, Verhärtung, Verdunklung, Blutung oder eine Entfärbung um den Nävus herum.
🇬🇧 junction nevus

**Junktur.** (Verbindungsstelle). Nahtstelle, an der Gewebe oder andere Strukturen zusammenlaufen.
🇬🇧 junction

**juvenil.** Jugendlich, für junge Menschen charakteristisch.
[*lat.:* iuventus, Jugend]
🇬🇧 juvenile

**juxtaartikulär.** In der Nähe eines Gelenks gelegen.
[*lat.:* juxta, nahe; articulus, Gelenk]
🇬🇧 juxtaarticular

**juxtaglomerulär.** Zu dem Bereich zwischen den afferenten und efferenten Arteriolen eines Nierenglomerulus gehörend.
[*lat.:* juxta, nahe; glomerulus, kleiner Ball]
🇬🇧 juxtaglomerular

# K

**k.** Abkürzung für Kilo, 1000 oder $10^3$, z.B. in Kilogramm, Kilometer.
🇬🇧 k

**K.** Chemisches Symbol für → Kalium.
🇬🇧 K

**kachektisch.** → Kachexie
🇬🇧 cachectic

**Kachexie.** Bezeichnung für einen durch Unterernährung (Abnahme des Sollkörpergewichts um mehr als 20 %), Auszehrung und Schwäche gekennzeichneten Allgemeinzustand. K. kann z.B. in Verbindung mit einer schweren Krankheit wie Tuberkulose oder Krebs auftreten. (→ kachektisch)
[*griech.*: kakos, schlecht, hexis, Zustand.]
🇬🇧 cachexia

**Kadmium (Cd).** Metallisches, zinnähnliches Element, Ordnungszahl 48, Atommasse 112,40. Früher wurde Kadmium für die Zubereitung verschiedener Medikationen verwendet. Heute werden diese toxischen Substanzen durch andere Komponenten ersetzt.
[*griech.*: kadmeia, Zinkerz.]
🇬🇧 cadmium (Cd)

**Kadmiumvergiftung.** Vergiftungserscheinungen durch Inhalation von Kadmiumdämpfen, die beim Schweißen, bei der Herstellung von Stahl sowie bei anderen industriellen Prozessen entstehen können. Das Schlucken von Kadmiumbromid kann schmerzhafte Magen-Darm-Beschwerden verursachen. Die Einnahme von säurehaltigen Nährstoffen, die in mit Kadmium ausgekleideten Behältnissen gelagert werden, wie z.B. Limonade in bestimmten Metalldosen, kann ebenfalls eine K. hervorrufen. Vergiftungssymptome sind Erbrechen, Dyspnoe, Kopfschmerzen, Lungenödem und möglicherweise als Spätfolge Krebs.
🇬🇧 cadmium poisoning

**Kaffee.** Getrocknete und geröstete Samen der Bäume *Coffea arabica*, *C. liberica* und *C. robusta*, die in fast allen tropischen Gegenden wachsen. Kaffee enthält das Alkaloid Koffein.
[*arab.*: qahwah.]
🇬🇧 coffee

**Kaffeesatz-Erbrechen.** Dunkelbrauner → Vomitus, mit der Farbe und Beschaffenheit von Kaffeesatz, bestehend aus Magensäften und Blut. Anzeichen für Blutungen im oberen Magen-Darm-Trakt.
🇬🇧 coffee-ground vomitus

**Kaiserschnitt, Pflege bei.** → Pflegeintervention der → NIC, die definiert wird als die Vorbereitung und Unterstützung von Patientinnen bei Kaiserschnittentbindungen.
🇬🇧 Cesarean Section Care

**Kakao.** Aus den aufbereiteten Früchten des Kakaobaumes (Theobroma) hergestelltes Pulver, das zu Schokolade weiterverarbeitet werden kann. Mit Milch oder Wasser ergibt sich ein schmackhaftes Getränk.
🇬🇧 cacao

**Kakosmie.** Wahrnehmung eines nicht existierenden schlechten Geruchs oder Gestanks. Psychologisch Faktoren, z.B. olfaktorische Halluzinationen, spielen hierbei meist eine Rolle.
[*griech.*: kakos, schlecht, osme, Geruch.]
🇬🇧 cacosmia

**Kalibrierung.** Eine Substanz oder einen Gegenstand in Bezug auf einen feststehenden Standard, z.B. einen Deziliter oder ein Kilogramm, messen bzw. eichen.
[*franz.:* calibre, Gewehrlauf]
🇬🇧 calibration

**Kalium (K).** Alkalimetall, das zu den häufigsten Elementen der Erdkruste zählt; Ordnungszahl 19 und Atommasse 39,1. Kaliumsalze sind für das Leben aller Pflanzen, Tiere und Menschen unentbehrlich. K. ist das wichtigste intrazelluläre Kation im Körper, das bei der Regulation der neuromuskulären Erregbarkeit und bei den Muskelkontraktionen beteiligt ist. Kaliummangel führt zu Störungen der Erregungsleitung und der Muskelkontraktion.
🇬🇧 potassium (K)

**Kaliumchlorid (KCl).** Weißes kristallines Salz, das bei Patienten mit Herzerkrankungen als Ersatz für Tafelsalz, bei der Verabreichung von Kaliumionen und als Bestandteil der Ringer-Lösung verwendet wird. K. wird auch zur Behandlung einer Hypokaliämie infolge verschiedener Ursachen oder einer Digitalisintoxikation verabreicht. Die parenterale Verabreichung muss langsam erfolgen und gleichzeitig die Plasmakonzentration sowie das EKG kontrolliert werden.
🇬🇧 potassium chloride (KCl)

**Kaliumiodid.** Iodersatz bei Struma sowie Bronchodilatator, der zur Behandlung von Bronchitis, Bronchiektasen, Asthma und verschiedenen Schilddrüsenstörungen verabreicht wird.
🇬🇧 potassium iodide

**Kaliurese.** Ausscheidung von → Kalium im Urin.
🇬🇧 kaliuresis

**Kalk.** Oxide und Hydroxide des → Kalziums.
🇬🇧 lime

**Kalkaneus.** Fersenbein (Os calcaneus). Größter Fußwurzelknochen, der proximal mit dem Sprungbein (Talus) und dorsal mit dem Würfelbein (Os cuboideum) verbunden ist.
[*lat.:* calcaneum, Ferse.]
🇬🇧 calcaneus

**Kalkinmetastase.** Ablagerung von kalziumhaltigen Salzen in den viszeralen Organen als Folge von Hyperparathyreoidismus, einer Absorptionskrankheit der Knochen, oder als Folge einer Hyperkalziämie insbesondere in Verbindung mit einer Hyperphosphatämie.
🇬🇧 calcareous metastasis

**Kalkstaublunge.** (Chalikosis). Form der Fibrose, die auf das Einatmen von Kalkstäuben zurückzuführen ist. Die Atembeschwerden werden durch freies Silizium im Kalkstaub verursacht.
🇬🇧 chalicosis

**Kallikrein-Kinin-System (KKS).** System der hormonellen Funktionen innerhalb der Niere, wobei das Enzym Kallikrein in der Nebennierenrinde die Produktion von → Bradykinin vermittelt, das als → Vasodilatator fungiert. Das KKS ist Bestandteil der physiologischen Blutdruckregelung, da es die Nierendurchblutung und die Salz- und Wasserausscheidung kontrolliert.
🇬🇧 kallikrein-kinin- syndrome

**Kallus.** (Kornhaut; Schwiele). 1. Häufige, meist schmerzlose Verhärtung der Hornhaut an Stellen, die äußerem Druck bzw. Reibung ausgesetzt sind. 2. Knochige Ablagerungen, die sich während des Heilungsprozesses zwischen und um die gebrochenen Enden eines frakturierten Knochens bilden.
[*lat.:* verhärtete Haut.]
🇬🇧 callus

**Kalorie.** 1. Die erforderliche Wärmemenge, um bei normalem Luftdruck 1 g Wasser um 1 °C zu erhitzen. 2. Nicht mehr offiziell zugelassene, doch noch häufig verwendete Bezeichnung für eine Einheit, die den Wärmeverbrauch eines Organismus und den Brennwert eines Nahrungsmittels beschreibt; wird heute in Joule berechnet. (→ Joule)
[*lat.:* calor, Wärme.]
🇬🇧 calorie

**Kaloriemetrie.** Messung von abgestrahlter und absorbierter Wärmemenge.
[*lat.*: calor, Wärme; *griech.*: metron, Maß.]
🌐 calorimetry

**Kalorienbedarf im Alter.** Abnehmender Energiebedarf an Fetten und Kohlenhydraten bei gleichbleibendem Bedarf an Eiweiß, Mineralstoffen und Vitaminen.
🌐 caloric requirement in old age

**Kalorimeter.** Gerät zur Messung der Wärmemenge, die durch Reibung, chemische Reaktionen oder vom menschlichen Körper erzeugt wird.
🌐 calorimeter

**kalorisch.** Wärme oder → Kalorien betreffend.
🌐 caloric

**Kaltblüter.** Bezeichnung für bestimmte Organismen (z.B. Fische, Reptilien und Amphibien), die ihre eigene Körpertemperatur nicht regulieren können. Die Körpertemperaturen der K. gleichen den äußeren Umgebungstemperaturen.
🌐 cold-blood

**Kälteanästhesie (Kryoanästhesie).** (Vereisung). Vereisen eines Körperteils zur Blockade des nervlichen Schmerzempfindens bei kleinen chirurgischen Eingriffen.
[*griech.*: kryos, kalt, aisthesis, Gefühl, Empfinden.]
🌐 cryoanesthesia

**Kälte-Druck-Test.** Test zur Untersuchung der Neigung zur Entwicklung einer Hypertonie. Dabei wird eine Hand des Patienten 60 Sekunden lang in eisgekühltes Wasser getaucht. Eine deutliche Erhöhung des Blutdrucks bzw. eine erhebliche verspätete Wiederherstellung des normalen Blutdrucks, nachdem die Hand aus dem Wasser genommen wird, gilt als Zeichen dafür, dass der Patient zur Hypertonie neigt.
🌐 cold-pressor test

**Kälteschaden.** Erkrankung oder Störung infolge einer lokalen oder allgemeinen Kälteeinwirkung (z. B. Kälteurtikaria). Erfrierungen können bei gleichzeitiger Einwirkung von Wind und Feuchtigkeit bereits bei Temperaturen unter + 10°C auftreten.
🌐 cold injury

**Kältetherapie.** Lokale Anwendung von Kälte (z. B. in Form von Packungen) bei Entzündungen, Schmerzen und Ödemen auf eine oder mehrere Körperstellen. Voraussetzung ist ein gut durchblutetes Hautareal; dadurch reduziert sich die Nervenimpulszeit und die Stoffwechselfunktion im betroffenen Gewebe. Werden in rascher Folge Kälte- und Wärmereize abgewechselt, werden die Gefäße trainiert und die Wärmeregulation des gesamten Körpers verbessert. Kontraindiziert ist die K. bei ausgeprägten Sensibilitätsstörungen, arteriellen Durchblutungsstörungen u.a. Bei Anwendung im Halsbereich muss die Austrittsstelle des Nervus facialis (Ohrbereich) durch Unterlegen von Wattepolstern geschützt werden. (→ Kryotherapie)
🌐 cooling therapy

**Kältewickel.** Kühl-feuchter Wickel, der das betroffene Körperteil ganz umhüllt. Der Reiz bewirkt zunächst eine Gefäßverengung und anschließend als Gegenreaktion eine Gefäßerweiterung. Dadurch kommt es auch bei tiefer liegenden Organen zur vermehrten Durchblutung und zur Steigerung des Lymphstromes. Somit ist ein K. als schweißtreibender Wickel eine gute »Wärmemaßnahme«, weil der Körper diese Wärme selbst produziert (Wickeldauer bis max. 2 Stunden). Bei wärmeentziehenden Maßnahmen beträgt die Auflagezeit nur 15 Minuten. Ein K. dient auch zur schmerzreduzierenden Kühlung, z.B. bei Mandelentzündung (Angina tonsillaris). (s.a. Wadenwickel)
🌐 cold compress

**Kalzinose.** Abnorme Ablagerungen von Kalziumsalzen in verschiedenen Körpergeweben. Die Ablagerungen treten als Knötchen oder Flecken auf.
🌐 calcinosis

**Kalzipenie.** (Kalkmangel). Kalziummangel in Körpergeweben und -flüssigkeiten.
🌐 calcipenia

**Kalzium (Ca).** Erdalkalimetall mit Ordnungszahl 20 und Atommasse von 40,08. K. ist in seiner metallischen Form ein weißer, entzündlicher Feststoff, der etwas härter als Blei ist. Es ist das fünfthäufigste Element im menschlichen Körper und kommt hauptsächlich im Knochenmaterial vor. Der Körper benötigt Kalziumionen für die Übertragung von Nervenimpulsen, zur Durchführung von Muskelkontraktionen, für die Blutgerinnung, die Herzfunktion sowie für andere Funktionen. K. ist auch ein Bestandteil der extrazellulären Körperflüssigkeit und von Weichteilgewebe. Abnorm hohe Kalziumkonzentrationen in den extrazellulären Flüssigkeiten können Muskelschwäche, Lethargie und Koma hervorrufen. Eine relativ geringfügige Absenkung der normalen Kalziumkonzentrationen kann zu Tetanieanfällen führen.
[*lat.*: calx, Kalkstein.]
🌐 calcium (Ca)

**Kalziumantagonist.** (Ca-Blocker). Substanz, die den Strom von Kalziumionen durch die Membranen der glatten Muskelzellen hemmt. Durch eine Absenkung des Kalziumstroms entspannt sich die glatte Muskulatur und das Risiko von Muskelkrämpfen sinkt. K.en werden hauptsächlich für die Behandlung von Herzerkrankungen eingesetzt, die mit Krämpfen der Koronararterien einhergehen.
🌐 calcium channel blocker

**Kalziumchlorid ($CaCl_2$).** Unangenehm schmeckendes, weißes Granulat. Konzentrierte Lösungen des Kalziumchloridsalzes werden eingesetzt, um den Kalziumgehalt im Blut zu ergänzen, bei hypokalzämischer Tetanie und als Antidot bei Blei- oder Magnesiumvergiftung bzw. bei Einnahme einer Überdosis von Magnesiumsulfat.
🌐 calcium chloride ($CaCl_2$)

**Kalziumglukonat ($C_{12}H_{22}CaO_{14}$).** Weißes, geruch- und geschmackloses Pulver bzw. Granulat, das dem Körper oral oder intravenös zugeführt wird, um die körpereigenen Kalziumspeicher wieder aufzufüllen, z.B. nach einer Bluttransfusion.
🌐 calcium gluconate ($C_{12}H_{22}CaO_{14}$)

**Kalziumhydroxid ($Ca[OH]_2$]).** Weißes, bitter schmeckendes Pulver, das in Medikamenten gegen Diarrhö bei Kleinkindern eingesetzt wird.
🌐 calcium hydroxide ($Ca[OH]_2$])

**Kalziumhydroxidlösung.** (Kalkwasser). Klare, farblose Flüssigkeit, die als Alkali und Antidot eingesetzt wird.
🌐 calcium hydroxide solution

**Kalziumkarbid ($CaC_2$).** Schwarze, kristalline chemische Verbindung, die bei der Reaktion von Kalk und Koks entsteht. Mit Wasser gemischt, entsteht aus K. das als Anästhetikum eingesetzte Acetylengas ($C_2H_2$).
🌐 calcium carbide ($CaC_2$)

**Kalziumkarbonat ($CaCO_3$).** 1. Ausgefällte Kreide. 2. Weißes Pulver; Bestandteil mancher Antazida.
🌐 calcium carbonate ($CaCO_3$)

**Kalziumoxalat ($CaC_2O_4$).** Kleine, farblose Kristalle, die im Urin bzw. in Nierensteinen vorkommen können.
🌐 calcium oxalate ($CaC_2O_4$)

**Kalziumoxid (CaO).** (Kalk). Chemische Verbindung, die bei der Kalzination von Kreide oder Marmor entsteht und manchmal für die Zubereitung von Ätzmitteln verwendet wird.
🌐 calcium oxide (CaO)

**Kalziumphosphat ($Ca_3[PO_4]_2$).** Geruch- und geschmackloses weißes Pulver, das als Kalziumersatz, Laxans und Antazidum verwendet wird.
🌐 calcium phosphate ($Ca_3[PO_4]_2$)

**Kalziumsulfat ($CaSO_4$).** Weißes Pulver, das Feuchtigkeit absorbieren kann; wird bei der Herstellung von Gipsverbänden eingesetzt.
🌐 calcium sulfate ($CaSO_4$)

**Kamille.** Inhaltsstoff: Bisabolol. Naturheilmittel mit entzündungshemmender Wirkung. Mögliche Einsatzgebiete: Erkrankungen von Hals, Mund- und Ra-

chenraum, zur Wund- und Hautbehandlung, bei Magen-Darmerkrankungen, bei Hämorrhoiden und als Tee bei Blähungen. Bei Anwendung zur Mundpflege wird eine leicht austrocknende Wirkung beschrieben.
[lat. Matricaria chamomilla]
chamomile

**Kammerflattern.** Herzrhythmusstörung mit sehr schnellen Kammerkontraktionen. Im EKG ist ein schlecht ausgebildeter → QRS-Komplex mit einer Frequenz von 250/min und höher zu sehen. Wird das K. nicht behandelt, stirbt der Patient. (s.a. Herzrhythmusstörung)
ventricular flutter

**Kammerflimmern.** Herzarrhythmie mit sehr schnellen und unkoordinierten Depolarisationen der Herzkammerwand. Die Störung ist gekennzeichnet durch das Ausbleiben einer geordneten Erregung des Herzens bei gleichzeitigen ungeordneten Kammerkontraktionen. Der Blutdruck fällt bis auf 0 ab, der Patient wird bewusstlos und innerhalb von 4 Minuten kann der Tod eintreten. Eine sofortige Herz-Lungen-Reanimation mit Hilfe eines → Defibrillators und reanimierenden Medikamenten gemäß eines Reanimationsprotokolls ist die einzige Chance, das Leben des Patienten zu retten. (s.a. Herzrhythmusstörung)
ventricular fibrillation (VF)

**Kammerkomplex.** → QRS-Komplex.
QRS complex

**Kammerscheidewand.** (Septum interventriculare). Die Wand (Septum) zwischen den beiden Herzkammern (Ventrikel).
interventricular septum

**Kammerstillstand.** Einstellung der Reizleitung und mechanischen Kontraktion der Herzkammern.
ventricular standstill

**Kammersystole.** Kontraktion der Herzkammern, die mit dem ersten Herzton einhergeht.
ventricular systole

**Kammerwasser.** (Humor aqueus). Die in den vorderen und hinteren Augenkammern zirkulierende klare, wässrige Flüssigkeit.
aqueous humor

**Kammerwinkel.** Winkel zwischen Hornhaut (Kornea) und Regenbogenhaut (Iris) an der Peripherie der vorderen Augenkammer. Normalerweise fließt wässrige Flüssigkeit (→ Kammerwasser) durch diesen Winkel ab, der bei einem → Glaukom blockiert sein kann.
angle of iris

**Kampfer.** Farblose bzw. weiße, kristalline Substanz mit durchdringendem Geruch und stechendem Geschmack. Kommt in manchen Pflanzen vor, insbesondere in *Cinnamomum camphora*.
camphor

**Kampfbad.** Dampfbad mit → Kampfer. Wird gegen Erkältungen und als Anregungsmittel für Herz und Atmung eingesetzt.
camphor bath

**Kampferöl.** Farblose bis gelbliche Flüssigkeit mit durchdringendem, stechendem Kampfergeruch. Wird aus etwa einem Dutzend verschiedener organischer chemischer Verbindungen gewonnen, u.a. Terpene und Acetaldehyd aus der Kampferpflanze. Wird zur Verbesserung der Hautdurchblutung, Einreibemittel und gegen Hautreizungen eingesetzt.
camphorated oil

**Kängurumethode, Pflege nach der.** → Pflegeintervention der → NIC, die definiert wird als die Förderung körperlicher Nähe zwischen Eltern und physiologisch stabilen Frühgeborenen durch Vorbereitung der Eltern und Gewährleistung einer für Hautkontakte förderlichen Umgebung.
Kangeroo Care

**Kanüle.** Röhrchen oder Sonde, die in einen Durchgang oder einen Hohlraum eingeführt werden, um Medikamente zuzuführen oder Flüssigkeit abzuleiten. Größere K.n können mit Hilfe eines scharfen, spit-

zen Gegenstand, dem sogenannten Trokar geführt werden.
[*lat.*: cannula, Röhrchen.]
🇬🇧 cannula

**Kanülenlänge.** → Injektion, intramuskuläre
🇬🇧 length of cannula

**Kanülierung, arterielle.** Arterielles Monitoring-Verfahren, bei dem in eine Arterie (meist in die Arteria radialis) ein Katheter eingeführt und mit einer Druckmessvorrichtung und einem Monitor verbunden wird. Diese Vorrichtung erlaubt eine kontinuierliche Blutdruckmessung, sowie einen direkten Zugang zur arteriellen Blutversorgung, falls entsprechende Blutproben zur Analyse entnommen werden müssen. (→ arterieller Katheter)
🇬🇧 arterial line

**kanzerogen.** Karzinogen, einen bösartigen Krebs verursachend.
[lat..: cancer, Krebs, Krebsgeschwür; griech.: genein, erzeugen]
🇬🇧 carcinogen

**kanzerös.** (karzinomatös). Eine bösartige Tumorbildung betreffend bzw. diesem ähnelnd.
[*lat.*: cancer, Krebs, oma, Tumor.]
🇬🇧 cancerous

**Kaolin.** Adsorbens, das zur innerlichen Behandlung einer Diarrhö (Antidiarrhoikum) häufig in Verbindung mit Pektin verwendet wird. K. kann in Salbenform auch äußerlich als Adsorbens sowie als schützendes → Emolliens eingesetzt werden.
🇬🇧 kaolin

**Kapazitation.** Der nach dem Auftreffen des Spermatozoons auf die Eileiterampulla einsetzende Reifungsprozess, der eine Befruchtung des Ovums durch das Spermatozoon ermöglicht.
🇬🇧 capacitation

**Kapillarauffüllung.** Die auf eine kurze Unterbrechung des Blutstromes folgende erneute Füllung des Kapillarsystems. Wenn die K. länger als 3 Sekunden dauert, kann man auf eine verlangsamte Zirkulation schließen; 5 Sekunden oder mehr werden als abnorm eingestuft.
🇬🇧 capillary refilling

**Kapillardruck.** Blutdruck in einer → Kapillare.
[*lat.*: capillaris, haarförmig.]
🇬🇧 capillary pressure

**Kapillare.** Arteriolen und Venülen verbindende, mikroskopisch kleine (Durchmesser ca. 0,008 mm) Blutgefäße. Die Kapillarwände bestehen aus einer einzelligen Schicht von Plattenendothelzellen. Das Blut und die Körperflüssigkeiten tauschen verschiedenen Substanzen durch die Kapillarwände aus.
[*lat.*: capillaris, haarförmig.]
🇬🇧 capillary

**Kapillaren, arterielle.** Mikroskopisch kleine Blutgefäße (→ Kapillaren), die sich an den Endigungen der → Arteriolen befinden.
🇬🇧 arterial capillaries

**Kapillarfissur.** (Haarbruch). Feine, haarähnliche Knochenfraktur.
🇬🇧 capillary fracture

**Kapillarhämangiom.** (Hämangioblastom). Ein mit Blut gefülltes Muttermal bzw. ein gutartiger Tumor, der aus eng verbundenden Blutgefäßen besteht. Entsteht und wächst im Kleinkindalter, verschwindet spontan in der frühen Kindheit ohne weitere Behandlung.
🇬🇧 capillary hemangioma

**Kapillarhämorrhagie.** Blutung der Kapillaren.
🇬🇧 capillary hemorrhage

**Kapillarpermeabilität.** Beschaffenheit der Kapillarwand, die ein Durchströmen von Blut und Abfallprodukten ermöglicht.
[*lat.*: capillaris, haarförmig, permeare, durchströmen.]
🇬🇧 capillary permeability

**Kapnometrie.** Messung des Kohlendioxidanteils in einem Gasvolumen; wird im Allgemeinen mit Methoden der Infrarotabsorption bzw. der Massenspektrometrie durchgeführt.
🇬🇧 capnometry

**Kaposi-Sarkom.** Malignes multiformes Neoplasma der retikuloendothelialen Zellen, das als weiche, bräunliche oder rötlich-bläuliche Papeln auf den Füßen beginnt, sich langsam über die Haut ausbreitet und in die Lymphknoten und Viszera metastasiert. Es tritt meist bei Männern auf und steht in Verbindung mit Diabetes mellitus, malignen Lymphomen, AIDS und anderen Erkrankungen.
[M.K. Kaposi, österr. Dermatologe, 1837–1902]
Kaposi's sarcoma

**Käppeli, Silvia.** *1947 in Zürich; 1972 Ausbildung zur Krankenschwester; 1976 diplomierte Lehrerin für Pflege in Zürich; 1984 Master of Science und PhD Nursing an der Universität Manchester; 1985–1994 verschiedene Lehrtätigkeiten in leitenden Positionen; seit 1989 Aufbau des Zentrums für Entwicklung, Forschung und Fortbildung Pflege am Universitätsspital Zürich und Dozentin für Pflege in der höheren Fachausbildung Stufe II in Zürich; seit 1991 Lehrauftrag an der Universität Turku, Faculty of Nursing, Finnland; 1997 Promotion in Judaistik in Luzern; Mitinitiatorin, Herausgeberin und Redakteurin der wissenschaftlich orientierten Zeitschrift »Pflege«.

**Kaprinsäure.** Weiße, kristalline Substanz mit ranzigem Geruch; Bestandteil natürlich vorkommender Öle.
[*lat.*: caper, Ziege.]
capric acid

**Kapronsäure.** In Milchfett und verschiedenen Pflanzenölen vorkommende Fettsäure; wird bei der Erzeugung von künstlichen Aromen verwendet.
caproic acid

**Kapsel.** 1. Kleine, aus Gelatine hergestellte Hülse, die eine oral einzunehmende Medizindosis enthält. 2. Membranartige Hülle, die bestimmte Mikroorganismen umgibt, z.B. die Hülle eines Pneumokokkusbakteriums. 3. Anatomische Körperstruktur, die ein Organ oder einen Teil eines Organs umhüllt, wie z.B. die Kapsel der Nebenniere.
[*lat.*: capsula, kleine Schachtel.]
capsule

**Kapsel, fibröse.** 1. Äußere Schicht einer Gelenkkapsel, die das Gelenk zweier nebeneinander liegender Knochen umgibt. 2. Äußere, zähe Membranhülle, die bestimmte viszerale Organe, wie z.B. die Leber, umhüllt.
fibrous capsule

**Kapselstar.** Durch eine Verdickung der Epithelzellen hervorgerufene Sehschwäche. K. ist zumeist eine altersbedingte Erkrankung, kann aber auch Folge einer Erkrankung des umliegenden Augengewebes sein.
capsular cataract

**kapsulär.** Eine kleine Kapsel betreffend bzw. einer kleinen Kapsel ähnlich sein.
[*lat.*: capsula, kleine Schachtel.]
capsular

**Karaya-Produkte.** Natürliches Material aus Baumharz (des tropischen Sterculia-urens-Baums) mit wasserbindenden Eigenschaften. K.-P. gibt es als Ringe, Platten, Pasten und Pulver und sie werden hauptsächlich im Zusammenhang mit einem künstlichen Darmausgang (Stoma) angewandt. Um ein Stoma wird beispielsweise ein Karayaring angelegt, an dem ein Auffangbeutel für die Ausscheidungen befestigt wird.
karaya gum products

**Karbid.** Gruppe binärer Kohlenstoffverbindungen. Die Stabilität dieser Verbindungen reicht von explosivem Kupfer- oder Silberkarbiden bis zu schwer löslichen Verbindungen, wie z.B. Siliziumkarbid.
carbide

**Karboanhydrase.** In Erythrozyten vorkommendes, zinkhaltiges Enzym, das die in den Erythrozyten stattfindende Hydration von Kohlendioxid zu Kohlensäure unterstützt und den Kohlendioxidtransport vom Gewebe zu den Lungen ermöglicht.
carbonic anhydrase

**Karboanhydrasehemmer.** Substanz, die die Produktion von Kohlensäure und $H^+$-Ionen in der Niere hemmt und dadurch die Ausscheidung von gelösten Substanzen sowie die Harnausscheidung verstärkt.
≋ carbonic anhydrase inhibitor

**Karbolismus.** Durch Phenol bzw. → Karbolsäure hervorgerufene Vergiftung.
≋ carbolism

**Karbolsäure.** (Phenol). Giftige, farblose bis blassrosafarbene, kristalline Verbindung, die bei der Destillation von Steinkohleteer entsteht. Durch Zugabe von 10% Wasser kann K. in eine klare, stark riechende Flüssigkeit mit brennendem Geschmack umgewandelt werden; früher als Desinfektionsmittel eingesetzt.
[*lat.*: carbo, Kohle, acidus, sauer]
≋ carbolic acid

**Karbonat.** Salz der Kohlensäure $(M_n(CO_3)_m)$. In Wasser befinden sich K.e im Gleichgewicht mit Bikarbonaten. Häufig treten K.e als unlösliche Salze auf, wie z.B. als Kalziumkarbonat.
≋ carbonate

**Karbunkel.** Mehrere, nebeneinanderliegende → Furunkel, großflächige Staphylokokken-Infektion mit Eiterbildung in tiefliegenden, miteinander verbundenen, subkutanen Taschen. Meist tritt der Eiter durch Öffnungen auf die Hautoberfläche aus, ansonsten muss eine chirugische Inzision vorgenommen werden. K. entstehen häufig an Nacken und Rücken.
[*lat.*: carbunculus, kleine Kohle.]
◪ Furunkel
≋ carbuncle

**Kardex.** Markenname für ein Dokumentationssystem, das aus mehreren Kartensystemen besteht und einen schnellen Zugriff auf die spezifischen Aspekte des Krankenhausaufenthaltes eines Patienten bietet, z.B. Aspekte der Pflege, Krankheitsentwicklung u.ä.
≋ Kardex

**Kardiakum.** (Herzmedikament). Pharmakologisches Agens zur Beschleunigung der Herztätigkeit. Kardiale Glykoside, wie z.B. Digitalis, Digitoxin, Digoxin, Deslanosid, Lanatosid, Acetyldigitoxin und g-Strophantin, verstärken die Herzmuskelkontraktionen und verringern die Herzfrequenz und Überleitungsgeschwindigkeit, wodurch die Herzkammern länger entspannen und mit Blut gefüllt werden. Glykoside werden bei der Behandlung von Herzinsuffizienz, Vorhofflimmern und Vorhofflattern, paroxysmaler Vorhoftachykardie und kardiogenem Schock eingesetzt. Adrenalin, ein wirksames Vasopressivum und Herzstimulans, wird manchmal eingesetzt, um nach einem Herzstillstand den Herzrhythmus wieder zu etablieren. Isoproterenol wird zur Behandlung von Herzblock, Dobutamin und Dopamin für eine kurzzeitige Behandlung von Herzdekompensation eingesetzt.
≋ cardiac stimulant

**kardial.** 1. Das Herz betreffend. 2. Bezeichnung für den proximalen Teil des Magens.
[*griech.*: kardia, Herz.]
≋ cardiac

**Kardiaresektion.** 1. Chirurgische Entfernung des Herzen. 2. Entfernung des kardialen Magenbereichs.
≋ cardiectomy

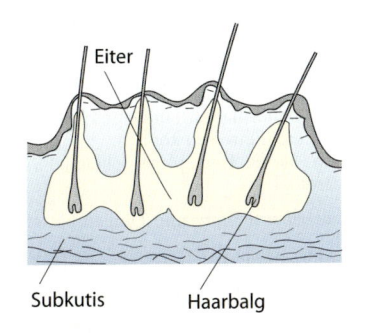

**Karbunkel.**

Eiter
Subkutis
Haarbalg

**Kardioangiographie.** Röntgenologische Untersuchung von Herz und Herzkranzgefäßen nach Injektion eines Kontrastmittels.
[*griech.:* kardia, Herz, angeion, Gefäß, graphein, aufzeichnen.]
cardiac angiography

**kardiogen.** Vom Herzmuskel ausgehend.
cardiogenic

**Kardiogramm.** Elektronische Aufzeichnung der Herztätigkeit. (→ EKG; Elektrokardiogramm)
cardiogram

**Kardiographie.** Die Technik zur graphischen Darstellung der Herzmuskelbewegungen mit Hilfe eines Kardiographs.
cardiography

**Kardiologe.** Auf Diagnose und Behandlung von Herzerkrankungen spezialisierter Arzt.
cardiologist

**Kardiologie.** Lehre vom Aufbau, den Funktionen und Erkrankungen des Herzen.
[*griech.:* kardia, Herz, logos, Wissenschaft.]
cardiology

**Kardiomegalie.** Übermäßige Vergrößerung des Herzens.
[*griech.:* kardia, Herz, megas, groß.]
cardiomegaly

**Kardiomyopathie.** Erkrankungen der Struktur und Funktion des Herzen, die akut, subakut oder chronisch sein können. Bei den Myopathien liegt weder eine Störung der koronaren Durchblutung, noch eine Erkrankung der Herzklappen vor; sie äußern sich in Symptomen der Herzinsuffizienz oder Rhythmusstörungen. (s.a. Kardiomyopathie, hypertrophe)
[*griech.:* kardia, Herz, mys, Muskel, pathos, Krankheit.]
cardiomyopathy

**Kardiomyopathie, alkoholbedingte.** Eine mit einem → Alkoholmissbrauch einhergehende Herzkrankheit. Typische Merkmale sind ein vergrößertes Herz und ein verringertes Herzminutenvolumen.
[*arab.:* al-kuhl, feine Essenz; *griech.:* kardia, Herz: mys, Muskel; pathos, Krankheit]
alcoholic cardiomyopathy

**Kardiomyopathie, hypertrophe.** Unphysiologische Struktur und Funktion des Herzmuskels (Myokard), die durch eine starke → Hypertrophie des Herzseptums und der freien linken Kammerwand gekennzeichnet ist. Eine ventrikuläre Ausflussobstruktion führt zu einer beeinträchtigten diastolischen Füllung und zu einem verminderten Herzminutenvolumen. Die Anzeichen und Symptome, wie Müdigkeit und Synkopen, treten oft bei körperlicher Anstrengung auf, wenn der Bedarf für eine erhöhte Herzauswurfleistung nicht erfüllt werden kann.
hypertrophic cardiomyopathy

**Kardiomyopathie, obstruktive.** Herzerkrankung mit Herzinsuffizienz und Vergrößerung der Herzmuskel.
[*lat.:* congerere, ansammeln; *griech.:* kardia, Herz, mys, Muskel, pathos, Krankheit.]
congestive cardiomyopathy

**Kardiopathie.** Herzerkrankung.
[*griech.:* kardia, Herz, pathos, Krankheit.]
cardiopathy

**Kardioperikarditis.** Entzündung des Herzens und des Perikards.
cardiopericarditis

**Kardioplegie.** 1. Herzlähmung. 2. Stillstand der Myokardkontraktionen infolge der Injektion von Pharmaka (heute eher selten), Hypothermie oder elektrischen Reizen (Defibrillation), um eine Herzoperation durchführen zu können.
[*griech.:* kardia, Herz, plege, Schlag.]
cardioplegia

**kardiopulmonal.** Herz und Lungen betreffend.
[*griech.:* kardia, Herz, *lat.:* pulmo, Lunge.]
cardiopulmonary

**Kardiotokographie (CTG).** (Herzton-Wehenschreibung). Das gleichzeitige Aufzeichnen

der kindlichen Herztöne und der Wehentätigkeit der Schwangeren zur Beurteilung des kindlichen Wohlbefindens. Die Herzfrequenz kann entweder **extern**, vom Bauch der Schwangeren mittels Ultraschall oder **intern**, durch direkte Ableitung mit Hilfe einer so genannten → Kopfschwartenelektrode abgeleitet werden. Die Wehentätigkeit kann ebenfalls extern mittels eines druckempfindlichen Wehenabnehmers auf dem Bauch oder durch interne Druckmessung nach Blasensprung bzw. Blaseneröffnung (Amniotomie) abgeleitet werden.
[*gr.:* kardia, Herz, tokos, das Gebären, graféin, einritzen, schreiben]
🇬🇧 cardiotocography

**Kardiotomie.** 1. Operation, bei der eine Inzission ins Herz erfolgt. 2. Operation, bei der eine Inzission des Magenfundus durchgeführt wird.
[*griech.:* kardia, Herz, temnein, schneiden.]
🇬🇧 cardiotomy

**kardiotoxisch.** Giftige bzw. schädigende Wirkung auf das Herz besitzend.
[*griech.:* kardia, Herz, toxikon, Gift.]
🇬🇧 cardiotoxic

**kardiovaskulär.** Herz und Blutgefäße betreffend.
[*griech.:* kardia, Herz, *lat.:* vasculum, kleines Gefäß.]
🇬🇧 cardiovascular

**Kardioversion.** Wiederherstellung des normalen Sinusrhythmus des Herzens durch einen synchronisierten elektrischen Schock, der von zwei auf die Brust des Patienten gelegten Metallelektroden ausgelöst wird. Die Elektroden werden mit einer Schutzpaste bestrichen, damit es nicht zu Hautverbrennungen kommt (der Patient darf während der Kardioversion auf keinen Fall berührt werden!). Eine K. dient dazu, die Herzfrequenz zu verlangsamen oder einen normalen Sinusrhythmus wiederherzustellen, falls eine medikamentöse Therapie ineffektiv ist. (→ Defibrillation)
[*griech.:* kardia, Herz, *lat.:* vertere, wenden.]
🇬🇧 cardioversion

**kardiovertieren.** Abgabe eines mit dem QRS-Komplex synchronisierten, elektrischen Stromstoßes zur Behandlung von Tachyarrhythmie. (→ Kardioversion)
🇬🇧 cardiovert

**kardiozirkulatorisch.** Herz und Kreislauf betreffend.
[*griech.:* kardia, Herz; *lat.:* circulare, herumgehen.]
🇬🇧 cardiocirculatory

**Karditis.** Durch eine Infektion verursachte Entzündung der Herzmuskeln, die zumeist mehrere Muskelschichten betrifft. Es können Thoraxschmerzen, Herzarrhythmien, Durchblutungsstörungen und eine Beschädigung der Herzstruktur auftreten. Zu den verschiedenen Formen der Karditis gehören → Endokarditis, → Myokarditis und → Perikarditis.
🇬🇧 carditis

**Karies.** (Zahnkaries). Plaqueerkrankung, die durch die komplexen Interaktionen von Essensbestandteilen, insbesondere Stärke und Zucker, mit Bakterien, die den Zahnbelag bilden, verursacht wird. Der Zahnbelag (Plaque) lagert sich an den Zahnoberflächen ab und bietet ein ideales Wachstumsmilieu für Bakterien und die Produktion organischer Säuren, die den Zahnschmelz demineralisieren. Die von den Bakterien produzierten Enzyme attackieren die Proteinkomponente des Zahnes. Dieser Prozess führt, wenn er unbehandelt bleibt, zur Bildung tiefer Hohlräume in den Zähnen und verursacht die Infektion der Pulpakammer, in der sich Blutgefäße und Nerven befinden. Zu den Ursachen zählt man Erb- und Umwelteinflüsse, Beschaffenheit des Speichels, ungenügende Kautätigkeit und mangelnde Zahnpflege. Wichtig ist zur Kariesprophylaxe ein umfassende Zahnpflege.
[*lat.:* Verfall.]
🇬🇧 caries

**Kariesklassifizierung.** System zur Bestimmung von Zahnkaries. Kariesklasse I wird definiert als kariöse Vertiefungen und Risse in den Okklusionsflächen der Oberkieferschneidezähne. In Kariesklasse II sind die proximalen Oberflächen kariös, aber noch nicht okklusal durchbrochen. → Karies der proximalen Oberflächen von Schneidezähnen und Eckzähnen, jedoch nicht der Schneidekanten, wird als Kariesklasse III eingestuft. Kariesklasse IV wird definiert als Karies der proximalen Oberflächen von Schneide- und Eckzähnen einschließlich Schneidekanten. Karies, der mindestens ein Drittel der zervikalen fazialen bzw. lingualen Oberflächen betrifft, wird als Kariesklasse V eingestuft.
[*lat.*: classis, Sammlung, facere, machen, caries, Verfall.]
classification of caries

**Kariesprophylaxe.** Zur Verbesserung der Zahnfestigkeit und somit für eine gute Zahnentwicklung erhalten Neugeborene häufig zusammen mit Vitamin D zur → Rachitisprophylaxe Fluor zur Vorbeugung von Karies. Die Fluorgabe wird täglich bis zum 6. Lebensjahr empfohlen.
prophylaxis against dental caries / tooth decay

**Kariesvorbeugung.** Verhinderung von Zahnfäule (→ Karies) durch verringerte Aufnahme von Zucker in der Nahrung und regelmäßiges Zähneputzen jeweils nach den Mahlzeiten. Die Abwehrkraft des Zahnes und somit die Zahnhärtung kann durch Fluoridprophylaxe (→ Fluorid) unterstützt werden.
caries prophylaxis; cavity prevention

**Karll, Agnes.** (*1868 Embsen, †1927 Berlin). Ursprüngliche Lehrerin, die in die Krankenpflege wechselte und als Privatschwester in Berlin arbeitete. Sie gründete 1903 den ersten freien Berufsverband, die »Berufsorganisation der Krankenpflegerinnen Deutschlands« (BO). Die BO schloss sich 1904 dem → ICN an, in dem A.K. als Präsidentin und Vizepräsidentin auch international aktiv war. Aus der BO wurde der → DBfK.

**Karmin.** Roter Farbstoff, der zur Anfärbung histologischer Proben verwendet wird.
carmine dye

**Karminativum.** 1. Substanz zur Linderung von Flatulenz und Aufblähung von Magen oder Darm. 2. Mittel zur Linderung von Blähungen und Magenkrämpfen, die mit der Einnahme von Mahlzeiten in Verbindung stehen.
carminative

**Karotin.** Rot-oranger, organischer Bestandteil von Karotten, Süßkartoffeln, Milchfett, Eigelb und grünem Gemüse. Das Provitamin Beta-Karotin wird im Körper in Vitamin A umgewandelt.
[*lat.*: carota, Karotte]
carotene

**Karotinoide.** Gruppe roter, gelber oder oranger, ungesättigter Pigmente, die sich in verschiedenen Tiergeweben sowie in Nahrungsmitteln, wie Karotten und grünem Gemüse finden. Viele dieser Substanzen, wie z.B. → Karotin, werden zur Bildung von Vitamin A verwendet.
carotenoid

**Karotis.** (Halsschlagader). Eine der größten Arterien (Arteria carotis communis), die den Kopf mit Blut versorgt. Die Karotis unterteilt sich in eine externe (A. carotis externa) und eine interne Karotisarterie (A. carotis interna).
[*griech.*: karos, tiefer Schlaf.]
common carotid artery

**Karotisgeräusch.** Nebengeräusch der Halsschlagader (Karotis); Anzeichen einer arteriellen Verengung.
carotid bruit

**Karotisplexus.** Eines der drei, mit den Halsschlagadern verbundenen Nervengeflechte.
[*griech.*: karos, tiefer Schlag *lat.*: plexus, gefaltet.]
carotid plexus

**Karotispuls.** Puls der Halsschlagader (→ Karotis), der gefühlt werden kann, indem man einen Finger leicht zwischen

Kehlkopf und den Musculus sternocleidomastoideus auflegt.
🌐 carotid pulse

**Karotissinus.** Aus sensorischen Nervenenden des Vagusnervs bestehende Erweiterung der Arterienwand an der Gabelung der Halsschlagader (A. carotis), der auf Veränderungen des Blutdrucks reagiert.
[*griech.:* karos, tiefer Schlag, *lat.:* sinus, Kurve.]
🌐 carotid sinus

**Karotissinusreflex.** (Karotissinus-Druckversuch). Durch Druck auf den Bereich der Karotisgabel ausgelöste Verminderung der Herzfrequenz und des Blutdrucks, was längerfristig zum Herzstillstand führen (→ Karotissinus-Syndrom) kann.
🌐 carotid sinus reflex

**Karotissinus-Syndrom.** (Sick-Sinus-Syndrom; Sinusknoten-Syndrom). Vorübergehende Bewusstlosigkeit bei manchen Krampfanfällen; wird durch einen übermäßigen → Karotissinusreflex oder durch hohen Druck auf den Karotissinus verursacht, z.B. beim Rasieren oder zu engen Kragen. (→ Sick-Sinus-Syndrom)
🌐 carotis sinus syndrome

**karpal.** Den Carpus bzw. die Handwurzel betreffend.
[*griech.:* karpos, Handwurzel]
🌐 carpal

**Karpaltunnel.** Von den Handwurzelknochen und dem Canalis carpi gebildeter Tunnel für den Nervus medianus und die Beugesehnen.
[*griech.:* karpos, Handwurzel, *franz.:* tonnel, Tunnel.]
🌐 carpal tunnel

**Karpaltunnel-Syndrom.** (Medianuskompressions-Syndrom). Häufig auftretende schmerzhafte Beschwerden der Handwurzel und der Hand, die durch die Kompression des Nervus medianus zwischen dem starren Karpalband und anderen, im Karpaltunnel befindlichen Strukturen verusacht wird; wird oft als Folge eines massiven Handgelenktraumas betrachtet. Der Medianusnerv innerviert die Handinnenfläche und radiale Handseite; eine Kompression des Nervs verursacht eine Schwäche und Schmerzen der Daumenballenmuskulatur sowie Brennen und Kribbeln; die Schmerzen können sich manchmal bis in den Unterarm und das Schultergelenk ziehen.
🌐 carpal tunnel syndrome

**karpopedal.** Handwurzeln und Füße betreffend.
[*griech.:* karpos, Handwurzel; *lat.:* pes, Fuß.]
🌐 carpopedal

**Karpopedalspasmus.** Hand-, Daumen-, Fuß- oder Zehenkrämpfe, die bei Tetanien auftreten können.
[*griech.:* karpos, Handwurzel, *lat.:* pes, Fuß, giech, spasmos, Krampf.]
🌐 carpopedal spasm

**karpoulnar.** Zu Elle (Ulna) und Handwurzel (Carpus) gehörend bzw. diese betreffend.
🌐 ulnocarpal

**Karpus.** Handwurzel, bestehend aus acht in einer Reihe angeordneten Knochen.
[*griech.:* karpos, Handwurzel]
🌐 carpus

**karyo-.** Vorsilbe mit der Bedeutung »Zellkern«.
[*griech.:* karyon, Nuss]
🌐 karyo

**Karyogamie.** Verschmelzung von Zellkernen einer weiblichen und einer männlichen Geschlechtszelle (Gameten) bei der Befruchtung. – *adj.* karyogam.
[*griech.:* karyon, Nuss; gamos, Hochzeit]
🌐 karyogamy

**Karyogenese.** Bildung oder Entwicklung des Kerns einer Zelle. – *adj.* karyogenetisch.
[*griech.:* karyon, Nuss; genein, produzieren]
🌐 karyogenesis

**Karyokinese.** Teilung eines Zellkerns und gleichmäßige Verteilung des Materials während der Mitose und der Meiose.
[*griech.:* karyon, Nuss; kinesis, Bewegung]
🌐 karyokinesis

**Karyolymphe.** (Karyoplasma). Klare, normalerweise farblose Flüssigkeit im Zellkern. Die K. besteht vorwiegend aus proteinischem und kolloidalem Material, in dem Kernkörperchen (Nukleolen), Chromatin, Linin und verschiedene andere mikroskopische Partikel verteilt sind.
🇬🇧 karyolymph

**Karyolyse.** Auflösung eines Zellkerns. Die K. tritt entweder in Form eines Gewebetodes (Nekrobiose) oder bei einzelnen Generationen neuer Zellen während der Meiose und Mitose auf.
[*griech.:* karyos, Nuss; lysis, auflösen]
🇬🇧 karyolysis

**Karyometrie.** Histologische Untersuchung und Messung eines Zellkerns. – *adj.* karyometrisch.
🇬🇧 karyometry

**Karyon.** Zellkern.
[*griech.:* Nuss]
🇬🇧 karyon

**Karyorrhexis.** Fragmentierung und Verteilung des Chromatins im Zytoplasma infolge eines Zelltods.
[*griech.:* karyon, Nuss; rhexis, Riß]
🇬🇧 karyorrhexis

**Karyosom.** Dichte, unregelmäßige Masse von Chromatinfilamenten (Binnenkörper) im Zellkern.
[*griech.:* karyon, Nuss; soma, Körper]
🇬🇧 karyosome

**Karyotyp.** 1. Vollständige Übersicht über alle morphologischen Merkmale des somatischen Chromosomensatzes eines Individuums oder einer Species; diese werden in Bezug auf Anzahl, Form, Größe und Zusammensetzung innerhalb des Zellkerns beschrieben. 2. Darstellung des Chromosomensatzes eines Individuums oder einer Species als Diagramm, wobei dieser paarweise in absteigender Ordnung nach Größe und Position auf dem Zentromer angeordnet wird.
🇬🇧 karyotype

**Karyozyt.** Normoblast oder sich entwickelnder Erythrozyt mit einem Zellkern, der homolog angefärbt ist; findet sich normalerweise im roten Knochenmark.
[*griech.:* karyon, Nuss; kytos, Zelle]
🇬🇧 karyocyte

**karzinogen.** (kanzerogen). Eigenschaft einer Substanz oder eines Agens, welche die Entstehung von Krebs verursacht oder die Häufigkeit von Krebserkrankungen erhöhen.
[*griech.:* karkinos, Krebs, genein, erzeugen, herstellen.]
🇬🇧 carcinogen

**Karzinogenese.** Der Prozess der Krebsentstehung.
🇬🇧 carcinogenesis

**Karzinoid.** Kleiner, gelblicher Tumor, der sich aus Argentaffinzellen in der Magen-Darm-Schleimhaut bildet, die Serotonin und andere Katecholamine absondern.
[*griech.:*karkinos, Krebs, eidos, Form.]
🇬🇧 carcinoid

**Karzinoid-Syndrom.** Systemische Auswirkungen karzinoider Tumore, die Serotonin ausschütten. Symptome sind rotblaue Verfärbung, Diarrhö, Krämpfe, Hautläsionen wie bei Pellagra, Atemnot, Herzklopfen und Herzklappenerkrankung, die insbesondere Trikuspidklappe und Pulmonalklappe beeinträchtigt.
🇬🇧 carcinoid syndrome

**Karzinolyse.** Zerstörung von Krebszellen. (→ karzinolytisch)
[*griech.:* karkinos, Krebs, lysis, Auflösung.]
🇬🇧 carcinolysis

**Karzinom.** (Krebsgeschwür). Bösartiges Epithelneoplasma, das sich auf das umliegende Gewebe ausbreitet und in entfernte Körperregionen metastasiert. K.e entwickeln sich häufig in Dickdarm, Lungen, Magen, Prostata, Zervix, Brüsten und auf der Haut. Tumore haben unregelmäßige Formen, sind nodulär und grenzen sich deutlich vom gesunden Gewebe ab.
[*griech.:* karkinos, Krebs, oma, Tumor.]
🇬🇧 carcinoma

**Karzinom, adenozystisches.** Malignes Neoplasma, das aus Strängen gleichförmiger,

kleiner → Epithelzellen besteht, die siebartig um oftmals mit Schleim angefüllte, zystische Räume angeordnet sind. Der Tumor tritt am häufigsten in Speicheldrüsen, der Brust, Schleimdrüsen sowie den oberen und unteren Atemwegen, bisweilen in den vestibulären Drüsen der → Vulva auf.
🌐 adenocystic carcinoma

**Karzinom, bronchogenes.** Ein in mehr als 90% aller Fälle maligner Lungentumor, der in den → Bronchien entsteht. Läsionen, die häufig durch Zigarettenrauchen verursacht sind, können zu Husten, giemender Atmung, Müdigkeit, Brustenge und Gliederschmerzen führen. Im letzten Stadium kann es zu blutigem Sputum, Trommelschlegelfingern, Gewichtsabnahme und Pleuraerguss kommen.
🌐 bronchogenic carcinoma

**Karzinom, embryonales.** Bezeichnung für ein in einer Keimzelle entstehendes, bösartiges Neoplasma, das sich vor allem in den Gonaden, insbesondere in den Hoden (Testes) bildet.
🌐 embryonal carcinoma

**Karzinom, kolorektales.** Maligne Neoplasmabildung im Dickdarm mit dem Abgang von bluthaltigem Stuhl (Teerstuhl). Kolorektale Karzinome werden vor allem ab dem 50. Lebensjahr beobachtet, etwas häufiger bei Frauen als bei Männern. Patienten mit chronischer Colitis ulcerosa, Zottenadenom und familiärer adenomatöser Dickdarmpolypose haben ein erhöhtes Risiko für Dickdarmkrebs. Fetthaltiges Essen, hoher Alkoholkonsum, geringe körperliche Aktivität, Tabakkonsum und das Einatmen von Asbestfasern sowie die Einwirkung radioaktiver Strahlung sind weitere Ursachen von Dickdarmkrebs.
[*griech.*: kolon, Dickdarm; *lat.*: rectus, gerade.]
🌐 colorectal cancer

**Karzinom, präinvasives.** (Carcinoma in situ; Oberflächenkarzinom). Prämalignes Neoplasma, das noch nicht in die Basalmembran eingedrungen ist, aber die zytologischen Eigenschaften von Krebs aufweist. Solche neoplastischen Veränderungen im stratifizierten Platten- bzw. Drüsenepithel kommen häufig am Gebärmutterhals, am Anus, in Bronchien, Mundschleimhaut, Speiseröhre, Augen, Lippen, Penis, Uterusendometrium und Vagina vor.
[*griech.*: karkinos, Krebs.]
🌐 carcinoma in situ

**Karzinom, squamöses.** → Plattenepithelkarzinom.
🌐 squamous cell carcinoma

**Karzinom, zirrhöses.** Harter, fibröser, stark invasiver Tumor, in dem die malignen Zellen einzeln oder als kleine Zellhaufen in dichtem Bindegewebe auftreten.
[*griech.*: skirrhos, hart]
🌐 scirrhous carcinoma

**karzinomatoid.** Ähnlichkeit mit einem → Karzinom haben.
🌐 carcinomatoid

**karzinomatös.** Ein → Karzinom betreffend.
🌐 carcinomatous

**Karzinophilie.** Affinität für die Entstehung von karzinomatösem Gewebe.
[*griech.*: karkinos, Krebs, philein, lieben.]
🌐 carcinophilia

**Karzinosarkom.** Malignes Neoplasma, bestehend aus karzinomatösen und sarkomatösen Zellen. Tumore dieser Art kommen hauptsächlich in der Speiseröhre, in der Schilddrüse und im Uterus vor.
[*griech.*: karkinos, Krebs, sarx, Fleisch, oma, Tumor.]
🌐 carcinosarcoma

**Karzinose.** Entstehung vieler → Karzinome im gesamten Körper.
🌐 carcinosis

**karzinostatisch.** Das Wachstum eines → Karzinoms verlangsamend bzw. einhaltend.
[*griech.*: karkinos, Krebs, statikos, Stillstand erzeugen.]
🌐 carcinostatic

**Kasein.** In Milch vorkommendes, weißes Eiweißpulver. Enthält Phosphor und Schwefel und gehört zu den »kompletten Proteinen«, da es alle essenziellen Amino-

säuren enthält. Beim Sauerwerden von Milch wird K. ausgefällt.
[*lat.*: caseus, Käse]
casein

**Käseschmiere.** (Vernix caseosa). Helle, käseähnliche Substanz aus Talgdrüsensekret, Wollhaar (Lanugo) und abgestorbenen Hautzellen, die die Haut eines Feten und Neugeborenen überzieht. Sie dient als Schutz und bei der Geburt als Gleitmittel.
vernix caseosa

**käsig.** Käseartig; Bezeichnung für die Mischung aus Fett und Protein, die in bestimmten nekrotisierenden Körpergeweben vorkommt.
caseous

**Kastration.** Chirurgische Entfernung eines oder beider Hoden bzw. Eierstöcke; wird meist durchgeführt, um die Fortpflanzungsfähigkeit und die Ausschüttung bestimmter Hormone zu unterbinden, die die Vermehrung maligner Geschwüre fördern, z.B. bei Frauen mit Brustkrebs oder Männern mit Prostatakrebs.
[*lat.*: castrare, kastrieren.]
castration

**Kastrationsangst.** 1. Imaginäre Furcht vor Verletzung bzw. Verlust der Geschlechtsorgane; häufig als Reaktion auf unterdrückte Gefühle der Bestrafung in Verbindung mit verbotenen sexuellen Wünschen. 2. Allgemeine Bedrohung der Männlichkeit bzw. Weiblichkeit einer Person oder eine wirklichkeitsfremde Angst vor Verletzung oder Verlust der Kontrolle.
castration anxiety

**Kasuistik.** Erfassung und Erforschung von Krankheitsfällen einer bestimmten Krankheit.
[*lat.*: casus, Geschehnis.]
casuistics

**Katabiose.** Normale Zellalterung.
[*lat.*: kata, abwärts, biosis, Leben]
catabiosis

**Katabolismus.** (Abbaustoffwechsel). Stoffwechselvorgang, bei dem komplexe Substanzen von lebenden Zellen in einfache Bestandteile aufgespalten werden. (→ Anabolismus,)
[*griech.*: kata, abwärts, ballein, werfen.]
catabolism

**Katabolismus, anaerober.** Ohne Sauerstoff ablaufender Stoffwechselkreislauf, bei dem komplexere chemische Substanzen zu einfacheren Verbindungen abgebaut werden und Energie freigesetzt wird. (→ Katabolismus)
anaerobic catabolism

**Katal (kat).** SI-Einheit für die Aktivität von Enzymen (Mol pro Sekunde).
katal (K, kat)

**Katalase.** In fast allen lebenden Zellen vorkommendes Enzym, das den Abbau von Wasserstoffsuperoxid zu Wasser und Sauerstoff katalysiert.
[*griech.*: katalein, auflösen.]
catalase

**Katalepsie.** Von starrer Körperhaltung begleiteter, tranceartiger Bewusstseinszustand; kann bei der Hypnose auftreten, sowie bei bestimmten organischen und psychologischen Störungen, z.B. bei Schizophrenie, Epilepsie und Hysterie.
[*griech.*: kata, abwärts, lambanein, ergreifen.]
catalepsy

**Katalysator.** Substanz, die den Umfang einer chemischen Reaktion beeinflusst, ohne dabei dauerhaft geändert oder verbraucht zu werden. Die meisten K.en, einschließlich die in lebenden Organismen vorkommenden Enzyme, beschleunigen chemische Reaktionen; negative K.en verlangsamen Reaktionen.
[*griech.*: katalein, auflösen.]
catalyst

**Katalyse.** Erhöhung des Umfangs einer chemischen Reaktion durch eine Substanz (→ Katalysator), die bei der Reaktion weder dauerhafte Veränderungen erfährt, noch verbraucht wird. (→ katalysieren)
[*griech.*: katalein, auflösen.]
catalysis

**katalysieren.** → Katalyse hervorrufen, z.B. eine chemische Reaktion oder einen physikalischen Prozess beschleunigen.
🇬🇧 catalyze

**Katamnese.** Krankengeschichte eines Patienten von Beginn einer bestimmten Krankheit an.
[*griech.:* kata, abwärts, men, Monat.]
🇬🇧 catamnesis

**Kataplasie.** Rückbildung/ Rückläufigkeit eines Gewebes. Kann im weiteren Sinne auch die Bezeichnung für die speziellen Eigenschaften eines → Neoplasmas sein (beinhaltet dann den Grad der Malignität bei Tumoren). (s.a. Tumor, maligner)
🇬🇧 cataplasia

**Kataplexie.** Plötzlich auftretende Muskelschwäche und Hypotonie; ausgelöst durch Emotionen wie Wut, Angst oder Überraschung, oftmals in Verbindung mit → Narkolepsie.
[*griech.:* kata, abwärts, plexis, Schlag.]
🇬🇧 cataplexy

**Katarakt.** (Grauer Star). Fortschreitende Linsentrübung des Auges, mit Bildung einer grauweißen Trübung hinter der Pupille. Die meisten K.e werden durch degenerative, nach dem 50. Lebensjahr auftretende Veränderungen verursacht. Angeborene K.e sind meist vererbt, können aber auch durch einen Virusinfekt während des ersten Schwangerschaftstrimesters ausgelöst werden. Ein unbehandelter K. führt zu Blindheit. Bei weniger komplizierten, im hohen Lebensalter auftretenden K.en (Altersstar), wird die Linse operativ entfernt und eine künstliche, intraokuläre Linse eingefügt oder spezielle Kontaktlinsen oder Brillengläser verschrieben. Die weichen, bei Kindern oder jungen Erwachsenen auftretenden K.e (Linsenerweichung) können entweder operativ entfernt oder mit Ultraschallbehandlung fragmentiert werden.
[*griech.:* katarrhakies, Wasserfall.]
🇬🇧 cataract

**Katarrh.** Entzündung der Schleimhäute in Verbindung mit Ausfluss und Entzündungen der Atemwege (Nase und Luftröhre). – *adj.* katarrhalisch.
[*griech.:* kata, abwärts, rhoia, Fluss.]
🇬🇧 catarrh

**Katarrh, trockener.** Trockener Husten mit geringem Auswurf, der zusammen mit Asthma und Lungenemphysem auftritt.
🇬🇧 dry catarrh

**Katatonie.** Psychologisch bedingter Zustand der Immobilität und Muskelstarre in Verbindung mit einer teilweise impulsiven Aktivität; Form der → katatone Schizophrenie.
[*griech.:* kata, abwärts, tonos, Spannung.]
🇬🇧 catatonia

**Katecholamin.** Zu einer Gruppe sympathomimetischer Verbindungen gehörende Substanz (z.B. Adrenalin, Noradrenalin, Dopamin), die aus einem Katecholmolekül und dem alipathischen Teil eines Amins besteht. Verschiedene K.e werden vom Körper hergestellt und dienen als wichtige neurologische Substanzen.
🇬🇧 catecholamine

**Katharsis.** 1. Reinigung bzw. Befreiung. 2. Therapeutische Freisetzung aufgestauter Gefühle und Emotionen durch Diskussion bestimmter Ideen und Gedanken. 3. Bezeichnung für den Vorgang, bei dem unterdrückte Gedanken und Gefühle durch freie Assoziation bewusst gemacht werden; häufig in Verbindung mit Hypnose und der Anwendung hypnotisch wirkender Medikamente. – *adj.* kathartisch.
🇬🇧 catharsis

**Kathartikum.** Abführmittel zur Darmentleerung; stimuliert die Peristaltik, verflüssigt bzw. vergrößert den Darminhalt, erweicht den Stuhl und befeuchtet die Darmwände.
[*griech.:* catharsis, reinigend.]
🇬🇧 cathartic

**Katheter.** Hohler, biegsamer Schlauch, der in ein Gefäß oder einen Hohlraum eingeführt wird, um dem Körper Flüssigkeiten abzuleiten bzw. zuzuführen, bestimmte Körperfunktionen zu überwachen oder

ein Gefäß bzw. einen Hohlraum zu untersuchen.
[*griech.*: katheter, etwas absenken.]
🇬🇧 catheter

**Katheter, arterieller.** (arterielle Kanüle). Feiner Schlauch, der in eine → Arterie eingeführt wird, um arterielles Blut (z.B. für eine Blutgasanalyse) abzunehmen oder den Blutdruck direkt zu messen. Meistens wird die Arteria radialis kanüliert. Vor dem Eingriff muß ein → Allen-Test durchgeführt werden. (→ Kanülierung, arterielle; Blutdruck, arterieller)
🇬🇧 arterial catheter

**Katheter, doppellumiger.** 1. Katheter mit zwei Kanälen, eingesetzt zur Spülung eines im Körperinneren liegenden Hohlraums. Durch einen Kanal fließt Flüssigkeit in den Hohlraum, durch den anderen Kanal wird die Flüssigkeit aus dem Hohlraum abgeleitet. 2. Form eines zentralvenösen Katheters mit zwei Lumen (Schenkel), um nichtkompatible Infusionen bzw. Medikamente verabreichen zu können.
🇬🇧 double-channel catheter; two-way catheter

**Katheter, dreilumiger.** (Spülkatheter). → Katheter mit drei separaten Kanälen. Bei einem dreilumigen Urinkatheter ist ein Kanal zur Spülung, einer zur Drainage und der dritte zum Aufblasen des Ballons bestimmt. (s.a. Drainage)
🇬🇧 triple lumen catheter

**Katheter, intravenöser.** → Katheter, der in eine Vene eingeführt wird, um Medikamente oder Infusionen direkt in den Blutstrom einzuleiten oder um z.B. zu diagnostischen Zwecken den Blutdruck zu messen.
🇬🇧 intravenous catheter

**Katheter, suprapubischer.** → Katheter, der oberhalb des Schambeins durch die Haut in die Harnblase eingeführt wird; dient zur Blasenentleerung.
◪ Blasenkatheter, suprapubischer
[*lat.*: supra + pubes, oberhalb + Schamgegend]
🇬🇧 suprapubic catheter

**Katheterisierung.** Einführung eines → Katheters in einen Körperhohlraum bzw. ein Organ, um Flüssigkeit zuzuführen bzw. zu entfernen.
◪ Ballonkatheter
🇬🇧 catheterization

**Kathexis.** Bewusstes oder unbewusstes Verbinden von Gefühlen mit bestimmten Ideen, Personen oder Gegenständen.
[*griech.*: kathexis, Zurückhaltung.]
🇬🇧 cathexis

**Kathode.** 1. Die Elektrode, an der ein chemischer Reduktionsprozess stattfindet, d.h. Elektronen austreten. 2. Austrittsstelle einer Röntgenröhre.
[*griech.*: kata, unten, hodos, Pfad.]
🇬🇧 cathode

**Kation.** Ein positiv geladenes Ion.
[*griech.*: kata, unten, ion, gehend.]
🇬🇧 cation

**Katzenkratzkrankheit.** Von einem Kratzer oder Biss einer gesunden Katze verursachte Erkrankung. An der betroffenen Stelle bilden sich Entzündungen und Pusteln, es kommt zu Lymphknotenschwellungen von Hals, Kopf, Leiste oder Achsel; die Symptome Fieber, Kopfschmerzen und Unwohlsein können viele Monate anhalten.
🇬🇧 cat scratch fever

**kaudal.** Schwanzwärts, fußabwärts, vom Kopf weg, zum distalen Körperende.
[*lat.*: cauda, Schwanz.]
🇬🇧 caudal

**Kaumuskel.** → Musculus masseter.
🇬🇧 masseter

**Kausalgie.** Empfindung eines brennenden Schmerzes, der häufig die Extremitäten betrifft und von lokal auftretenden Hauterythemen begleitet wird.
[*griech.*: kausis, brrennend, algos, Schmerz.]
🇬🇧 causalgia

**Kausalität.** Begriff aus der Forschung; Beziehung zwischen zwei Phänomenen bzw. Prozessen (A und B), wobei A zuerst stattfindet und B verursacht. Richtung bzw. Einfluss sowie Wirkung sind vorherseh-

bar und reproduzierbar und können empirisch beobachtet werden.
🇬🇧 causality

**kaustisch.** (ätzend). 1. Eine auf lebendes Gewebe zerstörerisch wirkende Substanz, z.B. Silbernitrat, Salpetersäure oder Schwefelsäure. 2. Ätzende Wirkung besitzend.
[*griech.:* kaustikos, brennend.]
🇬🇧 caustic

**Kauterisation.** (Kaustik). Gewebezerstörung durch Ätzmittel. (→ Elektrokoagulation)
[*griech.:* kauterion, Brenneisen.]
🇬🇧 cauterization

**kauterisieren.** Gewebe durch Hitzeeinwirkung, z.B. durch Dampf, heißes Metall, Sonnenbestrahlung, Elektrizität oder Trockeneis verbrennen; wird normalerweise eingesetzt, um beschädigtes oder krankes Gewebe zu zerstören.
[*griech.:* kauterion, Brenneisen.]
🇬🇧 cauterize

**Kavernisierung.** 1. Bildung von Körperhohlräumen, z.B. die während einer Tuberkulose in der Lunge geformten Hohlräume. 2. Hohlräume im Körper, z.B. die Pleurahöhle.
🇬🇧 cavitation

**kavernös.** Krankhafte Hohlräume oder Kavernen aufweisend.
[*lat.:* caverna, Hohlraum]
🇬🇧 cavernous

**Kavernosussyndrom.** Ödembildung an Bindehaut, oberem Augenlid und Nasenwurzel, begleitet von einer Lähmung des dritten, vierten und sechsten Hirnnervs sowie Reiz- und Ausfallerscheinungen; wird durch eine Thrombose des Sinus cavernosus verursacht.
🇬🇧 cavernous sinus syndrome

**Kavernosusthrombose.** Sekundäres, zusammen mit Augen- oder Naseninfektionen auftretendes Syndrom, gekennzeichnet von Orbitalödem, Venenstauung am Auge und Nervenlähmung, die die extraokulären Augenmuskeln betrifft. Die Infektion kann sich auf die zerebrospinale Flüssigkeit sowie die Gehirnhaut ausweiten (Lebensgefahr!).
🇬🇧 cavernous sinus thrombosis

**Kavität.** 1. Hohlraum im Innern einer größeren Struktur, z.B. die Peritonealhöhle oder den Mundraum. 2. Ein durch Karies entstandener Hohlraum in einem Zahn.
[*lat.:* cavus, hohl.]
🇬🇧 cavity

**Kavographie.** Angiogramm der unteren und oberen → Vena cava.
[*lat,* cavus, hohl, *griech.:* gramma, Aufzeichnung.]
🇬🇧 cavogram

**kcal.** Abkürzung für → Kilokalorie.
🇬🇧 kcal

**Kefir.** Ein leicht schäumendes, säuerliches Getränk, das aus Kuh-, Schafs- oder Ziegenmilch hergestellt wird, die durch stärke- und laktobazillenhaltige Kefirkörner fermentiert ist.
[*russ.:* fermentierte Milch]
🇬🇧 kefir

**Kehlkopfdiphtherie.** Durch den Klebs-Löffler-Bazillus (*Corynebacterium diphtheriae*) verursachte Kehlkopfentzündung (Laryngitis). Eine ernste Komplikation ist die Bildung einer → Pseudomembran.
🇬🇧 diphtheric laryngitis

**Kehlkopfkrebs.** Maligne neoplastische Erkrankung, die durch einen Epitheltumor im Kehlkopf (→ Larynx) gekennzeichnet ist. Chronischer Alkoholismus und starker Nikotinkonsum steigern das Risiko für die Entwicklung von K. Fortdauernde Heiserkeit zählt zu den ersten Anzeichen; fortgeschrittene Läsionen können Halsentzündungen, Luftnot (Dyspnoe), Schluckbeschwerden (Dysphagie) und Drüsenerkrankungen im Halsbereich verursachen.
🇬🇧 laryngeal cancer

**keilförmig.** Anatomische Bezeichnung für keilartig geformte Gewebe, insbesondere für Zellen des Nervensystems.
🇬🇧 cuneiform; cuneate

**Keilresektion.** Operative Entfernung eines Organteils, wie z.B. den eine Zyste enthal-

tenden Teil eines Eierstocks. Das entfernte Segment ist oft keilförmig.
🌐 wedge resection

**Keim.** 1. Mikroorganismus, der krankheitserregend (pathogen) wirkt. 2. Einheit lebender Materie, die sich zu einer Samenzelle, einer Spore oder einer Eizelle entwickeln kann. 3. Das erste Stadium der Entwicklung, wie ein Spermium (Spermatozoon) oder eine andere Keimzelle.
🌐 germ

**Keimblatt.** (Keimschicht). Eine der drei Zellschichten (Ektoderm, Entoderm und Mesoderm), die sich in der frühen embryonalen Entwicklung bilden und aus denen sich das gesamte Körpergewebe entwickelt.
🌐 germ layer

**Keimdrüsen.** (Gonaden). Sammelbezeichnung für → Ovarium (Eierstock) und → Testis (Hoden).
🌐 gonads

**Keimplasma.** (Idioplasma). 1. Das Protoplasma der → Keimzellen, das das grundlegende Fortpflanzungs- und Erbmaterial enthält; die Gesamtheit der DNS (Desoxyribonukleinsäure), die in einer speziellen Zelle oder einem Organismus enthalten ist. 2. Keimzellen in jeder Entwicklungsphase, zusammen mit dem Gewebe, aus dem sie sich entwickeln.
🌐 germ plasm

**Keimschicht.** → Keimblatt
🌐 embryonic layer

**Keimzelle.** 1. Eine sexuell reproduktive Zelle in jedem Entwicklungsstadium, von der ersten embryonalen Form bis zum reifen → Gameten. 2. Eizelle (Ovum) oder Spermium (Spermatozoon) oder ihre Vorgängerformen. 3. Jede Zelle, die der → Gametogenese unterliegt.
🌐 germ cell

**-kele.** (-zele; -cele). Nachsilbe mit der Bedeutung »Bruch, Geschwulst«.
🌐 -kele; -cele; -zele

**Keloid.** (Wulstnarbe). Überschüssiges Wachstum eines kollagenen Narbengewebes an der Stelle einer Wunde auf der Haut, besonders nach Operationen und Verbrennungen. Das neue Gewebe ist erhaben, rund oder strangförmig und fest. [griech.: kelis, Punkt; eidos, Form]
🌐 keloid

**Keloidakne.** Eitriger Ausschlag in und um die Haar-Talg-Ausgänge, der zu einer keloiden Vernarbung führt. Farbige sind besonders anfällig für K. (→ Keloid; Akne)
🌐 keoid acne

**Kelvin-Skala (K).** Eine absolute Temperaturskala, die von dem Punkt an in Celsius-Einheiten berechnet wird, an dem die Molekülbewegungen ein Minimum erreichen (absoluter Nullpunkt: $-273{,}15°C$). Zur Umrechnung von Celsius-Graden in Kelvin muß die Zahl 273,15 addiert werden.
[Lord Kelvin, britischer Physiker, 1824–1907]
🌐 Kelvin scale

**Kephalalgie.** Kopfschmerzen.
🌐 encephalalgia

**Kephalhämatom.** Durch Gefäßrisse (z.B. unter der Geburt) zwischen Knochen und Knochenhaut entstandener Bluterguss, der auf einen Schädelknochen begrenzt bleibt.
🌐 cephalhematoma

**kephalo-.** (-cephalo). Den Kopf betreffend.
🌐 cephalic

**Kephalometrie.** (Schädelmessung). Kopfvermessung des Fötus, um den Umfang und Durchmesser des kindlichen Kopfes zu ermitteln; Index für das Schwangerschaftsalter. (→ kephalometrisch)
🌐 cephalometry

**Kephalozele.** Durch eine Öffnung in der Schädeldecke hervortretendes Teil des Gehirns. Entweder aufgrund einer angeborenen Fehlbildung oder durch einen Unfall verursacht.
🌐 cephalocele

**Kephalozentese.** Schädeleinstich mit einer hohlen Nadel, um Flüssigkeit abzuleiten oder einen Abszess zu drainieren.
🌐 cephalocentesis

**Keratin.** Fibröses schwefelhaltiges Protein, das Hauptbestandteil der Haut (Epidermis), Haare, Finger- und Fußnägel, im Zahnschmelz und im Horngewebe von Tieren ist.
[*griech.*: keras, Horn]
keratin

**Keratinozyt.** Epidermiszelle, die → Keratin, andere Proteine und Sterin synthetisiert. Diese Zellen machen 95% der Epidermis aus und werden von den undifferenzierten oder basalen Zellen an der dermisch-epidermischen Verbindung gebildet.
[*griech.*: keras, Horn; kytos, Zelle]
keratinocyte

**Keratitis.** Entzündung der Hornhaut des Auges (→ Kornea).
keratitis

**Keratitis dentritica.** Schwere Herpesvirus-Infektion der Augen. Auf der Hornhautoberfläche entsteht eine Ulzeration in Form eines verzweigten Baumes. Bleibt die K. d. unbehandelt, kann sie zu dauerhafter Hornhautvernarbung mit Sehbehinderung bzw. Blindheit führen.
dendritic keratitis

**kerato-.** Vorsilbe mit der Bedeutung »Hornsubstanz, Hornhaut«.
[*griech.*: keras, Horn]
kerato-

**Keratoakanthom.** Gutartige, schnellwachsende, fleischfarbene Papeln oder Knoten auf der Haut mit einem zentralen Hornpfropf (aus → Keratin). Die Läsion tritt meist im Gesicht oder auf Handrücken und Unterarmen und vorwiegend bei älteren Menschen auf.
[*griech.*: keras, Horn; akantha, Dorn; oma, Tumor]
keratoacanthoma

**Keratoglobus.** Kongenitale Anomalie mit einer kugeligen Vorwölbung der Augenhornhaut oder des Augapfels.
keratoglobus

**Keratokonjunktivitis.** Entzündung der Hornhaut (→ Kornea) und Bindehaut (→ Konjunktiva) des Auges. Man unterscheidet zahlreiche Formen der K., z.B. K. sicca, bei der zu wenig Tränenflüssigkeit auf die Hornhautoberfläche abgegeben wird, wodurch es zu einer Entzündung kommt.
[*griech.*: keras, Horn; *lat.*: conjunctivus, verbindend; *griech.*: itis, Entzündung]
keratoconjunctivitis

**Keratokonjunktivitis epidemica.** (Viruskeratitis). Durch Adenoviren übertragene Keratitis und Konjunktivitis. Diese extrem ansteckende Form der Keratokonjunktivitis befällt oftmals das Lymphsystem. Die Krankheit wird vor allem durch kontaminierte Gegenstände übertragen.
[*griech.*: oberhalb, demos, Leute, keras, Horn; *lat.*: conjunctivus, verbunden; *griech.*: itis, Entzündung.]
epidemic keratoconjunctivitis (EKC)

**Keratokonus.** Nicht-entzündliche Vorwölbung der Hornhautmitte, die meist bei Frauen auftritt und eine beträchtliche Stabsichtigkeit (Astigmatismus) verursachen kann.
keratokonus

**Keratolyse.** Ablösung und Abschuppung der äußersten Hornhautschicht, die normalerweise bei einer Abschilferung auftritt, oder aber durch toxische Substanzen verursacht werden oder eine kongenitale Störung sein können.
[*griech.*: keras, Horn; lysis, Auflösung]
keratolysis

**Keratom.** Harte, verdickte Epidermiswucherung, die durch eine Hypertrophie der Hornhautschicht verursacht wird. (→ Kallus)
keratoma

**Keratomalazie.** Augenkrankheit, die durch Trockenheit (Xerose) und Ulzerationen der Augenhornhaut gekennzeichnet ist und durch einen starken Vitamin-A-Mangel verursacht wird. Zu den ersten Symptomen gehören Nachtblindheit, Photophobie, Schwellung und Rötung der Augenlider sowie trockene, rauhe, schmerzhafte und erweichte Hornhaut (→ Kornea). Ohne Therapie erweicht die Hornhaut

vollständig und perforiert, was zur Blindheit führt.
[*griech.*: keras, Horn; malakia, Erweichung]
🌐 keratomalacia

**Keratomykose.** Pilzerkrankung der Augenhornhaut (→ Kornea).
🌐 keratomycosis

**Keratoplastik.** Chirurgische Maßnahme in der Ophthalmologie, bei der der durchsichtige Teil der Hornhaut (→ Kornea) entfernt und durch eine Spenderhornhaut ersetzt.
🌐 keratoplasty

**Keratose.** (Verhornung). Hautläsionen mit Überwucherung und Verdickung des verhornten Epithels. (→ Hyperkeratose)
[*griech.*: keras, Horn; osis, Zustand]
🌐 keratosis

**Kernig-Zeichen.** Diagnostisches Zeichen für eine → Meningitis oder einen Bandscheibenschaden, was durch den Verlust der Fähigkeit gekennzeichnet ist, das Bein im Kniegelenk vollständig ausstrecken zu können, wenn es in der Hüfte gebeugt ist, oder aber bei gestreckten Knien die Hüfte zu beugen.
[W. Kernig, russischer Arzt, 1840–1917]
🌐 Kernig's sign

**Kernikterus.** (Bilirubinenzephalopathie). Unphysiologische toxische Ansammlung von → Bilirubin im Gewebe des Zentralnervensystems von Neugeborenen, die durch eine → Hyperbilirubinämie verursacht wird.
[*griech.*: ikteros, Gelbsucht]
🌐 kernicterus

**Kernspintomographie.** (Kernspinresonanztomographie; NMR; Magnetresonanztherapie (MRT)). Nichtinvasives bildgebendes Diagnoseverfahren (von Weichteilstrukturen), bei dem das Verhalten von Atomkernen in hochfrequenten Magnetfeldern genutzt und die dabei entstehende elektromagnetische Hochfrequenzstrahlung computermäßig ausgewertet wird. Die K. ermöglicht die Abgrenzung von Geschwulstbildungen, Ödemen, Blutungen oder Nekrosen gegenüber der gesunden Umgebung. Die Methode hat den Vorteil, ohne Röntgenstrahlenbelastung zu arbeiten. Bei der K. werden Magnetfelder großer Stärken verwendet, die zu einer Verschiebung/Bewegung von Metallteilen führen können. Deshalb muss vor der Untersuchung geprüft werden, ob im Körper des Patienten Metallkörper (Herzschrittmacher, osteosynthetische Materialien, verbliebene Projektile, Metallsplitter nach Schussverletzungen etc.) vorhanden sind. (s.a. Magnetresonanz)
[*griech.* tomos, Schnitt, graphein, schreiben]
🌐 nuclear spin tomography

**Kerntemperatur.** Temperatur tiefliegender Körperstrukturen, z.B. der Leber.
🌐 core temperature

**Ketamin.** → Anästhetikum (kein Barbiturat), das parenteral verabreicht für eine dissoziative Anästhesie (Gefühl der Loslösung von der Welt) sorgt. K. ist ein gut wirksames Schlafmittel und Analgetikum und besonders für kurze und kleine chirurgische Eingriffe oder für die Einleitung einer Inhalationsnarkose geeignet.
🌐 ketamine hydrochloride

**Ketoazidose.** → Azidose, die durch eine Ansammlung (Akkumulation) von → Ketonen im Körper entsteht und durch einen übermäßigen Fettabbau und gestörten Kohlenhydratstoffwechsel ausgelöst wird. Die K. tritt vorwiegend als Komplikation bei → Diabetes mellitus auf und ist durch einen fruchtigen Atemgeruch, Verwirrtheit, Dyspnoe, Übelkeit, Erbrechen, Dehydratation und Gewichtsverlust gekennzeichnet; führt unbehandelt zum Tod. Zur Notfallbehandlung gehört die Verabreichung von → Insulin und intravenösen Flüssigkeiten sowie die Analyse und Korrektur von Elektrolytstörungen.
[*griech.*: keton, Azeton; *lat.*: acidus, sauer; osis, Zustand]
🌐 ketoazidosis

**Ketoazidose, alkoholische.** Plötzlicher Abfall des pH-Wertes im Blut (→ Azidose), der manchmal bei Alkoholikern auftritt. Die a. K. ist mit einem Anstieg von → Ketonkörpern (Aceton, beta-Hydroxybutter-

säure und Acetessigsäure) im Serum verbunden.
🇬🇧 alcoholic ketoacidosis

**Ketoazidose, diabetische.** → Diabetisches Koma; eine akute, lebensbedrohliche Komplikation eines unkontrollierten Diabetes mellitus. Wasserverlust durch die Urinausscheidung zusammen mit dem Verlust von Kalium, Ammonium und Natrium führen zu einer Hypovolämie, Elektrolytungleichgewicht, extrem hohen Blutglukosekonzentrationen sowie dem Abbau freier Fettsäuren. Dies führt zu einer Azidose und häufig zum Koma. Die betroffene Person hat warme, trockene Haut, ist unruhig, gereizt, schwitzt stark und hat einen fruchtigen Mundgeruch. Koma, Verwirrtheit und Übelkeit treten oft in diesem Zusammenhang auf.
🇬🇧 diabetic ketoacidosis (DKA)

**Keton.** Organische chemische Verbindung (Bsp. → Aceton), die dadurch charakterisiert ist, dass sie eine Ketogruppe (C=O) enthält, an die zwei Alkylgruppen gebunden sind. K. entsteht bei der Oxidation von sekundären Alkoholen.
🇬🇧 ketone

**Ketonämie.** (Acetonämie). Präsenz von → Ketonen, vorwiegend → Aceton, im Blut; äußert sich in dem fruchtigen Atemgeruch einer → Ketoazidose.
🇬🇧 ketonemia

**Ketonkörper.** Stoffwechselprodukte, Beta-hydroxybuttersäure und Acetessigsäure, aus denen sich spontan → Aceton bilden kann. Beide Säuren entstehen als Produkte des Fettstoffabbaus (Lipolyse) in der Leber (Ketogenese) und werden in den Muskeln oxidiert.
🇬🇧 ketone bodies

**Ketoprofen.** Nichtsteroidales → Antiphlogistikum mit analgetischer und fiebersenkender (antipyretischer) Wirkung. K. wird zur Behandlung von Rheuma, Osteoarthritis und ähnlichen Erkrankungen eingesetzt.
🇬🇧 ketoprofen

**Ketose.** Chemische Form der → Monosaccharide, z.B. → Fruktose.
🇬🇧 ketose

**Ketosis.** Unphysiologische Ansammlung von → Ketonen im Körper infolge eines exzessiven Fettabbaus, der durch eine Insuffizienz oder den gestörten Abbau von Kohlenhydraten verursacht wird. Stattdessen werden Fettsäuren verstoffwechselt (metabolisiert) und ihre Endprodukte (die Ketone) beginnen, zu akkumulieren. Eine K. tritt bei Hungerzuständen, manchmal in der Schwangerschaft, wenn nur unzureichende Mengen an Proteinen und Kohlenhydraten aufgenommen werden, oder häufiger bei Diabetes mellitus auf. Es kommt zur Ausscheidung von Ketonen und Kalium im Urin und einem fruchtigen Atemgeruch.
🇬🇧 ketosis

**Ketosteroide.** (17-Ketosteroid). Adrenale Steroide oder Ketosteroide, bei denen am 17. Kohlenstoffatom eine Ketongruppe befestigt ist. Sie können im Blut und Urin bei Cushing-Syndrom, Stress, endokrinen Problemen in Verbindung mit einer frühzeitigen Pubertät, Feminisierung beim Mann und exzessivem Haarwuchs festgestellt werden.
🇬🇧 17-ketosteroid

**Kette, geschlossene.** Ausdruck aus der organischen Chemie; Verbindung, bei der die Kohlenstoffatome einen geschlossenen Ring bilden.
🇬🇧 closed-chain

**Kettenreaktion.** 1. (Chemie) Reaktion, die eine Verbindung hervorbringt, die für den weiteren Verlauf der Reaktion benötigt wird. 2. (Physik) Reaktion, die sich selbst durch Kernspaltung und die Freisetzung atomarer Partikel aufrechterhält, die wiederum weitere Kernspaltungen bedingen.
🇬🇧 chain reaction

**Keuchhusten.** → Pertussis.
🇬🇧 whooping cough; pertussis

**kg.** Abkürzung für → Kilogramm.
🇬🇧 kg

**KHK.** Abkürzung für → koronare Herzkrankheit.
🇬🇧 CHD

**Kiefer.** Bezeichnung für den Unterkiefer- (Mandibula) und Oberkieferknochen (Maxilla) und das darüberliegende weiche Gewebe.
🇬🇧 jaw

**Kieferluxation.** Ein- oder beidseitige Kieferverrenkung als Folge eines Schlages, eines Sturzes oder aufgrund von übermäßigem Gähnen. Der Unterkiefer bleibt in geöffneter Position und nur die hinteren Backenzähne berühren sich. Wenn der Unterkiefer auf eine Seite abgeschrägt erscheint, betrifft die Luxation nur eine Seite.
🇬🇧 dislocation of jaw

**Kieferorthopädie.** → Orthodontie.
🇬🇧 orthodontics

**Kieferspalte.** (Hasenscharte; Gnathoschisis). Fehlgebildete Kieferpartie; zurückzuführen auf eine unzureichende Verschmelzung des linken und rechten Unterkiefers während der embryonalen Entwicklung.
🇬🇧 cleft jaw

**Killer-T-Zellen.** Antigenstimulierte T-Lymphozyten oder zytotoxische → T-Zellen, die fremde → Antigene direkt angreifen und die Zellen zerstören, die solche Antigene tragen.
🇬🇧 killer t cells

**Killerzellen.** Kleine sensibilisierte Lymphozyten ohne B- oder T-Zellen-Marker. Die K. schädigen die Zellsubstanz körperfremder Zellen, da sie Auslöser einer antikörperabhängigen zellvermittelten Zytotoxizität sind, Antikörper auf den Zielzellen erkennen und die Zellen, die kein Komplement aufweisen, durch eine Zelle-Zelle-Interaktion zerstören.
🇬🇧 killer cells

**Kilogramm (kg).** SI-Einheit zur Messung der Masse in einem metrischen System. Ein K. entspricht 1000 Gramm.
🇬🇧 kilogram (kg)

**Kilokalorie (kcal).** Einheit der Wärme, die 1000 kleinen → Kalorien oder 4186 → Joule entspricht.
🇬🇧 kilocalorie (kcal)

**Kinase.** 1. Enzym, das den Transfer einer Phosphatgruppe oder einer anderen energiereichen molekularen Gruppe zu einem Akzeptormolekül katalysiert und so deren Wirksamkeit steigert, z.B. Kreatinkinase. 2. Enzym, das ein Präenzym (Zymogen) aktiviert.
[*griech.:* kinesis, Bewegung; ase, Enzym]
🇬🇧 kinase

**Kinästhesie.** Wahrnehmung der eigenen Körperteile, des Körpergewichts, der Körperbewegungen, des Muskelsinns und der Körperempfindungen.
[*griech.:* kinesis, Bewegung; aisthesis, Gefühl]
🇬🇧 kinesthesia

**Kinästhetik.** Lehre von der Bewegungsempfindung (nach den Begründern L. Maietta und F. Hatch); K. in der Pflege beschreibt und analysiert die Aspekte von menschlicher Bewegung und menschlichen Funktionen. Ziel der K. in der Pflege ist es, Pflegebedürftigen bei der Gesundheitsförderung, bei der Entwick-

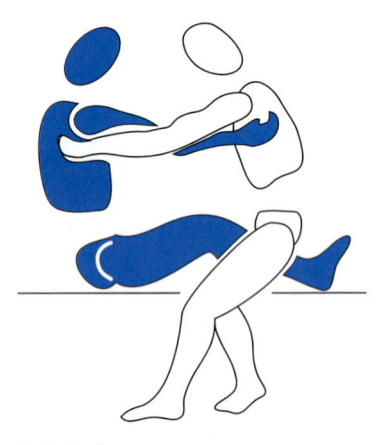

**Kinästhetik.**

lung von Interaktionsfähigkeiten sowie bei der Entwicklung von Fähigkeiten zur Mobilisation zu unterstützen. Zu den kinästhetischen Grundkonzepten zählen: Interaktion (Sinne, Bewegungselemente, Interaktionsformen), Funktionale Anatomie (Knochen und Muskeln, Massen und Zwischenräume, Orientierung), menschliche Bewegung (Halte- und Transportbewegungen, parallele und spiralige Bewegungsmuster), menschliche Funktionen (einfache Funktionen: Grundpositionen; komplexe Fortbewegung: Bewegung am Ort, Fortbewegung), Anstrengung (Zug und Druck) und Umgebung.
🇬🇧 kinesthetics

**Kind.** 1. Heranwachsendes Individuum in der Phase zwischen Geburt und Jugend. 2. Ungeborenes bzw. ein kürzlich geborenes menschliches Wesen; Fötus, Neugeborenes, Kleinkind. 3. Nachkomme; Sohn oder Tochter bzw. Mitglied eines bestimmten Stammes oder Familienclans. 4. Person mit kindlichem, unreifem Verhalten.
🇬🇧 child

**Kindbettfieber.** → Puerperalfieber.
🇬🇧 puerperal fever

**Kinderlähmung, spinale.** → Poliomyelitis.
🇬🇧 poliomyelitis

**Kindesmisshandlung.** Körperliche, sexuelle oder emotionale Misshandlung eines Kindes. Die betroffenen Kinder sind zumeist Kleinkinder, die jünger als 3 Jahre sind. K. ist das Ergebnis komplexer, sowohl die Erziehungsberechtigten als auch die Kinder betreffenden Faktoren, die durch verschiedene, mehr oder weniger belastende Umwelteinflüsse, wie z.B. fehlende körperliche oder emotionale Zuneigung innerhalb einer Familie und wichtige Veränderungen bzw. Krisen, insbesondere Partnerschaftskrisen, verstärkt werden. Eltern, die zu K. neigen, haben oft eigene unerfüllte Bedürfnisse, Schwierigkeiten mit zwischenmenschlichen Beziehungen, unrealistische Erwartungen an das Kind sowie das Gefühl mangelnder Geborgenheit und wurden oft selber von ihren Eltern vernachlässigt oder misshandelt. Anzeichen einer Vernachlässigung oder Misshandlung können sowohl körperlicher Natur, z.B. Verbrennungen, Schwellungen, blaue Flecken, als auch emotionaler Natur sein, z.B. Lustlosigkeit oder Teilnahmslosigkeit. In vielen Fällen muss das betroffene Kind geröntgt werden, um bereits verheilte oder neue Knochenbrüche zu erkennen, oder es muss untersucht werden, um einen möglichen sexuellen Abusus nachzuweisen.
🇬🇧 child abuse

**Kindesvernachlässigung.** Versagen von Eltern oder Erziehungsberechtigten, die grundlegenden menschlichen Bedürfnisse des Kindes zu erfüllen, indem körperliche oder emotionale Bedürfnisse vernachlässigt werden; dies kann das normale kindliche Wachstum und die Entwicklung beeinträchtigen.
🇬🇧 child neglect

**Kindheit.** Phase der menschlichen Entwicklung von Geburt bis zu Beginn der Pubertät.
🇬🇧 childhood

**Kindsbewegungen, erste.** Die für die schwangere Frau ersten spürbaren Bewegungen ihres Kindes in der Gebärmutter; sie treten in der Regel zwischen der 16. und 20. Schwangerschaftswoche auf.
🇬🇧 quickening

**Kindslage.** Verhältnis zwischen fetaler und mütterlicher Körperlängsachse.
🇬🇧 fetal lie

**Kindspech.** → Mekonium

**Kindstod, plötzlicher.** → Sudden infant death syndrome.
🇬🇧 sudden infant death syndrome (SIDS)

**Kineangiogramm.** Filmaufnahme eines Blutgefäßes oder eines Teils des Herz-Kreislauf-Systems. Der Patient erhält eine Injektion eines ungiftigen, röntgenpositiven Kontrastmittels. Anschließend wird der Transport dieses Kontrastmittels durch die Blutgefäße aufgenommen.
🇬🇧 cineangiogram

**Kineangiographie.** Erfassung fluoreszierender Bilder des Herz-Kreislauf-Systems mit Hilfe einer Spezialkamera.
🇬🇧 cineangiograph

**Kineangiokardiogramm.** Röntgenaufnahme des Herz-Kreislauf-Systems mit Hilfe von Spezialgeräten, die röntgenologische, fluoroskopische und fotografische Techniken integrieren.
🇬🇧 cineangiocardiogram

**Kineangiokardiographie.** Erfassung fluoreszierender Bilder des Herz-Kreislauf-Systems mit Hilfe von fluoroskopischen, röntgenologischen und fotografischen Techniken.
[*griech.*: kinesis, Bewegung, angeion, Gefäß, kardia, Herz, graphein, aufzeichnen.]
🇬🇧 cineangiocardiography

**Kinesiologie.** Wissenschaftliche Untersuchung und Studium der Anatomie und Physiologie der Bewegungsabläufe verschiedener Körperteile.
[*griech.*: kinesis, Bewegung; logos, Wissenschaft]
🇬🇧 kinesiology

**Kinesiotherapie.** Fachbereich der Medizin, in dem Aktivitäten und Bewegungen als wichtige Form der Rehabilitation eingesetzt werden; typischerweise findet die K. bei der Behandlung von Patienten mit Amputationen bevorzugte Anwendung.
🇬🇧 kinesiotherapy

**Kinesis.** Körperliche Bewegung oder Kraftausübung; insbesondere wenn sie durch einen Stimulus induziert wird.
[*griech.*: Bewegung]
🇬🇧 kinesis

**Kinetik.** Bewegungslehre; Studium und Untersuchung der Kräfte, die Körperbewegungen produzieren, beibehalten oder verändern. Die Reaktionskräfte der Muskeln tragen zum Gleichgewicht und zur Bewegung des Körpers bei.
🇬🇧 kinetics

**Kinetische Therapie.** Therapie bei Intensivpatienten, die in einem Drehbett kontinuierlich mechanisch in ihrer Längsachse um mehr als 35 Grad zu beiden Seiten gedreht werden. Dies unterstützt die physiologischen Körperfunktionen der Lunge, des Darmes und der Niere; dient auch als → Dekubitusprophylaxe.
🇬🇧 kinetic therapy

**Kinetose.** Symptome wie Übelkeit, Schwindel, Erbrechen und Kopfschmerzen, die durch die Wahrnehmung einer Bewegung verursacht werden, z.B. Seekrankheit oder Reisekrankheit.
🇬🇧 kinesia

**King, Imogen.** Pflegetheoretikerin, die in ihrem Werk »Toward a Theory of Nursing« (1971) (dt. Ansätze zur Entwicklung einer Pflegetheorie) die Theorie der Zielorientierung einführt. Ihr konzeptionelles Rahmenwerk spezifiziert drei interagierende Systeme: das personale, das interpersonale und das gesellschaftliche System. K. definiert Pflege als einen Prozess menschlicher Interaktionen zwischen den Pflegenden und den Klienten, die zur gemeinsamen Zielsetzung miteinander kommunizieren und sich anschließend zur Erfüllung dieser Ziele einigen.
[geb. 1923]

**Kinine.** Gruppe von Polypeptiden mit unterschiedlichen physiologischen Aktivitäten, z.B. die Kontraktion der viszeralen glatten Muskulatur (Gebärmutter, Darm), die Gefäßpermeabilität und die Vasodilatation.
🇬🇧 kinin

**Kinn.** Von der Protuberantia mentalis gebildeter, abstehender, dreieckiger Vorsprung am Unterkiefer unterhalb der Unterlippe.
🇬🇧 chin

**klammern.** Wundverschlussmethode, wobei das Gewebe mit u-förmigen Drahtstücken zusammen gehalten wird. Die Drahtenden werden in Richtung Mitte gebogen, um die Klammer zu schließen.
🇬🇧 stapling

**Klappenentzündung.** (Valvulitis). Entzündung einer Klappe, insbesondere einer Herzklappe. Die entzündungsbedingten

Veränderungen an Aorta-, Mitral- oder Segelklappen sind meist Folge eines rheumatischen Fiebers, seltener einer bakteriellen Endokarditis oder Syphilis. (s.a. Herzerkrankung, klappenbedingte)
🇬🇧 valvulitis

**klären.** Chemische Bezeichnung für den Vorgang des Aufklarens einer trüben Flüssigkeit. Die Klärung der Flüssigkeit findet statt, indem die Flüssigkeitspartikel sich absetzen, durch Zugabe einer Substanz ausgefällt werden, oder indem die Flüssigkeit erwärmt wird.
🇬🇧 clarify

**Klärung.** Psychologische Bezeichnung für eine Interventionsmethode, die es dem Patienten ermöglichen soll, Lücken und Unstimmigkeiten in seinen Behauptungen zu erkennen.
[*lat.:* clarus, klar.]
🇬🇧 clarification

**Klärung von Wertvorstellungen.** → Pflegeintervention der → NIC, die definiert ist als die Unterstützung einer anderen Person bei der Klärung ihrer Wertvorstellungen und zur Verbesserung effektiver Entscheidungen.
🇬🇧 Values Clarification

**Klassifikation.** Methode der Datenanalyse, bei der Daten gemäß bestimmten Eigenschaften eingruppiert werden.
[*lat.:* classis, Sammlung, facere, machen.]
🇬🇧 classification

**Klassifikation der Pflegeergebnisse (NOC).** Umfassendes standardisiertes System zur Klassifizierung der Ergebnisse von → Pflegeinterventionen. Dies ist ein klinisches Instrument (tool), das von einem Forschungsteam an der Universitiy of Iowa (USA) entwickelt worden ist und eine Wissensbasis für Curricula darstellt, indem die Praxis der professionellen Pflege beschreibt und definiert. Gegenwärtig enthält die NOC 190 Pflegeergebnisse zur Anwendung für den einzelnen Patienten oder die einzelnen Pflegepersonen von Patienten zu Hause. (→ NIC)
🇬🇧 Nursing Outcomes Classification (NOC)

**Klassifikation der Pflegeinterventionen (NIC).** Umfassendes standardisiertes System zur Klassifizierung der Behandlungen, die Pflegende ausführen. Es ist ein klinisches Instrument (tool), das von einem Forschungsteam an der Universitiy of Iowa (USA) entwickelt worden ist und eine Wissensgrundlage für Curricula und die Praxis der professionellen Pflege bildet und definiert. Es gibt gegenwärtig über 430 → Pflegeinterventionen, in denen die Behandlungen beschrieben werden, die → professionell Pflegende durchführen. Jede Intervention ist klassifiziert, definiert und enthält eine Liste von entsprechenden Aktivitäten. Sämtliche Aktivitäten, die Pflegende zu Gunsten von Patienten durchführen, sind in der NIC enthalten; dazu gehören selbstständige sowie kooperative, direkte und indirekte Pflegemaßnahmen. Eine Taxonomie hilft dem Pflegenden herauszufinden, was für einen Spezialbereich am wichtigsten und relevant ist. Die NIC-Interventionen sind heute mit den NANDA-Diagnosen verknüpft worden. Dies wird als Bestandteil der klinischen Entscheidungen betrachtet, die Pflegende treffen, um über Pflegediagnosen, erwünschte Ergebnisse, die jeweiligen Interventionen und die erzielten Ergebnisse zu entscheiden und dies zu dokumentieren. Das NIC-System bietet dem Pflegenden eine Sprache zur Dokumentation seiner Interventionen. (→ NOC)
🇬🇧 Nursing Interventions Classification (NIC)

**Klaustrophobie.** (Platzangst). Krankhafte Angst vor dem Aufenthalt in geschlossenen oder engen Räumen.
[*lat.:* claustrum, Einschluss; *griech.:* phobos, Angst.]
🇬🇧 claustrophobia

**Klavikulafraktur.** Fraktur des Schlüsselbeins (Klavikula), die mit Schmerzen,

Schwellung und einer Beule bzw. Mulde an der verletzten Stelle einhergeht. Die typische Schutzhaltung besteht im Anwinkeln des Ellenbogens.
[*lat.*: frangere, zerbrechen, clavicula, Schlüsselchen.]
🔸 fracture of clavicle

**klavikular.** Die → Clavicula betreffend.
🔸 clavicular

**Klavikulardrüse.** → Virchow-Drüse.
🔸 Virchow's node

**Klavikularluxation.** Ausrenkung des Schlüsselbeins (→ Clavicula) entweder an der Sternumseite oder am Schulterblatt (Acromion).
🔸 dislocation of clavicle

**Klebereiweiß.** → Gluten.
🔸 gluten

**Klebsiella.** Gattung von gramnegativen Diplokokkenbakterien, die als kleine, plumpe Stäbchen mit abgerundeten Enden erscheinen. Verschiedene Atemwegserkrankungen, einschließlich Bronchitis, Sinusitis und einigen Pneumonieformen, werden von der Species K. verursacht.
[T. Klebs, deutscher Bakteriologe, 1834–1913]
🔸 Klebsiella

**Klebsiella pneumoniae.** Species von Bakterien, die in der Erde, im Wasser, in Getreidekörnern und im Magen-Darm-Trakt des Menschen und bestimmter Tiere zu finden sind; sie stehen in Verbindung mit mehreren pathologischen Zuständen, z.B. Pneumonie.
[T. Klebs; *griech.*: pneumon, Lunge]
🔸 Klebsiella pneumoniae

**Kleeblattschädeldeformität.** Kongenitale Schädelfehlbildung; aufgrund des vorzeitigen Verschlusses zahlreicher Schädelnähte während der embryonalen Entwicklung bildet sich eine dreilappige Schädelform.
🔸 cloverleaf skull deformity

**Kleiden/Pflegen der äußeren Erscheinung, Selbstfürsorgedefizit.** Anerkannte NANDA-Pflegediagnose, die den Zustand eines Patienten beschreibt, der sich nicht ohne Hilfe kleiden oder pflegen kann. Merkmale dieses S. sind die Unfähigkeit, notwendige Kleidungsstücke an- oder auszuziehen, Kleidungsstücke zu schließen, an diese zu gelangen oder sie zu wechseln sowie ein angemessenes Erscheinungsbild zu wahren.
🔸 self-care deficit, dressing/grooming

**Kleie.** Die grobe Hülle eines Getreidekorns, z.B. von Weizen oder Roggen. Die K. wird von den Mehlbestandteilen des Korns getrennt. Sie dient als Ballaststoffquelle und enthält Vitamin B, Eisen, Magnesium und Zink. Als Zusatz in Badewasser kann die K. zur Linderung von Hautreizungen eingesetzt werden.
🔸 bran

**Kleinhirn.** → Cerebellum

**Kleinhirnangioblastom.** Aus einer Masse von Blutgefäßen bestehendes zystisches Kleinhirngeschwür. Tritt oft im Zusammenhang mit einem von Hippel-Lindau-Syndrom auf.
[*lat.*: cerebellum + *griech.*: angeoin, Gefäß, blastos, Keim, oma, Geschwür.]
🔸 cerebellar angioblastoma

**Kleinhirnathropie.** Abbau und Schwund von Kleinhirngewebe.
[*lat.*: cerebellum, Kleinhirn, *griech.*: a + trophe, ohne Nahrung.]
🔸 cerebellar atrophy

**Kleinhirnrinde.** Graue Substanz an der Oberfläche des → Kleinhirns, die die weiße Substanz des Gehirnmarks umhüllt. Die Kleinhirnrinde besteht aus einer äußeren, molekularen Schicht und einer inneren, granulären Zellschicht.
🔸 cerebellar cortex

**Kleinhirntremor.** Durch Läsionen im → Kleinhirn verursachtes Zittern bei bewussten Bewegungen.
🔸 cerebellar tremor

**Kleinkind.** Kind im Alter zwischen 12 und 36 Monaten. Während dieses Entwicklungszeitraums erwirbt das Kind einen gewissen Sinn für Eigenständigkeit und Unabhängigkeit, indem es verschiedene

spezielle Funktionen und Aufgaben erlernt, wie z.B. die Steuerung der Körperfunktionen, die Verfeinerung der motorischen und sprachlichen Fähigkeiten und die Anwendung gesellschaftlich anerkannten Verhaltens.
🌐 toddler

**Kleptomanie.** Verhaltensstörung, die durch den abnormen, unkontrollierbaren und immer wieder auftretenden Drang gekennzeichnet ist, zu stehlen. Die gestohlenen Gegenstände werden nicht wegen ihres Geldwertes oder eines konkreten Bedarfs gestohlen, sondern aufgrund einer symbolischen Bedeutung, die meist mit unbewussten emotionalen Konflikten im Zusammenhang steht.
[*griech.:* kleptein, stehlen; mania, Wahnsinn]
🌐 kleptomania

**Kletterfasern.** Nervenfasern, die Nervenimpulse zu den → Purkinje-Zellen in der Kleinhirnrinde leiten.
🌐 climbing fibers

**Klick.** In der Systole auftretender, zusätzlicher → Herzton.
[*franz.:* cliquer, zusammenstoßen.]
🌐 click

**Klient.** 1. Person, die professionelle medizinisch-pflegerische Dienste in Anspruch nimmt. 2. Früher häufig in der Psychiatrie verwendete Bezeichnung für einen Patienten, setzt sich heute allgemein immer mehr durch, um die Rolle des Empfängers einer Dienstleistung zu verdeutlichen.
[*lat.:* clinare, sich lehnen.]
🌐 client

**Klimakterium.** (Wechseljahre). Übergangsphase (»Wechseljahre«) von der Geschlechtsreife zum Alter; im engeren Sinne kritischer Zeitraum im Leben der Frau (etwa um das 47. Lebensjahr), in dem die regelmäßigen Monatsblutungen aufhören und sich infolge der verminderten Eierstockfunktion physische und psychische Veränderungen (z.B. Hitzewallungen, Rückbildung der Geschlechtsorgane, Schlafstörungen, Stimmungsschwankungen, Depressionen etc.) einstellen können. Man unterscheidet zwischen **climacterium praecox**, dem vorzeitigen K. bei Einsetzen der genannten Erscheinungen vor dem 45. Lebensjahr, **climacterium tardum**, dem verzögerten K. mit Einsetzen der Erscheinungen nach dem 55. Lebensjahr und **climacterium virile**, den »Wechseljahren« des Mannes (etwa zwischen dem 50. und 60. Lebensjahr), gekennzeichnet durch einen Rückgang der Hormonproduktion und somit einer Verminderung der Geschlechtsfunktionen. (s.a. Menopause)
[*gr.:* klimakter, Stufenleiter; kritischer Zeitpunkt des menschlichen Lebens]
🌐 climacteric; climacterium; change of life; turn of life

**Klimax.** Gipfel der Intensität, z.B. → Orgasmus während des Geschlechtsverkehrs oder der höchste Punkt eines Fiebers.
[*griech.:* klimax, Leiter.]
🌐 climax

**Klinefelter-Syndrom.** Gonadendefekt mit einem zusätzlichen X-Chromosom auf mindestens einer Zelllinie, der bei Männern nach der Pubertät auftritt. Charakteristische Symptome sind kleine, feste Hoden (Testes), lange Beine, Gynäkomastie, schlechte soziale Anpassung, mäßige Intelligenz, chronische Lungenerkrankungen und Krampfadern. Je mehr X-Chromosomen vorhanden sind, desto ausgeprägter ist die Erkrankung.
[H.F. Klinefelter, amerikanischer Arzt, geb. 1912]
🌐 Klinefelter's syndrome

**Klinik.** Medizinisches Zentrum, das Raum, Ausstattung, Ausrüstung und Personal zur Verfügung stellt, das Dienstleistungen für Patienten anbietet. In einer K. muss der Patient nicht unbedingt stationär aufgenommen werden. (→ Krankenhaus)
🌐 hospital clinic

**klinisch.** 1. Eine → Klinik betreffend. 2. Die unmittelbare, direkte Patientenbetreuung betreffend. 3. Bezeichnung für Materia-

lien und Geräte, die zur Krankenpflege benötigt werden.
[*griech.:* kline, Bett.]
clinical

**Klistier.** (Klysma). Flüssigkeit, die zur Reinigung oder zu therapeutischen Zwecken in das Rektum eingeführt wird.
enema

**Klitoris.** (Kitzler). Erektiler Teil am vorderen Ende der kleinen Schamlippen; entspricht den Corpora cavernosa des männlichen Penis. Die K. besteht aus zwei Schwellkörpern, die sich in einer dichten fibrösen Membranschicht befinden und entlang der inneren Flächen durch eine unterbrochene fibröse Scheidewand miteinander verbunden sind.
[*griech.:* cleitoris.]
clitoris

**Klitorisektomie.** Aus rituellen, bzw. medizinischen Zwecken ausgeführte teilweise bzw. gänzliche Resektion von → Klitoris und Teilen der Schamlippen.
clitoridectomy

**Klitoritis.** Entzündung der → Klitoris.
clitoritis

**Kloake.** 1. Bezeichnung für das Ende des embryonalen Hinterdarms, vor der Unterteilung in Rektum, Blase und primitive Geschlechtsorgane. 2. Begriff aus der Pathologie; Öffnung der Gewebeschicht um einen nekrotischen Knochen.
[*lat.:* cloaca, Abfluss.]
cloaca

**Klon.** Gruppe genetisch identischer Zellen bzw. Organismen, die von einer gemeinsamen Zelle oder von einem Organismus abstammen, der sich mitotisch geteilt hat.
[*griech.:* klon, Pflanzensteckling.]
clone

**Klonierung.** Methode zur Herstellung mehrerer Kopien genetisch identischer Organismen bzw. einzelner Gene. Organismen können geklont werden, indem Blastozysten von einem Embryo in eine leere Zona pellucida bzw. Zellkerne von einem Individuum in entkernte Eizellen eines anderen Individuums verpflanzt werden. Gene können auch geklont werden, indem man sie aus dem Genom eines Organismus isoliert und in das Genom eines anderen, sich ungeschlechtlich fortpflanzenden Organismus, z.B. ein Bakterium oder eine Hefezelle, integriert.
cloning

**klonisch.** Bezeichnung für eine gesteigerte Reflexaktivität; z.B. bei Läsionen der oberen Motoneuronen zu beobachten, wenn durch Dehnen der Muskeln wiederholte, rasch folgende Muskelkontraktionen und -entspannungen ausgelöst werden.
[*griech.:* klonos, Tumult.]
clonic

**Klonus.** (klonischer Krampf). Unwillkürliche, abwechselnde Muskelkontraktion und Muskelentspannung.
clonic spasm

**Klopfschall, tympanischer.** Trommelähnlicher bzw. hohler Klang, der über einer mit Luft gefüllten Körperregion hörbar ist, z.B. bei einem → Pneumothorax.
tympanic resonance

**Klopftraining.** Rhythmisches Beklopfen (Triggern) des Unterbauches, um eine Blasenentleerung auszulösen. Das Triggern oberhalb der Schambeinfuge (Symphyse) bewirkt eine Kontraktion der Harnblasenmuskulatur, was eine Entleerung der Blase zur Folge hat. Setzt die Harnentleerung aus, wird das Triggern fortgesetzt, wobei eine Gesamtdauer von 10 Minuten nicht überschritten werden sollte. Besonders Patienten mit Blasenentleerungsstörungen aufgrund einer Schädigung des Rückenmarks (Querschnittlähmung) können durch das K. ihre Blasenentleerung in einem Rhythmus von drei bis vier Stunden regulieren.

**Klumpfuß.** Durch intrauterine Konstriktion verursachte, angeborene Fußdeformität, bei der die Mittelfußknochen des Vorfußes einseitig bzw. beidseitig verformt sind. 95% der Klumpfußdeformitäten fallen unter die Kategorie Pes equinovarus und weisen die typische mediale Abweichung und Plantarflexion des Vorfußes

auf. Die als Hackenhohlfuß bezeichneten Deformitäten weisen seitliche Abweichungen und Dorsalflexionen auf.
🇬🇧 clubfoot

**Klysma.** → Klistier.

**Knäueldrüse, tubulöse.** Eine der zahlreichen, vielzelligen Drüsen, die gewickelte, knäuelförmige Ausscheidungsgänge haben, z.B. die kleinen Schweißdrüsen.
🇬🇧 coiled tubular gland

**Knaus-Ogino-Methode.** Relativ unsichere Methode zur → Empfängnisverhütung durch Verzicht auf den Geschlechtsverkehr an den so genannten »fruchtbaren Tagen«, die durch Berechnung des Eisprungs (Ovulation) festgelegt werden. Dieser wird durch mindestens einjährige Messung der → Basaltemperatur ermittelt. Im Schnitt werden die fruchtbaren Tage bei einem 26- bis 30-tägigen Zyklus zwischen dem 8. und 19. Zyklustag angenommen.
[H. Knaus, östr. Gynäkologe, 1892-1970; K. Ogino, jap. Gynäkologe, 1882-1975.]
🇬🇧 Ogino-Knaus rule; Ogino-Knaus method; rhythm method

**Knickbruch.** (Infraktion). Unvollständiger Knochenbruch, der durch einen kleinen, röntgendurchlässigen Riss gekennzeichnet ist und meist in Verbindung mit einer Stoffwechselstörung steht.
🇬🇧 infraction fracture

**Knickfuß.** → Pes valgus.
🇬🇧 pes valgus

**Knie.** (Articulatio genu). Gelenkkomplex, der den Ober- mit dem Unterschenkel verbindet; das K. besteht aus drei Drehscharniergelenken, 12 Bändern (Ligamente), 13 Schleimbeuteln (Bursae) und der Kniescheibe (Patella).
🇬🇧 knee

**Knie-Ellbogen-Lage.** Position, bei der ein Patient auf Knien und Ellbogen ruht und den Kopf auf die Hände legt; wird z.B. bei gynäkologischen Untersuchungen eingenommen.
🇬🇧 knee-elbow position

**Kniegelenk.** Komplexes Scharniergelenk des Knies, das drei Verbindungen in einer aufweist und aus einem Drehscharniergelenk, das den Oberschenkel (Femur) mit dem Unterschenkelknochen (Tibia) verbindet, und aus einem Kugelgelenk besteht, das die Kniescheibe (Patella) und den Femur verbindet. Das K. und seine Bänder (Ligamente) ermöglichen eine Beugung (Flexion), Streckung (Extension) und in bestimmten Positionen, medial und lateral, eine Drehung (Rotation). Am K. kommt es häufig zu Verstauchungen (Distorsionen) und Verrenkungen (Luxationen, Dislokationen).
🇬🇧 knee joint

**Knie-Hacken-Versuch.** Methode zur Einschätzung der Bewegungskoordination der Extremitäten; dabei liegt der Patient auf dem Rücken und soll zuerst mit geöffneten, dann mit geschlossenen Augen das Knie des einen Beins mit der Ferse des anderen berühren. Störungen weisen auf eine → Ataxie hin.
🇬🇧 heel-knee-test

**Knieluxation.** Ausrenken eines Kniegelenkknochens. Als Erste-Hilfe-Maßnahme sollte das Kniegelenk geschient und immobilisiert werden.
🇬🇧 dislocation of knee

**Knisterrasseln.** Unphysiologisches Atemgeräusch am Ende des Einatmungsvorgangs, das durch das Eindringen von Luft in kollabierte, mit fibrösem Exsudat gefüllte Lungenbläschen entsteht; Begleitsymptom von Pneumonie, Tuberkulose und Lungenödem.
[*lat.*: crepitans, knistern.]
🇬🇧 crepitant crackle

**Knöchel.** (Malleolus). Runder Knochenvorsprung an beiden Seite eines Fußes.
🇬🇧 malleolus

**Knochen.** (Os). Das dichte, harte und leicht flexible Bindegewebe, aus dem die einzelnen Elemente des menschlichen Skeletts bestehen, z.B. Rippe, Brustbein (Sternum) oder Oberschenkelknochen (Femur). Die K. bestehen aus kompaktem Bindegewebe,

dem → Mesenchym. Sie stellen das am höchsten differenzierte Stützgewebe dar.
🇬🇧 bone

**Knochenalter.** Stadium der Entwicklung oder des Abbaus des knöchernen Skeletts oder seiner Segmente, das im Röntgenbild zu erkennen ist. Im Vergleich mit den Knochenstrukturen von anderen Personen, deren chronologisches Alter bekannt ist, kann das Lebensalter bestimmt werden.
🇬🇧 bone age

**Knochenbruch, agenetischer.** Spontaner, durch unzureichende Knochenbildung hervorgerufener Knochenbruch.
🇬🇧 agenetic fracture

**Knochenerweichung.** (Osteomalazie). Erkrankung, gekennzeichnet durch Mangel an Mineralien (Kalk, Phosphat, Vitamin D, etc.) in den Knochen, wodurch die Knochenfestigkeit und -härte abnimmt. (s.a. Osteomalazie)
🇬🇧 softening of bones

**Knochenextension.** (Streckbehandlung). Eine der konservativen Methoden in der Orthopädie zur Behandlung von Knochenbrüchen und zur Korrektur orthopädischer Fehlstellungen. Dabei wird in den betroffenen Knochen ein Metallstift oder ein Draht eingebracht und mit einem Extensionsbügel verbunden. An diesen werden über einen Seilzug Gewichte angehängt, die kontinuierlichen Zug ausüben. Die K. wird vor allem dann angewandt, wenn ein gebrochener Knochen während des Heilungsprozesses durch kontinuierlichen Zug ruhig gestellt, repositioniert und ausgerichtet werden soll. Mögliche Komplikationen dabei sind Infektionen im Bereich des Metallstiftes.
[*lat.:* extendere, ausdehnen, ausstrecken]
🇬🇧 skeletal traction

**Knochenfixierung.** Das Zusammenhalten einzelner Fragmente von gebrochenen Knochen mit Hilfe von Drähten, Schrauben, Platten oder Nägeln.
🇬🇧 skeletal fixation

**Knochengewebe.** Hartes Bindegewebe, das aus → Osteozyten und einer verkalkten Interzellulärsubstanz besteht, die sich aus dünnen Platten zusammensetzt.
🇬🇧 bone tissue

**Knochenkarzinom.** Maligne Erkrankung des Skelettsystems, die in Form eines → Sarkoms oder eines → Myeloms in einem bestimmten Bereich als schnell wachsende Wucherung oder als Metastase eines Neoplasmas an einer anderen Körperstelle auftritt. Primäre K.e sind selten; das Risiko ist im Jugendlichenalter am höchsten und lässt nach dem 35. Lebensjahr wieder nach. Bei Erwachsenen ist ein K. häufig an eine Exposition gegenüber ionisierender Strahlung gebunden. Bestimmte Erkrankungen, z.B. Paget-Krankheit, Hyperparathyreoidismus, chronische Osteomyelitis, ältere Knocheninfarkte und Frakturverhärtungen, erhöhen das Risiko zahlreicher K.e. Die meisten malignen Knochenerkrankungen sind metastatische Läsionen, die in der Wirbelsäule oder im Beckenbereich auftreten, weniger häufig an Körperstellen, die vom Rumpf entfernt liegen. K.e schreiten schnell voran, sind jedoch oft schwer zu erkennen.
[*griech.:* karkinos, Krebs]
🇬🇧 bone cancer

**Knochenlamelle.** Dünne Platte aus Knochengrundsubstanz, die strukturelle Einheit eines reifen Knochens ist.
[*lat.:* lamella, Platte]
🇬🇧 bone lamella

**Knochenmark.** Spezialisierte halbfeste Gewebeflüssigkeit, die die Zwischenräume der schwammartigen (spongiösen) Epiphysenknochen füllt. → Rotes K. findet sich in vielen Knochen von Säuglingen und Kindern und in den spongiösen Knochen der proximalen Epiphysen von Oberschenkelknochen (Femur), Oberarmknochen (Humerus) und Brustbein (Sternum), sowie in den Rippen und Wirbelkörpern des Erwachsenen. K. ist ein myeloisches Gewebe, das an der Bildung und Reifung der Erythrozyten, der meisten Leukozyten und der Thrombozyten beteiligt ist. Das fette gelbe Knochenmark ist in den Markhöhlen der meisten langen

Röhrenknochen des Erwachsenen vorhanden.
🇬🇧 bone marrow

**Knochenmark, rotes.** Rote Substanz aus Bindegewebe und Blutgefäßen, die primitive Blutzellen, Makrophagen, Knochenmarksriesenzellen und Fettzellen enthält. R. K. findet sich in den Hohlräumen vieler Knochen, darunter flache und kurze Knochen, Wirbelkörper, Brustbein (Sternum), Rippen und den Gelenkendigungen langer Röhrenknochen. Das r. K. produziert Leukozyten, Erythrozyten und Thrombozyten und sezerniert diese in die Blutbahn.
🇬🇧 red marrow

**Knochenmarkbiopsie.** Knochenpunktion (z.B. Beckenkamm) mittels Spezialkanüle zur Gewebeentnahme von Knochenmark zur histologischen Untersuchung. Wichtige Untersuchung für die Diagnose z.B. des → Plasmozytoms.
[gr.: bios, Leben, opsis, das Sehen, Anschauen]
🇬🇧 bone marrow biopsy

**Knochenmarktransplantation.** Verpflanzung (→ Transplantation) von Knochenmark eines gesunden Spenders in einen Patienten, um bei diesem die Produktion der festen Blutzellen anzuregen. Das Knochenmark des Spenders wird durch → Aspiration entnommen und dem Empfänger intravenös verabreicht.
🇬🇧 bone marrow transplant

**Knochennekrosen, aseptische.** (spontane Osteonekrosen). Umschriebene Destruktionsherde an Knochen- oder Knorpelgewebe, die zumeist am wachsenden Skelett von Kindern und Jugendlichen (Morbus Perthes), aber auch bei Erwachsenen (Morbus Scheuermann) auftreten. Als Ursache vermutet man lokale Durchblutungsstörungen sowie konstitutionelle Faktoren.
🇬🇧 aseptic bone necroses; aseptic osteonecroses

**Knochenschwund.** → Osteopenie.
🇬🇧 osteopenia

**Knochentransplantation.** Verpflanzung (→ Transplantation) eines Knochenstücks von einem Körperteil zu einem anderen, um Skelettdefekte zu beheben.
🇬🇧 bone graft

**Knochenzelle.** → Osteozyt.
🇬🇧 bone cell

**Knochenzyste.** Bildung eines Hohlraums im Knochen, gekennzeichnet durch Zystenbildung und Verdrängung von Knochen- und Bindegewebe.
🇬🇧 bone cyst

**Knochenzyste, aneurysmatische.** Zystische Läsion, die sich häufig im metaphysealen Bereich der langen Knochen, aber auch in anderen Knochen, einschließlich der Wirbelsäule, entwickeln kann; es kann zu Schmerzen und zu Schwellungen kommen.
🇬🇧 aneurysmal bone cyst

**Knorpel.** Nicht-vaskuläres Bindestützgewebe, das aus Chondrozyten (wasserreiche Knorpelzellen) und verschiedenen Faserarten besteht. Wird hauptsächlich in Gelenken, im Thoraxraum und verschiedenen, starren Strukturen, wie Kehlkopf, Luftröhre, Nase und Ohr angetroffen. Temporäre Verknorpelungen, wie z.B. das Sesambein (im Knie) und die K., die das fötale Skelett bilden, werden später durch Knochen ersetzt. Dauerhafte K. verknöchern nur bei bestimmten Krankheiten und manchmal im hohen Alter.
🇬🇧 cartilage

**Knorpel, elastischer.** Biegsamer Knorpeltyp, bestehend aus elastischen Fasern, die in eine flexible fibröse Matrix eingebettet sind. E. K. haben eine gelbliche Farbe und sind in verschiedenen Körpergegenden zu finden, wie z.B. Außenohr, Gehörgang und Epiglottis.
🇬🇧 elastic cartilage

**Knorpelgelenk.** Wenig bewegliches Gelenk, dessen Knochenflächen mit → Knorpel bedeckt sind. Zwei Verbindungsformen von Knorpelgelenken sind die Synchondrose und die Symphyse.
🇬🇧 cartilaginous joint

**Knorpelknochen.** Ein Knochen, der sich durch endochondrale Knochenbildung

(Ossifikation) aus einer bereits bestehenden Knorpelmasse bildet.
🇬🇧 cartilaginous bone

**Knorpelskelett.** Die aus Knorpelmasse bestehenden Skelettteile.
[*griech.*: skeletos, vertrocknet.]
🇬🇧 cartilaginous skeleton

**Knorpeltransplantation.** Transplantation von Knorpelmasse; zur Korrektur angeborener Fehlbildungen von Nase und Ohren bei Kindern und zur Behandlung schwerer Verletzungen bei Erwachsenen.
🇬🇧 cartilage graft

**Knoten, subkutaner.** Kleine, feste Stoffansammlung bzw. Knoten, der direkt unter der Haut liegt und mit den Fingern getastet werden kann.
🇬🇧 subcutaneous nodule

**Knotenstruma, hyperthyreote.** Vergrößerte Schilddrüse mit zahlreichen separaten Knötchen und einer Überproduktion von Schilddrüsenhormonen. Meist zeigt der Patient die typischen Anzeichen einer Schilddrüsenüberfunktion mit Nervosität, unkontrolliertem Zittern, Schwäche, Müdigkeit, Gewichtsverlust und Reizbarkeit; ein Vortreten des Augapfels aus der Augenhöhle ist jedoch selten. Der Patient leidet häufig eher unter Appetitlosigkeit als unter übermäßigem Appetit und oft sind Herzrhythmusstörungen bzw. angeborene Herzfehler manifestiert.
🇬🇧 toxic nodular goiter

**Koagel.** → Blutgerinnsel.
🇬🇧 blood clot

**Koagglutination.** Verklumpen von Erythrozyten durch Zugabe von proteinhaltigen Antigen und deren Antiseren.
[*lat.*: agglutinare, kleben.]
🇬🇧 coagglutination

**Koagulabilität.** Bezeichnung für die Fähigkeit, Gerinnsel bzw. Blutkoagel zu bilden.
[*lat.*: coagulare, gerinnen.]
🇬🇧 coagulability

**Koagulans.** Substanz, die zur Bildung eines Koagels bzw. eines → Blutgerinnsels führt.
[*lat.*: coagulare, gerinnen.]
🇬🇧 coagulant

**Koagulase.** Von Bakterien, insbesondere von *Staphylococcus aureus* hergestelltes Enzym, das die Umwandlung von Fibrinogen zu Fibrin und die Bildung von Thromben fördert.
[*lat.*: coagulare, gerinnen.]
🇬🇧 coagulase

**Koagulation.** 1. Vorgang, bei dem eine Flüssigkeit, insbesondere Blut, in einen Feststoff umgewandelt wird. 2. Umwandlung einer flüssigen Dispersion in eine gelatinöse Masse. 3. Gewebehärtung mit Hilfe physikalischer Methoden; z.B. durch Elektrokoagulation oder Photokoagulation.
[*lat.*: coagulare, gerinnen.]
🇬🇧 coagulation

**Koagulation, disseminierte intravasale.** Schwerwiegende Blutgerinnungsstörung (Koagulopathie), die aus der Überstimulation von krankheits- oder verletzungsbedingten Gerinnungs- und Anti-Gerinnungsprozessen resultiert und z.B. bei Septikämie, akuter Hypotonie, giftigen Schlangenbissen, Neoplasmen, Geburtskomplikationen, schwerem Trauma, großen chirurgischen Eingriffen und Hämorrhagien auftreten kann. Bei der Primärstörung wird eine generalisierte intravaskuläre Gerinnung ausgelöst, was wiederum zu einer Überstimulation der fibrinolytischen Mechanismen führt. Die anfängliche Hyperkoagulabilität geht in einen Mangelzustand an Gerinnungsfaktor, in eine Hypokoagulabilität und Hämorrhagie über.
[*lat.*: dis, auseinander, seminare, sähen, intra, innerhalb, vasculum, kleines Gefäß, coagulare, gerinnen.]
🇬🇧 disseminated intravascular coagulation (DIC)

**koagulieren.** Einen chemischen Gerinnungsvorgang verursachen bzw. durchlaufen.
🇬🇧 coagulate

**Koagulopathie.** Erkrankung, bei der die → Blutgerinnung gestört ist.
🇬🇧 coagulopathy

**Koagulum.** → Blutgerinnsel.

**Kobalt (Co).** Metallisches Element, das in verschiedenen Mineralien vorkommt. Seine Ordnungszahl ist 27 und seine Massenzahl 58,9. K. ist ein Bestandteil von Vitamin $B_{12}$, ist in vielen Nährmitteln enthalten und wird im Magen-Darm-Trakt schnell absorbiert. Es ist nicht bekannt, welche Kobaltkonzentrationen für den menschlichen Bedarf benötigt werden, und es wurden noch keine Kobalt-Mangelkrankheiten entdeckt. Bestimmte Kobaltmengen regen die Produktion von Erythropoetin an; hohe Dosen unterdrücken jedoch die Erythrozytenproduktion.
🇬🇧 cobalt (Co)

**Kobalt-60 ($^{60}$Co).** Radioaktives Isotop von Kobalt mit einem Atomgewicht von 60 und einer Halbwertszeit von 5,2 Jahren. $^{60}$Co emittiert Gammastrahlen und ist das in der Radiotherapie meist verwendete Radioisotop.
🇬🇧 cobalt-60 ($^{60}$Co)

**Koch-Bazillus.** Der Mikroorganismus *Mycobacterium tuberculosis*, der Erreger der → Tuberkulose ist.
[R. Koch, deutscher Bakteriologe, 1843–1910; *lat.:* bacillus, kleine Kugel]
🇬🇧 Koch's bacillus

**Kocher-Klemme.** Chirurgische Klemme, die überkreuzte Klemmbacken und ineinandergreifende Zähne hat und gerade oder abgerundet ist; mit der K.-K. werden Blutgefäße abgeklemmt.
[E. Kocher, schweizer Chirurg, 1841–1917]
🇬🇧 Kocher's forceps

**Kochsalzlösung.** Eine NaCl-haltige Lösung, die je nach Verwendung im Vergleich zur Körperflüssigkeit hypotonisch, isotonisch oder hypertonisch sein kann. (s.a. Kochsalzlösung, physiologische)
🇬🇧 saline solution

**Kochsalzlösung, hypertone.** Kochsalzlösung, die 1 bis 15 % Natriumchlorid enthält (im Vergleich zur physiologischen Kochsalzlösung mit 0,9%). Die h. K. wird zur Bronchiallavage benutzt, um die Sputumproduktion anzuregen und das Abhusten zu erleichtern.
🇬🇧 hypertonic saline

**Kochsalzlösung, hypotone.** Kochsalzlösung, deren Konzentration an gelösten Substanzen niedriger als die einer isotonischen Lösung ist.
🇬🇧 hypotonic saline

**Kochsalzlösung, physiologische.** Sterile 0,9%ige Lösung (Gewicht einer gelösten Substanz pro Lösungsvolumen) von Natriumchlorid in Wasser, die mit Blut isotonisch ist und intravenös injiziert wird.
🇬🇧 physiologic/normal saline solution

**Kodependenz.** → Co-Abhängigkeit.
🇬🇧 Co-dependency

**kodominant.** Bezeichnung für die gleichzeitige Dominanz zweier Allelen bzw. Eigenschaften, die in einem Phänotyp ausgedrückt werden; z.B. wenn eine Person sowohl die A und B Gene der ABNull Blutgruppe erbt und eine AB-Blutgruppe hat.
[*lat.:* cum, zusammen mit, dominari, herrschen.]
🇬🇧 codominant

**Koenzym.** Substanz, die sich mit einem Apoenzym verbindet und ein vollständiges Enzym, ein Holoenzym, bildet. Zu den K.en, die kleinere Moleküle aufweisen als die Enzyme) gehören verschiedene Vitamine, z.B. Vitamine $B_1$ und $B_2$.
[*lat.:* cum, zusammen mit, en, in, zyme, gären.]
🇬🇧 coenzyme

**Koenzym A (CoA).** Wichtiges Stoffwechselprodukt des Zitronensäurezyklus. Obwohl K. A kein echtes Enzym ist, spielt es eine bedeutende Rolle beim Transfer von Acetylgruppen und beim Stoffwechsel von Säuren und Aminosäuren.
[*lat.:* cum, zusammen mit, en, hinein, zyme, gären.]
🇬🇧 coenzyme A (CoA)

**Koffein.** Substanz mit stimulierender Wirkung auf das zentrale Nervensystem, das gegen Migräne, Schwindel und Müdigkeit eingesetzt wird. Koffein ist in den Samen der Kaffeepflanze und den Blättern des

Teestrauchs, sowie im Kakao- und Kolabaum enthalten. Außer der Anregung der Großhirnrinde wirkt K. auf das Atem- und Gefäßzentrum und führt zu einer Tachykardie, Lösung von Spasmen und Diurese.
[*arab.*; qahwah, Kaffee.]
🇬🇧 caffeine

**Koffeinvergiftung.** Durch langfristige Einnahme übermäßiger Koffeinmengen hervorgerufene Vergiftungserscheinungen. → Koffein kommt in Kaffee, Tee, Colagetränken sowie in bestimmten Stimulanzien vor. Vergiftungssymptome sind Ruhelosigkeit, Angstzustände, Depressionen, Tachykardie, Tremor, Übelkeit, Diurese und Schlaflosigkeit.
🇬🇧 caffeine poisoning

**Kognition.** Mentale Vorgänge des Erkennens, Denkens, Lernens, Verstehens und Beurteilens.
🇬🇧 cognition

**kognitiv.** Zu den mentalen Vorgängen des Begreifens, Beurteilens, Erinnerns und des logischen Denkens gehörend. Die k.e Wahrnehmung steht im Gegensatz zu den emotionalen und willkürlichen Vorgängen.
🇬🇧 cognitive

**Kohärenz.** 1. Bezeichnung für die Eigenschaft des Verbundensein, z.B. Moleküle in einer Substanz. 2. Psychologische Bezeichnung für logisches Denken in der Ausdrucksweise einer gesunden Person.
🇬🇧 coherence

**Kohäsion.** 1. Innerer Zusammenhalt der Moleküle eines Körpers durch die untereinander bestehenden Anziehungskräfte. 2. Psychologische Bezeichnung für die Anziehungskraft einer Gruppe auf die einzelnen Gruppenmitglieder.
[*lat.*: cohaerere, zusammenkleben.]
🇬🇧 cohesiveness

**Kohlendioxid.** ($CO_2$). Farb- und geruchloses Gas, das bei der Oxidation von Kohlenstoff entsteht. K. wird als Produkt der Zellatmung vom Blut in die Lungen transportiert und dort ausgeatmet; der Spiegel des K.s und der Karbonatverbindungen beeinflusst das Säure-Basen-Gleichgewicht von Körperflüssigkeiten und -geweben. In fester Form wird K. (Trockeneis) zur Behandlung bestimmter Hautkrankheiten verwendet.
[*lat.*: carbo, Kohle, *griech.*: dis, zweifach, oxys, scharf.]
🇬🇧 carbon dioxide ($CO_2$)

**Kohlendioxid, gebundenes.** Ein Teil des im Blut als Karbonat vorhandenen → Kohlendioxids; wird berechnet als die Differenz zwischen der gesamten und der gelösten Kohlendioxidkonzentration.
🇬🇧 combined carbon dioxide

**Kohlendioxid-Inhalation.** Verabreichung hoher Kohlendioxidkonzentrationen, um die Atmung eines Patienten zu stimulieren; wird manchmal als Teil eines Wiederbelebungsversuchs eingesetzt. Kohlendioxid regt die Chemorezeptoren an, die wiederum eine Steigerung der Atemfrequenz auslösen.
🇬🇧 carbon dioxide inhalation

**Kohlendioxid-Narkose.** Schwere Hyperkapnie, begleitet von Symptomen der Verwirrtheit, Tremor und Krämpfen. Es kann zum Koma kommen, falls die Kohlendioxidkonzentration im Blut 70 mm Hg erreichen bzw. überschreitet.
🇬🇧 carbon dioxide narcosis

**Kohlendioxid-Partialdruck im arteriellen Blut.** ($paCO_2$) Anteil des gesamten Blutgasdrucks, den → Kohlendioxid ausübt. Der K. nimmt z.B. bei starker körperlicher Anstrengung oder bei einem unkontrollierten Diabetes mellitus ab; er steigt bei Thoraxverletzungen oder Lungenerkrankungen. Der normale Druck von $CO_2$ beträgt im arteriellen Blut 35 bis 45 mmHg und im venösen Blut 40 bis 45 mmHg. (→ Partialdruck)
🇬🇧 partial pressure of carbon dioxide in arterial blood

**Kohlendioxid-Reaktion.** Reaktion des Atemsystems auf erhöhte Kohlendioxidkonzentrationen. Bis zu einer Konzentration von 8% bis 10% erhöht sich die Atemfrequenz in linearer Weise. Danach flacht die Kurve der Kohlendioxid-Reaktion leicht ab und

fällt bei Konzentrationen um 20% stark ab. Bei Konzentrationen um 25% ist die Person zwar noch bei Bewusstsein, kann aber selbst einfache Aufgaben nicht mehr ausführen. Eine 30%ige Kohlendioxidkonzentration hat eine anästhesierende Wirkung.
🇬🇧 carbon dioxide response

**Kohlendioxid-Retention.** Gesteigerter Partialdruck und Erhöhung der körpereigenen Kohlendioxidspeicher infolge einer gestörten Kohlendioxid-Ausscheidung; kann zu einer Atemazidose führen.
🇬🇧 carbon dioxide retention

**Kohlendioxid-Spannung.** Der als $PCO_2$ bezeichnete Partialdruck des Kohlendioxidgases, der sich proportional zu seinem Prozentgehalt bzw. seiner relativen Konzentration in Blut oder Lungen verhält. Ein alveolärer $PCO_2$ reflektiert direkt einen ausreichenden pulmonalen Gasaustausch im Verhältnis zum Blutstrom. Eine erhöhte Atemfrequenz verringert den $PCO_2$; eine niedrigere Atemfrequenz hat eine Erhöhung der Kohlendioxid-Konzentrationen in den Alveolen und im Blut zur Folge.
🇬🇧 carbon dioxide tension

**Kohlendioxid-Speicher.** Das im Körper als Gas und Kohlensäure, Karbonat, Bikarbonat und Carbaminohämoglobin vorhandene Kohlendioxid-Volumen. Bei gleichmäßiger Atemfrequenz entspricht das ausgeatmete → Kohlendioxid der Kohlendioxid-Produktionsrate und die Kohlendioxidmenge in den Kohlendioxidspeicher bleibt konstant.
🇬🇧 carbon dioxide stores

**Kohlendioxid-Therapie.** Therapeutische Inhalation geringer Konzentrationen von Kohlendioxidgas, eingesetzt, um eine Erweiterung der Blutgefäße zu erzielen, die kardiovaskulären Hirnzentren und das zentrale Nervensystem zu stimulieren und um eine Hyperventilation zu kontrollieren.
🇬🇧 carbon dioxide therapy

**Kohlendioxid-Vergiftung.** Toxische Wirkung der Inhalation einer übermäßigen Kohlendioxidmenge. → Kohlendioxid ist ein Atemstimulans, zu denen so wichtige Verbindungskungsmittel. Konzentrationen, die 10% überschreiten, können Bewusstlosigkeit und Tod aufgrund eines Atemversagens hervorrufen.
🇬🇧 carbon dioxide poisoning

**Kohlenhydrat.** Gruppe organischer Verbindungen, zu denen so wichtige Verbindungen wie Saccharide, Stärke, Zellulose und Glykogen gehören. Gemäß ihrer molekularen Struktur werden diese Verbindungen als Mono-, Di-, Tri-, Poly- oder Heterosaccharide bezeichnet. K.e sind die Hauptenergiequelle für alle Körperfunktionen, insbesondere für die Hirnfunktionen, und werden für den Stoffwechsel anderer Nährstoffe benötigt. Alle grünen Pflanzen produzieren K.e; im menschlichen Körper werden sie entweder sofort absorbiert oder als Glykogen gespeichert. Körpereigene K.e können aus einigen Aminosäuren und dem Glyzerolanteil im Fett hergestellt werden. Kohlenhydratmangelerscheinungen sind Müdigkeit, Depression, Abbau essenzieller Körperproteine und Elektrolytstörungen.
[*lat.:* carbo, Kohle; *griech.:* hydor, Wasser.]
🇬🇧 carbohydrate

**Kohlenhydratbelastung.** Von Ausdauersportlern, wie z.B. Marathonläufern, eingesetzte Ernährungspraxis, die darauf abzielt, die Glykogenspeicher im Muskelgewebe zu steigern. Diese Strategie ist umstritten, da als Nebenwirkung die Muskulatur abmagern kann.
🇬🇧 carbohydrate loading

**Kohlenhydratstoffwechsel.** Summe der anabolischen und katabolischen Körperprozesse, die an der Synthese und dem Abbau von → Kohlenhydraten, insbesondere Galaktose, Fruktose und Glukose, beteiligt sind. Viele Stoffwechselreaktionen, die Kohlenhydrate benötigen, erzeugen energiereiche Phosphatverbindungen.
🇬🇧 carbohydrate metabolism

**Kohlenmonoxid.** (CO). Farb- und geruchloses giftiges Gas, das bei der sauerstoffarmen Verbrennung von Kohlenstoff bzw. organischen Brennstoffen entsteht. K. ver-

bindet sich dauerhaft mit Hämoglobin, wodurch die Bildung von Oxyhämoglobin verhindert und die Sauerstoffversorgung zu den Körpergeweben reduziert wird.
[*lat.:* carbo, Kohle, *griech.:* monos, einzeln, oxys, scharf.]
🇬🇧 carbon monoxide

**Kohlenmonoxid-Vergiftung.** Durch Einatmen von Kohlenmonoxidgas verursachte Vergiftungserscheinungen. → Kohlenmonoxid verbindet sich mit Hämoglobinmolekülen, wodurch Sauerstoff von den Erythrozyten weggedrängt und die Sauerstoff-Transportkapazität des Blutes reduziert wird. Mit zunehmender Kohlenmonoxid-Konzentration im Blut treten Kopfschmerzen, Dyspnoe, Schwindel, Verwirrtheit, Hautrötung, Bewusstlosigkeit und Apnoe auf. Die häufigste Ursache für eine K.V. sind Autoabgase. Im Notfall muss das Vergiftungsopfer aus der toxischen Umgebung entfernt, eine Wiederbelebung durchgeführt und hochkonzentrierter Sauerstoff zugeführt werden.
🇬🇧 carbon monoxide poisoning

**Kohlensäure.** ($H_2CO_3$). Instabile Säure, die sich bildet, wenn → Kohlendioxid in Wasser gelöst wird. Grundsubstanz kohlensäurehaltiger Getränke. Die Salze der K. heißen Karbonate.
🇬🇧 carbonic acid ($H_2CO_3$)

**Kohlenstoff.** (C). Nicht-metallisches Element mit Ordnungszahl 6 und Atomgewicht 12,011. Reiner K. kommt in Diamanten, Graphit und Walkerde vor und ist ein wichtiger Bestandteil aller lebenden Gewebe. Die organische Chemie beschäftigt sich vor allem mit den vielfältigen Kohlenstoffverbindungen. K. ist für die im Körper ablaufenden chemischen Mechanismen essenziell, da er an vielen Stoffwechselprozessen beteiligt und Bestandteil von Kohlenhydraten, Aminosäuren, Triglyzeriden, DNS und RNS sowie vieler anderer Verbindungen ist. Das während der Glykolyse produzierte → Kohlendioxid spielt eine wichtige Rolle beim Erhalt des Säure-Basen-Gleichgewichts und bei der Steuerung der Atemvorgänge.
🇬🇧 carbon (C)

**Kohlenstoffkreislauf.** Die Summe der Schritte, durch die → Kohlenstoff der Atmosphäre als → Kohlendioxid entzogen und durch lebende Organismen wieder zugeführt wird. Der Prozess beginnt mit der photosynthetischen Produktion von Kohlenhydraten durch Pflanzen, setzt sich fort mit dem Verbrauch von Kohlenhydraten durch Mensch und Tier und endet mit der Ausatmung von Kohlendioxid durch diese Menschen und Tiere sowie mit der Freisetzung von Kohlendioxid bei der Zersetzung toter Lebewesen.
🇬🇧 carbon cycle

**Kohlenwasserstoff, aromatischer.** Organische Verbindung mit einem Benzol- oder Chinoidinring, die in Ruß, Zigarettenrauch oder Dieselabgasen vorkommen kann und z.T. → karzinogen wirkt.
🇬🇧 aromatic hydrocarbon

**Kohlenwasserstoffe.** Große Gruppe organischer Substanzen, deren Moleküle aus Wasserstoff und Kohlenstoff bestehen. Man kann gesättigte, ungesättigte, zyklische und aromatische K. unterscheiden.
🇬🇧 hydrocarbons

**Kohorte.** Statistischer Ausdruck für die Sammlung bzw. die statistische Probennahme von Einzelpersonen, die gemeinsame Eigenschaften haben, die z.B. zur selben Alters- oder Geschlechtsgruppe gehören.
[*lat.:* cohortem, große Gruppe.]
🇬🇧 cohort

**Kohortenanalyse.** Studie über bestimmte Untergruppen der Bevölkerung, bei der Entwicklungen und Veränderungen von Gruppen untersucht und verglichen werden, die dieselben zeitlichen Merkmale aufweisen.
🇬🇧 cohort study

**Koilonychie.** (Löffelnägel). Hohlnägel, die dünn und konkav gewölbt sind; sie treten bei Eisenmangel, Durchblutungsstörungen und Vitaminmangel auf.
[*griech.:* koilos, Loch; onyx, Nagel]
🇬🇧 koilonychia

**Koitus.** (Geschlechtsverkehr; Beischlaf). Sexuelle Vereinigung zweier meist verschieden

geschlechtlicher Personen, in dessen Verlauf der Penis des Mannes in die weibliche Vagina eingeführt wird. Die Geschlechtspartner werden sexuell erregt und kommen zum → Orgasmus.
[*lat.:* coire, zusammentreffen.]
🇬🇧 coitus; intercourse

**Koitus interruptus.** Verhütungsmethode, bei der das Glied kurz vor dem Samenerguss aus der Scheide herausgezogen wird. Die Methode ist sehr unsicher, da bereits vor der Ejakulation eine geringe Menge an Samenflüssigkeit mit Spermien unbemerkt austreten kann.
🇬🇧 withdrawal method

**Kokain.** Als lokales Betäubungsmittel eingesetztes weißes, kristallines Pulver. Wurde ursprünglich aus Blättern des Coca-Strauches gewonnen, kann aber mittlerweile auch synthetisch hergestellt werden. In Arzneimittellösungen wird K. als topisches Betäubungsmittel für Schleimhäuten verwendet. Seine gefäßverengende Wirkung lindert Blutungen und senkt die Absorptionsrate. Anwendung über eine lange Zeit bzw. häufiger Gebrauch kann zu einer Beschädigung der Schleimhäute führen. K. hat darüber hinaus eine euphorisierende zentrale Wirkung, kann zu einer starken psychischen Abhängigkeit führen und unterliegt dem Betäubungsmittelgesetz.
🇬🇧 cocaine hydrochloride

**Kokainvergiftung.** Toxische Wirkungen des farblosen, kristallinen, aus Cocablättern gewonnen Alkaloids. Obwohl → Kokain seit dem letzten Jahrhundert als lokales Betäubungsmittel eingesetzt wird, ist es sehr giftig, hat leichte gefäßverengende Wirkung sowie massive psychotrope Effekte. Vergiftungserscheinungen sind nervöse Erregung, Unruhe, zusammenhangloses Sprechen, Fieber, Hypertonie und Herzarrhythmie; es kann zu Krampfanfällen, Kreislaufkollaps, Atemstillstand und zum Tod kommen. Die durch die Einnahme von Kokain hervorgerufene Euphorie hält etwa 30 Minuten lang an.
🇬🇧 cocaine hydrochloride poisoning

**Kokarzinogen.** Substanz, die zusammen mit anderen Stoffen normale Zellen in Krebszellen umwandelt.
[*lat.:* cum, zusammen mit; *griech.:* karkinos, Krebs, genein, erzeugen.]
🇬🇧 cocarcinogen

**Kokkus.** Bakteriensorten mit runden, sphärischen oder ovalen Formen, z.B. Gonokokkus, Pneumokokkus, Staphylokokkus oder Streptokokkus.
[*griech.:* kokkos, Beere.]
🇬🇧 coccus

**Kokzidien.** Untergruppe parasitärer Protozoen, die den Menschen, andere Wirbeltiere und sogar bestimmte wirbellose Tiere befallen. Zu den für den Menschen pathogenen Spezies gehört *Cyclospora cyatanensis*.
🇬🇧 Coccidia

**Kokzidioidomykose.** (Wüstenfieber). Mykotische Infektionskrankheit, verursacht durch Inhalation der Sporen des Bakteriums *Coccidiodes immitis*. Die Sporen werden zusammen mit Staubpartikeln aufgenommen. Tritt endemisch in heißen, trockenen Regionen der südwestlichen USA sowie in Zentral- und Südamerika auf. Wird in Verbindung mit einer HIV-Infektion pathogen. Eine primäre Infektion hat Symptome, die Erkältungs- bzw. Grippesymptomen gleichen. Die Sekundärinfektion, die nach einer Periode der Besserung eintritt, wird von leichtem Fieber, Anorexia und Gewichtsverlust, Zyanose, Dyspnoe, Bluthusten, Hautläsionen und arthritischen Schmerzen in Knochen und Gelenken begleitet.
[*griech.:* kokkos, Beere, eidos, Form, mykes, Pilz, osis, Zustand.]
🇬🇧 coccidioidomycosis

**Kokzidiose.** Durch Einnahme von Eizellen der Protozoen *Isospora belli* oder *I. hominis* verursachte, parasitäre Erkrankung. Tritt in tropischen und subtropischen Regionen auf. Krankheitssymptome sind Fieber, Unwohlsein, Bauchweh und wässrige Diarrhö.
[*griech.:* kokkos, Beere, osis, Zustand.]
🇬🇧 coccidiosis

**Kolektomie.** (Dickdarmresektion). Operatives Entfernen eines Teils bzw. des gesamten Dickdarms (→ Kolon); wird bei Darmkrebs, Divertikulitis oder bei schwerer, chronischer ulzeröser Kolitis durchgeführt.
[*griech.*: kolon, Darm, ektome, Exzision.]
🇬🇧 colectomy

**Kolik.** Stechender, krampfartiger Schmerz in den Eingeweiden, verursacht durch Kontraktionen eines Hohlorgans, z.B. bei Darmverdrehung, Obstipation oder Verkrampfung der glatten Muskulatur eines hohlen bzw. tubulären Organs, wie z.B. des Harnleiters.
[*griech.*: kolikos, Darmschmerz.]
🇬🇧 colic

**Kolik, beim Säugling.** Bezeichnung für eine mögliche Ursache von Magen-Darm-Störungen bei einem Neugeborenen; die konkreten Ursachen und Mechanismen sind dabei nicht bekannt. Der typische Säugling, der unter Koliken leidet, isst und nimmt an Gewicht zu, kann aber auch extrem hungrig erscheinen. Das Schlucken von Luft, das durch das Weinen verursacht wird, führt zu Blähungen und einer Ausdehnung des Bauchs.
🇬🇧 infantile colic

**Kolitis.** (Dickdarmentzündung). Entzündung des Dickdarms (→ Kolon). Begleiterscheinungen sind heftiger Diarrhö, Darmblutungen, Ulzerationen der Darmschleimhaut sowie starker Gewichtsverlust und heftige Schmerzen.
🇬🇧 colitis

**Kollagen.** Aus Bündeln winziger Retikulinfasern bestehendes Protein, aus dem die weißen, glänzenden, unelastischen Fasern der Sehnen, Bänder und Faszien gebildet werden.
[*griech.*: kolla, Kleber, genein, erzeugen.]
🇬🇧 collagen

**Kollagenfasern.** Zähe, weiße Proteinfasern, die einen Großteil der Zwischenzellsubstanz und des Bindegewebes bilden.
🇬🇧 collagenous fiber

**Kollageninjektion.** Technik bei kosmetischen Operationen zum Vergrößerung bestimmter Körperteile (z.B. Lippen) oder zur Festigung eingefallener Gesichtshaut.
🇬🇧 collagen injection

**Kollagenose.** (Kollagenkrankheit). Bindegewebserkrankung, die durch eine Entzündung und fibrinoide Degeneration gekennzeichnet ist. Zu den Kollagenkrankheiten zählen Polyarthritis, systemischer Lupus erythematodes sowie rheumatische Arthritis.
🇬🇧 collagen disease

**Kollaps.** 1. Umgangssprachlicher Ausdruck für starke Depressionen oder völlige Erschöpfung aufgrund physischer bzw. psychosomatischer Probleme. 2. Schockzustand infolge des Versagens des peripheren Kreislaufs. 3. Absacken eines Organs bzw. die Zerstörung einer Organhöhle.
[*lat.* collabere, fallen.]
🇬🇧 collapse

**kollateral.** 1. benachbart, auf derselben Körperseite befindlich. 2. Anatomische Verzweigung, z.B. die Arteriolen oder Venolen.
[*lat.*: cum, zusammen mit, lateralis, Seite.]
🇬🇧 collateral

**Kollateralgefäß.** Zweig einer Arterie oder Vene, der ein zusätzliches Blutgefäß formt.
🇬🇧 collateral vessel

**Kollateralkreislauf.** (Umgehungskreislauf). Zusätzliche Blutbahn, die sich durch die Erweiterung sekundärer Blutgefäße nach einer Obstruktion des Hauptgefäß bildet.
[*lat.*: cum, zusammen mit, lateralis, Seite, circulare, herumgehen.]
🇬🇧 collateral circulation

**Kollegen, Kontrolle von.** → Pflegeintervention der → NIC, die definiert wird als die systematische Evaluation der Leistung eines Kollegen im Vergleich mit den professionellen Praxisstandards.
🇬🇧 Peer Review

**Kolliquation.** (Einschmelzung; Verflüssigung). Degeneration von Körpergewebe in einen

flüssigen Zustand, meist in Verbindung mit nekrotisiertem Gewebe.
[*lat.*: cum, zusammen mit, liquifacere, verflüssigen.]
🌐 colliquation

**kolliquativ.** Starker Ausfluss, z.B. bei eiternden Wunden oder infizierten Körperteilen.
🌐 colliquative

**Kollodium.** Klare, etwas trübe, sehr entzündliche Flüssigkeit, die aus Pyroxylin, Äther und Alkohol besteht. Trocknet zu einem widerstandfähigem, durchsichtigen Film und wird für chirurgische Verbände genutzt; z.B. Jodoform.
[*griech.*: kolla, Klebstoff, eidos, Form.]
🌐 collodion

**Kolloid.** Chemophysikalischer Zustand, bei dem große Moleküle bzw. Molekülaggregate (1 bis 100 nm Durchmesser) nicht ausgefällt, sondern in einem anderen Medium dispergiert werden.
[*griech.*: kolla, Klebstoff, eidos, Form.]
🌐 colloid

**Kolloidbad.** Medizinische Badelösung, die Kleie, Gelatine und Stärke enthält und der Linderung von Hautreizungen und Entzündungen dient.
🌐 colloid bath

**Kolloidlösung.** Lösung mit homogen dispergierten Teilchen, z.B. Polymermoleküle.
🌐 collodial solution

**Kolloidsuspension.** In einem flüssigen Medium dispergierte Feststoffe, deren Partikelgröße unter 100 nm liegt.
[*griech.*: kolla, Klebstoff, eidos, Form; *lat.*: suspendere, hängen.]
🌐 colloid suspension

**Kolloidzyste.** 1. Ein mit Sekret gefülltes Schilddrüsenfollikel. 2. Zyste im dritten Ventrikel; verursacht einen Wasserkopf (Hydrozephalus).
[*griech.*: kolla, Klebstoff, eidos, Form, kystis, Tasche.]
🌐 colloid cyst

**Kolobom.** Angeborener bzw. pathologischer Defekt des Augengewebes; beeinträchtigt sind Iris, Ziliarkörper oder Aderhaut, in denen sich eine nach inferior orientierte Spalte bildet. Angeborene K.e sind die Folge nicht vereinigter fötaler Fissuren.
[*griech.*: koloboma, beschädigt.]
🌐 coloboma

**Kolon.** Teil des Dickdarms, der sich vom Blinddarm (Zäkum) bis zum Mastdarm (Rektum) erstreckt; besteht aus vier Segmenten: aufsteigender Teil (Colon ascendens), Querdarm (Colon transversum), absteigender Teil (Colon descens) und Colon sigmoideum.
🌐 colon

**Kolon, absteigendes.** (Colon descendens). Das Kolonsegment, das sich vom Ende des Querkolons (Colon transversum) entlang der Kolonflexur der linken Bauchseite bis zu dem, im Becken befindlichen Sigmaschleife (Colon sigmoideum) herunterzieht.
🌐 descending colon

**Kolon-Conduit.** Methode der künstlichen Harnableitung in den Darm, bei der die Harnleiter in eine Dickdarmschlinge implantiert werden und diese durch die Bauchwand nach außen geleitet wird.
(s.a. Ileum-Conduit)
[*franz.*: conduire, leiten]
🌐 colon conduit

**Kolondivertikel.** Sackartige Ausstülpung der Wand des Dickdarms (Kolon) ins Kolonlumen hinein.
[*lat.*: diverticulare, abwenden]
🌐 colon diverticulum

**Kolonfistel.** Krankhafte Passage vom Dickdarm (Kolon) zur Körperoberfläche bzw. zu einem inneren Organ oder einem inneren Körperteil.
[*griech.*: kolon, Dickdarm, *lat.*: fistula, Rohr.]
🌐 colonic fistula

**Kolonie.** 1. Aus einer einzigen Zelle entstandene Masse von Mikroorganismen in einer Kultur. Die verschiedenen Kolonienformen werden gemäß ihrem Erscheinungsbild, als glatte, rauhe K. oder Zwerg-

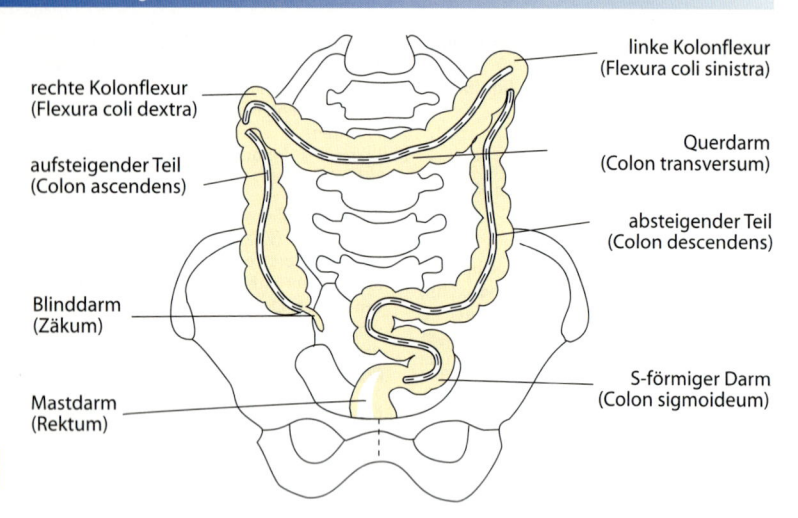

**Kolon.** Übersicht über den Dickdarm (Kolon).

Diagramm-Beschriftungen:
- rechte Kolonflexur (Flexura coli dextra)
- aufsteigender Teil (Colon ascendens)
- Blinddarm (Zäkum)
- Mastdarm (Rektum)
- linke Kolonflexur (Flexura coli sinistra)
- Querdarm (Colon transversum)
- absteigender Teil (Colon descendens)
- S-förmiger Darm (Colon sigmoideum)

kolonien bezeichnet. 2. Kultivierte Zellmasse, z.B. eine Milzzellenkolonie.
🇬🇧 colony

**Kolonisierung.** Besiedelung und Vermehrung von Mikroorganismen ohne Gewebeinvasion oder Gewebeschädigung.
🇬🇧 colonization

**Koloproktektomie.** Operatives Entfernen von → Kolon und → Rektum.
🇬🇧 coloproctectomy

**Koloproktitis.** Entzündung von → Kolon und → Rektum.
🇬🇧 coloproctitis

**Koloptose.** Dickdarmsenkung.
[griech.: kolon, Dickdarm, ptosis, fallen.]
🇬🇧 coloptosis

**Kolorimetrie.** 1. Messung zur Feststellung der Intensität einer Farbe in einer Flüssigkeit oder einem Feststoff. 2. Feststellen der Blutfarbe mit Hilfe eines Kolorimeters, mit dem Hämoglobinkonzentrationen bestimmt werden können.
🇬🇧 colorimetry

**Kolosigmoidoskopie.** Direkte Untersuchung des Dickdarmsigmoids mit einem Sigmoidoskop.
[griech.: kolon, Dickdarm, sigma, S-förmig, eidos, Form, skopein, betrachten.]
🇬🇧 colosigmoidoscopy

**Koloskop.** Langes, biegsames Fiberoptikendoskop, mit dem der Innenraum des Dickdarms untersucht werden kann (→ Koloskopie).
[griech.: kolon, Dickdarm, skopein, besichtigen.]
🇬🇧 colonoscope

**Koloskopie.** (Dickdarmspiegelung). Untersuchung der Dickdarmschleimhaut mit Hilfe eines → Koloskops.
🇬🇧 colonoscopy

**Kolostoma.** Allgemeine Bezeichnung für einen künstlichen Darmausgang im Bereich des Dickdarms (Kolon). Je nach Ort der Anlage handelt es sich um eine Coecostomie, Transversostomie oder Sigmoidostomie. Entsprechend der Indikation erfolgt die Anlage vorübergehend (temporär), z. B. zur Entlastung eines entzünde-

ten Darmabschnittes oder dauerhaft (permanent), z. B. bei Kolonkarzinom. Das K. kann mit einer Öffnung (endständiges K.) oder (doppelläufiges K.) mit einer zuführenden (oralen) plus abführenden (aboralen) Schlinge angelegt werden. (→ Anus praeternaturalis)
[*griech.*: stoma, Mund]
◪ Stoma
🌐 colostoma

**Kolostomie.** Operatives Anlegen eines künstlichen Ausgangs an der Bauchwand, indem ein Einschnitt in den Dickdarm (→ Kolon) gemacht und der Dickdarm zur Oberfläche gezogen wird; durchgeführt bei Dickdarmkrebs, gutartigen obstruktiven Tumoren und schweren Bauchwunden. K.n können entweder als einfache oder zweifache Öffnungen angelegt werden.
[*griech.*: kolon, Dickdarm, stoma, Mund.]
🌐 colostomy

**Kolostrum.** (Vormilch). Dünne gelbliche Flüssigkeit, die aus den weiblichen Brustwarzen während der Schwangerschaft und den ersten Tagen nach der Geburt abgesondert wird. Das K. enthält Immunstoffe (mütterliche Antikörper), weiße Blutkörperchen, Wasser, Protein, Fette, Mineralien, Vitamine sowie Kohlenstoffe.
[*lat.*: colostrum, erste Milch nach Geburt.]
🌐 colostrum

**Kolotomie.** Chirurgischer Einschnitt in den Dickdarm, im Allgemeinen durch die Abdominalwand.
🌐 colotomy

**kolovaginal.** Zu → Kolon und → Vagina bzw. einer Verbindung beider Körperteile gehörig.
[*griech.*: kolon, Dickdarm; *lat.*: vagina, Scheide.]
🌐 colovaginal

**Kolpalgie.** (Kolpodynie). Scheidenschmerz.
[*griech.*: kolpos, Vagina]
🌐 colpalgia

**Kolpektomie.** Operatives Entfernen der → Vagina.
🌐 colpectomy

**Kolpitis.** Entzündung der → Vagina.
🌐 colpitis

**Kolpohysterektomie.** Vaginale Entfernung der Gebärmutter.
[*griech.*: kolpos, Vagina, hystera, Gebärmutter, ektome, Ausschneiden.]
🌐 colpohysterectomy

**Kolporrhaphie.** Chirurgischer Eingriff, bei dem ein Teil der → Vagina vernäht wird, um eine Scheidenraffung zu erzielen.
[*griech.*: kolpos, Vagina, raphe, Naht.]
🌐 colporrhaphy

**Kolposkop.** Instrument zur direkten optischen Untersuchung von → Vagina und → Zervix.
🌐 colposcope

**Kolposkopie.** Untersuchung von → Vagina und → Zervix mit Hilfe eines optischen Vergrößerungsinstruments (Kolposkop).
[*griech.*: kolpos, Vagina, skopein, betrachten.]
🌐 colposcopy

**Kolpotomie.** Chirurgischer Schnitt in die Scheidenwand.
[*griech.*: kolpos, Vagina, temnein, schneiden.]
🌐 colpotomy

**Kolpozystitis.** Entzündung von Vagina und Harnblase.
🌐 colpocystitis

**Kolpozystozele.** Prolapsus der Blase in die Vagina durch die vordere Scheidenwand.
🌐 colpocystocele

**Koma.** Zustand der tiefen Bewusstlosigkeit, die durch fehlende Augenreflexe, fehlende Reaktionen auf Schmerzreize sowie fehlende Vokalisationen gekennzeichnet ist. Ein komatöser Patient kann nicht erweckt werden. K. kann die Folge eines Traumas, eines raumfordernden Gehirntumors bzw. Hirnhämatoms sein oder bei Stoffwechselvergiftung, akuten Infektionskrankheiten mit Enzephalitis, Gefäßerkrankungen oder Hirnischämie auftreten.
[*griech.*: koma, Tiefschlaf.]
🌐 coma

**Koma, diabetisches.** Lebensbedrohlicher Zustand bei Personen, die an → Diabetes mellitus leiden; wird durch eine falsche Behandlung, Nichteinnahme verschriebener Insulingaben, übermäßige Nahrungsaufnahme bzw. durch Infektionen, chirurgische Eingriffe, Trauma oder andere Stressfaktoren verursacht, die den körperlichen Insulinbedarf steigern. Ohne ausreichende Insulinkonzentrationen, die zum Abbau von Glukose benötigt werden, wird Energie aus Fetten gewonnen, was in einer Ansammlung von Ketonabfallprodukten und stoffwechselbedingter Azidose resultiert. Warnzeichen eines d. K.s sind Kopfschmerzen, Müdigkeit, unmäßiger Durst, epigastrische Schmerzen, Übelkeit, Erbrechen, trockene Lippen, gerötetes Gesicht und eingesunkene Augen. Die Körpertemperatur steigt zuerst und fällt anschließend, der systolische Blutdruck fällt ab und es kann zum Kreislaufkollaps kommen.
🇬🇧 diabetic coma

**Koma, hepatisches.** (Coma hepaticum). Neuropsychiatrische Erscheinung einer ausgeprägten → Leberinsuffizienz, die durch eine chronische oder akute Lebererkrankung verursacht wird. Endogene oder exogene, für das Gehirn toxische Abfallprodukte werden in der Leber nicht neutralisiert, bevor sie zurück in den peripheren Blutkreislauf geleitet werden. Teilweise werden die Substanzen, die zur zerebralen Funktion erforderlich sind, nicht in der Leber synthetisiert. Der Zustand ist durch verschiedene Bewusstseinsstörungen gekennzeichnet, z.B. Lethargie, Stupor und Koma, es kommt außerdem zum Tremor der Hände, Persönlichkeitsveränderungen, Gedächtnisschwäche, Hyperreflexie und Hyperventilation. Eine respiratorische Alkalose und manische Krämpfe sind weitere Folgen, es kann auch zum Tod kommen.
🇬🇧 hepatic coma

**Koma, hyperglykämisches (hyperosmolar-non-ketonisches).** → Diabetisches Koma, bei dem der Ketonspiegel normal ist, was durch eine Hyperosmolarität der extrazellulären Flüssigkeiten und eine dadurch verursachte Dehydratation der intrazellulären Flüssigkeit ausgelöst wird; das h. K. tritt häufig durch Überbehandlung mit hyperosmolaren Lösungen auf.
🇬🇧 hyperglycemic-hyperosmolar nonketonic Koma

**Koma, hypoglykämisches.** Bewusstlosigkeit, die durch einen unphysiologisch niedrigen Blutzuckerspiegel ausgelöst wird. (→ Hypoglykämie; Koma)
[*griech.:* hypo, darunter; glykys, süß; koma, tiefer Schlaf]
🇬🇧 hypoglycemic coma

**Koma, urämisches.** Form der Bewusstlosigkeit durch »Übersäuerung« des Blutes (→ Azidose) und der toxischen Wirkung einer → Urämie, wobei harnpflichtige Stoffwechselendprodukte im Blut zurückgehalten werden, die normalerweise über die Niere ausgeschieden werden.
🇬🇧 uremic coma

**Koma, vigiles.** Deliriumähnlicher, komatöser Zustand, in dem der Patient wach erscheint, da er die Augen geöffnet hat und ggf. einzelne Wörter spricht.
🇬🇧 vigil coma

**Kombinationsimpfstoff.** → Vakzine, die gegen mehr als eine Art von Pathogenen schützt, da dieser Impfstoff verschiedene → Antigene enthält; z.B. der DPT-Impfstoff, der gegen Diphtherie, Keuchhusten (Pertussis) und Tetanus wirkt, oder der Masern-, Mumps- und Röteln-Impfstoff.
🇬🇧 mixed vaccine

**Kombinationspräparat.** Arzneimittel aus mehreren Präparaten, das bestimmte Mengen zweier oder mehrere medizinisch wirksamer Stoffe enthält.
🇬🇧 fixed combination drug

**Komedo (pl. Komedonen).** Mitesser; eine der häufigsten Läsionen der → Akne, die durch die Ansammlung von Keratin und Talg in der Öffnung eines Haarfollikels verursacht werden.
[*lat.:* comedere, verspeisen.]
🇬🇧 comedo

**Komedokarzinom.** Malignes, intraduktales (in den Gängen) Neoplasma der Brust-

drüse mit Degeneration der zentralen Zellen, die aus dem eröffneten Tumor leicht herausgedrückt werden können.
[*lat.*: comedere, verspeisen; *griech.*: karkinos, Krebs, oma, Tumor.]
🌐 comedocarcinoma

**Kommensalismus.** → Symbiose, bei der eine bzw. beide Spezies Vorteile durch das gemeinsame Zusammenleben haben.
🌐 commensalism

**Komminutivfraktur.** (Zertrümmerungsfraktur). Fraktur mit mehreren Brüchen im Knochen und zahlreichen Knochensplittern.
🌐 comminuted fracture

**Kommissur.** 1. Ein aus Nervenfasern oder anderem Gewebe bestehendes Band, das sich von einer Körperseite zur anderen erstreckt und zwei Körperteile bzw. Gewebemassen miteinander verbindet. 2. Verbindungsstelle zweier anatomischer Teile, z.B. Augenwinkel, Mundwinkel oder Schamlippen.
🌐 commissure

**Kommissurotomie.** Operative Trennung (Sprengung) eines fibrösen Bandes oder Rings, die zur Verbindung zweier entsprechender Strukturen eines Körperteils dienen, z.B. vordere oder hintere Kommisur der Mitral-, Aorten oder Trikuspidalklappen.
[*lat.*: commissura, Verbindung; *griech.*: temnein, schneiden.]
🌐 commissurotomy

**Kommunikation.** Vorgang der Übertragung einer informativen Botschaft von einer Person zu anderen unter Anwendung verschiedener Medien.
🌐 communication

**Kommunikation, beeinträchtigte verbale.** Anerkannte → NANDA- → Pflegediagnose; Zustand, bei dem eine Person unter einer verminderten oder fehlenden Fähigkeit leidet, Sprache in menschlichen Interaktionen zu benutzen oder zu verstehen. Zu den kennzeichnenden Merkmalen gehören undeutliche verwaschene Aussprache, Stottern, Schwierigkeiten beim Bilden von Wörtern oder Sätzen, Probleme beim verbalen Ausdruck von Gedanken, unangemessene Verbalisationen, Atemnot (Dyspnoe) und Desorientierung. Die wesentlichen Merkmale, die vorhanden sein müssen, damit die Diagnose getroffen werden kann, sind die Unfähigkeit, die dominierende Sprache der eigenen Kultur zu sprechen, Schwierigkeiten beim Sprechen oder Verbalisieren oder das Fehlen der Sprechfähigkeit.
🌐 communication, impaired verbal

**Kommunikation, kongruente.** Kommunikationsmuster, bei dem eine Person die gleiche Botschaft auf verbaler und nicht-verbaler Ebene schickt.
🌐 congruent communication

**Kommunikation, nonverbale.** Übermittlung einer Nachricht ohne den Gebrauch von Worten; dazu können alle Sinne des Körpers eingesetzt werden.
🌐 nonverbal communication

**Kommunikation, paraverbale.** Laute, die während des Kommunizierens gemacht werden, wie z. B. lautes Lachen, geräuschvolles Gähnen oder Seufzen.
[*lat.*: para, neben, entlang]
🌐 paraverbal communication

**Kommunikation, verbale.** Vermittlung einer Nachricht durch das gesprochene oder geschriebene Wort.
🌐 verbal communication

**Kommunikation, Verbesserung der: Hörbehinderung.** → Pflegeintervention der → NIC, die definiert wird als die Unterstützung von Patienten, ein Leben mit einem verminderten Hörvermögen zu akzeptieren und veränderte Kommunikationsmethoden zu erlernen.
🌐 Communication Enhancement: Hearing Deficit

**Kommunikation, Verbesserung der: Sehstörung.** → Pflegeintervention der → NIC, die definiert wird als die Unterstützung von Patienten, ein Leben mit einem eingeschränkten Sehvermögen zu akzeptieren

und veränderte Kommunikationsmethoden zu erlernen.
🌐 Communication Enhancement: Visual Deficit

**Kommunikation, Verbesserung der: Sprachstörung.** → Pflegeintervention der → NIC, die definiert wird als die Unterstützung von Patienten, ein Leben mit einem gestörten Sprachvermögen zu akzeptieren und veränderte Kommunikationsmethoden zu erlernen.
🌐 Communication Enhancement: Speech Deficit

**Kommunikationskanäle.** Begriff aus der → Kommunikationstheorie. Gesten, Handlungen, Geräusche, geschriebener Text oder visuelle Bilder, die zur Übertragung von Botschaften verwendet werden. (→ Kommunikationstheorie)
🌐 communication channels

**Kommunikationstheorie.** Hypothese, die das Modell eines Systems zur Übertragung von Informationen beschreibt. Das Modell besteht aus einer Informationsquelle (Sender), einem Überträger, einem Kommunikationskanal, einer Geräuschquelle (Interferenz/Störung), einem Empfänger und einem Zweck für die Botschaft.
🌐 communication theory

**Kompatibilität.** 1. Zustand des harmonischen Miteinanders; Kongruenz. 2. Ordentliche, wirkungsvolle Integration von Elementen eines Systems mit den Elementen eines anderen Systems. 3. Bildung eines stabilen chemischen bzw. biochemischen Systems, insbesondere hinsichtlich der Verabreichung von Medizin, so dass zwei oder mehrere Arzneimittel zur selben Zeit gegeben werden können, ohne dass unerwünschte Nebenwirkungen entstehen oder die verschiedenen Mittel unwirksam werden. 4. Der Grad, bis zu dem das körpereigene Abwehrsystem das Vorhandensein körperfremder Stoffe, wie z.B. transfundiertes Blut oder Gewebe- bzw. Organtransplantate toleriert, ohne eine Immunreaktion zu entwickeln. 5. Bezeichnung für fehlende Reaktionen zwischen Blutgruppen, so dass es zu keiner Agglutination kommt, wenn die Erythrozyten einer Probe mit dem Serum einer anderen gemischt werden. – *adj.* kompatibel.
[*lat.*: compatibilis, verträglich.]
🌐 compatibility

**Kompensation.** (Ausgleich). 1. Bezeichnung für einen Vorgang, mit dem eine beschädigte Körperstruktur bzw. eine defekte Körperfunktion ausgeglichen wird. 2. Aufrechterhaltung eines ausreichenden Blutstroms durch normale kardiale und zirkulatorische Mechanismen wie Tachykardie, Flüssigkeitsretention mit gesteigertem venösem Rückfluss und Hypertrophie. Kann ein entsprechendes Herzminutenvolumen nicht erreicht werden, ist dies ein Anzeichen für eine Herzmuskelerkrankung. 3. Komplexer Abwehrmechanismus, der es einer Person ermöglicht, unangenehme oder schmerzvolle emotionale Reize zu unterdrücken, die aus einem Gefühl der Minderwertigkeit entstehen.
[*lat.*: compensare, ausgleichen.]
🌐 compensation

**Kompensationshypertrophie.** (Arbeitshypertrophie). Vergrößerung bzw. Steigerung der Funktion eines Organs bzw. Teil eines Organs zur Gegensteuerung eines strukturellen oder funktionellen Mangels.
🌐 compensatory hypertrophy

**Kompetenz, fachliche.** (Fachkompetenz). Eine der für den Pflegeberuf wichtigen Teilkompetenzen, welche die Fähigkeit und Bereitschaft beschreibt, die (pflege-)fachlichen Fähigkeiten und Fertigkeiten in der Praxis umzusetzen. Sie beinhaltet ebenfalls die Fähigkeit zur fachwissenschaftlich korrekten Evaluation.
🌐 technical competence; technical knowledge

**Kompetenz, handlungsbezogene.** (Handlungskompetenz). Ziel einer jeden Berufsausbildung ist nach berufspädagogischen Erkenntnissen das Erreichen der beruflichen Handlungskompetenz. Damit ist die Fähigkeit und Bereitschaft gemeint, in professionsbezogenen Situationen sach- und fachgerecht durchdacht zu agieren. Unter diesem Begriff sind auch alle ande-

ren Teilkompetenzen mit ihren Beschreibungen zusammengefasst, da sie Subkompetenzen der beruflichen Handlungskompetenz darstellen.
🌐 competence of professional acting

**Kompetenz, personale.** (Humankompetenz; Selbstkompetenz). Eine der für den Pflegeberuf wichtigen Teilkompetenzen, welche die Fähigkeit und Bereitschaft beschreibt, eigene (persönliche) Belastungen und auch Chancen im Beruf kritisch zu hinterfragen und zu evaluieren. Sie beinhaltet ebenfalls die Fähigkeit, eigene Entwicklungschancen zu erkennen und Talente weiterzuentwickeln. Für den Stationsalltag kann das beispielsweise bedeuten, seine Talente als Mentor zu erkennen und sich dahin gehend weiterzubilden.
🌐 personal competence

**Kompetenz, soziale.** (Sozialkompetenz). Eine der für den Pflegeberuf wichtigen Teilkompetenzen, welche die Fähigkeit und Bereitschaft beschreibt, sich mit anderen Menschen (beispielsweise in Teams) konstruktiv, kreativ und produktiv auseinander zu setzen. Dies beinhaltet auch die grundsätzliche Bereitschaft eines Menschen, mit anderen Menschen zusammen zu arbeiten.
🌐 social competence

**Kompetenzmodell.** Fokussierung auf den Erhalt bestehender und die Förderung neuer Fähigkeiten und Ressourcen des alten Menschen.
🌐 competence model

**Komplement.** Eines von 11 komplexen, enzymatischen Serumproteinen. Bei einer Antigen-Antikörper-Reaktion ist das K. für die Auflösung (Lyse) des Fremdstoffes verantwortlich.
[*lat.*: complementum, etwas Ergänztes.]
🌐 complement

**Komplementbindung.** Immunreaktion, bei der sich ein Antigen mit einem Antikörper und dessen → Komplement verbindet und den Komplementfaktor inaktiviert bzw. bindet.
🌐 complement fixation

**Komplementprotein.** Proteinmoleküle, die die wichtigsten humoralen Vermittler von Antigen-Antikörper-Reaktionen im Immunsystem sind. Neun Komplementproteine, die als $C_1$ bis $C_9$ bezeichnet werden, bilden den »klassischen Aktivierungsweg«, der in der Zerstörung von markierten Bakterien resultiert.
🌐 complement protein molecule

**Komplex.** 1. Verbindung von Molekülen oder Ionen zu einer funktionellen Einheit. Bsp. sind die Eisen- und Proteinkomponenten von Hämoglobin oder die Kobalt- und Proteinkomponenten von Vitamin $B_{12}$. 2. Gesamtheit der Anzeichen und Symptome einer Krankheit, die ein bestimmtes Syndrom bilden. 3. Miteinander assoziierte Ideen mit deutlichen emotionalen Übertönen, die die Geisteshaltung einer Person beeinflussen.
[*lat.*: complexus, Umarmung.]
🌐 complex

**Komplikation.** Erkrankung oder Verletzung, die sich während der Behandlung einer bereits bestehenden Störung bzw. Krankheit entwickelt. Zum Beispiel eine bakterielle Infektion bei einer Person, die bereits von einer viralen Infektionskrankheit geschwächt ist. Eine K. kann die Prognose beeinträchtigen.
[*lat.*: complicare, zusammenfalten.]
🌐 complication

**Kompresse.** Weiches (eventuell steriles) Stoffpolster, das auf die Körperoberfläche aufgelegt wird, um Wärme oder Kälte zuzuführen oder ein Medikament aufzutragen. Eine K. kann auch zur Stillung einer Blutung auf eine Wunde gelegt werden.
[*lat.*: comprimere, zusammendrücken.]
🌐 compress

**Kompression.** Druck auf ein Organ, Gewebe oder einen Körperteil, die entweder gequetscht- oder in einer anderen Form zusammengedrückt werden; z.B. eine → Kompressionsfraktur, bei der Knochenoberflächen gegeneinander gedrückt und gebrochen werden, oder eine → Kompressionslähmung, bei der durch Druck auf ei-

nen Nerv eine ganze Körperregion gelähmt wird.
[*lat.:* comprimere, zusammendrücken.]
🇬🇧 compression

**Kompression, zerebrale.** Erhöhung des intrakraniellen Drucks aufgrund von Hämorrhagien, Abszessen oder Geschwüren. Eine unbehandelte K. zieht eine Zerstörung des Hirngewebes nach sich und verursacht Hernienbildung.
[*lat.:* cerebrum, Gehirn, comprimere, zusammendrücken]
🇬🇧 cerebral compression

**Kompressionsatelektasen.** Verlust der Fähigkeit, Luft in Bereichen von → Atelektasen in die Lunge hinein bzw. aus der Lunge hinaus zu transportieren; dabei steigt der intrathorakale Druck und die Lungenalveolen werden komprimiert. Ursache kann eine Lungenembolie sein.
🇬🇧 compressive atelectasis

**Kompressionsfraktur.** (Stauchungsbruch). Knochenbruch, bei dem Knochengewebe durch Quetschung oder Stauchung geschädigt wird und der betroffene Knochen kollabiert.
🇬🇧 compression fracture

**Kompressionslähmung.** (Drucklähmung). Durch anhaltenden Druck auf einen peripheren Nerv verursachte Lähmung. Je nach Dauer und Intensität des ausgeübten Drucks kann eine K. vorübergehend oder dauerhaft sein.
🇬🇧 compression paralysis

**Kompressionsverband.** ◪ Druckverband, bei dem durch das Wickeln der Beine mit einer Kurz- oder Langzugbinde gleichmäßiger Druck auf krankhaft erweiterte Venen ausgeübt wird, um die venöse Rückstromgeschwindigkeit der tiefliegenden Venen zu fördern. Wichtig ist beim Anlegen eines K.s, dass der Druck vom Fuß zum Oberschenkel abnimmt, da sich sonst das Blut staut. Es dürfen sich keine Falten bilden, und der Verband darf nicht zu straff sitzen; man muss darauf achten, dass die Zehen nicht

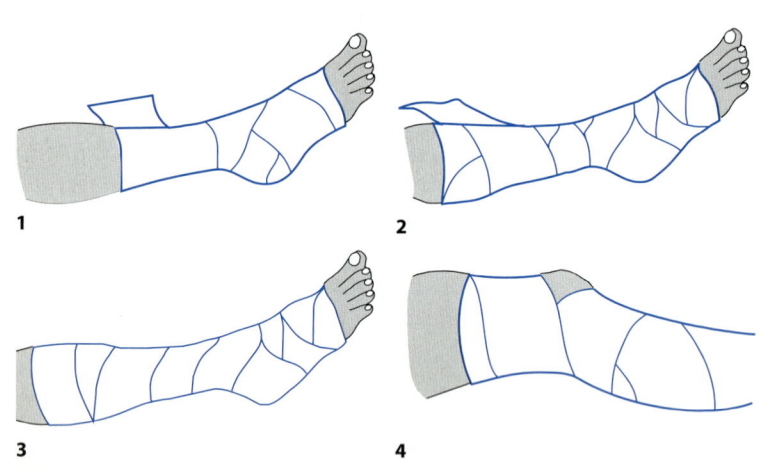

**Kompressionsverband. 1.** Anlegen eines Kompressionsverbandes · **2.** Wickeln des Unterschenkels mittels Achtertouren oder · **3.** zirkulären Touren · **4.** Wickeln des Knies in Achtertouren (→ Schildkrötverband).

kalt oder bläulich werden. (s.a. Thromboseprophylaxe; Pütterverband)
🇬🇧 compression bandage

**Komprette.** Harte Tablette, bestehend aus ein oder mehreren pharmazeutischen Wirkstoffen und einem wohlschmeckenden Zuckerguss oder einer Substanz, die sich im Magen nicht auflöst (magensaftresistent), sondern das Medikament im Darm freisetzt.
🇬🇧 coated tablet

**Kondensation.** 1. Verdichtung, z.B. von Wasserdampf zu flüssigem Wasser. 2. Während des Träumens auftretende Verschmelzung von zwei oder mehreren Konzepten zu einem einzigen Symbol.
[*lat.:* condensare, eindicken.]
🇬🇧 condensation

**Kondition.** 1. Physische und geistige Verfassung. 2. Eine Bedingung, von der das Geschehen eines anderen Vorgangs abhängt. 3. Körperliche und geistige Leistungsfähigkeit oder Ausdauer, die durch bestimmte Übungen und wiederholten Kontakt mit bestimmten Gegenständen oder Dingen trainiert ist. 4. Einen Menschen bzw. ein Tier mit → Konditionierung oder assoziativem Lernen konfrontieren, so dass ein bestimmter Reiz immer eine bestimmte Reaktion erzeugt.
[*lat.:* condicere, etwas arrangieren.]
🇬🇧 condition

**Konditionierung.** Form des Lernens, bei der eine bzw. mehrere Reaktionen auf einen oder mehrere bestimmte Reize erworben werden.
[*lat.:* condicere, etwas arrangieren.]
🇬🇧 conditioning

**Konditionierung, klassische.** Form des Lernens (von → Pawlow beschrieben), bei dem ein vormals neutraler Reiz durch assoziatives Training eine bestimmte Reaktion auslöst.
🇬🇧 classical conditioning

**Konditionierung, operante.** Form des Lernens in der Verhaltenstherapie, bei der die Person, die sich einer solchen Therapie unterzieht, für eine richtige Reaktion oder Antwort belohnt und für eine falsche entsprechend bestraft wird.
🇬🇧 operant conditioning

**Kondom.** (Präservativ). Weiche, biegsame Latexhülle, die über den Penis gestreift wird, um den Samen beim Geschlechtsverkehr vom Eindringen in die Vagina abzuhalten. K.e werden auch zur Vermeidung der Übertragung von Infektionskrankheiten verwendet.
🇬🇧 condom

**Kondomkatheter.** (Urinar). An eine kondomförmige Penishülle angebrachter Katheter, durch den Urin abgeleitet wird.
🇬🇧 condom catheter

**Kondomurinal.** Urinauffangsystem aus Latex, das wie ein Kondom über den Penis gestülpt, und am Ende mit einem Ablaufbeutel verbunden wird. Häufig sind die Systeme mit einem selbstklebenden Innenmaterial ausgestattet. Andere Systeme müssen mit einem Klebestreifen fixiert werden (unbedingt die jeweilige Gebrauchsanleitung beachten). Wichtig ist die korrekte Größe des K., die i.d.R. durch den Umfang an der Peniswurzel bestimmt wird. Bei starkem Haarwuchs kann eine Rasur erforderlich sein. Die Vorhaut des Penis wird beim Anlegen des K. nicht zurückgezogen.
🇬🇧 condom urinal

**Kondylenfraktur.** Fraktur des abgerundeten Endes eines Scharniergelenks. Die meisten K.en betreffen die distalen Enden des Oberarmknochens (Humerus) oder des Oberschenkelknochens (Femur), wobei ein kleines Knochenfragment, einschließlich dem Gelenkkopf, abgetrennt wird.
[*griech.:* kondylos, Knöchel.]
🇬🇧 condylar fracture

**kondyloid.** Ähnlichkeit mit einem Knöchel besitzend.
[*griech.:* kondylos, Knöchel.]
🇬🇧 condyloid

**Kondylom.** (Feigwarze). Warzenförmige, durch Geschlechtsverkehr übertragbare

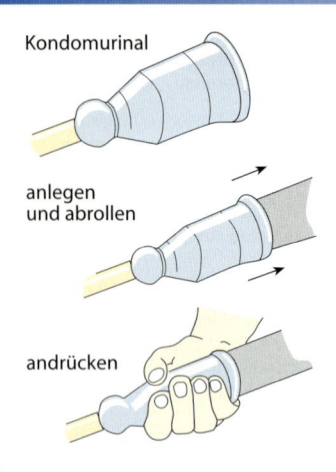

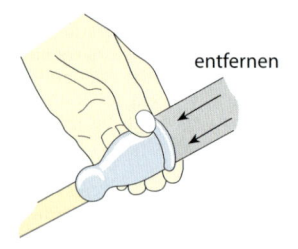

**Kondomurinal.** Benutzung eines Kondomurinals.

*anlegen und abrollen*

*andrücken*

*entfernen*

Wucherung an After, Schamgegend oder Peniseichel.
[*griech.:* kondyloma, Knopf.]
condyloma

**Kondylus.** (Gelenkkopf). Abgerundeter Fortsatz am Ende eines Knochens, an dem Muskelbänder befestigt sind und der mit benachbarten Knochen ein Gelenk bildet.
[*griech.:* kondylos, Knöchel.]
condyle

**Konfabulation.** Erfinden von Geschehnissen und Situationen, die oftmals detailliert und plausibel vorgetragen werden, um Gedächtnislücken zu überbrücken.
[*lat.:* con, mit, fabulare, sprechen.]
confabulation

**Konflikt.** 1. Mentaler Kampf, der entweder bewusst oder unbewusst abläuft und durch gleichzeitiges Vorhandensein gegensätzlicher bzw. inkompatibler Gedanken, Ideen, Zielsetzungen oder emotionaler Einflüsse, Impulse, Bedürfnisse und Triebe entsteht. 2. Schmerzvoller Bewusstseinszustand, verursacht durch den Einfluss gegensätzlicher Gedanken und Gefühle, und die Unfähigkeit, zu einer Lösung zu kommen. 3. Unbewusster emotionaler Kampf zwischen den Bedürfnissen des Es, des Ich und des Über-Ich bzw. zwischen den Bedürfnissen des Ich und den durch die Gesellschaft auferlegten Restriktionen.
[*lat.:* confictere, zusammenschlagen.]
conflict

**Konfusion.** (Desorientiertheit). Mentaler Zustand der Desorientiertheit in Bezug auf Zeit, Personen oder Situationen; führt zu Verwirrung, Verblüffung, geistige Unklarheit sowie der Unfähigkeit, klare Entscheidungen zu treffen und die Aktivitäten des täglichen Lebens zu bewältigen.
[*lat.:* confundere, vermischen.]
confusion

**kongenital.** Angeboren, z.B. ein vererbter Defekt oder eine vererbte Fehlbildung.
[*lat.:* congenitus, geboren mit.]
congenital; inherent; innate

**Kongestion.** Blutstauung (→ Hyperämie) infolge von Entzündungsreizen. – *adj.* kongestiv.
[*lat.:* congere, anhäufen]
congestion

**Kongruenz.** In der Kommunikation, die Übereinstimmung von Körpersprache und verbalen Aussagen.
[*lat.:* concruentia, Übereinstimmung, Harmonie]
concurrence

**Königsvene.** → Vena basilaris.
basilic vein

**Koniotomie.** Luftröhrenschnitt mittels Durchtrennung des Bandes zwischen Schildknorpel und Ringknorpel. Eine K. ist eine Notfallmaßnahme bei lebensbedrohlicher Verengung der Atemwege

oberhalb oder im Bereich der Stimmlippen, wenn keine andere Möglichkeit der Beatmung besteht. (s.a. Erstickung; Tracheotomie)
[griech.: conus, Kegel; tome, Schnitt]
🌐 coniotomy

**Konisation.** Operatives Entfernen eines konisch geformten Gewebeteils, wie bei einer → Konusbiopsie.
🌐 conization

**Konjugation.** (Gametenvereinigung). Form der geschlechtlichen Fortpflanzung bei einzelligen Organismen. Ein Beispiel ist *Paramecium*: beide Partner tauschen mikronukleäres Material aus, so dass jeder Partner »männliche« Vorkerne in die »weibliche« Empfängerzelle überträgt. Das neue genetische Material wird aufgenommen, rekombiniert und durch Vermehrung an die Nachkommen weitergegeben.
🌐 conjugation

**Konjunktiva.** (Bindehaut). Bindehaut des Auges; Schleimhaut an den Innenseiten der Augenlider und dem vorderen Teil der Lederhaut. Die dicke, lichtundurchlässige und mit vielen Blutgefäßen besetzte Lidbindehaut (Tunica palpebralis) überzieht die Innenseiten der Augenlider. Die Augapfelbindehaut (Tunica bulbaris) ist dünn und durchsichtig und ist lose an der vorderen Lederhaut (Sklera) angebracht.
[lat.: conjunctivus, verbindend.]
🔎 Auge
🌐 conjunctiva

**Konjunktivalreaktion.** Methode zur Identifizierung von Allergenen, bei der verdünnte Lösungen von Allergenauszügen in das Auge geträufelt werden.
🌐 conjunctival test

**Konjunktivalreflex.** (Blinzelreflex). Schutzmechanismus des Auges, bei dem sich die Augenlider automatisch schließen, wenn die Bindehaut berührt wird.
🌐 conjunctival reflex

**Konjunktivalsack.** (Bindehautsack). Der von Bindehaut und Augenlidern umschlossene Raum.
🌐 conjunctival sac

**Konjunktivs, akute hämorrhagische.** (Augenbindehautentzündung). Sehr ansteckende Augenerkrankung, die normalerweise durch einen → Enterovirus verursacht wird. Tritt hauptsächlich in dicht bevölkerten, feuchtwarmen Gebieten, insbesondere in Entwicklungsländern bzw. an Orten mit einer hohen Einwanderer- bzw. Flüchtlingspopulation auf. Zu den klinischen Symptomen gehören plötzlich auftretende Augenschmerzen, -juckreiz, -rötung, Lichtempfindlichkeit, Augenlidödem sowie starker wässriger Ausfluss. (→ Konjunktivitis)
🌐 acute hemorrhagic conjunctivitis

**Konjunktivitis.** Augenbindehautentzündung; verursacht durch bakterielle oder virale Infektion, Allergien oder Umweltgifte. Typische Symptome sind rote, geschwollene Augen mit dickflüssigem Ausfluss und verklebten Augenlidern. Bindehautentzündungen sind im Allgemeinen schmerzlos.
🌐 conjunctivitis

**Konjunktivitis, akute kontagiöse.** Hochgradig ansteckende Krankheit, die von Enteroviren ausgelöst wird. Bei Krankheitsbeginn treten Augenschmerzen sowie geschwollene Augenlider und Bindehauthyperämie auf.
🌐 epidemic hemorrhagic conjunctivitis

**Konjunktivitis, allergische.** Durch eine Allergie verursachte Rötung (Hyperämie) der Augenbindehaut (Konjunktiva). Weitverbreitete Allergene sind Pollen, Gräser, äußerlich angewendete Arzneimittel, Luftverschmutzung, Reizstoffe am Arbeitsplatz und Rauch. Eine a. K. tritt beidseitig auf, setzt vor der Pubertät ein, ist saisonal bedingt und hat eine Dauer von ungefähr zehn Jahren. (→ Konjunktivitis)
🌐 allergic conjunctivitis

**Konjunktivitis, des Neugeborenen.** Eitriger Augenausfluss bei einem Neugeborenen während der ersten drei Lebenswochen. Häufige Ursachen sind mütterliche Gonokokken- und Chlamydieninfektionen. Nicht-behandelte Fälle können zu Blindheit führen.
🌐 conjunctivitis of newborn

**konkav.** Nach innen gewölbt. (→ konvex)
[*lat.*: concavare, aushöhlen.]
🇬🇧 concave

**Konkordanz.** Manifestation einer bzw. mehrerer spezifischer Eigenschaften bei beiden Zwillingen.
[*lat.*: concordare, zustimmen.]
🇬🇧 concordance

**Konkrement.** (Calculus). Durch die Ansammlung von Mineralsalzen gebildetes Steinchen, das in verschiedenen Körpergeweben auftreten kann. Am häufigsten bilden sich Calculi in der Galle und den Harnwegen.
[*lat.*: Steinchen.]
🇬🇧 calculus

**konsensuell.** Übereinstimmend, z.B. im Zusammenhang mit Reflexen, bei denen die Stimulierung eines Körperteils zu einer Reaktion in einem andern Körperteil führt.
[*lat.*: con, mit, sentiere, fühlen.]
🇬🇧 consensual

**Konsequenzen.** Vorgänge, die ein bestimmtes Verhalten fördern oder abschwächen. Sie können der Verstärkung oder der Bestrafung dienen.
🇬🇧 consequences

**Konservierungsmittel.** Chemische oder andere Substanz, die als Zusatz die Zersetzungsrate einer anderen Substanz vermindert und dafür sorgt, dass diese in ihrem Zustand möglichst lange erhalten bleibt; z.B. K. in Lebensmitteln.
🇬🇧 preservative

**Konsolidierung.** 1. Verbindung einzelner Teile zu einem Ganzen. 2. Zustand der Verfestigung oder des Stillstandes (z.B. eines Krankheitsprozesses). 3. Medizinischer Ausdruck für die Verknöcherung oder Verfestigung von Geweben, z.B. das sich neu bildende Gewebe bei Knochenbrüchen oder wenn die Lungen bei einer Pneumonie fest und unelastisch werden.
[*lat.*: consolidare, verfestigen.]
🇬🇧 consolidation

**Konstanz.** Beständigkeit, Unveränderlichkeit, Fehlen von Variationen und Schwankungen in qualitativen Eigenschaften.
🇬🇧 constancy

**Konstipation.** (Obstipation). Verzögerte Stuhlentleerung bzw. Stuhlverstopfung. (s.a. Obstipation)
🇬🇧 constipation

**Konstitution.** Allgemeine körperliche Verfassung einer Person; körperliche und mentale Eigenschaften, die es ermöglichen, unter ungünstigen Bedingungen angemessen zu reagieren. Man unterscheidet zwischen vier Konstitutionstypen, leptosomer Typ (mager, schlank, hochaufgeschossen), athletischer Typ (breite Schultern, grober Knochenbau, muskulös), pyknischer Typ (gedrungen, mittelgroß, dickleibig) und dysplastischer Typ (endokrin mangelhaft entwickelt, ohne nachweisbaren Soffwechselstörungen) (nach Kretschmer).
🇬🇧 constitution

**Konstitutionskrankheit.** Eine mit angeborenen, anlagebedingten körperlichen Aspekten assoziierte Krankheit; z.B. eine Erbkrankheit.
🇬🇧 constitutional disease

**Konstitutionspsychologie.** Studium der Beziehung zwischen den individuellen psychologischen Gegebenheiten und morphologischen Eigenschaften und Organfunktionen.
🇬🇧 constitutional psychology

**Konstriktion.** Unphysiologische Einschnürung, Verengung oder Reduzierung der Größe einer Öffnung bzw. einer Körperpassage; z.B. bei der Vasokonstriktion von Blutgefäßen.
[*lat.*: constringere, zusammenziehen.]
🇬🇧 constriction

**Konstriktor.** Muskel, der eine Öffnung verengt, z.B. die Ziliarkörperfasern, die die Pupillengröße regulieren.
🇬🇧 constrictor

**Konsultation.** (Beratung). Inanspruchnahme der beratenden Unterstützung eines Spezialisten zur Lösung von Problemen im

Umgang mit Patienten bzw. bei der Planung und Umsetzung von Gesundheitspflegeprogrammen.
[*lat.:* consultare, überlegen.]
🇬🇧 consultation

**Kontagion.** (Ansteckung). Übertragung einer Krankheit durch direkten Kontakt mit einer infizierten Person bzw. durch indirekten Kontakt durch den Umgang mit kontaminierter Kleidung, Bettwäsche, Geschirr oder anderen Gegenständen.
[*lat.:* contingere, berühren.]
🇬🇧 contagion

**kontagiös.** (ansteckend). Übertragbar bzw. ansteckend; z.B. eine Krankheit, die durch direkten oder indirekten Kontakt übertragen werden kann.
[*lat.:* contingere, berühren.]
🇬🇧 contagious

**Kontaktallergie.** Überempfindlichkeitsreaktion auf einen Stoff, der eine Reaktion bei einem vorhergehenden Kontakt ausgelöst hat oder dessen Struktur einer Substanz gleicht, die eine solche Reaktion erzeugt hat.
🇬🇧 contact allergy

**Kontaktatmung.** Pflegemaßnahme, die atemunterstützende Wirkung zeigt. Mit Kontakt ist das Auflegen der Hände der Pflegeperson gemeint. Dabei können die Hände auf den Brustkorb gelegt werden, um z. B. einen Widerstand bei der Inspiration und einen unterstützenden Druck bei der Exspiration zu erzeugen. Eine weitere Möglichkeit ist das Auflegen der Hände auf den Bauch des Patienten, um eine bewusstere Bauchatmung zu provozieren. Die K. dient der intensiven Bewusstmachung der Atmung und kann im Rahmen der Pneumonieprophylaxe oder auch zur Atemunterstützung bei Lungenerkrankungen dienen. (s.a. Abhusthilfe)
🇬🇧 contact breathing

**Kontaktdermatitis.** (Kontaktekzem). Durch den Kontakt mit einem Reizmittel oder einem sensibilisierendem Antigen verursachter Hautausschlag. Bei nicht allergischer K. verursacht ein primärer Reizstoff, z.B. ein alkalisches Waschmittel oder eine Säure, eine Läsion, die einer Verätzung gleicht. Bei der allergischen K. rufen sensibilisierende Antigene eine immunologische Veränderung in bestimmten Lymphozyten hervor. Der spätere Kontakt mit dem Allergen führt zur Freisetzung chemischer Reizstoffe durch die Lymphozyten und verursacht Entzündungen, Ödem und Bläschenbildung.
🇬🇧 contact dermatitis

**Kontaktdermatitis, phototoxische.** Plötzlich auftretende, sonnenbrandähnliche Reaktion bestimmter Hautbereiche, die nach dem Kontakt mit einer photosensibilisierenden Substanz der Sonne ausgesetzt wurden. Eine Hyperpigmentation kann der akuten Reaktion folgen. Teerderivate, Bergamottöl (das häufig in Kosmetika

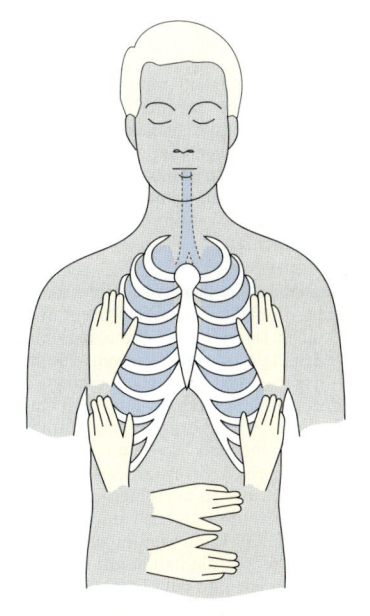

**Kontaktatmung.** Der Patient versucht, die Hände, die mit leichtem Druck aufliegen, «wegzuatmen».

und Getränken verwendet wird) und viele Pflanzen (Karotten, Senf, Schlüsselblume, Butterblume und Schafgarbe) sind bekannte photosensibilisierende Substanzen. (→ Photosensibilisierung)
🌐 phototoxic contact dermatitis

**Kontaktlinse.** Kleine, aus Kunststoff gefertigte Haftschalen, die der Krümmung des Augapfels angepasst werden, um einen Sehfehler zu beheben oder das äußere Erscheinungsbild zu verschönern. Hauptsächlich unterscheidet man zwischen harten, luftdurchlässigen und weichen K.n.
🌐 contact lens

**Kontaktlinsen, Pflege von.** → Pflegeintervention der → NIC, die definiert wird als die Vorbeugung gegen Augenverletzungen und Linsenbeschädigungen durch den korrekten Umgang mit Kontaktlinsen.
🌐 Contact Lens Care

**Kontamination.** Kontakt mit mit schädlichen Substanzen verunreinigten, verseuchten oder vergifteten Substanzen, deren bestimmungsgemäßer Gebrauch dadurch unmöglich bzw. nur mit bestimmten Schutzvorkehrungen möglich ist.
[*lat.:* contaminare, verschmutzen.]
🌐 contamination

**Kontamination, radioaktive.** Der unerwünschte Kontakt von radioaktivem Material (auch Dämpfe oder Strahlung) mit dem Menschen oder der Umwelt. Die K. von Pflegepersonal mit Betastrahlung ist nur durch orale Aufnahme, Einatmen (Inhalation) oder Absorption der Strahlungsquelle möglich; so kann z.B. die Haut durch einen Betastrahler kontaminiert werden, der in absorbierbarer chemischer Form vorliegt. Instrumente, Abdecktücher, OP-Handschuhe und OP-Kleidung, die Kontakt hatten mit Körperflüssigkeiten wie Blut oder Urin von Beta- oder Gammastrahler tragenden Patienten, können daher kontaminiert sein. (s.a. Strahlenschutz)
🌐 radioactive contamination

**Kontinenz.** Bezeichnung für die Kontrolle über Blasen- und Stuhlfunktionen.
[*lat.:* continere, beinhalten.]
🌐 continence

**Kontinuitätstheorie.** Theorie, welche besagt, dass sich die Persönlichkeit einer Person mit fortschreitendem Alter nicht ändert und Verhaltensmuster vorhersagbar werden. Der Alterungsprozess ist umso erfolgreicher, je weniger Veränderungen im Lebensablauf stattfinden.
🌐 continuity theory

**Kontraindikation.** (Gegenanzeige). Faktoren oder Gegebenheiten, die die Anwendung eines bestimmten Arzneimittels oder die Durchführung einer bestimmten Methode oder Behandlungsweise bei der Versorgung eines bestimmten Patienten unmöglich machen.
[*lat.:* contra, gegen, indicare, bekannt machen.]
🌐 contraindication

**kontraindizieren.** Über das Auftreten einer Krankheit oder Störung berichten, die es unmöglich bzw. nicht wünschenswert macht, einen bestimmten Patienten in einer bestimmten Weise zu behandeln oder ihm Medikamente zu verschreiben, die normalerweise angewendet werden.
[*lat.:* contra, gegen, indicare, bekannt machen.]
🌐 contraindicate

**kontraktil.** Bezeichnung für die Fähigkeit, die Größe oder Länge zu reduzieren bzw. sich als Reaktion auf einen Reiz zusammenzuziehen.
[*lat.:* con, mit, trahere, ziehen.]
🌐 contractile

**Kontraktilität.** Eigenschaft von Muskelgewebe, insbesondere des Herzmuskelgewebes, die eine Kontraktion der Muskeln durch eine Verkürzung der Sarkomere ermöglicht.
🌐 contractility

**Kontraktion.** 1. Reduzierung der Größe, insbesondere der Größe von Muskelfasern. 2. Unphysiologische Schrumpfung. 3. Rhythmische Muskelanspannung im oberen Gebärmutterbereich, die zu Be-

ginn einer Geburt als leichte Verspannung empfunden wird und im weiteren Geburtsverlauf immer schmerzhafter wird. Kann eine Minute dauern und in Abständen von zwei Minuten auftreten.
[*lat.:* con, mit, trahere, zusammenziehen.]
🌐 contraction

**Kontraktion, konzentrische.** Häufige Form der Muskelkontraktion; während sich die Muskelfasern bei gesteigerter Anspannung verkürzen, zieht sich der Muskel in rhythmischen Wellen zusammen.
🌐 concentric contraction

**Kontraktur.** Dauerhafte Gelenksfixation in einer unphysiologisch gebeugten oder gestreckten Position; wird durch Muskelatrophie, Verkürzung von Muskelfasern oder den Verlust der Dehnbarkeit der Haut verursacht, z.B. bei Vernarbung des Hautgewebes über einem Gelenk.
[*lat.:* contractura, zusammenziehen.]
🌐 contracture

**Kontrakturenprophylaxe.** Pflegemaßnahmen, um die Entwicklung von → Kontrakturen bei dafür gefährdeten Patienten zu verhindern. Zu den Maßnahmen gehören frühzeitige Mobilisation, Bewegungsübungen und passives Durchbewegen des Patienten sowie regelmäßiges Umlagern. Ein Spezialfall der K. ist die Prophylaxe gegen Spitzfuß (→ Pes equinus), der entstehen kann, wenn z.B. durch die Bettdecke Gewicht auf den Fuß ausgeübt wird und dieser in eine Streckposition gebracht wird.
🌐 contracture prophylaxis

**kontralateral.** Die Gegenseite eines Referenzpunktes betreffend bzw. davon ausgehend.
[*lat.:* contra, gegen, latus, Seite.]
🌐 contralateral

**Kontrast.** Maß für die unterschiedlich intensiv dargestellten Bereiche auf einem Röntgenbild zweier benachbarter Körperregionen. K.e werden durch verschiedene optische Dichten, unterschiedliche Strahlungsübertragung und andere Parameter verursacht.
[*lat.:* contra, gegen, stare, stehen.]
🌐 contrast

**Kontrastmittel.** Röntgenpositive Substanz, die verabreicht wird, um röntgenologische Untersuchungen von Körperstrukturen zu ermöglichen, die sonst auf dem Röntgenfilm nur schlecht zu erkennen wären. Abhängig von dem jeweils darzustellenden Organ oder Organsystem wird es injiziert, als Infusion oder Einlauf verabreicht oder geschluckt. Während und nach der Verabreichung muss auf allergische Reaktionen geachtet werden. (s.a. Röntgenkontrastmittel)
🌐 contrast medium

**Kontrastmittel, radioaktives.** → Röntgenkontrastmittel.
🌐 radioactive contrast media

**Kontrastmittel, wasserlösliches.** Mit Jod behandeltes Kontrastmittel, das durch das Blut absorbiert und durch die Nieren wieder ausgeschieden wird. Der Vorteil eines w. K. ist, dass es nach der Untersuchung nicht wieder entfernt werden muss und dadurch die Untersuchungszeit verkürzt.
🌐 water-soluble contrast medium

**Kontrazeption.** → Empfängnisverhütung.
– *adj.* kontrazeptiv.
[Kurzwort aus kontra (*lat.:* contra, gegen und Konzeption (*lat.:* concipere, aufnehmen, in sich aufnehmen)]
🌐 contraception

**Kontrazeptiva (pl.), orale.** Hormonmedikation zur oralen Einnahme, die der Empfängnisverhütung dient. Die wichtigsten Hormone sind Gestagen und Östrogen. Diese Hormone bewirken eine Hemmung der Produktion des Gonadotropin-releasing-Hormons durch den Hypothalamus; dadurch scheidet die Hypophyse keine Gonadotropine aus, die den Eisprung (Ovulation) stimulieren. Dies führt dazu, dass das Endometrium im Uterus sehr dünn ist und der Zervixschleim in der Folge verdickt wird, was den Spermien das Eindringen verwehrt.
🌐 oral contraceptives

**Kontusion.** (Quetschung). Verletzung, bei der die Integrität der Haut nicht beschädigt wird. Ursache ist oft ein Schlag, der Schwellungen, Verfärbungen und Schmerzen nach sich zieht; eine sofortige Kältebehandlung kann die Entwicklung einer K. eindämmen.
[*lat.:* contundere, verletzen.]
🇬🇧 contusion

**Konusbiopsie.** Operatives Entfernen eines konusförmigen Gebärmutterhalssegments, einschließlich Epithel- und Endozervikalgewebe.
🇬🇧 cone biopsy

**Konvektion.** Übertragung von Wärme durch die in einem Gas oder einer Flüssigkeit zirkulierenden erwärmten Teilchen.
[*lat.:* convehere, zusammenbringen.]
🇬🇧 convection

**Konvergenz.** Bewegung zweier Objekte zu einem gemeinsamen Punkt, z.B. die nach innen gerichtete Bewegung der Augen, um ein nahe vor dem Gesicht befindlichen Gegenstand zu betrachten.
[*lat.:* convergere, zusammenbiegen.]
🇬🇧 convergence

**Konvergenzbreite.** Energiedifferenz, die benötigt wird, um die Augen von einem weitsichtigen zu einem nahsichtigen Konvergenzpunkt zu bewegen. (→ Konvergenz)
🇬🇧 amplitude of convergence

**Konvergenznystagmus.** Periodisch auftretende, krampfartige Augenbewegungen. Die Augen bewegen sich rhythmisch aufeinander zu und kehren dann langsam in die Ausgangsposition zurück. Ursache kann ein Tumor im vorderen Aquaeductus cerebri, im dritten Ventrikel oder im Mittelhirn sein.
🇬🇧 convergent nystagmus

**Konvergenzwinkel.** Der Winkel, der zwischen der visuellen Achse eines Auges, das auf einen Gegenstand fokussiert ist, und einer Mittellinie entsteht.
🇬🇧 angle of convergence

**Konversion.** 1. Sich von einer Form in eine andere wandeln, Transmutation. 2. Korrektur einer fötalen Fehlstellung während der Geburt. 3. Unbewusster Abwehrmechanismus; emotionale, angsteinflößende Konflikte werden unterdrückt und in symbolische, körperliche Beschwerden, ohne organische Ursachen, umgewandelt.
[*lat.:* convertere, herumdrehen.]
🇬🇧 conversion

**Konversionsreaktion.** Abwehrmechanismus, bei dem intrapsychische Konflikte symbolisch durch körperliche Symptome ausgedrückt werden.
🇬🇧 conversion reaction

**Konversionsstörung.** Umwandlung unterdrückter emotionaler Konflikte in sensorische, motorische oder viszerale Symptome, die keine ursächlichen organischen Gründe haben, z.B. Blindheit, Unempfindlichkeit, Hypoästhesie, Hyperästhesien, Parästhesien, unwillkürliche Muskelzuckungen, Lähmung, Stimmverlust, Mutismus, Halluzinationen, Katalepsie, Erstickungsanfälle und Atembeschwerden.
🇬🇧 conversion disorder

**konvex.** Eine nach außen gewölbte Oberfläche. (s.a. konkav)
[*lat.:* convextus, gewölbt.]
🇬🇧 convex

**Konvulsion.** Krämpfe, klonische Zuckungen, z.B. bei epileptischen Anfällen.
🇬🇧 convulsion

**Konzentration.** Die Fähigkeit, über einen längeren Zeitraum bei einem Aspekt der Gesamtwahrnehmung oder des Gesamterlebens zu verweilen z. B. einem Vortrag zu zuhören, ohne von Nebengeräuschen abgelenkt zu werden.
🇬🇧 concentration

**Konzentrationsgefälle.** Durch eine Membran voneinander getrenntes Gefälle einer hochkonzentrierten und niedrig konzentrierten Ionenlösung.
🇬🇧 concentration gradient

**Konzentrationsstörung.** Unfähigkeit, sich längere Zeit auf etwas zu konzentrieren; äußert sich durch mangelnde Aufmerksamkeit, erhöhte Ablenkbarkeit und die Unfähigkeit, sich länger mit bestimmten

Geschehnissen, Personen oder Tätigkeiten auseinander zu setzen.
🌐 lack of concentration

**konzentrisch.** Zwei oder mehrere Kreise mit einem gemeinsamen Mittelpunkt.
[*lat.:* con, mit, centrum, Zentrum.]
🌐 concentric

**Konzept.** Konstruktive bzw. abstrakte Idee oder Gedanke.
[*lat.:* concipere, erstellen.]
🌐 concept

**Konzeption.** 1. Schwangerschaftsbeginn; der Zeitpunkt, zu dem ein Spermatozoon in ein Ei eindringt und eine lebensfähige Zygote bildet; Empfängnis. 2. Der Befruchtungsvorgang. 3. Bezeichnung für den Vorgang, in dessen Mittelpunkt das Entstehen einer Idee steht. 4. Ein entstandener Gedanke; allgemeiner Eindruck, der aus der Interpretation eines bzw. mehrerer Symbole entsteht.
[*lat.:* concipere, erstellen.]
🌐 conception

**Kooperationsbereitschaft, fehlende (Noncompliance).** Anerkannte → NANDA- → Pflegediagnose; Entscheidung eines Klienten/Patienten, therapeutische Empfehlungen nach eingehenden Informationen nicht zu befolgen (die Art der f.n K. muss spezifiziert werden, z.B. in Bezug auf die Einnahme von Medikamenten). Kennzeichnendes Merkmal für eine f. K. ist die Beobachtung, dass die therapeutische Empfehlung nicht befolgt wird, oder entsprechende Äußerungen des Patienten oder informierter Personen.
🌐 noncompliance

**Koordination, motorische.** Harmonisches Funktionieren aller Körperteile, die an Bewegungen beteiligt sind; dazu gehört die feinmotorische, grobmotorische und motorische Steuerung.
🌐 motor coordination

**Kopf.** (Caput). 1. Der oberste Körperteil, der aus Gehirn, speziellen Sinnesorganen, Augen, Ohren, Mund, Nase und damit zusammenhängenden Strukturen besteht. Die meisten Gewebe befinden sich im Schädel, der sich aus 22 Knochen zusammensetzt. 2. Abgerundeter, meist zur Körpermitte gelegener (proximaler) Teil einiger langer Knochen (Kopfbein).
🌐 head

**Kopfbein.** Einer der größten Handwurzelknochen in der Mitte des Handgelenks.
[*lat.:* caput, Kopf; AS, ban, Bein]
🌐 capitate bone

**Kopfextension.** Streckvorrichtung (→ Extension), die bei der Behandlung von Rückenmarksverletzungen am Kopf angebracht werden.
🌐 head traction

**Kopflage.** (Schädellage). Bezeichnung für die kindliche Lage im Mutterleib, wobei der Kopf unten, d.h. beckenwärts, liegt. Die K. wird durch die Angabe des vorangehenden Kopfteils näher beschrieben, z.B. Hinterhaupts-, Stirn- oder Gesichtslage. (→ Kindslage)
🌐 cephalic presentation

**Kopfschlagader, innere.** → Arteria carotis interna.
🌐 internal carotoid artery

**Kopfschmerzen.** (Zephalgie/Zephalalgie). Schmerzen im Kopfbereich aufgrund verschiedener Ursachen. Man kann K. in unterschiedliche Ätiologien einteilen: Migräne-K., Spannungs-K., organisch bedingte K., toxisch bedingte K., Zahnschmerzen und Neuralgien.
🌐 headache

**Kopfschmerzen nach Lumbalpunktion.** Kopfschmerzen, die nach einer Lumbalpunktion bzw. einer Spinalanästhesie auftreten, ausgelöst durch den Verlust von Rückenmarksflüssigkeit aus dem Subarachnoidalraum und nachfolgendem Zug der Hirnhäute an den empfindlichen intrakranialen Strukturen. Zu den starken K. treten oft auch verminderte Hör- und Sehfähigkeit auf. Die Reizung der Hirnhäute und damit verbundene Rückenschmerzen können mehrere Tage anhalten. Maßnahmen zur Linderung der Symptome, wie z.B. strenge Bettruhe in flacher Rückenlage, sind umstritten. Reichliche Flüssigkeitszufuhr, ggf. in Form von

Infusionen bei gleichzeitiger Schmerzmittelgabe, ist auf jeden Fall sinnvoll.
🇬🇧 spinal headache

**Kopfschwarte.** Haut, die den Kopf mit Ausnahme des Gesichts und der Ohren bedeckt.
🇬🇧 scalp

**Kopfschwartenelektrode.** (Skalpelektrode). Spiral- oder Clipelektrode mit feiner Metallspitze, die unter der Geburt durch die Scheide (transvaginal) an der kindlichen Kopfhaut (bei Steißlage am Gesäß) zur direkten Ableitung der fetalen Herztöne angebracht wird. Voraussetzungen sind eine offene Fruchtblase und eine Muttermundsweite von mind. 2 cm. Die Elektrode darf nicht im Gesicht, auf den Fontanellen oder am Genitale des Kindes befestigt werden.
🇬🇧 scalp electrode

**Koprolith.** (Kotstein). Harte Kotmasse im Verdauungstrakt; wird durch eine übermäßige Absorption von Wasser aus dem Dickdarm verursacht.
[*griech.:* lithos, Stein]
🇬🇧 coprolith

**Koproporphyrin.** Stickstoffhaltige, organische Substanzen, die im Kot ausgeschieden werden. K.e sind Abbauprodukte von Bilirubin aus der Hämoglobinzersetzung.
[*griech.:* kopros, Dung, porphyros, lila.]
🇬🇧 coproporphyrin

**Koriander.** Pflanzlicher Extrakt mit entzündungshemmender, antibakterieller, wundheilungsfördernder und krampflösender Wirkung; wird bei Entzündungen und Krämpfen im Magen-Darm-Trakt und bei Zahnfleisch- und Schleimhautentzündungen in der Mundhöhle eingesetzt.
🇬🇧 coriander

**Korium.** → Dermis.

**Kornea.** (Augenhornhaut). Konvex geformter, durchsichtiger vorderer Teil des Auges, der etwa ein Sechstel der äußeren Hülle des Augapfels bedeckt. Die K. ist dicht, hat eine einheitliche Dicke, besitzt keine Gefäße und besteht aus fünf fibrösen Schichten: das mit der Bindehaut verbundene äußere Hornhautepithel; die vordere Basalmembran (Bowman-Membran); die Substantia propria; die hintere Basalmembran (Descemet-Membran) sowie das Endothel der vorderen Kammer (Keratoderma).
[*lat.:* corneus, hornig.]
🇬🇧 cornea

**Kornealreflex.** Schutzmechanismus des Auges, der darin besteht, dass sich die Augenlider bei Berührung der Hornhaut automatisch schließen.
🇬🇧 corneal reflex

**koronar.** Bezeichnung für kranzförmige Körperstrukturen, z.B. die Herzkranzgefäße; das Herz betreffend.
[*lat.:* corona, Krone.]
🇬🇧 coronary

**Koronarangiographie.** Röntgenkontrastdarstellung der Herzkranzgefäße (Koronararterien) zur Lokalisierung von Engstellen (→ Stenosen) und eines Umgehungskreislaufs (→ Kollateralkreislauf) bei → Koronarverschluss.
[lat.: corona, Kranz, Krone; griech.: angeion, Gefäß; graphein, aufschreiben]
🇬🇧 coronary angiography

**Koronarangioplastie, perkutane transluminale (PTCA).** Behandlung einer atherosklerotischen Koronarerkrankung und Angina pectoris, bei der die Gefäßplaque in den Herzarterien abgeflacht werden soll, was zu einer verbesserten Durchblutung führt. Dazu muss ein Ballonkatheter in das betroffene Gefäß eingeführt, mehrmals hintereinander mit Luft aufgefüllt und die Luft wieder entfernt werden; danach wird der Katheter wieder entfernt. Diese Maßnahme wird unter Röntgen- oder Ultraschallkontrolle durchgeführt.
🇬🇧 percutaneous transluminal coronary angioplasty (PTCA)

**Koronararterie.** (Herzkranzgefäß). Eine von zwei Herzkranzgefäßen, die rechts und links von der Aorta abzweigen und deren Gefäße und Zweige das Herz versorgen. Jede Dysfunktion oder Erkrankung der K.n kann ernste, bisweilen sogar tödliche Folgen haben. Die Zweige der K.n können

von vielen verschiedenen Störungen und Krankheiten betroffen werden, z.B. von Embolien, Neoplasmen, Entzündungen sowie von nicht-entzündlichen Krankheiten.
🌐 coronary artery

**Koronarinsuffizienz.** Unzureichende Durchblutung der Herzkranzgefäße (Koronararterien); dadurch kommt es zu einem Missverhältnis des Sauerstoffbedarfs des Herzmuskels und des tatsächlichen Sauerstoffangebots. (s.a. Herzinsuffizienz) [lat.: corona, Kranz, Krone; sufficiens, hinreichend, genügend]
🌐 coronary insufficiency

**Koronarthrombose.** Entwicklung eines Thrombus, der die → Koronararterie blockiert und einen Myokardinfarkt mit tödlichem Ausgang verursachen kann. K.n entstehen in Arteriensegmenten, die arteriosklerotische Läsionen vorweisen.
🌐 coronary thrombosis

**Koronarvene.** Eine der Herzvenen, die Blut aus den Kapillarbetten des Herzmuskels durch den Sinus coronarius in den rechten Herzvorhof leiten.
🌐 coronary vein

**Koronarverschluss.** Verschluss (Obstruktion) einer Arterie, die das Herz versorgt. Ein vollständiger K. führt zum → Myokardinfarkt; im Zwischenstadium kann ein K. zu → Angina pectoris führen. Die pathophysiologischen Ursachen für einen K. sind arteriosklerotische Ablagerungen, die sich langsam aus Lipiden und Makrophagenkomplexen aufbauen. Blutungen in einer Ablagerung können häufig zu raschen Plaqueansammlungen führen. Wenn eine Plaque aufbricht, bilden sich Aggregate aus Thrombozyten und Fibrinablagerungen, es kommt zum Krampf und schließlich zur Thrombusbildung, die einen akuten Myokardinfarkt auslösen kann. Eine Behandlung erfordert eine sofortige intravenöse Thrombolyse und die Verabreichung von Heparin. Mit Hilfe einer primären perkutanen transvenösen Koronarangiographie kann eine schnelle Wiederdurchblutung erreicht werden.
🌐 coronary occlusion

**Korotkow-Geräusch.** Geräusche oder Töne, die während der Blutdruckmessung mit einem Stethoskop distal von der Manschette zu hören sind. Wenn die Luft aus der Manschette abgelassen wird, lässt der Druck auf die Oberarmschlagader (Arteria brachialis) nach und das Pulsieren des Blutes im Gefäß wird hörbar; Möglichkeit der indirekten Blutdruckmessung. [N. Korotkow, russischer Arzt, 1874–1920]
🌐 Korotkoff sounds

**Körper im Alter.** Der K. i. A. ist physiologischen Alterungsprozessen unterworfen, wie z. B. Abnahme der Leistungsfähigkeit, Verlangsamung biologischer und biochemischer Prozesse, Einschränkungen der Funktionen der Organe und Organsysteme.
🌐 body in old age

**Körperbewegung.** Die Bewegungsmöglichkeiten des gesamten Körpers oder seiner Körperteile; dazu gehören Auswärtsbewegen (Abduktion), Heranziehen (Adduktion), Strecken (Extension), Beugen (Flexion) und Drehen (Rotation).
🌐 body movement

**Körperbild.** (Körperschema). Die Wahrnehmung der eigenen körperlichen Erscheinung eines Menschen. Dieses geistige Bild, das realistisch oder unrealistisch sein kann, entsteht durch Selbstbeobachtung, die Reaktionen anderer und die komplexen Interaktionen von Einstellungen, Emotionen, Erinnerungen und Fantasien, sowohl bewusst als auch unbewusst.
🌐 body image

**Körperbild, Verbesserung des.** → Pflegeintervention der → NIC, die definiert wird als die Verbesserung der bewussten oder unbewussten Wahrnehmung und der Einstellung von Patienten gegenüber ihrem Körper.
🌐 Body Image Enhancement

**Körperbildstörungen (pl.).** K. entstehen durch unzureichende Wahrnehmungsinformationen, die ein Mensch über seinen Körper durch Bewegung bekommt. Wahrnehmungsstörungen treten bei Lähmun-

gen oder Immobilität unterschiedlicher Ursachen auf. Patienten mit Hemiplegie neigen z. B. dazu, die gelähmte Körperhälfte bei der Körperpflege auszusparen, da sie sie nicht fühlen können. (s.a. Körperbild; Körperbild, Verbesserung des; Wahrnehmungsstörungen)
≋ body image alterations

**Körpergeruch.** Unangenehmer Geruch in Verbindung mit altem Schweiß. Frisch ausgeschiedener Schweiß ist geruchlos; nach Exposition an der Luft und durch die Aktivität bestimmter Bakterien auf der Haut lösen chemische Veränderungen jedoch einen unangenehmen Geruch aus.
≋ body odor

**Körpergewicht, Umgang mit dem.** → Pflegeintervention der → NIC, die definiert ist als die Unterstützung bei der Erhaltung eines optimalen Körpergewichts und -fettanteils.
≋ Weight Management

**Körpergleichgewicht.** Fähigkeit, die Haltungskontrolle des Rumpfes aufrecht zu erhalten, z.B. wenn das Gewicht auf eine Seite verlagert wird, um mit dem Arm nach etwas zu greifen bzw. etwas zu erlangen. Die Verlagerung des Gewichts kann dabei nach vorne, hinten, zur Seite oder diagonal erfolgen, Gleichgewichts- und Schutzmechanismen inbegriffen. Kopf- und Halssteuerung sind vom Schulter- und Beckengürtel des Rumpfes unabhängig.
≋ trunk balance

**Körperhaltung.** Die Positionen des menschlichen Körpers, wie z. B. liegen, stehen, sitzen, sich krumm oder gerade halten usw.
≋ posture

**Körperleitfähigkeit.** Methode zur Messung der Körperzusammensetzung aus Fett-, Knochen- und Muskelgewebe mit Hilfe der unterschiedlichen Leitfähigkeit der verschiedenen Gewebearten. Die Methode wird zur klinischen Gewichtskontrolle herangezogen, da damit beurteilt werden kann, welche Gewebeart bei einem Gewichtsverlust abgebaut wurde.
≋ total body electrical conductivity

**Körpermassenzahl.** → Body mass index.
≋ body mass index

**Körpermechanismen, Verbesserung von.** → Pflegeintervention der → NIC, die definiert wird als die Verbesserung des Einsatzes von Körperhaltung und -bewegungen bei den täglichen Aktivitäten zur Vorbeugung gegen Müdigkeit und Beschwerden oder Verletzungen der Skelettmuskulatur.
≋ Body Mechanics Promotion

**Körpersprache.** Vielzahl von nonverbalen Signalen, einschließlich Körperbewegungen, Haltungen, Gesten, räumliche Positionen und Mimik, die unterschiedliche körperliche, mentale und emotionale Zustände zum Ausdruck bringen können.
≋ body language

**Körpertemperatur.** Maß der Wärme, die durch bestimmte Körperprozesse entsteht und erhalten wird. Variationen und Veränderungen der K. sind ein wichtiger Indikator für Erkrankungen und andere Störungen. Wärme entsteht im Körper durch den Metabolismus von Nährstoffen; sie wird durch Abstrahlung, Ableitung und Verdunstung durch Schwitzen abgegeben. Die Wärmeproduktion und -abgabe wird im Hypothalamus und im Hirnstamm reguliert und kontrolliert. Erkrankungen des Hypothalamus oder Störungen anderer regulatorischer Zentren können zu einer abnorm niedrigen K. führen. Die oral gemessene normale Temperatur eines gesunden Erwachsenen beträgt etwa 37° Celsius und kann je nach körperlichen Aktivitäten, Umgebungstemperatur und der individuell normalen Temperatur variieren. Die axillare Temperatur beträgt etwa 0,5° weniger als die orale Temperatur; die rektalen Werte liegen 0,3–0,5° höher als die oralen Meßwerte. Die K. kann im Tagesverlauf um 1° C schwanken, wobei sie morgens am niedrigsten und zwischen

18 und 22 Uhr abends am höchsten ist. (s.a. Rektaltemperatur)
🇬🇧 body temperature

**Körperzelle.** Sämtliche Körpergewebszellen, die einen diploiden (doppelten) Chromosomensatz aufweisen; im Gegensatz zu den Geschlechtszellen, die nur einen haploiden (einfachen) Chromosomensatz haben.
🇬🇧 somatic cell

**Korpulenz.** Beleibtheit. – *adj.* korpulent.
[*lat.*: corpus, Körper.]
🇬🇧 corpulence

**Korpuskarzinom.** (Endometriumkrebs). Sammelbezeichnung für Adenokarzinome der Gebärmutterschleimhaut (Endometrium). Das K. ist die am häufigsten auftretende Form maligner Geschwüre und tritt in den meisten Fällen im fünften oder sechsten Lebensjahrzehnt auf. Obwohl die Ursache nicht bekannt ist, ist diese Neoplasmaform mit verschiedenen Risikofaktoren assoziiert, wie z.B. Unfruchtbarkeit, Anovulation, spät einsetzendem Klimakterium (nach dem 52. Lebensjahr), exogene Gabe von Östrogen, Gebärmutterpolypen und einer Kombination aus Diabetes mellitus, Hypertonie und Fettsucht. Das Hauptsyndrom sind abnorme vaginale Blutungen, begleitet von Bauchkrämpfen und Rückenschmerzen. Ein krankhaft erweiterter Uterus kann auf eine fortgeschrittene Erkrankung hinweisen.
🇬🇧 endometrial cancer

**Korpuskel.** Körperchen.
[*lat.*: corpusculum, Körperchen.]
🇬🇧 corpuscle

**Korrelation.** Statistische Beziehung zwischen Variablen. Korrelationen können negativ (invers), positiv oder krummlienig sein.
[*lat.*: com, mit, relatio, Zusammenhang.]
🇬🇧 correlation

**Korrespondenz.** (Übereinstimmung). Beziehung zwischen identischen (korrespondierenden) Punkten auf der Netzhaut (Retina) jedes Auges. Die simultane Stimulation der Punkte führt zur Wahrnehmung eines einzelnen Gegenstandes.
🇬🇧 correspondence

**Korrosion.** Ergebnis einer Redoxreaktion bzw. Bezeichnung für die Zerstörung einer Substanz durch ein Ätzmittel.
🇬🇧 corrosion

**Korsakow-Psychose.** Form der → Amnesie, die häufig bei chronischen Alkoholikern auftritt und durch den Verlust des Kurzzeitgedächtnisses sowie die Unfähigkeit gekennzeichnet ist, neue Fähigkeiten zu erlernen. Die Patienten sind meistens desorientiert, es kann zum Delirium und zu Halluzinationen und der Neigung zu → Konfabulationen kommen.
[S. Korsakow, russischer Psychiater, 1854–1900]
🇬🇧 Korsakoff's psychosis

**Kortex.** (Rinde). Außenschicht eines Körperteils oder einer anderen Struktur.
[*lat.*: cortex, Rinde.]
🇬🇧 cortex

**Kortikosteroid.** Natürlich vorkommende bzw. synthetisch hergestellte Hormone, die im Körper von der Nebenniere ausgeschüttet werden und wichtige Vorgänge im Körper regulieren, u.a. den Kohlenhydrat- und Proteinstoffwechsel, die Aufrechterhaltung von Glukose-, Elektrolyt- und Wasserkonzentrationen im Serum sowie die Funktionen des Herz-Kreislauf-Systems, der Skelettmuskulatur, der Nieren und anderer Organe. Zu den in den → Nebennierenrinde hergestellten K.en zählen auch die → Glukokortikoide und die → Mineralokortikoide. Die wichtigsten Glukokortikoide sind → Kortisol und Kortikosteron. Das einzige, für den Menschen physiologisch wichtige Mineralokortikoid ist → Aldosteron.
[*lat.*: cortex, Rinde, steros, fest.]
🇬🇧 corticosteroid

**Kortisol.** (Hydrocortison). Natürlich im Körper vorkommendes Steroidhormon, das auch synthetisch hergestellt wird und in entzündungshemmenden Präparaten verwendet wird.
🇬🇧 cortisol

**Kortison.** Von der Leber ausgeschüttetes → Glukokortikoid. Synthetisch hergestelltes K. wird in entzündungshemmenden Präparaten verwendet.
🌐 cortisone

**Korynebakterium.** → Propionibakterium.
🌐 corynebacterium

**koscher.** Bezeichnung für die Zubereitung und das Servieren von Nahrungsmitteln nach dem jüdischen Religionsgesetz. Vollständig k.e Nahrungsmittel sind Früchte, Gemüse und Getreide, sowie Tee und Kaffee. Zu den nicht k.en Speisen zählt man das Fleisch von Schweinen und Raubvögeln sowie Seetiere, die keine Flossen und Schuppen haben, z.B. Hummer und Aal. Die meisten Geflügel- und Fleischprodukte sind k., wenn sie richtig behandelt und zubereitet werden (d.h. nach ritueller Schlachtung und ordentlich ausgeblutet).
[hebr.: kasher, einwandfrei]
🌐 kosher

**Kost/Ernährung, purinfreie.** Kostform, in der Nahrungsmittel weggelassen werden, die viel → Purine enthalten; dies sind Endprodukte der Verdauung bestimmter Proteine. Zu den purinhaltigen Nahrungsmitteln gehören Leber, Niere, sowie rotes Fleisch, Geflügel und Fisch. Diese Nahrungsmittel können durch Milch, Eier, Käse und einige pflanzliche Eiweißquellen ersetzt werden.
🌐 purin-free diet

**kostal.** 1. Eine Rippe betreffend. 2. Sich in der Nähe einer Rippe bzw. auf einer den Rippen zugewendeten Seite befindend.
[*lat.*: costa, Rippe.]
🌐 costal

**Kostaufbau.** → Pflegeintervention der → NIC, die definiert wird als die Einführung von erforderlichen Ernährungsrestriktionen mit anschließendem Aufbau der tolerierten Kost.
🌐 Diet Staging

**Kostenanalyse.** Analyse der Ausgaben einer Institution, Abteilung, eines Programms oder einer bestimmten Tätigkeit im Vergleich zum jeweiligen Nutzen.
🌐 cost analysis

**Kosten-Nutzen-Analyse.** Methode zur wirtschaftlichen Bewertung von Ausgaben für medizinische Dienste. Die K.N.A. vergleicht den monetären Nutzen verschiedener Pflegeinterventionen mit den Kosten für die einzelnen Interventionen.
🌐 cost-benefit analysis (CBA)

**kostochondral.** Rippe und Rippenknorpel betreffend.
[*lat.*: costa, Rippe, *griech.*: chondros, Knorpel.]
🌐 costochondral

**kostoklavikulär.** Rippen und Schlüsselbein betreffend.
[*lat.*: costa, Rippe, clavicula, kleiner Schlüssel.]
🌐 costoclavicular

**kostovertebral.** Rippe und Wirbelsäule betreffend.
🌐 costovertebral

**Kostovertebralwinkel.** Einer von zwei Winkeln, die den Raum oberhalb der Nieren begrenzen. Der Winkel wird von der seitlichen, abwärts gerichteten Kurve der untersten Rippe und der senkrechten Wirbelsäule gebildet.
🌐 costovertebral angle (CVA)

**kostozervikal.** Rippen und Nacken betreffend.
[*lat.*: costa, Rippe, cervix, Nacken.]
🌐 costocervical

**Kotfistel.** Unphysiologischer Gang vom Darm an die Körperoberfläche, über den Kot (Fäces) ausgeschieden wird.
🌐 fecal fistula

**Kotstein.** Harte, eingeklemmte Kotmasse im Darm.
🌐 fecalith

**Kotyledon.** (Zottenbüschel). Sichtbares Segment auf der mütterlichen Seite der Plazenta. Eine typische Plazenta kann zwischen 15 bis 28 Kotyledone besitzen, wo-

bei jede aus fötalen Gefäßen, Chorionzotten und einem intervillösem Spalt besteht. [*griech.*: kotyledon, tassenförmig.]
🌐 cotyledon

**Koxarthrose.** (Arthrosis deformans coxae). Sammelbegriff für degenerative Veränderungen des Hüftgelenks, die mit schmerzhaften Funktionsminderungen einhergehen. Die K. kann angeboren sein (z. B. Coxa valga), infolge von Verletzungen, Entzündungen oder bei Stoffwechselstörungen (z. B. Diabetes mellitus) auftreten. Die Therapie erfolgt solange als möglich konservativ (Bewegungsübungen, Wärmeapplikation, entzündungshemmende Medikamente), später dann operativ mittels Umstellungsosteotomie, Arthrodese oder Gelenkersatz.
[*lat.*: coxa, Hüfte, *griech.*: arthron, Gelenk, osis, Krankheit]
🌐 coxarthrosis

**Krallenhand.** (Klauenhand). Missbildung der Hand, die durch eine extreme Beugung der mittleren und distalen Fingerglieder und Überdehnung der Mittelhandgelenke gekennzeichnet ist.
🌐 clawhand

**Krampfader.** Verdrehte und aufgeweitete Vene mit schlecht oder nicht funktionierenden Klappen. K.n entstehen häufig infolge von angeborenen Klappeninsuffizienzen, Venenentzündungen, Schwangerschaft und starkem Übergewicht. Meist sind die Beinvenen von Frauen betroffen.
🌐 varicose vein

**Krampfader, aneurysmatische.** Variköse Vene, die sich aufgrund der Verbindung mit einer angrenzenden Arterie vergrößert.
🌐 aneurysmal varix

**Krampfaderleiden.** → Varikose.
🌐 varicosis

**Krampfanfall.** Übererregung bestimmter Nervenzellen im Gehirn, die zu einer plötzlichen, starken und ungewollten Serie von Kontraktionen bestimmter Muskelgruppen führt. Diese Kontraktionen können, wie bei einem Anfallsleiden, anfallsartig und wiederholt, oder nach einer Gehirnerschütterung oder Operationen aufgrund der Narbenbildung akut und vorübergehend auftreten. Ein Anfall kann klonisch oder tonisch, fokal, einseitig oder zweiseitig sein. (s.a. Epilepsie; Anfall, tonisch-klonisch)
🌐 seizure; convulsive seizure

**Krampfanfälle, Umgang mit.** → Pflegeintervention der → NIC, die definiert ist als die Pflege von Patienten während und nach einem Krampfanfall. Während des Anfalles Patienten nicht festhalten, sondern durch Polsterung, z.B. mit Kissen gegen Verletzungen schützen.
🌐 Seizure Management

**Krampfanfälle, Vorsichtsmaßnahmen bei.** → Pflegeintervention der → NIC, die definiert ist als die Vorbeugung oder Minimierung potenzieller Verletzungen von Patienten mit bekannten Krampfanfällen.
🌐 Seizure Precautions

**Krampus.** Schmerzhafter Muskelkrampf. Ursache können Muskelerkrankungen verschiedener Art sein.
🌐 cramp; spasm

**Kraniektomie.** (Trepanation). Operatives Entfernen eines Teils des Schädelknochens.
[*griech.*: kranion, Schädel, ektome, Exzision.]
🌐 craniectomy

**kraniofazial.** Schädel und Gesicht betreffend.
[*griech.*: kranion, Schädel; *lat.*: facies, Gesicht.]
🌐 craniofacial

**Kraniologie.** Erforschung von Form, Größe, Proportionen und anderen Eigenschaften des menschlichen Schädels; zumeist im Zusammenhang mit anthropologischen Studien.
🌐 craniology

**kraniopharyngeal.** Schädel und Rachen betreffend.
[*griech.*: kranion, Schädel, pharynx, Hals.]
🌐 craniopharyngeal

**Kraniopharyngiom.** Kongenitaler Tumor der Hirnanhangsdrüse; tritt häufig bei

Kinder und Jugendlichen auf und entsteht in Zellen, die aus der Rathke-Tasche bzw. dem Hypophysenstiel entstehen. Der Tumor kann die Funktion der Hypophyse, das Sehnervchiasma, die hypothalamische Steuerung des autonomen Nervensystems beeinträchtigen und zu einem Wasserkopf führen.
craniopharyngioma

**Kraniostenose.** Kongenitale Schädelmissbildung, die durch frühzeitiges Schließen der Schädelnähte verursacht wird.
[*griech.:* kranion, Schädel, stenos, eng, osis, Zustand.]
craniostenosis

**Kraniostose.** Vorzeitige Verknöcherung der Schädelnähte; tritt häufig zusammen mit anderen Skelettfehlbildungen auf. Die Schädelnähte schließen sich vor bzw. kurz nach der Geburt. Ohne operative Korrektur wird das Schädelwachstum eingeschränkt, es kommt zu Schädelmissbildungen und häufig zu Augen- und Hirnschäden.
[*griech.:* kranion, Schädel, osteon, Knochen, osis, Zustand.]
craniostosis

**Kraniotabes.** Vererbte Eindrückbarkeit des oberen und hinteren Schädelknochen bei Neugeborenen; ist auf ein zu schnelles Hirnwachstum im letzten Schwangerschaftsmonat zurückzuführen.
[*griech.:* kranion, Schädel, *lat.:* tabes, Schwund.]
craniotabes

**Kraniotomie.** Operatives Öffnen des Schädels; durchgeführt zur Linderung von Interkranialdruck, zur Stillung von Hirnblutungen oder zum Entfernen eines Hirntumors.
[*griech.:* kranion, Schädel, temnein, schneiden.]
craniotomy

**kraniozervikal.** Die Kreuzung von Schädel und Nacken, insbesondere das Foramen magnum, betreffend.
[*griech.:* kranion, Schädel, *lat.:* cervix, Nacken.]
craniocervical

**Kranium.** Schädelknochen, der das Gehirn umgibt. Der Schädel besteht aus acht Knochen: Stirnbein, Okzipitalknochen, Keilbein, Siebbein sowie den paarweisen Schläfen- und Scheitelbeinknochen.
– *adj.* kranial.
[*griech.:* kranion, Schädel.]
cranium

**Krankenakte.** (Krankenblatt). Von Arzt oder Ärztin erstellter schriftlicher Bericht der → Anamnese eines Klienten oder Patienten. Die K. enthält idealerweise alle relevanten Informationen zu Erkrankungen oder Verletzungen, die medizinischer Versorgung bedürfen. Dazu gehören z.B. Allergien, Operationen, Impfungen, Prognosen, Informationen über Eltern und Geschwister u.v.m.
medical record

**Krankenbeobachtung (KBO).** Bezeichnet alle Tätigkeiten eines professionell Pflegenden, die mit der Beobachtung eines Patienten in Zusammenhang stehen. Die Beobachtungen können dabei eindeutig messbar sein (Blutdruck, Puls, Atmung etc.) oder auch beschreibenden Charakter besitzen (Hautzustand, Wundbeschreibung, Verhalten eines Patienten etc.). Wichtig bei der KBO ist, dass die Pflegeperson normale von pathologischen Zuständen unterscheiden und eine Hierarchisierung vornehmen kann, um z.B. für den Patienten bedrohliche Zustände direkt weiterzugeben. Alle beobachteten Merkmale und deren Veränderungen werden im Dokumentationssystem festgehalten. Dieses kann entweder in einem vorgefertigten Bogen, im Rahmen der Pflegeplanung oder auch im Pflegebericht geschehen.
patient observation

**Krankengeschichte.** (Anamnese). Die gesamten medizinischen Aufzeichnungen eines Patienten vor Auftreten einer Krankheit oder Verletzung. Die K. beinhaltet alle Infektionskrankheiten, alle Impfungen, Krankenhausaufenthalte oder Behandlungen, Informationen über Todesfälle bzw. Krankheiten der näch-

sten Verwandten, über Allergien sowie über angeborene oder erworbene körperliche Defekte. (→ Anamnese)
🇬🇧 case history

**Krankenhaus.** Gemäß § 2 des Krankenhausfinanzierungsgesetzes ist ein K. eine Einrichtung, in der durch ärztliche und pflegerische Hilfeleistungen Krankheiten, Leiden oder Körperschäden festgestellt, geheilt oder gelindert werden sollen, und in der Geburtshilfe geleistet wird. Die zu versorgenden Personen werdem im K. untergebracht und verpflegt.
🇬🇧 hospital

**Krankenhausträger.** Juristische Person, die ein Krankenhaus betreibt. In Deutschland lassen sich die Träger in drei Gruppen einteilen: 1. öffentliche Träger wie Kommune, Land, Bund oder Sozialversicherungsträger, 2. humanitäre, religiöse oder soziale Vereinigungen und 3. private Träger
🇬🇧 hospital sponsor

**Krankenpflege.** Aufgabe der K. ist die Förderung bzw. Wiederherstellung der Gesundheit, die Verhütung von Krankheiten und die Linderung von Leiden. Man unterscheidet zwischen Laienpflege und professioneller Pflege. Laienpflege beinhaltet eine auf Erfahrung beruhende und an den Bedürfnissen des Kranken orientierte Pflege auf freiwilliger Basis meist innerhalb der Familie. Professionelle Pflege hingegen beruht auf theoretischen und praktischen Erkenntnissen, die in einer qualifizierten Ausbildung erworben wurden und auf wissenschaftlichen Grundlagen beruhen. In Deutschland begann mit der Professionalisierung der Krankenpflege erst 1907 mit dem 1. → Krankenpflegegesetz. Bis dahin lag die Pflege in den Händen der Kirche und karitativer Organisationen. (s.a. Krankenpflegeausbildung)
🇬🇧 nursing

**Krankenpflegeausbildung.** Zurzeit geregelt durch das→ Krankenpflegegesetz von 1985 sowie die dazugehörige Ausbildungs- und Prüfungsverordnung. Ziel der K. ist gem. § 4 1. die sach- und fachkundige, umfassende, geplante Pflege des Patienten, 2. die gewissenhafte Vorbereitung, Assistenz und Nachbereitung bei Maßnahmen der Diagnostik und Therapie, 3. die Anregung und Anleitung zu gesundheitsförderndem Verhalten, 4. die Beobachtung des körperlichen und seelischen Zustandes des Patienten und der Umstände, die seine Gesundheit beeinflussen sowie die Weitergabe dieser Beobachtungen an die an der Diagnostik, Therapie und Pflege Beteiligten, 5. die Einleitung lebensnotwendiger Sofortmaßnahmen bis zum Eintreffen der Ärztin oder des Arztes und 6. die Erledigung von Verwaltungsaufgaben, soweit sie in unmittelbarem Zusammenhang mit den Pflegemaßnahmen stehen. Die Ausbildung dauert i.d.R. 3 Jahre und schließt mit einer staatlichen Prüfung ab.
🇬🇧 nursing courses

**Krankenpflegegesetz.** (KrPflG). Zurzeit in der Fassung vom 04.07.1985. Geregelt wird u.a. der Schutz der Berufsbezeichnung, die Krankenpflegeausbildung sowie die Anerkennung ausländischer Ausbildungen.
🇬🇧 Nursing Act

**Krankheit.** Unphysiologischer Vorgang, bei dem der körperliche, emotionale, soziale oder mentale Zustand oder entsprechende Funktionen einer Person im Vergleich zum vorherigen Befinden vermindert oder beeinträchtigt sind.
🇬🇧 illness

**Krankheit, ansteckende.** → Krankheit, die von einer Person oder einem Tier auf eine andere Person bzw. ein anderes Tier übertragen wird; entweder durch direkten Kontakt mit infizierten Exkrementen oder anderen Körperflüssigkeiten, oder indirekt durch bestimmte Stoffe oder Gegenstände, wie z.B. kontaminierte Trinkgläser oder Wasser, oder durch bestimmte Vektoren, z.B. Fliegen, Stechmücken, Zecken und andere Insekten. Das Auftreten a. K.en muss dem Gesundheitsamt mitgeteilt werden.
🇬🇧 communicable disease

**Krankheit, degenerative.** Durch → Degeneration eines Körperteils bzw. die funktionelle Abnutzung eines Gewebes verursachte Erkrankungen. Zu den d. K.en zählen Arteriosklerose, Krebs und Gelenksarthrose.
🇬🇧 degenerative disease

**Krankheit, latente.** → Krankheit oder Störung ohne klinische Anzeichen oder Symptome.
🇬🇧 silent disease

**Krankheit, organische.** Jede → Krankheit, die in Verbindung mit erkennbaren oder sichtbaren Veränderungen in einem oder mehreren Körperorganen steht; z.B. organische Psychose, bei der ein Verlust des Kontaktes mit der Realität durch eine Veränderung in der Funktion des Gehirngewebes verursacht wird.
🇬🇧 organic disease

**Krankheiten, meldepflichtige.** Bestimmte Infektionskrankheiten, die gemäß → Infektionsschutzgesetz (IFSG) bei Tod, Erkrankung oder bereits bei Verdacht dem zuständigen Gesundheitsamt mit Namen der betreffenden Person zu melden sind. Dazu gehören z.B. Cholera, Diphtherie, Masern, Pest und Tollwut.
🇬🇧 reportable diseases

**Krankheitsgewinn, primärer.** Vorteile und positive Begleiterscheinungen einer Krankheit und erste Linderung von emotionalen Konflikten sowie Abbau von Ängsten, was durch den (bewussten oder unbewussten) Einsatz eines Verteidigungsmechanismus oder anderer psychologischer Prozesse erreicht wird.
🇬🇧 primary gain

**Krankheitsprävention.** Maßnahmen zum Schutz von Patienten oder anderen Mitgliedern der Bevölkerung vor bestehenden bzw. potenziellen Gesundheitsrisiken und deren negativen Gesundheitsfolgen, z.B. durch Impfung.
🇬🇧 disease prevention

**Kranznaht.** Gezackte Quernaht zwischen Stirnbein und Scheitelbein auf beiden Schädelseiten.
🇬🇧 coronal suture

**Krater.** Vertiefung, z.B. an der Stelle, an der ein Ulkus operativ entfernt wurde.
🇬🇧 crater

**Krätze.** → Skabies.
🇬🇧 scabies

**Kratztest.** (Scratch-Test). Allergietest, bei dem auf eine leicht aufgeraute Hautstelle eine Lösung mit dem verdächtigen → Allergen aufgetragen wird. Eine Allergie besteht dann, wenn sich innerhalb von 15 Minuten eine Quaddel bildet.
🇬🇧 scratch test

**Kraurose.** (Craurosis). Verdickung, Schrumpfung und Atrophie der Haut oder Weichteile.
[*griech.:* krauros, trocken; osis, Zustand]
🇬🇧 kraurosis

**Krause-Endkolben.** Zahlreich vorhandene sensorische Endorgane und sensible Rezeptoren für Kälte, die in der Bindehaut des Auges (Conjunctiva), in den Schleimhäuten von Lippen und Zunge, im Epineurium eines Nervenstamms, in Penis und Klitoris und in den Membranen bestimmter Gelenke vorkommen. Die K.-E. sind dünne, zylindrische, ovale Körperchen, die einen weichen, halbflüssigen Kern enthalten, in dem die Axone entweder in einer zwiebelförmigen Endung oder einer gewundenen Masse enden.
[W. Krause, deutscher Anatom, 1833–1910]
🇬🇧 Krause's corpuscles

**Kreatin.** Wichtige Stickstoffverbindung, die bei verschiedenen Stofwechselprozessen entsteht. Zusammen mit Phosphor bildet K. energiereiches Phosphat.
[*griech.:* kreas, Fleisch.]
🇬🇧 creatine

**Kreatinin.** Stoffwechselprodukt von → Kreatin, das im Urin ausgeschieden und im Blut und Muskelgeweben zu finden ist.
🇬🇧 creatinine

**Kreatinin-Clearance.** Diagnostischer Test zur Überprüfung der Nierenfunktion, bei dem das Ausmaß des Kreatininabbaus im Blut durch die Niere gemessen wird. Rechnerisch wird die K.C. als das Produkt des

Urinvolumens (Milliliter pro Minute) und der in 24 mit dem Urin ausgeschiedenen Kreatininmenge (Milligramm pro Liter) ausgedrückt. Das Resultat wird durch die Serumkreatininmenge (Milligramm pro Deziliter) geteilt.
🇬🇧 creatinine clearance test

**Kreatinkinase (CK).** Enzym der Transferasegruppe, das in Muskeln, im Gehirn und anderen Körpergeweben zu finden ist. K. katalysiert den Transfer der Phosphatgruppe von → Adenosintriphosphat (ATP) zu → Kreatin, wodurch → Adenosindiphosphat (ADP) und Phosphokreatin gebildet werden.
🇬🇧 creatine kinase (CK)

**Kreatinphosphat.** Enzym, das bei Auftreten eines Muskelschadens, z.B. bei pseudohypertrophischer Muskeldystrophie, im Blut in erhöhter Menge vorhanden ist. (→ Kreatin)
[*griech.:* kreas, Fleisch.]
🇬🇧 creatine phosphate

**Krebs.** (Karzinom). 1. Neoplasma mit unkontrolliert wuchernden anaplastischen Zellen, die in naheliegendes Gewebe eindringen und Metastasen in weit entfernten Körperregionen bilden können. 2. Maligne neoplastische Erkrankungen mit bösartigem Zellwachstum. Die verschiedenen Krebsformen werden eingeteilt nach Art, befallener Körperstelle oder dem klinischen Verlauf der Läsion. Es wird vermutet, dass die Hauptursache für K. auf multiplen Veränderungen der DNS (Gene) beruht, doch geht man zusätzlich von vielen anderen möglichen Ursachen aus. Mehr als 80% aller Krebsfälle werden auf Rauchen, Kontakt mit karzinogenen Chemikalien, radioaktive Strahlung und UV-Strahlung zurückgeführt. Viele Viren verursachen bösartige Tumore bei Tieren. Bei manchen menschlichen Krebserkrankungen ist ein infektiöser Verlauf möglich; das *Heliobacter pylori-Virus* verursacht wahrscheinlich Magenkrebs. Die Entstehung zahlreicher maligner Geschwüre bei Empfängern von Organtransplantationen nach einer immunosuppressiven Therapie lässt darauf schließen, dass das Immunsystem eine wichtige Rolle bei der Kontrolle der Wucherung anaplastischer Zellen spielt. Die Häufigkeit der verschiedenen Krebsformen ist abhängig von Geschlecht, Alter, ethnischer Gruppe und geographischer Lage. K. ist die zweitwichtigste Todesursache nach Herzerkrankungen und steht bei Kindern zwischen 3 und 14 Jahren sogar an erster Stelle. Häufigste Stellen für die Entwicklung von malignen Tumoren sind Haut, Lunge, Prostata, Brust und Darm. Operative Eingriffe sind immer noch die wirksamste Form der Krebsbehandlung; Bestrahlungen werden häufig präoperativ, postoperativ oder auch als Primärtherapie eingesetzt. Eine weitere, oft sehr wirksame Behandlungsmethode ist die Chemotherapie, bei der einzelne oder mehrere Mittel gegen Neoplasmabildung Anwendung finden. Viele bösartige Läsionen können bei zeitiger Entdeckung geheilt werden.
🇬🇧 cancer

**Kreislauf, arterieller.** Die Bewegung des Blutes durch die → Arterien vom Herzen zum Gewebe; im Gegensatz zum venösen Kreislauf, bei dem das Blut vom Gewebe zum Herzen befördert wird.
🇬🇧 arterial circulation

**Kreislauf, fetaler.** Blutkreislauf eines Feten im Mutterleib. Sauerstoffreiches Blut aus der Plazenta gelangt durch die Nabelvene zum Herz des Fötus. Das Blut tritt in den rechten Herzvorhof ein und wird durch das → Foramen ovale direkt in den linken Vorhof gepumpt. Von dort versorgt das Blut die linke Herzkammer, den Kopf sowie die oberen Extremitäten. Sauerstoffarmes Blut fließt durch die Nabelarterien zur Plazenta zurück.
🇬🇧 fetal circulation

**Kreislaufüberbelastung.** Auswirkungen eines erhöhten Blutvolumens (z.B. nach einer Bluttransfusion) und dem dadurch verursachten erhöhten Blutdruck. Kann zu Herzversagen oder Lungenödem führen.
🇬🇧 circulatory overload

**Kreislaufunterstützende Pflege.** → Pflegeintervention der → NIC, die definiert wird als die Unterstützung der arteriellen und venösen Zirkulation.
🇬🇧 Circulatory Care

**Kreislaufunterstützende Pflege, mechanische Hilfsvorrichtungen.** → Pflegeintervention der → NIC, die definiert wird als die vorübergehende Unterstützung der Zirkulation durch Einsatz von mechanischen Hilfsvorrichtungen oder Pumpen.
🇬🇧 Circulatory Care: Mechanical Assist Devise

**Kreislaufunterstützende Vorsichtsmaßnahmen.** → Pflegeintervention der → NIC, die definiert wird als der Schutz eines lokalisierten Bereiches mit eingeschränkter Perfusion.
🇬🇧 Circulatory Precautions

**Kreislaufversagen.** (vaskuläre Insuffizienz). Unfähigkeit des Kreislaufsystems, die Körperzellen durch das Blut mit ausreichenden Mengen von Sauerstoff zu versorgen, um die metabolischen Bedürfnisse zu erfüllen.
🇬🇧 circulatory failure

**Kreislaufversagen, akutes.** Lebensbedrohlicher Abfall des → Herzminutenvolumens aufgrund kardialer oder anderer Ursachen, der zu einer Gewebehypoxie führt. Falls keine sofortige Behandlung erfolgt, droht ein tödliches Herz-Kreislaufversagen. (→ Schock)
🇬🇧 acute circulatory failure

**Kreislaufzeit, normale.** Zeit, die das Blut benötigt, um von einem Körperteil zu einem anderen zu fließen. Zur Bestimmung der K. wird ein Farbstoff bzw. ein Isotop in eine Vene eingespritzt, und es wird gemessen, wie lange der Farbstoff benötigt, um wieder zu der Arterie am Injektionspunkt zu gelangen.
🇬🇧 circulation time, normal

**Kreislaufzentrum.** (Vasomotorenzentrum). Ansammlung von Zellkörpern in der → Medulla oblongata des Gehirns, die den Blutdruck und die Herzfunktion primär über das vegetative Nervensystem regulieren.
🇬🇧 vasomotor center

**Kreißsaal.** Krankenhausabteilung, in der Entbindungen stattfinden und bei Bedarf Notfallmaßnahmen an Neugeborenen durchgeführt werden.
[*mhd.:* krizen, gellend schreien, kreischen]
🇬🇧 delivery room

**Kremasterreflex.** Oberflächlicher Nervenreflex, ausgelöst durch Bestreichen der Haut der Oberschenkelinnenseite beim Mann. Der Reflex führt zu einem raschen Zurückziehen der Hoden auf der stimulierten Seite.
🇬🇧 cremasteric reflex

**Krematorium.** Einrichtung zur Verbrennung von Leichen.
🇬🇧 crematorium

**Krepitation.** Geräusch bzw. Empfindung in Verbindung mit dem Knistern bei Gasbrand, mit dem Aneinanderreiben von Knochenfragmenten oder mit dem Rasseln der Lunge bei Pneumonie.
[*lat.:* crepitans, knistern.]
🇬🇧 crepitus

**krepitierend.** (knisternd; knarrend). Bezeichnung für knisternde, rasselnde Geräusche bzw. für Geräusche, die beim Aneinanderreiben rauher Oberflächen entstehen. (→ Krepitation)
[*lat.:* crepitans, knistern.]
🇬🇧 crepitant

**Kresol.** Mischung aus drei verschiedenen Isomeren in einer Flüssigkeit mit phenolartigem Geruch; wird aus Steinkohlenteer gewonnen und in synthetischen Harzen und Desinfektionsmitteln verwendet. K. ist ein protoplasmatischer Giftstoff, der durch die Haut aufgenommen wird und potenziell tödliche Folgen hat. Symptome einer chronischen Vergiftung sind Hautausschläge, Verdauungsstörungen, Urämie, Ikterus, Störungen des Nervensystems, Schwindel und mentale Veränderungen.
🇬🇧 cresol

**Kretinismus.** Kongenitale Erkrankung mit starker Schilddrüsenunterfunktion und anderen endokrinen Störungen. Typische Anzeichen des K. sind Zwergwuchs, geistige Behinderung, aufgedunsene Gesichtsformen, trockene Haut, dicke Zunge, Nabelbruch und fehlende Muskelkoordination. Kretinismus ist mit Jodmangel und Gicht assoziiert.
[*franz.*: cretin, Idiot.]
🇬🇧 cretinism

**Kreuzband.** Kreuzförmiges Band aus weißem, fibrösem Gewebe, das Knochen miteinander verbindet und Gelenkkapseln bildet.
🇬🇧 cruciform ligament

**Kreuzinfektion.** Übertragung einer Infektion von einem Krankenhauspatienten auf einen anderen.
🇬🇧 cross infection

**Kreuzprobe.** Verträglichkeitsprüfung von Spender- und Empfängerblut, um die Transfusion von inkompatiblen Blutgruppen zu vermeiden; dabei wird (1) die Kompatibilität der Spendererythrozyten mit dem Empfängerserum und (2) der Empfängererythrozyten mit dem Spenderserum getestet. (→ Bluttransfusion) (s.a. Transfusionszwischenfall)
🇬🇧 blood crossmatching

**Kreuzreflex.** Nervenreflex, bei dem die Stimulierung einer Körperseite eine Reaktion auf der anderen Körperseite auslöst, z.B. der konsensuelle Reflex.
🇬🇧 crossed reflex

**Kreuzresistenz.** Resistenz auf ein bestimmtes Antibiotikum, das auch auf ein anderes Antibiotikum ausgedehnt wird, mit dem die Krankheitserreger noch keinen Kontakt hatten.
🇬🇧 cross resistance

**Kreuzschmerzen.** Lokaler oder weitergeleiteter Schmerz im unteren Teil der Wirbelsäule, der durch Verstauchungen (Distorsion), Überanstrengung, Osteoarthritis, Neoplasmen oder einen Bandscheibenvorfall verursacht wird. K. treten häufig auf und können in Verbindung mit schlechter Körperhaltung, Fettleibigkeit, zu langem Sitzen oder unphysiologischen Körpermechanismen stehen. Der Schmerz kann lokalisiert und statisch sein, mit Muskelschwäche und Spasmen einhergehen oder in eine oder beide Beine ausstrahlen, z.B. bei Ischiasbeschwerden. K. können durch Husten, Niesen, Aufstehen, Heben, Dehnen, Beugen oder Drehen ausgelöst oder verschlimmert werden. (→ Lumbago)
🇬🇧 low back pain (LBP)

**Kreuzsensibilität.** Empfindlichkeit für einen Stoff, der eine Sensibilität für andere Stoffe verursacht, die ähnliche chemische Strukturen aufweisen.
🇬🇧 cross sensitivity

**Kreuztoleranz.** Toleranz für andere Drogen, die sich nach Konsum einer einzigen Droge entwickelt, z.B. die Kreuztoleranz zwischen Alkohol und Barbituraten.
🇬🇧 cross-tolerance

**Kreuzung.** Bezeichnung für genetische Methoden der Hybridisierung bzw. Bezeichnung für ein Individuum, einen Organismus oder Stamm, der durch Hybridisierung entstanden ist. (→ Hybridation)
[*lat.*: crux, Kreuz.]
🇬🇧 cross

**kribriform.** Bezeichnung für eine morphologische Struktur mit vielen Perforationen bzw. Löchern, z.B. die Siebbeinplatte.
[*lat.*: cribum, Sieb.]
🇬🇧 cribriform

**krikoid.** Bezeichnung für eine ringförmige Form; z.B. ringförmiger Krikoidknorpel, der Schildknorpel und das Ligamentum cricothyroideum auf Höhe des sechsten Halswirbels miteinander verbindet.
[*griech.*: krikos, Ring, eidos, Form.]
🇬🇧 cricoid

**Krikoidektomie.** Operatives Entfernen des Krikoidknorpels.
[*griech.*: krikos, Ring, eidos, Form, ektome, Exzision.]
🇬🇧 cricoidectomy

**krikopharyngeal.** Krikoidknorpel und Rachen betreffend.
[*griech.*: krikos, Ring, pharynx, Rachen.]
🇬🇧 cricopharyngeal

**Krikothyroidotomie.** Notfallkehlkopfschnitt zur Öffnung der Atemwege einer erstickenden Person. Unterhalb des Adamapfels und oberhalb des Krikoidknorpels wird ein kurzer senkrechter Schnitt gemacht, der durch einen Querschnitt durch die Membrana cricovocalis erweitert wird. Die Öffnung wird mit Hilfe eines beiderseits offenen Tubus offen gehalten, damit Luft ein- und ausströmen kann. (s. a. Tracheotomie)
[*griech.*: krikos, Ring, thyreos, Schild, eidos, Form, temnein, schneiden.]
🇬🇧 cricothyrotomy

**Kriminalpsychologie.** Erforschung geistiger Prozesse, Motivationsmuster und Verhaltensweisen von Verbrechern.
🇬🇧 criminal psychology

**Krise.** 1. Entscheidender Zeitpunkt im Krankheitsverlauf, der von einer deutlichen Veränderung der Intensität der Symptome und Krankheitsanzeichen zum Guten oder zum Schlechten gekennzeichnet ist. 2. Zeitpunkt, der den emotionalen Zustand einer Person entscheidend prägt, z.B. ein Tod in der Familie oder eine Scheidung.
[*griech.*: krisis, Wendepunkt.]
🇬🇧 crisis

**Krise, cholinerge.** Durch erhöhte Acetylcholinkonzentrationen verursachte ausgeprägte Muskelschwäche und Atemlähmung; betrifft häufig Patienten die aufgrund einer Überdosis Anticholinergika an Myasthenia gravis pseudoparalytica leiden.
🇬🇧 cholinergic crisis

**Krise, hypertensive.** Plötzlicher, starker Blutdruckanstieg auf Werte über 200/120 mmHg; tritt meist bei Personen mit einer unbehandelten → Hypertonie auf oder bei Patienten, die verordnete → Antihypertonika nicht einnehmen. Zu den charakteristischen Symptomen gehören starke Kopfschmerzen, Schwindel (Vertigo), Doppeltsehen, Tinnitus, Nasenbluten, Muskelzucken, Tachykardie oder andere Herzrhythmusstörungen, gestaute Halsvenen, niedriger Pulsdruck, Übelkeit und Erbrechen. Die Patienten können verwirrt, reizbar oder benommen sein; es kann in der Folge zu Krämpfen, Koma, Myokardinfarkt, Niereninsuffizienz, Herzstillstand oder Schlaganfällen kommen.
[*griech.*: hyper, darüber; *lat.*: tonus, Spannung; *griech.*: crisis, Wendepunkt]
🇬🇧 hypertensive crisis

**Krise, okulogyre.** (Blickkrampf/Schaukrampf). Krampf, bei dem die Augen in einer starren Position verharren, meist seitlich nach oben gerichtet; dies kann Minuten bis mehrere Stunden andauern und tritt häufig bei Patienten nach einer Enzephalitis mit Anzeichen eines Parkinsonismus auf.
🇬🇧 oculogyric crisis

**Krisenbewältigung.** Entwickeln wirksamer Adaptions- oder Coping-Mechanismen, die zur Bewältigung einer Krise eingesetzt werden können.
🇬🇧 crisis resolution

**Krisenintervention.** 1. → Pflegeintervention der → NIC, die definiert wird als der Einsatz einer kurzfristigen Beratung, um Patienten im Umgang mit einer Krise und bei der Wiederherstellung eines vergleichbaren oder besseren Funktionslevels als vor der Krise zu unterstützen. 2. Intensive ambulante oder stationäre Psychotherapie von kurzer Dauer, wobei sich der Patient mit der Situation identifiziert, die ein bestimmtes emotionales Trauma ausgelöst hat. Der Therapieschwerpunkt liegt dabei auf der Unterstützung während einer psychischen Krise, z.B. nach Suizidversuch.
🇬🇧 Crisis Intervention

**Krisentheorie.** Konzeptionelles Rahmenwerk, welches Phänomene definiert und erklärt, die in Erscheinung treten, wenn eine Person mit einem unlösbar scheinenden Problem konfrontiert ist.
🇬🇧 crisis theory

**Kristall.** Aus anorganischen Stoffen bestehender Feststoff, dessen Atome bzw. Moleküle in gleichmäßigen, dreidimensionalen Mustern festgelegt sind. (→ kristallin)
🇬🇧 crystal

**kristallin.** Bezeichnung für Materialien mit gleichmäßigen, geometrischen Formen. K.e Stoffe haben einen sehr geringen Schmelzpunkt. (→ Kristall)
🇬🇧 crystalline

**Kristallisation.** Bildung von → Kristallen, entweder durch Kühlen einer Flüssigkeit oder eines Gases zu einem Feststoff oder durch Kühlen einer Lösung, bis die gelösten Stoffe als kristalline Ablagerungen ausfällen.
🇬🇧 crystallisation

**Kristalloid.** Gelöste Substanz, die durch eine semipermeable Membran diffundieren kann und kristallisierbar ist.
[*griech.:* krystallos, Kristall, eidos, Form.]
🇬🇧 crystalloid

**Kriterium.** Standard oder Regel, gemäß der etwas beurteilt wird, wie z.B. der Gesundheitszustand eines Patienten oder eine erstellte Diagnose.
[*griech.:* kriterion, Möglichkeit der Beurteilung.]
🇬🇧 criterion

**Krohwinkel, Monika.** *1941 in Hamburg; nach Krankenpflegeausbildung und Weiterbildung zur Lehr- und Leitungstätigkeit an Krankenpflegeschulen 1982 Studium der Pflegewissenschaft und 1984 Studium der Erziehungswissenschaft (Master Education) an der University of Manchester; 1988–1993 Aufbau und Leitung des Agnes-Karll-Instituts für Pflegeforschung des DBfK; seit 1993 Gründungsprofessorin für Pflegewissenschaft an der Evangelischen Fachhochschule Darmstadt; veröffentlichte 1993 die erste vom Bundesministerium für Gesundheit geförderte Studie »Der Pflegeprozess am Beispiel von Apoplexiekranken«, die auf dem von ihr entwickelten → AEDL-Modell basiert

**Kropf.** → Struma.
🇬🇧 goiter

**Kropf, adenomatöser.** Vergrößerung der Schilddrüse aufgrund eines Adenoms bzw. zahlreicher Kolloidknoten.
🇬🇧 adenomatous goiter

**KrPflG.** Krankenpflegegesetz

**Krukenberg-Tumor.** Neoplasma der Eierstöcke (Ovarien), das als Metastase einer gastrointestinalen malignen Erkrankung entsteht, meist eines Magenkarzinoms.
[F. Krukenberg, deutscher Pathologe, 1871–1946]
🇬🇧 Krukenberg's tumor

**Krümmung, anatomische.** Biegung der verschiedenen Wirbelsäulensegmente. In der seitlichen Rückenkontur erscheinen die zervikalen und lumbalen K.en als konkave Wölbungen, die thorakalen und sakralen K.en als konvexe Wölbungen.
🇬🇧 anatomic curve

**Krümmungsmyopie.** Form der Kurzsichtigkeit, die durch Fehler in der Lichtbrechung aufgrund einer übermäßigen Hornhautkrümmung verursacht wird.
🇬🇧 curvature myopia

**Krupp.** Akute Virusinfektion der oberen und unteren Atemwege, die hauptsächlich Kleinkinder im Lebensalter von 3 Monaten bis 3 Jahren betrifft. Typische Symptome sind extreme Heiserkeit, Reizbarkeit, Fieber, heiserer, bellender Husten, kontinuierlicher Stridor beim Einatmen sowie Atemnot (Dyspnoe) bzw. beschleunigte Atmung (Tachypnoe) aufgrund einer Kehlkopfobstruktion. Erreger sind zumeist Parainfluenza-Viren, insbesondere Typ 1, sowie Synzytio-Viren und Influenza A und B Viren. (s.a. Diphtherie)
[schottisch, croup, krächzen.]
🇬🇧 Croup

**Kruppkatarrh.** Schwere Kehlkopfentzündung mit kruppartigem Husten.
🇬🇧 catarrhal croup

**krural.** Das Bein, insbesondere den Unterschenkel betreffend.
🇬🇧 crural

**Kruste.** (Grind; Schorf). Verhärtete Schicht, die sich auf der Hautoberfläche aus ausgetrockneten Körperexsudaten bildet. Schorf bildet sich bei verschiedenen Hautkrankheiten, wie z.B. Ekzem, Eiterflechte (Impetigo), Seborrhö und Erbgrind (Favus) sowie während des Heilungsprozesses von Verbrennungen und Läsionen.
[*lat.*: crusta, Schale.]
🇬🇧 crust

**Kryochirurgie.** Anwendung von niedrigen Temperaturen zur Zerstörung von Geweben. Die K. wird beispielsweise für die Zerstörung des Thalamus-Nervenzellenganglions bei Parkinson-Patienten, zur Zerstörung der Hypophysendrüse bei verschiedenen metastasierenden Krebserkrankungen sowie für die Behandlung von Hautkrebs eingesetzt. Kryotechniken werden auch in der Ophthalmologie angewendet, z.B. um den Heilungsprozess einer gelösten Netzhaut voranzutreiben oder um Katarakte zu entfernen.
[*griech.*: kryos, kalt, cheirourgos, Chirurg.]
🇬🇧 cryosurgery

**kryogen.** Bezeichnung für zum Vereisen von erkranktem Gewebe eingesetzte chemische Substanzen. Der Gewebe- bzw. Zelltod wird dabei durch Dehydration der verletzten Zellmembranen hervorgerufen.
[*griech.*: kryos, kalt, genein, erzeugen.]
🇬🇧 cryogen

**Kryoglobulin.** (Kälteglobulin). Unphysiologisches Plasmaprotein, das bei niedrigen Temperaturen ausfällt und eine Gerinnung verursacht und bei normalen Körpertemperaturen dispergiert.
[*griech.*: kryos, kalt; *lat.*: globulus, Kügelchen.]
🇬🇧 cryoglobulin

**Kryoglobulinämie.** Vorkommen von → Kryoglobulinen im Blut.
[*griech.*: kryos, kalt; *lat.*: globulus, Kügelchen; *griech.*: haima, Blut.]
🇬🇧 cryoglobulinemia

**Kryokauter.** Anwendung von Stoffen, z.B. festem Kohlendioxid oder Kohlensäureschnee, die Gewebe durch Vereisung zerstören.
[*griech.*: kryos, kalt, kauterion, Brenneisen.]
🇬🇧 cryocautery

**Kryopräservation.** Methode zur Erhaltung und Aufbewahrung von Geweben und Organen unter Einsatz extrem tiefer Temperaturen.
🇬🇧 cryopreservation

**Kryotherapie.** (Eisbehandlung). Behandlungsmethode, bei der Kälte als destruktives Medium eingesetzt wird. Die für die Kältetherapie verwendeten Substanzen sind festes Kohlendioxid oder flüssiger Stickstoff.
[*griech.*: kryos, kalt, therapeia, Behandlung.]
🇬🇧 cryotherapy

**Krypte.** Verborgene Grube oder Röhre auf einer Oberfläche; Beispiele anatomischer K.n sind die Analkrypten, Zahnkrypten und Synovialkrypten.
[*griech.*: kryptos, verborgen.]
🇬🇧 crypt

**kryptogenetisch.** 1. Bezeichnung für eine Krankheit mit ungewisser Ursache. 2. Parasitärer Organismus, der im Inneren eines anderen Organismus lebt.
[*griech.*: kryptos, verborgen, genein, erzeugen.]
🇬🇧 cryptogenic

**Kryptokokkose.** Infektionskrankheit, die durch den Pilz *Cryptococcus neoformans* verursacht wird. Der Pilz befällt zuerst die Lunge und breitet sich im weiteren Krankheitsverlauf auf das Gehirn und das Zentralnervensystem, die Haut, das Skelettsystem und das Harnsystem aus. Im visceralen und im subkutanen Gewebe bilden sich Knötchen und Tumore, die mit gallertartiger Masse gefüllt sind. Typische Symptome sind zu Beginn der Erkrankung Husten oder andere Atemwegsbeschwerden. Wenn der Pilz in die Hirnhaut vordringt, können verschiedene neurologische Störungen, einschließlich Kopf-

schmerzen, Seh- und Sprachbehinderungen auftreten.
🌐 cryptococcosis

**Kryptomennorrhö.** Unphysiologischer Rückstau von Menstruationsblut in der Scheide aufgrund eines nicht-perforierten Hymens oder seltener in der Gebärmutter aufgrund eines verschlossenen Zervixkanals.
[*griech.*: kryptos, verborgen; *lat.*: mens, Monat; *griech.*: rhoia, Strom.]
🌐 cryptomenorrhea

**Kryptophthalmus.** Fehlentwicklung mit vollständiger Verschmelzung der Augenlider und unvollständig entwickelten oder völlig fehlenden Augen.
[*griech.*: kryptos, verborgen, ophthalmos, Auge.]
🌐 cryptophthalmos

**Kryptorchismus.** Entwicklungsdefekt, bei dem die Wanderung eines bzw. beider Hoden in das Skrotum ausbleibt und die Hoden im Bauchraum bzw. im Leistenkanal zurückgehalten werden.
[*griech.*: kryptos, verborgen, orchis, Hoden.]
🌐 cryptorchidism

**Kryptosporidiose.** Durch im Gewässern lebende, parasitäre Protozoa, *Cryptosporidium parvum* verursachte Erkrankung des Verdauungstrakts. Zusätzliche Infektionsquellen sind rohe oder halbgekochte, mit Cryptosoridium-Oozysten infizierte Nahrungsmittel sowie direkter Kontakt mit infizierten Menschen oder Tieren. 2 bis 10 Tage nach Infektion treten wässrige Diarrhö, Bauchkrämpfe, Übelkeit, Erbrechen und schwaches Fieber auf.
🌐 cryptosporidiosis

**kubital.** Den Ellenbogen oder Unterarm betreffend.
🌐 cubital

**Kübler-Ross, Elisabeth.** (*1926), Ärztin für Psychiatrie, Begründerin der Sterbeaufklärung in der Neuzeit, mit dem Ziel, die Angst vor dem Tod zu nehmen. Nach ihrem Modell für den Prozess des Sterbevorgangs teilt sich dieser in 5 Phasen (Nicht-Wahrhaben-Wollen/Schock, Wut, Verhandlung, Depression und Akzeptanz). (→ Sterbephasen)

**Kuboid.** (Würfelbein). Würfelförmiger Fußwurzelknochen an der Fußseite, neben dem vierten und fünften Mittelfußknochen.
[*griech.*: kybos, Würfel, eidos, Form.]
🌐 cuboid bone

**Kugelgelenk.** (Articulatio sphaeroidea). Eine Gelenkverbindung, bei der der runde Kopf eines Knochens in einer schalenförmigen Höhle liegt, wodurch sich der distale Knochen in verschiedenen Achsen um das Zentrum drehen kann, z.B. Hüft- oder Schultergelenk.
▱ Gelenk
🌐 ball-and-socket-joint

**Kugelzellanämie.** → Sphärozytose.
🌐 spherocytic anemia

**Kuhpocken.** Milde Infektionserkrankung mit Bläschenausschlag; verursacht durch Übertragung des Vaccinia-Virus von infizierten Kühen. Aufgrund der Ähnlichkeit des Variola-Virus mit dem Vaccinia-Virus führt eine Kuhpockeninfektion zur Immunität gegen Pocken.
🌐 cowpox

**Kultur.** 1. Kultivierung von Mikroorganismen oder Zellen auf speziellen Nährböden. 2. Erlernte Werte, Glaubensauffassungen, Sitten und Verhaltensmuster, die von einer Gruppe interagierender Individuen geteilt werden.
[*lat.*: colere, kultivieren.]
🌐 culture

**kulturbedingt.** Bezeichnung für gesundheitliche Beeinträchtigungen, die mit einer spezifischen Kultur assoziiert sind, z.B. der Glaube an Auswirkungen eines bestimmten Gebets oder die Folgen des »bösen Blicks«.
🌐 culture-bound

**Kulturschock.** Psychologische Auswirkungen einer drastischen Veränderung in der kulturellen Umgebung einer Person. Der Versuch, sich der anderen Kulturgruppe mit ihren unterschiedlichen Praktiken, Werten und Überzeugungen anzupassen,

erzeugt Gefühle von Hilflosigkeit, Unwohlsein und Desorientierung.
🇬🇧 culture shock

**Kulturvermittlung.** → Pflegeintervention der → NIC, die definiert wird als die Überbrückung, Diskussion oder Verbindung orthodoxer Gesundheitspflegesysteme mit kulturfremden Patienten und ihren Familienangehörigen.
🇬🇧 Cultural Brokerage

**Kümmel.** Pflanzlicher Extrakt mit krampflösender und antiseptischer Wirkung. Wird bei Völlegefühl, Blähungen, leichten krampfartigen Magen-Darm-Störungen und Verdauungsbeschwerden bei Säuglingen eingesetzt.
🇬🇧 caraway

**kumulativ.** Allmähliche Steigerung, bei der das schließlich erreichte Gesamtergebnis das erwartete Ergebnis übertreffen kann.
[*lat.:* cumulare, anhäufen.]
🇬🇧 cumulative

**Kunstfehler.** Professionelle Nachlässigkeit, die unmittelbare Ursache für eine Verletzung oder Schädigung eines Patienten ist und infolge von mangelhaftem professionellem Wissen, Erfahrung oder Kompetenz auftritt, welche in der jeweiligen Profession eigentlich erwartet werden kann.
🇬🇧 malpractice

**Kunstherz.** (künstliches Herz). Mechanische Vorrichtung aus Polyurethan, die aus zwei Kammern besteht, in den Körper implantiert und über ein externes Pumpsystem betrieben wird. Das erste K. wurde 1982 eingesetzt.
🇬🇧 artificial heart

**Künstliche Luftwege, Pflege bei.** → Pflegeintervention der → NIC, die definiert wird als die Versorgung von Endotracheal- und Treacheotomietuben und Vorbeugung gegen Komplikationen bei ihrer Anwendung.
🇬🇧 Artificial Airway Management

**Kunsttherapie.** 1. → Pflegeintervention der → NIC, die definiert wird als die Verbesserung der Kommunikation mit Hilfe von Zeichnungen oder anderen Kunstformen.
🇬🇧 Art Therapy

**Kunsttherapie.** Ergänzende Behandlungsmethode, bei der Patienten ermutigt werden, ihre Gefühle mit Hilfe bestimmter künstlerischer Tätigkeiten (z.B. Malen, Basteln) auszudrücken.
🇬🇧 art therapy

**Küntscher-Nagelung.** Chirurgisches Verfahren in der Orthopädie, bei dem rostfreie Stahlnägel zur Fixierung von Frakturen der langen Knochen, besonders des Oberschenkelknochens (Femur), verwendet werden; das Knochenmark wird dabei chirurgisch eröffnet (Marknagelung).
[G. Küntscher, deutscher Chirurg, 1902–1972]
🇬🇧 Küntscher-nailing

**Kupfer (Cu).** Formbares, rötlich braunes Metall mit Atomzahl 29 und einer Massenzahl von 63,55. K. ist Bestandteil verschiedener wichtiger Enzyme des menschlichen Körpers und ist unabdingbar für die Gesundheit. Kupfermangel ist sehr selten, da schon 2 bis 5 mg K. ausreichen, um den täglichen Bedarf abzudecken. Patienten, die unter Wilson-Krankheit, primärer Gallenzirrhose und chronischer extrahepatischer Gallengangsobstruktion leiden, weisen oft krankhaft hohe Kupferkonzentrationen auf.
[*lat.:* cuprum, Kupfer.]
🇬🇧 copper (Cu)

**Kupffer-Sternzellen.** Spezialisierte, sternförmige Zellen des Endothels, die die Kapillaren der Leber auskleiden. K.-S. filtern Bakterien und andere kleine Fremdkörper aus dem Blut.
[K.W. von Kupffer, deutscher Anatom, 1829–1902]
🇬🇧 Kupffer's cells

**Kürettage.** (Ausschabung). Aus- bzw. Abkratzen bestimmter Materialien bzw. Gewebe von der Wand eines Hohlraums oder sonstiger Flächen, z.B. des Uterus. Die Methode wird durchgeführt, um Tumore oder andere krankhafte Gewebe zu entfernen oder um Gewebeproben für mikro-

skopische Untersuchungen zu erhalten. Auch unerwünschte Materialien aus Fisteln und chronischen Infektionsherden werden durch Ausschaben entfernt. Überwachung von Blutdruck, Urinausscheidung und vaginalen Blutungen.
[*franz.*: curette, Schaber.]
🌐 curettage

**Kürette.** (scharfer Löffel). Chirurgisches Instrument in Form eines Löffels oder Schabers, das zum Ausschaben und Entfernen von Material oder Gewebe aus einem Organ, einem Hohlraum oder einer Oberfläche eingesetzt wird.
[*franz.* curette, Schaber.]
🌐 curet

**Kurvatur.** Krümmung oder Wölbung einer ansonsten geraden Linie.
🌐 curvature

**Kurzpsychotherapie.** Behandlung, die sich auf die aktive Lösung von Persönlichkeits- oder Verhaltensstörungen konzentriert, statt auf die spekulative Analyse des Unterbewusstseins.
🌐 brief psychotherapy

**Kurzsichtigkeit.** → Myopie.
🌐 myopia

**kurzwirkend.** Kennzeichnet oder beschreibt einen Wirkstoff bzw. ein Medikament mit kurzer Wirkungsdauer, wobei die Wirkung meist kurz nach Verabreichung der Substanz einsetzt.
🌐 short-acting

**Kurzzeitpflege.** Stationäre Versorgung alter und pflegebedürftiger Menschen für max. 4 Wochen pro Jahr durch professionelle Pflegende, v.a. zur Entlastung der Angehörigen bei eigener Erkrankung oder Urlaub. Je nach Einstufung im Rahmen der Pflegeversicherung besteht ein Rechtsanspruch auf diese Pflegeform (bei den zuständigen Pflegekassen erfragen).
🌐 short-time care

**Kusshand.** → Fallhand.
🌐 wrist drop

**Kußmaul-Atmung.** Unphysiologisch tiefe Atmung bei fast normaler Frequenz (stark erhöhtes Atemzugvolumen, → Hyperventi-

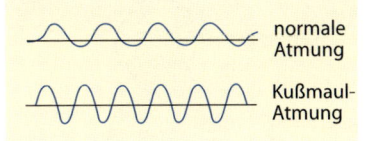

lation), die z.B. ein Merkmal der diabetischen → Ketoazidose ist.
[A. Kußmaul, deutscher Arzt, 1822–1902]
🌐 Kußmaul breathing

normale Atmung

Kußmaul-Atmung

**Kußmaul-Atmung.**

**Kußmaul-Koma.** Diabetisches Koma, das durch eine Azidose und tiefe Atmung (→ Kußmaul-Atmung) oder eine extreme Hyperpnoe gekennzeichnet ist.
[A. Kußmaul; *griech.:* koma, tiefer Schlaf]
🌐 Kußmaul's coma

**kutan.** Die Haut betreffend.
[*lat.:* cutis, Haut.]
🌐 cutaneous

**Kutikula.** 1. Die Epidermis. 2. Hülle eines Haarfollikels. 3. Dünner Rand aus verhorntem Epithel an der Nagelbasis.
[*lat.:* cuticula, häutchen.]
🌐 cuticle

**Kutschersitz.** Atemerleichternde Sitzstellung durch Unterstützung der Atemhilfsmuskulatur; durch die Vergrößerung der Atemfläche wird → Atelektasen vorgebeugt und die Ausatmung erleichtert. Der Patient sitzt mit angewinkelten Armen und gegrätschten Beinen leicht nach vorne gebeugt auf einem Stuhl, beide Unterarme sind auf den Oberschenkeln abgestützt, der Hals wird in Richtung der gestreckten Wirbelsäule gehalten. Vorsicht, bei Patienten mit schlechtem Allgemeinzustand besteht Sturzgefahr.

**Küvette.** Kleines, durchsichtiges Teströhrchen mit speziellen optischen Eigenschaften. Wird bei verschiedenen Methoden und Laboranalysen eingesetzt, wie z.B. bei photometrischen Auswertungen, kolo-

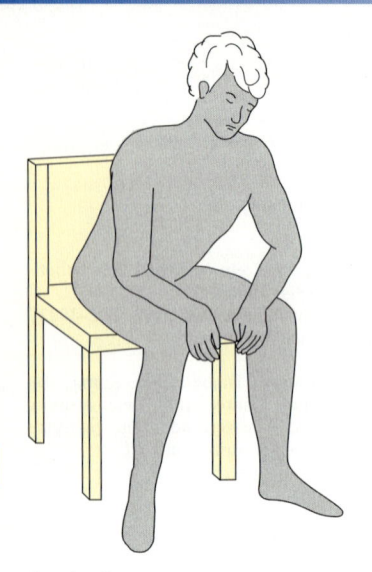

**Kutschersitz.**

rimetrischen Bestimmungen und Messungen des Trübungsgrades.
[*franz.:* cuve, Wanne.]
🇬🇧 cuvette

**Kwashiorkor.** Ernährungsstörung, meist bei Kindern in tropischen und subtropischen Gebieten, die durch einen schweren Eiweißmangel verursacht wird, der normalerweise auftritt, wenn die Kinder zu früh abgestillt werden. Es kann zu folgenden Symptomen kommen: Wachstumsverzögerungen, Veränderungen der Haut- und Haarpigmentierung, Diarrhö, Appetitverlust, nervöse Reizbarkeit, Lethargie, Ödeme, Anämie, Leberdegeneration, Nekrose, Dermatose und Fibrose häufig in Verbindung mit Infektionen und Vitaminmangelkrankheiten. (→ Marasmus)
[afrik.]
🇬🇧 kwashiorkor

**Kybernetik.** Lehre von der Steuerung und Kommunikation in lebenden und leblosen Systemen, wie z.B. in Vergleichsstudien über elektronische Intelligenz und menschliche Gehirne.
🇬🇧 cybernetics

**Kybernetischer Regelkreis.** 1. Prinzip zur Aufrechterhaltung von Lebensvorgängen im menschlichen Körper. Die → Kybernetik bezeichnet die Lehre von der → Steuerung und Regelung komplexer Systeme. Der Körper ist stets bestrebt, Funktionen wie z. B. den Blutdruck, den Blutzuckerspiegel, die Körpertemperatur, die Hormonkonzentration in einem bestimmten Bereich zu halten. Hierzu misst er die aktuellen Werte und vergleicht diese mit den Sollwerten. Bei Abweichungen nimmt er selbstständig Regelungen vor.

2. In der Pflege angewandtes Modell der Entscheidungsfindung, Durchführung und Auswertung, um den Patienten die individuell benötigte Pflege zukommen zu lassen.
🇬🇧 cybernetic control system

**Kyphose.** Unphysiologische Verkrümmung der Wirbelsäule, die durch eine verstärkte Konvexität der Brustwirbelsäule nach hinten (dorsal) gekennzeichnet ist; kann durch Rachitis oder Tuberkulose ausgelöst werden. (→ Scheuermann-Krankheit)
[*griech.:* kyphos, Buckel; osis, Zustand]
🇬🇧 kyphosis

**Kyphoskoliose.** Unphysiologische (anterior-posteriore) Buckelbildung und gleichzeitige seitliche (laterale) Verkrümmung der Wirbelsäule. (→ Skoliose)
[*griech.:* kyphos, Buckel; skolios, Kurve; osis, Zustand]
🇬🇧 kyphoscoliosis

# L

**LA.** Lebensaktivitäten

**Labeling.** 1. Gewährleistung von Informationen über Arznei- oder Nahrungsmittel, Geräte und Kosmetika für den Käufer oder Benutzer. Für das L. stehen offizielle Regulierungen zur Verfügung. 2. Klassifizierung eines Patienten in eine diagnostische Kategorie. Dieses L. kann irreführend sein, da nicht alle Patienten die definierten Merkmale der standardisierten diagnostischen Kategorien aufweisen.
▓ labeling

**Labia.** (Labien). 1. Lippen; fleischige Ränder eines Organs oder Gewebes, z.B. des Mundes. 2. Die Hautfalten an der Öffnung der Vagina (→ Schamlippen).
[*lat.:* Lippe]
▓ labia

**labial.** Zu den Lippen (Labia) gehörend; z.B. Glandulae labialis.
▓ labial

**labil.** 1. Unstabil; durch eine Tendenz zur Veränderung oder Modifizierung charakterisiert. 2. Emotional unstabil; Bezeichnung für schnell veränderliche oder wechselnde Gefühle, die für bestimmte Formen der → Schizophrenie charakteristisch sind.
[*lat.:* labilis, abgleiten]
▓ labile

**labiodental.** Zu den Lippen (Labia) und den Zähnen (Dentes) gehörend.
▓ labiodental

**Laborergebnisse, Interpretation von.** → Pflegeintervention der → NIC, die definiert wird als die kritische Analyse der Laborwerte von Patienten zur Unterstützung von klinischen Entscheidungen.
▓ Laboratory Data Interpretation

**Laboruntersuchungen, am Patientenbett.** → Pflegeintervention der → NIC, die definiert wird als die Durchführung von Laboruntersuchungen am Bett oder am Ort der Pflege.
▓ Bedside Laboratory Testing

**Labyrinth.** Innenohr; Sinnesorgan des Ohres, das aus der knöchernen Labyrinthkapsel und dem häutigen L., dem Vorhof (Vestibulum), den Bogengängen und der Schnecke (einschließlich Corti-Organ) besteht. Im L. werden Vibrationen als Reaktion auf Lageveränderungen vom Mittelohr zum VIII. Hirnnerv (N. vestibulocochlearis) übermittelt. – *adj.* labyrinthär.
[*griech.:* labyrinthos, vielfach verschlungener Irrgang]
◢ Ohr
▓ labyrinth; static labyrinth

**Labyrinthitis.** Entzündung der Kanäle des Innenohrs (→ Labyrinth), was zu Schwindel (Vertigo), Erbrechen, Augenzittern (Nystagmus) und Schwerhörigkeit führen kann.
[*griech.:* labyrinthos, Irrgang; itis, Entzündung]
▓ labyrinthitis

**Lachgas.** Bezeichnung für Stickoxidul ($N_2O$); farbloses → Inhalationsanästhetikum, das als Nebenwirkung Halluzinationen und rauschhaft-euphorische Zustände auslöst (nur selten jedoch Lachen oder Kichern), wenn es in Mengen verabreicht wird, die noch keine Narkose induzieren.

L. wird zur Narkoseeinleitung und zur Narkoseaufrechterhaltung verwendet.
🌐 nitrous oxide; laughing gas

**Lackmuspapier.** Absorbierendes Papier, das mit Lackmus, einem blauen Farbstoff, überzogen ist und das zur Bestimmung des → pH-Wertes verwendet wird. Säuren färben blaues L. rot, alkalische Substanzen verursachen dagegen keine Farbveränderung, das L. bleibt blau.
🌐 litmus paper

**Lacrima.** Träne. – *adj.* lacrimalis.
[*lat.*: Träne]
🌐 lacrima

**Lactobacillus.** Kleine Gruppe nicht pathogener grampositiver stäbchenförmiger Bakterien, die aus Kohlenhydraten → Milchsäure herstellen.
🌐 lactobacillus

**Laennec-Zirrhose.** Bindegewebige (fibröse) Form der Leberzirrhose, die durch Alkoholabusus ausgelöst wird.
[R. Laennec, französischer Arzt, 1781–1826; *griech.*: kirrhos, gelb; osis, Zustand]
🌐 Laennec's cirrhosis

**Lagerung.** → Pflegeintervention der → NIC, die definiert wird als die Bewegung eines Patienten oder eines Körperteils zur Gewährleistung von Wohlbefinden, zur Reduzierung des Risikos für Hautverletzungen, zur Förderung der Hautintegrität und/oder zur Unterstützung der Heilung.
🌐 Positioning

**Lagerung.** Stellung oder Haltung des Körpers, in die der Patient gebracht wird. Zu den L.en gehören u.a. die anatomische L., Dekubitus-, → Fowler-, → Trendelenburg-, Rücken- oder → Bauchlagerung. Bei bettlägerigen Patienten dient die regelmäßige Umlagerung zur Dekubitus-, Kontrakturen- und Pneumonieprophylaxe. Zusätzlich werden zur L. bestimmte Lagerungshilfsmittel wie Kissen, Sandsäcke oder Keile verwendet. (s.a. A-Lagerung; I-Lagerung; T-Lagerung; V-Lagerung; Lagerung, atemunterstützende)
🌐 body position

**Lagerung: intraoperativ.** → Pflegeintervention der → NIC, die definiert wird als die Bewegung eines Patienten oder eines Körperteils zur Förderung des chirurgischen Zugangs, um das Risiko von Beschwerden und Komplikationen zu reduzieren.
🌐 Positioning: Intraoperative

**Lagerung: neurologisch.** → Pflegeintervention der → NIC, die definiert wird als die Gewährleistung einer optimalen, angemessenen Körperhaltung bei Patienten mit Rückenmarkverletzungen oder Wirbelsäulenschäden oder bei diesbezüglich gefährdeten Patienten.
🌐 Positioning: Neurologic

**Lagerung: Rollstuhl.** → Pflegeintervention der → NIC, die definiert wird als die Positionierung eines Patienten in einem geeigneten Rollstuhl zur Förderung von Wohlbefinden, Hautintegrität und Selbstständigkeit.
🌐 Positioning: Wheelchair

**Lagerungen, atemunterstützende.** → V-, A-, T-, I-Lagerung, Kutschersitz, Bauchlagerung.

**Lagerungsdrainage.** Einsatz einer entsprechenden Lagerung, durch die Sekretionen aus bestimmten Abschnitten der Bronchien und der Lunge in die Luftröhre (Trachea) abgeleitet werden können. Durch Husten werden die Sekretionen dann normalerweise ausgeschieden. Zur Lagerung können Kissen oder verstellbare Betten benutzt werden, wobei sich der Kopf des Patienten anfangs leicht erniedrigt in einer Trendelenburg-Lagerung befindet. Dann muss der Patient durch die Nase ein- und durch den Mund ausatmen. Gleichzeitig können mit einem Vibrator über dem betreffenden Lungenbereich die Sekretionen gelöst werden. Danach wird der Patient aufgesetzt und sollte mindestens dreimal tief atmen und mehrmals husten. (→ A-Lagerung; V-Lagerung)
🌐 postural drainage

## Lähmung, schlaffe

**Oberlappen- Drainage links**
- hinteres oberes Segment
- hinterer Bronchialbereich

30 cm

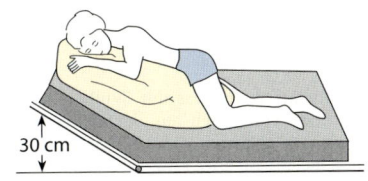

**Mittellappen- Drainage rechts**
(Oberkörper ca. 45° nach links gedreht)

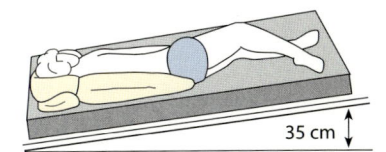

35 cm

**Unterlappen- Drainage beidseits**
- Spitzensegmente

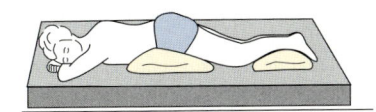

**Unterlappen- Drainage links**
- äußeres Segment
- seitlich unterer Bronchialbereich

45 cm

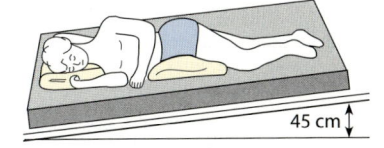

**Oberlappen- Drainage rechts**
- äußeres und hinteres Segment
- hinterer Bronchialbereich

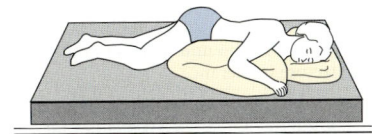

**Oberlappen- Drainage beidseits**
- vordere Segmente
- vorderer Bronchialbereich

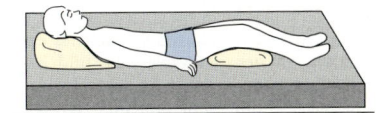

**Lagerungsdrainage.** Drainagelagerungen.

**Lagerungshilfsmittel.** Hilfsmittel zur Lagerung des Patienten, die nach nach dem Bedarf, Hygiene (desinfizierbar) und Wunsch des Patienten ausgewählt werden, z.B. Kissen, Keile, Gelkissen, Sandsäcke, Decken u.ä.

**Lagerungsschaden.** Schädigung von Haut und Gewebe, bei Sehnen und Muskeln in Form von Verkürzungen (→ Kontrakturen), die aufgrund unsachgemäßer bzw. zu lang anhaltender Lagerung auf einer Stelle entstanden sind. Tritt bei lagerungspflichtigen Patienten, sowie peri- und postoperativ auf. (→ Pflege bei Dekubitus)
positioning injury

**Lagophthalmus.** (Hasenauge). Zustand, bei dem ein Auge aufgrund einer neurologischen oder muskulären Störung nicht vollständig geschlossen werden kann. [*griech.:* lagos, Hase; ophthalmos, Auge]
lagophthalmos

**Lähmung, schlaffe.** Schwächung (Parese) bzw. Verlust (Paralyse, Plegie) des Muskeltonus infolge von Krankheit. (s.a. Spastik)
flaccid paralysis

**Lähmung, vollständige.** Lähmung mit komplettem Verlust aller motorischen Funktionen.
🔤 complete paralysis

**Lähmung, zentrale.** Durch eine Läsion im Zentralnervensystem verursachte Lähmung.
🔤 central paralysis

**Laktalbumin.** Einfaches Eiweiß mit hohem Nährwert, das in Milch (z.B. → Muttermilch) vorhanden ist; es ähnelt dem Serumalbumin.
[*lat.:* lac, Milch; albus, weiß]
🔤 lactalbumin

**Laktase.** Enzym, das die Spaltung (Hydrolyse) von Milchzucker (→ Laktose) zu → Glukose und → Galaktose katalysiert.
[*lat.:* lac, Milch; ase, Enzym]
🔤 lactase

**Laktasemangel.** (Kohlenhydratmalabsorption). Angeborene Störung, bei der das Verdauungsenzym → Laktase in unzureichender Menge vorhanden ist, was dazu führt, dass die Verdauung von Milchzucker (→ Laktose) nicht möglich ist (→ Laktoseintoleranz).
🔤 lactase deficiency

**Laktat.** Salz der → Milchsäure, welches ein Endprodukt der → Glykolyse ist und besonders bei körperlicher Anstrengung sowie im Zusammenhang mit einer Hypoxie ansteigt.
🔤 lactate

**Laktatazidose.** Erkrankung, die durch eine unphysiologische Ansammlung von Milchsäure im Blut charakterisiert ist und den pH-Wert in den Muskeln und im Serum senkt. Die L. tritt meist in hypoxischem Gewebe auf. Zu den Symptomen gehören Übelkeit, Bauchschmerzen und Hyperventilation.
🔤 lactic acidosis

**Laktatdehydrogenase (LDH).** Enzym der → Glykolyse, das sich im Zellplasma fast aller Körpergewebe findet, wo seine Hauptfunktion darin besteht, die Oxidation von L-Laktat in Pyruvat zu katalysieren. Die L. steht im Zusammenhang mit dem anaeroben Kohlenhydratstoffwechsel und dient im Serum als ein möglicher Indikator für einen Myokardinfarkt, Muskeldystrophien, Lebererkrankungen oder Tumore.
🔤 lactate dehydrogenase (LDH)

**Laktation.** Der Prozess der Synthese und Sekretion von Milch aus der weiblichen Brust zur Ernährung eines Säuglings.
[*lat.:* lac, Milch; atio, Prozess]
🔤 lactation

**laktifer.** Zu einer Struktur gehörend, die Milch produziert oder weiterleitet, z.B. die Milchgänge in der weiblichen Brust.
🔤 lactiferous

**Laktose.** → Disaccharid, das in der Milch aller Säugetiere zu finden ist. Bei der Spaltung (Hydrolyse) der L. entstehen die Monosaccharide → Glukose und → Galaktose.
🔤 lactose

**Laktoseintoleranz.** Unverträglichkeit von Milchzucker (→ Laktose) in Verbindung mit der Unfähigkeit, Laktose zu verdauen, weil das Enzym → Laktase nicht in ausreichender Menge vorhanden ist oder Fehlfunktionen aufweist. Zu den Symptomen einer L. gehören Völlegefühl, Flatulenz, Übelkeit, Diarrhö und Bauchkrämpfe.
🔤 lactose intolerance

**Laktovegetarier.** Person, deren Kost vorwiegend aus Milch und Milchprodukten (z.B. Käse) sowie Nahrungsmitteln pflanzlicher Herkunft besteht und die keine tierischen Produkte wie Fleisch, Fisch oder Eier enthält.
🔤 lacto-vegetarian

**Laktulose.** Nicht-absorbierbares synthetisches Disaccharid, das im Darm von Bakterien zu → Milchsäure abgebaut (hydrolysiert) wird.
🔤 lactulose

**lakunär.** Zu Strukturen wie Gruben, Vertiefungen, Höhlen oder Buchten (→ Lakunen) gehörend.
🔤 lacunar

**Lakune.** 1. Kleine Höhle innerhalb einer Struktur, insbesondere in Knochengewe-

be. 2. Lücke, z.B. im Gesichtsfeld oder im Gefäßgewebe.
[*lat.*: Grube]
🌐 lacuna

**Lallen.** 1. Undeutliche und unverständliche Sprachäußerungen, z.B. eines Säuglings, oder die gemurmelte Sprache von schizophrenen Patienten, Alkoholikern oder geistig stark behinderten Menschen. 2. Sprechstörung, bei der alle Worte falsch ausgesprochen werden, die ein »l« enthalten, oder ein »l« statt einem »r« gesprochen wird. (s.a. Lambdazismus)
🌐 lallation

**Lalophobie.** Starke Angst vor dem Sprechen, die durch die Befürchtung ausgelöst wird, beim Sprechen zu stammeln oder zu stottern.
[*griech.*: lalia, Sprache; phobos, Angst]
🌐 lalophobia

**Lambda.** 1. Elfter Buchstabe des griechischen Alphabets (Λ, λ). 2. Schädelfontanelle, an der die Nähte vom Hinterhauptbein und den beiden Scheitelbeinen zusammenlaufen (→ Lambdanaht).
🌐 lambda

**Lambdanaht.** (Sutura lambdoidea). Verbindung zwischen dem Hinterhauptbein und beiden Scheitelbeinen.
🌐 lambdoidal suture

**Lamelle.** Dünnes Blatt oder Plättchen, z.B. Weichteil- oder Knochenlamellen.
[*lat.*: kleine Platte]
🌐 lamella

**Lamina.** Dünne, flache Schicht einer Membran oder eines dickeren Gewebes; kann strukturlos oder Teil einer Struktur sein, z.B. der flache Abschnitt des Wirbelbogens (L. arcus vertebrae).
[*lat.*: Blatt]
🌐 lamina

**Laminar Airflow.** System von zirkulierender gefilterter Luft durch Belüftungsvorrichtungen in Krankenhäusern, besonders im Operationssaal und in der Intensivstation. Dieses System reduziert das Risiko einer bakteriellen Kontamination oder der Exposition gegenüber chemischen Agenzien.
🌐 laminar air flow (laf)

**Laminektomie.** Chirurgische Entfernung des Dornfortsatzes eines oder mehrerer Wirbelbögen. Die L. wird durchgeführt, um die Kompression des Rückenmarks zu lindern, die durch einen dislozierten Knochen nach einer Verletzung oder durch Degeneration eines Wirbelkörpers entstanden ist.
[*lat.*: lamina, Blatt; *griech.*: ektome, herausschneiden]
🌐 laminectomy

**Langerhans-Inseln.** Zusammenschluss von Zellen (→ Langerhans-Zellen) in der Bauchspeicheldrüse (Pankreas), die Insulin, Glukagon und Pankreaspolypeptide produzieren. Sie bilden den endokrinen Teil des Pankreas; ihre normale hormonelle Sekretion, die in den Blutstrom freigesetzt wird, ist ein wichtiger Ausgleichsmechanismus für den Kohlenhydratstoffwechsel.
[P. Langerhans, deutscher Pathologe, 1847–1888]
🌐 islands of Langerhans

**Langerhans-Zellen.** Sternförmige (dendritische Zellen), die meist in der Stachelzellenschicht (Stratum spinosum) in der Oberhaut (Epidermis) zu finden sind.
[P. Langerhans, deutscher Pathologe, 1847–1888]
🌐 Langerhans' cells

**Längslage.** Normale Lage des Fötus im Mutterleib, bei der die Längsachse des Kindes parallel zu der der Mutter verläuft.
🌐 longitudinal presentation

**Langzeitgedächtnis.** Die Fähigkeit, Empfindungen, Ereignisse, Vorstellungen und andere Informationen längere Zeit mühelos in Erinnerung zu behalten. Das L. besteht aus einem Tätigkeitsgedächtnis (z.B. Abläufe des Fahrradfahrens, Tennisspielens usw.) und einem Faktengedächtnis (Namen, Daten, Ereignisse). Der Sitz des L.ses liegt vor allem im Kleinhirn und im motorischen Kortex des Großhirns.
🌐 long-term memory

**Langzeitinsulin.** Insulinpräparat, das mit Zink versetzt eine längere Wirkung als unbehandeltes → Insulin hat. Der Wirkungsbeginn des L.s setzt innerhalb von 8 Stunden ein, erreicht seinen Höhepunkt nach 16 bis 24 Stunden und kann eine Wirkungsdauer bis zu 36 Stunden aufweisen. (s.a. Altinsulin)
🇬🇧 long-acting insulin

**Langzeitpflege.** Gewährleistung von pflegerischen, medizinischen, sozialen und persönlichen Leistungen, die Personen mit chronischen körperlichen oder geistigen Erkrankungen auf wiederholter und dauerhafter Basis erhalten.
🇬🇧 long-term care

**Lanolin.** Fettähnliche Substanz aus der Wolle von Schafen; L. enthält 25 % Wasser wie eine Wasser-in-Öl-Emulsion und wird als Grundlage für Salben und Emollienzien für die Haut verwendet.
[*lat.:* lana, Wolle; oleum, Öl]
🇬🇧 lanolin

**Lanugo.** 1. Das weiche flaumige Haar, das einen Fötus ab dem fünften Monat bedeckt und das bei der Geburt im neunten Monat fast vollständig ausgefallen ist. 2. Das feine, weiche Haar, das alle Körperstellen außer den Handinnenflächen und Fußsohlen sowie den Stellen bedeckt, die normalerweise mit anderen Arten von Haaren bedeckt sind.
🇬🇧 lanugo

**Lanzette.** Kleines, spitzes, zweischneidiges Messer, mit dem zur Blutentnahme ein Einschnitt in die Haut vorgenommen wird.
🇬🇧 lancet

**lanzinierend.** Scharf, heftig und plötzlich auftretend, z.B. l. e Schmerzen.
🇬🇧 lancinating

**laparo-.** Vorsilbe mit der Bedeutung »Bauch, Bauchraum«.
[*griech.:* Lende]
🇬🇧 laparo-

**Laparoenterotomie.** Chirurgischer Einschnitt in den Darm (Intestinum) durch die Bauchwand.
[*griech.:* laparo, Lende; enteron, Darm; temnein, schneiden]
🇬🇧 laparoenterotomy

**Laparohysterotomie.** Entfernung der Gebärmutter (→ Hysterektomie), die mit Hilfe eines Schnittes in die Bauchwand durchgeführt wird.
[*griech.:* laparo, Lende; hystera, Gebärmutter; ektome, ausschneiden]
🇬🇧 laparohysterectomy

**Laparoskop.** Form eines → Endoskops, das mit einem Beleuchtungssystem ausgestattet ist und zur Untersuchung in die Bauchhöhle eingeführt wird.
[*griech.:* laparo, Lende; skopein, schauen]
🇬🇧 laparoscope

**Laparoskopie.** (Bauchspiegelung). → Endoskopie der → Bauchhöhle, zur Diagnosestellung oder operativen Behandlung von Erkrankungen der Bauch- und Beckenorgane. Überwachung von Blutdruck, Urinausscheidung und vaginalen Blutungen. (s.a. Endoskopie; Endoskop)
[*lat.:* abdomen, Bauch; *griech.:* skopein, betrachten]
🇬🇧 abdominoscopy; laparoscopy

**Laparotomie.** Chirurgischer Einschnitt in die Bauchhöhle, die meist unter allgemeiner oder lokaler Narkose häufig zu Untersuchungszwecken durchgeführt wird; Formen der L. sind z.B. Appendektomie, Cholezystektomie und Kolostomie.
[*griech.:* laparo, Lende; temnein, schneiden]
🇬🇧 laparotomy (lap)

**Lapis.** Jede Substanz, die nicht ohne weiteres in einen gasförmigen Zustand umgewandelt werden kann, z.B. ein Ätzstift (L. causticus).
[*lat.:* Stein]
🇬🇧 lapis

**Larva migrans cutanea.** (Hautmaulwurf). Durch den Hakenwurm, *Ancylostoma braziliense*, verursachte Hautläsionen mit typischen, unregelmäßigen, umherwandernden rötlichen Linien. Die Eier dieser Würmer, die als Parasiten in Hunden und Katzen leben, werden zusammen mit dem Kot infizierter Tiere ausgeschieden. Als Larven können sie in die Haut des Menschen eindringen. Während die Larven durch die Epidermis wandern, hinterlassen sie Entzündungspfade und verursachen heftigen Juckreiz. Das Kratzen der Wunden führt oft zu Sekundärinfektionen.

🇬🇧 cutaneous larva migrans; creeping eruption

**laryngeal.** Zum Kehlkopf (→ Larynx) gehörend.
🇬🇧 laryngeal

**Laryngektomie.** Chirurgische Entfernung des Kehlkopfes (→ Larynx), die zur Behandlung von → Kehlkopfkrebs durchgeführt wird.
[*griech.:* larynx, Kehlkopf; ektome, herausschneiden]
🇬🇧 laryngectomy

**Laryngismus.** Krampf (Spasmus) des Kehlkopfes (→ Larynx) mit pfeifender Atmung, der sich plötzlich entwickelt und in Verbindung mit krächzenden Atemgeräuschen infolge einer Kehlkopfentzündung (→ Laryngitis) auftreten kann.
🇬🇧 laryngismus

**Laryngitis.** Entzündung der Schleimhaut, die den Kehlkopf (→ Larynx) auskleidet und mit einem Ödem der Stimmbänder einhergeht; es kommt zur Heiserkeit oder zum Verlust der Stimme. Eine L. tritt als akute Erkrankung bei Erkältungen, Exposition gegenüber Reizgasen, plötzlichen Temperaturschwankungen oder als chronische Krankheit bei übermäßiger Anstrengung der Stimme oder durch starkes Rauchen auf. Bei der akuten L. kommt es zu Husten; der Hals kratzt und ist schmerzhaft.
[*griech.:* larynx, Kehlkopf; itis, Entzündung]
🇬🇧 laryngitis

**Laryngologie.** Richtung der Medizin, die in der Untersuchung der Ursachen und in der Behandlung von Kehlkopferkrankungen spezialisiert ist.
[*griech.:* larynx, Kehlkopf; logos, Wissenschaft]
🇬🇧 laryngology

**laryngopharyngeal.** Zum Kehlkopf (→ Larynx) und Rachen (→ Pharynx) gehörend.
🇬🇧 laryngopharyngeal

**Laryngoskop.** → Endoskop, das zur Untersuchung des Kehlkopfes (→ Larynx) und zur → endotrachealen Intubation eingesetzt wird.
[*griech.:* larynx, Kehlkopf; skopein, schauen]
🇬🇧 laryngoscope

**Laryngoskopie.** Untersuchung des Kehlkopfes (→ Larynx) mit Hilfe eines → Laryngoskops.
🇬🇧 laryngoscopy

**Laryngotomie.** Chirurgischer Einschnitt in den Kehlkopf (→ Larynx), der meist als Notfallmaßnahme durchgeführt wird, wenn eine → Tracheotomie nicht möglich ist.
[*griech.:* larynx, Kehlkopf; temnein, schneiden]
🇬🇧 laryngotomy

**laryngotracheal.** Zum Kehlkopf (Larynx) und zur Luftröhre (Trachea) gehörend.
🇬🇧 tracheolaryngeal

**Larynx.** Stimmorgan, das Teil der Luftwege ist und den Rachen (→ Pharynx) mit der Luftröhre (→ Trachea) verbindet. Der L. bildet den unteren Teil der vorderen Parynxwand und ist mit einer Schleimhaut überzogen, die sich weiter in den Pharynx und die Trachea fortsetzt. Der L. besteht aus drei einzelnen und drei paarigen Knorpeln, die durch Bänder miteinander verbunden sind und durch verschiedene Muskeln bewegt werden. – *adj.* laryngeal.
[*griech.:* Kehlkopf]
🇬🇧 larynx

**Larynxmaske.** 🖼 (Kehlkopfmaske). Hilfsmittel zur Beatmung von Patienten, bestehend aus einem flexiblen Schlauch mit einer löffelartigen Mulde, die auf dem Kehldeckel angebracht wird. Durch das Aufblasen

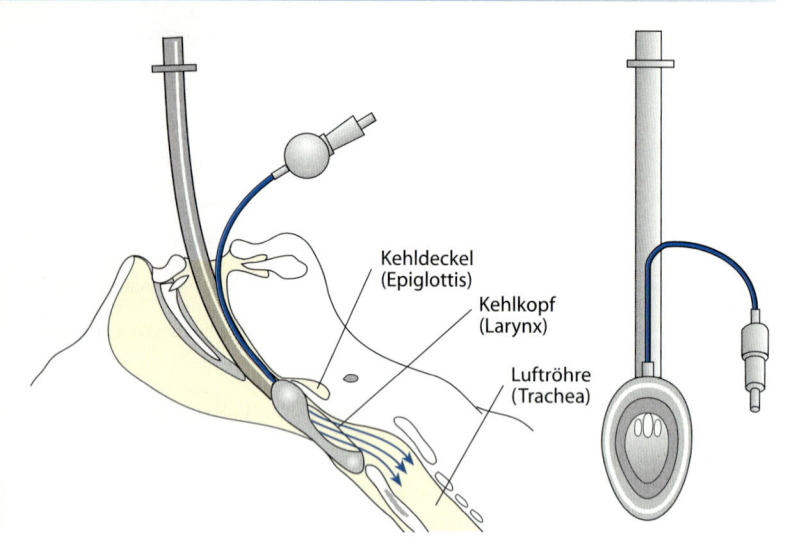

**Larynxmaske.**

eines Luftkissenrings wird der Kehldeckel vollständig abgedichtet und über den Schlauch kann Luft und Narkosegas eingebracht werden. Über eine L. kann ein Patient manuell oder maschinell beatmet werden.
🔤 laryngeal mask

**Laser.** Quelle einer intensiven monomatischen Strahlung des sichtbaren ultravioletten oder infraroten Spektralbereichs. L. werden in der Chirurgie verwendet, um Verklebungen (Adhäsionen) zu trennen oder aber zu bilden oder um Gewebe zu zerstören oder zu fixieren; z.B. Laserangioplastie (Öffnung einer verschlossenen Arterie).
[Abkürzung für Light Amplification by Stimulated Emission of Radiation (Lichtverstärkung durch stimulierte Strahlungsemission)]
🔤 laser

**Laserbehandlungen, Vorsichtsmaßnahmen bei.** → Pflegeintervention der → NIC, die definiert wird als die Einschränkung des Verletzungsrisikos für Patienten in Verbindung mit einer Lasertherapie.
🔤 Laser Precautions

**Läsion.** 1. Wunde, Verletzung oder pathologische Veränderung eines Körpergewebes. 2. Jede sichtbare, lokale Störung des Hautgewebes, z.B. Wunde, Geschwür, Ausschlag oder Abszess. Eine L. kann gutartig, kanzerös, geschwollen, okkult oder primär sein.
🔤 lesion

**Lassa-Fieber.** Höchst ansteckende selbstlimitierende Infektion, die durch ein virulentes Arenavirus verursacht wird. Symptome sind Fieber, Halsentzündung (Pharyngitis), Schluckbeschwerden (Dysphagie) und flächenhafte Blutergüsse (Ekchymosen); daran schließen sich häufig Pleuraergüsse, Ödeme, Niereninsuffizienz, geistige Verwirrtheit und Herzversagen mit Todesfolge an.
🔤 Lassa fever

**latent.** Ruhend, verborgen, potenziell bestehend; z.B. kann eine Tuberkulose für lange Zeit l. sein, bevor sie unter bestimmten Umständen aktiviert wird.
[*lat.*: latere, verborgen sein]
🌐 latent

**Latenzphase.** 1. → Latenzzeit. 2. Frühe Phase der Wehen, die sich durch unregelmäßige, nur gelegentliche und schwache Kontraktionen zeigt; der Gebärmutterhals (Zervix) ist noch nicht geöffnet und der Fötus hat sich noch nicht gesenkt.
🌐 latent phase

**Latenzstadium.** (Psychoanalyse) Phase der psychosexuellen Entwicklung, die zwischen der frühen Kindheit und der Pubertät liegt und in der sexuelle Motivationen und Empfindungen unterdrückt oder umgeleitet werden; dies erfolgt durch Abwehrmechanismen (Sublimierung) in Form von Gefühlen und Verhaltensweisen, die als für das Alter typisch erwartet werden.
🌐 latency stage

**Latenzzeit.** 1. Die Zeitspanne zwischen dem Kontakt mit einem pathogenen Keim und der Entwicklung von Symptomen, in der sich eine Krankheit noch in einem Ruhestadium befindet. 2. Die Zeit zwischen einem Stimulus und einer dadurch verursachten Reaktion. 3. Zeitphase zwischen der frühen Kindheit und der Pubertät, in der wenig Interesse für das andere Geschlecht vorhanden ist (→ Latenzstadium). (s.a. Inkubationszeit)
🌐 latency period

**lateral.** (lateralis). 1. Seitlich, zu einer Seite gehörend. 2. Von der Mitte entfernt gelegen. 3. Rechts oder links von einer Mittellinie. (s.a. medial)
🌐 lateral

**Lateralisation.** (Lateralität). Die Tendenz bestimmter Prozesse, auf einer Seite des Gehirns stärker ausgeprägt oder entwickelt zu sein als auf der anderen; z.B. ist bei den meisten Menschen die Entwicklung räumlicher und musikalischer Fähigkeiten in der rechten und verbaler und logischer Prozesse in der linken Hirnhälfte angesiedelt.
🌐 lateralization

**Lateralsklerose, amyotrophische.** (ALS). Fortschreitende neurologische Systemerkrankung des 1. und 2. Motoneurons (motorische Nervenzellen der Hirnrinde und des Rückenmarks), die mit einer Muskelschwäche und einem Muskelschwund, manchmal auch mit Spastiken und Krämpfen einhergeht. Verlauf der Erkrankung: häufig lokaler Beginn an einer Extremität, dann Übergreifen auch auf andere Muskelpartien bis zur vollständigen Lähmung z. B. der Sprach- und Atemmuskulatur. Therapieschwerpunkte sollten Rehabilitation und Erhaltung/ Förderung der vorhandenen Fähigkeiten darstellen. Ergänzend können Physiotherapie und Ergotherapie wichtige Therapiebausteine bilden.
Die Pflege sollte sich auf die ganzheitliche Unterstützung und Förderung der vorhandenen Fähigkeiten und Fertigkeiten konzentrieren, wobei die beteiligten Berufsgruppen ein multiprofessionelles Therapieteam bilden. Besonders zu beachten ist die Tatsache, dass die erkrankten Patienten stets bei vollem Bewusstsein sind.
[*griech.*: a, kein; mys, Muskel; trophe, Ernährung]
🌐 amyotrophic lateral sclerosis

**Latex.** (Kautschuk). Emulsionsartiger oder flüssiger Milchsaft, der in speziellen Zellen oder Gefäßen bestimmter Pflanzen produziert wird. L. enthält Harze, Proteine und andere Substanzen und wird zur Herstellung von Gummi verwendet. Es kann in manchen Fällen allergische Reaktionen auslösen.
[*lat.*: Flüssigkeit]
🌐 latex

**Latexprodukte, Vorsichtsmaßnahmen gegen.** → Pflegeintervention der → NIC, die definiert wird als die Reduzierung des Risikos systemischer Reaktionen auf Latexprodukte.
🌐 Latex Precautions

**Laufgürtel.** Leder- oder Nylongürtel mit Griffen, der um die Taille des Patienten gelegt wird. Mit Hilfe der Griffe kann die Pflegeperson den Patienten festhalten und ihn beim Laufen unterstützen.
🌐 walking belt

**Lauge.** → Base.
🌐 lye

**Laugenverätzung.** Gewebeschaden, der durch den Kontakt mit einer alkalischen Verbindung, wie z.B. einer Lauge, verursacht wird. Falls ein schwerer Gewebeschaden entstanden ist, sollte das Opfer sofort in medizinische Behandlung gebracht werden.
🌐 alkali burn

**Laugenvergiftung.** Toxische Wirkung durch die Einnahme einer stark alkalischen Lauge, z.B. Ätznatron oder Natriumhydroxid. Wenn die Lauge einen pH-Wert über 11,5 hat, sind die Verätzungen im Mund und Kehlkopf meist irreversibel. Eine alkalische Vergiftung kann schlimmer sein als eine Säureverätzung, weil Säuren normalerweise durch den Kontakt mit Körpergeweben neutralisiert werden.
🌐 lye poisoning

**Läuse.** Kleine flügellose Insekten der Ordnung Anoplura. L. sind Parasiten von Vögeln und Säugetieren und können ihr ganzes Leben auf einem einzigen Wirt verbringen und dort ihre Eier in die Haare oder Federn legen. Sie werden auf den Menschen durch direkten Kontakt übertragen; man unterscheidet Kopfläuse (Pediculus humanus capitis), Kleider- oder Körperläuse (P. h. corporis) und Filzläuse (Phthirus pubis). L. können bestimmte Krankheiten übertragen, z.B. Borreliose oder Fleckfieber.
🌐 lice

**Lavage.** Vorgang des Auswaschens eines Hohlorgans, meist Blase, Darm, Nasennebenhöhlen oder Magen, zu therapeutischen Zwecken.
[*franz.:* Waschen]
🌐 lavage

**Lavendelöl.** Durch Wasserdampf-Destillation gewonnenes Öl aus dem Lavendelkraut mit ausgleichender, beruhigender Wirkung bei Unruhezuständen, Husten oder Gliederschmerzen; anzuwenden als Waschwasserzusatz, in neutralem Öl (10%ige Verdünnung) als Körperöl oder in der Duftlampe. (→ Öl, ätherisches; Aromatherapie)
🌐 lavender oil

**Laxanzien (pl.).** (Abführmittel). Arzneimittel, die abführend wirken, indem sie das Stuhlvolumen vergrößern (Quell- oder Füllmittel, z.B. Leinsamen, Lactulose), den Stuhl erweichen (Osmolaxanzien, z.B. Sorbit) oder die Darmwände ausschmieren (Gleitmittel, z.B. Glyzerin). Bei der Anwendung von L. ist darauf zu achten, dass der Patient eine ausreichende Flüssigkeitsmenge aufnimmt; L. sollten nicht zu oft und möglichst nur kurzzeitig verabreicht werden, da es zu Gewöhnungseffekten im Darm kommt. (s.a. Obstipation)
🌐 laxatives; purgative

**Lazeration.** Riß oder Einriß von Geweben, Rißwunde; z.B. Laceratio cervicis: das Einreißen des Gebärmutterhalses (Zervix) während der Entbindung.
[*lat.:* lacerare, zerreisen]
🌐 laceration

**LCAT.** Abkürzung für → Lezithin-Cholesterin-Acyl-Transferase.
🌐 LCAT

**LD.** Abkürzung für → Letaldosis.
🌐 LD

**LDH.** Abkürzung für → Laktatdehydrogenase.
🌐 LDH

**LDL.** Abkürzung für (engl.) low density lipoproteins, (dtsch. Lipoproteine niedriger Dichte). (s.a. Low-densitiy-Lipoproteine)
🌐 LDL

**LE.** Abkürzung für → Lupus erythematodes.
🌐 LE

**Leben.** Energie, die dazu befähigt, dass ein Organismus wächst, sich fortpflanzt,

Nährstoffe absorbiert und verwertet, eine Mobilität erlangt, ein Bewusstsein äußert und eine gezielte Benutzung der Körpersinne gewährleistet.
🇬🇧 life

**Lebendgeburt.** Geburt eines Säuglings unabhängig von der Schwangerschaftsdauer, bei der das Kind eindeutige Lebenszeichen wie Atmung, Herzschlag, Pulsieren der Nabelschnur oder eine Bewegung der willkürlichen Muskeln gezeigt hat. (s.a. Totgeburt)
🇬🇧 live birth

**Lebendimpfstoff.** Impfstoff (→ Vakzine), der aus lebenden Mikroorganismen oder funktionalen Viren hergestellt wird, deren krankheitsverursachende Wirksamkeit abgeschwächt (attenuiert) wurde, wobei ihre immunogenen Eigenschaften jedoch erhalten bleiben.
🇬🇧 live attenuated vaccine

**Lebensalter.** Das erreichte, nach physikalischen und Labornormen gemessene Entwicklungsstadium, welches für einen Menschen normal ist, der eine bestimmte chronologische Zeitspanne gelebt hat.
🇬🇧 age

**Lebensbedarf, Unterhaltung des.** → Pflegeintervention der → NIC, die definiert ist als die Unterstützung bedürftiger Personen/Familien bei der Beschaffung von Nahrung, Kleidung oder Unterkunft.
🇬🇧 Sustenance Support

**Lebenseinstellung.** Grundsätzliche, individuelle Haltung eines Menschen zum Leben, wie z. B. Optimismus, Pessimismus.
🇬🇧 attitude of life

**Lebenserwartung.** Die wahrscheinliche Anzahl von Jahren, die eine Person ab einem bestimmten Alter noch zu leben hat; wird durch die → Mortalität in einem bestimmten geographischen Bereich ermittelt. Dies kann individuell durch den Gesundheitszustand, die Rasse, das Geschlecht, das Alter oder andere demographische Faktoren konkretisiert werden.
🇬🇧 life expectancy

**Lebenskrise.** Ein mit Angst, Verzweiflung, Ohnmacht verbundener Zustand, in dem Zukunftsperspektiven und Hoffnungen fehlen. Gefahr der Resignation, aber auch Chance zur Veränderung.
🇬🇧 life crisis

**Lebensmittelvergiftung.** Vergiftungserscheinungen infolge einer Einnahme von Nahrungsmitteln, die mit toxischen Substanzen belastet sind bzw. Bakterien enthalten, die Giftstoffe produzieren.
🇬🇧 food poisoning

**Lebensmittelvergiftung, bakterielle.** Toxischer Zustand, der durch den Verzehr von Nahrungsmitteln verursacht wird, die durch Bakterien kontaminiert sind. Die akute infektiöse → Gastroenteritis wird von verschiedenen Species der *Salmonellae* verursacht und löst innerhalb von 8 bis 48 Stunden Fieber, Schüttelfrost, Übelkeit, Erbrechen, Diarrhö sowie allgemeines Unwohlsein aus und kann mehrere Tage andauern. Eine b. L. durch das Neurotoxin *Clostridium botulinum* zeigt sich durch gastrointestinale Symptome, Sehstörungen, Schwäche oder Lähmung der Muskeln oder in schweren Fällen durch Ateminsuffizienz.
🇬🇧 bacterial food poisoning

**Lebensqualität.** Zur Ermittlung der L. wird die größtmögliche Energie bzw. Kraft gemessen, die einen Menschen mit der Stärke ausstattet, sämtliche Herausforderungen des täglichen Lebens erfolgreich zu meistern. Der Begriff wird für alle Menschen angewandt - auch kranke oder behinderte - und zwar sowohl bei der Arbeit als auch zuhause und in der Freizeit. Methoden zur Steigerung der L. beinhalten Aktivitäten, welche die Langeweile verringern und die größtmögliche Freiheit bei der Wahl und Ausführung verschiedener Aufgaben bieten.
🇬🇧 quality of life

**Lebenssinn.** Individuell definierte Ziele von Denken und Handeln.
🇬🇧 meaning of life

**Lebensspanne.** Dauer eines Menschenlebens von der Geburt bis zum Tod.
🌐 life span

**Lebenswelt.** Lebensverhältnisse eines Menschen, wie z. B. Familienstand, soziales Umfeld, Bildung, Erfolge und Misserfolge, Wertevorstellungen, Ideale, Gesundheitszustand.
🌐 life world

**Lebenszyklus.** 1. Zeitintervall, das den Ablauf der Lebensereignisse von der Befruchtung und der Geburt über Wachstum und Reife bis zum natürlichen Tod abdeckt. 2. Abfolge von Phasen ab einem bestimmten Stadium einer Generation bis zum gleichen Stadium der nächsten Generation.
🌐 life cycle

**Leber.** (Hepar). Größte Körperdrüse und eines der komplexesten Körperorgane, das für mehr als 500 bekannte Funktionen verantwortlich ist. Die L. ist in vier Lappen unterteilt, die jeweils bis zu 100.000 Leberläppchen enthalten. Die gemeinsame Leberschlagader (Arteria hepatica communis) transportiert sauerstoffhaltiges Blut zur Leber; die Pfortader sammelt nährstoffreiches Blut aus dem Magen-Darm-Trakt. Zu den wichtigsten Funktionen der L. gehören die Produktion von → Galle durch die Leberzellen, die Sekretion von Glukose, Proteinen, Vitaminen, Fetten und vielen anderen, für den Körper wichtigen Substanzen, die Verarbeitung von Hämoglobin und seinen Eisenkomponenten sowie die Umbildung des giftigen Ammoniaks in Harnstoff.
🌐 liver

**Leberabszess.** (intrahepatischer Abszess). → Abszess in der Leber, der durch eine Amöbeninfektion, eine bakterielle Infektion oder ein Trauma verursacht werden kann. Zu den Symptomen gehören Schweißausbrüche und Frösteln, Schmerzen, Übelkeit und Erbrechen.
[*lat.:* abscedere, weggehen]
🌐 abscess of liver

**Leberbiopsie.** Diagnostische Maßnahme, bei der eine Spezialkanüle unter örtlicher Betäubung in die Leber eingeführt wird, um eine Gewebeprobe (→ Biopsie) zur Untersuchung und Diagnostik zu entnehmen.
🌐 liver biopsy

**Leberegel.** Parasiten der Klasse Trematoda mit sechs verschiedenen Gattungen, die die → Leber befallen. Die wichtigste Species, die besonders in den industrialisierten Ländern für den Menschen gefährlich sind, ist *Clonorchis sinensis*, die normalerweise als Larve beim Verzehr von Süßwasserfischen aufgenommen wird. Der Befall entsteht durch den Konsum von rohen, getrockneten, gesalzenen oder eingelegten Fischen; durch Kochen wird der Parasit abgetötet.
🌐 liver fluke

**Leberfleck.** Bezeichnung für → Lentigo, → Nävus oder aktinische → Keratose. Der L. ist durch eine bräunliche Verfärbung einer kleinen Hautstelle gekennzeichnet.
🌐 liver spot

**Leberfunktionstest.** Untersuchungsmethode, die zur Evaluation der verschiedenen Leberfunktionen angewendet wird; z.B. Stoffwechsel, Speicherung, Filtration und Ausscheidung. L.s sind z.B. der Quick-Test, Serumbilirubin u.a.
🌐 liver function test (LFT)

**Leberinsuffizienz.** Zustand, bei dem die → Leber ihre normalen Funktionen nicht mehr ausführen kann oder die Anforderungen nicht bewältigt, die an sie gestellt werden. Appetitlosigkeit (Anorexie), Müdigkeit und Schwäche sind häufige Symptome einer Leberzelleninsuffizienz, während ein → Ikterus für eine Gallengangsobstruktion steht; Fieber kann virale oder alkoholbedingte Lebererkrankungen begleiten. In schweren Fällen kommt es zum → hepatischen Koma.
🌐 liver failure; hepatic insufficiency

**Leberkarzinom.** Maligne neoplastische Erkrankung der → Leber, die meist in Form von → Metastasen einer anderen malignen Erkrankung auftritt. Zu den Risikofaktoren zählen → Hämochromatose, → Hepatitis, Wurmerkrankungen (Schistosomia-

sis), Exposition gegenüber Vinylchlorid oder Arsen und Ernährungsstörungen. Alkoholismus kann ein prädisponierender Faktor sein, wobei allerdings eine nichtalkoholbedingte → Zirrhose ein größeres Risiko darstellt als eine alkoholische Zirrhose. → Aflatoxine in verschimmelten Körnern und Erdnüssen scheinen mit einer erhöhten Rate von Leberzellkarzinomen in Verbindung zu stehen. Zu den Symptomen des L.s gehören Völlegefühl, Appetitlosigkeit (Anorexie), Schwäche, dumpfe Oberbauchschmerzen, → Aszites, leichte Gelbsucht (→ Ikterus) und eine vergrößerte Leber; in einigen Fällen sind Tumorknoten auf der Leberoberfläche tastbar.
🇬🇧 liver cancer

**Leberlappen.** Die grobe Unterteilung der → Leber in Segmente: kaudal (schwanzwärts), mittig, rechts, links.
🇬🇧 hepatic lobes

**Lebertran.** Blass-gelbliches, fetthaltiges Öl, das aus der frischen Leber des Kabeljau gewonnen wird und reich an den fettlöslichen Vitaminen A und D ist.
🇬🇧 cod-liver oil

**Lebertransplantation.** Behandlung einer Lebererkrankung im Endstadium, bei der eine in Bezug auf Größe und Blutgruppe geeignete Spenderleber einem Empfänger eingepflanzt (transplantiert) wird. Das transplantierte Organ kann als Zusatzorgan oder als totaler Ersatz eingesetzt werden. Für die Operation sind fünf Anastomosen und zahlreiche Bluttransfusionen erforderlich. Bei Kindern werden aufgrund der beengten Platzverhältnisse nur Segmente einer erwachsenen Leber (auch als Lebendspende) transplantiert. (→ Leber; Transplantation)
🇬🇧 liver transplantation

**Lebervenen (pl.).** → Venae hepaticae.
🇬🇧 hepatic veins

**Leberzirrhose.** ◪ Chronisch degenerative Erkrankung der → Leber, bei der die Leberlappen mit fibrösem Gewebe bedeckt werden, das Parenchym degeneriert und eine Verfettung der Leberlappen eintritt.

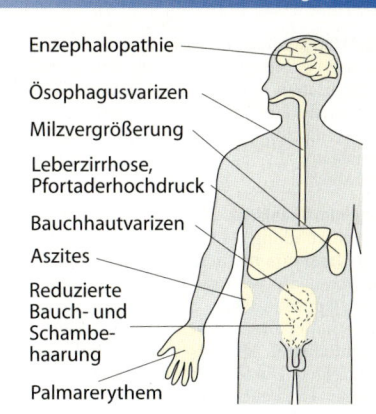

Enzephalopathie
Ösophagusvarizen
Milzvergrößerung
Leberzirrhose, Pfortaderhochdruck
Bauchhautvarizen
Aszites
Reduzierte Bauch- und Schambehaarung
Palmarerythem

**Leberzirrhose.** Typische Symptome bei Leberzirrhose.

In der Folge kommt es zu einer Verschlechterung von Glukoneogenese, Entgiftungsfunktionen, Bilirubinstoffwechsel, Vitaminaufnahme, gastrointestinalen Funktionen, Hormonstoffwechsel sowie anderen Leberfunktionen, z.B. der Blutgerinnung. Ursache für eine L. ist in vielen Fällen ein chronischer Alkoholabusus, aber auch Auszehrung, Hepatitis oder andere Krankheiten können zu einer Zirrhose führen. Begleitsymptome sind: Übelkeit, Ermüdung, Anorexia, Gewichtsabnahme, Aszites, Varizenbildung und Sternnävus.
[*griech.:* kirrhos, gelblich, osis, Zustand.]
🇬🇧 cirrhosis

**Leberzysten.** Kleine, einzelne, wässrige Zysten, die als sekundäre Symptome verschiedener Krankheiten, z.B. im Zusammenhang mit zystischer Nierenkrankheit, auftreten.
🇬🇧 cysts of liver

**Lederhaut.** → Sklera.
🇬🇧 sclera

**Legasthenie.** → Dyslexie. – *adj.* legasthenisch.
[*lat.:* legere, lesen; *griech.:* asthenés, kraftlos, schwach]
🇬🇧 dyslexia

**Legierung.** Mischung, die aus zwei oder mehreren Metallen bzw. Substanzen mit metallischen Eigenschaften besteht. Verschiedene L.en finden medizinische Verwendung, z.B. bei Prothesen und in Zahnamalgam.
🇬🇧 alloy

**Legionärskrankheit.** Akute bakterielle Lungenentzündung (→ Pneumonie), die durch eine Infektion mit dem Bazillus *Legionella pneumophila* verursacht wird. Es kommt zu grippeähnlichen Symptomen, denen innerhalb einer Woche hohes Fieber, Schüttelfrost, Muskel- und Kopfschmerzen folgen. Die Symptome können sich zu einem trockenen Husten, Pleuraerguss und manchmal zur Diarrhö weiterentwikkeln. Die L. ist nicht infektiös; die Sterblichkeitsziffer beträgt in manchen Gegenden 15 bis 20%. Kontaminierte Luft aus Kühltürmen und ruhendes Wasser, z.B. auch Vernebler, können eine Quelle für den pathogenen Organismus sein.
🇬🇧 Legionnaires' disease

**Legionella pneumophila.** Kleines gramnegatives stäbchenförmiges Bakterium, das die → Legionärskrankheit verursacht.
🇬🇧 Legionella pneumophila

**Lehrkrankenhaus.** An eine Universität angegliedertes Krankenhaus, das anerkannte Programme in verschiedenen Bereichen der praktischen Medizin anbietet.
🇬🇧 teaching hospital

**Leiche.** (Leichnam). Toter menschlicher Körper, der keine Lebenszeichen mehr aufweist.
🇬🇧 corpse

**Leichengift.** → Ptomain.
🇬🇧 ptomaine

**Leichenhalle.** Abteilung in einem Krankenhaus, in der die Leichen aufbewahrt und zur Beerdigung oder Verbrennung vorbereitet, aber auch → Autopsien durchgeführt werden.
🇬🇧 morgue; mortuary

**Leichenschau.** Juristisch vorgeschriebene äußerliche Untersuchung von Ursache, Art und Umständen eines plötzlichen, unerwarteten oder gewaltsamen Todes eines Menschen. (s.a. Obduktion)
🇬🇧 inquest

**Leichenstarre.** (Totenstarre; Rigor mortis). Zustand der Erstarrung aller Körperteile, der ca. 2–6 Stunden nach Eintritt des Todes beginnt. Ausbreitung: vom Kopf hin zur Peripherie. Die Auflösung der L. geschieht in umgekehrter Reihenfolge und tritt nach ca. 2–3 Tagen ein. Um auch beim Verstorbenen ein angemessenes Aussehen zu bewahren muss nach Todeseintritt der Unterkiefer z.B. mit einer Binde hochgebunden werden, da dieses nach Eintritt der Leichenstarre nur sehr schwer möglich ist.
🇬🇧 cadaveric rigidity; death rigor

**Leihmutterschaft.** Künstliche Befruchtung einer fruchtbaren Frau mit dem Samen eines Mannes dessen Frau unfruchtbar ist; oder die In-vitro-Befruchtung des Eies einer Frau, die keine Gebärmutter mehr hat mit dem Samen ihres Mannes und das Einsetzen der befruchteten Eizelle in die Gebärmutter der Leihmutter, die die Schwangerschaft austrägt. Die Frau willigt ein, das Kind nach der Geburt an die richtigen Eltern zurückzugeben. Meistens erhält sie eine finanzielle Entschädigung für das Austragen der Schwangerschaft.
🇬🇧 surrogate parenting

**Leininger, Madeleine.** Pflegetheoretikerin, die durch Forschung, Unterricht und Praxis in der transkulturellen Pflege zur Begründerin dieses Bereichs der professionelle Pflege geworden ist. Die vollständigste Darstellung der transkulturellen Pflegetheorie findet sich in ihrem Werk »Care: The Essence of Nursing and Health« (1984) (dt. Fürsorge: Kern der Pflege und Gesundheit). Zu den wesentlichen Konzepten gehören Fürsorge, Kultur, kulturelle Werte und kulturelle Variationen. Die Grundaussage von L.s Theorie lautet, dass Menschen von ihrem kulturellem Hintergrund und ihrer sozialen Struktur nicht getrennt werden können.

**Leinsamen.** Getreideprodukt (Samen des Flachses) zur Vorbeugung einer Obstipation.
🔠 linseed

**Leiomyom.** Gutartiger Tumor der glatten Muskulatur, der meist im Uterus, Magen, Speiseröhre oder Dünndarm auftritt.
[*griech.:* leios, glatt; mys, Muskel]
🔠 leiomyoma

**Leiomyosarkom.** Bösartiger Tumor der glatten Muskulatur, der große Spindelzellen enthält.
[*griech.:* leios, glatt; mys, Muskel; sarx, Fleisch; oma, Tumor]
🔠 leiomyosarcoma

**Leishmania.** Parasitäre Gattung der → Protozoen, die durch mehrere Species von Sandmücken auf den Menschen übertragen werden und eine → Leishmaniose auslösen können.
[W. Leishman, britischer Pathologe, 1865–1926]
🔠 Leishmania

**Leishmaniose.** Infektion mit einer Protozoenspecies der Gattung *Leishmania*. Die durch diesen Parasiten verursachte Erkrankung kann die Haut (Orientbeule) oder die Schleimhäute betreffen, dann kommt es zu Espundia, oder aber die Eingeweide (Viszera) befallen und Kalar-Azar auslösen. Eine typische Infektion beginnt mit einem Hautgeschwür und entwickelt sich zu Ulzerationen in Mund, Gaumen oder Nase. In einigen Fällen kommt es zu einer fiebrigen Erkrankung.
🔠 leishmaniasis

**Leiste.** (Regio inguinalis). Bereich der rechten und linken Körpervorderseite, wo sich Bauch und Oberschenkel miteinander verbinden.
🔠 groin

**Leistenbruch.** → Leistenhernie.
🔠 inguinal hernia

**Leistenhernie.** (Leistenbruch). Eine → Hernie, bei der eine Darmschlinge durch den → Leistenkanal dringt; beim Mann ist in einer L. manchmal der Hodensack enthalten.
🔠 inguinal hernia

**Leistenkanal.** Röhrenförmige Passage durch die unteren Muskelschichten der Bauchwand, die beim Mann die Samenleiter und bei der Frau das Mutterband enthält. Der L. ist eine häufige Stelle für → Leistenhernien.
🔠 inguinal canal

**Leistenring.** Eine von zwei Öffnungen im Leistenkanal: ein innerer L., der sich in die Bauchwand, und ein äußerer L., der sich in die Sehnenhaut (Aponeurose) des Musculus obliquus externus öffnet.
🔠 inguinal ring

**Leiter.** Stoff mit guter Leitfähigkeit (freiem Elektronenfluss).
🔠 conductor

**Leitfähigkeit.** Bezeichnung für die Fähigkeit eines elektrischen bzw. anderen Systems, Ton, Wärme, Licht oder elektromagnetische Energie zu übertragen.
🔠 conductivity

**Leitlinien.** Verbindlich festgelegte Grundsätze, die z.B. einen Qualitätsmaßstab der Pflege definieren. L. können unterschiedlich stark ausdifferenziert sein. Allgemeine oder globale L. werden häufig in Form eines → Pflegeleitbildes formuliert, an das sich alle Mitarbeiter einer Institution halten. Konkreter können L. auch in Form von standardisierten Pflegeplänen vorliegen. Auch die Formulierung von international gültigen Regeln (z.B. der Ethikkodex des → ICN) können als L. verstanden werden.
🔠 guidelines

**Leitung.** 1. Physikalischer Vorgang, bei dem Wärme aufgrund eines Temperaturgefälles von einer Substanz zu einer anderen geleitet wird; Vorgang der Energieübertragung durch Leitmaterial. 2. Bezeichnung für den Übertragungsvorgang eines Nervenimpulses.
🔠 conduction

**Leitungsanästhesie.** Verlust von körperlichem Empfinden, insbesondere des

Schmerzempfindens, in einer Körperregion durch Injektion eines Lokalanästhetikums entlang eines Nervenstrangs (=Nervenblockade). Das Anästhetikum hemmt die Übertragung von Impulsen zu und von der betroffenen Körperregion. Es werden periphere (z.B. → Pudendusanästhesie) von zentralen Nervenblockaden (auch rückenmarksnahe Anästhesie, z.B. → Periduralanästhesie) unterschieden.
🌐 conduction anesthesia

**Leitungsaphasie.** Dissoziatives Sprachphänomen, bei dem der Patient alle gelesenen bzw. gehörten Worte versteht und nicht unter → Dysarthrie leidet, aber dennoch Probleme mit dem sprachlichem Ausdruck hat. Er kann ähnlich klingende Worte und Wortbedeutungen richtig ersetzen, aber weder diktierte Worte nachsprechen, buchstabieren noch laut vorlesen.
🌐 conduction aphasia

**Leitungsbahn.** Der Pfad, entlang dem Nervenimpulse über synaptisch verbundene Neuronen geleitet werden.
🌐 conduction pathway

**Leitungsgeschwindigkeit.** Geschwindigkeit, mit der ein elektrischer Impuls durch erregbares Gewebe geleitet werden kann; z.B. die Übertragung eines Aktionspotenzials durch His-Bündel und Purkinje-Fasern des Herzens.
🌐 conduction velocity

**Lende.** Körperbereich auf jeder Seite der Wirbelsäule zwischen den unteren Rippen und den Hüftknochen.
🌐 loin

**Lendenmuskel, großer.** → Musculus psoas major.
🌐 psoas major

**Lendenwirbel.** (Lumbalwirbel). Eines der fünf größten Segmente des beweglichen Teils der Wirbelsäule, bei denen kein Foramen im Querfortsatz vorhanden ist und die Wirbelkörper keine abgeschrägte Fläche (Facette) aufweisen. Die L.-Körper sind flach oder nach oben und unten leicht konkav gewölbt und an den Seiten tief eingeschnitten.
🌐 lumbar vertebra

**lentiform.** Linsenförmig.
🌐 lentiform

**Lentigo.** (Leberfleck; Muttermal; Schönheitsfleck). Gutartiger bräunlicher Fleck auf der Haut in der Form einer Linse, der u.a. durch Sonneneinwirkung meist im mittleren oder höheren Alter auftritt.
[*lat.:* Fleck]
🌐 lentigo

**Lentigo maligna.** Bösartiges Neoplasma, das sich auf dem Gesicht oder anderen exponierten Stellen meist bei älteren Menschen aus einem Leberfleck (→ Lentigo) entwickeln kann. Die L. m. ist asymptomatisch, flach und bräunlich, mit unregelmäßigen dunkleren Flecken und häufig auch helleren Stellen (Hypopigmentation). Die L. m. ist eine der am häufigsten vorkommenden Formen des → Melanoms.
🌐 lentigo maligna melanom

**Leopold-Handgriffe.** Manuelle, äußerliche Untersuchung des Bauches einer schwangeren Frau, um die Position und Lage (Präsentation) des Fötus und die Gebärmuttergröße zu bestimmen.
[C. Leopold, deutscher Gynäkologe, 1846–1911]
🌐 Leopold's maneuvres

**Lepra.** Chronische Infektionskrankheit (meldepflichtig), die durch das Bakterium *Mycobacterium leprae* verursacht wird und je nach Ausmaß der Immunität des Wirtes zwei Formen annehmen kann: die tuberkuloide Form, die bei Personen mit einer höheren Resistenz auftritt und sich in einer Verdickung der Nerven im Hautgewebe und empfindungslosen tellerförmigen Hautläsionen zeigt. Die zweite, lepromatöse Form tritt bei einer geringeren Resistenz auf und kann zahlreiche Körpersysteme befallen; es kommt zu verbreiteten Flecken und Knoten in der Haut, Augenentzündungen, Zerstörung der Knorpel und Knochen der Nase, Hodenatrophie, peripheren Ödemen und der Beteiligung des retikuloendothelialen Systems.

Als Spätfolge kann es zur Erblindung kommen. – *adj.* leprös.
🌐 leprosy

**Leprosorium.** Krankenhaus für Leprakranke. (→ Lepra)
🌐 leprosarium

**-lepsie.** Nachsilbe mit der Bedeutung »Anfall«.
🌐 -lepsia

**Leptin.** Menschliches Gen, das mit Fettsucht (→ Obesität) in Verbindung steht. Das Gen übermittelt Anleitungen für die Produktion eines großen Eiweißrezeptors, der die Signale an das Gehirn verzögert, die bewirken, das Essen einzustellen, weniger zu essen oder die Kalorien schneller zu verbrennen. L. kann deshalb zur Behandlung von Übergewicht eingesetzt werden.
🌐 leptin

**Leptomeningitis.** Entzündung der Spinnwebenhaut (→ Arachnoidea) und der weichen Hirnhaut (→ Pia mater), d.h. der → Leptomeninx. (→ Meningitis)
🌐 leptomeningitis

**Leptomeninx.** Zusammenfassende Bezeichnung für die Spinnwebenhaut (→ Arachnoidea) und die weiche Hirnhaut (→ Pia mater), zwei der drei Schichten (→ Meningen), die Gehirn und Rückenmark bedecken.
🌐 leptomeninges

**Leptospira.** Gattung der Familie *Treponemataceae* der Ordnung der Spirochäten; leicht gewundene Mikroorganismen mit Spiralen an den hakenförmigen Enden. Diese Spirochäten sind für den Menschen pathogen und verursachen → Leptospirose, Hepatitis, Gelbsucht (Ikterus), Hautblutungen, Fieber, Niereninsuffizienz, Veränderungen des mentalen Status und muskuläre Erkrankungen.
[*griech.:* leptos, dünn; speira, Spirale]
🌐 Leptospira

**Leptospirose.** Akute Infektionskrankheit (meldepflichtig), die durch verschiedene Spirochäten der Gattung *Leptospira* mit dem Urin von Tieren übertragen wird, insbesondere von Ratten und Hunden. Die Infektion erfolgt beim Menschen direkt durch Kontakt mit dem Urin oder Gewebe eines infizierten Tieres oder indirekt durch kontaminiertes Wasser oder Erde. Zu den klinischen Symptomen gehören Hepatitis, Gelbsucht (Ikterus), Hautblutungen, Fieber, Schüttelfrost, Niereninsuffizienz, Meningitis, Veränderungen des mentalen Status und Muskelschmerzen. Die ernsthafteste Form der L. ist die Weil-Krankheit.
[*griech.:* leptos, dünn; speira, Spirale; osis, Zustand]
🌐 leptospirosis

**Lernbereitschaft, Unterstützung der.** → Pflegeintervention der → NIC, die definiert wird als die Überprüfung der Fähigkeit und Bereitschaft zur Aufnahme von Informationen.
🌐 Learning Readiness Enhancement

**Lernen.** 1. Der Vorgang der Aneignung von Wissen oder bestimmten Fähigkeiten durch Forschen, Praktizieren oder das Sammeln von Erfahrungen. 2. Veränderung von Verhaltensweisen durch Praktizieren, Erfahrung oder Training.
🌐 learning

**Lernen, kognitives.** 1. Art des Lernens, in dessen Vordergrund die Aneignung von Problemlösungsfähigkeiten unter Zuhilfenahme intelligenter und bewusster Vorgehensweisen steht. 2. Eine Theorie, die Lernen als eine Verhaltensänderung definiert, die auf dem Erwerb von umweltrelevanten Informationen basiert.
🌐 cognitive learning

**Lernkurve.** Graphische Darstellung der Auswirkungen einer spezifizierten Methode des Unterrichtens oder Trainierens auf die Lernfähigkeit einer Person, die sich in einer verbesserten Leistung bei der Bewältigung einer bestimmten Aufgabe äußert.
🌐 learning curve

**Lernprozess, Erleichterung des.** → Pflegeintervention der → NIC, die definiert wird als die Unterstützung der Fähigkeit zur

Verarbeitung und zum Verständnis von Informationen.
▨ Learning Facilitation

**Lernstörung.** (Lernschwäche). Unphysiologischer Zustand, der manchmal bei Kindern mit einer normalen oder überdurchschnittlichen Intelligenz zu finden ist und durch die Schwierigkeit charakterisiert ist, grundlegende Fähigkeiten wie Lesen, Schreiben und Rechnen zu erlernen.
▨ learning disability

**Lerntheorie.** Gruppe von Konzepten und Prinzipien, mit denen versucht wird, den Lernprozess zu erklären; z.B. das Konzept der Konditionierung (nach Guthrie), das besagt, dass jede Reaktion direkt von einem gleichzeitig stattfindenden Stimulus abhängig ist, sodass eher eine Aneinanderreihung und nicht eine Verstärkung Grundlage des Lernprozesses ist.
▨ learning theory

**lesbisch.** 1. Form der weiblichen Homosexualität. 2. Zu den sexuellen Vorlieben und Wünschen einer Frau gehörend, die auf eine andere Frau gerichtet sind. (→ homosexuell)
[Wortbildung nach der griechischen Insel Lesbos, wo die Dichterin Sappho in ihren Liedern junge Mädchen leidenschaftlich besang]
▨ lesbian

**Leseschwäche.** Artikulationsstörung, bei der die Lesefähigkeit erheblich unter den allgemeinen intellektuellen Fähigkeiten liegt. Tests zeigen, dass die Störung weder eine geistige Behinderung oder falsche Schulung beinhaltet noch ein bestimmtes Alter betrifft, sondern dass sie durch falsches lautes Vorlesen, langsames Lesen und vermindertes Verstehen gekennzeichnet ist.
▨ reading disorder

**Leseunfähigkeit.** (Alexie). Das Unvermögen, geschriebene Sprache zu verstehen; eine Form der rezeptiven → Aphasie infolge von Verletzungen in bestimmten Bereichen des Gehirns. Die Störung kann angeboren oder infolge einer Krankheit oder Verletzung erworben sein.
▨ word blindness

**Letaldosis (LD).** (tödliche Dosis). Die Menge einer toxischen Substanz, die bei allen Mitgliedern einer Species innerhalb eines bestimmten Zeitraums zum Tod führt. Bei der mittleren L. ($LD_{50}$) handelt es sich um die Menge der gleichen Substanz, die ausreichend ist, um die Hälfte der Testpersonen zu töten.
▨ lethal dose (LD)

**Letalfaktor.** Gen, das einen phänotypischen Effekt aufweist, der in bestimmten Entwicklungsphasen nach der Befruchtung eines Eies (Fertilisation) bis zu dessen Ausreifung zum Tod der befruchteten Eizelle (Zygote) führen kann. Das Gen kann dominant, halb-dominant oder rezessiv sein. (s.a. Mutation)
▨ lethal gene

**Letalität.** Die Anzahl der mit einer bestimmten Krankheit in Verbindung stehenden, registrierten Todesfälle, ausgedrückt als Prozentsatz aller an der jeweiligen Krankheit erkrankten Personen (Tödlichkeit). Nicht zu verwechseln mit → Mortalität (Sterblichkeit).
▨ case fatality rate

**Lethargie.** Zustand oder Qualität von Vergesslichkeit, Trägheit, Gleichgültigkeit, Interesselosigkeit, Schläfrigkeit oder ausgeprägte Somnolenz mit Bewusstseinsstörungen. – *adj.* lethargisch.
[*griech.:* lethargos, schläfrig]
▨ lethargy

**Leucin (Leu).** Weiße, kristalline → Aminosäure, die für ein optimales Wachstum bei Säuglingen und für den Stickstoffhaushalt bei Erwachsenen wesentlich ist. L. kann nicht vom Körper hergestellt werden und wird durch Hydrolyse von Nahrungseiweiß bei der enzymatischen Verdauung in der Bauchspeicheldrüse (Pankreas) produziert.
[*griech.:* leukos, weiß]
▨ leucine (Leu)

**Leucinose.** Erkrankung, die durch eine Störung des Leucinabbaus verursacht

wird und zu einer Ansammlung (Akkumulation) der Aminosäure → Leucin im Körpergewebe führt. (→ Ahornsirupkrankheit)
[*griech.:* leukos, weiß; osis, Zustand]
🇬🇧 leucinosis

**Leukämie.** Allgemeine Bezeichnung für eine Gruppe von bösartigen Erkrankungen, die durch eine diffuse Störung des Knochenmarks mit starker Vermehrung unreifer weißer Blutzellen (→ Leukozyten) gekennzeichnet ist. Eine unphysiologische Anzahl und unterschiedliche Formen von unreifen Leukozyten gelangen ins Blut und können zu Infiltrationen in Lymphknoten, Milz und Leber führen. Der Ursprung der L. ist noch nicht geklärt; sie kann möglicherweise durch eine genetische Prädisposition bedingt sein oder in Verbindung mit der Exposition gegenüber ionisierenden Strahlen, Benzol oder anderen, für das Knochenmark toxischen Substanzen führen. Die Klassifikation der L. ist zunehmend komplexer, differenzierter und wichtiger geworden, da die Bestimmung der Unterformen therapeutische und prognostische Auswirkungen hat. Jede L. wird gemäß der jeweils dominierenden wuchernden Zellen klassifiziert. Die akute L. beginnt plötzlich und schreitet schnell von den anfänglichen Anzeichen wie Müdigkeit, Blässe, Gewichtsverlust, Fieberanfälligkeit, Blutungsneigung, extreme Schwäche, Knochen- und Gelenkschmerzen zu rezidivierenden Infektionen fort. Die chronische L. entwickelt sich langsam; die Symptome ähneln denen der akuten Erkrankung, treten aber in vielen Fällen erst Jahre später auf.
[*griech.:* leukos, weiß; haima, Blut]
🇬🇧 leukemia

**Leukämie, akute bei Kindern.** Fortschreitende, bösartige Erkrankung des blutbildenden Gewebes, bei der eine unkontrollierte Vermehrung unausgereifter → Leukozyten und deren Vorläufer, insbesondere im Knochenmark, der Milz sowie den Lymphknoten auftritt. Dies ist die am häufigsten bei Kindern anzutreffende Krebsart, wobei die meisten Erkrankungen im Alter zwischen 2 und 5 Jahren ausbrechen. Die a. L. wird nach Zelltypen klassifiziert: zur akuten lymphatischen Leukämie (ALL) gehören lymphatische, lymphozytäre, lymphoblastische und lymphoblastoide Typen; zur → akuten nonlymphatischen Leukämie (ANLL) gehören granulozytische, myelozytische, monozytische, myelogene, monoblastische sowie monomyeloblastische Typen (die myeloischen und monozytischen Formen werden → AML abgekürzt). Die ALL tritt hauptsächlich im Kindesalter auf, während die AML und ANLL in allen Altersgruppen beobachtet werden. Die genaue Ursache dieser Krankheit ist unbekannt, wobei verschiedene Faktoren vermutet werden, einschließlich genetischer Defekte, Immunstörungen, Viruserkrankungen sowie karzinogene Umweltfaktoren, hauptsächlich ionisierende Strahlung. (→ Leukämie)
🇬🇧 acute childhood leukemia

**Leukämie, akute lymphatische (ALL).** Progressiv verlaufende, maligne Erkrankung, die durch eine große Anzahl unreifer Zellen im Blutkreislauf, in den Lymphknoten, Milz, Leber und anderen Organen gekennzeichnet ist, welche große Ähnlichkeit mit den Lymphoblasten des Knochenmarks haben. Die Anzahl der normalen Blutzellen ist im Allgemeinen reduziert. Diese Erkrankung tritt am häufigsten bei Kindern im Alter zwischen zwei und fünf Jahren auf. Das Risiko, an dieser Krankheit zu erkranken, ist bei Patienten mit einem Down-Syndrom und bei den Geschwistern dieser Patienten erhöht.
🇬🇧 acute lymphocytic leukemia (ALL)

**Leukämie, akute myeloische (AML).** Bösartiger Tumor des blutbildenden Systems mit unkontrollierter Vermehrung unreifer Leukozyten, deren Zytoplasmen in der Regel azurophile Auer-Stäbchen aufweisen. Typische Symptome sind Zahnfleischbluten, Anämie, Müdigkeit, Fieber, Dyspnoe, moderate Milzvergrößerung, Gelenk- und Knochenschmerzen sowie rezidivierende Infektionen. Die AML kann in allen Altersgruppen auftreten, wird jedoch am häufigsten bei Jugendlichen und jungen Erwachsenen beobach-

tet, insbesondere, wenn sie radioaktiver Strahlung ausgesetzt waren.
🔤 acute myelocytic leukemia (AML)

**Leukämie, akute promyelozytäre (AProL).** Tumorerkrankung des blutbildenden Systems, durch eine Vermehrung von → Promyelozyten gekennzeichnet; mit starken Blutungen, Hämatomen, niedrigem Fibrinogenspiegel und niedriger Thrombozytenzahl verbunden.
🔤 acute promyeolocytic leukemia (AProL)

**Leukämie, aleukämische.** Eine Form der Leukämie, bei der die Gesamtzahl der → Leukozyten innerhalb normaler Grenzen bleibt und nur wenige abnorme Zellformen im peripheren Blut zu finden sind.
🔤 aleukemic leukemia

**Leukämie (CLL), chronische-lymphatische.** Neoplasma des blutbildenden Gewebes mit Wucherung kleiner, langlebiger Lymphozyten, d.h. der B-Zellen, im Knochenmark, Blut, in der Leber und den lymphoiden Organen. Die Krankheit beginnt schleichend; im weiteren Verlauf treten folgende Symptome auf: Unwohlsein, Ermüdung, Anorexie, Gewichtsabnahme, nächtliche Schweißausbrüche, Lymphadenopathie und Hepatosplenomegalie.
[*griech.:* chronos, Zeit; *lat.:* lympha, Wasser; *griech.:* kytos, Zelle, leukos, weiß, haima, Blut.]
🔤 chronic lymphocytic leukemia (CLL)

**Leukämie (CML), chronische-myeloische.** Malignes Neoplasma, welches das blutbildende Gewebe betrifft, durch die Proliferation granulärer Leukozyten und Knochenmarkriesenzellen (Megakaryozyten) gekennzeichnet und in allen myeloischen Zellen nachweisbar ist. Die Krankheit beginnt schleichend und betrifft meist Erwachsene. Während des Krankheitsverlaufs treten folgende Symptome auf: Unwohlsein, Ermüdung, Wärmeunverträglichkeit, Zahnfleischbluten, Purpura, Hautläsionen, Gewichtsverlust, Hyperurikämie, Bauchschmerzen und Milzvergrößerung.
🔤 chronic myelocytic leukemia (CML)

**Leukämie inhibierender Faktor.** Zellprodukt (Zytokin), das das spontane Wachstum der lymphoiden Stammzellen (Leukämiezellen) unterdrücken kann.
🔤 leukemia inhibitory factor (LIF)

**Leukoblast.** Unreife weiße Blutzelle; Vorstufe der → Leukozyten.
🔤 leukoblast

**Leukoderma.** Lokalisierter Verlust von Hautpigment aufgrund verschiedener Ursachen, der zu ovalen oder runden weißen Flecken auf der Haut führt, z.B. bei Psoriasis oder Syphilis.
[*griech.:* leukos, weiß; derma, Haut]
🔤 leukoderma

**Leukodystrophie.** Erkrankung der weißen Hirnsubstanz, die sich in einer Degeneration der Marksubstanz (Demyelinisation) äußert.
🔤 leukodystrophy

**Leukodystrophie, metachromatische.** (Sufatidlipidose). Erbliche Fettstoffwechselstörung bei Kindern, die durch einen Mangel an Zerebrosidsulfatase ausgelöst wird. In der Folge kommt es zu einer Anhäufung bestimmter Fette in der grauen und weißen Hirnsubstanz, der Leber, Milz und anderen Organen und dadurch zu geistigem Verfall, Lähmungserscheinungen und schließlich dem Tod. Häufig werden die Kinder höchstens 10 Jahre alt.
🔤 sulfatide lipidosis

**Leukonychie.** Gutartige Veränderung des Finger- oder Fußnagels, bei der es zu weißen Flecken oder Streifen kommt. Zu den Ursachen zählen Infektionen, Verletzungen u.a.
[*griech.:* leukos, weiß; onyx, Nagel]
🔤 leukonychia

**Leukopenie.** Unphysiologische Abnahme der Anzahl weißer Blutzellen (→ Leukozyten) unter 5000 pro $mm^3$ Blut. Die L. kann durch Medikamentenreaktionen, Strahlungen, Vergiftungen oder bestimmte Erkrankungen verursacht werden; dabei können eine oder alle Formen der Leukozyten betroffen sein. Die zwei häufigsten

Formen der L. sind die neutrophile und die lymphozytische L.
[*griech.*: leukos, weiß; penes, arm]
🇬🇧 leukopenia

**Leukoplakie.** Präkanzeröse, sich langsam entwickelnde Veränderung der Schleimhaut mit verdickten, weißen, fest verwachsenen Flecken, die leicht erhaben und scharf umgrenzt sind.
[*griech.*: leukos, weiß; plakos, Platte]
🇬🇧 leukoplakia

**Leukopoese.** Prozess der Bildung und Entwicklung der weißen Blutzellen (→ Leukozyten). Dabei können verschiedene Formen unterschieden werden; neutrophile, basophile und eosinophile Zellen werden im Knochenmark gebildet; Lymphozyten und Monozyten entstehen normalerweise aus den Hämozytoblasten im Lymphgewebe.
[*griech.*: leukos, weiß; poiein, machen]
🇬🇧 leukopoiesis

**Leukorrhö.** (Weißfluss/Fluor albus). Weißlicher Ausfluss aus der Vagina. Physiologischerweise kommt es im Verlauf des Menstruationszyklus in unterschiedlicher Menge und Konsistenz zu einem vaginalen Ausfluss. Er tritt in der Schwangerschaft verstärkt auf, nimmt jedoch nach der Entbindung, in der Stillphase und nach der Menopause ab.
🇬🇧 leukorrhea

**Leukotoxin.** Substanz (Bakteriengift), die weiße Blutzellen (→ Leukozyten) inaktivieren oder zerstören kann.
🇬🇧 leukotoxin

**Leukotrien.** Klasse biologisch aktiver Hormone, die physiologischerweise in weißen Blutzellen (→ Leukozyten) vorkommen und allergische sowie entzündliche Reaktionen vermitteln können; diese sind mit denen vergleichbar, die durch → Histamin bedingt sind. L.e sind möglicherweise bei der Entwicklung von allergischen und autoallergischen Erkrankungen wie Asthma und rheumatischer Arthritis beteiligt. Sie beeinflussen die Thrombozytenaggregation und den Tonus der glatten Muskeln.
🇬🇧 leukotriene

**Leukozyt.** Weiße Blutzelle, die eines der festen Elemente des zirkulierenden Blutsystems darstellt. Man klassifiziert fünf Arten von L.en je nach Vorhandensein oder Fehlen von Körnchen im Zellplasma der Zelle. Agranulozyten (ohne Körnchen) sind → Lymphozyten und → Monozyten; zu den Granulozyten zählen neutrophile, → basophile und eosinophile Zellen. – *adj.* leukozytär.
🇬🇧 leukocyte

**Leukozyten, eosinophile.** Granulozytischer, zweilappiger → Leukozyt, der etwas größer als ein Neutrophil ist und eine große Anzahl grober, zytoplasmischer Körnchen besitzt, die mit dem sauren Farbstoff Eosin gefärbt werden können. (→ Leukozyten)
[*griech.*: eos, Morgendämmerung, philein, lieben.]
🇬🇧 eosinophil

**Leukozytose.** Unphysiologische Vermehrung der zirkulierenden weißen Blutzellen (→ Leukozyten), die häufig in Verbindung mit bakteriellen (nicht viralen) Infektionen steht. Die normale Anzahl der Leukozyten beträgt 5000 bis 10000 pro $mm^3$ Blut. Formen der L. sind die basophile, eosinophile und neutrophile L.
[*griech.*: leukos, weiß; kytos, Zelle; osis, Zustand]
🇬🇧 leukocytosis

**Leukozyturie.** Ausscheidung von weißen Blutzellen (→ Leukozyten) im Urin; die L. kann Anzeichen einer Harnwegsinfektion oder eines Tumors sein.
🇬🇧 leukocyturia

**Levator.** (Heber/Musculus levator). Muskel, der eine Struktur des Körpers anhebt; z.B. Musculus levator ani, der Teile des Zwerchfells (Diaphragmas) anhebt.
[*lat.*: levare, heben]
🇬🇧 levator

**Levine, Myra E.** L. begründete einen strikt biologisch-physiologischen Ansatz, der sich auf die Person und ihr soziales Handeln bezieht. Nach L. ist das Ziel allen menschlichen Verhaltens die Erhaltung des Lebens. Pflegerisches Handeln ist

stets auf die Körperlichkeit des Menschen bezogen. Die Anpassung an Umwelteinflüsse ist Kern des menschlichen Strebens nach Ganzheitlichkeit, unter der die Summe der bio-psycho-sozialen Existenz des Menschen zu verstehen ist. Die rein naturwissenschaftliche Orientierung unterscheidet die Theorie L.s von den holistischen Ansätzen, die davon ausgehen, dass das Ganze mehr ist als die Summe seiner Teile.
[geb. 1920]

**Lewis-Blutgruppensystem.** Blutgruppensystem, das sich auf die → Antigene bezieht, die in löslicher Form im Blut und in den Körperausscheidungen vorhanden sind. Antigene werden aus dem Plasma an die rote Zellmembran angelagert. Der jeweilige Lewis-Phänotyp hängt davon ab, ob der Patient das Lewis-Genprodukt ausscheidet oder nicht.
🔤 Lewis blood group system

**Leydig-Zellen.** Zellen des interstitiellen Gewebes der Hoden (Testes), die → Testosteron ausscheiden.
[F. v. Leydig, deutscher Anatom, 1821–1908]
🔤 Leydig cells

**Leydig-Zelltumor.** Meist gutartiges Neoplasma der interstitiellen Zellen eines Hoden, das bei Erwachsenen zu einer → Gynäkomastie und vor der Pupertät zu einer frühzeitigen sexuellen Entwicklung führt.
🔤 Leydig cell tumor

**Lezithin.** Gruppe von Phospholipiden, die in den Zellmembranen von Pflanzen, Tieren und Menschen häufig zu finden sind; diese sind für den Fettstoffwechsel wichtig und werden bei der Verarbeitung von Nahrungsmitteln, Arzneimitteln, Kosmetika und Tinte verwendet.
[*griech.:* lekithos, Eigelb]
🔤 lecithine

**Lezithin-Cholesterin-Acyl-Transferase (LCAT)-Mangel.** Autosomal-rezessive Erbkrankheit, die sich durch die Ansammlung von Cholesterinestern im Gewebe, Hornhautdurchlässigkeit des Auges, hämolytische Anämie, Proteinurie, Niereninsuffizienz und verfrühte Artherosklerose zeigt. (→ Lezithin)
🔤 lecithin-cholesterol acetyltransferase (LCAT) deficiency

**LH.** Abkürzung für → Luteinisierendes Hormon.
🔤 LH

**Li.** Chemisches Symbol für → Lithium.
🔤 Li

**Libido.** 1. Sexualtrieb; psychische Energie oder Instinkt in Verbindung mit sexuellen Wünschen, Freude oder Kreativität. 2. (Psychoanalyse nach Freud) Instinktive Triebe des Es. 3. Lustorientierte Wünsche oder Triebe. – *adj.* libidinös.
🔤 libido

**Lichen.** Hautflechte mit Erythem und kleinen roten Knötchen (Papeln).
🔤 lichen

**Lichen ruber planus.** (flache Knötchenflechte). Chronische gutartige Hauterkrankung unbekannter Ursache, die durch kleine flache rötliche Knötchen (Papeln) oder Hautflächen mit feinen grauen Linien und Juckreiz (Pruritus) gekennzeichnet ist.
🔤 lichen planus

**Lichen sclerosus et atrophicus.** Chronische Hautkrankheit, die durch weiße flache Papeln mit schwarzen harten Pfropfen und durch Juckreiz (Pruritus) gekennzeichnet ist. Im fortgeschrittenen Stadium wachsen die Papeln zu großen weißen Flächen mit dünner Haut zusammen.
🔤 lichen sclerosis et atrophicus

**Lichen simplex chronicus.** Form einer chronischen Dermatitis, die durch flächig zusammenwachsende Knötchen (Papeln) mit Juckreiz (Pruritus) gekennzeichnet ist.
🔤 lichen simplex chronicus

**Lichenifikation.** Flächenhafte Verdickung und Verhärtung der Haut mit flachen Knötchen (Papeln), die häufig infolge von Hautreizungen durch wiederholtes Kratzen an vereiterten Läsionen und Ekzemen entsteht. (→ Lichen)
🔤 lichenification

**Licht.** 1. Elektromagnetische Strahlung einer Wellenlänge und Frequenz, die die visuellen Rezeptorzellen auf der Netzhaut des Auges (Retina) stimuliert, wodurch Nervenimpulse entstehen, die als Sehvermögen wahrgenommen werden. 2. Elektromagnetische Strahlung mit einer Wellenlänge, die kürzer als die des ultravioletten L.s und länger als die des Infrarotlichts ist. Die Reichweite des sichtbaren L.s liegt im Allgemeinen zwischen 400 und 800 nm.
※ light

**Licht, sichtbares.** Strahlungsenergie im elektromagnetischen Spektrum, die für das menschliche Auge sichtbar ist. Die Wellenlängen liegen etwa im Bereich von 390 bis 780 nm.
※ visible light

**Lichtkegel.** 1. Dreiecke Lichtreflektion, die bei einer Ohrenuntersuchung beobachtet werden kann, wenn das Otoskoplicht auf den Hammer gerichtet wird. 2. Die in die Augenpupille eindringenden Lichtstrahlen, die ein Bild auf der Netzhaut formen.
※ cone of light

**Lichtreflex, konsensueller.** Normaler gekreuzter Reflex, bei dem Licht, das in ein Auge fällt, eine Pupillenkontraktion im anderen Auge auslöst. Bei einseitiger Blindheit reagiert die Pupille des blinden Auges unwillkürlich auf die Stimulierung des gesunden Auges. Die Stimulierung des blinden Auges resultiert jedoch nicht in einer Pupillenverengung, weder im gesunden noch im blinden Auge.
※ consensual light reflex

**Lichttherapie.** Exposition des Körpers gegenüber den elektromagnetischen Wellen des infraroten, ultravioletten oder sichtbaren Lichtspektrums zu therapeutischen Zwecken (z.B. Lichtbad, Sonnenbad, Höhensonne oder Infrarotlicht). In den Wintermonaten kann die L. z.B. zur Behandlung depressiver Störungen eingesetzt werden.
※ light therapy

**Lidocain.** → Lokalanästhetikum, das zur lokalen Narkose auf die Haut oder Schleimhäute äußerlich aufgetragen wird. L. kann auch parenteral als → Antiarrhythmikum verwendet werden. Bei Überdosierung können Krämpfe, Unruhe bis zum Herzstillstand auftreten. L. wird auch als Antidot gegen eine Überdosis von Herzglykosiden eingesetzt.
※ lidocain hydrochloride

**Lieberkühn-Drüsen.** (Glandulae intestinales). Röhrenförmige Drüsen zwischen den Darmzotten des Dünndarms und auf der Oberfläche des Dickdarmepithels.
[J. Lieberkühn, deutscher Anatom, 1711–1756]
※ Lieberkühn's glands

**Lien.** (Milz). → Milz. – *adj.* lienal.
[*lat.:* lien, Milz]
※ spleen

**LIF.** Abkürzung für → Leukämie inhibierender Faktor.
※ LIF

**Life island.** Steriles Plastikzelt, in dem sich ein Bett befindet und das verwendet wird, um für Patienten mit bestimmten Immunschwächen eine keimfreie Umgebung zu schaffen.
[*engl.:* life, Leben; island, Insel]
※ life island

**Ligament.** 1. Eines der meist weißen, glänzenden Bänder aus Bindegewebe, die die Gelenke sowie Knochen und Knorpel miteinander verbinden. 2. Schicht einer serösen Membran, die wenig oder gar nicht gespannt sein kann und sich von einem Organ im Bauchraum zu einem anderen erstreckt, z.B. das L. des Bauchfells (Peritoneum).
[*lat.:* ligare, anbinden]
※ ligament

**Ligament, rektovaginales.** Eines der vier Hauptstützbänder des Uterus (Gebärmutter). Es hält den Uterus in seiner Position, indem es Zug auf die Zervix (Gebärmutterhals) ausübt.
[*lat.:* ligamentum, Band]
※ rectovaginal ligament

**Ligamentum cruciforme atlantis.** Kreuzband, das den Atlas mit dem Okzipital-

knochen und dem posterioren Bereich des Körpers verbindet.
[*lat.*: crux, Kreuz, ligare, verbinden.]
🇬🇧 cruciate ligament of the atlas

**Ligamentum fundiforme penis.** Aus elastischen Fasern bestehendes Band, das den Penis umgibt und sich von der Linea alba oberhalb der Schambeinfuge bis zu den Penisfaszien erstreckt.
🇬🇧 fundiform ligament of penis

**Ligamentum latum uteri.** (Mutterband). Gefaltetes Band des Bauchfells (Peritoneum), das sich über die Eileiter, den Uterus und die Eierstöcke (Ovarien) zieht.
🇬🇧 broad ligament

**Ligamentum teres.** 1. L.t. hepatis: Der Rest der Nabelvene, der sich als fibröses rundes Band vom Nabel bis zum vorderen Teil der Leber zieht. 2. L.t. uteri: Das runde Mutterband, das sich von der Vorderseite der Gebärmutter durch den Leistenkanal bis zum Bindegewebe der großen Schamlippen zieht.
[*lat.*: ligamentum, Band, Binde]
🇬🇧 round ligament

**Ligasen.** Gruppe von Enzymen, die die Bindung zwischen Substratmolekülen in Verbindung mit der Abspaltung einer energiereichen Pyrophosphatbindung in → ATP oder ein ähnliches Molekül katalysieren.
🇬🇧 ligases

**Ligatur.** Abbinden eines Blutgefäßes oder eines anatomischen Ganges mit einer Schlinge oder durch eine Naht. Damit kann eine Blutung während einer Operation behoben oder verhindert oder eine spontane oder traumatische Hämorrhagie behandelt werden; durch eine L. können auch die Passage einer Substanz durch einen Körpergang verhindert und Krampfadererkrankungen (→ Varikosen) behandelt werden.
🇬🇧 ligation

**Lignin.** Polysaccharid, das zusammen mit Zellulose den wichtigsten Baustein der pflanzlichen Zellwände ausmacht. L. kann als unverdauliche Substanz bei bestimmten Diäten als Füllstoff verwendet werden. (s.a. Ballaststoffe)
[*lat.*: lignum, Holz]
🇬🇧 lignin

**Limbus.** Rand oder Saum; z.B. der L. cornea am Rand der Hornhaut (Cornea), der auf die Lederhaut des Auges (Sklera) übergeht.
🇬🇧 limbus

**Lincomycin.** → Antibiotikum, das die Proteinsynthese von Bakterien hemmt und zur Behandlung bestimmter Infektionen eingesetzt wird.
🇬🇧 lincomycin hydrochloride

**Lindan.** Hexachlorid, das zur Behandlung von Läusebefall (Pedikulose) und Krätze (Skabies) benutzt wird. Bei Überdosierung kann es zu Vergiftungserscheinungen wie Krämpfen oder Koma (mit möglicher Todesfolge) kommen.
🇬🇧 lindan

**Lindenblüten.** Pflanzlicher Extrakt mit schweißtreibender Wirkung; wird gegen Hustenreiz bei Atemwegsinfekten und bei Erkältungen eingesetzt.
🇬🇧 lime tree blossom

**Linea.** Linie, die eine anatomische Struktur definiert.
[*lat.*: Linie]
🇬🇧 linea

**Linea alba.** Streifen der abdominalen Sehnenhaut (Aponeurose) auf der Mittellinie des Abdomens, der von der Schambeinfuge bis zum Schwertfortsatz des Brustbeins verläuft. Auf der L. a. liegt der Bauchnabel.
[*lat.*: linea, Linie; albus, weiß]
🇬🇧 linea alba

**Linea fusca.** Längliche dunkle Verfärbung der → Linea alba auf dem Bauch einer schwangeren Frau in den letzten Wochen der Schwangerschaft vom Schambeinhügel bis zum Bauchnabel.
🇬🇧 linea nigra

**linear.** Zu einer oder mehreren Linien gehörend, insbesondere geraden Linien.
🇬🇧 linear

**Lingua.** → Zunge.
[*lat.*: Zunge]
🌐 tongue; lingua

**Linia parasternalis.** Imaginäre vertikale Linie zwischen Brustbein- und Medioklavikularlinie.
🌐 costoclavicular line

**Liniment.** Flüssige Salbe, die meist Alkohol, Öl oder Seife enthält und auf die Haut aufgetragen wird.
🌐 liniment

**Linitis.** Entzündung des zellulären Magengewebes, die häufig in Verbindung mit einem Adenokarzinom des Magens auftritt; z.B. L. plastica (entzündlicher Schrumpfmagen).
[*griech.:* linon, Netz; itis, Entzündung]
🌐 linitis

**Linkshändigkeit.** Natürliche Tendenz bei manchen Personen, zur Ausführung bestimmter Tätigkeiten lieber die linke Hand zu benutzen.
🌐 left-handedness

**Linksherzinsuffizienz.** Herzerkrankung, bei der das Herz nicht genug Kraft hat, um ein normales Herzminutenvolumen und eine angemessene periphere Durchströmung (Perfusion) aufrechtzuerhalten. Diese Erkrankung des linken Herzens ist durch einen erhöhten Druck und Stauung der Pulmonalvenen und -kapillaren gekennzeichnet; es kommt zu Luftnot (Dyspnoe), Blässe, Schwitzen, Zyanose, Lungenödem, Tachykardie und peripherer Vasokonstriktion. Die L. kann in Folge einer → Rechtsherzinsuffizienz entstehen, da beide Herzseiten zum Kreislauf gehören und die Insuffizienz der einen Seite meistens auch die andere Seite beschädigt. (→ Herzinsuffizienz)
🌐 left-heart failure; left ventricular failure

**Links-rechts-Shunt.** Umleitung des Blutes von der linken Seite des Herzens zur rechten Seite, z.B. bei einem Septumdefekt, oder Umleitung des Blutes aus dem systemischen in den pulmonalen Kreislauf, z.B. bei einem offenen Ductus Botalli.
🌐 left-to-right shunt

**Linksverschiebung.** Vermehrtes Auftreten unreifer Leukozyten im → Differenzialblutbild. Der Begriff entwickelte sich aus der graphischen Darstellung der Blutkomponenten, in der unreife Zellanhäufungen auf der linken Seite der Graphik erscheinen. (s.a. Rechtsverschiebung)
🌐 shift to the left

**Linolensäure.** Dreifach ungesättigte → essenzielle Fettsäure, die für die gesunde Ernährung benötigt wird. L. findet sich hauptsächlich in Leinöl und anderen pflanzlichen Ölen.
🌐 linolenic acid

**Linolsäure.** Farblose, zweifach ungesättigte → essenzielle Fettsäure, die u.a. in Leinöl und zahlreichen anderen pflanzlichen und tierischen Fetten zu finden ist.
🌐 linoleic acid

**Linse.** 1. Runder durchsichtiger Körper aus Plastik oder Glas, der entsprechend geschliffen oder geformt ist, um Licht in einer bestimmten Form zu brechen; z.B. in Brillengläsern, Kontaktlinsen, Mikroskopen oder Kameras. 2. Körper im Auge, der mit Hilfe eines Muskels durch Änderung der Krümmung das Sehorgan auf verschiedene Entfernungen einstellt.
🌐 lens

**Linse, des Auges.** Transparenter, in eine Kapsel eingeschlossener Teil des Auges, der sich zwischen Regenbogenhaut (Iris) und Glaskörper befindet und dessen Ränder von den Ziliarfortsätzen überlappt werden. Die Linse bricht einfallendes Licht und fokussiert Bilder auf die Netzhaut (Retina). Die hintere Fläche der bikonvexen Linse ist mehr gewölbt als die Vorderseite. Die Linse besteht aus weichem Rindenmaterial, einem festen Kern und konzentrisch verlaufenden Blättchen.
🌐 crystalline lens

**Linsenimplantat.** Künstliche Linse, die meist nach einer Kataraktextraktion eingesetzt wird, aber auch Patienten mit einer extremen Kurzsichtigkeit (Myopie), Doppelsichtigkeit (Diplopie), → Albinis-

mus und einigen anderen Störungen implantiert werden kann.
🌐 lens implant

**Linton-Nachlas-Sonde.** Dreilumige Sonde mit birnenförmigem Magenballon (Fassungsvermögen: ca. 600 ml). Wird zur Kompression von blutenden → Ösophagusvarizen und Magenfundus-Varizen mit einem Zuggewicht von 500 bis 1000 g versehen. (s.a. Sengstaken-Blakemore-Sonde)
🌐 Linton-Nachlas tube

**lip(o)-.** Vorsilbe mit der Bedeutung »Fett«.
🌐 lip(o)-

**Lipämie.** Stark erhöhte Menge an Fett im Blut, was nach einem fetthaltigen Essen normal ist. Bei bestimmten Erkrankungen ist die L. pathologisch (z.B. Hyperlipoproteinämie).
🌐 lipemia

**Lipase.** Enzym, das von den Organen des Verdauungssystems produziert wird und den Fettabbau durch Aufspaltung (Hydrolyse) der Verbindungen zwischen Fettsäuren und Glycerol in Triglyceride und Phospholipide katalysiert. L. findet sich in der Galle, in der Pankreassekretion, im Darm und im Fettgewebe.
🌐 lipase

**Lipathrophie.** Abbau des subkutanen Fettgewebes an der Stelle einer Insulininjektion; tritt meist nach mehreren Injektionen in die gleiche Stelle auf.
🌐 lipoatrophy

**Lipide.** Freie Fettsäurefraktionen im Blut. L. werden im Blut gespeichert und dienen als Energiereserve; sie sind bei verschiedenen Erkrankungen, z.B. Atherosklerose, erhöht. Zu den L.n zählen Cholesterin, Fettsäuren, neutrale Fette, Phospholipide und Triglyceride.
🌐 lipids

**Lipidose.** Allgemeine Bezeichnung für schwere vererbliche Fettstoffwechselstörungen. Das Hauptmerkmal dieser Erkrankungen ist die Ansammlung unphysiologisch hoher Mengen an → Lipiden im Körper.
🌐 lipidosis

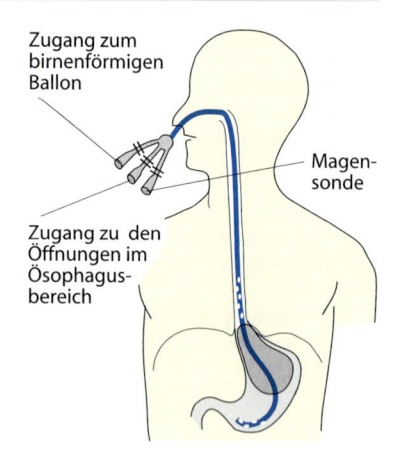

Zugang zum birnenförmigen Ballon

Magensonde

Zugang zu den Öffnungen im Ösophagusbereich

**Linton-Nachlas-Sonde.**

**Lipochrome (pl.).** Natürlich vorhandene Pigmente, die Lipide enthalten und den Fetten ihre gelbliche Farbe verleihen, z.B. → Karotin.
🌐 lipochrome

**Lipodystrophie.** Jede Störung im Stoffwechsel (Metabolismus) oder bei der Speicherung von Fetten.
[*griech.:* lipos, Fett; dys, schlecht; trophe, Ernährung]
🌐 lipodystrophy

**Lipofuszin.** Fetthaltiges Alterspigment, das meist aus oxidierten Fetten besteht, die reichlich in den Zellen eines älteren Menschen vorhanden sind.
🌐 lipofuscin

**lipoid.** Einem Fett (→ Lipid) ähnelnd.
🌐 lipoid

**Lipoide (pl.).** Fettähnliche Substanzen, die in sämtlichen Zellen zu finden sind (veraltete Bezeichnung).
🌐 lipoids

**Lipolyse.** Abbau und Spaltung von Fetten (→ Lipiden) in freie Fettsäuren und Glycerin.
🌐 lipolysis

**Lipom.** Gutartiger Tumor, der aus reifen Fettzellen besteht, z.B. L.a arborescens (in einer Gelenkkapsel). – *adj.* lipomtös.
🇬🇧 lipoma

**Lipomatose.** Erkrankung mit unphysiologischen tumorähnlichen Fettansammlungen im Unterhautkörpergewebe, z.B. am Hals, Nacken oder Oberarm.
[*griech.:* lipos, Fett; oma, Tumor; osis, Zustand]
🇬🇧 lipomatosis

**lipophil.** Neigung, Fette anzuziehen oder zu absorbieren; Fettlöslichkeit.
🇬🇧 lipophil

**Lipophilie.** 1. Neigung zu übermäßigem Fettansatz. 2. Bindung von Fetten im Körpergewebe; Fettlöslichkeit.
🇬🇧 lipophilia

**Lipoproteine (pl.).** Eiweiße, in denen Fette (→ Lipide) einen integralen Teil der Moleküle ausmachen. Sie werden primär in der Leber synthetisiert, enthalten verschiedene Mengen an Triglyzeriden, Cholesterin, Phospholipiden und Eiweißen und werden entprechend ihrer Zusammensetzung und Dichte klassifiziert; z.B. → High-densitiy-Lipoproteine (L.e hoher Dichte) oder → Low-densitiy-Lipoproteine (L.e niedriger Dichte).
🇬🇧 lipoproteins

**Liposom.** Vielschichtiger runder Fettpartikel im wässrigen Milieu einer Zelle.
🇬🇧 liposome

**Lippe.** Die beiden fleischigen Strukturen, die die Mundhöhle umgeben.
🇬🇧 lip

**Lippenbändchen.** (Frenulum labil). Eine aus Schleimhaut bestehende Hautfalte, die vom Zahnfleisch bis zu den Lippen und der Zunge reicht. Das Unterlippenbändchen wird als Frenulum labii inferioris, das Oberlippenbändchen als Frenulum labii superioris bezeichnet.
🇬🇧 frenulum of lips

**Lippenbremse.** Atemtechnik, bei der man mit geschlossenem Mund durch die Nase einatmet; bei der Ausatmung (Ex-

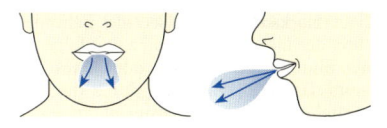

**Lippenbremse.** Ausatmung bei der Lippenbremse.

spiration) entweicht die Luft durch den Mund, wobei die Lippen ohne Druck aufeinanderliegen, sodass nur ein schmaler Spalt vorhanden ist. Entspanntes, ruhiges Ausatmen über die L. verändert ein falsches Atemmuster (flache Atmung bei Verkrampfungen). Durch die L. wird der Druck in den Luftwegen künstlich erhöht, die Atemwege werden leicht überbläht, das Alveoloarsystem öffnet sich und Atelektasen werden verhindert.
🇬🇧 lip brake

**Lippen-Kiefer-Gaumen-Spalte.** Spaltbildung des Gaumens, die zusätzlich die Lippe und den Kiefer betrifft; tritt durch Entwicklungsstörungen im ersten Schwangerschaftsdrittel auf.
🇬🇧 cheilognathopalatoschisis

**Lippenlesen.** Verständigungsmethode, bei der ein tauber oder nahezu tauber Kommunikationsteilnehmer von den Lippen des Sprechenden abliest sowie seine Mimik, Gestik und Körpersprache beobachtet.
🇬🇧 speech reading

**Lippenspalte.** (Hasenscharte). Vererbte Missbildung mit einer bzw. mehreren Spalten in der Oberlippe. Ursache ist eine embryonale Fehlentwicklung.
🇬🇧 cleft lip

**Lipurie.** Ausscheidung von Fettkörpern (→ Lipiden) im Urin.
🇬🇧 lipiduria

**Liquor.** Flüssigkeit, z.B. Liquor cerebrospinalis (Gehirn- und Rückenmarkflüssigkeit). (→ Zerebrospinalflüssigkeit)
[*lat.:* liquor, Flüssigkeit]
🇬🇧 liquor

**Liquorblockade.** (Ventrikelblockade). Behinderung der Liquorzirkulation z.B. infolge einer Blutung, Entzündung oder eines Tumors. Dadurch kommt es durch die Ansammlung von Hirnflüssigkeit zu einer Ausdehnung der Hirnventrikel.
▓ ventricular block

**Liquordruck.** Der Druck der im Zentralnervensystem befindlichen Zerebrospinalflüssigkeit. Normalerweise schwankt der Druck zwischen 100 und 150 mm $H_2O$. Gemessen wird der L. mit Hilfe eines Manometers, das an das Ende einer Nadel befestigt wird, nachdem diese durch eine Lumbalpunktion in den Subarachnoidalraum eingeführt wird.
▓ cerebrospinal pressure

**Lispeln.** Fehlerhafte Aussprache von einem oder mehreren Zischlauten, z.B. wenn »s« als »z« ausgesprochen wird.
▓ lisping

**Lister, Joseph.** Baron (*1827–1912), engl. Chirurg, entwickelte Pasteurs Gedanken weiter, dass Mikroben in der Luft Wundinfektionen verursachen und durch chemische Stoffe (Karbolsäure) bekämpft werden können; Begründer der → Antisepsis in der Wundbehandlung 1867.

**Listeria monocytogenes.** Häufig vorkommende Species eines grampositiven beweglichen Bakteriums, das → Listeriose verursacht.
[J. Lister, schottischer Chirurg, 1827–1912]
▓ Listeria monocytogenes

**Listeriose.** Infektionskrankheit (meldepflichtig), die von einer Gattung eines grampositiven beweglichen Bakteriums (Listeria monocytogenes) verursacht wird. Die Übertragung erfolgt durch direkten Kontakt eines infizierten Tieres mit dem Menschen, durch Verzehr von kontaminiertem Fleisch und Milchprodukten oder durch Tröpfcheninfektion. Zu den Symptomen zählen Kreislaufkollaps, Schock, Endokarditis, Hepatosplenomegalie, ein dunkelroter Hautausschlag am Rumpf und an den Beinen, Fieber, Bakteriämie, Unwohlsein und Lethargie. Eine L. ist in der Schwangerschaft besonders gefährlich, insbesondere für den Fötus.
[J. Lister, schottischer Chirurg, 1827–1912; osis, Zustand]
▓ listeriosis

**Lithiasis.** (Steinleiden). Erkrankung mit Bildung von Steinen oder → Konkrementen in Hohlorganen oder Körpergängen. Die Steine bestehen aus Mineralsalzen und können in dem Organ, in dem sie sich bilden oder in dem sie liegen, für Reizungen, Entzündungen oder Obstruktionen sorgen. Die L. tritt meist in der Gallenblase, den Nieren und dem unteren Harntrakt auf; sie kann asymptomatisch verlaufen, ist jedoch meist mit starken Schmerzen verbunden.
[*griech.:* lithos, Stein; osis, Zustand]
▓ lithiasis

**Lithium (Li).** Silberweißes Alkalimetall, das in verschiedenen Verbindungen zu finden ist; Ordnungszahl 3 und Atommasse 6,94. L. ist das leichteste bekannte Metall. Lithiumsalze werden zur Behandlung von manisch-depressiven Erkrankungen als → Antidepressiva eingesetzt.
[*griech.:* lithos, Stein]
▓ lithium (Li)

**litho-.** Vorsilbe mit der Bedeutung »Stein«.
▓ litho-

**Lithogenese.** Bildung von Steinen und → Konkrementen.
[*griech.:* lithos, Stein; genein, produzieren]
▓ lithogenesis

**Lithotomie.** Chirurgische Entfernung eines Steins (Calculus), insbesondere aus dem Harntrakt.
[*griech.:* lithos, Stein; temnein, schneiden]
▓ lithotomia

**Lithotripsie.** Entfernung eines Steins (Calculus) aus Nierenbecken, Harnleiter (Ureter), Harnblase oder Gallenblase. Dabei werden die Steine entweder durch einen chirurgischen Eingriff zertrümmert oder durch non-invasive Methoden, wie Laserbehandlung oder Ultraschall, zerstört. Die

dabei entstehenden Bruchstücke werden ausgeschieden oder ausgespült.
[*griech.*: lithos, Stein; tribein, zerreiben]
🌐 lithotripsy

**Livedo.** Blaue oder rötlichblaue Flecken auf der Haut, die sich bei Kälte verstärken und möglicherweise durch Spasmen der → Arteriolen verursacht werden.
[*lat.*: liveo, blaue Verfärbung]
🌐 livedo

**Lividität.** Bläuliche oder rötlichblaue Gewebeverfärbung, die durch venöse Stauungen, z.B. durch Quetschungen, verursacht wird. – *adj.* livide.
[*lat.*: lividus, bläulich]
🌐 lividity

**L-Ketten.** (leichte Ketten). Untereinheit eines Immunglobulinmoleküls, die aus einer Polypeptidkette mit einer Atommasse von 22.000 besteht. (→ Immunglobulin)
🌐 light chains

**Lobärpneumonie.** Schwere Infektion eines oder mehrerer großer Lungenlappen, die unbehandelt zur Verdichtung des Lungengewebes führen kann. Die Erkrankung zeigt sich mit Fieber, Schüttelfrost, Husten, rötlichem Sputum, schneller Atmung (Tachypnoe), Zyanose, Übelkeit, Erbrechen und Brustfellentzündung (Pleuritis). Ursache der L. ist meist der Erreger *Streptococcus pneumoniae*. Zu den Komplikationen zählen Lungenabszesse, Atelektasen, Eiterbildung (Empyem), Herzbeutelentzündung (Perikarditis) und Pleuraerguss.
🌐 lobar pneumonia

**Lobektomie.** Chirurgische Entfernung (Exzision) eines Organlappens, z.B. der Lunge. Eine Lungen-L. wird durchgeführt, um bösartige Tumore zu entfernen oder unkontrollierte → Bronchiektasen, Traumata mit Hämorrhagien oder eine mit anderen Mitteln nicht zu therapierende Tuberkulose zu behandeln.
[*griech.*: lobos, Lappen; ektome, herausschneiden]
🌐 lobectomy

**Lobotomie.** (Leukotomie). Neurochirurgische Maßnahme, bei der Nervenfaserbündel weißer Substanz im Vorderlappen des Gehirns durchtrennt werden, um die Übermittlung verschiedener affektiver Reaktionen zu unterbrechen. Schwere unbehandelbare Depressionen und Schmerzen gehören zu den Indikationen für diese Operation; sie wird nur sehr selten durchgeführt, weil viele unvorhersehbare und unerwünschte Auswirkungen auftreten können.
[*griech.*: lobos, Lappen; temnein, schneiden]
🌐 lobotomy

**Lobulus.** Kleiner Lappen (→ Lobus), z.B. Leberläppchen oder Nierenläppchen.
🌐 lobule

**Lobus.** (Lappen). 1. Runder Vorsprung einer Struktur. 2. Teil eines Organs, das durch eine Rinne (Sulcus), Fissur oder Bindegewebe abgegrenzt ist, z.B. die Lappen des Gehirns, der Leber und der Lunge. – *adj.* lobär.
[*griech.*: lobos, Lappen]
🌐 lobe

**Lobus parietalis.** (Scheitellappen). Großhirnlappen in jeder Hirnhälfte, der die seitlichen und mittleren Oberflächen bedeckt, welche von dem Scheitelknochen (Os parietale) bedeckt sind. Auf der seitlichen Oberfläche der Hirnhälfte (Hemisphäre) ist der L.p. vom Vorderlappen (L. frontalis) durch die Furche (Sulcus centralis) und vom Schläfenlappen (L.temporalis) durch eine imaginäre Linie getrennt, die sich vom hinteren Ast des seitlichen Sulcus in Richtung Okziput erstreckt. Im L.p. werden die Sprachmechanismen und allgemeine sensorische Funktionen lokalisiert.
🌐 parietal lobe

**Lochialstau.** Stark verminderter bzw. gar nicht abfließender Wochenfluss (Lochien) aus der Gebärmutter (Uterus). Ursachen dafür können sein: Muttermundskrampf, Verlegung des Muttermundes durch Blutkoagel oder Eihautreste, Überfüllung von Harnblase oder Darm, Abknickung der Gebärmutter nach hinten (Retroflexion) oder nach vorne (Anteflexion). Bei einem L. kommt es häufig zu Stirnkopfschmer-

zen und zu einer Erhöhung der Körpertemperatur. Die Gebärmutter ist schlecht kontrahiert, größer als der Zeit entsprechend und oft schlecht zu tasten. Wird der L. nicht behandelt, kann sich daraus eine Entzündung der Gebärmutterschleimhaut (Endometritis) entwickeln. Bauchlage, feuchte Wärme auf den Bauch, Uterusmassage, evtl. Gabe von krampflösenden Mitteln (Spasmolytika) und Mobilisation der Frau, evtl. Kontraktionsmittel bzw. Anregung zum Stillen (Stillen fördert die Kontraktion des Uterus).
🔤 lochiostasis; lochioschesis

**Lochien.** (Wochenfluss). Ausscheidungen aus der Vagina einer Wöchnerin nach der Geburt. In den ersten 2 bis 4 Tagen nach der Geburt sind die L. rötlich bis bräunlich (Lochia rubra oder cruenta); sie bestehen aus Blut, Schleimhautteilen, Flaumhaar des Fötus, Käseschmiere und manchmal Mekonium; dieser Ausfluss hat einen fleischigen Geruch. Ab dem dritten Tag nimmt die Blutmenge ab. Die L. bestehen nun aus seröser Substanz, Erythrozyten, Lymphe, Zervixschleim und Mikroorganismen von der obersten Gebärmutterschicht (Lochia serosa). In den nächsten 10 bis 14 Tagen können in großen Mengen Bakterien zusammen mit schleimigen Bestandteilen der Schleimhaut (Decidua) und Epithelzellen auftreten, wodurch die L. weiß-gelblich erscheinen (Lochia alba). Dieser Ausfluss kann weiter bis zu 6 Wochen nach der Entbindung andauern.
[*griech.*: lochos, Geburt]
🔤 lochia

**Locus.** Spezifischer Ort oder Position, z.B. der L. eines bestimmten Gens auf einem Chromosom oder der L. caeruleus, eine stark pigmentierte Gruppe von mehreren Tausend Neuronen auf dem Boden des IV. Hirnventrikels.
🔤 locus

**-log(ie).** Nachsilbe mit der Bedeutung »Lehre, Wissenschaft«.
🔤 -log(ia)

**Logopädie.** (Stimm- und Sprachheilkunde). Vorbeugung, Diagnostik, Therapie und Beratung von Personen mit Stimm-, Sprach- oder Sprechstörungen (z.B. Lispeln, Stottern, chronische Heiserkeit etc.) oder Behandlung nach Kehlkopfoperationen durch Logopäden. Für die Ausübung des Berufes ist eine dreijährige Ausbildung erforderlich.
[*griech.*: lógos, Wort, Rede; paideía, Erziehung, Lehre, Ausbildung]
🔤 logopedics

**Logorrhoe.** Nicht zu bremsender, krankhafter Redefluss mit Verlust der Selbstkontrolle, z.B. bei Patienten mit einer → Manie oder bei sensorischer → Aphasie.
[*griech.*: logos, Wort; rhoia, Fluss]
🔤 logorrhoea

**Logotherapie.** Behandlungsform, die auf der Anwendung der humanistischen und existenziellen Psychologie beruht, um Patienten zu helfen, in ihrem Leben Sinn zu finden und einzigartige Lebenserfahrungen zu machen; insbesondere bei der Behandlung von Psychosen.
[*griech.*: logos, Wort; therapeia, Behandlung]
🔤 logotherapy

**lokal.** (örtlich). 1. Zu einem kleinen umgrenzten Körperbereich gehörend. 2. Behandlungen oder Arzneimittel betreffend, die örtlich angewandt werden.
🔤 local

**Lokalanästhesie.** (Regionalanästhesie/örtliche Betäubung). Verabreichung eines → Lokalanästhetikums in ein Körpergewebe, um in einem kleinen, abgegrenzten Bereich eine Empfindungs- und Schmerzlosigkeit zu bewirken. Kurze chirurgische oder zahnärztliche Eingriffe sind Indikationen für eine L. Das Anästhetikum kann äußerlich aufgetragen oder subkutan injiziert werden. Man unterscheidet die Oberflächen-, Infiltrations- und Leitungsanästhesie.
🔤 local anesthesia

**Lokalanästhetika.** Arzneimittel, die die Weiterleitung von Impulsen über die Nerven verhindern und somit Empfindungen ausschalten, z.B. Schmerzen in einem Körperbereich. Die Arzneimittel für eine

→ Lokalanästhesie werden in Ester (kurze Wirkung) und Amide (längere Wirkung) unterteilt. L. werden meist mit einem Vasokonstriktivum kombiniert (z.B. Adrenalin), um den Blutfluss und damit den Abfluss der L. zu reduzieren. Bei einer Überdosierung kommt es zu Krämpfen, Atem- und Herzstillstand. Patienten müssen in Bezug auf Nebenwirkungen wie Erbrechen, Krämpfe, Bradykardie, Unruhe und Angst überwacht werden.
local anesthetics

**Lokalinfektion.** → Infektion mit Bakterien, die an einem bestimmten Punkt in den Körper gelangen, dort verbleiben, sich vermehren und hier auch wieder ausgeschieden werden.
local infection

**Lokalisation.** 1. Bestimmung oder Einschränkung der Stelle einer Läsion oder einer Organfunktion. 2. Bestimmung der Position eines Objektes (z.B. eines Tumors) durch Röntgenstrahlen.
[*lat.:* locus, Ort]
localization

**Lokalisation, taktile.** Fähigkeit, mit geschlossenen Augen den genauen Punkt am Körper anzugeben, an dem eine Berührung stattfindet. Der Lokalisationstest wird bei der Beurteilung der Sinneswahrnehmung von Patienten eingesetzt.
tactile localization

**lokomotorisch.** Die Fortbewegung betreffend.
locomotive

**longitudinal.** Längsgerichtet; zur Richtung der langen Achse eines Objektes, Körpers oder Organs gehörend.
[*lat.:* longitudo, Länge]
longitudinal

**Lordose.** Unphysiologische konvexe Vorwärtskrümmung der Lendenwirbelsäule. (s.a. Kyphose)
[*griech.:* lordos, nach vorn gebeugt; osis, Zustand]
lordosis

**Lordoskoliose.** Kombination einer → Lordose mit einer → Skoliose.
lordoscoliosis

**Loslassschmerz.** (Blumberg-Zeichen). Zeichen für eine Entzündung des Peritoneums bzw. des Blinddarms. Der Schmerz entsteht bei plötzlichem Loslassen, nachdem mit der Hand auf den linken Unterbauch Druck ausgeübt wurde. (→ Appendizitis)
McBurney-Punkt
rebound tenderness

**Loslasstherapie.** Besondere Form der pädiatrischen Psychotherapie. Sie wird bei Kindern eingesetzt, die im Zusammenhang mit einem vorangegangenen Ereignis Stresssymptome und Angst entwickeln.
release therapy

**Lösung.** Eine oder mehrere Substanzen, aufgelöst in einer anderen Substanz. Die Moleküle jeder einzelnen Substanz verteilen sich dabei homogen und erfahren keine chemische Veränderung. Eine Lösung kann gasförmig, flüssig oder fest sein.
solution

**Lösung, gesättigte.** Lösung, die das Maximum an gelösten Stoffen enthält, die sie aufnehmen kann.
saturated solution

**Lösung, hypertone.** Lösung, die den → osmotischen Druck auf eine semipermeable Membran erhöht.
hypertonic solution

**Lösung, hypotone.** Eine Lösung, die eine niedrigere Konzentration an gelösten Stoffen als eine andere und somit einen niedrigeren osmotischen Druck als die andere Lösung aufweist.
hypotonic solution

**Lösung, isotonische.** Lösung, deren osmotischer Druck dem einer anderen Flüssigkeit entspricht.
isotonic solution

**Lösung, sklerosierende.** Lösung, die entzündungsauslösende Substanzen enthält und Gewebsfibrosen verursacht. Kann zur Verätzung von Geschwüren, zur Blu-

tungsstillung und zur Behandlung von Hämangiomen verwendet werden.
🌐 sclerosing solution

**Lösung, wässrige.** Homogene, flüssige Zubereitung einer in Wasser gelösten Substanz.
🌐 aqueous solution

**Lösungsmittel.** Jede Flüssigkeit, in der eine andere Substanz aufgelöst werden kann.
🌐 solvent

**Lotion.** (Lotio). Flüssige Substanz, die äußerlich zum Schutz der Haut oder zur Behandlung dermatologischer Erkrankungen aufgetragen wird (meist Öl-in-Wasser-Emulsionen).
[*lat.*: lotio, Waschen]
🌐 lotion

**Low-density-Lipoproteine (LDL).** (Lipoproteine geringer Dichte). Plasmaproteine, die relativ gesehen mehr → Cholesterin und → Triglyzeride enthalten als Proteine. Sie entstehen teilweise oder vollständig durch den intravasalen Abbau von Lipoproteinen mit sehr geringer Dichte. Die L.D.L. dienen dazu, Cholesterin zu transportieren.
🌐 low-density lipoproteins (LDL)

**Low-dose-Therapie.** Behandlung mit der geringsten wirksamen Dosis eines Arzneimittels, z.B. Low-dose-Heparinisierung, die zur Vorbeugung gegen eine Thrombose oder Embolie verabreicht wird.
🌐 low-dose therapy

**Low-Flow-Bett.** (Low-Air-Loss-Bett). Bett aus zahlreichen Luftkammern, in denen temperierte Luft ständig zirkuliert, wodurch die Haut des Patienten trocken gehalten wird. Der Auflagedruck liegt unter dem Druck in den Blutkapillaren und wird dem Körpergewicht des Patienten angepasst. Es dient der → Dekubitus-Prophylaxe und -therapie v.a. bei Patienten, die nicht umgelagert werden können.
🌐 low flow bed

**LSD.** (Lysergsäurediäthylamid) Psychomimetisches, halbsynthetisches Derivat des Mutterkornpilzes, das an zahlreichen Stellen des Zentralnervensystems von der Hirnrinde (Kortex) bis zum Rückenmark wirkt. Dieses → Halluzinogen kann zu Pupillenerweiterung, Hypertonie, Hyperreflexie, Tremor, Muskelschwäche, Aufrichtung der Körperhärchen (Piloerektion) und zu erhöhter Körpertemperatur führen. Höhere Dosierungen können darüber hinaus Schwindel, Müdigkeit, Parästhesien, Glücksgefühl (Euphorie) oder nervöse Unruhe (Dysphorie) und Synästhesien auslösen, d.h. Empfindungen in einem Sinnesorgan bei Reizung eines anderen, z.B. werden Farben gehört und Geräusche gesehen. Die Zeit scheint nur sehr langsam zu vergehen. LSD unterliegt dem Betäubungsmittelgesetz, führt jedoch zu keiner körperlichen oder psychischen Abhängigkeit. Kommt es zu einem ekstatischen Rauschzustand, spricht man von einem Trip, bei beängstigenden Albträumen handelt es sich dagegen um einen Horror-Trip, der zur Psychose führen kann. Patienten, die LSD eingenommen haben, sollten genau beobachtet werden, weil es zu panischen Reaktionen und zur Selbstüberschätzung kommen kann.
🌐 LSD

**Lubrikanzien.** (Gleitmittel). Flüssigkeit, Salbe oder andere Substanz, die die Reibung verringern und eine Oberfläche gleitfähig machen; z.B. → Laxanzien, die dafür sorgen, dass der Darminhalt gleitfähiger und schneller ausgeschieden wird.
[*lat.*: lubricus, schlüpfrig]
🌐 lubricants

**Lücke, auskultatorische.** Bereich zwischen dem systolischen und diastolischen Blutdruck, in dem vereinzelt bei Hochdruckpatienten keine Pulsationsgeräusche mehr zu hören sind. (→ Auskultation) (s.a. Korotkow-Geräusch; Systole; Diastole; Riva-Rocci-Methode)
🌐 ascultatory gap

**Luer-Lock-Spritze.** 🖼 Glas- oder Plastikspritze zur Injektion, deren Konus einen einfachen Mechanismus mit Schraubverschluss aufweist, in den eine Kanüle fest eingeschraubt werden kann.
[W. Luer, deutscher Instrumentenhersteller]
🌐 Luer-Lok syringe

Griffplatte  Zylinder  Luer-Lock-Ansatz
Kolben  Graduierung  Beschriftung

**Luer-Lock-Spritze.** Einwegspritze aus Kunststoff mit Luer-Lock-Ansatz.

**Lues.** → Syphilis.
syphilis

**Luft.** Farb- und geruchloses, gasförmiges, die Erdatmosphäre bildendes Gemisch. Besteht aus 78% Stickstoff, 20% Sauerstoff, etwa 1% Argon, geringen Mengen Kohlendioxid, Wasserstoff und Ozon, Spuren von Helium, Krypton, Neon und Xenon sowie veränderlichen Anteilen von Wasserdampf.
air

**Luftembolie.** Unphysiologische Präsenz von Luft im venösen oder arteriellen Herz-Kreislauf-System, die zu einer Obstruktion des Blutflusses durch die Gefäße führen kann (ist bei größeren Mengen tödlich). Luft kann ungewollt durch eine Injektion, während intravenöser Behandlungen, bei einer Operation bzw. traumabedingt, z.B. durch eine Stichwunde, in den Körper gelangen. Gefährdet sind Eröffnungen bzw. Verletzungen von Venen oberhalb der Herzens, da es hierbei zu einem »Ansaugen« der Luft in das Gefäßsystem kommt.
air embolism

**Luftfeuchtigkeit, absolute.** Wasserdampfgehalt der Luft; Angabe in Gramm pro Kubikmeter Luft.
absolute humidity

**Luftfeuchtigkeit, relative.** Relativer Sättigungsgrad der Luft: Wassermenge (in Prozent), welche die Luft im Vergleich zur maximal aufnehmbaren Wassermenge bei der vorhandenen Temperatur tatsächlich als Wasserdampf enthält.
relative humidity

**Lufthunger.** Form der Atemnot, die in Verbindung mit einer schweren, keuchenden Atmung bzw. Kurzatmigkeit steht.
air hunger

**Luftkissen-Bett.** Bett mit einer Matratze, die zahlreiche Mikroglaskugeln enthält, welche mit temperaturgeregelter Druckluft aufgewirbelt werden. Das Laken besteht aus wasserabweisendem, aber luftdurchlässigem Material, damit Wundsekrete abfließen können und keine feuchten Kammern entstehen. Durch das Druckluftgebläse bilden die Kügelchen die Körperform des Patienten nach und der Druck auf das Gewebe des Patienten wird verringert. Wird häufig auf Intensivstationen bei Patienten mit erhöhter Dekubitusgefahr eingesetzt.
air-fluidized bed

**Luftkrankheit.** Form der Reisekrankheit; wird zumeist durch Fliegen verursacht sowie in manchen Fällen durch Überlandreisen in großen Höhen. Zu den Symptomen gehören im allgemeinen Übelkeit und Erbrechen, die manchmal von Kopfschmerzen oder Schläfrigkeit begleitet werden.
air sickness

**Lufträume.** Die Alveolargänge, Alveolarsäckchen und Alveolen des respiratorischen Systems.
air spaces

**Luftretention, akute.** Bronchiolarkollaps, der plötzlich auftritt. Das Atmungssystem des Patienten wird in einer Position der partiellen Ausatmung immobilisiert; der Patient kann weder ein- noch ausatmen und möglicherweise panisch reagieren und eine Zyanose entwickeln. Er kann jedoch lernen, die Atmung durch Atmen mit geschlossenen Lippen zu kontrollieren.
acute air trapping

**Luftröhre.** → Trachea
windpipe

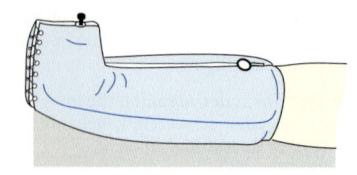

**Luftschiene.**

**Luftröhrenschnitt.** → Tracheotomie. (s.a. Koniotomie)
🇬🇧 tracheotomy

**Luftschiene.** Vorrichtung für die zeitweilige Immobilisierung gebrochener bzw. verletzter Extremitäten; besteht aus einem aufblasbaren Zylinder, der an beiden Enden geschlossen werden kann und sich beim Befüllen mit Druckluft versteift.
🇬🇧 air splint

**Luftschlucken.** (Aerophagie). Aufnahme von Luft in das Verdauungssystem; geschieht normalerweise unbeabsichtigt während der Nahrungsaufnahme, beim Trinken oder beim Kauen von Kaugummi. L. kann auch in Verbindung mit Angst auftreten. L. wird häufig bei Neugeborenen als Folge einer falschen Fütterungsmethode beobachtet.
🇬🇧 air swallowing

**Luftverunreinigung.** Verschmutzung der Luft durch ätzende Dämpfe, Gerüche oder giftige Chemikalien, die Auswirkungen auf die Atemwege haben kann.
[*lat.:* polluere, verschmutzen]
🇬🇧 air pollution

**Luftwege.** (Atemwege). 1. Röhrenförmige Passage für die aus Lunge, Luftröhre, Bronchien und Bronchiolen ein- und ausgeatmete Luft. L. mit einem Durchmesser von mehr als 2 mm werden als große oder zentrale L. definiert; bei weniger als 2 mm Durchmesser spricht man von kleinen oder peripheren L.n. Man unterscheidet weiter zwischen den oberen (Nase, Nasennebenhöhlen, Mund, Rachen, Kehlkopf) und den unteren L.n (Trachea, Bronchien, Alveolarraum). 2. Bezeichnung für eine bei der Narkose verwendete Vorrichtung oder einen Oropharyngealschlauch zur Mund-zu-Mund-Beatmung.
🇬🇧 airway

**Luftwegs-Clearance, ineffektive.** Unfähigkeit einer Person, die im Atemtrakt angesammelten Sekrete oder Obstruktionen zu beseitigen. Merkmale sind abnorme Atemgeräusche (Knattern, Gurgeln, pfeifender Atem), produktiver bzw. unproduktiver Husten, Sputum, Lungenstauungen.
🇬🇧 airway clearance, ineffective

**Lumbago.** (Hexenschuss). Schmerzen im Bereich der Lendenwirbelsäule, die durch Muskelüberanstrengung, rheumatische Arthritis, Osteoarthritis oder eine Bandscheibenvorfall verursacht werden können. Die ischämische L. ist durch Schmerzen in der Kreuz- und Gesäßgegend gekennzeichnet und kann durch eine Gefäßinsuffizienz ausgelöst werden.
🇬🇧 lumbago

**lumbal.** Zu der Körperregion zwischen Brustkorb (Thorax) und Becken (Pelvis) gehörend; die Lenden betreffend.
[*lat.:* lumbus, Lende]
🇬🇧 lumbar

**Lumbalnerv.** → Nervus lumbalis.
🇬🇧 lumbar nerv

**Lumbalpunktion.** Einführung einer Hohlnadel mit Hilfe eines Mandrins in den Subarachnoidalraum des Spinalkanals im Lendenbereich. Unter Anwendung einer streng aseptischen Technik wird die L. aus verschiedenen therapeutischen und diagnostischen Gründen durchgeführt. Dabei erfolgt die Punktion beim sitzenden oder seitlich liegenden Patienten zwischen dem 3. und 4. Dornfortsatz. Zu den diagnostischen Indikationen zählen Druckmessung der → Zerebrospinalflüssigkeit (Liquor), Abnahme von Liquor zur Laboranalyse, Untersuchung des Spinalkanals auf die Präsenz eines Tumors, Injektion von Luft, Sauerstoff oder eines Kontrastmittels für Röntgenuntersuchungen bestimmter Strukturen; dazu zählen

z.B. das Nervensystem des Rückenmarks, die Hirnhäute (Meningen) und das Gehirn. Zu den therapeutischen Indikationen gehören die Entfernung von Blut oder Eiter aus dem Subarachnoidalraum, Injektion von Seren oder Arzneimitteln, Abnahme von Liquor zur Senkung des Hirndrucks oder die Verabreichung eines Spinalanästhetikums.
▓ lumbar puncture (LP)

**lumbokostal.** Zur Lendengegend (Lumbus) und zu den Rippen (Costa) gehörend.
▓ lumbocostal

**lumbosakral.** Zur Lendengegend (Lumbus) und zum Kreuzbein (Sacrum) gehörend.
▓ lumbosacral

**Lumen.** 1. Durchmesser einer röhrenförmigen Höhle oder eines Kanals innerhalb eines Organs oder einer Körperstruktur. 2. Einheit des Lichtstroms.
[*lat.:* Licht]
▓ lumen

**Lumineszenz.** 1. Die Emission von Licht durch ein Material nach einer Stimulation. 2. Emission von Licht durch einen Verstärkungsbildschirm nach Interaktionen mit Röntgenstrahlen.
[*lat.:* lumen, Licht; escens, Anfang]
▓ luminescence

**Lunarmonat.** Phase von 4 Wochen oder 28 Tagen; die Zeit, die der Mond etwa benötigt, um sich einmal um die Erde zu bewegen. Die Schwangerschaftsdauer wird z.B. in L.en berechnet, nämlich 10 L.e vom ersten Tag der letzten Regelblutung.
▓ lunar month

**Lunge.** Paariges leichtes, schwammiges Organ im Brustkorb (Thorax), das die wichtigste Komponente des Atmungssystems darstellt (äußere Atmung). Die beiden höchst elastischen L.n stellen im Körper den Hauptmechanismus für die Einatmung (Inhalation) von Luft, aus der dem arteriellen Blutsystem Sauerstoff zugeführt wird, und für die Ausatmung (Exhalation) von Kohlendioxid dar, das aus dem venösen System entfernt wird. Die rechte L. ist in drei und die linke in zwei Lappen unterteilt. Jede L. besteht aus einer äußeren serösen Schicht, einer subserösen Schicht mit Netzgewebe und Parenchym. Die seröse Schicht wird von den dünnen viszeralen Brustfell (Pleura visceralis) gebildet; das subseröse Netzgewebe besteht aus vielen elastischen Fasern und bedeckt die gesamte Oberfläche des Organs. Das Parenchym besteht aus zahlreichen Lungenläppchen, sogenannte Sekundärläppchen, die sich in Primärläppchen unterteilen, die jeweils aus Blutgefäßen, lymphatischen, nervalen und alveolaren Gängen bestehen und in Verbindung mit den Lufträumen steht.
▓ lung

**Lungenalveolen (pl.).** (Lungenbläschen). Zahlreich vorhandene terminale Luftsäckchen in den Lungen, in denen der Sauerstoff- und Kohlendioxidaustausch stattfindet.
▓ pulmonary alveolus

**Lungenbläschen.** → Lungenalveolen.
▓ pulmonary alveolus

**Lungencompliance.** Messung der Ausdehnungsfähigkeit der Lunge und des Brustkorbs (Thorax). Die L. wird durch das Lungenvolumen und die Lungenelastizität bestimmt, wobei eine höhere Compliance für eine reduzierte Fähigkeit der Lungen zum elastischen Zusammenziehen spricht, was im Alter oder bei einer Luftansammlung (Emphysem) auftritt. Eine verminderte L. tritt bei Erkrankungen auf, bei denen für den Gasaustausch ein größerer Druck erforderlich ist, etwa bei Atelektasen, Lungenödem, Fibrose oder Pneumonie.
▓ lung compliance

**Lungenembolie.** Blockierung einer Pulmonalarterie durch einen »Fremdkörper«; dies kann Fett, Luft, Tumorgewebe oder ein Thrombus sein, der meist aus einer peripheren Vene stammt. Zu den prädisponierenden Faktoren zählen eine Veränderung der Blutbestandteile mit gesteigter Gerinnungsneigung, Verletzung von Blutgefäßwänden oder Immobilität, z.B. im Zusammenhang mit einer Entbindung, dekompensierte Herzinsuffizienz, Polycythämia vera oder nach Operationen. Eine L. ist oft nur schwer von einem Herzin-

farkt oder einer Pneumonie zu unterscheiden und durch Atemnot (Dyspnoe), plötzliche Thoraxschmerzen, Schock und Zyanose gekennzeichnet.
🌐 pulmonary embolism (PE)

**Lungenemphysem.** Chronisch obstruktive Lungenerkrankung, die durch eine Überblähung der → Lungenalveolen und der daraus folgenden Zerstörung der unterstützenden alveolaren Strukturen charakterisiert ist.
🌐 pulmonary emphysema

**Lungenentzündung.** → Pneumonie.
🌐 pneumonia

**Lungenfibrose, idiopathische.** Schwere Lungenfibrose, die von Atemnot (Dyspnoe) und Sauerstoffmangel (Hypoxie) gekennzeichnet ist. Tritt bei fortgeschrittener rheumatoider Arthritis und anderen Autoimmunerkrankungen auf. (→ Alveolitis)
🌐 fibrosing alveolitis

**Lungenfistel, kongenitale arteriovenöse.** Angeborene Direktverbindung in der Lunge zwischen dem arteriellen und venösen Blutkreislauf. Ursache ist ein rechts-links-Shunt, durch den sauerstoffarmes Blut in die systemische Zirkulation gelangen kann. Die Fisteln können einzeln oder multipel in der gesamten Lunge auftreten.
🌐 congenital pulmonary arteriovenous fistula

**Lungenfunktionsprüfung.** Verfahren zur Bestimmung der Lungenkapazität und der Effizienz des Sauerstoff- und Kohlendioxidaustauschs. Es gibt zwei relevante Methoden von L.en. Bei der einen wird die Ventilation oder die Fähigkeit der Blasebalgwirkung des Thorax und der Lungen gemessen, durch die Gas in die und aus den Alveolen befördert wird. Die andere Methode misst die Gasdiffusion durch die alveolare Kapillarmembran und die Blutperfusion der Lunge. Ein effizienter Gasaustausch in den Lungen erfordert ein ausgewogenes Verhältnis von Ventilation und Perfusion, wobei die Bereiche, in denen die Ventilation stattfindet, gut perfundiert und die Bereiche, in die der Blutfluss gelangt, zur Ventilation fähig sein müssen.
🌐 pulmonary function test (PFT)

**Lungeninfarkt.** Obstruktion eines Astes der → Arteria pulmonalis durch einen Thrombus, der aus einer Bein- oder Beckenvene stammt. Nach seiner Freisetzung in den Blutstrom wird der Thrombus durch den Blutkreislauf in eine der Lungen transportiert, wo er durch das pulmonale Gefäßsystem befördert wird, bis die Gefäße zu klein werden, er sich festsetzt und damit das Gefäß blockiert. (s.a. Lungenembolie)
🌐 pulmonary infarction (PI)

**Lungenkarzinom.** (Lungenkrebs/Bronchialkarzinom). Bösartige neoplastische Lungenerkrankung, die durch Tabakrauch verursacht werden kann; andere prädisponierende Faktoren sind die Exposition gegenüber Arsen, Asbest, Beryllium, Chrom, Kohleprodukten, ionisierender Strahlung, Senfgas, Nickel, Petroleum, Uran und Vinylchlorid. Ein L. entwickelt sich meist in vernarbtem oder chronisch krankem Lungengewebe und ist häufig schon in einem fortgeschrittenen Stadium, wenn es entdeckt wird. Zu den Symptomen gehören dauerhafter Husten, Atemnot (Dyspnoe), eitriges oder blutiges Sputum, Schmerzen im Brustbereich, rezidivierende Bronchitis oder Pneumonie. Plattenepithel- und Adenokarzinome machen etwa 30% der Lungentumore aus, 25% sind kleinzellige Karzinome und 15% anaplastische großzellige Tumore.
🌐 lung cancer

**Lungenkollaps.** Verringerung des Lungenvolumens und der sich darin befindlichen Luft; Folge eines erhöhten intrapleuralen Drucks aufgrund einer Ansammlung von Luft bzw. Flüssigkeit in der Pleurahöhle oder aufgrund des Verlusts des Innendrucks und der Lungenelastizität.
🌐 collapse of the lung

**Lungenkontusion.** Lungenprellung durch direkte stumpfe Gewalteinwirkung im Bereich des Brustkorbs (→ Thorax); hierbei kommt es zu Einblutungen ins Lungenge-

webe und bei schwerer L. zu einer respiratorischen Insuffizienz.
[*lat.*: contundere, zerquetschen]
🇬🇧 lung contusion

**Lungenkrankheit, chronisch-obstruktive (COLD).** (Emphysembronchitis). Progressive, irreversible Erkrankung, die durch eine verminderte Lungenkapazität gekennzeichnet ist. Der Patient leidet unter Belastungsdyspnoe, Problemen beim tiefen Ein- und Ausatmen und manchmal chronischem Husten.
🇬🇧 chronic obstructive pulmonary disease (COPD)

**Lungenkrebs.** → Lungenkarzinom.
🇬🇧 lung cancer

**Lungenkreislauf.** Blutfluss durch ein Netzwerk von Gefäßen zwischen dem Herzen und den Lungen, wo das Blut mit Sauerstoff angereichert (oxygenisiert) und Kohlendioxid entfernt wird.
🇬🇧 pulmonary circulation

**Lungenödem.** Ansammlung von Flüssigkeit in den Lungenalveolen oder im Lungeninterstitium infolge einer Erhöhung des Lungenkapillardrucks (z.B. bei Linksherzinsuffizienz), einer Steigerung der Kapillardurchlässigkeit (z.B. bei Infektionen, Gift- oder Reizstoffen) oder bei einer zu schnellen Verabreichung von Vollblut, Plasma, Serum, Albumin oder anderen intravenösen Flüssigkeiten. Zu den Anzeichen und Symptomen eines L.s gehören Tachypnoe, angestrengte flache Atmung, Unruhe, Angst, Lufthunger, Zyanose und bluthaltiges schaumiges Sputum. Meistens sind die peripheren Venen und die Halsvenen gestaut, Blutdruck und Herzfrequenz erhöht, der Puls voll und pochend oder aber schwach und fadenförmig. Patienten müssen mit erhöhtem Oberkörper gelagert werden, dabei zur Herzentlastung die Beine tiefer gelagert werden.
🇬🇧 pulmonary edema; wet lung

**Lungenperfusionsszintigraphie.** Röntgenologische Untersuchung der Lungen und ihrer Funktion nach intravenöser Injektion eines Kontrastmittels; diese Maßnahme kann die Diagnose einer Lungenembolie erleichtern.
🇬🇧 perfusion lung scan

**Lungenreifeförderung.** Intramuskuläre Glukokortikoidgabe an die Mutter zur schnelleren fetalen Lungenreifung bei drohender Frühgeburt. Glukokortikoide sind plazentagängig und beschleunigen die Bildung von → Surfactant in den fetalen Lungenbläschen (Alveolen). Dadurch wird die Elastizität des Lungengewebes erhöht und der Gasaustausch ermöglicht. Eine L. ist zwischen der 25. und 35. SSW sinnvoll. (s.a. Surfactant-Mangel)
🇬🇧 accelerating lung maturation

**Lungenresektion.** Operative Teilentfernung der Lunge, die einen oder mehrere Lungenlappen betreffen kann; z. B. Lobektomie - Entfernung eines oder zweier Lungenlappen, Pneumektomie - Entfernung eines ganzen Lungenflügels.
🇬🇧 pulmonary resection

**Lungenschlagader.** → Arteria pulmonalis.
🇬🇧 pulmonary artery

**Lungentransplantation.** Einpflanzung einer oder beider → Lungen eines Spenders zum Ersatz einer unheilbar erkrankten Lunge. Die L. kann auch als kombinierte kardiopulmonale → Transplantation durchgeführt werden.
🇬🇧 lung transplantation

**Lungentuberkulose.** → Tuberkulose.

**Lungenvene.** → Vena pulmonalis.
🇬🇧 pulmonary vein

**Lunula.** Halbmondförmige Struktur, wie etwa der weißliche Bereich im Bett eines Finger- oder Fußnagels.
[*lat.*: luna, Mond]
🇬🇧 lunula

**Lupus.** Abgekürzte Bezeichnung für → Lupus erythematodes.
[*lat.*: Wolf]
🇬🇧 lupus

**Lupus erythematodes.** (Schmetterlingsflechte/Zehrrose). → Autoimmunkrankheit, die die Haut und verschiedene Organe befallen kann. Auf der Haut kommt es zu klar ab-

gegrenzten bläulich-roten Flecken, die sehr schmerzhaft sind und meist an lichtexponierten Stellen auftreten. Beim systemischen L. e. werden → Autoantikörper und → Immunkomplexe gebildet, die Arthritis, Hauterscheinungen (Schmetterlingserythem), Nephritis, Pleuritis, Perikarditis sowie neurologische Erkrankungen auslösen können.
🇬🇧 lupus erythematosus

**Lupus erythematodes chronicus discoides.** Chronisch rezividierende Hauterkrankung mit schuppigen, follikelbildenden Läsionen. Die Läsionen sind normalerweise über das Gesicht verteilt, können aber auch in anderen Körperregionen auftreten. Die Krankheitsursache ist unklar, es wird jedoch angenommen, dass es sich um eine Erkrankung des Autoimmunsystems handelt. Die Krankheit kann auch durch die Einnahme bestimmter Arzneimittel ausgelöst werden.
[*griech.*: diskos, Scheibe, eidos, Form; *lat.*: lupus, Wolf; *griech.*: erythema, Rötung, osis, Zustand.]
🇬🇧 discoid lupus erythematosus (DLE)

**Lupus erythematodes disseminatus (LED).** → Lupus erythematodes.
🇬🇧 systemic lupus erythematosus (SLE)

**Lupus erythematodes visceralis.** → Lupus erythematodes.
🇬🇧 systemic lupus erythematosus (SLE)

**Lupus vulgaris.** Kutane Form der → Tuberkulose, bei der zahlreiche Hautstellen ulzerieren, nur langsam heilen und ein tief vernarbtes Gewebe hinterlassen. Der L. v. steht nicht in Verbindung mit Lupus erythematodes.
🇬🇧 lupus vulgaris

**Lutein.** Gelbrötliches kristallines karotinoides Pigment, das in Pflanzen mit Karotin und Chlorophyll und in tierischen Fetten, Eigelb, dem Gelbkörper der Frau (→ Corpus luteum) oder in Lipochromen zu finden ist.
[*lat.*: luteus, gelb]
🇬🇧 lutein

**Luteinisierendes Hormon (LH).** Glykoproteinhormon, das vom Hypophysenvorderlappen produziert wird; es stimuliert die Sekretion von Sexualhormonen durch die Eierstöcke (Ovarien) und Hoden (Testes) und ist bei der Reifung der Spermien und der Eier beteiligt. Beim Mann verursacht das l. H. die Sekretion von → Testosteron aus den interstitiellen Zellen der Hoden; bei der Frau arbeitet es zusammen mit dem → follikelstimulierenden Hormon und regt das wachsende Follikel in den Ovarien an, → Östrogen auszuscheiden.
[*lat.*: luteus, gelb; *griech.*: izein, verursachen; hormein, aktivieren]
🇬🇧 luteinizing hormone (LH)

**Luxation.** Verrenkung. (→ Dislokation)
🇬🇧 luxation

**Luxation, habituelle.** Gelenkausrenkung (→ Luxation), die nach einer Wiedereinrichtung (Reposition) oder bei angeborener Gelenkinstabilität immer wieder auftritt.
🇬🇧 habitual dislocation

**Luxation, unvollständige.** (Subluxation/unvollständige Verrenkung). Die teilweise Abtrennung einer Gelenkfläche von einem Gelenk.
🇬🇧 incomplete dislocation

**Luxationsfraktur.** (Verrenkungsbruch). Fraktur eines Gelenks mit gleichzeitiger Verrenkung (Dislokation) des betroffenen Gelenks.
🇬🇧 fracture-dislocation

**luzid.** 1. Bezeichnung für einen Zustand klaren Bewusstseins und der Fähigkeit zum rationalen Verständnis. 2. Bezeichnung für helle durchscheinende Substanzen, z.B. Stratum lucidum.
[*lat.*: lucidus, hell]
🇬🇧 lucid

**LWK.** Abkürzung für Lendenwirbelkörper.
🇬🇧 LVB

**LWS.** Abkürzung für Lendenwirbelsäule.
🇬🇧 LV

**Lyasen.** Gruppe von → Enzymen, die reversibel ohne Hydrolyse oder Sauerstoffreduktion Kohlenstoffbindungen spalten,

die Kohlenstoff, Stickstoff und Sauerstoff enthalten.
🔡 lyases

**Lyme-Borreliose.** (Zeckenborreliose). Akute rezidivierende Infektion, die durch eine von Zecken übertragene Spirochäte, *Burgelia burgdorferi*, verursacht wird. Diese Erkrankung wurde erstmals in der Gemeinde Lyme in Connecticut (USA) beschrieben. Die L.-B. wird durch zwei Species von Zecken übertragen, nämlich *Ixodes dammini* und *I. pacificus*. Erstes Anzeichen ist das Auftreten eines roten Flecks an der Stelle des Bisses. Von hier aus breitet sich die Entzündung in konzentrischen Kreisen aus. Meist sind die Knie, andere große Gelenke und die Schläfenkiefergelenke beteiligt, an denen es zu lokalen Entzündungen und Schwellungen kommt. Schüttelfrost, Fieber, Kopfschmerzen, Unwohlsein sowie ein Initialerythem (Erythema chronicum migrans) und Ringerytheme folgen häufig der Gelenkmanifestation. Gelegentlich kommt es zu Herzleitungsstörungen, aseptischer Meningitis und Bell-Lähmung. Behandelt wird die L.-B. mit Antibiotika.
🔡 Lyme disease

**Lymphadenitis.** Entzündung der → Lymphknoten, meist infolge einer systemischen neoplastischen Erkrankung, bakteriellen Infektion oder anderer entzündlicher Zustände. Die Lymphknoten können vergrößert, hart oder weich, unregelmäßig, rot und heiß sein.
[*lat.*: lympha, Wasser; *griech.*: aden, Drüse; itis, Entzündung]
🔡 lymphadenitis

**Lymphadenopathie.** Erkrankung, die durch eine lokalisiert oder generalisierte Vergrößerung der → Lymphknoten oder → Lymphgefäße gekennzeichnet ist.
🔡 lymphadenopathy

**Lymphangiektasie.** Unphysiologische Erweiterung der kleinen lymphatischen Gefäße, die meist durch einen Verschluss (Obstruktion) von größeren Gefäßen verursacht wird.
[*lat.*: lympha, Wasser; *griech.*: angeion, Gefäß; ektasis, Dehnung]
🔡 lymphangiectasia

**Lymphangiogramm.** Röntgenologische Darstellung eines bestimmten Abschnitts des lymphatischen Systems.
🔡 lymphangiogramm

**Lymphangiographie.** Röntgenuntersuchung der → Lymphknoten und → Lymphgefäße nach Injektion eines Kontrastmittels. Die L. wird heute weitgehend durch die → Lymphoszintigraphie ersetzt.
🔡 lymphangiography

**Lymphangiom.** Gutartiger gelblichbrauner Tumor auf der Haut, der aus einer Masse erweiterter Lymphgefäße besteht; z.B. Lymphangioma cavernosum, L. circumscriptum oder L. simplex.
[*lat.*: lympha, Wasser; *griech.*: angeion, Gefäß; oma, Tumor]
🔡 lymphangioma

**Lymphangiosa carcinomatosa.** Ein sich auf dem Lymphweg ausbreitendes Krebsgeschwür.
[*lat.*: lympha. Wasser; *griech.*: anggeion, Gefäß; karkinos, Krebs]

**Lymphangitis.** Entzündung eines oder mehrerer → Lymphgefäße, meist infolge einer akuten Streptokokkeninfektion in einer Extremität. Die L. ist durch feine rote Streifen gekennzeichnet (»Blutvergiftung«), die vom infizierten Bereich zur Achsel oder zur Leiste verlaufen; es kommt zu Fieber, Schüttelfrost, Kopfschmerzen und Muskelschmerzen (Myalgie). Die Infektion kann sich über das Blut ausbreiten.
[*lat.*: lympha, Wasser; *griech.*: angeion, Gefäß, itis, Entzündung]
🔡 lymphangitis

**lymphatisch.** Zum → lymphatischen System des Körpers gehörend, das aus einem ausgedehnten Netzwerk von Gefäßen besteht und die → Lymphe transportiert.
🔡 lymphatic

**lymphatischer Rachenring.** → Waldeyer-Rachenring.
🇬🇧 Waldeyer's throat ring

**Lymphbahnklappen.** Kleine, halbmondförmige Strukturen in den Lymphbahnen und -gefäßen, die den Flüssigkeitsstrom der → Lymphe regulieren und das Eindringen von venösem Blut in das Lymphsystem verhindern. L. sind zahlreich in den Sammelgefäßen vorhanden; die Lymphkapillaren enthalten keine Klappen.
🇬🇧 valves of lymphatics

**Lymphe.** Wässrige Flüssigkeit aus Körperorganen und -geweben, die durch die → Lymphgefäße zirkuliert und von den → Lymphknoten filtriert wird. Die L. gelangt an der Verbindung der Vena jugularis und V. subclavia in den Blutstrom. L. besteht aus Lymphplasma (→ Chylus), Erythrozyten und Leukozyten, die meistens Lymphozyten sind. Die L. dient dem Stoffaustausch zwischen den Körpergeweben und besitzt eine Schutzfunktion.
[*lat.:* lympha, Wasser]
🇬🇧 lymph

**Lymphgefäß.** Transportkanälchen mit Klappen, die sich in den meisten Körpergeweben finden. Sie können leicht durch ihr perlenschnurartiges Aussehen unterschieden werden, das durch ein unregelmäßiges Lumen entsteht. Die Äste, die zum Sammeln der → Lymphe dienen, bilden zwei Systeme, von denen eines mit den oberflächlichen Venen zusammen und das andere unter der tiefen Faszie verläuft. Sie erreichen nach dem Ductus thoracicus und dem rechten lymphatischen Gang das venöse System des Halses.
🇬🇧 lymphatic vessel

**Lymphknötchen.** Kleiner dichter runder Knoten oder Ansammlung von → Lymphozyten, die in das retikuläre Netzwerk des → lymphatischen Systems eingebunden ist, insbesondere in den Gaumenmandeln (Tonsillen), Milz und Thymus.
🇬🇧 lymph nodule

**Lymphknoten.** Zahlreiche kleine ovale Strukturen, die → Lymphe filtern und → Infektionen bekämpfen und in denen Lymphozyten, Monozyten und Plasmazellen gebildet werden. Die L. sind unterschiedlich groß, einige so klein wie ein Stecknadelkopf, andere so groß wie eine Bohne. Jeder L. ist von einer Kapsel umgeben und besteht aus einem hellen Rindenabschnitt und einem dunkleren Mark sowie aus eng gepackten Lymphozyten, netzförmigem Bindegewebe und drei Lymphkanälchen. Die Lymphe fließt durch die afferenten Lymphgefäße in die L., die meist in bestimmten Bereichen gehäuft auftreten, z.B. Mund, Nacken, Oberarm, Achsel und Leiste.
🇬🇧 lymph node

**Lymphknoten, sakraler.** Lymphknoten in einer der sieben Lymphknotengruppen des Bauch- und Beckenraums. Sie s. L. liegen im Kreuzbein.
🇬🇧 sacral node

**Lymphoblast.** Große unreife Zelle, die nach Konfrontation mit einem → Antigen oder nach der → Mitose zu einem → Lymphozyt wird.
🇬🇧 lymphoblast

**Lymphödem.** Primäre oder sekundäre Erkrankung, die durch eine Ansammlung von Lymphflüssigkeit im weichen Gewebe gekennzeichnet ist und zu einer Schwellung führt, die durch Entzündung, Verschluss (Obstruktion) oder die Entfernung von Lymphkanälen ausgelöst wird. Ein kongenitales L. (Milroy-Krankheit) ist eine Erbkrankheit, die sich in einer chronischen lymphatischen Obstruktion zeigt. Ein L. präcox tritt im Jugendlichenalter hauptsächlich bei Mädchen auf und führt zur Schwellung der Beine. Ein sekundäres L. kann nach der chirurgischen Entfernung der Lymphkanäle bei einer Mastektomie, nach einer Obstruktion der Lymphdrainage durch Tumore oder nach dem Befall der Lymphgefäße durch Parasiten entstehen.
[*lat.:* lympha, Wasser; *griech.:* oidema, Schwellung]
🇬🇧 lymphedema

**lymphogen.** Auf den Lymphwegen entstanden oder von ihnen weitergeleitet.
🇬🇧 lymphogenic

**Lymphogranulomatose.** (Hodgkin-Lymphom/ Morbus Hodgkin). Malignes → Granulom des lymphatischen Systems. Der Begriff L. wird im Zusammenhang mit entzündlichen, granulomatösen oder sarkomatösen Erkrankungen wie Morbus Hodgkin, Sarkoidose und Lymphadenom verwendet. (→ Hodgkin-Krankheit) (s.a. Lymphom)
[*lat.:* lympha, Wasser; granulum, Körnchen; *griech.:* oma, Tumor; osis, Zustand]
🇬🇧 lymphogranulomatosis

**lymphoid.** Den → Lymphen gleichend, lymphähnlich.
🇬🇧 lymphoid

**Lymphokin.** Substanz, die von den T-Lymphozyten produziert und freigesetzt wird und dafür sorgt, dass Makrophagen an die Stelle einer Infektion oder Entzündung gelangen und eine Immunreaktion auslösen.
[*lat.:* lympha, Wasser; *griech.:* kinesis, Bewegung]
🇬🇧 lymphokine

**Lymphom.** Neoplasma des Lymphgewebes, das sich im retikuloendothelialen oder lymphatischen System bildet und meist bösartig (maligne) ist. Man unterscheidet zwei Arten von Lymphomen: Morbus Hodgkin und non-Hodgkin-Lymphom. Die verschiedenen L.e unterscheiden sich durch ihr Ausmaß der Differenzierung und ihren Inhalt, die Erscheinungsform ist jedoch ähnlich. Charakteristischerweise folgt dem Auftreten von schmerzlosen vergrößerten Lymphknoten eine allgemeine Schwäche, Fieber, Gewichtsverlust und Anämie. Aufgrund der Erkrankung des lymphatischen Gewebes kommt es zur Vergrößerung von Milz und Leber. Es kann in der Folge zu Magen-Darm-Beschwerden, → Malabsorption und Knochenläsionen kommen.
[*lat.:* lympha, Wasser; *griech.:* oma, Tumor]
🇬🇧 lymphoma

**Lymphopoese.** Bildung der → Lymphe oder → Lymphozyten. – *adj.* lymphopoetisch.
[*lat.:* lympha, Wasser; *griech.:* poiein, machen]
🇬🇧 lymphopoesis

**Lymphorrhagie.** (Lymphorrhö). Austritt von → Lymphe aus einem verletzten Lymphgefäß.
🇬🇧 lymphorrhagia

**Lymphorrhö.** → Lymphorrhagie.
🇬🇧 lymphorrhea

**Lymphoszintigraphie.** Diagnostische Technik mit Hilfe eines Kontrastmittels zur noninvasiven Untersuchung eines primären oder sekundären Lymphödems, maligner Tumore oder einer Lymphogranulomatose. Das Kontrastmittel wird subkutan zwischen die Finger oder Zehen injiziert.
🇬🇧 lymphoscintigraphy

**Lymphozyt.** Kleiner kernloser → Leukozyt, der aus einer fötalen Stammzelle stammt und sich im Knochenmark entwickelt. L.en bilden normalerweise 25% des Gesamtbestandes an weißen Blutzellen, bei Entzündungen nimmt ihre Anzahl weiter zu. Man unterscheidet zwei Formen von L.en: die → B-Zellen und die → T-Zellen. Beide vermehren sich durch Mitose, wobei jeder Klon die gleichen Antikörper auf der Oberflächenmembran aufweist. Wenn eine unreife B-Zelle mit einem spezifischen Antigen konfrontiert wird, wird die Zelle aktiviert, gelangt in die Milz oder in die Lymphknoten, unterzieht sich einer Differenzierung und produziert sehr schnell sowohl Plasmazellen als auch Gedächtniszellen (memory cells). T-Zellen sind L.en, die durch die Thymusdrüse zirkuliert sind und sich dort zu Thymozyten differenziert haben.
[*lat.:* lympha, Wasser; *griech.:* kytos, Zelle]
🇬🇧 lymphocyte

**Lymphozytopenie.** Verminderte Anzahl von → Lymphozyten im peripheren Kreislauf, die als primäre hämatologische Erkrankung in Verbindung mit einer Man-

gelernährung, malignen Erkrankung oder infektiöser Mononukleose auftritt.
[*lat.:* lympha, Wasser; *griech.:* kytos, Zelle; penes, arm]
🇬🇧 lymphocytopenia

**Lymphozytose.** Vermehrung der →Lymphozyten, die bei bestimmten chronischen Erkrankungen und bei der Genesung (Konvaleszenz) nach einer akuten Infektion erfolgt.
🇬🇧 lymphocytosis

**lyophilisieren.** Gefriertrocknen einer Substanz in einem Vakuum, wodurch es zum Entzug von Wasser kommt.
🇬🇧 lyophilize

**Lyse.** 1. Zerstörung oder Auflösung von Zellen oder Molekülen, z.B. von Bakterien (Bakteriolyse) oder Blutzellen (Hämolyse), durch die Wirkung spezieller Substanzen. 2. Allmähliches Nachlassen der Symptome einer Krankheit. 3. Auflösung einer Abflussbehinderung, z.B. →Thrombolyse.
[*griech.:* lysein, auflösen]
🇬🇧 lysis

**Lysin (Lys).** Essenzielle →Aminosäure, die zum Wachstum von Kindern und bei Erwachsenen zur Erhaltung des Stickstoffgleichgewichts benötigt wird.
🇬🇧 lysine (Lys)

**Lysogenie.** Eigenschaft eines Bakteriums, →Lysine oder →Antikörper zu bilden, die eine teilweise oder vollständige Auflösung einer Zielzelle verursachen.
[*griech.:* lysein, auflösen; genein, produzieren]
🇬🇧 lysogenesis

**Lysosom.** Zytoplasmatischer membrangebundener Partikel, der hydrolytische Enzyme enthält, die bei intrazellulären Verdauungsprozessen beteiligt sind. Wenn die hydrolytischen Enzyme in das Zytoplasma freigesetzt werden, bewirken sie die Selbstverdauung der Zelle; dies bedeutet, dass L.e bei bestimmten destruktiven Krankheiten eine große Rolle spielen, die durch die Auflösung von Gewebe, wie bei einer Muskeldystrophie, gekennzeichnet sind.
[*griech.:* lysein, auflösen; soma, Körper]
🇬🇧 lysosome

**Lysozym.** Enzym mit bakterizider und antiseptischer Wirkung, das fremde Organismen zerstören kann. L.e finden sich in granulozytischen und monozytischen Blutzellen und sind physiologischerweise in Speichel, Schweiß, Muttermilch und Tränen vorhanden.
[*griech.:* lysein, auflösen; zyme, Ferment]
🇬🇧 lysozyme

# M

**M.** 1. Abkürzung für Meter. 2. Abkürzung für Milli-.
🇬🇧 m

**M.A.** Abkürzung für den akademischen Grad »Master of Arts« bzw. »Magister Artium«.
🇬🇧 M.A.

**M. abducens.** → Musculus abducens.
🇬🇧 abducens muscle

**MAC$_{50}$.** (= »minimal alveolar concentration«) Wert für die Wirkungsstärke von → Inhalationsanästhetika. Der MAC-Wert gibt diejenige alveoläre Konzentration eines Anästhetikums in Volumen% an, die z.B. bei 50% der Patienten (MAC$_{50}$) eine reflektorische Bewegung nach einem Hautschnitt verhindert. Je niedriger der MAC-Wert ist, desto stärker wirksam ist das Anästhetikum. Der MAC-Wert ist abhängig vom Lebensalter, → Blutdruck, → Hämoglobin-Wert, Körpertemperatur und der Anwendung anderer Narkotika.
🇬🇧 minimal alveolar concentration

**Machtlosigkeit.** Verlustgefühl, auf das der Betroffene keinen Einfluss hat und das als fehlende Kontrolle über eine momentane Situation oder auf Ereignisse wahrgenommen wird.
🇬🇧 helplessness, powerlessness

**Macula.** (Makula). Kleiner pigmentierter Bereich oder Fleck auf der Haut, der vom umgebenden Gewebe getrennt erscheint oder sich von diesem unterscheidet.
[*lat.*: Fleck]
🇬🇧 macula

**Macula lutea.** (gelber Fleck). Ovaler gelblicher Fleck im optischen »Zentrum« der Netzhaut des Auges (Retina), 2 mm vom Sehnerv entfernt, 3 bis 5 mm groß. Die Stelle des schärfsten Sehens. Er enthält eine Vertiefung, keine Blutgefäße und die Fovea centralis. Bilder werden am schärfsten wahrgenommen, wenn sie direkt auf der M. l. fokussiert werden.
◪ Auge
🇬🇧 macula lutea

**Magen.** Nahrungsreservoir und erster wichtiger Verdauungsort. Der M. liegt direkt unter dem Zwerchfell und ist in Körper und Pylorus (Schließmuskel am Magenausgang) unterteilt. Über den Mund und die Speiseröhre wird dem M. teilweise verdaute Nahrung zugeführt.
🇬🇧 stomach

**Magenatonie.** → Gastroparese.
🇬🇧 gastroparesis

**Magenazidität.** Intensität der Magensäure im → Magensaft. Die Azidität variiert während einer 24-Stunden-Phase, hat jedoch einen durchschnittlichen pH-Wert zwischen 0,9 und 1,5. Die Azidität des Magens wird hauptsächlich durch → Salzsäure reguliert, die von den Magendrüsen abgesondert wird.
🇬🇧 acidity of the stomach

**Magen-Darm-Passage.** (MPD). Röntgenkontrastuntersuchung von Magen und Dünndarm.
🇬🇧 upper gastrointestinal x-ray series

**Magen-Darm-Spülung.** Methode zur Behandlung von Vergiftungen; dabei wird der Magen-Darm-Trakt mit großen Flüssigkeitsmengen durchgespült.
🇬🇧 whole bowel irrigation

**Magenfistel.** Unphysiologische Passage aus dem Magen, die meist mit einer Öffnung in der äußeren Bauchwand verbunden ist. Eine M. kann chirugisch angelegt werden, um Patienten mit schweren Ösophaguserkrankungen Sondenkost zu verabreichen.
🔹 gastric fistula

**Magenfundus.** (Fundus ventriculi). Abgeschlossener Magenteil, der sich oberhalb der Ösophaguseinmündung (Kardia) befindet.
🔹 fundus of stomach

**Magengeschwür.** → Ulcus ventriculi.
🔹 peptic ulcer

**Magenkarzinom.** Malignes Neoplasma des Magens mit Symptomen wie unklare Oberbauchbeschwerden (epigastrische Beschwerden), Schluckbeschwerden (Dysphagie), Appetitlosigkeit (Anorexie), Gewichtsverlust und unerklärbare Eisenmangelanämie. In vielen Fällen verläuft die erste Phase asymptomatisch und oftmals verursachen erst Metastasen die ersten Symptome.
🔹 gastric cancer

**Magenperforation.** Zustand, bei dem eine Erkrankung oder Verletzung dazu führt, dass der Magen (Gaster) durch eine unphysiologische Öffnung mit der freien Bauchhöhle verbunden ist. Häufigste Ursache ist ein durchgebrochenes Magengeschwür (perforiertes Ulcus ventriculi). Ein sofortiger chirurgischer Eingriff ist erforderlich, um eine → Peritonitis zu vermeiden.
🔹 perforation of stomach

**Magenpförtner.** → Pylorus.
🔹 pylorus

**Magenpumpe.** Pumpe, mit der Mageninhalt entfernt werden kann. Die M. ist an einen Schlauch angeschlossen, der durch den Mund oder die Nase in den Magen eingeführt wird.
🔹 stomach pump

**Magenresektion.** → Gastrektomie; → Billroth-Operation.
🔹 gastrectomy

**Magensaft.** Verdauungssaft, der aus den Magendrüsen stammt und außer Wasser im Wesentlichen aus → Pepsin, → Salzsäure, Fermenten und → Muzin (Schleimstoffen) besteht; der pH-Wert des M.es ist stark sauer (0,9 bis 1,5).
🔹 gastric juice

**Magensaftuntersuchung.** Untersuchung des Mageninhalts zur Bestimmung der Menge an vorhandener Säure; gelegentlich auch, um die Präsenz von Blut, Galle, Bakterien und unphysiologischen Zellen zu bestimmen.
🔹 gastric analysis

**Magenschleimhautentzündung.** → Gastritis.
🔹 gastritis

**Magensonde.** Dünner Schlauch, der über den Mund oder die Nase in den Magen vorgeschoben wird, entweder zur Ernährung des Patienten oder zur Entla-

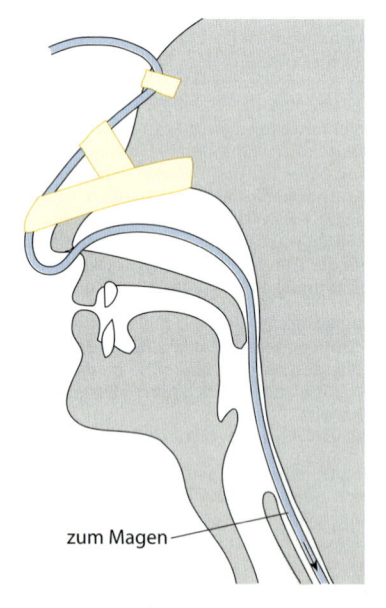

**Magensonde.** Einführung einer Magensonde über die Nase.

stung des Magens durch Ableiten von Magensaft. Nach Operationen, oder wenn ein Patient Nahrung zwar verdauen, aber nicht essen kann, bleibt die Magensonde längere Zeit liegen.
🔠 stomach tube

**Magensonde, Ernährung über.** → Pflegeintervention der → NIC, die definiert wird als die Verabreichung von Nahrung und Flüssigkeit über einen gastrointestinalen Tubus.
🔠 Enteral Tube Feeding

**Magensonde, Pflege bei liegender.** Bei nasal liegender Sonde regelmäßige Nasenpflege und Fixation nicht zu fest, um Dekubitus an der Nase zu vermeiden. Vor jeder Verabreichung von Nahrung, Flüssigkeit oder Medikamente Durchgängigkeit der Sonde überprüfen und korrekte Lage (Markierung) überprüfen. Magensonde nur nach Anordnung und unter regelmäßiger Beobachtung abklemmen. Ablaufbeutel täglich wechseln und Ablaufmenge täglich dokumentieren. Auf freien Ablauf achten.
🔠 stomach tube care

**Magenspülung.** Reinigung und Spülung des Magens mit Wasser oder einer Kochsalzlösung. Indikationen sind beabsichtigte große Einnahme von Medikamenten oder unbeabsichtigtem Verschlukken von gesundheitsschädigenden Substanzen. Unangenehmer Vorgang für den Patienten, da der Schlauch relativ dick ist und die Spülmenge relativ hoch.
🔠 gastric lavage

**Magersucht.** → Anorexia nervosa.

**Magill-Zange.** Intubationszange, mit der ein Trachealtubus über den Kehlkopf (→ Larynx) in die Trachea eingeführt wird; wird auch während der Narkosevorbereitung zum Legen bzw. Vorschieben der Magensonde verwendet. Bei Verwendung ist darauf zu achten, dass die Enden durch Gummi geschützt sind, damit das Metall nicht den Tubus beschädigt und damit dieser undicht wird.
🔠 Magill forceps

**Magnesiämie.** Präsenz von → Magnesium im Blut.
🔠 magnasemia

**Magnesium (Mg).** Silberweißes mineralisches Element mit der Ordnungszahl 12 und der Atommasse 24,32. M. ist das zweithäufigste Kation der intrazellulären Körperflüssigkeiten. Es ist für viele Enzymaktivitäten sowie für die neurochemische Übertragung und die muskuläre Erregung wichtig. Überschüssiges M. im Körper (→ Hypermagnesiämie) kann den Herzschlag verlangsamen und zu einer Vasodilatation führen, da es eine direkte Wirkung auf die Blutgefäße und die Ganglionblockade hat; es kann zu einem narkoseähnlichen Zustand mit peripheren und zentralen Lähmungen kommen. Ein M.-Mangel (Hypomagnesiämie) führt zu Wadenkrämpfen, Verwirrung, Durchblutungs- und Herzstörungen.
🔠 magnesium (Mg)

**Magnetresonanz (MR).** 1. Phänomen, bei dem der Atomkern bestimmter Materialien in ein starkes magnetisches Feld gebracht wird und Radiowellen absorbiert, die von einer Quelle mit einer bestimmten Frequenz zur Verfügung gestellt werden. 2. Spektrum, das von Phosphor in das Körpergewebe ausgestrahlt wird und durch spezielle Instrumente abgebildet werden kann.
🔠 magnetic resonance (MR)

**Mahaim-Bündel.** Leitungsbahn im Herzgewebe, die zwischen dem Atrioventrikularknoten (AV-Knoten) oder His-Bündel und dem Muskel des Kammerseptums verläuft; sie leitet frühe Erregungsimpulse weiter.
[I. Mahaim, französischer Arzt, 20.Jhd.]
🔠 Mahaim fibers

**makro-.** Vorsilbe mit der Bedeutung »groß, lang«.
[*griech.:* groß]
🔠 macro-

**Makrobiose.** 1. Langlebigkeit eines Organismus. 2. Fähigkeit, das Leben zu verlängern.
[*griech.*: makros, groß; bios, Leben]
macrobiosis

**Makroelement.** Chemische Elemente, die in relativ großen Mengen für die normalen physiologischen Prozesse des Körpers benötigt werden und deshalb dem Organismus zugeführt werden müssen. Zu den M.en gehören Kohlenstoff, Wasserstoff, Sauerstoff, Stickstoff, Kalium, Natrium, Kalzium, Chlorid, Magnesium, Phosphor und Schwefel.
macroelement

**Makroglobulinämie.** Form einer Stoffwechselstörung, bei der ein → Immunglobulin (IgM) durch einer Klone einer Plasma-B-Zelle als Reaktion auf das Signal eines Antigens übermäßig produziert wird. Es kommt zum Auftreten von Globulinen mit hohem Molekulargewicht (Makroglobuline), was zu Lymphknotenschwellung sowie Leber- und Milzvergrößerung führt.
[*griech.*: makros, groß; *lat.*: globulus, Kügelchen; *griech.*: haima, Blut]
macroglobulinemia

**Makroglossie.** Unphysiologisch vergrößerte Zunge (Glossa), was bei angeborenen (kongenitalen) Defekten wie z.B. Down-Syndrom auftritt.
[*griech.*: makros, groß; glossa, Zunge]
macroglossia

**Makrolidantibiotika.** Gruppe von → Antibiotika, die von Aktinomyzeten produziert werden; dazu gehört z.B. Erythromycin. M. werden im Allgemeinen gegen grampositive Bakterien und bei Patienten eingesetzt, die auf Penizillin allergisch reagieren.
macrolide

**Makromolekül.** Molekül der Größe eines Kolloids, z.B. Eiweiße (Proteine), Nukleinsäuren oder Polysaccharide.
macromolecule

**Makrophagen.** Fresszellen (→ Phagozyten) des Immunsystems, z.B. Kupffer-Zellen in der Leber und Milz oder Histiozyten im lockeren Bindegewebe oder Langerhans-Zellen.
[*griech.*: makros, groß; phagein, essen]
macrophages

**Makrophagen, alveoläre.** In der Lunge lokalisierte → Makrophagen, die Fremdsubstanzen, welche in die Alveolen eingeatmet wurden, umfließen und abbauen.
alveolar macrophages

**Makropsie.** Sehstörung, bei der Gegenstände größer erscheinen als sie tatsächlich sind.
[*griech.*: makros, groß; opsis, Sehvermögen]
macropsia

**makroskopisch.** Bezeichnung für eine Größe, die noch mit bloßem Auge (ohne optische Hilfsmittel) zu sehen ist. (s.a. mikroskopisch)
[*griech.*: makros, groß; skopein, sehen]
macroscopic

**Makrosomie.** → Gigantismus.
somatomegaly

**Makrozephalie.** Kongenitale Anomalie, die durch eine unphysiologische Vergrößerung des Kopfes und des Gehirns in Relation zum Rest des Körpers gekennzeichnet ist. Die M. führt häufig zu einer mentalen und wachstumsbezogenen Retardation.
[*griech.*: makros, groß; kephale, Kopf]
macroencephaly

**Makrozyt.** Physiologisch vergrößerter, unreifer → Erythrozyt, der bei einer → megaloblastären (od. makrozytären) Anämie auftritt. – *adj.* makrozytär.
[*griech.*: makros, groß; kytos, Zelle]
macrocyte

**Makuladegeneration.** Progressive Verschlechterung des gelben Flecks (→ Macula lutea) und der Aderhaut (Chorioidea) des Auges. Die M. kann infolge verschiedener Erkrankungen auftreten, z.B. einer Netzhautentzündung (Retinitis).
[*lat.*: macula, Fleck; degenerare, abweichen]
macular degeneration

**Makuladystrophie.** Verschiedene Augenerkrankungen, bei denen der zentrale Bereich (Macula lutea) der Netzhaut (Retina), d.h. der gelbe Fleck, geschädigt ist; sie können in Verbindung mit Genmutationen stehen, die bei älteren Menschen auftreten.
🇬🇧 macular dystrophia

**mal-.** Vorsilbe mit der Bedeutung »schlecht, bösartig«.
🇬🇧 mal-

**Malabsorption.** Beeinträchtige Aufnahme von Nährstoffen aus dem Gastrointestinaltrakt. Die M. tritt bei Vitaminmangelkrankheiten, Magen-Darm-Erkrankungen, Sprue, Ruhr (Dysenterie), Diarrhö, entzündlichen Darmerkrankungen und anderen Störungen auf. (→ Malabsorptionssyndrom)
[*lat.*: malus, schlecht; absorbere, schlukken]
🇬🇧 malabsorption

**Malabsorptionssyndrom.** Komplex von Symptomen, die durch Störungen der intestinalen Absorption von Nährstoffen verursacht werden und durch Appetitlosigkeit (Anorexie), Gewichtsverlust, Blähungen, Muskelkrämpfe, Knochenschmerzen und Fettstuhl (Stearrhö) gekennzeichnet sind. Es kann zu Anämie, Schwäche und Müdigkeit kommen, weil Eisen, Folsäure und Vitamin $B_{12}$ nicht in ausreichenden Mengen aufgenommen werden. (→ Malabsorption)
🇬🇧 malabsorption syndrome

**Malaria.** Schwere Infektionskrankheit, die von einer oder mehreren der mindestens vier Species des Protozoengattung *Plasmodium* verursacht wird. Die Erkrankung wird durch den Stich einer infizierten Anopheles-Mücke übertragen. Malariainfektionen können auch durch Bluttransfusionen von einem infizierten Patienten oder durch die Benutzung einer infizierten Kanüle übertragen werden. Symptome der M. sind Schüttelfrost, Fieber, Anämie, vergrößerte Milz und eine Tendenz zu rezidivierenden Krankheiten. Die *Plasmodium*-Parasiten dringen in die Erythrozyten des menschlichen Wirtes ein, wo sie reifen, sich vermehren und regelmäßig ausbrechen.
[*lat.*: malus, schlecht; aria, Luft]
🇬🇧 malaria

**Malazie.** Krankhafte Erweichung oder schwammartige Veränderung eines Körperteils oder -gewebes; z.B. → Osteomalazie.
[*griech.*: malakia, Weichheit]
🇬🇧 malacia

**Maldigestion.** Beeinträchtigter Abbau von Nährstoffen infolge eines Mangels an Verdauungsenzymen.
🇬🇧 maldigestion

**maligne.** (bösartig). 1. Bezeichnung für eine Tendenz, sich zu verschlechtern und zum Tode zu führen. 2. Beschreibung eines Karzinoms, das anaplastisch (d.h. weniger differenzierte Tochterzellen bildend) ist, invasiv wächst und metastasiert.
[*lat.*: malignus, bösartig]
🇬🇧 malignant

**Malleus.** (Hammer). Eines der drei Knöchelchen im Mittelohr, dessen Form einem Hammer ähnelt und das Kopf, Hals sowie drei Fortsätze aufweist. Es ist mit der Tympanummembran verbunden und übermittelt Geräuschvibrationen an den Amboss (→ Incus).
[*lat.*: Hammer]
🇬🇧 malleus

**Mallory-Weiss-Syndrom.** Erkrankung, die durch eine massive Blutung nach einer Schleimhautruptur an der Verbindung (Kardia) zwischen Speiseröhre (Ösophagus) und Magen gekennzeichnet ist. Die Verletzung wird meist durch längerfristiges Erbrechen verursacht, das häufig bei Alkoholikern oder bei einem Verschluss des Magenausgangs (Pylorus) auftritt.
[G. Mallory, amerikanischer Pathologe, geb. 1926; S. Weiss, amerikanischer Arzt, 1899–1942]
🇬🇧 Mallory-Weiss' syndrome

**Malnutrition.** Störung oder Mangel in der Ernährung, was durch eine unausgewogene, unzureichende oder exzessive Kost oder aber durch Funktionsstörungen bei Absorption, Aufbau (Assimilation) von

Nährstoffen oder Abbau von Nahrungsmitteln verursacht wird.
[*lat.:* malus, schlecht; nutrire, ernähren]
🌐 malnutrition

**Malpighi-Körperchen.** Zahlreiche kleine, runde dunkelrote Körperchen in der Rinde der Niere, die aus Bowman-Kapsel und einem eingestülpten Kapillarknäuel bestehen und jeweils mit einem Nierentubulus verbunden sind. Die M.-K. sind Teil eines Filtrationssystems, durch das die Komponenten des Blutplasmas, die keine Eiweiße sind, über die Nierentubuli zur Ausscheidung durch den Harn gelangen.
[M. Malpighi, italienischer Anatom, 1628–1694]
🌐 malpighian corpuscle

**Malz.** Substanz, die aus gekeimten Körnern, z.B. Gerste, gewonnen wird und teilweise abgebaute Stärke und Eiweiße mit nährenden und verdauungsfördernden Eigenschaften enthält.
🌐 malt

**Mamilla (pl. Mamillae).** (Brustwarze). Kleine zylindrische pigmentierte Struktur, die sich im Zentrum jeder Brust erhebt. An der Spitze der M. befinden sich bei der Frau etwa 20 kleine Öffnungen der Milchgänge. Die M. wird von einer etwas heller pigmentierten Haut, dem Warzenvorhof (Areola mammae) umgeben. Die Intensität der Pigmentierung kann von rosa bis braun variieren, je nach Teint einer Person. Die M. gehört zu den erogenen Zonen der Frau.
[*lat.:* Brust, Brustwarze]
🌐 nipple; teat

**Mamma.** (Brustdrüse; Milchdrüse). Milchführende Drüse innerhalb der weiblichen Brust. Das Drüsengewebe bildet einen Ring von Läppchen, die Alveolen enthalten, wobei jeder Lappen aus einem System von Gängen besteht, durch die Milch von den Alveolen zu den Brustwarzen geleitet wird. Der zentrale Teil der Brust ist mit Drüsengewebe gefüllt.
🌐 mamma

**mamma-.** Vorsilbe mit der Bedeutung »weibliche Brust, Brustdrüse«.
🌐 mamma-

**Mammakarzinom.** (Brustkrebs). Häufigster bösartiger Tumor der weiblichen Brust (meist im oberen äußeren Quadranten), der vor allem zwischen dem 45. und 70. Lebensjahr auftritt. Doch auch junge Frauen unter 30 Jahren erkranken bereits an einem M. Zu den Risikofaktoren gehören bestimmte genetische Störungen, familiäre Prädisposition, Kinderlosigkeit, Exposition gegenüber ionisierenden Strahlen, frühe Menarche, späte Menopause, Fettleibigkeit, Diabetes mellitus und chronisch zystische Erkrankungen der Brust. Zu den Frühsymptomen, die durch regelmäßige Selbstuntersuchung der Brust entdeckt werden können, gehören sämtliche verdächtige Tastbefunde. Erstsymptome eines bereits fortgeschrittenen M.s sind kleine, meist schmerzlose Knötchen, eine dünne oder verdickte Haut, Unverschieblichkeit der Haut über einer Verhärtung, Grobporigkeit und Lymphödem über dem Tumor (Orangenhautphänomen) oder die Einziehung der Brustwarze. Später kann es zu Absonderungen aus der Brustwarze, Schmerzen, Ulzerationen und vergrößerten Acheldrüsen kommen. Die Diagnose wird durch sorgfältige Inspektion, Abtasten (Palpation) aller Brustquadranten sowie der Achselhöhlen, Ultraschalluntersuchung, → Mammographie, Kernspintomographie und die zytologische Bestimmung von Tumorzellen gestellt, die durch eine Biopsie entnommen werden. Die Stadieneinteilung des Karzinoms erfolgt anhand der → TNM-Klassifizierung. Die Behandlung besteht grundsätzlich in der operativen Entfernung des Tumors, je nach Stadium und Art entweder brusterhaltend, oder aber in Form einer Radikaloperation. Postoperativ kann eine zusätzliche (adjuvante) Strahlen- oder Chemotherapie und eine Hormontherapie erforderlich werden. Die Prognose hängt vor allem von der Ausbreitung des Tumors und vom Alter der Patientin ab. Etwa 60 % der Patientinnen überleben die ersten 5 Jahre nach

Therapiebeginn; die 10-Jahres-Überlebensrate beträgt etwa 40 %.
🌐 breast cancer

**Mammaplastik.** Chirurgische plastische Gestaltung einer weiblichen Brust, um große, hängende Brüste zu reduzieren oder zu liften, um kleine Brüste zu vergrößern oder um eine Brust nach Entfernung wegen eines Tumors zu rekonstruieren.
[*lat.*: mamma, weibliche Brust; *griech.*: plassein, formen]
🌐 mammoplasty

**Mammographie.** Röntgenuntersuchung des weichen Gewebes der weiblichen Brust (Mamma), um gutartige (benigne) oder bösartige (maligne) neoplastische Prozesse zu diagnostizieren.
🌐 mammography

**Managed Care.** System der Gesundheitspflege, bei dem eine administrative Kontrolle über primäre Dienstleistungen der Pflege in einer Gruppenpraxis gewährleistet wird. Überflüssige Leistungen werden gestrichen und somit die Kosten gesenkt.
🌐 managed care

**Mandelöl.** Öl aus Kernen der Früchte des Süßmandelbaums *Prunus amygdalus*, das als Linderungsmittel und mildes Abführmittel verwendet wird. Bittermandelöl ist ein flüchtiges Öl, das die tödliche Blausäure enthält.
🌐 almond oil

**Mandibula.** (Unterkiefer). Großer Knochen, der den Unterkiefer bildet. Er enthält die unteren Zähne und besteht aus einem horizontalen Teil, einem Körper und zwei senkrechten Ästen, die fast rechtwinklig am Körper befestigt sind. Der Körper der M. ist kurvenförmig gekrümmt, hat zwei Oberflächen und zwei Ränder. – *adj.* mandibulär.
[*lat.*: mandere, kauen]
🌐 mandibula

**Mandrin.** 1. Führungsstab aus Metall oder Kunststoff für weiche Katheter, der nach dem Einführen entfernt wird. 2. Verschluss für → Venenverweilkanüle.
[*franz.*: mandrin, Futter, Dorn, Locheisen, Stempel]
🌐 mandrin, mandrel

**Mangan (Mn).** Metallisches Element, das in Spuren im Körpergewebe vorhanden ist (Spurenelement), wo es die Funktionen verschiedener Enzyme unterstützt. Ordnungszahl 25 und Atommasse 54,938.
🌐 manganese (Mn)

**Mangelkrankheit.** Krankheit infolge des Fehlens eines bzw. mehrerer essenzieller Nährstoffe, infolge einer Stoffwechselstörung, Verdauungs- oder Absorptionsstörungen, übermäßiger Ausscheidung oder verstärkten biologischen Anforderungen.
🌐 deficiency disease

**Manie.** Gemütsstimmung, die durch einen instabilen, erregten Gefühlszustand gekennzeichnet ist; dies zeigt sich in extremer Erregbarkeit, Hyperaktivität, Ideenflucht, gesteigerter psychomotorischer Aktivität, gestörter Aufmerksamkeit und manchmal gewaltsamem, destruktivem und selbstzerstörerischem Verhalten. Eine M. kann in Verbindung mit einer → Depression auftreten.
[*griech.*: Verrücktheit]
🌐 mania

**Manipulation.** Kompetente Benutzung der Hände bei therapeutischen oder diagnostischen Maßnahmen, z.B. Palpation, Behebung einer Dislokation, Drehen eines Fötus im Mutterleib oder verschiedene Handgriffe im Rahmen einer Physiotherapie.
[*lat.*: manipulare, mit den Händen arbeiten]
🌐 manipulation

**Mannitol.** (Mannit). Metabolisierter Zucker, der als osmotisches → Diuretikum und für Nierenfunktionstests Verwendung findet. M. wird auch als Diabetikersüße und als → Laxans eingesetzt; es fördert die Diurese, erhöht den intraokularen und intrakraniellen Druck, fördert die Ausscheidung von Giftstoffen und anderen toxischen Abfallprodukten; außerdem kann

M. bei der Evaluation der Nierenfunktion Anwendung finden.
🇬🇧 mannitol

**Manometer.** Gerät zur Messung des Drucks von Flüssigkeiten oder Gasen, das aus einem Tubus mit Messleiste besteht und eine relativ stabile (nicht komprimierbare) Flüssigkeit enthält, z.B. Quecksilber. Der Level der Flüssigkeit in dem Tubus schwankt mit dem Druck der zu messenden Flüssigkeit.
[*griech.:* manos, flüssig; metron, Maß]
🇬🇧 manometer

**Manometrie.** 1. Studium der Druckbewegungen von Flüssigkeiten oder Gasen. 2. Technik zur Messung von Veränderungen eines Gas- oder Flüssigkeitsdrucks, die durch biologische oder chemische Einwirkungen verursacht werden.
🇬🇧 manometry

**Manschette.** Aufblasbarer, elastischer Schlauch, der zur Messung des Blutdrucks um den Oberarm gewickelt und mit Luft gefüllt wird.
🇬🇧 cuff

**Manubrium.** Bezeichnung für eine anatomische Struktur, die einem Handgriff ähnelt; z.B. M. sterni, der oberste der drei Sternumknochen.
[*lat.:* Stiel]
🇬🇧 manubrium

**Manuelle Extraktion.** (Ganze Extraktion). Maßnahme zur Geburtsbeendigung, bei der ein Kind aus → Beckenendlage durch Zug entwickelt wird, bevor der Steiß geboren ist. Die m. E. ist für das Kind die gefährlichste geburtshilfliche Operation und wird heute kaum noch angewandt.
[*lat.:* ex, aus; trahere, ziehen]
🇬🇧 breech extraction

**Manus.** Hand.
[*lat.:* Hand]
🇬🇧 manus

**MAO.** Abkürzung für → Monoaminoxidase.
🇬🇧 MAO

**MAO-Hemmer.** Abkürzung für → Monoaminoxidasehemmer.
🇬🇧 MAOI

**MAP.** Abkürzung für (engl.) mean arterial pressure, → mittlerer arterieller Blutdruck.
🇬🇧 MAP

**Mapping.** Prozess der Vermessung von Organen oder Organteilen oder Lokalisation von Genen auf einem Chromosom mit Hilfe einer Analyse der genetischen Rekombination.
🇬🇧 mapping

**Marasmus.** (Protein-Energie-Mangelsyndrom). Zustand der extremen Mangelernährung und Auszehrung, der meist bei kleinen Kindern auftritt und durch einen progressiven Schwund von subkutanem Gewebe sowie Muskelgewebe gekennzeichnet ist. M. entsteht durch mangelhafte Kalorien- oder Eiweißaufnahme und tritt bei Kindern mit Gedeihstörungen oder bei anhaltenden Hungerzuständen auf. Im Gegensatz zum M.-→ Kwashiorkor treten keine Ödeme auf.
[*griech.:* marasmos, Schwachwerden]
🇬🇧 marasmus

**Marburg-Viruskrankheit.** (Marburg-Fieber). Schwere fiebrige Krankheit, die durch Ekzeme, Hepatitis, Pankreatitis und gastrointestinale Blutungen (Hämorrhagien) gekennzeichnet ist. Übertragen wird die Krankheit durch das Marburg-Virus, zu dessen Familie (Filioviridae) auch das → Ebola-Virus gehört. Eine Epidemie in Marburg 1967 wurde scheinbar durch aus Afrika importierte grüne Meerkatzen verursacht. Auch Krankenhauspersonal kann das Virus durch falschen Umgang mit kontaminierten Nadeln oder über hämorrhagische Läsionen von Patienten übertragen.
🇬🇧 Marburg virus disease

**Marfan-Syndrom.** Erbkrankheit, die sich durch eine Verlängerung der Knochen zeigt und häufig mit Störungen der Augen und des kardiovaskulären Systems verbunden ist. Es kommt zu wesentlichen pathologischen skelettmuskulatorischen Störungen, wie z.B. mangelhafte Entwicklung der Muskeln, Schlaffheit der Bänder, übermäßige Beweglichkeit der Gelenke und Knochenverlängerung. Pathologische Veränderungen des kardiovaskulären Sy-

stems scheinen zu einer Fragmentierung der elastischen Fasern in der mittleren Wandschicht (Media) der Aorta zu führen, was ein Aneurysma bedingen kann. Zu den Augensymptomen gehört u.a. die Dislokation der Linse. Die Extremitäten sind sehr lang und spinnenbeinartig mit großen Händen (Madonnenhände), Füßen und Fingern.
[A. B. Marfan, französischer Pädiater, 1858–1942]
🔲 Marfan's syndrome

**marginal.** Randständig, zum Rand gehörend, z.B. Marginalsinus (Randknoten).
🔲 marginal

**Marker.** Substanz, die bei bestimmten Erkrankungen im Körper vorhanden und nachweisbar ist; z.B. → Tumormarker oder Zellmarker.
🔲 marker

**marklos.** → myelinfrei.
🔲 unmyelinated

**Marschfraktur.** (Ermüdungsbruch). Unphysiologischer Zustand des Fußes, der durch exzessive Überlastungen verursacht wird, z.B. durch sehr lange Fußmärsche. Der vordere Teil des Fußes ist geschwollen und schmerzhaft; ein oder mehrere Knochen des Mittelfußes können gebrochen sein.
🔲 march foot

**Masern.** Akute, höchst ansteckende Viruserkrankung, die die Atemwege betrifft und durch einen Hautausschlag mit großen Knötchen (Papeln) gekennzeichnet ist. M. befallen meist kleine Kinder, die noch nicht geimpft sind, sowie Jugendliche und Erwachsene, die keinen ausreichenden Impfschutz haben. Die Erkrankung wird durch ein Paramyxovirus verursacht und durch direkten Kontakt über Tröpfcheninfektion durch Nase, Hals und Mund einer infizierten Person übertragen; Inkubationszeit etwa 10 Tage. Typische Symptome der M. sind Fieber, Unwohlsein, Nasenschleimhautentzündung (Koryza), Husten, Bindehautentzündung (Konjunktivitis), Lichtscheu (Photophobie), Appetitlosigkeit (Anorexie) und kennzeichnende (pathognomonische) Koplik-Flecken, die 1 bis 2 Tage vor Ausbruch des Exanthems auftreten. Es kann zur Rachenentzündung (Pharyngitis) und Entzündung der Schleimhaut im Hals und im Tracheobronchialast kommen, die Temperatur steigt bis auf 40° C. Innerhalb von 3 bis 5 Tagen lässt das Fieber nach, die Läsionen werden flacher und heilen ab, wobei sie einen feinen Schuppenfilm hinterlassen, insbesondere über stark betroffenen Stellen.
🔲 measles

**Masern-Mumps-Röteln-Impfung (MMR).** Aktiver Lebendimpfstoff, der zur gleichzeitigen → Immunisierung gegen → Masern, → Mumps und → Röteln verabreicht wird.
🔲 measles, mumps and rubella virus vaccine live (MMR)

**Masern-Röteln-Impfung.** Aktiver Lebendimpfstoff, der zur → Immunisierung gegen → Masern und → Röteln verabreicht wird.
🔲 measles and rubella virus vaccine live

**Maskenbeatmung.** 🔲 Beatmung eines Patienten mittels Gesichtsmaske. Die Maske deckt dabei die Eingänge der oberen Luftwege (Mund und Nase) so ab, dass kein Atemgas entweichen kann. Die M. wird zur Notfallbeatmung während der → Reanimation, für kurze Narkosen und zur Narkoseeinleitung eingesetzt. Vor-

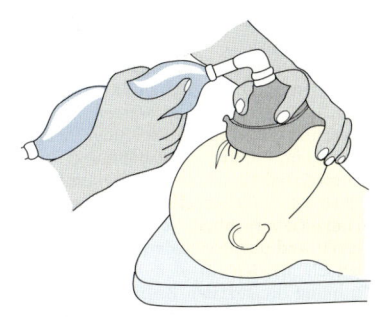

**Maskenbeatmung.** Maskenbeatmung mit Ambu-Beutel.

teile: sofort einsetzbar, keine invasive Maßnahme. Nachteil: die Maske muss von einer Person ständig gehalten werden; Narkosegase können entweichen. Als Komplikation kann es zur Überblähung des Magens bei zurückfallender Zunge oder zu hohem Beatmungsdruck kommen. Der Einsatz ist daher bei nicht nüchternen Patienten wegen der Aspirationsgefahr kontraindiziert (außer im Notfall). (s.a. Esmarch-Heiberg-Handgriff; Aspiration)
🇬🇧 mask ventilation

**Maskengesicht.** Unbeweglicher Gesichtsausdruck mit starren Augen und leicht geöffnetem Mund, der z.B. für die → Parkinson-Krankheit typisch ist.
🇬🇧 masklike facies; parkinsonian facies

**maskulin.** Männliche Merkmale aufweisend.
[*lat.*: masculinus, männlich]
🇬🇧 masculine

**Maskulinisierung.** (Virilisierung). 1. Die normale Entwicklung oder Entstehung von männlichen Geschlechtsmerkmalen, die z. T. verfrüht eintreten kann (Pubertas präcox). 2. Bezeichnung für eine Vermännlichung bei der Frau (→ Pseudohermaphroditismus, → androgyn).
[*lat.*: masculinus, männlich; *griech.*: izein, verursachen]
🇬🇧 masculinization

**Maslows Bedürfnispyramide.** 🖼 Hierarchische Kategorisierung der Grundbedürfnisse des Menschen. Als wichtigste Basisbedürfnisse treten in der Skala die physiologischen und biologischen Erfordernisse nach Luft, Nahrung und Wasser, Wärme, Sexualität, Wohnung, Kleidung, Schlaf, Bewegung, Ruhe, Entspannung und Schmerzfreiheit auf. In der zweiten Reihe folgen die Sicherheitsbedürfnisse wie Schutz, Geborgenheit, Vorsorge, Zuverlässigkeit und das Vermeiden von Gefahren. Danach werden in der hierarchischen Ordnung die sozialen Bedürfnisse aufgeführt, z.B. zu lieben und geliebt zu werden, Freunde zu haben sowie Zuwendung, Lob, Vertrauen und Gemeinsamkeit und schließlich die Bedürfnisse nach Wertschätzung, Unabhängigkeit, Anerkennung, Selbstvertrauen und Kompetenz. Zum Schluss schließen sich die Bedürfnisse nach Selbstentfaltung an, zu denen Religion, Sinnfindung, Harmonie, Bewunderung, Forschungsdrang und Selbstverwirklichung gehören.
[A. Maslow, amerikanischer Psychiater, 1908–1970]
🇬🇧 Maslow's hierarchy of needs

**Masochismus.** Sexuelle Erregung und Befriedigung, die durch eigenes körperliches, geistiges oder emotionales Leiden verursacht werden. (s.a. Sadismus)
[Nach dem österr. Autor L. v. Sacher-Masoch, 1835–1895]
🇬🇧 masochism

**Masochist.** Person, die durch masochistische Handlungen oder Missbrauch sexuelle Erregung und Befriedigung erlebt. (→ Masochismus)
🇬🇧 masochist

**Massage.** Die Manipulation von weichem Gewebe durch Streichen, Reiben, Kneten oder Klopfen, um die Durchblutung zu fördern, den Muskeltonus zu verbessern und den Patient zu entspannen. Die M. wird entweder mit bloßen Händen oder auch mit mechanischen Hilfsmitteln, wie z.B. einem Vibrator, durchgeführt.
[*franz.*: masser, streicheln]
🇬🇧 massage

**Massage, einfache.** → Pflegeintervention der → NIC, die definiert ist als die Stimulation der Haut und der darunterliegenden Gewebe mit unterschiedlich starkem Druck der Hände, um Schmerzen zu reduzieren, Entspannung herbeizuführen und die Durchblutung zu verbessern.
🇬🇧 Simple Massage

**Massenzahl.** Summe der Anzahl von Protonen und Neutronen im Kern eines Atoms oder Isotops. Die M. ist fast identisch mit der relativen → Atommasse.
🇬🇧 mass number

**Masseterreflex.** Unphysiologischer Reflex, der ausgelöst wird, während der Mund

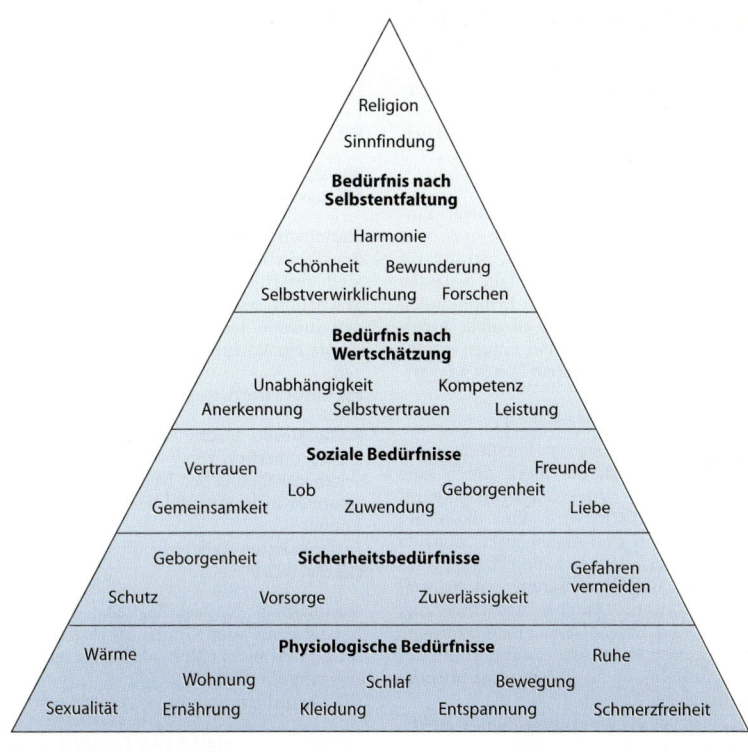

## Maslows Bedürfnispyramide.

```
                    Religion
                   Sinnfindung
              Bedürfnis nach
              Selbstentfaltung
                    Harmonie
           Schönheit    Bewunderung
        Selbstverwirklichung   Forschen
              Bedürfnis nach
              Wertschätzung
           Unabhängigkeit    Kompetenz
         Anerkennung  Selbstvertrauen  Leistung
              Soziale Bedürfnisse
       Vertrauen                      Freunde
            Lob         Geborgenheit
     Gemeinsamkeit   Zuwendung        Liebe
       Geborgenheit  Sicherheitsbedürfnisse   Gefahren
                                             vermeiden
      Schutz       Vorsorge       Zuverlässigkeit
             Physiologische Bedürfnisse
       Wärme                              Ruhe
           Wohnung    Schlaf    Bewegung
    Sexualität  Ernährung  Kleidung  Entspannung  Schmerzfreiheit
```

leicht geöffnet und der Unterkiefer entspannt ist. Durch einen leichten Schlag auf den Finger eines Untersuchenden, der unterhalb der Lippe auf dem Unterkiefer liegt, wird der Mund geschlossen; dies spricht für eine Verletzung des Hirnrindenbereichs, der die motorischen Aktivitäten der V. Hirnnervs (N. trigeminus) lenkt.
❋ jaw reflex

**Mastalgie.** (Mastodynie). Schmerzen in der weiblichen Brust, die durch eine Verstopfung oder Verklumpung der Milchgänge während des Stillens, durch Infektionen, fibrozytische Erkrankungen, während und vor der Menstruation oder bei fortgeschrittenem Krebsleiden auftreten können.
[*griech.:* mastos, Brust; algos, Schmerz]
❋ mastaglia

**Mastdarm-Scheiden-Fistel.** → Rektovaginalfistel.
❋ rectovaginal fistula

**Mastektomie.** (Mammaamputation). Chirurgische Entfernung einer oder beider Brüste, die meist zur Behandlung von malignen Tumoren durchgeführt wird. Bei einer einfachen M. wird nur Brustgewebe entfernt; bei einer radikalen M. werden darüber hinaus Teile der Muskeln im Brust-

bereich zusammen mit Lymphknoten in den Achseln herausoperiert. Bei einer modifizierten radikalen M. bleiben die großen Muskeln, die den Arm bewegen, erhalten.
[*griech.:* mastos, Brust; ektome, herausschneiden]
🌐 mastectomy

**Mastektomie, subkutane.** Operativer Eingriff, bei dem das Brustgewebe einer oder beider Brüste entfernt, Haut, Brustwarze und Warzenhof jedoch intakt belassen werden. Die angrenzenden Lymphknoten im Brustbereich bleiben ebenfalls erhalten. Der Eingriff kann bei Frauen durchgeführt werden, die einem hohen Krebsrisiko ausgesetzt sind.
🌐 subcutaneous mastectomy

**Mastitis.** (Brustentzündung). Entzündung der weiblichen Brust, die meist durch eine Streptokokken- oder Staphylokokkeninfektion verursacht wird. Eine akute M., die häufig in den ersten zwei Monaten beim Stillen auftreten kann (M. puerperalis), zeigt sich durch Schmerzen, Schwellung, Rötung, Lymphknotenschwellung, Fieber und Unwohlsein. Eine chronische tuberkulöse M. ist selten; dabei kommt es zur Ausdehnung der Tuberkulose über die Lungen und Rippen.
M. puerperalis im Frühstadium: Körperliche Schonung bzw. Bettruhe; warme Umschläge vor dem Stillen, kühle Umschläge bzw. Quarkwickel nach dem Stillen. Auf gute Entleerung der Brust achten. Zeigt sich nach 24 h keine Besserung, muss eine antibiotische Behandlung erfolgen.
[*griech.:* mastos, Brust; itis, Entzündung]
🌐 mastitis

**mastoid.** Warzenförmig; zum Warzenfortsatz (Processus mastoideus) des Schläfenknochens gehörend.
[*griech.:* mastos, Brust; eidos, Form]
🌐 mastoid

**Mastoiditis.** Infektion eines der Schläfenknochen (→ Processus mastoideus), meist als Ausdehnung einer Mittelohrentzündung. Charakteristische Symptome sind Ohrenschmerzen, Fieber, Kopfschmerzen und Unwohlsein. Nach der Infektion kann ein teilweiser Gehörverlust bestehen bleiben.
[*griech.:* mastos, Brust; eidos, Form; itis, Entzündung]
🌐 mastoiditis

**Mastopathie.** Erkrankung der Brustdrüse.
🌐 mastopathy

**Mastopathie, fibrozystische.** Zysten, die im Brustgewebe ertastet werden können; sie sind gutartig und treten häufig auf, ihr Wachstum sowie mögliche Veränderungen müssen jedoch beobachtet werden, da sie ein Potenzial zur Entartung besitzen.
🌐 fibrocystic disease of the breast

**Mastozytose.** Lokale oder systemische Überproduktion von → Mastzellen, die in seltenen Fällen Leber, Milz, Knochen, Gastrointestinaltrakt und Haut infiltrieren können.
[*griech.:* kytos, Zelle; osis, Zustand]
🌐 mastocytosis

**Masturbation.** (Onanie). Sexuelle Aktivität, bei der Penis oder Klitoris bis zum Orgasmus durch andere Methoden als einen Koitus stimuliert werden.
🌐 masturbation

**Mastzelle.** Bestandteil des Bindegewebes; besteht aus großen basophilen Kernen, die Heparin, Serotonin, Bradykinin und Histamin enthalten. M.n gehören zum → Immunsystem und binden → IgE.
🌐 mast cell

**Mastzellenleukämie.** Malignes Neoplasma der → Leukozyten, das aus Bindegewebsmastzellen besteht, die im Blut zirkulieren.
🌐 mast cell leukemia

**Materialien, Umgang mit.** → Pflegeintervention der → NIC, die definiert ist als die Sicherstellung der Anschaffung und Instandhaltung geeigneter Hilfsmittel zur Gewährleistung einer Patientenpflege.
🌐 Supply Management

**Maternität.** Mutterschaft; Charakter und Qualität des Mutterseins. – *adj.* maternus, matern.
[*lat.*: maternus, mütterlich]
🇬🇧 maternity

**Matrix.** 1. Interzelluläre Substanz. 2. Grundsubstanz, aus der sich ein spezifisches Organ oder eine Gewebeart entwickelt (Keimschicht).
[*lat.*: Erzeugerin]
🇬🇧 matrix

**Maturation.** 1. Prozess oder Bedingung für die Erlangung einer vollständigen Entwicklung. Beim Menschen bezieht sich die M. auf die Entfaltung der vollständigen körperlichen, emotionalen und intellektuellen Fähigkeiten, die es ihm ermöglichen, in seiner Umgebung besser zurechtzukommen und sich ihr anzupassen. 2. Letztes Stadium der Meiose von Keimzellen, in dem in jeder Zelle die Anzahl der Chromosomen auf die haploide Anzahl reduziert wird, die für die jeweilige Species charakteristisch ist.
[*lat.*: maturare, reifen]
🇬🇧 maturation

**Maul-und-Klauenseuche (MKS).** Viruserkrankung bei Paarhufern, z.B. Rindern, Schweinen, Schafen, Ziegen und Wildtieren. MKS ist extrem ansteckend und kann sich schnell über größere Gebiete ausbreiten. Die Sterblichkeitsrate liegt nur bei 2–5%. Die Inkubationszeit beträgt je nach Tierart zwischen 2 und 12 Tagen. Krankheitssymptome sind Fieber, vermehrter Speichelfluss, Blasenbildung im Mund, an den Klauen und am Euter. Bei Milchkühen ist ein Milchrückgang auffällig. Eine Übertragung auf den Menschen ist grundsätzlich möglich, das gesundheitliche Risiko für den Menschen ist jedoch gering.
🇬🇧 foot-and-mouth disease

**Maxilla.** (Oberkieferbein). Paarige Knochen (die meist als ein Knochen bezeichnet werden), die den Oberkiefer bilden, der aus einem Mittelkörper und vier Fortsätzen besteht, nämlich Stirn-, Joch-, Zahn- und Gaumenfortsatz. – *adj.* maxillar.
🇬🇧 maxilla

**maxillomandibular.** Zum Oberkiefer (Maxilla) und Unterkiefer (Mandibula) gehörend.
🇬🇧 maxillomandibular

**Mazeration.** 1. Aufweichung der Haut durch längerfristigen Kontakt mit Feuchtigkeit. 2. Mikroskopisches Präparationsverfahren zur Isolierung von Gewebeanteilen unter Erhaltung der Zellstruktur. 3. Gewinnung von Drogenextrakten, indem man Pflanzenteile in Wasser oder Alkohol ziehen lässt. – *adj.* mazeriert.
[*lat.*: macerare, einweichen]
🇬🇧 maceration

**McBurney-Punkt.** Stelle der extremsten Empfindlichkeit bei einer akuten → Appendizitis, der normalerweise im Bereich des Wurmfortsatzes (Appendix) zwischen dem Nabel und dem rechten vorderen oberen Darmbeinstachel liegt. (s.a. Loslassschmerz)
[C. McBurney, amerikanischer Chirurg, 1845–1913]
🇬🇧 McBurney's point

**MCH.** Abkürzung für (engl.) mean corpuscular hemoglobin, → mittlerer Hämoglobingehalt (des einzelnen Erythrozyten) oder Färbekoeffizient.
🇬🇧 MCH

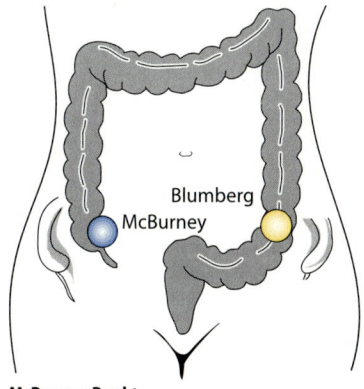

**McBurney-Punkt.**

**MCHC.** Abkürzung für (engl.) mean corpuscular hemoglobin concentration, → mittlere korpuskuläre Hämoglobinkonzentration.
🌐 MCHC

**MCV.** Abkürzung für (engl.) mean corpuscular volume, → mittleres Zellvolumen des einzelnen Erythrozyten.
🌐 MCV

**MDK.** Abkürzung für Medizinischer Dienst der Krankenkassen. Der MDK ermittelt zum einen die → Pflegebedürftigkeit von Personen gemäß der → Pflegeversicherung, und er überprüft die erbrachten Krankenhausleistungen auf ihre Notwendigkeit. Nicht erforderliche Krankenhausleistungen werden in der Fehlbelegungsquote erfasst. (→ Pflegestufen)
🌐 health insurers' medical service

**MDP.** → Magen-Darm-Passage.

**Meatus.** Öffnung oder Tunnel durch einen Bereich des Körpers, z.B. der äußere Gehörgang, M. acusticus externus, der vom äußeren Ohr zur Tympanummembran führt.
[*lat.*: Gang]
🌐 meatus

**Mechanorezeptor.** (Druckrezeptor/Pressorezeptor). Sensorische Nervenendigung, die auf mechanische Reize reagiert, z.B. auf Berührung, Druck, Geräusch und Muskelkontraktionen. M.en finden sich vorwiegend in der Haut, in Muskeln, Sehnen und Gelenken sowie in Lunge, Herz, Gefäßen, Intestinaltrakt und Harnblase sowie im Innenohr (Hörrezeptoren).
[*griech.*: mechane, Maschine; *lat.*: recipere, empfangen]
🌐 mechanoreceptor

**Meckel-Divertikel.** Unphysiologische Aussackung der Wand des Krummdarms (Ileum), die angeboren ist und aus einem unvollständigen Verschluss des Dottergangs resultiert. Als Symptome können Darmblutungen, Beschwerden im Magen-Darm-Trakt, Übelkeit und Erbrechen auftreten.
[J.F. Meckel, deutscher Anatom, 1781–1833]
🌐 Meckel's diverticulum

**MED.** 1. Abkürzung für maximale Einzeldosis. 2. Abkürzung für minimale Erythemdosis.
🌐 MED

**MedGV.** → Medizin-Geräte-Verordnung

**medial.** (medialis). Zur Mittelebene des Körpers gehörend, darauf befindlich oder darauf gerichtet.
[*lat.*: medius, der mittlere]
🌐 medial; medialis

**Median.** (Mittelwert). (Statistik) Die Zahl, die dem Mittelwert aller Ergebnisse einer Stichprobe entspricht. Bei einer ungeraden Zahl von Werten, die in absteigender Ordnung angegeben sind, ist der M. der Mittelwert; bei einer geraden Zahl ist es der Mittelwert der zwei zentralen Ergebniswerte.
[*lat.*: medius, der mittlere]
🌐 median

**mediastinal.** Zur Mittellinie einer Scheidewand (Septum) von Organen oder zum Mittelfell (Mediastinum) im Innenraum des Brustkorbs gehörend.
[*lat.*: medius, der mittlere]
🌐 mediastinal

**Mediastinitis.** Entzündung des Mittelfells (→ Mediastinum).
🌐 mediastinitis

**Mediastinoskopie.** Untersuchung des Mittelfells (→ Mediastinum) durch einen Einschnitt unterhalb des Brustbeins (Sternum), durch den ein → Endoskop mit Licht und Linse eingeführt wird.
[*lat.*: medius, der mittlere; *griech.*: skopein, anschauen]
🌐 mediastinoscopy

**Mediastinum.** (Mittelfell(raum)). Teil der Höhle in der Mitte des Brustkorbs (Thorax) zwischen den Pleurasäcken, der die beiden Lungen enthält. Das M. erstreckt sich vom Brustbein (Sternum) bis zur Wirbelsäule und enthält alle Eingeweide (Visze-

ra) des Thorax, außer den Lungen; es ist in eine dicke Erweiterung der Thoraxfaszie eingeschlossen.
[*lat.:* medius, der mittlere]
🇬🇧 mediastinum

**Mediastinum, vorderes.** (Mittelfell). Kaudaler Teil (steißwärts) des → Mediastinums in der Brustraummitte, der ventral vom Brustbein (Sternum) und Teilen der vierten bis siebten Rippe und dorsal von der Hinterwand des Herzbeutels (Perikard) begrenzt wird; nach unten reicht es bis zum Zwerchfell (Diaphragma).
🇬🇧 anterior mediastinum

**Medikament, systemisches.** Arznei, die oral, parenteral oder rektal gegeben und von den Schleimhäuten absorbiert wird. Dabei kann eine lokale Wirkung eintreten; Ziel ist es jedoch, den ganzen Körper zu behandeln.
🇬🇧 systemic remedy

**Medikament, ulzerogenes.** Medikament, das peptische Ulzera (→ Ulcus ventriculi) hervorrufen bzw. fördern kann, wie z.B. Aspirin oder nichtsteroidale Antirheumatika.
🇬🇧 ulcerogenic drug

**Medikamente, Umgang mit.** → Pflegeintervention der → NIC, die definiert wird als die Unterstützung einer sicheren und effektiven Einnahme von verschreibungspflichtigen und frei verkäuflichen Arzneimitteln.
🇬🇧 Medication Management

**Medikamentenmissbrauch.** Das Einnehmen von Medikamenten in unnötig hoher Dosierung bzw. medizinisch unbegründet, meist aus Gewohnheit zur Befreiung von körperlichen und seelischen Unlustgefühlen. Der M. betrifft vor allem die Einnahme von Schmerz-, Schlaf-, Beruhigungs- und Anregungsmitteln sowie Psychopharmaka. Ein chronischer M. kann zur Arzneimittelabhängigkeit führen. (s.a. Arzneimittel- und Drogensucht)
🇬🇧 drug abuse

**Medikamentenverabreichung.** → Pflegeintervention der → NIC, die definiert wird als die Vorbereitung, Verabreichung und Evaluation der Effektivität von verschreibungspflichtigen und/oder frei verkäuflichen Arzneimitteln.
🇬🇧 Medication Administration

**Medikamentenverabreichung, enteral.** → Pflegeintervention der → NIC, die definiert wird als die Verabreichung von Arzneimitteln über eine Magensonde.
🇬🇧 Medication Administration: Enteral

**Medikamentenverabreichung, in den Hirnventrikel.** → Pflegeintervention der → NIC, die definiert wird als die Verabreichung und Überwachung von Arzneimitteln über einen im Seitenventrikel liegenden Katheter.
🇬🇧 Medication Administration: Ventricular Reservoir

**Medikamentenverabreichung, interpleural.** → Pflegeintervention der → NIC, die definiert wird als die Verabreichung einer Schmerzmedikation über einen interpleuralen Katheter.
🇬🇧 Medication Administration: Interpleural

**Medikamentenverabreichung, intraossär.** → Pflegeintervention der → NIC, die definiert wird als die Einführung einer Kanüle durch das Periost in die Markhöhle zum Zweck einer kurzfristigen, notfallmäßigen Verabreichung von Flüssigkeiten, Blut oder Arzneimitteln.
🇬🇧 Medication Administration: Intraossous

**Medikamentenverabreichung, oral.** → Pflegeintervention der → NIC, die definiert wird als die Vorbereitung und orale Verabreichung von Arzneimitteln und die Beobachtung der Patientenreaktionen.
🇬🇧 Medication Administration: Oral

**Medikamentenverabreichung, parenteral.** → Pflegeintervention der → NIC, die definiert wird als die Vorbereitung und Verabreichung von Arzneimitteln auf intra-

venösem, intramuskulärem, intrakutanem und/oder subkutanem Weg.
🔳 Medication Administration: Parenteral

**Medikamentenverabreichung, topisch.**
→ Pflegeintervention der → NIC, die definiert wird als die Vorbereitung und Verabreichung von Arzneimitteln über die Haut oder die Schleimhäute.
🔳 Medication Administration: Topical

**Medikamentenverordnung.** → Pflegeintervention der → NIC, die definiert wird als die Verordnung von Arzneimitteln bei Gesundheitsproblemen.
🔳 Medication Prescribing

**medikamentös.** Zu einem Arzneimittel (Medikament) gehörend, insbesondere zu einer Nebenwirkung, die durch ein Medikament verursacht wird.
🔳 medicamentous

**Medikation, rektale.** Das Einbringen von Medikamenten (Suppositorien, Cremes oder Gel) in den Enddarm (Rektum). Mit der r.n M. werden z.B. Beschwerden wie Obstipation, Pruritus Ani oder Hämorrhoiden behandelt. Gelegentlich wird auch ein Medikament in einem Einlauf verabreicht.
🔳 rectal instillation of medication

**Medioklavikularlinie.** Theoretische Linie, die von der Mitte des Schlüsselbeins (Clavicula) nach unten zeigt und die Brust in zwei Bereiche unterteilt.
🔳 midclavicular line

**Meditation.** 1. → Pflegeintervention der → NIC, die definiert wird als die Veränderung des Bewusstseinszustandes von Patienten durch spezifische Konzentration auf ein Bild oder auf einen Gedanken. 2. Bewusstseinszustand, bei dem eine Person Umweltreize soweit aus ihrem Bewusstsein ausschaltet, dass der Geist nur noch auf einen einzigen Punkt fokussiert ist, was zu einem Zustand der Entspannung und Stressminderung führt.
[*lat.:* meditari, überlegen]
🔳 Meditation

**Meditationstherapie.** Methode zur Gewährleistung von Entspannung durch bewusste Fokussierung auf ein Mantra (magische Formel) oder Schlüsselwort, Geräusch oder Bild, während äußere Reize aus dem Bewusstsein ausgeschaltet werden.
🔳 meditation therapy

**Medium.** Substanz, mit der etwas bewegt wird oder durch die eine Reaktion erfolgt. Ein Kontrastmedium (→ Kontrastmittel) weist eine Dichte auf, die sich von der anderer Körpergewebe unterscheidet und einen visuellen Vergleich der Strukturen erlaubt, wenn es beim Röntgen verwendet wird. Ein Nährmedium (Kulturboden, Nährboden) dient als nährende Umgebung für das Wachstum von Mikroorganismen oder Zellen. Ein Dispersionsmedium (Dispersionsmittel) ist eine Substanz, in der ein Kolloid dispergiert wird. Ein Refraktionsmedium ist das durchsichtige Gewebe und die Tränenflüssigkeit des Auges, die das Licht brechen.
[*lat.:* medius, der mittlere]
🔳 medium

**medizieren.** Eine Erkrankung durch die Verabreichung von Arzneimitteln (Medikamenten) heilen.
[*lat.:* medicare, heilen]
🔳 medicate

**Medizin.** 1. Die Kunst und Wissenschaft der Diagnostik, Behandlung und Vorbeugung von → Krankheiten und der Erhaltung der → Gesundheit. 2. Umgangssprachliche Bezeichnung für → Arzneimittel.
[*lat.:* medicina, die Kunst des Heilens]
🔳 medicine

**Medizin, additive.** (Komplementärmedizin). Neben der naturwissenschaftlich orientierten → Schulmedizin existierende Therapierichtungen, z. B. → Homöopathie, → Anthroposophie, die ergänzend in die Therapie eingebracht werden. Dadurch wird versucht, Bezüge zu den Lebenspro-

zessen, den seelischen Ursachen und den Sinninhalten der Krankheit herzustellen.
🌐 additive medicine

**Medizin, experimentelle.** Medizinzweig zur Erforschung der Sicherheit neuer Medikamente oder Behandlungsmethoden im Rahmen klinischer Tier- oder Menschenversuche.
🌐 experimental medicine

**Medizin, forensische.** Zweig der Medizin, der sich mit den rechtlichen Aspekten der Gesundheitsversorgung beschäftigt.
[*lat.:* forum, Marktplatz, medicinus, Arzt.]
🌐 forensic medicine

**Medizin, klinische.** Auf direkter Beobachtung und Kommunikation mit dem Patienten bestehendes System der Gesundheitserhaltung.
🌐 clinical medicine

**Medizin, psychosomatische.** (ganzheitliche Medizin). Bereich der Medizin, der sich mit den wechselseitigen Beziehungen zwischen mentalen und somatischen Prozessen beschäftigt, insbesondere mit der Art, wie intrapsychische Konflikte körperliche Symptome beeinflussen.
🌐 psychosomatic medicine

**Medizingeräteverordnung.** (MedGV). Dient der Gewährleistung der Betriebssicherheit medizinischer Geräte und damit der Sicherheit des Patienten. Unter die Verordnung fallen alle medizinisch-technischen Geräte, Laborgeräte und Gerätekombinationen, die in der Heilkunde bzw. Zahnheilkunde bei der Untersuchung und Behandlung von Menschen verwendet werden. Hersteller sind dazu verpflichtet, für jedes Gerät eine deutschsprachige Gebrauchsanleitung sowie Gerätebücher mitzuliefern. Jedes Krankenhaus muss Gerätebeauftragte beschäftigen, die Anwender vor der ersten Nutzung genau in die Geräte einweisen. Diese Einweisung muss im Gerätebuch dokumentiert werden.
🌐 regulation for medical equipment

**Medizinproduktegesetz.** (MPG). Zweck des Gesetzes ist es, den Verkehr mit Medizinprodukten zu regeln und dadurch für Sicherheit, Eignung und angemessene Leistung der Medizinprodukte sowie für die Gesundheit und den erforderlichen Schutz von Patienten, Anwendern und Dritten zu sorgen. Das Gesetz gilt für Herstellung, Inverkehrbringen, Inbetriebnahme, das Ausstellen, Errichten, Betreiben und Anwenden von Medizinprodukten sowie deren Zubehör. Medizinprodukte sind z.B. Instrumente, Apparate, Vorrichtungen, Stoffe oder andere Gegenstände, inkl. der entsprechenden Software, die der Erkennung, Verhütung, Überwachung, Behandlung oder Linderung von Krankheiten oder Behinderungen dienen. Dies sind u.a. Herzschrittmacher, Kontaktlinsen oder Implantate. Arzneimittel, Blut oder Kosmetika sind keine Medizinprodukte.
🌐 Medical Product Liability Act

**MEDLARS.** Abkürzung für (engl.) Medical Literature Analysis and Retrieval System, ein computerisierter Literaturrecherchendienst der National Library of Medicine in Maryland, USA. Unter anderem werden der → Index Medicus, → MEDLINE u.a. darüber verwaltet.
🌐 MEDLARS

**MEDLINE.** Datenbank der → MEDLARS für Online-Recherchen, in der etwa 600.000 Referenzen von Zeitschriftenartikeln gespeichert sind, die im laufenden und in den jeweils zwei zurückliegenden Jahren veröffentlicht worden sind.
🌐 MEDLINE

**Medulla.** (Mark/Marksubstanz). 1. Innerster Teil einer Struktur oder eines Organs, z.B. → Medulla renalis (Marksubstanz der Niere). 2. Abkürzung für → Medulla oblongata.
[*lat.:* Mark]
🌐 medulla

**Medulla oblongata.** (Nachhirn). Zwiebelförmige Fortsetzung des Rückenmarks direkt über dem großen Hinterhauptloch (Foramen magnum), das von der Brücke (Pons) durch eine horizontale Furche getrennt ist. Die M. o. ist ein Teil des Hirnstamms und enthält die kardialen, vasomotori-

schen und respiratorischen Zentren des Gehirns.
🔀 medulla oblongata

**Medulla renalis.** (Nierenmark). Teil des Nierenparenchyms, der neben der Nierenrinde (Cortex) liegt und die Nierenpyramiden und Nierensäulen (Bertin-Säulen) einschließt. Die innere Schicht enthält die Papille und die äußere Schicht den dicken aufsteigenden Teil der Henle-Schleife.
🔀 medulla of the kidney

**medullär.** 1. Zum Mark des Gehirns gehörend. 2. Zum Knochenmark gehörend. 3. Zum Rückenmark gehörend.
[*lat.*: medulla, Mark]
🔀 medullary

**Medullarkarzinom.** (Markschwamm/medulläres Karzinom). Weiches malignes Neoplasma des Epithels, das wenig oder kein Fasergewebe enthält.
🔀 medullary carcinoma

**Medulloblastom.** Wenig differenziertes malignes Neoplasma, das aus dichten Zellen einer schwammförmigen und nervenartigen Verbindung besteht. Der Tumor entsteht meist im Kleinhirn (Cerebellum) oder in der Brücke (Pons), ist extrem röntgenpositiv und wächst sehr schnell.
[*lat.*: medulla, Mark; *griech.*: blastos, Keim; oma, Tumor]
🔀 medulloblastoma

**mega(lo)-.** Vorsilbe mit der Bedeutung »groß, lang, weit«.
🔀 mega(lo)-

**Megakaryozyt.** Extrem große Knochenmarkzelle, die einen Kern mit zahlreichen verschiedenen Strukturen besitzt. M.en sind bei der Produktion und Vermehrung der → Thrombozyten im Knochenmark wichtig und normalerweise nicht im zirkulierenden Blut vorhanden.
[*griech.*: megas, groß; karyon, Nuss; kytos, Zelle]
🔀 megakaryocyte

**Megakaryozytenleukämie.** Bösartige Erkrankung des blutbildenden Gewebes, bei der sich → Megakaryozyten im Knochenmark stark vermehren und in großer Anzahl im Blut zirkulieren.
🔀 megakaryocytic leukemia

**Megakolon.** Unphysiologisch starke Erweiterung des Darms (Kolon), die angeboren, toxisch bedingt oder erworben sein kann. Ein kongenitales M. (Hirschsprung-Krankheit) wird durch das Fehlen von autonomen Ganglien in der glatten Darmmuskulatur verursacht. Ein toxisch bedingtes M. ist die schwere Komplikation einer Colitis ulcerosa und kann zur Perforation des Darms, Septikämie und zum Tod führen. Das erworbene M. ist die Folge einer chronischen Kotverhaltung und tritt meist bei psychotischen Zuständen und bei geistig behinderten Kindern auf. Der Darm wird durch die ständige Ansammlung der Fäzes erweitert.
[*griech.*: megas, groß; kolon, Darm]
🔀 megacolon

**Megakolon, akutes / toxisches.** Krankhafte Erweiterung des Querdarms infolge einer Darmentzündung durch Geschwüre, Amöbenruhr oder andere Darmkrankheiten. Die Symptome beinhalten u. a. Darmkrämpfe, Fieber, beschleunigten Herzschlag und geistige Verwirrung.
[*griech.*: mega, groß; kolon, Darm]
🔀 toxic dilation of colon

**Megaloblast.** Unphysiologisch großer unreifer → Megalozyt, der sich in großer Anzahl im Knochenmark entwickelt und bei Anämien in Verbindung mit einem Mangel an Vitamin-$B_{12}$, Folsäure oder Intrinsic Factor in großer Anzahl im Blut zirkuliert.
[*griech.*: megas, groß; blastos, Keim]
🔀 megaloblast

**Megalomanie.** → Größenwahn.
[*griech.*: megas, groß; mania, Verrücktheit]
🔀 megalomania

**Megalozyt.** Unphysiologisch vergrößerter → Erythrozyt.
🔀 megalocyte

**Megaösophagus.** Unphysiologische Erweiterung des unteren Abschnitts der Speiseröhre (Ösophagus), die dadurch verur-

sacht wird, dass der Schließmuskel sich nicht mehr entspannen und die aufgenommene Nahrung nicht in den Magen gelangen kann.
🌐 megaesophagus

**Megaureter.** Unphysiologische beträchtliche Erweiterung eines oder beider Harnleiter (Ureter), die durch eine dysfunktionale Peristaltik der glatten Muskeln der Ureter verursacht wird.
🌐 megaloureter

**Megazystis.** Unphysiologisch vergrößerte dünnwandige Harnblase.
[*griech.:* megas, groß; kystis, Tasche]
🌐 megacystis

**Meibom-Drüse.** Eine von mehreren Talgdrüsen, die Talg (Sebum) aus ihren Gängen an den freien Lidrändern ausscheiden.
[H. Meibom, deutscher Arzt, 1638–1700]
🌐 meibomian gland

**Meiose.** (Reduktionsteilung/Reifeteilung). Teilung eines Geschlechtschromosoms bei seiner Reifung in zwei und anschließend vier →haploide Zellen. Der Kern jeder Zelle erhält die Hälfte der in den somatischen Zellen jeder Species vorhandenen Chromosomenzahl. (s.a. Mitose) – *adj.* meiotisch.
[*griech.:* kleiner werden]
🌐 meiosis

**Meißner-Plexus.** (Plexus submucosus). Kleine Ansammlung von Ganglionzellen, die sich in der Scheimhaut (Mukosa) des Dünndarms befinden und diese innervieren.
🌐 Meissner's plexus

**Meißner-Tastkörperchen.** (Corpuscula tactus). Kleine spezialisierte, drucksensible, sensorische Endorgane (Druckrezeptoren) mit einer Bindegewebekapsel und dünnen Platten in der Lederhaut (Corium) von Händen und Füßen, an der Oberseite der Unterarme, in der Haut der Lippen und Schleimhautmembran der Zunge sowie in der Haut der Brustwarze.
[G. Meißner, deutscher Anatom, 1829–1905]
🌐 Meissner's corpuscle

**Mekonium.** (Kindspech). Substanz, die sich im Darm eines Fötus ansammelt und aus dem die ersten Stühle eines Neugeborenen bestehen. Das M. ist zähflüssig, meist grünlich bis schwarz, und besteht aus Sekreten der Drüsen im Darm, Fruchtwasser und intrauterinen Abfällen, z.B. Gallenpigmente (Biliverdin), Fettsäuren, Epithelzellen, Schleim, Lanugo und Blut.
[*griech.:* mekon, Mohnsaft]
🌐 meconium

**Mekoniumileus.** Verschluss (Obstruktion) des Dünndarms eines Neugeborenen, der durch eine Verstopfung mit dickem, trockenem, zähem →Mekonium entsteht, meist in der Nähe der Ileozäkalklappe. Zu den Symptomen zählen Aufblähung des Magens, Erbrechen, die Unfähigkeit, in den ersten 24 bis 48 Stunden nach der Geburt Mekonium auszuscheiden, und eine schnelle Dehydratation in Verbindung mit Elektrolytstörungen.
🌐 meconium ileus

**Meläna.** (Blutstuhl/Teerstuhl). Unphysiologische Ausscheidung von schwarzgefärbtem Stuhl, der Blut enthält. Ursache ist meist eine Blutung im oberen Magen-Darm-Trakt; das M. kann Anzeichen eines Magengeschwürs oder einer Erkrankung des Dünndarms sein.
[*griech.:* melas, schwarz]
🌐 melena

**Melancholie.** (Schwermut). Schwere Form der endogenen →Depression. – *adj.* melancholisch.
[*griech.:* melas, schwarz; chole, Galle]
🌐 melancholia

**Melancholie, affektive.** Form einer schweren Depression, die von Interesselosigkeit an normalerweise angenehmen Aktivitäten gekennzeichnet ist. (→ Psychose)
[*lat.:* affectus, Einfluss; *griech.:* melas, schwarz; chole, Galle]
🌐 affective melancholia

**Melanin.** Schwarzer oder dunkelbrauner Farbstoff (Pigment), der natürlicherweise in Haaren, Haut, Iris und Aderhaut (Chorioidea) des Auges vorhanden ist. M. wird bei intensiver UV-Bestrahlung gebildet

und stellt einen Strahlenschutz dar. Die Biosynthese des M.s erfolgt durch die → Melanozyten.
[*griech.*: melas, schwarz]
🌐 melanin

**Melanintest, qualitativer.** Test zur Bestimmung von → Melanin im Urin bei Patienten mit malignem Melanom. (s.a. Melanurie)
🌐 qualitative melanin test

**melano-.** Vorsilbe mit der Bedeutung »dunkel, schwarz«.
🌐 melano-

**Melanoblastom.** (malignes Melanom). Tumor aus wenig differenzierten → Melanin-produzierenden Zellen. (→ Melanom)
🌐 melanoblastoma

**Melanoglossie.** → schwarze Haarzunge.
🌐 hairy tongue

**Melanom.** Form eines malignen Neoplasmas, das sich in der Haut entwickelt und aus → Melanozyten besteht. Ein melanozytischer Nävus kann erworben oder kongenital sein. Der kongenitale Melanozytennävus entwickelt sich eher zu einem malignen M., vorwiegend aufgrund seiner Größe. Kleinere M.e neigen dazu, sich über Monate und Jahre aus einem pigmentierten → Nävus zu entwickeln. Sie können sporadisch auftreten und sind bei hellhäutigen Personen mit hellen Augen häufiger anzutreffen. Wiederholte Sonnenbrände erhöhen das Risiko für die Entwicklung eines M.s. Jeder schwarze oder braune Fleck, der eine unregelmäßige Begrenzung aufweist, Pigmente, die über die Grenze eines Flecks hinausgehen, rötlich, schwarze oder bläuliche Verfärbungen oder eine knotenförmige Oberfläche können für ein M. sprechen und werden im Allgemeinen zwecks Biopsie entfernt. Ein M. kann metastasieren und ist die bösartigste aller Hautkrebsformen. Die Diagnose hängt von der Art des M.s, seiner Größe, Tiefe und Lokalisation ab, sowie vom Alter und Zustand des Patienten.
[*griech.*: melas, schwarz; oma, Tumor]
🌐 melanoma

**Melanom, benignes juveniles.** (Spitz-Tumor). Nicht krebsartige (kanzeröse), hell- oder dunkelrote erhobene → Papel mit glatter oder warziger Oberfläche; tritt meist bei Kindern im Alter zwischen 9 und 13 Jahren auf und kann fälschlicherweise als malignes Melanom diagnostiziert werden.
🌐 benign juvenile melanoma

**Melanosom.** Ovales pigmentiertes Körnchen innerhalb von → Melanozyten, das → Melanin synthetisiert.
🌐 melanosome

**Melanozyt.** Körperzelle, die → Melanin produzieren kann. M.en sind über die gesamte Basalzellschicht der Epidermis verteilt und bilden das Pigment Melanin aus Tyrosin und Aminosäuren. Die M.en von hellhäutigen Personen sind weniger aktiv als die von dunkelhäutigen Typen.
[*griech.*: melano, schwarz; kytos, Zelle]
🌐 melanocyte

**Melanurie.** Ausscheidung von dunkelgefärbtem Urin; die Farbe wird durch die Präsenz von → Melanin und anderen Pigmenten verursacht. Die M. kann bei einem malignen Melanom oder bei Malaria (Schwarzwasserfieber) auftreten.
🌐 melanuria

**Melasma gravidarum.** (Chloasma). Stark pigmentierte oder entfärbte Hautstelle bei schwangeren Frauen. (→ Chloasma)
[*griech.*: melas, schwarz; *lat.*: gravidus, schwanger]
🌐 melasma gravidarum

**Melatonin.** Das einzige Hormon, das von der Zirbeldrüse (→ Epiphyse) ins Blut ausgeschieden wird. Das Hormon scheint zahlreiche endokrine Funktionen zu hemmen, z.B. die des gonadotropen Hormons, und die Hautpigmentierung herabzusetzen. Bei einer Injektion von M. kommt es zu Somnolenz; es kann auch einen Einfluss auf die Stimmung und Libido haben.
🌐 melatonin

**meldepflichtig.** Bestimmte Bedingungen, Erkrankungen und Ereignisse betreffend, die per Gesetz (z.B. → Infektionsschutzgesetz) einer zuständigen Behörde gemeldet werden müssen (z.B. Geburten, Todesfälle

und bestimmte Infektionskrankheiten, wie etwa Cholera, Masern, Tollwut und Diphtherie).
🇬🇧 notifiable; certifiable

**Melisse.** Pflanze mit beruhigender und entspannender Wirkung, Anwendung als Badezusatz oder Öl.
🇬🇧 balm

**Membran.** Dünne Gewebeschicht, die aus Epithelzellen und Bindegewebe besteht und eine Oberfläche überzieht, eine Körperhöhle auskleidet oder bestimmte Körperbereiche voneinander trennt.
[*lat.:* membrana, dünne Haut]
🇬🇧 membrane

**Membran, alveokapilläre.** Gewebeschicht in der Lunge, trennt die Lungenbläschen von dem sie umspülenden Kapillarblut; durch diese Membran wandern Sauerstoff und Kohlendioxid während des Atmungsprozesses.
🇬🇧 alveolar-capillary membrane

**Membran, semipermeable.** Dünne Haut, durch die nur Substanzen bis zu einer bestimmten Größe passieren können.
🇬🇧 semipermeable membrane

**Membran, seröse.** Eine der zahlreichen dünnen Häute, die bestimmte Körperhöhlen auskleiden und Flüssigkeit abgeben. So kleidet z.B. die Pleura den Thorax aus, das Peritoneum die Bauchhöhle und das Perikard den das Herz umschließenden Herzbeutel. Die von der Membran produzierte Flüssigkeit reduziert die Reibung zwischen aneinanderliegenden Strukturen, z.B. zwischen Lunge und Brustwand.
🇬🇧 serous membrane

**Membrana tympani.** → Trommelfell.
🇬🇧 tympanic membrane

**Membranoxygenation, extrakorporale.** Methode, bei der das Blut eines Patienten mit einer lebensbedrohlichen Lungeninsuffizienz künstlich über einen Membranoxigenator außerhalb des Körpers mit Sauerstoff angereichert wird.
🇬🇧 extracorporeal membrane oxygenation

**Membranpotenzial.** Differenz der elektrischen Ladung (Polarisation) zwischen den beiden Seiten einer Membran oder Zellwand.
🇬🇧 membrane potential

**Menarche.** Erste Menstruationsblutung und damit Beginn der zyklischen menstruellen Funktion, die meist im Alter zwischen 9 und 17 Jahren einsetzt. (s.a. Menopause)
[*griech.:* men, Monat; archaios, Anfang]
🇬🇧 menarche

**Mendel-Gesetze.** Grundlegende Gesetzmäßigkeiten der Vererbung, die auf Experimenten mit Erbsen basieren. Meist werden hiermit zwei Gesetze bezeichnet, nämlich die Spaltungsregel und die Unabhängigkeitsregel (Regel der Neukombination der Gene). Gemäß der ersten Regel ist jedes Merkmal einer Species in den Somazellen in Form eines Genpaares vorhanden, die sich während der → Meiose trennen, sodass jeder → Gamet nur ein Gen von jedem Merkmal erhält. Nach der Unabhängigkeitsregel trennen sich die Genpaare verschiedener Chromosomen unabhängig von anderen Paaren während der Meiose, sodass die Gamenten alle möglichen Kombinationen von Faktoren aufweisen. Eine weitere Regel, die Uniformitätsregel besagt, dass Personen der ersten Generation an Nachkommen reinrassiger Eltern genotypisch und phänotypisch gleich sind. (→ Genotyp; Phänotyp)
[G. Mendel, österr. Augustinerabt und Vererbungsforscher, 1822–1884]
🇬🇧 Mendel's laws

**Mendelson-Syndrom.** (Aspirationspneumonie). Atembeschwerden, die durch eine → Pneumonie verursacht werden; diese entsteht durch → Aspiration von Mageninhalt in die Lunge. Das M.-S. tritt meist auf, wenn ein Betrunkener sich erbricht, oder bei Patienten, die nach einer Anästhesie noch nicht bei Bewusstsein oder benommen sind, auch bei Krämpfen.
[C. Mendelson, amerikanischer Anästhesist, geb. 1913]
🇬🇧 Mendelson's syndrome

**Menière-Krankheit.** Chronische Erkrankung des Innenohrs, die sich durch eine typische Symptomtrias zeigt: rezidivierende Schwindelanfälle, progressiver sensorisch-neuraler Hörverlust, der ein- oder beidseitig auftreten kann, und einseitiger → Tinnitus. Die Ursache der M.-K. ist unbekannt, obwohl die Krankheit gelegentlich nach einer Mittelohrentzündung oder Kopfverletzung auftritt. Es kann zu Übelkeit und Erbrechen sowie Schweißausbrüchen kommen. Die Anfälle dauern einige Minuten bis zu mehreren Stunden.
[P. Menière, französischer Arzt, 1799–1862]
🇬🇧 Menière's disease

**Meningen (pl.).** (Meninges/Hirnhäute). Die drei Membranen, die das Gehirn und das Rückenmark umschließen und aus der harten Hirnhaut (Dura mater), der weichen Hirnhaut (Pia mater) sowie der Spinnwebenhaut (Arachnoidea) bestehen.
[*griech.:* menigx, Membran]
🇬🇧 meninges

**Meningeom.** (Meningiom). Langsam wachsender, gutartiger fibroblastischer Tumor der Membranen, die das Hirn und Rückenmark (→ Meningen) umschließen. Der Tumor kann knotenförmig, schollenartig oder diffus sein und in das Gehirn eindringen, was zu Knochenerosionen und der Kompression von Hirngewebe führt. Ein M. kann auch maligne entarten.
[*griech.:* menigx, Membran; oma, Tumor]
🇬🇧 meningioma

**Meningiom, angioblastöses.** Blutgefäßtumor der Hirnhäute (Meningen), die Rückenmark und Gehirn überziehen.
🇬🇧 angioblastic meningioma

**Meningismus.** Erkrankung, bei der Symptome einer → Meningitis auftreten, z.B. Reizung des Gehirns und des Rückenmarks, aber keine pathologischen Veränderungen oder Entzündungen der → Meningen nachweisbar sind. Der M. kann bei kleinen Kindern in Verbindung mit eine Pneumonie stehen.
[*griech.:* menigx, Membran; ismos, Prozess]
🇬🇧 meningism; meningismus

**Meningitis.** (Hirnhautentzündung). Infektion oder Entzündung (meldepflichtig) der Häute (Membranen), die das Gehirn und das Rückenmark bedecken (→ Meningen). Die Krankheit kann eitrig (purulent) verlaufen und befällt die Flüssigkeit des Subarachnoidalraumes (Liquor). Die häufigste Ursache ist bei Erwachsenen eine bakterielle Infektion mit *Streptococcus pneumoniae*, *Neisseria meningitidis* oder *Haemophilus influenzae*. Eine aseptische M. kann durch nicht-bakterielle Agenzien bedingt sein. Symptome der M. sind starke Kopfschmerzen, Nackensteifigkeit, Krämpfe, Reizbarkeit, Unwohlsein und Unruhe. Übelkeit, Erbrechen, Delirium und eine vollständige Desorientierung können schnell entstehen. Es kommt zur Erhöhung der Temperatur, der Herzfrequenz und der Atmung.
[*griech.:* menigx, Membran; itis, Entzündung]
🇬🇧 meningitis

**Meningitis, aseptische.** Nicht-eitrige (nichtpurulente) Entzündung der Hirnhäute (Meninges), die durch verschiedene Viren ausgelöst werden kann, z.B. Coxsackie-Virus, nonparalytischer Poliovirus, Echovirus und Mumpsvirus. (→ Meningitis)
🇬🇧 aseptic meningitis

**Meningitis, traumatische.** Entzündung der Hirn- und Rückenmarkshäute infolge einer Verletzung des Schädels oder der Wirbelsäule.
🇬🇧 traumatic meningitis

**Meningoenzephalitis.** Entzündung sowohl des Gehirns als auch der Hirnhäute (→ Meningen), die im Allgemeinen durch eine bakterielle Infektion verursacht wird. Die Symptome ähneln den einer → Enzephalitis.
[*griech.:* menigx, Membran; enkephalos, Gehirn; itis, Entzündung]
🇬🇧 meningoencephalitis

**Meningoenzephalomyelitis.** Kombinierte Entzündung des Gehirns, des Rückenmarks und der Hirnhäute (→ Meningen).
meningoencephalomyelitis

**Meningoenzephalopathie.** Nicht-entzündliche Erkrankung des Gehirns und der Hirnhäute (→ Meningen).
meningoencephalopathy

**Meningokokken.** Bakterien der Gattung *Neisseria meningitidis*, unbewegliche gramnegative Diplokokken, die häufig im Nasen-Rachen-Raum von symptomfreien Trägern zu finden sind. Diese Erreger können eine Blutvergiftung (→ Sepsis) oder Hirnhautentzündung (→ Meningitis cerebrospinalis epidemica) verursachen.
[*griech.:* menigx, Membran; kokkos, Beere]
meningococcus

**Meningomyelitis.** Entzündung des Rückenmarks und der umgebenden Membranen (→ Meningen). (→ Meningitis)
[*griech.:* menigx, Membran; myelos, Mark; itis, Entzündung]
meningomyelitis

**Meningozele.** Sackförmige → Hernie der zerebralen oder spinalen → Meningen durch einen angeborenen Defekt im Schädel oder in der Wirbelsäule. Es bildet sich eine Hernienzyste, die mit → Zerebrospinalflüssigkeit (Liquor) gefüllt ist, aber kein Nervengewebe enthält. Man spricht je nach Lokalisation des Defektes von einer kranialen oder spinalen M.
[*griech.:* menigx, Membran; kele, Bruch]
meningocele

**Meniskektomie.** Chirurgische Entfernung einer halbmondförmigen Knorpelscheibe (→ Meniskus) des Kniegelenks, die durchgeführt wird, wenn ein gerissener Meniskus chronische Schmerzen verursacht oder das Knie instabil oder unbeweglich ist.
[*griech.:* meniskos, Halbmond; ektome, ausschneiden]
meniscectomy

**Meniskus.** 1. Linse mit sowohl konvexer als auch konkaver Fläche. 2. Halbmondförmig gebogener Knorpel im Kniegelenk und in anderen Gelenken.
[*griech.:* meniskos, Halbmond]
meniscus

**Meniskus, diskoider.** Fehlbildung des Meniskusknorpels des Knies. Anstelle der Halbmondform ist der Meniskus scheibenförmig. Häufig auftretende Beschwerden sind ein Klicken im Kniegelenk sowie das Einknicken des Kniegelenks. Die Beschwerden können im Zusammenhang mit einer Knieverletzung stehen, können jedoch auch ohne Einfluss eines Traumas entstehen.
discoid meniscus

**Menometrorrhagie.** Starke Uterusblutung, die über die Phase der → Menstruation hinausgeht.
[*lat.:* mensis, Monat; *griech.:* metra, Gebärmutter; rhegnyai, ausbrechen]
menometrorrhagia

**Menopause.** Einstellung der Menstruationsblutungen, die häufig auch als die Phase des weiblichen Klimakteriums bezeichnet wird. Die → Menses wird natürlicherweise mit der Abnahme der Hormonproduktion eingestellt; dies erfolgt etwa im Alter zwischen 35 und 60 Jahren, kann aber infolge von Krankheiten oder der chirurgischen Entfernung der Gebärmutter (Uterus) oder beider Eierstöcke (Ovarien) auch früher auftreten. Wenn die Produktion von → Östrogen aus den Ovarien und → Gonadotropin durch die Hypophyse nachlässt, kommt es seltener zum Eisprung (Ovulation) und zur Menstruation, bis sie gar nicht mehr stattfinden. Durch die Reduzierung dieser Hormone kommt es zu Fluktuationen im Blut. → Wallungen sind ein häufiges Symptom der M.; gelegentlich treten auch unregelmäßige Blutungen, meist in Verbindung mit Myomen oder anderen Uteruserkrankungen auf. Bei Mann kommt es im mittleren Alter ebenfalls zu einer M., die sich mehr in psychogenen Faktoren zeigt, wenn es aufgrund nachlassender Potenz, verstärkter Müdigkeit, Dünner- und Grauwerden der

Haare und anderer Anzeichen des Alterns zu Ängsten kommt. (s.a. Menarche)
[*lat.*: mensis, Monat; *griech.*: pausis, aufhören]
🇬🇧 menopause

**Menorrhagie.** Unphysiologisch starke und lange Menstruationsperiode, die gelegentlich während der Jahre einer Frau auftritt, in denen sie fortpflanzungsfähig ist. Wird die M. chronisch, können infolge der wiederholten exzessiven Blutungen Anämien entstehen. Abnorme Blutungen nach der Menopause müssen stets untersucht werden, um eine maligne Erkrankung auszuschließen.
[*lat.*: mensis, Monat; *griech.*: rhegnyai, ausbrechen]
🇬🇧 menorrhagia

**Menorrhö.** Normaler Abgang von Blut und Gewebeteilen aus der Gebärmutter (Uterus).
[*lat.*: mensis, Monat; *griech.*: rhoia, Fluß]
🇬🇧 menorrhea

**Menostase.** Unphysiologischer Zustand, bei dem die Produkte der Menstruation nicht aus der Gebärmutter (Uterus) oder der Vagina austreten können; Ursachen können eine Stenose, Verschluss des Gebärmutterhalses (Zervix) oder des Vaginaeingangs sein.
[*lat.*: mensis, Monat; *griech.*: stasis, stillstehen]
🇬🇧 menostasis

**Menses.** (Menstruation). Physiologische Ausscheidung von Blut und Schleimhaut (Dezidua) aus der Gebärmutter, die während der → Menstruation auftritt. Der erste Tag der M. entspricht dem ersten Tag des Menstruationszyklus.
[*lat.*: men, Monat]
🇬🇧 menses

**Menstruation.** Periodische Ausscheidung einer blutigen Sekretion mit Gewebeanteilen aus der Vagina, die durch das Ablösen der Gebärmutterschleimhaut (Endometrium) in einem nicht-schwangeren Uterus entsteht. Die durchschnittliche Dauer der M. beträgt 4 bis 5 Tage und tritt in Abständen von etwa 28 Tagen in der fortpflanzungsfähigen Phase des Lebens einer nicht-schwangeren Frau auf.
🇬🇧 menstruation

**Menstruation, anovulatorische.** Eine ohne Eisprung stattfindende Menstruationsblutung.
[*griech.*: a, kein; ovulum, Ei]
🇬🇧 anovular menstruation

**Menstruation, vikariierende.** Haut- oder Schleimhautblutung, die nicht aus der Gebärmutter stammt, und anstelle der erwarteten Periode auftritt. Die Blutung wird meist durch die erhöhte Durchlässigkeit der Kapillaren zur Zeit der Menstruation verursacht.
[*lat.*: vicarius, stellvertretend]
🇬🇧 vicarious menstruation

**Menstruationskrämpfe.** Schmerzen im Unterleib, die von einem kolikähnlichen Gefühl bis zum dumpfen Schmerz variieren können. Der Schmerz kann sich ins Kreuz und in die Beine fortsetzen. M. treten meist am Beginn der → Menses auf.
🇬🇧 menstrual cramps

**Menstruationszyklus.** Sich wiederholender Zyklus mit Veränderungen in der Gebärmutterschleimhaut (Endometrium), bei dem die äußere Schicht (Dezidua) abgestoßen wird, wieder nachwächst, mehrere Tage erhalten bleibt und bei der nächsten → Menstruation erneut abgestoßen wird. Die Länge des M. dauert vom ersten Tag eines Zyklus bis zum ersten Tag des nächsten im Durchschnitt 28 Tage. Dauer und Merkmale können stark variieren. Der M. beginnt mit der → Menarche und endet mit der → Menopause. Die uterinen Phasen des M. werden als proliferative, sekretorische und menstruelle Phasen bezeichnet.
🇬🇧 menstrual cycle

**MEN-Syndrom.** (Multiple endokrine Neoplasien). Erbliche hormonelle Störungen, die in autosomal dominanten Mustern auftreten. Die endokrinen Neoplasmen können sich als Hyperplasien, Adenome oder Karzinome manifestieren und sich synchron

**Ei (Follikel)** **Gelkörper (Corpus luteum)**

Eierstock

Gebärmutterschleimhaut

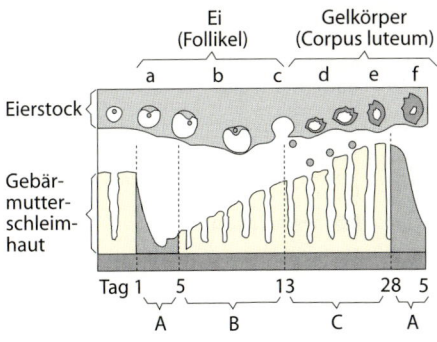

Tag 1  5  13  28  5
       A   B    C   A

A = menstruelle
B = proliferative } Phase
C = sekretorische

a = Follikelreifung     d = Gelbkörperbildung
b = Sprungreifes Ei     e = Gelbkörperwachstum
c = Eisprung            e = Gelbkörperrückbildung

**Menstruationszyklus.**

oder zu verschiedenen Zeiten (metachron) entwickeln.
🌐 multiple endocrine neoplasia (MEN)

**mental.** 1. Zu den Merkmalen des Geistes oder der Psyche gehörend; im Geist existierend, auf Überlegungen basierend. 2. Zum Kinn (Mentum) gehörend.
[1. *lat.:* mens, Geist 2. *lat.:* mentum, Kinn]
🌐 mental

**Mentalität.** 1. Funktionale Kraft und Fähigkeit des Geistes. 2. Intellektueller Charakter und Art des Denkens und Fühlens.
[*lat.:* mens, Geist]
🌐 mentality

**Menthol.** Riechstoff aus Pfefferminze; Mittel zur äußerlichen Anwendung, das aufgrund seiner kühlenden Wirkung gegen Juckreiz (Pruritus) eingesetzt wird. M. ist in vielen Cremes und Salben enthalten.
[*lat.:* menta, Minze]
🌐 menthol

**Mentum.** Kinn.
[*lat.:* mentum, Kinn]
🌐 menton

**Meralgia paraesthetica.** Zustand, der durch Schmerzen (Neuralgien), → Parästhesien und Taubheit an der seitlichen Außenfläche des Oberschenkels in der Region gekennzeichnet ist, die durch die kutanen Femoralisnerven versorgt wird. Ursache dieser Erkankung ist eine Ischämie des Nervs, der im Leistenband verborgen ist.
🌐 meralgia paresthetica

**Merkel-Zellkarzinom.** Schnell wachsender maligner Hauttumor, der sich besonders auf sonnenexponierten Hautpartien von älteren Menschen entwickelt.
[F. Merkel, deutscher Anatom und Physiologe, 1845–1919]
🌐 Merkel cell carcinoma

**Merkmal, dominantes.** Vererbte Eigenschaft, wie z.B. Augenfarbe, die bei einem Kind ausgedrückt wird, obwohl nur ein Elternteil diese Eigenschaft vorweist.
🌐 dominant trait

**Merkmal, rezessives.** Eine genetisch bedingte Eigenschaft, die sich nur bei → ho-

mozygoter Konstellation ausprägen kann. (s.a. Hämophilie; Rhesusfaktor)
recessive trait

**mero-.** Vorsilbe mit der Bedeutung »teilweise«.
mero-

**merokrin.** Bezeichnung für Drüsen, deren sekretproduzierende Zellen intakt bleiben, obwohl sie einen Teil ihres Zellinhaltes als Sekretionsprodukt ausscheiden. (s.a. holokrin)
merocrine

**Mesangium.** Zelluläres Netzwerk in den → Glomeruli der Niere, das die Kapillarschleifen unterstützt.
mesangium

**Mesenchym.** Diffuses Gewebenetzwerk, das sich aus dem → Mesoderm des Embryos entwickelt. Das M. besteht aus Stellatzellen, die in die galertartige Grundsubstanz mit retikulären Fasern eingebettet ist. Das M. ist nur beim Embryo vorhanden; aus ihnen entwickeln sich Binde- und Stützgewebe, Muskelgewebe, Organteile und das blutbildende System.
[*griech.:* mesos, mittlerer; enchyma, Infusion]
mesenchyme

**mesenterisch.** Zum Gekröse (→ Mesenterium) gehörend.
mesenteric

**Mesenterium.** (Gekröse). Breite Epithelauskleidung des Bauchfells (→ Peritoneum), an dem der Leerdarm (Jejunum) und der Krummdarm (Ileum) an der dorsalen Wand des Abdomens aufgehängt sind. Die Wurzeln des M.s sind mit bestimmten Strukturen ventral der Wirbelsäule verbunden. Der innere Teil des M.s grenzt die Därme ab, der kraniale Teil ist mit verschiedenen Nerven und Arterien verbunden.
[*griech.:* mesos, mittlerer; enteron, Darm]
mesentery

**Mesenzephalon.** (Mittelhirn). Einer von drei Teilen des Gehirns, der zwischen dem Zwischenhirn (Dienzephalon) und dem Hinterhirn (Metenzephalon) unterhalb des Kleinhirns (Cerebellum) und direkt über der Brücke (Pons) liegt. Das M. besteht vorwiegend aus weißer Substanz mit etwas grauer Substanz im Aquädukt des Gehirns und verbindet den III. mit dem IV. Ventrikel. Im M. liegen u.a. die Schaltstellen der Hörbahnen.
[*griech.:* mesos, mittlerer; enkephalos, Gehirn]
mesencephalon

**Meshgraft.** Dünnes netzartiges Hauttransplantat, das zahlreiche Ritzen aufweist. Dadurch kann das Transplantat auf ein Mehrfaches seiner ursprünglichen Größe ausgedehnt werden und beim Empfänger einen größeren Bereich überdecken.
mesh graft

**Meskalin.** → Halluzinogen und psychoaktives giftiges Alkaloid, das von einem farblosen alkalischen Öl aus den Blüten der Kaktee *Lophophora williamsii* gewonnen wird. M. ist chemisch eng mit Epinephrin verwandt; es verursacht Herzklopfen (Palpitationen), starke Schweißentwicklung (Diaphorese), Pupillenerweiterung und Angstzustände.
mescaline

**meso-.** Vorsilbe mit der Bedeutung »zwischen, mittlerer«.
meso-

**Mesoderm.** (mittleres Keimblatt). Mittlere von drei Hautschichten des sich entwickelnden Embryos. Das M. liegt zwischen → Ektoderm und → Entoderm. Knochen, Bindegewebe, Muskelgewebe, das Blutsystem, die Gefäße und das lymphatische Gewebe sowie die Pleura des Perikards und Peritoneums entstehen aus dem M.
[*griech.:* mesos, mittlerer; derma, Haut]
mesoderm

**Mesonephros.** (Urniere). Frühe Entwicklungsform eines Sekretionsorgans, das sich im Embryo entwickelt; es besteht aus einer Reihe von Röhrchen, die den Glomerulus bilden und sich mit dem Ausscheidungsgang verbinden.
mesonephros

**Mesothel.** Zellschicht, die die Körperhöhlen, z.B. Brustfell (Pleura) oder Bauchfell

(Peritoneum), des Embryos auskleidet und sich beim Erwachsenen als eine Schicht von schuppigen Epithelzellen entwickelt, die die serösen Membranen überziehen.
[*griech.*: mesos, mittlerer; thele, Brustwarze]
🌐 mesothelium

**Mesotheliom.** Maligner Tumor der serösen Haut (→ Mesothel) des Brustfells (Pleura) und des Bauchfells (Peritoneum), der z.B. durch den Kontakt mit → Asbest entstehen kann.
[*griech.*: mesos, mittlerer; thele, Brustwarze; oma, Tumor]
🌐 mesothelioma

**Messenger-RNS.** (Boten-RNS/Matrizen-RNS). → RNS-Abschnitt, der Informationen der Desoxyribonukleinsäuren (DNS) zu den proteinsynthetisierenden Ribosomen der Zellen überträgt.
🌐 messenger RNA (mRNA)

**Messfühler.** (Sensor). Technisches Gerät, das auf physikalische Reize, wie z.B. Temperatur, Licht, Bewegung reagiert.
🌐 sensor

**Messwandler.** Handgerät, das Schallwellensignale aussenden und empfangen kann; wird z.B. im Ultraschall verwendet.
🌐 transducer

**Mestranol.** → Östrogen, das in Kombinationspräparaten mit Gestagen als orales → Kontrazeptivum verabreicht wird.
🌐 mestranol

**met(a)-.** Vorsilbe mit der Bedeutung »zwischen, nach, hinten«.
🌐 met(a)-

**Metabiose.** 1. Zustand, bei dem Wachstum und Stoffwechsel (Metabolismus) eines Organismus die Umgebung wechseln, um das Wachstum eines anderen Organismus zu ermöglichen. 2. Parasitäre Abhängigkeit der Existenz eines Organismus von der eines anderen.
🌐 metabiosis

**metabolisieren.** Verstoffwechseln; Vorgang und Prozess des → Metabolismus, Abbau und Umwandlung von Kohlenhydraten, Proteinen und Fetten in kleinere Substanzen; Reorganisation von gewebebildenden Verbindungen oder Energiequellen; Ausscheidung von Abfallprodukten der Stoffwechselprozesse.
[*griech.*: metabole, verändern]
🌐 metabolize

**Metabolismus.** (Stoffwechsel). Alle biochemischen Prozesse, die in lebenden Organismen stattfinden und zu Wachstum, Energieproduktion, Ausscheidung von Abfallprodukten sowie zu anderen Körperfunktionen beitragen, die in Verbindung mit der Verteilung der Nährstoffe im Blut nach ihrer Aufnahme stehen. Der M. erfolgt in zwei Schritten: der Aufbaustoffwechsel (→ Anabolismus), bei dem kleinere Moleküle (z.B. Aminosäuren) in größere Moleküle (z.B. Proteine) umgeformt werden, und der Abbaustoffwechsel (→ Katabolismus), einer destruktiven Phase, in der größere Moleküle (z.B. Glykogen) in kleinere Moleküle (z.B. Brenztraubensäure) umgeformt werden. Die im Verlauf des M. freigesetzte Wärme (in → Kalorien) wird als metabolische Rate bezeichnet. – adj. metabolisch.
[*griech.*: metabolos, veränderlich; ismos, Prozess]
🌐 metabolism

**Metabolit.** Substanz, die durch einen metabolischen Vorgang produziert wird, für einen metabolischen Prozess erforderlich ist oder die ein Zwischenprodukt im Zwischenstoffwechsel darstellt. Ein essenzieller M. wird für vitale metabolische Prozesse benötigt. (→ Metabolismus)
[*griech.*: metabolos, veränderlich]
🌐 metabolite

**Metacarpus.** (Mittelhand). Mittlerer Teil der Hand, der aus 5 dünnen Knochen besteht, die sich zwischen der Handwurzel und den Fingern befinden.
[*griech.*: meta, hinter; karpos, Faust]
🌐 metacarpus

**Metachromasie.** Phänomen der Färbung von Körpergeweben, bei dem die zu untersuchenden Zellen eine andere Farbe als die des Farbstoffs annehmen. Knorpelzellen sehen z.B. rot aus, nachdem sie

mit einem blauen Farbstoff angefärbt wurden. Die Ursache dafür liegt in einer Interaktion zwischen den Molekülen des Farbstoffs und den Säureradikalen der Gewebezellen. – adj. metachromatisch.
[*griech.*: meta, hinter; chroma, Farbe]
metachromasia

**Metagenese.** Regelmäßiges Abwechseln von sexuellen und asexuellen Methoden der Fortpflanzung innerhalb einer Species (Generationswechsel), z.B. beim Hundebandwurm.
[*griech.*: meta, hinter; genein, produzieren]
metagenesis

**Metakommunikation.** → Kommunikation über die Kommunikation selbst; dabei wird eine Aussage darüber getroffen, wie eine Information zu verstehen ist; die M. kann auch genutzt werden, um die verbale Kommunikation zu unterstützen oder sie zu überlegen.
[*griech.*: meta, hinter; *lat.*: communicare, informieren]
metacommunication

**Metall.** Jedes Element, das Hitze und Elektrizität leiten kann, formbar und dehnbar ist und positiv geladene Ionen (Kationen) bildet.
metal

**Metamorphopsie.** Sehstörung, bei der Gegenstände in ihrer Form verändert (vergrößert, verkleinert, näher gerückt, verzerrt oder räumlich verstellt) wahrgenommen werden. Ursache kann u.a. eine Erkrankung der Netzhaut (Retina) sein.
[*griech.*: meta, hinter; morphe, Form; opsis, Sicht]
metamorphopsia

**Metamorphose.** Veränderung einer Größe oder Struktur, insbesondere beim Übergang von einem Entwicklungsstadium zu einem anderen; z.B. der Übergang von einer Larve zu einem ausgewachsenen Insekt.
[*griech.*: meta, hinter; morphe, Form]
metamorphosis

**Metanephros.** Dritte und endgültige Form eines Ausscheidungsorgans beim Embryo. Der M. besteht aus einer komplexen Struktur von Tubuli mit Sekretions- und Sammelfunktionen, aus denen sich die Nieren entwickeln.
[*griech.*: meta, hinter; nephros, Niere]
metanephros

**Metaparadigma.** Oberste Ebene und damit abstrakte Beschreibung der Komponenten und Phänomene einer Disziplin. Das M. der Pflege beinhaltet die Komponenten *Mensch, Umwelt, Gesundheit/Krankheit* und *Pflege* und beschreibt auf theoretischer Ebene ihre Wechselwirkungen untereinander. Auf der nächsten Ebene erscheinen die → Pflegekonzepte. Manche (Pflege-) Wissenschaftler benutzen die Begriffe Metaparadigma, Begriffsrahmen, Konzept, Modell und Theorie auch synonym.
metaparadigm

**Metaphase.** Zweite von vier Phasen der Zellteilung in der → Mitose und jede der beiden Teilungen in der → Meiose, in deren Verlauf die Chromosomen auf der Äquatorialebene der Spindel angeordnet werden, wobei die Zentromere als Vorbereitung der Teilung auf den Spindelfasern angebracht sind.
[*griech.*: meta, hinter; phasis, Erscheinung]
metaphase

**Metaphyse.** Wachstumsregion eines Röhrenknochens, die zwischen dem Mittelstück (→ Diaphyse) und den Endstücken (→ Epiphysen) liegt.
[*griech.*: meta, hinter; phyein, wachsen]
metaphysis

**Metaplasie.** (Gewebeumbildung). Reversible Umbildung einer normalen Gewebezelle in einen anderen, weniger differenzierten Zelltyp infolge von chronischem Stress oder einer Verletzung.
metaplasia

**Metastase.** Tumorzellen, die an entfernt gelegenen Körperstellen auftreten. Da maligne Tumore keine umschließende Kapsel aufweisen, können Zellen entweichen, einen Embolus bilden und durch das Lymphsystem oder den Blutstrom trans-

```
┌─────────────────────────────────────────────────────────────────┐
│                        Meta-Paradigma                            │
│                                                                  │
│   Mensch      Umgebung     Gesundheit &      Pflege             │
│   "people"    "environment"  Krankheit       "nursing"          │
│                              "health"                            │
└─────────────────────────────────────────────────────────────────┘
         │              │               │                │
         ▼              ▼               ▼                ▼
   konzeptionelles  konzeptionelles  konzeptionelles
   Modell 1         Modell 2         Modell 3
         │              │               │
         ▼              ▼               ▼
   Theorie 1,2,3...  Theorie 1,2,3...  Theorie 1,2,3...
```

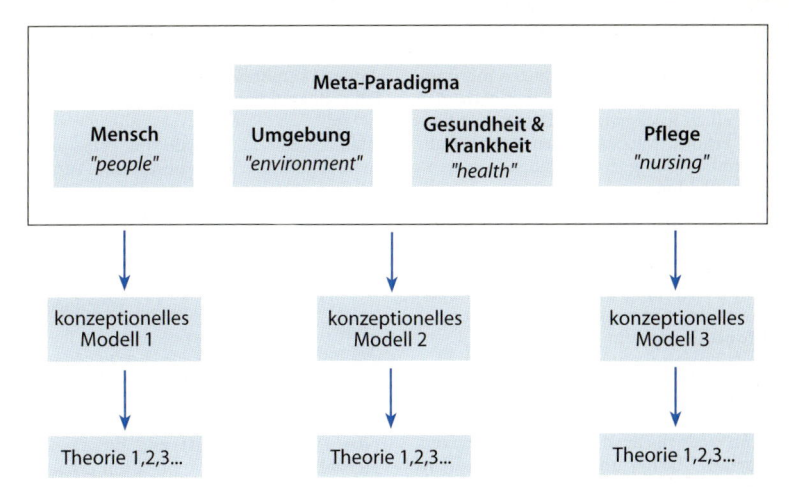

**Metaparadigma.**

portiert werden und sich in Lymphknoten oder anderen Organen einnisten, die vom Primärtumor mehr oder weniger weit entfernt sind.
[*griech.:* meta, hinter; stasis, stehen]
🇬🇧 metastasis

**Metatarsus.** (Mittelfuß). Teil des Fußes, der aus fünf Knochen besteht, die von innen nach außen mit I bis V bezeichnet werden. Jeder Knochen weist einen langen, schlanken Körper, ein konvexes proximales Ende und flache Seiten zur Befestigung der Bänder auf.
[*griech.:* meta, hinter; tarsos, Fläche]
🇬🇧 metatarsus

**Metatarsus valgus.** Angeborene Deformität des Fußes, bei der der vordere Teil von der Mittellinie des Körpers weg nach außen gedreht ist und die Ferse gerade bleibt.
🇬🇧 metatarsus valgus

**Metatarsus varus.** (Klumpfußstellung). Angeborene Deformität des Fußes, bei der der vordere Teil nach innen zur Mittellinie des Körpers gedreht ist und die Ferse gerade bleibt.
🇬🇧 metatarsus varus

**Meteorismus.** (Blähsucht). Ansammlung von Gasen und Luft im Abdomen oder in den Därmen, die meist mit einer Aufblähung einhergeht; z.B. bei Verdauungsstörungen oder Lebererkrankungen.
[*griech.:* meteorizein, in der Luft schweben]
🇬🇧 meteorismus

**Methacholintest.** Methode zur Messung der Aktivität der Atemwege, bei der als Kontrollagens ein salinisches Aerosol inhaliert wird; danach werden immer höhere Konzentrationen von Methacholin, einem Cholinergikum, verabreicht. Dadurch kann die Diagnose Asthma bei vorhandenen Symptomen bestätigt werden.
🇬🇧 methacholine challenge

**Methadon.** Synthetisches → Opioid-→ Analgetikum, das zur Entgiftung und in Behandlungsprogrammen von Opioid-abhängigen Patienten (→ Morphium) verabreicht wird. M. weist eine längere Halbwertzeit als Morphium auf. In den M.-Programmen für Drogenabhängige wird M. eingesetzt, weil die Süchtigen eine Opioid-Wirkung haben, jedoch keine Ent-

zugserscheinungen auftreten. Die Betreffenden müssen nicht mehr auf dem Schwarzmarkt teure Substanzen mit unsicherer Reinheit erwerben, wodurch man sich einen Rückgang der Drogenkriminalität erhofft. Nach Absetzen der M.-Gabe kommt es häufig zu Rückfällen.
▬ methadone

**Methämoglobin (Met-Hb).** Oxidationsform des → Hämoglobins, bei der die Eisenkomponente von zweiwertigem zu dreiwertigem Eisen umgebildet worden ist. M. kann keinen Sauerstoff transportieren.
▬ methemoglobin

**Methämoglobinämie.** Unphysiologische Präsenz von → Methämoglobin im Blut. Leitsymptom der M. ist eine Zyanose, es kann jedoch auch zu Kopfschmerzen, Übelkeit, Tachykardie, Atemnot und Unruhe kommen. Bei einer bestimmten Ausprägung (Hämoglobin-M-Krankheit) sind die Patienten nicht unbedingt in ihrer Leistungsfähigkeit eingeschränkt, da in ihrem Blut ausreichend physiologisches Hämoglobin vorhanden ist.
▬ methemoglobinemia

**Methämoglobinurie.** Unphysiologische Ausscheidung von → Methämoglobin im Urin.
▬ methemoglobinuria

**Methanol.** Chemisch einfachster Alkohol (Methylalkohol); klare, farblose, toxische Flüssigkeit, die aus Holz destilliert wird und mit Wasser, anderen Alkoholen und Äther mischbar ist. Es wird häufig als Lösungsmittel und bei der Herstellung von Formaldehyd verwendet. M. wird manchmal auch als Zusatz in billigen alkoholischen Getränken (»Fusel«) eingesetzt. M. wirkt stärker als Äthanol, da beim Abbau in der Leber toxische Substanzen entstehen.
▬ methanol

**Methanolvergiftung.** Toxische Wirkung durch orale Einnahme, Inhalation oder Absorption von → Methanol (Methylalkohol), die das Zentralnervensystem schädigen kann, eine starke Azidose, Kopfschmerzen, Übelkeit, Krämpfe, Erblindung und Schock verursachen und zum Tod führen kann. Als → Antidot kann Äthanol verabreicht werden.
▬ methanol poisoning

**Methodologie.** 1. System von Prinzipien oder Methoden über bestimmte Vorgehensweisen in einer Disziplin, z.B. Erziehung, Forschung, Diagnostik oder Behandlung. 2. Abschnitt eines Forschungsvorschlags, in dem die eingesetzten Methoden beschrieben werden.
[*griech.:* meta, hinter; hodos, Weg; logos, Wissenschaft]
▬ methodology

**Me-too-Präparate.** Arzneimittel, das einem anderen Medikament ähnlich, identisch oder eng verwandt ist und für das ein Hersteller eine neue Applikation erhalten hat. Da man davon ausgehen kann, dass das neue Arzneimittel bereits als sicher und effektiv bewertet ist, sind die üblichen klinischen Versuche, die der Originalhersteller durchführen musste, nicht mehr erforderlich, es werden jedoch Informationen über die Herstellung, Bioverfügbarkeit und Bezeichnung des Produkts benötigt.
▬ me-too drugs

**-metrie/-meter.** Nachsilbe mit der Bedeutung »Prüfung, Messung, Maß«.
▬ -metrie/-meter

**Metritis.** (Myometritis). Entzündung der Gebärmutterwände (Uterus), z.B. Endometritis, oder die Entzündung des Beckenbindegewebes (Parametritis).
[*griech.:* metra, Gebärmutter; itis, Entzündung]
▬ metritis

**Metrokarzinom.** Krebserkrankung der Gebärmutter (Uterus).
[*griech.:* metra, Gebärmutter; karkinos, Krebs; oma, Tumor]
▬ metrocarcinoma

**Metrorrhagie.** Uterusblutung, die nicht durch die Menstruation verursacht wird. Die M. kann durch Uterusläsionen verur-

sacht werden oder Anzeichen einer malignen Erkrankung sein.
[*griech.*: metra, Gebärmutter; rhegnynai, ausbrechen]
🌐 metrorrhagia

**Mg.** Chemisches Symbol für → Magnesium.
🌐 Mg

**mg.** Abkürzung für → Milligramm.
🌐 mg

**MHC.** Abkürzung für (engl.) major histocompatibility complex, → Haupthistokompatibilitätskomplex.
🌐 MHC

**MI.** Abkürzung für → Myokardinfarkt.
🌐 MI

**MIC.** Abkürzung für 1. (engl.) **m**inimal **i**nhibitory **c**oncentration, → minimale Hemmkonzentration. 2. **m**inimal-**i**nvasive **C**hirurgie. (→ Chirurgie, minimal-invasive)
🌐 MIS

**Mifepriston.** Arzneimittel, das eine Abtreibung einleitet, wenn es in den ersten 7 Wochen einer Schwangerschaft eingenommen wird. Zwei Tage nach der Einnahme treten starke Uteruskontraktionen auf, die zur Austreibung des Fötus führen.
🌐 mifepristone

**Migräne.** Rezidivierende Kopfschmerzen, die durch eine vorausgehende Aura, überwiegend einseitiges Auftreten und starke Schmerzen, Lichtempfindlichkeit (Photophobie) sowie in der akuten Phase durch autonome Störungen gekennzeichnet sind, die Stunden oder Tage andauern können. Diese Kopfschmerzen stehen in Verbindung mit einer Erweiterung der extrakraniellen Blutgefäße, die eine Folge von chemischen Veränderungen sein können, welche Spasmen der intrakraniellen Gefäße auslösen. Die Anfälle folgen häufig einer Entspannungsphase nach körperlichem oder psychischem Stress. Eine bevorstehende M. kann durch Sehstörungen, wie z.B. Lichtblitze oder Wellenlinien, oder eine beeinträchtigte Geruchs- oder Geschmacksempfindung, Taubheit der Extremitäten, Kribbeln, Schwindel (Vertigo), Tinnitus oder das Gefühl angekündigt werden, dass ein Teil des Körpers in seiner Größe oder Form verändert ist. In der akuten Phase kann es zu Übelkeit, Erbrechen, Schüttelfrost, häufigem Harnlassen (Polyurie), Schwitzen, Gesichtsödem, Reizbarkeit und extremer Müdigkeit kommen.
[*griech.*: hemi, halb; kranion, Schädel]
🌐 migraine

**Migration.** 1. Wanderung von Zellen oder anderen Strukturen, z.B. die Passage des Eies (Ovum) vom Eierstock (Ovarium) in den Eileiter und dann in die Gebärmutter (Uterus). 2. Wanderung von Personen oder Populationen (z.B. Auswanderung). – *adj.* migrans.
[*lat.*: migrare, wandern]
🌐 migration

**mikr(o)-.** Vorsilbe mit der Bedeutung »klein, wenig«.
🌐 micr(o)-

**mikroaerophil.** Bezeichnung für die Eigenschaft bestimmter Mikroorganismen, freien Sauerstoff für ihr Wachstum zu benötigen.
[*griech.*: mikros, klein; aer, Luft; philein, lieben]
🌐 microaerophile

**Mikroalbuminurie.** Ausscheidung von kleinen Mengen → Albumin im Urin, die so gering sind, dass sie mit einem normalen Urinstick nicht bestimmt werden können. Die M. ist ein frühes Anzeichen für eine veränderte Durchlässigkeit (Permeabilität) der → Glomeruli bei → Diabetes mellitus.
🌐 microalbuminuria

**Mikroangiopathie.** Erkrankung der kleinen Blutgefäße; z.B. diabetische M., bei der sich die Membran der Kapillaren verdickt; oder thrombotische M., bei der es zur Bildung von Thromben in der Arteriolen und Kapillaren kommt.
[*griech.*: mikros, klein; angeion, Gefäß; pathos, Krankheit]
🌐 microangiopathy

**Mikrobe.** → Mikroorganismus.
🌐 microbe

**Mikrobiologie.** Bereich der Biologie, der sich mit dem Studium von → Mikroorganismen befasst; dazu gehören Algen, Bakterien, Viren, Einzeller (Protisten), Pilze und Rickettsien.
[*griech.:* mikros, klein; bios, Leben; logos, Wissenschaft]
microbiology

**mikrobizid.** Bezeichnung für die Wirkung eines Arzneimittels, einer Chemikalie oder einer anderen Substanz, → Mikroorganismen abzutöten.
[*griech.:* mikros, klein; bios, Leben; *lat.:* caedere, töten]
microbicide

**Mikroblutuntersuchung (MBU).** (Fetalblutanalyse (FBA)). Entnahme eines Bluttropfens aus dem vorangehenden Teil des Kindes (Kopf bzw. Steiß) unter der Geburt zur Bestimmung des → pH-Wertes. Anhand dieses aktuellen Wertes kann die momentane Situation des kindlichen → Säure-Basen-Haushaltes und damit die Sauerstoffversorgung des Kindes ermittelt werden.
fetal blood sampling

**Mikrochirurgie.** Operation, bei der sehr kleine Gewebestrukturen unter einem → Mikroskop seziert und bearbeitet werden.
microsurgery

**Mikrogamet.** Kleine bewegliche männliche Keimzelle (Gamet) bestimmter Thallophyten und Sporozoen, insbesondere des Malariaparasits *Plasmodium*. Ein M. entspricht dem Spermium eines höher entwickelten Tieres.
microgamete

**Mikroglia.** Kleine, bewegliche interstitielle Zelle, die einen Teil des Zentralnervensystems bildet. M. fungieren als → Phagozyten, die Abfallprodukte des Nervengewebes des Körpers aufnehmen. (→ Neuroglia)
[*griech.:* mikros, klein; glia, Leim]
microglia

**Mikrogyrie.** Entwicklungsdefekt des Gehirns, bei dem die Hirnwindungen (→ Gyrus) unphysiologisch klein sind Mikrogyrus, was zu strukturellen Fehlbildungen der Hirnrinde (Kortex) führt. Meist kommt es in Verbindung mit einer M. zur geistigen Retardierung und körperlichen Defekten.
[*griech.:* mikros, klein; gyros, Windung]
microgyria

**Mikrolithiasis, alveoläre.** Erkrankung, bei der Kalziumphosphatablagerungen in den Alveolarsäckchen und -gängen auftreten; ungefähr die Hälfte aller Fälle sind familiären Ursprungs.
alveolar microlithiasis

**Mikroorganismus.** (Mikroben). Kleine, meist mikroskopische Lebewesen, die eigene Lebensprozesse durchlaufen; zu ihnen gehören Bakterien, Pilze, Protozoen und Viren.
[*griech.:* mikros, klein; organon, Instrument]
microorganism

**Mikrophage.** (Fresszelle). Neutrophiler oder eosinophiler → Leukozyt, der kleine Substanzen, z.B. Bakterien, verdauen kann. Der M. gehört zur körpereigenen Abwehr. (→ Phagozyten)
[*griech.:* mikros, klein; phagein, essen]
microphage

**Mikrophtalmus.** Entwicklungsanomalie, die durch unphysiologisch kleine Augen gekennzeichnet ist.
[*griech.:* mikros, klein; ophtalmos, Auge]
microphtamos

**Mikropsie.** Sehstörung, bei der Gegenstände kleiner wahrgenommen werden, als sie tatsächlich sind.
[*griech.:* mikros, klein; opsis, Sicht]
micropsia

**Mikroskop.** Instrument mit einer Linse zur Sichtbarmachung sehr kleiner Objekte. Ein Elektronenmikroskop verwendet einen Elektronenstrahl statt sichtbarem Licht.
[*griech.:* mikros, klein; skopein, sehen]
microscope

**Mikroskopie.** Technik zur Beobachtung sehr kleiner Objekte durch ein → Mikroskop, z.B. Elektronenmikroskop, Ultraviolettmikroskop.
microscopy

**mikroskopisch.** 1. Zu einem → Mikroskop gehörend. 2. Sehr klein; nur sichtbar, wenn durch ein Mikroskop vergrößert und beleuchtet. (s.a. makroskopisch)
🇬🇧 microscopic

**Mikrotrauma.** Sehr kleine Verletzung oder Läsion, die durch äußere (z.B. Schlag) oder innere Gewaltausübung (z.B. Muskelzug) verursacht wird.
🇬🇧 microtrauma

**Mikrotubuli.** Hohle zylindrische Strukturen, die häufig in pflanzlichen und tierischen Zellen zu finden sind. M. vervielfältigen sich während der Zellteilung.
🇬🇧 microtubules

**Mikrovilli.** Kleine haarähnliche Fortsätze an der Plasmamembran, die von der Oberfläche vieler absorbierender oder sekretorischer Zellen ausgehen. Durch die M. wird eine beträchtliche Oberflächenvergrößerung erreicht. M. finden sich z.B. an der Oberfläche des Dünndarmepithels, wo sie eine wichtige Rolle bei der Resorption spielen.
[*griech.:* mikros, klein; villus, Zotte]
🇬🇧 microvilli

**Mikrowellen.** Elektromagnetische Strahlung im Frequenzbereich von 300 bis 2450 Megahertz oder einer Wellenlänge von 1 mm bis 100 cm.
🇬🇧 microwaves

**Mikrowellenthermographie.** Messung der Körpertemperatur durch die Bestimmung der Mikrowellenstrahlung, die von einem erwärmten Gewebe ausgeht.
🇬🇧 microwave thermography

**Mikrozephalie.** Angeborene (kongenitale) Anomalie, die durch eine in Relation zum restlichen Körper unphysiologisch kleine Kopfform sowie durch eine Minderentwicklung des Gehirns gekennzeichnet ist, was meist zu einer geistigen Retardierung führt. Die Kopfgröße liegt in bezug auf Alter, Geschlecht, Rasse und Schwangerschaftsdauer mehr als zwei Standardabweichungen unter dem durchschnittlichen Umfang. Die Gesichtszüge sind im Allgemeinen normal.
[*griech.:* mikros, klein; kephale, Kopf]
🇬🇧 microcephaly

**Mikrozirkulation.** Blutstrom durch das System der kleinen Gefäße des Körpers, d.h. durch die → Kapillaren, → Arteriolen und → Venolen.
🇬🇧 microcirculation

**Mikrozyt.** Unphysiologisch kleine → Erythrozyten, die oft bei → Eisenmangelanämien vorkommen. – *adj.* mikrozytär.
[*griech.:* mikros, klein; kytos, Zelle]
🇬🇧 microcyte

**Mikrozytose.** Zustand des Blutes, bei dem die → Erythrozyten kleiner als normal sind; tritt z.B. bei → Eisenmangelanämie auf. (→ Mikrozyt)
[*griech.:* mikros, klein; kytos, Zelle; osis, Zustand]
🇬🇧 microcytosis

**Miktion.** Aktive und willkürlich ausgelöste, dann aber reflektorisch ablaufende Harnblasenentleerung. Der Füllungszustand der Harnblase wird durch Dehnungsrezeptoren in der Blasenwand registriert und ab einer Harnmenge von ca. 350 ml entsteht Harndrang. (s.a. Blasenreflex)
[*lat.:* mictio, Wasserlassen]
🇬🇧 micturition; urinating; miction

**Miktionsreflex.** Physiologische Reaktion, die durch einen starken Druck in der Blase entsteht, zur Kontraktion der Blasenwand und zur Entspannung des Harnröhrensphinkters führt. Eine bewusste Unterdrückung des M.es verhindert eine Inkontinenz; die Urinausscheidung erfolgt, wenn der M. nicht mehr unterdrückt wird.
🇬🇧 micturition reflex

**Miktionsstörung.** Entleerungsstörungen der Harnblase aufgrund mechanischer oder neurogener Ursachen wie → Harnverhaltung, → Harninkontinenz, → Dysurie, → Pollakisurie und → Nykturie.
[*lat.:* mictio, Wasserlassen]
🇬🇧 impaired micturition

**Milben.** Kleine Spinnentiere mit einem flachen, fast farblosen Körper und vier Beinpaaren. Viele Species dieser den Zecken und Spinnen verwandten Tiere sind Parasiten, z.B. Räudemilbe, Hausstaubmilbe und *Sarcoptes scabiei* (verursacht Krätze/Skabies), und lösen einen lokalisierten Juckreiz (Pruritus) und Entzündungen aus.
▒ mites

**Milbenlarve.** Larve einer *Trombicula-Milbe*, die sich in hohem Gras und Unkraut findet. Klebt an der Haut und verursacht Hautreiz und Juckreiz.
▒ chigger

**Milch.** Flüssigkeit, die durch die Brustdrüsen oder Euter von Menschen und Säugetieren ausgeschieden wird und mit der der Nachwuchs ernährt wird. M. ist ein Grundnahrungsmittel und enthält Kohlenhydrate (in Form von Laktose); Proteine (vorwiegend in Form von Kasein und geringen Mengen Laktalbumin und Laktoglobulin), suspendiertes Fett, die Mineralien Kalzium und Phosphor sowie die Vitamine A, $B_2$ (Riboflavin), $B_1$ (Thiamin), D, wenn die M. gestärkt ist, und Niacin. M. ist ein wertvoller Nährstoff auch für Erwachsene und ein vollständiges Nahrungsmittel für Säuglinge, insbesondere → Muttermilch.
▒ milk

**Milchbrustgang.** Ductus thoracicus; Gang des Lymphsystems, der in der Brusthöhle verläuft und die → Lymphe der gesamten unteren und linken oberen Körperhälfte sammelt.
▒ alimentary duct

**Milchdrüse.** (Glandula lactifera). Drüsen, die Milch ausscheiden, z.B. die Brustdrüsen (Mamma).
▒ lactiferous glands

**Milcheinschuss.** Anschwellen der Brüste am 3. bis 4. Wochenbetttag, manchmal mit Schmerzen und leichtem Fieber einhergehend. Ursache dafür ist die starke Durchblutung der Brüste bei beginnender Milchproduktion. Gleichzeitig wird der Abfluss der erhöhten Blutmenge über Venen und Lymphbahnen behindert, wodurch es zu Wassereinlagerungen (Ödemen) kommt.
Wärme und leichte Massage der Brust zur Anregung des → Milchflussreflexes und zur Weitstellung der Milchgänge vor dem Stillen, Kühlung mit Quarkwickeln oder Kältekompressen nach dem Stillen. Die beste Vorbeugung eines unangenehmen M.s ist regelmäßiges Anlegen des Kindes an die Brust in den ersten Lebenstagen.
▒ engorgement of the breast

**Milchfieber.** (Laktationsfieber). Anstieg der Körpertemperatur im Wochenbett, der mit dem «Einschießen» der Milch auftritt und nach einem Tag meist spontan wieder zurückgeht. Die Temperatur der Mutter steigt selten über 38° C; kontinuierlich hohe Temperaturen sprechen für eine Infektion.
▒ milk fever

**Milchflussreflex.** Empfindung in den Brüsten stillender Frauen, die wahrgenommen werden kann, wenn Milch in die Milchgänge fließt. Der M. kann erfolgen, wenn der Säugling zu saugen beginnt, wenn die Mutter ihr Baby weinen hört oder wenn sie nur daran denkt, das Kind zu stillen.
▒ let-down reflex

**Milchgang.** (Ductus lactiferi). Einer von zahlreichen Kanälen, die Milch von den Drüsenlappen jeder Brust zur Brustwarze transportieren.
▒ lactiferous duct

**Milchpumpe.** Mechanisches oder elektrisches Gerät, mit dem Milch aus der weiblichen Brust abgepumpt werden kann.
▒ breast pump

**Milchsäure.** Organische Säure, die bei der anaeroben Atmung produziert wird. Man unterscheidet drei Formen: L-M. im Blut und in den Muskeln ist ein Produkt des Glukose- und Glykogenstoffwechsels; D-M. entsteht in einem Gärungsvorgang durch einen Mikrokokkus-Species als Dextrose; DL-M. ist eine Mischung beider Formen, die sich im Magen, in saurer

Milch und in bestimmten anderen Nahrungsmitteln findet und durch bakterielle Gärungsprozesse entsteht.
🌐 lactic acid

**Milchschorf.** Häufig auftretende seborrhoische Kopfhautdermatitis bei Neugeborenen. Die festen, gelblich fettigen Schuppen können mit Hilfe von Öl oder Haarwaschmittel entfernt werden.
🌐 cradle cap

**Milchstau.** Behinderung des Milchabflusses aus den Brüsten oder aus einzelnen Milchgängen. Dabei treten klassische Entzündungszeichen auf und die Frau zeigt ähnliche Symptome wie bei einer Grippe (Kopf- und Gliederschmerzen, Fieber, Abgeschlagenheit). Die Brüste sind meist sehr fest und druckempfindlich und weisen rote Flecken auf, unter denen die gestauten Milchgänge als harte Knoten zu tasten sind. Ursache ist meist eine Störung des → Milchflussreflexes (MFR), ungünstige Stillhaltung, zu eng sitzender BH oder zu viel Milch, die das Kind nicht trinken kann.
Bettruhe und Entleeren der Brust durch regelmäßiges Anlegen. Vor dem Stillen den MFR durch Wärme, Massage oder evtl. durch Oxytocin-Nasenspray anregen. Die gestauten Milchgänge beim Stillen ausstreichen und die Stillpositionen wechseln. Nach dem Stillen die betroffenen Stellen kühlen. Tritt innerhalb von 24 Stunden trotz Therapie keine Linderung ein, muss an eine → Mastitis gedacht werden. (s.a. Mastitis)
🌐 galactostasis

**Milchzahn.** Einer von 20 Zähnen, die sich im Kleinkindalter entwickeln. Zu den Milchzähnen gehören vier Schneidezähne, zwei Eckzähne sowie vier Backenzähne pro Kiefer. Die Entwicklung der Milchzähne beginnt etwa in der sechsten Schwangerschaftswoche. Etwa 6 Monate nach Geburt stoßen die ersten Milchzähne durch das Zahnfleisch. Danach erscheinen jeden Monat weitere Milchzähne, bis alle 20 Zähne zum Vorschein gekommen sind. Die Milchzähne fallen normalerweise zwischen dem 6. und 13. Lebensjahr aus.
🌐 deciduous tooth

**Miliaria.** (Friesel). Winzige Bläschen (Vesikula) und Knötchen (Papeln), die häufig von einem Erythem umgeben sind und durch den Verschluss der Schweißdrüsen bei gleichzeitiger Hitzeexposition und bestehender hoher Luftfeuchtigkeit verursacht werden. – *adj.* miliar.
🌐 miliaria

**Miliartuberkulose.** Exzessive Ausbreitung (Dissemination) von Tuberkelbazillen über das Blut. Bei Kindern kommt es zu hohem Fieber, nächtlichen Schweißausbrüchen und häufig zu Meningitis, Pleuraerguss oder Peritonitis. Bei Erwachsenen verläuft der Beginn weniger rasant und es treten gelegentlich innerhalb von Wochen oder Monaten unspezifische Symptome wie Gewichtsverlust, Schwäche und niedriges Fieber auf. Zahlreiche Schatten, die Hirsekörnern ähneln, können auf dem Röntgenbild beobachtet werden. (→ Tuberkulose)
🌐 miliary tuberculosis

**Milie.** (Hautgrieß). Kleine weiße Zyste in der Oberhaut (Epidermis), die durch die Verstopfung (Obstruktion) eines Haarfollikels oder einer ekkrinen Schweißdrüse verursacht wird. Eine Form der M.n tritt bei Neugeborenen auf und verschwindet innerhalb weniger Wochen wieder. Ein anderer Typ findet sich im Gesicht, manchmal auch an Genitalien, vorwiegend bei Mädchen und Frauen.
[*lat.:* milium, Hirsekorn]
🌐 milium

**Milieu.** Umgebung oder Umwelt. Als inneres M. bezeichnet man alle grundlegenden Prozesse, die zur Erhaltung und für das Fortbestehen von Gewebeelementen erforderlich sind, und die von der Stabilität und dem Gleichgewicht einer entsprechenden Umgebung abhängen.
🌐 milieu

**Milieutherapie.** 1. → Pflegeintervention der → NIC, die definiert werden kann als der Einsatz von Personen, Ressourcen

und Ereignissen in der unmittelbaren Umgebung von Patienten zur Förderung optimaler psychosozialer Funktionen. 2. Form der Psychotherapie, bei der das gesamte Umfeld des Patienten einbezogen wird, um geistige und verhaltensbezogene Störungen zu behandeln. Die M. erfolgt vorwiegend in einem Krankenhaus oder anderen Institution, wobei die gesamte Einrichtung als therapeutische Gemeinschaft fungiert.
Milieu Therapy

**milli-.** Vorsilbe vor physikalischen Einheiten zur Bezeichnung eines Tausendstel einer Maßeinheit.
milli-

**Milligramm (mg).** Metrische Gewichtseinheit, die einem Tausendstel ($10^{-3}$) eines Gramms entspricht.
milligram (mg)

**Milliliter (ml).** Metrische Volumeneinheit, die einem Tausendstel ($10^{-3}$) eines Liters entspricht.
milliliter (ml)

**Millimeter (mm).** Metrische Längeneinheit, die einem Tausendstel ($10^{-3}$) eines Meters entspricht.
millimeter (mm)

**Milz.** (Lien). Weiches, stark durchblutetes eiförmiges Organ von unterschiedlicher Größe und braunroter Farbe. Die M. liegt im linken Oberbauch zwischen Magen und Zwerchfell, enthält Lymphknoten und zählt damit zum lymphatischen System. Darüber hinaus dient sie als Blutspeicher und Abwehrorgan.
spleen

**Milzbrand.** → Anthrax.
anthrax

**Milzvene.** → Vena lienalis.
lienal vein

**Mimikry.** 1. Bemühung eine Species oder eines Organismus, einem anderen zu ähneln, um einen offensiven oder defensiven Vorteil zu erlangen. 2. Phänomen des autonomen Nervensystems, bei dem der Gesichtsausdruck unwillkürlich und weitgehend ungewollt die eigenen Gefühle und Vorstellungen verrät.
[*griech.:* mimetikos, Nachahmung]
mimicry

**Minderwertigkeitskomplex.** 1. Ein persönliches Gefühl, wertlos und ungenügend zu sein, das weitgehend unbewusst vorhanden ist und Einstellungen sowie Verhaltensweisen beeinflusst. 2. Ein Komplex, der durch das Streben nach unrealistischen Zielen charakterisiert und durch einen Ödipuskomplex motiviert ist.
inferiority complex

**Minderwuchs.** (Nanismus; Nanosomie). Bezeichnung für einen unterentwickelten, extrem kleinen Körperwuchs. Der Minderwuchs kann mehrere Ursachen haben, z.B. genetische Defekte, endokrine Fehlfunktionen der Hypophysendrüse bzw. der Schilddrüse oder chronische Erkrankungen, wie Rachitis, Malabsorption sowie psychosozialer Stress.
dwarfism; nanism

**Mineral.** 1. Anorganische Substanz, die in der Erdkruste natürlicherweise vorhanden ist und eine charakteristische chemische Zusammensetzung und eine (meist) kristalline Struktur aufweist. 2. Nicht-organische Substanz, die eine wichtige Rolle bei der Regulierung vieler Körperfunktionen und beim Stoffwechsel spielt (z.B. Eisen oder Phosphat).
mineral

**Mineralokortikoide.** Hormone, die von der → Nebennierenrinde (NNR) ausgeschieden werden; sie erhalten das normale Blutvolumen, fördern die Natrium- und Wasserretention und verstärken die Ausscheidung von Kalium und Wasserstoffionen im Urin. → Aldosteron, eines der wirksamsten M. für das Elektrolytgleichgewicht, das gleichzeitig → Glukokortikoid und M. ist, wirkt auf die distalen Tubuli der Nieren und fördert die Resorption von Natrium in das Blutplasma.
[*lat.:* minera, Mine; cortex, Rinde; *griech.:* eidos, Form]
mineralocorticoids

**Mini mental state test (MMST).** Kurzer psychologischer Test, mit dessen Hilfe eine Unterscheidung zwischen einer Demenz, einer Psychose und affektiven Störungen getroffen werden kann. Dazu kann z.B. die Aufgabe gehören, zwischen Gegenständen wie einem Stift und einer Uhr zu unterscheiden, einen Satz aufzuschreiben, einfache Wörter rückwärts zu buchstabieren, oder die eigene Orientierung zu beweisen, indem man das Datum, den Wohnort und das Land nennt, in dem man lebt.
🌐 Mini-Mental State Examination (MMS)

**Minimaldosis.** Geringste Menge eines Arzneimittels oder einer anderen Substanz, die erforderlich ist, um eine erwünschte oder spezifizierte Wirkung zu erzielen. Wegen der individuellen Unterschiede der Reaktionen auf die Wirkung eines Arzneimittels kann die M. für manche Personen zu hoch, bei anderen aber unwirksam sein.
🌐 minimum dose

**Minimale bakterizide Konzentration (MBK).** Die niedrigste Konzentration eines Arzneimittels (z.B. → Antibiotikums), die zu einer 99,9%igen Reduzierung der vorhandenen Bakteriendichte führt.
🌐 minimal bactericidal concentration

**Minimale hämolytische Dosis (MHD).** Geringste Menge eines Reagens, die zu einer vollständigen Auflösung (Lyse) einer spezifizierten Menge Erythrozyten führt.
🌐 minimal hemolytic dose (MHD)

**Minimale letale Dosis (MLD).** (Dosis letalis minima). Geringste Dosis eines Arzneimittels, die in Relation zum Körpergewicht zum Tode führt. Die MLD kann zwischen den verschiedenen Species variieren.
🌐 minimal lethal dose (MLD)

**Minutenventilation.** Das gesamte Atemvolumen pro Minute (Ergebnis aus Atemzugvolumen und Atemfrequenz), das mit Hilfe der Sammlung der ausgeatmeten Luft in einem Zeitraum von 1 bis 3 Minuten gemessen wird.
🌐 minute ventilation

**Miose.** (Miosis). 1. Kontraktion des Sphinktermuskels der Regenbogenhaut (Iris), die dazu führt, dass die Pupille kleiner wird. Nach einem Lichteinfall kommt es physiologischerweise zur M. 2. Unphysiologischer Zustand, bei dem der Sphinktermuskel der Iris extrem zusammengezogen wird und zu sehr kleinen, auf Stecknadelkopfgröße verengten Pupillen führt; tritt z.B. im höheren Alter, durch Lähmungen, Tumore, Verletzungen, Morphinvergiftungen o.a. auf. – *adj.* miotisch.
[*griech.:* meiosis, sich verringern]
🌐 miosis

**Mischinfektion.** → Infektion, die durch mehrere → Mikroorganismen verursacht wird, z.B. bei manchen Abszessen, Lungenentzündung (Pneumonie) und Wundinfektionen. Dabei können multiple Kombinationen von Bakterien, Viren und Pilzen auftreten.
🌐 mixed infection

**Mischkultur.** Im Labor angelegte Kultur, die aus zwei oder mehreren verschiedenen Stämmen von Organismen besteht.
🌐 mixed culture

**Mischtumor.** Neoplastisches Wachstum, das aus mehr als einer Gewebeart besteht.
🌐 mixed tumor

**Miserere.** Koterbrechen bei einem bestehenden → Ileus.
[*lat.:* misereri, sich erbarmen]
🌐 copremesis

**Misogynie.** Krankhafte Abneigung gegenüber Frauen.
[*griech.:* misein, hassen; gyne, Frau.]
🌐 misogyny

**Misopädie.** Krankhafter Hass gegenüber Kindern.
[*griech.:* misein, hassen; pais, Kinder]
🌐 misopedia

**Missed Abortion.** Zustand, bei dem die abgestorbene Frucht nicht spontan aus der Gebärmutter (Uterus) ausgestoßen wird, sondern wochen- oder monatelang dort verbleibt. Es kommt zu keiner Blutung, sondern lediglich zu einer bräunlichen Absonderung aus der Scheide. Der Östro-

genspiegel im Blut sinkt, während der Progesteronspiegel hoch bleibt. Es ist kein Uteruswachstum mehr feststellbar. Für die Frau besteht erhöhte Infektionsgefahr sowie die Gefahr einer Gerinnungsstörung. Therapie: Aborteinleitung.
[*engl.:* verhaltener Abort]
🌐 missed abortion

**Misteltherapie.** In der → Anthroposophie entwickelte Behandlung mit Extrakten aus Mistelzweigen. Die M. zeigt in der Krebsbehandlung zytotoxische (zellschädigende) und immunstimulierende Wirkungen.
🌐 mistletoe therapy

**Mitochondrien.** Kleine stabförmige, fadenähnliche oder kornförmige Organellen innerhalb des Zytoplasmas, die beim zellulären Metabolismus und bei der Atmung beteiligt sind und in allen lebenden Zellen in unterschiedlicher Anzahl auftreten können, außer in Bakterien, Viren, Algen und reifen Erythrozyten. Die M. stellen die wichtigste Quelle der zellulären Energiegewinnung dar, weil hier die oxidative Phosphorylierung und die Adenosintriphosphat- (ATP-) Synthese stattfindet. Sie enthalten darüber hinaus Enzyme, die in der Atmungskette, beim Elektronentransport, beim Zitronensäurezyklus sowie beim Fettsäureabbau beteiligt sind.
[*griech.:* mitos, Faden; chondros, Knorpel]
🌐 mitochondria

**mitogen.** Eine → Mitose auslösend.
[*griech.:* mitos, Faden; genein, produzieren]
🌐 mitogenetic

**Mitose.** Form der Zellteilung, die in somatischen Zellen stattfindet und zur Bildung von zwei genetisch identischen Tochterzellen führt (durch DNS-Reduplikation), welche einen → diploiden Satz von Chromosomen enthalten, der für die jeweilige Species charakteristisch ist. Die M. ist der Prozess, durch den der Körper neue Zellen für das Körperwachstum und als Ersatz von verletztem Gewebe bildet. (s.a. Meiose) – *adj.* mitotisch.
[*griech.:* mitos, Faden]
🌐 mitosis

**Mitoseindex.** (Zellteilungsindex). Anzahl der Zellen pro Einheit (meist 100), die sich zu einem bestimmten Zeitpunkt einer → Mitose unterziehen. Dieses Verhältnis wird vorwiegend bestimmt, um das Ausmaß des Gewebewachstums einzuschätzen.
🌐 mitotic index

**Mitralinsuffizienz.** Unphysiologischer Rückfluss von Blut aus der linken Herzkammer (Ventrikel) in den linken Vorhof (Atrium) durch eine erkrankte → Mitralklappe. Die M. kann als angeborene Klappenanomalie auftreten oder durch rheumatisches Fieber, Mitralklappenprolaps, Endokardfibroelastose, Erweiterung der linken Kammer sowie infolge von schweren Anämien, Myokarditis oder Myokardiopathien auftreten. Zu den Symptomen gehören Atemnot (Dyspnoe), Müdigkeit, Leistungsschwäche und Herzklopfen (Palpitation). Infolge einer M. kann eine Herzinsuffizienz entstehen.
[*lat.:* mitra, Haube]
🌐 mitral insufficiency; mitral regurgitation

**Mitralklappe.** Zweizipfelige Klappe, die zwischen der linken Herzkammer (Ventrikel) und dem linken Herzvorhof (Atrium) liegt; sie ist die einzige Klappe, die zwei statt drei Segel hat. Durch die M. fließt Blut vom linken Atrium in den linken Ventrikel, es kann jedoch kein Blut wieder zurückfließen. Ventrikuläre Kontraktionen während der → Systole pressen das Blut gegen die Klappe, schließen die zwei Segel und gewährleisten, dass das Blut aus dem Ventrikel in die Aorta gelangt. (s.a. Trikuspidalklappe)
🌐 mitral valve

**Mitralklappenprolaps.** Vorfall (→ Prolaps) eines oder beider Segel der → Mitralklappe in den linken Herzvorhof (Atrium) während der ventrikulären → Systole; dabei kann es zu Arrhythmien und Synkopen kommen.
🌐 mitral valve prolaps (MVP)

**Mitralklappenprolaps-Syndrom.** Herzerkrankung, bei der die Mitral- bzw. Trikuspidalklappen während des Schließens der linken Vorhofsystole wegrutschen.
🌐 floppy-valve syndrome

**Mitralklappenstenose.** (Mitralstenose). Einengende Läsion der → Mitralklappe, die durch Verklebungen oder Verwachsungen (Adhäsionen) der Klappensegel verursacht wird, was meist die Folge rezidivierender Episoden einer rheumatischen Endokarditis oder altersbedingter Verkalkung der Klappensegel ist. Es kommt in der Folge zur Vergrößerung (Hypertrophie) des linken Herzvorhofs (Atrium) und möglicherweise zur Rechtsherzinsuffizienz mit Lungenödem (Cor pulmonale).
🌐 mitral valve stenosis

**Mittelhirnsyndrom.** → Apallisches Syndrom.

**Mittelohr.** (Auris media). Paukenhöhle (Tympanum) in den Gehörknöchelchen; das M. wird durch das Trommelfell vom äußeren Ohr und durch das ovale Fenster vom Innenohr getrennt. Die Ohrtrompete befördert Luft von Nasen-Rachen-Raum (Nasopharynx) zum M.
◪ Ohr
🌐 middle ear

**Mittelohrentzündung.** → Otitis media.
🌐 otitis media

**Mittelschmerz.** (Intermenstrualschmerz). Bauchschmerzen im Bereich der Eierstöcke (Ovarien) während des Eisprungs (Ovulation), die meist in der Mitte des → Menstruationszyklus auftreten; gelegentlich kommt es zu geringen Blutungen (Zwischenblutungen). Der M. ist bei vielen Frauen vorhanden, wodurch die Ovulation und damit die fruchtbare Zeit des Zyklus bestimmt werden kann.
🌐 mittelschmerz; intermenstrual pain

**Mittelstrahlurin.** Form der Urinprobe, um eine möglichst sterile Urinprobe zu erhalten. Idealerweise wird der M. durch einen Einmalkatheter gewonnen. Ansonsten wird die Harnröhrenöffnung sorgfältig gereinigt, dann eine erste Urinportion abgelassen, der mittlere Urinstrom gesammelt und der Restharn verworfen. Dies ist jedoch gerade für ältere Patienten schwierig.
🌐 midstream catch urine specimen

**Mixtur.** 1. Substanz, die aus Bestandteilen zusammengesetzt ist, die chemisch nicht miteinander verbunden sind und die nicht notwendigerweise in einer festgelegten Konzentration auftreten müssen. 2. Flüssiges Arzneimittel, das aus einer oder mehreren Medikationen in einer Suspension besteht. Die Anteile der jeweiligen Bestandteile sind für jede M. spezifisch.
[*lat.:* miscere, mischen]
🌐 mixture

**MKS.** Abkürzung für → Maul-und-Klauenseuche.
🌐 FMD

**ml.** Abkürzung für → Milliliter.
🌐 ml

**mm.** Abkürzung für → Millimeter.
🌐 mm

**mmHg.** Millimeter Quecksilbersäule.

**mMol.** Abkürzung für Millimol.
🌐 mmol

**Mnemonik.** System des Gedächtnistrainings, das ein neues Konzept oder Bild mit bereits im Gedächtnis vorhandenen verbindet; z.B. die Assoziation der Zahlenkombination eines Schlosses mit einem Geburtstag oder einer Telefonnummer.
[*griech.:* mnemonikos, Gedächtnis]
🌐 mnemonics

**-mnesie.** Nachsilbe mit der Bedeutung »Erinnerung, Gedächtnis«.
🌐 -mnesia

**Mobilisation.** »In Bewegung setzen bzw. bewegen« des Patienten oder von bestimmten Körperteilen. Die M. dient der Aktivierung und Bewegungsförderung bei der Wiederherstellung von Aktivität und Gesundheit sowie der Verhinderung weiterer Erkrankungen, z. B. → Dekubi-

tus oder → Thrombose. Durch die M. wird der Appetit angeregt, der gesunde Schlaf gefördert und das Krankheitsgefühl gemindert. (→ Frühmobilisation)
▪ mobilisation

**Mobilität.** Die Beweglichkeit von Partikeln, Ionen oder auch Personen durch gesteuerte Bewegungsabläufe. – *adj.* mobil.
[*lat.*: mobilis, beweglich]
▪ mobility

**Mobilität, beeinträchtigte körperliche.** Anerkannte → NANDA-→ Pflegediagnose; Unfähigkeit eines Patienten, sich selbstständig zu bewegen.
▪ mobility, impaired physical

**Mobitz-Herzblock.** M.-H. I: → Atrioventrikularblock, bei dem das PR-Intervall allmählich zunimmt, bis keine Vorhofimpulse mehr an die Kammern weitergeleitet werden. M.-H. II: Plötzliche Unterbrechung der Weiterleitung von Vorhofimpulsen und ein phasenweise verlangsamter Herzschlag (Bradykardie) ohne vorherige Verlängerung des PR-Intervalls; dies kann durch Myokardinfarkt, Myokarditis, Medikamententoxizität, Elektrolytstörungen, rheumatische Knoten und verschiedene degenerative Krankheiten ausgelöst werden.
[W. Mobitz, deutscher Arzt, geb. 1889]
▪ Mobitz heart block

**Modelllernen.** Technik, die in der Verhaltenstherapie benutzt wird, bei der eine Person eine erwünschte Reaktion durch Beobachten und Imitieren der jeweiligen Verhaltensweise erlernen soll.
▪ modeling

**Modifikation.** 1. Prozess, bei dem eine Substanz von einer Form in eine andere umgebildet wird. 2. Veränderung in einem Organismus, die erworben oder erlernt, aber nicht vererbt ist.
▪ modification

**Mol.** Standardeinheit (in Gramm), die zur Messung der Menge einer Substanz verwendet wird. Ein M. einer Substanz entspricht der Menge, die die gleiche Anzahl von elementaren Partikeln (z.B. Atome, Elektronen, Ionen oder Moleküle) enthält, wie Atome in 12g des Kohlenstoffisotops $^{12}C$ enthalten sind.
[*lat.*: molecula, kleine Masse]
▪ mole

**Molalität.** Die Anzahl der → Mole einer gelösten Substanz pro Kilogramm eines Lösungsmittels (z.B. Wasser). Die M. bezieht sich auf das Gewicht des Lösungsmittels. (s.a. Molarität)
[*lat.*: moles, Masse]
▪ molality

**Molar.** (Dens molaris). Backenzahn oder Mahlzahn; das Gebiss enthält 12 M.en, wobei sich 6 auf jedem Zahnbogen befinden, jeweils 3 rechts und 3 links.
▪ molar

**Molarität.** Die Anzahl der → Mole einer gelösten Substanz pro Liter eines Lösungsmittels. Die M. bezieht sich auf das Volumen des Lösungsmittels. (s.a. Molalität)
[*lat.*: moles, Masse]
▪ molarity

**Molekül.** Kleinste Einheit, die die Eigenschaften eines Elements oder einer Verbindung aufweist. Ein M. besteht aus zwei oder mehreren → Atomen, die eine Bindung eingegangen sind.
▪ molecule

**Molekularbiologie.** Bereich der → Biologie, der sich mit den physikalischen und chemischen Interaktionen von Molekülen beschäftigt, die an allen Lebensfunktionen beteiligt sind.
[*lat.*: molecula, kleine Masse; *griech.*: bios, Leben; logos, Wissenschaft]
▪ molecular biology

**Molekulargenetik.** Bereich der → Genetik, der sich auf die chemischen Strukturen und Funktionen, Replikationen und Reifungsprozesse von Molekülen konzentriert, die bei der Übertragung (Transmission) von genetischen Informationen beteiligt sind, z.B. Desoxyribonukleinsäure (DNS) und Ribonukleinsäure (RNS).
[*lat.*: molecula, kleine Masse; *griech.*: genesis, Ursprung]
▪ molecular genetics

**Molekulargewicht (MG).** Das relative Gewicht des Moleküls einer Substanz in Relation zum Gewicht eines Atoms des Kohlenstoffisotops $^{12}$C verglichen wird. Das M. entspricht der Summe der Gewichte der einzelnen Atome und ist dimensionslos. Der Begriff relative Molekülmasse ist heute dem Begriff M. vorzuziehen.
🇬🇧 molecular weight (mol wt)

**Molekularkrankheit.** Erbkrankheit, die auf Chromosomenmutationen zurückzuführen ist.
🇬🇧 molecular pathology

**Molekülmasse.** Die Masse eines Moleküls, die sich aus der Summe der Atommassen der einzelnen Komponenten eines Moleküls errechnet. Das dimensionslose Äquivalent ist das → Molekulargewicht. Der Begriff relative M. wird heute der M. vorgezogen.
🇬🇧 molecular mass

**Molluscum.** Bezeichnung für jede Hautkrankheit, die aus einer weichen runden schwammartigen Masse oder Knötchen besteht; z.B. **M. contagiosum**, eine Hauterkankung, die durch ein Poxvirus verursacht wird. Dabei kommt es zur Bildung von weißlichen Knötchen (Papeln) mit Eindellung. Betroffen sind vorwiegend Kinder und Personen mit einem Immundefekt. Die Übertragung erfolgt durch direkten oder indirekten Kontakt (Schmierinfektion).
[*lat.:* molluscus, weich]
🇬🇧 molluscum

**mon(o)-.** Vorsilbe mit der Bedeutung »allein, einzeln, einzig«.
🇬🇧 mon(o)-

**Mönckeberg-Sklerose.** Form der → Arteriosklerose, bei der sich starke Kalkablagerungen an der mittleren Schicht (Tunica media) der Arterien finden, wobei das Gefäßlumen nur wenig verengt ist.
[J.G. Mönckeberg, deutscher Pathologe, 1877–1925]
🇬🇧 Mönckeberg's arteriosclerosis

**Mondbein.** → Os lunatum.
🇬🇧 lunate bone

**Mondgesicht.** (Facies lunata). Rundes aufgedunsenes Gesicht, das nach langfristiger Einnahme von Kortikosteroiden auftreten kann, z.B. bei chronischen Asthma, rheumatischer Arthritis oder akuter Leukämie im Kindesalter. Dieses Begleitsymptom verschwindet im Allgemeinen, wenn die Medikation abgesetzt wird.
🇬🇧 moon face

**Mongolismus.** → Down-Syndrom
🇬🇧 mongolism

**Monitor.** Mechanisches Gerät, das sichtbare und hörbare Signale aussendet und einen graphischen Bericht über bestimmte Körperfunktionen anlegt, die eng und kontinuierlich überwacht werden sollen, z.B. Herzmonitor, Fötalmonitor.
[*lat.:* monere, warnen]
🇬🇧 monitor

**Monitoring, der Herzfunktion.** Ständige Überwachung der Herzfunktionen mit einem elektronischen Gerät, das eine elektrokardiographische Aufzeichnung erzeugt.
🇬🇧 cardiac monitoring

**Monitoring, invasives hämodynamisches.** → Pflegeintervention der → NIC, die definiert wird als die Messung und Interpretation invasiver hämodyanamischer Parameter, um die kardiovaskuläre Funktion zu bestimmen und die Therapie zu regulieren.
🇬🇧 Invasive Hemodynamic Monitoring

**Monoaminoxidase (MAO).** → Enzym, das die Oxidation von Aminen auslöst (katalysiert). Die M. bewirkt den Abbau der Neurotransmitter Noradrenalin, Dopamin und Serotonin.
🇬🇧 monoamin oxidase (MAO)

**Monoaminoxidasehemmer (MAOH).** Chemisch heterogene Gruppe von Arzneimitteln, die vorwiegend zur Behandlung von Depressionen eingesetzt werden (→ Antidepressiva). Es kommt zu einem angstlösenden Effekt, insbesondere bei Angstzuständen in Verbindung mit einer Phobie. Die Wirkung der M. unterscheidet sich von Patient zu Patient und ihre genaue

Wirkungsweise ist nicht bekannt. Zu den häufigsten Nebenwirkungen gehören Schwindel, Mundtrockenheit, orthostatische Hypotonie und Verstopfungen (Obstipation). M. interagieren mit zahlreichen anderen Medikamenten und mit Nahrungsmitteln, die Aminosäuretyramin enthalten; es kann in diesem Zusammenhang zu einer starken Hypertonie in Verbindung mit Kopfschmerzen, Herzklopfen (Palpitation) und Übelkeit kommen.
🇬🇧 monoamine oxidase (MAO) inhibitor

**Monoarthritis.** Form der → Arthritis, von der nur ein Gelenk betroffen ist.
[*griech.*: monos, einzeln; arthron, Gelenk; itis, Entzündung]
🇬🇧 monoarthritis

**monoartikulär.** Zu einem einzelnen Gelenk gehörend.
[*griech.*: monos, einzeln; *lat.*: articulus, Gelenk]
🇬🇧 monoarticular

**monochromatisch.** 1. Zu einer einzelnen Farbe oder zu einer einzelnen Wellenlänge von Licht gehörend. 2. Bezeichnung für eine Person, die vollständig farbenblind ist. 3. Zu einer Substanz gehörend, die nur eine Farbe aufweist oder nur mit einer Farbe anzufärben ist.
🇬🇧 monochromatic

**Monogamie.** 1. Ehe oder Zusammenleben mit einer einzigen Person (im Gegensatz zur Polygamie). 2. Verhalten von Tieren, sich nur mit einem Partner zu paaren.
🇬🇧 monogamy

**monoklonal.** Zu einer Gruppe von identischen Zellen oder Organismen (→ Klon) gehörend, die von einer einzelnen Zelle abstammen. (s.a. Antikörper, monoklonale)
🇬🇧 monoclonal

**monokular.** Ein einzelnes Auge betreffend.
🇬🇧 monocular

**Monomer.** Molekül, das einzeln auftritt und ein → Polymer bilden kann, z.B. das Fibrinmonomer, das sich während des Gerinnungsprozesses polymerisiert und zu → Fibrin wird.
🇬🇧 monomer

**Mononeuropathie.** Krankheit oder Störung, die nur einen einzelnen Nervenast betrifft. Ursachen für eine M. können elektrische Schocks, Strahlung oder Knochenfrakturen sein, die eine einzelne Nervenfaser zusammendrücken oder verletzen. Gipsverbände und Staumanschetten, die zu eng sind, können ebenfalls durch Druck oder Ischämie zu einer Nervenverletzung führen.
[*griech.*: monos, einzeln; neuron, Nerv; pathos, Krankheit]
🇬🇧 mononeuropathy

**Mononucleosis infectiosa.** (Pfeiffer-Drüsenfieber). Akute Herpesinfektion, die durch das → Epstein-Barr-Virus verursacht wird. Die M. i. äußert sich in Fieber, Halsentzündung, geschwollenen Lymphdrüsen, atypischen Lymphozyten, Splenomegalie, Hepatomegalie, Leberfunktionsstörungen und Hämatomen.
[*lat.*: inficere, beflecken; *griech.*: monos, einfach; *lat.*: nucleus, Kern; *griech.*: osis, Zustand]
🇬🇧 infectious mononucleosis

**mononukleär.** Zu einem einzigen Kern gehörend oder nur einen Kern aufweisend, z.B. ein → Monozyt.
🇬🇧 mononuclear

**Mononukleose.** Unphysiologische Erhöhung der Anzahl an → mononukleären → Leukozyten im Blut. Beispiel ist die → Mononucleosis infectiosa (Pfeiffer-Drüsenfieber). Die M. infectiosa ist eine Viruserkrankung (durch den Epstein-Barr-Virus verursacht), die einer Angina ähnelt; es kommt zu Lymphknotenschwellungen und Mandelentzündung. Im Blutbild treten typischerweise zahlreiche mononukleäre Zellformen auf.
🇬🇧 mononucleosis

**Monorchie.** Angeborenes Fehlen eines Hodens (Orchis) oder Zustand, bei dem sich nur ein Hoden in den Hodensack (Skrotum) abgesenkt hat.
🇬🇧 monorchism

**Monosaccharid.** Einfachstes Kohlenhydrat, z.B. → Glukose, das ein Baustein von Oligo- oder → Polysacchariden ist. Je nach der Anzahl der Kohlenstoff (C)- bzw. Sauerstoff (O)- Atome unterscheidet man Triosen, Tetrosen, Pentosen, Hexosen und Heptosen. Zu den Hexosen gehören z.B. Fruktose, Glukose, Mannose und Galaktose.
[*griech.:* monos, einzeln; sakcharon, Zukker]
🇬🇧 monosaccharide

**Monosomie.** Fehlbildung eines → Chromosoms (Aberration), bei der nur ein Chromosom eines normalerweise → diploiden Chromosomensatzes vorhanden ist (Genmutation). – *adj.* monosom.
🇬🇧 monosomy

**monovalent.** → univalent.
🇬🇧 univalent

**monozygot.** (eineiig). Zu einem einzigen befruchteten Ei (Zygote) gehörend oder daraus hervorgehend, z.B. eineiige Zwillinge.
🇬🇧 monozygotic

**Monozyt.** Größter → Leukozyt mit einem einzigen ovalen oder nierenförmigen Kern, der → Chromatin enthält.
[*griech.:* monos, einzeln; kytos, Zelle]
🇬🇧 monocyte

**Monozytenleukämie.** Maligne Erkrankung des blutbildenden Gewebes, bei der die dominierenden Zellen → Monozyten sind. Die M. beginnt mit plötzlichem Unwohlsein, Müdigkeit, Fieber, Appetitlosigkeit (Anorexie), Gewichtsverlust, Vergrößerung der Milz (Splenomegalie), Zahnfleischbluten, Anämie und unzureichender Reaktion auf andere Therapien.
🇬🇧 monocytic leukemia

**Monozytopenie.** Unphysiologisch niedriger Monozytenspiegel im peripheren Blut. (→ Monozyt)
🇬🇧 monocystopenia

**Monozytose.** Unphysiologisch erhöhter Anteil an → Monozyten im zirkulierenden Blut, der z.B. bei chronischen Infektionskrankheiten wie Tuberkulose oder Malaria auftreten kann.
🇬🇧 monocytosis

**Mons.** Vorwölbung, Erhebung; z.B. M. pubis oder veneris (Schamberg).
[*lat.:* Berg]
🇬🇧 mons

**Monteggia-Fraktur.** Knochenbruch der Elle (Ulna) in Verbindung mit einer Speichenausrenkung (Radiusdislokation) oder einem Bänderriss in diesem Bereich, was zu einer Abwinklung oder Überlagerung der gebrochenen Einzelteile der Ulna führen kann.
[G. Monteggia, italienischer Chirurg, 1762–1815]
🇬🇧 Monteggia's fracture

**Montgomery-Knötchen.** Kleine Drüsen an der Brustwarze und im Warzenhof der Frau, die eine fettige Flüssigkeit absondern und so die Brustwarze gleitfähig machen und vor Rissen schützen.
[W. Montgomery, ir. Gynäkologe, 1797–1859]
🇬🇧 tubercles of Montgomery

**morbide.** Zu einem krankhaften oder pathologischen Zustand gehörend.
[*lat.:* morbidus, erkrankt]
🇬🇧 morbid

**Morbidität.** 1. Krankheit oder unphysiologische Bedingung oder Qualität. 2. (Statistik) Krankheitshäufigkeit; Ziffer, die ausdrückt, wie häufig eine Krankheit oder Abnormität auftritt; sie wird berechnet, indem die Anzahl der Personen, die innerhalb einer festgelegten Gruppe betroffen sind, durch die Gesamtanzahl der Personen in dieser Gruppe geteilt wird. 3. Die Rate der Erkrankungen, die in einem bestimmten Bereich oder einer Population in einem gewissen Zeitraum auftritt. (s.a. Mortalität; Letalität)
[*lat.:* morbidus, erkrankt]
🇬🇧 morbidity

**morbilliform.** (masernförmig). Beschreibung für einen Hautzustand, der dem erythe-

matösen knötchenförmigen (papulösen) Ausschlag von Masern ähnelt.
[*lat.*: morbilli, kleine Krankheit; forma, Form]
morbilliform

**Morbus.** Krankheit oder Krankheitsbezeichnung, z.B. Morbus Crohn.
[*lat.*: morbus, Krankheit]
morbus

**Morbus Addison.** → Addison-Krankheit.
Addison's disease

**Morbus Crohn.** (Crohn-Krankheit; Enteritis regionalis; sklerosierende chronische Enteritis; Ileitis terminalis). Akute unspezifische Entzündung vor allem im Bereich des unteren Dünndarms und des Dickdarms, aber auch im oberen Verdauungstrakt mit vielfältigen immunologischen und psychosozialen Ursachen; Symptome: Durchfälle, Unterbauchschmerzen und Gewichtsverlust.
[B. Crohn, geb. 1884, Arzt in New York.]
Crohn's disease

**Morbus Scheuermann.** → Scheuermann-Krankheit.
Scheuermann's disease

**Morgensteifigkeit.** Phase der muskulären Steifheit nach dem Aufwachen am Morgen; eine häufige Beschwerde von Patienten mit Arthritis oder ähnlichen skelettmuskulatorischen Erkrankungen.
morning stiffness

**moribund.** Bezeichnung für die Phase kurz vor dem Tod oder für das Sterben selbst.
[*lat.*: moribundus, sterbend]
moribund

**Morning-after-Pille.** (»Pille danach«). Hohe Dosis → Östrogen, die eine Frau innerhalb von 24 bis 72 Stunden nach einem Geschlechtsverkehr erhält, um eine Schwangerschaft zu verhindern; wird häufig notfallmäßig nach einer Vergewaltigung oder Inzest verabreicht.
morning after pill

**Moro-Reflex.** Physiologischer Reflex bei Säuglingen (3 bis 4 Monate), der durch ein plötzliches lautes Geräusch ausgelöst wird, indem man z.B. direkt neben dem Kind auf die Unterlage schlägt oder den Kopf leicht anhebt und dann wieder zurückfallen lässt. Die normale Reaktion besteht in einer Beugung (Flexion) der Beine, einer Umklammerungshaltung mit den Armen und einem kurzen Schrei.
[E. Moro, deutscher Pädiater, 1874–1951]
Moro reflex

**morph(o)-.** Vor- oder Nachsilbe mit der Bedeutung »Form, Gestalt«.
morph(o)-

**Morphin.** (Morphium). Weißes kristallines Alkaloid, das aus Schlafmohn (Papaver somniferum) gewonnen wird, der die wesentliche pharmakologische Wirkung ausmacht. M. wirkt auf das Zentralnervensystem, wobei es sowohl zur Depression als auch zu einer euphorischen Stimulation führt. Es wirkt auf den motorischen Kortex depressiv und stimuliert das Rückenmark. Selbst in kleinen Mengen kommt es zur Depression des respiratorischen Systems. M. weist eine beträchtliche analgetische Wirkung auf, sein vorrangiger therapeutischer Wert liegt deshalb in der Schmerzlinderung (→ Opioid- → Analgetikum). M. führt selten zur vollständigen Schmerzfreiheit, doch lindert es in den meisten Fällen das Leiden beträchtlich. M. stimuliert den dritten Hirnnerv, was zur Zusammenziehung der Pupillen führt (Miosis). Eine wiederholte Anwendung führt zur körperlichen → Abhängigkeit (Morphinismus, Morphin-Hunger); M. unterliegt deshalb dem Betäubungsmittelgesetz. Zu den Nebenwirkungen gehören Müdigkeit, Konzentrationsschwäche, Unruhe, psychotische Zustände, Verstopfung und Erbrechen. (→ Morphinvergiftung)
[*griech.*: Morpheus, Gott des Schlafes]
morphine

**Morphinismus.** (Morphin-Hunger; Morphin-Sucht). Pathologischer Zustand, der durch eine → Abhängigkeit von → Morphin verursacht wird.
morphinism

**Morphinvergiftung.** Negative Wirkung nach einer Injektion oder der oralen Aufnahme von → Opioid-Narkotika, zu deren Symptome die Verengung der Pupillen

(Miosis), Müdigkeit (bis Koma) und flache Atmung (bis zur Atemdepression) gehören. Zur Notfallbehandlung zählen außer der Verabreichung des Antidots Naloxon eine Magenspülung, die Verabreichung von Kohle und Beatmung. (→ Morphin)
🇬🇧 morphine poisoning

**Morphogenese.** Entwicklung und Differenzierung der Strukturen und Formen eines Organismus, insbesondere aller Veränderungen, die während des embryonalen Stadiums in den Zellen und Geweben ablaufen. – *adj.* morphogenetisch.
[*griech.:* morphe, Form; genein, produzieren]
🇬🇧 morphogenesis

**Morphologie.** Studium und Untersuchung der physikalischen Formen und Strukturen von Menschen, Tieren und Pflanzen. – *adj.* morphologisch.
[*griech.:* morphe, Form; logos, Wissenschaft]
🇬🇧 morphology

**Mörser.** Schalenförmiges Behältnis, in dem Materialien (z.B. Tabletten) mit Hilfe eines Stößels zerkleinert werden.
🇬🇧 mortar

**Mortalität.** (Sterblichkeit; Sterbe- bzw. Mortalitätsziffer). Todesrate, d.h. Anzahl der Todesfälle pro Bevölkerungseinheit, und zwar bezüglich einer geographischen Region, Altersgruppe, Erkrankung oder nach anderen Klassifikationen anzeigt; wird im Allgemeinen als Sterbefälle pro 1000, 10 000 oder 100 000 Personen ausgedrückt. (s.a. Morbidität; Letalität)
[*lat.:* mortalis, sterblich]
🇬🇧 mortality

**Morula.** Feste, runde Ansammlung von Zellen, die aus der Furchung des befruchteten Eies (Ovum) im frühen Stadium der embryonalen Entwicklung entsteht.
[*lat.:* morum, Maulbeere]
🇬🇧 morula

**Mosaik.** 1. Individuum oder Organismus, der sich aus einer einzelnen Zygote entwickelt, aber zwei oder mehrere Arten von genetisch unterschiedlichen Zellpopulationen aufweist. Dies ist Resultat einer Mutation, Crossing over oder (beim Menschen häufig) einer fehlenden Verbindung von Chromosomen während der frühen Embryogenese, was zu einer Variation der Chromosomenanzahl in der Zelle führt. 2. Befruchtetes Ei (Ovum), das die Furchung beendet hat.
🇬🇧 mosaic

**Motilin.** Peptidhormon, das von den Gewebezellen des Magen-Darm-Traktes gebildet wird und die gastrointestinale → Motilität und die Pepsinsekretion steuert. (→ Pepsin)
🇬🇧 motilin

**Motilität.** Bezeichnung für den Ablauf von spontanen, unbewussten oder unwillkürlichen (reflektorisch gesteuerten) Bewegungen. – *adj.* motil.
[*lat.:* motare, sich hin und her bewegen]
🇬🇧 motility

**Motilität, gastrische.** Spontane, peristaltische Bewegungen des Magens zur Unterstützung der Verdauung; diese Bewegungen befördern die Nahrung durch den Magen und den Magenausgang (Pylorus) in den Zwölffingerdarm (Duodenum).
🇬🇧 gastric motility

**Motivation.** Bewusste oder unbewusste Bedürfnisse, Interessen, Belohnungen oder andere Anreize, die ganz bestimmte Verhaltensweisen auslösen, lenken oder erhalten. Bei einem Motivationskonflikt existieren zwei oder mehr Motive, die auf verschiedene Zielsetzungen gerichtet sind.
[*lat.:* motio, Bewegung]
🇬🇧 motivation

**Motivationsgruppe.** Eine zur Weckung von Interesse, Aufmerksamkeit und Kommunikationswillen zusammengestellte Therapiegruppe für zurückgezogen lebende und unter Motivationslosigkeit leidende Patienten in geschlossenen psychiatrischen Einrichtungen.
🇬🇧 remotivation group

**Motoneuron.** Motorischer Nerv, der eine Muskelkontraktion (der quergestreiften Muskulatur) auslöst.
[*lat.:* motio, Bewegung; *griech.:* neuron, Nerv]
🇬🇧 motoneuron

**motorisch.** 1. Zur willkürlichen Bewegung gehörend; Bezeichnung für den Körperapparat, der für alle Bewegungen zuständig ist, oder die Hirnfunktion, die zweckmäßige Aktivitäten veranlasst und steuert. 2. Zu den Muskeln, Nerven oder dem Hirnzentrum gehörend, die für körperliche Bewegungen zuständig sind.
🇬🇧 motor

**Moxibustion.** (Moxa). In der → Traditionellen Chinesischen Medizin, das Abbrennen von Beifußkraut in einem bestimmten Abstand vom Körper entlang so genannter Meridiane. (s.a. Akupunktur)
🇬🇧 moxa, moxibustion

**MPG.** → Medizinprodukte-Gesetz

**m-RNS.** Abkürzung für → Messenger-RNS.
🇬🇧 mRNA

**MRSA.** Abkürzung für »Methicillin-resistenter Staphylococcus aureus«.
🇬🇧 MRSA

**MS.** Abkürzung für → Multiple Sklerose.
🇬🇧 MS

**M.S.** Abkürzung für den akademischen Grad »Master of Science«.
🇬🇧 M.S.

**MTA.** Abkürzung für die Berufsbezeichnung »Medizinisch-technische(r) Assistent(in)«.
🇬🇧 M.T.

**Mückensehen.** (Mouches volantes). Durch Zelltrümmer verursachte Netzhautschatten, die vom Auge als bewegliche Flecken wahrgenommen werden. Die meisten Flecken sind gutartige Überreste von Blutgefäßen des pränatalen Glaskörpers. Ein plötzliches Auftauchen der Flecken kann Indikation für eine ernsthafte Krankheit sein.
🇬🇧 floaters

**Mucosa.** (Mukosa). Schleimhaut.
🇬🇧 mucosa

**Müdigkeitssyndrom, chronisches.** Krankhafte Ermüdung, begleitet von Muskelschmerzen, Gelenkschmerzen ohne Schwellung, schmerzhafter zervikaler bzw. axillarer Adenopathie, Halsentzündung, Kopfschmerz, Gedächtnis- bzw. Konzentrationsstörungen und schlechtem Schlaf. Die Störung kann jahrelang persistieren; eine spontane Besserung tritt in weniger als 40% der Fälle ein.
🇬🇧 chronic fatigue syndrome (CFS)

**muko-/muco-.** Vorsilbe mit der Bedeutung »Schleim«.
🇬🇧 muco-

**Mukolipidose.** Gruppe von Stoffwechselerkrankungen, die sich durch eine Ansammlung (Akkumulation) von → Mukopolysacchariden und Fetten (→ Lipiden) in den Geweben äußert, wobei es nicht zu einer übermäßigen Ausscheidung der Mukopolysaccharide im Urin kommt.
🇬🇧 mucolipidosis

**Mukolytika.** Substanzen oder Arzneimittel, die Schleim (Mukus) auflösen oder zerstören, insbesondere in den oberen Atemwegen. M. bewirken, dass die Sekrete dünnflüssiger werden und leichter abgehustet werden können. – *adj.* mukolytisch.
🇬🇧 mucolytics

**Mukopolysaccharid.** → Polysaccharid, das Hexosamin enthält und in der Verbindung mit Proteinen als → Muzin zu finden ist.
[*lat.:* mucus, Schleim; *griech.:* polys, viele; sackcharon, Zucker]
🇬🇧 mucopolysaccharide

**Mukopolysaccharid-Speicherkrankheit.** Gruppe von genetischen Störungen, die durch unphysiologisch hohe Ansammlungen (Akkumulationen) von → Mukopolysacchariden in den Geweben gekennzeichnet sind und weitere für den jeweiligen Typ der Erkrankung spezifische Symptome aufweisen. Bei allen Typen kommt es zu beträchtlichen Knochendeformitäten (insbesondere im Gesicht), mentaler und physischer Spätentwicklung (Retar-

dierung) und einer verminderten Lebenserwartung.
🌐 mucopolysaccharidosis (MPS)

**Mukoviszidose.** (zystische Fibrose). → zystische Fibrose.
🌐 cystic fibrosis

**Mukus.** (Schleim). Visköse, schleimige Sekretion der → Schleimhäute und Drüsen, die → Muzin, weiße Blutzellen (Leukozyten), anorganische Salze und abgeschilferte Zellen enthält. – adj. mukös.
[*lat.*: Schleim]
🌐 mucus

**Müller-Gang.** Einer von zwei Gängen beim Embryo, die sich bei der Frau zu Eileiter, Uterus und Vagina entwickeln und beim Mann atrophieren.
[J. P. Müller, deutscher Physiologe, 1801–1858]
🌐 müllerian duct

**Müller-Handgriff.** Handgriff bei einer Bekkenendlage, durch den die Schultern und Arme des Fötus gelöst werden.
[J. P. Müller]
🌐 Müller's maneuver

**multi-.** Vorsilbe mit der Bedeutung »viel«.
🌐 multi-

**multiform.** Ein Organ, Gewebe oder jedes andere Objekt, das in mehr als einer Erscheinungsform vorkommt.
[*lat.*: multus, viel; forma, Form]
🌐 multiform

**Multigravida.** (Plurigravida). Bezeichnung für eine Frau, die mehr als einmal schwanger war.
[*lat.*: multus, viel; gravida, die Schwangere]
🌐 multigravida

**Multiinfarktdemenz.** Form einer organischen Hirnerkrankung, die durch eine rasche Verschlechterung der intellektuellen Leistung gekennzeichnet ist, was durch Gefäßerkrankungen verursacht wird. Zu den Symptomen gehören emotionale Labilität, Abfall der Gedächtnisleistung, des abstrakten Denkens, der Urteilsfähigkeit und der Impulskontrolle. Es kommt außerdem zu neurologischen Störungen, z.B. Gangabnormitäten und Parästhesien.
🌐 multiinfarct dementia

**Multimorbidität.** (Polypathie, Polymorbidität). Gleichzeitiges Bestehen mehrerer Erkrankungen.
[*lat.*: multum, viel; morbidus, krank]
🌐 multimorbidity

**Multiorganversagen.** (MOV). Sequenziell auftretendes Funktionsversagen verschiedener lebenswichtiger Organsysteme innerhalb einer kurzen Zeitspanne (z. B. akutes Lungen-, Leber- und Nierenversagen). Jedes Einzelorgan kann bei Funktionsversagen und gleichzeitiger schwerer Krankheit oder bei größeren chirurgischen Eingriffen Auslöser eines MOV sein. Besonders gefährdet sind Patienten mit Sepsis, Polytrauma, Verbrennungen und Schock in einem fortgeschrittenen Stadium.
🌐 multiple organ failure

**Multipara.** (Pluripara). Bezeichnung für eine Frau, die mehr als ein lebensfähiges Kind geboren hat.
🌐 multipara

**Multiple Sklerose (MS).** Progressive Erkrankung, die durch eine streuende Entmarkung (Demyelinisation) der Nervenfasern von Gehirn und Rückenmark gekennzeichnet ist. Die ersten Anzeichen sind unphysiologische Körperempfindungen (Parästhesien) oder abnorme Wahrnehmungen in den Extremitäten oder in einer Gesichtshälfte. Zu weiteren Frühsymptomen zählen Muskelschwäche, Schwindel (Vertigo) und Sehstörungen. Im weiteren Verlauf der Erkrankung stellen sich eine extreme emotionale Labilität, Störungen der Muskelbewegungen (Ataxie), abnorme Reflexe und Schwierigkeiten beim Harnlassen ein.

Pflegerisches Prinzip bei MS-Patienten muss ein individuell abgestimmter Pflegeplan sein, da sich die MS in den unterschiedlichsten Formen und Schweregraden äußern kann. Auch sollte die Hilfe

zur Selbsthilfe/aktivierende Pflege im Vordergrund stehen.
[*lat.*: multus, viel; *griech.*: sklerosis, Verhärtung]
🇬🇧 multiple sclerosis (MS)

**multisynaptisch.** Zu einem Nervenprozess oder einem System von Nervenzellen gehörend, die eine Vielzahl von Synapsen benötigen oder aufweisen.
[*lat.*: multus, viel; *griech.*: synaptein, verbinden]
🇬🇧 multisynaptic

**multivalent.** 1. Bezeichnung für die Fähigkeit eines Elements, sich mit drei oder mehr univalenten Atomen zu verbinden. 2. Bezeichnung für die Fähigkeit, gegen mehr als einen Stamm von Organismen zu wirken; z.B. m.er Impfstoff, der aus mehreren Antigentypen einer Species besteht.
🇬🇧 multivalent

**multizellulär.** Aus mehr als einer Zelle oder Zellform bestehend.
🇬🇧 multicellular

**Mumifikation.** Austrocknung von Gewebe, z.B. eine trockene Gangrän oder ein toter Fötus im Uterus.
[*pers.*: mum, Wachs; *lat.*: facere, machen]
🇬🇧 mummification

**Mumps.** (Parotitis epidemica/Ziegenpeter). Akute Viruserkrankung (meldepflichtig), die durch eine Schwellung der Ohrspeicheldrüse (Parotis) gekennzeichnet ist und durch ein Paramyxovirus verursacht wird. Inkubationszeit 15 bis 22 Tage. M. tritt am häufigsten bei Kindern im Alter zwischen 5 und 15 Jahren, teilweise auch noch später auf. Im Erwachsenenalter hat die Infektion einen schweren Verlauf. Der Mumps-Paramyxovirus lebt im Speichel infizierter Personen und wird durch Tröpfcheninfektion übertragen. Zu den Symptomen zählen Appetitlosigkeit (Anorexie), Kopfschmerzen, Unwohlsein und leichtes Fieber. Später folgen häufig Ohrenschmerzen, Schwellung der Ohrspeicheldrüse und Temperaturen von 38 bis 40° C. Die Patienten leiden beim Trinken von säuerlichen Flüssigkeiten oder beim Kauen unter Schmerzen. Die Prognose von M. ist gut, manchmal entstehen jedoch Komplikationen wie Arthritis, Pankreatitis, Myokarditis, Eierstockentzündung (Oophoritis) und Nephritis. Über die Hälfte der Männer mit einer durch Mumps ausgelösten Hodenentzündung (Orchitis) erleiden eine Atrophie der Hoden (Testikel); da dies aber meist nur einseitig auftritt, kommt es selten zur Sterilität.
🇬🇧 mumps

**Mumps-Vakzin.** Lebendimpfstoff, der zur aktiven Immunisierung gegen Mumps verabreicht wird.
🇬🇧 mumps virus vaccine live

**Münchhausen-Syndrom.** (Traumatophilia). Ungewöhnlicher Zustand, der durch den gewohnheitsmäßigen Wunsch nach ärztlicher Behandlung und Krankenhauseinweisung wegen einer zwar symptomatischen, aber nur eingebildeten akuten Erkrankung gekennzeichnet ist. Der Betroffene kann üblicherweise die Symptome und den Verlauf einer realen Erkrankung logisch und überzeugend darstellen.
[Baron v. Münchhausen, deutscher Abenteurer und Geschichtenerzähler, 1720–1797]
🇬🇧 Münchhausen's syndrome

**Mund.** 1. Die fast ovale orale Höhle, die das obere (distale) Ende des Verdauungstraktes darstellt und (anterior) durch die Lippen begrenzt ist. Der M. enthält die Zunge und die Zähne; er besteht aus einem Vorhof (Vestibulum) und der eigentlichen Mundhöhle. Das Vestibulum befindet sich vor den Zähnen und ist nach außen durch die Lippen und die Wangen begrenzt. Die eigentliche Mundhöhle ist von den Alveolarbögen und den Zähnen umgeben und steht in Verbindung mit dem Rachen (Pharynx). Der M. ist vom weichen und vom harten Gaumen überwölbt. Die Zunge bildet einen großen Teil des Bodens der Höhle. 2. Eine Körperhöhle.
🇬🇧 mouth

**Mundfäule.** → Stomatitis ulcerosa.
🇬🇧 ulcerative stomatitis

**Mundhygiene.** Zustand oder Praxis der Erhaltung von Gewebe und Strukturen des Mundes. Zur M. gehören das Zähneputzen, um Essensreste, Bakterien und Plaque zu beseitigen, sowie die Massage des Zahnfleischs mit Zahnbürste, Zahnseide oder Spülungen, um die Durchblutung anzuregen und Fremdkörper zu entfernen.
🇬🇧 oral hygiene

**Mundpflege.** Die M. dient der Vorbeugung bzw. Linderung von Schäden an Mundschleimhaut und Lippen. Ziele der M. sind die Erhaltung der Kautätigkeit, eine intakte Mundschleimhaut, eine belagfreie Zunge, geschmeidige Lippen und damit insgesamt eine beschwerdefreie Nahrungsaufnahme. Zur M. gehört die regelmäßige Beobachtung der Schleimhäute auf Veränderungen (Trockenheit, → Soor, → Aphthen, Entzündungen), die Reinigung der Zähne (Gebiss), die Entfernung von Belägen, die Anregung des Speichelflusses und eine regelmäßige und ausreichende Flüssigkeitszufuhr.
🇬🇧 mouth care

**Mundschleimhaut.** Schleimhaut der Mundhöhle und des Zahnfleischs.
🇬🇧 oral mucosa

**Mundschleimhaut, veränderte.** Anerkannte → NANDA-→ Pflegediagnose; Zustand, bei dem eine Person unter einer Schädigung von Gewebeschichten in der Mundhöhle leidet. Zu den kennzeichnenden Merkmalen gehören Schmerzen oder Beschwerden im Mund, belegte Zunge, trockener Mund (Xerostomie), Stomatitis, Läsionen oder Ulzera im Mund, fehlende oder verminderte Speichelproduktion, Leukoplakie, Ödeme, Hyperämie, Beläge oder Abschilferungen im Mund, Bläschen, hämorrhagische Gingivitis, Karies und Mundgeruch.
🇬🇧 oral mucous membrane, altered

**Mundschutz.** Weiche, exakt angepasste Plastikform, die in den Mund eingeführt wird und alle gefährdeten Flächen und den Gaumen bedeckt. Ein M. wird bei Kontaktsportarten, wie etwa beim Boxen, getragen, um Geweberverletzungen von Mund, Lippen und anderen oralen Flächen einzuschränken.
🇬🇧 mouth guard

**Mundsoor.** Pilzinfektion der Mund- und Zungenschleimhaut, gekennzeichnet durch cremige weiße Flecken auf einer entzündeten Zunge oder in den Wangentaschen. Bei Kleinkindern ist ein gelegentlich auftretender M. nicht bedenklich, bei Erwachsenen kann er jedoch Anzeichen einer HIV-Infektion sein.
🇬🇧 thrush

**Mundwasser.** Medizinische Flüssigkeit, die zur Reinigung der Mundhöhle und zur Behandlung der Mundschleimhaut benutzt wird. Viele Mundwässer enthalten Alkohol, der dafür sorgt, dass die Oberfläche erweicht und Verhärtungen an den Zähnen und andere Abfallstoffe entfernt werden.
🇬🇧 mouthwash

**Mund-zu-Mund-Beatmung.** Maßnahme bei der künstlichen Wiederbelebung (Reanimation), die meist in Verbindung mit einer Herzdruckmassage ausgeführt wird. Die Nase des Opfers wird verschlossen, indem die Nasenflügel zugehalten werden und der Kopf nach hinten überstreckt wird. Der Retter bläst Luft durch den Mund in die Lunge des Opfers und muss darauf achten, beim Luftholen den Kopf zur Seite zu halten, damit er nicht die verbrauchte Luft des Opfers wieder einatmet.
▨ Reanimation, kardiopulmonale
🇬🇧 mouth-to-mouth resuscitation

**Mund-zu-Nase-Beatmung.** Technik der Atemspende bei der → Reanimation ohne Hilfsmittel, falls die Nase nicht verletzt und für Luft durchgängig ist. 1. Der Ersthelfer überstreckt den Kopf des Patienten. 2. Der Mund wird durch den Druck des Daumens auf die Unterlippe in Richtung Oberlippe verschlossen. Der Helfer bläst vorsichtig seine Ausatemluft in die Nase des Patienten ein. 3. Nach 2 Atemspenden wird der Puls an der → Arteria

carotis kontrolliert. 4. Bei vorhandenem Puls wird etwa 12x/min weiterbeatmet. Ist kein Puls vorhanden, erfolgen 2 langsame Beatmungen im Wechsel mit 15 → Herzdruckmassagen pro Minute.
🇬🇧 mouth -to-nose resuscitation

**Murphy-Zeichen.** Test zur Feststellung einer Gallenblasenerkrankung, bei der der Patient tief einatmen muss, während der Arzt seine Finger unterhalb der Rippen auf den unteren Leberrand legt. Bei der Einatmung wird die Gallenblase bis zu den Fingern angehoben, was Schmerzen auslöst, wenn die Gallenblase entzündet ist.
🇬🇧 Murphy's sign

**Musculus abducens.** (Musculus rectus lateralis). Der M. abducens bewegt den Augapfel nach außen.
[*lat.*: abducere, wegführen]
🇬🇧 abducens muscle

**Musculus adductor brevis.** (kurzer Schenkelanzieher). Einer der fünf mittleren Oberschenkelmuskeln; hat die Funktion, den Oberschenkel zu adduzieren und zur Mitte zu rotieren sowie das Bein zu strecken.
🇬🇧 adductor brevis

**Musculus adductor longus.** (langer Schenkelanzieher). Der oberflächlichste Muskel der drei Adduktorenmuskeln des Oberschenkels; gehört zu den fünf mittleren femoralen Muskeln; adduziert und beugt den Oberschenkel.
🇬🇧 adductor longus

**Musculus adductor magnus.** (großer Schenkelanzieher). Langer, dreieckiger Muskel des Oberschenkels; dient der → Adduktion des Oberschenkels. Der proximale Teil rotiert den Oberschenkel zur Mitte und beugt ihn zur Hüfte. Der distale Teil streckt den Oberschenkel und dient der seitlichen Rotation.
🇬🇧 adductor magnus

**Musculus biceps brachii.** (Bizeps). Langer zweiköpfiger Muskel des Oberarms auf der Vorderseite des Oberarmknochens (Humerus), der am Schulterblatt (Scapu-

la) ansetzt. Er beugt den Ober- und Unterarm (Flexion) im Ellbogengelenk und dreht die Hand nach außen (Supination).
[*lat.*: bis, zwei: caput, Kopf: brachii, Arme]
🇬🇧 biceps brachii

**Musculus biceps femoris.** Zweiköpfiger hinterer Femoralismuskel, der das Bein im Kniegelenk beugt und seitlich dreht, sowie den Oberschenkel (Femur) streckt und seitlich dreht.
[*lat.*: bis, zwei; caput, Kopf; femoris, Oberschenkel.]
🇬🇧 biceps femoris

**Musculus brachialis.** (Armbeuger). Muskel des Oberarms, der den vorderen Teil des Ellbogengelenks und die distale Seite des Oberarmknochens (Humerus) bedeckt; dient der Beugung des Ellbogengelenks.
🇬🇧 brachialis

**Musculus brachioradialis.** (Oberarmspeichenmuskel). Der am weitesten oben liegende Muskel der radialen Seite des Unterarms; dient der Beugung des Ellbogengelenks.
🇬🇧 brachioradialis

**Musculus coracobrachialis.** Muskel, der am Schulterblatt (Scapula) beginnt und bis zur Innenseite des Oberarmknochens (Humerus) reicht; adduziert die Schulter.
🇬🇧 coracobrachialis

**Musculus cremaster.** Dünne Muskelschicht, die sich über den Samenstrang schleifenförmig ausbreitet. Der Kremaster ist die Verlängerung des Musculus internus abdominis und zieht die Hoden bei Kälte oder nervlicher Stimulation nach oben, in Richtung des oberflächlichen Leistenrings.
[*griech.*: kremastos, hängend.]
🇬🇧 cremaster

**Musculus deltoideus.** (Deltamuskel). Der große, dreieckige Muskel, der das Schultergelenk bedeckt. Wichtigster Muskel für Armabduktion; ist bei der Beugung, Streckung und Kreisbewegung des Armes beteiligt.
🇬🇧 deltoid

**Musculus flexor carpi radialis.** Schmaler, oberflächlicher Unterarmmuskel an der

ulnaren Seite des Pronator teres. Dient der Flexion und Abduktion der Hand.
🇬🇧 flexor carpi radialis

**Musculus flexor carpi ulnaris.** Oberflächenmuskel auf der ulnaren Unterarmseite. Dient zur Beugung und Adduktion der Hand.
🇬🇧 flexor carpi ulnaris

**Musculus flexor digitorum superficialis.** Größter oberflächlicher Unterarmmuskel, der sich auf der ulnaren Seite unterhalb des Palmaris longus befindet. Mit Hilfe des Muskels werden die zweiten Fingerglieder sowie indirekt die Hand gebeugt.
🇬🇧 flexor digitorum superficialis

**Musculus gastrocnemius.** (Wadenmuskel). Oberflächlichster Wadenmuskel, der eine Beugung des Fußes zur Fußsohle hin (Plantarflexion) bewirkt.
[*griech.:* gastroknemia, Wade]
🇬🇧 gastrocnemius

**Musculus glutaeus.** Gesäßmuskel, der aus drei Muskeln besteht: der Musculus glutaeus maximus streckt den Oberschenkel, der M. g. medius dient der Außenbewegung (Abduktion) und Drehung (Rotation) des Beines und der M.g. minimus bewegt den Oberschenkel nach außen (Abduktion) oder neigt das Becken seitwärts.
🇬🇧 gluteus

**Musculus iliacus.** (Darmbeinmuskel). Flacher, dreieckiger Muskel, der zu den vorderen Hüftmuskeln gehört und die Beugung des Hüftgelenks sowie die Kreisbewegung des Oberschenkels nach außen ermöglicht.
🇬🇧 iliacus

**Musculus latissimus dorsi.** (breiter Rückenmuskel). Einer von zwei großen rechteckigen Muskeln im Brust- und Lendenbereich des Rückens; er dehnt, beugt (Adduktion) und dreht den Arm seitlich (Innenrotation), zieht die Schulter zurück und nach unten und den Körper beim Klettern nach oben.
🇬🇧 latissimus dorsi

**Musculus masseter.** (Kaumuskel). Dicker rechteckiger Muskel zwischen Jochbein und Kieferwinkel, der beim Kauen den Unterkiefer aufwärts und nach vorn zieht.
🇬🇧 masseter

**Musculus obturatorius.** (Hüftlochmuskel). Oberschenkelmuskel, der sich in einen inneren und äußeren Muskel teilt (M. obturatorius externus und internus). Der M. o. externus beugt und dreht den Oberschenkel nach außen und der M. o. internus zieht den Oberschenkel an und dreht ihn ebenfalls nach außen.
🇬🇧 obturator muscle

**Musculus pectoralis major.** (großer Brustmuskel). Großer Muskel der oberen Brustwand, der sich von Schlüsselbein, Brustbein und Bauchfaszie zum Oberarm zieht und das Schultergelenk beugt, hochzieht und den Arm nach innen dreht.
🇬🇧 pectoralis major

**Musculus psoas major.** (großer Lendenmuskel). Großer Muskel, der an den Querfortsätzen der Lendenwirbelsäule ansetzt und den Oberschenkel im Hüftgelenk beugt und nach vorn dreht und den Unterkörper nach außen dreht.
🇬🇧 psoas major

**Musculus quadriceps femoris.** Großer vierköpfige Muskel auf der Vorderseite des Oberschenkels mit der Funktion, das Bein zu strecken. Er setzt sich zusammen aus M. rectus femoris, M. vastus lateralis, M.v. medialis und M.v. intermedius.
[*lat.:* quadriceps, vierköpfig; femur, Oberschenkel]
🇬🇧 quadriceps femoris

**Musculus rectus abdominis.** Gerader Bauchmuskel, der sich vom Brustbein auf beiden Seiten der Medianlinie bis zum oberen Symphysenrand erstreckt. Er bewirkt die Beugung der Wirbelsäule, strafft die vordere Bauchwand und hält die Bauchorgane in Position.
🇬🇧 rectus abdominis

**Musculus rectus femoris.** Gerader Oberschenkelmuskel, der sich als Teil des → Musculus quadriceps femoris von der → Spina iliaca anterior inferior bis zur Knie-

scheibe erstreckt. Er bewirkt die Streckung des Beines.
🔤 rectus femoris

**Musculus sartorius.** (»Schneidermuskel«). Längster Muskel im Körper, der sich vom vorderen, oberen Darmbeinstachel bis zum Schienbein zieht. Er dient zur Außenrotation und Beugung des Oberschenkels und zur Innenrotation und Beugung des Unterschenkels.
[*lat.*: sartor, Schneider]
🔤 sartorius

**Musculus semitendinosus.** Halbsehniger Muskel, der sich vom Sitzbeinhöcker zum Schienbein zieht und zur Beugung, Innenrotation und Streckung des Beines dient.
🔤 semitendinous

**Musculus serratus anterior.** Schmaler Brustwandmuskel (»Sägemuskel«), der sich von den Rippen (1.-9.) zum Schulterblatt zieht. Er ist für die Rotation des Schulterblattes und das Anheben der Schulter verantwortlich und dient als Atemhilfsmuskel.
[*lat.*: serra, Säge, Zahn; anterior, vorn, nach vorn]
🔤 serratus anterior

**Musculus sphincter ani.** Doppelreihiger, ringförmiger Muskel, der den Anus verschließt. Der M.s.a. internus besteht aus einem ringförmigen Wulst in der glatten Muskulatur des Mastdarms, der M.s.a. externus ist ein flacher, quergestreifter Muskel, der den willkürlichen Verschluss des Afters ermöglicht.
🔤 sphincter ani

**Musculus sphincter urethrae.** Ringförmiger Schließmuskel am Übergang der Harnblase zur Harnröhre, der willkürlich angespannt und entspannt werden kann. Zum Wasserlassen muss der Muskel entspannt werden.
🔤 urethral sphincter

**Musculus sternocleidomastoideus.** (Sternokleidomastoideus). Der Kopfnicker. Halsmuskel, der vom Brustbein zum Prozessus mastoideus (Warzenfortsatz) verläuft und für die Beugung des Kopfes mit verantwortlich ist. Er zählt zur → Atemhilfsmuskulatur.
🔤 sternocleidomastoid

**Musculus temporalis.** »Schläfenmuskel«; einer der vier Kaumuskeln. Der M. t. zieht sich fächerförmig über die Seiten des Kopfes und ist für die Bewegung des Unterkiefers verantwortlich.
🔤 temporalis

**Musculus tibialis anterior.** Vorderer Schienbeinmuskel, seitlich der Tibia (Schienbein); verantwortlich für die Rückwärtsbeugung und Außendrehung des Fußes.
🔤 tibialis anterior

**Musculus transversus abdominis.** Paariger, quer verlaufender Bauchmuskel, der direkt unter dem inneren schrägen Bauchmuskel (Obliquus internus) liegt, und zum Einziehen des Bauches dient. Durch das Zusammendrücken der inneren Organe unterstützt er das Wasser lassen (Miktion), Stuhlgang, Erbrechen, Gebären und das forcierte Ausatmen.
🔤 transversus abdominis

**Musculus trapezius.** Großer, flacher dreieckiger Muskel, der sich über die Schulter und den oberen Teil des Rückens zieht. Durch ihn kann man das Schulterblatt drehen, die Schulter heben und den Arm heranziehen und beugen.
🔤 trapezius

**Musculus triceps brachii.** Großer dreiköpfiger Muskel, der sich über die gesamte Länge des Oberarms erstreckt. Er streckt den Unterarm im Ellenbogengelenk und zieht den Arm an den Körper heran.
🔤 triceps brachii

**Musculus vastus intermedius.** Mittlerer Oberschenkelmuskel, der einen Teil des → Musculus quadriceps femoris bildet und sich vom mittleren Oberschenkelbein bis zur Kniescheibe zieht. Er bewirkt zusammen mit den anderen drei Muskeln die Streckung des Beins.
🔤 vastus intermedius

**Musculus vastus lateralis.** Äußerer Schenkelmuskel; größter Muskelstrang des → M. quadriceps femoris, der sich seitlich

am Oberschenkel bis zur Kniescheibe erstreckt. Er ist zusammen mit den anderen drei Oberschenkelmuskeln für die Strekkung des Beins verantwortlich.
🇬🇧 vastus lateralis

**Musculus vastus medialis.** Innerer Schenkelmuskel, der zusammen mit den anderen drei Oberschenkelmuskeln den → M. quadriceps femoris bildet und für die Streckung des Beins mit verantwortlich ist.
🇬🇧 vastus medialis

**Musculus zygomaticus major.** Großer Jochbeinmuskel und einer der 12 Mundmuskeln. Er verläuft vom Jochbein zum Mundwinkel und zieht die Mundwinkel zum Lächeln und Lachen nach oben und seitwärts.
🇬🇧 zygomaticus major

**Musculus zygomaticus minor.** Kleiner Jochbeinmuskel und einer der 12 Mundmuskeln. Er ist der vom Jochbein ausgehende Teil des M. levator labii superioris, der die Oberlippe nach oben zieht.
🇬🇧 zygomaticus minor

**Musiktherapie.** 1. → Pflegeintervention der → NIC, die definiert wird als der Einsatz von Musik mit dem Ziel spezifischer Veränderungen von Verhaltensweisen oder Gefühlen. 2. Form einer ergänzenden Psychotherapie, bei der Musik als Mittel der Entspannung und Kommunikation eingesetzt wird, insbesondere bei autistischen Kindern, sowie als Medium zur Evaluation der Stimmung von depressiven und psychotischen Patienten.
🇬🇧 Music Therapy

**Muskarin.** Ein dem Cholin verwandtes Alkaloid, das sich in dem giftigen Fliegenpilz (Amanita muscaria) findet. Es ist pharmakologisch dem → Acetylcholin verwandt, obwohl es keine therapeutische Anwendung findet. M. bewirkt eine Verengung der Pupillen, Erweiterung der Gefäße und Senkung des Blutdrucks; es ist ein Gegenspieler des → Atropins. Muskarinerge Rezeptoren sind die ersten Schaltstellen des Sympathikus und des Parasympathikus.
🇬🇧 muscarine

**Muskel.** Gewebeart, die aus Fasern oder Zellen besteht, welche sich zusammenziehen (kontrahieren) können und dadurch die Bewegungen von Körperteilen und Organen ermöglichen. Muskelfasern enthalten reichlich Gefäße, sind leicht erregbar, leitend und elastisch. Man unterscheidet zwei Hauptarten: die quer gestreiften M.n und die glatten M.n. Die quer gestreiften M.n, die alle Skelettmuskeln außer dem Herzmuskel (Myokard) bilden, sind lang und funktionieren willkürlich; sie reagieren sehr schnell auf eine Stimulation und werden durch Unterbrechung der Innervation gelähmt. Die glatte Muskulatur, die alle Eingeweidemuskeln ausmachen, sind kurz und funktionieren unwillkürlich; sie reagieren langsam auf einen Reiz und verlieren ihren Tonus nicht vollständig, wenn die Innervation unterbrochen wird. Das Myokard wird manchmal als dritte Form von M. bezeichnet, es ist jedoch im wesentlichen auch ein quer gestreifter M., der allerdings nicht so schnell wie die quer gestreiften M.n des restlichen Körpers reagiert.
🇬🇧 muscle

**Muskel, extrinsischer.** 1. Muskel, der sich außerhalb des Organs befindet, welches er kontrolliert, z.B. die äußeren Augenmuskeln, die die Augenbewegungen kontrollieren. 2. Bezeichnung für einen Muskel, der eine Extremität mit dem Rumpf verbindet.
🇬🇧 extrinsic muscle (em)

**Muskelatrophie.** (Muskelschwund). Zustand der Dysfunktion von motorischen Einheiten, die im Allgemeinen Folge eines Ausfalls der efferenten Innervation sind. Durch Inaktivität oder degenerative Veränderungen kommt es zum fortschreitenden Schwund eines oder mehrerer Muskeln. (→ Atrophie)
🇬🇧 muscular atrophy

**Muskelbiopsie.** Untersuchung eines chirurgisch entfernten Muskelgewebes zu diagnostischen Zwecken.
[*lat.*: musculus, Muskel; *griech.*: bios, Leben; opsis, ansehen]
🔹 muscle biopsy

**Muskeldystrophie.** Gruppe von Erbkrankheiten, die durch eine progressive → Atrophie der symmetrischen Gruppen der Skelettmuskeln charakterisiert sind, ohne dass es Anzeichen für die Beteiligung oder Degeneration von Nervengewebe gibt. Bei jeder Form der M. kommt es zu einem Verlust der Körperkraft mit zunehmender Behinderung und Deformierung, wobei die jeweils betroffenen Muskeln, der Beginn, die Rate der Progression und die Art der genetischen Vererbung variieren. Die wichtigste Form dieser Krankheit ist der Duchenne-Typ.
[*lat.*: musculus; Muskeln; *griech.*: dys, schlecht; trophe, Ernährung]
🔹 muscular dystrophy (MD)

**Muskelkrampf.** Plötzlicher intermittierender Schmerz, der in fast jedem Körperteil auftreten kann. Dabei handelt es sich meist um eine unwillkürliche Kontraktion von unterschiedlicher Dauer, die mit einem Spasmus verbunden ist. Krämpfe können sich in den quer gestreiften Muskeln infolge einer übermäßigen Belastung, hoher Temperaturen oder eines exzessiven Verlusts von Natrium, Kalium und Magnesium durch Schwitzen entwickeln; sie können auch mit arthritischen Zuständen und einer Kälteexposition in Zusammenhang stehen.
🔹 muscle cramp

**Muskelkrampf, tetanischer.** 1. Allgemeine tonische Muskelkontraktion. 2. Verlängerte, heftige und ungewollte Muskelkontraktion.
🔹 tetanic convulsion

**Muskelrelaxanzien (pl.).** Chemotherapeutische Substanzen, die die Kontraktionsfähigkeit der Muskelfasern reduzieren. Man unterscheidet periphere und zentrale M. Peripher wirken Curare-Derivate, die mit Acetylcholin konkurrieren und die neurale Übermittlung an den Verbindungen zwischen Muskeln und Nerven blockieren. Zentrale M. sind z.B. Benzodiazepine. Diese Arzneimittel werden während einer Anästhesie, bei der Behandlung von Patienten, die mechanisch beatmet werden, und in der Schocktherapie eingesetzt, um die Muskelkontraktionen bei pharmakologisch oder elektrisch induzierten Krämpfen zu reduzieren.
🔹 muscle relaxant

**Muskelrelaxation, progressive.** → Pflegeintervention der → NIC, die definiert wird als die Anleitung zu abwechselnder Spannung und Entspannung verschiedener Muskelgruppen mit Konzentration auf die unterschiedlichen Empfindungen.
🔹 Progressive Muscle Relaxation

**Muskelspannung.** Spannung, die durch muskuläre Kontraktionen entsteht. Die innere Spannung wird durch die ineinander greifende Aktivität zwischen Aktin- und Myosinfilamenten innerhalb der Muskelfasern verursacht. Die Kraft, die durch diese kontraktilen Elemente geschaffen wird, wird über die Sehnen und das Bindegewebe zu den Knochen weitergeleitet. Die Knochen bewegen sich und bewirken eine äußere Spannung. (→ Aktin; Myosin)
🔹 muscular tension

**Muskelsystem.** Alle Muskeln des Körpers, einschließlich der glatten und quer gestreiften sowie der Herzmuskeln, die als eine untereinander in Verbindung stehende körperliche Struktur zu betrachten sind.
🔹 muscle system

**Muskeltonus.** Normaler Zustand einer ausgeglichenen → Muskelspannung in Ruhe.
🔹 muscle tone

**Muskel-Venen-Pumpe.** (muscle pump). Zusammenspiel zwischen Wadenmuskulatur und den Klappen in den oberflächlichen Beinvenen, um den venösen Blutrückfluss zu gewährleisten. Durch Gehen, Bein- und Fußgymnastik oder Kompression von außen (Antithrombosestrümpfe, Kompressionsverband) werden die Muskeln angespannt und das Blut bei gleichzeitig geschlossenen Venenklappen herzwärts befördert. (s.a. Thromboseprophylaxe)

**Muskelzerrung.** Plötzliche Schmerzen und Versteifungen in Quadrizeps oder ischiokruralen Muskeln infolge einer Überanstrengung, Muskelverletzung oder eines Muskelrisses.
🇬🇧 charley horse

**muskulär.** 1. Zu einem → Muskel gehörend. 2. Charakteristikum einer gut entwickelten Muskulatur.
🇬🇧 muscular

**Muskulatur.** Die Zusammensetzung und das Gefüge aller Muskeln eines Körpers.
🇬🇧 musculature

**Muskulatur, glatte.** Aus langen, spindelförmigen Zellen bestehendes, nicht dem Willen unterworfenes Muskelgewebe, wie z.B. die g.M. des Darmes, des Magens, des Uterus und anderer Eingeweide. Die kernhaltigen Zellen der g.M. sind parallel zueinander und auf der Längsachse des Muskels, den sie bilden, angeordnet. Glatte Muskelfasern sind kürzer als quergestreifte Muskelfasern und besitzen nur einen Zellkern pro Faser.
🇬🇧 smooth muscles

**Muskulatur, quergestreifte.** Sammelbezeichnung für Muskeln, deren Muskelfasern durch Überlappung der dicken und der dünnen Myofilamente quergestreift erscheint; dazu gehört die gesamte Skelettmuskulatur. Kontraktionen der q. M. sind willkürlich, einzige Ausnahme bildet der Herzmuskel, der zwar quergestreift ist, jedoch nicht willkürlich beeinflusst werden kann.
🇬🇧 striated muscles

**Mutagen.** Chemisches oder physikalisches Agens aus der Umgebung, das zu genetischen → Mutationen und zur Steigerung der Mutationsrate führt. – *adj.* mutagen.
[*lat.*: mutare, verändern; *griech.*: genein, produzieren]
🇬🇧 mutagen

**Mutant.** Individuum oder Organismus, dessen genetisches Material einer → Mutation unterzogen wurde.
🇬🇧 mutant

**Mutation.** Abnorme Veränderung des genetischen Materials, die spontan oder induziert erfolgt. Dadurch wird die ursprüngliche Genexpression geändert. Gene sind normalerweise stabile Einheiten, doch wenn es zu einer M. kommt, werden diese Änderungen häufig an spätere Generationen weitergegeben.
[*lat.*: mutare, verändern]
🇬🇧 mutation

**Mutismus.** Unfähigkeit, aufgrund eines physikalischen Defekts oder eines emotionalen Problems zu sprechen.
[*lat.*: mutus, stumm]
🇬🇧 mutism

**Mutismus, akinetischer.** Zustand der Stummheit und Bewegungslosigkeit. Die betroffene Person weigert sich, Bewegungen durchzuführen oder Laute von sich zu geben; Folge einer neurologischen oder psychologischen Störung.
🇬🇧 akinetic mutism

**Mutterband.** → Ligamentum latum uteri.
🇬🇧 broad ligamentum

**Mutterfixierung.** Stillstand in der psychosexuellen Entwicklung, der sich durch eine abnorm dauerhafte, enge und häufig lähmende emotionale Bindung an die eigene Mutter äußert.
🇬🇧 mother fixation

**Mutterhaus-Prinzip.** Traditionelle, arbeitsrechtliche Organisationsform von Schwesternschaften und Orden, bei der ein Gestellungsvertrag zwischen der Schwesternschaft und einem Krankenhaus, einer Kirchengemeinde oder einer anderen Institution über die Anzahl der dort eingesetzten Schwestern (Krankenpflege, Kinderbetreuung) geschlossen wird. Die Ordensschwester erhält vom Mutterhaus die Ausbildung, den Unterhalt, ein geringes Taschengeld und einen Altersruhesitz.

**Mutter-Kind-Bindung.** Der komplexe Prozess der Beziehung einer Mutter zu ihrem neugeborenen Kind. In den ersten Minuten und Stunden nach der Geburt findet eine Phase statt, in der das Baby und die Mutter durch Verhaltensweisen und Reize eng miteinander zu tun haben, die komplementär sind und weitere Interaktionen hervorrufen. Die Mutter berührt das Baby und hält es so, dass Augenkontakt zustande kommt. Der Säugling erwidert den Augenkontakt. Mutter und Baby wenden sich zur Stimme und den Geräuschen des jeweils anderen hin. Die Bewegungen des Säuglings stellen eine Reaktion auf die Stimme der Mutter dar und sie wird dadurch ermutigt, den Prozess weiterzuführen.
🇬🇧 maternal-infant bonding

**Mutterkorn.** (Secale cornutum). Speicherkörper der Pilzart *Claviceps purpurea*, die Roggen und andere Getreidesorten befällt und Alkaloide enthält.
🇬🇧 ergot

**Mutterkornalkaloid.** Aus dem Pilz *Claviceps purpurea* isolierte Alkaloide, zu denen Aminosäurealkaloide, z.B. Ergotamin, dihydrogenierte Aminosäurenalkaloide, z.B. Dihydroergotamin, und Aminoalkaloide, z.B. Ergometrin, zählen. (→ Mutterkorn)
🇬🇧 ergot alkaloid

**Mutterkuchen.** → Plazenta.
🇬🇧 placenta

**Muttermal.** (Nävus). Angeborene Verfärbung eines Hautbereichs, wie z.B. ein kavernöses Hämangiom. (→ Nävus)
🇬🇧 cutaneous nevus

**Muttermilch.** (Frauenmilch/Brustmilch). Sekretion aus der weiblichen Brustdrüse, mit der Säuglinge ernährt werden. Die M. enthält alle Nährstoffe, Wachstumsfaktoren und Immunglobuline, die ein Säugling benötigt.
🇬🇧 breast milk

**Muttermilchikterus.** → Ikterus und → Hyperbilirubinämie bei Säuglingen, die gestillt werden; der M. tritt in den ersten Lebenswochen infolge eines Metaboliten in der Muttermilch auf und beeinträchtigt die Fähigkeit des Säuglings, Bilirubin zur Ausscheidung an ein Glukoronid zu binden.
🇬🇧 breast milk jaundice

**Mutterpass.** Ein vom Bundesausschuss der Ärzte und Krankenkassen entwickeltes Dokumentationsheft, das von Hebammen und Ärzten dort kostenlos angefordert werden kann. Bei den Vorsorgeuntersuchungen in der Schwangerschaft werden im M. alle schwangerschaftsrelevanten Daten der werdenden Mutter sorgfältig notiert, damit sie im Notfall schnell zur Verfügung stehen. Die Schwangere sollte den M. stets bei sich tragen.
🇬🇧 pregnancy record

**Mutterschutz.** Gesetzlich geregelte Schutzmaßnahmen für werdende und stillende Mütter, die in einem Arbeitsverhältnis stehen, einschließlich Heimarbeit, Telearbeit und Teilzeitarbeit. Diese Maßnahmen dienen der Vorbeugung von Überforderung und Gesundheitsschädigung am Arbeitsplatz, dem Schutz vor Kündigung und vor finanziellen Nachteilen. In Deutschland ist der M. im Mutterschutzgesetz (MuSchG) vom 17.1.1997 geregelt. Es enthält ein Beschäftigungsverbot für sechs Wochen vor bis acht (bzw. zwölf bei Früh- und Mehrlingsgeburten) Wochen nach der Entbindung. Während dieser Zeit erhalten gesetzlich krankenversicherte Frauen Mutterschaftsgeld. Während der Schwangerschaft und bis vier Monate nach der Geburt gilt ein besonderer Kündigungsschutz, d.h. eine Kündigung durch den Arbeitgeber ist nicht erlaubt. Darüber hinaus sind körperlich schwere Arbeiten, Mehr- und Nachtarbeit sowie Sonn- und Feiertagsarbeit untersagt. Damit diese Schutzmaßnahmen greifen können, muss die Schwangere ihren Arbeitgeber über die Schwangerschaft und den voraussichtlichen Geburtstermin unterrichten.
🇬🇧 legal protection of expecting and nursing mothers

**Muzin.** Mukopolysaccharid, das Hauptbestandteil im Schleim (→ Mukus) ist. M. ist in den meisten Drüsen vorhanden, die

Mukus absondern, und ist ein Gleitmittel (Lubrikans), das Körperoberflächen vor Reibung oder Erosion schützt.
[*lat.*: mucus, Schleim]
🕮 mucin

**Muzin, gastrisches.** (Schleimstoff). Viskőse Sekretion von Glykoproteinen, die in der den Magen auskleidenden Schleimhaut gebildet wird; M. wurde früher zur Behandlung von Magengeschwüren eingesetzt.
🕮 gastric mucin

**my(o)-.** Vorsilbe mit der Bedeutung »Muskel«.
🕮 my(o)-

**Myalgie.** Diffuser Muskelschmerz, der meist in Verbindung mit Unwohlsein steht.
[*griech.*: mys, Muskel; algos, Schmerz]
🕮 myalgia

**Myasthenia gravis.** Unphysiologischer Zustand, der sich durch eine chronische Müdigkeit und Muskelschwäche äußert, insbesondere im Gesicht und Kehlkopf. Ursache ist ein Defekt der Weiterleitung von Nervenimpulsen an der Muskel-Nerven-Verbindung. Die Symptome setzen allmählich ein, es kommt zum Herabsinken des Augenlides (Ptosis), Doppeltsehen (Diplopie) und einer generellen Schwäche der Gesichtsmuskeln. Die Schwäche kann sich auch auf andere Muskeln ausdehnen, die durch die Hirnnerven innerviert werden, z.B. die Atemmuskulatur. Muskuläre Anstrengung verschlimmert die Symptome.
🕮 myasthenia gravis

**Myasthenie.** Zustand, der durch eine unphysiologische Schwäche eines Muskels oder einer Muskelgruppe charakterisiert ist und die Folge einer systemischen Nerven- oder Muskelerkrankung sein kann; z.B. → Myasthenia gravis oder M. laryngitis, bei der die Sprechmuskeln beteiligt sind.
[*griech.*: mys, Muskel; a, ohne; sthenos, Stärke]
🕮 myasthenia

**Mydriase.** Erweiterung (Dilatation) der Pupillen des Auges, die durch eine Kontraktion des dilatatorischen Muskels der Regenbogenhaut (Iris) verursacht wird, einer Muskelscheide, die wie die Speichen eines Rades vom Zentrum der Iris strahlenförmig abgeht. Physiologisch tritt die M. bei Angst, Schmerzen oder Schreck. Unphysiologisch tritt sie als Herdzeichen nach einer Schädel-Hirn-Verletzung auf.
[*griech.*: mydros, heiße Masse]
🕮 mydriasis

**Mydriasis alternans.** Sehstörung mit unphysiologischer Erweiterung der Pupillen; linkes und rechtes Auge sind abwechselnd betroffen.
🕮 alternating mydriasis

**Mydriatika.** Arzneimittel in der Augenheilkunde, die zur Erweiterung der Pupillen und zur Lähmung des Akkomodationsmuskels eingesetzt werden. M. stimulieren die sympathischen Nervenfasern oder blockieren die parasympathischen Nervenfasern des Auges und lähmen vorübergehend den Schließmuskel der Iris. M. werden zur Diagnostik bei der Untersuchung des Auges, vor und nach Augenoperationen, bei der Untersuchung eines Glaukoms und bei der Behandlung bestimmter Augenentzündungen eingesetzt.
🕮 mydriatics

**myel(o)-.** Vorsilbe mit der Bedeutung »Knochenmark, Rückenmark, Nerven betreffend«.
🕮 myel(o)-

**Myelenzephalon.** (Nachhirn). Der untere Teil des Hinterhirns eines Embryos, aus dem sich die → Medulla oblongata entwickelt.
🕮 myelencephalon

**Myelin.** Substanz, aus der die Markscheiden verschiedener Nervenfasern im gesamten Körper bestehen; sie setzt sich aus Phospholipiden und Proteinen zusammen, was den Fasern eine weiße Farbe verleiht.
[*griech.*: myelos, Mark]
🕮 myelin

**myelinfrei.** (marklos). Beschreibt Nervenfasern, die nicht in eine Myelinscheide ein-

gehüllt sind. M.e bzw. marklose Nervenfasern erscheinen als graue Masse im Gehirn.
🇬🇧 unmyelinated

**Myelinscheide.** Segmentierte fette Schichtbildung, die aus → Myelin besteht und die Axone zahlreicher Nerven im Körper umhüllt. Die übliche Dicke der M.n beträgt zwischen 200 und 800 μm. Verschiedene Erkrankungen, z.B. Multiple Sklerose, können die Myelin-Umhüllungen zerstören.
🇬🇧 myelin sheath

**Myelitis.** Entzündung des Rückenmarks in Verbindung mit motorischen oder sensorischen Dysfunktionen, z.B. Querschnittmyelitis (transverse M.), Leukomyelitis oder Poliomyelitis.
🇬🇧 myelitis

**Myelitis deszendens.** Form der Myelitis, bei der pathologische Veränderungen im absteigenden Rückenmark stattfinden.
[*lat.:* descendere, herabsteigen; *griech.:* myelos, Mark, itis, Entzündung.]
🇬🇧 descending myelitis

**Myelitis transversa, akute.** (Querschnittsmyelitis). Entzündung des gesamten Wirbelsäulenumfangs; beeinträchtigt sowohl die sensorischen als auch die motorischen Nerven; destruktivste Form der Myelitis. Die a.t. M. kann sich schnell entwickeln und ist von Nekrosen sowie neurologischen Störungen gekennzeichnet, die meist auch nach der Genesung fortbestehen. Patienten mit spastischen Reflexen bei Erkrankungsbeginn haben eine größere Aussicht auf Genesung. Es gibt verschiedene Ursachen für diese Krankheit, z.B. akute multiple Sklerose, Masern, Pneumonie sowie die Einnahme bestimmter toxischer Substanzen, wie Kohlenmonoxid, Blei oder Arsen.
🇬🇧 acute transverse myelitis

**Myeloblast.** Einer der frühesten Vorläufer der granulozytischen Leukozyten. Das Zytoplasma der M.en sieht im Blutausstrich durch das Mikroskop bläulich und kernlos aus.
[*griech.:* myelos, Mark; blastos, Keim]
🇬🇧 myeloblast

**Myeloblastenleukämie.** Malignes Neoplasma des blutbildenden Gewebes, das durch zahlreiche → Myeloblasten im zirkulierenden Blut und im Gewebe gekennzeichnet ist.
🇬🇧 myeloblastic leukemia

**Myelogenese.** 1. Bildung und Differenzierung des → Nervensystems, insbesondere des Gehirns und des Rückenmarks während der pränatalen Entwicklung. 2. Entwicklung einer → Myelinscheide um eine Nervenfaser. – *adj.* myelogen.
[*griech.:* myelos, Mark; genein, produzieren]
🇬🇧 myelogenesis

**Myelogramm.** 1. Röntgenaufnahme, die nach Injektion eines Kontrastmittels in den Subarachnoidalraum durchgeführt wird, um Erkrankungen des Rückenmarks, der Spinalnervenwurzeln und des Subarachnoidalraums zu diagnostizieren. 2. Graphische Darstellung einer Auszählung der verschiedenen Zellformen in einer angefärbten Knochenmarksprobe.
🇬🇧 myelogram

**Myelographie.** Röntgenologischer Prozess, bei dem das Rückenmark und der Subarachnoidalraum nach Injektion eines Kontrastmittels dargestellt werden.
[*griech.:* myelos, Mark; graphein, berichten]
🇬🇧 myelographia

**myeloisch.** 1. Zum Knochenmark gehörend. 2. Zum Rückenmark gehörend. 3. Zu myelozytischen Strukturen gehörend, die nicht aus dem Knochenmark stammen.
🇬🇧 myeliod

**Myelom.** Osteolytisches Neoplasma, das aus einem Überschuss an Zellen besteht, die für das Rückenmark typisch sind; dieses kann sich an vielen Stellen entwickeln und eine extensive Zerstörung der Kno-

chen bewirken. Dabei treten häufig Schmerzen und spontane Frakturen auf.
[*griech.*: myelos, Mark; oma, Tumor]
🌐 myeloma

**Myelomalazie.** Unphysiologische Erweichung des Rückenmarks, die vorwiegend durch eine unzureichende Blutversorgung bedingt ist.
[*griech.*: myelos, Mark; malakia, Erweichung]
🌐 mylomalacia

**Myelomeningozele.** (Meningomyelozele). Entwicklungsdefekt des Zentralnervensystems, bei dem sich ein Teil des Rückenmarks, der Meningen und der Zerebrospinalflüssigkeit durch eine angeborene Spalte in der Wirbelsäule vorwölben. Dieser Defekt entsteht vorwiegend dadurch, dass sich die Nerventuben bei der embryonalen Entwicklung nicht richtig schließen, wobei in einigen Fällen die Ursache auch in der Wiedereröffnung eines Tubus infolge einer unphysiologischen Zunahme des Drucks der Zerebrospinalflüssigkeit liegen kann.
[*griech.*: myelos, Mark; meninx, Membran; kele, Hernie]
🌐 myelomeningocele

**Myelopathie.** 1. Erkrankung des Rückenmarks. 2. Erkrankung des myelopoetischen Gewebes, d.h. des Knochenmarks.
🌐 myelopathy

**Myelopoese.** Bildung und Entwicklung des Knochenmarks oder der Zellen, die sich darin entwickeln.
[*griech.*: myelos, Mark; poein, bilden]
🌐 myelopoiesis

**myeloproliferativ.** Die Vermehrung der Knochenmarkzellen betreffend.
🌐 myeloproliferative

**Myelose, funikuläre.** (funikuläre Spinalerkrankung). Durch einen Vitamin $B_{12}$-Mangel verursachte Nervenerkrankung, die zu einer perniziösen Anämie und Degeneration der Rückenmarksnerven sowie der peripheren Nerven führt. Begleitsymptome sind Gangstörungen, Vibrationsgefühl in den Beinen sowie Verlust des Positionssinnes.
🌐 combined system disease

**Myelozele.** Sackähnliche Vorwölbung des Rückenmarks aufgrund eines angeborenen Defekts in der Wirbelsäule, z.B. bei Spina bifida.
[*griech.*: myelos, Mark; kele, Bruch]
🌐 myelocele

**Myelozystozele.** Vorwölbung eines zystischen Tumors, der Flüssigkeit aus dem Rückenmark (Liquor) enthält. Ursache der M. ist ein Defekt der Wirbelsäule, z.B. bei Spina bifida.
[*griech.*: myelos, Mark; kystis, Zyste; kele, Bruch]
🌐 myelocystocele

**Myelozyt.** Erste Reifephase der granulozytischen → Leukozyten, die physiologischerweise im Knochenmark zu finden sind. Im Zytoplasma sind Kerne zu erkennen; das Kernmaterial der M.en ist dichter als das eines → Myeloblasten, besitzt jedoch noch keine definierbare Membran. Die Zelle ist flach und enthält bei fortschreitender Reifung (Maturation) eine zunehmende Anzahl von Kernen.
[*griech.*: myelos, Mark; kytos, Zelle]
🌐 myelocyte

**Myiase.** (Madenkrankheit). Infektion oder Befall des Körpers mit den Maden bestimmter Fliegen, im Allgemeinen in einer Wunde oder einem Ulkus, selten jedoch in der intakten Haut.
[*griech.*: myia, Fliege; osis, Zustand]
🌐 myiasis

**myk(o)-.** Vorsilbe mit der Bedeutung »Pilz«.
🌐 myc(o)-

**Mykobakteriose.** Tuberkuloseähnliche Erkrankung, die durch ein anderes → Mykobakterium verursacht wird als das Mykobacterium tuberculosis.
[*griech.*: mys, Muskel; bakterion, Bakterium; osis, Zustand]
🌐 mycobacteriosis

**Mykobakterium.** Gattung von stäbchenförmigen, säurefesten, grampositiven unbe-

weglichen Bakterien, deren zwei wichtigste pathogene Species das Mycobacterium leprae (das Lepra verursacht) und M. tuberculosis (das Tuberkulose auslöst) sind.
🇬🇧 mycobacterium

**Mykologie.** Studium der (niederen pathogenen) Pilze und Pilzerkrankungen.
[*griech.*: mykes, Pilze; logos, Wissenschaft]
🇬🇧 mycology

**Mykoplasma.** Gattung von ultramikroskopischen Organismen, die keine festen Zellwände haben und als die kleinsten lebenden Organismen betrachtet werden. Einige sind Saprophyten, manche sind Parasiten, viele sind pathogen; z.B. M. pneumoniae, das bei Kindern und jungen Erwachsenen zu einer ansteckenden Lungenentzündung führt.
[*griech.*: mykes, Pilze; plassein, schimmeln]
🇬🇧 mycoplasma

**Mykose.** (Pilzerkrankung). Jede Erkrankung, die durch einen → Pilz (Fungus) ausgelöst wird, z.B. Fußpilz oder Kandidose. – *adj.* mykotisch.
[*griech.*: mykes, Pilze; osis, Zustand]
🇬🇧 mycosis

**Mykotoxikose.** Systemische Vergiftung, die durch Toxine (Mykotoxine) verursacht wird, die beim Stoffwechsel der Pilze freigesetzt werden.
[*griech.*: mykes, Pilze; toxikon, Gift; osis, Zustand]
🇬🇧 mycotoxicosis

**Myödem.** Ödembildung im Muskelgewebe.
🇬🇧 myoedema

**myofaszial.** Zu einem Muskel und seiner Faszie gehörend.
🇬🇧 myofascial

**Myofibrille.** Schmaler gestreifter Strang innerhalb der Skelett- und Herzmuskelfasern, der aus Bündeln von Myofilamenten besteht.
🇬🇧 myofibril

**Myogelose.** Zustand, bei dem es innerhalb der Muskeln zu verhärteten Bereichen und Knoten kommt, insbesondere im Gesäßmuskel (Musculus glutaeus).
[*griech.*: mys, Muskel; *lat.*: gelare, einfrieren; *griech.*: osis, Zustand]
🇬🇧 myogelosis

**myogen.** Zu den Muskeln gehörend, insbesondere zum Herzmuskel und zu den glatten Muskeln, die keine Nerven benötigen, um eine Kontraktion auszulösen oder aufrechtzuerhalten.
[*griech.*: mys, Muskel; genesis, Ursprung]
🇬🇧 myogenic

**Myoglobin.** Eisenhaltiger Globinkomplex, der aus einem Häm-Molekül besteht, welches ein Eisenmolekül aufweist, das an eine einzelne Globinkette gebunden ist. M. ist für die rote Farbe der Muskeln und für ihre Fähigkeit verantwortlich, Sauerstoff zu speichern.
[*griech.*: mys, Muskel; *lat.*: globus, Ball]
🇬🇧 myoglobin

**Myoglobinurie.** Unphysiologische Ausscheidung von → Myoglobin, einem respiratorischen Pigment des Muskelgewebes, im Urin, der dadurch eine rote Farbe erhält.
[*griech.*: mys, Muskel; *lat.*: globus, Kugel; *griech.*: ouron, Urin]
🇬🇧 myoglobinuria

**Myokard.** (Herzmuskel). Dicke kontraktionsfähige Mittelschicht der Muskelzellen, die den Hauptteil der Herzwand bilden. Das M. enthält ein Minimum an anderen Geweben, außer Blutgefäßen, und ist im Inneren mit der Herzinnenhaut (Endokard) ausgekleidet. Das kontraktionsfähige Gewebe des M.s besteht aus Fasern mit einer charakteristischen Querstreifung. Die Fasern sind etwa dreimal so dick wie die der Skelettmuskulatur und enthalten mehr Plasma (Sarkoplasma). Sie verzweigen sich häufig und verbinden sich untereinander, um so ein kontinuierliches Netzwerk zu bilden. Ausnahmen sind die Stellen, an denen die Ansätze der Bündel und der Lamina befestigt sind und die das fibröse Dreieck des Herzens bilden.

Die meisten Myokardfasern dienen der Herzkontraktion.
[*griech.:* mys, Muskel; kardia, Herz]
🇬🇧 myocardium

**Myokardinfarkt, stummer.** Unterbrechung des Blutflusses zu einer oder mehreren →Koronararterien ohne die typischen Symptome eines Myokardinfarktes, d. h. ohne subjektive Beschwerden wie Schmerzen, Engegefühl, Unruhe und Todesangst und ohne Veränderungen im EKG. S. M.e kommen bei Diabetikern und älteren Menschen vor.
🇬🇧 silent myocardial infarction

**Myokardinfarkt (MI).** → Nekrose eines Teils des Herzmuskels (→ Myokard) durch einen Verschluss einer → Koronararterie entweder infolge einer Atherosklerose, eines Thrombus oder eines Spasmus. Zu Beginn eines M.s treten drückende, beengende Schmerzen auf, die in den linken Arm, den Hals oder den Magen ausstrahlen können und manchmal dem Gefühl einer akuten Verdauungsstörung oder Gallenblasenerkrankung ähneln können. Der Patient wird meist grau, feuchtkalt, kurzatmig, blass, ängstlich und hat Todesangst. Typische Symptome sind Tachykardie, kaum tastbare Pulse, niedriger Blutdruck (Hypotonie), leicht erhöhte Temperatur, Arrhythmie und Anzeichen einer Erhöhung der ST-Strecke sowie der Q-Welle im EKG. Potenzielle Komplikationen des M. sind pulmonale oder systemische Embolien, Lungenödem, Schock, ventrikuläre Tachykardie, Kammerflimmern und Herzstillstand.
[*griech.:* mys, Muskel; kardia, Herz; *lat.:* infarcire, verstopfen]
🇬🇧 myocardial infarction (MI)

**Myokardiopathie.** (Kardiomyopathie). Erkrankung des Herzmuskels (Myokard).
[*griech.:* mys, Muskel; kardia, Herz; pathos, Krankheit]
🇬🇧 myocardiopathy

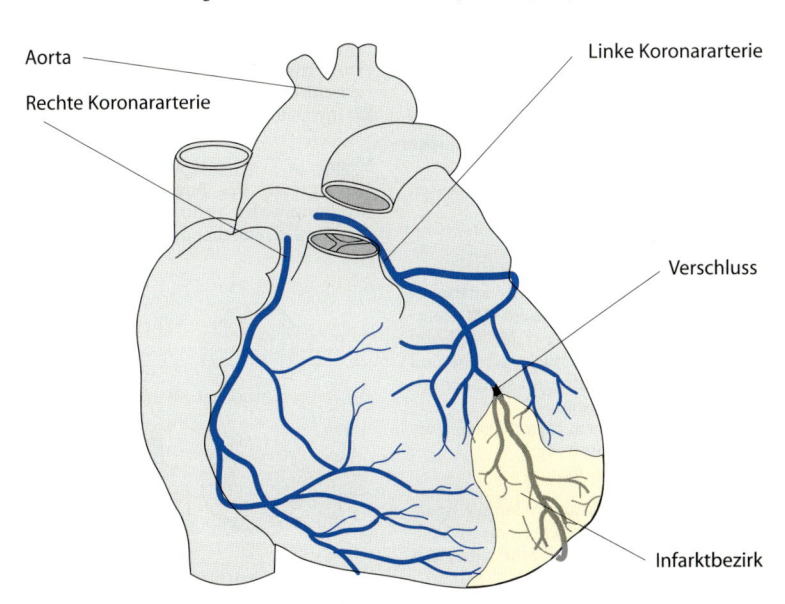

**Myokardinfarkt (MI).** Durch den Verschluss stirbt das von dieser Koronararterie versorgte Herzmuskelgewebe ab (Nekrose).

**Myokardischämie.** Zustand der verminderten Blutversorgung des Herzmuskels über die Koronararterien, was häufig zu Thoraxschmerzen (→ Angina pectoris) führt.
🌐 myocardial ischemia

**Myokarditis.** Entzündung des Herzmuskels (→ Myokard), die durch eine Infektion mit Viren, Bakterien oder Pilzen verursacht werden kann. Weitere Ursachen sind Erkrankungen des Blutserums, rheumatisches Fieber, chemische Agenzien oder Kollagenerkrankungen. Die M. tritt meist in einer akuten viralen Form auf und ist selbstlimitierend, kann jedoch zu einer akuten Herzinsuffizienz führen.
[*griech.:* mys, Muskel; kardia, Herz; itis, Entzündung]
🌐 myocarditis

**Myokarditis, akute sekundäre.** Plötzlich auftretende Entzündung des Herzmuskels (Myokard) infolge einer Erkrankung der Herzinnenhaut (Endokards), des Herzbeutels (Perikard) bzw. einer allgemeinen Infektion.
🌐 acute secondary myocarditis

**Myokarditis, akute septische.** Schwere Entzündung des Herzmuskels (→ Myokard) in Verbindung mit Eiterbildung, Nekrose und Abszessbildung.
[*griech.:* septikos, stinkend; mys, Muskel; kardia, Herz; itis, Entzündung]
🌐 acute septic myocarditis

**Myokarditis, chronische.** Nach einer akuten bakteriellen Entzündung weiter fortbestehender entzündlicher Prozess des Herzmuskels (Myokards). Die c. M. wird von der Degeneration von Muskelgewebe und Fibrose bzw. der Infiltration von interstitiellen Gewebe begleitet.
[*griech.:* chronos, Zeit, mys, Muskel, kardia, Herz, itis, Entzündung.]
🌐 chronic myocarditis

**Myoklonie.** Schüttelkrampf; kurzer Spasmus eines Muskels oder einer Muskelgruppe; tritt häufig bei Störungen des Zentralnervensystems auf.
[*griech.:* mys, Muskel; klonos, Kontraktion]
🌐 myoklonus

**Myom.** Häufiger gutartiger fibröser Tumor der Muskulatur des Uterus. Symptome wie Menorrhagie, Rückenschmerzen und Verstopfung (Obstipation) entwickeln sich je nach Größe, Lokalisation und Wachstumsrate des Tumors.
[*griech.:* mys, Muskel; oma, Tumor]
🌐 myoma

**Myometrium.** Die muskuläre Schicht der Uteruswand. Die glatten Muskelfasern des M.s verlaufen horizontal, vertikal und diagonal um den Uterus.
[*griech.:* mys, Muskel; metra, Gebärmutter]
🌐 myometrium

**Myopathie.** Unphysiologischer Zustand der Skelettmuskulatur, der durch Muskelschwäche und -schwund sowie histologische Veränderungen innerhalb des Muskelgewebes gekennzeichnet ist, was bei vielen Muskeldystrophien auftritt. Eine M. unterscheidet sich von einer Muskelerkrankung, die durch eine Nervendysfunktion verursacht wird.
[*griech.:* mys, Muskel; pathos, Krankheit]
🌐 myopathy

**Myopie.** Kurzsichtigkeit, die durch eine Verlängerung des Augapfels oder einen Brechungsfehler verursacht wird, wobei die parallel einfallenden Strahlen schon

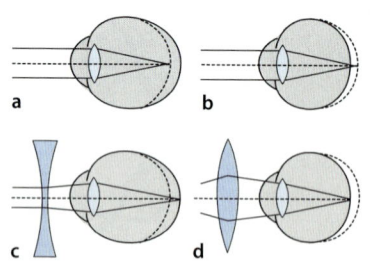

**Myopie. a** Kurzsichtigkeit · **b** Weitsichtigkeit · **c** Korrektur einer Kurzsichtigkeit mit Zerstreuungslinse · **d** Korrektur einer Weitsichtigkeit mit Sammellinse.

vor der Netzhaut (Retina) fokussiert werden.
[*griech.*: myops, kurzsichtig]
🇬🇧 myopia

**Myopie, vorübergehende.** Zeitweilige Störung der → Akkomodation des Auges infolge von Verletzung, hohem Blutzuckerspiegel, Sulfonamidtherapie etc.
🇬🇧 transient myopia

**Myosarkom.** Maligner Tumor des Muskelgewebes.
[*griech.*: mys, Muskel; sarx, Fleisch; oma, Tumor]
🇬🇧 myosarcoma

**Myosin.** Herz- und Skelettmuskelprotein, das die Hälfte der Proteine ausmacht, die im Muskelgewebe zu finden sind. Die Interaktion von M. und → Aktin ist für die Muskelkontraktion wichtig.
[*griech.*: mys, Muskel; in, innerhalb]
🇬🇧 myosin

**Myositis.** Entzündung des Muskelgewebes, meist der willkürlichen Muskulatur. Zu den Ursachen zählen Infektionen, Traumata und Befall mit Parasiten; z.B. M. fibrosa (abnorme Bildung von Bindegewebe), M. ossificans (Ersatz von Muskel- durch Knochengewebe).
[*griech.*: mys, Muskel; itis, Entzündung]
🇬🇧 myositis

**Myotomie.** Chirurgische Durchtrennung eines Muskels, um Zugang zu darunterliegenden Geweben zu erlangen oder eine Sphinkterverengung zu beheben, z.B. bei einer schweren Ösophagitis oder Pylorusstenose.
[*griech.*: mys, Muskel; temnein, schneiden]
🇬🇧 myotomy

**Myotonie.** Erhöhter Muskeltonus, bei dem ein Muskel oder eine Muskelgruppe sich nach einer Kontraktion nicht wieder entspannt und verkrampft bleibt. – *adj.* myotonisch.
[*griech.*: mys, Muskel; tonos, Spannung]
🇬🇧 myotonia

**Myozyt.** Muskelzelle.
🇬🇧 myocyt

**Myringektomie.** Chirurgische Entfernung des Trommelfells (Membrana tympani).
[*lat.*: myringa, Trommelfell; *griech.*: ektome, ausschneiden]
🇬🇧 myringectomy

**Myringitis.** Entzündung oder Infektion des Trommelfells (Membrana tympani).
[*lat.*: myringa, Trommelfell; *griech.*: itis, Entzündung]
🇬🇧 myringitis

**Myringoplastik.** Chirurgische Wiederherstellung einer Perforation des Trommelfells mit Hilfe eines Gewebetransplantats. Die Öffnungen im Trommelfell werden erweitert und das Transplantat darüber genäht.
[*lat.*: myringa, Trommelfell; *griech.*: plassein, formen]
🇬🇧 myringoplasty

**Mysophobie.** Angstzustand, der sich in einer Überreaktion auf die geringste Beschmutzung oder einer irrationalen Furcht vor Schmutz, Kontamination oder Verunreinigungen äußert.
[*griech.*: mysos, Besudelung; phobos, Angst]
🇬🇧 mysophobia

**Myxödem.** Schwerste Form der Schilddrüsenunterfunktion (Hypothyreose), die durch Schwellungen der Hände, des Gesichts, der Füße und der Augenhöhle gekennzeichnet ist. Es kann außerdem zu einer Verlangsamung der körperlichen und geistigen Funktionen kommen.
[*griech.*: myxa, Schleim; oidema, Schwellung]
🇬🇧 myxedema

**Myxödem, kindliches.** Juvenile Form der Hypothyreose mit Schilddrüsenatropie als Folge einer schweren Drüseninfektion.
[*griech.*: myxa, Schleim; oidema, Schwellung.]
🇬🇧 childhood myxedema

**Myxom.** Neoplasma aus Binde- und Schleimgewebe, das charakteristischerweise aus sternförmigen Zellen in einer lockeren schleimigen Matrix besteht. Ein solcher Tumor kann enorm groß werden und unter der Haut, aber auch in den

Knochen, im Genital- und Harntrakt sowie im Peritonealbereich auftreten.
[*griech.:* myxa, Schleim; oma, Tumor]
🔬 myxoma

**Myxosarkom.** → Sarkom, das einen Teil Schleimgewebe enthält.
[*griech.:* myxa, Schleim; sarx, Fleisch; oma, Tumor]
🔬 myxosarcoma

**Myxovirus.** Gruppe von mittelgroßen Ribonukleinsäure-Viren, die sich weiter in Orthomyxoviren und Paramyxoviren aufteilen. Myxoviren können z.B. Influenza und Mumps verursachen.
[*griech.:* myxa, Schleim; *lat.:* virus, Gift]
🔬 myxovirus

**Myzelium.** (Myzel). Masse von miteinander verwobenen und verästelten fadenähnlichen Filamenten, aus denen die meisten Pilze bestehen.
[*griech.:* mykes, Pilz; helos, Nagel]
🔬 mycelium

**Myzetom.** Schwere Pilzinfektion, die Haut, subkutanes Gewebe, Faszien und die Knochen befällt.
[*griech.:* mykes, Pilz; oma, Tumor]
🔬 mycetoma

# N

**N.** 1. Chemisches Symbol für → Stickstoff (Nitrogenium). 2. Abkürzung für Nervus (→ Nerv).
※ N

**Na.** Chemisches Symbol für → Natrium.
※ Na

**Nabel.** (Umbilicus; Omphalos). Vernarbte Stelle im Unterbauch, an der die Nabelschnur ansetzte, die einen Feten in der Gebärmutter mit der Plazenta verbindet. Bei den meisten Erwachsenen stellt der N. eine kleine Einbuchtung in der Haut dar, bei manchen ist er leicht vorgewölbt.
※ umbilicus

**Nabel(schnur)arterien.** Zwei Blutgefäße in der Nabelschnur, die verbrauchtes (venöses) Blut des Feten zur Plazenta zurückführen. (s.a. Kreislauf, fetaler)
※ umbilical arteries

**Nabelbruch.** (Nabelhernie). Angeborene weiche, mit Haut bedeckte Vorwölbung des Darms und des Bauchnetzes durch eine schwache Stelle der Bauchdecke um den Nabel. In dem meisten Fällen bildet sich der Bruch innerhalb von 1 bis 2 Jahren spontan zurück.
※ umbilical hernia

**Nabel(schnur)bruch.** → Omphalozele.
※ omphalozele

**Nabelhernie.** → Nabelbruch.
※ umbilical hernia

**Nabelkneten.** Maßnahme zur Förderung der Dünndarmaktivität. Hand flach auf den Nabel legen und leicht nach unten drücken, Handballen und Finger bewegen sich locker gegeneinander.
※ umbilical massage

**Nabelpflege beim Neugeborenen.** Ziel der N. ist ein schnelles Eintrocknen (Mumifikation) des Nabelschnurrestes, wozu der Nabel möglichst trocken gehalten werden sollte. Es stehen verschiedene Methoden der N. zur Verfügung: **Offene N.:** Der Nabelschnurrest liegt außerhalb der Windel und trocknet durch gute Luftzirkulation schnell ein. Sekrete mit lauwarmem Wasser entfernen, danach den Bereich mit einer sauberen Kompresse trocknen. **Reinigung mit Alkohol:** Ein Wattestäbchen in 80-prozentigen Alkohol aus der Apotheke tauchen und den Nabelbereich ringförmig säubern. **Pudern:** Kann die Mumifikation beschleunigen. Vor dem Auftragen von neuem Puder müssen der Nabelschnurrest und der Nabelgrund gründlich gesäubert werden. Da der Nabelschnurrest eine Eintrittspforte für Keime darstellt, darf er nur mit sauberen und desinfizierten Händen berührt werden.
※ cleansing of the umbilicus; navel care

**Nabelschnur.** Flexibler, meist spiralig gewundener Strang aus gallertartigem Material (so genannte Wharton-Sulze), der drei Nabelschnurgefäße enthält - zwei Arterien und eine Vene. Die N. verbindet den Feten mit der Plazenta an der Gebärmutterwand; sie ist durchschnittlich 50 cm lang; die Länge kann jedoch zwischen 20 und 150 cm schwanken. (s.a. Nabel(schnur)-arterie; Nabel(schnur)vene)
※ umbilical cord

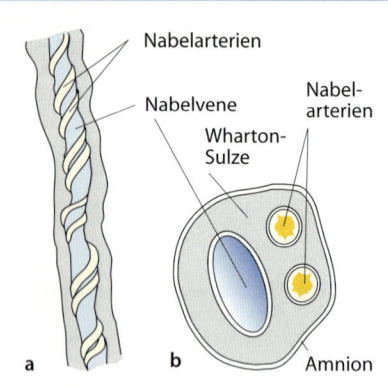

**Nabelschnur.** a Längsschnitt · b Querschnitt.

**Nabelschnurblut.** Blut, das aus der kindlichen Nabelschnurvene bzw. Nabelschnurarterie entnommen wird. Ähnlich wie das Rückenmark enthält N. hohe Konzentrationen peripherer Blutstammzellen. N. kann für eine spätere Transfusion eingefroren werden.
✣ cord blood

**Nabelschnurkatheter, Pflege von.** → Pflegeintervention der → NIC, die definiert ist als die Pflege von Neugeborenen mit einem Nabelschnurkatheter.
✣ Tube Care: Umbilical Line

**Nabelschnur-Katheterisierung.** Einführen eines Katheters durch die Nabelvene in den Körper eines Neugeborenen, um diesem Flüssigkeit oder Medikamente zuzuführen bzw. Blutproben zu entnehmen oder im Notfall eine Bluttransfusion durchzuführen.
✣ umbilical catheterization

**Nabelschnurvorfall.** Vorfallen einer oder mehrerer Nabelschnurschlingen vor den vorangehenden Teil des Kindes (VT) unmittelbar nach dem → Blasensprung. Dabei besteht besonders bei Schädellage die Gefahr der Nabelschnurkompression und damit einer Sauerstoffunterversorgung des Kindes bei weiterem Tiefertreten in den Geburtskanal. Ein N. ereignet sich meist dann, wenn der VT den unteren Gebärmutterabschnitt (Uterinsegment) und den Muttermund nicht gut abdichtet. Folgende Notfallmaßnahmen sind sofort einzuleiten:
Kontrolle der kindlichen Herztöne; extreme Beckenhochlagerung und Benachrichtigung des Arztes; Hochschieben bzw. Hochhalten des VT zur Entlastung der Nabelschnur; venöser Zugang; Notfalltokolyse i.v.; Notsektio, falls eine sofortige vaginale Geburt nicht möglich ist. (s.a. Vorliegen der Nabelschnur)
✣ prolapsed cord; cord prolapse

**Nabelschnurvorliegen.** Vorliegen der Nabelschnur vor oder neben dem vorangehenden Teil (VT) des Kindes bei intakter Fruchtblase. Bei einem Blasensprung besteht die Gefahr des → Nabelschnurvorfalls. Daher haben alle folgenden Maßnahmen den Zweck, einen Blasensprung möglichst zu verhindern, bevor der Muttermund vollständig geöffnet ist:
Beckenhochlagerung und gleichzeitige Seitenlagerung auf die der Nabelschnur entgegen gesetzten Seite, damit die Nabelschnur evtl. zurück gleiten kann; i.v.-Tokolyse; kontinuierliches CTG.
✣ cord presentation

**Nabel(schnur)vene.** Großlumiges Gefäß in der Nabelschnur, das dem Feten $O_2$-angereichertes (arterielles) Blut aus der Plazenta zuführt. (s.a. Kreislauf, fetaler)
✣ umbilical vein

**Nachbehandlung.** (Nachsorge). Pflege, die ein Patienten nach der Entlassung aus einem Krankenhaus oder einer anderen Pflegeeinrichtung erhält.
✣ aftercare

**Nachbild.** Visuelle Empfindung, die weiterbesteht, nachdem der Stimulus abgeebt ist. Das Bild kann die gleichen Farben wie das Objekt haben (positives N.), oder komplimentär zu den mit dem Stimulus aufgetretenen Farben sein (negatives N.).
✣ afterimage

**Nachblutung.** Blutung, die frühestens 24 Stunden nach einer Verletzung oder Ope-

ration, bei der die Wunde sachgerecht versorgt wurde, auftritt. N.en können u. a. durch Infektionen ausgelöst werden.
🇬🇧 secondary hemorrhage

**Nachempfindung.** Offensichtliche Wahrnehmung eines Reizes, nachdem er nicht mehr besteht.
🇬🇧 afterperception

**Nachgeburt.** Plazenta, Nabelschnur und Eihäute (Amnion und Chorion), die nach der Geburt des Kindes ausgestoßen werden.
🇬🇧 secundines; afterbirth

**Nachgeburtsperiode.** Ausstoßung der Plazenta, der Eihäute und einer gewissen Menge Blut und Fruchtwasser, ca. 5 bis 30 Minuten nach der Geburt des Kindes. Die N. ist der gefährlichste Abschnitt der Geburt, da es in dieser Zeit zu starken Blutungen aus der Gebärmutter kommen kann, die oft schwer zu stillen sind.
🇬🇧 third stage of labor

**Nachladetechnik.** (After-Loading-Verfahren). Technik, bei der ein leerer Applikator bzw. eine leere Kanüle während einer Operation bei einem Patienten eingeführt und zu einem späterem Zeitpunkt mit radioaktivem Material befüllt wird. Das Befüllen muss kontrolliert erfolgen, damit das Pflegepersonal gegen Strahlungsbelastung geschützt ist.
🇬🇧 afterloading

**Nachlast.** (Nachbelastung; Afterload). Die Last bzw. der Widerstand, gegen den die linke Herzkammer (Ventrikel) Blut bei einer Herzmuskelkontraktion ausstoßen muss. (s.a. Vorlast)
🇬🇧 afterload

**Nachsorge.** Aufrechterhaltung des Kontakts zu einem Patienten mit dem Ziel, bereits erstellte Diagnosen nachzubehandeln.
🇬🇧 follow-up

**Nachtangst.** Schlafstörung während der Phasen 3 und 4 des NonREM-Schlafes, gekennzeichnet durch abruptes Erwachen, meist mit einem Angstschrei. Der Patient fürchtet sich, ist verwirrt, unruhig, desorientiert, nicht ansprechbar, führt bestimmte Bewegungen aus und kann sich am Morgen nicht mehr an das Ereignis erinnern. N. tritt meist bei Kindern auf.
🇬🇧 sleep terror disorder

**Nachtblindheit.** → Nyktalopie.
🇬🇧 night-blindness

**Nachtschweiß.** Schweißausbruch, der während eines nächtlichen Fieberanfalls auftritt, z.B. bei zehrenden Erkrankungen wie einer Lungentuberkulose.
🇬🇧 night sweat

**Nachtsehen.** → Dämmerungssehen.
🇬🇧 scotopic vision

**Nachtsichtigkeit.** Fähigkeit, auch bei dämmrigem Licht Gegenstände erkennen zu können. Dies ist die Folge eines chemischen und physikalischen Phänomens in Verbindung mit den Stäbchen auf der Netzhaut (Retina). Die Stäbchen enthalten die stark lichtempfindliche chemische Substanz Rhodopsin oder Sehpurpur, die für die Weiterleitung von optischen Impulsen bei gedämpftem Licht wichtig ist. Die N. ist aufgrund der Konzentration der Stäbchen am Rand der Retina am schärfsten.
🇬🇧 night vision

**Nachtwandeln.** (Schlafwandeln; Somnambulismus). Zustand während des Schlafes nicht in einer REM-Phase (rapid eye movement), in dem der Betroffene herumläuft, als ob er wach wäre, sich jedoch am Morgen an nichts mehr erinnern kann. Das N. kann wenige Minuten oder eine Stunde und länger andauern. Am nächsten Tag hat er keinerlei Erinnerung an das Ereignis.
🇬🇧 somnambulism; nightwalking

**Nachwehen.** Gebärmutterkontraktionen, die oft während der ersten Tage nach einer Entbindung auftreten. Die stärksten N. werden bei stillenden Müttern, Mehrgebärenden sowie bei einer Überdehnung der Gebärmutter beobachtet. Normalerweise lassen N. spontan nach; eine Behandlung mit Analgetika kann erforderlich sein.
🇬🇧 afterpains

**Nackenreflex, tonischer.** Normale Reaktion eines Neugeborenen. Wird der Kopf des auf dem Rücken liegenden Säuglings schnell auf eine Seite gedreht, streckt er Arm und Bein dieser Seite aus und zieht die Extremitäten der gegenüber liegenden Seite an. Dieser Reflex verhindert das Vornüberrollen des Kindes, bis die entsprechenden neurologischen und motorischen Funktionen ausgebildet sind.
🔳 tonic neck reflex

**Nackensteifigkeit.** Widerstand des Halses gegen den Versuch, ihn zu beugen. Die N. ist Symptom einer → Meningitis.
🔳 nuchal rigidity

**NAD.** Abkürzung für Nikotinamid-Adenin-Dinukleotid (in reduzierter Form NADH).
🔳 NAD

**Nadelbiopsie.** Entnahme eines zylindrischen Gewebestücks zur mikroskopischen Untersuchung, indem eine Hohlnadel durch die Haut oder äußere Oberflächen eines Organs oder Tumors eingeführt und in den darunterliegenden Zellschichten gedreht wird. Anschließend wird der Gewebezylinder durch → Aspiration entnommen.
🔳 needle biopsy

**Nadelhalter.** Chirurgische Zange, die dazu dient, beim Nähen eines Gewebes eine Nadel zu halten.
🔳 needle holder

**Nadolol.** → Betablocker, der zur Langzeitbehandlung von Angina pectoris, bei Hypertonie und nach Myokardinfarkt eingesetzt wird.
🔳 nadolol

**Naevus flammeus.** (Feuermal). Flaches kapilläres → Hämangiom, das angeboren ist und in der Farbe von leichtem bis zu dunklem Rot variieren kann. Meist kommt es im Gesicht zu solchen Läsionen. Die Tiefe der Farbe hängt davon ab, ob oberflächliche, mittlere oder tiefe Hautschichten betroffen sind. (→ Nävus)
🔳 nevus flammeus

**Nagel.** 1. Flache elastische Struktur aus hornartiger Substanz am Ende eines Fingers oder Fußzehs. Jeder N. besteht aus Wurzel, Nagelkörper und freiem Rand am Ende jeder Extremität. Die Wurzel verbindet den N. mit den Fingern oder Zehen, der Nagelfalz schließt an die seitlichen Nagelränder an. Das Nagelbett liegt unter der Nagelplatte; es bildet eine feste Verbindung zwischen dem Nagelkörper und dem darunterliegenden Bindegewebe. Der weißliche Halbmond (Lunula) nahe der Wurzel enthält unregelmäßig angeordnete Papillen, die weniger fest mit dem Bindegewebe verbunden sind als der Rest des Nagelbettes. Das Nagelhäutchen (Cuticula) befindet sich auf der Oberfläche des N.s über der Wurzel. 2. Verschiedene Formen von metallischen Stiften, die in der Orthopädie verwendet werden, um gebrochene Knochen und Knochenstücke zu stabilisieren.
🔳 nail

**Nagel im Alter.** Der N. i. A. ist durch eine unregelmäßige Dicke und verringerten Wuchs gekennzeichnet; dadurch erhöhte Verletzungs- und Entzündungsgefahr der Nagelumgebung.
🔳 nail in old age

**Nagelbett.** Die Lederhaut (Corium) unter dem → Nagel, die durch den transparenten Nagel wie eine Reihe von länglichen Wellen erscheint.
🔳 nailbed

**Nägele-Regel.** Methode zur Berechnung des voraussichtlichen Geburtstermins basierend auf der durchschnittlichen Schwangerschaftsdauer von 280 Tagen: vom ersten Tag der letzten Menstruation werden drei Monate abgezogen und ein Jahr plus 7 Tage hinzugezählt.
[F. Nägele, deutscher Geburtshelfer, 1778–1851]
🔳 Nägele's rule

**Nagelfalz.** Flache seitliche Einbuchtung zwischen Nagelbett und Nagelwand. (→ Nagel)
🔳 nail groove

**Nägelkauen.** Die nervöse Angewohnheit, immer wieder an den eigenen Fingernägeln und der Haut, die die Nägel umgibt, zu beißen und zu kauen. Dies kann manchmal zu Hautverletzungen führen. Dieses Verhalten steht im Allgemeinen in Verbindung mit Reaktionen ängstlicher Kinder, kann aber auch eine Form der motorischen Entladung innerer Spannungen sein.
🇬🇧 nail biting

**Nagelmykose.** Durch Pilzarten der Gattung *Tricophyton* hervorgerufene Infektion der Hornplatten der dorsalen Finger- und Zehenspitzen.
🇬🇧 fungal infection of nail

**Nagelpflege.** → Pflegeintervention der → NIC, die definiert wird als die Förderung sauberer, gepflegter und attraktiver Nägel sowie Vorbeugung gegen Hautläsionen aufgrund unsachgemäßer Nagelpflege.
🇬🇧 Nail Care

**Nagelplatte.** Der harte gewölbte Teil des → Nagels; eine starre äußere Bedeckung, die sich etwa 8 mm unter die Nagelwurzel schiebt und aus dem Nagelbett entsteht.
🇬🇧 nail plate

**Nähen von Wunden.** → Pflegeintervention der → NIC, die definiert ist als die Annäherung von Wundrändern mit Hilfe sterilen Nahtmaterials und entsprechender Nadeln.
🇬🇧 Suturing

**Nährstoff.** Biochemische Substanz, die der → Ernährung dient und die auf die ernährungsspezifischen (nutritiven) und stoffwechselbezogenen (metabolischen) Prozesse des Körpers wirkt.
🇬🇧 nutrient

**Nahrung, eisenhaltige.** Nahrungsmittel, die relativ große Mengen Eisen enthalten. Die beste Quelle für Eisen aus der Nahrung ist Leber, aber auch in Austern, Muscheln, Herz, Niere, magerem Fleisch, Meeresfrüchten und Fischen ist viel Eisen enthalten.
🇬🇧 iron-rich food

**Nahrungskarenz.** I.d.R. ärztlich angeordneter Verzicht auf jegliche oral zugeführte Nahrung. Im weiteren Sinne ist damit auch der Verzicht auf flüssige Nahrungsaufnahme gemeint. Die N. wird bei bestimmten Erkrankungen (z.B. → akute Pankreatitis, → Appendizitis u.a.) und auch vor Operationen im Magen-Darm-Trakt angeordnet. Patient und Angehörige müssen umfassend über die Notwendigkeit und die möglichen Komplikationen bei Nichteinhaltung einer N. informiert werden.
[*lat.*: carere, sich enthalten, entbehren]
🇬🇧 period of nutritional restriction; privation of food

**Nahrungskette.** Ökologische Sequenz verschiedener Organismen einer Gemeinschaft, wobei die höheren Lebewesen sich von den niedrigeren Organismen ernähren. Jede Stufe in der N. spielt eine fundamentale Rolle und die Zerstörung oder Ausrottung eines Mitglieds der N. hat negative Auswirkungen auf alle anderen Lebewesen.
🇬🇧 food chain

**Nahrungsmittel.** Aus Kohlenhydraten, Proteinen, Fetten und zusätzlichen Elementen, wie Mineralien und Vitaminen bestehende Stoffe pflanzlicher oder tierischer Herkunft, die vom Körper aufgenommen und assimiliert werden und Energie zuführen, damit das Körperwachstum sowie die lebenswichtigen Funktionen aufrechterhalten werden können.
🇬🇧 food

**Nahrungsmittelallergie.** Überempfindlichkeitsreaktion infolge der Einnahme eines bestimmten Nahrungsmittelallergens; auf bestimmte Lebensmittel können folgende allergische Symptome auftreten: allergische Rhinitis, Bronchialasthma, Urtikaria, Dermatitis, Pruritus, Kopfschmerzen, Innenohrentzündung, Bindehautentzündung, Übelkeit, Erbrechen, Diarrhö, Pylorospasmus, Kolik, Verstopfung, muköse Kolitis sowie perianales Ekzem. Bei den

Nahrungsmittelallergenen handelt es sich zumeist um Proteine.
🇬🇧 food allergy

**Naht.** 1. Grenze bzw. Verbindung zwischen zwei Knochen, z.B. zwischen den einzelnen Schädelknochen. 2. Ergebnis des Zusammennähens von Wundrändern mit speziellem Nahtmaterial. 3. Spezielles Material, das zum Nähen von Gewebe geeignet ist, wie z.B. absorbierbare und nicht absorbierbare Seide, Catgut, Draht oder synthetisches Material.
🇬🇧 suture

**Naht, fortlaufende.** Naht einer Wunde, die ohne Unterbrechung von einer Seite zur anderen durchgeführt wird (im Gegensatz zur Knopfnaht).
🇬🇧 uninterrupted suture

**Nahtabszess.** Geschwür, das sich um eine Naht bildet.
🇬🇧 stitch abscess

**Nahtklammer.** Ein u-förmiger Metalldraht aus rostfreiem Edelstahl, mit dem chirurgische Wunden verschlossen werden können. Die N. werden mit einem speziellen Klammerapparat in das Gewebe gebracht.
🇬🇧 staple

**Nahtmaterial, resorbierbares.** Nahtmaterial, welches vom Körper durch → Hydrolyse vollständig abgebaut werden kann. Im Gegensatz zu nicht resorbierbarem N. brauchen sie nicht entfernt zu werden.
[*lat.:* resorbere, zurückschlürfen]
🇬🇧 absorbable surgical suture

**Naloxon.** → Opioid-→ Antagonist, der zur Umkehrung einer Opioid-Depression (d.h. als → Antidot) oder gegen eine akute Opioid-Intoxikation verwendet wird.
🇬🇧 naloxone hydrochloride

**NANDA.** Abkürzung für (engl.) North American Nursing Diagnosis Association (Nordamerikanische Pflegediagnosevereinigung). Die NANDA (Gründung 1982) beschäftigt sich mit der Formulierung, Entwicklung und Prüfung von → Pflegediagnosen.
🇬🇧 NANDA

**Nanismus.** (Minderwuchs). Unphysiologisch kleine Körpergestalt oder Unterentwicklung des Körpers.
🇬🇧 nanism

**nano-.** Vorsilbe, die den Faktor $10^{-9}$ einer Einheit kennzeichnet.
🇬🇧 nano-

**Nanogramm (ng).** Ein milliardstel ($10^{-9}$) Gramm.
🇬🇧 nanogramm (ng)

**Nanometer (nm).** Längeneinheit, die einem milliardstel ($10^{-9}$) Meter entspricht.
🇬🇧 nanometer (nm)

**Narbe.** (Cicatrix). Gefäßloses, blasses, hartes und geschrumpftes Narbengewebe, das nach der Wundheilung, die im Frühstadium durch rotes und geschwollenes Gewebe gekennzeichnet ist, entsteht. (→ Keloid)
🇬🇧 cicatrix

**Narkolepsie.** Syndrom, das sich in plötzlichen Schlafanfällen, Schrecklähmung, Schlaflähmung sowie durch visuelle oder auditive Halluzinationen zu Beginn des Schlafes äußert. Die Betroffenen leiden unter einem unkontrollierbaren Schlafbedürfnis, manchmal mehrmals täglich. Die Anfälle können einige wenige Minuten bis zu mehreren Stunden andauern. Es kann zu einem momentanen Verlust des Muskeltonus während der Wachstunden (Kataplexie) oder auch beim Schlafen kommen. – *adj.* narkoleptisch.
[*griech.:* narke, Lähmung; lambanein, Krampf]
🇬🇧 narcolepsy

**Narkose.** (Allgemeinnarkose/Allgemeinanästhesie). Empfindungs- und Bewusstlosigkeit, die von unterschiedlichen anästhetischen Agenzien (→ Narkotika) ausgelöst wird, welche als Inhalation oder intravenöse Injektion verabreicht werden. Die Komponenten einer N. sind Analgesie, Amnesie, Muskelrelaxation und Bewusstlosigkeit. Die Art der jeweiligen Anästhesie sowie die Dosis und Darreichungsform hängen

vom körperlichen Zustand eines Patienten ab.
[*griech.*: narkosis, Taubheit]
🇬🇧 narcosis; general anesthesia

**Narkoseeinleitung.** Alle Schritte eines anästhetischen Vorgangs, die als Vorbereitung zur → Narkose zählen, bis die erwünschte Tiefe der Anästhesie erreicht ist.
🇬🇧 induction of anesthesia

**Narkosegerät.** Gerät zur Beatmung und gleichzeitigen Verabreichung von Narkosegase zur Narkose. (s.a. Beatmung)
🇬🇧 anesthesia machine

**Narkotika (pl.).** Narkotische Arzneimittel; → Analgetika, die → Opioid-Derivate sind oder synthetisch hergestellt werden und die Schmerzwahrnehmung reduzieren. Sie lösen Euphorie, Stimmungsänderungen, mentale Bewölkung und tiefen Schlaf aus. Es kommt zu einer eingeschränkten Atmung und einem verminderten Hustenreflex, die Pupillen verengen sich. N. können Spasmen der glatten Muskeln, eine verminderte Peristaltik, Erbrechen und Übelkeit bewirken. Die wiederholte Anwendung von N. kann zu einer körperlichen und psychischen → Abhängigkeit führen. N. werden in Inhalations- und Injektionsnarkotika unterteilt. (→ Narkose)
🇬🇧 narcotics

**Narzissmus.** 1. Abnormes Interesse an der eigenen Person, insbesondere am eigenen Körper und seinen sexuellen Merkmalen; Selbstliebe. 2. (Psychoanalyse) Sexuelles Selbstinteresse, das ein normales Charakteristikum der phallischen Phase der psychosexuellen Entwicklung ist und auftritt, wenn das kindliche Ego seine → Libido entwickelt. (→ narzisstische Persönlichkeitsstörung)
[*griech.*: Narcissus, mythischer schöner Jüngling, der in sich selbst verliebt war]
🇬🇧 narcissism

**nasal.** Zur → Nase und zur → Nasenhöhle gehörend.
🇬🇧 nasal

**Nase.** Anatomische Struktur, die den vordersten Teil des Gesichts darstellt und als Passage für die Atemluft zu und aus den Lungen dient. Die N. filtert die Luft, wärmt und feuchtet sie an und kontrolliert sie auf chemische Unreinheiten, die die Schleimhäute reizen könnten, welche den Respirationstrakt auskleiden. Die N. enthält darüber hinaus Rezeptorzellen für den Geruchssinn und spielt eine wichtige Rolle beim Vorgang des Sprechens. Der äußerste Teil ist deutlich breiter als der innere, der direkt über dem Mund liegt. Die hohlen inneren Bereiche werden durch eine Scheidewand (Septum) in eine rechte und eine linke Höhle unterteilt. Jede Nasenhöhle wird durch die Fortsätze der Nasenmuschel (Conchae) in einen oberen, mittleren und unteren Nasengang (Meatus) getrennt.
🇬🇧 nose

**Nasenbluten.** (Epistaxis). Unphysiologische Blutung (Hämorrhagie) aus der Nase. Als Notfallmaßnahme bei N. sollte der Patient aufrecht mit nach vorn gebeugtem Kopf hingesetzt werden, damit er kein Blut schluckt. Druck mit den Daumen oder anderen Hilfsmitteln direkt unter den Nasenflügeln und über den Lippen kann die Hauptarterie komprimieren, die die Nase versorgt. Alternativ kann auch mit beiden Zeigefingern auf beide Naseflügel gedrückt werden, wodurch die Blutung verlangsamt wird, weil so die Hauptarterien und ihre Äste blockiert werden. Bei einer fortdauernden Blutung sollte eine Tamponade aus einem absorbierenden Material in die Nase eingeführt werden. Kälte, die auf Nase, Lippen, Stirn und Nacken aufgelegt wird, kann ebenfalls die Kontrolle der Blutung unterstützen.
🇬🇧 nosebleed

**Nasenflügel.** (Ala nasi). Die äußere, dehnbare Knorpelwand an jedem Nasenloch.
🇬🇧 ala nasi

**Nasenhöhle.** Eine von zwei Körperöffnungen, die vom Gesicht durch ovale Nasenlöcher ausgehen und nach innen mit dem Rachen (Pharynx) verbunden sind. Die N.n sind durch eine Scheidewand (Nasenseptum) voneinander getrennt. Jede Höhle besteht aus einer Region zum Riechen

(olfaktorischer Bereich) und einer Region für die Atmung (respiratorischer Bereich). In der N. wird die Atemluft angefeuchtet, erwärmt und gefiltert.
🇬🇧 nasal cavity

**Nasenhöhlenspiegelung.** → Rhinoskopie.
🇬🇧 rhinoscopy

**Nasennebenhöhlen.** Mehrere Höhlen innerhalb der Schädelknochen, die mit einer mit Zilien besetzten Schleimhaut ausgekleidet sind und sich in die Nasenhöhle fortsetzen. Die N.n werden in Stirnhöhle (Sinus frontalis), Keilbeinhöhle (Sinus sphenoidalis) und Kieferhöhle (Sinus maxillaris) und die Siebbeinzellen (Cellulae ethmoidales) unterteilt.
🇬🇧 nasal sinus, paranasal sinus

**Nasenpflege.** Teil der Körperpflege eines Patienten, wenn dieser krankheitsbedingt selbst nicht dazu in der Lage ist (z.B. fehlende Fähigkeit zu schnäuzen bei bewusstlosen Patienten oder bei liegenden Sonden/Tuben). Die N. erfolgt mit physiologischer Kochsalzlösung und Mulltupfern bzw. mit speziellen Watteträgern. Nasentropfen und -salben dürfen nur auf Arztanordnung verabreicht werden (Medikamentengabe). Bei liegenden nasalen Sonden oder Tuben ist insbesondere auf die mögliche Entstehung eines Dekubitus zu achten. Hier kann eine spezielle N. mit Gazeträgern oder anderen Hilfsmitteln erforderlich sein (auf den Pflegestandard der Station achten).
🇬🇧 nasal care

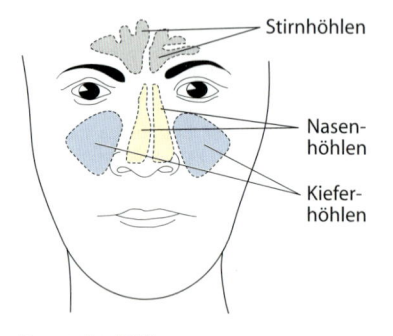

**Nasenpolyp.** Rundes, gestieltes, weiches, festgewachsenes Stück Schleimhaut, das in die Nasenhöhle hineinragt. (→ Polyp)
🇬🇧 nasal polyp

**Nasenseptum.** (Nasenscheidewand). Trennwand zwischen den Nasenhöhlen, die aus Knochen und Knorpeln besteht und von einer Schleimhaut überzogen ist.
🇬🇧 nasal septum

**Nasentropfen.** Verabreichungsform von Arzneimitteln in die Nase durch Instillation einer entsprechenden Flüssigkeit in die Nasenlöcher oder durch ein Nasenspray. Der Kopf des Patienten muss bei der Verabreichung überstreckt sein und der Mund sollte geöffnet bleiben. N. wirken meist vasokonstringierend gegen Schnupfen o.ä., z.B. Ephedrin.
🇬🇧 nasal drops

**nasogastrisch.** Zur Nase und zum Magen (Gaster) gehörend.
🇬🇧 nasogastric

**nasolabial.** Zur → Nase und den → Lippen gehörend.
🇬🇧 nasolabial

**nasopharyngal.** Zur → Nasenhöhle und den nasalen Bereichen des Rachens (→ Pharynx) gehörend.
🇬🇧 nasopharyngeal

**Nasopharynx.** (Nasenrachenraum). Der obere der drei Abschnitte des Rachens (→ Pharynx), der hinter der Nasenhöhle beginnt und sich vom hinteren Teil der Nasenlöcher bis zum weichen Gaumen erstreckt. An der hinteren Wand des Pharynx befinden sich die Rachenmandeln (Tonsillen).
🇬🇧 nasopharynx

**nasotracheal.** Zur Nase und zur Luftröhre (Trachea) gehörend.
🇬🇧 nasotracheal

**Nasotrachealtubus.** Tubus, der durch die Nasenhöhle und den Rachen (Pharynx)

**Nasennebenhöhlen.** (Stirnhöhlen, Nasenhöhlen, Kieferhöhlen)

in die Luftröhre (Trachea) eingeführt wird. Meist ist ein N. an ein Beatmungsgerät oder einen Ambubeutel zur Verabreichung von Sauerstoff angeschlossen.
🇬🇧 nasotracheal tube

**naszierend.** 1. Gerade geboren werdend, zu leben beginnend. 2. Frei werdend, zu einer Substanz (z.B. Sauerstoff) gehörend, die während einer chemischen Reaktion freigesetzt wird; diese weist eine höhere Reaktionsfähigkeit auf, weil sie ungebunden ist.
[*lat.:* nasci, geboren sein]
🇬🇧 nascent

**Natis.** Gesäßbacke.
🇬🇧 natis

**Natriämie.** Unphysiologisch hohe Konzentration von → Natrium im Blut.
[*lat.:* natrium, Natrium; *griech.:* haima, Blut]
🇬🇧 natremia

**Natrium (Na).** Weiches, graues Leichtmetall-Element mit der Ordnungszahl 11 und einem Atomgewicht von 22,99. N. ist eines der wichtigsten Elemente im Körper; Natriumionen sind z.B. für den Säure-Basen-Haushalt, den Wasserhaushalt, die Weiterleitung von Nervenimpulsen und die Muskelkontraktion verantwortlich. Als Hauptbestandteil der extrazellulären Flüssigkeit kommt N. eine bedeutende Rolle bei den Wechselwirkungen mit Kalium, dem wichtigsten intrazellulären Elektrolyt zu. Ein Natrium-Mangelzustand kann durch Blutverlust, übermäßiges Schwitzen oder Nebennierenrindeninsuffizienz entstehen. (s.a. Kalium; Natrium-Pumpe)
🇬🇧 sodium (Na)

**Natriumbikarbonat.** Ein Antazidum (Magensäure bindendes Mittel), Elektrolyt und Urin alkalisierendes Mittel, das bei Azidose, Magenübersäuerung, Ulcus pepticum und Verdauungsbeschwerden verordnet wird.
🇬🇧 sodium bicarbonate

**Natriumchlorid (NaCl).** Kochsalz, das in Form einer isotonen Kochsalzlösung als Volumenersatz, als Basislösung für Medikamente, als Spüllösung und als Einlauf verwendet wird.
🇬🇧 sodium chloride

**Natriumiodid.** Iodsalz, das zur Behandlung von Schilddrüsenstörungen, z.B. bei neonataler Schilddrüsenüberfunktion und vor Operationen der Schilddrüse verwendet wird.
🇬🇧 sodium iodide

**Natrium-Kalium-Pumpe.** → Natriumpumpe.
🇬🇧 sodium pump

**Natriumpumpe.** (Natrium-Kalium-Pumpe). Physiologischer, aktiver Mechanismus im Körper, bei dem unter Energieverbrauch Natriumionen, die während eines → Aktionspotenzials in die Zelle eingeströmt sind, gegen ein Konzentrationsgefälle aus dem Zellinneren in den Extrazellulärraum transportiert werden. Gleichzeitig werden Kaliumionen in das Zellinnere gepumpt. Die benötigte Energie für diesen Vorgang wird durch die Hydrolyse von Adenosintriphosphat (ATP) mit Hilfe spezieller Enzyme bereitgestellt.
🇬🇧 sodium pump

**Natriumsulfat.** (Glaubersalz). Salinisches Abführmittel bei chronischer Obstipation infolge mangelnder Peristaltik. Es kann entweder zur sofortigen Darmentleerung oder, in niedrigerer Dosierung, als mildes Laxans eingesetzt werden.
🇬🇧 sodium sulfate

**Natriurie.** Ausscheidung von unphysiologisch hohen Mengen → Natrium mit dem Urin, z.B. infolge der Verabreichung von Diuretika, die eine Ausscheidung von Natrium bewirken, oder aufgrund verschiedener metabolischer oder endokriner Störungen.
[*lat.:* natrium, Natrium; *griech.:* ouron, Urin]
🇬🇧 natriuresis

**Naturheilkunde.** System von therapeutischen Maßnahmen, das auf natürlichen Nahrungsmitteln, Licht, Wärme, Massage, frischer Luft, regelmäßiger körperlicher Aktivität und der Vermeidung von Arzneimitteln beruht. Befürworter der N. sind überzeugt, dass die meisten Krank-

heiten durch natürliche Körperprozesse geheilt werden können.
🌐 naturopathy

**Nausea.** (Übelkeit). Empfindung, die von dem Gefühl begleitet wird, sich erbrechen zu müssen, was jedoch nicht notwendigerweise folgen muss. Zu den häufigsten Ursachen gehören Seekrankheit und andere Reisekrankheiten, die frühe Phase der Schwangerschaft, starke Schmerzen, emotionaler Stress, Gallenblasenerkrankungen, Migräne, Nahrungsmittelvergiftung und verschiedene Enteroviren. (→ Erbrechen)
[*griech.*: nausia, Seekrankheit]
🌐 nausea

**Nävus.** (Muttermal). Pigmentierte angeborene, meist gutartige Hautfehlbildung, die auch kanzerös entarten kann. Jede Farb-, Größen- oder Strukturveränderung, Blutungen oder Juckreiz eines N. bedürfen einer Untersuchung.
[*lat.*: naevus, Muttermal]
🌐 nevus

**Nävus Unna.** Häufige Hauterscheinung bei Neugeborenen, gekennzeichnet durch Hautflecke, die durch Erweiterung kleinster Kapillaren rot bis violett erscheinen. Am häufigsten tritt der N. im Nacken (sog. Storchenbiss), am Hinterkopf, an den Augenlidern, der Oberlippe und der Nasenwurzel auf. In den ersten Lebensmonaten oder -jahren bildet sich das Mal meist spontan wieder zurück oder es verblasst durch zunehmendes Unterhautfettgewebe.
[*lat.*: naevus, Mal, Muttermal]
🌐 telangiectatic nevus

**Ne.** Chemisches Symbol für → Neon.
🌐 Ne

**Nebenhoden.** → Epididymis
🌐 epididymus

**Nebenniere.** (Glandula suprarenalis). Paarige endokrine Drüse; sitzt auf den Nierenpolen; eine N. besteht aus Rinde (Cortex) und Mark (Medulla). Als Reaktion auf die vom Hypophysenvorderlappen ausgeschiedenen adrenokortikotropen Hormone schüttet die Rinde Glukokortikoide (z.B. Cortisol) und Sexualhormone (z.B. Androgene) aus. Die adrenalen Androgene sind Vorformen, die in der Leber in Testosteron und Östrogen umgewandelt werden. Das von der Niere abgesonderte Renin steuert die kortikale Produktion von Aldosteron. Das Mark produziert die Katecholamine Adrenalin und Noradrenalin.
🌐 adrenal gland

**Nebennierenhyperplasie, kongenitale.** Durch Enzymschäden hervorgerufene Krankheiten mit typisch niedrigen Hydrokortisonkonzentrationen und erhöhter Ausscheidung des Hormons Kortikotropin. Während der intrauterinen Entwicklungsphase führt die Krankheit bei Mädchen zu Pseudohermaphroditismus und zu Makrogenitosomie bei Jungen.
🌐 congenital adrenal hyperplasia

**Nebenniereninsuffizienz.** Erkrankung, bei der die → Nebenniere keine ausreichenden Mengen kortikaler Hormone herstellen kann.
[*lat.*: ad, bei; ren, Niere; in, nicht; sufficere, genügen]
🌐 adrenal insufficiency

**Nebenniereninsuffizienz, akute.** Plötzliches Versagen der Nebenniere, erfordert eine sofortige Behandlung; wird von Glukokortikoid-Mangelerscheinungen, einem Abfall des extrazellulären Flüssigkeitsvolumen sowie Kaliummangel im Serum begleitet. Typischerweise kommt es zum Schock bzw. Koma, Hypotonie, allgemeiner Schwäche und einem Blutdruckabfall; u. U. lebensbedrohlicher Verlauf, sog. Addison-Krise. (→ Addison-Krise)
🌐 adrenal crisis

**Nebennierenmark (NNM).** Innerer Teil der Nebenniere; bildet die → Katecholamine Adrenalin, Noradrenalin und Dopamin.
🌐 adrenal medulla

**Nebennierenrinde (NNR).** (Cortex glandulae suprarenalis). Der äußere und größere, mit dem Mark verbundene Teil der → Nebenniere. Die N. produziert Mineralokortikoide, Sexualhormone (z.B. Androgene) so-

wie Glukokortikoide, wichtige Hormone für die Homöostase.
🇬🇧 adrenal cortex

**Nebennierenrindenkarzinom.** Bösartiger Tumor der → Nebennierenrinde, er kann durch Hormonproduktion ein adrenogenitales Syndrom bzw. → Cushing-Syndrom auslösen. Diese Tumore können in verschiedenen Größen und in jedem Lebensalter auftreten. Metastasen werden häufig in den Lungen, der Leber sowie anderen Organen beobachtet.
🇬🇧 adrenal cortical carcinoma

**Nebenschilddrüse.** Mehrere Strukturen (meist 4), die an der hinteren (dorsalen) Oberfläche des seitlichen Lappens der → Schilddrüse anliegen. Die N.n schütten → Parathormon aus, das für die Erhaltung der Blutkalziumkonzentration eine wichtige Rolle spielt und das die normale neuromuskuläre Erregung, Blutgerinnung und Permeabilität der Zellmembranen gewährleistet.
🇬🇧 parathyroid gland

**Nebenwirkung.** Jede nicht beabsichtigte und meist unerwünschte Reaktion bzw. Folge einer Medikation oder Behandlung. N. können sich z.B. äußern in Form von Übelkeit, trockenem Mund, Schwindel, verschwommener Sicht, verfärbtem Urin, Tinnitus etc.
🇬🇧 side effect

**Nebenwirkungen, unerwünschte.** Gesundheitsschädigende, unbeabsichtigte Reaktion, die durch ein normal dosiertes Arzneimittel hervorgerufen wird.
🇬🇧 adverse drug effect

**Neck dissection.** Halsausräumung, Entfernung eines bösartigen Tumors im Halsbereich einschl. der Lymphknoten von der Schädelbasis bis zum Brustkorb, Teilen der Halsschlagader, der Halsvenen und des M. sternocleidomastoideus.
🇬🇧 neck dissection

**NEEP.** Abkürzung für (engl.) Negative End-Expiratory Pressure (→ Negativ endexspiratorischer Druck).
🇬🇧 NEEP

**negativ.** 1. (Bei einer Laboruntersuchung) Nachweis, dass eine Substanz oder Reaktion nicht vorhanden ist. 2. Körperliche Untersuchung ohne Befund, was meist bedeutet, dass keine pathologischen Veränderungen vorliegen.
🇬🇧 negative

**Negativ endexspiratorischer Druck (NEEP).** Beatmungstechnik, mit der einem Anstieg des durchschnittlichen intrathorakalen Drucks entgegengewirkt werden soll, der durch eine intermittierende positive Druckbeatmung entsteht. Damit soll die Wiederherstellung eines negativen Drucks erreicht werden, damit Blut in den rechten Vorhof (Atrium) fließen kann.
🇬🇧 negative end-expiratory pressure

**Negativismus.** Verhaltensbezogene Einstellung, die durch Opposition, Widerstand und Ablehnung gekennzeichnet ist, selbst bei den vernünftigsten Vorgängen zu kooperieren, oder die Neigung, auf gegensätzliche und konträre Weise zu reagieren. [*lat.*: negare, beharrlich verneinen]
🇬🇧 negativism

**Neglect.** (Vernachlässigung). 1. Zustand, der auftritt, wenn Eltern oder ein gesetzlicher Vormund Kindern oder Schutzbefohlenen keinerlei körperliche und emotionale Fürsorge gewährleisten. 2. Halbseitige Vernachlässigung des Körpers oder der Umgebung, z.B. bei Schlaganfällen.
🇬🇧 neglect

**Negri-Körperchen.** Einschlusskörperchen innerhalb des Zytoplasmas, die sich im Gehirn und im Zentralnervensystem von Menschen oder Tieren finden, die an Tollwut leiden.
[A. Negri, italienischer Arzt, 1876–1912]
🇬🇧 Negri bodies

**Neisseria.** Gattung aerober oder fakultativ aerober Bakterien der Familie Neisseriaceae. Die gramnegativen Kokken, die paarweise auftreten (Diplokokken), gehören zur normalen Flora des Genital-, Harn- und Respirationstraktes. Pathogene Species sind N. gonorrhoeae, die Gonor-

rhoe verursachen, und N. meningitidis, die eine Meningitis auslösen können.
[A. Neisser, polnischer Dermatologe, 1855–1916]
🇬🇧 Neisseria

**nekro-.** Vorsilbe mit der Bedeutung »tot«.
🇬🇧 necro-

**Nekrobiose.** (Gewebetod). 1. Absterben eines kleines Bereichs an Zellen innerhalb eines größeren Abschnitts lebenden Gewebes. 2. Der normale Tod von Gewebezellen als Resultat von Veränderungen im Rahmen der normalen Entwicklung und Alterung, oder auch bei Atrophie und Degeneration.
[*griech.:* nekros, tot; bios, Leben; osis, Zustand]
🇬🇧 necrobiosis

**Nekrologie.** Untersuchung und Studium der Ursachen des Todes, einschließlich der Erfassung und Interpretation von Sterblichkeitsstatistiken.
[*griech.:* nekros, tot; logos, Wissenschaft]
🇬🇧 necrology

**Nekrophilie.** 1. Morbide Liebe für das Zusammensein mit Leichen. 2. Abartiger Wunsch, sexuellen Kontakt mit einer Leiche zu haben; tritt im Allgemeinen bei Männern auf, indem sie sexuelle Handlungen an einer toten Frau vornehmen (Leichenschändung).
[*griech.:* nekros, tot; philein, lieben]
🇬🇧 necrophilia

**Nekrophobie.** Krankhafte Angst vor dem Tod und vor Leichen.
[*griech.:* nekros, tot; phobos, Angst]
🇬🇧 necrophobia

**Nekrose.** Lokaler Gewebetod, der in bestimmten Zellgruppen infolge von Erkrankungen oder Verletzungen auftritt. Bei einer Koagulationsnekrose blockieren Blutkoagel den Blutfluss und führen auf der distalen Seite des Koagels zu einer Gewebeischämie. Bei einer gangränösen N. führen die → Ischämie in Kombination mit bakteriellen Einflüssen zur Verwesung und zum Gewebetod. – *adj.* nekrotisch.
[*griech.:* nekros, tot; osis, Zustand]
🇬🇧 necrosis

**Nekrose, akute tubuläre.** Plötzlich auftretende → Niereninsuffizienz; wird häufig durch eine unterbrochene Blutversorgung der Tubuli verursacht und kann zu einer Ischämie führen.
[*lat.:* tubulus, Röhrchen; *griech.:* nekros, tot; osis, Zustand]
🇬🇧 acute tubular necrosis (ATN)

**Nekrose, aseptische.** Zystisch und sklerotisch degenerative Gewebeveränderungen, die einer Verletzung ohne Infektion folgen können.
[*griech.:* a, kein; sepsis, Fäule; nekros, tot; osis, Zustand]
🇬🇧 aseptic necrosis

**Nekrose, embolische.** Bezeichnung für ein aufgrund eines Embolusinfarktes abgestorbenes Körpergewebe.
🇬🇧 embolic necrosis

**Nekrose, verkäsende.** Form der → Nekrose mit Ausbildung einer trockenen, käseartigen Gewebemasse. Tritt hauptsächlich bei Tuberkulose auf.
[*lat.:* caseus, Käse; *griech.:* nekros, tot; osis, Zustand]
🇬🇧 caseation necrosis

**nekrotisieren.** Den Tod von Geweben oder Organismen verursachen.
🇬🇧 necrotizing

**Nélaton-Katheter.** Blasenkatheter mit gerader Spitze zur Harnableitung durch die Harnröhre (transurethral).
[Auguste Nélaton (franz. Chirurg)]
🇬🇧 Nélatons catheter

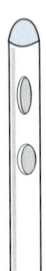

**Nélaton-Katheter.**

**Nematoden (pl.).** Multizellulärer Parasit der Gruppe der Faden- oder Schlauchwürmer, die beim Menschen zu verschiedenen Infektionen führen können.
[*griech.*: nema, Faden; eidos, Form]
🇬🇧 nematodes

**neo-.** Vorsilbe mit der Bedeutung »neu«.
🇬🇧 neo-

**neoadjuvant.** Bezeichnung für eine Therapie, die vorwiegend bei der Behandlung von Karzinomen eingesetzt wird; z.B. Chemotherapie oder Bestrahlung, die im Allgemeinen einer anderen Behandlungsphase vorausgehen.
🇬🇧 neoadjuvant

**Neocerebellum.** Die Teile des Kleinhirns (Cerebellum), die entwicklungsgeschichtlich jüngere Bereiche des Gehirns darstellen und über die Hirnrinde (Kortex) und die Brücke (Pons) ihren Input erhalten.
🇬🇧 neocerebellum

**Neogenese.** Prozess der Gewebeneubildung.
🇬🇧 neogenesis

**Neokortex.** Der entwicklungsgeschichtlich jüngere Teil des menschlichen Gehirns. Beim Menschen umfasst der N. die gesamte Großhirnrinde (Kortex).
🇬🇧 neocortex

**Neologismus.** 1. Worte oder Begriffe, die neu gebildet worden sind und eine eigene Bedeutung aufweisen. 2. Begriff, den ein psychotischer oder deliranter Patient gebildet hat und der nur für diesen eine Bedeutung hat.
🇬🇧 neologism

**Neon (Ne).** Farb- und geruchloses Edelgas; Ordnungszahl 10 und Atommasse 20.18. N. geht keine Verbindungen ein und ist in geringen Mengen in der Erdatmosphäre vorhanden.
[*griech.*: neos, neu]
🇬🇧 neon (Ne)

**neonatal.** Bezeichnung für die Lebensphase der ersten 4 Wochen nach der Geburt.
[*griech.*: neos, neu; *lat.*: natus, geboren]
🇬🇧 neonatal

**Neonatologie.** Bereich der Medizin, der sich auf die Versorgung von neugeborenen Säuglingen konzentriert und auf die Diagnostik und Behandlung der Erkrankungen und Störungen von Neugeborenen spezialisiert ist.
[*griech.*: neos, neu; *lat.*: natus, geboren; *griech.*: logos, Wissenschaft]
🇬🇧 neonatology

**Neonatus.** Säugling von der Geburt bis zum Alter von 28 Tagen.
🇬🇧 neonatus

**Neoplasie.** (Neoplasma). Unphysiologische Neuentwicklung von Zellen, die gutartig (benigne) oder bösartig (maligne) sein können. – *adj.* neoplastisch.
[*griech.*: neos, neu; plasein, bilden]
🇬🇧 neoplasia

**Neoplasma.** (Neoplasie). Unphysiologisches Wachstum von neuem Gewebe, das gutartig (benigne) oder bösartig (maligne) sein kann. (s.a. Tumor; Hypertrophie)
[*griech.*: neos, neu; plasma, Bildung]
🇬🇧 neoplasm

**Neoplasma, benignes.** Lokalisierter gutartiger Tumor, der eine fibröse Kapsel besitzt, ein begrenztes Potenzial zum Wachstum aufweist, abgegrenzt ist und aus differenzierten Zellen besteht. Ein b. N. wächst nicht in das umgebende Gewebe ein und kann nicht metastasieren. Beispiele sind → Adenome, → Fibrome, → Hämangiome und → Lipome.
[*lat.*: benignare, segnen; *griech.*: neos, neu; plasma, Bildung]
🇬🇧 benign neoplasm

**Neoplasma, malignes.** Tumor, der eine Tendenz zum Wachstum, zur Invasion des umgebenden Gewebes und zur Metastasierung aufweist. Er ist meist unregelmäßig begrenzt und besteht aus weniger differenzierten Zellen. Ohne Behandlung kann ein m. N. zum Tode führen.
🇬🇧 malignant neoplasma

**Neostigmin.** → Parasympathikomimetika und → Acetylcholinesterase-Hemmer, der bei der Behandlung einer krankhaften Muskelschwäche (Myasthenia gravis) sowie bei Darm- und Blasenatonie Anwen-

dung findet. Bei einer Überdosierung kann als Antidot → Atropin eingesetzt werden.
🇬🇧 neostigmine bromide

**nephr(o)-.** Vorsilbe mit der Bedeutung »Niere«.
🇬🇧 nephr(o)-

**Nephrektomie.** Chirurgische Entfernung einer → Niere, die wegen der Präsenz eines Tumors oder einer anderen Nierenerkrankung durchgeführt wird.
[*griech.*: nephros, Niere; ektome, ausschneiden]
🇬🇧 nephrectomy

**Nephrektomie, abdominale.** Operative Entfernung einer Niere durch einen Bauchschnitt. (→ Nephrektomie)
[*lat.*: abdominis, Bauch; *griech.*: nephros, Niere; ektome, ausschneiden]
🇬🇧 abdominal nephrectomy

**Nephritis.** Erkrankung der → Niere, die durch eine Entzündung und Funktionsstörung gekennzeichnet ist; z.B. Pyelonephritis oder interstitielle N. – *adj.* nephritisch.
[*griech.*: nephros, Niere; itis, Entzündung]
🇬🇧 nephritis

**Nephritis, akute.** Plötzliche Entzündung der Niere, die durch Albuminurie und Hämaturie gekennzeichnet ist; es kommt nicht zu Ödemen oder Urinretention; wird meist bei Kindern beobachtet und betrifft nur wenige Glomeruli.
🇬🇧 acute nephritis

**Nephritis, chronische.** Form von Nierenentzündung, die sekundär zu einer anderen Krankheit, wie z.B. bei chronischer Pyelonephritis, auftritt. Bei der chronisch interstitiellen Nephritis verkleinern sich die Nieren zu einer granulären Masse, mit verdickten Arterien und Arteriolen und einer Proliferation des interstitiellen Gewebes. Gleichzeitig können funktionelle Störungen, wie Harnretention, Hämaturie und Harnzylinder auftreten.
[*griech.*: chronos, Zeit, nephros, Niere, itis, Entzündung.]
🇬🇧 chronic nephritis

**Nephritis, interstitielle.** Entzündung des → interstitiellen Gewebes der Niere, einschließlich der Nierenkanälchen. Eine akute i. N. ist eine immunologische Reaktion auf bestimmte Arzneimittel, insbesondere auf Sulfonamide oder Methicillin; charakteristische Symptome sind akute Niereninsuffizienz, Fieber, Hautausschläge und Proteinurie. Die chronisch-i. N. ist ein Syndrom mit Entzündungen und strukturellen Veränderungen, das manchmal bei Harnwegsobstruktionen, Pyelonephritis, Exposition der Niere gegenüber Toxinen, Abstoßung eines Transplantats oder bestimmten systemischen Erkrankungen auftritt; Symptome sind Nierenversagen, Erbrechen, Übelkeit, Gewichtsverlust, Müdigkeit und Anämie.
🇬🇧 interstitial nephritis

**nephrogen.** 1. Nierengewebe bildend. 2. Aus den → Nieren stammend, zur Bildung und Entwicklung der Nieren gehörend.
[*griech.*: nephros, Niere; genein, produzieren]
🇬🇧 nephrogenic

**Nephrographie.** Röntgendarstellung der → Nieren nach intravenöser Injektion eines Kontrastmittels.
🇬🇧 nephrography

**Nephrokalzinose.** Unphysiologischer Zustand der → Nieren mit Ablagerungen von Kalksalzen im Organgewebe (Parenchym) an der Stelle einer früheren Entzündung oder degenerativen Veränderung.
[*griech.*: nephros, Niere; *lat.*: calx, Kalk; *griech.*: osis, Zustand]
🇬🇧 nephrocalcinosis

**Nephrolith.** → Nierenstein.
🇬🇧 renal calculus

**Nephrolithiasis.** (Nierensteinleiden). Nierenerkankung, die durch die Präsenz von Nierensteinen und Nierengrieß in den Nierentubuli, im Nierenbecken und in den ableitenden Harnwegen gekennzeichnet ist. Zu den Symptomen einer N. gehören kolikartige Schmerzen, Erbrechen, Bauchdeckenspannung (Abwehrspannung),

möglicherweise auch ein Ileus und Anurie oder Blutungen und Niereninsuffizienz.
✹ nephrolithiasis

**Nephrologie.** Lehre der Anatomie, Physiologie und Pathologie der → Nieren. – *adj.* nephrologisch.
[*griech.:* nephros, Niere; logos, Wissenschaft]
✹ nephrology

**nephrolytisch.** Eine Zerstörung der Struktur und Funktion einer → Niere verursachend.
[*griech.:* nephros, Niere; lysis, Auflösung]
✹ nephrolytic

**Nephron.** Kleinste strukturelle und funktionelle Einheit der → Niere, die aus einem mikroskopischen Trichter mit einem langen Haupt- und Mittelstück und zwei gewundenen Ausscheidungskanälchen besteht. Jede Niere enthält etwa eine Million N.en, die jeweils aus Nierenkörperchen, Henle-Schleife und Nierentubuli bestehen. Die N.en in der Nähe des Marks verfügen über eine Henle-Schleife, die N.en der Rinde (Kortex) jedoch nicht. Jedes Nierenkörperchen besteht aus einem Glomerulus von Nierenkapillaren, die in der Bowman-Kapsel eingeschlossen sind. Die N.en bereiten den Harn durch glomeruläre Filtration, tubuläre Resorption und tubuläre Sekretion auf; die so entstehende Flüssigkeit ist der Endharn.
✹ nephron

**Nephropathie.** Sammelbezeichnung für Nierenerkrankungen, zu denen entzündliche, degenerative und sklerotische Krankheiten gehören.
[*griech.:* nephros, Niere; pathos, Krankheit]
✹ nephropathy

**Nephropathie, analgetische.** Nierenschädigung infolge einer übermäßigen Einnahme von Aspirin oder ähnlichen Schmerzmitteln.
[*griech.:* a, kein; algos, Schmerz; nephros, Niere; pathos, Krankheit]
✹ analgesic nephropathy

**Nephropathie, chronische.** Nierenstörung mit generalisierter oder lokaler Schädigung der tubulointerstitiellen Nierenregionen. Häufig liegen mehrere Ursachen vor, wie z.B. Diabetes mellitus und bakterielle Infektionen. Krankheitssymptome sind Polyurie, Nierenazidose, Ödembildung, Proteinurie und Hämaturie.
✹ chronic nephropathy

**Nephropathie, hyperkalzämische.** Progressiv fortschreitende Erkrankung der Nieren, die durch einen abnorm hohen Kalziumspiegel im Blut verursacht ist. Das → Kalzium löst zunehmende (kumulative) funktionelle und histologische Störungen aus, die zu einer verminderten glomerulären Filtrationsrate und Niereninsuffizienz führen.
[*griech.:* hyper, darüber; *lat.:* calx, Kalk; *griech.:* haima, Blut; nephros, Niere; pathos, Krankheit]
✹ hypercalcemic nephropathy

**Nephroptose.** (Senkniere/Wanderniere). Verlagerung der → Niere nach unten oder ab-

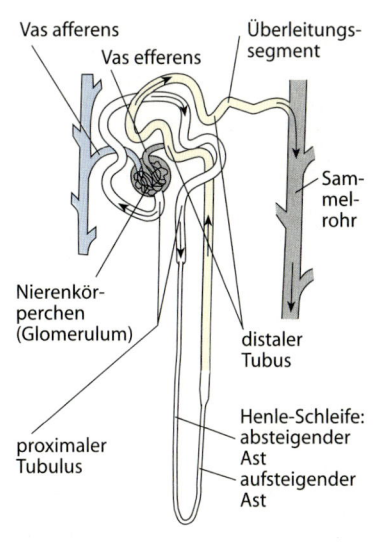

Vas afferens
Vas efferens
Überleitungssegment
Nierenkörperchen (Glomerulum)
distaler Tubus
Sammelrohr
proximaler Tubus
Henle-Schleife: absteigender Ast
aufsteigender Ast

**Nephron.**

norme Beweglichkeit der Niere infolge einer Schwäche des Halteapparates.
[*griech.*: nephros, Niere; ptosis, Fall]
🇬🇧 nephroptosis

**Nephrosklerose.** → Nekrose der Nierenarteriolen in Verbindung mit einer Hypertonie. Zu den frühen Anzeichen zählen Kopfschmerzen, Sehstörungen und ein diastolischer Blutdruck über 120 mmHg. Bei der Untersuchung der Netzhaut (Retina) können Blutungen (Hämorrhagien), Absonderungen aus den Gefäßen und Papillenödeme festgestellt werden. Das Herz ist häufig vergrößert, insbesondere der linke Ventrikel. Im Urin sind Erythrozyten und Proteine nachzuweisen.
[*griech.*: nephros, Niere; skleros, hart; osis, Zustand]
🇬🇧 nephro(angio)sclerosis

**Nephrosklerose, arterielle.** → Arteriosklerose der Nierenarterien, die zur Minderversorgung des Nierengewebes mit arteriellem Blut und in der Folge zur Zerstörung des Gewebes führt.
[*griech.*: arteria, Schlagader; nephros, Niere; sklera, hart; osis, Zustand]
🇬🇧 arterial nephrosclerosis

**Nephrosklerose, benigne.** Gutartige Nierenerkrankung, die sich durch arteriosklerotische Verhärtungen (hauptsächlich die Arteriolen betreffend) in den Nieren manifestiert; die b. N. steht in Verbindung mit einer Hypertonie.
🇬🇧 benign nephrosclerosis

**Nephrostomie.** Chirurgischer Eingriff mit Inzision des Nierengewebes, bei dem eine Fistel angelegt und ein Katheter zum Zweck der Harnableitung in das Nierenbecken geschoben wird. (→ Pyelostomie)
🇬🇧 nephrostomy

**Nephrotomie.** Chirurgisches Verfahren, bei dem durch eine Inzision die Niere eröffnet wird.
[*griech.*: nephros, Niere; temnein, schneiden]
🇬🇧 nephrotomy

**nephrotoxisch.** Für die Niere giftig (toxisch) oder zerstörerisch (destruktiv). Die schädigenden Substanzen werden als Nephrotoxine bezeichnet.
[*griech.*: nephros, Niere; toxikon, Gift]
🇬🇧 nephrotoxic

**Nerv.** Ein oder mehrere Bündel von Fasern, die Impulse weiterleiten können und die Gehirn und Rückenmark mit den anderen Körperteilen verbinden. N.en übermitteln afferente Impulse von einem Rezeptororgan zum Gehirn oder Rückenmark und efferente Impulse peripher zu den Effektororganen. Jeder Nervenstrang besteht aus einer Hülle (Epineurium), die die → Nervenfasern enthält, die jeweils von einer eigenen Bindegewebsscheide umgeben sind.
🇬🇧 nerve

**Nerv, autonomer.** Nerv des → autonomen Nervensystems, zu dem sowohl das sympathische als auch das parasympathische Nervensystem gehört. Diese Nerven können selbstständig und spontan reagieren, wenn dies für die Erhaltung eines optimalen Status von Körperaktivitäten erforderlich ist.
🇬🇧 autonomic nerve

**Nerv, cholinerger.** Nerv, an dessen Synapse der Neurotransmitter Acetylcholin freigesetzt wird. Zu den cholinergen Nerven zählen alle präganglionären sympathischen und präganglionären parasympathischen Nerven, die postganglionären parasympathischen Nerven, die somatischen motorischen Nerven der Skelettmuskulatur sowie mehrere Nerven, die Schweißdrüsen und bestimmte Blutgefäße innervieren.
🇬🇧 cholinergic nerve

**Nerv, efferenter.** Bezeichnung für einen Nerv, der Impulse von einem Nervenzentrum wegleitet, wie z.B. das Rückenmark. Efferente Nerven verursachen im Allgemeinen Muskelkontraktionen und Drüsensekretionen.
🇬🇧 efferent nerve

**Nerv, gemischter.** → Nerv, der sowohl aus sensorischen als auch aus motorischen Fasern besteht.
🇬🇧 mixed nerve

**Nerv, motorischer.** Efferenter Nerv, der Impulse zu den → motorischen Endplatten oder anderen Nervenendigungen überträgt und im Wesentlichen für die Stimulation von Muskeln und Drüsen zuständig ist.
🌐 motor nerv

**Nerven, afferente.** Nervenfasern, die Impulse von der Peripherie zum zentralen Nervensystem übertragen.
[*lat.*: ad, hin; ferre, tragen; nervus, Nerv]
🌐 afferent nerves

**Nervenbahn, zentrale.** Nervenstrang im Gehirn oder Rückenmark.
🌐 central pathway

**Nervenendigung, freie.** Ende eines Rezeptornervs, das nicht von einer Kapsel umgeben ist; hierbei handelt es sich um Rezeptoren für die Wahrnehmung von Schmerzen sowie für die Aufnahme von thermischen, mechanischen und chemischen Reizen.
🌐 free nerve ending

**Nervenfaser.** Weicher Fortsatz, Axon einer Nervenzelle (Neuron). N.n können markhaltig oder marklos sein. Die markhaltigen N.n werden als A- oder B-Fasern bezeichnet; C-Fasern sind marklos. A- und B-Fasern können zuführend (afferent) und wegführend (efferent) sein und dienen vorwiegend der Innervierung der Eingeweide (Viszera). Die C-Fasern unterteilen sich in autonome efferente Fasern sowie afferente Fasern, die Impulse von langanhaltenden Schmerzen aus der Bauchregion und der Peripherie weiterleiten.
🌐 nerve fiber

**Nervenkompressionssyndrom.** (Nervenquetschung). Verletzung oder Entzündung einzelner Nerven infolge eines zu hohen Drucks durch umliegende Gewebe, wie z.B. Bänder und Faszien.
🌐 entrapment neuropathy

**Nervenschmerz.** → Neuralgie.
🌐 neuralgia

**Nervenstimulation, transkutane elektrische (TENS).** → Pflegeintervention der → NIC, die definiert ist als die Stimulation der Haut und der darunterliegenden Gewebe mit einer kontrollierten, niedrig dosierten elektrischen Vibration über Elektroden. (s.a. transkutane elektrische Nervenstimulation)
🌐 Transcutaneous Electrical Nerve Stimulation (TENS)

**Nervensystem, autonomes.** (vegetatives Nervensystem). Der Teil des Nervensystems, der die unwillkürlichen Funktionen reguliert; dazu gehören die Aktivitäten der Herzmuskel, der glatten Muskulatur und der Drüsen. Man unterscheidet zwei Bereiche: das sympathische Nervensystem, das die Herzfrequenz erhöht, die Blutgefäße zusammenzieht und damit den Blutdruck erhöht, sowie das parasympathische Nervensystem, zu dessen Funktionen die Verlangsamung der Herzfrequenz, die Steuerung der Magen-Darm-Peristaltik und der Drüsenfunktionen sowie die Entspannung des Sphinktertonus gehören.
🌐 autonomic nervous system

**Nervensystem, peripheres.** Motorische und sensorische → Nerven und → Ganglien außerhalb des Gehirns und des Rückenmarks. Das System besteht aus 12 Paaren von Hirnnerven, 31 Paaren von Spinalnerven und ihren verschiedenen Verzweigungen in die Körperorgane. Die sensorischen (oder afferenten) peripheren Nerven übermitteln Informationen an das → Zentralnervensystem; die motorischen (oder efferenten) peripheren Nerven leiten die Impulse vom Gehirn weg, trennen sich auf dem Niveau des Rückenmarks in eine hintere (posteriore) sensorische Wurzel und eine vordere (anteriore) motorische Wurzel. Die Fasern, die die Körperwände innervieren, werden als somatisch bezeichnet, jene, die die inneren Organe versorgen, als viszeral. Zum → autonomen Nervensystem gehören die peripheren Nerven, die bei der Regulierung kardiovaskulärer, endokriner und anderer automatischer Körperfunktionen beteiligt sind. Die Nerven der sympathischen oder thorakolumbalen Teilung des autonomen Systems scheiden Noradrenalin aus und verursachen ein peripheres Zusammen-

ziehen der Gefäße (Vasokonstriktion), Beschleunigung der Herztätigkeit, Erweiterung der Koronararterien und der Bronchien sowie eine Hemmung (Inhibition) der Peristaltik. Die parasympathischen Nerven, welche die kraniosakrale Teilung des autonomen Systems darstellen, schütten Acetylcholin aus und lösen eine periphere Erweiterung der Gefäße (Vasodilatation), Verengung der Koronarartieren, Zusammenziehen der Bronchien und Stimulation der Peristaltik aus.
🇬🇧 peripheral nervous system

**Nervensystem, vegetatives.** → autonomes Nervensystem.
🇬🇧 vegetative nervous system

**Nerventransplantation.** → Transplantation eines ganzen → Nervs oder eines Teils davon. Die N. wird in Fällen durchgeführt, in denen das Fragment eines abgetrennten Nervs zu lang ist, um allein durch eine Naht repariert werden zu können. Das Transplantat bietet eine Bahn, die das erneute Wachstum eines abgetrennten Nervs am zentralen Stumpf eines verletzten Nervs ermöglicht. Das Spendermaterial kann heterolog (von einer anderen Species), homolog (genetisch unterschiedliche Personen derselben Species) oder autolog (Empfänger und Spender identisch) sein.
🇬🇧 nerve graft

**Nervenwachstumsfaktor.** Protein, das dem → Insulin ähnelt und dessen hormonähnliche Wirkung die Differenzierung, das Wachstum und die Erhaltung der → Neuronen beeinflusst.
🇬🇧 nerve growth factor (NGF)

**Nervenzelle.** → Neuron.
🇬🇧 nerve cell; neuron

**Nervi sacrales.** → Sakralnerven.
🇬🇧 sacral nerves

**Nervus abducens.** (Abducens). VI. → Hirnnerv; innerviert den → Musculus abducens, welcher das Auge seitwärts bewegt.
[*lat.:* abducere, wegführen]
🇬🇧 abducens nerve

**Nervus acusticus.** (Hörnerv; Nervus vestibulocochlearis; Akustikus). Entspricht dem VII. Hirnnerv vestibulochochlrearis, der aus Fasern des Nervus chochlearis und des Nervus vestibularis im Innenohr besteht, die für die Impulsvermittlung des Hör- und Gleichgewichtsinnes zuständig sind. (→ VIII. Hirnnerv)
🇬🇧 acoustic nerve

**Nervus axillaris.** (Achselnerv). Einer der letzten beiden Äste des hinteren (posterioren) Strangs des → Plexus brachialis, bevor dieser zum → Nervus radialis wird.
🇬🇧 axillary nerve

**Nervus facialis.** (Fazialisnerv). Sensomotorischer Hirnnerv, der von der Basis der Pons im Hirnstamm ausgeht und sich an der Ohrvorderseite in sechs Zweige unterteilt; mit Hilfe des Fazialisnervs werden Kopfhaut, Stirn, Augenlider, Gesichtsmuskeln sowie die Backen- und Kiefermuskulatur innerviert.
🇬🇧 facial nerve

**Nervus femoralis.** Größter der sieben Nerven des Lendenplexus; Hauptnerv des vorderen Oberschenkels.
🇬🇧 femoral nerve

**Nervus ischiadicus.** (Ischiasnerv; Hüftnerv). Größter Nervenstrang des Körpers, der im Nervengeflecht des Kreuzbeins entspringt und sich mit zahlreichen Verzweigungen über die Rückseite des gesamten Beines bis zum Knöchel zieht.
🇬🇧 sciatic nerve

**Nervus lumbalis.** (Lumbalnerv). Ein von fünf Spinalnervenpaaren ($L_1$- $L_5$), die in der Lendengegend der Wirbelsäule entspringen. Je weiter unten sie ansetzen (kaudal), desto länger werden sie und verlaufen seitlich (lateral) unter dem großen Lendenmuskel (Psoas) und bilden einen Teil des Lumbalplexus.
🇬🇧 lumbar nerv

**Nervus medianus.** (Mittelarmnerv). Einer der terminalen Äste des Armplexus, die sich entlang der Speiche (Radius) an Unterarm und Hand ausbreiten und verschiedene

Muskeln sowie die Haut dieser Bereiche versorgen.
🇬🇧 median nerve

**Nervus olfactorius.** (Riechnerv). Einer von zwei Nerven, die für den Geruchssinn verantwortlich sind. Der Bereich, in dem die olfaktorischen Nerven entspringen, liegt im obersten Teil der Schleimhaut, die die obere Nasenmuschel (Concha) überzieht. Die olfaktorischen sensorischen Endigungen sind veränderte Epithelzellen und von allen Sinnesorganen die am wenigsten spezialisierten. Der N. o. ist mit dem Bulbus olfactorius und mit den Riechbahnen verbunden, die Komponenten des für den Geruchssinn zuständigen Hirnbereichs sind. Der N. o. wird als I. Hirnnerv bezeichnet.
🇬🇧 olfactory nerve

**Nervus ophthalmicus.** (Augennerv). Erster Ast des Trigeminusnervs (V. Hirnnerv), der Augapfel, Stirn, Kopfhaut, Tränendrüsen, Teile der Nase und die harte Hirnhaut (Dura mater) versorgt.
🇬🇧 ophthalmic nerve

**Nervus opticus.** (Sehnerv). Einer von zwei Hirnnerven, die visuelle Impulse übertragen. Der N. o. besteht vorwiegend aus markhaltigen Fasern, die in den Ganglionschichten der Netzhaut (Retina) entstehen, den Thalamus durchqueren und sich mit der Sehrinde verbinden. Die Sehrinde spielt eine wesentliche Rolle für die Wahrnehmung von Licht, Schatten und Gegenständen. Die Fasern des Sehnervs entsprechen einer Faserbahn im Gehirn.
🇬🇧 optic nerve

**Nervus phrenicus.** (Phrenikus/Zwerchfellnerv). Einer von zwei Ästen des Zervikalgeflechtes, das aus den ersten 4 Zervikalnerven entsteht. Der N.p. enthält sowohl sensorische als auch motorische Fasern und gilt im Allgemeinen als der motorische Nerv des → Diaphragmas, obwohl auch die unteren Thoraxnerven das Diaphragma innervieren können.
🇬🇧 phrenic nerve

**Nervus pudendus.** (Schamnerv). Ast des Nervengeflechts im Schambereich (Plexus pudendus), der aus dem 2., 3. und 4. Sakralnerv entspringt, neben dem Steißbein verläuft und die äußeren Geschlechtsorgane, After und Damm versorgt.
🇬🇧 pudendal nerve

**Nervus radialis.** Speichennerv; der größte Nervenstrang aus dem → Plexus brachialis, der den dorsalen Bereich der Haut sowie die Streckmuskeln an Ober- und Unterarm versorgt.
🇬🇧 radial nerve

**Nervus saphenus.** Der größte und längste Zweig des Oberschenkelnervs (Nervus femoralis), der die Haut auf der medialen Seite des Oberschenkels und die Vorderseite von der Patella (Kniescheibe) bis zum Unterschenkel versorgt.
🇬🇧 saphenous nerve

**Nervus trigeminus.** Einer der größten Hirnnervenstränge, der für das Kauen, die allgemeine Sensibilität des Gesichts und die muskuläre Sensibilität des oberen schrägen Kopfmuskels (M. obliquus superior) verantwortlich ist.
🇬🇧 trigeminal nerve

**Nervus trochlearis.** Eines der kleinsten Nervenpaare der Hirnnerven, das für die Bewegung der Augen und die Sensibilität der Augenmuskeln verantwortlich ist.
🇬🇧 trochlear nerve

**Nervus ulnaris.** Ellennerv; motorischer und sensibler Nervenast, der aus dem Nervengeflecht am Schlüsselbein (Plexus brachialis) entspringt und Muskeln und Haut auf der Ellenseite an Unterarm und Hand versorgt. Der N. u. ist der so genannte »Musikantenknochen« im Ellbogen.
🇬🇧 ulnar nerve

**Nervus vagus.** → Vagusnerv.
🇬🇧 vagus nerve

**Nesselsucht.** Feine Eruption von Quaddeln, die einer → Urtikaria ähnelt; die N. wird durch Hautkontakt mit Brennnesseln verursacht, einem allgegenwärtigen Wildkraut, das → Histamin enthält. Es kommt

zu Stechen und Brennen, was wenige Minuten bis mehrere Stunden andauern kann.
🇬🇧 nettle rash; urticaria

**Nestlagerung.** (Nestchenlagerung). Lagerungstechnik speziell für Neu- oder Frühgeborene, die durch das Schaffen von Begrenzungen (mittels Stoffwindel, Frotteetuch, Kissenbezug, Lagerungskissen, Frühchenwolke etc.) intrauterine Zustände simuliert. Dem Kind werden so Sicherheit und ein bewussteres Körpergefühl vermittelt. Es muss darauf geachtet werden, dass dabei kein Wärmestau entsteht. Auch bei Erwachsenen (v.a. geriatrisch erkrankten) Patienten kann diese Technik eine Hilfe im Bereich »Ruhen und Schlafen« sein.
🇬🇧 nest position

**Networking.** (Netzwerk-Bildung). 1. Der Prozess der Entwicklung und Anwendung von Interaktionen zwischen professionellen Kollegen und Einrichtungen. 2. (Psychiatrische Pflege) Prozess der Entwicklung eines Verbundes von Einrichtungen und professionellem Personal, die ein Kommunikations- und Unterstützungssystem für psychiatrische Patienten schaffen sollen, meist für solche, die erst vor kurzem aus einer psychiatrischen Einrichtung entlassen worden sind.
🇬🇧 networking

**Netz, großes.** (Omentum majus). Transparente Ausdehnung des Bauchfells (Peritoneum), die den querverlaufenden Darmabschnitt (Colon transversum) und Teile der Dünndarmschlingen überzieht; das g. N. ist an der größeren Krümmung des Magens und dem ersten Abschnitt des Zwölffingerdarms (Duodenum) befestigt.
🇬🇧 great omentum

**Netzhautablösung.** → Ablatio retinae.
🇬🇧 retinal detachment

**Neugeborenenasphyxie.** → Asphyxia neonatorum.
🇬🇧 asphyxia neonatorum

**Neugeborenenikterus.** → Hyperbilirubinämie.
🇬🇧 newborn jaundice

**Neugeborenen-Monitoring.** → Pflegeintervention der → NIC, die definiert wird als die Messung und Interpretation des physiologischen Zustandes von Neugeborenen innerhalb der ersten 24 Stunden nach der Entbindung.
🇬🇧 Newborn Monitoring

**Neugeborenenpflege.** → Pflegeintervention der → NIC, die definiert wird als der Umgang mit einem Neugeborenen während des Übergangs in das extrauterine Leben und in der darauffolgenden Phase der Stabilisation.
🇬🇧 Newborn Care

**Neugeborenen-Screening.** Skala zur Evaluation und Einschätzung (Assessment) der Wachheit, motorischen Reife, Reizbarkeit und Interaktion eines Neugeborenen mit anderen Personen. Das N.-S. besteht aus zahlreichen Tests, die z.B. die Reaktion auf leblose Gegenstände, Nadelstiche, Licht und Geräusche untersuchen (U1 und U2).
🇬🇧 Neonatal Assessment Scale

**Neugeborenes, eutrophes.** Der Schwangerschaftswoche (SSW) entsprechend normalgewichtiges Kind.
🇬🇧 eutrophic newborn

**Neugeborenes, hypertrophes.** Ein der Schwangerschaftswoche entsprechend übergewichtiges Neugeborenes, das mit Größe und Gewicht über der 97. → Perzentile liegt. Bei Müttern mit Diabetes ist das Risiko für ein h. N. erhöht. Die Kinder leiden nach der Geburt (post partum) häufig an Unterzuckerung (Hypoglykämie), da die Insulinproduktion noch auf das erhöhte Glukoseangebot der Mutter eingestellt ist, und es kommt leicht zu einer Hypokalzämie und dadurch bedingt zu respiratorischen Atemstörungen. Durch die Größe treten gehäuft Geburtsverletzungen auf (z.B. Schulterdystokie) und die Fehlbildungsrate ist mit 6–18% ebenfalls erhöht.

Kontrolle der Vitalzeichen und des Blutzuckers, Beobachten auf Zittrigkeit, frühzeitiges und häufiges Anlegen unterstützen, evtl. Gabe von 10-prozentiger Glukose, Inspektion auf Geburtsverletzungen.
🇬🇧 large for date infant; large for gestational age infant

**Neugeborenes, hypotrophes.** Neugeborenes, dessen Gewicht und Größe bei der Geburt unter der 10. Perzentile eutropher Neugeborener liegt, unabhängig davon, ob es am Termin, vor dem Entbindungstermin oder danach geboren ist. Ursache für die Wachstums- und Gewichtsretardierung können, neben genetischen Störungen, Minderversorgung infolge einer Plazentainsuffizienz, Infektionen, z.B. mit dem Zytomegalievirus, dem Rötelnvirus oder Toxoplasma gondii sein. Weiterhin können Nikotinkonsum der Mutter während der Schwangerschaft, Alkohol- oder Drogenabhängigkeit oder eine Methadon-Behandlung für die Hypotrophie verantwortlich sein.
🇬🇧 small for gestational age (SGA) infant

**Neugeborenes, termingerechtes.** Jedes Neugeborene, ungeachtet seines Gewichts, das nach Ende der 37. und vor Beginn der 43. Schwangerschaftswoche geboren wird.
🇬🇧 term infant

**Neuman, Betty.** Pflegetheoretikerin, die das nach ihr benannte »Systemmodell« entwickelt hat, das 1972 erstmals veröffentlicht wurde. Ihr Modell ist durch die Gestalttheorie beeinflusst, die besagt, dass ein homöostatischer Prozess sich dadurch auszeichnet, dass Organismen ihr Gleichgewicht beibehalten. Zu ihren wesentlichen Konzepten gehören der Ansatz des Holismus, offene Systeme, Widerstands- und Abwehrmechanismen, Interventionen, Level der Prävention und Rekonstruktion. Eine spirituelle Variable wurde diesem Modell später beigefügt, in der eine strukturierte Umgebung der Typologie beigefügt wurde.

**Neunerregel.** 🔲 Mittels der N. kann eingeschätzt werden, wie viel Prozent der Körperoberfläche bei einer → Verbrennung

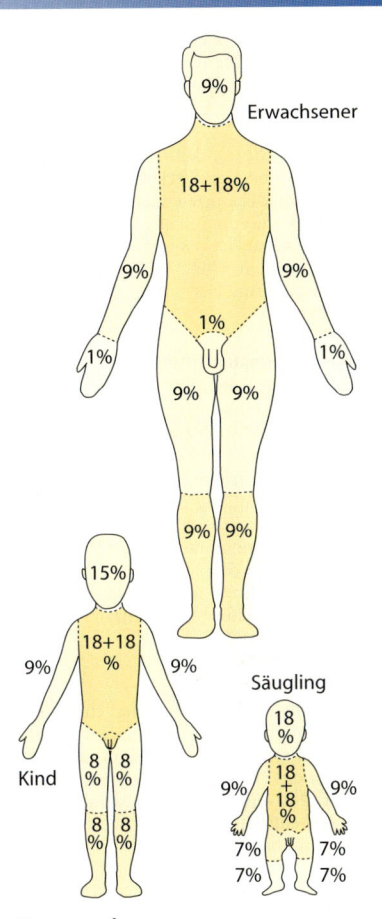

**Neunerregel.**

betroffen sind. Dabei werden, bezogen auf einen Erwachsenen, der Kopf und die oberen Extremitäten mit je 9 %, die unteren Extremitäten sowie die Vorder- und Rückseite des Stammes mit je 18 % und die Handflächen mit ca. 1 % angegeben.
🇬🇧 rule of nines

**neur(o)-.** Vorsilbe mit der Bedeutung »Nerv«.
🇬🇧 neur(o)-

**neural.** Zu den Nervenzellen und ihren Fortsätzen gehörend.
[*griech.:* neuron, Nerv]
🌐 neural

**Neuralgie.** (Nervenschmerz). Unphysiologischer Zustand, der durch starke stechende Schmerzen gekennzeichnet ist, die durch eine Vielzahl von Störungen des Nervensystems verursacht werden können, z.B. Trigeminusneuralgie.
[*griech.:* neuron, Nerv; algos, Schmerz]
🌐 neuralgia

**Neuralgie, symptomatische.** Nervenschmerzen, die als Folge einer Krankheit oder Störung auftreten.
🌐 symptomatic neuralgia

**Neuralplatte.** Dicke Schicht aus Ektodermgewebe, das entlang der zentralen länglichen Körperachse im frühen embryonalen Entwicklungsstadium verläuft und aus dem das Neuralrohr und anschließend das Gehirn, das Rückenmark und andere Bestandteile des Zentralnervensystems entstehen.
🌐 neural plate

**Neuralrohr.** (Medullarrohr). Längliche Röhre entlang der zentralen Körperachse im frühen embryonalen Entwicklungsstadium, aus der das Gehirn, das Rückenmark und andere Nervengewebe des Zentralnervensystems entstehen.
🌐 neural tube

**Neurapraxie.** Unterbrechung einer Nervenleitung durch leichte Verletzungen, jedoch ohne Verlust der Kontinuität des betroffenen Axons.
🌐 neurapraxia

**Neurasthenie.** 1. Unphysiologischer Zustand, der durch nervöse Erschöpfung und vage funktionale Müdigkeit gekennzeichnet ist und oft von einer Depression gefolgt wird. 2. Stadium der Genesung von einer schizophrenen Erkrankung, in dessen Verlauf der Patient teilnahmslos und anscheinend unfähig ist, mit den alltäglichen Aktivitäten und Beziehungen zurechtzukommen. – *adj.* neurasthenisch.
[*griech.:* neuron, Nerv; a, ohne; sthenos, Stärke]
🌐 neurasthenia

**Neurektomie.** Chirurgische Entfernung eines Nervensegmentes.
[*griech.:* neuron, Nerv; ektome, ausschneiden]
🌐 neurectomy

**Neurilemm.** Zellschicht aus einer oder mehreren Schwann-Zellen, aus der die segmentierten markhaltigen Scheiden der peripheren Nervenfasern bestehen. Das N. ist zur Regeneration von verletzten peripheren Nerven erforderlich.
[*griech.:* neuron, Nerv; lemma, Scheide]
🌐 neurilemma

**Neurinom.** 1. Tumor der Nervenscheide, der meist gutartig ist, jedoch manchmal auch maligne entarten kann, z.B. Akustikusneurinom. 2. → Neurom.
[*griech.:* neuron, Nerv; oma, Tumor]
🌐 neurinoma

**Neuritis.** Entzündung eines Nervs; zu den Symptomen gehören Nervenschmerzen (Neuralgie), Überempfindlichkeit (Hyperästhesie), Empfindungslosigkeit, Lähmung (Paralyse), Muskelatrophie und Reflexdefekte.
[*griech.:* neuron, Nerv; itis, Entzündung]
🌐 neuritis

**Neuritis, aszendierende.** Nervenentzündung (→ Neuritis), die an einem peripheren Nerv beginnt und sich an einem Nervenstrang aufsteigend fortsetzt.
[*lat.:* ascendere, aufsteigen; *griech.:* neuron, Nerv; itis, Entzündung]
🌐 ascending neuritis

**Neuritis, degenerative.** Durch degenerative Veränderungen des Nervengewebes hervorgerufene Entzündung.
🌐 degenerative neuritis

**Neuroblast.** Noch unreife embryonale Zelle, die sich zu einer funktionalen Nervenzelle entwickelt. – *adj.* neuroblastisch.
[*griech.:* neuron, Nerv; blastos, Keim]
🌐 neuroblast

**Neuroblastom.** Höchst maligner Tumor, der aus primitiven Ektodermzellen besteht, welche aus der Neuralplatte während der embryonalen Phase stammen. Der Tumor kann in jedem Teil des sympathischen Nervensystems entstehen, meist jedoch in der adrenalen Medulla. N.e metastasieren früh und häufig in die Lymphknoten, Leber, Lunge und Knochen. Zu den Symptomen gehören eine tastbare abdominale Masse, Atemnot und Anämien. Die hormonell aktiven Adrenalläsionen können Reizbarkeit, Hitzewallungen, Schwitzen, Hypertonie und Tachykardie verursachen.
[*griech.:* neuron, Nerv; blastos, Keim; oma, Tumor]
🏴󠁧󠁢 neuroblastoma

**Neurochirurgie.** Bezeichnung für Operationen, die das Gehirn, das Rückenmark oder die peripheren Nerven betreffen. Hirnoperationen werden durchgeführt, um Tumore oder Fremdkörper zu entfernen, einen erhöhten Druck nach Hirnblutungen zu lindern, Abszesse auszuschneiden, Parkinsonismus zu behandeln oder Schmerzen zu lindern; z.B. Kraniotomie, → Lobotomie und Hypophysektomie. Bei Operationen des Rückenmarks werden Defekte korrigiert, Tumore entfernt oder eine erkrankte Bandscheibe behandelt; z.B. → Laminektomie. Operationen der peripheren Nerven werden durchgeführt, um Tumore zu entfernen, Schmerzen zu lindern oder abgetrennte Nerven wieder zu verbinden; z.B. Sympathektomie.
🏴󠁧󠁢 neurosurgery

**Neurodermitis.** (Juckflechte). Unspezifische Hauterkrankung mit Juckreiz (Pruritus) und Ekzembildung, die häufig bei ängstlichen und nervösen Menschen auftritt. Auf den leicht zugänglichen, exponierten Stellen des Körpers, wie Unterarme, Nacken, Hals und Gelenkbeugen, kommt es zu Abschürfungen (Exkoriation) mit Hautfelderung und -verdickung (→ Lichenifikation).
[*griech.:* neuron, Nerv; derma, Haut; itis, Entzündung]
🏴󠁧󠁢 neurodermitis

**neuroendokrin.** Zu den Wirkungen gehörend oder ihnen ähnlich, die von → endokrinen Drüsen ausgelöst werden und mit dem Nervensystem verbunden sind.
[*griech.:* neuron, Nerv; endon, innerhalb; krinein, ausscheiden]
🏴󠁧󠁢 neuroendocrine

**Neuroepitheliom.** Seltenes Neoplasma des Neuroepithels eines sensorischen Nervs; z.B. am Auge oder im Gehirn.
[*griech.:* neuron, Nerv; epi, auf; thele, Warze; oma, Tumor]
🏴󠁧󠁢 neuroepithelioma

**Neurofibrille.** Fadenähnliche Struktur, die im Zytoplasma einer Nervenzelle (Neuron) vorhanden ist.
🏴󠁧󠁢 neurofibril

**Neurofibrom.** Fibröser gutartiger Tumor des Nervengewebes, der durch eine unphysiologische Vermehrung der Schwann-Zellen verursacht wird. Oft stehen diese aus Bindegewebe bestehenden Wachstumsstellen in Verbindung mit anderen Gewebestörungen. Symptome sind Schmerzen und neurologische Ausfälle.
[*griech.:* neuron, Nerv; *lat.:* fibra, Faser; *griech.:* oma, Tumor]
🏴󠁧󠁢 neurofibroma

**Neurofibromatose.** → Recklinghausen-Krankheit.
🏴󠁧󠁢 Recklinghausen's tumor

**Neurogenese.** Entwicklung des Gewebes des Nervensystems. – *adj.* neurogen.
[*griech.:* neuron, Nerv; genesis, Ursprung]
🏴󠁧󠁢 neurogen

**Neuroglia.** (Gliazelle). Stützende Bindegewebszellen des Zentralnervensystems; dazu zählen z.B. → Astrozyten und → Mikroglia. Zu den Aufgaben der N. gehören Stützfunktion, Stofftransport, Isolierung und Verschluss von Defekten.
[*griech.:* neuron, Nerv; glia, Leim]
🏴󠁧󠁢 neuroglia

**Neurographie.** 1. Untersuchung des Aktionspotentials oder der Leitgeschwindigkeit der Nerven. 2. Technik zur Visualisierung der peripheren Nervenaktivität durch graphische Darstellung der Daten,

die man durch ein Kontrastmittel oder durch elektrische Messdaten aufgezeichnet hat.
🇬🇧 neurographia

**Neurohormon.** Hormon, das in den neurosekretorischen Zellen produziert wird, z.B. im Hypothalamus, und in den Blutstrom, in die Zerebrospinalflüssigkeit oder die interzellulären Räume des Nervensystems freigesetzt wird und die Reizweiterleitung steuert. Das Produkt kann ein echtes systemisches Hormon sein, wie z.B. Adrenalin. Ist es nur eine hormonähnliche Substanz, kann es sich um ein Zellprodukt handeln, das die Freisetzung eines Hormons auslöst, welches wiederum eine endokrine Drüse stimuliert, die dann systemische Hormone ausschüttet.
🇬🇧 neurohormone

**Neurohypophyse.** (Hypophysenhinterlappen). Hinterer Lappen der → Hypophyse, der das → Adiuretin (ADH), Vasopressin und → Oxytozin ausschüttet. Die Nervenstimulation des → Hypothalamus kontrolliert die Freisetzung dieser Substanzen ins Blut. Die N. setzt ADH frei, wenn sie durch den Hypothalamus stimuliert wird, und zwar dann, wenn eine Steigerung des osmotischen Drucks der extrazellulären Flüssigkeit stattfindet.
[*griech.:* neuron, Nerv; hypo, darunter; phyein, wachsen]
🇬🇧 neurohypophysis

**Neurohypophysenhormon.** Hormon, das vom Hypophysenhinterlappen ausgeschüttet wird; z.B. → Oxytozin und Vasopressin.
🇬🇧 neurohypophyseal hormone

**Neurolemm.** → Schwann-Scheide.
🇬🇧 sheath of Schwann

**Neurolepsie.** Mentaler Zustand, der durch die Blockierung der autonomen Reflexe gekennzeichnet ist, z.B. bei einer Hypnose oder bei Störungen, die durch Antipsychotika induziert werden. Die N. stellt sich in einem lethargischen Zustand, reduzierter motorischer Aktivität, verminderter Angst und Gleichgültigkeit (Indifferenz) gegenüber der Umgebung dar. Der Betreffende ist bei Bewusstsein und kann auf Befehle reagieren. (→ Neuroleptika)
[*griech.:* neuron, Nerv; lepsis, Krampf]
🇬🇧 neurolepsy

**Neuroleptanalgesie.** Form der → Analgesie, die durch die gleichzeitige Verabreichung eines → Neuroleptikums und eines → Analgetikums erzielt wird. Angst, motorische Aktivitäten und die Empfindlichkeit für Schmerzreize werden reduziert; der Betreffende ist ruhig und gegenüber seiner Umgebung und den anwesenden Personen gleichgültig eingestellt. Es kann zum Schlaf kommen oder nicht; der Patient ist jedoch bei Bewusstsein und kann auf Befehle reagieren. Die N. wird bei starken Schmerzzuständen durchgeführt; es kann dabei jedoch leicht zu einer Atemdepression kommen, die eine künstliche Beatmung erforderlich macht.
[*griech.:* neuron, Nerv; lepsis, Krampf; a, ohne; algos, Schmerz]
🇬🇧 neuroleptanalgesia

**Neuroleptanästhesie.** Form der → Anästhesie, die durch die Verabreichung eines → Neuroleptikums, eines Opioid-→ Analgetikums und Lachgas mit Sauerstoff erreicht wird. Die Induktion der Narkose erfolgt langsam; nachdem die Inhalation von Stickoxid beendet wird, kehrt jedoch das Bewusstsein schnell wieder zurück.
[*griech.:* neuron, Nerv; lepsis, Krampf; anaisthesia, Gefühllosigkeit]
🇬🇧 neuroleptanesthesia

**Neuroleptika (pl.).** (Antipsychotika). Substanzen, die die Wirkung eines → Sedativums oder eines → Tranquilizers haben und zu einer psychomotorischen Dämpfung führen, z.B. Butyrophenon, Droperidol und Phenothiazin. N. werden bei akuten Psychosen, Schizophrenie und zur Neuroleptanalgesie eingesetzt. Es kann als Nebenwirkung zu Übererregbarkeit, Blässe, Dyskinesie, Hyperthermie, Inkontinenz, Blutdruckschwankungen und Lungenödemen kommen (malignes neuroleptisches Syndrom). N. müssen regelmäßig eingenommen werden; Vitalzeichen, Blutbild und Leberwerte sollten deshalb kontinu-

ierlich kontrolliert werden. (→ Psychopharmaka)
🌐 neuroleptic drugs

**Neurologe.** Facharzt, der sich auf das Nervensystem und seine Erkrankungen spezialisiert hat.
🌐 neurologist

**Neurologie.** Bereich der Medizin, der sich mit dem Nervensystem und seinen Störungen und Erkrankungen beschäftigt.
[*griech.:* neuron, Nerv; logos, Wissenschaft]
🌐 neurology (neurol.)

**Neurologisches Monitoring.** → Pflegeintervention der → NIC, die definiert wird als die Sammlung und Analyse von Patientendaten zur Verhinderung oder Einschränkung von neurologischen Komplikationen.
🌐 Neurologic Monitoring

**Neurom.** Gutartiges Neoplasma von Nervenzellen (Neuronen) und Nervenfasern, die im Allgemeinen aus dem Nervengewebe entstehen. Die Schmerzen, die von der Läsion in die Peripherie des betroffenen Nervs ausstrahlen, sind meist intermittierend, können jedoch stärker und chronisch werden.
[*griech.:* neuron, Nerv; oma, Tumor]
🌐 neuroma

**neuromuskulär.** Zu den Nerven und Muskeln gehörend.
[*griech.:* neuron, Nerv; *lat.:* musculus, Muskel]
🌐 neuromuscular

**Neuromyelitis.** Unphysiologischer Zustand, der durch eine Entzündung des Rückenmarks und der peripheren Nerven gekennzeichnet ist.
[*griech.:* neuron, Nerv; myelos, Mark; itis, Entzündung]
🌐 neuromyelitis

**Neuron.** Nervenzelle des Nervensystems, die einen Kern innerhalb eines Zellkörpers enthält und einen oder mehrere Fortsätze (Neuriten, Dentriten) aufweist. N.en nehmen Informationen auf und verarbeiten und vermitteln sie im Nervensystem. Sie können nach der Richtung klassifiziert werden, in die sie Impulse weiterleiten, oder nach der Anzahl ihrer Fortsätze, die sie besitzen. Sensorische N.en übermitteln Nervenimpulse zum Rückenmark und zum Gehirn. Motorische Neuronen leiten die Impulse von Gehirn und Rückenmark zu den Muskeln und zum Drüsengewebe. Multipolare, bipolare und unipolare N.en werden nach den Fortsätzen klassifiziert, mit denen sie untereinander verbunden sind. – *adj.* neuronal.
[*griech.:* Nerv]
🌐 neuron

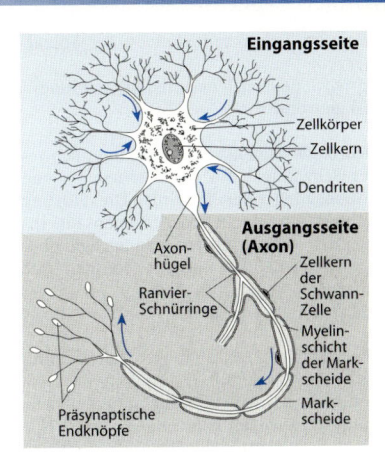

**Neuron.** Aufbau eines Neurons.

**Neuron, enkephalinerges.** Nervenzelle, die den Neurotransmitter → Enkephalin freisetzt.
🌐 enkephalinergic neuron

**Neuron, motorisches.** Eine von verschiedenen efferenten Nervenzellen, die Impulse vom Gehirn und Rückenmark an das Muskel- und Drüsengewebe weiterleiten.
🌐 motor neuron

**Neuronitis.** Entzündung eines Nervs oder einer Nervenzelle (→ Neuron), insbeson-

dere der Zellen und Wurzeln der Spinalnerven.
[*griech.:* neuron, Nerv; itis, Entzündung]
neuronitis

**Neuronitis vestibularis.** Plötzlicher, schwerer Schwindelanfall ohne Anzeichen von Hörschäden oder Tinnitus. Die Störung kommt häufig bei Erwachsenen bis ins mittlere Alter nach Infektionen der oberen Atemwege vor und geht spontan vorüber.
vestibular neuronitis

**Neuropathie.** Erkrankung, Entzündung oder Degeneration der peripheren Nerven, die z.B. in Verbindung mit einer Bleivergiftung stehen kann. Beispiele für N.n sind eine neuropathische Gelenkerkrankung oder ein neuropathisches Schmerzsyndrom. – *adj.* neuropathisch.
[*griech.:* neuron, Nerv; pathos, Krankheit]
neuropathy

**Neuropathie, diabetische.** Nicht-entzündliche Krankheit, die im Zusammenhang mit einem → Diabetes mellitus auftreten kann. Es kommt zu sensorischen und/oder motorischen Störungen des peripheren Nervensystems und häufig zur Degeneration der sensorischen Nerven und Nervenbahnen. Frühe Symptome, wie Schmerzen und Reflexverluste in den Beinen, können bei Patienten mit einer schwachen Hyperglykämie beobachtet werden. Diabetes ist die Ursache vieler Nervenerkrankungen (Neuropathien), einschließlich Mononeuritis multiplex, Kompressionsmononeuropathie, Hirnneuropathien sowie autonomer und Faserneuropathien. Die Differenzialdiagnose ist schwer zu treffen, da nicht alle sensomotorischen Neuropathien durch eine Zuckerkrankheit verursacht werden.
diabetic neuropathy

**Neuropsychiatrie.** Bereich der Medizin, der sich mit den psychiatrischen Problemen beschäftigt, die im Zusammenhang mit der Neurophysiologie der Hirnfunktionen stehen.
neuropsychiatry

**Neuroradiographie, stereotaktische.** Radiographisches Verfahren, das hauptsächlich in der Neurochirurgie angewandt wird. Dabei wird das Einführen einer Nadel in bestimmte Bereiche des Gehirns während einer Operation überwacht.
stereotaxic neuroradiography

**Neurose.** Mentale Störung, die nicht auf einer Erkrankung des Nervensystems beruht. Bei N.n treten Angstzustände auf, ein Realitätsbezug bleibt jedoch im Gegensatz zu → Psychosen erhalten. Nach der Psychoanalyse beruhen N.n häufig auf ungelösten Konflikten aus der Kindheit. – *adj.* neurotisch.
[*griech.:* neuron, Nerv; osis, Zustand]
neurosis

**Neurosyphilis.** Infektion des Zentralnervensystems, die durch *Treponema pallidum*, den Verursacher der → Syphilis ausgelöst wird; die Infektion kann die → Meningen und das zerebrovaskuläre System befallen.
[*griech.:* neuron, Nerv; sys, Schwein; philein, lieben]
neurosyphilis

**Neurotensin.** Neurotransmitter, der in verschiedenen Teilen des Gehirns zu finden ist. N spielt eine Rolle bei der Vasodilatation, Hypotonie, Schmerzwahrnehmung, gastrointestinalen Motilität sowie Säureproduktion im Magen und in der Bauchspeicheldrüse (Pankreas).
neurotensin

**neurotisch.** 1. Zu einer → Neurose oder neurotischen Störung gehörend. 2. Zu den Nerven gehörend. 3. Bezeichnung für eine Person, die unter einer Neurose leidet (Neurotiker). 4. Umgangssprachliche Bezeichnung für eine emotional labile Person. (→ neurotische Persönlichkeit)
neurotic

**Neurotmesis.** Periphere Nervenverletzung, bei der ein Nerv durch Einriss (Lazeration) oder Zug vollständig durchtrennt worden ist.
[*griech.:* neuron, Nerv; tmesis, schneiden]
neurotmesis

**Neurotomie.** Chirurgische Durchtrennung eines oder mehrerer Nerven.
🇬🇧 neurotomy

**Neurotoxin.** (Nervengift). → Toxin, das direkt auf das Gewebe des Zentralnervensystems einwirkt und an den Achsenzylindern entlang zu den motorischen Nerven des Gehirns wandert. Das Toxin kann im Gift bestimmter Mücken, in den Stacheln von Muscheln oder im Fleisch von Fischen oder Schalentieren enthalten sein; es kann durch bestimmte Bakterien produziert werden oder durch zelluläre Auflösung bestimmter Bakterien entstehen.
[*griech.*: neuron, Nerv; toxikon, Gift]
🇬🇧 neurotoxin

**Neurotoxizität.** Die Eigenschaft eines Arzneimittels oder anderen Agens (→ Neurotoxin), Nervengewebe zu zerstören oder zu schädigen. – *adj.* neurotoxisch.
[*griech.*: neuron, Nerv; toxikon, Gift]
🇬🇧 neurotoxicity

**Neurotransmitter.** Bezeichnung für zahlreiche chemische Substanzen, die die Übertragung von Nervenimpulsen zwischen den Synapsen beeinflussen oder auslösen. N. werden aus den synaptischen Endknöpfchen in den synaptischen Spalt abgegeben und überbrücken die Lücke zwischen den präsynaptischen und postsynaptischen Neuronen. Wenn ein Nervenimpuls ein Endknöpfchen erreicht, werden tausende von N.-Molekülen in die synaptische Spalte abgegeben, die sich an den spezifischen Rezeptor binden. Dieser Fluss erlaubt eine Diffusion von Kalium- und Natriumionen, die ein Aktionspotenzial auslösen. Beispiele für N. sind Dopamin, Serotonin und Noradrenalin.
[*griech.*: neuron, Nerv; *lat.*: transmittere, übertragen]
🇬🇧 neurotransmitter

**Neurotripsie.** Chirurgische Zerquetschung eines Nervs. Eine N. kann auch durch Unfälle oder falsche Lagerung entstehen.
🇬🇧 neurotripsy

**neurotrop.** 1. Nervenzellen ernährend oder auf sie einwirkend. 2. Eine Affinität für Nerven und Nervengewebe besitzend.
🇬🇧 neurotropic

**Neurozytom.** (Gangliozytom). Tumor, der aus undifferenzierten Nervenzellen besteht, die meist zu einem Nervenknoten (Ganglion) gehören.
[*griech.*: neuron, Nerv; kytos, Zelle; oma, Tumor]
🇬🇧 neurocytoma

**neutral.** Ausgeglichener Zustand zwischen zwei gegensätzlichen Werten, Qualitäten oder Eigenschaften. In der Elektrizität ist ein n.er Zustand vorhanden, wenn weder eine positive noch eine negative Ladung vorliegt; in der Chemie spricht man vom n.en Zustand, wenn eine Substanz weder sauer noch alkalisch ist. Ein n.er pH-Wert beträgt 7. (s.a. positiv; negativ)
🇬🇧 neutral

**Neutralisation.** Interaktion zwischen einer Säure und einer Base, die bewirkt, dass die Lösung weder sauer noch basisch ist. Die normalen Produkte einer N. sind Salze und Wasser.
🇬🇧 neutralization

**Neutron.** Elementarteilchen, das Bestandteil der Atomkerne aller Elemente ist, keine elektrische Ladung aufweist und etwa die Größe eines Protons hat.
🇬🇧 neutron

**Neutropenie.** Unphysiologische Abnahme der Anzahl der neutrophilen weißen Blutkörperchen (Granulozyten) im Blut, die relativ oder absolut sein kann. Die N. steht in Verbindung mit einer akuten Leukämie, Infektionen, rheumatischer Arthritis, Vitamin $B_{12}$-Mangel und chronischer Splenomegalie.
[*lat.*: neuter, keines von beiden; *griech.*: penia, Armut]
🇬🇧 neutropenia

**Neutrophile (pl.).** Polymorpher granulärer Leukozyt, der mit neutralen Farbstoffen leicht anzufärben ist. Der Kern enthält drei bis fünf Körnchen, die durch feine Chromatinfäden miteinander verbunden sind. Das Zytoplasma weist kleine unauf-

fällige Kerne auf. N. sind die zirkulierenden weißen Blutzellen, die für die → Phagozytose und die Eiweißverdauung (→ Proteolyse) erforderlich sind, durch die bakterielle und zelluläre Abfälle sowie feste Partikel zerstört und entfernt werden.
[*lat.:* neuter, keiner von beiden; *griech.:* philein, lieben]
neutrophil

**Neutrophilie.** Erhöhte Anzahl von → Neutrophilen im Blut, was häufig Ursache für eine → Leukozytose ist.
neutrophilia

**Newman, Margaret A.** N. versteht Gesundheit als Bewusstseinserweiterung, deren zugrundliegende Energie die Entwicklung und Erweiterung des Bewusstseins ist. Wesentliche Determinanten sind Bewegung, Raum und Zeit, mit denen die Intensität und Art der Interaktionen des Menschen erfasst werden. Gesundheit ist die Gesamtheit der Lebensprozesse und Lebensmuster, in die auch Krankheit als produktiver Faktor eingeschlossen ist. Aufgabe der Pflege ist es, Menschen zu helfen, mit Krisen umzugehen, also ihr Bewusstsein zu erweitern und ihre Gesundheit zu fördern; dabei sind Pflegehandlungen primär beratender Art.
[geb. 1933]

**Newton.** SI-Einheit der Kraft, die der Beschleunigung von einem kg Masse um 1 Meter in einer Sekunde entspricht.
[Sir I. Newton, englischer Physiker, 1643–1727]
Newton

**Ni.** Symbol für das chemische Element → Nickel.
Ni

**Niacin.** Weißes kristallines wasserlösliches Vitamin des B-Komplexes, das normalerweise in allen Pflanzen und Tieren sowie beim Mensch in Form von Nicotinamid oder Nicotinsäure vorhanden ist. Es fungiert als → Koenzym, das für den Abbau und Verwendung aller wichtigen Nährstoffe benötigt wird, und ist Voraussetzung für eine gesunde Haut, normale Funktionen des Gastrointestinaltraktes, Erhaltung des Nervensystems und Synthese von Sexualhormonen. N. kann auch bei der Verbesserung der Durchblutung und Reduzierung des Blutcholesterinspiegels eine Rolle spielen. Zu den Symptomen eines Mangelzustandes zählen Schwäche, allgemeine Müdigkeit, Appetitverlust, verschiedene Hauterscheinungen, Körpergeruch (Halitose), Zahnfleischentzündungen (Stomatitis), Schlafstörungen, Reizbarkeit, Übelkeit, Erbrechen, rezidivierende Kopfschmerzen, Anspannung und Depression. Bei einem schweren Niacinmangel kommt es zu → Pellagra. N. ist in Vollkorngetreide, Kaffee, Innereien und Fisch enthalten.
niacin

**NIC.** Abkürzung für (engl.) Nursing Intervention Classification, → Klassifikation der Pflegeinterventionen.
NIC

**Nickel (Ni).** Silberweißes metallisches Element mit der Ordnungszahl 28 und Atommasse 58,71. Viele Menschen sind gegenüber N. allergisch (→ Nickeldermatitis); es kann u.U. sogar zu Lungenerkrankungen oder Krebsbildung als Reaktion auf bestimmte Nickelverbindungen kommen.
nickel (Ni)

**Nickeldermatitis.** Allergische → Kontaktdermatitis, die durch das Metall → Nickel verursacht wird. Die Exposition erfolgt häufig durch Schmuck, Armbanduhren, Metallspangen oder Münzen. Durch Schwitzen wird das Ausmaß des Ausschlags noch verstärkt. (→ Dermatitis)
nickel dermatitis

**Nidation.** (Implantation/Einnistung). Der Prozess der Einnistung eines Embryos in die Schleimhaut (Endometrium) der Gebärmutter (Uterus). (→ Implantation)
[*lat.:* nidus, Nest]
nidation

**NIDDM.** Abkürzung für (engl.) noninsulin-dependent diabetes mellitus (nicht-insulinpflichtiger Diabetes mellitus).
NIDDM

**Niederkunft.** (Geburt). Endphase der Schwangerschaft, während der die Wehen einsetzen und der Geburtsvorgang abläuft.
🇬🇧 confinement

**Niemann-Pick-Krankheit.** Erbkrankheit, bei der es im Fettstoffwechsel zur Ansammlung von bestimmten Lipiden (Sphingomyelin) im Knochenmark, der Milz und den Lymphknoten kommt. Die Krankheit ist durch eine Vergrößerung von Leber und Milz (Splenomegalie), Anämie, Lymphadenopathie und eine progressive mentale und körperliche Verschlechterung gekennzeichnet.
[A. Niemann, deutscher Pädiater, 1880–1921; L. Pick, deutscher Pädiater, 1868–1935]
🇬🇧 Niemann-Pick's disease

**Niere.** Paariges gebogenes Organ des Harntrakts, das auf jeder Seite der Wirbelsäule zwischen dem zwölften Thorax- und dem dritten Lumbalwirbel angebracht ist. Bei den meisten Menschen liegt die rechte N. etwas tiefer als die linke. Jede N. ist etwa 11 cm lang, 6 cm breit und 2,5 cm dick. Die N.n filtern das Blut und sorgen für eine Ausscheidung der harnpflichtigen Abfallprodukte durch den Urin über ein komplexes Netzwerk und Resorptionssystem, das mehr als 2 Millionen → Nephronen enthält. Die Nephronen bestehen aus Glomeruli und Nierentubuli, die das Blut unter hohem Druck filtrieren, Harnstoff, Salze und andere lösliche Abfallprodukte entfernen und das gereinigte Filtrat wieder dem Blut zuführen. Weitere Funktionen der N. sind die Regulierung des Wasser- und Elektrolythaushalts sowie die Säure-Basen-Gleichgewichts und die Produktion von renalen Hormonen (z.B. Prostaglandin, Erythropoetin und Kinin).
🇬🇧 kidney

**Niere, künstliche.** Gerät zum Herausfiltern von Abfallprodukten, die im Blut zirkulieren und normalerweise von der Niere ausgeschieden werden. Bei dieser Form der extrakorporalen → Dialyse wird das Blut über Tuben oder Katheter durch eine Dialyseflüssigkeit geleitet, in der die Abfallprodukte durch → Osmose und → Diffusion entfernt werden. (→ Dialyse)
🇬🇧 artificial kidney

**Nierenbecken.** Eine trichterförmige Erweiterung, durch die der Urin von den Nieren in die Harnleiter abgeleitet wird.
[*lat.:* pelvis, Schüssel, Becken]
🇬🇧 renal pelvis

**Nierendiät.** Diät, die bei chronischer Niereninsuffizienz angeordnet wird. Sie reguliert und steuert die Aufnahme von Proteinen, Kalium, Natrium, Phosphor und Flüssigkeit, je nach den individuellen Bedürfnissen des Patienten. Die grundlegende Energiequelle stellen Kohlehydrate und Fette dar. Die Eiweißzufuhr ist begrenzt, wobei die jeweilige Menge durch den Zustand des Patienten festgelegt wird.
🇬🇧 renal diet

**Nierenerkrankungen.** Große Gruppe von infektiösen, entzündlichen, obstruktiven, vaskulären und neoplastischen Krankheiten der Niere. Zu den charakteristischen Symptomen von N. zählen Hämaturie, anhaltende Proteinurie, Eiterausscheidung im Urin (Pyurie), Ödeme, Schmerzen beim Urinlassen (Dysurie) und Flankenschmerz. Je nach Krankheit treten spezifische Symptome auf: starke, kolikartige Schmerzen mit Hämaturie sprechen für Nierensteine, Hämaturie ohne Schmerzen für Karzinome, Proteinurie ist meist ein Anzeichen für eine Glomeruluserkrankung, Pyurie für infektiöse Erkrankungen und Ödeme sind charakteristisch für ein nephrotisches Syndrom.
🇬🇧 kidney disease

**Niereninsuffizienz.** Die Unfähigkeit der Niere, Stoffwechselprodukte auszuscheiden, den Urin zu konzentrieren und die Elektrolyte im Körper zurückzubehalten. Der Zustand kann entweder akut als Nierenversagen oder chronisch auftreten. Ein akutes Nierenversagen ist durch → Oligurie sowie durch die schnelle Anhäufung harnpflichtiger Substanzen im Blut gekennzeichnet (→ Azotämie) und kann durch Blutungen, Verletzungen, Verbrennungen, toxischer Schädigung der Nieren, akute Pyelonephritis bzw. Glomerulone-

phritis oder durch Obstruktion des unteren Harntraktes eintreten. Eine chronische N. kann durch viele Krankheiten hervorgerufen werden. Frühe Anzeichen sind z.B. Trägheit, Müdigkeit und geistige Benommenheit. Später treten ggf. Anurie, Krämpfe, gastrointestinale Blutungen, Zeichen von Unterernährung und verschiedene Neuropathien auf. Die Haut kann sich gelb-braun verfärben. Darüber hinaus sind eine kompensierte Herzinsuffizienz sowie Bluthochdruck infolge einer Hypervolämie häufige Komplikationen.
🇬🇧 renal failure; renal insufficiency

**Nierenkanälchen.** → Tubuli renales.
🇬🇧 renal tubules

**Nierenkarzinom.** Malignes Neoplasma des Nierenparenchyms oder Nierenbeckens. Zu den Faktoren, die im Zusammenhang mit dem Auftreten von N.en stehen, zählt die Exposition gegenüber aromatischen Kohlenwasserstoffen, Tabakrauch und Arzneimitteln, die Phenacetin enthalten. Charakteristische Symptome sind Hämaturie, Druckschmerz in der Nierengegend, Anämien und Fieber.
🇬🇧 kidney cancer

**Nierenkelch.** (Calix renalis). Der erste Abschnitt im Leitungssystem der Nieren, der den Urin von den Nierenpyramiden (Pyramides renales) des Nierenmarks (Medulla) zum Nierenbecken (Pelvis renalis) befördert, wo er durch die Harnleiter (Ureteren) ausgeschieden wird.
🇬🇧 renal calyx

**Nierenkolik.** Starker, stechender Schmerz im Nierenbereich, der sich zur Leiste hin ausbreitet. Eine N. entsteht meist durch die gewaltsame Erweiterung und den anschließenden Spasmus (Krampf) eines Harnleiters (Ureter), verursacht durch einen Nierenstein, der durch den Harnleiter wandert oder sich dort angesiedelt hat.
🇬🇧 renal colic

**Nierenpyramiden.** Konisch geformte Strukturen, die das Nierenmark bilden. Die Pyramidenbasen sitzen auf der → Nierenrinde, die Spitzen ragen in die → Nierenkelche. Die N. bestehen aus → Henle-Schleifen und den Sammelrohren.
🇬🇧 renal pyramids

**Nierenrinde.** (Cortex renis). Die stark durchblutete, körnige äußere Rinde der Niere. Sie enthält ca. 1,25 Millionen → Glomeruli sowie spiralförmige → Tubuli, die körpereigene Abfallprodukte aus dem Blut filtern, wertvolle Produkte zurückhalten und den Rest als Urin ausscheiden.
🇬🇧 renal cortex

**Nierenschale.** Nierenförmige Schale, die zum Auffangen von Erbrochenem und als Abwurfbehälter z.B. beim Verbandswechsel benutzt wird.
🇬🇧 emesis basin

**Nierenstein.** (Nephrolith). Festes, meist aus Mineralsalzen bestehendes Gebilde (Konkrement) in den Nieren. (s.a. Harnstein)
🇬🇧 renal calculus

**Nierentransplantation.** Die Übertragung einer Spenderniere in den Körper des Empfängers mittels einer chirurgischen Operation.
[*lat.*: transplantare, verpflanzen]
🇬🇧 renal transplantation

**Nierentubuli, gewundene.** Bezeichnung für den gewundenen Teil des Nephrons, der vom Glomerulus bis zu den Verbindungskanälen reicht. Die proximalen und distalen Abschnitte sind spiralförmig gewunden, die aufsteigenden und absteigenden Äste der Henle-Schleife sind jedoch relativ gerade.
📘 Nephron
🇬🇧 convoluted kidney tubules

**Nierenversagen, akutes.** (Schockniere). Plötzlicher Ausfall der Nierenfunktion bei vorher gesunden Nieren. Ursachen sind Minderperfusion (z. B. bei → Hypovolämie), Nierenerkrankungen (z. B. akute → Glomerulonephritis, → Pyelonephritis) oder Toxine (z. B. → Kontrastmittel). Das N. ist meist umkehrbar (reversibel). (s.a. Niereninsuffizienz)
🇬🇧 acute renal failure

**Nierenversagen, chronisches.** (chronische Niereninsuffizienz). Bleibender (irreversibler)

und langsam zunehmender Ausfall der Nierenfunktion durch fortschreitenden Gewebeverlust. Das c. N. führt zur terminalen → Niereninsuffizienz mit → Urämie, die eine → Dialyse erforderlich macht.
🗣 chronic renal failure

**Niesen.** Das plötzliche, explosionsartige, ungewollte Ausstoßen von Luft durch Nase und Mund infolge einer Reizung der Schleimhäute der oberen Atemwege, z.B. durch Staub, Pollen, Pfeffer oder durch eine virale Infektion.
🗣 sneeze

**Nightingale, Florence.** »Begründerin« der modernen Krankenpflege. Nach einer kurzen Ausbildung in Deutschland und Paris übernahm sie 1853 eine leitende Stellung in einem Londoner Krankenhaus. Ihr Erfolg in der Umstrukturierung des Krankenhauses brachte die Regierung dazu, ihr eine Mission auf der Insel Krim zu übertragen, wo Großbritannien im Krieg mit Russland lag. Nach ihrer Rückkehr nach England 1856 schrieb sie ihr Werk »Notizen über Krankenhäuser« (Notes on Hospitals) und »Notizen über die Krankenpflege« (Notes on Nursing) und gründete eine Schule für Krankenschwestern im St. Thomas-Krankenhaus. Ihre Absolventinnen wurden Oberschwestern in allen wichtigen Krankenhäusern in England und erhöhten die pflegerischen Standards in der ganzen Welt. Obwohl F.N. damals bereits zum Großteil bettlägerig war, arbeitete sie weiter an ihrer Gesundheits- und Hygienereform für Indien, führte eine Studie über die Geburtshilfe durch, half, gemeindepflegerische Dienstleistungen zu etablieren, und arbeitete an einer Reform für das Armengesetz, in der sie getrennte Institutionen für Kranke, Unheilbare und Kinder vorschlug. Nachdem Longfellow das Werk »Santa Filomena« schrieb, wurde sie als die »Lady mit der Lampe« bekannt. Die Nightingale-Verpflichtung verkörpert ihre Ideen und hat tausende junge Krankenschwestern und -pfleger inspiriert.
[1820–1910]

**Nightingale-Station.** Krankenhausstation, die von → Florence Nightingale entworfen wurde und die die Konzeption der Krankenhäuser revolutioniert hat. Eine bestimmte Anzahl an Betten in einer Station einer konkreten Größe soll angemessene Belüftung und allgemeine Sauberkeit sowie Wohlbefinden für die Patienten gewährleisten. Auf drei Seiten einer solchen Station sind Fenster vorhanden, durch die Licht und frische Luft einströmen können.
🗣 Nightingale ward

**Nightingalismus.** Ideologie, die eine Selbstaufopferung vonseiten einer Krankenschwester betont, deren vordergründige Sorge das Wohlbefinden des Patienten ist, während nur minimale Aufmerksamkeit den persönlichen Bedürfnissen der Schwester gewidmet wird.
(→ Florence Nightingale)
🗣 nightingalism

**Nikotin.** Farblose, schnell wirkende toxische Substanz (Alkaloid) der Tabakpflanze, die im Wesentlichen zu den negativen Wirkungen des Rauchens beiträgt; es kommt relativ rasch zur Entwicklung einer Abhängigkeit. N. wird in der Landwirtschaft als Insektizid eingesetzt und in der Tierheilkunde als Mittel gegen Parasiten. Die Einnahme großer Mengen N. führt zu starker Speichelbildung (Salivation), Übelkeit, Erbrechen, Diarrhö, Kopfschmerzen, Schwindel (Vertigo), Bradykardie und in akuten Fällen zur Paralyse der Atemmuskulatur. Durch chronische Aufnahme von N. (Suchtrauchen) kann es zu verschiedenen Krankheitsbildern, z.B. Durchblutungsstörungen (Raucherbein), Lungen- und Kehlkopfkarzinom kommen.
[J. Nicot, französischer Diplomat in Portugal, 1530–1600]
🗣 nicotine

**Nikotinentzugssyndrom.** Körperliche und psychische Wirkung einer Nikotinabhängigkeit, die es für einen abhängigen Raucher schwer macht, dieses toxische Alkaloid abzusetzen. Die Entzugssymptome können vermindert werden, wenn Niko-

tinkaugummi oder Nikotinpflaster als Ersatz für Zigaretten verwendet werden, um den Nikotinspiegel langsam zu senken. (→ Nikotin; Entzugssyndrom)
🔄 nicotine withdrawal syndrome

**Nikotinvergiftung.** Vergiftungserscheinung durch die Aufnahme von → Nikotin, die sich als Stimulation des zentralen und autonomen Nervensystems darstellt. Als Symptome treten Kopfschmerzen, Schwindel (Vertigo), Diarrhö, Herz- und Kreislaufstörungen auf. Danach folgt eine Depression des Nervensystems. In schweren Fällen kommt es zum Tod durch Versagen des Atemsystems. Als Behandlung einer N. können Magenspülung, künstliche Beatmung und Krampflösung durchgeführt werden.
🔄 nicotine poisoning

**Nisoldipin.** → Kalziumantagonist, der bei der Behandlung einer Hypertonie eingesetzt wird, um die Arteriolen zu erweitern und den peripheren Gefäßwiderstand zu vermindern.
🔄 nisoldipine

**Nissen.** Die Eier von parasitären Insekten, insbesondere von Läusen. Sie können an den Haaren von Menschen oder Tieren oder an Kleiderfasern anhaften.
🔄 nits

**Nitrat.** Salz der → Salpetersäure ($HNO_3$). N.e werden pharmakologisch zur Behandlung von Herzkrankheiten eingesetzt.
🔄 nitrate

**Nitrit.** Ester oder Salz der → Salpetersäure, das als Mittel zur Erweiterung der Gefäße (→ Vasodilatator) und zur Linderung von Krämpfen (→ Spasmolytikum) Anwendung findet. Zu den am häufigsten eingesetzten N.en gehören Amyl, Äthyl, Kalium- und Natriumnitrit.
🔄 nitrit

**Nitrobenzol.** Hellgelbe, ölige, stark toxische Flüssigkeit, die als Lösungsmittel und bei der Herstellung von Anilin, Farbstoffen, Seifen, Parfümen und Aromastoffen verwendet wird. Die Aufnahme von N. (insbesondere durch Inhalieren oder über die Haut) verursacht Kopfschmerzen, Schläfrigkeit (Somnolenz), Übelkeit, Koordinationsstörungen der Muskeln (Ataxie), Zyanose und in extremen Fällen eine Ateminsuffizienz.
🔄 nitrobenzene

**Nitroglyzerin.** (Glyzeroltrinitrat). → Vasodilatator der Herzkranzgefäße, der zur Vorbeugung oder Linderung einer → Angina pectoris eingesetzt wird. N. wird im Mund resorbiert, deshalb werden bei Angina pectoris-Anfällen Kapseln zum Zerbeißen oder Ärosolsprays verabreicht. Die Wirkung erfolgt rasch, und zwar nach 1 bis 5 Minuten. N. kann auch als Pflaster auf die Haut angebracht werden. Nebenwirkungen der Einnahme von N. sind Kopfschmerzen und Blutdruckabfall; deshalb sollte nach der Verabreichung der Blutdruck regelmäßig kontrolliert werden.
🔄 nitroglycerin (nitr)

**Nitrosamine.** Potenziell → karzinogene Verbindungen, die durch die Reaktion von → Nitriten mit → Aminen oder → Amiden entstehen, welche normalerweise im Körper vorhanden sind. Nitrite werden durch Bakterien im Speichel und in den Därmen aus Nitraten gebildet, die in Gemüse, nitrathaltigem Fisch, Huhn und Fleisch enthalten sind. N. können auch durch Tabakrauch aufgenommen werden. Vitamin C bewirkt eine Hemmung der N.-Bildung.
🔄 nitrosamines

**NLN.** Abkürzung für »National League for Nursing«.
🔄 NLN

**nm.** Abkürzung für »Nanometer«.
🔄 nm

**Nn.** Abkürzung für »Nervi«, Plural von Nervus. (→ Nerv)
🔄 Nn

**NNM.** Abkürzung für »Nebennierenmark«. (→ Nebenniere)
🔄 adrenal medulla

**NNR.** Abkürzung für »Nebennierenrinde«. (→ Nebenniere)
🔄 adrenal cortex

**NO.** Abkürzung für → Stickoxid.
🔄 NO

**NOC.** Abkürzung für (engl.) Nursing Outcomes Classifikation, → Klassifikation der Pflegeergebnisse.
🔲 NOC

**noct.** Abkürzung für »nocturnus« (nächtlich).
🔲 noct.

**Nodulus.** (Knötchen). 1. Kleiner Knoten (→ Nodus). 2. Kleine knotenähnliche Struktur.
[*lat.*: Knötchen]
🔲 nodule

**Nodus.** (Knoten). 1. Eine kleine Gewebeverdickung. 2. → Lymphknoten. – *adj.* nodosus, nodös.
[*lat.*: Knoten]
🔲 node

**Nodus sinuatrialis.** → Sinusknoten.
🔲 sinus node

**Nomenklatur.** Allgemeingültige systematische Methode der Benennung, die in wissenschaftlichen Disziplinen üblich ist, um Klassifizierungen zu schaffen und Doppeldeutigkeiten von Namen zu vermeiden; z.B. die binominale N. in der Biologie und die chemische N. in der Chemie.
[*lat.*: nomen, Name; clamare, rufen]
🔲 nomenclature

**Nomogramm.** 1. Graphische Darstellung eines beliebigen Systems oder einer numerischen Beziehung. 2. Schaubild, in dem die Zahlen von Variablen so dargestellt werden, dass die Werte einer abhängigen Variablen auf einer Linie abgelesen werden können, wenn die Werte einer anderen Variablen bekannt sind (z.B. Körpergewicht und Lebensalter).
[*griech.*: nomos, Gesetz; gramma, Bericht]
🔲 nomogram

**Non-Disjunction.** Fehlverhalten von homologen Chromosomenpaaren, die sich während der ersten Teilung der → Meiose nicht trennen, oder von zwei Chromatiden eines Chromosoms, sich in der Anaphase der → Mitose oder während der zweiten Teilung der Meiose nicht trennen. In der Folge kommt es zu einer abnormalen Chromosomenanzahl in der Tochterzelle.
[*lat.*: non, nicht; disjungere, trennen]
🔲 nondisjunction

**Non-Hodgkin-Lymphom (NHL).** Heterogene Gruppe von malignen Tumoren, die sich im Lymphgewebe bilden, jedoch keine Hodgkin-Lymphome sind. NHLs unterscheiden sich sowohl histologisch, immunologisch und in ihren klinischen Eigenschaften als auch in ihrer Prognose und Therapie. (s.a. Hodgkin-Krankheit)
🔲 non-Hodgkin's lymphoma (NHL)

**Noonan-Syndrom.** Hypergonadotrope Störung unbekannter Herkunft, die nur bei Männern auftritt, die eine kleine Statur und häufig Herzfehlbildungen aufweisen. Die Hodenfunktion kann normal sein, doch ist die Fruchtbarkeit häufig vermindert. Die Anzahl und die Morphologie der Chromosomen sind normal.
[J. Noonan, amerikanische Kardiologin, geb. 1928]
🔲 Noonan's syndrome

**Nootropika (pl.).** Substanzen, die den Gehirnstoffwechsel und die Hirnleistung (z.B. Gedächtnis, Merkfähigkeit und Sprache) verbessern sollen. Die Wirksamkeit dieser Arzneimittel ist nicht abschließend gesichert (Plazeboeffekt). – *adj.* nootropisch.
🔲 nootropics

**Noradrenalin.** (Norepinephrin/Arterenol). Adrenerges Hormon (→ Katecholamin) und → Neurotransmitter, der eine Erhöhung des Blutdrucks durch Verengung der Gefäße (Vasokonstriktion) bewirkt, das Herzminutenvolumen dabei aber nicht beeinflusst. Es wird physiologischerweise im Nebennierenmark gebildet. Als Arzneimittel (z.B. Levarterenol) dient es der Aufrechterhaltung des Blutdrucks bei einer akuten Hypotonie in Folge einer Verletzung, Herzerkrankung oder eines Gefäßkollaps oder Schocks.
🔲 norepinephrine

**Nordamerikanische Pflegediagnosenvereinigung (NANDA).** Professionelle Organisation von Pflegenden, die 1982 gegründet

wurde. Das Ziel der Organisation ist es, »eine taxonomische Terminologie der Pflegediagnosen zur allgemeinen Anwendung durch die professionell Pflegenden zu entwickeln, zu verbessern und zu fördern«.
North American Nursing Diagnosis Association (NANDA)

**Norm.** 1. Maß eines Phänomens, das allgemein als ideale Standardleistung akzeptiert wird und mit dem andere Werte des betreffenden Phänomens verglichen werden; Durchschnittswert; Richtlinie. 2. Abkürzung für normal.
[*lat.*: norma, Regel]
norm

**norm(o)-.** Vorsilbe mit der Bedeutung »normal«.
norm(o)-

**Normalität, Förderung der.** → Pflegeintervention der → NIC, die definiert wird als die Unterstützung der Eltern und anderer Familienangehöriger von Kindern mit chronischen Erkrankungen oder Behinderungen zur Gewährleistung normaler Lebenserwartungen für die Kinder und ihre Familien.
Normalization Promotion

**Normallösung.** Lösung, die das Grammäquivalent eines Reagens in einem Liter gelöst enthält. Sie wird mit N/l oder N dargestellt.
normal solution

**Normalverteilung.** (Statistik) Theoretische Häufigkeitsverteilung variabler Daten, die im Allgemeinen graphisch durch eine glockenförmige Kurve dargestellt wird, die im Mittelwert ihren Höhepunkt erreicht.
normal distribution

**Normoblast.** Kernhaltige Zellvorform eines erwachsenen zirkulierenden Erythrozyten im Knochenmark. Nach der Ausstoßung des Zellkerns eines N.en wird die Zelle zu einem Erythrozyten, der auch als Retikulozyt bezeichnet wird und in den Blutkreislauf gelangt.
normoblast

**normochrom.** Zu einer Blutzelle gehörend, die eine normale Farbe aufweist, welche durch die Präsenz einer angemessenen Hämoglobinmenge gewährleistet wird.
[*lat.*: norma, Regel; *griech.*: chroma, Farbe]
normochromic

**Normoglykämie.** Normaler Blutzuckerspiegel (4,2 bis 5,3 mMol/l). – *adj.* normoglykämisch.
normoglykemia

**normoton.** Bezeichnung für normalen Tonus, normale Spannung oder normalen Druck (z.B. Blutdruck).
normotensive

**Normozyt.** Normale, gesunde, erwachsene rote Blutzelle (→ Erythrozyt).
normocyte

**Normwerte, chemische.** Konzentrationen verschiedener chemischer Substanzen im gesunden Körper. Standardwerte werden als Konzentrationsbereiche ausgedrückt und variieren zwischen verschiedenen Altersgruppen sowie von Labor zu Labor.
chemistry, normal values

**Norton-Skala.** Hilfsinstrument zur Einschätzung der Dekubitusgefährdung eines Patienten, bei dem verschiedene Einflussfaktoren (z.B. Alter, Hautzustand, Zusatzerkrankungen u.a.), die eine Dekubitusentstehung begünstigen, in einer Punktetabelle festgehalten werden. Je geringer die Punktzahl, desto größer ist die Dekubitusgefahr. Die N.-S. sollte bei der Neuaufnahme des Patienten ausgefüllt werden. Bei Veränderungen im Krankheitsverlauf muss die Skala erneut angewendet werden. In der BRD ist die von Bienstein et al. modifizierte N.-S. sehr verbreitet. Diese Skala erlaubt eine sicherere und gezieltere Einschätzung des Dekubitusrisikos durch eine differenziertere Punktvergabe. (s.a. Braden-Skala)
Norton scale

**nosokomial.** Zu einem Krankenhaus gehörend.
[*griech.*: nosokomeion, Krankenhaus]
nosocomial

**Norton-Skala.** Modifizierte Norton-Skala.

| Bereitschaft zur Kooperation/ Motivation | Alter | Hautzustand | Zusatzerkrankungen | körperlicher Zustand | geistiger Zustand | Aktivität | Beweglichkeit | Inkontinenz |
|---|---|---|---|---|---|---|---|---|
| 4 voll | 4 <10 | 4 | 4 keine | 4 gut | 4 klar | 4 geht ohne Hilfe | 4 voll | 4 keine |
| 3 wenig | 3 <30 | 3 schuppig trocken | 3 Abwehrschwäche Fieber Diabetes Anämie | 3 leidlich | 3 apathisch teilnahmslos | 3 geht mit Hilfe | 3 kaum eingeschränkt | 3 manchmal |
| 2 teilweise | 2 <60 | 2 feucht | 2 MS, CA erhöhtes Hämatokrit Adipositas | 2 schlecht | 2 verwirrt | 2 rollstuhlbedürftig | 2 sehr eingeschränkt | 2 meistens Urin |
| 1 keine | 1 >60 | 1 Wunden Allergie Risse | 1 arterielle Verschlußkrankheit | 1 sehr schlecht | 1 stupurös (stumpfsinnig) | 1 bettlägerig | 1 voll eigeschränkt | 1 Urin und Stuhl |

*) Je nach Ausprägungsgrad

Ursprüngliche Norton-Skala

1. Wählen Sie die zutreffende Patienten-Beschreibung (4., 3., 2. oder 1. Punkt) unter jeder neuen Überschrift und notieren Sie das Ergebnis (mit einem wasserlöslichen Stift) in das freie Feld unterhalb der Skala.
2. Addieren Sie das Ergebnis.
3. Übertragen Sie das Ergebnis in den Pflegebericht oder die Kurve. Benutzen sie diese Tabelle wöchentlich oder immer dann, wenn sich der Zustand des Kranken und/oder die Pflegebedingungen ändern.
4. Dekubitusgefahr besteht bei 25 Punkten und weniger, prophylaktische Maßnahmen müssen geplant und durchgeführt werden!

**Nosokomialinfektion.** (Krankenhausinfektion). Infektion, die innerhalb von 72 Stunden nach einer Krankenhauseinweisung erworben und häufig durch Candida albicans, Escherichia coli, Hepatitisviren, Herpes-zoster-Viren, Pseudomonas oder Staphylokokken verursacht wird. Um N.en zu verhindern, müssen alle erforderlichen Maßnahmen der Hygiene, Aseptik und Antiseptik eingehalten, organisatorische Maßnahmen ergriffen (z.B. Isolierung infektiöser Patienten), Chemotherapeutika und Antibiotika kritisch und gezielt verabreicht und entsprechende administrative Regulationen entwickelt und eingehalten werden. (s.a. Hospitalismus)
🇬🇧 nosocomial infection

**Nosologie.** Wissenschaft der Klassifizierung von Krankheiten.
🇬🇧 nosology

**Notaufnahme.** Spezieller Krankenhausbereich, der ausgelegt ist, um Patienten, die unter einem Trauma oder sonstigen, plötzlich aufgetauchten medizinischen Problemen leiden, aufzunehmen und zu behandeln.
🇬🇧 emergency room (ER)

**Notfall.** Bezeichnung für eine plötzlich entstehende, gefährliche Situation, die das Leben bzw. die Gesundheit einer Person bzw. einer Personengruppe beeinträchtigt.
🇬🇧 emergency

**Notfallambulanz.** Abteilung in einem Krankenhaus, die mit besonders geschultem Personal ausgestattet ist, um eine rasche Notfallversorgung durchführen zu können, insbesondere für Personen, die von einer plötzlichen und akuten Krankheit befallen sind oder die Opfer eines schweren Traumas sind.
🇬🇧 emergency department (ED)

**Notfallmedizin.** Zweig der Medizin, der sich mit der Diagnose und Behandlung von Patienten beschäftigt, die ein Trauma erlitten haben oder von einer plötzliche, lebensbedrohlichen Krankheit bedroht sind.
🇬🇧 emergency medicine

**Notfallpflege.** → Pflegeintervention der → NIC, die definiert wird als die Gewährleistung von lebensrettenden Maßnahmen in lebensbedrohlichen Situationen.
🇬🇧 Emergency Care

**Notfallwagen, Kontrolle des.** → Pflegeintervention der → NIC, die definiert wird als die systematische Überprüfung der Ausstattung eines Notfallwagens in regelmäßigen Abständen.
🇬🇧 Emergency Cart Checking

**Notzucht.** → Vergewaltigung.
🇬🇧 rape

**Noxe.** (Krankheitsursache). Schädliche, verletzende oder nachteilig auf die Gesundheit wirkende Substanz oder Bedingung.
[lat.: noxa, Schaden]
🇬🇧 noxa

**nozizeptiv.** Eigenschaft von Nervenrezeptoren, die Schmerzreize vermitteln.
[lat.: nocere, schaden; capere, erhalten]
🇬🇧 nociceptive

**Nozizeptor.** (Schmerzrezeptoren). Somatische und viszerale freie Nervenendigung von dünnen markhaltigen oder marklosen Fasern, die im Allgemeinen auf Gewebeverletzungen reagieren, aber auch durch endogene chemische Substanzen erregt werden können. N.en sind für die Wahrnehmung von Schmerzreizen verantwortlich.
🇬🇧 nociceptor

**NSAR.** Abkürzung für → nichtsteroidale Antirheumatika.
🇬🇧 NSAID

**Nucha.** Nacken.
🇬🇧 nucha

**Nüchternblutzucker.** (Nüchternplasmaglukose). Untersuchung des → Blutzuckers nach zwölfstündiger Nahrungskarenz des Patienten. Der N. ist der entscheidende Test für die Diagnose eines Diabetes mellitus. Ein → Diabetes mellitus liegt vor, wenn der Nüchternplasmaglukose-Wert > 126 mg/dl (> 7,0 mmol/l) beträgt.
🇬🇧 fasting glucose value

**Nucleus pulposus.** Zentraler Teil jedes Wirbelkörpers der Wirbelsäule (Zwischenwirbelscheibe), der aus einer gallertartigen elastischen Substanz besteht, die mit zunehmendem Alter an Elastizität verliert.
🇬🇧 nucleus pulposus

**nukl-.** Vorsilbe mit der Bedeutung »Kern, Zellkern, Atomkern«.
🇬🇧 nucl-

**nuklear.** 1. Den Atomkern betreffend. 2. Den Zellkern betreffend.
[*lat.:* nucleus, Kern]
🇬🇧 nuclear

**Nuklearmedizin.** Medizinische Disziplin, die in der Diagnostik und Behandlung von Krankheiten radioaktive Isotope in Form von Radiopharmaka, Kernstrahlungsmesstechniken oder Radionuklidtherapien einsetzt. Zu den wichtigsten Bereichen der N. gehören physiologische Funktionsstudien, Röntgendarstellungen und therapeutische Techniken.
🇬🇧 nuclear medicine

**Nukleinsäure.** Polymerverbindung mit hohem Molekulargewicht, die aus → Nukleotiden gebildet wird, die jeweils aus einer Purin- oder Pyrimidinbase, sowie aus Ribose oder Desoxyribosezucker und einer Phosphatgruppe bestehen. N.en sind bei der Energiespeicherung und -freisetzung sowie bei der Bestimmung und Übertragung von genetischen Merkmalen beteiligt. Zu den N.en zählt man die → Desoxyribonukleinsäure (DNS) und die → Ribonukleinsäure (RNS).
🇬🇧 nucleic acid

**Nukleolus (pl. Nukleoli).** Sammelbegriff für kleine dichte Strukturen, die weitgehend aus → Ribonukleinsäure (RNS) bestehen und innerhalb des Zytoplasmas einer Zelle zu finden sind. Nukleoli spielen bei der Bildung der → Ribosomen eine wesentliche Rolle, die die Zellproteine synthetisieren. Die Nukleoli lösen sich bei der Zellteilung auf.
[*lat.:* Kernchen]
🇬🇧 nucleolus

**Nukleon.** Sammelbegriff für → Protonen und → Neutronen innerhalb eines Atomkerns.
🇬🇧 nucleon

**Nukleosid.** Komponente und Abbauprodukt eines → Nukleotids, das aus einer Stickstoffbase in Verbindung mit einem Einfachzucker (→ Pentose) besteht.
🇬🇧 nucleoside

**Nukleosom.** Sich wiederholende Einheiten von Nukleoproteinen (Grundeinheit des → Chromatins), die aus Histonen bestehen und mit Desoxyribonukleinsäure einen Komplex bilden, der einer Perlenschnur ähnelt und sich in bestimmten Abständen über das Chromosom verteilt wiederholt.
🇬🇧 nucleosome

**Nukleotid.** Verbindung, die einen Baustein der → Nukleinsäuren bildet und die durch die Wirkung eines Enzyms (Nuklease) aufgespalten wird. Ein N. besteht aus einer Phosphatgruppe, einem Einfachzucker (→ Pentose) und einer Stickstoffbase. Ketten solcher Strukturen bilden die → Desoxyribonukleinsäure (DNS) und/oder die → Ribonukleinsäure (RNS), welche lebenswichtige Substanzen sind.
🇬🇧 nucleotide

**Nukleus (pl. Nuklei).** 1. Zentrales kontrollierendes Körperchen innerhalb einer lebenden Zelle, die meist als runde Einheit in eine Membran eingeschlossen ist und den genetischen Code zur Erhaltung lebender Systeme von Organismen sowie zur Aussendung von Befehlen für Wachstum und Vermehrung enthält. 2. Eine Gruppe von Nervenzellen im Zentralnervensystem, die gemeinsame Funktionen haben, z.B. die Unterstützung des Gehör- oder Geruchssinns. 3. Zentrum eines Atoms, um das sich die Elektronen bewegen. 4. Zentrales Element einer organischen chemischen Verbindung oder Gruppe von Verbindungen.
[*lat.:* Kern]
🇬🇧 nucleus

**Nuklid.** Spezieller Atomkern (Nukleus), der durch eine bestimmte Anzahl an Protonen und Neutronen gekennzeichnet ist.
🇬🇧 nuclide

**Nulldiät.** (Hungerkur). Vollständiges Fasten unter klinischer Aufsicht, um Übergewicht abzubauen. Währenddessen werden nur Wasser, Elektrolyte und Vitamine zugeführt. Eine längerfristige N. ist nicht ratsam, da nicht nur Körperfette, sondern auch Körpereiweiße abgebaut werden. (s.a. Reduktionsdiät)
🇬🇧 calorie-free diet

**Nullipara.** Frau, die noch kein Kind geboren hat.
🇬🇧 nonparous

**Nullpunkt, absoluter.** Temperatur, bei der alle molekularen Bewegungen zum Stillstand kommen. Es handelt sich um den theoretisch niedrigsten Wert, der aus Berechnungen und Prognosen aus Experimenten über das Verhalten von Gasen bei extrem niedrigen Temperaturen abgeleitet wird. Der absolute Nullpunkt wird mit 0 Kelvin = -273° Celsius angegeben.
🇬🇧 absolute zero

**Nummerierungssystem, allgemein gültiges.** Allgemein anerkanntes System zur Identifizierung und Benennung der Zähne. Die Milchzähne werden mit den Buchstaben A bis T bzw. mit den Zahlen 1 bis 20 und dem Buchstaben d benannt. Den Zähnen des permanenten Gebisses werden die Zahlen 1 bis 32 zugeordnet.
🇬🇧 universal numbering system

**Nursing Minimum Data Set (NMDS).** Informationsreihe, die in Kurzform Definitionen und Kategorien im Zusammenhang mit spezifischen Dimensionen der Pflege so vereinheitlicht, dass sie das Informationsbedürfnis der zahlreichen Anwender der Daten im Gesundheitssystem erfüllt. Dies ist der erste Versuch, alle wesentlichen pflegerischen Daten zu standardisieren.
🇬🇧 nursing minimum data set (NMDS)

**Nursing Research.** Zeitschrift, die zweimonatlich erscheint und fachspezifische Aufsätze (Papers) sowie andere Informationen über die Pflegeforschung veröffentlicht. Ziel der Zeitschrift ist es, die Forschung in der professionellen Pflege anzuregen und Ergebnisse der Forschung zu verbreiten und allgemein zugänglich zu machen.
🇬🇧 Nursing Research

**nutritiv.** Zur Nahrung oder zum Essverhalten gehörend, die die → Ernährung der Körpergewebe durch Abbau von Nahrungsmitteln gewährleistet.
[*lat.*: nutrire, ernähren]
🇬🇧 nutritional

**Nyktalopie.** (Nachtblindheit). Schlechtes Sehvermögen in der Nacht oder im Dämmerlicht, das durch eine verminderte Synthese von Rhodopsin, Vitamin-A-Mangel, Degeneration der Netzhaut (Retina) oder eine angeborene Störung (z.B. Ausfall der Stäbchen) verursacht wird.
[*griech.*: nyx, Nacht; alaos, blind; ops, Auge]
🇬🇧 nyctalopia; night-blindness

**Nyktophobie.** Angstreaktion, die durch eine obsessive, irrationale Angst vor der Dunkelheit gekennzeichnet ist.
[*griech.*: nyx, Nacht; phobos, Angst]
🇬🇧 nyctophobia

**Nykturie.** Vermehrtes nächtliches Wasserlassen, häufig bedingt durch das Ausschwemmen von Ödemen bei Herzinsuffizienz oder Restharnbildung bei Prostatahypertrophie. Durch das mehrfache Aufsuchen der Toilette wird die Nachtruhe erheblich gestört.
[*griech.*: nyx, Nacht; ouron, Urin]
🇬🇧 nocturia

**Nymphomanie.** Psychosexuelle Störung bei Frauen, die durch ein unersättliches Bedürfnis nach sexueller Befriedigung gekennzeichnet ist. Die N. steht häufig im Zusammenhang mit unterbewussten Konflikten bezüglich des persönlichen Selbstwertgefühls. – *adj.* nymphoman.
[*griech.*: nymphe, Mädchen; mania, Verrücktheit]
🇬🇧 nymphomania

**Nystagmus.** (Augenzittern). Unfreiwillige rhythmische Bewegung der Augen. Der Ausschlag kann horizontal, vertikal, rotierend oder in alle Richtungen verlaufen. Ein *Rucknystagmus* ist durch schnellere Bewegungen in die eine als in die andere Richtung gekennzeichnet. Ein *Pendelnystagmus* weist einen Ausschlag auf, der etwa in beide Richtungen gleich ist. Der *Labyrinth-* oder *Vestibularisnystagmus* ist häufig rotierend und wird oft von Schwindel (Vertigo) und Übelkeit begleitet. Ein Vertikalnystagmus ist kennzeichnend für Krankheiten des Hirnstamms. Ein *wippender Nystagmus*, bei dem das eine Auge nach oben, das andere nach unten wandert, kann bei einer bilateralen → Hemianopsie beobachtet werden.
[*griech.:* nystagmos, nicken]
nystagmus

# O

**O.** Symbol für das chemische Element → Sauerstoff ($O_2$ = Sauerstoffmolekül).
🌐 O

**Oat-Zell-Karzinom.** Malignes Epithelneoplasma, das meist in den Bronchien auftritt und aus kleinen kompakten, runden, ovalen oder spindelförmigen Epithelzellen besteht, die dunkel gefärbt sind und neurosekretorische Körnchen sowie wenig oder kein Zellplasma enthalten. Tumore, die durch solche Zellen gebildet werden, bilden keine uniforme Masse, sondern verbreiten sich entlang den Lymphbahnen der Schleimhäute. Viele maligne Lungentumore sind O.-Z.-K.e.
🌐 oat cell carcinoma

**ob-.** Vorsilbe mit der Bedeutung »gegenüber, entgegen«.
🌐 ob-

**Obduktion.** Gerichtlich angeordnete (forensische) medizinische → Autopsie.
[*lat.*: obducere, darüber ziehen]
🌐 obduction; postmortem examination

**Oberarmschlagader.** → Arteria brachialis.
🌐 brachial artery

**Oberarmspeichenmuskel.** → Musculus brachioradialis.
🌐 brachioradialis

**Oberarmvene.** → Vena brachialis.
🌐 brachial vein

**Oberflächenbiopsie.** Das Entnehmen von Gewebeproben zur mikroskopischen Untersuchung durch Abschaben von einer Wundoberfläche.
🌐 surface biopsy

**Oberflächenthermometer.** Instrument, das die Oberflächentemperatur von beliebigen Körperteilen misst und anzeigt.
🌐 surface thermometer

**Oberkieferhöhle.** (Sinus maxillaris). Eine von zwei großen Luftzellen, die eine pyramidenförmige Höhle im Oberkiefer bilden.
🌐 maxillary sinus

**Oberkieferschlagader.** → Arteria maxillaris.
🌐 maxillary artery

**Oberkiefervene.** → Vena maxillaris.
🌐 maxillary vein

**Oberkörperhochlagerung.** Bei der O. ist das Kopfteil des Bettes um 30° erhöht, der Patient befindet sich in einer sitzenden bzw. halbsitzenden Position; häufige Bettposition des beweglichen Patienten. Vorteile: hilfreich beim Essen und Trinken (Schlucktraining), zur Mundpflege, bessere Orientierung und bessere Beweglichkeit im Bett, atemerleichternde Lage usw. Nachteile: Hohe Dekubitusgefahr über Sitzbeinhöcker, Scherkräfte bei inkorrekter Abknickung in der Hüftebene, Sturzgefahr, Bronchialsekret kann sich an der Lungenbasis sammeln.
🌐 positioning with raised trunk

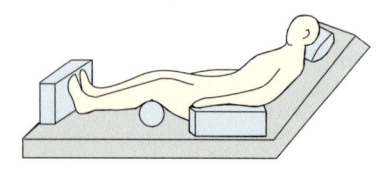

**Oberkörperhochlagerung.**

**Obesität.** (Fettleibigkeit). Unphysiologische Zunahme des Anteils an Fettzellen, vorwiegend in den Eingeweiden (Viszera) und im subkutanen Gewebe des Körpers. Die O. kann exogen oder endogen bedingt sein. Eine hyperplastische O. wird durch die übermäßige Vermehrung von Fettzellen in einer zunehmend adipösen Gewebemasse verursacht. Die hypertrophe O. resultiert aus einem Wachstum der Fettzellen in eine zunehmend adipösen Fettmasse. Wiegt eine Person mehr als 20% ihres erwünschten Körpergewichts (entsprechend Alter, Geschlecht, Größe und Konstitution), spricht man von einer O. Da ein »normaler« Mensch zu 25% aus Fett besteht, kann dieser Anteil bei einer Person mit O. verdoppelt werden. (→ Adipositas)
[*lat.:* obesitas, Fettsucht]
🇬🇧 obesity

**Obex.** Kleine rechteckige Membran, die sich im unteren (kaudalen) Winkel der Rautengrube oder im vierten Hirnventrikel findet.
🇬🇧 obex

**objektiv.** Zu Phänomenen oder klinischen Ergebnissen gehörend, die nachweisbar sind und nicht aus einer subjektiven Einschätzung resultieren. Ein o.es Ergebnis wird in der Gesundheitspflege häufig als ein Anzeichen beschrieben, das sich von einem Symptom unterscheidet, das nur subjektiv wahrgenommen wird.
🇬🇧 objective

**obligat.** Bezeichnung für die Eigenschaft, nur unter bestimmten Umgebungsbedingungen überleben zu können, z.B. o.e Parasiten, o.e Aerobier, die ohne Sauerstoff nicht überleben können, oder o.e Anaerobier, die bei Vorhandensein von Sauerstoff nicht überleben können (z.B. Clostridium tetani).
[*lat.:* obligare, binden]
🇬🇧 obligate

**obliquus.** (schräg). Schräge Richtung oder eine entsprechende Abweichung von einer senkrechten oder horizontalen Linie, z.B. Schrägbruch oder → Schräglage.
[*lat.:* obliquus, schräg]
🇬🇧 oblique

**Obliteration.** Entfernung oder Verlust der Funktion eines Körperteils durch Operation, Erkrankung oder Degeneration; Verstopfung oder Verödung, z.B. von Gefäßen.
[*lat.:* oblinere, verstopfen]
🇬🇧 obliteration

**Obsession.** Dauerhaft zwanghaft vorhandener Gedanke oder Zwangsvorstellung, mit denen ein Betroffener kontinuierlich und unfreiwillig beschäftigt ist und die nicht mit Logik oder Vernunft beendet werden können. Beispiele für eine O. sind Waschzwang oder Platzangst. – *adj.* obszessiv.
[*lat.:* obsessio, Besetztsein]
🇬🇧 obsession

**obsolet.** Veraltet; aufgrund des Alters oder eines Funktionsverlustes nicht mehr gebräuchlich; nutzlos.
🇬🇧 obsolete

**Obstipation.** (Stuhlverstopfung). Anerkannte → NANDA-→ Pflegediagnose; Bezeichnung für Schwierigkeiten beim Stuhlgang bzw. für zu wenig oder unregelmäßigen und harten Stuhlgang. Zu den Ursachen zählen unzureichende Zufuhr von Flüssigkeit und Ballaststoffen, körperliche Inaktivität, Nebenwirkungen von Arzneimitteln, chronische Einnahme von Abführmitteln und Klysmen, gastrointestinale obstruktive Läsionen, neuromuskuläre und skelettmuskulatorische Störungen und eine schwache Bauchmuskulatur. Kennzeichnende Merkmale sind verminderte Ausscheidungshäufigkeit, harter Stuhl, tastbare Masse im Rektum, verminderte Darmgeräusche und der Bericht über ein Druck- oder Völlegefühl im Bauch oder Darm. (→ Obstipationsprophylaxe)
[*lat.:* constipare, zusammendrängen.]
🇬🇧 constipation

**Obstipation, Kolon.** Anerkannte → NANDA-→ Pflegediagnose; Zustand, gekennzeichnet durch harten, trockenen Stuhl und eine verzögerte Passage der Nahrungsrückstände durch den Darm. Typische Merkmale sind eine verminderte Ausscheidungshäufigkeit, harter, trockener Stuhl, schmerzhafte Stuhlentleerung, Bauchblähungen und eine tastbare Masse im Kolon.
🔤 constipation, colonic

**Obstipation, rektal.** Anerkannte → NANDA-→ Pflegediagnose; Zustand, gekennzeichnet durch Stuhlretention, normale Stuhlkonsistenz und eine verzögerte Ausscheidung, verursacht durch biopsychosoziale Störungen. Es kann zu Bauchkrämpfen, rektalem Völlegefühl und veränderten abgehenden Winden kommen.
🔤 constipation, rectal

**Obstipation, subjektive.** Anerkannte → NANDA-→ Pflegediagnose; Selbstdiagnose einer Stuhlverstopfung und Gewährleistung der täglichen Stuhlausscheidung durch die Verwendung von Laxanzien, Klysmen und Suppositorien. Kennzeichnendes Merkmal ist die Erwartung des täglichen Stuhlgangs (möglicherweise zur gleichen Uhrzeit jeden Tag), wobei es zur übermäßigen Anwendung von Laxanzien, Klysmen und Suppositorien kommt.
🔤 constipation, perceived

**Obstipation/Stuhlverhaltung, Pflege bei.** → Pflegeintervention der → NIC, die definiert wird als die Vorbeugung und Linderung einer Obstipation oder Stuhlverhaltung. (→ Obstipationsprophylaxe)
🔤 Constipation/Impaction Management

**Obstipationsprophylaxe.** Pflegemaßnahmen, um die Entwicklung einer → Obstipation bei dafür gefährdeten Patienten zu verhindern. Zu den Maßnahmen zählt eine ausreichende Verabreichung von Getränken, frühzeitige Mobilisation, Verabreichung von ballaststoffreichem Essen (z.B. Joghurt, Vollkornbrot, Salate, Gemüse, Sauerkraut), Vermeiden von stopfenden Nahrungsmitteln (z.B. Schokolade, Bananen, Weißbrot), Darmtraining durch Erhaltung des Tagesrhythmus, Massieren des Darms, um die Peristaltik anzuregen.
🔤 constipation prophylaxis

**Obstruktion.** (Obstipation). Verschluss, Verlegung oder Verstopfung eines Körperkanals oder -gefäßes.
[*lat.:* obstruere, verbauen]
🔤 obstruction

**Obturation.** Verlegung oder Verstopfung einer Körperöffnung, eines → Lumens oder eines Hohlraums, z.B. bei einer Magen-Darm-Blockade.
[*lat.:* obturare, verstopfen]
🔤 obturation

**Obturationsatelektase.** Schwere Lungenstauung mit diffuser Verletzung der Alveolarkapillarmembranen; führt zu hämorrhagischem Ödem, Lungenrigidität, Atemschwierigkeiten und Ateminsuffizienz. (→ Atelektase)
[*lat.:* congerere, ansammeln; *griech.:* ateles, unvollständig, ektasis, dehnen.]
🔤 congestive atelectasis

**Obturator.** Vorrichtung, die eine Passage oder einen Kanal blockiert oder einen Raum ausfüllt, z.B. Verschlussmandrin oder eine Prothese, die implantiert wird, um eine Lücke im Gaumen bei einer Gaumenspalte zu verschließen.
🔤 obturator

**Ochronose.** Angeborene Störung des Proteinstoffwechsels, die durch eine Ansammlung (Akkumulation) von Homogentisinsäure gekennzeichnet ist, was zu bräunlich-schwarzen Pigmentablagerungen in der Bindehaut und im Knorpelgewebe sowie zu einer degenerativen Arthritis führt.
🔤 ochronosis

**Oddi-Sphinkter.** (Sphinkter Oddi). Schließmuskel aus zirkulären Muskelfasern um den unteren Teil des gemeinsamen Gallengangs und um den Pankreasgang vor dem

Eintritt in den Zwölffingerdarm (Duodenum).
[R. Oddi, italienischer Chirurg, 1864–1913; *griech.*: sphingein, verbinden]
🇬🇧 Oddi's sphincter

**Ödem.** Unphysiologische Ansammlung von Flüssigkeit im interstitiellen Geweberaum, wie z.B. Herzbeutel (Perikard), Intrapleuralraum, Bauchhöhle (Peritoneum) oder Gelenkkapseln. – *adj.* ödematös.
[*griech.*: oidema, Schwellung.]
🇬🇧 edema

**ödematogen.** Ödeme verursachend.
🇬🇧 edematogenic

**Ödipuskomplex.** 1. (Psychoanalyse) Wunsch eines Kindes nach einer sexuellen Beziehung mit dem Elternteil des jeweils anderen Geschlechts, im Allgemeinen mit starken negativen Gefühlen für das gleichgeschlechtliche Elternteil. 2. Wunsch eines Sohnes nach einer sexuellen Beziehung zu seiner Mutter.
[Ödipus, König der griechischen Mythologie, der seinen Vater erschlagen und seine Mutter geheiratet hat]
🇬🇧 Oedipus complex

**odont-.** Vorsilbe mit der Bedeutung »Zahn«.
🇬🇧 odont-

**Odontalgie.** Zahnschmerzen.
[*griech.*: odous, Zahn; algos, Schmerz]
🇬🇧 odontalgia

**Odontoblasten (pl.).** (Zahnbeinbildner). Bindegewebszellen der Peripherie der Zahnpulpa, die sich zum primären und sekundären → Dentin entwickeln.
[*griech.*: odous, Zahn; blastos, Keim]
🇬🇧 odontoblasts

**Odontogenese.** Ursprung und Bildung der sich entwickelnden Zähne. – *adj.* odontogen.
[*griech.*: odous, Zahn; genein, produzieren]
🇬🇧 odontogenesis

**Odontologie.** Wissenschaftliches Studium der Anatomie und Physiologie der Zähne und der sie umgebenden Strukturen in der Mundhöhle.
[*griech.*: odous, Zahn; logos, Wissenschaft]
🇬🇧 odontology

**Odontom.** Anomalie im Mund, die einem harten Tumor gleicht; z.B. knoten- oder zahnbeinähnliche Gebilde aus → Dentin, Zahnschmelz oder Zahnzement.
[*griech.*: odous, Zahn; oma, Tumor]
🇬🇧 odontoma

**Odontom, ameloblastisches.** Tumor im Zahnbereich mit einem → Ameloblastom im Inneren einer Zahngeschwulst (Odontom).
🇬🇧 ameloblastic odontoma

**Odor.** Geruch oder Duft; der Geruchssinn wird aktiviert, wenn Moleküle aus der Luft die Rezeptoren des I. Hirnnervs stimulieren.
[*lat.*: Geruch]
🇬🇧 odor

**Odynophagie.** Intensive Empfindung eines brennenden drückenden Schmerzes beim Schlucken, der durch eine Reizung oder Erkrankung der Schleimhaut der Speiseröhre (Ösophagus) verursacht wird; z.B. durch gastroösophagischen Reflux, Bakterien- oder Pilzinfektion, Tumor, Achalasie oder chemische Reizung.
[*griech.*: odyne, Schmerz; phagein, schlucken]
🇬🇧 odynophagia

**Öffnungsdruck.** Der Druck, der mit Hilfe eines Manometers zu Beginn eines gemessenen Flusses aufgezeichnet wird, z.B. nachdem eine Spinalnadel in den Subarachnoidalraum eingeführt worden ist.
🇬🇧 opening pressure

**OH.** Symbol für Hydroxyl.
🇬🇧 OH

**Ohm.** Maßeinheit für den elektrischen Widerstand. Ein O. entspricht dem Widerstand eines Leiters, bei dem ein elektrisches Potential von 1 Volt einen Strom von 1 Ampere produziert.
[G. Ohm, deutscher Physiker, 1787–1854]
🇬🇧 ohm

**Ohm-Gesetz.** Prinzip, das besagt, dass die Stärke oder Intensität eines unveränderlichen elektrischen Stroms sich direkt proportional zur elektromotorischen Kraft und indirekt proportional zum Widerstand des Stroms verhält.
[G. Ohm]
Ohm's law

**Ohnmacht.** Anerkannte → NANDA-→ Pflegediagnose; Wahrnehmung eines Kontrollverlustes über eine aktuelle Situation oder ein Problem oder Gefühl, dass keine der möglichen Handlungen das Ergebnis einer gegebenen Situation beeinflussen wird. Ein starkes Ohnmachtsgefühl umfasst die Äußerung des Klienten, keine Kontrolle oder keinen Einfluss über die Selbstpflege, eine bestimmte Situation oder mögliche Ergebnisse zu haben, Depressionen im Zusammenhang mit einer körperlichen Verschlechterung trotz Befolgung der Verordnungen. Mäßige Ohnmachtsgefühle äußern sich in einer Nichtteilnahme oder Interesselosigkeit des Klienten an der Pflege, an Entscheidungen bezüglich der Verordnungen, verbaler Ausdruck von Unzufriedenheit und Frustration bezüglich der Unfähigkeit, frühere Aktivitäten ausführen zu können, Zurückhaltung im Ausdruck wahrer Gefühle, Entfremdung von anderen, allgemeine Reizbarkeit oder Passivität, Ausdruck von Wut, Schuld oder Zweifel bezüglich der Rollenausübung. Zu den passiven Merkmalen gehören der Ausdruck einer Unsicherheit bezüglich veränderlicher Energielevels.
powerlessness

**Ohnmacht.** Vorübergehender Verlust des Bewusstseins, wie z.B. bei einem synkopischen Anfall. (→ Synkope)
faint

**Ohr.** Mit Hör- und Gleichgewichtssinn ausgestattetes Sinnesorgan. Besteht aus Außen-, Mittel- und Innenohr. Das Außenohr umfasst die mit Haut bedeckte, knorpelige Ohrmuschel sowie den externen Hörkanal, der sich außerhalb des Schädels befindet. Das Mittelohr besteht aus drei winzigen Knochenteilen, nämlich Hammer, Amboss und Steigbügel, die Schwingungen von Schallwellen übertragen, die zum Trommelfell im ovalen Vorhofsfenster des Innenohr vordringen. Das Innenohr besteht aus zwei Organen: dem Vestibularapparat, der für das Gleichgewicht verantwortlich ist, und dem Corti-Organ, das die aus dem Mittelohr kommenden Schwingungen in Nervenimpulse umwandelt, die vom Gehirn als Geräusche interpretiert werden.
ear

**Ohrenpflege.** → Pflegeintervention der → NIC, die definiert wird als die Vorbeugung oder Minimierung von Schädigungen der Ohren bzw. des Hörvermögens.
Ear Care

**Ohrenschmerz.** Schmerz im Ohr, der scharf, pochend, brennend, vorübergehend oder dauerhaft sein kann. Die Ursache ist nicht unbedingt eine Ohrkrankheit, da oftmals Infektionen und andere Erkrankungen von Nase, Mundhöhle, Rachen und Unterkiefergelenk O.en hervorrufen können.
earache

**Ohrentropfen.** Topisch anwendbare, flüssige Arzneiform für die lokale Behandlung verschiedener Ohrerkrankungen, wie z.B. gegen Entzündungen bzw. Infektionen des äußeren Ohrkanals oder bei Zeruminalpropf.
eardrops

**Ohrspeicheldrüse.** → Parotis.
parotid gland

**Ohrthermometer.** (Infrarot-Ohrthermometer). Mittels → Infrarotthermographie durchgeführte Bestimmung der Körpertemperatur, wobei die Durchblutung des Trommelfells genutzt wird, da die dort gemessene Temperatur der Körperkerntemperatur entspricht. Der Vorteil dieser Methode ist die schnelle und unproblematische Messtechnik, die auch beim immobilen, liegenden Patienten ohne großen Aufwand durchgeführt werden kann.
Thermometer
infrared ear thermometer

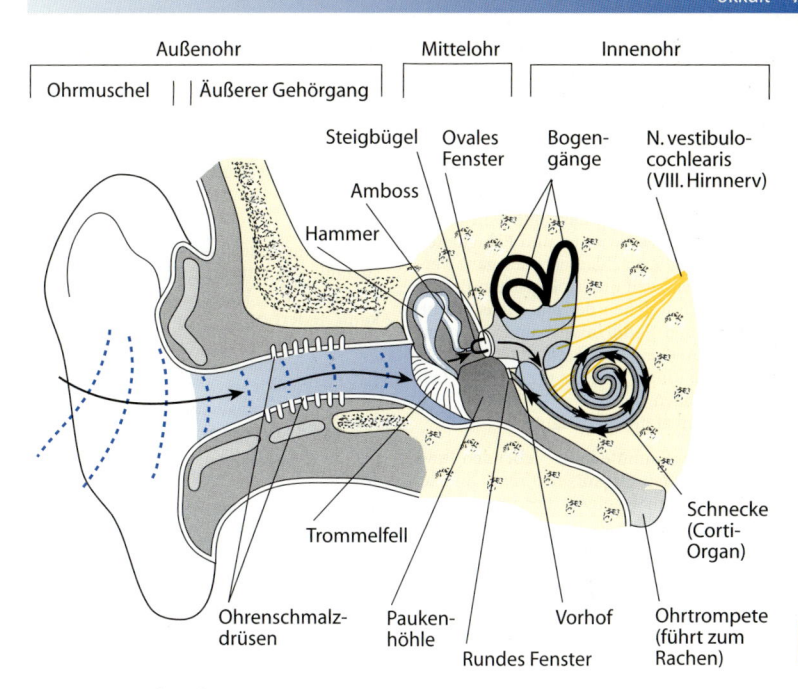

**Ohr.** Anatomie des Ohres.

Labels: Außenohr (Ohrmuschel, Äußerer Gehörgang) | Mittelohr | Innenohr; Steigbügel, Ovales Fenster, Bogengänge, N. vestibulocochlearis (VIII. Hirnnerv), Amboss, Hammer, Trommelfell, Ohrenschmalzdrüsen, Paukenhöhle, Rundes Fenster, Vorhof, Schnecke (Corti-Organ), Ohrtrompete (führt zum Rachen).

**Okkasionskrampf.** (Gelegenheitskrampf). Zerebraler, generalisierter, tonisch-klonischer Krampfanfall, der nur im Zusammenhang mit außergewöhnlichen Belastungen des Gehirns z. B. Enzephalitis, Stoffwechselentgleisungen, Schlafentzug, Vergiftungen usw. auftritt.
🇬🇧 event-induced seizure

**Okklusion.** (Verschluss). 1. Blockade in einem Kanal, einem Gefäß oder einer Körperpassage. 2. Endstellung beim Zusammenbeißen der Schneide- und Mahlzähne von Ober- und Unterkiefer.
[*lat.:* occludere, verschließen]
🇬🇧 occlusion

**okklusiv.** (verschließend/obturierend). Zu einem Verschluss (→ Okklusion) gehörend; z.B. die Endstellung beim Zusammenbeißen der Zähne von Ober- und Unterkiefer oder ein → Okklusivverband.
🇬🇧 occlusal, occlusive

**Okklusivverband.** Verband, der verhindert, dass Luft an eine Wunde oder Läsion gelangt, und der Feuchtigkeit, Körperwärme und -flüssigkeiten sowie Medikationen zurückhält. Ein O. kann aus dünnem Plastik bestehen, das mit einem transparenten Pflaster befestigt wird.
🇬🇧 occlusive dressing

**okkult.** Verborgen oder nur schwer erkennbar, z.B. o.es Blut.
[*lat.:* occultare, verbergen]
🇬🇧 occult

**Ökologie.** Erforschung der Beziehungen zwischen lebenden Organismen und deren natürlichen Umgebung.
[*griech.*: oekos, Haus, logos, Wissenschaft.]
ecology

**Ökologisches Modell des Alterns.** Das Modell geht davon aus, dass mit dem Älterwerden viele Funktionen und Fähigkeiten des Menschen nachlassen oder ganz verloren gehen, weil die ökologischen Bedingungen, in welchen der alte Mensch lebt, nicht seinen Bedürfnissen und Fähigkeiten entsprechen, z. B. keine altersgerechte Wohnsituation, Hektik im Alltag, Leistungsdenken.
ecological model of aging

**Ökosystem.** Summe aller lebenden und nicht lebenden Organismen und Objekte, die das Leben in einem bestimmten Bereich beeinflussen.
ecosystem

**okular.** Zum Auge gehörend.
ocular

**okulo-.** Vorsilbe mit der Bedeutung »Auge«.
oculo-

**okulomotorisch.** Zu den Bewegungen des Augapfels gehörend; z.B. der okulomotorische Nerv, der für die Augenbewegungen verantwortlich ist und bestimmte extrinsische und intrinsische Augenmuskeln versorgt.
oculomotor

**okzipital.** 1. Zum Hinterkopf (→ Okziput) gehörend. 2. Nahe dem Hinterhauptbein (Os occipitale) gelegen, z.B. der Hinterhauptlappen.
occipital

**Okzipitallappen.** (Hinterhauptlappen). Einer von 5 Lappen jeder Hirnhälfte (Hemisphäre) im Großhirn, die einen relativ kleinen Teil der Pyramide des Hinterhaupts besetzen. Der O. liegt neben dem Hinterhauptbein (Os occipitale) und weist eine mediale, laterale und obere Oberfläche auf.
occipital lobe

**okzipitofrontal.** Die Linie zwischen Hinterhauptbein (→ Os occipitale) und Stirnknochen des Schädels betreffend.
[*lat.*: occiput, Hinterkopf; frons, Stirn]
occipitofrontal

**Okziput.** (Hinterhaupt). Hinterer Teil des Kopfes.
occiput

**Öl.** Sammelbezeichnung für eine große Anzahl von fetten flüssigen Substanzen, die nicht mit Wasser mischbar sind. Ö. kann fixiert werden oder flüchtig sein und besteht aus tierischen, pflanzlichen oder mineralischen Substanzen. In der Pharmakologie werden z.B. leichtflüchtige Ö.e in der Aromatherapie und ätherische Ö.e als Expektoranzien verwendet.
[*lat.*: oleum, Öl]
oil

**Öl, ätherisches.** (Olea aetherea). Flüchtige Pflanzeninhaltsstoffe, die durch Wasserdampfdestillation, Kaltpressung, Alkoholextraktion oder Enfleurage gewonnen werden und die typischen Duftstoffe der Pflanze enthalten. Ä.Ö. können eingenommen, in der Duftlampe oder durch Dampfbad inhaliert oder als Waschwasserzusatz angewendet werden. Sie können (je nach Öl) eine krampflösende (spasmolytische) und sekretlösende (sekretolytische) Wirkung haben. Da es sich um eine konzentrierte Essenz der Heilpflanze handelt, ist zu beachten, dass die Anwendung nur in verdünntem Zustand erfolgt. Einige Öle sind unverdünnt stark hautreizend; bei Inhalationstherapie besteht die Gefahr, dass es bei empfindlichen Menschen zu bronchospastischen Reaktionen kommt; in der Schwangerschaft oder bei Säuglingen sind ätherische Öle kontraindiziert, bei Minzöl und Wacholderbeeröl besteht Abortgefahr. Generell müssen vor Erstanwendung Allergien ausgeschlossen und geprüft werden, ob dem Patienten der Duft angenehm ist. (→ Aromatherapie) (s.a. Lavendelöl; Pfefferminzöl; Rosmarinöl; Teebaumöl; Zitronenöl; Orangenöl; Brustwickel)
essential oil

**Olekranon.** Körpernaher (proximaler) Vorsprung der Elle (Ulna), der die Spitze des Ellbogens bildet und sich bei gestrecktem Arm in die Fossa olecrani des Oberarmknochens (Humerus) einfügt. Das O. ist bei gebeugtem Ellbogengelenk gut sicht- und tastbar.
[*griech.:* olekranon, Ellbogen]
🇬🇧 olecranon

**Olekranonfraktur.** Fraktur des knöchernen Vorsprungs der Elle (Ulna) am Ellenbogengelenk (Olekranon). Je nach den betroffenen Gelenkflächen und zusätzlichen Radiusverrenkungen unterscheidet man verschiedene Arten von O.en. Als Folge der Verletzung kann der Trizepsmuskel, der normalerweise der Streckung des Ellenbogens dient, spastisch werden.
[*lat.:* frangere, zerbrechen; *griech.:* olekranon, Ellenbogen]
🇬🇧 fracture of olecranon

**Oleom.** Bezeichnung für Lipogranulome oder Schwellungen, die durch subkutane Injektion von Öl verursacht werden.
🇬🇧 eleoma

**olfaktorisch.** Zum Geruchssinn gehörend.
🇬🇧 olfactory

**olig(o)-.** Vorsilbe mit der Bedeutung »wenig«.
🇬🇧 olig(o)-

**Oligämie.** Zustand einer → Hypovolämie oder eines reduzierten intravaskulären Blutvolumens.
[*griech.:* oligos, wenig; haima, Blut]
🇬🇧 oligemia

**Oligodaktylie.** Angeborene Anomalie, die durch das Fehlen eines oder mehrerer Finger gekennzeichnet ist.
[*griech.:* oligos, wenig; dactylos, Finger]
🇬🇧 oligodactyly

**Oligodendroglia.** Zelle des Zentralnervensystems, die → Myelin produziert und Bestandteil der → Neuroglia ist.
🇬🇧 oligodendroglia

**Oligodendrogliom.** Hirntumor, der aus neuronalen ektodermalen Zellen (→ Oligodendroglia) besteht, die einen Teil des unterstützenden Bindegewebes für die Nervenzellen bilden.
[*griech.:* oligos, wenig; dendron, Baum; glia, Leim; oma, Tumor]
🇬🇧 oligodendroglioma

**Oligohydramnion.** Unphysiologisch geringe Menge oder völliges Fehlen von Fruchtwasser.
[*griech.:* oligos, wenig; hydor, Wasser; amnion, Haut des Fötus]
🇬🇧 oligohydramnios

**Oligomenorrhö.** Verlängertes Zyklusintervall der Menstruation mit einer teilweise unphysiologisch geringen Blutungsmenge.
[*griech.:* oligos, wenig; *lat.:* mensis, Monat; rhoia, Fluss]
🇬🇧 oligomenorrhea

**Oligosaccharid.** Verbindung eines Kohlenhydrats, die aus einer geringen Anzahl von → Monosacchariden besteht (z.B. Rohrzucker).
🇬🇧 oligosaccharide

**Oligospermie.** Unzureichende Menge an Spermien (Spermatozoen) im Samen.
[*griech.:* oligos, wenig; sperma, Samen]
🇬🇧 oligospermia

**Oligurie.** Verminderte Fähigkeit, Urin zu bilden und auszuscheiden, d.h. weniger als 500 ml in 24 Stunden, wodurch die Endprodukte des Stoffwechsels (Metabolismus) nicht hinreichend ausgeschieden werden können. Eine O. kann zu einer → Urämie führen. – *adj.* oligurisch.
[*griech.:* oligos, wenig; ouron, Urin]
🇬🇧 oliguria

**Ölsäure.** (Acidum oleinicum). Farblose, flüssige, einfach ungesättigte Fettsäure, die in den meisten natürlichen Fetten vorhanden ist.
🇬🇧 oleic acid

**-om(a).** Nachsilbe mit der Bedeutung »Geschwulst, Tumor«.
🇬🇧 -om(a)

**Omarthritis.** Entzündung des Schultergelenks.
🇬🇧 omarthritis

**Omentum.** (Epiploon). Duplikatur und Ausdehnung des Bauchfells (Peritoneum), welche ein oder mehrere Organe einhüllt, die in der Umgebung des Magens gelegen sind. Man unterscheidet das kleine und das große O. (O. majus und O. minus). (→ großes Netz) – *adj.* omental.
[*lat.*: Fetthaut]
🇬🇧 omentum

**omni-.** Vorsilbe mit der Bedeutung »alle, ganz, jeder«.
🇬🇧 omni-

**Omnipotenz.** 1. Kindliche Wahrnehmung, dass die äußere Welt Teil eines Organismus ist, was zu einem primitiven Gefühl der Allmacht führen kann. 2. Fähigkeit einer Zelle, insbesondere einer Geschlechtszelle, sich zu irgend einer Spezialzelle zu entwickeln und dadurch einen neuen Organismus bzw. ein bestimmtes Körperteil zu bilden. – *adj.* omnipotent.
[*lat.*: omnipotens, allmächtig]
🇬🇧 omnipotence; totipotency

**Omphalitis.** Entzündung des Nabelstumpfes bei Neugeborenen mit beträchtlicher Rötung und Schwellung und in schweren Fällen mit eitrigem Exsudat.
[*griech.*: omphalos, Nabel; itis, Entzündung]
🇬🇧 omphalitis

**Omphalos.** → Nabel.
[*griech.*: ómphalós, Nabel]
🇬🇧 umbilicus

**Omphalozele.** (Nabel(schnur)bruch). Angeborene Hernienbildung der intraabdominalen Eingeweide (Viszera) durch einen Defekt in der Bauchwand um den Nabel herum.
[*griech.*: omphalos, Nabel; kele, Hernie]
🇬🇧 omphalozele

**Onanie.** Sexuelle Selbstbefriedigung durch manuelle Erregung der Geschlechtsorgane. (→ Masturbation)
🇬🇧 onania

**onko-.** Vorsilbe mit der Bedeutung »Geschwulst, Krebs«.
🇬🇧 onco-

**Onkogen.** Potentiell krebsauslösendes (→ karzinogenes) Gen. Unter normalen Umständen spielen solche Gene eine Rolle beim Wachstum und bei der Vermehrung von Zellen. Wenn sie jedoch in einer bestimmten Weise durch ein karzinogenes Agens (z.B. Strahlung, Chemikalien oder onkogene Viren) verändert werden, können sie dazu führen, dass die Zellen maligne entarten.
🇬🇧 oncogen

**Onkogenese.** Prozess der Initiierung und Unterstützung der Entwicklung einer malignen Geschwulst (Neoplasma) als Folge der Einwirkung von biologischen, chemischen oder physikalischen Agenzien. – *adj.* onkogenetisch.
[*griech.*: onkos, Geschwulst; genesis, Ursprung]
🇬🇧 oncogenesis

**Onkologe.** Facharzt, der auf die Untersuchung und Behandlung von neoplastischen Erkrankungen, insbesondere Krebserkrankungen, spezialisiert ist.
🇬🇧 oncologist

**Onkologie.** Fachbereich der Medizin, der sich mit der Untersuchung und Behandlung von malignen und kanzerösen Erkrankungen beschäftigt.
[*griech.*: onkos, Geschwulst; logos, Wissenschaft]
🇬🇧 oncology

**Onkolyse.** 1. Zerstörung oder Entfernung von neoplastischen Zellen durch Auflösung. 2. Reduzierung einer Schwellung oder Geschwulst. – *adj.* onkolytisch.
🇬🇧 onkolysis

**Onkovirus.** → onkogener Virus.
🇬🇧 oncogenic virus

**Ontogenese.** Entwicklungsgeschichte eines Organismus von einer einzelligen befruchteten → Zygote über den Zeitpunkt der Geburt, einschließlich aller Prozesse der Differenzierung und des Wachstums, bis zum Tod. – *adj.* ontogenetisch.
[*griech.*: ontos, Wesen; genein, produzieren]
🇬🇧 ontogeny

**Onychie.** Entzündung des Nagelbettes.
[*griech.*: onyx, Nagel]
🇬🇧 onychia

**Onychodystrophie.** Zustand fehlgebildeter oder entfärbter Finger- oder Fußnägel; Wachtumsstörung der Nägel durch einen Mangel an → Cystin.
[*griech.*: onyx, Nagel; dys, schlecht; trophe, Ernährung]
🇬🇧 onychodystrophy

**Onycholyse.** Abtrennung eines Nagels von seinem Nagelbett, die am freien Ende beginnt. Dies kann in Verbindung mit Psoriasis, Dermatitis, Pilz- oder Pseudomonas-Infektionen oder vielen anderen Zuständen stehen.
[*griech.*: onyx, Nagel; lysein, auflösen]
🇬🇧 onycholysis

**Onychomykose.** Pilzerkrankung eines Finger- oder Fußnagels durch Dermatophyten u.a. Durchblutungsstörungen, starke Fußschweißbildung oder das Tragen von zu engen Schuhen fördern die Entstehung einer O.
[*griech.*: onyx, Nagel; mykes, Pilz; osis, Zustand]
🇬🇧 onychomycosis

**Onychose.** Allgemeine Erkrankung oder Deformität (z.B. Atrophie oder Dystrophie) eines Nagels, die durch eine Dermatose oder Pilzerkrankungen verursacht werden kann.
[*griech.*: onyx, Nagel; osis, Zustand]
🇬🇧 onychosis

**Oo-.** Vorsilbe mit der Bedeutung »Ei«.
🇬🇧 Oo-

**Oogamie.** Sexuelle Vermehrung (Reproduktion) durch Befruchtung (Fertilisation) einer großen, nicht beweglichen weiblichen Keimzelle (→ Gamet) durch einen kleinen, aktiv beweglichen männlichen Gameten.
[*griech.*: oon, Ei; gamos, Hochzeit]
🇬🇧 oogamy

**Oogenese.** (Ovogenese). Prozess der Entwicklung, des Wachstums und der Reifung (Maturation) einer weiblichen Keimzelle (→ Gamet) bzw. einer Eizelle.
[*griech.*: oon, Ei; genesis, Ursprung]
🇬🇧 oogenesis

**Oophorektomie.** (Ovarektomie). Chirurgische Entfernung eines oder beider Eierstöcke (Ovarien), um eine Zyste, einen Tumor oder Abszesse zu entfernen, eine Endometriose zu behandeln oder bei Brustkrebs die Östrogenquelle auszuschalten, die einige Krebsformen stimuliert. Werden beide Eierstöcke entfernt, kommt es zur Sterilität und zur Menopause; bei Frauen vor der Menopause wird ein Eierstock oder ein Teil davon belassen, falls keine maligne Erkrankung vorliegt. Bei Frauen in oder nach der Menopause wird die O. routinemäßig in Verbindung mit einer → Hysterektomie durchgeführt.
[*griech.*: oophoron, Eierstock; ektome, ausschneiden]
🇬🇧 oophorectomy

**Oophoritis.** Entzündung eines oder beider Eierstöcke (Ovarien), die häufig im Zusammenhang mit einer Eileiterentzündung (Salpingitis) oder anderen Infektionen auftritt.
🇬🇧 oophoritis

**Oophorosalpingitis.** Entzündung beider Eierstöcke (Ovarien) und des Eileiters.
🇬🇧 oophorosalpingitis

**Oozyt.** (Ovozyt). Ursprüngliche oder unvollständig entwickelte Eizelle (Ovum).
[*griech.*: oon, Ei; kytos, Zelle]
🇬🇧 oocyte

**OP.** 1. Abkürzung für → Operation. 2. Abkürzung für Operationssaal.
🇬🇧 OP/O.R.

**opak.** (undurchsichtig). 1. Zu einer Substanz oder Oberfläche gehörend, die die Passage von Licht weder übermitteln noch erlauben. 2. Weder durchsichtig (transparent) noch durchscheinend.
🇬🇧 opaque

**OP-Bereich.** Mehrere Operationssäle und dazugehörende Einrichtungen wie OP-Schleuse, Vorbereitungsraum, Wasch-

raum, Sterilisationsraum und Aufwachraum.
🇬🇧 surgical suite

**operabel.** (operierbar). Für chirurgische Eingriffe zugänglich, z.B. eine Erkrankung oder Verletzung, mit einer Aussicht auf Besserung oder Heilung. (s.a. inoperabel)
[*lat.:* operare, arbeiten]
🇬🇧 operable

**operant.** Aktion oder Reaktion, die ohne einen erkennbaren Stimulus erfolgt. Das jeweilige Ergebnis bestimmt, ob die Aktion oder Reaktion wiederholt wird; z.B. o.e Konditionierung.
[*lat.:* operare, arbeiten]
🇬🇧 operant

**Operation.** Bezeichnung für jeden chirurgischen Eingriff, z.B. Appendektomie oder Hysterektomie. O.en werden aus diagnostischen oder therapeutischen Gründen durchgeführt.
🇬🇧 operation

**Operationen, Vorbereitungsmaßnahmen für.** → Pflegeintervention der → NIC, die definiert ist als die Gewährleistung der Patientenpflege unmittelbar vor einer Operation, Überprüfung der erforderlichen Maßnahmen/Untersuchungen und Dokumentation sämtlicher Informationen in der Patientenkurve.
🇬🇧 Surgical Preparation

**Operationen, Vorsichtsmaßnahmen bei.** → Pflegeintervention der → NIC, die definiert ist als die Minimierung des Potentials für iatrogene Verletzungen der Patienten bei chirurgischen Eingriffen.
🇬🇧 Surgical Precautions

**Operationsmikroskop.** Binokulares → Mikroskop, das bei schwierigen Operationen, insbesondere an Augen oder Ohren, verwendet wird. Mit Hilfe von verschiedenen Linsen können z.B. bei der → Mikrochirurgie unterschiedliche Vergrößerungen erzielt werden.
🇬🇧 operating microscope

**Operationstechnische(r) Assistent(in).** (OTA). Neuer Berufszweig in der Pflege. OTAs sollen – ohne vorherige Ausbildung zur Krankenschwester/Krankenpfleger – nach 2-jähriger Ausbildung die Stelle der bisherigen OP-Fachschwestern/OP-Fachpfleger übernehmen.
🇬🇧 surgical assistant

**ophthalm(o)-.** Vorsilbe mit der Bedeutung »Auge«.
🇬🇧 ophthalm(o)-

**Ophthalmie.** Starke Entzündung der Bindehaut (Konjunktiva) und von tieferliegenden Teilen des Auges.
[*griech.:* ophthalmos, Auge]
🇬🇧 ophthalmia

**Ophthalmie, katarrhalische.** Katarrhalische Bindehautentzündung mit Ausfluss.
[*griech.:* kata, nach unten; rhoia, Fluss; ophthalmos, Auge.]
🇬🇧 catarrhal ophthalmia

**Ophthalmie, sympathische.** Infektiöse Entzündung eines Auges, die auf das andere übergreift.
🇬🇧 sympathetic ophthalmia

**Ophthalmika (pl.).** Arzneimittel, die in der Augenheilkunde verwendet und direkt ins Auge verabreicht werden. Dies kann durch Instillation einer Creme, Salbe oder Flüssigkeit auf die Bindehaut (Konjunktiva) erfolgen. Zu den O. gehören Antibiotika, Vitamine, Filmbildner oder Glukokortikoide.

Zur Instillation sollte der Patient bequem mit überstrecktem Kopf sitzen oder liegen. Durch leichten Zug wird das untere Augenlid nach unten gezogen und das Ophthalmikum direkt auf die Bindehaut appliziert. Der Patient sollte dabei nach oben blicken. Das Medikament sollte nicht direkt das Auge berühren und nicht auf die Hornhaut (Kornea) aufgebracht werden. Anschließend wird das Augenlid vorsichtig losgelassen und der Patient aufgefordert, die Augen mehrmals zu schließen und nach oben und unten zu schauen.
🇬🇧 ophthalmics

**Ophthalmologe.** Facharzt, der im Bereich der Augenheilkunde (Ophthalmologie) spezialisiert ist.
🇬🇧 ophthalmologist

**Ophthalmologie.** Fachbereich der Medizin, der sich mit der Physiologie, Anatomie und Pathologie des Auges sowie mit der Diagnose und Behandlung von Augenerkrankungen beschäftigt. – *adj.* ophthalmologisch.
[*griech.*: ophthalmos, Auge; logos, Wissenschaft]
🇬🇧 ophthalmology

**Ophthalmoplegie.** (Augenmuskellähmung). Unphysiologischer Zustand, der durch eine Lähmung (Paralyse) des motorischen Augennervs gekennzeichnet ist. Eine beidseitige O. mit schnellem Fortschreiten steht häufig in Verbindung mit einer Myasthenie, Thiaminmangel, Botulismus oder einer akuten entzündlichen Hirnpolyneuropathie. Diese Erkrankungen sind potentiell sehr destruktiv und erfordern eine sofortige Behandlung.
[*griech.*: ophthalmos, Auge; plege, Schlag]
🇬🇧 ophthalmoplegia

**Ophthalmoskop.** Instrument zur Untersuchung des Augeninneren; es enthält eine Lichtquelle, einen Spiegel mit einer Öffnung und verschiedene Linsen unterschiedlicher Stärke. Mit Hilfe der Linsen kann die Augenstruktur in beliebiger Tiefe klar visuell dargestellt werden.
[*griech.*: ophthalmos, Auge; skopein, schauen]
🇬🇧 ophthalmoscope

**Opiat.** 1. Narkotisches Arzneimittel, das → Opium enthält oder ein Opiumderivat ist, sowie alle halbsynthetischen und synthetischen Arzneimittel mit einer opiumähnlichen Wirkung. 2. Substanz, die Schlaf oder Schmerzlinderung induziert. → Morphin und verwandte O.e können als Nebenwirkungen Übelkeit, Erbrechen, Schwindel und Verstopfung auslösen. (→ Opiatvergiftung; Opioide)
🇬🇧 opiate

**Opiatrezeptor.** (Opioidrezeptor). Gruppe von Hirnzellen, an die sich die körpereigenen → Opioide binden, z.B. → Morphin, → Endorphine und → Enkephaline. Einige Rezeptoren für Schmerzreaktionen sind am Sylvius-Aquädukt und im medianen Zentrum identifiziert worden; andere sind im Striatum gelegen.
🇬🇧 opiate receptor

**Opiatvergiftung.** Toxische Wirkung eines potenten → Opioids (Narkotikums), bis hin zur Depression von Hirnzentren, die zur Bewusstlosigkeit führen können. Eine akute Vergiftung äußert sich in Euphorie, Hitzegefühl und Juckreiz, gefolgt von einer verlangsamten Atmung, Hypotonie, erniedrigter Körpertemperatur und unphysiologisch langsamem Herzschlag (Bradykardie). Ein Opiat-Entzugssyndrom zeigt sich meist durch eine der O. entgegengesetzte Wirkung, je nach Dosis und Dauer der Abhängigkeit.
🇬🇧 opiate poisoning

**opioid.** Zu natürlichen oder synthetischen chemischen Substanzen gehörend, die eine opiumähnliche Wirkung haben, obwohl sie keine Opiumabkömmlinge sind. Beispiele hierfür sind Endorphine oder Enkephaline, die im Körpergewebe produziert werden, oder synthetisches Methadon. (→ Opium)
🇬🇧 opiod

**Opioidantagonist.** Arzneimittel, das vorwiegend zur Behandlung einer durch → Opioide induzierten Atemdepression verwendet wird; als O.en werden z.B. Nalorphin und Naloxon (meist parenteral) verabreicht.
🇬🇧 narcotic antagonist

**Opioide (pl.).** Synthetische oder körpereigene (z.B. Endorphine) Substanzen mit morphinartiger Wirkung. O. werden als Analgetika, Hustenmittel (Antitussiva) und zur Neuroleptanalgesie eingesetzt. Nebenwirkungen der O. sind vor allem Übelkeit und Erbrechen, Obstipation, Atemdepression, Pupillenverengung (Miosis) und Harnverhalten. O. (z.B Heroin) unterliegen wegen der hohen Suchtgefahr dem Betäubungsmittelgesetz. (→ Opiate; Morphin)
🇬🇧 opioids

**Opioidvergiftung.** Toxische Wirkung eines → Opioids, die bestimmte Hirnzentren dämpft und zu Bewusstseinsstörungen, Bewusstlosigkeit, Übelkeit, Pupillenverengung, Lungenödem oder Koma führen kann. Opioide stammen häufig von → Opium ab; andere Drogen, einschließlich Alkohol, können die gleichen Effekte haben.
🇬🇧 narcotic poisoning

**Opium.** Milchiges Exsudat aus der Samenkapsel des Papaver somniferum und des Papaver album, das 9,5% Morphin enthält. O. ist ein narkotisches Analgetikum, Hypnotikum und Adstringens; es enthält verschiedene Alkaloide, z.B. Codein, Morphin und Papaverin. O. unterliegt dem Betäubungsmittelgesetz. (→ Opioide; Opiumalkaloid)
🇬🇧 opium

**Opiumalkaloid.** Eines von mehreren → Alkaloiden, die aus dem milchigen Exsudat der Samenkapseln von Papaver somniferum, einer Schlafmohnpflanze aus dem Nahen Osten, isoliert werden können. Drei der Alkaloide, nämlich Codein, Papaverin und Morphin, werden klinisch zur Linderung von Schmerzen eingesetzt; ihre Anwendung birgt jedoch die Gefahr der körperlichen und psychischen Abhängigkeit. Morphin dient als Standard, mit dem die analgetische Wirkung neuerer Schmerzmittel verglichen wird. O.e und ihre halbsynthetischen Abkömmlinge, einschließlich Heroin, wirken auf das Zentralnervensystem und führen zu Analgesie, Stimmungsveränderungen, Müdigkeit (Somnolenz) und mentaler Verlangsamung. (→ Opium)
🇬🇧 opium alkaloid

**opportunistisch.** Nur unter bestimmten Bedingungen pathogen wirkend, z.B. eine o.e Infektion, die durch normalerweise nicht pathogene Organismen ausgelöst wird, weil die körpereigene Resistenz durch bestimmte Erkrankungen (Diabetes mellitus, AIDS oder Krebs) vermindert worden ist. Ein o.er Erreger ist ein Organismus, der in harmloser Form als Teil der normalen Körperumgebung vorhanden ist und nur dann pathogen wird, wenn das Immunsystem versagt.
🇬🇧 opportunistic

**OP-Schwester.** → Instrumentierschwester.
🇬🇧 scrub nurse

**Opsonin.** Antikörper- oder Komplement-Spaltprodukt, das bei Konfrontation mit fremden Materialien, Mikroorganismen oder Antigenen die → Phagozytose dieser Substanzen durch Leukozyten und andere Makrophagen verbessert.
🇬🇧 opsonin

**OP-Springer.** Ausgebildete Person, die den Operationssaal vorbereitet, sterile Instrumente, Geräte und weiteres Zubehör auswählt, öffnet und bereitstellt. Darüber hinaus kontrolliert sie sämtliche unsterile Ausrüstung, die für die Operation benötigt wird, auf Funktionsfähigkeit, kümmert sich um Licht, betätigt Absauggeräte etc. Der OP-S. ist für die Aufrechterhaltung des sterilen Bereiches verantwortlich.
🇬🇧 surgical technician

**OP-Team, unsteriles.** Mitglieder des OP-Teams, wie z.B. Anästhesist, Anästhesieschwester, OP-Springer etc., die OP-Kleidung tragen, aber keine sterilen Kittel oder Handschuhe und das sterile OP-Feld nicht betreten dürfen.
🇬🇧 unscrubbed team members

**Optik.** 1. Wissenschaft, die sich mit den elektromagnetischen Strahlen der Wellenlängen beschäftigt, die kürzer als Radiowellen und länger als Röntgenstrahlen sind. 2. Studienbereich, der sich mit dem Sehvermögen und den Prozessen beschäftigt, die im Zusammenhang mit den Augen und den entsprechenden Bereichen des Gehirns stehen und die bei der Wahrnehmung von Formen, Mustern, Bewegungen, räumlichen Beziehungen und Farben beteiligt sind.
🇬🇧 optics

**Optikusatrophie.** Schwund der Sehnervenpapille infolge der Degeneration der Fasern des Sehnervs und der Sehbahn. Eine O. kann durch einen angeborenen Defekt

sowie durch Entzündung oder Verschluss der zentralen Arterie der Netzhaut oder der internen Karotisarterie verursacht werden. Weitere Ursachen sind Alkohol, Arsen, Blei, Tabak oder andere toxische Substanzen. Die Degeneration der Papille kann die Begleiterscheinung von Arteriosklerose, Diabetes mellitus, Glaukom, Hydrozephalus, perniziöser Anämie und anderen neurologischen Störungen sein.
🇬🇧 optic atrophy

**Optikusgliom.** Langsam wachsender Tumor auf dem Sehnerv oder auf der Sehnervenkreuzung (Chiasma opticum), der aus Gliazellen besteht. Zu den Symptomen zählen Sehverlust, sekundäres Schielen (Strabismus), → Exophthalmus und Augenlähmung.
🇬🇧 optic glioma

**Optikusneuritis.** Entzündliche Degeneration oder Schwund des Marks eines Sehnervs, was durch verschiedene Erkrankungen verursacht sein kann. Das Hauptsymptom ist der Sehverlust.
🇬🇧 optic neuritis

**Optikusneuropathie.** Erkrankung des Auges, die im Allgemeinen nicht entzündlich, jedoch durch eine Dysfunktion oder die Zerstörung des Sehnervengewebes gekennzeichnet ist. Zu den Ursachen zählen eine Unterbrechung der Blutversorgung, Kompression durch einen Tumor oder ein Aneurysma, Ernährungsmangel oder die toxische Wirkung einer chemischen Substanz. Die Erkrankung, die zur Blindheit führen kann, betrifft meist nur ein Auge.
🇬🇧 optic neuropathy

**optisch.** Zu den Augen oder dem Sehvermögen gehörend.
[*griech.:* optikos, Sicht]
🇬🇧 optic

**Optometrie.** Bestimmung der Sehkraft der Augen mit Hilfe eines Optometers.
[*griech.:* optikos, Sicht; metron, Maß]
🇬🇧 optometry

**oral.** Zum Mund gehörend.
[*lat.:* oralis, Mund]
🇬🇧 oral

**Orangenöl.** Durch Kaltpressung der Fruchtschale gewonnenes Öl mit ausgleichender, stimmungserhellender Wirkung, anzuwenden als Waschwasserzusatz, in neutralem Öl als Körperöl und in der Duftlampe; geeignet zur Entfernung von Pflasterresten; nicht anzuwenden bei einer bekannten Allergie gegen Zitrusfrüchte. (→ Öl, ätherisches; Aromatherapie)
🇬🇧 orange oil

**Orangenschalenhaut.** (Peau d'orange; Orangenhaut). Grübchenbildung der Haut, die der Schale einer Orange ähnelt. Die O. tritt häufig bei adipösen Frauen im Gesäß- oder Oberschenkelbereich oder in Form einer runzlig eingezogenen Haut bei fortgeschrittenem Brustkrebs auf. (s.a. Zellulitis)
🇬🇧 peau d'orange; orange peel skin

**orbikular.** (kreisrund). Zu einer Kreisform gehörend, kreisförmig.
[*lat.:* orbiculus, kleiner Kreis]
🇬🇧 orbicular

**Orbita.** (Augenhöhle). Eine von zwei konischen Höhlen im vorderen Teil des Schädelknochens, die jeweils einen Augapfel und die damit verbundenen Strukturen enthalten, z.B. Muskeln, Nerven und Blutgefäße des Auges. – *adj.* orbital.
🇬🇧 orbit

**Orbitographie.** Einsatz der → Radiologie zur Untersuchung der Knochenhöhle, die den Augapfel enthält.
🇬🇧 orbitography

**orch(i)-.** Vorsilbe mit der Bedeutung »Hoden«.
🇬🇧 orch(i)-

**Orchi(d)ektomie.** Chirurgische Maßnahme zur Entfernung eines oder beider Hoden. Die O. wird bei schweren Erkrankungen oder Verletzungen der Hoden, zur Kontrolle von Prostatakrebs oder zur Beseitigung der Quelle von Androgenhormonen durchgeführt.
[*griech.:* orchis, Hoden; ektome, ausschneiden]
🇬🇧 orchidectomy

**Orchis.** Hoden.
🇬🇧 orchis

**Orchitis.** Entzündung eines oder beider Hoden, die durch Anschwellung und Schmerzen gekennzeichnet ist. Eine O. wird häufig durch Mumps, Syphilis oder Tuberkulose verursacht.
[*griech.*: orchis, Hoden; itis, Entzündung]
🇬🇧 orchitis

**Ordnungszahl.** Die Anzahl der Protonen oder der positiven Ladung im Atomkern eines bestimmten Elementes. In einem neutralen Atom entspricht die O. der Anzahl der Elektronen, deren Anzahl und Zusammensetzung die chemischen Eigenschaften des Atoms bestimmen (mit Ausnahme von Atommasse und Radioaktivität).
🇬🇧 atomic number

**Orem, Dorothea.** Autorin des Selbstpflegemodells, einer Pflegetheorie, die 1959 gegründet wurde. Die Theorie O.s beschreibt die Rolle der Pflegenden als Hilfe für Personen, die ihre Selbstpflege nicht ausführen können. Das Ziel von O.s System besteht darin, den Selbstpflegebedarf eines Patienten zu erfüllen, bis seine Familie fähig ist, die Pflege zu übernehmen. Dieser Prozess wird in drei Kategorien unterteilt: allgemeine Selbstpflegeerfordernisse, die aus der Selbstpflege zur Erfüllung von physiologischen und psychosozialen Bedürfnissen besteht; entwicklungsbedingte Selbstpflegeerfordernisse, die Selbstpflege, die im Verlauf bestimmter Entwicklungsphasen benötigt wird; und die gesundheitsbedingten Selbstpflegeerfordernisse, die Selbstpflege, die erforderlich wird, wenn eine Abweichung von einem gesunden Zustand vorhanden ist.

**Organ.** Struktureller Teil eines Körpersystems, der aus Gewebe und Zellen besteht, die es ermöglichen, alle für den Körper wesentlichen Funktionen durchzuführen, z.B. Leber, Milz, Verdauungsorgane, Fortpflanzungsorgane oder verschiedene Sinnesorgane.
[*griech.*: organon, Instrument]
🇬🇧 organ

**Organe, lymphatische.** Körperstrukturen, die aus Lymphgewebe bestehen, z.B. Thymus, Milz, Gaumenmandeln (Tonsillen) und → Lymphknoten.
🇬🇧 lymphatic organs

**Organellen (pl.).** 1. Verschiedene makromolekulare Strukturen, die innerhalb der meisten Zellen vorliegen; z.B. Mitochondrien, Golgi-Apparat, endoplasmatisches Retikulum, Lysosomen und Zentriole. 2. Hauchdünne Strukturen von Protozoen, die in Verbindung mit Fortbewegung, Stoffwechsel und anderen Prozessen stehen.
[*griech.*: organon, Instrument]
🇬🇧 organelles

**organisch.** 1. Zu einem → Organ gehörend. 2. Zu einer chemischen Verbindung gehörend, die → Kohlenstoff enthält (= organische Chemie).
🇬🇧 organic

**Organismen, fakultativ aerobe.** Bezeichnung für Organismen, die sich am besten unter Anwesenheit von Sauerstoff (aerobe Bedingungen) entwickeln, aber auch ohne Sauerstoff (anaerobe Lebensbedingungen) überleben können.
🇬🇧 facultative aerobe organisms

**Organismen, fakultativ anaerobe.** Bezeichnung für Organismen, die sich am besten ohne Sauerstoff (anaerobe Bedingungen) entwickeln, aber auch unter Anwesenheit von Sauerstoff (aerobe Lebensbedingungen) überleben können.
🇬🇧 facultative anaerobe organisms

**Organismus.** Individuelles Lebewesen (Pflanze, Tier oder Mensch), das Lebensfunktionen mit Hilfe von gegenseitig voneinander abhängigen Systemen und Organen ausführen kann.
[*griech.*: organon, Instrument]
🇬🇧 organism

**Organkrise, tabische.** Verschlimmerung der Schmerzen bei der durch Syphilis ausgelösten → Tabes dorsalis.
🇬🇧 tabetic crisis

**Organogenese.** Die Bildung und Differenzierung von → Organen und Organsystemen während der embryonalen Entwicklung. Beim Menschen erstreckt sich diese Phase etwa vom Ende der 2. bis zur 12. Schwangerschaftswoche.
[*griech.:* organon, Instrument; genesis, Ursprung]
🇬🇧 organogenesis

**organoid.** Bezeichnung für eine Struktur, die in ihrem Aussehen oder ihrer Funktion einem → Organ ähnelt; insbesondere versteht man darunter eine abnorme Tumormasse (o.es Neoplasma).
[*griech.:* organon, Instrument; eidos, Form]
🇬🇧 organoid

**Organophosphate (pl.).** Klasse von Anticholinesterasen, die in bestimmten Pestiziden (z.B. E 605) und Arzneimitteln Verwendung finden. Sie bewirken eine irreversible Hemmung (Inhibition) der → Cholinesterase. Dadurch kommt es zu einer sehr starken Wirkung des Transmitters → Acetylcholin.
🇬🇧 organophosphates

**Organophosphatvergiftung.** Toxische Reaktion auf das Pestizid (Insektizid) → Organophosphat, z.B. Malathion, Chlorothion oder Nervengas. Zu den Symptomen zählen Übelkeit, Erbrechen, Bauchkrämpfe, Kopfschmerzen, Sehstörungen und extremer Speichelfluss. Als Notfallmaßnahme muss die Kleidung entfernt und der Körper abgewaschen, der Magen entleert, eine Dehydratation korrigiert und die Atmung unterstützt werden.
🇬🇧 organophosphate poisoning

**Organspende.** → Pflegeintervention der → NIC, die definiert wird als die Betreuung von Familien während des Prozesses der Organspende von einem Angehörigen, um die rechtzeitige Entnahme lebenswichtiger Organe oder Gewebe zur Transplantation zu gewährleisten.
🇬🇧 Organ Procurement

**Organspenderausweis.** Dokument, mit dem sich eine Person einverstanden erklärt, nach ihrem Ableben die eigenen Organe für Organtransplantationen zu spenden.
🇬🇧 donor card

**Orgasmus.** Sexueller Höhepunkt (Klimax), der mit unwillkürlichen Muskelkontraktionen der Genitalien einhergeht, beim Mann zusätzlich zur → Ejakulation von Samen führt und als extrem lustvoll erlebt wird. Der O. wird durch eine sexuelle Erregung mit höchster Intensität ausgelöst. – *adj.* orgastisch.
[*griech.:* orgein, Lust empfinden]
🇬🇧 orgasm

**Orientierung.** 1. Einführung eines Fragments genetischen Materials in einen Vektor, wobei die Platzierung des Fragments in der gleichen Richtung wie die genetische Karte des Vektors (die n-O.) oder in der entgegengesetzten Richtung (die u-O.) erfolgt. 2. Realistisches Bewusstsein bezüglich der physikalischen Umgebung hinsichtlich Zeit und Ort sowie der Identität von Personen.
🇬🇧 orientation

**Orientierung, sexuelle.** Die deutliche und dauerhafte Neigung eines Menschen, sich mit einem bestimmten Geschlecht zu verbinden.
🇬🇧 sexual orientation

**Orientierungshilfen.** Pflegerische Hilfsmethode, die z. B. bei chronischer Verwirrtheit eingesetzt werden kann. **Örtliche O.:** Gestaltung der Umgebung durch farbliche Kennzeichnung oder durch vertraute Gegenstände (eigene Bilder, Pflanzen etc.), Abbildungen, Fotos, Symbole für bestimmte Zimmer. **Situative O.:** Einrichten von festen Plätzen z. B. für Geld, Wertgegenstände, Sitzplätze. Einhaltung von Ritualen, wiederholende Erklärungen für Pflegehandlungen usw. **Zeitliche O.:** Anbringen von Uhren, Kalendern, Terminen an gut sichtbaren Plätzen,

Strukturierung von Tagesabläufen, Jahrestagen usw.
🇬🇧 orientation aids

**Orientierungsreaktion, konditionierte.** Audiometrische Reaktion, die bei der Auswertung von Hörprüfungen von Kleinkindern herangezogen wird. Nach Abspielen eines Prüftons bewegt sich ein auf einem Lautsprecher montiertes Spielzeug. Falls das Kind später weitere Prüfgeräusche wahrnehmen kann, wird es jedesmal das Spielzeug ansehen, nachdem es einen Ton vernommen hat.
🇬🇧 conditioned orientation response (COR)

**Orientierungsstörung.** Anerkannte →NANDA-→Pflegediagnose; mangelhafte Orientierung bezüglich Personen, Ort, Zeit und Lebensumstände über mehr als 3 bis 6 Monate, die eine schützende Umgebung erforderlich macht. Kennzeichnende Merkmale sind anhaltende Orientierungslosigkeit in bekannten oder unbekannten Umgebungen, chronische Verwirrtheit, Verlust des Arbeitsplatzes oder sozialer Funktionen, was zu einer Verminderung der Gedächtnisleistung führt, Unfähigkeit, einfachen Anweisungen oder Anleitungen zu folgen, Unfähigkeit zum Nachdenken, Konzentrationsschwäche und verlangsamte Reaktionen auf Fragen.
🇬🇧 environmental interpretation syndrome

**Orificium.** (Ostium). Ein- oder Ausgang einer Körperhöhle.
[*lat.*: Öffnung]
🇬🇧 orifice

**Orlando (Pelletier), Ida Jean.** Pflegetheoretikerin, die ihre Theorie über den Pflegeprozess in ihrem Werk »The Dynamic Nurse-Patient Relationship« (1972) (dt. Die lebendige Beziehung zwischen Pflegenden und Patienten, 1996) beschreibt. In ihrer Theorie wird die wechselseitige Beziehung zwischen dem Pflegenden und dem Patienten betont. Sie verwendet den Pflegeprozess, um die Bedürfnisse des Patienten zu erfüllen und damit Beschwerden zu lindern. Drei Elemente - das Verhalten des Patienten, Reaktion des Pflegenden und Handlungen des Pflegenden - sind in einer Pflegesituation vorhanden. O.s Beitrag als Theoretikerin hat die professionelle Pflege von persönlichen und automatischen zu disziplinären und professionellen praktischen Reaktionen weiterentwickelt.

**Ornithin.** → Aminosäure, die kein Bestandteil von Proteinen ist und als wichtige Zwischensubstanz im Harnstoffzyklus produziert wird.
🇬🇧 ornithine

**orofazial.** Zum Mund und zum Gesicht gehörend.
🇬🇧 orofacial

**oropharyngeal.** Zum Mund und zum Rachen (Pharynx) gehörend.
🇬🇧 oropharyngeal

**Oropharynx.** Eine der drei Unterteilungen des Rachens (Pharynx). Der O. erstreckt sich hinter dem Mund vom weichen Gaumen nach oben bis zum Level des Zungenbeins und enthält den Gaumen (Palatum) und die Zungentonsillen.
[*lat.*: oris, Mund; *griech.*: pharynx, Rachen]
🇬🇧 oropharynx

**Orotsäure.** → Pyrimidin, das in den Zellen aus Kohlenstoffphosphat und Asparaginsäure durch Kondensation, Dehydratation und Oxidation synthetisiert wird.
🇬🇧 orotic acid

**Orthese.** Stützapparat zur Kontrolle, Korrektur und Kompensierung einer Knochendeformität. O.n können auch bei fehlenden oder falsch funktionierenden Körperkräften im Bereich der Gelenke und der Wirbelsäule eingesetzt werden.
– *adj.* orthetisch.
[*griech.*: orthos, gerade]
🇬🇧 orthosis

**ortho-.** Vorsilbe mit der Bedeutung »gerade, richtig«.
🇬🇧 ortho-

**Orthodontie.** (Kieferorthopädie). Spezialbereich der Zahnheilkunde, der sich mit der Diagnose und Behandlung von Fehlstellungen und Anomalien der Zähne und des Kiefers beschäftigt.
🇬🇧 orthodontics

**Orthogenese.** Theorie, die besagt, dass die Evolution als Resultat der natürlichen Selektion und anderer Umweltbedingungen durch innere (intrinsische) Faktoren eines Organismus kontrolliert wird und nach einem vorbestimmten Verlauf fortschreitet, jedoch in beliebige unterschiedliche Richtungen.
[*griech.*: orthos, gerade; genesis, Ursprung]
🇬🇧 orthogenesis

**orthograd.** Voranschreitend, sich in der normalen, physiologischen Richtung bewegend, z.B. o.e Darmspülung mittels Magen- oder Dünndarmsonde. Röntgenologisch: in Strahlenrichtung liegend. (s.a. retrograd)
[*griech.*: orthos, gerade; *lat.*: gradus, Schritt]
🇬🇧 orthograde

**Orthopäde.** Facharzt, der sich in der → Orthopädie spezialisiert hat.
🇬🇧 orthopedist

**Orthopädie.** Fachbereich der Medizin, der sich mit der Verhinderung und Korrektur von Störungen des Bewegungsapparates des Körpers beschäftigt, einschließlich Knochen, Muskeln, Gelenke und damit zusammenhängende Gewebe.
[*griech.*: orthos, gerade; pais, Kind]
🇬🇧 orthopedics

**Orthopnoe.** Unphysiologischer Zustand extremer Atemnot, bei dem ein Patient sitzen oder stehen muss, um ausreichend tief atmen zu können. Die O. tritt bei vielen Herz- und Lungenerkrankungen auf, z.B. bei Asthma, Lungenödem, Emphysem, Lungenentzündung und Angina pectoris. Dem Patienten fällt bei einer O. die Atmung am leichtesten, wenn er sich leicht nach vorn beugt und die Arme auf einem Tisch oder einer Stuhllehne stützt. (→ Dyspnoe)
[*griech.*: orthos, gerade; pnoia, Atem]
📘 Atemunterstützung
🇬🇧 orthopnea

**Orthopsychiatrie.** Bereich der → Psychiatrie, der in der Korrektur von anfänglichen und grenzwertigen mentalen oder verhaltensbezogenen Störungen spezialisiert ist, insbesondere bei Kindern. Weitere Bereiche umfassen die Entwicklung von Präventivtechniken zur Förderung der mentalen Gesundheit und einer angemessenen emotionalen Entwicklung.
🇬🇧 orthopsychiatry

**Orthoptist.** Helfer eines Augenarztes, der unter Supervision des Ophtalmologen Augenmuskelprüfungen und bestimmte Messungen durchführt und Übungsprogramme zur Korrektur von Koordinationsdefekten unterrichtet.
🇬🇧 orthoptist

**Orthostase.** Aufrechte Körperhaltung; bei bestimmten medizinischen Untersuchungen muss der Patient längere Zeit eine O. einhalten, um einen Anstieg der Aldosteronkonzentration zu provozieren.
🇬🇧 orthostasis

**Orthotonus.** Starre, steife Haltung des Körpers, die durch einen tetanischen Krampf verursacht wird; dieser kann Folge einer Strychninvergiftung oder einer Tetanusinfektion sein. Der Nacken und alle anderen Körperteile befinden sich dabei in einer gestreckten Position. (→ Tetanus)
[*griech.*: orthos, gerade; tonos, Spannung]
🇬🇧 orthotonos

**Os.** Knochen.
[*lat.*: Knochen]
🇬🇧 os

**Os ethmoidale.** (Siebbein). Sehr leichter, schwammiger Knochen an der Schädelbasis, der auch die Decke und einen Großteil der Wände der Nasenhöhle bildet.
🇬🇧 ethmoid bone

**Os ilium.** (Darmbein). Der oberste der drei Knochen, aus denen die Hüfte besteht. Hier setzen verschiedene Muskeln an, z.B.

M. obturatorius internus, M. glutaeus, M. iliacus und M. sartorius.
🌐 ilium

**Os lunatum.** (Mondbein). Handwurzelknochen in der Mitte der proximalen Reihe.
🌐 lunate bone

**Os occipitale.** (Hinterhauptbein). Tellerförmiger Knochen auf der Rückseite des Schädels in der Schädelbasis und am Schädeldach, der eine große Öffnung aufweist (Foramen magnum), an der sich die Verbindung zur Wirbelsäule befindet.
🌐 occipital bone

**Os parietale.** (Scheitelbein). Einer von zwei Knochen, die die Seiten des Schädels bilden, mit jeweils 2 Oberflächen, 4 Rändern und 4 Winkeln; jedes der beiden Scheitelbeine ist mit 5 Knochen verbunden, dem gegenüberliegenden Os parietale sowie dem Os occipitale, frontale, temporale und sphenoidale.
🌐 parietal bone

**Os pubis.** (Schambein). Einer von zwei Schambeinknochen, die zusammen mit dem Sitzbein (Os ischii) und dem Darmbein (Os ilium) das Hüftbein bilden; beide Schambeinknochen sind über die → Symphysis pubica miteinander verbunden. Das Schambein bildet etwa ein Fünftel der Hüftgelenkpfanne (Azetabulum) und wird in Corpus, Ramus inferior und Ramus superior unterteilt.
🌐 pubis

**Os sacrum.** (Kreuzbein). Der große dreieckige, dorsale Knochen des Beckens, der wie ein Keil zwischen die beiden Hüftknochen eingelassen ist. Die Basis des O.s. ist mit dem letzten Lendenwirbel, die Spitze mit dem Steißbein verbunden.

**Os temporalis.** Schläfenbein; Paarig auftretender großer Schädelknochen, der die Grundfläche und die Seitenwände des Schädels bildet. Er enthält einige Höhlen und Ausbuchtungen, z.B. für das Ohr und den Gehörgang.
[*lat.:* os, Knochen; tempus, Schläfe]
🌐 temporal bone

**Osler-Knötchen.** Schmerzhafte rötliche oder bläuliche subkutane Knötchen des weichen Gewebes an Finger- oder Zehenkuppen, die bei einer subakuten bakteriellen Endokarditis auftreten und im Allgemeinen nur 1 bis 2 Tage andauern. Die Knoten stellen bakterielle Mikroembolien, ausgehend von der infizierten Herzklappe, dar.
[W. Osler, amerikanisch-britischer Arzt, 1849–1919]
🌐 Osler's nodes

**osmolar.** Zu den osmotischen Eigenschaften einer Lösung mit einer oder mehreren molekularen Substanzen, mit ionischen Substanzen oder mit beidem gehörend, die in Osmol oder Milliosmol ausgedrückt werden.
🌐 osmolar

**Osmolarität.** Der → osmotische Druck einer Lösung, der in Osmol oder Milliosmol pro Volumen (Liter) einer Lösung ausgedrückt wird.
🌐 osmolarity

**Osmologie.** 1. Lehre vom Geruchssinn und dem Entstehen und der Zusammensetzung von Gerüchen. 2. Wissenschaftlicher Bereich, der sich mit der → Osmose befasst.
[*griech.:* osmos, Impuls/osme, Geruch; logos, Wissenschaft]
🌐 osmology

**Osmometrie.** Wissenschaftlicher Bereich, der sich mit dem Phänomen der → Osmose und der Messung von osmotischen Kräften beschäftigt.
[*griech.:* osmos, Impuls; metron, Maß]
🌐 osmometry

**Osmorezeptor.** 1. Zellareal im Hypothalamus, das auf die relative Konzentration von Körperflüssigkeiten oder gelösten Substanzen im Blutplasma, d.h. auf den → osmotischen Druck, sensibel reagiert und die Sekretion des antidiuretischen Hormons (→ ADH) reguliert. 2. Rezeptor für Geruchsreize. (→ Osmolarität)
🌐 osmoreceptors

**Osmose.** Die Bewegung eines reinen Lösungsmittels, z.B. Wasser, durch eine

halbdurchlässige (semipermeable) Membran, die zwei Lösungen voneinander trennt. Der Übergang findet immer in Richtung der Lösung statt, die eine höhere Konzentration an gelösten Substanzen aufweist. Die Bewegung durch die Membran setzt sich so lange fort, bis sich die Konzentration beider Lösungen ausgeglichen hat. (s. a. Diffusion)
[*griech.*: osmos, Impuls; osis, Zustand]
osmosis

**Ösophagektomie.** Chirurgisches Entfernen eines Teils der Speiseröhre (Ösophagus) bzw. der gesamten Speiseröhre; kann bei rezidivierend blutenden Ösophagusvarizen oder bei Speiseröhrenkrebs erforderlich sein.
[*griech.*: oisophagos, Kehle; ektome, ausschneiden.]
esophagectomy

**Ösophagitis.** Entzündung der Speiseröhrenschleimhaut infolge von Infektion, Reizung durch eine Nasensonde oder Rückfluss von Magensaft.
[*griech.*: oisophagos, Kehle; itis, Entzündung.]
esophagitis

**Ösophagogastroskopie.** Untersuchung der Speiseröhre (Ösophagus) und des Magens (Gaster) mit Hilfe eines Endoskops.
[*griech.*: oisophagos, Kehle, gaster, Magen, skopein, betrachten.]
esophagogastroscopy

**Ösophagogastrostomie.** (Speiseröhren-Magen-Fistel). Künstliche → Anastomose von der Speiseröhre (Ösophagus) in den Magen (Gaster).
esophagogastrostomy

**Ösophagojejunostomie.** (Speiseröhren-Jejunum-Fistel). Chirurgische Bildung einer direkten Passage von der Speiseröhre (Ösophagus) in das Jejunum unter Umgehung des Magens; wird nach einer Magenresektion durchgeführt.
[*griech.*: oisophagos, Kehle; *lat.*: jejunum, leer, stoma, Mund.]
esophagojejunostomy

**Ösophagoskopie.** (Speiseröhrenspiegelung). Untersuchung der Speiseröhre (Ösophagus) mit Hilfe eines Endoskops.
[*griech.*: oisophagos, Kehle; skopein, betrachten.]
esophagoscopy

**Ösophagospasmus.** (Speiseröhrenkrampf). Spasmische Verkrampfung der Speiseröhrenwände.
[*griech.*: oisophagos, Kehle, spasmos, Krampf.]
esophagospasm

**Ösophagostomie.** (Speiseröhrenschnitt). Chirurgischer Eingriff, bei dem eine künstliche Öffnung der Speiseröhre hergestellt wird, um einen Patienten enteral zu ernähren.
esophagostomy

**Ösophagozele.** (Ösophagusdivertikel). Schleimhauthernie infolge einer Schwachstelle in der Speiseröhrenwand.
esophagocele

**Ösophagus.** (Speiseröhre). Muskulöser Schlauch, der sich vom Rachen (Pharynx) bis in den Magen (Gaster) erstreckt und eine Länge von ca. 24 cm hat. Der Ö. beginnt im Nacken an der unteren Grenze des Ringknorpels und reicht bis zum Kardiasphinkter des Magens. Die Wände der Speiseröhre bestehen aus einer fibrösen, muskulären Schicht und einer Submukosa; der Innenraum der Speiseröhre ist mit Schleimhaut ausgekleidet.
[*griech.*: oisophagos, Kehle.]
esophagus

**Ösophagusatresie.** Abnorm geformte Speiseröhre (Ösophagus), die blind endet bzw. sich zu einem dünnen Schlauch verengt und nicht zum Magen führt.
[*griech.*: oisophagos, Kehle.]
esophageal atresia

**Ösophaguskompressionssonde.** Sonde zur Blutstillung bei blutenden → Ösophagusvarizen (→ Sengstaken-Blakemore-Sonde, → Linton-Nachlas-Sonde), wenn eine endoskopische Verödung nicht möglich ist.
esophagus pressure probe

**Ösophagussprache.** Sprechgeräusche, die erzeugt werden, indem Luft in die Speiseröhre (Ösophagus) hinein- und wieder herausgepresst wird und die Speiseröhre dadurch zum Vibrieren gebracht wird; dient Patienten mit einer Kehlkopfentfernung als Mittel zur Artikulation.
🇬🇧 esophageal speech

**Ösophagus-Trachea-Fistel.** Angeborene Missbildung, bei der zwischen Speiseröhre (Ösophagus) und Luftröhre (Trachea) eine röhrenförmige Öffnung besteht.
🇬🇧 tracheoesophageal fistula

**Ösophagus-Trachea-Shunt.** Operativ geschaffene Verbindung zwischen Luft- und Speiseröhre, mit deren Hilfe ein Patient nach einer Kehlkopfentfernung sprechen kann. Der Shunt ermöglicht es dem Patienten bei normaler Atmung in der Speiseröhre Töne zu erzeugen; anderenfalls müsste die benötigte Luft zur Tonerzeugung durch Aufstoßen herbeigeführt werden.
🇬🇧 tracheoesophageal shunt

**Ösophagusvarizen.** Netzwerk langgestreckter, gewundener Venen am unteren Ende der Speiseröhre, die sich infolge einer Hypertonie der Pfortader vergrößern und anschwellen.
🇬🇧 esophageal varices

**osseus.** Knochig; zu einem Knochen (Os) gehörend oder ihm ähnelnd.
🇬🇧 osseous

**Ossiculum.** Kleines Knöchelchen, z.B. Hammer (Malleus), Amboss (Incus) und Steigbügel (Stapes), die zu den Gehörknöchelchen zählen.
[*lat.:* Knöchelchen]
🇬🇧 ossicle

**Ossifikation.** 1. Entwicklung der Knochen; die intramembranöse O. erfolgt aus einer Membran, z.B. die initiale Bildung des Schädeldachs und der Seiten des Schädels. Die im Knorpel erfolgende (endochondrale) O. entwickelt sich aus den Stäbchen der Knorpel, z.B. jenen, die die Knochen der Extremitäten bilden. 2. Unphysiologische Knochenbildung aus einem anderen Gewebe, z.B. Knorpelgewebe. (→ Osteogenese)
[*lat.:* os, Knochen; facere, machen]
🇬🇧 ossification

**Ostealgie.** Schmerzen, die in Verbindung mit den Knochen stehen, z.B. bei → Osteomyelitis.
[*griech.:* osteon, Knochen; algos, Schmerz]
🇬🇧 ostealgia

**Osteitis.** Entzündung der Knochen, die durch Infektion, Degeneration oder Trauma verursacht wird. Zu den Symptomen gehören Schwellungen, Empfindlichkeit, dumpfe Schmerzen und Rötung der Haut über den betroffenen Knochen.
[*griech.:* osteon, Knochen; itis, Entzündung]
🇬🇧 osteitis

**osteo-.** Vorsilbe mit der Bedeutung »Knochen«.
🇬🇧 osteo-

**Osteoarthritis.** Entzündliche Form der → Arthritis, bei der ein oder mehrere Gelenke degenerativen Veränderungen unterliegen, z.B. Knochensklerose, Verlust von Gelenkknorpel oder Wucherung von Knochenzacken und Knorpelgewebe im Gelenk. Die Entzündung der Gelenkmembran ist ein spätes Symptom einer solchen Erkrankung. Obwohl dies die häufigste Form der Arthritis ist, sind die Ursachen weitgehend unbekannt; chemische, mechanische, genetische, metabolische und endokrine Faktoren könnten eine Rolle spielen. Emotionaler Stress verschlimmert den Zustand, der meist mit Schmerzen nach Anstrengung oder Gebrauch des betroffenen Gelenks beginnt. Steifigkeit, Berührungsempfindlichkeit, Knistergeräusche (Krepitation) und eine Vergrößerung des Gelenks folgen; danach kann es möglicherweise zur Deformität, Teilverrenkung (Subluxation) und Gelenkerguss kommen. Die Beteiligung von Hüften, Knien oder Wirbelsäule stellt meist eine

stärkere Behinderung als eine O. an anderer Stelle dar.
[*griech.*: osteon, Knochen; arthron, Gelenk; itis, Entzündung]
🌐 osteoarthritis

**Osteoarthrose.** Zustand einer chronischen → Arthritis, die im Allgemeinen mechanisch bedingt ist und ohne Entzündung auftritt.
🌐 osteoarthrosis

**osteoartikulär.** Die Knochen und Gelenke betreffend.
🌐 osteoarticular

**Osteoblastom.** Kleiner gutartiger, kaum Gefäße enthaltender Tumor aus → Osteoblasten und schlecht geformtem Knochen- und Bindegewebe, der am häufigsten an der Wirbelsäule, Oberschenkelknochen (Femur), Schienbein (Tibia) oder bei Kindern und jungen Erwachsenen an den oberen Extremitäten auftritt. Der Tumor verursacht Schmerzen, Erosionen und die Resorption der ursprünglichen Knochen.
🌐 osteoblastoma

**Osteochondritis.** Erkrankung der Epiphyse oder des knochenbildenden Zentrums des Skeletts, die mit einer Nekrose und dem Zerfall (Fragmentation) des Gewebes in Bruchstücke einhergeht, dem üblicherweise eine Neubildung und Regeneration folgt.
[*griech.*: osteon, Knochen; chondros, Knorpel; itis, Entzündung]
🌐 osteochondritis

**Osteochondrom.** Gutartiger Tumor, der aus Knochen- und Knorpelgewebe besteht.
[*griech.*: osteon, Knochen; chondros, Knorpel; oma, Tumor]
🌐 osteochondroma

**Osteochondropathie.** Erkrankung sowohl des Knochen- als auch des Knorpelgewebes, die durch eine unphysiologische, im Knorpel stattfindende Verknöcherung (→ Ossifikation) gekennzeichnet ist.
🌐 osteochondropathy

**Osteochondrosarkom.** Bösartiger Tumor in Knochen und Knorpel.
[*griech.*: osteon, Knochen; chondros, Knorpel; karkinos, Krebs; oma, Tumor]
🌐 osteochondrosarcoma

**Osteochondrose.** Erkrankung, die meist bei Kindern die knochenbildenden Zentren der Knochen sowie die Knorpel befällt. Dies zeigt sich zuerst durch eine (nichtentzündliche) Degeneration und Nekrose, gefolgt von einer Regeneration und Wiederverkalkung (Rekalzifikation).
[*griech.*: osteon, Knochen; chondros, Knorpel; osis, Zustand]
🌐 osteochondrosis

**Osteodensitometer.** Gerät zur Messung der Knochendichte.
[*griech.*: osteon, Knochen; *lat.*: densus, dick; *griech.*: metron, Messung]
🌐 osteodensitometer

**Osteodensitometrie.** (Messung der Knochendichte). Methode zur Bestimmung des Verlustes der Knochenmasse durch Messung der Strahlenabsorption der Knochen. Dabei wird meist die Knochendichte von Unterarm und Unterschenkel, Wirbelsäule und Becken gemessen.
🌐 bone densiometry

**Osteodystrophie.** Bezeichnung für generalisierte Defekte bei der Knochenentwicklung, die meist in Verbindung mit Störungen des Kalzium- und Phosphorstoffwechsels sowie mit einer Niereninsuffizienz stehen, z.B. bei einer renalen O. Folge der O. kann eine Knochendeformierung sein.
[*griech.*: osteon, Knochen; dys, schlecht; trophe, Ernährung]
🌐 osteodystrophia

**Osteofibrom.** Tumor, der sowohl aus Knochen- als auch aus Bindegewebe besteht.
[*griech.*: osteon, Knochen; *lat.*: fibra, Faser; *griech.*: oma, Tumor]
🌐 osteofibroma

**Osteogenese.** Entstehung und Entwicklung von Knochengewebe. (→ Ossifikation)
[*griech.*: osteon, Knochen; genesis, Ursprung]
🌐 osteogenesis

**Osteogenesis imperfecta.** Angeborene Erbkrankheit mit einem Entwicklungsdefekt des Bindegewebes, der sich durch unphysiologisch spröde und zerbrechliche Knochen äußert, die bei der leichtesten Verletzung zerbrechen. In der schwersten Form kann die Erkrankung bei der Geburt bereits vorliegen (O.i. congenita); das Neugeborene weist bereits zahlreiche Frakturen auf, die im Uterus entstanden sind, und ist im Allgemeinen aufgrund einer mangelhaften Entwicklung und Mineralisation der Knochen stark missgebildet. Setzt die Krankheit später ein, handelt es sich um eine O.i. tarda, die meist einen leichteren Verlauf hat. Die Symptome treten auf, wenn das Kind zu laufen beginnt, können sich allerdings mit zunehmenden Alter verbessern, die Tendenz zur Frakturierung kann abnehmen und nach der Pubertät sogar ganz aufhören.
⚂ osteogenesis imperfecta

**osteoid.** Zu einem Knochen gehörend oder einem Knochen ähnelnd.
[*griech.*: osteon, Knochen; eidos, Form]
⚂ osteoid

**Osteokarzinom.** → Knochenkarzinom
⚂ osteocarcinoma

**Osteoklasie.** 1. Zerstörung und Absorption des Knochengewebes durch → Osteoklasten, z.B. während des Wachstums oder der Heilung von Knochenbrüchen. 2. Degeneration eines Knochens durch bestimmte Erkrankungen.
[*griech.*: osteon, Knochen; klasis, Zerbrechen]
⚂ osteoclasia

**Osteoklast.** 1. Große vielkernige Knochenzelle, die bei der Entwicklung und in den Phasen des Wachstums oder der Genesung eine Rolle spielt, z.B. beim Abbau und bei der Resorption von Knochengewebe. Während der Knochenheilung von Frakturen oder bei bestimmten Krankheitsprozessen höhlen die O.en durch enzymatische Wirkung Gänge in dem umgebenden Gewebe aus. 2. Chirurgisches Instrument, das bei der Frakturierung oder Refrakturierung von Knochen aus therapeutischen Gründen verwendet wird, z.B. zur Korrektur von Deformitäten.
[*griech.*: osteon, Knochen; klasis, Zerbrechen]
⚂ osteoclast

**Osteologie.** Bereich der Medizin, der sich mit den Entwicklungen und der Erkrankung des Knochengewebes beschäftigt.
[*griech.*: osteon, Knochen; logos, Wissenschaft]
⚂ osteology

**Osteolyse.** Degeneration und Auflösung der Knochen, die durch Krankheit, Infektion oder Ischämie verursacht werden kann. Die O. betrifft meist die Knochenenden von Händen und Füßen.
[*griech.*: osteon, Knochen; lysis, auflösen]
⚂ osteolysis

**Osteom.** Gutartiger Tumor oder Geschwulst des Knochengewebes.
⚂ osteom

**Osteomalazie.** Unphysiologischer Zustand der Knochen, der durch eine nachlassende Kalzifikation der Knochenmatrix gekennzeichnet ist, was zu einer Erweichung der Knochen und anschließend zu Schwäche, Frakturen, Schmerzen, Appetitlosigkeit (Anorexie) und Gewichtsverlust führen kann. Die O. ist das Resultat einer für die Mineralisation der Knochen unzureichenden Menge an Phosphor und Kalzium im Blut. Dieses Defizit kann durch eine Diät, bei der diese Mineralien oder Vitamin D fehlen, oder durch eine unzureichende Sonnenexposition und der dadurch ausgelösten Unfähigkeit zur Vitamin-D-Synthese verursacht werden. Eine weitere mögliche Ursache ist eine metabolische Störung, die zur → Malabsorption führt.
[*griech.*: osteon, Knochen; malakia, Erweichung]
⚂ osteomalacia

**Osteomyelitis.** Lokale oder generalisierte Infektion der Knochen oder des Knochenmarks. Die O. wird im Allgemeinen durch Bakterien verursacht, die durch eine Verletzung oder Operation oder durch direkte Ausbreitung einer nahen Infektion

in den Blutstrom gelangen. Staphylokokken sind die häufigsten ursächlichen Agenzien; die Röhrenknochen von Kindern und bei Erwachsenen die Wirbelsäule sind aufgrund der hämatogenen Ausbreitung die häufigsten Infektionsstellen der O. Dauerhafte, starke und zunehmende Knochenschmerzen, Empfindlichkeit, übermäßige Vorsicht bei Bewegungen, örtliche Muskelspasmen und Fieber sind Hinweise auf diese Erkrankung.
[*griech.:* osteon, Knochen; myelos, Mark; itis, Entzündung]
🇬🇧 osteomyelitis; softening of bones

**Osteomyelodysplasie.** Verlust von Knochengewebe durch Absorption von Mineralien. Dieser Zustand steht meist in Verbindung mit einer → Leukopenie, manchmal tritt auch Fieber auf. Ursache kann ein Überschuss an Nebenschilddrüsenhormonen (→ Parathormone) sein.
[*griech.:* osteon, Knochen; myelos, Mark; dys, schlecht; plassein, formen]
🇬🇧 osteomyelodysplasia

**Osteonekrose.** Zerstörung und Absterben von Knochengewebe infolge einer Ischämie, Infektion, malignen neoplastischen Erkrankungen oder Verletzungen.
[*griech.:* osteon, Knochen; nekros, tot; osis, Zustand]
🇬🇧 osteonecrosis

**Osteopathie.** 1. Allgemeinbezeichnung für Knochenkrankheiten. 2. Therapeutischer Ansatz einer medizinischen Richtung, die alle Formen der medizinischen Diagnose und Therapie einsetzt, d.h. Arzneimittel, Operationen und Bestrahlungen, jedoch dem Einfluss der Beziehung zwischen Organen und den skelettmuskulatorischen Systemen eine größere Bedeutung beimisst als den traditionellen medizinischen Tätigkeiten. Osteopathische Ärzte erkennen und korrigieren strukturelle Probleme, indem sie sie manipulieren (Hand anlegen). Dieser Prozess ist sowohl bei der Diagnose als auch bei der Behandlung bestimmter Gesundheitsprobleme wichtig.
[*griech.:* osteon, Knochen; pathos, Krankheit]
🇬🇧 osteopathy

**Osteopenie.** (Knochenschwund). Zustand unphysiologisch mineralisierter Knochen, die meist infolge einer unzureichenden Knochenmatrixsynthese auftritt, die das Ausmaß der Knochenlyse nicht kompensieren kann.
[*griech.:* osteon, Knochen; penes, Armut]
🇬🇧 osteopenia

**Osteophlebitis.** Entzündung der Venen, die Teil des vaskulären Knochensystems sind.
🇬🇧 osteophlebitis

**Osteophyt.** Überschüssiges Knochenwachstum, das sich normalerweise um ein Gelenk herum bildet; kann Symptom einer → Arthrose sein.
🇬🇧 osteophyte

**Osteoplastik.** Plastische Chirurgie, die am Knochengewebe durchgeführt wird.
🇬🇧 osteoplasty

**Osteoporose.** Erkrankung, die durch eine unphysiologische Abnahme der Knochendichte gekennzeichnet ist. Die O. tritt häufig bei Frauen in der Postmenopause, bei Menschen mit einer sitzenden Beschäftigung, bei immobilisierten Patienten oder nach einer langfristigen Steroidtherapie auf. Die Erkrankung verursacht Schmerzen, insbesondere im Kreuzbereich, pathologische Frakturen, Beeinträchtigung der Körperstatur und verschiedene Deformitäten. Die O. kann eine bekannte Ursache haben oder nach anderen Störungen auftreten, z.B. einer Thyreotoxikose oder Knochendemineralisation infolge einer Überfunktion der Nebenschilddrüse (Hyperparathyreoidismus). – *adj.* osteoporotisch.
[*griech.:* osteon, Knochen; poros, Passage; osis, Zustand]
🇬🇧 osteoporosis

**Osteosarkom.** Maligner Tumor eines Knochens, der aus anaplastischen Zellen besteht, die aus dem Mesenchym stammen.
[*griech.:* osteon, Knochen; sarx, Fleisch; oma, Tumor]
🇬🇧 osteosarcoma

**Osteosklerose.** Unphysiologische Zunahme der Knochendichte; dies kann bei vielen verschiedenen Krankheitszuständen auf-

treten, z.b. bei Ischämie, chronischer Infektion und Tumorbildungen, aber auch durch eine unphysiologische Knochenresorption verursacht werden, die infolge bestimmter Abnormitäten auftritt, z.B. → Osteoklasie.
[*griech.*: osteon, Knochen; skleros, hart; osis, Zustand]
osteosclerosis

**Osteosynthese.** Chirurgische Fixierung eines Knochens mit Hilfe einer internen mechanischen Vorrichtung; dies wird zur Behandlung von Frakturen durchgeführt.
osteosynthesis

**Osteotomie.** Chirurgisches Durchtrennen oder Durchschneiden eines Knochens mit einer Säge oder einem anderen Instrument; dabei können Teile des Knochens oder die Knochenenden entfernt werden, um gewichttragende Problemzonen mit Hilfe der O. zu entlasten.
[*griech.*: osteon, Knochen; temnein, schneiden]
osteotomy

**Osteozyt.** Knochenzelle; ein reifer O. ist in die Knochenmatrix eingebettet. Er besetzt eine kleine Aushöhlung und streckt protoplasmatische Fortsätze aus, die sich mit denen anderer O.en verbinden (anastomosieren) und ein System kleinster Kanälchen innerhalb der Knochenmatrix bilden.
[*griech.*: osteon, Knochen; kytos, Zelle]
osteocyte

**Ostium.** → Orificium.
ostium

**Östriol.** In hoher Konzentration im Urin vorkommendes, schwach wirksames, natürliches → Östrogen.
estriol

**Östrogen.** Gruppe hormoneller Steroidverbindungen, die die Entwicklung sekundärer weiblicher Geschlechtsmerkmale unterstützen. In den Eierstöcken, der Nebennierenrinde, den Testikeln und in der fetoplazentaren Einheit finden sich erhöhte Östrogenkonzentrationen. Während des Menstruationszykluses bereitet Ö. die weiblichen Geschlechtsorgane auf die Befruchtung, das Einnisten und die Ernährung eines Embryos vor. Zu den Ö.en zählen Östradiol, Östriol und Östron.
[*griech.*: oistros, Viehbremse, genein, herstellen.]
estrogen

**Östron.** → Östrogen, das zur Behandlung von Zyklusstörungen, Prostatakrebs und klimakterischen Durchblutungsstörungen eingesetzt wird.
estron

**Oszillation.** 1. Schwingende Bewegung in verschiedene Richtungen. 2. Vibration oder Auswirkung eines mechanischen oder elektrischen Stromgenerators.
[*lat.*: oscillare, schwingen]
oscillation

**Oszilloskop.** Instrument, das eine direkte visuelle Darstellung der elektrischen Vibrationen auf einem fluoreszierenden Bildschirm ermöglicht. Die graphische Darstellung (z.B. EKG, EEG oder Pulsfrequenz) erfolgt durch einen Elektronenstrahl auf dem Schirm.
oscilloscope

**ot(o)-.** Vorsilbe mit der Bedeutung »Ohr«.
ot(o)-

**OTA.** Abkürzung für Operationstechnische(r) Assistent/in.

**Otalgie.** Ohrenschmerzen.
otalgia

**oticus.** Zum Ohr gehörend.
[*griech.*: ous, Ohr]
otic

**Otitis.** Entzündung oder Infektion des Ohres.
[*griech.*: ous, Ohr; itis, Entzündung]
otitis

**Otitis externa.** Entzündung oder Infektion des äußeren Kanals oder der Ohrmuschel (Aurikula) des äußeren Ohrgangs. Zu den wichtigsten Ursachen zählen Allergien, Bakterien, Pilze, Viren und Verletzungen. Nickel- und Chromallergien, ausgelöst durch Ohrringe oder chemische Substanzen in Haarsprays, Kosmetika, Hörhilfen oder Medikamenten, insbesondere Sulfo-

namide und Neomycin, treten häufig auf. Die wesentlichen bakteriellen Ursachen sind Staphylococcus aureus, Pseudomonas aeruginosa, Streptococcus pyogenes, Herpes simplex und Herpes zoster sowie Ekzeme, Psoriasis und seborrhoische Dermatitis.
🇬🇧 otitis externa

**Otitis media.** (Mittelohrentzündung). Entzündung oder Infektion des Mittelohres, die häufig bei kleinen Kindern auftritt. Eine akute O. m. wird häufig durch Haemophilus influenzae oder Streptococcus pneumoniae verursacht. Eine chronische O. m. wird meist durch gramnegative Bakterien wie Proteus, Klebsiella und Pseudomonas ausgelöst. Allergien, Mykoplasmen und verschiedene Viren können ebenso ursächliche Faktoren sein. Eine O. m. entwickelt sich häufig nach einer Infektion der oberen Atemwege. Die Organismen gelangen über die Eustachi-Röhre in das Mittelohr; der geringe Durchmesser und die horizontale Lage der Röhre bei Kleinkindern prädisponiert diese für die Infektion. Ein Verschluss der Eustachi-Röhre und eine Ansammlung von Exsudat kann den Druck im Mittelohr erhöhen und eine Infektion im Warzenfortsatz oder einen Riss im Trommelfell forcieren. Zu den Symptomen einer O.m. gehören das Gefühl eines »vollen Ohres«, verminderte Hörleistung, Schmerzen und Fieber. Meist ist nur ein Ohr betroffen. Nach dem Riss des Trommelfells kann ein schwammiges Epithel im Mittelohr wachsen; es kann in der Folge zu einem → Cholesteatom und Hörverlust kommen, wenn rezidivierende Infektionen dazu führen, dass die Öffnung bestehen bleibt. Eine Pneumokokken-Otitis kann auf die Hirnhäute (Meningen) übergreifen. Eine chronische O. m. kann zum Hörverlust und zur Verzögerungen der Sprachentwicklung führen.
🇬🇧 otitis media

**Otolaryngologie.** Bereich der Medizin, der sich mit der Diagnose und Behandlung von Krankheiten und Störungen von Ohren, Nase, Rachen und den angrenzenden Strukturen von Kopf und Hals befasst.
[*griech.*: ous, Ohr; larynx, Rachen; logos, Wissenschaft]
🇬🇧 otolaryngology

**Otologe.** Facharzt, der sich mit der Diagnose und Behandlung von Erkrankungen und anderen Störungen des Ohres befasst.
🇬🇧 otologist

**Otologie.** Wissenschaftliches Studium der Diagnose und Behandlung von Erkrankungen und Störungen des Ohres.
[*griech.*: ous, Ohr; logos, Wissenschaft]
🇬🇧 otology

**Otologika (pl.).** Arzneimittel zur Behandlung von Entzündungen des äußeren Ohrkanals oder zur Entfernung von überschüssigem Ohrenschmalz (→ Zerumen).
🇬🇧 otics

**Otomykose.** Läsion des äußeren Gehörgangs, die durch eine Pilzinfektion verursacht wird.
🇬🇧 otomycosis

**Otorrhö.** Bezeichnung für jede Absonderung aus dem äußeren Gehörgang; diese kann serös, blutig oder eitrig sein oder Hirnflüssigkeit enthalten.
[*griech.*: ous, Ohr; rhoia, Fluss]
🇬🇧 otorrhea

**Otosklerose.** Erbkrankheit unbekannter Ursache, bei der es zu einer unregelmäßigen Verknöcherung der Gehörknöchelchen im Mittelohr kommt, insbesondere des Steigbügels (Stapes), was eine Schwerhörigkeit nach sich zieht. Dieser Zustand kann sich während einer Schwangerschaft verschlimmern.
[*griech.*: ous, Ohr; skleros, hart; osis, Zustand]
🇬🇧 otosclerosis

**Otoskop.** Instrument zur Untersuchung des äußeren Gehörgangs und des Trommelfells durch die Paukenhöhle und die Hörknöchelchen des Mittelohres. Das O. besteht aus einer Lichtquelle, einer Vergrößerungslinse, einem Spekulum und

manchmal einer Vorrichtung zum Aufblasen.
[*griech.*: ous, Ohr; skopein, anschauen]
otoscope

**Otoskopie.** Untersuchung des Trommelfells und anderer Teile des äußeren Gehörgangs mit Hilfe eines → Otoskops.
[*griech.*: ous, Ohr; skopein, anschauen]
otoscopy

**ototoxisch.** Eigenschaft einer Substanz, die eine schädigende Wirkung auf den VIII. Hirnnerv oder die Hör- und Gleichgewichtsorgane hat. Zu den häufigsten o.en Arzneimitteln gehören Aminoglykosid-Antibiotika, Aspirin, Furosemid und Quinin.
ototoxic

**ov(o)-.** Vorsilbe mit der Bedeutung »Ei«.
ov(o)-

**Ovalozyt.** Längliche oder eiförmige Blutzelle (Erythrozyt) mit einem blassen Zentrum, die gelegentlich bei Patienten mit hämolytischer Anämie, Thalassämie oder erblicher Elliptozytose auftreten. Genetische Faktoren können für die Präsenz dieser unphysiologischen Blutzellen verantwortlich sein.
[*lat.*: ovalis, eiförmig; *griech.*: kytos, Zelle]
ovalocyte

**Ovar (pl. Ovarien).** (Eierstock). Eine von zwei der weiblichen Geschlechtsdrüsen (Gonaden), die sich auf jeder Seite des unteren Abdomens neben der Gebärmutter (Uterus) in einer Falte des breiten Mutterbandes (Ligamentum latum uteri) befinden. Beim Eisprung (Ovulation) wird ein Ei (Ovum) aus dem Follikel an die Oberfläche eines O.s ausgestoßen, wenn gonadotrophe, follikelstimulierende (FSH) und luteinisierende Hormone (LH) eine stimulierende Wirkung ausüben. Der Follikel (Corpus luteum/Gelbkörper) schüttet Östrogen und Gestagen aus, zwei Hormone, die den menstruellen Zyklus durch ein negatives Feedback-System regulieren, bei dem eine Zunahme des Östrogens die Sekretion von FSH durch die Hypophyse vermindert und eine Erhöhung des Gestagens die Ausscheidung von LH reduziert. Jedes O. ähnelt in der Größe und Form einer Pflaume. Die O.en sind mit den Hoden (Testes) des Mannes vergleichbar.
[*lat.*: ovum, Ei]
ovary

**Ovarektomie.** → Oophorektomie.
ovariectomy

**ovarial.** Zu den Eierstöcken (→ Ovari) gehörend.
[*lat.*: ovum, Ei]
ovarian

**Ovarialgravidität.** → Eierstockschwangerschaft.
ovarian pregnancy

**Ovarialkarzinom.** Malignes Neoplasma der Eierstöcke (→ Ovarien), das selten in der frühen Entwicklungsphase entdeckt wird, sondern häufig erst im fortgeschrittenen Stadium diagnostiziert wird. Es tritt meist im 5. Lebensjahrzehnt auf. Zu den Risikofaktoren zählen Unfruchtbarkeit (Infertilität), Kinderlosigkeit oder geringe Kinderzahl, späte Schwangerschaften, wiederholte spontane Fehlgeburten, Endometriose, Blutgruppe A, frühere Bestrahlung der Beckenorgane und Exposition gegenüber chemischen Karzinogenen, z.B. Asbest und Talkum. Nach einem schleichenden Beginn und einer asymptomatischen Phase kann der Tumor, der in Verbindung mit einer unregelmäßigen oder exzessiven Menses oder Blutungen in der Postmenopause stehen kann, als tastbares Gebilde im Bauch- oder Beckenbereich bemerkt werden. Im fortgeschrittenen Stadium kommt es zu Aszites, Beinödemen und Schmerzen im Bauchbereich und in den Beinen. Merkmale eines fortschreitenden O.s sind Schwellungen im Bauchraum, Unbehagen, abnormale vaginale Blutungen, Gewichtsverlust, Dysurie oder ungewöhnlich häufiges Harnlassen, Verstopfung und eine tastbare Schwellung in den Ovarien, insbesondere nach der Menopause. Die meisten O.e sind papillär und serös, enthalten Schleim, Endometriumgewebe oder sind undifferenziert. In vielen Fällen verbreitet sich der Krebs über die Oberfläche des Endometriums und metastasiert schon früh in die Lymphbahnen unter-

halb des Diaphragmas und in die Lymphknoten im Bereich der Aorta. Viele Tumorarten entstehen in den Ovarien.
🌐 ovarian carcinoma

**Ovarialzyste.** Ansammlung von Flüssigkeiten oder halbfestem Gewebematerial in einem oder beiden Eierstöcken (Ovarien), die vorübergehend und physiologisch oder aber pathologisch sein kann. Zu den O.n zählt man Schokoladenzysten, Corpus-luteum-Zysten und Dermoidzysten.
🌐 ovarian cyst

**Overhang.** Nachwirkung von Arzneimitteln (z.B. Hypnotika), die eine lange Halbwertzeit haben. Dies äußert sich durch Konzentrationsschwäche, Unlust und Müdigkeit.
🌐 overhang

**Overload.** (Überlastung). 1. Belastung eines Systems, die größer ist als seine Fähigkeit, damit umzugehen, wenn z.B. ein geschwächtes Herz mehr Blut zu transportieren hat als es bewältigen kann. 2. Faktor oder Symptom, die darauf hinweisen, dass der Körper seine normalen Grenzen überschritten hat und die Gesundheit gefährdet sein kann.
🌐 overload

**Ovotestis.** Geschlechtsdrüse (Gonade), die sowohl ovariales als auch testikuläres Gewebe enthält und bei → Hermaphroditismus auftreten kann.
[*lat.*: ovum, Ei; testis, Hoden]
🌐 ovotestis

**Ovula.** Scheidenzäpfchen zur lokalen Behandlung bei Erkrankungen der Scheide, z.B. Pilzinfektionen. Die O. werden mit Hilfe eines Applikators tief in die Scheide eingeführt, wobei auf Hygiene zu achten ist, um eine Infektion mit Fäkalkeimen zu vermeiden.
[*lat.*: ovum, Ei]
🌐 ovules, ovula

**Ovulation.** (Eisprung). Ausstoß eines Eies (Ovum) aus den Eierstöcken (Ovarien) nach dem spontanen Sprung eines Follikels infolge der zyklischen Ovarial- und der endokrinen Hypophysenfunktion. Die O. erfolgt meist um den 11. bis 14. Tag vor der nächsten Menstruationsblutung und kann kurze, stechende Schmerzen im Unterleib auf der betreffenden Seite der O. verursachen. – *adj.* ovulatorisch.
[*lat.*: ovum, Ei; atio, Prozess]
🌐 ovulation

**Ovulationshemmer.** Mischpräparate aus Östrogenen und Gestagenen, die durch Wirkung auf Hypothalamus und Hypophysenvorderlappen den Eisprung (Ovulation) hemmen. Sie werden meist als orale Verhütungsmittel (Kontrazeptiva), aber auch bei schmerzhaften Blutungen (Dysmenorrhö), → prämenstruellem Syndrom oder zur Zyklusregulierung eingesetzt. (s.a. Kontrazeptiva) – *adj.* ovulationshemmend.
🌐 ovulation suppressors; oral contraceptives

**Ovulationsmethode.** Methode der natürlichen Familienplanung, die exakte Beobachtungen der Merkmale und Quantität des Zervikalschleims zur Bestimmung des Eisprungs (→ Ovulation) während des menstruellen Zyklus nutzt. Da es nach der Befruchtung eines Eies (Ovum), das bei der Ovulation aus den Eierstöcken (Ovarien) ausgestoßen wurde, zu einer Schwangerschaft kommt, kann die O. die Chance einer Frau, schwanger zu werden, steigern oder verringern, je nachdem ob sie schwanger werden möchte oder nicht. In der fruchtbaren Phase der Ovulation müssen Mittel zur Empfängnisverhütung eingesetzt werden, wenn eine Schwangerschaft vermieden werden soll. Der Zervixschleim muss bei der O. selbst nach mehreren Zyklen täglich genau beobachtet werden, weil die Ovulation von Zyklus zu Zyklus und von Frau zu Frau unterschiedlich verläuft. (→ Billings-Methode)
🌐 ovulation method (of family planning)

**Ovum (pl. Ova).** (Ei). Bezeichnung für die von den Eierstöcken (Ovarien) beim Eisprung (Ovulation) ausgestoßene sekundäre Eizelle (Oozyte).
[*lat.*: Ei]
🌐 ovum

**O/W-Lotion.** (Öl-in-Wasser Lotion). Flüssiges Hautpflegemittel mit einem hohen Wasseranteil. Das Wasser gelangt relativ schnell in die oberste Hornschicht der Haut, führt dort zu einem Aufquellen und vergrößert damit die Oberfläche zur Verdampfung der Hautfeuchtigkeit. Die Verdunstung dieses Fremdwassers geschieht rasch. Der Körper hat seinen eigenen Wasser-Lipid-Mantel noch nicht wieder aufgebaut und muss damit auf das »eingemachte« körpereigene Wasser zurückgreifen. Deshalb ist die O/W-L. (Bsp.: Reinigungsmilch; die meisten der so genannten Tagescremes) nicht für Patienten mit normaler und trockener Haut geeignet und kann in der Pflege nur eine reduzierte Rolle spielen. (s.a. W/O-Lotion)
🇬🇧 oil/water lotion

**ox(y)-.** Vorsilbe mit der Bedeutung »Sauerstoff«.
🇬🇧 ox(y)

**Oxacillin.** Penicillinaseresistentes → Penicillin-→ Antibiotikum, das zur Behandlung schwerer Infektionen eingesetzt wird, die von Staphylokokken verursacht werden, die das Enzym → Penicillinase produzieren.
🇬🇧 oxacillin sodium

**Oxalämie.** Erhöhter Oxalatspiegel im Blut. (→ Oxalat)
🇬🇧 oxalemia

**Oxalat.** Salz und Anion der Oxalsäure.
🇬🇧 oxalate

**Oxalatblut.** (Zitratblut). Blut, dem ein löslicher Ester der Oxalsäure zugesetzt wurde, um eine → Koagulation zu verhindern.
🇬🇧 oxalated blood

**Oxford-Tubus.** (Oxford-non-kinking-Tubus). Für die orotracheale → Intubation häufig eingesetzter Tubus, der rechtwinklig gebogen ist und i.d.R. (außer bei Kindern) mit einem Gummi beschichteten Führungsstab in die Trachea eingeführt wird. Mit diesem Tubus kann auch unter schwierigen Bedingungen eine sichere Intubation erfolgen. Nachteil: nur orotracheal einsetzbar.
🇬🇧 Oxford tube

**Oxid.** Verbindung von → Sauerstoff und einem anderen Element. (→ Oxidation)
🇬🇧 oxide

**Oxidase.** → Enzym, das eine biologische → Oxidation verursacht, indem es den → Sauerstoff in sauerstoffhaltigen Molekülen, z.B. Wasserperoxid, aktiviert.
[*griech.:* oxys, scharf]
🇬🇧 oxidase

**Oxidation.** 1. Prozess, bei dem der Sauerstoffgehalt einer Verbindung erhöht wird. 2. Reaktion, bei der sich die positive Wertigkeit (Valenz) einer Verbindung oder eines → Ions aufgrund des Verlustes von Elektronen erhöht.
[*griech.:* oxys, scharf; atio, Prozess]
🇬🇧 oxidation

**Oxidationsmittel.** Agens, das eine → Oxidation bewirkt.
[*griech.:* oxys, scharf]
🇬🇧 oxidant

**Oxidationswasser.** Wasser, das durch die → Oxidation der Moleküle von Nährstoffen produziert wird, z.B. die Umbildung von Glukose in Wasser und Kohlendioxid.
🇬🇧 oxidative water

**oxidieren.** Eine Verbindung mit Sauerstoff verursachen, die zur Entfernung von Wasserstoff (H) oder zur Erhöhung der Wertigkeit (Valenz) eines Elements durch den Verlust von Elektronen führt. (→ Oxidation)
🇬🇧 oxidize

**Oxidoreduktase.** → Enzym, das eine Reaktion katalysiert, bei der eine Substanz oxidiert wird, während eine andere reduziert wird; z.B. Alkoholdehydrogenase. (→ Oxidation; Reduktion)
🇬🇧 oxidoreductase

**Oxygenierung.** (Oxygenation). 1. Prozess der Verbindung oder Sättigung mit → Sauerstoff. 2. Sättigung des Gewebes mit Sauerstoff, z.B. Sättigung von venösem Blut mit Sauerstoff.
🇬🇧 oxigenation

**Oxyhämoglobin.** Produkt der Verbindung von → Hämoglobin mit → Sauerstoff. Dieser locker gebundene Komplex löst sich leicht wieder auf, wenn sich die Sauerstoffkonzentration reduziert, wodurch die Zellatmung ermöglicht wird.
[*griech.:* oxys, scharf; genein, produzieren; haima, Blut]
⚡ oxyhemoglobin

**Oxyhämoglobinsättigung.** Die Menge an → Sauerstoff, die aktuell an das → Hämoglobin gebunden ist; dies wird als prozentualer Anteil der → Sauerstoffkapazität des Hämoglobins ausgedrückt.
⚡ oxyhemoglobin saturation

**Oxymeter.** Vorrichtung zur Messung des Sauerstoffgehaltes im Blut.
⚡ oximeter

**oxyphil.** (azidophil). Bezeichnung für die Fähigkeit von Zellen oder Geweben, mit sauren Farbstoffen angefärbt werden zu können.
⚡ oxyphil

**Oxytozin.** Arzneimittel, das zur Stimulierung der Wehentätigkeit bei einer induzierten oder verlangsamten Entbindung oder als Anregung der Uteruskontraktionen zur Kontrolle von Blutungen nach einer Entbindung verabreicht wird. O. ist ein Hormon der Hypophyse, das in der Neurohypophyse gespeichert wird. Da O. Hypertonie, Präeklampsie, Eklampsie oder Diabetes mellitus verursachen kann, müssen während der Verabreichung die Vitalzeichen von Mutter und Kind eng überwacht werden.
⚡ oxytocin

**Oxytozinbelastungstest.** Belastungstest zur Untersuchung der intrauterinen Funktion des Fötus und der Plazenta. Dieser Test wird durchgeführt, um die Fähigkeit des Fötus einzuschätzen, eine Fortführung der Schwangerschaft zu tolerieren, oder um die Belastung durch die Wehen und Entbindung zu prognostizieren. Nach der Infusion von → Oxytozin wird die Uterusaktivität und die Herzfrequenz des Fötus mit einem Ultraschallgerät überwacht. Eine Beschleunigung der Herzfrequenz in bestimmten rezidivierenden Mustern kann für eine fötale Insuffizienz sprechen.
⚡ oxytocin challenge test

**Ozäna.** (Stinknase). Erkrankung der Nase, die durch eine Atrophie der Nasenmuschel (Concha) und der Nasenschleimhäute gekennzeichnet ist. Zu den Symptomen zählen Schorfbildung von Nasensekretionen, Ausfluss und ein sehr unangenehmer Geruch. Die O. kann infolge einer chronischen Entzündung der Nasenschleimhaut entstehen.
⚡ ozena

**Ozon.** Form eines Sauerstoffmoleküls, das aus drei Atomen ($O_3$) besteht. O. entsteht, wenn Sauerstoff bei einer elektrischen Entladung vorhanden ist, z.B. bei einem Gewitter, aber auch durch Sonneneinstrahlung in verunreinigter Luft (z.B. durch Autoabgase). O. wird als Bleich- und Reinigungsmittel und als Oxidationsagens verwendet und hat einen stark chlorähnlichen Geruch. Die Nebenwirkungen einer zu hohen Aufnahme von O. sind Kopfschmerzen, Atemwegsreizungen, Schwindel und Leistungsschwäche. Werden die Ozonkonzentrationen in der Luft überschritten, wird heute ein sogenannter »Ozonalarm« ausgelöst und von der Benutzung des PKW abgeraten.
[*griech.:* ozein, riechen]
⚡ ozone

**Ozonloch.** Saisonal bedingte Verminderung der ständig vorhandenen Ozonkonzentration in der Stratosphäre, insbesondere über der Antarktis. (→ Ozon)
⚡ ozone hole

# P

**P.** 1. Symbol für das Element → Phosphor. 2. Symbol für → Partialdruck. 3. Abkürzung für → Puls. 4. Abkürzung für → Perzentile.
🔤 P

**P1.** 1. Symbol für die erste Elterngeneration (Parentalgeneration). 2. Symbol für den 1. Pulmonalton.
🔤 P1

**P2.** Symbol für den 2. Pulmonalton.
🔤 P2

**P50.** → Partialdruck des → Sauerstoffs, bei dem → Hämoglobin zur Hälfte mit gebundenem Sauerstoff gesättigt ist.
🔤 P50

**Pa.** 1. Symbol für Pascal. 2. Symbol für das Element Proactinium.
🔤 Pa

**PA.** Abkürzung für Pulmonalarterie.
🔤 PA

**p-a.** Abkürzung für → posterior-→ anterior (Richtung von hinten nach vorn).
🔤 p-a

**Paartherapie.** Form der gemeinsamen Psychotherapie für zusammenlebende Paare.
🔤 couples therapy

**PAB.** Abkürzung für Para-Aminobenzoesäure, ein Sonnenschutzmittel zur äußerlichen Anwendung.
🔤 PABA

**pachy-.** Vorsilbe mit der Bedeutung »dick«.
🔤 pachy-

**Pachyakrie.** (Pachydaktylie). Unphysiologische Verdickung der Finger oder Zehen. [*griech.:* pachy, dick; akron, Spitze]
🔤 pachydactyly

**Pachydermie.** Übermäßiges Wachstum oder Verdickung der Haut und des subkutanen Gewebes. (→ Elephantiasis)
🔤 pachyderma

**Pachydermoperiostose.** Syndrom, das durch eine Verdickung und Faltenbildung der Gesichtshaut, Trommelschlegelfinger und die Bildung von Knochenhaut über den Enden der Röhrenknochen gekennzeichnet ist. [*griech.:* pachy, dick; derma, Haut; osteon, Knochen; osis, Zustand]
🔤 pachydermoperiostosis

**Pachyglossie.** (Makroglossie). Unphysiologische Verdickung der Zunge. (→ Akromegalie) [*griech.:* pachy, dick; glossa, Zunge]
🔤 pachyglossia

**Pachymeningitis.** Entzündung der harten Hirnhaut (Dura mater). [*griech.:* pachy, dick; meninx, Hirnhaut; itis, Entzündung]
🔤 pachymeningitis

**Pachyonychie.** Unphysiologische Verdickung der Finger- oder Fußnägel. [*griech.:* pachy, dick; onychos, Nagel]
🔤 pachyonychia

**Pachyzephalie.** Unphysiologische Verdickung des Schädels, z.B. bei → Akromegalie. [*griech.:* pachy, dick; kephale, Kopf]
🔤 pachycephaly

**Pacing.** (Frequenzstimulation). Elektrische Stimulation des Herzens als physiologische

Funktion des → Sinusknotens oder die künstliche elektrische Stimulation des Herzrhythmus.
🌐 pacing

**Pacini-Körperchen.** (Vater-Pacini-Lamellenkörperchen). Spezielles sensorisches Endorgan, das wie ein weißes Bläschen aussieht und sich am Ende jeder einzelnen Nervenfaser im subkutanen Bindegewebe sowie in den Schleimhäuten vieler Körperteile befindet; insbesondere in den Handinnenflächen und Fußsohlen sowie in den Genitalorganen, Gelenken und in der Bauchspeicheldrüse (Pankreas). Die P.-K. sind druckempfindlich und ähneln im Längsschnitt einer Zwiebel.
[F. Pacini, italienischer Anatom, 1812–1883]
🌐 Pacini's corpuscles

**Packbett.** Bett mit zahlreichen Superweichmaterialien für die Lagerung von bewegungsunfähigen Patienten zur → Dekubitusprophylaxe. (s. a. Low-Flow-Bett; Air-Fluidised-Bett)

**Packung.** (Wickel). Pflegerische Maßnahme, bei der der gesamte Körper oder einzelne Körperteile aus unterschiedlichen therapeutischen Zielsetzungen in trockene oder feuchte (warme oder kalte) Tücher oder in Eis eingewickelt werden. Kalte P.en dienen dazu, die Körpertemperatur zu senken und Schwellungen zu lindern oder auch vor bestimmten Operationen, insbesondere vor Herzoperationen und Organtransplantationen, eine Hypothermie zu induzieren.
🌐 pack; package

**Packungsbeilage.** (Beipackzettel). Faltblatt, das jeder Packung eines Arzneimittels beiliegen muss; darin muss der Hersteller das Medikament beschreiben, den generischen Namen angeben, die Indikationen, Nebenwirkungen, Warnhinweise, Vorsichtsmaßnahmen, Wechselwirkungen, Formen, Dosierungen und Verabreichungsformen anführen.
🌐 package insert

**PaCO$_2$.** Symbol für den Kohlendioxid- → Partialdruck im arteriellen Blut.
🌐 PaCO$_2$

**Pädiater.** Facharzt, der in der Entwicklung und Versorgung von Säuglingen und Kindern sowie in der Behandlung ihrer Erkrankungen spezialisiert ist.
[*griech.:* pais, Kind; iatreia, Behandlung]
🌐 pediatrician

**Pädiatrie.** Bereich der Medizin, der sich mit der Entwicklung und Versorgung von Säuglingen und Kindern sowie mit den Spezialbereichen von Kinderkrankheiten, ihrer Behandlung und Vorbeugung beschäftigt.
🌐 pediatrics

**pädiatrisch.** Zur Präventiv- und Primärversorgung und der Behandlung von Kindern sowie zum Studium der Kinderkrankheiten gehörend.
[*griech.:* pais, Kind; iatreia, Behandlung]
🌐 pediatric

**Pädodontie.** Bereich der Zahnmedizin, der sich speziell mit der Diagnose und Behandlung von Zahnerkrankungen bei Kindern beschäftigt.
[*griech.:* pais, Kind; odius, Zahn]
🌐 pedodontics

**Pädophilie.** 1. Abnormes Interesse für Kinder. 2. Psychosexuelle Störung, bei der sich die Fantasien oder Vorlieben sexueller Aktivitäten auf präpubertäre Kinder konzentrieren oder kleine Kinder als ausschließliches Mittel für eine sexuelle Befriedigung dienen. – *adj.* pädophil.
[*griech.:* pais, Kind; philein, lieben]
🌐 pedophilia

**Paget-Krankheit.** (Osteodystrophia deformans). Häufige, nicht-stoffwechselbezogene Erkrankung der Knochen, die im mittleren und höheren Alter auftritt und durch eine exzessive Knochenzerstörung und unorganisierte Knochenheilung gekennzeichnet ist. Die meisten Fälle verlaufen asymptomatisch oder leicht, wobei das erste Symptom Knochenschmerzen sein können. Verformte Schienbeine, Kyphose und häufige Frakturen werden durch die unphysiologisch weichen Knochen verur-

sacht. Eine Vergrößerung des Kopfes, Kopfschmerzen und Erwärmung der betroffenen Bereiche infolge der verstärkten Gefäßdurchblutung sind zusätzliche Merkmale. Zu den Komplikationen gehören spontane Frakturen, Nierensteine, wenn der Patient immobilisiert ist, Herzinsuffizienz sowie Taubheit oder Blindheit infolge des Drucks, den das überschüssige Knochenwachstum und ein Osteosarkom auslösen.
[J. Paget, englischer Chirurg, 1814–1899]
🇬🇧 Paget's disease

**Painful arc.** (Schmerzhafter Bogen). Schmerzhafte Bewegung des Armes vom Körper weg (Abduktion) innerhalb eines Radius von 60° bis 120°. P. weist auf eine Reizung der Sehne des M. supraspinatus hin.
🇬🇧 painful arc

**PA-Katheter.** Intravenöser Katheter, der durch eine große Vene (z.B. Vena subclavia) in die Pulmonalarterie geschoben wird.
🇬🇧 PA catheter

**palatinus.** Zum Gaumen (→ Palatum) gehörend.
🇬🇧 palatal; palatine

**palatoglossus.** Zum Gaumen (Palatum) und zur Zunge (Glossa) gehörend.
🇬🇧 palatoglossal

**palatopharyngeus.** Zum Gaumen (Palatum) und zum Rachen (Pharynx) gehörend.
🇬🇧 palatopharyngeal

**Palatoplastik.** Plastische Operation am Gaumen (Palatum); z.B. Verschluss einer → Gaumenspalte.
🇬🇧 palatoplasty

**Palatoschisis.** (Gaumenspalte). Angeborene Fehlbildung im Bereich der Gaumenmittellinie; Folge einer fehlenden Verschmelzung der beiden Gaumenspalten während der embryonalen Entwicklung. Die Fissur kann entweder die harte oder weiche Gaumenplatte sowie die Nasenhöhle betreffen, wobei sie auch unvollständig ausgebildet sein kann.
🇬🇧 palatoschisis

**Palatum.** (Gaumen). Anatomische Struktur, die das obere Gewölbe des Mundes bildet; sie wird in den harten und den weichen Gaumen unterteilt.
🇬🇧 palate

**Palatum molle.** (Gaumensegel). Die aus Schleimhaut, Muskelfasern und Drüsen bestehende Platte, die die Fortsetzung des harten Gaumens und die obere Begrenzung des Mundes bildet. Beim Schlucken und Saugen hebt sich der »weiche Gaumen« und trennt damit Nasen- und Rachenraum von der Mundhöhle.
🇬🇧 soft palate

**Palilalie.** Unphysiologischer Zustand, der durch eine immer schnellere Wiederholung des gleichen Wortes oder eines kurzen Satzes gekennzeichnet ist, meist am Ende eines Satzes; z.B. bei Parkinsonis-

Kopf des Oberarmknochens (Humerus)
120°
Kalkherd
Sehne der Schultergelenk-Kapsel
60°

**Painful arc.**

mus, Demenz, extrapyramidalen Erkrankungen.
[*griech.:* palin, wieder; lalein, stammeln]
🌐 palilalia

**Palläshesie.** (Vibrationsempfindung). Physiologische Sensibilität für Vibrationsreize, z.B. durch eine Stimmgabel auf einem Knochenvorsprung verursachte Vibrationen.
🌐 pallesthesia

**Palliativbehandlung.** Therapie, die die Intensität unangenehmer Symptome lindern oder reduzieren soll, jedoch nicht zur Heilung führt. Bei einigen Formen der P. werden z.B. Opioide zur Schmerzbehandlung bei Patienten mit fortgeschrittenem Krebsleiden verwendet, ein Kolostoma angelegt, um eine inoperable obstruktive Läsion des Darms zu umgehen, oder eine Wundtoilette des nekreotischen Gewebes bei Patienten mit metastasierenden malignen Erkrankungen durchgeführt. – *adj.* palliativ.
🌐 palliative treatment

**Palliativpflege.** Vorgehensweise von professionellen Pflegepersonen im Umgang mit unheilbar erkrankten Menschen (Patienten mit begrenzter Lebenserwartung). Die Hauptmerkmale der P. sind: Unterstützung der noch vorhandenen → Ressourcen des Patienten, Linderung von Leiden (Schmerzen), Unterstützung im psychosozialen und religiösen Bereich, allgemeine Unterstützung und Begleitung eines Patienten (und seiner Angehörigen/Bezugspersonen) bis zum Tode. Kernkompetenzen der professionell Pflegenden sind: ausgeprägtes ethisch-moralisches Bewusstsein, Empathiefähigkeit und ein hohes Maß an kommunikativen Fähigkeiten. Vom Wort her leitet sich auch die pflegerische Vorgehensweise ab: den Patienten Schutz und Begleitung durch eine Hülle bieten.
[*lat.:* pallium, Hülle, Mantel]
🌐 palliative care

**pallidus.** Ohne Farbe, blass.
[*lat.:* blass]
🌐 pallid

**Palma.** Die Handinnenfläche zwischen dem Handgelenk und dem Ansatz der Finger.
🌐 palm

**palmar.** → volar.
🌐 volar

**Palmaraponeurose.** Sehnenscheidenplatte unter der Haut der Handinnenfläche (Palma) und den umgebenden Muskeln.
🌐 palmar aponeurosis

**Palmarerythem.** Entzündliche Rötung der Handinnenfläche (Palma).
🌐 palmar erythema

**Palmarreflex.** Greifreflex mit Beugung der Finger, der durch eine Stimulation der Handinnenfläche und der Hand verursacht wird. Dieser Reflex ist von Geburt an vorhanden und verschwindet meist nach 6 Monaten.
🌐 palmar reflex

**palpabel.** Tastbar; durch Berührung wahrnehmbar.
🌐 palpable

**Palpation.** Technik der körperlichen Untersuchung, bei der der Untersuchende die Beschaffenheit, Größe, Konsistenz und Lokalisation bestimmter Körperteile oder -strukturen mit den Händen fühlt. – *adj.* palpatorisch.
[*lat.:* palpare, sanft berühren]
🌐 palpation

**Palpebra.** Augenlid.
🌐 palpebra

**Palpitation.** (Herzrasen/Herzklopfen). Hämmern oder Rasen des Herzens, das in Verbindung mit physiologischen emotionalen Reaktionen oder mit Herzerkrankungen stehen kann.
[*lat.:* palpitare, flattern]
🌐 palpitation

**pan-.** Vorsilbe mit der Bedeutung »alle, ganz, völlig«.
🌐 pan-

**Panagglutination.** Fähigkeit der roten Blutzellen (Erythrozyten), im Serum aller Blutgruppen der gleichen Species zu agglutinieren, was zu falschen Ergebnissen

bei der Bestimmung von Blutgruppen führen kann. (→ Agglutination)
🇬🇧 panagglutination

**Panaritium.** Eitriger Abszess ein einem distalen Fingerglied.
🇬🇧 felon

**Panarteriitis.** Entzündung, die alle Gewebeschichten einer Arterie betrifft.
[*griech.*: pan, alle; arteria, Schlagader; itis, Entzündung]
🇬🇧 panarteriitis

**Panarthritis.** Entzündung zahlreicher Körpergelenke oder aller Bestandteile eines Gelenks.
[*griech.*: pan, alle; arthron, Gelenk; itis, Entzündung]
🇬🇧 panarthritis

**Pandemie.** Krankheitsepidemie, die sich über die Bevölkerung ganzer Länder oder Kontinente ausbreitet; z.B. → Influenza.
– adj. pandemisch.
[*griech.*: pan, alle; demos, Volk]
🇬🇧 pandemia

**Panenzephalitis.** Entzündung des gesamten Gehirns (der grauen und der weißen Substanz), die häufig durch ein Virus verursacht wird und durch einen schleichenden Beginn und eine progressive Verschlechterung der motorischen und mentalen Funktionen gekennzeichnet ist. Die subakute sklerosierende P. ist eine seltene Kinderkrankheit, die während der Genesung von einer vorhergehenden Infektion durch ein »langsames« latentes Masernvirus verursacht wird. Diese Erkrankung führt zu Bewegungsstörungen (Ataxie), Schüttelkrämpfen (Myoklonie), Atrophie, Blindheit und Verschlechterung der Hirnleistung.
[*griech.*: pan, alle; enkephale, Gehirn; itis, Entzündung]
🇬🇧 panencephalitis

**Paneth-Körnerzellen.** Große, granuläre Epithelzellen in den Darmdrüsen, die Verdauungsenzyme und bakterizide Lysozyme absondern.
[Josef Paneth, österr. Physiologe, 1857–1890.]
🇬🇧 cells of Paneth

**Panhypopituitarismus.** (Hypophysenunterfunktion). Generalisierte Insuffizienz bei der Produktion von Hypophysenhormonen, die durch eine Verletzung oder Erkrankung der → Hypophyse bedingt ist. Häufig kommt es zum → Diabetes insipidus, zur Halbseitenblindheit (Hemianopsie) oder vollständigen Erblindung. Die Haut ist gelblich verfärbt und faltig, jedoch besteht keine mentale Störung.
🇬🇧 panhypopituitarism

**Panik.** Intensives, plötzliches und exzessives Angstgefühl, das Entsetzen auslöst und zu sofortigen körperlichen Veränderungen führt, die eine lähmende Immobilität oder sinnloses hysterisches Fluchtverhalten nach sich ziehen können.
🇬🇧 panic

**Panikattacke.** Anfall akuter Angstzustände, der unvorhersehbar mit Gefühlen des intensiven Entsetzens auftritt und von Atemnot (Dyspnoe), Schwindel, Schwitzen, Zittern und Thoraxschmerzen oder Herzrasen (Palpitationen) begleitet wird. Der Anfall kann mehrere Minuten dauern und in bestimmten Situationen immer wieder auftreten.
🇬🇧 panic attack

**Pankarditis.** Entzündung aller drei Herzschichten, also Herzinnenhaut (Endokard), Herzmuskel (Myokard) und Herzbeutel (Perikard).
[*griech.*: pan, alle; kardia, Herz; itis, Entzündung]
🇬🇧 pancarditis

**Pankreas.** (Bauchspeicheldrüse). Längliche gräuliche knotenförmige Drüse, die quer hinter der abdominalen Wand im seitlichen Oberbauchbereich (Epigastrium) unterhalb des Thorax (Hypochondrium) liegt und verschiedene Substanzen wie Verdauungsenzyme, → Insulin und → Glukagon ausscheidet; Organ aus sowohl exokrinem als auch endokrinem Drüsengewebe. Das P. besitzt einen Hauptgang, der entlang des gesamten Organs verläuft, ableitende kleinere Gänge und einen Aus-

führungsgang in den Zwölffingerdarm (Duodenum).
[*griech.*: Bauchspeicheldrüse]
🇬🇧 pancreas

**Pankreasabszess.** Infektion, die durch eine Ansammlung von Eiter in oder an der Bauchspeicheldrüse (→ Pankreas) gekennzeichnet ist.
🇬🇧 pancreatic abscess

**Pankreasdiabetes.** → Diabetes mellitus, der infolge einer mangelhaften Insulinproduktion durch die Inselzellen der Bauchspeicheldrüse (→ Pankreas) verursacht wird. Ursache dafür ist eine chronische Entzündung, die das Pankreasgewebe zerstört und die endokrine Funktion der Drüse (d.h. die Insulinproduktion) einschränkt. (→ Insulin)
🇬🇧 pancreatic diabetes

**Pankreasenzym.** → Enzym, das während des Verdauungsprozesses von der Bauchspeicheldrüse (→ Pankreas) ausgeschieden wird; hierzu gehören z.B. Trypsin, Chymotrypsin, Amylase, Lipase und Cholinesterase.
🇬🇧 pancreatic enzyme

**Pankreashormone.** Verschiedene chemische Verbindungen, die von der Bauchspeicheldrüse (→ Pankreas) ausgeschieden werden und in Verbindung mit der Regulation des Zellstoffwechsels stehen. Zu den wichtigsten → Hormonen zählen → Insulin und → Glukagon.
🇬🇧 pancreatic hormones

**Pankreasinsuffizienz.** Zustand, der durch eine unzureichende Produktion und Ausscheidung von → Pankreashormonen oder → Pankreasenzymen gekennzeichnet ist. Die P. tritt meist sekundär nach einem destruktiven Krankheitsprozess des Pankreasgewebes auf. Eine mangelhafte Absorption der Nährstoffe, Appetitlosigkeit (Anorexie), diffuse Schmerzen im Ober- oder Unterbauch, Unwohlsein und starker Gewichtsverlust sind häufige Symptome. Eine alkoholinduzierte Pankreatitis ist die häufigste Form der P.
🇬🇧 pancreatic insufficiency

**Pankreaskarzinom.** Maligne neoplastische Erkrankung der Bauchspeicheldrüse (→ Pankreas), die sich durch Appetitlosigkeit (Anorexie), Blähungen (Flatulenz), Schwäche, dramatischen Gewichtsverlust, epigastrische Schmerzen, Rückenschmerzen, Gelbsucht (Ikterus), Juckreiz (Pruritus), akute Entstehung eines Diabetes mellitus und Gallengangsobstruktionen äußert. Über 90% der Pankreastumore sind Adenokarzinome, zwei Drittel davon wiederum entstehen im Pankreaskopf. Bestrahlung oder Chemotherapie können eine vorübergehende Linderung schaffen, doch hat ein P. im allgemeinen eine schlechte Prognose. Starke Raucher (10 bis 20 Zigaretten am Tag) oder Diabetiker tragen ein erhöhtes Risiko für die Entwicklung eines P.s.
🇬🇧 pancreatic cancer

**Pankreasresektion.** Chirurgische Entfernung der gesamten oder eines Teils der Bauchspeicheldrüse (→ Pankreas), die zur Beseitigung von Zysten oder Tumoren, zur Behandlung einer Pankreatitis oder einer Verletzung durchgeführt wird. Eine häufige Komplikation besteht in der Bildung von Fisteln im Pankreas-Gallen-Gang, die es den Verdauungsenzymen ermöglicht, mit den benachbarten Geweben zu reagieren.
🇬🇧 pancreatectomy

**Pankreassaft.** (Bauchspeichel). Flüssige Sekretion der Bauchspeicheldrüse (Pankreas), die durch die Stimulation der im Zwölffingerdarm (Duodenum) befindlichen Nahrung produziert wird. Der P. enthält Wasser, Proteine, anorganische Salze und Enzyme; er ist wichtig beim Abbau von Proteinen in ihre Aminosäurenbestandteile, bei der Aufspaltung von Fetten aus der Nahrung in Glyzerol und Fettsäuren und bei der Umformung von Stärke in Einfachzucker.
🇬🇧 pancreatic juice

**Pankreasszintigraphie.** Röntgenologische Untersuchung der Bauchspeicheldrüse (→ Pankreas) nach intravenöser Injektion eines Kontrastmittels, die u.a. zur Diagno-

stik von Tumoren, Zysten und Infektionen durchgeführt wird.
🌐 pancreas scan

**Pankreatin.** Konzentrat von Pankreasenzymen, das bei einer zystischen Fibrose oder nach einer Pankreasresektion als Arzneimittel verschrieben wird, um fehlende endogene Pankreasenzyme, die für die Verdauung erforderlich sind, zu ersetzen.
🌐 pancreatin

**Pankreatitis.** Entzündung der Bauchspeicheldrüse (→ Pankreas), die akut oder chronisch sein kann. Eine akute P. wird im allgemeinen durch eine Schädigung des Gallengangs, z.B. durch Alkohol, Verletzung, Infektion oder Medikamente, verursacht. Sie äußert sich durch starke abdominale Schmerzen (meist im linken Oberbauch), die in den Rücken ausstrahlen, Fieber, Appetitlosigkeit (Anorexie), Übelkeit und Erbrechen. Es kann zur Gelbsucht (→ Ikterus) kommen, wenn der gemeinsame Gallengang nicht mehr durchgängig ist. Die Ursachen einer chronischen P. entsprechen denen eines akuten Verlaufs. Bei Alkoholabusus kann es zur Verkalkung und Vernarbung der kleinen Gallengänge kommen. Die Folge sind abdominale Schmerzen, Übelkeit und Erbrechen und aufgrund der verminderten Ausscheidung von Pankreasenzymen kommt es zur Ausscheidung von Fettstuhl (Stearrhö) und von unverdauten Fleischfasern (Kreatorrhö). Die Produktion von Insulin kann reduziert sein, wodurch sich bei einigen Patienten ein Diabetes mellitus entwickelt.
[*griech.:* pancreas, Bauchspeicheldrüse; itis, Entzündung]
🌐 pancreatitis

**Pankreatitis, akute.** Entzündung des → Pankreas; es kommt zur Selbstverdauung (Autolyse) des Pankreas durch Austritt von Pankreasenzymen in das Gewebe; eine a. P. zeigt die Symptomatik des akuten → Abdomens; die a. P. steht häufig in Verbindung mit Gallenerkrankungen oder Alkoholismus.
[*griech.:* pan, alle; kreas, Fleisch; itis, Entzündung]
🌐 acute pancreatitis

**Pankreatitis, chronische.** Chronische Entzündung der Bauchspeicheldrüse (Pankreas) mit gleichzeitiger Fibrose und Drüsenverkalkung. Folge von wiederholten akuten Pankreatitisanfällen; kann zu einem Diabetes mellitus führen.
[*griech.:* chronos, Zeit, pan, alle, kreas, Fleisch, itis, Entzündung.]
🌐 chronic pancreatitis

**pankreatogen.** Aus der Bauchspeicheldrüse (→ Pankreas) hervorgehend.
🌐 pancreatogenic

**Pankreatographie.** Visuelle Darstellung der Bauchspeicheldrüse (→ Pankreas) oder ihrer Gänge durch Injektion eines Kontrastmittels in die Gänge während einer Operation, durch ein Endoskop oder durch Ultraschall, die mit Hilfe einer Tomographie oder eines Röntgenbildes aufgenommen werden kann.
🌐 pancreatography

**Pankreolithiasis.** Präsenz von Steinen in der Bauchspeicheldrüse (→ Pankreas) oder in den Pankreasgängen.
🌐 pancreatolithiasis

**Panmyelose.** Pathologischer Zustand, der durch eine maligne Vermehrung von Knochenmarkzellen aller Art gekennzeichnet ist.
🌐 panmyelosis

**Panniculus (adiposus).** Unterhautfettgewebe, das viele verschiedene Strukturen des Körpers überzieht.
[*lat.:* Läppchen]
🌐 panniculus

**Pannikulitis.** Chronische Entzündung des subkutanen Fettgewebes, bei der die Haut, insbesondere dem Abdomen und dem Thorax, verhärtet ist. Kleine subkutane Knoten aus hartem Gewebe finden sich überall in den betroffenen Bereichen.
🌐 panniculitis

**Pannus.** Unphysiologischer Zustand der Hornhaut des Auges (Kornea), die direkt an der Oberfläche von gefäßhaltigem Bindegewebe überzogen und infiltriert wird. Ein P. kann sich nach der Entzündungsphase eines Trachoms oder nach einer

Ablösung der Netzhaut (Retina), bei einem Glaukom, einer Entzündung der Regenbogenhaut (Iris) und des Ziliarkörpers (Iridozyklitis) oder bei anderen degenerativen Augenerkrankungen entwickeln.
[*lat.*: Lappen]
🇬🇧 pannus

**Panophthalmitis.** Eitrige Entzündung des gesamten Auges, die meist durch virulente pyogene Organismen verursacht wird, z.B. Stämme von Meningokokken, Pneumokokken, Streptokokken, Anthrax-Bazillen und Clostridien. Zu den anfänglichen Symptomen gehören Fieber, Augenschmerzen, Kopfschmerzen, Schläfrigkeit, Ödeme und Schwellungen. Bei fortschreitender Infektion färbt sich die Regenbogenhaut (Iris) grau, die Tränenflüssigkeit wird trübe und es bilden sich Flocken auf dem Hintergrund der Hornhaut (Kornea).
[*griech.*: pan, alle; ophthalmos, Auge; itis, Entzündung]
🇬🇧 panophthalmitis

**Panotitis.** Generalisierte Entzündung des Ohres, einschließlich des Mittel- und Innenohres.
🇬🇧 panotitis

**Panplegie.** Vollständige allgemeine Lähmung (Paralyse) der Muskulatur.
🇬🇧 panplegia

**Panthenol.** (Pantothenol). 1. Ein Alkohol, der im Körper in → Pantothensäure, einem Vitamin aus dem B-Komplex, umgebildet wird. 2. Viskose Flüssigkeit, die sich von der Pantothensäure ableitet und zur Vitamin $B_{12}$-Gruppe gehört.
🇬🇧 panthenol

**Pantomographie.** Panoramaartige Röntgendarstellung des Ober- und Unterkiefers und der damit zusammenhängenden Strukturen.
🇬🇧 pantomography

**Pantothensäure.** Substanz des Vitamin-B-Komplexes, die in pflanzlichen und tierischen Geweben häufig vorhanden und wichtiges Element der menschlichen Ernährung ist. Die P. ist für die Gewebebildung und den Metabolismus der Gewebe, insbesondere der Haut, erforderlich.
🇬🇧 pantothenic acid

**Panzerherz.** (Pericarditis calcarea). Kalkeinlagerungen im Herzbeutel (→ Perikard) als mögliches Begleitsymptom einer chronischen, d. h. länger als drei Monate bestehenden Herzbeutelentzündung (→ Perikarditis).
🇬🇧 armored heart

**Panzytopenie.** Deutliche Verminderung der Anzahl an roten Blutzellen (Erythrozyten), weißen Blutzellen (Leukozyten) und Blutplättchen (Thrombozyten).
[*griech.*: pan, alle; kytos, Zelle; penia, Armut]
🇬🇧 pancytopenia

**$PaO_2$.** Symbol für den Sauerstoff- → Partialdruck im arteriellen Blut.
🇬🇧 $PaO_2$

**Papageienkrankheit.** → Psittakose.
🇬🇧 psittacosis

**Papain.** → Enzym aus dem Milchsaft der Papayafrucht, einem tropischen Melonenbaum. P. dient zur enzymatischen Wundreinigung und zur Förderung der Heilung.
🇬🇧 papain

**Papanicolaou-Test.** Einfacher Schleimhautabstrich, der es ermöglicht, Gebärmutterhalskrebs (Zervixkarzinom) zu erkennen, jedoch auch für Gewebeproben aus anderen Organen angewendet werden kann. Der Abstrich wird normalerweise bei den jährlichen Routineuntersuchungen der Krebsvorsorge abgenommen, die bei Frauen bereits mit dem 18. Lebensjahr beginnen. Diese Technik erlaubt eine frühe Diagnose von Krebs und ist wesentlich dafür verantwortlich, dass die Todesrate bei Zervikalkrebs gesunken ist. Die Ergebnisse werden normalerweise folgendermaßen klassifiziert: Klasse I = nur normale Zellen; Klasse II = atypische Zellen, die einer Entzündung entsprechen; Klasse III = leichte Dysplasie; Klasse IV =

schwere Dysplasie, verdächtige Zellen; Klasse V = Karzinomzellen.
[G. Papanicolaou, griechischer Arzt in den USA, 1883–1962]
🇬🇧 Papanicolaou test

**Papel.** (Papula). Kleine oberflächliche Erhebung der Haut; Hautknötchen.
🇬🇧 papula; papule

**Papillarmuskel.** (Musculus papillares). Runder oder konischer Muskelvorsprung, der an der Innenwand der Herzkammern befestigt ist. Die P.n variieren in ihrer Anzahl. Die zwei Hauptmuskeln sind der vordere und der hintere P. Die P.n stehen in Verbindung mit den Atrioventrikularklappen, die sie öffnen und schließen helfen.
🇬🇧 papillary muscle

**Papille.** 1. Kleine warzenförmige Erhebung, z.B. die kegelförmigen P.n in der Zunge (Papillae conicae) oder die P.n in der Lederhaut (Corium), die von den Kollagenfasern, Kapillarblutgefäßen und manchmal von den Nerven der Haut abgehen.
2. Die optische P. (Papilla nervi optici), ein runder weißer Fleck im Augenhintergrund (Fundus oculi), wo der Sehnerv aus der Netzhaut tritt. – *adj.* papillär.
[*lat.:* Brustwarze]
🇬🇧 papilla

**Papillenödem.** Schwellung der optischen → Papille, die bei einer Untersuchung des Augenhintergrundes sichtbar wird und durch einen erhöhten Hirndruck verursacht wird. Die Hirnhauthüllen, die den von der optischen Papille ausgehenden Sehnerv umgeben, stellen eine kontinuierliche Verbindung zu den Hirnhäuten (Meningen) dar. Ein erhöhter Hirndruck wird vom Gehirn zur optischen Papille übertragen und verursacht im Auge eine Schwellung (Ödem).
🇬🇧 papilledema

**Papillitis.** 1. Entzündung einer → Papille, z.B. der Tränenpapille oder der Analpapillen. 2. Entzündung des Sehnerveintritts (optische Papille).
[*lat.:* papilla, Brustwarze; *griech.:* itis, Entzündung]
🇬🇧 papillitis

**Papillom.** Gutartige Geschwulst vom Oberflächengewebe ausgehend mit viel Bindegewebe, die durch eine verzweigte oder lappenförmige Struktur gekennzeichnet ist, z.B. auf der Mundschleimhaut, Harnwege, Milchgänge.
[*lat.:* papilla, Brustwarze; *griech.:* oma, Tumor]
🇬🇧 papilloma

**Papillomatose.** Unphysiologischer Zustand, der durch die verbreitete Entwicklung warzenförmiger Auswüchse (→ Papillome) gekennzeichnet ist.
[*lat.:* papilla, Brustwarze; *griech.:* oma, Tumor; osis, Zustand]
🇬🇧 papillomatosis

**Papillomavirus.** Virus, das beim Menschen die Bildung von Warzen auslöst.
[*lat.:* papilla, Brustwarze; *griech.:* oma, Tumor; *lat.:* virus, Gift]
🇬🇧 papillomavirus

**Papulose.** Über den gesamten Körper verbreitetes Auftreten von Hautknötchen (→ Papeln).
🇬🇧 papulosis

**para-.** Vorsilbe mit der Bedeutung »neben, abweichend«.
🇬🇧 para-

**Paraballismus.** Unwillkürliche Schleuderbewegungen oder Zuckungen der Extremitäten auf beiden Körperseiten. (→ Ballismus)
🇬🇧 paraballism

**Paracelsus-Methode.** Anwendung von chemischen Agenzien, wie Schwefel, Eisen, Blei und Arsen, zur Behandlung von Krankheiten. Paracelsus bekämpfte die Schulmedizin und strebte eine grundlegende medizinische Reform an. Er sah den Menschen (Mikrokosmos) als Abbild des Makrokosmos an. Paracelsus formulierte die Regel: nur die Dosis macht eine Substanz zum Gift.
[P. Paracelsus, schweizer Alchimist und Arzt, 1493–1541]
🇬🇧 paracelsian method

**Paracetamol.** Analgetikum, Antipyretikum und Antiphlogistikum, das bei gemäßig-

ten Schmerzen und Fieber verabreicht wird; nach der Verabreichung muss auf allergische Hautreaktionen geachtet werden. P. ist nicht für suizidgefährdete Patienten geeignet, da eine Überdosis lethal sein kann.
🇬🇧 acetaminophen

**Paracetamol-Vergiftung.** Toxische Reaktion infolge der Einnahme einer übermäßigen → Paracetamol-Dosis. Bei Erwachsenen können Dosierungen von mehr als 10 bis 15 g zu Leberversagen führen; Dosierungen über 25 g können tödliche Folgen haben. Große Mengen an P.-Abbauprodukten können den Entgiftungsmechanismus der Leber überfordern und innerhalb von 5 Tagen zu einer fortschreitenden Lebernekrose führen. Der Beginn der Symptome kann sich in Übelkeit und Erbrechen sowie übermäßigem Schwitzen, Blässe und → Oligurie äußern.
🇬🇧 acetaminophen poisoning

**Paradigma.** Muster oder Struktur, die als Modell oder Beispiel fungieren können.
🇬🇧 paradigm

**Paradigmenwechsel.** Wechsel der grundsätzlichen Form wissenschaftlichen Denkens und Forschens in einer Disziplin oder auch Berufsgruppe. Bezogen auf die Pflege ist hier z. B. der grundsätzliche Wechsel vom Verständnis eines rein medizinischen Assistenzberufes hin zu einer eigenständigen Profession zu nennen. Auch veränderte oder gewachsene Anforderungen im Gesundheitswesen können einen P. bedingen und einleiten.
🇬🇧 paradigm change

**paradox.** Person, Situationen, Aussagen oder Handlungen betreffend, die eine inkonsequente oder widersprüchliche Qualität aufweisen, oder die wahr sein können, obwohl sie absurd oder unglaublich erscheinen. (s.a. Atmung, paradoxe)
🇬🇧 paradoxic

**Paraffin.** Gruppe von Kohlenwasserstoffen oder Kohlenwasserstoffverbindungen, z.B. Methangas, Kerosin und Paraffinwachs. P.e können zur Herstellung von Salben, Emulsionen, Sprays und Tropfen verwendet werden.
🇬🇧 paraffin

**Paraffinom.** (Oleom). Tumor, der durch die therapeutische Injektion von → Paraffin in die Haut verursacht wird.
🇬🇧 paraffinoma

**Paraganglion (pl. Paraganglien).** Kleine Gruppe chromaffiner Nervenzellen, die in Verbindung mit den → Ganglien der sympathischen Nervenstämme stehen, außerhalb der adrenalen Medulla liegen und üblicherweise neben den sympathischen Ganglien entlang der Aorta und ihren Ästen verlaufen. Die Paraganglien scheiden die Hormone → Adrenalin und → Noradrenalin aus.
[*griech.:* para, neben; ganglion, Knoten]
🇬🇧 paraganglion

**Paragraphie.** Kommunikationsstörung, die durch Auslassungen und Verdrehungen von Buchstaben oder die Verwendung von falschen Buchstaben oder Wörtern beim Schreiben und Sprechen gekennzeichnet ist. (→ Agraphie)
🇬🇧 paragraphia

**Parainfluenzavirus.** Myxovirus mit vier Serotypen, die bei Säuglingen und Kleinkindern, weniger häufig jedoch auch bei Erwachsenen Atemwegsinfektionen verursachen. Die Typen 1 und 2 können eine Bronchitis mit Rachen- und Luftröhreninfektion oder Krupp auslösen, Typ 3 stellt eine Ursache für Krupp, Tracheobronchitis, Bronchiolitis und Bronchopneumonie bei Kindern dar; die Typen 1, 3 und 4 stehen in Verbindung mit Pharyngitis und gewöhnlichen Erkältungen.
🇬🇧 parainfluenza virus

**Parakinese.** Unphysiologische Bewegungskoordination, die durch Nervenstörungen in einem Muskel verursacht wird, z.B. Unregelmäßigkeit der Bewegungen eines Augenmuskels.
[*griech.:* para, neben; kinesis, Bewegung]
🇬🇧 parakinesia

**Parakolpium.** (Paracolpium). Bindegewebe und andere Gewebe um den Vaginalbereich.
🌐 paracolpium

**parakrin.** Endokrine Funktion, bei der die Wirkungen eines Hormons direkt in den umgebenden Zellen einsetzen; die hormonelle Wirkung wird dabei nicht über die Blutbahnen weitergeleitet.
🌐 paracrine

**Paralyse.** (Lähmung). Verlust der Muskelfunktionen und/oder der Empfindungsfähigkeit; eine P. kann durch verschiedene Ursachen bedingt sein, z.B. Verletzung, Erkrankung oder Vergiftung. P.n werden nach Ursache, Muskeltonus, Ausdehnung oder den betroffenen Körperteilen klassifiziert. – adj. paralytisch.
[*griech.:* paralyein, gelähmt sein]
🌐 paralysis

**Paramedizin.** Medizinische Methoden, die von der Schulmedizin abweichen und Auffassungen bezüglich Diagnostik und Behandlung von Krankheiten vertreten, die nicht der gängigen naturwissenschaftlichen Medizin entsprechen; z.B. Irisdiagnose und Frischzellentherapie.
[*griech.:* para, neben; *lat.:* medicina, Heilkunst]
🌐 paramedicine

**paramedizinisch.** Bezeichnung für Personen und Berufsgruppen, die keine Ärzte, Zahnärzte oder Pflegenden sind, sondern eine Spezialausbildung in einer ergänzenden Gesundheitsprofession absolviert haben; z.B. Audiologe, Röntgenassistent, medizinischer Techniker o.a..
🌐 paramedic

**Parameter.** (Messgrösse). Messgröße oder Konstante, die zur Beschreibung oder Bewertung einer Datenreihe verwendet wird und die eine physiologische Funktion oder ein System darstellt, z.B. die Bestimmung der Säure-Basen-Werte des Blutes als P. für die Evaluation der Atemfunktion.
[*griech.:* para, neben; metron, Maß]
🌐 parameter

**Paramethason.** → Glukokortikoid zur Behandlung von Entzündungen und Allergien.
🌐 paramethasone acetate

**Parametritis.** Entzündung der Gewebestrukturen um die Gebärmutter (Uterus), d.h. des → Parametriums.
[*griech.:* para, neben; metra, Gebärmutter; itis, Entzündung]
🌐 parametritis

**Parametrium.** Die seitliche Ausdehnung des subserösen Bindegewebes der Gebärmutter (Uterus) in das breite Mutterband (Ligamentum latum uteri). Dieses Beckenbindegewebe stützt den Uterus.
[*griech.:* para, neben; metra, Gebärmutter]
🌐 parametrium

**Paramnesie.** 1. Fehlfunktion des Gedächtnisses, bei der sich eine Person an Ereignisse und Umstände erinnert, die niemals wirklich stattgefunden haben. 2. Zustand, bei dem sich eine Person an Worte erinnert und sie benutzt, ohne ihre Bedeutung verstanden zu haben. Die P. kommt z.B. bei Psychosen oder Schizophrenie vor.
[*griech.:* para, neben; amnesis, Erinnerung]
🌐 paramnesia

**Paramyxovirus.** Mitglied einer Virenfamilie, die den → Myxoviren ähnelt; zu ihnen gehören Organismen, die Parainfluenza, Mumps und andere respiratorische Infektionen verursachen.
[*griech.:* para, neben; myxa, Schleim; *lat.:* virus, Gift]
🌐 paramyxovirus

**paranasal.** Zu dem Bereich neben oder entlang der Nase gehörend, z.B. die Position der Nasennebenhöhle.
[*griech.:* para, neben; *lat.:* nasus, Nase]
🌐 paranasal

**Paranoia.** Zustand, der durch ein komplexes, übermäßig misstrauisches Gedankensystem gekennzeichnet ist. Dazu gehören häufig Wahnvorstellungen, Verfolgungswahn und Größenwahn; die Gedanken konzentrieren sich meist auf isolierte Themen, z.B. finanzielle Fragen, die Situa-

tion am Arbeitsplatz, Untreue des Ehegatten oder andere Probleme, etwa vom Geheimdienst oder von Außerirdischen verfolgt und überwacht zu werden. Eine P. tritt häufig in Verbindung mit → Schizophrenie auf.
[*griech.*: Wahnsinn]
🇬🇧 paranoia

**paranoid.** 1. Zu einer → Paranoia gehörend, ihr ähnelnd. 2. Bezeichnung für ein Verhalten, das durch ein extremes Misstrauen oder Verfolgungswahn gekennzeichnet ist.
[*griech.*: paranoia, Wahnsinn; eidos, Form]
🇬🇧 paranoid

**Paraparese.** Teilweise, unvollständige Lähmung (→ Parese), die im allgemeinen gleichmäßig beide unteren Extremitäten betrifft.
[*griech.*: para, neben; paresis, Lähmung]
🇬🇧 paraparesis

**Paraphasie.** 1. Zustand, bei dem eine Person Worte hört und versteht, aber nicht richtig aussprechen kann; dadurch werden falsche Wörter statt der beabsichtigten Begriffe verwendet. 2. Inkohärente, unverständliche und anscheinend sinnlose Sprache, die jedoch einen Sinn erhalten kann, wenn sie von einem Psychotherapeuten sorgfältig interpretiert wird. (→ Aphasie)
[*griech.*: para, neben; phasein, sprechen]
🇬🇧 paraphasia

**Paraphilie.** Sexuelle Perversion oder zwanghaftes Verhalten; dabei äußert sich der sexuelle Instinkt in gesellschaftlich verbotener oder unerwünschter Weise, z.B. in anstößigen Äußerungen oder sexuellen Beziehungen zu einem Partner, der dies nicht wünscht. Zu den Formen der P. zählen u.a. Exhibitionismus, Fetischismus, Pädophilie, Transvestismus oder Voyeurismus.
[*griech.*: para, neben; philein, lieben]
🇬🇧 paraphilia

**Paraphimose.** (»spanischer Kragen«). Zustand, bei dem die Vorhaut des Penis nicht mehr in ihre normale Position gebracht werden kann, nachdem sie zurückgezogen worden ist. Ursache ist eine verengte oder entzündete Vorhaut, was in schweren Fällen zu einer → Gangrän führen kann.
[*griech.*: para, neben; phimoein, verengen]
🇬🇧 paraphimosis

**Paraphrenie.** Psychiatrische Erkrankung, die primär nach einer affektiven oder organischen mentalen Störung auftritt; es kommt nicht zu wesentlichen Beeinträchtigungen des Affekts, der Willenskraft und der Funktionsfähigkeit, was ein Charakteristikum der → Schizophrenie wäre; jedoch können paranoide Wahnvorstellungen und Halluzinationen auftreten.
🇬🇧 paraphrenia

**Paraplegie.** Lähmung (→ Paralyse), die durch einen vollständigen sensorischen und motorischen Verlust meist in den unteren Extremitäten und im Unterkörper gekennzeichnet ist. Die Anzeichen und Symptome der P. können sich sofort nach einer Verletzung entwickeln und zum Verlust von Empfindung, Motorik und Reflexen unterhalb der Läsion führen. Je nach Höhe der Läsion und einer Mitbeteiligung des Rückenmarks (vollständig oder unvollständig) kann der Patient die Kontrolle über die Blase und den Darm verlieren; es können sich sexuelle Dysfunktionen entwickeln. Eine P. tritt seltener nach Läsionen auf, die nicht im Zusammenhang mit Verletzungen stehen, z.B. Skoliose, Spina bifida oder Neoplasmen. (s.a. Tetraplegie) – *adj.* paraplegisch.
[*griech.*: para, neben; plege, Schlag]
🇬🇧 paraplegia

**Parapraxie.** 1. Unangemessene Ausführung von gezielten Handlungen, z.B. in Form einer nicht beabsichtigten Bewegung. 2. Vergesslichkeit mit einer Neigung, Dinge an den falschen Ort zu stellen. (→ Apraxie)
[*griech.*: para, neben; praxis, Tun]
🇬🇧 parapraxia

**Paraprotein.** Unvollständiges monoklonales → Immunoglobulin, das bei Störungen der Plasmazellen gebildet wird. Die P.e besitzen meist keine spezielle Antikörper-

funktion; sie sind unwirksame Antikörperglobuline.
🌐 paraprotein

**Parapsychologie.** Bereich der → Psychologie, der sich mit dem Studium von angeblichen psychischen, übersinnlichen (okkulten) Phänomenen beschäftigt, z.B. Hellsehen, extrasensorische Wahrnehmung und Telepathie.
[*griech.:* para, neben; psyche, Geist; logos, Wissenschaft]
🌐 parapsychology

**Paraquatvergiftung.** Toxischer Zustand, der durch die Einnahme von Paraquat, einem höchst giftigen → Pestizid, verursacht wird. Charakteristischerweise entwickeln sich mehrere Tage nach der Aufnahme eine progressive Lungenfibrose und Schäden an Speiseröhre (Ösophagus), Nieren und Leber; nach dem Auftreten der Fibrose erfolgt der Tod innerhalb von 3 Wochen.
🌐 paraquat poisoning

**Parasit.** (Schmarotzer). Organismus, der auf oder in einem anderen lebt und sich von dessen Körpersubstanz ernährt. Ein fakultativer P. kann auf einem Wirt leben, ist aber auch zu einem selbstständigen Leben fähig. Ein obligater P. ist zum Überleben vollständig von seinem Wirt abhängig. – *adj.* parasitär.
[*griech.:* parasitos, Mitesser]
🌐 parasite

**Parasitämie.** Präsenz von → Parasiten im Blut.
[*griech.:* parasitos, Mitesser; haima, Blut]
🌐 parasitemia

**Parästhesie.** Bezeichnung für subjektive Empfindungen, die als Taubheit, Brennen, Kribbeln oder das Gefühl von »stechenden Nadeln« wahrgenommen werden. P.n variieren stark in Abhängigkeit von ihren Einflussfaktoren, zu denen Haltung, Aktivität, Ruhe, Ödeme, Stauungen oder zugrundeliegende Krankheiten zählen.
[*griech.:* para, neben; erethizein, erregen]
🌐 paresthesia

**Parasympathikus.** Teil des vegetativen Nervensystems, der eine dem Sympathikus entgegengesetzte Wirkung hat und aus den Nerven für die Augenmotorik, das Gesicht, den Zungen-Rachen-Raum und den Beckenbereich sowie aus dem Vagusnerv besteht. Die Wirkung des P.s wird durch Freisetzung von → Acetylcholin vermittelt und ist vorwiegend für den Schutz, die Erhaltung und die Wiederherstellung von Körperressourcen verantwortlich. Die Reaktionen auf eine parasympathische Stimulation sind lokalisiert und scheinen den adrenergen Wirkungen der sympathischen Nerven entgegenzuwirken. Die parasympathischen Fasern verlangsamen den Herzschlag, stimulieren die Peristaltik, fördern die Sekretion der Tränen-, Speichel- und Verdauungsdrüsen, lösen die Freisetzung von Galle und Insulin aus, erweitern die peripheren und viszeralen Blutgefäße, verengen die Pupillen, den Ösophagus und die Bronchiolen und entspannen den Sphinkter während der Harn- und Stuhlausscheidung. Die postganglionären parasympathischen Fasern erstrecken sich bei der Frau über Uterus, Vagina, Eileiter und Eierstöcke und beim Mann über Prostata, Samenbläschen und äußere Genitalien und regen die Blutgefäße der Beckenorgane bei beiden Geschlechtern an. Die Stimulation dieser Nerven verursacht eine Vasodilatation in der Klitoris und den kleinen Schamlippen und eine Erektion des Penis. – *adj.* parasympathisch.
[*griech.:* para, neben; sympathein, mitfühlen]
🌐 parasympathetic

**Parasympathomimetika (pl.).** Pharmakologische Substanzen, deren Wirkung eine von den parasympathischen Nerven ausgehende Stimulation imitiert, insbesondere, wenn diese durch → Acetylcholin verursacht wird. Teilweise werden die P. als Genuss- oder Rauschmittel verwendet, z.B. Nikotin und Muskarin. (→ Parasympathikus)
🌐 parasympathomimetic

**Parasystole.** Form einer → Arrhythmie; selbstständiger ektopischer Rhythmus,

bei dem ein Sinusrhythmus und ein Kammerrhythmus nebeneinander auftreten.
[*griech.*: para, neben; systole, Kontraktion]
🇬🇧 parasystole

**Parathionvergiftung.** Toxischer Zustand, der durch Einnahme, Inhalation oder Absorption (durch die Haut) des höchst giftigen Insektizids Parathion verursacht wird; Symptome sind Übelkeit, Erbrechen, Bauchkrämpfe, Verwirrtheit, Kopfschmerzen, fehlende Muskelkontrolle, Krämpfe und Atemnot (Dyspnoe).
🇬🇧 parathion poisoning

**Parathormon (PTH).** (Parathyrin). → Hormon, das von den → Nebenschilddrüsen ausgeschüttet wird und eine konstante Kalziumkonzentration in der extrazellulären Flüssigkeit aufrechterhält. Das Hormon reguliert die Absorption des Kalziums aus dem Gastrointestinaltrakt, die Ausschwemmung von Kalzium aus den Knochen und die erneute Einlagerung von Kalzium in die Knochen sowie die Ausscheidung von Kalzium in Muttermilch, Fäzes, Schweiß und Urin. Bei einer Insuffizienz der Nebenschilddrüse und einer zu geringen Sekretion von P. kann eine → Tetanie auftreten.
🇬🇧 parathyroid hormone (PH); parathormone

**Paratyphus.** Bakterielle Infektion, die durch verschiedene → Salmonellen-Species verursacht wird, welche jedoch keine Salmonella typhi sind; diese lösen Symptome aus, die dem → Typhus ähneln, allerdings schwächer sind.
🇬🇧 paratyphoid fever

**paravenös.** Neben einer Vene liegend, z.B. eine p.e Injektion, die neben und nicht in eine Vene erfolgt.
🇬🇧 paravenous

**paravertebral.** Zu dem Bereich entlang des Rückenmarks gehörend oder in der Nähe der Wirbelsäule liegend.
[*griech.*: para, neben; *lat.*: vertebra, Gelenk]
🇬🇧 paravertebral

**Paravertebralblockade.** 1. Blockierung der Weiterleitung von somatischen Impulsen über die Spinalnerven durch Injektion eines Lokalanästhetikums in der Nähe des Austritts der betreffenden Nerven. 2. Blockade der paravertebralen sympathischen Nervenkette anterolateral zu den Wirbelkörpern.
🇬🇧 paravertebral block

**Parazentese.** Maßnahme, mit der Flüssigkeit aus einer Körperhöhle entnommen wird; nach einer Inzision in die Haut erfolgt die Einführung eines hohlen Trokars, einer Kanüle oder eines Katheters, damit die Flüssigkeit in einen Sammelbehälter abfließen kann. Die P. wird meist durchgeführt, um durch einen Stich ins Trommelfell für den Abfluss von Eiter zu sorgen.
[*griech.*: para, neben; kentein, stechen]
🇬🇧 paracentesis

**parazentral.** Eng am Zentrum gelegen, z.B. neben den Zentralwindungen des Gehirns; Bezeichnung für einen zentralen Bestandteil.
🇬🇧 paracentral

**Parazervikalblockade (PZB).** Form der Regionalanästhesie, bei der ein Lokalanästhetikum in beide Seiten des Gebärmutterhalses (Zervix) injiziert wird, der einen Nervenplexus enthält, welcher die Zervix innerviert. Die P. stellt nicht die Anästhesie der Wahl bei Wehen und einer Entbindung dar, da es häufig zu Schädigungen des Fötus kommt, aber sie kann bei einer Abtreibung und anderen gynäkologischen Maßnahmen eingesetzt werden.
🇬🇧 paracervical block

**Parenchym.** Spezifisches Gewebe eines Organs, das dessen Funktion bedingt und vom Unterstützungs- oder Bindegewebe zu unterscheiden ist. – *adj.* parenchymatös.
[*griech.*: para, neben; enchyma, Aufguss]
🇬🇧 parenchyma

**Parenchymzelle.** Zelle, die ein funktionales Element eines Organs ist, z.B. eine Leberzelle. (→ Parenchym)
🇬🇧 parenchymal cell

**Parentalgeneration (P1).** (Elterngeneration). Initiale Kreuzung zwischen zwei Individuen in einer genetischen Folge; die Eltern jedes Individuums, jedes Organismus und auch jeder Pflanze gehören zur P. (P1).
🇬🇧 parental generation (P1)

**parenteral.** Unter Umgehung des Verdauungstraktes; Bezeichnung für eine Behandlung, bei der der Verdauungstrakt nicht beteiligt ist, z.B. → parenterale Ernährung.
[*griech.:* para, neben; enteron, Darm]
🇬🇧 parenteral

**parenterale Ernährung, vollständige.** Gabe einer hypertonen Infusionslösung mit entsprechenden Nährstoffen über einen intravenösen Dauerkatheter in der Vena cava superior. Die Infusionslösung enthält Glukose, Minerale, Proteine und Vitamine. Eine p. E. erfolgt z.B. bei langem Koma, schwerer Malabsorption, großflächigen Verbrennungen, Magen-Darm-Fisteln und anderen Störungen, die eine normale Nahrungsaufnahme und -verarbeitung über den Mund nicht zulassen.
🇬🇧 total parenteral nutrition (TPN)

**parenteralen Ernährung, Verabreichung einer rein.** → Pflegeintervention der → NIC, die definiert ist als die Vorbereitung und intravenöse Verabreichung von Nährstoffen und Überwachung der Patientenreaktionen.
🇬🇧 Total Parenteral Nutrition (TPN) Administration

**Parese.** Motorische Schwäche oder unvollständige Lähmung (→ Paralyse), oft in Verbindung mit einer lokalen Neuritis.
– *adj.* paretisch.
[*griech.:* paralyein, gelähmt sein]
🇬🇧 paresis

**Paries (pl. Parietes).** Wand eines Organs oder einer Körperhöhle.
🇬🇧 paries

**parietal.** 1. Zur äußeren Wand eines Organs oder einer Körperhöhle gehörend. 2. Zum Scheitelbein (→ Os parietale) des Schädels oder dem Scheitellappen (→ Lobus parietalis) des Kleinhirns (Cerebellum) gehörend.
[*lat.:* paries, Wand]
🇬🇧 parietal

**Parkinsonismus.** Allgemeine Bezeichnung für neurologische Störungen, die durch Tremor, Muskelsteifigkeit, Hypokinese, langsamen schlurfenden Gang und Schwierigkeiten beim Kauen, Schlucken und Sprechen gekennzeichnet sind, was durch verschiedene Läsionen des extrapyramidalen motorischen Systems verursacht wird. Die Anzeichen und Symptome des P. ähneln denen der idiopathischen → Parkinson-Krankheit und können sich während oder nach einer akuten Enzephalitis sowie Syphilis, Malaria, Poliomyelitis und Kohlenmonoxidvergiftung entwickeln.
[J. Parkinson]
🇬🇧 parkinsonism

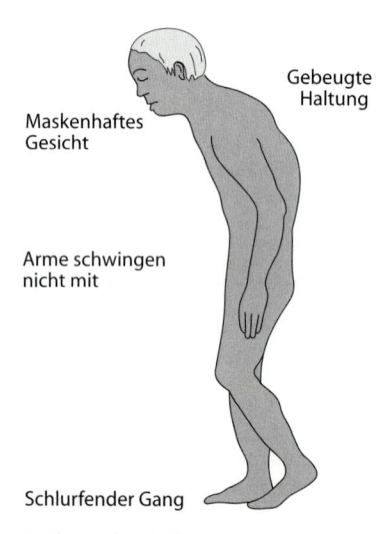

**Parkinson-Krankheit.** (Paralysis agitans). Progressiv degenerative neurologische Erkrankung, die durch Ruhetremor, »pillendrehende« Bewegungen der Finger, mas-

Gebeugte Haltung

Maskenhaftes Gesicht

Arme schwingen nicht mit

Schlurfender Gang

**Parkinson-Krankheit.**

kenhafte Gesichtszüge, schlurfenden Gang, Vorwärtsbeugung des Oberkörpers, Verlust der Haltungsreflexe und Muskelsteifigkeit sowie allgemeine Schwäche gekennzeichnet ist. Die P.-K. ist eine → idiopathische Erkrankung und tritt meist ab dem 60. Lebensjahr auf. Zu den typischen pathologischen Veränderungen zählen die Zerstörung der Neuronen in den Basalganglien, der Verlust von pigmentierten Zellen in der schwarzen Substanz und ein Mangel an → Dopamin in bestimmten Strukturen der Basalganglien des Großhirns (Nucleus caudatus, Putamen und Pallidum), die normalerweise hohe Dosierungen des Neurotransmitters Dopamin enthalten. Anzeichen und Symptome der P.-K., zu denen Ruhetremor, verlangsamter Bewegungsablauf (Bradykinesie), Sabbern, verstärkter Appetit, Hitzeunverträglichkeit, fettige Haut, emotionale Instabilität und gestörte Urteilsfähigkeit gehören, werden durch Müdigkeit, Erregung und Frustration noch verstärkt. Levodopa, ein Dopamin-Vorläufer, der die Blut-Hirn-Schranke überwinden kann, kann als Arzneimittel eingesetzt werden, jedoch kommt es häufig zu Nebenwirkungen wie Übelkeit, Erbrechen, Schlaflosigkeit, orthostatischer Hypotonie und mentaler Verwirrtheit.
[J. Parkinson, englischer Arzt, 1755–1824]
Parkinson's disease

**Parkinsonmittel.** Arzneimittel zur Behandlung der → Parkinson-Krankheit. Es gibt zwei Arten von Arzneimitteln zur Bekämpfung dieser Nervenkrankheit: Mittel, die das Fehlen von Dopamin im Corpus striatum des Parkinson-Patienten kompensieren, sowie → Anticholinergika, die die Aktivität von zu viel Acetylcholin im Striatum neutralisieren.
antiparkinsonian

**Parkinson-Tremor.** Leichter Dauertremor mit langsamen regelmäßigen Ausschlägen, die 3 bis 6 mal pro Sekunde auftreten können und durch Müdigkeit, Kälte oder Emotionen verstärkt werden. Der → Tremor lässt bei willkürlichen Bewegungen der betroffenen Körperteile und beim Schlafen meist nach.
[J. Parkinson, englischer Arzt, 1755–1824]
parkinsonian tremor

**Parodontitis.** Entzündung des Zahnbettes mit Zahnsteinablagerungen, Bildung von eitrigen Zahnfleischtaschen und Lockerung der Zähne. (s.a. Parodontose)
parodontitis

**Parodontose.** Zahnfleischschwund; fortgeschrittenes Stadium der → Parodontitis mit Lockerung des Zahnes und der Gefahr des Zahnverlustes.
parodontosis

**Paronychie.** Infektion der Hautfalte um die Nagelränder. (→ Panaritium)
[*griech.:* para, neben; onyx, Nagel]
paronychia

**Parosmie.** Dysfunktion oder krankhafte Abweichung des Geruchssinns; Geruchstäuschung, die z.B. in der Schwangerschaft oder bei Hirntumoren auftreten kann.
[*griech.:* para, neben; osme, Geruch]
parosmia

**Parostose.** Entwicklung eines Knochens in einer unphysiologischen Lokalisation, z.B. im Bereich des Periosts oder in der Haut.
parosteosis

**Parotidektomie.** Chirurgische Entfernung der Ohrspeicheldrüse (→ Parotis).
[*griech.:* para, neben; ous, Ohr; ektome, ausschneiden]
parotidectomy

**Parotis.** (Glandula parotis/Ohrspeicheldrüse). Größtes Paar der Speicheldrüsen, das seitlich vom Mundbereich unterhalb und vor dem äußeren Gehörgang liegt.
parotid gland

**Parotitis.** Entzündung oder Infektion einer oder beider Ohrspeicheldrüsen.
[*griech.:* para, neben; ous, Ohr; itis, Entzündung]
parotitis

**Parotitisprophylaxe.** Pflegemaßnahmen, um die Entwicklung einer Ohrspeicheldrüsenentzündung (→ Parotitis) zu ver-

hindern. Bei einer Nahrungskarenz oder bei einem Flüssigkeitsmangel besteht die Gefahr der Parotitis, weil der normalerweise durch das Essen angeregte Speichelfluss deutlich vermindert ist; dadurch können sich Bakterien in der → Parotis ansiedeln. Als prophylaktische Maßnahme soll der Patient Kaugummi oder Brotrinde kauen oder Zitronenscheiben lutschen, um den Speichelfluss wieder anzuregen. Die Mundhöhle kann bei bewusstlosen Patienten auch mit Glyzerinstäbchen ausgewischt werden.
🇬🇧 parotitis prophylaxis

**Paroxysmus.** 1. Markante, meist anfallartig auftretende Verstärkung von Krankheitssymptomen. 2. Krampf, Anfall oder Spasmus. – *adj.* paroxysmal.
[*griech.:* paroxynein, stimulieren]
🇬🇧 paroxysm

**Pars (pl. Partes).** Teil eines Organs, z.B. P. abdominalis ösophagi, der untere Abschnitt der Speiseröhre.
[*lat.:* Teil]
🇬🇧 pars

**Parse, Rosemarie Rizzo.** Pflegetheoretikerin, die in ihrem Werk »Man-Living-Health: A Theory of Nursing« (1981) (dt. Mensch-Leben-Gesundheit: Eine Theorie der Pflege) die Prinzipien und Konzepte von Martha E. → Rogers (Die Lehre vom Menschen als ein einheitliches Ganzes) und die Werke von Existential-Phänomenologen synthetisiert. P.s Verständnis der Pflege beruht auf dem Humanismus im Gegensatz zum Positivismus. Ihre Theorie spricht die Einheit der gelebten Erfahrung des Menschen und die gelebte Erfahrung der Gesundheit an. P. unterstützt die Pflege als eine menschliche/humanistische Wissenschaft und lehnt die traditionellen Ansichten der Krankenpflege, die aus den Naturwissenschaften entstehen, ab.

**Parthenogenese.** (Jungfernzeugung). Form der asexuellen Vermehrung (Reproduktion), bei der sich ein Organismus aus einem unbefruchteten Ei (Ovum) entwickelt; die P. tritt bei vielen einfachen Tieren auf. Die Entwicklung und Befruchtung des unbefruchteten Ovums kann durch mechanische oder chemische Stimulation künstlich induziert werden.
[*griech.:* parthenos, Jungfrau; genesis, Ursprung]
🇬🇧 parthenogenesis

**partial.** Teilweise, anteilig.
🇬🇧 partial

**Partialdruck.** Teildruck, der von einem Gas in einer Mischung von Gasen oder Flüssigkeiten ausgeübt wird, wobei der Druck direkt in Verbindung zur Konzentration des Gases und in Relation zum Gesamtdruck der Mischung steht. Die Sauerstoffkonzentration in der Erdatmosphäre stellt etwa 21% des gesamten atmosphärischen Drucks dar, was unter Standardbedingungen bei 760 mm Hg errechnet wird. Deshalb beträgt der P. von atmosphärischem Sauerstoff 160 mmHg (760 mal 0,21).
🇬🇧 partial pressure

**Partikel.** Fundamentale Einheit einer Substanz; kleinstes Fragment.
[*lat.:* particula, kleiner Teil]
🇬🇧 particle

**Partus.** Entbindung, Geburt.
🇬🇧 parturition

**Parvoviren (pl.).** Kleine einsträngige DNS-Viren, die in Verbindung mit bestimmten Krankheiten stehen, z.B. Erythema infectiosum und aplastischa Krise bei chronisch hämolytischer Anämie.
🇬🇧 human parvovirus (HPV)

**Pascal (Pa).** SI-Einheit des Drucks und der mechanischen Spannung.
[B. Pascal, französischer Physiker, 1623–1662]
🇬🇧 Pascal

**Passage.** 1. Öffnung, Kanal, Weg oder Gang, z.B. die Magen-Darm-P. 2. Übertragung von Bakterienkulturen von einem Nährboden auf einen anderen (Überimpfung).
🇬🇧 passage

**Passionsblume.** Kletterpflanze, deren Blüten und Früchte als Arzneimittel dienen; sie finden Verwendung als Spasmolytika

und Sedativa sowie zur Behandlung von Verbrennungen, Dysmenorrhö, Hämorrhoiden und Schlafstörungen.
🇬🇧 passiflora

**Passivrauchen.** Von Nichtrauchern eingeatmeter Zigarettenrauch, entweder direkt von der brennenden Zigarette oder in verrauchten Lokalen. Nach US-amerikanischen Schätzungen ist das Passivrauchen jährlich für etwa 3.000 Todesfälle bei Nichtrauchern infolge von Lungenkrebs sowie für 45.000 Todesfälle infolge von Herz- und Lungenerkrankungen verantwortlich.
🇬🇧 secondhand smoke

**Paste.** Halbflüssige Substanz zur äußerlichen Anwendung, die pharmakologisch aktive Wirkstoffe enthält. Die Grundlage einer P. sind Fette oder eine Mischung aus Stärke und Petroleum, wobei die Wirkstoffe in einer → Suspension der Fettstoffteilchen gelöst sind; z.B. Zahnpasta.
🇬🇧 paste

**Pasteur, Louis.** Erfinder der »Keimtheorie« von Infektionen und Entwickler der → Pasteurisation zum Abtöten von pathogenen Organismen in Milch. P. hat darüber hinaus verschiedene Impfstoffe (Vakzine) entwickelt und war ein Pionier in der Entwicklung der Stereochemie, indem er spiegelbildliche Isomere trennte.
[Französischer Chemiker, 1822–1895]

**Pasteur-Effekt.** Hemmende (inhibierende) Wirkung von Sauerstoff auf den Kohlenhydratabbau in lebenden Zellen.
[L. Pasteur, französischer Chemiker, 1822–1895]
🇬🇧 Pasteur effect

**Pasteurella.** Gattung gramnegativer Bakterien oder Kokken-Bazillen, die zum Teil für Menschen und Haustiere pathogen sind. P.-Infektionen können durch den Biss eines Tieres auf den Menschen übertragen werden. P. können Wundinfektionen, Meningitis, Hirnabszesse oder Infektionen des Respirationstraktes verursachen.
[L. Pasteur]
🇬🇧 Pasteurella

**Pasteurisation.** Prozess der schonenden Anwendung von Hitze (bis max. 85 °C) meist bei Milch und Käse, um sie haltbarer zu machen, indem die Entwicklung pathogener Bakterien verhindert oder verzögert wird.
🇬🇧 pasteurization

**Pastille.** Kleine ovale, runde oder längliche Tablette, die einen medizinischen Wirkstoff enthält. Die Hülle besteht aus einer süßen, aromatisierten Schicht auf Fruchtbasis, die im Mund zergeht und damit den Wirkstoff freisetzt.
🇬🇧 troche

**Patch.** (Flicken). Lappen aus Hautgewebe oder Kunststoff (Filz uvm.), der bei Defekten von Weichteilen o.ä. zum Abdecken verwendet werden kann.
🇬🇧 patch

**Patella.** (Kniescheibe). Flacher dreieckiger Knochen auf der Vorderseite des Kniegelenks, der eine punktförmige Spitze (Apex) hat, an der die Bänder für seine Befestigung angebracht sind. – *adj.* patellar.
[*lat.*: flache Platte]
🇬🇧 patella

**Patella, gleitende.** Kniescheibe, die häufig aus ihrer normalen Position springt.
[*lat.*: patella, Schüssel, Platte]
🇬🇧 slipping patella

**Patella, tanzende.** Patellasehne, die sich infolge eines Ergusses vom Oberschenkelchondylus abgelöst und in das Kniegelenk verschoben hat.
[*lat.*: patella, kleine Pfanne.]
🇬🇧 floating patella

**Patellafraktur.** Knochenbruch der Kniescheibe (Patella). Komplikationen können auftreten, wenn die Knochenfragmente der Kniescheibe durch den Reflex des Musculus quadriceps femoris auseinandergeschoben werden.
🇬🇧 fracture of patella

**Patellarreflex.** Tiefer Sehnenreflex, der durch einen scharfen Schlag auf die Sehne unterhalb (distal) der → Patella ausgelöst wird; normalerweise kommt es zur Kon-

traktion des Musculus quadriceps femoris und zu einer Streckung des Kniegelenks.
🌐 patellar reflex

**Paterson, Josephine G.** P. hat zusammen mit L.T. Zderad eine phänomenologische Annäherung an die Pflege unter dem Titel »Humanistic Nursing« (1976) (dt. Humanistische Pflege) entwickelt. Darin wird die Pflege als Phänomen betrachtet; die Aufmerksamkeit der Pflege und der Pflegewissenschaft soll auf die subjektive Welt als Korrelat zu Bewusstseinszuständen und den sinnhaften Aufbau subjektiver Welten gerichtet werden. Wesentlicher Bestandteil der Pflege und der Pflege-Patient-Interaktionen ist das »Mitsein« mit dem Patienten.

**path(o)-.** Vorsilbe mit der Bedeutung »krank, Krankheit«.
🌐 path(o)-

**path.** Abkürzung für → pathologisch oder → Pathologie.
🌐 path.

**-pathie.** Nachsilbe mit der Bedeutung »Krankheit«.
🌐 -pathy

**pathogen.** Krankheitserregend, z.B. p.er Mikroorganismus, der eine Krankheit verursacht.
[*griech.*: pathos, Krankheit; genein, produzieren]
🌐 pathogen

**Pathogenese.** Quelle oder Ursache einer Erkrankung oder Entstehung und Entwicklung eines unphysiologischen Zustandes. (s.a. Ätiologie)
[*griech.*: pathos, Krankheit; genesis, Ursprung]
🌐 pathogenesis

**Pathogenität.** Fähigkeit eines → pathogenen Agens, eine Krankheit zu verursachen.
🌐 pathogenicity

**pathognomonisch.** Bezeichnung für ein Anzeichen oder Symptom, das für eine Krankheit oder einen Zustand spezifisch ist; z.B. Koplik-Flecken auf der Mundschleimhaut und Zunge, die kennzeichnend für Masern sind.
[*griech.*: pathos, Krankheit; gnomon, Norm]
🌐 pathognomonic

**Pathologe.** Arzt, der sich auf die Untersuchung von Krankheiten spezialisiert hat und dazu u.a. Autopsien oder Obduktionen durchführt.
🌐 pathologist

**Pathologie.** Studium der Merkmale, Ursachen und Auswirkungen von Krankheiten, die anhand der Strukturen und Funktionen des Körpers beobachtet werden. Die zelluläre P. konzentriert sich z.B. auf die Untersuchung der zellulären Veränderungen in Verbindung mit einer Krankheit. Die klinische P. befasst sich dagegen mit den Hintergründen von Krankheiten durch Anwendung von Labortests und bestimmten Methoden. – *adj.* pathologisch.
[*griech.*: pathos, Krankheit; logos, Wissenschaft]
🌐 pathology

**Pathologie, chirurgische.** Die Erforschung von Krankheiten durch die Analyse von Gewebeproben, die während einer Operation entnommen wurden. Dabei kann eine laufende Operation je nach Ergebnis der Analysen modifiziert oder planmäßig beendet werden. Mehrere Techniken stehen der c. P. zur Verfügung. Zunächst wird das Aussehen der Gewebeprobe beurteilt. Dann schneidet der Pathologe die Probe in Scheiben, präpariert sie mit Paraffinöl oder fertigt einen sogenannten Gefrierschnitt an. Danach wird das präparierte Material mikroskopisch untersucht.
🌐 surgical pathology

**pathologisch.** (krankhaft). Zu einem Zustand gehörend, der durch einen Krankheitsprozess verursacht wird oder ihn beinhaltet. (s.a. physiologisch)
🌐 pathologic

**Pathophysiologie.** Studium der biologischen und physischen Erscheinungen von Erkrankungen und deren Wechselbeziehungen zu den jeweils zugrundeliegenden

Anomalien und physiologischen Störungen. – *adj.* pathophysiologisch.
[*griech.*: pathos, Krankheit; physis, Natur; logos, Wissenschaft]
🔤 pathophysiology

**Patient.** 1. Empfänger von Dienstleistungen der Gesundheitspflege. 2. Empfänger von Gesundheitspflege, der krank ist oder ins Krankenhaus eingewiesen wurde. 3. Klient in einer Gesundheitspflegeeinrichtung.
[*lat.*: patiens, erduldend]
🔤 patient

**Patientenaufrichter.** (Bettgalgen; Bettbügel; Haltegriff). Dreieckiger Metallbügel, der am Kopfteil von Krankenhausbetten an einer Stange angebracht ist. Der Patient kann sich zum Aufrichten oder bei der Umlagerung dort festhalten und die Pflegeperson unterstützen.
🔤 trapeze bar

**Patientenkontrollierte Analgesie (PCA).** Methode der Gewährleistung von → Analgetika, bei der eine individuell festgelegte Dosis freigesetzt wird, wenn der Patient selbst die Verabreichung eines Bolus veranlasst (z.B. durch Knopfdruck o.ä.).
🔤 patient-controlled analgesia (PCA)

**Patientenkontrollierte Analgesie (PCA), Unterstützung bei.** → Pflegeintervention der → NIC, die definiert wird als die Verbesserung einer Kontrolle bei der Verabreichung und Dosierung von Analgetika durch den Patienten selbst.
🔤 Patient-Controlled Analgesia (PCA) Assistance

**Patientenrechte.** Dazu zählen u.a. das Recht auf persönliche Information durch den Arzt, das Recht auf qualifizierte Behandlung, Pflege und Versorgung, das Recht auf Dokumentation der Behandlung und Einsicht in die Akten sowie das Recht auf selbstbestimmtes Sterben. Dabei darf niemand wegen seines Geschlechtes, seiner Abstammung, Rasse, Religion oder aus sonstigen Gründen bei der Behandlung benachteiligt werden. Die P. wurden zuletzt durch Vertreter von Ärzten, Krankenkassen, Datenschutzbeauftragten, Verbraucherverbänden, dem Deutschen Pflegerat und anderen formuliert und am 10.6.1999 auf der Gesundheitsministerkonferenz in Trier verabschiedet.
🔤 patient rights

**Patientenrechte, Schutz der.** → Pflegeintervention der → NIC, die definiert wird als der Schutz der Rechte von Patienten im Zusammenhang mit der Gesundheitspflege, besonders bei minderjährigen, behinderten oder nicht entscheidungsfähigen Patienten.
🔤 Patient Rights Protection

**Patientenverfügung.** (Patiententestament). Auf dem Selbstbestimmungsrecht des Patienten beruhende Erklärung, die dessen Willen hinsichtlich Art und Dauer einer evtl. notwendigen Behandlung beurkundet und dem behandelnden Arzt Hinweise gibt, wie sich der Patient seine Behandlung und sein Sterben vorstellt. Gleichzeitig soll der Arzt vor evtl. Klagen wegen unterlassener Hilfeleistung geschützt werden. Die P. gilt für den Fall, dass der Patient zu einer eigenen Entscheidung nicht mehr in der Lage ist. Die Entscheidungsgewalt kann auch in die Hände eines Angehörigen oder einer anderen Person gelegt werden. Um dem Arzt Entscheidungen zu erleichtern, muss die P. regelmäßig aktualisiert werden, da immer der aktuelle mutmaßliche Wille des Patienten zählt.
🔤 advance directive

**Pauken-Drainage.** → Drainage zur Belüftung der Paukenhöhle durch Einlegen eines Röhrchens in das Trommelfell, z.B. bei Mittelohrentzündung (→ Otitis media).
🔤 tympanic drainage

**Paul, Vinzenz von.** (*Povy 1576–1660 Paris) heilig gesprochener, kath. Theologe, der 1633 die Pflegegemeinschaft der Barmherzigen Schwestern gründete. Das Mutterhaus galt als zentrale Ausbildungsstätte und Altersruhesitz, es wurden Gestellungsverträge mit Kirchengemeinden und Krankenhäusern geschlossen.

**Pause, kompensatorische.** Ein auf einem Elektrokardiogramm aufgezeichneter Abstand zwischen einer pathologischen vor-

zeitigen Extrasystole und der nächsten regulären Herzkontraktion.
compensatory pause

**Pavor.** Reaktion auf einen angstauslösenden Stimulus, die durch ein exzessives panisches Erschrecken gekennzeichnet ist.
[*lat.:* Zittern]
pavor

**Pavor nocturnus.** Schlafstörung, die nachts bei Kindern auftritt, indem sie verängstigt schreiend in Furcht und Panik aufwachen.
pavor nocturnus

**Pawlow, Ivan Petrovich.** Russischer Physiologe (1849–1936), der die Muster des konditionierten Reiz-Reflex-Lernens entdeckt hat, bei dem die physiologischen Mechanismen der Verdauung durch das Nervensystem kontrolliert werden. Er stellte darüber hinaus eine Theorie über die Ursachen und Behandlungsmöglichkeiten von Neurosen beim Menschen auf.

**Pb.** Symbol für das chemische Element → Blei.
Pb

**PDA.** → Periduralanästhesie.

**PDL.** Abkürzung für Pflegedienstleitung.
PDL

**Peak.** Spitzenwert eines Kurvenverlaufs, z.B. die Menge eines Arzneimittels im Blut, die im Verabreichungsverlauf der höchsten Dosis entspricht.
peak

**Peakflowmeter.** Hilfsmittel zur Bestimmung der maximalen Atemstromstärke bei der Ausatmung. Die Peakflow-Messung hat praktische Bedeutung in der Therapiekontrolle von → Asthma-Patienten.
peakflowmeter

**Pearl-Index (PI).** Aussage über die Zuverlässigkeit von empfängnisverhütenden Maßnahmen, die berechnet wird, indem die Anzahl der ungewollten Schwangerschaften in 100 Frauenjahren je nach Verhütungsmethode gezählt wird.
[R. Pearl, amerikanischer Biologe, 1879–1940]
Pearl-Index

**Pecten (pl. Pectines).** Kammgebilde, das sich z.B. auf der Kante des oberen Schambeinastes erhebt (Schambeinkamm od. P. ossis pubis).
pecten

**Pectus.** Brust.
[*lat.:* Brust]
pectus

**Pediculus humanus capitis.** Species von Kopfläusen.
Pediculus humanus capitis

**Pediculus humanus corporis.** Species von Körperläusen.
Pediculus humanus corporis

**Pedikulose.** Befall mit blutsaugenden Läusen, der die Kopfhaut (Pediculosis capitis) oder den Körper (P. corporis) oder aber die Augenlider und Wimpern oder das Schamhaar betreffen kann. Ein Läusebefall verursacht intensiven Juckreiz, was häufig zu Hautabschürfungen und einer sekundären bakteriellen Infektion führt.
[*lat.:* pediculus, Füßchen; osis, Zustand]
pediculosis

**Pedunculus.** Stiel oder stielähnliche anatomische Struktur; z.B. P. cerebri (Großhirnstiel).
[*lat.:* pes, Fuß]
pedunculus; peduncle

**PEEP.** Abkürzung für *positive end expiratory pressure*, → positiver endexspiratorischer Atemwegsdruck.
PEEP

**Peergroup.** Bezeichnung für eine Gruppe von Personen, die in Bezug auf bestimmte Faktoren als gleichwertig betrachtet werden können; z.B. Jugendliche, die etwa gleich alt sind und gleiche Interessen vertreten.
peer group

**PEG.** → Gastrostomie, perkutane endoskopische.

**Peitschenwurmbefall.** (Trichuriasis). Befall des Dickdarms mit *Trichuris trichiura*, dem Peitschenwurm. Bei massivem Auftreten kommt es zu Bauchschmerzen, Durchfall und Anämie.
🇬🇧 trichuriasis

**Pektin.** Gelantiöse Kohlenhydratsubstanz, die in Früchten und saftigem Gemüse vorhanden ist und als Geliermittel in Marmeladen und Konfitüren sowie als Emulgator und Stabilisator in vielen Nahrungsmitteln verwendet wird. P. wird auch Diäten als Ballaststoff zugesetzt, um eine angemessene gastrointestinale Funktion sicherzustellen.
[*griech.:* pektos, geronnen]
🇬🇧 pectin

**pektoral.** Zur Brust (Thorax) gehörend.
🇬🇧 pectoral

**Pel-Ebstein-Fieber.** Rezidivierendes Fieber mit wellenförmigen Schwankungen, das in Zyklen von mehreren Tagen oder Wochen auftritt und Symptom der Hodgkin-Krankheit oder eines malignen Lymphoms ist.
[P. Pel, dänischer Arzt, 1852–1919; W. Ebstein, deutscher Arzt, 1836–1912]
🇬🇧 Pel-Ebstein fever

**Pellagra.** Erkrankung, die durch einen Mangel an → Niacin, Vitamin-B$_2$ oder → Tryptophan oder einen Stoffwechseldefekt ausgelöst wird, bei dem die Umbildung der Vorform Tryptophan in Niacin nicht funktioniert. Charakteristisch sind eine schuppige Haut, insbesondere an sonnenexponierten Stellen, Glossitis, Entzündung der Schleimhäute, Diarrhö sowie mentale Störungen, z.B. Depressionen, Verwirrtheit, Desorientierung, Halluzinationen und Delirium.
[*ital.:* pelle, Haut; agra, rauh]
🇬🇧 pellagra

**Pellet.** Sehr kleine Pille, Kügelchen oder Granulat.
[*engl.:* Kügelchen]
🇬🇧 pellet

**Pelvis.** (Becken). Unterer Teil des Rumpfes, der aus 4 Knochen besteht, den zwei Hüftknochen seitlich (lateral) und vorn (ventral), dem Kreuzbein (Os sacrum) und dem Steißbein (Os coccygis). Die P. wird durch eine schräge Linie, die durch das Kreuzbein und die Schamfuge verläuft, in das große und das kleine Becken unterteilt. Das große Becken ist ein ausgedehnter Höhlenbereich, der bis zum oberen Beckenrand reicht. Das kleine Becken liegt distal zum Beckenrand und besitzt vollständigere Knochenwände als das große. Beckenein- und -ausgang haben drei wichtige Durchmesser: von vorn nach hinten (anterior-posterior), schräg- und querverlaufend. Das Becken einer Frau ist normalerweise weniger massiv, dafür breiter und runder als das eines Mannes.
🇬🇧 pelvis

**Pemphigus chronicus benignus familiaris.** Erbliche Hautkrankheit, die sich im frühen Stadium durch Blasen zeigt, die später aufbrechen und rote, erodierte Stellen mit Krustenbildung hinterlassen.
🇬🇧 benign familial chronic pemphigus

**Pen.** Injektionshilfe (für → Diabetiker) in Form eines Füllfederhalters, bei dem die Dosierungseinheiten je nach Art des P. fühlbar, hörbar und / oder sichtbar sind.
🇬🇧 pen

**Penetration.** 1. Das Durchstoßen oder Eindringen, z.B. von Geschwüren in umliegendes Gewebe. 2. Stadium der Manifestierung einer Virusinfektion, bei der das genetische Material eines Virus durch Verschmelzung, Phagozytose oder Injektion in die Wirtszelle gelangt. 3. Eindringen des Penis in die Vagina.
🇬🇧 penetration

**penetrieren.** 1. Eindringen oder eine Barriere überwinden. 2. Die Reichweite betreffend, inwieweit Röntgenstrahlen eine Masse durchdringen.
[*lat.:* penetrare, eindringen]
🇬🇧 penetrate

**Penicillamin.** Chelatbildner, der als Antidot eingesetzt wird, um bei der Behandlung einer Schwermetallvergiftung (z.B. mit Blei), bei Zystinurie oder Wilson-Krankheit die Metalle im Blut zu binden oder zu entfernen. P. wird auch palliativ zur Be-

handlung von Sklerose und rheumatischer Arthritis eingesetzt, wenn andere Medikationen nicht wirken.
🇬🇧 penicillamine

**Penicillin.** Gruppe von → Antibiotika, die von Kulturen der Pilz-Species → Penicillium stammen oder halbsynthetisch hergestellt werden. Die verschiedenen P.e werden oral oder parenteral zur Behandlung bakterieller Infektionen eingesetzt, da sie eine antimikrobielle Wirkung ausüben, indem sie die Biosynthese der Zellwände während der aktiven Vermehrung der Organismen hemmen; dies führt zum Zelltod der Bakterien. P.e weisen eine sehr kurze Halbwertzeit auf und müssen deshalb relativ hoch dosiert verabreicht werden; die Einnahme der entsprechenden Dosis muss genau eingehalten werden. Zu den Nebenwirkungen zählen Allergien, Diarrhö und anaphylaktischer Schock.
[*lat.:* penicillus, Pinsel]
🇬🇧 penicillin

**Penicillin, penicillinaseresistentes.** (penicillinasefestes Penicillin). Halbsynthetisches → Penicillin, das aus dem Schimmelpilz Penicillium gewonnen wird; dazu zählen z.B. Dicloxacillin und Oxacillin.
🇬🇧 penicillinase-resistant penicillin

**Penicillin G.** → Antibiotikum und langwirkendes Depotpenicillin; es wird zur Behandlung einer Pharyngitis oder Pyodermie durch Streptokokken der Gruppe A und von Syphilisinfektionen außerhalb des Zentralnervensystems eingesetzt. P.-G muß tief intramuskulär verabreicht werden, um eine gleichmäßige Konzentration im Plasma zu erreichen; die langsame systemische Absorption aus dem Muskel erfolgt über eine Zeit von 12 Stunden bis zu mehreren Tagen. Es kann zu Allergien, Fieber, Exanthemen und einer Anaphylaxie kommen. (→ Penicillin)
🇬🇧 penicillin G benzathine

**Penicillin V.** → Antibiotikum, das zur Behandlung vieler Infektionen der Atemwege und der Haut sowie gegen Scharlach, Lymphangitis, rheumatisches Fieber u.a. oral eingenommen wird. (→ Penicillin)
🇬🇧 penicillin V

**Penicillinase.** → Enzym, das durch bestimmte Bakterien gebildet wird, einschließlich vieler Stämme der Staphylokokken, die → Penicillin inaktivieren und dadurch zu einer → Resistenz gegen ein solches → Antibiotikum führen. Eine reine Form der P. wird zur Behandlung der Nebenwirkungen von Penicillin eingesetzt.
🇬🇧 penicillinase

**Penicillium.** Gattung eines Pilzes, von dem einige Formen gegen Erkrankungen beim Menschen eingesetzt werden können. P. chrysogenum und P. notatum bilden das Antibiotikum → Penicillin.
[*lat.:* penicillus, Pinsel]
🇬🇧 Penicillium

**penil.** Zum → Penis gehörend.
[*lat.:* penis, männliches Glied]
🇬🇧 penile

**Penis.** (Phallus). Äußeres Geschlechtsorgan des Mannes, das mit der → Klitoris der Frau vergleichbar ist. Der P. ist vorn und seitlich mit Bändern am Schamhügel/Sitzbein befestigt und besteht aus drei zylindrischen Strukturen aus kavernösem Gewebe, das mit Haut überzogen ist. Die Schwellkörper (Corpora cavernosa) umgeben ein mittleres Gewebe, das als Corpus spongiosus bezeichnet wird und den größeren Teil der Harnröhre enthält.
[*lat.:* männliches Glied]
🇬🇧 penis

**Peniskarzinom.** Seltene maligne Erkrankung des Penis, die im allgemeinen eher bei nicht beschnittenen Männern auftritt und oft in Verbindung mit einer genitalen Herpesinfektion oder schlechter Hygiene steht. Leukoplakie oder flache Papeln einer Balanitis können Vorformen der malignen Läsionen sein; z.B. stellt die Erythroplasie Queyrat ein schmerzhaftes schuppenartiges Zellkarzinom in situ dar. Das P. tritt üblicherweis als lokalisierte Masse oder blutendes Ulkus auf und metastasiert sehr früh.
🇬🇧 penile cancer

**Penisneid.** Neid der Frau auf den → Penis des Mannes; Wunsch einer Frau nach männlichen Eigenschaften, beruflichen

Positionen und Vorteilen. Einige Psychologen halten den P. für einen wesentlichen Faktor der weiblichen Persönlichkeitsentwicklung; diese These ist jedoch umstritten. Die Theorie des P.s stammt aus der Psychoanalyse und wurde von → Sigmund Freud geprägt.
🇬🇧 penis envy

**Pentachlorphenolvergiftung.** Toxische Wirkung der Absorption von Pentachlorphenol (PCP), einem Schädlingsbekämpfungsmittel, das manchmal auch als Waschsubstanz verwendet wird. Bei Neugeborenen hat eine P. meist schwere Folgen mit Fieber und Schweißausbrüchen und kann durch den Kontakt mit Windeln oder bestimmten Waschmitteln ausgelöst werden.
🇬🇧 pentachlorophenol poisoning

**Pentazocin.** → Opioid- → Analgetikum (Agonist/Antagonist), das zur Behandlung von mäßigen bis starken Schmerzzuständen eingesetzt wird. P. fällt unter das Betäubungsmittelgesetz, obwohl das Risiko einer Suchtentwicklung gering ist. Nebenwirkungen sind Übelkeit und Erbrechen, selten auch Halluzinationen.
🇬🇧 pentazocine hydrochloride

**Pentobarbital.** → Sedativum und → Hypnotikum, das zu den → Barbituraten gehört und präoperativ, zur Behandlung von Schlafstörungen sowie zur Kontrolle akuter Krampfanfälle verabreicht wird.
🇬🇧 pentobarbital

**Pentose.** → Monosaccharid, das aus Kohlenhydratmolekülen besteht, die jeweils 5 Kohlenstoffatome enthalten. P. wird vom Körper produziert und ist nach dem Verzehr bestimmter Früchte, wie Pflaumen oder Kirschen, oder bei bestimmten Krankheiten erhöht.
🇬🇧 pentose

**Peplau, Hildegard, E.** Pionierin der Entwicklung der Pflegetheorie und Verfechterin des Konzeptes, dass die Pflege ein zwischenmenschlicher (interpersonaler) Prozess ist. In einem Werk »International relations in nursing« (1952) (dt. Interpersonale Beziehungen in der Pflege, 1995) schrieb P., dass die Beziehung zwischen Pflegenden und Patienten in den Phasen stattfindet, in denen der Pflegende als Ressource, Berater und »Leihmutter« fungiert. Die vier Phasen des Prozesses lauten: Orientierung, Identifikation, Nutzung und Lösung. Der Pflegende unterstützt den Patienten bei der Orientierung; die Identifikation versichert dem Patienten, dass der Pflegende seine Situation verstanden hat. Die Erforschung beginnt, wenn der Patient die verfügbaren Dienstleistungen nutzt. Die Lösung wird dadurch gekennzeichnet, dass alte Bedürfnisse erfüllt werden und neue entstehen.

**Pepsin.** → Enzym, das mit dem Magensaft ausgeschüttet wird und die Hydrolyse von Eiweißen (Proteinen) katalysiert. P. aus Schweine- oder Rindermägen wird manchmal als Verdauungshilfsmittel verwendet.
[*griech.:* pepsis, Verdauung]
🇬🇧 pepsin

**Pepsinogen.** Substanz, die von den pylorischen und gastrischen Hauptzellen ausgeschieden wird und in einer sauren Umgebung, z.B. bei Präsenz der vom Magen produzierten Salzsäure, zu dem Enzym → Pepsin umgewandelt wird.
[*griech.:* pepsis, Verdauung; genein, produzieren]
🇬🇧 pepsinogen

**Peptid.** Molekulare Kette, die aus zwei oder mehr → Aminosäuren (Di-, Oligo- oder Polypeptiden) besteht und durch Peptidbindungen zusammengehalten wird; Spaltprodukt des Proteinabbaus.
[*griech.:* peptein, verdauen]
🇬🇧 peptid

**Peptidase.** Eiweißspaltendes Enzym, das Peptide zu Aminosäuren abbaut; es kommt natürlicherweise in Pflanzen, Hefe, bestimmten Mikroorganismen und im Magensaft vor.
🇬🇧 peptidase

**peptisch.** Zur Verdauung oder zu den Enzymen gehörend, die wesentliche Verdauungssekrete sind.
🇬🇧 peptic

**Peptostreptokokkus.** Gattung grampositiver anaerober Bakterien; potentiell pathogene Organismen, die sich im normalen oder im pathologischen Genitaltrakt der Frau sowie im Magen-Darm- und Respirationstrakt von gesunden Menschen finden; durch diese Organismen kann es zu verschiedenen Störungen kommen, von Appendizitis bis zu eiternden Wunden.
🇬🇧 Peptostreptococcus

**per.** Beziehungswort mit der Bedeutung »durch, mittels, mit«.
[*lat.:* durch]
🇬🇧 per

**per-.** Vorsilbe mit der Bedeutung »durch, während, völlig«.
🇬🇧 per-

**per os.** (peroral). Durch den Mund, oral.
🇬🇧 per os

**per se.** An sich, von selbst.
🇬🇧 per se

**perforans.** Durchdringend; der Begriff kann sich auf Nerven, Muskeln oder andere anatomische Strukturen beziehen, die durch Körpergewebe dringen.
[*lat.:* perforare, durchbohren]
🇬🇧 perforans

**Perforation.** Ein Loch oder eine Öffnung, die durch die gesamte Wand einer Membran oder eines anderen Gewebes oder Materials reicht; z.B. → Magenperforation.
[*lat.:* perforare, durchbohren]
🇬🇧 perforation

**perforieren.** Durchstechen, durchbrechen, punktieren oder durchlöchern.
[*lat.:* perforare, durchbohren]
🇬🇧 perforate

**Perfusion.** 1. Passage einer Flüssigkeit durch ein einzelnes Organ oder einen Bereich des Körpers. 2. Therapeutische Maßnahme, bei der ein Medikament, das an einen bestimmten Körperteil gelangen soll, in den Blutstrom eingeleitet wird.
[*lat.:* perfundere, überlaufen]
🇬🇧 perfusion

**Perfusion, Förderung der zerebralen.** → Pflegeintervention der → NIC, die definiert wird als die Förderung einer angemessenen Perfusion und Einschränkung von Komplikationen bei Patienten mit einer unzureichenden zerebralen Perfusion oder bei dafür gefährdeten Patienten.
🇬🇧 Cerebral Perfusion Promotion

**Perfusor.** (Spritzenpumpe). Gerät (verschiedener Ausführung), in dem eine Kolbenspritze in einer kontrollierten Rate automatisch komprimiert wird. Mit einem P. können Medikamente, Nährstoffe oder Elektrolyte intravenös, intraarteriell oder subkutan in exakten Dosierungen verabreicht werden; sie sind besonders nützlich bei der Behandlung von Kindern und bei mobilen Patienten, da die Geräte mit Batterie betrieben werden können.
🇬🇧 intravenous syringe pump

**peri-.** Vorsilbe mit der Bedeutung »um, herum, über«.
🇬🇧 peri-

**Periadenitis.** Entzündung des Gewebes um eine Drüse.
🇬🇧 periadenitis

**perianal.** Zu dem Bereich um den After (Anus) gehörend.
[*griech.:* peri, um; *lat.:* anus, After]
🇬🇧 paerianal

**periapikal.** Zu den Geweben um die Spitze der Zahnwurzel gehörend, einschließlich der Zahnwurzelhaut (Periodontium) und der Zahnfächer (Alveoli dentales).
🇬🇧 periapical

**periarteriell.** Zum Bereich um eine → Arterie gehörend.
[*griech.:* peri, um; arteria, Schlagader]
🇬🇧 periarterial

**Periarteriitis.** Entzündlicher Zustand der äußeren Wandschicht einer oder mehre-

rer Arterien und des das Gefäß umschließenden Gewebes.
[*griech.:* peri, um; arteria, Schlagader; itis, Entzündung]
🇬🇧 periarteritis

**Periarthritis.** Entzündung des Gewebes um ein Gelenk.
🇬🇧 periarthritis

**periartikulär.** Zu dem Bereich um ein Gelenk gehörend.
[*griech.:* peri, um; *lat.:* articulus, Gelenk]
🇬🇧 periarticular

**Pericholangitis.** Entzündlicher Zustand der Gewebe, die den Gallengang in der Leber umgeben; dies ist eine Komplikation einer Colitis ulcerosa oder einer Hypertonie der Pfortader.
[*griech.:* peri, um; chole, Galle; angeion, Gefäß; itis, Entzündung]
🇬🇧 pericholangitis

**Perichondrium.** (Knorpelhaut). Fibröse Bindegewebescheide und Membran, die sowohl die hyalinen als auch die elastischen Knorpel umgibt.
🇬🇧 perichondrium

**Periduralanästhesie.** (Epiduralanästhesie). Narkoseform, bei der ein Lokalanästhetikum in den → Periduralraum, der die harte Rückenmarkshaut (Dura mater) umgibt und Liquor sowie Rückenmarksnerven enthält, injiziert wird. In den meisten Fällen erfolgt die Injektion im Lendenwirbelbereich, da hier der Raum am größten und damit am besten zu punktieren ist. Die P. wird aufgrund ihrer hohen Sicherheit und der verschiedenen Anwendungsmöglichkeiten häufig eingesetzt (z.B. in der Geburtshilfe und bei der Behandlung chronischer Schmerzen, auch als Analgesie) und kann auf jeden Körperbereich von den unteren Gliedmaßen bis zum Oberbauch abgestimmt werden. Zur Punktion werden spezielle Nadeln verwendet. Mögliche Komplikationen sind Blutdruckabfall, Verletzung der Rückenmarkshaut (Dura), Punktion von Blutgefäßen und Infektion.
🇬🇧 peridural anaesthesia

**Periduralraum.** (Epiduralraum). Bezeichnung für den Raum zwischen der Dura mater des Rückenmarkes und den Knochen und Bändern des Spinalkanales. Er erstreckt

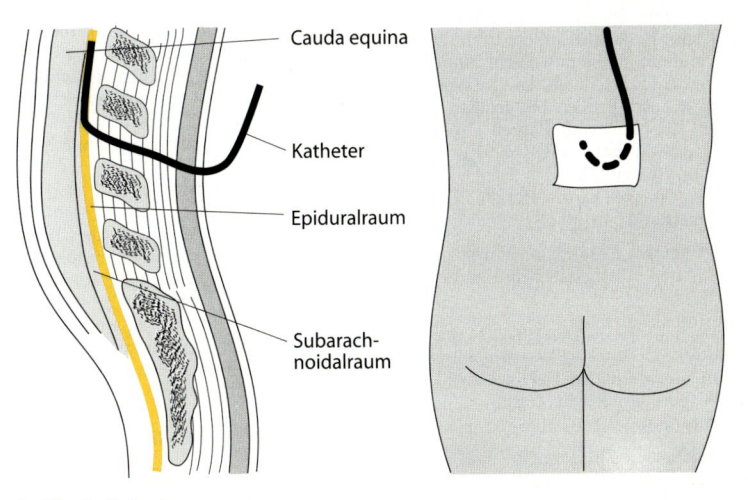

**Periduralanästhesie.**

sich vom Foramen magnum der Schädelbasis bis zum Ligamentum sacrococygeum zwischen Steiß- und Kreuzbein. Im P. enthalten sind Binde- und Fettgewebe, Arterien- und Venenplexus, Lymphgefäße sowie Spinalnervenwurzeln. (s.a. Periduralanästhesie)
◪ Rückenmark
🇬🇧 peridural space

**perifokal.** Zu den Geweben gehörend, die sich um einen Infektionsherd befinden.
🇬🇧 perifocal

**Perifollikulitis.** Entzündung des Gewebes um einen Haarfollikel, insbesondere auf der behaarten Kopfhaut.
[*griech.*: peri, um; *lat.*: folliculus, Täschchen; *griech.*: itis, Entzündung]
🇬🇧 perifolliculitis

**Perikard.** (Herzbeutel). Fibröse Umhüllung des Herzens und der Wurzeln großer Gefäße, die aus einem serösen und einem fibrösen Blatt besteht. Das seröse P. verfügt über zwei Schichten (parietal und viszeral). Zwischen beiden Schichten befindet sich der Perikardraum, in dem ein Film seröser Flüssigkeit vorhanden ist, der die aneinanderliegenden Oberflächen gleitfähig hält und dem Herz während der Kontraktion seine Beweglichkeit ermöglicht. Das fibröse P., das die äußere Umhüllung bildet und aus stabilem weißem Bindegewebe besteht, umschließt das Herz locker und ist mit den großen Blutgefäßen verbunden, die oben vom Herzen abgehen; diese Membran hat jedoch keine Verbindung zum Herzen selbst.
[*griech.*: peri, um ; kardia, Herz]
🇬🇧 pericardium

**Perikarderguss.** Ansammlung von Blut oder anderen Flüssigkeiten im Herzbeutel (→ Perikard).
🇬🇧 pericardial effusion

**perikardial.** 1. Zum → Perikard gehörend. 2. Zum Bereich um das Herz gehörend.
[*griech.*: peri, um; kardia, Herz]
🇬🇧 pericardiac

**Perikardiotomie.** Chirurgische Eröffnung des Herzbeutels (→ Perikard).
🇬🇧 pericardiotomy

**Perikarditis.** (Herzbeutelentzündung). Entzündung des Herzbeutels (→ Perikard) in Verbindung mit einer Verletzung, malignem Neoplasma, Infektion, Urämie, Myokardinfarkt, Kollagenerkrankung oder idiopathischen Ursachen. Zwei Phasen können beobachtet werden, wenn eine initiale Behandlung erfolglos ist und die Erkrankung fortschreitet. Die erste Phase äußert sich durch Fieber, Thoraxschmerzen, die in Schulter oder Hals ausstrahlen, Atemnot (Dyspnoe) und einen trockenen, unproduktiven Husten. Bei der Untersuchung werden schneller, harter Puls, Reibegeräusche und ein gedämpfter Herzschlag über der Herzspitze (Apex) deutlich. In der zweiten Phase einer P. entwickelt sich ein seröser Erguss innerhalb des Perikards, der die Herzaktivität einschränkt; die Herzgeräusche werden schwächer und klingen bei der Auskultation gedämpft. Wird der Erguss infolge einer bakteriellen Infektion eitrig (purulent), treten hohes Fieber, Schweißausbrüche, Schüttelfrost und Erschöpfungszustände (Prostration) auf.
[*griech.*: peri, um; kardia, Herz; itis, Entzündung]
🇬🇧 pericarditis

**Perikarditis, adhäsive.** (adhäsive Herzbeutelentzündung). Herzbeutelentzündung mit → Adhäsionen zwischen den viszeralen und den parietalen Herzbeutel- (Perikard-) Schichten bzw. zwischen Perikard und Mittelfell (Mediastinum), Zwerchfell oder Brustwand.
🇬🇧 adhesive pericarditis

**Perikarditis, konstriktive.** Durch fortschreitende Vernarbung oder Membranfibrose verursachte fibröse Verdickung des Herzbeutels (Perikard). Der Herzbeutel versteift sich nach und nach zu einer festen Membran, und die Herzkammern können sich während der normalen Füllungsphasen des Herzzyklus nicht mehr richtig ausdehnen.
🇬🇧 constrictive pericarditis

**Perikarditis fibrinosa.** (Perikarditis sicca). Ansammlung und Gerinnung von Lymphex-

sudaten im Perikard. Das geronnene Exsudat hat eine butterähnliche Konsistenz.
[*lat.*: fibra, Faser; *griech.*: peri, nahe, kardia, Herz, itis, Entzündung.]
🇬🇧 fibrinous pericarditis

**Perikardpunktion.** (Perikard(io)zentese). Maßnahme zur Entfernung von Flüssigkeiten, die sich zwischen den serösen Membranen des Herzbeutels (→ Perikard) angesammelt haben, mit Hilfe von → Punktion und → Aspiration.
🇬🇧 pericardiocentesis

**Perikolitis.** Entzündung des Bindegewebes um den Dickdarm (Kolon).
🇬🇧 pericolitis

**Perikranium.** Bindegewebemembran, die das Schädeldach umgibt.
🇬🇧 pericranium

**Perilymphe.** Klare Flüssigkeit, die das knöcherne von dem häutigen Labyrinth im Innenohr trennt.
[*griech.*: peri, um; *lat.*: lympha, Wasser]
🇬🇧 perilymph

**Perimenopause.** Zeitspanne von 4 bis 6 Jahren, die der → Menopause vorausgeht, wenn die Menstruationszyklen und der Blutfluss unregelmäßig werden. Wenn der Östrogenspiegel sinkt, kann es zu Osteoporose oder Depressionen kommen.
🇬🇧 perimenopause

**Perimeter.** Instrument zur Messung des Gesichtsfeldumfangs.
[*griech.*: peri, um; metron, Maß]
🇬🇧 perimeter

**Perimetrium.** Seröse Membran des Bauchfells (Peritoneum), die die Gebärmutter (Uterus) umgibt.
[*griech.*: peri, um; metra, Gebärmutter]
🇬🇧 perimetrium

**perinatal.** Zu dem Zeitraum (zwischen 28. Schwangerschaftswoche und 10. Lebenstag eines Neugeborenen) und dem Prozess des Gebärens oder Geborenwerdens gehörend.
[*griech.*: peri, um; *lat.*: natus, Geburt]
🇬🇧 perinatal

**Perinatologie.** Fachbereich der Medizin, der sich mit dem Studium der anatomischen und physiologischen Charakteristika einer Mutter und ihres ungeborenen bzw. neugeborenen Kindes sowie mit der Diagnose und Behandlung von Störungen beschäftigt, die während der Schwangerschaft, Entbindung und des Wochenbettes auftreten können. – *adj.* perinatologisch.
[*griech.*: peri, um; *lat.*: natus, Geburt; *griech.*: logos, Wissenschaft]
🇬🇧 perinatology

**perineal.** Zum Damm (→ Perineum) gehörend.
[*griech.*: perineos, Damm]
🇬🇧 perineal

**Perineum.** (Damm). Der Bereich des Körpers, der zwischen dem After und den äußeren Geschlechtsorganen liegt; dorsal zum Schamhügel, ventral zur Spitze des Steißbeins und lateral zum inneren Ramus der Bänder von Schambein, Sitzbein und Kreuzbein. Das P. umgibt und unterstützt die distalen Regionen des urogenitalen und des gastrointestinalen Bereichs.
[*lat.*: Damm]
🇬🇧 perineum

**Periode.** 1. Zeitintervall. 2. Eine der Phasen einer Krankheit. 3. Dauer eines einzelnen Zyklus einer → periodischen Welle oder eines entsprechenden Ereignisses. 4. (Umgangssprachlich) → Menses.
[*griech.*: peri, um; hodos, Weg]
🇬🇧 period

**Periodensystem (der Elemente).** Systematische Anordnung der chemischen Elemente. Eine erste Version wurde 1869 von Dimitry Ivanovich Mendeleyev (russischer Chemiker, 1834–1907) entwickelt. Durch die Anordnung der Elemente nach ihrer Ordnungszahl konnte er bestimmte Beziehungen, z.B. die Wertigkeit, die in regelmäßigen Intervallen auftritt, aufzeigen und Eigenschaften von Elementen vorhersagen, die im 19. Jahrhundert noch gar nicht erforscht waren.
🇬🇧 periodic table

**periodisch.** Bezeichnung für Ereignisse oder Phänomene, die sich in regelmäßi-

gen oder auch unregelmäßigen Abständen wiederholen.
🇬🇧 periodic

**periodontal.** Zum Bereich um einen Zahn gehörend, z.B. zur Zahnwurzelhaut (Periodontium).
[*griech.:* peri, um; odous, Zahn]
🇬🇧 periodontal

**Periodontitis.** Entzündung der Zahnwurzelhaut (Periodontium).
🇬🇧 periodontitis

**Periodontium.** (Zahnwurzelhaut). Wurzelhaut (→ Periost), die die Zahnwurzel in der Alveole umgibt.
🇬🇧 periodontium

**perioperativ.** Zum Zeitraum vor und nach einer Operation gehörend.
[*griech.:* peri, um; *lat.:* operari, arbeiten]
🇬🇧 perioperative

**Periost.** (Knochenhaut). Fibröse, gefäßreiche Membran, die die Knochen (außer an ihren Enden) bedeckt. Das P. besteht aus einer äußeren Schicht aus Kollagengewebe, das auch einige Fettzellen enthält, und einer inneren Schicht aus feinen elastischen Fasern. Das P. ist von Nerven und Blutgefäßen durchzogen, die die von ihnen umhüllten Knochen innervieren und ernähren. Die Membran ist dick und über jungen Knochen stark, über älteren jedoch weniger stark mit Gefäßen durchzogen. – *adj.* periostal.
[*griech.:* peri, um; osteon, Knochen]
🇬🇧 periostum

**Periostitis.** Entzündung der Knochenhaut (→ Periost); sie kann durch chronische oder durch akute Infektionen oder Verletzungen verursacht werden und äußert sich in Empfindlichkeit und Anschwellung der betroffenen Knochen, Schmerzen, Fieber und Schüttelfrost.
[*griech.:* peri, um; osteon, Knochen; itis, Entzündung]
🇬🇧 periostitis

**peripher.** Zur äußeren Seite, Oberfläche oder Umgebung eines Organs, einer anderen Körperstruktur oder des Gesichtsfeldes gehörend. (s.a. zentral)
[*griech.:* periphereia, Umfang]
🇬🇧 peripheral

**Periphere Empfindungen, Umgang mit.** → Pflegeintervention der → NIC, die definiert wird als die Verhinderung oder Einschränkung von Verletzungen oder Beschwerden bei Patienten mit einer veränderten Empfindungsfähigkeit.
🇬🇧 Peripheral Sensation Management

**perirektal.** Zum Bereich um den Mastdarm (→ Rektum) gehörend.
[*griech.:* peri, um; *lat.:* rectus, gerade]
🇬🇧 perirectal

**Peristaltik.** Koordinierte rhythmische, gleichmäßig fortschreitende Kontraktion der glatten Muskulatur, die die Nahrung durch den Verdauungstrakt, die Galle durch den Gallengang und den Urin durch die Harnleiter bewegt. – *adj.* peristaltisch.
[*griech.:* peri, um; stalsis, Kontraktion]
🇬🇧 peristalsis

**peritoneal.** Zum Bauchfell (→ Peritoneum) gehörend.
[*griech.:* peri, um; tenein, spannen]
🇬🇧 peritoneal

**Peritonealdialyse.** → Pflegeintervention der → NIC, die definiert wird als die Verabreichung und Überwachung einer Dialyselösung in und aus der Peritonealhöhle.
🇬🇧 Peritoneal Dialysis Therapy

**Peritonealdialyse.** → Dialyse, die durchgeführt wird, um eine Störung des Flüssigkeits- oder Elektrolytgleichgewichts im Blut zu korrigieren oder um Toxine, Arzneimittel und andere Abfallprodukte, die normalerweise von der Niere ausgeschieden werden, zu entfernen. Das Bauchfell (→ Peritoneum) wird dabei als Diffusionsmembran verwendet. Unter Lokalanästhesie wird ein Katheter in das Peritoneum eingeführt und dort angenäht. Der Katheter wird mit einem Y-Stück zur Verbindung von einfließender und ausfließender Flüssigkeit versehen. Das

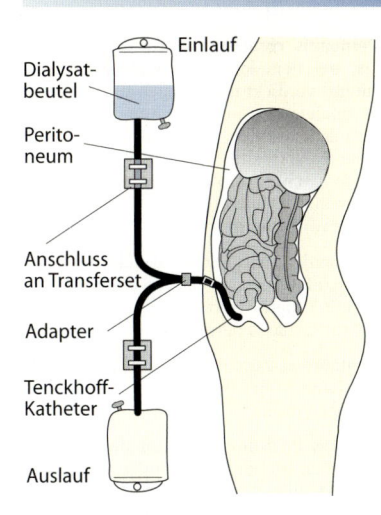

**Peritonealdialyse.** Prinzip der kontinuierlichen ambulanten Peritonealdialyse (CAPD).

Beschriftung der Abbildung: Einlauf, Dialysatbeutel, Peritoneum, Anschluss an Transferset, Adapter, Tenckhoff-Katheter, Auslauf.

→ Dialysat wird in die Bauchhöhle eingeleitet; durch Osmose, Diffusion und Filtration gelangen die benötigten Elektrolyte über das vaskuläre Peritoneum und die Blutgefäße der Bauchwand in den Blutstrom; die Abfallprodukte strömen aus den Blutgefäßen über das vaskuläre Peritoneum in das Dialysat. Die Flüssigkeit mit den Giftstoffen fließt mit Hilfe der Schwerkraft aus der Bauchhöhle heraus.
🇬🇧 peritoneal dialysis

**Peritoneallavage, diagnostische.** Methode zur Erfassung intraabdominaler Blutungen bzw. der Perforation von Eingeweiden nach einem abdominalen Trauma. Bei der offenen oder operativen Methode kann das Peritoneum direkt bei der Einführung des Katheters untersucht werden. Vor Durchführung einer Peritoneallavage muss zuerst eine Gallen- und Blasendekompression durchgeführt werden.
🇬🇧 diagnostic peritoneal lavage (DPL)

**Peritoneoskopie.** Untersuchung des Bauchfells (→ Peritoneum) durch das Einführen eines → Endoskops über einen Einschnitt in der Bauchwand.
[*griech.:* peri, um; tenein, spannen; skopein, anschauen]
🇬🇧 peritoneoscopy

**Peritoneum.** (Bauchfell). Ausgedehnte seröse Membran, die die gesamte abdominale Wand des Körpers überzieht und sich über die Eingeweide (Viszera) spannt. Man unterteilt das parietale und das viszerale P. Bei Männern ist das P. eine geschlossene Membranhülle, bei Frauen wird es von den freien Enden der Eileiter durchtrennt. Die Oberfläche des P.s besteht aus einem weichen Mesothel, das mit einer serösen Flüssigkeit überzogen ist, die der Viszera erlaubt, leicht über die abdominale Wand zu gleiten und sich gegenseitig zu verschieben. Die Gekröseschlagader (Arteria mesenterica) des P.s breitet sich fächerförmig von der Hauptmembran aus und versorgt den Dünndarm. Weitere Bestandteile des P.s sind das Dickdarmgekröse (Mesokolon), sowie das große und das kleine Netz (Omentum majus und minus).
[*griech.:* peri, um; tenein, spannen]
🇬🇧 peritoneum

**Peritoneum viscerale.** Innere Schicht der größten serösen Körpermembran, die die Eingeweide umhüllt (Bauchfell). Die Innenfläche des P.v. ist glatt und weich und produziert eine seröse Flüssigkeit, die als Gleitmittel zwischen der Membran und den Eingeweideorganen sowie den Organen untereinander dient. (s.a. Peritoneum; Peritoneum parietale)
🇬🇧 visceral peritoneum

**Peritonitis.** Entzündung des Bauchfells (→ Peritoneum), die durch Bakterien oder Reizstoffe verursacht wird, welche durch offene Wunden oder aufgrund der Perforation eines Organs in den gastrointestinalen Trakt oder über die Geschlechtsorgane in die freie Bauchhöhle gelangen. Die häufigste Ursache ist eine Blinddarmruptur, die P. tritt aber auch nach der Perforation von Divertikeln (Organausstülpungen), Magengeschwüren, Gallenblasengangrän, gangränöser Obstruktion des Dünndarms, inkarzerierter Hernie sowie nach einer Ruptur von Milz, Leber oder Eierstockzysten, insbesondere nach einer Extrauteringravidität, auf. Charakteristische Anzeichen und Symptome einer P. sind Bauchdeckenspannung, Steifigkeit, Schmerzen, Abwehrspannung, verminderte oder fehlende Darmgeräusche, Übelkeit, Erbrechen und Tachykardie. Der Patient hat Schüttelfrost und Fieber und atmet schnell und flach, er ist ängstlich, dehydriert und kann keinen Stuhl ausscheiden, möglicherweise werden Fäzes erbrochen (→ Miserere). Normalerweise sind eine Leukozytose, Elektrolytstörungen und Hypovolämie nachweisbar, es kann zum Schock und zur Herzinsuffizienz kommen.

Durchführung von pflegerischen Maßnahmen, um die für den Patienten akute u. lebensbedrohliche Situation zu verbessern, insbesondere hinsichtlich des instabilen Kreislaufs, der eingeschränkten Atmung, Schmerzen u. Immobilität. Der Magen-Darm-Trakt wird mittels einer Magen- oder Duodenalsonde entlastet und der Patient hat Nahrungskarenz. Postoperativ empfiehlt sich zur Sanierung des Bauchraums die Douglas-Lagerung. Regelmäßige Temperatur- und Kreislaufkontrollen zur frühzeitigen Erkennung von Komplikationen und zur Dokumentation des Krankheitsverlaufs.

[*griech.*: peri, um; tenein, spannen; itis, Entzündung]
🇬🇧 peritonitis

**Peritonitis, adhäsive.** Entzündung des Bauchfells mit → Adhäsion der aneinandergrenzenden Oberflächen.
🇬🇧 adhesive peritonitis

**Peritonitis, aseptische.** → Peritonitis, bei der die Entzündung des Bauchfells (Peritoneum) durch Chemikalien, Verstrahlung oder Verletzung, statt durch infektiöse Substanzen verursacht wird.
[*griech.*: a, kein; sepsis, Fäule; peri, nahe; teinein, ausdehnen; itis, Entzündung]
🇬🇧 aseptic peritonitis

**Peritonitis, chronische.** Form der Peritonitis, bei der sich das Bauchfell (Peritoneum) verdickt und Aszites auftritt; steht normalerweise in Verbindung mit anderen Krankheiten, wie z.B. Perikarditis oder Polyserositis.
[*griech.*: chronos, Zeit, peri, nahe, tenein, dehnen, itis, Entzündung.]
🇬🇧 chronic peritonitis

**Peritonitis, tuberkulöse.** Bauchfellentzündung infolge einer Infektion der Eingeweide mit Tuberkelbakterien.
🇬🇧 tuberculous peritonitis

**peritonsillär.** Zum Bereich um die Mandeln (→ Tonsillen) gehörend.
🇬🇧 peritonsillar

**Peritonsillarabszess.** Infektion des Gewebes zwischen Mandeln (→ Tonsillen) und Rachen (Pharynx), die meist nach einer akuten follikularen Tonsillitis auftritt. Zu den Symptomen gehören Schluckbeschwerden (Dysphagie), Schmerzen, die ins Ohr ausstrahlen, und Fieber. Meistens kommt es zur Rötung und Schwellung der Tonsillen und des weichen Gaumens.
🇬🇧 peritonsillar abscess

**periumbilikal.** Zum Bereich um den Nabel (Umbilicus) gehörend.
[*griech.*: peri, um; *lat.*: umbilicus, Nabel]
🇬🇧 periumbilical

**periungual.** Zum Bereich um die Finger- oder Fußnägel gehörend.
[*griech.*: peri, um; *lat.*: unguis, Nagel]
🇬🇧 periungual

**perivaskulär.** Zur Umgebung der Gefäße gehörend.
🇬🇧 perivascular

**Perkussion.** Technik der körperlichen Untersuchung, bei der mit den Fingerspitzen oder der Faust auf bestimmte Körperbereiche geklopft wird, um Größe, Grenzen und Konsistenz von inneren Organen zu evaluieren oder Präsenz und Menge von Flüssigkeiten in einer Körperhöhle zu bestimmen. Bei der direkten (unmittelbaren) P. beklopfen die Finger direkt die Körperoberfläche; bei der indirekten (mittelbaren) P. wird eine Hand über das

betreffende Organ gelegt und die Finger der anderen Hand klopfen auf den Rücken der flachen Hand.
[*lat.*: percutere, hart zuschlagen]
🇬🇧 percussion

**Perkussion, palpatorische.** Technik der körperlichen Untersuchung, bei der die Vibrationen, die durch Beklopfen (→ Perkussion) einer Körperoberfläche ausgelöst werden, mit Hilfe eines leichten Drucks der flachen Hand des Untersuchenden evaluiert werden.
🇬🇧 palpatory percussion

**Perkussionshammer.** Abklopfinstrument mit Gummikopf, mit dem Sehnen, Nerven oder Muskeln zur Auslösung von Reflexen beklopft werden.
🇬🇧 reflex hammer

**perkutan.** Durch die Haut geführt; z.B. eine Biopsie oder die Aspiration einer Flüssigkeit aus einem Bereich unter der Haut mit Hilfe einer Nadel, eines Katheters oder einer Spritze, aber auch die Instillation einer Flüssigkeit in eine Körperhöhle durch ähnliche Hilfsmittel.
🇬🇧 percutaneous

**perlingual.** Bezeichnung für eine Verabreichungsform von Arzneimitteln, bei der Medikamente durch die Zunge aufgenommen werden, über die die Wirkstoffe resorbiert werden.
🇬🇧 perlingual

**permanent.** Dauerhaft, fortdauernd.
[*lat.*: permanere, bleiben]
🇬🇧 permanent

**permeabel.** Zustand, der es Flüssigkeiten oder anderen Substanzen erlaubt, durch ein anderes Medium zu dringen, z.B. durch eine Membran. (s.a. semipermeabel)
🇬🇧 permeable

**Permeabilität.** (Durchlässigkeit). Das Ausmaß, in dem eine Substanz einer anderen erlaubt, sie zu durchdringen.
[*lat.*: permeare, durchdringen]
🇬🇧 permeability

**perniziös.** Potentiell gefährlich, destruktiv oder schädlich, wenn keine Behandlung erfolgt, z.B. perniziöse Anämie.
[*lat.*: perniciosus, destruktiv]
🇬🇧 pernicious

**pero-.** Vorsilbe mit der Bedeutung »verstümmelt«.
🇬🇧 pero-

**Perodaktylie.** Angeborene Missbildung mit Deformität der Finger und Fingerspitzen, wobei auch ein oder mehrere Finger oder Zehen fehlen können.
[*griech.*: peros, verstümmelt; daktylos, Finger]
🇬🇧 perodactyly

**Peromelie.** Angeborene Anomalie, die durch die Missbildung einer oder mehrerer Extremitäten gekennzeichnet ist.
[*griech.*: peros, verstümmelt; melos, Gliedmaße]
🇬🇧 peromelia

**peronäal.** Zum äußeren Teil des Beins, zum Wadenbein (Fibula) und zum oberflächlichen Wadenbeinnerv (Nervus peronaeus) gehörend.
[*griech.*: perone, Speiche]
🇬🇧 peroneal

**Peronäusmuskelatrophie.** Symmetrische Schwächung oder Atrophie der Muskeln des Fußes und der Knöchel mit der Folge der Entwicklung von Hammerzehen; es kommt zu hohen Fußwölbungen und infolge der Schwächung der Knöchelmuskeln zu einem unsicheren Gang.
🇬🇧 peroneal muscular atrophy

**Peroxide (pl.).** (Superoxide; Hyperoxide). Verbindungen eines Sauerstoffmoleküls mit einem einwertigen Element, v. a. Metalle oder Radikale. Peroxid-Radikale sind starke Oxidationsmittel und können bestimmte biologische Substanzen schädigen, z.B. Fette, Proteine und Nukleinsäuren.
🇬🇧 superoxides

**Perseveration.** Unwillkürliches und pathologisches Festhalten an den immer gleichen verbalen Äußerungen oder motori-

schen Aktivitäten unabhängig von einem Stimulus oder seiner Dauer.
[*lat.*: perseverare, beharren]
🌐 perseveration

**persistierend.** (persistent). Bestehen bleibend, anhaltend.
[*lat.*: persistere, verharren]
🌐 persistent

**Persona.** (Analytische Psychologie nach C.G. Jung) Die Persönlichkeitsfassade oder Rolle, die eine Person annimmt und in der sie sich der äußeren Welt präsentiert, um den Anforderungen der Umgebung oder der Gesellschaft gerecht zu werden oder um einen intrapsychischen Konflikt auszudrücken. (s.a. Anima)
🌐 persona

**persönliche Veränderungen, Unterstützung bei.** → Pflegeintervention der → NIC, die definiert ist als die Bestärkung in selbstbestimmten Veränderungen, die Patienten ergreifen, um persönlich wichtige Ziele umzusetzen.
🌐 Self-Modification Assistance

**Persönlichkeit.** 1. Synthese von Verhaltens- und Einstellungmerkmalen, die bei einer Person zu erkennen sind. 2. Verhaltensmuster, die eine Person bewusst oder unbewusst entwickelt, z.B. durch die Anpassung an eine bestimmte Umgebung oder an kulturelle, ethnische, nationale oder regionale Standards.
🌐 personality

**Persönlichkeit, antisoziale.** Person, deren Einstellungen und Verhaltensweisen den Sitten, Normen und den von einer Gesellschaft akzeptierten moralischen Prinzipien widersprechen.
[*griech.*: anti, gegen; *lat.*: socius, Kamerad]
🌐 antisocial personality

**Persönlichkeit, multiple.** Zerfall einer Persönlichkeit in Bruchstücke (Fragmentation), bei der zwei oder mehrere unterschiedliche und untergeordnete Persönlichkeiten im Widerstreit stehen.
🌐 multiple personality

**Persönlichkeit, neurotische.** Disposition, die durch Charakterzüge und Neigungen gekennzeichnet ist, die die Wahrscheinlichkeit für ein spezifisches neurotisches Verhalten erhöhen. Extrem ordentliche, vorsichtige und saubere Personen können z.B. für die Entwicklung einer obsessiv-zwanghaften Störung anfällig sein. (→ neurotisch)
🌐 neurotic personality

**Persönlichkeit, schizoide.** Person, die zwar mit dem Leben einigermaßen zurecht kommt, jedoch äußerst scheu, übersensibel und introvertiert ist, sich gerne ausschließt und enge persönliche Kontakte meidet.
🌐 schizoid personality

**Persönlichkeit, zwanghafte.** Charakter, der von chronischem und zwanghaftem Festhalten an starren Verhaltensregeln geprägt ist. Eine Person mit einer zwanghaften Persönlichkeit ist übertrieben gewissenhaft und verklemmt, äußerst unflexibel, hat eine außergewöhnliche Arbeitsfähigkeit und kann sich nicht im normalen Maß entspannen und normale Beziehungen mit anderen Personen unterhalten.
🌐 compulsive personality

**Persönlichkeitsstörung.** Psychiatrische Erkrankung, die sich durch Abweichungen in der Persönlichkeitsentwicklung oder bestimmter Verhaltensweisen von der Norm darstellt; sie kann sich in zahlreichen mentalen Störungen zeigen, etwa durch steife, unflexible und schlecht angepasste Verhaltensmuster und Eigenschaften, welche die Fähigkeit einer Person einschränken, in der Gesellschaft zu funktionieren, weil das Anpassungspotential erheblich eingeengt ist.
🌐 personality disorder

**Persönlichkeitsstörung, antisoziale.** (dissoziale Persönlichkeitsstörung). Immer wieder auftretende Verhaltensmuster, die den gewohnten moralischen und ethischen Normen widersprechen und eine Person in ständigem Konflikt mit der Gesellschaft leben lassen. Begleitsymptome sind Aggressivität, Gefühlskälte, Impulsivität, Verantwortungslosigkeit, Feindseligkeit,

niedrige Frustrationsschwelle, beträchtliche emotionale Unreife sowie schlechte Urteilsfähigkeit.
🇬🇧 antisocial personality disorder

**Persönlichkeitsstörung, narzisstische.** Psychiatrische Diagnose, die ein übertriebenes Gefühl für die Wichtigkeit und Einzigartigkeit der eigenen Person bezeichnet, wobei der Betreffende ein abnormes Bedürfnis nach Aufmerksamkeit und Bewunderung entwickelt und sich in grandiosen Phantasien über die eigene Person verliert; es kommt zu Störungen der zwischenmenschlichen Beziehungen, bei denen häufig andere Personen ausgenutzt werden und eine mangelhafte Empathie vorhanden ist. (→ Narzissmus)
🇬🇧 narcissistic personality disorder

**Persönlichkeitsstörung, schizoide.** Persönlichkeitsstörung, gekennzeichnet durch die Unfähigkeit zwischenmenschliche Beziehungen zu knüpfen und zu unterhalten. Diese Unfähigkeit zeigt sich vor allem durch Gefühlskälte und Unnahbarkeit, Zurückhaltung und Scheu sowie einer Gleichgültigkeit gegenüber Lob, Kritik und den Gefühlen anderer.
🇬🇧 schizoid personality disorder

**Persönlichkeitsstörung, schizotypische.** Anerkannte psychiatrische Störung, gekennzeichnet durch seltsame Gedanken, Wahrnehmung, Sprache oder Verhalten, die jedoch für die Diagnose »Schizophrenie« nicht stark genug ausgeprägt sind. Typische Symptome sind z.B. magische Vorstellungen wie Aberglaube, der Glaube an Hellseherei und Telepathie, bizarre Fantasien, wiederkehrende Illusionen wie das Fühlen einer anwesenden Person oder Kraft, die nicht wirklich anwesend ist, soziale Isolation, eigenartige Sprachmuster inklusive vage ausgedrückter Ideen oder missverständlicher Worte sowie eine übertriebene Angst oder Hypersensibilität gegenüber tatsächlicher oder angenommener Kritik.
🇬🇧 schizotypal personality disorder

**Persönlichkeitsstörung, zwanghafte.** Störung von alltäglichen Funktionen und normalen Verhaltensmustern, die von der irrationalen Sorge um Ordnung, Regeln, Rituale und Details geprägt ist.
🇬🇧 compulsive personality disorder

**Persönlichkeitstest.** Verschiedene standardisierte Tests, die zur Evaluation oder Einschätzung (Assessment) der verschiedenen Facetten der Persönlichkeitsstruktur, des emotionalen Status und der Verhaltensmerkmale eingesetzt werden können.
🇬🇧 personality test

**Perspiratio insensibilis.** Verlust von Körperflüssigkeit durch die weitgehend unmerkliche Wasserabgabe bei der Atmung, über die Haut und die Schleimhäute.
[*lat.*: in, nicht; sentire, fühlen; per, durch; spirare, atmen]
🇬🇧 insensible perspiration

**Perspiration.** (Hautatmung/Perspiratio insensibilis). Ausscheidung von Körperflüssigkeit durch die Hautporen und über die Schleimhäute (Atmung). Die Flüssigkeit besteht aus Wasser, in dem Natriumchlorid, Phosphat, Harnstoff, Ammoniak und andere Abfallprodukte gelöst sind. Die P. dient dem Körper als Mechanismus zur Ausscheidung und zur Regulierung der Körpertemperatur. (s.a. Transpiration)
– *adj.* perspiratorisch.
[*lat.*: per, durch; spirare, atmen]
🇬🇧 perspiration

**Pertussis.** (Keuchhusten). Akute, höchst ansteckende Infektion der Luftwege (meldepflichtig), die durch einen anfallartigen Husten charakterisiert ist, der mit einem lauten, keuchenden Einatmen endet. P. tritt am häufigsten bei Säuglingen und Kindern bis zum 4. Lebensjahr auf, die nicht geimpft worden sind. Der ursächliche Erreger, Bordetella pertussis, ist ein kleiner, unbeweglicher gramnegativer Kokkenbazillus. (→ Pertussisschutzimpfung)
[*lat.*: per, durch; tussis, Husten]
🇬🇧 pertussis

**Pertussis-Schutzimpfung.** Aktive Impfung zur Immunisierung gegen → Pertussis, die auch alleine durchgeführt wird, wenn die sonst übliche kombinierte Schutzimpfung

gegen Diphtherie, Keuchhusten und Tetanus kontraindiziert ist.
🌐 pertussis vaccination

**Perversion.** 1. Jede Abweichung davon, was als normal und natürlich betrachtet wird. 2. Aktive Handlung, die die Veränderung eines normalen oder natürlichen Zustandes bewirkt. 3. Verschiedene Sexualpraktiken, die als abweichend von einem normalen erwachsenen Verhalten bewertet werden, z.B. Fetischismus oder sadomasochistische Praktiken.
[*lat.*: pervertere, umdrehen]
🌐 perversion

**Perzentile.** Der 100. Teil einer statistischen Verteilung. Ein P.n-Wert von 80 besagt z.B., dass 20% der Gesamtzahl aller Fälle über und 80% unter den jeweils untersuchten Faktoren liegen.
🌐 percentile

**Pes.** Fuß oder fußähnliche Struktur.
[*lat.*: Fuß]
🌐 pes

**Pes cavus.** (Hohlfuß). Deformität des Fußes, die durch eine ausgeprägte Hohlwölbung des Mittelfußes (Metatarsus) mit übermäßiger Streckung der Zehen am Gelenk, Beugung der Gelenke zwischen den Zehengliedern und Verkürzung der Achillessehne charakterisiert ist. Dies kann bereits bei der Geburt vorhanden sein oder später infolge von Kontrakturen oder einer Unausgewogenheit der Fußmuskulatur entstehen, z.B. bei neuromuskulären Erkrankungen oder Muskelatrophie.
🌐 pes cavus

**Pes equinus.** (Spitzfuß). Deformität des Fußes, bei der die Zehen extrem gebeugt sind und Gehen nur mit der vorderen Fläche des Fußes möglich ist; die Ferse berührt den Boden nicht.
🌐 pes equinus

**Pes planus.** (Plattfuß). Unphysiologische, jedoch relativ häufige Deformität des Fußes, die durch eine Abflachung des Fußgewölbes gekennzeichnet ist.
🌐 pes planus

**Pes valgus.** (Knickfuß). Abknickung des Fußes in der Höhe des Knöchels nach außen.
🌐 pes valgus

**Pessar.** Mechanisches Hilfsmittel in Form eines Ringes oder einer Schale, das in die Vagina geschoben und um den äußeren Muttermund gelegt wird, um einen Uterusprolaps, eine Uterusretroversion oder eine Zervixinsuffizienz zu behandeln. Dies wird bei Frauen eingesetzt, deren Zustand eine chirurgische Behandlung nicht erlaubt. P.e werden auch von jüngeren Frauen zur Evaluation einer Uterusretroversion und zur Behandlung einer Zervixinsuffizienz während einer Schwangerschaft benutzt. Das P. muss täglich entnommen und gereinigt werden. P.e können aus Gummi oder Kunststoff sein. Bestimmte P.e werden zur Empfängnisverhütung eingesetzt (→ Diaphragma). (s.a. Intrauterinpessar)
🌐 pessar

**Pessimismus.** Neigung, bei jeder Handlung und in jeder Situation die schlimmstmöglichen Folgen zu erwarten oder immer nur stärkste Bedenken zu betonen, selbst wenn vernünftigerweise ein Fortschritt oder Gewinn erwartet werden kann. – *adj.* pessimistisch.
[*lat.*: pessimus, am schlechtesten]
🌐 pessimism

**Pest.** Infektionskrankheit, die durch einen Biss des Flohs eines Nagetiers verursacht wird, der mit dem Bazillus Yersinia pestis befallen ist. Die P. ist vorwiegend eine Krankheit von Ratten. Der Rattenfloh geht nur auf den Menschen, wenn sein bevorzugter Wirt (meist Ratten) infolge einer Rattendermatose durch die P. getötet worden ist. Deshalb kommt es nur zu Epidemien, wenn vorher Ratten befallen waren. Man unterscheidet die Beulenpest (Bubonenpest, die die Leisten befällt), die Lungenpest und die Pestsepsis.
🌐 plague

**Pestizid.** Chemisches Mittel, das zur Vernichtung von tierischen oder pflanzlichen Schädlingen eingesetzt wird.
🌐 pesticid

**Pestvakzine.** Aktive immunisierende Substanz, die aus getöteten Pestbazillen gewonnen wird; die P. wird zur Immunisierung gegen Pest eingesetzt, meist nach einer möglichen Exposition oder als Schutz für Reisende in den endemischen Bereichen.
🇬🇧 plague vaccine

**Petechien (pl.).** Violette oder rote punktförmige Flecken auf der Haut, die infolge von kleinsten Blutungen (Hämorrhagien) entstehen. Mögliche Ursachen sind z.B. Thrombozytenmangel oder das Pressen in den Kopf bei der Geburt. – *adj.* petechial.
🇬🇧 petechiae

**Petit mal.** Der sog. kleine epileptische Anfall ist ein generalisierter Anfall mit kurzzeitiger Trübung des Bewusstseins. Beim P.m. treten keine eigentlichen Krämpfe auf. (s.a. Epilepsie)
[*franz.:* kleines Übel]
🇬🇧 petit mal epilepsy; minor epilepsy

**Petrifikation.** Der Prozess des Verkalkens oder der steinartigen Umbildung.
🇬🇧 petrification

**Petri-Schale.** Flache runde Glasschale mit Deckel, die für die Züchtung von Bakterienkulturen verwendet wird.
[J. Petri, deutscher Bakteriologe, 1852–1921]
🇬🇧 Petri dish

**Petrissage.** Massagetechnik, bei der die Haut sanft angehoben und zusammengedrückt wird; auf diese Weise werden die Durchblutung gefördert und die Muskeln entspannt.
[*franz.:* petrir, kneten]
🇬🇧 petrissage

**Petting.** Wechselseitige manuelle Reizung der erogenen Zonen und Geschlechtsteile bis zum → Orgasmus, wobei es nicht zum Geschlechtsverkehr (→ Koitus) kommt.
[*engl.:* to pet, streicheln]
🇬🇧 petting

**-pexie.** Nachsilbe mit der Bedeutung »Befestigung«.

**Peyer-Plaques (pl.).** Gruppe von → Lymphknoten, die in der Schleimhaut des Krummdarms (Ileum) gegenüber der mesenterischen Verbindung eine einzelne Schicht bilden. Bei den meisten Menschen befinden sie sich im distalen Teil des Ileums, können jedoch auch im Leerdarm (Jejunum) vorkommen. Die P.-P. spielen eine wichtige Rolle im körpereigenen Immunsystem und schwellen bei → Typhus geschwürartig an.
🇬🇧 Peyer's patches

**Pfefferminz.** Getrocknete Blätter und Blüten des Krautes Mentha piperita. Es ist Quelle für ein flüchtiges Öl, das als → Karminativum und → Antiemetikum verwendet wird. P. wirkt schmerzstillend, krampflösend, beruhigend und kühlend bzw. fiebersenkend und wird meist in Form von Tee getrunken oder als Zusatz zum Waschwasser verwendet. 30g getrocknetes oder 75g frisches Kraut mit 1l Wasser, das nicht mehr kocht, aufgießen und 10 Minuten ziehen lassen, abseihen, erkalten lassen. Mit 4l Wasser, unter 10°C der aktuellen Körpertemperatur, verdünnen. Aktivierend mit mäßig feuchten Waschlappen waschen. Anschließend Patienten nicht abtrocknen, nur leicht zudecken. Alternativ 3–5 Tropfen Pfefferminzöl ins Wasser geben; nicht an Schleimhäute bringen, da es brennt!
🇬🇧 peppermint

**Pfefferminzöl.** Durch Wasserdampf-Destillation gewonnenes Öl aus den Blättern der Pfefferminze mit erfrischender, anregender Wirkung; wirkt als Waschwasserzusatz fiebersenkend. Anzuwenden als Waschwasserzusatz, zur Mundpflege und in der Duftlampe. Nicht anzuwenden bei Patienten mit einem Verschluss der Gallenwege, → Cholezystitis oder Leberschäden; ebenfalls nicht bei Säuglingen und Kleinkindern, wegen der Gefahr der zentralen Erregung und Atemdepression; P. kann bei empfindlicher Haut hautreizend wirken. (→ Öl, ätherisches; Aromatherapie)
🇬🇧 peppermint oil

**Pfeiffer-Drüsenfieber.** → Mononucleosis infectiosa.
🔹 infectious mononucleosis

**Pflege, funktionelle.** → Funktionspflege.
🔹 functional nursing

**Pflege, postoperative.** Umgang und Versorgung eines Patienten nach einer Operation. Vor der Verlegung aus dem OP werden alle dort verwendeten Hilfsmittel entfernt und gegebenenfalls ein steriler Verband auf die Inzisionsstelle angelegt. Durchgängigkeit und Verbindungen aller Drainagen sowie die Flussrate der Infusionen werden überprüft. Sauberkeit und Trockenheit der Haut des Patienten müssen gewährleistet werden. Danach wird der Patient vorsichtig wieder in sein Bett gelegt; möglicherweise müssen orale oder nasale Tuben gelegt oder ein Endotrachealkatheter abgesaugt werden. Eventuell muss die Atmung mechanisch unterstützt werden. Blutdruck, Puls und Atemfrequenz müssen alle 15 Minuten oder nach Anordnung überprüft werden. In gleichen Abständen erfolgt die Überprüfung von Bewusstsein, Reflexen und Bewegungen der Extremitäten. Der Patient darf noch nichts oral zu sich nehmen; er erhält Arzneimittel, Blut oder Blutkomponenten nach Anordnung. Eine Ein- und Ausfuhrkontrolle sollten durchgeführt und Schmerzen durch die Verabreichung von Analgetika kontrolliert werden.
🔹 postoperative care

**Pflege, postpartale.** Versorgung einer Mutter und ihres Neugeborenen während der ersten Tage des Wochenbettes (Puerperium); dabei müssen die körperlichen und physiologischen Rückbildungsabläufe bei der Mutter auf Abweichungen von der Norm beobachtet werden; z.B. die Rückbildung (Verkleinerung) des Uterus nach der Geburt. Der Wochenfluss (→ Lochien) verändert während der ersten Tage seine Farbe und Konsistenz; zuerst ist er blutig-rot (2 bis 4 Tage lang), danach rosa-bräunlich und schließlich klar und klebrig. Die Bauchdecke ist weich, der Muskeltonus kann jedoch mit der Zeit durch gymnastische Übungen wiederhergestellt werden. Am dritten Tag beginnt sich die Brust normalerweise mit Milch zu füllen (Milcheinschuss).
🔹 postpartal care

**Pflege, präoperative.** Vorbereitung und Versorgung eines Patienten vor einer Operation; Ernährungszustand, Hygiene, medizinische und chirurgische Anamnese, Allergien, gegenwärtige Medikation, körperliche Behinderungen, Anzeichen einer Infektion und die Ausscheidungsgewohnheiten werden bestimmt und dokumentiert. Danach sollte das Verständnis des Patienten bezüglich der operativen, präoperativen und postoperativen Maßnahmen festgestellt werden; seine Fähigkeit, Ängste zu verbalisieren, und das Wissen der Familie über die bevorstehende Operation werden beurteilt. Die Einverständniserklärung des Patienten und die Akzeptanz des Einsatzes von Blutkonserven werden bei Bedarf überprüft. Die Vitalzeichen müssen gemessen und Abweichungen dem Arzt mitgeteilt werden. Der Arzt wird auch über unphysiologische Ergebnisse bei EKG, Thoraxröntgen oder Laboruntersuchungen informiert. Die Anzahl der eventuell benötigten Blutkonserven wird festgelegt. Auf Anordnung werden ein Klysma verabreicht, Magensonde oder Blasenkatheter gelegt und parenterale Flüssigkeiten verabreicht. Vor einer OP darf der Patient einige Stunden nichts mehr oral zu sich nehmen. Nach der Verabreichung der Prämedikation werden die Seitengitter des Bettes hochgestellt. Vor dem Transport des Patienten in den OP (mit den vollständigen Unterlagen) sollte er nochmals Urin lassen, Zahnprothesen, Kontaktlinsen u.ä. entfernen und seine Wertsachen sicher verwahren.
🔹 preoperative care

**Pflege, professionelle.** 1. Die praktische Tätigkeit, bei der ein → professionell Pflegender »einer gesunden oder kranken Person bei der Ausführung von Tätigkei-

ten hilft, die seiner Gesundheit oder Genesung (oder einem friedvollen Tod) zuträglich sind, die der Betreffende ohne Hilfe bewältigen könnte, wenn er die erforderliche Kraft, den Willen oder das Wissen hätte. Auf diese Weise soll ihm geholfen werden, sich so schnell wie möglich wieder selbst versorgen zu können«. (Virginia Henderson) 2. »Die Diagnose und Behandlung der menschlichen Reaktionen auf akute oder potenzielle Gesundheitsprobleme« (American Nurses Association). Man unterscheidet 4 wesentliche Komponenten zur genaueren Definition von P.: Phänomen der Sorge Pflegender; Anwendung von Theorien zur Beobachtung der jeweiligen Bedürfnisse für Pflegeinterventionen und Planung von Pflegehandlungen; die ergriffenen Pflegehandlungen und die Evaluation der Auswirkungen der Handlungen in Bezug auf das betreffende Phänomen. 3. Professionelle Praxis eines professionell Pflegenden.
🇬🇧 nursing

**Pflege, professionelle.** Berufsmäßiges qualitätsorientiertes Handeln der Pflegekräfte. P. P. bedarf einer umfassenden Ausbildung in Theorie und Praxis und basiert auf wissenschaftlichen Erkenntnissen. (s.a. Pflegender, professionell)
🇬🇧 professional nursing

**Pflege, progressive.** Organisatorische Zuordnung und Verlegung von Patienten nach der notwendigen Pflegeintensität bzw. dem Grad der Genesung. Z.B. Verlegung von der Intensivpflegeeinheit zur Wachstation, Normalstation oder Ambulanten Pflege oder (in der Psychiatrie) Intensivüberwachung, geschlossene Station, offene Station, Tagesklinik, Betreutes Wohnen.
[*lat.:* progressiv, fortschrittlich, stufenweise fortschreitend, steigernd]
🇬🇧 progressive care

**Pflege, transkulturelle.** Kernbegriff des Pflegemodells von → Madeleine Leininger.
🇬🇧 transcultural nursing

**Pflegeanamnese.** Bestimmung der Bedürfnisse, Präferenzen und Fähigkeiten eines Patienten durch einen professionell Pflegenden. Bei der Pflege-Anamnese führt die Pflegende ein Interview mit dem Patienten, der dabei aufmerksam beobachtet wird, um alle Symptome und Anzeichen seines Zustandes, seine verbale und nonverbale Kommunikation, die medizinische und soziale Anamnese und jede andere verfügbare Information berücksichtigen zu können. Zu den physikalischen Aspekten, die beim P.-A. eingeschätzt werden, gehören Vitalzeichen, Hautfarbe und -zustand, motorische und sensorische Nervenfunktion, Ernährungszustand, Ruhe, Schlaf, Aktivität, Ausscheidung und Bewusstseinszustand.
🇬🇧 nursing assessment

**Pflegebadeöl.** Das P. dient der Fettung der Haut, da sich das mit dem Wasser vermischte Öl netzartig auf die Haut legt. Ein Hauptbestandteil sollte das Öl sein, Aqua (Wasser) darf kein Inhaltsstoff sein. Ölbäder sollten möglichst nur einen Wirkstoff enthalten, damit sich evtl. auftretende Allergien eindeutig zuordnen lassen. Keinen Effekt bringt es, reines Öl ins Waschwasser zu gießen, um damit etwa das Waschwasser hautfreundlicher zu machen, denn ohne → Emulgatoren kann es sich im Wasser nicht fein verteilen. Die Anwendung empfiehlt sich bei extrem trockener Haut und erfolgt maximal jeden 2. oder 3. Tag.
🇬🇧 bath oil

**Pflegebedürftigkeit.** Notwendigkeit einer pflegerischen Versorgung, meist durch Krankheiten, Behinderungen oder hohes Alter verursacht. Heute ist die P. im sog. Gesundheitsstrukturgesetz geregelt, d. h. sie wird in Kategorien eingestuft, nach denen der Personalschlüssel für die Versorgung der Pflegebedürftigen berechnet wird. Vom → MDK werden pflegebedürftige Menschen zu Hause oder in stationären Pflegeeinrichtungen in → Pflegestufen eingeteilt, die letztlich über die Höhe der finanziellen und materiellen

Leistungen entscheiden. (→ Pflegeversicherung)
🇬🇧 state of being in need of care

**Pflegebett.** ◪ Krankenbett, das über zahlreiche Sonderfunktionen verfügt. Ein P. ist z.B. in vielen Ebenen verstellbar, um den besonderen Bedürfnissen jedes Patienten, aber auch jenen der betreuenden Pflegenden (gesundes Arbeiten) gerecht zu werden. Zur therapeutischen Lagerung und Dekubitusprophylaxe stehen Spezialbetten zur Verfügung, z.B. → Air-Fluidised-Bett uvm.
🇬🇧 hospital bed

**Pflegediagnose.** Aussage über ein akutes Gesundheitsproblem oder über ein potenzielles Problem im Gesundheitszustand eines Klienten/Patienten, für das ein professionell Pflegender zuständig ist, der für eine entsprechende Behandlung kompetent ist. Für die Formulierung einer P. sind 4 Schritte erforderlich. Durch Sammlung von Informationen aus allen verfügbaren Quellen wird eine Datenbank erstellt, dazu gehören Interviews mit dem Klienten und seinen Angehörigen, ein Überblick über vorhandene Berichte über die Gesundheit des Klienten, die Beobachtung seiner Reaktion auf mögliche Veränderungen seines Gesundheitsstatus, körperliches Assessment sowie Konferenz oder Beratung mit anderen Professionellen, die ebenfalls mit der Pflege des Klienten betraut sind. Diese Datenbasis muss kontinuierlich aktualisiert werden. Zum zweiten Schritt gehören die Analyse der Reaktionen des Klienten auf die Probleme in

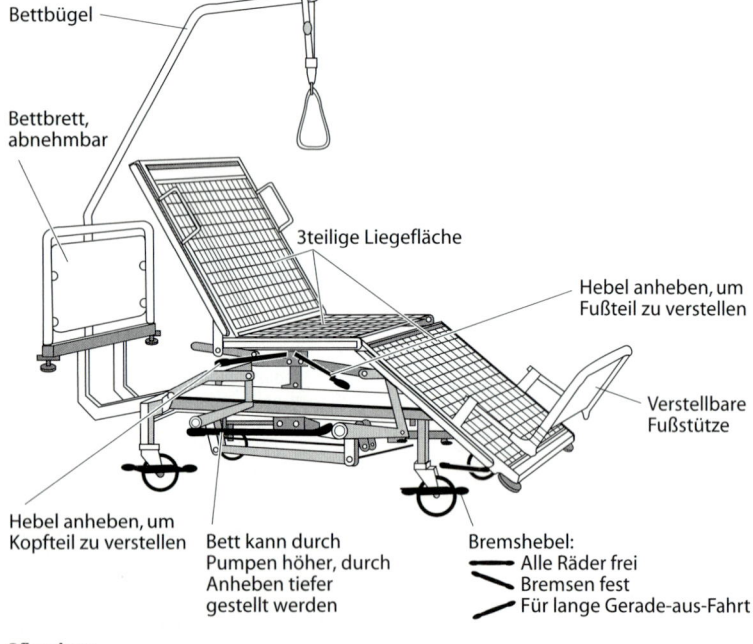

**Pflegebett.**

Verbindung mit seinem Gesundheitszustand oder seiner Krankheit, die Klassifikation seiner Reaktionen in die Kategorien psychologisch, physiologisch, spirituell oder soziologisch. Als dritter Schritt folgt die Organisation der Daten, so dass eine vorübergehende versuchsweise diagnostische Aussage getroffen werden kann, welche die Merkmale der erkannten Probleme zusammenfasst. Der letzte Schritt schließlich besteht in der Bestätigung, ob die Datenbasis ausreichend und genau genug ist, indem die Übereinstimmung der Diagnose mit der Pflegeintervention evaluiert und bestätigt wird, dass die meisten qualifizierten Pflegenden bei den gleichen Informationen die gleiche P. formuliert hätte. Praktisch betrachtet besteht jede diagnostische Kategorie aus drei Elementen: ein Begriff, der das Problem genau beschreibt, mögliche Ursachen des Problems und definierende Charakteristika des Problems. Eine Reihe von P.n sind von der → NANDA (Nordamerikanische Pflegediagnosenvereinigung) identifiziert und als akzeptiert aufgelistet worden; sie werden regelmäßig bei Treffen der Gruppe aktualisiert und optimiert.
🇬🇧 nursing diagnosis

**Pflegedienstleitung.** (PDL; Pflegedirektor(in)). Krankenschwester/-pfleger mit entsprechender Weiterbildung oder einem Studium in Pflegemanagement. Die P. ist für die Organisation der Krankenpflege und die Leitung des Pflegepersonals verantwortlich. Abhängig von der Struktur der Krankenhausorganisation gehört sie entweder zum Direktorium oder in eine darunter liegende Führungsebene.
🇬🇧 senior nursing staff; head of nursing staff

**Pflegedokumentation.** Schriftliches Festhalten aller pflegespezifischen Maßnahmen und Überlegungen einer professionellen Pflegeperson. Dazu gehören insbesondere die → Pflegeplanung, der Pflegebericht, der Durchführungsnachweis sowie alle weiteren schriftlich formulierten oder aufgezeichneten Parameter, die mit der Beziehung Pflegeperson - Patient in Verbindung stehen. I.d.R. existiert in stationären Einrichtungen ein kombiniertes Dokumentationssystem aus ärztlichem und pflegerischem Bereich. Momentan werden auch EDV gestützte Dokumentationssysteme getestet und teilweise schon eingesetzt. Die Notwendigkeit und Verpflichtung zur P. ist im → Krankenpflegegesetz festgeschrieben. Die P. hat insbesondere bei Schadensersatzforderungen und haftungsrechtlichen Ansprüchen beweisenden Charakter. (s.a. Pflegeprozess)

**Pflegeethik.** Ethik wird häufig als Lehre vom rechten Handeln erklärt. Sie setzt die Fähigkeit des Menschen voraus, zwischen guten und schlechten Zielen sowie zwischen rechtmäßigen und unrechtmäßigen Mitteln zur Erreichung dieser Ziele zu unterscheiden. Verschiedene Berufe, wie z.B. Ärzte und Pflegekräfte, verfügen über eine spezielle Berufsethik. Die Ethikregeln der Pflegekräfte werden i.d.R. durch Mitglieder der Berufsverbände formuliert; manche Krankenhausträger entwerfen darüber hinaus noch eigene Ethikregeln. Die Formulierungen orientieren sich meist an den im Grundgesetz verankerten Menschenrechten. Aktuelle Pflegeethikregeln gibt es z.B. von den internationalen Berufsverbänden CICIAMS oder ICN. Zu diesen Regeln gehört die Achtung vor dem Leben, der Menschenwürde und den Grundrechten jedes einzelnen Menschen ohne Rücksicht auf Herkunft, Rasse, Geschlecht, Religion, Alter, politische Gesinnung oder sozialen Rang. Wichtig ist darüber hinaus die Zusammenarbeit mit Ärztinnen und Ärzten, wobei die Teilnahme an Handlungen, die gegen die Ethik verstoßen, verweigert werden soll.
🇬🇧 nursing ethics

**Pflegeforschung.** Detailliertes systematisches Studium eines Problems aus dem Bereich und Feld der → professionellen Pflege. Die P. ist praxis- oder disziplinorientiert und für die Entwicklung einer

wissenschaftlichen Grundlage der professionellen Pflegepraxis wesentlich.
🌐 nursing research

**Pflegeintention.** Allgemeines Ziel der professionellen Pflege, das auch Aktivitäten beinhaltet, die zwar erwünscht, aber schwierig zu bewerten sind, z.B. Selbstpflege, guter Ernährungszustand und Entspannung.
🌐 nursing goal

**Pflegeintervention.** Jede Maßnahme und Handlung eines professionell Pflegenden, mit denen der → Pflegeplan umgesetzt oder auf ein spezielles Ziel dieses Plans hingearbeitet wird; z.B. einen komatösen Patienten regelmäßig lagern, um die Entwicklung von Druckgeschwüren (Druckulzera) zu verhindern, oder einen Patienten mit Diabetes mellitus in einer Injektionstechnik unterrichten, bevor er aus dem Krankenhaus entlassen wird. Patienten können z.B. Interventionen in Form von Unterstützung, Einschränkung, Medikation oder Behandlung eines akuten Zustandes oder Hilfe zur Abwendung von weiterem Stress benötigen. (s.a. Klassifikation der Pflegeinterventionen)
🌐 nursing intervention

**Pflegekammer.** Von einer Vielzahl professionell Pflegender angestrebte Institution, die länderhoheitliche Aufgaben und Rechte übernehmen, und somit eine Form der Selbstverwaltung für die Berufsgruppe der Pflegenden darstellen soll. Zu den Aufgaben der P. sollen die Regelung, Prüfung und Überwachung der Zulassung zur Berufsausübung sowie die Erstellung von Fachgutachten und Einrichtung von Schlichtungsstellen für Konfliktfälle gehören. Darüber hinaus könnte die Kammer bei Berufsvergehen Sanktionen in gewissem Umfang verhängen. Bisher existieren in Deutschland für Rechtsanwälte, Architekten und Ärzte solche Kammern, für die eine Zwangsmitgliedschaft besteht.
🌐 Board of Nursing

**Pflegekonferenz, multidisziplinäre.** → Pflegeintervention der → NIC, die definiert wird als die Planung und Evaluation der Patientenpflege mit Gesundheitsfachleuten verschiedener Disziplinen.
🌐 Multidisciplinary Care Conference

**Pflegekonzept.** Gedankliche Abstraktionen der Wirklichkeit, die durch Aussagen über *Mensch, Umwelt, Gesundheit/Krankheit* und *Pflege* einen pflegespezifischen Bezug haben und versuchen, auf theoretischer Ebene diese zu beschreiben. Beispiele für Pflegekonzepte sind u. a. das ATL-Konzept von Juchli oder auch das AEDL-Konzept von Krohwinkel. (→ Aktivitäten des täglichen Lebens (ATL); AEDL-Modell) (s.a. Pflegetheorie; Pflegemodell)
🌐 nursing concept

**Pflegeleitbild.** Durch eine Gruppe professionell Pflegender in einem Betrieb (Krankenhaus, Altenheim etc.) schriftlich formulierte Festlegung der wesentlichen Ziele der Pflege inkl. des Qualitätsanspruches. Das P. sollte, wie Pflegemodelle auch, Aussagen zu den zentralen Begriffen *Gesundheit, Krankheit, Mensch* (Patient), *Umwelt* und *Pflege* enthalten. Ein P. sollte immer unter größtmöglicher Teilnahme aller in der Pflege Tätigen erstellt werden, um den Identifikationsgrad mit den darin enthaltenen Zielen und Wertvorstellungen auf einem hohen Niveau zu halten. (s.a. Leitlinien)
🌐 nursing concept; nursing model

**Pflegemethoden, alternative.** Sammelbegriff für therapeutische oder rehabilitative Ansätze und Methoden, die von den klassischen, schulmedizinisch geprägten Pflegemethoden abweichen und einen ganzheitlich geprägten Ansatz unterstützen. Beispiele: Basale Stimulation®, Kinästhetik in der Pflege®, Wickel und Auflagen u.v.m. Es handelt sich dabei nicht um isolierte Therapieformen, sondern um weitere pflegerisch-therapeutische Bausteine zur Umsetzung eines ganzheitlichen Therapiekonzeptes.
🌐 alternative nursing methods

**Pflegemodell.** Ansammlung von Ideen und Gedanken mit pflegerischem Bezug, die zur Heranbildung und als Grundlage einer (Pflege-) Theorie dienen können. Sie werden nach verschiedenen Gesichtspunkten unterschieden, z. B. nach der Historie oder nach den Paradigmen anderer Wissenschaften. Vertreterinnen des humanistischen Ansatzes sind z. B. Henderson und Orem, Vertreterinnen des systemischen Ansatzes Johnson oder King. In der BRD orientiert man sich i.d.R. an diesen vorhandenen Modellen, eigene modelltheoretische Entwicklungen gibt es (noch) nicht, wenngleich die konzeptionellen Ansätze z. B. von Krohwinkel in die richtige Richtung weisen. (s.a. Pflegetheorie; Pflegekonzept)
🇬🇧 model of nursing

**Pflegender, professionell.** Examinierte Krankenschwester oder -pfleger, Altenpflegerin oder -pfleger oder Kinderkrankenschwester oder -pfleger, die eine Spe-

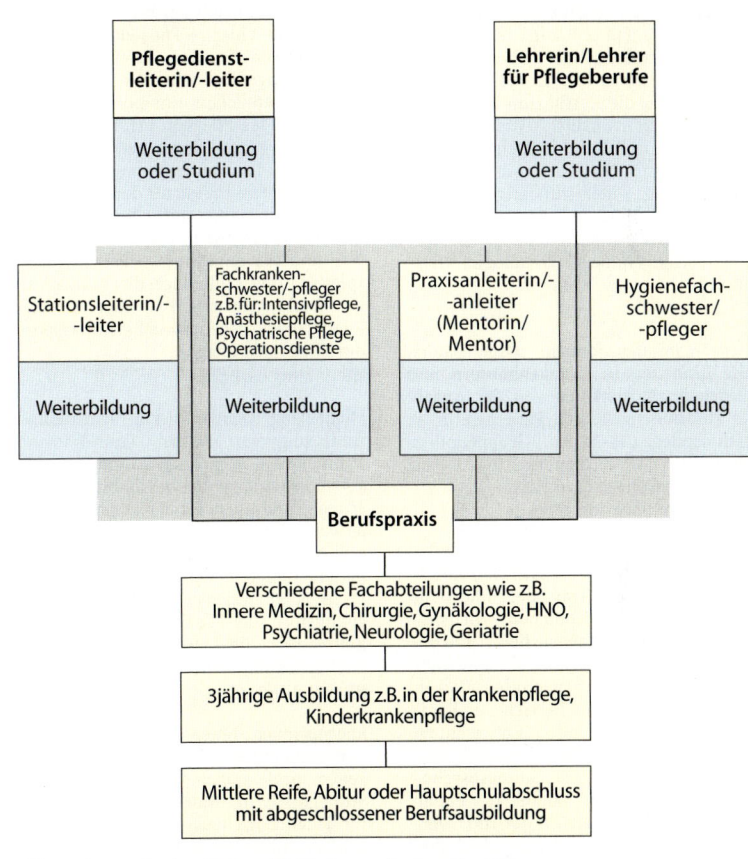

| Pflegedienst-leiterin/-leiter | | Lehrerin/Lehrer für Pflegeberufe | |
|---|---|---|---|
| Weiterbildung oder Studium | | Weiterbildung oder Studium | |

| Stationsleiterin/-leiter | Fachkranken-schwester/-pfleger z.B. für: Intensivpflege, Anästhesiepflege, Psychatrische Pflege, Operationsdienste | Praxisanleiterin/-anleiter (Mentorin/Mentor) | Hygienefach-schwester/-pfleger |
|---|---|---|---|
| Weiterbildung | Weiterbildung | Weiterbildung | Weiterbildung |

**Berufspraxis**

Verschiedene Fachabteilungen wie z.B. Innere Medizin, Chirurgie, Gynäkologie, HNO, Psychiatrie, Neurologie, Geriatrie

3jährige Ausbildung z.B. in der Krankenpflege, Kinderkrankenpflege

Mittlere Reife, Abitur oder Hauptschulabschluss mit abgeschlossener Berufsausbildung

**Pflegender, professionell.** Berufsbild der professionellen Pflege.

zialausbildung absolviert haben, die sich mit der Diagnose und Behandlung der menschlichen Reaktionen auf akute oder potenzielle Gesundheitsprobleme befasst. Zur Praxis p. P. gehört die Sammlung von Patientendaten, Diagnose, Planung, Behandlung und Evaluation im Rahmen des pflegerischen Tätigkeitsbereichs unter besonderer Beachtung der Reaktion von Patienten auf ein gegebenes Problem statt der Konzentration auf das Problem selbst. Der Rahmen der p. P. ist somit breiter gefasst und weniger konkret wie die traditionellen Tätigkeiten der Ärzte. Ein p. P. kann in der allgemeinen Krankenpflege arbeiten oder sich spezialisieren und ist ethisch sowie gesetzlich für die Ausführung seiner Tätigkeiten verantwortlich. Weiterbildungen können in folgenden Fächern absolviert werden: Stations- oder Pflegedienstleitung, Unterrichtstätigkeit in einer Krankenpflegeschule, Anästhesie und Intensivpflege, Endoskopie, Gemeindekrankenpflege, Onkologie, Operationsdienst und Psychiatrie.
※ nurse

**Pflegeorganisationsformen.** Organisatorische Einheiten in Krankenhäusern und Pflegeheimen, abhängig von der Anzahl der zusammengefassten Patienten. Z. B. Stationspflege (30–45 Pat.) Gruppenpflege (15–30 Pat.), Bereichspflege (6–15 Pat.) oder Zimmerpflege (2–6 Pat.).
※ organized nursing types

**Pflegepädagogik.** Fachdisziplin der Pflege, die sich auf wissenschaftlicher Ebene mit der Gestaltung von Pflegeunterricht beschäftigt. Die wesentlichen Arbeitsfelder von Pflegepädagogen liegen im Bereich der Ausbildung, der Fort- und Weiterbildung sowie in neueren beruflichen Handlungsfeldern im Bereich der Beratung, Forschung und Entwicklung. Wichtige Fächer sind z.B. Didaktik, Methodik, Lern- und Entwicklungspsychologie, Moderation, Statistik, Public Health und Soziologie. In der BRD werden derzeit an vielen Fachhochschulen 4-jährige Studiengänge der P. angeboten, die sich an erfahrene Pflegekräfte mit Examen und mehrjähriger Berufserfahrung richten.
※ nursing education (theory); teaching nursing

**Pflegepersonal, Überwachung und Leitung des.** → Pflegeintervention der → NIC, die definiert ist als das Bereitstellen einer qualitativ hochwertigen Patientenpflege durch andere Personen.
※ Staff Supervision

**Pflegeplan.** Plan, der auf der → Pflegeanamnese und einer → Pflegediagnose beruht und von einem → professionell Pflegenden ausgeführt wird. Der P. besteht aus 4 wesentlichen Komponenten: Bestimmung des Pflegeproblems und Formulierung eines Pflegeansatzes zur Lösung dieser Probleme; Formulierung der erwarteten Ergebnisse für den Patienten; Formulierung der speziellen Maßnahmen des Pflegenden, die den Pflegeansatz und die angestrebten Ziele widerspiegeln; und schließlich die Evaluation der Reaktionen des Patienten auf die Pflege sowie gegebenenfalls Anpassung der bisherigen Pflege.
※ nursing care plan

**Pflegepläne, standardisierte.** Schriftliche Auflistung von Regeln, Grundsätzen, Maßnahmen, Regelungen und Anweisungen zur Pflege bei bestimmten klinischen Situationen. In den P. ist normalerweise die klinische Situation benannt und die erforderlichen Maßnahmen zur Patientenpflege sind darunter aufgelistet. Dazu gehören Dosierung und Darreichungsform der Medikamente sowie ein Zeitplan für die Anwendung von therapeutischen Maßnahmen.
※ standing orders

**Pflegeplanung.** Einer der 5 Schritte des → Pflegeprozesses; Kategorie der Tätigkeiten professionell Pflegender, deren Strategie darin besteht, die Pflegeziele für jeden einzelnen Patienten festzulegen, nachdem sie in der Einschätzung (Anamnese) und Analyse bestimmt wor-

den sind. Zur P. gehören die Entwicklung und ständige Anpassung eines Plans, der alle für die Patienten erforderlichen Pflegehandlungen beinhaltet, wobei eine Kooperation mit anderen Pflegenden stattfindet und alle relevanten Informationen dokumentiert werden.
🇬🇧 planning

**Pflegeproblem.** Zweiter Schritt im Regelkreis des → Pflegeprozesses, bei dem es darum geht zu erkennen, in welchen Bereichen (häufig nach ATLs strukturiert) Patienten Unterstützung benötigen. Die Formulierung von P.en ist elementarer Bestandteil des → Pflegeplans und sollte immer aus Patientensicht vorgenommen werden. Ebenfalls sollte ein P. so konkret wie möglich formuliert werden. Wird eine Begründung für das P. mitgeliefert, fällt das Auffinden der Probleme leichter. Im gleichen Arbeitsschritt werden häufig die → Ressourcen eines Patienten benannt.
🇬🇧 nursing problem

**Pflegeprozess.** Prozess, der als organisierendes Rahmenwerk für die Praxis der professionellen Pflege dient. Er umfasst alle Schritte, die ein Pflegender bei der Pflege/Versorgung eines Patienten/Klienten ergreift: → Pflegeanamnese, → Pflegediagnose, → Pflegeplanung, Durchführung (→ Implementation) und → Evaluation.
🇬🇧 nursing process

**Pflegeprozess, 4-Stufen-Modell (WHO).** Von der WHO 1976 veröffentlichtes Modell, das in Form eines Regelkreises den Ablauf der professionell geplanten Pflege in 4 Einzelschritte aufteilt: 1. Festlegung des Pflegebedarfs des Patienten, 2. Planung der Pflege, 3. Durchführung der geplanten Pflege, 4. Evaluation und Feedback. (s.a. Pflegeprozess, 6-Stufen-Modell)
🇬🇧 nursing process (four steps)

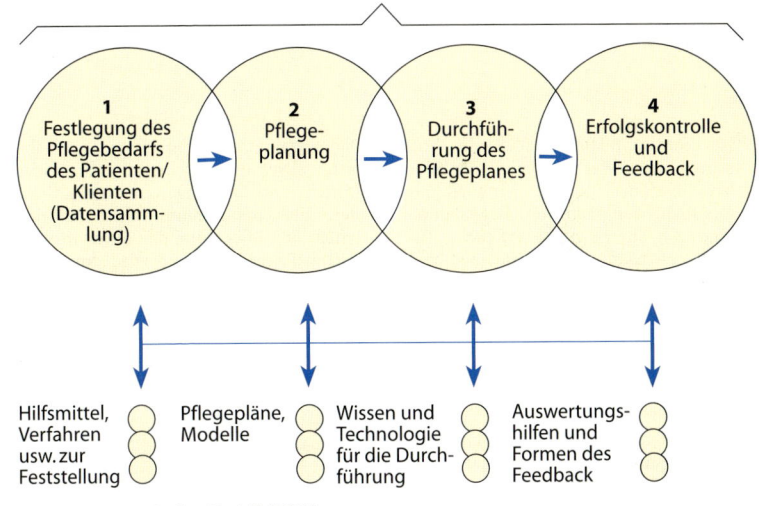

Nachweisführung über den Pflegeprozess

1 Festlegung des Pflegebedarfs des Patienten/Klienten (Datensammlung) → 2 Pflegeplanung → 3 Durchführung des Pflegeplanes → 4 Erfolgskontrolle und Feedback

Hilfsmittel, Verfahren usw. zur Feststellung | Pflegepläne, Modelle | Wissen und Technologie für die Durchführung | Auswertungshilfen und Formen des Feedback

**Pflegeprozess, 4-Stufen-Modell (WHO).**

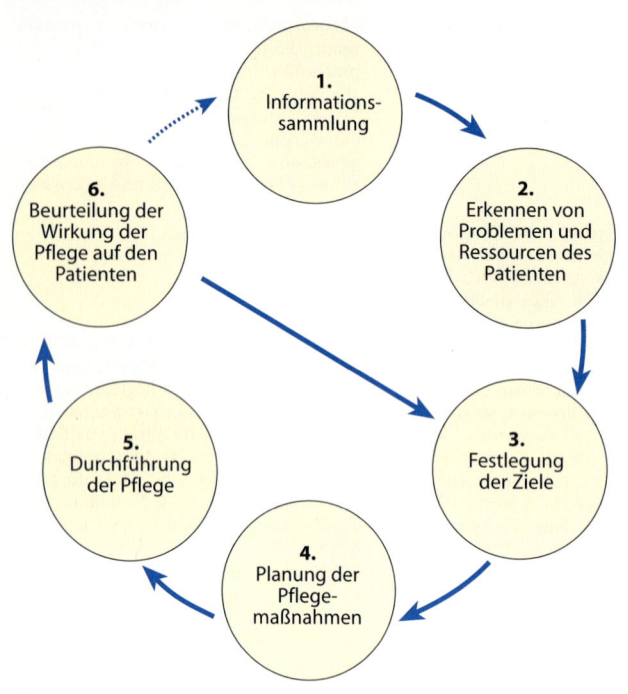

## Pflegeprozess, 6-Stufen-Modell

1. Informationssammlung
2. Erkennen von Problemen und Ressourcen des Patienten
3. Festlegung der Ziele
4. Planung der Pflegemaßnahmen
5. Durchführung der Pflege
6. Beurteilung der Wirkung der Pflege auf den Patienten

**Pflegeprozess, 6-Stufen-Modell.**

**Pflegeprozess, 6-Stufen-Modell.** Von Fiechter und Meier zu Beginn der 80er Jahre eingeführtes Regelkreismodell, das den Ablauf der professionell geplanten Pflege in 6 Einzelschritte aufteilt: 1. Informationssammlung, 2. Erkennen von Problemen und Ressourcen des Patienten, 3. Festlegung der Ziele, 4. Planung der Pflegemaßnahmen, 5. Durchführung der Pflege, 6. Beurteilung der Wirkung der Pflege auf den Patienten (Evaluation). Bei diesem Modell handelt es sich um eine für den pflegerischen Bereich umgewandelte Form des allgemeinen Problemlösungsprozesses. (s.a. Pflegeprozess, 4-Stufen-Modell der WHO)
🇬🇧 nursing process (six steps)

**Pflegequalität.** Güte der Pflege. Sie ergibt sich, bei verantwortlichem Gebrauch von Mitteln und Leistungen, aus dem Grad der Übereinstimmung zwischen der wirklichen Pflege und den zuvor formulierten Pflegezielen und wird durch die Wahrnehmungen des Patienten bestimmt. Es können Teilqualitäten wie medizinische, pflegerische, medizintechnische, sozialpsychologische, ökonomisch-logistische, organisatorisch-administrative Aspekte wichtig sein. (s.a. Qualitätsdimensionen)
🇬🇧 quality of nursing care

**Pflegereferat.** Abteilung bzw. Fachbereich bei dem für die Pflege zuständigen Mini-

sterium, die für die Beratung des zuständigen Ministers und die Zusammenarbeit mit den Pflegeverbänden verantwortlich ist.
🇬🇧 Department of Nursing

**Pflegeritual.** Aus der Tradition gewachsene, nicht wissenschaftlich begründete Pflegemaßnahme. Dazu zählt z.B. das »Eisen und Fönen« zur → Dekubitusprophylaxe, die Anwendung von Franzbranntwein zur → Pneumonieprophylaxe oder das tgl. Blutdruckmessen bei jedem Patienten.
🇬🇧 nursing ritual

**Pflegesatz.** Vergütung für stationäre und teilstationäre Krankenhausleistungen und Finanzierung von ambulanten und stationären Pflegeeinrichtungen. Der P. wird zwischen dem Träger der Einrichtung und den Kostenträgern (Kranken-, bzw. Pflegekassen) ausgehandelt. P.e orientieren sich an einer sparsamen und wirtschaftlichen Betriebsführung; bei der Verhandlung werden Kosten und Leistungen vergleichbarer Krankenhäuser sowie Empfehlungen der Deutschen Krankenhausgesellschaft (DKG) berücksichtigt. Entstehende Überschüsse darf das Krankenhaus behalten, eventuelle Verluste muss es entsprechend selbst tragen.
🇬🇧 nursing allowance

**Pflegestandards.** Richtlinien zur Leistung qualitativ guter Krankenpflege sowie Kriterien für deren Beurteilung. Solche Richtlinien bieten bei juristischen Auseinandersetzungen eine wesentliche Grundlage für die Beurteilung der geleisteten Pflege.
🇬🇧 standards of nursing practice

**Pflegestudium.** Im Rahmen von Professionalisierung und Gleichberechtigungsbestrebungen in der Pflege werden seit einigen Jahren Weiterbildungen und Studiengänge an Hochschulen und Universitäten angeboten. Folgende Studiengänge können ausgebildete Pflegekräfte zurzeit aufnehmen: Pflegemanagement, Pflegewissenschaft, Pflegepädagogik und Medizinpädagogik. (s.a. Pflegepädagogik, Pflegeforschung)
🇬🇧 nursing degree course; study of nursing

**Pflegestufen.** Regelung zur Höhe der Leistungen der gesetzlichen → Pflegeversicherung durch Einstufen der Patienten in verschiedene Grade der Pflegebedürftigkeit. Pflegestufe 1: Erheblich pflegebedürftig sind Personen, die bei der Körperpflege, der Ernährung oder der Mobilität für wenigstens 2 Verrichtungen aus einem oder mehreren Bereichen mindestens 1x tgl. der Hilfe bedürfen und zusätzlich mehrfach in der Woche Hilfe bei der hauswirtschaftlichen Versorgung benötigen. Pflegestufe 2: Schwerpflegebedürftig sind Personen, die in den o.g. Bereichen mindestens 3x tgl. Hilfe und mehrfach in der Woche hauswirtschaftliche Hilfen benötigen. Pflegestufe 3: Schwerstpflegebedürftig sind Personen, die in den o.g. Bereichen rund um die Uhr, auch nachts, Hilfe benötigen und zusätzlich mehrfach in der Woche Hilfe bei der hauswirtschaftlichen Versorgung benötigen. Härtefall: Ein Härtefall liegt vor, wenn ein außergewöhnlich hoher Pflegeaufwand notwendig ist. Wenn z.B. die Grundpflege auch nachts nur von mehreren Pflegekräften zeitgleich (gemeinsam) erbracht werden kann oder Hilfe bei der Körperpflege, der Ernährung oder der Mobilität mindestens 7 Stunden täglich, davon wenigstens 2 Stunden in der Nacht, erforderlich ist.
🇬🇧 levels of nursing care

**Pflegesystem.** Arbeitsorganisatorische Einteilung des pflegerischen Handelns. Im Groben werden funktionelle (→ Funktionspflege) von ganzheitlichen P.en (→ Bereichspflege, Gruppenpflege, Bezugspflege) unterschieden. P.e geben Auskunft über die Hierarchisierung und den Grad der Arbeitsteilung innerhalb einer Betriebseinheit (Pflegestation, Krankenhaus). Im weiteren Sinne bestimmen P.e damit auch den Grad der Verantwortlichkeit und der Zuständig-

keit professioneller Pflegepersonen in Beziehung zu ihren Patienten. (s.a. Primary nursing)
🌐 nursing system

**Pflegetechniken, komplementäre.** Ergänzende, d.h. über die »schulmedizinischen« bzw. die üblichen Pflegemethoden hinaus gehende pflegerische Maßnahmen. Solche komplementären Maßnahmen beruhen bisher meist auf Erfahrung und nicht auf einer pflegewissenschaftlichen Grundlage. Dazu gehören z.B. die → Aromatherapie, die → basale Stimulation oder die → Reflextherapie.
🌐 complementary nursing techniques

**Pflegetheoretiker.** Person, die Konzepte oder Rahmenwerke über die Rollen, Funktionen, Ziele und Aktivitäten der professionellen Pflege und über die Aktivitäten sowie Beziehungen zu Klienten und die Rolle anderer Professioneller im Gesundheitssystem entwickelt.
🌐 nursing theorist

**Pflegetheorie.** Organisiertes Rahmenwerk von Konzepten und Zielsetzungen, welche die Praxis der → professionellen Pflege lenken sollen.
🌐 nursing theory

**Pflegeversicherung.** Aufgabe der 1994 als neuester Zweig der Sozialversicherungen gegründeten P. ist es, denjenigen Pflegebedürftigen Hilfe zu leisten, die wegen der Schwere der Pflegebedürftigkeit auf solidarische Unterstützung angewiesen sind. Ausschlaggebend war dabei der wachsende Anteil der über 60-jährigen (im Jahr 2030 ca. 1/3 der Bevölkerung), die fortschreitende Entwicklung hin zu Klein- bis Kleinstfamilien und die steigenden Kosten für eine Unterbringung in Pflegeheimen. Ziel der P. ist dabei jedoch nicht nur die verbesserte finanzielle Lage, sondern allgemein eine bessere Lebenssituation der Pflegebedürftigen. Die P. ist eine Pflichtversicherung, in die jeder Krankenversicherte ebenfalls Beiträge einzahlen muss.
🌐 nursing care insurance

**Pflegeverständnis.** Individuelle Einstellung einer Pflegekraft in Abhängigkeit von Menschenbild, Lebensgeschichte, Ausbildung usw.
🌐 understanding of care

**Pflegevisite.** Regelmäßige Gespräche zwischen den betreuenden Pflegepersonen und dem Patienten. Bei Bedarf können weitere Personen wie Physiotherapeut, Stations- oder Pflegedienstleitung hinzugezogen werden. Die P. dient im Rahmen des Pflegeprozesses der Feststellung von Pflegeproblemen und → Ressourcen, der Festlegung von Pflegezielen sowie der Überprüfung der durchgeführten Maßnahmen.
🌐 nursing rounds

**Pflegeziel.** Spezielle und konkrete Zielsetzung eines professionell Pflegenden, mit der die Probleme oder Beschwerden eines Patienten/Klienten gelindert und seine Fähigkeit zur Anpassung verbessert werden soll. Ein P. kann körperliche, emotionale, soziale oder kulturelle Komponenten enthalten und die Angehörigen und Freunde des Patienten oder andere Patienten integrieren. Das P. ist der Zweck jeder spezifischen Pflegeanordnung oder Pflegeintervention.
🌐 nursing objective

**Pfortader.** → Vena portae.
🌐 portal vein

**Pfortaderhochdruck.** → portale Hypertonie.
🌐 portal hypertension

**PG.** Abkürzung für → Prostaglandin.
🌐 PG

**Ph.** Symbol für → Phenyl.
🌐 Ph

**pH.** (Abkürzung für potentia hydrogenii) Skala, die die relative Säurehaltigkeit (oder Alkalität) einer Lösung darstellt, auf der 7,0 neutral, unter 7 sauer und über 7 alkalisch bedeutet. Der numerische pH-Wert entspricht dem negativen Logarithmus der Wasserstoffionenkonzentration, die in Mol pro Liter ausgedrückt wird.
🌐 pH

**pH des Urins.** Wasserstoff-Ionen-Konzentration des Urins bzw. dessen Säuregrad oder Alkalität. Der normale ph des Urins liegt zwischen 4,6 und 8,0.
🇬🇧 urine pH

**Phagozyt.** (Fresszelle). Zelle, die Mikroorganismen oder Zellabfälle umschließen, verschlingen und verdauen kann. Die unbeweglichen P.en bestehen aus fest verankerten → Makrophagen und dem retikuloendothelialen System. Frei zirkulierende P.en sind → Leukozyten. (→ Phagozytose)
[*griech.:* phagein, essen; kytos, Zelle]
🇬🇧 phagocyte

**Phagozytose.** Prozess, bei dem bestimmte Zellen (→ Phagozyten) Mikroorganismen oder Zellabfälle umschlingen und zerstören.
[*griech.:* phagein, essen; kytos, Zelle; osis, Zustand]
🇬🇧 phagocytosis

**Phakomatose.** Sammelbezeichnung für erblich bedingte benigne tumorähnliche Knoten an den Augen, auf der Haut und im Gehirn; dazu gehören z.B. Neurofibromatose und tuberöse Sklerose.
[*griech.:* phako, Linse; oma, Tumor; osis, Zustand]
🇬🇧 phakomatosis

**Phalanx (pl. Phalangen).** Einer von 14 Knochen, aus denen die Finger jeder Hand und die Zehen jedes Fußes bestehen. Sie sind in drei Reihen am distalen Ende der Mittelhand (Metacarpus) und des Mittelfußes (Metatarsus) angebracht. Die Finger und die vier kleinen Fußzehen besitzen jeweils 3 Phalangen, der Daumen und der große Fußzeh jeweils 2.
🇬🇧 phalanx

**Phallus.** Penis, männliches Glied. – *adj.* phallisch.
[*griech.:* phallos, Penis]
🇬🇧 phallus

**Phänomen.** Ein spezifisches Merkmal, das häufig in Verbindung mit bestimmten Krankheiten oder Zuständen auftritt und deshalb diagnostisch wichtig ist.
[*griech.:* phainomenon, Erscheinung]
🇬🇧 phenomenon

**Phänomenologie.** 1. Lehre von den Krankheitszeichen. 2. Qualitativer Forschungsansatz, mit dem Ziel, die gelebten Erfahrungen von Menschen zu beschreiben und nicht Theorien oder Modelle über ein Phänomen zu erstellen. Die Datensammlung erfolgt häufig über ausführliche Interviews.
🇬🇧 phenomenology

**Phänotyp.** 1. Die sichtbaren Merkmale eines Organismus oder einer Gruppe von Organismen, einschließlich der anatomischen, physiologischen, biochemischen und verhaltensbezogenen Merkmale, die durch Interaktionen zwischen den genetischen und umweltbedingten Faktoren bestimmt werden. 2. Gruppe von Organismen, die sich in ihrem Erscheinungsbild ähneln. – *adj.* phänotypisch.
[*griech.:* phainein, erscheinen; typos, Marke]
🇬🇧 phenotyp

**Phantasie, gezielt ausgerichtete.** → Pflegeintervention der → NIC, die definiert ist als die sinnvolle Anwendung der Phantasie zur Entspannung bzw. zur Ablenkung der Aufmerksamkeit von unerwünschten Empfindungen.
🇬🇧 Simple Guided Imagery

**Phantasma (pl. Phantasmen).** Trugbild; optische Wahrnehmung von etwas, was nicht existiert, z.B. Illusion, Halluzination.
[*griech.:* Vision]
🇬🇧 phantasm

**Phantomschmerz.** (Phantomglied). Phänomen, das häufig nach Amputationen auftritt und dadurch gekennzeichnet ist, dass in einer nicht mehr vorhandenen (amputierten) Extremität Beschwerden oder Schmerzen wahrgenommen werden.
🇬🇧 phantom limb syndrome

**Pharmakodynamik.** Studienbereich, der sich mit der Wirkungsweise von Arzneimitteln im lebenden Organismus beschäftigt, einschließlich der pharmakologischen Reaktionen, die in Abhängigkeit von bestimmten Medikamentenkonzen-

tration an der Wirkungsstelle im Organismus beobachtet werden können.
[*griech.:* pharmakon, Medikament; dynamis, Kraft]
🇬🇧 pharmacodynamics

**Pharmakokinetik.** Studienbereich, der sich mit der Wirkungsweise von Arzneimitteln innerhalb des Körpers beschäftigt, einschließlich der Absorptionswege und -mechanismen, Verteilung, Ausscheidung und Stoffwechsel, Wirkungsbeginn, Wirkungsdauer, Biotransformation sowie Wirkungen und Wege der Ausscheidung der Stoffwechselprodukte von Arzneimitteln.
[*griech.:* pharmakon, Medikament; kinesis, Bewegung]
🇬🇧 pharmacokinetics

**Pharmakologe.** Spezialist im Zusammenhang mit Eigenschaften, Anwendungsmethoden und Wirkungen von Arzneimitteln und deren Wechselwirkung mit dem Körper.
🇬🇧 pharmacologist

**Pharmakologie.** Lehre von den Eigenschaften, Anwendungsmethoden und Wirkungen von Arzneimitteln.
[*griech.:* pharmakon, Medikament; logos, Wissenschaft]
🇬🇧 pharmacology

**Pharmakopöe.** Offizielles Arzneibuch, das Regelungen und Informationen zu Beschreibungen, Rezepten, Dosierungen, Reinheitsstandards, Aufbewahrung und Dosierungsformen von Arzneimitteln enthält.
[*griech.:* pharmakon, Medikament; poiein, machen]
🇬🇧 pharmacopoeia

**pharmazeutisch.** Zu Arzneimitteln oder ihrer Herstellung gehörend.
[*griech.:* pharmakeuein, Medikamente verabreichen]
🇬🇧 pharmaceutic

**Pharmazie.** 1. Lehre von der Herstellung und Prüfung von Arzneimitteln. 2. Ort zur Herstellung und zum Vertrieb von Arzneimitteln.
[*griech.:* pharmakon, Medikament]
🇬🇧 pharmacy

**Pharyngitis.** (Rachenkatarrh). Entzündung oder Infektion des Rachens (Pharynx), die als allgemeine Symptome Kratzen und Schmerzen im Hals auslöst. Zu den Ursachen einer P. zählen Diphtherie, Herpes-simplex-Infektion, infektiöse Mononukleose und Streptokokkeninfektion.
[*griech.:* pharynx, Rachen; itis, Entzündung]
🇬🇧 pharyngitis

**Pharyngoskop.** Spezielles → Endoskop, das zur Untersuchung des Rachens (Pharynx) eingesetzt wird. (→ Pharyngoskopie)
[*griech.:* pharynx, Rachen; skopein, anschauen]
🇬🇧 pharyngoscope

**Pharyngoskopie.** Untersuchung des Rachens (Pharynx) mit Hilfe eines → Pharyngoskops.
[*griech.:* pharynx, Rachen; skopein, anschauen]
🇬🇧 pharyngoscopy

**Pharynx (pl. Pharyngen).** (Rachen/Schlund). Eine schlauchförmige Struktur, die sich von der Basis des Schädels bis zur Speiseröhre (Ösophagus) erstreckt und direkt vor der Halswirbelsäule liegt. Der P. dient als gemeinsame Passage des Atem- und Verdauungstraktes und ist Ort der Stimmbildung, da er durch Formveränderung verschiedene Vokallaute bilden kann. Der P. besitzt eine muskuläre Struktur, ist mit einer Schleimhaut ausgekleidet und unterteilt sich in den Nasenrachenraum (Nasopharynx), den Mundrachenraum (Oropharynx) und den Kehlkopf (Laropharynx). Er enthält Öffnungen für das rechte und das linke Ohr, die beiden hinteren Nasenlöcher, für den Rachen, den Larynx und den Ösophagus; darüber hinaus sind im P. jeweils 2 Rachenmandeln (Pharynxtonsillen), Gaumenmandeln (Tonsillae palatina) und Zungenmandeln (Tonsillae lingualis) angebracht.
[*griech.:* Rachen]
🇬🇧 pharynx

**Pharynxtonsille.** → Rachenmandel.
🇬🇧 pharyngeal tonsil

**Phase.** 1. Periodische Funktion, wie z.B. sinusförmige Bewegungen. 2. Entwicklungsstufe in der Entwicklungspsychologie. 3. Bestimmter zeitlicher Abschnitt einer Krankheit.
[*griech.:* phasis, Erscheinung]
🇬🇧 phase

**Phase, (späte) genitale.** (Psychoanalyse) Die letzte Phase in der psychosexuellen Entwicklung (nach Freud), die mit der Pubertät beginnt und das gesamte Erwachsenenalter anhält, wobei die Genitalien eine wesentliche Quelle der lustvollen Stimulation sind.
🇬🇧 genital stage

**Phase, gebärfähige.** Phase im Leben einer Frau, in der sie sich fortpflanzen kann; die Zeit von der Pubertät bis zur Menopause, während der eine Frau physiologisch fähig ist, Kinder zu gebären.
🇬🇧 childbearing period

**Phase, kontinuierliche.** Phase einer Kolloidlösung, die dem Lösemittel einer echten Lösung entspricht. (→ wässrige Phase)
🇬🇧 continuous phase

**Phase, orale.** (Psychoanalyse nach Freud) Erste Phase der psychosexuellen Entwicklung, die zwischen dem 12. und 18. Lebensmonat auftritt, wenn die Stillerfahrung und andere mit dem Mund durchgeführte Aktivitäten die vorwiegende Quelle einer lustvollen Stimulation sind.
🇬🇧 oral stage

**Phase, phallische.** Phase der psychosexuellen Entwicklung, die etwa zwischen dem 3. und 6. Lebensjahr auftritt, wenn sich das Bewusstsein und der Umgang mit den eigenen Genitalien entwickeln und zu einer wichtigen Quelle lustvoller Erfahrungen werden. (→ Psychoanalyse)
🇬🇧 phallic stage

**Phase, wässrige.** Der wässrige Teil eines heterogenen Gemischs von Wasser und einer anderen Flüssigkeit.
🇬🇧 aqueous phase

**Ph.D.** Abkürzung für »Doctor of Philosophy«.
🇬🇧 Ph.D.

**Phenol.** 1. Stark giftige, ätzende, kristalline chemische Substanz, die aus Steinkohlenteer gewonnen oder synthetisch hergestellt wird. P. hat einen durchdringenden unangenehmen Geruch und ist in Lösung ein wirkungsvolles Desinfektionsmittel, das als Karbolsäure bezeichnet wird, jedoch wegen seiner sehr hohen Toxizität kaum noch in Gebrauch ist. 2. Sammelbezeichnung für eine große Anzahl und Vielfalt von chemischen Produkten, die in ihrer Struktur dem Alkohol stark ähneln (da sie eine OH-Gruppe an einem Benzolring enthalten).
[*griech.:* phainein, erscheinen; *lat.:* oleum, Öl]
🇬🇧 phenol

**Phenolvergiftung.** Vergiftung, die durch Einnahme oder Einatmen von Verbindungen verursacht wird, die das stark ätzende → Phenol enthalten, z.B. Karbol, Kresol oder Naphtol. Typische Merkmale einer P. sind Verätzungen der Schleimhäute, Schwäche, Blässe, Lungenödem, Krampfanfälle, Erbrechen, Schwindel sowie Atem-, Kreislauf-, Herz- und Niereninsuffizienz.
🇬🇧 phenol poisoning

**Phenyl (Ph).** Einwertiges organisches Radikal ($C_6H_5$), das von Benzol abgeleitet und Bestandteil vieler aromatischer Verbindungen ist.
🇬🇧 phenyl (Ph)

**Phenylalanin (Phe).** Essenzielle Aminosäure, die für das normale Wachstum und die Entwicklung von Säuglingen und Kindern sowie für den Eiweißstoffwechsel in allen Altersstufen wichtig ist.
🇬🇧 phenylalanine (Phe)

**Phenylketonurie (PKU).** (Fölling-Krankheit). Unphysiologische Ausscheidung von Phenylbrenztraubensäure und anderen Stoffwechselprodukten im Urin, die für eine angeborene Stoffwechselerkrankung typisch ist, welche durch den Mangel oder das Fehlen von Phenylalaninhydroxylase

verursacht wird; dies ist ein Enzym, das für die Umbildung der Aminosäure → Phenylalanin in Tyrosin benötigt wird. Eine Ansammlung von Phenylalanin ist für das Hirngewebe schädlich; ohne Behandlung kommt es zur Ausbleichung der Haare, Ekzemen und einer progressiven mentalen Retardierung. Die einzig mögliche Therapie einer PKU ist eine spezielle Diät.
🇬🇧 phenylketonuria (PKU)

**Pheromon.** (Soziohormon). Hormonelle Substanz, die von einem Organismus ausgeschüttet wird und eine bestimmte Reaktion eines Individuums der gleichen Species, im allgemeinen des jeweils anderen Geschlechts, auslöst (Erkennungs- bzw. Sexuallockstoffe).
[*griech.:* pherein, tragen; hormaein, stimulieren]
🇬🇧 pheromome

**Phimose.** Verengung der → Vorhaut (Präputium) des Penis, wodurch die Vorhaut nicht über die Eichel zurückgeschoben werden kann. Die P. ist im allgemeinen angeboren oder die Folge einer Infektion.
[*griech.:* Verengung]
🇬🇧 phimosis

**Phiole.** Glasbehälter, der mit einem Gummistopfen und Metallring verschlossen ist.
🇬🇧 vial

**phleb(o)-.** Vorsilbe mit der Bedeutung »Vene«.
🇬🇧 phleb(o)-

**Phlebektomie.** Chirurgische Entfernung einer Vene oder eines Teils einer Vene.
[*griech.:* phleps, Vene; ektome, ausschneiden]
🇬🇧 phlebectomy

**Phlebitis.** Venenentzündung. (→ Thrombophlebitis)
[*griech.:* phleps, Vene; itis, Entzündung]
🇬🇧 phlebitis

**Phlebographie.** Röntgenologische Darstellung der Venen mit Hilfe eines injizierten Kontrastmittels.
[*griech.:* phleps, Vene; graphein, berichten]
🇬🇧 phlebography

**Phlebothrombose.** Venenerkrankung, bei der sich innerhalb einer Vene Blutklumpen (Koagel) festgesetzt haben. Ursache ist häufig eine Hämostase, übermäßige Gerinnungstätigkeit oder ein Verschluss. Im Gegensatz zur → Thrombophlebitis sind die Gefäßwände der Vene nicht entzündet.
[*griech.:* phleps, Vene; thrombos, Klumpen; osis, Zustand]
🇬🇧 phlebothrombosis

**Phlebotomie.** (Venae sectio/Aderlass). Chirurgische Eröffnung (Inzision) einer Vene, z.B. zur Entnahme von Blut für eine Blutspende. Die P. ist eine wichtige Behandlungsmaßnahme bei → Polyzythämie vera, die alle 6 Monate oder häufiger durchgeführt werden kann.
[*griech.:* phleps, Vene; temnein, schneiden]
🇬🇧 phlebotomy

**Phlebotomie: arterielle Blutentnahme.** → Pflegeintervention der → NIC, die definiert wird als die Abnahme einer Blutprobe aus einer Arterie ohne Verweilkanüle zur Messung des Sauerstoff- und Kohlendioxidspiegels sowie des Säure-Basen-Gleichgewichts.
🇬🇧 Phlebotomy: Arterial Blood Sample

**Phlebotomie: Blutspende.** → Pflegeintervention der → NIC, die definiert wird als die Abnahme von Blut und Blutprodukten von einem Spender.
🇬🇧 Phlebotomy: Blood Unit Acquisition

**Phlebotomie: venöse Blutentnahme.** → Pflegeintervention der → NIC, die definiert wird als die Abnahme einer Blutprobe aus einer Vene ohne Verweilkanüle.
🇬🇧 Phlebotomy: Venous Blood Sample

**Phlegmasia alba dolens.** → Thrombophlebitis der Oberschenkelvene (Vena femora-

lis), die zu Ödemen und Schmerzen in den Beinen führt und häufig nach einer Entbindung oder nach schweren Fiebererkrankungen auftritt.
🇬🇧 phlegmasia alba dolens

**phlegmatisch.** Bezeichnung für einen Menschen, der schwerfällig, apathisch, extrem ruhig oder gelassen ist.
🇬🇧 phlegmatic

**Phlegmone.** Eitrige → Entzündung des Zellgewebes mit der Tendenz der Ausbreitung in bestehende Gewebsspalten, z.B. entlang von Sehnen und Sehnenscheiden oder Muskelscheidewänden. – adj. phlegmonös.
[*griech.*: phlegma, Glut, Entzündung]
🇬🇧 phlegmon; diffuse abscess

**-phob.** Nachsilbe mit der Bedeutung »Angst«.
🇬🇧 -phob

**Phobie.** Obsessive, irrationale und exzessive Furcht vor einem bestimmten Gegenstand, z.B. einem Tier oder Schmutz, vor einer konkreten Aktivität, z.B. das Haus zu verlassen, oder von einer bestimmten Situation, z.B. einem Blick in die Tiefe. Typische Erscheinungsformen sind Ohnmacht, Müdigkeit, Herzrasen (Palpitation), Schwitzen, Übelkeit, Zittern (Tremor) und Panik. – adj. phobisch.
[*griech.*: phobos, Angst]
🇬🇧 phobia

**Phokomelie.** (Robbengliedrigkeit). Entwicklungsstörung, die durch das Fehlen des oberen Teils einer oder mehrerer Extremitäten gekennzeichnet ist, so dass Füße oder Hände oder beides direkt am Rumpf ansetzen und wie kurze Stümpfe oder die Flossen von Robben wirken. (s.a. Dysmelie)
🇬🇧 phocomelia

**phon(o)-.** Vorsilbe mit der Bedeutung »Ton, Stimme«.
🇬🇧 phon(o)-

**Phonation.** Stimm- und Lautbildung; Produktion von Sprechgeräuschen durch die Vibrationen der Stimmritze im Kehlkopf (Larynx).
[*griech.*: phone, Stimme; *lat.*: atio, Prozess]
🇬🇧 phonation

**Phonetik.** Teilgebiet der Sprachwissenschaft; Lehre der Stimmbildung und Sprechgeräusche.
🇬🇧 phonetics

**Phoniatrie.** (Stimmheilkunde). Lehre von Stimm-, Sprech- und Sprachstörungen und den entsprechenden Behandlungsmethoden.
🇬🇧 laliatry

**Phonokardiographie.** Aufzeichnung der Herzgeräusche durch ein elektromechanisches Gerät (Phonokardiograph).
🇬🇧 phonocardiography

**Phonologie.** Studium der Sprechgeräusche, insbesondere der Regeln, die die Art und Weise bestimmen, wie diese Geräusche in einer bestimmten Sprache eingesetzt werden.
🇬🇧 phonology

**Phosphat.** Salz der Phosphorsäure, das für lebende Zellen extrem wichtig ist, insbesondere für die Speicherung und Nutzung von Energie sowie für die Vermittlung von genetischen Informationen. (→ Phosphor)
🇬🇧 phosphate

**Phosphatämie.** Unphysiologisch hoher Phosphatspiegel im Blut. (→ Phosphat)
🇬🇧 phosphatemia

**Phosphatase.** → Enzym, das als Katalysator in chemischen Reaktionen fungiert, an denen → Phosphor beteiligt ist; es ist wichtig für die Kalkbildung der Knochen.
🇬🇧 phosphatase

**Phosphatase, alkalische.** Enzym, das in Knochen, Nieren, Darm, Plasma und den Zähnen zu finden ist; kann bei verschiedenen Knochen- und Lebererkrankungen in erhöhten Mengen im Serum vorliegen.
🇬🇧 alkaline phosphatase

**Phosphatase, saure.** Enzym vorkommend in Nieren, Serum, Sperma und Prostata;

erhöhte Serumwerte treten auf bei Prostatatumoren und -verletzungen.
🔄 acid phosphatase

**Phosphaturie.** Ausscheidung einer unphysiologisch hohen Menge an → Phosphat durch den Urin.
🔄 phosphaturia

**Phospholipase.** Gruppe von → Enzymen, die die Hydrolyse von → Phospholipiden katalysieren. Die verschiedenen P.n verdauen die Zellmembranen, unterstützen die Synthese der Prostaglandine und helfen bei der Produktion von Arachidonsäure, einer essenziellen Fettsäure.
🔄 phospholipase

**Phospholipid.** Substanz einer Gruppe von Verbindungen, die in lebenden Zellen häufig vorkommen, insbesondere in Leberzellen; sie enthalten Phosphorsäure, Fettsäuren und eine Stickstoffbase. Zwei spezielle Formen der P.e sind → Lezithin und Sphingomyelin.
[*griech.:* phos, Licht; pherein, tragen; lipos, Fett]
🔄 phospholipid

**Phosphor (P).** Nicht-metallisches chemisches Element, das in der Natur als eine Komponente des → Phosphats häufig zu finden ist; Ordnungszahl 15, Atommasse 30,975. P. ist wichtig für den Metabolismus von Eiweißen (Proteinen), Kalzium und Glukose. Darüber hinaus spielt es eine Rolle bei der Produktion von Adenosintriphosphat (ATP) und im Prozess der Glykolyse. Eine mangelhafte Aufnahme von P. mit der Nahrung führt zu Gewichtsverlust, Anämie und Wachstumsstörungen.
🔄 phosphorus (P)

**Phosphorvergiftung.** Toxischer Zustand, der durch die Einnahme von weißem oder gelbem → Phosphor verursacht wird, der manchmal in Rattengift, Dünger oder in Feuerwerkskörpern enthalten ist. Die Vergiftung äußert sich anfänglich durch Übelkeit, Kehlkopf- und Magenschmerzen, Erbrechen, Diarrhö und einen knoblauchartigen Atemgeruch, später auch durch Lebernekrosen, Störungen des Zentralnervensystems und Koma.
🔄 phosphorus poisoning

**Phosphorylierung.** Der Prozess der Bindung von Phosphatgruppen an ein Eiweiß, einen Zucker oder eine andere Verbindung. Bei der P. findet eine Synthese von → ATP statt, das aus ADP und anorganischem Phosphat entsteht. (→ Phosphat)
🔄 phosphorylation

**phot(o)-.** Vorsilbe mit der Bedeutung »Licht«.
🔄 phot(o)-

**Photoallergie.** Empfindlichkeit für Licht bzw. Strahlen, die allergische Reaktionen verursachen. – *adj.* photoallergisch.
[*griech.:* phos, Licht; allos, andere; ergein, arbeiten]
🔄 photoallergy

**Photochemotherapie.** Art der → Chemotherapie, bei der die Wirksamkeit der Chemotherapeutika dadurch unterstützt wird, dass der Patient einer Lichtquelle ausgesetzt wird.
🔄 photochemotherapy

**Photodermatitis.** Hautreaktion (Lichtdermatose) mit Papeln, Bläschen, Ekzemen oder einer Exsudation, die 24 bis 48 Stunden nach Lichtexposition einer zuvor sensibilisierten Person erfolgt. Die sensibilisierende Substanz ist in konzentrierter Form in der Haut vorhanden und wird durch Licht chemisch in ein aktives Antigen umgewandelt. Zu den Substanzen, die als Photosensibilisatoren fungieren, gehören Phenothiazine, Hexachlorophen, orale Antidiabetika und Sulfonamide.
🔄 photoallergic contact dermatitis

**Photometer.** Instrument, mit dem die Lichtintensität gemessen werden kann.
[*griech.:* phos, Licht; metron, Maß]
🔄 photometer

**Photon.** Kleinste Menge der elektromagnetischen Energie, die keine Masse und keine Ladung hat und sich mit Lichtgeschwindigkeit bewegt. P.en können in

Form von Röntgenstrahlen, Gammastrahlen oder Lichtquanten auftreten.
[*griech.:* phos, Licht]
🇬🇧 photon

**Photophobie.** 1. Unphysiologische Empfindlichkeit gegenüber Licht, insbesondere der Augen. Dieser Zustand herrscht bei Albinismus und verschiedenen Erkrankungen der Bindehaut (Konjunktiva) oder der Hornhaut (Kornea) vor und kann ein Symptom von Masern, Enzephalitis, Migräne o.a. sein. 2. Morbide Angst vor Licht mit einem irrationalen Drang, helle Plätze zu meiden.
[*griech.:* phos, Licht; phobos, Angst]
🇬🇧 photophobia

**Photorezeptor.** Nervenzelle, die durch Lichtimpulse erregt wird; z.B. Stäbchen und Zapfen der Netzhaut (Retina).
[*griech.:* phos, Licht; *lat.:* recipere, empfangen]
🇬🇧 photoreceptor

**photosensibel.** (lichtempfindlich). Eine verstärkte Reaktion der Haut auf Sonnenlicht betreffend, was durch Erkrankungen wie → Albinismus oder → Porphyrie, noch häufiger jedoch durch die Einnahme bestimmter Arzneimittel verursacht wird. Bereits eine relativ kurze Zeit in der Sonne oder unter einer UV-Lampe kann bei Personen mit einer endogenen oder erworbenen → Photosensibilität zu Ödemen, Papeln, Urtikaria oder akuten Verbrennungen führen.
🇬🇧 photosensitive

**Photosensibilisierung.** Prozess, durch den ein Organismus für die Auswirkungen bestimmter Lichtstrahlen sensibilisiert wird; dadurch wird die Lichtreizschwelle herabgesetzt.
🇬🇧 photosensitization

**Photosensibilität.** Unphysiologische Reaktion auf einen Aufenthalt in der Sonne, insbesondere Hautreaktionen, die ein sensibilisierendes Agens und eine Exposition gegenüber Sonnenlicht oder entsprechenden Strahlungen voraussetzen. (→ photosensibel)
🇬🇧 photosensitivity

**Photosynthese.** Prozess, durch den grüne Pflanzen, die → Chlorophyll enthalten, chemische Substanzen aus Kohlendioxid und Wasser der Umgebung synthetisieren, im wesentlichen Kohlenhydrate, und mit Hilfe von Licht als Energiequelle Sauerstoff freisetzen.
[*griech.:* phos, Licht; synthesis, verbinden]
🇬🇧 photosynthesis

**Phototherapie.** Behandlung bestimmter Krankheiten durch die Anwendung von Licht, insbesondere ultraviolettem Licht, das vor allem gegen Akne, Druckgeschwüre und schmerzunempfindliche Geschwüre, Psoriasis und Hyperbilirubinämie eingesetzt wird.
[*griech.:* phos, Licht; therapeia, Behandlung]
🇬🇧 phototherapy

**Phototherapie: Neugeborenes.** → Pflegeintervention der → NIC, die definiert wird als der Einsatz von «Blaulicht» (Wellenlänge 410-530 nm) als Therapie zur Senkung des Bilirubinspiegels bei Neugeborenen.
🇬🇧 Phototherapy: Neonate

**phototoxisch.** Bezeichnung für eine sich schnell entwickelnde, nicht immunologische Reaktion der Haut, wenn sie einer photosensibilisierenden Substanz und Licht ausgesetzt wird. (→ Photosensibilisierung)
🇬🇧 phototoxic

**Phrenes (pl.).** Zwerchfell (→ Diaphragma).
🇬🇧 phren

**Phthirus.** Gattung blutsaugender Läuse, zu denen auch P. pubis gehört, die auch als Filzlaus oder Schamlaus bekannt ist.
[*griech.:* phtheir, Laus]
🇬🇧 Phthirus

**Phthisis.** Schwund oder Schrumpfung; zehrender Zustand, der einen Teil oder den gesamten Körper betreffen kann, z.B. bei Lungentuberkulose.
[*griech.:* phthisis, Schrumpfung]
🇬🇧 phthisis

**pH-Wert, arterieller.** Die Wasserstoff- (Hydrogen-) Ionenkonzentration des arteriellen Blutes. Der Normalwert liegt zwischen 7,35 und 7,45. Dieser Wert entspricht einem Verhältnis von 20:1 der Bikarbonat-Ionen zu dem im Blut gelösten Kohlendioxid. (→ pH-Wert)
🇬🇧 arterial pH

**pH-Wert, im Blut.** Die Wasserstoffionenkonzentration im Blut; Maß für die Blutazidität oder -alkalität. Der normale pH-Wert des arteriellen Vollblutes beträgt 7,35 bis 7,45; für venöses Vollblut 7,36 bis 7,41 und für venöses Serum oder Plasma 7,35 bis 7,45. (→ Azidität; Alkalität)
🇬🇧 blood pH

**Phylogenese.** (Phylogenie). Stammesgeschichte von Lebewesen in Bezug auf die Entwicklung (Evolution) der Strukturen einer bestimmten Rasse oder Species.
– *adj.* phylogenetisch.
[*griech.*: phylon, Stamm; genesis, Ursprung]
🇬🇧 phylogeny

**Physiatrik.** Spezialbereich der Physiotherapie und Rehabilitation; dazu gehören Diagnose und Behandlung von Krankheiten durch physikalische Mittel wie Wärme, Kälte, Licht, Wasser, Elektrizität und mechanische Hilfsmittel.
[*griech.*: physis, Natur; iatrikos, Behandlung]
🇬🇧 physiatrics

**Physik.** Naturwissenschaft, deren Ziel es ist, möglichst weitreichende Modelle von der Beschaffenheit der Welt zu gewinnen, von mikroskopischen Dimensionen bis zu den Grenzen des Universums. Das Standardmodell beschreibt experimentell zugängliche Naturphänomene mit Hilfe von Wechselwirkungen elementarer Teilchen über 4 fundamentale Kräfte (u.a. elektrische Kraft, Gravitationskraft). Spezialfälle dieser grundlegenden Theorien bilden selbstständige Fachbereiche (z.B. Kernphysik, Astrophysik).
[*griech.*: physikos, natürlich]
🇬🇧 physics

**Physiognomie.** Methode der Beurteilung von Persönlichkeit und anderen Charakteristika eines Klienten/Patienten durch die Untersuchung des Gesichts und der allgemeinen Körperhaltung.
[*griech.*: physis, Natur; gnosis, Wissen]
🇬🇧 physiognomy

**Physiologie.** 1. Studium der Prozesse und Funktionen des menschlichen Körpers. 2. Studium der physikalischen und chemischen Prozesse, die beim Funktionieren lebender Organismen und ihrer Bestandteile beteiligt sind.
[*griech.*: physis, Natur; logos, Wissenschaft]
🇬🇧 physiology

**physiologisch.** Zur → Physiologie und den natürlichen, gesunden Funktionen gehörend, im Gegensatz zu → pathologisch.
[*griech.*: physis, Natur; logos, Wissenschaft]
🇬🇧 physiologic

**Physiotherapeut/in.** Die früher übliche Berufsbezeichnung "Krankengymnast" wurde mit dem Masseur- und Physiotherapeutengesetz 1994 durch die international übliche Berufsbezeichnung "Physiotherapeut" ersetzt. Der Physiotherapeut erhält nach Abschluss der 3-jährigen Ausbildung und bestandener Prüfung gemäß MPhG die Erlaubnis, die Berufsbezeichnung Physiotherapeut zu führen. Die staatliche Anerkennung berechtigt zur Anwendung aller Maßnahmen der Physiotherapie wie Bewegungstherapie und physikalische Therapie.
🇬🇧 physiotherapist

**Physiotherapie.** Physiotherapie umfasst die physiotherapeutischen Verfahren der Bewegungstherapie sowie die physikalische Therapie. Physiotherapie nutzt als natürliches Heilverfahren die passive – z. B. durch den Therapeuten geführte – und die aktive, selbständig ausgeführte Bewegung des Menschen sowie den Einsatz physikalischer Maßnahmen zur Heilung und Vorbeugung von Erkrankungen. Physiotherapie findet Anwendung in vielfältigen Bereichen von Prävention, Therapie und Rehabilitation sowohl in der ambu-

lanten Vorsorgung als auch in teilstationären und stationären Einrichtungen. Damit ist die Physiotherapie eine Alternative oder sinnvolle Ergänzung zur medikamentösen oder operativen Therapie. Die Bewegungstherapie bildet die Hauptaufgabe der Physiotherapie und ist ein dynamischer Prozess, der sich an die Steigerung der Belastbarkeit im Verlauf des Heilungsprozesses anpasst. Durch den systematischen und stufenförmigen Behandlungsaufbau zielt sie darauf ab, die Belastungsfähigkeit des Patienten heraufzusetzen und die normalen Körperfunktionen weitmöglichst wiederherzustellen. Bewegungstherapie umfasst zahlreiche Behandlungsmethoden und -techniken: Aktive und passive mobilisierende Techniken; Übungen auf neurophysiologischer Grundlage nach Bobath, Vojta, PNF; manuelle Therapie; medizinische Trainingstherapie; Atemtherapie; gerätegestützte Krankengymnastik; präventive Gesundheitsförderung; Entspannungstechniken; Gangschulung; Behandlung im Schlingengerät; Behandlung im Bewegungsbad. Physikalische Therapie bedeutet allgemein die Anregung oder gezielte Behandlung gestörter physiologischer Funktionen mit physikalischen, naturgegebenen Reizen: Massagetherapie (Klassische Massage, Reflexzonentherapie, Unterwasserdruckstrahlmassage, Manuelle Lymphdrainage); Thermotherapie (Wärme und Kälte); Wassertherapie (Hydro- und Balneotherapie); Elektro-, Licht- und Strahlentherapie; Inhalationstherapie.
🇬🇧 physiotherapy

**physisch.** 1. Körperlich. 2. In der Natur begründet, natürlich.
🇬🇧 physical

**Phytogenese.** Ursprung und Entwicklung (Evolution) von pflanzlichen Organismen. – *adj.* phytogen.
[*griech.:* phyton, Pflanze; genein, produzieren]
🇬🇧 phytogenesis

**Phytohämagglutinin (PHA).** Ein → Hämagglutinin, das von einer Pflanze stammt, insbesondere Lektin, das aus roten Bohnen gewonnen wird. Die P.e führen zur → Agglutination menschlicher Erythrozyten.
[*griech.:* phyton, Pflanze; haima, Blut; *lat.:* agglutinare, kleben]
🇬🇧 phytohemagglutinin (PHA)

**Phytotherapie.** Behandlung von Krankheiten mit Hilfe von Pflanzen, Pflanzenteilen oder Inhaltsstoffen von Pflanzen.
[*griech.:* phyto, Pflanze]
🇬🇧 phytotherapy

**Pia mater.** (weiche Hirnhaut). Innerste der drei Hirnhäute (→ Meningen), die das Gehirn und das Rückenmark überziehen. Die P.m. ist eng mit diesen beiden Strukturen verbunden und besitzt zahlreiche Gefäße, die das Nervengewebe ernähren. Die P.m. des Gehirns bedeckt die gesamte Oberfläche des Gehirns und reicht bis in die Fissuren und Sulki beider Hirnhälften (Hemisphären) hinein. Die P.m. des Rückenmarks ist dicker, fester und weniger mit Gefäßen durchzogen.
[*lat.:* pia, fromm; mater, Mutter]
🇬🇧 pia mater

**Pick-Krankheit.** Form der → Demenz, die im mittleren Alter auftritt. Die Erkrankung betrifft vorwiegend die vorderen und seitlichen Lappen des Gehirns und führt charakteristischerweise zu neurotischem Verhalten, langsamem Verfall des Intellekts, der Persönlichkeit und der Emotionen sowie zur Degeneration kognitiver Fähigkeiten.
[A. Pick, tschechischer Neurologe, 1851–1924]
🇬🇧 Pick's disease

**Pickwick-Syndrom.** Unphysiologischer Zustand, der durch Fettleibigkeit (→ Obesität), verminderte Lungenfunktion, Somnolenz und Polyzythämie gekennzeichnet ist. Die Therapie besteht in einer deutlichen Gewichtsreduzierung.
[Nach dem Roman »Die Pickwickier« von C. Dickens]
🇬🇧 pickwickian syndrome

**Piebaldismus.** Weiße Haut- oder Haarflecken, die durch das Fehlen von Melanozy-

ten in unpigmentierten Hautbereichen verursacht wird. (s.a. Albinismus)
[*engl.*: piebald, buntscheckig]
🌐 piebald

**Piedra.** Pilzerkrankung der Haare, die durch kleine weiße oder schwarze Knoten in den Haaren gekennzeichnet ist. Die schwarze P. wird von Piedraia-Arten verursacht, die weiße (Trichosporose) von Trichosporen.
[span.: Stein]
🌐 piedra

**Pigment.** Jedes organische, färbende Material, das im Körper produziert wird, z.B. Melanin und Bilirubin. P.e können auch von außen in den Körper gelangen, z.B. Kohle. – *adj.* pigmentiert.
[*lat.*: pigmentum, Farbe]
🌐 pigment

**Pigtailkatheter.** Kunststoffkatheter, dessen Enden wie ein Schweineschwänzchen eingerollt sind. Er wird hauptsächlich zur Schienung des Harnleiters (Ureter) verwendet, wobei ein Ende im Nierenbecken und das andere in der Harnblase liegt. Durch die eingerollten Enden wird eine Verletzung der Schleimhaut vermieden und der Katheter in seiner Lage gehalten.
[engl. pigtail, Schweineschwänzchen]
🌐 pigtail-catheter

**Pilus (pl. Pili).** 1. Haar oder haarähnliche Struktur. 2. Feine filamentähnliche Anhänge, die bei bestimmten Bakterien zu finden sind und einer Geißel ähneln, wobei sie allerdings kürzer und gerader und häufiger vorhanden sind.
[*lat.*: Haar]
🌐 pilus

**Pilze.** Fruchtkörper des Fungus (Klasse Basidiomycetes), insbesondere die essbaren P. der Ordnung Agaricales, die als Feld- oder Wiesenpilze bekannt sind. P. bestehen vorwiegend aus Wasser und besitzen nur einen beschränkten Nährwert.
🌐 mushrooms

**Pilzinfektion.** Durch Pilzerreger verursachte entzündliche Erkrankung. Die meisten Pilzinfektionen sind oberflächlich und leicht, sind aber sehr dauerhaft und nur schwer zu behandeln. Zu den Pilzinfektionen zählen Krankheiten wie Aspergillose, Blastomykose, Candidamykose, Wüstenfieber und Histoplasmose.
🌐 fungal infection

**Pilzvergiftung.** Toxischer Zustand, der durch den Verzehr bestimmter Pilze verursacht wird, insbesondere des Fliegenpilzes (Amanita muscaria). Das Muskarin im Fliegenpilz führt innerhalb von 2 Stunden zur Vergiftung mit folgenden Symptomen: gesteigerter Tränen- und Speichelfluss, Schwitzen, Erbrechen, mühsames Atmen, Bauchkrämpfe, Diarrhö und in schweren Fällen Krämpfe, Koma und Herzversagen. Eine andere Substanz im Amanita phalloides, das Phalloin, wirkt langsamer, hat aber stärkere Wirkung; es verursacht ähnliche Symptome und Leberschädigungen, Niereninsuffizienz mit Todesfolge in 30 bis 50% der Fälle.
🌐 mushroom poisoning

**Pinozytose.** Prozess, bei dem extrazelluläre Flüssigkeit in die Zellen, insbesondere in die Leukozyten, aufgenommen wird. Die Plasmamembran entwickelt eine Aussakkungen, die mit Extrazellulärflüssigkeit gefüllt wird, die danach umschlossen wird und innerhalb der Zelle ein Vesikel oder eine Vakuole mit Flüssigkeit bildet.
[*griech.*: pinein, trinken; kytos, Zelle; osis, Zustand]
🌐 pinocytosis

**Pinzette.** Instrument, mit dem weiches Gewebe gefasst werden kann, insbesondere beim Nähen von Wunden.
🌐 thumb forceps

**Pipette.** Kalibriertes durchsichtiges, offenes Röhrchen aus Glas oder Plastik, das zum Abmessen und Transferieren kleiner Mengen Flüssigkeit oder Gas verwendet wird.
🌐 pipette

**Pituitarismus.** Zustand, der durch einen Defekt oder eine Insuffizienz der Hypophyse und eine Überproduktion an Hormonen gekennzeichnet ist.
[*lat.*: pituita, Schleim]
🌐 pituitarism

**Pityriasis.** Hauterkrankung, deren Läsionen wie Haarschuppen aussehen, ohne offensichtliche Anzeichen einer Entzündung; z.B. P. alba, eine idiopathische Dermatose mit runden oder ovalen, wenig pigmentierten Schuppen auf den Wangen, oder P. rosea mit rosafarbigem fleckigem Ausschlag am Rumpf und an Stellen, die nicht dem Licht ausgesetzt sind.
[*griech.:* pityron, Kleie]
🇬🇧 pityriasis

**Pivot-Transfer.** (Dreh-Gleit-Transfer). Beförderung einer Person, die auf einer Körperseite keine Kontrolle mehr über ihren Körper hat oder immobil ist, von einer Stelle zu einer anderen, z.B. vom Bett in einen Rollstuhl. Man hilft dem Patienten über die intakte starke Körperseite, mit beiden Füßen auf den Boden zu gelangen; über diese Seite gleitet der Körper langsam in den Rollstuhl.
🇬🇧 pivot transfer

**Placebo.** Scheinmedikament; inaktive Substanz, z.B. Kochsalzlösung, destilliertes Wasser oder Zucker oder die geringe Dosis einer harmlosen Substanz, die schwächer dosiert ist, als für eine effektive Wirkung erforderlich wäre. P.s werden Patienten verabreicht, denen kein Medikament gegeben werden darf oder die nach dem Urteil des Pflegenden oder des Arztes keine Medikation benötigen. P.s können auch zu Kontrollzwecken verwendet werden, um sie in ihrer Wirkung mit echten Arzneimitteln zu vergleichen (Doppelblindstudie). (→ Placeboeffekt)
[*lat.:* ich werde gefallen]
🇬🇧 placebo

**Placeboeffekt.** Körperliche oder emotionale Veränderung, die eintritt, nachdem eine Substanz (z.B. ein → Placebo) verabreicht wurde, die jedoch nicht das Ergebnis der spezifischen Eigenschaften dieser Substanz sein kann. Die Veränderung kann durchaus positiv sein und die Erwartungen eines Patienten erfüllen.
🇬🇧 placebo effect

**Placenta.** → Plazenta.
🇬🇧 placenta

**Placenta adhaerens.** Eine Plazenta, die über die normale Zeit hinaus nach Geburt des Kindes aufgrund funktioneller Störung des Lösungsmechanismus noch an der Gebärmutterwand haftet.
🇬🇧 adherent placenta

**Placenta praevia.** Zustand in der Schwangerschaft, bei dem die → Plazenta unphysiologisch, also nicht im Fundus des Uterus platziert ist. Sie sitzt im unteren Uterinsegment und bedeckt den inneren Muttermund teilweise oder vollständig. Dies ist die häufigste Ursache für schmerzlose Blutungen im 3. Schwangerschaftstrimester. Selbst die geringste Dehnung des inneren Muttermundes kann eine örtliche Lösung einer abnormal sitzenden Plazenta verursachen, was zu gefährlichen Blutungen führt.
🇬🇧 placenta previa

**plantar.** Zur Fußsohle gehörend.
[*lat.:* planta, Sohle]
🇬🇧 plantar

**Plantarflexion.** Bewegung des Fußes im Knöchelgelenk, bei der die Fußzehen zur Fußsohle hin gebeugt werden. Dies wird in Grad gemessen, wobei die 0-Grad-Position dem Fuß in stehender Position in Ruhe entspricht.
🇬🇧 plantar flexion

**Plantarreflex.** Reflex, der durch eine Beugung der Fußzehen gekennzeichnet ist, wenn sanft über die Fußsohle gestrichen wird. Der P. ist bei Babys nach der Geburt vorhanden, sollte jedoch nach etwa 6 Wochen wieder verschwinden.
🇬🇧 plantar reflex

**Plaque.** 1. Flacher, oft leicht erhabener Fleck auf der Haut oder einem anderen Körperorgan. 2. Fleck der → Atherosklerose. 3. Zahnbelag; meist dünner Film über den Zähnen, der aus Muzin und kolloidalem Material besteht, das sich im Speichel befindet und oft sekundär mit Bakterien befallen ist (→ bakterielle P.).
[*franz.:* Fleck]
🇬🇧 plaque

**Plaque, bakterielle.** Film aus Mikroorganismen, der an den Zähnen haftet und

Zahnkaries sowie Zahnfleischentzündungen verursacht. → Muzin, das von der Speicheldrüse abgesondert wird, ist ebenso Bestandteil der P.; zur Vermeidung ist eine angemessene Zahnpflege erforderlich.
🔣 bacterial plaque

**Plasma.** Wässriger hellgelber Flüssigkeitsanteil der Lymphe und des Blutes, in dem sich Leukozyten, Erythrozyten und Thrombozyten befinden. P. besteht aus Wasser, Elektrolyten, Proteinen, Glukose, Fetten, Bilirubin und Gasen und ist wichtig für den Transport der zellulären Elemente des Blutes durch den Blutkreislauf, den Transport von Nährstoffen, die Erhaltung des Säure-Basen-Gleichgewichts und den Abtransport von Abfallprodukten des Körpers.
[*griech.:* das Geformte]
🔣 plasma

**Plasmaexpander.** (Plasmaersatzstoffe). Kolloidale Substanz, meist hochmolekulares Dextran oder Eiweiß, die intravenös verabreicht wird, um den → onkotischen Druck eines Patienten zu erhöhen. Es kommt zu einem Flüssigkeitseinstrom aus den Zellzwischenräumen in das Gefäßsystem, wodurch sich das Kreislaufvolumen erhöht. Mit P. kann ein Schock behandelt werden, der durch einen starken Blutverlust verursacht ist.
🔣 plasma expander

**Plasmamembran.** Äußere Schicht einer Zelle, die häufig Mikrovilli als Fortsätze aufweist und zelluläres Zytoplasma enthält. Die P. ist so dünn und zart, dass sie mit einem Lichtmikroskop nicht zu erkennen ist und detailliert nur mit einem Elektronenmikroskop untersucht werden kann. Die P. kontrolliert den Austausch von Materialien zwischen der Zelle und ihrer Umgebung durch verschiedene Prozesse, z.B. Osmose, Phagozytose, Pinozytose und Ausscheidung (Sekretion).
🔣 plasma membrane

**Plasmapherese.** Entfernung von Plasma aus einer zuvor entnommenen Blutprobe durch Zentrifugieren, Wiederherstellung der zellulären Elemente in einer isotonischen Lösung und Reinfusion dieser Lösung an den Spender oder eine andere Person, die eher Erythrozyten statt Vollblut benötigt.
🔣 plasmapheresis

**Plasmaprotein.** Eiweiße des Blutplasmas, die vorwiegend in der Leber synthetisiert werden und zu denen Albumin, Fibrinogen, Prothrombin und Gammaglobulin gehören. Diese Substanzen helfen, den Wasserhaushalt aufrechtzuerhalten, der den osmotischen Druck beeinflusst, die Blutviskosität erhöht und den Blutdruck stabilisiert.
🔣 plasma protein

**Plasmavolumen.** Gesamtvolumen des Plasmas im Körper, das bei Erkrankungen der Leber und der Milz sowie bei Vitamin-C-Mangel erhöht ist, bei Addison-Krankheit, Dehydratation und Schock jedoch abnimmt.
🔣 plasma volume

**Plasmazelle.** Lymphoide oder lymphozytenähnliche Zelle, die sich im Knochenmark, im Bindegewebe und gelegentlich auch im Blut befindet. P.n sind bei immunologischen Mechanismen beteiligt; indem sie → Immunglobuline produzieren, sind sie Träger der → humoralen → Immunität.
🔣 plasma cell

**Plasmin.** (Fibrinolysin). Proteolytisches Enzym, das → Fibrin spaltet; wird im Plasma aus Plasminogen gebildet. (→ Blutgerinnung)
🔣 plasmin

**Plasmodium.** Protozoen-Gattung, deren verschiedene Species → Malaria verursachen, die auf den Menschen durch den Biss einer infizierten Anopheles-Mücke übertragen wird.
🔣 Plasmodium

**Plasmozytom.** (Plasmazellentumor). Herdförmiges Neoplasma, das → Plasmazellen enthält, die sich innerhalb des Knochenmarks (wie bei multiplen Myelomen) oder außerhalb des Knochenmarks (wie bei Tumoren der Eingeweide) und in der

Schleimhaut von Nase, Mund und Nasenrachenraum entwickeln können.
🌐 plasmacytoma

**-plastik.** Nachsilbe mit der Bedeutung »Wiederherstellung«.
🌐 -plastik

**Plathelminthes (pl.).** (Plattwürmer). Parasiten, zu denen Bandwürmer und Saugwürmer, z.B. Trematodes oder Cestodes, gehören.
[*griech.*: platys, flach; helmins, Wurm]
🌐 Platyhelminthes

**Platin (Pt).** Silberweißes, weiches, metallisches Element; Ordnungszahl 78, Atommasse 195,09. P. wird in der Zahnheilkunde verwendet und ist ein guter Katalysator für verschiedene chemische Reaktionen.
🌐 platinum (Pl)

**Plätschergeräusch.** Geräusch, das beim Schütteln einer Person entsteht, bei der sich in Hohlorganen oder in Körperhöhlen Flüssigkeits-, Luft- oder Gasansammlungen gebildet haben. Abgesehen von dem physiologischen Magengeräusch kann das Plätschern bei einem Hydropneumothorax, bei großen Hiatushernien oder bei Dünndarm- bzw. Pylorusblockaden auftreten.
🌐 succussion splash

**Plattenepithelkarzinom.** Langsam wachsendes, bösartiges Geschwür im Plattenepithel, das sich vorwiegend in der Lunge und der Haut, aber auch in Anus, Zervix, Rachen, Nase und Harnblase findet. Die neoplastischen Zellen ähneln Stachelzellen der Haut und bilden Keratinperlen.
[*griech.*: epi, oberhalb + derma, Haut + eidos, Form.]
🌐 epidermoid carcinoma

**Plattfuß.** → Pes planus.
🌐 pes planus

**Plattwürmer.** → Plathelminthes.
🌐 Platyhelminthes

**Platysma.** Einer von zwei Muskeln auf jeder Seite des Halses, der dazu dient, die untere Lippe und die Mundecken nach unten zu ziehen. Wenn das P. vollständig kontrahiert, wird die Haut über dem Schlüsselbein (Clavikula) in Richtung des Unterkiefers gezogen, wodurch der Umfang des Halses vergrößert wird.
[*griech.*: platys, flach]
🌐 platysma

**Plazenta.** (Mutterkuchen). In lateinischen Fügungen »Placenta«. Stark durchblutetes Organ, das den fötalen Organismus mit dem mütterlichen Blutsystem verbindet. Über die P. findet die Diffusion von Sauerstoff, Kohlendioxid, Nährstoffen und anderen Substanzen statt. Sie beginnt sich etwa am 8. Tag der Schwangerschaft zu bilden, wenn die Blastozyt die Uteruswand berührt und sich dort einnistet. Bei der Geburt beträgt das Gewicht der P. etwa 400-700 g. Die mütterliche Seite der P. besteht aus sog. Kotyledonen, abgegrenzte Felder mit einem dunkelroten, rauhen und leberartigen Aussehen. Die fötale Fläche ist weich und durchscheinend, mit den Eihäuten (Amnion, Chorion und Decidua) überzogen und durch große Blutgefäße gekennzeichnet, die fächerförmig von der Nabelschnur abgehen. – *adj.* plazentar.
[*lat.*: Kuchen]
🌐 placenta

**Plazentahormon.** Hormone, die die → Plazenta produziert; hierzu gehören Plazentalaktogen, Choriongonadotropin, Östrogen, Progesteron und ein thyreotropinähnliches Hormon.
🌐 placental hormone

**Plazentainfarkt.** Lokalisierter ischämischer Bereich auf der fötalen oder der mütterlichen Seite der → Plazenta. Nach einem P. kann es zum Tod des Fötus kommen.
🌐 placental inferct

**Plazentainsuffizienz.** Unphysiologischer Zustand in der Schwangerschaft, der sich klinisch durch ein verzögertes Wachstum des Fötus und des Uterus äußert. Zu den Ursachen, die zu einer P. führen können, gehören eine beeinträchtigte Diffusion und/oder Perfusion oder eine abnormale Platzierung der → Plazenta, zahlreiche Schwangerschaften, unphysiologische Be-

festigung der Nabelschnur und Störungen der Plazentamembran.
🌐 placental insufficiency

**Plazentalaktogen (HPL).** Plazentahormon, das während der Schwangerschaft gebildet wird. Es reguliert den Kohlenhydrat- und Proteinstoffwechsel der Mutter und regt die Milchproduktion an. Bei bestimmten Schwangerschaftsstörungen kann es zum P.-Mangel kommen.
🌐 human placental lactogens (HPL); human chorionic somatomammotropin

**Plazentalösung, vorzeitige.** (Ablatio placentae). Ablösung einer normal sitzenden Plazenta nach der 20. Schwangerschaftswoche oder später bzw. während des Geburtsvorgangs vor Geburt des Kindes; tritt ungefähr einmal pro 200 Geburten auf, kann zu starken Blutungen führen und ist eine bedeutende Ursache für Todesfälle bei Kind und Mutter. In schweren Fällen kann es binnen weniger Minuten zu einem Schock und Todesfall kommen. Ein Kaiserschnitt muss sofort und schnell durchgeführt werden. Im späten Stadium einer Schwangerschaft können die Wehen ggf. zugelassen bzw. durch eine Amnionpunktion eingeleitet werden. In der frühen Schwangerschaft muss die Mutter eng überwacht werden und Bettruhe einhalten.
[*lat.*: ab, weg; rumpere, brechen]
🌐 abruptio placentae

**Plazentaschranke.** Die P. trennt das mütterliche Blut (intervillöser Raum) vom kindlichen Blut (intravillöser Raum) und verhindert den Austausch von Mikroorganismen und großmolekularen Stoffen. Durch so genannte *Lecks* kann es jedoch zu Mikrotransfusionen von Erythrozyten und Leukozyten von der Mutter zum Kind oder umgekehrt kommen. Dies kann in bestimmten Fällen (z.B. bei Rhesusfaktor-Unverträglichkeit) zu schweren Komplikationen führen. (s.a. Rh-Inkompatibilität)
🌐 placental barrier

**Plazentathrombose.** Intravaskuläre Koagulation (→ Thrombose), die in der → Plazenta oder in den Venen der Gebärmutter (Uterus) auftreten kann.
🌐 placental thrombosis

**Plethysmographie.** Messung der Veränderung des Volumens und der Größe von Körperorganen und -teilen; z.B. Lungenfunktionsprüfung oder Venenverschluss-P.
🌐 plethysmography

**Pleura (pl. Pleuren).** (Brustfell). Feine seröse Membran, die die Lungen umschließt und die Wände des Brustkorbs auskleidet und aus einer einzigen Schicht von flachen Mesothelzellen besteht, die auf einer feinen Bindegewebemembran aufliegen. Die P. unterteilt sich in die viszerale P., die die Lungen bedeckt und in die Fissuren zwischen den Lungenlappen reicht, und die parietale P. über der Brustwand, die das Diaphragma überzieht und sich über die Strukturen des Mittelfells (Mediastinum) erstreckt. – *adj.* pleural.
[*griech.:* Rippe]
🌐 pleura

**Pleuradrainage.** (Bülau-Drainage). → Thoraxdrainage.
🌐 pleural drainage

**Pleuraerguss.** Unphysiologische Ansammlung von Flüssigkeit in der → Pleurahöhle, die sich durch Fieber, Thoraxschmerzen, Atemnot (Dyspnoe) und trockenen Husten äußert. Diese Flüssigkeit ist ein Exsudat oder Transsudat einer entzündeten Pleura (→ Pleuritis).
🌐 pleural effusion

**Pleurahöhle.** Raum innerhalb des Brustkorbs (Thorax), in dem sich die Lungen befinden. Zwischen den Rippen und den Lungen liegen die viszerale und die parietale → Pleura. Der Bereich zwischen den beiden Pleuren wird als P. bezeichnet. Zwischen beiden Pleuren befindet sich eine geringe Flüssigkeitsmenge, die es ihnen ermöglicht, sich reibungslos übereinander bewegen zu können, wenn sich die Lungen bei der Atmung ausdehnen und wieder zusammenziehen.
🌐 pleural cavitiy

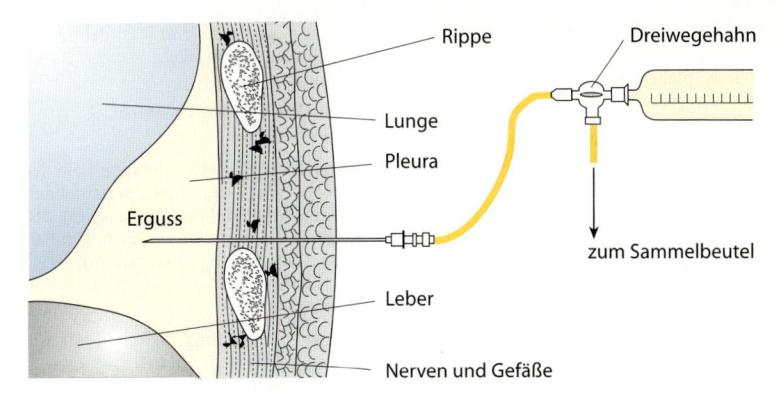

**Pleurapunktion.** Aspirieren der Ergussflüssigkeit mit der Spritze und Umfüllen nach Umstellen des Dreiwegehahns in den Sammelbeutel.

**Pleurapunktion.** Entnahme von Flüssigkeit aus dem Pleuraraum zu diagnostischen oder therapeutischen Zwecken. Dabei punktiert der Arzt die Brustwand in Höhe des 5.-8. ICR am oberen Rippenrand in die → Pleurahöhle.
thoracentesis

**Pleurareiben.** Reibendes, kratzendes Geräusch, das bei einer → Pleuritis auftritt, wenn beim Atmen eine Schicht der Pleuramembran über die andere gleitet.
pleural friction rub

**Pleuritis.** Entzündung des Brustfells (→ Pleura), die sich mit Atembeschwerden (Dyspnoe) und stechenden Schmerzen äußert und zur Einschränkung der normalen Atmung führt, oft von Spasmen auf der betroffenen Seite begleitet. Bei der Auskultation ist ein → Pleurareiben zu hören. Zu den häufigsten Ursachen zählen Bronchialkarzinom, Lungen- oder Brustwandabszess, Pneumonie, Lungenembolie und Tuberkulose.
[*griech.:* pleura, Rippe; itis, Entzündung]
pleurisy

**Pleuritis, adhäsive.** (adhäsive Brustfellentzündung). Form der Brustfellentzündung bei der es zu → Adhäsion von Brustfellschichten, Lunge und Brustwand kommt.
adhesive pleurisy

**Pleuritis, trockene.** (fibröse Pleuritis). Rippenfellentzündung ohne Serumerguss; kann ein Hinweis für eine lokalisierte Verletzung oder für Tuberkulose sein.
dry pleurisy

**Pleurodynie.** Akute Entzündung der Interkostalmuskeln und der muskulären Befestigung des Diaphragmas an der Brustwand. Es kommt zu plötzlichen starken Schmerzen und Empfindlichkeit, Fieber, Kopfschmerzen und Appetitlosigkeit (Anorexie). Diese Symptome werden durch Bewegungen und das Ein- und Ausatmen noch verschlimmert.
[*griech.:* pleura, Rippe; odyne, Schmerz]
pleurodynia

**Pleurodynie epidemica.** (Bornholmer-Krankheit). Durch Coxsackieviren verursachte Infektion, von der vor allem Kinder betroffen sind. Krankheitssymptome sind starke intermittierende Schmerzen in Bauchgegend und Brustraum, Fieber, Kopf- und Halsschmerzen, Unwohlsein und extreme Muskelschmerzen.
epidemic pleurodynia

**Pleuropneumonie.** Kombination einer → Pleuritis und einer → Pneumonie.
[*griech.*: pleura, Rippe; pneumon, Lunge]
🇬🇧 pleurapneumonia

**Plexus.** (Geflecht). Netzwerk von miteinander verbundenen Nerven, Blut- oder Lymphgefäßen.
[*lat.*: Geflecht]
🇬🇧 plexus

**Plexus brachialis.** (Armplexus). Netzwerk von Nerven im Hals, die sich unter dem Schlüsselbein (Clavicula) in die Achsel fortsetzen und aus dem V., VI., VII. und VIII. Hirnnerv sowie den ersten beiden Spinalnerven hervorgehen; innerviert die Muskeln und die Haut von Thorax, Schultern und Armen.
🇬🇧 brachial plexus

**Plexus cervicalis.** (Halsgeflecht). Durch die ventrale Unterteilung der ersten vier Halsnerven gebildetes Nervennetzwerk, das sich gegenüber der Schädelansicht der obersten vier Halswirbel befindet. Der Plexus cervicalis steht mit bestimmten Schädelnerven sowie zahlreichen muskulären und kutanen Verzweigungen in Verbindung.
🇬🇧 cervical plexus

**Plexus choroideus.** Bezeichnung für die winzigen, verflochtenen Blutgefäße im dritten lateralen und vierten Hirnventrikel, die → Liquor produzieren.
[*griech.*: chorion + eidos + *lat.*: plexus, gefaltet.]
🇬🇧 choroid plexus

**Plexus coeliacus.** (Plexus solaris; Sonnengeflecht). Ein dichtes Netzwerk aus Nervenfasern und Ganglien beiderseits der Brustwirbelsäule auf der Höhe des ersten Lendenwirbels. Es ist das stärkste Gangliengeflecht des vegetativen Nervensystems.
🇬🇧 solar plexus

**Plexus lumbalis.** (Lumbalplexus). Netzwerk von Nerven, das aus der ersten Teilung der ersten drei und dem größten Teil des vierten Spinalnervs (Nervus lumbalis) gebildet wird und innerhalb der Abdominalwand liegt, sowohl dorsal am Lendenmuskel (Psoas) als auch ventral zu den Querfortsätzen der Wirbelsäule.
🇬🇧 lumbar plexus

**Plexus solaris.** → Plexus coeliacus.
🇬🇧 solar plexus

**Plica (pl. Plicae).** Gewebefalte innerhalb des Körpers, z.B. die quer verlaufenden Schleimhautfalten (P.e transversales) des Rektums oder die halbmondförmigen Falten des Dünndarms (P.e circulares).
[*lat.*: plicare, falten]
🇬🇧 plica

**Pluripara.** Bezeichnung für eine Frau, die mehrere Kinder geboren hat.
[*lat.*: plus, mehr; parere, gebären]
🇬🇧 pluripara

**Plutonium (Pu).** Synthetisches radioaktives metallisches Element (Transuran); Ordnungszahl 94; Atommasse 244. P. ist ein höchst giftiges Abfallprodukt, das zur Herstellung von Atomwaffen verwendet wird.
[Namensgebung nach dem Planet Pluto]
🇬🇧 plutonium (Pu)

**PMS.** Abkürzung für → prämenstruelles Syndrom.
🇬🇧 PMS

**Pneumatozele.** (Pneumozele). 1. Dünnwandige Aushöhlung im Lungenparenchym, die durch eine teilweise Luftwegsobstruktion verursacht wird. 2. Hernienartiger Vorfall von Lungengewebe. 3. Tumor oder Ausstülpung, die Gas enthält, insbesondere im Hoden (Skrotum).
🇬🇧 pneumatocele

**Pneumektomie.** Teilweise oder völlige Entfernung einer Lunge.
[*griech.*: pneumon, Lunge; ectome, ausschneiden]
🇬🇧 pneumonectomy

**Pneumenzephalographie.** Verfahren der röntgenologischen Darstellung der Hirnkammern, der basalen Zisterne und des Subarachnoidalraums, der über den zerebralen Hirnhälften liegt. Luft, Helium oder Sauerstoff wird in den lumbalen Subarachnoidalraum injiziert, nachdem zuvor durch eine Lumbalpunktion intermit-

tierend Zerebrospinalflüssigkeit (Liquor) entnommen worden ist. Die P. wird heute im Allgemeinen durch die Computertomographie ersetzt.
[*griech.*: pneuma, Luft; enkephalos, Gehirn; graphein, berichten]
🇬🇧 pneumoencephalography

**pneumo-/pneuma(to).** Vorsilbe mit der Bedeutung »Luft, Atem«.
🇬🇧 pneum-/pneuma(to)-

**Pneumocystis-carinii-Pneumonie.** Form einer interstitiellen Plasmazellenpneumonie, bei der die Alveolen mit azidophilem Material wabenförmig verändert werden. Die Patienten entwickeln gelegentlich Fieber, Schwäche, Atemnot (Dyspnoe) und eine Zyanose.
🇬🇧 pneumocystis pneumonia

**Pneumokokkus (pl. Pneumokokken).** Grampositives Diplokokken-Bakterium der Species Streptococcus pneumoniae, das die häufigste Ursache für eine bakterielle Pneumonie ist.
[*griech.*: pneumon, Lunge; kokkos, Beere]
🇬🇧 pneumococcus

**Pneumokoniose.** (Staublunge). Sammelbezeichnung für Erkrankungen der Lunge, die durch chronisches Einatmen von Stäuben verursacht werden, meist Mineralstäube infolge einer berufs- oder umgebungsbedingten Exposition; z.B. Anthrakose, Asbestose und Silikose. Die P.n zählen häufig zu den Berufskrankheiten.
[*griech.*: pneumon, Lunge; konis, Staub; osis, Zustand]
🇬🇧 pneumoconiosis

**Pneumomediastinum.** Vorhandensein von Luft oder Gasen im Bindegewebe des Mittelfells (Mediastinum) infolge von Bronchitis, akutem Asthma, Keuchhusten, zystischer Fibrose oder Bronchialruptur durch starken Husten oder Verletzungen.
[*griech.*: pneuma, Luft; *lat.*: mediastinus, Mittelweg]
🇬🇧 pneumomediastinum

**Pneumonie.** (Lungenentzündung). Akute Entzündung der Lunge, die häufig durch Einatmen von Mikroorganismen der Species *Streptococcus pneumoniae* verursacht wird. Die Alveolen und Bronchiolen verkleben mit einem fibrösen Exsudat. Die P. kann auch durch andere Bakterien, durch Viren, Rickettsien oder durch Pilze bedingt sein. Man unterscheidet Aspirationspneumonie, Bronchopneumonie, eosinophile, interstitielle, lobäre, mykoplasmatische oder virale Pneumonie. Zu den Symptomen einer P. gehören Schüttelfrost, Fieber, Schmerzen, Tachykardie, Tachypnoe, Zyanose und Husten mit Auswurf. Durchführung aller Maßnahmen zur Unterstützung der Atmung des Patienten, z.B. sekretlösende Maßnahmen oder → atemstimulierende Einreibung. Eine sorgfältige u. regelmäßige Atemtherapie ist mitentscheidend für eine schnelle Genesung des Patienten, ebenso wie eine gute Patientenbeobachtung.
[*griech.*: pneumon, Lunge]
🇬🇧 pneumonia

**Pneumonie, atypische.** → Pneumonie mit relativ schwachen Symptomen wie Schüttelfrost, Kopfschmerzen, leichtem Fieber und Husten ohne Hinweis auf eine bakterielle Infektion.
🇬🇧 atypical pneumonia

**Pneumonie, doppelseitige.** Beide Lungenhälften betreffende, akute Lobärpneumonie.
🇬🇧 double pneumonia

**Pneumonie, interstitielle.** Diffuse chronische Entzündung der Lunge oberhalb der terminalen Bronchiolen, die durch Fibrose und Kollagenbildung in den Wänden der Alveolen und durch die Präsenz großer, einkerniger Zellen in den Alveolarräumen gekennzeichnet ist. Zu den Symptomen gehören zunehmende Dyspnoe, Trommelschlegelfinger, Zyanose und Fieber. Die i. P. kann infolge einer Überempfindlichkeitsreaktion auf Busulfan, Chlorambucil o.a. auftreten; sie kann sich auch als Autoimmunreaktion entwickeln oder in Verbindung mit rheumatischer Arthritis oder systemischer Sklerose etc. entstehen.
🇬🇧 interstitial pneumonia

**Pneumonie, tuberkulöse.** Bei einer → Tuberkulose auftretende Komplikation, wobei verkästes Material in die Bronchen eingeatmet wird, das zu einer Entzündung der Bronchen oder der Lungenlappen führt.
🇬🇧 tuberculous pneumonia

**Pneumonieprophylaxe.** Pflegemaßnahme, um die Entwicklung einer → Pneumonie bei gefährdeten Patienten zu verhindern. Zu den Maßnahmen gehören frühzeitige Mobilisation, atemstimulierende Einreibungen, atemunterstützende Lagerung, Atemübungen und Atemgymnastik, evtl. Sauerstoffverabreichung, regelmäßige und ausreichende Flüssigkeitszufuhr, sekretlösende Maßnahme (z.B. schleimlösende Tees, Unterstützung beim Abhusten) und bei Risikopatienten Absaugen der Atemwege. "LISA"- Ziele und Maßnahmen: 1. Lungenbelüftung verbessern 2. Infektionen vermeiden 3. Sekret verflüssigen, lösen und entleeren 4. → Aspirationsprophylaxe
🇬🇧 pneumonia prophylaxis

**Pneumonitis.** Entzündung der Lunge, die nicht durch Erreger, sondern durch chemische oder organische Stäube, Schimmel, Strahlen oder Rheumatismus verursacht wird. Die Entzündung ist meist interstitiell, granulomatös und fibrosierend und betrifft vorwiegend die Bronchiolen und Alveolen. Häufiges Symptom ist trockener Husten.
🇬🇧 pneumonitis

**Pneumoperikard.** Ansammlung von Luft oder Gas im Herzbeutel (Perikard).
🇬🇧 pneumopericardium

**Pneumoperitoneum.** Vorhandensein von Luft oder Gas im Bauchfellraum (Peritonealraum) des Abdomens. Das P. kann spontan auftreten, z.B. nach der Ruptur eines gashaltigen Hohlorgans, oder zu diagnostischen oder therapeutischen Zwecken induziert werden.
[griech.: pneuma, Luft; peri, herum; teinein, erstrecken]
🇬🇧 pneumoperitoneum

**Pneumothorax.** Ansammlung von Luft oder Gas in der → Pleurahöhle, was zu einem Kollaps des betroffenen Lungensegments führt. Ursache kann eine offene Brustverletzung sein, durch die Luft in den Thoraxraum eindringen kann, ein Riss emphysemartiger Bläschen (Vesikel) auf der Lungenoberfläche oder ein schwerer Hustenanfall; ein P. kann auch spontan ohne erkennbare Ursache auftreten. Ein Hauptsymptom sind plötzliche stechende Thoraxschmerzen mit einer erschwerten, schnellen Atmung. Auf der betroffenen

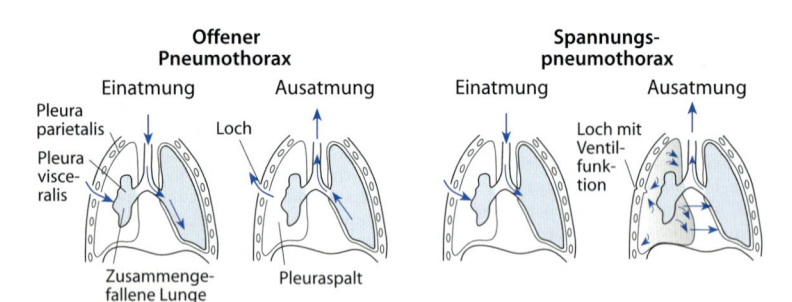

**Pneumothorax.** Offener Pneumothorax: Luft dringt in den Pleuraspalt ein; beim Ausatmen wird die Luft wieder nach außen gepresst. Spannungspneumothorax: die beim Atmen eindringende Atemluft kann nicht mehr entweichen, es entsteht ein Überdruck im Pleuraraum, der zur Verdrängung des Herzen und Kompression der gesunden Lunge führen kann.

Seite sind die normalen Brustbewegungen eingeschränkt; es können Tachykardie, schwacher Puls, Hypotonie, starkes Schwitzen (Diaphorese), Fieber, Blässe, Schwindel und Angstzustände entstehen.
[*griech.:* pneuma, Luft; thorax, Brust]
🇬🇧 pneumothorax

**-pnoe.** Nachsilbe mit der Bedeutung »Luft, Atem«.
🇬🇧 -pnea

**Pocken.** Hochgradig ansteckende Infektionskrankheit, gekennzeichnet durch Fieber, extreme Erschöpfung und bläschenartiges Hautexanthem, hervorgerufen durch eines der beiden Pockenviren, Variola minor oder Variola major. Da der Mensch der einzige Wirt für das Pockenvirus ist, konnte die Krankheit durch weltweite Impfung mit dem verwandten Kuhpockenvirus ausgerottet werden.
🇬🇧 smallpox

**Poesietherapie.** Verschriftlichung von Ängsten, Gefühlen, persönlichen Erlebnissen, schwierigen Lebenssituationen usw., die bei der Auseinandersetzung bzw. Bewältigung helfen können.
🇬🇧 poetry therapy

**Poikilodermie.** Hautveränderungen, die infolge verschiedener Hauterkrankungen auftreten, z.B. Psoriasis. Es kommt zu unregelmäßigen fleckigen Veränderungen der Haut (Hypo- oder Hyperpigmentierung).
[*griech.:* poikilos, Variation; derma, Haut]
🇬🇧 poikiloderma

**Polarisation.** (Polarisierung). 1. Konzentration von Interessen, Überzeugungen und Bindungen der Mitglieder einer Population oder Gruppe in zwei gegensätzliche Positionen. 2. Bildung einer Gegenspannung. 3. Umbildung von natürlichem Licht in Licht mit einer einzigen Schwingungsebene.
[*lat.:* polus, Pol; *griech.:* izein, verursachen]
🇬🇧 polarization

**Polarität.** 1. Bestehen oder Auftreten von gegensätzlichen Qualitäten, Tendenzen oder Emotionen, z.B. Freude und Schmerz, Liebe und Hass, Stärke und Schwäche, Abhängigkeit und Unabhängigkeit, Männlichkeit und Weiblichkeit. 2. Unterscheidung zwischen einer negativen und positiven elektrischen Ladung.
[*lat.:* polus, Pol]
🇬🇧 polarity

**Polioenzephalitis.** Entzündung der grauen Substanz des Gehirns, die durch eine Infektion oder durch ein → Poliovirus verursacht ist.
[*griech.:* polios, grau; enkephalos, Gehirn; itis, Entzündung]
🇬🇧 polioencephalitis

**Polioenzephalopathie.** Bezeichnung für Erkrankungen der grauen Substanz des Gehirns, z.B. → Creutzfeld-Jakob-Krankheit.
[*griech.:* polios, grau; enkephalos, Gehirn; pathos, Erkrankung]
🇬🇧 polioencephalopathy

**Poliomyelitis.** (spinale Kinderlähmung). Infektion (meldepflichtig), die durch ein der drei verschiedenen → Polioviren verursacht wird und entweder als asymptomatische leichte Form oder als Lähmung (Paralyse) auftritt. Die P. wird von Mensch zu Mensch durch fäkale Kontamination und über Sekretionen des Nasenrachenraums (Schmierinfektion) übertragen. Eine abortive P. (Initialstadium) dauert nur wenige Stunden und zeigt sich mit leichten Krankheitssymptomen wie Fieber, Unwohlsein, Kopfschmerzen, Übelkeit, Erbrechen und leichten Magen-Darm-Beschwerden. Die nicht-paralytische P. dauert dagegen länger und ist neben den Anzeichen einer abortiven P. durch Reizungen der Hirnhäute (Meningen) sowie Schmerzen und Steifigkeit im Rücken gekennzeichnet. Nach dem Abklingen der leichten Anzeichen der abortiven P. lassen die Symptome wieder nach; danach kommt es jedoch erneut zu Unwohlsein, Kopfschmerzen, Fieber, Schmerzen, Schwäche und Lähmungserscheinungen. Bei der spinalen P. findet die Virusvermehrung in den Vorderhornzellen des Rückenmarks statt und führt zu Entzündungen, Schwellungen und häufig zur Zerstö-

rung der Neuronen. Meist sind die großen proximalen Muskeln der Extremitäten betroffen. Eine bulbäre P. entsteht durch eine Virusvermehrung im Hirnstamm und tritt häufig zusammen mit einer spinalen P. auf.
[*griech.*: polios, grau; myelos, Mark; itis, Entzündung]
🇬🇧 poliomyelitis

**Poliomyelitis, chronische anteriore.** Entzündung der grauen Rückenmarkssubstanz; führt zu Muskelatrophie der oberen Extremitäten und des Nackens. Die Krankheit wird von langen Phasen vorübergehender Besserung unterbrochen.
🇬🇧 chronic anterior poliomyelitis

**Poliose.** Pigmentverlust der Haare von Kopfhaut, Augenbrauen, Wimpern, Bart und Körper; dieser kann vererbt und generalisiert oder erworben und in Flecken lokalisiert sein. Eine lokalisierte P. tritt häufig bei einer → Alopecia areata auf.
[*griech.*: polios, grau; osis, Zustand]
🇬🇧 poliosis

**Poliovirus.** Verursachender Organismus einer → Poliomyelitis. Dieses sehr kleine Ribonukleinsäurevirus (RNS-Virus) tritt in drei serologisch unterschiedlichen Arten auf. Eine Infektion mit oder Impfung gegen nur einen Typ schützt nicht gegen die anderen Formen.
[*griech.*: polios, grau; *lat.*: virus, Gift]
🇬🇧 poliovirus

**Poliovirusvakzine.** Impfstoff (Vakzin), der aus → Polioviren hergestellt wird und eine Immunität gegen diese Viren vermittelt. Die orale Aufnahme des dreiwertigen Lebendimpfstoffs (Polio-Sabrin-RIT) wird für alle Kinder unter 18 Jahren empfohlen, bei denen keine Kontraindikationen bestehen. Die inaktivierte Vakzine wird Säuglingen und Kindern, die eine Immunschwäche haben (z.B. AIDS), sowie noch nicht geimpften Erwachsenen subkutan verabreicht.
🇬🇧 poliovirus vaccine

**Pollakisurie.** Unphysiologischer Zustand, der durch ungewöhnlich häufiges Urinlassen mit jeweils kleinen Harnmengen gekennzeichnet ist.
[*griech.*: pollakis, häufig; ouron, Urin]
🇬🇧 pollakiuria

**Pollen.** Blütenstaub, der durch Insekten oder den Wind verbreitet wird. P. können Allergien auslösen.
[*lat.*: Staub]
🇬🇧 pollen

**Pollex (pl. Pollices).** Daumen.
🇬🇧 pollex

**poly-.** Vorsilbe mit der Bedeutung »viel«.
🇬🇧 poly-

**Polyarthritis.** Entzündung mehrerer Gelenke, die von einem auf das nächste Gelenk übertragen werden kann. Eine P. kann akut oder chronisch sein. (→ Arthritis)
🇬🇧 polyarthritis

**Polyarthritis, progressiv-chronische.** → Rheumatoidarthritis.
🇬🇧 rheumatoid arthritis

**Polyarthritis rheumatica acuta.** → Rheumatisches Fieber.
🇬🇧 rheumatic fever

**Polycythaemia rubra vera.** Erkrankung unbekannter Herkunft, die durch eine beträchtliche Zunahme des Gesamtvolumens an Erythrozyten, Hämatokrit, Hämoglobin, Leukozyten und Thrombozyten gekennzeichnet ist. Haut und Schleimhäute nehmen eine rötlichblaue Farbe an; es kann zu Hepatomegalie, Splenomegalie, Hypertonie und neurologischen Symptomen kommen. Diese Erkrankung steht möglicherweise in Verbindung mit einem Chromosomendefekt.
🇬🇧 polycythemia rubra vera (PV)

**Polydaktylie.** Angeborene Anomalie, bei der mehr als die normale Anzahl an Fingern oder Fußzehen vorhanden ist. Die P. kann normalerweise kurz nach der Geburt chirurgisch korrigiert werden.
[*griech.*: polys, viel; daktylos, Finger]
🇬🇧 polydactyly

**Polydipsie.** Exzessives Durstgefühl, das bei verschiedenen Erkrankungen auftritt, z.B. bei Diabetes mellitus. In diesem Fall ver-

anlasst eine übermäßige Zuckerkonzentration im Blut osmotisch die Ausscheidung von Flüssigkeit über eine verstärkte Urinausscheidung, was zu Hypovolämie und Durst führt. Eine P. kann auch bei Diabetes insipidus, Hirntumoren und bestimmten psychiatrischen Erkrankungen auftreten.
[*griech.*: polys, viel; dipsa, Durst]
polydipsia

**Polymenorrhö.** Unphysiologisch häufiges Auftreten des Menstruationszyklus, z.B. bei Ovarialinsuffizienz.
polymenorrhea

**Polymer.** Verbindung, die durch die Kombination einer bestimmten Anzahl von → Monomeren oder kleinen Molekülen gebildet wird. Ein P. kann aus unterschiedlichen Monomeren oder aus vielen Einheiten des gleichen Monomers bestehen; z.B. Proteine, Nukleinsäuren, Glykogen.
[*griech.*: polys, viel; meros, Teil]
polymer

**Polymerase.** → Enzym, das → Polymere spaltet.
polymerase

**Polymorphismus.** (Vielgestaltigkeit/Polymorphie). 1. Zustand oder Qualität in Abhängigkeit von dem Bestehen oder Auftreten mehrerer unterschiedlicher Formen. 2. Zustand oder Qualität in Abhängigkeit von dem Erscheinen verschiedener Formen in unterschiedlichen Entwicklungsphasen. – *adj.* polymorph.
[*griech.*: polys, viel; morphe, Form]
polymorphism

**Polymorphismus, chromosomaler.** Das Auftreten von zwei oder mehreren genetischen Varianten eines speziellen Merkmals innerhalb einer Population in einer Ausprägung, die nicht durch einfache Mutation ausgelöst sein kann, betrifft z.B. Sichelzellen, Rh-Faktoren und Blutgruppen.
genetic polymorphism

**Polymyalgia rheumatica.** Chronische, anfallsweise auftretende Entzündung der großen Arterien, die meist bei Patienten ab dem 60. Lebensjahr vorkommt und vor allem die Muskeln betrifft. Es treten Rückensteifigkeit und Schmerzen in den Schultern, im Hals oder im Rücken auf, die morgens meist am stärksten sind. Es kann auch zu Kopfschmerzen im Bereich der Temporal- und Okziputalarterien kommen, was starke klopfende Schmerzen auslöst.
[*griech.*: polys, viel; mys, Muskel; algos, Schmerz; rheuma, Fluss]
polymyalgia rheumatica

**Polymyositis.** Entzündung zahlreicher Muskeln, die meist in Verbindung mit Deformitäten, Ödemen, Schlaflosigkeit, Schmerzen, Schwitzen und Verspannungen steht. Einige Formen der P. sind maligne Erkrankungen.
[*griech.*: polys, viel; mys, Muskel; itis, Entzündung]
polymyositis

**Polyneuritis.** Entzündung, von der viele Nerven betroffen sind.
[*griech.*: polys, viel; neuron, Nerv; itis, Entzündung]
polyneuritis

**Polyneuritis, diabetische.** Folgekrankheit des Diabetes mellitus, von der viele Nervensysteme des Körpers betroffen werden.
diabetic polyneuritis

**Polyneuropathie.** Zustand, bei dem viele periphere Nerven erkrankt, jedoch nicht entzündet sind. Es kann zu Sensibilitätsstörungen, Parästhesien, Lähmungen, Atrophie und Störungen des vegetativen Nervensystems kommen.
[*griech.*: polys, viel; neuron, Nerv; pathos, Erkrankung]
polyneuropathy

**Polyneuropathie, diabetische.** Folgeerkrankung des → Diabetes mellitus, bei der mehrere Nervensysteme, wie das Zentralnervensystem, autonome und periphere Nerven gleichzeitig betroffen sind. Neuropathische Geschwüre entwickeln sich häufig an den Füßen.
diabetic polyneuropathy

**polynukleär.** Viele Kerne aufweisend.
polynuclear

**Polyopie.** Sehstörung, bei der ein Gegenstand mehrmals (zwei-, dreimal) wahrgenommen wird; dies kann ein oder beide Augen betreffen und Symptom eines beginnenden grauen Stars (Katarakt) sein.
[*griech.*: polys, viel; ops, Auge]
polyopia

**Polyp.** Kleines tumorähnliches Gewächs, das aus der Oberfläche einer Schleimhaut herauswächst und in das Lumen eines Hohlorgans hineinragt. Polypen können gut- oder bösartig sein.
[*griech.*: polys, viel; pous, Fuß]
polyp

**Polyp, adenomatöser.** Tumorartiges Gewächs, das sich in Drüsengewebe entwickelt. Tumorartige, aus Drüsengewebe bestehende Schleimhautvorwölbung in ein Hohlorgan.
[*griech.*: aden, Drüse; oma, Tumro; polys, viele; pous, Fuß]
adenomatous polyp

**Polypeptid.** Kette von → Aminosäuren, die durch eine Peptidbindung miteinander verbunden sind. Ein P. hat ein größeres Molekulargewicht als ein → Peptid, jedoch ein geringeres als ein → Protein.
polypeptide

**Polyploidie.** Zustand, bei dem mehr als zwei vollständige homologe Chromosomensätze vorhanden sind; Vervielfachung des Chromosomensatzes. – *adj.* polyploid.
[*griech.*: polys, viel; plous, Male]
polyploidy

**Polypose.** Unphysiologischer Zustand, der durch die Präsenz zahlreicher → Polypen in einem bestimmten Körperbereich (z.B. Verdauungstrakt) gekennzeichnet ist.
[*griech.*: polys, viel; pous, Fuß; osis, Zustand]
polyposis

**Polypose, familiäre.** Bildung zahlreicher Polypen in Darm und Rektum. Die familiäre Polypose wird vererbt und weist eine hohe Malignität auf. Das → Gardner-Syndrom ist eine Form der familiären Polypose.
familial polyposis

**Polyposis intestinalis, adenomatöse.** (Kolonpolypose/Dickdarmpolypose). Erbliche Störung mit der Entwicklung zahlreicher Polypen im Kolon; beginnt in der späten Pubertät bzw. im frühen Erwachsenenalter, führt unbehandelt zum Kolonkarzinom.
adenomatous polyposis coli (APC)

**Polypragmasie.** Einnahme von zahlreichen Arzneimitteln durch einen Patienten, der mehr als ein Gesundheitsproblem hat.
polypharmacy

**Polysaccharid.** Kohlenhydrat, das drei oder mehr einfache Kohlenhydratmoleküle (→ Monosaccharide) enthält, z.B. Dextrin, Stärke und Glykogen.
[*griech.*: polys, viel; sakcharon, Zucker]
polysaccaride

**Polysomie.** Präsenz eines Chromosoms in mindestens dreifacher Form in einer ansonsten diploiden Zelle infolge einer fehlerhaften Verbindung von Chromosomen während der meiotischen Zellteilung bei der Gametenreifung. Das Chromosom kann dreimal (Trisomie), viermal (Tetrasomie) oder häufiger dupliziert sein.
polysomy

**Polytrauma.** Mehrfachverletzung. Häufig bei Verkehrsunfällen auftretende Verletzung mehrerer Körperregionen oder Organsysteme. Hierbei ist mindestens eine der Verletzungen bzw. die Kombination mehrerer Verletzungen lebensbedrohlich. In Kombination treten häufig Schädelhirnverletzungen, Thorax- und Bauchverletzungen auf.
[*griech.*: polys, viel; trauma, Verletzung]
multiple trauma

**Polyurie.** Ausscheidung von unphysiologisch großen Urinmengen. Zu den Ursachen zählen u.a. Diabetes insipidus und Diabetes mellitus, die Einnahme von Diuretika, übermäßige Flüssigkeitszufuhr und Hyperkalzämie. – *adj.* polyurisch.
[*griech.*: polys, viel; ouron, Urin]
polyuria

**Polyvinylchlorid (PVC).** Häufig verwendetes synthetisches thermoplastisches Material,

das beim Verbrennen Chlorwasserstoffgas freisetzt und Karzinogene enthalten kann.
🌐 polyvinyl chloride (PVC)

**Polyzythämie.** Unphysiologische Vermehrung der Anzahl der Erythrozyten, manchmal auch der Leukozyten und Thrombozyten im Blut, die primär oder sekundär in Verbindung mit einer Lungen- oder Herzerkrankung oder einem längerfristigen Aufenthalt in großen Höhen entsteht.
[*griech.*: polys, viel; kytos, Zelle; haima, Blut]
🌐 polycythemia

**Pons.** (Brücke). Vorsprung auf der ventralen Oberfläche des Hirnstamms zwischen dem verlängerten Rückenmark (Medulla oblongata) und dem Mittelhirn (Mesenzephalon). Der P. besteht aus weißer Substanz mit wenigen Kernen und wird in einen ventralen und einen dorsalen Abschnitt unterteilt. Der ventrale Teil besteht aus querverlaufenden Fasern, die durch längliche Bündel und kleine Kerne getrennt werden. Zum dorsalen Teil gehört das Tegmentum, das eine Fortsetzung des retikulären Aufbaus der Medulla ist. Der P. dient der Umschaltung zwischen Klein- und Großhirn, d.h. ist Schaltstation der Bahnen, die die Großhirnrinde mit der Kleinhirnrinde verbinden. – *adj.* pontin.
[*lat.*: Brücke]
📖 Gehirn
🌐 pons

**popliteal.** Zum Bereich hinter dem Knie, d.h. zur Kniekehle gehörend.
🌐 popliteal

**Population.** 1. Gesamtheit von Personen, Organismen oder Pflanzen, die über mehrere Generationen durch eine genetische Kontinuität gekennzeichnet sind. 2. Gruppe von Individuen, die kollektiv eine bestimmte geographische Region besetzen. 3. Gruppe, die durch ein bestimmtes Merkmal oder eine bestimmte Situation gekennzeichnet ist. 4. Gruppe, die unter dem Aspekt spezifischer Merkmale betrachtet wird, um daraus Stichproben für statistische Zwecke entnehmen zu können.
[*lat.*: populus, Volk]
🌐 population

**Poriomanie.** Zielloses Umherwandern bzw. Durchführung mechanischer Handlungen, ohne dass man sich seines Verhaltens bewusst ist; tritt bei Depressionen und Epilepsie auf.
🌐 ambulatory automatism

**porös.** (löcherig). Zu einer Struktur, z.B. Knochen, mit Poren oder Öffnungen gehörend.
[*griech.*: poros, Passage]
🌐 porous

**Porose.** 1. Zustand der Verdünnung und zunehmender Durchlässigkeit von Knochengewebe, insbesondere von stabilisierendem Bindegewebe, z.B. → Osteoporose. 2. Bildung von Aushöhlungen in Organen.
[*griech.*: poros, Passage]
🌐 porosis

**Porphobilinogen.** Farbstoffbildende (chromogene) Substanz, die ein Zwischenprodukt bei der Biosynthese des → Häms und der → Porphyrine ist; bei einer → Porphyrie wird P. im Urin ausgeschieden.
🌐 porphobilinogen

**Porphyrie.** Gruppe von angeborenen Stoffwechselerkrankungen, bei denen es zur unphysiologisch erhöhten Produktion von → Porphyrinen kommt. Man unterscheidet die erythropoetische P., bei der große Mengen von Porphyrinen im blutbildenden Gewebe des Knochenmarks produziert werden, und die hepatische P., bei der die Porphyrine in der Leber gebildet werden. Beide Formen weisen als Symptome Photosensibilität, Bauchschmerzen und Neuropathien auf.
[*griech.*: porphyros, Purpur]
🌐 porphyria

**Porphyrie, akut-intermittierende.** Erbliche Stoffwechselstörung mit akuten Anfällen neurologischer Dysfunktionen, die entweder durch Umwelteinflüsse oder durch endogene Faktoren ausgelöst werden können; tritt öfter bei Frauen als bei Männern auf. Die Anfälle werden oftmals durch

Nahrungsentzug bzw. rigorose Diäten, bakterielle oder virale Infekte sowie viele verschiedene Medikamente ausgelöst. Alle Bereiche des Nervensystems können betroffen sein, es kommt zu leichten bis heftigen Bauchschmerzen in Verbindung mit einer autonomen Neuropathie.
 acute intermittent porphyria (AIP)

**Porphyrin.** Eisen- oder magnesiumfreies Pyrrolderivat, das in vielen menschlichen, tierischen und pflanzlichen Geweben zu finden ist. P.e sind Farbstoffe, die eine Photosensibilisierung des Organismus bewirken.
 porphyrin

**portal.** Zur Pfortader (Vena portae) gehörend.
 portal

**Portio.** In die Scheide (Vagina) hineinragender Teil des Gebärmutterhalses (Cervix uteri).
[*lat.*: Teil, Anteil]
 portio

**Portioerosion.** Abgang des zervikalen Plattenepithels als Folge einer durch Infektion oder Trauma verursachten Reizung, z.B. bei einer Geburt. Das Plattenepithel wird dabei durch Zylinderepithel ersetzt.
 cervical erosion

**Portiokappe.** Objekt zur mechanischen Schwangerschaftsverhütung. Eine Portiokappe ist eine kleine Gummikappe, die über den Gebärmutterhals gestülpt wird und den Samenfäden den Zutritt in den Zervikalkanal versperrt.
 cervical cap

**Position, anatomische.** Standardisierte, neutrale Körperhaltung, die verwendet wird, um verschiedene Stellen bzw. Bewegungen einzelner Körperteile zu beschreiben. Eine anatomische Körperhaltung wird wie folgt definiert: aufrechtes Stehen, Ausrichtung direkt nach vorn, nach vorne gerichtete, leicht gespreizte Füße, Arme an den Seiten hängend mit nach vorne zeigenden Handflächen.
 anatomic position

**positiv.** 1. (Laborergebnisse) Nachweis, dass eine Substanz oder eine Reaktion vorhanden ist. 2. (Diagnostik) Feststellung bei einer körperlichen Untersuchung, dass Symptome für den Verdacht auf pathologische Veränderungen gegeben sind.
 positive

**Positiver endexspiratorischer Atemwegsdruck (PEEP).** (Positive endexpiratory pressure). Hinzufügen eines positiven Atemdrucks am Ende einer Ausatmungsphase während einer künstlichen Beatmung, um das Zusammenfallen der Lungenbläschen (Alveolenkollaps) am Ende der Ausatmung zu verhindern. Damit wird die funktionelle Residualkapazität und der Gasaustausch verbessert. Gesteuert wird dies durch ein Ventil im Exspirationsschenkel des Beatmungsgerätes, das den Druckabfall verhindert. Der PEEP wird zur Verbesserung der Lungenbelüftung bei Frühgeburten, Pankreatitis, Schock, Lungenödem, Verletzung oder anderen Situationen eingesetzt, bei denen die Spontanatmung und die arteriellen Sauerstoffwerte unzureichend sind. (s.a. NEEP)
 positive end expiratory pressure (PEEP)

**Positron.** Positives → Elektron oder positiv geladenes Teilchen, das aus einem radioaktiven Kern abgegeben wird, der zu wenig → Neutronen aufweist.
 positron

**Positronenemissionstomographie.** Computergestützte radiographische Technik zur Untersuchung der Stoffwechselaktivität verschiedener Körperstrukturen, bei der radioaktive Substanzen eingesetzt werden. Der Patient inhaliert oder bekommt eine biochemische Substanz injiziert, z.B. Glukose, die eine radioaktive Substanz trägt, welche positiv geladene Partikel (→ Positronen) abstrahlt. Wenn sich diese Positronen mit den negativ geladenen Elektronen verbinden, die normalerweise im Körper vorhanden sind, werden Gammastrahlen abgegeben. Diese können entdeckt und in farbkodierte Bilder übertragen werden, welche die Intensität der me-

tabolischen Aktivität des betreffenden Organs anzeigen.
🇬🇧 positron emission tomography (PET)

**post-.** Vorsilbe mit der Bedeutung »nach, hinter«.
🇬🇧 post-

**Postanästhetische Pflege.** → Pflegeintervention der → NIC, die definiert wird als die Überwachung und der Umgang mit Patienten direkt nach einer Allgemein- oder Regionalnarkose.
🇬🇧 Postanesthesia Care

**posterior.** 1. Auf der rückwärtigen Seite einer Struktur befindlich. 2. Die Hinterseite einer Struktur. 3. Zur Rückseite hin gerichtet.
[*lat.*: posterior, dahinter]
🇬🇧 posterior

**posterior-anterior (p-a).** Die Richtung von hinten nach vorn bezeichnend.
[*lat.*: posterior, dahinter; anterior, davor]
🇬🇧 posterioranterior

**posteriorinferior.** Zu einer Position gehörend, die sowohl unter als auch hinter einer anderen liegt.
[*lat.*: posterior, dahinter; inferior, darunter]
🇬🇧 posteriorinferior

**posterolateral.** Zu einer Position gehörend, die hinter und seitlich einer anderen liegt.
[*lat.*: posterior, dahinter; latus, seitlich]
🇬🇧 posterolateral

**postganglionär.** Nach einem → Ganglion, d.h. distal dazu, gelegen.
[*lat.*: post, hinter; *griech.*: ganglion, Knoten]
🇬🇧 postganglionic

**postiktal.** Nach einem (epileptischen) Anfall auftretend.
[*lat.*: post, nach; ictus, Schlag]
🇬🇧 postictal

**postkoital.** Nach dem Geschlechtsverkehr auftretend.
[*lat.*: post, nach; coire, zusammenkommen]
🇬🇧 postcoital

**postmortal.** Nach dem Tode auftretend.
🇬🇧 postmortem

**Postmortem Pflege.** → Pflegeintervention der → NIC, die definiert wird als die Versorgung des Leichnams eines verstorbenen Patienten und Unterstützung der Familie beim Anblick des Leichnams.
🇬🇧 Postmortem Care

**Postmyokardinfarkt-Syndrom.** Zustand, der Tage oder Wochen nach einem akuten → Myokardinfarkt auftritt und durch Thoraxschmerzen, Fieber, Perikarditis mit Reibegeräusch, Pleuritis, Pleuraerguss, Gelenkschmerzen, erhöhte Leukozytenwerte und eine verstärkte Sedimentierungsrate gekennzeichnet ist. Das P. tritt oft rezidivierend auf und löst schwere Angstzustände, Depressionen und die Befürchtung aus, dass ein weiterer Herzinfarkt entstehen könnte.
🇬🇧 postmyocardial infarction syndrome

**postoperativ.** Zur Phase direkt nach einer Operation gehörend; sie beginnt mit dem Aufwachen aus der Narkose und hält so lange an, bis die akuten Wirkungen der anästhetischen und chirurgischen Maßnahmen nachlassen. (s.a. präoperativ)
[*lat.*: post, nach; operari, arbeiten]
🇬🇧 postoperative

**postpartal.** Nach einer Entbindung auftretend.
🇬🇧 postpartum

**Postpartale Pflege.** → Pflegeintervention der → NIC, die definiert wird als die Überwachung und Versorgung von Patientinnen direkt nach der Entbindung.
🇬🇧 Postpartal Care

**postprandial.** Nach den Mahlzeiten auftretend.
🇬🇧 postprandial

**postpuberal.** Die Zeit nach der → Pubertät bezeichnend.
🇬🇧 postpuberal

**postrenal.** Hinter den → Nieren liegend oder auftretend.
🇬🇧 postrenal

**postsynaptisch.** Hinter einer → Synapse gelegen.
🌐 postsynaptic

**posttraumatisch.** Zu den emotionalen, mentalen oder physischen Folgen einer größeren Erkrankung oder Verletzung gehörend.
[*lat.*: post, nach; *griech.*: trauma, Wunde]
🌐 posttraumatic

**Posttraumatische Reaktion.** Anerkannte → NANDA-→ Pflegediagnose; schmerzhafte Reaktion auf überwältigende traumatische Ereignisse. Das wesentliche Merkmal ist das Wiedererleben des traumatischen Ereignisses, was als kognitive, affektive oder sensorisch-motorische Aktivität wiedererkannt wird (Rückblenden, sich aufdrängende Gedanken, wiederholte Träume, Alpträume, exzessive Erzählungen über das Ereignis, Schuldgefühl bezüglich des Überlebens).
🌐 posttrauma response

**Postulat.** Hypothese, die ohne Beweis oder Argumentationsgrundlage als Wahrheit ausgegeben wird.
🌐 postulate

**postvakzinal.** Nach einer Impfung auftretend.
🌐 postvaccinal

**Potenz.** 1. Leistungsfähigkeit. 2. Fähigkeit eines Mannes, den Koitus zu vollziehen (Potentia coeundi). 3. Wirksamkeit von Arzneimitteln. 4. Ausmaß der Verdünnung eines homöopathischen Mittels. (s.a. Impotenz) – *adj.* potent.
[*lat.*: potentia, Kraft]
🌐 potency

**Potenzial.** Maß der Energie, die bei der Übertragung einer Einheit einer elektrischen Ladung beteiligt ist.
🌐 potential

**Potenzial (EP), evoziertes.** Ein durch einen bestimmten Stimulus ausgelöster elektrischer Impuls im Hirnstamm bzw. in der Hirnrinde. Der Stimulus kann auf dem visuellen, auditiven oder sensorischen Pfad weitergeleitet werden und charakteristische Gehirnwellen erzeugen.
[*lat.*: evocare, ausrufen, potentia, Kraft.]
🌐 evoked potential (EP)

**potenzieren.** Die Stärke oder das Ausmaß der Wirkung einer Substanz erhöhen, z.B. eines Arzneimittels.
🌐 potentiate

**Pouch.** Kleiner taschenförmiger Anhang oder Beutel, z.B. ileoanaler P.; ein vorgeschaltetes Dünndarmreservoir, das die Funktion der Rektumampulle übernimmt.
🌐 pouch

**Poxvirus.** Mitglied der DNS-Virenfamilie, zu der die Organismen gehören, die Dellwarzen, Pocken (Variola) und Kuhpocken auslösen.
🌐 poxvirus

**prä-.** Vorsilbe mit der Bedeutung »vor«.
🌐 pre-

**prädisponierend.** Vorher bestimmend, empfänglich machend.
[*lat.*: prae, vor; disponere, ordnen]
🌐 predisposing

**Prädisposition.** Zustand, in dem eine Person besonders empfindlich und anfällig für etwas ist, z.B. für die Entwicklung einer bestimmten Krankheit.
[*lat.*: prae, vor; disponere, ordnen]
🌐 predisposition

**praecox.** Zu etwas gehörend, das in einem verfrühten Lebens- oder Entwicklungsstadium auftritt, z.B. → Pubertas praecox.
[*lat.*: frühreif]
🌐 praecox

**Präeklampsie.** Unphysiologischer Zustand in der Schwangerschaft, der durch den plötzlichen Beginn eines akuten Bluthochdrucks (Hypertonie) nach der 24. Schwangerschaftswoche gekennzeichnet ist. Zur klassischen Trias der P. gehören Hypertonie, Eiweiß im Urin (Proteinurie) und Wassereinlagerungen (Ödeme). Eine P. kann schwer oder schwach verlaufen und verursacht unphysiologische metabolische Abläufe, z.B. ein negatives Stickstoffgleichgewicht, verstärkte Reizbarkeit des Zentralnervensystems, eingeschränkte Nierenfunktion, Blutkonzentration und Veränderungen des Flüssigkeits- und Elektrolythaushalts. Zu den möglichen Komplikationen gehören die vorzeitige Plazentalösung, Verminderung des → Fibrinogens im Blutplasma (Hypofibrinogenämie), Hämolyse, Hirnblutungen (zerebrale Hämorrhagie), Augenschädigungen, Lungenödem, Veränderungen der Leberzellen, Mangelernährung des Fötus und ein niedriges Geburtsgewicht. Als schwerste Komplikation einer P. kann es zum Tod von Mutter und Fötus kommen.

Stationäre Aufnahme, Bettruhe, Überwachung von Mutter und Kind durch Blutdruckkontrollen, Labor, Ultraschall und CTG. (s.a. Eklampsie)
🇬🇧 preeclampsia

**Präexzitation.** (Antesystolie). Vorzeitige Aktivierung eines Teils des ventrikulären Herzmuskels (Myokard), wenn der aktivierende Impuls über die normalen Bahnen verläuft und eine normale Verzögerung im → Atrioventrikularknoten (AV-Knoten) erfährt. Das Ausmaß der P. wird durch die Geschwindigkeit bestimmt, mit der ein Impuls durch das Vorhofgewebe und die anschließenden Bahnen oder den AV-Knoten läuft.
[*lat.*: prae, vor; excitare, antreiben]
🇬🇧 preexcitation

**Pragmatismus.** Philosophie, die sich auf problemorientierte praktische Handlungen und realitätsbezogene praktische Ergebnisse im Gegensatz zu Theorien und Spekulationen stützt. – *adj.* pragmatisch.
[*griech.*: pragma, Tat]
🇬🇧 pragmatism

**präkanzerös.** (präkarzinomatös). Zum Stadium eines abnormen Gewebewachstums gehörend, aus dem sich möglicherweise ein maligner Tumor entwickeln kann.
🇬🇧 precancerous

**Präkardialschmerz.** Schmerz in der Thoraxwand im Bereich vor dem Herzen.
🇬🇧 precordial pain

**präklinisch.** Phase einer Krankheit, in der aufgrund fehlender oder noch nicht ausreichend entwickelter Anzeichen und Symptome noch keine definitive Diagnose getroffen werden kann.
🇬🇧 preclinical

**präkordial.** Zum → Präkordium gehörend, das den Bereich vor dem Herzen und den unteren Teil des Brustkorbs bildet.
[*lat.*: prae, vor; cor, Herz]
🇬🇧 precordial

**Präkordium.** Bereich der vorderen Thoraxwand, der vor dem Herzen und über dem Oberbauch (Epigastrium) liegt.
[*lat.*: prae, vor; cor, Herz]
🇬🇧 precardium

**prämaligne.** Noch nicht bösartig entartet.
🇬🇧 premalignant

**Prämaturität.** Ereignis, das vor der normalen oder erwarteten Zeit auftritt, z.B. Frühgeburt; dabei hat sich noch keine vollständige Entwicklung oder Reifung vollzogen. – *adj.* prämatur.
[*lat.*: praematurus, zu früh]
🇬🇧 prematurity

**Prämedikation.** 1. Sedativa, Tranquilizer, Hypnotika oder Anticholinergika, die vor einer Narkose verabreicht werden. Die Wahl der Arzneimittel hängt u.a. vom Alter und körperlichen Zustand eines Patienten und der jeweiligen operativen Maßnahme ab. Durch die P. kann der Bedarf an Anästhetika während der Operation gesenkt werden. 2. Verabreichung der genannten Medikation.
[*lat.*: prae, vor; medicare, heilen]
🇬🇧 premedication

**prämenopausal.** Vor dem Beginn der → Menopause auftretend.
[*lat.*: prae, vor; mensis, Monat; *griech.*: pauein, aufhören]
🇬🇧 premenopausal

**prämenstruell.** Vor Beginn der monatlichen → Menstruation auftretend.
[*lat.*: prae, vor; menstrualis, monatlich]
🇬🇧 premenstrual

**prämortal.** Vor dem Tod auftretend.
[*lat.*: prae, vor; mors, Tod]
🇬🇧 premortal

**pränatal.** Vor der Geburt auftretend oder bestehend. Der Begriff bezieht sich sowohl auf die Pflege der Frau während der Schwangerschaft als auch auf Wachstum und Entwicklung des Fötus. (→ pränatale Entwicklung)
[*lat.*: prae, vor; natus, Geburt]
🇬🇧 prenatal

**Pränataldiagnostik.** Diagnostische Techniken, mit denen bestimmt werden kann, ob ein sich in der Gebärmutter entwickelnder Fötus genetische Störungen oder andere Abnormitäten aufweist. Zu den Maßnahmen gehört z.B. der Ultraschall, womit das fötale Wachstum und strukturelle Fehlentwicklungen entdeckt werden können. Mit einer Fruchtwasseruntersuchung (Amniozentese) wird Fruchtwasser zur biochemischen Untersuchung auf metabolische Störungen und für eine Chromosomenanalyse entnommen. Eine Fetoskopie ermöglicht die Entnahme von Fötalblut aus einem Blutgefäß der Plazenta; damit können Störungen wie Thalassämie, Sichelzellenanämie und Duchenne-Muskelatrophie festgestellt werden.
🇬🇧 prenatal diagnosis

**Pränatale Pflege.** → Pflegeintervention der → NIC, die definiert wird als die Überwachung und der Umgang mit Patientinnen während der Schwangerschaft zur Vorbeugung gegen Schwangerschaftskomplikationen und zur Förderung eines gesundes Resultats für Mutter und Säugling.
🇬🇧 Prenatal Care

**prandial.** Zu einer Mahlzeit gehörend, z.B. davor (präprandial) oder danach (postprandial) stattfindend.
[*lat.*: prandium, Mahlzeit]
🇬🇧 prandial

**präoperativ.** Zu der Phase vor einer Operation gehörend; normalerweise beginnt die p.e Phase mit den ersten Vorbereitungen des Patienten auf eine bevorstehende Operation, z.B. mit der Einstellung der Nahrungsaufnahme mehrere Stunden vorher. Diese Phase endet mit der Einleitung der Narkose im Operationssaal. (s.a. postoperativ)
[*lat.*: prae, vor; operari, arbeiten]
🇬🇧 preoperative

**Präoperative Koordination.** → Pflegeintervention der → NIC, die definiert wird als die Unterstützung der diagnostischen Untersuchung und Vorbereitung von chirurgischen Patienten vor einer Operation.
🇬🇧 Preoperative Coordination

**Präoxygenierung.** Aufsättigung des Blutes mit Sauerstoff vor Maßnahmen, die zu einem Abfall der Sauerstoffsättigung führen können; z.B. unmittelbar vor der → endotrachealen Intubation, vor dem endotrachealen Absaugvorgang oder vor einer Narkose; dabei erhält der Patient über eine Atemmaske oder einen bereits gelegten Tubus für ca. 2-3 min. 100%igen Sauerstoff.
[*lat.*: prae, voran; *griech.*: oxys, scharf; genein, produzieren]
🇬🇧 preoxygenation

**präparieren.** Auftrennung von Gewebeschichten zur visuellen bzw. mikroskopischen Erforschung des Gewebes.
[*lat.*: dissecare, auseinanderschneiden.]
🇬🇧 dissect

**präpartal.** Vor einer Entbindung oder Geburt stattfindend.
🇬🇧 prepartum

**präpatellar.** Zum Bereich vor der Kniescheibe (→ Patella) gehörend.
[*lat.*: prae, vor; patella, kleine Scheibe]
🇬🇧 prepattelar

**präprandial.** Vor einer Mahlzeit stattfindend.
[*lat.*: prae, vor; prandium, Mahlzeit]
🇬🇧 preprandial

**Präpubertät.** Die Zeit direkt vor der → Pubertät, die etwa 2 Jahre andauert; sie ist durch vorbereitende körperliche Veränderungen gekennzeichnet, z.B. durch verstärktes Wachstum und Erscheinen der sekundären Geschlechtsmerkmale, die

zur Geschlechtsreife führen. – *adj.* präpuberal.
[*lat.*: prae, vor; pubertas, Reife]
🇬🇧 prepuberty

**Präputium.** (Vorhaut; Preputium). Hautfalte, die z.B. an der Spitze des Penis oder um die Klitoris zurückgezogen werden kann.
🇬🇧 prepuce

**prärenal.** 1. Zum Bereich vor den Nieren gehörend. 2. Zu den Ereignissen gehörend, die vor der Niere auftreten.
[*lat.*: prae. vor; ren, Niere]
🇬🇧 prerenal

**präsenil.** Zu der Zeit vor dem Greisenalter (Senium) gehörend.
[*lat.*: prae, vor; senex, alt]
🇬🇧 presenile

**Präsenz.** → Pflegeintervention der → NIC, die definiert wird als das Zusammensein mit anderen Personen, wenn diese es brauchen.
🇬🇧 Presence

**präsynaptisch.** In der Nähe oder vor einer → Synapse liegend.
[*lat.*: prae, vor; *griech.*: synaptein, verknüpfen]
🇬🇧 presynaptic

**Präsystole.** Intervall eines Herzzyklus direkt vor der → Systole. – *adj.* präsystolisch.
[*lat.*: prae, vor; *griech.*: systole, Kontraktion]
🇬🇧 presystole

**Prävalenz.** (Epidemiologie) Anzahl aller neuen und bekannten Fälle einer Erkrankung oder Häufigkeit bestimmter Merkmale zu einem bestimmten Zeitpunkt oder während einer festgelegten Phase. (s.a. Inzidenz)
[*lat.*: praevalentia, starke Kraft]
🇬🇧 prevalence

**Pravaz-Nummer.** In Deutschland standardisierte Größen von Injektionsnadeln orientiert an Kanülenlänge und Durchmesser. (Nr. 1 bis Nr. 20 entspr. 40 bis 20 mm Länge)

**Prävention.** Maßnahmen, die darauf gerichtet sind, eine Krankheit zu verhindern und die Gesundheit zu fördern, um den Bedarf an sekundärer und tertiärer Gesundheitspflege zu minimieren. Dazu gehören die frühe Diagnose von Krankheiten, die Bestimmung von Personen, die besonders gefährdet sind, bestimmte Probleme zu entwickeln, Beratung und andere erforderliche Interventionen, um vor einem Gesundheitsproblem zu warnen, Ermutigung zu Veränderungen des Lebensstils und Verhinderung der weiteren Verschlechterung bestehender Einschränkungen. Zu den präventiven Behandlungen zählen darüber hinaus Impfungen, Hygienemaßnahmen, das Einstellen des Rauchens, regelmäßiger Sport, angemessener Schlaf, die Korrektur angeborener Anomalien und Vorsorgeuntersuchungen zur Entdeckung von präklinischen Anzeichen bestimmter Störungen. – *adj.* präventiv.
[*lat.*: praevenire, zuvorkommen]
🇬🇧 prevention

**Prävention, tertiäre.** Ebene der vorbeugenden Medizin, auf der man sich mit der Rehabilitation eines Patienten befasst. Dabei soll der Patient seine ursprüngliche maximale Leistung bei minimalem Rückfallrisiko in die körperliche oder geistige Erkrankung erlangen.
🇬🇧 tertiary prevention

**Präzipitation.** (Sedimentation). Prozess, bei dem feste Partikel einer Lösung ausgefällt werden, so dass sie von den anderen, ungelösten Substanzen isoliert werden können.
🇬🇧 precipitation

**präzipitieren.** → ausfällen.
🇬🇧 precipitate

**Präzipitin.** → Antikörper, der die Bildung eines unlöslichen Komplexes verursacht, wenn er mit einem spezifischen löslichen Antigen kombiniert wird.
🇬🇧 precipitin

**Prednisolon.** → Glukokortikoid, das zur Behandlung von Entzündungen der Haut, der Bindehaut (Konjunktiva) und der

Hornhaut (Kornea) sowie zur Immunsuppression eingesetzt werden kann.
🔄 prednisolone

**Prednison.** → Glukokortikoid, das gegen schwere Entzündungen und zur Immunsuppression eingesetzt wird. P. ist viermal wirksamer als → Kortison, ohne den Elektrolyt- und Wasserhaushalt wesentlich zu beeinflussen.
🔄 prednison

**Prellung.** → Kontusion.
🔄 contusion

**Presbyakusis.** (Altersschwerhörigkeit). Hörschwäche oder Hörverlust in Abhängigkeit vom Alterungsprozess.
[*griech.*: presbys, alt; acousis, Hören]
🔄 presbyacusis

**Presbykardie.** (Altersherz). Unphysiologischer Zustand des Herzens, der insbesondere ältere Menschen betrifft und in Verbindung mit Herzinsuffizienz kombiniert mit anderen Komplikationen steht, z.B. Fieber, Anämie, leichte Schilddrüsenüberfunktion und überschüssige Flüssigkeitszufuhr. Eine P. kann mit einer verminderten Elastizität der Herzmuskulatur und leichten fibrösen Veränderungen der Herzklappen einhergehen, die eigentliche Ursache für diese Veränderungen ist jedoch nicht bekannt.
[*griech.*: presbys, alt; kardia, Herz]
🔄 presbycardia

**Presbyopie.** (Alterssichtigkeit). Entwicklung einer Weitsichtigkeit, die durch einen Elastizitätsverlust der Linsen des Auges verursacht wird; die P. tritt häufig während des Alterungsprozesses auf.
[*griech.*: presbys, alt; ops, Auge]
🔄 presbyopia

**Pressorezeptor.** → Mechanorezeptor.
🔄 mechanoreceptor

**Presswehen.** Die Wehen in der zweiten Phase der Geburt (Austreibungsphase), mit deren Hilfe unter Mitwirkung der Bauchpresse der Kopf des Kindes herausgepresst wird.
🔄 bearing down pains

**Priapismus.** Unphysiologischer Zustand der verlängerten oder konstanten Peniserektion, die oft schmerzhaft ist und selten in Verbindung mit sexueller Erregung steht. Ursache kann ein Stein in den Harnwegen oder eine Läsion innerhalb des Penis oder des Zentralnervensystems sein.
[*griech.*: Priapos, altgr. Fruchtbarkeitsgott; auch: männliches Glied]
🔄 priapism

**Prick-Test.** International standardisierter Allergienachweis durch oberflächiges Einbringen von → Allergenen durch leichtes Anritzen oder Einstechen in die Haut.
[*engl.*: prick, Stich]
🔄 prick test

**primär.** 1. Erste Position einer Zeit, eines Ortes, einer Entwicklung oder Relevanz. 2. Nicht von einer anderen Quelle oder Ursache abstammend, insbesondere die ursprünglichen Bedingungen und Symptome eines Krankheitsprozesses, z.B. Primärinfektion oder Primärtumor. 3. Die erste und einfachste Verbindung einer verwandten Reihe, die durch den Ersatz von einem oder mehreren Atomen oder einer Gruppe in einem Molekül gebildet wird.
[*lat.*: primus, erster]
🔄 primary

**Primäraffekt.** Geschwür oder Wunde, die sich am Ort der Inokulation einer Erkrankung entwickelt, insbesondere bei Syphilis.
🔄 primary lesion

**Primärharn.** Der in den Nierenglomeruli durch Filtration des Blutplasmas gewonnene → Urin (Glomerulumfiltrat). Die Glomerulumfiltratmenge beider Nieren beträgt ca. 120 ml/Min. Der P. ist noch nicht konzentriert und entspricht in seiner Zusammensetzung in etwa dem Blutplasma.
(s.a. Glomerulusfiltration)
🔄 primary urine; glomerular ultrafiltrate

**Primärheilung.** Komplikationslose Heilung z. B. von oberflächlichen oder operativ versorgten Wunden. (s.a. Sekundärheilung)
🔄 primary wound healing

**Primärpflege.** → Primary nursing. (→ Pflegesystem) (s.a. Funktionspflege; Bereichspflege)
🇬🇧 primary nursing

**Primärprävention.** Programm von Aktivitäten, das auf die Verbesserung des allgemeinen Wohlbefindens gerichtet ist, wozu auch ein spezieller Schutz gegenüber bestimmten Krankheiten gehört, z.B. Impfung gegen Masern.
🇬🇧 primary prevention

**Primärprozess.** (Primärvorgang). (Psychoanalyse nach Freud) Unbewusste Prozesse, die vom ES stammen und Gesetzen gehorchen, die sich von denen des ICH unterscheiden. Diese Prozesse treten in der am wenigsten verhüllten Form in der frühen Kindheit und in den Träumen von Erwachsenen auf.
🇬🇧 primary process

**Primärsymptom.** Vom Patienten gemachte, subjektive Beschreibung der hauptsächlichen bzw. schwersten Krankheitssymptome bzw. Anzeichen einer bestimmten Krankheit oder Dysfunktion.
🇬🇧 chief complaint (CC)

**Primärtherapie.** (Urschreitherapie). Richtung der Psychotherapie, die von Arthur Janov entwickelt worden ist und sich auf den unterdrückten und verdrängten Schmerz aus dem Kleinkindalter oder während der Kindheit konzentriert. Ziel der Therapie ist es, dass Patienten dazu bewegt werden, sich ihren Angstabwehrmechanismen zu stellen und »frei« zu werden.
🇬🇧 primal scream therapy

**Primärtuberkulose.** Form der → Tuberkulose, die in der Kindheit auftritt und meist die Lungen, die hinteren Rachenräume, selten auch die Haut befällt. Säuglinge besitzen nur wenig Resistenz gegen diese Krankheit, werden leicht infiziert und sind besonders anfällig für die schnelle und ausgedehnte Verbreitung der Infektion über den ganzen Körper. In der Kindheit verläuft diese Erkrankung meist kurz, ist gutartig und zeigt sich mit einer regionalen Lymphadenopathie, Verkalkung der Tuberkel und einer bleibenden Immunität.
🇬🇧 primary tuberculosis

**Primärtumor.** Neoplasma (Erstgeschwulst), das an einer bestimmten Stelle erstmalig auftritt. (s.a. Metastase)
🇬🇧 primary tumor

**Primary nursing.** System der professionellen Pflege, bei dem ein Patient für die gesamten 24 Stunden eines Tages von einem verantwortlichen Pflegenden betreut wird, der die versorgenden Pflegenden anweist und koordiniert. Die Primary nurse plant den zeitlichen Ablauf aller Untersuchungen, Maßnahmen und täglichen Aktivitäten und pflegt den Patienten persönlich, wenn sie im Dienst ist. In akuten Fällen (Intensivstation) ist die Primary nurse nur für einen einzigen Patienten zuständig, in weniger akuten Fällen (Allgemeinstation) können ihr drei oder mehr Patienten zugewiesen werden.
🇬🇧 primary nursing

**Primat.** Mitglied der biologischen Ordnung von Tieren der Klasse der Wirbeltiere. Zu den P.en gehören Halbaffen, Affen und Menschen. Die P.en haben üblicherweise ein großes Gehirn, zweiseitiges (binokulares) Sehvermögen, sowie Hände und Füße, die zum Greifen entwickelt sind.
[*lat.*: primus, erster]
🇬🇧 primate

**Primipara.** (Erstgebärende). Frau, die ihr erstes Kind zur Welt bringt.
[*lat.*: primus, erster; parere, gebären]
🇬🇧 primipara

**primitiv.** 1. Unentwickelt, undifferenziert, rudimentär, wenig oder keine Evolution aufzeigend. 2. Embryonal, im frühen Stadium der Entwicklung, in einer frühen oder einfachen Form existierend.
🇬🇧 primitive

**Primitivreflex.** Normaler Reflex beim Säugling oder Fötus; tritt jedoch beim Erwachsenen ein P. auf, spricht dies für eine schwere neurologische Erkrankung. Zu

den P.en gehören Greifreflex, Moro-Reflex und Saugreflex.
🔠 primitive reflex

**primordial.** 1. Merkmal eines stark unentwickelten oder primitiven Zustandes, insbesondere von Zellen und Geweben, wie sie in den frühen Phasen der embryonalen Entwicklung existieren. 2. Erstes oder ursprüngliches Merkmal.
[*lat.*: primordium, Ursprung]
🔠 primordial

**Primordialfollikel.** Ursprüngliche Erscheinungsform einer Eizelle in der Keimschicht des Eierstocks (Ovarium).
🔠 primordial follicle

**P-R-Intervall.** (Elektrokardiographie) Das Intervall, das von Beginn der P-Welle des QPR-Komplexes gemessen wird und die atrioventrikuläre Leitungszeit darstellt; diese beträgt zwischen 0,12 und 0,20 Sekunden. (→ Elektrokardiogramm)
🔠 P-R interval

**Prinzip.** 1. Leitgedanke, allgemeine Wahrheit oder etablierte Handlungsregel. 2. Ursprüngliche Quelle oder Element, von dem eine Entwicklung ausgeht. 3. Gesetz, auf dem andere gründen oder von dem andere abgeleitet werden.
[*lat.*: principium, Grundlage]
🔠 principe

**Prion.** Verschiedene Formen von Eiweißpartikeln, die für ansteckende neurodegenerative Krankheiten verantwortlich sind, z.B. → Creutzfeldt-Jakob-Krankheit. Da den P.en eine erkennbare Nukleinsäure fehlt, werden sie nicht durch die üblichen Vorgänge bei der Zerstörung von Viren inaktiviert; sie lösen auch keine Immunreaktion aus.
🔠 prion

**Prisma.** 1. Kristallfläche, die nur zwei Achsen schneidet und zur dritten parallel verläuft. 2. Körper mit paralleler, kongruenter Grund- und Deckfläche, der von ebenen Flächen begrenzt ist. 3. Zahnschmelzprisma, das aus kleinen dichten, zur Zahnoberfläche senkrecht stehenden Fasern besteht.
🔠 prism

**Privatsphäre.** Kulturspezifisches Konzept, das das Ausmaß der persönlichen Verantwortung gegenüber anderen Personen bei der Regulation von Verhaltensweisen definiert, die als aufdringlich angesehen werden. Solche, die P. regulierende Mechanismen sind äußerliche Abgrenzungen (z.B. geschlossene Türen oder zugezogene Vorhänge um ein Krankenbett) oder zwischenmenschlicher Art (leises Sprechen und Unterlassen des Rauchens).
🔠 privacy

**PRL.** Abkürzung für → Prolaktin.
🔠 PRL

**Proben.** → Untersuchungsmaterial.
🔠 specimen

**Problem.** Jeder Zustand des Gesundheitszustandes, der eine diagnostische, therapeutische oder erzieherische Handlung erfordert. Ein aktives P. erfordert eine unmittelbare Aktion, während ein inaktives P. in der Vergangenheit aufgetreten ist. Ein subjektives P. wird vom Patienten berichtet, während ein von einem neutralen Beobachter beobachtetes P. als objektiv bewertet wird.
🔠 problem

**Problemkeim.** (multiresistenter Keim). Weitverbreitete, besonders in Krankenhäusern auftretende Keime, die gegen viele Antibiotika und Desinfektionsmittel resistent sind. Die Ursachen sind vielfältig; z.B. jahrzehntelanger, nicht reflektierter Einsatz von Antibiotika, falsche Einnahme der Antibiotika (unregelmäßig, zu früh abgesetzt) durch die Patienten oder Einsatz von Antibiotika in der Viehzucht. Zu den P.en zählen Tuberkulosebakterien, VRE (Vancomycin resistente Enterokokken) und MRSA (Methicillin resistenter Staphylococcus aureus). Besonders die Zahl der MRSA-Fälle hat dramatisch zugenommen. Zwischen 1990 und 1998 stieg der Anteil von MRSA an der Gesamtzahl von Staphylococcus aureus von 1,7% auf 15,7%. In den USA liegt der Anteil sogar bei 50%, während er in den Niederlanden aufgrund strikter Hygienemaßnahmen

unter 1% liegt. (s.a. Nosokomialinfektion; Hospitalismus)
🇬🇧 problematic bacteria

**Problemlösungsansatz, der patientenzentrierten Pflege.** Konzeptuelles Rahmenwerk, das die offensichtlichen körperlichen Bedürfnisse eines Patienten mit den verdeckten psychischen, emotionalen und sozialen Bedürfnissen verbindet. Dadurch entsteht ein ganzheitliches Modell der Pflege für den Menschen als Individuum und nicht als Beispiel einer medizinischen Diagnose. Die professionelle Pflege wird innerhalb dieses Modells als Problemlösungsprozess betrachtet.
🇬🇧 problem-solving approach to patient-centered care

**Processus coronoideus mandibulae.** Kronenfortsatz des Unterkiefers; Vorwölbung auf der vorderen Seite des Unterkieferastes, mit der die Schläfenmuskeln verbunden sind.
🇬🇧 coronoid process of mandible

**Processus coronoideus ulnae.** Kronenfortsatz der Elle, breiter Vorsprung am proximalen Ende der Elle (Ulna).
🇬🇧 coronoid process of ulna

**Processus mastoideus.** (Warzenfortsatz). Konischer Fortsatz des hinteren unteren Teils des Schläfenknochens, der als Ansatz verschiedener Muskeln dient, z.B. Musculus sternocleidomastoideus, M. splenius capitis und M. longissimus capitis.
🇬🇧 mastoid process

**Processus xiphoideus.** (Schwertfortsatz). Kleinster Abschnitt des dreiteiligen Brustbeins, der oben mit dem unteren Teil des Brustbeinkörpers und seitlich mit der siebten Rippe verbunden ist.
🇬🇧 xiphoid process

**prodromal.** Zu den frühen Symptomen gehörend, die den Beginn einer Krankheit kennzeichnen.
[*lat.:* pro, vor; dromos, Lauf]
🇬🇧 prodromal

**Prodromalphase.** Eindeutige Funktionsverschlechterung vor der aktiven Phase einer mentalen Störung, die nicht auf Stimmungsschwankungen oder psychoaktive Substanzen zurückzuführen ist. (→ prodromal)
🇬🇧 prodromal phase

**Prodromalsymptom.** (Prodrom). Frühsymptom, das das erste Anzeichen des Beginns einer Krankheit sein kann, oder erste Phase in der Entwicklung einer Erkrankung. (→ prodromal)
🇬🇧 prodromal symptom

**Pro-Drug.** Inaktives oder nur teilweise aktives Arzneimittel, das erst im Körper metabolisch in ein aktives Medikament umgewandelt wird.
🇬🇧 prodrug

**Produktevaluation.** → Pflegeintervention der → NIC, die definiert wird als die Bewertung der Effektivität neuer Produkte oder Materialien.
🇬🇧 Product Evaluation

**Profil.** Kurze Darstellung, Diagramm oder Zusammenfassung bestimmter Werte über einen konkreten Zeitraum, z.B. Blutzuckerprofil.
🇬🇧 profile

**profund(us).** Bezeichnung für die Lage von Strukturen, häufig Blutgefäße, die tief im Gewebe liegen.
[*lat.:* tief]
🇬🇧 profunda

**Progerie.** Unphysiologischer angeborener Zustand, der durch eine verfrühte Vergreisung gekennzeichnet ist, die bereits im Kindesalter dazu führt, dass es zu grauen Haaren und runzliger Haut kommt; die betroffenen Patienten sind von kleiner Statur, besitzen kein Scham- oder Barthaar und weisen die Haltung und den Habitus eines Greises auf; es kommt meist früh zum Tod.
[*griech.:* pro, vor; geras, Greisenalter]
🇬🇧 progeria

**Progesteron.** Natürliches, prämenstruell vorhandenes Hormon, das zur Behandlung verschiedener Menstruationsstörungen, von Unfruchtbarkeit in Verbindung mit einer Dysfunktion der Gelbkörper-

phase und nach wiederholten spontanen Aborten verabreicht wird. P. gehört zu den → Gestagenen, wird im Gelbkörper (Corpus luteum), in der Plazenta und in der Nebennierenrinde gebildet, reguliert die Schwangerschaftsvorgänge und bildet die Uterusschleimhaut (Endometrium) um.
🇬🇧 progesterone

**Proglottid.** Geschlechtsglied des erwachsenen Bandwurms, das sowohl männliche als auch weibliche Geschlechtsorgane enthält.
[*lat.:* pro, vor; glossa, Zunge]
🇬🇧 proglottid

**Prognathie.** Deutliches Vorstehen des Oberkiefers gegenüber dem Unterkiefer. Diese Bissanomalie kann angeboren sein, durch Daumenlutschen entstehen oder durch einen Engstand der Zähne verursacht werden.
[*griech.:* pro, vor; gnathos, Kiefer]
🇬🇧 prognathism

**Prognose.** Vorhersage des möglichen Ergebnisses einer Erkrankung basierend auf den persönlichen Voraussetzungen eines Patienten und dem üblichen Verlauf dieser Krankheit, der in ähnlichen Situationen beobachtet wurde. – *adj.* prognostisch.
[*griech.:* pro, vor; gnosis, Wissen]
🇬🇧 prognosis

**prognostizieren.** Aus vorliegenden Tatsachen, Anzeichen und Symptomen vorhersagen, welchen Verlauf eine Krankheit nehmen und welches abschließende Ergebnis eintreten könnte.
🇬🇧 prognosticate

**Programmieren, neurolinguistisches.** Kommunikationsansatz, der auf der Konzeptualisierung bestimmter Erfahrungspotenziale von Personen in den unterschiedlichen Bewusstseinsstufen beruht. Dazu gehören verbale und nonverbale Mitteilungen, sensorische Erfahrungen und das Bewusstsein über die Wahrnehmung von Verhaltensmustern, die beobachtet und erkannt werden können.
🇬🇧 neurolinguistic programing

**progredient.** → progressiv.
🇬🇧 progressive

**Progression.** Fortschreitender Prozess einer Erkrankung; z.B. ein karzinogener Prozess, bei dem Zellen genetisch verändert werden, indem die ursprünglichen Zellen einer sekundären (nicht genetischen) Zellvermehrung unterzogen werden, was zu einem unkontrollierten Wachstum führt.
🇬🇧 progression

**progressiv.** (progredient). Eigenschaft eines Krankheitsverlaufs, bei dem die charakteristischen Anzeichen und Symptome immer mehr hervortreten und stärker werden, z.B. bei einer p.en Muskelatrophie.
[*lat.:* progredi, fortschreiten]
🇬🇧 progressive

**Proinsulin.** Einkettiges Eiweißmolekül, das eine Vorform des → Insulins ist.
🇬🇧 proinsulin

**Projektion.** 1. Vorsprung, der nach außen stößt oder herausragt. 2. Wahrnehmung einer Idee oder eines Gedankens als objektive Realität. 3. Unbewusster Verteidigungsmechanismus, der darin besteht, eigene unakzeptable Merkmale, Vorstellungen oder Impulse auf andere Personen zu verlagern. 4. Weiterleitung eines Nervenimpulses.
[*lat.:* proicere, hinauswerfen]
🇬🇧 projection

**Prokaryont.** Kategorie von Lebewesen, die über eine einfache Zellorganisation ohne echten Zellkern verfügen; dazu gehören Bakterien und Blaualgen, deren Kernplasma kein Basisprotein aufweist und nicht von einer Kernmembran umgeben ist. Die P.en können als selbstständige Lebensform gegenüber den → Eukaryonten (Pflanzen und Tiere) angesehen werden.
[*griech.:* protos, zuerst; *lat.:* karyon, Fruchtkern]
🇬🇧 prokaryote

**Proktalgie.** Neurologische Schmerzen im oder um den After und im unteren Rektum.
[*griech.:* proktos, Mastdarm; algos, Schmerz]
🇬🇧 proctalgia; proctodynia

**Proktitis.** Entzündung des Rektums und des Anus, die durch Infektion, Verletzung, Medikamente, Allergien oder Bestrahlungen verursacht wird. Eine P. kann akut oder chronisch sein und äußert sich durch ein Unwohlsein im rektalen Bereich sowie durch ein häufiges Bedürfnis, Stuhl auszuscheiden, was jedoch nicht möglich ist. Im Stuhl können Eiter, Blut oder Schleim vorhanden sein; es entsteht ein ständiger Stuhldrang (Tenesmus).
[*griech.:* proktos, Mastdarm; itis, Entzündung]
🇬🇧 proctitis

**Proktokolektomie.** Chirurgische Maßnahmen, bei der der Anus, das Rektum und das Kolon entfernt werden. Zur Ausscheidung der Abfallprodukte aus dem Verdauungstrakt wird ein Ileostoma angelegt. Die P. wird z.B. bei einer schweren, unbehandelbaren Colitis ulcerosa durchgeführt.
🇬🇧 proctocolectomy

**Proktologe.** Facharzt, der im Bereich der → Proktologie spezialisiert ist.
🇬🇧 proctologist

**Proktologie.** Bereich der Medizin, der sich mit der Behandlung von Erkrankungen des Kolons, des Rektums und des Anus beschäftigt.
[*griech.:* proktos, Mastdarm; logos, Wissenschaft]
🇬🇧 proctology

**Proktoskop.** (Rektoskop). Endoskop, das zur Untersuchung des Rektums und des distalen Teils des Kolons verwendet wird; es besitzt eine Lichtquelle, die auf einem Rohr oder Spekulum angebracht ist.
[*griech.:* proktos, Mastdarm; skopein, anschauen]
🇬🇧 proctoscope

**Proktoskopie.** Untersuchung des Rektums mit einem Endoskop (→ Proktoskop), das durch den Anus eingeführt wird.
🇬🇧 proctoscopy

**Prolaktin (PRL).** Hormon, das im Hypophysenvorderlappen gebildet und ins Blut ausgeschüttet wird. P. wirkt in Verbindung mit Östrogen, Progesteron, Thyroxin, Insulin, Wachstumshormonen, Glukokortikoiden und Plazentalaktogen und stimuliert die Entwicklung und das Wachstum der Milchdrüsen. Nach der Entbindung ist P. zusammen mit den Glukokortikoiden wichtig für die Initiierung und Erhaltung der Milchproduktion.
[*lat.:* pro, vor; lac, Milch]
🇬🇧 prolactin (PRL)

**Prolaktinreflex.** (Saugreiz). Der P. dient der Erhaltung der Milchbildung und der Milchsekretion; wird hormonell durch das Saugen des Babys an der Brust ausgelöst. Je häufiger das Kind also an der Brust trinkt, desto mehr → Prolaktin wird ausgeschüttet und desto mehr Milch produziert. Somit regelt die Nachfrage das Angebot.
🇬🇧 prolactin reflex; sucking stimulus

**Prolaps.** (Vorfall). Abfallen, Absinken oder Abgleiten eines Organs aus seiner normalen Position oder Lage im Körper, wobei es zum Hervortreten der Organe aus einer physiologischen Körperöffnung kommen kann, z.B. Uterusprolaps. Ursache eines P.es kann eine Bindegewebeschwäche sein.
[*lat.:* prolapsus, vorgefallen]
🇬🇧 prolaps

**Proliferation.** Reproduktion oder Vermehrung verwandter Formen. Der Begriff wird meist auf die Wucherung von Zellen oder Zysten bezogen. Eine P. kann physiologisch sein, z.B. im Endometrium, oder unphysiologisch etwa im Zusammenhang mit Entzündungen und Geschwüren.
– *adj.* proliferativ.
[*lat.:* proles, Nachkommen; ferre, tragen]
🇬🇧 proliferation

**Proliferationsphase.** Phase des → Menstruationszyklus nach der Menstruation. Unter

dem Einfluss des follikelstimulierenden Hormons (FSH) aus der Hypophyse produzieren die Eierstöcke (Ovarien) zunehmende Mengen an Östrogen, was dazu führt, dass die Uterusschleimhaut dichter und stärker mit Gefäßen durchzogen wird; gleichzeitig reift im Eierstock ein neuer Follikel.
🇬🇧 proliferative phase

**proliferieren.** Durch Vermehrung von Zellen verstärkt wachsen oder wuchern.
[*lat.:* proles, Nachkommen; ferre, tragen]
🇬🇧 proliferate

**prominent.** Hervorspringend, vorragend.
[*lat.:* prominere, herausragen]
🇬🇧 prominent

**Promotor.** 1. (Molekulargenetik) Desoxyribonukleinsäure-(DNS)-Sequenz, die die Ribonukleinsäure-(RNS)-→Transkription dem genetischen Code entsprechend initiiert. 2. Karzinogener Faktor, der Zellen, die durch Initiatoren verändert worden sind, anregt, sich schneller als normal zu vermehren, was die Wahrscheinlichkeit einer malignen Entartung erhöht.
[*lat.:* promovere, vorwärtsbewegen]
🇬🇧 promotor

**Promyelozyt.** Große, mononukleare Blutzelle, die einen einzelnen regulären, symmetrischen Kern und wenige undifferenzierte zytoplasmatische Körnchen enthält.
🇬🇧 promyelocyte

**Pronation.** Drehung einer Extremität um ihre Längsachse einwärts oder nach innen. (s.a. Supination)
[*lat.:* pronare, vorwärts neigen]
▶ Rotation
🇬🇧 pronation

**Pronephros.** Vorform der Niere bei einem sich entwickelnden Embryo.
[*griech.:* pro, vor; nephros, Niere]
🇬🇧 pronephros

**pronieren.** Eine Extremität nach innen drehen. (s.a. supinieren)
[*lat.:* pronare, vorwärts neigen]
🇬🇧 pronate

**Propagation.** Der Prozess des Ausbreitens oder des Verursachens einer Ausbreitung, z.B. P. von Erregern.
[*lat.:* propagare, ausbreiten]
🇬🇧 propagation

**Propansäure.** →Propionsäure.
🇬🇧 propionic acid

**Prophase.** Erste von vier Phasen der Zellteilung bei einer Mitose und bei jeder Phase der beiden Teilungen einer Meiose.
[*griech.:* pro, vor; phasis, Erscheinung]
🇬🇧 prophase

**prophylaktisch.** Die Entstehung oder Ausbreitung einer Erkrankung verhindernd, indem vorbeugende Maßnahmen ergriffen werden.
[*griech.:* prophylax, vorbeugender Schutz]
🇬🇧 prophylactic

**Prophylaxe.** Verhindern von Folgeschäden und Sekundärerkrankungen durch das rechtzeitige Erkennen von Risikofaktoren, das Einleiten von vorbeugenden Maßnahmen und das Überprüfen der Wirksamkeit der Maßnahmen. → Pneumonieprophylaxe, → Dekubitusprophylaxe, → Thromboseprophylaxe, → Kontrakturenprophylaxe.
🇬🇧 prophylaxis

**Prophylaxen bei Neugeborenen.** Folgende Vorbeugungsmaßnahmen (Prophylaxen) werden bei Neugeborenen heute zur Vermeidung der jeweiligen Erkrankungen vorgenommen: Gonoblennorrhö-Prophylaxe nach Credé (→ Credé-Prophylaxe), Blutungsprophylaxe mit Vitamin K (→ Vitamin-K-Mangelblutung), → Rachitisprophylaxe mit Vitamin D und die → Kariesprophylaxe mit Fluor.
🇬🇧 newborns' prophylaxis

**Propionazidämie.** Erbliche Stoffwechselerkrankung, die dadurch entsteht, dass der Körper die Aminosäuren Threonin, Isoleucin und Methionin nicht verstoffwechseln kann. Es kommt zu Lethargie sowie mentaler und körperlicher Retardation; eine Azidose entsteht infolge der Akkumulation von → Propionsäure im Körper.
🇬🇧 propionicacidemia

**Propionibakterium.** (Korynebakterium). Gattung unbeweglicher, anaerober grampositiver Bakterien, die sich auf der Haut und im Magen-Darm-Trakt des Menschen sowie im Darm von Tieren und in Milchprodukten finden; z.B. P. acnes in Aknepusteln.
🇬🇧 Propionibacterium

**Propionsäure.** (Propansäure). Gesättigte Fettsäure, Methylazetatsäure, chemische Komponente des Schweißes. Die P. kann von verschiedenen Bakterienspecies fermentiert werden, z.B. von Propionibakterien. P. kann auch als Konservierungsmittel verwendet werden.
🇬🇧 propionic acid

**proportional.** In der Beziehung zwischen zwei Mengen ausdrückend, dass die Zu- oder Abnahme der einen Menge immer der der anderen entspricht.
🇬🇧 proportional

**Proposition.** Aussage, die noch bewiesen werden muss, oder Handlung, die ausgeführt werden wird.
[*lat.:* proponere, nach vorn legen]
🇬🇧 proposition

**Propriozeption.** (Tiefensensibilität). Empfindung, die durch einen Stimulus ausgelöst wird, der aus dem Körper selbst stammt und im Zusammenhang mit der räumlichen Positionierung oder der muskulären Aktivität steht oder zu den sensorischen Rezeptoren gehört, die diese Reize aktivieren. (→ propriozeptiv; Propriozeptor)
[*lat.:* proprius, eigen; capere, nehmen]
🇬🇧 proprioception

**Propriozeption, bewusste.** Bewusstes Empfinden der Körperhaltung und der Bewegung von Körperteilen; wird durch das Lemniscussystem gesteuert, ein Netzwerk, das bei den Gelenkrezeptoren beginnt und im Parietallappen der Großhirnrinde endet und das es der Hirnrinde ermöglicht, willkürliche Bewegungen zu verbessern.
🇬🇧 conscious proprioception

**propriozeptiv.** Zur Wahrnehmung der eigenen Körperbewegungen und zum Bewusstsein der jeweiligen Körperhaltung gehörend, die es dem Körper ermöglichen, sich ohne sichtbare Hinweise im Raum zu orientieren. (→ Propriozeption)
🇬🇧 proprioceptive

**Propriozeptor.** Jede sensorische Nervenendigung, die z.B. in den Muskeln, Sehnen, Gelenken und dem Vestibularapparat (Gleichgewichtsorgane) gelegen ist und auf Reize reagiert, die aus dem Körper selbst in Abhängigkeit von den jeweiligen Bewegungen und der räumlichen Position stammen. (→ Propriozeption)
🇬🇧 proprioceptor

**Propulsion.** 1. Prozess des Vorwärtsbewegung. 2. Neigung mancher Patienten, insbesondere, wenn sie unter Nervenerkrankungen wie Parkinson leiden, beim Gehen nach vorn zu fallen, als wäre ihr Körperschwerpunkt verschoben.
🇬🇧 propulsion

**Propylthiouracil.** Hemmstoff der Schilddrüsenhormonsynthese (→ Thyreostatikum), der zur Behandlung einer Schilddrüsenüberfunktion (Hyperthyreose) und thyreotoxischen Krisen sowie zur Vorbereitung einer Schilddrüsenresektion eingesetzt wird.
🇬🇧 propylthiouracil

**Prosenzephalon.** (Vorderhirn). Teil des Gehirns, der das Zwischenhirn (Dienzephalon) und das Endhirn (Telenzephalon) beinhaltet und verschiedene Strukturen, z.B. Thalamus und Hypothalamus, enthält. Das P. kontrolliert wichtige Körperfunktionen und ist für Bewusstsein, Appetit und Emotionen verantwortlich.
[*lat.:* pro, vor; enkephalos, Gehirn]
🇬🇧 prosencephalon

**Prospektivstudie.** Analytische Studie, die die Beziehungen zwischen einer Bedingung und einem Merkmal aufklären soll, die gemeinsam bei einer größeren Personengruppe angetroffen werden können. Die zu einer solchen Studie ausgewählte Population besteht aus gesunden Personen, die einige gleiche Charakteristika aufweisen, z.B. das Zigarettenrauchen. Die Forscher verfolgen die Gruppe über einen bestimmten Zeitraum und stellen

z.B. die Anzahl der Lungenkrebserkrankungen fest, die bei den Rauchern gegenüber Nichtrauchern auftreten. Die P. ermittelt ein bestimmtes Ausmaß eines Risikos, das als relatives Risiko bezeichnet wird.
🌐 prospective study

**Prostaglandin.** Wirkungsstarke ungesättigte Fettsäure; Gewebehormon, das aus Arachidonsäure gebildet wird und in sehr geringer Konzentration in den lokalen Zielorganen wirkt. P.e werden in geringen Mengen produziert und besitzen ein großes Wirkungsspektrum. Zum pharmakologischen Wirkungsbereich gehören z.B. Schwangerschaftsbeendigung, Behandlung von Asthma, übermäßige Magensäureproduktion, Senkung des Blutdrucks und Steigerung der Nierendurchblutung.
[*griech.*: prostates, Vorsteher; *lat.*: glans, Eichel]
🌐 prostaglandin

**Prostaglandinsynthese-Hemmer.** Substanzen, die die Produktion von → Prostaglandinen verhindern; sie können als → Analgetika und als nichtsteroidale → Antiphlogistika eingesetzt werden.
🌐 prostaglandin inhibitor

**Prostata.** (Vorsteherdrüse). Drüse beim Mann, die den Blasenhals und den tiefsten Teil des Harnleiters umschließt und ein Sekret produziert, das den koagulierten Samen verflüssigt. Sie hat eine feste Struktur, etwa die Größe einer Kastanie und besteht aus muskulärem und glandulärem Gewebe. Die P. liegt in der Beckenhöhle unterhalb des vorderen Teils der Schamfuge ventral zum Rektum, durch das sie gefühlt werden kann, insbesondere wenn sie vergrößert ist. Bei den meisten Männern verläuft die Harnröhre entlang der Verbindung des vorderen Teils und des mittleren Drittels der P. Die Prostatasekretion besteht aus alkalischer Phosphatase, Zitronensäure und verschiedenen proteolytischen Enzymen. Sie kontrahiert während der Ejakulation der Samenflüssigkeit.
[*griech.*: prostates, Vorsteher]
🌐 prostate

**Prostatahyperplasie, benigne (BPH).** Vergrößerung der Prostata, die bei Männern über 50 Jahren häufig auftritt. Die b. P. ist gutartig und nicht entzündlich, jedoch meist progressiv fortschreitend und kann zur Obstruktion des Harnleiters und Störungen im Urinfluss führen. In der Folge kommt es zu häufigem Wasserlassen, dem Bedürfnis, nachts Urin zu lassen, sowie zu Schmerzen und Harnwegsinfektionen.
🌐 benign prostatic hypertrophy (BPH)

**Prostatakarzinom.** Langsam wachsendes Adenokarzinom der Prostata, das häufig bei Männern über 50 Jahren auftritt; es ist die dritthäufigste Todesursache bei Krebserkrankungen des Mannes. Die Ursache ist unbekannt, scheint jedoch in Verbindung mit den Hormonen zu stehen. Das P. verursacht keine direkten Symptome, sondern wird oft erst bei der Untersuchung von Blasen- oder Harnwegsobstruktionen, Hämaturie oder Pyurie entdeckt. Das Karzinom metastasiert häufig und verursacht im Becken, in den Rippen oder in der Wirbelsäule Schmerzen.
🌐 prostate cancer

**Prostatastein.** Feste pathologische Verkalkung, die sich in der → Prostata ablagert und im allgemeinen aus Kalziumkarbonat und/oder Kalziumphosphat besteht.
🌐 prostate calculus

**Prostatektomie.** Chirurgische Entfernung eines Teils der Prostatadrüse, z.B. bei einer gutartigen Prostatahypertrophie, oder der gesamten → Prostata bei malignen Erkrankungen.
[*griech.*: prostates, Vorsteher; ektome, ausschneiden]
🌐 prostatectomy

**Prostatitis.** Akute oder chronische Entzündung der Prostatadrüse, die nach einer Infektion auftreten kann. Symptome sind Brennen und Schmerzen beim Harnlassen und häufiges Urinieren (→ Pollakisurie).
[*griech.*: prostates, Vorsteher; itis, Entzündung]
🌐 prostatitis

**Prostatitis, chronische.** Persistierende Prostataentzündung mit dumpfen Kreuzschmerzen oder Schmerzen in der Perinealregion, Dysurie, Fieber und Penisausfluss.
[*griech.:* chronos, Zeit, prostrates, jemand, der nach vorne steht, itis, Entzündung.]
🇬🇧 chronic prostatitis

**Prostatitis, chronische bakterielle.** Langanhaltende, jedoch relativ leichte bakterielle Prostatainfektion. Begleitsymptome sind Schmerzen, Fieber und Dysurie, die weniger ausgeprägt als bei der akuten Form sind.
🇬🇧 chronic bacterial prostatitis

**Prostazyklin.** → Prostaglandin, das ein biologisch aktives Produkt des Arachidonsäurestoffwechsels in den Gefäßwänden und ein potenzieller Hemmstoff für die Thrombozytenaggregation ist.
🇬🇧 prostacyclin

**Prostration.** Zustand der extremen Erschöpfung und der Unfähigkeit zu anstrengenden körperlichen Aktivitäten.
[*lat.:* prosternere, niederwerfen]
🇬🇧 prostration

**Protaminsulfat.** → Heparin- → Antagonist, der aus Fischsperma hergestellt wird. P. vermindert den Antikoagulationseffekt von Heparin oder kehrt ihn um, insbesondere bei einer Heparinüberdosierung.
🇬🇧 protamine sulfate

**Protease.** → Enzym, das als Katalysator beim Abbau von Peptidbindungen fungiert, welche die Aminosäuren in einem Protein zusammenhalten.
🇬🇧 protease

**Protein.** (Eiweiß). Große Gruppe natürlich vorhandener organischer Stickstoffverbindungen, die aus langen Kombinationen von → Aminosäuren bestehen, die Kohlenstoff, Wasserstoff, Stickstoff, Sauerstoff und gelegentlich Schwefel, Phosphor, Eisen, Iod oder andere essenzielle Bestandteile lebender Zellen enthalten. Man hat inzwischen 22 für das Wachstum, sowie für Entwicklung und Erhaltung der Gesundheit wesentliche Aminosäuren bestimmen können. Der Körper kann 13 davon synthetisieren (nicht-essenzielle Aminosäuren), während 9 mit der Nahrung aufgenommen werden müssen und als essenziell bezeichnet werden. P.e sind die wichtigste Quelle an Baumaterial für Muskeln, Blut, Haut, Haare, Nägel und die inneren Organe. Sie sind auch Voraussetzung für die Bildung von Hormonen, Enzymen und Antikörpern, können als Wärme- und Energiequelle fungieren und sind ein wesentliches Element bei der Ausscheidung von Abfallprodukten. Eine zu große Zufuhr von P.en kann gelegentlich zu Störungen des Flüssigkeitshaushalts führen. Ein gesunder Erwachsener hat ein Gesamtblutproteinvolumen von 6 bis 8 g/dl.
[*griech.:* proteios, erste Stelle]
🇬🇧 protein

**Protein, denaturiertes.** Protein, dessen ursprüngliche Eigenschaften infolge verschiedener Veränderungen verloren gegangen sind. Proteine können durch Bestrahlung, Hitze, starke Säuren oder Alkohol denaturiert werden.
[*lat.:* de, von, ab, natura, Natur, proteios, erste Stelle.]
🇬🇧 denatured protein

**Protein, einfaches.** Eiweiß, das bei der Hydrolyse als einziges Produkt Aminosäuren produziert. E. P. sind z.B. Albumine, Globuline, Gluteline, alkohollösliche Proteine, Albuminoide, Histone und Protamine.
🇬🇧 simple protein

**Protein C.** → Antikoagulans, das die Gerinnungs-Cofaktoren 5 und 8c inaktiviert und die Auflösung (Lyse) einer Verklumpung von Blutzellen (Koagel) durch den Gewebe-Plasminogenaktivator auslöst. (→ Blutgerinnung)
🇬🇧 human protein C

**Proteinämie.** Unphysiologisch hoher Proteinspiegel im Blut. (→ Protein)
🇬🇧 proteinemia

**Proteine, komplexe.** Proteine mit einem einfachen Protein und mindestens einem Molekül eines anderen Stoffes, z.B. Glyko-

proteine, Lipoproteine, Nukleoproteine oder Hämoglobin.
🇬🇧 complex protein

**Protein-Energie-Malnutrition.** Ernährungsmangelkrankheit, die durch eine zu geringe Aufnahme an Proteinen und/oder Kalorien verursacht wird. Diese Mangelerscheinungen zusammen mit einer Auszehrung sind ein wesentliches Problem der Kinder in der Dritten Welt. (→ Marasmus)
🇬🇧 protein-energy malnutrition (PEM)

**Proteinkinase.** Enzym, das den Transfer einer Phosphatgruppe von Adenosintriphosphat (ATP) katalysiert und ein Phosphorprotein produziert.
🇬🇧 protein kinase

**Proteinose, alveoläre.** (Alveolarproteinose). Seltene Lungenkrankheit mit Ansammlung von eiweißhaltiger Flüssigkeit (Plasmaproteine, Lipoproteine und anderen Blutkomponenten) in den Lungenalveolen.
🇬🇧 alveolar proteinosis

**Proteinstoffwechsel.** Der Prozess, bei dem die Eiweiße (→ Proteine) aus der Nahrung vom Körper genutzt werden, um Gewebeproteine zu bilden; dazu gehören auch die Abbauprozesse von Gewebeproteinen bei der Produktion von Energie. Nahrungseiweiß wird zuerst in Aminosäuren umgewandelt, dann ins Blut absorbiert und anschließend von den Körperzellen verwendet, um neue Proteine zu bilden. Über den Körperbedarf hinaus vorhandene Aminosäuren können von den Leberenzymen in Ketosäure und Harnstoff umgebildet werden.
🇬🇧 protein metabolism

**Proteinurie.** Ausscheidung von unphysiologisch hohen Mengen an → Proteinen über den Urin, meist in Form von Albumin. Gesunde Erwachsene scheiden weniger als 150 mg Protein täglich aus. Eine dauerhafte P. ist meist ein Anzeichen für eine Nierenerkrankung oder für renale Komplikationen anderer Krankheiten.
🇬🇧 proteinuria

**protektiv.** Andere Personen vor Gefahren oder Verletzungen bewahrend, indem eine sichere Umgebung geschaffen wird.
[*lat.:* protegere, schützen]
🇬🇧 protective

**Proteolyse.** Eiweißverdauung und -abbau; Prozess, bei dem Wasser, das in Berührung mit Peptidbindungen kommt, die Proteinmoleküle in einfachere Substanzen (Aminosäuren) abbaut. Zahlreiche Enzyme oder Bakterien können diesen Prozess katalysieren. – *adj.* proteolytisch.
[*griech.:* proteios, erste Stelle; lysis, Auflösung]
🇬🇧 proteolysis

**Proteus.** Gattung gramnegativer Bazillen, die häufig Verursacher von Krankenhausinfektionen (Nosokomialinfektionen) sind und in Fäzes, Wasser und Schmutz zu finden sind. P. kann Harnwegsinfektionen, Pyelonephritis, Wundinfektionen, Diarrhö, Bakteriämie und einen endotoxischen Schock verursachen.
[*griech.:* Proteus, mythischer Meeresgott, der viele Gestalten annehmen konnte]
🇬🇧 Proteus

**Prothese.** 1. Künstlicher Ersatz eines fehlenden Körperteils, z.B. einer Extremität oder eines Gelenks. 2. Hilfsmittel, das eine Funktionsverbesserung herbeiführen soll, z.B. eine Hörhilfe.
🇬🇧 prosthesis

**Prothesenpflege.** → Pflegeintervention der → NIC, die definiert wird als die Pflege einer vom Patienten getragenen Prothese und Vorbeugung gegen Komplikationen infolge ihrer Anwendung.
🇬🇧 Prosthesis Care

**Prothrombin.** Plasmaprotein, das eine Vorform von → Thrombin ist; es wird in der Leber synthetisiert, wenn ausreichend Vitamin K vorhanden ist. (→ Blutgerinnung)
[*lat.:* pro, vor; *griech.:* thrombos, Klumpen]
🇬🇧 prothrombin

**Prothrombinzeit.** (Thromboplastinzeit (TPZ)). Untersuchung zur Bestimmung von Plas-

magerinnungsstörungen des exogenen Systems, die durch einen Mangel der Faktoren II, V, VII oder X verursacht werden. Thromboplastin und Kalzium werden der Plasmaprobe eines Patienten und einer Kontrollperson zugesetzt. Dann wird die Zeit gemessen, bis beide Blutproben geronnen sind, und beide Werte verglichen. (s.a. Quick-Test)
🇬🇧 prothrombin time (PT)

**Proton.** Positiv geladenes Teilchen, das eine grundlegende Komponente der Kerne aller Atome ist. Die Anzahl der P.en in einem Atomkern entspricht der Ordnungszahl des Elements. (s.a. Elektron)
🇬🇧 proton

**Protoplasma.** Lebende Substanz einer Zelle, die im Allgemeinen aus vielzähligen Wassermolekülen, Mineralien und organischen Verbindungen besteht. – *adj.* protoplasmatisch.
[*griech.*: protos, zuerst; plasma, Gebilde]
🇬🇧 protoplasm

**Protoporphyrin.** Form des → Porphyrins, die mit Eisen und Proteinen kombiniert verschiedene wichtige organische Moleküle bildet, z.B. Katalase, Hämoglobin und Myoglobin.
[*griech.*: protos, zuerst; porphyros, purpur]
🇬🇧 protoporphyrin

**Protozoen (pl.).** Einzellige Mikroorganismen; P. sind die niederste Form tierischen Lebens (Urtierchen), jedoch komplexer als Bakterien; sie bilden Organellen aus, die solche Funktionen wie Ernährung, Ausscheidung, Atmung und Verankerung an anderen Objekten oder Organismen ausführen. Etwa 30 P.-Arten sind für den Menschen pathogen und verursachen z.B. Kala-Azar, Malaria und Trichomoniasis.
[*griech.*: protos, zuerst; zoon, Tier]
🇬🇧 protozoa

**Protrusion.** Hervortreten, Vortreibung oder Verlagerung nach außen.
[*lat.*: protrudere, nach vorn drücken]
🇬🇧 protrusion

**Protuberanz.** Knochenvorsprung; anatomische Begrenzung, die als → Projektion oder Schwellung erscheint, z.B. Kinn, Gesäß oder die Wölbung des Stirnknochens über der Augenbraue.
[*lat.*: pro, vor; tuberare, anschwellen]
🇬🇧 protuberance

**Provitamin.** Vorform eines Vitamins. Substanz in bestimmten Nahrungsmitteln, die im Körper in ein → Vitamin umgebildet werden kann, z.B. Betakarotin in Vitamin A.
🇬🇧 provitamin

**proximal.** Näher als andere Körperteile zu einem Referenzpunkt, meist zur Körpermitte, gelegen. (s.a. distal)
🇬🇧 proximal

**Prozess.** 1. Serie von zusammenhängenden Ereignissen, die ausgehend von einem bestimmten Zustand oder einer Bedingung bis zum Abschluss oder zur Lösung in einer kontinuierlichen Reihenfolge stattfinden. 2. Natürlicher Auswuchs, der von einem Knochen zu einem anderen Körperteil reicht. 3. Durchlaufen einer bestimmten Reihe von gegenseitig abhängigen Schritten, z.B. bei der Zubereitung einer chemischen Verbindung.
[*lat.*: processus, Fortgang]
🇬🇧 process

**Prozessqualität.** Die → Pflegequalität im eigentlichen Sinne unter Berücksichtigung der Anwendung von Fachwissen, der zwischenmenschlichen Beziehung sowie der Planung und Durchführung des Pflegeprozesses. (→ Qualitätsdimensionen) (s.a. Strukturqualität; Ergebnisqualität)
🇬🇧 procedural quality

**Prüfung, kalorische.** (Thermische Prüfung). Untersuchungsmethode, bei der der Gehörgang abwechselnd mit warmem Wasser bzw. warmer Luft und kaltem Wasser bzw. kalter Luft gespült wird. Die warme Spülung löst einen rotatorischen Nystagmus in Richtung der gespülten Seite aus. Eine kalte Spülung löst einen rotatorischen Nystagmus in Richtung der nichtgespülten Seite aus. Falls das Vestibulum des Ohres gesund ist, erzeugen sowohl

warme als auch kalte Spülungen einen in etwa gleich starken Nystagmus. Falls eine Störung vorliegt, kann die Nystagmusreaktion in abgeschwächter Form auftreten.
🔤 caloric test

**Prurigo.** Gruppe von chronisch entzündlichen Hauterkrankungen, die durch starken Juckreiz und multiple dornförmige kleine Papeln gekennzeichnet sind, die von dünnen Bläschen überzogen werden. Später (meist durch wiederholtes Kratzen) kann es zur Krustenbildung und → Lichenifikation kommen. Zu den Ursachen einer P. zählen Allergien, bestimmte Arzneimittel, endokrine Störungen, maligne Erkrankungen und Parasiten. – *adj.* pruriginös.
🔤 prurigo

**Pruritus.** (Juckreiz). Unangenehme Empfindung, die von einem starken Bedürfnis nach Kratzen begleitet wird. Das Kratzen führt häufig zu Sekundärinfektionen. Zu den Ursachen zählen Allergie, Infektion, Gelbsucht (Ikterus), chronische Nierenerkrankung, Lymphom und Hautreizungen. [*lat.:* prurire, jucken]
🔤 pruritus

**Pruritus ani.** Meist chronisch vorhandener Juckreiz der Haut um den Anusbereich, der z.B. durch Candida-Pilze, Kontaktdermatitis, externe Hämorrhoiden, Madenwürmer, Psoriasis und psychogene Krankheiten verursacht wird.
🔤 pruritus ani

**Pruritus vulvae.** Starker Juckreiz an den äußeren Genitalien der Frau. Dies kann chronisch werden und zu → Lichenifikation, Atrophie und gelegentlich maligner Entartung führen. Zu den Ursachen gehören u.a. Kontaktdermatitis, Lichen sclerosus et atrophicus, psychogener Juckreiz, Trichomoniasis und Kandidiasis.
🔤 pruritus vulvae

**pseud(o)-.** Vorsilbe mit der Bedeutung »scheinbar, falsch«.
🔤 pseud(o)-

**Pseudoarthrose.** (Falschgelenk). Gelenk, das sich an der Stelle eines ausgeheilten Knochenbruchs bildet.
🔤 false joint

**Pseudobulbärparalyse.** Zustand, der einer progressiven → Bulbärparalyse ähnelt, da auch hier eine Sprachstörung (Dysarthrie) und Schluckbeschwerden (Dysphagie) auftreten; die Schwäche der Bulbärmuskeln betrifft bei der P. jedoch die oberen motorischen Neuronen. Ursache können multiple zweiseitige Infarkte der Großhirnrinde (Zerebralkortex) sein. Als Symptome treten u.a. Lähmungen der Gesichts-, Zungen-, Mund- und Rachenmuskulatur auf.
🔤 pseudobulbar paralysis

**Pseudodemenz.** Syndrom, bei dem jemand eine → Demenz vortäuscht; dies muss sehr sorgfältig von einer Depression oder einer Hysterie differenziert werden.
🔤 pseudodementia

**Pseudoencephalitis haemorrhagica.** (Wernicke-Syndrom). Nicht-entzündliche, mit Blutung einhergehende Stammhirnerkrankung bei chronischem Alkoholismus und Vitamin $B_1$-Mangel. Typische Symptome sind Doppeltsehen, unwillkürliche und schnelle Augenbewegungen, verminderte Muskelkoordination und nachlassende geistige Fähigkeiten.
[Karl Wernicke, dt. Psychiater u. Neurologe, 1848–1905]
🔤 Wernicke's encephalopathy

**Pseudogravidität.** (Scheinschwangerschaft). Zustand, in dem eine Frau überzeugt ist, schwanger zu sein, was jedoch nicht der Realität entspricht. Die Ursache kann psychogener Art, ein Tumor oder eine endokrine Dysfunktion sein.
🔤 pseudocyesis; pseudogravidity

**Pseudohermaphroditismus.** Zustand, bei dem eine Person die Gonaden des einen Geschlechts trägt und die körperlichen sekundären Charakteristika des anderen besitzt, wobei jedoch das gonadale und das

chromosomale Geschlecht übereinstimmen. (→ Hermaphroditismus)
[*griech.*: pseudes, falsch; Hermaphroditos, Sohn des Hermes und der Aphrodite]
🇬🇧 pseudohermaphroditism

**Pseudohermaphroditismus feminius.** Kongenitale Gonadenfehlbildung. Ungeachtet der sekundären Geschlechtsmerkmale verfügt die betroffene Patientin über voll ausgebildete Eierstöcke. (→ Pseudohermaphroditismus)
🇬🇧 female pseudohermaphroditism

**Pseudohyperparathyreoidismus.** Anzeichen einer Hyperkalzämie bei Krebspatienten, obwohl keine primäre Schilddrüsenüberfunktion (→ Hyperparathyreoidismus) oder Knochenmetastasen nachweisbar sind.
🇬🇧 pseudohyperparathyroidism

**Pseudoileus.** 1. Zustand, der einer intestinalen Obstruktion ähnelt, die durch Lähmung (Paralyse) eines Teils der Darmwand verursacht wird. 2. Adynamische Stuhlverhaltung. (→ Ileus)
🇬🇧 pseudoileus

**Pseudokruppatmung.** Heiseres Geräusch, das beim Einatmen hörbar ist und durch eine akute Kehlkopfobstruktion verursacht wird.
🇬🇧 crowing inspiration

**Pseudolymphom.** Gutartige Störung der lymphoiden Zellen oder Histiozyten, obwohl sie die klinischen Anzeichen eines malignen → Lymphoms aufweisen.
🇬🇧 pseudolymphoma

**Pseudomembran.** Membran, die aus koaguliertem Fibrin, Bakterien und Leukozyten besteht und sich als Häutchen im Rachen von Diphtherie-Patienten bildet.
🇬🇧 pseudomembrane

**Pseudomembran, diphtherische.** Aus koagulierten Fasern, Bakterien und Leukozyten bestehende weiße bzw. gelbgraue Membran mit genau definierten Randregionen. (→ Kehlkopfdiphterie) (s.a. Diphtherie)
🇬🇧 diphtheric membrane

**Pseudomenstruation.** Blutung aus der Gebärmutter (Uterus), die der Menstruationsblutung ähnelt, aber nicht im Zusammenhang mit den gewöhnlichen Veränderungen im Gewebe des Endometriums steht.
🇬🇧 pseudomenstruation

**Pseudomnesie.** Gedächtnisstörung, bei der sich eine Person an Ereignisse erinnert, die nicht wirklich stattgefunden haben. (→ Amnesie)
🇬🇧 pseudomnesia

**Pseudomonas.** Gattung gramnegativer Bakterien, zu denen verschiedene freilebende Species in der Erde und im Wasser sowie opportunistische Erreger gehören. P. sind bekannt für ihre fluoreszierenden Pigmente und ihre Widerstandsfähigkeit gegenüber Desinfektionsmitteln und Antibiotika.
[*griech.*: pseudes, falsch; monas, Einheit]
🇬🇧 Pseudomonas

**Pseudomyxom.** Schleimhaltiges tumorähnliches Gewächs in der Bauchhöhle.
🇬🇧 pseudomyxoma

**Pseudoparalyse.** Zustand, bei dem eine Person unfähig zu sein scheint, ihre Arme oder Beine zu bewegen, wobei es sich jedoch nicht um eine »echte« Lähmung (→ Paralyse) handelt. Bei Kindern kann dies durch Schmerzen in den Gelenken infolge einer Rickettsienerkrankung oder Skorbut verursacht werden. – *adj.* pseudoparalytisch.
🇬🇧 pseudoparalysis

**Pseudopubertät.** Erscheinen von somatischen und funktionellen Veränderungen der äußeren Geschlechtsorgane bei einem Kind vor dem tatsächlichen Beginn der → Pubertät.
🇬🇧 pseudopuberty

**Pseudostrabismus.** Scheinbares Schielen (→ Strabismus), das durch eine Hautfalte über dem unteren Augenlid verursacht wird, was die Sichtweite der Lederhaut (Sklera) auf die Mitte der Regenbogenhaut (Iris) beschränkt.
🇬🇧 pseudostrabismus

**Pseudotuberkel.** Knötchen, das einem Tuberkulosegranulum ähnelt, aber durch ei-

nen anderen Mikroorganismus als das Mycobacterium tuberculosis verursacht wird. (→ Pseudotuberkulose)
🇬🇧 pseudotubercle

**Pseudotuberkulose.** Lungenerkrankung, deren Symptome einer → Tuberkulose ähneln, jedoch nicht durch das Mycobacterium tuberculosis verursacht werden.
🇬🇧 pseudotuberculosis

**Pseudotumor.** Scheingeschwulst, die durch eine Schwellung verursacht wird, die aber kein echtes Gewächs mit Gewebeneubildung ist.
🇬🇧 pseudotumor

**Pseudozyste.** Raum oder Höhle, die Gas oder Flüssigkeiten enthält, wobei keine auskleidende Membran vorhanden ist. P.n treten häufig nach einer Bauchspeicheldrüsenentzündung (Pankreatitis) auf, wenn der Verdauungssaft die normalen Gänge des Pankreas durchbricht und sich in Räumen sammelt, die mit Fibroblasten ausgekleidet sind und an der Oberfläche der angrenzenden Organe liegen. (→ Zyste)
[*griech.*: pseudes, falsch; kystis, Tasche]
🇬🇧 pseudocyst

**Psilocybin.** Psychedelisches Mittel und aktiver halluzinogener Wirkstoff verschiedener mexikanischer Pilze der Gattung *Psilocybe mexicana*. P. kann zu Stimmungs- und Bewusstseinsstörungen führen, die der Wirkung von LSD ähneln. Die Toxizität von P. ist gering, es fällt trotzdem unter das Betäubungsmittelgesetz.
🇬🇧 psilocybin

**Psittakose.** (Papageienkrankheit). Infektionskrankheit, die durch das Bakterium *Chlamydia psittaci* verursacht wird. Es entstehen Symptome, die einer Lungenentzündung ähneln. Die P. wird durch infizierte Vögel, insbesondere Papageien oder Wellensittiche, übertragen. Die klinische Manifestation ist extrem variabel und ähnelt vielen Infektionskrankheiten, wobei fast immer Fieber, Husten, Appetitlosigkeit (Anorexie) und starke Kopfschmerzen vorhanden sind. Unerkannt führt diese Erkrankung zum Tode.
[*griech.*: psittakos, Pagagei; osis, Zustand]
🇬🇧 psittacosis

**Psoralene (pl.).** Pflanzliche Substanzen, die UV-Licht absorbieren und photosensibilisierend wirken. P. können die Zellteilung hemmen und werden vorwiegend bei der Behandlung der → Psoriasis eingesetzt.
🇬🇧 psoralens

**Psoriasis.** (Schuppenflechte). Verbreitete chronische Hauterkrankung, die durch klar abgegrenzte rote Flecken gekennzeichnet ist, die mit dicken, trockenen, silberweißen, anhängenden Schuppen bedeckt sind; nach dem Ablösen der Schuppen kommt es zu punktförmigen Blutungen (sog. blutiger Tau). Die Schuppen entstehen durch eine excessive Entwicklung von Epithelzellen. Gelegentliche Schübe und Rezidive sind typisch. Die Läsionen können überall auftreten, sind jedoch meist an den Streckseiten der Extremitäten, knochigen Vorsprüngen, Kopfhaut, Ohren, Genitalien und dem perianalen Bereich lokalisiert. Begleitend kann eine Arthritis, insbesondere der distalen kleinen Gelenke, auftreten. – *adj.* psoriatisch.
🇬🇧 psoriasis

**psych(o)-.** Vorsilbe mit der Bedeutung »Seele, Gemüt«.
🇬🇧 psych(o)-

**Psyche.** 1. Der Aspekt der mentalen Fähigkeiten, der bewusste und unbewusste Prozesse umfasst. 2. Die vitale, mentale oder spirituelle Gesamtheit eines Individuums im Gegensatz zu Körper (oder Soma). 3. (Psychoanalyse) Die gesamten Komponenten des Es, Ich und Über-Ich, die alle bewussten und unbewussten Aspekte beinhalten. – *adj.* psychisch.
[*griech.*: Seele]
🇬🇧 psyche

**Psyche im Alter.** Ist grundsätzlich von den Charaktereigenschaften, dem sozialen Umfeld, dem Gesundheitszustand usw. eines alten Menschen abhängig. Das psychische Wohlbefinden kann durch im Alter auftretende körperliche Einschränkun-

gen, gesellschaftliche und kulturelle Normen sowie durch Lebenskrisen wie z. B. Einsamkeit, Trennung, Krankheit, Sterben erheblich beeinträchtigt werden.
🇬🇧 psychological state in old age

**psychedelisch.** Beschreibung eines mentalen Zustandes, der durch eine veränderte sensorische Wahrnehmung und Halluzinationen in Verbindung mit Euphorie und Angst gekennzeichnet ist und meist durch die bewusste Einnahme von Drogen oder ähnlichen Substanzen (sog. Psychedelika, die unter das Betäubungsmittelgesetz fallen), die bekannterweise diesen Effekt auslösen, z.B. → Meskalin, verursacht wird. (→ Halluzinogene)
🇬🇧 psychedelic

**Psychiater.** Facharzt für → Psychiatrie mit zusätzlicher, medizinisch qualifizierter Ausbildung und Erfahrung in der Diagnose, Vorbeugung und Behandlung von mentalen Störungen.
[*griech.:* psyche, Seele; iatreia, Behandlung]
🇬🇧 psychiatrist

**Psychiatrie.** Bereich der Medizin, der sich mit den Ursachen, Behandlungen und der Vorbeugung von mentalen, emotionalen und verhaltensbezogenen Erkrankungen beschäftigt.
[*griech.:* psyche, Seele; iatreia, Behandlung]
🇬🇧 psychiatry

**Psychiatrie, biologische.** Psychiatrische Richtung, die die physikalischen, chemischen und neurologischen Ursachen und die entsprechenden Behandlungen mentaler und emotionaler Erkrankungen betont.
🇬🇧 biologic psychiatry

**psychiatrisch.** Zur → Psychiatrie und entsprechenden Erkrankungen gehörend.
🇬🇧 psychiatric

**Psychisch-Kranken-Gesetz.** (PsychKG). Regelt auf landesrechtlichen Grundlagen die Unterbringung psychisch Kranker sowie Suchtkranker in Psychiatrischen Kliniken, die Voraussetzungen für eine Unterbringung und die Zulassung von Krankenhäusern für eine Unterbringung. Darüber hinaus werden die Rechte der Untergebrachten und die Regelung der Klinikaufsicht formuliert.
🇬🇧 Act concerning mentally ill persons

**Psychoanalyse.** Bereich der Psychiatrie, der von Sigmund Freud begründet wurde und sich dem Studium der Psychologie der menschlichen Entwicklung und Verhaltensweisen widmet. Aus den systematischen Untersuchungsmethoden von geistigen Prozessen entstand ein System der Psychotherapie, basierend auf dem Konzept des dynamischen Unterbewussten. Die P. unterteilt die Psyche in die Instanzen Ich, Es und Über-Ich, und die Bewusstseinsschichten in bewusst, unbewusst und vorbewusst (d.h. durch Reflexion ins Bewusstsein zu rufen). Mit Hilfe von Techniken wie der freien Assoziation, Traumdeutung und der Analyse von Verteidigungsmechanismen werden Emotionen und Verhaltensweisen auf den Einfluss von unterdrückten instinktiven Trieben im Unterbewusstsein zurückverfolgt. – *adj.* psychoanalystisch.
[*griech.:* psyche, Seele; analyein, in Teile trennen]
🇬🇧 psychoanalysis

**Psychochirurgie.** Chirurgische Durchtrennung bestimmter Nervenbahnen im Gehirn, die durchgeführt wird, um besondere Fälle von chronischen, nicht nachlassenden Angst- oder Unruhezuständen oder obsessiven Neurosen zu behandeln. Psychochirurgische Maßnahmen (z.B. → Lobotomie) werden ausgeführt, wenn Störungen sehr stark ausgeprägt sind und alternative Behandlungsmethoden, wie Psychotherapie, Arzneimittel und Elektroschock sich als ineffektiv erwiesen haben.
🇬🇧 psychosurgery

**Psychodiagnose.** Studium der Persönlichkeit durch Beobachtung von Verhaltensweisen und Angewohnheiten in Kombination mit verschiedenen psychologischen Tests.
🇬🇧 psychodiagnosis

**Psychodrama.** Form der Gruppentherapie (nach J.L. Moreno), bei der Menschen ihre

emotionalen Probleme durch improvisatorische Dramatisierungen ausleben.
🌐 psychodrama

**Psychodynamik.** Studium der Kräfte, die das Verhalten motivieren.
🌐 psychodynamics

**Psychogenie.** 1. Entwicklung des Geistes (der Seele), einer mentalen Funktion oder eines mentalen Prozesses. 2. Entwicklung oder Produktion eines körperlichen Symptoms oder einer Krankheit, die einen mentalen oder psychischen Ursprung statt einer organischen Ursache hat. 3. Entwicklung eines emotionalen Zustandes (normal oder unnormal) aus der Interaktion von bewussten und unbewussten psychischen Kräften; z.B. psychogene Schmerzen, die keine erkennbare organische Ursache haben. – adj. psychogen.
[*griech.*: psyche, Seele; genesis, Ursprung]
🌐 psychogenesis

**Psychohygiene.** Bestimmung der auslösenden Faktoren seelisch-geistiger Störungen, Untersuchung der Ursachen und Vorbeugung gegen psychische Erkrankungen oder Fehlanpassungen. Eine Maßnahme der P. kann eine Supervision sein.
🌐 psychohygiene; mental health

**Psychologe.** Wissenschaftler, der sich in der Erforschung der Strukturen und Funktionen des Gehirns und der damit zusammenhängenden mentalen Prozesse spezialisiert hat. Ein klinischer P. hat ein Psychologiestudium und eine Ausbildung in klinischer → Psychologie absolviert und führt Untersuchungen und Beratungen für Patienten mit mentalen und emotionalen Problemen durch.
🌐 psychologist

**Psychologie.** 1. Studium des Verhaltens und der bewussten und unbewussten Funktionen und Prozesse des Geistes, insbesondere in Verbindung mit der sozialen und physikalischen Umgebung. 2. Bereich, der die praktische Anwendung von Wissen, Fähigkeiten und Techniken im Zusammenhang mit Verständnis, Prävention oder Lösung von individuellen oder sozialen Problemen umfasst, insbesondere bezüglich der Interaktion zwischen Individuen und ihrer physikalischen und sozialen Umgebung. 3. Mentale, motivations- und verhaltensbezogene Merkmale und Einstellungen eines Individuums oder einer Gruppe von Individuen. – adj. psychologisch.
[*griech.*: psyche, Seele; logos, Wissenschaft]
🌐 psychology

**Psychologie, analytische.** 1. Analyse- und Klassifizierungssystem für Empfindungen und Gefühle, bei dem introspektive Methoden anstelle von experimentellen Methoden angewendet werden. 2. System der Psychoanalyse nach den von C. G. Jung entwickelten Konzepten; es unterscheidet sich von der Psychoanalyse Sigmund Freuds durch ein »kollektives Unterbewusstsein«, dem mystischen, religiösen, die Entwicklung des persönlichen Unterbewusstseins beeinflussenden Faktor. Die Rolle des sexuellen Einflusses auf die frühe emotionale und psychologische Entwicklung ist gering.
🌐 analytic psychology

**Psychologie, angewandte.** 1. Interpretation historischer, literarischer, medizinischer oder anderer Daten gemäß psychologischen Prinzipien. 2. Ein Zweig der Psychologie, der praktische Vorgehensweisen und Methoden erforscht, z.B. klinische Psychologie, Kinderpsychologie und Erziehungspsychologie.
🌐 applied psychology

**Psychologie, klinische.** Zweig der Psychologie, der sich mit der Diagnose, Behandlung und Verhinderung zahlreicher Persönlichkeits- und Verhaltensstörungen beschäftigt.
🌐 clinical psychology

**Psychologie der Abnormität.** Die Erforschung geistiger Störungen und nichtkonformer Verhaltensweisen, einschließlich → Neurosen oder → Psychosen, sowie normaler Phänomene, die nicht gänzlich verstanden werden, wie z.B. Träume und veränderte Bewusstseinszustände.
🌐 abnormal psychology

**Psychometrie.** Entwicklung, Durchführung und Interpretation von psychologischen Tests oder Intelligenztests.
[*griech.:* psyche, Seele; metron, Maß]
🔹 psychometrics

**Psychomotorik.** Willkürliche Bewegungen und körperlich-seelische Bewegungsabläufe, die in Verbindung mit dem physiologischen oder unphysiologischen Geisteszustand eines Menschen stehen. In der P. spiegelt sich die nonverbale Kommunikation wider. (→ psychomotorische Entwicklung) – *adj.* psychomotorisch.
[*griech.:* psyche, Seele; *lat.:* motare, sich bewegen]
🔹 psychomotoricity

**Psychoneuroimmunologie.** Disziplin, die sich mit den gegenseitigen Beziehungen zwischen psychischen Faktoren und Immunreaktionen beschäftigt.
🔹 psychoneuroimmunology

**Psychoonkologie.** Psychische Auswirkungen einer Krebserkrankung, insbesondere der psychosozialen Bedürfnisse des betroffenen Patienten und seiner Angehörigen.
🔹 psychooncology

**Psychopath.** Veraltete Bezeichnung für eine Person, die unter Persönlichkeitsstörungen und Anpassungsschwierigkeiten leidet. – *adj.* psychopathisch.
🔹 psychopath

**Psychopathie.** Mentale Erkrankung, die angeboren oder erworben sein kann und nicht notwendigerweise mit einer geringen Intelligenz gleichzusetzen ist, sich jedoch durch von der Norm abweichende Verhaltensweisen darstellt. (→ Persönlichkeitsstörung)
🔹 psychopathy

**Psychopathologie.** 1. Studium der Ursachen, Verläufe und Erscheinungsformen von mentalen Störungen. 2. Verhaltensbezogene Manifestation von mentalen Störungen. – *adj.* psychopathologisch.
🔹 psychopathology

**Psychopharmaka (pl.).** (psychotrope Substanzen). Arzneimittel oder andere Substanzen, die eine Wirkung auf das Zentralnervensystem ausüben; z.B. Antidepressiva, Neuroleptika, Tranquilizer, Hypnotika, Psychostimulanzien oder Barbiturate. Der Umgang mit P. muss zurückhaltend erfolgen, da sie in die Psyche eines Patienten eingreifen und Stimmungen, Affektivität und Emotionen beeinflussen.
🔹 psychotropic drugs; psychopharmaceutical

**Psychopharmakologie.** Wissenschaftliche Lehre von der Wirkung psychoaktiver (z.B. dämpfender, stimulierender oder beruhigender) Arzneimittel auf das Verhalten und die normalen oder pathologischen mentalen Funktionen. (→ Psychopharmaka) – *adj.* psychopharmazeutisch.
🔹 psychopharmacology

**Psychophysik.** Bereich der Psychologie, der sich mit den Zusammenhängen zwischen physischen Reizen und sensorischen Reaktionen beschäftigt.
🔹 psychophysics

**Psychophysiologie.** 1. Studium der Physiologie in Verbindung mit den verschiedensten Aspekten der psychologischen oder verhaltensbezogenen Funktionen. 2. Studium der mentalen Aktivitäten durch körperliche Untersuchung und Beobachtung.
🔹 psychophysiolgy

**Psychoprophylaxe.** Form der Psychotherapie, die sich auf die Vorbeugung gegen emotionale Störungen richtet; die P. wird z.B. bei der Vorbereitung einer Entbindung genutzt, um die Ängste einer Frau vor Schmerzen oder einer Erkrankung des Kindes zu verringern.
🔹 psychoprophylaxis

**Psychose.** Mentale Erkrankung organischen oder emotionalen Ursprungs, die durch gravierende Störungen des Realitätsbezugs gekennzeichnet ist. Der Patient wertet den Inhalt seiner Wahrnehmungen und Gedanken falsch aus und stellt falsche Bezüge zur äußeren Realität her, selbst wenn es eindeutige Gegenbeweise gibt. Eine P. geht häufig mit regressivem Verhalten, unangemessenen Stimmungen und Affekten und einer verminderten Im-

pulskontrolle einher. (s.a. Neurose) – *adj.* psychotisch.
[*griech.*: psyche, Seele; osis, Zustand]
🇬🇧 psychosis

**Psychose, akute.** Störung, bei der die Wahrnehmung des Ich entweder verringert oder beeinträchtigt ist; dabei ist die Fähigkeit zur realitätsbezogenen Informationsverarbeitung vermindert oder gestört. Ursächlich kann eine somatische (organbezogen) oder psychische Erkrankung des Patienten sein.
🇬🇧 acute psychosis

**Psychose, schizoaffektive.** Syndrom mit schizoiden Anzeichen und Stimmungsstörungen, das jedoch die → DSM-Kriterien für die eine oder andere Diagnose nicht erfüllt.
🇬🇧 schizoaffective disorder

**Psychose, traumatische.** Psychische Störung infolge einer Kopfverletzung mit Symptomen, die auf ein Hirntrauma hindeuten. Die t. P. wird von einem psychischen Trauma unterschieden, bei dem die Persönlichkeitsschädigung auf ein schlimmes Erlebnis, meist eine Vergewaltigung, zurückgeführt werden kann.
🇬🇧 traumatic psychosis

**psychosomatisch.** Zur Interaktion von Geist oder Psyche und Körper gehörend, hierdurch gekennzeichnet oder daraus resultierend; z.B. p.e Schmerzen, die zum Teil durch psychische Faktoren ausgelöst werden. (→ psychosomatische Medizin)
[*griech.*: psyche, Seele; soma, Körper]
🇬🇧 psychosomatic

**Psychotherapeut.** Spezialist, der eine → Psychotherapie durchführt, z.B. Psychiater, Psychologe, Psychiatriepflegende, psychiatrische Sozialarbeiter und Personen, die eine Ausbildung in psychotherapeutischer Beratung haben.
🇬🇧 psychotherapist

**Psychotherapie.** Bezeichnung für zahlreiche Methoden zur Behandlung von mentalen und emotionalen Störungen, und zwar mit Hilfe von psychologischen Techniken statt durch physikalische Hilfsmittel; z.B. Suggestion, Hypnose, Psychoanalyse, Gestalttherapie, Musiktherapie, Verhaltenstherapie und Transaktionsanalyse.
[*griech.*: psyche, Seele; therapeia, Behandlung]
🇬🇧 psychotherapy

**Psychotherapie, begleitende.** Eine Form der Psychotherapie, die sich auf die Verbesserung des allgemeinen seelischen und körperlichen Wohlbefindens konzentriert, ohne fundamentale emotionale Probleme lösen zu wollen. Formen der begleitenden Psychotherapie sind **Musiktherapie**, **Beschäftigungstherapie**, **Physiotherapie** und **Entspannungstherapie**.
🇬🇧 adjunctive psychotherapy

**Psychotherapie, unterstützende.** Form der Psychotherapie, die sich auf die Förderung von wirksamen Kommunikationsmitteln für Patienten mit Gemütsleiden konzentriert, und weniger auf die psychologische Erforschung des zugrundeliegenden Konflikts.
🇬🇧 supportive psychotherapy

**psychotisch.** 1. Zu einer → Psychose gehörend. 2. Zum Verhalten einer Person mit den Charakteristika einer Psychose gehörend.
[*griech.*: psyche, Seele; osis, Zustand]
🇬🇧 psychotic

**Psychotomimetika (pl.).** Arzneimittel oder andere Substanzen, deren Wirkung die Symptome einer Psychose hervorruft, z.B. Halluzinationen. (→ Halluzinogene)
🇬🇧 psychotomimetics

**Pt.** Symbol für → Platin.
🇬🇧 Pt

**PTA.** 1. Abkürzung für pharmazeutisch-technischer Assistent. 2. Abkürzung für → perkutane transluminale Angioplastie.
🇬🇧 PTA

**PTC.** → perkutane transhepatische Cholangiographie
🇬🇧 PTC

**PTCA.** Abkürzung für → perkutane transluminale koronare Angioplastie.
🇬🇧 PTCA

**Pterygium.** (Flügelfell). Unphysiologische Hautfalte oder Hautmembran, die sich z.B. als dickes, dreieckiges, blasses Gewebestück von der nasalen Begrenzung der Hornhaut (Kornea) zum inneren Augenwinkel (Kanthus) ziehen kann.
[*griech.:* pterygion, Flügel]
🇬🇧 pterygium

**PTH.** Abkürzung für → Parathormon.
🇬🇧 PTH

**Ptomain.** (Leichengift). Unpräziser Begriff, der eine Gruppe von Stickstoffverbindungen bezeichnet, die sich in verwesenden Leichen (Eiweißfäulnis) finden; z.B. → Putrescin.
[*griech.:* ptoma, Leiche]
🇬🇧 ptomaine

**Ptose.** (Ptosis). Unphysiologischer Zustand, bei dem ein Augenlid aufgrund einer angeborenen oder erworbenen Schwäche des Hebemuskels oder der Lähmung des III. Hirnnervs herabhängt. – *adj.* ptotisch.
[*griech.:* Fall]
🇬🇧 ptosis

**PTT/PTZ.** Partielle Thromboplastintime = Partielle Thromboplastinzeit

**Ptyalin.** Stärkeverdauendes → Enzym (Alphaamylase), das im Speichel vorhanden ist; es hydrolysiert Stärke und Glykogen.
[*griech.:* ptyalon, Speichel]
🇬🇧 ptyalin

**Ptyalismus.** Übermäßiger Speichelfluss, der z.B. in den ersten Monaten einer Schwangerschaft oder bei Parkinson auftreten kann oder klinisches Anzeichen einer Quecksilbervergiftung ist.
Mundspülungen mit Salbei- oder Pfefferminztee; Salbeibonbons lutschen.
[*griech.:* ptyalon, Speichel]
🇬🇧 ptyalism

**Pu.** Symbol für → Plutonium.
🇬🇧 Pu

**Pubarche.** Beginn der → Pubertät, der durch die Entwicklung von sekundären Geschlechtsmerkmalen gekennzeichnet ist.
[*lat.:* pubes, Schamgegend; *griech.:* arche, Beginn]
🇬🇧 pubarche

**Pubertas praecox.** (Frühreife). Unphysiologisch frühe Entwicklung der geschlechtlichen Reife, die sich bei Mädchen mit der Entwicklung der Brüste und einem Eisprung bereits vor dem 8. Lebensjahr und bei Jungen mit der Produktion von reifen Spermien vor dem 10. Lebensjahr äußert.
🇬🇧 precocious puberty

**Pubertät.** Die Lebensphase, in der sich die Fortpflanzungsfähigkeit entwickelt. Die inneren Genitalien reifen und die äußeren Geschlechtsmerkmale werden ausgebildet. Die P. beginnt bei Mädchen normalerweise zwischen dem 9. und 13. Lebensjahr in der Phase der → Menarche. Bei Jungen tritt die P. zwischen dem 12. und 14. Lebensjahr auf und ist durch die Fähigkeit zur Ejakulation von Sperma gekennzeichnet. – *adj.* puberal.
[*lat.:* pubertas, Geschlechtsreife]
🇬🇧 puberty

**Pubes.** Scham, Schamgegend, Schambehaarung.
[*lat.:* Schamgegend]
🇬🇧 pubis

**Public Health.** Bereich der Gesundheitspflege, der sich mit der physischen und psychischen Gesundheit der Bevölkerung beschäftigt, insbesondere mit der Wasserversorgung, Abfallentsorgung und Luftverschmutzung sowie den Sicherheitsbestimmungen für Lebensmittel.
🇬🇧 public health

**Pudendum.** Äußere Genitalien, insbesondere der Frau, die den Schamberg, die großen Schamlippen, den Vorhof der Vagina und die vestibularen Drüsen umfassen; beim Mann gehören Penis, Hoden und Hodensack dazu.
[*lat.:* pudere, sich schämen]
🇬🇧 pudendum

**Pudendusanästhesie.** Form der Leitungsanästhesie (in den → Nervus pudendus), um eine Narkose des Perineums zu erreichen, was besonders für die Austreibung in der zweiten Phase einer Entbindung hilfreich ist. Durch eine P. werden Perineum, Vulva, Klitoris, große Schamlippen und der perirektale Bereich betäubt, ohne dass die Muskelkontraktionen des Uterus hierdurch beeinflusst werden.
🇬🇧 pudendal block

**Puder.** Pulverförmiger Stoff pflanzlicher (z. B. Reisstärke) oder mineralischer (z. B. Talkum) Herkunft, dem zu Heilzwecken Arzneistoffe zugesetzt werden.
🇬🇧 powder

**Puerilismus.** Infantiles Verhalten, insbesondere von Erwachsenen, was bei Psychosen oder Schizophrenie u.ä. Erkrankungen auftreten kann. – *adj.* pueril.
[*lat.:* puerilis, kindisch]
🇬🇧 puerilism

**Puerpera.** (Wöchnerin). Frau kurz nach der Entbindung. – *adj.* puerperal.
[*lat.:* puerperium, Entbindung]
🇬🇧 puerpera

**Puerperalfieber.** (Wochenbettfieber/Kindbettfieber). Syndrom in Verbindung mit einer systemischen bakteriellen Infektion und Septikämie, die nach der Entbindung auftritt und meist eine Folge von unsauberen Techniken in der Geburtshilfe ist. Es kann zu Endometritis, Fieber, Tachykardie, Schmerzen im Uterusbereich und übelriechenden → Lochien kommen. Ohne Behandlung kann das P. zur Niereninsuffizienz oder zum bakteriämischen Schock mit Todesfolge fortschreiten. Die ursächlichen Organismen sind meist hämolytische Streptokokken.

Kontraktionsmittel zur Unterstützung der Gebärmutterrückbildung, evtl. in Verbindung mit krampflösenden Medikamenten (Spasmolytika) zur Weitstellung des Zervikalkanals; feucht-warme Wickel auf den Bauch; Bettruhe; ausreichende Flüssigkeitszufuhr, Beobachtung der Blasen- und Darmfunktion; bei anhaltendem Fieber und Uteruskantenschmerz Antibiotika.
🇬🇧 puerperal fever

**Puerperalsepsis.** (Wochenbettsepsis). Infektion, die im Wochenbett (→ Puerperium) auftritt. (→ Puerperalfieber)
🇬🇧 puerperal sepsis

**Puerperium.** (Wochenbett). Die Zeit nach der Entbindung, die etwa 6 Wochen andauert und in der die anatomischen und physiologischen Veränderungen, die eine Schwangerschaft mit sich gebracht hat, zurückgebildet werden und die Wöchnerin sich normalerweise an die neuen oder erweiterten Verantwortlichkeiten der Mutterschaft anpasst.
🇬🇧 puerperium

**Puffer.** Substanz oder Gruppe von Substanzen, die dazu neigen, die Wasserstoffionen-Konzentration in einer Lösung zu steuern, indem sie mit den Wasserstoffionen (Hydrogen-Ionen) eine Bindung eingehen, wenn eine → Säure dem System zugesetzt wird; sie können auch Wasserstoffionen freisetzen, falls eine → Base hinzugefügt wird. P. minimieren größere pH-Wert-Schwankungen in chemischen Systemen. Zu den Funktionen von Puffersystemen gehören die Erhaltung des Säure-Basen-Gleichgewichts im Blut und ein angemessener → pH-Wert, z.B. in den Nierentubuli. Man unterscheidet Pufferanionen (Bikarbonat-, Protein- und Phosphat-Ionen) und Pufferkationen (Natrium, Kalzium, Kalium und Magnesium).
🇬🇧 buffer

**Pulex.** Gattung von Menschen- oder Tierflöhen, die u.a. Infektionen wie Pest oder epidemischen Typhus übertragen.
🇬🇧 Pulex

**pulmo-.** Vorsilbe mit der Bedeutung »Lunge«.
🇬🇧 pulmo-

**pulmonal.** Zu den Lungen und dem Atemsystem gehörend.
🇬🇧 pulmonary

**Pulmonalatresie.** Angeborener Herzfehler der hinausführenden Gefäße der rechten

Kammer (Ventrikel). Eine Form ist eine Verbindung innerhalb der Vorhöfe bei intaktem Ventrikelseptum und bestehendem offenen Ductus arteriosus. Als eine extreme Form stellt sich die → Fallot-Trilogie dar.
[*lat.*: pulmo, Lunge; *griech.*: a, ohne; tresis, Perforation]
🇬🇧 pulmonary atresia

**Pulmonal(klappen)insuffizienz.** Unfähigkeit einer Pulmonalklappe, sich richtig zu schließen. Eine P. kann u.a. nach → Endokarditis oder → pulmonaler Hypertension auftreten.
🇬🇧 pulmonary insufficiency

**Pulmonaliskatheter.** (Rechtsherzkatheter; Pulmonalarterienkatheter; Einschwemmkatheter). → Swan-Ganz-Katheter.
🇬🇧 pulmonary arterial catheter

**Pulmonalklappe.** Herzstruktur, die aus drei halbmondförmigen Segeln besteht, die sich während jedes Herzschlags schließen, um zu verhindern, dass Blut aus den Lungengefäßen zurück in die rechte Kammer (Ventrikel) fließt. Die Segel sind durch Öffnungen getrennt, die kleinen Schaufeln ähneln, wenn sie geschlossen und mit Blut gefüllt sind. Diese Segel wachsen aus der Auskleidung des Pulmonalastes hervor.
🇬🇧 pulmonary valve

**Pulmonalstenose.** Herzerkrankung, die im allgemeinen durch eine konzentrische Hypertrophie der rechten Kammer (Ventrikel) mit einem relativ geringen Anstieg des diastolischen Volumens gekennzeichnet ist. Wenn das Kammerseptum intakt ist, kann die Ursache in einer Klappenstenose und/oder Infundibulumstenose liegen. Es kommt zu einer Druckdifferenz in der Systole zwischen der rechten Kammer und der Pulmonalarterie.
🇬🇧 pulmonary stenosis

**Pulpitis.** Infektion oder Entzündung des Zahnmarks (→ Zahnpulpa).
[*lat.*: pulpa, Fleisch; *griech.*: itis, Entzündung]
🇬🇧 pulpitis

**Puls.** 1. Rhythmischer Schlag oder vibrierende Bewegung. 2. Kurze elektromagnetische Welle. 3. Regelmäßige Ausdehnung und Kontraktion einer Arterie, die durch die Druckwellen entstehen, die bei jeder Herzkontraktion durch den Blutausstoß aus der linken Herzkammer verursacht werden. Dieses Phänomen kann leicht auf den oberflächlichen Arterien gefühlt werden, z.B. der Arteria radialis oder carotis, und entspricht jedem einzelnen Herzschlag. Die normale Pulsfrequenz beträgt bei einem Erwachsenen etwa 60 bis 80 Schläge pro Minute, wobei im Verlauf von Anstrengungen, Verletzungen, Krankheiten und emotionalen Reaktionen Fluktuationen entstehen können. – *adj.* pulsierend.
[*lat.*: pulsare, schlagen]
🇬🇧 pulse

**Puls, dikroter.** (Dikrotie). Puls mit zwei separaten Wellen, wobei die zweite Welle etwas schwächer als die erste Welle ist.
🇬🇧 dicrotic pulse

**Puls, fadenförmiger.** Schwacher, schwierig zu tastender und häufig sehr schneller Puls. Die Pulsschlagader fühlt sich nicht gut gefüllt an und dies bereitet Schwierigkeiten bei der Auszählung des Pulses.
🇬🇧 thready pulse

**Puls, langsamer.** Pulsschlag unter 60 Schlägen pro Minute. Ein l. P. ist normal bei älteren Menschen, trainierten Sportlern und Patienten, die → Betablocker einnehmen.
🇬🇧 slow pulse

**Puls, quadrigemischer.** Puls, bei dem nach jedem vierten Pulsschlag eine Pause entsteht. (s.a. Herzrhythmusstörung)
🇬🇧 quadrigeminal pulse

**Puls, trikroter.** Abnormer Puls, der bei der Pulsschreibung drei Spitzen aufweist. Die erste Spitze repräsentiert die Druckwelle vom Herzen in der Systole; danach folgen zwei Druckwellen in der Diastole.
🇬🇧 tricrotic pulse

**Pulsdefizit.** Zustand, der auftritt, wenn ein peripherer Puls niedriger als die ventrikuläre Frequenz ist, die bei der Auskultation über der Herzspitze oder im Elektrokardiogramm gemessen worden ist. Dies

spricht für einen Mangel an peripherer Perfusion.
🔀 pulse deficit

**Pulsfrequenz.** Anzahl der Herzschläge pro Minute, die über der Arteria radialis, carotis, femoralis und pedalis gemessen werden. Normalerweise entspricht die P. dem Herzschlag, der Puls kann jedoch in den verschiedenen Körperbereichen leicht differieren.
🔀 pulse rate

**pulsieren.** Rhythmisch pochen oder vibrieren, z.B. dem Ausdehnungs- und Kontraktionsrhythmus des Herzens entsprechend.
[*lat.:* pulsare, schlagen]
🔀 pulsate

**Pulsmessung.** ◢ Palpation (Tasten) des Pulses zum Zählen des Pulses. Die P. dient der Kontrolle des Kreislaufes; wird durch Auflegen vom Zeige- und Mittelfinger an Körperstellen vorgenommen, an denen größere Arterien dicht unter der Hautoberfläche verlaufen; in der Regel an der A. radialis oder auch an der A. femoralis; im Schock bei Zentralisation des Patienten an der A. carotis. Weitere Möglichkeiten: A. temporalis, A. brachialis, A. poplitea, A. tibialis posterior, A. dorsalis pedis.
🔀 taking the pulse

**Pulsoxymetrie.** Nichtinvasive Methode zur kontinuierlichen Messung des Sauerstoffgehaltes im kapillären Blut. Das → Oxymeter misst den prozentualen Anteil des oxygenierten → Hämoglobins. Zur Ermittlung

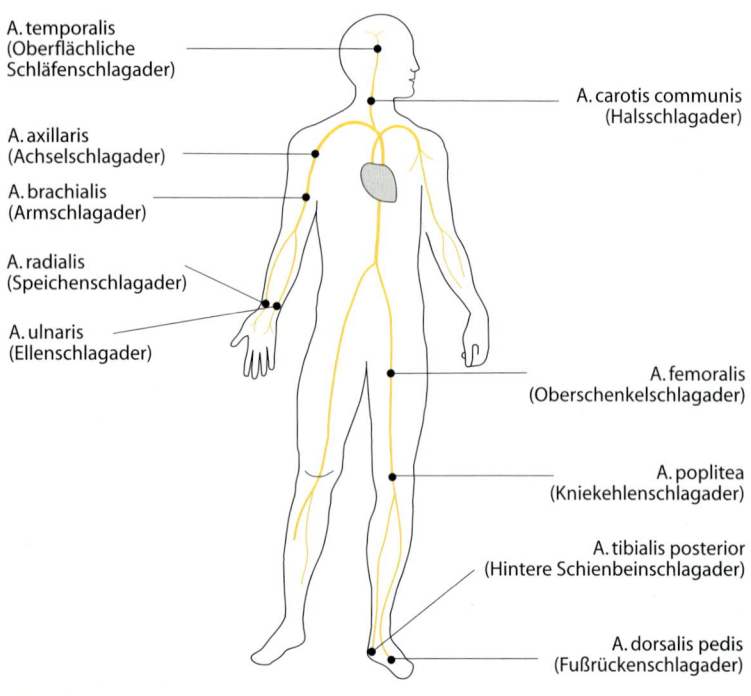

A. temporalis (Oberflächliche Schläfenschlagader)
A. axillaris (Achselschlagader)
A. brachialis (Armschlagader)
A. radialis (Speichenschlagader)
A. ulnaris (Ellenschlagader)
A. carotis communis (Halsschlagader)
A. femoralis (Oberschenkelschlagader)
A. poplitea (Kniekehlenschlagader)
A. tibialis posterior (Hintere Schienbeinschlagader)
A. dorsalis pedis (Fußrückenschlagader)

**Pulsmessung.** Pulstaststellen.

der Sauerstoffsättigung wird an Finger, Zehe oder Ohrläppchen ein Pulsaufnehmer angebracht (sogenannte transkutane P.). Dieser hat eine Lichtquelle und gegenüberliegend einen Lichtempfänger. Auf diese Weise wird die Lichtmenge, die von der Lichtquelle auf der einen Seite des Pulsaufnehmers durch das Gewebe zum Lichtempfänger auf der anderen Seite des Pulsaufnehmers gelangt, gemessen. Pulsoxymeter arbeiten mit Rot- und Infrarotlicht. Wenn diese unterschiedlichen Lichtwellenlängen mit Sauerstoff gesättigtes bzw. ungesättigtes Hämoglobin durchstrahlen, werden sie unterschiedlich stark absorbiert. Das Pulsoxymeter berechnet das Verhältnis dieser Absorptionsdifferenz, welche als Kurvenbild bzw. in einer Zahl auf dem Monitor erscheint. Die P. ist einfach anzuwenden; meistens wird durch das Gerät gleichzeitig die Pulsfrequenz registriert. Vorsicht ist geboten bei der Anwendung im Schock oder bei anderen Mikrozirkulationsstörungen. Hier sind häufig auch am Ohrläppchen keine verlässlichen Werte mehr abzuleiten.
🇬🇧 pulse oxymetry

**Pulsus alternans.** → Puls, der durch einen regelmäßigen Wechsel zwischen schwachen und starken Schlägen ohne Veränderung der Zykluslänge charakterisiert ist. Ein P. a. tritt bei Herzmuskelschwäche und dekompensierter Hypertonie auf.
[lat.: pulsare, schlagen; alternare, sich abwechseln]
🇬🇧 pulsus alternans

**Pulsus bigeminus.** Unphysiologischer Puls, bei dem zwei Schläge schnell aufeinander folgen, mit einer anschließenden Pause, in der kein Puls zu fühlen ist.
🇬🇧 bigeminal pulse

**Pulsus celer.** (schnellender Puls). Puls, der sich voll und hüpfend anfühlt; wird durch eine verstärkte Herzkontraktion oder ein erhöhtes Volumen des innerhalb der elastischen Strukturen des Gefäßsystems zirkulierenden Blutes verursacht.
🇬🇧 bounding pulse

**Pulsus paradoxus.** Unphysiologische Abnahme des systolischen Drucks und der Pulswellenamplitude während der Einatmung (Inspiration). Bei der Ausatmung wird der Puls dagegen wieder stärker.
🇬🇧 pulsus paradoxus

**Pulsus parvus et tardus.** Schwacher Puls mit niedrigem Druck, der langsam und schleichend zu- und abnimmt; tritt bei einer Aortenstenose auf.
[lat.: pulsus, Schlag; parvus, klein; tardus, langsam]
🇬🇧 pulsus parvus et tardus

**Pulsus tardus.** Puls mit einem graduellen Anstieg und Abfall der Amplitude, die langgestreckt und flach ist.
🇬🇧 pulsus tardus

**Pulver.** Arzneimittel, das in einer gleichmäßigen Mischung fein zerstäubt vorliegt.
🇬🇧 powder

**Punkt, kritischer.** Temperatur und Druckverhältnisse, bei denen die Dichte der flüssigen und gasförmigen Phase einer Substanz, die sich in einem abgeschlossenem System befindet, identisch sind und beide Phasen offensichtlich nicht voneinander getrennt sind.
🇬🇧 critical point

**punktieren.** Flüssigkeit aus einer kleinen Öffnung absaugen.
🇬🇧 tap

**Punktion.** Durchstechen der Außenhaut mit einer Nadel oder einem Skalpell, um eine Körperflüssigkeit aus einem Organ oder einer Körperhöhle zu entnehmen, z.B. → Pleurapunktion.
🇬🇧 puncture

**Punktion, subdurale.** Das Eindringen mit einer Nadel in den Bereich zwischen der → Dura mater und der → Arachnoidea, um entweder diagnostische oder therapeutische Medikamente zu injizieren bzw. Blut oder andere Flüssigkeit zu entnehmen.
🇬🇧 subdural puncture

**Pupille.** Zirkuläre Öffnung der Regenbogenhaut (Iris) des Auges, die etwas seitlich zum Zentrum der Iris liegt. Die P. befindet sich hinter der Hornhaut (Kornea) und der vorderen Augenkammer und vor der Linse. Ihr Durchmesser variiert mit der

Kontraktion und Entspannung der Muskelfasern der Iris, wenn sich das Auge an Lichtveränderungen anpasst, sowie im Zusammenhang mit emotionalen Zuständen und autonomen Stimulationen. – *adj.* pupillar.
[*lat.:* pupilla, Augapfel]
🇬🇧 pupil

**Pupillenreflex, retrobulbärer.** Abnorme Reaktion der Pupille auf Licht. Nach anfänglicher Verengung der Pupille erweitert sich diese wieder bei anhaltendem Reiz. Dies ist ein Zeichen einer retrobulbären Neuritis.
[*lat.:* retro + bulbus oculi, hinter dem Augapfel gelegen]
🇬🇧 retrobulbar pupillary reflex

**Pupillenstarre.** (Pupillenstarre). Augenerkrankung, bei der sich die Pupille bei Stimulation weder erweitert (dilatiert) noch zusammenzieht (kontrahiert). Ursache sind Adhäsionen, die zu einer Verklebung von Netzhaut und Linse bzw. zu einer Beeinträchtigung der Netzhautnerven infolge von akutem Glaukom führen.
🇬🇧 fixed pupil

**Purin.** Substanz einer großen Gruppe von Stickstoffverbindungen. P.e sind Bausteine der → Purinbasen und werden als Endprodukte der Verdauung bestimmter Eiweiße in der Nahrung produziert und sind in einigen Fällen vom Körper synthetisiert; sie sind darüber hinaus in vielen Medikationen und anderen Substanzen enthalten, z.B. in Coffein, Theophyllin und verschiedenen Diuretika, Muskelrelaxanzien und Myokardstimulanzien.
[*lat.:* purus, rein; urina, Urin]
🇬🇧 purine

**Purinbase.** Purinderivat, das am Aufbau von Nukleinsäuren beteiligt und in Ausscheidungsprodukten enthalten ist; dazu gehören Adenin, Guanin, → Purin, Hypoxanthin, Xanthin und Harnsäure.
🇬🇧 purine base

**Purkinje-Fasern.** Fasern des Herzmuskels (Myokard), die die Endaufzweigung der → Tawara-Schenkel bilden und an der Erregungsleitung beteiligt sind.
[J.E. Purkinje, tschechischer Physiologe, 1787–1869]
▨ Erregungsleitungssystem
🇬🇧 Purkinje's fibers

**Purkinje-Zellen.** Große Nervenzellen (→ Neuronen), die als die einzigen → efferenten Fasern die Kleinhirnrinde (zerebellarer Kortex) verlassen, nachdem der Kortex sensorische und motorische Impulse aus dem restlichen Nervensystem weitergeleitet hat.
🇬🇧 Purkinje's cells

**Purpura.** Blutungsstörungen infolge von Blutgerinnungsproblemen, die durch Blutungen (Hämorrhagien) in das Gewebe gekennzeichnet sind, insbesondere in Haut oder Schleimhäute, und flächenhafte Blutergüsse (Ekchymosen) oder punktförmige Blutungen (Petechien) bilden.
[*lat.:* purpur]
🇬🇧 purpura

**Purpura allergica.** Chronische Hauterkrankung mit Urtikaria, Erythem, Asthma sowie Gelenkrheumatismus. Im Gegensatz zu anderen → Purpura-Formen sind die Thrombozytenzahl, Blutungszeit und Blutgerinnung normal.
[*griech.:* allos, anderer; ergein, arbeiten; *lat.:* purpura, violett]
🇬🇧 allergic purpura

**Purpura senilis.** Hautzustand älterer Menschen, der durch brüchige Gefäßwände gekennzeichnet ist, die bei der geringsten Verletzung reißen und Blutungen verursachen. (→ Purpura)
🇬🇧 purpura senile

**purulent.** Eiter produzierend oder enthaltend.
[*lat.:* purulentus, eitrig]
🇬🇧 purulant

**Purulenz.** Produktion oder Absonderung von → Eiter.
[*lat.:* purulentus, eitrig]
🇬🇧 purulence

**Pus (pl. Pura).** → Eiter.
🇬🇧 pus

**Pustel.** (Pustula). Kleine, klar begrenzte Erhebung der Haut, die eine purulente Flüssigkeit (→ Eiter) enthält. – *adj.* pustulär.
🇬🇧 pustule

**Putamen.** (Schalenkern). Basalganglion in der grauen Hirnsubstanz; äußere Hülle des Linsenkerns (Nucleus lentiformis), der seitlich des Pallidum (Globus pallidus) zu finden ist. Das P. gehört zum Streifenkörper (Corpus striatum) und ist mit den Suppressionszentren des Kortex verbunden und bewirkt dadurch eine Hemmung der Bewegung.
[*lat.:* Hülse]
🇬🇧 putamen

**Putrefaktion.** (Putreszenz/Fäulnis). Zerfall von Enzymen, insbesondere Proteinen, die faulig riechende Verbindungen produzieren, z.B. Ammoniak, Hydrogensulfid und Mercaptan.
[*lat.:* putrescere, verfaulen]
🇬🇧 putrefaction

**Putrescin.** Faulig riechendes Leichengift (→ Ptomain), das durch die Zersetzung der Aminosäure Ornithin während der Verwesung von tierischem oder menschlichem Gewebe, Bazillenkulturen oder fäkalen Bakterien entsteht.
🇬🇧 putrescine

**putrid.** Verwesend und faulig riechend.
[*lat.:* putridus, faulig]
🇬🇧 putrid

**Pütterverband.** Eine Art des → Kompressionsverbandes. Grundsätzlich sollte die Binde bei der Pütter-Technik immer der Form des Beines folgen. Hiermit soll ein gleichmäßiger Druck am ganzen Bein erzielt werden. (s.a. Thromboseprophylaxe)
🇬🇧 Pütter's bandage

**PVC.** Abkürzung für »Polyvinylchlorid«.
🇬🇧 PVC

**P-Welle.** Komponente des Herzzyklus, die sich im EKG als eine umgekehrte U-förmige Kurve nach der T-Welle und vor dem QRS-Komplex zeigt; sie stellt die Kammerdepolarisation dar. (→ Elektrokardiogramm)
🇬🇧 P-wave

**py(o)-.** Vorsilbe mit der Bedeutung »Eiter«.
🇬🇧 py(o)-

**pyel(o)-.** Vorsilbe mit der Bedeutung »Nierenbecken«.
🇬🇧 pyel(o)-

**Pyelogramm.** Radiographische Aufnahme des Nierenbeckens, der Nieren und der Harnleiter (Ureteren). Ein intravenöses P. zeigt nach der Injektion eines Kontrastmittels die Größe und Lokalisation der Nieren, die Form der Harnleiter und der Blase, die Füllung des Nierenbeckens und die Durchgängigkeit des Harntraktes sowie Zysten oder Tumore im Nierenbereich.
[*griech.:* pyelos, Becken; gramma, Bericht]
🇬🇧 pyelogram

**Pyelographie, intravenöse.** Technik zur Untersuchung der Strukturen und Auswertung der Funktionen des Harnwegesystems. Bei der i.n P. wird ein Kontrastmittel intravenös injiziert und anschließend eine Reihe von Röntgenbildern aufgenommen, um die Passage des Kontrastmittels während der glomerulären Filtration darzustellen. Auf diese Weise können Nierensteine, Nierenbecken, Harnwege und Harnblase abgebildet werden.
🇬🇧 intravenous pyelography (IVP)

**Pyelonephritis.** Diffuse pyogene Infektion des Nierenbeckens und -parenchyms. Eine akute P. ist meist die Folge einer Infektion, die vom unteren Harntrakt zu den Nieren aufsteigt. Der Beginn einer akuten P. verläuft rasch und zeigt sich mit Fieber, Schüttelfrost, Flankenschmerz, Übelkeit und häufigem Harnlassen (Pollakisurie). Eine chronische P. entwickelt sich schleichend nach einer bakteriellen Infektion der Nieren und kann bis zur Niereninsuffizienz fortschreiten. In den meisten Fällen treten Obstruktionen in Form von Steinen oder Harnleiterstrikturen auf.
[*griech.:* pyelos, Becken; nephros, Niere; itis, Entzündung]
🇬🇧 pyelonephritis

**Pyelostomie.** (Nephrostomie). Chirurgisches Anlegen einer Fistel von der Niere oder

vom Nierenbecken zur Bauchdecke, um Harn nach außen abzuleiten (z.B. bei Harnstauung).
🇬🇧 pyelostomy

**Pygmalianismus.** Psychosexuelle Abnormität, bei der die erotischen Fantasien einer Person auf einen Gegenstand gerichtet sind, den sie selbst geschaffen hat.
[Pygmalion, Bildhauer der griechischen Mythologie, der sich in seine eigene Statue verliebt hatte]
🇬🇧 pygmalianism

**pyknisch.** Beschreibung für eine Körperstruktur, die durch einen gedrungenen Körperbau, kurze runde Glieder, ein rundes Gesicht, einen kurzen Hals und eine Neigung zur Fettleibigkeit gekennzeichnet ist.
🇬🇧 pyknic

**Pyknose.** Degenerative Kondensierung von Kernmaterial in eine feste, dunkel anfärbbare Masse in einer Zelle.
🇬🇧 pyknosis

**Pylorospasmus.** Krampf (Spasmus) des → Pylorussphinkters am Magenausgang, der bei einer → Pylorusstenose auftreten kann.
[*griech.:* pyle, Tor; ouros, Schutz; spasmos, Krampf]
🇬🇧 pylorospasm

**Pylorotomie.** (Sphinkterspaltung). Chirurgische Inzision in den → Pylorus, die meist durchgeführt wird, um Obstruktionen zu beheben.
[*griech.:* pyle, Tor; ouros, Schutz; temnein, schneiden]
🇬🇧 pylorotomy

**Pylorus (pl. Pylori).** (Magenpförtner). Verengter tubulärer Teil des Magens, der rechtwinklig vom Magen in Richtung Zwölffingerdarm (Duodenum) abgeht. Der P. dient als Schließmuskel des Magens. – *adj.* pylorisch.
[*griech.:* pyle, Tor; ouros, Schutz]
🇬🇧 pylorus

**Pylorussphinkter.** Verdickter muskulärer Ring am Magenausgang, der den Magenpförtner (→ Pylorus) vom Zwölffingerdarm (Duodenum) trennt.
🇬🇧 pyloric sphincter

**Pylorusstenose.** Verengung des → Pylorussphinkters am Magenausgang, die zu einer Obstruktion führt, welche den Abfluss der Nahrung in den Zwölffingerdarm (Duodenum) behindert. Ursachen können u.a. Narben, Magengeschwüre oder Tumore sein.
🇬🇧 pyloric stenosis

**Pyodermie.** Eitrige Hauterkrankung, z.B. → Impetigo.
[*griech.:* pyon, Eiter; derma, Haut]
🇬🇧 pyoderma

**pyogen.** Eiterproduzierend, z.B. pyogene Infektion.
[*griech.:* pyon, Eiter; genein, produzieren]
🇬🇧 pyogenic

**Pyonephrolithiasis.** Ansammlung von Eiter und Steinen (Konkrementen) in den Nieren.
🇬🇧 pyonephrolithiasis

**Pyorrhö.** Eitriger (purulenter) Ausfluss.
[*griech.:* pyon, Eiter; rhoia, Fluss]
🇬🇧 pyorrhea

**Pyospermie.** Komplikation einer chronischen Prostataentzündung (Prostatitis), die durch die Präsenz von Eiter in der Samenflüssigkeit gekennzeichnet ist.
🇬🇧 pyospermia

**Pyothorax.** 1. Ansammlung von Eiter in der → Pleurahöhle. 2. Eitrige (purulente) → Pleuritis.
🇬🇧 pyothorax

**Pyramide.** 1. Gewebestruktur mit pyramidenähnlicher Form, z.B. Nierenpyramiden, kegelförmige Haarkanalbündel im Nierenmark. 2. Pyramidenförmige Erhebung am verlängerten Rückenmark, die durch die Nervenfasern der → Pyramidenbahn gebildet wird. Durch die P.n verlaufen die Fasern der Leitungsbahnen für die Willkürmotorik (→ Pyramidenbahn). – *adj.* pyramidal.
🇬🇧 pyramid

**Pyramidenbahn.** (Tractus corticospinalis). Bahn, die aus Gruppen von Nervenfasern in der weißen Substanz des Rückenmarks besteht, über die motorische Impulse zu den Vorderhornzellen von der jeweils entgegengesetzten Seite des Gehirns geleitet werden. Diese zu den Vorderhornzellen absteigenden Fasern regulieren die willkürliche und reflektorische Aktivität der Muskeln. (→ Pyramidenbahnzeichen)
🔅 pyramidal tract

**Pyramidenbahnzeichen.** Pathologische Reflexe, die infolge von Verletzungen der → Pyramidenbahn entstehen, z.B. Babinski-Reflex.
🔅 pyramidal sign

**Pyramidenkreuzung.** Kreuzung von Nervenfasern der kortikospinalen Bahn auf der Vorderseite der Medulla oblangata.
🔅 decussation of pyramids

**Pyramidenzelle.** Nervenzelle (→ Neuron) mit pyamidenförmigem Zellkörper in der grauen Substanz der Großhirnrinde.
🔅 pyramidal cell

**Pyretika (pl.).** Fiebererzeugende Arzneimittel und Substanzen, die zur Reizkörperbehandlung eingesetzt werden. (→ Fieber)
🔅 pyretics

**Pyretikum.** Bezeichnung für ein fiebererregendes Mittel.
🔅 febrifacient

**pyretisch.** → Fieber erzeugend, zum Fieber gehörend oder durch Fieber gekennzeichnet.
🔅 pyretic

**Pyridostigmin.** → Parasympathikomimetika (Acetylcholinesterase-Hemmer), das u.a. zur Behandlung einer Myasthenia gravis und als Antagonist für nichtdepolarisierende Muskelrelaxanzien, etwa Curare, Anwendung findet.
🔅 pyridostigmine bromide

**Pyridoxin.** Wasserlösliches weißes kristallines Vitamin, das zum Vitamin-B-Komplex gehört (Vitamin $B_6$). P. fungiert als Coenzym, das zur Synthese und zum Abbau von Aminosäuren, zur Umbildung von Tryptophan zu Niacin, zum Abbau von Glukose-1-phosphat, zur Produktion von Antikörpern, zur Bildung des Häm im Hämoglobin sowie von Hormonen, die für die Hirnfunktionen wichtig sind, zur Absorption von Vitamin $B_{12}$, zur Produktion von Magensäure und zur Erhaltung des Natrium- und Kaliumhaushaltes wesentlich ist und die Funktionen des nervösen und skelettmuskulatorischen Systems reguliert. P. ist z.B. in Fleisch, Fisch, Gemüse, Brot und Getreide enthalten. Zu den Mangelerscheinungen zählen Dermatitis, Entzündungen im Mund- und Augenbereich, Schlaflosigkeit, Nervosität oder Krämpfe.
🔅 pyridoxine

**Pyrimidin.** Organische Verbindung von heterozyklischem Stickstoff, der in Nukleinsäuren (Purinbasen, Pyrimidinbasen) und in vielen Arzneimitteln enthalten ist, z.B. in Aciclovir.
🔅 pyrimidine

**Pyrogen.** Substanz oder Agens, die einen Anstieg der Körpertemperatur verursachen, z.B. bakterielle Toxine. – *adj.* pyrogen.
[*griech.:* pyr, Feuer; genein, produzieren]
🔅 pyrogen

**Pyromanie.** Impulskontroll-Störung, die durch einen unkontrollierbaren Drang gekennzeichnet ist, Feuer zu legen. – *adj.* pyromanisch.
[*griech.:* pyr, Feuer; mania, Verrücktheit]
🔅 pyromania

**Pyrosis.** (Sodbrennen). Schmerzhafte, brennende Empfindung in der Speiseröhre (Ösophagus) direkt hinter dem Brustbein (Sternum); wird häufig durch zurückfließenden Mageninhalt (Reflux) in den Ösophagus verursacht, kann aber auch durch eine → Hyperazidität oder durch Magenulzera bedingt sein.
🔅 pyrosis

**Pyruvatkinase.** → Enzym, das für die anaerobe → Glykolyse von Erythrozyten wichtig ist. Es katalysiert den Transfer einer Phosphatgruppe von Adenosintriphos-

phat (ATP) zu Adenosindiphosphat (ADP).
🇬🇧 pyruvate kinase

**Pyurie.** Ausscheidung von Leukozyten und Eiter mit oder ohne Bakterien im Urin als Anzeichen einer Harnwegsinfektion.
🇬🇧 pyuria

# Q

**QF.** Abkürzung für → Querfinger(breite).
🇬🇧 FB

**Q-Fieber.** (Queenslandfieber; Balkanfieber; Balkangrippe). Eine akute, fiebrige Infektionskrankheit, die in der Regel die Atmungsorgane betrifft und durch die → Rickettsien *Coxiella burneti* ausgelöst wird. Die Krankheit wird verbreitet durch Kontakt mit infizierten Haustieren, durch Einatmen der Rickettsien aus deren Fell, durch Trinken der kontaminierten Milch oder durch Zecken, die Träger des Bakteriums sind.
[Q = Abk. für engl. query - Zweifel, Fragezeichen]
🇬🇧 Q fever

**Qi.** Chinesisches Konzept der grundlegenden Lebensenergie, die in geordneten Bahnen entlang von Meridianen bzw. Kanälen im Körper fließt.
🇬🇧 ch'i

**Qigong.** Traditionelle chinesische Heilkunde bei der das geistige und körperliche Wohlbefinden durch eine Kräftigung der individuellen Lebensenergie angestrebt wird. Die Krankheitsdiagnose erfolgt durch Inspektion, Riechen, Hören, Anamnese und Pulsfühlen. Zur Therapie werden die Akupunktur, pflanzliche Präparate, Wärmereize und die konzentrative Bewegungstherapie eingesetzt.
🇬🇧 Qi Gong

**QRS-Komplex.** (Kammerkomplex). Ein Wellenkomplex im → Elektrokardiogramm (EKG), der die Herzkammererregung (ventrikuläre → Depolarisation) darstellt. Der Begriff »QRS-Komplex« steht sowohl für eine normale als auch für eine abnormale Kammererregung. Jeder einzelnen Zacke wird ein Buchstabe zugeordnet, wobei Q für die erste negative, R die erste positive und S die zweite negative Zacke stehen. Großbuchstaben kennzeichnen große Amplituden, Kleinbuchstaben kleine Amplituden.
🇬🇧 QRS complex

**Quaddelbildung, allergische.** Hautausschlag infolge einer Verletzung oder Injektion von Antigenen, gekennzeichnet durch Rötung und Schwellung der Haut aufgrund der Freisetzung von Histaminen. Die Reaktion verläuft meist in drei Stufen: Zunächst tritt um die verletzte Stelle eine leichte Hautrötung auf, die sich dann in eine großflächigere flammende Rötung verwandelt. Schließlich entsteht eine Quaddel an der betroffenen Stelle, da Flüssigkeit aus den umliegenden Kapillaren unter die Haut dringt.
🇬🇧 wheal-and-flare reaction

**quadr-.** (tetra). Vorsilbe mit der Bedeutung »vier«, »vierfach«.
🇬🇧 quadr-

**Quadrant.** 1. Ein Viertel eines Kreises. 2. Anatomische Bereiche zur genaueren Orientierung durch je eine gedachte horizontale und vertikale Linie in vier Quadranten aufgeteilt.
[*lat.:* quadrans, Vierter, vierter Teil]
🇬🇧 quadrant

**Quadrantenhemianopsie.** Sehverlust in einem Gesichtsfeldquadranten auf einem bzw. beiden Augen (Quadrantenanopsie). Die Ursache hängt von dem betroffenen Quadranten ab. (→ Gesichtsfeld)
🇬🇧 quadrant hemianopsia

**quadrigeminus.** 1. In vier Teilen. 2. Vierfache Vergrößerung oder Erhöhung. 3. Aus vier symmetrischen Teilen bestehend.
[*lat.:* vierfach]
🇬🇧 quadrigeminal

**Quadriplegie.** → Tetraplegie.
[*griech.:* plége, Schlag, Hieb, Stoß]
🇬🇧 quadriplegia

**qualitativ.** Die Qualität, den Wert oder die Eigenschaft von etwas betreffend.
[*lat.:* qualitas, Beschaffenheit, Eigenschaft]
🇬🇧 qualitative

**Qualitätsdimensionen.** Q. umfassen die Bereiche Struktur-, Prozess- und Ergebnisqualität, mittels derer Qualität beschrieben und erreicht werden kann. Die *Strukturqualität* beschreibt die Rahmenbedingungen und die Aufbauorganisation, z. B. räumliche und apparative Ausstattung, Qualifikation und Anzahl der Mitarbeiter, rechtliche Rahmenbedingungen. Zur *Prozessqualität* gehören die Versorgungsqualität und die Ablauforganisation, z. B. Durchführung der pflegerischen und medizinischen Maßnahmen, Umsetzung von Pflegestandards, Aus-, Fort- und Weiterbildung der Mitarbeiter. Die *Ergebnisqualität* beschreibt den Grad des Erfolges und vergleicht diesen mit den zu erreichenden Sollwerten, z. B. Veränderung des Gesundheitszustandes der Patienten, sinkende Beschwerderaten. (s.a. Pflegequalität)
🇬🇧 quality dimensions

**Qualitätskontrolle.** (Qualitätsüberwachung). Die regelmäßige Überprüfung der eingesetzten Materialien sowie die Kontrolle sämtlicher Parameter zur Gewährleistung optimaler Ergebnisse. (s.a. Qualitätssicherung)
🇬🇧 quality control

**Qualitätsmanagement.** 1. Pflege: Jede Beurteilung der Pflegeleistungen und deren Ergebnisse im Vergleich mit den allgemein anerkannten Standards. In einer Form der Qualitätssicherung werden verschiedene Komponenten der Pflegeleistungen, wie z.B. Kosten, Ort, Zugangsmöglichkeit, Behandlung und Wirkung in einem Zweiphasen-Prozess beurteilt. 2. Ein System zur Überprüfung der klinischen medizinischen/pflegerischen Dokumentation durch Ärzte und Pflegepersonal, mit dem Ziel die Qualität und Wirksamkeit der medizinischen/pflegerischen Maßnahmen in Verbindung mit allgemein anerkannten Standards zu beurteilen. (s.a. Qualitätssicherung)
🇬🇧 quality management

**Qualitätssicherung.** 1. Pflege: Die systematische Beurteilung der allgemeinen Pflegemuster und -programme. Darunter fallen z.B. die Beurteilung der klinischen Maßnahmen und deren Dokumentation durch eine übergeordnete Stelle. 2. Hygiene: Die Grundsätze der Q. sind für Krankenhäuser und Praxen im Sozialgesetzbuch (SGB) V 1/21/2 70 und 135ff., und für Pflegemaßnahmen im SGB XI 1/2 80 festgelegt. (s.a. Qualitätskontrolle)
🇬🇧 quality assessment measures

**Qualitätssicherung.** → Pflegeintervention der → NIC, die definiert wird als die systematische Erfassung und Analyse von Qualitätsindikatoren einer Gesundheitseinrichtung zum Zweck der Verbesserung der Patientenpflege.
🇬🇧 Quality Monitoring

**Qualitätsüberwachung.** → Qualitätskontrolle.
🇬🇧 quality control

**quantitativ.** Die Menge betreffend.
[*lat.:* quantus, wieviel]
🇬🇧 quantitative

**Quarantäne.** (Isolierung). 1. Die Isolierung von Personen mit ansteckenden Infektionskrankheiten oder solchen, die während der ansteckenden Phase mit verdächtigen Personen Kontakt hatten. Die Verbreitung der Krankheit soll dadurch verhindert werden. 2. Reisende oder Schiffe, die aus Seuchengebieten kamen,

wurden früher 40 Tage lang zurückgehalten, um die Personen zu untersuchen bzw. das Schiff zu desinfizieren.
[*frz.:* quarantaine, Anzahl von 40 Tagen]
quarantine

**Quarkwickel.** Als kühlende Quarkauflage (mind. 30 Min vorher aus dem Kühlschrank nehmen) oder leicht angewärmt (im Wasserbad) bei Reizhusten, Bronchitis, entzündlichen Erkrankungen und Milchstau in der Stillzeit anwendbar. Eine ausgebreitete Kompresse wird etwa 0,5 cm dick mit Quark bestrichen und umgeschlagen; dann wird der Q. auf den betroffenen Körperbereich gelegt und mit einem Handtuch bedeckt. Durch den Quark wird eine erhöhte Körpertemperatur abgeleitet. In der Literatur ist zudem die Schmerzlinderung beschrieben.
curd cheese compress

**Queckenstedt-Test.** (Queckenstedt-Zeichen). Test, der auf eine Blockade im Rückenmarkskanal hinweist; dabei werden die rechte und die linke Halsvene abwechselnd komprimiert. Normalerweise bewirkt eine Kompression der Halsvenen einen sofortigen Anstieg des Liquordrucks. Ist der Wirbelsäulenkanal jedoch blockiert, bleibt die Drucksteigerung aus.
[H.G. Queckenstedt, deutscher Neurologe, 1876–1918]
Queckenstedt's test

**Queckenstedt-Zeichen.** → Queckenstedt-Test.
Queckenstedt's test

**Quecksilber (Hg).** Metallisches Element mit der Ordnungszahl 80 und der Atommasse 200,59. Q. ist das einzige Metall, das bei Raumtemperatur flüssig ist; es findet in Amalgam, Thermometern, Barometern und anderen Messinstrumenten Verwendung. Q. bildet zahlreiche giftige Verbindungen.
mercury (Hg)

**Quecksilberthermometer.** Thermometer, in dem der ausdehnungsfähige Indikator → Quecksilber ist.
Thermometer
mercury thermometer

**Quecksilbervergiftung.** Toxischer Zustand, der durch die orale Aufnahme oder Inhalation von → Quecksilber oder Quecksilberverbindungen verursacht wird. Die chronische Form der Q. entsteht durch Inhalation der Dämpfe und Stäube von Quecksilberverbindungen oder durch die wiederholte Aufnahme sehr kleiner Mengen Quecksilber. Zu den Symptomen zählen Reizbarkeit, überschüssige Speichelproduktion, Lockerung der Zähne, Zahnfleischbeschwerden, verwaschene Sprache, Tremor und schwankender Gang. Die Symptome einer akuten Q. zeigen sich innerhalb von wenigen Minuten bis zu einer halben Stunde; dazu gehören metallischer Geschmack im Mund, Durst, Übelkeit, Erbrechen, starke Bauchschmerzen, blutige Durchfälle und Niereninsuffizienz, die zum Tod führen kann.
mercury poisoning

**Queenslandfieber.** → Q-Fieber.
Q fever

**Quengelstützverband.** Zweiteiliger hängender orthopädischer Stütz- oder Gipsverband (Quengelgipsverband), der den Unterschenkel (vom Knöchel bis unterhalb des Knies) und den Oberschenkel (bis kurz oberhalb des Knies) ruhig stellt. Beide Teile des Verbands werden durch spezielle Aufhängevorrichtungen in Kniehöhe verbunden. Durch diese Methode kann eine eingeschränkte Gelenkbeweglichkeit mit allmählich zunehmendem Dauerzug und -druck beseitigt werden.
[*mitteldt.:* quengen, zwängen, drücken]
Quengle cast

**Querfinger(breite).** (= QF). Maßeinheit, z.B. zur Höhenstandsdiagnose der Gebärmutter (Uterus) in der Schwangerschaft und im Wochenbett.
finger breadth

**Querlage.** Geburtsunmögliche Lage eines Feten in der Gebärmutter. Die Körper-

längsachse des Feten liegt dabei quer zur Körperlängsachse der Mutter.
🇬🇧 transverse lie

**Querschnittslähmung, Pflege bei.** Systematisch einheitliche Vorgehensweise eines Pflegeteams im Umgang mit Patienten, die an einer Schädigung oder Durchtrennung des Rückenmarks mit entsprechender Symptomatik erkrankt sind. Gerade in der Akutphase sollten die Patienten in Spezialabteilungen behandelt werden. Pflegerische Schwerpunkte bei Querschnittslähmung sind: Lagerung (evtl. Spezialbetteneinsatz), Prophylaxen (gerade bei Bettruhe der Patienten), psychische Betreuung und Unterstützung, frühzeitige Rehabilitation (in Kooperation mit der Physiotherapie), Blasentraining und natürlich Information/Aufklärung des Patienten und seiner Angehörigen/Bezugspersonen.
🇬🇧 paraplegic care

**Querulantenwahn.** Eine Form der → Paranoia, gekennzeichnet durch extreme Unzufriedenheit und ständiges Klagen, in der Regel über angebliche Kränkung durch Andere.
[*lat.*: queri, klagen, wehklagen, sich beklagen;]
🇬🇧 querulous paranoia

**Quetschwunde.** Verletzung der äußeren Körpergewebe durch Gewalteinwirkung; innere Körperteile können ohne Anzeichen äußerer Blutungen gequetscht werden.
🇬🇧 crushing wound

**Quick-Test.** (Thromboplastinzeit). 1. Test zum Nachweis einer Gelbsucht. Der Patient trinkt eine bestimmte Menge Natriumbenzoat, das in der Leber mit Glycin konjugiert wird und Hippursäure bildet. Die mit dem Urin ausgeschiedene Menge an Hippursäure ist umgekehrt proportional zum Grad eines Leberschadens. 2. Hämophilietest. Zitratblut wird mit Thrombokinase und Kalzium versetzt, wodurch die Gerinnung in Gang gesetzt wird. Die Dauer bis zur Bildung eines festen Blutgerinnsels ist umgekehrt proportional zur Pro-

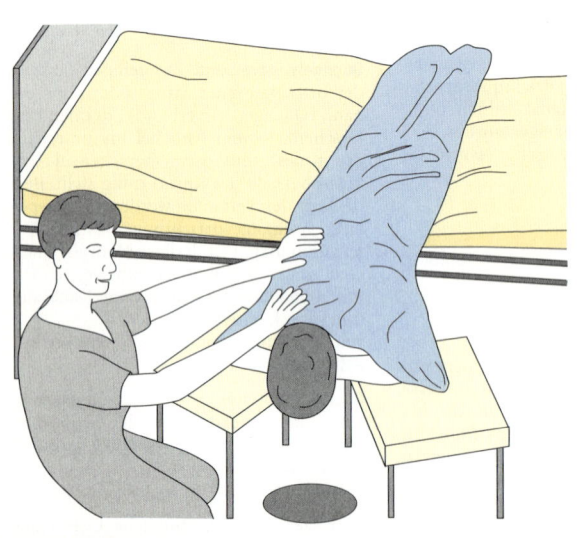

**Quincke-Hängelage.**

thrombinmenge im Plasma. Angabe erfolgt in Prozent der Gerinnungszeit verglichen mit derjenigen eines Normalplasmas. (s.a. Blutgerinnung;Thromboplastinzeit)
[A. Quick, amerik. Arzt und Biochemiker, 1894–1978]
🇬🇧 Quick's test

**Quincke-Hängelage.** Sekretmobilisierende Lagerungsvariante für Patienten mit chronischen Atemwegserkrankungen (typischerweise bei → Mukoviszidose angewandt). Der Patient wird in Bauchlage mit gleichzeitiger Kopftieflage gebracht (einfachste Variante: den Patienten quer über das Bett legen lassen), um ihm beim Abhusten des zähen Bronchialsekretes zu helfen und hierbei die Schwerkraft auszunutzen. Gleichzeitiges Abklopfen/Vibrieren des Patientenrückens durch die betreuende Pflegeperson wirkt unterstützend.
[Quincke, Heinrich Irenäus (deutscher Internist, 1842–1922)]
🇬🇧 Quincke's hanging position

**Quincke-Ödem.** → Angioödem.
[H.I. Quinke, deutscher Internist, 1842–1922]
🇬🇧 Quinke's disease

**Q-Zacke.** Die erste negative Welle des → QRS-Komplexes, die der R-Zacke vorangeht. Eine Vergrößerung der Zacke deutet auf einen Herzmuskelinfarkt (Myokardinfarkt) hin. (→ QRS-Komplex)
🇬🇧 Q wave

# R

**r.** 1. Abk. für rechts, rechtsdrehend.
🇬🇧 r

**R.** 1. Kurzzeichen für Röntgen. 2. Abkürzung für Ramus, Radix.
🇬🇧 R

**Ra.** Symbol für das chemische Element → Radium.
🇬🇧 Ra

**Rabies.** → Tollwut.
🇬🇧 rabies

**Rachendiphtherie.** Durch das Klebs-Löffler-Bazillus (*Corynebacterium diphtheriae*) hervorgerufene Rachenentzündung (Pharyngitis). Häufiges Symptom ist die Bildung einer → Pseudomembran.
🇬🇧 diphtheric pharyngitis

**Rachenmandel.** (Pharynxtonsille). Eine von zwei Strukturen aus lymphatischem Gewebe, die auf der Rückseite des Nasenrachenraums hinter der Nasenöffnung im Rachen (Pharynx) liegen. Außer den 2 Rachenmandeln gibt es 2 Gaumenmandeln und 2 Zungenmandeln.
🇬🇧 pharyngeal tonsil

**rachi(o)-.** (rhachi-). Vorsilbe mit der Bedeutung »Wirbelsäule«.
[*griech.:* rhachis, Rücken, Rückgrat]
🇬🇧 rachi(o)-

**Rachitis.** 1. Vitamin-D-Mangel-Krankheit besonders bei Säuglingen und Kleinkindern, wodurch es zu einer Erweichung und typischen Verformung der Knochen kommt. Zu Vitamin-D-Mangel kommt es bei Säuglingen vor allem im Winter durch unzureichende UV-Licht-Exposition, wodurch die $D_3$-Bildung im Organismus gestört ist. 2. Entzündung der Wirbelsäule. (s.a. Rachitisprophylaxe)
[*griech.:* rhachis + itis, Rückgrat + Entzündung]
🇬🇧 rachitis; rickets

**rachitisch.** 1. Betrifft die → Rachitis; steht mit der R. in Zusammenhang. 2. Beschreibt eine Person, die an R. leidet.
🇬🇧 rachitic

**Rachitisprophylaxe.** Zur Vorbeugung gegen → Rachitis erhalten Säuglinge ab der 2. Lebenswoche täglich eine orale Gabe von 400–1000 IE Vitamin $D_3$.
🇬🇧 prophylaxis against rachitis

**radial(is).** 1. Strahlenförmig 2. Gehört zur Speiche (Radius); auf der Speichenseite des Unterarms, z.B. Arteria radialis.
[*lat.:* radius, Stab, Speiche]
🇬🇧 radial

**Radialislähmung.** (Radialisparese; -paralyse). Motorische und sensorische Störung der Unterarm-, Gelenk-, und Fingermuskulatur durch Schädigung des → Nervus radialis. Eine Verletzung des Nervs kann durch übermäßigen bzw. wiederholten Druck oder durch Zerreißen (z.B. bei Unterarmfrakturen) erfolgen.
🇬🇧 radial nerve palsy

**Radialisparalyse.** → Radialislähmung.
🇬🇧 radial nerve palsy

**Radialisparese.** → Radialislähmung.
🇬🇧 radial nerve palsy

**Radialispuls.** Peripherer Puls der → Arteria radialis, der am Handgelenk unterhalb des Daumenballens getastet wird. Diese Art der Pulsmessung wird am häufigsten

angewandt, da man die A. radialis leicht tasten kann. (s.a. Pulsmessung)
🇬🇧 radial pulse

**Radiatio.** → Strahlung.
🇬🇧 radiation

**Radiation.** → Bestrahlung.
🇬🇧 radiation

**Radikal.** Atom oder Atomgruppe mit mindestens einem ungepaarten Elektron. Ein Radikal kann in der Natur nicht isoliert existieren.
🇬🇧 radical

**radikal.** Kennzeichnet eine drastische Therapie, wie z.B. das chirurgische Entfernen eines Organs, einer Gliedmaße oder eines anderen Körperteils (z.B. radikale → Hysterektomie).
[*lat.*: radix, Wurzel, Ursprung, Stamm]
🇬🇧 radical

**Radikal, freies.** Chemische Verbindung mit einem ungepaarten Elektron. Freie Radikale sind instabil und reagieren leicht mit anderen Molekülen.
🇬🇧 free radical

**Radikaloperation.** Ausgedehnte und komplexe Operationsmethode, die dazu dient schwere Krankheiten zu heilen. In der Tumorbehandlung wird dabei das betroffene Organ sowie die regionalen Lymphknoten entfernt. Gegensatz zur R. ist die Palliativoperation. (s.a. Palliativbehandlung)
🇬🇧 radical surgery

**radikulär, radicularis.** Betrifft eine Wurzel oder geht davon aus, z.B. die Spinalnervenwurzel.
[*lat.*: radicula, kleine Wurzel]
🇬🇧 radicular

**Radikulitis.** (Wurzelentzündung). Schmerzhafte Entzündung einer Spinalnervenwurzel, die mit Überempfindlichkeit einhergeht. (→ Wurzelneuritis)
[*lat.*: radix + itis, Wurzel + Bezeichnung für Entzündung]
🇬🇧 radiculitis

**Radioaktivität.** Das Aussenden elektromagnetischer oder ionisierender Strahlung (Korpuskularstrahlung) als Folge von spontanem Zerfall von Atomkernen.
– *adj.* radioaktiv.
[*lat.*: radio, Stab, Strahl]
🇬🇧 radioactivity

**Radioallergosorbenttest, RAST.** Test zum Nachweis von Immunglobulinantikörpern IgE im Serum bei → Allergie, wobei das Patientenserum mit 45 verschiedenen → Allergenen gemischt wird.
[*griech.*: állos, anderer + érgon, Tätigkeit = Fremdeinwirkung; *lat.*: sorbere, hinunterschlucken]
🇬🇧 radioallergosorbent test (RAST)

**Radiobiologie.** (Strahlenbiologie). Spezialgebiet der Biologie, das sich mit der Wirkung radioaktiver Strahlung auf Organismen befasst. – *adj.* radiobiologisch.
🇬🇧 radiobiology

**Radiochemie.** Spezialgebiet der Chemie, das sich mit den Eigenschaften und dem Verhalten radioaktiver Materialien sowie der Anwendung von Radionukleiden bei der Erforschung chemischer und biologischer Probleme befasst.
🇬🇧 radiochemistry

**Radiographie.** → Röntgenographie.
🇬🇧 radiography

**Radioisotop.** → Radiojod.
🇬🇧 radioiodine

**Radiojod.** (Radioisotop). Ein radioaktives → Isotop des Jods, das in der Nuklearmedizin und der Strahlentherapie verwendet wird.
🇬🇧 radioiodine

**Radiologe.** (Röntgenologe). Facharzt für → Radiologie und → Strahlentherapie.
🇬🇧 radiologist

**Radiologie.** (Strahlenkunde). Spezialgebiet der Medizin, das sich mit radioaktiven Substanzen und radioaktiver Strahlung und deren Verwendung in der Krankheitsdiagnostik und -therapie befasst. Die R. wird in drei Zweige aufgeteilt: Die **diagnostische R.** befasst sich mit bildgebenden Verfahren mittels externer radioaktiver Strahlung; die **Nuklearmedizin** beschäftigt sich mit der Darstellung radioaktiver Materialien, die in Körperorgane

eingebracht werden; die Strahlentherapie befasst sich mit der Krebstherapie mittels radioaktiver Bestrahlung.
▪ radiology

**Radiopharmaka, diagnostische.** Radioaktive Mittel, die als Leitmittel verabreicht werden, um zwischen normalen und abnormen anatomischen Strukturen bzw. zwischen biochemischen und physiologischen Funktionen zu unterscheiden. Die meisten diagnostischen Radiopharmaka zeigen ihre Position im Körper durch Abgabe von Gammastrahlen an. Die Emissionen werden mit einem externen Gammastrahlen-Detektor überwacht, wodurch die Markerkonzentrationen in den verschiedenen Organen festgestellt werden können und Organabbildungen mit schwacher Auflösung erzeugt werden.
▪ diagnostic radiopharmaceutical

**Radiotherapie.** (Strahlentherapie). Die Behandlung von malignen Tumorkrankheiten mit Röntgen- oder Gammastrahlen. Dabei soll das Wachstum bösartiger (maligner) Zellen durch Verringern der Zellteilungsrate (Mitoserate) bzw. durch Verhindern der DNS-Synthese eingeschränkt werden. – *adj.* radiotherapeutisch.
[*griech.:* therapeía, Dienen, Behandlung]
▪ radiotherapy

**radioulnar.** → ulnoradial.
▪ ulnoradial

**Radium (Ra).** Ein radioaktives chemisches Element mit der → Ordnungszahl 88, das frei in der Natur vorkommt. R. zählt zu den Schwermetallen.
▪ radium (Ra)

**Radius (pl. Radii).** Einer der Unterarmknochen (Speiche), parallel zur Elle (Ulna). Das schmale proximale Ende bildet einen Teil des Ellbogengelenks; das dicke distale Ende ist Teil des Handgelenks. (s.a. Ulna) – *adj.* radialis.
[*lat.:* radius, Speiche]
▪ radius (pl. radii)

**Radius(periost)reflex (RPR).** Reflektorische Beugung des Unterarms nach leichtem Schlag auf das untere Ende der Speiche. (s.a. Reflex; Eigenreflex)
▪ radial reflex

**Radon (Rn).** Radioaktives chemisches Element mit der → Ordnungszahl 86; zählt zu den Edelgasen. R. wird bei der Bestrahlung von Krebspatienten verwendet.
▪ radon (Rn)

**Ramus (pl. Rami).** Eine kleine astähnliche Struktur, die von einem größeren Ast abzweigt oder sich in zwei oder mehrere Äste verzweigt, wie z.B. der Ast eines Nervs oder einer Arterie.
[*lat.:* ramus, Ast, Zweig]
▪ ramus (pl. rami)

**Randomisierung.** Zufällige Auswahl von Versuchspersonen oder -objekten anhand statistischer Kriterien zu Studienzwecken. Dadurch wird die Verfälschung von Stichproben verhindert.
▪ randomization

**Randsehen.** (peripheres Sehen). Fähigkeit, Gegenstände außerhalb des Sichtfeldes wahrzunehmen, was durch die Reflexion von Lichtwellen ermöglicht wird, die auf Bereiche der Netzhaut (Retina) fallen, die vom gelben Fleck (Macula lutea) entfernt sind.
▪ peripheral vision

**Ranvier-Schnürring.** Einschnürung der Markscheide einer markhaltigen → Nervenfaser in regelmäßigen Abständen.
[A. Ranvier, französischer Pathologe, 1835–1922]
▪ Ranvier's node

**Rapid eye movements (REM).** → Traumschlaf
[*engl.:* schnelle Augenbewegungen]
▪ rapid eye movement

**Raptus.** (1. Ekstase). 1. Starker emotionaler oder mentaler Erregungszustand, oft gekennzeichnet durch unkontrolliertes Verhalten, das einem unwiderstehlichen Impuls entspringt. 2. Plötzliche oder gewaltsame Attacke oder Anfall.
[*lat.:* raptus, Krampf, das Fortreißen]
▪ raptus

**Rasse.** 1. Vager, nicht-wissenschaftlicher und umstrittener Begriff für eine Gruppe

von genetisch verbundenen Menschen, die gewisse Eigenschaften gemeinsam haben. 2. Ethnische Gruppe, gekennzeichnet durch bestimmte Merkmale, die an die Nachfahren weitergegeben werden.
🌐 race

**Rasselgeräusch (RG).** (Rasseln; Ronchi). Unphysiologische Atemgeräusche, die bei Auskultation (Abhören) der Lungen bei einigen Lungenerkrankungen hörbar sind. Die Geräusche werden erzeugt durch die Bewegung von Schleim oder durch den Luftstrom, der aneinanderliegende Wände in den Bronchien voneinander trennt.
🌐 rattle; crackle

**Rasseln.** → Rasselgeräusch.
🌐 rattle

**Rasseln, trockenes.** Krankhaftes Brustgeräusch, das entsteht, wenn Luft durch verengte Bronchien ein- bzw. ausgeatmet wird, z.B. Pfeifen, Giemen, Schnurren.
🌐 dry crackle

**RAST.** Radio-Allergo-Sorbent-Test

**Rasterelektronenmikroskop.** Einem Elektronenmikroskop ähnliches Gerät, in dem Elektronenstrahlen anstelle von sichtbarem Licht zum Abtasten der Untersuchungsobjekte verwendet werden. Das entstehende Bild ist nicht so stark vergrößert wie das eines Elektronenmikroskops, erscheint jedoch dreidimensional und dadurch wirklichkeitsgetreuer. (s.a. Elektronenmikroskop)
🌐 scanning electron microscope

**Rationalisierung.** In der Psychoanalyse einer der gängigsten → Abwehrmechanismen, bei dem die Person die eigenen Ideen, Taten oder Gefühle mit scheinbar akzeptierbaren Gründen oder Erklärungen rechtfertigt. Dieser Mechanismus wird oft eingesetzt, um den Respekt vor sich selbst zu erhalten, Schuldgefühle zu verringern oder soziale Anerkennung zu erlangen.
[*lat.*: ratio, Vernunft, Berechnung]
🌐 rationalization

**Rattenbisskrankheit.** (Haverhill-Fieber; Sodoku). Durch den Biss von Ratten oder Mäusen übertragbare Infektionskrankheit. Typische Symptome sind Fieber, Kopfschmerzen, Unwohlsein, Übelkeit, Erbrechen und → Exantheme.
🌐 rat-bite fever

**Rauchen, Unterstützung beim Einstellen des.** → Pflegeintervention der → NIC, die definiert ist als die Unterstützung von Patienten beim Einstellen des Rauchens.
🌐 Smoking Cessation Assistance

**Raucherbein.** Bezeichnung für die schweren Durchblutungsstörungen an den unteren Extremitäten bei starken Rauchern, verursacht durch die auftretenden Gefäßveränderungen.
🌐 smoker's leg

**Rauchinhalation.** Das Einatmen schädigender Dämpfe bzw. reizender Partikel, die schwere Lungenschäden hervorrufen können. Verbrennungen der Atemwege sind schwer von einfacher R. zu unterscheiden. Es können chemische Pneumonitis, Asphyxie und physische Verletzungen der Atemwege auftreten. Typische Symptome sind eine Reizung der oberen Atemwege, versengte Nasenhärchen, Dyspnö, Hypoxie, graues Sputum, Rhonchi, Unruhe, Angstgefühle, Husten und Heiserkeit. Bis zu 48 Stunden nach der Exposition kann sich ein Lungenödem entwickeln.
🌐 smoke inhalation

**Raumgestaltung im Alter.** Wichtige zu berücksichtigende äußere Faktoren, die die Umgebung des alten Menschen positiv beeinflussen und Sicherheit bieten können, wie z. B. Haltegriffe, Türspione, Notrufanlagen, Beseitigung bzw. Überbrückung von Stufen und Schwellen usw.
🌐 room arrangement for the elderly

**Rausch.** Zustand der Bewusstseins- und Persönlichkeitsstörung, der durch die Einnahme von Substanzen in toxischer Menge hervorgerufen wird. Typischerweise tritt ein R. nach Alkoholintoxikation auf. Mögliche Symptome dabei sind: Angst, Unruhe, Aggression, Halluzination u.a.. Anschließend fallen die Patienten häufig in einen Erschöpfungsschlaf (de-

pressives Erschöpfungsstadium). Neben der Hilfe im körperlichen Bereich (inkl. Alkoholentzug) benötigen die Patienten in erster Linie ein ganzheitliches Therapiekonzept, in das sie im Idealfall freiwillig einsteigen. (s.a. Alkoholabhängigkeit)
🇬🇧 drunkenness, intoxication; state of euphoria

**Rauschmittel.** Stoffe natürlicher oder synthetischer Herkunft, die Rauschzustände (vorübergehender Zustand einer - meist - beglückenden Erregung, Enthemmung oder die Beseitigung von Unlustgefühlen) hervorrufen, z. B. Morphin, Barbiturate, Alkohol, Kokain, Weckamin, Meskalin, LSD und Cannabis. Diese R. lösen beim Menschen bisweilen zentrale Lähmungs- und Erregungszustände aus. Der Übergang zum Rauschgift ist wegen der toxischen Nebenwirkungen fließend.
🇬🇧 narcotic(s); drug(s); dope(s)

**Rautek-Griff.** Griff zur Bergung eines Bewusstlosen durch einen einzelnen Helfer: Den Bewusstlosen in sitzende Position bringen, dann von hinten mit beiden Armen unter die Oberarme des Verletzten fassen und den rechtwinklig vor den Oberbauch des Verunfallten gebrachten (unverletzten) Arm greifen und rückwärtsgehend den Verletzten aus der Gefahrenzone bringen.
🇬🇧 Rautek's manoeuvre

**Rauwolfia-Alkaloid.** (Reserpin). Eines der über 20 Alkaloide aus der Wurzel der in Indien heimischen Kletterpflanze *Rauwolfia serpentina* (Schlangenwurzel). Wurde früher als Antipsychosemittel (Neuroleptikum) eingesetzt und kommt heute vorwiegend bei der Behandlung der Hypertonie zur Anwendung. (s.a. Reserpin)
[L. Rauwolf, deutscher Arzt, 1540–1596]
🇬🇧 rauwolfia alkaloid

**Raynaud-Phänomen.** Durchblutungsstörungen der Extremitäten, insbesondere der Finger, Zehen, Ohren und der Nase, durch intermittierende → Vasospasmen, die durch Kälte oder durch emotional Auslöser hervorgerufen werden. Die Anfälle sind durch extreme Farbveränderungen der Extremitäten gekennzeichnet (Blässe - Zyanose - Rötung) und gehen meist mit Taubheit, Kribbeln, Brennen und Schmerzen einher. Halten diese Symptome ohne Verschlimmerung 2 Jahre lang an und gibt es keinen Hinweis auf die Ursache, spricht man von der Raynaud-Krankheit.
[M. Raynaud, französischer Internist, 1834–1881]
🇬🇧 Raynaud's phenomenon

**RDS.** Abkürzung für *respiratory distress syndrome* (→ Atemnotsyndrom).
🇬🇧 RDS

**Reabsorption.** (Rückresorption). Vorgang der erneuten → Absorption, z.B. die Aufnahme von Kalzium aus den Knochen zurück ins Blut.
[*lat.:* absorbere, verschlucken, aufsaugen]
🇬🇧 reabsorption

**Read-Methode.** → Dick-Read-Methode.
🇬🇧 Read method

**Reagens (pl. Reagenzien, Reagentia).** Chemische Substanz, die auf eine bestimmte Art reagiert. Man verwendet ein R., um mit Hilfe einer chemischen Reaktion eine andere Substanz nachzuweisen oder zu synthetisieren.
🇬🇧 reagent

**Reagenzglas.** Dünnes Glasröhrchen mit einem offenen und einem geschlossenen Ende, das im Labor für verschiedenste Untersuchungen verwendet wird.
🇬🇧 test tube

**Reagin.** → Antikörper der IgE-Klasse, der bei überempfindlichen (hypersensiblen) Personen erhöht ist.
🇬🇧 reaginic antibody

**Reaktion.** 1. Physiologie: Antwort des Körpers auf eine Substanz, Behandlung oder einen anderen Reiz, wie z.B. die → Antigen-Antikörper-Reaktion des Immunsystems, eine hypersensible Reaktion bei → Allergie oder eine unerwartete schädigende Nebenwirkung bei Medikamenten. 2. Psychologie: Begriff in der Lernpsychologie, der festgelegte Verhaltensweisen bezeichnet, die bei bestimmten Reizen aus-

gelöst werden. 3. Chemie: Die Umwandlung chemischer Verbindungen oder Elemente in andere Verbindungen oder Elemente.
[*lat.:* re + agere, wieder + handeln]
reaction

**Reaktion, allergische.** Reaktion auf ein → Allergen, dem der Organismus zuvor ausgesetzt war und gegen das er → Antikörper entwickelt hat. Folgekontakte setzen chemische Mittlersubstanzen frei und lösen eine Reihe von Symptomen, einschließlich Urtikaria, Ekzem und Bronchospasmus, aus. A. R.en können in zwei Kategorien unterteilt werden: Soforttyp und verzögerter Typ (Spättyp), je nach Zeitdauer zwischen Allergen- bzw. Antigenkontakt und dem Auftreten der Symptome.
allergic reaction

**Reaktion, anaphylaktische.** (Arzneimittelallergie). Akute allergische Reaktionen unter Beteiligung einer IgE-vermittelten, antigenstimulierten Mastzellenaktivierung. Der Kontakt mit dem Antigen kann zu Dyspnoe, Atemwegsstörungen, Schock, Urtikaria und in manchen Fällen zum Tode führen.
[*griech.:* ana, ohne; phylaxis, Schutz; *lat.:* re, wieder; agere, handeln]
anaphylactic reactions

**Reaktion, chemische.** Vorgang bei dem Elemente oder auch Verbindungen miteinander reagieren und eine chemische Veränderung oder eine neue Verbindung herbeiführen, z.B. Wasserstoff und Sauerstoff bilden Wasser.
chemical reaction

**Reaktion, depressive.** (reaktive Depression). Gefühlszustand, gekennzeichnet durch akute Niedergeschlagenheit, Traurigkeit und depressive Misslaunigkeit mit variabler Intensität und Dauer. Der Zustand wird durch ein bestimmtes Ereignis oder durch Stress ausgelöst und verbessert sich meist wenn der Konflikt verstanden oder gelöst bzw. die äußeren Bedingungen verändert werden.
reactive depression

**Reaktion, konditionierte.** Automatische, durch Training erworbene Reaktion auf einen Reiz. Konditionierte Reaktionen können physischer oder psychologischer Natur sein und werden erzeugt, indem eine bestimmte physiologische Funktion oder ein bestimmtes Verhaltensmuster mit einem nicht verwandten Reiz oder Vorgang immer wieder assoziiert werden.
conditioned response

**Reaktion, konsensuelle.** Durch Stimulierung der kontralateralen Netzhaut (Retina) ausgelöste, reflexartige Pupillenkontraktion.
consensual reaction

**Reaktion, paranoide.** Psychopathologischer Zustand im Zusammenhang mit dem Alterungsprozess, der durch eine allmähliche Bildung von Wahnvorstellungen gekennzeichnet ist, im allgemeinen Verfolgungswahn, und häufig in Verbindung mit Halluzinationen steht. Andere Erscheinungen einer senilen Degeneration, z.B. Gedächtnisverlust und Verwirrtheit, gehören zu den p.n R.en, denn bei ihnen bleibt die Orientierung für Zeit, Raum und Personen erhalten.
paranoid reaction

**Reaktion, unbedingte.** Normale, instinktive und nicht erlernte Reaktion auf einen Reiz, die natürlich auftritt und nicht durch Assoziation oder Training erworben wurde. (s.a. Reaktion, konditionierte)
unconditioned response

**Reaktionsbildung.** Unbewusster → Abwehrmechanismus, bei dem die Person gegenüber einer anderen Person oder Situation Gefühle, Einstellungen oder Verhaltensweisen zeigt, die das Gegenteil der erwarteten Reaktion ausdrücken.
reaction formation

**Reaktionszeit.** Der Zeitraum zwischen der Reizauslösung und der darauf folgenden Antwort.
reaction time

**Reaktionszyklus, sexueller.** Die vier Phasen der biologischen sexuellen Reaktion: Er-

regungsphase, Plateauphase, Orgasmusphase und Rückbildungsphase.
🔤 sexual response cycle

**Realitätsorientierung.** → Pflegeintervention der → NIC, die definiert wird als Förderung des Bewusstseins von Patienten bezüglich ihrer persönlichen Identität, Zeit und Umgebung. Methode, relative Selbstständigkeit und Autonomie bei Menschen mit dementiellen Erkrankungen zu erhalten und zu fördern. Vorrangiges Ziel ist nicht, die Betroffenen in die Welt der "Normalen" zurück zu führen, sondern Orientierungshilfen im Alltag zu bieten.
🔤 Reality Orientation

**Realitätsprinzip.** Die Wahrnehmung der äußeren Anforderungen und die Notwendigkeit, sein Verhalten dahingehend zu ändern, diesen Anforderungen gerecht zu werden. Dies drückt sich vornehmlich dadurch aus, dass auf die sofortige Befriedigung instinktiver Freuden verzichtet wird, um langfristige zukünftige Ziele zu erreichen.
🔤 reality principle

**Realitätstherapie.** Eine von William Glassner entwickelte Form der Psychotherapie. Ziel der Therapie ist es, Hilfestellung zu geben bei der Definition von grundlegenden Werten anhand einer bestimmten Situation sowie das aktuelle Verhalten des Patienten und dessen Zukunftspläne in Bezug auf die definierten Werte zu beurteilen.
🔤 reality therapy

**Reanimation.** → Pflegeintervention der → NIC, die definiert wird als die Koordination von Notfallmaßnahmen zur Lebenserhaltung.
🔤 Code Management

**Reanimation.** Das Wiederherstellen der vitalen Funktionen eines Menschen bei → respiratorischem oder → kardiologischem Stillstand. Geschieht durch künstliche Beatmung und Herzmassage, Wiederherstellen des Säure-Basen-Haushaltes sowie der Behandlung der Ursache für die Störung. (→ Reanimation, kardiopulmonale)
🔤 resuscitation

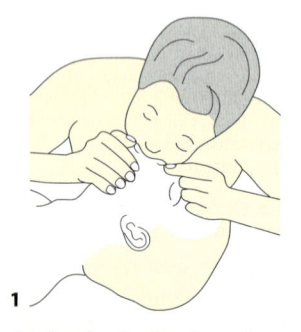

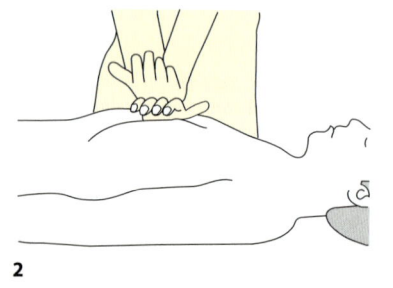

**Reanimation, kardiopulmonale.** ("Wiederbelebungsmaßnahmen"). Lebensrettende Notfallmaßnahme, bestehend aus einer künstlichen Beatmung und manuellen externen Herzmassage. Wird zur Wiederherstellung der Durchblutung und Beatmung bei einem Herzstillstand eingesetzt, um irreversible Hirnschäden durch Anoxie zu verhindern. Die Maßnahmen müssen unverzüglich erfolgen: Atemwege freimachen, Kopf überstrecken; wenn keine Atmung: Beatmen (Mund zu Mund, Mund zu Nase, mit Atembeutel oder mit Tubus); wenn Puls

**Reanimation, kardiopulmonale. 1.** Mund-zu-Mund-Beatmung · **2.** Herzmassage.

fehlt: Zirculation im Sinne einer externen Herzmassage ca. 80-100/min. Bei 1 Helfer 2 langsame Beatmungen, 15 Kompressionen; bei 2 Helfern: nach jeder 5. Kompression 2 Atemzüge. Durch die externe Herzmassage wird das Herz zwischen unterem Brustbein und Brustwirbelsäule komprimiert und das Blut in den systemischen und pulmonalen Kreislauf gepresst. Sobald die Kompression aufgehoben wird füllt sich das Herz mit venösem Blut. Ist ein Arzt vor Ort, erfolgt eine medikamentöse und Infusionstherapie mit Adrenalin (0,5-1mg i.v.); ggf. Na-Bikarbonat. EKG, um Ursache wie Kammerflimmern, Asystolie zu erkennen und adäquat behandeln zu können. Flimmern: Bei Kammerflimmern ist eine externe → Defibrillation notwendig.
🇬🇧 cardiopulmonary resuscitation (CPR)

**Reanimation: Fötus.** → Pflegeintervention der → NIC, die definiert wird als die Gewährleistung von Notfallmaßnahmen zur Verbesserung der Plazentaperfusion oder zur Wiederherstellung eines angemessenen Säure-Basen-Gleichgewichtes beim Fötus.
🇬🇧 Resuscitation: Fetal

**Reanimation: Neugeborenes.** → Pflegeintervention der → NIC, definiert als die Gewährleistung von Notfallmaßnahmen zur Unterstützung der Anpassung eines Neugeborenen an das extrauterine Leben.
🇬🇧 Resuscitation: Neonate

**Rebound-Effekt.** 1. Rückpralleffekt: Eine überschießende Stimulation nach vorübergehender Hemmung (z.B. stark vermehrte Magensäuresekretion nach Gabe von Antazida). 2. Rückstoßphänomen: Ein Reflex wird erneut ausgelöst, nachdem der die ursprüngliche Aktion hervorrufende Auslöser entfällt. Wird z.B. ein Arm gegen den Willen des Patienten gestreckt, so schnellt beim plötzlichen Loslassen der Arm aufgrund des fehlenden Antagonistenreflexes in die Beugestellung zurück.
🇬🇧 rebound phenomenon

**Receiver.** Empfangsteil inklusive Verstärker eines elektronischen Gerätes, das elektrische Signale z.B. in akustische Signale umwandelt (Hörgerät, CTG-Gerät). [*engl.:* receiver, Empfänger]
🇬🇧 receiver

**Rechtsherzinsuffizienz.** Erkrankung des Herzens, gekennzeichnet durch eine verminderte Leistung der rechten Herzkammer sowie Stauung und Druckerhöhung in den Venen und Kapillaren. Die R. ist oft mit einer → Linksherzinsuffizienz verbunden, da beide Herzseiten zu einem Kreislauf gehören und sich somit gegenseitig beeinflussen. (s.a. Herzinsuffizienz)
🇬🇧 right-heart failure

**Rechts-Links-Shunt.** Die Beimischung venösen Blutes in die arterielle Blutbahn unter Umgehung des Lungenkreislaufs, wie z.B. bei einem angeborenen Herzfehler. (s.a. Links-Rechts-Shunt) [*engl.:* shunt, Nebenanschluss, Nebenleitung]
🇬🇧 right-to-left shunt

**Rechtsverschiebung.** Vermehrtes Auftreten reifer, segmentkörniger Granulozyten im → Differenzialblutbild; ein Anzeichen für eine verminderte Blutbildung. (s.a. Linksverschiebung)
🇬🇧 shift to the right

**Recklinghausen-Kanäle.** Schmale Lymphgänge im Bindegewebe des Körpers. [F.D.Recklinghausen, deutscher Pathologe, 1833-1910]
🇬🇧 Recklinghausen's canals

**Recklinghausen-Krankheit.** (Neurofibromatose). Dominant erbliche Krankheit mit über den ganzen Körper verteilten, in der Haut sitzenden schmerzhaften Knoten (Neurofibromen) und Pigmentflecken. [F.D.Recklinghausen, deutscher Pathologe, 1833-1910]
🇬🇧 Recklingshausen's tumor

**rectovesikal(is).** Betrifft oder gehört zu Rektum (Mastdarm) und Vesica urinaria (Harnblase).
[*lat.*: vesica, Blase]
🇬🇧 rectovesical

**Redon(-Saug-)drain.** Zur postoperativen → Drainage verwendeter, nicht komprimierbarer Kunststoffschlauch mit Öffnungen am Ende. Der R. kann in einem Gelenk (intraartikulär), unter dem Bindegewebe (subfaszial) oder unter der Haut (subkutan) liegen und wird an eine Vakuum-Saugflasche angeschlossen. Durch den Sog ziehen sich die Wundflächen zusammen, die Wundheilung wird beschleunigt.
[H. Redon, franz. Kieferchirurg]
🇬🇧 Redon's suction drain

**Redon-Drainage.** Häufig eingesetzte Form der geschlossenen Wundsekretableitung, bei der das Sekret (Wundsekret, Eiter, Blut) mittels Vakuumsog über einen Drainageschlauch in die Redonflasche läuft. Zur Kontrolle der Sogwirkung ist am oberen Ende der Flasche ein Ziehharmonika-Blasebalg angebracht, dessen Spannungszustand Auskunft über die noch verbleibende Sogwirkung gibt. R.-D.n werden unter aseptischen operativen Bedingungen vom Arzt gelegt und i.d.R. nach kurzer Zeit entfernt (Arztanordnung beachten). Bei fehlender Sogwirkung oder bei vollen Flaschen ist ein Flaschenwechsel erforderlich. Hierbei sind beide Enden des Schlauchsystems abzuklemmen. Auf absolute Asepsis achten: beide Ansatzstücke desinfizieren und steril arbeiten.
🇬🇧 Redon's drainage

**Reduktion.** 1. Zuführen von Wasserstoff zu oder Wegnahme von Sauerstoff von einer Substanz. 2. Valenzminderung des elektronegativen Teils einer Zusammensetzung. 3. Zugabe eines oder mehrerer Elektronen zu einem Molekül oder Atom einer Substanz. 4. Verminderung der Chromosomenzahl bei der sog. Reduktionsteilung. 5. Korrektur eines Bruchs, einer Hernie oder einer Luxation (Verrenkung). 6. Verkleinerung eines Organs.
[*lat.*: reducere, zurückführen, zurückziehen]
🇬🇧 reduction

**Reduktionsdiät.** Kalorienarme Ernährung zur Verminderung des Körpergewichts. Die Kost muss weniger Kalorien enthalten als der Körper täglich verbraucht, dabei aber alle lebensnotwendigen Nährstoffe für die Erhaltung der Gesundheit beinhalten.
🇬🇧 reduction diet

**Reflex.** Unbewusste Aktion oder Bewegung auf einen Reiz. – *adj.* reflektorisch.
[*lat.*: reflectere, zurückbiegen]
🇬🇧 reflex

**Reflex, bedingter.** (koordinierter Reflex). Ein durch ständiges Training entwickelter Reflex in Verbindung mit einem speziellen, wiederkehrenden, äußeren Reiz.
🇬🇧 conditioned reflex

**Reflex, direkter.** Reflex, der auf derselben Körperseite ausgelöst wird, auf der der Stimulus auftritt.
🇬🇧 direct reflex

**Reflex, einfacher.** → Reflex eines motorischen Nervs, der nur einen Muskel betrifft.
Reflex, einfacher
🇬🇧 simple reflex

**Reflex, koordinierter.** Zweckmäßige, geordnete Abfolge von Muskelbewegungen, z.B. der Schluckvorgang.
[*lat.*: coordinare, anordnen.]
🇬🇧 coordinated reflex

**Reflex, pilomotorischer.** Aufrichtung der Härchen auf der Haut, die durch Kontraktion der kleinen unwillkürlichen Aufrichtemuskeln (Musculi arrectores pilorum) als Reaktion auf eine kühle Umgebung, emotionale Stimuli oder Hautreizungen verursacht wird.
🇬🇧 pilomotor reflex

**Reflex, rektaler.** Die normale Antwort auf eine Ansammlung von Stuhl im Enddarm (Rektum), z.B. Stuhlentleerung.
🇬🇧 rectal reflex

Verbindung ins Gehirn

afferentes Neuron

motorisches Neuron

Muskelspindel (Rezeptor)

motorische Endplatte im Effektormuskel

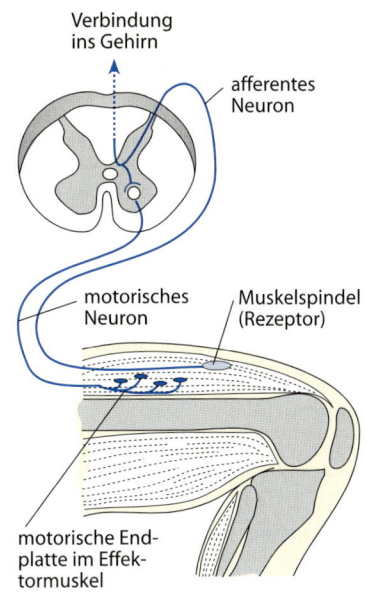

**Reflex, einfacher.** Eigenreflex.

**Reflex, sexueller.** Ein Reflex bei Männern, der bei taktiler oder zerebraler Stimulation eine Erektion, Priapismus (Dauererektion ohne Empfindung) oder Ejakulation hervorruft.
🇬🇧 sexual reflex

**Reflex, vasomotorischer.** Jede Reaktion des Kreislaufs auf eine Stimulation der gefäßerweiternden bzw. gefäßverengenden Nerven (Vasodilatatoren bzw. Vasokonstriktoren).
🇬🇧 vasomotor reflex

**Reflex, vasovagaler.** Stimulation des → Vagusnervs durch einen Reflex, wobei durch Reizung des Kehlkopfes oder der Luftröhre eine Verlangsamung des Pulses herbeigeführt wird.
🇬🇧 vasovagal reflex

**Reflex, ziliospinaler.** Physiologischer Hirnstammreflex, der durch Kratzen bzw. Zwicken der Nacken- bzw. Gesichtshaut ausgelöst wird und eine Pupillenerweiterung auslöst.
[*lat.:* cilia + spina, Rückgrat, reflectere, zurückbeugen.]
🇬🇧 ciliospinal reflex

**Reflexbogen.** Einfache neurologische Einheit einer Sinnesnervenzelle, die einen Reiz zum Rückenmark leitet. Dort erfolgt der Kontakt mit einer motorischen Nervenzelle, die den Refleximpuls wieder zurück an den entsprechenden Muskel oder die entsprechende Drüse leitet.
🇬🇧 reflex arc

**Reflexe, antagonistische.** Zwei oder mehrere Reflexe, die zur selben Zeit ausgelöst werden und gegensätzliche Wirkungen hervorrufen. Die am besten adaptierte bzw. die hartnäckigere Reaktion setzt sich durch.
[*griech.:* antagonisma, Streit; *lat.:* reflectere, zurückbeugen]
🇬🇧 antagonistic reflexes

**Reflexhandlung.** Die unwillkürliche Funktion oder Bewegung eines Organs bzw. Muskels als Antwort auf einen bestimmten Reiz (z.B. → Pawlow-Reflex).
🇬🇧 reflex action

**Reflexinkontinenz.** Anerkannte → NANDA-→ Pflegediagnose; Zustand, bei dem ein Patient unter einem unwillkürlichen Urinabgang in einigermaßen vorhersehbaren Abständen leidet, wenn eine bestimmte Blasenfüllung erreicht ist. Hauptsymptome sind eine fehlende Wahrnehmung der Blasenfüllung, fehlendes Gefühl für den Harndrang oder die Blasenfüllung oder ungehemmte Blasenkontraktionen/-spasmen in regelmäßigen Abständen.
🇬🇧 reflex incontinence

**Reflextherapie.** Beeinflussung innerer Organe durch die Behandlung von Reflexzonen mittels Akupunktur oder → Reflexzonenmassage.
🇬🇧 reflexotherapy

**Reflexzentrum.** Jede Struktur im Nervensystem, in der afferente Nervenimpulse in efferente Nervenimpulse umgewandelt

werden und damit zu einer Veränderung in einem Muskel oder einer Drüse führen. (s.a. Reflexbogen)
🌐 reflex center

**Reflexzonenmassage.** Massage bestimmter Körperregionen (Reflexzonen), mit dem Ziel, Störungen bestimmter Organe, die dieser Region zugeordnet sind, zu beheben. Zahlreiche Reflexzonen konzentrieren sich z.B. in der Fußsohle. (s.a. Fußreflexzonenmassage; Reflextherapie)
🌐 reflexology

**Reflux.** Transport einer Flüssigkeit innerhalb eines Hohlorgans entgegen der normalen Fließrichtung, z.B. Rückfluss von Speisebrei vom Magen über die Speiseröhre in den Mund (gastroösophagealer R.).
[*lat.:* refluere, zurückfließen]
🌐 reflux

**Reflux, gastroösophagealer.** Rückfluss von Mageninhalt in die Speiseröhre (Ösophagus), häufig aufgrund einer Dysfunktion des unteren Ösophagusschließmuskels (Ö.-Sphinkter). Magensaft ist sauer und führt deshalb zu einem brennenden Schmerz im Ösophagus. Wiederholte Episoden können zu einer Ösophagitis führen. Ein Magendruck, der größer als der ösophageale Druck ist, Hiatushernien sowie eine Insuffizienz des unteren Ösophagussphinkters können einen Reflux verursachen.
🌐 gastroesophageal reflux

**Reflux, vesikoureteraler.** Abnormer Harnrückfluss von der Blase in den Harnleiter infolge eines angeborenen Defekts, eines Verschlusses des Blasenausgangs oder einer Infektion der unteren Harnwege. Der R. erhöht den hydrostatischen Druck in den Harnleitern und den Nieren. Die Störung ist gekennzeichnet durch Schmerzen im Unterbauch oder Nierenbereich, Bettnässen, eitrigen Urin (Pyurie), blutigen Urin (Hämaturie), Eiweiß im Urin (Proteinurie) und Bakterien im Urin (Bakteriurie) bei gleichzeitiger oder wiederkehrender Infektion der unteren Harnwege.
🌐 vesicoureteral reflux

**Refluxgastritis.** Magenschleimhautentzündung, die durch Rückfluss von Speisebrei aus dem Zwölffingerdarm (Duodenum) entstehen soll. (s.a. Gastritis)
🌐 reflux gastritis

**Refluxlaryngitis.** Brennen im Kehlkopf- und Rachenraum durch nächtlichen → Reflux aus dem Magen. Betrifft häufig ältere Menschen, die in Rückenlage schlafen.
🌐 reflux laryngitis

**Refluxösophagitis.** Reizung und Entzündung der Speiseröhrenschleimhaut (Ösophagusschleimhaut) infolge eines Speisebreirückflusses aus dem Magen in den Ösophagus.
[*griech.:* oisóphagos, zu: oísein, tragen, phágema, Speise]
🌐 reflux esophagitis

**Refraktärperiode.** → Refraktärphase.
🌐 refractory period

**Refraktärphase.** (Refraktärperiode). An einer erregbaren Membran der Zeitraum, der unmittelbar auf eine Erregung folgt und während diesem die Membran nicht erregbar ist. Die R. wird in eine absolute (völlig unerregbar) und eine relative (höhere Reizschwelle) R. eingeteilt. Als kardiale R. bezeichnet man den Zeitraum, in dem eine Herzzelle auf ein Eingangssignal mit bestimmter Amplitude nicht reagiert.
🌐 refractory period

**Refraktion.** 1. Richtungsänderung der Energie, die von einem Medium in ein anderes mit veränderter Dichte übergeht (z.B. Brechung von Lichtwellen). 2. Untersuchung der Augen, wobei ein Brechungsfehler ermittelt und korrigiert wird.
[*lat.:* refringere, zerbrechen, (Strahlen) brechend zurückwerfen]
🌐 refraction

**Refraktion des Auges.** Die Brechung des Lichtes auf dem Weg durch die verschiedenen Schichten des Auges (Hornhaut, Linse, Kammerwasser und Glaskörper).
🌐 refraction of eye

**Refraktionsanomalie.** → Refraktionsfehler.
🌐 refractive error

**Refraktionsfehler.** (Brechungsfehler; Refraktionsanomalie). → Anomalie der Augenlinse. Das Auge kann in bestimmten Abständen kein scharfes Bild erzeugen, z.B. bei Kurz- oder Weitsichtigkeit (Myopie oder Hyperopie). (s.a. Myopie; Hyperopie)
🌐 refractive error

**Regeneration.** 1. (med.) Heilungsvorgang 2. (biol.) Wiederherstellung, → Reproduktion oder → Substitution verlorengegangener oder beschädigter Zellen, Gewebeteile oder Organe.
[*lat.*: regenerare, von neuem hervorbringen]
🌐 regeneration

**Regime.** (Therapieplan). Vom Arzt streng verordnetes therapeutisches Programm, evtl. mit Diät und bestimmten Übungen, zur Behandlung von Krankheiten.
[*lat.*: regimen, Regierung]
🌐 regime

**regional(is).** (regionär). Betrifft eine oder gehört zu einer bestimmten Körperregion, z.B. → Regionalanästhesie.
[*lat.*: regio, Richtung, Gegend, Gebiet]
🌐 regional

**Regionalanästhesie.** (Leitungsanästhesie). → Anästhesie einer speziellen Körperregion durch Injektion eines → Lokalanästhetikums, das eine bestimmte Gruppe sensorischer Nervenfasern blockiert und dadurch den Schmerz ausschaltet, z.B. → Periduralanästhesie.
🌐 regional anesthesia

**regionär.** → regionalis.
🌐 regional

**Regression.** 1. Rückschritt, Rückbildung bestimmter Konditionen, Zeichen oder Symptome. 2. Rückkehr zu früheren, primitiveren (kindlichen) Verhaltensweisen in akuten Konfliktsituationen. 3. Der Verlust eines Transplantats, wobei die charakteristischen Zellen zugrunde gehen.
🌐 regression

**Regurgitation.** Strömung entgegen der normalen Fließrichtung, z.B. 1. der Rückfluss von Flüssigkeit von der Speiseröhre in den Mund; 2. der Rückfluss von Blut durch eine defekte Herzklappe. (s.a. Reflux)
[*lat.*: re + gurges, wieder, zurück + Strudel]
🌐 regurgitation

**Rehabilitation (Reha).** Hilfemaßnahmen zur Wiederherstellung der Gesundheit eines Menschen bzw. zur Wiedererlangung der normalen oder beinahe normalen Funktion eines Körperteils nach schwerer Krankheit, Abhängigkeit, Verletzung, Behinderung, oder Einklemmung und damit der Wiedereingliederung in das Berufs- und Privatleben.
[*lat.*: re + habilitare, wieder + geeignet, fähig machen]
🌐 rehabilitation (rehab)

**Rehabilitationsstufen.** In verschiedene Stufen untergliederte Maßnahmen zur Vorbeugung und Linderung von Krankheiten und anderen Leiden bzw. Behinderungen. Stufe 1 umfasst alle vorbeugenden Maßnahmen wie Vorsorgeuntersuchungen, Impfungen und gesundheitliche Aufklärungsarbeit (primäre Prävention). Stufe 2 umfasst alle Maßnahmen, die bei erkannten Risikofaktoren einsetzen (sekundäre Prävention). Stufe 3 umfasst alle Maßnahmen, die bei einer eingetretenen Behinderung im medizinischen, beruflichen und sozialen Bereich ergriffen werden. Dabei wird für jeden Patienten ein individueller Plan geschaffen.
🌐 levels of rehabilitation

**Rehabilitationszentrum.** Einrichtung, die Therapie- und Trainingsmaßnahmen für eine → Rehabilitation zur Verfügung stellt. Dazu gehören u.a. Ergo- und Physiotherapie, Fortbildungsmaßnahmen sowie spezielle Therapieformen, wie z.B. Sprachtraining.
🌐 rehabilitation center

**Rehydratation.** (Rehydrierung). Das Wiederherstellen des normalen Wasserhaushalts eines Patienten durch enterale oder parenterale (als Getränk bzw. Infusion) Gabe von Wasser oder Salzlösungen.
🌐 rehydration

**Rehydrierung.** → Rehydratation.
rehydration

**Reiben.** Trockenes, reibendes Geräusch, das beim Abhören mit einem Stethoskop im Bereich von Leber und Milz vernommen werden kann.
friction rub

**Reifeschema nach Petrussa.** Morphologisches Schema zur Beurteilung von Neugeborenen, ausgedrückt in Schwangerschaftswochen.
Petrussa's maturity scheme

**Reifezeichen beim Neugeborenen.** Bestimmte charakteristische Merkmale, die ein Neugeborenes als reif und ausgetragen kennzeichnen. Dazu gehören die drei dokumentationspflichtigen Maße Gewicht, Körperlänge und Kopfumfang. Weiterhin werden z.B. Festigkeit und Form der Ohren, Größe der Brustwarze, Beschaffenheit der Haut, Anzahl bzw. Vorhandensein von Sohlenfalten, Hinausragen der Nägel über die Fingerkuppen, Vorhandensein von → Lanugo sowie bei Jungen die Lokalisation der Hoden im Hodensack und bei Mädchen das Bedecktsein der kleinen Schamlippen durch die großen Schamlippen beurteilt. (s.a. Reifeschema nach Petrussa)
signs of maturity

**Reiki-Therapie.** Ergänzende Therapie, bei der eine speziell ausgebildete Person ihre Hände auf oder über bestimmte Körperregionen hält und dadurch auf den Patienten die sogenannte »universelle Lebensenergie« überträgt. Diese Energie soll dem Patienten die für die Behandlung von Krankheiten und Störungen notwendige »Kraft, Harmonie und Ausgeglichenheit« verleihen. Die R. entstand aus einer alten buddhistischen Heilmethode und beinhaltet 15 Handstellungen, die sämtliche Körperorgane abdecken.
Reiki therapy

**Reinfektion.** Nach Abklingen der Erstinfektion bzw. noch während dieser eine erneute Ansteckung mit demselben Erreger.
reinfection

**Reifeschema nach Petrussa.**

| Merkmal | Wertepunkte | | | Summe |
| --- | --- | --- | --- | --- |
| | 0 | 1 | 2 | |
| Ohr | „formlos" weich | äußerer Rand nur oben umgeschlagen | volle Form fest | |
| Brustwarze | roter Punkt | Warzenhof eben erkennbar | Warzenhof Ø < 5 mm | |
| Haut | dünn, rot, glasig | rot oder ödematös | rosig | |
| Sohlenfalten | distal 1–2 | distale Hälfte | bis Ferse | |
| Hoden Große Labien | in der Leiste kaum vorhanden | halb deszendiert auf Höhe der kleinen Labien | im Skrotum überdecken kleine Labien | |
| Reifealter in SSW: 30 + Punktesumme | | | | |

**Reinigungseinlauf.** Einlauf zur Reinigung des Darmes mit ca. 2 Liter Spüllösung, z.B. vor Operationen. Patient liegt hierbei auf der linken Seite; sollen auch obere Abschnitte gereinigt werden, so dreht es sich nach der Hälfte der Spüllösung auf die rechte Seite, damit sich das Wasser verteilen kann. (s.a. Darmspülung)
→ Darmeinlauf
🇬🇧 cleansing enema

**Reisdiät.** Salzlose Diät, bestehend aus Reis, Früchten, Fruchtsäften und Zucker, angereichert mit Vitaminen und Eisen. Sie wird angeordnet bei Hypertonie, chronischen Nierenleiden und Fettleibigkeit. Schwangere mit starken Ödemen können ebenfalls hin und wieder einen Reistag einlegen.
🇬🇧 rice diet

**Reisedurchfall.** Verschiedene Durchfallkrankungen, die bei Personen beobachtet werden, die Fernziele bereisen. Häufigste Ursache sind *Escherichia coli*-Bakterien, die ein starkes Bakteriengift produzieren; darüber hinaus auch *Salmonellen-* und *Shigellen*-Arten. Typische Symptome sind Magenkrämpfe, Übelkeit, Erbrechen, leichtes Fieber und wässrige Stühle. Die Symptome halten meist einige Tage an.
🇬🇧 traveler's diarrhea

**Reisekrankheit.** Zustand, der durch unberechenbare, schwankende oder rhythmische Bewegungen in einer wechselnden Kombination von Richtungen verursacht wird, z.B. auf einem Schiff oder in einem Auto. In schweren Fällen kommt es zu Übelkeit, Erbrechen, Schwindel (Vertigo) und Kopfschmerzen; leichtere Fälle drücken sich durch Kopfschmerzen und allgemeines Unwohlsein aus.
🇬🇧 motion sickness

**Reiz.** (Stimulus). Bezeichnung für die Auslösung einer Funktion, Antwort bzw. Reaktion.
🇬🇧 stimulus

**Reiz, konditionierter.** Stimulus, der einen durch Training oder Lernen erworbenen Reflex oder eine konditionierte Reaktion hervorruft.
🇬🇧 conditioned stimulus

**Reizblase.** Zustand, der durch ein fast ununterbrochenes Bedürfnis zur Urinausscheidung gekennzeichnet ist, ohne dass Anzeichen für eine Ursache (z.B. Entzündung, Nierensteine) erkennbar sind.
🇬🇧 irritable bladder

**Reizelektrode.** (Entladungselektrode; differente Elektrode). Elektrode, die bei der Elektrotherapie an einem bestimmten Punkt zur Stimulation dieses Bereichs eingesetzt wird.
[*griech.:* electron, Bernstein; hodos, Weg]
🇬🇧 active electrode

**Reizhusten.** (Trockener Husten). Kurzer, schwacher, häufig auftretender Husten, der oft durch Reizungen des Rachenraums verursacht ist und bei dem kein Sputum abgehustet wird.
🇬🇧 hacking cough; dry cough

**Reizkolon.** Unphysiologisch erhöhte Motilität von Dünn- und Dickdarm, die meist in Verbindung mit emotionalem Stress steht. Meist sind Jugendliche oder junge Erwachsene betroffen, die unter Diarrhö und gelegentlichen Unterleibschmerzen leiden. Der Schmerz läßt mit dem Abgang von Winden (Flatulenz) oder Stuhl im Allgemeinen nach. Bei der Diagnose eines R.s müssen ernstere Komplikationen wie Dysenterie, Laktoseintoleranz und entzündliche Darmerkrankungen ausgeschlossen werden.
🇬🇧 irritable bowel syndrome

**Reizleitungssystem.** Spezielles Nervengewebe, das elektrische Impulse leitet, z.B. → Tawara-Schenkel und → Purkinje-Fasern.
🇬🇧 conduction system

**Reizschwelle.** Der Punkt, an dem ein stärker werdender Reiz einen afferenten Nervenimpuls auslöst. Die absolute R. ist der niedrigste Punkt, an dem eine Antwort auf den Reiz wahrnehmbar ist.
🇬🇧 sensory threshold

**Reizüberflutung.** Technik zur Reduzierung von Angstzuständen aufgrund von Pho-

bien. Der Patient wird reizüberflutet und wird somit auf Reize, die normalerweise eine Angstneurose auslösen, desensibilisiert. Angstgefühle und Neurosen können dadurch abgebaut werden. (→ Implosion)
🇬🇧 flooding

**Rekapitulationstheorie.** (biogenetisches Grundgesetz). Theorie des deutschen Zoologen E.H. Häckel, die besagt, dass ein Organismus während seiner Embryonalphase sämtliche Entwicklungsstadien von der niedrigen Lebensform zur höheren Lebensform durchwandert. Zusammengefasst wird die Theorie in dem biogenetischen Grundgesetz: Die Ontogenese ist eine vereinfachte Wiederholung der Phylogenese.
[E.H. Häckel, deutscher Zoologe, 1834–1919]
🇬🇧 recapitulation theory

**Rekonvaleszenz.** (Genesung). Erholungsphase nach einer Krankheit, Verletzung oder Operation.
[*lat.:* convalescere, stark werden.]
🇬🇧 convalescence

**Rekrudeszenz.** Wiederkehren der Krankheitssymptome bzw. Verschlimmerung der Krankheit während der Erhohlungsphase.
[*lat.:* recrudescere, wieder schlimmer werden]
🇬🇧 recrudescence

**rektal.** Den Mastdarm (Rektum) betreffend.
[*lat.:* rectus, gerade]
🇬🇧 rectal

**Rektalnarkose.** Allgemeine Narkose durch Einlegen, Injektion oder Infusion eines Narkosemittels in den Mastdarm (Rektum). Die R. wird manchmal bei Kindern angewendet, da sie weniger schmerzhaft ist als das Legen einer intravenösen Kanüle.
🇬🇧 rectal anesthesia

**Rektaltemperatur.** Im Enddarm (Rektum) gemessene Körpertemperatur. Normalwert: 36,5 - 37,4°C. Die R. ist um 0,3 - 0,4 °C höher als die oral gemessene Temperatur. Das Thermometer wird mit einer Schutzhülle umgeben und ggf. angefeuchtet, bevor es in den After eingeführt wird. (s.a. Körpertemperatur)
🇬🇧 rectal temperature

**rektosigmoid.** Gehört zum oberen Abschnitt des Mastdarms (→ Rektum) und zum unteren Teil des Grimmdarms (→ Colon sigmoideum).
[*lat.:* rectus, gerade + *griech.:* sigma, s-förmig]
🇬🇧 rectosigmoid

**Rektosigmoidoskopie.** Die Untersuchung des Mastdarms (→ Rektum) und des Grimmdarms (→ Colon sigmoideum) mit Hilfe eines → Sigmoidoskops.
🇬🇧 rectosigmoidoscopy

**Rektoskop.** Starres oder biegsames Fiberoptikendoskop, mit dem der Innenraum des Mastdarms untersucht werden kann. (→ Endoskop) (s.a. Rektoskopie)
[*griech.:* skopein, betrachten]
🇬🇧 rectoscope

**Rektoskopie.** (Mastdarmspiegelung). Untersuchung der Schleimhaut des Mastdarms mit Hilfe eines → Rektoskops.
🇬🇧 rectoscopy

**Rektovaginalfistel.** (Mastdarm-Scheiden-Fistel). Eine abnorme Öffnung oder Passage zwischen Mastdarm (Rektum) und Scheide (Vagina).
🇬🇧 rectovaginal fistula

**Rektozele.** Vorfall des Mastdarms und der hinteren Vaginalwand in die Vagina (Scheide). Eine R. entsteht durch Erschlaffen der Vaginal- und Beckenbodenmuskulatur infolge von Geburten, Alter oder Operationen, kann jedoch auch auf einer angeborenen Schwäche der Mastdarmwand beruhen.
🇬🇧 rectocele

**Rektum.** Der ca. 12 cm lange Teil des Dickdarms (Mast- oder Enddarm) als Fortsetzung des Colon sigmoideum, der bis zum After reicht.
[lat. rectus, gerade]
📘 Verdauungsapparat
🇬🇧 rectum

**Rektumprolaps.** Hervortreten der Schleimhaut des unteren Teils des → Rektums aus der Analöffnung.
🌐 prolaps of rectum

**Rektusscheide.** Die gemeinsamen Sehnen von Schräg- und Längsmuskeln der Bauchwand.
🌐 abdominal aponeurosis

**Rekurrensparese.** Kehlkopflähmung infolge der Schädigung des Kehlkopfnervs (Nervus laryngeus recurrens), z.B. durch unbeabsichtigte Durchtrennung bei Struma-OP, Mediastinaltumor, Aortenaneurysma, Bronchial- und Ösophaguskarzinom. Bei einseitiger R. kommt es zu leichter Heiserkeit, kaum Atemnot; bei doppelseitiger R. hochgradige Atemnot mit Erstickungsgefahr.
🌐 recurrent laryngeal nerve palsy

**Relaxans.** Medikament oder Substanz, das Muskelspannungen oder psychische Spannungen reduziert. – *adj.* relaxierend. [*lat.:* relaxare, erweitern; schlaff, locker machen]
🌐 relaxant

**Relaxation.** Erschlaffung bzw. Entspannung der Muskeln, z.B. zwischen zwei Kontraktionen. – *adj.* relaxierend. [*lat.:* relaxare, erweitern; schlaff, locker machen]
🌐 relaxation

**Releasingfaktor.** → Releasinghormon.
🌐 releasing hormone (RH)

**Releasinghormon.** (Releasingfaktor; RF). Ein im → Hypothalamus gebildetes Neuropeptid, das über eine Vene direkt in den Hypophysenvorderlappen freigesetzt wird. Jedes einzelne R. stimuliert die Hypophyse zur Freisetzung spezifischer tropischer → Hormone, so wird z.B. Adrenocorticotropin durch das Corticotropin-Releasinghormon freigesetzt.
🌐 releasing hormone (RH)

**Reliabilität.** Begriff aus der Psychologie und Statistik, der Aussagen über die Verlässlichkeit von Datenmaterial macht. Im engeren Sinne ist mit der R. die Messgenauigkeit gemeint. Führt bei einem Versuch oder bei einer Untersuchung eine Wiederholung der Untersuchung unter denselben Bedingungen zu einem identischen Ergebnis, wird von einer hohen R. gesprochen. Subjektive Daten, bei denen es i.d.R. um zwischenmenschliche Beziehungen geht, sind in der Pflege schwer zu erheben. Bei objektiv messbaren Daten (z.B. bei der Blutdruck- oder ZVD-Messung) können die statistischen Kriterien allerdings Anwendung finden. – *adj.* reliabel.
🌐 reliability

**REM.** Abkürzung für *rapid eye movements* (schnelle Augenbewegungen). (→ Traumschlaf)
🌐 REM

**rem.** Abkürzung für *roentgen equivalent man.* Maßeinheit für die Dosis ionisierender Strahlung, die im Menschen dieselbe Wirkung erzielt wie 1 R (= Röntgen) Gammastrahlung. Die neuere Bezeichnung hierfür lautet → Sievert.
🌐 rem

**Remission.** Das teilweise oder vollständige Verschwinden klinischer und subjektiver Symptome einer chronischen oder malignen (bösartigen) Krankheit. Die R. kann spontan oder als Folge einer Therapie auftreten. – *adj.* remittierend. [*lat.:* remittere, zurückgehen lassen; nachlassen]
🌐 remission

**REM-Schlaf.** → Traumschlaf.
🌐 rapid eye movement sleep

**renal.** Die Niere betreffend oder zu ihr gehörend. [*lat.:* ren, Niere]
🌐 renal

**Renin.** Ein proteolytisches Enzym, das im → juxtaglomerulären Apparat produziert und gespeichert wird. R. beeinflusst den Blutdruck durch die Umwandlung von Angiotensinogen zu → Angiotensin. [*lat.:* ren, Niere]
🌐 renin

**Rennin.** Ein die Milch koagulierendes Ferment, das im Magensaft von Säuglingen

und im Labmagen von Kälbern und anderen Wiederkäuern enthalten ist. R. verwandelt Casein in Paracasein.
🌐 rennin

**Reovirus.** Kunstwort, zusammengesetzt aus **r**espiratory **e**nteric **o**rphan + Virus. Das R. ist ein Erreger, der bei gesunden und kranken Menschen im Respirations- und Verdauungstrakt vorkommt. Es ist gelegentlich für Infektionen der oberen Atemwege und für Gastroenteritis bei Kindern verantwortlich.
[*lat.:* virus, Schleim, Saft, Gift]
🌐 reovirus

**Reperfusion.** Vorgang, bei dem durch einen → Thrombus verschlossene Blutgefäße zur Wiederherstellung des Blutflusses wieder durchgängig gemacht werden. Dies kann entweder medikamentös oder instrumentell durch Aufdehnung der Blutgefäße (Angioplastie) erfolgen.
[*lat.:* re + perfundere, wieder + durch und durch bespülen]
🌐 reperfusion

**Replikation.** 1. Vorgang der Verdopplung, Wiederholung oder des Kopierens; wörtlich, das Zurückklappen eines Teils, um ein exaktes Duplikat anzufertigen. 2. In der *Forschung* die exakte Wiederholung eines Experimentes, um die ursprünglichen Erkenntnisse zu bestätigen. 3. In der *Genetik* die Verdopplung der DNS-Stränge bzw. die Neusynthese der Desoxyribonukleinsäure (DNS).
[*lat.:* replicare, wieder aufrollen, wiederholen]
🌐 replication

**Reponieren.** Zurückbringen eines Organs oder Körperteils in seine natürliche Position, z.B. das Zurückstülpen einer Inversio uteri oder das Einrenken des Kiefers.
[*lat.:* reponere, zurücklegen, zurückbringen]
🌐 repositioning

**Repression.** 1. Das Zurückhalten, Hemmen oder Unterdrücken einer Aktion. 2. In der *Psychoanalyse* das Verdrängen unakzeptabler Gedanken, Gefühle, Ideen, Impulse oder Erinnerungen, besonders solcher, die mit traumatischen Erlebnissen in der Vergangenheit verbunden sind. Das Verdrängte ruht dort, hat jedoch Auswirkungen auf das Bewusstsein.
[*lat.:* reprimere, zurückdrängen, hemmen]
🌐 repression

**Reproduktion.** 1. Die Fortpflanzung. 2. Das Hervorbringen einer ähnlichen Struktur, Situation oder Phänomens. 3. In der *Psychologie* das Erinnern an frühere Vorstellungen und Eindrücke oder früher Gelerntes. – *adj.* reproduktiv.
[*lat.:* re + producere, wieder + fortführen, hervorbringen]
🌐 reproduction

**Reproduktionssystem.** (Fortpflanzungsapparat). Sämtliche weibliche und männliche Strukturen, die der Fortpflanzung dienen, inklusive der Geschlechtsdrüsen (Gonaden), der dazugehörigen Kanäle und Drüsen sowie der inneren und äußeren Geschlechtsorgane. Bei der Frau gehören dazu Eierstock (Ovar), Eileiter (Tuba uterina), Gebärmutter (Uterus), Scheide (Vagina), Kitzler (Klitoris) und der Scheideneingang (Vulva). Beim Mann umfasst es Hoden (Testis), Nebenhoden (Epididymis), Samenleiter (Ductus deferens), Samenblasen (Vesicula seminalis), Ejakulationsgang (Ductus ejaculatorius), Vorsteherdrüse (Prostata) und Glied (Penis).
🌐 reproductive system

**Reproduktionstechnologien, Umgang mit.** → Pflegeintervention der → NIC, die definiert wird als Unterstützung von Patienten während verschiedener Phasen einer komplexen Infertilitätsbehandlung.
🌐 Reproductive Technology Management

**Resektion.** Das operative Entfernen bestimmter Körper- oder Organteile, wobei diese entweder teilweise oder vollständig entfernt werden können.
[*lat.:* resecare, abschneiden]
🌐 resection

**Reserve.** (Residual-). Eine bei Bedarf zur Verfügung stehende Kapazität, die durch Anpassung an die jeweilige Situation dem

Körper hilft, lebenswichtige Funktionen aufrechtzuerhalten, z.B. die Reservekraft des Herzens oder der Lunge.
[*lat.*: reservare, aufsparen]
🇬🇧 reserve

**Reservekapazität.** (Reservevolumen; Reserveluft; Residualvolumen). Das Luftvolumen, das nach normaler Ausatmung (Exspiration) noch in der Lunge verbleibt.
◪ Atemvolumina
🇬🇧 reserve capacity

**Reservekraft, kardiale.** (Kompensation). Bezeichnung für die potenzielle Kapazität des Herzens, über sein übliches Niveau hinaus auf veränderte physiologische Bedürfnisse durch Muskelzunahme zu reagieren.
🇬🇧 cardiac reserve

**Reserveluft.** → Reservekapazität.
🇬🇧 reserve capacity

**Reservevolumen.** → Reservekapazität.
🇬🇧 reserve capacity

**Reservevolumen, exspiratorisches (ERV).** Maximales Luftvolumen, das nach einer Ruheexhalation noch zusätzlich ausgeatmet werden kann.
◪ Atemvolumina
🇬🇧 expiratory reserve volume (ERV)

**Reservevolumen, inspiratorisches.** Maximales Luftvolumen, das nach einer normalen Einatmung noch zusätzlich eingeatmet werden kann.
◪ Atemvolumina
🇬🇧 inspiratory reserve volume

**resezieren.** (weg- od. ausschneiden; operativ entfernen). Operatives Entfernen von Gewebe aus dem Körper.
[*lat.*: resecare, abschneiden]
🇬🇧 resect

**residual.** (Reserve-). Gehört zu oder betrifft einen Teil, der als Reserve zurückbleibt, nachdem der Großteil entfernt wurde, z.B. → Residualharn oder → Residualluft.
[*lat.*: residuus, zurückbleibend]
🇬🇧 residual

**Residualharn.** (Restharn). Die Harnmenge, die nach dem Wasserlassen in der Harnblase zurückbleibt.
🇬🇧 residual urine

**Residualkapazität, funktionelle (FRK).** Die am Ende einer Atemvolumenexhalation in den Lungen verbleibende Luft. Die funktionelle Residualkapazität ist die Summe des Residualvolumens (RV) und des exspiratorischen Reservevolumens (ERV).
◪ Atemvolumina
🇬🇧 functional residual capacity

**Residualluft.** → Reservekapazität.
🇬🇧 residual volume

**Residualvolumen.** → Reservekapazität.
🇬🇧 residual volume

**Resistenz.** 1. Die angeborene Widerstandsfähigkeit eines Organismus gegenüber Krankheitserregern. 2. Die Widerstandsfähigkeit von Krankheitserregern gegenüber Antibiotika oder Chemotherapeutika. 3. Der Widerstand eines Organs gegen das Betasten, z.B. die Bauchdeckenspannung als Tumor-Resistenz. – *adj.* resistent.
[*lat.*: resistere, stehen bleiben, sich widersetzen]
🇬🇧 resistance

**Resistenz, bakterielle.** Die Fähigkeit bestimmter Bakterienstämme, eine Toleranz gegen spezifische → Antibiotika zu entwickeln.
🇬🇧 bacterial resistance

**Resistenz, konstitutive.** Genetisch vorprogrammierte, bakterielle Resistenz gegen Antibiotika. Die Eigenschaft kann durch Zellteilung an Tochterzellen weitergegeben werden.
🇬🇧 constitutive resistance

**Resistenzbestimmung.** Bestimmung der Widerstandsfähigkeit von Mikroorganismen gegen Antibiotika bzw. Chemotherapie anhand eines Antibiogrammes.
[lat. resistere, widerstehen]
🇬🇧 sensitivity testing

**Resolution.** Der allmähliche Rückgang einer Krankheitserscheinung durch Auflösung, Abbau und Resorption.
[*lat.*: resolvere, wieder auflösen]
🇬🇧 resolution

**resorbieren.** Etwas erneut → absorbieren.
[*lat.*: re + sorbere, wieder + hineinschlürfen]
🇬🇧 resorb

**Resorption.** Im Deutschen üblichere Bezeichnung für »→ Absorption«.
🇬🇧 resorption

**Resorptionsfieber.** → aseptisches Fieber.
🇬🇧 aseptic fever

**Resozialisierung.** Die Wiedereingliederung eines Patienten in die Familie bzw. Gemeinschaft nach einem langen oder kritischen Krankenhausaufenthalt sowie nach Drogenentzug.
🇬🇧 resocialization

**Respiration.** Bezeichnung für die äußere Atmung, die im Wechsel zwischen Einatmung (Inspiration) und Ausatmung (Exspiration) durch die Atmungsorgane erfolgt. Dabei findet ein ständiger Gasaustausch im Gewebe statt, wobei $O_2$-Moleküle aufgenommen und $CO_2$-Moleküle abgegeben werden. Spezielle rhythmische und arhythmische Atemmuster sind z.B. die → Cheyne-Stokes-Atmung und die → Kußmaul-Atmung. – *adj.* respiratorisch.
[*lat.*: respirare, zurückblasen, ausatmen, Atem holen]
🇬🇧 respiration

**Respirationstrakt.** (Atmungsapparat). Umfasst sämtliche Organe und Strukturen, die für die Belüftung der Lungen und den Austausch von Sauerstoff und Kohlendioxid zwischen der Umgebungsluft und dem zirkulierenden Blut mit Hilfe der Lungen verantwortlich sind. Dazu zählen der Nasen-Rachen-Raum, der Kehlkopf, die Luftröhre und die Luftröhrenäste. Im R. wird die eintretende Luft angewärmt und dem Kehlkopf und den Stimmbändern zur Unterstützung der Sprache zur Verfügung gestellt.
🇬🇧 respiratory tract

**Respirator.** Automatisches Beatmungsgerät, mit dem die Luft zum Einatmen aufbereitet, bzw. die Lungenbelüftung (pulmonale Ventilation) verbessert wird. Kommt bei unzureichender Spontanatmung und bei Narkosen zum Einsatz. (s.a. Narkosegerät)
🇬🇧 respirator

**Respirometer.** Gerät, mit dem die Atemqualität eines Patienten analysiert werden kann.
🇬🇧 respirometer

**Ressourcen.** Fähigkeiten und potenzielle Hilfsreserven eines Patienten, die bei der Pflege und beim gesamten Heilungsprozess förderlich sein können. Das Erkennen der R. eines Patienten gehört zum zweiten Schritt im Regelkreis des → Pflegeprozesses, bei dem es darum geht, zu erkennen, in welchen Bereichen (häufig nach ATLs strukturiert) Patienten Fähigkeiten besitzen. R. sollten so konkret wie möglich formuliert werden. Im gleichen Arbeitsschritt werden häufig die → Pflegeprobleme eines Patienten benannt. Helfende Angehörige oder Vorlieben eines Patienten, z.B. für eine bestimmte Musikrichtung, können für die Pflege ebenfalls wichtige R. sein. Man kann innere und äußere R. unterscheiden: die inneren R. ergeben sich z. B. aus den Lebensgewohnheiten, den Einstellungen und der Lebensgeschichte. Äußere R. Stammen aus dem Umfeld, wenn z. B. die Familie zur Unterstützung zur Verfügung steht. (→ Pflegeplan)
🇬🇧 abilities and resources

**Restharn.** → Residualharn.
🇬🇧 residual urine

**Restless-Leg-Syndrom.** Zustand ungeklärter Herkunft, gekennzeichnet durch störende Unruhe-, Müdigkeits- und Juckgefühle in den tiefen Muskelschichten der Beine, insbesondere der Unterschenkel. Geht darüber hinaus mit Zucken und ggf. mit Schmerzen einher. Die einzige Erleichterung wird durch Bewegung der Beine erzielt.
🇬🇧 restless legs syndrome

**Restriktionen, körperliche.** → Pflegeintervention der → NIC, die definiert wird als das Anbringen, Überwachen und Entfernen von mechanischen restriktiven Vorrichtungen und manuellen Fixierungen zur Einschränkung oder Unterbindung der körperlichen Mobilität von Patienten.
Physical Restraint

**Restriktionen, räumliche.** → Pflegeintervention der → NIC, die definiert wird als die Beschränkung der Mobilität von Patienten auf einen bestimmten Bereich zum Zweck der Sicherheit oder des besseren Umgangs mit ihrem Verhalten.
Area Restriction

**Restrukturierung, kognitive.** → Pflegeintervention der → NIC, die definiert wird als die Aufforderung an Patienten, gestörte Denkstrukturen zu verändern sowie zu einer realistischeren Wahrnehmung der eigenen Person und der Welt zu gelangen. Ziel ist die Veränderung von Geisteshaltungen, Wertvorstellungen oder Überzeugungen, die die Entfaltung einer Person behindern. Eine Umstrukturierung erfolgt durch Einsicht oder erfolgreiches Verhalten.
cognitive restructuring

**Reststickstoff.** (Rest-N). Der Stickstoffanteil (Rest-N) im Blut, der nicht an Proteine gebunden ist, z.B. Stickstoff in einer Verbindung mit Harnstoff, Harnsäure, Kreatinin oder Polypeptiden. Bei eiweißreicher Kost oder bei bestimmten Nierenerkrankungen kommt es zur Erhöhung des R.s.
nonprotein nitrogen (NPN)

**Retardierung.** Die Verlangsamung jeglicher körperlicher oder geistiger Aktivitäten bzw. der verlangsamte Verlauf der körperlichen oder geistigen Entwicklung, wie z.B. die mentale R. oder eine psychomotorische R. bei Depression. – *adj.* retardiert.
[*lat.:* retardare, verzögern, zurückhalten]
retardation

**Retardierung, geistige.** Störung, die durch einen intellektuellen Level gekennzeichnet ist, der unter dem Durchschnitt liegt; es kommt zu Defiziten oder Störungen der Lernfähigkeit und der sozialen Anpassung. Die Ursachen können genetischer, biologischer, psychosozialer oder soziokultureller Art sein.
mental retardation

**Retardwirkung.** Verlängerte (teilw. verzögerte) Wirkungsform eines Medikamentes; beruht auf der Freisetzung des Wirkstoffes über einen längeren Zeitraum, z.B. über 12–24 Stunden. Das Medikament hat einen höheren Wirkstoffgehalt als herkömmliche Arzneimittel. Dosis und Art der Einnahme müssen daher genau beachtet werden.
[*lat.:* retardo, verzögern, verlangsamen]
delayed effect of a drug

**Retentio testis.** (Hodenhochstand). Unvollständiger oder fehlender physiologischer Hodenabstieg vom Bauchraum über den Leistenkanal in den Hodensack (Skrotum).
[*lat.:* rententio, Zurückhaltung; testis, Hoden]
undescended testis

**Retention.** Das Zurückhalten oder Verhalten. 1. Die Fähigkeit des Verdauungssystems, Nahrung und Flüssigkeit zurückzuhalten. 2. Die Unfähigkeit des Körpers, Stoffe auszuscheiden (besonders Urin und Stuhl).
[*lat.:* retinere, zurückhalten]
retention

**Retentionseinlauf.** Ein medizinischer oder nährstoffhaltiger → Einlauf, der im Darm zurückgehalten werden soll. Er darf die Nervenendigungen nicht stimulieren, da dies die Darmentleerung zur Folge hätte.
retention enema

**reticularis.** (retikulär). Netzförmiges Muster oder Struktur eines Gewebes oder einer Oberfläche, z.B. Formatio reticularis (retikuläres System).
reticular

**retikulär.** → reticularis.
reticular

**retikuloendotheliales System (RES).** Körpersystem aus Endothel- und Retikulumzel-

len, das hauptsächlich für die Infektionsabwehr und die Ausscheidung von körpereigenen Abfallprodukten verantwortlich ist.
🌐 reticuloendothelial system (RES)

**Retikulozyt.** Unreifer → Erythrozyt mit netzförmiger, anfärbbarer Innenstruktur. Tritt bei reger Blutbildung auf.
[*lat.:* reticulum, kleines Netz; *griech.:* kytos, Höhlung, Wölbung]
🌐 reticulocyte

**Retikulum, endoplasmatisches.** Weitläufiges Netzwerk aus membranumhüllten Tubuli im Zellzytoplasma. Die Funktionen des endoplasmatischen Retikulums sind die Synthese von Proteinen und Lipiden und der Transport dieser Metaboliten zu den Zellen.
[*griech.:* endon, innerhalb + plassein, formen.]
🌐 endoplasmic reticulum

**Retina.** Netzhaut des Auges, bestehend aus mehrschichtigem Nervengewebe, das sich an den Nervus opticus anschließt. Der lichtempfindliche Teil der R. empfängt Bilder von außen und leitet diese als visuelle Reize über den N. opticus an das Gehirn weiter. Die weiche halbtransparente R. besteht aus einer äußeren Pigmentschicht und der eigentlichen neun-schichtigen Netzhaut. Diese umfasst von innen nach außen die innere Grenzschicht, die Optikusfaserschicht, die Ganglienzellschicht, die innere Geflechtschicht, die innere Körnerschicht, die äußere Geflechtschicht, die äußere Körnerschicht, die äußere Grenzschicht und die Stäbchen- und Zapfenschicht. Die äußerste Schicht der R. grenzt an die Aderhaut (Choroidea), die innerste an den Glaskörper (Corpus virtreum). – *adj.* retinal.
[*lat.:* rete, Netz]
🔲 Auge
🌐 retina

**Retinitis.** Entzündung der Netzhaut des Auges, z.B. Retinitis diabetica; Netzhautentzündung als Begleiterscheinung bei → Diabetes mellitus.
[*lat.:* rete, Netz, *griech.:* -itis, Entzündung]
🌐 retinitis

**Retinoblastom.** Erbliche, bösartige Netzhautgeschwulst. Typische Symptome sind eine eingeschränkte Sehfähigkeit, Strabismus, Netzhautablösung und ein abnormer Pupillenreflex. Der schnell wachsende Tumor kann in das Gehirn eindringen und an entfernten Stellen metastasieren.
🌐 retinoblastoma

**Retinol.** (Vitamin A1). Bezeichnung für Vitamin $A_1$. → Vitamin A bzw. seine → Metabolite, greift in den Sehvorgang, die Epithelprotektion und die Fortpflanzung ein und fördert das Wachstum. Der bedeutendste Vitamin-A-Lieferant ist die Leber (Leberöl von Seefischen), Vorkommen ferner in Milch und Eigelb. Als Provitamin findet es sich in zahlreichen Pflanzen.
🌐 retinol

**Retinopathie.** Nichtentzündliche Netzhauterkrankung infolge von Veränderungen der retinalen Blutgefäße. Als Begleiterscheinung der Zuckerkrankheit kann es beispielsweise zu einer Retinopathia diabetica kommen, wobei minimale Blutungen in der Netzhaut auftreten.
[*lat.:* rete + *griech.:* pathos, Netz + Krankheit]
🌐 retinopathy

**Retinopathie, diabetische.** Störung der Blutgefäße der Netzhaut (Retina). Zu den Symptomen gehören kapilläre Mikroneurysmen, Blutungen, Exsudate sowie die Bildung neuer Gefäße und neuen Bindegewebes; tritt zumeist bei Patienten auf, die unter → Diabetes mellitus leiden und deren Blutzuckerwerte nur unzureichend eingestellt sind. Wiederkehrende Blutungen können zur Verschattung des Glaskörpers und schließlich zur Blindheit führen.
🌐 diabetic retinopathy

**Retinopathie, hypertone.** Erkrankung, bei der es zu Veränderungen der Netzhaut (Retina) in Verbindung mit einer arteriellen → Hypertonie kommt; es können Veränderungen der Blutgefäße, Hämorrha-

gien, Ausfluss aus den Augen und Netzhautödeme entstehen.
[*griech.:* hyper, darüber; *lat.:* tendere, spannen; retin, Netz; *griech.:* pathos, Krankheit]
🇬🇧 hypertensive retinopathia

**Retinoskopie.** Untersuchung des Auges auf mögliche Refraktionsstörungen mittels eines Retinoskops. Der untersuchende Arzt leuchtet dabei direkt in den Augapfel und beobachtet die Reflexbewegungen, ausgehend vom Augapfelfundus. Die Reflexe geben ihm Hinweise auf die notwendigen Linsen zur Korrektur der Refraktionsstörung.
[*griech.:* scopéin, sehen]
🇬🇧 retinoscopy

**Retortenbaby.** Volkstümliche Bezeichnung für ein Kind, das im Reagenzglas gezeugt wurde. Nach der Befruchtung wird die befruchtete Eizelle wieder in die Gebärmutter der Frau eingesetzt und der Fetus entwickelt sich unter normalen Bedingungen.
🇬🇧 test tube baby

**Retraktion.** Zurück- oder Zusammenziehen eines Organs oder von Geweben (z. B. Narbengewebe).
[*lat.:* retrahere, zurückziehen]
🇬🇧 retraction

**retro-.** Vorsilbe mit der Bedeutung »hinter, nach hinten, zurück, rückwärts«. (s.a. ante-)
[*lat.:* retro-, rückwärts, nach hinten, zurück]
🇬🇧 retro-

**retroauricularis.** (retroaurikulär). Hinter der Ohrmuschel gelegen.
[*lat.:* auricula, äußeres Ohr, Ohrläppchen]
🇬🇧 retroauricular

**retroaurikulär.** → retroauricularis.
🇬🇧 retroauricular

**Retroflexio uteri.** Nach hinten (dorsal) gerichtete Abknickung der Gebärmutter im unteren Uterinsegment, zwischen Gebärmutterkörper und -hals. Treten dabei keine Verwachsungen auf, ist dieser Zustand ohne klinische Bedeutung; bei vorhandenen Verwachsungen kann es jedoch zu Beschwerden kommen.
🇬🇧 uterine retroflexion

**Retroflexion.** Abnorme Lage eines Organs, wobei das Organ nach hinten abgeknickt ist, z.B. Retroflexio uteri, die rückwärtige Abknickung der Gebärmutter gegen den Gebärmutterhals. – *adj.* retroflektiert.
[*lat.:* retro + flectere, biegen, beugen]
🇬🇧 retroflexion

**retrograd.** 1. Sich nach rückwärts, entgegen der normalen Richtung bewegend. 2. Rückläufig, degenerierend; sich in ein früheres Stadium oder eine schlechteren Zustand entwickelnd, z.B. r. → Amnesie. (s.a. orthograd)
[*lat.:* retro + gradi, schreiten]
🇬🇧 retrograde

**retroperitoneal.** Hinter dem rückenseitigen Bauchfell (Peritoneum) gelegen und teilweise davon bedeckt.
🇬🇧 retroperitoneal

**Retrovirus.** Kurzwort aus *reverse Transkriptase* und *Virus*. Das R. gehört zur Familie der Ribonukleinsäureviren und enthält Enzyme und reverse Transkriptase, mittels der es die Virusribonukleinsäure in Desoxyribonukleinsäure der Wirtszelle übersetzt. Das HI-Virus ist ein R.
🇬🇧 retrovirus

**Revaskularisation.** 1. Die Einsprossung von Kapillaren in Binde- bzw. Narbengewebe. 2. Die Wiederherstellung oder Verbesserung des Blutflusses zu einem Organ oder Gewebe mittels einer Bypass-Operation.
[*lat.:* vasculum, kleines Gefäß]
🇬🇧 revasclularization

**Reverse Transkriptase.** Enzym, das in → Retroviren vorkommt und für die Rückübersetzung der Virusribonukleinsäure verantwortlich ist, welche die Erbinformation enthält.
🇬🇧 reverse transcriptase (RT)

**reversibel.** = umkehrbar (chemische Reaktion), heilbar.
[*lat.:* revertere, umkehren]
🇬🇧 reversible

**rezeptfrei.** Bezeichnung für Arzneimittel, die ohne Rezept eines Arztes frei im Handel erhältlich sind.
🇬🇧 over the counter

**Rezeptor.** 1. Chemische Struktur meist aus Eiweiß und Kohlehydraten auf der Oberfläche von Zellen, die z.B. → Antigene bindet und einen bestimmten Immunkomplex bildet. 2. Sensorische Nervenendigung, die auf bestimmte Stimulationsarten reagiert. 3. Spezifisches Zellprotein (Eiweiß), das sich erst mit einem Hormon binden muss, bevor eine zelluläre Antwort ausgelöst werden kann. – *adj.* rezeptorisch.
[*engl.:* receptor, Reizempfänger, Rezeptor]
🇬🇧 receptor

**Rezeptor, adrenerger.** Ein auf eine → adrenerge Stimulation reagierender → Rezeptor. Man unterscheidet zwei Arten a. R.en: alphaadrenerge und betaadrenerge. Generell führt eine Stimulation der Alpharezeptoren zu einer Anregung des betroffenen Organs bzw. Gewebes; die Reizung der Betarezeptoren führt zu einer hemmenden Wirkung.
[*lat.:* ad, bei; ren, Niere; *griech.:* ergon, Arbeit; *lat.:* recipere, erhalten]
🇬🇧 adrenergic receptor

**Rezeptor, sensorischer.** Spezialisierte Nervenendigung, die bei Reizung einen afferenten bzw. sensorischen Nervenimpuls aussendet.
🇬🇧 sensory receptor

**Rezeptortheorie der Drogenwirkung.** Theorie, dass bestimmte Drogen speziell auf Rezeptoren auf der Zelloberfläche, in der Zellmembran oder im Inneren der Zelle wirken.
🇬🇧 receptor theory of drug action

**rezessiv.** Beschreibt oder gehört zu einem Gen, dessen Wirkung durch ein am selben Ort vorhandenes dominantes Gen zurückgedrängt oder verborgen wird.
[*lat.:* recedere, zurücktreten, zurückweichen]
🇬🇧 recessive

**Rezidiv.** (Rückfall). Wiederaufleben einer soeben überstandenen Krankheit; meist im Zusammenhang mit einer malignen Tumorerkrankung. – *adj.* rezidiv.
[*lat.:* recidere, zurückfallen, wiederkehren]
🇬🇧 recidivism (recid)

**reziprok.** wechselseitig; sich aufeinander beziehend.
[*lat.:* reciprocus, auf dem selben Weg zurückkehrend]
🇬🇧 reciprocal

**rh.** Abkürzung für Rhesusfaktor negativ.
🇬🇧 rh

**Rh.** 1. Abkürzung für Rhesusfaktor positiv. 2. Chemisches Zeichen für **Rhodium**.
🇬🇧 Rh

**rhachi-.** → rachio.
🇬🇧 rachi(o)-

**Rhagaden.** Risse oder Schrunden in der Haut infolge Elastizitätsverlust, insbesondere um den Mund und an den Händen.
🇬🇧 rhagades

**Rh(esus)-Antiserum.** → Serum, das Rhesus- → Antikörper enthält.
🇬🇧 Rh antiserum

**Rheologie.** Die Lehre von der Mechanik flüssiger Stoffe (Fließen und Verformen). – *adj.* rheologisch.
[*griech.:* rhéos + lógos, das Fließen + Rede, Wort, Vernunft, Lehre]
🇬🇧 rheology

**Rheometrie.** Technik zur Messung der Blutflussgeschwindigkeit.
[*griech.:* rhéos + métron, das Fließen + Maß]
🇬🇧 rheometry

**Rh-Erythroblastose.** Vermehrung unreifer, kernhaltiger Erythrozyten im Blut infolge einer → Rh-Inkompatibilität; kann angeboren (Morbus hämolyticus neonatorum) oder durch Transfusion falschen Blutes erworben werden.
🇬🇧 rh-erythroblastosis

**Rhesusfaktor.** (Rh-Faktor). Dominant erbliche Eigenschaft der roten Blutkörperchen (Erythrozyten), die 85% aller Menschen besitzen; diese Menschen sind Rh-positiv. Die restlichen 15% haben diese Eigen-

schaft nicht und werden als rh-negativ bezeichnet. Erhält eine rh-negative Person Rh-positives Blut, setzt eine Antikörperreaktion ein, die zu Hämolyse und Anämie führen kann. Rh-positive Föten einer rh-negativen Mutter können, sofern die Mutter sensibilisiert (Rh-Sensibilisierung) ist, mit Rh-Antikörpern in Kontakt kommen. Dies führt zur Zerstörung der roten Blutzellen und zu einer → Rh-Erythroblastose. Die Blutgruppenbestimmung und die sogenannte → Kreuzprobe, z.B. vor einer Bluttransfusion, basieren auf dem Rh- und dem ABNull-Blutgruppensystem. Der Rh-Faktor wurde zuerst bei Rhesus-Affen gefunden.
🇬🇧 Rh factor

**Rheuma.** → Rheumatismus.
🇬🇧 rheumatism

**Rheuma, chronisches.** Chronische, unspezifische Schmerzen in der Skelettmuskulatur; dazu zählen auch die Arthritisformen, die nicht die Gelenke befallen.
[*griech.:* chronos, Zeit, rheumatismos, etwas Fließendes.]
🇬🇧 chronic rheumatism

**Rheumafaktoren.** → Autoantikörper gegen Gammaglobuline, die häufig im Serum von Patienten gefunden werden, die an → Rheumatoidarthritis leiden. R. können darüber hinaus bei anderen Krankheiten, wie z.B. Tuberkulose, Parasiteninfektion, Leukämie und Erkrankungen des Bindegewebes vorkommen.
🇬🇧 rheumatoid factors (RF)

**Rheumatisches Fieber.** (Polyarthritis rheumatica acuta). Entzündungskrankheit, die sich aus einer falsch therapierten Infektion der oberen Atemwege mit β-hämolysierenden Streptokokken der Gruppe A entwickeln kann. Die Krankheit tritt meist bei Kindern auf und kann sich auf Gehirn, Herz, Gelenke, Haut oder Unterhautgewebe auswirken. Das r. F. tritt plötzlich auf, häufig nach 1 bis 5 symptomfreien Wochen, nachdem sich der Patient von einer Halsentzündung oder von Scharlach erholt hat. Frühe Anzeichen sind Fieber, Gelenkschmerzen, Nasenbluten, Bauchschmerzen und Erbrechen. Die Krankheit manifestiert sich mit Schwellungen vieler Gelenke, Herzentzündung, Brustschmerzen und bei schweren Fällen sogar Herzversagen.
🇬🇧 rheumatic fever

**Rheumatismus.** (Rheuma). Sammelbezeichnung für eine Reihe von Erkrankungen, die mit entzündlichen Veränderungen der Schleimbeutel, Gelenke, Bänder oder Muskeln einhergehen, gekennzeichnet durch fließende, ziehende Schmerzen, Bewegungseinschränkung und Degeneration einzelner oder mehrerer Muskel- oder Knochenpartien. – *adj.* rheumatisch; rheumatoid.
[*griech.:* rheumatismós, das Fließen]
🇬🇧 rheumatism

**Rheumatoidarthritis.** (progressiv-chronische Polyarthritis). Wahrscheinlich durch Autoimmunvorgänge ausgelöste Systemkrankung des Bindegewebes, gekennzeichnet durch chronische, entzündliche und destruktive Verformungsprozesse großer und kleiner Gelenke. Die Krankheit ist erblich und die Verformungen können bis zur schwersten Verkrüppelung fortschreiten.
🇬🇧 rheumatoid arthritis

**Rheumatologie.** Die Lehre von der Entstehung der Krankheiten, die durch entzündliche und degenerative Prozesse des Bindegewebes, der Gelenke und der Muskeln gekennzeichnet sind sowie deren Behandlung und Prophylaxe.
🇬🇧 rheumatology

**Rh-Faktor.** → Rhesusfaktor.
🇬🇧 Rh factor

**Rhinalgie.** Nasenschmerzen.
[*griech.:* rhinós + álgos, Nase + Schmerz]
🇬🇧 rhinalgia

**Rhinitis.** (Schnupfen). Entzündung der Nasenschleimhaut, meist begleitet von Schwellung der Schleimhaut und Absonderung von wässrigen Sekreten.
🇬🇧 rhinitis

**Rhinitis, chronisch hypertrophische.** Chronische Entzündung und Anschwellung der Nasenschleimhäute.
[*griech.*: chronos, Zeit, hyper, über, trophe, Ernährung, rhis, Nase, itis, Entzündung.]
🇬🇧 chronic hypertrophic rhinitis

**Rhinitis allergica.** Allergischer Schnupfen. Entzündung der Nasenwege, die sich normalerweise mit wässrigem Ausfluss und Juckreiz in Nase und Augen äußert; wird durch eine lokalisierte Überempfindlichkeitsreaktion auf Hausstaub oder Tierfell oder durch ein Antigen, oftmals gegen Pollen, verursacht und kann saisonal, wie bei Heuschnupfen, oder ganzjährig, wie bei einer Staub- oder Tierallergie auftreten.
🇬🇧 allergic rhinitis

**Rhinitis atrophicans.** Atrophische Erkrankung der Nasenschleimhaut, die zur Fehlfunktion der Nasenhärchen und dem Austrocknen und Verkrusten der Schleimhaut führt; dies kann auch die Geruchsempfindung verändern. (→ Rhinitis; Atrophie)
[*griech.*: a, ohne; trophe, Ernährung; rhis, Nase; itis, Entzündung]
🇬🇧 atrophic rhinitis

**Rhinits, chronische hyperplastische.** Chronische Entzündung der Nasenschleimhäute, begleitet von Polypenbildung.
[*griech.*: chronos, Zeit, hyper, Übermaß, plassein, bilden, rhis, Nase, itis, Entzündung.]
🇬🇧 chronic hyperplastic rhinitis

**Rh-Inkompatibilität.** (Rhesus-Inkompatibilität). Blutgruppenunverträglichkeit aufgrund unterschiedlicher Antigene des Rh-Blutgruppensystems. In der Blutgruppe Rh-positiv ist der Rhesusfaktor D vorhanden, in der Blutgruppe rh-negativ jedoch nicht. Zu einer Rh-I. kann es beim zweiten Rh-positiven Kind einer rh-negativen Mutter kommen, nachdem in der ersten Schwangerschaft oder bei der Geburt des ersten Kindes fetale Erythrozyten in den Blutkreislauf der Mutter eingedrungen sind und diese sensibilisiert, d. h. zur Antikörperbildung angeregt haben. In der zweiten Schwangerschaft genügt dann der Übertritt weniger Rh-positiver Erythrozyten des Feten in den Blutkreislauf der Mutter. Diese reagiert mit einer gesteigerten Antikörperbildung, die Antikörper treten transplazentar auf den Feten über und zerstören seine Erythrozyten.
🇬🇧 Rh incompatibility

**Rhinologie.** Fachgebiet der Medizin, das sich mit der Diagnose und Behandlung von Nasenerkrankungen beschäftigt.
🇬🇧 rhinology

**Rhinopathie.** Sammelbezeichnung für alle Erkrankungen im Bereich der Nase.
🇬🇧 rhinopathy

**Rhinorragie.** = starkes → Nasenbluten.
🇬🇧 rhinorrhagia

**Rhinoskopie.** (Nasenhöhlenspiegelung). Untersuchung der Nasenlöcher mittels eines Rhinoskops, mit dem Ziel, Schleimhautentzündungen, -missbildungen oder Asymmetrien, wie z.B. eine Nasenscheidewandabweichung zu entdecken.
🇬🇧 rhinoscopy

**Rhinovirus.** Eines der ca. 100 serologisch verschiedenen, kleinen Ribonukleinsäureviren, die für ca. 40% der akuten Atemwegserkrankungen verantwortlich sind. Die Ansteckung erfolgt über Tröpfcheninfektion; typische Anzeichen für eine Infektion sind ein trockener, rauher Hals, Blockierung der Nase, allgemeines Unwohlsein und Kopfschmerzen. Die Temperatur ist nur wenig erhöht.
🇬🇧 rhinovirus

**Rhonchus , (pl. Ronchi).** Abnormes Rasselgeräusch, das man beim Abhören (Auskultieren) der Lungen hört und das durch blockierte Luftwege oder Bronchien meistens durch zähflüssigen Schleim, Muskelspasmen, Neoplasmen oder äußeren Druck verursacht wird. Das Geräusch ist meist ununterbrochen bei der Ausatmung (Exspiration) hörbar und verschwindet oft durch Husten oder Räuspern.
[*griech.*: rhónchos, das Schnarchen]
🇬🇧 rhonchus (pl. Rhonchi)

**Rh(esus)-Sensibilisierung.** Das Einbringen (Transfusion) bzw. Eindringen (diapla-

zentare Einschwemmung) von Rh-positiven Blutkörperchen (Erythrozyten) in eine rh-negative Person und die dadurch ausgelöste Bildung von Rhesus-Antikörpern.
🌐 rh(esus) sensitization

**Rhythmus, infradianer.** Biorhythmus, der sich in Phasen wiederholt, die länger als 24 Stunden dauern.
[*lat.*: infra, unter; dies, Tag; *griech.*: rhythmos, Rhythmus]
🌐 infradian rhythm

**Rhythmus, zirkadianer.** (Zirkadianrhythmus). Typische tagesrhythmische Schwankungen bestimmter Funktionen und deren Parameter, z.B. Cortisolausschüttung, Puls, Blutdruck. Wird von äußeren Faktoren, z.B. Tag-Nacht-Wechsel, beeinflusst, bleibt aber auch bei Isolierung aufrecht erhalten.
[*lat.*: circa, ungefähr, dies, Tag; *griech.*: rhythmos.]
🌐 circadian rhythm

**Rhythmusstörung, zirkadiane.** (Jetlag-Syndrom). Biologische und psychologische Stresseffekte im Zusammenhang mit Jetlag oder schnellen Flugreisen durch mehrere Zeitzonen. Zusätzlich zu den Verschiebungen normaler Essens- und Schlafmuster, kann es auch zu Unterbrechungen der Medikationseinnahme sowie anderen Behandlungen kommen.
[*lat.*: circa, ungefähr, dies, Tag; *griech.*: rhythmos.]
🌐 circadian dysrhythmia

**Riboflavin.** Gelbes, wasserlösliches und hitzebeständiges Vitamin des Vitamin-B-Komplexes (Vitamin $B_2$), das in Milch, Fleisch- und Vollkornprodukten, Eiern und Blattgemüsen vorkommt. Es fördert als Coenzym Oxidations- und Reduktionsprozesse im Körper. Bei Mangel kann es zu Sehstörungen (Katarakte), Störung der Eisenresorption und Erkrankungen an den Schleimhäuten im Kopfbereich kommen. Personengruppen mit unsicherer Bedarfsdeckung sind ältere Menschen, junge Frauen und Alkoholabhängige.
[Ribose + *lat.*: flavus, gelb]
🌐 riboflavin

**Ribonukleinsäure (RNS).** → Nukleinsäure, die sowohl im Zellkern als auch im Zellplasma vorkommt und für die Übertragung der Erbinformation aus dem Kern in das Plasma verantwortlich ist. Im Zellplasma unterstützt RNS die Synthese von Proteinen.
[Ribose + *lat.*: nucleus, Kern]
🌐 ribonucleic acid (RNA)

**Ribose.** Ein Einfachzucker mit fünf C-Atomen, der als Kohlehydratbestandteil der → Ribonukleinsäuren vorkommt.
🌐 ribose

**Ribosom.** Organelle im Zellplasma, insbesondere im → endoplasmatischen Retikulum, die hauptsächlich aus Ribonukleinsäure und Proteinen besteht und an der Eiweißsynthese beteiligt ist. R.en wirken auf der Boten-RNS und übermitteln RNS, um Aminosäuren entsprechend der im genetischen Code festgelegten Sequenz in Polypeptidketten zusammenzufügen.
🌐 ribosome

**Rickettsien.** (Rickettsia). Vielgestaltige gramnegative, unbewegliche Mikroorganismen, die als Parasiten nur in lebenden Zellen existieren können, z.B. im Verdauungstrakt von Läusen, Milben, Zecken und Flöhen, und für eine Reihe von Infektionskrankheiten verantwortlich sind, z.B. Fleckfieber, Fünftagefieber, Balkangrippe. (s.a. Rickettsiosen)
[H.T. Ricketts, amerik. Pathologe, 1871–1910]
🌐 Rickettsia

**Rickettsiosen.** Sammelbezeichnung für Infektionskrankheiten, die durch → Rickettsien hervorgerufen werden, z.B. Fleckfieber, Zeckenbissfieber, Fünftage-Fieber, Q-Fieber.
🌐 rickettsiosis

**Riechnerv.** → Nervus olfactorius.
🌐 olfactory nerve

**Riechzentrum.** Teil des Gehirns, der für die subjektive Wahrnehmung und Einschätzung von Gerüchen verantwortlich ist. Das R. besteht aus einer komplexen Gruppe von Neuronen, die nahe der Verbin-

dung von Schläfen- und Scheitelbeinlappen lokalisiert sind.
🔲 olfactory center

**Riehl-Sisca, Joan.** Pflegewissenschaftlerin, die ihre Pflegetheorien in ihrem Buch *Conceptual Models for Nursing*, von Riel and Sister Callista Roy 1980 veröffentlichte. Das Riehl'sche Interaktionsmodell bezieht den Pflegevorgang in die Krankenpflege ein. Bei der symbolischen Interaktionstheorie interpretieren die Personen die Handlungen des anderen mit Hilfe der Bedeutung, die der Handlung beigemessen ist, bevor sie darauf reagieren. Es handelt sich um einen Interpretationsvorgang zwischen Reiz und Antwort. Riehls Schwerpunkt liegt auf der Beurteilung und Interpretation der Handlungen der Patienten durch die Pflegeperson, die daraufhin das Verhalten des Patienten voraussagen kann.
🔲 Riehl-Sisca, Joan

**Riesenwuchs.** → Gigantismus.
🔲 somatomegaly; gigantism

**Rigidität.** Zustand der Härte, Starre, Versteifung, besonders von Muskeln. – *adj.* rigide.
[*lat.:* rigere, starr sein, steif sein]
🔲 rigidity

**Rigor.** Steifheit, Starre von Körpergeweben, wie z.B. bei der → Rigor mortis.
[*lat.:* rigidus, starr, steif]
🔲 rigor

**Rigor mortis.** (Totenstarre). Erstarrung der gesamten Muskulatur ca. 2–3 Stunden nach Eintreten des Todes. Die Totenstarre ist nach etwa 6–9 Stunden voll entwickelt und lässt nach 1–2 Tagen wieder nach.
[*lat.:* mors, Tod]
🔲 rigor mortis

**Rima.** Spalte, Ritze; z.B. Rima glottidis = Stimmritze.
[*lat.:* rima, Spalt, Ritze]
🔲 rima

**Rindenblindheit.** Sehverlust aufgrund einer Läsion im Sehzentrum der Großhirnrinde.
🔲 cortical blindness

**Rinderwahnsinn.** → Bovine spongioforme Enzephalopathie.
🔲 BSE

**Ring abnehmen, bei geschwollenen Fingern.** Technik, mit deren Hilfe fest sitzende Ringe abgenommen werden können. Die Pflegeperson wickelt das Ende eines dünnen Fadens mehrmals um den Ring, während sie den Ring in Richtung Hand drückt. Dann wickelt sie das längere Fadenende mehrmals um den geschwollenen Finger, löst das kurze Ende wieder vom Ring und schiebt diesen langsam in Richtung Fingerspitze.
🔲 ring removal from swollen finger

**Ringelblume.** (Calendula officinalis). Die R. gehört zu den Korbblütlern und blüht von Juni bis Oktober, vor allem im Mittelmeergebiet und in Vorderasien. Zur Drogengewinnung werden die getrockneten Blütenköpfe verwendet; Hauptwirkstoffe sind ätherische Öle und Karotinoide. Die R. hat wundheilungs- und granulationsfördernde und entzündungshemmende Wirkung und wird als Salbe, Tinktur oder Tee eingesetzt. Nebenwirkungen sind keine bekannt.
🔲 calendula officinalis

**Ringer-Laktat-Lösung.** Isotonische Salzlösung aus Natriumchlorid, Kaliumchlorid, Kalziumchlorid, Magnesiumchlorid, Natriumlaktat und Aqua destilata zum Auffüllen des extrazellulären Flüssigkeitsvolumens; wird i.v. verabreicht.
[S. Ringer, engl. Arzt, 1835–1910]
🔲 Ringer's lactate solution

**Rippe.** (Costa). Eine der 12 paarigen Knochenbögen, die den Großteil des knöchernen Brustkorbs bilden. Die ersten sieben Rippenpaare werden als echte Rippen bezeichnet, da sie direkt mit dem Brustbein (Sternum) und der Wirbelsäule (Vertebra) verbunden sind. Die restlichen fünf Rippenpaare heißen falsche Rippen, wobei die ersten drei ventral mit den darüberliegenden Rippen verbunden sind, die beiden letzten jedoch bauchseitig keine Ver-

bindung haben und daher auch als schwimmende Rippen bezeichnet werden.
🇬🇧 rib

**Rippenfraktur.** Bruch einer oder mehrerer Knochen des Brustkorbs (Thorax) infolge eines Stoßes, Schlages oder einer Quetschung, wobei i. d. R. die mittleren Rippen brechen (4. bis 8.). Handelt es sich um einen Splitterbruch oder werden die gebrochenen Rippen verschoben, besteht die Gefahr, dass sich spitze Teile in die Lunge bohren und einen Hämothorax oder einen Pneumothorax verursachen. Gebrochenen Rippen sind sehr schmerzhaft, besonders bei der Einatmung; daher atmen die Patienten meist schnell und flach. Die Bruchstelle ist sehr druckempfindlich; aneinander reibende Knochenteile kann man bei der Auskultation gut hören.
🇬🇧 rib fracture

**Rippenfurche.** Einfurchung neben dem Rippenknorpel auf der zum Brustbein gerichteten Seite.
🇬🇧 costal notch

**Rippenknorpel.** Knorpelmasse, die sich am vorderen Ende einer jeden Rippe befindet.
🇬🇧 costal cartilage

**Rippenresektion.** Operatives Entfernen von Rippen.
🇬🇧 costectomy

**Rippenrütteln.** Physiotherapeutische Maßnahme, bei der ein konstanter Druck fußwärts mittels intermittierender Schüttelbewegungen der Hände auf den Brustkorb über dem Drainagebereich ausgeübt wird. Die Bewegungen werden über dem Lungenflügel, der drainiert werden soll, mit der Innenseite der flachen Hand ausgeführt.
🇬🇧 rib shaking

**Rippenvibration.** Physiotherapeutische Maßnahme ähnlich der des → Rippenrüttelns. Bei der R. wird während der Ausatmung (Exspiration) ein vibrierender Druck nach unten mit den flachen Händen ausgeführt.
🇬🇧 rib vibration

**Rippen-Zwerchfell-Winkel.** Von Zwerchfell und Brustwand gebildeter Winkel unterhalb der Lunge.
🇬🇧 costophrenic (CP) angle

**Risiko, relatives.** Das Erkrankungsrisiko in einer Bevölkerungsgruppe, die einem bestimmten Faktor ausgesetzt ist, im Gegensatz zu einer ähnlichen Bevölkerungsgruppe, die diesem Faktor nicht ausgesetzt ist.
🇬🇧 relative risk

**Risikobestimmung.** → Pflegeintervention der → NIC, definiert als das Analysieren potenzieller Risikofaktoren, Bestimmen von Gesundheitsrisiken und Ordnen der zur Risikoreduzierung bei Einzelpersonen oder Gruppen geplanten Strategien nach Prioritäten.
🇬🇧 Risk Identification

**Risikoentbindung, Pflege bei.** → Pflegeintervention der → NIC, die definiert wird als die Unterstützung einer vaginalen Geburt von Zwillingen oder einem Kind in ungünstiger Lage oder Haltung (Steißlage, Stirnhaltung, Gesichtshaltung etc.).
🇬🇧 Intrapartal Care: High-Risk Delivery

**Risikofaktor.** Der Faktor, der eine Person oder eine Personengruppe besonders empfänglich macht für ein ungewolltes, unangenehmes oder ungesundes Ereignis, wie z.B. die Immunsuppression, welche die Möglichkeit an einer Infektion zu erkranken bzw. die Schwere der Infektion erhöht.
🇬🇧 risk factor

**Risikofaktoren, für Herzerkrankungen.** Erbliche oder umweltbedingte Einflussfaktoren oder Verhaltensweisen des Lebensstils, die die Wahrscheinlichkeit einer Herzerkrankung erhöhen. Dazu gehören z.B. Rauchen, Bluthochdruck, Diabetes mellitus, Fettleibigkeit, erhöhter Cholesterinspiegel, mangelnde Bewegung und erbliche Faktoren.
🇬🇧 heart disease risk factors

**Risiko-Management.** Die Verwaltungsfunktion eines Krankenhauses oder einer Gesundheitseinrichtung, die sich mit der Er-

kennung, Beurteilung und Abwendung potenzieller Risiken hinsichtlich der Verletzung von Patienten, Personal und Besuchern beschäftigt.
🌐 risk management

**Risikoschwangerschaft.** Durch bestimmte Risikofaktoren gekennzeichnete Schwangerschaft, die zur Vermeidung einer Gefährdung intensiver als eine problemlose Schwangerschaft überwacht werden muss. Zu diesen Risikofaktoren zählen hauptsächlich: Bluthochdruck (hypertensive Erkrankungen), → HELLP-Syndrom, → Diabetes mellitus, drohende Frühgeburt (z.B. → Zervixinsuffizienz), vaginale Blutungen, anamnestische Hinweise auf vorausgegangene Früh-, Fehl- oder Totgeburten, Zustand nach Kaiserschnitt (Sectio caesarea), Organerkrankungen der Mutter, Lageanomalien (Querlage, Steißlage), Mehrlingsschwangerschaft, Infektionskrankheiten (z.B. Syphilis, Tuberkulose, Toxoplasmose, AIDS, Herpes genitalis und andere Viruserkrankungen), späte Erst- (ab 35 J.) bzw. Mehrgebärende (ab 40 J.) und sehr junge Erstgebärende (unter 20 J.) und Adipositas, d.h. mehr als 15 kg Übergewicht.
🌐 high-risk pregnancy

**Risikoschwangerschaft, Pflege bei.** → Pflegeintervention der → NIC, die definiert wird als Einschätzung und Umgang mit Risikoschwangerschaften zur Förderung gesunder Ergebnisse für Mutter und Baby.
🌐 High-Risk Pregnancy Care

**RIST.** Radio-Immuno-Sorbent-Test

**Ritter-Dermatitis.** → Ritter-Krankheit.
🌐 staphylococcal scalded skin syndrome (SSSS)

**Ritter-Krankheit.** (Dermatitis exfoliativa neonatorum; Ritter-Dermatitis). Infektion bzw. Kolonisation der Schleimhäute mit *Staphylococcus aureus*. Die Krankheit ist gekennzeichnet durch Hautrötung, Abschuppung und Nekrosen, wodurch die Haut wie verbrüht aussieht. Die R. befällt vorrangig Säuglinge zwischen 1 und 3 Monaten, kann aber auch bei Kindern und Erwachsenen auftreten. Ein geschwächtes Immunsystem und Niereninsuffizienz begünstigen die Krankheit, wodurch sich das verstärkte Auftreten bei Säuglingen erklärt; deren Immun- und Nierensystem ist in den ersten Lebensmonaten noch nicht voll ausgereift.
[G. Ritter v. Rittersheim, dt. Kinderarzt, 1820–1883]
🌐 staphylococcal scalded skin syndrome (SSSS)

**Rituale.** Stabile, immer wiederkehrende Gewohnheiten/Abläufe, um Sicherheit, Kraft, Berechenbarkeit zu schaffen, Angst vor Veränderungen zu verringern, vertraute Atmosphäre herzustellen, Übergänge zu strukturieren, Weiterentwicklung zu erleichtern usw.
🌐 rituals

**Riva-Rocci-Methode.** (Blutdruckmessung, indirekte). Unblutige, indirekte Blutdruckmessung, die auf den italienischen Kinderarzt Riva Rocci zurückgeht (daher die Abkürzung RR). Eine aufblasbare Gummimanschette mit angeschlossenem Manometer wird faltenfrei um den Oberarm gelegt und aufgepumpt, bis der Druck der Manschette größer ist als der systolische Blutdruck. Dies ist dann gegeben, wenn an der A. brachialis kein Puls mehr tastbar ist oder mit dem Stethoskop keine Strömungsgeräusche mehr hörbar sind. Nach Aufsetzen des Stethoskops über der A. brachialis lässt man den Manschettendruck mittels eines Ventils langsam ab (höchstens 3 mmHg/Sek.). Ist der Manschettendruck gleich groß wie der systolische Blutdruck, strömt zum ersten Mal wieder Blut durch die Arterie. Das Blut fließt jedoch nicht kontinuierlich und die Arterie kollabiert immer wieder. Dies ist mit dem Stethoskop als sogenanntes Strömungsgeräusch hörbar. Der erste hörbare Ton ergibt den systolischen Blutdruck (abgelesen auf dem Manometer in mmHg). Die Luft strömt weiter langsam aus der Manschette, bis der Manschettendruck den diastolischen Blutdruck erreicht hat; d. h. das Blut fließt wieder un-

gehindert und die Strömungsgeräusche verschwinden oder werden deutlich leiser. Der Blutdruck sollte immer im Sitzen oder Liegen und erst nach einer Ruhepause von ca. 15 min gemessen werden. (→ Systole; Diastole) (s.a. Blutdruckmessung, direkte)
[S. Riva Rocci, ital. Arzt, 1863–1959]
🇬🇧 Riva-Rocci-method

**Rivus lacrimalis.** → Tränenkanal.
🇬🇧 rivus lacrimalis

**Rizinusöl.** Aus *Ricinus communis* gewonnene Öl, das als stimulierendes Abführmittel eingesetzt wird. Verschrieben bei Verstopfung und zur Reinigung von Darm und Dickdarm vor einer Untersuchung.
🇬🇧 castor oil

**Rn.** Symbol für das chemische Element → Radon.
🇬🇧 Rn

**RNS.** Abkürzung für → Ribonukleinsäure.
🇬🇧 RNA

**RNS-Viren.** Sammelbezeichnung für eine Virengruppe, die ein Genom als Kernstück der makromolekularen Ribonukleinsäure besitzen. Zu den RNS-Viren zählen z.B. die *Arenaviren, Coronaviren, Orthomyxoviren, Picornaviren, Rhabdoviren* und die *Togaviren*.
🇬🇧 RNA viruses

**Robinson-Drainage.** (Rob-Drain). Geschlossenes Wunddrainagesystem. Der → Drain ist fest mit dem Sekretbeutel verbunden und wird innerhalb des Bauchraums (intraabdominal) am tiefsten Punkt des Wundgebietes eingelegt. Die R. arbeitet ohne Sog nach dem Schwerkraftprinzip, der Sekretbeutel muss daher unterhalb des Wundgebietes befestigt werden. Er kann mittels eines Abflussstutzens entleert werden. (→ Drainage)
🇬🇧 Robinson-Drainage

**Rogers, Carl.** (geb. 1902), US-amerikanischer Psychologe, entwickelte als dritte Kraft neben der Psychoanalyse und der Verhaltenstherapie die Non-direktive bzw. Klientenzentrierte Gesprächstherapie mit den psychotherapeutischen Grundsätzen »Empathie«, »Echtheit« und »Wertschätzung« (Humanistische Psychotherapie).

**Rogers, Martha.** Pflegetheoretikerin, die die »Wissenschaft vom unitären Menschen« erarbeitete und 1970 veröffentlichte. Roger's Theorie knüpft eng an die allgemeine Systemtheorie mit Elementen eines Entwicklungsmodells an. Dabei werden vier Blöcke berücksichtigt: Energiefelder, die Welt der offenen Systeme, Grundmuster und Organisation und Vierdimensionalität.
🇬🇧 Rogers, Martha

**Röhrenatmen.** → bronchiales Atmen.
🇬🇧 bronchial breath sound

**Röhrenknochen.** Die Knochen, die Größe und Länge einer Extremität bestimmen, insbesondere von Armen und Beinen. Ein R. besteht aus zwei Gelenkenden (Epiphysen) und einem Schaft (Diaphyse). Die Epiphsen sind mit hyalinem Knorpel, die Knochen von einer Knochenhaut (Periost) überzogen. Im Inneren der Epiphyse finden sich Knochenbälkchen aus Lamellenknochen (Spongiosa). In der Markhöhle und in den Spongiosabälkchen befindet sich Knochenmark. Das Knochenmark des Erwachsenen ist nicht mehr blutbildend (rotes Knochenmark), sondern es ist in Fettmark umgebaut worden (gelbes Fettmark).
🇬🇧 long bones

**Rollator.** Einfach zu schiebender Gehwagen, der bei Patienten eingesetzt wird, denen das Gehen mit Unterarm-Gehstützen nicht möglich ist.

**Rollbinde.** Langes, fest gewickeltes Verbandmaterial unterschiedlicher Breite. Die R. wird i. d. R. als Wickelverband um die Extremitäten oder den Rumpf angebracht.
🇬🇧 roller bandage

**Rolle.** Ein von einer Gesellschaft erwartetes Verhaltensmuster, das mit der Funktion der einzelnen Person in den verschiedenen sozialen Gruppen in Zusammenhang steht. Rollen stellen ein Instrument

zur Teilnahme an einer Gesellschaftsgruppe dar und sie bieten die Möglichkeit zu testen, inwieweit Einigkeit unter den Teilnehmern darüber besteht, ob das einzelne Individuum anerkannt wird oder nicht.
🇬🇧 role

**Rollenausübung, Verbesserung der.** → Pflegeintervention der → NIC, die definiert ist als die Unterstützung von Patienten, wichtigen Bezugspersonen und/oder Familienangehörigen zur Verbesserung ihrer Beziehungen, indem spezifische Rollenverhalten geklärt und ergänzt werden.
🇬🇧 Role Enhancement

**Rollenbelastung.** Stress im Zusammenhang mit einer erwarteten Rolle oder Position, der als Frustration empfunden wird. Es gibt verschiedene Formen der R., z.B. die *Rollenambiguität*. Diese entsteht, wenn Rollen unter mehreren Personen aufgeteilt, die genauen Aufgaben jedoch unzureichend und unvollständig definiert werden. Eine *Rolleninkongruenz* entsteht, wenn eine Person neue Rollen übernimmt, die entscheidende Veränderungen der eigenen Haltung und Werte verlangt. Die *Rollenüberqualifikation* stellt ebenfalls eine R. dar, da die Person nicht alle ihre Fähigkeiten in ihre Rolle einbringen kann.
🇬🇧 role strain

**Rollenbelastung, pflegender Angehöriger.** Anerkannte → NANDA-→ Pflegediagnose; Zustand, bei dem jemand Schwierigkeiten bei der Ausübung seiner familiären Rolle als Pflegeperson empfindet. Zu den kennzeichnenden Merkmalen zählen der Bericht der Pflegeperson über Schwierigkeiten bei der Gewährleistung spezifischer pflegerischer Aktivitäten, unzureichende Ressourcen für die Gewährleistung der erforderlichen Pflege, das Gefühl, dass die Pflege andere wichtige Rollen im Leben der Pflegeperson beeinträchtigt, Empfindungen des Verlustes, familiärer Konflikte, Stress und Depressionen.
🇬🇧 caregiver role strain

**Rollenbelastung, pflegender Angehöriger, Gefahr der.** Anerkannte → NANDA-→ Pflegediagnose; Zustand der Verletzlichkeit, bei dem Schwierigkeiten bei der Ausübung der familiären Rolle als Pflegeperson empfunden werden. Risikofaktoren können physiologischer (z.B. der Schweregrad der Erkrankung des Pflegeempfängers), entwicklungsbezogener (z.B. die entwicklungsbedingte Unfähigkeit, die Rolle der Pflegeperson auszuüben), psychosozialer (psychologische oder kognitive Probleme des Pflegeempfängers) oder situativer Art sein (Druck durch Abusus oder Gewalt).
🇬🇧 caregiver role strain, risk of

**Rollenerfüllung, gestörte.** Anerkannte NANDA-Pflegediagnose. Die g. R. beschreibt die beeinträchtigte Wahrnehmung einer Person hinsichtlich ihrer Rollenerfüllung. Charakteristische Merkmale sind ein verändertes eigenes Rollenverständnis, verändertes Rollenverständnis Anderer hinsichtlich der eigenen Rolle, Verleugnen der Rolle, Rollenkonflikte, veränderte körperliche Fähigkeiten, um seine Rolle wieder aufzunehmen, mangelnde Kenntnis über die Rolle und eine Veränderung in der Wahrnehmung der gewohnten Verpflichtungen.
🇬🇧 role performance, altered

**Rollenkonflikt.** Widerstreit bzw. Zwiespalt, der auf Grund unvereinbarer oder gegensätzlicher Erwartungen an den Inhaber einer Rolle entsteht.
🇬🇧 role conflict

**Rollenspiel.** Psychotherapeutische Übung, bei der eine Person eine reale oder gestellte Situation nachspielt, um die eigenen psychischen Konflikte besser zu verstehen.
🇬🇧 role playing

**Rollentausch.** Das Annehmen einer Rolle eines anderen Menschen, um seine Gefühle, Wahrnehmungen und Verhaltensweisen ihm oder anderen gegenüber besser zu verstehen.
🇬🇧 role reversal

**Röntgen (Rö).** Maßeinheit für die Menge der Röntgen- oder Gammastrahlung, die eine elektrostatische Ioneneinheit in 1 ml Luft bei 0 °C und 760 mmHg Luftdruck erzeugt. In der Radiotherapie oder -diagnose ist Röntgen die Maßeinheit für die abgegebene Strahlungsdosis.
[W. Röntgen, dt. Physiker, 1845–1923]
roentgen (R)

**Röntgenkinematographie.** Filmische Erfassung von Körperstrukturen, die nach Injektion eines ungiftigen, röntgenpositiven Kontrastmittels auf einem fluoreszierendem Bildschirm erscheinen.
[*griech.:* kinesis, Bewegung; *lat.:* radiere, glänzen; *griech.:* graphein, aufzeichnen.]
cineradiography

**Röntgenkontrastmittel.** (Röntgenkontrastmittel). Lösung oder Kolloid, die Elemente mit hoher Ordnungszahl enthält, wodurch Röntgenstrahlen entweder geringer oder stärker als vom umliegenden Gewebe absorbiert werden. Wird in der Röntgendiagnostik zur besseren Darstellung von Gewebe verwendet.
radioactive contrast media

**Röntgenographie.** (Radiographie; Röntgenuntersuchung). Die fotographische Darstellung von Körperteilen auf Platten oder Filme mittels → Röntgenstrahlen.
[*lat.:* radio + *griech.:* graphéin, schreiben]
radiography

**Röntgenologe.** → Radiologe.
radiologist

**Röntgenstrahlen.** Elektromagnetische Strahlen mit sehr kurzer Wellenlänge, die außerhalb des sichtbaren Lichts liegen. R. werden produziert, wenn Elektronen mit sehr hoher Geschwindigkeit auf bestimmte Materialien treffen, insbesondere Schwermetalle wie z.B. Wolfram. Sie dringen durch die meisten Substanzen und werden daher eingesetzt um Strukturen zu untersuchen, um krankes Gewebe gezielt zu zerstören und um Bilder zu diagnostischen Zwecken zu erstellen, wie z.B. in der Röntgenographie.
x-rays

**Röntgenuntersuchung.** → Röntgenographie.
radiography

**Rooming-in.** Angebot eines Krankenhauses an die Mutter, ihr neugeborenes Baby mit in ihr Zimmer zu nehmen. Somit werden Mutter und Kind nach der Geburt nicht mehr getrennt, wodurch die Mutter-Kind-Beziehung gefördert wird. Die Mutter ist selbst für ihr Kind verantwortlich und holt sich bei Bedarf medizinischen und pflegerischen Rat beim Pflegepersonal.
rooming-in

**Rorschachtest.** Psychologisches Testverfahren, bei dem durch Vorlage von Tintenklecksbildern Assoziationen erfragt werden. Der R. kann Anhaltspunkte für ein Persönlichkeitsprofil geben, besitzt jedoch eine geringe → Validität und → Reliabilität. Er sollte nur von erfahrenen und geschulten Testern durchgeführt und vorsichtig interpretiert werden.
[Rorschach, Hermann (Schweizer Psychiater).)]
Rorschach test

**Roseola infantum.** Gutartige, sehr infektiöse Viruserkrankung bei Säuglingen und Kleinkindern mit ungeklärter Ätiologie, gekennzeichnet durch plötzliches hohes, anhaltendes oder intermittierendes Fieber, leichter Pharyngitis und Lymphknotenschwellung. Gelegentlich können Fieberkrämpfe auftreten. Nach etwa 4 bis 5 Tagen fällt das Fieber plötzlich auf normale Temperatur ab und es entwickelt sich ein rosafarbiger, fleckiger Hautausschlag mit Papelbildung an Hals, Rumpf und Oberschenkeln, der zwischen wenigen Stunden und 2 Tagen anhält.
[*lat.:* roseus, rosenfarbig, rosig]
roseola infantum

**Rosmarinöl.** Durch Wasserdampf-Destillation aus dem Rosmarinkraut gewonnenes Öl mit belebender, aktivierender und erfrischender Wirkung, stoffwechsel- und kreislaufanregend; anzuwenden als Waschwasserzusatz oder in der Duftlampe. (→ Öl, ätherisches; Aromatherapie)
rosemary oil

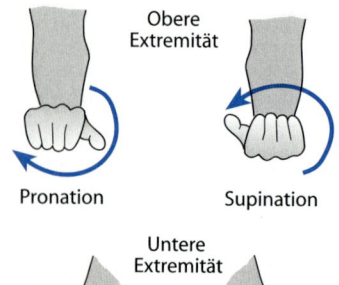

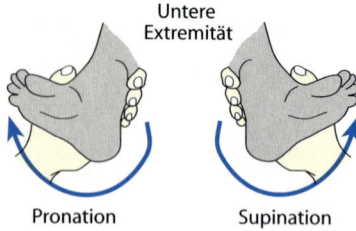

**Rotation.** Rotationsbewegungen: Pronation und Supination.

**Rotation.** 1. Eine der vier Grundbewegungen, die dem Körper durch die Gelenke ermöglicht werden. Die R. beschreibt die Drehung oder Drehbewegung eines Körpers um seine eigene Achse. 2. In der *Geburtshilfe* die Drehung des kindlichen Kopfes bei der Passage durch das mütterliche Becken. (s.a. Torsion)
[*lat.*: rotare, kreisförmig herumdrehen]
rotation

**Rotationsbruch.** → Torsionsfraktur.
torsion fracture

**Rotator.** Kurzbezeichnung für: Musculus rotator. Die Musculi rotatores sind eine Sammelbezeichnung für die Drehmuskeln des Halses, der Brust und der Lenden; sie sind für die Drehbewegung des Kopfes und des Körpers sowie die Aufrechthaltung der Wirbelsäule mit verantwortlich.
rotator

**Rotavirus.** Doppelsträngiges Ribonukleinsäuremolekül in Form eines kleines Rades mit Speichenstruktur im Inneren. Das R. ruft die meisten akuten Magen-Darm-Infektionen mit Diarrhö (Durchfall) bei Kindern hervor.
[*lat.*: rota, Rad]
rotavirus

**Röteln.** (Rubella; Rubeola). Durch das Rötelnvirus verursachte ansteckende Infektionskrankheit, gekennzeichnet durch Fieber, Katarrh der oberen Atemwege, Lymphknotenschwellung, Gelenkschmerzen und einem masernähnlichen Hautausschlag. R. hinterlassen eine lebenslange Immunität und treten meist bei Kindern oder Jugendlichen auf. Die Verbreitung des Virus erfolgt durch Tröpfchen- oder Kontaktinfektion, die Inkubationszeit beträgt 12 bis 23 Tage. Die Krankheitssymptome dauern i. d. R. 2 bis 3 Tage an, mit Ausnahme der Gelenkschmerzen, die länger anhalten oder erneut auftreten können. Steckt sich eine Frau im ersten Schwangerschaftsdrittel mit R. an, können schwere Schädigungen des Kindes daraus resultieren, z.B. Herzmissbildungen, Katarakte, Innenohrtaubheit und geistige Retardierung. Ein Fetus, der im Mutterleib zu irgend einem Zeitpunkt Rötelnviren ausgesetzt war, kann das Virus bis zu 30 Monate nach der Geburt verbreiten und muss daher isoliert werden. Gegen R. gibt es eine Schutzimpfung. (s.a. Rötelnembryopathie)
rubella

**Rötelnembryopathie.** Sammelbezeichnung für schwere, angeborene Missbildungen und Abnormitäten eines Feten bzw. Säuglings infolge einer Rötelnerkrankung der Mutter im ersten Schwangerschaftsdrittel. Dazu gehören z.B. Herzmissbildungen, Katarakte, Innenohrtaubheit und geistige Retardierung. (s.a. Röteln)
rubella embryopathy

**Röteln-Mumps-Vakzin.** Kombinierter Lebendimpfstoff aus abgeschwächten Röteln- und Mumpsviren zur Schutzimpfung gegen Röteln und Mumps.
rubella and mumps virus vaccine

**Röteln-Titer.** Serologischer Test, der den Immunstatus eines Patienten gegenüber

Röteln bestimmt, also die Anzahl der vorhandenen Antikörper. (s.a. Titer)
🌐 rubella titer

**Röteln-Vakzine.** (Röteln-Impfstoff). Lebendimpfstoff aus abgeschwächten Rötelnviren zur Rötelnschutzimpfung. Der Impfschutz hält etwa 8–15 Jahre an.
🌐 rubella virus vaccine

**Rotes Kreuz.** 1863 auf Initiative von → Henry Dunant gegründete Hilfsorganisation. Ziel der Organisation war die Verringerung des Elends von Kriegsverletzten. Nach und nach wurde auch der Schutz der Zivilbevölkerung und der Kriegsgefangenen in die Arbeit integriert. Heute ist das R. K. weltweit vertreten und hilft neben dem Kriegseinsatz auch bei sonstigen Katastrophen. Durch die Ausweitung der Tätigkeiten ist das R. K. in zwei Bereiche aufgegliedert. Das »→ Internationale Komitee vom Roten Kreuz (IKRK)« übernimmt überwiegend Aufgaben bei Kriegsgeschehen, wie z.B. internationaler Suchdienst und Gefangenenbetreuung, während die »Föderation der Rotkreuz- und Rothalbmond-Gesellschaften« ihre Tätigkeiten bei Katastrophenfällen (z.B. Erdbeben, Überschwemmung) zur Verfügung stellt. Die Mitglieder dieser Organisationen sind an einem einheitlichen Zeichen, dem Roten Kreuz auf weißem Grund erkennbar. Dieses Symbol ist international als Schutzzeichen anerkannt und soll seine Träger vor Repressalien schützen. Das → Deutsche Rote Kreuz ist als nationale Organisation bei beiden Institutionen Mitglied.
🌐 Red Cross

**Rothals-Syndrom.** Allergische Reaktion auf eine Schnellinfusion Vancomycin, charakterisiert durch Hitzewallung, Juckreiz und Hautrötung des Kopfes und des Oberkörpers infolge Histaminausschüttung. (→ Allergie)
🌐 red neck syndrome

**Rotorest®-Bett.** Ein mit einer automatischen Drehvorrichtung ausgestattetes Spezialbett, auf dem der Patient mit Polstern und Gurten fest fixiert ist und um die Längsachse von 90 bis 270 Grad gedreht werden kann. Das Bett dient z.B. zur Dekubitusprophylaxe, zur Lagerung bei Verbrennungen und Querschnittslähmung oder zur Lagerung bei Thoraxtraumen zur besseren Ventilation (Belüftung, → Atelektasen-Prophylaxe) und Perfusion (Durchströmung) der Lunge bei Atemnotsyndrom.
🌐 Rotokinetic treatment table

**Rovsing-Zeichen.** Anzeichen einer akuten Appendizitis (Blinddarmentzündung), wobei der Patient bei Druck auf den linken Unterbauch den Schmerz im rechten Unterbauch empfindet.
[T. Rovsing, dän. Chirurg, 1862–1927]
🌐 Rovsing's sign

**Roy, Sister Callista.** Pflegetheoretikerin, die 1970 das »Adaptationsmodell der Pflege« als begrifflichen Rahmen für Lehrpläne in der Pflegetheorie, -praxis und -forschung vorlegte. Im Roy-Modell wird der Mensch als anpassungsfähiges System gesehen, in dem Veränderugen als Reaktion auf bestimmte Reize erfolgen. Fördert eine Veränderung die Integrität des Einzelnen, so handelt es sich um eine adaptive Reaktion. Im entgegengesetzten Fall spricht sie von einer desintegrierenden Reaktion.
🌐 Roy, Sister Callista

**RR.** Symbol für den gemessenen Blutdruck mit einem → Riva-Rocci-Apparat.
🌐 RR

**R-R-Intervall.** Das im EKG sichtbare Intervall von der Spitze eines → QRS-Komplexes bis zur Spitze des folgenden QRS-Komplexes.
🌐 R-R interval

**RS-Virus.** Bezeichnung für das **R**espiratory **S**yncytial Virus aus der Familie der Paramyxoviridae. Das Virus wächst in Gewebekulturen und bildet dort Riesenzellen oder Zellmassen. Es ist häufig Erreger von akuten Erkältungskrankheiten, insbesondere bei Kleinkindern; bei Erwachsenen ruft es gelegentlich Bronchitis oder leichte Infektionen der oberen Atemwege

hervor. Zu den Symptomen zählen Fieber, Husten und starkes Unwohlsein.
🌐 respiratory syncytial virus (RS virus)

**Rubella.** → Röteln.
🌐 rubella

**Rubenventil.** In der Anästhesie häufig benutztes Ventil zwischen Narkosegaszufuhr, Handbeatmungsbeutel und Patient. Das R. ermöglicht sowohl eine Narkose mit erhaltener Spontanatmung des Patienten als auch eine rasche Umstellung auf eine Narkose mit künstlicher Beatmung. [Ruben, Henning (dänischer Anästhesist, geb. 1919)]
🌐 Ruben's valve

**Rubeola.** → Röteln.
🌐 rubella

**ruber.** Lateinischer Begriff mit der Bedeutung »rot«.
[*lat.:* ruber, rot]
🌐 ruber

**Rubor.** Rötung der Haut, insbesondere infolge einer Entzündung.
[*lat.:* ruber, rot]
🌐 rubor

**Rückatmung.** Das Atmen in ein geschlossenes System. Die ausgeatmeten Gase mischen sich mit den Gasen in dem System und werden wieder eingeatmet. Bei der R. wird der Sauerstoffgehalt der eingeatmeten Luft zunehmend verringert, während der Kohlendioxidgehalt zunehmend erhöht wird. Wirkungsvolle Maßnahme bei → Hyperventilation.
🌐 rebreathing

**Rücken.** (Dorsum). Der posteriore oder dorsale Bereich des Rumpfes zwischen Nakken und Becken. Der R. wird durch eine Mittelfurche geteilt, die entlang der Wirbelsäule verläuft. Zum knöchigen Teil des R.s gehören die thorakalen und lumbalen Wirbel (Vertebrae) sowie beide Schulterblätter (Skapulae). Die Nerven, die die Rückenmuskeln innervieren, entspringen den einzelnen Rückenmarksabschnitten der Spinalnerven.
🌐 back

**Rückenlagerung.** Lagerung, bei der der Patient flach auf dem Rücken liegt; häufigste Lagerung in Klinik- und Pflegeeinrichtungen; einfache Entspannungslage; nach Rückenoperationen und Lumbalpunktionen sowie bei Wirbelsäulen- und Beckenfrakturen indiziert. Bei der R. werden die oberen Lungenanteile belüftet, die unten aufliegenden Lungenabschnitte jedoch komprimiert (→ Atelektasen), es kann zur Anschoppung von Lungensekret kommen. Dekubitusgefahr im Schulter, Kreuz- und Sitzbein- sowie Fersenbereich. Durch Gesichtsfeldeinschränkungen kann ein Verlust von Wahrnehmungsreizen auftreten. Wird von Patienten mit Lungen- oder Herzerkrankungen nicht toleriert.
🌐 supine positioning

**Rückenmark.** Lange, zylinderähnliche Struktur im Wirbelkanal, die sich vom

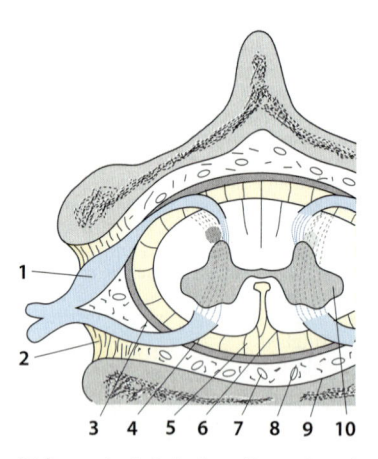

**Rückenmark. 1.** Spinalganglion · **2.** Befestigung des Spinalnervs im Zwischenwirbelloch · **3.** Dura mater · **4.** Arachnoidea · **5.** Gehirn-Rückenmarkflüssigkeit (Liquor) im Subarachnoidalraum · **6.** Pia mater · **7.** Vene des Venengeflechts im Epiduralgewebe · **8.** Epiduralraum · **9.** Knochenhaut des Wirbelkörpers · **10.** Rückenmark (graue und weiße Substanz).

→ Foramen magnum (großes Hinterhauptsloch) an der Schädelbasis bis zum oberen Segment der Lumbarwirbel erstreckt. Das R. – die Verlängerung der → Medulla oblongata und Hauptbestandteil des zentralen Nervensystems – hat beim Erwachsenen einen Durchmesser von ca. 1 cm, ist 42 bis 45 cm lang und wiegt ungefähr 30 g. Es leitet sensorische und motorische Nervenimpulse vom und zum Gehirn weiter und steuert viele Reflexe. 31 Nervenwurzelpaare entspringen im R.: 8 im Hals-, 12 im Brust-, 5 im Lenden-, 5 im Kreuzbein- und 1 im Steißbeinbereich. Die innere graue Substanz besteht hauptsächlich aus Nervenzellkörpern; das gesamte Mark ist mit drei schützenden Häuten (Meningen) umgeben: Dura mater (harte Rückenmarkshaut), Arachnoidea (Spinngewebshaut) und Pia mater (weiche Rückenmarkshaut).
🇬🇧 spinal cord

**Rückenmarksbahnen.** Die zum Gehirn aufsteigenden (sensorischen) und vom Gehirn absteigenden (motorischen) 21 verschiedenen Bahnen für Nervenimpulse in Seiten-, Hinter- und Vorderstrang der weißen Rückenmarkssubstanz. Zu den sensorischen, zum Gehirn geleiteten Nervenimpulsen zählen Berührungs-, Druck-, Tiefensensibilitäts-, Temperatur- und Schmerzreize. Zu den motorischen, vom Gehirn und Hirnstamm ausgehenden Reizen zählen Reflexe und willkürlich ausgeführte Bewegungen.
🇬🇧 spinal tracts

**Rückenmarkskompression.** Abnorme, oft kritische Situation infolge unnatürlichen Drucks auf das Rückenmark. Die Symptome reichen von vorübergehender Taubheit der Extremitäten bis zu Tetraplegie (Lähmung beider Arme und Beine), je nach Ursache, Intensität und Ort des ausgeübten Drucks. Mögliche Ursachen sind Wirbelsäulenfraktur, Wirbelluxation, Tumoren, Blutungen und Ödeme, z.B. infolge von Prellungen. (s.a. Rückenmarksverletzung)
🇬🇧 spinal cord compression

**Rückenmarksreflex.** → Reflex, der durch das Rückenmark und nicht durch das Gehirn ausgelöst wird.
🇬🇧 spinal reflex

**Rückenmarksverletzung.** Sammelbezeichnung für traumatische Brüche des Rückenmarks, meist in Verbindung mit schweren Muskel- und Knochenverletzungen. Häufige R. sind z.B. Wirbelfrakturen und -luxationen bei Auto-, Flugzeug- und anderen schweren Aufprallunfällen. Infolge solcher Verletzungen kann es zu Lähmungen verschiedenster Stärke kommen, wobei Verletzungen unterhalb des ersten Brustwirbels beidseitige Lähmungen zur Folge haben können. Verletzungen oberhalb des ersten Brustwirbels ziehen möglicherweise die Lähmung aller vier Extremitäten nach sich. Die totale Durchtrennung des Rückenmarks bewirkt den generellen Verlust derjenigen motorischen und sensorischen Funktionen, die durch unterhalb der Verletzung liegenden Neuronen aktiviert werden. (s.a. Rückenmarkskompression; Paraplegie; Tetraplegie)
🇬🇧 spinal cord injury

**Rückenmuskel, breiter.** → Musculus latissimus dorsi.
🇬🇧 latissimus dorsi

**Rückenschmerzen.** Schmerzen im lumbalen, lumbosakralen oder zervikalen Bereich des Rückens in unterschiedlicher Stärke und Qualität. Zu den Ursachen können Muskelverletzungen oder andere muskuläre Störungen oder Druck auf die Nervenwurzeln, z.B. den Ischias, gehören, was wiederum von verschiedenen Faktoren abhängen kann, etwa von einem Bandscheibenvorfall. Die Behandlung umfasst die Anwendung von Wärme, Ultraschall und verschiedene Vorrichtungen zur Unterstützung des betroffenen Bereichs oder physiotherapeutische Maßnahmen zur Stärkung der Muskulatur.
🇬🇧 backache

**Rückfall.** (Relaps). Der Patient zeigt erneut Symptome einer Krankheit, von der er scheinbar völlig genesen war. Bei einer Infektionskrankheit hat nach Abheilung der

Krankheit eine erneute Infektion mit demselben Erreger stattgefunden.
🇬🇧 relapse

**Rückfallfieber.** Meldepflichtige Infektionskrankheit, die durch wiederkehrende Fieberschübe infolge einer Infektion mit → Borrelia gekennzeichnet ist. Die Krankheit wird durch Läuse und Zecken übertragen und ist vor allem in Kriegs- und Hungerszeiten weit verbreitet. In der ersten Phase bekommt der Patient meist plötzliches hohes Fieber (40–40,56°C) bei gleichzeitigem Schüttelfrost, Kopfschmerzen, Muskel- und Nervenschmerzen sowie Übelkeit. Später treten Hautausschläge an Rumpf und Extremitäten auf und in der späten Phase leidet der Patient oft unter Gelbsucht. Jede Attacke dauert 2–3 Tage und erreicht ihren Höhepunkt in einer Fieberkrise mit starkem Schwitzen und einer Erhöhung der Puls- und Atemfrequenz. Anschließend folgt ein plötzlicher Temperaturabfall und der Blutdruck normalisiert sich wieder. Der Rückfall erfolgt normalerweise nach 7–10 Tagen bis schließlich die Heilung eintritt.
🇬🇧 relapsing fever

**Rückresorption.** → Reabsorption.
🇬🇧 reabsorption

**Rucksackverband.** Ein R. wird zur Ruhigstellung der Schulter, insbesondere nach einer Klavikulafraktur (Schlüsselbeinbruch) angelegt. Man benötigt dazu Schlauchmull (ca. drei- bis vierfache Schulterbreite) und Polsterwatte. Die Polsterwatte wird mit dem Schlauchmull überzogen und das Gebilde von hinten um den Hals gelegt, unter den Achseln von vorne nach hinten durchgeführt und am Rücken mit der Halsschlinge verknotet. Unter den Knoten wird ein Rückenpolster gelegt. Der R. muss anfangs täglich nachgespannt werden, wobei das Pflegepersonal auf Durchblutungsstörungen im Armbereich (Hautfarbe, Radialispuls) achtet.
🇬🇧 figure of eight dressing

**Rückstoßverletzung.** (Contre-coup-Verletzung). Hirntrauma, bei dem sich der Gewebeschaden auf der dem Trauma gegenüberliegenden Seite befindet; z.B. wenn ein Schlag auf die linke Schädelseite zu einem Hirnschaden auf der rechten Seite führt.
[*lat.*: contra, gegen; *franz.*: coup, Schlag; *lat.*: injuria, Verletzung.]
🇬🇧 contrecoup injury

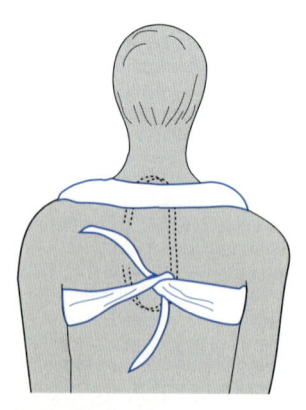

**Rucksackverband.**

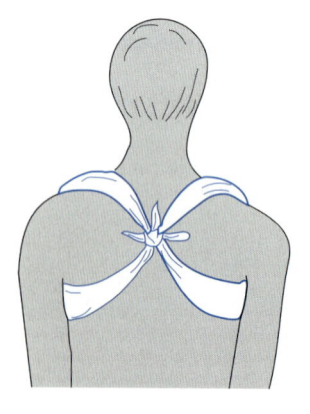

**Rückstrom, kardialer.** Rückwärts gerichteter Blutstrom durch eine bzw. mehrere defekte Herzklappen.
🇬🇧 cardiac regurgitation

**Rudiment.** Organ oder Gewebe, das nicht mehr vollständig ausgebildet, verkümmert bzw. nicht funktionsfähig ist. – *adj.* rudimentär.
[*lat.:* rudimentum, erster Anfang]
🇬🇧 rudiment

**Ruffini-Körperchen.** Oval-förmige Nervenendigungen in der Leder- und Unterhaut, die der Wärmeempfindung dienen.
[A. Ruffini, ital. Anatom, 1864–1929]
🇬🇧 Ruffini's corpuscles

**Ruga, (pl. Rugae).** Runzel oder Hautfalte, wie z.B. die großen Falten der Magenschleimhaut, die querverlaufenden Falten der Vaginalschleimhaut (R. vaginales) oder die Falten der Darmschleimhaut. – *adj.* rugosus.
[*lat.:* ruga, Runzel, Hautfalte, Schleimhautfalte]
🇬🇧 ruga (pl. rugae)

**Ruheenergiebedarf.** (Ruhestoffwechsel). Die Menge an Energie, die zur Aufrechterhaltung der Körperorganfunktionen in Ruhe benötigt wird. Der R. ist abhängig von Alter, Geschlecht, Körperoberfläche, Hormonfunktionen, Art der Ernährung. (s.a. Grundumsatz)
🇬🇧 basal metabolism

**Ruhepotenzial.** Elektrisches Potenzial, das an einer Zellmembran anliegt, bevor der Reiz zur Entladung erfolgt. Das R. eines Neurons liegt zwischen 50 und 100 mV, bei einem Überschuss an negativ geladenen Ionen in der Zellmembran.
[*lat.:* potentia, Kraft]
🇬🇧 resting potential

**Ruhetremor.** Ungewolltes Zittern der Hände in Ruhestellung. Ein Zeichen der Parkinson-Krankheit.
🇬🇧 resting tremor

**Ruhr.** (bakterielle Dysenterie). 1. Bakterienruhr: Infektionskrankheit des Darmes, die durch Shigellen hervorgerufen wird und häufig den Dickdarm befällt: Die R. wird oral durch → Schmierinfektion, fäkalienverseuchtes Wasser oder mit der Nahrung übertragen (Inkubationszeit: 1–7 Tage). Es kommt zu folgenden, typhus-ähnlichen Symptomen: plötzliches Fieber, Appetitmangel, Abgeschlagenheit, krampfartige Bauchschmerzen und schmerzhafter Stuhlgang, der blutig - schleimig aussieht, häufiges Erbrechen, Gefahr von → Exsikkose, Schock, → Meningismus, Krämpfe und Bewusstseinsstörungen. Bei der leichteren Form kommt es zu plötzlichem Fieber und Erbrechen, Bauchkrämpfen und Durchfällen mit wässrigem Stuhl, der Schleim und Blutbeimengungen enthält, Abgeschlagenheit. 2. → Amöbenruhr; Amöbiasis.
🇬🇧 dysentery

**Ruptur.** Das traumatische Zerreißen (spontan oder bei operativen Eingriffen) eines Gefäßes oder Gewebes, wodurch Flüssigkeit oder anderes Gewebe durch die Öffnung austreten kann, z.B. Muskel-, Milz-, Aorten-, Hymen- oder Uterusruptur.
[*lat.:* rumpere, zerbrechen, zerreißen]
🇬🇧 rupture

**rupturieren.** Lateinisch für zerreißen, einreißen.
🇬🇧 rupture

**RV.** Abkürzung für Residualvolumen bzw. Restvolumen. (→ Residualluft)
🇬🇧 RV

# S

**S.** Chemisches Zeichen für → Schwefel.
🇬🇧 S

**s.** 1. Abkürzung für »Sekunde«. 2. Abkürzung für lateinisch *sinister*, »links«.
🇬🇧 s

**S1-S5.** Abkürzung für die Segmente 1 - 5 im Sakralbereich des Rückenmarks (Nerven bzw. Wirbel). (→ Sakrum)
🇬🇧 S1-S5

**SA-Block.** → Sinusblock.
🇬🇧 sinuatrial block

**Saccharide.** Gruppenbezeichnung für Kohlenhydrate, inklusive Zucker und Stärke.
🇬🇧 saccharides

**Saccharin.** Synthetischer Süßstoff mit ca. 500-facher Süßkraft im Vergleich zu Zucker, jedoch ohne Nährwert.
🇬🇧 saccharin

**Saccharose.** Zucker, der aus Zuckerrohr, Zuckerrüben oder Sorgho gewonnen wird.
🇬🇧 sucrose

**Sacculus.** (Kleine Aussackung; Säckchen). 1. Kleine taschenartige Ausbuchtung eines Hohlorgans. 2. Säckchen, Teil des Vorhofs im Innenohr. 3. Pl. *Sacculi alveolares*, Lungenbläschen bzw. Lufttaschen der Lungen, die dem Gasaustausch zwischen der Atmungsluft und den Lungenkapillaren dienen. – *adj.* sacciformis; saccularis.
[*lat.*: sacculus, Säckchen]
🇬🇧 saccule

**Sachleistung.** Pflegeleistung durch ambulante Pflegedienste im Rahmen der → Pflegeversicherung. Der Umfang der vergüteten S. richtet sich nach der → Pflegestufe, in die der Pflegebedürftige eingestuft wird.
🇬🇧 benefits in kind; non-cash benefits

**Sachtleben-Methode.** → Injektion, intramuskuläre. Methode nach Sachtleben.
🇬🇧 Sachtleben method

**Sadismus.** Sexuelle Erregung und Befriedigung, die durch körperliches, geistiges oder emotionales Leiden eines anderen Menschen verursacht werden. (s.a. Masochismus)
🇬🇧 sadism

**Safer Sex.** Sexualverhalten, bei dem das Risiko einer Ansteckung mit sexuell übertragbaren Krankheiten, z.B. → Aids, durch das Verwenden von Kondomen oder durch Treue zu einem nicht-infizierten Partner erheblich verringert wird. Ein absoluter Schutz ist jedoch ohne Abstinenz nie gegeben.
🇬🇧 safe sex

**sagittal.** (sagittalis). Betrifft eine imaginäre Linie, die den Körper bzw. einzelne Körperteile in der Mitte in zwei gleichgroße Hälften teilt und zwar von ventral nach dorsal.
[*lat.*: sagitta, Pfeil]
🇬🇧 sagittal

**Sagittalebene.** Jede gedachte Ebene, die parallel zur Körpermittelebene verläuft und den Körper von vorn nach hinten teilt.
🇬🇧 sagittal plane

**SA-Knoten.** → Sinusknoten.
🇬🇧 SA node

**Sakralnerven.** (Nervi sacrales). Sammelbezeichnung für die fünf motorischen und sensiblen Kreuznerven des Rückenmarks.
🇬🇧 sacral nerves

**sakroiliakal.** → iliosakral.
🇬🇧 sacroiliac

**Sakrum.** Kurzbezeichnung für → Os sacrum. – *adj.* sakral.
🇬🇧 sacrum

**Salbe.** Halbflüssige Präparation zur äußerlichen Anwendung, die im allgemeinen ein Arzneimittel enthält. Die verschiedenen S.n werden als Lokalanästhetika, Analgetika, Bakteriostatika, Adstringenzien, Depigmentierungsagenzien, Irritanzien und keratolytische Agenzien verwendet. Salben können auf verschiedenen Grundlagen basieren, z.B. Vaseline, tierische Öle oder Fette. Bei einer Haut mit verminderter Talgproduktion eignet sich besonders eine Wasser-in-Öl-Emulsion, bei verstärktem Talgfluss dagegen Öl-in-Wasser-Emulsionen. Zur Quellung von Hornhaut werden Fettsalben eingesetzt.
🇬🇧 ointment

**Salbei.** Pflanze mit antiphlogistischer, bakteriostatischer, adstringierender Wirkung. Anwendung als Tee oder Tinktur zur Mundpflege geeignet.
🇬🇧 sage

**Salbengesicht.** Vegetative Störung mit abnormer Talgsekretion. Das Gesicht sieht immer aus, als ob es gerade eingecremt würde. Häufiges Anzeichen bei einem → Parkinson-Syndrom.
🇬🇧 ointment face

**Salbenverband.** Eine mit Salbenbestandteilen imprägnierte Kompresse. Der S. ist luft- und sekretdurchlässig. Bei akuten und chronischen flächenhaften Wunden hält der Verband die Wunde geschmeidig.
🇬🇧 ointment dressing

**Salicylsäure.** 1. Chemische Substanz, die zur äußerlichen Behandlung von übermäßiger Hornhaut sowie von Pilzinfektionen der Haut eingesetzt wird. 2. Ein pharmazeutischer Wirkstoff, der zur Fiebersenkung, Schmerzlinderung und Entzündungshemmung verwendet wird.
[*lat.*: salix, Weide, Weidebaum]
🇬🇧 salicylic acid

**salinisch.** Salzartig oder salzhaltig.
[*lat.*: sal, Salz]
🇬🇧 saline

**Saliva.** → Speichel.
🇬🇧 saliva

**Salmonella.** Eine Gattung von beweglichen, gram-negativen Stäbchenbakterien, die u. a. Typhus, Paratyphus und einige Magen-Darm-Infektionen hervorrufen können.
[D. E. Salmon, amerik. Pathologe, 1850–1914]
🇬🇧 Samonella

**Salmonella enteritidis.** Erreger der akuten Magen-Darm-Infektion beim Menschen.
🇬🇧 Salmonella enteritidis

**Salmonellose.** Form der Gastroenteritis (Magen-Darm-Infektion), hervorgerufen durch die Aufnahme von mit → Salmonella verunreinigten Nahrungsmitteln. Die Inkubationszeit beträgt 6 - 48 Stunden, danach treten kolikartige Bauchschmerzen, ähnlich der bei einer akuten Blinddarm- oder einer Gallenblasenentzündung, Fieber und blutige, wässrige Diarrhö auf. Weitere typische Anzeichen sind Übelkeit und Erbrechen. Die Symptome dauern meist 2 - 5 Tage, Durchfall und Fieber können jedoch bis zu 2 Wochen anhalten, wobei es leicht zu einer Dehydration (Mangel an Körperwasser) kommen kann. Die Ausscheidung von Salmonellen ist auch ohne Krankheitssymptome meldepflichtig.
🇬🇧 salmonellosis

**Salpetersäure.** Farblose, stark ätzende Flüssigkeit, die bei Kontakt mit der Luft das braune giftige Gas Stickstoffdioxid ($NO_2$) freisetzt. Spuren von S. finden sich während eines Gewitters im Regenwasser. S. ist ein wirkungsvolles oxidierendes Agens, das bei der Herstellung von Arzneimitteln und teilweise zur → Kauterisation von Warzen eingesetzt wird.
🇬🇧 nitric acid

**Salpingektomie.** Operative Entfernung eines oder beider Eileiter (Tuben) unter Erhaltung des Eierstocks (Ovar). Die Entfernung wird aufgrund einer Zyste, eines Tumors, eines Abszesses oder, bei beidseitiger Entfernung, zur Sterilisation durchgeführt.
[*griech.*: sálpigx, trompetenähnliches Instrument der griechischen Antike]
🌐 salpingectomy

**Salpingitis.** Entzündung der Eileiter, meist aus der Gebärmutter aufsteigend.
🌐 salpingitis

**salpingo-.** Vorsilbe, mit der Bedeutung »Eileiter«.
🌐 salpingo-

**Salpingographie.** Radiologische Untersuchung der Eileiter nach der Injektion eines → Kontrastmittels.
🌐 salpingography

**Salpingo-oophoritis.** Gleichzeitige Entzündung von Eileiter und Eierstock.
🌐 salpingo-oophoritis

**Salpingoophorektomie.** Operative Entfernung von Eileiter und Eierstock.
[*griech.*: sálpigx + óophorós + ektomé, Eier tragend + herausschneiden]
🌐 salpingo-oophorectomy

**Salpinx (pl. Salpinges).** Unüblichere Bezeichnung für 1. Tuba uterina (Eileiter): der mit Schleimhaut ausgekleidete Gang, der vom Eierstock in die Gebärmutter führt. 2. Tuba auditiva (Ohrtrompete): die mit Schleimhaut ausgekleidete Verbindung zwischen dem Ohr und dem Rachenraum. Dient zum Druckausgleich.
[*lat.*: sálpigx, trompetenähnliches Instrument in der griechischen Antike]
🌐 salpinx (pl. salpinges)

**Saluretikum.** → Diuretikum.
🌐 saluretic

**Salutogenese.** Von Aaron Antonovsky (1923–1994) entwickeltes Konzept der Gesundheitsförderung und Prävention. Zentrale Fragestellung: was oder welche Mechanismen erhalten den Menschen gesund? Antonovsky greift dabei verschiedene Blickrichtungen, Wissenschaftszweige und entsprechende Fragestellungen auf und beschreibt die inneren und äußeren Phänomene auf theoretischer Ebene. Es werden aber auch Auswirkungen und Chancen für einen therapeutischen und rehabilitativen Nutzen aufgezeigt. (s. a. Pathogenese)
[*lat.*: salus, Unverletztheit; gr.: Genese, Entstehung]
🌐 salutogenesis

**Salz, saures.** → Salz, welches durch den teilweisen Ersatz von Wasserstoffionen einer → Säure entsteht. Das entstandene Salz behält eine gewisse Azidität, z.B. → Natriumbikarbonat.
🌐 acid salt

**Salzmangel.** → Salzverlust.
🌐 salt depletion

**Salzsäure.** Wässrige Lösung von Chlorwasserstoff (HCL). S. wird im Magen ausgeschieden und ist wesentlicher Bestandteil des → Magensaftes; sie wirkt → bakterizid und → bakteriostatisch und aktiviert → Pepsin.
🌐 hydrochloric acid

**Salzverlust.** (Salzmangel). Zu S. kommt es infolge einer übermäßigen Ausscheidung von Körperflüssigkeit durch Schwitzen, Durchfall, Erbrechen oder Wasserlassen, ohne dass die Flüssigkeitsmenge entsprechend ersetzt wird. Dadurch entsteht ein Ungleichgewicht des → Elektrolythaushalts.
🌐 salt depletion

**Samenausführungsgang.** Bezeichnung für die anatomische Passage, durch die die Samenflüssigkeit in die Harnröhre eintritt.
🌐 ejaculatory duct

**Samenbank.** Einrichtung zur Lagerung von männlichem Samen, der für die künstliche Befruchtung zur Verfügung steht.
🌐 sperm bank

**Samenbläschen.** Paarig vorhandener, sackartiger Drüsenschlauch, der am unteren seitlichen Ende der männlichen Harnblase sitzt und einen Teil der Fortpflanzungsorgane darstellt. Die S. produzieren eine Flüssigkeit, die zusammen mit dem

Sekret der Hoden und anderer Drüsen die Samenflüssigkeit bildet.
🇬🇧 seminal vesicle

**Samenflüssigkeit.** → Sperma.
🇬🇧 semen

**Samenstrang.** (Funiculus spermaticus). Bis zu 20 cm lange Struktur beim Mann, die vom inneren Leistenring zu den Hoden führt und in die Harnröhre mündet. Enthält den Samenleiter sowie Blut- und Lymphgefäße.
🇬🇧 spermatic cord

**Samenstrangentzündung.** Krankhafte Entzündung des Samenstranges. Begleitsymptome sind Hodenschmerz, der oft durch eine Harnröhreninfektion oder einen Tumor verursacht wird, Wasserbruch (Hydrozele) oder Krampfaderbruch (Varikozele).
🇬🇧 corditis

**Sammelurin.** → 24-Stunden-Urin.

**Sandbad.** Das Abdecken von Körperregionen bzw. des ganzen Körpers mit trockenem oder feucht-warmem Sand für etwa 30–60 Minuten, z.B. bei Psoriasis (Schuppenflechte) oder chronischen Dermatosen.
🇬🇧 sand bath

**Sandwich-Bett.** Spezialbett, das für querschnittgelähmte Patienten in den ersten Wochen der konservativen Behandlung eingesetzt wird und früher auch zur Lagerung von Verbrennungspatienten Verwendung fand. Es besteht aus zwei Liegeflächen und einer Drehvorrichtung. Die zweite Liegefläche wird zur Umlagerung des Patienten von der Rücken- in die Bauchlage angebracht, anschließend wird der Patient festgeschnallt und durch Rotation umgelagert. Heutzutage

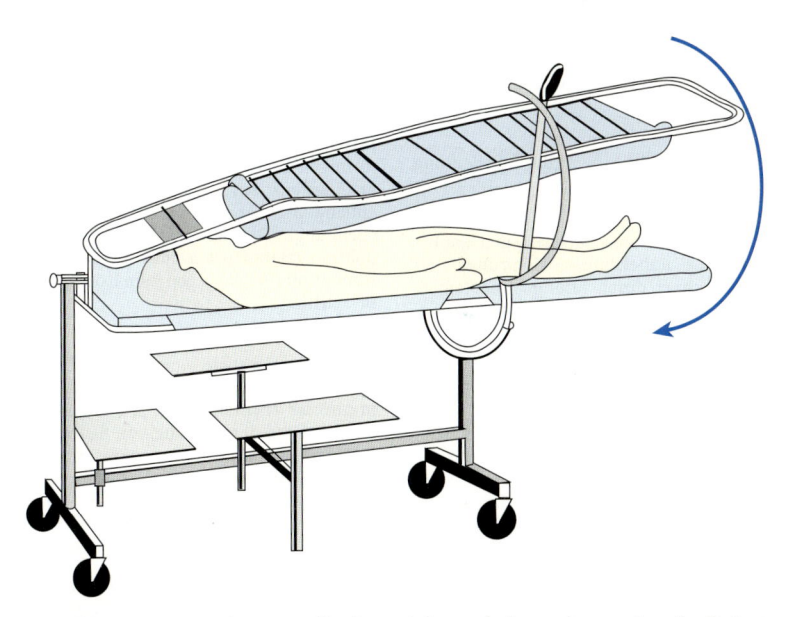

**Sandwich-Bett.** Das Bett kann um die eigene Achse gedreht werden, so dass der Patient anschließend mit dem Gesicht nach unten liegt.

werden von diversen Firmen Spezialbetten und Luftkissensysteme angeboten, die diesen Bettentyp weitestgehend abgelöst haben.
🇬🇧 sandwich bed

**sanguinisch.** Mit roter Gesichtsfarbe, blutvoll und mit lebhaftem Temperament.
🇬🇧 sanguine

**sanguino-.** Vorsilbe mit der Bedeutung »Blut«, »blutig«, »Blut enthaltend«.
[*lat.*: sanguis, Blut]
🇬🇧 sanguineous

**sanitär.** Zur Hygiene und Körperpflege gehörend, die Gesundheit betreffend.
🇬🇧 sanitary

**Sanitation.** Die Lehre und die Maßnahmen zur Schaffung und Erhaltung einer gesunden, krankheitsfreien und gefahrenfreien Umwelt durch den Einsatz von bakteriziden Zusätzen in Seifen, Reinigungsmitteln, Wandanstrichen und der Luft in Krankenhäusern.
🇬🇧 sanitation

**Sapo.** Seife und seifenähnliche Produkte.
[*lat.*: sapo, Seife]
🇬🇧 sapo

**sarko-.** Vorsilbe mit der Bedeutung »Fleisch«, »Muskel«.
🇬🇧 sarko

**Sarkoidose.** Chronische, aber gutartige Erkrankung unbekannten Ursprungs, gekennzeichnet durch knotige und teigige Schwellungen in Lunge, Leber, Milz, Haut, Schleimhäuten und den Tränendrüsen, Speicheldrüsen und Lymphknoten. Die Veränderungen verschwinden oft im Laufe von Monaten oder Jahren, gehen dann jedoch über in ausgedehnte Entzündungen und Fibrosen.
🇬🇧 sarcoidosis

**Sarkokarzinom.** Mischtumor, der Anzeichen eines → Sarkoms und eines → Karzinoms aufweist.
🇬🇧 sarcocarcinoma

**Sarkom.** Bösartige Bindegewebsgeschwulst, die zunächst als schmerzlose Schwellung in Fett-, Muskel-, Gelenk-, Gefäß- oder Nervengewebe entsteht. Der Tumor besteht aus Bindegewebszellen und ist stark metastasierend. Obwohl S. häufig in Verbrennungs- oder Verstrahlungsnarben entstehen, sind Verletzungen wahrscheinlich nicht ursächlich für deren Entwicklung verantwortlich.
🇬🇧 sarcoma

**Sarkom, ameloblastisches.** Bösartiger Tumor im Zahnbereich mit Wucherung von Epithel- und Mesenchymgewebe ohne Bildung von Zahnbein oder Zahnschmelz.
🇬🇧 ameloblastic sarcoma

**Sarkomer.** Kleinste, funktionelle Einheit einer → Myofibrille. S. liegen in der Längsrichtung zwischen zwei Z-Streifen an der Myofibrille an.
🇬🇧 sarcomere

**Sarkoplasma.** Halbflüssiges Zytoplasma der Muskelfasern und Muskelzellen. – *adj.* sarkoplasmatisch.
🇬🇧 sarcoplasm

**Sartorius.** Kurzbezeichnung für »→ Musculus sartorius«.
🇬🇧 sartorius

**Sattelgelenk.** Gelenkform mit zwei sattelförmigen Gegenflächen, z.B. das Daumengrundgelenk. Ein S. erlaubt keine Rotation entlang der Längsachse, jedoch Flexion (Beugung), Extension (Streckung), Adduktion (Heranziehen zum Körper) und Abduktion (Wegbewegen vom Körper).
📄 Gelenk
🇬🇧 saddle joint

**Sättigung.** 1. Zustand einer Lösung, in der die maximale Menge an löslichen Stoffen in gelöster Form existiert. 2. Maßeinheit, die den Grad der Bindung von Sauerstoff an Hämoglobin in Prozent angibt. 3. Chemische Verbindung, bei der sämtliche kovalenten Bindungen besetzt sind. – *adj.* gesättigt.
🇬🇧 saturation

**Sättigungszentrum.** Nervengewebe im Nucleus ventromedialis des Hypothalamus, das den Appetit reguliert.
🇬🇧 satiety center

**Sauberkeitserziehung.** Das Lehren eines Kindes, seine Blasen- und Darmfunktion zu kontrollieren. Das Training beginnt meist um den 24. Lebensmonat, wenn die willentliche Kontrolle über den Schließmuskel von After und Harnblase bei den meisten Kindern ausgeprägt ist. Die nächtliche Kontrolle der Harnblase kann bis zum 4. oder 5. Lebensjahr dauern.
🔠 toilet training

**säuern.** (sauer machen; ansäuern). 1. Eine Substanz sauer machen, wie z.B. durch Zugabe einer → Säure. 2. Sauer werden einer Substanz.
🔠 acidify

**Sauerstoff, gebundener.** Der in Form von Oxyhämoglobin ($HbO_2$) an das Hämoglobin gebundene Sauerstoff. Ein Gramm Sauerstoff kann sich mit 16,700 g Hämoglobin verbinden und je ein Gramm Hämoglobin kann 1,34 ml Sauerstoff binden.
🔠 combined oxygen

**Sauerstoff, transtrachealer.** Methode zur Sauerstoffgabe an einen Patienten mit Hilfe eines direkt in die Luftröhre gelegten Katheters. Die Methode wird manchmal der konventionellen Sauerstoffgabe über die Nase vorgezogen.
🔠 transtracheal oxygen

**Sauerstoff (O).** Geschmack-, geruch- und farbloses Gas, das für die Atmung des Menschen wesentlich ist; Ordnungszahl 8 und Atommasse 15,999. In der Erdatmosphäre sind etwa 21% S. enthalten. S. kann sich mit allen Elementen außer Edelgasen verbinden. In der Anästhesie fungiert S. als Trägergas für die Verabreichung von anästhetischen Agenzien zum Körpergewebe. In der Atemtherapie wird S. verabreicht, um die Menge des zirkulierenden S.s im Blut zu erhöhen. Eine Überdosierung mit S. kann bei Patienten mit Lungenerkrankungen zu irreversiblen Schäden führen, insbesondere, wenn dies durch eine chronische Kohlendioxidretention kompliziert wird. Eine längerfristige Verabreichung hoher Konzentrationen an S. kann bleibende Schäden an den Augen von Säuglingen zur Folge haben. Unter UV-Bestrahlung kann S. in → Ozon übergehen. S. dient als Antidot gegen Kohlenmonoxidvergiftungen. (→ Oxidation)
🔠 oxygen (O)

**Sauerstoff/Kohlendioxid-Überwachung, transkutane.** Methode zur Messung des $O_2/CO_2$-Gehalts im Blut mittels auf der Haut angebrachter Elektroden. Der $O_2$-Gehalt wird normalerweise mit Hilfe eines Oximeters mit Heizspiralen gemessen. Diese Heizspiralen erhöhen die Hauttemperatur und damit den Blutfluss an der Oberfläche. Transkutane $CO_2$-Elektroden sind ähnlich wie Blutgaselektroden aufgebaut.
🔠 transcutaneous oxygen/carbon dioxide monitoring

**Sauerstoffaufnahme.** Die Menge an → Sauerstoff, die ein Organismus aus der Umgebung aufnimmt; dazu gehört die Menge, die die Lunge aus der umgebenden Luft einatmet, die Menge, die das Blut aus der Alveolarluft der Lunge entfernt, oder die Sauerstoffmenge, die ein Organ oder Gewebe aus dem Blut aufnimmt.
🔠 oxygen uptake

**Sauerstoffbrille.** Vorrichtung zur Verabreichung von Sauerstoff, wobei 1–2 cm lange Einflussstutzen in die Nasenöffnungen des Patienten eingeführt werden. Die $O_2$ führenden Schläuche werden wie Brillenbügel hinter die Ohren gelegt und unterhalb des Kinns wieder zusammengeführt. Die S. birgt die Gefahr von Druckstellen in den Nasenöffnungen und hinter den Ohren. (→ Dekubitusprophylaxe; Sauerstoffmaske) (s.a. Sauerstoff)
🔠 oxygen spectacles; oxygen canula

**Sauerstoffkapazität.** Maximale Menge an → Sauerstoff, die chemisch in einer bestimmten Menge Blut mit → Hämoglobin gebunden ist, abzüglich des physikalisch gelösten Sauerstoffs.
🔠 oxygen capacity

**Sauerstoffmaske.** Vorrichtung, mit der einem Patienten → Sauerstoff verabreicht werden kann. Die S. passt genau über Mund und Nase und kann fixiert oder

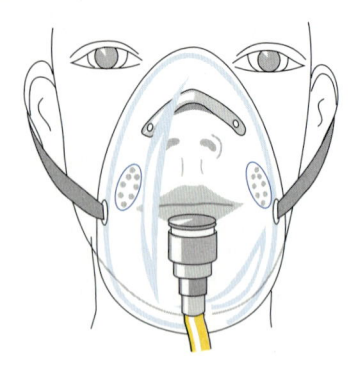

**Sauerstoffmaske.**

mit der Hand festgehalten werden. Die Maske hat inspiratorische und exspiratorische Klappen, damit der Sauerstoff eingeatmet oder in den Respirationstrakt gepumpt und Kohlendioxid abgeatmet werden kann.
🇬🇧 oxygen mask

**Sauerstoffpartialdruck im arteriellen Blut.** ($PaO_2$) Anteil des gesamten Blutgasdrucks, den → Sauerstoff ausübt. Der S. ist bei Patienten mit Asthma, obstruktiven Lungenkrankheiten oder bestimmten Bluterkrankungen erniedrigt. Der normale → Partialdruck von Sauerstoff beträgt im arteriellen Blut 95 bis 100 mmHg.
🇬🇧 partial pressure of oxygen in arterial blood

**Sauerstoffsättigung.** Der Anteil des → Oxyhämoglobins am gesamten Hämoglobingehalt (ca. 95–97% im arteriellen und 73% im venösen Blut).
🇬🇧 oxygen saturation

**Sauerstoffschuld.** Die Menge des Sauerstoffs, die die Lunge in der Erholungsphase nach einer Anstrengung oder Apnoe aufnimmt, um den fehlenden Sauerstoff wieder zu ersetzen, der während der Anstrengung zusätzlich für den Stoffwechsel benötigt worden ist.
🇬🇧 oxygen debt

**Sauerstofftherapie.** 1. → Pflegeintervention der → NIC, die definiert wird als die Verabreichung von Sauerstoff und die Überwachung seiner Effektivität. 2. Verabreichung von → Sauerstoff an Patienten, um eine → Hypoxie zu behandeln. Obwohl es verschiedene Hypoxieformen gibt, haben sie stets eine → Hypoxämie zur Folge. Die Sauerstoffgabe kann die Symptome der Hypotonie, Herzarrhythmien, Tachypnoe, Kopfschmerzen, Verwirrtheit, Übelkeit und Erregung lindern; des Weiteren verbessert sie die Fähigkeit der Zellen zur Regeneration, um ihre normalen metabolischen Funktionen wieder zu erfüllen.
🇬🇧 Oxygen Therapy

**Sauerstofftherapie, kontrollierte.** Gabe von Sauerstoff unter Berücksichtigung der Patientenreaktion. Der Sauerstoff wird dabei als Medikament eingesetzt und es wird versucht, eine bestimmte therapeutische Wirkung mit der kleinstmöglichen Sauerstoffmenge zu erreichen.
🇬🇧 controlled oxygen therapy

**Sauerstofftoxikose.** Zustand der Sauerstoffüberdosierung, die zu pathologischen Gewebeveränderungen führen kann, z.B. Retinopathie oder bronchopulmonale Dysplasie.
🇬🇧 oxygen toxicity

**Sauerstoff-Überdrucktherapie.** Verabreichung von Sauerstoff bei einem Druck, der höher als der atmosphärische Druck ist. Dies geschieht in speziellen Kammern (→ Überdruckkammern), die die Verabreichung von 100%igem Sauerstoff bei einem Druck erlauben, der dreimal höher als der Normalwert ist. Mit Hilfe dieser Technik soll die natürliche Grenze der Sauerstofflöslichkeit im Blut überwunden werden, die bei 0,3 ml Sauerstoff pro 100 ml Blut liegt. Die S.-Ü. wird zur Behandlung von Kohlenmonoxidvergiftungen, Luftembolien, Caisson- oder Taucherkrankheit, Myonekrosen und bestimmten Fällen von Anämien eingesetzt, bei denen ein verminderter Sauerstofftransport ein Hämo-

globindefizit teilweise kompensieren kann.
🇬🇧 hyperbaric oxygenation

**Sauerstoffverbrauch, systemischer.** Sauerstoffmenge, die das Körpergewebe in einer Minute verbraucht.
🇬🇧 systemic oxygen consumption

**Saugbiopsie.** Vorgang, bei dem mit Hilfe eines Trokars oder einer Kanüle durch Aspiration Gewebe- oder Flüssigkeitsproben aus einem Lymphknoten bzw. aus tiefen Wunden entnommen wird.
🇬🇧 suction biopsy

**Saugdrainage.** Absaugen von Flüssigkeit aus Körperhöhlen oder Wundgebieten mittels Unterdruck oder Abpumpen. (→ Drainage) (s.a. Redon-(Saug-)drainage; Bülau-Drainage)
🇬🇧 suction drainage

**Saugen, nichternährungsrelevantes.** → Pflegeintervention der → NIC, die definiert wird als die Gewährleistung von Gelegenheiten zum Saugen für Säuglinge, die über eine Magensonde ernährt werden oder oral keine Nahrung aufnehmen dürfen.
🇬🇧 Nonnutritive Sucking

**Saugkürettage.** (Vakuumkürettage). Entfernen von Gewebe aus der Gebärmutter zur Diagnostik, Schwangerschaftsabbruch oder nach einem Abort mittels eines an eine Saugpumpe angeschlossenen Absaugschlauches.
🇬🇧 vacuum aspiration; suction curettage

**Säugling.** Ein Kind von der frühesten Phase des extrauterinen Lebens bis zur Vollendung des ersten Lebensjahres.
🇬🇧 infant; suckling

**Säugling, übertragener.** Säugling, der nach Ablauf der 42. Schwangerschaftswoche geboren wird und bei körperlichen Anzeichen einer Plazentainsuffizienz aufweist. Charakteristischerweise haben diese Babys eine trockene, schuppige Haut, lange Finger- und Fußnägel, Hautfalten auf dem Oberschenkel und manchmal an Armen und Gesäß. Häufig kommt es bei ihnen zu Hypoglykämie und Hypokaliämie. Ein ü. S. sieht aus, als hätte er im Uterus an Gewicht verloren.
🇬🇧 postmature infant

**Säuglings- und Kindervorsorge.** Regelmäßige Untersuchungen von Säuglingen und Kindern durch den Kinderarzt, die eine bestmögliche körperliche, geistige und seelische Entwicklung gewährleisten sollen. Zu den Vorsorgeuntersuchungen gehören Impfungen zur Vermeidung von Infektionskrankheiten, Screenings zur Früherkennung und Heilung von Krankheiten sowie Information und Anleitung der Eltern zur richtigen Ernährung, Pflege und Unfallverhütung.
🇬🇧 well baby care

**Säuglingspflege.** → Pflegeintervention der → NIC, die definiert wird als die Gewährleistung einer entwicklungsbezogen angemessenen, familienorientierten Versorgung von Kindern im ersten Lebensjahr.
🇬🇧 Infant Care

**Säuglingssterblichkeit.** (Neonatalsterblichkeit). Statistische Zahl der Todesfälle von Säuglingen, die in den ersten 28 Tagen nach der Geburt erfolgen, z.B. die Zahl der Todesfälle pro 1000 Lebendgeburten in einem bestimmten geographischen Bereich oder in einer Institution während einer bestimmten Zeit.
🇬🇧 neonatal mortality; infant mortality

**Saugpölsterchen.** Kleine weiße, blasse Polster auf der Ober- und Unterlippe von Säuglingen, die wie Blasen aussehen. Durch die S. scheint die Abdichtung rund um die Brustwarze bzw. den Flaschensauger verbessert zu werden. Einige Babys haben bereits in der Gebärmutter am eigenen Finger oder Arm gesaugt und werden mit den S. geboren.
🇬🇧 sucking blisters

**Saugreflex.** Unwillkürliche Saugbewegung bei Neugeborenen und Säuglingen, die bei Berührung an den Lippen oder an der Wange ausgelöst wird. Der Reflex bleibt ungefähr bis zum Ende des ersten Lebens-

jahres erhalten und wird oft auch ohne Reiz, z.B. im Schlaf ausgelöst.
🔲 sucking reflex

**Saugreiz.** → Prolaktinreflex.
🔲 sucking stimulus

**Saug-Spül-Drainage.** Methode der kontinuierlichen Spülung von infizierten Wundhöhlen. Über ein oder zwei zuführende Drainageschläuche wird die Wundhöhle mit der Spülflüssigkeit gespült, über eine oder zwei weitere Drainagen fließt diese Flüssigkeit samt Wundsekret wieder ab. Dadurch wird die Wunde mechanisch gesäubert und die Keimzahl reduziert.
Pflegerisch zu beachten sind: Verbandswechsel nach sterilen Prinzipien, regelmäßige Kontrolle der Einlaufgeschwindigkeit der Spülmenge, Bilanzierung der Spülmenge, Beobachten und Dokumentieren von Menge, Farbe und Beimengungen der ablaufenden Flüssigkeit, Beobachten von Schwellungen des Wundgebietes.
🔲 Suction irrigation drainage

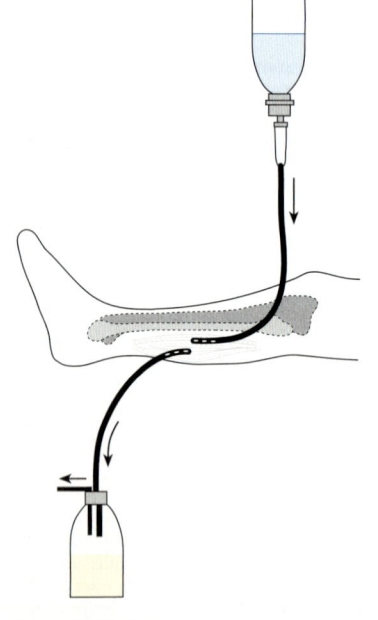

**Säure.** Anorganische oder organische Verbindung, die bei Lösung in Wasser Wasserstoffionen abgibt (→ Dissoziation). Säuren färben blaues Lackmuspapier rot, haben einen sauren Geschmack und bilden bei einer Reaktion mit Basen Salze; sie haben weitgehend gegensätzliche chemische Eigenschaften gegenüber → Basen.
[*lat.:* acidus, sauer]
🔲 acid

**Säure, alipathische.** Säure einer nicht-aromatischen Kohlenwasserstoffverbindung.
🔲 aliphatic acid

**Säure-Basen-Haushalt.** Der S. beschreibt die Vorgänge zur Aufrechterhaltung eines optimalen Gleichgewichtes von Säuren und Basen im Blut. Störungen des S. führen zu → Azidose oder → Alkalose und sind u.U. lebensgefährlich. (→ Puffer) (s.a. Azidose; Alkalose)
🔲 acid-base balance

**Säure-Basen-Haushalt, metabolische Alkalose.** → Pflegeintervention der → NIC, die definiert wird als die Regulation des Säure-Basen-Gleichgewichts und Vorbeugung gegen Komplikationen infolge eines zu hohen $HCO_3$-Serumspiegels.
🔲 Acid-Base Management: Metabolic Alkalosis

**Säure-Basen-Haushalt, metabolische Azidose.** → Pflegeintervention der → NIC, die definiert wird als die Regulation des Säure-Basen-Gleichgewichts und Vorbeugung gegen Komplikationen infolge eines zu niedrigen $HCO_3$-Serumspiegels.
🔲 Acid-Base Management: Metabolic Acidosis

**Säure-Basen-Haushalt, respiratorische Alkalose.** → Pflegeintervention der → NIC, die definiert wird als die Regulation des Säure-Basen-Gleichgewichts und Vor-

**Saug-Spül-Drainage.**

beugung gegen Komplikationen infolge eines zu niedrigen $pCO_2$-Serumspiegels.
🇬🇧 Acid-Base Management: Respiratory Alkalosis

**Säure-Basen-Haushalt, respiratorische Azidose.** → Pflegeintervention der → NIC, die definiert wird als die Regulation des Säure-Basen-Gleichgewichts und Vorbeugung gegen Komplikationen infolge eines zu hohen $pCO_2$-Serumspiegels.
🇬🇧 Acid-Base Management: Respiratory Acidosis

**Säure-Basen-Haushalt-Management.** → Pflegeintervention der → NIC, die definiert wird als die Regulation des Säure-Basen-Gleichgewichts und Vorbeugung gegen Komplikationen infolge von Störungen des Säure-Basen-Haushaltes.
🇬🇧 Acid-Base Management

**Säure-Basen-Monitoring.** → Pflegeintervention der → NIC, die definiert wird als die Erfassung und Analyse von Patientendaten zur Regulierung des Säure-Basen-Gleichgewichts.
🇬🇧 Acid-Base Monitoring

**Säureverätzung.** Gewebeschaden, hervorgerufen durch Kontakt mit einer starken → Säure; die Ausprägung der Verätzung hängt von der Säureart und der Expositionsdauer ab. Medizinische Erstmaßnahme ist das Spülen der verätzten Stelle mit reichlich Wasser.
🇬🇧 acid burn

**Säurevergiftung.** Vergiftungszustand, der durch die Einnahme von (→ Säuren) verursacht wird, wie z.B. Salzsäure, Salpetersäure, Phosphor- oder Schwefelsäure; teilweise sind diese Säuren in Reinigungsmitteln zu finden. Medizinische Erstmaßnahme ist die Zufuhr von großen Mengen Wasser, Milch oder geschlagenen Eiern, um eine Verdünnung der Säurekonzentration zu erreichen. Zur Behandlung der S. dürfen auf keinen Fall Erbrechen ausgelöst oder schwache basische Lösungen verabreicht werden.
🇬🇧 acid poisoning

**Scapula.** Schulterblatt.

**Schädel.** Das Knochengerüst des Kopfes, bestehend aus dem Cranium cerebrale (Schädelbasis und Schädeldach) und dem Cranium viscerale (Gesichtsschädel). Das Cranium cerebrale enthält und schützt das Gehirn und besteht aus acht Knochen. Das Cranium viscerale besteht aus 14 Knochen.
🇬🇧 skull

**Schädelbasis.** Bereich des Schädels, der aus der vorderen (anterioren), mittleren und hinteren (posterioren) Schädelgrube (Fossa) und zahlreichen Öffnungen (Foramina) besteht, z.B. aus dem Foramen opticum, F. ovale, F. lacerum und F. magnum.
🇬🇧 base of the skull

**Schädelbein.** (Schädelknochen). Schädelknochen, insbesondere der Teil des Schädels, der das Gehirn umgibt.
[*griech.:* kranion, Schädel.]
🇬🇧 cranial bones

**Schädelfraktur.** Fraktur eines oder mehrerer Schädelknochen. Ein Knochenbruch des Schädeldachs kann durch Beschädigungen des Hirngewebes kompliziert werden, insbesondere wenn Knochensplitter in das Gehirn eingetreten sind.
🇬🇧 fracture of skull

**Schädel-Hirn-Trauma, Pflege bei.** Systematisch einheitliche Vorgehensweise eines Pflegeteams im Umgang mit Patienten, die an einer unfall- oder verletzungsbedingten massiven Schädigung im Bereich des Schädelknochens mit Gehirnbeteiligung leiden. Die Hauptsymptome sind: Bewusstseinsstörungen (von kurzer Bewusstlosigkeit bis zum Koma), Lähmungen, vegetative Störungen u.a. Je nach Schwere der Erkrankung müssen pflegerische Interventionen in allen → ATLs geleistet werden. In der Phase der (Früh-) Rehabilitation liegt der Pflegeschwerpunkt auf der Förderung der Wahrnehmung. Hierzu stehen verschiedene Konzepte zur Verfügung (→ Bobath-Konzept, → basale Stimulation u.a.),

die speziell auf diese Patienten ausgerichtet sind.
🌐 care of patients with craniocerebral trauma

**Schädelhöhle.** Schädelhöhle, in deren Inneren sich Gehirn und andere Gewebe befinden.
🌐 cranial cavity

**Schädelnaht, echte.** (Sutura). Unbewegliche, fibröse Knochennaht, bei der die Knochenränder der Schädelknochen ineinander verzahnt sind.
🌐 true suture

**Schädelnähte.** Ineinandergreifende Verbindungslinien der Schädelknochen. Mit fortschreitendem Alter werden die Schädelnähte immer weniger sichtbar.
🌐 cranial sutures

**Schädigung.** Krankheitsbedingte Organschädigung, z.B. Leberzirrhose durch Hepatitis. Durch die WHO festgelegte erste Komponente von Behinderung. (s.a. Beeinträchtigung (Handicap); Funktionsstörung (Disability))
🌐 impairment

**Schädigung, systemische.** Pathologische Störung, die mehrere Gewebestrukturen mit gemeinsamer Funktion betrifft.
🌐 systemic lesion

**Schadstoff.** Substanz, die Verunreinigungen, Verschmutzung oder Verderben verursacht; z.B. Schimmelsporen, die Nahrungsmittel ungenießbar machen.
🌐 contaminant

**Schafsfell.** Matratzenauflage, beliebt bei Säuglingen zur konstanten Wärmeregulierung im Kinderbett bzw. Kinderwagen.
🌐 shearling

**Schalenkern.** → Putamen.
🌐 putamen

**Schallleitungsschwerhörigkeit.** Form des Gehörverlusts, bei der Geräusche und Töne fehlerhaft durch das Außen- bzw. Mittelohr zum Schallempfindungszentrum des Innenohr geleitet werden. Die Schallempfindlichkeit ist vermindert, aber die Klarheit (Geräuschinterpretation) ist nicht beeinträchtigt, solange Geräusch oder Ton laut genug sind.
🌐 conductive hearing loss

**Schalltrauma.** (Schallempfindungsschwerhörigkeit; Schallleitungsschwerhörigkeit). Verminderung des Hörvermögens durch über lange Zeit einwirkende laute Geräusche, bzw. plötzlicher teilweiser oder völliger Hörverlust durch eine Explosion, einen heftigen Schlag auf den Kopf oder ein anderes Trauma. Der Hörverlust kann vorübergehend oder dauerhaft sein.
🌐 acoustic trauma

**Schambein.** → Os pubis.
🌐 pubis

**Scham(bein)fuge.** → Symphysis pubica.
🌐 pubic symphysis

**Schamhaar.** Behaarung des Schambereichs, die mit der → Pubertät beginnt.
🌐 pubic hair

**Schamlippen, große.** (Labia majora). Zwei längliche lippenförmige Hautfalten auf jeder Seite der Vaginalöffnung außerhalb der kleinen Schamlippen. Die g.n S. begrenzen die Schamspalte.
🌐 labia majora

**Schamlippen, kleine.** Zwei Hautfalten zwischen den großen S., die von der → Klitoris ausgehend auf beiden Seiten der Vaginalöffnung verlaufen und den Scheidenvorhof begrenzen.
🌐 labia minora

**Schamnerv.** → Nervus pudendus.
🌐 pudendal nerve

**Schanker.** 1. Hautläsion, normalerweise Zeichen einer primären Syphilis. Beginnt als Bläschen am Infektionsherd und entwickelt sich zu einem roten, blutleeren, schmerzlosen Geschwür. Der Schanker enthält *Treponema pallidum* Spirochäten und ist äußerst ansteckend. 2. Papulöse Läsion bzw. ulzeröser Bereich; Anzeichen für einen Infektionsherd, z.B. bei Tuberkulose. Man unterscheidet zwischen har-

tem Schanker (→ Syphilis) und → Weichem Schanker.
[*franz.:* chancre, Schanker.]
🇬🇧 chancre

**Schanker, harter.** Primärläsion bei → Syphilis, die sich an der Infektionsstelle entwickelt. Die Läsion beginnt mit kleinen roten Papeln, die sich allmählich verhärten und zu extrem ansteckenden Ulzera entwickeln (erodieren). Die aus den Geschwüren ausgeschiedenen Sekretionen enthalten *Treponema pallidum*, Organismen, die beim Menschen Syphilis verursachen. (→ Schanker; weicher Schanker)
🇬🇧 hard chancre

**Schanker, weicher.** (Ulcus molle). Meist schmerzloses Geschwür im Genitalbereich infolge einer Infektion mit *Haemophilus ducreyi*. Häufig bildet sich Eiter in den Leistenlymphknoten, wodurch diese sich erheblich vergrößern. In der Folge können Phimosen, Verengungen oder Fisteln in der Harnröhre und erhebliche Gewebsschädigungen entstehen. W.S. zählt zu den meldepflichtigen Geschlechtskrankheiten und ist höchst ansteckend.
[*fr.:* chancre, Schanker; *gr.:* eidos, Form.]
🇬🇧 soft chancre; soft ulcer

**Scharlach.** Durch betahämolysierende Streptokokken der Gruppe A hervorgerufene akute, meldepflichtige Infektionskrankheit, die v. a. Kinder befällt. S. ist gekennzeichnet durch starke Rachenrötung, Halsschmerzen und Schluckbeschwerden, Angina (Himbeerzunge), hohes Fieber, Lymphknotenvergrößerung am Hals, starke Erschöpfung und hellrotem, diffusem Exanthem, das sich nach ca. 1 Woche abschuppt. Die Ansteckung erfolgt über Tröpfcheninfektion; die Inkubationszeit beträgt 3–6 Tage. S. neigt zu Rezidiven und Spätkomplikationen, wie z.B. rheumatische Erkrankungen, Endokarditis, Myokarditis, Nephritis etc.
🇬🇧 scarlet fever

**Scharniergelenk.** Gelenk, das eine Verbindung enthält, in der die Gelenkflächen eng miteinander verbunden sind und eine extensive Bewegung nur in einer Achse möglich ist, z.B. Fingerzwischengelenke.
🔲 Gelenk
🇬🇧 hinge joint

**Schaufensterkrankheit.** → Claudikation.
🇬🇧 intermittent claudication

**Scheckhaut.** → Vitiligo.
🇬🇧 vitiligo

**Scheide.** Röhrenförmige Struktur, die ein Organ oder ein anderes Körperteil umschließt, z.B. Sehnenscheide.
🇬🇧 sheath

**Scheide.** → Vagina
🇬🇧 vagina

**Scheidendiaphragma.** Mechanisches Verhütungsmittel, das aus einem halbkugelförmigen, dünnen Kunststoffring besteht, der zusammen mit einem Spermizid in die Vagina eingeführt wird und das Eindringen von Spermien in die Gebärmutter und somit eine Empfängnis verhindert.
🇬🇧 contraceptive diaphragm

**Scheidenpessar.** → Diaphragma (Scheidendiaphragma) und → Pessar.
🇬🇧 vaginal diaphragm; diaphragm pessary

**Scheidenvorhofdrüse.** Beidseitig des Scheideneingangs gelegene Drüsen (zwei auf jeder Seite), die Flüssigkeit absondern und den Scheideneingang gleitfähig machen.
🇬🇧 vestibular gland

**Scheininkontinenz.** Extraurethrale → Inkontinenz, selten bei intakter Blasenfunktion und Schließmechanismen. Durch angeborene Fehlbildungen oder Entzündungen, z. B. Morbus Crohn, oder bei Verletzungen der Blase fließt der Urin über Fistelgänge ab.
🇬🇧 pseudoincontinence

**Scheinschwangerschaft.** → Pseudogravidität.
🇬🇧 pseudogravidity

**Scheintod.** Zustand, in dem Atmung und Herzschlag durch die klinische Untersuchung nicht mehr wahrnehmbar, aber im Gegensatz zum klinischen Tod nicht erlo-

schen sind. Eine spontane Erholung des Scheintoten ist noch möglich.
🇬🇧 apparent death

**Scheitelbein.** → Os parietale.
🇬🇧 parietal bone

**Scheitel-Fersen-Länge.** Körperlänge eines Embryos, eines Fötus oder eines Neugeborenen, die vom Scheitel des Kopfes bis zur Ferse gemessen wird; entspricht der Größenmessung einer älteren Person.
🇬🇧 crown-heel length

**Scheitellappen.** → Lobus parietalis.
🇬🇧 parietal lobe

**Scheitel-Steiß-Länge.** Körpergröße eines Embryos, Fötus oder Neugeborenen, gemessen vom Scheitel des Kopfes zur Wölbung des Gesäßes.
🇬🇧 crown-rump length

**Schenkelband.** Aus fibrösem Gewebe bestehendes Band, das die Lücke zwischen der oberen Spina iliaca und den Schambeinhöckern überbrückt.
🇬🇧 crural ligament

**Schenkelblock.** Unfähigkeit, Herzimpulse entlang der → Tawara-Schenkel weiterzuleiten, was zu einem abnormen und verbreiterten QRS-Komplex führt. Ein S. tritt bei schweren akuten Vorderwandinfarkten auf und kann durch eine Ischämie oder Nekrose der Tawara-Schenkel, Traumata (bei chirurgischen Manipulationen) oder mechanische Kompression durch Tumor verursacht werden. Zur Behandlung kann ein Schrittmacher gelegt werden, falls eine weitere Verschlechterung zu erwarten ist.
◢ Erregungsleitungssystem; Elektrokardiogramm
🇬🇧 bundle branch block (BBB)

**Schenkelhals.** Verbindender Röhrenknochen zwischen dem Kopf des Oberschenkels (Femur) und dem großen und kleinen Trochanter. Am S. kommt es häufig zu Knochenfrakturen, insbesondere bei älteren Menschen.
🇬🇧 neck of femur

**Schenkelhernie.** Durch die hintere Schicht der Oberschenkelscheide (Femoralisscheide) hervortretende Hernie.
🇬🇧 crural hernia

**Scherengang.** Gangstörung, gekennzeichnet durch überkreuzte Beine, die häufig bei spastischer → Paraplegie auftritt.
🇬🇧 scissor gait

**Scheuermann-Krankheit.** (Morbus Scheuermann). Deformierung der Wirbelsäule, gekennzeichnet durch eine fixierte → Kyphose, die sich meist in der Pubertät infolge einer Schädigung der Bandscheiben entwickelt. Die Krankheit beginnt meist schleichend, hauptsächlich durch Überlastung der Wirbelsäule. Typische Symptome sind eine schlechte Körperhaltung bei gleichzeitigem Schmerz und Ermüdungserscheinungen in der betroffenen Region.
[H.W. Scheuermann, dän. Orthopäde, 1877–1960]
🇬🇧 Scheuermann's disease

**Schicht.** In der Pflege, die Früh-, Spät- oder Nachtstunden, zu denen das Pflegepersonal Dienst tut.
🇬🇧 shift

**Schichtaufnahme.** Röntgenaufnahme zur exakten Darstellung einer bestimmten Körperebene. (→ Tomographie)
🇬🇧 body-section radiography

**Schichtbericht.** → Pflegeintervention der → NIC, die definiert ist als die Weitergabe aller wesentlichen Informationen über den Stand der Patientenpflege beim Schichtwechsel an die anderen Pflegeteammitglieder.
🇬🇧 Shift Report

**Schick-Probe.** Intrakutane Injektion von Diphtherietoxin zur Bestimmung einer Diphtherie-Immunität. Eine positive Reaktion, die sich durch Hautrötung und Schwellung der Injektionsstelle zeigt, weist darauf hin, dass kein Diphtherieantitoxin im Körper vorhanden und damit auch keine Immunität gegeben ist.
[B. Schick, ung.-amer. Pädiater, 1877–1967]
🇬🇧 Schick test

**Schiefhals.** (Tortikollis). Abnormer Zustand, bei dem der Kopf aufgrund einseitiger spastischer Muskelkontraktionen im Hals- und Nackenbereich auf eine Seite geneigt ist. Ein S. kann angeboren oder erworben sein.
🇬🇧 torticollis

**Schielauge.** (Esophorie). Das von der normalen Parallelstellung abweichende Auge bei einer Person, die an → Strabismus leidet.
🇬🇧 cross-eye; squinting eye

**Schielen.** Abweichung der Blickrichtung eines Auges von den normalen, parallelen Blicklinien, z.B. beim Strabismus.
🇬🇧 cast

**Schiene.** Orthopädisches Instrument zur Ruhigstellung, Bewegungseinschränkung oder Unterstützung eines Körperteils; kann entweder starr (aus Metall, Gips oder Holz) oder beweglich (aus Fell oder Leder) sein.
🇬🇧 splint

**Schienen.** → Pflegeintervention der → NIC, die definiert ist als die Stabilisierung, Immobilisierung bzw. das Schützen eines verletzten Körperteils mit Hilfe einer Unterstützungsvorrichtung.
🇬🇧 Splinting

**Schilddrüse.** (Glandula thyroidea). Im Hals gelegenes, stark durchblutetes Organ, das aus zwei in der Mitte verbundenen Lappen besteht und ca. 30 g wiegt. Bei Frauen ist die S. etwas größer als bei Männern und sie vergrößert sich außerdem in der Schwangerschaft. Hauptprodukt der S. ist das → Thyroxin, daneben produziert sie auch das Hormon Kalzitonin. Beide Hormone werden direkt ins Blut ausgeschüttet; d. h. die S. gehört zum endokrinen System der Drüsen ohne Ausführungsgang. Das Organ ist lebenswichtig für das normale Körperwachstum bei Kindern. Wird die S. später aus verschiedenen Gründen entfernt, wird der Stoffwechsel des Körpers herabgesetzt, mit den typischen Symptomen der S.-Unterfunktion.
🇬🇧 thyroid gland

**Schilddrüsenentzündung.** (Thyroiditis). Eine akute S. durch Staphylokokken-, Streptokokken- oder andere Infektionen ist gekennzeichnet durch Eiter- und Abszessbildung und kann zu einer subakuten, diffusen Erkrankung des Organs führen. Bei der subakuten Erkrankung treten Fieber, Schwäche, Halsschmerzen und eine schmerzhafte Vergrößerung der Drüse auf. Eine chronische S., gekennzeichnet durch Infiltration der Drüse mit Lymphozyten und Plasmazellen und durch eine diffuse Vergrößerung, wird scheinbar dominant vererbt und kann mit einigen Autoimmunerkrankungen zusammenhängen.
🇬🇧 thyroiditis

**Schilddrüsen-Funktionstest.** Sammelbezeichnung für verschiedene Labortests, welche die Funktion der Schilddrüse beurteilen. Dabei werden z.B. die verschiedenen Hormone, die von der Schilddrüse produziert werden, untersucht.
🇬🇧 thyroid function test

**Schilddrüsenhormone.** Jod enthaltende Hormone, hauptsächlich Thyroxin ($T_4$) und in geringerem Maß Trijodthyronin ($T_3$), die von der Schilddrüse produziert werden. Diese Hormone erhöhen die Stoffwechselrate des Körpers, beeinflussen die Körpertemperatur, regulieren den Eiweiß-, Fett- und Kohlehydrat-Abbaustoffwechsel in sämtlichen Zellen, sind verantwortlich für die Ausschüttung von Wachstumshormonen, Knochenwachstum, Herzfrequenz, Herzschlagvolumen und Herzleistung, fördern die Entwicklung des ZNS, stimulieren die Synthese zahlreicher Enzyme und sind wichtig für Muskeltonus und -kraft.
🇬🇧 thyroid hormones

**Schilddrüsenkrebs.** Bösartige Geschwulst der Schilddrüse, die langsam wächst und dadurch auch einen langsamen und verlängerten klinischen Verlauf als andere bösartige Erkrankungen nimmt. Erste Anzeichen von Krebs können sein, Vergrößerung der Schilddrüse, tastbarer

Knoten, Heiserkeit, Schluck- und Atembeschwerden oder Druckempfindlichkeit.
🌐 thyroid cancer

**Schilddrüsenüberfunktion.** → Hyperthyreose.
🌐 hyperthyroidism

**Schilddrüsenunterfunktion.** → Hypothyreose.
🌐 hypothyroidism

**Schildknorpel.** → Cartilago thyroidea.

**Schildkrötverband.** Verband, der im Achtergang angelegt wird und kappenartig aussieht. Der S. wird besonders zur Überwindung von Gelenken genutzt, die häufig gebeugt werden, z.B. Ellenbogengelenk, Kniegelenk.
🌐 figure-of-eight bandage

**Schimmelpilz.** Saprophyten, die organische Substrate mit einem weißen sporenbildenden Pilzgeflecht überziehen (z.B. Brotschimmel).
🌐 mo(u)ld

**Schistocoelia.** Angeborene Bauchspalte.
🌐 schistocelia

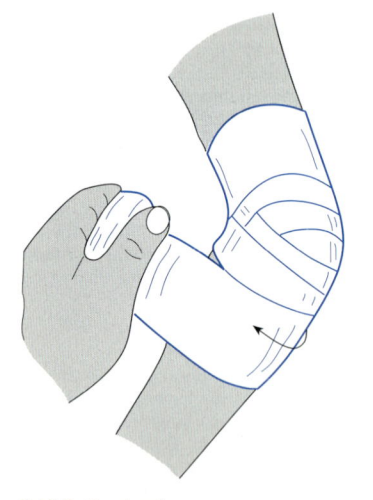

**Schildkrötverband.**

**Schistocystis.** (Blasenekstrophie). Angeborene Harnblasenspalte, oft als Teilmissbildung einer → Schistocoelia.
🌐 schistocystis

**Schistosomiase.** (Bilharziose). Durch Schistosoma-Arten hervorgerufene Wurmerkrankung, die vorwiegend Leber, Darm, Blase und Geschlechtsorgane befällt. Die Infektion erfolgt meist durch Trinken von verseuchtem Wasser. So dringt der Wurm durch die Schleimhaut in den Körper ein, legt regelmäßig Eier und kann bis zu 20 Jahre im Körper überleben. Die Eier reizen die Schleimhäute und rufen Schwellungen und Papillome hervor. Die individuellen Symptome hängen vom befallenen Organ ab.
🌐 schistosomiasis

**Schistothorax.** Angeborene Spalte im Brustkorb.
🌐 schistothorax

**schizoid.** 1. Die Symptome einer (leichten) → Schizophrenie zeigend. 2. Beschreibung einer Person, die nicht zwingend schizophren ist, jedoch Merkmale einer schizoiden Persönlichkeit zeigt.
🌐 schizoid

**Schizophrenie.** Sammelbezeichnung für eine Reihe von psychischen Störungen, gekennzeichnet durch eine massive Verdrehung der Realität, Sprach- und Kommunikationsstörungen, Rückzug aus der Gesellschaft, schlechtes und lückenhaftes Gedächtnis, gestörte Wahrnehmung und emotionale Reaktionen. Weiterhin treten häufig auf Apathie und Verwirrung, Wahnvorstellungen und Halluzinationen, weitschweifige oder stilisierte Sprachmuster wie Ausweichen, Zusammenhanglosigkeit und Nachsprechen von Wörtern und Sätzen, Zurückgezogenheit sowie regressive und eigenartige Verhaltensmuster. Die Ätiologie der Krankheit ist nicht bekannt; meist spielen genetische, biochemische, psychologische, zwischenmenschliche und soziokulturelle Faktoren eine Rolle. – *adj.* schizophren.
[*griech.:* schízein + phrén, spalten + Geist, Gemüt]
🌐 schizophrenia

**Schizophrenie, akute.** Form der → Schizophrenie, die durch einen plötzlichen Beginn von → Persönlichkeitsstörungen gekennzeichnet ist. Symptome sind Verwirrtheit, Störungen von Gefühlszustand, Stimmungen sowie Verhaltensweisen. Die kurzzeitigen Episoden treten bei Personen plötzlich auf, deren früheres Verhalten relativ normal war, und sind meist nur von kurzer Dauer.
🇬🇧 acute schizophrenia

**Schizophrenie, hebephrene.** Schizophrenieform, deren besondere Eigenschaften ein früherer Krankheitsbeginn (Pubertät) und ein schwerwiegenderer Persönlichkeitszerfall sind, als er bei anderen Schizophrenieformen angetroffen wird. Wesentliche Symptome sind Inkohärenz, Assoziationsstörungen, massive Verhaltensstörungen sowie fehlgeleitete Erregungszustände.
🇬🇧 disorganized schizophrenia

**Schizophrenie, katatone.** Form der Schizophrenie mit Phasen des extremen Rückzugs und Phasen größter Erregbarkeit. Während der Phase des Zurückziehens werden Stupor, Muskelstarre, Stummheit, Abblocken, Negativismus und Katalepsie beobachtet; während der Erregungsphase kommt es zu zielloser und impulsiver Agitation bzw. gewaltsamen Handlungen.
[*griech.*: kata + tonos + schizein, spalten, phren, Geist.]
🇬🇧 catatonic schizophrenia

**Schizophrenie, paranoide.** Form der → Schizophrenie, die durch eine andauernde Beschäftigung mit unlogischen, absurden und sprunghaften Wahnvorstellungen charakterisiert ist und die im allgemeinen in Verbindung mit Verfolgungswahn, Größenwahn oder Eifersucht und eventuell mit Halluzinationen auftritt. Zu den Symptomen zählen extreme Angst, übermäßiges Misstrauen, Aggressivität, Wut, Streitsucht, Feindseligkeit und Gewalt. Diese Störung tritt meist im mittleren Alter auf.
🇬🇧 paranoid schizophrenia

**Schlaf.** Zustand, gekennzeichnet durch vermindertes Bewusstsein, reduzierte Aktivität der Skelettmuskulatur und verringerten Stoffwechsel. Normalerweise wird der S. in vier aufeinanderfolgende, sich unterscheidende Phasen unterteilt. In Phase 1, der Einschlafphase, setzen muskuläre Entspannung und leichte Augenbewegungen ein, in Phase 2, dem leichten Schlaf, treten sog. Schlafspindeln auf, in Phase 3, dem mittleren Schlaf und Phase 4, dem Tiefschlaf erkennt man typische EEG-Veränderungen. Diese vier Phasen

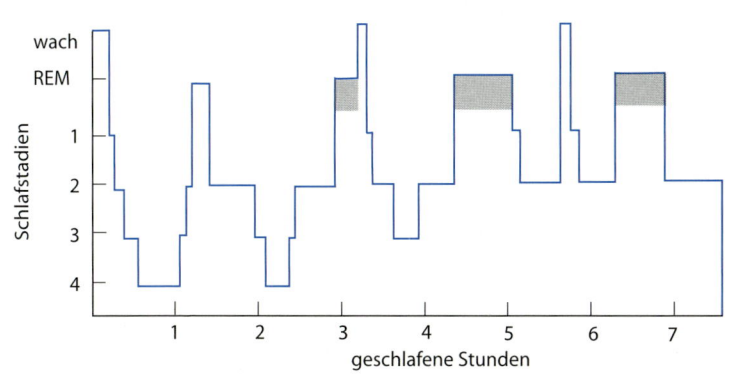

**Schlaf.** Schlafphasen.

werden als NonREM-Schlaf bezeichnet. Sie dauern meist etwa 90 Minuten. Die verbleibende Zeit des Schlafes wird als REM-Schlaf bezeichnet, gekennzeichnet durch schnelle Augenbewegungen (**r**apid **e**ye **m**ovements). Die REM-Schlafphasen können wenige Minuten bis zu einer halben Stunde dauern und sie lösen sich mit NonREM-Schlafphasen ab. Geträumt wird während des REM-Schlafes.
sleep

**Schlafapnoe, zentrale.** Form der Schlafapnoe (Apnoephasen während des Schlafs), mit verringerter Tätigkeit des Atemzentrums.
central sleep apnea

**Schlafapnoe-(syndrom).** Schlafstörung mit kurzzeitigem, wiederholtem Atemstillstand, wodurch Sauerstoffmangelzustände, Blutdruckerhöhung und auch Herzrhythmusstörungen hervorgerufen werden. Tritt häufig im Zusammenhang mit starkem Schnarchen und vorwiegend bei übergewichtigen Männern auf.
sleep apnea (syndrome)

**Schlafentzug.** Störung des fundamentalen physiologischen Schlafbedürfnisses, die wahrscheinlich durch Schlafzentren im Hypothalamus und das aufsteigende retikuläre aktivierende System gesteuert wird. 30 bis 60 Stunden Schlafentzug führen zu progressiven mentalen Aberrationen, als langweilig empfundene Aufgaben werden unerträglich, das Sprechen verwäscht sich und die Leistungskraft nimmt zunehmend ab. Nach einer ganzen Woche Schlafentzug können Symptome einer Psychose beobachtet werden.
deprivation of sleep effects

**Schlafförderung.** → Pflegeintervention der → NIC, die definiert ist als die Unterstützung von regelmäßigen Schlaf-/Wachphasen.
Sleep Enhancement

**Schlafgewohnheiten, gestörte.** Anerkannte → NANDA- → Pflegediagnose, die den Zustand eines Patienten beschreibt, der an Schlafstörungen leidet, die ihm Missbehagen bereiten oder die seine erwünschte Lebensweise beeinträchtigen. Hauptmerkmale, von denen für die Diagnose mindestens eines gegeben sein muss, sind Einschlafstörungen, früheres Erwachen als erwünscht, Durchschlafstörungen oder Äußerungen über das Gefühl, nach dem Schlafen nicht ausgeruht zu sein. Weitere Kennzeichen sind Veränderungen im Verhalten und in der Leistung, darunter erhöhte Reizbarkeit, Unruhe, Desorientierung, Lethargie und Gleichgültigkeit. Körperliche Anzeichen sind z.B. leichter Nystagmus, leichtes Zittern der Hände, Herabhängen des Augenlids und ausdrucksloses Gesicht, mühevolles Sprechen mit schlechter Artikulation und falscher Wortwahl, dunkle Augenringe, häufiges Gähnen und Veränderungen der Körperhaltung.
sleep pattern disturbance

**Schlafkrankheit, afrikanische.** (afrikanische Trypanosomniasis). Krankheit, die durch die Parasiten *Trypanosoma brucei gambiense* oder *T. brucei rhodesiense* verursacht wird. Die Übertragung auf den Menschen erfolgt durch die Tsetsefliege. Symptome sind u.a. Fieber, Kopfschmerz, Schlafstörungen, Schläfrigkeit.
African trypanosomiasis

**Schlafstörung.** Pathologischer Zustand, der normale Schlafmuster beeinträchtigt, wie z.B. Schlafapnoe, Verschiebung der Schlafzyklen (z.B. durch Schichtarbeit), Alkohol- und Drogenmissbrauch, übermäßiges Schlafbedürfnis, Schlafwandeln, Alpträume, Schlaflähmung sowie Narkolepsie.
disorder of sleep

**Schlafwandeln.** → Nachtwandeln.
somnambulism

**Schlaganfall.** → Apoplex.
apoplectic stroke

**Schlaganfallneigung.** Schema, mit dem anhand eines Risikofaktoren-Katalogs die Neigung einer Person zu einem Schlaganfall beurteilt werden kann. Zu den Risikofaktoren gehören fortgeschrittenes Alter, Bluthochdruck, gelegentliche Durchblu-

tungsstörungen, Rauchen, Herzbeschwerden, früherer Schlaganfall, Einnahme oraler Verhütungsmittel, Diabetes mellitus, Mangel an körperlicher Bewegung und Fettleibigkeit (Adipositas).
🇬🇧 stroke prone profile

**Schlagvolumen.** Blutmenge, die bei einer Kontraktion der Herzkammern ausgestoßen wird, ca. 70ml bei einem erwachsenen Mann in Ruhe. (s.a. Herzminutenvolumen)
🇬🇧 stroke volume

**Schlammbad.** (Moorkur). Behandlung bestimmter Erkrankungen mit Bädern oder Packungen aus heißem Schlamm oder Erde, die auf bestimmte Körperbereiche oder den gesamten Körper aufgetragen werden.
🇬🇧 pelotherapy

**Schlangengift.** Gift, das bestimmte Schlangen in ihren Drüsen bilden und durch die Giftzähne in das Fleisch des Opfers injizieren. Die Zusammensetzung der verschiedenen S. unterscheidet sich je nach Schlangenart; meist besteht das Gift jedoch aus einer Mischung aus Neurotoxinen, proteolytischen Enzymen und Phosphatasen. Ungefähr 20 der über 100 verschiedenen Schlangenarten in Nordamerika sind giftig. Der Biss einer giftigen Schlange ist ein medizinischer Notfall.
🇬🇧 snake venom

**Schlauchverband.** Schlauchförmiger Verband, der Wundauflagen fixiert. Häufig besteht ein S. aus einem weitmaschigen Netz, z.B. für Kopf-, Achsel-, Brust-, Rumpf-, Finger-, Hand-, Fuß-, Bein-, Arm- und Knieverbände.
🇬🇧 tubular bandage

**Schleimbeutel.** Geschlossene, mit Gelenkschmiere gefüllte Beutel, die im Bindegewebe zwischen Muskeln, Sehnen, Bändern und Knochen liegen.
🇬🇧 synovial bursa

**Schleimfäden.** Schimmernde Schleimfilamente im Urin, die auf eine Entzündung des Harntraktes hinweisen.
🇬🇧 shreds

**Schleimhaut.** Eine der vier natürlicherweise vorhandenen Formen dünner Gewebeschichten, die verschiedene Teile des Körpers bedecken oder überziehen. Die S. kleidet Körperhöhlen oder -kanäle aus, die nach außen geöffnet sind, z.B. Mund, Verdauungstrakt, Atemwege, Genital- und Harntrakt. Sie besteht aus einer Oberflächenschicht von Epithelgewebe, die eine tiefere Bindegewebeschicht überzieht und die darunterliegenden Strukturen schützt, sondert Schleim (→ Mukus) ab und absorbiert Wasser, Salz und andere gelöste Substanzen.
🇬🇧 mucous membrane

**Schleimhautcandidose, chronische.** Seltene Form der Candidose mit infektiösen Haut- und Schleimhautläsionen sowie Läsionen im Magen-Darm-Trakt und den Atemwegen. Die Krankheit befällt insbesondere Neugeborene, doch können auch Erwachsene betroffen sein. In manchen Fällen ist die Schleimhautcandidose auf einen vererbten Defekt im zellvermittelten Immunsystem zurückzuführen, wobei Autoantikörper gegen bestimmte, körpereigene Zielorgane gerichtet werden. Das humorale Immunsystem ist nicht beeinträchtigt. Die mit der Krankheit assoziierten Infektionen können bisweilen vor einer Endokrinopathie auftreten.
🇬🇧 chronic mucocutaneous candidiasis

**Schleudertrauma.** Verletzung der Halswirbel bzw. der stützenden Bänder und Muskeln meist infolge einer plötzlichen Beschleunigung oder Abbremsung, wie z.B. bei einem Auffahrunfall, durch den der Kopf schnell nach vorn und wieder zurück geschleudert wird. Das S. verursacht Schmerzen und Nackensteifheit, die häufig erst einige Stunden nach dem Unfall auftreten.
🇬🇧 whiplash injury

**Schlinge.** Bandage oder Vorrichtung zur Unterstützung eines verletzten Körperteils, meist des Unterarms.
🇬🇧 sling

**Schluckauf.** (Singultus). Charakteristisches Geräusch, das durch eine unwillkürliche Kontraktion des Zwerchfells (Diaphrag-

ma) verursacht wird, nach der sich die Stimmritze (Glottis) schnell schließt. S. kann verschiedene Ursachen haben: Verdauungsstörungen, zu schnelles Essen, Folgeerscheinung bestimmter Operationen und Enzephalitis.
🌐 hiccup

**Schluckbeschwerden, Therapie bei.** → Pflegeintervention der → NIC, die definiert ist als die Verbesserung der Schluckfähigkeit und Vorbeugung gegen Komplikationen aufgrund von Schluckstörungen.
🌐 Swallowing Therapy

**Schlucken.** Vorgang, bei dem Nahrung vom Mund über die Speiseröhre in den Magen gelangt. Dabei müssen zahlreiche Muskeln von der Zunge bis zum Schließmuskel der Speiseröhre koordiniert werden.
🌐 swallowing

**Schlucken, beeinträchtigtes.** Anerkannte → NANDA- → Pflegediagnose, die den Zustand eines Patienten beschreibt, der Schwierigkeiten hat, Flüssigkeiten und/oder feste Nahrungsmittel willentlich vom Mund in den Magen zu befördern. Typische Symptome sind offensichtliche Schluckschwierigkeiten, wie z.B. Nahrungsmittelansammlung in der Mundhöhle, Husten oder Würgen, Schleimansammlungen und Anzeichen von Aspiration.
🌐 swallowing, impaired

**Schluckreflex.** Reflexabfolge, die einsetzt, wenn ein Bissen Nahrung von der Zunge oder anderen Muskeln in der Mundhöhle an den Gaumen oder den Rachen gebracht werden.
🌐 swallowing reflex

**Schluckstörung.** Durch neurologische Erkrankungen verursachte Störungen der Schluckfähigkeit mit Aspirationsgefahr (→ Aspiration). Gezielte Behandlung häufig durch Sondenernährung.
🌐 impaired swallowing

**Schlupfwarze.** Nach innen eingezogene Brustwarze infolge von Krebs oder Adhäsionen unter der Haut. Während einer Schwangerschaft oder nach der Geburt kann eine S. auch spontan auftreten.
🌐 retracted nipple

**Schlüsselqualifikation.** Grundlegende Fähigkeiten, wie z.B. Sozial- oder Persönlichkeitskompetenz, Kommunikations- und Konfliktfähigkeit, Verantwortungsbewusstsein usw., die in verschiedenen Situationen in der Berufsausübung oder im Privatleben anwendbar sind.

**Schmelzpunkt.** Charakteristische Temperatur, bei der die festen und flüssigen Formen einer Substanz ausgewogen vorliegen. Der S. von Eis liegt bei 0° C.
🌐 melting point (mp)

**Schmerz.** 1. Anerkannte → NANDA- → Pflegediagnose; unangenehme Empfindung und emotionale Erfahrung, die durch vorliegende oder potentielle Gewebeverletzungen bedingt sind. Die Schmerzen entstehen plötzlich oder allmählich und lassen in vorhersehbarer Zeit oder in weniger als 6 Monaten wieder nach. Zu den wesentlichen kennzeichnenden Merkmalen gehören Klagen über Schmerzen oder dementsprechende sichtbare Anzeichen, Schonhaltung oder schützende Verhaltensweisen, maskenhafte Mimik (»gerädertes Aussehen«), Schlafstörungen. Es kommt zur autonomen Veränderung der Muskeltonus, zerstreuten Bewegungen, Ablenkungsverhalten, autonomen Reaktionen (Diaphorese, Veränderung von Blutdruck, Atmung, Puls oder Pupillenweite), expressivem Verhalten (Unruhe, Reizbarkeit, Weinen, Stöhnen, Rastlosigkeit) sowie Veränderungen des Appetits und des Essverhaltens. 2. Unangenehme Empfindung, die durch eine Stimulation der sensorischen Nervenendigungen verursacht wird. Dies ist ein subjektives Gefühl und eine individuelle Reaktion auf die jeweilige Ursache. S. ist Kardinalsymptom einer Entzündung und wichtig für die Diagnose vieler Störungen und Krankheitsbilder. Der S. kann leicht oder stark, chronisch oder akut, stechend, brennend, dumpf oder scharf, präzise

oder diffus lokalisiert oder weitergeleitet sein.
🌐 pain

**Schmerz, akuter.** Starke, plötzliche Beschwerden, z.B. nach einer Operation bzw. Trauma, in Verbindung mit einem Herzinfarkt oder mit anderen Zuständen und Krankheiten. Akut auftretende Schmerzen in den ersten 24 bis 48 Stunden nach einer Operation können oft selbst mit Medikamenten nur schwer gelindert werden. Akute Schmerzen werden bei Patienten mit orthopädischen Beschwerden durch das Periost, von Gelenkoberflächen sowie den Wänden der Arterien ausgelöst. Muskelschmerzen in Verbindung mit Knochenoperationen entstehen durch Muskelischämien und nicht durch Muskelverspannungen. Akute → Bauchschmerzen zwingen den Betroffenen oftmals, in Fötallage mit angezogenen Beinen auf der Seite zu liegen. (→ Schmerzbehandlung) (s.a. Schmerz, chronischer)
🌐 acute pain

**Schmerz, chronischer.** Anerkannte → NANDA- → Pflegediagnose; unangenehme Empfindung und emotionale Erfahrung, die durch eine aktuelle oder potenzielle Gewebeverletzung bedingt sind. Die Schmerzen entstehen plötzlich oder allmählich, können leicht bis stark sein und halten länger als 6 Monate an. Zu den kennzeichnenden Merkmalen zählen verbale Klagen über Schmerzen oder entsprechende sichtbare Anzeichen, Schonhaltung oder schützende Verhaltensweisen, maskenhafte Gesichtsmimik, Reizbarkeit, In-sich-gekehrt-sein, Unruhe, Depression, Atrophie der beteiligten Muskeln, veränderte Schlafgewohnheiten, Gewichtsveränderungen, Müdigkeit, Angst vor erneuten Verletzungen, verminderte Interaktion mit Menschen, veränderte Fähigkeit, frühere Aktivitäten fortzusetzen, veränderte Sympatikusreaktionen (Temperatur, veränderte Körperposition, Hypersensibilität) und Appetitlosigkeit.
🌐 chronic pain

**Schmerz, chronischer unbehandelbarer.** Anhaltender Schmerz, der weder mit Nichtopioidanalgetika noch mit anderen Behandlungsmaßnahmen gelindert werden kann.
[*griech.*: chronos, Zeit.]
🌐 chronic intractable pain

**Schmerz, dumpfer.** Leicht pochender, akuter oder chronischer Schmerz.
🌐 dull pain

**Schmerz, fortgeleiteter.** Schmerzen, die an einem für den Schmerz nicht ursächlichen Körperteil auftreten, die z.B. ihren Ursprung in der Gallenblase haben und in der rechten Schulter wahrgenommen werden. Das Phänomen scheint durch Projektion der sensorischen Neuronen von verschiedenen Körperteilen in die gleiche Region des Zentralnervensystems verursacht zu werden.
🌐 heterologic pain

**Schmerz, psychischer.** Funktionaler Schmerz, der im Allgemeinen keine organische Ursache hat und oft in Verbindung mit Gefühlen einer akuten Angst steht. In manchen Fällen kann es zu Halluzinationen und Obsessionen kommen.
🌐 psychic pain

**Schmerz, übertragener.** Schmerz, der in einer anderen als der verletzten oder erkrankten Region wahrgenommen wird. So kann z.B. der Schmerz bei einer Angina auf der linken Körperseite in Schulter, Arm oder Kiefer, der einer Gallenblasenerkrankung in der rechten Schulter oder in der Schulterblattregion wahrgenommen werden.
🌐 referred pain

**Schmerzbahn.** Netzwerk, das unangenehme Empfindungen und die Wahrnehmung von schädigenden Reizen im gesamten Körper in Verbindung mit körperlichen Erkrankungen und Verletzungen weiterleitet, die Gewebeschädigungen einschließen. Die Gate-Control-Theorie ist ein Versuch, die Rolle des Nervensystems bei der Schmerzreaktion zu erklären. Sie besagt, dass ein Schmerzsignal, das das Nervensystem erreicht, eine Gruppe klei-

ner Neuronen erregt, die einen »Schmerz-Pool« bilden. Wenn die gesamte Aktivität dieser Neuronen einen bestimmten Level erreicht, öffnet sich die Schranke (Gate) und erlaubt dem Schmerzsignal, in höhere Hirnzentren zu gelangen. Die Bereiche, in denen die Schranke laut der Theorie agiert, sind das Hinterhorn des Rückenmarks und der Hirnstamm. Einige Experten vertreten die Meinung, dass Bradykinin und Histamin, zwei vom Körper produzierte chemische Substanzen, Schmerzen verursachen. Kürzlich entdeckte Schmerzkiller, die der Körper ebenfalls produziert, sind die → Enkephaline und die → Endorphine. Die sofortige Reaktion auf Schmerzen wird über den Reflexbogen durch sensorische Fasern im Hinterhorn des Rückenmarks und über die Synapsen von motorischen Neuronen in den Vorderhörnern übermittelt. Diese anatomischen Muster der sensorischen und motorischen Neuronen ermöglichen einer Person, bei Berührung bestimmter schädigender Reize, z.B. extremer Hitze oder Kälte, blitzschnell wegzuzucken.
pain pathway

**Schmerzbehandlung.** → Pflegeintervention der → NIC, die definiert wird als die Beseitigung oder Linderung von Schmerzen auf ein für den Patienten erträgliches Maß.
Pain Management

**Schmerzbehandlung.** Linderung von schmerzhaften Empfindungen infolge der physiologischen und psychischen Auswirkungen von Krankheiten und Verletzungen. Die häufigste Methode der S. ist die Verabreichung von → Analgetika, z.B. → Opioide (u.a. Morphin). Eine umfassende S. setzt psychologische sowie physikalische Methoden und Maßnahmen ein. Die Methoden zur Linderung von akuten Schmerzen unterscheiden sich in vielen Fällen von denen gegen chronische Schmerzen. Akute Schmerzen, die in den ersten 24 bis 48 Stunden nach einer Operation auftreten, sind schwer zu kontrollieren und Opioide lindern sie selten vollständig. Die Art der S. hängt normalerweise von der individuellen Schmerzbeschreibung ab. Leichte Schmerzen können z.B. durch Ablenkung behandelt werden. Mäßige Schmerzen können am besten durch eine Kombination von non-pharmakologischen Linderungsmaßnahmen und Medikamenten behandelt werden. Interventionen zur Behandlung starker Schmerzen beinhalten die Verabreichung von Opioiden, sinnvolle Interaktionen zwischen dem Patienten und dem Krankenhauspersonal, Reduzierung der Umgebungsstimuli und verstärkte non-pharmakologische Linderungsmaßnahmen, z.B. Imagination. Bei der Behandlung aller Arten von Schmerzen steht die Dämpfung oder Einschränkung der Reize im Vordergrund, die den Schmerz auslösen. Eine S. zielt außerdem darauf ab, die Wirkungen anderer Faktoren im Zusammenhang mit den Schmerzen zu reduzieren, z.B. Müdigkeit oder Angst. Eine Reduzierung von Reizen kann den Schmerz verstärken, weil sie eine effektive Ablenkung blockiert; eine Überstimulation kann zu Müdigkeit und Angst führen und somit den Schmerz ebenfalls verschlimmern. Die S. mit Hilfe von Arzneimitteln beinhaltet die Verabreichung von leichten nicht-narkotischen Analgetika und von stärkeren, potenziell zur Abhängigkeit führenden Opioiden, z.B. Morphin. Opioidanalgetika, die zur Linderung von Schmerzen verabreicht werden, stellen nur eine symptomatische Behandlung dar und werden bei der Behandlung von Patienten mit akuten oder chronischen Krankheiten eher zurückhaltend eingesetzt. Das Risiko der Entwicklung einer psychischen oder körperlichen Abhängigkeit besteht bei jedem Medikament, besonders jedoch bei Opioiden. In normalen Dosierungen lindern Opioide das Leiden durch ihren dämpfenden Einfluss auf die emotionalen Komponenten der Schmerzerfahrung und bewirken eine Analgesie. Viele Medikamente sind heute ein ausreichender Ersatz für die Opioide Morphin und Codein. Einige nicht-Opioidanalgetika, z.B. Aspirin, Indometacin, Ibuprofen oder

Naproxen haben darüber hinaus auch eine entzündungshemmende und antipyretische Wirkung. Die S. bei terminal kranken Menschen nutzt normalerweise zahlreiche Medikamente, die Schmerzen lindern, eine Euphorie bewirken und den Patienten dämpfen, der sonst stark leiden würde. Weitere Methoden der S. sind → Akupunktur, → Hypnose, → Verhaltenstherapie, → Biofeedback, → TENS (trankutane elektrische Nervenstimulation) u.v.a.
🔠 pain intervention

**Schmerzrezeptoren.** Freie Nervenendigungen im Körper, die vor potenziell schädigenden Veränderungen in der Umgebung warnen, z.B. vor exzessivem Druck oder extremen Temperaturen. Die freien Nervenendigungen, die die meisten S.en bilden, sind vorwiegend in der Epidermis und im Epithel bestimmter Schleimhäute lokalisiert. Sie erscheinen auch im gestreiften Epithel der Kornea, in den Wurzelscheiden und in den Papillen der Haare sowie in den Bereichen der Schweißdrüsen. Die terminalen Enden der S. bestehen aus marklosen Nervenfasern, die oft mit kleinen Knoten zwischen den Epithelzellen Anastomosen bilden. Weitergeleitete Schmerzen resultieren aus der Stimulation von S., die in den tieferen Strukturen lokalisiert sind; z.B. in den Eingeweiden (Viszera), Gelenken oder Muskeln, niemals jedoch von S. in der Haut.
🔠 pain receptors

**Schmerzschwelle.** Der Punkt, an dem ein Reiz, der im allgemeinen in Verbindung mit Druck oder Temperaturen steht, Schmerzrezeptoren aktiviert und eine Schmerzempfindung auslöst. Personen mit einer niedrigen S. nehmen Schmerzen viel früher und schneller wahr als solche mit einer hohen S.; die individuelle Reaktion auf die Stimulation der → Schmerzrezeptoren kann stark variieren.
🔠 pain threshold

**Schmerzskala.** 🔲 Schmerz-Assessmentsystem, bei dem Patienten ihre Schmerzen z. B. auf einer Skala von 1 bis 10 einordnen sollen, wobei 10 die schlimmstmöglichen Schmerzen sind und 1 Schmerzfreiheit bedeutet. Eine weitere Art der S. ist insbesondere für Kinder die Smiley-Skala
🔠 pain scale

**Schmerztoleranz.** Die Dauer oder das Ausmaß an Schmerzen, die ein Mensch individuell ertragen will bzw. kann. Eine hohe S. bedeutet, dass Schmerzen sehr stark sind oder lange andauern, bevor sie als unerträglich bezeichnet werden. Eine niedrige Schmerztoleranz heißt, dass bereits schwache oder kurzzeitige Schmerzen für den Betroffenen unerträglich sind und den Wunsch nach einer Schmerzlinderung auslösen.
🔠 pain tolerance

**Schmetterlingsflechte.** → Lupus erythematodes.
🔠 lupus erythematosus

**Schmierblutung.** (Spotting). Das Auftreten von blutigem Ausfluss aus der Scheide außerhalb der Menstruation, während einer Schwangerschaft oder bei Geburtsbeginn.
🔠 spotting

**Schmierinfektion.** Direkte Übertragung von Keimen durch Kontakt, Händeschütteln, Küssen oder Geschlechtsverkehr.
🔠 smear infection

**Schneeblindheit.** Lichtscheu (Photophobie) infolge einer übermäßigen Exposition der Augen gegenüber grellem Sonnenlicht auf Schnee; manchmal verbunden mit einer Bindehautentzündung (Konjunktivitis).
🔠 snow blindness

**Schneidermuskel.** → Musculus sartorius.
🔠 sartorius

**Schneidezahn.** Einer der acht Vorderzähne im Zahnbogen zwischen den Eckzähnen. Die Krone eines S.s ist scharf und dient zum Abbeißen von Nahrung; die oberen Scheidezähne sind größer und stärker als die unteren.
[*lat.*: incidere, einschneiden]
🔠 incisor

"ich bin sehr froh, weil ich keine Schmerzen habe"

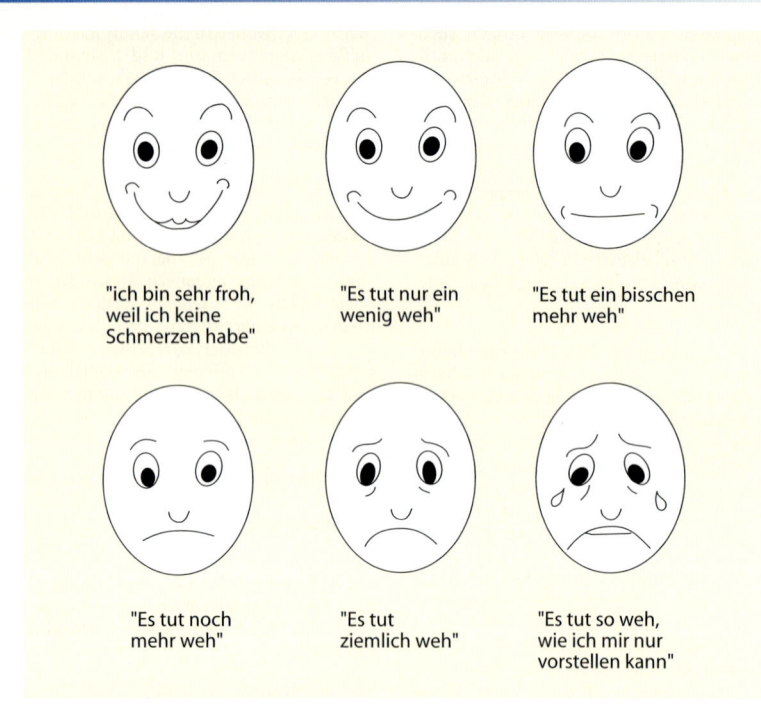

"Es tut nur ein wenig weh"

"Es tut ein bisschen mehr weh"

"Es tut noch mehr weh"

"Es tut ziemlich weh"

"Es tut so weh, wie ich mir nur vorstellen kann"

**Schmerzskala.** Smiley-Skala oder Wong-Baker Gesichter-Schmerzskala. Erläutern Sie dem Kind, dass jedes Gesicht zu einer Person gehört, die froh darüber ist, keine Schmerzen zu haben, oder die sehr traurig ist, weil sie Schmerzen hat. Bitten Sie das Kind, das Gesicht auszuwählen, das seinen Empfindungen am besten entspricht. (Für Kinder ab 3 Jahre)

**Schnellschnitt.** Gewebeentnahme während einer OP aus dem OP-Gebiet mit anschließender schnellstmöglicher histologischer Untersuchung. Der weitere OP-Verlauf ist vom histologischen Gewebebefund abhängig.
rapid section

**Schnittentbindung.** (Kaiserschnitt; Sectio caesarea). Operative Geburt eines Kindes über einen Bauchschnitt bzw. einen Kaiserschnitt. (→ Sectio caesarea)
abdominal delivery

**Schnupfen.** → Rhinitis.
rhinitis

**Schock.** Lebensbedrohlicher Zustand, der durch ein Missverhältnis zwischen Sauerstoffbedarf und Sauerstoffangebot und lebensbedrohlichen Zellfunktionsstörungen gekennzeichnet ist; entweder aufgrund von fehlenden Sauerstoffträgern (Erythrozyten) oder verminderter Pumpleistung des Herzens. Der Zustand geht meist mit unzureichender Herzauswurfleistung, Hypotonie, Oligurie, verändertem peripheren Gefäßwiderstand und der

peripheren Blutverteilung sowie Gewebeschäden einher. Auslösende Faktoren sind Blutungen, Erbrechen, Diarrhö, stark verminderte Flüssigkeitsaufnahme bzw. übermäßiger Flüssigkeitsverlust; dies führt zu einem Volumenmangelschock, der häufigsten Form des S. Durch den verminderten Blutfluss werden die Organe nicht ausreichend mit Sauerstoff, Nährstoffen, Hormonen und Elektrolyten versorgt und gleichzeitig metabolische Abfallprodukte nicht ausgeschieden. Puls und Atmung sind erhöht, der Blutdruck fällt meist nach anfänglicher Steigerung ab. Der Patient ist infolge der Minderdurchblutung des Gehirns oft ruhelos, ängstlich, fühlt sich häufig schwach, lethargisch und ist bleich; die Haut ist kühl und feucht. Bei zunehmender Schocktiefe fällt die Körpertemperatur, die Atmung wird schnell und flach und der Pulsdruck (Differenz zwischen systolischem und diastolischem Blutdruck) verringert sich infolge einer kompensatorischen Vasokonstriktion. Diese bewirkt ein Ansteigen des diastolischen Blutdrucks bei gleichbleibendem oder fallendem systolischem Blutdruck. Die Harnausscheidung ist stark vermindert. (s.a. Schock, anaphylaktischer; Schock, septischer; Schock, kardiogener)
🇬🇧 shock

**Schock, anaphylaktischer.** Schwere und manchmal tödliche systemische Überempfindlichkeitsreaktion (Hypersensibilitätsreaktion) auf eine Substanz, z.B. ein Arzneimittel, einen Impfstoff, spezielle Nahrungsmittel, Serum, Allergenextrakt, Insektengift oder auf eine chemische Substanz. Ein a. S. kann innerhalb von Sekunden bzw. Minuten nach Kontakt mit dem Auslösefaktor (Allergen) eintreten und wird normalerweise von Atemnot und Kreislaufkollaps begleitet. Je schneller die systemisch atopische Reaktion bei einer Person nach einem Kontakt auftritt, um so schlimmer wird der Schock wahrscheinlich sein. Das beteiligte Allergen gelangt in den Systemkreislauf und löst eine unvollständige humorale Reaktion aus, die es dem Allergen ermöglicht, sich mit Immunglobulin (Ig)E zu verbinden und die Freisetzung von Histamin zu verursachen. An der Reaktion sind auch IgG und IgM beteiligt, die die Freisetzung von Komplementfraktionen auslösen und ebenfalls die Ausschüttung von Histamin stimulieren.
🇬🇧 anaphylactic shock

**Schock, chirurgischer.** Schockzustand, der nach einer Operation auftritt. Dabei zeigt der Patient typische Anzeichen von geringem Blutvolumen, Störung der peripheren Blutzirkulation, Schwitzen, Durst, Unruhe und zyanotische Extremitäten.
🇬🇧 surgical shock

**Schock, hämorrhagischer.** Körperlicher Kollaps und Erschöpfungszustand (Prostration) in Verbindung mit einem plötzlichen und schnellen Verlust großer Blutmengen. Schwere traumatische Verletzungen sind häufig Ursache für einen solchen Blutverlust, der zu eine Hypotonie führen kann.
🇬🇧 hemorrhagic shock

**Schock, hypovolämischer.** Zustand des körperlichen Zusammenbruchs und der Erschöpfung, der durch einen massiven Blutverlust, Dysfunktion des Kreislaufs und eine unzureichende Gewebeperfusion verursacht wird. Häufige Anzeichen sind niedriger Blutdruck, schwacher Puls, feuchte Haut, Tachykardie, schnelle Atmung und verminderte Urinausscheidung. Der damit im Zusammenhang stehende Blutverlust kann durch eine gastrointestinale Blutung, interne oder externe Hämorrhagien oder eine exzessive Verminderung des intravaskulären Plasmavolumens und der Körperflüssigkeiten verursacht sein. Eine Dehydratation durch exzessives Schwitzen, starke Diarrhö, langanhaltendes Erbrechen, intestinale Obstruktion, Peritonitis, akute Pankreatitis und starke Verbrennungen, die mit erheblichen Flüssigkeitsverlusten einhergehen, können einen h. S. bedingen.
🇬🇧 hypovolemic shock

**Schock, kardiogener.** Schockform mit erniedrigtem Herzminutenvolumen in Verbindung mit einem Myokardinfarkt und Stauungsinsuffizienz. Obwohl ein niedri-

ges Herzminutenvolumen ein typisches Merkmal eines kardiogenen Schocks ist, kann er auch mit normalem Minutenvolumen assoziiert sein. 80% aller Fälle haben einen tödlichen Ausgang; daher ist eine sofortige Therapie notwendig. Je nach Krankheitssymptomen können Diuretika, vasoaktive Mittel sowie andere Therapiemaßnahmen eingesetzt werden. Patienten im kardiogenen Schock dürfen auf keinen Fall in die Schocklage gebracht werden (Kopf tief, Beine hoch), da dies eine zusätzliche Herzbelastung, ggf. gar mit Herzversagen, darstellt.
[griech.: kardia + genein, erzeugen; franz.: choc, Schock.]
cardiogenic shock

**Schock, neurogener.** Eher seltene Schockform als Folge von funktionellen oder organischen Störungen des zentralen Nervensystems, z.B. bei Verletzungen des Rückenmarkes. Durch die gestörte nervale Kontrolle kommt es zu Kreislaufdysregulationen mit Abnahme des venösen Rückstromes, Herzzeitvolumens und Kontraktilität des Herzens.
shock neurogenic

**Schock, septischer.** Bei einer → Sepsis auftretender Schock infolge einer Endo- bzw. Exotoxinausschüttung bestimmter Bakterien in die Blutbahn. Die Toxine vermindern den Widerstand der Blutgefäße, wodurch der Blutdruck stark abfällt. Weiterhin können Fieber, Tachykardie, beschleunigte Atmung und Verwirrung bzw. Koma auftreten. Im Gegensatz zu den anderen Schockformen habe die Patienten meistens ein rosiges Aussehen. Dem s.S. gehen normalerweise Anzeichen einer schweren Infektion voraus, vor allem des Urogenital- oder Gastrointestinaltraktes. Weitere Formen des s. S. sind das Schocksyndrom und der toxische Schock.
septic shock

**Schock, traumatischer.** Durch ein → Trauma hervorgerufener abnormaler emotionaler/psychischer Zustand bzw. Verhalten. Am häufigsten Auftreten im Zusammenhang eines hypovolämischen Schocks infolge starken Blutverlustes und eines neurologischen Schocks infolge einer Verletzung der Wirbelsäule.
traumatic shock

**Schockbehandlung.** → Pflegeintervention der → NIC, die definiert ist als die Verbesserung der Sauerstoff- und Nährstoffversorgung des systemischen Gewebes, um zelluläre Abfallprodukte als Folge stark gestörter Gewebeperfusion zu entfernen.
Shock Management

**Schockbehandlung: kardial.** → Pflegeintervention der → NIC, die definiert ist als die Unterstützung einer adäquaten Gewebeperfusion bei Patienten mit stark eingeschränkter Herzfunktion.
Shock Management: Cardiac

**Schockbehandlung: vaskulär.** → Pflegeintervention der → NIC, die definiert ist als die Unterstützung einer angemessenen Gewebeperfusion bei Patienten mit stark reduziertem Gefäßtonus.
Shock Management: Vasogenic

**Schockbehandlung: Volumen.** → Pflegeintervention der → NIC, die definiert ist als Unterstützung einer angemessenen Gewebeperfusion für Patienten mit einem stark eingeschränkten intravasalen Volumen.
Shock Management: Volume

**Schocklagerung.** Lagerungsart bei beginnenden oder bestehenden Symptomen eines → Schocks, bei Kreislaufversagen oder akuten Blutungen, bei der die Füße nach oben und der Kopf nach unten gelagert werden, z. B. durch Schrägstellung des Bettes. (s.a. Trendelenburg-Lagerung)
shock positioning

**Schock-Prävention.** → Pflegeintervention der → NIC, die definiert ist als die Erkennung und Behandlung von schockgefährdeten Patienten.
Shock Prevention

**Schocksyndrom, toxisches (TSS).** Akutes Krankheitsbild durch eine Infektion mit Bakterienstämmen der Gattung *Staphylo-*

*coccus aureus* hervorgerufen, die das Bakteriengift F-Enterotoxin produzieren. Die Bakterien finden sich häufig bei menstruierenden Frauen, die saugstarke Tampons verwenden; aber auch bei Neugeborenen, Kindern und Männern kann dieses Krankheitsbild auftreten. Typische Symptome sind zunächst plötzliches hohes Fieber, Kopfschmerzen, Halsschmerzen und Schwellung der Schleimhäute, Durchfall, Übelkeit und schuppende Hautrötung. Danach kann es zu Niereninsuffizienz, Leberfunktionsstörungen, Verwirrung und nicht behandelbarem niedrigem Blutdruck kommen. Das TSS kann zum Tod führen.
🌐 toxic shock syndrome

**Schocktherapie.** Psychotherapeutisches Verfahren zur Behandlung von Depressionen und anderen schweren Störungen. Dabei wird mit Hilfe von Strom beim Patienten eine Art epileptischer Krampf ausgelöst.
🌐 shock therapy

**Schokoladenzyste.** (Teerzyste). Mit dunkel eingefärbten Blutabbauprodukten gefüllte Ovarialzyste bei → Endometriose. [mex.: chocolatl + *griech.*: kystis, Tasche.]
🌐 chocolate cyst

**Schönheitschirurgie.** Operative Rekonstruktion kutaner bzw. unter der Haut liegender Gewebe. Schönheitsoperationen werden durchgeführt, um strukturelle Fehlbildungen zu korrigieren, um Narben, Muttermale oder normale Alterungserscheinungen zu entfernen. Formen der kosmetischen Chirurgie sind Lid- oder Nasenplastiken und Face-Lifting.
🌐 cosmetic surgery

**Schonkost.** Leicht verdauliche und nicht blähende Kost, die ohne scharfes Würzen, Braten und Backen zubereitet wird. Sie ist auf die Bedürfnisse des Patienten und dessen Erkrankung abgestimmt, z. B. fettarm oder ballaststoffarm. Die S. ist bei Patienten mit Verdauungsstörungen oder Erkrankungen im Magen-Darm-Trakt, geschwächten Patienten oder nach Operationen angezeigt.
🌐 bland diet

**Schorf.** Abgestorbene Gewebszellen, die als Kruste fest auf der Haut sitzen.
🌐 slough

**Schräglage.** Lage eines Fötus im Mutterleib, bei der seine Längsachse schräg zur Längsachse der Mutter liegt.
🌐 oblique presentation

**Schreckreaktion.** Reflexreaktion auf einen plötzlichen, unerwarteten Reiz. Die Reaktion kann mit anderen physiologischen Reaktionen einher gehen, wie z.B. Steigerung des Herzschlags und der Atemfrequenz, Schließen der Augen und Beugen der Rumpfmuskeln. Die S. erfolgt schnell, durchdringend und unkontrolliert, ungeachtet der Art und Stärke des Reizes. Sie kann selbst durch eine leichte Berührung ausgelöst werden. (s.a. Moro-Reflex)
🌐 startle reflex

**Schreireflex.** Normale kindliche Reaktion, ausgelöst durch Schmerz, Hunger oder ein Bedürfnis nach Aufmerksamkeit. Bei Frühgeborenen bzw. kranken Babys kann der Schreireflex fehlen.
🌐 cry reflex

**Schreitreflex.** Eine Reihe schrittähnlicher Bewegungen beim Neugeborenen, wenn man es aufrecht unter den Armen hält und die Fußsohlen auf die Unterlage drückt. Dabei wird ein Bein gebeugt und das andere gleichzeitig gestreckt; diese Bewegung geschieht abwechselnd. Der S. verschwindet ca. 4 bis 8 Wochen nach der Geburt wieder.
🌐 walking reflex

**Schrittmacher.** (Pacemaker). 1. Sinusknoten, der aus einem spezialisierten Nervengewebe besteht und an der Verbindung der Vena cava superior mit dem rechten Vorhof (Atrium) liegt. Er löst Kontraktionen der Kammer aus, die den Impuls an den → Atrioventrikularknoten (AV-Knoten) übermittelt und dadurch eine Kontraktion der Herzkammer (Ventrikel) auslöst. Ein S., der im Vorhof, am AV-Knoten oder im Ventrikel liegt, kann im Fall abnormaler Herzfunktionen Kontraktionen auslösen. 2. Ein elektrischer Apparat, der in den meisten Fällen dazu dient, bei einer

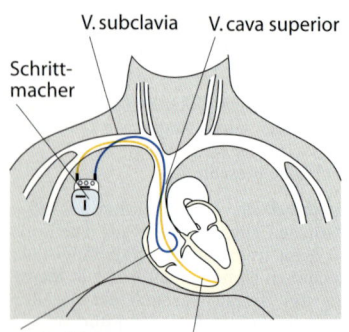

**Schrittmacher.** Lage eines dauerhaften Herzschrittmachers; die Elektroden liegen in der rechten Herzkammer und im rechten Vorhof.

schweren → Bradykardie die Herzfrequenz zu erhöhen, indem der Herzmuskel elektrisch stimuliert wird. Ein S. kann dauerhaft oder vorübergehend (temporär) gelegt werden; er gibt in einer konstanten, festgelegten Frequenz Stimuli ab oder springt bei Bedarf an, wenn das Herz bei einer Minimalfrequenz nicht spontan kontrahiert.
✲ pacemaker

**Schrittmacher, wandernder.** Häufiger Wechsel zwischen Herzaktionen des Sinus- und des AV-Knotens während der langsamen Phase des Sinusrhythmus. Dabei können die Herzschläge der verschiedenen Erregunssysteme häufig kollidieren, was zu Rhythmusstörungen führt. Dieses Phänomen wird oft fälschlicherweise als »wandernder Schrittmacher« bezeichnet.
✲ wandering atrial pacemaker

**Schröck, Ruth.** * 1931 in Berlin; 1949–54 Studium der Biologie, Philosophie und Sport auf Lehramt; 1956–1963 Krankenpflegeausbildung in Bristol; 1966–1969 Studium der Pflegewissenschaft, Philosophie und Sozialwissenschaft in Edinburgh; 1969 Master of Arts; nach verschiedenen Lehrtätigkeiten 1981 Doctor of Philosophy (PhD) in Edinburgh; 1984–1987 Professorin für Pflege und Leiterin des Fachbereichs Gesundheit und Pflege am Queen Margaret College in Edinburgh; 1987–1996 Professorin für Krankenpflege und Sozialwissenschaften an der Fachhochschule Osnabrück; seit 1997 Professorin für Pflegewissenschaft an der Freien Universität Witten/Herdecke; Interessenschwerpunkt ist neben den wissenschaftstheoretischen Grundlagen die Ethik in der Pflege.

**Schröpfen.** Technik, bei der mit Hilfe von Saugnäpfen Haut angesaugt wird, um Blut zur Körperoberfläche zu ziehen.
✲ cupping

**Schrumpfniere.** Niere, die aufgrund einer fibrösen Gewebewucherung und einer verringerten Blutversorgung stark in ihrer Größe reduziert und in ihrer Funktion eingeschränkt ist. Eine Schrumpfniere ist Begleitsymptom einer arteriolären Nephrosklerose und Glomerulonephritis.
✲ contracted kidney

**Schubladenphänomen.** Diagnostisches Zeichen für ein gerissenes bzw. angerissenes vorderes oder hinteres Kreuzband des Kniegelenkes. Der Patient stellt das Bein im rechten Winkel auf, während der Untersuchende den Unterschenkel unterhalb des Knies festhält und diesen erst vom Knie weg und dann zum Knie hin bewegt. Ein positives Testergebnis liegt vor, wenn der Schienbeinkopf mehr als 1 cm von dem Kniegelenk weggezogen werden kann.
✲ drawer sign

**Schubladenphänomen, vorderes.** Ergebnis der Stabilitätsprüfung des Kniegelenkes beim vorderen Kreuzbandriss. Das Ergebnis ist positiv, wenn der Untersucher das Schienbein bei rechtwinklig gebeugtem Knie nach vorne ziehen kann. (s.a. Schubladenphänomen)
✲ anterior drawer sign or test

**schuldunfähig.** (unzurechnungsfähig). Rechtlicher Ausdruck für einen psychisch kran-

ken Patienten, der unter Aufsicht stehen muss.
🌐 certifiable

**Schuldverarbeitung, Unterstützung bei der.** → Pflegeintervention der → NIC, die definiert wird als die Unterstützung anderer Menschen im Umgang mit tatsächlichen oder empfundenen schmerzhaften Gefühlen der Verantwortung.
🌐 Guilt Work Facilitation

**Schulmedizin.** Naturwissenschaftliche Methoden der Medizin, die die Ursachen von Krankheiten auf Vererbung, Umweltfaktoren und Lebensstil zurückführen (Ernährung, Bewegungsmangel usw.) und durch Untersuchungen der → Anatomie, → Histologie und → Pathophysiologie diagnostizieren. Behandelt wird operativ, medikamentös oder auch durch Strahlentherapie. Viele Menschen empfinden heute die materialistische Sichtweise der S. als einseitig und unvollständig und suchen Hilfe in alternativen und ergänzenden (→ Medizin, additive) Heilmethoden.
🌐 school medicine

**Schulphobie.** Extreme Angststörung meist bei Kindern im Grundschulalter, gekennzeichnet durch eine irrationale Angst vor der Schule oder einer schulähnlichen Umgebung. Solche Kinder sind oft übersensibel, schüchtern, scheu, nervös, emotional unreif und mit starken Selbstzweifeln behaftet. Häufig versuchen sie ihre Ängste durch eine übermäßige Abhängigkeit von anderen, insbesondere der Eltern, zu kompensieren.
🌐 school phobia

**Schulter.** Die Verbindung von Schlüsselbein (Klavikula), Schulterblatt (Skapula) und Oberarmknochen (Humerus), dort wo der Arm mit den Rumpf verbunden ist.
🌐 shoulder

**Schulterblatt.** → Skapula.
🌐 scapula

**Schulterblattreflex.** Kontraktion der Rautenmuskeln (Musculi rhomboidei) mit gleichzeitiger Annäherung der Schulterblätter infolge eines Reizes in der Mitte zwischen den Schulterblättern.
🌐 scapular reflex

**Schultergelenk.** (Articulatio humeri). Kugelgelenk zwischen der Pfanne des Schulterblattes (Skapula) und dem Kopf des Oberarmknochens (Humerus). Das Gelenk enthält acht Schleimbeutel und fünf Bänder; es ist das beweglichste des ganzen Körpers.
▸ Gelenk
🌐 shoulder-joint

**Schultergürtel.** Ein Halbbogen am oberen Ende des Rumpfes, der durch Schulterblatt (Skapula) und Schlüsselbein (Klavikula) gebildet wird.
🌐 shoulder girdle

**Schulterluxation.** Bezeichnung für verschiedene Formen der Schulterverrenkung mit Beschädigung des Schulterblatts und Trennung bzw. Verrenkung (Dislokation) des Schultergelenks sowie einer Verschiebung des Oberarmkopfs nach vorne und unten.
🌐 dislocation of shoulder

**Schuppen.** Große Mengen schuppiger Hornhautblättchen, bestehend aus abgestorbenen, keratinisierten Epithelzellen, die von der Kopfhaut abgesondert werden. Eine exzessive Schuppenbildung kann auf eine schwache Form seborrhoischer Dermatitis hinweisen.
🌐 dandruff

**Schuppenflechte.** → Psoriasis.
🌐 psoriasis

**Schüttelfrost.** Phase des Fieberanstiegs. Mit einem Kältegefühl einhergehende verstärkte Muskelarbeit und Stoffwechseltätigkeit des Körpers, um eine rasche Temperatursteigerung zu erreichen. Während des S.s sind Kreislauf und Atmung beschleunigt, da der Fiebernde einen erhöhten Bedarf an Energie und Sauerstoff hat. (→ Fieber)
🌐 shakes; shaking chills

**Schutzimpfung.** → Impfung.

**Schutzisolierung.** (Umkehrisolation; protektive Isolierung). Maßnahmen zum Schutz eines

Patienten vor ansteckenden Keimen, die durch das Personal, andere Patienten, Besucher oder durch Tröpfchen in der Luft, auf Instrumenten oder Materialien übertragen werden können. Dazu gehören je nach Grund der Isolation und üblichen Krankenhauspraktiken z.B. das Händewaschen, Überziehen von Kitteln und Handschuhen sowie die Sterilisation bzw. Desinfektion von Materialien und Instrumenten.

🌐 reverse isolation

**Schwäche.** Zustand ohne körperliche Kraft, Energie oder Vitalität. Die verschiedenen Schwächeformen variieren mit Ort und Ausmaß einer möglichen Nervenverletzung. Ein teilweise denervierter Muskel zeigt leichte Schwächen, wohingegen ein gänzlich denervierter Muskel völlig schlaff wird. Patienten mit teilweiser Denervierung beklagen häufig, dass sie sehr schnell müde werden und den täglichen Anforderungen des Lebens nicht mehr gewachsen sind. Sehnenreflexe sind vermindert oder nicht mehr vorhanden und eine → Elektromyographie zeigt abnorme Werte.

🌐 weakness

**Schwangerschaft.** Prozess, zu dem das Wachstum und die Entwicklung eines Fötus in der Gebärmutter einer Frau von der Empfängnis über die Embryonal- und Fötalphase bis zur Geburt gehört. Eine S. dauert etwa 266 Tage (38 Wochen) vom Tag der Befruchtung (Fertilisation), häufig wird jedoch die Dauer mit 280 Tagen (40 Wochen, 10 Lunarmonate, 9 1/3 Kalendermonate) vom ersten Tag der letzten Menstruationsperiode an gerechnet. Der Geburtstermin wird meist anhand des Menstruationszyklus errechnet, auch wenn dieser bei der Frau unregelmäßig verläuft. Die emotionalen Erfahrungen der S. werden von den betroffenen Frauen als normal und gesund, jedoch als außergewöhnlich bezeichnet. Das Herzminutenvolumen steigert sich um 30 bis 50%, was in der 6. Woche beginnt und seinen Höhepunkt in der 17. Woche erfährt, wobei es teilweise nach der 13. Woche schon wieder leicht nachlässt und nach der Entbindung schnell auf den Normalwert abfällt. Obwohl die Vitalkapazität und der $PO_2$-Spiegel gleich bleiben, nehmen Atemfrequenz, Atemzug- und Minutenvolumen zu. Die inspiratorischen und exspiratorischen Reserven, Residualvolumen und Residualkapazität sowie $PaCO_2$ sinken. Die glomeruläre Filtrationsrate und der renale Plasmafluss steigern sich um 30 bis 50%, wobei die Muster parallel zu der Herzfunktion verlaufen. Häufig kommt es zu einer beträchtlichen Erweiterung des exkretorischen Traktes (S.s-Hydronephrose). Progesteron, das in der S. verstärkt ausgeschüttet wird, führt zur Entspannung der glatten Muskulatur des Magen-Darm-Traktes. Durch die verzögerte Magenentleerung und die Entspannung des Sphinkters der gastroösophagealen Verbindung kann es zu Sodbrennen kommen. Die Proteinbindung nimmt zu; da die meisten Hormone in proteingebundener Form zirkulieren, verändert sich die Funktion der meisten endokrinen Drüsen. Die Brüste werden in der frühen S. fest und empfindlich; dies ist ein subjektives Symptom, schwanger zu sein. Wenn die Brüste sich vergrößern und weicher werden, verschwindet die Empfindlichkeit. Die Schweißbildung nimmt zu und auch das Haarwachstum kann stimuliert werden. Die Gewichtszunahme weist eine große Bandbreite auf, durchschnittlich zwischen 10 und 13 kg. Der Bedarf an Eisen, Eiweiß und Kalzium steigt überproportional zu der Gesamtzufuhr an Kalorien und anderen Nährstoffen. – *adj.* schwanger.

🌐 pregnancy

**Schwangerschaft, ektopische.** → EU.
🌐 ectopic pregnancy

**Schwangerschaft, Elektronisches Monitoring des Kindes.** → Pflegeintervention der → NIC, die definiert wird als die elektronische Überwachung und Beurteilung der kindlichen Herzfrequenzen bei Bewegung, externen Reizen oder Wehen in der Schwangerschaft.

🌐 Electronic Fetal Monitoring: Antepartum

**Schwangerschaft, tuboabdominale.** Extrauterine Schwangerschaft, bei der sich der Embryo teilweise in der Bauchhöhle und teilweise im Eileiter entwickelt. Die Schwangerschaft beginnt meist im Eileiter und dehnt sich dann in die Bauchhöhle aus. Eine solche S. ist sehr gefährlich, da es zu starken inneren Blutungen kommen kann, wenn der Eileiter reißt.
EU
🇬🇧 tuboabdominal gestation

**Schwangerschaftsabbruch.** → Abruptio graviditatis (s.a. Interruptio graviditatis)
🇬🇧 artificial abortion; induced abortion

**Schwangerschaftsabbruch, Pflege bei.** → Pflegeintervention der → NIC, die definiert wird als der Umgang mit körperlichen und psychischen Bedürfnissen von Frauen mit einem spontanen oder geplanten Abort.
🇬🇧 Pregnancy Termination Care

**Schwangerschaftsanämie.** Zustand während der Schwangerschaft, der durch eine Reduzierung der Hämoglobinkonzentration des Blutes gekennzeichnet ist; kann physiologische oder pathologische Ursachen haben. Bei der physiologisch bedingten S. resultiert die Konzentrationsverringerung aus der Blutverdünnung, da sich das Plasmavolumen im Verhältnis zum Volumen der Erythrozyten stärker erhöht. Bei der pathologischen S. ist die Sauerstoffkapazität des Blutes unzureichend, weil die Erythrozytenproduktion gestört ist oder weil durch Zerstörung bzw. Blutung ein übermäßiger Erythrozytenverlust auftritt.
🇬🇧 anemia of pregnancy

**Schwangerschaftsberatung.** → Pflegeintervention der → NIC, die definiert wird als die Untersuchung und Beratung vor einer Schwangerschaft zur Verhinderung oder Reduzierung der Risiken für Geburtsdefekte.
🇬🇧 Preconception Counseling

**Schwangerschaftsdiabetes.** Erkrankung, die sich in der gestörten Fähigkeit äußert, Kohlenhydrate abzubauen; der S. ist meist die Folge eines Insulinmangels, der während der Schwangerschaft auftritt und nach der Entbindung wieder verschwinden kann, aber sehr häufig Jahre später wieder zum Ausbruch kommt.
🇬🇧 gestational diabetes mellitus

**Schwangerschaftserbrechen.** → Emesis gravidarum
🇬🇧 vomiting of pregnancy

**Schwangerschaftshypertonie.** (Hypertensive Schwangerschaftserkrankung (HSE); Schwangerschafts-induzierte Hypertonie (SIH); Gestose (veraltet)). Anstieg der Blutdruckwerte in der Schwangerschaft auf einen → systolischen Wert > 140 mmHg und einen → diastolischen Wert > 90 mmHg bzw. ein Blutdruckanstieg im Verlauf der Schwangerschaft systolisch um mehr als 30 mmHg und diastolisch um mehr als 15 mmHg über den üblichen Blutdruck der Frau.
Auf ausgewogene Ernährung und körperliche Schonung evtl. auch Bettruhe achten. Bei länger anhaltender oder sich verschlechternder Symptomatik ist eine stationäre Aufnahme mit medikamentöser Therapie erforderlich. (s.a. Präeklampsie)
🇬🇧 pregnancy induced hypertension

**Schwangerschaftsstreifen.** (Striae gravidarum). Unregelmäßige Dehnungsstreifen auf der Haut infolge der Volumenzunahme in der Schwangerschaft. Die S. sind anfangs rot-violett bis rosafarbig und verblassen nach der Schwangerschaft wieder. Sie treten vor allem an Bauch, Oberschenkeln, Po und Brüsten auf. Die Veranlagung zu S. ist erblich, eine sichere Prophylaxe oder Therapie gibt es nicht.
Regelmäßige Massagen der eingeölten Haut fördern deren Elastizität.
🇬🇧 striae gravidarum; stretch marks

**Schwangerschaftszeichen, sichere.** Direkte Lebensäußerungen des Kindes. Dazu gehören kindliche Herzaktionen (mit Hilfe des Ultraschalls etwa ab der 6./7. Schwangerschaftswoche (SSW) festzustellen), Kindsbewegungen (etwa ab der 9. SSW darstellbar) und kindliche Körperteile, die etwa ab der 10. SSW zu unterscheiden sind.
🇬🇧 certain signs of pregnancy

**Schwangerschaftszeichen, unsichere.** Dazu gehören sämtliche Störungen im Allgemeinbefinden einer Frau, die auf eine Schwangerschaft hindeuten können, z.B. morgendliche Übelkeit oder Brechreiz, Appetitstörungen, Kreislaufstörungen, häufiges Wasserlassen (Pollakisurie) und Verstopfung (Obstipation), nervöse Störungen, Reizbarkeit und Überempfindlichkeit sowie Gewichtszunahme.
🇬🇧 uncertain signs of pregnancy

**Schwangerschaftszeichen, wahrscheinliche.** Typische Veränderungen an den Geschlechtsorganen einer Frau, die auf eine Schwangerschaft hindeuten. Dazu gehören z.B. das Ausbleiben der Periode, Brustspannen, Auflockerung und Wachstum der Gebärmutter, Aufrauhung und Auflockerung der Scheidenwände, Blaufärbung (Lividität) der Vaginalschleimhaut und der Konsistenzwechsel der Gebärmutter (so genannte Schwangerschaftswehen). Auch Schwangerschaftsstreifen (Striae) und eine dunklere Färbung des Warzenhofes und der Mittellinie des Bauches (die → Linea alba bis zur → Linea fusca) können bereits sehr früh in der Schwangerschaft auftreten.
🇬🇧 probable signs of pregnancy

**Schwann-Scheide.** (Neurolemm). Hülle bzw. Markscheide für Nervenfasern, die aus hintereinander liegenden, in sich begrenzten Zellen besteht. (s.a. Ranvier-Schnürring)
[T. Schwann, deutscher Anatom, 1810–1882]
🇬🇧 sheath of Schwann

**Schwann-Zellen.** → Gliazellen, die aus peripheren Nervenfasern hervorgehen und aus denen sich die Markscheide als Nervenscheide bildet.
[T. Schwann]
🇬🇧 Schwann cells

**Schwartz-Bartter-Syndrom.** → Syndrom der übermäßigen ADH-Sekretion.
🇬🇧 syndrome of inappropriate antidiuretic hormone secretion

**Schwefel (S).** (Sulfur). Nichtmetallisches, mehrwertiges chemisches Element, das in der Natur in gelber Kristallform und in Mineralien, Gewässern und Erdgasen, insbesondere in vulkanischen Gebieten, vorkommt. S. hat die Ordnungszahl 16 und ein Atomgewicht von 32,07; es ist geruchs- und geschmacklos. S. wird zur Behandlung von Gicht, Rheumatismus und Bronchitis und als leichtes Abführmittel eingesetzt.
🇬🇧 sulfur (S)

**Schwefelsäure.** Klare, farblose, ölige und stark korrosive Flüssigkeit, die bei Kontakt mit Wasser starke Hitze erzeugt. S. ist hoch giftig und führt bei Hautkontakt zu starken Verbrennungen, bei Augenkontakt zu Erblindung, bei Einatmung der Dämpfe zu schweren Lungenschäden und bei Einnahme zum Tod.
🇬🇧 sulfuric acid

**schweflige Säure.** Schwache anorganische Säure, die als chemisches Reduktionsmittel und als Bleichmittel eingesetzt wird. In der Medizin wird s. S. in Hautlotionen sowie in Nasen- und Rachensprays verwendet. Durch die Säure gebildete Sulfite werden antiseptischen und enzymhemmenden Mitteln sowie Antifermenten zugesetzt.
🇬🇧 sulfurous acid

**Schweigepflicht.** Verpflichtung u.a. der Ärzte und des Pflegepersonals, persönliche Informationen der Patienten anderen Personen gegenüber, die nicht mit der Behandlung des Patienten betraut sind, nicht zu offenbaren. Die S. besteht grundsätzlich auch gegenüber den Angehörigen und dem Ehegatten des Patienten sowie über dessen Tod hinaus. Der Patient kann den Arzt und das Personal jedoch von der S. befreien. Der Verstoß gegen die S. ist strafbar (1/2 203 ff StGB).
🇬🇧 confidentiality; rule of confidentiality

**Schweißdrüse.** Eine der ca. zwei Millionen Strukturen in der Haut, die täglich zwischen 700 und 900 g Schweiß produzieren. Die Mehrzahl der S. sind exokrine Drüsen, die mit dem produzierten Schweiß Salz, die Abfallprodukte Harnstoff und Milchsäure sowie Abbauprodukte aus Knoblauch, Gewürzen und anderen Sub-

stanzen abtransportieren. Jede S. besteht aus einem einzigen langen, gewundenen Schlauch, der an die Hautoberfläche führt.
◪ Haut
▓ sudoriferous gland

**Schweißdrüse, apokrine.** Große, dermale exokrine Drüse, die sich in den Achseln, in den analen und genitalen Regionen sowie in der Brustgegend befinden kann. Die a.n S.n bilden sich erst nach der Pubertät aus und sondern Schweiß ab, der sich aus den von Hautbakterien konsumierten Nährstoffen zusammensetzt.
[*griech.*: apo, von; krinein, trennen; *lat.*, secernere, ausscheiden]
▓ apocrine sweat gland

**Schweißdrüsen im Alter.** Durch die geringere Anzahl und die reduzierte Aktivität der → Schweißdrüsen kann es zu einem verringerten thermischen Regulationsvermögen, zu Hauttrockenheit und zu einem nicht intakten Säureschutzmantel der Haut kommen.
▓ sweat glands in old age

**Schweißtest.** Methode zur Beurteilung der Natrium- und Chloridausscheidung aus den Schweißdrüsen; wird häufig als erster Test bei der Diagnose von zystischer Fibrose durchgeführt. Dabei werden die Schweißdrüsen medikamentös zur Schweißproduktion angeregt und nachfolgend der Schweiß analysiert. Schweiß von Patienten, die an zystischer Fibrose leiden, enthält drei- bis sechsmal so hohe Natrium- und Chloridkonzentrationen wie der gesunder Menschen.
▓ sweat test

**Schwellendosis.** Bezeichnung für die kleinste absorbierte Strahlungsmenge, die eine feststellbare Wirkung hervorruft.
▓ dose threshold

**Schwellenreiz.** Sinnesreiz, der gerade ausreichend ist, um eine Reaktion auszulösen. Unterhalb dieser Grenze kann der Reiz vielleicht wahrgenommen werden, löst aber keine Reaktion oder Antwort aus.
▓ threshold stimulus

**Schwenkeinlauf.** → Hebe-Senk-Einlauf.

**Schwerhörigkeit.** (Taubheit). Unfähigkeit, in entsprechendem Umfang die Geräusche wahrzunehmen, die für eine Person mit normalem Hörvermögen hörbar sind. Die → Schallleitungsschwerhörigkeit entsteht durch Verletzung des äußeren Ohres oder des Mittelohres. Eine Schallempfindungsschwerhörigkeit wird durch eine Verletzung der Hörschnecke (Cochlea) oder der Hörnerven verursacht.
◪ Hörgerät
▓ hearing loss; deafness

**Schwermetall.** Metallische Elemente, deren spezifisches Gewicht mindestens fünf mal höher als das von Wasser ist. Zu den S.en gehören Antimon, Arsen, Wismut, Kadmium, Cer, Chrom, Kobald, Kupfer, Gallium, Gold, Eisen, Blei, Mangan, Quecksilber, Nickel, Platin, Silber, Tellur, Thallium, Zinn, Uran, Vanadium und Zink. Die Präsenz kleiner Mengen vieler dieser Elemente im Körper ist physiologisch; sie müssen mit der Nahrung aufgenommen werden. Größere Mengen können jedoch zu Vergiftungen führen.
▓ heavy metal

**Schwermetallvergiftung.** Vergiftungserscheinungen, die durch die Aufnahme, Inhalation oder Absorption verschiedener toxischer → Schwermetalle verursacht werden.
▓ heavy metal poisoning

**Schwerpunkt.** Gewichtsmittelpunkt bzw. -zentrum eines Körpers oder Gegenstandes. Bei einem aufrecht stehenden Erwachsenen befindet sich der Schwerpunkt in der Interspinalhöhle, zwischen Symphyse und Nabel.
▓ center of gravity

**Schwertfortsatz.** → Processus xiphoideus
▓ xiphoid process

**Schwester-Kenny-Behandlung.** Poliomyelitisbehandlung, bei der die Gliedmaßen und der Rücken des Patienten mit warmen, feuchten Wolltüchern eingewickelt werden. Nach Abklingen der Schmerzen wird der Patient zur Bewegung der betroffenen Muskeln angehalten, insbesondere durch Schwimmen. Die passive Be-

wegung der betroffenen Gliedmaßen bei gleichzeitiger Stimulierung der Muskelansätze ist nach der Anwendung warmer Packungen ebenso wichtig.
[E. Kenny, austr. Krankenschwester, 1886–1952]
🇬🇧 Sister Kenny's treatment

**Schwimmhautbildung.** Häufig verbundene angrenzende Strukturen, wie z.B. Finger oder Zehen; geht oft mit genetischen Anomalien einher.
🇬🇧 webbing

**Schwimmreflex.** Einfaches Bewegungsmuster von Föten und Säuglingen bis 6 Monaten. Dabei führen die Säuglinge koordinierte Schwimmbewegungen aus, wenn ihr Gesicht unter Wasser getaucht wird.
🇬🇧 swimming reflex

**Schwindel.** Gefühl des Ohnmächtigwerdens und des Herumwirbelns bzw. die Unfähigkeit, das normale Gleichgewicht im Stehen oder Sitzen aufrecht zu erhalten. Schwindelgefühle sind manchmal mit Benommenheit, geistiger Verwirrung, Übelkeit und Schwäche assoziiert. Ein Patient mit einem Schwindelanfall sollte vorsichtig in eine sichere Lage gebracht werden, um das Risiko einer Verletzung durch Stürze zu vermeiden. (→ Vertigo)
🇬🇧 dizziness

**Schwindsucht.** Allmählicher, progressiver Verfall des Körpers bei einer chronischen Erkrankung.
🇬🇧 tabes

**Schwirren.** Leichte Vibration, die ein Untersuchender fühlt, wenn er die Hand auf die Brust eines Patienten über die Stelle eines → Aneurysmas legt. Das S. weist auf ein organisch bedingtes Herzgeräusch der Stärke 4 oder mehr hin.
🇬🇧 thrill

**Schwirren, arterielles.** Vibration, die über einer → Arterie gefühlt werden kann.
🇬🇧 arterial thrill

**Schwirren, diastolisches.** Herzschwingung, die während der Herzkammerdiastole gefühlt werden kann; Ursachen können eine Mitralklappenstenose, ein offener Ductus Botalli oder eine schwere Aortenklappeninsuffizienz sein.
🇬🇧 diastolic thrill

**Schwitzbad.** Therapie, die zum Schwitzen anregt, z.B. Sauna oder Heißluftkasten.
🇬🇧 sweat bath

**Schwitzen.** Durch das vegetative Nervensystem gesteuerte Sekretion von Schweiß aus den → Schweißdrüsen auftretend. Das S. kann verstärkt auftreten (Hyperhidrose), z. B. bei großer Hitze, vermindert sein oder fehlen (Anhidrose), z. B. bei Verbrennungen.
🇬🇧 perspiration

**schwul.** → homosexuell.
🇬🇧 gay

**Scrapie.** Bei Schafen und Ziegen vorkommende Form der subakuten spongiformen Enzephalopathie. S. wird wahrscheinlich durch Prionen (→ Prion) verursacht und möglicherweise durch das Verfüttern von Tiermehl, das aus den Kadavern erkrankter Tiere hergestellt wurde, auch auf Rinder übertragen. (s.a. Bovine spongioforme Enzephalopathie)
🇬🇧 scrapie

**Scratch-Test.** → Kratztest.
🇬🇧 scratch test

**Screening.** 1. Erste Untersuchung bzw. erster Test zur Erkennung der typischen Anzeichen einer Krankheit, für deren Diagnose sich weitere Untersuchungen anschließen. 2. Die Untersuchung anhand ausgewählter Kriterien eines Großteils der Bevölkerung auf bestimmte Krankheiten oder Störungen, z.B. Bluthochdruck.
🇬🇧 screening

**Scribner-Shunt.** Künstlicher arteriovenöser Bypass mit einem speziellen Schlauchanschluss außerhalb des Körpers, der in der Hämodialyse verwendet wird.
[B.S. Scribner, amerik. Arzt, geb. 1921]
🇬🇧 Scribner shunt

**Se.** Chemisches Zeichen für → Selen.
🇬🇧 Se

**Seborrea.** (Seborrhö). Bezeichnung für die Überproduktion und gesteigerte Abson-

derung von Talg, wodurch die Haut an den jeweiligen Stellen besonders fettig und ölig aussieht.
🇬🇧 seborrhea

**Sebum.** Öliges Sekret der → Talgdrüsen, das aus Keratin, Fetten und Zellabfallprodukten zusammensetzt. In Verbindung mit dem Schweiß bildet das S. einen leicht sauren Fettfilm mit antibakteriellen und fungiziden Eigenschaften - den sogenannten Säureschutzmantel -, der die Haut vor Keimen und vor Austrocknung schützt.
🇬🇧 sebum

**Second-look-Operation.** Erneute Operation innerhalb eines Jahres nach einer Krebsoperation zum Ausschluss oder einer eventuellen Resektion eines verdeckten Tumors.
🇬🇧 second-look operation

**Second-set-Reaktion.** Die Abstoßung eines transplantierten Organs oder Gewebes von einem Spender gegen dessen → Histokompatibilitätsantigene (HLA-Antigene) der Empfänger aufgrund einer Ersttransplantation eigentlich schon immun ist. Die Reaktion zeigt, dass die immunkompetenten Zellen nach der Sensibilisierung durch die Erstimplantation schneller reagieren.
🇬🇧 second-set rejection

**Sectio caesarea.** (Kaiserschnitt; Schnittentbindung). Operation zur Entbindung eines Kindes, bei der der Bauch (Abdomen) und die Gebärmutter (Uterus) meist durch Querschnitt eröffnet werden. Mütterliche Indikationen für eine S.c. sind u.a. Placenta praevia, vorzeitige Plazentaablösung und enges Becken. Kindliche Indikationen sind z.B. abnorme Lage (Querlage oder Beckenendlage), fetale Notsituationen und ein Missverhältnis zwischen Größe des kindlichen Kopfes und des mütterlichen Beckens. Vorangegangene Sectiones werden heute nicht mehr als absolute Indikation für eine S.c. bei nachfolgenden Geburten eingestuft. Die S. erfolgt entweder in Vollnarkose (Allgemeinanästhesie) oder in Periduanalanästhesie.

Postoperative Kontrolle der Vitalzeichen, Beobachten von Wunde, Drainagen, vaginaler Blutung u. Wochenfluss, Beckenbodengymnastik, Mobilisation; Katheter i.d.R. am 1. postoperativen Tag entfernen, Stimulation der Darmtätigkeit. Rückbildung des Uterus kontrollieren, Kind möglichst bald an die Brust legen.
[*lat.*: secare, schneiden; Caesar lex, Caesars Gesetz.]
🇬🇧 cesarean section

**Sedativum.** Mittel, das die Aktivität einer Person vermindert, deren Reizbarkeit und Aufregung herabsetzt und Schmerzen lindert. – *adj.* sedativ.
🇬🇧 sedative

**Sedierung.** → Pflegeintervention der → NIC, die definiert wird als die Verabreichung von Sedativa, Überwachung der Reaktionen von Patienten und Gewährleistung einer erforderlichen physiologischen Unterstützung während diagnostischer oder therapeutischer Maßnahmen.
🇬🇧 Conscious Sedation

**Sedierung.** Ruhe, Beruhigung, Schmerzdämpfung oder Schlafzustand, der durch beruhigende Medikamente (Sedativa) herbeigeführt wird.
[*lat.*: sedare, beschwichtigen, beruhigen]
🇬🇧 sedation

**Sedimentation.** Das Ablagern von unlöslichen Stoffen am Boden einer Flüssigkeit. Der Vorgang kann durch Zentrifugieren beschleunigt werden.
🇬🇧 sedimentation

**Sedimente.** Ablagerungen eines weitgehend unlöslichen Stoffes, die sich am Boden eines mit Flüssigkeit gefüllten Behälters niederlassen.
[*lat.*: sedimentum, Bodensatz]
🇬🇧 sediments

**Seelische Störungen.** Anerkannte → NANDA- → Pflegediagnose, den Zustand eines Patienten beschreibt, dessen Lebensprinzip gestört ist, welches das gesamte Wesen der Person durchdringt und das die biologische und psychoso-

ziale Natur integriert und übersteigt. Kennzeichnende Merkmale sind Äußerungen über Wut gegenüber Gott oder Fragen zur Bedeutung des Leidens. Der Patient macht möglicherweise makabre Witze, sieht seine Krankheit als Bestrafung an, hat Albträume, weint, verhält sich feindselig oder apathisch, gibt sich selbst die Schuld für Probleme oder weist jede Verantwortung von sich, äußert Wut oder Groll gegenüber religiösen Figuren und beendet jede Teilnahme an religiösen Praktiken.
🇬🇧 spiritual distress (distress of the human spirit)

**Seelische Unterstützung.** → Pflegeintervention der → NIC, die definiert ist als die Unterstützung von Patienten bei der Erhaltung ihres inneren Gleichgewichts und bei der Verbindung mit einer höheren Macht.
🇬🇧 Spiritual Support

**seelischen Wohlbefindens, Möglichkeiten eines gesteigerten.** Anerkannte → NANDA- → Pflegediagnose, die den Vorgang beschreibt, bei dem eine Person religiöse Geheimnisse durch ein harmonisches »Miteinander-verbunden-sein«, das aus innerer Stärke entspringt, entwickelt und entfaltet. Kennzeichnende Merkmale sind innere Stärke, ein Gespür für Wahrnehmungen, Selbstbewusstsein, eine heilige Quelle, vereinende Kraft, ein innerer Kern und Transzendenz. Darüber hinaus ein sich entfaltendes Geheimnis, Erfahrungen über Sinn und Ziel des Lebens, Geheimnisse des Lebens, Ungewissheit und Kampf, harmonisches Miteinander-verbunden-sein, Harmonie mit sich selbst, seinen Mitmenschen, einem höheren Wesen oder Gott und mit der Umwelt.
🇬🇧 spiritual well-being, potential for enhanced

**Segment.** Bestandteil, Teil oder Abschnitt einer Struktur, wie z.B. ein Leberlappen oder ein Abschnitt des Darms.
[*lat.*: segmentum, Schnitt, Einschnitt, Abschnitt]
🇬🇧 segment

**Segmentresektion.** Das operative Entfernen eines Teils eines Organs, einer Drüse oder eines anderen Körperabschnittes, wie z.B. die S. eines Teils des Ovars (Eierstock). Dadurch wird infolge der Verkleinerung des Drüsengewebes eine Verminderung der Hormonausschüttung erreicht.
🇬🇧 segmental resection

**Sehbahn.** Flaches Band von Nervenfasern, die seitlich um jeden Hirnstiel herum vom Sehnerveintritt bis zur Schaltstelle der Sehbahn (lateraler Kniehöcker) verlaufen und einen visuellen Reiz von der Netzhaut an das Gehirn übermittelt.
🇬🇧 optic tract; visual pathway

**Sehen, binokulares.** Gleichzeitiges Sehen mit beiden Augen, wobei die wahrgenommenen Bilder so kombiniert werden, dass nur ein einziges Bild entsteht.
🇬🇧 binocular vision

**Sehfeld.** → Gesichtsfeld.
🇬🇧 visual field (VF)

**Sehfeldstörung.** Flecken oder andere Störungen in der Sicht, die sich mit dem Auge mitbewegen (im Gegensatz zu »Mückensehen«). Die Störung ist meist auf eine Verletzung der Netzhaut oder der Sehbahnen zurückzuführen, z.B. durch traumatische Verletzungen, Entzündungen, Glaukom oder Verschluss der Gefäße, die Augen oder Gehirn versorgen.
🇬🇧 visual field defect

**Sehne.** (Tendon). Weißes, zugfestes Band aus festem Bindegewebe, das Muskeln am Knochen befestigt. Mit Ausnahme der Befestigungspunkte bestehen S. aus Bündeln parallel angelegter kollagener Fasern, die mit empfindlichem elastischen Bindewebe umhüllt sind. S. sind unterschiedlich lang und dick, sehr stark, beweglich und unelastisch.
🇬🇧 tendon

**Sehnenreflex, tiefer.** Durch eine plötzliche Dehnung ausgelöste, rasche Muskelkontraktion; dazu schlägt man mit den Fingern bzw. mit einem Gummihammer kurz auf die Stelle, an der die Sehne in den Muskel übergeht. Ein fehlender Sehnenreflex kann auf einen Muskelschaden, auf eine Beschädigung der peripheren Nerven, der Nervenwurzeln oder des Rückenmarks deuten.
🇬🇧 deep tendon reflex (DTR)

**Sehnenscheide.** Membran aus mehreren Schichten um Muskelsehnen, die sich durch bindegewebige oder knöcherne Passagen im Körper zieht. Eine Schicht kleidet den Hohlraum aus, die andere umhüllt die Sehne und produziert eine Flüssigkeit zur Schmierung der Sehne.
🇬🇧 synovial sheath

**Sehnerv.** → Nervus opticus.
🇬🇧 optic nerve

**Sehnervenpapille.** Kleiner blinder Fleck auf der Oberfläche der Netzhaut (Retina), der an der nasalen Seite des gelben Flecks (Macula lutea) liegt. Dies ist die Eintrittsstelle für den Sehnerv und der einzige Bereich der Retina, der für Licht unempfindlich ist.
◢ Auge
🇬🇧 optic disk

**Sehzentrum.** Gehirnabschnitt, der für das Sehen zuständig ist.
🇬🇧 visual center

**Seife, chirurgische.** Bakterizide Seife oder Flüssigkeit, mit der sich Ärzte und OP-Pflegepersonal vor einer Operation chirurgisch waschen.
🇬🇧 surgical scrub

**Seiler-Konzept.** → Wundbehandlung, feuchte.

**Seitenlagerung.** Lagerungsart, bei der der Patient auf der Seite liegt; dient der effektiven Belüftung der jeweils oben liegenden Lungenabschnitte sowie zur Dekubitusprophylaxe; therapeutische Lagerung bei Hemiplegie. Der Patient wird im Wechsel in seitlicher Position mit Kissen oder zusammengerollter Decke gelagert. Häufige Anwendung findet die 30°-Seitenlage, 90°-Seitenlage (Dekubitusgefahr am Trochanter), 135°-Seitenlage und in modifizierter Form die schiefe Ebene (Keil unter Matratze). Wichtig ist die abwechselnde Lagerung in den verschiedenen Seitenpositionen. Nachteil: Schlafende Patienten können durch Umlagerung unter Umständen geweckt werden.
◢ Apoplex, Lagerungen bei
🇬🇧 lateral positioning

**Seitenventrikel.** Kammer in jeder Hirnhälfte (Hemisphäre), die durch das Foramen interventriculare (Foramen Monroi) mit dem 3. Hirnventrikel verbunden ist. Die S. werden als 1. und 2. Ventrikel bezeichnet.
🇬🇧 lateral ventricle

**Sekret.** Flüssiges Absonderungsprodukt meist aus Wunden oder Drüsen. – *adj.* sekretorisch.
[*lat.*: secernere, absondern, ausscheiden]
🇬🇧 secretion

**Sekretausführungsgang.** Schmaler Ausführungsgang einer Drüse, durch den Sekret fließt und der meist in den Ausführungsgang eines Organs mündet.
🇬🇧 secretory duct

**Sekretin.** Von bestimmten, den Zwölffingerdarm (Duodenum) und den Leerdarm (Jejunum) auskleidenden Zellen produziertes Verdauungshormon. S. wird gebildet, wenn Fettsäuren teilweise verdauter Nahrung vom Magen in den Dünndarm gelangen. Es regt die Bauchspeicheldrüse (Pankreas) zur Produktion von Verdauungssäften an, die reich an Mineralsalzen und arm an Enzymen sind.
🇬🇧 secretin

**Sekretion.** 1. Absonderung einer von Zellen oder Drüsen produzierten chemischen Substanz.
🇬🇧 secretion

**Sekretion, apokrine.** Brustdrüsensekretion, bei der das Ende der Zelle abgebrochen ist und der Sekretinhalt abgegeben wird. Die

Sekretion enthält zelluläre Körnchen und Flüssigkeit.
[*griech.*: apo + krinein; *lat.*: secernere, trennen.]
🌐 apocrine secretion

**Sekretion, holokrine.** Sekretion, die aus aufgelösten oder veränderten Zellen einer Drüse, z.B. Talgdrüse, besteht. (→ holokrin)
🌐 holocrine secretion

**Sekretionsphase.** Die zweite Phase des Menstruationszyklus nach dem Eisprung (Ovulation). In dieser Phase entwickelt sich der Gelbkörper (Corpus luteum) aus einem gesprungenen Follikel und schüttet Progesteron aus. Dadurch werden die Drüsen und Gefäße in der Gebärmutterschleimhaut (Endometrium) stimuliert und bewirken deren Aufbau und Auflockerung.
🌐 secretory phase

**Sekretolytikum.** Arzneimittel zur leichteren Entfernung von Sekret aus der Luftröhre und den Bronchien (Tracheobronchialsystem), indem das Sekret verflüssigt oder die Bildung eines dünnflüssigen Schleimes stimuliert wird. (s.a. Expektorans)
[*lat.*: secernere trennen; griech.: lysein; auflösen]
🌐 sectretolytic

**Sekretor.** »Ausscheider« 1. In der *Genetik* eine Person, die Blutgruppen-Antigene (A, B oder AB) in Speichel, Magensaft oder andere exokrine Sekrete ausscheidet. 2. Das autosomal-dominante Gen, das eine bestimmte Eigenschaft vererbt.
[*lat.*: secernere, absondern ausscheiden]
🌐 secretor

**Sektion.** 1. Abschnitt, Ausschnitt oder Bezirk, z.B. ein bestimmter Teil des Gehirns. 2. In der → Chirurgie das Einschneiden, Durchschneiden, die Inzision.
🌐 section

**Sekundärantwort.** Die schnelle Antikörperproduktion als Reaktion auf ein → Antigen, mit dem der Körper früher schon einmal Kontakt hatte (→ Rh-Erythroblastose). (→ Antikörper)
🌐 secondary antibody response

**Sekundärheilung.** Wundheilung mit Komplikationen wie größeren Gewebedefekten, Wundinfektion, deutlicher Vernarbung und minderwertigem Bindegewebe. (s.a. Primärheilung)
🌐 secondary wound healing

**Sekundärinfektion.** Eindringen eines zweiten Mikroorganismus, nachdem der Körper bereits mit einem anderen infiziert ist. (s.a. Infektion)
🌐 secondary infection

**Sekundärkrankheit.** 1. Jede Störung der Körperfunktionen infolge einer früheren Verletzung oder Erkrankung. 2. Krankheit, die zu einer bestehenden Erkrankung hinzukommt ohne mit dieser in Zusammenhang zu stehen.
🌐 secondary disease

**Sekundärprävention.** Bereich der Präventivmedizin, der sich auf die frühzeitige Diagnose, den Einsatz von Überweisungsdienstleistungen und einen schnellen Therapiebeginn konzentriert, um das Voranschreiten von Krankheitsprozessen oder Behinderungen einzudämmen.
🌐 secondary prevention

**Sekundärschock.** Körperlicher Zusammenbruch bzw. extreme Erschöpfung infolge mehrerer traumatischer und pathologischer Ereignisse. Der S. entwickelt sich mit der Zeit nach schwerer Gewebeschädigung und kann mit dem akuten Schock zusammenfallen. Anzeichen eines S. sind z.B. Schwäche, Ruhelosigkeit, niedrige Körpertemperatur, niedriger Blutdruck, kalter Schweiß und verminderte Urinausscheidung. Der Blutdruck fällt in diesem Zustand relativ schnell ab und der Tod kann innerhalb kurzer Zeit eintreten, sofern nicht die erforderlichen Maßnahmen ergriffen werden. Ein S. tritt häufig in Zusammenhang mit Hitzschlag, Quetschungsbrüchen, Myokardinfarkt, plötzlich auftretenden Infektionen, Vergiftung, Verbrennungen und anderen lebensbedrohlichen Situationen auf. Die Patholo-

gie des Zustands spiegelt sich in den veränderten Kapillaren wider, die ausgeweitet und prall mit Blut gefüllt sind.
🇬🇧 secondary shock

**Sekundärzugang.** Kontrollmechanismus zur Regulierung zweier Infusionen. Der S. besteht aus einem Y-förmigen Verbindungsstück aus Plastik, das mit der Infusionsleitung einer Infusion verbunden wird; damit wird reguliert, ob die beiden Infusionen gleichzeitig oder abwechselnd infundiert werden sollen.
🇬🇧 secondary port

**Sekundenkapazität.** Luftvolumen, das in einer festgelegten Zeit nach vollständigem Einatmen in einer Sekunde ausgestoßen werden kann.
🇬🇧 forced expiratory volume (FEV)

**Sekundipara.** → Zweitgebärende.
🇬🇧 secundipara

**Selbst.** 1. Der Wesenskern einer Person; das Individuum. 2. Die affektiven, kognitiven und spirituellen Qualitäten, die einen Menschen von einem anderen unterscheiden; die Individualität. 3. Die Wahrnehmung eines Menschen, seines eigenen Wesens oder seiner eigenen Identität; sein Bewusstsein; sein Ego.
🇬🇧 self (pl. selves)

**Selbstbestimmung.** Die Fähigkeit und das Recht, eigenverantwortlich Entscheidungen zu treffen und mögliche Konsequenzen zu tragen.
🇬🇧 self-determination

**Selbsterkennung.** Die Fähigkeit des → Immunsystems, körpereigene Antigene auf den Körperzellen zu erkennen.
🇬🇧 self-recognition

**Selbsthilfegruppe.** Eine Gruppe von Menschen mit ähnlichen Interessen oder Problemen (z.B. Alkohol- oder Drogenabhängigkeit, Krebsleiden, behinderte Kinder etc.), die sich regelmäßig trifft und gegenseitig bei der Bewältigung der Probleme durch Diskussionen oder besondere Aktivitäten unterstützt. Die Leitung der S. kann durch Experten oder durch Laien erfolgen.
🇬🇧 self-help group

**Selbsthilfegruppen.** Zusammenschluss von Personen mit gleichartigen Interessen oder Problemen bzw. Krankheiten mit dem Ziel der gegenseitigen Unterstützung. S. können sich entweder nur aus betroffenen Laien und deren Angehörigen zusammensetzen oder aber von einem unabhängigen Experten geleitet werden. Im Vordergrund der Arbeit steht immer eine Verbesserung der Situation der Betroffenen, sei es durch Therapien, Versorgung, Anerkennung oder finanzieller Unterstützung.
🇬🇧 support groups

**Selbsthypnose.** Vorgang, bei dem man sich selbst durch Autosuggestion in einen tranceähnlichen Zustand versetzt. Dabei konzentriert man sich z.B. auf einen einzigen Gedanken oder Gegenstand. Die Menschen sind unterschiedlich empfänglich für die S.
[*griech.:* hypnos, Schlaf]
🇬🇧 self-hypnosis

**Selbstkatheterisierung.** Vorgang, bei dem sich der Patient selbst die Harnblase entleert und damit vor einer Überdehnung schützt. Für Patienten, die ihre Blase nicht vollständig entleeren, jedoch gleichzeitig den Urin 2 bis 4 Stunden zurückhalten können, gibt es die Möglichkeit, die S. zu erlernen, sofern sie dazu bereit sind, manuelles Geschick haben und die Harnblase selbst tasten können.
🇬🇧 self-catheterization

**Selbstkonzept.** Selbsteinschätzung eines Menschen sowie seine Fähigkeit, ein ausgewogenes Verhältnis zwischen dem Selbstbild und den tatsächlich zur Verfügung stehenden Ressourcen zu schaffen, um sinnvoll und erfüllt zu leben.
🇬🇧 concept of oneself

**Selbstmord.** → Suizid.
🇬🇧 suicide

**Selbstoffenbarung.** Vorgang, bei dem eine Person andere an ihrem innersten Wesen,

Gedanken und Gefühlen teilhaben lässt. Die S. ist wichtig für die psychische Entwicklung in Einzel- und Gruppentherapien.
🇬🇧 self-disclosure

**Selbstpflege.** 1. Die persönliche und medizinische Betreuung durch den Patienten selbst, meist in Zusammenarbeit und nach Anweisung einer ausgebildeten Pflegekraft. 2. Die Pflege und Gesundheitsfürsorge durch Laien in der Familie, unter Freunden oder durch den Patienten selbst. Dies beinhaltet auch die Erkennung und Beurteilung von Krankheitssymptomen, deren Medikation und Behandlung. 3. Die persönliche Fürsorge ohne technische Hilfsmittel bei den Aktivitäten des täglichen Lebens, z.B. Essen, Waschen, An- und Ausziehen, Telefonieren, Ausscheiden, Sich-Pflegen etc.
🇬🇧 self-care

**Selbstpflege-Theorie.** Pflegemodell der US-amerikanischen Pflegewissenschaftlerin Dorothea Orem. Das Modell gibt Anhaltspunkte zur Selbstversorgung durch den Patienten. Voraussetzung für eine Anwendung der Selbstpflege sind die genaue Beurteilung des Patienten hinsichtlich seiner Fähigkeit zur Selbstpflege sowie seiner Bedürftigkeit.
🇬🇧 self-care theory

**Selbstpflegeunterstützung.** → Pflegeintervention der → NIC, die definiert ist als die Unterstützung einer anderen Person bei der Ausführung der Aktivitäten des täglichen Lebens.
🇬🇧 Self-Care Assistance

**Selbstschutz, veränderter.** Anerkannte → NANDA-→ Pflegediagnose; verminderte Fähigkeit einer Person, sich selbst vor internen oder externen Bedrohungen wie z.B. Erkrankungen oder Verletzungen zu schützen. Zu den kennzeichnenden Merkmalen zählen geschwächte Immunität, gestörte Wundheilung, eingeschränkte Blutgerinnung, schlecht angepasste Stressreaktion, Schüttelfrost, Schwitzen, Atembeschwerden, Husten, Juckreiz, Unruhe, Schlaflosigkeit, Müdigkeit, Appetitlosigkeit, Schwäche, Immobilität, Desorientierung und Druckgeschwüre.
🇬🇧 protection, altered

**Selbsttötung.** Vernichtung des eigenen Lebens, → Suizid.
🇬🇧 suicide

**Selbstverantwortung, Unterstützung der.** → Pflegeintervention der → NIC, die definiert ist als die Ermutigung von Patienten zur verstärkten Übernahme von Verantwortung für eigene Verhaltensweisen.
🇬🇧 Self-Responsibility Facilitation

**Selbstverstümmelungsgefahr.** Anerkannte → NANDA- → Pflegediagnose, die den Zustand eines Patienten beschreibt, der in Gefahr ist, sich selbst absichtlich Schaden zuzufügen, ohne jedoch Selbstmordabsichten zu hegen. Dadurch können Gewebeschädigungen hervorgerufen und innere Anspannungen gelöst werden. Typischerweise sind die Patienten unfähig, mit wachsender mentaler bzw. körperlicher Anspannung in einer gesunden Weise umzugehen; sie sind depressiv, fühlen sich zurückgewiesen, hassen sich selbst, haben Trennungsangst, Schuldgefühle und leiden unter Persönlichkeitsentfremdung. Sie sind gefühlslabil, haben Zwangsvorstellungen und ein Bedürfnis nach sensorischen Reizen, leiden unter fehlender emotionaler Zuwendung der Eltern und gestörten Familienverhältnissen. Als Risikofaktor zählt bereits die Tatsache, dass der Patient Mitglied einer Risikogruppe ist. Solche Risikogruppen sind Patienten mit → Borderline-Syndrom, insbesondere Frauen zwischen 16 und 25 Jahren, Menschen, die unter Psychosen leiden, insbesondere junge Männer, emotional gestörte und/oder misshandelte Kinder, geistig zurückgebliebene und autistische Kinder, Personen, die sich früher bereits Verletzungen selbst zugefügt haben sowie Menschen mit körperlicher, seelischer

oder sexueller Misshandlung in der Vorgeschichte.
🔲 self-mutilation risk of

**Selbstwahrnehmung, Verbesserung der.**
→ Pflegeintervention der → NIC, die definiert ist als die Unterstützung von Patienten beim Erforschen und Verstehen ihrer Gedanken, Gefühle, Motivationen und Verhaltensweisen.
🔲 Self-Awareness Enhancement

**Selbstwertgefühl, chronisch geringes.** Anerkannte → NANDA- → Pflegediagnose, die eine lang anhaltende negative Selbsteinschätzung bzw. negative Gefühle in Bezug auf sich selbst oder die eigenen Fähigkeiten beschreibt. Die Patienten geben typischerweise selbstabwertende Äußerungen von sich, drücken Scham- oder Schuldgefühlen aus, schätzen sich selbst als unfähig ein, mit Ereignissen umzugehen, lehnen positives Feedback ab bzw. rationalisieren es und überbewerten negatives Feedback, sind zögerlich beim Ausprobieren neuer Dinge bzw. Situationen, haben selten Erfolg in der Arbeit oder bei anderen Aktivitäten, passen sich zu stark an und legen zu großen Wert auf die Meinung anderer, vermeiden Augenkontakt, verhalten sich passiv und unentschlossen und suchen übermäßig nach Bestätigung.
🔲 self-esteem, chronic low

**Selbstwertgefühl, situationsbedingt niedriges.** Anerkannte → NANDA- → Pflegediagnose, die einen Zustand beschreibt, bei dem ein Patient, der zuvor positiv eingestellt war, aufgrund einer Veränderung oder eines Verlustes negative Selbsteinschätzung bzw. negative Gefühle gegenüber sich selbst oder den eigenen Fähigkeiten entwickelt. Typische Merkmale sind zeitweilig auftretende negative Selbstbeurteilungen als Antwort auf bestimmte Lebenssituationen, die zuvor positiv beurteilt wurden, der Ausdruck von negativen Gefühlen gegenüber sich selbst (Hilflosigkeit, Nutzlosigkeit), selbstabwertende Äußerungen, Ausdruck von Scham- oder Schuldgefühlen, Beurteilung der eigenen Unfähigkeit, mit Ereignissen umzugehen sowie die Schwierigkeit, Entscheidungen zu treffen.
🔲 self-esteem, situational low

**Selbstwertgefühl, Störung.** Anerkannte → NANDA- → Pflegediagnose, die eine negative Selbsteinschätzung bzw. Gefühle eines Patienten in Bezug auf sich selbst oder seine eigenen Fähigkeiten beschreibt, die direkt oder indirekt ausgedrückt werden kann. Typischerweise geben die Patienten selbstabwertende Äußerungen von sich, drücken Scham- oder Schuldgefühle aus, schätzen sich selbst im Umgang mit Ereignissen als unfähig ein, weisen positives Feedback zurück oder rationalisieren es bzw. überbewerten negatives Feedback, probieren neue Dinge oder Situation nur zögerlich aus, verneinen für andere offensichtliche Probleme, geben anderen die Schuld bzw. Verantwortung für Probleme, rationalisieren persönliches Misslingen, reagieren übersensibel auf Kränkung oder Kritik und neigen zur Wichtigtuerei.
🔲 self-esteem disturbance

**Selbstwertgefühl, Verbesserung des.**
→ Pflegeintervention der → NIC, die definiert ist als die Unterstützung von Patienten bei einer positiveren Beurteilung ihres Selbstwertbewusstseins.
🔲 Self-Esteem Enhancement

**Selektion, natürliche.** Natürlicher evolutionärer Prozess, in dem solche Organismen, die sich am besten an die vorherrschenden Umweltbedingungen anpassen können, überleben und ihre Species durch Fortpflanzung am Leben erhalten, während andere ausgeschaltet werden. (→ Evolution)
🔲 natural selection

**Selektion, sexuelle.** Theorie, dass Partner nach einem bestimmten Muster ausgesucht werden, wobei die Anziehung und die Vorliebe für bestimmte Merkmale (z.B. Hautfarbe, Verhaltensmuster etc.) wichtig sind. Unbewusst wird dabei die Voraussetzung geschaffen, dass sich diese

Merkmale in der nächsten Generation fortsetzen.
🌐 sexual selection

**Selen (Se).** Halbmetallelement der Sulfurgruppe mit der Ordnungszahl 34 und einem Atomgewicht von 78,96. S. ist als Spurenelement in Nahrungsmitteln enthalten; Forscher untersuchen bislang noch den optimalen Tagesbedarf für verschiedene Altersgruppen.
[*griech.:* seléne, Mond]
🌐 selenium (Se)

**Selensulfid.** Mittel gegen verstärkte Talgabsonderung der Haut (Antiseborrhoikum) und dadurch häufiger Entwicklung von Akne und Pilzbefall (Mykosen); Schuppenmittel.
🌐 selenium sulfide

**semi-.** Vorsilbe mit der Bedeutung »halb«.
[*lat.:* semis, Hälfte]

**Semilunarklappe.** (Valvula semilunaris). 1. Halbmondförmige Klappe, wie z.B. die Aortenklappe und die Pulmonalisklappe.
2. Einfache, taschenartige Klappen in Blut- oder Lymphgefäßen.
[*lat.:* semi + luna, halb + Mond]
🌐 semilunar valve

**semimembranosus.** Zur Hälfte aus Haut bzw. Sehne bestehend, wie z.B. in der Bezeichnung »Musculus semimembranosus« (Plattensehnenmuskel).
🌐 semimembranous

**Seminom.** Häufigster bösartiger Hodentumor, der wahrscheinlich aus Samenbildungsgewebe entweder reifer oder heranreifender Hoden entsteht.
🌐 seminoma

**Semipermeabilität.** Halbdurchlässigkeit. (s.a. Osmose)
[*lat.:* semi, halb, permeare, hindurchgehen]
🌐 semipermeability

**Semmelweis, Ignaz.** (Wien 1818–1865), entdeckte 1861 das Kindbettfieber (→ Puerperalfieber) und seine Ursache; nämlich die Kontaktinfektion; Begründer der → Asepsis durch Entwicklung erfolgreicher Desinfektionsmethoden.

**Seneszenz.** Das Altern und die damit verbundenen körperlichen Veränderungen. Vergreisung.
[*lat.:* senescere, alt werden]
🌐 senescence

**Senfgas.** Giftiges Gas, das im I. Weltkrieg als chemische Waffe eingesetzt wurde. Es führt zur ätzenden Zerstörung der Haut und Schleimhäute und löst häufig dauerhafte Atemschäden mit Todesfolge aus.
🌐 mustard gas

**Senfwickel.** Alternative Pflegemaßnahme, bei der Senfmehl zu Brei verrührt und in eingeschlagenen Papiertüchern auf den Brustkorb aufgelegt wird (z. B. bei Asthma bronchiale, Pneumonie, Bronchitis); dabei sind die Brustwarzen unbedingt zu schützen. Eingeschlagen in Tüchern darf der Wickel anfangs nicht länger als 3 Minuten einwirken. Anschließend sorgfältige, sanfte Hautreinigung und Einreibung mit Lavendelöl. Aufgrund von möglichen Begleiterscheinungen (starke durchblutungsfördernde (hyperämisierende) Wirkung bis Hautschädigungen) sollte der S. nur von geschulten Pflegenden eingesetzt werden.
🌐 mustard compress

**Sengstaken-Blakemore-Sonde.** ◢ Dreilumiger Katheter mit zwei aufblasbaren Ballons zur gleichzeitigen Tamponade von blutenden Varizen in der Speiseröhre und im Magen. Ein Ballon wird im Magen aufgeblasen und drückt gegen die obere Magenöffnung; der andere Ballon wird in der Speiseröhre aufgeblasen und drückt dort gegen die Wände. Durch den dritten Kanal wird Mageninhalt abgesaugt.
[R.W. Sengstaken, amerik. Neurochirurg, geb. 1923; A.H. Blakemore, amerik. Chirurg, 1897–1970]
◢ Linton-Nachlas-Sonde
🌐 Sengstaken-Blakemore tube

**Senilität.** Zustand, gekennzeichnet durch die Verminderung der geistigen und körperlichen Fähigkeiten infolge des Alterns. – *adj.* senil.
[*lat.:* senilis, greisenhaft, altersschwach]
🌐 senility

Zugang zum Ösophagusballon

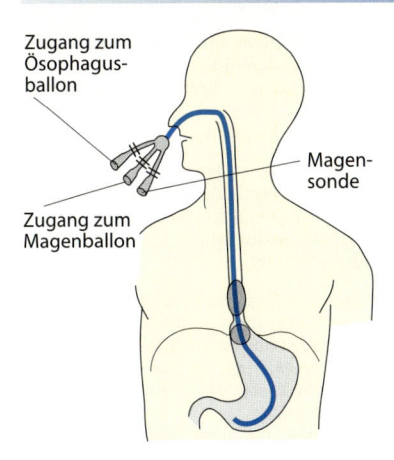

Magensonde

Zugang zum Magenballon

**Sengstaken-Blakemore-Sonde.**

**Sennesblätter.** Getrocknete Blätter oder Schoten der *Cassia acutifolia* bzw. *Cassia augustifolia*, die als Abführmittel verwendet werden. Bei Überdosierung droht die Gefahr der Hypokaliämie. (s.a. Abführmittel)
🇬🇧 senna leaves

**Sensibilisierung.** Erworbene Reaktion des Organismus, die sich in der Produktion von Antikörpern auf bestimmte Antigene ausdrückt. Bei der Impfung macht man sich diese Eigenschaft zu Nutze, indem man dem Patienten Krankheitserreger injiziert, die nicht mehr infektiös sind, jedoch eine Antikörperproduktion auslösen, wodurch die Krankheit ggf. abgewehrt werden kann.
🇬🇧 sensitization

**Sensibilisierung, aktive.** (immunisieren). Injektion von spezifischen → Antigenen bei Personen, die für bestimmte Krankheiten anfällig sind. (→ Impfung)
[*lat.*: agere, tun; sentire, fühlen]
🇬🇧 active sensitization

**Sensibilität.** 1. In der *Physiologie* die Fähigkeit z.B. sensibler Nervenfasern zur Wahrnehmung und Weiterleitung von und zur Reaktion auf Reize. 2. In der *Psychologie* die Empfindsamkeit, Empfindlichkeit, Feinfühligkeit. – *adj.* sensibel.
[*lat.*: sensibilis, empfindbar]
🇬🇧 sensitivity

**Sensibilitätsstörungen.** Störungen der Reizwahrnehmungen durch z. B. Schädigung der Sinnesrezeptoren, Beeinträchtigung der Reizverarbeitung im Gehirn, Störung der Weiterleitung der Erregungen zum Gehirn.
🇬🇧 sensory disturbances

**Sensitivität.** Die Empfänglichkeit gegenüber einer Substanz, z.B. einem Medikament oder einem Antigen. – *adj.* sensitiv.
🇬🇧 sensitivity

**Sensitivitätstest.** Labortest zur Überprüfung der Wirksamkeit eines Antibiotikums; wird normalerweise im Reagenzglas an Organismen durchgeführt, von denen man weiß, dass sie gegenüber Antibiotika resistent sein können. Lautet das Ergebnis *resistent*, so kann das getestete Antibiotikum das Wachstum der jeweiligen Keime nicht aufhalten; ein *sensitives* Ergebnis bedeutet hingegen, dass das Antibiotikum wirksam die Keime bekämpft.
🇬🇧 sensitivity test

**sensomotorisch.** Betrifft die oder gehört zu den sensorischen (die Empfindung betreffend) und motorischen (die Bewegung betreffend) Nervenfunktionen.
[*lat.*: sensus + motor, Sinn + Beweger]
🇬🇧 senorimotor

**sensomotorische Phase.** Entwicklungsphase der Kindheit, welche die Zeit von der Geburt bis zum 2. Lebensjahr umfasst.
🇬🇧 sensorimotor phase

**sensorisch.** Betrifft die Wahrnehmung; ist mit den Sinneszellen wahrzunehmen.
🇬🇧 sensory

**sensorische Deprivation.** Aktuelle Pflegediagnose, die den ungewollten Verlust der körperlichen Wahrnehmung infolge der Distanz zu externen sensorischen Reizen beschreibt. Ein solcher Reizentzug führt oft zu psychologischen Störun-

gen, wie z.B. Panik, geistige Verwirrung, Depression und Wahnvorstellungen.
🌐 sensory deprivation

**sensorisches Defizit.** Funktionsstörung eines oder mehrerer Sinne.
🌐 sensory deficit

**Sensorium.** Der Teil des Bewusstseins, der für die sensorische Wahrnehmung und die Weiterleitung und Verarbeitung der Information im Gehirn verantwortlich ist.
🌐 sensorium

**Sepsis.** Blutvergiftung durch Überschwemmung des Organismus mit Bakterien.
– *adj.* septisch.
[*griech.:* sepsis, Fäulnis, Gärung]
🌐 sepsis

**Sepsis, kryptogenetische.** Systemische Infektion, bei der Krankheitserreger im Blut gefunden werden können, ohne dass ein primärer Infektionsherd zu identifizieren ist.
🌐 cryptogenic septicemia

**Septum.** Zwischenwand oder Trennwand, die angrenzende Strukturen oder Hohlräume voneinander trennt, z.B. das Septum interatriale, das die beiden Vorhöfe des Herzens trennt.
[*lat.:* saeptum, Verzäunung, Gehege, Scheidewand]
🌐 septum

**Septum, atrioventrikulares.** Membran, die die Vorhöfe von den Herzkammern trennt.
🌐 atrioventricular septum

**Septum, rektovaginales.** Scheidewand zwischen Mastdarm (Rektum) und Scheide (Vagina).
[*lat.:* saeptum, Scheidewand]
🌐 rectovaginal septum

**Septumdefekt.** Angeborene Missbildung des Herzens, bei der die Herzscheidewand der beiden Herzkammern ein Loch aufweist. Dadurch vermischt sich sauerstoffreiches mit sauerstoffarmem Blut, was zu einer Minderversorgung des peripheren Gewebes mit $O_2$ führt.
🌐 septal defect

**Septumdeviation.** Seitliches Abweichen der Nasenscheidewand.
[*lat.:* saeptum, Schranke; devius, abweichend]
🌐 deviated septum

**Septumplastik.** Operative Erweiterung oder Verlagerung der Nasenscheidewand.
[*lat.:* saeptum, Schranke; *griech.:* plastik, Wiederherstellung]
🌐 septoplasty

**Sequenzanalyse, multiple.** Die biochemische Untersuchung verschiedener Substanzen im Blut, wie z.B. Albumin, alkalische Phosphatase, Bilirubin, Kalzium und Cholesterol mit Hilfe eines Computer-Analysegerätes.
🌐 sequential multiple analysis (SMA)

**Sequester.** Abgestorbenes Knochen- oder Gewebeteil, das teilweise oder vollständig vom gesunden Organstück abgetrennt ist. Ein Knochensequester kommt z.B. bei eitriger Osteomyelitis vor.
[*lat.:* sequestrare, absondern, trennen]
🌐 sequestrum

**Sequestration.** 1. Spontane Bildung eines → Sequesters. 2. Methode zur Kontrolle einer Blutung im Kopf oder Rumpf, wobei aus dem Körperkreislauf Flüssigkeit in den Armen oder Beinen isoliert wird.
🌐 sequestration

**Serodiagnostik.** (Serumdiagnostik). Die Untersuchung des → Serums bei der Erkennung und Bestimmung von Krankheiten, insbesondere Infektionskrankheiten.
🌐 serodiagnosis

**Serokonversion.** Das Auftreten von Antikörpern in bislang antikörperfreiem Serum als Reaktion auf eine Infektion oder Impfung.
[*lat.:* serum + convertere, wässriger Teil der geronnenen Milch + umkehren, umwenden]
🌐 seroconversion

**Serologie.** Ein Zweig der Labormedizin, der sich mit den Veränderungen des Blutserums v. a. bei Infektionen befasst und die Immuneigenschaften des Serums mit

Hilfe von Antigen-Antikörper-Reaktionen bestimmt.
🇬🇧 serology

**serologisch.** Gehört zu oder betrifft das medizinische Fachgebiet der → Serologie.
🇬🇧 serologic

**Serom.** Größerer Hohlraum in einem Wundbereich, der sich mit Blut, Serum und Lymphe auffüllt, was den weiteren Verlauf der Wundheilung stört. Die Blutzellen zerfallen, so dass eine gelbliche oder bräunliche Verfärbung entsteht. Komplikationen; sekundäre Infektion, Wundheilungsstörung.
[lat.: serum, wässriger Teil von etwas]
🇬🇧 seroma

**seronegativ.** Ein serologischer Test mit negativem Ergebnis, d. h. ohne Nachweis von → Antikörpern im → Serum.
🇬🇧 seronegative

**seropositiv.** Ein serologischer Test mit positivem Ergebnis, d. h. mit Nachweis von → Antikörpern im → Serum.
🇬🇧 seropositive

**serös.** Gehört zu, produziert oder ähnelt → Serum.
🇬🇧 serous

**Serosa.** Sammelbezeichnung für Membranen, die die Wände von Körperhöhlen auskleiden und eine wässrige Flüssigkeit absondern, wie z.B. die → Tunica serosa.
🇬🇧 serosa

**Serotonin.** Natürlich vorkommendes Tryptophanderivat, das in einigen Körperzellen und -geweben in hoher Konzentration vorkommt, z.B. in den Blutplättchen, der Darmschleimhaut und in Gehirnzellen. S. bewirkt eine starke Kontraktion der Gefäße (Vasokonstriktion) und fungiert als → Neurotransmitter.
🇬🇧 serotonin

**Serotonin-Wiederaufnahmehemmer (SSRI).** Relativ neue Gruppe von Antidepressiva, wie z.B. Fluoxetin oder Paroxetin mit sehr geringen Nebenwirkungen; es können lediglich Schlaflosigkeit und Appetitlosigkeit auftreten. Trockener Mund, verschwommenes Sehen und Harnverhalten zeigen sich ebensowenig wie Sedierung oder Gewichtsverlust.
🇬🇧 selective serotonin reuptake inhibitor(SSRI)

**Serum.** 1. Blutserum: Flüssiger Bestandteil des Blutes, der sich nach der Blutgerinnung als klare, dünne und klebrige Flüssigkeit von den festen Bestandteilen trennt. S. enthält keine Blutzellen, Blutplättchen oder Fibrinogen. 2. Impfserum: Impfstoff bzw. → Toxoid, das aus dem Serum eines hyperimmunen Spenders zur Prophylaxe gegen bestimmte Infektionen oder Gifte gewonnen wurde. 3. Sammelbezeichnung für eine klare wässrige Flüssigkeit, die von den festen Bestandteilen getrennt wurde.
[lat.: serum, wässriger Teil der geronnenen Milch, Molke]
🇬🇧 serum

**Serumalbumin.** Eines der wichtigsten Proteine im Blutplasma, das den → osmotischen Druck im Blut aufrecht erhält.
🇬🇧 serum albumin

**Serumdiagnostik.** → Serodiagnostik.
🇬🇧 serodiagnosis

**Serumglutamat-Oxalazetat-Transaminase (SGOT).** Katalytisches Enzym, das normalerweise in Herz-, Leber-, und Muskelgewebe vorkommt und im Serum gemessen werden kann. Erhöhte Konzentrationen finden sich bei Leberschädigungen, Herzinfarkt, als Reaktion auf bestimmte Medikamente und bei Krankheiten mit massiver Zerstörung von Körperzellen.
🇬🇧 serum glutamic oxaloacetic transaminase (SGOT)

**Serumglutamat-Pyruvat-Transaminase (SGPT).** Katalytisches Enzym, das normalerweise in hoher Konzentration in der Leber vorkommt und im Serum gemessen werden kann. Eine erhöhte Konzentration weist auf Leberschädigung hin (z.B. Hepatitis).
🇬🇧 serum glutamic pyruvic transaminase (SGPT)

**Serumkrankheit.** Immunologische Störung, die 2 bis 3 Wochen nach der Gabe eines → Antiserums auftreten kann, ausge-

löst durch die Antikörper-Reaktion auf ein Antigen des Spenderserums. Symptome sind Fieber, Milzvergrößerung (Splenomegalie), geschwollene Lymphknoten, Hautausschlag und Gelenkschmerzen.
serum sickness

**Serumschock.** Lebensbedrohliche Verminderung des Blutvolumens und des Blutdrucks infolge Injektion eines antitoxischen oder fremden Serums. (s.a. Schock, anaphylaktischer)
serum shock

**Sesambeine.** → Sesamknochen.
sesamoid bones

**Sesamknochen.** (Sesambeine). Sammelbezeichnung für zahlreiche kleine runde, in Sehnen und Bänder eingebettete Knochen, die Druck- und Zugbelastung ausgesetzt sind (z.B. in Fuß- und Fingergelenken). Die S. unterstützen die Sehnen in ihrer Hebelwirkung und verhindern ein Einklemmen in den Gelenkspalt. Der größte S. ist die Patella (Kniescheibe), eingebettet in die Sehne des Musculus quadriceps femoris.
sesamoid bones

**Seuchenbekämpfung.** Sammelbegriff für aktive und präventive Maßnahmen zur Verhinderung der Ausbreitung, zur Eindämmung, Behandlung oder zum vorbeugenden Schutz vor einer Erkrankung die unter das → Infektionsschutzgesetz (früher: Bundesseuchengesetz) fällt. Dies können z. B. spezielle Isolierungsmaßnahmen bei ansteckenden Krankheiten, aber auch die präventive Impfung gegen ansteckende Krankheiten sein.
epidemic control

**Sexismus.** Der Glaube, dass ein Geschlecht dem anderen überlegen ist und damit mehr Begabung, größere Rechte und Vorrechte und einen besseren Status als das unterlegene Geschlecht besitzt. S. stellt eine Diskriminierung in allen Lebensbereichen dar und hindert einen Menschen in seiner geistigen, beruflichen und psychologischen Entwicklung. – adj. sexistisch.
sexism

**Sexualanamnese.** Der Teil der persönlichen Anamnese eines Patienten, der sich mit Sexualität und sexuellen Störungen befasst. Dazu gehören z.B. das Alter, in dem der erste Geschlechtsverkehr stattfand, Art und Häufigkeit der sexuellen Aktivitäten sowie die Befriedigung, die daraus gewonnen wird.
sexual history

**Sexualberatung.** → Pflegeintervention der → NIC, die definiert ist als das Anwenden eines interaktiven Hilfsprozesses, mit dem die erforderlichen Anpassungen sexueller Praktiken erleichtert bzw. der verbesserte Umgang mit sexuellen Ereignissen/Störungen gefördert wird.
Sexual Counseling

**Sexualdeviation.** Je nach Kultur, Religion, Rasse, sozialer Schicht, etc. von der Norm abweichendes Sexualverhalten einer Person; bei suchtartiger Ausprägung spricht man auch von »sexueller Perversion«.
sexual deviance

**Sexualhormone.** → Geschlechtshormone.
sex hormones

**Sexualität.** Die Gesamtheit der physischen, funktionalen und psychologischen Merkmale, Gefühle und Lebensäußerungen, die durch die eigene Geschlechtsidentität ausgedrückt werden. Dazu gehört speziell auch das Sexualverhalten, nicht allein bezogen auf die Geschlechtsorgane und die Fortpflanzung.
sexuality

**Sexually transmitted Diseases STD.** (Geschlechtskrankheiten). Ansteckende Krankheiten, die meist durch Geschlechtsverkehr oder Genitalkontakt übertragen werden. Die typischen Geschlechtskrankheiten waren früher Gonorrhö (Tripper), Syphilis (Lues; harter Schanker), Chankroid (weicher Schanker; Ulcus molle), Granuloma inguinale (Donovanosis) und Lymphogranuloma venerum (Lymphathia venera). Sie wurden erweitert durch Skabies

(Krätze), Herpes genitalis, anorektalen Herpes und Genitalwarzen, Pedikulose (Läusebefall), Trichomoniase, genitale Kandidose, Molluscum contagiosum (Dellwarzen), unspezifische Urethritis (Harnröhrenentzündung), Chlamydieninfektion, Zytomegalie-Syndrom und HIV (human immunodeficiency virus).
🇬🇧 sexually transmitted diseases (STD)

**Sexualproportion.** → Geschlechterverhältnis.
🇬🇧 sex ratio

**Sexualstörung.** Anerkannte → NANDA- → Pflegediagnose, die den Zustand eines Patienten beschreibt, der eine Veränderung der sexuellen Funktionen erfährt und diese Veränderung als unbefriedigend, nicht lohnenswert und unangemessen empfindet. Kennzeichen einer S. sind die Äußerung des betroffenen Patienten über ein Problem in sexuellen Beziehungen, körperliche Veränderungen oder Einschränkungen infolge einer Krankheit oder Therapie, Äußerungen über die Unfähigkeit, sexuelle Befriedigung zu erlangen, Veränderungen der sexuellen Beziehung zum Partner und eine Veränderung des Interesses an sich selbst und an Anderen.
🇬🇧 sexual dysfunction

**Sexualtherapie.** Spezielle unterstützende Beratung bei der Behandlung pathologischer Zustände, die dazu beiträgt, eine gesunde Sexualität wiederzuerlangen und zu erhalten.
🇬🇧 sexual therapy

**Sexualverhalten, Veränderung.** Anerkannte → NANDA- → Pflegediagnose, die den Zustand einer Person beschreibt, die über ihre Sexualität besorgt ist. Hauptkennzeichen sind Äußerungen über Schwierigkeiten, Einschränkungen und Veränderungen des Sexualverhaltens oder der sexuellen Aktivitäten.
🇬🇧 sexuality patterns, altered

**Sexueller Missbrauch.** Sexuelle Handlungen wie intimes Berühren, Küssen, Vergewaltigung, etc., die gegen den Willen einer Person an ihr oder vor anderen durchgeführt werden. Häufig sind Kinder, geistig Behinderte oder andere abhängige Personen Opfer von s. M.
🇬🇧 sexual abuse

**SGOT.** Abkürzung für → Serumglutamat-Oxalazetat-Transaminase.
🇬🇧 SGOT

**SGPT.** Abkürzung für → Serumglutamat-Pyruvat-Transaminase.
🇬🇧 SGPT

**Shigellen.** (Shigella). Eine Gattung gramnegativer, pathogener, zu den Salmonellen zählender Bakterien, die z.B. Gastroenteritis oder bakterielle Ruhr hervorrufen.
[K. Shiga, jap. Bakteriologe, 1870–1957]
🇬🇧 Shigella

**Shigellose.** Eine akute, durch → Shigellen ausgelöste Infektion des Darms, gekennzeichnet durch Diarrhö, Bauchschmerzen und Fieber. S. wird durch direkten Kontakt mit den Ausscheidungen infizierter, jedoch asymptomatischer Individuen übertragen. Die Bakterien können mehrere Monate im Stuhl überleben und durch Kontakt mit kontaminierten Gegenständen, Nahrungsmitteln oder Fliegen, besonders in armen und überbevölkerten Gegenden übertragen werden.
🇬🇧 shigellosis

**SHT.** Schädel-Hirn-Trauma

**Shunt.** 1. Angeborener Defekt der Herzscheidewand, z.B. Rechts-Links-Shunt. 2. In den Körper implantierter Schlauch als künstliche Verbindung zwischen zwei Blutgefäßen.
🇬🇧 shunt

**Shunt, arteriovenöser.** Künstlich gelegte oder natürliche Verbindung, die es dem Blut ermöglicht, unter Umgehung des Kapillarnetzes direkt von einer → Arterie in eine → Vene zu fließen.
🇬🇧 arteriovenous shunt (AV shunt)

**Shunt, kardiovaskulärer.** Abnorme Passage zwischen den Herzkammern bzw. zwi-

schen den systemischen und pulmonalen Kreislaufsystemen.
[*griech.*: kardia, Herz; *lat.*: vasculum, kleines Gefäß, *engl.*: shunt, Nebenschluss.]
🇬🇧 cardiovascular shunt

**Shupunkte.** Akupressurpunkte.
🇬🇧 shu points

**SI.** Abkürzung für *Système International d'Unités*, die französische Bezeichnung für »Internationale Einheit« (= IE).
🇬🇧 SI

**SI-Einheiten.** International anerkannte Maßeinheiten physikalischer Mengen des Système International d'Unités. Dazu gehört beispielsweise die Messung der Masse in Kilogramm, der Länge in Meter, der Zeit in Sekunden, der Frequenz in Hertz etc.
🇬🇧 SI units

**SIADH.** Abkürzung für »Syndrom der übermäßigen ADH-Sekretion«.
🇬🇧 SIADH

**sial-.** Vorsilbe mit der Bedeutung »Speichel«.
[*griech.*: síalon, Speichel]
🇬🇧 sial-

**Sialadenitis.** Entzündung der Speicheldrüsen.
[*griech.*: síalon, Speichel]
🇬🇧 sialadenitis

**sialogen.** speichelanregend, -fördernd, -produzierend.
🇬🇧 sialogue

**sibilans.** zischend, pfeifend; wird verwendet für die Beschreibung von Geräuschen, beispielsweise Lungengeräusche (Rhonchi sibilantes – pfeifende Rasselgeräusche).
[*lat.*: sibilare, zischen, pfeifen]
🇬🇧 sibilant

**Sicca-Syndrom.** Abnorme Trockenheit der Schleimhäute, z.B. der Mund-, oder Augenschleimhäute. Die Symptome finden sich häufig bei Patienten mit → Sjögren-Syndrom sowie bei Mangel an Vitamin A und C.
🇬🇧 sicca complex

**siccus.** trocken.
[*lat.*: siccus, trocken]
🇬🇧 siccant

**Sichelzellen.** Deformierte, sichelförmige rote Blutkörperchen, die Hämoglobin S enthalten; charakteristisch bei → Sichelzellenanämie.
🇬🇧 sickle cells

**Sichelzellenanämie.** Schwere erbliche und unheilbare hämolytische → Anämie bei Menschen mit homozygoter Anlage für Hämoglobin S (HbS). HbS führt zur Ausbildung sichelförmiger und leicht zerstörbarer Erythrozyten. Das Krankheitsbild ist geprägt von krisenhaften Gelenkschmerzen, Thrombose, Fieber, chronischer Anämie, Gewebsinfarzierungen, Splenomegalie, Lethargie und Schwäche. Die Krisen werden durch Sauerstoffmangel ausgelöst. Betroffen sind vorwiegend afrikanische Bevölkerungsgruppen, aber auch Menschen im Mittelmeerraum.
🇬🇧 sickle cell anemia

**Sicherheit, Überwachung der.** → Pflegeintervention der → NIC, die definiert ist als die zielorientierte und fortlaufende Erfassung und Analyse von Informationen über die Patienten und ihre Umgebung zur Förderung und Erhaltung der Sicherheit von Patienten.
🇬🇧 Surveillance: Safety

**Sick-Sinus-Syndrom (SSS).** Störung der Sinusknotenfunktion, die mit Arrhythmien einhergeht. Die Störung kann durch verschiedene Herzkrankheiten ausgelöst werden. SSS ist gekennzeichnet entweder durch schwere Sinusbradykardien, durch abwechselnde bradykarde und tachykarde Phasen oder durch Sinusbradykardie mit AV-Block. Die Hauptsymptome sind Lethargie, Schwäche, leichte Benommenheit, Schwindel und Anfälle leichter Bewusstseinsstörung bis zur Bewusstlosigkeit.
🇬🇧 sick sinus syndrome (SSS)

**Sideropenie.** Eisenmangel im Blutserum und in den Körpergeweben.
[*griech.*: síderos + penía, Eisen + Armut]
🇬🇧 sideropenia

**SIDS.** Abkürzung für engl. »sudden infant death syndrome« (→ plötzlicher Kindstod).
🇬🇧 SIDS

**Sievert (Sv).** → SI-Einheit der Äquivalentendosis, insbesondere radioaktiver Strahlen. 1 Sv = 1J/kg; ältere Einheit: Rem (1 Sv = 100 rem).
[R.M. Sievert, schwed. Radiologe, 1896 - 1966]
🇬🇧 sievert (Sv)

**Sigma.** 1. Der achtzehnte Buchstabe im griechischen Alphabet ($\Sigma$, $\sigma$). 2. Kurzbezeichnung für → Colon sigmoideum.
[*griech.:* sigma, s-förmig]
🇬🇧 sigma

**Sigmoid.** Übliche Kurzbezeichnung für → Colon sigmoideum.
🇬🇧 sigmoid

**Sigmoidektomie.** Operative Entfernung eines Teils oder des gesamten → Sigmoids, meist im Zusammenhang mit einem bösartigen Tumor.
🇬🇧 sigmoidectomy

**sigmoideum.** 1. s- bzw. sigmaförmig, in der Fügung → Colon sigmoideum. 2. Zum Colon sigmoideum gehörend.
🇬🇧 sigmoid

**Sigmoidoskop.** Röhre mit Lichtquelle, mit der man die das → Colon sigmoideum auskleidenden Schleimhäute direkt betrachten kann.
🇬🇧 sigmoidoscope

**Signatur.** Aufschrift auf Rezepten und Arzneimittelverpackungen mit Informationen für den Patienten zum Gebrauch des Medikaments (Dosierung, Einnahmeart und -häufigkeit).
🇬🇧 signature

**Signifikanz.** 1. In der *Forschung* die statistische Wahrscheinlichkeit, mit der sich ein bestimmtes Ergebnis durch Zufall hätte ereignen können. Ist die Wahrscheinlichkeit ziemlich gering, so bezeichnet man das Ergebnis als signifikant. 2. Die Bedeutsamkeit einer Studie bei der Weiterentwicklung von Praxis und Theorie, wie z.B. in der Pflege.
🇬🇧 significance

**Signifikanz, statistische.** Eine Interpretation statistischer Daten, die ein Ergebnis bestimmten ursächlichen Faktoren und nicht dem Zufall zurechnet. Eine s. S. von 1% gibt an, dass ein Ergebnis mit einer Wahrscheinlichkeit von 1 zu 100 dem Zufall zuzuschreiben ist.
🇬🇧 statistical significance

**SIH.** Schwangerschafts-induzierte Hypertonie.

**Silber (Ag).** (Argentum). Edelmetall mit der → Ordnungszahl 47 und einem Atomgewicht von 107,88, das hauptsächlich als Sulfid vorkommt. S. ist mit zahlreichen Metallen legierbar (→ Silberamalgam) und wird in der Medizin vielfach angewendet, z.B. äußerlich als Desinfektion (→ Silbernitrat).
🇬🇧 silver (Ag)

**Silberamalgam.** Eine Legierung aus Silber, Zinn, Kupfer, Quecksilber und Zink, die in der Zahnmedizin zur Zahnfüllung verwendet wird. S. ist in den letzten Jahren in Verruf gekommen, da durch das Quecksilber Störungen im Körper hervorgerufen werden können.
[*griech.:* malagma, weiche Masse]
🇬🇧 silver amalgam

**Silbernitrat.** Wirkt in geringer Konzentration bakterizid, in höherer Konzentration ätzend. Eine 1-prozentige Lösung wurde Neugeborenen lange Zeit nach der Geburt in die Augen geträufelt, als Prophylaxe gegen eine evtl. unter der Geburt erfolgte Augeninfektion mit Gonokkoken.
🇬🇧 silver nitrate

**Silicium (Si).** Nicht-metallisches chemisches Element mit der Ordnungszahl 14 und einem Atomgewicht von 28,09, das neben Sauerstoff das häufigste Element der Erdkruste ist. Natürlich kommt es als Siliciumdioxid ($SiO_2$) und in Silikaten vor. Silikate werden als Waschsubstanzen,

Korrosionshemmer, Klebstoffe und Dichtmittel verwendet.
[*lat.*: silex, harter Stein, Kiesel]
🌐 silicon (Si)

**Silikon.** Sammelbezeichnung für polymere Verbindungen. In der Medizin wird S. als Kleber, Gleit- und Dichtmittel verwendet; darüber hinaus als Ersatz für Gummi, insbesondere bei Prothesen, und als Implantat. (s.a. Silikon-Brustimplantat)
🌐 silicone

**Silikon-Brustimplantat.** In der plastischen Chirurgie verwendete → Implantate aus Silikon, die zur kosmetischen Brustvergrößerung oder nach teilweiser → Mastektomie in die Brust eingesetzt werden. In neuerer Zeit wurden die Implantate wegen angeblicher Undichtigkeit und auslaufendem Silikon in das umliegende Gewebe für negative Auswirkungen auf das Immunsystem verantwortlich gemacht; ebenso berichteten Patientinnen von verformten und schmerzhaften Brüsten. Zahlreiche Studien konnten jedoch bisher einen direkten Zusammenhang mit den Implantaten nicht eindeutig nachweisen.
🌐 silicone-gel breast implant

**similia similibus curantur.** »Ähnliches kann durch Ähnliches geheilt werden«. Ein homöopathisches Grundprinzip, das besagt, dass Stoffe, die bestimmte Symptome bei gesunden Menschen hervorrufen, solche und ähnliche Symptome, die als Zeichen einer Krankheit auftreten, auch bekämpfen können.
[lat.]
🌐 similia similibus curantur

**Sims-Huhner-Test.** Untersuchung der Fruchtbarkeit (Fertilität) eines Mannes, bei der eine Stunde nach dem Koitus eine Spermaprobe aus der Vagina entnommen und auf die Spermatozoonaktivität untersucht wird.
🌐 Huhner test

**Simulieren.** Absichtliches und bewusstes Vortäuschen von Symptomen einer Krankheit oder Verletzung, um ein bestimmtes Ziel zu erreichen.
🌐 malingering

**simultan.** zur gleichen Zeit stattfindend.
[*lat.*: simul, gleichzeitig]
🌐 simultaneous

**Simultanimpfung.** Gleichzeitige Verabreichung einer aktiven und passiven → Impfung. Bei der aktiven Impfung werden abgeschwächte, lebende oder abgetötete Krankheitserreger injiziert. Der Körper wird selbst aktiv → Antikörper bilden. Bei der passiven Impfung werden bestimmte Antikörper gegen spezifische Krankheitserreger in den menschlichen Körper injiziert. Der sofortige Schutz ist gewährleistet. (s.a. Tetanus-Immunglobulin)
🌐 simultaneous immunization

**SIMV.** Abkürzung für *synchronized intermittend mandatory ventilation*, → synchronisierte intermittierende mandatorische Beatmung.
🌐 SIMV

**Singultus.** → Schluckauf.
🌐 hiccup

**sinister.** links, linksseitig; ungünstig.
[*lat.*: sinister, links, linksseitig]
🌐 sinister

**Sinn, kinästhetischer.** Die Fähigkeit, sich der eigenen Muskelbewegungen und -positionen bewusst zu sein. Indem durch die Rezeptoren der Muskeln, Sehnen, Gelenke und anderer Körperteile Informationen geliefert werden, hilft der k. S., Aktivitäten wie Gehen oder Sprechen zu kontrollieren und zu koordinieren.
🌐 kinesthetic sense

**Sinne.** Mit Rezeptoren, Leitungsbahnen und -zentren ausgestattete Strukturen beim Menschen, die Reize wahrnehmen und Zustände innerhalb und außerhalb des Körpers unterscheiden und beurteilen. Die wichtigsten S. sind Gesichts-, Gehör-, Geruchs-, Geschmacks-, Berührungs- und Drucksinn. Darüber hinaus sind Hunger- und Durstgefühl, Schmerz- und Temperaturempfinden, Lage- und Gleichgewichtssinn sowie Zeitempfinden wichtige S.
🌐 senses

**Sinnesnerv.** → Nerv aus afferenten Fasern, der sensorische Reize aus der Körperperipherie über die dorsalen Rückenmarkswurzeln zum Gehirn oder zum Rückenmark weiterleitet.
🇬🇧 sensory nerve

**Sinnesorgane.** Spezialisierte Nervenendigungen (Rezeptoren), die auf bestimmte Umweltreize reagieren. Die S. umfassen folgende Sinne: Geruchs- und Geschmackssinn, Gesichtssinn, Gehörsinn, Temperatursinn und Schmerzsinn.
🇬🇧 sensory end organs

**Sinneswahrnehmung.** 1. Das Fühlen, die Empfindung bzw. das Bewusstwerden eines Körperzustandes infolge einer Stimulation eines sensorischen Rezeptors und der Weiterleitung des Nervenimpulses entlang der afferenten Nervenfasern zum Gehirn. 2. Das Fühlen bzw. Bewusstwerden eines geistigen oder emotionalen Zustandes, der als Antwort auf einen äußeren Reiz entsteht.
🇬🇧 sensation

**sinuatrial.** Zu → Sinusknoten und → Atrium gehörend.
[*lat.*: sinus + atrium, bauchige Rundung, Krümmung + offener Hauptraum, Innenhof]
🇬🇧 sinoatrial

**Sinuatrialknoten.** → Sinusknoten.
🇬🇧 sinuatrial node

**Sinus.** Ausbuchtung, Hohlraum oder Kanal, wie beispielsweise der Hohlraum in einem Knochen, die Erweiterung venöser Blutbahnen oder Kanäle für den Abfluss von eitrigem Material.
[*lat.*: sinus, bauchige Rundung, Krümmung]
🇬🇧 sinus

**Sinus cavernosus.** Einer von zwei unregelmäßig geformten, doppelseitigen Venenkanälen zwischen dem Flügelbein des Schädels und der Dura mater. Gehört zu den fünf vorderen, unteren Venen, die das Blut von der Dura mater in die Vena jugularis leiten.
[*lat.*: caverna + sinus, Kurve.]
🇬🇧 cavernous sinus

**Sinus coronarius.** (Koronarsinus). Breiter, venöser, etwa 2,25 cm langer Kanal, der sich in der Herzkranzfurche befindet und von Muskelfasern bedeckt wird, die ihren Ursprung im linken Vorhof haben; dient der Drainage der fünf Koronarvenen.
🇬🇧 coronary sinus

**Sinusarrhythmie.** Vom Sinusknoten ausgehender unregelmäßiger Herzrhythmus, meistens mit zunehmender Herzfrequenz bei der Einatmung (Inspiration) und abnehmender Herzfrequenz bei der Ausatmung (Exspiration); sogenannte respiratorische Arrhythmie. Bei Kindern, Jugendlichen und jungen Erwachsenen ist die S. physiologisch und ohne klinische Bedeutung; bei älteren Menschen kann sie auf einen Myokardinfarkt hinweisen.
🇬🇧 sinus arrhythmia

**Sinusblock.** (Block, sinuatrialer; SA-Block). Reizleitungsstörung zwischen Sinusknoten und Vorhof des Herzens infolge übermäßiger Stimulation des → Vagusnervs, akuter Infektion oder Atherosklerose. Außerdem kann ein S. als Nebenwirkung bei der Einnahme von Chinidin oder Digitalis auftreten.
🇬🇧 sinoatrial (SA) block

**Sinusitis.** Entzündung einer oder mehrerer Nasennebenhöhlen infolge einer Infektion der oberen Atemwege oder der Zähne, Allergie, Veränderung des atmosphärischen Drucks bei Flugreisen oder Tauchen oder einer Deformation der Nase. Durch Anschwellen der Nasenschleimhaut werden die Öffnungen der Nasennebenhöhlen verengt, wodurch der Sekretabfluss erschwert wird. Dies führt zu erhöhtem Druck, Schmerzen, Kopfschmerzen, Fieber und lokaler Druckempfindlichkeit. Weitere Komplikationen können auftreten in Form einer Sinus-cavernosus-Thrombose sowie einer Infektionsausbreitung auf Knochen, Gehirn oder Meningen.
🇬🇧 sinusitis

**Sinusitis, akute eitrige.** Eitrige Nasen- und Stirnhöhleninfektion. Zu den Symptomen gehören Schmerzen in den entzündeten

Bereichen, Kopfschmerzen, Frösteln und Fieber.
[*lat.*: acutus, scharf; suppurare, Eiter bilden; sinus, hohl]
🌐 acute suppurative sinusitis

**Sinusitis, chronische hyperplastische.** Chronische Nasennebenhöhlenentzündung mit Polypenbildung in Nase und Nasennebenhöhlen.
[*griech.*: chronos, Zeit, hyper, über, plassein, bilden; *lat.*: sinus, hohl; *griech.*: itis, Entzündung.]
🌐 chronic hyperplastic sinusitis

**Sinusknoten.** (Sinuatrialknoten; SA-Knoten; Nodus sinuatrialis). Eine Zellanhäufung in der rechten Herzvorhofwand in der Nähe der Einmündung der oberen Hohlvene, bestehend aus einem Bündel modifizierter Herzmuskelfasern, die Impulse erzeugen und dadurch die Kontraktion beider Herzvorhöfe auslösen. Die spezialisierten Schrittmacherzellen haben einen eigenen Rhythmus, unabhängig von jeglicher Stimulation von Nervenimpulse ausgehend vom Gehirn oder Rückenmark. Normalerweise sendet der S. Impulse mit einer Frequenz von 70 bis 75 Schlägen/min. Gehen vom S. keine Impulse aus, übernehmen andere erregbare Strukturen, wie beispielsweise der → AV-Knoten oder die → Purkinje-Fasern die Schrittmacherfunktion.
📄 Erregungsleitungssystem
🌐 sinoatrial (SA) node; sinus node

**sinusoid.** hohlraumähnlich.
🌐 sinusoid

**Sinusoide.** Besonders weite Blutkapillaren, z.B. in Leber und Milz, die mit Retikuloendothelialzellen ausgekleidet sind.
🌐 sinusoids

**Sinusrhythmus.** Der durch den → Sinusknoten bestimmte physiologische Herzrhythmus (mit einer Ruhefrequenz von 60 Schlägen pro Minute).
🌐 sinus rhythm

**Sitiotherapie.** Auf Ernährung und Diät basierende Behandlung.
[*griech.*: sitios, Speise, Nahrungsmittel]
🌐 sitotherapy

**Situationskrise.** In der Psychiatrie, eine unerwartete Krise, die plötzlich als Reaktion auf ein externes Ereignis auftritt bzw. ein Konflikt, der unter bestimmten Umständen entsteht.
🌐 situational crisis

**Situs.** 1. Die natürliche Lage oder Stellung von Organen im Körper. 2. Die Lage des Fetus in der Gebärmutter.
[*lat.*: situs, Lage, Stellung]
🌐 situs

**Situs inversus viscerum.** Die spiegelbildliche Verlagerung der Bauch- und Brustorgane.
[*lat.*]
🌐 situs inversus viscerum

**Sitzbad.** Teilbad des Beckenbereiches in einer Sitzwanne in kaltem, warmem oder ansteigendem Wasser bzw. einer salinischen Lösung, z.B. zur Therapie von Entzündungen im perianalen Bereich.
🌐 sitz bath

**Sitzwache.** Kontinuierliche Überwachung und Begleitung eines Patienten durch die permanente Anwesenheit einer Pflegeperson; wird meist bei Sterbenden durchgeführt.
🌐 private duty nurse

**Sjögren-Syndrom.** Autoimmunerkrankung, gekennzeichnet durch einen Mangel an Flüssigkeitsproduktion der Tränen-, Speichel- und anderer exokriner Drüsen, wodurch eine abnorme Trockenheit in Mund, Augen und an anderen Schleimhäuten entsteht. Eine Atrophie der Tränendrüsen kann zur Austrocknung der Hornhaut (Kornea) und der Bindehaut (Konjunktiva) des Auges führen. Sind die Lungen betroffen, erhöht die Trockenheit die Anfälligkeit des Patienten für Pneumonie und andere Infektionen der Atemwege.
[H.S.C. Sjögren, schwed. Augenarzt, geb. 1899]
🌐 Sjögren's syndrome

**Skabies.** (Krätze). Durch die weibliche Krätzmilbe (*Sarcoptes scabiei*) übertragene, sehr ansteckende Hautkrankheit, ge-

kennzeichnet durch extremes Hautjucken und durch Hautabschürfungen infolge starken Kratzens. S. wird durch Kontaktinfektion direkt von Mensch zu Mensch, von Haustier zu Mensch oder auch durch infizierte Bettwäsche übertragen, wobei sich die Milbe in die Epidermis bestimmter Hautpartien bohrt und dort Eier legt. Nach ca. 3–5 Tagen beginnt der hochgradige Juckreiz, vor allem bei Bettwärme. Zwei bis vier Monate nach der ersten Infektion setzt die Sensibilisierung ein und ruft allergische Reaktionen mit eitriger Bläschenbildung hervor.
[*lat.*: scabere, kratzen]
scabies

**Skalpelektrode.** → Kopfschwartenelektrode.
scalp electrode

**Skalpell.** Schmales, spitzes Operationsmesser mit fest stehender, konvexer Klinge. Bei einigen S. kann die Klinge je nach Art der Operation (z.B. Amputation) ausgetauscht werden.
[*lat.*: scalpellum, chirurgisches Messer]
scalpel

**Skapula.** (Schulterblatt). Einer der paarigen, flachen, dreiseitigen Knochen, die die Rückenpartie des Schultergürtels bilden.
– *adj.* skapular.
[*lat.*: scapula, Schulterblatt]
scapula

**Skatologie.** Die Lehre der Physiologie und Pathophysiologie des Stuhles.
[*griech.*: skatós, Kot]
scatology

**Skelett.** Das Knochengerüst des Körpers, das empfindliche Strukturen schützt und beim Erwachsenen aus 206 Knochen besteht. Am S. setzen Muskeln an, es ermöglicht Körperbewegungen, dient als Hauptreservoir für Blut, produziert rote und weiße Blutzellen und Thrombozyten. Das S. wird in drei große Bereiche unterteilt, das »Skeleton axiale« (Schädelknochen, Wirbelsäule und Brustkorb), bestehend aus 74 Knochen, das »Skeleton appendiculare« (Arm- und Beinskelett, knöchernes Becken und die Gliedmaßenknochen), bestehend aus 126 Knochen und die sechs Gehörknochen. Insgesamt gibt es vier Knochenarten: lange Röhrenknochen, kurze Knochen, platte Knochen und irreguläre Knochen. Das S. verändert sich im Laufe des Lebens durch im Wechsel stattfindende Knochenbildung und Knochenabbau.
[*griech.*: skeletós, ausgetrockneter Körper, Mumie]
skeleton

**Skelettmuskulatur.** Alle Muskeln, Knochen, Gelenke und damit in Verbindung stehende Strukturen, z.B. Bänder und Bindegewebe, die bei der Bewegung von Körperteilen und Organen beteiligt sind.
musculoskeletal system

**Skelettsystem.** Sämtliche Knochen und Knorpel des Körpers, die zusammen den stützenden Rahmen für Muskeln und Organe bilden.
skeletal system

**skler-, sklero-.** Vorsilbe mit der Bedeutung »hart«, »verhärtet«.
[*griech.*: sklerós, trocken, spröde, hart]
scler-, sclero

**Sklera (pl. Skleren).** (Lederhaut). Feste, unelastische und undurchsichtige Hülle des Augapfels, die den Großteil der Augapfelrückseite bedeckt. Sie erhält Größe und Form des Augapfels und ist mit den Augenmuskeln verbunden. Auf der Rückseite durchbricht der → Nervus opticus die S. und zusammen mit der → Retina umhüllen diese drei Membranen den Augapfel.
Auge
sclera

**Skleritis.** Entzündung der Lederhaut (Sklera) des Auges.
scleritis

**Sklerodaktilie.** Verformung der Handmuskeln und -knochen bei Personen, die an → Sklerodermie leiden. Dabei sind die Finger in einer starren Beugehaltung und die Haut zum Handgelenk ist unelastisch. An den Fingerkuppen bilden sich häufig Nekrosen.
[*griech.*: sklerós + dactylós, Finger]
sclerodactyly

**Sklerödem.** Idiopathische Hautkrankheit, gekennzeichnet durch eine ödematöse Verhärtung des Unterhautfettgewebes, die im Gesicht und Halsbereich beginnt und sich nach unten über den Körperrumpf ausbreitet. Hände und Füße sind nicht betroffen. Darüber hinaus können Schwellungen an der Zunge auftreten, Beeinträchtigung der Augenbeweglichkeit sowie Flüssigkeitsansammlungen im Herzbeutel, der Lunge und dem Peritoneum. [*griech.*: sklerós + oidema, Schwellung, Geschwulst]
▓ scleredema

**Sklerodermie.** Chronische Verhärtung und Verdickung der Haut durch die Neubildung von kollagenem Bindegewebe bei gleichzeitiger Atrophie der Haar- und Talgdrüsen. Die Krankheit befällt häufig Frauen im mittlerem Alter; sie kann lokal oder als systemische Erkrankung auftreten. Die *progressive systemische Sklerodermie PSS* ist eine Autoimmunkrankheit, die neben der Haut Blutgefäße und innere Organe betrifft.
▓ scleroderma

**Sklerose.** Krankhafte Verhärtung des Bindegewebes infolge verschiedener Ursachen, wie z.B. Entzündung, Ablagerung von Mineralsalzen oder Infiltration von Bindegewebsfasern. – *adj.* sklerotisch.
▓ sclerosis

**Sklerotherapie.** Die Verwendung verödender (sklerotisierender) Chemikalien bei der Behandlung von Krampfadern (in Beinen und Speiseröhre), Fisteln und Hämorrhoiden. Die Substanz löst Entzündungen aus und führt zu Fibrose mit anschließendem Verschluss des Lumens.
▓ sclerotherapy

**Skolex (pl. Skolizes).** Kopf eines ausgewachsenen Bandwurms mit Haken, Rillen und Saugnäpfen, mit deren Hilfe er sich an die Innenwand des Darmes heftet. (s.a. Bandwurm)
[*griech.*: skoléx, Wurm]
▓ scolex

**Skoliose.** Bei Kindern häufig vorkommende seitliche Verkrümmung der Wirbelsäule. Ursachen sind u. a. angeborene Missbildungen der Wirbelsäule, Poliomyelitis, Fehlentwicklungen des Skeletts, spastische Lähmungen und unterschiedliche Länge der Beine. Zeichen einer S. sind z.B. eine schiefe Hüfte oder Schulter.
▓ scoliosis

**Skoliose, kongenitale.** Angeborene, durch bestimmte kongenitale Rippen- und Wirbelanomalien verursachte seitliche Wirbelsäulenkrümmung. Ätiologische und pathologische Merkmale der kongenitalen Skoliose werden in sechs Gruppen unterteilt: Kategorie I = teilweise, einseitige Wirbelfehlbildung, Kategorie II = vollständige, einseitige Wirbelfehlbildungen, Kategorie III = beidseitige Segmentfehlbildungen mit fehlenden Bandscheibenzwischenräumen, Kategorie IV = einseitige Segmentfehlbildungen, Kategorie V = Fehlbildungen aufgrund zusammengewachsener Rippen. Alle anderen Skoliose-Fälle werden Kategorie VI zugeordnet. Die Kategorie IV-Skoliose entwickelt sich am schnellsten und verursacht die schlimmsten Missbildungen.
▓ congenital scoliosis

**Skoliose, statische.** Verkrümmung der Wirbelsäule aufgrund unterschiedlich langer Beine.
▓ static scoliosis

**Skoliosebecken.** Verformung des knöchernen Beckens infolge einer Mehrfachskoliose der Wirbelsäule meist in der Wachstumsphase.
▓ scoliotic pelvis

**Skopolamin.** → Alkaloid, das aus den Blättern und Samen von Nachtschattengewächsen gewonnen wird. S. wirkt dämpfend auf das Zentralnervensystem und wird z.B. zur Prophylaxe von Reisekrankheiten, als Mittel gegen Erbrechen und zur Prämedikation bei Narkosen eingesetzt. [G. A. Scopoli, ital. Naturwissenschaftler, 1723–1788]
▓ scopolamine

**Skopophilie.** 1. Voyeurismus; Sexuelle Befriedigung bzw. Lustempfinden, die durch das Betrachten anderer bei Liebesspielen

bzw. deren Genitalien gewonnen wird.
2. Exhibitionismus; krankhafter Wunsch, nackt gesehen zu werden.
scopophilia

**Skopophobie.** Krankhafte Angst, von anderen gesehen oder angestarrt zu werden; kommt häufig bei Schizophrenie vor.
scopophobia

**Skorbut.** Schwere Vitamin-C-Mangelerscheinung durch unzureichende Zufuhr von Früchten und frischem Gemüse. Typische Symptome sind Müdigkeit, Anämie, Ödeme, Zahnfleischbluten, aufgequollene Gaumen, die zu Geschwürbildung und Lockerung der Zähne neigen. Darüber hinaus treten Skelettveränderungen (Rosenkranz) und Muskelschmerzen auf und die/der Betroffene leidet an erhöhter Infektanfälligkeit.
scurvy

**Skotom.** → Gesichtsfeldausfall.
scotoma

**Skotom, bogenförmiges.** Bogenförmiger Gesichtsfeldausfall, der sich im Blickfeld einer an → Glaukom erkrankten Person entwickeln kann; wird durch Beschädigungen der retinalen Nervenfasern verursacht.
[griech.: skotoma, Dunkelheit]
arcuate scotoma

**skrotal.** Zum Skrotum (Hodensack) gehörend.
scrotal

**Skrotalhernie.** (Hodenbruch). → Hernie in der Leiste, die sich in den Hodensack verlagert hat.
scrotal hernia

**Skrotalkrebs.** Bösartige Geschwulst der Hodensackhaut. Zu Beginn ist meist eine kleine wunde Stelle zu sehen, die nekrotisieren kann. Die Krankheit befällt häufig ältere Männer, die Kontakt mit Ruß, Teer, Rohöl, Mineralöl haben oder giftigen Dämpfen z.B. in Kupferschmelzereien ausgesetzt sind. S. ist der erste Tumor, der nachweisbar durch krebserregende Stoffe der Umwelt ausgelöst wird.
scrotal cancer

**Skrotum.** »Hodensack«; Hautsack aus mehreren Schichten, der die Hoden, Nebenhoden und Teile der Samenstränge enthält. Er wird durch eine bindegewebige Scheidewand in zwei Kammern geteilt. Die Haut ist sehr dünn und meist faltig, dunkler gefärbt als die restliche Haut der Person und weist vereinzelte gekräuselte Härchen auf. In der Haut liegt eine dünne Muskelschicht.
scrotum

**SLE.** Abkürzung für »systemischer Lupus erythematodes«.
SLE

**Slow-Virus.** Ein Virus, das sich nach der Erstinfektion schlafend im Körper einnistet und oft erst nach Jahren Krankheitssymptome hervorruft.
slow virus

**Smegma.** (Smegma). Gelblich talgige Masse aus Talgdrüsensekret, die manchmal unter der Penisvorhaut oder zwischen Kitzler und kleinen Schamlippen vorkommt.
smegma

**Snellen-Test.** Sehtest mit von Snellen entwickelten Tafeln, die Buchstaben, Zahlen und Zeichen verschiedener Größe enthalten.
[H. Snellen, niederländischer Augenarzt, 1834–1908]
Snellen test

**Snoezelen.** Methode, die die Wahrnehmung auf allen Sinnesebenen in spielerischer Weise fördert. Ziel ist eine Erhöhung der Lebensqualität und des Wohlbefindens. Der Mensch steht mit seinen individuellen Wünschen im Mittelpunkt, bestimmt Zeit, Dauer und Medien beim S. In vielen Altenpflegeeinrichtungen wurden sog. Snoezelenräume oder Wohlfühlräume eingerichtet, z. B. mit Vibrationswasserbetten zum Erfahren von Klang und Bewegung über den ganzen Körper. Flüssigkeitsprojektoren erzeugen durch aufgesetzte, sich langsam drehende Effekträder ständig neue Bilder und regen zum Betrachten und Befühlen an. Für einen angenehmen Duft sorgen Duftverbreiter; Musikstücke, Vogelstim-

men oder Meeresrauschen sorgen für eine entspannte und beruhigende Atmosphäre.
[*niederländ.*: snuffelen + doezelen, schnuppern + dösen, schlummern]

**SOAP.** Akronym, das sich aus Elementen der problemorientierten Pflegedokumentation zusammensetzt. Dabei werden *subjektive* und *objektive* Patientendaten, *Assessment* (Beurteilung) und *Planung* für die schriftliche Dokumentation des gesundheitlichen Problems herangezogen. Subjektive Patientendaten sind Informationen aus der Sicht des Patienten, objektive Daten diejenigen aus der Sicht der Pflegeperson, basierend auf Beobachtungen, Messwerten und Berichten. Das Assessment bezieht sich auf die Analyse und Beurteilung der Patientendaten, wobei eingeschätzt wird, ob es sich um ein pflegerisches, ein interdisziplinäres oder ein rein medizinisches Problem handelt. Die Planung beinhaltet die Festlegung von Pflegezielen sowie deren Rangfolge.
SOAP

**Soda.** Eine Zusammensetzung aus → Natrium, insbesondere Natriumbikarbonat, Natriumkarbonat oder Natriumhydroxid.
soda

**Sodbrennen.** → Pyrosis
heartburn

**Sol.** Bezeichnet den Zustand von Kolloiden, wobei feste Bestandteile vollkommen in einer Flüssigkeit oder einem Gas aufgelöst und im Gegensatz zu → Gel frei beweglich sind, wie z.B. Seife oder Stärke in Wasser. Der Flüssigkeitszustand des Zytoplasmas hängt vom Gleichgewicht zwischen Sol und Gel ab.
[*lat.*: Abk. aus solutio, Lösung]
sol

**Soma.** 1. Der Körper (im Gegensatz zu Geist oder Psyche). 2. Die Gesamtheit der Körperzellen, mit Ausnahme der Geschlechtszellen. 3. Zytologisch: der Zellkörper. – *adj.* somatisch.
[*griech.*: soma, Körper]
soma

**Somatisation.** Vorgang, bei dem sich geistige Ereignisse in körperlichen Störungen oder Symptomen äußern. Beispiele dafür sind Asthma und Magenbeschwerden.
somatazation

**Somatisierungsstörung.** Psychische Störung, gekennzeichnet durch wiederholte multiple körperliche Symptome und Beschwerden ohne organische Ursache. Die Symptome sind bei jedem Patienten unterschiedlich und hängen von dem jeweiligen emotionalen Konflikt ab. Häufige Symptome sind Magen-Darm-Störungen, Lähmungen, zeitweilige Erblindung, Herz-Lungen-Beschwerden, schmerzhafte und unregelmäßige Menstruation, sexuelle Gleichgültigkeit und Schmerzen beim Geschlechtsverkehr.
somatization disorder

**somatosensorisches System.** Teile des zentralen und peripheren Nervensystems, die Informationen aus Organen in den Gelenken, Bändern, Muskeln und der Haut empfangen und analysieren. Das s. S. verarbeitet Informationen über den Zustand der Muskeln (Länge, Dehnungsgrad, Spannung oder Kontraktion), Schmerz, Temperatur, Druck und Lage der Gelenke.
somatosensory system

**Somatotropin.** → Wachstumshormon.
growth hormone

**Sommersprosse.** Brauner Hautfleck, der durch Sonneneinstrahlung entstehen kann. Das Auftreten von Sommersprossen ist genetisch bedingt. (s.a. Lentigo)
freckle

**Somnambulismus.** → Nachtwandeln.
somnambulism

**somnolent.** Schläfriger, benommener oder schlafsüchtiger Zustand.
[*lat.*: somnolentus, schlaftrunken, schläfrig]
somnolent

**Somnolenz.** Eingeschränkter Bewusstseinszustand begleitet von Schläfrigkeit und Konzentrationsschwäche. Ursachen können Schlafmangel, Drogenmissbrauch oder Hirnstörungen sein. (→ Bewusstseinsstörung)
🇬🇧 drowsiness

**Sonde.** Gerät, mit dem eine Körperöffnung untersucht werden kann, z.B. eine Nasennebenhöhle oder Wunde. Die S. kann starr oder elastisch sein und dient dazu, pathologische Hohlräume zu diagnostischen oder zu therapeutischen Zwecken auszutasten, aufzufüllen oder zu entleeren.
🇬🇧 sound; probe

**Sondenernährung.** Gabe von flüssiger, sämtliche Nährstoffe enthaltender Nahrung durch eine Sonde, die im Magen, im Zwölffingerdarm (Duodenum) oder im Leerdarm (Jejunum) liegt. Eine S. ist in verschiedenen Situationen erforderlich, z.B. nach Operationen am Mund oder Magen, bei schweren Verbrennungen, Lähmung oder Blockierung der Speiseröhre, schweren Fällen von nervöser Anorexie (Appetitlosigkeit), Bewusstlosigkeit oder bei Patienten, die nicht kauen oder schlucken können.
🇬🇧 tube feeding

**Sondenkost.** (Astronautenkost). Flüssige Spezialzubereitung von Nährstoffen, die über eine → Magen- oder → Dünndarmsonde verabreicht wird. Die Applikationsformen richten sich nach den Pflegestandards vor Ort und den jeweiligen ärztlichen Anordnungen. Dabei kommen Sondenpumpen, Tropfbeutel oder auch manuelle Bolusgabe mit einer großlumigen Spritze in Betracht. Vorteil: der natürliche Weg der Nahrung bleibt größtenteils erhalten (im Vergleich zur parenteralen Ernährung).
🇬🇧 tube suitable food

**Sondenpflege.** → Pflegeintervention der → NIC, die definiert ist als die Pflege von Patienten mit einer externen Drainage.
🇬🇧 Tube Care

**Sonnenbrand.** (Erythema solare; Dermatitis photoelectrica; Dermatitis solaris). Hautverbrennung durch eine zu starke Lichteinwirkung (Fototrauma) von UVB-Strahlen. Je nach Dosis der Einstrahlung entstehen fleckförmige/diffuse → Erytheme, Schwellungen der Haut bis zur Blasenbildung und oberflächliche → Nekrosen. Subjektiv empfindet der Geschädigte Spannungsgefühl und Schmerzen; bei Befall großer Hautflächen → Fieber und Unruhe. Besonders gefährdet sind pigmentarme Personen (Rotblonde). (s.a. UV-Strahlung)
🇬🇧 sunburn

**Sonnengeflecht.** → Plexus coeliacus.
🇬🇧 solar plexus

**Sonnenschutzfaktorindex.** System zur Beurteilung der Wirksamkeit verschiedener Formeln, wodurch die Haut vor den UV-Strahlen der Sonne geschützt werden soll. Die Einstufung der Schutzfaktoren erfolgt von 1 bis 50, dabei bedeutet das Eincremen mit Sonnenmilch Faktor 15, dass die Haut 15 Mal länger geschützt ist als ohne Sonnenschutz.
🇬🇧 sunscreen protective factor index

**Sonnenstich.** (Insolation). Nach übermäßiger Sonnenbestrahlung, insbesondere auf den unbedeckten Kopf, auftretendes Krankheitsgefühl, gekennzeichnet durch erhöhte Körpertemperatur, Kopfschmerzen, Übelkeit und Bewusstseinsstörungen, bis zum Koma.
🇬🇧 siriasis; sunstroke

**Sonnenstrahlung.** Die Gesamtheit der von der Sonne ausgesandten und auf der Erde ankommenden elektromagnetischen Wellen. Eine übermäßige Exposition kann zu Sonnenbrand, Keratose, Hautkrebs oder Verletzungen im Zusammenhang mit Lichtempfindlichkeit führen.
🇬🇧 solar radiation

**Sonnenuntergangsphänomen.** Charakteristisches Zeichen bei → Hydrozephalus. Dabei sind die Augen des betroffenen Säuglings scheinbar ständig nach unten gerichtet und die Iris ist teilweise vom Unterlid bedeckt.
🇬🇧 sun-setting sign

**Sonographie.** (Ultraschalldiagnostik). Verfahren, bei dem innere Strukturen des Körpers mit Hilfe von Ultraschall bildlich dargestellt werden. Die Ultraschallwellen werden von einem Schallkopf produziert, impulsförmig oder kontinuierlich ausgesandt und an den Grenzflächen unterschiedlicher Gewebe reflektiert. Die reflektierten Wellen werden im Schallkopf wieder aufgefangen, im Ultraschallgerät weiterverarbeitet und schließlich als Bild dargestellt. Zur Vermeidung von Luftzwischenräumen, die Ultraschallwellen nicht passieren können, dient ein abwaschbares Gel als Kontaktmedium zwischen Schallkopf und Körperoberfläche.
ultrasonography

**Soor.** Pilzerkrankung (Mykose) der Schleimhaut im Mund, in der Scheide oder in der Speiseröhre. Mundsoor entsteht durch mangelhafte Mundpflege bei bewusstlosen bzw. sedierten Patienten, durch Mangel- oder Fehlernährung, Grunderkrankungen wie Tumore, Diabetes oder AIDS, Glukokortikoid-, Immunsuppressiva- oder Zytostatikabehandlung. → Soorprophylaxe. (s.a. Candidiasis, Parotitisprophylaxe)
candidiasis

**Soorprophylaxe.** Pflegemaßnahme, um die Entwicklung von → Soor bei dafür gefährdeten Patienten zu verhindern. Die Maßnahmen entsprechen weitestgehend denen der → Parotitisprophylaxe; wichtig ist eine regelmäßige Mundpflege und das Feuchthalten der Mundschleimhaut.
oral thrush prophylaxis

**Sopor.** Bewusstseinsstörung, schlafähnlicher Zustand, aus dem der Patient nur durch starke Schmerzreize erweckbar ist.
[*lat.:* sopor, tiefer Schlaf]
sopor

**Sozialarbeiter.** Speziell ausgebildete Personen, die bei sozialen, emotionalen und umfeldbedingten Problemen sowie daraus resultierenden Krankheiten und Störungen Hilfestellung leisten. S. arbeiten mit verschiedenen sozialen Gruppen (Kinder, Jugendliche, Familien, alte Menschen, Obdachlose, Suchtkranke, Straffällige etc.) und in verschiedenen Bereichen (Familienfürsorge, Gesundheitsfürsorge, Heimfürsorge, Bewährungshilfe etc.).
social workers

**Soziale Hilfsprogramme.** Dienstleistung für ältere Menschen. Dazu gehört die Organisation von Freiwilligen, die ältere Menschen besuchen oder anrufen, um deren Vereinsamung und Isolation zu mindern. Weiterhin werden Notfallmaßnahmen in Gang gesetzt, wenn die betreffenden Personen den täglichen Telefonanruf nicht beantworten.
social support programs

**Soziale Interaktion, beeinträchtigte.** Anerkannte → NANDA- → Pflegediagnose, die den Zustand eines Patienten beschreibt, der ungenügende, übermäßige oder qualitativ schlechte soziale Kontakte pflegt. Kennzeichnende Merkmale sind Äußerungen über bzw. offensichtliches Unbehagen in den sozialen Situationen, Äußerungen über bzw. offensichtliche Unfähigkeit, ein zufriedenstellendes Gefühl der Zugehörigkeit, der Anteilnahme, des Interesses oder der gemeinsamen Erlebnisse zu erlangen, beobachtete Anwendung erfolgloser sozialer Interaktionen, gestörte Beziehungen zu Gleichaltrigen, Familienmitgliedern und/oder Anderen.
social interaction, impaired

**Soziale Isolierung.** Anerkannte → NANDA- → Pflegediagnose, die den Zustand des Alleinseins beschreibt, den ein Patient als negativ, bedrohlich und von anderen verursacht erlebt. Die kennzeichnenden Merkmale können sowohl objektiv als auch subjektiv sein. Objektive Merkmale sind z.B. die Abwesenheit von Familie und Freunden, das Fehlen einer persönlichen und unterstützenden Beziehung zu einer Bezugsperson, das Zurückziehen des Patienten und die Beschäftigung mit den eigenen Gedanken und Interessen, sinnlose, für das Alter des Patienten unangemessene Handlungen und Interessen, körperliche oder geistige Behin-

derung oder Krankheit, unakzeptables soziales Verhalten. Subjektive Merkmale sind z.B. Äußerungen über das Gefühl, abgelehnt zu werden aufgrund der Andersartigkeit, Anerkennung von Wertvorstellungen, die von der Mehrheit der Gesellschaft nicht akzeptiert werden, das Fehlen eines Lebensziels, die Unfähigkeit, die Erwartungen anderer zu erfüllen und Äußerungen über Unsicherheit in der Öffentlichkeit.
social isolation

**Sozialisation.** 1. Vorgang, durch den ein Individuum lernt, gemäß den Erwartungen und Standards einer Gruppe bzw. der Gesellschaft zu leben, indem es sich bestimmte Meinungen, Gewohnheiten, Werte und anerkannte Verhaltensweisen aneignet, vornehmlich durch Nachahmung, gegenseitigen familiären Austausch und Erziehung. 2. Die Aufnahme eines Individuums in eine Gesellschaft. 3. In der *Psychoanalyse* der Anpassungsvorgang, der in der frühen Kindheit beginnt, wobei sich der Mensch bewusst wird, dass innere Triebe an die Erwartungen der Gesellschaft angeglichen werden müssen.
socialization

**Sozialisation, Verbesserung der.** → Pflegeintervention der → NIC, die definiert ist als die Unterstützung der Interaktionsfähigkeiten mit anderen Personen.
Socialization Enhancement

**Sozialkompetenz.** → Kompetenz, soziale.

**Sozialmedizin.** Zweig in der Medizin, der sich mit der Prävention und Behandlung von Krankheiten befasst. Die Wissenschafter stützen sich dabei auf die menschlichen Erbanlagen, die Umwelt, soziale Strukturen und kulturelle Werte.
social medicine

**Sozialpsychiatrie.** Teilgebiet der Psychiatrie, das sich mit den sozialen, kulturellen und ökologischen Einflüssen auf die Entwicklung und den Verlauf psychischer Störungen befasst sowie der Entwicklung angemessener und koordinierter Programme zur Behandlung psychischer Krankheiten beschäftigt.
social psychiatry

**Sozialpsychologie.** Teilgebiet der Psychologie, das sich mit den Auswirkungen einer Gruppenzugehörigkeit auf Verhalten, Einstellung und Meinung des Einzelnen befasst.
social psychology

**Sozialstation.** In den 70er Jahren durch Neuorganisation der kommunalen und kirchlichen Gemeindekrankenpflege entstandene Pflegeeinrichtungen, die Leistungen in der ambulanten und häuslichen Pflege, inkl. Beratung und Angehörigenschulung, sowie hauswirtschaftliche Hilfen anbieten. Träger der S. sind heute meist Verbände der→ Freie Wohlfahrtspflege, aber auch kommunale Verbände.
health and advice center

**Soziophobie.** Krankhafte Angst vor sozialem Kontakt. Der Patient weigert sich hartnäckig und dauerhaft aufgrund irrationaler Angst vor der Begegnung mit anderen Menschen sowie vor der Beurteilung durch diese.
social phobia

**Spalte.** Furche, z.B. die während der embryonalen Entwicklung entstehende Furche, wie z.B. die Kiemenspalte oder die Gesichtsspalte.
cleft

**Spaltfuß.** Unphysiologisch verlaufender, bis in den Mittelfußknochen reichender Spalt zwischen dem dritten und vierten Zeh.
cleft foot

**Spalthand.** Zweigeteilte Hand, die auf eine Fehlbildung von Fingern und Mittelhandknochen während der embryonalen Entwicklungsphase zurückzuführen ist.
cleft hand

**Spaltlinie.** Linear verlaufende Streifen in der Haut, die Muster und Spannung des subkutanen fibrösen Gewebes nachzeichnen. Die Spaltlinien korrespondieren mit den Falten an der Hautoberfläche. Diese

Falten sind nur an bestimmten Stellen sichtbar, z.B. in Handflächen und an Fußsohlen, obwohl sie über den gesamten Körper verteilt sind.
🌐 cleavage line

**Spannungskopfschmerz.** Kopfschmerz infolge von Überarbeitung oder emotionalem Stress, einhergehend mit Muskelverspannungen in Nacken, Schulter oder Gesicht.
🌐 tension headache

**Spannungspneumothorax.** (Ventilpneumothorax). Infolge eines Ventilmechanismus kann Luft in den Pleuraspalt eindringen, aber nicht mehr entweichen. Durch den zunehmenden Überdruck kollabiert der betroffene Lungenflügel vollständig, das Mittelfell (Mediastinum) wird zur gesunden Lungenseite hin verdrängt, wodurch die Funktion der gesunden Lunge ebenfalls immer mehr eingeschränkt wird. Der S. stellt eine lebensbedrohliche Komplikation dar, da sich zusätzlich der Blutrückfluss zum Herzen und die Herzfunktion verschlechtern. Lebensrettend ist die rasche Umwandlung des S. in einen offenen → Pneumothorax.
🌐 valvular pneumothorax

**Spantransplantat.** Aus kleinen Knorpel- oder Knochenstücken bestehendes Transplantat (Chip), das zur Korrektur fehlgebildeter Knochenstrukturen verwendet wird.
🌐 chip graft

**spasmogen.** 1. krampfauslösend. 2. krampfbedingt.
🌐 spasmogen

**Spasmolytika.** Arzneimittel oder andere Mittel, die peripher wirken und Verkrampfungen der glatten Muskulatur, z.B. in der Gebärmutter, im Verdauungssystem oder im Harnwegssystem, verhindern oder die zentral an den Synapsen des ZNS ansetzen (Atropin, Diazepam etc.). – *adj.* spasmolytisch.
🌐 antispasmodics

**Spasmus.** 1. Unbeabsichtigte, plötzliche Muskelkontraktionen, z.B. wiederkehrende Spasmen wie Schluckauf, Stottern oder nervöses Zucken. 2. Krampf, Verkrampfung. 3. Plötzliches, vorübergehendes Zusammenziehen von Blutgefäßen, Bronchien, Speiseröhre (Ösophagus), Magenpförtner (Pylorus), Harnleiter (Ureter) oder anderen Hohlorganen.
[*griech.:* spasmos, Krampf]
🌐 spasm

**Spastik.** Erkrankung, gekennzeichnet durch eine Erhöhung des Muskeltonus bei gleichzeitiger Erschwerung der Muskelstreckung. Betrifft meist die Beugemuskeln der Arme und die Streckmuskeln der Beine. Bei einer mittelschweren S. erfordern normale Bewegungen große Anstrengung und die Koordination der Bewegungen ist gestört. Bei leichter S. können grobmotorische Bewegungen beinahe störungsfrei ausgeführt werden, die Feinmotorik ist jedoch beeinträchtigt. – *adj.* spastisch.
[*griech.:* spastikos, mit Krämpfen behaftet]
🌐 spasticity

**Spätgestose.** Im letzten Schwangerschaftsdrittel beginnende Schwangerschaftserkrankung, wie z.B. → Schwangerschaftshypertonie, → Eklampsie oder → Präeklampsie. (s.a. Frühgestose)
🌐 late gestational disorder

**Spätschwangerschaft, Überwachung der.** → Pflegeintervention von NIC, die definiert ist als die zielorientierte und fortlaufende Erfassung, Interpretation und Synthese von Daten über Mutter und Fötus zur Behandlung, Beobachtung oder Entlassung.
🌐 Surveillance: Late Pregnancy

**Spätsymptom.** Ein Symptom, wie z.B. ein Schock, das erst mit Verzögerung auftritt.
🌐 delayed symptom

**SPECT.** Abkürzung für engl. »single-photon emission computed tomography«.
🌐 SPECT

**Speichel.** (Saliva). Klare, visköse Flüssigkeit, die durch die zahlreichen Speicheldrüsen in der Mundschleimhaut abgesondert wird. S. besteht zu 99 % aus Wasser und

enthält Muzin, organische Salze und das Verdauungsenzym Ptyalin. S. befeuchtet die Mundhöhle, leitet die Verdauung von Stärke ein und erleichtert das Kauen und Schlucken der Nahrung. Täglich werden von den → Speicheldrüsen ca. 1000 - 1500 ml S. produziert.
🌐 saliva

**Speicheldrüsen.** (Glandulae salivariae). Zahlreiche Drüsen, die → Speichel in die Mundhöhle absondern und so zum Verdauungsprozess beitragen. Die S. sitzen im Unterkiefer, unterhalb des Ohres und unter der Zunge.
🌐 salivary glands

**Speiseröhre.** → Ösophagus.
🌐 esophagus

**Speiseröhrenkarzinom.** Selten vorkommende, maligne Krebserkrankung, die die Speiseröhre (Ösophagus) befällt. Zu den Risikofaktoren gehören übermäßiger Alkohol- und Tabakgenuss, Plummer-Vinson-Syndrom, Barrett-Ösophagus und Achalasie.
🌐 esophageal cancer

**Speiseröhrensprache.** → Ösophagussprache.
🌐 oesophageal voice

**Spektrometer.** Instrument zur Wellenlängenmessung von Strahlen in → Spektren, zur Messung der Abweichung gebrochener Strahlen und der Winkel zwischen den einzelnen Seiten eines Prismas.
[*lat.*: spectrum, Schemen, Erscheinung; *griech.*: métron, Maß]
🌐 spectrometer

**Spektrum (pl. Spektren).** 1. Die Häufigkeits- bzw. Intensitätsverteilung von Phänomenen in Bezug auf charakteristische gemeinsame Eigenschaften, z.B. das farbige Lichtband, das entsteht, wenn weißes Licht (z.B. Sonnenlicht) durch ein Prisma fällt und dabei in die verschiedenen Wellenlängen zerlegt wird. 2. Der Wirkungsbereich bzw. das Wirkungsspektrum eines Antibiotikums; ein Breitbandantibiotikum wirkt gegen eine Vielzahl von pathogenen Keimen.
[*lat.*: spectrum, Schemen, Erscheinung]
🌐 spectrum (pl. spectra)

**Spektrum, elektromagnetisches.** Die mit Strahlungsenergie assoziierten Frequenzen und Wellenlängen.
🌐 electromagnetic spectrum

**Spektrum, sichtbares.** Die Farben, die für die meisten Menschen wahrnehmbar sind. Sie reichen von violett (ca. 400 nm) über blau, grün, gelb und orange bis rot (ca. 650 nm).
🌐 visible spectrum

**Spekulum.** Untersuchungsinstrument aus Metall oder Kunststoff, mit dem man die Wände von Körperöffnungen oder Hohlorganen auseinander hält, um das betreffende Organ untersuchen zu können, z.B. Ohren-, Augen-, Nasen- oder Vaginalspekulum.
[*lat.*: speculum, Spiegel]
🌐 speculum

**Spender.** 1. Bezeichnung für einen Menschen bzw. einen anderen Organismus, der lebendes Gewebe für einen anderen Körper spendet; z.B. Blutspenden, die zur Transfusion verwendet werden, oder eine Niere, die transplantiert wird. 2. Substanz bzw. Verbindung, von der ein Teil zu einer anderen Substanz übergeht.
[*lat.*: donare, schenken.]
🌐 donor

**Sperma.** (Samenflüssigkeit). Dicke, weißliche Flüssigkeit der männlichen Fortpflanzungsorgane, die bei der → Ejakulation aus der Harnröhre abgesondert wird.
[*griech.*: spérma, Samen, Keim]
🌐 semen

**Spermatogenese.** (Spermiogenese). Die Entwicklung und Reifung der Samenzellen im Keimepithel der Hodenkanälchen (von der Pubertät bis ins Greisenalter).
[*griech.*: sperma + genesis, Samen, Keim + Ursprung]
🌐 spermatogenesis

**Spermiengang.** Jeder Kanal, durch den Sperma fließt, wie z.B. der Samenleiter (Ductus deferens) bzw. dessen Ausführungsgang.
🌐 seminal duct

**Spermientest.** Einer von verschiedenen Tests zur Aufdeckung von Störungen der männlichen Fortpflanzungsorgane bzw. zur Feststellung der Zeugungsfähigkeit. Wichtige dabei zu berücksichtigende Faktoren sind die Verflüssigungszeit des Spermas, Spermienanzahl, morphologische Eigenschaften, Beweglichkeit, Volumen und pH.
seminal fluid test

**Spermiogenese.** → Spermatogenese.
spermatogenesis

**Spermium.** (Samenfaden). Männliche Samenzelle, die im Keimepithel der Hodenkanälchen gebildet wird. (s.a. Sperma)
sperm(ium)

**spermizid.** Samen abtötend; (kennzeichnendes Merkmal von chemischen empfängnisverhütenden Mitteln).
spermicidal

**Spezialstation.** Eine für bestimmte Krankheiten bzw. schwerverletzte Patienten speziell ausgestattete Station in einem Krankenhaus, mit speziell ausgebildetem Personal, z.B. Intensivstation, Herzstation, Dialysestation, etc.
special care unit

**Spezies.** Eine bestimmte Art bzw. Kategorie Lebewesen (Pflanzen, Tiere) als Unterform der Gattung. Eine S. ist eine separate genetische Gruppe mit einem gemeinsamen Genpool, die sich ausschließlich untereinander fortpflanzt.
[*lat.*: species, Art, Gattung]
species

**Sphäre.** Kugelförmiges Objekt, das theoretisch aus einem Kreis entsteht, der sich um seine Durchmesserachse dreht. – *adj.* sphärisch.
[*griech.*: sphaira, Ball, Kugel]
sphere

**Sphärozytose.** (Kugelzellanämie). Eine autosomal-dominant erbliche hämatologische Erkrankung, gekennzeichnet durch das Vorkommen von kugelförmigen roten Blutkörperchen. Die Blutzellen sind instabil und neigen im peripheren, sauerstoffarmen Blut zur Hämolyse. Es treten vorübergehende Krisen in Form von Bauchschmerzen, Fieber, Gelbsucht (Ikterus) und Milzvergrößerung (Splenomegalie) auf.
spherocytic anemia

**Sphincter vesicalis.** Ringförmiger Muskel um die Öffnung der Harnblase, der willentlich beeinflusst werden kann.
vesical sphincter

**Sphinkter.** Übliche Kurzbezeichnung für Musculus sphincter. Runder Schließmuskel, der natürliche Körperöffnungen oder -passagen verschließt, wie z.B. der Afterschließmuskel (→ Musculus sphincter ani).
[*griech.*: sphingkter, Ring-, Schließmuskel]
sphincter

**Spicaverband.** Verband aus Achtertouren, wobei jede Tour die vorhergehende überlappt und an den Kreuzungsstellen die Form einer Kornähre entsteht. Eignet sich zur Stützung oder als Druckverband besonders für Hände und Füße, aber auch zur Fixierung eines Verbands an Brust, Becken oder Gliedmaßen.
[*lat.*: spica, Kornähre]
spica bandage

**Spieltherapie.** 1. → Pflegeintervention der → NIC, die definiert wird als der sinnvolle Einsatz von Spielzeug oder anderen Gegenständen zur Unterstützung von Patienten bei der Kommunikation über ihre Wahrnehmungen von der Welt und als Hilfe im Umgang mit ihrer Umwelt.

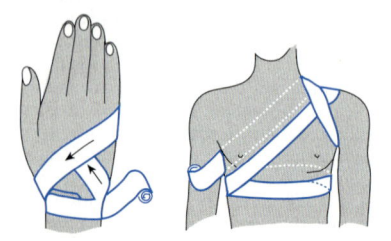

**Spicaverband.** Spicaverband an der Hand und am Oberkörper.

2. Form der Psychotherapie, bei der ein Kind in einer geschützten und strukturierten Umgebung spielt; hierzu werden Spielsachen und Spiele vom Therapeuten zur Verfügung gestellt, der die Verhaltensweisen, den Affekt und die Gespräche des Kindes beobachtet, um Einblick in seine Gedanken, Gefühle und Phantasien zu erlangen.
🇬🇧 Play Therapy

**Spina (pl. Spinae).** 1. Rückgrat 2. Dorn bzw. spitzer oder stumpfer Vorsprung, wie z.B. der knöcherne Vorsprung auf der Vorderseite des Darmbeins, der das vordere Ende des Darmbeinkamms bildet (Spina iliaca anterior superior).
[*lat.:* spina, Dorn, Stachel, Rückgrat]
🇬🇧 spina (pl. spinae)

**Spina bifida.** Angeborener Spalt in den Wirbelbögen, besonders im Lenden- und Kreuzwirbelbereich. Dabei können die Wirbelplatten nur einen kleinen Spalt aufweisen oder aber in bestimmten Bereichen ganz fehlen. Eine S.b., bei der weder Rückenmarkshaut noch Inhalt des Wirbelsäulenkanals in einer Hernie nach außen verlagert wird, bedarf meist keiner Behandlung.
🇬🇧 spina bifida

**Spina bifida occulta.** Angeborener Spalt in den Lenden- oder Kreuzbeinwirbeln ohne Verlagerung des Rückenmarks oder der Rückenmarkshäute in eine Hernie. Äußerlich kann eine S.b.o. durch Vertiefungen oder Mulden in der Haut, dunkle Haarbüschel, Erweiterung der Hautgefäße oder weiche, gutartige Fettgewebsgeschwulste (Lipome) diagnostiziert werden. Da das Neuralrohr verschlossen wurde, gibt es meist keine neurologischen Störungen. Es können jedoch infolge von Verwachsungen des Rückenmarks mit dem Spaltbereich neuromuskuläre Störungen auftreten.
🇬🇧 spina bifida occulta

**spinal.** Zur Wirbelsäule oder zum Rückenmark gehörend; im Bereich der Wirbelsäule liegend.
🇬🇧 spinal

**Spinalanästhesie.** → Anästhesie durch Injizieren eines → Lokalanästhetikums in die Rückenmarksflüssigkeit auf der Höhe der Lendenwirbel. Dadurch können die unteren Körperregionen betäubt werden.
🇬🇧 spinal anesthesia

**Spinalkanal.** → Wirbelkanal.
🇬🇧 spinal canal

**Spinalnerven.** Die 31 Nervenwurzelpaare, die dem Rückenmark entspringen und gemäß der Einteilung des Rückenmarks in Segmente nach ihrem Ursprungsort benannt werden. Es gibt 8 Hals-, 12 Brust-, 5 Lenden-, 5 Kreuzbein- und 1 Steißbeinnervenpaar.
🇬🇧 spinal nerves

**Spinalnervenwurzel, dorsale.** Zentral mit dem Rückenmark verschmolzener sensorischer Bestandteil bzw. hintere Wurzel des Spinalnervs.
🇬🇧 dorsal root

**Spiralarterie.** Kleine Äste der Arteria uterina, die während der Gelbkörperphase spiralförmig in die Gebärmutterschleimhaut (Endometrium) vordringen, im Laufe des Zyklus wieder degenerieren und mit der Menstruation ausgestoßen werden.
🇬🇧 screw artery

**Spiralbruch.** Spiralförmiger, schräger oder quer verlaufender Knochenbruch eines langen Röhrenknochens.
🇬🇧 spiral fracture

**Spiralverband.** Jeder Wickelverband um eines der Körpergliedmaßen, der aufsteigend um das betreffende Körperteil angebracht wird, wobei jede Tour die vorausgehende um mindestens die Hälfte überlappt.
🇬🇧 spiral bandage

**Spirochäten.** Bewegliche spiralförmige und biegsame Bakterien, die für den Menschen schädlich sind und unter anderen folgende Krankheiten auslösen können: Rückfallfieber, Syphilis und Frambösie.
🇬🇧 spirochetes

**Spirogramm.** Die mit Hilfe eines Spirometers aufgezeichneten und grafisch darge-

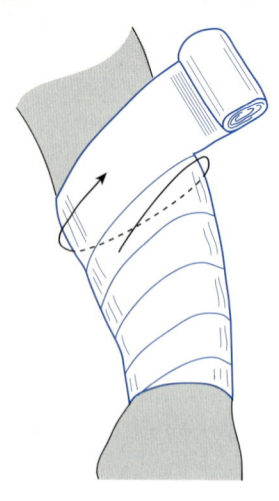

**Spiralverband.**

stellten Atembewegungen eines Patienten. Anhand eines S. werden Lungenfunktion und -kapazität beurteilt.
🌐 spirogram

**Spirometer.** Messgerät, mit dem das Atemvolumen und die Residualluft gemessen werden. Dient zur Beurteilung der Lungenfunktion. – *adj.* spirometrisch.
[*lat.:* spirare + metrum, blasen, wehen, atmen + Maß]
🌐 spirometer

**Spitzfuß.** → Pes equinus.
🌐 pes equinus; footdrop

**Spitzfußprophylaxe.** Vorbeugende pflegerische Maßnahmen, die verhindern sollen, dass der Fuß eines Patienten in pathologischer Streckstellung (Spitzfuß) verbleibt und nicht mehr bewegt werden kann. Am effektivsten sind aktive Mobilisationsmaßnahmen mit dem Patienten. Je nach Erkrankung und Mobilität müssen diese Bewegungen auch vom Pflegepersonal durchgeführt werden. Das Einlegen von weichen Widerständen (Kissen, Decken etc.) am Fußende des Patientenbettes kann hilfreich sein (Pflegestandard vor Ort beachten), darf allerdings nicht bei Schlaganfallpatienten angewendet werden, da sich so pathologische, spastische Bewegungsmuster anbahnen können. (s.a. Kontrakturenprophylaxe)
🌐 prevention of footdrop/pes equinus

**Spitz-Tumor.** → benignes juveniles Melanom.
🌐 Spitz naevus

**Splenohepatomegalie.** Abnorme gleichzeitige Vergrößerung von Milz und Leber.
🌐 splenoheptomegaly

**Splenomegalie.** Abnorme Vergrößerung der Milz infolge einer Hypertonie der Pfortader, hämolytischer Anämie oder Malaria.
[*griech.:* splén + mégas, Milz + groß]
🌐 splenomegaly

**Splitterbruch.** (Trümmerbruch). Knochenbruch mit Bildung mehrfacher dünner, ggf. scharfer Knochenteile. (s. Abb. S. 344).
📄 Fraktur
🌐 splinter fracture; chip fracture

**Spondylitis.** Mit Schmerzen und Steifheit einhergehende Wirbelentzündung infolge einer traumatischen Verletzung der Wirbelsäule oder einer Infektion bzw. rheumatischen Erkrankung.
[*griech.:* spóndylos + itis, runder Wirbelknochen + Entzündung]
🌐 spondylitis

**Spondylitis ankylosans.** (Wirbelsäulenversteifung). Chronisch entzündliche Erkrankung unbekannter Herkunft; befällt zuerst die Wirbelsäule und anliegende Körperstrukturen und schreitet dann weiter fort, bis die beteiligten Gelenke versteifen (→ Ankylose). In Extremfällen kann eine starke Wirbelsäulenverkrümmung beobachtet werden.
🌐 ankylosing spondylitis

**spongiös.** (gitterförmig). Gitterähnliches, poröses, schwammiges Gewebe; kommt zumeist im Knocheninneren vor, wo die Räume mit Knochenmark gefüllt sind.
[*lat.:* cancellus, Gitter]
🌐 cancellous

**Spongiosa.** (Os spongiosum). Schwammartiges Netzwerk feiner Knochenbälkchen als innerer Bestandteil der Knochensubstanz. – *adj.* spongiös.
🇬🇧 spongiosa

**spontan.** Geschieht bzw. entsteht natürlich, von selbst und ohne äußere Einwirkung, wie z.B. eine spontane Heilung oder eine Spontangeburt.
[*lat.:* spontaneus, freiwillig, frei]
🇬🇧 spontaneous

**Spontanabort.** Die nicht künstlich herbeigeführte Beendigung einer Schwangerschaft, d. h. der Verlust des Schwangerschaftsprodukts vor Ende der 28. Schwangerschaftswoche bei Embryo- oder Fetopathie bzw. Uterusmissbildungen.
[*lat.:* abortus, Fehl-, Frühgeburt]
🇬🇧 spontaneous abortion

**Spontanatmung, assistierte.** (ASB; ASV). Druckunterstützung bei Spontanatmung, d.h. der Patient bestimmt den Atemrhythmus und wird in seiner Atemarbeit lediglich mechanisch unterstützt.
🇬🇧 assisted spontaneous breathing / ventilation

**Spontanatmung, ungenügende.** Anerkannte → NANDA- → Pflegediagnose, die definiert ist als ein Zustand, in dem der Patient eine lebenssichernde Atmung durch verminderte Energiereserven nicht aufrechterhalten kann. Typische Symptome sind dabei eine erschwerte Atmung (Dyspnoe), erhöhte Stoffwechselrate, gesteigerte körperliche Unruhe, Furcht, vermehrter Einsatz der Atemhilfsmuskulatur, vermindertes Atemzugvolumen, Tachykardie, erniedrigte $PO_2$-Werte, erhöhte $PCO_2$-Werte, beeinträchtigte Kooperation und eine niedrige Sauerstoffsättigung.
🇬🇧 ventilation, inability to sustain spontaneous

**Spontanfraktur.** Knochenverletzung ohne adäquate Verletzung. Die S. tritt als pathologische Fraktur bei vorgeschädigtem Knochengewebe (z. B. → Osteoporose, → Metastasen) oder als Ermüdungsfraktur infolge einer unphysiologischen Dauerbelastung (z. B. → Marschfraktur des zweiten und dritten Mittelfußknochens nach langen Fußmärschen) auf.
[*lat.:* frangere, zerbrechen]
🇬🇧 spontaneous fracture

**Spontangeburt.** Die vaginale Geburt eines Kindes ohne Einsatz geburtshilflicher Instrumente, z.B. Zange (Forzeps) oder Saugglocke (Vakuumextraktor).
🇬🇧 spontaneous delivery

**Spontanheilung.** Das Verschwinden bzw. die Linderung von Krankheitssymptomen ohne deren Behandlung.
🇬🇧 spontaneous remission

**Spontanurin.** Harnuntersuchung, bei der nach Reinigung der äußeren Harnröhrenmündung spontan gelöster Harn in einem sauberen Gefäß aufgefangen wird. Für qualitative bzw. halbqualitative Harnuntersuchungen ist der morgens gelassene Nachturin am besten geeignet, da er meist konzentrierter ist als der Tagesharn.
🇬🇧 spontaneous urine

**Sporen.** 1. Die Keimzelle von Pilzen und Protozoen. 2. Die Dauerform einiger Bakterien, die gegenüber Hitze, Trockenheit und chemischen Einflüssen resistent ist. Durch sporenbildende Bakterien hervorgerufene Krankheiten sind unter anderen Botulismus, Gasbrand und Tetanus.
[*griech.:* sporá, Säen, Saat, Samen]
🇬🇧 spores

**sporizid.** Sporen abtötend; Eigenschaft einiger chemischer Mittel.
🇬🇧 sporicide

**Sporozoa (pl.).** Klasse einzelliger Lebewesen, die sich durch → Sporen vermehren und nicht selbstständig fortbewegen können. S. sind Erreger zahlreicher Krankheiten, u. a. der Malaria. Zu den S. zählen Toxoplasmen und Plasmodien.
🇬🇧 Sporozoa

**Sportmedizin.** Zweig der Medizin, der sich mit dem Einfluss von Bewegung, Training und Sport auf den menschlichen Organismus sowie der Verhütung und Behand-

lung von Sportschäden und Sportverletzungen befasst.
🇬🇧 sports medicine

**Spotting.** → Schmierblutung.
🇬🇧 spotting

**Sprache.** Definierte Reihe von Zeichen, die alleine oder in Kombination verwendet sinnvolle Strukturen in Form von Wörtern und Symbolen bilden, die Vorbedingung für eine allgemeinverständliche zwischenmenschliche Kommunikation sind.
🇬🇧 language

**Sprache, aphonische.** Sprachstörung, bei der Vokale nur geflüstert werden können.
🇬🇧 aphonic speech

**Sprache, explosive.** Abnormer Sprachrhythmus mit schleppender, abgehackter Artikulation unterbrochen von lauter Betonung einzelner Wörter. Eine explosive Sprache kann häufig bei Hirnstörungen beobachtet werden.
🇬🇧 explosive speech

**Sprachstörung.** Sammelbezeichnung für Störungen und Abnormitäten bezüglich des Sprechens, wie z.B. Aphasie (Sprachversagen), Alexie (Leseunfähigkeit), Aphonie (Stimmlosigkeit), Stammeln, Stottern und undeutliches Sprechen. S.en können viele verschiedene Ursachen haben, darunter neurologische Verletzungen der Großhirnrinde, Muskellähmungen infolge von Verletzungen oder Krankheit, Missbildungen der Sprachorgane, emotionale oder psychische Anspannung, Stress oder Depression, Hysterie sowie schwere geistige Behinderung.
🇬🇧 speech dysfunction

**Sprachtherapie.** Psychotherapeutische Behandlung und Beratung zur Vorbeugung bzw. Korrektur von Sprach- oder Sprechstörungen.
🇬🇧 speech therapy

**Sprachzentren.** Verschiedene Bereiche in der Großhirnrinde, die für die Sprachbildung und das Sprachverständnis verantwortlich sind. Bei Rechtshändern liegen die S. in der linken, bei Linkshändern in der rechten Gehirnhälfte.
🇬🇧 speech centers

**Sprechen, adenoides.** Abnormes Sprechen, das durch eine Hypertrophie des normalerweise im Nasenrachenraum von Kindern zu findenden adenoiden Gewebes verursacht wird. Näseln.
🇬🇧 adenoidal speech

**Sprechhilfe, elektronische.** Hilfsmittel bei Tracheostoma. Gerätestimme, die ohne Luft auskommt und wie eine Roboterstimme klingt. Das Gerät wird während der Sprechbewegungen an den Mundboden gehalten. Die so übertragenen Schallschwingungen werden vom Gerät in eine gut verständliche Sprache übersetzt. (s.a. Tracheostomie)
🇬🇧 electronic speaking aid

**Spreizfuß.** Flacher, stark nach außen gedrehter und verbreiterter Fuß.
🇬🇧 splayfoot

**Spritze.** Instrument zum Aspirieren, Injizieren oder Einflößen von Flüssigkeit. Eine S. zur Injektion von Medikamenten besteht aus einem geeichten Glas- oder Kunststoffzylinder, der an einem Ende durch einen Kolben abgedichtet wird und am anderen Ende eine schmal zulaufende Öffnung hat, auf die eine Hohlnadel aufgesetzt werden kann. S., die zur Spülung von Wunden oder Körperhöhlen oder zur Aspiration von Schleim oder anderen Flüssigkeiten aus

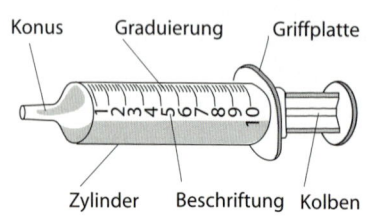

Konus   Graduierung   Griffplatte

Zylinder   Beschriftung   Kolben

**Spritze.** Einwegspritze aus Kunststoff mit Luer-Steckansatz.

Körperhöhlen verwendet werden, sind i. d. R. größer als Injektionsspritzen.
🌐 syringe

**Spritzenpumpe.** → Perfusor.
🌐 syringe driver; syringe pump

**Sprunggelenk.** Scharniergelenk zwischen Bein und Fuß. Die abgerundeten Knöchelerhebungen an beiden Gelenkseiten bilden ein Zapfenloch für die Sprungbeinoberfläche.
◪ Gelenk
🌐 ankle joint

**Spülkatheter.** 3-Weg-Blasenkatheter zur kontinuierlichen oder intermittierenden Spülung der Harnblase. (s.a. Blasenspülung)
🌐 irrigation catheter

**Spurenelement.** Für die Ernährung und die physiologischen Vorgänge im Körper wichtige Substanz, die in solch geringen Mengen vorkommt, dass sie bei einer Analyse kaum angezeigt wird.
🌐 trace element

**Sputum.** (Auswurf). Durch den Mund ausgehustete Sekrete aus den Atemwegen und Absonderungen aus der Mundhöhle. S. besteht aus Schleim, Zellmaterial, Nahrungsresten, Staub und ggf. aus Mikroorganismen und kann schleimig, eitrig, serös oder blutig sein. Menge, Farbe und Zusammensetzung des S. sind wichtig für die Krankheitsdiagnose.
[*lat.*: spuere, spucken, ausspucken]
🌐 sputum

**Sputumzytologie.** Mikroskopische Untersuchung bronchialer Ausscheidungen. Die Untersuchung beinhaltet die Suche nach Zellen, die krebsartig oder krankhaft sind.
🌐 cytologic sputum examination

**Squama (pl. Squamae).** 1. Hautschuppen bzw. Hornzellenplättchen, die sich von der Haut ablösen. 2. Dünner, schuppenförmiger Teil bestimmter Knochen, insbesondere der Schädelknochen. – *adj.* squamös.
[*lat.*: squama, Schuppe]
🌐 squama

**Sr.** Symbol für das Element → Strontium.
🌐 Sr

**Stäbchen.** Eine der kleinen, zylindrischen Elemente, die auf der Oberfläche der Retina anhaften. Die S. enthalten die chemische Substanz *Rhodopsin*, die für die Anpassung des Auges an Dämmerlicht und die violette Farbe der S. verantwortlich ist.
🌐 rod

**Stäbchen und Zapfen.** Die lichtempfindlichen Zellen der Retina (Netzhaut). Die Stäbchen sind hauptsächlich um der Netzhaut herum angeordnet (unter dem sichtbaren violetten Epithelium). Die Zapfenzellen empfangen die Farbreize.
🌐 rods and cones

**Stäbchenblindheit.** Totale Farbenblindheit infolge eines Funktionsausfalls der Zapfenzellen der Netzhaut.
🌐 rod-monochromasy

**Stabsichtigkeit.** → Astigmatismus.
🌐 astigmatism

**Stachel.** (Sporn). Spitzer Knochen- oder Knorpelvorsprung.
🌐 spur

**Staging.** (Stadieneinteilung). System zur Beschreibung der Größe und Ausbreitung eines malignen Tumors; wird zur Planung der Behandlung und zur Vorhersage der Heilungschancen verwendet. Zum Staging gehört eine körperliche Untersuchung, verschiedene diagnostische Maßnahmen, Operationen und histologische Untersuchungen. Die Einteilung der Tumorstadien verwendet die Buchstaben T (Tumor), N (Knoten, engl. node) und M für entfernte Metastasen und enthält darüber hinaus eine numerische Ordnung für das Ausmaß der Erkrankung. (→ TNM-Klassifizierung)
[*engl.*: stage, Stadium]
🌐 cancer staging

**Stammbaum.** 1. Aufzeichnung aller bekannten Entwicklungslinien der Vorfahren einer Familie. 2. Aufzeichnung, die genetische Informationen über die Vorfahren einer Person aufzeigt, welche bei der Analyse von vererbten Merkmale oder

von Erbkrankheiten in bestimmten Familien eingesetzt werden können.
🌐 pedigree

**Stammeln.** (Dyslalie). Sprachstörung, gekennzeichnet durch verkrampfte, verzögerte, stockende oder falsche Artikulation. Es gibt drei Arten: 1. Laute werden ausgelassen; 2. bestimmte Laute werden durch andere ersetzt; 3. Laute werden falsch ausgesprochen. Bei logopädischer Behandlung ist die Prognose meistens günstig. (s.a. Stottern)
🌐 stammering

**Stammhirn.** → Hirnstamm.
🌐 brainstem

**Stammzelle.** (Blutstammzelle). Blutbildungszelle; Zelle, deren Tochterzellen verschiedene Zelltypen hervorbringen können, d. h. die Zellen sind weiterhin undifferenziert. Eine solche pluripotente S. kann sich in verschiedene Zelltypen entwickeln, z.B. in Leukozyten, Granulozyten, Thrombozyten und Erythrozyten.
🌐 stem cell

**Stammzellenleukämie.** Gewebsneubildung in den blutbildenden Organen, wobei die vorwiegend bösartigen Zellen zu unreif sind, um sie zu klassifizieren. Die akute Krankheit verläuft schnell und ohne Heilungschancen.
🌐 stem cell leukemia

**Standardbikarbonat.** Die Bikarbonat-Ionenkonzentration ($HCO_3$-Konzentration) des Plasmas, die bei einem $pCO_2$ von 40 mmHg bei 37°C und Sauerstoffsättigung des Blutes gemessen wird. Das S. gibt Aufschluss über eine metabolische Störung des Säure-Basen-Haushalts im Blut. Der Normwert liegt bei 22–26 mmol/l. (s.a. pH-Wert)
🌐 standard bicarbonate

**Stanzbiopsie.** Entfernung von lebendem Gewebe zur mikroskopischen Untersuchung, bei der z.B. mit einer Stanzzange ein zylinderförmiges Stückchen Knochenmark aus dem Brustbein (Sternum) entnommen wird. (→ Biopsie)
🌐 punch biopsy

**Stapedektomie.** Das Herausschneiden des Steigbügels (Stapes) im Mittelohr und das Einsetzen von Knorpel-, Knochen- und Kunststoffteilen (Stapesplastik) zur Wiederherstellung des Gehörs. Die durch das Festwachsen des Steigbügels eingetretene Schwerhörigkeit wird damit behoben. Die Schwingungen werden wieder über das ovale Fenster auf die Flüssigkeit im Innenohr übertragen.
[*mlat.*: stapes, Steigbügel + *griech.*: ektomé, Ausschneiden, Herausschneiden]
🌐 stapedectomy

**Stapediusreflex.** Kontraktion des Musculus stapedius im Mittelohr als Reaktion auf ein lautes Geräusch. Die → Hörschwelle bezeichnet das leiseste Geräusch, welches einen akustischen Reflex auslöst. Bei Personen mit normalem Hörvermögen befindet sich die Hörschwelle in einem Bereich zwischen 85 bis 90 dB. (→ Stapedius)
🌐 acoustic reflex

**Stapes.** (Steigbügel). Eines der drei Gehörknöchelchen im Mittelohr, das einem kleinen Steigbügel gleicht. Es überträgt Schallwellen vom Amboss auf das Innenohr.
[*mlat.*: stapes, Steigbügel]
🖼 Ohr
🌐 stapes

**Staphylococcus aureus.** Staphylokokkenart, die goldgelbe bis orange- oder zitronenfarbige Pigmente produziert. S. a. ruft zahlreiche eitrige Infektionen hervor, z.B. Furunkel, Karbunkel und Abszesse.
[*griech.*: staphyle, Weintraube + kokkos, Kern, Beere + *lat.*: aurum, Gold]
🌐 Staphylococcus aureus

**Staphylokokkeninfektion.** Durch pathogene Bakterien der Gattung → Staphylokokkus ausgelöste Infektion, bei der sich typischerweise Abszesse auf der Haut und an anderen Organen bilden. Zu den S. der Haut zählen Karbunkel, Haarbalgentzündung (Follikulitis), Eitergeschwüre (Furunkel) und Schweißdrüsenentzündung (Hidradenitis). Häufig tritt eine Bakteriämie auf, die zu Entzündungen der Herzinnenhaut (Endokarditis), der Hirn- und Rückenmarkshäute (Meningitis) oder des Kno-

chenmarks (Osteomyelitis) führen kann. Eine Staphylokokkenpneumonie folgt häufig auf eine Grippe oder andere Viruserkrankungen und kann chronische Krankheiten und allgemeine Schwächung nach sich ziehen. Darüber hinaus kann es durch ein Toxin, das bestimmte Staphylokokkenarten in kontaminierter Nahrung bilden, zu einer akuten Magen-Darm-Entzündung (Gastroenteritis) kommen.
🌐 staphylococcal infection

**Staphylokokkus, (pl. Staphylokokken).** Unbewegliche, kugelförmige, grampositive Bakterien. Einige Gattungen kommen natürlicherweise auf der Haut und im Rachen vor, andere rufen schwere eitrige Infektionen hervor oder produzieren Toxine, die zu Übelkeit, Erbrechen und Durchfall führen. In Krankenhäusern können lebensbedrohliche Staphylokokkeninfektionen auftreten.
📘 Bakterien
🌐 Staphylococcus (pl. staphylococci)

**Star, grüner.** → Glaukom.
🌐 glaucoma

**Stase.** Stauung, Unterbrechung des normalen Blutflusses in den Gefäßen. Die S. ist oft ein erstes Anzeichen von schweren Entzündungen und kommt darüber hinaus bei Erfrierungen oder Schock vor.
[*griech.:* stásis, Stehen, Stillstand]
🌐 stasis

**Station.** Fachspezifische Krankenhausabteilung mit mehreren Patientenzimmern, dem Stationszimmer und ggf. bestimmten Untersuchungszimmern, z.B. innere, orthopädische oder Wochenstation.
🌐 ward

**Statistik.** Fachbereich der Mathematik, der sich mit Messung, Klassifizierung und Analyse von objektiven Informationen beschäftigt.
🌐 statistics

**Status.** 1. Bestimmte Lage oder Situation, in der sich ein Mensch befindet, z.B. der emotionale Status. 2. Akutes Stadium einer bestimmten Krankheit, in dem die charakteristischen Symptome gehäuft bzw. in Form von Anfällen auftreten, z.B. Status asthmaticus.
[*lat.:* status, Stehen, Stand, Zustand, Verfassung]
🌐 status

**Status asthmaticus.** Akuter, schwerer und lang anhaltender Asthmaanfall infolge von stark eingeschränktem Lumen der Luftwege durch anhaltende Bronchospasmen, Ödeme oder Blockierung durch Schleim. Der Anfall kann Hypoxie, Zyanose und Bewusstlosigkeit zur Folge haben und in schlimmsten Fällen sogar den Tod.
🌐 status asthmaticus

**Status epilepticus.** Medizinischer Notfall, gekennzeichnet durch wiederholte Anfälle ohne Unterbrechungen. Ein S. e. kann ausgelöst werden durch plötzlichen Entzug von krampflösenden Medikamenten (Antikonvulsiva), durch abnorme Blutzuckerspiegel, Hirntumor, Kopfverletzung, hohes Fieber oder Vergiftung.
[*griech.:* epilepsía, Anfassen, Anfall]
🌐 status epilepticus

**Staublunge.** → Pneumokoniose.
🌐 pneumoconiosis

**Stauchungsbruch, mit Keilbildung.** Bruch eines Wirbelkörpers mit vorhergehender Kompression.
🌐 wedge fracture

**Staumanschetten, Vorsichtsmaßnahmen bei der Benutzung von.** → Pflegeintervention der → NIC, die definiert wird als die Anwendung einer Staumanschette unter Berücksichtigung der Vermeidung eines Verletzungspotenzials für die Patienten durch ihre Benutzung.
🌐 Pneumatic Tourniquet Precautions

**Stauung.** Unphysiologische Ansammlung von Flüssigkeit in einem Organ oder einem Körperbereich. Bei der angesammelten Flüssigkeit handelt es sich entweder um Schleim, Galle oder Blut.
🌐 congestion

**Stauungsdermatitis.** Häufige Folgeerscheinung einer Veneninsuffizienz in den Beinen. Sie beginnt mit Ödemen im Bereich

der Fußknöchel, worauf später dunkle Hautverfärbungen, Hautrötung, Petechien und Verhärtungen der Haut eintreten. Schließlich kommt es zur Atrophie und Fibrose der Haut und des Unterhautfettgewebes mit Geschwürbildung. Haben sich einmal Geschwüre gebildet, ist der Heilungsprozess sehr langwierig. Die dunkle Hautverfärbung entsteht durch Blut, das durch die Wände der Kapillaren austritt, die dem erhöhten Venendruck ausgesetzt sind. Die betroffenen Hautpartien sind leicht reizbar und reagieren schnell auf örtliche Behandlungen.
stasis dermatitis

**Stauungslunge.** Exzessive Ansammlung von Flüssigkeit in den Lungen, meist in Verbindung mit einer Entzündung oder dekompensierten Herzinsuffizienz.
pulmonary congestion

**Stauungsmilz.** (Banti-Syndrom). Milzvergrößerung in Verbindung mit Magenbluten, Anämie, Hypertonie der Pfortader und Leberzirrhose. (→ Splenomegalie)
congestive splenomegalia

**Stauungsödem.** (kardiales Ödem). Ansammlung seröser Flüssigkeit aus dem Blutplasma im interstitiellen Gewebe infolge einer Stauungsinsuffizienz. In schweren Fällen kann sich die Flüssigkeit auch in serösen Hohlräumen ansammeln.
[*griech.:* oidema, Schwellung.]
cardiac edema

**Stauungsulkus.** Nekrotische, kraterartige Hautverletzung am Unterschenkel infolge einer chronischen venösen Blutstauung. Das S. tritt häufig im Zusammenhang mit → Stauungsdermatitis und → Varikose auf.
stasis ulcer

**STD.** Abkürzung für englisch »→ Sexually transmitted Diseases«.
STD

**Stearrhö.** → Fettdurchfall.
steatorrhea

**Stechampulle.** Glasbehältnis meist zur Mehrfach-Entnahme von Injektionslösungen z.B. isotonische Kochsalzlösung, Insulin oder Heparin.

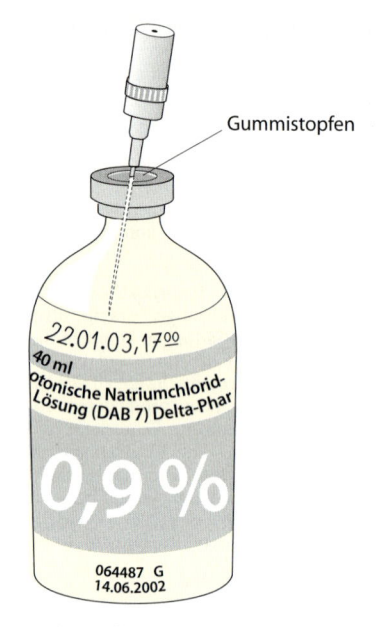

**Stechampulle.** Stechampulle aus Glas mit Aufziehkanüle, die durch einen Stopfen verschlossen ist. Beschriften der Stechampulle mit dem Datum, wann der Gummistopfen erstmals durchstochen wurde.

**Steigbügel.** → Stapes.
stapes

**Steinkohlenteer.** Mittel gegen Ekzeme zur oberflächlichen Anwendung bei chronischen Hautkrankheiten, wie Ekzem und Schuppenflechte.
coal tar

**Steinmann-Nagel.** Angespitzter Metallnagel, der bei Knochenbrüchen in große Knochen (Schienbein- oder Oberschenkelknochen) eingeschlagen wird und als Überträger der von außen einwirkenden Kräfte fungiert, z.B. bei einem Streckver-

band. Wird zum Einrichten von Knochenbrüchen verwendet.
[F. Steinmann, schweizer Chirurg, 1872–1932]
🔲 Steinmann pin

**Steißgeburt.** Geburtsvorgang, bei dem der Säugling mit den Füßen, Knien oder dem Gesäß voran geboren wird. S.en sind häufig sehr gefährlich; der Körper wird dabei problemlos geboren, doch kann der nachfolgende Kopf im unzureichend gedehnten (dilatierten) Gebärmutterhals (Zervix) steckenbleiben, weil der Kopf eines Säuglings dicker als sein Körper ist.
🔲 breech birth

**Steißlage.** → Beckenendlage.
🔲 pelvic presentation

**Stellenbeschreibung.** Regelt im beruflichen Alltag die Rechte und Pflichten eines Arbeitnehmers, die mit seiner innerbetrieblichen Stellung verbunden sind. Außerdem erfährt der Arbeitnehmer, wem er untergeordnet und wem gegenüber er weisungsbefugt ist.
🔲 job description

**Stenose.** Abnorme Verengung einer Öffnung oder eines Körperkanals. – *adj.* stenotisch.
[*griech.:* sténosis, Verengung]
🔲 stenosis

**Steppe, Hilde.** Deutsche Pflegeprofessorin (1947–1999), die sich schwerpunktmäßig mit der historischen Pflegeforschung beschäftigte. Bekanntestes Werk: *Krankenpflege im Nationalsozialismus.* Darüber hinaus liegen weitere zahlreiche Veröffentlichungen von ihr vor. Zuletzt war sie als Professorin im Fachbereich Pflege und Gesundheit der Fachhochschule Frankfurt a.M. tätig.

**Sterbehilfe, aktive.** Eine Form der → Euthanasie, bei der eine Person, die den Wunsch zu sterben äußert, durch eine andere Person unterstützt wird, entweder durch Beratung und/oder die Verabreichung eines Giftes oder Gegenstandes den Tod herbeizuführen. **Direkte a. S.** ist nach deutschem Recht vorsätzliche Tötung, d.h. entweder Mord oder Totschlag. Sie ist auch dann strafbar, wenn der Patient dies ausdrücklich wünscht. **Indirekte a. S.** (= Schmerzlinderung mit lebensverkürzender Nebenwirkung) ist straffrei, wenn die Schmerzlinderung im Vordergrund steht und die Lebensverkürzung nur ungern in Kauf genommen wird. In den Niederlanden ist seit 2001 bei ausdrücklichem Wunsch des Patienten die a. S. erlaubt, wenn mindestens zwei Ärzte unabhängig voneinander feststellen, dass der Patient todkrank, und medizinische Hilfe nicht mehr möglich ist. In anderen Ländern wird diese Möglichkeit diskutiert; in Deutschland ist die Mehrheit bisher gegen eine solche Regelung.
🔲 assisted death

**Sterben.** Lebensvorgang, bei dem Körper, Seele und das soziale Umfeld eines Menschen ihre Funktion verlieren.
🔲 dying

**Sterbende, Pflege von.** → Pflegeintervention der → NIC, die definiert wird als die Förderung von körperlichem Wohlbefinden und seelischem Frieden in der letzten Lebensphase.
🔲 Dying Care

**Sterbephasen.** Die fünf emotionalen und physischen Phasen, die ein Mensch durchläuft, der weiß, dass er bald sterben wird. Das Modell wurde von E. Kübler-Ross entwickelt und beschrieben. Die Phasen unterteilen sich in Nicht-Wahrhaben-Wollen und Schock, Wut, Verhandeln, Depression und schließlich Akzeptanz. Die Phasen können nacheinander auftreten oder auch, je nach Zustand des Patienten, sich mehrmals wiederholen. Die ersten drei Phasen durchlaufen Sterbepatienten häufig mehrmals.
🔲 stages of dying

**Sterbephasen, Umgang mit.** 1. Phase: Nicht-Wahrhaben-Wollen: Aufmerksames, einfühlendes Beobachten, nicht mit vernünftigen Argumenten "unvernünftige" Reaktionen kommentieren, Gesprächsbereitschaft signalisieren; wenn die Wahrheit nicht mehr zu verleugnen ist, einfühlend behutsam bestätigen.

2. Phase: Zorn, Wut, Auflehnung: Anschuldigungen nicht persönlich nehmen, viel Geduld, liebevolle Zuwendung; helfen, negative Gefühle und Ängste zu äußern. 3. Phase: Verhandeln: Hoffnung nicht nehmen, aber keine Illusionen machen, vorsichtige Realitätsarbeit, Verständnis. 4. Phase: Depression: Trauer und Schmerz zulassen, akzeptierende und annehmende Haltung, Wünsche nach z. B. Begegnungen mit Verwandten, Freunden erfüllen, 5. Phase: Akzeptanz: Hautkontakt und körperliche Nähe spüren lassen (wenn erwünscht), Hektik vermeiden, gewissenhaftes Umgehen mit den letzten Verfügungen. Jeder Mensch erlebt die Phasen unterschiedlich in Intensität, Dauer und Reihenfolge. Das Phasenmodell beschreibt den Sterbevorgang, wie er sein könnte, nicht, wie er zu sein hat. Das Sterben eines Menschen ist individuell. (→ Kübler-Ross, Elisabeth)
▣ dealing with the stages of dying

**Sterblichkeitsziffer.** Die in einer bestimmten Bevölkerungsgruppe beobachtete Sterberate.
▣ fatality rate

**Stereognosie.** Die Fähigkeit, Form, Konsistenz und Wesen eines Gegenstands allein durch Betasten zu erkennen (bei geschlossenen Augen).
▣ stereognosis

**Stereomikroskop.** → Mikroskop, das mit Hilfe von doppelten Okularen und doppelten Objektiven ein dreidimensionales Bild erzeugen kann.
▣ stereoscopic microscope

**Stereoophthalmoskop.** → Ophthalmoskop, das zur dreidimensionalen Begutachtung des Augeninneren mit zwei Okularen ausgestattet ist.
▣ stereoophthalmoscope

**stereotaktisches Instrument.** Gerät, das auf den Kopf eines Patienten gesetzt wird, und mit Hilfe von Koordinaten Gehirnstrukturen lokalisieren kann.
▣ stereotaxic instrument

**steril.** 1. Frei von lebenden Mikroorganismen. 2. Unfruchtbar; unfähig, Nachkommen zu zeugen; häufig aufgrund von körperlichen Beeinträchtigungen; beim Mann z.B. durch fehlende Spermatogenese, bei der Frau durch Blockierung der Eileiter. 3. Aseptisch.
[*lat.:* sterilis, unfruchtbar]
▣ sterile

**steriler Bereich.** 1. Bestimmter Bereich, der als keimfrei gilt. 2. Der Bereich rund um einen Patienten, der für eine Operation vorbereitet wurde. Dazu gehört das speziell gekleidete OP-Team sowie sämtliche Geräte, Gegenstände und Anschlüsse in diesem Bereich.
▣ sterile field

**Sterilisation.** 1. Verfahren, wodurch eine Frau unfruchtbar bzw. ein Mann zeugungsunfähig wird. 2. Bestimmtes Verfahren zur Zerstörung von Mikroorganismen auf Instrumenten, Wäsche und speziellen Geräten; wird mit Hilfe von Hitze, Wasser, Chemikalien oder Gasen durchgeführt.
▣ sterilization

**sterilisieren.** 1. Eine Frau unfruchtbar machen, z.B. durch Durchtrennen der Eileiter, bzw. einen Mann zeugungsunfähig machen durch Unterbindung der ableitenden Samenwege. 2. Keimfrei machen; sämtliche lebenden Mikroorganismen (Viren, Bakterien, Sporen etc.) auf Instrumenten, Wäsche, Materialien und Geräten zerstören.
▣ sterilize

**Sterilität.** Unvermögen, Nachkommen zu zeugen bzw. zu empfangen.
▣ sterility

**Sterilität, relative.** Zustand der Unfruchtbarkeit (Infertilität), wobei einer oder mehrere Faktoren dafür verantwortlich sind, dass sich die Möglichkeit einer Schwangerschaft verringert.
[*lat.:* sterilis, unfruchtbar]
▣ relative sterility

**Sternalpunktion.** Punktion des Brustbeins (Sternum) zur Gewinnung von → Knochenmark zur Diagnostik von Bluterkran-

kungen, z.B. → Leukämie (Häufig ist die Beckenkammpunktion, da sie schmerz- und komplikationsärmer ist).
[*griech.:* sternon, Brust; *lat.:* punctio, Einstich]
🇬🇧 sternal puncture

**sternoklavikulär.** (sternoclavicularis). Zum Sternum (Brustbein) und der Klavikula (Schlüsselbein) gehörend.
[*lat.:* clavicula, kleiner Schlüssel]
🇬🇧 sternoclavicular

**Sternokleidomastoideus.** → Musculus sternocleidomastoideus
🇬🇧 sternocleidomastoid

**sternokostal.** Rippen und Brustbein betreffend.
🇬🇧 costosternal

**Sternum.** (Brustbein). Langer abgeflachter Knochen, der den Mittelteil des Brustkorbs (Thorax) bildet. Er ist kopfwärts auf jeder Seite mit dem Schlüsselbein (Klavikula) und seitlich gelenkig mit den ersten sieben Rippenpaaren verbunden. Das S. besteht aus dem Manubrium, dem Corpus sterni und dem Schwertfortsatz.
🇬🇧 sternum

**Sternumpunktion.** Diagnostisches Verfahren, bei dem eine Nadel in das Knochenmark des Brustbeins eingeführt und Blutproben zur anschließenden Analyse entnommen werden.
[*griech.:* stérnon, Brust + *lat.:* punctare, Einstiche machen]
🇬🇧 sternal puncture

**Sternumspalte.** Durch eine embryonale Fehlbildung verursachte Brustbeinspalte.
🇬🇧 cleft sternum

**Steroidanabolika.** Gruppe chemischer, von Testosteron abgeleiteter bzw. synthetisch hergestellter Verbindungen, die zur Förderung des Körperwachstums und der Virilisierung sowie zur Gegensteuerung der Auswirkungen endogener Östrogene eingesetzt werden. Alle Verbindungen dieser Gruppe haben gemischte, androgen-anabolische Auswirkungen. S. werden zur Behandlung von aplastischer Anämie, Hämozytenaplasie, hämolytischer Anämie und sonstigen Anämieformen verwendet, die mit Niereninsuffizienz, myeloischer Metaplasie und Leukämie assoziiert sind. S. werden auch teilweise missbräuchlich von Sportlern zum Muskelaufbau verwendet.
[*griech.:* anaballein, aufbauen]
🇬🇧 anabolic steroid

**Steroide (pl.).** Eine Gruppe bestimmter Hormonsubstanzen mit ähnlicher chemischer Struktur, die hauptsächlich in der Nierenrinde und in den Gonaden gebildet werden.
[*griech.:* stereós, starr, hart, fest]
🇬🇧 steroids

**Steroidhormone.** Im engeren Sinne die Geschlechtshormone (Androgene und Östrogene) und die Nebennierenrindenhormone.
🇬🇧 steroid hormones

**Stethoskop.** Instrument zum Abhören eines Patienten. Es besteht aus einem Ohrbügel mit zwei Ohroliven, die über einen flexiblen Schlauch mit einer Membran verbunden sind. Die Membran wird auf Brust oder Rücken des Patienten gesetzt, um Herz- oder Lungengeräusche abzuhören.
🇬🇧 stethoscope

**Steuerung.** Eingriff von außen in die Regulationsmechanismen des Körpers, um z. B. den Blutdruck oder den Blutzuckerspiegel zu senken. (s.a. Kybernetischer Regelkreis)
🇬🇧 regulation; control

**Stewart, Isabel Maitland.** Amerikanische Lehrschwester und Buchautorin. Sie war die erste Krankenschwester mit einem Universitätsdiplom. I. Stewart war entscheidend an der Reform des Lehrplans für Krankenschwestern beteiligt, nahm eine führende Position bei der Ausbildung ein und engagierte sich international für die Belange der Krankenpflege.
[1878–1963]
🇬🇧 Stewart, Isabel Maitland

**STH.** Abkürzung für »somatotropes Hormon«. (→ Wachstumshormon)
🌐 STH; growth hormone

**Stickoxid (NO).** (Stickstoffmonoxid). Farbloses Gas, das häufig im Gewebe von Menschen und Tieren zu finden ist und das an vielen biologischen Funktionen und Prozessen beteiligt ist, z.B. an der Neurotransmission, Vasodilatation, Zytotoxizität von Makrophagen, Therapien zur Senkung der Fettwerte und Hemmung der Blutgerinnung (Thrombozytenaggregation). Wenn S. als Inhalation verabreicht wird, wirkt es als ein Entspannungsfaktor, der eine Gefäßverengung (Vasokonstriktion) in den Lungen lindert, welche durch eine vorübergehende Hypoxie verursacht werden kann. Ein S.-Mangel kann zu hohem Blutdruck und zur Bildung von atherosklerotischer → Plaque führen. Bei Kontakt mit der Luft wird S. rasch in das sehr giftige Stickstoffdioxid ($NO_2$) umgewandelt. Zu den Nebenwirkungen einer übermäßigen NO-Exposition zählen Reizungen der Augen, Nase und Hals, Schläfrigkeit (Somnolenz) und Bewusstlosigkeit.
🌐 nitric oxide (NO)

**Stickstoff (N).** Gasförmiges, nicht-metallisches Element mit der Ordnungszahl 7 und Atommasse 14,008. S. macht mit etwa 78% den größten Anteil unserer Atemluft aus und ist Bestandteil aller Proteine, sowie wesentlicher Baustein der meisten organischen Substanzen. Stickstoffverbindungen sind wichtige Bestandteile aller lebenden Organismen, insbesondere von Eiweißen und Nukleinsäuren. Mit Wasserstoff bildet S. Ammoniak.
🌐 nitrogen (N)

**Stickstoffbilanz.** Differenz zwischen dem normalerweise mit der Nahrung aufgenommenen und dem aus dem Körper durch Urin und Fäzes wieder ausgeschiedenen → Stickstoff. Der Großteil des körpereigenen Stickstoffs ist in den Proteinen enthalten. Eine positive S., bei der also die Aufnahme größer als die Ausscheidung ist, impliziert Gewebebildung und Wachstum. Eine negative Bilanz entsteht beim Fasten oder bei einer Gewebezerstörung.
🌐 nitrogen balance

**Stielwarze.** Kleiner brauner bzw. fleischfarbener Hautauswuchs. Tritt häufig in der Nackenregion eines älteren Menschen auf.
🌐 cutaneous papilloma

**Stigma (pl. Stigmata).** 1. Moralischer oder körperlicher Makel; 2. Typisches Kennzeichen (geistig oder körperlich) für eine bestimmte Krankheit.
[*griech.:* stígma, Zeichen, Brandmal; Stich]
🌐 stigma

**Stillen.** Einem Kind die Brust geben und mit der Muttermilch ernähren. Das S. ist die natürlichste und beste Ernährung für das Baby, da in der Muttermilch sämtliche Nährstoffe, die es braucht in optimaler Zusammensetzung vorhanden sind. Das Kind wird am besten nach Bedarf gestillt, d. h. immer wenn es Hunger hat. Eine Gefahr der Überfütterung ist bei Muttermilch nicht gegeben. Eine Stillmahlzeit sollte möglichst nicht länger als 20 Minuten dauern, da sonst die Brustwarzen der Mutter übermäßig strapaziert werden. S. fördert die Rückbildung der Gebärmutter nach der Geburt; es schützt das Kind am besten vor Allergien und Infektionen.
🌐 suckle

**Stillen, Beratung beim.** → Pflegeintervention der → NIC, die definiert wird als der Einsaz eines interaktiven Hilfsprozesses zur Unterstützung eines erfolgreichen Stillens.
🌐 Lactation Counseling

**Stillen, Unterstützung beim.** → Pflegeintervention der → NIC, die definiert wird als die Vorbereitung einer Mutter auf das Stillen ihres Säuglings.
🌐 Breastfeeding Assistance

**Stimmabdruck.** Graphische Darstellung des Sprechmusters einer Person mit Hilfe einer elektronischen Aufnahme. Der S. ist

wie der Fingerabdruck nur für einen einzigen Menschen spezifisch.
⚙ voiceprint

**Stimmapparat.** Kehlkopf (Larynx), Rachen (Pharynx), Mund- und Nasenhöhlen, die bei der Erzeugung von Tönen zusammenwirken.
⚙ vocal apparatus

**Stimmbänder.** Feste Bänder im Kehlkopf aus gelbfarbigem, elastischem Gewebe, die von Membranen - den sogenannten → Stimmlippen - umhüllt sind.
⚙ vocal cords

**Stimmbänder, echte.** Paarige Stimmlippe (Plicae vocales), die das Stimmband (Ligamentum vocale) und den Stimmmuskel (Musculus vocale) umhüllt; im Gegensatz zu den falschen Stimmbändern (Plicae vestibulares).
⚙ true vocal cords

**Stimmgabelprüfung.** (Weber-Versuch). Screening-Methode zur Bestimmung der Hörfähigkeit, wobei dem Probanden eine schwingende Stimmgabel auf den Scheitel gesetzt wird. Bei gesundem Gehör ist der Ton auf beiden Ohren gleich lang und laut. Besteht eine einseitige Schallleitungsschwerhörigkeit (z.B. infolge einer Mittelohrentzündung), wird der Ton auf der kranken Seite länger gehört; bei Innenohrerkrankungen wird er auf der erkrankten Seite kürzer gehört.
[Ernst Weber, dt. Anatom und Physiologe, 1795–1878]
⚙ Weber's tuning fork test

**Stimmlippen.** (Stimmfalten). Die echten → Stimmbänder. Sie werden durch Anblasen aus dem Brustkorb in Schwingungen versetzt und erzeugen dadurch Töne.
⚙ vocal folds

**Stimmung.** Längerfristiger, subjektiver emotionaler Zustand, der die gesamte Persönlichkeit und die Wahrnehmung der Umgebung beeinflusst. Beispiele für S.en sind Traurigkeit, Begeisterung oder Wut.
⚙ mood

**Stimmungsschwankungen.** Vielzahl von Zuständen, die durch eine Beeinträchtigung der → Stimmung gekennzeichnet sind. Wenn die Symptome leicht und vorübergehend sind, ist dies durchaus normal, in schwereren Fällen kann es jedoch zu ausgeprägten depressiven Zuständen o.ä. kommen.
⚙ mood disorders

**Stimmungsschwankungen, Umgang mit.** → Pflegeintervention der → NIC, die definiert wird als die Gewährleistung von Sicherheit und Stabilität für Patienten mit dysfunktionalen Stimmungszuständen.
⚙ Mood Management

**Stimulans, (pl. Stimulanzien).** Jede Substanz, die die Aktivität eines Körpersystems anregt bzw. reizt. – *adj.* stimulierend.
[lat.: stimulare, mit dem Stachel stechen, anstacheln, anreizen]
⚙ stimulant

**Stimulation, auditive.** Kontaktaufbau über das Gehör mit einem wahrnehmungsgestörten Patienten. Dem Patienten werden vertraute Stimmen/Geräusche/Musik angeboten. Für Intensivpatienten ist das Gehör einer der bedeutendsten Wahrnehmungskanäle zur Außenwelt. (→ Basale Stimulation)
⚙ auditive stimulation

**Stimulation, basale.** → Basale Stimulation

**Stimulation, kognitive.** → Pflegeintervention der → NIC, die definiert wird als die Verbesserung von Bewusstsein und Verständnis der Umgebung durch die Anwendung geplanter zweckmäßiger Reize.
⚙ Cognitive Stimulation

**Stimulation, kutane.** → Pflegeintervention der → NIC, die definiert wird als die Stimulation der Haut und des darunterliegenden Gewebes, um Anzeichen und Symptome, wie z.B. Schmerzen, Muskelkrämpfe oder Entzündungen, zu lindern.
⚙ Cutaneous Stimulation

**Stimulation, olfaktorische.** Bestandteil der → basalen Stimulation. Duftmoleküle werden durch Chemorezeptoren und

Riechnerven über die Riechschleimhaut an das Gehirn weitergeleitet und können einen spezifischen Einfluss auf die Befindlichkeit des Patienten nehmen. Geruchsintensive Substanzen, die dem Patienten vertraut sind, werden als Stimulus gezielt eingesetzt, um z. B. bewusstlose Patienten zu erwecken. (→ Aromatherapie)
▪ olfactory stimulation

**Stimulation, orale.** Bestandteil der → basalen Stimulation. Aufgrund seiner stark ausgeprägten Nervenversorgung (Innervation) stellt der Mundbereich eine hochsensible Einheit dar. Mit für den Patienten vertrauten Geschmacksrichtungen (z.B. Cola, Kaffee, Bratwurst, Pommes frites) wird versucht, die Wahrnehmung zu stimulieren; dabei werden dem Patienten Speisen in gesicherter Form angeboten (Achtung Aspirationsgefahr!). Die Zungenmobilität kann durch gezieltes Training mit Hilfe des Tastsinns (taktil) stimuliert werden.
▪ oral stimulation

**Stimulation, somatische.** Bedeutendster Bereich der → basalen Stimulation. Patienten mit Wahrnehmungsstörungen erhalten eindeutige körperbezogene (somatische) Informationen, damit das Körperbewusstsein regeneriert werden kann. Durch Rezeptoren im Körperinnern und auf der Haut werden Wahrnehmungen (Kontakt, Druck, Temperatur, Streichung, Rhythmus, Abfolge usw.) registriert. Durch → beruhigende oder belebende Ganzkörperwaschungen wird das Körperempfinden des Patienten gezielt stimuliert. Auch Einreibungen (→ atemstimulierende Einreibung) werden somatisch wahrgenommen. (→ Initialberührung)
▪ somatic stimulation

**Stimulation, taktil-haptische.** Stimulation über den Tastsinn. Tastinformationen können über die Haut gut differenziert werden. Über den Greif- und Tastsinn nimmt der Patient seine Umwelt und seinen Körper wahr. Vor allem bei blinden Patienten hat die T.-h. S. eine starke Bedeutung. Vor bestimmten Pflegemaßnahmen können dem Patienten zum Beispiel ein Waschlappen (vor dem Waschen), ein Löffel (vor dem Essen) oder Schuhe (vor einer Mobilisation) zum Tasten angeboten werden.
▪ tactile-haptic stimulation

**Stimulation, vestibuläre.** Aspekt der → basalen Stimulation. Durch Veränderung der Körperlage wird das Gleichgewicht, die Wahrnehmung von Beweglichkeit und die Orientierung im Raum gefördert. Mit Hilfe von zarten Schaukelbewegungen und Vibrationen wird das Labyrinthsystem (Vestibulum) stimuliert; dadurch wird die Schwerkraft und die eigene Position im Raum besser wahrgenommen. Durch lange Immobilität kann der Gleichgewichtssinn des Patienten gestört werden. In Folge reagieren Patienten auf Positionsveränderungen mit Schwindel oder Übelkeit.
▪ vestibular stimulation

**Stimulation, vibratorische.** Aspekt der → basalen Stimulation; durch Vibrationen wird wahrnehmungsgestörten Patienten die Erfahrung von Körpertiefe ermöglicht. Schwingungen werden mit den Knochen weitergeleitet, daher kann der Patient sein Körperbewusstsein (z. B. Länge einer Extremität) wiedererlangen. Reihenfolge der klassischen V. S.: Fersen, Hüfte, Becken, Ellenbogen, Thorax. Sinnvolle Medien: Stimmvibrationen, Hände der Pflegenden, Vibrax- und Massagegerät. Vor der Mobilisation bietet sich das Stampfen und Klopfen der Füße an.
▪ vibratory stimulation

**Stimulation, visuelle.** Förderung der Orientierung des Patienten im Raum und seines Sicherheitsgefühls durch Anregung des Sehvermögens. Das Gesichtsfeld des Patienten sollte durch vertraute, orientierende und angenehme, reizvolle Medien gestaltet sein. Allein ein Aufrichten des Kopfes ermöglicht einen anderen Blickwinkel. Umsetzungsmöglichkeiten:

andere Deckenstruktur bei liegenden Patienten, Uhr, Kalender, vergrößerte Bilder von Angehörigen oder Freunden, der Tageszeit entsprechende Beleuchtung, ggf. auch Fernsehen oder der Kontakt mit dem Spiegelbild des Patienten.
visual stimulation

**Stimulus , (pl. Stimuli).** → Reiz.
stimulus

**Stinknase.** → Ozäna.
ozena

**Stirnbein.** Bezeichnung für den Schädelknochen, der sich oberhalb der Augenhöhlen zur hinteren Schädeldecke bis zum Scheitelbein und zur Scheitelnaht erstreckt.
frontal bone

**Stirnhaltung.** Situation während einer Geburt, in die die Stirn des Kindes zuerst in den Geburtskanal eintritt. Da der Durchmesser des Kopfes in diesem Winkel größer sein kann als der Beckenausgang der Mutter, kann ein Kaiserschnitt erforderlich werden.
brow presentation

**Stirnhöhle.** (Sinus frontalis). Hohlräume im Stirnbein, die mit der Nasenhöhle verbunden sind. Die Stirnhöhlen öffnen sich durch den vorderen Nasengang in den vorderen Teil des Mittelohrgangs.
frontal sinus

**St.-Louis-Enzephalitis.** Infektion des Gehirns mit Arboviren, die durch infizierte Insekten auf den Menschen übertragen werden. Die Krankheit ist gekennzeichnet durch Kopfschmerzen, allgemeines Krankheitsgefühl, Fieber, steifen Nacken, Delirium und Krämpfe. Als Spätschäden können Seh- und Sprachstörungen, Gehbehinderungen und Persönlichkeitsveränderungen zurückbleiben. Die Erholung von der Krankheit zieht sich oft lange hin; manchmal endet sie auch tödlich.
St. Louis encephalitis

**Stoffwechselanomalien, angeborene.** (Inborn errors of metabolism). Verschiedene unphysiologische metabolische Erkrankungen, die durch den angeborenen Defekt eines Enzyms oder Proteins verursacht werden. Es kommt zu zahlreichen körperlichen Symptomen, die für die jeweilige Abweichung charakteristisch sind. Die a. S. können bereits beim Fötus im Uterus mit Hilfe einer Fruchtwasseruntersuchung der Blutzellen und durch Fetoskopie bestimmt werden. Im Labortest, der nach der Geburt durchgeführt wird, sind die Spiegel bestimmter Metabolite im Blut und im Urin erhöht, z.B. Phenylbrenztraubensäure bei Phenylketonurie und Galaktose bei Galaktosämie.
inborn errors of metabolism

**Stoffwechselstörung.** Bezeichnung für alle pathophysiologischen Dysfunktionen, die dazu führen, dass die Kontrolle über die → Homöostase des Körpers verloren geht.
metabolic disorder

**Stoma.** 1. Kleine Pore oder Öffnung in einer Oberfläche. 2. Künstlicher, operativ hergestellter Ausgang eines Hohlorgans nach außen, z.B. bei einer Kolostomie. Dient zur Entleerung von Ausscheidungen bei Funktionsuntüchtigkeit des betreffenden Organs. 3. Operativ hergestellte Öffnung zwischen zwei Körperstrukturen, z.B. zwischen Magen und Dünndarm.
[*griech.*: stóma, Mund]
stoma

**Stomaoperation.** Chirurgisches Verfahren zur Eröffnung einer Passage, durch die Urin aus der Harnblase oder Darminhalt aus dem Darm über eine durch die Bauchwand vorgenommene Inzision abfließen kann. Ein Stoma kann gelegt werden, um einen anatomischen Defekt zu korrigieren, eine Obstruktion zu beheben oder die Behandlung einer schweren Infektion oder Verletzung des Harntraktes oder des Darms zu ermöglichen. Jede Maßnahme wird nach der anatomischen Lokalisation des Stomas benannt, z.B. Kolostomie, Ureterostomie, Zäkostomie oder Zystostomie.
ostomy

**Stomapflege.** 1. → Pflegeintervention der → NIC, die definiert wird als die Erhaltung der Ausscheidung durch ein Stoma und die Pflege des umgebenden Gewe-

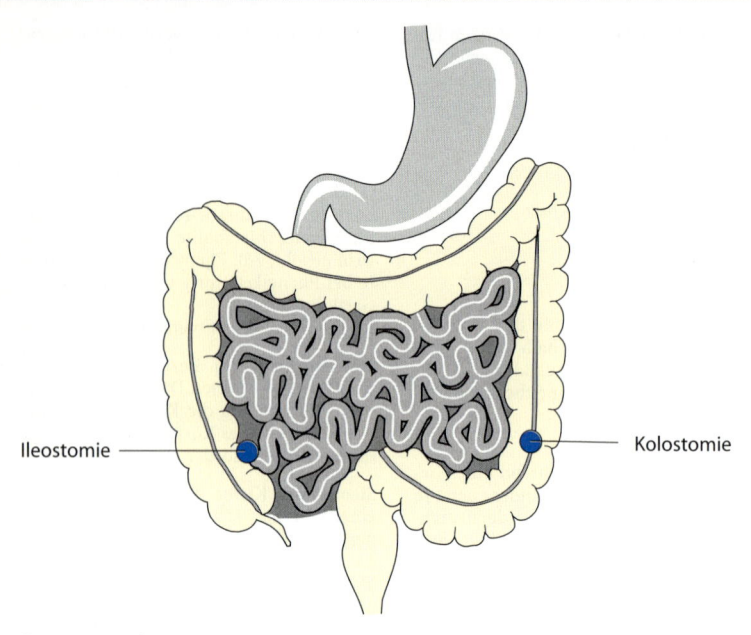

**Stoma.** Lage eines Stomas.

bes. 2. Versorgung und Unterstützung eines Patienten mit einer chirurgischen Öffnung in der Blase, im Dünn- oder Dickdarm zur vorübergehenden oder dauerhaften Ausscheidung von Urin oder Fäzes. Indikation für das Anlegen eines Stomas können Karzinome, Darmverschlüsse, Verletzungen oder schwere Ulzerationen distal zur Inzisionsstelle sein. In den meisten Fällen wird die Öffnung mit einem Beutel zum Auffangen der Ausscheidungen versehen. Die Fähigkeit von Patienten, eine S. durchzuführen und mit den erforderlichen Hilfsmitteln korrekt umzugehen, wird durch die Pflege beeinflusst, die er nach der Operation erhält. Ein positiv eingestellter Patient und eine realitätsorientierte Einstellung, sensible emotionale Unterstützung und eine angemessene Unterrichtung der Selbstpflegemaßnahmen sind wesentliche Aspekte einer erfolgreichen S. (→ Stoma)
Ostomy Care

**Stomaspülung.** Pflegerische Maßnahme zur Säuberung, Stimulierung und regulierenden Evaluation einer künstlich geschaffenen Körperöffnung (→ Stoma). Als Spülflüssigkeiten werden Wasser, Kochsalzlösungen oder andere medizinische Lösungen verwendet.
ostomy irrogation

**Stomatherapeut.** In der Regel Krankenschwestern bzw. -pfleger mit Zusatzausbildung, die Patienten mit einem künstlichen Darmausgang (Stoma) hinsichtlich des Umgangs mit Pflegematerial, der richtigen Hautpflege, der Reinigung und der richtigen Ernährung beraten. Sie werden entweder in einer Klinik, in der Industrie

oder bei einem Händler beschäftigt. (s.a. Stomapflege)
🔲 stoma therapist

**Stomatitis.** Entzündung im Mund. Eine S. kann durch Bakterien, Viren oder Pilze hervorgerufen werden, infolge einer Chemikalien- oder Drogenexposition, bei Vitaminmangel oder im Zusammenhang mit einer systemischen Infektionskrankheit auftreten.
[*griech.*: stoma + itis, Mund + Entzündung]
🔲 stomatitis

**Stomatitis parasitica.** Entzündung der Mundschleimhaut durch den Hefepilz Candida albicans; dabei ist die Zunge typischerweise weiß belegt. Häufig sind Kinder davon betroffen sowie HIV-Patienten mit geschwächtem Immunsystem. Eine S. p. kann sich auch als Folge einer Antibiotikatherapie entwickeln.
[*griech.*: stoma + itis + parásitos, Schmarotzer]
🔲 stomatitis parasitica

**Stomatitis ulcerosa.** (Mundfäule). Geschwürige Entzündung der Mundschleimhaut, gekennzeichnet durch geschwollene Gaumen, Geschwürbildung und lockere Zähne.
🔲 ulcerative stomatitis

**Störung, dissoziative.** Mentale Störung, bei der emotionale Konflikte so unterdrückt werden, dass eine Trennung von der Persönlichkeit bzw. ein gespaltenes Persönlichkeitsbild entsteht. Die Folge ist ein veränderter Bewusstseinszustand bzw. eine Identitätskrise. Begleitsymptome sind Amnesie, Schlafwandeln, Dämmer- und Traumzustand sowie dissoziative Identitätsstörungen.
🔲 dissociative disorder

**Störung, mentale.** Beeinträchtigung des emotionalen Gleichgewichts, die sich in einem schlecht angepassten Verhalten und gestörter Funktionsfähigkeit äußert und durch genetische, physikalische, chemische, biologische, psychische, soziale oder kulturelle Faktoren verursacht werden kann.
🔲 mental disorder

**Stoßwellenlithotripsie, extrakorporale.** Anwendung starker Schallwellen zur Zertrümmerung von Nieren- und Gallensteinen.
[*lat.*: extra, außerhalb, corpus, Körper; *franz.*: choc, Schlag, *griech.*: lithos, Stein, tribein, abtragen.]
🔲 extracorporeal shock-wave lithotripsy (ESWL)

**Stottern.** Sprachstörung, gekennzeichnet durch lange Sprechpausen, Wort- oder Silbenwiederholungen sowie hörbare oder stumme Silbenlängung. Die Ursachen sind weitgehend unbekannt; neurologische Störungen werden als Ursache diskutiert. Im Vorschulalter ist S. normal, da sich körperliche, psychische und sprachliche Entwicklung oft mit unterschiedlicher Geschwindigkeit vollziehen.
🔲 stuttering

**ST-Phase.** Eine isoelektrische Linie nach dem → QRS-Komplex im → Elektrokardiogramm vor dem Anstieg der T-Welle. Sie zeigt Phase 2 des → Aktionspotenzials. Anstieg oder Abfall der ST-Phase sind Zeichen einer → Myokardischämie oder -schädigung und Koronararterienerkrankung.
🔲 S-T segment

**Strabismus.** Schielen; Meist angeborene, aber auch erworbene Störung, wobei die Sehachsen der beiden Augen nicht auf denselben Punkt ausgerichtet sind. Man unterscheidet zwei Arten des S., den paralytischen und den nicht paralytischen. Beim **paralytischen S.** können die Augenmuskeln infolge einer neurologischen Störung oder einer Muskelschwäche das Auge nicht bewegen. Der betroffene Muskel kann identifiziert werden, indem man den Patienten beim Versuch, das Auge in die wichtigsten Blickrichtungen zu drehen, beobachtet. Beim **nicht paralytischen S.** handelt es sich um eine erbliche Fehlstellung der Augen zueinander. Die betroffene Person kann nicht beide Augen gleichzeitig auf einen Punkt fixieren, sondern fixiert mit einem Auge. Manche Pa-

tienten fixieren immer mit demselben Auge, andere können abwechselnd mit dem einen oder anderen Auge fixieren. Die Sehschärfe vermindert sich, wenn nur ein Auge verwendet wird.
[*griech.*: strabismos, Schielen]
🌐 strabismus

**Strabismus divergens.** (Auswärtsschielen). Sehstörung, bei der ein Auge nach außen schielt. Das betroffene Auge ist oftmals blind oder weist eingeschränkte Sehfähigkeit vor.
🌐 divergent strabismus

**Strahlen, elektromagnetische.** Form der Strahlung, die aus der Kombination magnetischer und elektrischer Kräfte entsteht. Das Energiespektrum elektromagnetischer Strahlung reicht von kurzwelligen Strahlungen (kosmische Strahlen) bis zu langwelligen Strahlungen (Radiowellen).
🌐 electromagnetic radiation

**Strahlenbelastung.** → Strahlenexposition.
🌐 radiation exposure

**Strahlenbiologie.** → Radiobiologie.
🌐 radiobiology

**Strahlendetektor.** Gerät oder System, das ionisierende Strahlung sichtbar macht. Es wird zum Nachweis und zur Messung von Strahlung verwendet.
🌐 radiation detector

**Strahlenexposition.** (Strahlenbelastung). Messung der ionisierenden Strahlung in der Luft durch Röntgen- oder Gammastrahlen, denen der Mensch ausgesetzt ist. Eine akute S. ist dann gegeben, wenn kurzzeitig eine intensive ionisierende Strahlung erfolgt, meist infolge ungewollter Verbreitung von radioaktivem Material. (s.a. Strahlenkrankheit)
🌐 radiation exposure

**Strahlenexposition, Notfallmaßnahmen.** (Strahlenbelastung). Erste-Hilfe-Maßnahmen für eine Person, die externer oder interner radioaktiver Strahlung ausgesetzt war. Bei externer S. muss die Person sofort gründlich gereinigt (dekontaminiert) und, um andere zu schützen, isoliert werden. Hat eine Person radioaktives Material zu sich genommen oder inhaliert (interne S.), so sind ähnliche Notfallmaßnahmen wie bei einer chemischen Vergiftung angebracht. Die Ausscheidungen der Person sollten gesammelt und auf Strahlung untersucht werden. Bei einer zusätzlichen äußeren Verletzung muss darauf geachtet werden, dass das Opfer nicht durch verstrahlte Oberflächen weiterer S. ausgesetzt ist. Grundsätzlich müssen besondere Vorkehrungen getroffen werden, um die Verbreitung der Strahlung zu unterbinden, und das Opfer muss alle notwendigen lebensrettenden Maßnahmen erhalten. Die helfenden Personen sollten unbedingt Schutzkleidung, Kopfbedeckung und Handschuhe tragen. (s.a. Strahlenkrankheit; Strahlenschutz)
🌐 radiation exposure, emergency procedures

**Strahlenhygiene.** Forschungsgebiet und Maßnahmen zum Schutz der Menschen vor Strahlenschäden. Maßnahmen beinhalten im Einzelnen das Reduzieren der Strahlenbelastung durch externe Strahlung im klinischen Bereich durch Aufstellen von Schutzwänden aus strahlenabsorbierendem Material, die Vorgabe und Einhaltung von Sicherheitsabständen zwischen Menschen und Strahlungsquellen und die Reduzierung der Strahlenbelastungsdauer. (s.a. Strahlenschutz)
🌐 radiation hygiene

**Strahlenkrankheit.** Krankheit durch Belastung mit ionisierender Strahlung. Bei geringfügiger Belastung (sog. Strahlenkater) kann es zu Kopfschmerzen, Übelkeit, Erbrechen, Appetitlosigkeit und Durchfall (Diarrhö) kommen; langfristige Strahlenbelastung kann zu einer Vielzahl von Schäden führen (Strahlensyndrom), wie z.B. Sterilität, Schädigung des Fötus im Mutterleib, Leukämie oder anderen Krebsformen, Haarausfall und grauem Star (Katarakt).
🌐 radiation sickness

**Strahlenkunde.** → Radiologie.
🌐 radiology

**Strahlenschutz.** Alle Vorkehrungen und Maßnahmen (Sicherheitsabstand, Schutzbarrieren etc.), die zum Schutz der Personen vor ionisierender Strahlung getroffen werden. Der S. betrifft vor allem Gesundheitseinrichtungen, Forschungszentren und Industriezweige, in denen mit ionisierender Strahlung gearbeitet wird. Das Risiko, Strahlenschäden zu erleiden, variiert mit Art und Intensität der jeweiligen Strahlung. (→ Strahlenschutzverordnung)
🇬🇧 radiation protection

**Strahlentherapie.** Behandlungsmethode zur Bestrahlung von Neoplasmen im Körperinneren, wie z.B. bei Wilms-Nierentumor, bei Hodgkin-Lymphom und anderen Krebsarten. Die Strahlentherapie kann Übelkeit, Unwohlsein, Diarrhö und Hautreaktionen, wie Rötungen, Juckreiz, Hautbrennen oder Abschuppung verursachen. Mit Hilfe moderner Techniken kann der Röntgenstrahl jedoch direkt auf die betroffene Stelle gelenkt werden, ohne die Haut zu beschädigen.
🇬🇧 deep x-ray therapy

**Strahlentherapie, Pflege bei.** Die bestrahlte Hautpartie muss vor Wasser, Seife und Cremes geschützt werden. Die Patienten sollten keine einengende und synthetische Kleidung tragen, um Reiben bzw. Schwitzen zu vermeiden.
🇬🇧 x-ray therapy care

**Strahlung.** (Radiatio). Die Aussendung von Energie in Form von Strahlen und Wellen.
🇬🇧 radiation

**Strahlung, ionisierende.** Energiereiche elektromagnetische Wellen (wie Röntgen- oder Gammastrahlen) und Teilchenstrahlungen (wie Alphateilchen, Betastrahlen, Elektronen, Neutronen, Positronen und Protonen), die dafür sorgen, dass Substanzen beim Durchdringen ionisieren. Energiereiche Röntgenstrahlen dringen tief ein, die meisten Betateilchen nur wenige Millimeter und Alphateilchen sogar nur den Bruchteil eines Millimeters; alle sorgen jedoch bei ihrem Durchtritt für eine intensive → Ionisierung.
🇬🇧 ionizing radiation

**Strahlung, sichtbare.** Elektromagnetische Strahlung mit Wellenlängen zwischen infrarot und ultraviolett, die von den meisten Menschen wahrgenommen werden kann.
🇬🇧 visible radiation

**Strahlungsenergie.** Energie, die als elektromagnetische Strahlung ausgesandt wird, wie z.B. Radiowellen, Infrarot-Strahlung, sichtbares Licht, ultraviolettes Licht, Röntgen-Strahlen und Gammastrahlen.
🇬🇧 radiant energy

**Strahlungswärme.** Eine Form der Infrarot-Energie, die in elektromagnetischen Wellen von einer zentralen Quelle ausgesandt wird. Diese Wellen sind größer als sichtbares Licht. Objekte, auf die die Wellen treffen, erfahren eine Temperatursteigerung.
🇬🇧 radiant heat

**Strangulation.** Das Einschnüren eines schlauch- oder kanalförmigen Körperorgans, wie z.B. der Luftröhre, eines Darmabschnitts oder eines Blutgefäßes, wodurch die normale Funktion beeinträchtigt bzw. die Zirkulation unterbunden wird.
[*lat.:* strangulare, erwürgen, erdrosseln]
🇬🇧 strangulation

**Stratum , (pl. Strata).** Gleichförmig dicke Schicht, die meist mit einer anderen Schicht eng verbunden ist, wie z.B. das → Stratum basale der Oberhaut.
[*lat.:* sternere, hinstreuen, hinbreiten]
🇬🇧 stratum (pl. strata)

**Stratum basale.** 1. Die unterste Schicht der Oberhaut (Epidermis), die aus großen zylinderförmigen Zellen besteht. Das S. b. versorgt die oberen Schichten durch mitotische Zellteilung mit neuen Hautzellen. 2. Die unterste Schicht der Dezidua (Schleimhaut der schwangeren Gebärmutter), welche die Endigungen der Gebärmutterdrüsen enthält.
🇬🇧 stratum basale

**Stratum corneum.** Verhornte äußerste Hautschicht, die aus flachen, abgestorbenen Zellen besteht. Diese Zellen haben sich zu Keratin verwandelt und werden

kontinuierlich abgestoßen. An den Handinnenflächen und den Fußsohlen ist das S. c. sehr dick, in den übrigen Körperbereichen jedoch verhältnismäßig dünn.
🔄 stratum corneum

**Stratum granulosum.** Eine der Oberhautschichten, die außer an den Handinnenflächen und den Fußsohlen direkt unter dem → Stratum corneum liegt. Dort liegt sie direkt unter dem → Stratum lucidum.
🔄 stratum granulosum

**Stratum lucidum.** Eine der Oberhautschichten. Sie kommt nur an den Handinnenflächen und den Fußsohlen vor und liegt dort direkt unter dem → Stratum corneum.
🔄 stratum lucidum

**Stratum spinosum.** Eine der Oberhautschichten, die aus mehreren Stachelzellschichten besteht und zwischen → Stratum basale und → Stratum granulosum liegt. Sie enhält im Zellplasma kleine Fibrillen.
🔄 stratum spinosum

**Stratum spongiosum.** Eine der drei Schichten der Gebärmutterschleimhaut, die geschlängelte, erweiterte Drüsen enthält und einen kleinen Anteil drüsenartigen Gewebes.
🔄 stratum spongiosum

**Streckbehandlung.** → Knochenextension.
🔄 skeletal traction

**Streckkrämpfe.** Unwillkürliche Muskelkontraktion der Strecker. S. treten bei Schädigungen des Mittelhirns auf.
🔄 extension spasm

**Streichen, langsames.** Technik in der Physiotherapie, wobei mit langsamen Bewegungen der Hände kontinuierlicher Druck vom Hals bis in die Lendenregion entlang der Wirbelsäule ausgeübt wird. Zur Verminderung der Reibung wird ein Gleitmittel (z.B. Massageöl) auf die Haut aufgetragen. Zeige- und Mittelfinger streichen gleichzeitig auf beiden Seiten entlang der Wirbelsäule.
🔄 slow stroking

**Streptococcus pneumoniae.** Sammelbezeichnung für ca. 70 verschiedene Pneumokokken, die beim Menschen Lungenentzündung (Pneumonie) oder andere Krankheiten hervorrufen.
🔄 Streptococcus pneumoniae

**Streptococcus pyogenes.** Für den Menschen pathogene Streptokokkenart mit vielen Unterarten. S. p. verursacht eitrige Erkrankungen, wie z.B. Scharlach und eitrige Halsentzündung.
🔄 Streptococcus pyogenes

**Streptokinase.** Coenzym, das die Umwandlung von Plasminogen in Plasmin fördert; wird therapeutisch als → Fibrinolytikum genutzt, z.B. bei Lungen- oder Herzembolie. Patienten, die S. erhalten, neigen zu Blutungen und müssen z.B. schonend Zähne putzen, um Blutungen zu vermeiden.
🔄 streptokinase

**Streptokokken, beta-hämolytische, B-.** Streptokokkenart, die beim Menschen schwere Infektionen hervorrufen kann, wie z.B. Sepsis neonatalis, Endokarditis oder septische Arthritis.
🔄 streptococcus B-hemolitic, Group B

**Streptokokkenangina.** Atemnot, Erstickungsanfälle und Schmerzen infolge einer → Streptokokkeninfektion.
🔄 streptococcal angina

**Streptokokkeninfektion.** Infektion durch Bakterien der Gattung → Streptokokkus bzw. deren Toxin. Die Erkrankungen sind sehr vielfältig und beinhalten u. a. Entzündung des Unterhautbindegewebes (Zellulitis), Entzündung der Herzinnenhaut (Endokarditis), Wundrose (Erysipelas), Eiterflechte (Impetigo), Hirnhautentzündung (Meningitis), Lungenentzündung (Pneumonie), Scharlach, Mandelentzündung (Tonsillitis) und Harnwegsinfektion.
🔄 streptococcal infection

**Streptokokkus, (pl. Streptokokken).** Gattung unbeweglicher, grampositiver → Kokken, die serologisch in verschiedene Typen (A bis T), hämolytisch in verschiedene Gruppen (alpha, beta, gamma) und bei Anzüchtung auf Blutagar in verschiedene

Phagotypen (1 bis 86) eingeteilt werden. Zahlreiche Arten rufen Krankheiten beim Menschen hervor. *Streptococcus faecalis*, ein Penicillin-resistentes Enterococcus der Gruppe D, kommt physiologisch im Magen-Darm-Trakt vor, kann jedoch in den Harnwegen oder am Herzen Infektionen hervorrufen.
[griech.: streptós + kókkos, gedreht, geflochten + Kern, Beere]
◪ Bakterien
▓ Streptococcus

**Stress.** Sammelbezeichnung für psychische, physische, soziale, wirtschaftliche oder andere Faktoren, die eine Veränderung oder eine Reaktion verlangen. Eine Dehydrierung bewirkt z.B. einen Anstieg der Körpertemperatur und erfordert die Zufuhr von Flüssigkeit; auf eine Trennung von den Eltern reagieren kleine Kinder mit Weinen und verlangen die Wiedervereinigung. S. kann jedoch auch therapeutisch angewandt werden, um eine Veränderung zu fördern, z.B. als implosive Therapie bei Phobie-Patienten.
▓ stress

**Stressadaptationstheorie.** Konzept, das besagt, dass Stress die Reservekapazitäten eines Menschen reduziert und dadurch den Menschen für Krankheiten anfälliger macht.
▓ stress-adaptation theory

**Stressamenorrhö.** Ausbleiben der Menstruation infolge von physischen Veränderungen oder emotionalem Stress.
▓ stress amenorrhea

**Stressinkontinenz.** Anerkannte → NANDA- → Pflegediagnose; Zustand, bei dem ein Patient unter dem Abgang von Urinmengen unter 50 ml leidet, was bei einem erhöhten abdominellen Druck auftritt; dies kann beim Husten, Niesen, Lachen und Heben vorkommen. Zu den kennzeichnenden Merkmalen gehören der Bericht oder die Beobachtung von Harnträufeln, Harndrang und eine erhöhte Ausscheidungsfrequenz (häufiger als zweistündlich).
▓ incontinence, stress

**Stressmanagement.** Methode zur Steuerung von Stressfaktoren, die eine Reaktion bzw. eine Veränderung erfordern. Dabei müssen die persönlichen Stressfaktoren eines Menschen erkannt, die negativen eliminiert und wirksame Gegensteuerungsmechanismen entwickelt werden. Bestimmte Techniken, wie z.B. progressive Entspannungsübungen, gezielte Phantasie, Biofeedback und Atemübungen tragen zum S. bei.
▓ stress management

**Stressor.** Bezeichnung für sämtliche Faktoren, die den Menschen physisch oder psychisch belasten.
▓ stressor

**Stressreaktion.** Akute, meist unangemessene emotionale Reaktion auf einen gegenwärtigen Stressfaktor.
▓ stress reaction

**Stresssyndrom, posttraumatisches.** (posttraumatische Belastungsstörung). Psychiatrische Erkrankung, die durch eine exzessive emotionale Reaktion auf traumatische Ereignisse oder Situationen in Verbindung mit extremem Stress gekennzeichnet ist, z.B. durch Umweltkatastrophen, Flugzeugabsturz, schwere Autounfälle, Kriegseinwirkungen oder körperliche Folter. Innerhalb von 6 Monaten kann es zum andauernden Wiedererleben des Traumas, sowie zu Depressionen, Übererregbarkeit, Phobien, Albträumen und Selbstmordgefährdung kommen.
▓ posttraumatic stress disorder

**Stresstest.** Test zur Messung bestimmter Körperfunktionen, wobei der Körper kontrolliertem physischem Stress ausgesetzt ist. Dieser Stress wird meist durch körperliche Bewegung, manchmal auch durch spezielle Medikamente erzeugt. Anhand der erworbenen Daten kann der Untersuchende den Zustand des getesteten Systems beurteilen.
▓ stress test

**Stressulkus.** Magen- oder Zwölffingerdarmgeschwür, das bei vorher gesunden Menschen infolge von übermäßigem psychischem oder physischem Stress ent-

steht, z.B. bei beruflicher Überbelastung oder bei starken Verbrennungen.
[*lat.*: ulcus, Geschwür]
🇬🇧 stress ulcer

**Striae gravidarum.** → Schwangerschaftsstreifen.
🇬🇧 striae gravidarum

**Stridor.** Abnormes hohes Geräusch, das meist beim Einatmen infolge einer Verengung bzw. Blockierung der oberen Luftwege erzeugt wird. S. ist ein Symptom verschiedener Erkrankungen, wobei neoplastische oder entzündliche Prozesse eine Rolle spielen. Er tritt auf bei Kehlkopfödem, Asthma, Diphterie, Stimmritzenkrampf (Laryngospasmus) und bei Papillomen.
[*lat.*: stridor, Zischen, Schwirren, Pfeifen]
🇬🇧 stridor

**Striktur.** Vorübergehende oder permanente Verengung eines Hohlorgans oder einer Passage, z.B. durch Entzündung, äußeren Druck oder Vernarbung. Betroffen können sein, die Speiseröhre (Ösophagus), der Magenausgang (Pylorus), die Harnleiter (Ureteren) oder die Harnröhre (Urethra).
[*lat.*: stringere, zusammenziehen, -schnüren]
🇬🇧 stricture

**Stripping.** 1. Operative Entfernung krankhaft veränderter Venen im Bein. 2. Instrumentelle Entfernung eines Blutgerinnsels aus einem Blutgefäß.
[*engl.*: to strip, abziehen, abstreifen]
🇬🇧 stripping

**Stroke-Unit.** Spezialabteilung für Schlaganfallpatienten, die dort in der Früh- und Akutphase der Erkrankung von einem multiprofessionellen Team ganzheitlich betreut und gepflegt werden. Vorteil solcher Einheiten ist der routinierte, fachlich korrekte Umgang mit diesen Patienten. Die Frührehabilitation ist gerade beim Schlaganfallpatienten von besonderer Bedeutung, da sich elementare Fertig- und Fähigkeiten in hohem Maße wieder herstellen lassen. (→ Schlaganfall)
🇬🇧 stroke unit

**Strom.** 1. Fließende Bewegung. 2. Das Fließen von Elektronen in einem Leiter innerhalb eines geschlossenen Stromkreises; Elektrizität. 3. Bezeichnung für bestimmte physiologische, elektrische Aktivitäten und Eigenschaften des Blutkreislaufs.
🇬🇧 current

**Stroma.** Stützgewebe bzw. Bindegewebsgerüst eines Organs. Unterscheidet sich vom → Parenchym.
[*griech.*: stroma, Streu, Lager, Decke]
🇬🇧 stroma

**Strömungsgeräusch bei Klappeninsuffizienz.** Herzgeräusch infolge einer defekten → Herzklappe, durch die das Blut zurück durch die teilweise geschlossenen Klappentaschen fließt. Die Geräusche können in der → Diastole und während der gesamten → Systole auftreten.
🇬🇧 regurgitant murmur

**Strontium (Sr).** Chemisches Grundelement mit der Ordnungszahl 38 und einem Atomgewicht von 87,62. Der chemische Aufbau von Sr gleicht dem des Kalziums; es ist auch in geringen Mengen im Knochengewebe enthalten. In der Radiologie werden Sr-Isotope verwendet. Sr 90 ist das langlebigste und gefährlichste Element, das bei Atombombentests als radioaktiver Niederschlag ausfällt. Es kann teilweise das in der Nahrung enthaltene Kalzium ersetzen (z.B. in Kuhmilch), sich bei Aufnahme in den Körper an Zähnen und Knochen anlagern und weiterhin strahlen. Menschen, die Sr in sich tragen, können daran sterben.
🇬🇧 strontium (Sr)

**Strukturqualität.** Die → Pflegequalität beeinflussenden Rahmenbedingungen einer Pflegeeinrichtung wie z. B. Organisation, bauliche Gegebenheiten, Qualifikation der Mitarbeiter, Kommunikationswege u. a. (→ Qualitätsdimensionen) (s.a. Prozessqualität, Ergebnisqualität)
🇬🇧 structural quality

**Struma.** (Kropf). Vergrößerte Schilddrüse, die normalerweise als hervorstehende Schwellung am Hals sichtbar ist. Die S.

kann in Verbindung mit einer → Hypothyreose oder normalen Schilddrüsenfunktionen stehen. Das Gewebe kann zystisch oder fibrös sein, Knoten oder eine verstärkte Anzahl von Follikeln enthalten. (→ Basedow-Krankheit)
🌐 goiter

**Struma, colloides.** Vergrößerte, bewegliche Schilddrüse, die sich entweder oberhalb oder unterhalb der Incisura jugularis sterni befinden kann.
🌐 diving goiter

**Strychnin.** Weißes kristallines Alkaloid, das aus den Blättern der *Strychnos nix-vomica* (Brechnuss) gewonnen, aber auch synthetisch hergestellt werden kann. S. wirkt auf das Zentralnervensystem und ist bei Überdosierung extrem giftig.
🌐 strychnine

**Strychninvergiftung.** Toxische Wirkung bei Überdosierung von Strychnin. Typische Anzeichen sind Unruhe und übermäßige Seh- und Hörfähigkeit. Es treten Krämpfe auf, in deren Pausen jedoch eine vollständige Muskelerschlaffung möglich ist. Klassisches Anzeichen einer S. ist ein stark überstreckter Rücken.
🌐 strychnine poisoning

**Stufentherapie, analgetische.** WHO-Empfehlungen zur → Schmerzbehandlung, nach denen verschiedene Behandlungen nach- oder nebeneinander durchgeführt werden, die im jeweiligen Fall den individuellen Bedürfnissen des Patienten angepasst werden müssen. Es sind 3 Stufen vorgesehen: ein Nichtopioidanalgetikum oder peripher wirkendes Analgetikum (Stufe I), ein schwaches → Opioid oder zentral wirkendes Analgetikum (Stufe II) und ein starkes Opioid (Stufe III). Der erweiterte Stufenplan beginnt bereits bei der Kausaltherapie (OP, Strahlentherapie, Chemotherapie). Vor dem Dauereinsatz von Medikamenten kann der Einsatz einer Nervenblockade geprüft werden. Alternativen zur oralen oder perkutanen Medikation sind subkutane Opioid-Dauerinfusionen oder spezielle Techniken der spinalen Opioidapplikation. Je nach Situation wird diese Therapie durch andere Mittel zur Steigerung der Wirkung, Optimierung der Dosierung und der Nebenwirkungen sowie der besseren Verarbeitung des Schmerzes ergänzt. (s.a. Schmerzbehandlung)
🌐 step-controlled analgesia

**Stuhlausscheidung, Umgang mit der.** → Pflegeintervention der → NIC, die definiert wird als die Entwicklung und Erhaltung einer regelmäßigen Stuhlausscheidung.
🌐 Bowel Management

**Stuhlinkontinenz.** Anerkannte → NANDA- → Pflegediagnose; Zustand, bei dem ein Patient unter der Veränderung seiner normalen Stuhlausscheidungsgewohnheiten leidet, die durch einen unwillkürlichen Abgang von Stuhl (Fäces) gekennzeichnet sind. Die Ursachen können neuromuskulärer oder skelettmuskulatorischer Herkunft sein; es kann zu Depressionen, starken Angstzuständen, wahrnehmungsbezogenen oder kognitiven Störungen, zahlreichen Lebensveränderungen, unzureichender Entspannung, eingeschränkter körperlicher Aktivität, schlechter Ernährung, Spannungen am Arbeitsplatz, unerfüllten Erwartungen, unrealistischen Wahrnehmungen sowie einem nicht angemessenen Unterstützungssystem oder Bewältigungsstrategien kommen.
🌐 bowel incontinence; anal incontinence

**Stuhlinkontinenz, Pflege bei.** → Pflegeintervention der → NIC, die definiert wird als die Förderung der Stuhlkontinenz und Erhaltung der perianalen Hautintegrität.
🌐 Bowel Incontinence Care

**Stuhlinkontinenz, Pflege bei: Enkopresis.** → Pflegeintervention der → NIC, die definiert wird als die Förderung der Stuhlkontinenz bei Kindern.
🌐 Bowel Incontinence Care: Encopresis

**Stuhlverhaltung.** Ansammlung von verhärtetem oder eingetrocknetem Kot im Rektum oder Sigmoiddarm. Ein Symptom

der Koteinklemmung kann Durchfall sein, da nur flüssiges Material die Verstopfung passieren kann. Personen, die dehydriert sind und unter Mangelernährung leiden, längere Zeit bettlägerig sind oder sich einer Bariumuntersuchung unterziehen, haben ein erhöhtes Risiko für eine Stuhlverhaltung.
🇬🇧 fecal impaction

**24-Stunden-Urin.** (Sammelurin). Zur quantitativen Bestimmung bestimmter Stoffe im Urin (z.B. Eiweiß oder Glukose) wird die Urinausscheidung eines Patienten über 24 Stunden gesammelt und anschließend labortechnisch untersucht. Ggf. müssen Konservierungsstoffe hinzugefügt werden (im Labor erfragen!). Vor der Entnahme einer Probe aus dem gesammelten Urin muss dieser verrührt werden. Der Patient muss genau über den Ablauf des Urinsammelns informiert werden (Beginn, Dauer). Vielfach ist ein Toilettenstuhl hilfreich, der es dem Pflegepersonal ermöglicht, den Patienten zu unterstützen. (s.a. Eiweiß im Urin; Glukosurie)
🇬🇧 collected urine specimen (24 hours)

**Stupor.** Körperliche und geistige Regungslosigkeit, die bei neurologischen und psychischen Störungen auftreten kann. – *adj.* stuporös.
[*lat.:* stupere, betäubt sein]
🇬🇧 stupor

**Stupor, anergischer.** Form der →Demenz, die von Stille, Teilnahmslosigkeit und fehlendem Widerstand gekennzeichnet ist.
🇬🇧 anergic stupor

**Stupor, katatoner.** Form der →Katatonie mit verminderter Reaktion auf äußere Reize und reduziertem, spontanem Bewegungsdrang.
🇬🇧 catatonic stupor

**Stürze, Vorsichtsmaßnahmen gegen.** →Pflegeintervention der →NIC, die definiert wird als die Einleitung von speziellen Vorsichtsmaßnahmen für Risikopatienten, die für Sturzverletzungen gefährdet sind.
🇬🇧 Fall Prevention

**Sturzgeburt.** Geburt, die so schnell (innerhalb von Minuten) oder in einer Situation stattfindet, die keine Vorbereitungen mehr zulässt.
🇬🇧 precipitate delivery

**Stützstrumpf.** Kompressionsstrumpf, der eine übermäßige Blutansammlung in den unteren Extremitäten infolge krankhafter Venenklappen verhindert. Stützstrümpfe werden Patienten verschrieben, die an Krampfadern (Varizen) leiden.
🇬🇧 elastic stocking

**styloid.** Lang und spitz zulaufend, einem Stift oder Griffel ähnlich; griffelförmig. [*griech.:* stylos + eidós, Säule, Schreibgriffel + gestaltet, ähnlich]
🇬🇧 styloid

**sub-.** Vorsilbe mit der Bedeutung »unter, unterhalb oder nahebei«.
🇬🇧 sub-

**subakut.** Weniger stark, nicht akut verlaufend; wird zur Beschreibung eines Zustandes verwendet, der klinisch zunächst nicht auffällig ist, z.B. subakute Appendizitis.
🇬🇧 subacute

**Subarachnoidalblutung.** Intrakranielle Blutung in den mit Liquor gefüllten →Subarachnoidalraum. Setzt die Blutung aus dem beschädigten Gefäß plötzlich und sehr kräftig ein, so kann sie sich in das Gehirn ausbreiten. Ursachen für eine S. beinhalten schwere Kopfverletzungen (Schädel-Hirn-Traumata), die Ruptur eines →Aneurysmas oder arteriovenöse Anomalien. Erste Anzeichen für eine S. sind plötzliche und sehr starke Kopfschmerzen, die zunächst von einem Punkt ausgehen und sich später über den ganzen Kopf ausbreiten, wobei der Schmerz dumpf und hämmernd wird. Weitere Symptome sind Schwindel, Nackensteifheit, unterschiedlich große Pupillen, Erbrechen, Krämpfe, Benommenheit, Hitzewallungen und Frösteln, Regungslosigkeit

und Bewusstlosigkeit. Sehr starke Blutungen können zu anhaltender Bewusstlosigkeit, zu Koma und schließlich zum Tod führen. Während der ersten Wochen der Erholung dauern Delirium und Verwirrung meist noch an und häufig bleibt ein dauerhafter Gehirnschaden zurück.
🌐 subarachnoid hemorrhage (SaH, SAH)

**Subarachnoidalblutung, Vorsichtsmaßnahmen gegen.** → Pflegeintervention der → NIC, die definiert ist als die Reduzierung interner und externer Reize oder Stressoren vor einer Aneurysmaoperation zur Minimierung des Risikos von Nachblutungen.
🌐 Subarachnoid Hemorrhage Precautions

**Subarachnoidalraum.** Mit Liquor gefüllter Raum, der zwischen weicher Hirnhaut (Pia mater) und Spinngewebshaut (Arachnoidea) liegt.
[*lat.*: sub + *griech.*: aráchne + eidós, Spinne + gestaltet, ähnlich]
↗ Rückenmark
🌐 subarachnoid space

**subdural.** Betrifft oder gehört zu dem Bereich unter der harten Hirn- bzw. Rückenmarkshaut (Dura mater) und über der Spinngewebshaut (Arachnoidea).
🌐 subdural

**subfebril.** Leicht fieberhaft. Körpertemperatur zwischen 37,5 und 38,0°C. unter der Achsel gemessen.
[*lat.*: sub, unter; febris, Fieber]
🌐 subfebrile

**subklavikular(is).** Unter dem Schlüsselbein (Klavikula) gelegen, wie z.B. die Vena subclavia.
🌐 subclavian

**subklinisch.** Beschreibung einer Krankheit oder eines Zustands, die ohne erkennbare Symptome verläuft.
🌐 subclinical

**subkutan.** Unter die Haut. Bestimmte Medikamente (z.B. Heparin) werden s. verabreicht.
[*lat.*: sub + cutis, unter + Haut]
🌐 subcutaneous

**Subkutannaht.** Fortlaufende Naht im Unterhautgewebe, wodurch die Ränder der Oberhaut zusammengezogen werden. Eine S. wird häufig mit einem nicht resorbierbaren Faden genäht, der später durch Ziehen an einem Ende entfernt werden kann.
🌐 subcuticular suture

**subletal.** Fast tödlich; meist im Zusammenhang mit Dosierungen verwendet.
🌐 sublethal

**Sublimation.** Veränderung des Aggregatszustands von fest direkt nach gasförmig mit anschließender Wiederverfestigung.
🌐 sublimation

**Sublimierung.** 1. Unbewusster Verteidigungsmechanismus, wobei entweder von der Gesellschaft oder von sich selbst nicht akzeptierte instinktive Motivationen umgelenkt und durch gesellschaftlich anerkannte Verhaltensweisen ausgedrückt werden. 2. In der *Psychoanalyse* die unbewusste Umwandlung sexueller Energie in gesellschaftlich anerkannte, nicht sexuelle Aktivitäten, z.B. soziale, künstlerische oder wissenschaftliche Tätigkeiten.
🌐 sublimation

**sublingual.** Unter der Zunge gelegen.
[*lat.*: sub + lingua, unter + Zunge]
🌐 sublingual

**Sublingualtabletten.** Tabletten, die unter die Zunge gelegt werden und dort zergehen. Sie setzen bereits im Mund Wirkstoffe frei, die im Magen zerstört werden würden.
🌐 sublingual tablets

**Subluxation.** → unvollständige Luxation.
🌐 incomplete dislocation

**Subluxationssyndrom.** In der Chiropraktik, ein Symptomenkomplex, der auf krankhafte Zustände und Störungen der Becken- und Wirbelsäulenbeweglichkeit sowie der Beweglichkeit anderer Gelenke hinweist.
🌐 subluxation syndrome

**submukös.** Unter einer Schleimhaut gelegen.
🌐 submucous

**Substantia alba.** Der Teil des Zentralnervensystems, der in Myelinscheiden eingekleidet ist. Das → Myelin verleiht dem normalerweise grauen Nervengewebe die weiße Farbe.
[*lat.:* substantia + alba, Stoff, Material + weiß]
🇬🇧 substantia alba

**Substanz.** 1. Sammelbezeichnung für chemische oder biologische Stoffe und Zusammensetzungen. 2. Jeder Stoff, den man wegen seiner physiologischen bzw. psychologischen Wirkung selbst einnimmt bzw. missbraucht. 3. Material, aus dem Organteile oder Gewebe bestehen, z.B. → Substantia alba.
[*lat.:* substantia, Stoff, Material]
🇬🇧 substance

**Substanz, graue.** Graues Nervengewebe, das in der Rinde von Kleinhirn (Cerebellum), Großhirn (Cerebrum) und Rückenmark vorhanden ist. Die g. S. besteht im wesentlichen aus Neuronenzellkörpern und marklosen (nicht myelinhaltigen) Axonen. Die graue Farbe entsteht durch die zytoplasmatischen Elemente, die in allen Zellkörpern und Fortsätzen zu finden sind, welche nicht durch das weißliche → Myelin überzogen sind. Die Kerne der g. S. fungieren als Zentren für alle spinalen Reflexe.
🇬🇧 gray substance

**Substanz, weiße.** Gewebe des zentralen Nervensystems (ZNS) sowie eines Großteils des Gehirns, das hauptsächlich aus markhaltigen Nervenfaserbündeln besteht, die in ein Netzwerk von Neuroglia eingebettet sind. In jeder Hälfte des Rückenmarks ist die w. S. in drei Bahnen unterteilt: Vorder-, Hinter- und Seitenstrang.
🇬🇧 white substance

**Substanzabusus.** Der übermäßige Genuss bzw. die Abhängigkeit von Aufputschmitteln, Beruhigungsmitteln oder anderen chemischen Substanzen, die der eigenen körperlichen oder geistigen Gesundheit oder dem Wohl anderer schaden.
🇬🇧 substance abuse

**Substanzabusus, Behandlung eines.** → Pflegeintervention der → NIC, die definiert ist als die unterstützende Betreuung von Patienten/Familienangehörigen mit körperlichen und psychosozialen Problemen in Verbindung mit einem Alkohol- oder Drogenkonsum.
🇬🇧 Substance Use Treatment

**Substanzabusus, Vorbeugen gegen einen.** → Pflegeintervention der → NIC, die definiert ist als die Verhinderung eines Lebens als Alkoholiker oder Drogensüchtiger.
🇬🇧 Substance Use Prevention

**Substanzen, harnpflichtige.** Stoffwechselendprodukte, die nur über die Niere ausgeschieden werden können. Hierzu gehören das → Kreatinin als Endprodukt des Muskelstoffwechsels und der → Harnstoff als Endprodukt des Eiweißstoffwechsels. Bei gestörter Nierenfunktion reichern sich diese Stoffe vermehrt im Blut an.
🇬🇧 urinary substances

**Substitution.** 1. Medikamentöser Ersatz eines Stoffes, den der Körper braucht und selbst nicht mehr produzieren kann. 2. Unbewusster mentaler Abwehrmechanismus, wobei unerreichbare oder nicht akzeptierbare Ziele, Gefühle oder Objekte durch solche ersetzt werden, die realistischer und akzeptierbar sind.
🇬🇧 substitution

**Substitutionstherapie.** 1. Künstlicher Ersatz eines natürlichen Hormons oder Enzyms, das der Körper nicht mehr in ausreichender Menge selbst produzieren kann, z.B. Insulingabe bei Diabetes mellitus. 2. Psychotherapeutische Technik, bei der abnorme Verhaltensweisen durch positive und konstruktive Aktivitäten ersetzt werden.
🇬🇧 substitutive / replacement therapy

**Substitutionstransfusion.** Entfernen der gesamten oder nahezu gesamten Menge krankhaften Blutes eines Patienten und deren gleichzeitiger Ersatz mit dem gleichen Volumen an gesundem Blut.
🇬🇧 replacement transfusion

**Substrat.** Substanz, die in einer chemischen Reaktion durch ein Enzym verändert wird.
▓ substrate

**subungual.** Unter einem Finger- oder Fußnagel.
[*lat.:* sub + unguis, unter + Nagel]
▓ subungual

**Sucht.** Zwanghafte, unkontrollierbare → Abhängigkeit von einer Substanz, einer Gewohnheit oder bestimmten Tätigkeiten mit der Folge, dass eine Beendigung der Abhängigkeit schwere emotionale, mentale oder physiologische Reaktionen hervorruft.
▓ addiction

**Süchtiger.** (Suchtkranker). Eine Person, die physiologisch oder psychologisch von einer chemischen Substanz abhängig ist, wie z.B. Alkohol oder andere Drogen, und deren normales Sozial- und Berufsleben sowie andere Lebensbereiche aufgrund der → Sucht beeinträchtigt wird.
▓ addict

**Sucus (pl. Suci).** 1. In der *Pharmakologie* ein Pflanzensaft bzw. ein flüssiger Extrakt aus Pflanzenstoffen. 2. In der *Physiologie* eine von einem Organ produzierte und ausgeschiedene Flüssigkeit, wie z.B. Sucus prostaticus, die von der Prostata sezernierte Flüssigkeit.
[*lat.:* sucus, Saft]
▓ succus

**Sudden infant death syndrome (SIDS).** (plötzlicher Kindstod). Der unerwartete und plötzliche Tod eines scheinbar gesunden Säuglings, der meist während des Schlafes eintritt. Bei einer Autopsie sind weder äußerlich noch innerlich Zeichen einer Krankheit zu erkennen. Verschiedene Ursachen werden diskutiert, darunter ein Mangel an Biotin in der Ernährung, Ersticken, Verletzungen der Schleimhäute in den Luftwegen und dadurch eine geschwächte Immunabwehr, prolongierte Apnö, ein unbekanntes Virus, anatomische Veränderungen des Rachens sowie veränderte Immunglobuline. Der plötzliche Kindstod tritt häufig bei Kindern auf, die kurz zuvor an einer leichten Infektion der oberen Atemwege litten. Das Syndrom ist weder ansteckend noch erblich, obgleich ein erhöhter Risikofaktor in einer betroffenen Familie bezeugt wird. Dies weist auf mehrere zusammenwirkende Faktoren hin.
▓ sudden infant death syndrome (SIDS)

**Suggestion.** Das Übertragen von eigenen Ideen, Gedanken, Vorstellungen oder Haltungen auf andere durch Worte oder Handlungen, wodurch deren Verhalten oder Gedankengut beeinflusst werden soll. (s.a. Autosuggestion)
[*lat.:* suggere, unter der Hand beibringen, eingeben]
▓ suggestion

**Suizid.** (Selbstmord). Selbstmord; Freitod. Die willentliche - häufig vorher angekündigte - Vernichtung des eigenen Lebens durch Vergiften, Erhängen, Ertränken, Erschießen, Stürzen von hohen Gebäuden, Öffnen der Pulsadern etc. Suizidgefährdet sind Personen, die unter Psychosen - vor allem Depressionen - leiden, sowie Menschen, die sich in einer scheinbar ausweglosen Situation befinden. – *adj.* suizidal.
▓ suicide

**Suizidalität.** Neigung zum Selbstmord. Als Risikofaktoren gelten Depressionen, Alkohol- und Drogenabusus, Persönlichkeitsstörungen, Schizophrenie und schwere körperliche Erkrankungen. Darüber hinaus sind Arbeitslosigkeit und psychische Krankheiten vor allem mit zunehmendem Alter ein entscheidender Faktor, da ältere Menschen nicht mehr in die Arbeitswelt eingegliedert werden können. In der Klinik hat sich zur Abschätzung der S. der Fragenkatalog nach Pöldinger bewährt.
▓ suicide, risk of

**Suizidprävention.** → Pflegeintervention der → NIC, die definiert ist als die Reduzierung des Risikos für selbstzugefügte Verletzungen bei Patienten in einer Krise oder mit schweren Depressionen.
▓ Suicide Prevention

**Sulcus (pl. Sulci).** Flache Rille, Einkerbung oder Furche auf der Oberfläche eines Or-

gans, wie z.B. die Sulci cerebri, die Furchen zwischen den Hirnwindungen.
[*lat.*: sulcus, kleiner Graben, Furche]
sulcus

**Sulfat.** Salz der Schwefelsäure. Natürliche Zusammensetzungen wie Natriumsulfat, Kalziumsulfat und Kaliumsulfat sind zahlreich im menschlichen Körper vertreten.
sulfate

**Sulfatidlipidose.** → metachromatische Leukodystrophie.
sulfatide lipidosis

**Sulfhämoglobin.** Besondere Form des Hämoglobins. S. enthält ein Schwefelmolekül, das nicht abgespalten werden kann und dadurch die normale Sauerstoffbindung an das Hämoglobin verhindert.
sulfhemoglobin

**Sulfonamide (pl.).** Große Gruppe synthetisch hergestellter, bakteriostatischer Medikamente, die bei Infektionen mit gramnegativen und gram-positiven Mikroorganismen eingesetzt werden. S. töten Bakterien nicht ab, sondern hemmen durch ein Enzym deren Wachstum. Viele Bakterien können relativ schnell resistent werden gegen S., weshalb man sie i.d.R. in Kombination mit dem Wirkstoff Trimethoprim gibt. Dadurch ist die Resistenzentwicklung stark vermindert. Man unterscheidet Kurzzeit-S. (Halbwertszeit ca. 8 Stunden) und Langzeit-S. (HWZ bis zu einer Woche), je nachdem, wie schnell sie vom Körper resorbiert und wieder ausgeschieden werden. Hauptindikationen für S. sind Harnwegsinfekte, Darminfektionen und rheumatisches Fieber. Als Nebenwirkungen können auftreten Nierenschäden, Appetitlosigkeit, Übelkeit, Brechreiz, Lichtempfindlichkeit, allergische Reaktionen und Wechselwirkungen mit anderen Medikamenten. S. sind kontraindiziert in der Schwangerschaft und Stillzeit sowie bei Früh- und Neugeborenen. Das Pflegepersonal sollte darauf achten, dass Patienten ausreichend Flüssigkeit zu sich nehmen und starke Sonnenbestrahlung meiden. Blutdruck und Blutzucker müssen regelmäßig kontrolliert werden.
sulfonamides

**Sulfonylharnstoff.** Orales → Antidiabetikum, das die Bauchspeicheldrüse (Pankreas) zur Insulinproduktion anregt. Bei Überempfindlichkeit gegenüber Sulfonamiden ist S. kontraindiziert; ebensowenig vertragen sich Alkohol und S. Aspirin und andere Salizylsäuren können den hypoglykämischen Effekt von S. verstärken.
sulfonylurea

**Sulfur.** → Schwefel.
sulfur

**super-.** Vorsilbe mit der Bedeutung »oben«, »oberhalb«, »über ..... hinaus«. (s.a. hyper-)
[*lat.*: super, oben, über, darüber]
super-

**Superantigene.** Familie verwandter Substanzen, darunter auch → Exotoxine von Staphylokokken und Streptokokken, welche die Aktivierung von T-Helferzellen rapide steigern können. S. rufen eine unkontrollierte Ausschüttung von T-Lymphozyten hervor. Als Folge tritt entweder eine akute und möglicherweise lebensbedrohliche Erkrankung, wie z.B. das toxische Schocksyndrom oder ein chronischer Entzündungsprozess wie das rheumatische Fieber auf.
superantigens

**Superinfektion.** Erneute Infektion mit demselben Erreger, die während der Behandlung der ursprünglichen Infektion auftritt. (s.a. Sekundärinfektion)
[*lat.*: super + inficere, über + anstecken]
superinfection

**superior.** Höher gelegen, weiter oben in Bezug auf den Referenzpunkt. Wird häufig in der Anatomie verwendet, z.B. in der Fügung »Arteria thoracica superior«, obere Brustkorbschlagader. (s.a. inferior)
[*lat.*: superior, oberer]
superior

**Superoxide.** → Peroxide.
superoxides

**Supervision.** Beratungsmethode zur Sicherung und Verbesserung der Qualität beruflicher Arbeit, die sich auf psychische, soziale und institutionelle Faktoren

bezieht. Bei der S. bemüht sich ein/e Supervisor/-in um die Lösung von Problemen und Konflikten im beruflichen Alltag.
🇬🇧 supervision

**Superweichmatratze.** Lagerungsmittel aus »superweichem« Material zur Vorbeugung eines → Dekubitus (Dekubitusprophylaxe vor allem bei Langzeitpatienten). Die Wirksamkeit ist nur gewährleistet, wenn der Auflagedruck niedriger als der Kapillardruck und somit die Blutversorgung der gefährdeten Stellen gesichert ist. → Pflege bei Dekubitus.

**Supination.** Bestimmte Drehbewegung (Auswärtsdrehung), die in einigen Gelenken möglich ist, z.B. im Ellbogen- und im Handgelenk. Dabei zeigt die Handfläche nach oben. (s.a. Pronation)
[*lat.:* supinare, rückwärts beugen, rückwärts legen]
◪ Rotation
🇬🇧 supination

**supinieren.** Eine Extremität nach außen (weg vom Körper) drehen.
🇬🇧 supine

**Suppositorium.** Medikament in Form von Zäpfchen oder Kegeln, das in den Enddarm oder die Scheide eingeführt wird. Die Trägersubstanz, in der der Wirkstoff eingebettet ist, besteht meist aus Hartfett oder Glycerin-Gelatine, Substanzen, die bei Körperwärme leicht schmelzen.
🇬🇧 suppository

**Suppression.** 1. Unterdrückung, Hemmung eines Vorgangs, z.B. einer Blutung durch geeignete Maßnahmen. 2. In der *Psychoanalyse* das bewusste Unterdrücken bzw. der Wille zur Verdrängung inakzeptabler oder schmerzhafter Gedanken, Wünsche, Impulse, Gefühle oder Taten.
[*lat.:* supprimere, herunterdrücken, zurückhalten, hemmen]
🇬🇧 suppression

**Suppurans (pl. Suppuranzien).** Mittel, das die Eiterbildung fördert, z.B. Ichthyol.
🇬🇧 suppurant

**Suppuration.** Einschmelzung von entzündlichen Herden; Eiterbildung. – *adj.* suppurativ.
[*lat.:* suppurare, schwären, eitern]
🇬🇧 suppuration

**supra-.** Vorsilbe mit der Bedeutung »über, oberhalb«, z.B. »supraklavikulär«, oberhalb des Schlüsselbeins.
[*lat.:* supra, oben, oberhalb]
🇬🇧 supra-

**Surfactant-Faktor.** Bestimmtes Lipoprotein, das die Oberflächenspannung der Grenzflächen der Lungenalveolen vermindert und dadurch zur Elastizität des Lungengewebes beiträgt und den Gasaustausch in den Lungenalveolen ermöglicht. S. verhindert die Entstehung von → Atelektasen. (s.a. Surfactant-Mangel)
[*engl.:* Kurzbildung aus surface-active agent, oberflächenaktiver Stoff]
🇬🇧 surfactant

**Surfactant-Mangel.** Hauptsächlich Frühgeborene leiden aufgrund der Lungenunreife unter S.-M., wodurch es zu sogenannten Atelektasen, dem Kollaps der Lungenalveolen kommt. Die Beatmung der Neugeborenen ist schwierig, da nach jeder Ausatmung die Lungenbläschen wieder zusammenfallen bzw. einige bereits so fest zusammenkleben, dass sie nicht belüftet werden können. Bei mechanischer Beatmung besteht die Gefahr der Überdehnung der Lungenalveolen mit nachfolgender Bildung von → hyalinen Membranen, erhöhtem Lungenwiderstand, Blutungen, Rechts-Links-Shunt, verminderter Herzleistung und schwerer Hypoxie. (s.a. Atemnotsyndrom)
🇬🇧 surfactant, lack of

**Suspension.** 1. Flüssigkeit, in der kleine feste Stoffe verteilt, jedoch nicht aufgelöst sind. Die gleichmäßige Verteilung wird duch Rühren oder Schütteln aufrecht erhalten. 2. Behandlung zur Wirbelsäulenentlastung, die hauptsächlich bei Rückenverletzungen angewandt wird. Dabei wird der Patient an Kinn und Schultern aufge-

hängt. 3. Das Aufhängen, Hochhängen oder Hochlagern von Gliedmaßen.
[*lat.*: suspendere, aufhängen]
suspension

**Suspensorium.** Tragebeutel; findet z. B. Anwendung in der Behandlung und Pflege bei Hodenerkrankungen als Tragevorrichtung des Hodensackes.
suspensory

**Sutur.** Knochennaht; starre Verbindung zwischen Schädelknochen in Form einer dünnen Schicht aus faserigem Bindegewebe.
[*lat.*: suere, nähen, zusammennähen]
sutura (pl. suturae)

**Sutura.** → Schädelnaht.
true suture

**Sv.** Abkürzung für → Sievert.
Sv

**SvO2.** Symbol für die prozentuale Sauerstoffsättigung von gemischtem venösem Blut.
SvO2

**Swan-Ganz-Katheter.** (Pulmonaliskatheter). Langer, dünner → Katheter mit einem kleinen Ballon an der Spitze. Der K. wird bis zum rechten Vorhof geschoben und an der Spitze mit Luft gefüllt. Dann wird er in eine Lungenarterie eingeschwemmt. Man verwendet den K. zur Messung des Lungenarteriendruckes, des zentralen Venendruckes, des Herzminutenvolumens und zur Messung der zentralen Körpertemperatur.
[H. Swan, amerik. Arzt, geb. 1922; W. Ganz, amerik. Kardiologe, geb. 1919]
Swan-Ganz catheter

**Sykose.** Entzündung der Haarfollikel meist nach erfolgter Rasur.
sycosis barbae

**Symbiose.** 1. In der *Biologie* das enge Zusammenleben von zwei verschiedenen Organismen zum gegenseitigen Nutzen. 2. In der *Psychiatrie* ein Zustand, bei dem zwei geistig gestörte Patienten emotional voneinander abhängen. 3. Die Unfähigkeit eines Kindes, sich von seiner Mutter geistig und manchmal auch körperlich zu trennen. – *adj.* symbiotisch.
[*griech.*: symbíosis, Zusammenleben]
symbiosis

**Symbol, für radioaktive Strahlung.** Internationales Symbol zur Kennzeichnung von Strahlungsquellen, Bereichen mit möglicher Strahlenbelastung oder Containern, die radioaktives Material enthalten. Es besteht aus einem sich scheinbar drehenden violetten dreiflügligen Propeller auf gelbem Hintergrund.
radiation symbol

**Sympathektomie.** Operatives Entfernen von einzelnen Strängen des Nervus → sympathicus, z.B. zur Ausschaltung chronischer Schmerzen oder zur Förderung der Gefäßerweiterung (Vasodilatation) bei Gefäßerkrankungen, wie z.B. Arteriosklerose. Arterien sind von einer Scheide umhüllt, die sympathische Nervenfasern enthält. Diese Nervenfasern steuern die Konstriktion der Gefäße. Entfernt man die Hülle, entspannt sich die Arterie und es kann wieder mehr Blut durch das Gefäß fließen.
sympathectomy

**Sympathikus.** Nervenstrang, der zum autonomen (vegetativen) Nervensystem gehört. Der S. ist für nach außen gerichtete Aktivitäten des Körpers zuständig, z.B. Flucht, Aggression etc. Der Gegenspieler des S. ist der Parasympathikus, der für die inneren Aktivitäten wie Verdauung und Entspannung zuständig ist. Nur ein gutes Zusammenspiel der beiden Nervenstränge gewährleistet die optimale Anpassung des Körpers an die jeweiligen Bedürfnisse. (s.a. Parasympathikus)
sympathetic nerve

**Sympatholytika.** (Adrenolytika; Sympathikolytika; Adrenorezeptoragonisten). Substanzen, die adrenerge Rezeptoren blockieren und damit die Erregungsübertragung von den sympathischen Nervenendigungen auf die sympathische Effektorzellen verhindern. Damit hemmen Sie die Wirkung von → Adrenalin und → Noradrenalin.
sympatholytics

**Sympathomimetikum.** Bezeichnung für einen pharmakologischen Wirkstoff, der die Stimulation von Organen bzw. Strukturen durch den Sympathikus nachahmt und dadurch im Organismus dieselben Wirkungen und Erscheinungen wie dieser hervorruft. Eine solche Wirkung ist z.B. die Freisetzung von → Adrenalin und → Noradrenalin.
🇬🇧 sympathomimetic

**Symphyse.** Feste, faserig-knorpelige Verbindung zweier Knochenflächen. Übliche Kurzbezeichnung für »Symphysis pubica« (Schambeinfuge), die feste, bindegewebige Verbindung der vorderen Schambeinäste.
[griech.: symphysis, das Zusammenwachsen]
🇬🇧 symphysis (pl. symphyses)

**Symphysenlockerung.** Verletzung der Schambeinfuge (Symphyse) bzw. des Beckenrings z.B. durch traumatische Ereignisse (Unfall, vaginal-operative Entbindung) oder durch funktionelle Störungen (Östrogen). Die Verletzung verursacht Schmerzen in der Symphysengegend, die sich bei Bewegung verstärken und in den Oberschenkel bzw. das Kreuzbein ausstrahlen können.
2–3 Wochen körperliche Schonung bzw. Bettruhe; keine Belastung; Schmerzmittelgabe; Hüftgürtel; Hinzuziehen einer Hilfsperson bei pflegerischen Tätigkeiten (Umlagerung) und Überwachung der Blasen- und Darmfunktion. (s.a. Symphysenruptur)
🇬🇧 extensive widening of the symphysis

**Symphysenruptur.** Zerreißen der Schambeinfuge, z.B. bei Beckenringbruch oder während der Geburt, was zu einer Instabilität des Beckens führt. Die S. lässt sich nur durch eine Röntgenuntersuchung diagnostizieren. Bei einer solchen Ruptur stehen die beiden normalerweise bindegewebig miteinander verbundenen Schambeine weit auseinander und sind manchmal auch in der Höhe verschoben.
2–3 Wochen körperliche Schonung bzw. Bettruhe; keine Belastung; Schmerzmittelgabe; Hüftgürtel; Hinzuziehen einer Hilfsperson bei pflegerischen Tätigkeiten (Umlagerung) und Überwachung der Blasen- und Darmfunktion. (s.a. Symphysenlockerung)
🇬🇧 rupture of symphysis

**Symphysis pubica.** (Scham(bein)fuge). Faserknorpelige Platte, die beide Hüftbeine miteinander verbindet.
🇬🇧 pubic symphysis

**Symptom.** Typisches Anzeichen einer Krankheit oder typische Veränderung, die entweder durch den Patienten selbst wahrgenommen (subjektives S.) oder vom Untersuchenden festgestellt wird (objektives S.). Man unterscheidet weiterhin zwischen *primären S.*, die direkt mit der Krankheit in Zusammenhang stehen und *sekundären S.*, die als Folge der Erkrankung auftreten. – adj. symptomatisch.
[griech.: symptoma, vorübergehende Eigentümlichkeit, Zufall]
🇬🇧 symptom

**Symptom, objektives.** Symptom, das von objektiven Anzeichen begleitet wird, die die physischen Beschwerden eines Patienten zu bestätigen scheinen und es dem untersuchenden Arzt, einem Pflegenden oder anderen Personen ermöglichen, die Ursache für die Beschwerden zu finden.
🇬🇧 objective symptom

**symptomatisch.** 1. Die Symptome betreffend. 2. Typisch für eine bestimmte Krankheit. 3. Nur auf die Symptome, nicht auf die Krankheitsursache wirkend (z.B. eine Therapie).
🇬🇧 symptomatic

**Symptomatologie.** (Semiologie). Wissenschaft und Lehre allgemeiner oder für eine bestimmte Krankheit typischer Krankheitszeichen.
🇬🇧 symptomatology

**Symptome, subjektive.** Krankheitszeichen, die nur vom Patienten selbst beobachtet, und nicht von anderen Personen, also objektiv bestätigt werden können.
[griech.: symptoma, Zufall, vorübergehende Eigenschaft]
🇬🇧 subjective symptoms

**syn-.** Vorsilbe mit der Bedeutung »mit, zusammen; gemeinsam; gleichzeitig; gleichartig«.
[*griech.:* syn, zugleich, zusammen, zusammen mit]
🔲 syn-

**Synapse.** Kontaktstelle zwischen zwei Nervenzellen oder einer Nervenzelle und einer Muskel- bzw. Drüsenzelle, über die Nervenimpulse mit Hilfe von Neurotransmittern, wie z.B. Acetylcholin oder Noradrenalin, übertragen werden. S. sind polarisiert, d. h. Nervenimpulse breiten sich normalerweise nur in eine Richtung aus. Darüber hinaus können sie ermüden, unter Sauerstoffmangel leiden und sie werden durch Anästhetika und andere chemische Substanzen beeinflusst. – *adj.* synaptisch.
[*griech.:* synapsis, Verbindung]
🔲 synapse

**Synapsis.** → Chromosomenkonjugation.
🔲 synapsis

**synaptischer Spalt.** Mikroskopisch kleiner Extrazellulärraum an der → Synapse, der die Membran eines präsynaptischen Endkopfes von der Membran einer postsynaptischen Zelle trennt.
🔲 synaptic cleft

**Synchondrosis xiphosternalis.** Knorpelgelenk zwischen dem Schwertfortsatz und dem Brustbeinkörper.
🔲 xiphisternal articulation

**Syndaktylie.** Angeborene Verwachsung von mehreren Fingern oder Zehen.
[*griech.:* syn + dáktylos, Finger, Zehe]
🔲 syndactyly

**Syndets.** S. sind künstlich hergestellte, sehr waschaktive Substanzen, die vorwiegend in flüssiger Form angeboten werden. Um ihre z.T. stark entfettende Wirkung auszugleichen, enthalten sie meist rückfettende Bestandteile. Bei trockener Haut werden sie zwar den Seifen vorgezogen, sollten aber so selten und sparsam wie möglich verwendet werden. Die meisten Haarwaschmittel enthalten als waschaktive Substanz S.
[Zusammensetzung aus synthetisch (gr., künstlich hergestellt) und Detergens (lat. Reinigungsmittel)]
🔲 syndets

**Syndrom.** Verschiedene Symptome, die gemeinsam bei einem bestimmten Krankheitsbild auftreten und dieses kennzeichnen.
[*griech.:* syndromos, zusammenlaufend]
🔲 syndrome

**Syndrom, extrapyramidales.** Sammelbezeichnung für Erkrankungen der Pyramidenbahn. Als Krankheitssymptome treten unwillkürliche Muskelbewegungen, Veränderungen des Muskeltonus und Haltungsschäden auf. Zu den extrapyramidalen Krankheiten zählen z.B. dystonisches Syndrom, Chorea, Athetose und Parkinson-Krankheit.
🔲 extrapyramidal disease

**Syndrom, hepatorenales.** Form der Niereninsuffizienz, die durch einen allmählichen Funktionsverlust ohne Anzeichen einer Gewebeverletzung gekennzeichnet ist.
🔲 hepatorenal syndrome

**Syndrom, paraneoplastisches.** (Paraneoplasie). Indirekte Auswirkungen eines Tumors, die von ihm entfernt stattfinden, jedoch nicht im Zusammenhang mit Metastasen stehen; dies können Folgen der Produktion von aktiven Proteinen, Polypeptiden oder inaktiven Hormonen durch den Tumor sein.
🔲 paraneoplastic syndrome

**Syndrom, prämenstruelles (PMS).** Syndrom nervöser Spannung, Reizbarkeit, Gewichtszunahme, Ödeme, Kopfschmerzen, Schmerzen in der Brust (Mastalgie), Stimmungsschwankungen (Dysphorie) und mangelhafte Koordination in den letzten Tagen des menstruellen Zyklus vor dem eigentlichen Beginn der → Menstruation.
🔲 premenstrual syndrome (PMS)

**Syndrom der übermäßigen ADH-Sekretion (SIADH).** (Schwartz-Bartter-Syndrom). Autosomal erbliche Krankheit, gekennzeichnet

durch eine übermäßige Ausschüttung antidiuretischer Hormone, durch die der Flüssigkeitshaushalt im Körper aus dem Gleichgewicht gerät. Der Körper verliert Kalium, wodurch es zu schmerzhafter Muskelschwäche kommt. Weitere Symptome sind zeitweilige Ödeme, Gewichtszunahme trotz Appetitlosigkeit, Übelkeit und Erbrechen, Reizbarkeit und Kreislaufstörungen bei normalem bis erniedrigtem Blutdruck.
🇬🇧 syndrome of inappropriate antidiuretic hormone secretion (SIADH)

**Synergie.** 1. Die koordinierte Zusammenarbeit mehrerer Muskelgruppen um eine bestimmte Bewegung zu erzielen. 2. Das Zusammenwirken verschiedener Bereiche des vegetativen Nervensystems, wie z.B. die sympathische und parasympathische Innervation der sezernierenden Zellen der Speicheldrüsen. 3. Das Zusammenspiel verschiedener Medikamente um eine bestimmte Wirkung zu erzielen. – *adj.* synergistisch.
🇬🇧 synergy

**Synergist.** Wird meist im Plural verwendet. 1. Organe (meist Muskeln), die gleichsinnig zusammenwirken. 2. Arzneimittel oder Substanzen, die zusammenwirken und sich gegenseitig verstärken.
🇬🇧 synergist

**synergistisch.** Zusammenwirkend; wird meist verwendet im Zusammenhang von Muskeln, Drüsen oder Arzneimitteln.
🇬🇧 synergistic

**Synkinese.** Die unwillkürliche Mitbewegung von Muskeln oder Muskelgruppen, die für die gewollte Bewegung nicht unbedingt erforderlich ist. Bei der imitativen S. kann bei Bewegungen gesunder Muskeln die Mitbewegung gelähmter Muskeln beobachtet werden.
🇬🇧 synkinesis

**Synkope.** Kurzzeitige Ohnmacht infolge einer vorübergehenden Sauerstoffunterversorgung und Durchblutungsstörung des Gehirns. Meist geht der Ohnmacht ein Gefühl der Leere im Kopf voran und eine S. kann verhindert werden, indem man sich hinlegt oder setzt und den Kopf zwischen die Knie nimmt.
[*griech.:* synkoptein, zusammenschlagen]
🇬🇧 syncope

**Synkope, kardiale.** Vorübergehender Bewusstseinsverlust aufgrund einer unzureichenden zerebralen Durchblutung, was durch eine plötzliche Insuffizienz des Herzminutenvolumens verursacht sein kann.
[*griech.:* kardia, Herz, syncope, ohnmächtig werden.]
🇬🇧 cardiac syncope

**Synovia.** Gelenkschmiere; Transparente, dem Eiweiß ähnliche zähfließende Flüssigkeit, die in Gelenke, Schleimbeutel und Sehnenscheiden abgesondert wird und als Schmiermittel dient. Sie enthält Muzin, Albumin, Fett und Mineralsalze.
[*griech.:* syn + *lat.:* ovum, Ei]
🇬🇧 synovia

**Synovialgelenk.** Frei bewegliches Gelenk, in dem die aneinander grenzenden Knochenflächen durch hyaline Knorpel überzogen und von einer mit einer Synovialmembran ausgekleideten Gelenkkapsel aus Bindegewebe umschlossen sind.
🇬🇧 synovial joint

**synovialis.** Betrifft oder gehört zur Gelenkschmiere (→ Synovia).
🇬🇧 synovial

**Synovialmembran.** Dünne Gewebeschicht, die eine Gelenkkapsel um ein frei bewegliches Gelenk auskleidet. Die S. ist locker mit der äußeren fibrösen Kapsel verbunden. Sie sezerniert eine dicke weiße Flüssigkeit in das Gelenk, die als Gelenkschmiere (Synovia) dient. Bei Gelenksverletzungen kann es zu einer schmerzhaften Anhäufung von Gelenkschmiere kommen.
🇬🇧 synovial membrane

**Synovitis.** Entzündung der Synovialmembran eines Gelenks infolge einer aseptischen Wunde oder einer traumatischen Verletzung, wie z.B. einer starken Zerrung oder Verstauchung. Am häufigsten ist das Knie betroffen. Um die Gelenkkapsel sammelt sich Flüssigkeit, das Gelenk schwillt

an, spannt und schmerzt; die Bewegung ist eingeschränkt.
🌐 synovitis

**Synovitis, chronische.** Chronische Entzündung einer Gelenkhaut.
[*griech.*: chronos, Zeit, syn, zusammen; *lat.*: ovum, Ei; *griech.*: itis, Entzündung.]
🌐 chronic synovitis

**Synthese.** 1. Bildung einer komplizierten chemischen Verbindung aus einfacheren Stoffen. 2. Ebene des kognitiven Lernens, auf der der Lernende Elemente einer früheren Lernstufe zu einem neuen Ganzen miteinander vereint.
[*griech.*: syntesis, das Zusammenlegen, die Zusammensetzung]
🌐 synthesis

**synthetisieren.** Durch Zusammensetzung neue Gebilde formen, z.B. die Bildung von Proteinen aus einfachen Aminosäureketten.
🌐 synthesize

**Synzytium (pl. Synzytia).** Zellverband ohne Zellgrenzen, der durch Teilung oder Verschmelzung entstanden ist. Das S. enthält mehrere Zellkerne, aber ein gemeinsames Protoplasma. – *adj.* synzytial.
🌐 syncytium

**Syphilis.** (Lues). Geschlechtskrankheit, die durch die Spirochäte → *Treponema pallidum* hervorgerufen und meist durch Geschlechtsverkehr oder auch intrauterin übertragen wird. Die Krankheit verläuft in drei Stadien und kann jedes Organ befallen. Im ersten Stadium tritt ca. 10 bis 90 Tage nach der Infektion ein kleines rotes Knötchen auf der Haut oder Schleimhaut auf, das sich bald in ein schmerzloses, blutloses Geschwür (den sog. Schanker) verwandelt. In diesem Geschwür sind zahlreiche Spirochäten angesiedelt. Nach ca. 10 bis 40 Tagen heilt das Geschwür spontan ab, wodurch oft fälschlich angenommen wird, dass es sich um ein harmloses Symptom handelte. Das zweite Stadium setzt nach ungefähr 2 Monaten ein, wenn sich die Spirochäten deutlich vermehrt und im ganzen Körper verteilt haben. Gekennzeichnet ist dieses Stadium von Unwohlsein, Appetitlosigkeit, Übelkeit, Fieber, Kopfschmerzen, Haarausfall, Knochen- und Gelenkschmerzen, nicht juckendem Hautausschlag und weißen Wundstellen in Mund und Rachen. Der Patient ist in diesem Stadium hoch infektiös und kann durch Küssen andere Personen anstecken. Das dritte Stadium ist durch Syphilome (Gummigeschwulste) gekennzeichnet, die bei Abheilung Narben hinterlassen. Syphilome können sich überall im Körper bilden, in den Augen, auf Leber, Lunge, Magen oder den Fortpflanzungsorganen. Auch das dritte Stadium kann schmerzfrei verlaufen oder aber mit tief bohrendem Schmerz einhergehen. Sämtliche Körperstrukturen können geschädigt werden und die Krankheit kann somit zu geistigem und körperlichem Verfall und schließlich zum Tod führen. Die angeborene S. (S. connata oder congenita) wird über die Mutter erworben. Spirochäten sind plazentagängig und können den Fötus bereits in der Gebärmutter infizieren. Die Kinder können bereits mit Missbildungen oder blind zur Welt kommen. Einige Säuglinge zeigen zunächst keine Symptome, doch nach mehreren Wochen entwickelt sich ein chronischer Schnupfen, gelegentlich mit blutig-eitrigem Ausfluss sowie Hautschädigungen, besonders an Handinnenflächen, Fußsohlen und im Genitalbereich. Meist sind die Kinder seh- und hörgeschädigt, leiden unter Zwergwuchs und schlechter Gesundheit. – *adj.* syphilitisch.
[Nach einem lat. Gedicht, in dem ein Hirte (Syphilus) daran erkrankte.]
🌐 syphilis

**Syphilis, angeborene.** In utero erworbene Form der Syphilis. Symptome sind Knochenentzündung, Hautausschläge, Virusschnupfen und Auszehrung in den ersten Lebensmonaten. Später auftretende Infektionssymptome sind interstitielle Keratitis, Taubheit und Einkerbungen in den Schneidezähnen. Manche infizierten Babys scheinen bei Geburt keine Symptome aufzuweisen; die typischen Krankheitsan-

zeichen entwickeln sich in solchen Fällen erst im Jugendalter.
[*lat.*: congenitus, angeboren; *griech.*: syn, zusammen; philein, lieben.]
🌐 congenital syphilis

**Syphilis, endemische.** Chronische Infektionskrankheit, die häufig im Kindesalter, ohne vorhergehenden Geschlechtskontakt auftritt.
🌐 endemic syphilis

**Syringomyelie.** Chronisch fortschreitende Erkrankung des Rückenmarks, gekennzeichnet durch längliche, mit Flüssigkeit gefüllte Aushöhlungen im grauen Mark, die von Gliawucherungen oder von neugebildetem Nervengewebe umgeben werden. Die Symptome zeigen sich im frühen Erwachsenenalter meist in Hals- und Brustbereich mit schlaffen Lähmungen und Muskelschwund in den oberen Gelenken.
[*griech.*: syrinx + myelós, Rohr, Röhre + Mark]
🌐 syringomyelia

**System.** Aus Einzelteilen zusammengefügtes Ganzes. Physiologische S., wie z.B. das kardiovaskuläre S. oder das Reproduktions-S. bestehen aus speziellen Strukturen und Organen, die an lebenswichtigen Funktionen im Körper beteiligt sind und diese aufrecht erhalten. – *adj.* systematisch.
[*griech.*: systema, ein aus mehreren Teilen zusammengesetztes Ganzes]
🌐 system

**System, blutbildendes.** Körperorgane und -gewebe, die bei der Bildung und Funktion der Blutbestandteile beteiligt sind, z.B. Knochenmark und Milz. (→ Hämatopoese)
🌐 hematopoietic system

**System, limbisches.** Gruppe von Strukturen des ZNS innerhalb des Riechhirns (Rhinenzephalon), die in Verbindung mit verschiedenen Emotionen und Gefühlen wie Wut, Angst, sexueller Lust, Freude und Traurigkeit stehen. Diese Strukturen sind mit anderen Teilen des Gehirns verbunden.
🌐 limbic system

**System, lymphatisches.** Ausgedehntes komplexes Netzwerk aus Kapillaren, feinen Gefäßen, Klappen, Gängen, Knoten und Organen, die dafür sorgen, dass der innere Flüssigkeitshaushalt des gesamten Körpers geschützt und erhalten wird, indem → Lymphe produziert, gefiltert und transportiert und verschiedene Blutzellen gebildet werden. Das lymphatische Netzwerk transportiert auch Fette, Proteine und andere Substanzen zum Blutsystem und speichert 60% der Flüssigkeit, die beim normalen Stoffwechsel aus den Blutkapillaren in die interstitiellen Räume herausgefiltert wird. Kleine, halbmondförmige Klappen helfen im gesamten l. S., den Fluß der Lymphe zu kontrollieren und an der Verbindung mit dem venösen System zu verhindern, dass venöses Blut in die Lymphgefäße fließt. Die Lymphe, die im Körper gesammelt wird, gelangt durch zwei Gänge, die sich im Hals befinden, in das Blut. Verschiedene dynamische Körpermechanismen, wie Veränderungen des Atemdrucks, Muskelkontraktionen und Bewegungen der Organe, die die Lymphgefäße umgeben, bilden zusammen ein Pumpsystem, das die Lymphe durch das l. S. befördert. Zu dem l. S. gehören auch die spezialisierten Organe wie Gaumenmandeln (Tonsillen), Thymus und Milz.
🌐 lymphatic system

**System, offenes.** System, das mit seiner Umgebung interagiert.
🌐 open system

**systemisch.** Betrifft oder gehört zum ganzen Körper, nicht nur zu einem abgegrenzten Bereich.
🌐 systemic

**Systemischer Lupus erythematodes (SLE).** (Lupus erythematodes disseminatus (LED); Lupus erythematodes visceralis). Chronische, generalisierte Autoimmunerkrankung, die praktisch alle Systeme im Körper befallen kann. Typische pathophysiologische Anzeichen sind schwere Entzündungen der arteriellen und venösen Gefäße (Vaskulitis), Nierenstörungen, Veränderungen der Haut und Schleimhäute sowie Störungen

des Nervensystems. Die Krankheitsentstehung ist noch nicht eindeutig geklärt; man vermutet, dass eine genetische Veranlagung zusammen mit Störungen des Immunsystems sowie schädigenden Umwelteinflüssen (UV-Strahlung, Medikamente, Infektionen mit Bildung von Autoimmunkörpern) den Krankheitsprozess in Gang setzen. 90% der Patienten sind Frauen im 3. Lebensjahrzehnt. Anfangs sind oft Müdigkeit, Schwäche, Gewichtsverlust und Fieber die einzigen Symptome. Später kommt es zu Hauterscheinungen (Rötung, Gefäßerweiterung, Verdickung der Hornschicht) – das Schmetterlingserythem, eine rot-violette Hautverfärbung, die sich über die Nase und beide Wangen erstreckt, gilt als klassisch – Blutbildveränderungen, Nierenstörungen, ZNS-Störungen und Rippenfellentzündung (Pleuritis). Entscheidend für die Prognose der Patienten ist die Beteiligung der Nieren.
🏴 systemic lupus erythematosus (SLE)

**Systole.** Kontraktion des Herzens, wodurch Blut in die Hauptschlagader (Aorta) und in die Lungenarterien ausgestoßen wird. Die Systole erkennt man bei der Auskultation (Abhören) als ersten Herzton, als Pulsschlag des peripheren Pulses und als spürbaren Herzspitzenstoß. – *adj.* systolisch.
[*griech.:* systolé, das Zusammenziehen]
🏴 systole

**systolische Unterfunktion.** Herzmuskelschwund, der mit verminderter Kontraktionsfähigkeit des Herzens und Blutvolumenüberschuss einhergeht.
🏴 systolic dysfunction

**systolisches Geräusch.** Herzgeräusch, das während der → Systole auftritt. S. G. sind hörbare Auswurfgeräusche, die häufig bei Schwangeren oder bei Personen, die unter Anämie, Schilddrüsenüberfunktion oder Stenosen der Hauptschlagader (Aorta) oder der Lungenschlagader leiden.
🏴 systolic murmur

**Szintigramm.** Aufzeichnung der durch einen → Tracer ausgesendeten Radioaktivität in einem Körper bzw. Organ in Form eines Leuchtbildes.
[*lat.:* scintillare, Funken sprühen]
🏴 scinitigram

**Szintigraphie.** Fotografische Darstellung und Untersuchung von Organen mit Hilfe von → Szintigrammen, welche die Verteilung radioaktiver Substanzen im Körper aufzeigen.
🏴 scintiscanning

# T

**T.** Symbol für: 1. Zeit. 2. temporal (Anatomie).
🇬🇧 t

**T.** Symbol für: 1. Temperatur. 2. das Wasserstoffisotop Tritium (= $^3$H).
🇬🇧 T

**$t_{1/2}$.** Symbol für die Halbwertzeit radioaktiver Isotope.
🇬🇧 $T_{1/2}$

**$T_3$.** Symbol für → Trijodthyronin.
🇬🇧 $T_3$

**$T_4$.** Symbol für Tetrajodthyronin (→ Thyroxin).
🇬🇧 $T_4$

**Tabes dorsalis.** Spätstadium der → Syphilis, das durch den langsamen Verfall des gesamten Körpers bzw. einzelner Körperregionen und den allmählichen Verlust von Sehnenreflexen gekennzeichnet ist. Betroffen sind vor allem das Rückenmark und die großen Gelenke der Extremitäten, wodurch die Patienten unkoordiniert und mit weit auseinanderstehenden Beinen laufen. Weitere Symptome sind Inkontinenz, Impotenz, starke Schmerzen im Unterbauch und in den Extremitäten.
[*lat.:* tabes + dorsum, allmähliche Auszehrung + Rücken]
🇬🇧 tabes dorsalis

**Tablette.** Darreichungsform eines Medikamentes in Form einer festen Masse, die unter hohem mechanischem Druck aus einer pulverförmigen Substanz hergestellt wird. Tn. gibt es in unterschiedlichen Formen, Farben, Größen und Gewichten. Meistens werden sie im Ganzen geschluckt, gelegentlich muss man sie aber auch in Wasser auflösen, im Mund zergehen lassen oder kauen. Einige Tn. werden auch in Körperhöhlen eingelegt, z.B. Vaginaltabletten. Nach der Tabletteneinnahme ist auf Nachtrinken zu achten, damit die T. nicht im Ösophagus hängen bleibt und Ulzera verursacht.
🇬🇧 tablet

**Tachyarhythmie.** Unegelmäßiger Herzschlag mit einer Frequenz von über 100/min.
[*griech.:* tachys + a + rhythmos, schnell + nicht + Rhythmus]
🇬🇧 tachyarrhythmia

**Tachykardie.** Kontraktion des Herzens mit einer Frequenz von über 100 Schlägen pro Minute. Normalerweise steigert sich der Herzschlag infolge von Fieber, Sport oder Aufregung. Eine pathologische T. tritt im Zusammenhang mit Sauerstoffmangel auf, der z.B. durch Anämie, kompensierter Herzinsuffizienz, Blutungen oder Schock entstehen kann. Die T. ist somit eine physiologische Reaktion und bewirkt, dass durch die größere Blutmenge, die durch den Körper strömt, mehr Sauerstoff zu den Körperzellen transportiert wird. – *adj.* tachykard.
[*griech.:* tachys + kardia, schnell + Herz]
🇬🇧 tachycardia

**Tachykardie, fetale.** Fetale Herzfrequenz von 160 Schlägen/Minute oder höher, die über einen Zeitraum von mehr als 10 Minuten anhält.
🇬🇧 fetal tachycardia

**Tachykardie, paroxysmale supraventrikuläre.** Ektopischer Rhythmus mit einer Frequenz von 170 bis 250 Schlägen/min. Der

Beginn erfolgt plötzlich mit einem verfrühten Vorhof- oder Kammerschlag und wird vom Atrioventrikularknoten (AV-Knoten) -Wiedereintritts-Mechanismus mit oder ohne zusätzliche Bahn unterstützt.
🌐 paroxysmal supraventricular tachycardia

**Tachykardie, paroxysmale ventrikuläre.** Plötzlicher Beginn und abruptes Ende eines schnellen Herzschlages (Tachykardie), was durch eine rasche Aufeinanderfolge von Entladungen direkt an der Herzkammer (Ventrikel) verursacht wird.
🌐 paroxysmal ventricular tachycaedia

**Tachyphagie.** Schnelles, hastiges Essen. [*griech.:* tachys + phagein, schnell + essen]
🌐 tachphagia

**Tachyphylaxie.** 1. In der *Pharmakologie* das Phänomen, dass bei wiederholter Gabe von bestimmten Medikamenten deren Wirksamkeit trotz größer werdender Dosen rapide abnimmt und schließlich völlig ausbleibt. 2. In der *Immunologie* eine sich schnell entwickelnde Immunität gegenüber einem Toxin aufgrund früherer Exposition, z.B. in Form einer Impfung.
[*griech.:* tachy + phylaxis, Bewachung, Beschützung]
🌐 tachyphylaxis

**Tachypnoe.** Beschleunigtes Atmen mit einer Atemrate von über 20 Atemzügen pro Minute bei erhöhtem Sauerstoffbedarf, z.B. bei körperlicher Belastung, hohem Fieber.
[*griech.:* tachy + pnoia, Wehen, Hauchen, Atmen]
🌐 tachypnea

**Taenia.** Gattung der großen, im Darm lebenden Bandwürmer mit Saugnäpfen am Kopf und mehreren Gliedern. T. gehören zu den häufigsten Parasiten, die den Menschen befallen.
[*lat.:* taenia, Band, Binde]
🌐 Taenia

**Taeniasis.** Befall mit Bandwürmern der Gattung → Taenia.
🌐 teniasis

**Tagesklinik.** 1. Psychiatrische Einrichtung, die Patienten Therapien während des Tages anbietet. 2. Einrichtung zur Versorgung alter und pflegebedürftiger Menschen für 6 bis 8 Stunden; v.a. auch zur Entlastung der Angehörigen.
🌐 day hospital

**Tagesplan, strukturierter.** Maßnahme als zeitliche → Orientierungshilfe bei Menschen mit demenziellen Erkrankungen.
🌐 structured planning of the day

**Tagesrhythmus.** Aktivitäts- und Verhaltensmuster, die nach Tag-Nacht-Zyklen ablaufen, wie z.B. Mahlzeiten, die zu bestimmten Tageszeiten eingenommen werden.
🌐 diurnal rhythm

**Tagesschläfrigkeit.** Häufiger Zustand bei nächtlichen Schlafstörungen. (→ Einschlafstörung; Durchschlafstörung)
🌐 drowsiness during the day, lethargy

**Takayasu-Krankheit.** Entzündung der Aorta inklusive ihrer Hauptäste und der Lungenschlagader. Die Krankheit ist gekennzeichnet durch einen fortschreitenden Verschluss der linken Schlüsselbeinarterie und der linken Hals- und Kopfarterien oberhalb deren Ursprung aus dem Aortenbogen. Symptome sind der fehlende Puls in beiden Armen sowie in der Halsschlagader, vorübergehende Lähmung, vorübergehende Erblindung und Gesichtsmuskelschwund.
[M. Takayasu, jap. Arzt, 1860–1938.]
🌐 Takayasu's arteritis

**taktil.** Betrifft den → Tastsinn.
[*lat.:* tangere, berühren]
🌐 tactile

**Talg.** Gelbliche Fettmasse, die aus den Fettgeweben von Wiederkäuern, wie z.B. Rindern und Schafen gewonnen und in der Seifen-, Schmiermittel- und Kerzenproduktion verwendet wird. Die Pharmazie bezeichnet T. als → Sebum und verwendet es zur Herstellung von Salben.
🌐 tallow

**Talgdrüsen.** Eine Art der zahlreichen kleinen Organe in der Haut. Sie sind im allge-

meinen an Haarfollikel gebunden und kommen in allen Körperregionen vor. Besonders zahlreich finden sie sich jedoch am Kopf, im Gesicht, in der Nase, im Mund, am äußeren Ohr und im Afterbereich. Jede Drüse besitzt einen Ausführungsgang, bei den stark sekretierenden mündet dieser in ein Haarfollikel. Der abgesonderte Talg schützt das Haar und die umliegende Haut vor Austrocknung, vermindert die Schweißausdünstung und hat eine regulierende Funktion auf die Körpertemperatur.
🇬🇧 sebaceous glands

**Talus (pl. Tali).** Sprungbein; Oberster und zweitgrößter Fußwurzelknochen, der das Gewicht des Körpers vom Schienbein auf das Fersenbein überträgt. Er ist gelenkig mit dem Knöchel und dem Kahnbein verbunden.
[*lat.*: talus, Sprungbein]
🇬🇧 talus (pl. tali)

**Tamponade.** Ausfüllen einer Körperhöhle, Wundhöhle oder eines Hohlorgans mit Mull oder Gaze zur Blutstillung aber auch zur Drainage.
🇬🇧 tamponade

**Tänien (pl.).** Bezeichnung für die Längsmuskulatur des Dickdarmes (Kolon), die in drei Muskelsträngen (Taenia libra, T. mesocolica und T. omentalis) angeordnet ist.
🇬🇧 taeniae

**Tannin.** Gerbsäure, die aus Rinde und Früchten verschiedener Bäume und Sträucher gewonnen wird, insbesondere von Eichen.
🇬🇧 tannic acid

**Tanztherapie.** Einsatz rhythmischer Körperbewegungen zur Freisetzung von Gefühlen.
🇬🇧 dance therapy

**Target-Organ.** 1. In der *Radiologie* Organe, die eine therapeutische Strahlendosis erfahren. 2. In der *Nuklearmedizin* Organe, welche die größte Konzentration der radioaktiven Tracer erhalten sollen. 3. In der *Endokrinologie* Sammelbezeichnung für Organe, auf die Hormone des Hypophysenvorderlappens wirken, z.B. Schilddrüse, Nebennierenrinde und Keimdrüsen.
🇬🇧 target organ

**Target-Zelle.** 1. Rote Blutkörperchen, die in der Mitte durch eine Anhäufung von Hämoglobin besonders dunkel gefärbt, und mit helleren Ringen umgeben sind. 2. Sammelbezeichnung für Zellen, die mit spezifischen Rezeptoren ausgestattet sind, die auf bestimmte Hormone, Antigene, Antikörper, sensibilisierte T-Zellen oder andere Substanzen reagieren.
🇬🇧 target cell

**tarsal.** 1. Zur Fußwurzel oder zum Knöchel gehörend. 2. Das Augenlid betreffend.
🇬🇧 tarsal

**Tarsaltunnelsyndrom.** Neurologische Störung des Fußes, die durch Schmerz und Taubheit der Fußsohle gekennzeichnet ist. Die Störung kann durch Knöchelbrüche hervorgerufen werden, wodurch der Schienbeinnerv (Nervus tibialis) geschädigt wird.
🇬🇧 tarsal tunnel syndrome

**Tarsus , (pl. Tarsi).** 1. Gelenkbereich zwischen Fuß und Bein. 2. Ca. 2,5 cm lange Faserplatte, die das untere Augenlid bildet und ihm die gebogene und elastische Form verleiht.
[*griech.*: tarsós, breite Fläche, Fußsohle]
🇬🇧 tarsus (pl. tarsi)

**Tarui-Krankheit.** → Glykongenose Typ VII.
🇬🇧 Tarui's disease

**Tastsinn.** Rezeptoren des Nervensystems (Mechanorezeptoren), die für die Berührungsempfindung zuständig sind.
🇬🇧 tactile sense

**Taubheit.** (Gehörlosigkeit). Teilweiser bzw. völliger Gehörverlust. Bei der Einschätzung einer Schwerhörigkeit werden die Ohren auf Ausfluss, Verkrustungen, Ansammlungen von Ohrschmalz (Zerumen) oder auf strukturelle Abnormitäten untersucht. Ein Hörverlust kann konduktiv oder sensorisch, vorübergehend oder per-

manent, kongenital oder erworben sein. Die Auswirkungen des natürlichen Alterungsprozesses werden bei der Diagnose ebenfalls ausgewertet. (→ Schwerhörigkeit)
🇬🇧 deafness

**Taupunkt.** Temperatur, bei der die Umgebungsluft mit Wasserdampf gesättigt ist und der Wasserdampf als Flüssigkeit kondensiert. Bei der Aerosoltherapie kann Wasser auf Behältern, in Schläuchen und auf anderen Oberflächen kondensieren, sobald der Taupunkt erreicht ist.
🇬🇧 dew point

**Taussig-Bing-Syndrom.** Angeborener Herzfehler mit entgegengesetzt zur normalen Lage angeordneter Körperschlagader (Aorta) und Lungenschlagader, defekter Herzkammerscheidewand (Ventrikelseptum) und Vergrößerung der Herzkammer (ventrikuläre Hypertrophie).
[H. Taussig, amerik. Pädiater, 1898–1986; R. Bing, amerik. Kardiologe, geb. 1909.]
🇬🇧 Taussig-Bing's syndrome

**Tawara-Schenkel.** Ein Segment aus einem Netzwerk spezialisierter Fasern, die elektrische Impulse innerhalb der Herzkammern weiterleiten; Verlängerung des → His-Bündels; die T.-S. setzen sich in die → Purkinje-Fasern fort. (→ Erregungsleitung)
🇬🇧 bundle branch

**Taxis.** 1. Durch spezifische Reize ausgelöste Bewegung der Zellen, entweder aufeinander zu oder voneinander weg. 2. Verkleinerung einer Hernie. 3. Manuelle Rückverlagerung einer Hernie in ihre ursprüngliche Position.
[*griech.:* táxis, Anordnung]
🇬🇧 taxis

**Taxonomie.** System zur Klassifizierung von Organismen anhand ihrer natürlichen Beziehungen zueinander und auf der Grundlage von gemeinsamen Faktoren, wie z.B. Embryologie, Struktur oder physiologische Chemie. – *adj.* taxonomisch.
🇬🇧 taxonomy

**TB, TBC.** Abkürzung für → Tuberkulose.
🇬🇧 TB

**TCM.** → Traditionelle Chinesische Medizin.
🇬🇧 TCM

**T-Drain.** Wunddrain (→ Drain) mit T-förmiger Spitze, der nach einer Gallenoperation in den Gallengang eingelegt wird und das Gallensekret zur Entlastung des Wundgebietes nach außen ableitet. (s.a. Drainage)
🇬🇧 t-drain

**Technetium.** (= Tc) Radioaktives, metallisches Element mit der Ordnungszahl 43 und einem Atomgewicht von 99. T.-Isotope werden bei der → Szintigraphie zur Darstellung innerer Organe, wie z.B. der Leber oder der Milz verwendet.
🇬🇧 technetium (Tc)

$^{99m}$**Technetium.** Radionuklid, das häufig in der → Szintigraphie zur Darstellung innerer Organe verwendet wird. Wegen seiner kurzen Halbwertzeit und der adäquaten ausgesandten Energiemenge wird T. bevorzugt eingesetzt. Das »m« gibt an, dass das Radionukleid direkt am entsprechenden Organ von einer Molybdän-Quelle produziert wird.
🇬🇧 technetium-99m

**Technik, aseptische.** Vorgehensweise, bei der zusätzliche Vorsichtsmaßnahmen ergriffen werden, um die → Kontamination einer Person, eines Objekts oder eines ganzen Bereichs durch → Mikroorganismen zu verhindern.
🇬🇧 aseptic technique

**Technologien, Umgang mit.** → Pflegeintervention der → NIC, die definiert ist als der Einsatz von technischen Geräten und Zubehör bei der Überwachung des Zustandes von Patienten oder zur Lebenserhaltung.
🇬🇧 Technology Management

**Tectum.** Körperstruktur, die eine Art Dach darstellt.
[*lat.:* tectum, Dach]
🇬🇧 tectorium

**Tee.** Getränk, das durch Aufgießen der verschiedenen getrockneten Kräuter oder Pflanzenteile mit heißem bzw. ko-

chendem Wasser zubereitet wird. Dabei haben die verschiedenen Zusätze unterschiedliche Wirkung. Schwarztee wirkt stimulierend und stopfend; grüner T. durchblutungsfördernd, anregend und → antikarzinogen; Zinnkraut harntreibend und desinfizierend; Fenchel regt die Darmperistaltik an, wirkt leicht harntreibend und hustenlösend; Kamillentee wirkt bei Magen-Darm-Krämpfen krampflösend und hat bei äußerer Anwendung leicht desinfizierende Wirkung. Lindenblütentee ist fiebersenkend und durstlöschend; Pfefferminztee regt die Gallensekretion an, wirkt beruhigend und krampflösend. Salbei ist entzündungshemmend und besonders zum Spülen und Gurgeln der Mund- und Rachenhöhle geeignet; Sennesblätter- und Sennesfrüchtetee wirkt abführend. Er sollte von Schwangeren und stillenden Müttern nicht getrunken werden, da er die Milchbildung einschränkt.
🇬🇧 tea

**Teebaumöl.** (Manukaöl). Durch Wasserdampf-Destillation gewonnenes Öl aus den Zweigen und Blättern des Teebaums. T. wirkt erfrischend und reinigend (antiseptisch, fungizid und antiviral), unterstützt die Heilung von Wund- und Hauterkrankungen und übt einen positiven Einfluss auf das Immunsystem aus. Wirkt in der → Aromatherapie beruhigend, allgemein vitalisierend und regenerierend; anzuwenden in einem neutralen Öl als Körperöl, Waschwasserzusatz und in der Duftlampe. In Verbindung mit neutralem Öl geeignet zur Mund- und Körperpflege. (→ Öl, ätherisches)
🇬🇧 tea tree oil

**Teer.** Dunkle, zähflüssige, organische Substanz, die durch Destillation aus Kohle, Holz oder pflanzlichen Materialien gewonnen wird. Einige Teerarten werden zur Behandlung von Ekzemen und anderen Hautkrankheiten verwendet.
🇬🇧 tar

**Teerstuhl.** → Meläna.
🇬🇧 melena; tarry stool

**Teilungsebene.** (Furchungsebene). 1. Bereich in einem befruchteten Ei, in dem eine Spaltung stattfindet. Die Achse, entlang der eine Zellteilung stattfindet. 2. Jede Körperebene, in der Organe bzw. Körperstrukturen mit minimaler Beschädigung des umliegenden Gewebes voneinander getrennt werden können.
🇬🇧 cleavage plane

**Teleangiektasie.** Dauerhafte Erweiterung bestimmter oberflächlicher Kapillaren und kleinster Venen. Häufige Ursachen sind strahlenbedingte Schäden, Dermatosen, die Gewebeschwund zur Folge haben, Akne rosacea, erhöhte Östrogenspiegel und vaskuläre Erkrankungen.
[*griech.:* telós + aggeion + éktasis, Ziel + (Blut)gefäß + Ausdehnung]
🇬🇧 telangiectasia

**Telediagnose.** Krankheitsdiagnose bzw. -prognose, die aus der Ferne gestellt wird, mit Hilfe des elektronischen Datenaustausches zwischen zwei medizinischen Einrichtungen.
[*griech.:* télos + diágnosis, Ende, Ziel + Erkenntnis]
🇬🇧 telediagnosis

**Telefonberatung.** → Pflegeintervention der → NIC, die definiert ist als der Austausch von Informationen, Gewährleistung von Gesundheitserziehung und -beratung, Umgang mit Symptomen oder → Triage per Telefon.
🇬🇧 Telephone Consultation

**Telegesundheit.** Der Einsatz von Telekommunikationstechnologien, um Gesundheitsdienste zur Verfügung zu stellen sowie den Zugang zu medizinischer Information zur Aus- und Weiterbildung von medizinischem Personal und zur Recherche zu erleichtern. Darüber hinaus kann mit Hilfe dieser Medien die Aufmerksamkeit auf und die Kenntnisse der Allgemeinheit über gesundheitliche Themen erhöht werden.
🇬🇧 telehealth

**Telekinese.** Vorstellung in der Parapsychologie, die besagt, dass man externe Ereignisse, wie z.B. das Bewegen eines Objekts,

allein durch die Kraft des Geistes steuern kann.
🌐 telekinesis

**Telemedizin.** Die Verwendung der Telekommunikations- und Informationstechnologie zur medizinischen Versorgung von lokal entfernten Patienten. Dazu gehört die Übermittlung medizinischer Daten inklusive Bildern.
🌐 telemedicine

**Telemetrie.** Elektronische, schnurlose Übertragung von Messwerten von einem Empfangsteil auf das Messgerät, z.B. die Übertragung von kindlichen Herztönen, die am Bauch der Mutter abgeleitet werden, auf den Herzton-Wehenschreiber (CTG-Gerät).
🌐 telemetry

**Telenzephalon.** Die beiden Vorderhirnbläschen bzw. das »Endhirn«, aus dem die Großhirnhälften entstehen; enthält auch das sogenannte Riechhirn.
🌐 telencephalon

**Telepathie.** Angebliche Fähigkeit bestimmter Menschen, ihre Gedanken auf andere zu übertragen, ohne den Einsatz körperlicher Sinne.
🌐 telepathy

**Teletherapie.** Strahlentherapie mit Hilfe eines Gerätes, das in einiger Entfernung zum Patienten steht.
🌐 teletherapy

**Tellur (Te).** Halbmetall mit chemischen Eigenschaften mit der Ordnungszahl 52 und einem Atomgewicht von 127,6. Das Einatmen von Tellurdämpfen erzeugt einen nach Knoblauch riechenden Atem.
🌐 tellurium (Te)

**Temperatur.** 1. Das relative Maß von Wärme oder Kälte. 2. In der *Physiologie* die Körperwärme, die mit dem menschlichen Stoffwechsel zusammenhängt. Die normale T. beträgt 37°C. 3. Umgangssprachlich für Fieber.
🌐 temperature

**Temperatur, kritische.** Die höchste Temperatur, bei der ein Stoff außerhalb eines geschlossenen Systems in flüssiger Form vorliegen kann.
🌐 critical temperature

**Temperatur, subnormale.** (Untertemperatur). Unter der Norm liegende Körpertemperatur, d. h. unter 37°C.
🌐 subnormal temperature

**Temperatur- und Schleimbeobachtung.** Natürliche Methode der Familienplanung, bei der zur Bestimmung des Eisprungs die Basaltemperatur gemessen und der Zervixschleim beobachtet wird.
🌐 symptothermal method of family planning

**Temperaturregulierung.** → Pflegeintervention der → NIC, die definiert ist als das Anstreben und/oder Erhalten der Körpertemperatur in einem normalen Bereich.
🌐 Temperature Regulation

**Temperaturregulierung: intraoperativ.** → Pflegeintervention der → NIC, die definiert ist als das Anstreben und/oder Erhalten einer erwünschten intraoperativen Körpertemperatur.
🌐 Temperature Regulation: Intraoperative

**Temperatursinn.** Netzwerk von Sinnesorganen und Verbindungswegen sowie Rezeptoren, mit deren Hilfe eine Temperaturänderung wahrgenommen werden kann.
🌐 thermic sense

**temporalis.** Zur Schläfe gehörend, z.B. Os temporalis (Schläfenbein).
🌐 temporal

**temporär.** Zeitweilig, vorübergehend. [*lat.:* tempus, Zeitabschnitt, Zeit]
🌐 temporal

**Tenalgie.** Sehnenschmerz.
🌐 tenalgia

**Tenckhoffkatheter.** Bauchhöhlenverweilkatheter aus gewebeverträglichem Kunststoff, der speziell für die kontinuierliche ambulante → Peritonealdialyse (CAPD) entwickelt wurde. Weitere Anwendungs-

möglichkeit als Spülkatheter bei der Peritonealkarzinose.
🌐 Tenckhoff's catheter

**Tendinitis.** Sehnenentzündung, meist infolge von Überanstrengung.
🌐 tendinitis

**Tendon.** → Sehne.
🌐 tendon

**Tendovaginitis.** Entzündung und Verdikkung der Sehnenscheiden infolge von Kalziumablagerungen, wiederholter Überanstrengung oder Verletzung, erhöhten Cholesterolkonzentrationen im Blut, rheumatoider Arthritis, Gicht oder Gonorrhö.
🌐 tenosynovitis

**Tenesmus.** Anhaltender, schmerzhafter Krampf des Enddarms oder der Blase, verbunden mit dem Drang, Darm oder Blase zu entleeren.
🌐 tenesmus

**TENS.** Abkürzung für → transkutane elektrische Nervenstimulation.
🌐 TENS

**Tenside.** Die Oberflächenspannung des Wassers herabsetzender Zusatz in Wasch- u. Reinigungsmitteln. T. verursachen ein Entfetten der Haut.
🌐 tensids

**Tensiometer.** Gerät, mit dem die Oberflächenspannung einer Flüssigkeit gemessen werden kann.
🌐 tensiometer

**Tensor.** Bezeichnung für Muskeln, die eine Struktur anspannen, wie z.B. der Musculus tensor fasciae latae (Schenkelbindenspanner) im Oberschenkel.
🌐 tensor

**Tentorium.** Körperstruktur, die einem Zelt gleicht, wie z.B. das »Tentorium cerebelli«, eine Fortsetzung der harten Rückenmarkshaut, die das Kleinhirn vom Großhirn trennt.
[*lat.:* tentorium, Zelt]
🌐 tentorium

**TEP.** Total-Endo-Prothese

**terato-.** Wortteil mit der Bedeutung »Missbildung«.
🌐 terato-

**Teratogen.** Substanz, Wirkstoff oder Vorgang, der in die normale pränatale Entwicklung eines Fetus eingreift und Missbildungen hervorruft. T.e können direkt auf den sich entwickelnden Organismus einwirken, oder indirekt über die Plazenta oder mütterliche Strukturen. Die empfindlichste Phase für schwerwiegende Missbildungen ist die zwischen der 3. und der 12. Schwangerschaftswoche, wenn die Differenzierung der wichtigsten Organe stattfindet. – *adj.* teratogen.
[*griech.:* téras, Missgeburt]
🌐 teratogen

**Teratologie.** Wissenschaftlicher Zweig, der sich mit den Ursachen und Wirkungen angeborener Missbildungen und Entwicklungsstörungen befasst. Die Wissenschaftler bezeichnet man als Teratologen.
🌐 teratology

**Teratom.** Bösartige Geschwulst, die aus verschiedenen Gewebearten besteht, die normalerweise nicht zusammen auftreten bzw. nicht am Ort der Geschwulst auftreten. T.e kommen am häufigsten in Ovarialtumoren oder Hodentumoren vor.
🌐 teratoma

**teres.** Länglich und rund; kommt in der Bezeichnung »Musculus teres minor und M. t. major« vor, zwei Schultermuskeln, die für die Bewegung von Arm und Schulter benötigt werden.
[*lat.:* teres, länglich, rund]
🌐 teres (pl. teretes)

**terminal(is).** Zum Ende gehörend, auf das Ende zulaufend, an einer Grenze verlaufend. Kommt z.B. in der Fügung »Nervi terminales« vor.
🌐 terminal

**Terminalschlaf.** Längere Schlafphase nach einem → Grand Mal Anfall.
🌐 deep sleep following an epileptic seizure

**tertiär.** An dritter Stelle, im dritten Stadium (z.B. einer Krankheit oder eines Vorgangs).
[*lat.*: tertius, der Dritte]
🌐 tertiary

**Testament.** Schriftliche Darlegung des letzten Willens, mit der der Erblasser über sein Vermögen verfügt. Das T. ist nur gültig, wenn es über bestimmte Formvorschriften verfügt, z. B. muss es als T. gekennzeichnet, handschriftlich verfasst, mit der Unterschrift des Erblassers und mit Ort und Datum versehen sein.
🌐 will

**Testamentsfähigkeit.** Die geistige Fähigkeit eines Menschen, ein Testament zu schreiben. Diese beinhaltet die Voraussetzung, dass er/sie sich des Vorgangs bewusst ist, die Kenntnis der Art und des Umfangs des Testaments sowie die Kenntnis der Personen, die darin bedacht werden.
🌐 testamentary capacity

**testicularis.** Zu den Hoden (Testes) gehörend bzw. diese betreffend.
[*lat.*: testis, Hoden]
🌐 testicular

**Testis , (pl. Testes).** Hoden; paarige männliche Keimdrüse, die Samenflüssigkeit und das Hormon → Testosteron bildet. Die ausgereiften Hoden liegen im Hodensack und werden von den Samensträngen gehalten. Der Hoden ist eiförmig, ca. 4 cm lang, 2,5 cm breit und wiegt 12 g. Der spiralförmige Nebenhoden liegt an der Hinterseite des Hodens und enthält ein eng gewundenes Röhrchen, durch das die Spermienflüssigkeit während der Ejakulation fließt. Jeder T. ist in 200-300 Hodenläppchen unterteilt, welche die 75 mm langen, stark gewundenen Hodenkanälchen enthalten. Dort wird die Samenflüssigkeit produziert.
[*lat.*: testis, Hoden]
🌐 testis (pl. testes)

**Testosteron.** Im Hoden gebildetes männliches Geschlechtshormon. Es bewirkt während der Pubertät das Wachsen von Hoden und Penis und die Ausbildung der sekundären Geschlechtsmerkmale wie Bartwuchs, Tieferwerden der Stimme, Zunahme der Körperbehaarung und Knochen- und Muskelwachstum. Bei mangelnder Eigenbildung kann T. verschrieben werden. Darüber hinaus wird es auch bei weiblichem Brustkrebs zur Wachstumsförderung, Gewichtszunahme und Produktion von roten Blutkörperchen verschrieben. Als Nebenwirkungen können bei Frauen eine Vermännlichung (Virilisierung) und bei beiden Geschlechtern Ödeme, Gelbsucht und Leberkarzinom auftreten.
🌐 testosterone

**Tetanie.** Zustand einer Übererregbarkeit der Muskeln, der sich in Krämpfen, Spasmen, Muskelzucken und starker Beugung der Fuß- und Handgelenke (Pfötchenstellung) ausdrückt. Ausgelöst wird eine T. durch einen gestörten Kalziumstoffwechsel, der bei Vitamin-D-Mangel, Unterfunktion der Nebenschilddrüsen oder Hyperventilation auftreten kann.
🌐 tetany

**Tetanie, hypokalzämische.** Erkrankung, die durch einen extrem niedrigen Kalziumspiegel im Blut gekennzeichnet ist. Dadurch kommt es zu einer übermäßigen Erregbarkeit des neuromuskulären Systems. Eine häufige Ursache ist eine verminderte Sekretion von Parathormonen. (→ Tetanie)
[*griech.*: hypo, darunter; *lat.*: calx, Kalk; *griech.*: haima, Blut; tetanos, Krampf]
🌐 hypocalcemic tetany

**Tetanus.** (Wundstarrkrampf). Akute, ggf. tödliche Infektion des Zentralnervensystems (ZNS), die durch das Toxin des anaeroben Tetanusbazillus *Clostridium tetani* ausgelöst wird. Das Toxin ist eines der giftigsten Nervengifte. Das Bazillus infiziert nur Wunden mit totem Gewebe; es kommt in oberen Erdschichten und im Darm von Rindern und Pferden vor und kann durch kleinste Verletzungen in den menschlichen Organismus gelangen. Die Infektion kann auf zwei Arten verlaufen, einmal hoch akut mit hoher Mortalität und kurzer Inkubationszeit (3–21 Tage), oder in der milderen Form mit schwächeren Symptomen, geringerer Sterblichkeit und ei-

ner längeren Inkubationszeit von 4–5 Wochen. Bei Wunden in Gesicht, Kopf und Nacken ist die Sterblichkeitsrate sehr hoch. Die Krankheit ist gekennzeichnet durch Reizbarkeit, Kopfschmerzen, Fieber und schmerzhafte Muskelkrämpfe, die eine extreme Körperbeugung nach hinten, starres Grinsen und Krämpfe der Luftröhre hervorrufen. Schließlich ist jeder einzelne Muskel des Körpers von Krämpfen betroffen, da die motorischen Nerven die Nervenimpulse des infizierten ZNS an die Muskeln übermitteln. Es gibt keine Verletzungen und auch bei einer Autopsie werden oft keine Organverletzungen festgestellt; die Hirn- und Rückenmarksflüssigkeit (Liquor) ist klar und ohne Auffälligkeiten. – *adj.* tetanisch.
[*griech.:* tétanos, extreme Spannung]
▓ tetanus

**Tetanus- und Diphtherie-Toxoide.** Substanz zur aktiven Immunisierung, die entschärfte Tetanus- und Diphterietoxine enthält; diese regen zur Antikörperbildung an. Wird zur Immunisierung gegen Tetanus und Diphterie bei Kindern unter 7 Jahren eingesetzt, wenn die Dreifach-Impfung gegen Keuchhusten (Pertussis), Diphterie und Tetanus kontraindiziert ist.
▓ tetanus and diphtheria toxoids (Td)

**Tetanus-Immunglobulin.** Menschliche Antikörper als Injektionslösung, die Tetanustoxine neutralisieren können. Sie werden als passive Immunisierung nach möglicher akuter Infektion mit Wundstarrkrampferregern gegeben.
▓ tetanus immune globuline (TIG)

**Tetanustoxoid.** Entschärftes Tetanustoxin, das keine Giftwirkung mehr hat, jedoch eine Antikörperreaktion auslöst und damit zeitweilige Immunität gegen Wundstarrkrampf verleiht. Es wird zur ersten Impfung (aktive Immunisierung) gegen Tetanus eingesetzt. Die Immunität hält ca. 10 Jahre an, danach sollte eine Auffrischung erfolgen.
▓ tetanus toxoid

**tetra-.** → quadr-.
▓ quadr-

**Tetrachlorkohlenstoff.** Farblose, flüchtige, giftige Flüssigkeit, die als Lösungsmittel und in Feuerlöschern verwendet wird.
[*lat.:* carbo + *griech.:* tetra, vier, chloros, grünlich.]
▓ carbon tetrachloride

**Tetrachlorkohlenstoff-Vergiftung.** Durch Kontakt mit Tetrachlorkohlenstoff verursachte Vergiftung, die sowohl Leber als auch Nieren beeinträchtigen kann. Die Einnahme der Flüssigkeit bzw. Inhalation der Dämpfe führt zu Kopfschmerzen, Übelkeit, Depression des zentralen Nervensystems, Bauchschmerzen und Krampfanfällen. Bei Vergiftung durch Inhalation kann eine künstliche Beatmung und Sauerstoffzufuhr erforderlich sein. Bei Vergiftung durch orale Einnahme muss das Gift durch eine Magenspülung entfernt werden.
[*lat.:* carbo + *griech.:* tetra, vier, chloros, grünlich.]
▓ carbon tetrachloride poisoning

**Tetradaktylie.** Das Vorhandensein von nur 4 Fingern an einer Hand bzw. 4 Zehen an einem Fuß.
[*griech.:* tetra + dáctylos, Finger]
▓ tetradactyly

**Tetrahydrocannabinole (THC).** Moleküle, die in der Hanfpflanze *Cannabis sativa* vorkommen und das berauschende Wirkprinzip von Haschisch und Marihuana bilden. THC beschleunigen den Pulsschlag, verursachen eine Rötung der Augenbindehaut und rufen ein Euphoriegefühl hervor. Darüber hinaus beeinflussen sie Blutdruck, Atemfrequenz, Pupillengröße, Gedächtnis, Wahrnehmung und Bewusstsein. Sie vermindern die motorische Koordinationsfähigkeit und regen den Appetit an.
▓ tetrahydrocannabinol (THC)

**Tetramer.** Substanz, die aus vier Teilen zusammengesetzt ist, z.B. ein Protein, das aus vier Polypeptiden besteht.
▓ tetramer

**Tetraplegie.** Lähmung der Arme, Beine und des Rumpfes unterhalb einer Verletzung der Wirbelsäule. Die Funktionsstö-

rung wird in der Regel hervorgerufen durch Verletzung der Wirbelsäule, insbesondere zwischen dem fünften und dem siebten Halswirbel. Häufigste Ursache sind Auto- und Sportunfälle. Zu den Symptomen zählen Schlaffheit der Arme und Beine sowie Kraft- und Sensibilitätsverlust unterhalb der Verletzungshöhe. Darüber hinaus Durchblutungsstörungen, niedrige Körpertemperatur, Bradykardie, verminderte Kontraktion der glatten Darmmuskulatur (Peristaltik) und autonome Reflexstörungen. (s.a. Paraplegie)
🔲 quadriplegia

**tetraploid.** Bezeichnet Zellen oder Lebewesen, die mit einem vierfachen Chromosomensatz ausgestattet sind. (s.a. haploid)
🔲 tetraploid

**Tetrazykline.** Zählen zu den Breitspektrum-Antibiotika und sind somit gegen zahlreiche Erreger einsetzbar. Sie hemmen die Vermehrung der Bakterien, sind also bakteriostatisch. In der Schwangerschaft und Stillzeit sowie für Kinder unter 8 Jahren sind T. kontraindiziert. Aufgrund der bakteriostatischen Wirkung müssen T. genau zeitgerecht eingenommen werden. Sonnenbäder sollten während der Therapie unbedingt vermieden werden.
🔲 tetracyclines

**Thalamotomie.** Operative Ausschaltung der sensiblen Kerne im Thalamus; wird bei Behandlungen von Erkrankungen der → Basalganglien angewandt.
🔲 thalamotomy

**Thalamus.** Eine der großen, paarigen und ovalen Nervenstrukturen, die den Großteil der Seitenwände der dritten Hirnkammer und einen Teil des Zwischenhirns bilden. Der T. schaltet sensorische Informationen, ausgenommen Geruchsinformationen, zur Hirnrinde um. Er besteht hauptsächlich aus grauer Substanz und übersetzt Impulse der jeweiligen Rezeptoren in Schmerz-, Temperatur- oder Berührungsempfindungen. Darüber hinaus ist er daran beteiligt, Nervenimpulse mit angenehmen bzw. unangenehmen Gefühlen zu verbinden und Wachsamkeitsmechanismen im Körper aufrechtzuerhalten, z.B. auch komplexe Reflexmechanismen.
– *adj.* thalamisch.
[*griech.:* thálamos, Kammer, Schlafgemach]
🔲 thalamus

**Thalassämie.** Erbliche hämolytische Anämie infolge einer gestörten Hämoglobinsynthese. T. tritt in zwei Formen auf; als **Thalassemia major**, der homozygot vererbbaren Form, die in der Kindheit auftritt und gekennzeichnet ist durch Anämie, Fieber, Wachstumsstörungen und Milzvergrößerung sowie durch charakteristische Veränderungen der roten Blutkörperchen. Die Milz kann derart vergrößert sein, dass die Atmung beeinträchtigt wird und die übrigen Bauchorgane zusammengedrängt werden. Meist geht die Krankheit mit Kopf- und Bauchschmerzen, Schlappheit und Appetitlosigkeit einher. Bei der **Thalassemia minima** zeigt der Patient keine klinischen Symptome, die Veränderung der Blutkörperchen ist jedoch mikroskopisch nachzuweisen.
🔲 thalassemia

**Thalassotherapie.** Anwendung von Seebädern und Seeluft als Heilkur.
🔲 thalassotherapy

**Thanatologie.** »Sterbensforschung«; Forschungsgebiet, das sich mit Fragen des Sterbens und des Todes befasst.
[*griech.:* thánatos + logos, Tod + Rede, Wort, Vernunft, Lehre]
🔲 thanatology

**Theka.** Bindegewebige Hülle oder Kapsel eines Organs, wie z.B. die »Theca folliculi«, die Hülle der Eierstockfollikel.
🔲 theca (pl. thecae)

**Thelarche.** Beginn der Ausbildung der weiblichen Brust; meist zwischen 9 und 13 Jahren.
[*griech.:* téle + árche, Brustwarze + Anfang, Beginn]
🔲 thelarche

**T-Helfer-Lymphozyten.** Besondere Form der → T-Zellen, die die → Immunantwort anderer Lymphozyten mit fremden Antigenen fördern, indem lösliche Proteine, die so

genannten Helferfaktoren, freigesetzt werden.
🇬🇧 helper T cell

**T-Helferzellen.** → Lymphozyten, die im Thymus heranreifen, und bei der Immunabwehr des Körpers eine entscheidende Rolle spielen. Die T-H. zerstören oder neutralisieren Zellen und Substanzen, die in den Körper eingedrungen und als »nicht-selbst« erkannt werden. Sie produzieren Interleukin-2, eine Substanz, die wiederum die Aktivität der natürlichen Killerzellen *Gammainterferon* und *T-Suppressorzellen* stimuliert. Das HI-Virus bindet z.B. vorwiegend an T.-H. und bewirkt damit eine schwere Schädigung des Immunsystems, wodurch sich harmlose Infektionen in schwere Krankheiten verwandeln. (s.a. Immunsystem; Immunantwort)
🇬🇧 $T_4$ cells

**themoid.** 1. Das Siebbein betreffend. 2. Eine große Anzahl siebartiger Öffnungen aufweisend.
[*griech.:* ethmos, Sieb, eidos, Form.]
🇬🇧 ethmoid

**Theobromin.** Substanz, die chemisch zu → Koffein und → Theophyllin verwandt ist. T. kommt natürlich in Kakao, Mate und Tee vor. Es wirkt harntreibend (diuretisch), gefäßerweiternd (vasodilatatorisch), herzanregend und relaxierend auf die glatte Muskulatur.
🇬🇧 theobromine

**Theophyllin.** Bronchospasmolytikum, das bei Bronchitis, Asthma bronchiale und Lungenemphysem eingesetzt wird. Es wirkt entspannend auf die glatte Muskulatur der Bronchien, kann jedoch bei überhöhter Einnahme leicht zu Nebenwirkungen wie Herzrhythmusstörungen, Kopfschmerzen, Unruhe und Krämpfen führen. Außerdem beeinflusst es die Wirkung zahlreicher anderer Medikamente.
🇬🇧 theophylline

**Therapeut.** Heilkundiger; allgemeine Bezeichnung für eine medizinisch ausgebildete Person, die sich auf die Heilung von Krankheiten spezialisiert hat. Dies kann ein Arzt, ein Krankengymnast, ein Psychologe etc. sein.
🇬🇧 therapist

**Therapeutik.** Bereich der Gesundheitsfürsorge, der sich mit der Behandlung von Krankheiten befasst, mit dem Ziel diese zu heilen bzw. Symptome zu lindern.
🇬🇧 therapeutics

**Therapie.** Die Behandlung einer Krankheit oder eines pathologischen Zustands, z.B. eine Inhalationstherapie. Dabei werden an Atemwegserkrankungen leidenden Patienten verschiedene Medikamente zur Inhalation verabreicht.
🇬🇧 therapy

**Therapie, sensomotorische.** Therapie zur Integrationsförderung von Reflexhandlungen und zur Förderung von gewollten motorischen Bewegungen im Zusammenhang mit der Körperhaltung und der Fortbewegung.
🇬🇧 sensorimotor therapy

**Therapie, thrombolytische.** Verabreichung von thrombolytischen Wirkstoffen wie z.B. → Gewebsplasminogenaktivator, Urokinase oder Streptokinase, um ein arterielles Blutgerinnsel bei einem Patienten mit akutem Herzinfarkt infolge von Blutgerinnseln in den Koronararterien aufzulösen. Darüber hinaus wird eine t. T. bei Venenkathetern eingesetzt, um die Bildung von Gerinnseln an der Katheterspitze zu verhindern.
🇬🇧 thrombolytic therapy (TT)

**Therapiegruppe.** → Pflegeintervention der → NIC, die definiert ist als die Anwendung psychotherapeutischer Techniken in einer Gruppe und Einsatz der Interaktionen zwischen den Gruppenmitgliedern.
🇬🇧 Therapy Group

**Therapieplan.** → Regime.
🇬🇧 regime

**Therapiestandard.** Schriftlich dokumentierte Regelungen, Handlungsempfehlungen und Bedingungen bezüglich der Behandlung von Patienten. Ts. gelten als

Richtlinie für die Praxis und werden zur Leistungsbeurteilung herangezogen.
🇬🇧 standard of care

**therm-, thermo-.** Vorsilbe, die einen Zustand im Zusammenhang mit »Wärme, Wärmeenergie, Temperatur« beschreibt.
🇬🇧 therm-, thermo-

**Thermalgesie.** Schmerzen, die durch die Aussetzung hoher Temperaturen verursacht werden.
🇬🇧 thermalgesia

**Thermogenese.** Wärmeerzeugung, insbesondere die durch die Körperzellen.
– *adj.* thermogenetisch.
🇬🇧 thermogenesis

**Thermographie.** Technik, mit der warme und kalte Körperbereiche mit Hilfe eines auf den Blutfluss reagierenden Infrarot-Detektors lokalisiert und mit einem so genannten **Thermograph** aufgezeichnet werden können. Warme Flecke (»hot spots«) unter der Körperoberfläche können auf Tumoren oder andere Störungen hinweisen.
🇬🇧 thermography

**Thermokoagulation.** Zerstörung krankhaften Gewebes durch starke Hitze mit Hilfe hochfrequenter elektrischer Ströme.
🇬🇧 thermocoagulation

**thermolabil.** Beschreibung einer Substanz oder eines Objekts, das durch Wärme leicht verändert oder zerstört werden kann.
🇬🇧 thermolabile

**Thermometer.** Messgerät zur Bestimmung der Temperatur (das Fieberthermometer dient der Messung der Körpertemperatur).
[*griech.*: thermos, Wärme; metros, Maß]
🇬🇧 thermometer

**thermophil.** Beschreibung eines Organismus, der bei Temperaturen weit über der

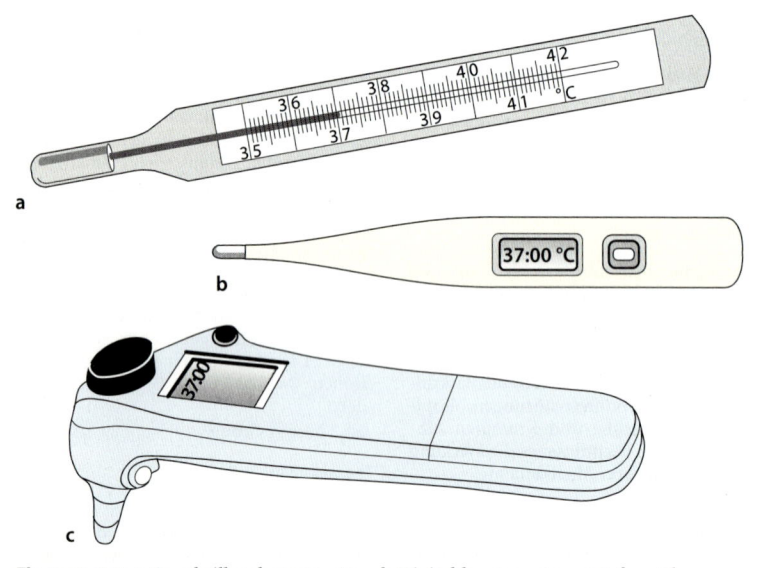

**Thermometer. a** Quecksilberthermometer · **b** Digitalthermometer · **c** Infrarotthermometer.

normalen Körpertemperatur und bis zu 70°C gut gedeiht.
🌐 thermophilic

**Thermoresistenz.** Die Fähigkeit, hohe Temperaturen unbeschadet zu überstehen. Bestimmte Bakterien besitzen z.B. diese Fähigkeit und können daher mit unzureichender Wärme nicht zerstört werden.
🌐 thermoresistance

**Thermorezeptoren.** Nervenendigungen, die auf Wärme bzw. eine Erhöhung der Körpertemperatur reagieren.
🌐 thermoreceptors

**Thiamin.** Wasserlösliches Vitamin $B_1$, das für den normalen Stoffwechsel und die Gesundheit des Herz-Kreislauf- und des Nervensystems wichtig ist. T. spielt eine entscheidende Rolle beim Kohlehydratabbau und somit der Energiegewinnung im Gewebe. T.-Mangel, unter dem häufig Alkoholiker leiden, schädigt hauptsächlich das Nervensystem, den Kreislauf und den Magen-Darm-Trakt. Typische Symptome sind Reizbarkeit, emotionale Schwankungen, Appetitlosigkeit, Neuritis, beschleunigter Puls, erschwerte Atmung, verminderte Darmtätigkeit und Herzbeschwerden. Bei schwerer Ausprägung kann der Patient an → Beriberi erkranken.
🌐 thiamin

**thorakal.** Betrifft oder gehört zum Brustraum (Thorax).
🌐 thoracic

**Thorakalnerven.** (Brustnerven). Brustnerven; 12 Spinalnervenpaare, die in Brusthöhe dem Rückenmark entspringen. Dazu gehören 11 Interkostalnervenpaare und 1 Subkostalnervenpaar. Sie breiten sich hauptsächlich über die Brustwand und den Bauch (Abdomen) aus. Die ersten beiden Paare innervieren Arme und Oberkörper, die nächsten vier nur den Oberkörper und die restlichen fünf die Wände des Oberkörpers und das Abdomen.
🌐 thoracic nerves

**Thorakostomie.** Einschnitt in die Brustfellwand zur Schaffung einer Drainageöffnung.
🌐 thoracostomy

**Thorakotomie.** Operative Öffnung der Brusthöhle.
🌐 thoracotomy

**Thorax, (pl. Thoraces).** Brustkorb; Knochen- und Knorpelgerüst, das die Hauptorgane für Atmung und Kreislauf sowie das Zwerchfell, die Trennschicht zwischen T. und Bauch (Abdomen) enthält. Zum T. gehören auf der Bauchseite (ventral) das Brustbein (Sternum) mit den knorpeligen Rippenverbindungen und auf der Rückenseite (dorsal) 12 Brustwirbel und der dorsale Teil der 12 Rippen.
[*griech.:* thorax, Brustharnisch, Brust]
🌐 thorax (pl. thoraxes, thoraces)

> **Thorax, Pflege von Drainagen.** → Pflegeintervention der → NIC, die definiert ist als die Pflege von Patienten mit einer externen Drainage mit Wasserkammer aus der Brusthöhle.
> 🌐 Tube Care: Thorax

**Thoraxchirurgie.** Fachbereich der Medizin, der sich mit Krankheiten und Verletzungen des Brustraumes und deren Therapie und Heilung durch operative Maßnahmen beschäftigt.
🌐 thoracic surgery

**Thoraxdrain.** Durch einen Rippenzwischenraum des Thorax (5. Interkostalraum) in die Brusthöhle eingeführter Katheter zur Wiederherstellung der Negativität der Pleurahöhle sowie zur Entnahme von Luft oder Flüssigkeit. Der Drain ist mit einem geschlossenen Absaugsystem verbunden.
🌐 chest tube

**Thoraxdrainage.** Mit Hilfe einer eingeführten Drainage wird aus dem Pleuraspalt Luft, Blut oder pathologische Flüssigkeit aus dem Thoraxraum durch kontinuierlichen Sog entfernt, um die Entfaltung der Lunge wieder zu ermöglichen. Bestandteile der T. sind Drainageschlauch, Saugkontrollkammer, Auffangbehälter, Wasserschloss, Belüftungsstutzen, Soganschluss.
🌐 chest drainage

# 1048 Thoraxdrainage

- Sekretdrainage
- Rippenbögen
- Pleuraspalt
- Drainageschlauch
- Belüftungsstutzen
- Soganschluss
- Luft
- 25 cm H$_2$O
- 20 cm H$_2$O
- Sekret
- Saugkontrollkammer
- Wasserschloss
- Auffangbehälter

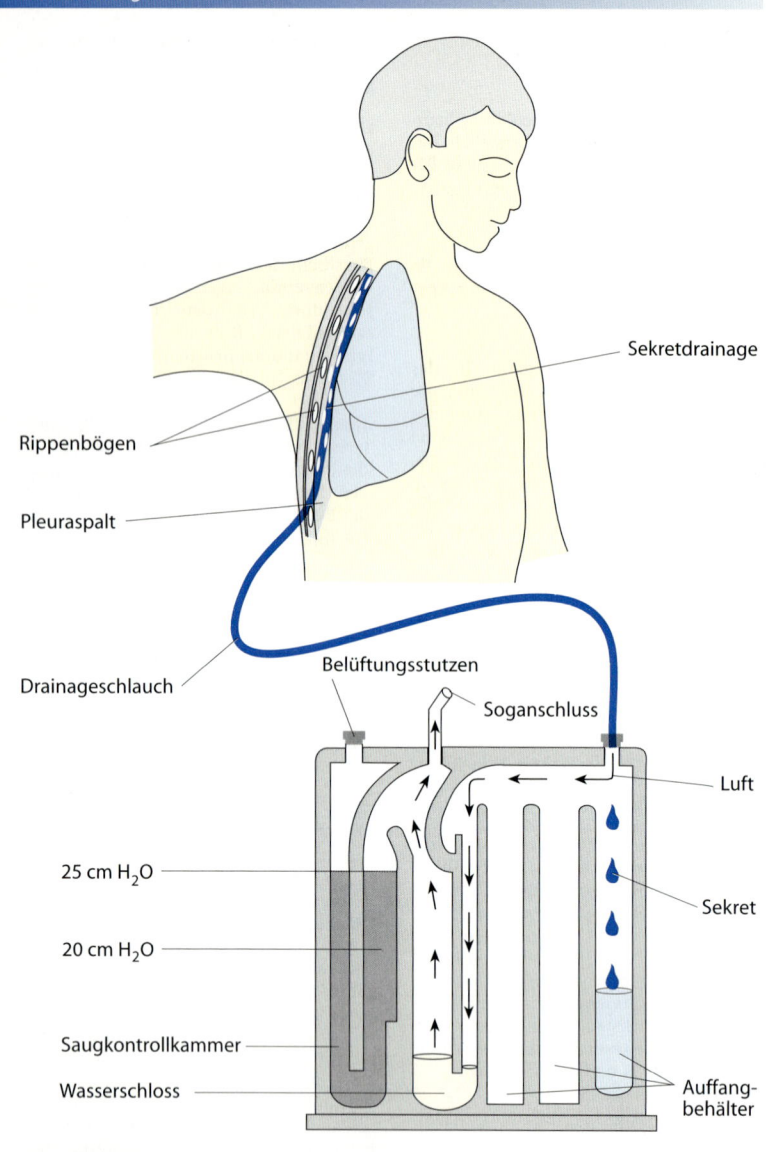

**Thoraxdrainage.** Thoraxdrainage bei Pleuraerguss.

**Thoraxphysiotherapie.** → Pflegeintervention der → NIC, die definiert wird als die Unterstützung von Patienten bei der Entfernung von Sekreten aus den peripheren in die zentralen Atemwege, wo sie dann abgehustet und/oder abgesaugt werden können.
🇬🇧 Chest Physiotherapy

**Thoraxschmerzen.** Körperliche Beschwerden im Brustraum, die eine sofortige Diagnose und Evaluation erforderlich machen. Thoraxschmerzen können für eine Herzkrankheit, z.B. Angina pectoris, Herzinfarkt oder Perikarditis bzw. für eine Lungenkrankheit, z.B. Pleuritis, Pneumonie, Lungenembolie oder Lungeninfarkt, symptomatisch sein. Die Ursache für Thoraxschmerzen kann auch auf Probleme der Skelettmuskulatur, gastrointestinale oder psychogene Beschwerden zurückzuführen sein. Der Konsum von Drogen, z.B. Kokain, kann ebenfalls Thoraxschmerzen verursachen. Über 90% aller Fälle mit Thoraxschmerzen stehen im Zusammenhang mit koronarer Herzerkrankung, Quetschungen von Rückenmarkswurzeln oder psychologischen Problemen. Zu den kardiovaskulären Erkrankungen, die mit Thoraxschmerzen assoziiert sind, gehören Herzinfarkt, Angina pectoris, Perikarditis sowie Aneurysma der Brustschlagader. Ursachen für Thoraxschmerzen in Verbindung mit dem Bewegungsapparat sind Rippenbrüche, Schwellungen der Rippenknorpel und Muskelüberdehnungen. Gastrointestinale Schmerzquellen sind Ösophagitis, Magenulkus, Hiatushernie, Gastritis, Gallenblasenentzündung und Pankreatitis.
🇬🇧 chest pain

**Thoraxschublehre.** Messgerät zur Bestimmung des Null-Punktes für die zentrale Venendruckmessung (ZVD-Messung). (→ Venendruckmessung, zentrale)

**Threonin (Thr).** Essenzielle Aminosäure, bedeutend für das angemessene Wachstum bei Kindern und für einen ausgeglichenen Nitrogenhaushalt bei Erwachsenen.
🇬🇧 threonine (Thr)

**Thrombektomie.** Notfallmäßige, operative Entfernung eines Blutgerinnsels (Thrombus) aus einem Blutgefäß, um die Blutzirkulation in dem betroffenen Körperteil wiederherzustellen.
[griech.: thrómbos + ektomein, geronnene Blutmasse + herausschneiden]
🇬🇧 thrombectomy

**Thrombin.** Enzym, das im Blutplasma während des Gerinnungsprozesses aus Prothrombin, Kalzium und Thromboplastin gebildet wird. T. bewirkt die Umwandlung von → Fibrinogen in → Fibrin, den wichtigsten Faktor bei der Bildung von Gerinnseln.
🇬🇧 thrombin

**Thromboangiitis.** Entzündung der Blutgefäße im Zusammenhang mit → Thrombose und einer Schädigung bzw. Zerstörung der innersten Haut der Gefäße (Intima).
🇬🇧 thromboangiitis

**Thromboembolie.** Verstopftes Blutgefäß durch einen Gefäßpfropf (Embolus), der von seinem ursprünglichen Ort der Bildung mit dem Blutstrom wegtransportiert wurde. Der Körperbereich, der von der blockierten Arterie versorgt wird, kann kalt, taub und zyanotisch werden. In der Lunge verursacht ein Embolus einen plötzlichen, scharfen Schmerz im Brust- oder Oberbauchbereich, erschwerte At-

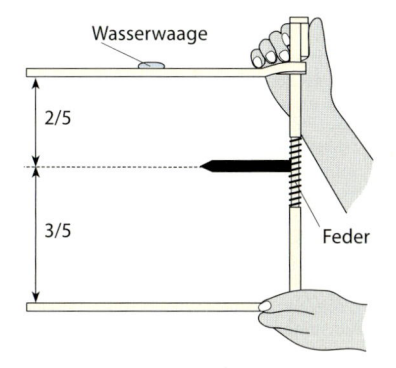

**Thoraxschublehre.**

mung (Dyspnoe), Husten, Fieber und Blutspucken. Eine Verstopfung der Lungenschlagader oder einer deren Hauptäste kann tödlich enden.
🇬🇧 thromboembolism

**Thrombogenese.** Bildung eines Blutpfropfes (Thrombus) oder Blutgerinnsels. – *adj.* thrombogenetisch.
🇬🇧 thrombogenesis

**thromboid.** Einem Blutpfropf (Thrombus) oder Blutgerinnsel ähnlich.
🇬🇧 thromboid

**Thrombokinase.** → Thromboplastin.
🇬🇧 thromboplastin

**Thrombolyse.** Auflösung eines Blutpfropfes (Thrombus). – *adj.* thrombolytisch.
🇬🇧 thrombolysis

**Thrombopathie.** Blutgerinnungsstörung, die nicht auf einem Mangel an → Thrombozyten beruht.
🇬🇧 thrombopathy

**Thrombophlebitis.** Venenentzündung, die oft mit der Bildung von Blutgerinnseln einhergeht. Eine T. entsteht häufig infolge von Verletzungen der Venenwand, gesteigerter Blutgerinnung, Infektion, chemischer Reizung, verminderter Blutflussgeschwindigkeit nach Operationen (postoperativer Stase), sehr langem Sitzen, Stehen oder langer Ruhigstellung und bei lang liegenden Venenkathetern. Eine T. oberflächlicher Venen ist leicht zu erkennen; die Vene fühlt sich hart und schnurähnlich an, ist druckempfindlich, die umliegende Haut ist gerötet und fühlt sich warm an und die betroffene Gliedmaße ist ggf. blass, kalt und geschwollen. Eine T. tiefer Venen ist gekennzeichnet durch krampfartige Schmerzen, insbesondere in den Schienbeinen, beim Laufen oder Strecken des Fußes.

> Kompressionsverband und Hochlagern des Beins bei Nacht. Tagsüber viel Bewegung; lokale Alkohol- oder Rivanolumschläge zur Schmerzlinderung.

🇬🇧 thrombophlebitis

**Thromboplastin.** (Thrombokinase). Bezeichnung für verschiedene komplexe Substanzen, die durch die Umwandlung von → Prothrombin in → Thrombin die Gerinnung aktivieren. Für diesen Vorgang sind Kalziumionen notwendig. – *adj.* thromboplastisch.
🇬🇧 thromboplastin

**Thromboplastinzeit, partielle (PTT).** Untersuchungsmethode zur Bestimmung von Gerinnungsstörungen des endogenen Systems (Faktoren I, II, V, VIII, X, XI, XII), bei der einer Testplasmaprobe und einer Kontrollprobe mit normalem Blut aktiviertes partielles → Thromboplastin zugesetzt wird. Die Zeit, die zur Bildung eines Blutgerinnsels (Koagels) im Testplasma erforderlich ist, wird mit der des normalen Plasmas verglichen. Die PTT ist eine der wichtigsten Messungen spezifischer Faktoraktivitäten und zur Entdeckung einer → Hämophilie. Die normale PTT beträgt nach Zusatz des Thromboplastinreagens und von ionisiertem Kalzium in die Plasmaprobe 60 bis 85 Sekunden.
🇬🇧 partial thromboplastin time (PTT)

**Thrombose.** Bildung eines Blutpfropfes (Thrombus) bzw. Blutgerinnsels in einem Gefäß, der dieses teilweise oder ganz verschließen kann. Im Gegensatz zu einem Embolus bleibt der Thrombus am Ort der Entstehung. (s.a. tiefe Venenthrombose) – *adj.* thrombotisch.
🇬🇧 thrombosis

**Thrombose, embolische.** Thrombose, die sich an der Stelle eines festsitzenden Embolus in einem Blutgefäß entwickelt. [*griech.*: embolos, Propfen, thrombos, Klumpen, osis, Störung.]
🇬🇧 embolic thrombosis

**Thrombose, traumatische.** Bildung von Blutgerinnseln in Venen oder anderen Blutgefäßen nach einer Verletzung oder Reizung. Die T. kann auch als Nebenwirkung auf eine intravenöse Injektion entstehen, durch die die Venenwand verletzt wurde.
🇬🇧 traumatic thrombosis

**Thromboseprophylaxe.** Pflegemaßnahme, um die Entwicklung einer → Thrombose bei dafür gefährdeten Patienten zu ver-

hindern. Zu den Maßnahmen gehören eine frühe Mobilisation, angemessene Lagerung, Ausstreichen der Beinvenen, Venenkompression durch Antithrombosestrümpfe und Kompressionsverbände, rückstromfördernde Gymnastik (Aktivierung der Muskel-Venen-Pumpe) und evtl. Heparinisierung.
prophylaxis of thrombosis

**Thromboxan.** In → Thrombozyten und anderen Zellen gebildetes Hormon, das für die Plättchenaggregation, Gefäßkonstriktion und Ischämie verantwortlich ist.
thromboxane

**Thrombozyt.** (Blutplättchen). Kleinste Zelle des Körpers, die im roten Knochenmark gebildet und teilweise in der Milz gelagert wird. T.en sind scheibenförmig, enthalten kein Hämoglobin und sind für die → Blutgerinnung und die Erhaltung der → Hämostase wichtig. – *adj.* thrombozytär.
platelet

**Thrombozytopathie.** Störung der Blutgerinnung infolge von abnormen oder nicht funktionsfähigen → Thrombozyten.
thrombocytopathy

**Thrombozytopenie.** Unter der Norm liegende Anzahl an → Thrombozyten. Eine T. kann entstehen durch verringerte Produktion von Thrombozyten, verminderte Überlebensdauer oder erhöhten Verbrauch von Thrombozyten oder eine krankhafte Vergrößerung der Milz. T. ist die häufigste Ursache von Blutgerinnungsstörungen.
thrombocytopenia

**Thrombozytose.** Über der Norm liegende Anzahl an Thrombozyten im Blut. Die **benigne T.** und die **sekundäre T.** (physiologische Reaktion auf Blutung, Operation oder Entfernung der Milz) sind asymptomatisch. Die **essenzielle Thrombozythämie** wirkt sich jedoch abwechselnd in spontanen Blutungen und darauffolgender Blutgerinnung aus.
thrombocytosis

**Thrombus, (pl. Thromben).** Anhäufung und Anhaftung von Blutplättchen, Fibrin, Gerinnungsfaktoren und Zellbestandteilen des Blutes an der Innenwand einer Vene oder Arterie, wodurch deren Lumen verengt bzw. verschlossen werden kann.
thrombus

**Thrombus, weißer.** 1. Anhäufung von Thrombozyten, Fibrin, Gerinnungsfaktoren und Zellelementen, die wenig oder keine roten Blutkörperchen enthalten. 2. Gerinnsel, das sich hauptsächlich aus Leukozyten zusammensetzt. 3. Gerinnsel, das sich hauptsächlich aus Thrombozyten und Fibrin zusammensetzt.
white thrombus

**Thymian.** Ätherisches Öl gegen Müdigkeit, Lethargie; gibt Energie bei geistiger und körperlicher Schwäche, regt die Konzentrationsfähigkeit an.
thyme

**Thymin.** Eine natürliche Pyrimidinbase und einer der Bausteine der DNS (Desoxyribonukleinsäure).
thymin

**Thymus.** Im Mediastinum, hinter dem Brustbein liegendes, drüsenartiges Organ, das sich vom unteren Rand der Schilddrüse bis ungefähr zur vierten Rippe ausdehnt. Der T. ist die erste zentrale Drüse des lymphatischen Systems. Dort entwickeln sich die T-Zellen, die für die zelluläre Immunabwehr verantwortlich sind, bevor sie in die Lymphknoten und die Milz wandern. Das Drüsengewebe besteht aus zwei seitlichen Lappen, die durch Bindegewebe fest verbunden sind. Dieses Bindegewebe umschließt auch das gesamte Organ. Nach dem Kindesalter wandelt sich der T. in Fettgewebe um. – *adj.* thymisch.
[griech.: thymos, Brustdrüse neugeborener Kälber]
thymus

**Thyreostatika.** Substanzen, die die Synthese von Schilddrüsenhormonen hemmen und zur Behandlung einer Schilddrüsenüberfunktion (→ Hyperthyreose) eingesetzt werden. Die am weitesten verbreiteten T. sind die Thioamide, z.B. Propylthiouracil und Methimazol. Im Körper stören diese Substanzen den Einbau von

Jod in Thyrosylrückstände von Thyroglobulin, das für die Produktion der Hormone → Thyroxin und → Trijodthyronin benötigt wird. – *adj.* thyreostatisch.
🔳 antithyroid drugs

**thyreotrop.** Die Schilddrüse beeinflussend.
🔳 thyreotropic

**Thyreotropin, systemisches.** Präparat aus → Thyreotropin von Schweinen, das die Aufnahme von radioaktivem Jod in der Schilddrüse und deren Ausschüttung von Thyroxin steigert. Wird zu diagnostischen Untersuchungen und bei der Behandlung von Schilddrüsenkrebs verwendet.
🔳 thyrotropin (systemic)

**Thyreotropin (TSH).** Vom Hypophysenvorderlappen ausgeschüttetes Hormon, das für Wachstum und Funktion der Schilddrüse verantwortlich ist und deren Hormonausschüttung steuert. Die TSH-Ausschüttung wird vom → Thyreotropin-releasing-Hormon gesteuert, das im Hypothalamus produziert wird.
🔳 thyroid-stimulating hormone (TSH)

**Thyreotropin-releasing-Hormon.** Im Hypothalamus produzierte Substanz, die die Ausschüttung von → Thyreotropin durch den Hypophysenvorderlappen anregt.
🔳 thyrotropin-releasing hormone

**Thyroaplasie.** Unterfunktion der Schilddrüse durch Unterentwicklung.
🔳 thyroaplasia

**Thyroidektomie.** Operative Entfernung der Schilddrüse, die bei Kropf (Struma), Tumoren oder Schilddrüsenüberfunktion, die nicht mit Jod oder anderen Medikamenten behandelt werden kann, durchgeführt wird. Dabei werden 90% bis 95% des Gewebes entfernt. Das erneute Wachstum der Schilddrüse beginnt kurz nach der Operation und die Funktion der Schilddrüse kann sich normalisieren. Bei Schilddrüsenkrebs wird die gesamte Schilddrüse entfernt, inklusive der umliegenden Strukturen vom Hals bis zum Schlüsselbein.
🔳 thyroidectomy

**Thyroiditis.** → Schilddrüsenentzündung.
🔳 thyroiditis

**Thyroxin (T4).** Hauptthormon der Schilddrüse, das den Stoffwechsel entscheidend beeinflusst.
🔳 thyroxine (T4)

**TIA.** Abk. für → Transitorisch-ischämische Attacke

**Tibia.** Schienbein; stärkerer der beiden Unterschenkelknochen, der gleichzeitig der zweitlängste Skelettknochen ist. Die T. ist gelenkig mit dem Wadenbein (Fibula), dem Sprungbein (Talus) und dem Oberschenkelknochen (Femur) verbunden und bildet einen Teil des Kniegelenks. – *adj.* tibialis.
[*lat.*: tibia, Schienbein]
🔳 tibia

**Tic.** (Tick). Kurze, sich wiederholende Bewegung einer Muskelgruppe; z.B. Blinzeln, Grimassen oder plötzliche Kopfzuckungen, die häufig psychogener und nicht organischer Ursache sind.
🔳 tic

**Tiefenpsychologie.** Zweig der Psychologie zur Erforschung der Persönlichkeit im Verhältnis zum Unterbewusstsein.
🔳 depth psychology

**Tiefenreflexe.** Reflexe, die durch die Stimulierung tiefgelegener Körperstrukturen ausgelöst werden, wie z.B. die Sehnenreflexe.
🔳 deep reflexes

**Tiefensensibilität.** Das Empfinden von Schmerz, Druck oder Spannung in den Tiefenschichten der Haut, Muskeln, Sehnen oder Gelenken.
🔳 deep sensation

**Tiefenwärme.** Wärmeanwendung zur Behandlung von tiefer gelegenen Körpergeweben, insbesondere Muskeln und Sehnen. Die Wärmewirkung kann mit Kurzwellentherapie, Phonophorese oder Ultraschall erzeugt werden.
🔳 deep heat

**Tiegel.** Konusförmiges Gefäß aus hitzebeständigem Material, das in der Chemie

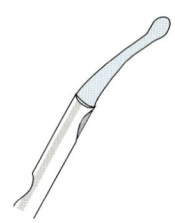

**Tiemann-Katheter.**

zum Schmelzen von Materialien bei sehr hohen Temperaturen verwendet wird.
🇬🇧 crucible

**Tiemann-Katheter.** Harnröhrenkatheter aus Weichgummi oder Kunststoff mit leichter Krümmung und sich verjüngender Spitze, der besonders für männliche Harnröhren geeignet ist. Er ist ca. 40 cm lang und in den Größen 8–30 Charrière erhältlich. Neben dem Nélaton-Katheter ist er der international am häufigsten verwendete Harnröhrenkatheter.
[Tiemann, Instrumentenmacher aus New York]
🇬🇧 Tiemann catheter

**Tiere, Therapie mit.** → Pflegeintervention der → NIC, die definiert wird als der gezielte Einsatz von Tieren zur Entwicklung von Zuneigung und Aufmerksamkeit sowie zur Gewährleistung von Ablenkung und Entspannung.
🇬🇧 Animal-Assisted Therapy

**Tierney, Alison.** Erste Doktorin der Krankenpflege in Großbritannien. Lehrt seit 1973 als Dozentin für Krankenpflege an der Universität Edinburgh. Bekannteste Veröffentlichung: *Elements of nursing* (liegt auch in deutscher Übersetzung vor: *Die Elemente der Krankenpflege*). Darin entwickelte sie gemeinsam mit Nancy Roper und Win Logan ein Pflegemodell, das gerade im deutschsprachigen Raum großen Anklang fand (Modell der Lebensaktivitäten).

**Tietze-Syndrom.** Nicht eitrige Schwellung der Rippenknorpel verbunden mit Schmerzen, die in Hals, Schultern oder Arme ausstrahlen und somit den Symptomen einer Erkrankung der Koronargefäße ähneln können.
[A. Tietze, dt. Chirurg, 1864–1927]
🇬🇧 Tietze's syndrome

**TIG.** Abkürzung für → Tetanus-Immunglobulin.
🇬🇧 TIG

**Tilt Table.** Elektrohydraulisch gesteuerter »Kipptisch«, der für das Sehtraining querschnittsgelähmter Patienten eingesetzt wird.
[engl.]
🇬🇧 tilt table

**Tinea.** (Hautflechte). Pilzerkrankung der Haut, verursacht durch verschiedene niedere Pilze. Die Erkrankung äußert sich durch Jucken, Abschuppung und auch schmerzhafte Hautverletzungen. Die Flechte kann an Kopf (T. capitis), Körper (T. corporis), Leistengegend (T. cruris), Füßen (T. pedis) und Nägeln (T. unguium) auftreten.
[*lat.*: tinea, nagender Wurm, Holzwurm]
🇬🇧 tinea

**Tine-Test.** Hauttest mit einem kleinen Einmalstempel, der in die Haut gedrückt wird und dessen Zinken mit Tuberkulin-Antigenen versehen sind. Bildet sich nach 2–3 Tagen um die Punktionsstelle eine Verhärtung, weist dies auf eine durchgemachte bzw. eine aktuelle tuberkulöse Erkrankung hin und erfordert weitere Untersuchungen. Der T.T. ist eine weit verbreitete Untersuchungsmethode auf Antituberkulin-Sensibilität.
🇬🇧 tine test

**Tinktur.** Auszug aus einer pflanzlichen oder tierischen Droge, die in einer Lösung mit Alkohol verdünnt ist.
🇬🇧 tincture

**Tinnitus.** Subjektives Geräusch in einem oder beiden Ohren, das oft als »Klingeln oder Rauschen« beschrieben wird. T. kann Zeichen eines akustischen Traumas (zu laute Musik), Mittelohrschwerhörig-

keit, Altersschwerhörigkeit oder einer Anhäufung von Ohrenschmalz sein, das auf das Trommelfell drückt oder den äußeren Gehörgang verschließt.
[*lat.:* tinnire, klingen, klingeln]
tinnitus

**Titan (Ti).** Grau glänzendes, metallisches Element mit der Ordnungszahl 22 und einem Atomgewicht von 47,88 g. T.-Dioxid kommt als aktiver Wirkstoff in zahlreichen Salben und Lotionen vor.
titanium (Ti)

**Titer.** 1. In der *Chemie* der Gehalt einer Maßlösung an gelöstem Reagens (=Normalität). 2. In der *Serologie* die Verdünnungsstufe eines Antikörpers, mit der gerade noch eine positive Reaktion mit einem Antigen ausgelöst wird.
titer

**Titration.** (Titrierung). Quantitative Bestimmung eines biologischen oder chemischen Stoffes in einer Lösung. Dabei wird die Lösung in kleinen, abgemessenen Mengen einer Standardlösung mit bekanntem Volumen zugefügt, bis eine Reaktion eintritt. Diese Reaktion zeichnet sich durch einen Farbwechsel, eine Änderung des pHs oder durch die Auskristallisierung eines chemischen Produkts aus.
titration

**Titrierung.** → Titration.
titration

**TK.** Abkürzung für → Totalkapazität.
TLC

**T-Katheter.** T-förmiger Schlauch, der zur Drainage durch die Haut in eine Körperhöhle oder eine Wunde gelegt wird.
T tube

**T-Killerzellen, zytotoxische.** Untergruppe der T-Lymphozyten, die spezifische Zellen, wie z.B. Zellen mit viralen Antigenen, auflösen können.
cytotoxic killer T cells

**T-Lagerung.** Lagerungsart zur Dehnung der unteren, mittleren und oberen Lungenabschnitte. Zwei Kissen werden T-förmig übereinander gelegt; die Wir-

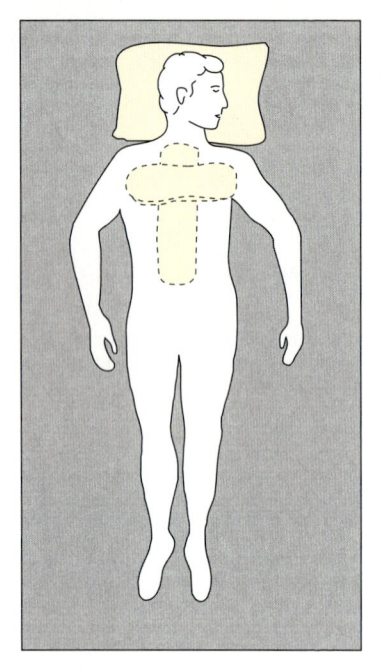

**T-Lagerung.**

belsäule liegt auf dem Längskissen, die dekubitusgefährdeten Stellen liegen frei. Der Kopf wird mit einem weiteren Kissen gelagert. Mehrmals täglich im Sitzen oder Liegen für max. 20 Min. anwenden; geeignet auch bei Dekubitusgefahr an Schulterblattspitzen und unterem hinteren Rippenrand. Vorsicht bei Dekubitusgefahr im Kreuzbeinbereich. (s.a. A-Lagerung; V-Lagerung; I-Lagerung)
T-positioning

**T-Lymphozyten.** → T-Zelle.
T lymphocyte

**TM.** Abkürzung für → Transzendentale Meditation.
TM

**TNF.** Abkürzung für → Tumor-Nekrose-Faktor.
🇬🇧 TNF

**TNM-Klassifizierung.** Internationales System zur Einteilung der klinischen Stadien einer Krebserkrankung. Die drei Hauptkriterien sind dabei: 1) das Flächenwachstum und die Tiefenausdehnung des Tumors sowie das Übergreifen auf benachbarte Organe; 2) die Betroffenheit der regionalen Lymphknoten; 3) die Bildung von Fernmetastasen in anderen Organen oder Körperregionen.
[Abk. für Tumor, Nodi lymphatici und Metastase]
🇬🇧 TNM staging

**Tochterchromosom.** Miteinander verbundene Chromatidenpaare, die sich während der Anaphase teilen und vor der Zellteilung zu gegenüberliegenden Zellpolen migrieren. Jedes Tochterchromosom enthält einen kompletten Satz genetischer Informationen des ursprünglichen Chromosoms.
[*griech.:* chroma, Farbe, soma, Körper.]
🇬🇧 daughter chromosome

**Tochterzelle.** Eine bei der Teilung einer Mutterzelle entstandene Zelle.
🇬🇧 daughter cell

**Tod.** 1. Aussetzen der Lebensfunktionen, angezeigt durch fehlenden Herzschlag oder fehlende Atmung. 2. Juristische Definition: völliges Fehlen einer Gehirnaktivität, Aussetzen des Zentralnervensystems und des Herz-Kreislauf-Systems sowie fehlende Atmung. Man unterscheidet zwischen **Scheintod** (Vita minima), bei dem die Atemfunktion und der Herzschlag nicht mehr wahrnehmbar, aber noch nicht erloschen sind; **klinischem Tod** (Atem- und Kreislaufstillstand mit unsicheren Todeszeichen wie Bewusstlosigkeit oder Ausfall von Hirnstammreflexen); **Hirntod** (Ausfall der Gehirnfunktionen bei intensivmedizinischer Unterstützung von Herzkreislauf- und Lungenfunktionen) und **biologischem Tod** (Erlöschen aller Organfunktionen).
🇬🇧 death

**Tod, genetischer.** 1. Unfähigkeit eines Organismus, aufgrund seiner genetischen Zusammensetzung zu überleben. 2. Entfernung eines Gens oder Genotyps aus dem → Genpool einer Population oder ihrer Nachkommen aufgrund von Sterilität oder Fortpflanzungsunfähigkeit einer Person oder eines Organismus oder wegen des Todes vor der sexuellen Reife.
🇬🇧 genetic death

**Todesbescheinigung.** Vom Arzt ausgestelltes Formular nach dessen persönlicher Untersuchung eines Leichnams und Feststellung des Todes. Todeszeitpunkt, Todesart (natürlich/unnatürlich) und die zum Tode führende Erkrankung werden vermerkt.
🇬🇧 death certificate

**Todesröcheln.** Geräusch, das von einem sterbenden Menschen erzeugt wird, der keinen Hustenreflex mehr besitzt und den beim Ein- und Ausatmen sich ansammelnden Schleim nicht mehr abhusten kann.
🇬🇧 death rattle

**Todeszeichen.** Unterschieden werden sichere und unsichere T. **Sichere T.** sind Leichenstarre, Totenflecken an den untenliegenden Körperteilen sowie Fäulnisprozesse. **Unsichere T.** sind fehlende Atmung, Pulslosigkeit, weite reaktionslose Pupillen sowie ein fehlender Muskeltonus.
🇬🇧 death signs

**Togaviren.** Virengruppe, die zur Familie der → Arboviren gehört und mit einer charakteristischen Hülle umschlossen ist. T. sind Erreger von Enzephalitis, Dengue-Fieber, Gelbfieber und Röteln.
[*lat.:* toga, Bedeckung]
🇬🇧 togaviruses

**Toilettentraining.** Spezielle Form des Kontinenztrainings. Harn- oder stuhlinkontinenten Menschen wird so die Möglichkeit geboten, den normalen Ausscheidungsrhythmus und -weg wieder einzuüben. In der Regel beginnt das Toilettentraining mit 1–2 stündlicher Blasenentleerung (nach Zeitplan oder nach Aufforderung). Die Intervalle sollten

dann langsam vergrößert werden, wobei eine mindestens 6-stündige Nachtruhe ermöglicht werden sollte. (s.a. Blasentraining)
🌐 toilet retraining; bladder retraining

**Tokograph.** → Wehenschreiber.
🌐 tocodynamometer

**Tokolytikum.** Medikament, das zur Wehenhemmung in der Schwangerschaft und evtl. auch während der Geburt eingesetzt wird.
🌐 tocolytic drug

**Toleranz.** 1. In der *Psychologie* die Fähigkeit, andere Meinungen gelten zu lassen. 2. In der *Pathophysiologie* die Widerstandsfähigkeit bzw. Reaktionslosigkeit des Körpers auf bestimmte Substanzen. 3. In der *Pharmakologie* die nachlassende Wirkung eines wiederholt gegebenen Medikaments.
[*lat.*: tolerare, ertragen]
🌐 tolerance

**Toleranz-Test.** 1. Die Ermittlung der Fähigkeit des Körpers, ein bestimmtes Medikament oder einen Nährstoff zu verstoffwechseln, z.B. der → Glukose-Toleranztest. 2. Körperliches Fitness-Training zur Leistungsermittlung des Kreislaufs und anderer Körpersysteme.
🌐 tolerance test

**Tollwut.** (Rabies). Akute, in der Regel tödliche Viruserkrankung des zentralen Nervensystems bei Tieren. Die Tiere können die Krankheit durch infiziertes Blut, Gewebe oder Speichel auf den Menschen übertragen. Wirte des Lyssa-Virus sind vornehmlich wilde Tiere, wie z.B. Füchse, wilde Hunde, Fledermäuse, Stinktiere, Waschbären und Katzen. Nachdem das Virus in den menschlichen Organismus eingedrungen ist – meistens durch den Biss des infizierten Tieres – wandert es entlang der Nervenbahnen zum Gehirn und später auch zu anderen Organen. Die Inkubationszeit reicht von 10 Tagen bis zu 1 Jahr. Danach folgt ein Vorläuferstadium (Prodromalstadium), das durch Fieber, Unwohlsein, Kopfschmerzen, Fehlempfinden und Muskelschmerzen geprägt ist. Nach einigen Tagen treten schwere Gehirnentzündung (Enzephalitis), Delirium, schwerste Muskelkrämpfe, plötzliche Anfälle, Lähmungen (Paralyse), Koma und schließlich der Tod ein. – *adj.* tollwütig.
🌐 rabies

**Tollwut-Immunglobulin.** (Anti-Rabies-Gammaglobulin). Das → Immunglobulin wird bei Menschen mit Verdacht auf Infektion mit dem Lyssa-Virus zum Schutz gegen Tollwut in Kombination mit → Tollwut-Vakzin gegeben.
🌐 rabies immune globulin (RIG)

**Tollwut-Vakzin.** Sterile Lösung abgetöteter Lyssa-Viren. Wird zur → Immunisierung und nach erfolgter Infizierung als Prophylaxe gegen Tollwut verabreicht.
🌐 rabies vaccine (DEV)

**Tomographie.** Schichtaufnahmeverfahren; Aufnahmetechnik in der Radiographie, bei der bestimmte Objektschichten genau abgebildet, und die davor und dahinter liegenden Schichten verwischt werden. Die T. ist ein wertvolles diagnostisches Mittel bei der Erkennung und Ermittlung von Raum einnehmenden Strukturen bzw. Verletzungen, z.B. in Gehirn, Leber, Bauchspeicheldrüse und Gallenblase. – *adj.* tomographisch.
🌐 tomography

**tonisch.** Beschreibt eine lang andauernde, schmerzhafte Muskelanspannung, z.B. tonische Krämpfe.
[*griech.*: tónos, das (An)spannen]
🌐 tonic

**tonisch-klonisch.** Beschreibt Muskelkrämpfe, die zunächst → tonisch und dann → klonisch verlaufen, z.B. tonisch-klonische Anfälle.
🌐 tonoclonic

**Tonizität.** Das Vorhandensein von Spannung (Tonus), z.B. in der Haut oder in Muskeln.
[*griech.*: tónos, das (An)spannen]
🌐 tonicity

**Tonofibrillen.** Aus → Tonofilamenten zusammengesetzte Bündel von feinen, intrazellulären Fasern in Epithelzellen, die sich

durch mehrere Zellen ziehen. Sie haben eine stützende Funktion.
[*griech.:* tónos + *lat.:* fibra, Pflanzen-, Muskelfaser]
🌐 tonofibrils

**Tonofilament.** Fadenförmige Eiweißmoleküle in Epithelzellen, die sich zu Bündeln formen und sogenannte → Tonofibrillen bilden.
🌐 tonofilament

**Tonographie.** Messung und Aufzeichnung des Augeninnendrucks mit Hilfe eines → Tonometers.
🌐 tonography

**Tonometer.** Instrument zum Messen des Augeninnendrucks.
🌐 tonometer

**Tonometrie.** Messung des Augeninnendrucks durch Eindrücken des Augapfels nach lokaler Betäubung und Messung des Widerstands.
🌐 tonometry

**Tonsille.** Mandelförmiges Organ, das hauptsächlich aus lymphatischem Gewebe besteht, wie z.B. die Gaumenmandel (Tonsilla palatina) rechts und links der Zungenwurzel. – *adj.* tonsillar.
[*lat.:* tonsilla, Mandel]
🌐 tonsil

**Tonsillektomie.** Operative Entfernung der Gaumenmandeln zur Vorbeugung wiederkehrender Mandelentzündungen bei Patienten, die zu solchen Entzündungen neigen.
🌐 tonsillectomy

**Tonsillitis.** (Mandelentzündung). Entzündung einer oder beider Mandeln (Tonsillen), die auch im Zusammenhang mit Scharlach auftreten kann. Eine **akute T.** wird häufig durch eine Infektion mit Streptokokken hervorgerufen und ist gekennzeichnet durch starke Halsschmerzen, Fieber, Kopf- und Ohrenschmerzen, allgemeines Krankheitsgefühl, Schluckbeschwerden sowie vergrößerte und druckempfindliche Halslymphknoten. Aus den Mandelkrypten fließt häufig käsiges, eitriges Material. Als **follikuläre T.** bezeichnet man eine eitrige Infektion der Mandelkrypten.
[*lat.:* tonsilla, Mandel; *gr.:* -itis, Entzündung]
🌐 tonsillitis

**Tonus.** Normaler, ausgewogener Spannungszustand der Körpergewebe, insbesondere der Muskeln. Die abwechselnde Kontraktion und Erschlaffung angrenzender Muskelfasern halten ein Organ oder einen Körperbereich ohne Ermüdung in einer funktional neutralen Stellung.
[*griech.:* tónos, (An)spannung]
🌐 tonus

**Tophus.** → Gichtknoten.
🌐 tophus

**topisch.** (2. lokal). 1. Die Oberfläche des Körpers bzw. eines Körperbezirks betreffend; örtlich. 2. Ein Medikament bzw. eine Therapie für einen bestimmten Körperbezirk.
🌐 topical

**Topographie.** → Topographische Anatomie.
🌐 topography

**Topographie, anatomische.** System zur Bestimmung eines Körperteils in Relation zu der Körperregion, in der er und die sich in der Nähe befindlichen Körperstrukturen lokalisiert sind.
[*griech.:* ana, hinein; temnein, schneiden; topos, Ort; graphein, schreiben]
🌐 anatomic topography

**Topologie.** Seltenere Bezeichnung für → topographische Anatomie.
🌐 topology

**TORCH.** Abkürzung für die englischen Begriffe *toxoplasmosis, other, rubella virus, cytomegalovirus* und *herpes simplex viruses*, eine Gruppe von Keimen, die einen Fetus bzw. ein Neugeborenes infizieren und eine Reihe von Krankheiten hervorrufen können. Diese Krankheiten werden unter dem → TORCH-Syndrom zusammengefasst.
🌐 TORCH

**TORCH-Syndrom.** Infektion eines Fetus bzw. Neugeborenen mit einem → TORCH-Pathogen. Infiziert sich eine schwangere

Frau mit einem Virus der TORCH-Gruppe, kann dies zu einer Fehlgeburt (Abort), Totgeburt, intrauteriner Wachstumsstörung oder einer Frühgeburt führen. Ein infiziertes Neugeborenes kann in den ersten Tagen nach der Geburt verschiedene klinische Symptome zeigen, wie z.B. Fieber, Lethargie, schlechte Nahrungsaufnahme, punktförmige Hautblutungen (Petechien) und Pneumonie. Jedes einzelne Virus ist außerdem für eine Reihe weiterer Krankheitszeichen verantwortlich, z.B. eine gestörte Immunabwehr, Augenerkrankungen, Hautbläschen, Geschwüre und angeborene Herzmissbildungen.
TORCH-syndrome

**Torpor.** Benommenheit, Regungslosigkeit, Gefühllosigkeit, Erstarrung. – adj. torpid.
[*lat.:* torpere, betäubt sein, starr sein]
torpor

**Torsion.** Drehung, Achsendrehung, z.B. eines Organs. »Torsio uteri«, die Drehung der Gebärmutter infolge von Narben, Schrumpfungen und Tumoren im Umfeld des Organs.
[*lat.:* torquere, drehen]
torsion

**Torsionsfraktur.** (Rotationsbruch; Drehungsbruch). Indirekter, spiralförmig verlaufender Bruch eines langen Röhrenknochens infolge der Überdrehung einer Gliedmaße.
torsion fracture

**Torso.** Oberkörper ohne Kopf, Arme und Beine.
torso

**Tortikollis.** → Schiefhals.
torticollis

**tot.** Bezeichnung für das Fehlen aller Lebensfunktionen in einem zuvor lebenden Organismus.
dead

**Totalendoprothese.** Operation zur Behandlung schwerer Gelenkschäden (meist Arthritis), wobei die natürlichen Gelenkflächen durch Metall- und Plastikprothesen ersetzt werden. Am häufigsten wird die Operation an der Hüfte durchgeführt (→ Totalhüftendoprothese).
total joint replacement

**Totalhüftendoprothese.** (Hüft-TEP). Operation zur Korrektur eines durch degenerative Prozesse (meist Arthritis) geschädigten Hüftgelenks. Dabei werden der Kopf des Oberschenkelknochens und die Hüftpfanne (Azetabulum) durch Metallkomponenten ersetzt. Die Hüftpfanne wird zur Vermeidung des direkten Metallkontakts zusätzlich mit Kunststoff überzogen.
total hip replacement

**Totalkapazität (TK).** Das gesamte Luftvolumen in den Lungen nach maximaler Einatmung. Es entspricht der → Vitalkapazität zuzüglich der → Reservekapazität.
Atemvolumina
total lung capacity (TLC)

**Totenflecken.** (Livores). Bläulich-schwarze Verfärbung verschiedener Hautpartien nach Eintritt des Todes durch Absinken des Blutes in tiefer gelegene Körperregionen und durch die Zerstörung der Blutzellen. T. gelten als sicheres Todeszeichen.
livor mortis; postmortem lividity

**Totenstarre.** → Rigor mortis.
rigor mortis

**Totgeburt.** Geburt eines Kindes mit mehr als 1000 g Geburtsgewicht, das vor oder während der Geburt gestorben ist und somit keine Lebenszeichen aufweist. Eine T. muss gemeldet und ins Sterbebuch eingetragen werden. (s.a. Lebendgeburt)
stillbirth

**Totraum.** 1. Verbleibender Hohlraum nach unvollständiger Schließung einer Operationswunde bzw. einer Verletzung. In dem Hohlraum kann sich Blut ansammeln, das den Heilungsprozess verzögert. 2. Lungenregion, die mit Atemgasen aber nicht mit Lungenblut in Kontakt ist. Im alveolaren Totraum werden Alveolen durch den Lungenkreislauf ventiliert aber nicht perfundiert. Der **anatomische Totraum** ist der Bereich der Trachea, der Bronchien und der Luftwege, dessen Luftinhalt bei der Atmung nicht bis zu den Alveolen vordringt. Der **physiologische Totraum**

schließt den anatomischen Totraum sowie den mit Luft gefüllten Alveolenraum ein, der nicht am Sauerstoff-Kohlendioxid-Austausch beteiligt ist.
🌐 dead space

**Toxämie.** »Blutvergiftung«; Das Vorhandensein von Bakteriengiftstoffen im Blut, wodurch das Blut zersetzt wird.
[*griech.*: toxikón + haima, Pfeilgift + Blut]
🌐 toxemia

**Toxikologe.** Spezialist, der sich mit Giften, deren Wirkung auf einen Organismus und mit wirksamen Gegengiften beschäftigt.
🌐 toxicologist

**Toxikologie.** Die Lehre von den Giften, deren Entdeckung und Wirkung auf einen Organismus sowie der Heilung von Krankheiten, die durch Gifte hervorgerufen werden. – *adj.* toxikologisch.
🌐 toxicology

**Toxikose.** Vergiftung; Krankheit, die durch Giftstoffe hervorgerufen wird.
🌐 toxicosis

**Toxin.** Gift, das in einer Pflanze vorkommt bzw. von einem Mikroorganismus produziert wird.
🌐 toxin

**Toxin, bakterielles.** Jeglicher Giftstoff, der von Bakterien gebildet wird. Zu den b. T.en gehören → Endotoxine und → Exotoxine.
[*griech.*: bakterion, kleiner Stab; toxikon, Gift]
🌐 bacterial toxin

**toxisch.** Giftig; auf einer Vergiftung beruhend.
🌐 toxic

**Toxizität.** Die Giftigkeit einer Substanz.
🌐 toxicity

**Toxizität, akute.** Schädliche Auswirkung einer toxischen Substanz, die sich innerhalb von Sekunden, Minuten, Stunden bzw. Tagen nach der Einnahme einstellt.
🌐 acute toxicity

**Toxoid.** → Toxin, das chemisch bzw. mit Wärme behandelt wurde, wodurch es seine giftige Wirkung verloren, jedoch die Fähigkeit zur Produktion von Antikörpern beibehalten hat. T. werden bei Impfungen verwendet; sie bewirken die Immunität eines Organismus gegenüber einer bestimmten Substanz durch die Produktion von Antikörpern.
🌐 toxoid

**Toxoplasmen.** Eine Gattung gramnegativer Parasiten, deren einzig bekannte Spezies die *Toxoplasma gondii* sind. Sie leben vorwiegend in Zellen von Katzen und anderen Haustieren und rufen beim Menschen → Toxoplasmose hervor.
🌐 Toxoplasma

**Toxoplasmose.** Infektionskrankheit durch den Parasit *Toxoplasma gondii*. Die angeborene T. ist eine Übertragung der Infektion auf den Feten durch die Plazenta hindurch. Sie ist gekennzeichnet durch Leber- und Gehirnschädigungen, Krämpfe, Blindheit, Mikrozephalie oder Hydrozephalie und geistige Retardierung. Eine nach der Geburt erworbene T. bei Kindern oder Jugendlichen ist gekennzeichnet durch Hautausschlag, Erkrankung der Lymphknoten, Fieber, allgemeines Krankheitsgefühl, Störungen des ZNS, Herzmuskelentzündung (Myokarditis) und Lungenentzündung (Pneumonitis).
🌐 toxoplasmosis

**TPZ.** Thromboplastinzeit

**Tracer.** Radioaktives Isotop, das bei diagnostischen Röntgenuntersuchungen verwendet wird, da es biologische Prozesse im Körper sichtbar machen kann. Der T. wird in den Körper eingebracht, geht mit einer bestimmten Substanz eine Bindung ein und wird dann mit einem Scanner oder einem Fluoroskop verfolgt.
[*engl.*: tracer, Aufspürer]
🌐 tracer

**Trachea.** Luftröhre; zylindrisch geformte Röhre im Hals, die aus Knorpelgewebe und Membranen besteht und sich vom Kehlkopf (Larynx) auf der Höhe des 6. Halswirbels bis zum 5. Brustwirbel erstreckt, wo sie sich in zwei Äste teilt. Die

T. befördert Luft zu den Lungen. – *adj.* tracheal.
[*griech.:* trachys, rauh, uneben]
🇬🇧 trachea

**Tracheakanüle.** Kanüle zum Offenhalten eines Tracheostomas, das gerade neu und/oder vorübergehend angelegt wurde. Je nach Anwendungszweck gibt es verschiedene Ausführungen bezüglich Material und Größe. Zur sicheren Fixierung der T. wird ein Kanülenband am Kanülenschild befestigt und um den Nacken gebunden. Die T. muss je nach Sekretbildung mindestens einmal täglich gereinigt und gewechselt werden. (s.a. Tracheostomie)
🇬🇧 tracheal cannula

**Tracheitis.** Entzündung der Luftröhre durch Infektionen, Allergien oder chemische Reize. Eine T. kann akut oder chronisch verlaufen.
🇬🇧 tracheitis

**Tracheobronchialbaum.** Anatomischer Komplex, der Luftröhre (Trachea), Bronchien und Bronchiolen beinhaltet. Mit Hilfe dieses Systems wird Luft in die Lunge befördert.
🇬🇧 tracheobronchial tree (TBT)

**Tracheobronchitis.** Entzündung der Luftröhre und der Bronchen, häufig als Begleiterscheinung bei einer Lungeninfektion.
🇬🇧 tracheobronchitis

**Tracheostenose.** Verengung des Luftröhrenlumens.
🇬🇧 tracheostenosis

**Tracheostomie.** Künstliche Öffnung durch den Hals in die Luftröhre, durch die ein Schlauch eingeführt werden kann. Dem Patienten wird zugesichert, dass der Schlauch ständig geöffnet ist und Luft hindurch strömen kann. Der Schlauch muss regelmäßig von Sekreten aus der Luftröhre und den Bronchien gereinigt werden; dazu wird ein Absaugkatheter über ein Y-Verbindungsstück angeschlossen. Der Patient wird angewiesen, über

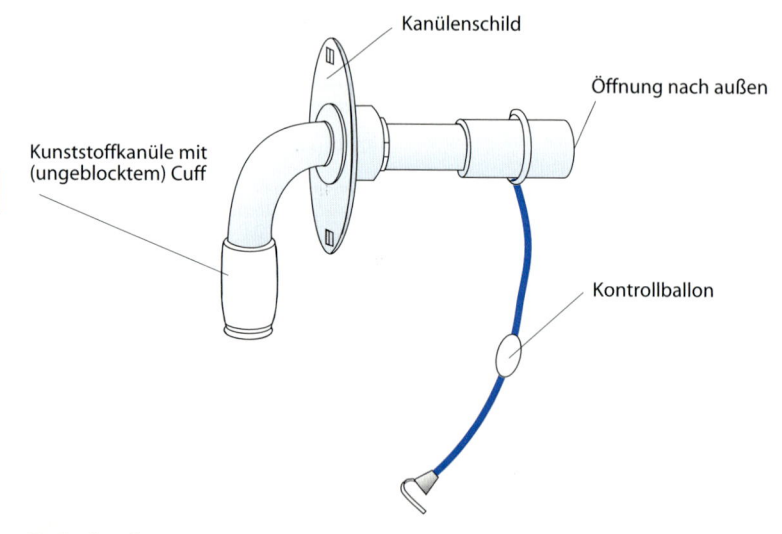

Kanülenschild

Öffnung nach außen

Kunststoffkanüle mit (ungeblocktem) Cuff

Kontrollballon

**Tracheakanüle.**

das Husten Sekrete aus den Bronchien und der Luftröhre herauszubefördern. Wurde die T. als Notfallmaßnahme durchgeführt, so wird die Öffnung geschlossen, sobald der Patient wieder normal atmen kann. Bleibt die T. dauerhaft bestehen, wie z.B. bei einer Entfernung des Kehlkopfes, muss dem Patienten die Selbstpflege beigebracht werden.
tracheostomy

**Tracheostomiepflege.** Pflege eines Patienten mit → Tracheostomie. Dazu gehört die Erhaltung der Luftzufuhr, angemessene Befeuchtung, aseptische Wundpflege und die sterile Luftaufnahme durch die Luftröhre. Komplikationen dabei beinhalten eine Verletzung der Stimmbänder, Aufblähung des Magens und Zurückdringen von Mageninhalt in die Speiseröhre (Regurgitation), Verschluss des Luftröhrenschlauchs und ein erhöhtes Infektionsrisiko.
tracheostomy care

**Tracheotomie.** Luftröhrenschnitt, der durch den Hals unterhalb des Kehlkopfes durchgeführt wird. Eine T. ist erforderlich, wenn die Luftzufuhr über Nase und Mund durch eine Blockierung mit einem Fremdkörper, Tumor oder durch eine Schwellung im Bereich der Stimmritze (Glottisödem) unmöglich ist. Sie kann als Notfallmaßnahme am Unfallort, im Krankenhaus oder im OP durchgeführt werden.
tracheotomy

**Tracheotomiekanüle.** Gebogener, großlumiger Schlauch aus Gummi, Metall oder Kunststoff, der zur Behebung einer Blockierung der Luftröhre operativ in diese eingeführt wird.
tracheotomy tube

**Traditionelle Chinesische Medizin.** (TCM). Ganzheitlich orientierte, auf dem Prinzip des Ausgleichs zwischen Yin und Yang beruhende Medizin. Die TCM zielt darauf ab, das individuelle Krankheitsgeschehen zu erkunden, wozu insbesondere Körpersignale von Puls und Zunge (Puls- und Zungendiagnostik) eingesetzt werden. Im Zentrum der Behandlung steht die Arzneimitteltherapie unterstützt von → Akupunktur, → Moxibustion, Kräutertherapie sowie Ernährungs- und Bewegungstherapie.
Traditional Chinese Medicine

**Träger.** 1. Person oder Tier, die einen Krankheitserreger tragen oder verbreiten kann, ohne selbst zu erkranken (→ Ausscheider). 2. Immunogenes Molekül bzw. Teil eines solchen Moleküls, das bei einer Antikörperreaktion von den T-Zellen erkannt wird.
carrier

**Trägersubstanz.** 1. Inaktive Substanz, mit der ein Arzneimittel vermischt wird, um dessen Messung und Verabreichung zu erleichtern. 2. Körpereigene Flüssigkeit oder Struktur, die einen Reiz passiv weiterleitet. 3. Sammelbezeichnung für Substanzen, wie z.B. Wasser oder feste Nahrung, die als Übertragungsweg für pathogene Keime dienen können.
vehicle

**Trakt.** 1. Verband aus verschiedenen Geweben oder Strukturen, die eine gemeinsame Aufgabe erfüllen und als Durchgangspfad fungieren, z.B. der Verdauungstrakt oder der Respirationstrakt. 2. In der *Neurologie* ein Bündel von Nervenfasern des ZNS.
[*lat.:* tractus, Ziehen, Zug]
tract

**Traktion.** Vorgang, bei dem Zug auf ein Objekt ausgeübt wird.
[*lat.:* trahere, ziehen]
traction

**Trance.** 1. Schlafähnlicher Zustand, in dem das Bewusstsein ganz oder teilweise ausgeschaltet und die motorische Beweglichkeit reduziert ist. 2. Eine Art Dämmerungszustand bzw. Bewusstlosigkeit. 3. Hypnoseähnlicher Zustand, bei der die Person von der unmittelbaren Umgebung entrückt scheint, wie z.B. bei tiefer Konzentration oder Tagträumerei.
[*engl.:* trance, Verwirrung, Benommenheit]
trance

**Tränen.** Wässrige, salzhaltige oder alkalische Flüssigkeit, die von den Tränendrüsen zur Befeuchtung der Bindehaut produziert wird.
🌐 tears

**Tränenapparat.** Netzwerk von Strukturen des Auges, die Tränen bilden und von der Augenoberfläche ableiten; dazu gehören die Tränendrüsen, Tränengänge, Tränenkanäle, Tränensäcke und die Tränennasengänge.
🌐 lacrimal apparatus

**Tränenbein.** (Os lacrimale). Einer der kleinsten und zerbrechlichsten Knochen des Gesichtes, der sich im vorderen Teil der Augenhöhle (Orbita) befindet und zusammen mit dem Oberkiefer die Furche für den Tränensack bildet.
🌐 lacrimal bone

**Tränendrüse.** Eine von zwei Drüsen, die sich seitlich oberhalb der Augenhöhle in der Tränengrube des Stirnbeins befinden. Die wässrige Flüssigkeit aus den Drüsen bildet die Tränen, die die Bindehaut (Conjunctiva) befeuchten.
🌐 lacrimal gland

**Tränenkanal.** (Rivus lacrimalis). Rinne zwischen den Augenlidern und der Augenoberfläche, durch die bei geschlossenen Augen Tränenflüssigkeit in den Tränensee (Lacus lacrimalis) fließen kann.
🌐 rivus lacrimalis

**Tränennasengang.** Kanal, der Tränen von einer → Tränendrüse zur → Nasenhöhle transportiert.
🌐 nasolacriminal duct

**Tränenpapille.** (Papilla lacrimalis). Kleine konische Erhebung am inneren Ende des Augenlids, die den Tränenpunkt enthält, durch den die Tränen austreten, um die Bindehaut (Conjunctiva) zu befeuchten.
🌐 lacrimal papilla

**Tränenpunkt.** Kleine Öffnung im mittleren Rand jedes Augenlids, die in den Tränennasengang münden. Durch den T. gelangen die Tränen von der Tränendrüse über die Ausführungsgänge zur Bindehaut (Konjunktiva).
🌐 punctum lacrimale

**Tränenreflex.** Austritt von Tränen als Reaktion auf die Stimulation oder Reizung der Hornhaut (Cornea) oder Bindehaut (Conjunctiva).
🌐 lacrimal reflex

**Tränensack.** Blindes Ende des Tränen-Nasen-Gangs, das mit den Tränen gefüllt ist, die von den Tränendrüsen ausgeschieden und durch die Tränengänge weitergeleitet werden.
🌐 lacrimal sac

**Tränensee.** Rechteckiger Raum, der im mittleren (medialen) Augenwinkel die Ober- und Unterlider voneinander trennt und die Tränenflüssigkeit auffängt.
🌐 lacus lacrimalis

**Tranquilizer.** Bezeichnung für Beruhigungsmittel (Sedativa, Anxiolytika, Relaxanzien etc.), die Patienten in starken Erregungs- oder Angstzuständen verschrieben werden und die deren Wahrnehmungsfähigkeit idealerweise nicht beeinträchtigen. Zahlreiche T. werden zur Behandlung von Psychosen eingesetzt. Sie wirken Angst lösend, Schlaf fördernd, Muskel relaxierend, Krampf lösend und vermindern Hemmungen. Bei längerer Einnahme besteht jedoch die Gefahr der Gewöhnung und Abhängigkeit.
[*engl.:* tranquilize, beruhigen]
🌐 tranquilizer

**trans-.** Vorsilbe mit der Bedeutung »durch, hindurch, an die Oberfläche«.
🌐 trans-

**transabdominal.** Durch die Bauchwand hindurch.
🌐 transabdominal

**Transaktionsanalyse.** Gruppentherapeutischer Ansatz in der Psychologie, der spielerisch aufzudecken versucht, welche manipulativen Verhaltensmuster bei Menschen im Umgang mit anderen Menschen vorherrschen. Die T. wurde 1967 von Eric Berne entwickelt, mit dem Ziel, die Selbst-

akzeptanz von Menschen zu erhöhen. (s.a. Psychotherapie)
▧ transactional analysis

**Transaminase.** Enzym, das die Übertragung einer Aminogruppe von einer Alpha-Aminosäure auf eine Alpha-Ketosäure bewirkt.
▧ transaminase

**Transferase.** Sammelbezeichnung für bestimmte Enzyme, die den Übergang einer chemischen Gruppe bzw. eines Radikals, wie z.B. Phosphat-, Methyl-, Amin- oder Keto-Gruppen, von einem Molekül zu einem anderen bewirken. (s.a. Transaminase)
▧ transferase

**Transferrin.** Protein im Blut, das für den Transport von Eisen aus dem Darm ins Blut verantwortlich ist.
▧ transferrin

**Transformation.** Übertragung der Information von einer Zelle auf die andere.
[*lat.:* transformare, umformen]
▧ transformation

**transfundieren.** Blut oder Blutbestandteile von einer Person auf eine andere übertragen bzw. von einer Blutkonserve in den Blutkreislauf eines Patienten einbringen.
[*lat.:* transfundere, hinübergießen, übertragen]
▧ transfuse

**Transfusion.** Die direkte Zufuhr von Vollblut oder bestimmten Blutkomponenten wie Plasma, Thrombozyten oder Erythrozytenkonzentrat in die Blutgefäße eines Patienten. Vollblut kann bei Blutgruppen- und Untergruppengleichheit direkt von einem Spender zum Empfänger übertragen werden; meist wird jedoch Spenderblut gesammelt und in einer Blutbank gelagert.
▧ transfusion

**Transfusion, direkte.** Direkter Bluttransfer von einer Vene des Spenders in die Vene des Empfängers.
[*lat.:* dirigere, führen, transfundere, hindurchgießen.]
▧ direct transfusion

**Transfusionszwischenfall.** Akute Reaktion des Organismus auf die Übertragung falschen Blutes. Die Reaktion kann ausgelöst werden durch Inkompatibilität der roten Blutkörperchen, Allergie gegen Leukozyten, Thrombozyten oder Plasmaproteine des transfundierten Blutes oder gegen Natrium- bzw. Zitratrückstände in der Blutkonserve. Das häufigste Symptom eines T. ist Fieber, gefolgt von Nesselausschlag, Asthma, Gefäßkollaps und Nierenversagen. Eine hämolytische Reaktion aufgrund einer Imkompatibilität der roten Blutkörperchen ist gefährlich und muss sofort diagnostiziert und behandelt werden. Die Symptome zeigen sich kurz nach Transfusionsbeginn mit starken Kopfschmerzen, plötzlichen tiefen Kreuzschmerzen, Herzschmerzen, erschwerter Atmung und Unruhe. Objektive Symptome sind z.B. Gesichtsrötung gefolgt von Zyanose und erweiterten Halsvenen, schnellem, fadenförmigem Puls, Schweißabsonderung und kaltschweißiger Haut. Innerhalb einer Stunde kann der Patient in einen tiefen Schock fallen.
▧ transfusion reaction

**transient.** Vorübergehend, transitorisch.
▧ transient

**Transitorisch-ischämische Attacke (TIA).** Vorübergehende Warnzeichen eines drohenden → Schlaganfalls mit Gefühls- und Sprachstörungen sowie Schwindel oder Gangunsicherheit.
[*lat.:* transitorius, vorübergehend, vergänglich; attactus, Berührung]
▧ transient ischemic attack

**Transkriptase.** Enzym, das die → Transkription steuert.
▧ transcriptase

**Transkription.** Erster Schritt der Proteinbiosynthese bei der an einem oder mehreren Genen aus der Vorlage der → Desoxyribonukleinsäure eine komplementäre → Messenger-RNS gebildet wird.
▧ transcription

**transkutan.** Durch die Haut hindurch.
▧ transcutaneous

**Transkutane Elektrische Nervenstimulation (TENS).** Methode zur Schmerzbehandlung, bei der periphere Nervenendigungen durch elektrische Impulse gereizt werden. Dies wird durch auf die Haut aufgeklebte Elektroden ermöglicht, die über flexible Kabel mit einem Stimulator verbunden sind. Die erzeugten elektrischen Impulse sind den körpereigenen ähnlich, doch gleichzeitig ausreichend verschieden, um die Übertragung von Schmerzimpulsen an das Gehirn zu blockieren.
🌐 Transcutaneous Electrical Nerve stimulation (TENS)

**Translation.** Vorgang, bei dem die genetische Information in der Messenger-Ribonukleinsäure (m-RNS) in die Aminosäuresequenz der zu bildenden Proteine übersetzt wird.
[*lat.*: transferre, hinübertragen, übertragen]
🌐 translation

**transmural.** 1. Durch eine Organwand hindurch. 2. In der Fügung »transmuraler Infarkt« bedeutet t. das Myokard in seiner gesamten Dicke betreffend.
🌐 transmural

**Transpiration.** Die Absonderung von Schweiß durch die Schweißdrüsen.
[*lat.*: trans + spirare, über, hinaus + hauchen, ausatmen]
🌐 sensible perspiration

**Transplantat.** (Graft). Ein Gewebe oder Organ, das von einer Körperstelle oder von einer Person entnommen und an eine andere Stelle oder in eine andere Person verpflanzt wird, um einen bestehenden Strukturdefekt zu reparieren. Das T. kann vorübergehend sein, z.B. im Notfall-Haut-T. bei ausgedehnten Verbrennungen, oder aber dauerhaft, wenn das T. anwächst und zu einem Teil des Körpers wird. Haut, Knochen, Knorpel, Blutgefäße, Nerven, Muskeln, Hornhaut und ganze Organe, z.B. Niere oder Herz, können transplantiert werden.
🌐 graft

**Transplantat, autogenes.** (Autograft). Ein Hautabschnitt, der bei derselben Person von einer Stelle an eine andere transplantiert wird. A.T.e werden in der plastischen Chirurgie, insbesondere bei Hautschäden durch schwere Verbrennungen, verwendet.
[*griech.*: autos, selbst; genein, produzieren.]
🌐 autogenous graft

**Transplantatabstoßung.** Immunologische Zerstörung eines transplantierten Organs oder Gewebes. Die Abstoßung kann sowohl einer zellvermittelten als auch aufgrund einer antikörpervermittelten Immunität gegen die Zellen des Transplantats bei dem histoinkompatiblen Empfänger verursacht werden. (→ Abstoßungsreaktion)
🌐 graft rejection

**Transplantation.** Übertragung von Gewebe von einem Körperbereich auf einen anderen bzw. von einem Spender auf einen Empfänger.
🌐 transplantation

**Transplantation, allogene.** (homogene/homologe Transplantation). Eine Gewebeverpflanzung (→ Transplantation) von einem genetisch differenten Spender zu einem Empfänger der gleichen Species.
🌐 homologous graft/transplantation

**Transplantationsgesetz.** Das T. vom 5.11.97 legt fest, dass bei einer Organspende entweder die persönliche Einwilligung des Spenders oder bei dessen Tod die Zustimmung eines Angehörigen vorliegen muss. Der potenzielle Spender kann die Entscheidung auch einer von ihm namentlich benannten Vertrauensperson übertragen. Als Voraussetzung für eine Organentnahme ist der Hirntod (totaler Ausfall der Gehirnfunktion) vorgeschrieben.
🌐 transplantation rules

**transplantieren.** Ein Organ oder Gewebe von einer Person auf eine andere übertragen, um damit eine zerstörte Struktur oder eine gestörte Funktion zu ersetzen bzw. das Erscheinungsbild zu ändern. Hautpartien können auch am eigenen Körper von einer Stelle auf eine andere verpflanzt werden (z.B. bei Verbrennun-

gen). Die häufigsten **Transplantate** sind Haut und Nieren; seltener werden auch Knorpel- und Knochengewebe, Knochenmark, Augenhornhaut, Blutgefäße und Sehnen, Herz, Lunge und Leber verpflanzt. Die geeignetsten Spender sind eineiige Zwillingsgeschwister und Personen mit derselben Blutgruppe und denselben immunologischen Eigenschaften.
transplant

**transplazentar.** Durch die Plazenta hindurch. Bezieht sich hauptsächlich auf den Austausch von Nährstoffen und Abfallprodukten zwischen Mutter und Fetus, aber auch auf die Übertragung von krankheitserregenden Keimen.
transplacental

**Transport.** → Pflegeintervention der → NIC, die definiert ist als der Transfer eines Patienten an einen anderen Ort.
Transport

**Transport, aktiver.** Beförderung von Substanzen durch eine Zellmembran; wird durch chemische Aktivitäten gesteuert, die es der Zelle ermöglichen, normalerweise impermeable Moleküle aufzunehmen. Der a. T. wird durch Trägermoleküle im Zellinneren beschleunigt, die sich an die eindringenden Moleküle binden und sie umschließen. Mit Hilfe des a. T.s absorbiert die Zelle Glukose und andere Substanzen, die zur Erhaltung der vitalen Funktionen und der Gesundheit erforderlich sind. (→ Transport, passiver; Resorption; Osmose)
active transport

**Transport, passiver.** Bewegung kleiner Moleküle durch die Membran einer Zelle auf dem Weg einer → Diffusion. Der p.T. ist für zahlreiche Stoffwechselprozesse wichtig, z.B. die Aufnahme von Nährstoffen durch die Zellen, die den Verdauungstrakt auskleiden.
passive transport

**Transportinkubator.** Fahrbarer »Brutkasten« für Frühgeborene und Risikokinder, in dem sie möglichst gefahrlos vom Kreißsaal oder OP in eine Kinderklinik bzw. auf die entsprechende Frühgeborenen- oder Intensivstation gebracht werden können. Ein Inkubator bietet größtmöglichen Schutz, da die Temperatur und Sauerstoffkonzentration gleichmäßig aufrechterhalten werden können und die Beobachtung der Kinder durch die durchsichtigen Plexiglasscheiben möglich ist.
transport incubator

**Transposition der großen Gefäße.** Angeborener Herzfehler, bei dem die Lungenarterie aus der linken Herzkammer und die Aorta aus der rechten Herzkammer entspringt. Dadurch gibt es keine Verbindung zwischen dem Körper- und dem Lungenkreislauf und das Blut kann nicht direkt mit Sauerstoff angereichert werden. Lebensfähig ist diese Erkrankung nur bei einem gleichzeitigen Shunt, z.B. einer Öffnung in einer der Herzscheidwände (Septum) oder einem offenen → Ductus botalli. Hauptsymptome sind Zyanose und Sauerstoffmangel (Hypoxie), insbesondere bei Kindern mit kleinen Septumdefekten. Eine Vergrößerung des Herzens wird meist wenige Wochen nach der Geburt diagnostiziert; bei Kindern mit Kammerseptumdefekt bilden sich sehr schnell Anzeichen einer Stauungsinsuffizienz aus.
transposition of the great vessels

**Transsexualität.** Merkmal einer Person, die den starken Willen hat, ihr biologisches Geschlecht aufzugeben und als Vertreter des anderen Geschlechts zu leben. Hält dieser Wille länger als 2 Jahre an, gilt dies als psychische Störung. Einige Transsexuelle kleiden sich wie das andere Geschlecht und ändern mit Hilfe einer Operation ihr äußeres Erscheinungsbild.
transsexualism

**Transsudation.** Absonderung von Flüssigkeit durch eine Membran in Gewebslücken oder Körperhöhlen, wobei sämtliche gelösten Stoffe in der Lösung erhalten bleiben. Die Passage erfolgt auf Grund eines unterschiedlichen hydrostatischen Drucks.
[*lat.:* trans + sudare, durch + schwitzen, ausschwitzen]
transudation

**Transversalebene.** Körperebene, die senkrecht zur Sagittal- und zur Frontalebene verläuft.
🌐 transverse plane

**Transvestismus.** Verhaltensabweichung, bei der psychische und sexuelle Befriedigung durch das Tragen von Kleidern des anderen Geschlechts erreicht wird. – *adj.* transvestid.
[*lat.:* trans + vestire, durch + kleiden]
🌐 transvestism

**Transzendentale Meditation (TM).** Aus dem Hinduismus hervorgegangene Meditationsübung, durch die Spannungs- und Angstzustände gemildert und die Frustrationsgrenze angehoben werden sollen. TM wird als höherer Bewusstseinszustand beschrieben, der weder einer physischen noch einer mentalen Steuerung bedarf. Während der Meditation erreicht die Person ein Stadium, in dem der Stoffwechsel und das autonome Nervensystem reduziert sind.
🌐 transcendental meditation (TM)

**Traubenzucker.** → Glukose.
🌐 glucose

**Trauer.** Fast universelles Muster physischer und emotionaler Reaktionen auf den Tod eines geliebten Menschen, auf Trennung oder Verlust. Die körperlichen Komponenten können mit denen von Angst, Hunger, Wut und Schmerzen verglichen werden. Die T. steht in Verbindung mit Gefühlen von heftigem Schmerz, aber auch Zorn, Ungläubigkeit, Einsamkeit und Verlassenheit. Durch den Trauerprozess müssen sich Hinterbliebene in ihrer Umgebung neu orientieren, was (nach Freud) als Trauerarbeit bezeichnet wird. T. ist normal und durchaus auch für die Psyche gesund, bezieht sich jedoch häufig nicht so sehr auf das Schicksal des Verstorbenen, sondern auf den Verlust einer wichtigen Beziehung.
🌐 grief; mourning

**Trauerarbeit, Unterstützung der.** → Pflegeintervention der → NIC, die definiert wird als die Unterstützung beim Umgang mit einem bedeutenden Verlust.
🌐 Grief Work Facilitation

**Trauerarbeit, Unterstützung der: perinataler Tod.** → Pflegeintervention der → NIC, die definiert wird als die Unterstützung beim Umgang mit einem perinatalen Verlust.
🌐 Grief Work Facilitation: Perinatal Death

**Trauern, unangemessenes.** Anerkannte → NANDA- → Pflegediagnose; erfolgloser Einsatz intellektueller und emotionaler Reaktionen, durch die Menschen (Familien, Gemeinschaften) versuchen, den Veränderungsprozess ihres Selbstkonzeptes auf der Grundlage der Wahrnehmung eines potenziellen Verlustes zu verarbeiten. Zu den kennzeichnenden Merkmalen gehören der wiederholte Einsatz ungeeigneter Verhaltensweisen, um Beziehungen wieder aufzunehmen, Wiedererleben früherer Erfahrungen mit geringer oder keiner Linderung der Intensität der Trauer, längerfristige Störung der Lebensfunktionen, Beginn der übermäßigen somatischen oder psychosomatischen Reaktionen; Ausdruck von Beschwerden in Verbindung mit dem Verlust oder von Schuld, Wut, Traurigkeit, Weinen. Es kann zu Veränderungen in folgenden Bereichen kommen: Schlaf- und Essgewohnheiten, Libido, Träume, Aktivitätslevel, Konzentrationsfähigkeit, Bewältigung von Aufgaben, Störung von Lebensfunktionen, entwicklungsbezogene Regression und labiler Gemütszustand.
🌐 grieving, dysfunctional

**Trauern, vorzeitiges.** Anerkannte → NANDA- → Pflegediagnose; intellektuelle und emotionale Reaktionen und Verhaltensweisen, durch die Menschen (Familien, Gemeinschaften) den Veränderungsprozess ihres Selbstkonzepts auf der Grundlage der Wahrnehmung eines potenziellen Verlustes verarbeiten. Zu den kennzeichnenden Merkmalen gehören ein potenzieller, bedeutender Verlust sowie

der Ausdruck von Beschwerden, Leugnen der Tatsache der Bedeutung des Verlustes, Schuld, Wut, Trauer, Verhandeln. Es kann zu Veränderungen in folgenden Bereichen kommen: Ess- und Schlafgewohnheiten, Libido, Kommunikationsfähigkeit.
grieving, anticipatory

**Trauerreaktion.** Komplex von somatischen und psychologischen Symptomen in Verbindung mit extremem Leid oder Verlustschmerz, besonders im Fall des Todes eines geliebten Menschen. Zu den körperlichen (somatischen) Symptomen gehören Gefühle der Enge im Hals und in der Brust mit Erstickungsgefühlen und Kurzatmigkeit, fehlende Muskelkraft, extreme Müdigkeit und Lethargie. Psychologische Reaktionen sind ein generalisiertes Bewusstsein für mentale Angst und Unbehagen in Verbindung mit Gefühlen von Schuld, Wut, Feindseligkeit, extremer Unruhe, Konzentrationsschwäche und fehlender Fähigkeit, organisierte Aktivitäten zu planen und auszuführen.
grief reaction

**Trauerrituale.** Gewohnheiten, die den Alltag/das Leben eines Hinterbliebenen erleichtern, strukturieren oder Kraft geben können, um ohne den Verstorbenen zu leben, z. B. regelmäßiges Aufschreiben eigener Gefühle.
rituals of mourning

**Traum(zustand).** 1. Abfolge von Ideen, Gedanken, Gefühlen und Bildern, die während der REM (rapid-eye-movement) - Phase entstehen. 2. Bezeichnung für die Schlafphase, in welcher dieser Vorgang stattfindet. 3. Visionäre Einbildung im Wachzustand. 4. Aus dem Bewusstsein verdrängte Gedanken, Emotionen, Erinnerungen und Impulse. 5. Bezeichnung für Wünsche, Impulse und Emotionen, die das Unterbewusstsein eines Menschen reflektieren, sowie für die Gedanken und Gefühle, die im kollektiven Unterbewusstsein entstehen.
dream

**Trauma.** 1. Körperliche Verletzung durch Gewalteinwirkung oder durch das Einbringen einer giftigen Substanz in den Organismus. 2. Psychische Verletzung infolge eines schweren emotionalen Schocks. – *adj.* traumatisch.
trauma

**Trauma, hohes Risiko.** Anerkannte → NANDA- → Pflegediagnose, die definiert ist als das erhöhte Risiko eines Patienten, eine unfallsbedingte Verletzung, wie z.B. eine Wunde, Verbrennung oder Fraktur zu erleiden. Die Risikofaktoren können sowohl intern (individuell) als auch extern (umweltbedingt) sein. Individuelle Risiken sind z.B. Schwäche, schlechtes Sehvermögen, Gleichgewichtsstörungen, verminderte Temperatur- oder Berührungsempfindung, verminderte Muskelkoordination, mangelhafte Unfallschutzerziehung, Wahrnehmungsschwierigkeiten und viele Verletzungen in der Vorgeschichte. Zu den äußeren Risikofaktoren zählen u.a. rutschige Böden und Treppen, Badewannen ohne Festhaltegriff und Antirutschmatten, wackelige Stühle und Leitern, defekte elektrische Kabel oder Geräte, Gaslecks, ungeschützte Wärmestrahler, unsachgemäß aufbewahrte Abfallprodukte, Höhensonnen oder Solarien und gefährliche Maschinen.
trauma, risk of

**Trauma, psychisches.** Emotionaler Schock oder Stresssituation, die dauerhafte Eindrücke hinterlässt, insbesondere im Unterbewusstsein. Zu den Ursachen eines p.T.s können z.B. Abusus oder Vernachlässigung in der Kindheit, Vergewaltigung oder der Verlust eines geliebten Menschen gehören.
psychic trauma

**Traumanalyse.** (Traumdeutung). Methode zur Analyse des Unterbewusstseins anhand von Untersuchungen von Träumen.
dream analysis

**Traumatologie.** Wissenschaft und Lehre der Wunden, Verletzungen und bleiben-

den Schäden sowie deren Versorgung und Behandlung. – *adj.* traumatologisch.
🇬🇧 traumatology

**Traumatopnoe.** Traumatisch bedingte Atemstörung teilweise bis zum Atemstillstand und Kollabieren des Patienten, auf Grund einer Verletzung des Brustkorbs mit einem spitzen Gegenstand, wodurch Luft in den Pleuralraum eindringen kann und die Lunge zusammenpresst.
🇬🇧 traumatopnea

**Traumschlaf.** (REM-Schlaf). Schlafphase, die durch verringerten Muskeltonus, schnelle Augenbewegungen und rege Traumtätigkeit charakterisiert ist.
🇬🇧 rapid eye movement sleep

**Traumzustand.** Bewusstseinszustand, in dem eine Person ihre Umgebung nicht erkennt und auf Eindrücke entgegen ihren normalen Verhaltensmustern reagiert.
🇬🇧 dream state

**Travelbee, Joyce.** (1926–1973) Pflegetheoretikerin, die das Modell und die Theorie der Mensch-zu-Mensch-Beziehung entwickelte und in ihrem Buch *Zwischenmenschliche Aspekte der Pflege* (1966, 1971) veröffentlichte. Travelbee stützte ihre Theorie auf die Konzepte der → Logotherapie, die erstmalig von Viktor Frankel, einem Aufseher im Konzentrationslager Auschwitz, in seinem Buch *Die Suche des Menschen nach Bedeutung* (1963) vorgestellt wurden. Travelbee glaubte, dass Pflege durch die Beziehungen der Menschen untereinander ermöglicht wird. Diese Beziehungen beginnen mit dem ersten Treffen und entwickeln sich über die Entwicklung einer Identität zu gegenseitigem Einfühlungsvermögen und schließlich zu Verständnis und Sympathie.
🇬🇧 Travelbee, Joyce

**Tremor.** Muskelzittern; Rhythmische, unbeabsichtigte Schüttelbewegungen auf Grund eines unwillkürlichen Wechsels zwischen Muskelanspannung und -erschlaffung entgegenwirkender Muskelgruppen. T. tritt häufig bei älteren Menschen und bei Patienten mit verschiedenen Nervenschädigungen auf.
🇬🇧 tremor

**Tremor, essenzieller.** (Ruhetremor). Unwillkürliches leichtes Zittern von Händen, Kopf und Gesichtsmuskulatur, insbesondere bei der Ausführung normaler Körperbewegungen. Ein essenzieller Tremor wird vererbt und tritt im jungen Erwachsenenalter bzw. im mittleren Lebensalter auf.
🇬🇧 essential tremor

**Tremor, kontinuierlicher.** Leichte, rhythmische, unwillkürliche Bewegungen, die während der Ruhephase andauern aber manchmal kurz bei der Ausführung willkürlicher Bewegungen verschwinden.
🇬🇧 continuous tremor

**Trendelenburg-Gang.** Bei Hüftleiden auftretender Gang, der außerdem mit einer Schwäche des mittleren Gesäßmuskels zusammenhängt. Kennzeichnend ist ein Abfallen des Beckens auf die gesunde Seite, wenn der Patient auf das Bein der kranken Seite auftritt.
[F. Trendelenburg, dt. Chirurg, 1844–1924]
🇬🇧 Trendelenburg gait

**Trendelenburg-Lagerung.** Lagerung des Körpers in einer schiefen Ebene, wobei der Kopf tief und die Beine erhöht liegen. Die Lagerung wird z.B. bei niedrigem Blutdruck und bei Schock angewandt, zur Steigerung des Blutflusses ins Gehirn oder bei Operationen im Bereich des Beckens.
🇬🇧 Trendelenburg position

**Trendelenburg-Test.** Einfacher Test zur Ermittlung der Venenklappenfunktion bei

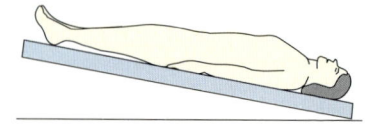

**Trendelenburg-Lagerung.**

Personen mit Krampfaderleiden. Der Patient hebt im Liegen das Bein senkrecht nach oben, damit sich die Venen entleeren. Dann steht er auf und die Pflegeperson beobachtet, wie sich die Venen füllen. Sind die Venenklappen nicht voll funktionsfähig, füllen sich die Venen von oben; sind die Klappen in Ordnung, fließt das Blut nicht zurück und die Venen füllen sich von unten.
🇬🇧 Trendelenburg test

**Trennungsangst.** Furcht oder Angst infolge einer Trennung von der Familie oder von bestimmten Menschen. Das Syndrom kommt häufig bei kleinen Kindern vor, die von ihrer Mutter bzw. ihrer Bezugsperson getrennt werden oder wenn sich ihnen eine fremde Person nähert.
🇬🇧 separation anxiety

**Treponema pallidum.** Sehr beweglicher, gramnegativer Mikroorganismus (Spirochäte), der → Syphilis hervorruft.
🇬🇧 Treponema pallidum

**Treponematose.** Sammelbezeichnung für Krankheiten, die durch Spirochäten der Gattung *Treponema* ausgelöst werden. Sämtliche Infektionen können mit Penicillin erfolgreich behandelt werden.
🇬🇧 treponematosis

**TRH.** Abkürzung für → Thyreotropin-releasing-Hormon.
🇬🇧 TRH

**TRH-Test.** Thyreotropin-Releasing-Hormon-Test

**Triage.** 1. → Pflegeintervention der → NIC, die definiert ist als die Festlegung von Prioritäten im Rahmen der Patientenpflege in Notfallsituationen mit geringen Ressourcen. 2. Einordnung der Patienten nach Dringlichkeit der Versorgung bei Katastrophenunfällen.
🇬🇧 Triage

**Trichiasis.** Durch Einwärtskehrung der Augenwimpern bedingte Reizung des Augapfels; tritt häufig nach Infektionen oder Entzündungen auf.
🇬🇧 trichiasis

**Trichinenbefall.** (Trichinose). Erkrankung durch Befall mit den Larven des Parasiten *Trichinella spiralis*, die durch rohes oder unzureichend gekochtes Schweinefleisch auf den Menschen übertragen werden. Die Anfangssymptome sind Bauchschmerzen, Übelkeit, Fieber und Durchfall; später werden Muskelschmerzen, Druckempfindlichkeit, Müdigkeit und Eosinophilie beobachtet. Leichte Infektionen können asymptomatisch verlaufen.
🇬🇧 trichinosis

**tricho-.** Vorsilbe mit der Bedeutung »Haar«.
[*griech.:* thrix, Haar]
🇬🇧 tricho-

**Trichomonadeninfektion.** (Trichomoniasis). Infektion der Scheide (Vagina) durch die Protozoen *Trichomonas vaginalis*. Kennzeichnende Symptome sind Jucken, Brennen und schaumiger, hellgelber bis grüner, übelriechender vaginaler Ausfluss. Die Infektion wird meistens über Geschlechtsverkehr übertragen, selten über feuchte Waschlappen. Neugeborene können sich unter der Geburt im Geburtskanal der infizierten Mutter anstecken.
🇬🇧 trichomoniasis

**Trichomonas.** Begeißelte Protozoen, wovon ein Großteil als Parasiten lebt. Einige kommen bei Karies im Mund des Menschen vor, andere finden sich in der Scheide (Vagina) oder der Harnröhre (Urethra) von Frauen. T. ist der Erreger der → Trichomonadeninfektion (Trichomoniasis).
🇬🇧 Trichomonas

**Trichterbrust.** Skelettverformung der Brustwirbel mit eingedrücktem Brustbein. Die Verformung hat in vielen Fällen keine Auswirkungen auf das Atmen, wird aber oft aus kosmetischen Gründen operativ behoben.
🇬🇧 funnel chest

**Tricuspidalis-Auskultationspunkt.** Kleiner Bereich auf der Brust, links unterhalb des Brustbeins und gegenüber des 4. und 5. Rippenknorpels, in dem das Geräusch

der → Trikuspidalklappe am besten zu hören ist.
🌐 tricuspid area

**Trieb.** Bezeichnung für einen unbewussten, zwingenden, ziellosen Spannungszustand. Ein primärer Trieb ist angeboren und steht in engem Zusammenhang mit physiologischen Vorgängen. Sekundärtriebe entstehen während des Wachstums und bestimmen Verhaltensweisen.
🌐 drive

**Trigeminusneuralgie.** Neurologische Störung des Hirnnervenstrangs (Nervus trigeminus), gekennzeichnet durch heftige Schmerzattacken entlang eines oder mehrerer Nervenäste. Verursacht wird der Schmerz durch Druck oder durch die Degeneration des Nervs. Es können nur ein einzelner oder aber auch alle Nervenäste betroffen sein. Der Befall des ersten Nervenastes führt zu Schmerzen um die Augen und über der Stirn, des zweiten zu Schmerzen in Oberlippe, Nase und Wange, des dritten zu Schmerzen seitlich der Zunge und in der Unterlippe. Die plötzlichen Schmerzattacken treten phasenweise auf und dauern oft bis zu einer halben oder ganzen Minute an.
🌐 trigeminal neuralgia

**Trigeminuspuls.** Abnormer Puls, bei dem jeder dritte Pulsschlag fehlt.
🌐 trigeminal pulse

**Trigger.** Substanz, Objekt oder Wirkstoff, der eine Handlung bzw. einen Vorgang auslöst.
[*engl.:* trigger, Auslöser]
🌐 trigger

**Triggerpunkte.** Bestimmte Punkte am Körper, die besonders berührungsempfindlich sind und bei Reizung zu schmerzhaften neuralgischen Punkten werden können.
🌐 trigger points

**Triglyzerid.** Einfacher Fettbaustein, der aus drei Fettsäuremolekülen (z.B. Olein, Palmin und Stearin) und Glyzerol besteht. T. sind die Hauptbestandteile von tierischen und pflanzlichen Fetten und die am zahlreichsten vertretenen Lipide im Blut. Dort binden sie an Proteine und bilden Lipoproteine mit hoher oder geringer Dichte.
🌐 triglyceride

**Trijodthyronin (T3).** Wichtiges Wachstums- und Entwicklungs-Hormon, das außerdem den Stoffwechsel und die Körpertemperatur steuert und durch ein negatives Feedback-System die Ausschüttung von Thyreotropin durch die Schilddrüse blokkiert.
🌐 triiodothyronine (T3)

**Trikuspidalklappe.** Herzklappe mit drei Segelklappen zwischen dem rechten Vorhof (Atrium) und der rechten Herzkammer (Ventrikel). Wenn die beiden Herzkammern während der → Diastole erschlafft sind, öffnet sich die T. damit Blut in die Kammer fließen kann. In der → Systole ziehen sich die beiden gefüllten Kammern zusammen und pumpen das Blut in die Lungen- bzw. die Körperschlagader. Die T. und die → Mitralklappe schließen sich und verhindern so den Rückfluss des Blutes in die Kammern.
🌐 tricuspid valve

**Trimenon, Trimester.** Zeitraum von ungefähr drei Monaten, der jeweils einen Abschnitt einer Schwangerschaft beschreibt. Das erste T. reicht vom Tag der Befruchtung (bzw. vom ersten Tag der letzten Periode) bis zum Ende der 12. Schwangerschaftswoche. Das zweite T. von der 13. bis zur 28. Schwangerschaftswoche und das dritte und letzte T. von der 29. SSW bis zur Geburt.
🌐 trimester

**Trinkhilfen.** Hilfsmittel, die eine selbstständige Flüssigkeitsaufnahme ermöglichen. (s.a. Esshilfen)
🌐 aids for drinking

**Triploidie.** Das Vorhandensein von drei kompletten Chromosomensätzen in einem Organismus. Beim Menschen bestünde der dreifache Chromosomensatz aus 69 Chromosomen; ein Embryo mit einer solchen Anlage ist nicht lebensfähig und wird meist in der Frühschwangerschaft ausgestoßen. – *adj.* triploid.
🌐 triploidy

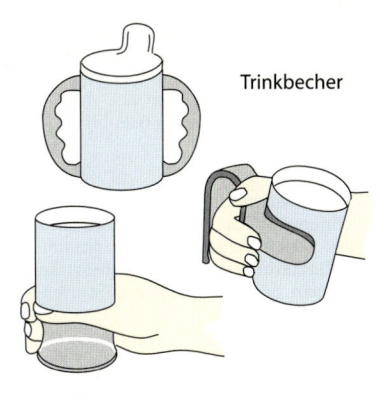

**Trinkhilfen.**

**Tripper.** Umgangssprachliche Bezeichnung für → Gonorrhö.
🇬🇧 clap

**Trisaccharid.** → Kohlenhydrat, das aus drei gebundenen Einfachzuckern (Monosacchariden) besteht; z.B. Raffinose (besteht aus Fruktose, Glukose und Galaktose).
🇬🇧 trisaccharide

**Trisomie.** Eine Chromosomenaberration, die durch das Vorhandensein eines überzähligen Chromosoms in einem doppelten Chromosomensatz gekennzeichnet ist. Ein Mensch mit T. besitzt 47 anstatt 46 Chromosomen.
🇬🇧 trisomy

**Trisomie 18.** (Edwards-Syndrom). Angeborener Missbildungskomplex, ausgelöst durch das dreifache Vorhandensein des Chromosoms Nr. 18. Das Krankheitsbild ist gekennzeichnet durch schwere geistige Behinderung und zahlreiche Missbildungen, wie z.B. Schädelmissbildungen, tief sitzende, deformierte Ohren, Lippen-Gaumen-Spalte, Klumpfüße, Herzscheidewanddefekte und Nierenanomalien.
🇬🇧 trisomy 18

**Trisomie 21.** (Down-Syndrom; Mongolismus). → Down-Syndrom.
🇬🇧 trisomy 21

**Trisomie-Syndrom.** Krankheitsbild, das durch ein überzähliges Chromosom in einem doppelten Chromosomensatz bedingt ist. Die meisten Trisomien entstehen durch das Ausbleiben der Trennung eines Chromosomenpaares bei der Zellteilung.
🇬🇧 trisomy syndrome

**trivalent.** 1. Beschreibt ein Atom bzw. eine Atomgruppe mit der Fähigkeit, sich mit drei einwertigen (monovalenten) Elementen zu binden bzw. diese zu ersetzen. 2. Bezeichnet einen Impfstoff, der vor drei verschiedenen Krankheiten schützt.
🇬🇧 trivalent

**Trochanter.** Einer der beiden Knochenvorsprünge (Rollhügel) am proximalen Ende des Oberschenkelknochens, an dem die meisten Hüftmuskeln ansetzen. Es gibt den T. major und den T. minor.
🇬🇧 trochanter

**Trochanter, großer.** (trochanter major). Langer Vorsprung des Oberschenkelknochens (Femur), an dem zahlreiche Muskeln befestigt sind, z.B. der mittlere Gesäßmuskel (M. glutaeus medius), der große Gesäßmuskel (M. g. maximus) und der innere Hüftlochmuskel (M. obturator internus).
🇬🇧 greater trochanter

**Trockeneis.** Festes Kohlendioxid; wird zur kryotherapeutischen Behandlung verschiedener Hautleiden verwendet. (→ Kryotherapie)
🇬🇧 dry ice

**Trokar.** Spitz zulaufendes, dreikantiges Stechinstrument in einem eng anliegenden Schaft, mit dessen Hilfe die Haut und die Wandung einer Körperhöhle bzw. eines Hohlorgans durchbrochen und anschließend entweder Flüssigkeit abgesaugt, Arzneimittellösung eingebracht oder ein weicher Katheter eingeführt wird. [*frz.:* trocart, dreikantig]
📷 Blasenkatheter, suprapubischer
🇬🇧 trocar

**Trombicula.** Gattung der Laufmilben, inklusive der Erntemilben, die hauptsächlich im Herbst auftreten. Die Larven leben als Parasiten, die ausgewachsenen Tiere

können selbstständig leben. T. sind Überträger zahlreicher Krankheiten, darunter Typhus, Rickettsien, stark juckender Hautausschlag und andere Infektionen.
🌐 Trombiculidae

**Trommelfell.** (Membrana tympani). Dünne, halbdurchsichtige elastische Membran im Mittelohr, die mit Hilfe der Gehörknöchelchen Schallwellen in das Innenohr weiterleitet. Das T. ist oval, hat einen vertikalen Durchmesser von ungefähr 10 mm und schließt die Paukenhöhle nach außen hin ab.
🌐 tympanic membrane

**Trommelschlägelfingerbildung.** Unphysiologische Vergrößerung der distalen Finger- oder Zehenendglieder; steht normalerweise in Verbindung mit einer zyanotischen Herzkrankheit oder fortgeschrittenen Lungenkrankheit, tritt aber auch im Zusammenhang mit Gallenzirrhose, Kolitis, chronischer Dysenterie und Hyperthyreose auf.
🌐 clubbing

**Tropenakne.** Bestimmte Form der Akne, die durch hohe Temperaturen und Feuchtigkeit ausgelöst bzw. verstärkt wird. Bei der T. treten typischerweise große Knötchen oder Pusteln im Nacken, am Rücken, den Oberarmen und dem Gesäß auf.
🌐 tropical acne

**Tropenmedizin.** Spezieller Zweig der Medizin, der sich mit der Diagnose und Behandlung von Krankheiten befasst, die hauptsächlich in tropischen und subtropischen Regionen der Erde vorkommen, d. h. 30 Grad nördlich und südlich des Äquators.
🌐 tropical medicine

**Tröpfcheninfektion.** Durch die Inhalation von Flüssigkeitspartikeln verursachte Infektion. Die inhalierten Tröpfchen enthalten Krankheitserreger, die von anderen, bereits infizierten Personen ausgeatmet oder durch Niesen ausgestoßen bzw. ausgehustet werden.
🌐 droplet infection

**Tropfen.** Kleine, kugelförmige Flüssigkeitsmenge. Die Größe eines Tropfens hängt von Temperaturunterschieden, der Viskosität der jeweiligen Flüssigkeit und anderen Faktoren ab. Für therapeutische Zwecke geht man davon aus, dass ein Tropfen ein Volumen von 0,06 bis 0,1 ml hat.
🌐 drop

**Tropfkammer mit Niveauring.** Sammelbezeichnung für durchsichtige Kunststoffbehälter verschiedener Form mit graduierten Markierungen an Infusionsbestecken. Sie regeln den Durchfluss bei intravenösen Infusionen.
🌐 volume control fluid chamber

**trophisch.** Nutritiv; die Ernährung des Gewebes betreffend.
[*griech.:* trophé, das Ernähren, die Nahrung]
🌐 trophic

**Trousseau-Syndrom.** Oberflächliche Venenentzündung (Thrombophlebitis) an verschiedenen Stellen, die auf Krebsgeschwüre der Eingeweide hinweist.
🌐 Trousseau's syndrome

**Trousseau-Zeichen.** Durch Kompression des Oberarms ausgelöste Pfötchenstellung der Hände, die als Zeichen der Übererregbarkeit bei einer latenten → Tetanie dient.
[A. Trousseau, fr. Internist, 1801–1867]
🌐 Trousseau's sign

**Trümmerbruch.** → Splitterbruch.
🌐 splinter fracture

**Truncus.** 1. Hauptteil bzw. Stamm eines Organsystems, wie z.B. Blutgefäße, Lymphgefäße oder Nervenstränge, von dem meist Nebenäste abgehen. 2. Rumpf des menschlichen Körpers inklusive Hals und Kopf.
[*lat.:* truncus, Stamm eines Baumes]
🌐 truncus

**Truncus brachiocephalicus.** Der vom Aortenbogen abzweigende Ast, der sich aufteilt in den rechten gemeinsamen Stamm der Halsschlagader und der Schlüsselbeinarterien.
🌐 truncus brachiocephalicus

**Truncus sympathicus.** Grenzstrang des Sympathikus, der als paarige Kette sym-

pathischer Ganglien auf beiden Seiten der Wirbelsäule von der Schädelbasis bis zum Steißbein verläuft. Jeder Strang stellt einen Teil des sympathischen Nervensystems dar und besteht aus zahlreichen Ganglien, die untereinander durch verschiedene Nervenfasern verbunden sind. Weiterhin verästelt sich jeder Strang, wobei sich die Nervenäste zu den autonomen Nervengeflechten, den Kopfnerven, den einzelnen Organen, den Arterien und den Spinalnerven ziehen.
🇬🇧 sympathetic trunk

**Trypanosomen.** Parasitengattung mit mehreren Unterarten, die beim Menschen bestimmte Krankheiten hervorrufen können. Die meisten Organismen der Gattung T. leben zeitweise als Parasiten in Insekten und werden durch Insektenstiche auf den Menschen übertragen.
🇬🇧 Trypanosoma

**Trypsin.** Von der Bauchspeicheldrüse produziertes Verdauungsenzym, das im Dünndarm den Abbau von Nahrungseiweißen zu Peptonen, Peptiden und Aminosäuren fördert.
🇬🇧 trypsin

**Trypsin-Inhibitoren.** In Sojabohnen, Eiweiß und menschlichem Kolostrum vorkommende Polypeptide, die hemmend auf die Trypsinaktivität wirken.
🇬🇧 trypsin inhibitors

**Trypsinogen.** In der Bauchspeicheldrüse gebildete, inaktive Vorstufe des Trypsins, die im Dünndarm mit Hilfe von Enterokinase in das wirksame → Trypsin umgewandelt wird.
🇬🇧 trypsinogen

**Tryptophan.** Aminosäure, die für das normale Wachstum bei Kindern und für den Stickstoffhaushalt bei Erwachsenen verantwortlich ist. T. ist die Vorstufe für einige Substanzen, darunter → Serotonin und → Niacin.
🇬🇧 tryptophan (Trp)

**Tsetse-Fliege.** In Afrika vorkommende Blut saugende Fliege der Gattung *Glossina palpalis*, die Wirt für → Trypanosomen ist und die Schlafkrankheit und andere nervöse Störungen beim Menschen hervorruft.
🇬🇧 tsetse fly

**TSH.** Abkürzung für engl. *thyroid stimulating hormone* (→ Thyreotropin).
🇬🇧 TSH

**TSS.** Abkürzung für → toxisches Schocksyndrom.
🇬🇧 TSS

**T-Stück.** Verbindungsstück zwischen einer Sauerstoffquelle und einem Endotrachealtubus, an das ein → Spirometer angeschlossen werden kann, der das Atemzugvolumen misst.
🇬🇧 T tube

**Tuba auditiva.** Ohrtrompete. (→ Eustachi-Röhre)
🇬🇧 eustachian tube

**Tuba uterina.** → Eileiter.
🇬🇧 fallopian tube

**Tubarabort.** Ausstoßung eines im Eileiter (Tuba uterina) angesiedelten Embryos in die freie Bauchhöhle. Ein T. ist meist mit schweren inneren Blutungen verbunden und verursacht akute Unterbauchschmerzen.
🇬🇧 tubal abortion

**Tubargravidität.** → Eileiterschwangerschaft.
🇬🇧 tubal pregnancy

**Tubenligatur.** Methode zur Sterilisation der Frau, bei der beide Eileiter (Tuba uterina) abgebunden werden, um eine Befruchtung der Eizelle zu verhindern.
🇬🇧 tubal ligation

**Tubenplastik.** Chirurgische Operation, bei der verletzte bzw. zerstörte Eileiter wiederhergestellt werden, in der Hoffnung, dass die Frau ihre Fruchtbarkeit wiedererlangt.
🇬🇧 tuboplasty

**Tuberkel.** 1. Kleiner Höcker oder Vorsprung, z.B. an einem Knochen. 2. Knötchen oder Geschwulst auf der Haut. 3. Kleines rundes Knötchen, hervorgerufen durch eine Infektion mit *Mycobacterium tuberculosis*, das aus einer grauen, durchsichtigen Masse kleiner kugelförmi-

ger Zellen besteht, umrandet von Bindegewebe.
[*lat.*: tuber, Höcker, Buckel]
🇬🇧 tubercle

**Tuberkulin.** Impfstoff, der zu diagnostischen Zwecken aus den Toxinen der Tuberkelbakterien gewonnen wird.
🇬🇧 tuberculin

**Tuberkulin-Test.** Test zum Nachweis von Tuberkelbakterien. (→ Tine-Test)
🇬🇧 tuberculin tine test

**Tuberkulose.** (TB; TBC). Chronische granulomatöse Infektion mit dem säurebeständigen Bazillus *Mycobacterium tuberculosis*. Die Krankheit wird im allgemeinen durch Tröpfcheninfektion übertragen und befällt meist die Lunge, kann aber auch alle anderen Organsysteme befallen. Frühe Anzeichen einer Lungentuberkulose sind Teilnahmslosigkeit, diffuse Brustschmerzen, Rippenfellentzündung, Appetitlosigkeit, Fieber und Gewichtsverlust. Später kommt es zu Nachtschweiß, Lungenblutungen, Auswurf von eitrigem Sputum und erschwerter Atmung. Das Lungengewebe reagiert auf den Bazillus indem es Schutzzellen produziert, die den Erreger umschließen und sogenannte → Tuberkel bilden. Wird die Krankheit nicht behandelt, vergrößern sich die Tuberkel, schließen sich mit umliegenden Tuberkeln zusammen und verkäsen. Abfallprodukte dieser Tuberkel lagern sich schließlich in den Hohlräumen der Lunge ab und es kommt zu Bluthusten (Hämoptysis). – *adj.* tuberkulös.
🇬🇧 tuberculosis (TB)

**Tuberkulostatika.** Arzneimittel (→ Antibiotika) zur Behandlung von → Tuberkulose; für die pulmonale Tuberkulosetherapie werden mindestens zwei Mittel, zumeist aber drei Mittel in verschiedenen Kombinationen benötigt. – *adj.* tuberkulostatisch.
🇬🇧 antituberculars

**Tuberositas tibiae.** Längliche, rauhe Kante am oberen Ende des Schienbeins, an der das Band der Kniescheibe angreift.
[*lat.*: tuber + tibia, Höcker, Erhebung + Schienbein]
🇬🇧 tuberosity of the tibia

**tubo-ovarial.** Zum Eileiter (Tuba uterina) und zum Eierstock (Ovar) gehörend bzw. den Bereich betreffend; kommt in den Fügungen »Tuboovarial-Abszess« und »Tuboovarial-Zyste« vor.
[*lat.*: tubus + ovum, Röhre + Ei]
🇬🇧 tubo-ovarian

**Tubuli renales.** (Nierenkanälchen). Mikroskopisch kleine Kanälchen, die vom → Glomerulum zu den Sammelrohren führen. Sie resorbieren bestimmte Stoffe zurück ins Blut, scheiden andere Stoffe in den Urin aus, sammeln und befördern den Urin.
[*lat.*: tubulus, kleine Röhre; ren, Niere]
🇬🇧 renal tubules

**Tubuli seminiferi.** → Hodenkanälchen.
🇬🇧 seminiferous tubules

**Tubuli seminiferi, (gewundene).** Lange, fadenförmige Röhren im lockeren Bindegewebe der Hoden. Die Hoden enthalten auch gerade Tubuli-seminiferi-Segmente.
🇬🇧 convoluted seminiferous tubules

**Tubulus, (pl. Tubuli).** Sehr kleiner, schlauchförmiger Körperkanal, wie z.B. die Nierenkanälchen (Tubuli renales) oder die Samenkanälchen der Hoden (T. seminiferi). – *adj.* tubulär; tubularis.
[*lat.*: tubulus, kleine Röhre]
🇬🇧 tubule

**Tubulus, distaler.** Teil der Niere, der sich zwischen → Henle-Schleife und den Sammelröhrchen befindet.
🇬🇧 distal tubule

**Tubus.** Relativ starre Röhre aus Metall, Gummi oder Kunststoff zur Einführung in die Luftröhre (z.B. zu Narkosezwecken). Ein T. wird entweder durch die Nase (nasal) oder durch den Mund (oral) eingeführt und bis in die Luftröhre (Trachea) vorgeschoben → Endotrachealtubus. Eine aufblasbare Manschette (Cuff) dichtet die

**Trachea** unterhalb der Stimmritze (Glottis) ab, sodass kein Mageninhalt in die Atemwege gelangen kann.
[*lat.*: Röhre]
🔳 tube

**Tumor, (pl. Tumoren).** 1. Jede krankhafte Schwellung oder Vergrößerung eines Organs, u.a. bei entzündlichen Prozessen. 2. Wachstum und Wucherung von neuem Gewebe durch unkontrollierte Zellvermehrung (Proliferation). Ein T. kann lokal begrenzt, invasiv, gutartig oder bösartig sein. Benannt werden T. entweder nach ihrem Entstehungsort, nach der Zusammensetzung der Zellen oder nach der Person, die diesen T. als erste identifizierte. – *adj.* tumorös; tumorartig.
[*lat.*: tumere, geschwollen sein]
🔳 tumor

**Tumor, maligner.** → Neoplasma, das in das umgebende Gewebe einwächst, an entfernten Stellen metastasiert und anaplastische Zellen enthält. Ein m. T. kann zum Tode führen, wenn keine Behandlung erfolgt.
🔳 malignant tumor

**tumorigen.** Die Fähigkeit (von Zellen), Tumoren hervorzurufen.
🔳 tumorigenic

**tumorizid.** Die Fähigkeit besitzend, Tumoren zu zerstören.
🔳 tumoricide

**Tumormarker.** Stoffe in Körperflüssigkeiten, die bestimmt werden können und deren Auftreten auf eine Krebserkrankung oder auf den Grad der Bösartigkeit einer Geschwulst hinweisen können.
🔳 tumor marker

**Tumor-Nekrose-Faktor (TNF).** Natürliches Körpereiweiß mit krebsauflösender Wirkung, das auch synthetisch hergestellt werden kann.
🔳 tumor necrosis factor (TNF)

**Tunica serosa.** Dünne Gewebsschicht, die ein serumähnliches Sekret absondert. Eine T. s. gibt es um Leber, Dünndarm, Eileiter, Milz etc.
🔳 tunica serosa

**Tunika.** Haut oder dünne Gewebsschicht, die Organe umhüllt bzw. Hohlorgane auskleidet.
[*lat.*: tunica, Untergewand für Männer und Frauen im alten Rom; Haut, Hülle]
🔳 tunica

**Tunnelsehen.** Sehstörung, bei der das seitliche Sichtfeld stark eingeschränkt ist und der Patient wie durch einen Tunnel oder eine Röhre sieht. Zu T. kommt es in fortgeschrittenem Stadium eines chronischen → Glaukoms.
🔳 tunnel vision

**Tupfer.** Kleine, flache Kompresse aus Baumwollgaze, Büscheln von Baumwolle oder einem ähnlichen synthetischen Material, die zum Abwischen der Haut, Absorbieren einer Sekretion oder Reinigen einer kleinen Oberfläche benutzt wird.
🔳 pledget

**TUR.** transurethrale Resektion

**Turgor.** Die Spannkraft der Haut durch den Außendruck der Zellen und die interstitielle Flüssigkeit. Die Beurteilung des Hautturgors ist ein wichtiger Bestandteil der körperlichen Untersuchung.
🔳 turgor

**Turner-Syndrom.** (X0-Syndrom). Angeborene Chromosomenstörung bei weiblichen Embryos, gekennzeichnet durch ein fehlendes X-Chromosom. Das T.-S. kommt unter 3000 Geburten ungefähr einmal vor. Typische Symptome sind unausgereifte Geschlechtsorgane, unterentwickelte Brüste, Gebärmutter und Vagina, Herzmissbildungen, Kleinwuchs und Knochenverformungen. Die Intelligenz ist meist normal entwickelt, es können jedoch moderate Lernschwierigkeiten auftreten.
[H. Turner, amerik. Endokrinologe, 1892–1970]
🔳 Turner's syndrome

**Tussis.** Husten bzw. → Keuchhusten.
[*lat.*: tussis, Husten]
🔳 tussis

**Tympanektomie.** Operative Entfernung des Trommelfells im Ohr.
[*griech.*: tympanon, Handtrommel, kleine Pauke]
🇬🇧 tympanectomy

**tympanicus.** Zum Trommelfell bzw. der Paukenhöhle gehörend.
🇬🇧 tympanic

**Tympanie.** (tympanischer Klopfschall). Tiefer Resonanzton, den man beim Abklopfen eines Pneumothorax oder eines aufgeblähten Bauches hört.
🇬🇧 tympany

**Tympanogramm.** Grafische Darstellung der akustischen Impedanz und des Luftdrucks im Mittelohr sowie der Beweglichkeit des Trommelfells. Diese Werte dienen der Diagnostik verschiedener Erkrankungen des Mittelohrs, z.B. der Mittelohrentzündung, der fortschreitenden Mittelohrschwerhörigkeit (Otosklerose), Trommelfellverletzungen etc. Die verschiedenen Krankheiten erzeugen jeweils ein unterschiedliches T.
🇬🇧 tympanogram

**Tympanoplastik.** Operativer Eingriff in das Mittelohr mit Behandlung des Trommelfells bzw. der Gehörknöchelchen zur Wiederherstellung oder Verbesserung des Hörvermögens bei schwerhörigen Patienten infolge einer Verminderung der Schallleitfähigkeit. Die T. kann durchgeführt werden, um ein durchbrochenes Trommelfell zu reparieren, bei Mittelohrschwerhörigkeit und bei Verlagerung oder Nekrose einer der Gehörknöchelchen im Mittelohr.
🇬🇧 tympanoplasty

**typhös.** Typhusartig; den Typhus betreffend.
🇬🇧 typhoid; typhous

**Typhus abdominalis.** (Abdominaltyphus). Bakterielle Infektionskrankheit, die durch den Erreger *Salmonella typhi* hervorgerufen wird. Die Erreger gelangen über kontaminierte Milch, Wasser oder Nahrung in den menschlichen Organismus. Die Krankheit ist gekennzeichnet durch Kopfschmerzen, Delirium, Husten, wässrigen Durchfall, Hautausschlag und hohes Fieber. Die Inkubationszeit kann bis zu 60 Tage betragen. Über Bauch und Brust verteilen sich hellrote Flecken und es kommt zu Milzvergrößerung (Splenomegalie) und verminderter Leukozytenanzahl im Blut (Leukopenie). Eine schwer verlaufende Erkrankung kann tödlich enden. Als Komplikationen können Durchbruch des Darms und Darmblutungen sowie Venenentzündungen auftreten. Einige Menschen, die sich von der Krankheit erholen, tragen den Erreger weiterhin im Körper und können zu Dauerausscheidern werden, d. h. sie verbreiten die Krankheit mittels ihrer Körperausscheidungen.
🇬🇧 typhoid fever

**Typhus-Dauerausscheider.** Person, die den Typhuserreger in sich trägt und mit Körperausscheidungen verbreitet, jedoch selbst keine Anzeichen bzw. Symptome der Krankheit aufweist. Typische Dauerausscheider sind Menschen, die sich von einer akuten Typhuserkrankung erholt haben.
🇬🇧 typhoid carrier

**Typhus-Schluckimpfung.** Impfstoff gegen Bauchtyphus, der dreimal im Abstand von 2 Tagen oral eingenommen werden muss. Er enthält abgeschwächte Lebend-Typhus-Keime und ist für Kinder und Erwachsene geeignet.
🇬🇧 typhoid vaccination

**Typhusvakzin.** Sammelbezeichnung für drei Impfstoffe, die für die verschiedenen Rickettsienarten entwickelt wurden, die klassisches Fleckfieber, Rattenfleckfieber oder die Brill-Zinsser-Krankheit hervorrufen.
🇬🇧 typhus vaccine

**Typing.** 1. Die Klassifizierung einer bösartigen Geschwulst bezüglich des histologischen Typs. 2. Die Bestimmung der Histokompatibilitätsantigene, HLA-Antigene und Blutgruppen. (s.a. HLA-Typing)
[*engl.*: typing, Typisierung]
🇬🇧 typing

**Tyrosin (Tyr).** Aminosäure, die im Körper durch die essenzielle Aminosäure → Phe-

nylalanin gebildet wird. T. kommt in den meisten Eiweißen vor und ist eine Vorstufe von → Melanin und einigen Hormonen, darunter → Adrenalin und → Thyroxin.
🇬🇧 tyrosine (Tyr)

**Tyrosinämie.** → Hypertyrosinämie.
🇬🇧 tyrosinemia

**TZ.** Thrombinzeit

**T-Zelle.** Kleiner, im Blut zirkulierender Lymphozyt, der im Knochenmark produziert wird und im Thymus heranreift. T-Zellen sind hauptsächlich an der zellulären Immunität beteiligt, die für → Abstoßungsreaktionen von Transplantaten und → Überempfindlichkeitsreaktionen vom Spättyp verantwortlich ist. T-Helfer-Zellen, eine Unterart der T-Z., beeinflussen die Antikörperproduktion von B-Zellen; die sogenannten T-Suppressorzellen unterdrücken die Funktion der B-Zellen.
🇬🇧 T cell

**T-Zellrezeptor.** Protein auf der Oberfläche der T-Zellen, das sich mit Antigenen verbindet und damit einen Immunabwehr-Komplex bildet.
🇬🇧 T cell antigen receptor

# U

**U.** Chemisches Zeichen für → Uran.
🇬🇧 U

**Übelkeit.** → Nausea.
🇬🇧 nausea

**Überbein.** (Ganglion). Gutartige Geschwulst, ausgehend von der Gelenkkapsel oder dem Sehnengleitgewebe des Handgelenks, der Kniekehle oder des Fußrückens. Der → Tumor besteht aus gallertartigem Gewebe, welches durch schleimige Degeneration des Bindegewebes entsteht (sog. mucoide Degeneration).
🇬🇧 myxoid cyst; ganglion

**Überdosis.** (Überdosierung). Einnahme einer zu großen Menge eines Arzneimittels oder einer Droge, die zu toxischen Reaktionen führt, welche von Manie oder Hysterie bis zum Koma oder Tod führen können.
🇬🇧 overdose

**Überdosis, Behandlung eines Substanzabusus.** → Pflegeintervention der → NIC, die definiert ist als die Überwachung, Behandlung und emotionale Unterstützung von Patienten nach der Einnahme einer Dosis von verschriebenen oder frei verkäuflichen Medikamenten über dem therapeutischen Rahmen.
🇬🇧 Substance Use Treatment: Overdose

**Überdruckbeatmung, intermittierende (IPPV).** Form der kontrollierten Beatmung durch ein Beatmungsgerät, bei der in der Inspirationsphase komprimiertes Gas unter Überdruck in die Luftwege verabreicht wird, bis ein vorgegebener Druck erreicht ist. Die passive Ausatmung kann durch eine Klappe erfolgen; der Ein- und Ausatmungszyklus beginnt erneut, wenn der Gasfluß durch die Einatmung getriggert wird.
🇬🇧 intermittend positive-pressure ventilation (IPPV)

**Überdruckbeatmung, kontinuierliche (CPPV).** Aufrechterhaltung eines positiven Drucks in den oberen Luftwegen während des Atmungsvorgangs; bezieht sich normalerweise auf einen → positiven endexspiratorischen Druck (PEEP) bei einer mechanischen Beatmung.
🇬🇧 continuous positive pressure ventilation (CPPV)

**Überdruckkammer.** Raum, der mit Sauerstoff gefüllt ist und unter starkem Druck steht. Patienten werden zur Behandlung bestimmter Infektionen, Tumore und Herzerkrankungen in Ü.n gelegt, in denen der atmosphärische Sauerstoffdruck bis zu dreimal höher als der sonst therapeutische Wert ist. (→ Sauerstoff-Überdrucktherapie)
🇬🇧 hyperbaric chamber

**Überempfindlichkeitsreaktion.** (Hypersensibilitätsreaktion). Unphysiologisch starke Reaktion des → Immunsystems auf ein sensibilisierendes Antigen. Ü.en werden mit Hilfe der Komponenten des Immunsystems klassifiziert, die die jeweiligen Auslösefaktoren sind. Humorale Reaktionen, die durch zirkulierende B-Lymphozyten verursacht werden, werden in drei Kategorien unterteilt: anaphylaktische Hypersensibilität, zytotoxische Hypersensibilität und Erkrankungen des Immunkomplexes. Zelluläre Reaktionen, die durch T-Lymphozyten ausgelöst werden, sind ver-

zögerte zellvermittelte Hypersensibilitätsreaktionen. (→ Immunantwort)
🌐 hypersensitivity reaction

**Überempfindlichkeitsreaktion, verzögerte.** (delayed Hypersensitivity). Verzögerte allergische Hautreaktion, die in Verbindung mit einer Überempfindlichkeitsreaktion vom Typ IV steht. (→ Allergie)
🌐 delayed hypersensitivity

**Überernährung.** Anerkannte → NANDA- → Pflegediagnose; Zustand, bei dem eine Person eine Menge von Nährstoffen zu sich nimmt, die ihre metabolischen Bedürfnisse übersteigt. Kennzeichnende Merkmale sind u.a. Körpergewicht, das 20% über dem Idealgewicht liegt, Trizeps-Hautfalte, die bei Männern dicker als 15 mm und bei Frauen dicker als 25 mm ist.
🌐 overnutrition; nutrition, altered: more than the body requirements

**Überernährung, Risiko der.** Anerkannte → NANDA-→ Pflegediagnose; Zustand, bei dem eine Person gefährdet ist, mehr Nährstoffe als den metabolischen Bedürfnissen entsprechend zu sich zu nehmen. Zu den Risikofaktoren zählen eine genetische Vorbelastung, exzessive Nahrungsaufnahme während der Schwangerschaft oder in anderen Lebensabschnitten, häufige, kurz aufeinanderfolgende Schwangerschaften, dysfunktionale psychologische Konditionierung in Verbindung mit Nahrungsmitteln, Aufnahme von Nahrungsmitteln als Trost oder Belohnung, Verbindung von Essen mit anderen Aktivitäten, Konzentration der Nahrungsaufnahme am Abend, Essen als Reaktion auf äußere (z.B. gegebene soziale Situationen) oder innere Faktoren (z.B. Angst).
🌐 nutrition, altered: risk of more than body requirements

**Übergabe.** Informationsaustausch zwischen den an der Pflege eines Patienten beteiligten Pflegekräften. Eine Ü. findet meist bei Schichtwechsel statt, jedoch auch bei Übernahme eines Patienten von einer anderen Station oder vom OP. Sie soll die Kontinuität der getroffenen Maßnahmen gewährleisten und beinhaltet daher alle pflegerischen und medizinischen Anordnungen und Beobachtungen. Eine Ü. bei Schichtwechsel kann in Form einer Teambesprechung oder auch am Patientenbett stattfinden.
🌐 to give report

**Übergangsepithel.** Das Ü. gehört zu den Formen des Deckgewebes (Epithelien), das die Harnwege, wie Nierenbecken, Harnleiter, Harnblase und den Anfangsteil der Harnröhre auskleidet. Es ist mehrschichtig angeordnet und hat die Fähigkeit, sich bei Ausdehnung der Hohlräume anzupassen. Die oberste Schicht besteht aus großen, schleimproduzierenden Zellen, die die darunter liegenden Zellschichten vor dem hochkonzentrierten Harn schützen.
[*griech.:* epi, auf; thele, Warze]
🌐 transitional epithelium

**Übergangspflege.** (Überleitungspflege; Pflegeüberleitung). Pflegeangebot von professionell Pflegenden für Menschen, die sich am Übergang von einer Pflegeinstitution in einen anderen Bereich befinden. Dies kann z.B. der Übergang vom stationären Krankenhausaufenthalt in ein Pflegeheim oder auch in ein häusliches Milieu sein. Auch der nachstationäre Aufenthalt in einer Rehabilitationseinrichtung muss geplant und koordiniert werden. Ziel der Ü. ist die kontinuierliche und ganzheitliche Betreuung eines Patienten in koordinierender Art und Weise unter Berücksichtigung der verschiedenen Interessen der Einrichtungen des Gesundheitswesens.
🌐 transitional / interim nursing

**Übergewicht.** Unphysiologisch erhöhtes Körpergewicht, das in Abhängigkeit von Größe, Statur, Alter und Geschlecht 10 bis 20% oder mehr über dem Normalgewicht einer Person liegt.
🌐 overweight

**Über-Ich.** Teil der Psyche, der hauptsächlich unbewusst funktioniert, und zwar

wenn elterliche oder gesellschaftliche Normen verinnerlicht werden. Das Ü. ist in zwei Bereiche aufgeteilt, das Gewissen und das Ich-Ideal. (→ Freud, Sigmund)
🔀 superego

**Überlaufinkontinenz.** Unwillkürliche Ausscheidung von geringen Harnmengen aus einer gedehnten Blase, z.B. infolge von Verengungen des Blasenausgangs oder Schädigungen des Reflexzentrums, das für die Blasenentleerung verantwortlich ist (z.B. bei Querschnittslähmung). Die Blase kann sich nicht mehr zusammenziehen und läuft bei einer bestimmten Harnmenge »über«. (→ Inkontinenz)
🔀 overflow incontinence

**Überlebensrate, Fünf-Jahres-.** Der prozentual erfassbare Anteil von Patienten mit Krankheiten hoher Letalität, der nach einer speziellen Therapie ein bestimmtes Zeitintervall überlebt (in diesem Fall 5 Jahre).
🔀 survival rate

**Überleitungskanüle.** Verbindungskanüle mit zwei spitzen Enden, um Lösungs- und Arzneisubstanzen aus Stechampullen miteinander zu verbinden, z. B. bei der Herstellung von Antibiotikalösungen. Die Ü. wird unter Beachtung der Hygienevorschriften zunächst in die Stechampulle mit dem Lösungsmittel eingestochen, anschließend wird die Stechampulle mit der Trockensubstanz auf das zweite Ende aufgesetzt und das Lösungsmittel übergeleitet.
🔀 transfer needle

**Überleitungspflege.** → Übergangspflege.

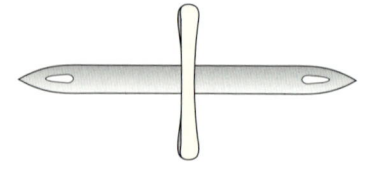

**Überleitungskanüle.** Kanüle ohne Schutzkappen.

**Überreaktion.** Unphysiologisch starke Reaktion auf einen Stimulus.
🔀 overresponse

**übersättigt.** Lösung, die bei einer bestimmten Temperatur mehr Stoffe enthält, als aufgelöst werden können.
🔀 supersaturated

**Überstimulation, sensorische.** Aktuelle Pflegediagnose, die eine Reizüberflutung des Organismus beschreibt. Das Zentralnervensystem empfängt innerhalb eines bestimmten Zeitrahmens sehr viel mehr akustische, visuelle und andere Umweltreize, als es effektiv verarbeiten kann.
🔀 sensory overload

**Überstreckung.** Nach hinten Biegen eines Gelenks (z.B. Knie oder Ellenbogen) infolge schwacher Muskeln, Überdehnung der Bänder oder Gelenkverformungen.
🔀 recurvatum

**Übertragung.** Überschreitung des regulären Geburtstermins um mehr als 2 Wochen. (→ Säugling, übertragener) – *adj.* übertragen.
🔀 postmaturity

**Übertragungsabhängige Schutzmaßnahmen.** Schutz speziell für Patienten, die hoch infektiös sind bzw. unter dem Verdacht stehen, mit leicht übertragbaren oder epidemiologischen Keimen angesteckt zu sein. Für diese Patienten reichen die normalen Hygienevorschriften zur Vermeidung der Ausbreitung der Krankheiten nicht aus, sondern es müssen spezielle Vorkehrungen getroffen werden. Je nach Übertragungsart der Keime – aerogene, Tröpfchen- oder Kontaktinfektion – kommen verschiedene Schutzmaßnahmen zur Anwendung. Für Krankheiten mit mehreren Übertragungswegen können die Vorkehrungen kombiniert werden. Diese besonderen Vorkehrungen sind immer zusätzlich zu den Standardvorkehrungen zu treffen.
🔀 transmission-based precautions

**Überwachung.** → Pflegeintervention der → NIC, die definiert ist als die zielorientierte und fortlaufende Erfassung, Inter-

pretation und Synthese von Patientendaten für klinische Entscheidungen.
🌐 Surveillance

**Überweisung/Verlegung.** → Pflegeintervention der → NIC, die definiert wird als die Organisation von Dienstleistungen anderer Pflegender oder Pflegeeinrichtungen.
🌐 Referral

**ubiquitär.** Überall verbreitet, überall vorkommend, z.B. von Bakterien oder Krankheiten gesagt.
[*lat.*: ubique, überall]
🌐 ubiquitous

**Übungen, isometrische.** Form aktiver Übungen, bei denen die Muskelspannung erhöht wird, indem Druck gegen einen stabilen Widerstand ausgeübt wird. Diese Übungen können von Aktivitäten der gegensätzlichen Muskeln begleitet werden, wenn jemand z.B. mit einer Extremität gegen einen unbeweglichen Gegenstand drückt oder zieht: es kommt zu keiner Gelenksbewegung und die Länge des Muskels bleibt gleich.
🌐 isometric exercise

**Übungen, isotonische.** Form aktiver Bewegungsübungen, bei der Muskelkontraktionen und Bewegungen ausgeübt werden. Bei den Übungen kommt es zu keinen wesentlichen Veränderungen im Widerstand, so dass die Kontraktionskraft konstant bleibt.
🌐 isotonic exercise

**Übungen, passive.** Wiederholte Bewegungen von Körperteilen als Reaktion auf einen von außen wirkenden Druck oder bewusste Anstrengungen von Muskeln, die andere Körperteile kontrollieren.
🌐 passive exercise

**Ulcus cruris, chronisches.** Langsam heilendes Beingeschwür (normalerweise des Unterschenkels), das von Krampfadern, tiefer Veneninsuffizienz oder einer ähnlichen Kreislaufstörung begleitet wird.
🌐 chronic leg ulcer

**Ulcus duodeni.** (Zwölffingerdarm-Geschwür). Geschwür im Zwölffingerdarm im jüngeren bis mittleren Lebensalter durch erhöhte Säure-Pepsin-Produktion bei beschleunigter Magenentleerung und Besiedlung mit → Helicobacter pylori. Charakteristisch sind Nüchternschmerz bzw. nächtlicher Hungerschmerz. (s.a. Pepsin)
[*lat.*: ulcus, Geschwür; duodeni, zwölf]
🌐 duodenal ulcer

**Ulcus molle.** → Weicher Schanker.
🌐 soft chancre; soft ulcer

**Ulcus ventriculi.** (Magengeschwür). Scharf abgegrenzte Läsion der Magenschleimhaut an Stellen, die den Magensäften exponiert sind, welche Säure und Pepsin enthalten. Akute Läsionen sind fast immer zahlreich und auf die Oberfläche begrenzt; sie können vollständig asymptomatisch sein und heilen normalerweise ohne Narbenbildung oder andere Schädigungen ab. Wenn sie tiefer, einzeln und hartnäckig sind und schmerzhafte Symptome aufweisen, regeneriert sich die Muskelschicht des Organs nicht. Es bilden sich Narben, die Schleimhaut kann jedoch wieder abheilen. Magengeschwüre entstehen durch eine Vielzahl von Faktoren, etwa der überschüssigen Sekretion von Magensäure, unzureichendem Schutz der Schleimhaut, Stress, erblicher Prädisposition und der Einnahme bestimmter Arzneimittel, z.B. Kortikosteroide, verschiedene Hypotonika und entzündungshemmende Mittel. Es gibt immer mehr Anzeichen dafür, dass auch ein Bakterium (Helicobacter pylori), das physiologischerweise im Darm vorhanden ist, für die Entwicklung von Magengeschwüren verantwortlich ist. Charakteristischerweise verursacht ein U.v. nagende Schmerzen, die nicht in den Rücken ausstrahlen, nicht durch Lagewechsel verstärkt werden und zeitliche Strukturen aufweisen, die dem Tagesrhythmus der Magensäuresekretion folgen.
🌐 peptic ulcer

**Ulkus (pl. Ulzera).** Kraterartiger Defekt der Haut bzw. Schleimhaut, der sich vor allem im Magen (Ulcus ventriculi) und im Zwölffingerdarm (U. duodeni), aber auch in anderen Organen bilden kann. U. entstehen im Zusammenhang mit Entzün-

dungen, Infektionen, Nekrosen und bösartigen Prozessen. Sie können flach sein und nur die oberste Hautschicht betreffen oder tief in die Submukosa hineinreichen.
– *adj.* ulzerös.
[*lat.*: ulcus, Geschwür]
🇬🇧 ulcer

**Ulkusperforation.** 1. Geschwür (Ulkus), das durch eine Wand oder Membran wächst, z.B. ein Magenulkus. 2. Tiefes schmerzloses Ulkus, das häufig an den Fußsohlen von Personen zu finden ist, die Empfindungsstörungen haben, z.B. bei Diabetes mellitus.
🇬🇧 perforating ulcer

**Ulna.** (Elle). Elle, Ellbogenknochen; Unterarmknochen auf der Seite des kleinen Fingers, der parallel zur Speiche (Radius) liegt. Die U. ist gelenkig mit dem Oberarmknochen (Humerus), der Speiche und den Handwurzelknochen (Karpalknochen) verbunden. – *adj.* ulnar.
[*lat.*: ulna, Elle]
🇬🇧 ulna

**Ulnarislähmung, verzögerte.** Lähmung der vom Ellennerv versorgten Muskeln mit nachfolgendem Muskelschwund und Sensibilitätsausfällen. Die Lähmung kann durch Verletzung oder übermäßige Kompression des Nervs verursacht werden; sie betrifft überwiegend Menschen mit einer flachen Knochenrinne, in der der Ellennerv verläuft oder jene, die sich häufig auf den Ellenbogen aufstützen. Anzeichen der Störung sind Taubheit des kleinen und des Ringfingers sowie der Außenseite der Hand.
🇬🇧 tardy ulnar nerve palsy

**ulnoradial.** (radioulnar). Die Elle (Ulna) und die Speiche (Radius) betreffend bzw. zu diesen gehörend.
🇬🇧 ulnoradial

**ulo-.** Vorsilbe mit der Bedeutung »Zahnfleisch«.
🇬🇧 ulo-

**ultra-.** Vorsilbe mit der Bedeutung »jenseits von, über - hinaus«, z.B. Ultraschall, ultraviolett.
[*lat.*: ultra, jenseits, über - hinaus]
🇬🇧 ultra-

**Ultrafiltration.** Filtration (manchmal unter Druck) durch Filter mit sehr kleinen Poren, wie z.B. die einer künstlichen Niere. Mittels U. kann man große von kleinen Molekülen in Körperflüssigkeiten trennen.
🇬🇧 ultrafiltration

**Ultraschall.** Schallwellen mit einer Frequenz von mehr als 20 kHz, die für das menschliche Ohr nicht mehr hörbar sind. In der Medizin wird U. vor allem zur Diagnostik eingesetzt, z.B. bei der bildlichen Darstellung von inneren Organen oder zur Überwachung eines Feten im Mutterleib (Größenmessung, Missbildungsdiagnostik, Überwachung der Herztöne). Bei sehr hohen Frequenzen kann U. als Reinigungsmittel für Zähne und chirurgische Instrumente dienen.
🇬🇧 ultrasound

**Ultraschall: Geburtshilfe.** → Pflegeintervention der → NIC, die definiert ist als die Durchführung einer Ultraschalluntersuchung zur Bestimmung des Zustandes von Ovarien, Uterus und/oder Fötus.
🇬🇧 Ultrasonography: Limited Obstetric

**Ultraschall-Bildgebungsverfahren.** Bildliche Darstellung innerer Körperstrukturen mit Hilfe hochfrequenter Schallwellen (> 20 kHz) zur Funktionsdiagnostik bzw. Messung von Organen. Dabei werden vom Schallkopf Schallwellen in den Körper ausgesendet, an den Grenzflächen unterschiedlicher Strukturen reflektiert und im Schallknopf wieder aufgenommen. Im Ultraschallgerät werden diese Daten elektronisch verarbeitet und als Bild auf den Bildschirm ausgegeben.
🇬🇧 ultrasound imaging

**Ultraschalldiagnostik.** → Sonographie.
🇬🇧 ultrasonography

**Ultraschallreinigung.** Reinigung von Zähnen, chirurgischen Instrumenten etc. mit-

tels hochfrequenter Schallwellen. Instrumente werden z.B. in ein Wasserbad gelegt, durch das Ultraschallwellen geleitet werden.
🇬🇧 ultrasonic cleaning

**Ultraschallvernebler.** Hilfsmittel zur Luftbefeuchtung, in dem Wassertröpfchen durch Schwingungen so fein zerstäubt werden, dass sie mit der Einatemluft des Patienten in die tiefen Luftwege bis in die → Alveolen gelangen. Das dabei verwendete Wasser kann kalt oder warm sein, außerdem sind Zusätze mit besonderer therapeutischer Wirkung möglich. (s.a. Vernebler; Aerosoltherapie)
🇬🇧 ultrasonic nebulizer

**Ultraviolettes Licht (UV-Licht).** Elektromagnetische Wellen mit einer Wellenlänge zwischen 5 und 400 nm, die sich an das violette Ende des Farbspektrums anschließen und für das menschliche Auge nicht mehr sichtbar sind. Sie kommen natürlich im Sonnenlicht vor, sind für die Bräunung der Haut verantwortlich und wandeln Ergosterin in der Haut in Vitamin D um. Im Allgemeinen werden der Allgemeinzustand, Stoffwechsel, Atmung, Kreislauf und Drüsenfunktion des Menschen durch UV-Licht günstig beeinflusst. Durch die zellzerstörende Wirkung der Strahlung auf Bakterien, Viren und andere Keime können Hauterkrankungen, wie z.B. Schuppenflechte (Psoriasis) und andere bakterielle oder virale Erkrankungen ebenfalls mit UV-Licht behandelt werden. Darüber hinaus wird die Strahlung auch zur Luftentkeimung und zur Sterilisation eingesetzt. Eine Überdosierung kann jedoch zu Körperschäden führen (Hautverbrennungen, Netzhautablösung).
🇬🇧 ultraviolet light

**Ultrazentrifuge.** Zentrifuge mit ungefähr 100.000 Umdrehungen/min, deren Geschwindigkeit ausreichend ist, um Viren von Blutplasma zu trennen.
🇬🇧 ultracentrifuge

**Ulzeration.** Bildung von Geschwüren.
🇬🇧 ulceration

**Umbilicus.** → Nabel.
[*lat.:* umbilicus, Nabel]
🇬🇧 umbilicus

**umbilikal.** Zum Nabel (umbilicus) oder zur Nabelschnur gehörend.
[*lat.:* umbilicus, Nabel]
🇬🇧 umbilical

**Umgebung, Strukturierung der.** → Pflegeintervention der → NIC, die definiert wird als die Veränderung der Umgebung eines Patienten zum therapeutischen Nutzen.
🇬🇧 Environmental Management

**Umgebung, Strukturierung der: Bindungsprozess.** → Pflegeintervention der → NIC, die definiert wird als die Veränderung der Umgebung eines Patienten zur Verbesserung der Entwicklung von Eltern-Kind-Beziehungen.
🇬🇧 Environmental Management: Attachment Process

**Umgebung, Strukturierung der: Gemeinschaften.** → Pflegeintervention der → NIC, die definiert wird als die Überwachung und Veränderung aller äußerlichen, sozialen, kulturellen, ökonomischen und politischen Bedingungen, die die Gesundheit von Gruppen oder Gemeinschaften beeinträchtigen können.
🇬🇧 Environmental Management: Community

**Umgebung, Strukturierung der: Gewaltprävention.** → Pflegeintervention der → NIC, die definiert wird als die Überwachung und Veränderung der äußeren Umgebung zur Verminderung eines Potenzials für gewalttätiges Verhalten gegenüber der eigenen Person, anderen Personen oder der Umwelt.
🇬🇧 Environmental Management: Violence Prevention

**Umgebung, Strukturierung der: Sicherheit.** → Pflegeintervention der → NIC, die definiert wird als die Überwachung und Veränderung der äußeren Umgebung zur Förderung von Sicherheit.
🇬🇧 Environmental Management: Safety

**Umgebung, Strukturierung der: Sicherheit am Arbeitsplatz.** → Pflegeintervention der → NIC, die definiert wird als die Überwachung und Veränderung der Umgebung am Arbeitsplatz zur Förderung von Sicherheit und Gesundheit der Arbeitnehmer.
🌐 Environmental Management: Worker Safety

**Umgebung, Strukturierung der: Wohlbefinden.** → Pflegeintervention der → NIC, die definiert wird als die Veränderung der Umgebung eines Patienten zur Förderung eines optimalen Wohlbefindens.
🌐 Environmental Management: Comfort

**Umkehrisolation.** (protektive Isolierung). Isolierung eines abwehrgeschwächten Patienten von der Umwelt, damit er vor Kontakt mit Infektionserregern geschützt wird. Eine U. wird z.B. bei Verbrennungspatienten durchgeführt.
🌐 protective isolation

**umschrieben.** (circumscriptus). Innerhalb eines festgelegten Bereiches bzw. innerhalb feststehender Begrenzungen oder Limitierungen.
[*lat.:* circum, herum; scribere, zeichnen.]
🌐 circumscribed

**unbewusst.** Bezeichnet Gedanken, Vorstellungen, Erinnerungen und Gefühle, die sich jenseits der Wahrnehmung abspielen und daher meist nicht in Erinnerung gerufen werden können.
🌐 unconscious

**undulierend.** Wellenförmig, wie z.B. Vibrationen, Fluktuationen und Oszillationen.
[*lat.:* unda, Welle]
🌐 undulant

**Unfallverhütungsvorschriften.** (UVV). Verbindliche Vorschriften der → Berufsgenossenschaften zum Schutz der Mitarbeiter eines Unternehmens vor berufsbedingten Gefahren. Die UVV für Pflegeberufe beinhalten u.a. Vorschriften zu Schutzimpfungen, Händedesinfektion, Schutzkleidung, Abfallentsorgung und zum Umgang mit infektiösem Material.
🌐 accident prevention rules

**ung.** Abkürzung für den lateinischen Begriff »unguentum« (Salbe).
🌐 ung.

**ungesättigt.** Beschreibt z.B. eine Lösung, die noch nicht die maximale Menge an gelösten Stoffen enthält, die sie aufnehmen kann. (s.a. Lösung)
🌐 unsaturated

**ungesättigt, vielfach.** Zu einer chemischen Verbindung gehörend, die mehrere Doppel- oder Dreifach-Bindungen enthält, die gebrochen werden und durch Addition von Atomen oder Molekülen gesättigt werden kann.
🌐 polyunsaturated

**Ungezieferwahn.** Wahnvorstellung, der keine psychiatrische Erkrankung zu Grunde liegen muss und deren Auslöser, z. B. Juckreiz, Diabetes mellitus oder eine Allergie sein kann.
🌐 verminophobia

**ungualis.** Die Finger- oder Fußnägel betreffend bzw. zu diesen gehörend.
[*lat.:* unguis, Nagel]
🌐 ungual

**Unguentum.** Salbe oder Paste zum Aufstreichen auf die Haut, in der wirksame Substanzen enthalten sind, die durch die Poren in den Körper aufgenommen werden.
[*lat.:* unguentum, Salbe, Salböl]
🌐 unguenta

**uni-.** Vorsilbe mit der Bedeutung »einzig, nur einmal vorhanden, einheitlich«, z.B. uniform.
🌐 uni-

**UNICEF.** Abkürzung für englisch »United Nations International Children's Emergency Fund«.
🌐 UNICEF

**unilateral.** Nur eine Seite betreffend bzw. auf einer Seite vorkommend.
🌐 unilateral

**Unitärer Mensch, Begriff des.** Umfangreiche Pflegetheorie von → Martha Rogers, die die Bedeutung der ganzheitlichen Gesundheitserhaltung und die Berücksichtigung der individuellen Bedingungen des Patienten betont.
🔲 unitary human conceptual framework

**univalent.** (monovalent). Mit nur einer Valenz; beschreibt z.B. die Fähigkeit eines Atoms eines chemischen Elements, ein Wasserstoffatom zu binden oder zu ersetzen.
🔲 univalent

**Universalempfänger.** Person mit der Blutgruppe AB. Sie kann Blut jeder Blutgruppe erhalten, ohne dass Verklumpung von Blutzellen (Agglutination) oder Ausflokkung (Präzipitation) auftritt.
🔲 universal recipient

**Universalspender.** Mensch mit der Blutgruppe 0 und Rhesusfaktor negativ. Dieses Blut kann im Notfall mit dem geringsten Risiko einer Unverträglichkeit jedem Menschen gegeben werden.
🔲 universal donor

**Unruhezustand.** Zustand, in dem keine Beruhigung des Körpers und der Gedanken möglich ist. Der Körper ist in permanenter Bewegung, Gedanken kreisen, lassen sich nicht zentrieren. Über die körperliche Aktivität wird versucht, die innere Unruhe nach außen abzuleiten.
🔲 state of restlessness, of agitation

**Unterarm.** Bezeichnung für den Teil eines Arms, der sich zwischen Ellenbogen und Handgelenk befindet. Der Unterarm besitzt zwei lange Knochen, nämlich Elle (Radius) und Speiche (Ulna).
🔲 forearm

**Unterbewusstseinsgedächtnis.** Gedanken, Wahrnehmungen oder Gefühle, die dem Bewusstsein nicht unmittelbar zur Verfügung stehen, sind im U. gespeichert.
🔲 subconscious memory

**Unterbringungsgesetz.** Ländergesetz zur Regelung der Unterbringung von Personen in einer psychiatrischen Klinik. Von Unterbringung spricht man, wenn ein Mensch aufgrund einer psychischen Krankheit, Geistesschwäche oder Sucht psychisch gestört ist, dadurch die öffentliche Sicherheit oder sich selbst in erheblichem Maße gefährdet und deshalb gegen oder ohne seinen Willen in einem psychiatrischen Krankenhaus in Gewahrsam genommen wird. Dies geschieht grundsätzlich nur aufgrund einer richterlichen Anordnung. Im Notfall kann die Polizei den Betroffenen sofort einliefern; die richterliche Genehmigung muss jedoch bis 12.00 Uhr des folgenden Tages eingeholt werden. Vor der richterlichen Genehmigung muss der Betroffene gründlich untersucht werden. (s.a. Psychisch-Kranken-Gesetz)
🔲 Custody Act

**Unterernährung.** Anerkannte → NANDA-→ Pflegediagnose; Zustand, bei dem eine Person nicht genügend Nährstoffe zu sich nimmt, um ihre metabolischen Bedürfnisse zu decken. Zu den kennzeichnenden Merkmalen gehören Gewichtsverlust, Mitteilungen über eine unzureichende Nahrungszufuhr, Anzeichen oder Bericht über fehlende Nahrungsmittel, fehlendes Interesse an Nahrungsmitteln, Abneigung gegen das Essen, Geschmacksveränderungen, Völlegefühl beim Essen geringer Nahrungsmengen, unerklärliche Magenschmerzen, Wundsein im Mund, Diarrhö, Blässe, Schwäche oder Haarausfall.
🔲 undernutrition; nutrition, altered: less than body requirements

**Untergewicht.** Körpergewicht, das unter dem Normgewicht liegt, wobei Größe, Körperstatur, Geschlecht und Alter berücksichtigt werden. (s.a. Body-Mass-Index)
🔲 underweight

**Unterhautfettgewebe.** Fettdepots unter der Haut.
🔲 subcutaneous adipose tissue

**Unterkühlung.** → Hypothermie.

**Unterricht: Angeordnete Aktivität/Übung.** → Pflegeintervention der → NIC, die definiert ist als die Vorbereitung von Patien-

**Unterricht: Einzelperson**

ten auf die Umsetzung und/oder Erhaltung eines verordneten Aktivitätsumfangs.
🌐 Teaching: Prescribed Activity/Exercise

**Unterricht: Einzelperson.** → Pflegeintervention der → NIC, die definiert ist als die Planung, Durchführung und Evaluation eines Unterrichtsprogramms für einzelne Patienten mit speziellen Bedürfnissen.
🌐 Teaching: Individual

**Unterricht: Gruppe.** → Pflegeintervention der → NIC, die definiert ist als die Entwicklung, Durchführung und Evaluation eines Unterrichtsprogramms für Patientengruppen mit ähnlichen Gesundheitsproblemen.
🌐 Teaching: Group

**Unterricht: Krankheitsprozess.** → Pflegeintervention der → NIC, die definiert ist als die Unterstützung eines Patienten beim Verständnis von Informationen über einen spezifischen Krankheitsprozess.
🌐 Teaching: Disease Process

**Unterricht: Maßnahmen/Behandlungen.** → Pflegeintervention der → NIC, die definiert ist als die Vorbereitung von Patienten, verordnete Maßnahmen oder Behandlungen zu verstehen und sich mental damit auseinanderzusetzen.
🌐 Teaching: Procedure/Treatment

**Unterricht: präoperativ.** → Pflegeintervention der → NIC, die definiert ist als die Unterstützung von Patienten beim Verständnis und der mentalen Vorbereitung auf eine Operation und die postoperative Genesungsphase.
🌐 Teaching: Preoperative

**Unterricht: psychomotorische Fähigkeiten.** → Pflegeintervention der → NIC, die definiert ist als die Vorbereitung von Patienten zur Ausübung einer psychomotorischen Fertigkeit.
🌐 Teaching: Psychomotor Skill

**Unterricht: Safer Sex.** → Pflegeintervention der → NIC, die definiert ist als die Gewährleistung von Informationen über angemessene Schutzmaßnahmen während sexueller Aktivitäten.
🌐 Teaching: Safe Sex

**Unterricht: Säuglingspflege.** → Pflegeintervention der → NIC, die definiert ist als die Anleitung über die erforderliche Ernährung und Körperpflege im ersten Lebensjahr eines Kindes.
🌐 Teaching: Infant Care

**Unterricht: Sexualität.** → Pflegeintervention der → NIC, die definiert ist als die Unterstützung von Personen beim Verständnis der körperlichen und psychologischen Dimensionen sexuellen Wachstums und sexueller Entwicklung.
🌐 Teaching: Sexuality

**Unterricht: verordnete Diät.** → Pflegeintervention der → NIC, die definiert ist als die Vorbereitung von Patienten auf die korrekte Befolgung einer verordneten Diät.
🌐 Teaching: Prescribed Diet

**Unterricht: verordnete Medikation.** → Pflegeintervention der → NIC, die definiert ist als die Vorbereitung von Patienten auf die sichere Einnahme verordneter Medikamente und der Überwachung ihrer Nebenwirkungen.
🌐 Teaching: Prescribed Medication

**Unterschenkel.** 1. Teil des Beins, zwischen Knie und Fußgelenk. 2. Körperteil, der einem Bein gleicht.
🌐 crus

**Unterstützungsgruppe.** → Pflegeintervention der → NIC, die definiert ist als der Einsatz einer Gruppe zur Gewährleistung von emotionaler Unterstützung und gesundheitsbezogener Informationen für die Gruppenmitglieder.
🌐 Support Group

**Unterstützungssystem, Förderung des.** → Pflegeintervention der → NIC, die definiert ist als die Förderung der Unterstüt-

zung von Patienten durch Familienangehörige, Freunde und Gemeinde.
🇬🇧 Support System Enhancement

**Untersuchung, gründliche medizinische.** Vollständige Untersuchung und Beurteilung eines Patienten. Dazu gehört die Aufnahme der Anamnese, körperliche Untersuchung, Labortests, Röntgen- oder andere diagnostische Untersuchungen sowie die Erfassung sämtlicher Daten. Mit Hilfe dieser Informationen kann dann ein Diagnose- und Behandlungsplan erstellt werden.
🇬🇧 work-up, examination

**Untersuchungen, Assistenz bei.** → Pflegeintervention der → NIC, die definiert wird als die Unterstützung von Patienten und anderen, in der Gesundheitspflege tätigen Personen während bestimmter Maßnahmen oder Untersuchungen.
🇬🇧 Examination Assistance

**Untersuchungsmaterial.** (Probe). Eine kleine Menge einer Körpersubstanz (Blut-, Urin-, Gewebeprobe, etc.), die Aufschluss über den Gesamtzustand der jeweiligen Substanz geben soll.
🇬🇧 specimen

**Untersuchungsmaterial, Umgang mit.** → Pflegeintervention der → NIC, die definiert ist als die Abnahme, Vorbereitung und Aufbewahrung von Proben für Laboruntersuchungen.
🇬🇧 Specimen Management

**Uptake.** Aufnahme bzw. Resorption chemischer Stoffe im Körpergewebe.
[*engl.:* uptake, Aufnahme]
🇬🇧 uptake

**Uracil.** Wichtige Pyrimidinbase in Nukleotiden und einer der grundlegenden Bausteine der → Ribonukleinsäure.
🇬🇧 uracil

**Urämie.** Vermehrtes Vorkommen von Harnstoff und anderen Kreatininen im Blut, wie z.B. bei chronischer Niereninsuffizienz. – *adj.* urämisch.
🇬🇧 uremia

**Uran (U).** Radioaktives Schwermetall mit einem Atomgewicht von 238,03 und der Ordnungszahl 92. U. ist das schwerste natürliche Element.
🇬🇧 uranium (U)

**Uranoschisis.** → Gaumenspalte.
🇬🇧 uranoschisis

**Uranostaphyloplastik.** Operative Korrektur einer → Gaumenspalte mittels einer Plastik.
🇬🇧 uranostaphyloplasty

**Urat.** Salz der Harnsäure, das in Urin, Blut, Gichtknoten und in Geweben als Kalkablagerung vorkommt. Darüber hinaus kann sich U. als Kristall in Gelenken ablagern.
🇬🇧 urate

**Uraturie.** Vermehrte Ausscheidung von → Urat im Urin.
🇬🇧 uraturia

**Urea.** → Harnstoff.
🇬🇧 urea

**Ureter (pl. Ureteren).** (Harnleiter). Paariger, ca. 30 cm langer Kanal, durch den der Urin von der Niere in die Harnblase fließt. Jeder Kanal besteht aus einer fibrösen, einer muskulösen und einer Schleimhautschicht. Die U.en münden durch einen Tunnel in die Harnblase, der wie ein Ventil wirkt und bei Kontraktion der Harnblase den Rückfluss in den Harnleiter verhindert. Am Ausgang der Niere setzt jeder U. trichterförmig im Nierenbecken an, das sich in einen Nierenkelch aufzweigt. Der Urin wird durch peristaltische Bewegungen ungefähr dreimal in der Minute durch die U.en gefördert.
[*griech.:* ouretér, Uringang]
🇬🇧 ureter

**Ureteritis.** Entzündung der Harnleiter durch Infektion oder durch mechanische Reizung, z.B. einen Stein.
🇬🇧 ureteritis

**Ureterographie.** Röntgenaufnahme der Harnleiter, meist im Zusammenhang mit einer ganzheitlichen Untersuchung des Harnsystems. Dabei ist häufig die Injekti-

on eines Kontrastmittels durch einen Katheter erforderlich.
🌐 ureterography

**Ureteropyelonephritis.** Entzündung der Nieren, Nierenbecken und Harnleiter.
🌐 ureteropyelonephritis

**Ureterostomie.** Operative Eröffnung eines Harnleiters zur Körperoberfläche oder in einen anderen Ausführungsgang, z.B. das Rektum.
🌐 ureterostomy

**Ureterotomie.** Operative Eröffnung bzw. Durchtrennung eines Harnleiters.
🌐 ureterotomy

**Ureterozele.** Vorfall des Harnleiterendstücks in die Harnblase. Dieser Zustand kann zur Blockierung des Harnflusses, zu einer Harnstauungsniere und schließlich zu einer gravierenden Störung der Nierenfunktion führen.
🌐 ureterocele

**Ureterplastik.** Operative Korrektur eines Harnleiters, z.B. wenn die Passage des Urins durch eine Verengung behindert ist.
🌐 ureteroplasty

**Urethra.** (Harnröhre). Ausführungsgang für den Urin aus der Harnblase. Bei der Frau ist die U. ca. 3 cm lang und liegt direkt hinter der Symphyse, vor dem Scheideneingang. Die Harnröhre des Mannes ist ca. 20 cm lang, beginnt an der Harnblase, führt durch die Mitte der Prostata, schlängelt sich durch Beckenboden und Harnröhrenschwellkörper und mündet an der Penisspitze nach außen. Beim Mann dient die U. nicht nur als Harnweg, sondern auch als Samengang, durch den bei der Ejakulation die Spermaflüssigkeit nach außen geleitet wird.
[*griech.*: ouréthra, Harnröhre]
🌐 urethra

**Urethralsyndrom, akutes.** (Harnwegsinfektion). Symptome im Beckenbereich bei Frauen, die Dysurie, häufiges Harnlassen, Urintenesmus, Kreuzschmerzen sowie suprapubische Schmerzen und Krämpfe einschließen. Klinische Anhaltspunkte hinsichtlich des Erregers bzw. anderer Faktoren, die für die Symptome verantwortlich gemacht werden könnten, fehlen häufig.
[*griech.*: ourethra, Harnröhre; syn, zusammen; dromos, Verlauf]
🌐 acute urethral syndrome

**Urethritis.** Entzündung der Harnröhre, die meist mit Störung der Harnentleerung (Dysurie) bzw. Schmerzen beim Wasserlassen einhergeht. Die Entzündung kann allergische, bakterielle, abakterielle, mykotische und virale Ursachen haben.
🌐 urethritis

**Urethrographie.** Röntgenaufnahme der männlichen Harnröhre nach Einbringen eines Kontrastmittels durch einen Katheter zu diagnostischen Zwecken.
🌐 urethrography

**Urethroskop.** Instrument, mit dem die Harnröhre von innen betrachtet werden kann. (s.a. Endoskop)
🌐 urethroscope

**Urge-Inkontinenz.** → Dranginkontinenz.
🌐 urge incontinence

**Uricult.** (Urinkultur). Untersuchungsmethode des → Urins. Beim U. wird ein Nährboden mit hygienisch einwandfreiem Urin getränkt, bei 37 °C 24–48 h bebrütet und anschließend gezielt auf Anzahl der Keime und Erregerarten untersucht.
🌐 uricult

**Urikopathie.** → Gicht.
🌐 gout

**Urimeter.** Spezieller Auffangbehälter zur stündlichen Urinmessung mit einem Fassungsvermögen von 250–500 ml.
🌐 urinometer

**Urin.** Körperflüssigkeit, die von den Nieren produziert, von den Harnleitern in die Harnblase transportiert und dort gesammelt und dann durch die Harnröhre ausgeschieden wird. Gesunder Urin ist klar, hellgelb, leicht sauer und hat den typischen Geruch von Harnstoff. Seine physiologischen Bestandteile sind Wasser, Harnstoff, Natrium- und Kaliumchlorid,

Phosphate, Harnsäuren, organische Salze und das Pigment Urobilin.
[*lat.:* urina, Harn]
🇬🇧 urine

**Urinal.** Schlauch- oder Flaschenförmiger Behälter aus Kunststoff oder Metall zum Auffangen von Urin für Männer.
🇬🇧 urinal

**Urinalkondom.** → Kondomurinal.

**Urinanalyse.** Physikalische, mikroskopische und chemische Untersuchung des Urins. Physikalisch wird eine Urinprobe auf Farbe, Trübung, spezifisches Gewicht und pH untersucht. Anschließend wird der Urin zur Abtrennung von Sedimenten zentrifugiert, die dann mikroskopisch auf Blutzellen, Harnzylinder, Kristalle, Eiter oder Bakterien untersucht werden. Bei der chemischen Analyse können vielerlei Substanzen bestimmt werden, meist interessiert das Vorhandensein von Ketonen, Glukose, Eiweiß und Blut.
🇬🇧 urinalysis

**Urinaspiration, suprapubische.** Entleerung der Harnblase mit Hilfe einer sterilen Nadel bzw. eines Katheters, der über dem Schambein durch die Haut in die Blase eingeführt wird.
[*lat.:* aspirare, anhauchen, einhauchen; supra + pubes, oberhalb + Schamgegend]
🇬🇧 suprapubic aspiration of urine

**Urinauffangsystem.** Behältnis zum Auffangen des Urins bei liegendem Blasenkatheter. Das geschlossene U. besteht aus einer Rücklaufsperre, Luftfilter, Tropfkammer, Ablassschlauch und

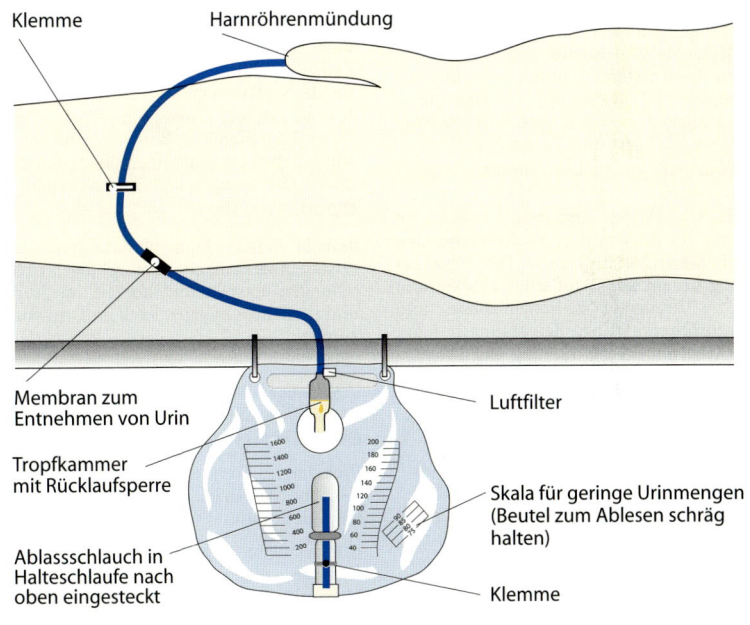

Klemme — Harnröhrenmündung
Membran zum Entnehmen von Urin
Tropfkammer mit Rücklaufsperre
Ablassschlauch in Halteschlaufe nach oben eingesteckt
Luftfilter
Skala für geringe Urinmengen (Beutel zum Ablesen schräg halten)
Klemme

**Urinauffangsystem.** Geschlossenes Urinauffangsystem. Rücklaufsperre und Tropfkammer verhindern das Aufsteigen von Keimen in die Harnröhre.

Schlauchklemme, evtl. auch aus einer Stundenurinmesskammer.
🇬🇧 urinary collection bag

**Urinausscheidung, Gewohnheitstraining bei der.** → Pflegeintervention der → NIC, die definiert ist als die Entwicklung vorhersehbarer Gewohnheiten der Blasenentleerung bei kognitiv eingeschränkten Personen zur Vorbeugung einer Drang-, Streß- oder funktionalen Inkontinenz.
🇬🇧 Urinary Habit Training

**Urinausscheidung, Umgang mit der.** → Pflegeintervention der → NIC, die definiert ist als die Erhaltung optimaler Urinausscheidungsgewohnheiten.
🇬🇧 Urinary Elimination Management

**Urinausscheidung, veränderte.** Anerkannte → NANDA- → Pflegediagnose, die eine Störung des normalen Urinausscheidung beschreibt. Kennzeichnende Merkmale sind häufiges oder verzögertes Wasserlassen, schmerzhafte Blasenentleerung (Dysurie), Inkontinenz, nächtliches Wasserlassen (Nykturie), Harnverhaltung und Harndrang.
🇬🇧 urinary elimination, altered

**Urinausscheidung, verzögerte.** Verminderte Kraft des Harnstrahls, häufig verbunden mit Startschwierigkeiten. Die Verzögerung beruht meist auf einer Blockierung oder Verengung zwischen Blase und Harnröhrenöffnung. Bei Männern kann dies auf eine Vergrößerung der Prostata hinweisen, bei Frauen auf eine Verengung (Stenose) der Harnröhrenmündung.
🇬🇧 urinary hesitancy

**Urinkatheter, Pflege von.** → Pflegeintervention der → NIC, die definiert ist als die Pflege von Patienten mit einem Urinkatheter.
🇬🇧 Tube Care: Urinary

**Urinkatheterisierung.** → Pflegeintervention der → NIC, die definiert ist als die Einführung eines Katheters in die Blase zur vorübergehenden oder dauerhaften Ableitung des Urins.
🇬🇧 Urinary Catheterization

**Urinkatheterisierung: intermittierend.** → Pflegeintervention der → NIC, die definiert ist als das regelmäßige Legen eines Katheters zur Entleerung der Blase.
🇬🇧 Urinary Catheterization: intermittend

**Urinretention.** → Harnverhalten.
🇬🇧 urinary retention

**Urinsedimente.** Feste Partikel, die sich als Bodensatz in einer Urinprobe, die einige Stunden stand, ansammeln. Sie stammen zum Teil aus der Niere und aus der Harnblase.
🇬🇧 urinary sediments

**Urinuntersuchung, Teststreifen zur.** Teststreifen, auf deren Testfeldern trockene chemische Reagenzien aufgebracht sind, mit deren Hilfe Urin untersucht werden kann; dabei wird der Teststreifen kurz in den frischen Urin getaucht. Die anschließende Verfärbung der Testfelder (z. B. für Leukozyten, Eiweiß, Blut, Nitrit, Glukose, Urobilinogen, Bilirubin und Ketone) liefert Informationen über zahlreiche Veränderungen und Erkrankungen.
🇬🇧 urine test strip

**Urobilin.** Braunes Pigment, das durch Sauerstoffeinwirkung aus dem farblosen Urobilinogen entsteht und normal im Stuhl und in kleinen Mengen auch im Urin vorkommt.
🇬🇧 urobilin

**Urobilinogen.** Farbloses Abbauprodukt des → Bilirubins, das im Darm vorkommt.
🇬🇧 urobilinogen

**Urobilinurie.** Vermehrtes Auftreten von → Urobilin im Urin.
🇬🇧 urobilinuria

**Uroflowmetrie.** Harnflussmessung; nichtinvasive diagnostische Messung der Harnmenge beim Harnlassen (Miktion). Der Harnfluss kann bei einer Einengung der Harnröhre vermindert sein.
🇬🇧 uroflowmetry

eintauchen

abstreifen

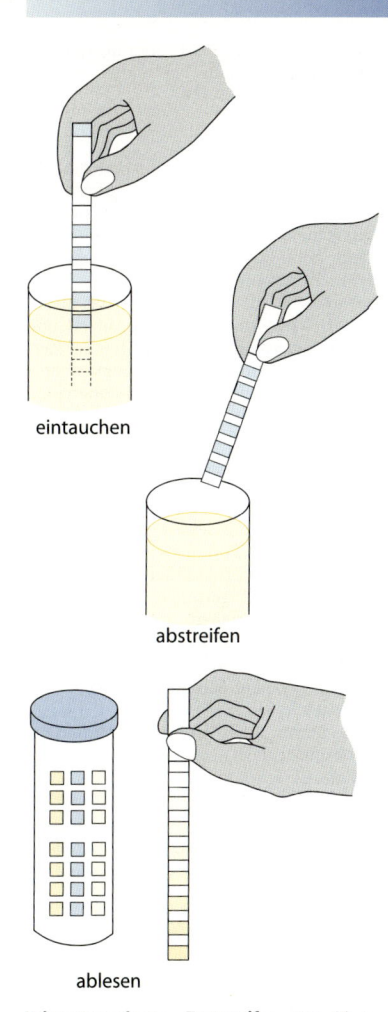

ablesen

**Urinuntersuchung, Teststreifen zur.** Teststreifen kurz mit allen Testfeldern in den Urin eintauchen; überschüssigen Urin abstreifen; Testfelder mit der Farbskala auf dem Behältnis vergleichen.

**urogenital.** Zu den Harn- und den Geschlechtsorganen gehörend bzw. diese betreffend.
🇬🇧 urogenital

**Urogenitalsystem.** Sämtliche Organe und die dazugehörenden Strukturen des Harn- und des Fortpflanzungssystems, die sich in einem Fetus entwickeln und woraus Nieren, Harnleiter, Harnblase, Harnröhre und Genitalien von Frau und Mann entstehen. Zu den weiblichen Geschlechtsorganen gehören die Eierstöcke, Eileiter, Gebärmutter, Klitoris und Vagina. Die männlichen Geschlechtsorgane bestehen aus Hoden, Samenbläschen, Samenleiter, Prostata und Penis.
🇬🇧 urogenital system

**Urographie.** Verschiedene Röntgenverfahren, die zur Untersuchung der Harnorgane eingesetzt werden. Dabei werden Kontrastmittel in den Körper eingebracht und deren Verteilung in den zu untersuchenden Organen radiologisch beobachtet.
🇬🇧 urography

**Urokinase.** In der Niere produziertes Enzym, das auch im Urin vorkommt. U. ist ein Plasminogen-Aktivator und dient zur Auflösung von Fibringerinnseln im Organismus.
🇬🇧 urokinase

**Urologe.** Facharzt, der sich mit der Diagnostik und Behandlung von Krankheiten der Niere und den ableitenden Harnwegen beschäftigt. Bei Männern ist der U. meist auch für Krankheiten und Störungen der Geschlechtsorgane zuständig.
🇬🇧 urologist

**Urologie.** Lehre von Bau und Funktion der Harnorgane, deren Funktion und Funktionsstörungen sowie deren Behandlung. Beim Mann beschäftigt sich die U. auch mit den Störungen der Geschlechtsorgane. (s.a. Andrologie) – *adj.* urologisch.
🇬🇧 urology

**Urometer.** Senkwaage aus Glas und geeichter Skala, die in einen mit Urin gefüllten Messzylinder getaucht wird. Ziel: Bestimmung des spezifischen Gewichtes des

Urins. Heutzutage häufig abgelöst durch multifunktionelle Urinteststreifen.

**Urtikaria.** (Nesselsucht). Juckender Hautausschlag mit Bildung von Quaddeln unterschiedlicher Formen und Größen, die am Rand meist gerötet und im Zentrum eher blass sind. Hervorgerufen werden die Quaddeln durch Erweiterung der Kapillaren in der Haut infolge einer Aktivierung gefäßerweiternder Überträgerstoffe. Dies kann aufgrund einer Überempfindlichkeit bzw. einer allergischen Reaktion gegenüber bestimmten Stoffen, z.B. Arzneimitteln (U. medicamentosa) oder aufgrund mechanischer Reizung der Haut geschehen. – *adj.* urtikariell.
[*lat.*: urtica, Nessel, Brennnessel]
urticaria

**Urtikaria, cholinerge.** (Anstrengungsurtikaria). Unphysiologische, vorübergehende vaskuläre (Bildung von kleinen, blassen, jukkenden Bläschen) Hautreaktion, häufig in Verbindung mit Schweißausbrüchen. Betrifft insbesondere Personen, die empfindlich auf Stress, körperliche Anstrengung oder warmes Klima reagieren.
[*griech.*: chole + ergon, Arbeit; *lat.*: urtica, Nessel.]
cholinergic urticaria

**uterin.** Zur Gebärmutter (Uterus) gehörend bzw. diese betreffend.
uterine

**Uterotomie.** Operative Eröffnung der Gebärmutter, wie z.B. bei einem Kaiserschnitt (Sectio caesarea).
uterotomy

**Uterus.** (Gebärmutter). Birnenförmiges, muskulöses, hohles Fortpflanzungsorgan im Unterbauch der Frau, in dem sich ein befruchtetes Ei einnistet und zu einem Kind heranwächst. Der U. besteht aus dem Gebärmutterkörper (Corpus uteri) mit der Gebärmutterhöhle (Cavitas uteri), dem Gebärmutterhals (Cervix uteri) und dem in die Scheide ragenden Teil der Zervix, der Portio. Die Gebärmutterhöhle enthält drei Schichten: das Endometrium, das Myometrium und das Parametrium. Das Endometrium wird in der zweiten Hälfte des Zyklus und in der Schwangerschaft unter dem Einfluss von Progesteron dicker und besser durchblutet. Erfolgt keine Befruchtung des Eis, wird ein Großteil der dicken Endometriumschicht mit der Menstruation wieder ausgestoßen. Bei einer Schwangerschaft bleibt die dickere Schicht bestehen, damit sich das Ei dort einnisten kann. Als Myometrium wird die Muskelschicht und als Parametrium die äußerste Schicht des Organs bezeichnet.
[*lat.*: uterus, Leib, Unterleib, Mutterleib, Gebärmutter]
uterus

**Uterus bicornis.** Gebärmutter, die in zwei getrennte Kammern geteilt ist. Die Teilung erfolgt meist im oberen Abschnitt; im un-

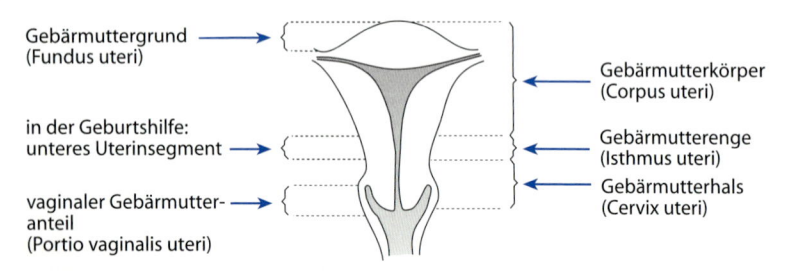

Gebärmuttergrund (Fundus uteri)

in der Geburtshilfe: unteres Uterinsegment

vaginaler Gebärmutteranteil (Portio vaginalis uteri)

Gebärmutterkörper (Corpus uteri)

Gebärmutterenge (Isthmus uteri)

Gebärmutterhals (Cervix uteri)

**Uterus.** Aufteilung nach Funktionen.

teren Abschnitt vereinen sich beide Teile wieder miteinander.
🌐 uterus bicornis

**Uterusfibrom.** Gutartige, eingekapselte Gebärmuttergeschwulst, die sich bei ungefähr 20% der Frauen über 30 bildet. Die Geschwulst kann sich in der Gebärmutterwand bilden oder stielförmig aus der Wand heraus wachsen. Bei einem U. kommt es häufig zu Beschwerden während der Menstruation und je nach Lage des Fibroms können auch Probleme mit Nachbarorganen auftreten.
🌐 uterine fibroma

**Uterusprolaps.** → Gebärmuttervorfall. Absinken der Gebärmutter und Heraustreten der Zervix in die Vagina oder aus der Vagina heraus.
🌐 prolaps of uterus; uterine prolapse

**Uterusrückbildung, unvollkommene.** Verzögerte oder ausbleibende Verkleinerung (durch Kontraktion) der Gebärmutter nach einer krankhaften Vergrößerung oder einer Geburt. Nach einer Geburt kann die Rückbildung durch zurückgehaltene Plazentareste in der Gebärmutter, Wehenschwäche, Fibrome oder Myome verzögert werden. Ungeachtet der Ursache kommt es zu einer längeren und verstärkten Nachblutung und die Gebärmutter fühlt sich beim Tasten durch die Bauchdecke weicher und größer als erwartet an.
🌐 uterine subinvolution

**Uterusruptur (in der Schwangerschaft).** Das Reißen oder Aufbrechen der Gebärmutter während der Schwangerschaft oder unter der Geburt infolge von traumatischen Verletzungen, übermäßig starker Wehen (insbesondere an Gebärmutternarben wegen vorangegangenem Kaiserschnitt) oder anderen Ursachen. Dabei kann sich der Fötus teilweise oder vollständig, inklusive der Fruchtblase, in die Bauchhöhle verlagern. Die Patientin erleidet entweder akute oder zunehmend stärkere Schmerzen und häufig extremen Blutverlust, der nur bei rechtzeitigem Eingreifen (Volumen- und Blutersatz und chirurgische Versorgung des Risses) unter Kontrolle gebracht werden kann.
🌐 rupture of uterus (in pregnancy)

**UV.** Abkürzung für »ultraviolett«.
🌐 UV

**UV-Strahlung.** Elektromagnetische Wellen, die sich an das violette Ende des Farbspektrums anschließen. Die Wellenlänge reicht von ca. 20 bis 390 nm. Ungefähr 5% der Sonnenstrahlung liegen im ultravioletten Bereich; von dieser Energieform erreicht jedoch nur ein kleiner Anteil die Erde, da die Strahlung durch den Sauerstoff und das Ozon in der Atmosphäre absorbiert werden. Durch die Verringerung der Ozonschicht (Ozonloch) wird die UV-S. an den jeweiligen Orten stärker.
🌐 ultraviolet rays

**Uvula, (pl. Uvulae).** → Gaumenzäpfchen.
– *adj.* uvularis.
[*lat.*: uva, Traube]
🌐 uvula (pl. uvulae)

**Uvulaspalte.** Kongenitale Fehlbildung, bei der die hinteren Gaumenfalten nicht zusammenwachsen und die Gaumenzäpfchen in zwei Hälften gespalten werden.
🌐 cleft uvula

**UVV.** Unfallverhütungsvorschriften

# V

**V.** Abkürzung für *anat.* vena (v.), ventral, *physiol.* venös, ventrikulär.
🌐 v

**V.** 1. Chemisches Zeichen für Vanadium. 2. Abkürzung für »Volumen«. 3. Abkürzung für → Volt. 4. Abkürzung für → Ventilation.
🌐 V

**V. (pl. Vv.).** Abkürzung für → Vene bzw. Venen.
🌐 v

**v/v.** Symbol für → Volumprozent.
🌐 v/v

**VacuSeal®-Schwamm.** (Vakuumverband; Vakuumversiegelung). Mit Polyvinylalkohol getränkte Wundauflage zur Vakuumversiegelung von Wunden zur Unterstützung der Wundheilung. Anwendung bei akuten Wunden, chronischen Wunden (z.B. Ulcus cruris, Dekubitalulzera) und infizierten Wunden (z.B. Abszess, postoperativer Wundinfekt). Der V. wird mit einer Drainage direkt auf die Wundoberfläche aufgelegt und beides mit einem transparenten Verband luftdicht verklebt. Durch das Anschließen einer Unterdrucksaugflasche (Redondrainage) oder einer Vakuumpumpe wird ein steter Unterdruck zwischen -0,8 bar (frische Wunde) und -0,4 bar (chronische Wunde) erzeugt. Vorteil ist ein ideal feuchtes Wundheilungsmilieu, wodurch die Wundheilung schneller erfolgt.
Die Überwachung des Vakuums bzw. Unterdrucks ist pflegerische Aufgabe. Ebenso die Assistenz beim Verbandwechsel und die gezielte Wundbeobachtung. (s.a. Wundheilung)
🌐 VacuSeal sponge

**vagal.** Den → Vagusnerv betreffend bzw. zu ihm gehörend.
🌐 vagal

**Vagina.** Die weibliche Scheide, die ein etwa 10 cm langes muskulöses Rohr vom Scheideneingang bis zum Gebärmutterhals bildet und zwischen Harnblase und Mastdarm liegt. Die V. ist sehr dehnbar (z.B. bei der Geburt); normalerweise berühren sich die Scheidenwände. Die Scheidenmuskulatur wird durch den → Pudendusnerv innerviert und durch die Arteria vaginalis mit Blut versorgt.
[*lat.:* vagina, Scheide, Hülle]
🌐 vagina

**Vaginalgel.** 1. Verhütungsmittel, das aus spermienabtötendem Gel besteht und in Verbindung mit einem Diaphragma oder einer Muttermundskappe verwendet werden soll. 2. Keimabtötendes Mittel, das bei Infektionen in die Scheide eingebracht wird.
🌐 vaginal jelly

**Vaginalspekulum.** Zweischaliges gynäkologisches Instrument mit zwei Spreizblättern aus Kunststoff oder Metall, das zur Betrachtung des Scheideninneren benötigt wird.
🌐 vaginal speculum

**Vaginismus.** Starke Kontraktion der Beckenboden- und Scheidenmuskulatur, wodurch der Scheideneingang verschlossen wird. Die Reaktion ist meistens psychisch bedingt und erfolgt aus Angst vor eventuell schmerzhaftem Geschlechtsverkehr

oder einer schmerzhaften vaginalen Untersuchung. V. gilt als krankhaft, wenn die Reaktion bei intaktem Genitale erfolgt und trotz der Einwilligung der Frau zu einer vaginalen Untersuchung oder deren Wunsch nach Geschlechtsverkehr. Leidet die Frau jedoch an Schmerzen im Genitalbereich oder ahnt sie, dass eine gewaltsame oder schmerzhafte Penetration erfolgen wird, ist V. eine physiologische Reaktion.
[*lat.:* vagina + spasmus, Scheide + Krampf]
🇬🇧 vaginismus

**Vaginitis.** Entzündung des Scheidengewebes, z.B. infolge von → Trichomonadenbefall.
🇬🇧 vaginitis

**vagosympathisch.** Den →Vagusnerv und das →sympathische Nervensystem betreffend.
🇬🇧 vagosympathetic

**Vagotomie.** Operative Durchtrennung bestimmter Äste des Vagusnervs; wird bei Ulcus ventriculi durchgeführt, um die Produktion von Magensäure zu vermindern und dadurch das Risiko eines erneuten Magengeschwürs zu reduzieren. Durch die einhergehende Verminderung der Peristaltik kann eine Plastik des Magenausgangs (Pyloroplastik) und ein operativer Shunt zwischen Magen und Leerdarm erforderlich werden, um eine angemessene Entleerung des Magens zu gewährleisten.
🇬🇧 vagotomy

**Vagotonie.** Erhöhte Erregbarkeit des parasympathischen Nervensystems, den Gegenspieler des sympathischen Nervensystems.
🇬🇧 sympathetic imbalance

**Vagotonus.** Abnorme und anhaltende Steigerung des Erregungszustands des parasympathischen Systems infolge einer Stimulierung des → Parasympathikus, insbesondere bei einer Bradykardie mit verminderter Herzleistung, Ohnmacht und kurzzeitiger Bewusstlosigkeit.
🇬🇧 vagotonus

**Vagusnerv.** (Nervus vagus; Vagus; Eingeweidenerv). X. Hirnnerv; als einer der beiden längsten Hirnnervensträngen gehört der V. zum vegetativen Nervensystem und versorgt einige Hals- und Brustorgane (z.B. Bronchien) sowie zahlreiche Bauchorgane. Seine parasympathische Wirkung bezieht sich v.a. auf nach innen gerichtete Funktionen, z.B. Verdauung. Sein Gegenspieler ist der → Sympathikus. (s.a. Parasympathikus)
🇬🇧 vagus nerve

**Vakuumkürettage.** → Saugkürettage.
🇬🇧 vacuum aspiration

**Vakuumverband.** → VacuSeal®-Schwamm.

**Vakzin.** → Impfstoff.
🇬🇧 vaccine

**Vakzination.** → Impfung.
🇬🇧 vaccination

**Vakzine, synthetische.** Künstlich produzierte Impfstoffe, z.B. durch Peptid→ synthese oder durch Klonen von → DNS.
🇬🇧 synthetic vaccines

**Valenz.** 1. In der *Chemie* die numerische Beschreibung der Fähigkeit eines Elements, sich mit Wasserstoffatomen oder deren Äquivalenten chemisch zu verbinden. Dabei zeigt eine negative V. die Zahl der freien Wasserstoffatome an, an die sich ein Atom eines chemischen Elements binden kann. Eine positive V. weist auf die Zahl der Wasserstoffatome hin, die ein Atom eines chemischen Elements abgeben kann. 2. In der *Immunologie* die Zahl der Antigen-Rezeptorstellen für ein Molekül eines bestimmten Antikörpers bzw. die Zahl der Antikörper-Rezeptorstellen für Antigene.
[*lat.:* valere, stark sein]
🇬🇧 valence

**Validation.** Kommunikationsmethode mit desorientierten, älteren Menschen nach Naomi Feil (USA). Die Pflegenden versuchen, die Motive und Gefühlswelt des verwirrten Menschen zu verstehen und zu akzeptieren (engl. to value = wertschätzen), um eine Vertrauensbasis herzustellen. Sie begleiten diese Menschen und rea-

gieren adäquat auf die vier Stufen der Desorientierung: 1. Unglückliche Desorientierung, 2. Zeitverwirrtheit, 3. Sich wiederholende Bewegungen, 4. Dahinvegetieren. Mit der V. wird nicht versucht, den Verwirrten in die Realität zurückzubringen.
Validieren heißt vorbehaltloses Akzeptieren von verwirrten Menschen, deren Gefühle zu erkennen und sie in einer annehmenden Weise zu bestätigen; die verwirrten Menschen nicht verändern zu wollen. Weitere Ziele sind: Steigerung des Selbstwertgefühls, Verbesserung der verbalen und nonverbalen Kommunikation, Akzeptanz der jetzigen Lebenssituation, Vermeidung des Rückzugs in eine "innere Welt". (→ Feil, Naomi)
🇬🇧 validation

**Validität.** (Gültigkeit). Tauglichkeit einer Messmethode. Damit wird geprüft, ob ein Forschungsinstrument wirklich misst, was es messen soll. Die Zuverlässigkeit (Reliabilität) bewertet die Wiederholbarkeit und Stabilität der Messergebnisse, ob also bei wiederholter Anwendung die gleichen Daten ermittelt werden.
🇬🇧 validity

**Valsalva-Versuch.** Methode zur Überprüfung der Durchgängigkeit der → Eustachi-Röhren. Nach tiefer Einatmung verschließt der Patient Mund und Nase fest und versucht kräftig auszuatmen. Sind die Eustachi-Röhren durchgängig, dringt Luft in die Paukenhöhle des Ohrs und der Patient hört ein ploppendes Geräusch.
[Antonio Valsalva, ital. Anatom, 1666–1723]
🇬🇧 Valsalva's test

**Valva.** Natürliche oder künstliche klappenförmige Struktur in Gefäßen oder Kanälen, die den Rückfluss der durch die Hohlorgane fließenden Flüssigkeit verhindert.
[*lat.*: valva, Türflügel, Klapptür]
🇬🇧 valve

**Valvula semilunaris.** → Semilunarklappe.
🇬🇧 semilunar valve

**Valvulitis.** → Klappenentzündung.
🇬🇧 valvulitis

**vapo-.** Wortteil mit der Bedeutung »Dampf, Dunst«.
[*lat.*: vapor, Dampf, Dunst]
🇬🇧 vapo-

**Vaporizer.** Gerät, in dem flüssige Arzneimittel in Dampf umgewandelt werden, damit sie inhaliert oder durch Schleimhäute aufgenommen werden können.
🇬🇧 vaporizer

**Varianzanalyse.** Statistische Methode, mit der bestimmt wird, ob die Unterschiede zwischen zwei oder mehreren Gruppenergebnissen zufällig auftreten.
🇬🇧 analysis of variance (ANOVA)

**Varicella-Zoster-Virus.** Virus der Herpes-Gruppe, das beim Menschen Windpocken (Varizellen) und Gürtelrose (Herpes zoster) hervorruft. Das Virus wurde aus Bläschenflüssigkeit bei Windpocken isoliert; es ist hoch infektiös und wird durch Tröpfchen oder durch direkten Kontakt übertragen. Ausgetrocknete Hautbläschen enthalten keine aktiven Viruspartikel mehr. Die Gürtelrose wird durch eine Reaktivierung der im Körper angesiedelten Viren ausgelöst, meist einige Jahre nach der Erstinfektion.
🇬🇧 varicella zoster virus (VZV)

**varikös.** 1. Abnormal ausgeweitet, krampfadrig. 2. Betrifft eine → Varize bzw. die → Varikose.
🇬🇧 varicose

**Varikose.** (Krampfaderleiden). Ausgedehnte Krampfaderbildung an Beinen und Unterkörper infolge einer angeborenen Venenklappeninsuffizienz oder unter Verlangsamung bzw. Blockierung des Blutflusses in den Venen, wodurch sich der Gefäßinnendruck erhöht. Dies kann durch langes Stehen, schlechte Körperhaltung, Schwangerschaft, Bauchtumor oder durch eine chronische systemische Erkrankung hervorgerufen werden. Zu den Symptomen zählen Schmerzen und Muskelkrämpfe sowie ein Völle- und Schweregefühl der Beine. Bevor Beschwerden durch eine V. entstehen, ist oft eine Aufweitung der

oberflächlichen Venen zu beobachten. – *adj.* varikös.
🇬🇧 varicosis

**Varikozele.** Aufweitung des Venengeflechts des Samenstranges. Die V. kann sich zu einer weichen, elastischen Schwellung ausbilden, die Schmerzen verursacht.
🇬🇧 varicocele

**Varize.** 1. Verdrehte und krankhaft erweiterte Vene; Krampfader; Venenknoten. 2. Vergrößerte und geschlängelte Arterie bzw. aufgeweitetes Lymphgefäß. – *adj.* varikös.
[*lat.*: varix, Venenknoten]
🇬🇧 varix (pl. varices)

**Varizellen-Zoster-Immunglobulin.** → Immunglobulin, das aus dem Blut von gesunden Menschen gewonnen wird, die einen hohen Antikörperspiegel gegen Varicella-Zoster-Viren aufweisen. Das Immunglobulin kann Personen verabreicht werden, die in Kontakt mit Windpocken kommen, um das Ausbrechen der Krankheit zu verhindern bzw. die Symptome zu mildern.
🇬🇧 varicella-zoster immune globulin (VZIG)

**Vas, (pl. Vasa).** Sammelbezeichnung für zahlreiche Gefäße im Körper, insbesondere solche, die Blut, Lymphe oder Samenflüssigkeit transportieren.
[*lat.*: vas, Gefäß]
🇬🇧 vas (pl. vasa)

**Vas afferens.** Kleine Arterie, die Blut in das Gefäßknäuel (Glomerulus) der Niere befördert. (s.a. Vas efferens)
[*lat.*: vas + afferens, Gefäß + zuführend]
🇬🇧 vas afferens

**Vas efferens.** Gefäß, das aus dem Gefäßknäuel (Glomerulus) der Niere austritt. (s.a. Vas afferens)
[*lat.*: vas + efferens, Gefäß + wegführend]
🇬🇧 vas efferens

**Vasculitis allergica.** Eine durch ein → Allergen ausgelöste Entzündung der Blutgefäße, die von Juckreiz, Unwohlsein und leichtem Fieber sowie von Papeln, Blasen, urtikariellen Quaddeln oder kleinen Hautulzera gekennzeichnet.
🇬🇧 allergic vasculitis

**Vasektomie.** Sterilisierungsmethode beim Mann, bei der beidseitig ein Stück des Samenleiters entfernt wird. Die V. wird häufig ambulant unter lokaler Anästhesie durchgeführt.
🇬🇧 vasectomy

**Vaselin.** Halbflüssige kolloidale Lösung oder Gel aus weichem → Paraffin, das ein Zwischenprodukt der Destillation von Petroleum ist und äußerlich auf die Haut aufgetragen wird, um die Symptome von Verbrennungen oder Abschürfungen zu lindern.
🇬🇧 petroleum jelly

**vaskulär.** Zu einem Blutgefäß gehörend bzw. dieses betreffend.
🇬🇧 vascular

**Vaskularisation.** Gefäßneubildung in Geweben, die entweder natürlich abläuft oder operativ eingeleitet werden kann.
🇬🇧 vascularization

**vasoaktiv.** Den Gefäßtonus beeinflussend (durch Kontraktion oder Dilatation); wird von Substanzen gesagt.
🇬🇧 vasoactive

**Vasodilatation.** Gefäßerweiterung durch Erschlaffung der glatten Gefäßmuskulatur, Hemmung der → Vasokonstriktoren oder durch Stimulation der gefäßerweiternden Nerven (→ Vasodilatatoren). – *adj.* vasodilatatorisch.
[*lat.*: vas + dilatare, erweitern]
🇬🇧 vasodilation

**Vasodilatator.** Nerv oder Substanz, die eine Gefäßerweiterung bewirken. – *adj.* vasodilatatorisch.
🇬🇧 vasodilator

**vasoinhibitorisch.** Die Funktion der auf die Gefäße wirkenden Nerven (vasomotorische Nerven) hemmend.
🇬🇧 vasoinhibitory

**Vasokonstriktion.** Lumenverengung von Blutgefäßen, insbesondere von Arteriolen und Venolen in den Blutreservoirs der

**Haut und der Baucheingeweide.** In Verbindung mit weiteren Mechanismen wird so der Blutdruck und die Blutverteilung im ganzen Körper gesteuert. – *adj.* vasokonstriktorisch.
🇬🇧 vasoconstriction

**Vasokonstriktor.** Substanz bzw. Umstand, der eine Gefäßverengung veranlasst, z.B. Kälte, Angst, Stress, Nikotin etc. Darüber hinaus bewirken körpereigene Stoffe wie Adrenalin und Noradrenalin eine Zusammenziehung der Gefäße, indem sie Adrenalinrezeptoren im sympathischen Nervensystem stimulieren. – *adj.* vasokonstriktorisch.
[*lat.:* vas + constringere, zusammenziehen]
🇬🇧 vasoconstrictor

**Vasomotorenzentrum.** → Kreislaufzentrum.
🇬🇧 vasomotor center

**vasomotorisch.** Die Nerven und Muskeln betreffend bzw. von diesen ausgehend, die eine Gefäßerweiterung bzw. -verengung bewirken.
🇬🇧 vasomotor

**Vasospasmus.** Krampfartiges Zusammenziehen der Blutgefäße. (s.a. Spasmus)
🇬🇧 vasospasm

**Vasostimulation.** Reizung der Blutgefäße zur Zusammenziehung (Kontraktion) bzw. Erweiterung (Dilatation). – *adj.* vasostimulierend.
🇬🇧 vasostimulation

**Vaterfixierung.** Verkümmerung der psychosexuellen Entwicklung aufgrund einer krankhaft engen und lähmenden emotionalen Bindung an den eigenen Vater.
🇬🇧 father fixation

**Vaterkomplex.** Unterdrücktes Verlangen nach einer inzestuösen Beziehung zum eigenem Vater.
[*lat.:* pater, Vater + complectere, umarmen.]
🇬🇧 father complex

**Vaterschaftstest.** Untersuchung, die auf den genetischen Blutgruppen basiert und verwendet wird, um festzustellen, ob ein bestimmter Mann der Vater eines bestimmten Kindes ist oder nicht. So kann z.B. ein Mann mit der Blutgruppe AB nicht der Vater eines Kindes mit der Blutgruppe Null sein.
🇬🇧 paternity test

**VATI-Lagerungen.** Lagerungen zur Dehnung, Atemunterstützung oder Dekubitusprophylaxe. → V-Lagerung, → A-Lagerung, → T-Lagerung, → I-Lagerung.

**VDRL-Test.** Abkürzung für einen in den Venereal Disease Research Laboratories entwickelten serologischen Flockungstest, der bei Syphilis und anderen Erkrankungen, die durch *Treponema* hervorgerufen werden (z.B. Frambösie), positiv ausfällt.
🇬🇧 VDRL test

**Veganer.** Mensch, der sich ausschließlich von pflanzlichen Nährstoffen ernährt und auf tierische Eiweiße inklusive Fisch- und Milchprodukte ganz verzichtet. (s.a. Vegetarier)
🇬🇧 vegan

**Vegetarier.** Mensch, der sich hauptsächlich von pflanzlichen Produkten ernährt, wie z.B. Gemüse, Früchte, Körner und Nüsse. Die meisten V. schließen Eier, Fisch- und Milchprodukte in ihre Ernährung ein, verzichten jedoch auf Fleisch und Wurst. Es gibt verschiedene Ausprägungen des Vegetarismus: Lacto-ovo-V., Lacto-V., Ovo-V. und strenge V. (s.a. Veganer)
🇬🇧 vegetarian

**vegetativ.** 1. Die Pflanzen und deren Wachstum und Fortpflanzung betreffend; pflanzlich. 2. Unbewusst, unwillkürlich; das vegetative/autonome Nervensystem und seine Funktionen betreffend.
🇬🇧 vegetative

**Velpeau-Verband.** Schultergürtel-Verband, durch den Ellbogen und Schulter immobilisiert werden, indem der Oberarm seitlich gegen den Oberkörper und der gebeugte Unterarm vor der Brust fixiert werden.
[Alfred Velpeau, fr. Chirurg, 1795–1867]
🇬🇧 Velpeau's bandage

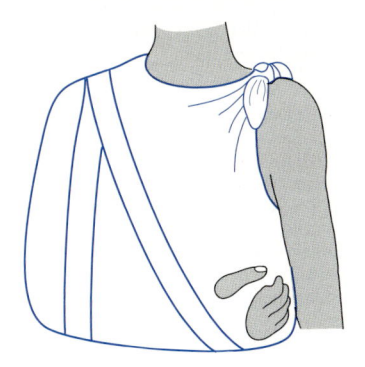

**Velpeau-Verband.** Trikotschlauch mit Tragegurt.

**Velum.** Segelförmiges Gebilde oder Organ im Körper, z.B. V. palatinum, das Gaumensegel.
[*lat.:* velum, Segel]
🇬🇧 velum

**Velum palatinum.** → Gaumensegel.
🇬🇧 soft palate

**Vena axillaris.** (Achselvene). Eine von zwei Venen der oberen Extremitäten, die aus der → V. basilica entstehen und am äußeren Rand der ersten Rippe in die V. subclavia münden.
🇬🇧 axillary vein

**Vena basilaris.** (Königsvene). Eine der vier oberflächlichen Venen des Arms, die im ulnaren Teil des zur Rückseite gelegenen (dorsalen) venösen Netzwerks ansetzen und zur Mitte hin (proximal) über die Rückseite der Elle (Ulna) des Unterarms verlaufen und sich mit den tiefer gelegenen Armvenen zur Achselvene (Vena axillaris) vereinigen.
🇬🇧 basilic vein

**Vena brachialis.** (Oberarmvene). Vene im Oberarm, die neben der Arteria brachialis verläuft und sich in die Achselvene (V. axillaris) fortsetzt.
🇬🇧 brachial vein

**Vena brachiocephalica.** Große Vene auf jeder Seite des Halses, die aus der Vereinigung der inneren Jugularisvene und der Subklaviavene entsteht. Die V. b. leitet venöses Blut aus Kopf, Hals und oberen Extremitäten ab und wird später zur oberen Hohlvene (Vena cava superior).
🇬🇧 innominate vein

**Vena cava.** Hohlvene; eine der beiden großen Hohlvenen (V.c. inferior und V.c. superior), die Blut aus dem Körperkreislauf in den rechten Vorhof des Herzens transportieren.
🇬🇧 vena cava

**Vena cava inferior.** (untere Hohlvene). Große Vene, die sauerstoffarmes Blut von den Körperbereichen unterhalb des Diaphragmas zum Herzen transportiert. Die V. c. i. entsteht aus der Verbindung der beiden Hüftvenen (Venae iliacae) auf der Höhe des fünften Lumbalwirbels, steigt neben der Wirbelsäule auf und gelangt durch eine Öffnung im Diaphragma in den linken Herzvorhof.
🇬🇧 inferior vena cava

**Vena cephalica.** Eine von vier oberflächlich verlaufenden Venen des Handrückens.
🇬🇧 cephalic vein

**Vena facialis.** (Gesichtsvene). Bezeichnung für eine periphere Vene, die venöses Blut aus bestimmten Gesichtsteilen ableitet.
🇬🇧 facial vein

**Vena femoralis.** Große Oberschenkelvene, die in der Kniekehlenvene entspringt und entlang der Arteria femoralis im proximalen Oberschenkeldrittel verläuft. Der distale Teil der Oberschenkelvene befindet sich lateral zur Arterie; der proximale Teil der Vene liegt tiefer als die Arterie. Die Oberschenkelvene mündet in die große Vena saphena.
🇬🇧 femoral vein

**Vena iliaca interna.** (innere Hüftvene). Eine von zwei Venen im unteren Abdomen, die mit der äußeren Hüftvene (V. iliaca externa) die gemeinsame Hüftvene (V. iliaca communis) bildet.
🇬🇧 internal iliac vein

**Vena jugularis.** (Halsvene). Eine der Halsvenen, die sich in die Schlüsselbeinvene

oder die V. brachiocephalica fortsetzen. Man unterscheidet die vordere (V. j. anterior), die äußere (V. j. externa) und die innere (V. j. interna) Halsvene.
🇬🇧 jugular vein

**Vena jugularis interna.** (innere Halsvene; innere Drosselvene). Halsvene, die Blut aus beiden Hirnhälften, Gesicht und Hals sammelt und mit der Schlüsselbeinvene (V. subclavia) zusammen die V. brachiocephalica bildet.
🇬🇧 internal jugular vein

**Vena lienalis.** (Milzvene). Große Vene im Unterkörper, die zusammen mit der Eingeweidevene (V. mesenterica) die Pfortader bildet und venöses Blut aus der Milz (Lien) abtransportiert.
🇬🇧 lienal vein

**Vena maxillaris.** (Oberkiefervene). Eine von zwei tiefen Gesichtsvenen, die die Oberkieferschlagader (Arteria maxillaris) begleiten. Jede V. m. verläuft neben der inneren und äußeren Halsvene (V. jugularis externa und interna).
🇬🇧 maxillary vein

**Vena mesenterica inferior.** (untere Gekrösevene). Vene im rechten unteren Bereich der Bauchhöhle, die Blut des Rektums, Sigmoids und des absteigenden sowie Teilen des querverlaufenden Kolons (Colon descendens und transversum) abtransportiert und gemeinsam mit der Milzvene die Pfortader bildet.
🇬🇧 inferior mesenteric vein

**Vena ovarica.** (Eierstockvene). Eine von zwei Venen, die aus dem Venengeflecht eines breiten Bandes nahe der Eierstöcke (Ovarien) und der Eileiter entspringen. Die rechte V.o. öffnet sich in die Vena cava inferior und die linke in die Nierenvene.
🇬🇧 ovarian vein

**Vena portae.** (Pfortader). Vene des Dünndarms, die in der Leber beginnt und in kapillarähnlichen, feinen Ästen endet, welche das venöse Blut durch die Lebervenen (Venae hepaticae) in die untere Hohlvene (Vena cava inferior) führen. Der rechte Ast der V.p. führt in den rechten Leberlappen, der linke entsprechend in den linken Leberlappen.
🇬🇧 portal vein

**Vena pulmonalis.** (Lungenvene). Eines von zwei großen Gefäßen, die mit Sauerstoff angereichertes Blut aus den Lungen in den linken Herzvorhof (Atrium) transportieren. Die rechte V.p. verläuft dorsal über dem Vorhof und der Vena cava superior, die linke ventral zur absteigenden Aorta thoracica.
🇬🇧 pulmonary vein

**Vena thoracica interna.** (innere Brustkorbvene). Vene, die parallel zur Brustkorbarterie verläuft und in die V. brachiocephalica mündet.
🇬🇧 internal thoracic vein

**Vena-Cava-Syndrom.** (Vena-Cava-Kompressions-Syndrom). Meist bei schwangeren Frauen zu beobachtende Kreislaufstörung. Dabei drückt die schwere Gebärmutter in Rückenlage der Schwangeren auf die untere Hohlvene (Vena cava inferior) und behindert dadurch den Blutabfluss aus dem utero-plazentaren Raum und den venösen Blutrückfluss zum Herzen. Dadurch kann es zu einem Blutdruckabfall mit den entsprechenden subjektiven Symptomen bei der Frau und aufgrund der verminderten Blutdurchströmung der Gebärmutter und Plazenta zu Anzeichen einer Sauerstoffminderversorgung beim Feten kommen. Die Lagerung der Frau auf die linke Seite beseitigt die Symptome umgehend.
🇬🇧 vena cava syndrome; supine hypotension

**Venae brachiocephalicae, dextra et sinistra.** Die beiden Venenstämme (der linke ist mit 2,5 cm der längere), die aus der Vereinigung der rechten bzw. linken inneren Drosselvene (V. jugularis interna) und den beiden Schlüsselbeinvenen (Vv. subclaviae) entspringen und sich zur oberen Hohlvene (V. cava superior) vereinen. Sie führen das gesamte Blut aus Kopf, Hals und Armen ab.
[*lat.:* brachium, Arm; *griech.:* kephale, Kopf]
🇬🇧 brachiocephalic veins (right and left)

**Venae cardiacae parvae.** → Kleine Herzvenen.
🔲 small cardiac veins

**Venae hepaticae (pl.).** (Lebervenen). Die drei Hauptvenen sind die rechte, mittlere und linke Lebervene, die Blut von der Leber über die Pfortader in die → Vena cava inferior und zum rechten Herzvorhof leiten.
🔲 hepatic veins

**Venae testiculares.** Venenpaar, das aus dem Venengeflecht hervorgeht, das die Samenstränge umhüllt. Sie leiten das Blut in die untere Hohlvene ab.
🔲 testicular veins

**Venaesectio.** (Phlebotomie). Venenschnitt zur Einführung eines Katheters, wenn eine Infusion durch Punktion von oberflächlichen Venen nicht möglich ist.
🔲 cutdown

**Vene (V.; pl. Vv).** Bezeichnung für Gefäße, die Blut aus dem gesamten Körper (mit Ausnahme der Lungenvenen und der Nabelschnurvene) in den rechten Vorhof des Herzens zurücktransportieren. Die Venenwände bestehen aus drei Schichten, die jenen des Herzens entsprechen. Es gibt tiefe Vv., die durch die inneren Körperstrukturen verlaufen, und oberflächliche Vv., die durch die Haut oft gut sichtbar sind. Vv. haben im Gegensatz zu → Arterien dünnere Wände, sind weniger elastisch und kollabieren, wenn sie verletzt werden. Sie enthalten in regelmäßigen Abständen halbmondförmige Klappen. – *adj.* venös.
[*lat.:* vena, Blutader]
🔲 vein (v)

**Vene, systemische.** Eine der zahlreichen → Venen, die sauerstoffarmes Blut aus den verschiedenen Körperregionen ableiten. S. V. entstehen in kleinen Gewebegeflechten, die Blut aus den Kapillaren aufnehmen und sie vereinen sich zu Gefäßästen, die in Richtung Herz größer werden. Sie sind größer und zahlreicher als → Arterien, haben dünnere Wände und kollabieren, wenn kein Blut fließt.
🔲 systemic vein

**Venendruck.** Füllungsdruck, der durch das zirkulierende Blut auf die Venenwände ausgeübt wird. Der V. ist erhöht bei Stauungsinsuffizienz, akuter oder chronischer Herzbeutelentzündung mit verengten Herzvenen (konstriktive Perikarditis) und einer Blockierung der Venen durch Blutgerinnsel oder Druck von außen. Anzeichen eines erhöhten V. sind hervortretende Venen auf dem Handrücken bei über Herzhöhe gehaltener Hand und Hervortreten der Halsvenen im Sitzen, wenn der Kopf 30° bis 45° angehoben wird.
🔲 venous pressure

**Venendruckmessung, zentrale.** ◢ (ZVD-Messung). Kontrolle der Druckverhältnisse in den großen venösen Gefäßen vor dem rechten Herz. Der ermittelte → ZVD-Wert gibt Auskunft über den Füllungszustand der Gefäße, den Venentonus und letztendlich über die Rechtsherzfunktion und den gesamten Flüssigkeitshaushalt. In der Intensivmedizin gehört er zu den Standard-Vitalparametern. Der ZVD kann über eine Wassersäule oder kontinuierlich elektronisch ermittelt werden. Für die erste Variante ist ein spezielles Infusionssystem erforderlich, über welches 0,9 %-ige NaCl-Lösung zum Patienten infundiert wird. An der angebrachten Messlatte lässt sich dann der Wert in $cmH_2O$ ablesen (Achtung: stationsübliche Abläufe beachten). Bei der elektronischen Variante muss der Patient über einen arteriellen Zugang verfügen. Über einen Druckaufnehmer und einen Monitor kann dann der ZVD-Wert in mmHg abgelesen werden. Normwerte: 5–12 $cmH_2O$ oder 4–8 mmHg. (→ Venendruck)
🔲 CVP measurement; measurement of central venous pressure

**Venen(klappen)insuffizienz.** Unzureichende Blutzirkulation, gekennzeichnet durch verminderten Blutrückfluss aus den Beinen in den Rumpf, bedingt durch eine Überdehnung bzw. Zerstörung der Venenklappen. Dadurch kommt es zu einer Strömungsumkehr und das Blut fließt anstatt in Richtung Herz in die Beine zurück. Erste Anzeichen sind meist Beinödeme, später können sich Schmerzen,

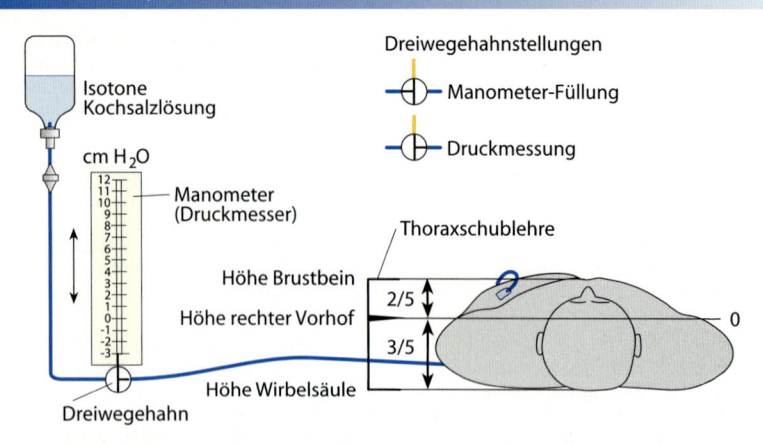

**Venendruckmessung, zentrale.** Messung des ZVD über Wassersäule.

Krampfaderleiden und Beingeschwüre bilden.
🌐 venous insufficiency

**Venenkatheter, zentraler.** Katheter, der durch über verschiedene periphere Venen gelegt wird und dessen Spitze in der oberen Vena cava oder dem rechten Herzvorhof liegt. Mögliche Zugänge über obere Venen sind: V. basilica, V., cephalica, V. anonyma, V. jugularis externa und interna; mögliche Zugänge über die unteren Venen sind: V. saphena magna, V. femoralis. Indikationen zum Legen sind sicherer Venenzugang über längere Zeit, parenterale Ernährung mit hochosmolarer Infusionslösung, Messung des ZVD, Gabe von hochwirksamen Medikamenten, erfolglose Punktion peripherer Venen. Beim Legen ist insbesondere auf korrektes Desinfizieren und Abdecken zu achten.
🌐 central venous catheter

**Venenpuls.** Herzsynchrone Druckschwankungen in einer Vene, die meist an der äußeren oder inneren Halsvene getastet werden. Der V. wird gemessen, um den Pulsdruck und die Form der Druckwelle zu beurteilen.
🌐 venous pulse

**Venenpunktion.** Einstich durch die Haut in eine Vene mit einer scharfen Lanzette, Kanüle oder Butterfly. Die V. mit einer Kanüle erfolgt entweder zur Blutentnahme, zur intravenösen Gabe von Medikamenten oder Kontrastmitteln oder zum Legen einer Verweilkanüle, über die eine Infusion einlaufen soll. Bei der Punktion ist auf die entsprechende Desinfektion und Hygiene zu achten, um Infektionen zu vermeiden, sowie auf eine ausreichende Venenstauung, um diese sichtbar werden zu lassen. Zur Förderung der Venenhervortretung an den Armen können warme Armbäder eingesetzt werden. Bei der schnellen und geschickten Punktion verspürt der Patient kaum Schmerzen.
🌐 venipuncture

**Venenstripping.** Operatives Verfahren, bei dem meist die große Vene an der Innenseite des Beins (Vena saphena magna) unterbunden und entfernt wird.
🌐 vein stripping

**Venenthrombose.** (Phlebothrombose). → Phlebothrombose.
🌐 venous thrombosis

**Venenthrombose, tiefe.** Durch einen → Thrombus in einer der tiefen Körpervenen hervorgerufene Erkrankung; Krank-

heitssymptome sind Berührungsempfindlichkeit, Schmerz, Schwellung, Erwärmung und Hautentfärbung. Eine t. V. kann lebensbedrohlich sein, da der Thrombus bei einer Loslösung über die Blutbahn in die Lunge transportiert wird und dort ein Gefäß verschließen kann (→ Lungenembolie). Deshalb müssen die Patienten absolute Bettruhe einhalten, bei der das Bein hochgelagert wird. Nach ärztlicher Anordnung wird das Bein gewickelt; die Therapie besteht in dem Versuch der medikamentösen Auflösung des Thrombus.
🇬🇧 deep vein thrombosis

**Venenverweilkanüle.** → Verweilkanüle.

**venerisch.** Durch Geschlechtsverkehr übertragen (Krankheiten) bzw. → Geschlechtskrankheiten betreffend.
[*lat.:* Venus, Göttin der Liebe]
🇬🇧 venereal

**Venerologe.** Facharzt, der auf Ursachen und Behandlung von → Geschlechtskrankheiten spezialisiert ist.
🇬🇧 venereologist

**Venerologie.** Wissenschaft und Lehre von den → Geschlechtskrankheiten.
🇬🇧 venereology

**Venole.** Kleinste sichtbare Blutgefäße, die das Blut aus den → Kapillaren sammeln, sich zu → Venen verbinden und es zum rechten Vorhof des Herzens abtransportieren.
[*lat.:* venula, kleine Blutader]
🇬🇧 venule

**venös.** Zu einer → Vene gehörend bzw. diese betreffend, z.B. venöses Blut.
🇬🇧 venous

**venöse Verweilkanülen, Pflege von.** → Pflegeintervention der → NIC, die definiert ist als die Pflege von Patienten mit einem längerfristigen venösen Zugang durch einen getunnelten oder nicht-getunnelten Katheter und implantierte Ports.
🇬🇧 Venous Access Devices (VAD) Maintenance

**Venostase.** Verlangsamter bzw. zum Stillstand gekommener Blutrückfluss in einer Vene.
🇬🇧 venous stasis

**Venotomie.** Operative Eröffnung einer → Vene.
🇬🇧 venotomy

**Ventilation.** Atmung, Belüftung der Lungen; d.h. Vorgang, bei dem der Körper über die Lunge mit Sauerstoff versorgt und Kohlendioxid aus der Lunge abtransportiert wird. – *adj.* ventilierend.
[*lat.:* ventilare, schwingen, lüften]
🇬🇧 ventilation

**Ventilation, alveoläre.** Luftvolumen, das zur Belüftung aller Lungenbläschen benötigt wird; gemessen in Litern pro Minute. Die a. V. entspricht auch der Differenz zwischen Gesamtventilation und Totraumventilation. Der normale Mittelwert liegt zwischen vier und fünf Litern pro Minute. (→ Lungenfunktion)
🇬🇧 alveolar ventilation

**Ventilation-Perfusions-Störung.** Störung, bei der ein oder mehrere Lungenabschnitte belüftet, aber nicht von Blut durchströmt, oder umgekehrt, mit Blut durchströmt aber nicht belüftet werden.
🇬🇧 ventilation perfusion defect

**ventr(o)-.** Wortteil mit der Bedeutung »Bauch bzw. Magen«.
[*lat.:* venter, Bauch, Leib]
🇬🇧 ventr(o)-

**ventral.** Bauchwärts, im Bauch bzw. zur Vorderseite des Körpers gelegen. Wird verwendet bei der Beschreibung und Lokalisation von Organen, Strukturen, Schmerzen etc. (s.a. dorsal)
🇬🇧 ventral

**Ventrikel.** Kleine Höhle bzw. Kammer, wie z.B. die rechte und linke Herzkammer oder eine der mit Liquor gefüllten Kammern im Gehirn. (s.a. Herzkammer) – *adj.* ventrikulär.
[*lat.:* ventriculus, kleiner Bauch, Magen, Herzkammer]
🇬🇧 ventricle

**Ventrikelblockade.** → Liquorblockade.
🇬🇧 ventricular block

**Ventrikeldrainage.** Ventilgesteuerte Liquordrainage. Über ein Kathetersystem wird der → Liquor aus den Hirnventrikeln abgeleitet. Die V. wird beim kindlichen → Hydrozephalus oder bei posttraumatischen Liquorabflussstörungen durchgeführt. (→ Ventrikel; Drainage)
🇬🇧 ventricular drainage

**Ventrikeldruck.** → Blutdruck, der innerhalb der Herzkammer besteht; er ist während der verschiedenen Phasen des Herzzyklus unterschiedlich.
🇬🇧 intraventricular pressure

**Ventrikelseptumdefekt (VSD).** Abnorme Öffnung in der Scheidewand (Septum), die die beiden Herzkammern (Ventrikel) trennt. Dadurch kann Blut von der linken in die rechte Kammer und über die Lungenarterie zurück in die Lunge fließen. Der VSD ist die häufigste angeborene Herzkrankheit.
🇬🇧 ventricular septal defect (VSD)

**Ventrikel-Vorhof-Shunt.** Operativ angelegte Verbindung zwischen einer Hirnkammer und dem rechten Vorhof des Herzens mittels eines Katheters zur Ableitung von Hirnflüssigkeit (Liquor) bei → Hydrozephalus.
🇬🇧 ventriculoatrial shunt

**Ventrikulogramm.** Röntgenbild der Hirn- bzw. Herzkammern.
🇬🇧 ventriculogram

**Ventrikulographie.** 1. Röntgenuntersuchung der Herzkammern nach Injektion eines Kontrastmittels. 2. Röntgenographische Darstellung der Hirnkammern, nachdem ein Kontrastmittel - meist Luft - in die Kammern eingebracht und die Hirnflüssigkeit dadurch ersetzt wurde.
🇬🇧 ventriculography

**ventrikuloperitonealer Shunt.** Operativ angelegtes Ableitungssystem bei → Hydrozephalus mittels eines mit Klappen ausgestatteten Kunststoffkatheters. Der Katheter leitet überschüssige Hirnflüssigkeit (Liquor) aus einer Hirnkammer in die Bauchhöhle ab.
🇬🇧 ventriculoperitoneal shunt

**Ventrikulostomie-/Lumbaldrainagen, Pflege von Drainagen.** → Pflegeintervention der → NIC, die definiert ist als die Pflege von Patienten mit einem externen Liquordrainagesystem.
🇬🇧 Tube Care: Ventriculostomy/Lumbar Drain

**ventrolateral.** Lokalisiert die Stellen »bauchwärts und seitlich« im Körper.
🇬🇧 ventrolateral

**ventromedial.** Lokalisiert die Stellen »bauchwärts und mittig« im Körper.
🇬🇧 ventromedial

**Verabreichung parenteraler Flüssigkeiten.** Intravenöse Infusion verschiedener Lösungen zur Aufrechterhaltung eines ausgewogenen Wasserhaushalts bei Wasserverlust, zur Wiederauffüllung des Blutvolumens, zum Ausgleich des Elektrolythaushalts oder zur Ernährung.
🇬🇧 administration of parenteral fluids

**Verankerung.** Chirurgische Fixierung eines beweglichen Körperorgans.
[*griech.*: agkyra, Anker]
🇬🇧 anchorage

**Verarmungswahn.** Wahninhalt, bei dem der Betroffene unerschütterlich vom drohenden finanziellen Ruin überzeugt ist.
🇬🇧 irrational fear/delusion of becoming poor

**Verätzung.** Gewebeverletzung durch Kontakt mit einer starken Säure oder einer alkalischen Substanz, wie z.B. Phenol, Kreosol, Senfgas oder Phosphor. Als Erste-Hilfe-Maßnahme müssen die betroffenen Körperstellen mit viel Wasser abgespült werden, um die Chemikalie zu entfernen. Bei schwereren Verletzungen sofort ärztliche Hilfe aufsuchen.
🇬🇧 chemical burn

**verbal.** Wörtlich, mündlich; Wörter und die Sprache betreffend.
[*lat.*: verbum, Wort]
🇬🇧 verbal

**Verband.** Sauberes, meist steriles Abdeckungsmaterial, das direkt auf eine Wunde bzw. auf krankhaftes Gewebe aufgelegt wird, um Sekreten zu absorbieren, vor traumatischen Verletzungen zu schützen, Wundsauberkeit zu gewährleisten oder Blutungen zu stoppen.
dressing

**Verband, antiseptischer.** Ein mit einem → Antiseptikum behandelter Verbandsstoff, der zur Behandlung einer Infektion auf eine Wunde bzw. eine Schnittwunde gelegt wird.
antiseptic dressing

**Verband, feuchter.** Umschlag mit einem angefeuchteten Tuch zur Linderung von Beschwerden bei einigen Hauterkrankungen. Bei der Verdunstung der Feuchtigkeit wird die Haut gekühlt, angetrocknetes Blut und Serum aufgeweicht und die Drainage von Wundsekret angeregt.
wet dressing

**Verband, kohäsiver.** Verbandmaterial, das an sich selbst, aber nicht an anderen Flächen klebt.
cohesive bandage

**Verbandswechsel.** 1. Erneuerung von Wundauflagen. Der V. beinhaltet das Entfernen der alten Wundauflage, die Inspektion und Reinigung der Wunde sowie das Anbringen der neuen Wundauflage. Häufigkeit des V.s, die Technik und das Verbandsmaterial werden durch die Art der Wunde und den Verlauf des Wundheilungsprozesses bestimmt. 2. Erneuerung der Auflagen bei zentralen Venenkathetern und intraarteriellen Zugängen zur Inspektion der Punktionsstelle und zum Schutz vor einer Keimverschleppung.
change of dressing

**Verbesserung der Sicherheit.** → Pflegeintervention der → NIC, die definiert ist als die Verstärkung des Gefühls körperlicher und psychischer Sicherheit bei Patienten.
Security Enhancement

**Verbindung.** 1. Chemische Substanz, die aus zwei oder mehreren, in bestimmten Verhältnissen vorkommenden Elementen besteht und nicht mit physikalischen Mitteln getrennt werden kann. 2. Aus zwei oder mehreren Wirkstoffen zusammengesetzter Stoff, z.B. ein pharmazeutisches Mittel.
compound

**Verbindung, alkylierende.** (Alkylanzien). Substanz mit einer Alkylgruppe, die ein Wasserstoffatom in einer organischen Verbindung ersetzen kann. Diese chemische Reaktion führt zu einer Störung der Mitose und Zellteilung, insbesondere in schnell wachsenden Gewebe. Diese Substanzen werden als → Zytostatika bei der Krebsbehandlung eingesetzt. (→ Alkyl) (s.a. Immunsuppressiva)
alkylating agent

**Verbrauchskoagulopathie.** (disseminierte intravasale Gerinnung; DIC). Aufgrund verschiedener Grundkrankheiten wird das Gerinnungssystem aktiviert; das führt zur Bildung verbreiteter (disseminierter) Mikrothromben in der Endstrombahn. Durch den hierbei stattfindenden Verbrauch von Gerinnungsfaktoren (bes. Fibrinogen, Faktor V, VIII) und Thrombozyten kann es zu einer Blutungsneigung (hämorrhagischen → Diathese) kommen. Komplikationen sind Schock und akutes Organversagen. (→ Blutgerinnung; Koagulation; Thrombus; ARDS)
[*lat.*: coagulare, gerinnen; *griech.*: pathos, Krankheit]
disseminated intravascular coagulation

**Verbrennung.** 1. Verletzungen, die durch Hitze, Elektrizität, Chemikalien, Strahlungen oder Gase verursacht werden und deren Ausdehnung durch die Menge der dem Agens exponierten Zellen bestimmt wird. Zur Behandlung einer V. gehören Schmerzbehandlung, Asepsis, Infektionsprävention, Erhaltung des Flüssigkeits- und Elektrolytgleichgewichts und eine ausgewogene Ernährung. V.en werden in vier Schweregrade eingeteilt: V. 1. Grades mit lokalen Schwellungen und Rötungen,

**Verbrennung.** Verbrennungsstadien.

| Aussehen | 1. Grad | 2. Grad | 3./4. Grad Nekrose (braunschwarzer Schorf) |
|---|---|---|---|
| Hautanhangsgebilde | erhalten | teilweise erhalten | zerstört |
| Schmerzempfindlichkeit (Nadelstichprobe) | sehr schmerzlich | schmerzhaft | kein Schmerz |
| Therapie | – kalt spülen<br>– Verband | – kalt spülen<br>– Blasen abtragen<br>– Verband | – kalt spülen (danach alternativ oder kombiniert):<br>– Verband<br>– Trockenbehandlung<br>– operative Nekrotomie |
| Heilungsdauer | 1 Woche (Spontanheilung) | ca. 2 Wochen | über 2 Wochen (Spezialbehandlung) |
| Narbenbildung | keine | gering | ausgedehnt (Schrumpfung oder Keloid) |

die einem Sonnenbrand ähneln; die Schädigung betrifft nur die obere Hautschicht (Epidermis), nach Abschuppung und Abheilung entstehen keine Narben (wie bei einem Sonnenbrand). Bei der V. 2. Grades bilden sich Brandblasen mit starken Schmerzen. Die Schädigung betrifft die Epidermis und die Lederhaut (Derma); nach der Abheilung können Narben zurückbleiben. Bei der V. 3. Grades kommt es zur Zerstörung und Nekrose der Haut und der Hautanhangsgebilde. Sind Unterhaut, Muskeln, Sehnen und Knochen beteiligt, handelt es sich um eine V. 4. Grades. 2. Verbrennungs- bzw. Oxidationsvorgang, bei dem Licht und Wärme abgegeben werden. Sauerstoff ist nicht brennbar, unterstützt aber den Verbrennungsvorgang. Die Verbrennungsrate ist von der Konzentration und dem Partialdruck des Sauerstoffs abhängig.
🔣 burn; combustion

**Verbrühung.** Verbrennen der Haut durch Kontakt mit heißer Flüssigkeit oder heißem Dampf. (s.a. Verbrennung)
🔣 scald

**Verdauungsapparat.** ◪ Organe, Strukturen und Drüsen des →Verdauungstraktes, durch die Nährstoffe vom Mund, über die Speiseröhre bis in den Magen und die Därme transportiert werden. Die Drüsen sondern Verdauungsenzyme ab, die die Nährstoffe abbauen und für die Absorption in den Blutkreislauf vorbereiten.
🔣 digestive system; alimentary system

**Verdauungsdrüsen.** Drüsen, die Substanzen absondern, welche Nährstoffe in absorbierbare Stoffe abbauen. Zu den Verdauungsdrüsen zählen Speichel-, Darm-, Leber- sowie Bauchspeicheldrüse.
🔣 digestive gland

**Verdauungsenzyme.** Enzyme im Verdauungssystem, die Fette, Proteine und Kohlenwasserstoffe hydrolysieren und die Absorption dieser Stoffe bewirken.
🔣 digestive enzyme

**Verdauungssaft.** Dünnes, farbloses Sekret der Darmdrüsen, bestehend aus Salzsäure, Chymosin, Pepsinogen, Intrinsic-Faktor und Schleim.
🔣 digestive juice

**Verdauungstrakt.** Ein mit einer Schleimhaut ausgekleideter Schlauch von etwa 9 m Länge, der sich vom Mund bis zum Anus erstreckt; setzt sich aus den folgenden

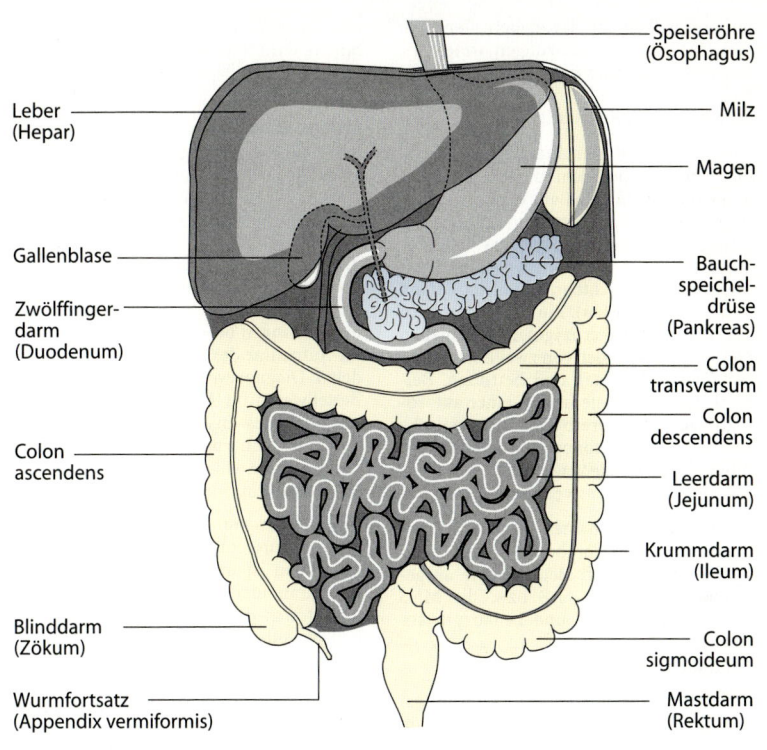

**Verdauungsapparat.** Organe des Verdauungsapparates.

Teilen zusammen: Mund, Rachen, Speiseröhre, Magen, Dünndarm und Dickdarm. Der Schlauch, der ein Teil des Verdauungssystems ist, weist zahlreiche zugehörige Organe auf.
digestive tract

**Vererbung, alternative.** Erwerb aller genetischen Eigenschaften und Merkmale von einem Elternteil, z.B. bei selbstbefruchtenden Pflanzen und Tieren.
alternative inheritance

**Vererbung, autosomal-dominante.** Vererbungsmuster, bei dem die Übertragung eines dominanten Gens auf einem → Autosom dafür sorgt, dass ein bestimmtes Merkmal zum Ausdruck kommt. An einer Erbkrankheit erkrankte Kinder haben ein entsprechend betroffenes Elternteil, es sei denn, die jeweiligen Merkmale treten infolge einer Mutation auf. Achondroplasia, Osteogenese imperfekta, Polydaktylie und einige neuromuskuläre Störungen sind z.B. autosomal-dominante Erkrankungen. (→ autosomale Vererbung)
autosomal-dominant inheritance

**Vererbung, autosomale.** Vererbungsmuster, bei dem die Übertragung eines Merkmals von der Präsenz oder dem Fehlen bestimmter Gene eines → Autosoms abhängt. Dieses Muster kann dominant oder rezessiv sein, Männer und Frauen werden

unterschiedlich oft davon betroffen. Die meisten Vererbungsstörungen treten infolge von defekten Genen eines Autosoms auf.
🌐 autosomal inheritance

**Vererbung, autosomal-rezessive.** Vererbungsmuster, bei dem die Übertragung eines rezessiven Gens auf einem → Autosom dafür sorgt, dass es zum Träger einer Information wird, wenn die Person für das Merkmal (Aa) → heterozygot ist; das Merkmal wird sichtbar, wenn die Person → homozygot ist (aa). Ein Viertel der Kinder von zwei heterozygoten Elternteilen (Aa) und alle Kinder von zwei homozygoten Elternteilen (aa) sind betroffen. Beispiele für Merkmale infolge einer autosomal-rezessiven Vererbung sind zystische Fibrose, Phenylketonurie und Galaktosämie. (→ autosomale Vererbung)
🌐 autosomal-recessive inheritance

**Vererbung, kodominante.** Weitergabe einer Eigenschaft, bei der beide Allelen eines Paares in derselben Heterozygote ausgedrückt werden; z.B. AB bzw. die MNS Blutgruppenantigene und Leukozytenantigene.
🌐 codominant inheritance

**Vererbung, x-chromosomale.** Vererbungsmuster bei dem die Übertragung von Merkmalen an das Geschlecht der Person gebunden ist. Die Vererbung kann dabei rezessiv oder dominant erfolgen. X-chromosomal vererbte Merkmale sind bei Männern immer ausgeprägt, bei Frauen hingegen nur, wenn die Vererbung dominant erfolgt.
🌐 X-linked inheritance

**Vererbung, zytoplasmatische.** (Plasmavererbung). Vererbung bestimmter genetischer Eigenschaften durch selbstvermehrende Substanzen im Zytoplasma, wie z.B. Mitochondrien oder Chloroplasten, nicht also durch Gene. Das Phänomen kann bei Pflanzen und niederen Tiergattungen beobachtet werden.
🌐 cytoplasmatic inheritance

**Veresterung.** Chemischer Vorgang, bei dem eine organische Säure (R-COOH) mit einem Alkoholmolekül (R-OH) kombiniert wird und ein Ester (R-COOR) gebildet wird.
🌐 esterification

**Verfahrensanweisung.** Bindende Anordnung zur Umsetzung von Organisationsabläufen in Institutionen und deren Teileinrichtungen. Die V. wurde aus der Industrie übernommen und beschreibt den Organisationsablauf als solches, ordnet die Aufgaben den hierfür verantwortlichen Mitarbeitern zu und legt den zeitlichen Rahmen fest. V.en in medizinischen Einrichtungen beschreiben beispielsweise die Aufnahme des Patienten, die angewendeten Diagnoseverfahren oder auch das Bestellwesen für Medikamente. Die V. ist ein wichtiges Instrument zur Beschreibung und Sicherung der Qualität einer Institution. (s.a. Qualitätsdimensionen)
🌐 procedural rule

**Verfolgungswahn.** Denkstörung, die weniger stark ausgeprägt als bei einer → Wahnvorstellung ist und häufig in Verbindung mit paranoiden Störungen auftritt. Der V. äußert sich darin, dass eine Person sich bedroht oder diskriminiert oder von anderen Personen und äußeren Einflüssen schlecht behandelt fühlt.
🌐 idea of persecution; delirium of persecution

**Vergewaltigung.** (Notzucht). Mit Gewalt oder unter Gewaltandrohung erzwungener hetero- oder homosexueller Geschlechtsverkehr. V. ist ein Gewaltverbrechen, dessen Opfer medizinisch und psychologisch betreut werden sollten.
🌐 rape

**Vergewaltigungsberatung.** Beratung des Vergewaltigungsopfers durch eine ausgebildete Person. Idealerweise beginnt die Beratung sofort bei der ersten Meldung des Verbrechens. Zunächst bietet der oder die Berater/in gefühlsmäßige Unterstützung, indem er/sie dem Opfer unvoreingenommen und objektiv gegenübertritt. Die Berater/innen können dem Opfer auch aktive Unterstützung und rechtlichen Beistand bei medizinischen und juristischen Untersuchungen anbieten, d.h.

sie sind bei medizinischen Untersuchungen, bei Befragungen durch Polizei oder Staatsanwalt und evtl. während eines Prozesses anwesend. (s.a. Vergewaltigungstrauma, Behandlung eines)
▓ rape counseling

**Vergewaltigungssyndrom.** → NANDA- → Pflegediagnose bei erfolgter Vergewaltigung. Ein V. kann sich entwickeln nach einem mit Gewalt oder durch Gewaltandrohung erzwungenem Geschlechtsverkehr gegen den Willen des Opfers. In der akuten Phase ist der Patient in seiner Lebensweise desorganisiert und benötigt meist eine längere Phase der Reorganisierung. Die typischen Charakteristika werden in drei Gruppen unterteilt: Vergewaltigungstrauma, komplexe Reaktion und stille Reaktion. Die akute Phase des Vergewaltigungstraumas umfasst starke emotionale Reaktionen, wie z.B. Wut, Schuldgefühle und Beschämung, Angst vor körperlicher Gewalt und Tod, Demütigung, Rachegefühle und eine Reihe von körperlichen Beschwerden. Die komplexe Reaktion beinhaltet sämtliche Charakteristika des Vergewaltigungstraumas, kann zu Alkohol- und Drogenabhängigkeit führen und Symptome früherer Zustände inklusive psychischer Krankheiten reaktivieren. Die stille Reaktion tritt manchmal an die Stelle des Vergewaltigungstraumas oder der komplexen Reaktion. Sie beinhaltet eine abrupte Veränderung der sexuellen Beziehungen, vermehrte Albträume, zunehmende Angst in Gesprächen über die Vergewaltigung, auffällige Veränderungen im Sexualverhalten, Abstreiten der Vergewaltigung oder Ablehnung darüber zu sprechen sowie plötzliches Auftreten von phobischen Reaktionen.
▓ rape-trauma syndrome

**Vergewaltigungstrauma, Behandlung.** → Pflegeintervention der → NIC, die definiert wird als die Gewährleistung emotionaler und körperlicher Unterstützung unmittelbar nachdem eine Vergewaltigung berichtet wird.
▓ Rape-Trauma Treatment

**Vergiftung, alkalische.** Vergiftung, die durch die Einnahme einer alkalischen Substanz verursacht ist, z.B. Salmiakgeist, Lauge sowie verschiedene Waschpulver. Als Erste-Hilfe-Maßnahmen sollten große Mengen Wasser oder Milch zugeführt werden, um die alkalische Substanz zu verdünnen. Der Patient darf nicht zum Erbrechen gebracht werden und keine schwachen Säuren zu sich nehmen, sondern muss sofort ins Krankenhaus gebracht werden.
▓ alkali poisoning

**Vergiftungsgefahr.** Anerkannte → NANDA-→ Pflegediagnose; bestehendes verstärktes Risiko für eine ungewollte Exposition gegenüber oder die Einnahme von Drogen oder gefährlichen Substanzen in Dosierungen, die für eine Vergiftung ausreichend stark sind. Interne Risikofaktoren sind reduziertes Sehvermögen ohne angemessene Sicherheitsvorkehrungen, mangelhafte Sicherheit oder Unterrichtung bezüglich der potenziell gefährlichen Substanzen, kognitive oder emotionale Störungen und eine schlechte finanzielle Situation. Zu den externen Risikofaktoren zählen größere Mengen giftiger Substanzen im Haushalt, Arzneimittel oder Gifte in unverschlossenen Schränken, die für Kinder oder verwirrte Personen zugänglich sind, Verfügbarkeit von illegalen Substanzen, die möglicherweise mit schädigenden Zusätzen kontaminiert sind, ungeschützter Kontakt mit Schwermetallen oder Chemikalien, Farben oder Lacken in schlecht belüfteten Räumen, giftige Pflanzen oder atmosphärische Verunreinigungen.
▓ poisoning, risk of

**Vergiftungszentrale.** Beratungsstelle für Laien und medizinisches Personal bei Vergiftungsfällen bzgl. der Therapie und der zu erwartenden Nebenwirkungen.
▓ poison control center

**Verhalten.** 1. Die Art, wie jemand handelt oder seiner Rolle gerecht wird. 2. Alle Handlungen einer Person, sowohl körperliche Aktivitäten, die direkt beobachtet

werden können, wie auch geistige Aktivitäten, die interpretiert werden können.
behavior

**Verhalten, abnormes.** Nicht angepasste Handlungen oder Aktivitäten, die für eine Person oder die Gesellschaft unangemessen sind. Solche Handlungen reichen von einer vorübergehenden Unfähigkeit, mit Stresssituationen umzugehen, bis zu dauerhaften absonderlichen oder zerstörerischen Verhaltensweisen oder einer vollständigen Desorientierung und Rückzug von der Realität des Alltagslebens. (→ Verhaltensstörung)
[*lat.:* abnorma, von der Regel entfernt]
abnormal behavior

**Verhalten, aggressives, nicht gesellschaftsfähiges.** Kindliche und pubertäre Verhaltensstörung, gekennzeichnet durch offene bzw. versteckte Feindseligkeit, Ungehorsam, körperliche und verbale Aggression, Rachegelüste, Aufmüpfigkeit und Zerstörungswut. Häufig äußert sich diese Störung in Lügen, Stehlen, Wutausbrüchen, Vandalismus und körperlicher Gewalt gegenüber anderen Menschen.
unsocialized aggressive reaction

**Verhalten, aufgabenorientiertes.** Handlungen, die die Wahrnehmungsfähigkeiten einer Person einbeziehen, und durch die Probleme und Konflikte gelöst sowie das Bedürfnis nach weniger Stress befriedigt werden sollen.
task-oriented behavior

**Verhalten, deviantes.** Überschreitung der Grenzen von allgemein anerkannten Verhaltensweisen sowie fehlende Anpassung an die sozialen Normen einer Gruppe.
deviant behavior

V

**Verhaltensänderung.** → Pflegeintervention der → NIC, die definiert wird als die Förderung einer Änderung bestimmter Verhaltensweisen.
Behavior Modification

**Verhaltensänderung, soziale Kompetenz.** → Pflegeintervention der → NIC, die definiert wird als die Unterstützung von Patienten, um zwischenmenschliche soziale Fähigkeiten zu entwickeln oder zu verbessern.
Behavior Modification: Social Skills

**Verhaltensforschung.** Studium verschiedener, miteinander in Verbindung stehender Disziplinen, z.B. Psychiatrie, Psychologie, Soziologie und Anthropologie, die menschliche Aktivitäten beobachten und untersuchen; dazu gehören die psychologische und emotionale Entwicklung, interpersonale Beziehungen, Wertvorstellungen und moralische Fragen und Grundsätze. (s.a. Ethologie)
behavioral science

**Verhaltensorganisation, Möglichkeit einer verbesserten kindlichen.** Anerkannte → NANDA-→ Pflegediagnose; Struktur der Modulation von physiologischen und verhaltensbezogenen Funktionssystemen eines Säuglings (z.B. autonome, motorische, zustands- und organisationsbezogene und selbstregulierende Systeme sowie Aufmerksamkeits-Interaktions-Systeme), die zufriedenstellend sind, doch noch weiter verbessert werden können und somit zu einem höhen Integrationslevel in Reaktion auf Reize in der Umgebung führen. Kennzeichnende Merkmale sind stabile Vitalzeichen, physiologischer Schlaf-Wachzustand, selbstregulierende Verhaltensweisen und adäquate Reaktion auf visuelle oder auditive Stimulationen.
infant behavior, organized: potential for enhanced

**Verhaltensorganisation, Risiko für eine unausgereifte kindliche.** Anerkannte → NANDA-→ Pflegediagnose; Risiko für eine Veränderung der Integration und Modulation der physiologischen und verhaltensbezogenen Funktionssysteme (z.B. autonome, motorische, zustands- und organisationsbezogene und selbstregulierende Systeme sowie Aufmerksamkeits-Interaktions-Systeme). Zu den Risikofaktoren zählen Schmerzen, oralmotorische Probleme, Überstimulation durch die Umgebung, fehlendes Einhüllen oder Fehlen von Begrenzungen,

Frühgeburt (Unreife) und invasive oder schmerzhafte Behandlungen.
🌐 infant behavior, disorganized: risk of

**Verhaltensorganisation, unausgereifte kindliche.** Anerkannte → NANDA-→ Pflegediagnose; Veränderung der Integration und Modulation der physiologischen und verhaltensbezogenen Funktionssysteme (z.B. autonome, motorische, zustands- und organisationsbezogene und selbstregulierende Systeme sowie Aufmerksamkeits-Interaktions-Systeme). Kennzeichnende Merkmale sind Abweichungen von den grundlegenden physiologischen Normwerten, Zittern, Schreckhaftigkeit, Zuckungen, Überstreckung von Armen und Beinen, diffuser, oberflächlicher Schlaf, unzulängliches selbstregulierendes Verhalten, unzulängliche Reaktion auf visuelle und auditive Reize, Gähnen und Apnoe.
🌐 infant behavior, disorganized

**Verhaltensstörung.** Eine Reihe von antisozialen Verhaltensmustern, die vorwiegend bei Kindern und Jugendlichen auftreten, z.B. übermäßige Aggressivität, Hyperaktivismus, Zerstörungswut, Grausamkeit, Schuleschwänzen, Lügen, Ungehorsam, sexuelle Perversionen, Kriminalität, Alkoholismus und Drogenabhängigkeit.
🌐 behavioral disorder

**Verhaltenstherapie.** Art der → Psychotherapie, die versucht, erkennbare, schlecht angepasste Verhaltensmuster durch eine oder auch mehrere neue und angemessenere Reaktionen auf bestimmte Reize zu ersetzen.
🌐 behavior therapy

**Verhaltensweisen, Umgang mit bestimmten.** → Pflegeintervention der → NIC, die definiert wird als die Hilfe für Patienten im Umgang mit negativen Verhaltensweisen.
🌐 Behavior Management

**Verhaltensweisen, Umgang mit: Selbstverstümmelung.** → Pflegeintervention der → NIC, die definiert wird als die Unterstützung von Patienten, selbstverstümmelnde oder selbstzerstörerische Verhaltensweisen einzuschränken oder einzustellen.
🌐 Behavior Management: Self-Harm

**Verhaltensweisen, Umgang mit: Sexualität.** → Pflegeintervention der → NIC, die definiert wird als die Beschreibung sowie Vorbeugung gegen gesellschaftlich unakzeptable sexuelle Verhaltensweisen.
🌐 Behavior Management: Sexual

**Verhaltensweisen, Umgang mit: Überaktivität/Konzentrationsstörung.** → Pflegeintervention der → NIC, die definiert wird als die Gewährleistung eines therapeutischen Milieus, um ein Aufmerksamkeitsdefizit und/oder einer Überaktivität zu behandeln oder optimale Funktionen bei Patienten zu fördern.
🌐 Behavior Management: Overactivity/Inattention

**Verhornung.** Umwandlung von Hautzellen zu Hornhaut.
🌐 cornification

**Verkalkung.** (Kalzifikation). Ansammlung von Kalziumsalzen in Körpergeweben. 99% der Kalziummenge, die in den menschlichen Körper gelangt, wird von den Knochen und Zähnen aufgenommen, das restliche 1% kommt in löslicher Form in Körperflüssigkeiten vor, z.B. im Blut.
🌐 calcification

**Verkalkung, dystrophische.** Krankhafte Ansammlung von Kalziumsalzen in nekrotischen oder degenerierten Geweben.
[griech.: dys, Fehl- + trophe, Ernährung.]
🌐 dystrophic calcification

**verkapselt.** (eingekapselt). Bezeichnung für Arterien, Muskeln, Nerven und andere Körperteile, die von fibrösen oder membranartigen Materialien umgeben sind.
🌐 encapsulated

**Verkäsung.** Form der Gewebenekrose, die von einem Verlust der Zellform begleitet ist. Das erkrankte Gewebe hat das Aussehen von krümeligem Käse. Typische Be-

gleiterscheinung von Tuberkulose. (→ verkäsen)
[*lat.*: caseus, Käse.]
caseation

**Verkettung.** System erlernter Verhaltensweisen, wobei jede Reaktion den Stimulus für die nächste Reaktion bildet.
chaining

**Verlegung/Entlassung, Planung der.** → Pflegeintervention der → NIC, die definiert wird als die Vorbereitung von Patienten auf ihre Verlegung/Entlassung innerhalb oder außerhalb der gegenwärtigen Gesundheitspflegeeinrichtung von einer Pflegeform in einer andere.
Discharge Planning

**Verlegungsstress-Syndrom.** Anerkannte → NANDA-→ Pflegediagnose. Das V. beschreibt den Zustand eines Patienten, bei dem physiologische und/oder psychosoziale Störungen infolge der Verlegung von einer Umgebung in eine andere auftreten. Charakteristische Merkmale sind z.B. Umgebungs-/Ortswechsel, Angst, Besorgnis, zunehmende Zeichen der Verwirrtheit (bei älteren Menschen), Depression, Einsamkeit, Aussagen über Widerwilligkeit der Verlegung, Schlafstörungen, Veränderung der Essgewohnheiten, Abhängigkeit, gastrointestinale Störungen, vermehrtes Aussprechen von Bedürfnissen, Unsicherheit, fehlendes Vertrauen, Ruhelosigkeit, Ausdruck von Traurigkeit, unvorteilhafter Vergleich zwischen jetzigem und früherem Personal, Aussage, wegen der Verlegung besorgt oder betroffen zu sein, erhöhte Wachsamkeit, Veränderung des Körpergewichts und Rückzug.
relocation stress syndrome

**Verletzungsrisiko.** Anerkannte → NANDA-→ Pflegediagnose; erhöhtes Risiko eines Patienten, aufgrund von Umgebungsbedingungen eine Körperschädigung zu erleiden, die mit den Anpassungs- und Verteidigungsreaktionen interagieren. Die Ursache kann somatisch (intern) oder umgebungsbezogen (extern) sein. Zu einem somatischen Risiko gehören abnorme, sensorische Funktionen, Autoimmunreaktionen, Mangelernährung, Hämoglobinopathie, Hautverletzungen, Entwicklungsstörungen und psychologische Dysfunktionen. Umgebungsrisiken sind fehlende Impfung, Präsenz von pathogenen Mikroorganismen, chemische Gifte, Alkohol, Nikotin, Nahrungsmittelzusätze, bestimmte Transportmittel, äußerliche Aspekte von Gemeinschaften, Gebäuden, Ausstattungen oder Einrichtungen, fehlende Unterstützung und verschiedene psychologische Faktoren.
injury, risk of

**Verletzungsrisiko, durch perioperative Lagerung.** Anerkannte → NANDA-→ Pflegediagnose; Risiko für einen Patienten, aufgrund der Umgebungsbedingungen bei einer Operation Verletzungen zu erleiden. Risikofaktoren sind Desorientierung, Immobilität, Muskelschwäche, sensorische und wahrnehmungsbezogene Störungen infolge einer Narkose, Fettleibigkeit, Abmagerung und Ödeme.
injury, perioperative positioning: risk of

**Verleugnung.** 1. Verweigerung bzw. Zurückhalten von Bedürfnissen und Wünschen; kann zu körperlichen oder emotionalen Mangelerscheinungen führen. 2. Unbewusster Abwehrmechanismus, bei dem emotionale Konflikte und Ängste vermieden werden, indem unerträgliche Gedanken, Gefühle, Wünsche, Impulse oder Gegebenheiten verdrängt werden.
denial

**Verleugnung, unwirksame.** Anerkannte → NANDA-→ Pflegediagnose; bewusster oder unbewusster Versuch, die Kenntnis oder Bedeutung eines Ereignisses abzuleugnen, um Angst und Furcht bezüglich der Nachteile für die Gesundheit zu lindern. Der Betroffene verzögert die Inanspruchnahme einer medizinischen Betreuung oder lehnt sie ab und nimmt die persönliche Relevanz der Symptome oder der Gefahr nicht wahr. Kennzeichnende Merkmale sind die Anwendung

von Hausmitteln (Selbstbehandlung) zur Linderung von Symptomen, Untertreibung der Symptome, Verschieben der Symptomquelle auf andere Organe und Verschiebung der Furcht vor den Folgen des Zustandes.
denial, ineffective

**vermicularis.** Wurmförmig.
vermicular

**vermiformis.** Wurmförmig.
vermiform

**Vermifugum.** Wirkstoff bzw. Mittel, das Würmer aus dem Darm vertreibt. (s.a. Antihelminthika; Vermizid)
[*lat.:* vermis + fugare, Wurm + vertreiben]
vermifuge

**Vermis (pl. Vermes).** 1. Wurm, Helminthe 2. Wurmförmiges Gebilde bzw. Struktur, wie z.B. der mittlere Teil des Kleinhirns, der die beiden Kleinhirnhälften verbindet. – *adj.* vermiform.
vermis (pl. vermes)

**Vermizid.** (Antihelminthikum). Wurmtötender Wirkstoff, der insbesondere auf Würmer im Darm wirkt. – *adj.* vermizid.
[*lat.:* vermis, Wurm]
vermicide

**Vernachlässigung, halbseitige.** Anerkannte → NANDA-→ Pflegediagnose, die den Zustand eines Patienten beschreibt, der einen Körperteil bzw. eine Körperhälfte (sowie das Umfeld auf der betreffenden Seite) nicht bewusst wahrnimmt und ihm keine Aufmerksamkeit schenkt. Typische Merkmale für diesen Zustand sind eine anhaltende Unaufmerksamkeit gegenüber Reizen von der betroffenen Seite, unzureichende persönliche Pflege bzw. Ignorieren der betroffenen Seite, d. h. der Patient schaut nicht auf diese Seite, legt sich nicht auf die Seite, beachtet Essen nicht, das von dieser Seite gereicht wird etc.
unilateral neglect

**Vernachlässigung einer Körperhälfte, Umgang mit der.** → Pflegeintervention der → NIC, die definiert ist als der Schutz und die sichere Reintegration betroffener Körperteile durch die Unterstützung von Patienten bei der Anpassung an gestörte Wahrnehmungsfähigkeiten.
Unilateral Neglect Management

**Vernebeln.** Methode zur Verabreichung von Arzneimitteln, bei der diese mit Hilfe eines Apparates (Vernebler) in feinen Tröpfchen in die Atemwege eines Patienten gesprüht werden, um Bronchialsekret zu lösen und das Abhusten zu erleichtern.
nebulization

**Vernebler.** Vorrichtung, mit der Flüssigkeiten fein zerstäubt und als Spray oder Dampf abgegeben werden können. Mit Hilfe eines V.s können die Raumluft oder die Atemluft eines Beatmungsgerätes angefeuchtet werden.
atomizer; humidifier

**Vernix caseosa.** → Käseschmiere.
vernix caseosa

**Verruca.** Gutartige warzenähnliche Hautwucherung mit verhornter Oberfläche, die durch Papilloma-Viren (Warzenviren) hervorgerufen wird. – *adj.* verrukös.
[*lat.:* verruca, Auswuchs]
verruca

**Verschlusskapazität.** Begriff aus der Atemtherapie; die Summe des Verschlussvolumens und des restlichen Gasvolumens in den Lungen.
closing capacity (CC)

**Verschlussvolumen.** Das in den Lungen verbleibende Gasvolumen zu dem Zeitpunkt, wenn die kleinen Luftwege sich während einer kontrollierten Maximalausatmung zu schließen beginnen.
closing volume (CV)

**Versicherung, Bevollmächtigung einer.** → Pflegeintervention der → NIC, die definiert wird als die Unterstützung von Patienten und Versicherungsvertretern bei der Gewährleistung von Zahlungen für Gesundheitsleistungen oder Materialien durch die Versicherungen.
Insurance Authorization

**Verstärkung, negative.** Stimulus, der, wenn er sofort nach dem Auftreten einer bestimmten Verhaltensweise erfolgt, die Häufigkeit dieses Verhaltens reduziert.
🇬🇧 negative reinforcer

**Verstauchung.** Traumatische Verletzung eines Gelenks, gekennzeichnet durch Schmerzen, Schwellung und Hautverfärbung im Gelenksbereich. Dauer und Stärke der Symptome hängen vom Verletzungsausmaß ab.
🇬🇧 sprain

**Versteifung.** Rigide oder unflexible Gelenke infolge von Arthritis oder anderen rheumatischen Erkrankungen.
🇬🇧 stiff joint

**Vertebra (pl. Vertebrae).** → Wirbel.
🇬🇧 vertebra

**Vertebra coccygeal.** (Steiß- bzw. Schwanzwirbel). Eines der vier Segmente der Wirbelsäule, die das Steißbein bilden. Bei diesen Segmenten handelt es sich um Rudimentärwirbel, die keine Stiele, Lamina oder Dornfortsätze haben.
🇬🇧 coccygeal vertebra

**vertebral.** Zu einem oder mehreren Wirbeln gehörend, diese betreffend oder aus Wirbeln bestehend, z.B. Columna vertebralis (Wirbelsäule).
🇬🇧 vertebral

**Vertebralkanal.** → Wirbelkanal.
🇬🇧 spinal canal

**vertebrokostal.** Wirbel und Rippen bzw. Rippenknorpel betreffend oder zu diesen gehörend.
🇬🇧 vertebrocostal

**Vertex.** 1. Scheitel oder Spitze eines Organs. 2. Speziell der am höchsten gelegene Teil des Schädels; Scheitel.
[*lat.:* vertex, Scheitel]
🇬🇧 vertex

**Vertigo.** Schwindel; Gefühl von Instabilität, Schwindeligkeit, Gleichgewichtsverlust oder Drehung, das durch eine Störung im Innenohr oder im Hirnstamm ausgelöst wird. Man unterscheidet zwischen dem Gefühl, dass sich der Körper um die eigene Achse dreht, oder demjenigen, dass sich alle Objekte um den Körper herum drehen.
🇬🇧 vertigo

**Vertigo auralis.** (Menière-Krankheit). Form der → Vertigo, die in Verbindung mit einer Ohrenkrankheit steht. Symptome sind Schwindel und in schweren Fällen Erschöpfungszustände und Erbrechen. (→ Menière-Krankheit)
🇬🇧 auditory vertigo

**vertikal.** Senkrecht; im rechten Winkel zur Horizontalebene.
🇬🇧 vertical

**Vertragsabschluss mit Patienten.** → Pflegeintervention der → NIC, die definiert wird als das Aushandeln eines Vertrages mit Patienten zur Verstärkung spezifischer Verhaltensänderungen.
🇬🇧 Patient Contracting

**Vertretungsbetreuung.** → Pflegeintervention der → NIC, die definiert wird als die Gewährleistung einer Kurzzeitpflege zur Entlastung der Betreuungspersonen aus der Familie.
🇬🇧 Respite Care

**Verwahrlosung.** Verhalten mit Vernachlässigung und Selbstgefährdung der eigenen Person.
🇬🇧 severe neglect of oneself

**Verweilkanüle.** (Verweilkatheter). Biegsamer Katheter aus Kunststoff, der über längere Zeit in einer Vene belassen wird. Über die V. kann z.B. eine → Dauertropfinfusion mit Medikamenten bzw. Salzen, Mineralstoffen und Vitaminen in das venöse System einlaufen bzw. der Patient → parenteral ernährt werden.
🇬🇧 venous access device

**Verweilkanüle, Legen einer intravenösen.** → Pflegeintervention der → NIC, die definiert wird als die Einführung einer Verweilkanüle in eine periphere Vene zum Zweck der intravenösen Verabreichung von Flüssigkeiten, Blut oder Arzneimitteln.
🇬🇧 Intravenous (IV) Insertion

Verweilkanüle, Legen einer intravenösen 1115

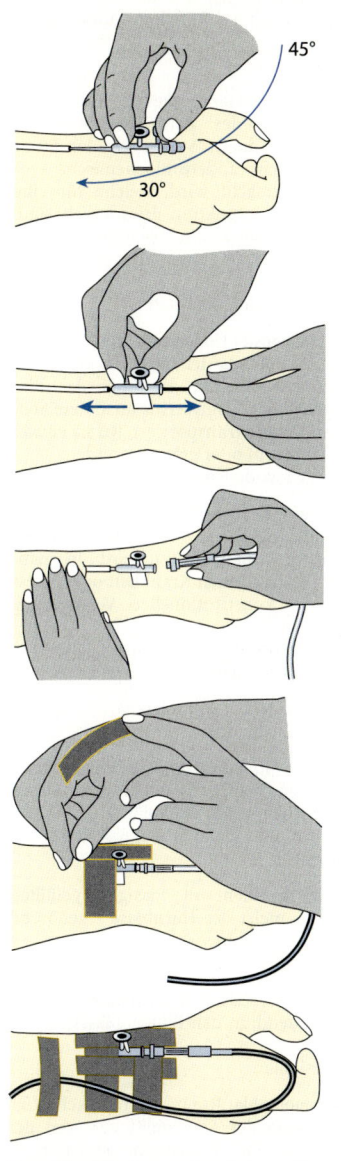

45°

30°

Legen einer Verweilkanüle in den Unterarm

Zurückziehen der Hohlnadel und Vorschieben der Kunststoffkanüle

Anschließen des flüssigkeitsgefüllten Infusionssystems

Fixieren der Kanüle

und des Infusionsschlauches mit Heftpflaster

**Verweilkanüle, Legen einer intravenösen.**

**Verweilkatheter.** Jeder Katheter, der für eine längere Zeit an einer bestimmten Einsatzstelle liegen bleiben soll, z.B. in einer Vene.
🇬🇧 indwelling catheter

**Verwirrtheit, akute.** Anerkannte → NANDA-→ Pflegediagnose; plötzliches Auftreten einer Reihe von allgemeinen, vorübergehenden Veränderungen und Störungen von Aufmerksamkeit, kognitiven Leistungen, psychomotorischen Aktivitäten, Bewusstseinszustand und/oder Schlaf-Wach-Rhythmus. Zu den kennzeichnenden Merkmalen zählen verstärkte Agitiertheit oder Unruhe, Wahrnehmungsstörungen und mangelnde Motivation, zielgerichtete oder sinnvolle Verhaltensweisen zu initiieren oder zu verfolgen.
🇬🇧 confusion, acute

**Verwirrtheit, chronische.** Anerkannte → NANDA-→ Pflegediagnose; irreversible längerfristige und/oder fortschreitende Verschlechterung des Intellekts und Persönlichkeitsstörungen, die sich durch die verminderte Fähigkeit, Umweltreize zu interpretieren, sowie die verminderte Fähigkeit zeigen, intellektuelle Denkprozesse durchzuführen: dies äußert sich in Störungen der Gedächtnisleistung, der Orientierung und der Verhaltensweisen. Zu den kennzeichnenden Merkmalen gehören klinische Anzeichen von organischen Störungen, veränderte Interpretation oder Reaktion auf Reize, zunehmende und längerfristige kognitive Störungen, unveränderter Bewusstseinszustand, gestörte Sozialisation, gestörte Gedächtnisleistung (Kurzzeit- und Langzeitgedächtnis) und Persönlichkeitsveränderungen.
🇬🇧 confusion, chronic

**Verwirrtheitszustand.** Schwache Form des Deliriums; kann in jedem Lebensalter auftreten und bereits bestehende Hirnkrankheiten begleiten. Gekennzeichnet von der Unfähigkeit, die Aktivitäten des täglichen Lebens zu bewältigen, sowie von Gedächtnislücken, wirren Verhaltens- und Sprechweisen.
🇬🇧 confusional state

**Verwirrtheitszustand, akuter.** Form einer Dysfunktion des Zentralnervensystems (ZNS), die durch Störungen der Stoffwechsel- bzw. andere biochemische Prozesse verursacht wird, welche für eine normale Hirnfunktion erforderlich sind. Dabei können Denk-, Bewusstseins-, Gedächtnis- sowie Orientierungsstörungen auftreten.
🇬🇧 acute confusional state

**Very low-density Lipoprotein (VLDL).** Aus Eiweiß und Fett bestehendes, in der Leber gebildetes Molekül, das über das Blut hauptsächlich Triglyceride an andere Stellen im Körper transportiert, wo sie entweder gebraucht oder gelagert werden.
🇬🇧 very low-density lipoprotein (VLDL)

**Verzögerung, konstitutionelle.** Kindliche Entwicklungsphase, während der das Wachstum unterbrochen wird. In manchen Fällen können Krankheit oder Stress zu einer konstitutionellen Verzögerung führen.
[*lat.:* constituere, etablieren.]
🇬🇧 constitutional delay

**Vesica urinaria.** → Harnblase.
🇬🇧 urinary bladder

**Vesicula , (pl. Vesiculae).** Kleine, mit klarer Flüssigkeit gefüllte Bläschen oder Blasen in der Haut. – *adj.* vesikulär.
[*lat.:* vesicula, kleine Blase, Bläschen]
🇬🇧 vesicle

**vesikal.** Zu einem mit Flüssigkeit gefüllten Organ - meist der Harnblase - gehörend bzw. diese betreffend.
🇬🇧 vesical

**vesikulär.** (vesicularis). Bläschenförmig, bläschenbildend; in den Lungenbläschen auftretend.
🇬🇧 vesicular

**Vesikulographie.** Röntgenographische Untersuchung der Samenbläschen und der angrenzenden Strukturen, meist nach vorheriger Injektion eines Kontrastmittels

in die Samenleiter oder die Ejakulationsgänge.
🇬🇧 vesiculography

**vestibulär.** (vestibularis). Zu einem Vorhof (Vestibulum) gehörend, diesen betreffend oder von diesem ausgehend.
🇬🇧 vestibular

**Vestibulum.** Vorhof; Raum oder Öffnung, die vor einer Körperhöhle bzw. -kanal liegt und als Eingang dient, wie z.B. das »Vestibulum vaginalis« (Scheidenvorhof) oder das »Vestibulum auris« (Vorhof des knöchernen Labyrinths). – adj. vestibularis; vestibulär.
[*lat.*: vestibulum, Vorhof, Vorplatz]
🇬🇧 vestibule

**Vestibulum auris.** Vorhof des knöchernen Labyrinths, der für Orientierung und Bewegung mit verantwortlich ist.
🇬🇧 vestibule of the ear

**Veterinär.** Tierarzt; Facharzt, der auf Ursachen und Behandlung von Krankheiten bei Haustieren und wilden Tieren spezialisiert ist. – adj. veterinär.
[*lat.*: veterinarius, Tierarzt]
🇬🇧 veterinarian

**Veterinärmedizin.** Tierheilkunde; Fachbereich der Medizin, der sich mit Tieren, deren Krankheiten und Heilung der Krankheiten beschäftigt.
🇬🇧 veterinary medicine

**VHD.** Abkürzung für »Vereinigung der Hygienefachkräfte der Bundesrepublik Deutschland«.
🇬🇧 VHD

**via.** Weg oder Passage, z.B. in der Fügung »per vias naturales« (auf natürlichem Weg).
[*lat.*: via, Weg]
🇬🇧 via

**Vibrationsmassage.** 1. Manuelle Massage durch Zitterbewegungen der Fingerspitzen oder der flachen Hand, bei der die entsprechenden Körperbereiche gut durchgerüttelt werden. 2. Massageart mit einem elektrischen Vibrationsgerät.
🇬🇧 vibratory massage

**Vibrionen.** Gattung gerader oder gebogener, gramnegativer, beweglicher Bakterien mit Geißeln, wie z.B. die *Vibrio cholerae*, die Erreger der Cholera. Auch andere epidemische Magen-Darm-Infektionen werden durch V. hervorgerufen.
[*lat.*: vibrare, schwingen, schütteln]
🇬🇧 vibrio

**Viggo.** → Verweilkanüle.

**Vigilambulismus.** Planloses Umherwandern in einer Art Wachzustand, jedoch ohne spätere Erinnerung. (s.a. Somnambulismus)
🇬🇧 vigilambulism

**Villus (pl. Villi).** (Zotten). Zahlreiche kleine, für das bloße Auge kaum sichtbare fingerförmige Erhebungen (Zotten), die z.B. über die gesamte Schleimhaut des Dünndarms verteilt sind. Die Zotten sind mit Epithelium bedeckt, durch das Flüssigkeit und Nährstoffe diffundieren können. Jede Zotte besteht aus einem empfindlichen Bindegewebskern, mehreren Kapillaren und häufig nur einer Lymphkapillare, die sich bei der Verdauung von fettreicher Nahrung mit Milchsaft füllt.
[*lat.*: villus, zottiges Haar]
🇬🇧 villus (pl. villi)

**VIP.** Abkürzung für englisch »**v**asoactive **i**ntestinal **p**olypeptide« = gefäßaktives, intestinales Polypeptid.
🇬🇧 VIP

**Virämie.** Das Zirkulieren von Viren im Blut.
🇬🇧 viremia

**Virchow-Drüse.** (Klavikulardrüse). Harter Lymphknoten oberhalb des linken Schlüsselbeins, der bei bösartigen Bauchgeschwülsten so groß ist, dass man ihn gut tasten kann.
[Rudolf Virchow, dt. Pathologe, 1821–1902]
🇬🇧 Virchow's node

**Virchow-Trias.** (Thrombogene Funktionstrias). Kombination aus drei Risikofaktoren, die das Entstehen einer → Thrombose begünstigen: 1. Gefäßwandveränderungen, wie z.B. → Arteriosklerose, 2. Veränderun-

gen der Blutgerinnung, wie z.B. erhöhte Gerinnungsneigung nach großen Operationen oder bei Einnahme oraler → Kontrazeptiva und 3. Blutströmungsverlangsamung, z.b. durch Immobilität und/oder Bewegungsmangel. Dieses sind nur die wesentlichsten Parameter, die sich durch zahlreiche weitere Risikofaktoren ergänzen lassen. Zur Einschätzung des Thromboserisikos sind heute auch diverse Skalen erhältlich.
[Rudolf Virchow, deutscher Pathologe (1821–1902).]
🔲 Virchow's triad

**viril.** 1. Den Mann oder das männliche Geschlecht betreffend, charakterisierend bzw. zum Mann gehörend; männlich. 2. Männliche Eigenschaften oder Züge aufweisend, vermännlicht (besonders von Frauen aber auch von Jungen gesagt).
🔲 virile

**Virilisierung.** (Maskulinisierung). 1. Vermännlichung einer Frau. 2. Vorzeitige Geschlechtsreife eines Jungen. – *adj.* viril; virilisierend.
🔲 virilization

**Virilismus, adrenaler.** (adrenogenitales Syndrom). Krankheitsbild mit einer übermäßigen Ausscheidung von Androgenen, führt zu Vermännlichung (Virilisierung). Die übermäßige Hormonproduktion kann verschiedene Ursachen haben: einen Nebennierentumor, eine angeborene → Hyperplasie der Nebenniere oder einen angeborenen Mangel an Enzymen, die für die Umwandlung von endogenen Androgenen in Glukokortikoide erforderlich sind. Mädchen mit einem adrenogenitalen Syndrom weisen Anzeichen eines → Pseudohermaphroditismus auf; im Kleinkindalter kann eine Vergrößerung der Klitoris und eine Verschmelzung der Schamlippen beobachtet werden, später kommt es zu einer tiefen Stimmlage, Akne, Ausbleiben der Regel, sowie männlichem Haarwuchs und Muskelentwicklung. Jungen mit einem a. V. sind hinsichtlich der Entwicklung von Penis, Prostata sowie Haarwuchs im Schambereich und den Achseln frühreif. Ihre Hoden bleiben jedoch klein und unterentwickelt, da ein negatives Feedback des hohen adrenalen Androgenspiegels eine normale pubertäre Erhöhung von Gonadotropin in der Hypophyse verhindert.
🔲 adrenal virilism

**Virion (pl. Virionen, Viria).** In der Ruhephase befindliches, außerhalb der Zelle existierendes und infektiöses Virusteilchen mit einem Nukleinsäurekern, der von einem Proteinmantel (Kapsid) umgeben ist. Das komplexe Nukleokapsid kann bereits ein vollständiges Virus bilden, wie z.B. die Adeno- und die Picornaviren, oder es kann noch von einer Außenhülle (Envelope) umgeben sein, wie die Herpesviren.
🔲 virion

**Virologe.** Facharzt, der → Viren und durch Viren hervorgerufene Krankheiten erforscht.
🔲 virologist

**Virologie.** Wissenschaft und Lehre der → Viren und Virenerkrankungen.
🔲 virology

**Virostatikum (pl. Virostatika).** Mittel, das hemmend auf das Wachstum und die Vermehrung von Viren einwirkt. – *adj.* virostatisch.
🔲 virostatic agent

**virostatisch.** Wachstum und Vermehrung von Viren hemmend (von Medikamenten gesagt), in Abgrenzung zur Zerstörung von Viren.
🔲 virustatic

**virulent.** Infektionskräftig, hoch pathogen, ansteckend.
🔲 virulent

**Virulenz.** Die Fähigkeit von Mikroorganismen, Krankheiten hervorzurufen. – *adj.* virulent.
🔲 virulence

**Virus, onkogener.** (Onkovirus). Gruppe von über 100 Viren, die die Entwicklung von malignen neoplastischen Erkrankungen (z.B. Leukämie oder Sarkome) bei Menschen und Tieren verursachen.
🔲 oncogenic virus

**Virus (pl. Viren).** Sehr kleiner, parasitärer Mikroorganismus ohne selbstständigen Stoffwechsel, der sich nur in Zellen eines lebenden Wirtsorganismus vermehren kann. Ein V. besteht aus einem Nukleinsäurekern (DNS oder RNS), der von einem Proteinmantel umgeben ist. Manche V. besitzen außerdem eine weitere Hülle (Envelope) aus Lipoproteinen. Das V. stellt den genetischen Code zur Vermehrung zur Verfügung und die Wirtszelle die notwendige Energie sowie weitere notwendige Ressourcen. Bislang wurden über 200 für den Menschen krankheitserregende V. identifiziert, darunter fallen z.B. Adenoviren, Enteroviren, Herpesviren und Rhinoviren. – *adj.* viral.
[*lat.:* virus, Schleim, Saft, Gift]
🌐 virus

**Virushepatitis.** Durch → Viren hervorgerufene Lebererkrankung. (→ Hepatitis)
🌐 viral hepatitis (VH)

**Virusinfektion.** Sammelbezeichnung für Erkrankungen, die durch einen der annähernd 200 bekannten und für den Menschen pathogenen Viren hervorgerufen werden. Einige dieser Viren sind hochgradig infektiös und lösen gefährliche Krankheiten aus, andere verursachen nur leichte und temporäre Beschwerden, die oft fast unbemerkt vorübergehen. Eine Krankheit bricht aus, wenn Körperzellen durch eingedrungene Viren zerstört werden. Nach Eindringen des Virus in den Organismus heftet sich dieser zunächst an eine empfängliche Zelle, die das Virus dann an seiner Membran anlagert und festhält. Danach dringt das Erbgut des Virus in die sogenannte Wirtszelle ein. Zu diesem Zeitpunkt erzeugt das in seine Einzelteile zerlegte Virus keine Symptome und kann auch nicht aus den Zellen in seiner pathogenen Form wiederhergestellt werden. Das Virus beginnt aber nun in der Wirtszelle heranzureifen und sich mit Hilfe deren Energie und chemischer Moleküle mit seinem eigenen Erbgut zu vermehren. Damit hat das Virus die Zelle für sich vereinnahmt. Nach einer gewissen Zeit – unterschiedlich lang für die verschiedenen Viren – treten unzählige, vollständig entwickelte Viren im Organismus auf, die auch außerhalb der Wirtszelle existieren können und sich weitere Opferzellen suchen. Bei vielen V.en, darunter Mumps, Pocken und Masern, entsteht durch eine einmalige Infektion eine lebenslange Immunität; bei anderen hält die Immunität nur sehr kurz an. Bei diesen Infektionen ist die Inkubationszeit meist sehr kurz, die Viren zirkulieren nicht im Blut, es bilden sich keine Antikörper und häufig entwickelt sich auch keine Immunität. (s.a. Virus)
[*lat.:* virus, Schleim, Saft, Gift]
🌐 viral infection

**Virusmarker.** Bestimmtes Merkmal der Viren, mit dessen Hilfe das Stadium einer HIV-Erkrankung erkannt werden kann, bestimmt durch die Anzahl der Viren in einer Blutprobe. Der V. gilt als zuverlässiger als die Messung der CD4-Lymphozytenzahl, die ebenfalls zur Bestimmung des Krankheitsfortschritts verwendet wird.
🌐 viral marker

**Visite.** Tägliche ärztliche Kontrolle aller Patienten einer Station in Begleitung der Stationsschwester oder einer Stellvertreterin, die sämtliche Anordnungen und Befunde in der Patientenkurve notiert. Chefvisite: V. des Chefarztes bzw. seines Stellvertreters bei Privatpatienten mit Chefarztbehandlung. (s.a. Pflegevisite)
[*lat.:* visitare, häufig aufsuchen]
🌐 round; ward round

**viskös.** Dick, zähfließend und/oder klebrig.
🌐 viscid; viscous

**Viskosität.** Fließfähigkeit einer Flüssigkeit/Lösung. Eine Lösung mit hoher V. ist eher dick und fließt aufgrund der Reibung der einzelnen Moleküle untereinander sehr langsam. – *adj.* viskös; viskos.
[*lat.:* viscum, Mistel, Vogelleim]
🌐 viscosity

**Visualisierung, mentale.** Gezielter therapeutischer Einsatz von positiven oder negativen geistigen Vorstellungen. Der Patient soll sich beispielsweise den erfolgrei-

chen Kampf seiner Immunabwehr gegen eindringende Bakterien mental vorstellen.
🌐 mental visualization

**Viszera.** Eingeweide; Innere Organe, die in einer Körperhöhle liegen, z.B. in Schädel, Bauch, Brustkorb und Becken sowie die endokrinen Organe. – *adj.* viszeral; visceralis.
[*lat.:* viscera, Eingeweide]
🌐 viscera

**vital.** Das Leben betreffend, lebenstüchtig, funktionstüchtig, lebenswichtig.
🌐 vital

**Vitalfärbung.** Färbung von frisch entnommenen Zellen oder Gewebe, ohne diese vorher fixiert zu haben.
🌐 vital stain

**Vitalkapazität (VK).** Fassungsvermögen der Lunge an Atemluft nach maximaler Ausatmung (ca. 3500 – 5000 ml). Die V. umfasst die inspiratorische Reserveluft, das Atemzugvolumen und die exspiratorische Reserveluft.
📄 Atemvolumina
🌐 vital capacity (VC)

**Vitalzeichen.** Pulsfrequenz, Atemfrequenz und Körpertemperatur. (Der Blutdruck wird meist gemeinsam mit den V. gemessen, obwohl er streng genommen nicht direkt dazu zählt.)
🌐 vital signs

**Vitalzeichen-Monitoring.** → Pflegeintervention der → NIC, die definiert ist als die Erfassung und Analyse von kardiovaskulären und respiratorischen Daten sowie der Körpertemperatur zur Bestimmung und Verhinderung von Komplikationen.
🌐 Vital Signs Monitoring

**Vitamin(e).** Organische Nahrungsbestandteile, die in kleinen Mengen für die normale physiologische und die Stoffwechselfunktion des Körpers lebensnotwendig sind. V. können mit Ausnahme von V. K nicht eigenständig vom Körper produziert werden und müssen daher von außen mit der Nahrung zugeführt werden. Bei Vitaminmangel kommt es zu bestimmten Symptomen, die meist durch die Zufuhr der entsprechenden V. gelindert werden können. V. werden entsprechend ihrer Fett- oder Wasserlöslichkeit, ihrer physiologischen Wirkung und der chemischen Zusammensetzung in verschiedene Klassen aufgeteilt; sie werden mit Buchstaben in alphabetischer Reihenfolge versehen oder mit chemischen oder anderen Namen gekennzeichnet. Die Vitamine A, D, E und K sind fettlöslich (Eselsbrücke: ADEK), die des V.-B-Komplexes und C sind wasserlöslich.
🌐 vitamin(s)

**Vitamin A.** Fettlösliches Vitamin, wichtig für das Knochenwachstum, die Aufrechterhaltung der Haut und Schleimhäute und für die Sehkraft. Es kommt hauptsächlich in grünem Blattgemüse, gelbem Gemüse und Früchten, Fisch, Leber und Milchprodukten sowie in Eigelb vor. Mangel an V. A führt zu Hauterkrankungen, Nachtblindheit und verminderter Infektionsabwehr der Schleimhäute; ein Überangebot zu Muskelkrämpfen.
🌐 vitamin A

**Vitamin-B-Komplex.** Eine Gruppe wasserlöslicher Vitamine, die sich in ihrer Struktur und ihrer biologischen Wirkung voneinander unterscheiden. Sämtliche B-Vitamine sind in großer Menge in Leber und Hefe enthalten sowie in zahlreichen anderen Nahrungsmitteln. Sie sind u.a. wichtig für den Kohlenhydratstoffwechsel, das Wachstum, den Eiweißstoffwechsel und die Bildung der roten Blutkörperchen.
🌐 vitamin B complex

**Vitamin C.** Wasserlösliches Vitamin, das hauptsächlich in Zitrusfrüchten, Tomaten, Hagebutten, Paprika, Kartoffeln und Frischgemüse vorkommt und den gesamten Zellstoffwechsel aktiviert. Ein Mangel an V. C führt zu → Skorbut.
🌐 vitamin C

**Vitamin D.** Fettlösliches Vitamin, das chemisch mit den Steroiden verwandt ist und für die Mineralisierung von Knochen und Zähnen sowie für die Aufnahme von Kalzium und Phosphor aus dem Darm in den Körper wichtig ist. Es kommt natür-

lich hauptsächlich in Salzwasserfischen, Milch, Butter, Eigelb und Leber vor. Durch Sonneneinstrahlung (UV-Strahlen) wird in der Haut eine Form von Cholesterol aktiviert, das sich in eine Vorstufe von V. D verwandelt und resorbiert wird. V. D-Mangel führt bei Kindern zu → Rachitis und bei Erwachsenen zu Osteomalazie und Osteoporose.
🌐 vitamin D

**Vitamin E.** Fettlösliche Vitamine, die alle für die Fortpflanzung, Ablauf der Schwangerschaft, Nervensystem, Muskelaufbau, Widerstandsfähigkeit der roten Blutkörperchen gegenüber hämolytischen Prozessen und verschiedene andere biochemische Funktionen wichtig sind. Sie kommen hauptsächlich in Getreidekeimlingen, Fleisch, Mehl und Eigelb vor. Ein V.-E-Mangel kann zu Fehlgeburten und Sterilität, Muskelabbau, Gefäßstörungen, Anämie und Leber- und Nierenschäden führen. V. E wird mit dem Alterungsprozess in Verbindung gebracht.
🌐 vitamin E

**Vitamin K.** Eine Gruppe fettlöslicher Vitamine, die für die Blutgerinnung wichtig sind. Sie kommen natürlich in vielen Nahrungsmitteln vor, insbesondere in Spinat, Rosenkohl, Tomaten, Leber, Früchten, Milch und Fleisch. Darüber hinaus kann V. K als einziges Vitamin vom Körper selbst gebildet werden, nämlich von den Darmbakterien. Ein Mangel führt zu Haut- und Schleimhautblutungen.
🌐 vitamin K

**Vitamin-K-Mangelblutung.** Blutung infolge eines Vitamin-K-Mangels, der insbesondere bei Neugeborenen auftreten kann. Diese erhalten daher zur Prophylaxe bei der ersten, zweiten und dritten Untersuchung beim Kinderarzt Vitamin K oral. Flaschenkinder sind weniger gefährdet als gestillte Kinder, da der Flaschennahrung Vitamin K zugesetzt wird, die Muttermilch jedoch nur geringe Mengen an Vitamin K enthält.
🌐 hemorrhagic disesase of newborn; hemorrhage due to deficiency of vitamin K

**Vitaminmangel.** Zustand infolge einer zu geringen Aufnahme von einem oder mehreren Vitaminen bzw. der Unfähigkeit, Vitamine zu resorbieren. Die Symptome und Krankheitsausprägungen sind abhängig von den jeweiligen Funktionen, die das Vitamin im Körper erfüllt.
🌐 vitamin deficiency

**Vitaminologie.** Die Lehre von den Vitaminen, deren Aufbau, Wirkung und Funktion bei der Erhaltung der Gesundheit.
🌐 vitaminology

**Vitiligo.** (Scheckhaut; Weißfleckenkrankheit). Gutartige, erworbene Hautkrankheit mit unbekannter Herkunft. Dabei entstehen weiße Flecken verschiedener Größen, die von der restlichen Haut oft durch einen dunklen Rand scharf abgegrenzt sind. Unbedeckte Hautbereiche sind am häufigsten betroffen.
[*lat.:* vitiligo, krankhafter Hautausschlag, Hautflechte]
🌐 vitiligo

**VK.** Abkürzung für → Vitalkapazität.
🌐 VC

**V-Lagerung.** Lagerungsart zur Dehnung der unteren Lungenabschnitte. Zwei Kissen überkreuzen sich im Kreuzbeinbereich V-förmig. Geeignet bei Dekubitusgefährdung an der Wirbelsäule und den Dornfortsätzen. Sinnvoll auch bei liegenden Periduralkathetern, da die Wirbelsäule frei liegt. Der Kopf wird separat gelagert. Große Patienten mit breiterem Thorax tolerieren die V.-L. eher als kleine und schmalere Menschen. Die V-L. wird immer nur kurz eingehalten und nach Möglichkeit mehrmals täglich wiederholt. Nachteil: mögliche Dekubitusgefährdung im Sakralbereich. (s.a. A-Lagerung; T-Lagerung; I-Lagerung)
🌐 V-positioning

**VLDL.** Abkürzung für englisch »very low density lipoprotein«.
🌐 VLDL

**VO.** Abkürzung für »Verordnung«.
🌐 VO

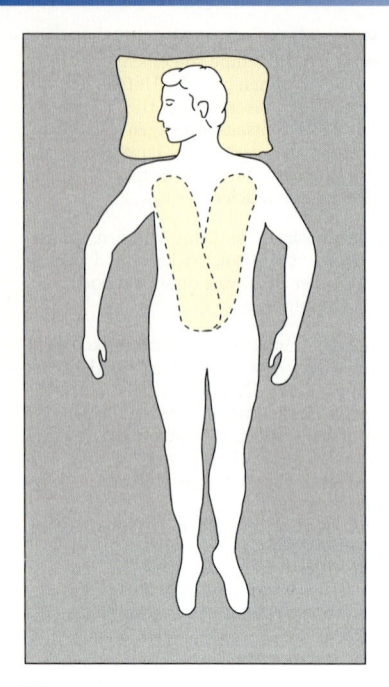

**V-Lagerung.**

**VO₂.** Symbol für »Sauerstoffverbrauch«.
🇬🇧 VO2

**Vogelgesicht.** Gesichtsprofil mit einem unterentwickelten Unterkiefer, was durch eine Störung des Knochenwachstums, ein Trauma oder eine Knocheninfektion verursacht sein kann.
🇬🇧 bird face

**Vojta-Konzept.** (Vojta-Therapie). Die von dem Kinderneurologen Prof. Dr. Vojta Anfang der 50er Jahre durch Beobachtung der motorischen Reaktionen des gesamten Körpers auf definierte Reize in bestimmten Körperlagen entdeckte Reflexlokomotion (auch Reflexfortbewegung). Teile der hierbei enthaltenen dynamischen Muskelaktivitäten sind in nahezu allen menschlichen Fortbewegungsarten wiederzufinden. Ziel der therapeutischen Anwendung der Reflexlokomotion ist es, die automatische Steuerung der Körperperfunktion, die Stützhaltung der Extremitäten und die dafür erforderlichen koordinierten Muskelaktivitäten zu bahnen. Diese Fähigkeiten sind bei jeder zentralen und peripheren Schädigung des Nervensystems oder Bewegungsapparates mehr oder weniger gestört. Die sich daraus entwickelnden pathologischen Ersatzmuster können mittels der Reflexlokomotion umgestaltet und damit in ihrer Ausprägung reduziert oder sogar verhindert werden.
[V. Vojta, tschech. Neurologe]
🇬🇧 Vojta concept; Vojta therapy

**Vol.** Abkürzung für »Volumen«.
🇬🇧 vol.

**Vol.%.** Abkürzung für »Volumprozent«.
🇬🇧 vol.%

**volar(is).** (palmar). Zur Handinnenseite gehörend, diese betreffend oder dort liegend.
🇬🇧 volar

**volatil.** Flüchtig; schnell verdunstend (von Flüssigkeiten gesagt).
[*lat.:* volatilis, fliegend, flüchtig]
🇬🇧 volatile

**Volhard-Wasserversuch.** Aus zwei Versuchen bestehende Methode zur Prüfung der Nierenfunktion. 1) Verdünnungsversuch: Der Patient trinkt auf nüchternen Magen innerhalb von 15 Minuten 1,5 l Wasser oder dünnen Tee. Bei gesunden Menschen wird innerhalb von 4 Stunden fast die gesamte Flüssigkeit (wenigstens jedoch 2/3) bei halbstündigem Wasserlassen wieder ausgeschieden und das spezifische Gewicht des Urins beträgt nur 1,001 bis 1,004. 2) Konzentrationsversuch: Nach dem Verdünnungsversuch bekommt der Patient für 20 Stunden nur Trockenkost. Danach steigt das spezifische Gewicht bei gesunder Nierenfunktion auf 1,026 an.
[Franz Volhard, dt. Internist, 1872–1950]
🇬🇧 Volhard's test

**Volkmann-Kontraktur.** Schwere, anhaltende Fehlstellung des Unterarms und der Hand infolge einer mangelnden Blutversorgung

(Ischämie). Die Ischämie wird häufig durch lang anhaltenden Druck (z.B. durch zu engen Gips oder Bandage) oder durch eine Quetschverletzung im Bereich des Ellbogens verursacht.
[Richard von Volkmann, dt. Chirurg, 1830–1889]
🌐 Volkmann's contracture

**Volkmann-Schiene.** Starre Beinschiene zur Unterstützung und Ruhigstellung des Unterschenkels bei Beinverletzungen. Die Schiene ist mit einem an beiden Seiten befestigten Sohlenstück ausgestattet, wodurch das Laufen ermöglicht wird.
[Richard von Volkmann]
🌐 Volkmann's splint

**Vollblut.** Nicht verändertes Blut, mit Ausnahme des Zusatzes eines Hemmstoffes der Blutgerinnung (Antikoagulanz). V. kann für Transfusionen verwendet werden.
🌐 whole blood

**Vollblut-Retraktionstest.** Methode, mit der bestimmt werden kann, ob eine Gerinnungsstörung aufgrund einer verminderten Thrombozytenzahl vorliegt. Mit dem Test wird der Verlauf der Verkleinerung (Retraktion) der Blutgerinnsel gemessen, die innerhalb von 4 bis 24 Stunden abgeschlossen sein sollte. Bei einer Thrombozytopenie erfolgt die Retraktion langsamer und die Gerinnsel bleiben weich und wässrig.
🌐 whole blood clot retraction test

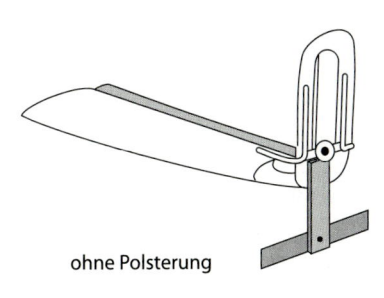

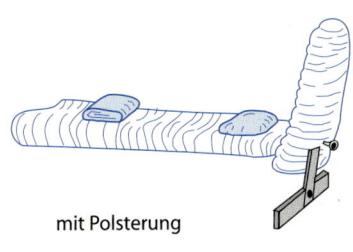

**Vollkost.** Ausgewogene, den Nährstoffbedarf deckende Ernährung mit möglichst frischen und vollwertigen sowie schonend zubereiteten Nahrungsmitteln. Die individuellen Ernährungsbedürfnisse werden durch verschiedene Faktoren wie Alter, körperliche Belastungen, Stillen, Erkrankungen beeinflusst.
🌐 complete diet; balanced diet

**Volt (V).** Internationale Bezeichnung für die Einheit der elektrischen Spannung. In einem Stromkreis bezeichnet 1 Volt die Kraft, die benötigt wird, um 1 Ampere durch einen Widerstand von 1 Ohm zu schicken; oder 1 V ist die Potenzialdifferenz zwischen 2 Punkten eines metallischen Leiters, in dem bei elektrischem Strom der Stärke 1 A die Leistung von 1 Watt umgesetzt wird.
[Alessandro Volta, ital. Physiker, 1745–1827]
🌐 volt (V)

**Volumen (Vol.).** Die Menge an Raum, die von einem Objekt (fest, flüssig oder gasförmig) in Anspruch genommen wird; wird ausgedrückt in Kubikmeter ($m^3$).
[*lat.*: volumen, Schriftrolle, Papierrolle, Buch]
🌐 volume (vol.)

**Volumenmangel.** Unphysiologisch niedriges Blutvolumen. Ursache kann sein: Blutverlust nach außen oder in Körperhöhlen, Verlust von Plasma bei Verbrennungen, Flüssigkeitsverlust infolge von Hitzeeinwirkungen oder Einnahme eines → Diuretikums. (s.a. Hypovolämie)
🌐 hypovolemia

ohne Polsterung

mit Polsterung

**Volkmann-Schiene.**

**Volumprozent.** Auf Hohlmaße (Volumina) bezogene Konzentrationsangabe.
🇬🇧 volume percent; % by volume

**Volvulus.** Darmverschlingung; Drehung einer Darmschlinge um die eigene Achse bzw. um eine andere Darmschlinge und dadurch bedingte Abschnürung der Darmgefäße. Die Darmverschlingung tritt häufig infolge des Vorfalls eines Bereichs des Dünndarmgekröses auf und betrifft meist den Krummdarm (Ileum), den Blinddarm (Zäkum) oder den s-förmigen Teil des Grimmdarms. Wird die Verschlingung nicht behoben, kommt es zur Nekrose der betroffenen Darmabschnitte und es kann zu Bauchfellentzündung (Peritonitis) und Darmruptur kommen.
[*lat.:* volvere, drehen, wälzen, winden]
🇬🇧 volvulus

**Vomer.** Pflugscharbein; flacher, rautenförmiger Knochen, der den hinteren unteren Abschnitt der Nasenscheidewand bildet.
[*lat.:* vomer, Pflugschar]
🇬🇧 vomer

**Vomitus.** (Erbrechen). Das plötzliche Entleeren von Mageninhalt durch die Speiseröhre und den Mund nach außen. Je nach Farbe des Erbrochenen kann oft auf die Ursache bzw. die Herkunft des Erbrochenen geschlossen werden; → Kaffeesatz-Erbrechen (Bluterbrechen) weist z.B. auf ein Magengeschwür hin.
[*lat.:* vomere, sich erbrechen]
🇬🇧 vomitus

**Vorbehaltsaufgaben.** Aufgaben, die nur von Angehörigen bestimmter Berufsgruppen aufgrund ihrer Ausbildung ausgeübt werden dürfen. So dürfen ärztliche Tätigkeiten nicht oder nur in besonderen Ausnahmen an Pflegekräfte delegiert werden. Zu den V. examinierter Pflegekräfte zählen die Ausführung des Pflegeprozesses oder die Aufgaben der speziellen Pflege.
🇬🇧 specifically authorized tasks

**Vorbewusstsein.** Mentale Funktion, bei der Gedanken, Ideen, Emotionen oder Erinnerungen, die nicht im unmittelbaren Bewusstsein vorhanden sind, ohne jeden intrapsychischen Widerstand wachgerufen werden können.
🇬🇧 preconsciousness

**Vorblase.** Teil der Fruchtblase (Amnionsack), der sich vor dem vorangehenden Teil des Kindes in den Gebärmutterhals (Zervix) schiebt.
🇬🇧 forewaters

**Vorderhorn, des Rückenmarks.** Hornförmige, nach vorn gelegene, aus grauer Substanz bestehende Projektion, die in die weiße Wirbelsäulensubstanz ragt. Das V., auch Ventralhorn genannt, enthält efferente Fasern zur Innervierung des Skelettmuskelgewebes.
🇬🇧 anterior horn of the spinal cord

**Vorderhornzelle.** Große Nervenzelle, Körper eines Motoneurons; befindet sich im vorderen Teil der Wirbelsäule.
🇬🇧 anterior horn cell

**Vorgehensweisen, Entwicklung geeigneter.** → Pflegeintervention der → NIC, die definiert wird als die Entwicklung und der Einsatz einer zeitlich begrenzten Abfolge von Aktivitäten der Patientenpflege, um die erwünschten Ergebnisse für bestimmte Patienten auf kostengünstige Weise zu fördern.
🇬🇧 Critical Path Development

**Vorhaut.** → Präputium
🇬🇧 foreskin

**Vorhauttalg.** → Smegma.
🇬🇧 smegma

**Vorhofflattern.** → Tachykardie mit Frequenzen von 230-380/min, meist in Verbindung mit einem → AV-Block. Man unterscheidet nach der Frequenz und den EKG-Linien zwei Formen, das typische und das atypische V. (→ Herzrhythmusstörung; Vorhofflimmern)
🇬🇧 atrial flutter

**Vorhofflimmern.** → Herzrhythmusstörung, die durch eine Störung der elektrischen Aktivität im Vorhof (Atrium) in Verbindung mit einer unregelmäßigen, meist sehr schnellen Kammerreaktion gekennzeichnet ist. Der Vorhof »flimmert« (Fre-

quenz von 350-600/min), statt in organisierter Weise zu kontrahieren, was zum Kammerflimmern und einer verminderten Auswurfleistung führt. V. tritt bei rheumatischer Herzkrankheit (Dilatation des linken Vorhofs), Mitralklappenstenose, akutem Myokardinfarkt und Herzoperationen auf; V. kann auch idiopathisch bedingt sein.
🇬🇧 atrial fibrillation

**Vorhofkatheter, rechter.** Ein intravenöser Einschwemm-Katheter, der entweder zentral oder peripher eingeführt und in die Vena cava superior und den rechten Vorhof geschoben wird.
🇬🇧 right atrial catheter

**Vorhofseptum.** Scheidewand zwischen dem linken und rechten Vorhof des Herzens.
🇬🇧 atrial septum

**Vorhofseptumdefekt.** (Atriumseptumdefekt (ASD)). Angeborene (kongenitale) Herzanomalie mit einer unphysiologischen Öffnung in der Scheidewand zwischen den beiden Vorhöfen. Der Schweregrad der Erkrankung hängt von der Größe und der Lokalisierung des Defekts ab, was in Zusammenhang damit steht, zu welchem Zeitpunkt der embryonalen Entwicklung das Septumwachstum eingestellt wurde. Man unterscheidet den Ostium-secundum-Defekt (ASD II), bei dem sich das Vorhofseptum des fötalen Herzens nicht schließt, den Ostium-primum-Defekt (ASD I), bei dem das Endokard mangelhaft entwickelt ist, und den Sinus-venosus-Defekt, bei dem sich der obere Teil des Vorhofs nicht entwickelt hat.
🇬🇧 atrial septal defect

**Vorhofsystole.** Kontraktion der Herzvorhöfe, der innerhalb einer Sekunde eine Kontraktion der Herzkammern folgt. (→ Systole)
🇬🇧 atrial systole

**Vorhoftachykardie.** Schnelle Kontraktionen des Herzvorhofs (Atrium) aufgrund unphysiologischer Bedingungen, getriggerter Aktivität oder intraarteriellem Rückfluss. Eine V. kann entweder nicht-anfallartig (non-paroxysmal, übliche Form) oder anfallartig (paroxysmal, unübliche Form) auftreten. Die Vorhoffrequenz beträgt normalerweise weniger als 200/min. Bei einer Digitalisüberdosierung steigt die Vorhoffrequenz allmählich an (auf 130-250/min), wenn → Digitalis immer weiter verabreicht wird. (→ Tachykardie) [*griech.:* tachys, schnell; kardia, Herz]
🇬🇧 atrial tachycardia

**Vorhoftachykardie, paroxysmale.** Schnelle Vorhoffrequenz, die abrupt beginnt und wieder endet, jedoch mehr als die Hälfte des Tages vorhanden ist; kann unbehandelt zu einer Kardiomyopathie (Tachykardiomyopathie) führen.
🇬🇧 paroxysmal atrial tachycardia

**Vorlast.** (Preload). Dehnungszustand der Myokardfasern am Ende einer Diastole. Der ventrikuläre enddiastolische Druck (Füllungsdruck) und das Volumen spiegeln diesen Parameter wider.
🇬🇧 preload

**Vormilch.** → Kolostrum
🇬🇧 colostrum

**Vormundschaft.** Juristischer Status, der die Verantwortung für die Pflege und das Eigentum einer Person (meist Minderjährige) einer anderen zuweist. Die Durchführung der gesetzlichen Vorschriften variiert ja nach Fall und Rechtsprechung.
🇬🇧 guardianship

**Vorsorgevollmacht.** Erteilung einer Vollmacht für den Fall, dass die betreffende Person pflegebedürftig wird und ihre eigenen Angelegenheiten nicht mehr selbst erledigen kann. Die V. kann für Personen- und/oder Vermögenssorge, oder auch speziell für Entscheidungen in Gesundheitsfragen erfolgen. Bei eventuell gefährlichen medizinischen Maßnahmen, wie z.B. größeren Operationen, ist zusätzlich eine Genehmigung des Vormundschaftsgerichtes notwendig. Bei Vorliegen einer V. ist die Bestellung eines Betreuers nicht mehr notwendig. Die V. unterscheidet sich von der → Betreuungsverfügung.
🇬🇧 power of attorney for future issues

**Vorspiel.** Sexuelle Tätigkeiten, wie z.B. Küssen und Streicheln, die vor dem Koitus ausgeführt werden.
🇬🇧 foreplay

**Vorsteherdrüse.** → Prostata.
🇬🇧 prostate

**Vorzugsmilch.** Rohmilch, die in Übereinstimmung mit staatlichen Gesetzen produziert, verwertet und vermarktet wird. Vorzugsmilch muss von gesunden Kühen stammen, die regelmäßiger tierärztlicher Kontrolle unterworfen sind und unter Zuhilfenahme von sterilisierten Geräten in einer möglichst keimfreien Umgebung gemolken werden. Die Keimbelastung muss unter der bakteriellen Untergrenze liegen und die Milch muss innerhalb von 36 Stunden ausgeliefert werden.
🇬🇧 certified milk

**VSD.** Abkürzung für »Ventrikelseptumdefekt«.
🇬🇧 VSD

**vulgaris.** Gleichbedeutend zu dem lateinischen »gewöhnlich, gemein, allgemein«, z.B. in der Fügung »Acne vulgaris«.
[*lat.:* vulgaris, gewöhnlich, gemein]
🇬🇧 vulgaris

**vulnerabel.** verletzlich, verwundbar. Bezieht sich auf psychosoziale und auf organische Aspekte.
[*lat.:* vulnus, Wunde, Verletzung]
🇬🇧 vulnerable

**Vulva, (pl. Vulvae).** (Scheideneingang). Die »weibliche Scham« bzw. das äußere Genitale der Frau. Die V. besteht aus den kleinen und den großen Schamlippen (Labien), der Schamspalte (Rima pudendi) und dem Scheidenvorhof (Vestibulum vaginae).
[*lat.:* volva, Hülle, Gebärmutter]
🇬🇧 vulva

**Vulvektomie.** Operative Entfernung eines Teils oder des gesamten äußeren Genitales einer Frau, meist zur Behandlung einer bösartigen Tumorerkrankung. Eine einfache V. beinhaltet die Entfernung der Haut der kleinen und großen Schamlippen und der Klitoris. Bei einer radikalen V. werden die kleinen und großen Schamlippen, die Klitoris, das umliegende Gewebe und die Beckenlymphknoten entfernt.
🇬🇧 vulvectomy

**Vulvovaginitis.** Entzündung des Scheideneingangs (Vulva) und der Scheide (Vagina) bzw. der dort gelegenen Drüsen.
🇬🇧 vulvovaginitis

**Vv.** Abkürzung für »Venen«.
🇬🇧 vv

**V-Y-Plastik.** V-förmiges Einschneiden eines Gewebes mit anschließender Wundnaht in Y-Form; wird zur Vergrößerung des Gewebebezirks durchgeführt. (s.a. Y-Plastik)
🇬🇧 V-Y plasty

# W

**W.** Zeichen für das chemische Element »Wolfram«.
🇬🇧 W

**Wachkoma.** Zustand eines zuvor komatösen Patienten, in dem er weiterhin nicht in der Lage ist zu kommunizieren bzw. auf Reize zu reagieren. Der Patient kann die Augen geöffnet haben, ist jedoch aufgrund einer Hirnerkrankung, einer zerebralen Arteriosklerose oder einer Verletzung der Großhirnrinde nicht bewegungsfähig und muss weiterhin gefüttert, gepflegt und vollständig versorgt werden.
🇬🇧 vegetative state

**Wacholderharz.** Dunkle, ölige Flüssigkeit, die aus dem Holz des Wacholders (Juniperus oxycedrus) gewonnen wird. Das W. wird als antiseptisches Stimulans in Salben bei Psoriasis und Ekzemen verwendet.
🇬🇧 juniper tar

**Wachphase, ruhige.** Phase, in der ein Neugeborenes ruhig und aufmerksam ist, die Augen offen hat und bereit ist, mit einer Person Kontakt aufzunehmen. Neugeborene verbringen ca. 10% ihrer Zeit in dieser Phase.
🇬🇧 quiet alert

**Wachstation.** Meist fachspezifisch orientierter Überwachungsbereich. Hier werden Patienten versorgt, die eine intensivere Überwachung als auf einer Normalstation, aber nicht die volle Leistungsfähigkeit einer → Intensivstation benötigen.
🇬🇧 critical care unit

**Wachstum.** 1. Die normale progressive anatomische Entwicklung von der Kindheit bis ins Erwachsenenalter, die auf graduellen und physiologischen Prozessen der Zunahme und Anpassung beruht. In der Kindheit wird das W. in Abhängigkeit von dem Alter kategorisiert, in dem unterschiedliche körperliche Veränderungen normalerweise eintreten und spezielle entwicklungsbezogene Aufgaben bewältigt werden können. 2. Pathologische Zunahme der Größe eines Organismus oder seiner Bestandteile, die infolge einer → Hyperplasie oder einer → Hypertrophie auftreten und als Gewicht, Umfang oder in linearen Dimensionen gemessen werden können, z.B. bei Tumoren.
🇬🇧 growth

**Wachstum und Entwicklung, verändertes.** Anerkannte → NANDA-→ Pflegediagnose; Zustand, bei dem ein Patient Abweichungen von den Normen seiner Altersgruppe aufweist. Kennzeichnende Merkmale sind die verzögerte oder problematische Ausführung von (motorischen, sozialen oder expressiven) Fähigkeiten, die der Altersgruppe entsprechen, verändertes Wachstum, Unfähigkeit, altersentsprechende Fähigkeiten der Selbstpflege oder Selbstkontrolle durchzuführen, wenig Gefühlsregungen, Lustlosigkeit und verminderte Reaktionen.
🇬🇧 growth and development, altered

**Wachstumsfaktor.** → Zytokin oder ein höheres, spezifisches Protein, das die Teilung und Differenzierung bestimmter Zelltypen und damit das Körperwachstum stimuliert.
🇬🇧 growth factor

**Wachstumshormon.** (somatotropes Hormon (STH)/Somatotropin). → Polypeptid, das vom Hypophysenvorderlappen als Reaktion auf den Somatotropin-Releasing-Faktor ausgeschieden wird. Die W.e unterstützen die Proteinsynthese in allen Zellen, erhöhen die Fettmobilisation und die Nutzung von Fettsäuren zur Energiebildung und vermindern den Abbau von Kohlenhydraten. Ein Mangel an W.en löst Zwergenwuchs, ein Überschuss Gigantismus oder Akromegalie aus.
🇬🇧 growth hormone (GH) human

**Wachstumsmotivation.** Das Bestreben, eigene Kräfte zu nutzen und weiter auszubilden. Dabei wird Anspannung als angenehm empfunden und der Mensch sucht selbst gesetzte Ziele zu erreichen. Der Denkansatz stammt von Abraham A. Maslow, der den Menschen in einem ständigen existenziellen Konflikt zwischen der W. und der entgegengesetzten → Defizitmotivation sieht.
🇬🇧 growth motivation

**Wachstumsschmerzen.** 1. Rheumatismusähnliche Schmerzen, die in den Knochen und Gelenken von Kindern und Jugendlichen infolge von Müdigkeit, emotionalen Problemen, Haltungsstörungen oder wegen anderer, nicht mit dem Wachstum zusammenhängender Ursachen auftreten und Symptome verschiedener Störungen sind. 2. Emotionale und psychische Probleme, die während der Pubertät auftreten.
🇬🇧 growing pains

**Wachstumsstörung.** Mangelhafte oder fehlende physische oder psychische Entwicklung, die von genetischen, ernährungsspezifischen, pathologischen oder psychosozialen Faktoren abhängen kann.
🇬🇧 growth failure

**Wachtraum.** (Tagtraum). Normalerweise nicht pathologische Träumerei im Wachzustand. Normalerweise hat ein W. die Erfüllung imaginärer Wünsche zum Inhalt.
🇬🇧 daydream

**Wachzustand.** Zustand wachen Interesses für sensorische Anregungen.
🇬🇧 arousal

**Wade.** Gewebe an der Beinrückseite unterhalb des Knies, das hauptsächlich aus dem Musculus gastrocnemius (Zwillingswadenmuskel) besteht.
🇬🇧 calf

**Wadenbeinnervenlähmung, verzögerte.** Übermäßige Kompression des Wadenbeinnervs und nachfolgende Lähmungserscheinung; kann eintreten, wenn man mit überkreuzten Beinen einschläft.
🇬🇧 tardy peroneal nerve palsy

**Wadenmuskel.** → Musculus gastrocnemius.
🇬🇧 gastrocnemius

**Wadenmuskelpumpe.** Wirkung aus der Kontraktion der Wadenmuskulatur und der daraus folgenden Kompression der Venen von Kniekehle und Schienbein, indem das Blut in diesen Venen in Richtung Herz befördert wird.
🇬🇧 calf muscle pump

**Wadenwickel.** Maßnahme zur Fiebersenkung. Die Beine liegen aufgedeckt auf einem Handtuch mit einem wasserfesten Unterlagentuch und werden mit kühl-nassen Baumwolltüchern (kein Eiswasser) zirkulär umwickelt, und zwar oberhalb des Knöchels bis zum Knie. Bevor die feuchten Tücher Körpertempera-

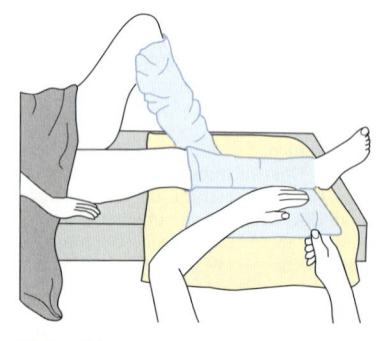

**Wadenwickel.** Wärmeentziehender Wickel.

tur annehmen, werden die Wickel nach ca. 15 Minuten erneuert. Kann auch mit → Zitronenwickel kombiniert werden.
🌐 leg compress

**Wahn.** (Wahnidee; Wahnvorstellung). Anhaltender Irrglauben oder Selbsttäuschung, die von einer Person trotz eindeutiger, gegenteiliger Beweislage aufrecht erhalten wird.
🌐 delusion

**Wahnvorstellung, nihilistische.** Hartnäckiges Leugnen der Existenz bestimmter oder aller Dinge, manchmal auch der eigenen Person, was bei verschiedenen Formen der Schizophrenie auftreten kann.
🌐 nihilistic delusion

**Wahnvorstellungen, Pflege bei.** → Pflegeintervention der → NIC, die definiert wird als die Unterstützung von Gefühlen der Beruhigung, Sicherheit und Realitätsorientierung bei Patienten mit falschen, fixierten, wenig oder gar nicht realitätsbezogenen Überzeugungen.
🌐 Delusion Management

**Wahrheit, Erzählen der.** → Pflegeintervention der → NIC, die definiert ist als das vollständige oder nur teilweises Informieren von Patienten über ihren Zustand, gegebenenfalls das Verschieben auf einen geeigneteren Zeitpunkt, zwecks Unterstützung ihrer Selbstbestimmung und ihres Wohlbefindens.
🌐 Truth Telling

**Wahrheitsserum.** Volkstümlicher Name für eine Reihe von Beruhigungsmitteln, wie z.B. die kurz wirkenden Barbiturate, die Menschen intravenös verabreicht wurden, um zurückgehaltene Informationen zu erhalten. W. wurde erfolgreich zur Identifizierung von an Gedächtnisschwund leidenden Menschen eingesetzt.
🌐 truth serum

**Wahrnehmung.** Bewusste Erkennung und Interpretation von sensorischen Reizen, die als Basis für Verständnis und Lernprozesse oder die Motivation zu bestimmten Handlungen oder Reaktionen dienen.
🌐 perception

**Wahrnehmungsdefekt.** Große Gruppe von Störungen oder Dysfunktionen des Zentralnervensystems, die die bewusste mentale Verarbeitung von sensorischen Reizen behindern. Manche dieser Störungen werden durch Läsionen an bestimmten Stellen der Hirnrinde verursacht, die durch eine Erkrankung oder eine Verletzung des Gehirns in jedem beliebigen Alter und in jeder Entwicklungsphase auftreten können.
🌐 perceptual defect

**Wahrnehmungsstörungen, visuelle, akustische, kinästhetische, gustatorische, taktile, olfaktorische.** Anerkannte → NANDA- → Pflegediagnose, die einen Zustand beschreibt, in dem ein Mensch eine mengenmäßige und strukturelle Veränderung der eingehenden Reize erfährt und gleichzeitig mit verminderter, übertriebener, verzerrter oder gestörter Reaktion auf diese Reize antwortet. Typische Merkmale sind Desorientierung, Veränderung der Fähigkeit zu abstrahieren, Konzepte zu erstellen oder Probleme zu lösen, Veränderung von Verhaltensweisen und sinnlicher Schärfe, Unruhe, Reizbarkeit, unangemessene Reaktion auf Reize, Konzentrationsmangel, plötzliche Stimmungsänderungen, übertriebene emotionale Reaktionen, Nichteinhalten von Vereinbarungen, motorische Koordinationsstörungen, Müdigkeit, Haltungsänderungen und muskuläre Verspannungen, unangemessene Reaktionen und Halluzinationen.
🌐 sensory/perceptual alterations (visual, auditory, kinesthetic, gustatory, tactile, olfactory)

**Wahrscheinlichkeit.** 1. Ausmaß der Möglichkeit, dass etwas Bestimmtes geschehen wird. 2. Mathematische Relation der Häufigkeit, wie oft etwas Konkretes im Vergleich zur Gesamtzahl der möglichen Erscheinungen auftreten wird.
🌐 probability

**Waldeyer'-Rachenring.** (lymphatischer Rachenring). Bezeichnung für die ringförmig an-

geordneten Mandeln im Rachen (Gaumen-, Zungen- und Rachenmandeln).
[Heinrich von Waldeyer, dt. Anatom, 1836–1921]
🌐 Waldeyer's throat ring

**Wallungen.** (fliegende Hitze). Vorübergehendes Hitzegefühl bei zahlreichen Frauen in der Post-→ Menopause. Die W. entstehen durch autonome vasomotorische Störungen in Verbindung mit der neurohormonellen Aktivität der Eierstöcke (Ovarien), des Hypothalamus und der Hypophyse.
🌐 hot flash

**Wanderabszess.** Abszess, der durch Gewebeöffnungen wandert und sich schließlich an einem Punkt abseits seines Ursprungs festsetzt.
🌐 wandering abscess

**Wanderniere.** (Nephroptose). Bezeichnung für eine Niere, die sich infolge einer kongenitalen Fehlbildung bzw. einer traumatischen Verletzung nicht in der normalen anatomischen Position befindet.
🌐 floating kidney

**Wange.** Fleischige Wölbung; Bezeichnung für die Vorsprünge an beiden Gesichtsseiten, zwischen Auge und Kiefer sowie Ohr, Nase und Mund.
🌐 cheek

**Wangenspalte.** (Meloschisis). Schräg verlaufende Gesichtsspalte, die sich als abnorm große Mundöffnung manifestiert. Ursache ist eine mangelnde Verschmelzung der Oberkiefer- und Unterkieferfortsätze während der embryonalen Entwicklung des Gesichts.
🌐 cleft cheek

**Wangensteen-Drainage.** Konstante, sanfte Absaugung und Druckregulierung des Magens und Zwölffingerdarms mit Hilfe eines durch die Nase eingeführten Magen-Darm-Katheters und eines Absauggeräts; wird bei Atonie oder Ileus durchgeführt.
[Owen Wangensteen, amerik. Chirurg, 1898–1981]
🌐 Wangensteen apparatus

**Wanzen.** Blutsaugende Gliederfüßer (Arthropod, z.B. Bettwanzen) der Species *Cimex lectularius* oder *C. hemipterus*, die als Parasiten auf Menschen oder Tieren leben. Ihr Biss sorgt für Juckreiz, Schmerzen und Rötung.
🌐 bugs

**Wärme, feuchte.** Anwendung von warmem oder heißem Wasser, Tüchern, die in heißes Wasser getaucht werden, oder Wasserdämpfen, um Entzündungen und Schmerzen zu lindern, die Durchblutung anzuregen und/oder andere Symptome zu lindern. Heiße, in Wasser eingetauchte Tücher sollten ausgewrungen werden, damit die überschüssige Feuchtigkeit entfernt wird; sie dürfen nicht zu heiß sein, damit keine Verbrennungen entstehen.
🌐 moist heat

**Wärme-/Kälteanwendung.** → Pflegeintervention der → NIC, die definiert wird als die Stimulation der Haut und des darunterliegenden Gewebes durch Wärme oder Kälte, um Schmerzen, Muskelkrämpfe oder Entzündungen zu lindern.
🌐 Heat/Cold Application

**Wärmebett.** In der Frühgeborenen- und Säuglingspflege verwendetes beheizbares Bett, um Kinder mit schwankenden Körpertemperaturen pflegen zu können.
(→ Inkubator)
🌐 thermobed

**Wärmeregulation.** Die Steuerung von Wärmeproduktion und Wärmeverlust, insbesondere die Aufrechterhaltung der Körpertemperatur durch physiologische Vorgänge, die der Hypothalamus in Gang setzt.
🌐 thermoregulation

**Wärmeregulationszentren.** Bestimmte Bereiche im Hypothalamus, die hauptsächlich für die Steuerung der Wärmeproduktion, der Wärmeverhinderung und der Wärmeerhaltung verantwortlich sind, um die normale Körpertemperatur aufrecht zu erhalten.
🌐 thermoregulatory centers

**Wärmeregulierung, ungenügende.** Anerkannte → NANDA-→ Pflegediagnose, die definiert ist als die Schwankungen der Körpertemperatur einer Person unter bzw. über den normalen Bereich.
🇬🇧 thermoregulation, ineffective

**Wärmetherapie.** Die Behandlung einer Krankheit mit Hilfe von Wärme. Diese Wärme kann als trockene Wärme mittels Wärmelampen, elektrischen Wärmekissen oder Wärmflaschen, oder als feuchte Wärme mittels feucht-warmer Umschläge oder warmer Bäder angewandt werden.
🇬🇧 thermotherapy

**Wärmewickel.** Brustwickel, die der Entspannung und Entkrampfung dienen, da es durch die Wärmezufuhr zu einer Erweiterung der Blutgefäße kommt. (→ Wickel; Zitronenwickel)
🇬🇧 heat compress; hot compress

**Wärmflasche.** Flasche aus Gummi oder Metall, die mit heißem Wasser befüllt und mit einem Schutztuch auf bestimmte Körperbereiche aufgelegt wird. Die W. darf nur benutzt werden, wenn keine Wahrnehmungsverluste im betroffenen Gebiet (Lokalanästhesie, Durchblutungsstörung u.a.) vorliegen. Vorsicht Verbrühungsgefahr.
🇬🇧 hot-water bottle

**Warze.** Gutartige, durch ein Papillomavirus hervorgerufene Neubildung (Hyperplasie) der Haut.
🇬🇧 wart; verruca

**Warzenfortsatz.** → Processus mastoideus.
🇬🇧 mastoid process

**Warzenhütchen.** Schutzvorrichtung, die die → Brustwarzen einer stillenden Mutter schützt; sie besteht meist aus weichem Latex und ist in verschiedenen Größen erhältlich. Das Baby saugt an der warzenähnlichen Öffnung in der Mitte. W. werden meistens verwendet, um wunden oder schmerzhaften Brustwarzen während der Stillphase den Heilungsprozess zu erleichtern.
🇬🇧 nipple shield

**Waschen.** → Pflegeintervention der → NIC, die definiert wird als die Reinigung des Körpers zum Zweck der Entspannung, Sauberkeit und Heilung.
🇬🇧 bathing

**Waschen/Hygiene, Unterstützung der Selbstpflege.** → Pflegeintervention der → NIC, die definiert ist als die Unterstützung von Patienten bei der Ausführung ihrer Körperpflege.
🇬🇧 Self-Care Assistance: Bathing/Hygiene

**Waschen und Sauberhalten, Selbstfürsorgedefizit.** Anerkannte → NANDA-→ Pflegediagnose, die den Zustand eines Patienten beschreibt, der sich nicht ohne Hilfe waschen und sauber halten kann. Merkmale dieses S.s sind die Unfähigkeit, seinen Körper oder Teile des Körpers zu waschen, die Unfähigkeit, Wasser zu besorgen oder zur Wasserquelle zu gelangen sowie die Unfähigkeit, die Temperatur bzw. die Fließgeschwindigkeit des Wassers zu regulieren.
🇬🇧 self-care deficit, bathing/hygiene

**Waschraum.** Spezieller Raum im OP-Bereich, in dem sich das Operationsteam vor einer Operation chirurgisch desinfiziert. Dabei werden sterile Einmalbürsten und bakterizide Seifen zum Waschen und Schrubben der Hände, Fingernägel und Unterarme verwendet. Weiterhin sterilisierte Handtücher zum Trocknen und Desinfektionsmittel zum abschließenden Desinfizieren der Hände und Arme.
🇬🇧 scrub room

**Wash-out-Phänomen.** Auswaschphänomen; das steile Ansteigen schädlicher Stoffwechselmetaboliten im Blut bei Wiederin-Gang-Kommen des Kreislaufs nach einem Schock.
[*engl.:* wash out, auswaschen]
🇬🇧 washout phenomenon

**Wasser, destilliertes.** (Aqua destillata). Gereinigtes Wasser, das zuerst zu Dampf erhitzt und anschließend zu seiner flüssigen

Form, frei von nicht-volatilen, gelösten Substanzen kondensiert wird.
[*lat.*: distillare, heruntertropfen.]
🇬🇧 distilled water

**Wasser, $H_2O$.** Chemische Verbindung, wobei ein Wassermolekül aus einem Sauerstoff- und zwei Wasserstoffatomen besteht. Ungefähr drei Viertel der Erdoberfläche sind mit W. bedeckt und es ist zu mehr als 70% Bestandteil sämtlicher Lebewesen auf diesem Planet. Reines Wasser gefriert bei normalem Luftdruck bei 0°C und siedet bei 100°C. W. ist die Grundlage aller Lebensvorgänge; ein Erwachsener benötigt ca. 2,5 l pro Tag, wovon ungefähr 1,2 l als Flüssigkeit und 1 l in fester Nahrung aufgenommen werden. Die restlichen 300 ml entstehen im Organismus bei der Verbrennung von Nährstoffen.
🇬🇧 water

**Wasserhammerpuls.** Puls mit großer Amplitude bei Aorteninsuffizienz. Der W. ist gekennzeichnet durch einen kräftigen, schnellen Druckanstieg und sofortigen Druckabfall, wodurch ein zuckendes Gefühl entsteht.
🇬🇧 water-hammer pulse

**Wasserintoxikation.** Wasservergiftung; Überwässerung des Organismus durch Infusionen, wobei die Extra- und die Intrazellulärflüssigkeit zunimmt. Dabei kommt es zu einem verminderten Gehalt des Blutserums an Natrium (Hyponatriämie). Klinische Symptome sind Bauchkrämpfe, Übelkeit, Erbrechen, Lethargie und Schwindel.
🇬🇧 water intoxication

**Wasserkopf.** → Hydrozephalus.
🇬🇧 hydrocephalus

**Wasserlassen, häufiges.** Vermehrter Drang zur Blasenentleerung ohne Zunahme der Tagesgesamtmenge. Ausgelöst wird der Zustand häufig durch Entzündung der Harnblase bzw. der Harnröhre, durch ein vermindertes Fassungsvermögen der Blase oder andere anatomische Fehlbildungen.
🇬🇧 urinary frequency

**Wasserstoff (H).** Gasförmiges einwertiges Element; Ordnungszahl 1, Atommasse 1,008. W. ist das einfachste und leichteste Element, normalerweise farblos, geruchlos und leicht brennbar. Er tritt in reiner Form auf der Erde und in der Atmosphäre nur selten auf, ist jedoch auf der Sonne und auf anderen Planeten in großen Mengen vorhanden. W. ist Bestandteil zahlreicher Verbindungen, die vom Körper gebildet werden. Als Komponente von Wasser ist er bei den metabolischen Interaktionen von Säuren, Basen und Salzen im Körper sowie im Flüssigkeitshaushalt des Körpers überlebenswichtig.
[*griech.*: hydros, Wasser; genein, produzieren]
🇬🇧 hydrogen (H)

**Wasserstoffbrückenbindung.** Nichtkovalente Bindung zwischen Molekülen. W.en treten zwischen polaren Molekülen auf, in denen ein Wasserstoffatom kovalent an ein elektronegatives Element, wie z.B. Sauerstoff oder Stickstoff, gebunden ist.
🇬🇧 hydrogen bonding

**Wasserstoffionenkonzentration.** Menge der Wasserstoffionen in einer Flüssigkeit; Messung des → pH-Wertes und der Auswirkungen der Fähigkeit von Hämoglobinmolekülen, Sauerstoff zu binden.
🇬🇧 hydrogen ion concentration

**Wassersucht.** → Hydrops.
🇬🇧 hydrops

**Waterlow-Skala.** Hilfsinstrument zur Einschätzung der Dekubitusgefährdung eines Patienten, bei dem verschiedene Einflussfaktoren (z.B. Körperbau, Geschlecht, Mobilität, Kontinenz u.a.), die eine Dekubitusentstehung begünstigen, in einer Punktetabelle festgehalten werden. Je geringer die Punktzahl, desto geringer ist die Dekubitusgefahr. Die W.-S. sollte bei der Neuaufnahme des Patienten ausgefüllt werden. Bei Veränderungen im Krankheitsverlauf muss die Skala erneut angewendet werden. Sie wurde in England entwickelt und wird dort vornehmlich für operativ behandelte Patien-

**Waterlow-Skala.**

| Waterlow-Skala | | | |
|---|---|---|---|
| Körperbau/Gewicht im Verhältnis zur Länge | Punktzahl | Kontinenz | Punktzahl |
| durchschnittlich | 0 | total kontinent/katheterisiert | 0 |
| überdurchschnittlich | 1 | gelegentliche Inkontinenz | 1 |
| fettleibig | 2 | Stuhlinkontinenz | 2 |
| unter Durchschnitt | 3 | Stuhl- und Harninkontinenz | 3 |
| Hauttyp/optische Kriterien | | Mobilität | |
| gesund | 0 | normal | 0 |
| Abschürfungen oder trocken oder ödematös oder feuchtkalt | 1 | ruhelos/nervös | 1 |
| | | apathisch | 2 |
| blaß | 2 | eingeschränkt | 3 |
| geschädigt/wund | 3 | träge/rutscht unkontrolliert nach unten | 4 |
| | | stark behindert | 5 |
| Geschlecht | | Appetit | |
| männlich | 1 | durchschnittlich | 0 |
| weiblich | 2 | kaum | 1 |
| Alter | | | |
| 14–49 | 1 | Sonderernährung/nur Flüssigkeit | 2 |
| 50–64 | 2 | Anorexie | 3 |
| 65–74 | 3 | | |
| 75–80 | 4 | | |
| >80 | 5 | | |
| Besondere Risiken | | | |
| Mangelversorgung, terminale Kachexie | 8 | Neurologische Defizite | |
| | | Diabetes mell., MS, motorische und sensorische Paraplegie | 4–6 |
| Herzversagen | 5 | orthopädische, gynäkologische OP, Wirbelsäulenerkrankungen | 5 |
| periphere Gefäßerkrankung | 5 | OP > 2 Stunden | 5 |
| Anämie | 2 | | |
| Rauchen | 1 | Medikation | |
| | | Steroide, Zytostatika, hochdosierte entzündungshemmende Präparate | 4 |

ten eingesetzt. (s.a. Pflege bei Dekubitus; Norton-Skala; Braden-Skala)
🌐 Waterlow scale

**Watschelgang.** Gang, der bei Patienten beobachtet wird, die an fortschreitender Muskelschwäche oder unter Beckenbeschwerden leiden. Dabei wird die Hüfte extrem stark gehoben und gesenkt.
🌐 waddling gait

**Watson, Jean.** Pflegetheoretikerin, die 1979 eine Philosophie und Lehre der Pflege vorstellte, welche die Lücke zwischen Theorie und Praxis verringern sollte. Ihre »Theorie der menschlichen Pflege« spiegelt die Sicht der Psychologie und Menschlichkeit einer existenziellen Phänomenologin wider. Pflege ist ein universelles soziales Phänomen, das nur zwischenmenschlich wirksam praktiziert werden kann. Daher bedeutet Pflege die Förderung und Erhaltung der Gesundheit sowie die Vorbeugung, und nicht die Heilung von Krankheiten. Die Menschen benötigen eine ganzheitliche Pflege, welche Menschlichkeit, Gesundheit und Lebensqualität fördert.
🌐 Watson, Jean

**Watson-Crick-Modell.** Von Watson und Crick vorgestelltes Modell der Molekülstruktur der DNS (Desoxyribonukleinsäure bzw. DNA - desoxyribonucleic acid). Sie stellen die Moleküle als eine Kette von Polynukleiden dar, die in einem Doppelstrang um dieselbe Achse gewunden sind. Dabei befinden sich die Purin- und Pyrimidinbasen auf der Innenseite jedes Strangs und sind nach einer von Watson und Crick vorgegebenen Basenpaarungsregel angeordnet. Veränderungen der Basensequenz bestimmen die genetische Information, die durch die DNS-Moleküle weitergegeben wird. Watson und Crick erhielten für ihr Modell 1962 den Nobelpreis für Physiologie und Medizin.
[John Watson, amerik. Genetiker, geb. 1928 und Francis Crick, brit. Biochemiker, geb. 1916]
🌐 Watson-Crick helix

**Watt (W).** Internationale Maßeinheit der Leistung. Ein Watt ist gleich der Leistung, die während 1 Sekunde in 1 Joule Energie umgesetzt wird (1W = 1J/s).
[James Watt, schott. Ingenieur, 1736–1819]
🌐 watt

**Watteträger.** Stäbchen oder Klemme mit saugfähiger Watte oder Mull zum Reinigen, Abtupfen oder Trocknen von Körperoberflächen, zur Entnahme eines Abstrichs für Laboruntersuchungen oder zum Auftragen von lokalen Medikamenten.
🌐 swab

**Weaning.** (Entwöhnungsphase). 1. Entwöhnen des Patienten von der künstlichen Beatmung. Phasen der unterstützten oder kontrollierten Beatmung wechseln sich mit Spontanatmungsphasen ab. 2. → Abstillen. (→ Beatmung, künstliche)
🌐 weaning

**Weber-Versuch.** → Stimmgabelprüfung.
🌐 Weber's tuning fork test

**Wechselbad.** Abwechselndes Tauchen von Händen und Füßen oder anderen Körperteilen in heißes und kaltes Wasser über einen bestimmten Zeitraum. Wechselbäder haben anregende Wirkung für die Blutzirkulation.
🌐 contrast bath

**Wechseldruckmatratze.** Luftmatratze, die aus verschiedenen Kammern besteht, die in einem vorgegebenen Zeitraum über ein Pumpaggregat wechselweise mit Luft gefüllt bzw. entleert werden. Es wird zwischen kleinzelligen und großzelligen Wechseldruckmatratzen unterschieden, wobei die großzelligen Matratzen eine absolute Druckentlastung während der Zyklen ermöglichen. Einsatzgebiet: → Dekubitusprophylaxe.
🌐 positive-negative pressure mattress

**Wechseljahre.** Umgangssprachliche Bezeichnung für das weibliche Klimakterium; → Menopause.
🌐 change of life

**Wechseljahre.** → Klimakterium.
change of life; turn of life

**Wechselwirkung, von Arzneimitteln.** Modifizierung der Wirkung eines Arzneimittels durch gleichzeitige Gabe eines weiteren Arzneimittels. Entweder kann eine gegenseitige Verstärkung oder Verringerung der Arzneimittelwirkungen eintreten oder es können unerwünschte Reaktionen entstehen, die bei getrennter Einnahme der Arzneimittel nicht beobachtet werden.
drug-drug interaction

**Wechsler-Test.** Von dem Psychologen D. Wechsler seit den 30er Jahren entwickelter Intelligenztest für verschiedene Altersstufen (Vorschul- bis Erwachsenenalter), der aus Sprach- und Handlungstests besteht. Der Test wurde von C. Bondy an die deutschen Verhältnisse angepasst (→ Hamburg-Wechsler-Intelligenztest).
[D. Wechsler, amerik. Psychologe, 1896–1981]
Wechsler intelligence scales

**Wedge-Druck, pulmonal(arteriell)er.** Blutdruck, der mit einem Messfühler gemessen wird; für die Messung wird ein Katheter über die Vena subclavia, jugularis oder femoralis durch den rechten Vorhof und die rechte Kammer in einen distalen Ast der Arteria pulmonalis geschoben und dort ein Ballon aufgeblasen, damit der Katheter fest verankert ist. Der gemessene Druck entspricht dem Druck der Pulmonalvene und indirekt dem des linken Vorhofs (Atrium) und der linken Kammer (Ventrikel) während der Diastole. Mit Hilfe des W.-D.s können eine dekompensierte Herzinsuffizienz, ein Myokardinfarkt und andere Erkrankungen diagnostiziert werden.
pulmonary (artery) wedge pressure PWP

**Weglaufgefahr.** Mit großem Bewegungsdrang verbundene Tendenz, die bei eingeschränkten geistigen Fähigkeiten, Verwirrtheits-/Angstzuständen und Orientierungsstörungen auftreten kann und zu Selbstgefährdung/Selbstversorgungsdefiziten führen kann.
risk to run away

**Wehen.** Bezeichnung für sämtliche Kontraktionen der Gebärmuttermuskulatur. Dabei unterscheidet man, geordnet nach ihrer zeitlichen Reihenfolge, Schwangerschaftswehen, Senkwehen, Vorwehen, Eröffnungswehen, Austreibungswehen, Presswehen, Nachgeburtswehen und Nachwehen.
labor pain

**Wehen, Einleitung der.** → Pflegeintervention der → NIC, die definiert wird als die Einleitung oder Verstärkung der Wehen durch mechanische oder pharmakologische Methoden.
Labor Induction

**Wehen, vorzeitige.** Vor der 37. SSW einsetzende regelmäßige Gebärmutterkontraktionen, die zu einer Fehl- bzw. Frühgeburt führen können.
Körperliche Schonung bzw. Bettruhe, medikamentöse Wehenhemmung und evtl. Lungenreifeförderung. (s.a. drohende Frühgeburt)
premature labor; preterm contractions

**Wehen-Belastungs-Test.** Überwachung des fötalen Herzschlags während der Kontraktionen des Uterus, die mit Hilfe der Verabreichung von Oxytozin oder durch Stimulation der Brustwarzen ausgelöst werden.
contraction stress test (CST)

**Wehencocktail.** Individuell hergestelltes Getränk z.B. bestehend aus Rizinusöl, Mandelmus, Aprikosensaft und ggf. Wodka oder Sekt, das zur natürlichen Wehenanregung gegeben wird. Die spezifische Wirkung des Tranks ist jedoch nicht wissenschaftlich erwiesen. Man geht davon aus, dass durch die darmanregende Wirkung des Rizinusöls die Gebärmuttermuskulatur ebenfalls zu Kontraktionen (Wehen) angeregt wird.
labor stimulating cocktail

**Wehenhemmung.** → Pflegeintervention der → NIC, die definiert wird als die Kontrolle von Uteruskontraktionen vor der

37. Schwangerschaftswoche zur Verhinderung einer Frühgeburt.
🇬🇧 Labor Suppression

**Wehenschreiber.** (Tokograph). Elektronisches Gerät zur Kontrolle und Registrierung der Wehen in der Schwangerschaft und unter der Geburt. Es besteht aus einem Druckableiter, der mittels eines Gurtes auf dem → Fundus der Gebärmutter angebracht wird und mit dem Gerät über ist. Er registriert die Wehendauer und die Abstände zwischen den Wehen und hält diese Daten auf Papier fest. Meist ist ein W. mit einem Herztonschreiber (Kardiograph) kombiniert.
🇬🇧 tocodynamometer

**Wehenschwäche.** Abnorme Erschlaffung der Gebärmuttermuskulatur während der Geburt, die sich durch seltenere oder schwächere Kontraktionen der Gebärmutter äußert. Dadurch wird der Geburtsfortschritt verzögert bzw. kommt zum Stillstand. Eine W. kann auch nach Geburt des Kindes auftreten und dadurch zu einer verstärkten Nachgeburtsblutung bzw. → Atonie führen.
🇬🇧 uterine inertia

**weiblich.** (fraulich; feminin). Bezeichnung für das Geschlecht, das die Fähigkeit hat schwanger zu werden und Nachkommen zu gebären.
🇬🇧 female

**Weichteilsarkom, alveoläres.** Tumor im Unterhautgewebe oder im fibromuskulären Gewebe, das aus zahlreichen runden oder vieleckigen Zellen in einer netzförmigen Bindegewebsmatrix besteht.
🇬🇧 alveolar soft part sarcoma

**Weisheitszahn.** Der jeweils letzte Zahn auf jeder Seite im Unter- und Oberkiefer. W.e gehören zu den Mahlzähnen und brechen meist erst beim Erwachsenen zwischen 17 und 25 Jahren durch. Der Durchbruch bereitet oft starke Schmerzen und Probleme, weshalb die Zähne bei vielen Menschen gezogen werden müssen.
🇬🇧 wisdom tooth

**Weißdorn.** Pflanzenextrakt zur Stärkung des Herzens.
🇬🇧 whitehorn

**Weißfleckenkrankheit.** → Vitiligo.
🇬🇧 vitiligo

**Weitsichtigkeit.** → Hyperopie.
🇬🇧 hyperopia

**Weitwinkelglaukom.** Primäres Glaukom, bei dem im Schlemm-Kanal eine Abflussbehinderung besteht, ohne den Kammerwinkel einzuengen. Das W. äußert sich, im Gegensatz zu chronischen → Glaukom, durch anfallsartig auftretende Beschwerden. Durch den plötzlichen Druckanstieg kommt es zu heftigen Schmerzen, Sehverschlechterung und einer starken Rötung des Auges. Die Schmerzen strahlen aus in Schläfe, Hinterkopf und Kiefer. Um irreparable Schäden zu vermeiden, ist fast immer eine OP erforderlich.
🇬🇧 wide-angle glaucoma

**Wellness.** Begriff aus dem Englischen, der einen Zustand der Gesundheit, des Wohlbefindens, der Gelassenheit und Entspanntheit beschreibt sowie auch der Vitalität und Energiegeladenheit, diesen Zustand zu erhalten und zu verbessern. Dies soll mit Hilfe von gesunder Ernährung und Sport aktiv erzielt werden. Der Begriff ging Ende der 90er Jahre in die deutsche Sprache ein.
[engl.: Wohlbefinden]
🇬🇧 wellness

**Weltgesundheitsorganisation (WHO).** 1948 gegründete Sonderorganisation der Vereinten Nationen mit Sitz in Genf, der 1998 191 Staaten als Mitglieder angehörten. Ziel der WHO ist es, den bestmöglichen Gesundheitszustand aller Völker zu erreichen. Zu ihren Programmen zählt die aktuelle und angepasste Gesundheitserziehung, angemessene Lebensmittelversorgung und Ernährung, sauberes Wasser und Hygiene, Gesundheit von Mutter und Kind, Immunisierung gegen die wichtigsten Infektionskrankheiten sowie die Vorbeugung und Eindämmung von Krankheiten. Die WHO koordiniert globale

Strategien zur Vorbeugung und Eindämmung von Aids.
🌐 World Health Organization (WHO)

**Weltkinderhilfswerk der Vereinten Nationen (UNICEF).** 1946 gegründete Unterorganisation der Vereinten Nationen, die Kindern in der ganzen Welt, insbesondere in Entwicklungsländern und Kriegsgebieten hilft.
🌐 United Nations International Children's Emergency Fund (UNICEF)

**Wendl-Tubus.** ◪ (Nasopharyngealtubus). Tubus, der durch die Nase eingeführt wird und oberhalb des Kehldeckels (Epiglottis) zu liegen kommt; verhindert das Zurückfallen des Gaumensegels und des Zungengrundes und wird zum kurzfristigen Freihalten der oberen Luftwege eingesetzt, bietet jedoch keinen Aspirationsschutz (→ Aspiration). (s.a. Guedeltubus).
🌐 Wendls tube; pharyngeal tube

**Wendung, äußere.** Drehen des Fötus im Mutterleib durch externe Manipulation der Bauchwand.
🌐 external version

**Wendung, kombinierte.** Methode zur Veränderung der Lage eines Fötus, bei der eine Hand auf den Bauch der Mutter gelegt und zwei Finger der anderen Hand in den Uterus eingeführt werden.
🌐 bipolar version

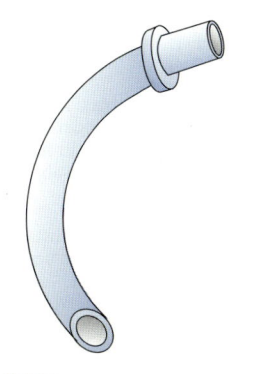

**Wendl-Tubus.**

**Werdnig-Hoffmann-Krankheit.** Genetische Erkrankung, die im Säuglings- oder Kindesalter beginnt und durch fortschreitenden Muskelschwund der Skelettmuskulatur infolge einer Entartung der Vorderhornganglienzellen gekennzeichnet ist. Symptome sind u. a. von Geburt an schwacher Muskeltonus, keine Streckreflexe, schlaffe Rumpf- und Gliedmaßenmuskulatur, stark verminderte Saugfähigkeit und häufige Schluckstörungen.
[Guido Werdnig, österr. Neurologe, 1844–1919]
🌐 Werdnig-Hoffmann's disease

**Wernicke-Aphasie.** (sensorische Aphasie). Sensorische Aphasie, die bei Läsionen im Schläfenlappen der dominanten Hirnhälfte (Hemisphäre) zu beobachten ist; wird durch ein gestörtes Sprachverständnis geprägt (im Gegensatz zur → motorischen Aphasie mit Störung des Sprachentwurfs bei erhaltenem Sprachverständnis). Die spontane Sprache ist kaum gestört, bisweilen bieten die Patienten sogar eine überschießende Sprachproduktion mit Kauderwelsch, Wortneubildungen (Neologismen) und Wortdeformierungen (Paraphrasien). Sprachmelodie und Artikulation sind meist gut erhalten. (s.a. Sprachstörung)
[Karl Wernicke, dt. Psychiater u. Neurologe, 1848–1905]
🌐 Wernicke's aphasia; sensory aphasia

**Wernicke-Syndrom.** → Pseudoencephalitis haemorrhagica.
🌐 Wernicke's encephalopathy

**Wernicke-Zentrum.** Sensorisches Sprachzentrum, das im vorderen Schläfenlappen und den angrenzenden Hirnwindungen der dominanten Hirnhälfte lokalisiert und für das akustische Sprachverständnis zuständig ist. Wernicke beobachtete 1874, dass Patienten mit Verletzungen in diesem Bereich des Gehirns Störungen des akustischen Sprachverständnisses aufwiesen.
🌐 Wernicke's center

**Wertheim-Operation.** Vollständige operative Entfernung der Gebärmutter inklusive der Anhangsgebilde (Adnexe), meist des

hinteren Scheidendrittels und regionaler Lymphknoten bei Krebs.
[Ernst Wertheim, österr. Gynäkologe, 1864–1920]
🌐 Wertheim's operation

**Wesensveränderung.** Leitsymptom in der Psychiatrie, das zur Gruppe der → Persönlichkeitsstörungen gehört. Das Ausmaß einer W. kann sich auf vielfältige Art u. Weise zeigen. Grobe Einteilungen sind: schizoide, depressive, zwanghafte, narzisstische und hysterische Veränderungen. Auch im Verlauf vieler chronischer Erkrankungen kann es zu W.en kommen, so sind z.B. Affektlabilität und Aggressivität bei Schlaganfallpatienten nicht selten. Von einer pathologischen Störung spricht man dann, wenn der Erkrankte sich selbst oder andere in seinem sozialen Umfeld dauerhaft krankmachend gefährdet.
🌐 personality change

**Western-Blot-Test.** Labortest, bei dem das Blut auf spezifische Antikörper untersucht wird. Er ist exakter als der sog. → ELISA-Test und wird manchmal zur Überprüfung eines ELISA-Tests durchgeführt.
🌐 Western blot test

**Wharton'sche Sulze.** Gallertartige Substanz in der Nabelschnur, die die Nabelgefäße vor Kompression und Verletzungen schützt.
[Thomas Wharton, engl. Anatom, 1614–1673]
🌐 Wharton's jelly

**WHO.** Abkürzung für englisch »World Health Organisation« = → Weltgesundheitsorganisation.
🌐 WHO

**Wickel.** 🔲 Das vollständige Einwickeln von Gliedmaßen oder Körperabschnitten in Tücher. Das innere Tuch ist meistens feucht mit einer Wickellösung versehen, das äußere Tuch trocken. Die Tücher sollten aus natürlichem Material bestehen, z.B. Baumwolle, Leinen oder Wolle. Zusätze können Tee (z.B. Pfefferminz), Tinkturen (z.B. Arnika) oder andere Substanzen (z.B. Quark, Kartoffeln) sein. Die Benennung des Wickels erfolgt entweder nach dem Körperteil, an welchem er angewandt wird (z.B. Hals-, Brustwickel) oder nach dem Zusatz (z.B. Zitronen-, Quarkwickel). Anwendungsformen können kalt, warm, heiß, temperiert, feucht oder trocken sein. (s.a. Auflage; Kältewickel)
🌐 wet pack

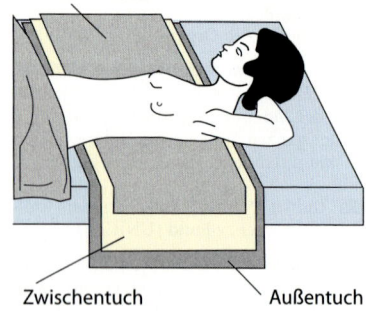

**Wickel.** Wärmezuführender Wickel.

**Widerstand.** 1. Physikalisch: Die Kraft, die der Bewegung eines physikalischen Systems entgegenwirkt, z.B. Reibungs-W. 2. Elektrisch: Die Kraft, die in einem Stromkreis bei angelegter Spannung dem Strom entgegengesetzt wird. Wird in Ohm (Ω) gemessen. 3. In der *Psychoanalyse* Bezeichnung für das Weigern, sich unbewusste Konflikte oder Wünsche bewusst zu machen.
🌐 resistance

**Widerstand, peripherer.** Maximaler Gefäßwiderstand im Körperkreislauf, den der Blutfluss überwinden muss. Er hängt u. a. von der Elastizität der Gefäße ab.
🌐 total peripheral resistance

**Wiedenbach, Ernestine.** Deutschstämmige amerikanische Lehrschwester und Autorin. Sie war eine engagierte Vertreterin der familienorientierten Wochenbettpflege und entwickelte eine umfangreiche Pflegelehre in der Geburtshilfe.
🌐 Wiedenbach, Ernestine

**Wiedereingliederung, soziale.** Wiederaufnahme und Anerkennung einer behinderten Person als aktives Mitglied der Gesellschaft.
🇬🇧 community reintegration

**Wiedergeburt.** Eine von Leonard Orr entwickelte, bestimmte Art der Psychotherapie, die sich auf die Atmung und die Atmungsorgane konzentriert. Ziel der Therapie ist es, das Trauma der durch die Geburt geschädigten Atmungsorgane zu überwinden, so dass der Patient die Atmung als unterstützenden und kreativen Teil seines Lebens einsetzen kann.
🇬🇧 rebirthing

**Willebrand-Krankheit.** Dominant erbliche Gerinnungsstörung (Thrombopathie) aufgrund eines Mangels an einem Faktor-VIII-Baustein. Die Krankheit äußert sich durch spontane Nasen- und Zahnfleischbluten.
[Erick von Willebrand, finn. Arzt, 1870–1949]
🇬🇧 von Willebrand's disease

**Willenstrieb.** Geistiger Vorgang, der durch Begehren, Impulse, Entschlusskraft und Bemühungen gekennzeichnet ist.
🇬🇧 conation

**Wilms-Tumor.** Bösartige Geschwulst in der Niere, die in der Mehrzahl der Fälle bei Kindern unter 5 Jahren auftritt. Die häufigsten Frühsymptome sind Bluthochdruck, Schmerzen, eine fühlbare Masse in der Niere und Blut im Urin (Hämaturie). Die Geschwulst ist im Frühstadium von einer Hülle umschlossen, kann sich jedoch später in Lymphknoten, Nierenvenen oder in die Hohlvene ausbreiten und Metastasen in der Lunge und anderen Organen hervorrufen.
[Max Wilms, dt. Chirurg, 1867–1918]
🇬🇧 Wilms' tumor

**Windeldermatitis.** (Wundsein). Erythematöser, papulöser oder schuppiger Ausschlag im Windelbereich von Kleinkindern. Die Haut wird durch Kot, Feuchtigkeit, Hitze oder die Bildung von Ammoniak, der sich beim bakteriellen Urinabbau bildet, gereizt. Häufig treten Sekundärinfektionen durch *Candida albicans* auf.
Häufiges Wickeln; Windelbereich sanft mit Wasser säubern u. nicht reiben; Verwendung von Stoff- an Stelle von Plastikwindeln; Kind häufiger ohne Windel bzw. nur mit umgeschlagener Windel liegen lassen, damit Luft an den Windelbereich gelangt. Bei hartnäckigen Fällen hilft zinkhaltige Salbe.
🇬🇧 diaper rash

**Windpocken.** (Varizellen). Akute, äußerst ansteckende Viruskrankheit, die durch ein Herpesvirus, das Varicella-Zoster-Virus (VZV) verursacht wird. Betroffen sind hauptsächlich Kleinkinder, bei denen sich eitrige Hautbläschen bilden. Eine Übertragung der Krankheit geschieht im Prodromalstadium (vor Krankheitsausbruch) oder im frühen Stadium des Ausschlags durch direkten Kontakt mit den Hautläsionen (Schmierinfektion) oder noch häufiger durch Tröpfcheninfektion von infizierten Personen. Die Bläschenflüssigkeit und der Schorf bleiben ansteckend bis der Schorf vollständig abgetrocknet ist (Inkubationszeit 10 bis 20 Tage). Eine indirekte Übertragung durch gesunde Personen bzw. durch Gegenstände ist äußerst selten. Windpockeninfektionen während der ersten drei Schwangerschaftsmonate sind äußerst gefährlich und können zu Embryopathien führen. Die Diagnose wird normalerweise mit Hilfe einer Untersuchung und aufgrund der typischen Krankheitssymptome gestellt. Identifikation des Virus ist durch eine Kultur der Bläschenflüssigkeit möglich. (→ Herpesviren)
🇬🇧 chickenpox

**Winkelbewegung.** Eine der vier Grundbewegungen, die die verschiedenen Gelenke des Knochenskeletts erlauben. Bei dieser Bewegung wird der Winkel zwischen zwei benachbarten Knochen verringert (Beugung) oder vergrößert (Streckung).
🇬🇧 angular movement

**Winterjucken.** Bei Kälte auftretender Juckreiz bei Personen mit trockener Haut, ins-

besondere solchen, die unter atopischer Dermatitis leiden.
🌐 winter itch

**Wirbel.** (Vertebra). Einer der 33 (beim Erwachsenen 26) Knochen der Wirbelsäule. Die Wirbelsäule besteht aus 7 Halsw., 12 Brustw., 5 Lendenw., 5 Kreubeinw. (1 beim Erwachsenen) und 4 Steißbeinw. (1 beim Erwachsenen). Mit Ausnahme des ersten und zweiten Halswirbels sind alle W. gleich aufgebaut; sie bestehen aus dem Wirbelkörper, dem Wirbelbogen, dem Dornfortsatz für den Muskelansatz, und je zwei Bogenfüßen und Querfortsätzen. Der erste Halsw. wird als *Atlas* bezeichnet; er trägt den Kopf und besitzt keinen Wirbelkörper; der zweite Halsw. heißt *Axis* und bildet die Achse, auf der sich der Atlas, und damit der Kopf drehen kann. Aus seinem Körper ragt in Richtung Atlas ein starker, stiftartiger Fortsatz (Dens).
[*lat.:* vertebra, Gelenk, Wirbelbein des Rückgrats]
🌐 vertebra

**Wirbelkanal.** Raum zwischen Wirbelkörper und Wirbelbogen, in dem sich Rückenmark, Liquor, Hüllen des Rückenmarkes (Pia mater, Arachnoidea, Dura), Wurzeln der Spinalnerven sowie der Periduralraum mit seinen Strukturen befindet. (s.a. Wirbelloch).
◿ Rückenmark
🌐 vertebral canal

**Wirbelkörper.** Fester Mittelteil eines → Wirbels, der das Gewicht trägt. Die Bogenfüße des Wirbelbogens treten hinten seitlich (dorsolateral) aus dem W. aus.
🌐 vertebral body

**Wirbelloch.** Öffnung zwischen dem Wirbelbogen und dem Wirbelkörper, durch die das Rückenmark verläuft. (s.a. Wirbelkanal)
🌐 vertebral foramen

**Wirbelsäule.** (Columna vertebralis). Bewegliche Struktur, die die Längsachse des Skeletts bildet. Beim Erwachsenen besteht die W. aus 26 Wirbeln, die in einer Linie untereinander von der Schädelbasis bis zum Steißbein angeordnet sind. Zwischen den Wirbeln liegen die Bandscheiben, die Ansatzpunkt für verschiedene Muskeln bilden und der W. gleichzeitig ihre Festigkeit und Beweglichkeit verleihen. Beim Erwachsenen sind die 5 Kreuzbein- und die 4 Steißbeinwirbel zusammengewachsen und bilden das Kreuzbein und das Steißbein.
◿ Rückenmark
🌐 vertebral column

**Wirbelsäulensegmente.** Die Aufteilung der Wirbelsäule in 31 Abschnitte, wobei in jedem Abschnitt auf beiden Seiten des Rückenmarks Nervenwurzeln entspringen. Zum Halswirbelsegment zählen die Wirbel $C_1$-$C_8$, zum Brustwirbelsegment $T_1$-$T_{12}$, zum Lendenwirbelsegment $L_1$-$L_5$, zum Kreuzbeinsegment $S_1$-$S_5$ und zum Steißbein $Co_1$-$Co_3$.
🌐 spinal segments

**Wirbelsäulenverkrümmung.** Jede dauerhafte, abnorme Abweichung der Wirbelsäule von ihrer normalen Position. Dazu gehören z.B. Kyphoskoliose, Kyphose, Lordose und Skoliose.
🌐 spinal curvature

**Wirkstoff, chemischer.** Chemisches Mittel, Aktivstoff oder Substanz, die mit verschiedenen, körpereigenen Substanzen zusammenwirken und eine Wirkung hervorrufen, z.B. Aspirin, das eine schmerzlindernde Wirkung hat.
🌐 chemical agent

**Wirkstoffaufnahme, transkutane.** Methode zur Gabe von Medikamenten über die unversehrte Haut. Der Wirkstoff wird dabei kontinuierlich durch die Haut absorbiert und somit im Körper aufgenommen.
🌐 transdermal drug delivery (TDD)

**Wirkstoffprinzip.** Mechanismus, durch den eine Droge eine gewünschte Wirkung hervorruft.
🌐 drug action

**Wirkung, kumulative.** 1. Gesteigerte Aktivität einer Behandlungsmaßnahme oder eines Arzneimittels bei wiederholter Anwendung. 2. Gesteigerte Wirkung eines Arzneimittels, die durch die Anhäufung wiederholter medikamentöser Verabrei-

chungen im Körper verursacht wird. Diese Anhäufung erzeugt einen größeren biologischen Effekt als die anfängliche Dosis.
🔤 cumulative action

**Wirt.** Ein Organismus, der einen anderen, meist einen Parasiten, aufnimmt und ernährt. In einem Haupt- oder Endwirt lebt und vermehrt sich der erwachsene Parasit. In einem Zwischenwirt lebt der Parasit in einem nicht-sexuellen Larvenstadium. Eine weitere Form ist der Fakultativwirt, falls kein Hauptwirt zur Verfügung steht.
🔤 host

**Wismut (Bi).** (Bismut). Rötliches, kristallines Metall mit der Ordnungszahl 83 und der Atommasse 208,98. W. verbindet sich mit verschiedenen anderen Elementen, z.B. Sauerstoff, und bildet dabei Salze, die bei der Herstellung von vielen Pharmazeutika Verwendung finden. Vergiftungen mit W. durch die längerfristige Einnahme von wismuthaltigen Arzneimitteln können Schleimhautentzündungen (z.B. Gingivitis, Stomatitis) verursachen. Dabei kann insbesondere die Mundschleimhaut betroffen sein, es kommt zu einer wunden Zunge, metallischem Geschmack und Brennen im Mund.
🔤 bismuth (Bi)

**Wissensdefizit.** Anerkannte → NANDA- → Pflegediagnose; fehlende oder mangelhafte kognitive Informationen in Verbindung mit bestimmten Themen (Wissensbereich muss spezifiziert werden). Zu den kennzeichnenden Merkmalen gehört die Verbalisation des Problems, unangemessenes Befolgen von Anweisungen, falsche Durchführung eines Tests, unangemessene oder übertriebene Verhaltensweisen, z.B. Hysterie, Feindseligkeit, Unruhe, Apathie.
🔤 knowledge deficit

**Witzel-Fistel.** Operativ angelegte Ernährungsfistel über die Bauchdecke in den Magen als → Palliativbehandlung bei Speiseröhrenkrebs.
[Friedrich Witzel, dt. Chirurg, 1856-1925.]
🔤 Witzel's gastrostomy

**Wochenbett.** → Puerperium.
🔤 puerperium

**Wochenbettdepression.** (postpartale Depression). Psychiatrische Störung, die nach einer Entbindung auftreten kann, typischerweise 3 bis 6 Wochen danach. Eine W. kann von den leichten Symptomen einer Melancholie (sogenannter »Heultag«) bis zu einer intensiven suizidal-depressiven Psychose reichen. Zu den Frauen, die ein Risiko für eine W. tragen, können jene gehören, die sich auf ihr Baby nicht vorbereitet haben, die unrealistische Erwartungen bezüglich ihrer Arbeit, Reisen oder Freizeit nach der Entbindung äußern oder die die Realität der Verantwortung für eine Elternschaft ignorieren.
🔤 postpartal depression

**Wochenbettfieber.** → Puerperalfieber.
🔤 puerperal fever

**Wochenbettpsychose.** (Postpartumpsychose/ Puerperalpsychose). Auftreten einer depressiven oder schizophrenen → Psychose nach der Entbindung. Da sich die W. im ersten Monat nach der Entbindung entwickelt, nimmt man an, dass endokrine Faktoren ursächlich sind. Es kommt zu Halluzinationen, Depressionen und suizidalem Verhalten.
🔤 postpartum psychosis; puerperal psychosis

**Wochenbettsepsis.** → Puerperalsepsis.
🔤 puerperal sepsis

**Wohlfühlstrategien.** Individuelle Grundsätze zur Steigerung bzw. Erhaltung des persönlichen Wohlbefindens.
🔤 strategies for well-being

**Wolf.** → Intertrigo.
🔤 intertrigo

**Wolff-Chaikoff-Effekt.** Vorübergehend verminderte Bildung und Freisetzung von Schilddrüsenhormonen (Hypothyreose) bei der Behandlung einer Schilddrüsenüberfunktion (Hyperthyreose) mit Jod.
🔤 Wolff-Chaikoff effect

**Wolff-Parkinson-White-Syndrom (WPW-Syndrom).** Herzfunktionsstörung infolge einer

Reizleitungsstörung im Bereich des Herzens. Die Störung ist im EKG durch eine Verkürzung der Überleitungszeit und eine Verbreiterung des Kammerkomplexes im Anfangsbereich zu erkennen.
[L. Wolff, amerik. Kardiologe, 1898–1972, J. Parkinson, engl. Kardiologe, 1885–1976, P. White, 1886–1973]
🇬🇧 Wolff-Parkinson-White's syndrome

**W/O-Lotion.** (Wasser-in-Öl Lotion). Flüssiges Hautpflegemittel, bei dem Wasser (ca. 10 - 30 %) in Öltröpfchen oder Fett eingebracht ist. Die Haut wird mit einem starken Fettfilm überzogen, der aber durch die enthaltenen Wasseranteile Luftdurchlässigkeit garantiert und den Wärmeaustausch ermöglicht. Der Ölanteil stellt sicher, dass die eigene Hautfeuchtigkeit nicht so rasch entweichen kann. Es handelt sich um Salben oder Lotionen, die für einen angemessenen Fettersatz sorgen und somit der Austrocknung entgegenwirken. Die meisten der so genannten Nachtcremes sowie Schutz- und Sonnencremes sind Wasser-in-Öl-Präparate.
🇬🇧 water/oil lotion

**Wortfindungsstörung.** Form der → Aphasie, die durch die Unfähigkeit gekennzeichnet ist, Gegenstände zu benennen. Ursache ist eine Läsion im Schläfenhirnlappen.
[*griech.:* a, ohne; noma, Name]
🇬🇧 anomia

**Wundabstrich.** Sterile Sekretentnahme mittels Watteträger aus einer (infizierten) Wunde oder von Haut- oder Schleimhautoberflächen. Sofort nach Entnahme wird der Watteträger in ein steriles Transportgefäß mit einem Nährmedium eingebracht und verschlossen. (→ Abstrich)
🇬🇧 smear

**Wundbehandlung, feuchte.** Konzept nach Prof. Seiler (Basel) u.a. zur Heilungsförderung von Problemwunden (z. B. → Dekubitus) mit schmerzlinderndem Effekt. 1. Wundreinigung: mechanisch durch Abreiben von Belägen mit Kompressen oder Abschaben mit dem sog. Scharfen Löffel (chronische werden zu akuten Wunden), enzymatisch mit eiweißauflösenden Salben oder Gelen (nur begrenzt empfehlenswert), autolytische Reinigung durch körpereigene Fermente im feuchten Wundmilieu durch Okklusiv- oder Alginatverbände, Nasstherapie sowie Hydrogele. 2. Wunddébridement (chirurgische Entfernung von Belägen und Nekrosen). 3. Wundspülungen mit einer Vollelektrolytlösung (Ringer) bei jedem Verbandswechsel. 4. Erhaltung des körpereigenen feuchten Wundmilieus durch Hydrokolloid- oder Polyurethanverbände o.ä. zur Granulationsförderung. 5. Förderung der Epithelisierung und des Wundverschlusses mittels dünneren Okklusivverbänden. Gefärbte und desinfizierende Lösungen und die meisten salbenförmigen Therapeutika hemmen nachweislich die physiologische Wundheilung.
🇬🇧 wet wound care

**Wunddesinfektion.** Reinigung einer Wunde zur Reduzierung einer Keimbesiedlung; Desinfektionslösungen sind nur bedingt sinnvoll und sollten nur kurzfristig angewendet werden. Bei klinisch manifester Wundinfektion (klassische Entzündungszeichen) ist eine systemische Antibiotikabehandlung angezeigt.
🇬🇧 wound disinfection

**Wunddrainage, geschlossene.** Methode zur Ableitung potenziell gesundheitsschädigender Flüssigkeiten, z.B. Blut, Eiter, blutig-seröser Flüssigkeiten oder Gewebesekreten, aus Operationswunden. Die Technik wird bei vielen Operationen angewendet, wie z.B. bei Brustamputationen bzw. -vergrößerungen, plastischen Operationen sowie bei urologischen und urogenitalen Eingriffen. Das Drainagesystem besteht aus Einwegbehältern, die an Saugschläuche und tragbare Saugpumpen angeschlossen sind.
🇬🇧 closed-wound suction

**Wunde.** Jede körperliche Verletzung, bei der die Intaktheit von Haut, Schleimhaut oder Organen zerstört wird. Bei intakter

Hautoberfläche liegt eine geschlossene W. (z.B. Hämatome, geschlossene Frakturen), bei zerstörter Hautoberfläche eine offene W. (z.B. eine Schürf-, Stich- oder Schusswunde) vor. Eine W. entsteht meist durch Unfälle oder Gewalteinwirkung, selten durch Krankheit. W.n werden nach Entstehungsort und Keimgehalt eingeteilt; beide Faktoren sind für die Behandlung der W. und deren Heilungsverlauf ausschlaggebend. (s.a. Wundheilung)
🌐 wound

**Wundheilung.** Natürlicher Vorgang, durch den eine intakte Haut wiederhergestellt wird. (→ Wundheilung, primäre; Wundheilung, sekundäre)
🌐 wound healing

**Wundheilung, primäre.** Normale und rasche W. mit geringer Narbenbildung. Voraussetzung sind glatte, saubere und aneinander liegende Wundränder und dass die Wunde gut durchblutet, keimfrei oder -arm ist. Die p. W. verläuft in drei Phasen:- → Wundheilungsphasen
Zu den pflegerischen Aufgaben gehören die gezielte Wundbeobachtung und entsprechende Dokumentation. Auch die Assistenz und/oder die eigenständige Durchführung eines Verbandwechsels kann nach interner Regelung von den Pflegenden durchgeführt werden.
🌐 healing by first intention; primary healing; primary adhesion

**Wundheilung, sekundäre.** Verzögerte W. mit starker Narbenbildung. Tritt bei bakteriell kontaminierten Wunden auf oder bei Wunden, deren Ränder auseinander klaffen. Hierzu gehören auch offene Wunden, die nicht innerhalb von 6-8 Stunden chirurgisch versorgt wurden. Die Heilung erfolgt vom tiefsten Punkt der Wunde aus. Die Phasen entsprechen denen der → primären W., jedoch sind die Entzündungsreaktionen und die Bildung von Granulationsgewebe stärker ausgeprägt.
Die pflegerischen Aufgaben entsprechen jenen bei der primären W. (→ Wundheilungsphasen)
🌐 healing by second intention; healing by granulation; secondary adhesion

**Wundheilungsphasen.** Reihenfolge der → Wundheilung vom Zeitpunkt der Verletzung bis zum Wundverschluss. Verläuft in drei Phasen: 1. Exsudationsphase, in der sich die Wunde innerhalb weniger Stunden verschließt (Wundschorf) und sich selbst reinigt (katabole Autolyse 1. bis 3. Tag). 2. Proliferationsphase, in der sich gefäßreiches Granulationsgewebe bildet und vom Wundrand her Deckepithel nachwächst (4. bis 7. Tag). 3. Reparationsphase, in der sich das Granulationsgewebe in Narbengewebe umwandelt (ab dem 8. Tag).
🌐 stages of wound healing

**Wundpflege.** → Pflegeintervention der → NIC, die definiert ist als die Vorbeugung gegen Wundkomplikationen und Förderung der Wundheilung.
🌐 Wound Care

**Wundpflege: geschlossene Drainage.** → Pflegeintervention der → NIC, die definiert ist als der Umgang mit einem Drainagedrucksystem an einer Wunde.
🌐 Wound Care: Closed Drainage

**Wundspülung.** → Pflegeintervention der → NIC, die definiert ist als die Spülung einer offenen Wunde zur Reinigung und Entfernung von Verschmutzungen und übermäßigen Sekreten.
🌐 Wound Irrigation

**Wundtoilette.** Entfernung von Schmutz, Fremdkörpern, beschädigtem Gewebe und Zelldebris aus einer Wunde oder Brandwunde, um eine Infektion zu verhindern und den Heilungsprozess voranzutreiben. Die Wundtoilette ist der erste Schritt bei der Behandlung einer Wunde.
🌐 debridement

**Wunschkost.** Kostform, die nach den Wünschen des pflegebedürftigen Menschen zusammen gestellt wird.
🌐 requested food

**Würde.** Recht eines jeden Menschen auf eine respektvolle Behandlung unter Berücksichtigung der Einzigartigkeit der

**Aseptische Wunde**

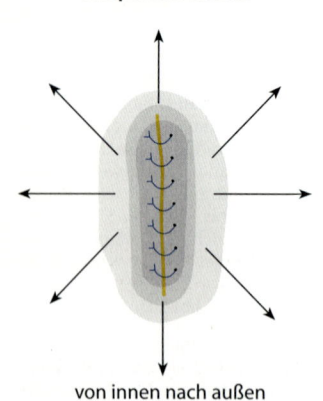

von innen nach außen
reinigen oder desinfizieren

**Septische Wunde**

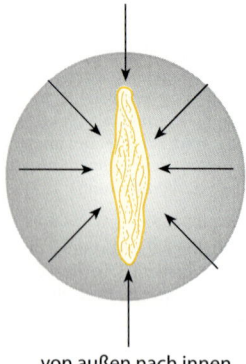

von außen nach innen
reinigen

**Wundtoilette.** Prinzipien der Wundreinigung bei einer aseptischen und einer septischen Wunde.

Person sowie der Ressourcen und Grenzen.
🇬🇧 dignity

**Würgereflex.** Physiologischer Nervenreflex, der durch Berühren des weichen Gaumens oder des hinteren Rachenraums (Pharynx) ausgelöst wird; die Reaktion verläuft in einer symmetrischen Anhebung des Gaumens, Zurückziehen der Zunge und Kontraktion der pharyngealen Muskeln.
🇬🇧 gag reflex

**Wurmfortsatz.** → Appendix vermiformis.
🇬🇧 vermiform appendix

**Wurzel.** Der unterste Teil eines Organs oder einer Struktur, mit dem andere Strukturen fest verbunden sind, z.B. die Zahnwurzel, die vom Zahnzement bedeckt wird.
🇬🇧 root

**Wurzel, motorische.** Zur Körpermitte gerichtetes (proximales) Ende eines motorischen Nervs und seiner Befestigung im Rückenmark.
🇬🇧 motor root

**Wurzelentzündung.** → Radikulitis.
🇬🇧 radiculitis

**Wurzelhaut.** (Desmodont; Periodontium). Dichte Bindegewebeschicht, die die alveolären Höhlen der Ober- und Unterkiefer auskleidet und die Knochen mit den horizontal verlaufenden Fasern des Zahnzements verbindet.
🇬🇧 alveolar periosteum

**Wut, Unterstützung bei der Kontrolle von.** → Pflegeintervention der → NIC, die definiert wird als die Unterstützung beim angemessenen, nicht gewaltsamen Ausdruck von Wut.
🇬🇧 Anger Control Assistance

**Wutausbruch.** Gefühlsausbruch, der von starkem Missfallen, Zorn, Entrüstung oder Feindseligkeit begleitet wird; ist als pathologisch einzustufen, wenn eine dementsprechende Reaktion nicht die tatsächlichen Umstände einer Person widerspiegelt.
🇬🇧 anger

# X

**Xanthin.** Physiologische, stickstoffhaltige Stoffwechselverbindung, die beim Abbau von Purinen im Organismus entsteht. X. kommt in Muskeln, Leber, Milz, Bauchspeicheldrüse und im Harn vor.
[*griech.:* xanthos, gelb]
xanthine

**Xanthin-Derivat.** Sammelbezeichnung für Stoffe, die eng mit den Alkaloiden Koffein, Theobromin und Theophyllin verwandt sind. Sie kommen in vielen, auf der ganzen Welt verbreiteten Pflanzen vor und werden häufig mit Getränken, wie z.B. Kaffee, Tee, Kakao oder Coca Cola in den Körper aufgenommen. X-D. haben pharmakologische Eigenschaften: sie regen das ZNS und die Entwässerung des Körpers (Diurese) an und entspannen die glatte Muskulatur.
xanthine derivative

**Xanthinurie.** Vermehrte Ausscheidung von → Xanthin im Urin.
xanthinuria

**Xanthochromie.** Gelbe oder gelbbraune Verfärbung der Hirn- und Rückenmarksflüssigkeit durch die Beimengung von Hämoglobin-Abbauprodukten.
xanthochromia

**Xanthom(a).** Gutartige, fetthaltige, fibröse, gelbfarbene Ablagerung oder Geschwulst, die sich in der Unterhaut, meist um Sehnen herum bildet.
xanthoma

**Xanthomatose.** Ausgedehnte Bildung von → Xanthomen in der Haut, in inneren Organen und im retikuloendothelialen System.
xanthomatosis

**Xanthop(s)ie.** Sehstörung bei der alle Gegenstände mit einem Gelbstich gesehen werden (z.B. als Folge von Vergiftungen).
xanthopsia

**X-Chromosom.** Bei Menschen und Säugetieren in beiden Geschlechtern vorhandenes Geschlechtschromosom, das bei gesunden Männern in jeder Körperzelle einfach und bei gesunden Frauen in jeder Körperzelle zweifach vorkommt. Ein vorhandenes X-Chromosom in einer männlichen Samenzelle bestimmt das weibliche Geschlecht bei der Vereinigung von Samen- und Eizelle. (s.a. Y-Chromosom)
X chromosome

**x-chromosomal.** Bei der Vererbung von Merkmalen an die Gene oder das Vorhandensein eines X-Chromosoms gekoppelt.
X-linked

**x-chromosomale Krankheiten.** Krankheiten oder Störungen im Zusammenhang mit Fehlbildungen des X-Chromosoms, wie z.B. die → Hämophilie oder bestimmte Muskeldystrophien.
x-linked disorders

**xeno-.** Vorsilbe mit der Bedeutung »fremd«.
[*griech.:* xénos, Gast, Fremder]
xeno-

**Xenobiotika.** Fremdstoffe; vom Menschen geschaffene synthetische Verbindungen, die natürlicherweise nicht vorkommen. Sie können eine potenzielle Gefahr für Mensch und Umwelt darstellen, da ihre Wirkungen nicht immer vollständig abzusehen sind.
xenobiotics

**xenogen(etisch).** 1. In der *Genetik* Bezeichnung für Individuen oder Zelltypen verschiedener Arten oder Genotypen. 2. In der *Transplantationsmedizin* Bezeichnung für artfremdes Gewebe mit unterschiedlichen Antigeneigenschaften.
🇬🇧 xenogeneic

**Xenophobie.** Fremdenfeindlichkeit; irrationale ablehnende und feindselige Einstellungen und Handlungen gegenüber Fremden und Ausländern, aber auch Furcht oder Unbehagen in der Gegenwart von Fremden oder in fremder Umgebung.
🇬🇧 xenophobia

**Xenotransplantat.** Artfremdes Gewebe, das in bestimmten Fällen vorübergehend eingepflanzt wird, z.B. bei schweren Verbrennungen, wenn vom Patienten selbst oder von einer Gewebebank nicht genügend Körpergewebe zur Verfügung steht.
🇬🇧 xenograft

**xero-.** Vorsilbe mit der Bedeutung »trokken«.
[*griech.:* xerós, trocken, dürr]
🇬🇧 xero-

**Xerodermie.** Chronische Trockenheit und Rauheit der Haut.
[*griech.:* dérma, Haut]
🇬🇧 xeroderma

**Xerophthalmie.** Austrocknung der Binde- und Hornhaut des Auges, meist infolge von Vitamin-A-Mangel. Die X. ist häufig mit Nachtblindheit verbunden.
🇬🇧 xerophthalmia

**Xeroradiographie.** Diagnostische Röntgentechnik, bei der das Bild nicht chemisch, sondern elektrostatisch erzeugt wird (»trockene« Bildherstellung). Das Bild wird mit einem Toner sichtbar gemacht, ähnlich wie bei Kopiergeräten. Die X. wird vor allem bei der Mammographie angewandt.
🇬🇧 xeroradiography

**Xerostomie.** Mundtrockenheit durch stark verminderte Speichelproduktion. Die X. tritt in Verbindung mit verschiedenen Krankheiten auf, z.B. Diabetes mellitus, akute Infektionen, Hysterie und Sjögren-Syndrom. Darüber hinaus kann sie durch eine Lähmung der Gesichtsnerven entstehen.
🇬🇧 xerostomia

**X0-Syndrom.** (Monosomie X). Bezeichnung für das Vorhandensein von nur einem Geschlechtschromosom. In jeder Zelle fehlt entweder ein X- oder ein Y-Chromosom, daher enthalten die Zellen insgesamt nur 45 anstatt 46 Chromosomen. Das Krankheitsbild ist gekennzeichnet durch zahlreiche Missbildungen und Degenerationszeichen. (→ Turner-Syndrom)
🇬🇧 X0-syndrome

**XX.** In der *Genetik* Bezeichnung für das normale Geschlechtschromosom bei der Frau.
🇬🇧 XX

**XXX-Syndrom.** Chromosomenaberration beim Menschen, die durch das Vorhandensein von drei X-Chromosomen und zwei Barrkörperchen, anstelle der normalen zwei X-Chromosomen gekennzeichnet ist. Somit enthalten die Körperzellen insgesamt 47 Chromosomen.
🇬🇧 XXX syndrome

**XY.** In der *Genetik* die Bezeichnung für das normale Geschlechtschromosom beim Mann.
🇬🇧 XY

**Xylose-Toleranz-Test.** Labortest zur Überprüfung der Kohlenhydrat-Resorptionskapazität des Dünndarms. Die Aufnahme von D-Xylose findet bei gesunden Menschen sofort statt, ist jedoch bei Patienten, die an Malabsorption leiden, stark vermindert.
🇬🇧 xylose absorption test

# Y

**Y-Chromosom.** Einzelnes Geschlechtschromosom beim Menschen und anderen Säugetieren, das nur beim Mann vorhanden ist. Die Hälfte der männlichen Keimzellen trägt das Y-C. als geschlechtsbestimmendes Merkmal; bei den weiblichen Keimzellen ist es nicht vorhanden. Es ist sehr viel kleiner als das X-Chromosom und enthält Gene, die für die Entwicklung und Ausdifferenzierung von männlichen Eigenschaften verantwortlich sind. (s.a. X-Chromosom)
🇬🇧 Y chromosome

**y-chromosomal.** Bei der Vererbung von Merkmalen an die Gene oder das Vorhandensein des Y-Chromosoms gekoppelt.
🇬🇧 Y-linked

**Yin und Yang.** Entgegengesetzte Prinzipien und kosmische Grundkräfte in der chinesischen Naturphilosophie seit etwa 400 Jahren v. Chr. Dem Yin entspricht das Weibliche, Weiche, Passive, die Nachgiebigkeit und die gerade Zahl; dem Yang entspricht das Männliche, Harte, Aktive, die Stärke und die ungerade Zahl. Beide Kräfte haben ihren gemeinsamen Ursprung in einem Absoluten, dem Dao.
🇬🇧 yin and yang

**Yoga.** Lehre in der indischen Kultur, die auf die Selbstvervollkommnung der Individuen durch die Harmonisierung von Körper, Geist und Seele abzielt. Dabei muss der Mensch verschiedene Stufen des Yoga durchlaufen: die Kontrolle körperlicher Begierden, Beachtung von Reinheitsvorschriften, Erlernen bestimmter Körperhaltungen und Atemtechniken, Konzentration und Meditation. Die europäische Form des Y. ist auf die Lebensweise der Menschen in Europa angepasst worden und konzentriert sich häufig auf die körperlichen Übungen, Körperbeherrschung, Atemtechnik und Konzentration. Ziel des Y. ist das Wohlbefinden und die Harmonie von Körper und Geist.
🇬🇧 yoga

**Y-Plastik.** Operative Methode zur erneuten Behandlung einer Narbe, die Beschwerden bereitet, oder einer schlecht heilenden Wunde. Dabei wird die Haut y-förmig eingeschnitten und damit die Narbenspannung reduziert.
🇬🇧 Y-plasty

**Y-Stück.** Verbindungsstück mit zwei Armen, das patientennah zwischen Infusionsbesteck und Venenkatheter angebracht wird und das gleichzeitige Infundieren von zwei Infusionen ermöglicht.
🇬🇧 y union

# Z

**Zahn.** Harte Gebilde im Ober- und Unterkiefer des Schädels. Jeder Z. besteht aus einer über das Zahnfleisch hinausragenden Zahnkrone, dem Zahnhals und der Zahnwurzel, die aus zwei bis vier Wurzelenden besteht und in den Knochenmulden des Ober- und Unterkiefers verankert ist. Außerdem enthält jeder Zahn eine natürliche, mit Pulpa gefüllte Höhle (Kavität), die mit zahlreichen Nerven und Blutgefäßen versorgt wird, die durch eine kleine Öffnung am Fuß der Wurzel eintreten. Der harte Teil des Z.s besteht aus Zahnbein (Dentin), Zahnschmelz und einer dünnen Knochenschicht an der Wurzeloberfläche. Das Dentin nimmt den größten Teil des Z. ein; die Zahnkrone ist zum Schutz mit Zahnschmelz bedeckt. Der Mensch bekommt im Laufe seines Lebens zwei Arten von Zähnen: zunächst das aus 20 Zähnen bestehende Milchgebiss, später, nach Ausfallen der ersten Zähne sein dauerhaftes Gebiss, das aus 32 Zähnen besteht.
🇬🇧 tooth (pl. teeth)

**Zahnabszess.** Abszess im Knochen bzw. dem Weichgewebe eines Kiefers infolge einer Infektion, die durch Zahnkaries oder eine Zahnverletzung verursacht wird. Zu den Symptomen gehören ständige Schmerzen, die durch Berührung mit heißen oder kalten Nahrungsmitteln oder durch den beim Schließen des Mundes entstehenden Druck zusätzlich gesteigert werden.
🇬🇧 dental abscess

**Zahnanlage.** Primitive Zelle im Embryonalstadium, aus der sich ein Zahn entwickelt.
🇬🇧 tooth germ

**Zahnbeinbildner.** → Odontoblast.
🇬🇧 odontoblast

**Zahnbelag.** Belag, der sich an der Zahnoberfläche ablagert. Z. kann → Karies und → Zahnstein verursachen. (s.a. Plaque)
🇬🇧 dental plaque, plaque

**Zahnbrücke.** Zahnprothese, die dauerhaft an zwei Stützzähnen befestigt ist.
🇬🇧 bridgework

**Zähneknirschen.** → Bruxismus.
🇬🇧 bruxism

**Zahnen.** Durchbrechen der ersten Zähne durch die Zahnleiste im Gaumen. Das Z. beginnt i. d. R. ab dem 6. Lebensmonat; von da an vervollständigt sich das Gebiss auf 20 sogenannte Milchzähne bis zum Ende des dritten Lebensjahres. Schmerzen und gelegentliche Entzündungen entstehen durch den Druck, den die Zahnspitze beim Durchbruch auf den Gaumen ausübt. Typische Anzeichen des Z.s sind übermäßiger Speichelausfluss, Beißen auf harte Gegenstände, Reizbarkeit, Schlafschwierigkeiten und Essensverweigerung.
🇬🇧 teething

**Zahnfäule.** → Karies.
🇬🇧 dental caries, caries, tooth decay

**Zahnfistel.** Abnormer Durchgang von der apikalen periodontalen Zahnfläche zur Oberfläche der Mundschleimhaut, durch den Eiter abfließen kann.
🇬🇧 dental fistula

**Zahnfleisch.** (Gingiva). Äußerste Schleimhautschicht, die das Innere der Mundhöhle auskleidet und die Zahnhälse umschließt.
🇬🇧 gum

**Zahnheilkunde.** Wissenschaft von der Diagnose, Prävention und Behandlung von Zahnkrankheiten und Erkrankungen der Zähne und Anhänge in der Mundhöhle. Die Zahnheilkunde umfasst die Reparatur und Wiederherstellung von Zähnen, das Einpassen von Zahnersatz und die Früherkennung bestimmter Krankheiten, z.B. Dyskrasie (fehlerhafte Blutzusammensetzung) und Tumore, die eine zahnärztliche Spezialbehandlung bzw. Behandlung durch einen Arzt erforderlich machen.
🇬🇧 dentistry

**Zahnhygiene.** (Zahnpflege). Die Z. besteht aus Zähneputzen, Mundspülung und Zahnfleischmassage. Diese Maßnahmen dienen der Prophylaxe von → Karies und → Parodontose. (s.a. Kariesvorbeugung)
🇬🇧 dental hygiene, oral hygiene

**Zahnpflege.** → Zahnhygiene.
🇬🇧 dental care

**Zahnprothese.** Festsitzender bzw. herausnehmbarer Zahnersatz, der einen oder mehrere fehlende natürliche Zähne ersetzt.
🇬🇧 dental prosthesis

**Zahnpulpa.** Aus Bindegewebe, Blutgefäßen und Nerven bestehende Masse, die sich in einer Kammer innerhalb der Dentinschicht eines Zahnes befindet.
🇬🇧 dental pulp

**Zahnradphänomen.** Abnormer Muskel- → Rigor, der bei passiver Muskelstreckung ruckartige Bewegungen verursacht.
🇬🇧 cogwheel rigidity

**Zahnreinigungsmittel.** (Dentifricium). Pharmazeutisches Mittel zur Reinigung und Politur von Zähnen; wird mit einer Zahnbürste auf die Zähne aufgetragen und enthält mildes Scheuermittel, Reinigungsmittel, Aromastoffe und Bindemittel.
🇬🇧 dentifrice

**Zahnschmelz.** Harte, weiße Substanz, die das Dentin von Zahnkronen bedeckt.
🇬🇧 enamel

**Zahnstein.** Harte Ablagerungen bestehend aus Kalziumphosphat, Kalziumkarbonat und organischen Stoffen des Speichels auf den Zähnen, welche die Entstehung von → Karies begünstigen können. Eine sorgfältige Zahnpflege gilt als Prophylaxe.
🇬🇧 dental calculus; tartar; scale

**Zäkum.** (Blinddarm; Zökum). Sackförmige Struktur an der Einmündung des Dickdarms. In lateinischen Fügungen auch »Caecum« oder »Coecum«.
[*lat.*: ceacus, blind.]
◪ Verdauungsapparat
🇬🇧 cecum

**Zangenentbindung.** → Zangengeburt.
🇬🇧 forceps delivery

**Zangengeburt.** (Forceps). Geburtshilfliche Operation, bei der das Kind mit Hilfe einer Geburtszange zur Welt kommt. Z.en werden durchgeführt, um eine erschwerte Austreibungsphase zu beenden oder um fetale Notsituationen zu verkürzen.
◪ Forzeps
🇬🇧 forceps delivery

**Zäpfchen.** → Suppositorium.
🇬🇧 suppository

**Zapfen.** Photorezeptorzelle in der Netzhaut des Auges, die das Sehen von Farben ermöglicht. Es gibt drei verschiedene Arten von Zapfenzellen, jeweils eine für die Farben blau, grün und rot. Andere Farben werden durch die Stimulierung verschiedener Zapfentypen sichtbar.
[*griech.*: konos, Zapfen.]
🇬🇧 cone

**Zderad, Loretta T.** Zusammen mit J.G. → Paterson hat Z. eine phänomenologische Annäherung an die Pflege beschrieben.

**Zecken.** Kleine, bis zu 3 cm groß werdende Milben, die als Leder- bzw. Schildzecken vorkommen.
🇬🇧 ticks

**Zeckenbiss.** Zunächst harmlose Verletzung durch eine Blut saugende Zecke mit deren stechend-saugenden Mundwerkzeugen. Eine festgebissene Zecke kann meist mühelos mechanisch entfernt werden. Allerdings übertragen Zecken einige Krank-

heiten auf den Menschen, z.B. die so genannte Frühjahr-Sommer-Enzephalitis. Gegen die Krankheit gibt es eine Schutzimpfung, die in den gefährdeten Gebieten (vor allem Mitteleuropa) empfohlen wird.
🇬🇧 tick bite

**ZEEP.** Abkürzung für englisch »zero-end expiratory pressure« (Endexspiratorischer Druck = 0).
🇬🇧 ZEEP

**Zegelin-Abt, Angelika.** * 1952 in Dortmund; 1969–1972 Krankenpflegeausbildung; 1980 Weiterbildung zur Unterrichtsschwester/ Pflegedienstleitung in Remscheid; 1981–1994 neben Lehrtätigkeiten Studium der Erziehungswissenschaften an der Fernuniversität Hagen; 1993–1997 Dozentin für Pflege am Bildungszentrum Essen des DBfK, Leitung des Pflegefachseminars, seit 1996 Mitaufbau und Mitarbeit im Institut für Pflegewissenschaft an der Freien Universität Witten/Herdecke; A.Z.'s Forschungsschwerpunkt liegt in der Pflegepraxis.

**Zehenluxation.** Abnorme Verschiebung eines Mittelfußknochens am Gelenkansatz.
🇬🇧 dislocation of toe

**zehrend.** Eine Krankheit oder Verletzung betreffend, die zu körperlicher Schwäche, Erschöpfung oder Behinderung führt.
🇬🇧 debilitating

**Zellbank.** Speichereinrichtung für eingefrorene Gewebeproben, die für Forschungszwecke und die chirurgische Wiederherstellung geschädigter Körperstrukturen benötigt werden.
🇬🇧 cell bank

**Zellbiologie.** Die Wissenschaft, die sich mit den Strukturen, Lebensprozessen und Funktionen lebender Zellen, insbesondere menschlicher Zellen, beschäftigt.
🇬🇧 cell biology

**Zelldifferenzierung.** 1. Prozess, in dessen Verlauf embryonale Zellen biochemische und morphologische Eigenschaften erwerben, die für ihre Spezialisierung und Diversifikation benötigt werden. 2. Transformationsprozess von einem nicht differenzierten in einen differenzierten Zustand.
🇬🇧 cytodifferentiation

**Zelle.** Grundlegende Einheit von lebendem Gewebe. Eukaryontische Zellen besitzen einen Zellkern, Zytoplasma und Organellen, die von einer Plasmamembran umschlossen sind. Im Zellkern befindet sich der Nukleolus (aus RNS bestehend) und das Chromatin (Protein und DNA enthaltend). Das Chromatin bildet die Chromosomen, in denen sich die genetischen Informationen befinden. Im Zytoplasma befinden sich folgende Organellen: endoplasmatisches Retikulum, Ribosomen, Golgi-Apparat, Mitochondrien, Lysosomen und Zentrosomen. Prokaryontische Zellen sind kleiner und einfacher als eukaryontische Zellen und haben keine Zellkerne. Die speziellen Eigenschaften von verschiedenen Körpergeweben spiegeln sich in der jeweiligen Struktur und Funktion der Zellbestandteile wider.
[*lat.*: cella, Lagerraum.]
🇬🇧 cell

**Zelle, helle.** 1. Zelltyp der Nebenschilddrüse; diese Zellen lassen sich nicht mit den herkömmlichen Farbstoffen färben. 2. Die in Nierenkarzinomen sowie in Eierstock- und Nebennierengeschwulsten am häufigsten vorkommenden Zellen. 3. Epidermiszellen, die bei Färbung mit Hematoxylin und Eosin kräftig färbende Zellkerne und helles Zytoplasma haben.
[*lat.*: cella, Speicher.]
🇬🇧 clear cell

**Zelle, retikuloendotheliale.** Zellen, die Blut- und Lymphgefäße auskleiden und Bakterien, Viren und kolloidale Partikel phagozytieren bzw. Immungebilde gegen Fremdpartikel bilden können.
🇬🇧 reticuloendothelial cell

**Zelle, undifferenzierte.** Unreife Zelle, die noch keine spezifischen Zeichen ihrer späteren Ausprägung aufweist.
🇬🇧 undifferentiated cell

**Zellen, chromaffine.** Spezialisierte Zellen, aus denen die Paraganglien bestehen und die mit den Ganglien von Zöliakus, Plexus renalis, Plexus suprarenalis, dem Aorten- sowie dem Beckengeflecht verbunden sind. Die chromaffinen Zellen des Nebennierenmarks scheiden die zwei Katecholamine Adrenalin und Noradrenalin aus, die dieselbe Wirkung auf die glatten Muskeln, den Herzmuskel und die Drüsen haben wie eine Stimulierung des sympathischen Nervensystems, indem sie Sympathikuseffekte verstärken bzw. verlängern.
🇬🇧 chromaffin cell

**Zellimmunität.** Erworbene Immunität durch die dominierende Rolle der kleinen T-Lymphozyten. Die Zellimmunität spielt eine Rolle in der Resistenz gegen virale oder bakterielle Infektionskrankheiten, bei Überempfindlichkeitsreaktionen, hinsichtlich verschiedener Aspekte der Krebsresistenz, bei bestimmten Autoimmunerkrankungen, bei der Abstoßung von Transplantaten und bestimmten Allergien.
[*lat.:* cellula, kleine Zelle, immunis, ausgenommen.]
🇬🇧 cellular immunity

**Zellinfiltration.** Migration und Gruppenbildung von Zellen in verschiedenen Körpergeweben.
🇬🇧 cellular infiltration

**Zellkern.** → Nukleus
🇬🇧 nucleus

**Zellkultur.** Lebende Zellen, die in vitro in künstlichen Nährmedien zu Forschungszwecken für Experimente zur Kontrolle von Krankheiten, z.B. Krebs, gezüchtet werden.
[*lat.:* cella, Lagerraum, colere, kultivieren.]
🇬🇧 cell culture

**Zellmorphologie.** Die Erforschung verschiedener Zellformen und der in den Zellen enthaltenen Strukturen.
🇬🇧 cytomorphology

**Zellorganelle.** In einer Zelle vorkommende, von Membranen umschlossene Strukturen mit spezifischen Funktionen, wie Fortpflanzung oder Stoffwechsel. Beispiele von Zellorganellen sind die Mitochondrien und der Golgi-Apparat.
[*lat.:* cella, Lagerraum; *griech.:* organon, Instrument.]
🇬🇧 cell organelle

**Zellrezeptor.** Protein, das sich entweder auf der Zelloberfläche, im Zytoplasma oder im Zellkern befindet und mit spezifischen Liganden verbindet. Der Bindungsprozess aktiviert die Signalübertragung und die Zellaktivierung.
🇬🇧 cell receptor

**Zellteilung.** Der in der Zelle kontinuierlich stattfindende Vorgang zwischen Interphase und Mitose. Die Mitose wird in vier Teilschritte unterteilt: Prophase, Metaphase, Anaphase und Telophase. Der Prozess der Zellteilung ist ein fortlaufender Vorgang, der in einzelnen Schritten abläuft, die mehrere Stunden lang dauern können. Während der Interphase, vor Beginn der nächsten Prophase, werden neue DNA, RNA und Proteinmoleküle synthetisiert.
🇬🇧 cell division

**Zelltod.** 1. Endgültiges Unvermögen einer Zelle, essenzielle Lebensfunktionen aufrechtzuerhalten. 2. Der Punkt während des Sterbevorgangs, an dem Vitalfunktionen auf Zellniveau aussetzen.
🇬🇧 cell death

**Zelltrümmer.** Abgestorbenes, erkranktes oder beschädigtes Gewebe sowie alle Fremdkörper, die aus einer Wunde bzw. einer zu behandelnden Körperregion entfernt werden.
🇬🇧 debris

**zellulär.** Zellen betreffend bzw. aus Zellen bestehend.
[*lat.:* cella, Lagerraum.]
🇬🇧 cellular

**Zellulitis.** (Orangenhaut). Diffuse, degenerative Infektion der Haut und des subkutanen Gewebes.
[*lat.:* cellula, kleine Zelle; *griech.:* itis, Entzündung.]
🇬🇧 cellulitis

**Zellulose.** Farbloses, unverdauliches, transparentes Polysaccharid, das primärer Bestandteil von pflanzlichen Zellwänden ist. Ist in der Ernährung wichtig, weil die Z. die Ballaststoffe für ein gut funktionierendes Verdauungssystem liefert.
[*lat.*: cellula, kleine Zelle.]
🌐 cellulose

**Zellvolumen, mittleres (MCV).** Berechnung des mittleren Volumens jedes einzelnen Erythrozyten, das sich aus dem Verhältnis des Volumens an Erythrozyten (→ Hämatokrit) und der Gesamtzahl der roten Blutkörperchen berechnet.
🌐 mean corpuscular volume (MCV)

**Zell(teilungs)zyklus.** Die während des Wachstums und der Teilung von Gewebezellen stattfindende Folge von Prozessen.
🌐 cell division cycle (cdc)

**Zement.** Knochenartiges Bindegewebe, das die Zahnwurzeln umgibt und abstützt.
🌐 cementum

**Zenkerdivertikel.** Ausstülpung in der Speiseröhre (Ösophagus). Ein durch Druck von innen entstandenes und im Halsbereich lokalisiertes (Pulsions-) → Divertikel. Das Z. ist mit ca. 70 % das häufigste Ösophagusdivertikel, wobei es sich meistens um ein Pseudodivertikel handelt. Typisches Kennzeichen ist das nächtliche Zurückströmen von unverdauten Speiseresten in die Mundhöhle.
📄 Divertikel
🌐 Zenker's diverticulum; hypopharyngeal diverticulum

**Zentigramm.** Ein Hundertstel eines Gramms oder 10 Milligramm.
🌐 centigram

**Zentiliter (cl).** Ein Hundertstel eines Liters oder 10 Milliliter.
🌐 centiliter (cl)

**Zentimeter (cm).** Metrische Einheit, die einem Hundertstel eines Meters entspricht.
[*lat.*: centum, Hundert; *griech.*: metron, Maß.]
🌐 centimeter (cm)

**Zentimeter-Gramm-Sekunden-System (C.G.S., cgs).** Internationales, wissenschaftliches System, das Längen, Massen und Zeit in Zentimeter, Gramm und Sekunden ausdrückt. Das C.G.S.-System wird zunehmend durch das Systeme International d'Unites (SI) bzw. das International System of Units ersetzt, welches auf Metern, Kilogramm und Sekunden beruht.
🌐 centimeter-gram-second system (cgs, CGS)

**Zentraler Katheter, peripher gelegter: Umgang mit.** → Pflegeintervention der → NIC, die definiert wird als die Einführung und Pflege eines peripher eingeführten zentralen Katheters.
🌐 Peripherally Inserted Central (PIC) Catheter Care

**Zentralfurche.** Furche, die Stirn- und Scheitellappen voneinander trennt.
🌐 central sulcus

**Zentralkanal, des Rückenmarks.** Der entlang des gesamten Rückenmarks verlaufende Kanal, in dem sich fast die gesamten 140 ml der zerebrospinalen Flüssigkeit (Liquor) eines Menschen befinden. Der Zentralkanal des Rückenmarks befindet sich in der Mitte des Stranges zwischen den ventral und dorsal gelegenen grauen Kommissuren und reicht bis in die Medulla oblongata; dort erweitert er sich zum vierten Hirnventrikel.
[*griech.*: kentron + *lat.*: canalis, Kanal.]
🌐 central canal of spinal cord

**Zentralnervensystem (ZNS).** Das Nervensystem, das aus Gehirn und Rückenmark besteht. Das ZNS verarbeitet Informationen, die zum peripheren Nervensystem geleitet werden bzw. vom peripheren Nervensystem empfangen werden, und ist für Körperkoordination und -kontrolle zuständig. Durch das Rückenmark laufen verschiedene, vom Gehirn kommende Nervenfasern. Die Reize des peripheren Nervensystems werden im Rückenmark umgeleitet und verteilt. Direkt aus dem Gehirn treten 12 Paare von Hirnnerven aus. Sensorische und motorische Nerven des peripheren Nervensystems treten einzeln aus dem Rückenmark zwischen den Wirbeln heraus, laufen aber wieder zusammen und

bilden die 31 Spinalnervenpaare, die sensorische und motorische Fasern enthalten. In nur einem Zehntel der Gehirnzellen befinden sich über 10 Milliarden Neurone; die anderen Gehirnzellen bestehen aus Neuroglien. Neurone und Neuroglien bilden zusammen die weiche, galertartige Hirnmasse, die durch die Schädelknochen geschützt wird. Gehirn und Rückenmark bestehen aus grauer und weißer Substanz. Die graue Substanz enthält hauptsächlich Nervenzellen, während die weiße Substanz in erster Linie aus Bündeln markhaltiger Nervenfasern besteht.
[*griech.:* kentron + *lat.:* nervus, Nerv; *griech.:* systema, System.]
🇬🇧 central nervous system (CNS)

**Zentralschmerz.** Durch eine Läsion im Zentralnervensystem verursachter Schmerz.
🇬🇧 central pain

**Zentralvenöser Druck (ZVD).** (zentraler Venendruck). Der in den großen Körpervenen herrschende Blutdruck, der in etwa dem Füllungsdruck der rechten Herzkammer entspricht. Er wird entweder in cm Wassersäule (Normalwert: 2–12 cm) bzw. in mm Quecksilbersäule (Normalwert: 1,5–9 mmHg) gemessen. (s.a. Venendruckmessung, zentrale)
🇬🇧 central venous pressure (CVP)

**zentrifugal.** 1. Bezeichnung für eine nach außen, von einem zentralen Punkt oder einer zentralen Achse weg gerichtete Kraft, z.B. die Zentrifugalkraft, die den Mond in seiner Umlaufbahn um die Erde hält. 2. Vom Zentrum weg gerichtete Richtung.
🇬🇧 centrifugal

**Zentrifugalkraft.** Natürliche Fliehkraft, die Objekte betrifft, die sich in einer Drehbewegung befinden. Die Zentrifugalkraft ist das Produkt der Masse und ihrer Winkelbeschleunigung. Bei der Zentrifugierung werden die schwereren Bestandteile einer Mischung von den anderen Komponenten getrennt, indem sie an den Rand der Kreisbahn geschleudert werden.
[*griech.:* kentron + *lat.:* fugere, entfliehen.]
🇬🇧 centrifugal force

**Zentrifuge.** Gerät zur Trennung der Bestandteile von Flüssigkeiten mit verschiedener Dichte durch Anlegung hoher Drehgeschwindigkeiten. Durch die → Zentrifugalkraft werden die schwereren von den leichteren Bestandteilen getrennt.
[*griech.:* kentron + *lat.:* fugere, entfliehen.]
🇬🇧 centrifuge

**Zentriol.** Intrazelluläre Organelle, die normalerweise Bestandteil des Zentrosoms ist. Zentriolen kommen häufig paarweise vor. Im Verlauf der Zellteilung bilden sie die Spindel, die während der Mitose entsteht.
[*griech.:* kentron.]
🇬🇧 centriole

**zentripetal.** Afferente Richtung aufweisend, z.B. ein in Richtung Gehirn laufender sensorischer Nervenimpuls.
[*griech.:* kentron + *lat.:* petere, suchen.]
🇬🇧 centripetal

**Zentromer.** Eingeschnürter Bereich eines Chromosoms, in dem sich die zwei Chromatiden vereinen. Das Zentromer bildet die Ansatzstelle der Spindelfaser während Mitose und Meiose; bei der Zellteilung spalten sich die Zentromere der Länge nach; jedes Tochterchromosom erhält eine Zentromerhälfte.
[*griech.:* kentron + meros, Teil.]
🇬🇧 centromere

**Zentrosom.** Sich selbst fortpflanzende zytoplasmatische Organelle, die aus Zentrosphäre und Zentriolen besteht. Befindet sich in der Nähe des Zellkerns und fungiert als dynamisches Zellzentrum, insbesondere während der Mitose.
[*griech.:* kentron + soma, Körper.]
🇬🇧 centrosome

**Zephalgie.** → Kopfschmerzen.
🇬🇧 cephalalgia

**zerebellar.** Das Kleinhirn betreffend.
[*lat.:* cerebellum, Kleinhirn.]
🇬🇧 cerebellar

**zerebellospinal.** Vom Kleinhirn in Richtung Rückenmark.
[*lat.*: cerebellum + spina, Rückgrat.]
🇬🇧 cerebellospinal

**zerebral.** Das Großhirn betreffend.
[*lat.*: cerebrum, Gehirn]
🇬🇧 cerebral

**Zerebraler Perfusionsdruck.** Maß der Blutmenge, die das Gehirn erreicht; die Differenz zwischen arteriellem Mitteldruck und intrakraniellem Druck.
🇬🇧 cerebral perfusion pressure (CPP)

**Zerebralparese.** (Gehirnlähmung). Motorische Funktionsstörung aufgrund eines dauerhaften, nicht fortschreitenden Hirndefekts oder einer bei der Geburt bzw. kurz danach entstandenen Gehirnläsion. Die neurologischen Defizite können eine spastische Hemiplegie, Monoplegie, Diplegie oder Tetraplegie nach sich ziehen. Weitere Auswirkungen sind Athetose bzw. Ataxie, Krampfanfälle, Fehlempfindungen, verschiedene Grade geistiger Behinderung sowie Sprech-, Seh- und Hörfehler. Eine Z. steht häufig in Verbindung mit einer Frühgeburt bzw. mit einer Problemgeburt oder Sauerstoffmangel unter der Geburt und der sich daraus ergebenden Beschädigung des Nervensystems. Schon bald nach der Geburt machen sich Atemstörungen, gestörtes Saugverhalten und Schlucken sowie eine abnorme Reaktionsfähigkeit bemerkbar; die charakteristisch steifen, unbeholfenen Bewegungen der Gliedmaßen des Neugeborenen werden häufig jedoch mehrere Monate lang übersehen. Das Kind erlernt das selbstständige Gehen erst verspätet und hat einen typischen Scherengang. Eine Früherkennung erleichtert den Umgang mit Kleinkindern mit Zerebralparese sowie die Durchführung von Übungs- und Trainingsprogrammen.
[*lat.*: cerebrum + *griech.*: para, jenseits, lysis, Auflösen.]
🇬🇧 cerebral palsy

**Zerebralthrombose.** (Gehirnthrombose). Blutgerinnsel in einem Hirngefäß.
[*lat.*: cerebrum + *griech.*: thrombos, Propfen, osis, Zustand.]
🇬🇧 cerebral thrombosis

**Zerebrosid.** In Gehirn und anderen Geweben des Nervensystems, insbesondere der Markscheide, gefundene Gruppe von Glykolipiden.
🇬🇧 cerebroside

**zerebrospinal.** Gehirn und Rückenmark betreffend.
🇬🇧 cerebrospinal

**Zerebrospinalachse.** Eine von Gehirn und Rückenmark gebildete Linie, um die der Körper angeordnet ist.
[*lat.*: cerebrum, Gehirn, spina, Wirbel.]
🇬🇧 cerebrospinal axis

**Zerebrospinalflüssigkeit.** (Liquor (cerebrospinalis); Gehirn-Rückenmarks-Flüssigkeit). Die durch die vier Hirnventrikel fließende und diese schützende Flüssigkeit, die ebenfalls durch den subarachnoidalen Raum und den Spinalkanal fließt; besteht hauptsächlich aus den Absonderungen der sich in den lateralen sowie den dritten und vierten Hirnventrikeln befindlichen Plexi choroidii.
🇬🇧 cerebrospinal fluid (CSF)

**Zerebrospinalnerven.** 12 Paare von Hirnnerven und 31 Paare von Spinalnerven, die aus Gehirn und Rückenmark austreten.
🇬🇧 cerebrospinal nerves

**zerebrovaskulär.** Das Gefäßsystem und die Blutversorgung des Gehirns betreffend.
[*lat.*: cerebrum + vasculum, kleines Gefäß.]
🇬🇧 cerebrovascular

**zero-end expiratory pressure (ZEEP).** Nach der Ausatmung sinkt der Druck in den Atemwegen auf den Umgebungsdruck ab.
🇬🇧 zero-end expiratory pressure (ZEEP)

**Zeroid.** Goldfarbenes, wächsernes Pigment, das in einer zirrhösen Leber, dem Magen-Darm-Trakt, dem Nervensystem oder den Muskeln vorkommen kann.
[*lat.*: cera, Wachs; *griech.*: eidos, Form.]
🇬🇧 ceroid

**Zerrung.** (Distorsion). 1. Überdehnung einzelner Muskelfasern. Die Funktionalität

des Muskels bleibt meist erhalten, jedoch unter Schmerzen. 2. Gelenkverletzung durch gewaltsames Überdrehen über die physiologische Bewegungsgrenze hinaus. Symptome sind örtliche Schwellung, Druckschmerz, Gelenkerguss und oft eine abnorme Beweglichkeit. Als Spätschaden kann ein sogenanntes »Schlottergelenk« zurückbleiben. Beide Formen sind häufige Sportverletzungen.
🇬🇧 strain

**Zertifizierung.** 1. Evaluation und Anerkennung einer Person, einer Einrichtung oder eines Studienprogramms hinsichtlich der Erfüllung bestimmter Standards. Zertifizierungen werden normalerweise von regierungsunabhängigen Institutionen durchgeführt. 2. Begriff aus der Krankenpflege; Vorgang, bei dem eine Berufsorganisation bzw. ein Berufsverband verifiziert, dass eine examinierte Person die anerkannten Normen zur Durchführung von Tätigkeiten in speziellen Pflegebereichen erfüllt.
[*lat.:* certus, sicher, facere, machen.]
🇬🇧 certification

**Zerumen.** (Ohrenschmalz). Gelbliche bis bräunliche, wachsartige Absonderung der rudimentären, apokrinen Schweißdrüsen im äußeren Gehörgang.
Beim Einführen von Wattestäbchen in den Gehörgang kann es zu Verletzungen kommen. Hartnäckiges Ohrenschmalz wird deshalb mit geeigneten Ohrentropfen aufgelöst und ausgespült oder mechanisch entfernt.
[*lat.:* cera, Wachs.]
🇬🇧 cerumen

**Zeruminaldrüse.** Winzig kleine Strukturen im Außenohrkanal, bei denen es sich wahrscheinlich um modifizierte Schweißdrüsen handelt. Anstelle von Schweiß sondern sie wachsartiges Zerumen ab.
🇬🇧 ceruminous gland

**zervikal.** 1. Den Nacken bzw. die Nackenregion betreffend. 2. Bezeichnung für eine Verengung einer nackenförmigen Körperstruktur, z.B. ein Zahnhals oder der Gebärmutterhals.
[*lat.:* cervix, Nacken.]
🇬🇧 cervical

**Zervikalabort.** Spontaner Abgang einer Zervixschwangerschaft.
[*lat.:* cervix + ab, weg von, oriri, geboren werden.]
🇬🇧 cervical abortion

**Zervikaladenitis.** (Halsdrüsenentzündung). Erkrankung mit vergrößerten, empfindlichen Halslymphknoten.
[*lat.:* cervix + *griech.:* aden, Drüse, itis, Entzündung.]
🇬🇧 cervical adenitis

**Zervikalnerven.** Acht Paare von Rückenmarksnerven, die von den Zervikalsegmenten oberhalb des Atlas bis unterhalb des siebten Wirbels reichen. Die obersten vier Paare versorgen Kopf und Nacken, die anderen vier innervieren hauptsächlich die oberen Extremitäten, Kopfhaut und Rücken.
[*lat.:* cervix, Nacken, nervus, Nerv.]
🇬🇧 cervical nerves

**Zervikalspondylose.** Form einer degenerativen, die Halswirbel betreffenden Gelenk- und Bandscheibenerkrankung, die zu einer Kompression assoziierter Nervenwurzeln führt. Symptome sind Schmerzen bzw. Taubheit in der betroffenen Arm- und Schulterregion sowie Versteifung der Halswirbelsäule.
[*lat.:* cervix + *griech.:* spondylos, Wirbel, osis, Zustand.]
🇬🇧 cervical spondylosis

**Zervikalstenose.** Verengungen im Kanal zwischen Gebärmutter und Muttermund.
[*lat.:* cervix + *griech.:* stenos, eng, osis, Zustand.]
🇬🇧 cervical stenosis

**Zervix.** (Gebärmutterhals). Der in die Scheidenhöhle reichende Teil des Uterus. Die Z. wird in einen supravaginalen und einen vaginalen Teil unterteilt. Der supravaginale Teil wird zum Bauch hin durch das Parametrium von der Blase getrennt. Der vaginale Teil der Z. erstreckt sich in das

Scheidengewölbe und enthält den Zervikalkanal.
[*lat.:* cervix, Nacken.]
🇬🇧 cervix

**Zervixabstrich.** Mit einem sterilen Applikator oder einem speziellen kleinen Holz- oder Plastikspatel entnommene Probe von Ausscheidungen und Oberflächenzellen der Zervix. Für die Durchführung eines → Papanicolaou-Test wird der Abstrich von der Verbindung zwischen Gebärmutterhals, Scheidengewölbe und endozervikalem Kanal entnommen. Die Probe wird auf einen Objektträger aufgestrichen und einer zytologischen Untersuchung unterzogen.
🇬🇧 cervical smear

**Zervixdilatation.** (Muttermundsweite). Der bei einer vaginalen Geburt festgestellte Durchmesser der Zervixöffnung. Angegeben entweder in Zentimetern oder in Fingerbreiten, wobei ein Fingerbreit etwa 2 cm entspricht. Eine völlig erweiterte Zervixöffnung hat einen Durchmesser von 10 cm.
[*lat.:* dilatare, erweitern.]
🇬🇧 cervical dilation

**Zervixinsuffizienz.** Zustand, der durch eine schmerzlose Erweiterung (Dilatation) des Muttermundes (Zervix) vor dem Entbindungstermin ohne Wehen oder Uteruskontraktionen gekennzeichnet ist. In der Folge kann es zu einer Fehlgeburt oder Frühgeburt kommen. Bei einer Z. muss die Mutter Bettruhe einhalten.
Körperliche Schonung, Bettruhe bzw. → Cerclage.
🇬🇧 incompetent cervix

**Zervixkanal.** (Gebärmutterhalskanal). Kanal im Gebärmutterhals, der bis in die Vagina reicht. Das uterine Ende des Kanals wird durch den inneren Muttermund verschlossen, das distale Ende bei Frauen, die noch kein Kind geboren haben, zusätzlich durch den äußeren Muttermund. Während der Menstruation öffnet sich der Z. leicht, damit das Menstruationsblut nach außen fließen kann. Zur Befruchtung (Konzeption) müssen die männlichen Spermien den Z. passieren, um durch die Gebärmutter zu den Eileitern zu gelangen. Bei einer vaginalen Geburt öffnet sich der Z. durch die Wehen so weit, dass das Kind passieren kann.
🇬🇧 cervical canal

**Zervixkarzinom.** (Gebärmutterhalskrebs). Neoplasma am Gebärmutterhals, das im frühen, heilbaren Entwicklungsstadium mit Hilfe eines Papanicolaou-Abstrichs diagnostiziert werden kann. Faktoren, die die Entwicklung von Zervixkrebs fördern sind frühzeitiger Geschlechtsverkehr, Geschlechtsverkehr mit wechselnden Partnern, genitale Herpesinfektionen, zahlreiche Geburten sowie ungenügende gynäkologische Pflege. Die Zervixneoplasie ist im frühen Entwicklungsstadium normalerweise asymptomatisch; wässriger Ausfluss bzw. zeitweises Austreten von Blut können auftreten. Fortgeschrittene Läsionen können dunklen, übelriechenden Ausfluss verursachen, sowie Blaseninkontinenz, Rektalfisteln, Appetitlosigkeit, Gewichtsverlust und Rücken- und Beinschmerzen. Etwa 90% aller Zervixtumore sind Plattenepithelkarzinome, weniger als 10% sind Adenokarzinome, Mischformen dieser beiden Arten, oder, in seltenen Fällen, Sarkome. Zervixkarzinome können die Gewebe benachbarter Organe befallen und sich durch Lymphkanäle in entfernten Körperregionen verbreiten, wie z.B. in Lungen, Knochen, Leber, Gehirn und paraaortische Knoten.
🇬🇧 cervical cancer

**Zervixpolyp.** Endozervikale, aus Zylinderepithelzellen bestehende Geschwulst, die mit einem dünnen Stiel am Zervikalkanal befestigt ist. Häufig verläuft die Krankheit asymptomatisch; multiple bzw. abgeschürfte Polypen können jedoch Blutungen verursachen, insbesondere beim Geschlechtsverkehr. Polypen treten am häufigsten bei Frauen über 40 auf; die Ursachen sind unbekannt.
[*lat.:* cervix + *griech.:* polys, gemein, pous, Fuß.]
🇬🇧 cervical polyp

**Zervixschleim.** Von den Zervixdrüsen im oberen Teil des Zervikalkanals abgesondertes Sekret.
🇬🇧 cervical mucus

**Zervizitis.** (Gebärmutterhalskatarrh). Akute oder chronische Entzündung des Gebärmutterhalses. Symptome einer akuten Zervizitis sind Rötung, Ödem und Bluten bei Berührung. Zusätzlich können große Mengen übelriechenden Ausflusses aus der Scheide austreten, Schmerzen im Beckenbereich oder geringe Blutungen beim Geschlechtsverkehr sowie Jucken und Brennen der äußeren Genitalien auftreten. Eine chronische Zervizitis ist eine dauerhafte Entzündung des Gebärmutterhalses, von der Frauen im gebärfähigen Alter betroffen sind. Zu den begleitenden Symptomen gehören dickflüssiger, reizverursachender, übelriechender Ausfluss und heftige Schmerzen im Beckenbereich. Die Zervix ist gestaut und vergrößert, häufig treten Zysten und Ausstülpungen auf, alte Geburtsnarben werden sichtbar.
🇬🇧 cervicitis

**Zielsetzungen, Festlegen gemeinsamer.** → Pflegeintervention der → NIC, die definiert wird als die Zusammenarbeit mit Patienten bei der Bestimmung und Prioritätenvergabe von Pflegezielen und anschließender Entwicklung eines Plans zur Umsetzung der Zielvorstellungen durch die Erarbeitung und Nutzung einer Skala, mit der der angestrebte Erfolg bewertet werden kann.
🇬🇧 Mutual Goal Setting

**Zigarettendrain.** Aus einem in einen Schlauch hineingezogenen Stück Gaze bzw. chirurgischen Schwamm hergestellte chirurgische Drainage.
[*span.:* cigarro, Zigarette.]
🇬🇧 cigarette drain

**ziliar.** Augenwimpern bzw. Augenlider betreffend.
[*lat.:* cilia, Wimpern.]
🇬🇧 ciliary

**Ziliarbewegung.** Wellenförmige Bewegung der haarförmigen Fortsätze, mit denen die Epithelschicht der Atemwege sowie die Zellen bestimmter Mikroorganismen besetzt sind.
🇬🇧 ciliary movement

**Ziliardrüse.** Eine der zahlreichen kleinen, modifizierten Schweißdrüsen, die in mehreren Reihen nahe den Rändern der Augenlider angeordnet sind und Kammerwasser bilden.
🇬🇧 ciliary gland

**Ziliarfortsatz.** Einer von etwa 80 winzigen, fleischigen Fortsätzen auf der hinteren Oberfläche der Iris, die eine Manschette um die Kristalllinse des Auges bilden.
🇬🇧 ciliary process

**Ziliarganglion.** Kleines, parasympathisches Ganglion im Orbicularis oculi, der Pupillen- und Naheinstellungsreflexe steuert.
🇬🇧 ciliary ganglion

**Ziliarkörper.** Verdickter Teil der mittleren Augenhaut, die Netzhaut und vordere Aderhaut miteinander verbindet.
[*lat.:* cilia, Wimpern.]
🇬🇧 ciliary body

**Ziliarmuskel.** Semitransparentes, kreisförmiges Band glatter Muskelfasern, das mit der Aderhaut der Augen verbunden und wichtigster Muskel für die Naheinstellung der Augen ist.
🇬🇧 ciliary muscle

**Zilien.** 1. Augenwimpern. 2. Kleine, haarförmige Fortsätze an der Oberfläche bestimmter Zellen, die Nahrungsaufnahme und Zellmetabolismus unterstützen, indem sie in einer Flüssigkeit Strömungen erzeugen.
[*lat.:* cilium, Augenwimper.]
🇬🇧 cilia

**Zimmerpflege.** Organisationsform der Pflege, bei der die Pflegekraft (eventuell mit Schüler) für ein oder mehrere Patientenzimmer zuständig ist. Von Beginn bis zum Ende der jeweiligen Dienstschicht ist diese Person für das Zimmer (Bereichspflege) verantwortlich. Nachteil: in darauf folgenden Dienstschichten wechselt die Verantwortlichkeit auf an-

dere Pflegekräfte, sodass nicht immer eine Kontinuität gewährleistet ist.
🌐 Primary care nursing

**Zimt.** Aromatische, innere Rinde bestimmter *Cinnamomum*-Arten, die im Malaiischen Archipel und China heimisch sind. Saigonzimt wird als Mittel gegen Blähungen (Karminativum), aromatisches Stimulans sowie als Gewürz verwendet.
🌐 cinnamon

**Zink (Zn).** Bläulich-weißes Schwermetall mit der Ordnungszahl 30 und einem Atomgewicht von 65,38. Zn ist ein essenzieller Stoff und beim Menschen für Wachstum, Reifung und den Stoffwechsel wichtig; es ist in vielen Nahrungsmitteln enthalten, und der tägliche Bedarf von 10 – 15 mg wird i. d. R. durch die Nahrung gedeckt. Zn ist auch in vielen Arzneimitteln enthalten, wie z.B. in Zinkazetat, Zinkoxid und Zinkpermanganat. Zinkazetat wirkt zusammenziehend auf Schleimhäute und Wunden und wird als entzündungs- und blutungshemmendes Mittel (Adstringens) angewandt. Zinkoxid wird innerlich als entkrampfendes Mittel (Antispasmolytikum) und äußerlich als Hautschutz in Salben verwendet. Zinkpermanganat wirkt ebenfalls adstringierend und wird z.B. bei Harnwegsinfekten als Spülung angewandt.
🌐 zinc (Zn)

**Zinkleimverband.** → Kompressionsverband aus mit Zinkleim (Zinci gelatina) bestrichenen Mullbinden. Der Z. wird wie ein Bindenverband angelegt, z.B. bei Schwellungszuständen nach der Entfernung von Gipsverbänden oder bei Stumpfödem nach Amputationen. Durch den Zinkleim wird eine gute Haftung und Stabilität erreicht. Zum Schutz der Kleidung den Verband anschließend mit Schlauchmull abdecken.
🌐 Unna's boot

**Zinkmangel.** Ungenügende Zufuhr von Zink mit der Nahrung, die sich in verstärkter Müdigkeit, verminderter Aufmerksamkeit, vermindertem Geschmacks- und Geruchssinn, Appetitlosigkeit, Minderwuchs, verzögerter Geschlechtsreife, verzögerter Wundheilung, Anfälligkeit für Krankheit und Verletzungen sowie Milz- und Lebervergrößerungen äußert.
🌐 zinc deficiency

**Zink(oxid)salbe.** Salbe aus 20% Zinkoxid, die lokal bei Hautproblemen und als Hautschutz aufgetragen wird. Z. wirkt entzündungshemmend, bakteriostatisch, austrocknend, anästhesierend und antiphlogistisch.
🌐 zinc ointment; zinc oxide ointment

**Zinkvergiftung.** Vergiftung nach Einatmen von Zinkdampf oder Zinkoxid bzw. nach Aufnahme von Zinkazetat mit sauren Speisen aus Zinkgefäßen. Symptome sind u. a. ein brennendes Gefühl in Mund und Rachen, Erbrechen, Durchfall, Bauch- und Brustschmerzen, in schweren Fällen auch Schock und Koma.
🌐 zinc salt poisoning

**Zirbeldrüse.** (Epiphyse). → Corpus pineale.
🌐 pineal body

**zirkadian.** Auf den ganzen Tag verteilt; tagesrhythmisch, z.B. → Biorhythmus.
🌐 circadian

**Zirkulärverband.** (Rundtourenverband). Ein um einen verletzten Körperteil herumgewickelter Verband.
[*lat.*: circularis, rund.]
🌐 circular bandage

**Zirkulation.** Kreislaufbewegung eines Objekts bzw. einer Substanz, z.B. Zirkulation von Blut durch das kreisförmige, aus Arterien und Venen bestehende Netzwerk.
[*lat.*: circulatio, herumgehen.]
🌐 circulation

**Zirkumduktion.** (Kreisbewegung). 1. Eine der vier grundlegenden Bewegungen, die durch die Skelettgelenke ermöglicht werden. Die Zirkumduktion ist eine Kombination von Abduktion, Adduktion, Extension und Flexion. 2. Kreisende Bewegungen der Extremitäten bzw. der Augen.
[*lat.*: circum, herum + ducere, führen.]
🌐 circumduction

**Zirkumzision.** → Beschneidung.
🇬🇧 circumcision

**Zirrhose.** Gewebsumwandlung mit Verhärtung und Veränderung der physiologischen Organstruktur. Zu Beginn kommt es zu Entzündungserscheinungen oder Gewebsuntergang mit nachfolgender Bindegewebswucherung und schließlich zu einer narbigen Schrumpfung. (s.a. Leberzirrhose)
[*griech.*: skirrox, harte Schwellung, Tumor]
🇬🇧 cirrhosis

**Zisterne.** Hohlraum zum Speichern von Lymph- und anderen Körperflüssigkeiten.
[*lat.*: cisterna, Gefäß.]
🇬🇧 cistern

**Zisternenpunktion.** Einführen einer Kanüle in die Cisterna cerebellomedullaris zum Zweck einer Entnahme von Rückenmarksflüssigkeit. Der Einstich wird zwischen Atlas und Okzipitalknochen vorgenommen.
[*lat.*: cisterna, Gefäß, punctura, Stechen.]
🇬🇧 cisternal puncture

**Zitrat.** Das Anion der Zitronensäure.
[*griech.*: kitron, Zitrone.]
🇬🇧 citrate

**Zitratblut.** → Oxalatblut.
🇬🇧 oxalated blood

**Zitronenöl.** Durch Kaltpressung der Fruchtschale gewonnenes Öl mit erfrischender, aktivierender Wirkung; wirkt bei Inhalation hustenlindernd, als Waschwasserzusatz fiebersenkend. Auch in der Duftlampe zur allgemeinen Anregung anwendbar. Nicht anzuwenden bei einer bekannten Allergie gegen Zitrusfrüchte. (→ Öl, ätherisches; Aromatherapie)
🇬🇧 lemon oil

**Zitronensäure.** Weiße, kristalline, organische Säure, die in Wasser und Alkohol löslich ist. Zitronensäure wird aus Zitrusfrüchten, insbesondere Zitronen und Limonen, oder durch die Vergärung von Zucker gewonnen, und als Würzstoff für Speisen, kohlensäurehaltige Getränke sowie in bestimmten pharmazeutischen Produkten, insbesondere in Abführmitteln, eingesetzt.
[*griech.*: kitron, Zitrone.]
🇬🇧 citric acid

**Zitronensäurezyklus.** (Krebs-Zyklus). Enzymatische Kettenreaktionen, in deren Verlauf Kohlenhydratketten bestehend aus Zuckern, Fettsäuren und Aminosäuren zu Kohlendioxid, Wasser und energiereichen Phosphatverbindungen abgebaut werden. Ausgangspunkt ist die Verbindung zwischen Pyruvat und Koenzym A (CoA), woraus Acetyl-CoA entsteht, das in den Zyklus eintritt, indem es zusammen mit der aus vier Kohlenstoffatomen bestehenden Oxalessigsäure Zitronensäure (sechs Kohlenstoffatome) bildet. In den nachfolgenden Schritten wird die aus Zitronensäure entstandene Isozitronensäure zu Oxalbernsteinsäure oxidiert und gibt ein Kohlenstoffatom ab, um alpha-Ketoglutarsäure zu bilden. Die alpha-Ketoglutarsäure erfährt eine oxidative Dekarboxylierung und bildet Bernsteinsäure, die ihrerseits zu Fumarsäure oxidiert wird. Die Oxidation von Fumarsäure ergibt schließlich wieder das Ausgangsprodukt Oxalessigsäure. Oxalessigsäure verbindet sich mit Acetyl-CoA und schließt somit den Zyklus. Der Krebs-Zyklus ist eine wichtige Quelle für energetisch hochwertiges → Adenosintriphosphat.
🇬🇧 citric acid cycle

**Zitronenwickel.** Warmer → Wickel zur Pneumonieprophylaxe oder zur Unterstützung bei Lungenerkrankungen. → Brustwickel. Vor Erstanwendung muss eine Allergie auf Zitronen ausgeschlossen werden.
🇬🇧 lemon compress

**Zitrullin.** Aus Ornithin im Verlauf des Harnstoffabbaus gebildete Aminosäure, die im weiteren Verlauf in Arginin umgewandelt wird, indem ein Stickstoffatom von Aspartat transferiert wird.
[*lat.*: citrullus, Wassermelone.]
🇬🇧 citrulline

**Zn.** Zeichen für das chemische Element Zink.
🔀 Zn

**ZNS.** Abkürzung für → Zentralnervensystem.
🔀 CNS

**ZNS-Sympathikomimetikum.** Substanzen, z.B. Kokain oder Amphetamine, die eine Stimulation des Zentralnervensystems hervorrufen.
🔀 CNS sympathomimetic

**Zökum.** → Zäkum

**Zöliaka.** (Zöliaka). Viszeraler Ast der Bauchaorta, der sich kaudal zum Zwerchfell erhebt und sich in die linke gastrische, die Leber- und Milzaorten verzweigt.
🔀 celiac artery

**zöliakal.** Die Bauchhöhle betreffend.
[*griech.:* koilia, Bauch.]
🔀 celiac

**Zöliakie.** Angeborene Stoffwechselkrankheit, bei der die in Gluten (Klebereiweiß) enthaltenen Peptide nicht hydrolisiert werden können. Insbesondere sind Erwachsene und Kinder betroffen, die unter Blähungen, Erbrechen, Diarrhö, Muskelschwund und extremer Lethargie leiden. Typisches Merkmal sind helle, übelriechende Fäces, die wegen des hohen Fettgehalts auf dem Wasser flottieren. Die meisten Patienten sprechen gut auf eine spezielle proteinhaltige, glutenfreie, hochkalorische Diät an.
🔀 celiac disease

**Zona.** Umschriebener Bezirk, Gegend, oft gürtelförmiger Bereich in einer runden oder kugelförmigen Struktur.
[*lat.:* zona, Gürtel]
🔀 zona

**Zonästhesie.** → Gürtelgefühl.
🔀 zonesthesia

**Zone.** Umschriebener und begrenzter Körper-, Organ- oder Gewebebereich, wie z.B. erogene Z., Reflexz.
🔀 zone

**Zonen, erogene.** Sexuell erregbare Körperregionen, wie Mund, Anus und Geschlechtsorgane.
🔀 erogenous zones

**Zonula.** Kleine, gürtelförmige Zone.
[*lat.:* Verkleinerungsform zu zona, Gürtel]
🔀 zonula

**Zoologie.** Wissenschaft und Lehre der tierischen Lebewesen. – *adj.* zoologisch.
[*griech.:* zoon + logos, Tier + Lehre]
🔀 zoology

**Zoomanie.** Übermäßig ausgeprägte Liebe zu Tieren.
🔀 zoomania

**Zoonose.** Sammelbezeichnung für Infektionskrankheiten, die sowohl den Menschen als auch Tiere befallen und gegenseitig übertragen werden können, z.B. Tollwut (Rabies), Gelbfieber und Leptospirose.
🔀 zoonosis

**Zoophilie.** 1. Krankhaft übertriebene Liebe zu bestimmten Tieren. 2. Psychosexuelle Störung, wobei sexuelle Erregung und Befriedigung durch Anblick oder Berühren von Tieren (meist das Tierfell) oder durch sexuelle Praktiken mit Tieren erzeugt wird (= Sodomie).
[*griech.:* zoon + philein, Tier + lieben]
🔀 zoophilia

**Zoophobie.** Übermäßige, irrationale Angst vor Tieren, insbesondere vor Hunden, Schlangen, Insekten und Mäusen.
[*griech.:* zoon + phobos, Tier + Angst]
🔀 zoophobia

**Zoster.** (Herpes zoster/Gürtelrose). Akute Infektion, die durch die Reaktivierung eines latenten Varizellen-zoster-Virus (VZV) verursacht wird und meist bei Erwachsenen auftritt. Z. ist durch den Ausbruch von schmerzhaften Bläschen auf der Haut gekennzeichnet, die den betroffenen, vom Virus befallenen kranialen oder spinalen Nerven folgen. Schmerzen und Bläschen treten meist einseitig auf, obwohl auch beide Seiten betroffen sein können. Jeder Nerv kann befallen werden, meist sind es jedoch die hinteren Wurzelganglien in

Verbindung mit den thorakalen oder trigeminalen Nerven. Der Schmerz kann fälschlicherweise in Verbindung mit einer Appendizitis oder einer Pleuritis gebracht werden. Es wird vermutet, dass das VZV latent im Körper einer Person vorhanden bleibt, die einmal infiziert worden ist; Personen, die keine Varizellenimmunität besitzen, können sich von einem Zoster-Patienten mit → Windpocken anstecken.
herpes zoster

**Zoster ophthalmicus.** Eine Form des → Zoster, der entlang des Trigeminusnervs (V. Hirnnerv) für Schmerzen und Hauterscheinungen sorgt. Die Infektion kann zu Hornhautulzerationen oder anderen Augenkomplikationen führen.
herpes zoster ophthalmicus

**Zoster oticus.** → Zoster-Infektion entlang der Ganglien des VIII. Hirnnervs (Vestibulocochlearnerv), die zu starken Schmerzen im äußeren Ohr oder zur Lähmung des Gesichtsnervs führen kann. Es kann zu Taubheit und Schwindelanfällen (Vertigo) kommen.
herpes zoster oticus

**Zoster-Immunglobulin.** Passiver Impfstoff gegen Herpes zoster, der vor allem bei Windpocken-gefährdeten Kindern gegeben wird.
zoster immune globulin (ZIG)

**Zotten.** → Villus.
villi

**Zottenkrebs.** Haut- oder Schleimhauttumor, der anfangs relativ langsam wächst und sich mit langen zapfenartigen Verzweigungen im Gewebe ausbreitet.
villous carcinoma

**Z-Plastik.** Operative Behandlung einer Narbe bzw. operativer Wundverschluss, wobei die Haut z-förmig eingeschnitten wird, um eine übermäßige Spannung der angrenzenden Haut zu vermeiden.
Z-plasty

**Z-Streifen.** Querverlaufende sichtbare Linie zwischen Sarkomeren der Muskelfaser. (s.a. I-Streifen; A-Streifen)
Z Band

**Zucker, komplexe.** Zuckermoleküle, die in zwei einfache Moleküle des selben oder verschiedener Zucker, z.B. Sukrose, Laktose oder Maltose, hydrolysiert bzw. verdaut werden.
complex sugars

**Zuckerkrankheit.** → Diabetes mellitus.

**Zuckung.** Kontraktion kleiner Muskeleinheiten, die sich als schnelles, einfaches und teils krampfartiges Zusammenziehen eines Muskels äußert. Im Gegensatz zur Tetanie erschlafft der Muskel jedoch danach wieder.
twitch

**Zuhause, gestörte Erhaltung des.** Anerkannte → NANDA-→ Pflegediagnose; Unfähigkeit, selbstständig eine sichere, wachstumfördernde unmittelbare Umgebung zu schaffen. Die kennzeichnenden Merkmale sind Schwierigkeiten bei der Erhaltung des Zuhause, Bedarf an Hilfe von außen und eine bestehende finanzielle Krise. Mindestens eines der folgenden Kriterien muss vorliegen: schmutzige oder nicht vorhandene Kochutensilien, Kleider oder Bettwäsche, Ansammlung von Schmutz, Essensresten oder Abfall, erschöpfte oder gestresste Familien- oder Haushaltsmitglieder und infolge von mangelnder Hygiene wiederholte Infektionen und Befall mit Parasiten.
home maintenance management, impaired

**Zuhause, Unterstützung bei der Erhaltung des.** → Pflegeintervention der → NIC, die definiert wird als die Hilfe für Patienten/Familienangehörige, ihr Heim als einen sauberen, sicheren und erfreulichen Ort zum Leben instandzuhalten.
Home Maintenance Assistance

**Zuneigung, Förderung der.** → Pflegeintervention der → NIC, die definiert wird als die Verbesserung der Entwicklung von Beziehungen zwischen Eltern und Säuglingen.
Attachment Promotion

## Zunge

- Kehlkopf
- Zungengrund
- Wallpapillen
- Fadenpapillen
- Pilzpapillen
- Zungenrand

**Zunge.**

**Zunge.** (Lingua). Hauptorgan des Geschmackssinns, das darüber hinaus den Kau- und Schluckvorgang von Nahrung unterstützt. Die Z. liegt im unteren Bereich des Mundes, in der Unterkiefermulde. Sie ist mit dem Zungenbein, dem Kehldeckel (Epiglottis), dem weichen Gaumen und dem Rachen (Pharynx) verbunden. Die Verwendung der Zunge als Sprachorgan ist nicht anatomisch bedingt, sondern ist ein erworbenes Merkmal.
tongue

**Zunge, belegte.** Zunge mit weißem, gelbem oder braunem Belag. Der Belag setzt sich aus Ansammlungen von Pilzen, Bakterien, Essensresten oder abgeschuppten Epithelzellen zusammen. Die Ursachen für Zungenbelag sind vielfältig und reichen von Pilzinfektionen bis zu Schlafen mit offenem Mund.
coated tongue

**Zungenbändchen.** (Frenulum linguae). Langgestreckte Schleimhautfalte, die den Mundboden mit der Zungenunterseite verbindet. Das Zungenbändchen kann infolge einer kongenitalen Fehlbildung verkürzt sein und zu Zungenverwachsung führen.
frenulum of tongue

**Zungenspalte.** Durch eine Längsspalte geteilte Zunge.
cleft tongue

**ZVD.** Abkürzung für zentraler → Venendruck.
CVP

**ZVK.** zentraler → Venenkatheter

**Zwang.** Unwiderstehlicher, immer wiederkehrender, irrationaler Impuls, eine Handlung, die widersprüchlich zu den normalen eigenen Maßstäben und Meinungen ist, unbedingt ausführen zu müssen.
compulsion

**Zwangseinweisung.** (Zwangsunterbringung). Gegen den Willen des Patienten ärztlich verordnete und richterlich begutachtete Unterbringung eines Menschen in eine dafür vorgesehene (psychiatrische) Einrichtung. Die rechtliche Regelung ist Ländersache, allgemein gelten aber folgende Bestimmungen: es muss ein ärztliches Attest vorliegen, woraufhin das zuständige Gesundheitsamt ein Unterbringungsverfahren beim Amtsgericht einleitet. Der zuständige Richter entscheidet dann über die Unterbringung. In Notfällen muss der Arzt innerhalb von drei Tagen nach der Einweisung die richterliche Entscheidung beantragen. Hauptkriterien für eine Einweisung sind: 1. akute oder dauerhafte Selbstgefährdung und/oder 2. akute oder dauerhafte Fremdgefährdung (Störung der öffentlichen Sicherheit und Ordnung). Auch die Strafprozessordnung sieht Möglichkeiten einer Z. vor. Die Z. ist immer das letzte therapeutische Mittel. Die Patienten sind i.d.R. sehr aufgebracht und krankheitsuneinsichtig. Auch aggressives Verhalten ist nicht selten. Behutsames Vorgehen und Auftreten, sowie das Signalisieren von Gesprächsbereitschaft können oft eine echte Hilfe sein.
compulsory/involuntary hospitalization

**Zwangsgedanken.** (Zwangsidee; Zwangsvorstellung). Wiederkehrender, sich festsetzender, irrationaler Gedanke, der in einem unwiderstehlichen Drang zur Ausführung einer unangemessenen Handlung resultiert.
🇬🇧 compulsive idea

**Zwangsneurose.** Unwiderstehlicher, irrationaler Drang, bestimmte Handlungen immer wieder auszuführen, trotz der bewussten Erkenntnis, dass diese Handlungen abnorm sind. Eine kompulsive Handlung kann für den Patienten symbolische Bedeutung haben.
🇬🇧 compulsion need

**Zwangsritual.** Zwanghafte Handlungen, die eine Person ausführen muss, obwohl sie erkennt, dass ihr Verhalten nutzlos und unangebracht ist.
🇬🇧 compulsive ritual

**Zweitgebärende.** (Sekundipara). Eine Frau, die das zweite Kind verschiedener Schwangerschaften zur Welt bringt.
🇬🇧 secundipara

**Zweitgravida.** Eine Frau, die das zweite Mal schwanger ist.
[*lat.:* gravidus, Schwangerschaft]
🇬🇧 secundigravida

**Zwerchfellatmung.** Aus- und Einatmen mit Unterstützung des Zwerchfells. Um besser einatmen zu können, werden Patienten mit chronisch-obstruktiver Lungenkrankheit in dieser Atemtechnik unterwiesen.
[*griech.:* diaphragma, Trennwand.]
🇬🇧 diaphragmatic breathing

**Zwerchfellhernie.** Vorwölbung eines Teils des Magens durch eine Öffnung im Zwerchfell. In den meisten Fällen gleitet der Magen durch einen krankhaft vergrößerten Hiatus oesogphageus. Manchmal können die Eingeweide bis in den Brustraum vordringen. Eine krankhafte Vergrößerung der Speiseröhre kann durch Trauma, angeborene Schwäche, erhöhten abdominalen Druck oder durch Entspannung der Skelettmuskelsehnen hervorgerufen werden; dadurch kann ein Teil des Magens in den Brustkorb gleiten. Eine gleitende Hiatushernie ist eine der häufigsten Ursachen für eine Erkrankung des oberen Magen-Darm-Trakts. Hiatushernien können jederzeit auftreten, werden aber am häufigsten bei älteren Menschen beobachtet. Die Zwerchfellhernie ist eine Form einer → Hiatushernie.
🇬🇧 diaphragmatic hernia

**Zwerchfellnerv.** → Nervus phrenicus.
🇬🇧 phrenic nerve

**Zwiebelwickel.** → Wickel, der durch den Gehalt an → ätherischen Ölen gefäßerweiternd wirkt; sinnvoll bei Husten und Bronchitis, Pneumonie, Ohrentzündung, Kopfschmerzen und Verspannungen der Wirbelsäule. Je nach gewünschter therapeutischer Wirkung kalte oder warme Anwendung. Vor Erstanwendung Allergie- und Verträglichkeitstestung.
🇬🇧 onion compress

**Zwillinge.** Zwei Kinder, die aus einer Schwangerschaft hervorgehen. Dabei entwickeln sich entweder aus einem befruchteten Ei zwei Embryos (eineiige Z.) oder es wurden zwei vom Eierstock freigegebene Eier gleichzeitig befruchtet (zweieiige Z.). Auf 80 Schwangerschaften kommt ungefähr eine Zwillingsschwangerschaft.
🇬🇧 twins

**Zwillinge, dizygote.** (zweieiige Zwillinge). Zwillinge, die sich aus zwei Eizellen entwickelt haben, die zur selben Zeit von einem Eierstock freigesetzt und anschließend befruchtet wurden. Zweieiige Zwillinge können gleich- bzw. verschiedengeschlechtlich sein; sie unterscheiden sich sowohl äußerlich als auch genetisch, werden von zwei separaten Mutterkuchen (Plazenten) versorgt und haben jeweils eigene Schafs- und Zottenhäute (Amnion und Chorion).
🇬🇧 dizygotic twins

**Zwillinge, siamesische.** Miteinander verwachsene, gleich entwickelte eineiige Zwillinge. Die Verbindung mittels Gewebsbrücken entsteht häufig an der Brust oder am Rücken, selten auch am Kopf. Eine operative Trennung ist nur möglich, wenn keine lebenswichtigen Organe von

beiden Individuen gemeinsam genutzt werden, was jedoch nur selten der Fall ist. [Chang und Eng Bunkes, 1811 - 1874; miteinander verwachsene Zwillinge aus Siam (heute Thailand).]
🇬🇧 Siamese twins

**Zwischenfälle, Berichte über.** → Pflegeintervention der → NIC, die definiert wird als schriftlicher oder mündlicher Bericht über ein Ereignis im Prozess der Patientenpflege, das mit den erwünschten Pflegeergebnissen oder Routinemaßnahmen einer Gesundheitspflegeeinrichtung nicht übereinstimmt.
🇬🇧 Incident Reporting

**Zwischenwirt.** Jedes Lebewesen, in dem sich eine Larve oder die Zwischenstufe eines Parasiten entwickelt. Menschen sind z.B. Z.e für Malariaparasiten.
🇬🇧 intermediate host

**Zwitter.** → Hermaphrodit.
🇬🇧 hermaphrodite

**Zyanidvergiftung.** Vergiftung durch Einnahme bzw. Einatmen von Zyanid(dämpfen), das in Bittermandelöl, Wildkirschensirup, Blausäure oder Kalium- bzw. Natriumzyanid enthalten ist. Vergiftungssymptome sind Tachykardie, Schwindel, Krampfanfälle, Kopfschmerz, Apnoe und Herzstillstand. Tödliche Folgen können innerhalb von 15 Minuten eintreten.
[griech.: kyanos, blau.]
🇬🇧 cyanide poisoning

**Zyanopsie.** (Blausehen). Sehstörung, bei der alle Seheindrücke mit einem bläulichen Schleier belegt sind.
🇬🇧 cyanopsia

**Zyanose.** (Blausucht). Blaufärbung von Haut und Schleimhäuten durch nicht ausreichend mit Sauerstoff gesättigtes Hämoglobin bzw. durch strukturelle Schäden im Hämoglobinmolekül, wie es z.B. bei Methämoglobin der Fall ist.
[griech.: kyanos, blau, osis, Beschwerde.]
🇬🇧 cyanosis

**Zyanose, kongenitale.** Angeborene Blaufärbung des Blutes (Zyanose) aufgrund einer kongenitalen Herzfehlbildung oder Lungenatelektasen.
[lat.: congenitus, angeboren; griech.: kyanos, blau, osis, Zustand.]
🇬🇧 congenital cyanosis

**zyanotisch.** Blaufärbung der Haut, Fingernägel und Schleimhäute, die durch einen Sauerstoffmangel im Blut verursacht wird.
🇬🇧 cyanosed

**Zygote.** Die befruchtete Eizelle nach der Verschmelzung von Samenzelle und Eizelle und vor der ersten Zellteilung.
🇬🇧 zygote

**Zyklitis.** (Ziliarkörperentzündung). Entzündung der Ziliarkörper; führt zur Rötung der Lederhaut (Sklera) unmittelbar neben der Hornhaut (Kornea).
[griech.: kyklos + itis, Entzündung.]
🇬🇧 cyclitis

**Zyklodialyse.** Operative Methode zur Behandlung von Glaukom. Dabei wird zwischen der vorderen Augenkammer und dem Suprachoroidalraum ein Durchgang geschaffen, durch den den überschüssige Flüssigkeit drainieren kann, damit der intraokuläre Druck reduziert werden kann.
🇬🇧 cyclodialysis

**Zyklopie.** Entwicklungsstörung, bei der die beiden Augenhöhlen zu einer einzigen Höhle, mit nur einem Auge, verschmelzen.
[griech.: Cyclops, mystischer, einäugiger Riese.]
🇬🇧 cyclopia

**Zykloplegie.** (Akkommodationslähmung). Akkomodationslähmung der Ziliarmuskeln. Bestimmte opthalmische Medikamente, die bei Augenuntersuchungen eingesetzt werden, können eine vorübergehende Zykloplegie auslösen.
[griech.: kyklos + plege, Schlag.]
🇬🇧 cycloplegia

**Zyklothymie.** Affektive Psychose mit chronischen, längerfristigen Perioden der Depression und Hypomanie. Schwere und Länge der Psychosen sind jedoch nicht so

gravierend wie bei einer depressiven bzw. manischen Psychose.
[*griech.:* kyklos, Kreis + thymos, Geist.]
🔤 cyclothymic disorder

**Zyklotomie.** (Ziliarmuskeldurchtrennung). Operative Methode zur Korrektur eines Defekts im Ziliarmuskel des Auges.
🔤 cyclotomy

**Zyklus.** Abfolge von Ereignissen, die sich in bestimmten Abständen wiederholen.
[*griech.:* kyklos, Kreis.]
🔤 cycle

**Zylinder.** Winzige, mineralhaltige Ablagerungen an den Wänden der Nierentubuli, der Bronchiolen oder in anderen Organen; häufig finden sich Zylinder auch in Urin- oder Blutproben.
🔤 cast

**Zylindrom.** Tumor mit zylinderförmigen, von Epithelzellen umgebenen Stroma.
[*griech.:* kylindros, Zylinder.]
🔤 cylindroma

**Zystadenokarzinom.** Aus einem mukösen Zystadenom entstandener Bauchspeicheldrüsentumor. Klinische Symptome sind Oberbauchschmerz und tastbare Bauchverhärtung.
🔤 cystadenocarcinoma

**Zystadenom.** 1. Mit einem Zystom assoziiertes Adenom. 2. Adenom mit ausgeprägten Zystenstrukturen. Die einzelnen Zysten können serös sein und Serum enthalten oder pseudomuzinös und klare, seröse Flüssigkeit bzw. dickflüssige, visköse Flüssigkeit enthalten.
[*griech.:* kystis + aden, Drüse, oma, Tumor.]
🔤 cystadenoma

**Zyste.** Geschlossene Kapsel in bzw. unter der Haut. Zysten sind mit Epithelzellen ausgekleidet und enthalten Flüssigkeit oder halbflüssige Substanzen.
[*griech.:* kystis, Tasche.]
🔤 cyst

**Zystektomie.** (Zystenausschneidung). Operative Methode, bei der Teile der Harnblase bzw. die gesamte Harnblase entfernt wird; kann z.B. bei Blasenkrebs erforderlich sein.
[*griech.:* kystis, Tasche + ektome, Schnitt.]
🔤 cystectomy

**Zystenkarzinom.** Bösartiges Neoplasma mit geschlossenen Hohlräumen oder sackähnlichen Zwischenräumen. Zystenkarzinome werden hauptsächlich in Brüsten und Eierstöcken diagnostiziert.
🔤 cystic carcinoma

**Zystenkropf.** Vergrößerung der Schilddrüse, bestehend aus Zysten, die durch mukoide bzw. kolloide Degeneration oder Verflüssigung verursacht werden.
🔤 cystic goiter

**Zystenniere.** Bezeichnung für verschiedene Nierenkrankheiten, in deren Verlauf Zysten entstehen, wie z.B. kongenitale polyzystische Krankheit, Nierenzysten oder Rindenzysten mit Nephrosklerose.
[*griech.:* kystis, Beutel.]
🔤 cystic kidney

**Zystinose.** (Zystinspeicherkrankheit). Aminosäurestoffwechsel-Störung mit rachitischen Knochenschädigungen; Erbkrankheit begleitet von Glukosurie, Proteinurie, Cystinablagerungen in Leber, Milz, Knochenmark und der Hornhaut, Rachitis, hohen Phosphatkonzentrationen im Urin und Wachstumsverzögerungen.
🔤 cystinosis

**Zystinurie.** (Zystindiathese). 1. Abnorm hohe Cystinkonzentration im Urin. 2. Vererbter Defekt der Nierentubuli, gekennzeichnet von übermäßiger Urinausscheidung von Cystin und anderen Aminosäuren. Die Krankheit ist autosomal rezessiv und beeinträchtigt die Cystinabsorption in den Nierentubuli. Hohe Cystinkonzentrationen werden im Harntrakt ausgefällt und verursachen die Bildung von Nieren- oder Blasensteinen.
[*griech.:* ouron, Urin.]
🔤 cystinuria

**zystisch.** 1. Eine Zyste betreffend. 2. Eine mit Flüssigkeit gefüllte Blase betreffend,

wie z.B. die Gallenblase oder die Harnblase.
[*griech.*: kystis, Tasche.]
🇬🇧 cystic

**Zystitis.** (Harnblasenentzündung). Entzündung von Harnblase und Harnleiter; gekennzeichnet von Schmerz, Harndrang und Hämaturie; kann durch bakterielle Infektionen, Harnsteine oder Tumore verursacht werden.
[*griech.*: kystis, Beutel + itis, Entzündung.]
🇬🇧 cystitis

**Zystitis, interstitielle.** Entzündung der Blase, die vermutlich mit einer Autoimmunreaktion oder einer allergischen Reaktion in Verbindung steht. Die Blasenwand entzündet sich, ulzeriert und vernarbt, was zu häufigem schmerzhaftem Urinlassen führt. Es kommt oft zu einer → Hämaturie.
🇬🇧 interstitial cystitis

**Zystizerkose.** Infektion, die durch die Larven des Schweinebandwurms *Taenia solium* oder dem Rinderbandwurm *T. saginata* verursacht wird. Die Bandwurmeier werden verdaut und schlüpfen im Darm aus. Die Larven migrieren in das subkutane Gewebe, Gehirn, Augen, Muskeln, Herz, Leber, Lunge und Bauchfell. Die invasive, frühe Infektionsphase ist gekennzeichnet von Fieber, Unwohlsein, Muskelschmerz und Eosinophilie. Bei einer Beeinträchtigung des Gehirns können Jahre später Epilepsie und Persönlichkeitsstörungen auftreten.
[*griech.*: kystis + kerkos, Schwanz, osis, Zustand.]
🇬🇧 cysticercosis

**Zystofibrom.** Fibröser Tumor mit einer Zyste.
🇬🇧 cystofibroma

**Zystogramm.** Graphische Darstellung der Harnblase; Ergebnis einer Pyelographie oder einer Zystoskopie.
[*griech.*: kystis + gramma, Aufzeichnung.]
🇬🇧 cystogram

**Zystographie.** Radiologische Blasenuntersuchung, bei der ein röntgenpositives Kontrastmittel injiziert wird.
🇬🇧 cystography

**zystoid.** Eine Zyste bzw. Blase betreffend.
[*griech.*: kystis, Beutel + eidos, Form.]
🇬🇧 cystoid

**Zystojejunostomie.** Drainage einer Zyste, wie z.B. einer Pankreas-Pseudozyste, in das Jejunum.
🇬🇧 cystojejunostomy

**Zystolithektomie.** (Blasensteinentfernung). Operatives Öffnen der Harnblase und Entfernen einen Nierensteins.
🇬🇧 cystolithotomy

**Zystom.** Aus Zysten bestehender Tumor bzw. Geschwulst, insbesondere in bzw. in der Nähe der Eileiter.
[*griech.*: kystis, Beutel + oma, Tumor.]
🇬🇧 cystoma

**Zystomanometer.** Instrument, mit dem die Blasenkapazität bei wechselndem Urindruck gemessen wird.
🇬🇧 cystometer

**Zystometrie.** (Zystomanometrie). Untersuchung der Blasenfunktion und des Blasendrucks mit Hilfe eines Zystometers.
[*griech.*: kystis, Beutel + metron, Maß.]
🇬🇧 cystometry

**Zystometrogramm.** Graphische Darstellung der Ergebnisse von Messungen, die mit einem → Zystomanometer durchgeführt werden.
🇬🇧 cystometrogram

**Zystometrographie.** Urologische Untersuchungsmethode, bei der der auf die Blase ausgeübte Druck bei wechselnder Blasenkapazität gemessen wird.
🇬🇧 cystometrography

**Zystoskop.** (Blasenspiegel). Endoskop zur Untersuchung und Behandlung von Läsionen in Harnblase, Harnleiter und Niere. Die Außenhülle des Zystoskops ist mit einem Beleuchtungssystem, einem Obturator und einem Gang ausgestattet, durch

den Katheter und chirurgische Instrumente eingeführt werden können.
[*griech.*: kystis, Beutel + skopein, betrachten.]
cystoscope

**Zystoskopie.** (Blasenspiegelung). Visualisierung der Harnwege durch ein in die Harnleiter eingeführtes → Zystoskop. Der Patient erhält bei dieser Untersuchung normalerweise eine Sedierung oder örtliche Betäubung.
cystoscopy

**Zystostomie.** (Blasenfistel). Operative Blasenöffnung zur Blasendrainage mit Hilfe eines Katheters.
cystostomy

**Zystotomie.** (Blasenschnitt). Für die Entfernung eines Harnsteins durchgeführter Schnitt in die Harnblase.
cystotomy

**Zystozele.** (Blasenhernie). → Hernie bzw. Vorwölbung der Harnblase in einen Bruchsack.
[*griech.*: kystis, Beutel + kele, Hernie.]
cystocele

**Zystozele, vaginale.** → Zystozele, bei der sich die Blase in die vordere Scheidenwand vorwölbt.
cystocele

**Zytoarchitektonik.** Typische Zellanordnung in einem bestimmten Organ oder Gewebe, wie z.B. in der Großhirnrinde.
cytoarchitecture

**zytoarchitektonisch.** Die Zellanordnung eines Gewebes oder einer Struktur betreffend.
[*griech.*: kytos, Zelle; *lat.*: architectura, Architektur.]
cytoarchitectonic

**Zytodiagnostik.** (Zellfragmentierung). Mikroskopische Zelluntersuchung potenziell pathologischer Gewebe.
cytodiagnosis

**Zytogen.** Selbstvermehrende Partikel im Zytoplasma einer Zelle; abgeleitet von den Genen des Zellkerns und zur Übertragung genetischer Informationen fähig.
[*griech.*: kytos, Zelle + genein, erzeugen.]
cytogene

**Zytogenese.** Ursprung, Entwicklung und Differenzierung von Zellen. – *adj.* zytogenetisch.
[*griech.*: kytos, Zelle + genein, erzeugen.]
cytogenesis

**Zytogenetik.** Fachrichtung der Genetik zur Erforschung der Zellbestandteile, die an Funktion und Ursprung der Chromosomen beteiligt sind.
cytogenetics

**Zytohistogenese.** Strukturelle Entwicklung und Bildung von Zellen.
[*griech.*: kytos, Zelle + histos, Gewebe, genein, erzeugen.]
cytohistogenesis

**Zytokin.** Gruppe von Proteinen mit geringem Molekulargewicht, die von bestimmten Zelltypen ausgeschieden werden und am intrazellulären Informationsaustausch, an der Koordination von Antikörpern und T-Zellen sowie an Immunreaktionen beteiligt sind. Zu den Zytokinen zählen der koloniestimulierende Faktor, Interferone, Interleukine und von den Lymphozyten ausgeschiedene Lymphokine.
cytokine

**Zytokinese.** Teilung des Zytoplasmas, die in der Schlussphase von Mitose und Meiose stattfindet und in der die Tochterzellen entstehen. Bezeichnung für alle Änderungen, die im Zytoplasma während Mitose, Meiose und Befruchtung stattfinden.
[*griech.*: kytos, Zelle + kinesis, Bewegung.]
cytokinesis

**Zytologie.** Erforschung von Zellen, einschließlich ihrer Bildung, Ursprung, Struktur, Funktion, biochemischen Aktivitäten und pathologischen Eigenschaften. – *adj.* zytologisch.
[*griech.*: kytos, Zelle + logos, Wissenschaft.]
cytology

**Zytolyse.** (Zellauflösung). Zerstörung lebender Zellen durch Auflösung der Außenmembran. – *adj.* zytolytisch.
[*griech.*: kytos, Zelle + lyein, lösen.]
🇬🇧 cytolysis

**Zytolysin.** Antikörper, die antigene Zellen zersetzen. Verschiedene Formen von Zytolysin sind → Bakteriolysin und → Hämolysin.
[*griech.*: kytos, Zelle + lyein, lösen.]
🇬🇧 cytolysin

**Zytomegalie.** Von Zytomegalie-Viren verursachte Infektionskrankheit. Das Zytomegalie-Virus gehört zur Familie der Herpesviren. Krankheitssymptome sind Unwohlsein, Fieber, Lymphadenopathie, Pneumonie, Hepatosplenomegalie sowie Superinfektion mit verschiedenen Bakterien und Pilzen aufgrund beeinträchtigter Immunreaktionen. Die Krankheit wird zumeist in utero übertragen und kann zu einem plötzlichen Abort bzw. neonataler Erkrankung mit tödlichem Ausgang, aber auch zu einer normalen Geburt führen.
[*griech.*: kytos + megas, groß.]
🇬🇧 cytomegalic inclusion disease (CID)

**Zytomegalie-Virus (CMV).** Großes, wirtspezifisches Virus aus der Familie der Herpesviren, die insbesondere bei infizierten Kindern verschiedene Krankheiten verursachen, z.B. Mikroenzephalie, Meningo-Enzephalitis, Leber- oder Milzvergrößerung, Anämien, Pneumonie, Myokarditis.
[*griech.*: kytos, Zelle + megas, groß; *lat.*: virus, Gift.]
🇬🇧 cytomegalovirus (CMV)

**Zytometer.** Gerät zum Zählen und Messen von Zellen in einem bestimmten Flüssigkeitsvolumen, z.B. Blut, Urin oder Hirnflüssigkeit.
[*griech.*: kytos, Zelle + metron, Maß.]
🇬🇧 cytometer

**Zytometrie.** Zählen und Messen von Zellen, insbesondere von Blutzellen.
🇬🇧 cytometry

**zytopathisch.** (zellschädigend). Die Auswirkungen einer Krankheit oder Störung auf eine Zelle, wie z.B. die von einem Virus oder radioaktiver Strahlung verursachten Zellschäden.
🇬🇧 cytopathic

**Zytopathologie.** Die Erforschung von krankhaften Veränderungen auf Zellebene.
🇬🇧 cytopathology

**Zytopenie.** (Zellverminderung). Verminderung der Zellzahl im Blut.
[*griech.*: kytos, Zelle + penes, arm.]
🇬🇧 cytopenia

**Zytophagie.** Zellzerstörung durch Phagozyten.
🇬🇧 cytophagy

**Zytophotometer.** Gerät zur Messung der Lichtdichte, die durch gefärbtes Zytoplasma dringt; wird eingesetzt, um chemische Zellstoffe zu lokalisieren und zu identifizieren.
[*griech.*: kytos, Zelle + phos, Licht, metron, Maß.]
🇬🇧 cytophotometer

**Zytophotometrie.** Identifizierung chemischer Zellstoffe mit Hilfe eines → Zytophotometers.
🇬🇧 cytophotometry

**Zytoplasma.** (Protoplasma). Bezeichnung für alle Bestandteile einer Zelle mit Ausnahme des Zellkerns.
[*griech.*: kytos, Zelle + plassein, formen.]
🇬🇧 cytoplasm

**Zytoskelett.** (Zellskelett). Zytoplasmatische Elemente, einschließlich Tonofibrillen, Keratin und anderer Mikrofibrillen, die die Struktur einer Zelle, insbesondere einer Epithelzelle, aufrechterhalten.
[*griech.*: kytos, Zelle + skeletos, getrockneter Körper.]
🇬🇧 cytoskeleton

**Zytoskopie.** Diagnostische Methode zur Untersuchung von Zellproben unter Zuhilfenahme von Mikroskopen und anderen Laborgeräten.
[*griech.*: kytos, Zelle + skopein, betrachten.]
🇬🇧 cytoscopy

**Zytosom.** (Zellkörper). Vielschichtiger, von einer Membran umschlossener Lamellenkörper, der in Pneumozyten (Typ II) zu finden ist.
🇬🇧 cytosome

**Zytostatika.** Arzneimittel, die unselektiv das Zellwachstum hemmen, indem sie durch unterschiedliche Beeinflussung des Zellstoffwechsels die Zellteilung stören oder erheblich verzögern. Z. werden z. B. bei Krebserkrankungen, zur → Immunsuppression oder zur Unterdrückung von Abstoßungsreaktionen nach Transplantationen verabreicht. Z. wirken jedoch auch immer auf gesunde Zellen, deshalb müssen Patienten bei einer Z.-Therapie sorgfältig beobachtet werden. Nebenwirkungen der Z.-Therapie sind Übelkeit, Erbrechen, Schleimhautveränderungen, Schädigungen der blutbildenden Zellen (Leukopenie und Thrombopenie), Haarausfall und Hormonveränderungen.
🇬🇧 cytostatic agents

**Zytotoxin.** Substanz mit toxischer Wirkung auf bestimmte Zellen. Ein Antikörper kann als Zytotoxin wirken.
[*griech.:* kytos, Zelle + toxikon, Gift.]
🇬🇧 cytotoxin

**zytotoxisch.** (zellschädigend). Bezeichnung für eine pharmakologische Substanz bzw. ein Mittel, das Gewebezellen zerstört oder beschädigt.
[*griech.:* kytos, Zelle + toxikon, Gift.]
🇬🇧 cytotoxic

**Zytotrophoblast.** Innere Zellschicht des Trophoblast, aus der die Auskleidung des primären Dottersacks entsteht.
[*griech.:* kytos, Zelle + trophe, Ernährung, blastos, Samen.]
🇬🇧 cytotrophoblast

**Zytotropismus.** Eigenschaft bestimmter lebender Zellen (z.B. Bakterien), die eine Annäherung an andere Zellen bzw. eine Verbindung mit anderen Zellen ermöglicht.
🇬🇧 cytotropism

**zytozid.** (zelltötend). Stoffe und Substanzen, die Zellen zerstören.
[*griech.:* kytos, Zelle + *lat.:* caedere, töten.]
🇬🇧 cytocide

# Glossar Englisch-Deutsch

## A

**A band** A-Streifen
**abacterial** abakteriell
**ABC-classification** ABC-Klassifikation
**abdomen** Abdomen
**abdominal adhesion** Adhäsion, abdominale
**abdominal aorta** Aorta abdominalis
**abdominal aortography** Aortographie, abdominale
**abdominal aponeurosis** Rektusscheide
**abdominal binder** Bauchbinde
**abdominal breathing** Bauchatmung
**abdominal cavity** Bauchhöhle
**abdominal delivery** Schnittentbindung
**abdominal fistula** Bauchdeckenfistel
**abdominal girth** Bauchumfang
**abdominal hernia** Bauchwandhernie
**abdominal hysterectomy** Hysterektomie, abdominale
**abdominal nephrectomy** Nephrektomie, abdominale
**abdominal pain** Bauchschmerzen
**abdominal paracentesis** Bauchpunktion
**abdominal positioning** Bauchlagerung
**abdominal pregnancy** Bauchhöhlenschwangerschaft
**abdominal quadrant** Abdomialquadrant
**abdominal reflex** Bauchhautreflex
**abdominal regions** Bauchregionen
**abdominal surgery** Bauchchirurgie
**abdominohysterotomy** Hysterotomie, abdominale
**abdominopelvic cavity** Beckenhöhle, abdominale
**abdominoscopy** Laparoskopie
**abducens** abducens
**abducens muscle** Musculus abducens
**abducens nerve** Nervus abducens
**abduction** Abduktion
**aberration** Aberration
**abilities and resources** Ressourcen
**ablation** Ablatio
**abnormal behavior** Verhalten, abnormes
**abnormal psychology** Psychologie, der Abnormität
**abortifacient** Abortiva
**abortion** Abort
**abortive infection** Infektion, abortive
**abortus** Abortus
**abortus fever** Bang-Krankheit
**abrasion** Abrasio
**abruptio placentae** Plazentalösung
**abscess** Abszess
**abscess of liver** Leberabszess
**absence seizure** Absence
**absolute agraphia** Agraphie, absolute
**absolute humidity** Luftfeuchtigkeit, absolute
**absolute zero** Nullpunkt, absoluter
**absorb** absorbieren
**absorbable gauze** Gaze, resorbierbare
**absorbable surgical suture** Nahtmaterial, resorbierbares
**absorbed dose** Dosis, absorbierte
**absorbent** Absorptionsmittel
**absorbent dressing** Absorptionsverband
**absorption** Absorption
**abstinence** Abstinenz
**abstinence syndrome** Abstinenzerscheinungen
**abstract thinking** Denken, abstraktes
**abulia** Abulie
**abuse** Abusus
**abuse protection** Abusus, Schutz gegen
**acacia gum** Gummi arabicum
**acapnia** Hypokapnie
**acariasis** Akarinose
**acarid** Acarina
**accelerating lung maturation** Lungenreifeförderung
**acceleration** Akzeleration
**acceleration phase** Akzelerationsphase

**accident prevention rules** Unfallverhütungsvorschriften
**acclimate** akklimatisieren
**accommodation** Akkomodation
**accommodation reflex** Akkomodationsreflex
**acetabulum** Acetabulum; Azetabulum
**acetaldehyde** Acetaldehyd
**acetaminophen** Paracetamol
**acetaminophen poisoning** Paracetamol-Vergiftung
**acetate** Acetat
**acetic** essigsauer
**acetic acid** Essigsäure
**acetone** Aceton
**acetone-in-urine test** Acetontest
**acetonuria** Acetonurie
**acetylcholine (ACh)** Acetylcholin
**acetylcholinesterase (AChe)** Acetylcholinesterase (AChe)
**acetylcysteine** Acetylcystein
**acetylsalicylic acid** Acetylsalicylsäure (ASS)
**acetylsalicylic acid poisoning** Acetylsalicylsäure-Vergiftung
**achalasia** Achalasie
**AChE** AChE
**Achilles tendon** Achillessehne
**Achilles tendon reflex** Achillessehnenreflex
**acholia** Acholie
**achromia** Depigmentierung
**achromocyte** Achromozyt
**achylia** Achylie
**acid** Säure
**acid burn** Säureverätzung
**acid phosphatase** Phosphatase, saure
**acid poisoning** Säurevergiftung
**acid rebound** Hyperazidität, reaktive
**acid salt** Salz, saures
**acid-base balance** Säure-Basen-Haushalt
**acid-base management** Säure-Basen-Haushalt-Management
**acid-base monitoring** Säure-Basen-Monitoring
**acidify** säuern
**acidity** Azidität
**acidity of the stomach** Magenazidität
**acidophil** azidophil
**acidosis** Azidose
**aciduria** Azidurie
**acme** Akme
**acne** Akne
**acne keloid** Aknekeloid
**acne neonatorum** Akne neonatorum
**acne vulgaris** Akne vulgaris
**acousma** Akoasma
**acoustic nerve** Nervus acusticus
**acoustic neuroma** Akustikusneurinom
**acoustic reflex** Stapediusreflex
**acoustic trauma** Schalltrauma
**acoustic; acoustical** akustisch
**acoustics** Akustik
**acquired** erworben
**acquired immune deficiency syndrome** AIDS
**acquired immunity** Immunität, erworbene
**acra** Akren
**acrid** ätzend
**acro-** akro-
**acrochordon** Akrochordon
**acrocyanosis** Akrozyanose
**acrodermatitis** Akrodermatitis
**acrodynia** Akrodynie
**acrokinesis** Akrokinese
**acromegaly** Akromegalie
**acromicria** Akromikrie
**acromion** Akromion
**acroosteolysis** Akroosteolyse
**acroparesthesia** Akroparästhesie
**acrophobia** Akrophobie
**Act concerning mentally ill persons** Psychisch-Kranken-Gesetz
**actin** Aktin
**actinic** aktinisch
**actinium** Aktinium (Ac)
**action potential** Aktionspotenzial
**activate** aktivieren
**activated charcoal** Aktivkohle
**activation energy** Aktivierungsenergie
**activator** Aktivator
**active anaphylaxis** Anaphylaxie, aktive
**active carrier** Ausscheider
**active electrode** Reizelektrode
**active exercise** Bewegungsübung, aktive
**active expiration** Exspiration, aktive
**active immunity** Immunität, aktive
**active labor** Wehen, aktive
**active listening** Aktives Zuhören
**active sensitization** Sensibilisierung, aktive
**active specific immunotherapy** Immuntherapie, aktive, spezifische
**active transport** Transport, aktiver
**activities of daily living** Aktivitäten des täglichen Lebens (ATL)
**activity intolerance** Aktivitätsintoleranz
**activity theory** Aktivitätstheorie

**activity therapy** Aktivitätstherapie
**activity tolerance** Aktivitätstoleranz
**acupressure** Akupressur
**acupuncture** Akupunktur
**acupuncture point** Akupunkturpunkt
**acute** akut
**acute abdomen** Akutes Abdomen
**acute air trapping** Luftretention, akute
**acute anterior poliomyelitis** Heine-Medin-Erkrankung
**acute articular rheumatism** Gelenkrheumathismus, akuter
**acute care** Akutpflege
**acute childhood leukemia** Leukämie, akute
**acute circulatory failure** Kreislaufversagen, akutes
**acute confusional state** Verwirrtheitszustand, akuter
**acute hemorrhagic conjunctivitis** Konjunktivis, akute hämorrhagische
**acute hypoxia** Hypoxie, akute
**acute intermittent porphyria** Porphyrie, akut-intermittierende
**acute lymphocytic leukemia** Leukämie, akute lymphatische (ALL)
**acute myelocytic leukemia** Leukämie, akute myeloische (AML)
**acute nephritis** Nephritis, akute
**acute nicotine poisoning** Nikotinvergiftung, akute
**acute pain** Schmerz, akuter
**acute pancreatitis** Pankreatitis, akute
**acute promyeolocytic leukemia** Leukämie, akute promyelozytäre (AProL)
**acute psychosis** Psychose, akute
**acute pyogenic arthritis** Arthritis, akute pyogene
**acute rejection** Abstoßung, akute
**acute renal failure** Nierenversagen, akutes
**acute respiratory failure** Ateminsuffizienz, akute
**acute rheumatic arthritis** Arthritis, akute, rheumatoide
**acute schizophrenia** Schizophrenie, akute
**acute secondary myocarditis** Myokarditis, akute sekundäre
**acute septic myocarditis** Myokarditis, akute septische
**acute suppurative sinusitis** Sinusitis, akute eitrige
**acute tonsillitis** Tonsillitis, akute
**acute toxicity** Toxizität, akute
**acute transverse myelitis** Myelitis, transversa, akute
**acute tubular necrosis** Nekrose, akute tubuläre
**acute urethral syndrome** Urethralsyndrom, akutes
**acyanotic** azyanotisch
**acyclovir** Aciclovir
**ad lib** ad lib
**adactyly** Adaktylie
**Adam's apple** Adamsapfel
**Adam-Stokes syndrome** Adam-Stokes-Syndrom
**adaptation** Adaptation
**adaptation model** Adaptationsmodell
**adaptation syndrome** Adaptationssyndrom
**adaptive capacity** Anpassungsfähigkeit
**addict** Süchtiger
**addiction** Sucht
**Addis count** Addis-Zählung
**Addison's disease** Morbus Addison
**addisonism** Addisonismus
**addition** Addition
**additive medicine** Medizin, additive
**additives** Additive
**adduct** adduzieren
**adduction** Adduktion
**adductor** Adduktor
**adductor brevis** Musculus adductor brevis
**adductor canal** Adduktorenkanal
**adductor longus** Musculus adductor longus
**adductor magnus** Musculus adductor magnus
**adenectomy** Adenektomie
**adenine** Adenin
**adenitis** Adenitis
**adeno-** adeno-
**adenoacanthoma** Adenoakanthom
**adenoameloblastoma** Adenoameloblastom
**adenocarcinoma** Adenokarzinom
**adenochondroma** Adenochondrom
**adenocyst** Adenozyste
**adenocystic carcinoma** Karzinom, adenozystisches
**adenoepithelioma** Adenoepitheliom
**adenofibroma** Adenofibrom
**adenofibroma edematodes** Adenofibrom, ödematöses
**adenohypophysis** Adenohypophyse
**adenoid** adenoid
**adenoid hyperplasia** Hyperplasie, adenoide

**adenoid hypertrophy** Hypertrophie, adenoide
**adenoid tissue** Gewebe, adenoides
**adenoidal speech** Sprechen, adenoides
**adenoidectomy** Adenoidektomie
**adenoids** Adenoide
**adenolipoma** Adenolipom
**adenolipomatosis** Adenolipomatose
**adenoma** Adenom
**adenoma sebaceum** Adenoma, sebaceum
**adenomatoid** adenomatoid
**adenomatosis** Adenomatose
**adenomatous goiter** Kropf, adenomatöser
**adenomatous polyp** Polyp, adenomatöser
**adenomatous polyposis coli** Polyposis intestinalis, adenomatöse
**adenomyofibroma** Adenomyofibrom
**adenomyoma** Adenomyom
**adenomyomatosis** Adenomyomatose
**adenomyosarcoma** Adenomyosarkom
**adenomyosis** Adenomyose
**adenopathy** Adenopathie
**adenosarcoma** Adenosarkom
**adenosin diphosphate** Adenosindiphosphat
**adenosine** Adenosin
**adenosine diphosphate** Adenosindiphosphat (ADP)
**adenosine kinase** Adenosinkinase
**adenosine monophosphate** Adenosinmonophosphat (AMP)
**adenosine phosphate** Adenosinphosphat
**adenosine triphosphatase** Adenosintriphosphatase (ATPase)
**adenosine triphosphate** Adenosintriphosphat (ATP)
**adenosis** Adenose
**adenovirus** Adenoviren
**adenylate cyclase** Adenylatzyklase
**adenylate kinase** Adenylatkinase
**adherent** adhärent
**adherent placenta** Placenta adhaerens
**adhesion** Adhäsion
**adhesiotomy** Adhäsiotomie
**adhesive** adhäsiv
**adhesive pericarditis** Perikarditis, adhäsive
**adhesive peritonitis** Peritonitis, adhäsive
**adhesive pleurisy** Pleuritis, adhäsive
**adhesive skin traction** Hautzug, adhäsiver
**adiadochokinesia** Adiadochokinese
**adiastole** Adiastolie
**Adie's pupil** Adie-Pupille

**Adie's syndrome** Adie-Syndrom
**adiphenine hydrochloride** Adipheninhydrochlorid
**adipocele** Adipozele
**adipocyte** Adipozyt
**adipofibroma** Adipofibrom
**adipokinesis** Adipokinese
**adiponecrosis** Adiponekrose
**adiponecrosis subcutanea neonatorum** Adiponecrosis, subcutanea neonatorum
**adipose** adipös
**adipose tissue** Fettgewebe
**adiposogenital dystrophy** Dystrophia, adiposogenitalis
**adipsia** Adipsie
**adjunct to anesthesia** Adjuvans, anästhetisches
**adjunctive psychotherapy** Psychotherapie, begleitende
**adjustment disorder** Anpassungsstörung
**adjustment, impaired** Anpassung, beeinträchtigte
**adjuvant** Adjuvans
**adjuvant chemotherapy** Chemotherapie, adjuvante
**administration of parenteral fluids** Verabreichung parenteraler Flüssigkeiten
**admission care** Aufnahme, Versorgung bei der
**adnexa** Adnexe
**adnexitis** Adnexitis
**adolescence** Adoleszenz
**adoposis** Adipositas
**adrenal** adrenal
**adrenal cortex** Nebennierenrinde (NNR)
**adrenal cortical carcinoma** Nebennierenrindenkarzinom
**adrenal crisis** Nebenniereninsuffizienz, akute
**adrenal gland** Nebenniere
**adrenal insufficiency** Nebenniereninsuffizienz
**adrenal medulla** Nebennierenmark (NNM)
**adrenal virilism** Virilismus, adrenaler
**adrenalectomy** Adrenalektomie
**adrenarche** Adrenarche
**adrenergic** adrenerg
**adrenergic bronchodilator** Bronchospasmolytika

**adrenergic drug** Arzneimittel, adrenerge
**adrenergic fibers** Fasern, adrenerge
**adrenergic receptor** Rezeptor, adrenerger
**adrenocortical** adrenokortikal
**adrenocortical hormone** Hormon, adrenokortikales
**adrenocorticotropic** adrenokortikotrop
**adrenocorticotropic hormone** Hormon, adrenokortikotropes (ACTH)
**adrenomegaly** Adrenomegalie
**adrenomimetics** Adrenomimetika
**adrenotropic** adrenotrop
**adsorb** adsorbieren
**adsorbents** Adsorbenzien
**adsorption** Adsorption
**adstringents** Adstringenzien
**adult** Erwachsener
**adult respiratory distress syndrome** Atemnotsyndrom des Erwachsenen
**adult-onset diabetes** Altersdiabetes
**advance directive** Patientenverfügung
**adverse drug effect** Nebenwirkungen, unerwünschte
**adynamia** Adynamie
**AEDL** AEDL-Modell
**aerobe** Aerobier
**aerobic** aerob
**aerobic training** Aerobic-Training
**aerophagy** Aerophagie
**aerosol** Aerosol
**aerosol bronchodilator therapy** Aerosoltherapie, bronchodilatorische
**aerotherapy** Aerotherapie
**aerotitis** Aerootitis
**aerotitis media** Aerootitis media
**Aesculapius** Asklepios
**afebrile** afebril
**affect** Affekt
**affection** Affektion
**affective incontinence** Affektinkontinenz
**affective learning** Affektlernen
**affective melancholia** Melancholie, affektive
**affective memory** Gedächtnis, affektives
**affective psychosis** Affektpsychose
**afferent** afferent
**afferent nerves** Nerven, afferente
**afferent pathway** Bahn, afferente
**afferent tract** Trakt, afferenter
**affinity** Affinität
**affirmation** Affirmation
**affusion** Gussbehandlung

**aflatoxins** Aflatoxine
**African tick typhus** Fleckfieber, afrikanisches
**African trypanosomiasis** Schlafkrankheit, afrikanische
**aftercare** Nachbehandlung
**afterimage** Nachbild
**afterload** Nachlast
**afterloading** Nachladetechnik
**afterpains** Nachwehen
**afterperception** Nachempfindung
**agalactia** Agalaktie
**agammaglobulinemia** Agammaglobulinämie
**aganglionosis** Aganglionose
**Agar** Agar
**agar-agar** Agar-Agar
**agastria** Agastrie
**age** Lebensalter
**ageism** Ageism
**agenesia corticalis** Agenesia corticalis
**agenesis** Agenesie
**agenetic fracture** Knochenbruch, agenetischer
**agenitalism** Agenitalismus
**age-specific** altersspezifisch
**ageusia** Ageusie
**agglomeration** Agglomeration
**agglutinant** agglutinierend
**agglutination** Agglutination
**agglutination titer** Agglutinationstiter
**agglutination-inhibition test** Agglutinations-Hemmtest
**agglutinin** Agglutinin
**agglutinogen** Agglutinogen
**aggregation** Aggregation
**aggression** Aggression
**aggression consulting** Aggressionsberatung
**aggression towards others** Fremdaggression
**aging** Alterungsprozess
**agitated** agitiert
**agitated depression** Depression, agitierte
**agitation** Agitiertheit
**agitophasia** Agitophasie
**aglossia** Aglossie
**aglycemia** Aglykämie
**agnathia** Agnathie
**agnosia** Agnosie
**agonal** agonal
**agonist** Agonist

**agony** Agonie
**agoraphobia** Agoraphobie
**agranulocyte** Agranulozyt
**agranulocytosis** Agranulozytose
**agraphia** Agraphie
**agyria** Agyrie
**aids for drinking** Trinkhilfen
**aids for eating** Esshilfen
**AIDS-dementia complex** AIDS-Demenz-Komplex
**AIDS-wasting syndrome** AIDS-Wasting-Syndrom
**air** Luft
**air embolism** Luftembolie
**air hunger** Lufthunger
**air pollution** Luftverunreinigung
**air sickness** Luftkrankheit
**air spaces** Lufträume
**air splint** Luftschiene
**air swallowing** Luftschlucken
**air-fluidised bed** Air-Fluidised-Bett
**air-fluidized bed** Luftkissen-Bett
**airway** Luftwege
**airway clearance** Luftwegs-Clearance
**airway conductance** Atemwegsleitfähigkeit
**airway insertion and stabilization** Intubation
**airway management** Atemwege, Erhaltung der
**airway obstruction** Atemwegsobstruktion
**airway resistance** Atemwegswiderstand
**airway suctioning** Absaugen, der Atemwege
**akaryocyte** Akaryozyt
**akathisia** Akathisie
**akeratosis** Akeratose
**akinesia** Akinesie
**akinetic apraxia** Apraxie, akinetische
**akinetic mutism** Mutismus, akinetischer
**akinetic seizure** Anfall, akinetischer
**ala nasi** Nasenflügel
**alanine** Alanin
**alanine aminotransferase** Alaninaminotransferase (ALT)
**alarm reaction** Alarmreaktion
**alastrim** Alastrim
**albinism** Albinismus
**Albright's syndrome** Albright-Syndrom
**albumin** Albumin
**albumin test** Albumintest
**albuminaturia** Albuminurie
**alcalase** Alkalase

**alcohol** Alkohol
**alcohol abuse** Alkoholmissbrauch
**alcohol dependence** Alkoholabhängigkeit
**alcohol poisoning** Alkoholvergiftung
**alcohol withdrawal syndrome** Alkoholentzugssyndrom
**alcoholic** Alkoholiker
**alcoholic ataxia** Ataxie, alkoholische
**alcoholic blackout** Blackout, alkoholbedingter
**alcoholic cardiomyopathy** Kardiomyopathie, alkoholbedingte
**alcoholic coma** Alkoholkoma
**alcoholic dementia** Alkoholdemenz
**alcoholic dyspepsia** Alkoholdyspepsie
**alcoholic fermentation** Gärung, alkoholische
**alcoholic hallucinosis** Alkoholhalluzinose
**alcoholic hepatitis** Alkoholhepatitis
**alcoholic ketoacidosis** Ketoazidose, alkoholische
**alcoholic paralysis** Alkoholparalyse
**alcoholic psychosis** Alkoholpsychose
**alcoholic trance** Alkoholtrance
**Alcoholics Anonymous** Anonyme Alkoholiker (A.A.)
**alcoholism** Alkoholismus
**aldehyde** Aldehyd
**aldolase** Aldolase
**aldose** Aldose
**aldosterone** Aldosteron
**aldosteronism** Aldosteronismus
**aldosteronoma** Aldosteronom
**aleukemia** Aleukämie
**aleukemic leukemia** Leukämie, aleukämische
**aleukia** Aleukie
**Alexander technique** Alexander-Technik
**alexia** Alexie
**alga** Alge
**alginate** Alginate
**alginate dressing** Alginat-Verband
**algodystrophy** Algodystrophie
**algolagnia** Algolagnie
**algology** Algologie
**algophobia** Algophobie
**algor mortis** Algor mortis
**Alice in Wonderland syndrome** Alice-im-Wunderland-Syndrom
**alienate** entfemden
**alignment** Ausrichtung
**alimentary** alimentär

**alimentary duct**  Milchbrustgang
**aliphatic**  aliphatisch
**aliphatic acid**  Säure, alipathische
**aliphatic alcohol**  Alkohol, alipathischer
**alkalemia**  Alkalämie
**alkali**  Alkali
**alkali burn**  Laugenverätzung
**alkali poisoning**  Vergiftung, alkalische
**alkali reserves**  Alkalireserven
**alkaline phosphatase**  Phophatase, alkalische
**alkalinity**  Alkalinität
**alkaloid**  Alkaloide
**alkalosis**  Alkalose
**alkaptonuria**  Alkaptonurie
**alkyl**  Alkyl-
**alkylating agent**  Verbindung, alkylierende
**allachesthesia**  Allachästhesie
**allantoin**  Allantoin
**allantois**  Allantois
**allele**  Allel
**Allen test**  Allen-Test
**allergen**  Allergen
**allergenic extract**  Allergenextrakt
**allergic**  allergisch
**allergic arthritis**  Arthritis allergica
**allergic asthma**  Asthma, allergisches
**allergic bronchopulmonary aspergillosis**  Aspergillose, allergische bronchopulmonale
**allergic conjunctivitis**  Konjunktivitis, allergische
**allergic coryza**  Heuschnupfen
**allergic dermatitis**  Dermatitis, allergische
**allergic purpura**  Purpura allergica
**allergic reaction**  Reaktion, allergische
**allergic rhinitis**  Rhinitis allergica
**allergic vasculitis**  Vasculitis allergica
**allergy**  Allergie
**allergy management**  Allergien, Umgang mit
**allergy testing**  Allergietests
**alloantigen**  Alloantigen
**allogenic**  allogen
**allograft**  Allotransplantat
**allopathy**  Allopathie
**alloplast**  Alloplast
**alloplasty**  Alloplastik
**allopurinol**  Allopurinol
**allorhythmia**  Allorhythmie
**all-or-none law**  Alles-oder-Nichts-Gesetz
**allotransplantation**  Allotransplantation

**alloxan**  Alloxan
**alloy**  Legierung
**almond oil**  Mandelöl
**aloe**  Aloe
**aloe vera**  Aloe vera
**alopecia**  Alopezie
**alopecia areata**  Alopecia areata
**alopecia congenitalis**  Alopecia congenitalis
**Alopecia prematura**  Alopecia prematura
**alopecia senilis**  Alopecia senilis
**alopecia universalis**  Alopecia universalis
**alpha**  alpha
**alpha cells**  Alphazellen
**alpha fetoprotein**  Alphafetoprotein (AFP)
**alpha hemolysis**  Alphahämolyse
**alpha particle**  Alphateilchen
**alpha receptor**  Alpharezeptor
**alpha wave**  Alphawelle
**alpha-globulins**  Alphaglobuline
**Alport's syndrome**  Alport-Syndrom
**altered state of consciousness**  Bewusstseinszustand, veränderter
**alternans**  Alternans
**alternate generation**  Generationswechsel
**alternating mydriasis**  Mydriasis, alternans
**alternation**  Alternation
**alternative inheritance**  Vererbung, alternative
**alternative medicine**  Alternativmedizin
**alternative nursing methods**  Pflegemethoden, alternative
**altitude sickness**  Höhenkrankheit
**altruism**  Altruismus
**alum**  Alaun
**aluminum**  Aluminium (Al)
**aluminum hydroxide gel**  Aluminiumhydroxid
**alveobronchitis**  Alveobronchitis
**alveolar**  alveolar
**alveolar adenocarcinoma**  Adenokarzinom, alveolares
**alveolar air**  Alveolarluft
**alveolar air equation**  Alveolarluft-Gleichung
**alveolar cell carcinoma**  Alveolarzellkarzinom
**alveolar cyst**  Alveolarzyste
**alveolar duct**  Alveolargang
**alveolar edema**  Alveolarödem
**alveolar fiber**  Alveolarfaser
**alveolar gas**  Alveolargas

**alveolar macrophages** Makrophagen, alveoläre
**alveolar microlithiasis** Mikrolithiasis, alveoläre
**alveolar periosteum** Wurzelhaut
**alveolar pressure** Alveolardruck (PA)
**alveolar process** Alveolarfortsatz
**alveolar proteinosis** Proteinose, alveoläre
**alveolar sac** Alveolarsäckchen
**alveolar socket** Alveolarpfanne
**alveolar soft part sarcoma** Weichteilsarkom, alveoläres
**alveolar ventilation** Ventilation, alveoläre
**alveolar-capillary membrane** Membran, alveokapilläre
**alveolectomy** Alveolektomie
**alveoli** Alveolen
**alveolitis** Alveolitis
**alveolotomy** Alveolotomie
**alymphocytosis** Alymphozytose
**Alzheimer's disease** Alzheimer-Krankheit
**amantadine hydrochloride** Amantadin
**amastia** Amastie
**amaurosis** Amaurose
**Amaurosis fugax** Amaurosis fugax
**amaurosis partialis fugax** Amaurosis partialis fugax
**ambient pressure** Druck, atmosphärischer
**ambivalence** Ambivalenz
**amblyopia** Amblyopie
**ambulatory automatism** Poriomanie
**ameba** Amöbe
**amebiasis** Amöbiasis
**amebic dysentery** Amöbenruhr
**amebic hepatitis** Amöbenhepatitis
**amebicide** Amöbizid
**amelanotic** amelanotisch
**amelia** Amelie
**ameloblast** Ameloblast
**ameloblastic fibroma** Fibrom, ameloblastisches
**ameloblastic hemangioma** Hämangiom, ameloblastisches
**ameloblastic odontoma** Odontom, ameloblastisches
**ameloblastic sarcoma** Sarkom, ameloblastisches
**ameloblastoma** Ameloblastom
**amelodentinal** adamantodentinal
**amelogenesis** Amelogenese
**amelogenesis imperfecta** Amelogenesis imperfecta

**amenorrhea** Amenorrhö
**Ames test** Ames-Test
**ametropia** Ametropie
**amide** Amid
**amiloride hydrochloride** Amilorid
**amine** Amin
**amino acid** Aminosäure
**amino acid group** Aminosäurengruppe
**aminoaciduria** Aminoazidurie
**aminobenzoic acid** Aminobenzoesäure
**aminophylline** Aminophyllin
**aminophylline poisoning** Aminophyllinvergiftung
**aminotransferase** Aminotransferase
**amitosis** Amitose
**ammonia** Ammoniak
**ammonia intoxication** Ammoniakvergiftung
**ammonium ion** Ammonium-Ion
**amnesia** Amnesie
**amnesic aphasia** Aphasie, amnestische
**amnesic apraxia** Apraxie, amnestische
**amniocentesis** Amniozentese
**amnioinfusion** Amnioninfusion
**amnion** Amnion
**amnionitis** Amnioninfektionssyndrom
**amnonnitis** Amnionitis
**amnioscopy** Amnioskopie
**amniotic cavity** Amnionhöhle
**amniotic fluid** Fruchtwasser
**amniotic fluid embolism** Fruchtwasserembolie
**amniotic fold** Amnionfalte
**amniotic sac** Fruchtblase
**amniotomy** Amniotomie
**amok** Amok
**amorph** amorph
**amoxicillin** Amoxiycillin
**ampere** Ampere (A)
**amphetamine poisoning** Amphetaminvergiftung
**amphetamine sulfate** Amphetaminsulfat
**amphetamines** Amphetamine
**amphoteric** amphoter
**amphotericin B** Amphotericin B
**ampicillin** Ampicillin
**amplitude** Amplitude
**amplitude of convergence** Konvergenzbreite
**ampule** Ampulle; Brechampulle
**ampulla** Ampulla
**ampulla of rectum** Ampulla recti

**ampullary tubal pregnancy**
Eileiterschwangerschaft, ampulläre
**amputation** Amputation
**amputation care** Amputation, Pflege bei
**amputation neuroma** Amputationsneurom
**amyelia** Amyelie
**amygdalin** Amygdalin
**amylase** Amylase
**amyloid** Amyloid
**amyloidosis** Amyloidose
**amylolysis** Amylolyse
**amyotrophic lateral sclerosis**
Lateralsklerose, amyotrophische
**ana-** ana-
**anabolic steroid** Steroidanabolika
**anabolism** Anabolismus
**anacidity** Anazidität
**anaclisis** Anaklise
**anaclitic depression** Depression,
anaklitische
**anacrotism** Anakrotie
**anacusis** Anakusie
**anaerobe** Anaerobier
**anaerobic** anaerob
**anaerobic catabolism** Katabolismus,
anaerober
**anaerobic infection** Infektion, anaerobe
**anal** anal
**anal canal** Analkanal
**anal character** Charakter, analer
**anal eroticism** Analerotik
**anal fissure** Analfissur
**anal fistula** Analfistel
**anal incontinence** Stuhlinkontinenz
**anal reflex** Analreflex
**anal stage** Analphase
**analeptics** Analeptika
**analgesia** Analgesie
**analgesic administration**
Analgetikaverabreichung
**analgesic nephropathy** Nephropathie,
analgetische
**analgesics** Analgetika
**analgia** Analgie
**analysis** Analyse
**analysis of variance** Varianzanalyse
**analytic psychology** Psychologie,
analytische
**anamnesis** Anamnese
**anamnestic** anamnestisch
**anaphase** Anaphase
**anaphoresis** Anaphorese

**anaphylactic** anaphylaktisch
**anaphylactic hypersensitivity**
Hypersensibilität, anaphylaktische
**anaphylactic reaction** Reaktion,
anaphylaktische
**anaphylactic shock** Schock,
anaphylaktischer
**anaphylatoxin** Anaphylatoxin
**anaphylaxis** Anaphylaxie
**anaplasia** Anaplasie
**anarthria** Anarthrie
**anasarca** Anasarka
**anastomose** anastomosieren
**anastomosis** Anastomose
**anastomotic stenosis** Anastomosenstenose
**anatomic** anatomisch
**anatomic age** Alter, anatomisches
**anatomic curve** Krümmung, anatomische
**anatomic position** Position, anatomische
**anatomic topography** Topographie,
anatomische
**anatomy** Anatomie
**anchorage** Verankerung
**ancylostomiasis** Ankylostomiasis
**androgens** Androgene
**androgynous** androgyn
**android** android
**android pelvis** Becken, androides
**andrology** Andrologie
**andropause** Andropause
**androsterone** Androsteron
**anemia** Anämie
**anemia of chronic disease** Anämie,
chronische
**anemia of pregnancy**
Schwangerschaftsanämie
**anemic anoxia** Anoxie, anämische
**anencephaly** Anenzephalie
**anergia** Energie
**anergic stupor** Stupor, anergischer
**anesthesia** Anästhesie
**anesthesia administration**
Anästhetikaverabreichung
**anesthesia machine** Narkosegerät
**anesthesiologist** Anästhesist
**anesthesiology** Anästhesiologie
**anesthetics** Anästhetika
**anesthetize** anästhesieren
**anetoderma** Anetodermie
**aneuploid** aneuploid
**aneuploidy** Aneuploidie
**aneurysm** Aneurysma

**aneurysmal bone cyst** Knochenzyste, aneurysmatische
**aneurysmal thrill** Aneurysmenschwirren
**aneurysmal varix** Krampfader, aneurysmatische
**anger** Wutausbruch
**anger control assistance** Wut, Unterstützung bei der Kontrolle von
**angiitis** Angiitis
**angina** Angina
**angina pectoris** Angina, pectoris
**angioblastic meningioma** Meningiom, angioblastöses
**angioblastoma** Angioblastom
**angiocardiogram** Angiokardiogramm
**angiocardiography** Angiokardiographie
**angiocardiopathy** Angiokardiopathie
**angiocarditis** Angiokarditis
**angiocatheter** Angiokatheter
**angiochondroma** Angiochondrom
**angioedema** Angioödem
**angiofibroma** Angiofibrom
**angiogenesis** Angiogenese
**angiogram** Angiogramm
**angiography** Angiographie
**angiokeratoma** Angiokeratom
**angiolipoma** Angiolipom
**angioma** Angiom
**angioma arteriale racemosum** Angioma, arteriale racemosum
**angioma cutis** Angioma, cutis
**angioma serpiginosum** Angioma, serpiginosum
**angiomatosis** Angiomatose
**angiomyoma** Angiomyom
**angiomyosarcoma** Angiomyosarkom
**angioneurotic gangrene** Gangrän, angioneurotisches
**angiopathy** Angiopathie
**angioplasty** Angioplastie
**angiosarcoma** Angiosarkom
**angiosclerosis** Angiosklerose
**angioscope** Angioskop
**angiospasm** Angiospasmus
**angiotensin** Angiotensin
**angiotensin-converting enzyme** Angiotensinkonversionsenzym (ACE)
**angiotensinogen** Angiotensinogen
**angle of convergence** Konvergenzwinkel
**angle of incidence** Einfallswinkel
**angle of iris** Kammerwinkel
**angle of refraction** Brechungswinkel
**angstrom** Angström (A)
**angular gyrus** Gyrus, angularis
**angular movement** Winkelbewegung
**anhidrosis** Anhidrose
**anhydrase** Anhydrase
**anhydride** Anhydrid
**anicteric hepatitis** Hepatitis, anikterische
**aniline** Anilin
**anilism** Anilinvergiftung
**anima** Anima
**animal-assisted therapy** Tiere, Therapie mit
**anion** Anion
**anion exchange resin** Anionenaustauschharz
**anise** Anis
**aniseikonia** Aniseikonie
**anisocoria** Anisokorie
**anisocytosis** Anisozytose
**anisogamete** Anisogamet
**anisokaryosis** Anisokaryose
**ankle clonus** Fußklonus
**ankle joint** Sprunggelenk
**ankyloglossia** Ankyloglossie
**ankylosed** ankylosiert
**ankylosing spondylitis** Spondylitis, ankylosans
**ankylosis** Ankylose
**anlage** Anlage
**annular** annulär
**annulus** Anulus
**anode** Anode
**anodontia** Anodontie
**anomaly** Anomalie
**anomia** Wortfindungsstörung
**anopia** Anopsie
**anorchia** Anorchie
**anorectal** anorektal
**anorectal stricture** Striktur, anorektale
**anorectic** Anorektikum; anorektisch
**anorexia** Anorexia
**anorexia nervosa** Anorexia, nervosa
**anorexiant** Anorektikum, Pl. Anorektika; Appetitzügler
**anorgasmy** Anorgasmie
**anosigmoidoscopy** Anoskopie
**anosmia** Anosmie
**anosmia gustatoria** Anosmia, gustatoria
**anosognosia** Anosognosie
**anotia** Anotie
**anovaginal** anovaginal
**anovesical** anovesikal
**anovular** anovulatorisch

**anovular menstruation** Menstruation, anovulatorische
**anovulation** Anovulation
**anoxemia** Anoxämie
**anoxia** Anoxie
**ansa** Ansa
**antacids** Antazida
**antagonism** Antagonismus
**antagonist** Antagonist
**antagonistic reflexes** Reflexe, antagonistische
**ante-** ante-
**ante mortem** ante mortem
**antecurvature** Antekurvation
**anteflexion** Anteflexion
**antegrade** antegrad
**antenatal classes** Geburtsvorbereitung
**antepartal** antepartal
**antepyretic** antepyretisch
**anterior** anterior
**anterior axillary line** Axillarlinie, vordere
**anterior cardiac vein** Herzvene, vordere
**anterior chamber** Augenkammer, vordere
**anterior drawer sign or test** Schubladenphänomen, vorderes
**anterior fontanel** Fontanelle, große
**anterior horn cell** Vorderhornzelle
**anterior horn of the spinal cord** Vorderhorn, des Rückenmarks
**anterior mediastinum** Mediastinum, vorderes
**anterior tooth** Frontzahn
**anterograde amnesia** Amnesie, anterograde
**anterograde memory** Gedächtnis, anterogrades
**anteroinferior** anteroinferior
**anterolateral** anterolateral
**anteroposterior** anteroposterior
**anterosuperior** anterosuperior
**anteversion** Anteversion
**anthracosis** Anthrakose
**anthrax** Anthrax; Milzbrand
**anthropoid** anthropoid
**anthropoid pelvis** Becken, anthropoides
**anthropolgy** Anthropologie
**anthropometry** Anthropometrie
**anthroposophy** Anthroposophie
**anti-** anti-
**antiadrenergics** Antiadrenergika
**antiagglutinin** Antiagglutinin
**antiallergics** Antiallergika

**antianabolic** antianabolisch
**antianaphylaxis** Antianaphylaxie
**antianemic** antianämisch
**antiantibody** Anti-Antikörper
**antiantitoxin** Anti-Antitoxin
**antiarrhythmics** Antiarrhythmika
**antiasthmatics** Antiasthmatika
**antibacterial** antibakteriell
**antibiotic anticancer agents** Antibiotikum, zytostatisch wirksames
**antibiotic resistant** antibiotikaresistent
**antibiotic sensitivity test** Antibiotika-Sensibilitätstest
**antibiotics** Antibiotika
**antibody** Antikörper (Ak)
**antibody absorption** Antikörperabsorption
**antibody instructive theory** Antikörpertheorie
**antibody therapy** Antikörpertherapie
**antibody titer** Antikörpertiter
**anticarcinogenic** antikarzinogen
**anticholinergics** Anticholinergika
**anticholinesterase** Cholinesterase-Hemmer
**anticipatory adaptation** Erwartungsadaption
**anticipatory guidance** Anleitung, vorausschauende
**anticoagulant therapy** Antikoagulanzientherapie
**anticoagulants** Antikoagulanzien
**anticodon** Antikodon
**anticonception** Antikonzeption
**anticonvulsants** Antikonvulsiva
**anti-D immuoglobuline** Anti-D-Immunglobulin
**antidepressants** Antidepressiva
**antidiabetics** Antidiabetika
**antidiarrheals** Antidiarrhoika
**Antidiuresis** Antidiurese
**antidiuretic hormone** Adiuretin (ADH); Hormon, antidiuretisches
**antidiuretics** Antidiuretika
**antidote** Antidot
**antiemetics** Antiemetika
**antiestrogen drug** Antiöstrogen
**antifibrillants** Antifibrillanzien
**antifungal** Antimykotika
**antigalactic** antigalaktisch
**antigen** Antigen
**antigen determinant** Antigendeterminante

**antigen-antibody reaction** Antigen-Antikörper-Reaktion (AAR)
**antigenic drift** Antigendrift
**antigenicity** Antigenität
**antiglobulin** Antiglobulin
**antihelminthics** Antihelminthika (pl.)
**antihemophilic factor** Antihämophiliefaktor (AHF)
**antihemorrhagics** Antihämorrhagika
**antihidrotics** Antihidrotika
**antihistamine poisoning** Antihistaminvergiftung
**antihistamines** Antihistaminika; H1-Rezeptoren-Blocker
**antihypertensives** Antihypertonika
**antihypotensives** Antihypotonika
**antiinfectious** Antiinfektiva
**antiinflammatory** Antiphlogistika
**antilipidemics** Antilipidämika
**antilymphocyte serum** Antilymphozytenserum (ALS)
**antimetabolite** Antimetabolit
**antimicrobials** Bakteriostatika
**antimitochondrial antibody** Antikörper, antimitochondrialer
**antimitotics** Antimitotika
**antimony** Antimon (Sb)
**antimony poisoning** Antimonvergiftung
**antimutagen** Antimutagen
**antineoplastic** Chemotherapeutikum, antineoplastisches
**antineoplastic hormone** Hormon, antineoplastisches
**antinuclear antibody** Antikörper, antinukleärer (ANA)
**antiodontalgics** Antiodontalgika
**antioncogene** Antionkogen
**antioxidants** Antioxidanzien
**antioxidation** Antioxidation
**antiparasitics** Antiparasitenmittel
**antiparkinsonian** Parkinsonmittel
**antipathy** Antipathie
**antiperistalsis** Antiperistaltik
**antiprothrombin** Antiprothrombin
**antipruritics** Antipruriginosa
**antipsychotics** Antipsychotika
**antipyresis** Antipyrese
**antipyretics** Antipyretika
**antirachitics** Antirachitika
**anti-Rh agglutinin** Anti-Rh-Agglutinin
**antirheumatics** Antirheumatika
**antiseborrheics** Antiseborrhoika
**antisepsis** Antisepsis
**antiseptic dressing** Verband, antiseptischer
**antiseptics** Antiseptika
**antiserum** Antiserum
**antiserum anaphylaxis** Antiserum-Anaphylaxie
**antisocial personality** Persönlichkeit, antisoziale
**antisocial personality disorder** Persönlichkeitsstörung, antisoziale
**antispasmodics** Spasmolytika
**antistreptolysin-O test** Antistreptolysin-O-Test
**antithrombin** Antithrombin
**antithrombin III** AT III
**antithrombotics** Antithrombotika
**antithyroid drugs** Thyreostatika
**antitoxin** Antitoxin
**anti-trendelenburg position** Anti-Trendelenburg-Lagerung
**antitrypsin** Antitrypsin
**antituberculars** Tuberkulostatika
**antitumor antibodies** Antitumor-Antikörper
**antitussive** Antitussivum
**antivenin** Antivenenum
**antiviral** antiviral
**antivitamin** Antivitamin
**antrectomy** Antrektomie
**antrum** Antrum
**antrum cardiacum** Antrum cardiacum
**anuria** Anurie
**anus** After; Anus
**anxietas** Anxietas
**anxiety** Angst
**anxiety attack** Angstattacke
**anxiety disorder** Angststörung
**anxiety dream** Angsttraum
**anxiety hysteria** Angsthysterie
**anxiety neurosis** Angstneurose
**anxiety reaction** Angstreaktion
**anxiety reduction** Angst, Linderung von
**anxiety state** Angstzustand
**anxiolytics** Anxiolytika
**aorta** Aorta
**aortic aneurysm** Aortenaneurysma
**aortic arch syndrome** Aortenbogensyndrom
**aortic obstruction** Aortenverschluss
**aortic regurgitant murmur** Aorteninsuffizienz-Geräusch

**aortic regurgitation** Aortenklappeninsuffizienz
**aortic rupture** Aortenruptur
**aortic stenose** Aortenstenose
**aortic thrill** Aortenschwirren
**aortic valve** Aortenklappe
**aortitis** Aortitis
**aortocoronary** aortokoronar
**aortocoronary bypass** Bypass, aortokoronarer
**aortogram** Aortogramm
**aortography** Aortographie
**apallic syndrom** Apallisches Syndrom
**apathy** Apathie
**apatite** Apatit
**apepsia** Apepsie
**Aperistalsis** Aperistaltik
**aperture** Apertur
**apex** Apex
**apex beat** Herzspitzenstoss
**apex cordis** Apex cordis
**apex murmur** Apexgeräusch
**apex of the lung** Apex pulmonis
**apexcardiogram** Apexkardiogramm
**apexcardiography** Apexkardiographie
**Apgar score** APGAR-Schema
**aphagia** Aphagie
**aphagia algera** Aphagie, schmerzhafte
**aphakia** Aphakie
**aphasia** Aphasie
**aphonia** Aphonie
**aphonia paralytica** Aphonia, paralytische
**aphonia paranoica** Aphonia, paranoica
**aphonic speech** Sprache, aphonische
**aphrasia** Aphrasie
**aphronia** Aphronie
**aphthae** Aphthen
**apical** apikal
**apicotomy** Apikotomie
**aplasia** Aplasie
**aplastic** aplastisch
**aplastic anemia** Anämie, aplastische
**apnea monitoring** Apnoe-Monitoring
**apneustic center** Apnoezentrum
**apo-** apo-
**apocrine** apokrin
**apocrine secretion** Sekretion, apokrine
**apocrine sweat gland** Schweißdrüse, apokrine
**apolipoprotein** Apolipoprotein
**aponeurosis** Aponeurose
**apophyseal fracture** Apophysenlösung

**apophysis** Apophyse
**apophysitis** Apophysitis
**apoplectic stroke** Apoplex; Schlaganfall
**(apoplectic) stroke** Schlaganfall
**A-positioning** A-Lagerung
**apparent death** Scheintod
**appendectomy** Appendektomie
**appendical reflex** Appendixreflex
**appendicitis** Appendizitis
**appendicitis pain** Appendizitisschmerz
**appendix** Appendix
**appendix dyspepsia** Appendixdyspepsie
**appendix epididymidis** Appendix, epididymidis
**apperception** Apperzeption
**appetite** Appetit
**application** Applikation
**applicator** Applikator
**applied anatomy** Anatomie, angewandte
**applied psychology** Psychologie, angewandte
**apposition** Apposition
**appositional growth** Appositionswachstum
**apraxia** Apraxie
**aptitude** Begabung
**apyrexia** Apyrexie
**aqua** Aqua
**aquaphobia** Aquaphobie
**aqueduct** Aquädukt
**aqueous humor** Kammerwasser
**aqueous phase** Phase, wässrige
**aqueous solution** Lösung, wässrige
**arachidonic acid** Arachidonsäure
**arachnid** Arachnida
**arachnitis** Arachnitis
**arachnodactyly** Arachnodaktylie
**arachnoid** arachnoid
**arachnoid membran** Arachnoidea
**arachnoidal villi** Arachnoidealzotte
**arachnoidism** Arachnoidismus
**arachnophobia** Arachnophobie
**Aran-Duchenne muscular atrophy** Aran-Duchenne-Muskelatrophie
**arbovirus** Arboviren
**arch of the aorta** Aortenbogen
**arches of the foot** Fußgewölbe
**archetype** Archetyp
**arcuate scotoma** Skotom, bogenförmiges
**arcus senilis** Arcus senilis
**area nursing** Bereichspflege
**Area Restriction** Restriktionen, räumliche
**areflexia** Areflexie

**Arenavirus** Arenaviren
**areola** Areola
**areola mammae** Areola mammae
**areolar gland** Glandulae, areolares (Mammae)
**areolitis** Areolitis
**areteriovenous aneurysma** Aneurysma, arteriovenöses
**argentaffin cell** Argentaffinzelle
**arginase** Arginase
**arginine** Arginin (Arg)
**argon** Argon (Ar)
**Argyll Robertson pupil** Argyll-Robertson-Zeichen
**argyria** Argyrie
**argyrophil** argyrophil
**ariboflavinosis** Ariboflavinose
**Arica therapy** Aricatherapie
**armored heart** Panzerherz
**Arnold-Chiari malformation** Arnold-Chiari-Syndrom
**aroma** Aromastoffe
**aromatherapy** Aromatherapie
**aromatic bath** Aromabad
**aromatic compounds** Aromat
**aromatic hydrocarbon** Kohlenwasserstoff, aromatischer
**arousal** Wachzustand
**arrested development** Entwicklungsstillstand
**arrhenoblastoma** Arrhenoblastom
**arrhenogenic** arrhenogen
**arrhythmia** Arrhythmie
**arsenic** Arsen (As)
**arsenic poisoning** Arsenvergiftung
**art therapy** Kunsttherapie
**arterectomy** Arteriektomie
**arterial** arteriell
**arterial bleeding** Blutung, arterielle
**arterial blood gas** Blutgasanalyse, arterielle (BGA)
**arterial blood pressure** Blutdruck, arterieller
**arterial capillaries** Kapillaren, arterielle
**arterial catheter** Katheter, arterieller
**arterial circulation** Kreislauf, arterieller
**arterial hemorrhage** Hämorrhagie, arterielle
**arterial insufficiency** Insuffizienz, arterielle
**arterial line** Kanülierung, arterielle
**arterial murmur** Geräusch, arterielles
**arterial nephrosclerosis** Nephrosklerose, arterielle
**arterial pH** pH-Wert, arterieller
**arterial pressure** Druck, arterieller
**arterial thrill** Schwirren, arterielles
**arterial wall** Arterienwand
**arteriofibrose** Arteriofibrose
**arteriogram** Arteriogramm
**arteriography** Arteriographie
**arteriole** Arteriole
**arteriolosclerosis** Arteriolosklerose
**arteriopathy** Arteriopathie
**arterioplasty** Arterioplastik
**arteriosclerosis** Arteriosklerose
**arteriosclerosis obliterans** Arteriosklerose obliterans
**arteriosclerotic heart disease** Herzkrankheit, arteriosklerotische
**arteriospasm** Arteriospasmus
**arteriostenosis** Arteriostenose
**arteriotomy** Arteriotomie
**arteriovenous** arteriovenös
**arteriovenous anastomosis** Anastomose, arteriovenöse
**arteriovenous fistula** AV-Fistel; Fistel, arteriovenöse
**arteriovenous oxygen difference** Differenz, arteriovenöse
**arteriovenous shunt** Shunt, arteriovenöser
**arteritis** Arteriitis
**artery** Arterie
**arthralgia** Arthralgie
**arthritis** Arthritis
**arthro-** arthro-
**arthrocentesis** Gelenkpunktion
**arthrodesis** Arthrodese
**arthrogram** Arthrogramm
**arthrography** Arthrographie
**arthrolysis** Arthrolyse
**arthropathy** Arthropathie
**arthroplasty** Arthroplastik
**arthroscope** Arthroskop
**arthroscopy** Arthroskopie
**arthrosis** Arthrose
**articular** artikulär
**articular capsule** Gelenkkapsel
**articular cartilage** Gelenkknorpel
**articular disk** Gelenkscheibe
**articular head** Gelenkkopf
**articulate** artikulieren
**artifact** Artefakt
**artificial** artifiziell

**artificial abortion** Abruptio graviditatis; Abtreibung; Interruptio graviditatis; Schwangerschaftsabbruch
**artificial airway management** Künstliche Luftwege, Pflege bei
**artificial anus** Anus praeternaturalis; Darmausgang, künstlicher
**artificial eye** Augenprothese; Glasauge
**artificial fever, induced fever** Heilfieber
**artificial heart** Kunstherz
**artificial insemination** Befruchtung, künstliche
**artificial kidney** Niere, künstliche
**artificial ventilation** Beatmung, künstliche
**artificial voice** Ersatzstimme
**ASB** ASB
**asbestos** Asbest
**asbestosis** Asbestose
**ascariasis** Askariasis
**Ascaris** Askaris
**ascending aorta** Aorta ascendens
**ascending colon** Colon ascendens
**ascending neuritis** Neuritis, aszendierende
**ascites** Aszites; Bauchwassersucht
**ascitic fluid** Aszitesflüssigkeit
**ascorbic acid** Ascorbinsäure
**ascultatory gap** Lücke, auskultatorische
**asepsis** Asepsis
**aseptic bone necrosis** Knochennekrose, aseptische
**aseptic fever** Fieber, aseptisches; Resorptionsfieber
**aseptic meningitis** Meningitis, aseptische
**aseptic necrosis** Nekrose, aseptische
**aseptic peritonitis** Peritonitis, aseptische
**aseptic technique** Technik, aseptische
**asexual** asexuell
**asocial** asozial
**asparaginase** Asparaginase
**asparagine** Asparagin (Asn)
**asparate aminotransferase** Asparatamino-Transferase (AST); Glutamat-Oxalacetat-Transaminase (GOT)
**asparatic acid** Asparaginsäure (Asp)
**aspartame** Aspartam
**aspergillosis** Aspergillose
**Aspergillus** Aspergillus
**aspermia** Aspermie
**asphyxia** Asphyxie
**asphyxia neonatorum** Neugeborenenasphyxie
**aspirate** aspirieren
**aspiration** Aspiration
**aspiration biopsy** Aspirationsbiopsie
**aspiration pneumonia** Aspirationspneumonie
**aspiration precautions** Aspiration, Vorsichtsmaßnahmen gegen
**aspiration prophylaxis** Aspirationsprophylaxe
**aspirator** Absauggerät
**asplenia** Asplenie
**assertiveness training** Durchsetzungskraft, Training der
**assessment** Einschätzung, Assessment
**assimilation** Assimilation
**assisted death** Sterbehilfe, aktive
**assisted spontaneous breathing/ventilation** Spontanatmung, assistierte
**assisted ventilation** Beatmung, assistierte
**association** Assoziation
**association areas** Assoziationsfelder
**association test** Assoziationsversuch
**astasia** Astasie
**asteatosis** Asteatose
**asthenia** Asthenie
**asthenic habitus** Astheniker
**asthenopia** Asthenopie
**asthma** Asthma
**asthmatic bronchitis** Bronchitis, asthmatische
**asthmatic eosinophilia** Eosinophilie, asthmatische
**astigmatism** Astigmatismus; Stabsichtigkeit
**astroblastoma** Astroblastom
**astrocyte** Astrozyt
**astrocytoma** Astrozytom
**asymptomatic** asymptomatisch
**asynclitism** Asynklitismus
**asynergy** Asynergie
**asystole** Asystolie
**ataractics** Ataraktika
**ataraxia** Ataraxie
**atavism** Atavismus
**ataxia** Ataxie
**atelektasis** Atelektase
**athelia** Athelie
**atheroma** Atherom
**atherosclerosis** Atherosklerose
**athetosis** Athetose
**athletic habitus** Athlet
**atlas** Atlas
**atom** Atom

**atomic number** Ordnungszahl
**atomic weight** Atommasse
**atomizer; humidifier** Vernebler
**atonia** Atonie
**atopia** Atopie
**atresia** Atresie
**atrial fibrillation** Vorhofflimmern
**atrial flutter** Vorhofflattern
**atrial gallop** Galopprhythmus, präsystolischer
**atrial septal defect** Vorhofseptumdefekt
**atrial septum** Vorhofseptum
**atrial systole** Vorhofsystole
**atrial tachycardia** Vorhoftachykardie
**atrichia** Atrichie
**atrioventricular** atrioventrikulär (= AV)
**atrioventricular block** AV-Block; Block, atrioventrikulärer
**atrioventricular bundle** Atrioventrikularbündel
**atrioventricular node** Aterioventrikular-(AV-) Knoten
**atrioventricular septum** Septum, atrioventrikulares
**atrioventricular valve** Atrioventrikularklappe
**atrium** Atrium
**atrophia** Atrophie
**atrophic gastritis** Gastritis, atrophische
**atrophic rhinitis** Rhinitis atrophicans
**atrophodermia** Atrophodermie
**atropine** Atropin
**atropine sulfate** Atropinsulfat
**atropine sulfate poisoning** Atropinvergiftung
**attachment** Bindung
**attachment promotion** Zuneigung, Förderung der
**attack** Anfall
**attention** Aufmerksamkeit
**attention deficit disorder** Aufmerksamkeitsdefizitsyndrom
**attitude** Einstellung
**attitude of life** Lebenseinstellung
**atypia** Atypie
**atypical pneumonia** Pneumonie, atypische
**audi-** audi-
**audiogram** Audiogramm
**audiology** Audiologie
**audiometry** Audiometrie
**audiovisual** audiovisuell
**auditive stimulation** Stimulation, auditive

**auditory** auditiv
**auditory area; acoustic center** Hörzentrum
**auditory hair** Haarzellen
**auditory hallucination** Halluzination, akustische
**auditory meatus** Gehörgang
**auditory nerve** Gleichgewichtsnerv
**auditory ossicles** Gehörknöchelchen
**auditory threshold** Hörschwelle
**auditory vertigo** Vertigo auralis
**Auer rod** Auer-Stäbchen
**Auerbach's plexus** Auerbach-Plexus
**aura** Aura
**aural** aural
**auricle** Auricula
**auriculocranial** aurikulokranial
**auriculotemporal** aurikulotemporal
**auris dextra** Auris dextra
**auris sinistra** Auris sinistra
**auscultation** Auskultation
**Australia antigen** Australia-Antigen
**australian lift** Australian Lift
**aut(o)-** aut(o)-
**authority** Autorität
**autism** Autismus
**autoagglutination** Autoagglutination
**autoaggression** Autoaggression
**autoantibody** Autoantikörper
**autoantigen** Autoantigen
**autochthonous** autochton
**autoclave** Autoklav
**autodigestion** Autodigestion
**autoeroticism** Autoerotismus
**autogenic training** Autogenes Training
**autogenous** autogen
**autogenous graft** Transplantat, autogenes
**autogenous vaccine** Impfstoff, autogener
**autohemolysis** Autohämolyse
**autohypnosis** Autohypnose
**autoimmune disease** Autoimmunkrankheit
**autoimmune reaction** Autoimmunreaktion
**autoimmunity** Autoimmunität
**autoimmunization** Autoimmunisierung, Autosensibilisierung
**autoinfection** Autoinfektion
**autoinfusion** Autoinfusion
**autoinoculation** Autoinokulation
**autointoxication** Autointoxikation
**autolysis** Autolyse
**autolytic debridement** Débridement, autolytisches
**automaticity** Automatie

**automatism**  Automatismus
**autonomic**  autonom
**autonomic nerve**  Nerv, autonomer
**autonomic nervous system**  Nervensystem, autonomes
**autonomy**  Autonomie
**autoplasty**  Autoplastik
**autopolyploidy**  Autopolyploidie
**autopsy**  Autopsie
**autoregulation**  Autoregulation
**autoserous treatment**  Eigenblutbehandlung
**autosom**  Autosom
**autosomal inheritance**  Vererbung, autosomale
**autosomal-dominant inheritance**  Vererbung, autosomal-dominante
**autosomal-recessive inheritance**  Vererbung, autosomal-rezessive
**autosplenectomy**  Autosplenektomie
**autostimulation**  Autostimulation
**autosuggestion**  Autosuggestion
**autotransfusion**  Autotransfusion; Eigenblutübertragung
**auxiliary breathing**  Auxiliaratmung
**auxiliary respiratory muscles**  Atemhilfsmuskulatur
**auxiliary services for the elderly**  Altenhilfe
**aversion therapy**  Aversionstherapie
**avidin**  Avidin
**avirulent**  avirulent
**avitaminosis**  Avitaminose
**axial**  axial
**axilla**  Axilla
**axillary (lymph) node dissection**  Axilladissektion
**axillary artery**  Arteria axillaris, Achselschlagader
**axillary line**  Axillarlinie
**axillary nerve**  Nervus axillaris, Achselnerv
**axillary node**  Axillarknoten
**axillary temperature**  Axillartemperatur
**axillary vein**  Vena axillaris, Achselvene
**axis**  Axis
**axon**  Axon
**axon reflex**  Axonreflex
**axonotmesis**  Axonotmesis
**axoplasm**  Axoplasma
**azathioprine**  Azathioprin
**azithromycin**  Azithromycin
**azo dye**  Azofarbstoffe
**azoospermia**  Azoospermie

**azotemia**  Azotämie
**azoturia**  Azoturie
**azure**  Azur

# B

**B cell**  B-Zelle
**B cell growth factors**  B-Zellen-Wachstumsfaktor
**B complex vitamins**  B-Komplex-Vitamine
**B lymphocyte**  B-Lymphozyten
**babesiosis**  Babesiose
**Babinski's reflex**  Babinski-Reflex
**Babinski's sign**  Babinski-Zeichen
**baby blues**  Baby-Blues
**bacampillin**  Bacampillin
**Bacillaceae**  Bacillaceae
**bacillary angiomatosis**  Angiomatose, bazilläre
**bacille Calmette-Guérin**  Bacille-Calmette-Guérin (BCG)
**bacillemia**  Bazillämie
**bacilli**  Bazillus (pl. Bazillen)
**bacilluria**  Bazillurie
**Bacillus**  Bacillus
**Bacillus anthracis**  Bacillus anthracis
**Bacillus cereus**  Bacillus cereus
**bacitracin**  Bacitracin
**back**  Rücken
**backache**  Rückenschmerzen
**baclofen**  Baclofen
**bacteria**  Bakterien (pl.)
**bacterial endocarditis**  Endokarditis, bakterielle
**bacterial food poisoning**  Lebensmittelvergiftung, bakterielle
**bacterial plaque**  Plaque, bakterielle
**bacterial resistance**  Resistenz, bakterielle
**bacterial toxin**  Toxin, bakterielles
**bacterial vaccine**  Bakterienvakzine
**bactericidal**  bakterizid
**bactericides**  Bakterizide (pl.)
**bacteriemia**  Bakteriämie
**bacteriology**  Bakteriologie
**bacteriolysin**  Bakteriolysin
**bacteriolysis**  Bakteriolyse
**bacteriophage**  Bakteriophagen
**bacteriostasis**  bakteriostatisch
**bacteriotoxines**  Bakterientoxine
**bacteriuria**  Bakteriurie
**Bacteroides**  Bacteroides
**Baker's cyst**  Baker-Zyste

**balance**  Gleichgewicht
**balanced diet**  Vollkost
**balancing**  Flüssigkeitsbilanzierung
**balanitis**  Balanitis
**balantidiasis**  Balantidiose
**Balantidium coli**  Balantidium coli
**baldness**  Kahlheit
**Balint group**  Balint-Gruppe
**Balint's syndrome**  Balint-Syndrom
**Balkan tubointerstitial nephritis**  Balkan-Nephropathie
**ball of the foot**  Fußballen
**ball-and-socket joint**  Kugelgelenk
**ballism**  Ballismus
**balloon tamponade**  Ballontamponade
**balloon-tip catheter**  Ballonkatheter
**ballottement**  Ballottement
**balm**  Melisse
**balneology**  Balneologie
**balneotherapy**  Balneotherapie
**balsam**  Balsam
**band**  Band
**bandage**  Bandage
**banti's syndrome**  Banti-Syndrom
**bar**  Bar
**barbiturate**  Barbiturate (pl.)
**barium**  Barium (Ba)
**barium poisoning**  Bariumvergiftung
**Barlow's syndrome**  Barlow-Syndrom
**barograph**  Barograph
**baroreceptor**  Barorezeptor
**barotrauma**  Barotrauma
**barrel chest**  Emphysemthorax; Fassthorax
**Barthel Index**  Barthel-Index (BI)
**bartholinitis**  Bartholinitis
**Bartholin's cyst**  Bartholin-Zyste
**Bartholin's gland**  Bartholin-Drüse
**Bartonella**  Bartonella
**bartonellosis**  Bartonellose
**basal**  basal
**basal body temperature**  Basaltemperatur
**basal cell**  Basalzelle
**basal cell carcinoma**  Basalzellkarzinom
**basal cell epithelioma, basalioma**  Basaliom
**basal ganglia**  Basalganglien (pl.)
**basal metabolic rate**  Grundumsatz (= GU)
**basal metabolism**  Ruheenergiebedarf
**basal stimulating bed bath**  Ganzkörperwaschung, basalstimulierende
**basal stimulation**  Stimulation, basale
**base**  Base

**base analog**  Basenanaloga (pl.)
**base excess**  Basenüberschuss
**base frequency**  Basalfrequenz
**base line**  Basalfrequenz
**base of the skull**  Schädelbasis
**Basedow's goiter**  Basedow-Struma
**basement membrane**  Basalmembran
**basic human needs**  Grundbedürfnisse
**basilar artery**  Arteria basilaris, Grundschlagader
**basilar membrane**  Basilarmembran
**basilic vein**  Vena basilaris, Königsvene
**basis**  Basis
**basophil**  basophil
**basophilic leukemia**  Basophilenleukämie
**batch**  Charge
**bath**  Bad
**bath oil**  Pflegebadeöl
**Bathing**  Waschen
**BCG vaccine**  BCG-Impfstoff
**BCG-test**  BCG-Test
**bearing down pains**  Presswehen
**Beau's lines**  Beau-Reil-Querfurchen
**Beck's triad**  Beck-Trias
**Becquerel**  Becquerel (Bq)
**bed pan**  Bettpfanne
**bed rails**  Bettgitter
**bed rest**  Bettruhe
**bed rest care**  Bettruhe, Pflege bei
**bedside laboratory testing**  Laboruntersuchungen, am Patientenbett
**bedside-test**  Bedside-Test
**behavior**  Verhalten
**behavior management**  Verhaltensweisen, Umgang mit bestimmten
**behavior modification**  Verhaltensänderung
**behavior therapy**  Verhaltenstherapie
**behavioral disorder**  Verhaltensstörung
**behavioral isolation**  Isolation, soziale
**behavioral science**  Verhaltensforschung
**behaviorism**  Behaviorismus
**belladonna**  Belladonna
**Bellocq´s technique**  Bellocq-Tamponade
**Bell's law**  Bell-Regel
**Bell's phenomenon**  Bell-Phänomen
**bending fracture**  Biegungsfraktur
**benefits in kind; non-cash benefits**  Sachleistung
**benign**  benigne

**benign familial chronic pemphigus** Pemphigus chronicus benignus familiaris
**benign juvenile melanoma** Melanom, benignes juveniles
**benign neoplasm** Neoplasma, benignes
**benign nephrosclerosis** Nephrosklerose, benigne
**benign prostatic hypertrophy** Prostatahyperplasie, benigne (BPH)
**Bennett's fracture** Bennett-Luxationsfraktur
**bentonite test** Bentonittest
**benzene** Benzol
**benzene poisoning** Benzolvergiftung
**benzodiazepine derivate** Benzodiazepinderivate (pl.)
**benzoic acid** Benzoesäure
**benzyl alcohol** Benzylalkohol
**beriberi** Beriberi
**berkelium** Berkelium (Bk)
**berlock dermatitis** Berloque-Dermatitis
**berylliosis** Berylliose
**beryllium** Beryllium (Be)
**beta** beta
**beta cells** Betazellen
**beta rays** Betastrahlen
**beta receptor** Betarezeptor
**beta wave** Betawelle
**beta-blocker** Betablocker
**beta-caroten** Betacaroten
**betamethasone** Betamethason
**beta-oxidation** Betaoxidation
**bezoar** Bezoarstein; Gastrolith
**bhang** Hanf, indischer
**bias** Bias
**Bibliotherapy** Bibliotherapie
**bicarbonate** Bikarbonat
**bicarbonate buffer system** Bikarbonat-Puffer
**biceps brachii** Musculus biceps brachii, Bizeps
**biceps femoris** Musculus biceps femoris
**biceps reflex** Bizepssehnenreflex
**bicornate** bicornis
**bicuspid** bikuspidal
**bidet** Bidet
**bifocal** bifokal
**bifurcation** Bifurkation
**bigeminal** bigeminus
**bigeminal pulse** Pulsus bigeminus
**bigeminal rhythm** Bigeminus-Rhythmus

**bigeminy** Bigeminie
**bilateral** bilateral
**bilateral arm guidance** Armführung, bilaterale
**bile** Galle
**bile acid** Gallensäure
**bile pigments** Gallenfarbstoffe
**biliary** biliär
**biliary atresia** Gallen(gangs)atresie
**biliary calculus** Gallenstein
**biliary colic** Gallenkolik
**biliary ducts** Gallengänge
**biliary dyskinesia** Gallenwegdyskinesie
**biliary tract cancer** Gallengangkarzinom
**bilirubin** Bilirubin
**bilirubinemia** Bilirubinämie
**bilirubinuria** Bilirubinurie
**biliverdin** Biliverdin
**Billings method** Billings-Ovulationsmethode
**Billroth's operation I** Billroth-I-Operation
**Billroth's operation II** Billroth-II-Operation
**bilocular** bilokulär
**bilous** biliös
**bimanual** bimanuell
**binocular** binokular
**binocular vision** Sehen, binokulares
**bio-** bio-
**bioavailability** Bioverfügbarkeit
**biochemistry** Biochemie
**bioclimatology** Bioklimatologie
**bioenergetics** Bioenergetik
**bioequivalent** Bioäquivalent
**biofeedback** Biofeedback
**bioflavonoid** Bioflavonoid
**biogenesis** Biogenese
**biologic monitoring** Biomonitoring
**biologic psychiatry** Psychiatrie, biologische
**biology** Biologie
**biometry** Biometrie
**bionics** Bionik
**biopharmaceutics** Biopharmazie
**biopsy** Biopsie
**biopsychic** biopsychisch
**biopsychosocial** biopsychosozial
**biorhythm** Biorhythmus
**biostatistics** Biostatistik
**biosynthese** Biosynthese
**biotechnology** Biotechnologie
**biotelemetry** Biotelemetrie
**biotherapy** Biotherapie
**biotin** Biotin

**biotin deficiency syndrome** Biotinmangelsyndrom
**biotope** Biotop
**biotransformation** Biotransformation
**Biot's respiration** Biot-Atmung
**biparietal** biparietal
**bipartite** bipartit
**biphasic** biphasisch
**bipolar** bipolar
**bipolar version** Wendung, kombinierte
**bird face** Vogelgesicht
**birth** Geburt
**birth canal** Geburtskanal
**birth control** Geburtenkontrolle
**birth injury** Geburtsschäden
**birth palsy** Geburtslähmung
**birth rate** Geburtenziffer
**birth weight** Geburtsgewicht
**birthing** Entbindung
**bisacodyl** Bisacodyl
**bisexuality** Bisexualität
**bismuth** Wismut (Bi)
**bite reflex** Beißreflex
**bitemporal hemianopsia** Hemianopsie, bitemporale
**Bitot's spots** Bitot-Flecke
**biuret test** Biurettest
**bivalent** bivalent
**bivalent antibody** Antikörper, bivalenter
**black out** Blackout
**bladder** Blase
**bladder cancer** Blasenkarzinom
**bladder hernia** Blasenhernie
**bladder irrigation** Blasenspülung
**bladder retraining** Blasentraining; Toilettentraining
**bladder sphincter** Blasensphinkter
**bland diet** Schonkost
**blande** bland
**blande diet** Diät, blande
**blast cell** Blastzelle
**blastema** Blastem
**blastocyst** Blastozyste
**blastoderm** Blastoderm
**blastogenesis** Blastogenese
**blastoma** Blastom
**blastomatosis** Blastomatose
**blastomere** Blastomere (pl.)
**Blastomyces** Blastomyces
**blastomycosis** Blastomykose
**bleeder** Bluter

**bleeding precautions** Blutungen, Vorsichtsmaßnahmen gegen
**bleeding reduction** Blutung, Verminderung einer
**bleeding time** Blutungszeit (BZ)
**blennorrhea** Blennorrhö
**bleomycon sulfate** Bleomycin
**blepharal** blephar-
**blepharitis** Blepharitis
**blepharoclonus** Blepharoklonus
**blepharoplasty** Blepharoplastik
**blepharoplegia** Blepharoplegie
**blepharospasm** Blepharospasmus
**blind spot** Fleck, blinder
**blindness** Blindheit
**blister** Blase
**block** Block
**blockade** Blockade
**blocking** Blockierung
**blocking antibody** Antikörper, blockierende
**blood** Blut
**blood agar** Blutagar
**blood bank** Blutbank
**blood buffers** Blutpuffer
**blood capillaries** Blutkapillaren (pl.)
**blood cell** Blutzellen (pl.)
**blood circulation** Blutkreislauf
**blood clot** Blutkoagel, Blutgerinnsel
**blood coagulation** Blutgerinnung
**blood crossmatching** Kreuzprobe
**blood gas** Blutgase
**blood gas analysis** Blutgasanalyse (BGA)
**blood group** Blutgruppe
**blood level** Blutspiegel
**blood level of glucose** Blutzuckerspiegel
**blood osmolarity** Blutosmolarität
**blood pH** pH-Wert, im Blut
**blood plasma** Blutplasma
**blood poisoning** Blutvergiftung
**blood pressure** Blutdruck
**blood pressure amplitude** Blutdruckamplitude
**blood pressure monitor** Blutdruckmonitor
**blood pressure taking, indirect** Blutdruckmessung, indirekte
**blood products** Blutpräparate
**blood products administration** Blutpräparate, Verabreichung von
**blood pump** Blutpumpe
**blood relative** Blutsverwandtschaft
**blood smear** Blutausstrich

**blood substitute** Blutersatz
**blood sugar** Blutzucker
**blood sugar diurnal profile** BZ-Tagesprofil
**blood transfusion** Bluttransfusion
**blood urea nitrogen** Blutharnstoff
**blood vessels** Blutgefäße (pl.)
**blood-brain barrier** Blut-Hirn-Schranke
**blue baby** Blausucht; Blue baby
**blushing** Erröten
**Board of Nursing** Pflegekammer
**Bobath's concept** Bobath-Konzept
**body image** Körperbild
**body image alterations** Körperbildstörungen (pl.)
**body image enhancement** Körperbild, Verbesserung des
**body in old age** Körper im Alter
**body language** Körpersprache
**body mass index** Body-Mass-Index (BMI); Körpermassenzahl
**body mechanics promotion** Körpermechanismen, Verbesserung von
**body movement** Körperbewegung
**body odor** Körpergeruch
**body plethysmography** Ganzkörper-Plethysmographie
**body position** Lagerung
**body temperature** Körpertemperatur
**body-section radiography** Schichtaufnahme
**body-weight ratio** Körper-Gewicht-Relation
**Boerhaave's syndrome** Boerhaave-Syndrom
**Bohr's effect** Bohr-Effekt
**bolus** Bolus
**bond** Bindung, chemische
**bonding** Bindung, persönliche
**bone** Knochen
**bone age** Knochenalter
**bone cancer** Knochenkarzinom
**bone cell** Knochenzelle
**bone cyst** Knochenzyste
**bone densiometry** Osteodensitometrie
**bone graft** Knochentransplantation
**bone lamella** Knochenlamelle
**bone marrow** Knochenmark
**bone marrow biopsy** Knochenmarkbiopsie
**bone marrow transplant** Knochenmarktransplantation
**bone tissue** Knochengewebe
**booster immunization** Booster-Impfung
**borborygmos** Borborygmus

**borderline** Borderline
**borderline personality** Borderline-Persönlichkeit
**Bordetella** Bordetella
**borgestrel** Norgestrel
**boric acid** Borsäure
**boric acid poisoning** Borsäurevergiftung
**Borrelia** Borrelia
**Bottle Feeding** Füttern, mit der Flasche
**botulinus toxin** Botulinus-Toxin
**botulism** Botulismus
**bougie** Bougie
**bounding pulse** Pulsus celer
**bovine spongiform encephalopathy** Bovine spongioforme Enzephalopathie (BSE)
**bowel incontinence care** Stuhlinkontinenz, Pflege bei
**bowel irrigation** Darmspülung; Hebe-Senk-Einlauf
**bowel management** Stuhlausscheidung, Umgang mit der
**bowel training** Darmtraining
**Bowman's capsule** Bowman-Kapsel
**Bowman's glands** Bowman-Drüsen
**Bowman's lamina** Bowman-Membran
**brace** Brace
**brachial** brachial
**brachial artery** Arteria brachialis, Oberarmschlagader
**brachial paralysis** Brachialislähmung, Armplexuslähmung
**brachial plexus** Armplexus, Plexus brachialis
**brachial plexus anesthesia** Armplexusanästhesie
**brachial vein** Vena brachialis, Oberarmvene
**brachialgia** Brachialgie
**brachialis** Musculus brachialis, Armbeuger
**brachiocephalic** brachiozephal
**brachiocephalic veins (right and left)** Venae brachiocephalicae, dextra et sinistra
**brachioradialis** Musculus brachioradialis, Oberarmspeichenmuskel
**brachium prosthesis** Armprothese
**brachy-** brachy-
**brachybasia** Brachybasie
**brachycephaly** Brachyzephalie
**brachydactyly** Brachydaktylie
**Braden scale** Braden-Skala
**brady-** brady-

**bradyarrhythmia** Bradyarrhythmie
**bradycardia** Bradykardie
**bradykardia-tachykardia syndrome** Bradykardie-Tachykardie-Syndrom
**bradykinesia** Bradykinesie
**bradykinin** Bradykinin
**bradypnoea** Bradypnoe
**bradyuria** Bradyurie
**braille** Blindenschrift
**brain** Gehirn
**brain abscess** Hirnabszess
**brain attack** Hirnschlag
**brain concussion** Commotio, cerebri, Gehirnerschütterung
**brain death** Hirntod
**brain scan** Gehirnszintigraphie
**brain tumor** Hirntumor
**brain washing** Hirnwäsche
**brain wave** Hirnströme
**brainstem** Hirnstamm; Stammhirn
**bran** Kleie
**Braxton Hicks version** Braxton-Hicks-Wendung
**bread exchange unit** Broteinheit (BE)
**breakthrough bleeding** Durchbruchblutung
**breast cancer** Mammakarzinom, Brustkrebs
**breast implant** Brustimplantat
**breast milk** Muttermilch
**breast milk jaundice** Muttermilchikterus
**breast pump** Milchpumpe
**breastfeeding assistance** Stillen, Unterstützung beim
**breath sound** Atemgeräusch
**breathing odor** Atemgeruch
**breathing sound** Atmungsgeräusch
**breathing stimulating embrocation** Einreibung, atemstimulierende
**breathing work** Atemarbeit
**breech birth** Steißgeburt
**breech extraction** Steißextraktion
**breech presentation** Beckenendlage
**bregma** Bregma
**bridgework** Zahnbrücke
**brief psychotherapy** Kurzpsychotherapie
**broad ligament** Ligamentum latum uteri
**broad ligamentum** Mutterband
**broad-spectrum antibiotic** Breitbandantibiotikum
**Broca's aphasia** Broca-Aphasie
**Broca's area** Broca-Zentrum

**Brodmann's areas** Brodmann-Areal
**bromhidrosis** Bromhidrose
**bromine** Brom (Br)
**bromocriptine mesylate** Bromocriptin
**bromoderma** Bromoderma tuberosum
**bronchi** Bronchien
**bronchi-** bronchi-
**bronchial** bronchial
**bronchial breath sound** Atmen, bronchiales; Röhrenatmen
**bronchial fremitus** Bronchialfremitus
**bronchial secretion** Bronchialsekret
**bronchial toilet** Bronchialtoilette
**bronchial tree** Bronchialbaum
**bronchial washing** Bronchiallavage
**bronchiektasis** Bronchiektase
**bronchiolar collapse** Bronchiolenkollaps
**bronchioles** Bronchiole
**bronchiolitis** Bronchiolitis
**bronchitis** Bronchitis
**bronchoalveolar** bronchoalveolär
**bronchodilation** Bronchodilatation
**bronchodilators** Bronchodilatatoren (pl.)
**bronchogenic carcinoma** Karzinom, bronchogenes
**bronchography** Bronchographie
**broncholytics** Broncholytika (pl.)
**bronchophony** Bronchophonie
**bronchopneumonia** Bronchopneumonie
**bronchopulmonary** bronchopulmonal
**bronchopulmonary dysplasia** Dysplasie, bronchopulmonale
**bronchoscope** Bronchoskop
**bronchoscopy** Bronchoskopie
**bronchospasm** Bronchospasmus
**bronchospirometry** Bronchospirometrie
**bronchus** Bronchus (pl. Bronchien)
**brow presentation** Stirnlage
**brownian movement** Brown-Molekularbewegung
**Brown-Séquard's syndrome** Brown-Séquard-Syndrom
**brucellosis** Brucellose
**Brudzinski's sign** Brudzinski-Nackenzeichen
**bruit** Geräusch
**Brushfield's spots** Brushfield-Flecken
**bruxism** Bruxismus, Zähneknirschen
**BSE** Rinderwahnsinn
**bubo** Bubo (pl. Bubonen)
**bubonic plague** Beulenpest, Bubonenpest
**bucca** Bucca

**buccal** bukkal
**budesonid** Budesonid
**buffer** Puffer
**bugs** Wanzen
**bulb** Bulbus (pl. Bulben, Bulbi)
**bulbar** bulbär
**bulbarparalysis** Bulbärparalyse
**bulimia** Bulimia nervosa, Ess-Brechsucht
**bulla** Bulla
**bundle branch** Tawara-Schenkel
**bundle branch block** Schenkelblock
**bundle of His** His-Bündel
**bupivacaine hydrochloride** Bupivacain
**buprenorphine hydrochloride** Buprenorphin
**Burkitt's lymphoma** Burkitt-Lymphom
**burn** Verbrennung
**burning-feet syndrome** Burning-feet-Syndrom
**burnout** Burn out
**bursa** Bursa
**bursitis** Bursitis
**busulfan** Busulfan
**butterfly cannula** Butterfly
**butyl alcohol** Butylalkohol
**butyric acid** Buttersäure
**butyrophenone** Butyrophenone (pl.)
**bypass** Bypass
**byssinosis** Byssinosis

## C

**C peptide** C-Peptid
**cacao** Kakao
**cachectic** kachektisch
**cachexia** Kachexie
**cacosmia** Kakosmie
**cadaveric rigidity** Leichenstarre
**cadmium** Kadmium (Cd)
**cadmium poisoning** Kadmiumvergiftung
**cafe-au-lait spot** Cafe-au-lait-Fleck
**caffeine** Koffein
**caffeine poisoning** Koffeinvergiftung
**Caffey's syndrome** Caffey-Syndrom
**calcaneus** Kalkaneus
**calcar avis** Calcar, avis
**calcareous metastasis** Kalkinmetastase
**calcifediol** Calcifediol
**calciferol** Calciferol
**calcific aortic disease** Aortenverkalkung
**calcification** Verkalkung
**calcinosis** Kalzinose

**calcipenia** Kalzipenie
**calcitonin** Calcitonin
**calcitriol** Calcitriol
**calcium** Kalzium (Ca)
**calcium carbide** Kalziumkarbid ($CaC_2$)
**calcium carbonate** Kalziumkarbonat ($CaCO_3$)
**calcium channel blocker** Kalzium-Antagonist
**calcium chloride** Kalziumchlorid ($CaCl_2$)
**calcium gluconate** Kalziumglukonat ($C_{12}H_{22}CaO_{14}$)
**calcium hydroxide** Kalziumhydroxid ($Ca[OH]_2$)
**calcium hydroxide solution** Kalziumhydroxidlösung
**calcium oxalate** Kalziumoxalat ($CaC_2O_4$)
**calcium oxide** Kalziumoxid (CaO)
**calcium phosphate** Kalziumphosphat ($Ca_3[PO_4]_2$)
**calcium pump** Kalziumpumpe
**calcium sulfate** Kalziumsulfat ($CaSO_4$)
**calculus** Konkrement
**calendula officinalis** Calendula officinalis, Ringelblume
**calf** Wade
**calf muscle pump** Wadenmuskelpumpe
**calibration** Kalibrierung
**caliper** Caliper
**callus** Kallus
**calming techniques** Beruhigungstechniken
**calor** Calor
**caloric** kalorisch
**caloric requirement in old age** Kalorienbedarf im Alter
**caloric test** Prüfung, kalorische
**calorie** Kalorie
**calorie-free diet** Nulldiät
**calorimeter** Kalorimeter
**calorimetry** Kaloriemetrie
**calvaria** Calvaria
**camphor** Kampfer
**camphor bath** Kampferbad
**camphorated oil** Kampferöl
**canal of Schlemm** Schlemm-Kanal
**cancellous** spongiös
**cancer** Krebs
**cancer of the small intestine** Dünndarmtumore, maligne
**cancer staging** Staging
**cancerous** kanzerös
**candidiasis** Candidiasis; Soor

**canine tooth** Eckzahn
**cannabis** Cannabis
**cannabism** Cannabismus
**cannula** Kanüle
**cantering rhythm** Galopprhythmus
**canthus** Canthus
**Cantor tube** Cantor-Sonde
**capacitation** Kapazitation
**capillary** Kapillare
**capillary fracture** Kapillarfissur
**capillary hemangioma** Kapillarhämangiom
**capillary hemorrhage** Kapillarhämorrhagie
**capillary permeability** Kapillarpermeabilität
**capillary pressure** Kapillardruck
**capillary refilling** Kapillarauffüllung
**capillus** Capillus
**capitate bone** Kopfbein
**capnometry** Kapnometrie
**capreomycin** Capreomycin
**capric acid** Kaprinsäure
**caproic acid** Kapronsäure
**capsular** kapsulär
**capsular cataract** Kapselstar
**capsule** Kapsel
**caput** Caput
**caput femoris** Caput femoris
**caput fibulae** Caput fibulae
**caput humeri** Caput humeri
**caput medusae** Caput medusae
**caraway** Kümmel
**carbamate** Carbamat
**carbamazepine** Carbamazepin
**carbide** Karbid
**carbohydrate** Kohlenhydrat
**carbohydrate loading** Kohlenhydratbelastung
**carbohydrate metabolism** Kohlenhydratstoffwechsel
**carbolic acid** Karbolsäure
**carbolism** Karbolismus
**carbon** Kohlenstoff
**carbon cycle** Kohlenstoffkreislauf
**carbon dioxide** Kohlendioxid
**carbon dioxide inhalation** Kohlendioxid-Inhalation
**carbon dioxide narcosis** Kohlendioxid-Narkose
**carbon dioxide poisoning** Kohlendioxid-Vergiftung
**carbon dioxide response** Kohlendioxid-Reaktion
**carbon dioxide retention** Kohlendioxid-Retention
**carbon dioxide stores** Kohlendioxid-Speicher
**carbon dioxide tension** Kohlendioxid-Spannung
**carbon dioxide therapy** Kohlendioxid-Therapie
**carbon monoxide** Kohlenmonoxid
**carbon monoxide poisoning** Kohlenmonoxid-Vergiftung
**carbon tetrachloride** Tetrachlorkohlenstoff
**carbon tetrachloride poisoning** Tetrachlorkohlenstoff-Vergiftung
**carbonate** Karbonat
**carbonic acid** Kohlensäure
**carbonic anhydrase** Karboanhydrase
**carbonic anhydrase inhibitor** Karboanhydrasehemmer
**carboxyhemoglobin** Carboxyhämoglobin (CO-Hb)
**carboxyl** Carboxyl-
**carbuncle** Karbunkel
**carcinoembrryonic antigen (CEA)** Antigen, carzino-embryonales
**carcinogen** kanzerogen; karzinogen
**carcinogenesis** Karzinogenese
**carcinoid** Karzinoid
**carcinoid syndrome** Karzinoid-Syndrom
**carcinolysis** Karzinolyse
**carcinoma** Karzinom
**carcinoma in situ** Carcinoma in situ; Karzinom, präinvasives
**carcinomatoid** karzinomatoid
**carcinomatous** karzinomatös
**carcinophilia** Karzinophilie
**carcinosarcoma** Karzinosarkom
**carcinosis** Karzinose
**carcinostatic** karzinostatisch
**cardia** Cardia
**cardiac** kardial
**cardiac angiography** Kardioangiographie
**cardiac apnea** Herzapnoe
**cardiac arrest** Herz-Kreislauf-Stillstand
**cardiac arrhythmia** Herzrhythmusstörung
**cardiac asthma** Asthma cardiale; Herzasthma
**cardiac atrophy** Herz(muskel)atrophie
**cardiac bed** Herzbett
**cardiac care** Herzerkrankungen, Pflege bei
**cardiac catheter** Herzkatheter

**cardiac conduction defect**
  Erregungsleitungsstörung, kardiale
**cardiac cycle** Herzzyklus
**cardiac decompensation**
  Herzdekompensation
**cardiac dyspnea** Dyspnoe, kardiale
**cardiac edema** Stauungsödem
**cardiac glycosid** Herzgykosid
**cardiac hypertrophy** Herzhypertrophie
**cardiac index** Herzindex
**cardiac insufficiency** Herzinsuffizienz
**cardiac massage** Herzdruckmassage
**cardiac monitoring** Monitoring, der
  Herzfunktion
**cardiac murmur** Herzgeräusch
**cardiac muscle** Herzmuskel
**cardiac output** Herzminutenvolumen
  (HMV)
**cardiac output, decreased** Herzleistung,
  verminderte
**cardiac plexus** Herzgeflecht, vegetatives
**cardiac precautions** Herzerkrankungen,
  Vorsichtsmaßnahmen bei
**cardiac regurgitation** Rückstrom, kardialer
**cardiac reserve** Reservekraft, kardiale
**cardiac rhythm** Herzrhythmus
**cardiac standstill** Herzstillstand
**cardiac stenosis** Herzstenose
**cardiac stimulant** Kardiakum
**cardiac syncope** Synkope, kardiale
**cardiac tamponade** Herztamponade
**cardiac thrombosis** Herzthrombose
**cardiectomy** Kardiaresektion
**cardiocirculatory** kardiozirkulatorisch
**cardiogenic** kardiogen
**cardiogenic shock** Schock, kardiogener
**cardiogram** Kardiogramm
**cardiography** Kardiographie
**cardiologist** Kardiologe
**cardiology** Kardiologie
**cardiomegaly** Kardiomegalie
**cardiomyopathy** Kardiomyopathie
**cardiopathy** Kardiopathie
**cardiopericarditis** Kardioperikarditis
**cardioplegia** Kardioplegie
**cardiopulmonary** kardiopulmonal
**cardiopulmonary bypass** Bypass,
  kardiopulmonaler
**cardiopulmonary murmur** Herz-
  Lungengeräusch
**cardiopulmonary resuscitation**
  Reanimation, kardiopulmonale

**cardiotocography** Kardiotokographie
  (CTG)
**cardiotomy** Kardiotomie
**cardiotoxic** kardiotoxisch
**cardiovascular** kardiovaskulär
**cardiovascular disease** Herz- und
  Kreislauferkrankung
**cardiovascular shunt** Shunt,
  kardiovaskulärer
**cardiovascular system** Herz-
  Kreislaufsystem
**cardioversion** Kardioversion
**cardiovert** kardiovertieren
**carditis** Karditis
**care of patients with craniocerebral trauma**
  Schädel-Hirn-Trauma, Pflege bei
**care of the chronically ill** Langzeitpflege,
  chronisch Kranker
**caregiver role strain** Rollenbelastung,
  pflegender Angehöriger
**caregiver support** Betreuungsperson,
  Unterstützung der
**caries prophylaxis** Kariesvorbeugung
**caries; dental caries** Karies
**carminative** Karminativum
**carmine dye** Karmin
**carnitine** Carnitin
**carotene** Karotin
**carotenoid** Karotinoide
**carotid bruit** Karotisgeräusch
**carotid plexus** Karotisplexus
**carotid pulse** Karotispuls
**carotid sinus** Karotissinus
**carotid sinus reflex** Karotissinus-Reflex
**carotis sinus syndrome** Karotissinus-
  Syndrom
**carpal** karpal
**carpal tunnel** Karpaltunnel
**carpal tunnel syndrome** Karpaltunnel-
  Syndrom
**carpopedal** karpopedal
**carpopedal spasm** Karpopedalspasmus
**carpus** Karpus
**carrier** Träger
**cartilage** Knorpel
**cartilage graft** Knorpeltransplantation
**cartilaginous bone** Knorpelknochen
**cartilaginous joint** Knorpelgelenk
**cartilaginous skeleton** Knorpelskelett
**case fatality rate** Letalität
**case history** Krankengeschichte
**case manager** Case-Manager

**caseation** Verkäsung
**caseation necrosis** Nekrose, verkäsende
**case-control study** Fallstudie, kontrollierte
**casein** Kasein
**caseous** käsig
**cast** Zylinder, Abdruck, Gipsverband
**castor oil** Rinzinusöl
**castration** Kastration
**castration anxiety** Kastrationsangst
**casuistics** Kasuistik
**cat scratch fever** Katzenkratzkrankheit
**catabiosis** Katabiose
**catabolic illness** Erkrankung, katabolische
**catabolism** Katabolismus
**catalase** Katalase
**catalepsy** Katalepsie
**catalysis** Katalyse
**catalyst** Katalysator
**catalyze** katalysieren
**catamnesis** Katamnese
**cataplasia** Kataplasie
**cataplexy** Kataplexie
**cataract** Katarakt
**catarrh** Katarrh
**catarrhal conjunctivitis** Bindehautkatarrh
**catarrhal croup** Kruppkatarrh
**catarrhal ophthalmia** Ophthalmie, katarrhalische
**catatonia** Katatonie
**catatonic exitement** Erregungszustand, katatoner
**catatonic schizophrenia** Schizophrenie, katatone
**catatonic stupor** Stupor, katatoner
**catecholamine** Katecholamin
**catgut** Catgut
**catharsis** Katharsis
**cathartic** Kathartikum
**catheter** Katheter
**catheterization** Katheterisierung
**cathexis** Kathexis
**cathode** Kathode
**cathode ray** Kathodenstrahl
**cation** Kation
**cation-exchange resin** Kationenaustauschharz
**cauda equina** Cauda, equina
**caudal** kaudal
**causalgia** Kausalgie
**causality** Kausalität
**caustic** kaustisch
**caustic poisoning** Ätzvergiftung

**cauterization** Kauterisation
**cauterize** kauterisieren
**cavernous** kavernös
**cavernous hemangioma** Hämangiom, kavernöses
**cavernous sinus** Sinus cavernosus
**cavernous sinus syndrome** Kavernosussyndrom
**cavernous sinus thrombosis** Kavernosusthrombose
**cavitation** Kavernisierung
**cavity** Kavität
**cavity prevention** Kariesvorbeugung
**cavogram** Kavographie
**cecum** Blinddarm; Caecum
**celiac** zöliakal
**celiac artery** Zöliaka
**celiac disease** Zöliakie
**celiac ganglion** Bauchganglion
**cell** Zelle
**cell bank** Zellbank
**cell biology** Zellbiologie
**cell culture** Zellkultur
**cell death** Zelltod
**cell division** Zellteilung
**cell division cycle** Zell(teilungs)zyklus
**cell organelle** Zellorganelle
**cell receptor** Zellrezeptor
**cell saver** Cellsaver
**cell-mediated immune response** Immunantwort, zellvermittelte
**cells of Paneth** Paneth-Körnerzellen
**cellular** zellulär
**cellular immunity** Zellimmunität
**cellular infiltration** Zellinfiltration
**cellulitis** Zellulitis
**cellulose** Zellulose
**Celsius** Celsius (C)
**cementum** Zement
**center of gravity** Schwerpunkt
**centigram** Zentigramm
**centiliter** Zentiliter
**centimeter** Zentimeter (cm)
**centimeter-gram-second system** Zentimeter-Gramm-Sekunden-System (C.G.S., cgs)
**central** zentral
**central anesthesia** Anästhesie, zentrale
**central canal of spinal cord** Zentralkanal, des Rückenmarks
**central fever** Fieber, zentrales
**central incisor** Schneidezahn, mittlerer

**central nervous system**
Zentralnervensystem (ZNS)
**central nervous system depressant**
Depressivum, des
Zentralnervensystems
**central nervous system stiumulant**
Stimulans, des Zentralnervensystems
**central neurogenic hyperventilation**
Hyperventilation, zentral neurogene
**central pain** Zentralschmerz
**central paralysis** Lähmung, zentrale
**central pathway** Nervenbahn, zentrale
**central sleep apnea** Schlafapnoe, zentrale
**central sulcus** Zentralfurche
**central venous catheter** Venenkatheter, zentraler
**central venous pressure** Zentralvenöser Druck (ZVD)
**centrifugal** zentrifugal
**centrifugal force** Zentrifugalkraft
**centrifuge** Zentrifuge
**centriole** Zentriol
**centripetal** zentripetal
**centromere** Zentromer
**centrosome** Zentrosom
**cephalalgia** Zephalgie
**cephalhematoma** Kephalhämatom
**cephalic** kephalo-
**cephalic presentation** Kopflage
**cephalic vein** Vena cephalica
**cephalocele** Kephalozele
**cephalocentesis** Kephalozentese
**cephalometry** Kephalometrie
**cephalosporin** Cephalosporin
**cercaria** Zerkarie
**cerclage** Cerclage
**cerebellar** zerebellar
**cerebellar angioblastoma**
Kleinhirnangioblastom
**cerebellar atrophy** Kleinhirnathropie
**cerebellar cortex** Kleinhirnrinde
**cerebellar tremor** Kleinhirntremor
**cerebellospinal** zerebellospinal
**cerebellum** Kleinhirn
**cerebral** zerebral
**cerebral aneurysm** Hirnaneurysma
**cerebral angiography** Angiographie, zerebrale
**cerebral anoxia** Anoxie, zerebrale
**cerebral atrophy** Hirnatrophie
**cerebral compression** Kompression, zerebrale

**cerebral cortex** Großhirnrinde
**cerebral depressant** Depressivum, zerebrales
**cerebral edema** Hirnödem
**cerebral edema management** Hirnödem, Pflege bei
**cerebral embolism** Hirnembolie
**cerebral fossa** Hirngrube
**cerebral hemiplegia** Hemiplegie, zerebrale
**cerebral hemisphere** Großhirnhemisphäre
**cerebral hemorrhage** Hirnblutung
**cerebral infarction** Hirninfarkt
**cerebral palsy** Zerebralparese
**cerebral peduncle** Hirnstiel
**cerebral perfusion pressure** Zerebraler Perfusionsdruck
**cerebral perfusion promotion** Perfusion, Förderung der zerebralen
**cerebral thrombosis** Zerebralhrombose
**cerebri media infarct** Cerebri-media-Infarkt
**cerebroside** Zerebrosid
**cerebrospinal** zerebrospinal
**cerebrospinal axis** Zerebrospinalachse
**cerebrospinal fluid**
Zerebrospinalflüssigkeit
**cerebrospinal ganglion** Ganglion, zerebrospinales
**cerebrospinal nerves** Zerebrospinalnerven
**cerebrospinal pressure** Liquordruck
**cerebrovascular** zerebrovaskulär
**cerebrovascular accident**
Hirndurchblutungsstörung
**cerebrum** Großhirn
**cerium** Cerium (Ce)
**cerium nitrate** Ceriumnitrat
**ceroid** Zeroid
**certain signs of pregnancy**
Schwangerschaftszeichen, sichere
**certifiable** schuldunfähig
**certification** Zertifizierung
**certified milk** Vorzugsmilch
**cerumen** Zerumen
**ceruminous gland** Zeruminaldrüse
**cervical** zervikal
**cervical abortion** Zervikalabort
**cervical adenitis** Zervikaladenitis
**cervical canal** Zervixkanal
**cervical cancer** Zervixkarzinom
**cervical cap** Portiokappe
**cervical dilation** Zervixdilatation

**cervical disk syndrome** Bandscheibensyndrom, zervikales
**cervical dysplasia** Dysplasie, zervikale
**cervical erosion** Portioerosion
**cervical mucus** Zervixschleim
**cervical nerves** Zervikalnerven
**cervical plexus** Plexus cervicalis
**cervical polyp** Zervixpolyp
**cervical smear** Zervixabstrich
**cervical spine** Halswirbelsäule (HWS)
**cervical spondylosis** Zervikalspondylose
**cervical stenosis** Zervikalstenose
**cervical vertebra** Halswirbel
**cervicitis** Zervizitis
**cervix** Zervix
**cesarean section** Kaiserschnitt
**cesarean section care** Kaiserschnitt, Pflege bei
**cesium** Caesium (Cs)
**cesium 137** Caesium-137
**cetyl alcohol** Cetylkohol
**Chaddock reflex** Chaddock-Reflex
**Chaddock's sign** Chaddock-Zeichen
**Chagas' disease** Chagas-Krankheit
**chain reaction** Kettenreaktion
**chaining** Verkettung
**chalasia** Chalasie
**chalazion** Chalazion
**chalicosis** Kalkstaublunge
**chalone** Chalon
**chamomile** Kamille
**chancre** Schanker
**chancroid** Schanker, weicher
**change of dressing** Verbandswechsel
**change of life** Klimakterium; Wechseljahre
**character** Charakter
**character neurosis** Charakterneurose
**Charcot´s foot** Charcot-Fuß
**charity** Caritas
**charley horse** Muskelzerrung
**Charri...r** Charri...r (Charr)
**checkup** Check up
**cheek** Wange
**cheesy abscess** Abszess, verkäsender
**cheilitis** Cheilitis
**cheilognathopalatoschisis** Lippen-Kiefer-Gaumen-Spalte
**cheilosis** Cheilosis
**cheiromegaly** Cheiromegalie
**chelate** Chelat
**chelating agent** Chelatbildner
**chelation** Chelatbildung

**chemical action** Reaktion, chemische
**chemical affinity** Affinität, chemische
**chemical agent** Wirkstoff, chemischer
**chemical antidote** Antidot, chemisches
**chemical burn** Verätzung
**chemical indicator** Indikator, chemischer
**chemistry** Chemie
**chemistry, normal values** Normwerte, chemische
**chemodifferentiation** Chemodifferenzierung
**chemonucleolysis** Chemonukleolyse
**chemoprophylaxis** Chemoprophylaxe
**chemoreceptor** Chemorezeptor
**chemoreflex** Chemoreflex
**chemoresistance** Chemoresistenz
**chemotherapeutic agent** Chemotherapeutikum
**chemotherapeutic index** Index, chemotherapeutischer
**chemotherapy** Chemotherapie
**chemotherapy management** Chemotherapie, Pflege bei
**cherubism** Cherubismus
**chest compress** Brustwickel
**chest drainage** Thoraxdrainage
**chest lead** Brustwandableitung
**chest pain** Thoraxschmerzen
**chest physiotherapy** Thoraxphysiotherapie
**chest regions** Brustregionen
**chest rub** Einreibung, atemstimulierende
**chest tube** Thoraxdrain
**Cheyne-Stokes respiration** Cheyne-Stokes-Atmung
**ch'i** Qi
**chi square** Chi-Quadrat
**Chiari-Frommel syndrome** Chiari-Frommel-Syndrom
**chiasm** Chiasma
**chickenpox** Windpocken
**chief cell** Hauptzelle
**chief complaint** Primärsymptom
**chigger** Milbenlarve
**chilblain** Frostbeule
**child** Kind
**child abuse** Kindesmisshandlung
**child development** Entwicklung, kindliche
**child neglect** Kindesvernachlässigung
**childbearing period** Phase, gebärfähige
**childbirth preparation** Entbindung, Vorbereitung zur
**childhood** Kindheit

**childhood myxedema**  Myxödem, kindliches
**childhood-onset pervasive developmental disorders**  Entwicklungsstörungen, kindliche
**chill**  Schüttelfrost
**chimera**  Schimäre
**chin**  Kinn
**Chinese restaurant syndrome**  China-Restaurant-Syndrom
**chip graft**  Spantransplantat
**chiralgia**  Chiralgie
**chiropractice**  Chiropraktik
**chlamydia**  Chlamydia, -iae
**chloasma**  Chloasma
**chloracne**  Chlorakne
**chloral hydrate**  Chloralhydrat
**chloral hydrate poisoning**  Chloralhydratvergiftung
**chlorambucil**  Chlorambucil
**chloramphenicol**  Chloramphenicol
**chlordiazepoxide**  Chlordiazepoxid
**chlorhexidine**  Chlorhexidin
**chloride**  Chlorid
**chloride shift**  Chloridverschiebung
**chlorinated**  chloriert
**chlorination**  Chlorung
**chlorine**  Chlor (Cl)
**chlormezanone**  Chlormezanon
**chloroform**  Chloroform
**chloroleukemia**  Chloroleukämie
**chlorolymphosarcoma**  Chlorolymphosarkom
**chlorophyll**  Chlorophyll
**chloroquine**  Chlorochin
**chlorothiazide**  Chlorothiazid
**chlorotrianisene**  Chlorotrianisen
**chlorpheniramine maleate**  Chlorpheniraminmaleat
**chlorpromazine**  Chlorpromazin
**chlorpropamide**  Chlorpropamid
**chlorprothixene**  Chlorprothixen
**chlortetracycline hydrochloride**  Chlortetracyclinhydrochlorid
**chlorthalidone**  Chlortalidon
**chlorzoxazone**  Chlorzoxazon
**choana**  Choana
**choanal atresia**  Choanalatresie
**chocolate cyst**  Schokoladenzyste
**choke**  Erstickungsanfall
**chokes**  Chokes
**choking**  Erstickung

**cholagogue**  Cholagogum
**cholangiectasis**  Cholangioektasie
**cholangiogram**  Cholangiogramm
**cholangiography**  Cholangiographie
**cholangiohepatoma**  Cholangiohepatom
**cholangiolitis**  Cholangiolitis
**cholangioma**  Cholangiom
**cholangioscopy**  Cholangioskopie
**cholangiostomy**  Cholangiostomie
**cholangitis**  Cholangitis
**cholate**  Cholat
**cholecystagogue**  Chlezystagogum
**cholecystectomy**  Cholezystektomie
**cholecystic**  cholezystisch
**cholecystitis**  Cholezystitis
**cholecystogram**  Cholezystogramm
**cholecystography**  Cholezystographie
**cholecystoileostomy**  Cholezystoileostomie
**cholecystokinin**  Cholezystokinin
**cholecystolithiasis**  Cholezystolithiasis
**cholecystolithotripsy**  Cholezystolithotripsie
**cholecystosonography**  Cholezystosonographie
**choledochal**  choledochal
**choledochojejunostomy**  Choledochojejunostomie
**choledocholith**  Choledocholith
**choledocholithotomy**  Choledocholithotomie
**choledocholithotripsy**  Choledocholithotripsie
**choledocholitis**  Choledocholitis
**cholelithiasis**  Cholelithiasis
**cholelithic dyspepsia**  Dyspepsie, cholelithische
**cholelithotomy**  Cholelithotomie
**cholera**  Cholera
**cholera sicca**  Cholera, sicca
**choleresis**  Cholerese
**choleretic**  Choleretikum
**choleric**  cholerisch
**cholescintigraphy**  Choleszintigraphie
**cholestasis**  Cholestase
**cholestatic hepatitis**  Hepatitis, cholestatische
**cholestatic jaundice**  Ikterus, cholestatische
**cholesteatoma**  Cholesteatom
**cholesterase**  Cholesterase
**cholesterol**  Cholesterin
**cholesterol metabolism**  Cholesterinmetabolismus

**cholesterolemia** Cholesterinämie
**cholesterolosis** Cholesterose
**cholestyramine** Cholestyramin
**cholestyramine resin** Cholestyraminharz
**cholic acid** Cholsäure
**choline** Cholin
**choline esters** Cholinester
**cholinergic** cholinerg
**cholinergic blocking agent** Cholinrezeptorenblocker
**cholinergic crisis** Krise, cholinerge
**cholinergic fibers** Fasern, cholinerge
**cholinergic nerve** Nerv, cholinerger
**cholinergic receptor** Cholinrezeptoren
**cholinergic urticaria** Urtikaria, cholinerge
**cholinesterase** Cholinesterase
**chondral** chondral
**chondralgia** Chondralgie
**chondrectomy** Chondrektomie
**chondritis** Chondritis
**chondroangioma** Chondroangiom
**chondroblast** Chondroblast
**chondroblastoma** Chondroblastom
**chondrocalcinosis** Chondrokalzinose
**chondrocarcinoma** Chondrokarzinom
**chondroclast** Chondroklast
**chondrocyte** Chondrozyt
**chondrodysplasia** Chondrodysplasie
**chondroendothelioma** Chondroendotheliom
**chondrofibroma** Chondrofibrom
**chondrogenesis** Chondrogenese
**chondroid** chondroid
**chondrolipoma** Chondrolipom
**chondroma** Chondrom
**chondromalacia** Chondromalazie
**chondromatosis** Chondromatose
**chondromyoma** Chondromyom
**chondromyxofibroma** Chondromyxofibrom
**chondrophyte** Chondrophyt
**chondroplasia** Chondroplasie
**chondroplasty** Chondroplastik
**chondrosarcoma** Chondrosarkom
**chondrosarcomatosis** Chondrosarkomatose
**chondrotomy** Chondrotomie
**chorda** Chorda
**chorditis** Chorditis
**chordotomy** Chordotomie
**chorea** Chorea
**chorea gravidarum** Chorea, gravidarum
**choreic ataxia** Ataxie, choreatische
**chorioadenoma** Chorioadenom

**chorioamnionic** chorioamniotisch
**chorioamnionitis** Chorioamnionitis
**choriocarcinoma** Chorionkarzinom
**choriogenesis** Choriogenese
**chorion** Chorion
**chorionic gonadotropin** Choriongonadotropin
**chorionic sac** Chorionsack
**chorionic villi** Chorionzotten
**chorionic villi sampling** Chorionbiopsie
**chorionic villus biopsy** Chorionbiopsie; Chorionzottenbiopsie
**chorioretinitis** Chorioretinitis
**chorioretinopathy** Chorioretinopathie
**choroid** Choroidea
**choroid plexus** Plexus choroideus
**choroidal malignant melanoma** Choroideamelanom, malignes
**choroiditis** Choroiditis
**choroidocyclitis** Choroidozyklitis
**choroidopathy** Choroidopathie
**chromaffin cell** Zellen, chromaffine
**chromatic** chromatisch
**chromatic dispersion** Dispersion, chromatische
**chromatid** Chromatid
**chromatin** Chromatin
**chromatin-negative** Chromatin-negativ
**chromatin-positive** Chromatin-positiv
**chromatogram** Chromatogramm
**chromatography** Chromatographie
**chromatopsia** Chromatopsie
**chromatosis** Chromatose
**chromaturia** Chromaturie
**chromhidrosis** Chromhidrose
**chromium** Chrom (Cr)
**chromium alum** Chromalaun
**chromogen** chromogen
**chromophilic** chromophil
**chromophobic** chromophob
**chromosomal aberration** Chromosomen-Aberration
**chromosomal nomenclature** Chromosomen-Nomenklatur
**chromosomal sex** Geschlecht, chromosomales
**chromosome** Chromosom
**chromosome complement** Chromosomensatz
**chromotherapy** Chromotherapie
**chronaxy** Chronaxie
**chronic** chronisch

**chronic active hepatitis** Hepatitis, chronisch-aktive
**chronic airway obstruction** Atemwegsobstruktion, chronische
**chronic alcoholism** Alkoholismus, chronischer
**chronic anterior poliomyelitis** Poliomyelitis, chronische anterior
**chronic appendicitis** Appendizitis, chronische
**chronic bacterial prostatitis** Prostatitis, chronische bakterielle
**chronic bronchitis** Bronchitis, chronische
**chronic carrier** Dauerausscheider
**chronic delirium** Delirium, chronisches
**chronic disease** Erkrankung, chronische
**chronic endoarteritis** Endoarteritis, chronische
**chronic endocarditis** Endokarditis, chronische
**chronic fatigue syndrome** Müdigkeitssyndrom, chronisches
**chronic glomerulonephritis** Glomerulonephritis, chronische
**chronic gout** Gicht, chronische
**chronic hepatitis** Hepatitis, chronische
**chronic hyperplastic rhinitis** Rhinits, chronische hyperplastische
**chronic hyperplastic sinusitis** Sinusitis, chronische hyperplastische
**chronic hypertrophic rhinitis** Rhinitis, chronisch hypertrophische
**chronic hypoxia** Hypoxie, chronische
**chronic intractable pain** Schmerz, chronischer unbehandelbarer
**chronic leg ulcer** Ulkus cruris, chronisches
**chronic lymphocytic leukemia** Leukämie (CLL), chronische-lymphatische
**chronic mountain sickness** Höhenkrankheit, chronische
**chronic mucocutaneous candidiasis** Schleimhautcandidose, chronische
**chronic myelocytic leukemia** Leukämie (CML), chronische-myeloische
**chronic myocarditis** Myokarditis, chronische
**chronic nephritis** Nephritis, chronische
**chronic nephropathy** Nephropathie, chronische
**chronic obstructive pulmonary disease** Lungenkrankheit, chronisch-obstruktive (COLD)
**chronic pain** Schmerz, chronischer
**chronic pancreatitis** Pankreatitis, chronische
**chronic peritonitis** Peritonitis, chronische
**chronic pharyngitis** Pharyngitis, chronische
**chronic prostatitis** Prostatitis, chronische
**chronic rejection** Abstoßungsreaktion, chronische
**chronic renal failure** Nierenversagen, chronisches
**chronic rheumatism** Rheuma, chronisches
**chronic synovitis** Synovitis, chronische
**chronologic age** Alter, chronologisches
**chronotropism** Chronotropismus
**chrysiasis** Chrysiasis
**chrysotherapy** Chrysotherapie
**Chvostek's sign** Chvostek-Zeichen
**chyle** Chylus
**chyloid** chyloid
**chylomediastinum** Chylomediastinum
**chylomicron** Chylomikron
**chylothorax** Chylothorax
**chylous** chylös
**chylous ascites** Chyloaszites
**chyluria** Chylurie
**chyme** Chymus
**chymotrypsin** Chymotrypsin
**chymotrypsinogen** Chymotrypsinogen
**cicatricial alopecia** Alopezie, narbige
**cicatrix** Narbe
**cicatrize** vernarben
**cigarette drain** Zigarettendrain
**cilia** Zilien
**ciliary** ziliar
**ciliary body** Ziliarkörper
**ciliary ganglion** Ziliarganglion
**ciliary gland** Ziliardrüse
**ciliary movement** Ziliarbewegung
**ciliary muscle** Ziliarmuskel
**ciliary process** Ziliarfortsatz
**Ciliata** Ciliata
**ciliated epithelium** Flimmerepithel
**ciliospinal reflex** Reflex, ziliospinaler
**cimetidine** Cimetidin
**Cimino-Brescia shunt** Cimino-Brescia-Fistel
**cineangiocardiogram** Kineangiokardiogramm
**cineangiocardiography** Kineangiokardiographie
**cineangiogram** Kineangiogramm
**cineangiograph** Kineangiographie

**cineradiography** Röntgenkinematographie
**cinnamon** Zimt
**circadian** zirkadian
**circadian dysrhythmia** Rhythmusstörung, zirkadiane
**circadian rhythm** Rhythmus, zirkadianer
**circuit** Stromkreis
**circuit training** Zirkeltraining
**circular bandage** Zirkulärverband
**circulation** Zirkulation
**circulation time, normal** Kreislaufzeit, normale
**circulatory care** Kreislaufunterstützende Pflege
**circulatory failure** Kreislaufversagen
**circulatory overload** Kreislaufüberbelastung
**circulatory precautions** Kreislaufunterstützende Vorsichtsmaßnahmen
**circumcision** Zirkumzision
**circumduction** Zirkumduktion
**circumscribed** umschrieben
**circumscribed abscess** Abszess, umschriebener
**cirrhosis** Leberzirrhose; Zirrhose
**cisplatin** Cisplatin
**cistern** Zisterne
**cisternal puncture** Zisternenpunktion
**cistron** Cistron
**citrate** Zitrat
**citric acid** Zitronensäure
**citric acid cycle** Zitronensäurezyklus
**citrulline** Zitrullin
**clap** Tripper
**clarification** Klärung
**clarify** klären
**classical conditioning** Konditionierung, klassische
**classification** Klassifikation
**classification of caries** Kariesklassifizierung
**claudication** Claudikation
**claustrophobia** Klaustrophobie
**clavicle** Clavicula
**clavicular** klavikular
**clawhand** Krallenhand
**cleansing enema** Reinigungseinlauf
**cleansing of the umbilicus** Nabelpflege beim Neugeborenen
**clear cell** Zelle, helle
**clearance** Clearance
**cleavage** Furchung
**cleavage fracture** Abscherfraktur
**cleavage line** Spaltlinie
**cleavage plane** Teilungsebene
**cleft** Spalte
**cleft cheek** Wangenspalte
**cleft foot** Spaltfuß
**cleft hand** Spalthand
**cleft jaw** Kieferspalte
**cleft lip** Lippenspalte
**cleft palate** Gaumenspalte
**cleft sternum** Sternumspalte
**cleft tongue** Zungenspalte
**cleft uvula** Uvulaspalte
**click** Klick
**client** Klient
**climacteric** Klimakterium
**climacterium** Klimakterium
**climax** Klimax
**climbing fibers** Kletterfasern
**clindamycin hydrochloride** Clindamycin
**clinical** klinisch
**clinical analysis** Analyse, klinische
**clinical assessment** Anamnese, klinische
**clinical cytogenetics** Zytogenetik, klinische
**clinical diagnosis** Diagnose, klinische
**clinical genetics** Genetik, klinische
**clinical medicine** Medizin, klinische
**clinical psychology** Psychologie, klinische
**clinical specialist** Spezialist, klinischer
**clinical trails** Studien, klinische
**Clinitron bed** Clinitron-Bett
**clitoridectomy** Klitorisektomie
**clitoris** Klitoris
**clitoritis** Klitoritis
**cloaca** Kloake
**clofibrate** Clofibrat
**clomiphene citrate** Clomiphen
**clomiphene stimulation test** Clomiphen-Stimulationstest
**clone** Klon
**clonic** klonisch
**clonic spasm** Klonus
**cloning** Klonierung
**clonorchiasis** Clonorchiasis
**closed fracture** Fraktur, geschlossene
**closed reduction of fractures** Frakturreposition, geschlossene
**closed suction system** Absaugsystem, geschlossenes
**closed-chain** Kette, geschlossene
**closed-circuit television** Fernsehlesegerät

**closed-wound suction** Wunddrainage, geschlossene
**closing capacity** Verschlusskapazität
**closing volume** Verschlussvolumen
**clostridium** Clostridium (pl. Clostridien)
**clot retraction** Blutgerinnselretraktion
**clotrimazole** Clotrimazol
**clotting time** Blutgerinnungszeit
**clouding of consciousness** Bewusstseinstrübung
**cloverleaf skull deformity** Kleeblattschädeldeformität
**cloxacillin sodium** Cloxacillin
**clubbing** Trommelschlägelfingerbildung
**clubfoot** Klumpfuß
**cluster analysis** Cluster-Analyse
**cluster headache** Cluster-Kopfschmerz
**CNS sympathomimetic** ZNS-Sympathikomimetikum
**coagglutination** Koagglutination
**coagulability** Koagulabilität
**coagulant** Koagulans
**coagulase** Koagulase
**coagulate** koagulieren
**coagulation** Koagulation
**coagulation cascade** Gerinnungskaskade
**coagulation factor** Blutgerinnungsfaktoren
**coagulopathy** Koagulopathie
**coal tar** Steinkohlenteer
**coaptation splint** Adaptionsschiene
**coarctation of the aorta** Aortenisthmusstenose
**coated tablet** Dragee; Komprette
**coated tongue** Zunge, belegte
**cobalt** Kobalt (Co)
**cobalt-60 (60Co)** Kobalt-60 (60Co)
**coca** Coca
**cocaine hydrochloride** Kokain
**cocaine hydrochloride poisoning** Kokainvergiftung
**cocarcinogen** Kokarzinogen
**Coccidia** Kokzidien
**coccidioidomycosis** Kokzidioidomykose
**coccidiosis** Kokzidiose
**coccus** Kokkus
**coccygeal vertebra** Vertebra coccygeal
**coccygeus** Steißbeinmuskel
**coccyx** Coccyx
**cochlea** Cochlea
**cochlear canal** Ductus cochlearis
**cochlear implant** Innenohr-Implantat
**cochlear nerve** Hörnerv

**code management** Reanimation
**codeine** Codein
**co-dependency** Co-Abhängigkeit; Kodependenz
**cod-liver oil** Lebertran
**codominant** Kodominant
**codominant inheritance** Vererbung, kodominante
**coenzyme** Koenzym
**coffee** Kaffee
**coffee-ground vomitus** Erbrechen, kaffeesatzartiges
**cognition** Kognition
**cognitive** kognitiv
**cognitive development** Entwicklung, kognitive
**cognitive function** Funktion, kognitive
**cognitive learning** Lernen, kognitives
**cognitive restructuring** Kognitive Restrukturierung; Restrukturierung, kognitive
**cognitive stimulation** Kognitive Stimulation
**cogwheel rigidity** Zahnradphänomen
**coherence** Kohärenz
**cohesive bandage** Verband, kohäsiver
**cohesiveness** Kohäsion
**cohort** Kohorte
**cohort study** Kohortenanalyse
**coiled tubular gland** Knäueldrüse, tubulöse
**coitus** Koitus
**colchicine** Colchicin
**cold** Erkältung
**cold abscess** Abszess, kalter
**cold compress** Kältewickel
**cold injury** Kälteschaden
**cold-blooded** Kaltblüter
**cold-pressor test** Kälte-Druck-Test
**colectomy** Kolektomie
**colic** Kolik
**colistin sulfate** Colistin
**colitis** Kolitis
**collagen** Kollagen
**collagen disease** Kollagenose
**collagen injection** Kollageninjektion
**collagenous fiber** Kollagenfasern
**collapse** Kollaps
**collapse of the lung** Lungenkollaps
**collateral** kollateral
**collateral circulation** Kollateralkreislauf
**collateral vessel** Kollateralgefäß

**collected urine specimen (24 hours)** 24-Stunden-Urin
**collection of biographical data** Biographiearbeit
**Colles' fracture** Colles-Fraktur
**colliquation** Kolliquation
**colliquative** kolliquativ
**collodial solution** Kolloidlösung
**collodion** Kollodium
**colloid** Kolloid
**colloid bath** Kolloidbad
**colloid cyst** Kolloidzyste
**colloid suspension** Kolloidsuspension
**collum** Collum
**coloboma** Kolobom
**colon** Kolon
**colon conduit** Kolon-Conduit
**colon diverticulum** Kolondivertikel
**colonic fistula** Kolonfistel
**colonic irrigation** Darmspülung
**colonization** Kolonisierung
**colonoscope** Koloskop
**colonoscopy** Koloskopie
**colony** Kolonie
**coloproctectomy** Koloproktektomie
**coloproctitis** Koloproktitis
**coloptosis** Koloptose
**color blindness** Farbenblindheit
**color index** Färbeindex
**color vision** Farbensehen
**colorectal cancer** Karzinom, kolorektales
**colorimetry** Kolorimetrie
**colosigmoidoscopy** Kolosigmoidoskopie
**colostoma** Kolostoma
**colostomy** Kolostomie
**colostrum** Kolostrum; Vormilch
**colotomy** Kolotomie
**colovaginal** kolovaginal
**colpalgia** Kolpalgie
**colpectomy** Kolpektomie
**colpitis** Kolpitis
**colpocystitis** Kolpozystitis
**colpocystocele** Kolpozystozele
**colpohysterectomy** Kolpohysterektomie
**colporrhaphy** Kolporrhaphie
**colposcope** Kolposkop
**colposcopy** Kolposkopie
**colpotomy** Kolpotomie
**coma** Koma
**comatose** komatös
**combination chemotherapy** Chemotherapie, kombinierte

**combined carbon dioxide** Kohlendioxid, gebundenes
**combined oxygen** Sauerstoff, gebundener
**combined system disease** Myelose, funikuläre
**combining sites** Bindungsstellen
**comedo** Komedo (pl. Komedonen)
**comedocarcinoma** Komedokarzinom
**command automatism** Befehlsautomatie
**command hallucination** Befehlshalluzination
**commensalism** Kommensalismus
**comminuted fracture** Komminutivfraktur
**commissure** Kommissur
**commissurotomy** Kommissurotomie
**common bile duct** Ductus choledochus
**common carotid artery** Karotis
**communicable disease** Krankheit, ansteckende
**communicating hydrocephalus** Hydrocephalus, communicans
**communication** Kommunikation
**communication channels** Kommunikationskanäle
**communication theory** Kommunikationstheorie
**communication, impaired verbal** Kommunikation, beeinträchtigte verbale
**community coping** Coping von Gemeinschaften
**community health care** Ambulante Pflege
**community reintegration** Wiedereingliederung, soziale
**compatibility** Kompatibilität
**compensated acidosis** Azidose, kompensierte
**compensated alkalosis** Alkalose, kompensierte
**compensated heart failure** Herzversagen, kompensiertes
**compensation** Kompensation
**compensatory hypertrophy** Kompensationshypertrophie
**compensatory pause** Pause, kompensatorische
**competence model** Kompetenzmodell
**competence of professional acting** Kompetenz, handlungsbezogene
**complement** Komplement
**complement fixation** Komplementbindung

## Glossar Englisch-Deutsch

**complement protein molecule** Komplementprotein
**complementary nursing techniques** Pflegetechniken, komplementäre
**complete bed bath** Ganzkörperwaschung, klassische
**complete blood count** Blutbild, großes
**complete diet** Vollkost
**complete fracture** Fraktur, vollständige
**complete heart block** Herzblock (AV-Block), totaler
**complete paralysis** Lähmung, vollständige
**complex** Komplex
**complex protein** Proteine, komplexe
**complex relationship building** Beziehungen, Aufbau komplexer
**complex sugars** Zucker, komplexe
**compliance** Compliance
**complicated fracture** Fraktur, komplizierte
**complication** Komplikation
**compound** Verbindung
**compress** Kompresse
**compression** Kompression
**compression bandage** Kompressionsverband
**compression fracture** Kompressionsfraktur
**compression paralysis** Kompressionslähmung
**compression stockings** Antithrombosestrümpfe (ATS)
**compressive atelectasis** Kompressionsatelektasen
**compulsion** Zwang
**compulsion need** Zwangsneurose
**compulsive idea; fixed idea** Zwangsgedanken
**compulsive personality** Persönlichkeit, zwanghafte
**compulsive personality disorder** Persönlichkeitsstörung, zwanghafte
**compulsive ritual** Zwangsritual
**compulsory/involuntary hospitalization** Zwangseinweisung
**computed tomography** Computer-Tomographie (CT)
**conation** Willenstrieb
**concanavalin A** Concanavalin A
**concave** konkav
**concave spherical lens** Kugellinse, konkave
**concavity** Konkavität
**concealed hemorrhage** Blutung, okkulte
**concentration** Konzentration
**concentration gradient** Konzentrationsgefälle
**concentric** konzentrisch
**concentric contraction** Kontraktion, konzentrische
**concept** Konzept
**concept of oneself** Selbstkonzept
**conception** Konzeption
**conceptual confusion** Begriffszerfall
**concha** Concha
**conchitis** Conchitis
**concomitant strabismus** Begleitschielen
**concomitant symptom** Begleitsymptom
**concordance** Konkordanz
**concrete thinking** Denken, konkretes
**concurrence** Kongruenz
**condensation** Kondensation
**condition** Kondition
**conditioned escape response** Fluchtreflex, konditionierter
**conditioned orientation response** Orientierungsreaktion, konditionierte
**conditioned reflex** Reflex, bedinger
**conditioned response** Reaktion, konditionierte
**conditioned stimulus** Reiz, konditionierter
**conditioning** Konditionierung
**condom** Kondom
**condom catheter** Kondomkatheter
**condom urinal** Kondomurinal
**conduction** Leitung
**conduction anesthesia** Leitungsanästhesie
**conduction aphasia** Leitungsaphasie
**conduction pathway** Leitungsbahn
**conduction system** Reizleitungssystem
**conduction system of the heart** Erregungsleitungssystem
**conduction velocity** Leitungsgeschwindigkeit
**conductive heraing loss** Schallleitungsschwerhörigkeit
**conductivity** Leitfähigkeit
**conductor** Leiter
**condylar fracture** Kondylenfraktur
**condyle** Kondylus
**condyloid** kondyloid
**condyloid joint** Ellipsoidgelenk
**condyloma** Feigwarze; Kondylom
**cone** Zapfen
**cone biopsy** Konusbiopsie
**cone of light** Lichtkegel
**confabulation** Konfabulation

**confidentiality** Schweigepflicht
**confinement** Niederkunft
**conflict** Konflikt
**confusion** Konfusion
**confusion, acute** Verwirrtheit, akute
**confusion, chronic** Verwirrtheit, chronische
**confusional state** Verwirrtheitszustand
**congenital** kongenital
**congenital adrenal hyperplasia** Nebennierenhyperplasie, kongenitale
**congenital amputation** Amputation, kongenitale
**congenital anomaly** Anomalie, kongenitale
**congenital aspiration pneumonia** Aspirationspneumonie, kongenitale
**congenital cardiac anomaly** Herzfehlbildung, kongenitale
**congenital cyanosis** Zyanose, kongenitale
**congenital immunity** Immunität, angeborene
**congenital jaundice** Neugeborenenikterus
**congenital pulmonary arteriovenous fistula** Lungenfistel, kongenitale arteriovenöse
**congenital scoliosis** Skoliose, kongenitale
**congenital syphilis** Syphilis, angeborene
**congestion** Kongestion; Stauung
**congestive atelectasis** Obturationsatelektase
**congestive cardiomyopathy** Kardiomyopathie, obstruktive
**congestive heart failure** Herzinsuffizienz, dekompensierte
**congestive splenomegalia** Stauungsmilz
**congruent communication** Kommunikation, kongruente
**coniotomy** Koniotomie
**conization** Konisation
**conjoined twins** Doppelmissbildung
**conjugate deviation** Augenabweichung, konjugierte
**conjugate paralysis** Blicklähmung
**conjugated bilirubin** Bilirubin, direktes
**conjugation** Konjugation
**conjunctiva** Konjunktiva
**conjunctival burns** Bindehautverätzung
**conjunctival reflex** Konjunktivalreflex
**conjunctival ring** Anulus, conjunctivae
**conjunctival sac** Konjunktivalsack
**conjunctival test** Konjunktivalreaktion
**conjunctivitis** Konjunktivitis

**conjunctivitis of newborn** Konjunktivitis, des Neugeborenen
**connecting fibrocartilage** Bindegewebsknorpel
**connective tissue** Bindegewebe
**Conn's syndrome** Conn-Syndrom
**consanguinity** Konsanguinität
**conscience** Gewissen
**conscious proprioception** Propriozeption, bewusste
**conscious sedation** Sedierung
**consciousness** Bewusstsein
**consensual** konsensuell
**consensual light reflex** Lichtreflex, konsensueller
**consensual reaction** Reaktion, konsensuelle
**consent** Einwilligung
**consequences** Konsequenzen
**conservation of energy** Erhaltung der Energie
**conservation of matter** Erhaltung der Materie
**consolidation** Konsolidierung
**constancy** Konstanz
**constipation** Konstipation; Obstipation
**constipation prophylaxis** Obstipationsprophylaxe
**constipation, colonic** Obstipation, Kolon
**constipation, perceived** Obstipation, subjektive
**constipation, rectal** Obstipation, rektal
**constipation/impaction management** Obstipation/Stuhlverhaltung, Pflege bei
**constitution** Konstitution
**constitutional delay** Verzögerung, konstitutionelle
**constitutional disease** Konstitutionskrankheit
**constitutional psychology** Konstitutionspsychologie
**constitutive resistance** Resistenz, konstitutive
**constriction** Konstriktion
**constrictive pericarditis** Perikarditis, konstriktive
**constrictor** Konstriktor
**constructional apraxia** Apraxie, konstruktive
**constructive aggression** Aggression, konstruktive
**consultation** Konsultation

**contact allergy** Kontaktallergie
**contact breathing** Kontaktatmung
**contact dermatitis** Kontaktdermatitis
**contact lens** Kontaktlinse
**contact lens care** Kontaktlinsen, Pflege von
**contagion** Kontagion
**contagious** kontagiös
**contaminant** Schadstoff
**contamination** Kontamination
**contempt for the elderly** Altersverachtung
**continence** Kontinenz
**continuity theory** Kontinuitätstheorie
**continuous anesthesia** Daueranästhesie
**continuous fever** Fieber, kontinuierliches
**continuous murmur** Herzgeräusch, kontinuierliches
**continuous negative chest wall pressure** Atemwegsdruck, kontinuierlich negativer
**continuous phase** Phase, kontinuierliche
**continuous positive airway pressure** Continuous positive airway pressure (CPAP)
**continuous positive pressure ventilation** Überdruckbeatmung, kontinuierliche
**continuous tremor** Tremor, kontinuierlicher
**contraception** Empfängnisverhütung; Kontrazeption
**contraceptive** Kontrazeptivum
**contraceptive diaphragm** Diaphragma (Scheidendiaphragma)
**contraceptive effectiveness** Effektivität, kontrazeptive
**contracted kidney** Schrumpfniere
**contractile** kontraktil
**contractility** Kontraktilität
**contraction** Kontraktion
**contraction stress test** Kontraktions-Belastungs-Test
**contracture** Kontraktur
**contracture prophylaxis** Kontrakturenprophylaxe
**contraindicate** kontraindizieren
**contraindication** Kontraindikation
**contralateral** kontralateral
**contrast** Kontrast
**contrast bath** Wechselbad
**contrast medium** Kontrastmittel
**contrecoup injury** Rückstoßverletzung
**control** Steuerung
**control gene** Kontrollgen

**control of hemorrhage** Blutungsstillung
**controlled association** Assoziation, kontrollierte
**controlled dosage aerosol** Dosieraerosol
**controlled oxygen therapy** Sauerstofftherapie, kontrollierte
**controlled substance checking** Betäubungsmittel, Kontrolle von
**controlled ventilation** Beatmung, kontrollierte
**contusion** Kontusion; Prellung
**convalescence** Rekonvaleszenz
**convection** Konvektion
**convergence** Konvergenz
**convergent nystagmus** Konvergenznystagmus
**conversion** Konversion
**conversion disorder** Konversionsstörung
**conversion reaction** Konversionsreaktion
**convex** konvex
**convoluted kidney tubules** Nierentubuli, gewundene
**convoluted seminiferous tubules** Tubuli seminiferi, (gewundene)
**convulsion** Konvulsion
**convulsive tic** Gesichtstic
**cooling therapy** Kältetherapie
**Coombs test** Coombs-Test
**coordinated reflex** Reflex, koordinierter
**coping** Coping
**coping enhancement** Coping-Verhalten, Verbesserung des
**coping, defensive** Coping, defensives
**copper** Kupfer (Cu)
**copremesis** Miserere
**coprolalia** Koprolalie
**coprolith** Koprolith
**coproporphyrin** Koproporphyrin
**cor** Cor
**cor pulmonale** Cor, pulmonale
**coracobrachialis** Musculus coracobrachialis
**cord blood** Nabelschnurblut
**cord presentation** Nabelschnurvorliegen
**cord prolapse** Nabelschnurvorfall
**corditis** Samenstrangentzündung
**core temperature** Kerntemperatur
**Cori cycle** Cori-Zyklus
**coriander** Koriander
**corn** Hühnerauge
**c-position** C-Lagerung; Halbmondlagerung

**cornea** Kornea
**corneal abrasion** Hornhautläsion
**corneal corpuscule** Hornhautkörperchen
**corneal grafting** Hornhauttransplantation
**corneal reflex** Kornealreflex
**cornification** Verhornung
**cornua** Cornu
**coronal suture** Kranznaht
**coronary** koronar
**coronary angiography** Koronarangiographie
**coronary artery** Koronararterie
**coronary artery disease** Herzkrankheit, koronare (KHK)
**coronary artery fistula** Herzkranzfistel
**coronary bypass** Bypass, koronarer
**coronary care nursing** Intensivpflege, kardiologische
**coronary insufficiency** Koronarinsuffizienz
**coronary occlusion** Koronarverschluss
**coronary plexus** Aortengeflecht
**coronary sinus** Sinus coronarius
**coronary thrombosis** Koronarthrombose
**coronary vein** Koronarvene
**Coronaviridae** Coronaviren
**coronoid fossa** Fossa, coronoidea
**coronoid process of mandible** Processus coronoideus mandibulae
**coronoid process of ulna** Processus coronoideus ulnae
**corpse** Leiche
**corpulence** Korpulenz
**corpulent** korpulent
**corpus albicans** Corpus, albicans
**corpus callosum** Corpus, callosum
**corpus cavernosum** Corpus, cavernosum
**corpus luteum** Corpus, luteum
**corpus spongiosum** Corpus, spongiosum
**corpuscle** Korpuskel
**correlation** Korrelation
**correspondence** Korrespondenz
**Corrigan's pulse** Corrigan-Puls
**corrosion** Korrosion
**corrosive gastritis** Ätzgastritis
**corrugator supercilii** Musculus corrugator supercilii
**cortex** Kortex
**cortical blindness** Rindenblindheit
**corticosteroid** Kortikosteroid
**corticotropin-releasing factor** Corticotropin-releasing Factor (CRF)
**cortisol** Kortisol

**cortisone** Kortison
**corynebacterium** Korynebakterium
**cosmetic surgery** Schönheitschirurgie
**cost analysis** Kostenanalyse
**costa** Costa
**costal** kostal
**costal breathing** Brustatmung
**costal cartilage** Rippenknorpel
**costal notch** Rippenfurche
**cost-benefit analysis** Kosten-Nutzen-Analyse
**costectomy** Rippenresektion
**costocervical** kostozervikal
**costochondral** kostochondral
**costoclavicular** kostoklavikulär
**costoclavicular line** Linia, parasternalis
**costophrenic (CP) angle** Rippen-Zwerchfell-Winkel
**costosternal** sternokostal
**costovertebral** kostovertebral
**costovertebral angle** Kostovertebralwinkel
**cotton-wool exudate** Cotton-Wool-Herde
**cotyledon** Kotyledon
**cough** Husten
**cough enhancement** Husten, Hilfe beim
**cough fracture** Hustenfraktur
**cough syncope** Hustensynkope
**coumarin** Cumarin
**counseling** Beratung
**countertraction** Gegenextension
**countertransference** Gegenübertragung
**couples therapy** Paartherapie
**Couvelaire uterus** Couvelaire-Syndrom
**covalent bond** Bindung, kovalente
**Cowden's disease** Cowden-Syndrom
**Cowper's gland** Cowper-Drüse
**cowpox** Kuhpocken
**coxa** Coxa
**coxa magna** Coxa, magna
**coxa valga** Coxa, valga
**coxa vara** Coxa, vara
**coxarthrosis** Koxarthrose
**coxsackievirus** Coxsackie-Viren
**CPK isoenzyme fraction** CPK-Isoenzym-Fraktion
**crab louse** Filzlaus
**crack** Crack
**crack baby** Crack-Baby
**crackle** Rasselgeräusch (RG)
**cradle cap** Milchschorf
**cramp** Krampus
**cranial bones** Schädelbein

cranial cavity  Schädelhöhle
cranial nerves  Hirnnerven
cranial sutures  Schädelnähte
craniectomy  Kraniektomie
craniocervical  kraniozervikal
craniofacial  kraniofazial
craniofacial dysostosis  Dysostosis, craniofacialis
craniology  Kraniologie
craniometaphyseal dysplasia  Dysplasie, kraniometaphysäre
craniopagus  Kraniopagus
craniopharyngeal  kraniopharyngeal
craniopharyngioma  Kraniopharyngiom
craniostenosis  Kraniostenose
craniostosis  Kraniostose
craniotabes  Kraniotabes
craniotomy  Kraniotomie
cranium  Kranium
crater  Krater
C-reactive protein (CRP)  C-reaktives Protein (CRP)
cream  Creme
creatine  Kreatin
creatine kinase  Kreatinkinase (CK)
creatine phosphate  Kreatinphosphat
creatinine  Kreatinin
creatinine clearance test  Kreatinin-Clearance
Crede's maneuver  Credé-Handgriff
Crede's method  Credé-Methode
Crede's prophylaxis  Credé-Prophylaxe
cremaster  Musculus cremaster
cremasteric reflex  Kremasterreflex
crematorium  Krematorium
creosol  Kreosol
creosote  Kreosot
crepitant  krepitierend
crepitant crackle  Knisterrasseln
crepitus  Krepitation
crescendo angina  Crescendo-Angina
crescendo murmur  Crescendogeräusch
crescent bodies  Halbmondkörper
cresol  Kresol
crest  Crista
CREST syndrome  CRST-Syndrom
cretinism  Kretinismus
Creutzfeldt-Jakob disease  Creutzfeld-Jakob-Krankheit
cribriform  kribriform
cricoid  krikoid
cricoidectomy  Krikoidektomie
cricopharyngeal  krikopharyngeal
cricothyrotomy  Krikothyroidotomie
Crigler-Najjar syndrome  Crigler-Najjar-Syndrom
criminal psychology  Kriminalpsychologie
crisis  Krise
crisis intervention  Krisenintervention
crisis resolution  Krisenbewältigung
crisis theory  Krisentheorie
Crista method  Crista-Methode
criterion  Kriterium
critical care unit  Wachstation
critical path development  Vorgehensweisen, Entwicklung geeigneter
critical point  Punkt, kritischer
critical pressure  Druck, kritischer
critical temperature  Temperatur, kritische
Crohn´s disease  Morbus Crohn
Crohn's disease  Enteritis regionalis Crohn
cross  Kreuzung
cross infection  Kreuzinfektion
cross resistance  Kreuzresistenz
cross sensitivity  Kreuzsensibilität
crossbreeding  Hybridation
crossed amblyopia  Amblyopie, gekreuzte
crossed reflex  Kreuzreflex
cross-eye  Schielauge
crossing over  Crossing-over
crossmatching of blood  Kreuzprobe, serologische
cross-reacting antibody  Antikörper, kreuzreagierender
cross-tolerance  Kreuztoleranz
Croup  Krupp
crowing inspiration  Pseudokruppatmung
crown; corona  Corona
crown-heel length  Scheitel-Fersen-Länge
crowning  Einschneiden
crown-rump length  Scheitel-Steiß-Länge
crucial anastomosis  Anastomosis, cruralis
cruciate ligament of the atlas  Ligamentum, cruciforme atlantis
crucible  Tiegel
cruciform  kreuzförmig
cruciform ligament  Kreuzband
cruor  Kruor
crural  krural
crural hernia  Schenkelhernie
crural ligament  Schenkelband
crus  Unterschenkel
Crus cerebri  Crus cerebri

**crush intubation**  Crush-Intubation
**crush syndrome**  Crush-Syndrom
**crushing wound**  Quetschwunde
**crust**  Kruste
**crutch**  Krücke
**Crutchfield tongs**  Crutchfield-Zange
**Cruveilhier-Baumgarten syndrome**  Cruveilhier-Baumgarten-Sydrom
**cry reflex**  Schreireflex
**cryoanesthesia**  Kälteanästhesie (Kryoanästhesie)
**cryocautery**  Kryokauter
**cryogen**  kryogen
**cryoglobulin**  Kryoglobulin
**cryoglobulinemia**  Kryoglobulinämie
**cryopreservation**  Kryopräservation
**cryosurgery**  Kryochirurgie
**cryotherapy**  Kryotherapie
**crypt**  Krypte
**cryptococcosis**  Kryptokokkose
**cryptogenic**  kryptogenetisch
**cryptogenic infection**  Infektion, kryptogenetische
**cryptogenic septicemia**  Sepsis, kryptogenetische
**cryptomenorrhea**  Kryptomennorrhö
**cryptophthalmos**  Kryptophthalmus
**cryptorchidism**  Kryptorchismus
**cryptosporidiosis**  Kryptosporidiose
**crystal**  Kristall
**crystalline**  kristallin
**crystalline lens**  Linse, des Auges
**crystallisation**  Kristallisation
**crystalloid**  Kristalloid
**cubital**  kubital
**cubital fossa**  Fossa, cubitalis
**cuboid bone**  Kuboid
**cuff**  Cuff; Manschette
**culdocentesis**  Douglaspunktion
**culdoscope**  Douglasskop
**Cullen's sign**  Cullen-Phänomen
**Cultural Brokerage**  Kulturvermittlung
**culture**  Kultur
**culture shock**  Kulturschock
**culture-bound**  kulturbedingt
**cumulative**  kumulativ
**cumulative action**  Wirkung, kumulative
**cumulative dose**  Dosis, kumulative
**cuneiform; cuneate**  keilförmig
**cuneus**  Cuneus
**cunnilingus**  Cunnilingus

**cup arthroplasty of the hip joint**  Arthroplastik, des Hüftgelenks
**cupping**  Schröpfen
**cupula**  Cupula
**curare**  Curare
**curd cheese compress**  Quarkwickel
**curet**  Kürette
**curettage**  Kürettage
**curie**  Curie (Ci)
**curium**  Curium (Cm)
**current**  Strom
**Curschmann' spiral**  Curschmann-Spiralen
**curvature**  Kurvatur
**curvature myopia**  Krümmungsmyopie
**Cushing's disease**  Cushing-Krankheit
**Cushing's syndrome**  Cushing-Syndrom
**cusp**  Cuspis
**Custody Act**  Unterbringungsgesetz
**cutaneous**  kutan
**cutaneous absorption**  Hautabsorption
**cutaneous anaphylaxis**  Anaphylaxie, kutane
**cutaneous horn**  Hauthorn
**cutaneous larva migrans**  Larva migrans cutanea
**cutaneous nerve**  Hautnerv
**cutaneous nevus**  Muttermal
**cutaneous papilloma**  Stielwarze
**Cutaneous Stimulation**  Kutane Stimulation
**cutdown**  Venaesectio
**cuticle**  Kutikula
**cutis laxa**  Cutis laxa-Syndrom
**cutting the cord**  Abnabeln
**cuvette**  Küvette
**CVP measurement**  Venendruckmessung, zentrale
**cyanide poisoning**  Zyanidvergiftung
**cyanocobalamin**  Cyanocobalamin
**cyanopsia**  Zyanopsie
**cyanosed**  zyanotisch
**cyanosis**  Zyanose
**cybernetic control system**  Kybernetischer Regelkreis
**cybernetics**  Kybernetik
**cyclacillin**  Cyclacillin
**cyclamate**  Cyclamat
**cycle**  Zyklus
**cyclic adenosine monophosphate**  Adenosinmonophosphat (cAMP), zyklisches

**cyclic guanosine monophosphate** Guanosinmonophosphat (cGMP), zyklisches
**cyclitis** Zyklitis
**cyclodialysis** Zyklodialyse
**cyclophosphamide** Cyclophosphamid
**cyclopia** Zyklopie
**cycloplegia** Zykloplegie
**cycloserine** Cycloserin
**cyclosporin** Cyclosporin
**cyclothymic disorder** Zyklothymie
**cyclotomy** Zyklotomie
**cyclotron** Zyklotron
**cylindroma** Zylindrom
**cyst** Zyste
**cystadenocarcinoma** Zystadenokarzinom
**cystadenoma** Zystadenom
**cysteamine bitartrate** Cysteamin
**cystectomy** Zystektomie
**cysteine** Cystein (Cys)
**cystic** zystisch
**cystic carcinoma** Zystenkarzinom
**cystic duct** Ductus cysticus
**cystic fibroma** Fibrom, zystisches
**cystic fibrosis** Mukoviszidose; Fibrose, zystische
**cystic goiter** Zystenkropf
**cystic kidney** Zystenniere
**cystic mastitis** Zystenmamma
**cysticercosis** Zystizerkose
**cysticercus** Zystizerkus
**cystine** Cystin
**cystinosis** Zystinose
**cystinuria** Zystinurie
**cystitis** Zystitis
**cystocele** Zystozele; Zystozele, vaginale
**cystochromoscopy** Chromozystoskopie
**cystofibroma** Zystofibrom
**cystogram** Zystogramm
**cystography** Zystographie
**cystoid** zystoid
**cystojejunostomy** Zystojejunostomie
**cystolithotomy** Zystolithektomie
**cystoma** Zystom
**cystometer** Zystomanometer
**cystometrogram** Zystometrogramm
**cystometrography** Zystometrographie
**cystometry** Zystometrie
**cystoscope** Zystoskop
**cystoscopy** Zystoskopie
**cystostomy** Zystostomie
**cystotomy** Zystotomie

**cysts of liver** Leberzysten
**cytoarchitectonic** zytoarchitektonisch
**cytoarchitecture** Zytoarchitektonik
**cytochrome** Cytochrom
**cytocide** zytozid
**cytodiagnosis** Zytodiagnostik
**cytodifferentiation** Zelldifferenzierung
**cytogene** Zytogen
**cytogenesis** Zytogenese
**cytogenetics** Zytogenetik
**cytogenic reproduction** Fortpflanzung, zytogenetische
**cytohistogenesis** Zytohistogenese
**cytokine** Zytokin
**cytokinesis** Zytokinese
**cytologic map** Chromosomenkarte, zytologische
**cytologic sputum examination** Sputumzytologie
**cytology** Zytologie
**cytolysin** Zytolysin
**cytolysis** Zytolyse
**cytomegalic inclusion disease** Zytomegalie
**cytomegalovirus** Zytomegalie-Virus (CMV)
**cytometer** Zytometer
**cytometry** Zytometrie
**cytomorphology** Zellmorphologie
**cytopathic** zytopathisch
**cytopathogenic effect** Effekt, zytopathogener
**cytopathology** Zytopathologie
**cytopenia** Zytopenie
**cytophagy** Zytophagie
**cytophotometer** Zytophotometer
**cytophotometry** Zytophotometrie
**cytoplasm** Zytoplasma
**cytoplasmatic inheritance** Vererbung, zytoplasmatische
**cytoscopy** Zytoskopie
**cytosine** Cytosin
**cytoskeleton** Zytoskelett
**cytosome** Zytosom
**cytostatic agents** Zytostatika
**cytotoxic** zytotoxisch
**cytotoxic killer T cells** T-Killerzellen, zytotoxische
**cytotoxin** Zytotoxin
**cytotrophoblast** Zytotrophoblast
**cytotropism** Zytotropismus

## D

**dacryoadenitis** Dakryoadenitis
**dacryocystitis** Dakryozystitis
**dacryostenosis** Dakryostenose
**dactyl** Daktyl-
**dactylitis** Daktylitis
**daltonism** Daltonismus
**danazol** Danazol
**dance therapy** Tanztherapie
**dandruff** Schuppen
**Dandy-Walker cyst** Dandy-Walker-Syndrom
**Darier's sign** Darier-Zeichen
**dark adaptation** Dunkeladaptation
**darkfield microscopy** Dunkelfelduntersuchung
**darwinian ear** Darwin-Höckerchen
**darwinian theory** Darwinismus
**data analysis** Datenanalyse
**data validation** Datenvalidierung
**daughter cell** Tochterzelle
**daughter chromosome** Tochterchromosom
**daunorubicin hydrochloride** Daunorubicin
**3rd day blues** Baby-Blues
**day hospital** Tagesklinik
**daydream** Wachtraum
**DCM** DCM
**DDT (dichlorodiphenyltrichlorethane)** DDT
**dead** tot
**dead fetus syndrome** Intrauteriner Fruchttod
**dead space** Totraum
**dead-end host** Fehlwirt
**deafferentation** Deafferenzierung
**deafness** Taubheit
**dealing with the stages of dying** Sterbephasen, Umgang mit
**deaminase** Desaminase
**deamination** Desaminierung
**death** Tod
**death certificate** Todesbescheinigung
**death rate** Todesrate
**death rattle** Todesröcheln
**death rigor** Leichenstarre
**death signs** Todeszeichen
**debilitating** zehrend
**debility** Debilität
**debridement** Wundtoilette
**debris** Zelltrümmer
**decalcification** Entkalkung
**decant** dekantieren

**decapitation** Dekapitation
**deceleration** Dezeleration
**deceleration phase** Dezelerationsphase
**decerebrate posture** Dezerebrationsstarre
**decerebration** Dezerebration
**decibel** Dezibel
**decidua** Dezidua
**deciduoma** Deziduom
**deciduous tooth** Milchzahn
**decigram** Dezigramm
**deciliter** Deziliter
**decimeter** Dezimeter
**decisional conflict** Entscheidungskonflikt
**decision-making support** Entscheidungen, Unterstützung bei
**decoction** Dekokt
**decode** dekodieren
**decompensation** Dekompensation
**decompression** Dekompression
**decompression sickness** Dekompressionskrankheit
**decongestant** Dekongestionsmittel
**decontamination** Dekontamination
**decortication** Dekortikation
**decrement** Dekrement
**decremental conduction** Dekrementleitung
**decussation** Decussatio
**decussation of pyramids** Pyramidenkreuzung
**deductive approach** Ansatz, deduktiver
**deep heat** Tiefenwärme
**deep palmar arch** Hohlhandbogen
**deep reflexes** Tiefenreflexe
**deep sensation** Tiefensensibilität
**deep sleep following an epileptic seizure** Terminalschlaf
**deep tendon reflex** Sehnenreflex, tiefer
**deep vein thrombosis** Venenthrombose, tiefe
**deep x-ray therapy** Strahlentherapie
**defecation** Defäkation
**defense mechanism** Abwehrmechanismus
**deferens** deferens
**defervescence** Deferveszenz
**defibrillation** Defibrillation
**defibrillator** Defibrillator
**defibrination** Defibrinierung
**deficiency** Defizienz
**deficiency disease** Mangelkrankheit
**deficit** Defizit
**deficit motivation** Defizitmotivation
**definitive host** Endwirt

**defloration**  Defloration
**deformity**  Deformität
**degeneration**  Degeneration
**degenerative disease**  Krankheit, degenerative
**degenerative neuritis**  Neuritis, degenerative
**degradation**  Degradierung
**degranulation**  Degranulierung
**degree**  Grad
**dehiscence**  Dehiszenz
**dehydrate**  dehydrieren
**dehydrated alcohol**  Alkohol, dehydrierter
**dehydration**  Dehydratation
**dehydration fever**  Dehydrationsfieber
**dehydrogenate**  dehydrogenieren
**deja vu**  Déjà-vu-Erlebnis
**delayed effect of a drug**  Retardwirkung
**delayed hypersensitivity**  Überempfindlichkeitsreaktion, verzögerte
**delayed postpartem hemorrhage**  Hämorraghie, verzögerte postpartale
**delayed symptom**  Spätsymptom
**Delegation**  Delegieren
**deleterious**  deletär
**deletion**  Deletion
**deletion syndrome**  Deletion-Syndrom
**deliberate hypotension**  Hypotonie, kontrollierte
**delirium**  Delirium
**Delirium Management**  Delirium, Pflege bei
**delirium tremens**  Delirium tremens
**delivery**  Entbindung
**delivery of the child**  Dammschutz
**delivery room**  Kreißsaal
**delousing**  Entlausung
**delta**  Delta
**delta wave**  Delta-Welle
**deltoid**  Musculus deltoideus, deltaförmig
**delusion**  Wahn
**delusion management**  Wahnvorstellungen, Pflege bei
**delusion of grandeur**  Größenwahn
**demand pacemaker**  Demand-Herzschrittmacher
**demarcation**  Demarkation
**demented**  dement
**dementia**  Demenz
**dementia caused by circulatory impairment**  Demenz, vaskuläre
**dementia management**  Demenz, Pflege bei

**demineralization**  Demineralisation
**demography**  Demographie
**demulcent**  Demulcens
**demyelinate**  entmyelinisieren
**demyelination**  Demyelinisation
**denaturation**  Denaturierung
**denatured alcohol**  Alkohol, vergällter
**denatured protein**  Protein, denaturiertes
**dendrite**  Dendrit
**dendritic**  dendritisch
**dendritic keratitis**  Keratitis, dentritica
**denervation**  Denervierung
**dengue fever**  Dengue-Fieber
**dengue hemorrhagic fever shock syndrome**  Dengue-Hämorrhagisches Fieber
**denial**  Verleugnung
**denial, ineffective**  Verleugnung, unwirksame
**denitrogenation**  Denitrogenation
**dennis probe**  Dennis-Sonde
**dens**  Dens
**dense fibrous tissue**  Fasergewebe, dichtes
**dental**  dental
**dental abscess**  Zahnabszess
**dental amalgam**  Amalgam
**dental calculus**  Zahnstein
**dental care**  Zahnpflege
**dental caries, caries, tooth decay**  Zahnfäule
**dental fistula**  Zahnfistel
**dental hygiene, oral hygiene**  Zahnhygiene
**dental plaque, plaque**  Zahnbelag
**dental prosthesis**  Zahnprothese
**dental pulp**  Zahnpulpa
**dentalgia**  Dentalgie
**denticle**  Dentikel
**dentifrice**  Zahnpasta
**dentigerous cyst**  Dentitionszyste
**dentin**  Dentin
**dentistry**  Zahnheilkunde
**dentition**  Dentition
**dentofacial**  dentofazial
**denudation**  Denudation
**Denver classification**  Denver-Klassifikation
**deodorant**  Deodorant
**deoxygenation**  Desoxydation
**deoxyribonucleic acid**  Desoxyribonukleinsäure (DNS/DNA)
**Department of Nursing**  Pflegereferat
**dependence**  Abhängigkeit
**depersonalization**  Depersonalisation
**depilation**  Depilation
**depilatory**  Depilatorium

**depilatory techniques** Depilationsmethoden
**depolarization** Depolarisation
**depot** Depot
**depressant** Depressivum
**depressed** deprimiert
**depressed fracture** Impressionsfraktur
**depression** Depression
**depressor** Depressor
**depressor reflex** Depressorreflex
**deprivation** Deprivation
**deprivation of sleep effects** Schlafentzug
**deprivation syndrome** Deprivationssyndrom
**depth psychology** Tiefenpsychologie
**dereistic thought** Denken, dereistisches
**derivative** Derivat
**dermabrasion** Dermabrasion
**dermal** dermal
**dermal graft** Hautplastik
**dermal papilla** Hautpapille
**dermatitis** Dermatitis
**dermatitis herpetiformis** Dermatitis herpetiformis
**dermatofibroma** Dermatofibrom
**dermatofibrosarcoma** Dermatofibrosarkom
**dermatoglyphics** Dermatoglyphen
**dermatographia** Dermographismus
**dermatologist** Dermatologe
**dermatology** Dermatologie
**dermatoma** Dermatom
**dermatomycosis** Dermatomykose
**dermatomyositis** Dermatomyositis
**dermatopathy** Dermatopathie
**dermatophyte** Dermatophyt
**dermatophytosis** Dermatophytie
**dermatosclerosis** Dermatosklerose
**dermatosis** Dermatose
**dermis** Dermis
**dermoid** dermoid, dermatoid, Dermoid
**dermoid cyst** Dermoidzyste
**derotation brace** Derotationsschiene
**Desault's bandage** Desault-Verband
**descendens** descendens
**descending aorta** Aorta descendens
**descending colon** Kolon, absteigendes; Colon descendens
**descending myelitis** Myelitis, deszendens
**descensus** Deszensus
**desensitize** desensibilisieren
**designer drugs** Designerdrogen
**desmoid tumor** Desmoid

**desmosome** Desmosom
**desocialization** Desozialisation
**desoxicorticosterone acetate** Desoxykortikosteron (DOC)
**desquamation** Desquamation
**detergent** Detergens
**detoxification** Detoxikation
**deuterium** Deuterium (2H)
**devascularization** Devaskularisation
**development** Entwicklung
**developmental age** Entwicklungsalter
**developmental anomaly** Entwicklungsanomalie
**developmental enhancement** Entwicklung, Unterstützung der
**deviance** Devianz
**deviant behavior** Verhalten, deviantes
**deviated septum** Septumdeviation
**devitalize** devitalisieren
**dew point** Taupunkt
**dexamethasone** Dexamethason
**dexter** dexter
**dextran preparation** Dextranlösung
**dextrin** Dextrin
**dextrocardia** Dextrokardie
**dextromethorphan hydrobromide** Dextromethorphan
**dextrose** Dextrose
**diabetes** Diabetes
**diabetes insipidus** Diabetes insipidus
**diabetes mellitus** Diabetes mellitus
**diabetic** Diabetiker
**diabetic acidosis** Azidose, diabetische
**diabetic amaurosis** Amaurose, diabetische
**diabetic coma** Koma, diabetisches
**diabetic diet** Diabeteskost
**diabetic gangrene** Gangrän, diabetische
**diabetic ketoacidosis** Ketoazidose, diabetische
**diabetic neuropathy** Neuropathie, diabetische
**diabetic polyneuritis** Polyneuritis, diabetische
**diabetic polyneuropathy** Polyneuropathie, diabetische
**diabetic retinopathy** Retinopathie, diabetische
**diabetic treatment** Diabetestherapie
**diadochokinesia** Diadochokinese
**diagnosis** Diagnose
**diagnosis related groups** Diagnosis related groups (DRGs)

**diagnostic peritoneal lavage** Peritoneallavage, diagnostische
**diagnostic radiopharmaceutical** Radiopharmaka, diagnostische
**dialysate** Dialysat
**dialysis** Dialyse
**dialysis shunt** Dialyseshunt
**dialyzer** Dialysator
**diapedesis** Diapedese
**diaper rash** Windelekzem
**diaphanoscopy** Diaphanoskopie
**diaphoresis** Diaphorese
**diaphragm** Diaphragma
**diaphragm pessary** Scheidenpessar
**diaphragmatic breathing** Zwerchfellatmung
**diaphragmatic hernia** Zwerchfellhernie
**diaphysis** Diaphyse
**diarrhea** Diarrhö
**diarrhea management** Diarrhö, Pflege bei
**diastasis** Diastase
**diastema** Diastema
**diastole** Diastole
**diastolic blodd pressure** Blutdruck, diastolischer
**diastolic filling pressure** Fülldruck, diastolischer
**diastolic murmur** Geräusch, diastolisches
**diastolic thrill** Schwirren, diastolisches
**diathermy** Diathermie
**diathesis** Diathese
**diazepam** Diazepam
**diazoxide** Diazoxid
**dichotomy** Dichotomie
**dichromatic vision** Dichromasie
**dicloxacillin** Dicloxacillin
**dicrotic pulse** Puls, dikroter
**dicumarol** Dicumarol
**didactic** didaktisch
**dideoxycytidine** Dideoxycytidin (DDC)
**dideoxyinosine** Dideoxyinosin (DDI)
**didymitis** Didymitis
**didymus** Didymus
**diencephalon** Dienzephalon
**diet** Diät
**diet staging** Kostaufbau
**dietary fiber** Ballaststoffe
**differential diagnosis** Differenzialdiagnose
**differential white blood cell count** Differenzialblutbild
**differentiation** Differenzierung
**diffraction** Diffraktion
**diffuse** diffus

**diffuse abscess** Phlegmone
**diffusing capacity** Diffusionskapazität
**diffusing capacity of lungs** Diffusionskapazität, pulmonale
**diffusion** Diffusion
**diffusion constant** Diffusionskonstante
**diffusion defect** Diffusionsstörung
**diffusion of gases** Gasaustausch
**digestant** Digestivum
**digestion** Digestion
**digestive enzyme** Verdauungsenzyme
**digestive gland** Verdauungsdrüsen
**digestive juice** Verdauungssaft
**digestive system** Verdauungsapparat
**digestive tract** Verdauungstrakt
**digital** digital
**digital reflex** Fingerbeugereflex
**digitalis** Digitalis
**digitalis poisoning** Digitalis-Vergiftung
**digitalis therapy** Digitalistherapie
**digitalization** Digitalisierung
**digitoxin** Digitoxin
**diglyceride** Diglyzerid
**dignity** Würde
**digoxin** Digoxin
**dihydrotachysterol** Dihydro-Tachysterin
**dilate** dilatieren
**dilation** Dilatation
**dilation of the heart** Herzdilatation
**dilator** Dilatator
**diluent** Diluens
**dilute** dilutiert
**dimer** dimer
**dimorphous** dimorph
**dinitrochlorobenzene** Dinitrochlorbenzol (DNCB)
**diopter** Dioptrie
**dioxide** Dioxid
**dioxin** Dioxin
**dipeptidases** Dipeptidasen
**dipeptide** Dipeptid
**diphtheria** Diphtherie
**diphtheric laryngitis** Kehlkopfdiphtherie
**diphtheric membrane** Pseudomembran, diphtherische
**diphtheric pharyngitis** Rachendiphtherie
**diplegia** Diplegia
**diplococcus** Diplococcus
**diploë** Diploe
**diploid** diploid
**diplopia** Diplopie
**dipole** Dipol

**dipsomania** Dipsomanie
**dipyridamole** Dipyridamol
**direct bilirubin** Bilirubin, direktes
**direct blood pressure taking** Blutdruckmessung, direkte
**direct fracture** Fraktur, direkte
**direct reflex** Reflex, direkter
**direct transfusion** Transfusion, direkte
**disability** Unfähigkeit; Funktionsstörung
**disaccharide** Disaccharid
**disarticulation** Exartikulation
**discharge** Ausfluss, Entladung
**discharge planning** Verlegung/Entlassung, Planung der
**discoid** diskoidal
**discoid lupus erythematosus** Lupus erythematodes chronicus discoides
**discoid meniscus** Meniskus, diskoider
**discordance** Diskordanz
**discrimination** Diskrimination
**disease** Erkrankung
**disease modifying antirheumatic drugs** Basistherapeutika
**disease prevention** Krankheitsprävention
**disengagement theory** Disengagement-Theorie
**disinfect** desinfizieren
**disinfectant** Desinfektionsmittel
**disinfection** Desinfektion
**disinfestation** Desinfestation
**disinhibition** Disinhibition
**disjunction** Disjunktion
**disk** Diskus
**diskography** Diskographie
**dislocation** Dislokation
**dislocation of clavicle** Klavikularluxation
**dislocation of finger** Fingerluxation
**dislocation of hip** Hüftgelenksluxation
**dislocation of jaw** Kieferluxation
**dislocation of knee** Knieluxation
**dislocation of shoulder** Schulterluxation
**dislocation of toe** Zehenluxation
**disorder of consciousness** Bewusstseinsstörung
**disorder of movement** Bewegungsstörung
**disorder of sleep** Schlafstörung
**disorganized schizophrenia** Schizophrenie, hebephrene
**disorientation** Desorientiertheit
**dispense** dispensieren
**dispersing agent** Dispersionsmittel
**dispersion** Dispersion

**displaced fracture** Fraktur, dislozierte
**displaced testis** Hodendystopie
**displacement** Affektverlagerung
**disposition of care** Betreuungsverfügung
**dissect** präparieren
**dissecting aneurysm** Aneurysma, dissecans
**disseminated** disseminiert
**disseminated intravascular coagulation** Koagulation, disseminierte intravasale; Verbrauchskoagulopathie
**dissociated anesthesia** Anästhesie, dissoziative
**dissociation** Dissoziation
**dissociative disorder** Störung, dissoziative
**dissolution** Dissolution
**distal** distal
**distal phalanx** Endphalanx
**distal renal tubular acidosis** Azidose, renal-tubuläre, distale
**distal tubule** Tubulus, distaler
**distance vision** Fernsicht
**distillation** Destillation
**distilled water** Wasser, destilliertes
**distorsion** Distorsion
**distraction** Distraktion, Ablenkung
**distress** Distress
**disulfiram** Disulfiram
**disuse phenomena** Inaktivitätsatrophie
**disuse syndrome** Inaktivitätssyndrom
**diuresis** Diurese
**diuretic** Diuretikum
**diurnal** diurnal
**diurnal rhythm** Tagesrhythmus
**divergence** Divergenz
**divergent dislocation** Divergenzluxation
**divergent strabismus** Strabismus, divergens
**diversional acitivity deficit** Beschäftigungsdefizit
**diverticular hernia** Divertikelhernie
**diverticulectomy** Divertikelresektion
**diverticulitis** Divertikulitis
**diverticulosis** Divertikulose
**diverticulum** Divertikel
**diving goiter** Struma, colloides
**dizygotic** dizygot
**dizygotic twins** Zwillinge, dizygote
**dizziness** Schwindel
**DNA fingerprinting** DNA-Fingerabdruck
**DNA polymerase** DNA-Polymerase
**dobutamine hydrochloride** Dobutamin
**documentation** Dokumentation

**Döderlein's bacillus** Döderlein-Stäbchen
**Döhle's inclusion bodies** Döhle-Körperchen
**dolor** Dolor
**dominance** Dominanz
**dominant gene** Gen, dominantes
**dominant trait** Merkmal, dominantes
**donor** Spender
**donor card** Organspenderausweis
**dopa** Dopa
**dopamine** Dopamin
**dopaminergic receptor** Dopaminrezeptor
**dope(s)** Rauschmittel
**Doppler effect** Doppler-Effekt
**Doppler ultrasonography** Doppler-Ultraschall
**dorsal** dorsal
**dorsal horn** Hinterhorn
**dorsal root** Spinalnervenwurzel, dorsale
**dorsiflect** dorsalflektieren
**dorsiflexion** Dorsalflexion
**dorsodynia** Dorsalgie
**dorsolateral** dorsolateral
**dorsolumbar** dorsolumbar
**dorsosacral** dorsosakral
**dorsoventral** dorsoventral
**dorsum** Dorsum
**dosage** Dosierung
**dose** Dosis
**dose rate** Dosisleistung
**dose response** Dosis-Wirkung
**dose threshold** Schwellendosis
**dose-response relationship** Dosis-Wirkungs-Beziehung (DWB)
**dosimeter** Dosimeter
**dosimetry** Dosimetrie
**double disc with pregnancy data** Gravidarium
**double pneumonia** Pneumonie, doppelseitige
**double-blind study** Doppelblindversuch
**double-channel catheter** Katheter, doppellumiger
**double-contrast arthrography** Doppelkontrastarthrographie
**double-peaked fever curve** Fieber, biphasisches; Dromedarfieber
**Douglas' cul-de-sac** Douglas-Raum
**Down syndrome** Down-Syndrom
**Downey cells** Downey-Zellen
**doxycycline** Doxycyclin
**DPT vaccine** DPT-Impfstoff
**dracunculiasis** Drakunkulose

**drain** Drain
**drainage** Drainage
**drawer sign** Schubladenphänomen
**dream** Traum(zustand)
**dream analysis** Traumanalyse
**dream state** Traumzustand
**drepanocytic anemia** Drepanozytenanämie
**dressing** Verband, An- und Auskleiden
**Dressler's syndrome** Dressler-Syndrom
**drift** Drift
**drip** Dauertropfinfusion
**drive** Trieb
**dromotropic** dromotrop
**drop** Tropfen
**drop attack** Drop-Anfall
**droplet infection** Tröpfcheninfektion
**drowsiness** Somnolenz
**drowsiness during the day, lethargy** Tagesschläfrigkeit
**drug** Arzneimittel; Droge
**drug abuse** Arzneimittel- und Drogenmissbrauch; Medikamentenmissbrauch
**drug action** Wirkstoffprinzip
**drug addiction** Arzneimittel- und Drogensucht
**drug allergy** Arzneimittelallergie
**drug dependence** Drogen- bzw. Arzneimittelabhängigkeit
**drug overdose** Arzneimittelüberdosis
**drug psychosis** Arzneimittelpsychose
**drug rash** Arzneimittelexanthem
**drug reaction** Arzneimittelreaktion
**drug resistance** Arzneimittelresistenz
**drug tolerance** Arzneimitteltoleranz
**drug(s)** Rauschmittel
**drug-drug interaction** Wechselwirkung, von Arzneimitteln
**drunkenness, intoxication** Rausch
**dry catarrh** Katarrh, trockener
**dry crackle** Rasseln, trockenes
**dry heat sterilization** Heißluftsterilisation
**dry ice** Trockeneis
**dry pleurisy** Pleuritis, trockene
**dry skin** Haut, trockene
**DTP vaccine** DTP-Impfstoff
**Dubin-Johnson syndrome** Dubin-Johnson-Syndrom
**DuBois formula** Dubois-Formel
**Dubowitz assessment** Dubowitz-Schema
**Duchenne-Aran disease** Duchenne-Aran-Syndrom

**Duchenne's disease** Duchenne-Syndrom
**Duchenne's muscular dystrophy** Duchenne-Muskeldystrophie
**Duchenne's paralysis** Duchenne-Krankheit
**duct** Ductus
**ductus arteriosus** Ductus arteriosus
**ductus epididymidis** Ductus epididymidis
**ductus venosus** Ductus venosus
**Duke's classification** Dukes-Klassifikation
**dull pain** Schmerz, dumpfer
**dumping syndrome** Dumping-Syndrom
**Duncan's mechanism** Duncan-Mechanismus
**duodenal** duodenal
**duodenal bulb** Bulbus duodeni
**duodenal digestion** Duodenalverdauung
**duodenal tube** Dünndarmsonde
**duodenal ulcer** Ulcus duodeni; Duodenalulkus
**duodenectomy** Duodenektomie
**duodenitis** Duodenitis
**duodenography** Duodenographie
**duodenoscope** Duodenoskop
**duodenoscopy** Duodenoskopie
**duodenostomy** Duodenostomie
**duodenum** Duodenum
**Dupuytren's contracture** Dupuytren-Kontraktur
**dura mater** Dura mater
**dural sac** Duralsack
**dural sheath** Durascheide
**Duroziez' murmur** Duroziez-Doppelgeräusch
**dwarfism** Minderwuchs
**dye** Farbstoff
**dying** Sterben
**dying care** Sterbende, Pflege von
**dynamic** dynamisch
**dynamic compliance** Lungencompliance, dynamische
**dynamic ileus** Ileus, spastischer
**dynamometer** Dynamometer
**dysacusis** Dysakusis
**dysarthria** Dysarthrie
**dysarthrosis** Dysarthrose
**dysautonomia** Dysautonomie
**dysbasia** Dysbasie
**dyscholia** Dyscholie
**dyscrasia** Dyskrasie
**dysdiadochokinesia** Dysdiadochokinesie
**dysentery** Dysenterie; Ruhr
**dysesthesia** Dysästhesie

**dysgenesis** Dysgenese
**dysgenics** Dysgenik
**dysgenitalism** Dysgenitalismus
**dysgerminoma** Disgerminom
**dysgnathic anomaly** Dysgnathie
**dysgraphia** Dysgraphie
**dyskeratosis** Dyskeratose
**dyskinesia** Dyskinesie
**dyskoimesis** Einschlafstörung
**dyslexia** Dyslexie; Legasthenie
**dysmaturity** Dysmaturität
**dysmegalopsia** Dysmegalopsie
**dysmelia** Dysmelie
**dysmenorrhea** Dysmenorrhö
**dysmetria** Dysmetrie
**dysorexia** Dysorexie
**dysostosis** Dysostose
**dyspareunia** Dyspareunie
**dyspepsia** Dyspepsie
**dyspepsia secondary to non digested proteins** Fäulnisdyspepsie
**dysphagia** Dysphagie
**dysphasia** Dysphasie
**dysphonia** Dysphonie
**dysphoria** Dysphorie
**dysphylaxia** Durchschlafstörung
**dysplasia** Dysplasie
**dyspnea** Dyspnoe
**dyspraxia** Dyspraxie
**dysproteinemia** Dysproteinämie
**dysraphia** Dysrhaphie
**dysreflexia** Areflexie
**dysreflexia management** Areflexie, Pflege bei
**dysrhaphic syndrome** Dysrhaphiesyndrom
**dysrhythmia management** Arrhythmien, Pflege bei
**dyssynergia** Dyssynergie
**dystaxia** Dystaxia
**dysthymia** Dysthymie
**dystocia** Dystokie
**dystonia** Dystonie
**dystonic** dystonisch
**dystrophic calcification** Verkalkung, dystrophische
**dystrophin** Dystrophin
**dystrophy** Dystrophie
**dysuria** Dysurie

## E

**ear** Ohr

**ear care** Ohrenpflege
**earache** Ohrenschmerz
**eardrops** Ohrentropfen
**early gestational disorder** Frühgestose
**early mobilization** Frühmobilisation
**earwax** Cerumen
**eating disorders** Essstörung
**eating disorders management**
  Essstörungen, Umgang mit
**Eaton agent** Eaton agent
**Ebner's glands** Ebner-Drüsen
**Ebola virus** Ebola-Virus
**Ebstein's anomaly** Ebstein-Anomalie
**EC space** EZR
**ecchondroma** Ekchondrom
**ecchymosis** Ekchymose
**eccrine** ekkrin
**eccrine gland** Drüse, ekkrine
**ECG** EKG
**echinococcosis** Echinokokkose
**echo** Echo
**ECHO virus** ECHO-Virus
**echocardiogram** Echokardiogramm
**echocardiography** Echokardiographie
**echoencephalogram** Echoenzephalogramm
**echoencephalography**
  Echoenzephalographie
**echogram** Echogramm
**echolalia** Echolalie
**echopraxia** Echopraxie
**Eck's fistula** Eck-Fistel
**eclampsia** Eklampsie
**ecological model of aging** Ökologisches
  Modell des Alterns
**ecology** Ökologie
**ecosystem** Ökosystem
**ecstasy** Ecstasy; Ekstase
**ecthyma** Ekthyma
**ectoderm** Ektoderm
**ectoparasite** Ektoparasit
**ectopic** ektopisch
**ectopic pregnancy** EU; Schwangerschaft,
  ektopische
**ectopic rhythm** Erregungsbildung, ektope
**ectoplasm** Ektoplasma
**ectopy** Ektopie
**ectrodactyly** Ektrodaktylie
**ectromelia** Ektromelie
**eczema** Ekzem
**eczema herpeticum** Ekzema, herpeticatum
**edema** Ödem
**edematogenic** ödematogen

**edetate** Edetate (EDTA)
**edetic acid** Edetinsäure (EDTA)
**effect** Effekt
**effective dose** Effektivdosis (ED)
**effective half-life** Halbwertzeit, effektive
**effector** Effektor
**effector cell** Effektorzelle
**effeminate** effeminiert
**efferent** efferent
**efferent duct** Ausführungsgang
**efferent nerve** Nerv, efferenter
**efferent path** Bahn, efferente
**efficacy** Effektivität
**efficiency** Effizienz
**effleurage** Effleurage
**effluvium** Effluvium
**effort syndrome** Effort-Syndrom
**effusion** Erguss
**ego** Ich
**ego ideal** Ich-Ideal
**ego strength** Ich-Stärke
**egocentric** egozentrisch
**egoism** Egoismus
**egoist** Egoist
**egophony** Ägophonie
**egotism** Egotismus
**Ehlers-Danlos syndrome** Ehlers-Danlos-
  Syndrom
**ehrlichiosis** Ehrlichiose
**eidetic** eidetisch
**einsteinium** Einsteinium (Es)
**Einthoven's formula** Einthoven-Formel
**Einthoven's triangle** Einthoven-Dreieck
**Eisenmenger's complex** Eisenmenger-
  Komplex
**ejaculate** Ejakulat
**ejaculation** Ejakulation
**ejaculation praecox** Ejaculatio, praecox
**ejaculatory duct** Samenausführungsgang
**ejection** Ejektion
**ejection click** Ejektions-Klick
**ejection fraction** Ejektionsfraktion
**ejection period** Ejektionsphase
**elastance** Elastance; Elastizität
**elastase** Elastase
**elastic bandage** Binde, elastische
**elastic cartilage** Knorpel, elastischer
**elastic stocking** Stützstrumpf
**elastic tissue** Bindegewebe, elastisches
**elastin** Elastin
**elbow** Ellbogen
**elbow joint** Ellenbogengelenk

**elderberry blossom** Holunderblüten
**electra complex** Elektrakomplex
**electric shock** Elektroschock
**electricity** Elektrizität
**electroanalgesia** Elektroanalgesie
**electroanesthesia** Elektroanästhesie
**electrocardiogram** Elektrokardiogramm
**electrocardiography** Elektrokardiographie (EKG)
**electrocatalysis** Elektrokatalyse
**electrocautery** Elektrokauterisation
**electrocoagulation** Elektrokoagulation
**electroconvulsive therapy** Elektroschocktherapie
**electrode** Elektrode
**electrodiagnosis** Elektrodiagnostik
**electroencephalogram** Elektroenzephalogramm (EEG)
**electroencephalography** Elektroenzephalographie (EEG)
**electrogram** Elektrogramm
**electrolysis** Elektrolyse
**electrolyte** Elektrolyt
**electrolyte balance** Elektrolytgleichgewicht
**electrolyte management** Elektrolythaushalt
**electrolyte monitoring** Elektrolyt-Monitoring
**electrolyte solution** Elektrolytlösung
**electromagnetic** elektromagnetisch
**electromagnetic radiation** Strahlen, elektromagnetische
**electromagnetic spectrum** Spektrum, elektromagnetisches
**electromyogram** Elektromyogramm (EMG)
**electromyography** Elektromyographie (EMG)
**electron** Elektron
**electron microscope** Elektronenmikroskop
**electron microscopy** Elektronenmikroskopie
**electroneuromyography** Elektroneuromyographie
**electronic speaking aid** Sprechhilfe, elektronische
**electronystagmography** Elektronystagmographie (ENG)
**electrophoresis** Elektrophorese
**electroresection** Elektroresektion
**electrosleep therapy** Elektroschlaftherapie
**electrostimulation** Elektrostimulation
**electrosurgery** Elektrochirurgie
**eleidin** Eleidin
**element** Element
**elementary particle** Elementarteilchen
**eleoma** Oleom
**elephantiasis** Elephantiasis
**elixir** Elixier
**Elliot's position** Elliot-Lagerung
**ellipsis** Ellipse
**ellipsoidal** ellipsoid
**elliptocyte** Elliptozyt
**elliptocytosis** Elliptozytose
**elongation** Elongation
**elopement precautions** Ausreißen, Vorsichtsmaßnahmen gegen
**eluate** Eluat
**elution** Elution
**emasculation** Emaskulation
**embalming** Einbalsamierung
**embolectomy** Embolektomie
**embolic gangrene** Gangrän, embolische
**embolic necrosis** Nekrose, embolische
**embolic thrombosis** Thrombose, embolische
**embolism** Embolie
**embolized atheroma** Atherom, embolisiertes
**embolus** Embolus
**embolus precautions** Embolien, Vorsichtsmaßnahmen gegen
**embryectomy** Embryektomie
**embryo** Embryo
**embryo transfer** Embryonentransfer
**embryogenesis** Embryogenese
**embryology** Embryologie
**embryoma** Embryom
**embryonal carcinoma** Karzinom, embryonales
**embryonic layer** Keimschicht
**embryonic stage** Embryonalperiode
**embryopathy** Embryopathie
**embryotomy** Embryotomie
**embryotroph** Embryotrophe
**emergence** Emergence
**emergency** Notfall
**emergency care** Notfallpflege
**emergency cart checking** Notfallwagen, Kontrolle des
**emergency department** Notfallambulanz
**emergency medicine** Notfallmedizin
**emergency room** Notaufnahme
**emesis basin** Nierenschale

**emesis gravidarum** Emesis, gravidarum
**emetic** Emetikum
**EMG syndrome** EMG-Syndrom
**emission** Emission
**emmetropia** Emmetropie
**Emmet's operation** Emmet-Operation
**emollient** Emolliens
**emotion** Emotion
**emotional amenorrhea** Amenorrhö, emotionale
**emotional intelligence** Intelligenz, emotionale
**emotional need** Bedürfnis, emotionales
**emotional support** Emotionale Unterstützung
**empathy** Empathie
**emphysema** Emphysem
**empiricism** Empirie
**empowerment** Empowerment
**empyema** Empyem
**emulsifier** Emulgator
**emulsify** emulgieren
**emulsion** Emulsion
**enablement** Enablement
**enamel** Zahnschmelz
**enanthema** Enanthem
**encapsulated** verkapselt
**encephalalgia** Kephalalgie
**encephalitis** Enzephalitis
**encephalocele** Enzephalozele
**encephalography** Enzephalographie
**encephalomeningitis** Enzephalomeningitis
**encephalomyelitis** Enzephalomyelitis
**encephalomyocarditis** Enzephalomyokarditis
**encephalon** Enzephalon
**encephalopathy** Enzephalopathie
**enchondroma** Enchondrom
**encopresis** Enkopresis
**encounter** Encounter-Gruppe
**encyst** enzystieren
**end artery** Endarterie
**end bud** Endknötchen
**endarterectomy** Endarteriektomie
**endarteritis** Endarteriitis
**endarteritis obliterans** Endarteriitis, obliterans
**end-diastolic pressure** Blutdruck, enddiastolischer
**endemic** endemisch
**endemic goiter** Jodmangelstruma, endemischer

**endemic syphilis** Syphilis, endemische
**endobronchitis** Endobronchitis
**endocardial** endokardial
**endocardial cushions** Endokardkissen
**endocardial fibroelastosis** Endokardfibroelastose
**endocarditis** Endokarditis
**endocardium** Endokard
**endocervical** endozervikal
**endocervix** Endozervix
**endochondral** endochondral
**endocrine** endokrin
**endocrine gland** Drüse, endokrine
**endocrinology** Endokrinologie
**endocrinopathy** Endokrinopathie
**endoderm** Entoderm
**endogenous** endogen
**endogenous infection** Infektion, endogene
**endointoxication** Endointoxikation
**endolymph** Endolymphe
**endometrial** endometrial
**endometrial cancer** Endometriumkrebs
**endometrial cyst** Endometriumzyste
**endometrial hyperplasy** Endometriumhyperplasie
**endometrioma** Endometriom
**endometriosis** Endometriose
**endometritis** Endometritis
**endometrium** Endometrium
**endomyocarditis** Endomyokarditis
**endoparasite** Endoparasit
**endophytic** endophytisch
**endoplasm** Endoplasma
**endoplasmic reticulum** Retikulum, endoplasmatisches
**endoprosthesis** Endoprothese
**end-organ** Endorgan
**endorphin** Endorphin
**endoscope** Endoskop
**endoscopic retrograde cholangiography** Cholangiographie, endoskopische retrograde (ERCP)
**endoscopy** Endoskopie
**endothelial cell** Endothelzelle
**endothelium** Endothel
**endothoracic fascia** Faszie, endothorakale
**endotoxin** Endotoxin
**endotoxin shock** Endotoxinschock
**endotracheal** endotracheal
**endotracheal anesthesia** Endotrachealnarkose

**endotracheal extubation** Endotracheale Extubation
**endotracheal tube** Endotrachealtubus
**endotreacheal intubation** Intubation, endotracheale
**endplate** Endplatte
**end-positional nystagmus** Endstellungs-Nystagmus
**endurance** Endurance
**enema** Darmeinlauf; Klistier
**energy** Energie
**energy field disturbance** Energiefeldstörung
**energy management** Energien, Umgang mit
**enervation** Enervierung
**enflurane** Enfluran
**engagement** Beckeneintritt
**engorgement of the breast** Milcheinschuss
**engram** Engramm
**enkephalin** Enkephalin
**enkephalinergic neuron** Neuron, enkephalinerges
**enophthalmos** Enophthalmus
**enteral** enteral
**enteral feeding** Ernährung, enterale
**enteral tube feeding** Magensonde, Ernährung über
**enterectomy** Enterektomie
**enteritis** Enteritis
**Enterobacteriaceae** Enterobacteriaceae
**enterobiasis** Enterobiasis
**enterocele** Enterozele
**enterococcus** Enterokokken
**enterocolitis** Enterokolitis
**enteroenterostomy** Enteroanastomose
**enteroglucagon** Enteroglukagon
**enterohemorrhagic Escherichia coli** Escherichia coli, enterohämorrhagische
**enterohepatic circulation** Enterohepatischer Kreislauf
**enterokinase** Enterokinase
**enterolith** Enterolith
**enterolithiasis** Enterolithiasis
**enteropathy** Enteropathie
**enterostomy** Enterostomie
**enterotoxigenic** enterotoxigen
**enterotoxigenic Escherichia coli** Escherichia coli, enterotoxigene
**enterotoxin** Enterotoxin
**enterovirus** Enterovirus

**entrapment neuropathy** Nervenkompressionssyndrom
**entropion** Entropium
**enucleation** Enukleation
**enuresis** Bettnässen; Enuresis
**environment** Umwelt
**environmental interpretation syndrome** Orientierungsstörung
**environmental management** Umgebung, Strukturierung der
**enzymatic debridement** Debridement, enzymatisches
**enzyme** Enzym
**enzyme induction** Enzyminduktion
**enzymolysis** Enzymolyse
**enzymopenia** Enzymopenie
**eosin** Eosin
**eosinopenia** Eosinopenie
**eosinophil** Leukozyten, eosinophile
**eosinophilia** Eosinophilie
**eosinophilic** eosinophil
**eosinophilic leukemia** Eosinophilen-Leukämie
**ependyma** Ependym
**ependymoma** Ependymom
**ephedrine** Ephedrin
**ephemeral** ephemer
**epicanthus** Epikanthus
**epicardia** Epikardia
**epicardium** Epikard
**epicondyle** Epikondylus
**epicondylitis** Epikondylitis
**epicranium** Epikranium
**epicrisis** Epikrise
**epidemic** Epidemie, epidemisch
**epidemic control** Seuchenbekämpfung
**epidemic hemorrhagic conjunctivitis** Konjunktivitis, akute kontagiöse
**epidemic keratoconjunctivitis** Keratokonjunktivitis, epidemica
**epidemic pleurodynia** Pleurodynie, epidemica
**epidemic typhus** Fleckfieber, epidemisches
**epidemiology** Epidemiologie
**epidermis** Epidermis
**epidermoid carcinoma** Plattenepithelkarzinom
**epidermoid cyst** Epidermoid
**epidermolysis bullosa** Epidermolysis, bullosa
**epidermophytosis** Epidermophytie
**epididymitis** Epididymitis

**epididymoorchitis** Epididymoorchitis
**epididymus** Epididymis; Nebenhoden
**epidural** epidural
**epidural abscess** Epiduralabszess
**epidural anesthesia** Epiduralanästhesie
**epidural hemorrhage** Epiduralblutung
**epidural space** Epiduralraum
**epigastric** epigastrisch
**epiglottis** Epiglottis
**epiglottitis** Epiglottitis
**epilepsy** Epilepsie
**epileptic dementia** Demenz, epileptische
**epiletogenic** epileptogen
**epimysium** Epimysium
**epinephrine** Adrenalin
**epiphyseal** epiphysär
**epiphyseal plate** Epiphysenfuge
**epiphysis** Epiphyse
**episcleritis** Episkleritis
**episiotomy** Dammschnitt; Episiotomie
**episode** Episode
**epispadias** Epispadie
**epistasis** Epistase
**epistaxis** Epistaxis
**epithalamus** Epithalamus
**epithelial** epithelial
**epithelial cells** Epithelzellen
**epithelial tissue** Epithelgewebe
**epithelialization** Epithelialisierung
**epithelioma** Epitheliom
**epithelium** Epithel
**epitympanic recess** Epitympanum
**Epstein-Barr virus** Epstein-Barr-Virus (EBV)
**epulis** Epulis
**equilibration** Äquilibrieren
**equilibrium** Äquilibrium
**equine encephalitis** Enzephalitis, equine
**equinus** Pes, equinus
**equivalence** Äquivalenz
**equivalent weight** Äquivalenzgewicht
**Erb palsy** Erb-Lähmung
**Erb's point** Erb-Punkt
**ERC** ERC
**erectile** erektil
**erection** Erektion
**ergastoplasm** Ergastoplasma
**ergometry** Ergometrie
**ergonomics** Ergonomie
**ergosterol** Ergosterin
**ergot** Mutterkorn
**ergot alkaloid** Mutterkornalkaloid
**ergotamine tartrate** Ergotamin
**ergotherapy** Ergotherapie
**ergotism** Ergotismus
**ergotropic** ergotrop
**erogenous** erogen
**erogenous zones** Zonen, erogene
**erosion** Erosion
**erosive gastritis** Gastritis, erosive
**eroticism** Erotik
**erratic** erratisch
**eructation** Eruktation
**eruption** Eruption
**erysipelas** Erysipel
**erysipeloid** Erysipeloid
**erythema** Erythem
**erythema infectiosum** Erythema infectiosum
**erythema migrans** Erythema migrans
**erythema multiforme** Erythema exsudativum multiforme
**erythema nodosum** Erythema nodosum
**erythralgia** Erythralgie
**erythrasma** Erythrasma
**erythroblast** Erythroblast
**erythroblastosis fetalis** Erythroblastose, fetale
**erythrochromia** Erythrochromie
**erythrocyte** Erythrozyt
**erythrocythemia** Erythrämie
**erythrocytopenia** Erythropenie
**erythrocytosis** Erythrozytose
**erythroderma** Erythrodermie
**erythrogenesis** Erythrogenese
**erythroleukemia** Erythroleukämie
**erythroleukosis** Erythroleukose
**erythromycin** Erythromycin
**erythron** Erythron
**erythropathy** Erythropathie
**erythrophage** Erythrophage
**erythropoiesis** Erythropoese
**erythropoietin** Erythropoetin
**escape beat** Extrasystole
**escape rhythm** Ersatzrhythmus
**Esmarch's bandage** Esmarch-Blutleere
**esophageal atresia** Ösophagusatresie
**esophageal cancer** Speiseröhrenkarzinom
**esophageal speech** Ösophagussprache
**esophageal varices** Ösophagusvarizen
**esophagectomy** Ösophagektomie
**esophagitis** Ösophagitis
**esophagocele** Ösophagozele

**esophagogastroscopy** Ösophagogastroskopie
**esophagogastrostomy** Ösophagogastrostomie
**esophagojejunostomy** Ösophagojejunostomie
**esophagoscopy** Ösophagoskopie
**esophagospasm** Ösophagospasmus
**esophagostomy** Ösophagostomie
**esophagus** Ösophagus; Speiseröhre
**esophagus pressure probe** Ösophaguskompressionssonde
**esophoria** Esophorie
**esotropia** Esotropie
**essential** essenziell
**essential amino acid** Aminosäuren, essenzielle
**essential fatty acid** Fettsäuren, essenzielle
**essential fever** Fieber, idiopathisches
**essential oil** Öl, ätherisches
**essential tremor** Tremor, essenzieller
**ester** Ester
**esterase** Esterase
**esterification** Veresterung
**estramustine phosphate sodium** Estramustin
**estrangement; alienation** Entfremdung
**estriol** Östriol
**estrogen** Östrogen
**estron** Östron
**ethacrynic acid** Etacrynsäure
**ethambutol hydrochloride** Ethambutol
**ethanol** Ethanol
**ether** Ether
**ethics** Ethik
**ethics boards** Ethik-Kommission
**ethinyl estradiol** Äthinylestradiol
**ethionamide** Ethionamid
**ethmoid** themoid
**ethmoid bone** Os ethmoidale
**ethology** Ethologie
**ethyl chloride** Chloräthyl
**ethylene** Äthylen
**ethylene oxide** Äthylenoxid
**ethylenediamine** Äthylendiamin
**etiology** Ätiologie
**eubiotics** Eubiotik
**eucalyptus leaves** Eukalyptusblätter
**euchromatin** Euchromatin
**Eudel's tube** Eudel-Sonde
**eugenics** Eugenik
**euglobulin** Euglobulin

**eukaryon** Eukaryont
**Eulenburg walker** Eulenburg-Gehwagen
**eumenorrhoea** Eumenorrhoe
**eunuchism** Eunuchismus
**eunuchoidism** Eunuchoidismus
**euphoretic** Euphorikum
**euphoria** Euphorie
**euploidy** Euploidie
**eupnea** Eupnoe
**eurhythmia** Eurhythmie
**eustachian tube** Eustacioh-Röhre; Tuba auditiva
**eustress** Eustress
**euthanasia** Euthanasie
**euthymia** Euthymie
**euthyroid** euthyreot
**eutrophic newborn** Neugeborenes, eutrophes
**evacuate** evakuieren
**evaluating** Evaluation
**evaporation** Evaporation
**event-induced seizure** Okkasionskrampf
**eventration** Eventration
**eversion** Eversion
**evidence-based nursing** Evidence-based-nursing
**evisceration** Eviszeration
**evoked potential** Potenzial (EP), evoziertes
**evolution** Evolution
**Ewing's sarcoma** Ewing-Sarkom
**exacerbation** Exazerbation
**examination** Untersuchung
**examination assistance** Untersuchungen, Assistenz bei
**exanthem** Exanthem
**exchange transfusion in the newborn** Austauschtransfusion, des Neugeborenen
**excise** exzidieren
**excision** Exzision
**excitability** Exzitabilität
**excitant** Exzitans
**excitation** Exzitation
**excited state** Erregungszustand
**excitement** Erregung
**excoriation** Exkoriation
**excrement** Exkrement
**excretion** Exkretion
**excretory** exkretorisch
**excretory organ** Exkretionsorgan
**exercise electrocardiogram** Belastungselektrokardiogramm

**exercise promotion** Aktivitäten, Förderung von
**exeresis** Exhärese
**exertional headache** Belastungskopfschmerz
**exfoliation** Exfoliation
**exfoliative cytology** Exfoliativzytologie
**exhaustion** Erschöpfung
**exhaustion psychosis** Erschöpfungspsychose
**exhibitionism** Exhibitionismus
**existential fear** Existenzangst
**exocrine** exokrin
**exocrine gland** Drüsen, exokrine
**exogenous** exogen
**exogenous infection** Infektion, exogene
**exophoria** Exophorie
**exophthalmia** Exophthalmus
**exophthalmometer** Exophthalmometer
**exophytic** exophytisch
**exostosis** Exostose
**exothermic** exotherm
**exotoxin** Exotoxin
**expected date of delivery (EDD)** Geburtstermin, errechneter (ET)
**expectorant** Expektorans
**expectoration** Expektoration
**experiment** Experiment
**experimental medicine** Medizin, experimentelle
**expertise** Expertise
**expiratory** exspiratorisch
**expiratory center** Exspirationszentrum
**expiratory reserve volume** Reservevolumen, exspiratorisches (ERV)
**explantation** Explantation
**exploratory** explorativ
**explosion** Explosion
**explosive speech** Sprache, explosive
**exponent** Exponent
**exposure** Exposition
**expressing breast milk** Abpumpen von Muttermilch
**expression** Expression
**expressivity** Expressivität
**expulsive stage** Austreibungsperiode
**expulsive stage of labor** Austreibungsphase
**exsanguination** Exsanguination
**exsiccosis** Exsikkose
**exstrophy** Ekstrophie
**extension** Extension
**extension spasm** Streckkrämpfe
**extensive widening of the symphysis** Symphysenlockerung
**extensor** Extensor
**extensor carpi radialis brevis** Extensor carpi radialis brevis
**extensor carpi radialis longus** Extensor carpi radialis longus
**extensor carpi ulnaris** Extensor carpi ulnaris
**extensor digiti minimi** Extensor digiti minimi
**extensor digitorum** Extensor digitorum manus
**extensor digitorum longus** Extensor digitorum longus
**external** extern
**external conjugate** Conjugata, externa
**external ear** Auris externa
**external pacemaker** Herzschrittmacher, externer
**external respiration** Atmung, äußere
**external rotation** Außenrotation
**external version** Wendung, äußere
**exteroceptive** exterozeptiv
**exteroceptor** Exterozeptor
**extinction** Extinktion
**extirpation** Exstirpation
**extracellular** extrazellulär
**extracellular fluid** Extrazellularflüssigkeit (EZF)
**extracorporeal** extrakorporal
**extracorporeal membrane oxygenation** Membranoxygenation, extrakorporale
**extracorporeal shock-wave lithotripsy** Stoßwellenlithotripsie, extrakorporale
**extracranial** extrakraniell
**extract** Extrakt
**extramedullary** extramedullär
**extraocular** extraokulär
**extraocular muscles** Augenmuskeln, äußere
**extraperitoneal** extraperitoneal
**extrapleural** extrapleural
**extrapulmonary** extrapulmonal
**extrapyramidal** extrapyramidal
**extrapyramidal disease** Syndrom, extrapyramidales
**extrasystole** Extrasystole (ES)
**extrauterine** extrauterin
**extravasation** Extravasation
**extravascular fluid** Flüssigkeit, extravasale
**extremity** Extremität
**extrinsic** extrinsisch

extrinsic muscle Muskel, extrinsischer
extrinsic reflex Fremdreflex
extroversion Extroversion
extrovert extrovertiert
extubation Extubation
exudate Exsudat
exudation Exsudation
exudative enteropathy Enteropathie, exsudative
exudative inflammation Entzündung, exsudative
eye Auge
eye care Augenpflege
eye ground Augenhintergrund
eyebrow Augenbraue
eyedrops Augentropfen
eyelash Augenwimper
eyelid Augenlid

## F

**F factor** F-Faktor
**face** Gesicht
**face lift** Face-Lifting
**face-oral-tract therapy** Fazio-Oral-Therapie (FOT)
**face presentation** Gesichtslage
**facial** fazial
**facial artery** Arteria facialis
**facial bones** Gesichtsknochen
**facial hemiplegia** Hemiplegie, faziale
**facial muscle** Gesichtsmuskulatur
**facial nerve** Nervus facialis
**facial nerve paralysis** Fazialislähmung; Gesichtslähmung
**facial neuralgia** Gesichtsneuralgie
**facial tic** Fazialiskrampf
**facial vein** Vena facialis
**facies** Facies
**faciolingual** faziolingual
**facultative** fakultativ
**facultative aerobe** Organismen, fakultativ aerobe
**facultative anaerobe** Organismen, fakultativ anaerobe
**Fahrenheit** Fahrenheit (F)
**failure to thrive** Gedeihstörung
**faint** Ohnmacht
**fall prevention** Stürze, Vorsichtsmaßnahmen gegen
**fallopian canal** Fazialiskanal
**fallopian tube** Eileiter; Tuba uterina

**false diverticulum** Divertikel, falsches
**false joint** Pseudoarthrose
**false negative** falschnegativ
**false pelvis** Becken, großes
**false positive** falschpositiv
**falx** Falx
**falx cerebelli** Falx, cerebelli
**falx cerebri** Falx, cerebri
**famciclovir** Famciclovir
**familial** familiär
**familial histiocytic reticulosis** Histiozytose, maligne
**familial hypercholesterolemia** Hypercholesterinämie, familiäre
**familial polyposis** Polypose, familiäre
**family** Familie
**family counseling** Familienberatung
**family dynamcis** Familiendynamik
**family health care** Familiengesundheitspflege
**family integrity promotion** Familienintegrität, Förderung der
**family involvement** Familie, Engagement der
**family mobilization** Familie, Mobilisierung der
**family planning** Familienplanung
**family process maintenance** Innerfamiliäre Prozesse, Erhaltung von
**family processes, altered** Familienprozesse, veränderte
**family support** Familie, Unterstützung der
**family therapy** Familientherapie
**famotidine** Famotidin
**Fanconi's anemia** Fanconi-Anämie
**Fanconi's syndrome** Fanconi-Syndrom
**fango** Fango
**far point** Fernpunkt
**farad** Farad (F)
**farmer's lung** Farmerlunge
**fascia** Fascia; Faszie
**fascicular** faszikulär
**fasciculation** Faszikulation
**fasciculus** Faszikel
**fasciitis** Fasziitis
**fascioliasis** Faszioliasis
**fasciolopsiasis** Fasziolopsiasis
**fast** fasten
**fastigium** Fastigium
**fasting glucose value** Nüchternblutzucker
**fat** Fett
**fat embolism** Fettembolie

**fat metabolism** Fettmetabolismus
**fat necrosis** Fettgewebsnekrose
**fat pad** Fettkörper
**fatality rate** Sterblichkeitsziffer
**father complex** Vaterkomplex
**father fixation** Vaterfixierung
**fatigue** Ermüdung, Erschöpfung
**fatigue fracture** Ermüdungsfraktur
**fatty acid** Fettsäure
**fatty cirrhosis** Fettzirrhose
**fatty degeneration** Degeneration, fettige
**fatty diarrhea** Fettdiarrhö
**fatty liver** Fettleber
**fauces** Fauces
**favism** Favismus
**favus** Favus
**fear** Furcht
**febrifacient** Pyretikum
**febrile** febril
**febrile convulsion** Fieberkrämpfe
**febrile delirium** Fieberdelir
**fecal collector** Fäkalkollektor
**fecal fistula** Kotfistel
**fecal impaction** Stuhlverhaltung
**fecal softener** Gleitmittel
**fecalith** Kotstein
**feces** Fäzes
**fecundation** Befruchtung
**fecundity** Fruchtbarkeit
**feedback** Feedback
**feeding** Essen, Hilfe beim; Füttern
**feeling** Gefühl
**Feldenkrais therapy** Feldenkrais-Therapie
**fellatio** Fellatio
**felon** Panaritium
**Felty's syndrome** Felty-Syndrom
**female** weiblich
**female pseudohermaphroditism** Pseudohermaphroditismus, feminius
**feminization** Feminisierung
**femoral** femoral
**femoral artery** Arteria femoralis
**femoral epiphysis** Femurepiphyse
**femoral hernia** Hernia, femoralis
**femoral nerve** Nervus femoralis
**femoral pulse** Femoralispuls
**femoral reflex** Femoralisreflex
**femoral vein** Vena femoralis
**femur** Femur
**fenestra** Fenster
**fenestration** Fenestration
**fenfluramine hydrochloride** Fenfluramin

**fennel** Fenchel
**fenoterol** Fenoterol
**fentanyl** Fentanyl
**fermentation** Fermentierung
**fermentative dyspepsy** Gärungsdyspepsie
**ferning test** Farnkrauttest
**ferritin** Ferritin
**fertile** fertil
**fertile eunuch syndrome** Eunuchoidismus, fertiler
**fertility** Fertilität
**fertility preservation** Fruchtbarkeit (Fertilität), Erhaltung der
**fertilization** Fertilisation
**fester** eitern
**fetal** fötal
**fetal alcohol syndrome** Alkoholembryopathie
**fetal asphyxia** Asphyxie, fetale
**fetal blood sampling** Fetalblutanalyse (FBA); Mikroblutuntersuchung (MBU)
**fetal bradycardia** Bradykardie, fetale
**fetal circulation** Kreislauf, fetaler
**fetal death** Fruchttod, intrauteriner
**fetal distress** Fetal distress
**fetal hemoglobin** Hämoglobin, fetales
**fetal hydantoin syndrome** Antiepileptika-Embryofetopathie
**fetal lie** Kindslage
**fetal membranes** Eihäute
**fetal movements** Kindsbewegungen
**fetal tachycardia** Tachykardie, fetale
**fetid** fötid
**fetometry** Fetometrie
**fetoplacental** fetoplazentar
**fetor** Foetor
**fetoscope** Fetoskop
**fetoscopy** Fetoskopie
**fetotoxic** fetotoxisch
**fetus** Fötus
**fever** Fieber
**fever blister** Fieberbläschen
**fever treatment** Fieberbehandlung
**fiber** Faser
**fiberoptics** Glasfaseroptik
**fibril** Fibrille
**fibrillation** Fibrillation
**fibrin** Fibrin
**fibrinogen** Fibrinogen
**fibrinogenopenia** Fibrinogenopenie
**fibrinolysis** Fibrinolyse
**fibrinolytics** Fibrinolytika

**fibrinous pericarditis** Perikarditis, fibrinosa
**fibroadenoma** Fibroadenom
**fibroblast** Fibroblast
**fibrocartilage** Faserknorpel
**fibrochondroma** Fibrochondrom
**fibrocyst** Fibrozyste
**fibrocystic disease of the breast** Mastopathie, fibrozystische
**fibroid** fibroid
**fibroidectomy** Fibroidektomie
**fibrolipoma** Fibrolipom
**fibroma** Fibrom
**fibromuscular dysplasia** Dysplasie, fibromuskuläre
**fibromyositis** Fibromyositis
**fibroplasia** Fibroplasie
**fibrosarcoma** Fibrosarkom
**fibrosing alveolitis** Lungenfibrose, idiopathische
**fibrosis** Fibrose
**fibrothorax** Fibrothorax
**fibrous** fibrös
**fibrous capsule** Kapsel, fibröse
**fibrous dysplasia** Fibrodysplasie
**fibula** Fibula
**Fick's law** Fick-Gesetz
**Fick's principle** Fick-Formel
**field fever** Feldfieber
**field of vision** Blickfeld
**figure-of-eight bandage** Schildkrötverband
**figure-of-eight dressing** Rucksackverband
**filament** Filament
**filariasis** Filariasis
**filial generation** Filialgeneration
**film badge** Filmdosimeter
**filter** Filter
**filum** Filum
**fimbria** Fimbrie
**finding** Befund
**fine-needle aspiration** Feinnadelaspiration
**finger agnosia** Fingeragnosie
**finger breadth** Querfinger(breite)
**finger-nose test** Finger-Nase-Versuch
**fire-setting precautions** Feuerschutzmaßnahmen
**first aid** Erste Hilfe
**first stage of labor** Eröffnungsphase
**fish tapeworm infection** Fischbandwurminfektion
**fissure** Fissur
**fissure fracture** Fissur(fraktur)
**fistula** Fistel
**fixation** Fixierung
**fixator** Fixateur
**fixed combination drug** Kombinationspräparat
**fixed pupil** Pupillenstarre
**flaccid paralysis** Lähmung, schlaffe
**flagellate** Flagellat
**flagellation** Flagellation
**flail chest** Brustwandflattern
**flame photometry** Flammenemissionsphotometrie
**flap** Hautlappen
**flashbacks** Flashbacks
**flatulence** Flatulenz
**Flatulence Reduction** Flatulenz, Linderung einer
**flatus** Flatus
**flea** Floh
**flecainide acetate** Flecainid
**flesh** Fleisch
**Fletcher factor** Fletcher-Faktor
**flexion** Flexion, Flexionslage
**flexor** Flexor
**flexor carpi radialis** Musculus flexor carpi radialis
**flexor carpi ulnaris** Musculus flexor carpi ulnaris
**flexor digitorum superficialis** Musculus flexor digitorum superficialis
**flexure** Flexur
**flight of ideas** Ideenflucht
**floaters** Mückensehen
**floating kidney** Wanderniere
**floating patella** Patella, tanzende
**flocculation test** Flockungsreaktion
**flooding** Reizüberflutung
**floppy infant syndrome** Floppy-infant-Syndrom
**floppy-valve syndrome** Mitralklappenprolaps-Syndrom
**flora** Flora
**florid** florid
**flowmeter** Flowmeter
**flu** Grippe
**fluctuant** fluktuierend
**fluctuation** Fluktuation
**flucytosine** Flucytosin
**fluid** Fluidum
**fluid balance** Flüssigkeitsgleichgewicht
**fluid management** Flüssigkeitshaushalt
**fluid monitoring** Flüssigkeitshaushalt, Monitoring des

**fluid resuscitation** Flüssigkeit, Notfallverabreichung von
**fluid retention** Flüssigkeitsretention
**fluid volume deficit** Flüssigkeitsdefizit
**fluid volumen excess** Flüssigkeitsüberschuss
**fluid/electrolyte management** Flüssigkeits-/Elektrolythaushalt
**fluke** Egel
**flunisolide** Flunisolid
**fluocinolone acetonide** Fluocinolonacetonid
**fluocinonide** Fluocinonid
**fluorescence** Fluoreszenz
**fluorescent antibody test (FA test)** Immunfluoreszenztest
**fluoride** Fluorid
**fluorine** Fluor (F)
**fluorosis** Fluorose
**fluorouracil** Fluorouracil
**fluoxetine hydrochloride** Fluoxetin
**fluphenazine hydrochloride** Fluphenazin
**fluprednisolone** Fluprednisolon
**flurandrenolide** Fludroxycortid
**flurazepam hydrochloride** Flurazepam
**flutamide** Flutamid
**flutter** Flattern
**fluvoxamine maleate** Fluvoxamin
**FMD** MKS
**foam bath** Schaumbad
**focal** fokal
**focal symptom** Herdsymptom
**focus** Fokus
**Fogarty's catheter** Fogarty-Ballonkatheter
**Foley catheter** Foley-Katheter
**folic acid** Folsäure
**folic acid deficiency anemia** Folsäuremangelanämie
**follicle** Follikel
**follicle stimulating hormone releasing factor** Follikelstimulierendes-Hormon-Releasing-Hormon (FSHRH)
**follicle-stimulating hormone** Follikelstimulierendes Horme (FSH)
**follicular adenocarcinoma** Adenokarzinom, follikuläres
**follicular phase** Follikelreifung
**follicular tonsillitis** Tonsillitis, follikuläre
**folliculitis** Follikulitis
**follow-up** Nachsorge
**fomite** Infektionsträger
**fontanel** Fontanelle

**food** Nahrungmittel
**food allergy** Nahrungsmittelallergie
**food chain** Nahrungskette
**food poisoning** Lebensmittelvergiftung
**foot** Fuß
**foot care** Fußpflege
**foot reflexology** Fußreflexzonenmassage
**foot-and-mouth disease** Maul-und-Klauenseuche (MKS)
**footling breech** Fußlage
**foramen** Foramen
**foramen magnum** Foramen, magnum
**foramen ovale** Foramen, ovale
**Forbes-Albright syndrome** Forbes-Albright-Syndrom
**forced diarrhea** Diarrhö, forcierte
**forced diuresis** Diurese, forcierte
**forced expiratory volume** Sekundenkapazität
**forceps** Forceps
**forceps delivery** Zangenentbindung; Zangengeburt
**forearm** Unterarm
**foreign body** Fremdkörper
**foreign body granuloma** Fremdkörpergranulom
**forensic** forensisch
**forensic medicine** Medizin, forensische
**foreplay** Vorspiel
**foreskin** Vorhaut
**forewaters** Vorblase; Vorwasser
**formaldehyde** Formaldehyd
**formalin** Formalin
**formation of wrinkles** Faltenbildung
**formication** Ameisenlaufen
**fornix** Fornix
**fornix cerebri** Fornix, cerebri
**fossa** Fossa
**Fournier's gangrene** Fournier-Gangrän
**Fowler's position** Fowler-Lagerung
**foxglove** Fingerhut
**fractionation** Fraktionierung
**fracture** Fraktur
**fracture of clavicle** Klavikulafraktur
**fracture of olecranon** Olekranonfraktur
**fracture of patella** Patellafraktur
**fracture of skull** Schädelfraktur
**fracture of the pelvic ring** Beckenringfraktur
**fracture-dislocation** Luxationsfraktur
**fragile X syndrome** Fragiles-X-Syndrom
**francium** Francium (Fr)

**Frank-Starling relationship** Frank-Starling-Gesetz
**freckle** Sommersprosse
**free nerve ending** Nervenendigung, freie
**free radical** Radikal, freies
**freezing point** Gefrierpunkt
**Freiberg's infraction** Freiberg-Köhler-Syndrom
**Frei's test** Frei-Hauttest
**fremitus** Fremitus
**frenectomy** Frenektomie
**frenotomy** Frenotomie
**frenulum** Frenulum
**frenulum of lips** Lippenbändchen
**frenulum of tongue** Zungenbändchen
**frequency** Frequenz
**fresh frozen plasma** Fresh frozen Plasma (FFP)
**freudian fixation** Freudsche Fixierung
**freudian slip** Freudscher Versprecher
**Fricke dosimeter** Fricke-Dosimeter
**friction** Friktion
**friction rub** Reiben
**Friedländer's bacillus** Friedländer-Bacillus
**Friedländer's pneumonia** Friedländer-Pneumonie
**Friedreich's ataxia** Friedreich-Ataxie
**Friedreich's sign** Friedreich-Zeichen
**frigid** frigid
**Fritsch's position** Fritsch-Lagerung
**frontal bone** Stirnbein
**frontal lobe** Frontallappen
**frontal plane** Fronatlebene
**frontal sinus** Stirnhöhle
**frontal veins** Stirnvenen
**frostbite** Erfrierung
**fructokinase** Fruktokinase
**fructose** Fruktose
**fructose intolerance** Fruktoseintoleranz
**fructosemia** Fruktosämie
**fructosuria** Fruktosurie
**frustration** Frustration
**frustration tolerance** Frustrationstoleranz
**fucosidosis** Fukosidose
**fugue** Fugue
**fulminant hepatitis** Hepatitis, fulminante
**fumigate** ausräuchern
**functional** funktionell
**functional anatomy** Anatomie, funktionelle
**functional disease** Erkrankung, funktionelle
**functional dyspepsia** Dyspepsie, funktionelle
**functional murmur** Herzgeräusch, funktionelles
**functional nursing** Pflege, funktionelle
**functional nursing** Funktionspflege
**functional residual capacity** Residualkapazität, funktionelle (FRK)
**fundiform ligament of penis** Ligamentum, fundiforme penis
**fundoplication** Fundoplikation
**fundus** Fundus
**fundus height of the uterus** Fundusstand des Uterus
**fundus of stomach** Magenfundus
**fungal infection** Pilzinfektion
**fungal infection of nail** Nagelmykose
**fungemia** Fungämie
**fungi** Fungi
**fungicide** Fungizide
**fungistatic** Fungistatikum
**funiculitis** Funikulitis
**funiculus** Funiculus
**funnel chest** Trichterbrust
**furosemide** Furosemid
**furrow** Furche
**furuncle** Furunkel
**furunculosis** Furunkulose
**fusion** Fusion

# G

**gag reflex** Würgereflex
**gait disorder** Gangstörung
**galact-** galakt(o)-
**galactocele** Galaktozele
**galactokinase** Galaktokinase
**galactorrhea** Galaktorrhö
**galactose** Galaktose
**galactose tolerance test** Galaktosetoleranztest
**galactosemia** Galaktosämie
**galactostasis** Milchstau
**galactosuia** Galaktosurie
**galacturia** Galakturie
**galanin** Galanin
**Galant reflex** Galant-Reflex
**Galeazzi-Fraktur** Galeazzi-Fraktur
**galenicals** Galenika
**galenics** Galenik
**gallbladder** Gallenblase

**gallbladder carcinoma** Gallenblasenkarzinom
**gallium** Gallium (Ga)
**galvanic electric stimulation** Galvanisation
**gamete** Gameten (pl.)
**gamete intrafallopian transfer** Gametentransfer
**gametocide** Gametozid
**gametogenesis** Gametogenese
**gametozyt** Gametozyt
**gamma** gamma
**gamma globulins** Gammaglobuline
**gamma radiation** Gammastrahlung
**gamma ray** Gammastrahlen
**gamma-glutamyl transpeptidase** Gammaglutamyltranspeptidase (GGT)
**gammopathy** Gammopathie
**gancyclovir** Ganciclovir
**gangliocytoma** Gangliozytom
**ganglion** Ganglion (pl. Ganglien); Überbein
**ganglioneuroma** Ganglioneurom
**ganglionic blockade** Ganglienblockade
**ganglionitis** Ganglionitis
**gangliosid** Gangliosid
**gangrene** Gangrän
**Gardner's syndrome** Gardner-Syndrom
**gas bacillus** Gasbrandbazillus
**gas embolism** Gasembolie
**gas exchange, impaired** Gasaustausch, gestörter
**gas gangrene** Gasbrand
**gas sterilization** Gassterilisation
**gastrectasia** Gastrektasie
**gastrectomy** Gastrektomie, Magenresektion
**gastric** gastrisch
**gastric analysis** Magensaftuntersuchung
**gastric cancer** Magenkarzinom
**gastric emesis** Emesis
**gastric fistula** Magenfistel
**gastric inhibitory polypeptide** Gastric inhibitory polypeptide (GIP)
**gastric juice** Magensaft
**gastric lavage** Magenspülung
**gastric motility** Motilität, gastrische
**gastric mucin** Muzin, gastrisches
**gastrin** Gastrin
**gastrinoma** Gastrinom
**gastritis** Gastritis; Magenschleimhautentzündung

**gastrocnemius** Musculus gastrocnemius, Wadenmuskel
**gastroduodenal** gastroduodenal
**gastroduodenoscopy** Gastroduodenoskopie
**gastroduodenostomy** Gastroduodenostomie
**gastroenteritis** Gastroenteritis
**gastroenterostomy** Gastroenterostomie
**gastroesophageal reflux** Reflux, gastroösophagealer
**gastrointestinal** gastrointestinal
**gastrointestinal bleeding** Blutung, gastrointestinale
**gastrointestinal intubation** Intubation, gastrointestinale
**gastrokinetic drugs** Gastrokinetikum
**gastromalacia** Gastromalazie
**gastromegaly** Gastromegalie
**gastroparesis** Gastroparese, Magenatonie
**gastroplasty** Gastroplastik
**gastroscope** Gastroskop
**gastroscopy** Gastroskopie
**gastrostomy** Gastrostomie
**gaurdianship** Vormundschaft
**gauze** Gaze
**gay** schwul
**gel** Gel
**gel cushion** Gelkissen
**gel pad** Gelkissen
**gelatin** Gelantine
**gemelli** Gemelli
**gemfibrozil** Gemfibrozil
**gen** Gen
**gender** Geschlecht
**gene pool** Genpool
**gene therapy** Gentherapie
**general adaptation syndrome** Anpassungssyndrom, allgemeines
**generation** Generation
**generative** generativ
**generic** Generikum
**generic name** Generic name
**genesis** Genese
**genetic code** Code, genetischer
**genetic counselling** Beratung, genetische
**genetic death** Tod, genetischer
**genetic drift** Drift, genetische
**genetic engineering** Gentechnik
**genetic map** Chromosomenkarte
**genetic marker** Chromosomenmarker
**genetic polymorphism** Polymorphismus, chromosomaler

**genetics** Genetik
**genital glands** Geschlechtsdrüsen
**genital stage** Phase, (späte) genitale
**genitals** Genitalien (pl.)
**genogram** Genogramm
**genome** Genom
**genotoxic** genotoxisch
**genotype** Genotyp
**gentamicin sulfate** Gentamicin
**gentian violet** Gentianaviolett
**genu** Genu
**genus** Gattung
**geotrichosis** Geotrichose
**geriatric agent** Geriatrikum
**geriatrics** Geriatrie
**germ** Keim
**germ cell** Keimzelle
**germ layer** Keimblatt
**germ plasm** Keimplasma
**German Association for Hygiene and Microbiology** Deutsche Gesellschaft für Hygiene und Mikrobiologie e.V.
**German Association for Nursing Professionals** Deutscher Berufsverband für Pflegeberufe e.V.
**German Educational Council for Nursing Professionals** Deutscher Bildungsrat für Pflegeberufe
**German Institute for Medical Documentation and Information** Deutsches Institut für medizinische Dokumentation und Information
**German Red Cross** Deutsches Rotes Kreuz
**germanium** Germanium (Ge)
**geroderma** Geroderma
**gerontology** Gerontologie
**geropsychiatry** Gerontopsychiatrie
**Gestalt** Gestalt
**Gestalt psychology** Gestaltpsychologie
**Gestalt therapy** Gestalttherapie
**gestation** Gestation
**gestational age** Gestationsalter
**gestational diabetes mellitus** Schwangerschaftsdiabetes
**gestational psychosis** Gestationspsychose
**gestational toxicosis** Gestose
**ghost cells** Blutschatten
**giant cell** Riesenzelle
**giant cell carcinoma** Riesenzellkarzinom
**Giardia** Giardia
**giardiasis** Giardiasis
**gibbus** Gibbus

**gigantism** Gigantismus
**Gilchrist´s bandage** Gilchrist-Verband
**Gilles de la Tourette's syndrome** Gilles-de-la-Tourette-Syndrom
**gingiva** Gingiva
**gingival hyperplasia** Gingivahyperplasie
**gingivectomy** Gingivektomie
**gingivitis** Gingivitis
**gingivostomatitis** Gingivostomatitis
**ginseng** Ginseng
**glabella** Glabella
**glacial acetic acid** Eisessig
**gland** Glandula, Drüse
**glans** Glans
**Glasgow Coma Scale** Glasgow coma scale
**glasses/spectacles that feature a built-in hearing aid** Hörbrille
**glaucoma** Glaukom; Star, grüner
**glia cell** Gliazelle
**glioblastoma multiforme** Glioblastom, multiformes
**glioma** Gliom
**gliosis** Gliose
**Glisson's capsule** Glisson-Kapsel
**globin** Globin
**globulin** Globulin
**globulinuria** Globulinurie
**globus hystericus** Globus
**glomangioma** Glomangiom
**glomerular** glomerulär
**glomerular disease** Glomerulopathie
**glomerular filtration** Glomerulusfiltration
**glomerular filtration rate** Filtrationsrate, glomeruläre
**glomerular ultrafiltrate** Primärharn
**glomerulonephritis** Glomerulonephritis
**glomerulosclerosis** Glomerulosklerose
**glomerulus** Glomerulus (pl. Glomeruli)
**glomus** Glomus (pl. Glomera)
**glomus tumor** Glomustumor
**glossa** Glossa
**glossectomy** Glossektomie
**glossitis** Glossitis
**glossodynia** Glossodynie
**glossoepiglotic** glossoepiglotisch
**glossopharyngeal** glossopharyngal
**glossoptosis** Glossoptose
**glottis** Glottis
**glucagon** Glukagon
**gluconeogenesis** Glukoneogenese
**glucose** Glukose; Traubenzucker

**glucose tolerance test** Glukose-Toleranztest (GTT)
**glucosuria** Glukosurie
**glukokortikoids** Glukokortikoide (pl.)
**glutamate** Glutamat
**glutamic acid (Glu)** Glutaminsäure (Glu)
**glutamine (Gln)** Glutamin (Gln)
**glutaraldehyde** Glutaraldehyd
**gluteal** glutäal(is)
**gluteal reflex** Glutäalreflex
**gluten** Gluten; Klebereiweiß
**gluteus** Musculus glutaeus, Gesäßmuskel
**gluthatione** Glutathion
**glycerin** Glycerol, Glyzerin
**glycine** Glycin (Gly)
**glycocholic acid** Glykocholsäure
**glycogen** Glykogen
**glycogen storgae disease** Glykogenspeicherkrankheit
**glycogenesis** Glykogenese
**glycolipid** Glykolipid
**glycolysis** Glykolyse
**glycoprotein** Glykoprotein
**glycoside** Glykosid
**glycosuria** Glykosurie
**gnathion** Gnathion
**goblet cell** Becherzelle
**goiter** Struma, Kropf
**gold** Gold (Au)
**gold 198** Gold 198
**Golgi-Mazzoni corpuscles** Golgi-Mazzoni-Körperchen
**Golgi's apparatus** Golgi-Apparat
**Golgi's cells** Golgi-Zellen
**gonad** Gonaden (pl.)
**gonadal aplasia** Gonadenaplasie
**gonadal dose** Gonadendosis
**gonadal dysgenesis** Gonadendysgenesie
**gonadal shield** Gonadenschutz
**gonadotrophic** gonadal
**gonadotropin** Gonadotropin
**gonadotropin-releasing hormone** Gonadotropin-releasing-Hormon (GnRH)
**gonads** Keimdrüsen
**gonioscopy** Gonioskopie
**goniotomy** Goniotomie
**gonoblennorrhea** Gonoblennorrhö
**gonococcal conjunctivitis** Gonoblennorrhö
**gonococcus** Gonokokkus
**gonorrhea** Gonorrhö
**Gordon's reflex** Gordon-Reflex

**gout** Urikopathie, Gicht
**graafian follicle** Graaf-Follikel
**gradient** Gradient
**graft** Graft; Transplantat
**graft rejection** Transplantatabstoßung
**graft-versus-host disease** Graft-versus-Host-Reaktion
**gram** Gramm (g)
**gram-negative** gramnegativ
**gram-positive** grampositiv
**Gram's stain** Gram-Färbung
**grand mal seizure** Grand-mal-Anfall
**granular** granulär
**granulation tissue** Granulationsgewebe
**granule** Granulum (pl. Granula)
**granules** Granulat
**granulocyte** Granulozyt
**granulocytopenia** Granulozytopenie
**granulocytosis** Granulozytose
**granuloma** Granulom
**granuloma annulare** Granuloma anulare
**granuloma gluteale infantum** Granuloma glutaeale infantum
**granuloma inguinale** Granuloma inguinale
**granulomatosis** Granulomatose
**granulosa cell tumor** Granulosazelltumor
**grasp reflex** Greifreflex
**Grave's disease** Basedow-Krankheit
**gravid** gravide
**gravida** Gravida
**gravidity** Gravidität
**gray** Gray (Gy)
**gray substance** Substanz, graue
**great omentum** Netz, großes
**greater trochanter** Trochanter, großer
**green tea** Tee, grüner
**greenstick fracture** Grünholzfraktur
**grief** Trauer
**grief reaction** Trauerreaktion
**grief work facilitation** Trauerarbeit, Unterstützung der
**grieving, anticipatory** Trauern, vorzeitiges
**grieving, dysfunctional** Trauern, unangemessenes
**griseofulvin** Griseofulvin
**groin** Leiste
**gross motor skills** Grobmotorik
**group** Gruppe
**group dynamics** Gruppendynamik
**group therapy** Gruppentherapie
**growing pains** Wachstumsschmerzen
**growth** Wachstum

**growth factor**  Wachstumsfaktor
**growth failure**  Wachstumsstörung
**growth hormone**  Somatotropin
**growth hormone (GH) human**  Wachstumshormon
**growth motivation**  Wachstumsmotivation
**guaiac**  Guajakharz
**guanethidine sulfat**  Guanethidin
**guanine**  Guanin (Gua)
**guanosine**  Guanosin (Guo)
**guardian rule**  Betreuungsrecht
**Guedel's signs**  Guedel-Schema
**guided imagery**  Imagination, gelenkte
**guidelines**  Leitlinien
**Guillain-Barré's syndrome**  Guillain-Barré-Syndrom
**guilt work facilitation**  Schuldverarbeitung, Unterstützung bei der
**gum**  Gummi, Zahnfleisch
**gustatory**  gustatorisch
**Guthrie-test**  Guthrie-Test
**guttural**  guttural
**gynandry**  Gynandrie
**gynecography**  Gynäkographie
**gynecology**  Gynäkologie
**gynecomastia**  Gynäkomastie
**gypsum**  Gips
**gyrase**  Gyrase
**gyrus**  Gyrus (pl. Gyri)

# H

**habitat**  Habitat
**habitual abortion**  Abort, habitueller
**habitual dislocation**  Luxation, habituelle
**habituation**  Habituation
**habitus**  Habitus, Gewohnheit
**hacking cough**  Reizhusten
**Haemophilus**  Haemophilus
**Haemophilus influenzae**  Haemophilus influenzae
**haemothorax**  Hämatothorax
**hair**  Haar
**hair care**  Haarpflege
**hair follicle**  Haarfollikel
**hairy leukoplakia**  Haarleukoplakie
**hairy tongue**  Melanoglossie, Haarzunge, schwarze
**hairy-cell leukemia**  Haarzell-Leukämie
**half-life**  Halbwertszeit (HWZ)
**half-value layer**  Halbwertschichtdicke
**halisteresis**  Halisterese

**halitosis**  Halitose
**Hallervorden-Spatz's syndrome**  Hallervorden-Spatz-Krankheit
**hallocinosis**  Halluzinose
**hallucination**  Halluzination
**hallucination management**  Halluzinationen, Umgang mit
**hallucinogen**  Halluzinogen
**hallucinogenesis**  Halluzinogenese
**hallux**  Hallux
**hallux rigidus**  Hallux rigidus
**hallux valgus**  Hallux valgus
**hallux valgus night splint**  Hallux-valgus-Nachtschiene
**hallux varus**  Hallux varus
**halo cast**  Halo-Verband
**halo nevus**  Halonävus
**halogen**  Halogen
**halogenated hydrocarbon**  Halogenkohlenwasserstoff
**haloperidol**  Haloperidol
**halothane**  Halothan
**Halsted's forceps**  Halsted-Zange
**Hamburg-Wechsler intelligence scale**  Hamburg-Wechsler-Intelligenztest, HAWI
**hammer toe**  Hammerzeh
**hand**  Hand
**hand disinfection**  Händedesinfektion, hygienische
**hand-foot-and-mouth disease**  Hand-Fuß-Mund-Krankheit
**handicap**  Benachteiligung; Behinderung
**handicapped**  Behinderter
**hangover**  Hangover
**Hantavirus**  Hantavirus
**haploid**  haploid
**hapten**  Hapten
**haptics**  Haptik
**haptoglobin**  Haptoglobin
**hard chancre**  Schanker, harter
**hard contact lens**  Kontaktlinsen, harte
**hard palate**  Gaumen, harter
**Häring's tube**  Häring-Tubus
**harlequin fetus**  Harlekin-Fötus
**Harrison's groove**  Harrison-Furche
**haversian canal**  Havers-Kanal
**head**  Kopf
**head of nursing staff**  Pflegedienstleitung
**head traction**  Kopfextension
**headache**  Kopfschmerzen
**head-tilt**  Esmarch-Heiberg-Handgriff

**healing** Heilung
**healing by first intention; primary healing; primary adhesion** Wundheilung, primäre
**healing by second intention; healing by granulation; secondary adhesion** Wundheilung, sekundäre
**health** Gesundheit
**health and advice center** Sozialstation
**health assessment** Gesundheits-Assessment
**health behavior** Gesundheitsverhalten
**health care industry** Gesundheitswesen
**health care information exchange** Gesundheitsinformationen, Austausch von
**health care provider for the aged** Altenhilfe, Träger der
**health care system** Gesundheitspflegesystem
**health certificate** Gesundheitszeugnis
**health economics** Gesundheitsökonomie
**health education** Gesundheitserziehung
**health hazards** Gesundheitsrisiken
**health history** Gesundheitsanamnese
**health insurers' medical service** MDK
**health maintenance, altered** Gesundheitserhaltung, veränderte
**health policy monitoring** Gesundheitspolitik, Kontrolle der
**Health Reform Act** Gesundheitsstrukturgesetz
**health screening** Gesundheits-Screening
**health system guidance** Gesundheitssystem, Beratung des
**health-seeking behaviors** Gesundheitsförderung, Verhaltensweisen zur
**healthy** gesund
**hearing** Hörvermögen
**hearing aid** Hörgerät
**hearing loss** Schwerhörigkeit
**heart** Herz
**heart beat** Herzschlag
**heart block** Herzblock
**heart disease risk factors** Risikofaktoren, für Herzerkrankungen
**heart rate** Herzfrequenz
**heart scan** Herzszintigraphie
**heart sound** Herzton
**heart surgery** Herzchirurgie
**heart transplantation** Herztransplantation
**heart valve** Herzklappe
**heartburn** Sodbrennen
**heart-lung machine** Herz-Lungen-Maschine
**heat** Calor
**heat compress** Wärmewickel
**heat cramp** Hitzekrampf
**heat exhaustion** Hitzschlag
**heat exposure treatment** Hitzeexposition, Behandlung nach einer
**heat hyperpyrexia** Hitzehyperpyrexie
**heat/cold application** Wärme-/Kälteanwendung
**heavy chain** H-Kette
**heavy metal** Schwermetall
**heavy metal poisoning** Schwermetallvergiftung
**heel** Ferse
**heel puncture** Fersenpunktion
**heel-knee-test** Knie-Hacken-Versuch
**Hegar's dilator** Hegar-Stift
**Hegar's sign** Hegar-Schwangerschaftszeichen
**Heimlich maneuver** Heimlich-Handgriff
**helium** Helium (He)
**helium therapy** Heliumtherapie
**helix** Helix
**Hellin's law** Hellin-Regel
**HELLP syndrome** HELLP-Syndrom
**helminth** Helminthes (pl.)
**helminthiasis** Helminthiasis
**helper T cell** T-Helfer-Lymphozyten
**helpers syndrome** Helfersyndrom
**helplessness, powerlessness** Machtlosigkeit
**hem-** häm- (hämo-, hämato-)
**hemagglutination** Hämagglutination
**hemagglutinin** Hämagglutinin
**hemangioendothelioma** Hämangioendotheliom
**hemangioma** Hämangiom
**hemapoiesis** Hämatopoese
**hemarthros** Hämarthros
**hematemesis** Hämatemesis
**hematest** Hämoccult
**hematochezia** Hämatochezie
**hematocrit** Hämatokrit
**hematocyte** Hämatozyt
**hematogenesis** Hämatogenese
**hematogenous pigment** Blutpigment
**hematology** Hämatologie
**hematoma** Hämatom
**hematometra** Hämatometra

**hematomyelia** Hämatomyelie
**hematopoietic system** System, blutbildendes
**hematospermia** Hämatospermie
**hematuria** Hämaturie
**hemeralopia** Hemeralopie
**hemi-** hemi-
**hemianesthesia** Hemianästhesie
**hemiataxia** Hemiataxie
**hemiblock** Hemiblock
**hemigastrectomy** Hemigastrektomie
**hemilateral** hemilateral
**hemiopia** Hemianopsie, Halbseitenblindheit
**hemiparesis** Hemiparese
**hemiplegia** Hemiplegie
**hemisphere** Hemisphäre
**hemizygote** hemizygot
**hemochromatosis** Hämochromatose
**hemodialysis** Hämodialyse
**hemodilution** Hämodilution
**hemodynamic regulation** Hämodynamische Regulation
**hemodynamics** Hämodynamik
**hemofiltration** Hämofiltration
**hemoglobin** Hämoglobin (Hb)
**hemoglobin saturation** Hämoglobinsättigung
**hemoglobinemia** Hämoglobinämie
**hemoglobinopathy** Hämoglobinopathie
**hemoglobinuria** Hämoglobinurie
**hemogram** Differentialblutbild, Hämogramm
**hemolysin** Hämolysin
**hemolysis** Hämolyse
**hemolytic anemia** Anämie, hämolytische
**hemolytic jaundice** Ikterus, hämolytischer
**hemoperfusion** Hämoperfusion
**hemopericardium** Hämoperikard; Herzbeuteltamponade
**hemophilia** Hämophilie
**hemoptysis** Hämoptoe, Hämoptyse
**hemorheology** Hämorheologie
**hemorrhage** Hämorrhagie
**hemorrhage control** Hämorrhagie, Kontrolle einer
**hemorrhage due to deficiency of vitamin K** Vitamin-K-Mangelblutung
**hemorrhagic diathesis** Diathese, hämorrhagische
**hemorrhagic disease of newborn** Vitamin-K-Mangelblutung
**hemorrhagic fever** Fieber, hämorrhagisches
**hemorrhagic shock** Schock, hämorrhagischer
**hemorrhoid** Hämorrhoiden (pl.)
**hemorrhoidectomy** Hämorrhoidektomie
**hemosiderin** Hämosiderin
**hemosiderosis** Hämosiderose
**hemostasis** Hämostase
**hemostatic** hämostatisch
**hemothorax** Hämothorax
**Henle's loop** Henle-Schleife
**hepar** Hepar
**heparin** Heparin
**hepatectomy** Hepatektomie
**hepatic** hepatisch
**hepatic coma** Koma, hepatisches
**hepatic lobes** Leberlappen
**hepatic veins** Venae hepaticae (pl.), Lebervenen (pl.)
**hepaticoduodenostomy** Hepatikoduodenostomie
**hepaticoenterostomy** Hepatikoenterostomie
**hepaticolithotomy** Hepatikolithotomie
**hepaticolithotripsy** Hepatikolithotripsie
**hepatitis** Hepatitis
**hepatitis B immune globuline (HBIG)** Hepatitis-B-Immunglobulin
**hepatitis B vaccine** Hepatitis-B-Impfung
**hepatization** Hepatisation
**hepatoblastoma** Hepatoblastom
**hepatogram** Hepatogramm
**hepatography** Hepatographie
**hepatolithiasis** Hepatolithiasis
**hepatology** Hepatologie
**hepatoma** Hepatom
**hepatomegaly** Hepatomegalie
**hepatorenal** hepatorenal
**hepatorenal syndrome** Syndrom, hepatorenales
**hepatosplenomegaly** Hepatosplenomegalie
**hepatotoxic** hepatotoxisch
**hepatotoxicity** Hepatotoxizität
**heredity** Heredität
**hermaphrodite** Zwitter
**hermaphroditism** Hermaphroditismus
**hermeneutics** Hermeneutik
**hernia** Hernie
**herniated disk** Bandscheibenvorfall
**herniation** Herniation
**herniotomy** Herniotomie

**heroin** Heroin
**herpangina** Herpangina
**herpes simplex** Herpes simplex
**herpes zoster** Zoster, Herpes zoster, Gürtelrose
**herpes zoster ophthalmicus** Zoster ophthalmicus
**herpes zoster oticus** Zoster oticus
**herpesvirus** Herpesviren
**hertz** Hertz (Hz)
**hetero-** hetero-
**heteroantibody** Heteroantikörper
**heteroantigen** Heteroantigen
**heterochromatin** Heterochromatin
**heterochromosom** Heterochromosom
**heterocytotropic antibody** Antikörper, heterozytotroper
**heterogamy** Heterogamie
**heterogeneous** heterogen
**heterogeneous vaccine** Heteroimpfstoff
**heterogenesis** Heterogenese
**heterologic pain** Schmerz, fortgeleiteter
**heteroploid** heteroploid
**heterosexual** heterosexuell
**heterotopic transplantation** Heterotransplantation
**heterozygous** heterozygot
**heuristic** Heuristik
**hexachlorophene** Hexachlorophen
**hexamethonium** Hexamethonium
**hexokinase** Hexokinase
**hexose** Hexose
**hiatal hernia** Hiatushernie
**hiatus** Hiatus
**hiatus aorticus** Hiatus aorticus, Aortenschlitz
**hiatus esophagus** Hiatus oesophageus
**Hib disease** Hib-Krankheit
**hibernation** Hibernation
**hiccup** Singultus, Schluckauf
**hidrosis** Hidrose
**high frequency ventilation** Hochfrequenzbeatmung
**high-density lipoproteins** High-density-Lipoproteine (HDL)
**high-risk pregnancy** Risikoschwangerschaft
**high-risk pregnancy care** Risikoschwangerschaft, Pflege bei
**hilum** Hilum
**hinge joint** Scharniergelenk
**hip replacement** Hüftendoprothese

**hippocampus** Hippocampus
**Hippocrates** Hippokrates
**Hippocratic oath** Eid des Hippokrates
**hirsutism** Hirsutismus
**His bundle electrogram** His-Bündel-Elektrokardiogramm (HBE)
**His-Purkinje system** His-Purkinje-System
**histaminase** Histaminase
**histamine** Histamin
**histamine blocking agent** Histaminantagonist
**histidine** Histidin (His)
**histioblast** Histioblast
**histo-** histo-
**histocompatibility** Histokompatibilität
**histocompatibility antigen** Histokompatibilitätsantigen
**histocompatibility gen** Histokompatibilitätsgen
**histocyte** Histiozyt
**histogram** Histogramm
**histography** Histographie
**histology** Histologie
**histolysis** Histolyse
**histone** Histon
**histopathology** Histopathologie
**Histoplasma capslulatum** Histoplasma capsulatum
**histoplasmosis** Histoplasmose
**HLA-Komplex** HLA-System
**Hochstetter method** Hochstetter-Methode
**Hodgkin's disease** Hodgkin-Krankheit
**holism** Ganzheitlichkeit
**holismus** Holismus
**holistic health care** Ganzheitspflege; Gesundheitspflege, holistische
**holistic nursing** Ganzheitspflege
**holocrine** holokrin
**holocrine secretion** Sekretion, holokrine
**hologynic** hologyn
**Homan's sign** Homan-Zeichen
**home care** Gemeindepflege
**home maintenance assistance** Zuhause, Unterstützung bei der Erhaltung des
**home maintenance management, impaired** Zuhause, gestörte Erhaltung des
**homeo-** hom(ö)o-
**homeomorphous** homöomorph
**homeopathy** Homöopathie
**homeostasis** Homöostase
**homioithermic** homöotherm
**homo-** homo-

**Homo sapiens** Homo sapiens
**homocysteine** Homozystein
**homogeneous** homogen
**homogenesis** Homogenese
**homogenized** homogenisiert
**homolateral** homolateral
**homolog** homolog
**homologous chromosomes** Chromosomen, homologe
**homologous graft/transplantation** Transplantation, allogene
**homosexual** homosexuell
**homovanillic acid** Homovanillinsäure
**homozygous** homozygot
**hookworm disease** Hakenwurmkrankheit
**hop** Hopfen
**Hope Instillation** Hoffnung, Vermitteln von
**hopelessness** Hoffnungslosigkeit
**hordeolum** Hordeolum
**hormone** Hormon
**hormone therapy** Hormontherapie
**horn** Horn
**Horner's syndrome** Horner-Syndrom
**horseshoe kidney** Hufeisenniere
**hospice** Hospiz
**hospice care** Hospizarbeit
**hospital** Krankenhaus
**hospital bed** Bett; Pflegebett
**hospital clinic** Klinik
**hospital sponsor** Krankenhausträger
**hospitalism** Hospitalismus
**host** Wirt
**hot compress** Wärmewickel
**hot flash** Wallungen
**hot-water bottle** Wärmflasche
**housemaid's knee** Hausmädchenknie
**Huhner test** Sims-Huhner-Test
**Human Immunodeficiency Virus** Human Immunodeficiency Virus (HIV)
**human insulin** Humaninsulin
**Human leucocyte antigen** Human-Leucocyte-Antigen (HLA)
**human papilloma virus** Humanpapillomavirus (HPV)
**human parvovirus** Parvoviren (pl.)
**human placental lactogen** Plazentalaktogen (HPL)
**human protein C** Protein C
**human T-cell lymphotropic virus** Humane lymphotrope Retroviren (pl.)
**humanism** Humanismus
**humectant** Feuchthaltemittel

**humerus** Humerus
**humor** Humor
**humoral** humoral
**hunger** Hunger
**hunger pain** Hungerschmerz
**Huntington's chorea** Chorea-Huntington
**Hürthle cell tumor** Hürthle-Zelltumor
**Hutchinson's triad** Hutchinson-Trias
**hyaline** Hyalin
**hyaloid** hyaloid
**hyaloplasm** Hyaloplasma
**hyaluronic acid** Hyaluronsäure
**hyaluronidase** Hyaluronidase
**hybrid** Hybride
**hybridization** Hybridisierung
**hybridoma** Hybridom
**hydantoin** Hydantoine (pl.)
**hydatid** Hydatide
**hydralazine** Hydralazin
**hydramnion** Hydramnion
**hydranencephaly** Hydranenzephalie
**hydration** Hydratation
**hydroactive dressing/bandage** Hydroaktivverband
**hydrocarbons** Kohlenwasserstoffe
**hydrocele** Hydrozele
**hydrocephalus** Hydrozephalus, Wasserkopf
**hydrochloric acid** Salzsäure
**hydrochlorthiazide** Hydrochlorthiazid
**hydrocodone bitartrate** Hydrocodon
**hydrocolloid dressing/bandage** Hydrokolloidverband
**hydrocortisone** Hydrokortison
**hydrogel** Hydrogel
**hydrogel bandage** Hydrogelverband
**hydrogen** Wasserstoff (H)
**hydrogen bonding** Wasserstoffbindung
**hydrogen ion concentration** Wasserstoffionenkonzentration
**hydrogenase** Hydrogenase
**hydrolase** Hydrolase
**hydrolysis** Hydrolyse
**hydromorphone hydrochloride** Hydromorphon
**hydronephrosis** Hydronephrose
**hydropenia** Hydropenie
**hydropericardium** Hydroperikard
**hydroperitoneum** Hydroperitoneum
**hydrophilic** hydrophil
**hydrophobic** hydrophob

**hydropolymer bandage**
  Hydropolymerverband
**hydrops** Hydrops, Wassersucht
**hydrops fetalis** Hydrops fetalis
**hydrops gravidarum** Hydrops gravidarum
**hydroquinone** Hydrochinon
**hydrotherapy** Hydrotherapie
**hydrothorax** Hydrothorax
**hydrotropism** Hydrotropie
**hydroxide** Hydroxid
**hydroxychloroquine sulfate**
  Hydroxychloroquin
**hydroxyl group** Hydroxylgruppe (OH-Gruppe)
**hydroxyurea** Hydroxyharnstoff
**hydroxyzine hydrochloride** Hydroxyzin
**hygiene** Hygiene
**hymen** Hymen, Jungfernhäutchen
**Hymenolepis** Hymenolepis
**hyoglossus** hyoglossus
**hyoid** hyoid
**hyoscyamine** Hyoscyamin
**hypalgesia** Hypalgesie
**hyper-** hyper-
**hyperacidity** Hyperazidität
**hyperactivity** Hyperaktivität
**hyperalbuminemia** Hyperalbuminämie
**hyperalgia** Hyperalgesie
**hyperalimentation** Hyperalimentation
**hyperammonemia** Hyperammonämie
**hyperbaric chamber** Überdruckkammer
**hyperbaric oxygenation** Sauerstoff-Überdrucktherapie
**hyperbilirubinemia** Hyperbilirubinämie
**hypercalcemia** Hyperkalzämie
**hypercalcemic nephropathy** Nephropathie, hyperkalzämische
**hypercalciuria** Hyperkalzurie
**hypercapnia** Hyperkapnie
**hypercapnic acidosis** Azidose, hyperkapnische
**hyperchloremia** Hyperchlorämie
**hyperchlorhydria** Hyperchlorhydrie
**hypercholesterolemia**
  Hypercholesterinämie
**hyperchromia** Hyperchromie
**hypercoagulability** Hyperkoagulabilität
**hyperemesis gravidarum** Hyperemesis gravidarum
**hyperemia** Hyperämie
**hyperesthesia** Hyperästhesie
**hyperextension** Hyperextension

**hypergenitalism** Hypergenitalismus
**hyperglobulinemia** Hyperglobulinämie
**hyperglycemia** Hyperglykämie
**hyperglycemic-hyperosmolar nonketonic Koma** Koma, hyperglykämisches (hyperosmolar-non-ketonisches)
**hyperhidroses** Hyperhidrose
**hyperhydration** Hyperhydratation
**hyperinsulinismus** Hyperinsulinismus
**hyperkalemia** Hyperkaliämie
**hyperkeratinization** Hyperkeratose
**hyperlipidemia** Hyperlipidämie
**hyperlipoproteinemia**
  Hyperlipoproteinämie
**hypermagnesemia** Hypermagnesiämie
**hypermetabolism** Hypermetabolismus
**hypermetria** Hypermetrie
**hypermnesia** Hypermnesie
**hypermotiliy** Hypermotilität
**hypernatremia** Hypernatriämie
**hyperopia** Hyperopie, Weitsichtigkeit
**hyperorchidism** Hyperorchismus
**hyperosmia** Hyperosmie
**hyperosmolarity** Hyperosmolarität
**hyperostosis** Hyperostose
**hyperoxemia** Hyperoxämie
**hyperoxia** Hyperoxie
**hyperparathyroidism**
  Hyperparathyreoidismus
**hyperphosphoremia** Hyperphosphorämie
**hyperpigmentation** Hyperpigmentierung
**hyperpituitarism** Hyperpituitarismus
**hyperplasia** Hyperplasie
**hyperpnea** Hyperpnoe
**hyperprolactinemia** Hyperprolaktinämie
**hyperproteinemia** Hyperproteinämie
**hyperpyrexia** Hyperpyrexie
**hyperreflexia** Hyperreflexie
**hypersensibility** Hypersensibilität
**hypersensitivity reaction**
  Überempfindlichkeitsreaktion, Hypersensibilitätsreaktion
**hypersomnia** Hypersomnie
**hypersplenism** Hypersplenismus
**hypertelorism** Hypertelorismus
**hypertension** Hypertonie
**hypertensive crisis** Krise, hypertensive
**hypertensive retinopathia** Retinopathie, hypertone
**hyperthermia** Hyperthermie
**hyperthyroidism** Hyperthyreose, Schilddrüsenüberfunktion

**hypertonic saline** Kochsalzlösung, hypertone
**hypertonic solution** Lösung, hypertone
**hypertonus** Hypertonus
**hypertrophic cardiomyopathy** Kardiomyopathie, hyperthrophe
**hypertrophy** Hypertrophie
**hyperventilation** Hyperventilation
**hyperventilation tetany** Hyperventilationstetanie
**hypervitaminosis** Hypervitaminose
**hypervolemia** Hypervolämie
**hypha** Hyphen
**hyphema** Hyphäma
**hypnagogue** Hypnagogum
**hypno-** hypno-
**hypnosis** Hypnose
**hypnotherapy** Hypnotherapie
**hypnotics** Hypnotika (pl.)
**hypnotize** hypnotisieren
**hypo-** hypo-
**hypoacitity** Hypoazidität
**hypoalbuminemia** Hypoalbuminämie
**hypoallergenic** hypoallergen
**hypocalcemia** Hypokalzämie
**hypocalcemic tetany** Tetanie, hypokalzämische
**hypocalcuria** Hypokalzurie
**hypochloremia** Hypochlorämie
**hypochlorhydria** Hypochlorhydrie
**hypochondriac** Hypochondrium
**hypochondriasis** Hypochondrie
**hypochromic** hypochrom
**hypochromic anemia** Anämie, hypochrome
**hypofibrinogenemia** Hypofibrinogenämie
**hypofunction** Hypofunktion
**hypogammaglobulinemia** Hypogammaglobulinämie
**hypogastric** hypogastrisch
**hypogenitalism** Hypogenitalismus
**hypoglossal** hypoglossal
**hypoglycemia** Hypoglykämie
**hypoglycemic coma** Koma, hypoglykämisches
**hypogonadism** Hypogonadismus
**hypoinsulinism** Hypoinsulinismus
**hypokalemia; hypopotassemia** Hypokaliämie
**hypokinesia** Hypokinesie
**hypomagnesemia** Hypomagnesiämie
**hypomania** Hypomanie
**hypomotility** Hypomotilität

**hyponatremia** Hyponatriämie
**hypoparathyroidism** Hypoparathyreoidismus
**hypopharyngeal diverticulum** Zenkerdivertikel
**hypopharynx** Hypopharynx
**hypophonia** Hypophonie
**hypophoria** Hypophorie
**hypophyseal hormones** Hypophysenhormone
**hypophysectomy** Hypophysektomie
**hypophysis** Hypophyse
**hypopituitarism** Hypopituitarismus
**hypoplasia** Hypoplasie
**hypopnea** Hypopnoe
**hypoproteinemia** Hypoproteinämie
**hypoprothrombinemia** Hypoprothrombinämie
**hypopyon** Hypopyon
**hypostatic** hypostatisch
**hypotension** Hypotonie
**hypothalamic hormones** Hypothalamushormone
**hypothalamus** Hypothalamus
**hypothermia** Hypothermie
**hypothesis** Hypothese
**hypothyroidism** Hypothyreose; Schilddrüsenunterfunktion
**hypotonia** Hypotonus
**hypotonic saline** Kochsalz, hypotones
**hypotonic solution** Lösung, hypotone
**hypoventilation** Hypoventilation
**hypovolemia** Hypovolämie; Volumenmangel
**hypovolemic shock** Schock, hypovolämischer
**hypoxemia** Hypoxämie
**hypoxia** Hypoxie
**hysterectomy** Hysterektomie
**hysteria** Hysterie
**hysterography** Hysterographie
**hysterolaparotomy** Hysterolaparotomie
**hysterosalpingography** Hysterosalpingographie
**hysteroscopy** Hyseroskopie
**hysterotomy** Hysterotomie

# I

**I Band** I-Streifen
**I cell disease** I-Zell-Krankheit
**iatrogenic** iatrogen

**ibuprofen** Ibuprofen
**ichthyosis** Ichthyose
**ichthyosis vulgaris** Ichthyosis vulgaris
**icterus** Gelbsucht
**icterus gravis neonatorum** Ikterus, gravis neonatorum
**id** Es
**idea** Idee
**idea of persecution** Verfolgungswahn
**ideational apraxia** Apraxie, ideatorische
**identification** Identifikation
**identity** Identität
**identity crisis** Identitätskrise
**ideomotor apraxia** Apraxie, ideomotorische
**idio-** idio-
**idiopathic** idiopathisch
**idiopathy** Idiopathie
**idiosyncrasy** Idiosynkrasie
**idiotype** Idiotypie
**idoxuridine** Idoxuridin
**IgA deficiency** IgA-Mangel
**ileal conduit** Ileum-Conduit
**ileitis** Ileitis
**ileocecal** ileozäkal
**ileocecal syndrome** Ileozäkalsyndrom
**ileocecal valve** Ileozäkalklappe
**ileocolitis** Ileokolitis
**ileostomy** Ileostomie
**ileum** Ileum
**ileus** Ileus
**iliac fascia** Darmbeinfaszie
**iliacus** iliacus, Musculus iliacus, Darmbeinmuskel
**ilium** Os ilium
**illiterate** Analphabet
**illness** Krankheit
**illusion** Illusion
**imagination** Imagination
**imago** Imago
**imipenem** Imipenem
**imipramin** Imipramin
**immature baby** Frühchen
**immobilization** Immobilisation
**immune** immun
**immune complex** Immunkomplex
**immune response** Immunantwort
**immune system** Immunsystem
**immunity** Immunität
**immunization** Immunisierung
**immunization administration** Impfung, Verabreichung einer
**immunoassay** Immunassay
**immunodeficiency diseases** Immundefekte
**immunodiffusion** Immundiffusion
**immunoglobulin** Immunglobulin
**Immunology** Immunologie
**immunostimulants** Immunstimulanzien
**immunosuppression** Immunsuppression
**immunosuppressives** Immunsuppressiva
**immunotherapy** Immuntherapie
**impaired micturition** Miktionsstörung
**impaired swallowing, dysphagia** Schluckstörung
**impairment** Schädigung
**impermeable** impermeabel
**impetigo** Impetigo, Eiterflechte
**implant** Implantat
**implantation** Implantation
**implementation** Implementation
**impotence** Impotenz
**impregnation** Imprägnation
**impression** Impression
**impression method** Abklatschprobe
**impulse** Impuls
**impulse control training** Impulskontrolle, Training der
**in-** in-
**in situ** in situ
**in utero** in utero
**in vitro** in vitro
**in vitro fertilization** In-vitro-Fertilisation (IVF)
**in vivo** in vivo
**in vivo fertilization** In-vivo-Fertilisation
**inacidity** Anazidität
**inactivation** Inaktivierung
**inadequate affect** Affekt, inadäquater
**inanition** Inanition
**inborn errors of metabolism** Stoffwechselanomalien, angeborene
**inbreeding** Inzucht
**incarceration** Inkarzeration
**incest** Inzest
**incidence** Inzidenz
**incident reporting** Zwischenfälle, Berichte über
**incision** Inzision
**incision site care** Inzisionsstelle, Pflege einer
**incisor** Schneidezahn
**incisura** Inzisur
**incoherence** Inkohärenz
**incompatibility** Inkompatibilität

**incompetence** Insuffizienz
**incompetent cervix** Zervixinsuffizienz
**incomplete abortion** Abort, unvollständiger
**incomplete dislocation** Subluxation; Luxation, unvollständige
**incomplete fracture** Fraktur, unvollständige
**incontinence** Inkontinenz
**incontinence, bowel** Stuhlinkontinenz
**incontinence, functional** Inkontinenz, funktionelle
**incontinence, stress** Stressinkontinenz
**incontinence, total** Inkontinenz, vollständige
**incontinence, urge** Dranginkontinenz
**incrustation** Inkrustation
**incubation period** Inkubationszeit
**incubator** Inkubator
**incurable** inkurabel
**incus** Incus, Amboss
**index medicus** Index Medicus
**indican** Indikan
**indication** Indikation
**indicator** Indikator
**indigestion** Indigestion
**indirect bilirubin** Bilirubin, indirektes
**individual psychology** Individualpsychologie
**indolent** indolent
**indometacin** Indometacin
**induce** induzieren
**induced abortion** Abruptio graviditatis; Abtreibung; Schwangerschaftsabbruch
**induction** Induktion
**induction of anesthesia** Narkoseeinleitung
**induction of labour** Geburtseinleitung
**inductive approach** Ansatz, induktiver
**inductor** Induktor
**induration** Induration
**industrial health** Arbeitshygiene
**industrial psychology** Arbeitspsychologie
**indwelling catheter** Verweilkatheter
**inert** inert
**inert gas** Edelgas
**inertia** Inertie
**infant** Säugling
**infant behavior, disorganized** Verhaltensorganisation, unausgereifte kindliche
**infant care** Säuglingspflege
**infantile** infantil

**infantile autism** Autismus, infantiler
**infantile colic** Kolik, beim Säugling
**infantilism** Infantilismus
**infarct** Infarkt
**infarction** Infarzierung
**infaust** infaust
**infect** infizieren
**infect asthma** Infektasthma
**infection** Infektion
**infection control** Infektionsschutz
**infection control committee** Hygienekomission
**infection control nurse** Hygienefachkraft
**infection protection** Infektionsschutz
**infection, risk of** Infektionsrisiko
**infectious disease** Infektionskrankheit
**infectious mononucleosis** Mononucleosis infectiosa, Pfeiffer-Drüsenfieber
**inferior** inferior
**inferior mesenteric artery** Arteria mesenterica inferior; Gekröseschlagader, untere
**inferior mesenteric vein** Vena mesenterica inferior; Gekrösevene, untere
**inferior vena cava** Vena cava inferior; Hohlvene, untere
**inferiority complex** Minderwertigkeitskomplex
**infertility** Infertilität
**infiltration** Infiltration
**inflammation** Entzündung
**influenza** Influenza
**information** Aufklärung
**infraction fracture** Knickbruch
**infradian rhythm** Rhythmus, infradianer
**inframaxillary** inframaxillär
**infraorbital** infraorbital
**infrared ear thermometer** Ohrthermometer
**infrared radiation** Infrarotstrahlung
**infrared therapy** Infrarottherapie
**infrared thermography** Infrarotthermographie
**infundibulum** Infundibulum
**infusate** Infusat
**infuser** Infusomat
**infusion** Infusion
**infusion calculation** Infusionsberechnung
**infusion pump** Infusionspumpe
**infusion system** Infusionsbesteck
**ingestion** Ingestion
**inguinal** inguinal
**inguinal canal** Leistenkanal

**inguinal hernia** Leistenbruch, Leistenhernie
**inguinal ring** Leistenring
**inhalant** Inhalat
**inhalation anaesthetics** Inhalationsanästhetika
**inhalation anesthesia** Inhalationsnarkose
**inhalation therapy** Inhalationstherapie
**inhaler** Inhalationsgerät
**inheritance** Erbe
**inheritance laws** Erbrecht
**inhibin** Inhibin
**inhibition** Hemmung
**inhibitor** Inhibitor
**initial touch** Initialberührung
**initiator** Initiator
**injection** Injektion
**injury, risk of** Verletzungsrisiko
**innervation** Innervation
**innominate vein** Vena brachiocephalica
**inoculation** Inokulation
**inoculum** Inokulum
**inonic bonding** Ionenbindung
**inoperable** inoperabel
**inorganic** anorganisch
**inotropic** inotrop
**inpatients' charter** Charta des Krankenhauspatienten
**input** Input
**inquest** Leichenschau
**insect bite** Insektenstich
**insecticide** Insektizid
**insemination** Insemination
**insensible perspiration** Perspiratio insensibilis
**insertion** Insertion
**insight** Einsicht
**insipid** insipidus
**insomnia** Insomnia
**inspiration** Inspiration
**inspiratory dyspnea** Dyspnoe, inspiratorische
**inspiratory reserve volume** Reservevolumen, inspiratorisches
**instillation** Instillation
**instinct** Instinkt
**institution** Institution
**instruction** Anleitung
**instrument** Instrument
**insufflation** Insufflation
**insulin** Insulin
**insulin preparations** Insulinanaloga

**insulin pump** Insulinpumpe
**insulin resistance** Insulinresistenz
**insulin shock** Insulinschock
**insulin substitutes** Insulinanaloga
**insulin syringe** Insulinspritze
**insulin tolerance test** Insulintoleranztest
**insulinase** Insulinase
**insulin-dependent diabetes mellitus** Diabetes mellitus, insulinabhängiger
**insulinemia** Insulinämie
**insulinoma** Insulinom
**insulitis** Insulitis
**insultus** Insult
**insurance authorization** Versicherung, Bevollmächtigung einer
**integral dose** Energiedosis, integrale
**integration** Integration
**intellect** Intellekt
**intellectualization** Intellektualisierung
**intelligence** Intelligenz
**intelligence quotient** Intelligenzquotient (IQ)
**intelligence test** Intelligenztest
**intensive care** Intensivpflege
**intensive care unit** Intensivstation
**intention** Intention
**intention tremor** Intentionstremor
**inter-** inter-
**interaction processes** Interaktionsprozesse
**interactional model** Interaktionsmodell
**intercellular** interzellulär
**intercostal** interkostal
**intercostal neuralgia** Interkostalneuralgie
**intercostal space** Interkostalraum (ICR)
**intercurrent** interkurrent
**interdisciplinary** interdisziplinär
**interference** Interferenz
**interferent** interferent
**interferon** Interferon (IFN)
**interleukins** Interleukine (pl.)
**intermediate** intermediär
**intermediate care** Intermediate-Care
**intermediate host** Zwischenwirt
**intermenstrual** intermenstruell
**intermittent** intermittierend
**intermittent assisted ventilation** Beatmung, intermittierend assistierte
**intermittent claudication** Schaufensterkrankheit
**intermittent fever** Fieber, intermittierendes

**intermittent mandatory ventilation** Beatmung, intermittierend mandatorische
**intermittent positive-pressure ventilation** Überdruckbeatmung, intermittierende
**internal** intern
**internal acoustic meatus** Gehörgang, innerer
**internal carotoid artery** Arteria carotis interna; Kopfschlagader, innere
**internal ear** Innenohr
**internal iliac artery** Arteria iliaca interna; Hüftschlagader, innere
**internal iliac vein** Vena iliaca interna; Hüftvene, innere
**internal jugular vein** Vena jugularis interna; Halsvene, innere
**internal medicine** Innere Medizin
**internal rotation** Innenrotation
**internal thoracic artery** Arteria thoracica interna; Brustkorbschlagader, innere
**internal thoracic vein** Vena thoracica interna; Brustkorbvene, innere
**International Classification of Diseases** Internationale Klassifikation der Krankheiten (ICD)
**International Council of Nurses** International Council of Nurses (ICN)
**International Red Cross Society** Internationales Komitee vom Roten Kreuz
**International System of Units** Internationales Einheitensystem (SI)
**International Unit** Internationale Einheit (IE)
**interneuron** Interneuron
**internist** Internist
**interosseous** interossär
**interphase** Interphase
**interpleural space** Interpleuralraum
**intersexuality** Intersexualität
**interspinous** interspinal
**interstitial** interstitiell
**interstitial cystitis** Zystitis, interstitielle
**interstitial fluid** Flüssigkeit, interstitielle
**interstitial nephritis** Nephritis, interstitielle
**interstitial pneumonia** Pneumonie, interstitielle
**interstitial tissue** Gewebe, interstitielles
**intertrigo** Intertrigo, Wolf
**intervall** Intervall

**intervention** Intervention
**interventricular** interventrikulär
**interventricular septum** Kammerscheidewand
**intervertebral** intervertebral
**intervertebral disk** Bandscheibe
**intestinal** intestinal
**intestinal angina** Angina, intestinale
**intestinal atresia** Darmatresie
**intestinal colic** Darmkolik
**intestinal fistula** Darmfistel
**intestinal flora** Darmflora
**intestinal flu** Darmgrippe
**intestinal gas** Darmgas
**intestinal juice** Darmsaft
**intestinal lavage** Hebe-Senk-Einlauf
**intestinal obstruction** Darmobstruktion
**intestinal perforation** Darmperforation
**intestinal tract** Darmtrakt
**intestinal tube** Darmrohr
**intestine** Intestinum
**intima** Intima
**intolerance** Intoleranz
**intoxication** Intoxikation
**intra-** intra-
**intra partum** intra partum
**intraabdominal** intraabdominal
**intraarterial** intraarteriell
**intraarticular** intraartikulär
**intracanalicular** intrakanalikulär
**intracardiac** intrakardial
**intracellular** intrazellulär
**intracellular fluid** Intrazellulärflüssigkeit (IZF)
**intracerebral** intrazerebral
**intracerebral hematoma** Hämatom, intrazerebrales
**intracerebral hemorrhage** Blutung, intrazerebrale
**intracranial** intrakraniell
**intracranial aneurysm** Aneurysma, intrakranielles
**intracranial pressure** Hirndruck
**intracranial pressure measuring** ICP-Messung
**intracranial pressure monitoring** Hirndruck-Monitoring
**intracutaneous** intrakutan
**intradermal** intradermal
**intradermal injection** Injektion, intradermale
**intradermal test** Intrakutantest

**intraductal** intraduktal
**intramural** intramural
**intramuscular** intramuskulär
**intramuscular injection** Injektion, intramuskuläre
**intramuscular injection according to Sachtleben** Injektion, intramuskuläre (i.m.). Methode nach Sachtleben
**intramuscular injection according to Hochstetter** Injektion, intramuskuläre (i.m.). Methode nach von Hochstetter
**intraocular** intraokular
**intraocular pressure** Augeninnendruck
**intraoperative** intraoperativ
**intraoperative hyperthermia** Hyperthermie, intraoperative
**intraosseous** intraossär
**intrapartal care** Pflege, bei der Entbindung
**intrapleural** intrapleural
**intrapulmonary** intrapulmonal
**intrathecal** intrathekal
**intrathecal injection** Injektion, intrathekale
**intrauterine** intrauterin
**intrauterine device** Intrauterinpessar (IUP)
**intravascular** intravaskulär
**intravenous** intravenös (i.v.)
**intravenous catheter** Katheter, intravenöser
**intravenous infusion** Infusion, intravenöse
**intravenous injection** Injektion, intravenöse
**intravenous insertion** Verweilkanüle, Legen einer intravenösen
**intravenous pyelography** Pyelographie, intravenöse
**intravenous syringe pump** Perfusor
**intravenous therapy** Intravenöse Therapie
**intraventricular** intraventrikulär
**intraventricular block** Block, intraventrikukärer
**intraventricular pressure** Ventrikeldruck
**intrinsic** intrinsisch
**intrinsic factor** Intrinsic Factor
**introjection** Introjektion
**introversion** Introversion
**introvert** introvertiert
**intubation** Intubation, blinde
**invagination** Invagination
**invasion** Invasion
**invasive** invasiv

**invasive hemodynamic monitoring** Monitoring, invasives hämodynamisches
**inversion** Inversion
**invert sugar** Invertzucker
**invigorating sponge bath** Ganzkörperwaschung, belebende
**involution** Involution
**involutional depression** Involutionsdepression
**iodid** Iodid
**iodine** Iod (I)
**iodine poisoning** Iodvergiftung
**iodism** Iodismus
**iodize** iodieren
**iododerma** Iododerma
**ion** Ion
**ionization** Ionisierung
**ionizing radiation** Strahlung, ionisierende
**ionophoresis** Ionophorese
**ipecac** Ipekak
**I-positioning** I-Lagerung
**IPPV** IPPV
**iridectomy** Iridektomie
**iridium** Iridium (Ir)
**iridology** Irisdiagnose
**iris** Iris
**iron** Eisen (Fe)
**iron deficiency anemia** Eisenmangelanämie
**iron metabolism** Eisenstoffwechsel
**iron-rich food** Nahrung, eisenhaltige
**irradiation** Bestrahlung
**irrational** irrational
**irrational fear/delusion of becoming poor** Verarmungswahn
**irrational fear/delusion of being robbed** Bestehlungswahn
**irreducible** irreponibel
**irreparable** irreparabel
**irreversible** irreversibel
**irrigation** Irrigation
**irrigation catheter** Spülkatheter
**irritable bladder** Reizblase
**irritable bowel syndrome** Reizkolon
**irritants** Irritanzien
**ischemia** Ischämie
**ischemic heart disease** Herzkrankheit, ischämische
**ischium** Ischium
**Ishiahara color test** Ishiahara-Farbtest
**islands of Langerhans** Langerhans-Inseln
**iso-** iso-

**isoagglutination** Isoagglutination
**isoagglutinin** Isoagglutinin
**isoagglutinogen** Isoagglutinogen
**isoantibody** Isoantikörper
**isoantigen** Isoantigen
**isobaric** isobar
**isoenzyme** Isoenzym
**isogenesis** Isogenese
**isograft** Isotransplantation
**isolation** Isolation
**isolation ward** Isolierstation
**isoleucine** Isoleucin (Ile)
**isomers** Isomere
**isometric** isometrisch
**isometric exercise** Übungen, isometrische
**isometrical exercise** Bewegungsübungen, isometrische
**isoniazid** Isoniazid
**isopropyl alcohol** Isopropylalkohol
**isosorbide dinitrate** Isosorbiddinitrat
**isotones** Isotone
**isotonic** isoton
**isotonic exercise** Übungen, isotonische
**isotonic solution** Lösung, isotonische
**isotop** Isotop
**isovaleric acid** Isovaleriansäure
**isthmus** Isthmus
**ivy leaves** Efeublätter
**Ixodes** Ixodes

## J

**jacksonian epilepsy** Jackson-Krämpfe
**jactation** Jaktation
**jamais vu** Jamais-vu
**Jarisch-Herxheimer reaction** Jarisch-Herxheimer-Reaktion
**jaundice** Gelbsucht; Ikterus
**jaw** Kiefer
**jaw reflex** Masseterreflex
**jejunostomy** Jejunostomie
**jejunotomy** Jejunotomie
**jejunum** Jejunum
**Jendrassik's maneuver** Jendrassik-Handgriff
**jet lag** Jet lag
**job description** Stellenbeschreibung
**joint** Gelenk
**joule** Joule
**jugular** jugular(is)
**jugular pulse** Jugularispuls
**jugular vein** Halsvene; Vena jugularis

**jugum** Jugum
**junction** Junktur
**junction nevus** Junktionsnävus
**juniper tar** Wacholderharz
**juvenile** juvenil
**juxtaarticular** juxtaartikulär
**juxtaglomerular** juxtaglomerulär
**juxtaglomerular apparatus** Apparat, juxtaglomerulärer

## K

**kaliuresis** Kaliurese
**kallikrein-kinin syndrome** Kallikrein-Kinin-System (KKS)
**kanamycin sulfate** Kanamycin
**Kangeroo Care** Kängurumethode, Pflege nach der
**kaolin** Kaolin
**Kaposi's sarcoma** Kaposi-Sarkom
**karaya gum ring** Karayaring
**Kardex** Kardex
**Karl Jaspers** Jaspers, Karl
**karyo** karyo-
**karyocyte** Karyozyt
**karyogamy** Karyogamie
**karyogenesis** Karyogenese
**karyokinesis** Karyokinese
**karyolymph** Karyolymphe
**karyolysis** Karyolyse
**karyometry** Karyometrie
**karyon** Karyon
**karyorrhexis** Karyorrhexis
**karyosome** Karyosom
**karyotype** Karyotyp
**katal** Katal (kat)
**kefir** Kefir
**keloid** Keloid
**keloid acne** Keloidakne
**Kelvin scale** Kelvin-Skala (K)
**keratin** Keratin
**keratinocyte** Keratinozyt
**keratitis** Keratitis
**kerato-** kerato-
**keratoacanthoma** Keratoakanthom
**keratoconjunctivitis** Keratokonjunktivitis
**keratoglobus** Keratoglobus
**keratokonus** Keratokonus
**keratolysis** Keratolyse
**keratoma** Keratom
**keratomalacia** Keratomalazie
**keratomycosis** Keratomykose

**keratoplasty** Keratoplastik
**keratosis** Keratose
**kernicterus** Kernikterus
**Kernig's sign** Kernig-Zeichen
**ketamine hydrochloride** Ketamin
**ketoazidosis** Ketoazidose
**ketone** Keton
**ketone bodies** Ketonkörper
**ketonemia** Ketonämie
**ketoprofen** Ketoprofen
**ketose** Ketose
**ketosis** Ketosis
**kidney** Niere
**kidney cancer** Nierenkarzinom
**kidney disease** Nierenerkrankungen
**killer cells** Killerzellen
**killer t cells** Killer-T-Zellen
**kilocalorie** Kilokalorie (kcal)
**kilogram** Kilogramm (kg)
**kinase** Kinase
**kinesia** Kinetose
**kinesiology** Kinesiologie
**kinesiotherapy** Kinesiotherapie
**kinesis** Kinesis
**kinesthesia** Kinästhesie
**kinesthetic infant handling** Infant-handling
**kinesthetic sense** Sinn, kinästhetischer
**kinesthetics** Kinästhetik
**kinetic therapy** Kinetische Therapie
**kinetics** Kinetik
**kinin** Kinine
**Klebsiella** Klebsiella
**Klebsiella pneumoniae** Klebsiella pneumoniae
**kleptomania** Kleptomanie
**Klinefelter's syndrome** Klinefelter-Syndrom
**knee** Knie
**knee joint** Kniegelenk
**knee-elbow position** Knie-Ellbogen-Lage
**knowledge deficit** Wissensdefizit
**Kocher's forceps** Kocher-Klemme
**Koch's bacillus** Koch-Bazillus
**koilonychia** Koilonychie
**Korotkoff sounds** Korotkow-Geräusch
**Korsakoff's psychosis** Korsakow-Psychose
**kosher** koscher
**kraurosis** Kraurose
**Krause's corpuscles** Krause-Endkolben
**Krukenberg's tumor** Krukenberg-Tumor
**Küntscher-nailing** Küntscher-Nagelung
**Kupffer's cells** Kupffer-Sternzellen
**Kußmaul breathing** Kußmaul-Atmung
**Kußmaul's coma** Kußmaul-Koma
**kwashiorkor** Kwashiorkor
**kyphoscoliosis** Kyphoskoliose
**kyphosis** Kyphose

## L

**labeling** Labeling
**labia** Labia
**labia majora** Schamlippen, große
**labia minora** Schamlippen, kleine
**labial** labial
**labile** labil
**labiodental** labiodental
**labor induction** Wehen, Einleitung der
**labor stimulating cocktail** Wehencocktail
**labor suppression** Wehen, Unterdrückung der
**laboratory data interpretation** Laborergebnisse, Interpretation von
**labour** Wehen
**labyrinth** Labyrinth
**labyrinthitis** Labyrinthitis
**laceration** Lazeration
**lack of concentration** Konzentrationsstörung
**lack of motivation** Antriebsarmut
**lacrima** Lacrima
**lacrimal apparatus** Tränenapparat
**lacrimal bone** Tränenbein
**lacrimal gland** Tränendrüse
**lacrimal papilla** Tränenpapille
**lacrimal reflex** Tränenreflex
**lacrimal sac** Tränensack
**lactalbumin** Laktalbumin
**lactase** Laktase
**lactase deficiency** Laktasemangel
**lactate** Laktat
**lactate dehydrogenase** Laktatdehydrogenase (LDH)
**lactation** Laktation
**lactation counseling** Stillen, Beratung beim
**lactation suppression** Abstillen
**lactic acid** Milchsäure
**lactic acidosis** Laktatazidose
**lactiferous** laktifer
**lactiferous duct** Milchgang
**lactiferous glands** Milchdrüse
**lactobacillus** Lactobacillus
**lactose** Laktose
**lactose intolerance** Laktoseintoleranz

**lacto-vegetarian** Laktovegeratier
**lactulose** Laktulose
**lacuna** Lakune
**lacunar** lakunär
**lacus lacrimalis** Tränensee
**Laennec's cirrhosis** Laennec-Zirrhose
**lagophthalmos** Lagophthalmus, Hasenauge
**laked blood** Blut, lackfarbenes
**laliatry** Phoniatrie
**lallation** Lallen
**lalophobia** Lalophobie
**lambda** Lambda
**lambdacism** Lambdazismus
**lambdoidal suture** Lambdanaht
**lamella** Lamelle
**lamina** Lamina
**laminar air flow** Laminar Airflow
**laminectomy** Laminektomie
**lancet** Lanzette
**lancinating** lanzinierend
**Langerhans's cells** Langerhans-Zellen
**language** Sprache
**lanolin** Lanolin
**lanugo** Lanugo
**laparo-** laparo-
**laparoenterotomy** Laparoenterotomie
**laparohysterectomy** Laparohysterotomie
**laparoscope** Laparoskop
**laparotomy** Laparotomie
**lapis** Lapis
**large for date infant** Neugeborenes, hypertrophes
**large for gestational age infant** Neugeborenes, hypertrophes
**large intestine** Dickdarm
**laryngeal** laryngeal
**laryngeal cancer** Kehlkopfkrebs
**laryngeal mask** Larynxmaske
**laryngectomy** Laryngektomie
**laryngismus** Laryngismus
**laryngitis** Laryngitis
**laryngology** Laryngologie
**laryngopharyngeal** laryngopharyngeal
**laryngoscope** Laryngoskop
**laryngoscopy** Laryngoskopie
**laryngotomy** Laryngotomie
**larynx** Larynx
**laser** Laser
**laser precautions** Laserbehandlungen, Vorsichtsmaßnahmen bei
**Lassa fever** Lassa-Fieber

**late gestational disorder** Spätgestose
**latency period** Latenzzeit
**latency stage** Latenzstadium
**latent** latent
**latent phase** Latenzphase
**lateral** lateral
**lateral positioning** Seitenlagerung
**lateral ventricle** Seitenventrikel
**lateralization** Lateralisation
**latex** Latex
**latex precautions** Latexprodukte, Vorsichtsmaßnahmen gegen
**latissimus dorsi** Musculus latissimus dorsi; Rückenmuskel, breiter
**lavage** Lavage
**lavender oil** Lavendelöl
**laxatives** Laxanzien (pl.)
**lead** Blei (Pb)
**lead poisoning** Bleivergiftung
**learning** Lernen
**learning curve** Lernkurve
**learning disability** Lernstörung
**learning facilitation** Lernprozess, Erleichterung
**learning readiness enhancement** Lernbereitschaft, Unterstützung der
**learning theory** Lerntheorie
**lecithin-cholesterol acetyltransferase deficiency** Lezithin-Cholesterin-Acyl-Transferase (LCAT)-Mangel
**lecithine** Lezithin
**lectin** Lektin
**Leech Therapy** Blutegeln, Therapie mit
**left atrium** Herzvorhof, linker
**left ventricle** Herzkammer, linke
**left-handedness** Linkshändigkeit
**left-heart failure** Linksherzinsuffizienz
**left-to-right shunt** Links-rechts-Shunt
**leg compress** Wadenwickel
**legal protection of expecting and nursing mothers** Mutterschutz
**leg-bag** Beinbeutel
**Legionella pneumophila** Legionella pneumophila
**Legionnaires' disease** Legionärskrankheit
**leiomyoma** Leiomyom
**leiomyosarcoma** Leiomyosarkom
**Leishmania** Leishmania
**leishmaniasis** Leishmaniose
**lemniscus** Lemniscus
**lemon compress** Zitronenwickel
**lemon oil** Zitronenöl

**length of cannula**  Kanülenlänge
**lens**  Linse
**lens implant**  Linsenimplantat
**lentiform**  lentiform
**lentigo**  Lentigo
**lentigo maligna melanom**  Lentigo maligna
**Leopold's maneuvres**  Leopold-Handgriffe
**leprosarium**  Leprosorium
**leprosy**  Lepra
**leptin**  Leptin
**leptomeninges**  Leptomeninx
**leptomeningitis**  Leptomeningitis
**Leptospira**  Leptospira
**leptospirosis**  Leptospirose
**lesbian**  lesbisch
**lesion**  Läsion
**let-down**  Milchflussreflex
**lethal dose**  Letaldosis (LD)
**lethal gene**  Letalfaktor
**lethargy**  Lethargie
**leucine**  Leucin (Leu)
**leucinosis**  Leucinose
**leukemia**  Leukämie
**leukemia inhibitory factor**  Leukämie inhibierender Faktor
**leukoblast**  Leukoblast
**leukocyte**  Leukozyt
**leukocytosis**  Leukozytose
**leukocyturia**  Leukozyturie
**leukoderma**  Leukoderma
**leukodystrophy**  Leukodystrophie
**leukoerythroblastic anemia**  Anämie, leukoerythroblastische
**leukonychia**  Leukonychie
**leukopenia**  Leukopenie
**leukoplakia**  Leukoplakie
**leukopoiesis**  Leukopoese
**leukorrhea**  Leukorrhö, Fluor albus
**leukotoxin**  Leukotoxin
**leukotriene**  Leukotrien
**levator**  Levator
**levels of nursing care**  Pflegestufen
**levels of rehabilitation**  Rehabilitationsstufen
**levodopa**  Levodopa
**levothyroxine sodium**  Levothyroxin-Natrium
**Lewis Blood Group System**  Lewis-Blutgruppensystem
**Leydig cell tumor**  Leydig-Zelltumor
**Leydig cells**  Leydig-Zellen
**libido**  Libido

**lice**  Läuse
**lichen**  Lichen
**lichen planus**  Lichen ruber planus
**lichen sclerosis et atrophicus**  Lichen sclerosus et atrophicus
**lichen simplex chronicus**  Lichen simplex chronicus
**lichenification**  Lichenifikation
**lidocain hydrochloride**  Lidocain
**Lieberkühn's glands**  Lieberkühn-Drüsen
**lienal vein**  Vena lienalis, Milzvene
**life**  Leben
**life crisis**  Lebenskrise
**life cycle**  Lebenszyklus
**life expectancy**  Lebenserwartung
**life island**  Life island
**life span**  Lebensspanne
**life world**  Lebenswelt
**ligament**  Ligament
**ligand**  Ligand
**ligases**  Ligasen
**ligation**  Ligatur
**ligemental tear**  Bänderriss
**light**  Licht
**light chains**  L-Ketten
**light therapy**  Lichttherapie
**lignin**  Lignin
**limb leads**  Extremitätenableitung
**limbic system**  System, limbisches
**limbus**  Limbus
**lime**  Kalk
**lime tree blossom**  Lindenblüten
**limit setting**  Grenzensetzen
**lincomycin hydrochloride**  Lincomycin
**lindan**  Lindan
**linea**  Linea
**linea alba**  Linea alba
**linea nigra**  Linea fusca
**linear**  linear
**liniment**  Liniment
**linitis**  Linitis
**linoleic acid**  Linolsäure
**linolenic acid**  Linolensäure
**linseed**  Leinsamen
**Linton-Nachlas tube**  Linton-Nachlas-Sonde
**liothyronine sodium**  Liothyronin
**lip**  Lippe
**lip brake**  Lippenbremse
**lip(o)-**  lip(o)-
**lipase**  Lipase
**lipemia**  Lipämie
**lipidosis**  Lipidose

**lipids** Lipide
**lipiduria** Lipurie
**lipoatrophy** Lipathrophie
**lipochrome** Lipochrome (pl.)
**lipodystrophy** Lipodystrophie
**lipofuscin** Lipofuszin
**lipoid** lipoid
**lipoids** Lipoide (pl.)
**lipolysis** Lipolyse
**lipoma** Lipom
**lipomatosis** Lipomatose
**lipophil** lipophil
**lipophilia** Lipophilie
**lipoproteins** Lipoproteine (pl.)
**liposome** Liposom
**liquor** Liquor
**lisping** Lispeln
**Listeria monocytogenes** Listeria monocytogenes
**listeriosis** Listeriose
**lithiasis** Lithiasis
**lithium** Lithium (Li)
**litho-** litho-
**lithogenesis** Lithogenese
**lithotomia** Lithotomie
**lithotripsy** Lithotripsie
**litmus paper** Lackmuspapier
**live attenuated vaccine** Lebendimpfstoff
**live birth** Lebendgeburt
**livedo** Livedo
**liver** Leber
**liver biopsy** Leberbiopsie
**liver cancer** Leberkarzinom
**liver failure** Leberinsuffizienz
**liver fluke** Leberegel
**liver function test** Leberfunktionstest
**liver spot** Leberfleck
**liver transplantation** Lebertransplantation
**lividity** Lividität
**livor mortis** Totenflecken
**lobar pneumonia** Lobärpneumonie
**lobe** Lobus
**lobectomy** Lobektomie
**lobotomy** Lobotomie
**lobule** Lobulus
**local** lokal
**local anesthesia** Lokalanästhesie
**local anesthetics** Lokalanästhetika
**local infection** Lokalinfektion
**localization** Lokalisation
**lochia** Lochien
**lochioschesis** Lochialstau

**lochiostasis** Lochialstau
**locomotive** lokomotorisch
**locus** Locus
**logopedics** Logopädie
**logorrhoea** Logorrhoe
**logotherapy** Logotherapie
**loin** Lende
**loneliness, risk of** Einsamkeit, Risiko für
**long bones** Röhrenknochen
**long-acting insulin** Langzeitinsulin
**longitudinal** longitudinal
**longitudinal presentation** Längslage
**long-term care** Langzeitpflege
**long-term memory** Langzeitgedächtnis
**loperamide hydrochloride** Loperamid
**lorazepam** Lorazepam
**lordoscoliosis** Lordoskoliose
**lordosis** Lordose
**lotion** Lotion
**low back pain** Kreuzschmerzen
**low flow bed** Low-Flow-Bett
**low-caloric diet** Diät, kalorienreduzierte
**low-density lipoproteins** Low-density-Lipoproteine (LDL)
**low-dose therapy** Low-dose-Therapie
**lubricants** Lubrikanzien
**lucid** luzid
**lucidity** Luzidität
**Luer-Lok syringe** Luer-Lock-Spritze
**lumbago** Lumbago, Hexenschuss
**lumbar** lumbal
**lumbar nerve** Nervus lumbalis, Lumbalnerv
**lumbar plexus** Plexus lumbalis
**lumbar puncture** Lumbalpunktion
**lumbar vertebra** Lendenwirbel
**lumbocostal** lumbokostal
**lumbosacral** lumbosakral
**lumen** Lumen
**luminescence** Lumineszenz
**lunar month** Lunarmonat
**lunate bone** Os lunatum, Mondbein
**lung** Lunge
**lung cancer** Lungenkarzinom, Bronchialkarzinom, Lungenkrebs
**lung compliance** Lungencompliance
**lung contusion** Lungenkontusion
**lung transplantation** Lungentransplantation
**lunula** Lunula
**lupus** Lupus

**lupus erythematosus** Lupus erythematodes, Schmetterlingsflechte
**lupus vulgaris** Lupus vulgaris
**lutein** Lutein
**luteinizing hormon** Luteinisierendes Hormon (LH)
**luxation** Luxation
**lyases** Lyasen
**lye** Lauge
**lye poisoning** Laugenvergiftung
**Lyme disease** Lyme-Borreliose
**lymph** Lymphe
**lymph node** Lymphknoten
**lymph nodule** Lymphknötchen
**lymphadenitis** Lymphadenitis
**lymphadenopathy** Lymphadenopathie
**lymphangiectasia** Lymphangiektasie
**lymphangiogramm** Lymphangiogramm
**lymphangiography** Lymphangiographie
**lymphangioma** Lymphangiom
**lymphangitis** Lymphangitis
**lymphatic** lymphatisch
**lymphatic organs** Organe, lymphatische
**lymphatic system** System, lymphatisches
**lymphatic vessel** Lymphgefäß
**lymphedema** Lymphödem
**lymphoblast** Lymphoblast
**lymphocyte** Lymphozyt
**lymphocytic choriomeningitis** Choriomeningitis, lymphozytäre
**lymphocytopenia** Lymphozytopenie
**lymphocytosis** Lymphozytose
**lymphogenic** lymphogen
**lymphogranulomatosis** Lymphogranulomatose
**lymphoid** lymphoid
**lymphokine** Lymphokin
**lymphoma** Lymphom
**lymphopoesis** Lymphopoese
**lymphorrhagia** Lymphorrhagie
**lymphorrhea** Lymphorrhö
**lymphoscintigraphy** Lymphoszintigraphie
**lyophilize** lyophilisieren
**lysine** Lysin (Lys)
**lysis** Lyse
**lysogenesis** Lysogenie
**lysosome** Lysosom
**lysozyme** Lysozym

# M

**maceration** Mazeration

**macro-** makro-
**macrobiosis** Makrobiose
**macrocyte** Makrozyt
**macroelement** Makroelement
**macroencephaly** Makrozephalie
**macroglobulinemia** Makroglobulinämie
**macroglossia** Makroglossie
**macrolide** Makrolidantibiotika
**macromolecule** Makromolekül
**macrophages** Makrophagen
**macropsia** Makropsie
**macroscopic** makroskopisch
**macula** Macula
**macula lutea** Macula lutea
**macular degeneration** Makuladegeneration
**macular dystrophia** Makuladystrophie
**magaldrate** Magaldrat
**Magill forceps** Magill-Zange
**magnasemia** Magnesiämie
**magnesium** Magnesium (Mg)
**magnetic resonance** Magnetresonanz (MR)
**Mahaim fibers** Mahaim-Bündel
**maintenance dose** Erhaltungsdosis
**major histocompatibility complex** Haupthistokompatibilitätskomplex (MHC)
**mal-** mal-
**malabsorption** Malabsorption
**malabsorption syndrome** Malabsorptionssyndrom
**malacia** Malazie
**malaria** Malaria
**maldigestion** Maldigestion
**male gonad** Hoden
**malfunction** Dysfunktion
**malignant** maligne
**malignant hypertension** Hypertonie, maligne
**malignant hyperthermia** Hyperthermie, maligne
**malignant hyperthermia precautions** Hyperthermie, Vorsichtsmaßnahmen gegen eine maligne
**malignant neoplasma** Neoplasma, malignes
**malignant tumor** Tumor, maligner
**malingering** Simulieren
**malleolus** Knöchel
**malleus** Malleus, Hammer
**Mallory body** Mallory-Körperchen
**Mallory-Weiss' syndrome** Mallory-Weiss-Syndrom

**malnutrition** Malnutrition
**malpighian corpuscle** Malpighi-Körperchen
**malpractice** Kunstfehler
**malt** Malz
**mamma** Mamma
**mamma-** mamma-
**mammography** Mammographie
**mammoplasty** Mammaplastik
**managed care** Managed Care
**mandibula** Mandibula
**mandrel** Mandrin
**mandrin, mandrel** Mandrin
**manganese** Mangan (Mn)
**mania** Manie
**manipulation** Manipulation
**mannitol** Mannitol
**manometer** Manometer
**manometry** Manometrie
**manubrium** Manubrium
**manus** Manus
**MAOI** MAO-Hemmer
**maple syrup urine disease** Ahornsirupkrankheit
**mapping** Mapping
**maprotiline hydrochloride** Maprotilin
**marasmus** Marasmus
**Marburg virus disease** Marburg-Viruskrankheit
**march foot** Marschfraktur
**Marfan's syndrome** Marfan-Syndrom
**marginal** marginal
**marker** Marker
**masculine** maskulin
**masculinization** Maskulinisierung
**mask ventilation** Maskenbeatmung
**masklike facies** Maskengesicht
**Maslow's hierarchy of needs** Maslows Bedürfnispyramide
**masochism** Masochismus
**masochist** Masochist
**mass number** Massenzahl
**massage** Massage
**masseter** Musculus masseter, Kaumuskel
**mast cell** Mastzelle
**mast cell leukemia** Mastzellenleukämie
**mastaglia** Mastalgie
**mastectomy** Mastektomie
**mastitis** Mastitis
**mastocytosis** Mastozytose
**mastoid** mastoid

**mastoid process** Processus mastoideus, Warzenfortsatz
**mastoiditis** Mastoiditis
**mastopathy** Mastopathie
**masturbation** Masturbation
**material for intubation** Intubationsbesteck
**maternal-infant bonding** Mutter-Kind-Bindung
**maternity** Maternität
**matrix** Matrix
**maturation** Maturation
**maxilla** Maxilla
**maxillary artery** Arteria maxillaris, Oberkieferschlagader
**maxillary sinus** Oberkieferhöhle
**maxillary vein** Vena maxillaris, Oberkiefervene
**maxillomandibular** maxillomandibular
**maximum permissible dose** Dosis, höchstzulässige
**McBurney's point** McBurney-Punkt
**Meals on Wheels** Essen auf Rädern
**mean arterial pressure** Blutdruck, arterieller mittlerer
**mean corpuscular hemoglobin** Hämoglobingehalt, mittlerer (MCH)
**mean corpuscular hemoglobin concentration** Hämoglobinkonzentration, mittlere korpuskuläre (MCHC)
**mean corpuscular volume** Zellvolumen, mittleres (MCV)
**meaning of life** Lebenssinn
**measles** Masern
**measles and rubella virus vaccine live** Masern-Röteln-Impfung
**measles, mumps and rubella virus vaccine live** Masern-Mumps-Röteln-Impfung (MMR)
**measurement of central venous pressure** Venendruckmessung, zentrale
**meatus** Meatus
**mebendazole** Mebendazol
**mechanical ventilation** Beatmung, maschinelle
**mechanical ventilation** Beatmung, mechanische
**mechanical ventilatory weaning** Beatmung, Entwöhnung von der mechanischen
**mechanoreceptor** Mechanorezeptor, Pressorezeptor, Druckrezeptor
**Meckel's diverticulum** Meckel-Divertikel
**meconium** Mekonium

**meconium ileus** Mekoniumileus
**meconium staining** Grünes Fruchtwasser
**medial** medial
**median** Median
**median nerve** Nervus medianus, Mittelarmnerv
**mediastinal** mediastinal
**mediastinitis** Mediastinitis
**mediastinoscopy** Mediastinoskopie
**mediastinum** Mediastinum
**medical antishock trousers** Antischockhosen
**medical diagnosis** Diagnose, medizinische
**Medical Product Liability Act** Medizinproduktegesetz
**medical record** Anamnese, medizinische
**medical stockings** Antithrombosestrümpfe (ATS)
**medicamentous** medikamentös
**medicate** medizieren
**medication administration** Medikamentenverabreichung
**medication management** Medikamente, Umgang mit
**medication prescribing** Medikamentenverordnung
**medicine** Medizin
**meditation** Meditation
**meditation therapy** Meditationstherapie
**medium** Medium
**medroxyprogesterone acetate** Medroxyprogesteronacetat
**medulla** Medulla
**medulla oblongata** Medulla oblongata
**medulla of the kidney** Medulla renalis
**medullary** medullär
**medullary carcinoma** Medullarkarzinom
**medulloblastoma** Medulloblastom
**mefenamic acid** Mefenaminsäure
**mefloquine** Mefloquin
**mega(lo)-** mega(lo)-
**megacolon** Megakolon
**megacystis** Megazystis
**megaesophagus** Megaösophagus
**megakaryocyte** Megakaryozyt
**megakaryocytic leukemia** Megakaryozytenleukämie
**megaloblast** Megaloblast
**megaloblastic anemia** Anämie, megaloblastäre
**megalocyte** Megalozyt
**megalomania** Megalomanie

**megaloureter** Megaureter
**meibomian gland** Meibom-Drüse
**meiosis** Meiose
**Meissner's corpuscle** Meißner-Tastkörperchen
**Meissner's plexus** Meißner-Plexus
**melancholia** Melancholie
**melanin** Melanin
**melano-** melano-
**melanoblastoma** Melanoblastom
**melanocyte** Melanozyt
**melanoma** Melanom
**melanosome** Melanosom
**melanuria** Melanurie
**melasma gravidarum** Melasma gravidarum
**melatonin** Melatonin
**melena** Meläna
**melioidose** Melioidose
**melphalan** Melphalan
**melting point** Schmelzpunkt
**membrane** Membran
**membrane potential** Membranpotential
**memory** Gedächtnis
**memory training** Gedächtnistraining
**memory, impaired** Gedächtnis, beeinträchtigt
**menadione** Menadion
**menarche** Menarche
**Mendel's laws** Mendel-Gesetze
**Mendelson's syndrome** Mendelson-Syndrom
**Meni...re's disease** Meni...re-Krankheit
**meninges** Meningen (pl.)
**meningioma** Meningeom
**meningism** Meningismus
**meningitis** Meningitis
**meningocele** Meningozele
**meningococcus** Meningokokken
**meningoencephalitis** Meningoenzephalitis
**meningoencephalomyelitis** Meningoenzephalomyelitis
**meningoencephalopathy** Meningoenzephalopathie
**meningomyelitis** Meningomyelitis
**meniscectomy** Meniskektomie
**meniscus** Meniskus
**menometrorrhagia** Menometrorrhagie
**menopause** Menopause
**menorrhagia** Menorrhagie
**menorrhea** Menorrhö
**menostasis** Menostase
**menses** Menses

menstrual cramps Menstruationskrämpfe
menstrual cycle Menstruationszyklus
menstruation Menstruation
mental mental
mental age Intelligenzalter
mental blackout Bewusstseinsstörung
mental disorder Störung, mentale
mental handicap Behinderung, geistige
mental health Gesundheit, psychische
mental retardation Retardierung, geistige
mental status Geisteszustand
mental visualization Visualisierung, mentale
mentality Mentalität
menthol Menthol
menton Mentum
meperidine hydrochloride Meperidin
meprobamate Meprobamat
meralgia paresthetica Meralgia paraesthetica
mercaptopurine Mercaptopurin
mercury Quecksilber (Hg)
mercury poisoning Quecksilbervergiftung
mercury thermometer Quecksilberthermometer
Merkel cell carcinoma Merkel-Zellkarzinom
mero- mero-
merocrine merokrin
mesangium Mesangium
mescaline Meskalin
mesencephalon Mesenzephalon
mesenchyme Mesenchym
mesenteric mesenterisch
mesentery Mesenterium, Gekröse
mesh graft Meshgraft
meso- meso-
mesoderm Mesoderm
mesonephros Mesonephros
mesothelioma Mesotheliom
mesothelium Mesothel
messenger RNA Messenger-RNS
mestranol Mestranol
met(a)- met(a)-
metabiosis Metabiose
metabolic acidosis Azidose, metabolische
metabolic alkalosis Alkalose, metabolische
metabolic balance Gleichgewicht, metabolisches
metabolic disorder Stoffwechselstörung
metabolism Metabolismus
metabolite Metabolit
metabolize metabolisieren

metacarpus Metacarpus
metachromasia Metachromasie
metacommunication Metakommunikation
metagenesis Metagenese
metal Metall
metal fume fever Metalldampffieber
metamorphopsia Metamorphopsie
metamorphosis Metamorphose
metanephros Metanephros
metaparadigm Metaparadigma
metaphase Metaphase
metaphysis Metaphyse
metaplasia Metaplasie
metastasis Metastase
metatarsus Metatarsus
metatarsus valgus Metatarsus valgus
metatarsus varus Metatarsus varus
meteorismus Meteorismus
metformin hydrochloride Metformin
methacholine challenge Methacholintest
methadone Methadon
methanol Methanol
methanol poisoning Methanolvergiftung
methemoglobin Methämoglobin (Met-Hb)
methemoglobinemia Methämoglobinämie
methemoglobinuria Methämoglobinurie
methimazole Methimazol
methocarbomol Methocarbomol
methodology Methodologie
methotrexate Methotrexat
methyldopa Methyldopa
methylergonovine maleate Methylergometrin
methylphenidate hydrochloride Methylphenidat
metoclopramide hydrochloride Metoclopramid
me-too drugs Me-too-Präparate
metoprolol tartrate Metoprolol
metritis Metritis
metrocarcinoma Metrokarzinom
metronidazole Metronidazol
metrorrhagia Metrorrhagie
metyrapone Metyrapon
mexiletine hydrochloride Mexiletin
mezlocillin sodium Mezlocillin
micr(o)- mikr(o)-
microaerophile mikroaerophil
microalbuminuria Mikroalbuminurie
microangiopathy Mikroangiopathie
microbe Mikrobe
microbicide mikrobizid

**microbiology** Mikrobiologie
**microcephaly** Mikrozephalie
**microcirculation** Mikrozirkulation
**microcyte** Mikrozyt
**microcytosis** Mikrozytose
**microgamete** Mikrogamet
**microglia** Mikroglia
**microgyria** Mikrogyrie
**microgyrus** Mikrogyrus
**microorganism** Mikroorganismus
**microphage** Mikrophage
**microphtamos** Mikrophtalmus
**micropsia** Mikropsie
**microscope** Mikroskop
**microscopic** mikroskopisch
**microscopy** Mikroskopie
**microsurgery** Mikrochirurgie
**microtrauma** Mikrotrauma
**microtubules** Mikrotubuli
**microvilli** Mikrovilli
**microwave thermography** Mikrowellenthermographie
**microwaves** Mikrowellen
**miction** Miktion
**micturition** Miktion
**micturition reflex** Miktionsreflex
**midclavicular line** Medioklavikularlinie
**middle ear** Mittelohr
**midstream catch urine specimen** Mittelstrahlurin
**midwife** Hebamme/Entbindungspfleger
**midwifery** Geburtshilfe
**mifepristone** Mifepriston
**migraine** Migräne
**migration** Migration
**miliaria** Miliaria
**miliary tuberculosis** Miliartuberkulose
**milieu** Milieu
**milieu therapy** Milieutherapie
**milium** Milie
**milk** Milch
**milk fever** Milchfieber
**milli-** milli-
**milligram** Milligramm (mg)
**milliliter** Milliliter (ml)
**millimeter** Millimeter (mm)
**mimicry** Mimikry
**mind** Geist
**mineral** Mineral
**mineralocorticoids** Mineralokortikoide
**minimal alveolar concentration** $MAC_{50}$

**minimal bactericidal concentration** Minimale bakterizide Konzentration (MBK)
**minimal hemolytic dose** Minimale hämolytische Dosis (MHD)
**minimal infecting dose** Dosis, minimale infektiöse
**minimal inhibitory concentration** Hemmkonzentration, minimale (MIC)
**minimal invasive surgery** Chirurgie, minimal-invasive (MIC)
**minimal lethal dose** Minimale letale Dosis (MLD)
**mini-mental state examination** Mini mental state test (MMST)
**minimum dose** Minimaldosis
**minioxidil** Minioxidil
**minocycline hydrochloride** Minocyclin
**minor epilepsie** Petit mal
**minute ventilation** Minutenventilation
**minute volume** Atemminutenvolumen (AMV)
**miosis** Miose
**misogyny** Misogynie
**misopedia** Misopädie
**missed abortion** Missed Abortion
**mistletoe therapy** Misteltherapie
**mites** Milben
**mitochondria** Mitochondrien
**mitogenetic** mitogen
**mitomycin** Mitomycin
**mitosis** Mitose
**mitotic index** Mitoseindex
**mitral insufficiency** Mitralinsuffizienz
**mitral valve** Mitralklappe
**mitral valve prolaps** Mitralklappenprolaps
**mitral valve stenosis** Mitralklappenstenose
**mittelschmerz** Mittelschmerz
**mixed culture** Mischkultur
**mixed infection** Mischinfektion
**mixed nerve** Nerv, gemischter
**mixed tumor** Mischtumor
**mixed vaccine** Kombinationsimpfstoff
**mixture** Mixtur
**mnemonics** Mnemonik
**mo(u)ld** Schimmelpilz
**mobilisation** Mobilisation
**mobility** Mobilität
**mobility, impaired physical** Mobilität, beeinträchtigte körperliche
**Mobitz heart block** Mobitz-Herzblock
**model of nursing** Pflegemodell

**modeling** Modelllernen
**moderate mental retardation** Debilität
**modification** Modifikation
**moist heat** Wärme, feuchte
**molality** Molalität
**molar** Molar
**molarity** Molarität
**mole** Mol
**molecular biology** Molekularbiologie
**molecular genetics** Molekulargenetik
**molecular mass** Molekularmasse
**molecular pathology** Molekularkrankheit
**molecular weight** Molekulargewicht (MG)
**molecule** Molekül
**molluscum** Molluscum
**mon(o)-** mon(o)-
**movement apparatus in old age** Bewegungsapparat im Alter
**Mönckeberg's arteriosclerosis** Mönckeberg-Sklerose
**mongolism** Mongolismus
**monitor** Monitor
**monoamin oxidase** Monoaminoxidase (MAO)
**monoamine oxidase inhibitor** Monoaminoxidasehemmer (MAOH)
**monoarthritis** Monoarthritis
**monoarticular** monoartikulär
**monochromatic** monochromatisch
**monoclonal** monoklonal
**monoclonal antibody** Antikörper, monoklonale
**monocular** monokular
**monocystopenia** Monozytopenie
**monocyte** Monozyt
**monocytic leukemia** Monozytenleukämie
**monocytosis** Monozytose
**monogamy** Monogamie
**monomer** Monomer
**mononeuropathy** Mononeuropathie
**mononuclear** mononukleär
**mononucleosis** Mononukleose
**monorchism** Monorchie
**monosaccharide** Monosaccharid
**monosomy** Monosomie
**monozygotic** monozygot
**mons** Mons
**Monteggia's fracture** Monteggia-Fraktur
**mood** Stimmung
**mood disorders** Stimmungsschwankungen
**mood management** Stimmungsschwankungen, Umgang mit

**moon face** Mondgesicht
**morbid** morbide
**morbidity** Morbidität
**morbilliform** morbilliform
**morbus** Morbus
**morgue** Leichenhalle
**moribund** moribund
**morning stiffness** Morgensteifigkeit
**morning-after pill** Morning-after-Pille
**Moro reflex** Moro-Reflex
**morph(o)-** morph(o)-
**morphine** Morphin
**morphine poisoning** Morphinvergiftung
**morphinism** Morphinismus
**morphogenesis** Morphogenese
**morphology** Morphologie
**mortality** Mortalität
**mortar** Mörser
**morula** Morula
**mosaic** Mosaik
**mosquito bite** Moskitobiss
**mother fixation** Mutterfixierung
**motilin** Motilin
**motility** Motilität
**motion sickness** Reisekrankheit
**motivation** Motivation
**motoneuron** Motoneuron
**motor** motorisch
**motor aphasia** Aphasie, motorische
**motor apraxia** Apraxie, motorische
**motor ataxia** Ataxie, motorische
**motor coordination** Koordination, motorische
**motor end plate** Endplatte, motorische
**motor hallucination** Halluzination, motorische
**motor nerv** Nerv, motorischer
**motor neuron** Neuron, motorisches
**motor pathway** Bahn, motorische
**motor root** Wurzel, motorische
**motor unit** Einheit, motorische
**mouth** Mund
**mouth care** Mundpflege
**mouth guard** Mundschutz
**mouth -to-nose resuscitation** Mund-zu-Nase-Beatmung
**mouth-to-mouth resuscitation** Mund-zu-Mund-Beatmung
**mouthwash** Mundwasser
**movement apparatus** Bewegungsapparat
**moxa, moxibustion** Moxibustion
**mucilago** Muzilago

**mucin** Muzin
**muco-** muko-/muco-
**mucolipidosis** Mukolipidose
**mucolytics** Mukolytika
**mucopolysaccharide** Mukopolysaccharid
**mucopolysaccharidosis**
  Mukopolysaccharid-Speicherkrankheit
**mucosa** Mucosa
**mucous membrane** Schleimhaut
**mucus** Mukus
**müllerian duct** Müller-Gang
**Müller's maneuver** Müller-Handgriff
**multi-** multi-
**multicellular** multizellulär
**multidisciplinary care conference**
  Pflegekonferenz, multidisziplinäre
**multiform** multiform
**multigravida** Multigravida
**multiinfarct dementia** Multiinfarktdemenz
**multimorbidity** Multimorbidität
**multipara** Multipara
**multiple endocrine adenomatosis**
  Adenomatose, multiple endokrine
**multiple endocrine neoplasia** MEN-
  Syndrom
**multiple organ failure** Multiorganversagen
**multiple personality** Persönlichkeit,
  multiple
**multiple sclerosis** Multiple Sklerose (MS)
**multiple three-way stopcock** Hahnenbank
**multiple trauma** Polytrauma
**multisynaptic** multisynaptisch
**multivalent** multivalent
**mummification** Mumifikation
**mumps** Mumps
**mumps virus vaccine live** Mumps-Vakzin
**Münchhausen's syndrome** Münchhausen-
  Syndrom
**Murphy's sign** Murphy-Zeichen
**muscarine** Muskarin
**muscle** Muskel
**muscle biopsy** Muskelbiopsie
**muscle cramp** Muskelkrampf
**muscle relaxant** Muskelrelaxanzien (pl.)
**muscle system** Muskelsystem
**muscle tone** Muskeltonus
**muscular** muskulär
**muscular atrophy** Muskelatrophie
**muscular defense** Abwehrspannung
**muscular dystrophy** Muskeldystrophie
**muscular tension** Muskelspannung
**musculature** Muskulatur

**musculoskeletal system** Skelettmuskulatur
**mushroom poisoning** Pilzvergiftung
**mushrooms** Pilze
**music therapy** Musiktherapie
**mustard compress** Senfwickel
**mustard gas** Senfgas
**mutagen** Mutagen
**mutagenesis** Mutagenese
**mutant** Mutant
**mutation** Mutation
**mutism** Mutismus
**mutual goal setting** Zielsetzungen,
  Festlegen gemeinsamer
**my(o)-** my(o)-
**myalgia** Myalgie
**myasthenia** Myasthenie
**myasthenia gravis** Myasthenia gravis
**myc(o)-** myk(o)-
**mycelium** Myzelium
**mycetoma** Myzetom
**mycobacteriosis** Mykobakteriose
**mycobacterium** Mykobakterium
**mycology** Mykologie
**mycoplasma** Mykoplasma
**mycosis** Mykose
**mycotoxicosis** Mykotoxikose
**mydriasis** Mydriase
**mydriatics** Mydriatika
**myel(o)-** myel(o)-
**myelencephalon** Myelenzephalon
**myelin** Myelin
**myelin sheath** Myelinscheide
**myeliod** myeloisch
**myelitis** Myelitis
**myeloblast** Myeloblast
**myeloblastic leukemia**
  Myeloblastenleukämie
**myelocele** Myelozele
**myelocystocele** Myelozystozele
**myelocyte** Myelozyt
**myelogenesis** Myelogenese
**myelogram** Myelogramm
**myelographia** Myelographie
**myeloma** Myelom
**myelomeningocele** Myelomeningozele
**myelopathy** Myelopathie
**myelopoiesis** Myelopoese
**myeloproliferative** myeloproliferativ
**myiasis** Myiase
**mylomalacia** Myelomalazie
**myocardial infarction** Herzinfarkt;
  Myokardinfarkt (MI)

**myocardial ischemia** Myokardischämie
**myocardiopathy** Myokardiopathie
**myocarditis** Myokarditis
**myocardium** Myokard
**myocyt** Myozyt
**myoedema** Myödem
**myofascial** myofaszial
**myofibril** Myofibrille
**myogelosis** Myogelose
**myogenic** myogen
**myoglobin** Myoglobin
**myoglobinuria** Myoglobinurie
**myoklonus** Myoklonie
**myoma** Myom
**myometrium** Myometrium
**myopathy** Myopathie
**myopia** Myopie; Kurzsichtigkeit
**myosarcoma** Myosarkom
**myosin** Myosin
**myositis** Myositis
**myotomy** Myotomie
**myotonia** Myotonie
**myringectomy** Myringektomie
**myringitis** Myringitis
**myringoplasty** Myringoplastik
**mysophobia** Mysophobie
**myxedema** Myxödem
**myxoid cyst** Überbein
**myxoma** Myxom
**myxosarcoma** Myxosarkom
**myxovirus** Myxovirus

# N

**nadolol** Nadolol
**Nägele's rule** Nägele-Regel
**nail** Nagel
**nail biting** Nägelkauen
**nail care** Nagelpflege
**nail groove** Nagelfalz
**nail in old age** Nagel im Alter
**nail plate** Nagelplatte
**nailbed** Nagelbett
**nalidixic acid** Nalidixinsäure
**naloxone hydrochloride** Naloxon
**naltrexone hydrochloride** Naltrexon
**nanism** Nanismus
**nano-** nano-
**nanogramm** Nanogramm (ng)
**nanometer** Nanometer (nm)
**naphazoline hydrochloride** Naphazolin
**naproxen** Naproxen

**narcissism** Narzissmus
**narcissistic personality disorder** Persönlichkeitsstörung, narzisstische
**narcolepsy** Narkolepsie
**narcosis** Narkose
**narcotic antagonist** Opioidantagonist
**narcotic poisoning** Opioidvergiftung
**narcotic(s)** Rauschmittel
**narcotics** Betäubungsmittel (BTM); Narkotika (pl.)
**narcotics record** Betäubungsmittelbuch
**nasal** nasal
**nasal care** Nasenpflege
**nasal cavity** Nasenhöhle
**nasal drops** Nasentropfen
**nasal polyp** Nasenpolyp
**nasal septum** Nasenseptum
**nasal sinus** Nasennebenhöhlen
**nascent** naszierend
**nasogastric** nasogastrisch
**nasolabial** nasolabial
**nasolacriminal duct** Tränennasengang
**nasopharyngeal** nasopharyngal
**nasopharynx** Nasopharynx
**nasotracheal** nasotracheal
**nasotracheal tube** Nasotrachealtubus
**natis** Natis
**natremia** Natriämie
**natriuresis** Natriurie
**natural antibody** Antikörper, natürliche
**natural family planning method** Familienplanung, natürliche
**natural immunity** Immunität, natürliche
**natural selection** Selektion, natürliche
**naturopathy** Naturheilkunde
**nausea** Übelkeit, Nausea
**navel care** Nabelpflege beim Neugeborenen
**nebulization** Vernebeln
**neck** Hals
**neck dissection** Neck dissection
**neck of femur** Schenkelhals
**necro-** nekro-
**necrobiosis** Nekrobiose
**necrology** Nekrologie
**necrophilia** Nekrophilie
**necrophobia** Nekrophobie
**necrosis** Nekrose
**necrotizing** nekrotisieren
**necrotizing enteritis** Enteritis, nekrotisierende
**needle biopsy** Nadelbiopsie

**needle holder** Nadelhalter
**negative** negativ
**negative end-expiratory pressure** Negativ endexpiratorischer Druck (NEEP)
**negative feedback** Feedback, negatives
**negative reinforcer** Verstärkung, negative
**negativism** Negativismus
**neglect** Neglect
**Negri bodies** Negri-Körperchen
**Neisseria** Neisseria
**nerve cell; neuron** Nervenzelle
**Nélatons catheter** Nélaton-Katheter
**nematocide** Nematozid
**nematodes** Nematoden (pl.)
**neo-** neo-
**neoadjuvant** neoadjuvant
**neocerebellum** Neocerebellum
**neocortex** Neokortex
**neogenesis** Neogenese
**neologism** Neologismus
**neomycin sulfat** Neomycin
**neon** Neon (Ne)
**neonatal** neonatal
**neonatal assessment scale** Neugeborenen-Screening
**neonatal mortality** Säuglingssterblichkeit
**neonatology** Neonatologie
**neonatus** Neonatus
**neoplasia** Neoplasie
**neoplasm** Neoplasma
**neostigmine bromide** Neostigmin
**nephr(o)-** nephr(o)-
**nephrectomy** Nephrektomie
**nephritis** Nephritis
**nephro(angio)sclerosis** Nephrosklerose
**nephrocalcinosis** Nephrokalzinose
**nephrogenic** nephrogen
**nephrography** Nephrographie
**nephrolithiasis** Nephrolithiasis
**nephrology** Nephrologie
**nephrolytic** nephrolytisch
**nephron** Nephron
**nephropathy** Nephropathie
**nephroptosis** Nephroptose
**nephrostomy** Nephrostomie
**nephrotomy** Nephrotomie
**nephrotoxic** nephrotoxisch
**nerve** Nerv
**nerve fiber** Nervenfaser
**nerve graft** Nerventransplantation
**nerve growth factor** Nervenwachstumsfaktor

**nest position** Nestlagerung
**nettle rash** Nesselsucht
**networking** Networking
**neur(o)-** neur(o)-
**neural** neural
**neural plate** Neuralplatte
**neural tube** Neuralrohr
**neuralgia** Neuralgie, Nervenschmerz
**neurapraxia** Neurapraxie
**neurasthenia** Neurasthenie
**neurectomy** Neurektomie
**neurilemma** Neurilemm
**neurinoma** Neurinom
**neuritis** Neuritis
**neuroblast** Neuroblast
**neuroblastoma** Neuroblastom
**neurocytoma** Neurozytom
**neurodermitis** Neurodermitis
**neuroendocrine** neuroendokrin
**neuroepithelioma** Neuroepitheliom
**neurofibril** Neurofibrille
**neurofibroma** Neurofibrom
**neurogen** Neurogenese
**neuroglia** Neuroglia
**neurographia** Neurographie
**neurohormone** Neurohormon
**neurohypophyseal hormone** Neurohypophysenhormon
**neurohypophysis** Neurohypophyse
**neurolepsy** Neurolepsie
**neuroleptanalgesia** Neuroleptanalgesie
**neuroleptanesthesia** Neuroleptanästhesie
**neuroleptic drugs** Neuroleptika (pl.)
**neurolinguistic programing** Programmieren, neurolinguistisches
**neurologic monitoring** Neurologisches Monitoring
**neurologist** Neurologe
**neurology** Neurologie
**neuroma** Neurom
**neuromuscular** neuromuskulär
**neuromyelitis** Neuromyelitis
**neuron** Neuron
**neuronitis** Neuronitis
**neuropathy** Neuropathie
**neuropsychiatry** Neuropsychiatrie
**neurosis** Neurose
**neurosurgery** Neurochirurgie
**neurosyphilis** Neurosyphilis
**neurotensin** Neurotensin
**neurotic** neurotisch

**neurotic personality** Persönlichkeit, neurotische
**neurotmesis** Neurotmesis
**neurotomy** Neurotomie
**neurotoxicity** Neurotoxizität
**neurotoxin** Neurotoxin
**neurotransmitter** Neurotransmitter
**neurotripsy** Neurotripsie
**neurotropic** neurotrop
**neutral** neutral
**neutralization** Neutralisation
**neutron** Neutron
**neutropenia** Neutropenie
**neutrophil** Neutrophile (pl.)
**neutrophilia** Neutrophilie
**nevus** Nävus
**nevus flammeus** Feuermal; Naevus flammeus
**new form of Creutzfeld-Jakob disease** Creutzfeld-Jakob-Krankheit, neue Variante (nvCJK)
**newborn care** Neugeborenenpflege
**newborn monitoring** Neugeborenen-Monitoring
**newborns' prophylactics** Prophylaxen bei Neugeborenen
**Newton** Newton
**niacin** Niacin
**nicardipine** Nicardipin
**nickel** Nickel (Ni)
**nickel dermatitis** Nickeldermatitis
**niclosamide** Niclosamid
**nicotine** Nikotin
**nicotine poisoning** Nikotinvergiftung
**nicotine withdrawal syndrome** Nikotinentzugssyndrom
**nidation** Nidation, Einnistung
**Niemann-Pick's disease** Niemann-Pick-Krankheit
**nifedipine** Nifedipin
**night sweat** Nachtschweiß
**night terror** Alpdruck
**night vision** Nachtsichtigkeit
**night-blindness** Nachtblindheit
**Nightingale ward** Nightingale-Station
**nightingalism** Nightingalismus
**nightmare** Alptraum
**nihilistic delusion** Wahnvorstellung, nihilistische
**nipple** Brustwarze; Mamilla, Pl. Mamillae
**nipple shield** Warzenhütchen
**nisoldipine** Nisoldipin

**nitrate** Nitrat
**nitric acid** Salpetersäure
**nitric oxide** Stickoxid (NO)
**nitrite** Nitrit
**nitrobenzene** Nitrobenzol
**nitrofurantoin** Nitrofurantoin
**nitrofurazone** Nitrofurazon
**nitrogen** Stickstoff (N)
**nitrogen balance** Stickstoffbilanz
**nitroglycerin** Glyzeroltrinitrat; Nitroglyzerin
**nitrosamines** Nitrosamine
**nitrous oxide** Lachgas
**nits** Nissen
**nociceptive** nozizeptiv
**nociceptor** Nozizeptor
**nocturia** Nykturie
**nocturnal enuresis** Enuresis nocturna
**node** Nodus
**nodule** Nodulus
**nomenclature** Nomenklatur
**nomogram** Nomogramm
**noncompliance** Kooperationsbereitschaft, fehlende (Noncompliance)
**nondirective psychotherapy** Gesprächsführung, klientenzentrierte nach Carl Rogers
**nondisjunction** Non-Disjunction
**non-Hodgkin's lymphoma** Non-Hodgkin-Lymphom (NHL)
**noninsulin-dependent diabetes mellitus** Diabetes mellitus, nicht-insulinpflichtiger
**nonnutritive sucking** Saugen, nicht-ernährungsrelevantes
**nonparous** Nullipara
**nonprotein nitrogen** Reststickstoff
**nonsteroidal antiinflammatory** Antirheumatika, nichtsteroidale (NSAR) (pl.)
**nonverbal communication** Kommunikation, nonverbale
**Noonan's syndrome** Noonan-Syndrom
**nootropics** Nootropika (pl.)
**norepinephrine** Norepinephrin
**norethindrone** Norethisteron
**norfloxacin** Norfloxacin
**norm** Norm
**norm(o)-** norm(o)-
**normal distribution** Normalverteilung
**normal solution** Normallösung

**normalization promotion**  Normalität, Förderung der
**normoblast**  Normoblast
**normochromic**  normochrom
**normocyte**  Normozyt
**normoglykemia**  Normoglykämie
**normotensive**  normoton
**North American Nursing Diagnosis Association**  Nordamerikanische Pflegediagnosenvereinigung (NANDA)
**Norton scale**  Norton-Skala
**nortriptyline hydrochloride**  Nortriptylin
**nose**  Nase
**nosebleed**  Nasenbluten
**nosocomial**  nosokomial
**nosocomial infection**  Nosokomialinfektion
**nosology**  Nosologie
**notifiable; certifiable**  meldepflichtig
**noxa**  Noxe
**nucha**  Nucha
**nuchal rigidity**  Nackensteifigkeit
**nucl-**  nukl-
**nuclear**  nuklear
**nuclear medicine**  Nuklearmedizin
**nuclear spin tomography**  Kernspintomographie
**nucleic acid**  Nukleinsäure
**nucleolus**  Nukleolus (pl. Nukleoli)
**nucleon**  Nukleon
**nucleoside**  Nukleosid
**nucleosome**  Nukleosom
**nucleotide**  Nukleotid
**nucleus**  Nukleus (pl. Nuklei); Zellkern
**nucleus pulposus**  Nucleus pulposus
**nuclide**  Nuklid
**numeric pain scale**  Schmerzskala, nummerische
**nurse**  Pflegender, professionell
**nurse working permanent night shifts**  Dauernachtwache
**nursing**  Krankenpflege; Pflege, professionelle
**Nursing Act**  Krankenpflegegesetz
**nursing allowance**  Pflegesatz; Geldleistung
**nursing assessment**  Pflegeanamnese
**nursing care insurance**  Pflegeversicherung
**nursing care plan**  Pflegeplan
**nursing concept**  Pflegekonzept; Pflegeleitbild
**nursing courses**  Krankenpflegeausbildung
**nursing degree course**  Pflegestudium
**nursing diagnosis**  Pflegediagnose

**nursing education (theory)**  Pflegepädagogik
**nursing ethics**  Pflegeethik
**nursing goal**  Pflegeintention
**nursing intervention**  Pflegeintervention
**nursing interventions classification**  Klassifikation der Pflegeinterventionen (NIC)
**nursing minimum data set**  Nursing Minimum Data Set (NMDS)
**nursing model**  Pflegeleitbild
**nursing objective**  Pflegeziel
**nursing of the elderly**  Altenpflege
**nursing outcomes classification**  Klassifikation der Pflegeergebnisse (NOC)
**nursing problem**  Pflegeproblem
**nursing process**  Pflegeprozess
**nursing process (four steps)**  Pflegeprozess, 4-Stufen-Modell (WHO)
**nursing process (six steps)**  Pflegeprozess, 6-Stufen-Modell
**nursing research**  Nursing Research; Pflegeforschung
**nursing ritual**  Pflegeritual
**nursing rounds**  Pflegevisite
**nursing system**  Pflegesystem
**nursing theorist**  Pflegetheoretiker
**nursing theory**  Pflegetheorie
**nutrient**  Nährstoff
**nutrition management**  Ernährung
**nutrition therapy**  Ernährungstherapie
**nutrition; alimentation**  Ernährung
**nutritional**  nutritiv
**nutritional counseling**  Ernährungsberatung
**nutritional monitoring**  Ernährungsüberwachung
**nutritional science**  Ernährungswissenschaft
**nutritional state**  Ernährungsstatus
**nyctalopia**  Nyktalopie
**nyctophobia**  Nyktophobie
**nymphomania**  Nymphomanie
**nystagmus**  Nystagmus
**nystatin**  Nystatin

# O

**oat cell carcinoma**  Oat-Zell-Karzinom
**ob-**  ob-
**obduction**  Obduktion
**obesity**  Obesität, Fettleibigkeit

**obex** Obex
**objective** objektiv
**objective sign** Anzeichen, objektives
**objective symptom** Symptom, objektives
**obligate** obligat
**oblique** obliquus
**oblique presentation** Schräglage
**obliteration** Obliteration
**obsession** Obsession
**obsolete** obsolet
**obstetrics** Geburtshilfe
**obstipation** Obstipation
**obstruction** Obstruktion
**obturation** Obturation
**obturator** Obturator
**obturator muscle** Musculus obturatorius, Hüftlochmuskel
**occipital** okzipital
**occipital artery** Arteria occipitalis, Hinterhauptschlagader
**occipital bone** Os occipitale, Hinterhauptbein
**occipital lobe** Okzipitallappen
**occipitofrontal** okzipitofrontal
**occiput** Okziput, Hinterkopf
**occlusal** okklusiv
**occlusion** Okklusion
**occlusive dressing** Okklusivverband
**occult** okkult
**occult blood** Blut, okkultes
**occupancy** Bettenbelegung
**occupational accident** Berufsunfall
**occupational dermatoses** Berufsdermatosen
**occupational disability** Berufsunfähigkeit
**occupational disease** Berufskrankheit
**occupational therapist** Beschäftigungstherapeut/in
**occupational therapy** Beschäftigungstherapie
**ochronosis** Ochronose
**ocular** okular
**oculo-** okulo-
**oculogyric crisis** Krise, okulogyre; Blickkrampf
**oculomotor** okulomotorisch
**Oddi's sphincter** Oddi-Sphinkter
**odont-** odont-
**odontalgia** Odontalgie
**odontoblasts** Odontoblasten (pl.), Zahnbeinbildner
**odontogenesis** Odontogenese

**odontology** Odontologie
**odontoma** Odontom
**odor** Odor
**odynophagia** Odynophagie
**Oedipus complex** Ödipuskomplex
**oesophageal voice** Speiseröhrensprache
**Ogino-Knaus method** Knaus-Ogino-Methode
**Ogino-Knaus rule** Knaus-Ogino-Methode
**ohm** Ohm
**Ohm's law** Ohm-Gesetz
**oil** Öl
**oil/water lotion** O/W-Lotion
**ointment** Salbe
**ointment dressing** Salbenverband
**ointment face** Salbengesicht
**olecranon** Olekranon
**oleic acid** Ölsäure
**olfactory** olfaktorisch
**olfactory center** Riechzentrum
**olfactory hallucination** Halluzination, olfaktorische
**olfactory nerve** Nervus olfactorius, Riechnerv
**olfactory receptors** Geruchsrezeptoren
**olfactory stimulation** Stimulation, olfaktorische
**olig(o)-** olig(o)-
**oligemia** Oligämie
**oligodactyly** Oligodaktylie
**oligodendroglia** Oligodendroglia
**oligodendroglioma** Oligodendrogliom
**oligohydramnios** Oligohydramnie
**oligomenorrhea** Oligomenorrhö
**oligosaccharide** Oligosaccharid
**oligospermia** Oligospermie
**oliguria** Oligurie
**olivopontocerebellar** olivopontocerebellar
**omarthritis** Omarthritis
**omentum** Omentum, Epiploon
**omni-** omni-
**omnipotence** Omnipotenz
**omphalitis** Omphalitis
**omphalozele** Omphalozele, Nabel(schnur)bruch
**onania** Onanie
**onco-** onko-
**oncogen** Onkogen
**oncogenesis** Onkogenese
**oncogenic virus** Onkovirus
**oncologist** Onkologe
**oncology** Onkologie

**oncotic pressure**  Druck, onkotischer
**onion compress**  Zwiebelwickel
**onkolysis**  Onkolyse
**ontogeny**  Ontogenese
**onychia**  Onychie
**onychodystrophy**  Onychodystrophie
**onycholysis**  Onycholyse
**onychomycosis**  Onychomykose
**onychosis**  Onychose
**Oo-**  Oo-
**oocyte**  Oozyt
**oogamy**  Oogamie
**oogenesis**  Oogenese
**oophorectomy**  Oophorektomie
**oophoritis**  Oophoritis
**oophorosalpingitis**  Oophorosalpingitis
**opaque**  opak
**open suction system**  Absaugsystem, offenes
**open system**  System, offenes
**opening pressure**  Öffnungsdruck
**operable**  operabel
**operant**  operant
**operant conditioning**  Konditionierung, operante
**operating microscope**  Operationsmikroskop
**operation**  Operation
**operon**  Operon
**ophthalm(o)-**  ophthalm(o)-
**ophthalmia**  Ophthalmie
**ophthalmic care**  Augenpflege
**ophthalmic nerve**  Nervus ophthalmicus, Augennerv
**ophthalmics**  Ophthalmika (pl.)
**ophthalmologist**  Ophthalmologe
**ophthalmology**  Ophthalmologie
**ophthalmoplegia**  Ophthalmoplegie, Augenmuskellähmung
**ophthalmoscope**  Ophthalmoskop
**ophthalmoscopy**  Ophthalmoskopie
**opiate**  Opiat
**opiate poisoning**  Opiatvergiftung
**opiate receptor**  Opiatrezeptor
**opioid**  opioid
**opioids**  Opioide (pl.)
**opium**  Opium
**opium alkaloid**  Opiumalkaloid
**opportunistic**  opportunistisch
**opsonin**  Opsonin
**optic**  optisch
**optic atrophy**  Optikusatrophie
**optic disk**  Sehnervenpapille
**optic glioma**  Optikusgliom
**optic nerve**  Nervus opticus, Sehnerv
**optic neuritis**  Optikusneuritis
**optic neuropathy**  Optikusneuropathie
**optic tract**  Sehbahn
**optics**  Optik
**optometry**  Optometrie
**oral**  oral
**oral contraceptives**  Kontrazeptiva (pl.), orale; Ovulationshemmer
**oral eroticism**  Oralerotik
**oral health maintenance**  Gesundheit, Erhaltung der oralen
**oral health promotion**  Gesundheit, Förderung der oralen
**oral health restoration**  Gesundheit, Wiederherstellung der oralen
**oral hygiene**  Mundhygiene
**oral mucosa**  Mundschleimhaut
**oral mucous membrane, altered**  Mundschleimhaut, veränderte
**oral stage**  Phase, orale
**oral stimulation**  Stimulation, orale
**oral thrush prophylaxis**  Soorprophylaxe
**orange oil**  Orangenöl
**orbicular**  orbikular
**orbit**  Orbita, Augenhöhle
**orbitography**  Orbitographie
**orch(i)-**  orch(i)-
**orchidectomy**  Orchi(d)ektomie
**orchis**  Orchis
**orchitis**  Orchitis
**order transcription**  Anordnungen, Transkription von
**organ**  Organ
**organ of Corti**  Corti-Organ
**organ procurement**  Organspende
**organelles**  Organellen (pl.)
**organic**  organisch
**organic chemistry**  Chemie, organische
**organic disease**  Krankheit, organische
**organism**  Organismus
**Organization for Social Welfare Work**  Diakonisches Werk
**organized nursing types**  Pflegeorganisationsformen
**organogenesis**  Organogenese
**organoid**  organoid
**organophosphate poisoning**  Organophosphatvergiftung
**organophosphates**  Organophosphate (pl.)

**orgasm** Orgasmus
**oriental sore** Orientbeule
**orientation** Orientierung
**orientation aids** Orientierungshilfen
**orifice** Orificium
**ornithine** Ornithin
**orofacial** orofazial
**oropharyngeal** oropharyngeal
**oropharynx** Oropharynx
**orotic acid** Orotsäure
**ortho-** ortho-
**orthodontics** Orthodontie, Kieferorthopädie
**orthodromic** orthodrom
**orthogenesis** Orthogenese
**orthograde** orthograd
**orthopedic vest** Berrehailweste
**orthopedics** Orthopädie
**orthopedist** Orthopäde
**orthopnea** Orthopnoe
**orthopsychiatry** Orthopsychiatrie
**orthoptic** orthoptisch
**orthoptist** Orthoptist
**orthosis** Orthese
**orthostasis** Orthostase
**orthostatic hypotension** Hypotonie, orthostatische
**orthotonos** Orthotonus
**os** Os
**oscillation** Oszillation
**oscilloscope** Oszilloskop
**Osler's nodes** Osler-Knötchen
**osmolality** Osmolalität
**osmolar** osmolar
**osmolarity** Osmolarität
**osmole** Osmol
**osmology** Osmologie
**osmometry** Osmometrie
**osmoreceptors** Osmorezeptor
**osmosis** Osmose
**osmotic diurese** Diurese, osmotische
**osmotic pressure** Druck, osmotischer
**osseous** osseus
**ossicle** Ossiculum
**ossification** Ossifikation
**ostealgia** Ostealgie
**osteitis** Osteitis
**osteo-** osteo-
**osteoarthritis** Osteoarthritis
**osteoarthrosis** Osteoarthrose
**osteoarticular** osteoartikulär
**osteoblast** Osteoblast

**osteoblastoma** Osteoblastom
**osteocarcinoma** Osteokarzinom
**osteochondritis** Osteochondritis
**osteochondroma** Osteochondrom
**osteochondropathy** Osteochondropathie
**osteochondrosarcoma** Osteochondrosarkom
**osteochondrosis** Osteochondrose
**osteoclasia** Osteoklasie
**osteoclast** Osteoklast
**osteocyte** Osteozyt
**osteodensitometer** Osteodensitometer
**osteodystrophia** Osteodystrophie
**osteofibroma** Osteofibrom
**osteogenesis** Osteogenese
**osteogenesis imperfecta** Osteogenesis imperfecta
**osteoid** osteoid
**osteology** Osteologie
**osteolysis** Osteolyse
**osteom** Osteom
**osteomalacia** Osteomalazie
**osteomyelitis** Osteomyelitis
**osteomyelodysplasia** Osteomyelodysplasie
**osteon** Osteon
**osteonecrosis** Osteonekrose
**osteopathy** Osteopathie
**osteopenia** Osteopenie, Knochenschwund
**osteophlebitis** Osteophlebitis
**osteophyte** Osteophyt
**osteoplasty** Osteoplastik
**osteoporosis** Osteoporose
**osteosarcoma** Osteosarkom
**osteosclerosis** Osteosklerose
**osteosynthesis** Osteosynthese
**osteotomy** Osteotomie
**ostium** Ostium
**ostomy** Stoma
**ostomy care** Stomapflege
**ostomy irrogation** Stomaspülung
**ot(o)-** ot(o)-
**otalgia** Otalgie
**otic** oticus
**otics** Otologika (pl.)
**otitis** Otitis
**otitis externa** Otitis externa
**otitis media** Otitis media, Mittelohrentzündung
**otolaryngology** Otolaryngologie
**otolith** Otolith
**otologist** Otologe
**otology** Otologie

**otomycosis** Otomykose
**otorrhea** Otorrhö
**otosclerosis** Otosklerose
**otoscope** Otoskop
**otoscopy** Otoskopie
**ototoxic** ototoxisch
**outcome quality** Ergebnisqualität
**outpatient** ambulant
**ov(o)-** ov(o)-
**ovalocyte** Ovalozyt
**ovarian** ovarial
**ovarian artery** Arteria ovarica, Eierstockarterie
**ovarian carcinoma** Ovarialkarzinom
**ovarian cyst** Ovarialzyste
**ovarian pregnancy** Ovarialgravidität
**ovarian vein** Eierstockvene; Vena ovarica
**ovariectomy** Ovarektomie
**ovary** Ovarium (pl. Ovarien ;Eierstock
**over the counter** rezeptfrei
**overdose** Überdosis
**overflow incontinence** Überlaufinkontinenz
**overhang** Overhang
**overload** Overload
**overnutrition** Überernährung
**overresponse** Überreaktion
**overweight** Übergewicht
**ovotestis** Ovotestis
**ovulation** Ovulation, Eisprung
**ovulation method (of family planning)** Ovulationsmethode
**ovulation suppressors** Ovulationshemmer
**ovules, ovula** Ovula
**ovum** Ovum (pl. Ova)
**ox(y)** ox(y)-
**oxacillin sodium** Oxacillin
**oxalate** Oxalat
**oxalated blood** Oxalatblut
**oxalemia** Oxalämie
**oxalic acid** Oxalsäure
**oxazepam** Oxazepam
**Oxford tube** Oxford-Tubus
**oxidant** Oxidationsmittel
**oxidase** Oxidase
**oxidation** Oxidation
**oxidative water** Oxidationswasser
**oxide** Oxid
**oxidize** oxidieren
**oxidoreductase** Oxidoreduktase
**oxigenation** Oxygenation
**oximeter** Oxymeter

**oxygen** Sauerstoff (O)
**oxygen capacity** Sauerstoffkapazität
**oxygen debt** Sauerstoffschuld
**oxygen mask** Sauerstoffmaske
**oxygen saturation** Sauerstoffsättigung
**oxygen spectacles; oxygen canula** Sauerstoffbrille
**oxygen therapy** Sauerstofftherapie
**oxygen toxicity** Sauerstofftoxikose
**oxygen uptake** Sauerstoffaufnahme
**oxyhemoglobin** Oxyhämoglobin
**oxyhemoglobin saturation** Oxyhämoglobinsättigung
**oxyphil** oxyphil
**oxytetracycline** Oxytetrazyklin
**oxytocin** Oxytozin
**oxytocin challenge test** Oxytozinbelastungstest
**ozena** Ozäna, Stinknase
**ozone** Ozon
**ozone hole** Ozonloch

# P

**PA catheter** PA-Katheter
**pacemaker** Schrittmacher
**pachy-** pachy-
**pachycephaly** Pachyzephalie
**pachydactyly** Pachyakrie
**pachyderma** Pachydermie
**pachydermoperiostosis** Pachydermoperiostose
**pachyglossia** Pachyglossie
**pachymeningitis** Pachymeningitis
**pachyonychia** Pachyonychie
**pacing** Pacing
**Pacini's corpuscles** Pacini-Körperchen
**pack** Packung
**package insert** Packungsbeilage
**paerianal** perianal
**Paget's disease** Paget-Krankheit
**pain** Schmerz
**pain, chronic** Schmerz, chronischer
**pain intervention** Schmerzbehandlung
**pain management** Schmerzbehandlung
**pain pathway** Schmerzbahn
**pain receptors** Schmerzrezeptoren
**pain threshold** Schmerzschwelle
**pain tolerance** Schmerztoleranz
**painful arc** Painful arc
**palatal** palatinus
**palate** Palatum

**palatine tonsil** Gaumentonsille
**palatoglossal** palatoglossus
**palatopharyngeal** palatopharyngeus
**palatoplasty** Palatoplastik
**palatoschisis** Palatoschisis
**paleocerebellum** Paläocerebellum
**paleocortex** Paläokortex
**palilalia** Palilalie
**pallanesthesia** Pallanästhesie
**pallesthesia** Pallästhesie
**palliative care** Palliativpflege
**palliative treatmen** Palliativbehandlung
**pallid** pallidus
**palm** Palma
**palmar aponeurosis** Palmaraponeurose
**palmar erythema** Palmarerythem
**palmar reflex** Palmarreflex
**palmitic acid** Palmitinsäure
**palpable** palpabel
**palpation** Palpation
**palpatory percussion** Perkussion, palpatorische
**palpebra** Palpebra
**palpitation** Palpitation
**pan-** pan-
**panagglutination** Panagglutination
**panarteriitis** Panarteriitis
**panarthritis** Panarthritis
**pancarditis** Pankarditis
**pancreas** Pankreas
**pancreas scan** Pankreasszintigraphie
**pancreatectomy** Pankreasresektion
**pancreatic abscess** Pankreasabszess
**pancreatic cancer** Pankreaskarzinom
**pancreatic diabetes** Pankreasdiabetes
**pancreatic enzyme** Pankreasenzym
**pancreatic hormones** Pankreashormone
**pancreatic insufficiency** Pankreasinsuffizienz
**pancreatic juice** Pankreassaft
**pancreatin** Pankreatin
**pancreatitis** Pankreatitis
**pancreatogenic** pankreatogen
**pancreatography** Pankreatographie
**pancreatolithiasis** Pankreolithiasis
**pancytopenia** Panzytopenie
**pandemia** Pandemie
**panencephalitis** Panenzephalitis
**panhypopituitarism** Hypophysenunterfunktion; Panhypopituitarismus
**panic** Panik

**panic attack** Panikattacke
**panmyelosis** Panmyelose
**panniculitis** Pannikulitis
**panniculus** Panniculus (adiposus)
**pannus** Pannus
**panophthalmitis** Panophthalmitis
**panotitis** Panotitis
**panplegia** Panplegie
**panthenol** Panthenol
**pantomography** Pantomographie
**pantothenic acid** Pantothensäure
**papain** Papain
**Papanicolaou test** Papanicolaou-Test
**papilla** Papille
**papillary muscle** Papillarmuskel
**papilledema** Papillenödem
**papillitis** Papillitis
**papilloma** Papillom
**papillomatosis** Papillomatose
**papillomavirus** Papillomavirus
**papula** Papel
**papulosis** Papulose
**para-** para-
**paraballism** Paraballismus
**parabiosis** Parabiose
**paracelsian method** Paracelsus-Methode
**paracentesis** Parazentese
**paracentral** parazentral
**paracervical block** Parazervikalblockade (PZB)
**paracolpium** Parakolpium
**paracrine** parakrin
**paradigm** Paradigma
**paradigm change** Paradigmenwechsel
**paradoxic** paradox
**paradoxic breathing** Atmung, paradoxe
**paraffin** Paraffin
**paraffinoma** Paraffinom
**paraganglion** Paraganglion (pl. Paraganglien)
**paragraphia** Paragraphie
**parainfluenza virus** Parainfluenzavirus
**parakinesia** Parakinese
**Paralympics** Parolympics
**paralysis** Paralyse
**paralytic ileus** Ileus, paralytischer
**paramedic** paramedizinisch
**paramedicine** Paramedizin
**parameter** Parameter
**paramethasone acetate** Paramethason
**parametritis** Parametritis
**parametrium** Parametrium

**paramnesia** Paramnesie
**paramyxovirus** Paramyxovirus
**paranasal** paranasal
**paranasal sinus** Nasennebenhöhle
**paraneoplastic syndrome** Syndrom, paraneoplastisches
**paranoia** Paranoia
**paranoid** paranoid
**paranoid reaction** Reaktion, paranoide
**paranoid schizophrenia** Schizophrenie, paranoide
**paraparesis** Paraparese
**paraphasia** Paraphasie
**paraphilia** Paraphilie
**paraphimosis** Paraphimose
**paraphrenia** Paraphrenie
**paraplegia** Paraplegie
**paraplegic care** Querschnittslähmung, Pflege bei
**parapraxia** Parapraxie
**paraprotein** Paraprotein
**parapsychology** Parapsychologie
**paraquat poisoning** Paraquatvergiftung
**parasite** Parasit
**parasitemia** Parasitämie
**parasympathetic** Parasympathikus
**parasympathomimetic** Parasympathomimetika (pl.)
**parasystole** Parasystole
**parathion poisoning** Parathionvergiftung
**parathyroid gland** Nebenschilddrüse
**parathyroid hormone** Parathormon (PTH)
**paratyphoid fever** Paratyphus
**paravenous** paravenös
**paraverbal communication** Kommunikation, paraverbale
**paravertebral** paravertebral
**paravertebral block** Paravertebralblockade
**parenchyma** Parenchym
**parenchymal cell** Parenchymzelle
**parental generation** Elterngeneration, Parentalgeneration (P1)
**parental role conflict** Elternrollenkonflikt
**parenteral** parenteral
**parenteral nutrition** Ernährung, parenterale
**parenting, altered** Elterliche Fürsoge, veränderte
**parents** Eltern
**paresis** Parese
**paresthesia** Parästhesie
**paries** Paries (pl. Parietes)

**parietal** parietal
**parietal bone** Os parietale, Scheitelbein
**parietal cells** Belegzellen
**parietal lobe** Lobus parietalis, Scheitellappen
**parkinsonian tremor** Parkinson-Tremor
**parkinsonism** Parkinsonismus
**Parkinson's disease** Parkinson-Krankheit
**parodontitis** Parodontitis
**parodontosis** Parodontose
**paromomycin sulfate** Paromomycin
**paronychia** Paronychie
**parosmia** Parosmie
**parosteosis** Parostose
**parotid gland** Parotis, Ohrspeicheldrüse
**parotidectomy** Parotidektomie
**parotitis** Parotitis
**parotitis prophylaxis** Parotitisprophylaxe
**paroxetine** Paroxetin
**paroxysm** Paroxysmus
**paroxysmal atrial tachycardia** Vorhoftachykardie, paroxysmale
**paroxysmal supraventricular tachycardia** Tachykardie, paroxysmale supraventrikuläre
**paroxysmal ventricular tachycaedia** Tachykardie, paroxysmale ventrikuläre
**pars** Pars (pl. Partes)
**parthenogenesis** Parthenogenese
**partial** partial
**partial pressure** Partialdruck
**partial pressure of carbon dioxide in arterial blood** Kohlendioxidpartialdruck im arteriellen Blut
**partial pressure of oxygen in arterial blood** Sauerstoffpartialdruck im arteriellen Blut
**partial thromboplastin time** Thromboplastinzeit, partielle (PTT)
**particle** Partikel
**parturition** Partus
**parvovirus B19** Parvovirus B19
**Pascal** Pascal (Pa)
**pass facilitation** Beurlaubung, Erleichterung der
**passage** Passage
**passiflora** Passionsblume
**passive exercise** (Bewegungs-)Übung, passive
**passive immunity** Immunität, passive
**passive transport** Transport, passiver
**paste** Paste

**Pasteur effect** Pasteur-Effekt
**Pasteurella** Pasteurella
**pasteurization** Pasteurisation
**patch** Patch
**patella** Patella
**patellar reflex** Patellarreflex
**patent ductus arteriosus** Ductus arteriosus apertus
**paternity test** Vaterschaftstest
**path(o)-** path(o)-
**pathogen** pathogen
**pathogenesis** Pathogenese
**pathogenicity** Pathogenität
**pathognomonic** pathognomonisch
**pathologic** pathologisch
**pathologist** Pathologe
**pathology** Pathologie
**pathophysiology** Pathophysiologie
**patient** Patient
**patient contracting** Vertragsabschluss mit Patienten
**patient observation** Krankenbeobachtung (KBO)
**patient rights** Patientenrechte
**patient rights protection** Patientenrechte, Schutz der
**patient-controlled analgesia** Patientenkontrollierte Analgesie (PCA)
**pavor** Pavor
**pavor nocturnus** Pavor nocturnus
**peak** Peak
**peakflowmeter** Peakflowmeter
**Pearl-Index** Pearl-Index (PI)
**peau d'orange** Orangenschalenhaut
**pecten** Pecten (pl. Pectines)
**pectin** Pektin
**pectoral** pektoral
**pectoralis major** Musculus pectoralis major; Brustmuskel, großer
**pectus** Pectus
**pedagogy** Pädagogik
**pediatric** pädiatrisch
**pediatrician** Pädiater
**pediatrics** Pädiatrie
**pediculosis** Pedikulose
**Pediculus humanus capitis** Pediculus humanus capitis
**Pediculus humanus corporis** Pediculus humanus corporis
**pedigree** Stammbaum
**pedodontics** Pädodontie
**pedophilia** Pädophilie

**pedunculus** Pedunculus
**PEEP** PEEP
**peer group** Peergroup
**peer review** Kollegen, Kontrolle von
**Pel-Ebstein fever** Pel-Ebstein-Fieber
**pellagra** Pellagra
**pellet** Pellet
**pelotherapy** Schlammbad
**pelvic bones** Beckenknochen
**pelvic diameter** Beckendurchmesser
**pelvic diaphragm** Diaphragma pelvis
**pelvic floor** Beckenboden
**pelvic floor exercise** Beckenbodengymnastik
**pelvic fracture** Beckenringfraktur
**pelvic girdle** Beckengürtel
**pelvic inlet** Beckeneingang
**pelvic outlet** Beckenausgang
**pelvic presentation** Steißlage
**pelvis** Pelvis, Becken
**pemphigoid** Pemphigoid
**pemphigus** Pemphigus
**pen** Pen
**penetrate** penetrieren
**penetration** Penetration
**penicillamine** Penicillamin
**penicillin** Penicillin
**penicillinase** Penicillinase
**penicillinase-resistant antibiotic** Antibiotika, penicillinaseresistente (pl.)
**penicillinase-resistant penicillin** Penicillin, penicillinaseresistentes
**Penicillium** Penicillium
**penile** penil
**penile cancer** Peniskarzinom
**penis** Penis
**penis envy** Penisneid
**pentachlorophenol poisoning** Pentachlorphenolvergiftung
**pentaerythritol tetranitrate** Pentaerithrityltetranitrat
**pentazocine hydrochloride** Pentazocin
**pentobarbital** Pentobarbital
**pentose** Pentose
**pentoxifylline** Pentoxifyllin
**peppermint** Pfefferminz
**peppermint oil** Pfefferminzöl
**pepsin** Pepsin
**pepsinogen** Pepsinogen
**peptic** peptisch
**peptic ulcer** Ulcus ventriculi, Magengeschwür

**peptid** Peptid
**peptidase** Peptidase
**Peptostreptococcus** Peptostreptokokkus
**per** per
**per-** per-
**per os** per os
**per se** per se
**percentile** Perzentile
**perception** Wahrnehmung
**perception of the self** Ich-Erleben
**perceptual defect** Wahrnehmungsdefekt
**percussion** Perkussion
**percutaneous** perkutan
**percutaneous endoscope gastrostomy**
  Gastrostomie, perkutane
  endoskopische
**percutaneous transhepatic cholangiography**
  Cholangiographie, perkutane
  transhepatische (PTC)
**percutaneous transluminal angioplasty**
  Angioplastie, perkutane transluminale
  (PTA)
**percutaneous transluminal coronary**
  **angioplasty** Koronarangioplastie,
  perkutane transluminale (PTCA)
**perfectionism** Perfektionismus
**perforans** perforans
**perforate** perforieren
**perforating ulcer** Ulkusperforation
**perforation** Perforation
**perforation of stomach** Magenperforation
**perfusion** Perfusion
**perfusion lung scan**
  Lungenperfusionsszintigraphie
**peri-** peri-
**periadenitis** Periadenitis
**periapical** periapikal
**periarterial** periarteriell
**periarteritis** Periarteriitis
**periarthritis** Periarthritis
**periarticular** periartikulär
**pericardiac** perikardial
**pericardial effusion** Perikarderguss
**pericardiocentesis** Perikardpunktion
**pericardiotomy** Perikardiotomie
**pericarditis** Perikarditis
**pericardium** Perikard
**pericholangitis** Pericholangitis
**perichondrium** Perichondrium
**pericolitis** Perikolitis
**pericranium** Perikranium
**peridural anaesthesia** Perduralanästhesie

**peridural space** Periduralraum
**perifocal** perifokal
**perifolliculitis** Perifollikulitis
**perilymph** Perilymphe
**perimenopause** Perimenopause
**perimeter** Perimeter
**perimetrium** Perimetrium
**perinatal** perinatal
**perinatology** Perinatologie
**perineal** perineal
**perineal care** Intimpflege
**perineum** Perineum, Damm
**period** Periode
**period of nutritional restriction**
  Nahrungskarenz
**periodic** periodisch
**periodic fever** Fieber, rekurrierendes
**periodic table** Periodensystem (der
  Elemente)
**periodontal** periodontal
**periodontitis** Periodontitis
**periodontium** Periodontium
**perioperative** perioperativ
**periostitis** Periostitis
**periostum** Periost
**peripheral** peripher
**peripheral arterial disease**
  Gefäßerkrankung, periphere arterielle
**peripheral nervous system** Nervensystem,
  peripheres
**peripheral neurovascular dysfunction**
  Durchblutungsstörung, Risiko einer
  peripheren
**peripheral sensation management**
  Periphere Empfindungen, Umgang mit
**peripheral vascular disease**
  Gefäßerkrankung, periphere
**peripheral vision** Randsehen
**perirectal** perirektal
**peristalsis** Peristaltik
**peritoneal** peritoneal
**peritoneal dialysis** Peritonealdialyse
**peritoneoscopy** Peritoneoskopie
**peritoneum** Peritoneum
**peritoneum (peritonitis)** Bauchfell
**peritonitis** Peritonitis
**peritonsillar** peritonsillär
**peritonsillar abscess** Peritonsillarabszess
**periumbilical** periumbilikal
**periungual** periungual
**perivascular** perivaskulär
**perlingual** perlingual

**permanent** permanent
**permeability** Permeabilität
**permeable** permeabel
**pernicious** perniziös
**pernicious anemia** Anämie, perniziöse
**pero-** pero-
**perodactyly** Perodaktylie
**peromelia** Peromelie
**peroneal** peronäal
**peroneal muscular atrophy** Peronäusmuskelatrophie
**perphenazine** Perphenazin
**perseveration** Perseveration
**persistend** persistierend
**persistent vegetative state** Apallisches Syndrom
**persona** Persona
**personal competence** Kompetenz, personale
**personal emergency response system** Haus-Notrufsystem
**personal identity disturbance** Identität, Störung der persönlichen
**personal or institutional duty to ensure welfare** Fürsorgepflicht
**personality** Persönlichkeit
**personality change** Wesensveränderung
**personality disorder** Persönlichkeitsstörung
**personality test** Persönlichkeitstest
**perspiration** Perspiration; Schwitzen
**pertussis** Pertussis
**pertussis vaccination** Pertussisschutzimpfung
**perversion** Perversion
**pes** Pes
**pes cavus** Pes cavus, Hohlfuß
**pes equinus** Pes equinus, Spitzfuß
**pes planus** Pes planus, Plattfuß
**pes valgus** Pes valgus, , Knickfuß
**pessar** Pessar
**pessimism** Pessimismus
**pesticid** Pestizid
**petechiae** Petechien (pl.)
**petit mal epilepsy** Petit mal
**Petri dish** Petri-Schale
**petrification** Petrifikation
**petrissage** Petrissage
**petrolatum** Petrolatum
**petroleum jelly** Vaselin
**Petrussa's maturity scheme** Reifeschema nach Petrussa

**petting** Petting
**Peyer's patches** Peyer-Plaques (pl.)
**phagocyte** Phagozyt
**phagocytosis** Phagozytose
**phakomatosis** Phakomatose
**phalanx** Phalanx (pl. Phalangen)
**phallic stage** Phase, phallische
**phallus** Phallus
**phantasm** Phantasma (pl. Phantasmen)
**phantom limb syndrome** Phantomschmerz
**pharmaceutic** pharmazeutisch
**pharmacodynamics** Pharmakodynamik
**pharmacokinetics** Pharmakokinetik
**pharmacologist** Pharmakologe
**pharmacology** Pharmakologie
**pharmacopoeia** Pharmakopöe
**pharmacy** Pharmazie
**pharyngeal tonsil** Pharynxtonsille, Rachenmandel
**pharyngeal tube** Guedel-Tubus; Wendl-Tubus
**pharyngitis** Pharyngitis
**pharyngoscope** Pharyngoskop
**pharyngoscopy** Pharyngoskopie
**pharynx** Pharynx (pl. Pharyngen)
**phase** Phase
**phenacetin** Phenazetin
**phenazophyridine hydrochloride** Phenazopyridin
**phencyclidine hydrochloride** Phencyclidin
**pheniramine maleate** Pheniramin
**phenobarbital** Phenobarbital
**phenol** Phenol
**phenol poisoning** Phenolvergiftung
**phenomenology** Phänomenologie
**phenomenon** Phänomen
**phenothiazine** Phenothiazin
**phenotyp** Phänotyp
**phenoxybenzamine hydrochloride** Phenoxybenzamin
**phentolamine** Phentolamin
**phenyl** Phenyl (Ph)
**phenylalanine** Phenylalanin (Phe)
**phenylbutazone** Phenylbutazon
**phenylephrine hydrochloride** Phenylephrin
**phenylketonuria** Phenylketonurie (PKU)
**phenytoin** Phenytoin
**pheromome** Pheromon
**phimosis** Phimose
**phleb(o)-** phleb(o)-
**phlebectomy** Phlebektomie
**phlebitis** Phlebitis

**phlebography** Phlebographie
**phlebothrombosis** Phlebothrombose
**phlebotomy** Aderlass, blutiger; Phlebotomie
**phlegmatic** phlegmatisch
**phlegmon** Phlegmone
**phobia** Phobie
**phocomelia** Phokomelie
**phon(o)-** phon(o)-
**phonation** Phonation
**phonetics** Phonetik
**phonocardiography** Phonokardiographie
**phonology** Phonologie
**phosphatase** Phosphatase
**phosphate** Phosphat
**phosphatemia** Phosphatämie
**phosphaturia** Phosphaturie
**phospholipase** Phospholipase
**phospholipid** Phospholipid
**phosphorus** Phosphor (P)
**phosphorus poisoning** Phosphorvergiftung
**phosphorylation** Phosphorylierung
**phot(o)-** phot(o)-
**photoallergic contact dermatitis** Photodermatitis
**photoallergy** Photoallergie
**photochemotherapy** Photochemotherapie
**photometer** Photometer
**photon** Photon
**photophobia** Photophobie
**photoreceptor** Photorezeptor
**photosensitive** photosensibel
**photosensitivity** Photosensibilität
**photosensitization** Photosensibilisierung
**photosynthesis** Photosynthese
**phototherapy** Phototherapie
**phototoxic** phototoxisch
**phototoxic contact dermatitis** Kontaktdermatitis, phototoxische
**phren** Phrenes (pl.)
**phrenic nerve** Nervus phrenicus, Zwerchfellnerv
**phrenology** Phrenologie
**Phthirus** Phthirus
**phthisis** Phthisis
**phylogeny** Phylogenese
**physiatrics** Physiatrik
**physical** physisch
**physical abuse** Abusus, körperlicher
**physical debridement** Débridement, physikalisches

**physical restraint** Restriktionen, körperliche
**physical therapist** Physiotherapeut/in
**physician support** Arzt, Unterstützung des
**physics** Physik
**physiognomy** Physiognomie
**physiologic** physiologisch
**physiologic saline solution** Kochsalzlösung, physiologische
**physiology** Physiologie
**physiotherapy** Physiotherapie
**phytogenesis** Phytogenese
**phytohemagglutinin** Phytohämagglutinin (PHA)
**phytotherapy** Phytotherapie
**pia mater** Pia mater
**Pick's disease** Pick-Krankheit
**pickwickian syndrome** Pickwick-Syndrom
**piebald** Piebaldismus
**piedra** Piedra
**pigment** Pigment
**pigtail-catheter** Pigtailkatheter
**pilocarpine hydrochloride** Pilocarpin
**pilomotor reflex** Reflex, pilomotorischer
**pilus** Pilus (pl. Pili)
**pindolol** Pindolol
**pineal body** Corpus pineale, Zirbeldrüse
**pinealoma** Pinealom
**pinocytosis** Pinozytose
**pinta** Pinta
**pipette** Pipette
**pituitarism** Pituitarismus
**pituitary gland** Hirnanhangsdrüse
**pityriasis** Pityriasis
**pivot transfer** Pivot-Transfer
**placebo** Placebo
**placebo effect** Placeboeffekt
**placenta** Plazenta, Mutterkuchen
**placenta previa** Plazenta praevia
**placental barrier** Plazentaschranke
**placental hormone** Plazentahormon
**placental infarct** Plazentainfarkt
**placental insufficiency** Plazentainsuffizienz
**placental thrombosis** Plazentathrombose
**plague** Pest
**plague vaccine** Pestvakzine
**plankton** Plankton
**planning** Pflegeplanung
**plantar** plantar
**plantar flexion** Plantarflexion
**plantar pressure** Fußsohlendruck
**plantar reflex** Plantarreflex

**plantar wart** Fußwarze
**plaque** Plaque
**plasma** Plasma
**plasma cell** Plasmazelle
**plasma expander** Plasmaexpander
**plasma membrane** Plasmamembran
**plasma protein** Plasmaprotein
**plasma volume** Plasmavolumen
**plasmacytoma** Plasmozytom
**plasmapheresis** Plasmapherese
**plasmid** Plasmid
**plasmin** Plasmin
**Plasmodium** Plasmodium
**plastic surgery** Chirurgie, plastische
**platelet** Thrombozyt
**platinum** Platin (Pt)
**Platyhelminthes** Plathelminthes (pl.), Plattwürmer
**platysma** Platysma
**play therapy** Spieltherapie
**pledget** Tupfer
**plethysmography** Plethysmographie
**pleura** Pleura (pl. Pleuren), Brustfell
**pleural cavitiy** Pleurahöhle
**pleural drainage** Pleuradrainage
**pleural effusion** Pleuraergusss
**pleural friction rub** Pleurareiben
**pleurapneumonia** Pleuropneumonie
**pleurisy** Pleuritis
**pleurodynia** Pleurodynie
**plexus** Plexus
**plica** Plica (pl. Plicae)
**pluripara** Pluripara
**plutonium** Plutonium (Pu)
**pneum-/pneuma(to)-** pneumo-/pneuma(to)
**pneumatic tourniquet precautions** Staumanschetten, Vorsichtsmaßnahmen bei der Benutzung von
**pneumatocele** Pneumatozele
**pneumococcus** Pneumokokkus (pl. Pneumokokken)
**pneumoconiosis** Pneumokoniose, Staublunge
**pneumocystis pneumonia** Pneumocystis-carinii-Pneumonie
**pneumoencephalogrphy** Pneumenzephalographie
**pneumomediastinum** Pneumomediastinum
**pneumonectomy** Pneumektomie

**pneumonia** Pneumonie, Lungenentzündung
**pneumonia prophylaxis** Pneumonieprophylaxe
**pneumonitis** Pneumonitis
**pneumopericardium** Pneumoperikard
**pneumoperitoneum** Pneumoperitoneum
**pneumothorax** Pneumothorax
**poetry therapy** Poesietherapie
**poikilocytosis** Poikilozytose
**poikiloderma** Poikilodermie
**poison** Gift
**poison control center** Vergiftungszentrale
**poisoning, risk of** Vergiftungsgefahr
**polarity** Polarität
**polarization** Polarisation
**polioencephalitis** Polioenzephalitis
**polioencephalopathy** Polioenzephalopathie
**poliomyelitis** Poliomyelitis; Kinderlähmung, spinale
**poliosis** Poliose
**poliovirus** Poliovirus
**poliovirus vaccine** Poliovirusvakzine
**pollakiuria** Pollakisurie
**pollen** Pollen
**pollex** Pollex (pl. Pollices)
**poly-** poly-
**polyarthritis** Polyarthritis
**polychromasia** Polychromasie
**polycythemia** Polyzythämie
**polycythemia rubra vera** Polycythaemia rubra vera
**polydactyly** Polydaktylie
**polydipsia** Polydipsie
**polymenorrhea** Polymenorrhö
**polymer** Polymer
**polymerase** Polymerase
**polymorphism** Polymorphismus
**polymyalgia rheumatica** Polymyalgia rheumatica
**polymyositis** Polymyositis
**polymyxin** Polymyxin
**polyneuritis** Polyneuritis
**polyneuropathy** Polyneuropathie
**polynuclear** polynukleär
**polyopia** Polyopie
**polyp** Polyp
**polypeptide** Polypeptid
**polypharmacy** Polypragmasie
**polyploidy** Polyploidie
**polyposis** Polypose
**polysaccaride** Polysaccharid

**polysomy**  Polysomie
**polythiazide**  Polythiazid
**polyunsaturated**  ungesättigt, vielfach
**polyuria**  Polyurie
**polyvinyl chloride**  Polyvinylchlorid (PVC)
**pons**  Pons
**popliteal**  popliteal
**popliteal artery**  Arteria poplitea
**population**  Population
**porosis**  Porose
**porous**  porös
**porphobilinogen**  Porphobilinogen
**porphyria**  Porphyrie
**porphyrin**  Porphyrin
**portal**  portal
**portal hypertension**  Hypertonie, portale; Pfortaderhochdruck
**portal vein**  Vena portae, Pfortader
**portio**  Portio
**positioning**  Lagerung
**positioning injury**  Lagerungsschaden
**positioning the stroke patient**  Apoplex, Lagerungen bei
**positioning with raised trunk**  Oberkörperhochlagerung
**positive**  positiv
**positive end expiratory pressure**  Positiv endexpiratorischer Druck (PEEP)
**positive feedback**  Feedback, positives
**positive-negative pressure mattress**  Wechseldruckmatratze
**positron**  Positron
**positron emission tomography**  Positronenemissionstomographie
**post-**  post-
**postanesthesia care**  Postanästhestische Pflege
**postcoital**  postkoital
**posterior**  posterior
**posterior Achilles bursitis**  Achillobursitis
**posterioranterior**  posterior-anterior (p-a)
**posteriorinferior**  posteriorinferior
**posterolateral**  posterolateral
**postganglionic**  postganglionär
**postictal**  postiktal
**postmature infant**  Säugling, übertragener
**postmaturity**  Übertragung
**postmortem**  postmortal
**postmortem care**  Postmortem Pflege
**postmyocardial infarction syndrome**  Postmyokardinfarkt-Syndrom
**postoperative**  postoperativ

**postoperative care**  Pflege, postoperative
**postoperative ileus**  Ileus, postoperativer
**postpartal care**  Pflege, postpartale; Postpartale Pflege
**postpartal depression**  Wochenbettdepression
**postpartum**  postpartal
**postpartum psychosis**  Wochenbettpsychose
**postprandial**  postprandial
**postpuberal**  postpuberal
**postrenal**  postrenal
**postsynaptic**  postsynaptisch
**posttrauma response**  Posttraumatische Reaktion
**posttraumatic**  posttraumatisch
**posttraumatic stress disorder**  Stresssyndrom, posttraumatisches
**postulate**  Postulat
**postural drainage**  Lagerungsdrainage
**posture**  Körperhaltung
**postvaccinal**  postvakzinal
**potassium**  Kalium (K)
**potassium chloride**  Kaliumchlorid (KCl)
**potassium iodide**  Kaliumiodid
**potency**  Potenz
**potential**  Potential
**potentiate**  potenzieren
**pouch**  Pouch
**powder**  Puder, Pulver
**power of attorney for future issues**  Vorsorgevollmacht
**powerlessness**  Ohnmacht
**poxvirus**  Poxvirus
**P-R interval**  P-R-Intervall
**praecox**  praecox
**pragmatism**  Pragmatismus
**prandial**  prandial
**Prausnitz-Küstner test**  Prausnitz-Küstner-Versuch
**prazepam**  Prazepam
**prazosin hydrochlorid**  Prazosin
**pre-**  prä-
**precancerous**  präkanzerös
**precardium**  Präkordium
**precipitate**  ausfällen, präzipitieren
**precipitate delivery**  Sturzgeburt
**precipitation**  Präzipitation
**precipitin**  Präzipitin
**preclinical**  präklinisch
**precocious puberty**  Pubertas praecox
**preconception counseling**  Schwangerschaftsberatung

**preconsciousness** Vorbewusstsein
**precordial** präkordial
**precordial pain** Präkardialschmerz
**predisposing** prädisponierend
**predisposition** Prädisposition
**prednisolone** Prednisolon
**prednison** Prednison
**preeclampsia** Präeklampsie
**preexcitation** Präexzitation
**pregnancy** Schwangerschaft
**pregnancy induced hypertension** Schwangerschaftshypertonie
**pregnancy record** Mutterpass
**pregnancy termination care** Pflege, bei Schwangerschaftsabbruch
**preload** Vorlast
**premalignant** prämaligne
**premature infant** Frühgeborenes
**premature labor** Wehen, vorzeitige
**prematurity** Prämaturität
**premedication** Prämedikation
**premenopausal** prämenopausal
**premenstrual** prämenstruell
**premenstrual syndrome** Syndrom, prämenstruelles (PMS)
**premortal** prämortal
**prenatal** pränatal
**prenatal care** Pränatale Pflege
**prenatal development** Entwicklung, pränatale
**prenatal diagnosis** Pränataldiagnostik
**preoperative** präoperativ
**preoperative care** Pflege, präoperative
**preoperative coordination** Präoperative Koordination
**preoxygenation** Präoxygenierung
**preparatory sensory information** Informationsvorbereitung, sensorische
**prepartum** präpartal
**prepattelar** präpatellar
**preprandial** präprandial
**prepuberty** Präpubertät
**prepuce** Präputium
**prerenal** prärenal
**presbyacusis** Presbyakusis, Altersschwerhörigkeit
**presbycardia** Presbykardie
**presbyopia** Presbyopie, Alterssichtigkeit
**Presence** Präsenz
**presenile** präsenil
**preservative** Konservierungsmittel
**pressure** Druck

**pressure dressing** Druckverband
**pressure infusion** Druckinfusion
**pressure management** Druckentlastung
**pressure point** Druckpunkt
**pressure pulse** Druckpuls
**pressure ulcer** Dekubitus; Druckulkus (pl. Druckulzera)
**pressure ulcer care** Pflege, bei Druckulzera
**pressure ulcer prevention** Druckulzera, Vorbeugung gegen
**pressure ulcer prophylaxis** Dekubitusprophylaxe
**presynaptic** präsynaptisch
**presystole** Präsystole
**presystolic murmur** Geräusch, präsystolisches
**preterm contractions** Wehen, vorzeitige
**prevalence** Prävalenz
**prevention** Prävention
**prevention of footdrop/pes equinus** Spitzfußprophylaxe
**priapism** Priapismus
**prick test** Prick-Test
**prilocaine hydrochloride** Prilocain
**primaguine phosphate** Primaquin
**primal scream therapy** Urschreitherapie
**primary** primär
**Primary care nursing** Zimmerpflege
**primary gain** Krankheitsgewinn, primärer
**primary lesion** Primäraffekt
**Primary nursing** Bezugspflege
**primary nursing** Primärpflege; Primary nursing
**primary prevention** Primärprävention
**primary process** Primärprozess
**primary tuberculosis** Primärtuberkulose
**primary tumor** Primärtumor
**primary urine** Primärharn
**primary wound healing** Primärheilung
**primate** Primat
**primidone** Primidon
**primipara** Primipara
**primitive** primitiv
**primitive reflex** Primitivreflex
**primordial** primordial
**primordial follicle** Primordialfollikel
**principe** Prinzip
**prion** Prion
**prism** Prisma
**privacy** Privatsphäre
**private duty nurse** Sitzwache
**privation of food** Nahrungskarenz

**probability** Wahrscheinlichkeit
**probable signs of pregnancy** Schwangerschaftszeichen, wahrscheinliche
**problem** Problem
**problematic bacteria** Problemkeim
**problem-solving approach to patient-centered care** Problemlösungsansatz der patientenzentrierten Pflege
**procaine hydrochloride** Procain
**procarbazine hydrochloride** Procarbazin
**procedural quality** Prozessqualität
**procedural rule** Verfahrensanweisung
**process** Prozess
**proctalgia** Proktalgie
**proctitis** Proktitis
**proctocolectomy** Proktokolektomie
**proctologist** Proktologe
**proctology** Proktologie
**proctoscope** Proktoskop
**proctoscopy** Proktoskopie
**procyclidine hydrochloride** Procyclidin
**prodromal** prodromal
**prodromal phase** Prodromalphase
**prodromal symptom** Prodromalsymptom
**prodrug** Pro-Drug
**product evaluation** Produktevaluation
**productive cough** Husten, mit Auswurf
**professional association** Berufsgenossenschaft
**professional nursing** Pflege, professionelle
**professional organization** Berufsverbände
**profile** Profil
**profunda** profund(us)
**progeria** Progerie
**progesterone** Progesteron
**progestin, gestagen** Gestagen
**proglottid** Proglottid
**prognathism** Prognathie
**prognosis** Prognose
**prognosticate** prognostizieren
**progression** Progression
**progressive** progredient, progressiv
**progressive care** Pflege, progressive
**progressive muscle relaxation** Muskelrelaxation, progressive
**progressive relaxation** Entspannung, progressive
**proinsulin** Proinsulin
**projection** Projektion
**prokaryote** Prokaryont
**prolactin** Prolaktin (PRL)

**prolactin reflex** Prolaktinreflex
**prolaps** Prolaps
**prolaps of rectum** Rektumprolaps
**prolaps of uterus** Uterusprolaps
**prolapsed cord** Nabelschnurvorfall
**proliferate** proliferieren
**proliferation** Proliferation
**proliferative phase** Proliferationsphase
**promethazine hydrochloride** Promethazin
**prominent** prominent
**promotor** Promotor
**promyelocyte** Promyelozyt
**pronate** pronieren
**pronation** Pronation
**prone position** Bauchlagerung
**pronephros** Pronephros
**propagation** Propagation
**prophase** Prophase
**prophylactic** prophylaktisch
**prophylaxis** Prophylaxe
**prophylaxis against dental caries / tooth decay** Kariesprophylaxe
**prophylaxis against gonococcal infection** Gonoblennorrhö-Prophylaxe nach Credé
**prophylaxis against rachitis** Rachitisprophylaxe
**Propionibacterium** Propionibakterium
**propionic acid** Propansäure, Propionsäure
**propionicacidemia** Propionazidämie
**proportional** proportional
**proposition** Proposition
**propranolol hydrochloride** Propranolol
**proprioception** Propriozeption
**proprioceptive** propriozeptiv
**proprioceptor** Propriozeptor
**propulsion** Propulsion
**propylthiouracil** Propylthiouracil
**prosencephalon** Prosenzephalon
**prospective study** Prospektivstudie
**prostacyclin** Prostazyklin
**prostaglandin** Prostaglandin
**prostaglandin inhibitor** Prostaglandinsynthese-Hemmer
**prostate** Prostata, Vorsteherdrüse
**prostate calculus** Prostatastein
**prostate cancer** Prostatakarzinom
**prostatectomy** Prostatektomie
**prostatitis** Prostatitis
**prosthesis** Prothese
**prosthesis care** Prothesenpflege
**prostration** Prostration

**protamine sulfate** Protaminsulfat
**protease** Protease
**protection, altered** Selbstschutz, veränderter
**protective** protektiv
**protective isolation** Umkehrisolation
**protein** Protein, Eiweiß
**protein kinase** Proteinkinase
**protein metabolism** Proteinstoffwechsel
**proteinemia** Proteinämie
**protein-energy malnutrition** Protein-Energie-Malnutrition
**proteinuria** Proteinurie
**proteolysis** Proteolyse
**Proteus** Proteus
**prothrombin** Prothrombin
**prothrombin time** Prothrombinzeit
**proton** Proton
**protoplasm** Protoplasma
**protoporphyrin** Protoporphyrin
**protozoa** Protozoen (pl.)
**protrusion** Protrusion
**protuberance** Protuberanz
**proud flesh** Fleisch, wildes
**provitamin** Provitamin
**proximal** proximal
**prurigo** Prurigo
**pruritus** Juckreiz; Pruritus
**pruritus ani** Pruritus ani
**pruritus vulvae** Pruritus vulvae
**pseud(o)-** pseud(o)-
**pseudobulbar paralysis** Pseudobulbärparalyse
**pseudocyesis** Pseudogravidität
**pseudocyst** Pseudozyste
**pseudodementia** Pseudodemenz
**pseudogravidity** Scheinschwangerschaft
**pseudohermaphroditism** Pseudohermaphroditismus
**pseudohyperparathyroidism** Pseudohyperparathyreoidismus
**pseudoileus** Pseudoileus
**pseudoincontinence** Scheininkontinenz
**pseudolymphoma** Pseudolymphom
**pseudomembrane** Pseudomembran
**pseudomenstruation** Pseudomenstruation
**pseudomnesia** Pseudomnesie
**Pseudomonas** Pseudomonas
**pseudomyxoma** Pseudomyxom
**pseudoparalysis** Pseudoparalyse
**pseudopuberty** Pseudopubertät
**pseudostrabismus** Pseudostrabismus
**pseudotubercle** Pseudotuberkel
**pseudotuberculosis** Pseudotuberkulose
**pseudotumor** Pseudotumor
**psilocybin** Psilocybin
**psittacosis** Psittakose, Papageienkrankheit
**psoas major** Musculus psoas major; Lendenmuskel, großer
**psoralen** Psoralen
**psoriasis** Psoriasis, Schuppenflechte
**psych(o)-** psych(o)-
**psyche** Psyche
**psychedelic** psychedelisch
**psychiatric** psychiatrisch
**psychiatrist** Psychiater
**psychiatry** Psychiatrie
**psychic pain** Schmerz, psychischer
**psychic trauma** Trauma, psychisches
**psychoanalysis** Psychoanalyse
**psychodiagnosis** Psychodiagnose
**psychodrama** Psychodrama
**psychodynamics** Psychodynamik
**psychogenesis** Psychogenie
**psychohygiene** Psychohygiene
**psychological state in old age** Psyche im Alter
**psychologist** Psychologe
**psychology** Psychologie
**psychometrics** Psychometrie
**psychomotor development** Entwicklung, psychomotorische
**psychomotoricity** Psychomotorik
**psychoneuroimmunology** Psychoneuroimmunologie
**psychooncology** Psychoonkologie
**psychopath** Psychopath
**psychopathology** Psychopathologie
**psychopathy** Psychopathie
**psychopharmacology** Psychopharmakologie
**psychophysics** Psychophysik
**psychophysiolgy** Psychophysiologie
**psychoprophylaxis** Psychoprophylaxe
**psychosis** Psychose
**psychosocial development** Entwicklung, psychosoziale
**psychosomatic** psychosomatisch
**psychosomatic medicine** Medizin, psychosomatische
**psychosurgery** Psychochirurgie
**psychotherapist** Psychotherapeut
**psychotherapy** Psychotherapie
**psychotic** psychotisch

**psychotomimetics** Psychotomimetika (pl.)
**psychotropic drugs** Psychopharmaka (pl.)
**PTC** PTC
**pterygium** Pterygium
**ptomaine** Ptomain, Leichengift
**ptosis** Ptose
**ptyalin** Ptyalin
**ptyalism** Ptyalismus
**pubarche** Pubarche
**puberty** Pubertät
**pubic hair** Schamhaar
**pubic symphysis** Scham(bein)fuge; Symphysis pubica
**pubis** Os pubis, Schambein, Pubes
**public health** Public Health
**pudendal block** Pudendusanästhesie
**pudendal nerve** Nervus pudendus, Schamnerv
**pudendum** Pudendum
**puerilism** Puerilismus
**puerpera** Puerpera
**puerperal fever** Puerperalfieber, Wochenbettfieber, Kindbettfieber
**puerperal sepsis** Puerperalsepsis, Wochenbettsepsis
**puerperium** Puerperium, Wochenbett
**Pulex** Pulex
**pulmo-** pulmo-
**pulmonary** pulmonal
**pulmonary (artery) wedge pressure** Wedge-Druck, pulmonal(arteriell)er
**pulmonary alveolus** Lungenalveolen (pl.), Lungenbläschen
**pulmonary arterial catheter** Pulmonaliskatheter
**pulmonary artery** Arteria pulmonalis, Lungenschlagader
**pulmonary atresia** Pulmonalatresie
**pulmonary circulation** Lungenkreislauf
**pulmonary congestion** Stauungslunge
**pulmonary edema** Lungenödem
**pulmonary embolism** Lungenembolie
**pulmonary emphysema** Lungenemphysem
**pulmonary function test** Lungenfunktionsprüfung
**pulmonary hypertension** Hypertension, pulmonale
**pulmonary infarction** Lungeninfarkt
**pulmonary insufficiency** Pulmonal(klappen)insuffizienz
**pulmonary resection** Lungenresektion
**pulmonary stenosis** Pulmonalstenose

**pulmonary valve** Pulmonalklappe
**pulmonary vein** Vena pulmonalis, Lungenvene
**pulpitis** Pulpitis
**pulsate** pulsieren
**pulse** Puls
**pulse deficit** Pulsdefizit
**pulse oxymetry** Pulsoxymetrie
**pulse pressure** Pulsdruck
**pulse rate** Pulsfrequenz
**pulsus alternans** Pulsus alternans
**pulsus paradoxus** Pulsus paradoxus
**pulsus parvus et tardus** Pulsus parvus et tardus
**pulsus tardus** Pulsus tardus
**punch biopsy** Stanzbiopsie
**punctum lacrimale** Tränenpunkt
**puncture** Punktion
**pupil** Pupille
**purgative** Abführmittel
**purine** Purin
**purine base** Purinbase
**purin-free diet** Kost/Ernährung, purinfreie
**Purkinje's cells** Purkinje-Zellen
**Purkinje's fibers** Purkinje-Fasern
**purpura** Purpura
**purpura senile** Purpura senilis
**purulent** purulent
**purulence** Purulenz
**purulent inflammation** Entzündung, purulente
**pus** Pus (pl. Pura), Eiter
**pustule** Pustel
**putamen** Putamen, Schalenkern
**putrefaction** Putrefaktion, Fäulnis
**putrescine** Putrescin
**putrid** putrid
**Pütter's bandage** Pütterverband
**P-wave** P-Welle
**py(o)-** py(o)-
**pyel(o)-** pyel(o)-
**pyelogram** Pyelogramm
**pyelonephritis** Pyelonephritis
**pyelostomy** Pyelostomie
**pygmalianism** Pygmalianismus
**pyknic** pyknisch
**pyknosis** Pyknose
**pyloric sphincter** Pylorussphinkter
**pyloric stenosis** Pylorusstenose
**pylorospasm** Pylorospasmus
**pylorotomy** Pylorotomie

**pylorus** Magenpförtner; Pylorus (pl. Pylori)
**pyoderma** Pyodermie
**pyogenic** pyogen
**pyogenic infection** Infektion, pyogene
**pyonephrolithiasis** Pyonephrolithiasis
**pyorrhea** Pyorrhö
**pyospermia** Pyospermie
**pyothorax** Pyothorax
**pyramid** Pyramide
**pyramidal cell** Pyramidenzelle
**pyramidal sign** Pyramidenbahnzeichen
**pyramidal tract** Pyramidenbahn
**pyrantel pamoate** Pyrantel
**pyrazinamide** Pyrazinamid
**pyretic** pyretisch
**pyretics** Pyretika (pl.)
**pyridostigmine bromide** Pyridostigmin
**pyridoxine** Pyridoxin
**pyrimethamine** Pyrimethamin
**pyrimidine** Pyrimidin
**pyrogen** Pyrogen
**pyromania** Pyromanie
**pyrosis** Pyrosis
**pyruvate kinase** Pyruvatkinase
**pyuria** Pyurie

## Q

**Q fever** Q-Fieber, Queenslandfieber, Balkangrippe, Balkanfieber
**Q wave** Q-Zacke
**Qi Gong** Qigong
**QRS complex** Kammerkomplex; QRS-Komplex
**quad coughing** Abhusthilfe
**quadr-** quadr-; tetra-
**quadrant** Quadrant
**quadrant hemianopsia** Quadrantenhemianopsie
**quadriceps femoris** Musculus quadriceps femoris
**quadrigeminal** quadrigeminus
**quadrigeminal pulse** Puls, quadrigemischer
**quadrilateral socket** Gelenkpfanne, künstliche, vierseitige
**quadriplegia** Quadriplegie, Tetraplegie
**qualitative** qualitativ
**qualitative melanin test** Melanintest, qualitativer
**qualitative research** Forschung, qualitative

**quality assessment measures** Qualitätssicherung
**quality control** Qualitätskontrolle, Qualitätsüberwachung
**quality dimensions** Qualitätsdimensionen
**quality management** Qualitätsmanagement
**quality monitoring** Qualitätssicherung
**quality of life** Lebensqualität
**quality of nursing care** Pflegequalität
**quantitative** quantitativ
**quantitative research** Forschung, quantitative
**quarantine** Quarantäne
**Queckenstedt's test** Queckenstedt-Test, Queckenstedt-Zeichen
**Quengle cast** Quengelstützverband
**querulous paranoia** Querulantenwahn
**quickening** Kindsbewegungen, erste
**Quick's test** Quick-Test
**quiet alert** Wachphase, ruhige
**Quincke´s hanging position** Quincke-Hängelage
**quinine** Chinin
**Quinke's disease** Quincke-Ödem
**quintuplet** Fünfling

## R

**rabies** Rabies, Tollwut
**rabies immune globulin** Anti-Rabies-Gammaglobulin; Tollwut-Immunglobulin
**rabies vaccine** Tollwut-Vakzin
**race** Rasse
**rachi(o)-** rachi(o)-
**rachitic** rachitisch
**rachitic dwarf** Zwerg, rachitischer
**rachitis** Rachitis
**racial immunity** Immunität, rassenabhängige
**radial** radial(is)
**radial artery** Arteria radialis
**radial nerve** Nervus radialis
**radial nerve palsy** Radialisparese, Radialisparalyse, Radialislähmung
**radial pulse** Radialispuls
**radial reflex** Radius(periost)reflex (RPR)
**radiant energy** Strahlungsenergie
**radiant heat** Strahlungswärme
**radiation** Strahlung, Radiatio, Radiation
**radiation detector** Strahlendetektor

**radiation exposure** Strahlenbelastung, Strahlenexposition
**radiation hygiene** Strahlenhygiene
**radiation protection** Strahlenschutz
**radiation sickness** Strahlenkrankheit
**radiation symbol** Symbol für radioaktive Strahlung
**radiation therapy management** Bestrahlungstherapie
**radical** radikal, Radikal
**radical surgery** Radikaloperation
**radicular** radikulär, radicularis
**radiculitis** Radikulitis, Wurzelentzündung
**radioactive contamination** Kontamination, radioaktive
**radioactive contrast media** Kontrastmittel, radioaktives; Röntgenkontrastmittel
**radioactivity** Radioaktivität
**radioallergosorbent test** Radioallergosorbenttest, RAST
**radiobiology** Radiobiologie, Strahlenbiologie
**radiochemistry** Radiochemie
**radiography** Röntgenuntersuchung, Röntgenographie, Radiographie
**radioiodine** Radioisotop, Radiojod
**radiologist** Radiologe, Röntgenologe
**radiology** Radiologie, Strahlenkunde
**radiotherapy** Radiotherapie
**radium** Radium (Ra)
**radius** Radius (pl. Radii)
**radon** Radon (Rn)
**ramus** Ramus, pl. Rami
**randomization** Randomisierung
**range of accommodation** Akkomodationsbreite
**range-of-motion exercise** Bewegungsspielraumsübung
**ranitidine** Ranitidin
**Ranvier's node** Ranvier-Schnürring
**rape** Vergewaltigung
**rape counseling** Vergewaltigungsberatung
**rape-trauma syndrome** Vergewaltigungssyndrom
**rapid eye movement** Rapid eye movements (REM)
**rapid eye movement sleep** REM-Schlaf, Traumschlaf
**rapid section** Schnellschnitt
**raptus** Raptus
**rasperry tongue** Himbeerzunge, Erdbeerzunge
**rat-bite fever** Haverhill-Fieber, Rattenbisskrankheit, Sodoku
**rate-responsive pacer** Herzschrittmacher, bedarfsgesteuerter
**rationalization** Rationalisierung
**rattle** Rasseln
**Rautek´s manoeuvre** Rautek-Griff
**rauwolfia alkaloid** Rauwolfia-Alkaloid
**Raynaud's phenomenon** Raynaud-Phänomen
**reabsorption** Reabsorption, Rückresorption
**reaction** Reaktion
**reaction formation** Reaktionsbildung
**reaction time** Reaktionszeit
**reactive Depression** Depression, reaktive
**reactive hypoglycemia** Hypoglykämie, reaktive
**reactive inflammation** Entzündung, reaktive
**Read method** Read-Methode, Dick-Read-Methode
**reading disorder** Leseschwäche
**reagent** Reagens, pl. Reagenzien, Reagentia
**reaginic antibody** Reagin
**reality orientation** Realitätsorientierung
**reality principle** Realitätsprinzip
**reality therapy** Realitätstherapie
**rebirthing** Wiedergeburt
**rebound phenomenon** Rebound-Effekt
**rebound tenderness** Loslassschmerz, Blumberg-Zeichen
**rebreathing** Rückatmung
**rebreathing bag** Beatmungsbeutel
**recapitulation theory** Rekapitulationstheorie
**receiver** Receiver
**receptive aphasia** Aphasie, rezeptive
**receptor** Rezeptor
**receptor theory of drug action** Rezeptortheorie der Drogenwirkung
**recessive** rezessiv
**recessive gene** Gen, rezessives
**recessive trait** Merkmal, rezessives
**recidivism** Rezidiv
**reciprocal** reziprok
**Recklinghausen's canals** Recklinghausen-Kanäle
**Recklinghausen's tumor** Neurofibromatose, Recklinghausen-Krankheit

**recommended dietary allowances** Ernährungsempfehlungen
**recovery room** Aufwachraum
**recreation therapy** Erholungstherapie
**recreational drug** Freizeitdroge
**recreational therapy** Freizeittherapie
**recrudescence** Rekrudeszenz
**rectal** rektal
**rectal abscess** Abszess, rektaler
**rectal anesthesia** Rektalnarkose
**rectal instillation of medication** Medikation, rektale
**rectal prolapse management** Analprolaps, Pflege bei
**rectal reflex** Reflex, rektaler
**rectal temperature** Rektaltemperatur
**rectocele** Rektozele
**rectoscope** Rektoskop
**rectoscopy** Rektoskopie
**rectosigmoid** rektosigmoid
**rectosigmoidoscopy** Rektosigmoidoskopie
**rectovaginal fistula** Mastdarm-Scheiden-Fistel, Rektovaginalfistel
**rectovaginal ligament** Ligament, rektovaginales
**rectovaginal septum** Septum, rektovaginales
**rectovesical** rectovesikal(is)
**rectum** Rektum
**rectus abdominis** Musculus rectus abdominis
**rectus femoris** Musculus rectus femoris
**recurrent laryngeal nerve palsy** Rekurrensparese
**recurvatum** Überstreckung
**red blood cell count** Erythrozytenzählung
**Red Cross** Rotes Kreuz
**red marrow** Knochenmark, rotes
**red neck syndrome** Rothals-Syndrom
**Redon´s drainage** Redon-Drainage
**Redon´s suction drainage** Redon(-Saug-)drainage
**reducible hernia** Hernie, reponierbare
**reduction** Reduktion
**reduction diet** Reduktionsdiät
**reference group** Bezugsgruppe
**referral** Überweisung / Verlegung
**referred pain** Schmerz, übertragener
**refined birth rate** Geburtenrate, bereinigte
**reflex** Reflex
**reflex action** Reflexhandlung
**reflex apnea** Apnoe, reflektorische

**reflex arc** Reflexbogen
**reflex center** Reflexzentrum
**reflex hammer** Perkussionshammer
**reflex incontinence** Reflexinkontinenz
**reflexology** Reflexzonenmassage
**reflexotherapy** Reflextherapie
**reflux** Reflux
**reflux esophagitis** Refluxösophagitis
**reflux gastritis** Refluxgastritis
**reflux laryngitis** Refluxlaryngitis
**refraction** Refraktion
**refraction of eye** Refraktion des Auges
**refractive error** Refraktionsanomalie, Brechungsfehler, Refraktionsfehler
**refractory period** Refraktärperiode
**refusal of treatment** Behandlungsverweigerung
**regeneration** Regeneration
**regime** Regime; Therapieplan
**regional** regional(is), regionär
**regional anesthesia** Regionalanästhesie
**regression** Regression
**regular insulin** Altinsulin
**regulation** Steuerung
**regulation for medical equipment** Medizingeräteverordnung
**regurgitant murmur** Strömungsgeräusch bei Klappeninsuffizienz
**regurgitation** Regurgitation
**rehabilitation** Rehabilitation (Reha)
**rehabilitation center** Rehabilitationszentrum
**rehydration** Rehydrierung, Rehydratation
**Reiki therapy** Reiki-Therapie
**reinfection** Reinfektion
**rejection** Abstoßungsreaktion
**relapse** Rückfall
**relapsing fever** Rückfallfieber
**relative humidity** Luftfeuchtigkeit, relative
**relative risk** Risiko, relatives
**relative sterility** Sterilität, relative
**relaxant** Relaxans
**relaxation** Relaxation
**relaxation therapy** Entspannungstherapie
**relaxing sponge bath** Ganzkörperwaschung, beruhigende
**release therapy** Loslasstherapie
**releasing hormone (RH)** Releasingfaktor, Releasinghormon
**reliability** Reliabilität
**relief area** Entlastungsregion
**relief incision** Entlastungsschnitt

**relieving incision**  Entlastungsschnitt
**relocation stress syndrome**  Verlegungsstress-Syndrom
**reminiscence therapy**  Erinnerungstherapie
**remission**  Remission
**remittent fever**  Fieber, remittierendes
**remotivation group**  Motivationsgruppe
**renal**  renal
**renal artery**  Arteria renalis
**renal calculus**  Nephrolith, Nierenstein
**renal calyx**  Calix renalis, Nierenkelch
**renal capsule**  Capsula adiposa
**renal colic**  Nierenkolik
**renal cortex**  Cortex renis, Nierenrinde
**renal dialysis**  Dialyse-Verfahren
**renal diet**  Nierendiät
**renal failure**  Niereninsuffizienz
**renal hematuria**  Hämaturie, renale
**renal hypertension**  Hypertonie, renale
**renal pelvis**  Nierenbecken
**renal pyramids**  Nierenpyramiden
**renal transplantation**  Nierentransplantation
**renal tubular acidosis**  Azidose, renale tubuläre
**renal tubules**  Tubuli renales, Nierenkanälchen
**renin**  Renin
**rennin**  Rennin
**reovirus**  Reovirus
**reperfusion**  Reperfusion
**replacement therapy**  Substitutionstherapie
**replacement transfusion**  Substitutionstransfusion
**replication**  Replikation
**report**  Dienstübergabe
**reportable diseases**  Krankheiten, meldepflichtige
**repositioning**  Reponieren
**repression**  Repression
**reproduction**  Reproduktion
**reproductive organs**  Geschlechtsorgane
**reproductive system**  Reproduktionssystem, Fortpflanzungssystem
**requested food**  Wunschkost
**requirement of fluids in old age**  Flüssigkeitsbedarf im Alter
**research data collection**  Forschungsdaten, Erfassung von
**resect**  resezieren
**resection**  Resektion
**reserpine**  Reserpin

**reserve**  Reserve
**reserve capacity**  Reservekapazität, Reserveluft, Reservevolumen
**resident bacteria**  Bakterium, residentes
**residual**  residual
**residual urine**  Residualharn, Restharn
**residual volume**  Residualvolumen, Residualluft
**resistance**  Resistenz, Widerstand
**resocialization**  Resozialisierung
**resolution**  Resolution
**resorb**  resorbieren
**resorcinol**  Resorzin
**resorption**  Resorption
**respiration**  Respiration
**respirator**  Respirator
**respirator filter**  Beatmungsfilter
**respiratory acidosis**  Azidose, respiratorische
**respiratory alkalosis**  Alkalose, respiratorische
**respiratory arrest**  Apnoe
**respiratory assessment**  Atmungsbeurteilung
**respiratory center**  Atemzentrum
**respiratory depressant**  Atemsedativum
**respiratory depression**  Atemdepression
**respiratory distress syndrome of the newborn**  Atemnotsyndrom des Neugeborenen (RDS)
**respiratory failures**  Atemstörungen
**respiratory insufficiency**  Ateminsuffizienz
**respiratory monitoring**  Atemfunktion, Überwachung der
**respiratory muscles**  Atemmuskulatur
**respiratory rate**  Atemfrequenz
**respiratory scale**  Atemskala
**respiratory standstill**  Atemstillstand
**respiratory syncytial virus**  RS-Virus
**respiratory therapy**  Atemgymnastik, Atemtherapie
**respiratory tract**  Respirationstrakt, Atmungsapparat
**respiratory tract infection**  Atemwegsinfektion
**respirometer**  Respirometer
**respite care**  Vertretungsbetreuung
**resting potential**  Ruhepotenzial
**resting tremor**  Ruhetremor
**restless legs syndrome**  Restless-Leg-Syndrom
**resuscitation**  Reanimation

**resuscitator** Reanimator
**retardation** Retardierung
**retarded ejaculation** Ejaculatio retarda
**retention** Retention
**retention enema** Retentionseinlauf
**retention of urine** Harnverhaltung
**reticular** retikulär, reticularis
**reticulocyte** Retikulozyt
**reticuloendothelial cell** Zelle, retikuloendotheliale
**reticuloendothelial system** retikuloendotheliales System (RES)
**retina** Retina
**retinal detachment** Ablatio retinae, Netzhautablösung
**retinitis** Retinitis
**retinoblastoma** Retinoblastom
**retinol** Retinol
**retinopathy** Retinopathie
**retinoscopy** Retinoskopie
**retracted nipple** Schlupfwarze
**retraction** Retraktion
**retro-** retro-
**retroauricular** retroaurikulär, retroauricularis
**retrobulbar pupillary reflex** Pupillenreflex, retrobulbärer
**retroflexion** Retroflexion
**retrograde** retrograd
**retrograde amnesic** Amnesie, retrograde
**retrograde ejaculation** Ejakulation, retrograde
**retrograde infection** Infektion, retrograde
**retrolental fibroplasia** Fibroplasie, retrolentale
**retroperitoneal** retroperitoneal
**retroperitoneal abscess** Abszess, retroperitonealer
**retrovirus** Retrovirus
**revasclularization** Revaskularisation
**reverse isolation** Schutzisolation
**reverse transcriptase** Reverse Transkriptase
**reverse Trendelenburg** Anti-Trendelenburg-Lage; Anti-Trendelenburg-Lagerung
**reversible** reversibel
**Rh antiserum** Rh(esus)-Antiserum
**Rh factor** Rhesusfaktor
**Rh incompatibility** Rh-Inkompatibilität
**rh(esus) sensitization** Rh(esus)-Sensibilisierung

**Rh0(D) immune globulin** Anti-D-Immunglobulin
**rhagades** Rhagaden
**rheology** Rheologie
**rheometry** Rheometrie
**rh-erythroblastosis** Rh-Erythroblastose
**rheumatic fever** Polyarthritis rheumatica acuta, Rheumatisches Fieber
**rheumatism** Rheumatismus, Rheuma
**rheumatoid arthritis** Polyarthritis, progressiv-chronische; Rheumatoidarthritis
**rheumatoid factors** Rheumafaktoren
**rheumatology** Rheumatologie
**rhinalgia** Rhinalgie
**rhinitis** Rhinitis, Schnupfen
**rhinology** Rhinologie
**rhinopathy** Rhinopathie
**rhinorrhagia** Rhinorragie
**rhinoscopy** Rhinoskopie, Nasenhöhlenspiegelung
**rhinovirus** Rhinovirus
**Rho (D) immune globuline** Anti-D-Immunglobulin
**rhonchus** Rhonchus, pl. Rhonchi
**rhythm method** Knaus-Ogino-Methode
**rhythmic therapeutic rub** Einreibung, rhythmische
**rib** Rippe
**rib fracture** Rippenfraktur
**rib shaking** Rippenrütteln
**rib vibration** Rippenvibration
**riboflavin** Riboflavin
**ribonucleic acid** Ribonukleinsäure (RNS)
**ribose** Ribose
**ribosome** Ribosom
**rice diet** Reisdiät
**Rickettsia** Rickettsien
**rickettsiosis** Rickettsiosen
**right atrial catheter** Vorhofkatheter, rechter
**right lymphatic duct** Ductus lymphaticus dexter; Hauptlymphgang, rechter
**right ventricle** Herzkammer, rechte
**right-heart failure** Rechtsherzinsuffizienz
**right-to-left shunt** Rechts-Links-Shunt
**rigidity** Rigidität
**rigor** Rigor
**rigor mortis** Rigor mortis, Totenstarre
**rima** Rima
**ring removal from swollen finger** Ring abnehmen, bei geschwollenen Fingern

**Ringer's lactate solution**  Ringer-Laktat-Lösung
**risk factor**  Risikofaktor
**Risk Identification**  Risikobestimmung
**risk management**  Risiko-Management
**risk to run away**  Weglaufgefahr
**rituals**  Rituale
**rituals of mourning**  Trauerrituale
**Riva-Rocci-method**  Riva-Rocci-Methode
**rivus lacrimalis**  Rivus lacrimalis, Tränenkanal
**RNA viruses**  RNS-Viren
**Robinson-Drainage**  Robinson-Drainage
**rod**  Stäbchen
**rod-monochromasy**  Stäbchenblindheit
**rods and cones**  Stäbchen und Zapfen
**roentgen**  Röntgen (Rö)
**role**  Rolle
**role conflict**  Rollenkonflikt
**role enhancement**  Rollenausübung, Verbesserung der
**role performance, altered**  Rollenerfüllung, gestörte
**role playing**  Rollenspiel
**role reversal**  Rollentausch
**role strain**  Rollenbelastung
**roller bandage**  Rollbinde
**room arrangement for the elderly**  Raumgestaltung im Alter
**room arrangement for the stroke patient**  Apoplex, Zimmergestaltung bei
**rooming-in**  Rooming-in
**root**  Wurzel
**rooting reflex**  Brustsuchen, reflektorisches
**Rorschach test**  Rorschachtest
**rosemary oil**  Rosmarinöl
**roseola infantum**  Roseola infantum
**rotary vertigo**  Drehschwindel
**rotating tourniquets**  Aderlass, unblutiger
**rotation**  Rotation
**rotator**  Rotator
**rotavirus**  Rotavirus
**Rotokinetic treatment table**  Rotorest-Bett
**Rotorest bed**  Rotorest*-Bett
**round**  Visite
**round ligament**  Ligamentum teres
**Rovsing's sign**  Rovsing-Zeichen
**R-R interval**  R-R-Intervall
**rubber-band ligation**  Gummiligatur
**rubella**  Rubella, Röteln, Rubeola
**rubella and mumps virus vaccine**  Röteln-Mumps-Vakzin
**rubella embryopathy**  Rötelnembryopathie
**rubella titer**  Röteln-Titer
**rubella virus vaccine**  Röteln-Vakzine
**Ruben´s valve**  Rubenventil
**ruber**  ruber
**rubor**  Rubor
**rudiment**  Rudiment
**Ruffini's corpuscles**  Ruffini-Körperchen
**ruga**  Ruga, pl. Rugae
**rule of nines**  Neunerregel
**rupture**  Ruptur, rupturieren
**rupture of membranes**  Blasensprung
**rupture of symphysis**  Symphysenruptur
**rupture of uterus (in pregnancy)**  Uterusruptur (in der Schwangerschaft)

## S

**SA node**  SA-Knoten
**saccharides**  Saccharide
**saccharin**  Saccharin
**saccule**  Sacculus; Aussackung, kleine; Säckchen
**Sachtleben method**  Sachtleben-Methode
**sacral nerves**  Nervi sacrales, Sakralnerven
**sacral node**  Lymphknoten, sakraler
**sacroiliac**  sakroiliakal, iliosakral
**sacroiliac articulation**  Iliosakralgelenk
**sacrum**  Sakrum
**saddle joint**  Sattelgelenk
**sadism**  Sadismus
**safe sex**  Safer Sex
**safeguarding the perineum**  Dammschutz
**sage**  Salbei
**sagittal**  sagittal
**sagittal plane**  Sagittalebene
**salaam convulsions**  Blitz(-Nick-Salaam)-Krämpfe, BNS-Krämpfe
**salicylic acid**  Salicylsäure
**saline**  salinisch
**saline solution**  Kochsalzlösung
**saliva**  Saliva, Speichel
**salivary glands**  Glandulae salivariae, Speicheldrüsen
**Salmonella enteritidis**  Salmonella enteritidis
**salmonellosis**  Salmonellose
**salpingectomy**  Salpingektomie
**salpingitis**  Salpingitis
**salpingo-**  salpingo-
**salpingography**  Salpingographie

**salpingo-oophorectomy** Salpingoophorektomie
**salpingo-oophoritis** Salpingo-oophoritis
**salpinx** Salpinx (pl. Salpinges)
**salt depletion** Salzverlust, Salzmangel
**salt fever** Durstfieber
**saltatory conduction** Erregungsleitung, saltatorische
**salt-poor diet** Diät, salzarme
**saluretic** Saluretikum
**salutogenesis** Salutogenese
**Samonella** Salmonella
**sand bath** Sandbad
**sandwich bed** Sandwich-Bett
**sanguine** sanguinisch
**sanguineous** sanguino-
**sanies** Ausfluss, blutiger
**sanitary** sanitär
**sanitation** Sanitation
**saphenous nerve** Nervus saphenus
**sapo** Sapo
**saquinavir** Saquinavir
**sarcocarcinoma** Sarkokarzinom
**sarcoidosis** Sarkoidose
**sarcoma** Sarkom
**sarcomere** Sarkomer
**sarcoplasm** Sarkoplasma
**sarko** sarko-
**sartorius** Musculus sartorius, Sartorius, Schneidermuskel
**satiety** Sattheit
**satiety center** Sättigungszentrum
**saturated fatty acids** Fettsäuren, gesättigte
**saturated solution** Lösung, gesättigte
**saturation** Sättigung
**scabies** Skabies, Krätze
**scald** Verbrühung
**scale** Schuppe
**scalp** Kopfschwarte
**scalp electrode** Kopfschwartenelektrode; Skalpelektrode
**scalpel** Skalpell
**scanning electron microscope** Rasterelektronenmikroskop
**scapula** Skapula, Schulterblatt
**scapular reflex** Schulterblattreflex
**scarlet fever** Scharlach
**scatemia** Autointoxikation, intestinale
**scatology** Skatologie
**Scheuermann's disease** Morbus Scheuermann
**Schick test** Schick-Probe

**schistocelia** Schistocoelia
**schistocystis** Schistocystis, Blasenekstrophie
**schistosomiasis** Bilharziose, Schistosomiase
**schistothorax** Schistothorax
**schizoaffective disorder** Psychose, schizoaffektive
**schizoid** schizoid
**schizoid personality** Persönlichkeit, schizoide
**schizoid personality disorder** Persönlichkeitsstörung, schizoide
**schizophrenia** Schizophrenie
**schizotypal personality disorder** Persönlichkeitsstörung, schizotypische
**school medicine** Schulmedizin
**school phobia** Schulphobie
**Schwann cells** Schwann-Zellen
**sciatic** ischiatisch, ischiadicus
**sciatic nerve** Nervus ischiadicus, Ischiasnerv, Hüftnerv
**sciatica** Ischialgie, Ischiasbeschwerden, Ischiassyndrom
**scinitigram** Szintigramm
**scintiscanning** Szintigraphie
**scirrhous carcinoma** Karzinom, zirrhöses
**scissor gait** Scherengang
**scler-, sclero** skler-, sklero-
**sclera** Sklera (pl. Skleren), Lederhaut
**scleredema** Sklerödem
**scleritis** Skleritis
**sclerodactyly** Sklerodaktilie
**scleroderma** Sklerodermie
**sclerosing solution** Lösung, sklerosierende
**sclerosis** Sklerose
**sclerotherapy** Sklerotherapie
**scolex** Skolex (pl. Skolizes)
**scoliosis** Skoliose
**scoliotic pelvis** Skoliosebecken
**scopolamine** Skopolamin
**scopophilia** Skopophilie
**scopophobia** Skopophobie
**scorpion sting** Skorpionstich
**scotoma** Skotom, Gesichtsfeldausfall
**scotopic vision** Nachtsehen, Dämmerungsehen
**scrapie** Scrapie
**scratch test** Scratch-Test, Kratztest
**screening** Screening
**screw artery** Spiralarterie
**Scribner shunt** Scribner-Shunt

**scrotal** skrotal
**scrotal cancer** Skrotalkrebs
**scrotal hernia** Skrotalhernie, Hodenbruch
**scrotum** Skrotum
**scrub nurse** Instrumentierschwester, Instrumentierpfleger, OP-Schwester
**scrub room** Waschraum
**scurvy** Skorbut
**sea urchin sting** Seeigelstich
**sebaceous glands** Talgdrüsen
**seborrhea** Seborrea
**seborrheic dermatitis** Dermatitis seborrhoides
**sebum** Sebum
**seclusion** Absonderung
**second sight** Alterskurzsichtigkeit
**second stage of labor** Austreibungsperiode
**secondary antibody response** Sekundärantwort
**secondary disease** Sekundärkrankheit
**secondary enuresis** Einnässen, sekundäres
**secondary hemorrhage** Nachblutung
**secondary infection** Sekundärinfektion
**secondary port** Sekundärzugang
**secondary prevention** Sekundärprevention
**secondary shock** Sekundärschock
**secondhand smoke** Passivrauchen
**second-look operation** Second-look-Operation
**second-set rejection** Second-set-Reaktion
**secretin** Sekretin
**secretion** Sekretion, Sekret
**secretor** Sekretor
**secretory duct** Sekretausführungsgang
**secretory immune system** Immunsystem, sekretorisches
**secretory phase** Sekretionsphase
**section** Sektion
**sectretolytic** Sekretolytikum
**secunary wound healing** Sekundärheilung
**secundigravida** Zweitgravida
**secundines** Nachgeburt
**secundipara** Sekundipara, Zweitgebärende
**security enhancement** Verbesserung der Sicherheit
**sedation** Sedierung
**sedative** Sedativum
**sedimentation** Sedimentation
**sedimentation rate** Blutkörperchensenkungs-geschwindigkeit (BSG), Blutsenkung, Blutsenkungsreaktion

**sediments** Sedimente
**segment** Segment
**segmental resection** Segmentresektion
**seizure** Krampfanfall
**seizure management** Krampfanfälle, Umgang mit
**seizure precautions** Krampfanfälle, Vorsichtsmaßnahmen bei
**selective angiography** Angiographie, selektive
**selective serotonin reuptake inhibitor(SSRI)** Serotonin-Wiederaufnahmehemmer (SSRI)
**selenium** Selen (Se)
**selenium sulfide** Selensulfid
**self** Selbst
**self-awareness enhancement** Selbstwahrnehmung, Verbesserung der
**self-breast examination** Brust, Selbstuntersuchung der
**self-care** Selbstpflege
**self-care assistance** Selbstpflegeunterstützung
**self-care theory** Selbstpflege-Theorie
**self-catheterization** Selbstkatheterisierung
**self-determination** Selbstbestimmung
**self-disclosure** Selbstoffenbarung
**self-esteem disturbance** Selbstwertgefühl, Störung
**self-esteem enhancement** Selbstwertgefühl, Verbesserung des
**self-healing squamous epithelioma** Epitheliom, selbstheilendes, squamöses
**self-help group** Selbsthilfegruppe
**self-hypnosis** Selbsthypnose
**self-modification assistance** persönliche Veränderungen, Unterstützung bei
**self-monitoring of blood glucose** Blutzucker-Test, selbst durchgeführter
**self-mutilation risk of** Selbstverstümmelungsgefahr
**self-recognition** Selbsterkennung
**self-regulation** Autoregulierung
**self-responsibility facilitation** Selbstverantwortung, Unterstützung der
**self-retaining catheter** Katheter, selbsthaltender; Dauerkatheter
**self-tolerance** Autoimmuntoleranz
**semen** Sperma, Samenflüssigkeit

**semiautomatic external defibrillator** Defibrillator, externer, halbautomatischer
**semicircular canal** Canalis semicircularis ossei; Bogengang, knöcherner
**semicircular duct** Ductus semicircularis; Bogengang, häutiger
**semilunar valve** Valvula semilunaris, Semilunarklappe
**semimembranous** semimembranosus
**seminal duct** Spermiengang
**seminal fluid test** Spermientest
**seminal vesicle** Samenbläschen
**seminiferous tubules** Tubuli seminiferi, Hodenkanälchen
**seminoma** Seminom
**semipermeability** Semipermeabilität
**semipermeable membrane** Membran, semipermeable
**semitendinous** Musculus semitendinosus
**senescence** Seneszenz
**Sengstaken-Blakemore tube** Sengstaken-Blakemore-Sonde
**senile atrophy** Altersatrophie
**senile depression** Altersdepression
**senile diseases** Alterskrankheiten
**senile disposition** Altersdisposition
**senile ectropion** Ektropium, seniles
**senile heart** Altersherz
**senile pruritus** Altersjuckreiz
**senility** Senilität
**senior nursing staff** Pflegedienstleitung
**senna leaves** Sennesblätter
**senorimotor** sensomotorisch
**sensation** Sinneswahrnehmung
**sense of taste in old age** Geschmackssinn im Alter
**senses** Sinne
**sensible perspiration** Transpiration
**sensitivity** Sensibilität, Sensitivität
**sensitivity test** Sensitivitätstest
**sensitivity testing** Resistenzbestimmung
**sensitization** Sensibilisierung
**sensor** Messfühler
**sensorimotor phase** sensomotorische Phase
**sensorimotor therapy** Therapie, sensomotorische
**sensorineural hearing loss** Innenohrschwerhörigkeit
**sensorium** Sensorium
**sensory** sensorisch
**sensory aphasia** Aphasie, sensorische; Wernicke-Aphasie
**sensory deficit** Sensorisches Defizit
**sensory deprivation** Sensorische Deprivation
**sensory disturbances** Sensibilitätsstörungen; Empfindungsstörungen
**sensory end organs** Sinnesorgane
**sensory nerve** Sinnesnerv
**sensory overload** Sensorische Überstimulation
**sensory pathway** Bahn, sensorische
**sensory receptor** Rezeptor, sensorischer
**sensory threshold** Reizschwelle
**sensory/perceptual alterations** Wahrnehmungsstörungen
**separation anxiety** Trennungsangst
**sepsis** Sepsis
**septal defect** Septumdefekt
**septic abortion** Abort, septischer
**septic fever** Fieber, septisches
**septic shock** Schock, septischer
**septoplasty** Septumplastik
**septum** Septum
**sequela** Folgekrankheit
**sequential multiple analysis** Sequenzanalyse, multiple
**sequestration** Sequestration
**sequestrum** Sequester
**seroconversion** Serokonversion
**serodiagnosis** Serumdiagnostik, Serodiagnostik
**serologic** serologisch
**serology** Serologie
**seroma** Serom
**seronegative** seronegativ
**seropositive** seropositiv
**serosa** Serosa
**serotonin** Serotonin
**serous** serös
**serous membrane** Membran, seröse
**serratus anterior** Musculus serratus anterior
**serum** Serum
**serum albumin** Serumalbumin
**serum glutamic oxaloacetic transaminase** Serumglutamat-Oxalazetat-Transaminase (SGOT)
**serum glutamic pyruvic transaminase** Serumglutamat-Pyruvat-Transaminase (SGPT)

**serum shock**  Serumschock
**serum sickness**  Serumkrankheit
**sesamoid bones**  Sesamknochen, Sesambeine
**severe neglect of oneself**  Verwahrlosung
**sex chromosome**  Gonosom, Geschlechtschromosom
**sex determination**  Geschlechtsbestimmung
**sex hormones**  Sexualhormone, Geschlechtshormone
**sex ratio**  Geschlechterverhältnis, Sexualproportion
**sex role**  Geschlechterrolle
**sexism**  Sexismus
**sexual abuse**  Sexueller Missbrauch
**sexual asphyxia**  sexuelle Asphyxie
**sexual aversion disorder**  sexuelle Aversion
**sexual counseling**  Sexualberatung
**sexual deviance**  Sexualdeviation
**sexual dysfunction**  Sexualstörung
**sexual health**  sexuelle Gesundheit
**sexual history**  Sexualanamnese
**sexual orientation**  sexuelle Orientierung
**sexual reflex**  sexueller Reflex
**sexual response cycle**  sexueller Reaktionszyklus
**sexual selection**  sexuelle Selektion
**sexual therapy**  Sexualtherapie
**sexuality**  Sexualität
**sexuality patterns, altered**  Sexualverhalten, Veränderung
**sexually transmitted diseases**  Geschlechtskrankheiten
**shallow breathing**  Atmung, flache
**shearling**  Schafsfell
**sheath**  Scheide
**sheath of Schwann**  Schwann-Scheide, Neurolemm
**shift**  Schicht
**Shift Report**  Schichtbericht
**shift to the left**  Linksverschiebung
**shift to the right**  Rechtsverschiebung
**Shigella**  Shigella
**shigellosis**  Shigellose
**shivering**  Frösteln
**shock**  Schock
**Shock Management**  Schockbehandlung
**shock neurogenic**  Schock, neurogener
**shock positioning**  Schocklagerung
**shock prevention**  Schock-Prävention
**shock therapy**  Schocktherapie
**shock trousers**  Schockhosen
**short-acting**  kurzwirkend
**short-acting insulin**  Insulin, kurzwirkendes
**short-time care**  Kurzzeitpflege
**short-wave diathermy**  Hochfrequenzwärmetherapie
**shoulder**  Schulter
**shoulder girdle**  Schultergürtel
**shoulder-joint**  Articulatio humeri, Schultergelenk
**shreds**  Schleimfäden
**shu points**  Shupunkte
**shunt**  Shunt
**SI units**  SI-Einheiten
**sial-**  sial-
**sialadenitis**  Sialadenitis
**sialogogue**  sialogen
**Siamese twins**  Zwillinge, siamesische
**sibilant**  sibilans
**sibilant rhonchi**  Giemen
**sibling support**  Geschwister, Unterstützung der
**sicca complex**  Sicca-Syndrom
**siccant**  siccus
**sick sinus syndrome**  Sick-Sinus-Syndrom (SSS)
**sickle cell anemia**  Sichelzellenanämie
**sickle cells**  Sichelzellen
**side effect**  Nebenwirkung
**sideropenia**  Sideropenie
**sievert**  Sievert (Sv)
**sigma**  Sigma
**sigmoid**  Sigmoid, sigmoideum
**sigmoid colon**  Colon sigmoideum
**sigmoidectomy**  Sigmoidektomie
**sigmoidoscope**  Sigmoidoskop
**sign language**  Gebärdensprache
**signature**  Signatur
**significance**  Signifikanz
**signs of maturity**  Reifezeichen beim Neugeborenen
**silent disease**  Krankheit, latente
**silent myocardial infarction**  Myokardinfarkt, stummer
**silicon**  Silicium (Si)
**silicone**  Silikon
**silicone-gel breast implant**  Silikon-Brustimplantat
**silver**  Silber (Ag)
**silver amalgam**  Silberamalgam
**silver nitrate**  Silbernitrat
**simethicone**  Simethikon

**similia similibus curantur** similia similibus curantur
**simple figure-of-eight roller arm sling** Armschlinge, einfache
**simple fracture** Bruch, einfacher
**simple guided imagery** Phantasie, gezielt ausgerichtete
**simple massage** Massage, einfache
**simple protein** Protein, einfaches
**simple reflex** Reflex, einfacher
**simple relaxation therapy** Entspannungstherapie, einfache
**simultaneous** simultan
**simultaneous immunization** Simultanimpfung
**SIMV** SIMV
**sinister** sinister
**sinoatrial** sinuatrial
**sinoatrial block** Sinusblock
**sinoatrial node** Sinusknoten
**sinus** Sinus
**sinus arrhythmia** Sinusarrhythmie
**sinus node** Nodus sinuatrialis
**sinus rhythm** Sinusrhythmus
**sinusitis** Sinusitis
**sinusoid** sinusoid
**sinusoids** Sinusoide
**siphon drainage** Bülau-Drainage
**siriasis** Sonnenstich
**Sister Kenny's treatment** Schwester-Kenny-Behandlung
**situational crisis** Situationskrise
**situs** Situs
**situs inversus viscerum** Situs inversus viscerum
**sitz bath** Sitzbad
**Sjögren's syndrome** Sjögren-Syndrom
**skeletal fixation** Knochenfixierung
**skeletal system** Skelettsystem
**skeletal traction** Knochenextension, Streckbehandlung
**skeleton** Skelett
**skills training** Fähigkeitstraining
**skin** Cutis, Haut
**skin cancer** Hautkarzinom, Hautkrebs
**skin graft** Hauttransplantat
**skin integrity, impaired** Hautdefekt, bestehender
**skin lesions** Effloreszenzen (pl.)
**skin pigmentation** Hautpigmentierung
**skin prep** Hautdesinfektion
**skin self-examination** Haut, Selbstuntersuchung der
**skin surveillance** Haut, Überwachung der
**skin test** Hauttest
**skin turgor** Hautturgor
**skinfold thickness** Hautfaltendickenmessung
**skull** Schädel
**sleep** Schlaf
**sleep apnea (syndrome)** Schlafapnoe-(syndrom)
**sleep enhancement** Schlafförderung
**sleep pattern disturbance** Schlafgewohnheiten, gestörte
**sleep terror disorder** Nachtangst
**sling** Schlinge
**slip-on blood pump** Blutkonservenpumpe, aufschiebbare
**slipping patella** Patella, gleitende
**slough** Schorf
**slow pulse** Puls, langsamer
**slow stroking** Streichen, langsames
**slow virus** Slow-Virus
**small cardiac veins** Venae cardiacae parvae, Herzvenen, kleine
**small for gestational age infant** Neugeborenes, hypotrophes
**small sciatic nerve** Ischiasnerv, kleiner
**smallpox** Pocken
**smear** Abstrich; Wundabstrich
**smear infection** Schmierinfektion
**smegma** Smegma, Vorhauttalg
**smoke inhalation** Rauchinhalation
**smoker´s leg** Raucherbein
**smoking cessation assistance** Rauchen, Unterstützung beim Einstellen des
**smooth muscle relaxant** Muskelrelaxanzien für glatte Muskulatur
**smooth muscles** Muskulatur, glatte
**snake venom** Schlangengift
**snapping hip** Hüfte, schnappende
**sneeze** Niesen
**Snellen test** Snellen-Test
**snow blindness** Schneeblindheit
**social competence** Kompetenz, soziale
**social insurance against occupational accidents** Berufsgenossenschaft
**social interaction, impaired** Soziale Interaktion, beeinträchtigte
**social isolation** Soziale Isolierung
**social medicine** Sozialmedizin

**social network therapy** Familientherapie, erweiterte
**social phobia** Soziophobie
**social psychiatry** Sozialpsychiatrie
**social psychology** Sozialpsychologie
**social support programs** Soziale Hilfsprogramme
**social welfare work** Diakonie
**social workers** Sozialarbeiter
**socialization** Sozialisation
**socialization enhancement** Sozialisation, Verbesserung der
**soda** Soda
**sodium** Natrium (Na)
**sodium bicarbonate** Natriumbikarbonat
**sodium chloride** Natriumchlorid (NaCl)
**sodium iodide** Natriumjodid
**sodium pump** Natrium-Kalium-Pumpe
**sodium sulfate** Natriumsulfat
**soft chancre** Ulcus molle, Weicher Schanker
**soft data** Daten, weiche
**soft palate** Palatum molle; Velum palatinum; Gaumensegel; Gaumen, weicher
**softening of bones** Knochenerweichung
**sol** Sol
**solar plexus** Plexus coeliacus, Sonnengeflecht, Plexus solaris
**solar radiation** Sonnenstrahlung
**solution** Lösung
**solvent** Lösungsmittel
**soma** Soma
**somatic cell** Körperzelle
**somatic stimulation** Stimulation, somatische
**somatization** Somatisation
**somatization disorder** Somatisierungsstörung
**somatomegaly** Riesenwuchs, Makrosomie
**somatosensory system** Somatosensorisches System
**somatotropic hormone** Hormon, somatotropes
**somnambulism** Somnambulismus, Schlafwandeln, Nachtwandeln
**somnolent** somnolent
**sopor** Sopor
**sound** Sonde
**spasm** Krampus; Spasmus
**spasmogen** spasmogen
**spasticity** Spastik

**special care unit** Spezialstation
**special education for handicapped persons** Heilpädagogik
**species** Spezies
**specific immune globulin** Immunglobulin, spezifisches
**specifically authorized tasks** Vorbehaltsaufgaben
**specimen** Untersuchungsmaterial, Probe
**spectrometer** Spektrometer
**spectrum** Spektrum, pl. Spektren
**speculum** Spekulum
**speech centers** Sprachzentren
**speech dysfunction** Sprachstörung
**speech reading** Lippenlesen
**speech therapy** Sprachtherapie
**sperm bank** Samenbank
**sperm(ium)** Spermium
**spermatic cord** Funiculus spermaticus, Samenstrang
**spermatogenesis** Spermiogenese, Spermatogenese
**spermicidal** spermizid
**sphere** Sphäre
**spherocytic anemia** Sphärozytose, Kugelzellanämie
**sphincter** Sphinkter
**sphincter ani** Musculus sphincter ani
**spica bandage** Spicaverband
**spider veins** Besenreiservarizen
**spina** Spina, pl. Spinae
**spina bifida** Spina bifida
**spina bifida occulta** Spina bifida occulta
**spinal** spinal
**spinal anesthesia** Spinalanästhesie
**spinal canal** Canalis vertebralis, Spinalkanal, Vertebralkanal
**spinal cord** Rückenmark
**spinal cord compression** Rückenmarkskompression
**spinal cord injury** Rückenmarksverletzung
**spinal curvature** Wirbelsäulenverkrümmung
**spinal headache** Kopfschmerzen nach Lumbalpunktion
**spinal nerves** Spinalnerven
**spinal reflex** Rückenmarksreflex
**spinal segments** Wirbelsäulensegmente
**spinal tracts** Rückenmarksbahnen
**spiral bandage** Spiralverband
**spiral fracture** Spiralbruch
**spiritual distress** Seelische Störungen

**spiritual support** Seelische Unterstützung
**spirochetes** Spirochäten
**spirogram** Spirogramm
**spirometer** Spirometer
**spironolactone** Spironolacton
**Spitz naevus** Spitz-Tumor
**splayfoot** Spreizfuß
**spleen** Milz, Lien
**splenoheptomegaly** Splenohepatomegalie
**splenomegaly** Splenomegalie
**splint** Schiene
**splinter fracture** Trümmerbruch
**Splinting** Schienen
**spondylitis** Spondylitis
**sponge bath** Ganzkörperwaschung, klassische
**spongiosa** Spongiosa
**spontaneous** spontan
**spontaneous abortion** Spontanabort
**spontaneous delivery** Spontangeburt
**spontaneous fracture** Spontanfraktur
**spontaneous remission** Spontanheilung
**spontaneous urine** Spontanurin
**spores** Sporen
**sporicide** sporizid
**Sporozoa** Sporozoa (pl.)
**sports medicine** Sportmedizin
**spotting** Schmierblutung, Spotting
**sprain** Verstauchung, Dehnung
**spur** Stachel
**sputum** Sputum, Auswurf
**squama** Squama (pl. Squamae)
**squamous cell carcinoma** Karzinom, squamöses
**S-T segment** S-T-Phase
**St. John's wort** Johanniskraut
**St. Louis encephalitis** St.-Louis-Enzephalitis
**staff supervision** Pflegepersonal, Überwachung und Leitung des
**stage of expulsion** Austreibungsperiode
**stages of dying** Sterbephasen
**stages of wound healing** Wundheilungsphasen
**staging of pressure ulcera** Dekubitusstadien
**stammering** Dyslalie, Stammeln
**standard bicarbonate** Standardbikarbonat
**standard case allowances** Fallpauschalen
**standard of care** Therapiestandard
**standards of nursing practice** Pflegestandards

**standing orders** Pflegepläne, standardisierte
**stapedectomy** Stapedektomie
**stapes** Stapes, Steigbügel
**staphylococcal infection** Staphylokokkeninfektion
**staphylococcal scalded skin syndrome** Ritter-Dermatitis, Dermatitis exfoliativa neonatorum, Ritter-Krankheit
**Staphylococcus** Staphylokokkus, pl. Staphylokokken
**Staphylococcus aureus** Staphylococcus aureus
**staple** Nahtklammer
**stapling** klammern
**startle reflex** Schreckreaktion
**stasis** Stase
**stasis dermatitis** Stauungsdermatitis
**stasis ulcer** Stauungsulkus
**state of being in need of care** Pflegebedürftigkeit
**state of euphoria** Rausch
**state of restlessness, of agitation** Unruhezustand
**static scoliosis** Skoliose, statische
**static sense** Gleichgewichtssinn
**statistical significance** Signifikanz, statistische
**statistics** Statistik
**status** Status
**status asthmaticus** Status asthmaticus
**status epilepticus** Status epilepticus
**steam compress** Dampfkompresse
**steam inhalation** Dampfinhalation
**steam sterilization** Dampfsterilisation
**steatorrhea** Fettdurchfall, Fettstuhl; Stearrhö
**Steinmann pin** Steinmann-Nagel
**stem cell** Stammzelle, Blutstammzelle
**stem cell leukemia** Stammzellenleukämie
**stenosis** Stenose
**step-controlled analgesia** Stufentherapie, analgetische
**stereognosis** Stereognosie
**stereoophthalmoscope** Stereoophthalmoskop
**stereoscopic microscope** Stereomikroskop
**stereotaxic instrument** stereotaktisches Instrument
**stereotaxic neuroradiography** Neuroradiographie, stereotaktische
**sterile** steril

**sterile field** steriler Bereich
**sterility** Sterilität
**sterilization** Sterilisation
**sterilize** sterilisieren
**sternal puncture** Sternalpunktion; Sternumpunktion
**sternoclavicular** sternoklavikulär
**sternocleidomastoid** Musculus sternocleidomastoideus; Sternokleidomastoideus
**sternum** Sternum, Brustbein
**steroid hormones** Steroidhormone
**steroids** Steroide (pl.)
**stethoscope** Stethoskop
**stiff joint** Versteifung
**stigma** Stigma, pl. Stigmata
**stillbirth** Totgeburt
**stimulant** Stimulans, pl. Stimulanzien
**stimulus** Stimulus, pl. Stimuli, Reiz
**stinging nettle** Brennnesselkraut
**stitch abscess** Nahtabszess
**stoma** Stoma
**stoma therapist** Stomatherapeut
**stomach** Gaster; Magen
**stomach pump** Magenpumpe
**stomach tube** Magensonde
**stomatitis** Stomatitis
**stomatitis parasitica** Stomatitis parasitica
**strabismus** Strabismus
**strain** Zerrung
**strangulated hernia** Hernie, strangulierte
**strangulation** Strangulation
**strapping** Heftpflasterverband
**strategies for well-being** Wohlfühlstrategien
**stratified epithelium** Epithel, mehrschichtiges
**stratum** Stratum, pl. Strata
**stratum basale** Stratum basale
**stratum corneum** Stratum corneum
**stratum granulosum** Stratum granulosum
**stratum lucidum** Stratum lucidum
**stratum spinosum** Stratum spinosum
**stratum spongiosum** Stratum spongiosum
**strep throat** Halsentzündung, eitrige
**streptococcal angina** Streptokokkenangina
**streptococcal infection** Streptokokkeninfektion
**Streptococcus** Streptokokkus, pl. Streptokokken
**Streptococcus pneumoniae** Streptococcus pneumoniae

**Streptococcus pyogenes** Streptococcus pyogenes
**streptokinase** Streptokinase
**stress** Stress
**stress amenorrhea** Stressamenorrhö
**stress management** Stressmanagement
**stress reaction** Stressreaktion
**stress test** Stresstest
**stress ulcer** Stressulkus
**stress-adaptation theory** Stressadaptationstheorie
**stressor** Stressor
**striae gravidarum** Striae gravidarum, Schwangerschaftsstreifen
**striated muscles** Muskulatur, quergestreifte
**stricture** Striktur
**stridor** Stridor
**stripping** Stripping
**(apoplectic) stroke** Schlaganfall
**stroke care** Apoplex, Pflege bei
**stroke prone profile** Schlaganfallneigung
**stroke syndrom** Insult
**stroke unit** Stroke-Unit
**stroke volume** Schlagvolumen
**stroma** Stroma
**strontium** Strontium (Sr)
**structural quality** Strukturqualität
**structured planning of the day** Tagesplan, strukturierter
**strychnine** Strychnin
**strychnine poisoning** Strychninvergiftung
**study of nursing** Pflegestudium
**stupor** Stupor
**stuttering** Stottern
**sty** Gerstenkorn
**stylet** Führungsmandrin
**styloid** styloid
**sub-** sub-
**subacute** subakut
**subacute bacterial endocarditis** Endokarditis, subakute bakterielle
**subacute infection** Infektion, subakute
**subarachnoid hemorrhage** Subarachnoidalblutung
**subarachnoid space** Subarachnoidalraum
**subclavian** subklavikular(is)
**subclinical** subklinisch
**subconscious memory** Unterbewusstseinsgedächtnis
**subcutaneous** subkutan

**subcutaneous adipose tissue** Unterhautfettgewebe
**subcutaneous emphysema** Emphysem, subkutanes
**subcutaneous fascia** Faszie, subkutane
**subcutaneous infection** Subkutaninjektion
**subcutaneous mastectomy** Mastektomie, subkutane
**subcutaneous nodule** Knoten, subkutaner
**subcuticular suture** Subkutannaht
**subdural** subdural
**subdural puncture** Punktion, subdurale
**subfebrile** subfebril
**subjective symptoms** Symptome, subjektive
**sublethal** subletal
**sublimation** Sublimation
**sublingual** sublingual
**sublingual gland** Drüsen, sublinguale
**sublingual tablets** Sublingualtabletten
**subluxation syndrome** Subluxationssyndrom
**submandibular glands** Drüsen, submandibuläre
**submucous** submukös
**subnormal temperature** Temperatur, subnormale
**substance** Substanz
**substance abuse** Substanzabusus
**substantia alba** Substantia alba
**substitution** Substitution
**substitutive therapy** Substitutionstherapie
**substrate** Substrat
**subungual** subungual
**succinylcholine chloride** Succinylcholin
**succus** Sucus, pl. Suci
**succussion splash** Plätschergeräusch
**sucking blisters** Saugpölsterchen
**sucking reflex** Saugreflex
**sucking stimulus** Prolaktinreflex; Saugreiz
**suckle; breastfeeding** Stillen
**sucrose** Saccharose
**suction biopsy** Saugbiopsie
**suction drainage** Saugdrainage
**Suction irrigation drainage** Saug-Spül-Drainage
**suction tube** Absaugkatheter
**sudden deafness** Hörsturz
**sudden infant death syndrome** plötzlicher Kindstod, SIDS
**sudoriferous gland** Schweißdrüse

**suffocation, risk of** Erstickung, hohes Risiko
**suggestion** Suggestion
**suicide** Suizid; Selbstmord; Selbsttötung
**suicide prevention** Suizidprävention
**suicide, risk of** Suizidalität
**sulcus** Sulcus, pl. Sulci
**sulfacetamide** Sulfacetamid
**sulfadiazine** Sulfadiazin
**sulfasalazine** Sulfasalazin
**sulfate** Sulfat
**sulfatide lipidosis** Leukodystrophie, metachromatische; Sulfatidlipidose
**sulfhemoglobin** Sulfhämoglobin
**sulfonamides** Sulfonamide (pl.)
**sulfonylurea** Sulfonylharnstoff
**sulfur** Schwefel (S)
**sulfuric acid** Schwefelsäure
**sulfurous acid** schweflige Säure
**sump drain** Drainage, doppellumige
**sunburn** Sonnenbrand
**sunscreen protective factor index** Sonnenschutzfaktorindex
**sun-setting sign** Sonnenuntergangsphänomen
**sunstroke** Insolation
**super-** super-
**superantigens** Superantigene
**superego** Über-Ich
**superinfection** Superinfektion
**superior** superior
**supernumerary nipples** Brustwarzen, überzählige
**superoxides** Hyperoxide, Superoxide
**supersaturated** übersättigt
**supervision** Supervision
**supination** Supination
**supine** supinieren
**supine positioning** Rückenlagerung
**supplementary food** Beikost
**supply management** Materialien, Umgang mit
**support group** Unterstützungsgruppe
**support groups** Selbsthilfegruppen
**support system enhancement** Unterstützungssystem, Förderung des
**supportive psychotherapy** Psychotherapie, unterstützende
**suppository** Suppositorium, Zäpfchen
**suppression** Suppression
**suppurant** Suppurans, pl. Suppuranzien
**suppuration** Suppuration

**supra-** supra-
**supracervical hysterectomy** Hysterektomie, suprazervikale
**suprapubic aspiration of urine** Urinaspiration, suprapubische
**suprapubic catheter** Katheter, suprapubischer
**suprapubic vesical catheter** Blasenkatheter, suprapubischer
**surface biopsy** Oberflächenbiopsie
**surface thermometer** Oberflächenthermometer
**surfactant** Surfactant-Faktor
**surfactant, lack of** Surfactant-Mangel
**surgeon** Chirurg
**surgery** Chirurgie
**surgical assistance** Chirurgische Assistenz
**surgical assistant** Operationstechnische(r) Assistent(in)
**surgical debridement** Débridement, chirurgisches
**surgical pathology** Pathologie, chirurgische
**surgical precautions** Operationen, Vorsichtsmaßnahmen bei
**surgical preparation** Operationen, Vorbereitungsmaßnahmen für
**surgical scrub** Händedesinfektion, chirurgische
**surgical shock** Schock, chirurgischer
**surgical suite** OP-Bereich
**surgical technician** OP-Springer
**surrogate parenting** Leihmutterschaft
**surveillance** Überwachung
**survival rate** Überlebensrate, Fünf-Jahres-~
**suspension** Suspension
**suspensory** Suspensorium
**sustenance support** Lebensbedarf, Unterhaltung des
**sutura** Sutur, Naht
**suturing** Nähen von Wunden
**swab** Watteträger
**swallowing** Schlucken
**swallowing reflex** Schluckreflex
**swallowing therapy** Schluckbeschwerden, Therapie bei
**swallowing, impaired** Schlucken, beeinträchtigtes
**Swan-Ganz catheter** Swan-Ganz-Katheter, Pulmonaliskatheter
**sweat bath** Schwitzbad
**sweat glands in old age** Schweißdrüsen im Alter
**sweat test** Schweißtest
**swimming reflex** Schwimmreflex
**sycosis barbae** Sykose
**Sydenham's chorea** Chorea minor
**symbiosis** Symbiose
**sympathectomy** Sympathektomie
**sympathetic imbalance** Vagotonie
**sympathetic nerve** Sympathikus
**sympathetic ophthalmia** Ophthalmie, sympathische
**sympathetic trunk** Truncus sympathicus
**sympatholytics** Sympatholytika
**sympathomimetic** Sympathomimetikum
**symphysis** Symphyse
**symptom** Symptom
**symptomatic** symptomatisch
**symptomatic impotence** Impotenz, symptomatische
**symptomatic neuralgia** Neuralgie, symptomatische
**symptomatic transitory psychotic syndrome** Durchgangssyndrom
**symptomatology** Symptomatologie
**symptothermal method of family planning** Temperatur- und Schleimbeobachtung
**syn-** syn-
**synapse** Synapse
**synapsis** Synapsis, Chromosomenkonjugation
**synaptic cleft** synaptischer Spalt
**synaptic transmission** Erregungsfortleitung, synaptische
**synchronized intermittent mandatory ventilation** Beatmung, synchronisierte intermittierende mandatorische
**syncope** Synkope
**syncretic thinking** Denken, kombiniertes
**syncytium** Synzytium, pl. Synzytia
**syndactyly** Syndaktylie
**syndets** Syndets
**syndrome** Syndrom
**syndrome of inappropriate antidiuretic hormone secretion** Schwartz-Bartter-Syndrom, Syndrom der übermäßigen ADH-Sekretion (SIADH)
**synergist** Synergist
**synergistic** synergistisch
**synergy** Synergie
**synkinesis** Synkinese
**synovia** Synovia, Gelenkschmiere

**synovial** synovialis
**synovial bursa** Schleimbeutel
**synovial joint** Synovialgelenk
**synovial membrane** Synovialmembran
**synovial sheath** Sehnenscheide
**synovitis** Synovitis
**syntactic aphasia** Aphasie, syntaktische
**synthesis** Synthese
**synthesize** synthetisieren
**synthetic insulin** Insulin, synthetisches
**synthetic vaccines** Vakzine, synthetische
**syphilis** Lues, Syphilis
**syringe** Spritze
**syringe driver; syringe pump** Spritzenpumpe
**syringomyelia** Syringomyelie
**syrup of ipecac** Brechwurzsirup
**system** System
**systematic vertigo** Drehschwindel
**systemic** systemisch
**systemic circulation** Blutzirkulation, systemische
**systemic desensitization** Desensibilisierung, systemische
**systemic infection** Infektion, systemische
**systemic lesion** Schädigung, systemische
**systemic lupus erythematosus** Lupus erythematodes disseminatus (LED)
**systemic oxygen consumption** Sauerstoffverbrauch, systemischer
**systemic remedy** Medikament, systemisches
**systemic vascular resistance** Gefäßwiderstand, systemischer
**systemic vein** Vene, systemische
**systole** Systole
**systolic dysfunction** systolische Unterfunktion
**systolic murmur** systolisches Geräusch
**systolic pressure** systolischer Blutdruck

# T

**T cell** T-Zelle
**T cell antigen receptor** T-Zellrezeptor
**T lymphocyte** T-Lymphozyten
**T tube** T-Katheter, T-Stück
**T-4 cells** T-Helferzellen
**tabes** Schwindsucht
**tabes dorsalis** Tabes dorsalis
**tabetic crisis** Organkrise, tabische
**tablet** Tablette
**tachyarrhythmia** Tachyarrthythmie
**tachycardia** Tachykardie
**tachyphagia** Tachyphagie
**tachyphylaxis** Tachyphylaxie
**tachypnea** Tachypnoe
**tacrine** Tacrin
**tactile** taktil
**tactile anesthesia** Anästhesie, taktile
**tactile hyperesthesia** Hyperästhesie, taktile
**tactile localization** Lokalisation, taktile
**tactile sense** Tastsinn
**tactile-haptic stimulation** Stimulation, taktil-haptische
**Taenia** Taenia
**Taenia saginata** Taenia saginata
**Taenia solium** Taenia solium
**taeniae** Tänien (pl.)
**taeniasis** Täniase
**Takayasu's arteritis** Takayasu-Krankheit
**tallow** Talg
**talus** Talus, pl. Tali
**tamoxifen** Tamoxifen
**tamponade** Tamponade
**tannic acid** Tannin
**tap** punktieren
**tapeworm** Bandwurm
**tapeworm infection** Bandwurminfektion
**tar** Teer
**tarantula** Tarantula
**tardy peroneal nerve palsy** Wadenbeinnervenlähmung, verzögerte
**tardy ulnar nerve palsy** Ulnarislähmung, verzögerte
**target cell** Target-Zelle
**target organ** Target-Organ
**tarsal** tarsal
**tarsal bone** Fußwurzelknochen
**tarsal tunnel syndrome** Tarsaltunnelsyndrom
**tarsus** Tarsus, pl. Tarsi
**Tarui's disease** Glykongenose Typ VII, Tarui-Krankheit
**task-oriented behavior** Verhalten, aufgabenorientiertes
**taste** Geschmackssinn
**taste bud** Geschmacksknospe
**taste papilla** Geschmackspapillen
**Taussig-Bing's syndrome** Taussig-Bing-Syndrom
**taxis** Taxis
**taxonomy** Taxonomie
**t-drain** T-Drain

**TCM** TCM
**tea tree oil** Teebaumöl
**teaching hospital** Lehrkrankenhaus
**teaching nursing** Pflegepädagogik
**team nursing** Gruppenpflege
**tears** Tränen
**tears of the perineum** Dammriss
**teat** Mamilla, Pl. Mamillae
**technetium** Technetium
**technetium-99m** $^{99m}$Technetium
**technical competence** Kompetenz, fachliche
**technical knowledge** Kompetenz, fachliche
**technology management** Technologien, Umgang mit
**tectorium** Tectum
**teether** Beißring
**teething** Zahnen
**telangiectasia** Teleangiektasie
**telangiectatic nevus** Nävus Unna
**telediagnosis** Telediagnose
**telehealth** Telegesundheit
**telekinesis** Telekinese
**telemedicine** Telemedizin
**telemetry** Telemetrie
**telencephalon** Telenzephalon
**telepathy** Telepathie
**telephone consultation** Telefonberatung
**teletherapy** Teletherapie
**tellurium** Tellur (Te)
**temperature** Temperatur
**temperature regulation** Temperaturregulierung
**temporal** temporär, temporalis
**temporal artery** Arteria temporalis
**temporal bone** Os temporalis
**temporalis** Musculus temporalis
**temporary pacemaker** Herzschrittmacher, temporärer
**temporomandibular** mandibulotemporal
**temporomandibular joint** Articulatio temporomandibularis
**tenaculum** Haken
**tenalgia** Tenalgie
**Tenckhoff's catheter** Tenckhoffkatheter
**tendinitis** Tendinitis
**tendon** Tendon, Sehne
**tenesmus** Tenesmus
**teniasis** Taeniasis
**tenosynovitis** Tendovaginitis
**tensids** Tenside
**tensiometer** Tensiometer
**tension** Anspannung
**tension headache** Spannungskopfschmerz
**tensor** Tensor
**tenting of skin** Haut, Zipfelbildung der
**tentorium** Tentorium
**terato-** terato-
**teratogen** Teratogen
**teratology** Teratologie
**teratoma** Teratom
**teres** teres
**term infant** Neugeborenes, termingerechtes
**terminal** terminal(is)
**terminal cancer** Krebs im Spätstadium
**tertiary** tertiär
**tertiary health care** Gesundheitsfürsorge, tertiäre
**tertiary prevention** Prävention, tertiäre
**test for acetone in urine** Acetontest im Urin
**test tube** Reagenzglas
**test tube baby** Retortenbaby
**testamentary capacity** Testamentsfähigkeit
**testicle** Hoden
**testicular** testicularis
**testicular cancer** Hodenkrebs
**testicular self-examination** Selbstuntersuchung der Hoden
**testicular veins** Venae testiculares
**testis** Testis, pl. Testes
**testosterone** Testosteron
**tetanic convulsion** Muskelkrampf, tetanischer
**tetanus** Tetanus
**tetanus and diphtheria toxoids** Tetanus- und Diphtherie-Toxoide
**tetanus immune globuline** Tetanus-Immunglobulin
**tetanus toxoid** Tetanustoxoid
**tetany** Tetanie
**tetracyclines** Tetrazykline
**tetradactyly** Tetradaktylie
**tetrahydrocannabinol** Tetrahydrocannabinole (THC)
**tetramer** Tetramer
**tetraploid** tetraploid
**thalamotomy** Thalamotomie
**thalamus** Thalamus
**thalassemia** Thalassämie
**thalassotherapy** Thalassotherapie
**thanatology** Thanatologie
**theca** Theka
**thelarche** Thelarche

**theobromine** Theobromin
**theophylline** Theophyllin
**therapeutic abortion** Abort, indizierter
**therapeutic dose** Dosis, therapeutische
**therapeutic exercise** Gymnastik, therapeutische
**therapeutic index** Index, therapeutischer
**therapeutic touch** Berührung, therapeutische
**therapeutics** Therapeutik
**therapist** Therapeut
**therapy** Therapie
**therapy group** Therapiegruppe
**therm-, thermo-** therm-, thermo-
**thermalgesia** Thermalgesie
**thermic sense** Temperatursinn
**thermobed** Wärmebett
**thermocoagulation** Thermokoagulation
**thermogenesis** Thermogenese
**thermography** Thermographie
**thermolabile** thermolabil
**thermometer** Thermometer
**thermophilic** thermophil
**thermoreceptors** Thermorezeptoren
**thermoregulation** Wärmeregulation
**thermoregulatory centers** Wärmeregulationszentren
**thermoresistance** Thermoresistenz
**thermotherapy** Wärmetherapie
**thiamin** Thiamin
**thioguanine** Thioguanin
**thiopental** Thiopental
**3rd day blues** Baby-Blues
**third stage of labor** Nachgeburtssperiode
**third ventriculostomy** III.-Ventriculostomia
**thoracentesis** Pleurapunktion
**thoracic** thorakal
**thoracic aorta** Aorta thoracica, Brustschlagader
**thoracic cage** Brustkorb
**thoracic cavity** Brusthöhle
**thoracic nerves** Thorakalnerven, Brustnerven
**thoracic surgery** Thoraxchirurgie
**thoracic vertebra** Brustwirbel
**thoracic visceral node** Brustlymphknoten
**thoracostomy** Thorakostomie
**thoracotomy** Thorakotomie
**thorax** Thorax, pl. Thoraces
**thought disorder** Denkstörung
**thought processe** Denkprozess
**thready pulse** Puls, fadenförmiger
**threatened abortion** Abort, drohender
**three-way adapter, three-way stopcock** Dreiwegehahn
**threonine** Threonin (Thr)
**threshold of consciousness** Empfindungsschwelle
**threshold of perception** Absolut- oder Wahrnehmungsschwelle
**threshold stimulus** Schwellenreiz
**thrill** Schwirren
**thrombectomy** Thrombektomie
**thrombin** Thrombin
**thromboangiitis** Thromboangiitis
**thrombocytopathy** Thrombozytopathie
**thrombocytopenia** Thrombozytopenie
**thrombocytosis** Thrombozytose
**thromboembolism** Thromboembolie
**thrombogenesis** Thrombogenese
**thromboid** thromboid
**thrombolysis** Thrombolyse
**thrombolytic therapy** Therapie, thrombolytische
**thrombopathy** Thrombopathie
**thrombophlebitis** Thrombophlebitis
**thromboplastin** Thromboplastin, Thrombokinase
**thrombosis** Thrombose
**thrombosis prophylaxis** Thromboseprophylaxe
**thromboxane** Thromboxan
**thrombus** Thrombus, pl. Thrombi
**through-and-through drainage** Durchlaufdrainage
**thrush** Mundsoor
**thumb** Daumen
**thumb forceps** Pinzette
**thumb sign** Daumenzeichen
**thumbsucking** Daumenlutschen
**thyme** Thymian
**thymin** Thymin
**thymol** Thymol
**thymus** Thymus
**thyreotropic** thyreotrop
**thyroaplasia** Thyroaplasie
**thyroid cancer** Schilddrüsenkrebs
**thyroid cartilage** Schildknorpel
**thyroid crisis** Basedow-Krise
**thyroid function test** Schilddrüsen-Funktionstest
**thyroid gland** Glandula thyroidea, Schilddrüse
**thyroid hormones** Schilddrüsenhormone

**thyroidectomy** Thyroidektomie
**thyroiditis** Thyroiditis, Schilddrüsenentzündung
**thyroid-stimulating hormone** Thyreotropin (TSH)
**thyrotropin** Thyreotropin
**thyrotropin-releasing hormone** Thyreotropin-releasing-Hormon
**thyroxine** Thyroxin (T4)
**thyroxine-binding globulin** Thyroxin-bindendes Globulin
**tibia** Tibia
**tibialis anterior** Musculus tibialis anterior
**tic** Tic
**tick** Zecke
**tick bite** Zeckenbiss
**tidal volume** Atemzugvolumen (AZV)
**Tiemann catheter** Tiemann-Katheter
**Tietze's syndrome** Tietze-Syndrom
**tilt table** Tilt Table
**tincture** Tinktur
**tine test** Tine-Test
**tinea** Tinea, Hautflechte
**tinnitus** Tinnitus
**tissue** Gewebe
**tissue bank** Gewebebank
**tissue culture** Gewebekultur
**tissue integrity, impaired** Gewebeschädigung
**tissue perfusion** Gewebedurchblutung
**tissue plasminogen activator** Gewebsplasminogenaktivator
**tissue response** Gewebereaktion
**tissue typing** HLA-Typing
**titanium** Titan (Ti)
**titer** Titer
**titration** Titration, Titrierung
**TNM system** TNM-System
**to give a backrub** abklatschen
**to give report** Übergabe
**to tap** abklopfen
**to turn grey** Ergrauen
**tobramycin** Tobramycin
**tocodynamometer** Tokograph; Wehenschreiber
**tocolytic drug** Tokolytikum
**toddler** Kleinkind
**togaviruses** Togaviren
**toilet retraining** Toilettentraining
**toilet training** Sauberkeitserziehung
**tolbutamide** Tolbutamid
**tolerance** Immuntoleranz, Toleranz
**tolerance test** Toleranz-Test
**tolnaftate** Tolnaftat
**tomographic DSA** DSA, tomographische
**tomography** Tomographie
**tongue** Zunge, Lingua
**tonic** tonisch
**tonic neck reflex** Nackenreflex, tonischer
**tonic-clonic seizures** Anfall, tonisch-klonischer
**tonicity** Tonizität
**tonoclonic** tonisch-klonisch
**tonofibrils** Tonofibrillen
**tonofilament** Tonofilament
**tonography** Tonographie
**tonometer** Tonometer
**tonometry** Tonometrie
**tonsil** Tonsille
**tonsillectomy** Tonsillektomie
**tonsillitis** Tonsillitis
**tonus** Tonus
**tooth** Zahn
**tooth germ** Zahnanlage
**tophaceous gout** Harnsäuregicht, Gicht mit Knotenbildung
**tophus** Tophus, Gichtknoten
**topical** topisch
**topical anesthesia** Betäubung, örtliche
**topographic anatomy** Anatomie, topographische
**topography** Topographie
**topology** Topologie
**TORCH-syndrome** TORCH-Syndrom
**torpor** Torpor
**torsion** Torsion
**torsion fracture** Torsionsfraktur, Drehungsbruch, Rotationsbruch
**torsion of the testis** Hodentorsion
**torso** Torso
**torticollis** Tortikollis, Schiefhals
**total allergy syndrome** Allergie-Syndrom
**total body electrical conductivity** Körperleitfähigkeit
**total body water** Gesamtkörperwasser (GKW)
**total hip replacement** Totalhüftendoprothese
**total iron** Gesamteisen
**total joint replacement** Totalendoprothese
**total lung capacity** Totalkapazität (TK)
**total macroglobulins** Gesamtmakroglobuline
**total nitrogen** Gesamtnitrogen

**total parenteral nutrition**  parenterale Ernährung, vollständige
**total peripheral resistance**  Widerstand, peripherer
**total renal blood flow**  renaler Blutfluss, gesamter
**touch**  Berührung
**touch receptors**  Berührungsrezeptoren
**tourniquet**  Abschnürbinde
**toxemia**  Toxämie
**toxic**  toxisch
**toxic amblyopia**  Amblyopie, toxische
**toxic dilation of colon**  Megakolon, akutes / toxisches
**toxic dose**  Dosis, toxische
**toxic nodular goiter**  Knotenstruma, hyperthyreote
**toxic shock syndrome**  Schocksyndrom, toxisches (TSS)
**toxicity**  Toxizität
**toxicologist**  Toxikologe
**toxicology**  Toxikologie
**toxicosis**  Toxikose
**toxin**  Toxin
**toxoid**  Toxoid
**Toxoplasma**  Toxoplasmen
**toxoplasmosis**  Toxoplasmose
**T-positioning**  T-Lagerung
**trace element**  Spurenelement
**tracer**  Tracer
**trachea**  Trachea
**tracheal cannula**  Trachealkanüle
**tracheitis**  Tracheitis
**tracheobronchial tree**  Tracheobronchialbaum
**tracheobronchitis**  Tracheobronchitis
**tracheoesophageal fistula**  Ösophagus-Trachea-Fistel
**tracheoesophageal shunt**  Ösophagus-Trachea-Shunt
**tracheolaryngeal**  laryngotracheal
**tracheostenosis**  Tracheostenose
**tracheostomy**  Tracheostomie
**tracheostomy care**  Tracheostomiepflege
**tracheotomy**  Luftröhrenschnitt; Tracheotomie
**tracheotomy tube**  Tracheotomiekanüle
**tract**  Trakt
**traction**  Extension, Traktion
**Traction Care**  Extensionen, Pflege bei
**Traditional Chinese Medicine**  Traditionelle Chinesische Medizin
**trance**  Trance
**training of the blood vessels**  Gefäßtraining
**training the patient to eat on his own**  Esstraining
**tranquilizer**  Tranquilizer
**trans-**  trans-
**transabdominal**  transabdominal
**transactional analysis**  Transaktionsanalyse
**transaminase**  Transaminase
**transcendental meditation**  Transzendentale Meditation (TM)
**transcriptase**  Transkriptase
**transcription**  Transkription
**transcultural nursing**  Pflege, transkulturelle
**transcutaneous**  transkutan
**Transcutaneous Electrical Nerve stimulation**  transkutane elektrische Nervenstimulation (TENS)
**transcutaneous oxygen/carbon dioxide monitoring**  Sauerstoff/Kohlendioxid-Überwachung, transkutane
**transdermal drug delivery**  Wirkstoffaufnahme, transkutane
**transducer**  Messwandler
**transfer needle**  Überleitungskanüle
**transferase**  Transferase
**transference**  Übertragung, psychologisch
**transferrin**  Transferrin
**transformation**  Transformation
**transfuse**  transfundieren
**transfusion**  Transfusion
**transfusion reaction**  Transfusionszwischenfall
**transient**  transient
**transient ischemic attack**  Transitorisch-ischämische Attacke (TIA)
**transient myopia**  Myopie, vorübergehende
**transitional epithelium**  Übergangsepithel
**transitional/interim nursing**  Übergangspflege
**transitory mania**  Durchgangssyndrom
**translation**  Translation
**transmission**  Übertragung
**transmission-based precautions**  Übertragungsabhängige Schutzmaßnahmen
**transmural**  transmural
**transplacental**  transplazentar
**transplant**  transplantieren
**transplantation**  Transplantation

**transplantation rules** Transplantationsgesetz
**transport** Transport
**transport incubator** Transportinkubator
**transposition of the great vessels** Transposition der großen Gefäße
**transsexual surgery** Geschlechtsumwandlung
**transsexualism** Transsexualität
**transthoracic pacemaker** Herzschrittmacher, transthorakaler
**transtracheal oxygen** Sauerstoff, transtrachealer
**transudation** Transsudation
**transudative ascites** Aszites, transsudative
**transurethral drainage of the bladder** Harndrainage, transurethral
**transverse colon** Colon transversum
**transverse lie** Querlage
**transverse plane** Transversalebene
**transversus abdominis** Musculus transversus abdominis
**transvestism** Transvestismus
**trapeze bar** Patientenaufrichter, Bettgalgen
**trapezius** Musculus trapezius
**trauma** Trauma
**traumatic anesthesia** Anästhesie, traumatische
**traumatic fever** Fieber, traumatisches
**traumatic herpes** Herpes, traumatischer
**traumatic meningitis** Meningitis, traumatische
**traumatic psychosis** Psychose, traumatische
**traumatic shock** Schock, traumatischer
**traumatic thrombosis** Thrombose, traumatische
**traumatology** Traumatologie
**traumatopnea** Traumatopnoe
**traveler's diarrhea** Reisedurchfall
**treatment** Behandlung
**treatment plan** Behandlungsplan
**treatment room** Behandlungsraum
**tremor** Tremor
**Trendelenburg gait** Trendelenburg-Gang
**Trendelenburg position** Trendelenburg-Lagerung
**Trendelenburg test** Trendelenburg-Test
**Treponema pallidum** Treponema pallidum
**treponematosis** Treponematose
**triage** Triage

**triamcinolone** Triamcinolon
**triamterene** Triamteren
**triangular bandage** Dreiecktuch
**triazolam** Triazolam
**triceps brachii** Musculus triceps brachii
**trichiasis** Trichiasis
**trichinosis** Trichinenbefall
**trichlormethiazide** Trichlormethiazid
**tricho-** tricho-
**Trichomonas** Trichomonas
**trichomoniasis** Trichomonadeninfektion
**trichuriasis** Peitschenwurmbefall
**Trichuris trichiura** Trichuris trichiura
**tricrotic pulse** Puls, trikroter
**tricuspid area** Tricuspidalis-Auskultationspunkt
**tricuspid valve** Trikuspidalklappe
**triflupromazine hydrochloride** Triflupromazin
**trigeminal nerve** Nervus trigeminus
**trigeminal neuralgia** Trigeminusneuralgie
**trigeminal pulse** Trigeminuspuls
**trigger** Trigger
**trigger points** Triggerpunkte
**triglyceride** Triglyzerid
**trihexyphenidyl** Trihexyphenidyl
**triiodothyronine** Trijodthyronin (T3)
**trilogy of Fallot** Fallot-Trilogie
**trimester** Trimenon, Trimester
**trimethadione** Trimethadion
**triple lumen catheter** Katheter, dreilumiger
**triple response** Dreifachreaktion
**triploidy** Triploidie
**trisaccharide** Trisaccharid
**trisomy** Trisomie
**trisomy 18** Edwards-Syndrom, Trisomie 18
**trisomy 21** Trisomie 21
**trisomy syndrome** Trisomie-Syndrom
**trivalent** trivalent
**trocar** Trokar
**trochanter** Trochanter
**troche** Pastille
**trochlear nerve** Nervus trochlearis
**Trombiculidae** Trombicula
**trombiculosis** Erntekrätze
**trophic** trophisch
**trophic hormones** Hormone, trophische
**tropical acne** Tropenakne
**tropical medicine** Tropenmedizin
**Trousseau's sign** Trousseau-Zeichen
**Trousseau's syndrome** Trousseau-Syndrom
**true ankylosis** Ankylose, echte

**true hermaphrodite** Hermaphrodit, echter
**true suture** Sutura; Schädelnaht, echte
**true vocal cords** Stimmbänder, echte
**truncus** Truncus
**truncus brachiocephalicus** Truncus brachiocephalicus
**trunk balance** Körpergleichgewicht
**truss** Bruchband
**truth serum** Wahrheitsserum
**truth telling** Wahrheit, Erzählen der
**Trypanosoma** Trypanosomen
**trypsin** Trypsin
**trypsin inhibitors** Trypsin-Inhibitoren
**trypsinogen** Trypsinogen
**tryptophan** Tryptophan
**tsetse fly** Tsetse-Fliege
**tubal abortion** Tubarabort
**tubal ligation** Tubenligatur
**tubal pregnancy** Tubargravidität, Eileiterschwangerschaft
**tube** Tubus
**tube care** Sondenpflege
**tube feeding** Sondenernährung
**tube feeding care** Sondenernährung: Pflege
**tube suitable food** Sondenkost
**tubercle** Tuberkel
**tubercles of Montgomery** Montgomery-Knötchen
**tuberculin** Tuberkulin
**tuberculin tine test** Tuberkulin-Test
**tuberculosis** Tuberkulose
**tuberculous arthritis** Arthritis, tuberkulöse
**tuberculous peritonitis** Peritonitis, tuberkulöse
**tuberculous pneumonia** Pneumonie, tuberkulöse
**tuberosity of the tibia** Tuberositas tibiae
**tuboabdominal gestation** Schwangerschaft, tuboabdominale
**tubo-ovarian** tubo-ovarial
**tuboplasty** Tubenplastik
**tubular bandage** Schlauchverband
**tubule** Tubulus, pl. Tubuli
**tumor** Tumor, pl. Tumoren
**tumor marker** Tumormarker
**tumor necrosis factor** Tumor-Nekrose-Faktor (TNF)
**tumoricide** tumorizid
**tumorigenic** tumorigen
**tumor-specific antigen** Antigen, tumor-spezifisches

**tunica** Tunika
**tunica serosa** Tunica serosa
**tunnel vision** Tunnelsehen
**turgor** Turgor
**turn of life** Klimakterium; Wechseljahre
**Turner's syndrome** Turner-Syndrom
**tussis** Tussis
**twilight state** Dämmerzustand
**twins** Zwillinge
**twitch** Zuckung
**tympanectomy** Tympanektomie
**tympanic** tympanicus
**tympanic drainage** Pauken-Drainage
**tympanic membrane** Membrana tympani, Trommelfell
**tympanic resonance** Klopfschall, tympanischer
**tympanogram** Tympanogramm
**tympanoplasty** Tympanoplastik
**tympany** Tympanie
**typhoid** typhös
**typhoid carrier** Typhus-Dauerausscheider
**typhoid fever** Typhus abdominalis, Bauchtyphus
**typhoid vaccination** Typhus-Schluckimpfung
**typhus** Fleckfieber
**typhus vaccine** Typhusvakzin
**typing** Typing
**tyrosine** Tyrosin (Tyr)
**tyrosinemia** Hypertyrosinämie, Tyrosinämie

# U

**ubiquitous** ubiquitär
**ulcer** Geschwür; Ulkus (pl. Ulzera)
**ulceration** Ulzeration
**ulcerative collitis** Colitis ulcerosa
**ulcerative stomatitis** Stomatitis ulcerosa, Mundfäule
**ulcerogenic drug** Medikament, ulzerogenes
**ulna** Ulna, Elle
**ulnar artery** Arteria ulnaris
**ulnar nerve** Nervus ulnaris
**ulnocarpal** karpoulnar
**ulnoradial** ulnoradial, radioulnar
**ulo-** ulo-
**ultra-** ultra-
**ultracentrifuge** Ultrazentrifuge
**ultrafiltration** Ultrafiltration
**ultrasonic cleaning** Ultraschallreinigung

**ultrasonic nebulizer** Ultraschallvernebler
**ultrasonography** Ultraschalldiagnostik, Sonographie
**ultrasound** Ultraschall
**ultrasound imaging** Ultraschall-Bildgebungsverfahren
**ultraviolet light** ultraviolettes Licht (UV-Licht)
**ultraviolet rays** UV-Strahlung
**umbilical** umbilikal
**umbilical arteries** Nabel(schnur)arterien
**umbilical catheterization** Nabelschnur-Katheterisierung
**umbilical cord** Nabelschnur
**umbilical hernia** Nabelhernie, Nabelbruch
**umbilical massage** Nabelkneten
**umbilical vein** Nabel(schnur)vene
**umbilicus** Omphalos, Umbilicus, Nabel
**uncertain signs of pregnancy** Schwangerschaftszeichen, unsichere
**unconditioned response** Reaktion, unbedingte
**unconjugated bilirubin** Bilirubin, indirektes
**unconscious** bewusstlos, unbewusst
**unconsciousness** Bewusstlosigkeit
**undernutrition** Unterernährung
**understanding of care** Pflegeverständnis
**underwater exercise** Unterwassergymnastik
**underweight** Untergewicht
**undescended testis** Retentio testis
**undifferentiated cell** Zelle, undifferenzierte
**undisplaced fracture** Fraktur, nicht-dislozierte
**undulant** undulierend
**undulant fever** Fieber, undulierendes
**ungual** ungualis
**unguenta** Unguentum
**uni-** uni-
**unilateral** unilateral
**unilateral neglect** Vernachlässigung, halbseitige
**uninterrupted suture** Naht, fortlaufende
**unit** Einheit
**unitary human conceptual framework** Unitärer Mensch, Begriff des
**United Nations International Children's Emergency Fund** Weltkinderhilfswerk der Vereinten Nationen (UNICEF)
**univalent** monovalent, univalent
**universal donor** Universalspender
**universal numbering system** Nummerierungssystem, allgemein gültiges
**universal precautions** Allgemeine Hygienevorschriften
**universal recipient** Universalempfänger
**unmyelinated** myelinfrei, marklos
**Unna´s boot** Zinkleimverband
**Unna's paste boot** Unna-Pastenschuh
**unsaturated** ungesättigt
**unsaturated fatty acid** Fettsäuren, ungesättigte
**unscrubbed team members** OP-Team, unsteriles
**unsocialized aggressive reaction** Verhalten, aggressives, nicht gesellschaftsfähiges
**upper gastrointestinal x-ray series** Magen-Darm-Passage
**upper respiratory tract** Atemwege, obere
**uptake** Uptake
**uracil** Uracil
**uranium** Uran (U)
**uranoschisis** Uranoschisis
**uranostaphyloplasty** Uranostaphyloplastik
**urate** Urat
**uraturia** Uraturie
**urea** Urea, Harnstoff
**urea cycle** Harnstoffzyklus
**uremia** Urämie
**uremic coma** Koma, urämisches
**ureter** Ureter, pl. Ureteren, Harnleiter
**ureteritis** Ureteritis
**ureterocele** Ureterozele
**ureterography** Ureterographie
**ureteroplasty** Ureterplastik
**ureteropyelonephritis** Ureteropyelonephritis
**ureterostomy** Ureterostomie
**ureterotomy** Ureterotomie
**urethra** Urethra, Harnröhre
**urethral orifice** Harnröhrenmündung
**urethral sphincter** Musculus sphincter urethrae
**urethritis** Urethritis
**urethrography** Urethrographie
**urethroscope** Urethroskop
**urge incontinence** Urge-Inkontinenz
**uric acid** Harnsäure
**uricaciduria** Hyperurikurie
**uricult** Uricult
**urinal** Urinal
**urinalysis** Urinanalyse

**urinary albumin** Eiweiß im Urin
**urinary bladder** Vesica urinaria, Harnblase
**urinary bladder training** Blasentraining
**urinary calculus** Harnstein
**urinary casts** Harnzylinder
**urinary catheter** Blasenkatheter
**urinary catheterization** Urinkatheterisierung
**urinary collection bag** Urinauffangsystem
**urinary elimination management** Urinausscheidung, Umgang mit der
**urinary frequency** Wasserlassen, häufiges
**urinary habit training** Urinausscheidung, Gewohnheitstraining bei der
**urinary hesitancy** Urinausscheidung, verzögerte
**urinary incontinence** Harninkontinenz
**urinary output** Harnvolumen
**urinary retention** Urinretention, Harnverhalten
**urinary sediments** Urinsedimente
**urinary substances** Substanzen, harnpflichtige
**urinary system** Harnorgane
**urinary tract** Harntrakt
**urinary tract infection** Harnwegsinfektion
**urinating** Miktion
**urine** Urin
**urine pH** pH des Urins
**urine test strip** Urinuntersuchung, Teststreifen zur
**urine-collecting bag** Beinbeutel
**urinometer** Urimeter
**urobilin** Urobilin
**urobilinogen** Urobilinogen
**urobilinuria** Urobilinurie
**uroflowmetry** Uroflowmetrie
**urogenital** urogenital
**urogenital system** Urogenitalsystem
**urography** Urographie
**urokinase** Urokinase
**urologist** Urologe
**urology** Urologie
**urticaria** Urtikaria
**use effectiveness** Anwendungseffizienz
**Usher's syndrome** Usher-Syndrom
**uterine** uterin
**uterine anteflexion** Anteflexio uteri
**uterine fibroma** Uterusfibrom
**uterine hemorrhage** Blutung, uterine
**uterine inertia** Wehensschwäche
**uterine prolapse** Gebärmuttervorfall
**uterine retroflexion** Retroflexio uteri
**uterine subinvolution** Uterus, Unvollkommene Rückbildung des
**uterotomy** Uterotomie
**uterus** Gebärmutter; Uterus
**uterus bicornis** Uterus bicornis
**Uva Ursi leaf** Bärentraubenblätter
**uvula (pl. uvulae)** Uvula, pl. Uvulae; Gaumenzäpfchen

## V

**vaccination** Impfung, Vakzination
**vaccine** Impfstoff, Vakzin
**VacuSeal sponge** VacuSeal-Schwamm
**vacuum aspiration** Vakuumkürettage, Saugkürettage
**vagal** vagal
**vagina** Scheide; Vagina
**vaginal atrophy** Atrophie, vaginale
**vaginal bleeding** Blutung, vaginale
**vaginal diaphragm** Scheidenpessar
**vaginal discharge** Ausfluss, vaginaler
**vaginal hysterectomy** Hysterektomie, vaginale
**vaginal jelly** Vaginalgel
**vaginal speculum** Vaginalspekulum
**vaginitis** Vaginitis
**vagino-vesical fistula** Fistula vesicovaginalis
**vagosympathetic** vagosympathisch
**vagotomy** Vagotomie
**vagotonus** Vagotonus
**vagus nerve** Nervus vagus, Vagusnerv
**valence** Valenz
**valerian** Baldrian
**validation** Validation
**validity** Validität
**Valsalva's test** Valsalva-Versuch
**Values Clarification** Klärung von Wertvorstellungen
**valve** Valva
**valves of lymphatics** Lymphbahnklappen
**valvular heart disease** Herzerkrankung, klappenbedingte
**valvular pneumothorax** Spannungspneumothorax
**valvular stenosis** Herzklappenstenose
**valvulitis** Valvulitis, Klappenentzündung
**vanadium** Vanadium
**vancomycin** Vancomycin
**vapo-** vapo-

**vaporizer**  Vaporizer
**varicella zoster virus**  Varicella-Zoster-Virus
**varicella-zoster immune globulin**  Varizellen-Zoster-Immunglobulin
**varicocele**  Varikozele
**varicose**  varikös
**varicose vein**  Krampfader
**varicosis**  Varikose, Krampfaderleiden
**varix (pl. varices)**  Varize
**vas**  Vas, pl. Vasa
**vas afferens**  Vas afferens
**vas efferens**  Vas efferens
**vascular**  vaskulär
**vascular insufficiency**  Gefäßinsuffizienz
**vascularization**  Vaskularisation
**vasectomy**  Vasektomie
**vasoactive**  vasoaktiv
**vasoconstriction**  Vasokonstriktion
**vasoconstrictor**  Vasokonstriktor
**vasodilation**  Vasodilatation
**vasodilator**  Vasodilatator
**vasoinhibitory**  vasoinhibitorisch
**vasomotor**  vasomotorisch
**vasomotor center**  Vasomotorenzentrum, Kreislaufzentrum
**vasomotor reflex**  Reflex, vasomotorischer
**vasospasm**  Vasospasmus
**vasostimulation**  Vasostimulation
**vasovagal reflex**  Reflex, vasovagaler
**vastus intermedius**  Musculus vastus intermedius
**vastus lateralis**  Musculus vastus lateralis
**vastus medialis**  Musculus vastus medialis
**VDRL test**  VDRL-Test
**vegan**  Veganer
**vegetarian**  Vegetarier
**vegetative**  vegetativ
**vegetative nervous system**  Nervensystem, vegetatives
**vegetative state**  Wachkoma
**vehicle**  Trägersubstanz
**vein**  Vene (V.), pl. Vv.
**vein stripping**  Venenstripping
**Velpeau's bandage**  Velpeau-Verband
**velum**  Velum
**vena cava**  Vena cava
**vena cava syndrome**  Vena-Cava-Syndrom
**venereal**  venerisch
**venereologist**  Venerologe
**venereology**  Venerologie
**venipuncture**  Venenpunktion
**venotomy**  Venotomie
**venous**  venös
**venous access device**  Verweilkanüle
**venous access devices maintenance**  venöse Verweilkanülen, Pflege von
**venous blood**  Blut, venöses
**venous blood gas**  Blutgase, venöse
**venous circulation**  Blutzirkulation, venöse
**venous insufficiency**  Venen(klappen)insuffizienz
**venous pressure**  Venendruck
**venous pulse**  Venenpuls
**venous stasis**  Venostase
**venous thrombosis**  Venenthrombose
**ventilation**  Ventilation
**ventilation assistance**  Atemunterstützung
**ventilation perfusion defect**  Ventilation-Perfusions-Störung
**ventilation, inability to sustain spontaneous**  Spontanatmung, ungenügende
**ventilator**  Beatmungsinhalation
**ventilatory weaning process, dysfunctional**  Entwöhnung vom Respirator, gestörte Reaktion
**ventr(o)-**  ventr(o)-
**ventral**  ventral
**ventricle**  Ventrikel
**ventricular aneurysm**  Aneurysma, ventrikuläres
**ventricular block**  Ventrikelblockade, Liquorblockade
**ventricular drainage**  Ventrikeldrainage
**ventricular fibrillation**  Kammerflimmern
**ventricular flutter**  Kammerflattern
**ventricular hypertrophy**  Hypertrophie, ventrikuläre
**ventricular septal defect**  Ventrikelseptumdefekt (VSD)
**ventricular standstill**  Kammerstillstand
**ventricular systole**  Kammersystole
**ventriculoatrial shunt**  Ventrikel-Vorhof-Shunt
**ventriculogram**  Ventrikulogramm
**ventriculography**  Ventrikulographie
**ventriculoperitoneal shunt**  ventrikuloperitonealer Shunt
**ventrolateral**  ventrolateral
**ventromedial**  ventromedial
**venule**  Venole
**verapamil**  Verapamil
**verbal**  verbal

**verbal communication** Kommunikation, verbale
**vermicide** Vermizid
**vermicular** vermicularis
**vermiform** vermiformis
**vermiform appendix** Appendix vermiformis; Wurmfortsatz
**vermifuge** Vermifugum
**verminophobia** Ungezieferwahn
**vermis** Vermis, pl. Vermes
**vernal conjunctivitis** Frühjahrskonjunktivitis
**vernix caseosa** Vernix caseosa, Käseschmiere
**verruca** Verruca; Warze
**vertebra** Vertebra (pl. Vertebrae), Wirbel
**vertebral** vertebral
**vertebral artery** Arteria vertebralis
**vertebral body** Wirbelkörper
**vertebral canal** Wirbelkanal
**vertebral column** Columna vertebralis, Wirbelsäule
**vertebral foramen** Wirbelloch
**vertebrocostal** vertebrokostal
**vertex** Vertex
**vertical** vertikal
**vertical transmission** Übertragung, vertikale
**vertigo** Vertigo
**very low-density lipoprotein** Very low-density Lipoprotein (VLDL)
**vesical** vesikal
**vesical fistula** Blasenfistel
**vesical reflex** Blasenreflex
**vesical sphincter** Sphincter vesicalis
**vesicle** Vesicula, pl. Vesiculae
**vesicoureteral reflux** Reflux, vesikoureteraler
**vesicovaginal fistula** Blasen-Scheidenfistel; Fistula vesicovaginalis
**vesicular** vesikulär
**vesiculography** Vesikulographie
**vessel** Gefäß
**vestibular** vestibulär
**vestibular apparatus** Gleichgewichtsorgan
**vestibular gland** Scheidenvorhofdrüse
**vestibular neuronitis** Neuronitis vestibularis
**vestibular stimulation** Stimulation, vestibuläre
**vestibule** Vestibulum
**vestibule of the ear** Vestibulum auris

**veterinarian** Veterinär
**veterinary medicine** Veterinärmedizin
**via** via
**vial** Phiole
**vibratory massage** Vibrationsmassage
**vibratory stimulation** Stimulation, vibratorische
**vibrio** Vibrionen
**vicarious menstruation** Menstruation, vikariierende
**vidarabine** Vidaribin
**vigantoletten** Vigantoletten
**vigil coma** Koma, vigiles
**vigilambulism** Vigilambulismus
**villi** Zotten
**villous carcinoma** Zottenkrebs
**villus** Villus (pl. Villi)
**vinblastine sulfate** Vinblastin
**vincristine sulfate** Vincristin
**vindesine sulfate** Vindesin
**viral hepatitis** Virushepatitis
**viral infection** Virusinfektion
**viral marker** Virusmarker
**Virchow's triad** Virchow-Trias
**Virchow's node** Virchow-Drüse, Klavikulardrüse
**viremia** Virämie
**virile** viril
**virilization** Virilisierung
**virion** Virion (pl. Virionen, Viria)
**virologist** Virologe
**virology** Virologie
**virostatic agent** Virostatikum (pl. Virostatika)
**virulence** Virulenz
**virulent** virulent
**virus** Virus (pl. Viren)
**virustatic** virostatisch
**viscera** Viszera
**visceral lymph node** Eingeweidelymphknoten
**visceral pain** Eingeweideschmerzen
**visceral peritoneum** Peritoneum viscerale
**viscid** viskös
**viscosity** Viskosität
**visible light** Licht, sichtbares
**visible radiation** Strahlung, sichtbare
**visible spectrum** Spektrum, sichtbares
**visitation facilitation** Besuchen, Unterstützung von
**visiting nurse** Gemeindekrankenschwester/-pfleger

**visual accommodation** Akkomodation, visuelle
**visual agnosia** Agnosie, visuelle
**visual amnesia** Amnesie, visuelle
**visual aphasia** Aphasie, visuelle
**visual center** Sehzentrum
**visual field** Gesichtsfeld, Sehfeld
**visual field defect** Sehfeldstörung
**visual hallucinations** Halluzinationen, visuelle
**visual stimulation** Stimulation, visuelle
**vital** vital
**vital capacity** Vitalkapazität (VK)
**vital signs** Vitalzeichen
**vital signs monitoring** Vitalzeichen-Monitoring
**vital stain** Vitalfärbung
**vital statistics** Bevölkerungsstatistik
**vitamin A** Vitamin A
**vitamin B complex** Vitamin-B-Komplex
**vitamin C** Vitamin C
**vitamin D** Vitamin D
**vitamin deficiency** Vitaminmangel
**vitamin E** Vitamin E
**vitamin K** Vitamin K
**vitamin(s)** Vitamin(e)
**vitaminology** Vitaminologie
**vitiligo** Vitiligo, Scheckhaut, Weißfleckenkrankheit
**vitreous cavity** Glaskörperraum
**vitreous humor** Glaskörper
**vocal apparatus** Stimmapparat
**vocal cords** Stimmbänder
**vocal folds** Stimmlippen
**voiceprint** Stimmabdruck
**Vojta concept** Vojta-Konzept
**Vojta therapy** Vojta-Konzept
**volar** volar(is), palmar
**volatile** volatil
**Volhard's test** Volhard-Wasserversuch
**Volkmann's contracture** Volkmann-Kontraktur
**Volkmann's splint** Volkmann-Schiene
**volt** Volt (V)
**volume** Volumen (Vol.)
**volume control fluid chamber** Tropfkammer mit Niveauring
**volume percent** Volumprozent
**voluntary welfare work** Freie Wohlfahrtspflege
**volvulus** Volvulus
**vomer** Vomer
**vomiting center** Brechzentrum
**vomiting of pregnancy** Schwangerschaftserbrechen
**vomitus** Vomitus
**von Gierke's disease** Gierke-Krankheit
**von Willebrand's disease** Willebrand-Krankheit
**V-positioning** V-Lagerung
**vulgaris** vulgaris
**vulnerable** vulnerabel
**vulva** Vulva, Pl. Vulvae
**vulvectomy** Vulvektomie
**vulvovaginitis** Vulvovaginitis
**V-Y plasty** V-Y-Plastik

## W

**waddling gait** Watschelgang
**Waldeyer's throat ring** lymphatischer Rachenring, Waldeyer'-Rachenring
**walker** Gehgestell, starres
**walking aids** Gehhilfen
**walking belt** Laufgürtel
**walking cast** Gehgips
**walking reflex** Schreitreflex
**wandering abscess** Wanderabszess
**wandering atrial pacemaker** Schrittmacher, wandernder
**Wangensteen apparatus** Wangensteen-Drainage
**ward** Station
**wart** Warze
**washout** Ausspülung
**washout phenomenon** Wash-out-Phänomen
**waste products** Ausscheidungsstoffe
**wasting syndrome** Auszehrung
**water** Wasser
**water intoxication** Wasserintoxikation
**water/oil lotion** W/O-Lotion
**water-hammer pulse** Wasserhammerpuls
**Waterlow scale** Waterlow-Skala
**water-soluble contrast medium** Kontrastmittel, wasserlösliches
**Watson-Crick helix** Watson-Crick-Modell
**watt** Watt (W)
**way of walking, gait** Gangbild
**weakness** Schwäche
**wean** abstillen
**weaning** Entwöhnungsphase; Weaning
**wear-and-tear theory** Abnutzungs-und-Verschleiß-Theorie

**webbing** Schwimmhautbildung
**Weber's tuning fork test** Stimmgabelprüfung; Weber-Versuch
**Wechsler intelligence scales** Wechsler-Test
**wedge fracture** Stauchungsbruch, mit Keilbildung
**wedge resection** Keilresektion
**weight gain assistance** Gewichtszunahme, Unterstützung bei der
**weight management** Körpergewicht, Umgang mit dem
**weight reduction assistance** Gewichtsabnahme, Unterstützung bei der
**well baby care** Säuglings- und Kindervorsorge
**wellness** Wellness
**Wendl's tube** Wendl-Tubus
**Werdnig-Hoffmann's disease** Werdnig-Hoffmann-Krankheit
**Wernicke's aphasia** Wernicke-Aphasie
**Wernicke's center** Wernicke-Zentrum
**Wernicke's encephalopathy** Pseudoencephalitis haemorrhagica, Wernicke-Syndrom
**Wertheim's operation** Wertheim-Operation
**Western blot test** Western-Blot-Test
**wet dressing** Verband, feuchter
**wet nurse** Amme
**wet pack** Wickel
**wet wound care** Wundbehandlung, feuchte
**Wharton's jelly** Wharton'sche Sulze
**wheal-and-flare reaction** Quaddelbildung, allergische
**whiplash injury** Schleudertrauma
**white substance** weiße Substanz
**white thrombus** weißer Thrombus
**whitehorn** Weißdorn
**whole blood** Vollblut
**whole blood clot retraction test** Vollblut-Retraktionstest
**whole bowel irrigation** Magen-Darm-Spülung
**wholistic health** Gesundheit, ganzheitliche
**whooping cough** Keuchhusten
**wide-angle glaucoma** Weitwinkelglaukom
**will** Testament
**Wilms' tumor** Wilms-Tumor
**windowed** gefenstert
**windpipe** Luftröhre
**wink reflex** Blinzelreflex
**winter itch** Winterjucken

**wisdom tooth** Weisheitszahn
**witch's milk** Hexenmilch
**withdrawal bleeding** Entzugsblutung
**withdrawal method** Koitus interruptus
**withdrawal symptoms** Entzugs-Symptome
**withdrawal syndrome** Entzugs-Syndrom
**Witzel´s gastrostomy** Witzel-Fistel
**Wolff-Chaikoff effect** Wolff-Chaikoff-Effekt
**Wolff-Parkinson-White's syndrome** Wolff-Parkinson-White-Syndrom (WPW-Syndrom)
**word blindness** Leseunfähigkeit
**work of worrying** Sorgenbewältigung
**work therapy** Arbeitstherapie
**Working Party of German Nursing Associations** Arbeitsgemeinschaft Deutscher Schwesternverbände e.V
**work-up** Untersuchung, gründliche medizinische
**World Health Organization** Weltgesundheitsorganisation (WHO)
**wound** Wunde
**wound care** Wundpflege
**wound disinfection** Wunddesinfektion
**wound healing** Wundheilung
**wound irrigation** Wundspülung
**wrist drop** Fallhand, Kusshand
**wrist grip** Handgelenkgriff

# X

**X chromosome** X-Chromosom
**X0-syndrome** Xo-Syndrom
**xanthine** Xanthin
**xanthine derivative** Xanthin-Derivat
**xanthinuria** Xanthinurie
**xanthochromia** Xanthochromie
**xanthoma** Xanthom(a)
**xanthomatosis** Xanthomatose
**xanthopsia** Xanthop(s)ie
**xeno-** xeno-
**xenobiotics** Xenobiotika
**xenogeneic** xenogen(etisch)
**xenograft** Xenotransplantat
**xenophobia** Xenophobie
**xero-** xero-
**xeroderma** Xerodermie
**xerophthalmia** Xerophthalmie
**xeroradiography** Xeroradiographie
**xerostomia** Xerostomie
**xiphisternal articulation** Synchondrosis xiphosternalis

**xiphoid process** Processus xiphoideus, Schwertfortsatz
**X-linked** x-chromosomal
**x-linked disorders** x-chromosomale Krankheiten
**X-linked inheritance** Vererbung, x-chromosomale
**x-rays** Röntgenstrahlen
**XXX syndrome** XXX-Syndrom
**xylometazoline hydrochloride** Xylometazolin
**xylose absorption test** Xylose-Toleranz-Test

## Y

**Y chromosome** Y-Chromosom
**y union** Y-Stück
**yeast** Hefepilz
**yellow fever** Gelbfieber
**yellow fever vaccine** Gelbfieber-Vakzin
**yellow nail syndrome** Syndrom der gelben Nägel
**yellow spot; macula lutea** Fleck, gelber
**yin and yang** Yin und Yang
**Y-linked** y-chromosomal
**yoga** Yoga
**yolk sac** Dottersack
**Young-Helmholtz theory of color vision** Dreifarbentheorie
**Y-plasty** Y-Plastik

## Z

**Z Band** Z-Streifen
**zalcitabine** Zalcitabin
**Zenker's diverticulum** Zenkerdivertikel
**zero-end expiratory pressure** zero-end expiratory pressure (ZEEP)
**zidovudine** Zidovudin
**Ziehl-Neelsen test** Ziehl-Neelsen-Färbung
**zinc** Zink (Zn)
**zinc deficiency** Zinkmangel
**zinc ointment** Zink(oxid)salbe
**zinc salt poisoning** Zinkvergiftung
**zona** Zona
**zone** Zone
**zonesthesia** Zonästhesie, Gürtelgefühl
**zonula** Zonula
**zoology** Zoologie
**zoomania** Zoomanie
**zoonosis** Zoonose
**zoophilia** Zoophilie
**zoophobia** Zoophobie
**zoster immune globulin** Zoster-Immunglobulin
**Z-plasty** Z-Plastik
**zygomatic arch** Jochbogen
**zygomatic bone** Jochbein
**zygomaticus major** Musculus zygomaticus major
**zygomaticus minor** Musculus zygomaticus minor
**zygote** Zygote

# Bildnachweis

**Beeken R** et al. (2001) Altenpflege konkret. Urban & Fischer, München, Jena

**Geist C, Harder U, Stiefel A** (1998) Hebammenkunde: Lehrbuch für Schwangerschaft, Geburt, Wochenbett und Beruf. 2. Auflage, de Gruyter, Berlin, New York

**Morgan K, Closs J S** (2000) Schlaf, Schlafstörungen, Schlafförderung. Ein Handbuch für die Pflegepraxis. H. Huber, Göttingen

**Schäffler A, Menche N, Bazlen U, Kommerell T** (2000) Pflege heute. Lehrbuch und Atlas für Pflegeberufe. Urban & Fischer, München, Jena

**Seel M** (1998) Die Pflege des Menschen. 3. Auflage, Brigitte Kunz Verlag, Hagen

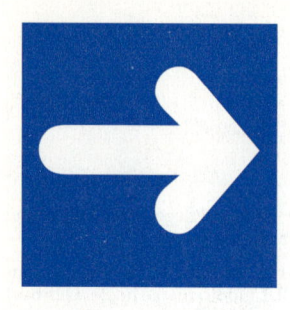

## Ihre Meinung ist uns wichtig!

**Liebe Leserin, lieber Leser,**

Autoren und Verlag haben sich Mühe gegeben, dieses Lexikon für Sie so zu erarbeiten und zu gestalten, dass Sie optimal darin nachschlagen und damit lernen können.
Ist uns dies gelungen?

Wir freuen uns, wenn Sie uns über Ihre Erfahrungen berichten. Bitte schreiben Sie uns!

**Unsere e-mail Adresse:**
lexika@springer.de

**Unsere Postadresse:**
Springer-Verlag
Lexika
z. Hd. Dr. Thomas Mager
Tiergartenstraße 17
69121 Heidelberg

# So schreibt man Medizin.

**P. Reuter**

**Springer Wörterbuch Medizin**

50 000 Fachbegriffe auf über 1000 Seiten, Synonyme, Bedeutung, neue Rechtschreibung mit Alternativen, 14 anatomische Abbildungen

So schreibt man Medizin.

NEU

2001. IX, 1023 S. 10 Abb.
Geb. DM 39,90; sFr 36,–;
ab 1. Jan 2002: € 19,95
ISBN 3-540-67860-3

Springer

Die €-Preise für Bücher sind gültig in Deutschland und enthalten 7% MwSt. Preisänderungen und Irrtümer vorbehalten. d&p · 7277a/SF

Druck- und Bindearbeiten: Stürtz AG, Würzburg

# Schematische Darstellung der Arterien im menschlichen Körper

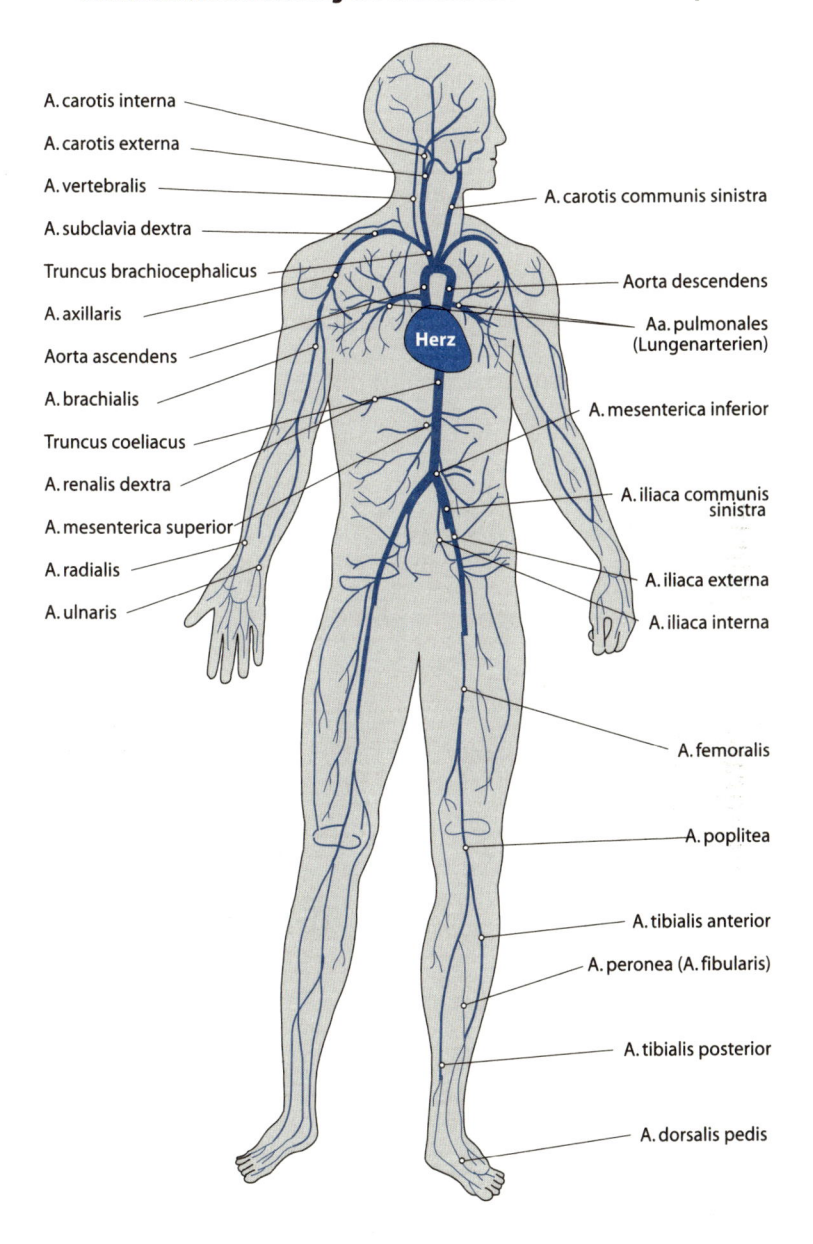

- A. carotis interna
- A. carotis externa
- A. vertebralis
- A. subclavia dextra
- Truncus brachiocephalicus
- A. axillaris
- Aorta ascendens
- A. brachialis
- Truncus coeliacus
- A. renalis dextra
- A. mesenterica superior
- A. radialis
- A. ulnaris

- A. carotis communis sinistra
- Aorta descendens
- Aa. pulmonales (Lungenarterien)
- A. mesenterica inferior
- A. iliaca communis sinistra
- A. iliaca externa
- A. iliaca interna
- A. femoralis
- A. poplitea
- A. tibialis anterior
- A. peronea (A. fibularis)
- A. tibialis posterior
- A. dorsalis pedis

Herz

# Die gegensätzlichen Bewegungen des menschlichen Körpers

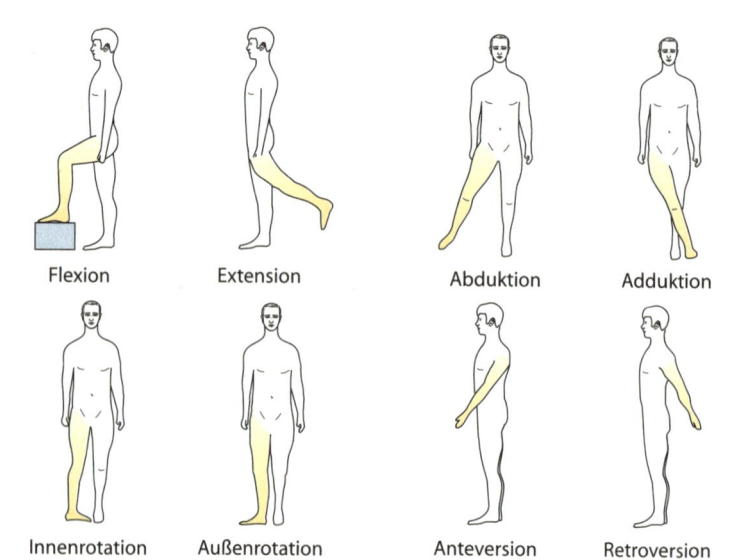

Flexion — Extension — Abduktion — Adduktion

Innenrotation — Außenrotation — Anteversion — Retroversion

| Bewegungsrichtungen | |
|---|---|
| Flexion | Beugung (im Hüftbereich) |
| Extension | Streckung (im Hüftbereich) |
| Abduktion | Bewegung vom Körper weg |
| Adduktion | Bewegung auf den Körper zu |
| Innenrotation | Innenrollung |
| Außenrotation | Außenrollung |
| Anteversion | Bewegung nach vorne |
| Retroversion | Bewegung nach hinten |